BRUNNER & SUDDARTH

TRATADO DE

ENFERMAGEM MÉDICO-CIRÚRGICA

Volume 2

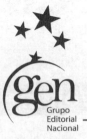

O GEN | Grupo Editorial Nacional – maior plataforma editorial brasileira no segmento científico, técnico e profissional – publica conteúdos nas áreas de ciências da saúde, exatas, humanas, jurídicas e sociais aplicadas, além de prover serviços direcionados à educação continuada e à preparação para concursos.

As editoras que integram o GEN, das mais respeitadas no mercado editorial, construíram catálogos inigualáveis, com obras decisivas para a formação acadêmica e o aperfeiçoamento de várias gerações de profissionais e estudantes, tendo se tornado sinônimo de qualidade e seriedade.

A missão do GEN e dos núcleos de conteúdo que o compõem é prover a melhor informação científica e distribuí-la de maneira flexível e conveniente, a preços justos, gerando benefícios e servindo a autores, docentes, livreiros, funcionários, colaboradores e acionistas.

Nosso comportamento ético incondicional e nossa responsabilidade social e ambiental são reforçados pela natureza educacional de nossa atividade e dão sustentabilidade ao crescimento contínuo e à rentabilidade do grupo.

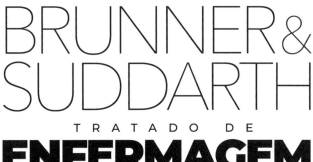

BRUNNER & SUDDARTH
TRATADO DE ENFERMAGEM MÉDICO-CIRÚRGICA

Janice L. Hinkle, PhD, RN, CNRN
Fellow
Villanova University M. Louise Fitzpatrick
College of Nursing
Villanova, Pennsylvania

Kerry H. Cheever, PhD, RN
Professor *Emerita*
Helen S. Breidegam School of Nursing
Moravian University
Bethlehem, Pennsylvania

Kristen J. Overbaugh, PhD, RN, ACNS-BC, CHPN
Assistant Professor
School of Nursing and Health Sciences
La Salle University
Philadelphia, Pennsylvania

Revisão Técnica
Sônia Regina de Souza
Pós-Doutorado no Programa Acadêmico em Ciências do Cuidado em Saúde (PACCS) da Escola de Enfermagem Aurora de Afonso Costa da Universidade Federal Fluminense (UFF). Doutora em Enfermagem pela Escola de Enfermagem Anna Nery da Universidade Federal do Rio de Janeiro (UFRJ). Mestre em Enfermagem pela Universidade Federal do Estado do Rio de Janeiro (UNIRIO). Especialista em Enfermagem Clínica e Cirúrgica pela UNIRIO. Professora Titular do Departamento de Enfermagem Médico-Cirúrgica (DEMC) da Escola de Enfermagem Alfredo Pinto da UNIRIO.

Tradução
Maria de Fátima Azevedo
Clínica Geral. Formada pela Faculdade de Ciências Médicas da Universidade do Estado do Rio de Janeiro (UERJ).
Pós-graduada pela Sociedade Brasileira de Medicina Interna (Hospital da Santa Casa da Misericórdia do Rio de Janeiro).
Médica concursada do Ministério da Saúde e do Município do Rio de Janeiro.
Médica do Trabalho (FPGMCC-UNIRIO).
Membro da Comissão de Ética do CMS João Barros Barreto.

Décima quinta edição

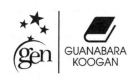

- As autoras deste livro e a editora empenharam seus melhores esforços para assegurar que as informações e os procedimentos apresentados no texto estejam em acordo com os padrões aceitos à época da publicação. Entretanto, tendo em conta a evolução das ciências, as atualizações legislativas, as mudanças regulamentares governamentais e o constante fluxo de novas informações sobre os temas que constam do livro, recomendamos enfaticamente que os leitores consultem sempre outras fontes fidedignas, de modo a se certificarem de que as informações contidas no texto estão corretas e de que não houve alterações nas recomendações ou na legislação regulamentadora.
- Data do fechamento do livro: 15/05/2023
- As autoras e a editora envidaram todos os esforços no sentido de se certificarem de que a escolha e a posologia dos medicamentos apresentados neste compêndio estivessem em conformidade com as recomendações atuais e com a prática em vigor na época da publicação. Entretanto, em vista da pesquisa constante, das modificações nas normas governamentais e do fluxo contínuo de informações em relação à terapia e às reações medicamentosas, o leitor é aconselhado a checar a bula de cada fármaco para qualquer alteração nas indicações e posologias, assim como para maiores cuidados e precauções. Isso é particularmente importante quando o agente recomendado é novo ou utilizado com pouca frequência.
- As autoras e a editora se empenharam para citar adequadamente e dar o devido crédito a todos os detentores de direitos autorais de qualquer material utilizado neste livro, dispondo-se a possíveis acertos posteriores caso, inadvertida e involuntariamente, a identificação de algum deles tenha sido omitida.
- **Atendimento ao cliente: (11) 5080-0751 | faleconosco@grupogen.com.br**
- Traduzido de:
BRUNNER AND SUDDARTH'S TEXTBOOK OF MEDICAL-SURGICAL NURSING, FIFTEENTH EDITION
Copyright © 2022 Wolters Kluwer
Copyright © 2018 Wolters Kluwer. Copyright © 2014, 2010 Wolters Kluwer Health | Lippincott Williams & Wilkins. Copyright © 2008 by Lippincott Williams & Wilkins, a Wolters Kluwer business. Copyright © 2004, 2000 by Lippincott Williams & Wilkins. Copyright © 1996 by Lippincott-Raven Publishers. Copyright © 1992, 1988, 1984, 1980, 1975, 1970, 1964 by J. B. Lippincott Company.
All rights reserved.
2001 Market Street
Philadelphia, PA 19103 USA
LWW.com
Published by arrangement with Wolters Kluwer, U.S.A.
Wolters Kluwer Health did not participate in the translation of this title.
ISBN: 978-1-9751-6103-3
- Direitos exclusivos para a língua portuguesa
Copyright © 2023 by
EDITORA GUANABARA KOOGAN LTDA.
Uma editora integrante do GEN | Grupo Editorial Nacional
Travessa do Ouvidor, 11
Rio de Janeiro – RJ – CEP 20040-040
www.grupogen.com.br
- Reservados todos os direitos. É proibida a duplicação ou reprodução deste volume, no todo ou em parte, em quaisquer formas ou por quaisquer meios (eletrônico, mecânico, gravação, fotocópia, distribuição pela Internet ou outros), sem permissão, por escrito, da Editora Guanabara Koogan Ltda.
- Capa: Bruno Sales
- Editoração eletrônica: Anthares
- Ficha catalográfica

CIP-BRASIL. CATALOGAÇÃO NA PUBLICAÇÃO
SINDICATO NACIONAL DOS EDITORES DE LIVROS, RJ

H555b
15. ed.
v. 2

Hinkle, Janice L.
Brunner & Suddarth : tratado de enfermagem médico-cirúrgica, volume 2 / Janice L. Hinkle, Kerry H. Cheever, Kristen J. Overbaugh ; revisão técnica Sônia Regina de Souza ; tradução Maria de Fátima Azevedo. - 15. ed. - Rio de Janeiro : Guanabara Koogan, 2023.
  il. ; 28 cm.

Tradução de: Brunner & Suddarth's textbook of medical surgical nursing
Inclui bibliografia e índice
ISBN 978-85-277-3949-8

1. Enfermagem. 2. Enfermagem em sala de cirurgia. 3. Enfermagem perioperatória. I. Cheever, Kerry H. II. Overbaugh, Kristen J. III. Souza, Sônia Regina de. IV. Azevedo, Maria de Fátima. V. Título.

23-83218
CDD: 610.736
CDU: 616-083

Meri Gleice Rodrigues de Souza - Bibliotecária - CRB-7/6439

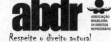

Aos nossos colegas enfermeiros que oferecem conforto e cuidado,
e mantêm a esperança para um mundo mais saudável...

Aos nossos colegas docentes que nutrem, guiam e direcionam
o futuro de nossa profissão...

Aos estudantes de enfermagem que se desafiam
com coragem e convicção...

Vocês nos inspiram!

Colaboradores

Colaboradores da 15ª edição

Marianne T. Adam, PhD, RN, FNP, CNE
Associate Teaching Professor of Nursing Campus
    Coordinator, Nursing
Pennsylvania State University Schuylkill
Schuylkill Haven, Pennsylvania
Capítulo 38: Avaliação das Funções Digestória e Gastrintestinal

Rachel Barish, RN, MSN, ANP-BC, AACC
Nurse Practitioner, Division of Cardiology
MedStar Georgetown University Hospital Physicians Group
Washington, District of Columbia
*Capítulo 24: Manejo de Pacientes com Distúrbios Cardíacos
    Estruturais, Infecciosos e Inflamatórios*

Jennifer L. Bartlett, PhD, RN-BC, CNE, CHSE
Associate Professor
Georgia Baptist College of Nursing of Mercer University
Atlanta, Georgia
Capítulo 39: Manejo de Pacientes com Distúrbios Orais e Esofágicos

Susan Bartos, PhD, RN, CCRN
Adjunct Professor
Egan School of Nursing & Health Sciences
Fairfield University
Fairfield, Connecticut
Capítulo 25: Manejo de Pacientes com Complicações de Cardiopatia

Cynthia Bautista, PhD, APRN, FNCS, FCNS
Associate Professor
Egan School of Nursing and Health Studies
Fairfield University
Fairfield, Connecticut
Capítulo 63: Manejo de Pacientes com Traumatismo Neurológico

Tricia Bernecker, PhD, RN
Associate Professor
DeSales University
Center Valley, Pennsylvania
*Capítulo 22: Manejo de Pacientes com Arritmias e
    Problemas de Condução*

Lisa Bowman, RN, MSN, CRNP, CNRN
Nurse Practitioner
Jefferson Hospital for Neuroscience Thomas Jefferson
    University Hospital Philadelphia, Pennsylvania
*Capítulo 62: Manejo de Pacientes com Distúrbios
    Vasculares Encefálicos*

Carolyn Bradley, MSN, RN, CCRN
Heart & Vascular Center Nursing Professional
    Development Specialist
Yale New Haven Hospital
New Haven, Connecticut
Capítulo 21: Avaliação da Função Cardiovascular

Sherry Burrell, PhD, RN, CNE
Assistant Professor
Villanova University M. Louise Fitzpatrick College
    of Nursing
Villanova, Pennsylvania
Capítulo 12: Manejo de Pacientes com Distúrbios Oncológicos

Theresa Capriotti, DO, CRNP, MSN, RN
Clinical Professor
Villanova University M. Louise Fitzpatrick College
    of Nursing
Villanova, Pennsylvania
Capítulo 10: Líquidos e Eletrólitos
*Capítulo 33: Avaliação e Manejo de Pacientes com
    Distúrbios Alérgicos*

Jean Colaneri, ACNP-BC, CNN
Acute Care Nurse Practitioner Albany Medical Center
    Hospital
Albany, New York
Capítulo 48: Manejo de Pacientes com Distúrbios Renais

**Linda Carman Copel, PhD, RN, PMHCNS, BC, CNE,
ANEF, NCC, FAPA**
Professor
Villanova University M. Louise Fitzpatrick College
    of Nursing
Villanova, Pennsylvania
Capítulo 3: Orientação e Promoção da Saúde
Capítulo 5: Estresse e Respostas Inflamatórias
*Capítulo 53: Avaliação e Manejo de Pacientes com Distúrbios
    Reprodutivos Masculinos*

Patricia Dillon, PhD, RN
Chair of Graduate, RN to BSN, and RN to MSN Programs,
    & Professor
School of Nursing and Health Sciences
La Salle University
Philadelphia, Pennsylvania
Capítulo 56: Manejo de Pacientes com Distúrbios Dermatológicos

Nancy Donegan, MPH, RN
Independent Consultant
Washington, District of Columbia

Capítulo 66: Manejo de Pacientes com Doenças Infecciosas

Paulette Dorney, PhD, RN, CCRN-K
Associate Professor & Director, Accelerated BSN Program
Helen S. Breidegam School of Nursing
Moravian University
Bethlehem, Pennsylvania

Capítulo 19: Manejo de Pacientes com Distúrbios do Tórax e das Vias Respiratórias Inferiores

Phyllis Dubendorf, MSN, RN, CCNS, CNRN, ACNP-BC
Clinical Nurse Specialist
Hospital of the University of Pennsylvania
Philadelphia, Pennsylvania

Capítulo 61: Manejo de Pacientes com Disfunção Neurológica

Kimberly Silver Dunker, DNP, MSN, RN, CNE, CNEcl
Dean of Nursing
Fortis Institute
Nashville, Tennessee

Estudos de caso das aberturas das Partes

Elizabeth C. Evans, CNP, DNP
Nephrology Nurse Practitioner
Renal Medicine Associates
Albuquerque, New Mexico

Capítulo 27: Avaliação e Manejo de Pacientes com Hipertensão Arterial

Janice Farber, PhD, RN, CNOR
Associate Professor
Helen S. Breidegam School of Nursing
Moravian University
Bethlehem, Pennsylvania

Capítulo 4: Saúde do Adulto e Avaliação Física, Nutricional e Cultural

Eleanor Fitzpatrick, DNP, RN, CCRN, AGCNS-BC, ACNP-BC
Clinical Nurse Specialist
Thomas Jefferson University Hospital
Philadelphia, Pennsylvania

Capítulo 43: Avaliação e Manejo de Pacientes com Distúrbios Hepáticos
Capítulo 44: Manejo de Pacientes com Distúrbios Biliares

Anessa M. Foxwell, MSN, CRNP, ACHPN
Predoctoral Fellow, New Courtland Center for Transitions & Health
University of Pennsylvania School of Nursing
Nurse Practitioner, Clinical Practices of the University of Pennsylvania
Philadelphia, Pennsylvania

Capítulo 13: Cuidados Paliativos e de Fim da Vida

Stacy M. Fusner, DNP, APRN, CNP
Assistant Professor of Clinical Practice
The Ohio State University College of Nursing
Columbus, Ohio

Capítulo 58: Avaliação e Manejo de Pacientes com Distúrbios Oculares e Visuais

Trudy Gaillard, PhD, RN, CDCES, FAHA
Associate Professor
Nicole Wertheim College of Nursing and Health Sciences
Florida International University
Miami, Florida

Capítulo 46: Manejo de Pacientes com Diabetes Melito

Dawn M. Goodolf, PhD, RN
Associate Professor and Chairperson
Helen S. Breidegam School of Nursing
Moravian University
Bethlehem, Pennsylvania

Capítulo 35: Avaliação da Função Musculoesquelética
Capítulo 67: Enfermagem de Emergência
Capítulo 68: Atuação da Enfermagem em Situações de Desastres Naturais e Ambientais

Beth Gotwals, PhD, RN
Associate Professor
Helen S. Breidegam School of Nursing
Moravian University
Bethlehem, Pennsylvania

Capítulo 2: Enfermagem Médico-Cirúrgica

Karen D. Groller, PhD, RN, CV-BC, CMSRN
Assistant Professor
Helen S. Breidegam School of Nursing
Moravian University
Bethlehem, Pennsylvania

Capítulo 42: Avaliação e Manejo de Pacientes com Obesidade

Debbie A. Gunter, APRN, FNP-BC, ACHPN
Family & Palliative Care Nurse Practitioner
Emory Healthcare Cognitive Neurology Clinic
Nursing Instructor
Emory University School of Nursing
Atlanta, Georgia

Capítulo 18: Manejo de Pacientes com Distúrbios das Vias Respiratórias Superiores

Jamie Heffernan, MSN, RN, CCRN-K, NE-BC
Burn Program Manager
New York-Presbyterian Weill Cornell Medicine
New York, New York

Capítulo 57: Manejo de Pacientes com Lesões por Queimadura

Kristina Hidalgo, ACNP-BC
Nurse Practitioner, Division of Cardiology/Electrophysiology
MedStar Washington Hospital Center
Washington, District of Columbia

Capítulo 24: Manejo de Pacientes com Distúrbios Cardíacos Estruturais, Infecciosos e Inflamatórios

Janice L. Hinkle, PhD, RN, CNRN
Fellow
Villanova University M. Louise Fitzpatrick
  College of Nursing
Villanova, Pennsylvania

Capítulo 34: Avaliação e Manejo de Pacientes com Distúrbios Reumáticos Inflamatórios

Michael Johnson, PhD, RN, PMH-BC, CNE
Assistant Professor
Director of Clinical Partnerships
School of Nursing
Nevada State College Henderson, Nevada

Capítulo 54: Avaliação e Manejo de Pacientes que se Identificam como LGBTQIAP+

Debra P. Kantor, PhD, RN, CNE
Associate Professor of Nursing
Molloy College
The Barbara H. Hagan School of Nursing and
  Health Sciences
Rockville Centre, New York

Capítulo 45: Avaliação e Manejo de Pacientes com Distúrbios Endócrinos

Sarah Kweeder, MSN, RN-BC, CNOR
Lead Clinical Nurse Educator, Surgical Services
Main Line Health
Bryn Mawr, Pennsylvania

Capítulo 14: Manejo de Enfermagem no Período Pré-Operatório
Capítulo 15: Manejo de Enfermagem no Período Intraoperatório
Capítulo 16: Manejo de Enfermagem no Período Pós-Operatório

Audra Lewis, PhD, RN, CHSE
Director, Highland Campus Regional Simulation Center
Austin Community College
Austin, Texas

Capítulo 59: Avaliação e Manejo de Pacientes com Distúrbios da Audição e do Equilíbrio

Mary Beth Flynn Makic, PhD, CCNS, CCRN-K, FAAN, FNAP, FCNS
Professor
University of Colorado College of Nursing
Aurora, Colorado

Capítulo 11: Choque, Sepse e Síndrome da Disfunção de Múltiplos Órgãos

Jane F. Marek, DNP, MSN, RN
Assistant Professor
Frances Payne Bolton School of Nursing
Case Western Reserve University
Cleveland, Ohio

Capítulo 41: Manejo de Pacientes com Distúrbios Intestinais e Retais

Katrina Nice Masterson, DNP, RN, FNP-BC, DCNP
Educational Coordinator
Randall Dermatology
West Lafayette, Indiana

Capítulo 55: Avaliação da Função Tegumentar

Jennifer McCaughey, MSN, BS, RNC-MNN, CCE
Clinical Educator
Women and Children's Services
Inova Fair Oaks Hospital
Fairfax, Virginia

Capítulo 50: Avaliação e Manejo de Pacientes com Processos Fisiológicos Femininos
Capítulo 51: Manejo de Pacientes com Distúrbios do Sistema Genital Feminino

Salimah H. Meghani, PhD, MBE, RN, FAAN
Professor & Term Chair of Palliative Care
University of Pennsylvania School of Nursing
Philadelphia, Pennsylvania

Capítulo 13: Cuidados Paliativos e de Fim da Vida

Carin Molfetta, MSN, CRNP, BC
Nurse Practitioner
Penn Medicine Lancaster General Health
Lancaster, Pennsylvania

Capítulo 52: Avaliação e Manejo de Pacientes com Distúrbios da Mama

Sue Monaro, PhD, MN, RN
Vascular Clinical Nurse Consultant
Concord Repatriation General Hospital
Concord
Senior Clinical Lecturer
Susan Wakil School of Nursing and Midwifery
University of Sydney
New South Wales, Australia

Capítulo 26: Avaliação e Manejo de Pacientes com Distúrbios Vasculares e Problemas de Circulação Periférica

Melissa V. Moreda, MSN, APRN, ACCNS-AG, CCRN, CNRN, SCRN
Diabetes Educator Clinical Nurse Specialist
Duke Raleigh Hospital
Raleigh, North Carolina

Capítulo 65: Manejo de Pacientes com Distúrbios Oncológicos ou Neurológicos Degenerativos

Kathleen Nokes, PhD, RN, FAAN
Professor *Emerita*
Hunter College and Graduate Center, CUNY
New York, New York

Capítulo 32: Manejo de Pacientes com Distúrbios de Deficiência Imune

Geraldine M. O'Leary, MSN, RN, FNP-BC
Clinical Instructor
School of Nursing and Health Sciences
La Salle University
Philadelphia, Pennsylvania

Capítulo 23: Manejo de Pacientes com Distúrbios Coronarianos

Mae Ann Pasquale, PhD, RN
Associate Professor
School of Nursing
Cedar Crest College
Allentown, Pennsylvania

Capítulo 37: Manejo de Pacientes com Traumatismo Osteomuscular

Sue Pugh, MSN, RN, CNRN, CRRN, CNS-BC, FAHA
Neuro Clinical Nurse Specialist/Stroke Coordinator
Sinai Hospital of Baltimore
Baltimore, Maryland

Capítulo 64: Manejo de Pacientes com Infecções Neurológicas, Distúrbios Autoimunes e Neuropatias

Katrina A. Pyo, PhD, RN, CCRN
Associate Professor
Robert Morris University
Moon Township, Pennsylvania

Capítulo 17: Avaliação da Função Respiratória

Ann Quinlan-Colwell, PhD, RN-BC, AHN-BC
Pain Management Clinical Nurse Specialist
Educator and Consultant
Wilmington, North Carolina

Capítulo 9: Manejo da Dor

Rebecca Wildman Repetti, RN, ANP-BC
Nurse Practitioner, Thoracic Oncology Service Memorial Sloan Kettering Cancer Center
New York, New York

Capítulo 31: Avaliação da Função Imune

Denise Rhew, PhD, RN, CNS, CEN
Clinical Nurse Specialist – Emergency Services
Director, Neuro-Progressive Care
Cone Health
Greensboro, North Carolina

Capítulo 8: Manejo do Paciente Adulto mais Velho

Marylou V. Robinson, PhD, FNP-C
Olympia, Washington

Capítulo 36: Manejo de Pacientes com Distúrbios Osteomusculares

Tami J. Rogers, PhD, DVM, RN, CNE
Professor of Nursing, Curriculum QA/Course Development
Rasmussen University
Bloomington, Minnesota

Capítulo 28: Avaliação da Função Hematológica e Modalidades de Tratamento

Sally Russel, MN, CMSRN, CNE
Director, Education Services
American Nephrology Nurses Association
Pitman, New Jersey

Capítulo 49: Manejo de Pacientes com Distúrbios Urinários

Catherine Sargent, PhD, RN, BC, AOCNS
Assistant Professor
Gwynedd Mercy University
Gwynedd Valley, Pennsylvania

Capítulo 30: Manejo de Pacientes com Neoplasias Hematológicas

Susan Parnell Scholtz, PhD, RN
Associate Professor
Helen S. Breidegam School of Nursing
Moravian University
Bethlehem, Pennsylvania

Capítulo 1: Prática Profissional da Enfermagem

Lindsey R. Siewert, RN, MSN, APRN, CCNS, SCRN
Clinical Nurse Specialist Neuroscience/Stroke Coordinator
Norton Healthcare
Louisville, Kentucky

Capítulo 60: Avaliação da Função Neurológica

Suzanne C. Smeltzer, RN, EdD, ANEF, FAAN
Richard and Marianne Kreider Endowed Professor in Nursing for Vulnerable Populations
Villanova University M. Louise Fitzpatrick College of Nursing
Villanova, Pennsylvania

Capítulo 7: Incapacidade e Doença Crônica

Nancy Colobong Smith, MN, ARNP, CNN
Clinical Nurse Specialist – Renal, Dialysis, Transplant
University of Washington Medical Center
Seattle, Washington

Capítulo 47: Avaliação das Funções Renal e Urinária

Kimberly A. Subasic, PhD, MS, RN, CNE
Professor & Chairperson
Swain Department of Nursing
The Citadel
Charleston, South Carolina

Capítulo 6: Genética e Genômica na Enfermagem

Mindy L. Tait, PhD, MBA, CRNP, FNP-BC
Associate Professor
School of Nursing and Health Sciences
La Salle University
Philadelphia, Pennsylvania

Capítulo 40: Manejo de Pacientes com Distúrbios Gástricos e Duodenais

M. Eileen Walsh, PhD, APRN, CVN, FAHA
Associate Dean, Research and Scholarship
Director, College of Nursing Honors Program
Professor, College of Nursing
University of Toledo
Toledo, Ohio

Capítulo 26: Avaliação e Manejo de Pacientes com Distúrbios Vasculares e Problemas de Circulação Periférica

Camille Wendekier, PhD, CNE, RN
Program Director, MSN Leadership/Education
Department of Nursing
St. Francis University
Loretto, Pennsylvania

Capítulo 20: Manejo de Pacientes com Doenças Pulmonares Crônicas

Mary Lynn Wilby, PhD, MPH, MSN, CRNP, ANP-BC, RN
Associate Professor
School of Nursing and Health Sciences
La Salle University
Philadelphia, Pennsylvania

Capítulo 29: Manejo de Pacientes com Distúrbios Hematológicos Não Malignos

Colaboradores da 14ª edição

Marianne Adam, PhD, RN, CRNP
Assistant Professor of Nursing
RN to BSN Program Coordinator
Pennsylvania State University Schuykill Haven, Pennsylvania
Capítulo 43: Avaliação das Funções Digestória e Gastrintestinal

Julie Adkins, DNP, APN, FNP-BC, FAANPz
Family Nurse Practitioner
West Frankfort, Illinois
Capítulo 63: Avaliação e Manejo de Pacientes com Distúrbios Oculares e Visuais

Jennifer L. Bartlett, PhD, RN-BC, CNE, CHSE
Assistant Professor
Georgia Baptist College of Nursing of Mercer University
Atlanta, Georgia
Capítulo 45: Manejo de Pacientes com Distúrbios Orais e Esofágicos

Susan Bonini, MSN, RN
Senior Instructor
Integrated Nursing Pathway Program Coordinator University of Colorado College of Nursing Anschutz Medical Campus
Aurora, Colorado
Capítulo 31: Avaliação e Manejo de Pacientes com Hipertensão Arterial

Lisa Bowman, RN, MSN, CRNP, CNRN
Nurse Practitioner
Jefferson Hospital for Neuroscience
Thomas Jefferson University Hospital
Philadelphia, Pennsylvania
Capítulo 67: Manejo de Pacientes com Distúrbios Vasculares Encefálicos

Jo Ann Brooks, PhD, RN, FAAN, FCCP
System Vice President, Quality and Safety
Indiana University Health
Indianapolis, Indiana
Capítulo 23: Manejo de Pacientes com Distúrbios do Tórax e das Vias Respiratórias Inferiores
Capítulo 24: Manejo de Pacientes com Doenças Pulmonares Crônicas

Sherry Burrell, PhD, RN, CNE
Assistant Professor
Villanova University College of Nursing
Villanova, Pennsylvania
Capítulo 46: Manejo de Pacientes com Distúrbios Gástricos e Duodenais

Wendy Cantrell, DNP, CRNP
Assistant Professor
Manager of Clinical Research
University of Alabama Birmingham
Department of Dermatology
Birmingham, Alabama
Capítulo 61: Manejo de Pacientes com Distúrbios Dermatológicos

Lauren Cantwell, RN, MS, ACNP-BC, ACNPC, CNS, CCNS, CCRN, CHFN
Advanced Heart Failure/Transplant Nurse Practitioner
Inova Heart and Vascular Institute
Falls Church, Virginia
Capítulo 28: Manejo de Pacientes com Distúrbios Cardíacos Estruturais, Infecciosos e Inflamatórios

Kim Cantwell-Gab, MN, ACNP-BC, ANP-BC, CVN, RVT, RDMS
Nurse Practitioner, Cardiology
Providence Medical Group Cardiology
Medford, Oregon
Capítulo 30: Avaliação e Manejo de Pacientes com Distúrbios Vasculares e Problemas de Circulação Periférica

Patricia E. Casey, MSN, RN, CPHQ, AACC
Associate Director, NCDR Training and Orientation
American College of Cardiology
Washington, DC
Capítulo 26: Manejo de Pacientes com Arritmias e Problemas de Condução

Jill Cash, RN, MSN, APRN-BC
Vanderbilt University Medical Center
Westhaven Family Practice
Franklin, Tennessee
Capítulo 38: Avaliação e Manejo de Pacientes com Distúrbios Reumáticos
Capítulo 64: Avaliação e Manejo de Pacientes com Distúrbios da Audição e do Equilíbrio

Kerry H. Cheever, PhD, RN
Professor and Chairperson
Helen S. Breidegam School of Nursing
Moravian College
Bethlehem, Pennsylvania
Capítulo 1: Prestação de Cuidados de Saúde e Prática de Enfermagem Baseada em Evidências
Capítulo 47: Manejo de Pacientes com Distúrbios Intestinais e Retais
Capítulo 48: Avaliação e Manejo de Pacientes com Obesidade

Elise Colancecco, MSN, RN
Instructor
Helen S. Breidegam School of Nursing
Moravian College
Bethlehem, Pennsylvania
Capítulo 42: Manejo de Pacientes com Traumatismo Osteomuscular

Moya Cook RN, MSN, APN
Family Nurse Practitioner Marion, Illinois

Capítulo 13: Líquidos e Eletrólitos | Equilíbrio e Distúrbios

Linda Carman Copel, PhD, RN, PMHCNS, BC, CNE, ANEF, NCC, FAPA
Professor
Villanova University College of Nursing
Villanova, Pennsylvania
Capítulo 4: Orientação e Promoção da Saúde
Capítulo 6: Homeostase, Estresse e Adaptação Individuais e Familiares
Capítulo 59: Avaliação e Manejo de Pacientes com Distúrbios Reprodutivos Masculinos

Tara Bilofsky, ACNP-BC, MS
Acute Care Nurse Practitioner
St. Luke's University Health Network-Allentown
Allentown, Pennsylvania
Capítulo 21: Modalidades de Cuidados Respiratórios

Elizabeth Petit deMange, PhD, RN
Assistant Professor
Villanova University College of Nursing
Villanova, Pennsylvania
Capítulo 52: Avaliação e Manejo de Pacientes com Distúrbios Endócrinos

Nancy Donegan, MPH, RN
Independent Consultant Washington, DC
Capítulo 71: Manejo de Pacientes com Doenças Infecciosas

Paulette Dorney, PhD, RN, CCRN
Assistant Professor
Helen S. Breidegam School of Nursing
Moravian College
Bethlehem, Pennsylvania
Capítulo 21: Modalidades de Cuidados Respiratórios

Diane Dressler, MSN, RN, CCRN-R
Clinical Assistant Professor Emerita
Marquette University College of Nursing
Milwaukee, Wisconsin
Capítulo 27: Manejo de Pacientes com Distúrbios Coronarianos
Capítulo 29: Manejo de Pacientes com Complicações de Cardiopatia

Debra Drew, MS, RN-BC (retired), ACNS-BC (retired), AP-PMN
Clinical Nurse Specialist, Pain Management
Minneapolis, Minnesota
Capítulo 12: Manejo da Dor

Phyllis Dubendorf, MSN, RN, CCNS, CNRN, CRNP-BC
Clinical Nurse Specialist
Hospital of the University of Pennsylvania
Philadelphia, Pennsylvania

Capítulo 66: Manejo de Pacientes com
Disfunção Neurológica

Susan M. Fallone, MS, RN, CNN
Retired Clinical Nurse Specialist Adult and
Pediatric Dialysis
Albany Medical Center Hospital
Albany, New York
Capítulo 53: Avaliação das Funções Renal e
Urinária

Janice Farber, PhD, RN, CNOR
Assistant Professor
Helen S. Breidegam School of Nursing
Moravian College
Bethlehem Pennsylvania
Capítulo 7: Visão Geral da Enfermagem
Transcultural

**Eleanor Fitzpatrick, RN, MSN, CCRN,
AGCNS-BC, ACNP-BC**
Clinical Nurse Specialist
Thomas Jefferson University Hospital
Philadelphia, Pennsylvania
Capítulo 49: Avaliação e Manejo de Pacientes
com Distúrbios Hepáticos
Capítulo 50: Avaliação e Manejo de Pacientes
com Distúrbios das Vias Biliares

Trudy Gaillard, PhD, RN, CDE
Assistant Professor
University of Cincinnati College of Nursing
Cincinnati, Ohio
Capítulo 51: Avaliação e Manejo de Pacientes
com Diabetes Melito

Dawn Goodolf, PhD, RN
Assistant Professor
Director of RN to BSN and Accelerated
Postbaccalaureate
Programs
Helen S. Breidegam School of Nursing
Moravian College
Bethlehem, Pennsylvania
Capítulo 39: Avaliação da Função
Musculoesquelética

Beth Gotwals, PhD, RN
Associate Professor
Helen S. Breidegam School of Nursing
Moravian College
Bethlehem Pennsylvania
Capítulo 2: Prática de Enfermagem
Comunitária

**Theresa Lynn Green, PhD, MScHRM,
BScN, RN**
Professor
School of Nursing, Queensland University
of Technology
Queensland, Australia
Capítulo 10: Princípios e Práticas de
Reabilitação

Debbie Gunter, MSN, APRN, ACHPN
Palliative Care and Family Nurse
Practitioner Emory Healthcare
Atlanta, Georgia

Capítulo 22: Manejo de Pacientes com
Distúrbios das Vias Respiratórias
Superiores

**Jamie Heffernan, MSN, RN, CCRN-K,
NE-BC**
Patient Care Director
New York-Presbyterian Weill Cornell
New York, New York
Capítulo 62: Manejo de Pacientes com Lesões
por Queimadura

Janice L. Hinkle, PhD, RN, CNRN
Fellow
Villanova University College of Nursing
Villanova, Pennsylvania
Capítulo 55: Manejo de Pacientes com
Distúrbios Urinários

Lisa J. Jesaitis, RN, MS, CHFN, ACNP
Acute Care Nurse Practitioner
MedStar Georgetown University Hospital
Arrhythmia
Service
Washington, DC
Capítulo 28: Manejo de Pacientes com
Distúrbios Cardíacos Estruturais,
Infecciosos e Inflamatórios

Tamara Kear, PhD, RN, CNS, CNN
Assistant Professor
Villanova University College of Nursing
Villanova, Pennsylvania
Capítulo 54: Manejo de Pacientes com
Distúrbios Renais

Elizabeth Keech, RN, PhD
Adjunct Clinical Assistant Professor
Villanova University College of Nursing
Villanova, Pennsylvania
Capítulo 11: Cuidados com a Saúde do
Adulto mais Velho

**Kathleen Kelleher, DMH, WHNP-BC,
CBCN, DVS**
Coordinator, Women's Health Nurse
Practitioner
Breast Surgery Atlantic Health System
Pompton Plains, New Jersey
Capítulo 58: Avaliação e Manejo de Pacientes
com Distúrbios da Mama

**Lynne Kennedy, PhD, MSN, RN, RNFA,
CHPN, CNOR, CLNC, CHTP, Alumnus
CCRN**
Program Coordinator
Women's Services, Minimally Invasive
Gynecology and
Palliative Care
Inova Fair Oaks Hospital
Fairfax, Virginia
Capítulo 17: Manejo de Enfermagem no
Período Pré-Operatório
Capítulo 18: Manejo de Enfermagem no
Período Intraoperatório
Capítulo 19: Manejo de Enfermagem no
Período Pós-Operatório

**Mary Beth Flynn Makic, PhD, CNS,
CCNS, CCRN-K, FAAN, FNAP**
Professor
University of Colorado College of Nursing
Denver, Colorado
Capítulo 14: Choque e Síndrome da
Disfunção de Múltiplos Órgãos

**Katrina Nice Masterson, RN, DNP,
FNP-BC, DCNP**
Educational Coordinator
Randall Dermatology
West Lafayette, Indiana
Capítulo 60: Avaliação da Função
Tegumentar

**Jennifer McCaughey, MSN, BS, RNC-
MNN, CCE**
Clinical Educator
Women and Children's Services Inova Fair
Oaks Hospital Fairfax, Virginia
Capítulo 57: Manejo de Pacientes com
Distúrbios do Sistema Genital Feminino

**Melissa V. Moreda, BSN, RN, CCRN,
CNRN, SCRN**
Clinical Nurse IV
Duke Raleigh Hospital
Raleigh, North Carolina
Capítulo 70: Manejo de Pacientes com
Distúrbios Oncológicos ou Neurológicos

**Donna Nayduch, MSN, RN, ACNP,
TCRN**
Assistant Vice President of Trauma
North Florida Division HCA Ocala, Florida
Capítulo 72: Enfermagem de Emergência
Capítulo 73: Atuação da Enfermagem em
Terrorismo, Vítimas em Massa e
Desastres Naturais

Kathleen Nokes, PhD, RN, FAAN
Professor Emerita
Hunter College and Graduate Center,
CUNY New York, New York
Capítulo 36: Manejo de Pacientes com
Distúrbios de Deficiência Imune

**Kristen Overbaugh, PhD, RN,
ACNS-BC, CHP**
Clinical Assistant Professor
School of Nursing
University of Texas Health Science Center
San Antonio
San Antonio, Texas
Capítulo 20: Avaliação da Função
Respiratória

Janet Parkosewich, DNSc, RN, FAHA
Nurse Researcher
Yale-New Haven Hospital
New Haven, Connecticut
Capítulo 25: Avaliação da Função
Cardiovascular

Mae Ann Pasquale, PhD, RN
Assistant Professor of Nursing
Cedar Crest College
Allentown, Pennsylvania
Capítulo 40: Modalidades de Cuidados Musculoesqueléticos

Beth A. Bednarz Pruski, RN, MSN, CCRN
Program Manager, National Cardiovascular Data Registries (NCDR)
American College of Cardiology
Washington, DC
Capítulo 26: Manejo de Pacientes com Arritmias e Problemas de Condução

Sue Pugh, MSN, RN, CNRN, CRRN, CNS-BC, FAHA
Patient Care Manager
Neuroscience Unit (NSU) & Neuroscience Critical Care Unit (NSCCU)
Johns Hopkins Bayview Medical Center
Baltimore, Maryland
Capítulo 69: Manejo de Pacientes com Infecções Neurológicas, Distúrbios Autoimunes e Neuropatias

JoAnne Reifsnyder, PhD, RN, FAAN
Executive Vice President and Chief Nursing Officer Genesis Health Care
Kennett Square, Pennsylvania
Capítulo 16: Cuidados em Fim de Vida

Rebecca Wildman Repetti, RN, ANP-BC
Nurse Practitioner, Thoracic Oncology Service Memorial Sloan Kettering Cancer Center
New York, New York
Capítulo 35: Avaliação da Função Imune

Marylou V. Robinson, PhD, FNP
Associate Professor of Nursing
Pacific Lutheran University
Tacoma, Washington
Capítulo 41: Manejo de Pacientes com Distúrbios Osteomusculares

Erin Sarsfield, MSN, RN, CCRN-K
Clinical Nurse Specialist, Medical and Heart and Vascular Critical Care
Penn State Health Hershey Medical Center
Hershey, Pennsylvania
Capítulo 44: Modalidades Terapêuticas para o Sistema Digestório

Susan Scholtz, PhD, RN
Associate Professor
Helen S. Breidegam School of Nursing
Moravian College
Bethlehem, Pennsylvania
Capítulo 3: Pensamento Crítico, Tomada de Decisão Ética e Processo de Enfermagem

Lindsey R. Siewert, RN, MSN, APRN, CCNS, CCRN-K
Clinical Nurse Specialist Neuroscience/Stroke Coordinator Norton Healthcare
Louisville, Kentucky
Capítulo 65: Avaliação da Função Neurológica

Suzanne C. Smeltzer, RN, EdD, ANEF, FAAN
Professor and Director, Center for Nursing Research Villanova University College of Nursing
Villanova, Pennsylvania
Capítulo 9: Doenças Crônicas e Incapacidade

Jennifer Specht, PhD, RN
Assistant Professor
Widener University
Chester, Pennsylvania
Capítulo 5: Avaliação de Saúde e Nutricional do Adulto
Capítulo 48: Avaliação e Manejo de Pacientes com Obesidade

Cindy Stern, RN, MSN, CCRP
Senior Administrator, Penn Cancer Network
Abramson Cancer Center of the University of Pennsylvania
Philadelphia, Pennsylvania
Capítulo 15: Manejo de Pacientes com Distúrbios Oncológicos

Julie G. Stover, RN, MSN, CRNP
Women's Health Nurse Practitioner
Lancaster, Pennsylvania
Capítulo 56: Avaliação e Manejo de Pacientes com Processos Fisiológicos Femininos

Kimberly A. Subasic, PhD, MS, RN
Associate Professor
University of Scranton
Scranton, Pennsylvania
Capítulo 8: Visão Geral de Genética e Genômica na Enfermagem

Carole Sullivan, DNP, RN
Director
Deaconess VNA Home Care and Hospice
Eldorado, Illinois
Capítulo 37: Avaliação e Manejo de Pacientes com Distúrbios Alérgicos
Estudos de casos das aberturas das Partes 1 a 9

Mary Laudon Thomas, MS, CNS, AOCN
Hematology Clinical Nurse Specialist
VA Palo Alto Health Care System
Palo Alto, California
Capítulo 32: Avaliação da Função Hematológica e Modalidades de Tratamento
Capítulo 33: Manejo de Pacientes com Distúrbios Hematológicos não Malignos
Capítulo 34: Manejo de Pacientes com Neoplasias Hematológicas

Kristin Weitmann, RN, MSN, ACNP
Acute Care Nurse Practitioner
Optum
Wauwatosa, Wisconsin
Capítulo 27: Manejo de Pacientes com Distúrbios Coronarianos
Capítulo 29: Manejo de Pacientes com Complicações de Cardiopatia

Marie Wilson, RN, MSN, CCRN, CNRN, CRNP
Nurse Manager
Neuroscience Intensive Care Unit
Thomas Jefferson University Hospital
Philadelphia, Pennsylvania
Capítulo 68: Manejo de Pacientes com Traumatismo Neurológico

Revisores

Julie Baldwin, DNP
Associate Professor
Missouri Western State University
St. Joseph, Missouri

Tamara Baxter, MSN, RN, CNE
Assistant Professor
Northwestern State University
Natchitoches, Louisiana

Rachel Coats, MS, RN, CEN, CNE
Lecturer
Lander University
Greenwood, South Carolina

Debra Connell-Dent, MSN, RN
Assistant Teaching Professor
University of Missouri St. Louis
St. Louis, Missouri

Sarah Darrell, MSN, RN, CNOR
Faculty
Ivy Tech Community College Valparaiso
Valparaiso, Indiana

Amanda Finley, MSN, RN
Assistant Teaching Professor
University of Missouri St. Louis
St. Louis, Missouri

Cassie Flock, MSN, RN
Assistant Professor
Vincennes University
Jasper, Indiana

Belinda Fuller, RN, MSN
Nurse Educator
Gadsden State Community College
Gadsden, Alabama

Melissa Gorton, MS, RN
Assistant Professor of Nursing
Castleton University
Castleton, Vermont

Lori Hailey, RN, MSN, CHSE
Assistant Professor
Arkansas State University
Jonesboro, Arkansas

Carol Heim, MA, RN
Associate Professor
Mount Mercy University
Cedar Rapids, Iowa

Melissa Humfleet, DNP, RN
Assistant Professor of Nursing
Lincoln Memorial University
Harrogate, Tennessee

Elizabeth D. Katrancha, DNP, CCNS, RN, CNE
Assistant Professor
University of Pittsburgh at Johnstown
Johnstown, Pennsylvania

Llynne C. Kiernan, DNP, MSN, RN-BC
Assistant Professor
Norwich University
Northfield, Vermont

Tammy Killen, MSN, RN
Instructor
Jacksonville State University
Jacksonville, Alabama

Tina Marie Kline, MSN, RN, CMSRN, CNE
Associate Professor
Pennsylvania College of Technology
Williamsport, Pennsylvania

Angie Koller, DNP, MSN, RN
Dean and Professor
Ivy Tech Community College
Indianapolis, Indiana

Trudy Kuehn, RN, BSN, MSN
Associate Professor of Nursing
Paul D. Camp Community College
Franklin, Virginia

Dana Law-Ham, PhD, RN, FNP-BC, CNE
Assistant Clinical Professor
University of New England
Portland, Maine

Phyllis Magaletto, MS, RN, BC
Nursing Instructor
Cochran School of Nursing
Yonkers, New York

Julie Page, EdD, MSN, RN
Assistant Professor
University of North Carolina at Chapel Hill
Chapel Hill, North Carolina

Judith Pahlck, MSN-Ed, RN
Dean of Nursing
Jersey College
Teterboro, New Jersey

Annette M. Peacock-Johnson, DNP, RN
Associate Professor of Nursing
Saint Mary's College
Notre Dame, Indiana

Amanda Pribble, MSN, FNP-C
Assistant Professor of Nursing
University of Lynchburg
Lynchburg, Virginia

Karen Robertson, MSN, MBA, PhD/ABD
Associate Professor
Rock Valley College
Rockford, Illinois

Nancy Ross, PhD, RN
Assistant Clinical Professor
University of New England
Portland, Maine

Susan Self, DNP, RN
Assistant Professor in Nursing
Arkansas Tech University
Russellville, Arkansas

Leah Shreves, MSN, RN
Associate Professor of Nursing
Edison State Community College
Piqua, Ohio

Janice A. Sinoski, MSN/Ed, BSN, CCRN, CEN
Assistant Professor of Nursing
University of Lynchburg
Lynchburg, Virginia

Mendy Stanford, DNP, MSN/Ed, CNE
Executive Director of Nursing and Allied Health
Treasure Valley Community College
Ontario, Oregon

Charles Tucker, DNP, RN, CNE
Associate Professor
Mars Hill University
Mars Hill, North Carolina

Heather Vitko, PhD, RN, CCRN, TCRN, CNL
Assistant Professor of Nursing
Saint Francis University
Windber, Pennsylvania

Mina Wayman, APRN, MSN
Associate Professor
Utah Valley University
Orem, Utah

Heather Wierzbinski-Cross, MSN, RN, CNE
Dean for the School of Nursing
Ivy Tech Community College Richmond
Richmond, Indiana

Kennetta Wiggins, MSN, RN
Nursing Instructor and Registered Nurse
Northwest Arkansas Community College
Bentonville, Arkansas

Renee Wright, EdD, RN
Associate Professor
York College, City University of New York
Jamaica, New York

Prefácio

Desde 1964, quando Lillian Sholtis Brunner e Doris Smith Suddarth apresentaram a 1ª edição de *Bruner & Suddarth | Tratado de Enfermagem Médico-Cirúrgica*, a prática de enfermagem tem mudado, evoluído e avançado para atender às mudanças nas necessidades e expectativas de cuidado de saúde. A cada edição subsequente deste livro, Lillian e Doris, e suas sucessoras, Suzanne Smeltzer e Brenda Bare (e, por fim, nós, as atuais autoras), admiravelmente atualizaram e revisaram o conteúdo, de modo a refletir mudanças e desafios que moldaram a prática de enfermagem, considerando influências complexas e interconectadas, e com o foco em fatores sociais, culturais, econômicos e ambientais importantes. Nunca nós, nem nossos ilustres e capacitados antecessores, tivemos de revisar ou atualizar os conceitos, princípios e práticas fundamentais de enfermagem médico-cirúrgica durante uma pandemia mundial – até então. Seguramente, esta foi uma tarefa assustadora. No entanto, comparado com o que muitos de nossos colegas de profissão incrivelmente criativos, determinados e resilientes tiveram de enfrentar e lutar como resultado desta pandemia, nosso trabalho foi muito menos oneroso. Gostaríamos também de reconhecer a tão esperada e crescente consciência acerca do racismo estrutural na saúde e o impacto do racismo sistêmico na perpetuação de estereótipos e disparidades nesta área. Encorajamos os educadores e estudantes de enfermagem a considerar e discutir cuidadosamente essas questões ao explorar fatores epidemiológicos de distúrbios específicos e cuidado de enfermagem ao longo deste livro. Agora que enviamos esta edição para a impressão e temos tempo para refletir sobre nosso trabalho, modestamente nos consideramos seus pares e muito orgulhosos do importante e sagrado trabalho que vocês fazem hoje e todos os dias. Por esse motivo, decidimos romper a tradição deste livro que costuma não fazer dedicatórias. A VOCÊS, nossos colegas enfermeiros, docentes e estudantes de enfermagem, dedicamos este livro.

ORGANIZAÇÃO

A 15ª edição de *Bruner & Suddarth | Tratado de Enfermagem Médico-Cirúrgica*, tal como as edições anteriores, está organizada em 16 Partes, porém, com a incorporação de algumas alterações. Em todas as partes, foram incluídas referências cruzadas a capítulos específicos para agilizar o acesso a determinado conteúdo. Nas Partes 1 a 3 são abordados os princípios fundamentais e os conceitos centrais relacionados com a prática da enfermagem médico-cirúrgica, e nas Partes 4 a 15 são discutidas as condições de saúde de adultos que são tratados clínica ou cirurgicamente. A Parte 16 descreve os desafios da comunidade que interferem na prática de enfermagem médico-cirúrgica.

Para facilitar ainda mais a compreensão do leitor, as Partes 4 a 15 foram estruturadas do seguinte modo:

- O primeiro capítulo de cada parte abrange a avaliação e inclui uma visão geral da anatomia e da fisiologia do sistema do corpo que está sendo discutido

- Os demais capítulos de cada parte englobam o manejo de distúrbios específicos. São apresentadas a fisiopatologia, as manifestações clínicas, as avaliações e os achados diagnósticos, o manejo clínico e o manejo de enfermagem. As seções *Processo de enfermagem* esclarecem e expandem o papel do enfermeiro nos cuidados dos pacientes com condições selecionadas.

Nesta edição, há menos capítulos que nas anteriores. No entanto, o conteúdo fundamental dos capítulos excluídos foi revisado e atualizado em outros capítulos. Notavelmente, o conteúdo central dos capítulos da edição anterior que se concentrava exclusivamente em *modalidades terapêuticas* agora foi incorporado aos capítulos focados nas condições de saúde e suas alterações, em que sua aplicação se encaixa perfeitamente no manejo e processo de enfermagem. Dessa maneira, a relação dessas modalidades com a prática de enfermagem médico-cirúrgica é mais facilmente percebida.

CARACTERÍSTICAS ESPECIAIS

Ao cuidar dos pacientes, os enfermeiros assumem muitos papéis diferentes, incluindo o da atuação clínica, o de orientador, defensor e pesquisador. Muitas das características deste tratado foram desenvolvidas para auxiliar os enfermeiros a preencherem essas diferentes atuações. As principais atualizações das características orientadas na prática nesta 15ª edição incluem os novos *Estudos de caso* com *Focos de competência QSEN* nas abertura das partes – uma característica que destaca uma competência do Quality and Safety Education for Nurses (QSEN) Institute que é aplicável ao estudo de caso e que impõe questões a serem consideradas pelos estudantes em relação ao conhecimento relevante, às habilidades e às atitudes (CHAs). Os *Alertas de enfermagem: Qualidade e segurança*, os boxes *Genética na prática de enfermagem*, *Dilemas éticos* e *Lista de verificação do cuidado domiciliar* oferecem informações atualizadas.

Planos de cuidado de enfermagem, disponibilizados para distúrbios selecionados, ilustram como o processo de enfermagem é aplicado para atender às necessidades dos cuidados de saúde dos pacientes. Uma novidade nesta 15ª edição, os diagnósticos de enfermagem utilizados nos *Planos de cuidado de enfermagem* e em todo o livro são aqueles indicados e validados pelo Conselho Internacional de Enfermeiros no *Catálogo de Classificação Internacional da Prática de Enfermagem* (CIPE).

Há um novo capítulo direcionado exclusivamente para as necessidades únicas de saúde das pessoas que se identificam como lésbicas, *gays*, bissexuais, transgêneros, *queer*, intersexo, assexual, pansexual e demais orientações sexuais e identidades de gênero (LGBTQIAP+). Como é o caso de outros capítulos deste livro, os papéis do enfermeiro como profissional, educador e pesquisador ao prestar cuidados para pessoas LGBTQIA+ fornecem base estrutural para este novo capítulo.

Além disso, duas novidades nesta edição destacam conteúdos relacionados com a covid-19 e os cuidados com os veteranos das forças armadas. As seções *Considerações sobre a covid-19* identificam informações baseadas em evidências até o momento em que o material foi escrito sobre a síndrome respiratória aguda grave causada pelo coronavírus 2 (SARS-CoV-2) e os cuidados de enfermagem aos pacientes com coronavírus 19 (covid-19). As seções *Considerações sobre os veteranos das forças armadas* incluem informações aplicáveis às necessidades de cuidados especiais aos militares.

O texto também fornece recursos pedagógicos desenvolvidos para auxiliar os leitores a se envolverem e aprenderem o conteúdo relevante. Os *Alertas de domínio do conceito* continuam a esclarecer os conceitos fundamentais de enfermagem para melhorar a compreensão de tópicos complexos.

Ver *Guia do leitor*, a seguir, para uma explicação mais abrangente de todas as características especiais da obra.

Janice L. Hinkle, PhD, RN, CNRN
Kerry H. Cheever, PhD, RN
Kristen J. Overbaugh, PhD, RN, ACNS-BC, CHPN

Guia do leitor

Brunner & Suddarth | Tratado de Enfermagem Médico-Cirúrgica, 15ª edição, foi revisado e atualizado para refletir a natureza complexa da prática de enfermagem atual. Este tratado inclui muitos recursos para auxiliá-lo na obtenção e na aplicação do conhecimento de que necessita e conquistar com sucesso os desafios e as oportunidades da prática clínica. Além disso, foram desenvolvidos recursos especificamente para auxiliá-lo a preencher os diversos papéis da enfermagem na prática.

RECURSOS DAS ABERTURAS DE PARTES

Os recursos das aberturas de partes põem o paciente em primeiro lugar e destacam a enfermagem competente, bem como a aplicação do processo de enfermagem.

- Novos **Estudos de caso com Foco de competência QSEN** abrem cada parte do livro e proporcionam pontos de discussão que enfocam uma competência do QSEN Institute: cuidado centrado no paciente, trabalho colaborativo em equipe interdisciplinar, prática baseada em evidências, melhora da qualidade, segurança ou informática. Este recurso auxilia o leitor a considerar os conhecimentos, as habilidades e as atitudes (CHAs) necessários para a administração dos cuidados seguros e de qualidade para o paciente. Para fácil localização, ver lista desses estudos de caso na seção Estudos de caso do livro, mais adiante

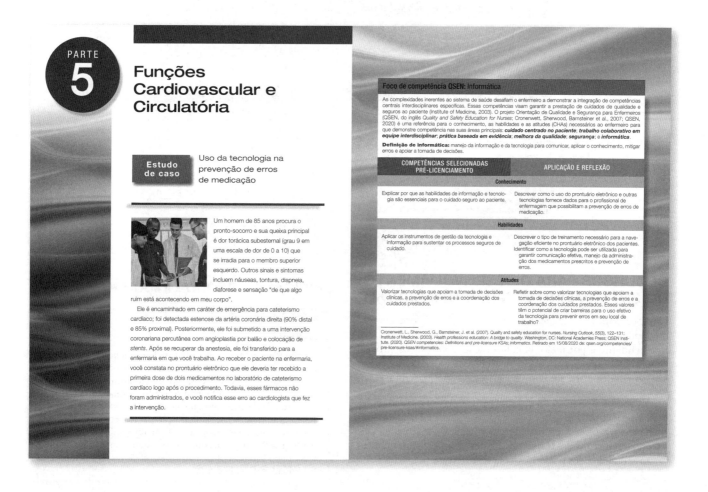

- Os **Desfechos do aprendizado**, objetivos e condensados nesta edição, fornecem uma visão geral de cada capítulo e identificam o que você será capaz de fazer após concluir o capítulo, para ajudá-lo a se concentrar durante a leitura e o estudo

- **Novidade!** Os **Conceitos de enfermagem** listados no início de cada capítulo deixam claro como o conteúdo se aplica aos currículos disciplinares

- O **Glossário** fornece uma lista dos principais termos e definições no início de cada capítulo, proporcionando um resumo do vocabulário antes da leitura do material. É uma ferramenta útil de referência e estudo.

54 Avaliação e Manejo de Pacientes que se Identificam como LGBTQIAP+

DESFECHOS DO APRENDIZADO

Após ler este capítulo, você será capaz de:

1. Descrever a importância de proporcionar ambientes inclusivos de assistência à saúde para pessoas lésbicas, *gays*, bissexuais, transgênero e *queer*.
2. Usar terminologia inclusiva quando se comunicar e fazer avaliações em pessoas lésbicas, *gays*, bissexuais, transgênero e *queer*.
3. Explicar e demonstrar as técnicas apropriadas para realizar a anamnese e a avaliação física, e diferenciar achados normais e anormais identificados em pacientes lésbicas, *gays*, bissexuais, transgênero e *queer*.
4. Descrever os vários procedimentos médicos e tratamentos hormonais disponíveis para a pessoa que está se submetendo a uma redesignação de gênero.
5. Comparar e estabelecer as diferenças entre os procedimentos cirúrgicos disponíveis para as pessoas que buscam redesignação de gênero em termos de fármacos e complicações pré-operatórias e pós-operatórias.
6. Aplicar o processo de enfermagem como referencial para o cuidado de pacientes submetidos à cirurgia de redesignação sexual (transgenitalização ou neofaloplastia).

CONCEITOS DE ENFERMAGEM

Avaliação
Comunicação
Desenvolvimento/desenvolvimento humano
Família
Identidade
Profissionalismo/comportamentos profissionais
Sexualidade

GLOSSÁRIO

bissexual: pessoa que se sente atraída do ponto de vista romântico, emocional ou sexual pelos gêneros feminino e masculino
cisgênero: pessoa que se sente confortável com a identidade de gênero que lhe foi atribuída ao nascimento
disforia de gênero: sofrimento sentido por uma pessoa devido à incongruência entre sua identidade de gênero e o gênero designado por ocasião do nascimento
***gay*:** pessoa que se sente atraída do ponto de vista romântico, emocional ou sexual pelo mesmo gênero, como homens que se sentem atraídos por homens
gênero: conjunto de normas e comportamentos socialmente construídos que são ensinados a homens e mulheres
homem transgênero: refere-se à pessoa a quem foi atribuído o sexo feminino por ocasião do nascimento, mas se identifica com o gênero masculino

LGBTQIAP+: acrônimo de lésbicas, *gays*, bissexuais, transgênero, *queer*, intersexo, assexual, pansexual e demais orientações sexuais e identidades de gênero.
linguagem neutra: maneira de se referir a uma pessoa sem mencionar seu gênero ou a não utilização de gêneros específicos (p. ex., ele/ela, eles/elas)
mulher transgênero: refere-se à pessoa a quem foi atribuído o sexo masculino por ocasião do nascimento, mas se identifica com o gênero feminino
orientação sexual: termo abrangente que descreve atração romântica, emocional ou sexual por pessoas do gênero oposto e/ou do mesmo gênero ou por mais de um gênero
***queer*:** pessoas que se sentem atraídas do ponto de vista romântico, emocional ou sexual por numerosos gêneros (homens, mulheres, transgênero, intersexo etc.), ou pes-

RECURSOS PARA O DESENVOLVIMENTO DO ENFERMEIRO COMO PROFISSIONAL

Um dos papéis fundamentais do enfermeiro é fornecer os cuidados holísticos aos pacientes e às suas famílias, de modo independente e por meio da colaboração com outros profissionais da saúde. Os recursos especiais em todos os capítulos são projetados para auxiliar os leitores na prática clínica.

- As seções **Processo de enfermagem** estão organizadas de acordo com a estrutura do processo de enfermagem – a base para toda a prática de enfermagem – e auxiliam no esclarecimento das responsabilidades do enfermeiro quanto aos cuidados dos pacientes com distúrbios específicos

PROCESSO DE ENFERMAGEM

Paciente com arritmia

Avaliação

As principais áreas de avaliação incluem as possíveis causas da arritmia, os fatores de contribuição e o efeito da arritmia sobre a capacidade do coração de bombear um volume sanguíneo adequado. Quando o débito cardíaco é reduzido, a quantidade de oxigênio que alcança os tecidos e os órgãos vitais é diminuída. Essa diminuição da oxigenação provoca os sinais e sintomas associados às arritmias. Se esses sinais e sintomas forem graves ou se ocorrerem com frequência, o paciente pode apresentar angústia significativa e interromper as atividades da vida diária.

- Os boxes **Plano de cuidado de enfermagem**, fornecidos em relação a distúrbios específicos, ilustram como o processo de enfermagem é aplicado para atender às necessidades de cuidados de saúde e enfermagem do paciente

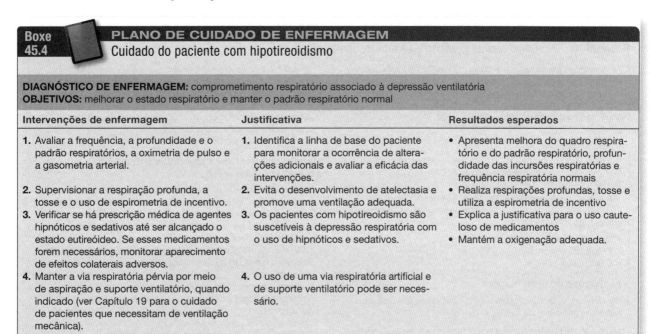

Boxe 45.4 – PLANO DE CUIDADO DE ENFERMAGEM: Cuidado do paciente com hipotireoidismo

DIAGNÓSTICO DE ENFERMAGEM: comprometimento respiratório associado à depressão ventilatória
OBJETIVOS: melhorar o estado respiratório e manter o padrão respiratório normal

Intervenções de enfermagem	Justificativa	Resultados esperados
1. Avaliar a frequência, a profundidade e o padrão respiratórios, a oximetria de pulso e a gasometria arterial.	1. Identifica a linha de base do paciente para monitorar a ocorrência de alterações adicionais e avaliar a eficácia das intervenções.	• Apresenta melhora do quadro respiratório e do padrão respiratório, profundidade das incursões respiratórias e frequência respiratória normais
2. Supervisionar a respiração profunda, a tosse e o uso de espirometria de incentivo.	2. Evita o desenvolvimento de atelectasia e promove uma ventilação adequada.	• Realiza respirações profundas, tosse e utiliza a espirometria de incentivo
3. Verificar se há prescrição médica de agentes hipnóticos e sedativos até ser alcançado o estado eutireóideo. Se esses medicamentos forem necessários, monitorar aparecimento de efeitos colaterais adversos.	3. Os pacientes com hipotireoidismo são suscetíveis à depressão respiratória com o uso de hipnóticos e sedativos.	• Explica a justificativa para o uso cauteloso de medicamentos • Mantém a oxigenação adequada.
4. Manter a via respiratória pérvia por meio de aspiração e suporte ventilatório, quando indicado (ver Capítulo 19 para o cuidado de pacientes que necessitam de ventilação mecânica).	4. O uso de uma via respiratória artificial e de suporte ventilatório pode ser necessário.	

- Os boxes **Avaliação** enfocam os dados que devem ser coletados como parte da etapa de avaliação do processo de enfermagem

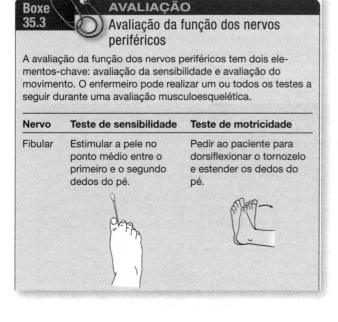

Boxe 35.3 – AVALIAÇÃO: Avaliação da função dos nervos periféricos

A avaliação da função dos nervos periféricos tem dois elementos-chave: avaliação da sensibilidade e avaliação do movimento. O enfermeiro pode realizar um ou todos os testes a seguir durante uma avaliação musculoesquelética.

Nervo	Teste de sensibilidade	Teste de motricidade
Fibular	Estimular a pele no ponto médio entre o primeiro e o segundo dedos do pé.	Pedir ao paciente para dorsiflexionar o tornozelo e estender os dedos do pé.

- Os boxes **Fatores de risco** resumem os fatores que podem comprometer a saúde e devem ser considerados no contexto dos determinantes sociais de saúde e racismo sistêmico

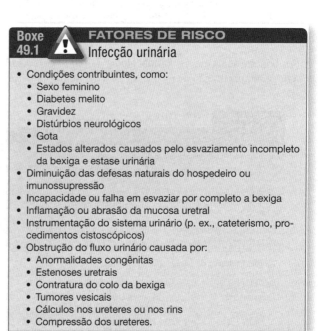

Boxe 49.1 – FATORES DE RISCO: Infecção urinária

- Condições contribuintes, como:
  - Sexo feminino
  - Diabetes melito
  - Gravidez
  - Distúrbios neurológicos
  - Gota
  - Estados alterados causados pelo esvaziamento incompleto da bexiga e estase urinária
- Diminuição das defesas naturais do hospedeiro ou imunossupressão
- Incapacidade ou falha em esvaziar por completo a bexiga
- Inflamação ou abrasão da mucosa uretral
- Instrumentação do sistema urinário (p. ex., cateterismo, procedimentos cistoscópicos)
- Obstrução do fluxo urinário causada por:
  - Anormalidades congênitas
  - Estenoses uretrais
  - Contratura do colo da bexiga
  - Tumores vesicais
  - Cálculos nos ureteres ou nos rins
  - Compressão dos ureteres.

- Os boxes **Genética na prática de enfermagem** resumem e destacam avaliações de enfermagem e práticas de gerenciamento relacionadas com o papel da genética em determinadas alterações

Boxe 8.1 — GENÉTICA NA PRÁTICA DE ENFERMAGEM
Conceitos de genética e os adultos mais velhos

As condições genéticas em adultos mais velhos podem ocorrer a partir de uma mutação genética específica ou surgir como resultado de uma predisposição genética combinada com outros fatores (multifatoriais). A seguir, exemplos de algumas condições genéticas com início na vida adulta:

- Câncer de cólon
- Hemocromatose
- Doença de Huntington
- Doença renal policística
- Doença de Alzheimer.

A seguir, alguns exemplos de doenças com componentes multifatoriais, que podem incluir uma predisposição genética, no adulto mais velho:

- Diabetes melito
- Enfisema pulmonar
- Cardiopatia.

Avaliações de enfermagem

Ver Capítulo 4, Boxe 4.2: Genética na prática de enfermagem: Aspectos genéticos da avaliação de saúde.

Avaliação da história familiar específica do adulto mais velho
- Coletar e avaliar a história familiar tanto do lado materno quanto paterno, por três gerações
- Determinar se o teste genético foi realizado em outros membros da família
- Avaliar as percepções e as crenças do indivíduo e da família em torno dos assuntos relacionados com a genética.

Avaliação do paciente específica do adulto mais velho e da doença genética
- Avaliar conhecimento e compreensão da genética, testes genéticos e tratamentos com base em genes do paciente idoso
- Avaliar o entendimento do paciente sobre informações genéticas e decifrar as necessidades de conhecimento de saúde
- Realizar avaliações culturais, sociais e espirituais
- Avaliar a capacidade de comunicação do paciente, visto que as estratégias de comunicação sobre genética são adaptadas às suas necessidades e capacidades
- Identificar o sistema de suporte do paciente.

Manejo de questões específicas à genética e ao adulto mais velho

- Encaminhar o paciente para a realização de aconselhamento e avaliação genética adicional, conforme necessário, de modo que a família possa discutir a herança, o risco de outros membros da família e a disponibilidade de testes genéticos e intervenções com base em genes
- Oferecer informações e recursos genéticos apropriados que levem em consideração os conhecimentos em saúde do paciente idoso
- Avaliar a compreensão do paciente idoso antes, durante e depois da introdução de informações e serviços genéticos
- Aproveitar o tempo para explicar claramente os conceitos de testes genéticos para pacientes idosos e fornecer informações por escrito que reforcem o tópico da discussão
- Participar no manejo e na coordenação dos cuidados ao paciente idoso com condições genéticas e indivíduos predispostos a desenvolver ou transmitir uma condição genética.

Recursos sobre a genética

Ver Capítulo 6, Boxe 6.7: Componentes do aconselhamento genético para recursos adicionais.

- Os boxes e as tabelas de **Farmacologia** demonstram considerações importantes relacionadas com a administração de medicamentos e o monitoramento do tratamento medicamentoso

TABELA 42.2 Medicamentos prescritos para tratamento de obesidade.

Medicação	Efeitos adversos	Considerações de enfermagem[a]
Inibidor da lipase gastrintestinal Mecanismo de ação: reduz a absorção gastrintestinal e o metabolismo de gorduras, sobretudo triglicerídeos		
Orlistate *Nota: Também é comercializado em doses menores como medicamento de venda livre*	Diarreia Flatos Esteatorreia Incontinência fecal	Os pacientes podem apresentar sinais/sintomas de má absorção de nutrientes; orientar o consumo diário concomitante de multivitamínico. É preconizada cautela no caso de pacientes com história pregressa de insuficiência renal, doença hepática ou doença da vesícula biliar porque o uso concomitante está associado a cálculos renais, insuficiência hepática e colelitíase. Não administrar com ciclosporina.
Agonista seletivo de receptor de serotonina Mecanismo de ação: estimula receptores de serotonina 5-HT2C, promovendo excreção do hormônio estimulador de alfamelanocortina (alfa-MSH) e incita supressão do apetite		
Lorcasserina	Fadiga Tonturas Náuseas Cefaleias Tosse Boca seca Constipação intestinal	Encorajar o paciente a se manter bem hidratado. Pode estar associada a déficits de atenção ou memória; é preconizada cautela no caso de pacientes que dirigem veículos automotivos ou trabalham com equipamentos perigosos quando eles começam a fazer uso desse medicamento. Pode causar hipoglicemia em pacientes com diabetes melito. Contraindicada para pacientes em uso de antidepressivos ou medicamentos para enxaqueca por causa dos efeitos sinérgicos. Suspender se os pacientes expressarem ideação suicida. Em raras ocasiões ocorre síndrome serotoninérgica; portanto, ficar alerta para a ocorrência de febre alta, reflexos hiperativos, agitação psicomotora e diarreia; notificar o médico assistente imediatamente e suspender a medicação se essas manifestações ocorrerem.

- **Atualizados!** Os quadros **Alerta de enfermagem: Qualidade e segurança** oferecem recomendações para a melhor prática clínica e alertas de segurança assinalados com bandeiras para ajudar a evitar erros comuns

> *Alerta de enfermagem: Qualidade e segurança*
>
> Qualquer formulário de consentimento de cirurgia assinado é colocado em um lugar de destaque no prontuário do paciente e o acompanha até o centro cirúrgico.

- **Novidade!** As seções **Considerações sobre os veteranos das forças armadas** destacam informações aplicáveis às necessidades de cuidados especial desse grupo de pessoas. Os veteranos – que podem incluir pessoas de todos os grupos etários, gêneros, raças e níveis socioeconômicos – podem apresentar riscos de saúde específicos, dependendo da data de serviço e do local da atividade

CONSIDERAÇÕES SOBRE OS VETERANOS DAS FORÇAS ARMADAS

Nos EUA, muitos militares veteranos que serviram no Iraque e no Afeganistão apresentam distúrbios respiratórios como resultado da exposição a agentes poluentes em situações como tempestades de areia e carros-bomba. Os distúrbios podem variar de aparecimento recente de asma até bronquiolite constritiva (Harrington, Schmidt, Szema et al., 2017). Os militares veteranos também podem ter sido expostos à contaminação orgânica na areia que irrita ainda mais as vias respiratórias. Ao atender um militar veterano, é importante investigar se ocorreu previamente exposição a agentes irritantes das vias respiratórias, sobretudo quando o paciente estiver se queixando de sinais/sintomas respiratórios crônicos.

- Os ícones **Considerações sobre obesidade** identificam conteúdos relacionados à obesidade ou aos cuidados de enfermagem voltados a pacientes obesos

A obesidade contribui para a tensão nas costas por sobrecarregar os músculos das costas relativamente fracos na ausência de apoio dos músculos abdominais. Os exercícios são menos efetivos e mais difíceis de realizar quando o paciente está com sobrepeso. A redução no peso por meio da modificação da dieta é importante para minimizar a recorrência da dor nas costas. Um plano nutricional razoável que inclua mudança nos hábitos alimentares e atividades de baixo impacto é essencial. Observar a perda de peso e fornecer reforço positivo facilitam a adesão. Os problemas nas costas podem ou não se resolver totalmente conforme o peso ideal é alcançado (MQIC, 2018).

- **Novidade!** As seções **Considerações sobre a covid-19** identificam informações baseadas em evidências no momento em que este material foi escrito relacionadas com a síndrome respiratória aguda grave causada pelo coronavírus 2 (SARS-CoV-2) ou o cuidado de enfermagem aos pacientes diagnosticados com covid-19

 Considerações em relação à covid-19

A pandemia da doença causada pelo novo coronavírus de 2019 (covid-19) começou em Wuhan, China, no fim do ano de 2019. Desde essa época, foram determinados vários riscos de apresentar formas graves de infecção pelo SARS-CoV-2 (coronavírus responsável por síndrome respiratória aguda grave 2) e a patogênese para covid-19. Os achados epidemiológicos em dados iniciais na China sugerem que ter história de HAS poderia ser um fator de risco importante para ser infectado pelo SARS-CoV-2, bem como ser hospitalizado para manejo da covid-19 (Guo, Huang, Lin et al., 2020; Sommerstein, Kochen, Messerli et al., 2020; Vaduganathan, Vardeny, Michel et al., 2020; Yang, Tan, Zhou et al., 2020).

- Os ícones **Cuidados críticos** identificam considerações de enfermagem para pacientes criticamente enfermos

Edema pulmonar

Edema pulmonar é um evento agudo, refletindo disrupção de mecanismos compensatórios fisiológicos; portanto, é algumas vezes referido como insuficiência cardíaca descompensada aguda. Pode ocorrer após um IAM ou como exacerbação da IC crônica. Quando o ventrículo esquerdo começa a se tornar insuficiente, o sangue retorna para a circulação pulmonar, causando edema intersticial pulmonar. Isso pode ocorrer rapidamente em alguns pacientes, uma condição às vezes denominada *edema pulmonar relâmpago*. O edema pulmonar também pode se desenvolver lentamente, sobretudo quando é causado por distúrbios não cardíacos, tais como lesão renal e outras condições que causam sobrecarga de líquido. O ventrículo esquerdo não consegue lidar com a sobrecarga de volume, e o volume sanguíneo e a pressão aumentam no átrio esquerdo. O aumento rápido da pressão atrial resulta em elevação aguda da pressão venosa pulmonar; isso provoca aumento na pressão hidrostática, que força o líquido para fora dos capilares pulmonares e para dentro dos espaços intersticiais e dos alvéolos (Norris, 2019).

- Os ícones **Considerações gerontológicas** destacam informações específicas ao cuidado do paciente idoso. Em muitos países do mundo, incluindo o Brasil, os idosos compreendem o segmento populacional de maior crescimento

 Considerações gerontológicas

Durante o processo normal de envelhecimento, o sistema nervoso sofre muitas alterações e torna-se mais vulnerável à doença. As alterações do sistema nervoso relacionadas com a idade variam quanto ao seu grau e precisam ser diferenciadas daquelas causadas por doença. É importante que os profissionais da saúde não atribuam uma anormalidade ou disfunção ao processo de envelhecimento sem uma investigação apropriada. Por exemplo, embora força e agilidade diminuídas constituam parte normal do envelhecimento, a fraqueza localizada só pode ser atribuída à presença de doença.

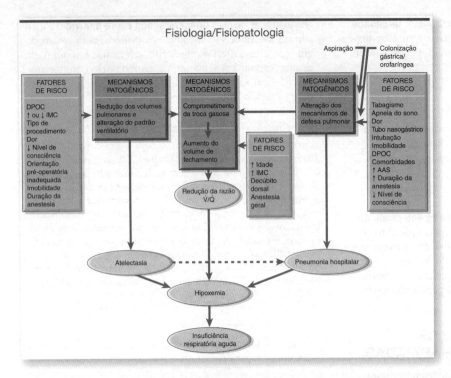

- As figuras **Fisiologia/Fisiopatologia** incluem ilustrações e algoritmos que descrevem os processos fisiológicos e fisiopatológicos normais.

RECURSOS PARA O DESENVOLVIMENTO DO ENFERMEIRO COMO ORIENTADOR

A orientação em saúde é uma responsabilidade primária da enfermagem. Os cuidados de enfermagem são direcionados à promoção, à manutenção e à restauração da saúde; à prevenção de enfermidades; e ao auxílio aos pacientes e às famílias na adaptação aos efeitos residuais das enfermidades. As orientações do paciente e a promoção da saúde são centrais em todas essas atividades de enfermagem.

- Os ícones e os boxes de **Orientações ao paciente** auxiliam o enfermeiro a preparar o paciente e a família para procedimentos, ajudá-los na compreensão da condição do paciente e explicar-lhes como fornecer autocuidado

 ORIENTAÇÕES AO PACIENTE
Boxe 20.5 Exercícios respiratórios

Instruções gerais
O enfermeiro deve instruir o paciente a:
- Respirar lenta e ritmicamente até expirar e esvaziar totalmente os pulmões
- Inspirar pelo nariz para filtrar, umidificar e aquecer o ar antes de ele entrar nos pulmões
- Respirar mais lentamente por meio de prolongamento do tempo de expiração quando sentir falta de ar
- Manter o ar ambiente úmido com um umidificador.

Respiração diafragmática
Objetivo: usar e fortalecer o diafragma durante a respiração.
O enfermeiro deve instruir o paciente a:
- Colocar uma das mãos sobre o abdome (logo abaixo das costelas) e a outra no meio do tórax para aumentar a consciência da posição do diafragma e sua função na respiração
- Respirar lenta e profundamente pelo nariz, deixando o abdome abaular o máximo possível
- Expirar com os lábios semicerrados (frenolabial) enquanto contrai (comprime) os músculos abdominais
- Pressionar firmemente o abdome para dentro e para cima enquanto expira
- Repetir o procedimento por 1 minuto; realizar um período de descanso de 2 minutos
- Aumentar gradualmente a duração até 5 minutos, várias vezes ao dia (antes das refeições e ao deitar).

Respiração frenolabial
Objetivo: prolongar a expiração e aumentar a pressão das vias respiratórias durante a expiração, reduzindo, assim, o volume de ar retido e a resistência das vias respiratórias.
O enfermeiro deve instruir o paciente a:
- Inspirar pelo nariz enquanto conta lentamente até 3 – o tempo necessário para dizer "cheire uma rosa"
- Expirar lenta e uniformemente pela boca, com os lábios semicerrados ou franzidos (frenolabial), enquanto contrai os músculos abdominais (semicerrar os lábios aumenta a pressão intratraqueal; expirar pela boca oferece menos resistência ao ar expirado)
- Prolongar a expiração frenolabial enquanto conta até sete lentamente – o tempo necessário para dizer "apague a chama da vela"
- Sentado em uma cadeira:
  - Flexionar os braços sobre o abdome
  - Inspirar pelo nariz contando até três lentamente
  - Inclinar-se para a frente e expirar lentamente por entre os lábios semicerrados (respiração frenolabial) contando até sete bem devagar
- Ao deambular:
  - Inspirar enquanto dá dois passos
  - Expirar com os lábios semicerrados (frenolabial) enquanto dá quatro ou cinco passos.

- Os boxes **Promoção da saúde** revisam os pontos importantes que o enfermeiro deve discutir com o paciente para prevenir o desenvolvimento de problemas de saúde comuns

---

Boxe 12.2 — PROMOÇÃO DA SAÚDE
Diretrizes da American Cancer Society sobre a nutrição e atividade física para a prevenção do câncer

Escolhas individuais

Alcance e mantenha um peso saudável durante toda a vida
- Seja tão magro quanto possível durante toda a vida, sem ficar abaixo do peso
- Evite o ganho de peso excessivo em todas as idades. Para aqueles que atualmente estejam com sobrepeso ou obesidade, a perda de até mesmo pouco peso apresenta benefícios para a saúde e é um bom começo
- Pratique atividades físicas regulares e limite o consumo de alimentos e bebidas de alto teor calórico como estratégias-chave para a manutenção de um peso saudável.

Adote um estilo de vida fisicamente ativo
- Os adultos devem praticar, no mínimo, 150 min de atividade física de intensidade moderada ou 75 min de atividade física de intensidade vigorosa por semana, ou uma combinação equivalente, de preferência distribuída ao longo da semana
- Crianças e adolescentes devem praticar, no mínimo, 1 h de atividade física de intensidade moderada ou vigorosa todos os dias, com atividade de intensidade vigorosa, pelo menos, 3 dias por semana
- Limite o comportamento sedentário, como ficar sentado ou deitado e assistir à televisão, bem como outros tipos de entretenimento que se baseiem em telas
- A realização de qualquer atividade física intencional, além das atividades habituais, não importa qual o nível de atividade da pessoa, é muito benéfica para a saúde.

Consuma uma dieta saudável, com ênfase em vegetais
- Escolha alimentos e bebidas em quantidades que auxiliem na conquista e na manutenção de um peso saudável
- Limite o consumo de carne processada e carnes vermelhas
- Coma, no mínimo, 2 ½ xícaras de vegetais e frutas todos os dias
- Escolha grãos integrais em vez de grãos processados (refinados).

Se você ingerir bebidas alcoólicas, limite o consumo
- Não beba mais que um drinque ao dia (mulheres) ou que dois ao dia (homens).

Ação comunitária

Organizações públicas, privadas e comunitárias devem trabalhar de modo colaborativo nos níveis nacional, estadual e local para implementar alterações ambientais nas políticas que:
- Aumentem o acesso a alimentos saudáveis e de baixo custo em comunidades, locais de trabalho e escolas, e que diminuam o acesso a e a comercialização de alimentos e bebidas de baixo valor nutricional, em particular para os jovens
- Proporcionem ambientes seguros, agradáveis e acessíveis para a atividade física em escolas e locais de trabalho, assim como para o transporte e a recreação nas comunidades.

Adaptado de American Cancer Society (2019i). ACS guidelines on nutrition and physical activity for cancer. Retirado em 28/9/2018 de: Prevention www.cancer.org/healthy/eat-healthy-get-active/acs-guidelines-nutrition-physical-activity-cancer-prevention.html.

- Os boxes **Lista de verificação do cuidado domiciliar** revisam os tópicos que devem ser considerados como parte das instruções dos cuidados domiciliares antes da alta da instalação de saúde

---

Boxe 41.9 — LISTA DE VERIFICAÇÃO DO CUIDADO DOMICILIAR
Manejo dos cuidados da ostomia

Ao concluírem as orientações, o paciente e/ou o cuidador serão capazes de:

- Nomear o procedimento que foi realizado e identificar mudanças na estrutura ou na função anatômica, bem como as alterações nas AVDs, nas AIVDs, nos papéis, nos relacionamentos e na espiritualidade
  - Descrever a frequência e a característica do efluente
- Identificar recursos para a obtenção de materiais/equipamentos para estomas
- Indicar o nome, a dose, os efeitos colaterais, a frequência e o horário de uso de todos os medicamentos
- Demonstrar os cuidados da ostomia, incluindo a lavagem do ferimento, a irrigação e a troca do utensílio
- Descrever a importância da avaliação e da manutenção da integridade da pele periostomal
- Identificar restrições dietéticas (alimentos que possam provocar diarreia ou constipação intestinal), o processo para a reintrodução dos alimentos, bem como os alimentos que podem ser encorajados
- Identificar as medidas a serem tomadas para promover o equilíbrio hidreletrolítico
- Descrever as possíveis complicações e as medidas necessárias a serem adotadas caso ocorram
- Relatar como contatar o médico em caso de perguntas ou complicações
  - Identificar como contatar o enfermeiro de ferimento, ostomia e continência ou de cuidados domiciliares
- Determinar o horário e a data das consultas de acompanhamento médico, da terapia e dos exames
- Identificar fontes de apoio social (p. ex., amigos, parentes, comunidade de fé, apoio à ostomia, apoio do cuidador)
- Identificar a necessidade de promoção da saúde, prevenção de doenças e atividades de triagem.

AIVDs: atividades instrumentais da vida diária; AVDs: atividades da vida diária.

RECURSOS PARA O DESENVOLVIMENTO DO ENFERMEIRO COMO DEFENSOR

Os enfermeiros defendem os pacientes ao proteger os seus direitos (incluindo o direito aos cuidados de saúde) e ao auxiliá-los e a suas famílias na tomada de decisões livres e esclarecidas a respeito dos cuidados de saúde.

- **Atualizados!** Novos boxes **Dilemas éticos** fornecem um cenário clínico, pontos de discussão e questões para auxiliar na análise dos princípios éticos fundamentais relacionados aos dilemas

---

Boxe 48.9 — DILEMAS ÉTICOS
Como os direitos dos pacientes podem ser percebidos com clareza durante uma pandemia?

Caso clínico

B.J. é uma viúva de 74 anos com doença renal crônica (DRC) que faz hemodiálise (HD) 3 vezes/semana em uma unidade de diálise ambulatorial. Ela é internada na enfermaria clínica onde você atua e apresenta retenção de líquido e dispneia. Segundo relatos, B.J. não compareceu à unidade de diálise ambulatorial na semana anterior. Como parte do plano terapêutico dela, deve ser realizada diálise durante a hospitalização. Quando você entra no quarto dela para prepará-la para ser levada para o setor de diálise do hospital, você constata que a paciente está cantarolando, batendo palmas e sorrindo. Quando você explica que ela será levada para o setor de diálise, ela diz: "Querido, eu não quero ir. Eu quero ver Jesus. Chegou a minha hora e estou preparada para ver o Senhor meu Deus". A assistente social informa que esta não é a primeira internação de B.J. por causa de adesão insatisfatória ao esquema de diálise ambulatorial. Durante as hospitalizações anteriores as três filhas adultas a visitaram e efetivamente a encorajaram a aceitar as sessões de diálise. Segundo consta, as filhas têm relações de amor e suporte entre elas e com a mãe. Todavia, existe um surto de covid-19 na sua comunidade e o hospital determinou que não são permitidas visitas e as filhas de B.J. não puderam vê-la.

Discussão

O princípio da autonomia é considerado sacrossanto. Os pacientes têm o direito de recusar tratamentos, mesmo que possam salvar a vida deles. Todavia, nesse caso específico, B.J. poderia apresentar *delirium* como manifestação do manejo insatisfatório da doença renal crônica. Se ela realmente apresentar *delirium*, pode ser determinado que ela é incapaz de tomar suas próprias decisões. As filhas dela poderiam ser responsáveis legais e tomar decisões em relação aos cuidados a serem prestados a B.J. A proibição de visitas das filhas enquanto B.J. está internada compromete a capacidade de elas conversarem sobre as opções e obterem o consentimento dela para instituição de tratamento.

Análise

- Descreva os princípios éticos em conflito nesse caso (ver Capítulo 1, Boxe 1.7). O princípio de beneficência e o desejo de "fazer o bem" para B.J. podem sobrepujar o direito dela de recusar o tratamento? Ela pode ser forçada a aceitar a diálise?
- E se for determinado que B.J. é incapaz de tomar decisões esclarecidas? Por outro lado, o que fazer se for determinado que B.J. não apresenta *delirium* e tem capacidade de recusar a diálise? Descrever os métodos que poderiam ser empregados para interagir com as filhas de B.J. de modo que elas possam se comunicar com ela e entre si como uma unidade familiar
- Quais recursos poderiam ser mobilizados para ajudar B.J., suas filhas e a equipe de saúde no sentido de elaborar um plano de tratamento que preserve a dignidade de B. J., durante essa pandemia?

Referência bibliográfica

Hulkower, A. (2020). Learning from COVID. *Hastings Center Report*, 50(3), 16-17.

Recursos

Ver no Capítulo 1, Boxe 1.10, as etapas de uma análise ética e recursos de ética.

Boxe 30.2 — PERFIL DE PESQUISA DE ENFERMAGEM
Fadiga e transtornos do sono em adultos com leucemia aguda

Bryant, A., Gosselin, T., Coffman, E. et al. (2018). Symptoms, mobility, and function, and quality of life in adults with acute leukemia during initial hospitalization. *Oncology Nursing Forum*, 45(5), 653-664.

Finalidade

Pacientes com diagnóstico recente de leucemia aguda precisam ser hospitalizados, em geral por 4 a 6 semanas, para manejo da fase de indução agressiva da quimioterapia e seus efeitos tóxicos. Esses sintomas podem impactar substancialmente a qualidade de vida e a capacidade do paciente de desempenhar atividades da vida diária (AVDs). O propósito desse estudo foi analisar sintomas globais da saúde física e mental em adultos com diagnóstico recente de leucemia aguda.

Metodologia

Foi um estudo longitudinal prospectivo com um total de 49 participantes adultos, incluindo 36 homens e 13 mulheres. Os dados foram coletados por ocasião da hospitalização (dados basais) e, depois, semanalmente até a alta hospitalar. As ferramentas de avaliação de dados incluíram: o PROMIS (Patient-Reported Outcomes Measurement Information System), que determina várias medidas de qualidade de vida autorrelatadas, como fadiga, ansiedade, depressão, dor, transtornos do sono e saúde física e mental global; a FACT-Leu (Functional Assessment of Cancer Therapy-Leukemia), que mensura sintomas específicos de leucemia; a KPS (Karnofsky Performance Status Scale), que mensura a função; e o TUG (Timed UP and Go Test), que mensura a mobilidade física.

Achados

Esse estudo foi o maior, até o momento, a avaliar os sintomas e a qualidade de vida dos pacientes com diagnóstico recente de leucemia aguda durante a hospitalização. Todos os participantes tinham uma ou mais comorbidades, bem como índice de massa corporal (IMC) médio do grupo de 30,8 (desvio padrão = 6,7), indicativo de sobrepeso ou obesidade por ocasião da hospitalização. Não foram observadas diferenças significativas em termos de saúde mental global, de dor ou da Karnofsky Performance Status Scale (KPS). Houve reduções significativas da fadiga ($p < 0,001$), da ansiedade ($p < 0,001$), da depressão ($p = 0,004$) e dos transtornos do sono ($p = 0,005$) quando comparados os valores basais e os valores por ocasião da alta hospitalar. Também houve redução significativa dos sintomas leucêmicos ($p < 0,001$), indicando melhores desfechos leucêmicos, que é a meta da terapia.

Implicações para a enfermagem

Os profissionais de enfermagem precisam estar cientes dos fatores que podem comprometer o sono dos pacientes com câncer, tanto durante o tratamento como depois dele. Visto que a fadiga tem participação importante nos transtornos do sono, o enfermeiro precisa avaliar e elaborar estratégias para aliviá-la, sobretudo enquanto o paciente está no hospital. Transtorno do sono, fadiga e dor contribuem para o risco aumentado de quedas; portanto, questões relacionadas com a segurança também devem ser abordadas com o paciente e com seus familiares. O enfermeiro deve encorajar o paciente a praticar exercícios físicos e ter alguma atividade física como parte de sua rotina diária. Essas práticas reduzem a fadiga e melhoram o sono. Além disso, o enfermeiro deve ter bons conhecimentos sobre os sintomas comuns em pessoas com leucemia e as intervenções para controlá-los.

RECURSOS PARA O DESENVOLVIMENTO DO ENFERMEIRO COMO PESQUISADOR

Os enfermeiros identificam possíveis problemas de pesquisa e questões para aumentar o conhecimento de enfermagem e para melhorar os cuidados dos pacientes. A utilização e a avaliação dos achados de pesquisas na prática de enfermagem são essenciais para o avanço da ciência da enfermagem.

- **Atualizados!** Os boxes **Perfil de pesquisa de enfermagem**, totalmente reformulados nesta edição, identificam as implicações e as aplicações dos achados de pesquisas de enfermagem para a prática da enfermagem baseada em evidências

RECURSOS PARA FACILITAR O APRENDIZADO

Além dos recursos relacionados à prática, foram desenvolvidos recursos especiais para facilitar o aprendizado e destacar conceitos importantes.

- Os quadros **Alerta de domínio de conceito** destacam e esclarecem os conceitos de enfermagem fundamentais para melhorar a compreensão de tópicos complexos

---

 Alerta de domínio de conceito

É importante relembrar os diferentes tipos de colesterol e o papel de cada um como fator de risco para cardiopatia. O HDL-colesterol é o "bom colesterol", e níveis mais altos são melhores; o LDL-colesterol é o "mau colesterol", e níveis mais baixos são melhores.

- Os novos quadros **Desfechos clínicos de histórias de pacientes**, desenvolvidos pela National League for Nursing, são um meio interessante de iniciar conversas significativas na sala de aula. Para fácil localização, ver lista desses estudos de caso na seção *Estudos de caso do livro*, mais adiante

> **Desfechos clínicos de histórias de pacientes: Doris Bowman • Parte 2**
>
>
>
> Lembre-se de Doris Bowman (Capítulo 12), que está se submetendo à histerectomia abdominal total com salpingo-ooforectomia bilateral. Quais são as complicações pós-operatórias potenciais que o enfermeiro deve levar em consideração? Quais avaliações e intervenções são feitas pelo enfermeiro para possibilitar a detecção precoce ou a prevenção dessas complicações? Descreva a orientação realizada pelo enfermeiro para fins de monitoramento de autocuidado por ocasião da alta da paciente, inclusive as informações que devem ser notificadas ao médico.

- **Atualizados!** Os **Exercícios de pensamento crítico**, completamente reformulados, estimulam o raciocínio e desafiam o leitor a aplicar o conteúdo estudado em situações práticas. As questões de prática baseada em evidências (pbe) encorajam o leitor a aplicar as melhores evidências dos achados de pesquisas nas intervenções de enfermagem. As questões de prioridade (qp) fazem com que sejam consideradas as prioridades para os cuidados de enfermagem para condições e pacientes específicos. Os exercícios de colaboração entre os profissionais da área (cpa) o desafiam a identificar as funções e responsabilidade do enfermeiro e dos outros profissionais no cuidado colaborativo de qualidade centrado no paciente

> **EXERCÍCIOS DE PENSAMENTO CRÍTICO**
>
> **1 cpa** Você está atendendo uma mulher de 53 anos no ambulatório onde trabalha; ela tem diagnóstico recente de incontinência urinária. Qual tipo de encaminhamento seria apropriado para essa paciente? Quais membros da equipe interprofissional de saúde você considera essenciais para o atendimento a essa paciente?
>
> **2 pbe** Você observa, na unidade médico-cirúrgica onde trabalha, o aumento do número de pacientes mais velhos que apresentam infecção urinária associada ao uso de cateter. Quais são as técnicas de manejo baseadas em evidências usadas na prevenção de infecção urinária associada ao uso de cateter urinário? Identifique os critérios empregados para avaliar a força da evidência para essas práticas. Como você individualizará essas técnicas para a sua unidade?
>
> **3 qp** Um homem de 65 anos é admitido na unidade de saúde onde você trabalha com câncer de bexiga. Ele está programado para realizar cistectomia radical com reconstrução de neobexiga ortotópica. Identifique as prioridades, a abordagem e as técnicas que você usaria para fornecer cuidados a esse paciente no período pré-operatório. De que maneira as prioridades, a abordagem e as técnicas serão diferentes na fase de cuidados pós-operatórios?

- As **Referências bibliográficas** são listadas no fim de cada capítulo e incluem fontes atualizadas
- Os **Recursos**, localizados no fim de cada capítulo, oferecem uma lista com fontes de informações adicionais, *sites*, organizações e material de orientações aos pacientes.

REFERÊNCIAS BIBLIOGRÁFICAS

*Pesquisa em enfermagem.

Livros

American College of Surgeons. (2018). *Advanced trauma life support* (10th ed.). Chicago, IL: Author.
Atanelov, Z., & Rebstock, S. E. (2020) Nasopharyngeal airway. *StatPearls [Internet]*. Treasure Island, FL: StatPearls Publishing. Retrieved on 4/6/2020 at: www.ncbi.nlm.nih.gov/books/NBK513220/
Emergency Nurses Association (ENA). (2017). *Emergency nursing scope and standards of practice* (2nd ed.). Des Plaines, IL: Author.
Emergency Nurses Association (ENA). (2020a). *Sheehy's manual of emergency care* (7th ed.). St. Louis, MO: Mosby.
Holleran, R., Wolfe, A., & Frakes, M. (2018). *Patient transport: Principles & practice* (5th ed.). St Louis, MO: Elsevier.

Recursos

American Association of Poison Control Centers (AAPCC), www.aapcc.org
American College of Emergency Physicians (ACEP), www.acep.org
American College of Surgeons (ACS), Injury Prevention and Control, www.facs.org/quality-programs/trauma/ipc
American Heart Association, www.heart.org
American Trauma Society (ATS), www.amtrauma.org/default.aspx
American Red Cross, Prepare for Emergencies, www.redcross.org/get-help/prepare-for-emergencies/types-of-emergencies
Divers Alert Network (DAN), www.diversalertnetwork.org
Emergency Nurses Association (ENA), www.ena.org
National Capital Poison, Poison Control Center, poison.org
National Center on Elder Abuse (NCEA), ncea.acl.gov
National Center for Health Statistics (NCHS), cdc.gov/nchs/
National Human Trafficking Hotline, www.humantraffickinghotline.org
National Institute on Drug Abuse, www.drugabuse.gov

Estudos de caso do livro

Estudos de caso das aberturas das Partes

PARTE 1 Princípios da Prática de Enfermagem
Ensino de adultos mais velhos sobre como navegar em seus prontuários eletrônicos, 2

PARTE 2 Conceitos e Princípios no Manejo de Pacientes
Promoção do trabalho em equipe e colaboração em cuidados paliativos, 196

PARTE 3 Conceitos e Manejo de Enfermagem no Período Perioperatório
Manutenção de uma cultura de segurança por meio de lista de verificação (*checklist*) cirúrgica, 396

PARTE 4 Troca Gasosa e Função Respiratória
Como prestar cuidados baseados em evidências para um paciente com covid-19, 464

PARTE 5 Funções Cardiovascular e Circulatória
Uso da tecnologia na prevenção de erros de medicação, 654

PARTE 6 Função Hematológica
Avaliação das complicações de quimioterapia, 894

PARTE 7 Função Imune
Abordagem de equipe para o paciente com infecção pelo HIV, 996

PARTE 8 Função Musculoesquelética
Implementação da prática baseada em evidências no manejo da dor, 1108

PARTE 9 Funções Digestória e Gastrintestinal
Aprimoramento da nutrição via indicadores de qualidade, 1224

PARTE 10 Funções Metabólica e Endócrina
Aplicação do cuidado centrado no paciente em casos de diabetes melito, 1358

PARTE 11 Funções dos Rins e das Vias Urinárias
Prevenção de quedas, 1556

PARTE 12 Função Reprodutiva
Implementação de práticas alternativas, complementares e espirituais, 1664

PARTE 13 Função Tegumentar
Manejo e prevenção do câncer de pele, 1826

PARTE 14 Função Sensorial
Como fazer transição rápida para a telessaúde, 1926

PARTE 15 Função Neurológica
Como elaborar um plano de cuidado baseado na equipe, 1998

PARTE 16 Desafios Comunitários Agudos
Como usar a prática baseada em evidências para prestar cuidados efetivos durante um surto causado por um vírus inusitado, 2182

Desfechos clínicos de histórias de pacientes

Desfechos clínicos de histórias de pacientes: Vincent Brody
Parte 1: Capítulo 3, 65
Parte 2: Capítulo 55, 1834

Desfechos clínicos de histórias de pacientes: Skyler Hansen
Parte 1: Capítulo 5, 110
Parte 2: Capítulo 46, 1529

Desfechos clínicos de histórias de pacientes: Stan Checketts
Parte 1: Capítulo 9, 218
Parte 2: Capítulo 41, 1323

Desfechos clínicos de histórias de pacientes: Doris Bowman
Parte 1: Capítulo 12, 308
Parte 2: Capítulo 51, 1733

Desfechos clínicos de histórias de pacientes: Vernon Watkins
Parte 1: Capítulo 14, 410
Parte 2: Capítulo 58, 1939

Desfechos clínicos de histórias de pacientes: Kenneth Bronson
Parte 1: Capítulo 19, 540
Parte 2: Capítulo 22, 713

Desfechos clínicos de histórias de pacientes: Jennifer Hoffman
Parte 1: Capítulo 20, 646
Parte 2: Capítulo 33, 1059

Desfechos clínicos de histórias de pacientes: Carl Shapiro
Parte 1: Capítulo 23, 740
Parte 2: Capítulo 67, 2258

Desfechos clínicos de histórias de pacientes: Lloyd Bennett
Parte 1: Capítulo 28, 907
Parte 2: Capítulo 47, 1570

Desfechos clínicos de histórias de pacientes: Marilyn Hughes
Parte 1: Capítulo 37, 1178
Parte 2: Capítulo 60, 2014

Sumário

Volume 1

PARTE 1 Princípios da Prática de Enfermagem, 2

1. Prática Profissional da Enfermagem, 4
2. Enfermagem Médico-Cirúrgica, 32
3. Orientação e Promoção da Saúde, 55
4. Saúde do Adulto e Avaliação Física, Nutricional e Cultural, 70
5. Estresse e Respostas Inflamatórias, 95
6. Genética e Genômica na Enfermagem, 115
7. Incapacidade e Doença Crônica, 141
8. Manejo do Paciente Adulto mais Velho, 168

PARTE 2 Conceitos e Princípios no Manejo de Pacientes, 196

9. Manejo da Dor, 198
10. Líquidos e Eletrólitos, 222
11. Choque, Sepse e Síndrome da Disfunção de Múltiplos Órgãos, 271
12. Manejo de Pacientes com Distúrbios Oncológicos, 300
13. Cuidados Paliativos e de Fim da Vida, 368

PARTE 3 Conceitos e Manejo de Enfermagem no Período Perioperatório, 396

14. Manejo de Enfermagem no Período Pré-Operatório, 398
15. Manejo de Enfermagem no Período Intraoperatório, 418
16. Manejo de Enfermagem no Período Pós-Operatório, 440

PARTE 4 Troca Gasosa e Função Respiratória, 464

17. Avaliação da Função Respiratória, 466
18. Manejo de Pacientes com Distúrbios das Vias Respiratórias Superiores, 498
19. Manejo de Pacientes com Distúrbios do Tórax e das Vias Respiratórias Inferiores, 530
20. Manejo de Pacientes com Doenças Pulmonares Crônicas, 606

PARTE 5 Funções Cardiovascular e Circulatória, 654

21. Avaliação da Função Cardiovascular, 656
22. Manejo de Pacientes com Arritmias e Problemas de Condução, 697
23. Manejo de Pacientes com Distúrbios Coronarianos, 733
24. Manejo de Pacientes com Distúrbios Cardíacos Estruturais, Infecciosos e Inflamatórios, 775
25. Manejo de Pacientes com Complicações de Cardiopatia, 804
26. Avaliação e Manejo de Pacientes com Distúrbios Vasculares e Problemas de Circulação Periférica, 829
27. Avaliação e Manejo de Pacientes com Hipertensão Arterial, 877

PARTE 6 Função Hematológica, 894

28 Avaliação da Função Hematológica e Modalidades de Tratamento, 896

29 Manejo de Pacientes com Distúrbios Hematológicos Não Malignos, 921

30 Manejo de Pacientes com Neoplasias Hematológicas, 963

PARTE 7 Função Imune, 996

31 Avaliação da Função Imune, 998

32 Manejo de Pacientes com Distúrbios de Deficiência Imune, 1016

33 Avaliação e Manejo de Pacientes com Distúrbios Alérgicos, 1051

34 Avaliação e Manejo de Pacientes com Distúrbios Reumáticos Inflamatórios, 1081

PARTE 8 Função Musculoesquelética, 1108

35 Avaliação da Função Musculoesquelética, 1110

36 Manejo de Pacientes com Distúrbios Osteomusculares, 1128

37 Manejo de Pacientes com Traumatismo Osteomuscular, 1168

Volume 2

PARTE 9 Funções Digestória e Gastrintestinal, 1224

38 Avaliação das Funções Digestória e Gastrintestinal, 1226

39 Manejo de Pacientes com Distúrbios Orais e Esofágicos, 1246

40 Manejo de Pacientes com Distúrbios Gástricos e Duodenais, 1285

41 Manejo de Pacientes com Distúrbios Intestinais e Retais, 1305

PARTE 10 Funções Metabólica e Endócrina, 1358

42 Avaliação e Manejo de Pacientes com Obesidade, 1360

43 Avaliação e Manejo de Pacientes com Distúrbios Hepáticos, 1382

44 Manejo de Pacientes com Distúrbios Biliares, 1435

45 Avaliação e Manejo de Pacientes com Distúrbios Endócrinos, 1465

46 Manejo de Pacientes com Diabetes Melito, 1508

PARTE 11 Funções dos Rins e das Vias Urinárias, 1556

47 Avaliação das Funções Renal e Urinária, 1558

48 Manejo de Pacientes com Distúrbios Renais, 1578

49 Manejo de Pacientes com Distúrbios Urinários, 1630

PARTE 12 Função Reprodutiva, 1664

50 Avaliação e Manejo de Pacientes com Processos Fisiológicos Femininos, 1666

51 Manejo de Pacientes com Distúrbios do Sistema Genital Feminino, 1703

52 Avaliação e Manejo de Pacientes com Distúrbios da Mama, 1736

53 Avaliação e Manejo de Pacientes com Distúrbios do Sistema Genital Masculino, 1772

54 Avaliação e Manejo de Pacientes que se Identificam como LGBTQIAP+, 1810

PARTE 13 Função Tegumentar, 1826

55 Avaliação da Função Tegumentar, 1828

56 Manejo de Pacientes com Distúrbios Dermatológicos, 1845

57 Manejo de Pacientes com Lesões por Queimadura, 1896

 Função Sensorial, 1926

58 Avaliação e Manejo de Pacientes com Distúrbios Oculares e Visuais, 1928

59 Avaliação e Manejo de Pacientes com Distúrbios da Audição e do Equilíbrio, 1968

 Função Neurológica, 1998

60 Avaliação da Função Neurológica, 2000

61 Manejo de Pacientes com Disfunção Neurológica, 2027

62 Manejo de Pacientes com Distúrbios Vasculares Encefálicos, 2067

63 Manejo de Pacientes com Traumatismo Neurológico, 2092

64 Manejo de Pacientes com Infecções Neurológicas, Distúrbios Autoimunes e Neuropatias, 2126

65 Manejo de Pacientes com Distúrbios Oncológicos ou Neurológicos Degenerativos, 2151

 Desafios Comunitários Agudos, 2182

66 Manejo de Pacientes com Doenças Infecciosas, 2184

67 Enfermagem de Emergência, 2220

68 Atuação da Enfermagem em Situações de Desastres Naturais e Ambientais, 2260

Índice Alfabético, 2284

BRUNNER & SUDDARTH

TRATADO DE

ENFERMAGEM MÉDICO-CIRÚRGICA

PARTE 9

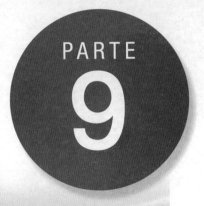

Funções Digestória e Gastrintestinal

Estudo de caso — Aprimoramento da nutrição via indicadores de qualidade

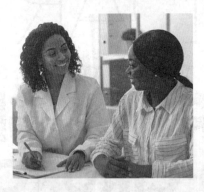

Você está trabalhando em uma unidade de saúde ambulatorial que tem muitos pacientes com doença intestinal inflamatória (DII). Você sabe que a nutrição é um assunto importante para os pacientes com DII e que uma dieta hiperproteica, hipercalórica, rica em vitaminas e pobre em resíduos ajuda a mitigar manifestações clínicas como diarreia e perda de peso. Você lembra que vários pacientes nos últimos meses se queixaram de diarreia e perda ponderal. Por esse motivo, você relata suas observações ao gestor da enfermagem e sugere um projeto de melhora da qualidade da avaliação das condições nutricionais dos pacientes com DII.

Foco de competência QSEN: Melhora da qualidade

As complexidades inerentes ao sistema de saúde desafiam o enfermeiro a demonstrar a integração de competências centrais interdisciplinares específicas. Essas competências visam garantir a prestação de cuidados de qualidade e seguros ao paciente (Institute of Medicine, 2003). O projeto Orientação de Qualidade e Segurança para Enfermeiros (QSEN, do inglês *Quality and Safety Education for Nurses*) (Cronenwett, Sherwood, Barnsteiner et al., 2007; QSEN, 2020) é uma referência para o conhecimento, as habilidades e as atitudes (CHAs) necessários ao enfermeiro para que demonstre competência nas suas áreas principais: **cuidado centrado no paciente**; **trabalho colaborativo em equipe interdisciplinar**; **prática baseada em evidências**; **melhora da qualidade**; **segurança**; e **informática**.

Definição de melhora da qualidade: uso de dados para monitorar os resultados dos processos de cuidado, bem como de métodos de melhoramento para projetar e testar mudanças que aperfeiçoem continuamente a qualidade e a segurança dos sistemas de cuidado de saúde.

COMPETÊNCIAS SELECIONADAS PRÉ-LICENCIAMENTO	APLICAÇÃO E REFLEXÃO
Conhecimento	
Descrever estratégias para aprender sobre os resultados de cuidados no ambiente onde o enfermeiro está envolvido na prática clínica.	Quais estratégias utilizar para aprender quais são os melhores indicadores das condições nutricionais dos pacientes com DII?
Habilidades	
Procurar informações sobre os resultados do cuidado para as populações atendidas no contexto dos cuidados. Usar medidas de qualidade para compreender o desempenho.	Após a revisão da literatura, você será capaz de determinar quais episódios frequentes de diarreia e perda ponderal são indicadores importantes das condições nutricionais dos pacientes com DII. Identificar os indicadores que precisarão ser monitorados, a frequência do monitoramento deles e o tipo de intervenção que poderia ser utilizado para aprimorar esses indicadores.
Atitudes	
Reconhecer que a melhoria contínua de qualidade constitui uma parte essencial do trabalho diário de todos os profissionais de saúde.	Refletir sobre o intervalo de tempo necessário para que esse projeto detecte a melhora dos desfechos nutricionais nesses pacientes. Ponderar a respeito da possível contribuição dos outros membros da equipe de saúde para esse projeto.

Cronenwett, L., Sherwood, G., Barnsteiner, J. et al. (2007). Quality and safety education for nurses. *Nursing Outlook*, 55(3), 122–131; Institute of Medicine. (2003). *Health professions education: A bridge to quality*. Washington, DC: National Academies Press; QSEN Institute. (2020). *QSEN Competencies: Definitions and pre-licensure KSAs; Quality improvement*. Retirado em 15/08/2020 de: qsen.org/competencies/pre-licensure-ksas/#quality_improvement.

38 Avaliação das Funções Digestória e Gastrintestinal

DESFECHOS DO APRENDIZADO

Após ler este capítulo, você será capaz de:

1. Descrever a estrutura e a função dos órgãos do sistema digestório.
2. Explicar os processos mecânicos e químicos envolvidos na digestão e na absorção de nutrientes, bem como na eliminação de produtos residuais.
3. Discriminar os achados normais e anormais na avaliação do sistema digestório.
4. Reconhecer e avaliar os principais sintomas de disfunção gastrintestinal, aplicando os achados da anamnese e do exame físico do paciente.
5. Identificar os exames complementares utilizados para avaliar a função do sistema digestório e as implicações para a enfermagem relacionadas.

CONCEITOS DE ENFERMAGEM

Avaliação   Eliminação

GLOSSÁRIO

absorção: fase do processo digestório em que pequenas moléculas, vitaminas e minerais passam através das paredes dos intestinos delgado e grosso para a corrente sanguínea

ácido clorídrico: ácido secretado pelas glândulas no estômago; é misturado ao quimo para fragmentá-lo em moléculas absorvíveis e para auxiliar na destruição de bactérias

amilase: enzima que auxilia na digestão de amido

ânus: última seção do sistema digestório; saída para produtos residuais do sistema digestório

digestão: fase do processo digestório em que enzimas digestórias e secreções se misturam com o alimento ingerido, e proteínas, lipídios e açúcares são fragmentados em suas moléculas componentes menores

dispepsia: indigestão; desconforto da parte superior do abdome associado à alimentação

eliminação: fase do processo digestório após a digestão e a absorção, quando os produtos residuais são evacuados do corpo

esôfago: tubo colapsável que conecta a boca ao estômago, através do qual o alimento passa à medida que é ingerido

estômago: bolsa distensível para a qual o bolo alimentar passa para ser digerido por enzimas gástricas

fator intrínseco: secreção gástrica que se combina com a vitamina B_{12}, de modo que a vitamina possa ser absorvida

ingestão: fase do processo digestório em que o alimento é levado para o sistema digestório através da boca e do esôfago

intestino delgado: parte mais longa do sistema digestório, composta de três partes – duodeno, jejuno e íleo –, pelas quais passam os alimentos misturados com todas as secreções e enzimas à medida que são digeridos e começam a ser absorvidos para a corrente sanguínea

intestino grosso: parte do sistema digestório pela qual os materiais residuais do intestino delgado passam à medida que ocorre a absorção, iniciando-se a eliminação; é composto de diversas partes – segmento ascendente, segmento transverso, segmento descendente, cólon sigmoide e reto (*sinônimo:* cólon)

lipase: enzima que auxilia na digestão de lipídios

microbioma: genoma coletivo de todos os micróbios em uma microbiota

microbiota: complemento de micróbios em determinado ambiente

pepsina: enzima gástrica importante na digestão de proteínas

quimo: mistura de alimento com saliva, enzimas salivares e secreções gástricas, produzida à medida que o alimento passa pela boca, pelo esôfago e pelo estômago

tripsina: enzima que auxilia na digestão de proteínas

As anormalidades do sistema digestório são numerosas e representam todos os tipos de patologias importantes que podem afetar outros sistemas de órgãos, incluindo sangramentos, perfuração, obstrução, inflamação e câncer. Foram observadas lesões congênitas, inflamatórias, infecciosas, traumáticas e neoplásicas em todas as partes e em todos os locais ao longo de todo o sistema digestório. Assim como todos os outros sistemas de órgãos, o sistema digestório está sujeito a distúrbios circulatórios, falha no controle pelo sistema nervoso e envelhecimento.

Além das muitas doenças orgânicas às quais o sistema digestório é suscetível, muitos fatores extrínsecos podem interferir na sua função normal e provocar sintomas. O estresse e a ansiedade, por exemplo, com frequência encontram sua principal expressão na indigestão, na anorexia ou nos distúrbios motores dos intestinos, que, às vezes, causam constipação intestinal ou diarreia. Além disso, fatores como fadiga e ingestão alimentar inadequada ou abruptamente alterada podem afetar acentuadamente o sistema digestório. Ao avaliar e orientar o paciente, o enfermeiro deve considerar a diversidade de fatores mentais e físicos que afetam a função do sistema digestório.

REVISÃO DA ANATOMIA E DA FISIOLOGIA

O sistema digestório é uma via de 7 a 7,9 m de comprimento que se estende desde a boca, passa por esôfago, estômago, intestinos delgado e grosso e reto até chegar à estrutura terminal, o **ânus** (Figura 38.1). O **esôfago** está localizado no mediastino, anterior à coluna vertebral e posterior à traqueia e ao coração; esse tubo muscular oco, que tem aproximadamente 25 cm de comprimento, passa através do diafragma por uma abertura denominada *hiato diafragmático*.

A parte remanescente do sistema digestório está localizada na cavidade peritoneal. O **estômago** está situado na parte superior esquerda do abdome, sob o lobo esquerdo do fígado e o diafragma, sobreposto à maior parte do pâncreas (ver Figura 38.1). Um órgão muscular oco com uma capacidade de aproximadamente 1.500 mℓ, o estômago armazena os alimentos durante a ingestão, secreta líquidos digestórios e impele o alimento parcialmente digerido, ou quimo, para o intestino delgado. A junção gastresofágica é a entrada para o estômago. O estômago apresenta quatro regiões anatômicas: a cárdia (entrada), o fundo, o corpo e o piloro (saída). O músculo liso circular na parede do piloro forma o esfíncter pilórico e controla a abertura entre o estômago e o intestino delgado.

O **intestino delgado** é o segmento mais longo do sistema digestório, responsável por aproximadamente dois terços do comprimento total. Ele se dobra para a frente e para trás sobre si próprio, proporcionando aproximadamente 70 m de área de superfície para a secreção e a **absorção**, processo pelo qual os nutrientes entram na corrente sanguínea através das paredes intestinais. Ele apresenta três seções: a seção mais proximal é o duodeno, a seção média é o jejuno e a seção distal é o íleo. O íleo termina na válvula ileocecal. Essa válvula, ou esfíncter, controla o fluxo de material digerido desde o íleo para a parte cecal do intestino grosso e evita o refluxo de bactérias para o intestino delgado. Unido ao ceco, encontra-se o apêndice vermiforme, um anexo que apresenta pouca ou nenhuma função fisiológica. Com esvaziamento para o duodeno na ampola de Vater, encontra-se o ducto biliar comum, que possibilita a passagem da bile e de secreções pancreáticas.

O **intestino grosso** é composto de um segmento ascendente no lado direito do abdome, um segmento transverso que se estende da direita para a esquerda na parte superior do abdome e um segmento descendente no lado esquerdo do abdome. O cólon sigmoide, o reto e o ânus completam a parte terminal do intestino grosso. Uma rede de músculos estriados, que formam os esfíncteres interno e externo, regula o canal anal.

O sistema digestório recebe sangue de artérias que se originam ao longo de todo o comprimento da aorta torácica e abdominal e veias que retornam o sangue dos órgãos digestórios e do baço. Esse sistema nervoso portal é composto de cinco grandes veias: as veias mesentérica superior, mesentérica inferior, gástrica, esplênica e cística, que, por fim, formam a veia porta, que entra no fígado. Uma vez no fígado, o sangue é distribuído totalmente e coletado nas veias hepáticas, que, em seguida, terminam na veia cava inferior. De particular importância são a artéria gástrica e as artérias mesentéricas superior e inferior. Oxigênio e nutrientes são fornecidos ao estômago por meio da artéria gástrica e ao intestino por meio das artérias mesentéricas (Figura 38.2). O sangue venoso retorna do intestino delgado, do ceco e das partes ascendente e transversa do cólon por meio da veia mesentérica superior, que corresponde à distribuição dos ramos da artéria mesentérica superior. O fluxo sanguíneo para o sistema digestório é de aproximadamente 20% do débito cardíaco total e aumenta significativamente após a alimentação.

Ambas as partes simpática e parassimpática do sistema nervoso autônomo inervam o sistema digestório. Em geral, os nervos simpáticos exercem um efeito inibitório sobre o sistema digestório, diminuindo a secreção gástrica e a motilidade, causando a constrição dos esfíncteres e dos vasos sanguíneos. A estimulação nervosa parassimpática causa peristaltismo e

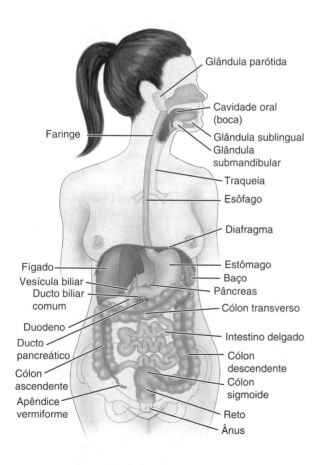

Figura 38.1 • Órgãos do sistema digestório e estruturas correlatas.

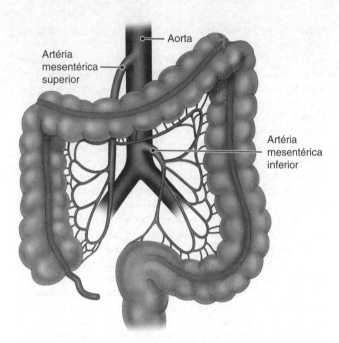

Figura 38.2 • Anatomia e irrigação sanguínea do intestino grosso.

aumenta as atividades secretórias. Os esfíncteres relaxam sob a influência da estimulação parassimpática, com exceção do esfíncter da parte superior do esôfago e do esfíncter anal externo, que se encontram sob controle voluntário (Norris, 2019).

Função do sistema digestório

Todas as células do corpo necessitam de nutrientes. Esses nutrientes são derivados da ingestão de alimentos que contêm proteínas, lipídios, carboidratos, vitaminas, minerais e fibras de celulose e outras matérias vegetais, algumas das quais não têm valor nutricional. As principais funções do sistema digestório incluem:

- Fragmentação das partículas de alimentos até a forma molecular para a **digestão**
- Absorção, na corrente sanguínea, das pequenas moléculas de nutrientes produzidas pela digestão
- **Eliminação** de gêneros alimentícios não absorvidos e não digeridos e outros produtos residuais.

Após a ingestão do alimento, ele é propelido pelo sistema digestório, entrando em contato com uma ampla diversidade de secreções que auxiliam na sua digestão, absorção ou eliminação do sistema digestório.

Mastigação e deglutição

O processo de digestão tem início com o ato da mastigação, em que o alimento é fragmentado em pequenas partículas, que podem ser deglutidas e misturadas às enzimas digestórias. A alimentação – ou até mesmo a visão, o odor ou o gosto do alimento – pode causar salivação reflexa. Aproximadamente 1,5 ℓ de saliva é secretado diariamente a partir das glândulas parótidas, submaxilares e sublinguais. A ptialina, ou **amilase** salivar, é uma enzima que inicia a digestão de amidos. Água e muco, também contidos na saliva, auxiliam na lubrificação dos alimentos à medida que são mastigados, facilitando, assim, a deglutição.

A deglutição inicia-se como um ato voluntário, que é regulado pelo centro da deglutição no bulbo do sistema nervoso central (SNC). À medida que um bolo de alimento é deglutido, a epiglote movimenta-se para recobrir a abertura da traqueia e prevenir a aspiração dos alimentos para dentro dos pulmões. A deglutição, que impulsiona o bolo de alimentos para a parte superior do esôfago, portanto, encerra-se como uma ação reflexa. Os músculos lisos na parede do esôfago se contraem em uma sequência rítmica a partir da parte superior do esôfago em direção ao estômago, para impulsionar o bolo de alimentos ao longo do trato. Durante esse processo de peristaltismo esofágico, o esfíncter esofágico inferior (EEI) relaxa e possibilita a entrada do bolo alimentar no estômago. O esfíncter esofágico inferior se fecha firmemente para evitar o refluxo do conteúdo gástrico para o esôfago.

Função gástrica

O estômago, que armazena e mistura os alimentos com as secreções, secreta um líquido altamente ácido em resposta à presença ou à **ingestão** esperada de alimentos. Esse líquido, que pode totalizar 2,4 ℓ/dia, pode apresentar um pH tão baixo quanto 1, e a sua acidez deriva do **ácido clorídrico** (HCl) secretado pelas glândulas do estômago. A função dessa secreção gástrica é dupla: fragmentar o alimento em componentes mais absorvíveis e auxiliar na destruição da maioria das bactérias ingeridas. A **pepsina**, uma enzima importante para a digestão das proteínas, é o produto da conversão do pepsinogênio das células principais (Tabela 38.1). O **fator intrínseco**, também secretado pela mucosa gástrica, é combinado à vitamina B_{12} alimentar, de modo que a vitamina possa ser absorvida no íleo. Na ausência de fator intrínseco, a vitamina B_{12} não pode ser absorvida, o que resulta na anemia perniciosa (ver Capítulo 29).

As contrações peristálticas no estômago impulsionam o conteúdo gástrico em direção ao piloro. Tendo em vista que grandes partículas de alimentos não conseguem passar pelo esfíncter pilórico, elas são movimentadas de volta para o corpo do estômago. Desse modo, os alimentos no estômago são mecanicamente fragmentados em partículas menores. Os alimentos permanecem no estômago por um período variável, de 30 minutos a algumas horas, dependendo do volume, da pressão osmótica e da composição química do conteúdo gástrico. O peristaltismo no estômago e as contrações do esfíncter pilórico possibilitam a entrada dos alimentos parcialmente digeridos no intestino delgado a uma velocidade que possibilita a absorção efetiva dos nutrientes. Esse alimento parcialmente digerido, misturado às secreções gástricas, é denominado **quimo**. Hormônios, neurorreguladores e reguladores locais contidos nas secreções gástricas controlam a taxa das secreções gástricas e influenciam a motilidade gástrica (Tabela 38.2).

Função do intestino delgado

O processo digestório continua no duodeno. As secreções duodenais advêm dos órgãos digestórios acessórios – pâncreas, fígado e vesícula biliar – e das glândulas na parede do próprio intestino. Essas secreções contêm enzimas digestórias: amilase, lipase e bile. As secreções pancreáticas apresentam pH alcalino em virtude da sua alta concentração de bicarbonato. Essa alcalinidade neutraliza o ácido que entra no duodeno a partir do estômago. As enzimas digestórias secretadas pelo pâncreas incluem: **tripsina**, que auxilia na digestão de proteínas; amilase, que auxilia na digestão de amidos; e **lipase**, que auxilia na digestão de lipídios. Essas secreções drenam para o ducto pancreático, que é esvaziado no ducto biliar comum na ampola de Vater. A bile, secretada pelo fígado e armazenada na vesícula

TABELA 38.1 — Principais enzimas e secreções digestórias.

Enzima/secreção	Fonte enzimática	Ação digestória
Enzimas que digerem carboidratos		
Ptialina (amilase salivar)	Glândulas salivares	Amido → dextrina, maltose, glicose
Amilase	Pâncreas e mucosa intestinal	Amido → dextrina, maltose, glicose
		Dextrina → maltose, glicose
Maltose	Mucosa intestinal	Maltose → glicose
Sacarase	Mucosa intestinal	Sacarose → glicose, frutose
Lactase	Mucosa intestinal	Lactose → glicose, galactose
Enzimas/secreções que digerem proteínas		
Pepsina	Mucosa gástrica	Proteína → polipeptídios
Tripsina	Pâncreas	Proteínas e polipeptídios → dipeptídios, aminoácidos
Aminopeptidase	Mucosa intestinal	Polipeptídios → dipeptídios, aminoácidos
Dipeptidase	Mucosa intestinal	Dipeptídios → aminoácidos
Ácido clorídrico	Mucosa gástrica	Proteínas → polipeptídios, aminoácidos
Enzimas/secreções que digerem lipídios (triglicerídios)		
Lipase faríngea	Mucosa da faringe	Triglicerídios → ácidos graxos, diglicerídios, monoglicerídios
Esteapsina	Mucosa gástrica	Triglicerídios → ácidos graxos, diglicerídios, monoglicerídios
Lipase pancreática	Pâncreas	Triglicerídios → ácidos graxos, diglicerídios, monoglicerídios
Bile	Fígado e vesícula biliar	Emulsificação de lipídios

→: conversão em.

TABELA 38.2 — Principais substâncias regulatórias gastrintestinais.

Substância	Estímulo para a produção	Tecido-alvo	Efeito sobre as secreções	Efeito sobre a motilidade
Neurorreguladores				
Acetilcolina	Distensão do estômago, do nervo vago e dos nervos locais no estômago	Glândulas gástricas, outras glândulas secretórias, músculos gástricos e intestinais	↑ Ácido gástrico	Em geral, aumento
Norepinefrina	Estresse, outros diversos estímulos	Glândulas secretórias, músculos gástricos e intestinais	Em geral, inibitório	Em geral, diminuição; aumento do tônus esfinctérico
Reguladores hormonais				
Gastrina	Estimulação vagal, alimentos contendo cálcio	Glândulas gástricas, antro do estômago, duodeno	↑ Secreção de ácido gástrico e pepsinogênio	Motilidade aumentada do estômago; estimula a contração da musculatura lisa
Colecistocinina	Produtos da digestão de proteína, ácidos graxos de cadeia longa, presença de quimo no duodeno	Vesícula biliar / Pâncreas / Estômago	Liberação da bile para o duodeno / ↑ Produção de secreções pancreáticas ricas em enzimas	Retarda o esvaziamento gástrico
Secretina	pH do quimo no duodeno (pH < 3)	Pâncreas / Estômago	Inibe a secreção de gastrina e ácido gástrico	Reduz a motilidade gastrintestinal
Regulador local				
Histamina	Incerto; substâncias nos alimentos	Glândulas gástricas	↑ Produção de ácido gástrico	

HCl: ácido clorídrico; ↑: aumento. Adaptada de McCance, K. L. & Huether, S. E. (2019). *Pathophysiology: The biologic basis for disease in adults and children* (8th ed.). St. Louis, MO: Elsevier; Norris, T. L. (2019). *Porth's pathophysiology. Concepts of altered health states* (10th ed.). Philadelphia, PA: Wolters Kluwer.

---

biliar, auxilia na emulsificação dos lipídios ingeridos, tornando-os mais fáceis de digerir e absorver. O esfíncter de Oddi, localizado na confluência do ducto biliar comum e do duodeno, controla o fluxo de bile. Hormônios, neurorreguladores e reguladores locais observados nessas secreções intestinais controlam a velocidade destas e influenciam a motilidade gastrintestinal (GI). As secreções intestinais totalizam aproximadamente 1 ℓ/dia de suco pancreático, 0,5 ℓ/dia de bile e 3 ℓ/dia de secreções das glândulas do intestino delgado. As Tabelas 38.1 e 38.2 fornecem informações adicionais sobre as ações das enzimas digestórias e as substâncias reguladoras GI.

Dois tipos de contrações ocorrem regularmente no intestino delgado: contrações segmentadas e peristaltismo intestinal. As *contrações segmentadas* produzem ondas de mistura que movimentam o conteúdo intestinal para a frente e para trás, em um movimento de batida. O *peristaltismo intestinal* impulsiona o conteúdo do intestino delgado em direção ao cólon. Ambos os movimentos são estimulados pela presença do quimo.

O alimento, ingerido na forma de lipídios, proteínas e carboidratos, é fragmentado em partículas absorvíveis (nutrientes constitutivos) por meio do processo de digestão. Os carboidratos são fragmentados em dissacarídeos (p. ex., sacarose, maltose, galactose) e monossacarídeos (p. ex., glicose, frutose). A glicose é o principal carboidrato que as células teciduais utilizam como combustível. As proteínas são uma fonte de energia após serem fragmentadas em aminoácidos e peptídios. Os lipídios ingeridos tornam-se monoglicerídios e ácidos graxos por meio de emulsificação, que os torna menores e mais fáceis de absorver. O quimo permanece no intestino delgado por 3 a 6 horas, possibilitando a fragmentação contínua e a absorção de nutrientes.

Pequenas projeções semelhantes a dedos, denominadas *vilos*, revestem todo o intestino e atuam na produção de enzimas digestórias, bem como na absorção de nutrientes. A absorção é a principal função do intestino delgado. As vitaminas e os minerais são absorvidos essencialmente inalterados. A absorção tem início no jejuno e é realizada por meio de transporte ativo e difusão pela parede intestinal e para a circulação. Os nutrientes são absorvidos em locais específicos no intestino delgado e no duodeno, enquanto lipídios, proteínas, carboidratos, sódio e cloreto são absorvidos no jejuno. A vitamina B_{12} e os sais biliares são absorvidos no íleo. Magnésio, fosfato e potássio são absorvidos por todo o intestino delgado.

Função colônica

Quatro horas após a alimentação, o material residual restante passa para o íleo terminal e, lentamente, para a parte proximal do cólon direito pela válvula ileocecal. Cada onda peristáltica do intestino delgado faz com que a válvula se abra brevemente, possibilitando que uma parte do conteúdo passe para o cólon.

Micróbios intestinais (bactérias), um importante componente do conteúdo do intestino grosso, auxiliam na conclusão da fragmentação do material residual, em especial de proteínas não digeridas ou não absorvidas e sais biliares. Dois tipos de secreções colônicas são adicionados ao material residual: uma solução eletrolítica e muco. A solução eletrolítica é principalmente uma solução de bicarbonato, que atua para neutralizar os produtos formados pela ação bacteriana colônica, enquanto o muco protege a mucosa colônica contra o conteúdo intraluminal e proporciona a aderência para a massa fecal.

Ondas peristálticas lentas e fracas impulsionam o conteúdo colônico ao longo do trato GI. O peristaltismo lento possibilita a reabsorção efetiva de água e eletrólitos, que é a principal função do cólon. Ondas peristálticas fortes e intermitentes impulsionam o conteúdo por distâncias consideráveis. Isso, em geral, ocorre após a ingestão de outra refeição, quando os hormônios de estimulação intestinal são liberados. Os materiais residuais de uma refeição finalmente alcançam e distendem o reto em aproximadamente 12 horas. Até um quarto dos materiais residuais de uma refeição pode ainda estar no reto 3 dias após a ingestão da refeição.

Escórias da digestão

As fezes são compostas de gêneros alimentícios não digeridos, materiais inorgânicos, água e bactérias. A matéria fecal é de aproximadamente 75% líquido e 25% material sólido (Norris, 2019). A composição é relativamente não alterada por mudanças na dieta, tendo em vista que uma grande parte da massa fecal é de origem não alimentar, derivada das secreções do sistema digestório. A coloração marrom das fezes resulta da fragmentação da bile pelas bactérias intestinais. As substâncias químicas formadas pelas bactérias intestinais são responsáveis, em grande parte, pelo odor fecal. Os gases formados contêm metano, sulfito de hidrogênio e amônia, entre outros. O sistema digestório normalmente contém aproximadamente 150 mℓ desses gases, que são absorvidos na circulação portal e destoxificados pelo fígado, ou expelidos a partir do reto na forma de flatos.

A eliminação das fezes tem início com a distensão do reto, que inicia contrações reflexas da musculatura retal e relaxa o esfíncter anal interno, normalmente fechado. O esfíncter interno é controlado pelo sistema nervoso autônomo; o esfíncter externo está sob o controle consciente do córtex cerebral. Durante a defecação, o esfíncter anal externo relaxa voluntariamente para possibilitar que o conteúdo colônico seja expelido. Normalmente, o esfíncter anal externo é mantido em um estado de contração tônica. Portanto, a defecação é considerada um reflexo espinal (que envolve as fibras nervosas parassimpáticas), que pode ser inibido voluntariamente com a manutenção do esfíncter anal externo fechado. A contração dos músculos abdominais (distensão) facilita o esvaziamento do cólon. Na espécie humana, a frequência média das defecações é 1 vez/dia, mas isso varia entre as pessoas.

Microbioma intestinal

Além de auxiliar na degradação do material residual, a **microbiota** intestinal (o complemento de micróbios no sistema digestório) também participa na síntese de vitaminas e na função imune, inclusive na proteção contra patógenos invasores, influências regulatórias nas respostas imunes inata e adaptativa e na inflamação. A colonização do sistema digestório começa logo após o nascimento; a microbiota normal é estabelecida até os 2 anos. Vários fatores influenciam ao longo do tempo a composição da microbiota intestinal normal, incluindo genética, dieta, higiene pessoal, infecção e vacinações. O número e a diversidade dos micróbios no intestino mudam com o envelhecimento e são influenciados pela dieta, por doenças crônicas e por medicamentos. Além disso, a administração de antibióticos de amplo espectro pode comprometer a microbiota intestinal e resultar em crescimento excessivo de espécies potencialmente patogênicas (McCance & Huether, 2019; Norris, 2019).

O **microbioma** intestinal, o genoma coletivo da microbiota, protege o hospedeiro contra invasão por microrganismos patogênicos, produz metabólitos anti-inflamatórios, destrói toxinas, impede a colonização por patógenos e provoca a resposta imune (McCance & Huether, 2019; Norris, 2019). O epitélio intestinal é a primeira linha de defesa contra micróbios patogênicos e agentes microbianos, uma vez que contém células da imunidade inata, tais como macrófagos, células dendríticas, granulócitos e mastócitos, além de participar nas respostas de linfócitos T (Günther, 2018; Haller, 2018; Pezoldt, Yang, Zou et al., 2018; Strowig, Thiemann & Diefenbach, 2018). Além disso, as placas de Peyer (tecido linfático associado ao intestino) também atuam no processamento de antígenos e na defesa imune (McCance & Huether, 2019). Coletivamente, o microbioma intestinal desempenha funções de proteção e defesa.

 Considerações gerontológicas

Embora ocorra aumento da prevalência de diversos distúrbios GI comuns na população idosa, o envelhecimento por si só parece apresentar efeito direto mínimo sobre a maioria das funções GI, em grande parte em virtude da reserva funcional do sistema digestório. As alterações fisiológicas normais do sistema digestório que ocorrem com o envelhecimento estão identificadas na Tabela 38.3. A avaliação e o monitoramento cuidadosos dos sinais e sintomas relacionados com essas alterações são imperativos. Embora os sintomas intestinais irritáveis diminuam com o envelhecimento, aparentemente ocorre aumento em diversos distúrbios GI da função e da motilidade. Com frequência, idosos relatam disfagia, anorexia, dispepsia e distúrbios da função colônica (Eliopoulos, 2018).

AVALIAÇÃO DO SISTEMA DIGESTÓRIO

A avaliação de enfermagem do sistema digestório envolve a obtenção de uma anamnese focada e a realização de exame físico.

TABELA 38.3 — Alterações no sistema digestório relacionadas com a idade.

Alterações estruturais	Implicações
Cavidade oral e faringe • Lesão/perda ou deterioração dos dentes • Atrofia das papilas gustativas • ↓ Produção de saliva • Redução de ptialina e amilase na saliva	Dificuldade de mastigação e deglutição
Esôfago • ↓ Motilidade e esvaziamento • Enfraquecimento do reflexo do vômito (faríngeo) • ↓ Pressão de repouso do esfíncter esofágico inferior	Refluxo e queimação
Estômago • Degeneração e atrofia das superfícies mucosas gástricas, com produção de HCl • ↓ Secreção de ácido gástrico e da maioria das enzimas digestórias • ↓ Motilidade gástrica e esvaziamento	Intolerâncias alimentares, má absorção ou absorção de vitamina B_{12}
Intestino delgado • Atrofia dos músculos e das superfícies mucosas • Adelgaçamento dos vilos e das células epiteliais	↓ Motilidade e do tempo de trânsito, que leva a queixas de indigestão e constipação intestinal
Intestino grosso • ↓ Secreção de muco • ↓ Elasticidade da parede retal • ↓ Tônus do esfíncter anal interno • Impulsos nervosos mais lentos e mais fracos na área retal	↓ Motilidade e do tempo de trânsito, que leva a queixas de indigestão e constipação intestinal ↓ Absorção de nutrientes (dextrose, lipídios, cálcio e ferro) Incontinência fecal

↓: diminuição; HCl: ácido clorídrico. Adaptada de Eliopoulos, C. (2018). *Gerontological nursing* (9th ed.). Philadelphia, PA: Wolters Kluwer.

Anamnese

A avaliação GI tem início com a anamnese completa. São obtidas informações a respeito de dor abdominal, dispepsia, gases, náuseas e vômito, diarreia, constipação intestinal, incontinência fecal, icterícia e doença GI prévia (Weber & Kelley, 2018).

Sintomas comuns

Os sinais/sintomas GI comuns que levam os pacientes a procurar assistência médica incluem dor, dispepsia, flatulência, náuseas e vômitos, diarreia e constipação intestinal.

Dor

A dor pode ser um sintoma importante de doença GI; vale lembrar que a dor abdominal é uma queixa frequente na prática geral (Babakhanlou, 2018). A característica, a duração, o padrão, a frequência, a localização, a distribuição da dor abdominal referida (Figura 38.3) e a cronologia da dor podem variar muito, dependendo da causa de base. Outros fatores, como refeições, repouso, atividades e padrões de defecação, podem afetar diretamente a dor (Weber & Kelley, 2018).

Dispepsia

A **dispepsia**, o desconforto na parte superior do abdome associado à alimentação (comumente denominada *indigestão*), é o sintoma mais comum de pacientes com disfunção GI. Indigestão é um termo impreciso, que se refere aos sintomas da parte superior do abdome ou epigástricos de um hospedeiro, tais como dor, desconforto, plenitude, inchaço, saciedade precoce, eructação, queimação ou regurgitação. Anualmente, a dispepsia ocorre em aproximadamente 25% dos norte-americanos (Longstreth & Lacy, 2019), ao passo que a doença por refluxo gastresofágico (DRGE), cuja incidência aumenta com a idade e se manifesta como dispepsia (mais frequentemente associada à pirose), acomete cerca de 20% dos adultos nas culturas ocidentais (Antunes & Curtis, 2019). Em geral, os alimentos gordurosos causam a maior parte do desconforto, tendo em vista que eles permanecem no estômago para a digestão por mais tempo do que as proteínas ou os carboidratos. Saladas, vegetais ásperos e alimentos altamente condimentados também podem causar desconforto GI considerável. Em alguns casos, os médicos estabelecem uma distinção entre refluxo gastresofágico (RGE) e DRGE; a DRGE é a condição mais grave e de maior duração (Mayo Clinic, 2019).

Gases intestinais

O acúmulo de gases no sistema digestório pode resultar em eructação (expulsão de gases do estômago por meio da boca) ou flatulência (expulsão de gases a partir do reto). Normalmente, os gases no intestino delgado passam para o cólon e são liberados na forma de flatos. Os pacientes com frequência se queixam de inchaço, distensão ou sentem-se "cheios de gás", com flatulência excessiva como um sintoma de intolerância alimentar ou doença da vesícula biliar.

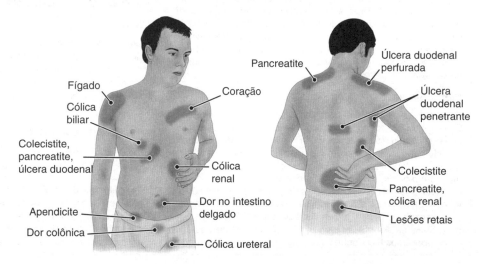

Figura 38.3 • Locais comuns de dor abdominal referida.

Náuseas e vômitos

As náuseas são uma sensação vaga e desconfortável de doença ou "enjoo", que pode ou não ser seguida de vômitos. A distensão do duodeno ou do trato intestinal superior é uma causa comum de náuseas; também pode ser sinal precoce de um processo patológico. As náuseas podem ser ocasionadas por odores, atividades, medicamentos ou ingestão de alimentos. O vômito é o esvaziamento vigoroso do conteúdo gástrico e intestinal pela boca (McCance & Huether, 2019). A êmese, ou vômito, pode variar em coloração e conteúdo e pode conter partículas alimentares não digeridas, sangue (hematêmese) ou material biliar misturado com os sucos gástricos. Aparecimento recente de vômito vermelho-vivo ou em borra de café é característico de laceração de Mallory-Weiss (i. e., solução de continuidade no revestimento mucoso da junção gastresofágica) e indica hemorragia digestiva superior (Rich, 2018).

Existem muitas causas de náuseas e vômitos, que incluem: dor visceral; cinetose; ansiedade; vários tipos de aporte intestinal, vagal ou simpático, inclusive efeitos colaterais de medicamentos; e torção ou traumatismo de ovários, testículos, útero, bexiga urinária ou rim (McCance & Huether, 2019). As vias que desencadeiam o reflexo do vômito incluem terapia medicamentosa, anormalidades metabólicas (zona-gatilho quimiorreceptora), toxinas ingeridas, quimioterapia, radioterapia (receptores vagais e esplâncnicos), distúrbios da orelha interna, cinetose (centro vestibular) e êmese antecipatória (córtex cerebral) (Hainsworth, 2020).

Alteração nos hábitos intestinais e características das fezes

As alterações nos hábitos intestinais podem sinalizar disfunção ou doença colônica. A diarreia, o aumento anormal da frequência e da fluidez das fezes, ou do peso ou do volume fecal diário, comumente ocorre quando o conteúdo se movimenta tão rapidamente pelo intestino e pelo cólon que não há tempo adequado para que as secreções GI e os conteúdos orais sejam absorvidos. Essa função fisiológica está tipicamente associada à dor abdominal ou a cólicas e náuseas ou vômitos. Constipação intestinal – redução do ritmo intestinal ou eliminação de fezes endurecidas, ressecadas e em menor volume que o habitual – pode estar associada a desconforto anal e sangramento retal. Trata-se de um motivo frequente de procura por assistência médica (Boxe 38.1, Perfil de pesquisa de enfermagem) (Shen, Zhu, Jiang et al., 2018). Ver discussão sobre diarreia e constipação intestinal no Capítulo 41.

As características das fezes podem variar muito. As fezes normalmente são marrom-claro a marrom-escuro; entretanto, processos de doença específicos e a ingestão de determinados alimentos e medicamentos podem alterar o aspecto das fezes (Tabela 38.4). O sangue nas fezes pode se apresentar de diversas maneiras e deve ser investigado. Se o sangue for perdido em volume suficiente para o sistema digestório, torna-se preto ou cor de piche (melena), ao passo que o sangue que adentra a parte inferior do sistema digestório, ou que passa rapidamente por ela, se apresenta vermelho-vivo ou escuro. Suspeita-se de sangramento retal inferior ou anal se houver traços de sangue na superfície das fezes, ou se for observado sangue no papel higiênico. Outras anormalidades comuns nas características das fezes descritas pelos pacientes podem incluir:

- Fezes volumosas, gordurosas, espumosas, com odor fétido e que podem ou não flutuar
- Fezes de coloração cinza-claro ou de argila, causada por diminuição ou ausência de bilirrubina conjugada
- Fezes com fios de muco ou pus, que podem ser visíveis à inspeção macroscópica das fezes
- Massas pequenas, secas e duras como pedra, ocasionalmente com raias de sangue
- Fezes soltas e aquosas, que podem ou não conter raias de sangue.

Boxe 38.1 — PERFIL DE PESQUISA DE ENFERMAGEM

Intervenção educacional liderada por enfermeiros para pacientes com constipação intestinal funcional

Shen, Q., Zhu, H., Jiang, G. et al. (2018). Nurse-led self-management educational intervention improves symptoms of patients with functional constipation. *Western Journal of Nursing Research, 40*(60), 874-888.

Finalidade

A constipação intestinal funcional (CIF) é descrita como um distúrbio persistente de defecação que se caracteriza por redução do ritmo intestinal, sensação de esvaziamento intestinal incompleto após a defecação ou dificuldade para defecar. O propósito desse estudo foi investigar os efeitos de uma intervenção educacional de automanejo em pacientes com CIF e comparar os desfechos com um grupo controle que recebeu cuidados de enfermagem rotineiros.

Metodologia

Os escores pré-teste/pós-teste da Constipation Assessment Scale e da Constipation Cognition Scale foram coletados por ocasião da admissão, da alta e 1 mês após a alta dos 66 participantes elegíveis, que foram designados aleatoriamente para o grupo da intervenção ou para o grupo controle. Ambos os grupos receberam cuidados de enfermagem rotineiros para constipação intestinal. Além disso, os pacientes do grupo da intervenção receberam o seguinte suporte: visitas da equipe de intervenção multidisciplinar, avaliação dietética e de estilo de vida, orientação, assistência na elaboração de um plano de automanejo, pareceres oportunos e encontros semanais de pacientes internados e ambulatoriais e a opção de incluir membros da família nas sessões. Os pacientes do grupo da intervenção também foram encorajados a manter um diário para documentar as escolhas alimentares e de estilo de vida. Os membros da equipe de intervenção educacional verificaram os diários diariamente durante a hospitalização e fizeram acompanhamento por via telefônica 1 semana e 1 mês após a alta.

Achados

Os escores de constipação intestinal foram mais baixos (melhores) no grupo da intervenção 1 mês após a alta ($p < 0,05$). Além disso, o grupo da intervenção tinha um número maior de pacientes com bons hábitos de saúde, incluindo dieta, prática de exercícios físicos, hábitos de defecação e uso apropriado de laxativos ($p < 0,05$).

Implicações para a enfermagem

Os achados desse estudo sugerem que uma intervenção educacional multifacetada consegue melhorar as manifestações clínicas e os comportamentos de adesão, além de promover escolhas de estilo de vida saudáveis em pacientes com CIF. Os profissionais de enfermagem podem usar os achados para um manejo melhor da CIF, para orientar os pacientes e, assim, melhorar os desfechos e para ajustar as intervenções para melhor atender às necessidades dessa população de pacientes.

TABELA 38.4	Alimentos e medicamentos que alteram a coloração das fezes.
Substância da alteração	**Coloração**
Vegetais folhosos de cor verde, espinafre, couve	Verde
Beterraba, gelatina vermelha, sopa de tomate, corantes de alimento	Vermelha
Bismuto, ferro, alcaçuz	Preta
Bário	Branco-leitosa

Adaptada de McEvoy, G. E. (Ed.). (2020). *AHFS Drug Information®*. Bethesda, MD: American Society of Health-System Pharmacists. *STAT!Ref Online Electronic Medical Library*. Retirada em 14/02/2020 de: www.ahfsdruginformation.com/ahfs-druginformation; Wedro, B. (2019). Stool color, changes in color, texture, and form. *MedicineNet*. Retirada em 14/01/2020 de: www.medicinenet.com/stool_color_changes/article.htm.

História da saúde pregressa e dos antecedentes familiares e sociais

O enfermeiro deve indagar sobre: a escovação dos dentes habitual e a rotina de uso de fio dental do paciente; a frequência das visitas odontológicas; o conhecimento sobre quaisquer lesões ou áreas irritadas na boca, na língua ou na garganta; história recente de faringite ou expectoração sanguinolenta; desconforto causado por determinados alimentos; consumo de bebidas alcoólicas e tabaco, incluindo tabaco para mascar, sem fumaça; e a necessidade de uso de dentaduras ou de uma placa parcial. Para as informações sobre o cuidado das dentaduras, ver Boxe 38.2.

A administração anterior e atual de medicamentos e quaisquer exames complementares, tratamentos ou cirurgia anteriores são observados. O estado nutricional atual é avaliado por meio da anamnese; são obtidos exames laboratoriais (painel metabólico completo, incluindo exames de função hepática, triglicerídios, estudos de ferro e hemograma completo). O histórico sobre o consumo de tabaco e bebidas alcoólicas inclui detalhes a respeito do tipo, da quantidade, da duração do consumo e da data de descontinuação, se existente. O enfermeiro e o paciente discutem as alterações no apetite ou nos padrões de alimentação e qualquer ganho ou perda de peso inexplicados ao longo do último ano. O enfermeiro também indaga sobre fatores psicossociais, espirituais ou culturais que possam estar afetando o paciente.

Avaliação física

O exame físico inclui a avaliação da boca, do abdome e do reto e requer uma boa fonte de iluminação, exposição total do abdome, mãos quentes, com unhas dos dedos aparadas, e que o paciente esteja confortável e relaxado, com a bexiga urinária vazia.

Boxe 38.2 — PROMOÇÃO DA SAÚDE
Cuidado das dentaduras

- Escovar as dentaduras 2 vezes/dia
- Limpar bem sob as dentaduras parciais, onde as partículas de alimento tendem a ser aprisionadas
- Consumir alimentos não pegajosos, que tenham sido cortados em pedaços pequenos; mastigar lentamente
- Remover as dentaduras à noite e mergulhá-las em água ou em um produto para dentaduras. Nunca colocar as dentaduras em água quente, pois elas podem deformar
- Enxaguar a boca com água salgada quente pela manhã, após as refeições e ao dormir
- Visitar o dentista regularmente para a avaliação e o ajuste

---

Inspeção e palpação da cavidade oral

As dentaduras devem ser removidas para possibilitar a boa visualização de toda a cavidade oral.

Lábios

O exame tem início com a inspeção dos lábios em relação à umidade, hidratação, coloração, textura, simetria e presença de ulcerações ou fissuras. Os lábios devem estar hidratados, róseos, macios e simétricos. O paciente é orientado a abrir bem a boca; em seguida, é inserido um abaixador de língua para expor a mucosa bucal, para a avaliação da coloração e das lesões. O ducto de Stensen de cada glândula parótida é visível como um pequeno ponto vermelho na mucosa bucal, próximo dos molares superiores.

Gengivas

As gengivas são inspecionadas em relação a inflamação, sangramentos, retração e descoloração. O odor do hálito também é observado. O palato duro é examinado quanto à coloração e ao formato.

Língua

O dorso da língua é inspecionado em relação a textura, coloração e lesões. Um revestimento branco fino e grande e papilas valadas em forma de "V" na parte distal do dorso da língua são achados normais. O paciente é orientado a colocar a língua para fora e movê-la lateralmente. Isso possibilita que o examinador estime o tamanho da língua, bem como a sua simetria e força (para avaliar a integridade do 12º nervo craniano [nervo hipoglosso]).

A inspeção adicional da superfície ventral da língua e do assoalho da boca é realizada solicitando-se ao paciente que toque o céu da boca com a ponta da língua. Quaisquer lesões da mucosa ou quaisquer anormalidades que envolvam o frênulo ou as veias superficiais na superfície inferior da língua são avaliadas quanto à localização, ao tamanho, à coloração e à dor. Essa é uma área comum de câncer oral, que se apresenta como uma placa branca ou vermelha, lesões, úlceras ou nódulos (Weber & Kelley, 2018).

É utilizado um abaixador de língua para deprimi-la e, assim, visualizar adequadamente a faringe. Ele é pressionado firmemente além do ponto médio da língua; o posicionamento adequado evita uma resposta de engasgo. O paciente é orientado a virar a cabeça para trás, abrir bem a boca, realizar uma respiração profunda e dizer "ah". Isso geralmente achata a parte posterior da língua e possibilita uma visão integral e breve das tonsilas, da úvula e da parte posterior da faringe. Essas estruturas são inspecionadas quanto a coloração, simetria, evidências de exsudato, ulceração ou aumento de tamanho. Normalmente, a úvula e o palato mole elevam-se simetricamente com uma inspiração profunda, quando o paciente diz "ah"; isso indica um nervo vago intacto (10º nervo craniano).

A avaliação completa da cavidade oral é essencial, tendo em vista que muitos distúrbios, tais como câncer, diabetes melito e condições imunossupressivas que resultam de terapia medicamentosa ou da síndrome da imunodeficiência adquirida, podem ser manifestados por alterações na cavidade oral, incluindo estomatite.

Inspeção abdominal, ausculta, percussão e palpação

O paciente é colocado em decúbito dorsal, com os joelhos discretamente flexionados, para inspeção, ausculta, percussão e palpação do abdome. Para fins de exame e documentação, o abdome pode ser dividido em quatro quadrantes ou nove regiões (Figura 38.4).

A utilização consistente de um desses métodos propicia a avaliação completa do abdome e a documentação apropriada. O método de quatro quadrantes envolve o uso de uma linha imaginária, traçada verticalmente a partir do esterno até o púbis, sobre a cicatriz umbilical, e uma linha horizontal, traçada através do abdome, sobre a cicatriz umbilical. Inicialmente, é realizada a inspeção, com a observação de alterações cutâneas, nódulos, lesões, formação de cicatrizes, descolorações, inflamação, formação de hematomas ou estrias. As lesões são de importância particular, já que doenças GI com frequência produzem alterações cutâneas. São observados o contorno e a simetria do abdome, bem como quaisquer protrusões localizadas, distensões ou ondas peristálticas. Os contornos esperados da parede abdominal anterior podem ser descritos como achatados, arredondados ou escafoides.

A ausculta sempre precede a percussão e a palpação, tendo em vista que elas podem alterar os sons. A ausculta é feita para determinar a característica, a localização e a frequência dos sons intestinais e para identificar os sons vasculares. Os sons intestinais (p. ex., gorgolejo) são avaliados com o uso do diafragma do estetoscópio (Weber & Kelley, 2018). A frequência e a característica dos sons normalmente são ouvidas como cliques e murmúrios, que ocorrem de modo irregular e variam de 5 a 30 por minuto. Os sons intestinais são denominados normais, hiperativos, hipoativos ou inexistentes. O enfermeiro deve auscultar durante um período mínimo de 5 minutos; a ausculta deve ser feita durante pelo menos 1 minuto em cada quadrante para confirmar a inexistência de sons intestinais (Weber & Kelley, 2018). Com a campânula do estetoscópio, são observados quaisquer ruídos na aorta e nas artérias, renais, ilíacas e femorais. Frêmitos de fricção são altos e podem ser ouvidos sobre o fígado e o baço durante a respiração. Os borborigmos são auscultados como um murmúrio prolongado alto.

A percussão é utilizada para avaliar o tamanho e a densidade dos órgãos abdominais e para detectar a presença de massas preenchidas por ar, preenchidas por líquido ou sólidas. A percussão é utilizada de modo independente ou concomitantemente à palpação, tendo em vista que ela pode validar os achados da palpação. Todos os quadrantes são percutidos em relação aos sons timpânicos e maciços em geral. O som timpânico é o som que resulta da presença de ar no estômago e no intestino delgado; o som maciço é ouvido sobre órgãos e massas sólidas. A palpação leve é apropriada para a identificação de áreas de sensibilidade ou resistência muscular, e a palpação profunda é aplicada para identificar massas. O teste de sensibilidade rebote não é utilizado por muitos examinadores, pois pode causar dor grave; a percussão leve é realizada em seu lugar, para produzir uma resposta localizada suave quando houver irritação peritoneal.

Inspeção e palpação retal

A parte final do exame é a avaliação das partes terminais do sistema digestório, do reto, da região perianal e do ânus. O canal anal tem aproximadamente 2,5 a 4 cm de comprimento e se abre no períneo. Anéis concêntricos de músculos, os esfíncteres interno e externo, normalmente mantêm o canal anal fechado com segurança. Luvas, lubrificação solúvel em água, uma caneta de iluminação e curativos são ferramentas necessárias para a avaliação. Embora o exame retal em geral seja desconfortável e embaraçoso para o paciente, é uma parte obrigatória de todo exame completo. Para as mulheres, o exame retal pode fazer parte do exame ginecológico. O exame retal é realizado de três modos: com o paciente posicionado com os joelhos encostados no tórax; lateral esquerda com os quadris e os joelhos flexionados; ou em pé, com os quadris flexionados e a parte superior do corpo apoiada na mesa de exame. A maioria dos pacientes sente-se confortável sobre o lado direito, com os joelhos flexionados para cima até o tórax. O exame externo inclui a inspeção em relação a massas, erupções cutâneas, inflamação, escoriação, rupturas, cicatrizes, depressões pilonidais e tufos de pelos na área pilonidal. A descoberta de sensibilidade, inflamação, ou ambas, deve alertar o examinador para a possibilidade de cisto pilonidal, abscesso perianal ou fístula ou fissura anorretal. As nádegas do paciente são cuidadosamente afastadas e inspecionadas visualmente até que o paciente tenha relaxado o controle do esfíncter externo. Solicita-se ao paciente que se incline para baixo, possibilitando, assim, o pronto aparecimento de fístulas, fissuras, prolapso retal, pólipos e hemorroidas internas. O exame interno é realizado com o dedo indicador enluvado lubrificado inserido no canal anal enquanto o paciente se inclina para baixo. O tônus do esfíncter é observado, assim como quaisquer nódulos ou irregularidades do anel anal; tendo em vista que essa é uma parte desconfortável do exame para a maioria das pessoas, o paciente é aconselhado a se concentrar em respirações profundas e na visualização de um ambiente agradável durante o breve exame.

AVALIAÇÃO DIAGNÓSTICA

Os exames complementares GI podem confirmar, descartar, estadiar ou diagnosticar diversos estados de doença, inclusive câncer. Após o diagnóstico, deve ser alocado tempo para a

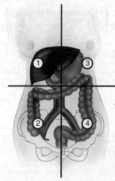
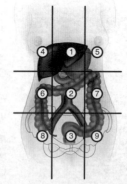

Quatro quadrantes
1 - Quadrante superior direito (QSD)
2 - Quadrante inferior direito (QID)
3 - Quadrante superior esquerdo (QSE)
4 - Quadrante inferior esquerdo (QIE)

Nove regiões
1 - Região epigástrica
2 - Região umbilical
3 - Região hipogástrica ou suprapúbica
4 - Região hipocondríaca direita
5 - Região hipocondríaca esquerda
6 - Região lombar direita
7 - Região lombar esquerda
8 - Região inguinal direita
9 - Região inguinal esquerda

Figura 38.4 • Divisão do abdome em quatro quadrantes ou nove regiões.

discussão com o paciente, além do oferecimento de materiais de recurso para informações.

Estão disponíveis muitas modalidades para a avaliação diagnóstica do sistema digestório. A maioria desses testes e procedimentos é realizada em base ambulatorial, em ambientes especiais projetados para essa finalidade (p. ex., sala de endoscopia). O preparo para muitos desses exames inclui dieta líquida clara ou dieta pobre em resíduos, jejum, ingestão de uma preparação intestinal líquida, uso de laxantes ou enemas e ingestão ou injeção de um agente de contraste ou um contraste radiopaco. Essas medidas são mal toleradas por alguns pacientes e são especialmente problemáticas em idosos ou pacientes com comorbidades, tendo em vista que as preparações intestinais podem alterar significativamente o equilíbrio hidreletrolítico interno. Se for necessária avaliação adicional ou tratamento após qualquer procedimento ambulatorial, o paciente pode ser hospitalizado.

As intervenções de enfermagem específicas para cada teste são apresentadas posteriormente neste capítulo. As intervenções de enfermagem em geral para o paciente que está sendo submetido a uma avaliação diagnóstica GI incluem:

- Estabelecer a necessidade de mais informação
- Fornecer orientação aos pacientes e seus familiares sobre o exame complementar e os cuidados e restrições antes e depois do procedimento
- Auxiliar o paciente a superar o desconforto e aliviar a ansiedade
- Informar o médico sobre as condições clínicas ou os valores laboratoriais anormais conhecidos que possam afetar o procedimento
- Avaliar quanto à hidratação adequada antes, durante e imediatamente após o procedimento e dar orientações sobre a manutenção da hidratação.

Exames laboratoriais séricos

Os exames complementares iniciais têm início com os exames laboratoriais séricos, incluindo, entre outros, hemograma completo, painel metabólico completo, tempo de protrombina/tempo de tromboplastina parcial, triglicerídios, provas de função hepática, amilase e lipase; possivelmente, exames mais específicos podem ser indicados, como antígeno carcinoembrionário (CEA), antígeno de câncer (CA) 19-9 e alfafetoproteína, que são sensíveis e específicos para carcinomas colorretais e hepatocelulares, respectivamente. O CEA é uma proteína que normalmente não é detectada no sangue de uma pessoa hígida; portanto, quando detectado, indica a existência de um câncer, mas não indica o seu tipo. O CA 19-9 também é uma proteína encontrada na superfície de determinadas células e é depositado pelas células tumorais, o que o torna útil como um marcador tumoral para acompanhar a evolução do câncer. Os marcadores tumorais (p. ex., ACEm e CA 19-9), bem como outros exames, são realizados nos pacientes com diagnóstico de câncer colorretal para demonstrar a efetividade do tratamento ou para fornecer um aviso precoce da recidiva do câncer (American Cancer Society [ACS], 2018).

Testes fecais

O exame básico das fezes inclui a inspeção da amostra em relação a consistência, coloração e sangue oculto (não visível). Exames adicionais, incluindo urobilinogênio fecal, gorduras fecais, nitrogênio, pesquisa de *Clostridium difficile*, leucócitos fecais, cálculo do intervalo (hiato) osmolar fecal, parasitos, patógenos, resíduos alimentares e outras substâncias, requerem avaliação laboratorial.

As amostras fecais normalmente são coletadas aleatoriamente, exceto se for necessária a realização de um exame quantitativo (p. ex., gorduras fecais, urobilinogênio). As amostras aleatórias devem ser enviadas imediatamente ao laboratório para análise; entretanto, as coletas quantitativas de 24 a 72 horas devem ser mantidas refrigeradas até o transporte ao laboratório. Algumas coletas fecais exigem que o paciente siga uma dieta específica ou se abstenha da administração de determinados medicamentos antes da coleta; a orientação ao paciente é importante.

O teste da o-tolidina ou guáiaco para investigar sangue oculto nas fezes (Gtsof) é um dos exames mais comumente realizados. Pode ser útil na triagem inicial em relação a diversos distúrbios, embora seja empregado com mais frequência em programas de detecção inicial de cânceres. O Gtsof pode ser realizado à beira do leito, no laboratório ou em casa. Não é dispendioso nem invasivo e implica risco mínimo para o paciente. Entretanto, não deverá ser realizado quando houver sangramento hemorroidal. Os pacientes são orientados a evitar o consumo de carne vermelha, ácido acetilsalicílico e anti-inflamatórios não esteroides (AINEs) por 72 horas antes do exame por causa da crença de que isso influencie os resultados (falso-positivos). Da mesma forma, os pacientes são orientados a evitar o consumo de vitamina C (em suplementos e/ou alimentos), pois acredita-se que isso leve a resultados falso-negativos (ACS, 2019). Uma pequena quantidade da amostra é aplicada na lâmina de papel impregnada com guáiaco. Se o teste for realizado no domicílio, o paciente envia o *slide* para o médico ou para o laboratório em um envelope fornecido para essa finalidade. A ACS (2019) recomenda o uso das versões ultrassensíveis desse tipo de exame (p. ex., teste imunoquímico fecal [FIT], teste de DNA fecal-FIT) para fins de rastreamento.

O teste imunoquímico fecal reage à proteína da hemoglobina humana. A amostra de fezes pode ser coletada em casa, e não são necessárias restrições dietéticas ou medicamentosas antes da coleta. É menos provável que esse exame reaja a sangramento proveniente de outras áreas do sistema digestório e é realizado anualmente (ACS, 2019).

O teste de DNA fecal-FIT consegue detectar partes anormais de DNA proveniente de células cancerosas ou de pólipos (ACS, 2019). Nos EUA, o Centers for Medicare & Medicaid Services aprovou o reembolso desse exame complementar e recomenda a sua realização a intervalos de 3 anos (Rex, Boland, Dominitz et al., 2017). O teste de DNA fecal não exige restrições alimentares ou medicamentosas e consegue detectar neoplasias em qualquer local no cólon.

Testes respiratórios

O teste respiratório de hidrogênio foi desenvolvido para avaliar a absorção de carboidratos, além de auxiliar no diagnóstico do crescimento bacteriano excessivo no intestino e na síndrome do intestino curto. Esse teste determina o hidrogênio expelido na respiração após a sua produção no cólon (ao contato da galactose com bactérias da fermentação) e absorção no sangue.

Os testes respiratórios de ureia detectam *Helicobacter pylori*, a bactéria que consegue viver no revestimento mucoso do estômago e causar úlcera péptica. Após o paciente ingerir uma cápsula de ureia marcada com carbono, uma amostra respiratória é obtida depois de 10 a 20 minutos. Tendo em vista que o *H. pylori* metaboliza a ureia rapidamente, o carbono marcado é absorvido rapidamente; em seguida, pode ser medido na forma de dióxido de carbono na respiração expirada para determinar se existe *H. pylori*. Antes do teste respiratório de ureia, o paciente é orientado a evitar antibióticos ou subsalicilato de bismuto por 1 mês antes do teste; inibidores da bomba de prótons por 2 semana antes do teste; e cimetidina e famotidina por 24 horas antes do teste (HealthLinkBC, 2018). *H. pylori* também pode ser detectado pela avaliação dos níveis séricos de anticorpos sem exigir ajustes na terapia farmacológica.

Ultrassonografia abdominal

A ultrassonografia é um exame não invasivo, em que ondas de som de alta frequência são transmitidas para as estruturas corporais internas, e os ecos ultrassônicos são registrados em um osciloscópio à medida que atingem os tecidos de diferentes densidades. É particularmente útil na detecção de aumento de volume da vesícula biliar ou do pâncreas, de cálculos biliares, aumento de volume ovariano, gestação ectópica ou apendicite. A avaliação por ultrassonografia pode ser limitada pelo biotipo do paciente, pelo padrão de gás nos intestinos e pela experiência de quem faz o exame (Babakhanlou, 2018).

As vantagens da ultrassonografia abdominal incluem ausência de radiação ionizante, ausência de efeitos colaterais dignos de nota, custo relativamente baixo e resultados quase imediatos. Não pode ser utilizada para examinar as estruturas que se encontram atrás de tecidos ósseos, tendo em vista que os ossos impedem a transmissão das ondas de som para as estruturas mais profundas. Gás e líquido no abdome ou ar nos pulmões também impossibilitam a transmissão do ultrassom. O ultrassom não produz efeitos nocivos. Entretanto, alguns pacientes, como as gestantes, têm preocupações a respeito da energia emitida pela sonda.

A ultrassonografia endoscópica (USE) é um procedimento enteroscópico especializado que auxilia no diagnóstico de distúrbios GI ao fornecer a imagem direta de uma área-alvo. Um pequeno transdutor ultrassônico de alta frequência é montado na extremidade do fibroscópio óptico, que demonstra imagens de resolução e definição de mais alta qualidade do que a ultrassonografia regular. A USE pode ser empregada para avaliar lesões de submucosas, especificamente sua localização e a profundidade de penetração. Além disso, a USE pode auxiliar na avaliação de esôfago de Barrett, hipertensão portal, pancreatite crônica, suspeita de neoplasia pancreática, doença das vias biliares e alterações na parede intestinal em virtude de colite ulcerativa. Gás intestinal, osso e camadas espessas de tecido adiposo que dificultam a ultrassonografia convencional não são um problema para a USE.

Intervenções de enfermagem

O paciente é orientado a permanecer em jejum por 8 a 12 horas antes do exame ultrassonográfico para diminuir a quantidade de gás no intestino. Se exames da vesícula biliar estiverem sendo realizados, o paciente deve ingerir uma refeição sem gorduras na noite anterior ao teste. Se houver necessidade de realização de exames com bário, eles devem ser programados após a ultrassonografia; caso contrário, o bário pode interferir na transmissão das ondas de som. Os pacientes que recebem sedação moderada são observados por aproximadamente 1 hora para avaliação em relação ao nível de consciência, orientação e capacidade de deambulação. Os pacientes tratados em base ambulatorial recebem orientações sobre dieta, atividades e como monitorar complicações (National Institute of Diabetes and Digestive and Kidney Diseases [NIDDK], 2017).

Teste genético

Os pesquisadores refinaram os métodos para avaliação dos riscos genéticos, diagnóstico pré-clínico e diagnóstico pré-natal para identificar pessoas que sejam de risco para determinados distúrbios GI (p. ex., câncer gástrico, deficiência de lactose, doença intestinal inflamatória [DII], câncer de cólon) (Boxe 38.3). As pessoas que são identificadas como de risco para determinados distúrbios GI podem optar por receber aconselhamento genético para aprender sobre a doença e as opções para sua prevenção e tratamento, bem como para receber apoio na sua superação. A síndrome de Lynch é herdada em um padrão autossômico dominante e está associada a cânceres colônicos e extracolônicos; 3% dos casos novos de câncer de cólon são atribuídos a essa síndrome (Kohlmann & Gruber, 2018; Sinicrope, 2018). Ver discussão sobre aconselhamento genético no Capítulo 6.

Exames de imagem

Atualmente, estão disponíveis diversos exames de imagem minimamente invasivos e não invasivos, incluindo exames radiográficos e contrastados, tomografia computadorizada (TC), ressonância magnética (RM), tomografia por emissão de pósitrons (PET), cintigrafia (imagem com radionuclídeos) e colonoscopia virtual.

Exame da parte superior do sistema digestório

Uma fluoroscopia GI superior delineia todo o sistema digestório após a introdução de um agente de contraste. Comumente, é utilizado um líquido radiopaco (p. ex., sulfato de bário); entretanto, bário fino, diatrizoato de sódio e, às vezes, água são utilizados, em virtude de seus baixos riscos correlatos. A série GI possibilita que o examinador detecte ou exclua distúrbios anatômicos ou funcionais dos órgãos GI superiores ou esfíncteres. Também auxilia no diagnóstico de úlceras, varizes, tumores, enterite regional e síndromes de má absorção. O procedimento pode ser estendido para examinar o duodeno e o intestino delgado (acompanhamento completo do intestino delgado). À medida que o bário desce pelo estômago, a posição, a permeabilidade e o calibre do esôfago são visualizados, possibilitando que o examinador detecte ou exclua qualquer desarranjo anatômico ou funcional daquele órgão. O exame fluoroscópio, em seguida, estende-se até o estômago, à medida que o seu lúmen é preenchido por bário, possibilitando a observação da motilidade gástrica, da espessura da parede gástrica, do padrão da mucosa, da permeabilidade da válvula pilórica e da anatomia do duodeno. São obtidas diversas imagens radiográficas durante o procedimento, e imagens adicionais podem ser obtidas em intervalos por até 24 horas, para avaliar a velocidade de esvaziamento gástrico. As radiografias do intestino delgado obtidas durante a passagem do bário por aquela área possibilitam a observação da motilidade do intestino delgado. Obstruções, ileíte e divertículos também podem ser detectados.

As variações do exame da parte superior do sistema digestório incluem exames com contraste duplo e enteróclise. O método de exame com contraste duplo da parte superior do sistema digestório envolve a administração de uma suspensão de bário espesso para delinear o estômago e a parede esofágica; em seguida, são administrados comprimidos que liberam dióxido de carbono na presença de água. Essa técnica apresenta a vantagem de demonstrar o esôfago e o estômago em detalhes mais finos, possibilitando a observação de sinais de neoplasias superficiais iniciais.

A enteróclise é um exame com contraste duplo muito detalhado, de todo o intestino delgado, que envolve a infusão

Boxe 38.3 GENÉTICA NA PRÁTICA DE ENFERMAGEM
Distúrbios digestórios e gastrintestinais

Diversos distúrbios digestórios e gastrintestinais estão associados a anormalidades genéticas. Alguns exemplos incluem os listados a seguir.

Herança autossômica dominante:
- Câncer gástrico difuso hereditário
- Câncer colorretal sem polipose hereditário (síndrome de Lynch)
- Doença de Hirschsprung (megacólon aganglionico).

Autossômica recessiva:
- Má absorção de glicose-galactose
- Doença de armazenamento de glicogênio (doença de von Gierke)
- Doença de Pompe
- Síndrome de Zellweger.

O padrão de herança inclui autossômico dominante e autossômico recessivo:
- Polipose adenomatosa familiar.

Ligada ao X:
- Doença de Fabry.

O padrão de herança não é distinto; contudo, existe uma predisposição genética à doença:
- Doença de Crohn
- Diabetes tipo 1
- Doença celíaca
- Câncer de pâncreas.

Outros distúrbios genéticos que comprometem o sistema digestório:
- Fenda labial e/ou palatina
- Fibrose cística.

Avaliações de enfermagem

Consultar Capítulo 4, Boxe 4.2: Genética na prática de enfermagem: Aspectos genéticos da avaliação de saúde.

Avaliação da história familiar relacionada com os distúrbios digestórios e gastrintestinais
- Fazer avaliação cuidadosa da história familiar para descobrir outros familiares com uma condição similar (p. ex., fenda labial/palatina, estenose pilórica)
- Avaliar quanto a outros familiares em diversas gerações com câncer colorretal de início precoce
- Indagar sobre outros familiares com doença intestinal inflamatória
- Avaliar a história familiar quanto a outros cânceres (p. ex., endometrial, ovariano, renal).

Avaliação do paciente específica aos distúrbios digestórios e gastrintestinais
- Questionar sobre o padrão intestinal e a coloração das fezes
- Verificar se o paciente apresenta episódios de cólicas abdominais, diarreia ou desidratação
- Investigar se houve perda ponderal inexplicada
- Identificar se existe intolerância a alimentos específicos (p. ex., glúten, alimentos gordurosos, lactose)
- Investigar se há história pregressa de distúrbios hepáticos.

Avaliar se existem outras condições clínicas:
- Com fendas – defeito cardíaco congênito, outros defeitos ao nascimento sugestivos de síndrome genética
- Com polipose adenomatosa familiar – hipertrofia congênita do epitélio pigmentado retiniano.

Recursos sobre a genética

Cancer.Net, www.cancer.net
Celiac Disease Foundation, www.celiac.org
Crohn's & Colitis Foundation, www.ccfa.org
Ver, no Capítulo 6, Boxe 6.7, os componentes do aconselhamento genético.

---

contínua (por meio de um tubo duodenal) de 500 a 1.000 mℓ de uma suspensão rala de bário; após isso, é infundida metilcelulose através do tubo. O bário e a metilcelulose preenchem as alças intestinais e são observados continuadamente por meio de fluoroscopia e visualizados em intervalos frequentes à medida que progridem pelo jejuno e pelo íleo. Ar também pode ser utilizado; contudo, a metilcelulose é preferida por estar associada a maior visibilidade (Lampignano & Kendrick, 2018). Esse processo (mesmo com motilidade normal) pode demorar até 6 horas e pode ser razoavelmente desconfortável para o paciente. O procedimento auxilia no diagnóstico de obstruções parciais do intestino delgado ou divertículos. Após o término do componente fluoroscópico do exame, o paciente pode ser submetido à TC para pesquisa de lesões ou aderências; nesse caso, um contraste iodado pode ser usado (Lampignano & Kendrick, 2018).

Intervenções de enfermagem

As orientações sobre as alterações alimentares antes do exame podem incluir dieta líquida sem resíduos e dieta zero a partir da meia-noite da noite anterior ao exame. O paciente também é orientado a não fumar nem mascar chiclete durante o período de jejum, pois essas atividades aumentam a salivação e a secreção gástrica (Lampignano & Kendrick, 2018). Soluções à base de polietilenoglicol (PEG) são consideradas os agentes mais efetivos para a limpeza intestinal; outros agentes incluem fosfato de sódio, citrato de magnésio e formulações contendo picossulfato de sódio, ácido cítrico e óxido de magnésio (Harrison & Hielkrem, 2016; Tan, Lin, Ma et al., 2018). Em geral, os medicamentos orais são suspensos na manhã do exame e retomados naquela tarde, mas o esquema medicamentoso de cada paciente deve ser avaliado individualmente. Quando um paciente com diabetes insulinodependente estiver em dieta zero, as suas necessidades de insulina deverão ser reajustadas adequadamente (ver Capítulo 46).

Os cuidados de acompanhamento são fornecidos após o procedimento na parte superior do sistema digestório para assegurar que o paciente tenha eliminado a maior parte do bário ingerido. Os líquidos podem ser aumentados para facilitar a evacuação de fezes e bário.

Exame da parte inferior do sistema digestório

Após a administração retal de bário, pode-se visualizar a parte inferior do sistema digestório. O enema de bário pode ser utilizado para detectar pólipos, tumores ou outras lesões do intestino grosso e para demonstrar quaisquer anormalidades anatômicas ou mau funcionamento do intestino. Após o preparo adequado e a evacuação de todo o cólon, cada parte do cólon pode ser prontamente observada. O procedimento normalmente demora aproximadamente 15 a 30 minutos, período durante o qual são obtidas imagens radiográficas.

Outros meios para a visualização do cólon incluem exames com contraste duplo e com contraste solúvel em água. Esses testes ainda são aplicados ocasionalmente, já que são simples e relativamente não dispendiosos. Um enema de bário com contraste duplo ou contraste com ar envolve a instilação de uma solução de bário mais espessa, seguida da instilação de ar. O paciente pode sentir um pouco de cólica ou desconforto durante esse processo. Esse teste proporciona um contraste entre o lúmen preenchido por ar e a mucosa revestida por bário, facilitando a detecção de lesões menores. A colonografia por TC substituiu o enema baritado com duplo contraste (clister opaco duplo) para quase todos os distúrbios GI indicados (Rex et al., 2017) (ver discussão mais adiante).

Se houver suspeita de doença inflamatória ativa, fístulas ou perfuração do cólon, pode ser empregado um agente de contraste iodado solúvel em água (p. ex., ácido diatrizoico). O procedimento é o mesmo de um enema de bário, mas o paciente primeiramente deve ser avaliado quanto à alergia a iodo ou agentes de contraste. O agente de contraste é prontamente eliminado após o procedimento, de modo que não há necessidade de laxantes pós-procedimentais. Pode ocorrer diarreia em alguns pacientes até que o agente de contraste tenha sido totalmente eliminado.

Intervenções de enfermagem

O preparo do paciente inclui o esvaziamento e a limpeza da parte inferior do intestino. Isso geralmente requer dieta com baixo teor residual 1 a 2 dias antes do teste, dieta líquida clara e um laxante na noite anterior, dieta zero após a meia-noite e enemas de limpeza até que o retorno esteja limpo na manhã seguinte. O enfermeiro assegura que os enemas de bário sejam programados antes de quaisquer exames da parte superior do sistema digestório. Se o paciente apresentar doença inflamatória ativa do cólon, os enemas são contraindicados. Os enemas de bário também são contraindicados em pacientes com sinais de perfuração ou obstrução; em vez disso, podem ser realizados exames com contraste hidrossolúvel. O sangramento GI ativo pode impedir o uso de laxantes e enemas.

As orientações pós-procedimentais ao paciente incluem informações a respeito do aumento da ingestão de líquidos, avaliação dos movimentos intestinais para a evacuação do bário e observação de aumento da quantidade de defecações, tendo em vista que o bário, em virtude de sua alta osmolaridade, pode remover o líquido para o intestino, aumentando, assim, o conteúdo intraluminal, o que resulta em maior produção.

Tomografia computadorizada

A TC fornece imagens transversais dos órgãos e das estruturas abdominais. Diversas imagens radiográficas são obtidas a partir de diferentes ângulos, digitalizadas em um computador, reconstruídas e, em seguida, visualizadas em um monitor de computador. Com o aumento da sensibilidade e da especificidade das TCs nos últimos anos, também aumentou a sua utilização. Os aparelhos de TC volumétricos (i. e., helicoidais ou espirais) possibilitam reconstrução mais acurada dos dados do paciente em planos alternativos, têm tempos de aquisição de imagem menores e apresentam menos artefatos do que as TCs de corte único (Lampignano & Kendrick, 2018). A TC é uma ferramenta valiosa para a detecção e a localização de muitas condições inflamatórias no cólon, tais como apendicite, diverticulite, enterite regional e colite ulcerativa, bem como para a avaliação do abdome quanto a doenças de fígado, baço, rins, pâncreas e órgãos pélvicos, além de anormalidades estruturais da parede abdominal. A TC é completamente indolor, mas as doses de radiação são consideráveis. A TC pode ser realizada com ou sem contraste oral ou intravenoso (IV), mas a intensificação do exame é maior com o uso de um agente de contraste. No caso de pacientes que corram risco de complicações por causa do contraste, o radiologista e o médico assistente precisam concordar com a necessidade do exame e que os benefícios superam os riscos (Yale School of Medicine, 2019).

Intervenções de enfermagem

Os riscos comuns do uso de agentes de contraste IV incluem reações alérgicas e nefropatia induzida por contraste (NIC). Assim, os pacientes precisam ser rastreados à procura desses riscos (Hossain, Costanzo, Cosentino et al., 2018). Quaisquer alergias a agentes de contraste, iodo ou frutos do mar, o atual nível de creatinina sérica do paciente e o estado gestacional em mulheres devem ser determinados antes da administração de um agente de contraste. Pacientes alérgicos ao agente de contraste podem ser pré-medicados com um corticosteroide e um anti-histamínico.

As maneiras mais efetivas de prevenir a nefropatia induzida por contraste incluem a seleção cuidadosa dos pacientes, a manutenção da hidratação, o uso de contrastes mais novos e a abstenção do uso de agentes nefrotóxicos antes e após o procedimento (Hossain et al., 2018).

Ressonância magnética

A RM é utilizada na gastrenterologia para suplementar a ultrassonografia e a TC. Essa técnica não invasiva utiliza campos magnéticos e ondas de rádio para produzir imagens da área que está sendo estudada. A utilização de agentes de contraste orais para intensificar a imagem aumentou a aplicação dessa técnica para o diagnóstico de doenças GI. É útil na avaliação dos tecidos moles abdominais, bem como de vasos sanguíneos, abscessos, fístulas, neoplasias e outras fontes de sangramento.

Os artefatos fisiológicos dos batimentos cardíacos, das respirações e do peristaltismo podem criar uma imagem de qualidade inferior; entretanto, técnicas de RM de obtenção de imagens mais rápidas e mais novas auxiliam na eliminação desses artefatos da movimentação fisiológica. A RM não é um exame totalmente seguro para todas as pessoas. É necessário fazer avaliação antes da RM para detectar possíveis contraindicações (Lampignano & Kendrick, 2018). Quaisquer objetos ferromagnéticos (metais que contêm ferro) podem ser atraídos

> **Alerta de enfermagem: Qualidade e segurança**
>
> *A ressonância magnética é contraindicada para pacientes com qualquer dispositivo contendo metal no corpo, pois o campo magnético pode comprometer o funcionamento do dispositivo. A RM também é contraindicada para pacientes com dispositivos metálicos internos (p. ex., clipes para aneurisma), fragmentos metálicos intraoculares ou implantes cocleares. Adesivos cutâneos com revestimento em alumínio (p. ex., nicotina, nitroglicerina, escopolamina, clonidina) devem ser removidos antes da RM, em virtude do risco de queimaduras; entretanto, o médico do paciente deve ser consultado antes da remoção do adesivo para determinar se deve ser fornecida uma forma alternativa do medicamento.*

até o ímã e causar lesões. Os itens que podem ser problemáticos ou perigosos incluem joias, implantes odontológicos, clipes de papel, canetas, chaves, polos IV, clipes nos aventais do paciente e tanques de oxigênio.

Intervenções de enfermagem

As orientações ao paciente pré-procedimento incluem dieta zero nas 6 a 8 horas antes do exame e a remoção de todas as joias e de outros objetos metálicos. O paciente e a família são informados de que o exame pode demorar 60 a 90 minutos; durante esse período, o técnico orientará o paciente a realizar respirações profundas em intervalos específicos. Os *scanners* utilizados em muitas instalações de RM podem induzir sensação de claustrofobia, e a máquina realizará um som de batidas durante o procedimento. Os pacientes podem optar por utilizar fones de ouvido para ouvir música ou utilizar uma venda durante o procedimento. As RMs abertas eliminam a claustrofobia que muitos pacientes apresentam, embora produzam imagens de resolução inferior.

Tomografia por emissão de pósitrons

A PET produz imagens do corpo ao detectar a radiação emitida a partir de substâncias radioativas. As substâncias radioativas são injetadas no corpo por via intravenosa e normalmente são marcadas com isótopos radioativos de oxigênio, nitrogênio, carbono ou flúor (Lampignano & Kendrick, 2018). Esses isótopos decompõem-se rapidamente, não lesionam o corpo, apresentam níveis de radiação mais baixos do que um exame radiográfico ou por TC típico e são eliminados na urina ou nas fezes. O *scanner* essencialmente "captura" imagens de onde as substâncias radioativas se encontram no corpo, transmite as informações a um computador e produz um exame com "pontos quentes" (hipercaptantes) para avaliação pelo radiologista ou oncologista.

Cintigrafia

A cintigrafia depende da utilização de isótopos radioativos (*i. e.*, tecnécio, iodo, índio) para revelar estruturas anatômicas deslocadas, alterações no tamanho dos órgãos e presença de neoplasias ou outras lesões focais, como cistos ou abscessos. A cintigrafia também é utilizada para medir a captação de eritrócitos e leucócitos marcados. A marcação dos eritrócitos e leucócitos por meio da injeção de um radionuclídeo é realizada para definir áreas de inflamação, abscesso, perda de sangue ou neoplasia. Uma amostra de sangue é retirada, misturada com uma substância radioativa e reinjetada no paciente. Concentrações anormais de células sanguíneas são detectadas em seguida, em intervalos de 24 e 48 horas. Os estudos de eritrócitos marcados são úteis na determinação da fonte de sangramento interno quando todos os outros estudos retornaram um resultado negativo.

Exames da motilidade gastrintestinal

A cintigrafia também é empregada para avaliar o esvaziamento gástrico e o tempo de trânsito colônico. Durante os exames do esvaziamento gástrico, os componentes líquidos e sólidos de uma refeição (em geral, ovos mexidos) são marcados com marcadores de radionuclídeos. Após a ingestão da refeição, o paciente é posicionado sob uma câmara de cintilação, que mede a velocidade da passagem da substância radioativa a partir do estômago (Parkman, 2018). Isso é útil no diagnóstico de distúrbios da motilidade gástrica, gastroparesia diabética e síndrome de esvaziamento rápido (*dumping*).

Exames do trânsito colônico são realizados para avaliar a motilidade colônica e síndromes obstrutivas da defecação. O paciente recebe uma cápsula que contém 20 radionuclídeos marcadores e é orientado a seguir uma dieta regular e as atividades diárias habituais. Radiografias abdominais são realizadas a cada 24 horas, até que todos os marcadores tenham sido eliminados. Esse processo normalmente demora 4 a 5 dias; em caso de constipação intestinal grave, pode demorar até 10 dias. Pacientes com diarreia crônica podem ser avaliados em intervalos de 8 horas. A quantidade de tempo decorrida para que o material radioativo se movimente através do cólon indica a motilidade colônica.

Procedimentos endoscópicos

Os procedimentos endoscópicos empregados na avaliação do sistema digestório incluem fibroscopia/esofagogastroduodenoscopia (EGD), colonoscopia, anoscopia, proctoscopia, retossigmoidoscopia, enteroscopia do intestino delgado e endoscopia por meio de ostomia.

Fibroscopia gastrintestinal superior/esofagogastroduodenoscopia

A fibroscopia da parte superior do sistema digestório possibilita a visualização direta da mucosa esofágica, gástrica e duodenal por meio de um endoscópio iluminado (gastroscópio) (Figura 38.5). A esofagogastroduodenoscopia (EGD) é valiosa quando houver suspeita de distúrbios esofágicos, gástricos ou duodenais, ou de processos inflamatórios, neoplásicos ou infecciosos. Esse procedimento também pode ser realizado para avaliar as motilidades esofágica e gástrica e para coletar amostras de secreções e tecidos para análise adicional.

Na EGD, o gastroenterologista visualiza o sistema digestório por meio de uma lente de observação e pode obter imagens por meio do fibroscópio para documentar os achados. Também estão disponíveis videoendoscópios eletrônicos, que são ligados diretamente a um processador de vídeo responsável por converter os sinais eletrônicos em imagens que são projetadas em uma tela. Isso possibilita capacitações de visualização maiores e contínuas, bem como o registro simultâneo do procedimento.

A cápsula endoscópica (p. ex., PillCam™ ESO) é deglutida pelo paciente e avança no intestino delgado graças ao movimento peristáltico do órgão. A cápsula contém uma videocâmera com silicone e óxido metálico, que transmite imagens digitais da mucosa GI para um gravador de dados que é colocado no punho do paciente. Essa tecnologia é uma opção

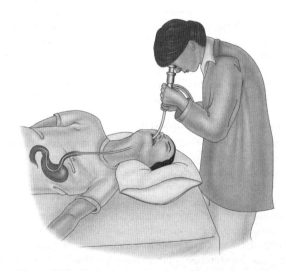

Figura 38.5 • Paciente sendo submetido à gastroscopia.

diagnóstica para os pacientes com doenças esofágicas que não conseguem tolerar a esofagogastroduodenoscopia (Park, Cho & Kim, 2018). A cápsula endoscópica (enteroscopia por cápsula ou endoscopia sem fio) é aprovada pela Food and Drug Administration (FDA) para pacientes com colonoscopias incompletas prévias e para os pacientes que não são candidatos a colonoscopia ou sedação (Rex et al., 2017).

Na colangiopancreatografia retrógrada endoscópica (CPRE), o uso do endoscópio é combinado com radiografia para a visualização dos ductos biliares, dos ductos pancreáticos e da vesícula biliar (MedlinePlus, 2019). Os fibroscópios flexíveis de visualização lateral são utilizados para analisar o ducto biliar comum e os ductos pancreático e hepático na ampola de Vater no duodeno. A CPRE é útil na avaliação de icterícia, pancreatite, tumores pancreáticos, cálculos em ducto biliar comum e doença das vias biliares. As tendências atuais mostram aumento da realização de CPRE para indicações terapêuticas (esfincterectomia, retirada de cálculos e colocação de *stent* em vias biliares) e diminuição de seu uso para fins diagnósticos convencionais (Ahmed, Kanotra, Savani et al., 2017). A CPRE é descrita adicionalmente no Capítulo 44.

A fibroscopia da parte superior do sistema digestório também pode ser um procedimento terapêutico quando combinada a outros procedimentos. A endoscopia terapêutica pode ser utilizada para remover cálculos em ducto biliar comum, dilatar estreitamentos e tratar sangramento gástrico e varizes esofágicas. Fibroscópios compatíveis com *laser* podem ser utilizados para proporcionar terapia a *laser* para neoplasias GIs superiores. Soluções esclerosantes podem ser injetadas por meio do fibroscópio como tentativa de controlar hemorragia digestiva superior.

Após a sedação do paciente, o endoscópio é lubrificado com um lubrificante solúvel em água e é introduzido suave e lentamente ao longo da parte posterior da boca e para baixo e para dentro do esôfago. O gastroenterologista visualiza a parede gástrica e os esfíncteres e, em seguida, avança o endoscópio para dentro do duodeno para exame adicional. Fórceps de biopsia para a obtenção de amostras teciduais ou escovas de citologia para obter células para exames microscópicos podem ser transportados por meio do fibroscópio. O procedimento normalmente demora cerca de 30 minutos.

O paciente pode apresentar náuseas, engasgo ou sufocação. O uso de agentes anestésicos tópicos e a sedação moderada tornam importante o monitoramento e a manutenção das vias respiratórias orais do paciente durante e após o procedimento. Oxímetros de dedo ou auriculares são utilizados para monitorar a saturação de oxigênio, e pode ser administrada suplementação de oxigênio, se necessário. Devem ser adotadas precauções para proteger o fibroscópio, tendo em vista que os feixes de fibra óptica podem se quebrar se o fibroscópio for dobrado em um ângulo agudo. O paciente utiliza uma proteção bucal para evitar mordidas no fibroscópio.

Intervenções de enfermagem

O paciente deve ficar em dieta zero por 8 horas antes do exame. Antes da introdução do endoscópio, o paciente recebe um gargarejo ou *spray* anestésico local. É administrado midazolam, um sedativo que proporciona sedação moderada com perda do reflexo de engasgo e que alivia a ansiedade durante o procedimento. Pode ser administrada atropina, para reduzir as secreções, e glucagon, para relaxar os músculos lisos. O paciente é colocado na posição lateral esquerda, para facilitar a limpeza das secreções pulmonares e proporcionar a entrada suave do fibroscópio.

Após a gastroscopia, a avaliação inclui nível de consciência, sinais vitais, saturação de oxigênio, nível de dor e monitoramento em relação aos sinais de perfuração (*i. e.*, dor, sangramento, dificuldade de deglutição incomum, temperatura com rápida elevação). A perda temporária do reflexo faríngeo (do vômito) é esperada; após o retorno do reflexo de engasgo do paciente, pastilhas, gargarejo com soro fisiológico e agentes analgésicos orais podem ser oferecidos para aliviar o discreto desconforto na garganta. Os pacientes que foram sedados para o procedimento devem permanecer no leito até que estejam totalmente alertas. Após a sedação moderada, o paciente deve ser transportado para o domicílio por um familiar ou amigo, se o procedimento tiver sido realizado em esquema ambulatorial. Alguém deve permanecer com o paciente até a manhã seguinte ao procedimento. Em virtude da sedação, muitos pacientes não se lembram das orientações pós-procedimento. Por esse motivo, as instruções verbais e escritas da alta e do acompanhamento são fornecidas à pessoa que acompanha o paciente até o domicílio, bem como ao paciente. Além disso, muitas salas de endoscopia apresentam um programa no qual um enfermeiro telefona para o paciente na manhã seguinte ao procedimento para saber se o paciente apresenta quaisquer preocupações ou questões relacionadas com o procedimento.

Colonoscopia com fibra óptica

Historicamente, a visualização direta do intestino era o único meio para avaliar o cólon, mas a colonoscopia virtual (também conhecida como colonografia por TC) está atualmente disponível. As vantagens incluem menor risco de perfuração em comparação com a colonoscopia, porém a necessidade de preparo intestinal é considerada uma desvantagem (Rex et al., 2017).

É possível a inspeção visual direta do intestino grosso (ânus, reto e cólons sigmoide, transverso e ascendente) por meio de um colonoscópio de fibra óptica flexível (Figura 38.6). Esses fibroscópios apresentam as mesmas capacitações daqueles utilizados para a EGD, mas têm diâmetro maior e são mais longos. Registros estáticos e em vídeo podem ser utilizados para documentar o procedimento e os achados.

Com frequência, esse procedimento é utilizado como recurso diagnóstico e como dispositivo de rastreamento. Esse procedimento é mais comumente utilizado para a triagem do câncer e para a vigilância em pacientes com câncer de cólon ou pólipos anteriores. Ver, no Capítulo 12, Tabela 12.3, as diretrizes de triagem da ACS. Além disso, biopsias teciduais podem ser obtidas, conforme necessário, e pólipos podem ser removidos e avaliados. Outras aplicações da colonoscopia incluem: a avaliação de pacientes com diarreia de causa desconhecida, sangramento oculto ou anemia; o exame adicional das anormalidades detectadas com enema de bário; e o diagnóstico, o esclarecimento e a determinação da extensão da DII ou outra.

O procedimento pode ser realizado para remover todos os pólipos visíveis com um laço especial e um cautério por meio do colonoscópio. Muitos cânceres de cólon têm início com pólipos adenomatosos do cólon; portanto, um objetivo da polipectomia colonoscópica é a detecção inicial e a prevenção do câncer colorretal. Esse procedimento também pode ser feito para tratar áreas de sangramento ou estreitamento. Durante o procedimento, é possível utilizar coaguladores bipolares ou unipolares e sondas de aquecimento, bem como injeções de agentes esclerosantes ou vasoconstritores. Fibroscópios compatíveis com *laser* proporcionam terapia a *laser* para lesões com sangramento ou neoplasias colônicas. A descompressão

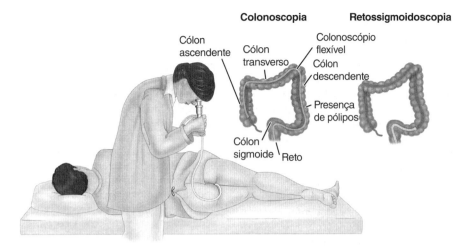

Figura 38.6 • Colonoscopia e retossigmoidoscopia com fibra óptica flexível. Para a colonoscopia, o fibroscópio flexível é introduzido pelo reto e pelo cólon sigmoide até os cólons descendente, transverso e ascendente. Para a retossigmoidoscopia com fibra óptica flexível, o fibroscópio flexível é avançado pelo cólon sigmoide proximal até o cólon descendente.

intestinal (remoção do conteúdo intestinal para evitar a distensão das espirais do intestino por gás e líquido) também pode ser concluída durante o procedimento.

A colonoscopia é realizada com o paciente em decúbito lateral esquerdo, com as pernas dobradas em direção ao tórax. A posição do paciente pode ser alterada durante o exame para facilitar o avanço do fibroscópio. Pinças para biopsia ou uma escova de citologia podem ser introduzidas por meio do fibroscópio para a obtenção de amostras para exames de histologia e citologia. As complicações durante e após o procedimento podem incluir arritmias cardíacas e depressão respiratória resultantes dos medicamentos administrados, reações vasovagais e sobrecarga circulatória ou hipotensão resultante de hidratação excessiva ou inadequada durante o preparo intestinal. As funções cardíaca e respiratória e a saturação de oxigênio do paciente são monitoradas continuadamente, com suplementação de oxigênio realizada conforme necessário. Em geral, o procedimento demora aproximadamente 1 hora, e o desconforto pós-procedimento resulta da instilação de ar para expandir o cólon e da inserção e da movimentação do fibroscópio durante o procedimento.

A colonoscopia com cápsula (cápsula endoscópica) é outra opção para pacientes que não conseguem tolerar a colonoscopia ou para pacientes com colonoscopias incompletas. Esse exame minimamente invasivo consiste na ingestão de uma cápsula com uma câmera (semelhante à PillCam™ ESO). Esse exame exige preparo intestinal mais completo do que o necessário para a colonoscopia, e os pacientes com resultado positivo precisam de colonoscopia de acompanhamento em 1 dia separado (Rex et al., 2017).

Intervenções de enfermagem

O sucesso da colonoscopia depende de quão bem o cólon é preparado (Tariq, Kamal, Sapkota et al., 2019). A limpeza adequada do cólon proporciona a visualização ideal e diminui o tempo necessário para o procedimento. A limpeza do cólon pode ser obtida de diversos modos. O médico pode prescrever um laxante por 2 noites antes do exame e um Fleet® enema ou enema de soro fisiológico até que o retorno esteja claro na manhã do teste. Entretanto, mais comumente, soluções eletrolíticas com polietilenoglicol (PEG) são utilizadas para limpeza efetiva do intestino. O preparo atual inclui esquema com dose plena, no qual toda a solução é ingerida na noite anterior ao procedimento, ou esquema com dose fracionada, no qual metade da dose é ingerida na noite anterior ao procedimento e metade é ingerida na manhã do procedimento, 3 horas antes do horário estipulado para o exame. Tariq et al. (2019) relataram melhora do preparo e da limpeza intestinais com o fracionamento da solução.

Os dados da anamnese e comorbidades, como diabetes melito, constipação intestinal crônica ou relato de uso de opioides ou colonoscopias problemáticas, influenciam o preparo do paciente. As instruções pré-procedimento incluem dieta líquida sem resíduo ou dieta com pouco resíduo começando no dia anterior ao procedimento; foi constatado que o tipo de dieta não influencia o preparo intestinal dos pacientes que ingerirem solução fracionada (Tariq et al., 2019). Se necessário, o enfermeiro pode administrar a solução por meio de um tubo de alimentação, se o paciente não puder deglutir. Pacientes com colostomia pode receber essa mesma preparação intestinal. A utilização de soluções de lavagem é contraindicada em pacientes com obstrução intestinal ou DII.

Um comprimido de fosfato de sódio pode ser administrado para a limpeza do cólon antes da colonoscopia. A dose é composta de 32 comprimidos: 20 comprimidos (4 comprimidos a cada 15 min) com 240 mℓ de qualquer líquido claro (água, qualquer bebida carbonatada clara ou suco) na manhã anterior ao exame, e 12 comprimidos (administrados do mesmo modo) na manhã do exame.

Com as soluções de lavagem, a limpeza intestinal é rápida (o efluente retal está claro em aproximadamente 4 horas) e é razoavelmente bem tolerada pela maioria dos pacientes. Os efeitos colaterais das soluções eletrolíticas incluem náuseas, distensão, cólicas ou plenitude abdominal, desequilíbrio hidreletrolítico e hiponatremia (os pacientes geralmente são orientados a beber a preparação tão gelada quanto possível para torná-la mais palatável). Os efeitos colaterais são especialmente problemáticos para adultos mais idosos, que, às vezes, apresentam dificuldades para ingerir o volume de solução necessário. O monitoramento de pacientes idosos após um preparo intestinal é especialmente importante, tendo em vista que a sua capacidade fisiológica de compensar a perda de líquido está diminuída. Muitos adultos mais velhos usam diversos medicamentos todos os dias; portanto, o conhecimento do enfermeiro sobre o esquema medicamentoso diário do paciente pode proporcionar a imediata avaliação e a prevenção de possíveis problemas e a detecção inicial de alterações fisiológicas.

Além disso, o enfermeiro aconselha o paciente com diabetes a consultar o seu médico a respeito do ajuste dos medicamentos para prevenir hiperglicemia ou hipoglicemia que resulta das modificações alimentares exigidas no preparo para o teste. O enfermeiro também orienta todos os pacientes, especialmente os adultos mais velhos, a manterem a ingestão adequada de líquidos, eletrólitos e calorias enquanto estiverem sendo submetidos à limpeza intestinal.

Devem ser adotadas precauções especiais para alguns pacientes. Desfibriladores implantáveis e marca-passos correm alto risco de mau funcionamento se procedimentos eletrocirúrgicos (i. e., polipectomia) forem realizados com a colonoscopia. Um cardiologista deve ser consultado antes da realização do exame. Esses pacientes precisam de monitoramento cardíaco cuidadoso durante o procedimento (American Society of Anesthesiology Taskforce, 2020; Neubauer, Wellman, Herzog-Niescery et al., 2018).

A colonoscopia não poderá ser realizada se houver suspeita ou documentação de perfuração de cólon, diverticulite grave aguda ou colite aguda. Pacientes com próteses de valvas cardíacas ou história de endocardite precisam de antibióticos profiláticos antes do procedimento.

O consentimento livre e esclarecido é obtido pelo profissional antes da sedação do paciente. Antes do exame, é administrado um agente analgésico opioide ou sedativo (p. ex., midazolam) para proporcionar sedação moderada e alívio da ansiedade durante o procedimento. Pode ser administrado glucagon, se necessário, para relaxar a musculatura colônica e para reduzir os espasmos durante o teste. Pacientes mais velhos ou debilitados podem precisar de uma dose reduzida do agente analgésico ou sedativo para diminuir os riscos de sedação excessiva e complicações cardiopulmonares.

Durante o procedimento, o paciente é monitorado quanto a alterações em saturação de oxigênio, sinais vitais, coloração e temperatura da pele, nível de consciência, distensão abdominal, resposta vagal e intensidade da dor. Após o procedimento, o paciente é mantido em repouso no leito até que esteja totalmente alerta. Alguns pacientes têm cólicas abdominais causadas por aumento do peristaltismo estimulado pelo ar insuflado para dentro do intestino durante o procedimento.

Imediatamente após o repouso, o paciente é monitorado quanto a sinais e sintomas de perfuração intestinal (p. ex., sangramento retal, dor ou distensão abdominal, febre, sinais peritoneais focais). Em virtude dos efeitos amnésicos do midazolam, o paciente pode não conseguir se lembrar das informações verbais e deve receber orientações por escrito. Se o procedimento for realizado em base ambulatorial, alguém deve transportar o paciente até o domicílio. Após um procedimento terapêutico, o enfermeiro orienta o paciente a relatar qualquer sangramento ao médico.

Anoscopia, proctoscopia e sigmoidoscopia

O exame endoscópico do ânus, do reto e dos cólons sigmoide e descendente é utilizado para avaliar diarreia crônica, incontinência fecal, colite isquêmica e hemorragia digestiva inferior, bem como para a observação de ulcerações, fissuras, abscessos, tumores, pólipos ou outros processos patológicos.

O sigmoidoscópio de fibra óptica flexível (ver Figura 38.6) possibilita que o cólon seja examinado até 40 a 50 cm a partir do ânus, muito mais do que os 25 cm que podem ser visualizados com o sigmoidoscópio rígido. Ele apresenta muitas das capacitações dos fibroscópios usados para o exame da parte superior do sistema digestório, incluindo a obtenção de imagens fixas ou em vídeo para documentar os achados.

Para os procedimentos com fibroscópio flexível, o paciente assume uma posição confortável sobre o lado esquerdo, com a perna direita dobrada e posicionada anteriormente. É importante manter o paciente informado durante todo o exame e explicar as sensações associadas a ele. Biopsias e polipectomias podem ser realizadas durante esse procedimento. A biopsia é realizada com pequenos fórceps cortantes introduzidos por meio do endoscópio; uma ou mais partes pequenas de tecido podem ser removidas. Se houver pólipos, eles podem ser removidos com uma alça de fio, que é utilizada para aprisionar o pedículo, ou a haste. Uma corrente de eletrocoagulação é utilizada em seguida para cortar o pólipo e prevenir sangramentos. É extremamente importante que todo o tecido excisado seja colocado imediatamente em gaze úmida ou em um receptáculo apropriado, rotulado corretamente e entregue sem demora ao laboratório de patologia para exame.

Intervenções de enfermagem

Esses exames requerem apenas preparo intestinal limitado, incluindo água corrente quente ou Fleet® enema, até que o retorno esteja claro. Restrições alimentares e sedação normalmente não são necessárias. Durante o procedimento, o enfermeiro monitora os sinais vitais, a coloração e a temperatura da pele, a tolerância à dor e a resposta vagal. Após o procedimento, o enfermeiro monitora o paciente quanto a sangramento retal e sinais de perfuração intestinal (i. e., febre, drenagem retal, distensão abdominal, dor). Após a conclusão do exame, o paciente pode retomar as atividades regulares e a dieta regular.

Exames do intestino delgado

Diversos métodos estão disponíveis para a visualização do intestino delgado, incluindo endoscopia com cápsula e enteroscopia com balão duplo. A endoscopia com cápsula possibilita a visualização não invasiva da mucosa por todo o intestino delgado. É particularmente útil na avaliação de sangramento GI obscuro. A técnica consiste na deglutição, pelo paciente, de uma cápsula incorporada a uma câmera em miniatura sem fio, uma fonte de luz e um sistema de transmissão de imagens. A cápsula é do tamanho de um comprimido grande de suplemento vitamínico. Ela é impulsionada por todo o intestino por meio do peristaltismo. As imagens são transmitidas a partir da extremidade da cápsula até um dispositivo de gravação utilizado pelo paciente. A cápsula possibilita a inspeção do intestino delgado sem provocar desconforto no paciente (Yamamoto & Aabakken, 2019).

A enteroscopia com balão duplo tornou possível visualizar a mucosa de todo o intestino delgado, bem como realizar intervenções diagnósticas e terapêuticas (Yamamoto & Aabakken, 2019). Esse endoscópio é composto de dois balões, um unido à extremidade distal do fibroscópio e outro unido ao tubo superior transparente que desliza sobre o endoscópio. O endoscópio é avançado por meio de inflação e deflação alternada dos balões, causando a visualização por telescópio do intestino delgado sobre o tubo superior. Como resultado dessa visualização por telescópio, o endoscópio consegue visualizar muito mais do intestino delgado do que o comprimento do próprio fibroscópio. O procedimento demora entre 1 e 3 horas e requer sedação moderada. As intervenções de enfermagem são similares àquelas para outros procedimentos endoscópicos.

Endoscopia por meio de ostomia

A endoscopia por meio de um estoma é útil para a visualização de um segmento do intestino delgado ou grosso e pode ser indicada para avaliar a anastomose em relação a doença recidivante, ou visualizar e tratar o sangramento em um segmento do intestino. As intervenções de enfermagem são similares àquelas para outros procedimentos endoscópicos.

Manometria e exames eletrofisiológicos

A manometria e os exames eletrofisiológicos são métodos para a avaliação de pacientes com distúrbios da motilidade GI. O teste com manometria mede as alterações nas pressões intraluminais e a coordenação da atividade muscular no sistema digestório com as pressões transmitidas para um analisador por computador.

A manometria esofágica é empregada para detectar distúrbios da motilidade do esôfago e dos esfíncteres esofágicos superior e inferior. Também conhecidos como exames da motilidade esofágica, são muito úteis no diagnóstico de acalasia (i. e., ausência de peristaltismo), espasmo esofágico difuso, esclerodermia e outros distúrbios motores esofágicos. O paciente deve abster-se de comer ou beber por 8 a 12 horas antes do teste. Os medicamentos que possam ter efeito direto sobre a motilidade (p. ex., bloqueadores de canais de cálcio, agentes anticolinérgicos, sedativos) são suspensos por 24 a 48 horas. Um cateter sensível à pressão é inserido no nariz e conectado a um transdutor e a um gravador de vídeo. Em seguida, o paciente deglute pequenas quantidades de água, enquanto as alterações da pressão resultantes são registradas. A avaliação de um paciente em relação à DRGE tipicamente inclui a manometria esofágica.

Procedimentos de manometria gastroduodenal, do intestino delgado e colônica são utilizados para avaliar o adiamento do esvaziamento gástrico e distúrbios das motilidades gástrica e intestinal, tais como síndrome do intestino irritável ou cólon atônico. Com frequência, é um procedimento ambulatorial, que dura 24 a 72 horas. A manometria anorretal mede o tônus do esfíncter anal interno em repouso e a contratilidade do esfíncter anal externo. É útil na avaliação de pacientes com constipação intestinal crônica ou incontinência fecal, bem como no *biofeedback* em relação ao tratamento da incontinência fecal. Pode ser realizada com provas de função sensorial retal. Sódio dibásico ou um enema de limpeza com soro fisiológico é administrado 1 hora antes do teste, e o teste é realizado em decúbito ventral ou lateral.

Exames da função sensorial retal são realizados para avaliar a função sensorial retal e neuropatias. Um cateter e um balão são introduzidos pelo reto, com aumento da inflação do balão até que o paciente sinta a distensão. Em seguida, o tônus e a pressão do reto e do esfíncter anal são medidos. Os resultados são especialmente úteis na avaliação de pacientes com constipação intestinal crônica, diarreia ou incontinência.

A eletrogastrografia, um exame eletrofisiológico, também pode ser realizada para avaliar distúrbios da motilidade gástrica e pode ser útil para detectar a disfunção motora ou nervosa no estômago. Eletrodos são posicionados sobre o abdome, e a atividade elétrica gástrica é registrada por até 24 horas. Os pacientes podem exibir atividade rápida, lenta ou irregular em forma de ondas.

A defecografia mede a função anorretal e é realizada com pasta de bário muito espessa instilada no reto. A fluoroscopia avalia a função do reto e do esfíncter anal enquanto o paciente tenta expelir o bário. O teste não requer preparo. O enfermeiro orienta o paciente sobre o que esperar durante esses procedimentos.

Análise gástrica, teste de estimulação ácida gástrica e monitoramento do pH

A análise do suco gástrico prove informações sobre a atividade secretória da mucosa gástrica e sobre a ocorrência ou o grau de retenção gástrica em pacientes com suspeita de obstrução pilórica ou duodenal. Também é útil para o diagnóstico da síndrome de Zollinger-Ellison ou de gastrite atrófica.

O paciente permanece em dieta zero por 8 a 12 horas antes do procedimento. Quaisquer medicamentos que afetem as secreções gástricas são suspensos por 24 a 48 horas antes do teste. Não é permitido fumar na manhã do teste, tendo em vista que o tabagismo aumenta as secreções gástricas. Um pequeno tubo nasogástrico com uma extremidade do cateter marcada em diversos pontos é inserido pelo nariz. Quando o tubo se encontra em um ponto um pouco inferior a 50 cm, deve estar dentro do estômago, posicionado ao longo da curvatura maior. Uma vez posicionado, o tubo é fixado na bochecha do paciente, o qual assume uma posição semirreclinada. Todo o conteúdo gástrico é aspirado por meio de sucção suave para dentro de uma seringa, e amostras gástricas são coletadas a cada 15 minutos durante a próxima hora.

As importantes informações diagnósticas a serem obtidas a partir da análise gástrica incluem a capacidade da mucosa de secretar HCl. Essa capacidade está alterada em diversas doenças, incluindo:

- *Anemia perniciosa*: pacientes com essa doença não secretam ácido sob condições basais ou após a estimulação
- *Gastrite atrófica crônica grave ou câncer gástrico*: pacientes com essas doenças secretam pouco ou nenhum ácido
- *Úlcera péptica*: pacientes com essa doença secretam um pouco de ácido
- *Úlceras duodenais*: pacientes com essa doença normalmente secretam uma quantidade excessiva de ácido.

O teste de estimulação do ácido gástrico normalmente é realizado com a análise gástrica. Histamina ou pentagastrina é administrada por via subcutânea para estimular as secreções gástricas. É importante informar ao paciente que essa injeção pode causar sensação de rubor. O enfermeiro monitora a pressão arterial e o pulso do paciente com frequência para detectar hipotensão. Amostras gástricas são coletadas após a injeção a cada 15 minutos durante 1 hora e são rotuladas para indicar o horário da coleta da amostra após a injeção de histamina. O volume e o pH da amostra são medidos; em determinados casos, o exame citológico pela técnica de Papanicolaou pode ser utilizado para determinar a presença ou a ausência de células malignas.

O refluxo esofágico de ácido gástrico pode ser diagnosticado e avaliado por meio do monitoramento ambulatorial do pH (Triadafilopoulos, Zikos, Regalia et al., 2018). O paciente permanece em dieta zero por 6 horas antes do exame. Um sensor que mede o pH é inserido e posicionado via endoscopia. O sensor é então conectado a um dispositivo externo de registro e é utilizado por 24 horas, enquanto o paciente continua as atividades diárias habituais. O resultado é uma análise por computador e uma demonstração gráfica dos resultados.

O sistema de monitoramento do pH Bravo® oferece a vantagem de monitoramento do pH do esôfago sem o cateter transnasal. O clínico, por meio de endoscopia, fixa uma cápsula (aproximadamente do tamanho de uma cápsula de gel) à parede esofágica do paciente. Os dados relacionados com o pH são transmitidos a partir da cápsula até um receptor do tamanho de um *pager* que o paciente utiliza. Os dados são coletados por até 96 horas e, em seguida, baixados e analisados. A cápsula se desprende espontaneamente do esôfago em 7 a 10 dias e, em seguida, passa pelo sistema digestório do paciente. A precisão desse método de teste do pH é superior à dos métodos nos quais é utilizado um cateter, tendo em vista que o paciente pode comer normalmente e continuar as atividades típicas durante o teste. O paciente é investigado para eventos de refluxo gastresofágico (DRGE) e para eventos sem refluxo gastresofágico (Medtronic, 2019).

Laparoscopia (peritoneoscopia)

Com os enormes avanços na cirurgia minimamente invasiva, a laparoscopia diagnóstica é eficiente, custo-efetiva e útil no diagnóstico de doença GI. Após a criação de um pneumoperitônio (injeção de dióxido de carbono na cavidade peritoneal para separar os intestinos dos órgãos pélvicos), é realizada uma pequena incisão lateral ao umbigo, que possibilita a inserção do laparoscópio de fibra óptica. Isso possibilita a visualização direta dos órgãos e das estruturas do abdome e a identificação de quaisquer crescimentos, anomalias e processos inflamatórios. Além disso, amostras de biopsia podem ser coletadas a partir das estruturas e dos órgãos, conforme necessário. Esse procedimento pode ser realizado para avaliar doença peritoneal, dor abdominal crônica, massas abdominais, doença da vesícula biliar e hepatopatias. Entretanto, a laparoscopia não se tornou uma modalidade diagnóstica importante em pacientes com dor abdominal aguda, tendo em vista que ferramentas menos invasivas (p. ex., TC e RM) estão prontamente disponíveis. A laparoscopia normalmente requer anestesia geral e, às vezes, que o estômago e o intestino sejam descomprimidos. Gás (normalmente dióxido de carbono) é insuflado na cavidade peritoneal para criar um espaço de trabalho para a visualização. Um dos benefícios desse procedimento é que, após a visualização de um problema, a excisão (p. ex., remoção da vesícula biliar) pode ser realizada em seguida, ou ao mesmo tempo, se apropriado.

EXERCÍCIOS DE PENSAMENTO CRÍTICO

1 **qp** Você está cuidando de uma mulher de 45 anos recém-admitida no setor de emergência por causa de aparecimento recente de dor no quadrante superior direito do abdome, com irradiação para a região média superior do dorso e acompanhada de náuseas e distensão abdominal. Os sinais/sintomas começaram algumas horas após a paciente ter almoçado, e ela ingeriu alimentos com alto teor de gordura. Não há dados dignos de nota na história patológica pregressa da paciente. Identifique as perguntas que você deveria fazer na obtenção da anamnese da paciente. Quais são as suas avaliações prioritárias? Quais exames complementares você esperaria? A paciente relata aumento da intensidade da dor no setor de emergência, e elevação da temperatura corporal e defesa abdominal foram constatadas no exame físico. Tendo em vista essas novas informações, quais perguntas devem ser feitas e quais seriam as avaliações prioritárias?

2 **cpa** Um homem de 50 anos procura o pronto-socorro com queixas de desconforto torácico, náuseas e diaforese. Ele informa ter hipercolesterolemia e estar em uso de medicação oral. Você reconhece as manifestações clínicas de uma potencial condição cardíaca ou do sistema digestório. Tendo em vista a urgência da situação, a participação de quais membros da equipe de saúde seria necessária na prestação de cuidados a esse paciente? Como você poderia coordenar melhor os cuidados de modo a assegurar desfechos positivos para o paciente?

REFERÊNCIAS BIBLIOGRÁFICAS

*Pesquisa em enfermagem.

Livros

Antunes, C., & Curtis, S. A. (2019). Gastroesophageal reflux disease. *NCBI Bookshelf StatPearls*. Treasure Island, FL: StatPearls Publishing. Retrieved on 11/4/2019 at: www.ncbi.nlm.nih.gov/books/NBK441938

Eliopoulos, C. (2018). *Gerontological nursing* (9th ed.). Philadelphia, PA: Lippincott Williams & Wilkins.

Günther C. (2018). Microbiome and gut immunity: The epithelium. In D. Haller (Ed.). *The gut microbiome in health and disease*. New York: Springer. Retrieved on 2/16/2020 at: www.springer.com/gp/book/9783319905440

Hainsworth, J. D. (2020). Nausea and vomiting. In J. E. Niederhuber, J. O. Armitage, J. H. Doroshow, et al. (Eds.). *Abeloff's clinical oncology* (6th ed.). St. Louis, MO: Elsevier.

Haller, D. (2018). Intestinal microbiome in health and disease: Introduction. In D. Haller (Ed.). *The gut microbiome in health and disease*. New York: Springer. Retrieved on 2/16/2020 at: www.link.springer.com/chapter/10.1007/978-3-319-90545-7_1

Lampignano, J. P., & Kendrick, L. E. (2018). *Textbook of radiographic positioning and related anatomy* (9th ed.). St. Louis, MO: Elsevier.

McCance, K. L., & Huether, S. E. (2019). *Pathophysiology: The biologic basis for disease in adults and children* (8th ed.). St. Louis, MO: Elsevier.

McEvoy, G. E. (Ed.). (2020). *AHFS Drug Information®*. Bethesda, MD: American Society of Health-System Pharmacists. STAT!Ref Online Electronic Medical Library. Retrieved on 2/14/2020 at: www.ahfsdruginformation.com/ahfs-drug-information

Norris, T. L. (2019). *Porth's pathophysiology. Concepts of altered health states* (10th ed.). Philadelphia, PA: Wolters Kluwer.

Parkman, H. P. (2018). Gastric emptying studies. In E. Bardan & R. Shaker (Eds.). *Gastrointestinal motility disorders: A point of care clinical guide*. New York: Springer International Publishing.

Pezoldt, J., Yang, J., Zou, M., et al. (2018). Microbiome and gut immunity: T cells. In D. Haller (Ed.). *The gut microbiome in health and disease*. New York: Springer. Retrieved on 2/16/2020 at: www.link.springer.com/chapter/10.1007%2F978-3-319-90545-7_9

Strowig, T., Thiemann, S., & Diefenbach, A. (2018). Microbiome and gut immunity: Innate immune cells. In D. Haller (Ed.). *The gut microbiome in health and disease*. New York: Springer. Retrieved on 2/17/2020 at: www.link.springer.com/chapter/10.1007/978-3-319-90545-7_8

Weber, J. R., & Kelley, J. H. (2018). *Health assessment in nursing* (6th ed.). Philadelphia, PA: Wolters Kluwer.

Periódicos e documentos eletrônicos

Ahmed, M., Kanotra, R., Savani, G. T., et al. (2017). Utilization trends in inpatient endoscopic retrograde cholangiopancreatography (ERCP): A cross-sectional US experience. *Endoscopy International Open*, 5(4), E261–E271.

American Cancer Society (ACS). (2018). Tests to diagnose and stage colorectal cancer. Retrieved on 10/29/2019 at: www.cancer.org/cancer/colon-rectal-cancer/detection-diagnosis-staging/how-diagnosed.html

American Cancer Society (ACS). (2019). Colorectal screening tests. Retrieved on 11/8/2019 at: www.cancer.org/cancer/colon-rectal-cancer/detection-diagnosis-staging/screening-tests-used.html

American Society of Anesthesiology Taskforce. (2020). Practice advisory for the perioperative management of patients with cardiac implantable electronic devices. *Anesthesiology*, 132(2), 225–252.

Babakhanlou, R. (2018). Upper abdominal pain. *InnovAiT*, 11(8), 428–434.

Harrison, N. M., & Hielkrem, M. C. (2016). Bowel cleansing before colonoscopy: Balancing efficacy, safety, cost and patient tolerance. *World Journal of Gastrointestinal Endoscopy*, 8(1), 4–12.

Health Link British Columbia (HealthLinkBC). (2018). Helicobacter pylori tests. Retrieved on 11/12/2019 at: www.healthlinkbc.ca/medical-tests/hw1531#hw1546

Hossain, M. A., Costanzo, E., Cosentino, J., et al. (2018). Contrast-induced nephropathy: Pathophysiology, risk factors, and prevention. *Saudi Journal of Kidney Diseases and Transplantation*, 29(1), 1–9.

Kohlmann, W., & Gruber, S. B. (2018). Lynch syndrome. In M. P. Adam, H. H. Ardinger, R. A. Pagon, et al. (Eds.). *GeneReviews® [Internet]*. Seattle, WA: University of Washington, Seattle; 1993–2019. Retrieved on 11/18/2019 at: www.ncbi.nlm.nih.gov/books/NBK1211

Longstreth, G. F., & Lacy, B. E. (2019). Functional dyspepsia in adults. *UpToDate*. Retrieved on 11/4/2019 at: www.uptodate.com/contents/functional-dyspepsia-in-adults

Mayo Clinic. (2019). Acid reflux and GERD: The same thing? Retrieved on 11/3/2019 at: www.mayoclinic.org/diseases-conditions/heartburn/expert-answers/heartburn-gerd/faq-20057894

MedlinePlus. (2019). ERCP. Retrieved on 11/20/2019 at: www.medlineplus.gov/ency/article/007479.htm

Medtronic. (2019). BRAVO™ Calibration-free reflux testing. Retrieved on 11/12/2019 at: www.medtronic.com/covidien/en-us/products/reflux-testing/bravo-reflux-testing-system.html#bravo-calibration-free-reflux-capsule

National Institute of Diabetes and Digestive and Kidney Diseases (NIDDK). (2017). Upper endoscopy. Retrieved on 11/20/2019 at: www.niddk.nih.gov/health-information/diagnostic-tests/upper-gi-endoscopy

Neubauer, H., Wellman, M., Herzog-Niescery, J., et al. (2018). Comparison of perioperative strategies in ICD patients: The perioperative ICD management study (PIM study). *Pacing Clinical Electrophysiology*, 41(11), 1536–1542.

Park, J., Cho, Y. K., & Kim, J. H. (2018). Current and future use of esophageal capsule endoscopy. *Clinical Endoscopy*, 51(4), 317–322.

Rex, D. K., Boland, R., Dominitz, J. A., et al. (2017). Colorectal cancer screening: Recommendations for physicians and patients from the U.S. Multi-Society Task Force on colorectal cancer. *Gastrointestinal Endoscopy*, 86(1), 18–33.

Rich, K. (2018). Overview of Mallory-Weis syndrome. *Journal of Vascular Nursing*, 36(2), 91–93.

*Shen, Q., Zhu, H., Jiang, G., et al. (2018). Nurse-led self-management educational intervention improves symptoms of patients with functional constipation. *Western Journal of Nursing Research*, 40(60), 874–888.

Sinicrope, F. A. (2018). Lynch syndrome–associated colorectal cancer. *New England Journal of Medicine*, 379(8), 764–773.

Tan, L., Lin, Z. C., Ma, S., et al. (2018). Bowel preparation for colonoscopy. *Cochrane Database of Systematic Reviews 11*. Retrieved on 11/21/2019 at: www.cochranelibrary.com/cdsr/doi/10.1002/14651858.CD006330.pub3/full

Tariq, H., Kamal, M. U., Sapkota, B., et al. (2019). Evaluation of the combined effect of factors influencing bowel preparation and adenoma detection rates in patients undergoing colonoscopy. *BMJ Open Gastroenterology*, 6(10), 1–16.

Triadafilopoulos, G., Zikos, T., Regalia, K., et al. (2018). Use of esophageal pH monitoring to minimize proton-pump inhibitor utilization in patients with gastroesophageal reflux symptoms. *Digestive Diseases and Sciences*, 63(10), 2673–2680.

Wedro, B. (2019). Stool color, changes in color, texture, and form. *MedicineNet*. Retrieved on 1/14/2020 at: www.medicinenet.com/stool_color_changes/article.htm

Yale School of Medicine. (2019). Frequently asked questions about contrast material usage. *Radiology & Biomedical Imaging*. Retrieved on 11/8/2019 at: www.medicine.yale.edu/diagnosticradiology/patientcare/physicians/er/contrastquestions

Yamamoto, H., & Aabakken, L. (2019). Small-bowel endoscopy. *Endoscopy*, 51(5), 399–400.

Recursos

American Cancer Society, www.cancer.org
American Society for Gastrointestinal Endoscopy (ASGE), www.asge.org
Society of Gastroenterology Nurses and Associates (SGNA), www.sgna.org

Manejo de Pacientes com Distúrbios Orais e Esofágicos

DESFECHOS DO APRENDIZADO

Após ler este capítulo, você será capaz de:

1. Definir a relação entre higiene dentária e problemas odontológicos e nutrição e doença.
2. Descrever o manejo de enfermagem de pacientes com anormalidades da cavidade oral, da mandíbula e das glândulas salivares, inclusive câncer da cavidade oral e distúrbios do esôfago.
3. Descrever o manejo de enfermagem do paciente que recebe suporte com nutrição enteral.
4. Usar o processo de enfermagem como arcabouço para a prestação de cuidados ao paciente submetido à dissecção de pescoço, que tem um tubo de alimentação implantado (gastrostomia ou jejunostomia) ou com distúrbios não cancerosos do esôfago.

CONCEITOS DE ENFERMAGEM

Eliminação   Nutrição

GLOSSÁRIO

abscesso periapical: dente abscedido
acalasia: peristaltismo (contração similar a uma onda) inexistente ou não efetivo da parte distal do esôfago, acompanhado de ausência de relaxamento do esfíncter esofágico em resposta à deglutição
aspiração: inalação de líquidos ou alimentos para a traqueia e a árvore brônquica
disfagia: dificuldade de deglutição
displasia: crescimento celular anormal que resulta em células de tamanho, formato ou arranjo diferentes das outras células do mesmo tipo tecidual
doença de refluxo gastresofágico (DRGE): distúrbio caracterizado por fluxo retrógrado do conteúdo gástrico ou duodenal para o esôfago que provoca sintomas de desconforto e lesão da mucosa esofágica
entérico: dos intestinos ou relacionado com eles
estoma: abertura criada artificialmente entre uma cavidade corporal (p. ex., estômago ou intestino) e a superfície corporal
estomatite: inflamação da mucosa oral
gastrostomia: criação cirúrgica de uma abertura para o estômago, com o objetivo de administrar soluções, fórmulas de nutrição e medicamentos, ou para a descompressão e a drenagem do conteúdo gástrico
gastrostomia endoscópica percutânea (GEP): tubo de alimentação inserido, por via endoscópica, no estômago
gengivite: inflamação da gengiva; modificação da coloração, de rosada para vermelha, com edema, sangramento e aumento da sensibilidade/dor à manipulação associados

halitose: odor fétido da cavidade oral
hérnia: protrusão de um órgão ou de uma parte de um órgão pela parede da cavidade que normalmente o contém
jejunostomia: criação cirúrgica de uma abertura para o jejuno com a finalidade de administrar soluções, fórmulas de nutrição e medicamentos
litotripsia: utilização de ondas de choque para fragmentar ou desintegrar cálculos
nutrição enteral: fórmulas nutricionais infundidas por meio de tubo diretamente no sistema digestório
odinofagia: dor à deglutição
osmolalidade: concentração iônica do líquido
parotidite: inflamação da glândula parótida
pirose: sensação de queimação no estômago e no esôfago, que se move em direção à boca; comumente denominada queimação
sialadenite: inflamação das glândulas salivares
síndrome de esvaziamento rápido (*dumping*): resposta fisiológica ao rápido esvaziamento do conteúdo gástrico no intestino delgado, manifestada por náuseas, fraqueza, sudorese, palpitações, síncope e possível diarreia
síndrome de vagotomia: sinais/sintomas gastrintestinais que incluem diarreia e cólicas abdominais, resultantes de esvaziamento gástrico rápido (*sinônimo*: síndrome de *dumping*)
xerostomia: boca seca

Tendo em vista que a digestão normalmente se inicia na boca, a nutrição adequada está relacionada com a boa saúde dentária e a condição bucal geral. Quaisquer desconfortos, anormalidades ou processos de doença na cavidade oral podem afetar o estado nutricional de uma pessoa. Alterações na cavidade oral podem influenciar o tipo e a quantidade de alimentos ingerida, bem como o grau com que as partículas de alimentos são adequadamente misturadas com as enzimas salivares. Os distúrbios da boca ou da língua podem interferir na fala e, consequentemente, afetar a comunicação e a autoimagem. Problemas esofágicos relacionados com a deglutição também podem afetar adversamente a ingestão de alimentos e líquidos, prejudicando, assim, a saúde geral e o bem-estar. Em virtude da estrita relação entre a ingestão nutricional adequada e as estruturas da parte alta do sistema digestório (lábios, boca, dentes, faringe, esôfago), as orientações em saúde podem ajudar a prevenir distúrbios associados a essas estruturas (Figura 39.1).

DISTÚRBIOS DA CAVIDADE ORAL

A saúde oral é um componente muito importante da sensação física e psicológica de bem-estar de uma pessoa. A doença periodontal, que engloba **gengivite** (inflamação da gengiva) e periodontite (que inclui os tecidos moles e o osso que dá sustentação aos dentes), é a causa mais comum de perda dentária nos adultos (Office of the Surgeon General, 2003; U.S. Department of Health and Human Services [HHS], 2000). Nos EUA, de 2011 a 2012, 44,7% dos adultos com idade igual ou superior a 30 anos apresentaram periodontite. Quando essa prevalência é combinada com os dados de 2009 a 2010, há uma prevalência de 45,9% de periodontite, o que indica que aproximadamente 141 milhões de adultos com idade igual ou superior a 30 anos receberam o diagnóstico de periodontite. A periodontite grave foi diagnosticada em 8,9% dos adultos com idade igual ou superior a 30 anos, porém é mais prevalente em adultos com idade igual ou superior a 50 anos, homens, hispânicos/latino-americanos (63,5%) e afro-americanos não hispânicos/latinos (59,1%), pessoas com baixa escolaridade (ensino fundamental e que não concluíram o ensino médio), pessoas que vivem em condições de extrema pobreza e tabagistas atuais (Eke, Dye, Wei et al., 2015). O tabagismo atual, que aumenta a probabilidade de periodontite em pelo menos 50%, ainda é um fator de risco modificável de periodontite em todos os níveis de gravidade (Eke, Wei, Thornton-Evans et al., 2016). A doença periodontal pode ser ligada a uma diversidade de outras doenças sistêmicas, como doença cardiovascular, diabetes melito e doença reumatoide (American Academy of Periodontology [AAP], 2021). A Tabela 39.1 revisa as anormalidades comuns da cavidade oral, suas possíveis causas e as considerações de enfermagem. A Figura 39.2 ilustra as estruturas da cavidade oral.

PLACA BACTERIANA E CÁRIES

A cárie dentária é um processo erosivo que tem início com a ação de bactérias sobre carboidratos fermentáveis na boca, produzindo ácidos que dissolvem o esmalte dentário. Apesar de o esmalte dentário ser a substância mais dura no corpo humano, cáries e doença periodontal ainda podem ocorrer por diversos motivos. Os fatores contribuintes incluem nutrição, consumo de refrigerantes e predisposição genética. Além disso, a magnitude da lesão dos dentes pode estar relacionada com os fatores a seguir:

- Existência de placa bacteriana, uma substância adesiva, similar a uma gelatina, que se adere aos dentes
- Período durante o qual os ácidos permanecem em contato com os dentes
- Potência dos ácidos e capacidade da saliva de neutralizá-los
- Suscetibilidade dos dentes à cárie.

A cárie dentária tem início com um pequeno orifício, normalmente em uma fissura (uma ruptura no esmalte dentário) ou em uma área de difícil limpeza. Se não observada, a cárie estende-se até a dentina. Como a dentina não é tão dura quanto o esmalte, a cárie progride mais rapidamente e, com o tempo, alcança a polpa do dente. A prevalência de cáries em dentes permanentes de adolescentes com 12 a 19 anos se mantém em 56,8%, apesar do uso aumentado (48,1%) de selantes nos dentes permanentes de pessoas nesse grupo etário. Adultos com idade entre 20 e 64 anos apresentam uma prevalência de 89,9% de cáries em dentes permanentes; contudo, apenas 26,1% dos adultos apresentam cáries não tratadas em dentes

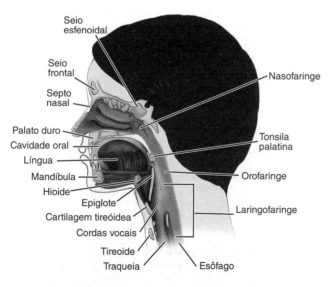

Figura 39.1 • Anatomia da cabeça e do pescoço.

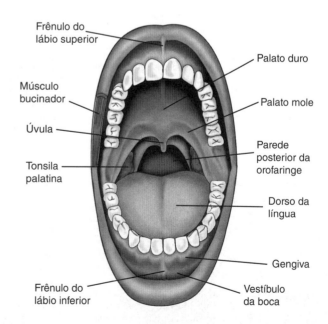

Figura 39.2 • Estruturas da boca, incluindo a língua e o palato.

TABELA 39.1 Distúrbios dos lábios, da boca e das gengivas.

Condição	Sinais e sintomas	Possíveis causas e sequelas	Considerações de enfermagem
Anormalidades dos lábios			
Queilite actínica	Irritação dos lábios associada a descamação, incrustação e fissuras; hiperqueratose branca (crescimento excessivo da camada córnea da epiderme) Considerada uma lesão pré-maligna (câncer espinocelular de pele)	Exposição ao sol; mais comum em pessoas de pele clara e naquelas cujas ocupações envolvam a exposição ao sol, tais como fazendeiros Lesão inflamatória crônica que pode evoluir para câncer espinocelular do lábio	Orientar o paciente sobre a importância de proteger os lábios contra o sol com o uso de uma pomada protetora, como bloqueador solar. Orientar o paciente a consultar o médico periodicamente.
Cancro	Lesão circunscrita e avermelhada, que ulcera e se torna incrustada	Lesão primária da sífilis	Utilizar medidas de conforto, tais como compressas frias nos lábios, cuidados bucais. Administrar antibióticos conforme prescrito. Orientar o paciente sobre o contágio. Usar agentes tópicos de venda livre (p. ex., manteiga de carité), ou agentes antivirais (p. ex., aciclovir, penciclovir), conforme prescrição.
Dermatite de contato (i. e., queilite de contato alérgica)	Área avermelhada ou erupção cutânea; prurido	Reação alérgica a batom, pomadas cosméticas ou creme dental	Orientar o paciente a evitar as possíveis causas. Administrar corticosteroides, conforme prescrição.
Herpes-vírus simples-1 (bolhas de febre)	Os sinais/sintomas podem surgir até 20 dias após a exposição; vesículas dolorosas únicas ou agrupadas ao longo da cavidade oral e nos lábios, que podem se romper	Infecção oportunista; observada frequentemente em pacientes imunossuprimidos Pode recidivar com menstruação, febre ou exposição ao sol	Usar pomada de aciclovir ou medicamentos sistêmicos, conforme prescrição. Administrar agentes analgésicos, conforme prescrição. Orientar o paciente a evitar alimentos irritantes.
Anormalidades da boca			
Estomatite aftosa (classificada como *maior* ou *menor* dependendo do tamanho das lesões)	Úlcera superficial com centro branco ou amarelo e borda vermelha tipicamente bem-definida; observada no lado interno dos lábios e das bochechas ou na língua; inicia-se com uma sensação de queimação ou formigamento e edema discreto; dolorosa; normalmente dura de 7 a 10 dias e cura sem a formação de cicatriz	Distúrbio inflamatório imunomediado associado à infecção pelo HIV Associada a estresse emocional ou mental, fadiga, fatores hormonais, traumatismo menor (p. ex., picada), alergias, alimentos e sucos ácidos e deficiências alimentares Pode recidivar	Orientar o paciente sobre as medidas de conforto (p. ex., enxágues com soro fisiológico) e dieta leve ou não condimentada. Podem ser prescritos antibióticos ou corticosteroides. Utilizar benzocaína sem prescrição médica, conforme indicado.
Candidíase (moniliáse)	Placa branca que se assemelha a leite talhado; quando destacada, deixa uma base eritematosa e, com frequência, com sangramento	Levedura *Candida albicans*; os fatores predisponentes incluem diabetes melito, terapia com antibiótico e imunossupressão	Podem ser prescritos antifúngicos, como nistatina ou clotrimazol, sob a forma de suspensão ou pastilhas; quando utilizados como suspensão, orientar o paciente a realizar higiene oral e bochechar por no mínimo 1 min e depois engolir. Se esses tratamentos não forem bem-sucedidos, agentes orais (p. ex., fluconazol) podem ser prescritos.
Sarcoma de Ewing	Localizado mais comumente na mandíbula; as manifestações iniciais incluem tumefação, dor, parestesia e deslocamento dentário	Câncer (mais frequentemente o local primário) que, muitas vezes, é confundido inicialmente com infecção dentária A idade mediana de aparecimento é de 14 anos	A abordagem mais usada é quimioterapia e cirurgia, seguida de quimioterapia e radioterapia.
Eritroplaquia	Placa vermelha e aveludada, assintomática, na mucosa oral; localizada mais comumente no assoalho da boca, na face ventral da língua e no palato mole	Inflamação inespecífica com risco elevado de transformação maligna Observada com mais frequência em adultos mais velhos	
Sarcoma de Kaposi	Aparece primeiramente na mucosa oral como uma lesão vermelha, púrpura ou azul; pode ser única ou múltipla; pode ser plana ou elevada As lesões podem ocorrer em outras partes do corpo: pele, linfonodos, pulmões, sistema digestório	Câncer que se desenvolve das células que revestem os vasos sanguíneos e o sistema linfático Associado à infecção pelo HIV (AIDS), homens HIV-negativos e que fazem sexo com homens, transplante de órgãos e região geográfica (África, Mediterrâneo)	Orientar o paciente sobre os efeitos colaterais do tratamento planejado para o HIV.
Leucoplaquia	Placas brancas; podem ser hiperqueratóticas; normalmente, ocorrem na mucosa bucal; são comumente indolores	Menos de 2% dos casos são malignos, mas podem progredir para câncer (pré-maligno) Comum em tabagistas	Orientar o paciente a consultar o médico se a leucoplaquia persistir por > 2 semanas. Eliminar os fatores de risco, tais como cigarros e outras formas de tabaco sem fumaça.

(continua)

TABELA 39.1 Distúrbios dos lábios, da boca e das gengivas. (continuação)

Condição	Sinais e sintomas	Possíveis causas e sequelas	Considerações de enfermagem
Leucoplaquia pilosa oral	Placas brancas com projeções rígidas piliformes; observadas normalmente na borda lateral da língua	Lesão induzida por vírus Epstein-Barr, Associada a tabagismo e consumo de tabaco Associada à infecção pelo HIV	Orientar o paciente a consultar o médico se a condição persistir por > 2 semanas.
Líquen plano	Estriações brancas de aparência reticulada com radiação na língua e na mucosa bucal; associação frequente com eritema e ulcerações dolorosas	Condição inflamatória crônica de etiologia desconhecida As recidivas são comuns Pode evoluir para um processo maligno	Aplicar corticosteroides tópicos, como gel de fluocinolona acetonida. Evitar alimentos que causem irritação. Administrar corticosteroides por via sistêmica ou intralesional, conforme prescrição. Orientar o paciente sobre a necessidade de acompanhamento, se a condição for crônica.
Estomatite por nicotina	Dois estágios – inicia-se com estomatite vermelha; ao longo do tempo, a língua e a boca tornam-se recobertas por uma mucosa branca cremosa e espessa, que pode descamar, deixando uma base de cor vermelho-vivo	Irritação crônica pelo tabaco	Cessar o tabagismo; se a condição se apresentar > 2 semanas, deve-se consultar um médico, e pode ser necessária uma biopsia.
Estomatite	Eritema leve e edema; as formas graves incluem ulcerações dolorosas, sangramento e infecção secundária	Inflamação da mucosa que reveste a cavidade oral Associada a quimioterapia; radioterapia; alergia medicamentosa grave; mielossupressão (depressão da medula óssea)	Orientar quanto a cuidados bucais profiláticos, incluindo escovação, utilização de fio dental e enxágue, para qualquer paciente que receba quimioterapia ou radioterapia. Orientar o paciente quanto à higiene oral adequada, incluindo a utilização de uma escova de dentes macia e creme dental não abrasivo; para úlceras dolorosas, esfregaços orais com aplicadores do tipo esponja podem ser utilizados, em vez de uma escova de dentes; evitar enxágues bucais à base de álcool e alimentos quentes ou condimentados. Aplicar agentes anti-inflamatórios, antibióticos e anestésicos tópicos, conforme prescrição.
Anormalidades das gengivas			
Gengivite	Gengivas dolorosas, inflamadas, edemaciadas; normalmente, as gengivas sangram em resposta ao contato leve	Forma reversível de inflamação da gengiva (i. e., uma forma leve de doença periodontal) Associada à higiene oral insatisfatória: restos de alimentos, placa bacteriana e acúmulo de tártaro As gengivas também se tornam hiperplásicas/hipertrofiadas em resposta a processos normais, como puberdade e gestação, em decorrência do uso de determinados medicamentos (p. ex., bloqueadores dos canais de cálcio, ciclosporina) ou em decorrência de imunodeficiência (p. ex., AIDS) ou do comprometimento do estado nutricional	Orientar o paciente quanto à higiene oral adequada; escovação dos dentes, utilização de fio dental, enxágue (i. e., com clorexidina), consultas com o dentista a cada 3 a 6 meses. Remover agentes causais, conforme o caso – medicamentos, tabagismo, dispositivos dentários.
Gengivoestomatite herpética	Sensação de queimação, com o aparecimento de pequenas vesículas 24 a 48 h depois; as vesículas podem romper-se, formando úlceras dolorosas e superficiais, com uma membrana cinza	Infecção por herpes-vírus simples (HSV) Ocorre com mais frequência em pessoas que estão imunossuprimidas; pode ocorrer em outros processos infecciosos, tais como pneumonia estreptocócica, meningite meningocócica e malária	Aplicar anestésicos tópicos, conforme prescrição; podem ser necessários opioides, se a dor for grave. Fazer irrigações com soro fisiológico ou peróxido de hidrogênio a 2 a 3%. Podem ser prescritos agentes antivirais, tais como aciclovir.
Gengivite necrosante (boca de trincheira)	Ulcerações pseudomembranosas cinza-esbranquiçadas que afetam as extremidades das gengivas, a mucosa da boca, as tonsilas e a faringe; halitose; gengivas dolorosas e com sangramento; a deglutição e a fala são dolorosas	Infecção bacteriana dolorosa e progressiva Relacionada com higiene oral insatisfatória, falta de acesso à assistência odontológica, repouso inadequado, trabalho excessivo, estresse emocional, tabagismo e desnutrição	Orientar o paciente a respeito da higiene oral adequada; ver Boxe 39.2. Irrigar com peróxido de hidrogênio a 2 a 3%, ou soro fisiológico. Evitar irritantes, tais como tabagismo e alimentos condimentados.
Periodontite	Pouco desconforto no início; podem ocorrer sangramento, infecção, retração gengival e dentes soltos; posteriormente no curso da doença, pode haver perda dentária	Inflamação profunda e crônica da gengiva Pode resultar de gengivite não tratada Higiene dentária inadequada ou imprópria e dieta inadequada podem contribuir para o desenvolvimento	Orientar o paciente quanto à higiene oral adequada e ao enxágue com clorexidina. Orientar o paciente a consultar um dentista (geral ou especialista em periodontia) para obter prescrição de antibiótico e raspagem radicular profunda.

AIDS: síndrome da imunodeficiência adquirida; HIV: vírus da imunodeficiência humana. Adaptada de American Cancer Society (ACS). (2021b). Kaposi sarcoma. Retirada em 18/02/2021 de: www.cancer.org/cancer/kaposisarcoma/detailedguide/kaposi-sarcoma-what-is-kaposi-sarcoma; Lodi, G. (2020). Oral lesions. Retirada em 18/02/2021 de: www.uptodate.com/contents/oral-lesions; Margaix-Muñoz, M., Bagán, J. & Poveda-Roda, R. (2017). Ewing sarcoma of the oral cavity. A review. *Journal of Clinical and Experimental Dentistry*, 9(2), 294-301; Mowad, C. (2019). Cheilitis. Retirada em 18/02/2021 de: www.uptodate.com/contents/cheilitis; Silk, H. (2014). Disease of the mouth. *Primary Care: Clinics in Office Practice*, 41(1), 75-90.

permanentes. Adultos mais velhos (65 anos ou mais) têm uma prevalência de 96,2% de cáries dentárias, das quais 15,9% sem tratamento (Centers for Disease Control and Prevention [CDC], 2019). Os idosos estão sujeitos à cárie em virtude de ressecamento oral induzido por fármacos ou relacionado com a idade (Boxe 39.1).

Os dentistas podem determinar a extensão da lesão e o tipo de tratamento necessário graças a exames radiográficos. O tratamento para a cárie dentária inclui restaurações, implantes odontológicos ou extração, se necessário. Em geral, a cárie dentária pode ocorrer em qualquer pessoa.

Prevenção

Medidas usadas na prevenção e no controle das cáries dentárias primárias incluem aplicação tópica de flúor (ATF) nos dentes (Marinho, Worthington, Walsh et al., 2015), uso de pasta de dente fluoretada, compostos de diaminofluoreto de prata (Donovan, Marzola, Murphy et al., 2018), aplicação de selantes dentários (Twetman, 2015) e adequada fluoretação da água comunitária (HHS, 2000; HHS Federal Panel on Community Water Fluoridation, 2015).[1] Outras recomendações incluem implementação de práticas diárias de higiene oral, procura por tratamento odontológico profissional rotineiro, abstinência de tabagismo e de consumo excessivo de bebidas alcoólicas, reeducação alimentar e manejo de doenças sistêmicas relacionadas (HHS, 2019). A incapacidade de obter assistência dentária está associada à redução da qualidade de vida de adultos com idade igual ou superior a 45 anos (Naavaal, Griffin & Jones, 2019), algo que precisa ser levado em consideração quando se auxiliam os pacientes a lidar com os sistemas de saúde.

Cuidados bucais

Dentes saudáveis devem ser limpos várias vezes ao dia. A escovação e o uso de fio dental são muito efetivos na ruptura mecânica da placa bacteriana que se acumula ao redor dos dentes.

A mastigação e o fluxo normal de saliva também ajudam muito na manutenção da limpeza dos dentes. Tendo em vista que muitos pacientes não consomem nutrientes adequados, eles produzem menos saliva, o que, por sua vez, reduz o processo natural de limpeza dos dentes. O enfermeiro pode precisar assumir a responsabilidade pela escovação dos dentes do paciente. A mera limpeza da boca e dos dentes do paciente com uma haste de algodão flexível é inefetiva. O método mais efetivo é a limpeza mecânica (escovação). Se a escovação não for possível, é melhor limpar os dentes com um pedaço de gaze e fazer com que o paciente faça bochechos diversas vezes com um enxágue bucal antisséptico antes da sua expectoração em uma cuba-rim. Uma escova de dentes macia é mais efetiva do que uma esponja ou um palito com espuma. Deve-se usar fio dental diariamente. Para prevenir o ressecamento, os lábios podem ser recobertos com um gel hidrossolúvel.

Dieta

As cáries dentárias podem ser prevenidas pela diminuição da quantidade de açúcar e amido na dieta. Os pacientes que consomem lanches devem ser aconselhados a escolher alternativas menos cariogênicas, tais como frutas, vegetais, nozes, queijos ou iogurte natural. A escovação dos dentes após as refeições é recomendada.

Fluoretação

Observou-se que a fluoretação dos abastecimentos públicos de água diminui as cáries dentárias. Algumas áreas dos EUA apresentam fluoretação natural; outras comunidades adicionaram o flúor aos abastecimentos públicos de água. Em 2014, 66,3% dos norte-americanos tinham acesso à água fluoretada (CDC, 2020b). Estudos sugerem que, ao instituir um programa de fluoretação da água comunitária, a cárie dentária é reduzida em 25% tanto em crianças quanto em adultos (CDC, 2018).

A fluoretação também pode ser obtida por meio de: aplicação de um gel concentrado ou uma solução concentrada nos dentes; acréscimo de flúor aos abastecimentos de água domiciliar; uso de creme dental ou enxágue bucal com flúor; ou de comprimidos, balas ou pastilhas de fluoreto de sódio.

Selantes de depressões e fissuras

As superfícies oclusais dos dentes apresentam depressões e fissuras – áreas que são propensas a cáries. Alguns dentistas aplicam um revestimento especial para preencher e vedar essas áreas nos molares decíduos e permanentes para protegê-los contra a exposição potencial a processos cariogênicos. Esses agentes selantes dentários perduram por 36 a 48 meses e previnem de modo significativo as cáries dentárias. Os benefícios econômicos da aplicação de agentes selantes, sobretudo em grupos de alto risco, são muito superiores aos custos e constituem evidência sólida a favor de sua utilização (Donovan et al., 2018).

Saúde dentária e doenças

Estão em andamento estudos que demonstram a ligação entre saúde oral e doenças crônicas, como diabetes melito, cardiopatia, baixo peso ao nascimento, nascimentos prematuros e acidente vascular encefálico (AVE). Há muito se postulava que bactérias, especificamente bactérias gram-negativas, estavam implicadas na associação da doença periodontal a outras doenças sistêmicas, especificamente a doença da artéria coronária, incluindo infarto agudo do miocárdio e AVE. Mais recentemente, confirmou-se que essas bactérias causam uma resposta inflamatória que desencadeia a elevação de marcadores inflamatórios, tais como proteína C reativa, leucócitos e fibrinogênio. Esses marcadores estão associados a maior risco de doença cardiovascular.

Boxe 39.1 — Condições orais no adulto mais velho

Muitos medicamentos utilizados por adultos mais velhos causam ressecamento da boca, que é desconfortável, compromete a comunicação e aumenta o risco de infecção oral. Esses medicamentos incluem os seguintes:

- Antidepressivos
- Anti-hipertensivos
- Anti-inflamatórios
- Diuréticos.

A dentição inadequada pode exacerbar os problemas do envelhecimento, tais como:

- Diminuição da ingestão alimentar
- Aumento da suscetibilidade a infecções sistêmicas (em virtude de doença periodontal)
- Perda do apetite
- Isolamento social
- Traumatismo da cavidade oral secundário a mucosas orais mais delgadas e menos vascularizadas.

Adaptado de Eliopoulos, C. (2018). *Gerontological nursing* (9th ed.). Philadelphia, PA: Wolters Kluwer.

---

[1] N.R.T.: No Brasil é obrigatória a fluoretação da água em todas as Estações de Tratamento de Água (ETA) desde 1974; porém, estudos recentes mostram que a quantidade de fluoretos em algumas cidades do país encontra-se inadequada.

Dados de estudos de curto prazo sugerem que, se a doença periodontal for tratada, a inflamação sistêmica e a disfunção endotelial são reduzidas (Hegde & Awan, 2019). Um estudo relatou que o aspirado de trombo e as amostras de sangue arterial coletados de pacientes que sofreram AVE isquêmico continham estreptococos (bactérias gram-positivas). A espécie de *Streptococcus* mais frequentemente identificada, *Streptococcus mitis*, é comumente encontrada na cavidade oral. Embora seja um estudo preliminar, há evidências de que essas bactérias orais contribuam para a progressão de eventos trombóticos cardiovasculares (Patrakka, Pienimäki, Tuomisto et al., 2019).

O World Health Organization (WHO) Global Oral Health Programme (2019) preconiza um foco global na promoção da saúde oral e na prevenção de doença, com ênfase na elaboração de políticas e diretrizes para dar apoio à implementação equitativa de práticas baseadas em evidências em comunidades globais.[2] Esse programa enfatiza a abordagem dos fatores de risco modificáveis (p. ex., dieta, nutrição, tabagismo, etilismo e higiene oral), saneamento da água e iniciativas com uso de flúor. As iniciativas reconhecem o impacto de determinantes sociais, econômicos, políticos e culturais da saúde e buscam integrar os sistemas existentes e emergentes que lidam com o ônus e a incapacidade decorrentes da doença oral (WHO, 2019).

ABSCESSO PERIAPICAL

O **abscesso periapical**, mais comumente denominado dente abscedido, envolve acúmulo de pus no periósteo dentário apical (membrana fibrosa que suporta a estrutura do dente) e no tecido que circunda o ápice do dente (onde ele fica suspenso no osso mandibular). O abscesso pode ser agudo ou crônico. Um abscesso periapical agudo resulta de infecção e é geralmente secundário à cárie dentária. A infecção da polpa dentária estende-se pelo forame apical do dente até formar um abscesso ao redor do ápice.

O abscesso periodontal crônico decorre de um processo infeccioso que progride lentamente. Contrariamente à forma aguda, um abscesso pode-se formar totalmente sem o conhecimento do paciente. A infecção finalmente leva a um "abscesso dentário cego", que, na verdade, é um granuloma periapical. Ele pode aumentar de tamanho em até 1 cm de diâmetro. Com frequência, é descoberto em radiografias e tratado por meio de extração ou terapia com canal da raiz, comumente com apicectomia (excisão do ápice da raiz do dente).

Manifestações clínicas

O abscesso causa uma dor fraca, perturbadora e contínua, com frequência com celulite adjacente e edema das estruturas faciais adjacentes, sensibilidade à temperatura e mobilidade do dente envolvido. A gengiva oposta ao ápice do dente está geralmente edemaciada no lado da bochecha. O edema e a celulite das estruturas faciais podem dificultar que o paciente abra a boca. Também pode haver uma resposta sistêmica, febre e mal-estar.

Manejo clínico

Durante os estágios iniciais de uma infecção, o dentista ou cirurgião bucomaxilofacial pode realizar uma aspiração com agulha ou fazer uma abertura na câmara pulposa para aliviar a pressão e a dor e proporcionar a drenagem. A drenagem é realizada por meio de uma incisão na gengiva até a mandíbula. O material purulento sai sob pressão. Esse procedimento pode ser realizado no consultório de um dentista, em um centro cirúrgico ambulatorial ou em um departamento de cirurgia ambulatorial. Após a cessação da inflamação, o dente pode ser extraído, ou pode ser realizada terapia de canal da raiz. São prescritos antibióticos, em caso de infecção em processo de disseminação, e analgésicos (Robertson, Keys, Rautemaa-Richardson et al., 2015).

Manejo de enfermagem

O paciente é avaliado quanto ao sangramento após o tratamento e é orientado a realizar enxágue bucal com soro fisiológico quente ou água quente para manter a área limpa. O paciente também é orientado a tomar os agentes antibióticos ou analgésicos conforme prescrito, a avançar de uma dieta líquida para uma dieta macia, conforme tolerado, e a manter as consultas de acompanhamento.

DISTÚRBIOS MANDIBULARES

As condições anormais que afetam a mandíbula e a articulação temporomandibular (que conecta a mandíbula ao osso temporal na lateral da cabeça, em frente à orelha) incluem malformação congênita, fratura, luxação crônica, câncer e síndromes caracterizadas por dor e movimentação limitada. Nesta seção, serão apresentados os distúrbios temporomandibulares e a cirurgia mandibular, um tratamento comum em diversas anormalidades estruturais ou no câncer mandibular.

DISTÚRBIOS TEMPOROMANDIBULARES

Os distúrbios temporomandibulares são categorizados como segue (National Institute of Dental and Craniofacial Research [NIDR], 2018):

- Dor miofascial: desconforto nos músculos que controlam a função mandibular e nos músculos do pescoço e do ombro
- Alteração interna da articulação: luxação da mandíbula, um disco deslocado ou um côndilo lesionado
- Doença articular degenerativa: artrite reumatoide ou osteoartrite da articulação mandibular.

O diagnóstico e o tratamento dos distúrbios temporomandibulares permanecem razoavelmente ambíguos, mas acredita-se que a condição afete aproximadamente 10 milhões de pessoas nos EUA (NIDCR, 2018). Acredita-se que o alinhamento inadequado das articulações na mandíbula e outros problemas associados aos ligamentos e aos músculos da mastigação resultem em lesão tecidual e sensibilidade muscular. As causas sugeridas incluem artrite mandibular, traumatismo cranioencefálico, traumatismo ou lesão mandibular ou articular, estresse e má oclusão, embora pesquisas não apoiem a má oclusão (alinhamento inadequado da mordida) ou a ortodontia associada como causa (NIDCR, 2018).

Manifestações clínicas

Os pacientes apresentam dor articular, que varia desde uma dor fraca até dor latejante e debilitante, que pode se irradiar até as orelhas, os dentes, os músculos do pescoço e os seios da face. Com frequência, eles apresentam movimentação mandibular restrita e travamento mandibular. Também pode ocorrer uma alteração súbita no modo como os dentes superiores e inferiores se ajustam em conjunto. O paciente pode ouvir sons de cliques,

---
[2]N.R.T.: No Brasil, a Política Nacional de Saúde Bucal tem como meta ações de promoção, prevenção e recuperação da saúde bucal dos brasileiros de todas as idades, com ampliação do acesso ao tratamento odontológico gratuito por meio do Sistema Único de Saúde (SUS).

estalos e crepitação quando a boca é aberta, e a mastigação e a deglutição podem ser difíceis. Sintomas como cefaleia, dores de ouvido, tontura e problemas auditivos às vezes podem estar relacionados com os distúrbios temporomandibulares (Gauer & Semidey, 2015; NIDCR, 2018).

Avaliação e achados diagnósticos

O diagnóstico tem por base relato de dor do paciente, limitações na amplitude de movimento, **disfagia** (dificuldade de deglutição), dificuldade mastigatória, dificuldade de fala ou dificuldades auditivas. Exames de ressonância magnética (RM) e outros exames de imagem geralmente são utilizados apenas para sintomas graves ou crônicos.

Manejo clínico

Os sinais e sintomas melhoram ao longo do tempo para a maioria dos pacientes com distúrbios articulares temporomandibulares, com ou sem tratamento. É recomendado tratamento conservador (NIDCR, 2018). A maioria dos pacientes melhora com uma combinação de medidas terapêuticas não invasivas, que incluem: (1) orientação do paciente sobre autocuidado – consumo de dieta branda, aplicação de gelo na mandíbula; (2) modificações comportamentais cognitivas – redução do estresse, higiene do sono, evitar movimentos extremos da mandíbula e eliminação de hábitos como chupar gelo; (3) fisioterapia – alongamento e relaxamento; (4) acupuntura – extremamente efetiva com seis a oito sessões de 15 a 30 minutos; (5) intervenções psicossociais; (6) analgésicos – prova terapêutica com agentes anti-inflamatórios não esteroides (AINEs) e relaxantes musculares inicialmente; e (7) dispositivos orais para imobilização (Gauer & Semidey, 2015; NIDCR, 2018).

DISTÚRBIOS MANDIBULARES QUE REQUEREM MANEJO CIRÚRGICO

A correção das anormalidades estruturais mandibulares pode requerer cirurgia, que envolve o reposicionamento ou a reconstrução da mandíbula. Fraturas simples da mandíbula, sem luxação, que resultam de impacto no queixo, e intervenções cirúrgicas planejadas, tais como a correção da síndrome da mandíbula longa ou curta, podem exigir fixação maxilomandibular (FMM) ou cirurgia. Pode ser necessária a reconstrução mandibular em consequência de um traumatismo decorrente de uma lesão grave ou câncer, ambos podendo causar perda tecidual e óssea. Pesquisas apoiam o rastreamento de concussão (ver Capítulo 63) nos pacientes com fraturas de mandíbula associadas a impactos de alta força (Sobin, Kopp, Walsh et al., 2016). É preciso descartar a possibilidade de lesão da coluna cervical, pois 2 a 10% dos pacientes com fraturas faciais (até 20% dos pacientes com lesões em toda a face) também apresentam lesão da coluna vertebral (Pickrell, Serebrakian & Maricevich, 2017).

As fraturas mandibulares normalmente são fraturas fechadas. Nos casos de traumatismo agudo, os cirurgiões devem avaliar a percepção do paciente da mordida ("a mordida parece normal") à procura de má oclusão, examinar o local da fratura à procura de fragmentos móveis, verificar se há dentes "frouxos" ou infectados e determinar a sensibilidade no lábio inferior à procura de lesão nervosa. Quando a dentição é suficiente e a fratura é isolada, uma opção viável consiste em FMM. Todavia, a redução aberta com fixação interna (ORIF, do inglês *open reduction internal fixation*) e colocação de placas (inserção de uma ou mais placas e parafusos metálicos ou barras arqueadas no osso, com o propósito de aproximação dos fragmentos e estabilização da fratura) é a intervenção cirúrgica preferida (Pickrell et al., 2017). A pesquisa atual gira em torno dos vários tipos e do número de placas de reconstrução e dispositivos de fixação, da qualidade de vida após a intervenção específica, da abordagem empregada (ORIF ou endoscópica) e escolha do dispositivo (van den Bergh, de Mol van Otterloo, van der Ploeg et al., 2015). Pode ser realizada a enxertia óssea para substituir defeitos estruturais, com a utilização de ossos do ílio, das costelas ou de locais cranianos do próprio paciente.

Manejo de enfermagem

Caso seja realizada, a FMM exige um período curto (7 a 10 dias) de dieta líquida e bochechos, seguidos de reabilitação e dieta branda. Após a ORIF, os pacientes normalmente recebem dieta líquida ou branda para possibilitar a consolidação. As complicações mais comuns são infecção, que evolui para osteomielite (infecção do osso), desalinhamento ou falha do dispositivo (exigindo reparo cirúrgico ou FMM) e deiscência da ferida (Pickrell et al., 2017). O parecer do nutricionista é solicitado para garantir o aporte proteico adequado e a suplementação, se necessário. Os cuidados orais, inclusive o uso de colutórios, precisam ser reforçados. Para reduzir o risco de complicações, os pacientes são orientados a ingerir a medicação prescrita e se abster de fumar e usar sistemas eletrônicos de entrega de nicotina (ENDS, do inglês *electronic nicotine delivery systems*), incluindo cigarros eletrônicos, charutos eletrônicos e cachimbos eletrônicos, de ingerir bebidas alcoólicas e outras substâncias psicoativas. O acompanhamento regular com o cirurgião é necessário para garantir o progresso da cicatrização.

DISTÚRBIOS DAS GLÂNDULAS SALIVARES

As glândulas salivares consistem em glândulas parótidas, uma de cada lado da face abaixo da orelha, glândulas submandibulares, localizadas sob a mandíbula, glândulas sublinguais, no assoalho da boca sob a língua, e glândulas salivares menores, localizadas nos lábios, na mucosa bucal e no revestimento da boca e da garganta. Aproximadamente 1.500 mℓ de saliva são produzidos e deglutidos diariamente. As principais funções das glândulas salivares incluem lubrificação, proteção contra bactérias nocivas e digestão.

PAROTIDITE

Parotidite (inflamação da glândula parótida) é a condição inflamatória mais comum das glândulas salivares. A inflamação das glândulas parótidas pode ser causada por caxumba (parotidite epidêmica), uma doença contagiosa causada por vírus e que acomete mais frequentemente crianças que não foram imunizadas com a vacina tríplice viral (Grennan, 2019).

Pessoas mais idosas, com doenças agudas ou debilitadas que apresentam diminuição do fluxo salivar em virtude de desidratação geral ou medicamentos correm risco de parotidite bacteriana. Os microrganismos infecciosos, geralmente *Staphylococcus aureus*, migram a partir da boca por meio do ducto salivar. A parotidite instala-se de maneira abrupta, com febre, calafrios e outros sinais sistêmicos de infecção. A glândula incha e se torna tensa e sensível. O paciente sente dor na orelha, e as glândulas edemaciadas interferem na deglutição. O edema aumenta rapidamente, e a pele sobrejacente logo torna-se vermelha e brilhante.

O manejo clínico inclui manutenção da ingestão nutricional e de líquidos adequada, boa higiene oral, aplicação de compressas frias e descontinuação dos medicamentos (p. ex., ansiolíticos, diuréticos) que possam diminuir a salivação. É necessária terapia com antibióticos para tratar a parotidite bacteriana, e podem ser prescritos analgésicos para controlar a dor. Se a terapia com antibióticos não for efetiva, pode ser necessário drenar a glândula por meio de um procedimento cirúrgico conhecido como parotidectomia. Esse procedimento pode ser necessário para tratar a parotidite crônica. O paciente é aconselhado a realizar qualquer tratamento odontológico necessário antes da cirurgia.

SIALADENITE

A **sialadenite** (inflamação das glândulas salivares) pode ser causada por desidratação, radioterapia, estresse, desnutrição, cálculos em glândulas salivares ou higiene oral inadequada. A inflamação é, com frequência, associada à infecção por *Staphylococcus aureus*, que exige antibioticoterapia. Em pacientes hospitalizados ou institucionalizados, o microrganismo infeccioso pode ser o *S. aureus* resistente à meticilina (MRSA, do inglês *methicillin-resistant S. aureus*). Os sinais/sintomas incluem dor, edema e secreção purulenta. Massagem, hidratação, compressas quentes e agentes sialagogos (substâncias que estimulam a salivação, como suco de limão e balas duras) curam, com frequência, a condição. Em geral, a sialadenite crônica é decorrente da redução do fluxo salivar e pode ser tratada com sialoendoscopia, um procedimento endoscópico que possibilita a visualização direta do ducto de Stensen (diagnóstico) e instilação de antibióticos, corticosteroides ou irrigação (tratamento), sobretudo em adolescentes com parotidite recorrente (Papadopoulou-Alataki, Dogantzis, Chatziavramidis et al., 2019). Drenagem ou excisão cirúrgica da glândula e de seu ducto é aventada nos casos de sialadenite recorrente ou refratária à antibioticoterapia.

CÁLCULO SALIVAR (SIALOLITÍASE)

A sialolitíase (cálculos salivares) ocorre em 80% dos casos nas glândulas submandibulares (Fabie, Kompelli, Naylor et al., 2019). Os cálculos no interior da glândula salivar podem não causar sintomas, exceto se surgir infecção; entretanto, um cálculo que obstrui o ducto da glândula causa edema e dor súbita, local e, com frequência, do tipo cólica, que é abruptamente aliviada com um esguicho de saliva. À avaliação física, a glândula está edemaciada e muito dolorosa à palpação, e o próprio cálculo pode ser palpado e visualizado por ultrassonografia, tomografia computadorizada (TC) sem contraste ou sialoendoscopia.

Os cálculos salivares são formados principalmente por fosfato de cálcio. Se os cálculos estiverem localizados na glândula, eles são irregulares, e seu diâmetro varia de 1 a 35 mm. A sialoendoscopia é considerada o padrão no tratamento da sialolitíase, mas abordagens incisionais com preservação da glândula também podem ser usadas quando os cálculos palpáveis têm 6 mm ou mais (Fabie et al., 2019). Pode ser realizada a **litotripsia**, um procedimento que utiliza ondas de choque para desintegrar o cálculo, em vez da extração cirúrgica para cálculos parotídeos e cálculos submandibulares menores. A litotripsia não requer anestesia, sedação ou analgesia. Os efeitos colaterais podem incluir hemorragia local e edema. A retirada da glândula pode ser necessária se ocorrerem episódios repetidos de sinais/sintomas e cálculos.

NEOPLASIAS

Neoplasias (tumores ou massas) de quase todos os tipos podem ocorrer nas glândulas salivares. As neoplasias malignas (cancerosas) das glândulas salivares representam mais de 0,5% de todos os processos malignos e aproximadamente 3 a 5% de todos os cânceres de cabeça e pescoço (National Cancer Institute [NCI], 2021d). Os fatores de risco incluem exposição prévia da cabeça e do pescoço à radiação ionizante, envelhecimento e exposição a carcinógenos específicos no local de trabalho (asbestos, esgoto, marcenaria). A maioria dos pacientes com um tumor benigno apresenta tumefação indolor das glândulas. Os pacientes com um processo maligno tendem a apresentar manifestações neurológicas (fraqueza ou dormência do nervo facial) e dor facial persistente (NCI, 2021d). O diagnóstico tem por base a anamnese, o exame físico e os resultados de biopsia com aspiração por agulha fina.

De modo geral, os tumores de glândulas salivares em estágio inicial são curáveis apenas com cirurgia. A dissecção é realizada cuidadosamente, de modo a preservar o sétimo nervo craniano (nervo facial). Pode não ser possível dissecar com segurança o tumor se este for grande. As complicações da cirurgia podem envolver disfunção do nervo facial e síndrome de Frey. A síndrome de Frey, também conhecida como síndrome auriculotemporal, inclui sudorese facial e rubor na localização geral da glândula parótida (retirada) que ocorre durante a mastigação. A síndrome de Frey pode ser tratada com sucesso por injeções de toxina botulínica tipo A (NCI, 2021d). Se o tumor de glândulas salivares for maligno, a radioterapia pode seguir a cirurgia. A radioterapia isoladamente é uma opção para os tumores que se acredita que estejam localizados, ou se houver risco de lesão do nervo facial em virtude de intervenção cirúrgica. Quimioterapia pode ser aventada nos estágios terminais, mas, como existem muitos subtipos diferentes de câncer das glândulas salivares, o mapeamento tumoral, inclusive estudo imuno-histoquímico e perfil genômico, deve ser realizado para otimizar o tratamento (Lassche, van Boxtel, Ligtenberg et al., 2019). Os tumores recidivantes normalmente são mais agressivos do que os tumores iniciais.

CÂNCER DA CAVIDADE ORAL E DA FARINGE

Os cânceres da cavidade oral e da faringe, que podem ocorrer em qualquer parte da boca ou da garganta, são curáveis se descobertos inicialmente.[3] Os fatores de risco de câncer da cavidade oral e da faringe incluem qualquer tipo de tabaco ou nicotina (cigarro, charuto, cachimbo, produtos de tabaco sem fumaça, ENDS), consumo excessivo de bebidas alcoólicas, infecção pelo papilomavírus humano (HPV, do inglês *human papillomavirus*) e história pregressa de câncer de cabeça e pescoço (NCI, 2021b). Os cânceres orais estão, com frequência, associados ao consumo combinado de bebidas alcoólicas e tabaco; essas substâncias apresentam um efeito carcinogênico sinérgico. As orientações aos pacientes direcionadas à evitação de comportamentos de alto risco são essenciais para prevenir os cânceres orais.

Nos EUA, aproximadamente 53 mil novos casos de câncer orofaríngeo ou de cavidade oral ocorrem a cada ano, com aproximadamente 10.860 mortes. Quase 72% dos casos diagnosticados de câncer orofaríngeo e de câncer oral são em homens

---

[3]N.R.T.: No Brasil, dados de 2022 do Instituto Nacional de Câncer (Inca) mostram que os homem são os mais afetados por esse tipo de tumor na cavidade oral (10.900 homens e 4.200 mulheres).

(Siegel, Miller & Jemal, 2019). Apesar do aumento das taxas de infecção por HPV nos últimos 10 anos (uma elevação de 0,8% a cada ano), os pacientes com câncer da cavidade oral e da orofaringe apresentam uma taxa de sobrevida em 5 anos relativamente estável de 65,3% (NCI, 2021b; Siegel et al., 2019).

Fisiopatologia

Os processos malignos da cavidade oral são, de modo geral, carcinomas espinocelulares (NCI, 2021c). Qualquer área da orofaringe pode ser um local de crescimentos malignos, porém os lábios, as faces laterais da língua e o assoalho da boca são mais comumente afetados. A infecção por sorotipos de alto risco de HPV está associada a aproximadamente 70% dos cânceres orofaríngeos. A vacinação contra HPV é promissora no tocante à redução das taxas de câncer de cabeça e pescoço. Um estudo de adultos jovens, realizado nos EUA, descobriu que havia 88% menos infecções orais por HPV (inclusive pelos dois sorotipos de alto risco de provocar câncer, 16 e 18) em adultos jovens que receberam pelo menos uma dose da vacina (NCI, 2017).

Manifestações clínicas

Muitos cânceres orais provocam poucos ou nenhum sintoma nos estágios iniciais. Posteriormente, o sintoma mais frequente é um ferimento ou uma lesão que sangra facilmente e que não cicatriza. O câncer de boca também pode se manifestar como uma placa branca ou vermelha (leucoplaquia) na boca ou na garganta. Uma lesão típica no câncer oral é uma úlcera com tumefação (enrijecida) indolor, com bordas elevadas. Dependendo da localização (tonsila, base da língua, palato mole ou parede da faringe), o paciente pode relatar dor, dificuldade para mastigar, deglutir ou falar, tosse com expectoração tingida de sangue, trismo (limitação da amplitude de movimento da mandíbula), perda ponderal, massa no pescoço ou linfadenopatia cervical (NCI, 2021c).

Avaliação e achados diagnósticos

A avaliação diagnóstica é composta de exame oral, bem como avaliação dos linfonodos cervicais para detectar possíveis metástases. PET-TC (tomografia por emissão de pósitrons acoplada à tomografia computadorizada), RM, endoscopia, laringoscopia e biopsia, inclusive com pesquisa de infecção por HPV, podem ser realizadas para detectar e orientar a terapia (NCI, 2021c).

Prevenção do papilomavírus humano

A vacina contra HPV é recomendada, em geral, para todas as crianças com 11 ou 12 anos (pode ser iniciada aos 9 anos), até os 26 anos no caso de mulheres e 21 anos no caso de homens. Homens que fazem sexo com homens, homens e mulheres transgênero e pacientes imunocomprometidos, inclusive aqueles infectados pelos vírus da imunodeficiência humana (HIV), podem receber a vacina até os 26 anos (CDC, 2020a).

Manejo clínico

Em pacientes diagnosticados com câncer orofaríngeo, o manejo varia com a natureza da lesão, a preferência do médico e a escolha do paciente. Ressecção cirúrgica e quimiorradiação estão associadas à melhora da sobrevida em todos os adultos com mais de 70 anos, inclusive aqueles HPV-positivos (Lu, Luu, Nguyen et al., 2019).

No câncer dos lábios, pequenas lesões normalmente são excisadas de modo liberal. A radioterapia pode ser mais apropriada para lesões maiores, que envolvem mais de um terço do lábio, em virtude dos resultados cosméticos superiores. A escolha depende da extensão da lesão e do que é necessário para curar o paciente, enquanto o melhor aspecto é preservado. Tumores com mais de 4 cm com frequência recidivam.

No câncer da língua, o tratamento com radioterapia e quimioterapia pode preservar a função e manter a qualidade de vida. Pode ser utilizada uma combinação de implantes intersticiais radioativos (implantação cirúrgica de uma fonte radioativa no tecido adjacente ou no local do tumor) e radiação com feixe externo. A glossectomia total (remoção da língua) ainda é o principal tratamento do câncer de língua em estágio avançado ou dos cânceres na base da língua. Os dados em longo prazo dos desfechos funcionais após esses procedimentos ainda estão sendo estudados (Han, Kuan, Mallen-St. Clair et al., 2019).

Em geral, o câncer da cavidade oral é metastatizado através do extensivo canal linfático na região do pescoço, o que exige a dissecção do pescoço e a cirurgia reconstrutiva da cavidade oral. As técnicas de reconstrução envolvem o uso dos tradicionais retalhos pediculados (ligados e tunelizados) de tecido regional (enxertos de pele com sua própria irrigação) ou a atual abordagem de transferência de tecido livre (seccionado e removido) comumente obtido do músculo peitoral maior, retalho miocutâneo vertical do músculo reto do abdome, da face anterolateral da coxa, da fíbula ou da face radial do antebraço. A preservação da laringe está associada a fala e comunicação verbal melhores, porém o comprometimento da deglutição e da aspiração ainda são déficits funcionais comuns nos casos de glossectomia total e reconstrução com retalho livre (Han et al., 2019).

Manejo de enfermagem

O enfermeiro avalia o estado nutricional do paciente no pré-operatório, e pode ser necessária uma consulta nutricional. O paciente pode precisar de alimentações enterais (pelo sistema digestório) ou parenterais (intravenosas [IV]) antes e após a cirurgia para manter a nutrição adequada (ver Capítulo 41). A equipe interprofissional, que inclui nutricionista, fornece avaliação e reavaliação nutricionais contínuas.

A comunicação verbal pode estar comprometida, em virtude da cirurgia radical para o câncer oral, especialmente se a laringe for removida. Portanto, é vital avaliar a capacidade do paciente de se comunicar por escrito antes da cirurgia. Caneta e papel são fornecidos no pós-operatório para os pacientes que os possam utilizar para se comunicar. Uma lousa de comunicação com palavras ou ilustrações comumente utilizadas é obtida no pré-operatório e fornecida após a cirurgia aos pacientes que não conseguem escrever, de modo que eles possam apontar para os itens necessários. Dispositivos eletrônicos, como *tablets* ou *smartphones*, também são opções para viabilizar a comunicação. A equipe interprofissional se beneficia do parecer de fonoaudiólogos e, se necessário, de fisioterapeutas e terapeutas ocupacionais.

Após a cirurgia, a prioridade é a avaliação e a manutenção da perviedade das vias respiratórias. O paciente pode não conseguir lidar com todas as secreções orais, tornando necessária a sucção. Se a enxertia tiver sido parte da cirurgia, a sucção é realizada com cuidado para prevenir lesões no enxerto. Os profissionais de enfermagem avaliam a viabilidade do enxerto no período pós-operatório. Embora a coloração deva ser avaliada (branco pode indicar oclusão arterial, e manchas azuis podem indicar congestão venosa), pode ser difícil avaliar o enxerto ao visualizar a boca. Um dispositivo de ultrassom com Doppler pode ser utilizado para localizar o pulso no local do enxerto e para avaliar a perfusão tissular. Dependendo da extensão da intervenção cirúrgica, o paciente pode precisar de traqueostomia temporária ou permanente após a cirurgia (ver Capítulo 19).

MANEJO DE ENFERMAGEM DO PACIENTE COM DISTÚRBIOS DA CAVIDADE ORAL

O enfermeiro que cuida de pacientes com distúrbios da cavidade oral promove cuidados orais, assegura o aporte adequado de alimentos sólidos e líquidos, minimiza a dor e o desconforto e previne infecções.

Promoção dos cuidados bucais

A incidência de complicações orais, tais como infecções, durante o tratamento do câncer pode ser diminuída, e as complicações podem ter sua gravidade reduzida pela incorporação de cuidados orais profissionais antes e durante o tratamento do câncer. Diretrizes baseadas em revisão sistemática da literatura apoiam a implementação de protocolos de cuidados orais com múltiplos agentes em pacientes submetidos à quimioterapia e à radioterapia de câncer de cabeça e pescoço, a fim de prevenir mucosite oral, uma condição inflamatória dolorosa e tipicamente ulcerativa, também denominada **estomatite**. Embora existam dados limitados, os especialistas reconhecem que bochechos com solução salina ou bicarbonato de sódio aumentam a eliminação de restos celulares, promovendo a higiene oral e o conforto do paciente (Hong, Gueiros, Fulton et al., 2019). O enfermeiro facilita a lavagem ou a irrigação do paciente com uma solução de ½ a 1 colher de chá de bicarbonato de sódio (ou ¼ de colher de chá de sal) em 240 mℓ de água morna. O enfermeiro reforça a necessidade de realizar os cuidados orais e fornece os referidos cuidados aos pacientes que não conseguem fornecê-los por si mesmos. Clorexidina foi estudada mais rigorosamente que outros colutórios e, em geral, não é recomendada para a prevenção de mucosite oral, especificamente para pacientes submetidos à radioterapia por causa de câncer de cabeça e pescoço (Hong et al., 2019). Existe um debate continuado sobre a eficácia do chamado "*colutório mágico*", sobretudo para mucosite oral induzida por quimioterapia. A formulação desse colutório varia, e, com frequência, seu custo não é ressarcido pelo plano de saúde. A maioria das formulações inclui difenidramina, hidróxido de alumínio, hidróxido de magnésio e lidocaína viscosa, com o propósito de anestesiar e proteger a cavidade oral. É necessário fazer mais pesquisas sobre o tratamento e a prevenção da mucosite oral (Uberoi, Brown & Gupta, 2019a, 2019b).

Avanços emocionantes relativos à fotobiomodulação intraoral, especificamente laserterapia em níveis baixos, mostram impacto positivo na prevenção da mucosite oral em pacientes com câncer de cabeça e pescoço submetidos à radioterapia associada ou não à quimioterapia (Hong et al., 2019). Se houver indicação de uso de agentes antimicrobianos, antifúngicos, antibacterianos ou antivirais (Maria, Eliopoulos & Muanza, 2017), o enfermeiro administra os medicamentos prescritos e orienta o paciente a como usá-los em casa. O enfermeiro monitora a resposta física e psicológica do paciente ao tratamento.

A **xerostomia** (ressecamento da boca) é uma sequela frequente do câncer oral, em particular quando as glândulas salivares foram expostas à radiação ou cirurgia de grande porte. Também ocorre em pacientes que estão recebendo agentes psicofarmacológicos, múltiplos medicamentos ou em usuários de drogas ilícitas, bem como em pacientes com doenças reumáticas, transtornos alimentares (Villa, Nordio & Gohel, 2015) ou infecção pelo vírus da imunodeficiência humana (HIV) e em pacientes que não conseguem fechar a boca, resultando em respiração bucal, em vez de nasal. As recomendações atuais para tratar xerostomia incluem beber pequenos goles de água, usar lubrificantes da mucosa oral (substitutos da saliva de aplicação tópica), incorporar o uso de substitutos da saliva mais modernos, como gel hidratante da cavidade oral, e fazer uso de medicamentos que estimulem a produção de saliva (Nuchit, Lam-ubol & Paemuang, 2020). A esperança é de que a promoção da umidade oral aumente a capacidade de deglutição e, por fim, melhore a condição nutricional desses pacientes.

Garantia da ingestão adequada de alimentos e líquidos

A determinação das metas de aporte nutricional exige que sejam levados em consideração o peso corporal, a idade e o nível de atividade física do paciente. Pode ser necessária a contagem de calorias diárias para determinar a quantidade exata de alimentos e líquidos ingeridos. Esse aporte deve incluir fórmulas enterais, ingestão de alimentos e suplementos. A frequência do aporte, a ocorrência de sintomas, como desconforto/dor oral, disfagia e náuseas, o aumento ou a redução da produção de saliva ou muco e as alterações do paladar ou do olfato impactam o consumo de alimentos tipicamente decrescente desses pacientes. Os aspectos sociais da alimentação, as expectativas razoáveis de horários e volume ingerido e a importância de pessoas encorajadoras são considerações importantes. As recomendações para lidar com esse período desafiador incluem a participação de um nutricionista ou um nutrólogo (Sandmæl, Sand, Bye et al., 2019). O objetivo é ajudar o paciente a conquistar e manter o peso corporal e o nível de energia desejáveis, bem como promover a cicatrização do tecido.

Apoio à autoimagem positiva

Um paciente que tem uma condição oral desfigurante ou que foi submetido a uma cirurgia desfigurante pode apresentar alteração na autoimagem. O paciente é incentivado a verbalizar a alteração percebida e real no aspecto corporal e a discutir de modo realista as alterações ou as perdas. O enfermeiro oferece apoio enquanto o paciente verbaliza os temores e os sentimentos negativos (retirada, humor deprimido, raiva). O enfermeiro ouve com atenção e determina as necessidades do paciente e individualiza o plano de cuidado.

O enfermeiro deve determinar as preocupações do paciente quanto às relações com outras pessoas. O encaminhamento a grupos de apoio, profissional da saúde mental, assistente social ou conselheiro espiritual pode ser oportuno para ajudar o paciente a superar as ansiedades e os temores. O progresso do paciente em direção ao desenvolvimento da autoestima positiva é documentado. O enfermeiro deve estar alerta para sinais efetivos e inefetivos de pesar e deve documentar as alterações emocionais. Ao fornecer aceitação e apoio, o enfermeiro encoraja o paciente a verbalizar os sentimentos.

Minimização da dor e do desconforto

As lesões orais podem ser dolorosas. As estratégias para reduzir a dor e o desconforto incluem evitar alimentos que sejam condimentados, quentes ou duros (p. ex., *pretzels*, nozes). Pode dar-se preferência à dieta líquida ou pastosa. O paciente é orientado sobre os cuidados orais, inclusive o uso de escova de dentes com cerdas macias e quaisquer colutórios ou medicamentos tópicos prescritos. O paciente pode precisar de um agente analgésico, como lidocaína viscosa ou opioides, conforme prescrição médica. O enfermeiro pode reduzir o temor da dor do paciente fornecendo informações sobre os métodos de controle da dor.

Prevenção de infecções

A leucopenia (diminuição da contagem de leucócitos) pode resultar de radiação, quimioterapia, síndrome da imunodeficiência adquirida (AIDS, do inglês *acquired immune deficiency syndrome*) e de alguns medicamentos utilizados para tratar a infecção pelo HIV. A leucopenia reduz os mecanismos de defesa, aumentando o risco de infecções. A desnutrição, que também é comum entre esses pacientes, pode diminuir ainda mais a resistência às infecções. Se o paciente tiver diabetes, o risco de infecção é ainda mais aumentado.

Os resultados laboratoriais devem ser avaliados com frequência, e a temperatura do paciente deve ser verificada a cada 4 a 8 horas quanto a uma elevação que possa indicar infecção. Os visitantes que possam transmitir microrganismos são proibidos se o sistema imune do paciente estiver deprimido. Os tecidos cutâneos sensíveis são protegidos contra traumatismos para manter a integridade cutânea e prevenir infecções. É necessária a técnica asséptica na troca dos curativos. A descamação (destacamento da epiderme) é uma reação à radioterapia que pode provocar ruptura na integridade cutânea e infecções subsequentes. A descamação seca pode ser tratada com loções tópicas, mas a descamação úmida demanda tratamento individualizado (ver Capítulo 12). Os sinais de infecção do ferimento (vermelhidão, edema, drenagem, sensibilidade) são relatados ao médico. Podem ser prescritos antibióticos de modo profilático.

Promoção de cuidados domiciliar, comunitário e de transição

 Orientação do paciente sobre autocuidados

O paciente que está se recuperando do tratamento de um distúrbio oral é orientado sobre os cuidados bucais, a nutrição, a prevenção de infecções e os sinais e sintomas de complicações (Boxe 39.2). Os métodos de preparo de alimentos nutritivos que sejam temperados de acordo com a preferência do ciente, e na temperatura preferida, são explicados para o paciente e a família. Para alguns pacientes, pode ser mais conveniente (ainda que também mais dispendioso) o consumo de alimentos comerciais para bebês do que o preparo de dietas líquidas e pastosas. O paciente que não consegue consumir alimentos por via oral (VO) pode receber nutrição enteral ou parenteral; o enfermeiro deve demonstrar as técnicas de administração e facilitar uma demonstração de retorno por parte do paciente e/ou do cuidador familiar.

Para os pacientes com câncer oral, são fornecidas orientações sobre o uso e os cuidados de dentaduras. A importância de manter os curativos limpos e a necessidade de higiene oral conscienciosa são enfatizadas.

Cuidados contínuos e de transição

A necessidade de cuidados contínuos no domicílio depende da condição do paciente. O paciente, os familiares e outros membros da equipe de saúde responsáveis pelo cuidado domiciliar (p. ex., enfermeiro, fonoaudiólogo, nutrólogo/nutricionista e psicólogo) trabalham em conjunto para preparar um plano de cuidados individual.

Se a sucção da boca ou do tubo de traqueostomia for necessária, os equipamentos necessários são obtidos, e o paciente e os cuidadores familiares são orientados quanto ao seu uso. As considerações incluem o controle de odores e a umidificação do domicílio para manter as secreções úmidas. O paciente e os cuidadores familiares são orientados a avaliar quanto à ocorrência de obstrução, hemorragia e infecção, bem como sobre quais medidas adotar caso elas ocorram. O enfermeiro pode fornecer os cuidados físicos, monitorar quanto a alterações no estado físico do paciente (p. ex., integridade cutânea, estado nutricional, função respiratória) e avaliar a adequação das medidas de controle da dor. O enfermeiro também avalia a capacidade do paciente e da família de cuidar das incisões, dos drenos e dos tubos de alimentação e a aplicação das estratégias recomendadas para a comunicação. A capacidade do paciente

---

Boxe 39.2 — LISTA DE VERIFICAÇÃO DO CUIDADO DOMICILIAR
Paciente com um distúrbio oral

Ao concluírem as orientações, o paciente e/ou o cuidador serão capazes de:

- Estabelecer o impacto da doença oral e do tratamento na comunicação e em outras funções fisiológicas, nas AVDs, nas AIVDs, na imagem corporal, nos papéis desempenhados, nos relacionamentos e na espiritualidade
- Identificar a modificação do ambiente domiciliar, as intervenções e as estratégias (p. ex., equipamento médico permanente, ajudante/cuidador contratado) utilizadas para aumentar a segurança em função das modificações estruturais e funcionais e para promover a recuperação efetiva e a reabilitação
- Descrever o esquema terapêutico em curso, incluindo dieta e atividades a serem realizadas (p. ex., cuidados orais, sucção) e limitadas ou evitadas (p. ex., alimentação VO, se estiver em dieta zero)
  - Identificar os alimentos e as terapias necessárias para atender às necessidades calóricas e às necessidades nutricionais (p. ex., alteração na consistência, limitações de condimentos, suplementos, terapia enteral ou parenteral)
  - Participação na terapia prescrita (p. ex., tratamento fonoaudiológico) para promover a recuperação e a reabilitação
- Demonstrar a utilização do equipamento de sucção, se indicado
- Demonstrar o uso de umidificação, se indicado
- Demonstrar a higiene oral efetiva
- Demonstrar os cuidados da incisão, conforme apropriado
- Indicar o nome, a dose, os efeitos colaterais, a frequência e o horário de uso de todos os medicamentos
  - Descrever as abordagens para controlar a dor (p. ex., administrar analgésicos, conforme prescrito; usar intervenções não farmacológicas)
- Identificar as possíveis complicações e as intervenções
- Relatar como contatar o médico em caso de perguntas ou complicações
- Determinar a hora e a data das consultas de acompanhamento médico/odontológico, da terapia e dos exames
- Identificar fontes de apoio social (p. ex., amigos, parentes, comunidade de fé, grupos de apoio para pacientes com câncer, apoio do cuidador)
- Identificar a necessidade de promoção da saúde, prevenção de doenças e atividades de triagem.

AIVDs: atividades instrumentais da vida diária; AVDs: atividades da vida diária.

e da família de aceitar as alterações físicas, psicológicas e dos papéis sociais é avaliada e abordada.

Visitas de acompanhamento com o médico são importantes para monitorar a condição do paciente e determinar a necessidade de modificações no tratamento e nos cuidados gerais. Tendo em vista que os pacientes e seus familiares, bem como os profissionais de saúde, tendem a se concentrar nas necessidades e nas questões mais óbvias, o enfermeiro relembra o paciente e a família da importância de continuar as práticas de promoção da saúde e de triagem e os encaminha aos profissionais apropriados. O enfermeiro também reforça as orientações para promover os cuidados pessoais e o conforto do paciente.

DISSECÇÃO DO PESCOÇO

As mortes decorrentes de processos malignos de cabeça e pescoço são primariamente atribuíveis a metástases regionais para os linfonodos cervicais e à propagação extracapsular, que é uma característica específica de metástase regional, em que o tumor maligno nos linfonodos se estende para o tecido conjuntivo circundante (Stack & Moreno, 2019). A metástase, regional e distante, ocorre com frequência por meio dos vasos linfáticos, antes que a lesão primária tenha sido tratada. A metástase regional não é passível de ressecção cirúrgica e responde inadequadamente à quimioterapia e à radioterapia. Os linfonodos cervicais são classificados como anteriores ou posteriores e divididos em regiões anatômicas/níveis linfonodais para fins de classificação (Grègoire, Ang, Budach et al., 2014; Stack & Moreno, 2019) (Figura 39.3).

Uma dissecção radical do pescoço envolve a remoção de todos os linfonodos cervicais, desde a mandíbula até a clavícula, e a remoção do músculo esternocleidomastóideo, da veia jugular interna e do nervo acessório espinal de um lado do pescoço. As complicações associadas incluem queda/disfunção do ombro e cosmética inadequada (depressão visível do pescoço). Atualmente, por causa da elevada taxa de mortalidade e das complicações conhecidas, a dissecção radical do pescoço só é realizada quando a extensão e o padrão de crescimento do câncer exigem intervenção agressiva. A dissecção radical do pescoço modificada, que preserva uma ou mais estruturas não linfáticas (a veia jugular interna, o músculo esternocleidomastóideo e o nervo acessório espinal), é realizada com mais frequência. A dissecção cervical seletiva do pescoço (em comparação à dissecção cervical radical ou dissecção cervical radical modificada) preserva um ou mais dos grupos de linfonodos que são comumente removidos na dissecção cervical radical do pescoço. Em geral, a dissecção seletiva do pescoço é o tratamento usado nos pacientes com câncer da cavidade oral que estejam infectados por HPV (Sabatini & Chiocca, 2019; Stack & Moreno, 2019) (Figura 39.4).

As técnicas reconstrutivas podem ser realizadas com uma diversidade de enxertos. Pode ser empregado um retalho cutâneo (tecido cutâneo e subcutâneo), como o retalho do deltopeitoral. Um retalho miocutâneo de platisma (tecido subcutâneo, músculo e pele) é o enxerto mais utilizado; o músculo peitoral maior é habitualmente utilizado. Para grandes enxertos, pode ser usado um retalho livre microvascular, que envolve a transferência de músculo, pele ou osso com uma artéria e uma veia para a área da reconstrução, com a microinstrumentação. As áreas usadas para o retalho livre incluem a escápula, a área radial do antebraço ou a área anterolateral da coxa (Stack & Moreno, 2019).

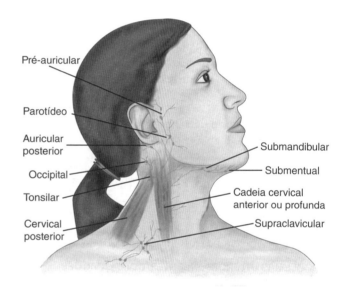

Figura 39.3 • Drenagem linfática da cabeça e do pescoço.

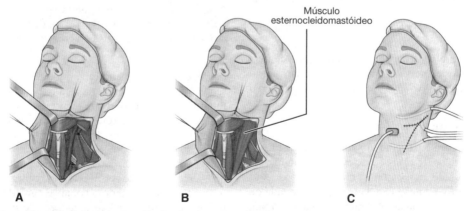

Figura 39.4 • **A.** Dissecção radical do pescoço clássica, em que os músculos esternocleidomastóideo e menores são removidos. Todo o tecido é removido, desde o ramo mandibular até a clavícula. A veia jugular também foi removida. **B.** A dissecção modificada do pescoço é similar, mas preserva o músculo esternocleidomastóideo, a veia jugular interna e/ou o nervo acessório espinal. **C.** O ferimento é fechado, e estão posicionados drenos de sucção portáteis.

PROCESSO DE ENFERMAGEM

Paciente submetido à dissecção do pescoço

Avaliação

No pré-operatório, avalia-se o preparo físico e psicológico do paciente para a cirurgia de grande porte, além do conhecimento do paciente sobre os procedimentos pré-operatórios e pós-operatórios. No pós-operatório, o paciente é avaliado quanto a complicações, como alteração do estado respiratório, infecção do ferimento e hemorragia. À medida que ocorre a cicatrização, é fornecido suporte nutricional e é verificado se houve alguma diminuição na amplitude de movimento do pescoço decorrente de lesão nervosa ou muscular.

Diagnóstico

DIAGNÓSTICOS DE ENFERMAGEM

Com base nos dados da avaliação, os principais diagnósticos de enfermagem podem incluir os seguintes:

- Falta de conhecimento sobre os procedimentos pré-operatórios e pós-operatórios
- Comprometimento da desobstrução de vias respiratórias, associado a obstrução por muco, hemorragia ou edema
- Dor aguda associada à incisão cirúrgica
- Comprometimento da integridade tissular após cirurgia e enxertia
- Comprometimento do estado nutricional associado ao processo mórbido ou ao tratamento
- Risco de baixa autoestima situacional associada ao diagnóstico ou ao prognóstico
- Risco de estresse do cuidador associado aos efeitos físicos e emocionais da doença e do procedimento cirúrgico relacionado
- Comprometimento da comunicação verbal após a ressecção cirúrgica
- Comprometimento da mobilidade após a lesão nervosa.

PROBLEMAS INTERDEPENDENTES/COMPLICAÇÕES POTENCIAIS

Entre as complicações potenciais, estão as seguintes (Stack & Moreno, 2019):

- Hemorragia, inclusive formação de hematoma, e ruptura ("explosão") da veia jugular interna (VJI) ou da artéria carótida
- Extravasamento de quilo, o extravasamento de linfa no ducto torácico
- Complicações neurológicas, inclusive AVE e lesão de nervos (nervo acessório, nervo mandibular marginal, nervo vago, nervo frênico, nervo hipoglosso, nervo lingual, plexo braquial)

Planejamento e metas

As principais metas para o paciente são aumento do conhecimento sobre o procedimento cirúrgico e o plano de tratamento, manutenção do estado respiratório, diminuição da dor, viabilidade do enxerto, manutenção da ingestão adequada de alimentos e líquidos, estratégias de enfrentamento efetivas (para o paciente e os cuidadores familiares), comunicação efetiva, manutenção da movimentação do ombro e do pescoço e ausência de complicações.

Intervenções de enfermagem

 ORIENTAÇÕES PRÉ-OPERATÓRIAS AO PACIENTE

Antes da cirurgia, o paciente deve ser informado a respeito da natureza e da extensão da cirurgia e sobre o que esperar no período pós-operatório. A orientação pré-operatória aborda intervenções durante todo o período perioperatório. Como parte do processo de consentimento livre e informado, o paciente deve ser conscientizado dos riscos potenciais/reais e dos benefícios do procedimento, bem como de outras opções terapêuticas e do desfecho projetado se o procedimento não for realizado. O paciente é encorajado a fazer perguntas e a expressar as preocupações a respeito da cirurgia que se aproxima e dos resultados esperados. Durante essa troca, o enfermeiro tem a oportunidade de avaliar as habilidades de enfrentamento do paciente, responder a perguntas e desenvolver um plano para o apoio ao paciente. Um senso de compreensão mútua e relacionamento profissional tornam a experiência pós-operatória menos traumática para o paciente. As expressões de preocupação, as ansiedades e os temores do paciente orientam o enfermeiro no fornecimento de apoio no pós-operatório.

CUIDADOS GERAIS PÓS-OPERATÓRIOS

As intervenções de enfermagem gerais pós-operatórias são similares àquelas apresentadas no Capítulo 16 e são direcionadas aos diagnósticos de enfermagem e aos objetivos identificados.

MANUTENÇÃO DA DESOBSTRUÇÃO DAS VIAS RESPIRATÓRIAS

Após a remoção do tubo endotraqueal ou das cânulas orais e a cessação dos efeitos da anestesia, o paciente pode ser colocado na posição de Fowler para facilitar a respiração e promover o conforto. Essa posição também aumenta as drenagens linfática e venosa, facilita a deglutição, diminui a pressão venosa sobre os retalhos cutâneos e previne a regurgitação e a aspiração do conteúdo gástrico. Se o paciente tiver uma traqueostomia, o enfermeiro realiza uma avaliação focalizada e cuidados do estoma (ver Capítulo 19). Os sinais de angústia respiratória, como dispneia, cianose, alterações no estado mental e alterações nos sinais vitais são avaliados, tendo em vista que podem sugerir edema, hemorragia/formação de hematoma, oxigenação inadequada ou drenagem inadequada.

 Alerta de enfermagem: Qualidade e segurança

> *No período pós-operatório imediato, o enfermeiro avalia se há estridor (som áspero e alto à inspiração) auscultando, com frequência, sobre a traqueia com um estetoscópio. Esse achado deve ser relatado imediatamente, uma vez que indica obstrução das vias respiratórias.*

Pode ocorrer pneumonia na fase pós-operatória se as secreções pulmonares não forem removidas. Para auxiliar na remoção das secreções, o paciente é aconselhado a tossir e a realizar respirações profundas. Com o enfermeiro apoiando o pescoço, o paciente deve assumir uma posição sentada, de modo que as secreções excessivas possam ser expelidas pela tosse e expectoradas. Se esse procedimento não for bem-sucedido, pode ser necessário realizar a sucção das vias respiratórias do paciente. Toma-se cuidado para proteger as linhas de sutura durante a sucção. Se uma cânula de traqueostomia estiver posicionada, a sucção é realizada por meio dela. O paciente também pode ser orientado sobre a sucção de Yankauer (sucção na extremidade da tonsila) para remover as secreções orais. Ar umidificado, ou oxigênio, é fornecido através da traqueostomia para manter as secreções finas. A temperatura não deve ser aferida por via oral.

ALÍVIO DA DOR
O enfermeiro avalia e lida com a dor e com o medo que o paciente sente da dor. Pacientes com câncer de cabeça e pescoço com frequência relatam menos dor do que pacientes com outros tipos de câncer; entretanto, o enfermeiro deve estar ciente de que a experiência de dor de cada pessoa é diferente. O enfermeiro trabalha com o paciente para estabelecer metas razoáveis de dor e cria um plano interprofissional para atender a essas metas mutuamente definidas. Pode ser prescrita analgesia controlada pelo paciente para o manejo da dor pós-operatória (ver Capítulos 9 e 16).

PRESTAÇÃO DOS CUIDADOS DO FERIMENTO
Tubos de drenagem do ferimento costumam ser colocados durante a cirurgia para prevenir o acúmulo de líquido no tecido subcutâneo. Os tubos de drenagem são conectados a um dispositivo de sucção portátil (p. ex., Jackson-Pratt®), e o recipiente é esvaziado periodicamente. Entre 80 e 120 mℓ de secreções serossanguinolentas podem ser drenados nas primeiras 24 h. A drenagem excessiva pode ser indicativa de fístula com quilo ou hemorragia (ver discussão posterior). Os curativos são reforçados conforme necessário e são examinados quanto a evidências de hemorragia e constrição, que comprometem a respiração e a perfusão do enxerto. Se o paciente tiver um enxerto, este é avaliado quanto à coloração, à temperatura e à existência de pulso arterial, se aplicável, para determinar a viabilidade. O enxerto deve ser rosa-claro e quente ao toque. As incisões cirúrgicas também são avaliadas quanto a sinais de infecção (drenagem purulenta e de odor desagradável), que são relatados imediatamente. Podem ser prescritos antibióticos profiláticos no período pós-operatório inicial. É empregada técnica asséptica durante a limpeza da pele ao redor dos drenos; os curativos são trocados conforme prescrito pelo cirurgião, normalmente no segundo ao quinto dia do pós-operatório. É preciso ter cuidado para não aplicar pressão excessiva no local da cirurgia, a fim de não comprometer a viabilidade e a perfusão do retalho (Hudson & Carr, 2020). Se for planejada radioterapia (associada ou não à quimioterapia), cateteres de braquiterapia são inseridos durante a cirurgia (Stack & Moreno, 2019).

MANUTENÇÃO DA NUTRIÇÃO ADEQUADA
A equipe interprofissional avalia o estado nutricional do paciente no pré-operatório; a intervenção inicial para corrigir os desequilíbrios nutricionais pode diminuir o risco de complicações pós-operatórias. Com frequência, a nutrição não é ótima, por causa de aporte inadequado, e suporte nutricional é necessário antes da cirurgia ou do início da radioterapia em razão do estresse psicológico do diagnóstico de câncer, da localização do(s) tumor(es) e dos procedimentos diagnósticos. É comum a prescrição profilática de suporte nutricional por nutrição enteral, que pode evitar a perda ponderal, reduzir os desequilíbrios hídricos, reduzir as hospitalizações e aumentar a tolerância ao tratamento (Sandmæl et al., 2019). Suplementos nutricionalmente densos ajudam a restabelecer o balanço nitrogenado positivo. Eles podem ser administrados por via enteral, ou seja, por via oral, por tubo de alimentação nasogástrico (NG) ou por tubo de alimentação de gastrostomia (ver discussão adiante).

O paciente que consegue mastigar pode ingerir o alimento pela boca; a capacidade de mastigação do paciente determina se é necessária alguma modificação da dieta (p. ex., alimentos pastosos, em purê ou líquidos). As preferências alimentares também devem ser discutidas com o paciente. Os cuidados orais antes da alimentação podem intensificar o apetite do paciente, e os cuidados orais após a alimentação são importantes para prevenir infecções e cáries dentárias.

SUPORTE À AUTOESTIMA DOS PACIENTES E ÀS DEMANDAS DOS CUIDADORES
No pré-operatório, são fornecidas as informações a respeito da cirurgia planejada para o paciente e a família. Todas as perguntas são respondidas o mais precisamente possível. No período pós-operatório, as intervenções de enfermagem psicológicas têm por objetivo dar apoio ao paciente que sofreu alteração na imagem corporal, ou que tem grandes preocupações relacionadas com o prognóstico. O paciente pode apresentar dificuldades de comunicação e pode se preocupar com a sua capacidade de respirar e deglutir normalmente. A recuperação de cânceres de cabeça e pescoço é singular porque questões relacionadas com o comportamento do paciente (p. ex., ser portador de infecção pelo HPV, etilismo, tabagismo) estão, com frequência, diretamente relacionadas com a causa subjacente do câncer. A adaptação psicológica necessária após uma cirurgia desfigurante e as complicações sociais das alterações da fala e da deglutição são imensas. O *binômio paciente-cuidador* é, com frequência, considerado uma única entidade, o que reforça a necessidade de considerar os dois componentes e sua inter-relação (Dri, Bressan, Cadorin et al., 2019).

A pessoa que se submete a uma cirurgia extensiva de pescoço geralmente fica sensibilizada quanto à sua aparência. Isso pode ocorrer quando a área da cirurgia é coberta por curativos volumosos, quando a linha de incisão está visível, ou posteriormente, após a cicatrização ter ocorrido e o aspecto do pescoço e possivelmente da parte inferior da face ter sido alterado de modo significativo. Se o enfermeiro aceitar o aspecto do paciente e expressar uma atitude positiva e otimista, é mais provável que o paciente se sinta encorajado. O paciente também precisa ter a oportunidade de expressar os temores e as preocupações sobre o sucesso da cirurgia e o prognóstico. Nos EUA, a American Cancer Society (ACS) conta com voluntários que conversam com os pacientes antes ou depois da cirurgia e compartilham suas experiências com o diagnóstico, o tratamento e a recuperação. Os programas Look Good Feel Better da ACS fornecem informações sobre vestuário e cosméticos que podem ser usados para melhorar a imagem corporal e a autoestima (ver seção Recursos ao fim deste capítulo).

Pessoas com câncer de cabeça e pescoço são, com frequência, etilistas e tabagistas antes da cirurgia; no pós-operatório, elas são encorajadas a se abster dessas substâncias. Métodos de enfrentamento alternativos precisam ser explorados. Um encaminhamento aos Alcoólicos Anônimos, a um programa de cessação do tabagismo e aconselhamento familiar podem ser apropriados.

PROMOÇÃO DA COMUNICAÇÃO EFICAZ
Os planos de comunicação têm início no pré-operatório, quando o paciente e a família determinam qual método de comunicação será o melhor no pós-operatório. Os métodos de comunicação úteis para o paciente que foi submetido à laringectomia incluem quadros mágicos, materiais de escrita, guias ilustrados, aplicativos de computador, *smartphones*, *tablets* e linguagem de sinais. Durante o período pós-operatório, a campainha deve estar prontamente acessível para o paciente em todas as ocasiões. O paciente intubado e sob ventilação mecânica no período pós-operatório, que não consegue se comunicar, pode apresentar ansiedade, depressão e frustração, prolongando o estresse e a hospitalização (Koszalinski, Heidel & McCarthy, 2020). (Ver Perfil de pesquisa de enfermagem no Boxe 39.3.)

Boxe 39.3 — PERFIL DE PESQUISA DE ENFERMAGEM
Perspectiva de futuro positivo: pacientes com vulnerabilidades de comunicação

Koszalinski, R. S., Heidel, R. E. & McCarthy, J. (2020). Difficulty envisioning a positive future: Secondary analyses in patients in intensive care who are communication vulnerable. *Nursing & Health Sciences, 22*(2), 374-380.

Finalidade
Esse estudo explorou a experiência de pacientes que, por diferentes motivos, estavam incapacitados de se comunicar e estavam internados em uma unidade de tratamento intensivo (UTI).

Metodologia
A análise secundária foi baseada em um *design* de grupo-controle equivalente. Os dados foram analisados por ANOVA (análise de variância de efeito misto; entre grupos e intergrupo), com repetição da medida para comparar os grupos controle e de tratamento ao longo do tempo. O foco da análise foi o impacto da intervenção liderada pela enfermagem de comunicação eletrônica, denominada SFMV (*Speak for Myself Voice*), na depressão e na ansiedade. Os dados foram coletados segundo a Hospital Anxiety and Depression Scale (HADS) de 36 participantes em uma UTI cirúrgica (traumatismo), em uma UTI neurológica, em uma unidade de atendimento progressivo, em uma UTI clínica e em uma UTI cardiovascular de um centro médico acadêmico na região rural do Tennessee, nos EUA.

Achados
Embora tenha sido detectada alteração entre o período pré-intervenção e o período pós-intervenção em vários itens da HADS, um item chamou a atenção dos pesquisadores: "Anseio por aproveitar os acontecimentos". Houve uma interação estatisticamente significativa ($p = 0,017$) entre os períodos pré- e pós-intervenção. Isso indica que os pacientes em ventilação mecânica ou incapazes de se comunicar por causa de obstrução, traumatismo ou ressecção cirúrgica (inclusive procedimentos em cabeça e pescoço) podem estar sofrendo em silêncio com sintomas de depressão.

Implicações para a enfermagem
Esses resultados são apoiados por outros estudos na literatura. Os profissionais de enfermagem têm a capacidade ímpar de assegurar que os pacientes que não conseguem se comunicar se sintam percebidos e reconhecidos. A presença intencional e o interesse honesto no paciente como pessoa por parte do enfermeiro viabilizam a comunicação que vai além da mera vocalização e proporciona conforto ao paciente.

O enfermeiro obtém uma consulta com um fonoaudiólogo. Técnicas alternativas de fala, como prótese vocal ou fala esofágica, podem ser ensinadas por um fonoaudiólogo (ver Capítulo 18).

Manutenção da Mobilidade Física
A excisão do músculo esternocleidomastóideo e do nervo acessório espinal resulta em fraqueza no ombro, que pode causar queda do ombro, uma curvatura à frente do ombro. Muitos problemas podem ser evitados com um programa de exercícios conscencioso. Esses exercícios normalmente são iniciados em colaboração com um fisioterapeuta após a remoção dos drenos e quando a incisão do pescoço estiver suficientemente cicatrizada. A finalidade dos exercícios ilustrados na Figura 39.5 é promover a função do ombro e a movimentação do pescoço máximas após a cirurgia.

Monitoramento e Manejo de Complicações Potenciais
Hemorragia. A hemorragia pode ser decorrente de ruptura da artéria carótida, como resultado da necrose do enxerto ou da lesão da própria artéria por tumor ou infecção. Isso pode resultar em sangramento franco ou formação de hematoma. As medidas a seguir são indicadas:

- Os sinais vitais são avaliados com frequência (a cada 1 a 2 h, ou a cada 15 min, se o paciente for crítico). Após a estabilização do paciente, a avaliação é realizada a cada 4 h. Taquicardia, taquipneia e hipotensão indicam hemorragia e choque hipovolêmico iminente (ver discussão sobre tratamento de choque hipovolêmico no Capítulo 11)
- O paciente é instruído a evitar a manobra de Valsalva para prevenir o estresse sobre o enxerto e a artéria carótida
- São relatados os sinais de ruptura iminente, tais como dor ou desconforto epigástricos superiores
- Os curativos e a drenagem do ferimento são observados em relação ao sangramento excessivo
- Se ocorrer hemorragia, a assistência é chamada imediatamente
- A hemorragia requer a aplicação firme contínua de pressão sobre o local de sangramento ou vaso importante associado
- A cabeceira do leito do paciente deve ser elevada a 30° para manter a permeabilidade das vias respiratórias e prevenir a aspiração
- Um modo controlado e calmo diminui a ansiedade do paciente
- O cirurgião é notificado imediatamente, tendo em vista que uma ruptura vascular ou de ligadura exige intervenção cirúrgica

Extravasamento de quilo. Um extravasamento de quilo (drenagem de líquido linfático leitoso a partir do ducto torácico para a cavidade torácica) pode ser decorrente de lesão do ducto torácico durante a cirurgia. Embora não seja comum (3 a 5,7% dos casos), esse extravasamento pode ser reconhecido durante a cirurgia (podendo ser reparado imediatamente) ou no período pós-operatório, sobretudo quando começa a dieta oral. Se houver suspeita de extravasamento de quilo no período pós-operatório, medidas conservadoras para limitar a elevação da pressão intratorácica reduzirão o fluxo do quilo no ducto torácico. As intervenções recomendadas incluem iniciar nutrição enteral ou dieta com baixo teor de gordura (principalmente ácidos graxos de cadeias pequenas e médias), pois o quilo é formado a partir de ácidos graxos de cadeia longa). Triglicerídios de cadeia média/gorduras, como os encontrados no óleo de coco, são metabolizados no fígado em cetonas e fornecem energia sem a formação de quilo. Outras intervenções incluem reposição hidreletrolítica, restrição da atividade física, elevação da cabeceira do leito, emolientes fecais (para evitar esforço excessivo para defecar) e, ocasionalmente, curativos compressivos. Com frequência, os médicos prescrevem octreotida, um análogo sintético do hormônio natural somatostatina, que atua primariamente inibindo a liberação de hormônios gastrintestinais que regulam a digestão e a absorção, reduzindo, assim, o fluxo de linfa e de quilo (Rudrappa & Paul, 2019; Stack & Moreno, 2019).

Exercício 1

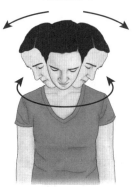

Gire delicadamente a cabeça para cada lado e olhe o mais longe possível. Aponte suavemente a orelha direita em direção ao ombro direito tão longe quanto possível. Repita do lado esquerdo. Movimente o queixo até o tórax e, em seguida, levante a cabeça para cima e para trás.

Exercício 2

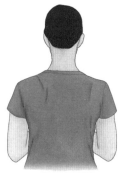

Posicione as mãos para a frente, com os cotovelos em ângulos retos longe do corpo. Rotacione os ombros para trás, trazendo os cotovelos para o lado. Em seguida, relaxe todo o corpo.

Exercício 3: com a utilização do lado não afetado, incline-se ou segure-se em uma mesa ou cadeira baixa.

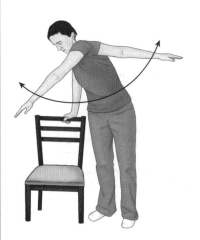

Incline o corpo levemente na cintura e balance o ombro e o braço da esquerda para a direita.

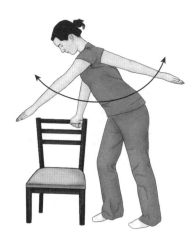

Balance o ombro e o braço para a frente e para trás.

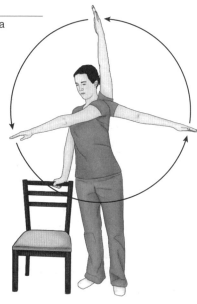

Balance o ombro e o braço em um círculo amplo, trazendo gradualmente o braço até acima da cabeça.

Figura 39.5 • Três exercícios de reabilitação após a cirurgia de cabeça e pescoço. O objetivo é readquirir a função máxima do ombro e a movimentação do pescoço após a cirurgia de pescoço. Adaptada de Exercise for radical neck surgery patients. Head and Neck Service, Department of Surgery, Memorial Hospital, New York, NY.

Lesão nervosa. Os nervos acessório, mandibular marginal (um ramo do nervo facial), vago, frênico, hipoglosso ou lingual e/ou o plexo braquial podem ser seccionados ou lesionados durante a intervenção cirúrgica. Tendo em vista que pode ocorrer paralisia facial inferior como resultado da lesão do nervo facial, essa complicação é observada e relatada. O paciente com lesão de nervo pode ter dificuldade em engolir alimentos líquidos e sólidos por causa de perda parcial da sensibilidade da glote, comprometimento do movimento da língua ou lesão do nervo vago. É indicada terapia com fonoaudiologia para auxiliar com os problemas relacionados com a lesão nervosa. Disfunção do ombro é mais comum nos casos de dissecção radical do pescoço e, com frequência, exige considerável reabilitação física.

PROMOÇÃO DE CUIDADOS DOMICILIAR, COMUNITÁRIO E DE TRANSIÇÃO

 Orientação do paciente sobre autocuidados. O paciente e o cuidador familiar devem receber orientações sobre o manejo do ferimento, do curativo e de quaisquer drenos que permaneçam posicionados. Os pacientes que precisam de sucção oral ou que apresentam traqueostomia podem estar muito ansiosos com os seus cuidados no domicílio; a transição para o domicílio pode ser facilitada se o cuidador familiar tiver oportunidades para demonstrar a capacidade de atender às necessidades do paciente (Boxe 39.4). O paciente e o cuidador familiar também são orientados a respeito de possíveis complicações, especificamente sangramento e angústia respiratória, e sobre quando notificar o médico.

Boxe 39.4 — LISTA DE VERIFICAÇÃO DO CUIDADO DOMICILIAR
Paciente que se recupera de cirurgia cervical

Ao concluírem as orientações, o paciente e/ou o cuidador serão capazes de:

- Nomear o procedimento que foi realizado e identificar quaisquer mudanças permanentes na estrutura ou na função anatômica, bem como as alterações na comunicação, nas AVDs, nas AIVDs, nos papéis, na imagem corporal, nos relacionamentos e na espiritualidade
- Identificar a modificação do ambiente domiciliar, as intervenções e as estratégias (p. ex., equipamento médico permanente, ajudante/cuidador contratado) utilizadas para aumentar a segurança em função das modificações estruturais e funcionais e para promover a recuperação efetiva e a reabilitação
- Descrever o esquema terapêutico em curso, incluindo dieta e atividades a serem realizadas (p. ex., cuidados orais, sucção) e limitadas ou evitadas (p. ex., levantar peso, dirigir automóveis, praticar esportes de contato)
  - Identificar os alimentos e as terapias necessários para atender às necessidades calóricas e às necessidades nutricionais (p. ex., alteração na consistência, limitações de condimentos, suplementos, terapia enteral ou parenteral)
  - Participação na terapia prescrita (p. ex., tratamento fonoaudiológico, fisioterapia, terapia ocupacional) para promover a recuperação e a reabilitação
- Demonstrar os cuidados com a traqueostomia e a aspiração, se houver indicação
- Demonstrar o uso de umidificação, se indicado
- Demonstrar a higiene oral efetiva
- Demonstrar os cuidados da incisão e dos drenos
- Indicar o nome, a dose, os efeitos colaterais, a frequência e o horário de uso de todos os medicamentos
- Descrever as abordagens para controlar a dor (p. ex., administrar analgésicos, conforme prescrito; usar intervenções não farmacológicas)
- Identificar possíveis complicações (p. ex., sangramento, desconforto respiratório) e intervenções
- Relatar como contatar o médico em caso de perguntas ou complicações
- Determinar a hora e a data das consultas de acompanhamento médico/odontológico, da terapia e dos exames
- Identificar fontes de apoio social (p. ex., amigos, parentes, comunidade de fé, grupos de apoio para pacientes com câncer, apoio do cuidador)
- Identificar a necessidade de promoção da saúde, prevenção de doenças e atividades de triagem.

AIVDs: atividades instrumentais da vida diária; AVDs: atividades da vida diária.

Se o paciente não puder consumir alimentos pela boca, serão necessárias orientações detalhadas e demonstração das alimentações enteral ou parenteral. As orientações sobre as técnicas de higiene oral efetivas também são importantes.

Cuidados contínuos e de transição. Pode ser necessário o encaminhamento para os cuidados domiciliar, comunitário e de transição no período inicial após a alta. O enfermeiro avalia a cicatrização, assegura que as alimentações estejam sendo administradas adequadamente e monitora quanto a quaisquer complicações. O ajuste do paciente às alterações no aspecto físico e o estado e a capacidade de se comunicar e comer normalmente também são avaliados. A terapia com fonoaudiologia provavelmente também será continuada no domicílio.

Reavaliação

Entre os resultados esperados, estão:
1. O paciente tem melhor conhecimento sobre a evolução do tratamento.
2. O paciente demonstra troca respiratória adequada.
   a. Seus pulmões estão limpos à auscultação.
   b. Respira facilmente, sem falta de ar.
   c. Demonstra capacidade de utilizar a sucção efetivamente.
3. O paciente verbaliza o conforto e o alívio da dor.
4. O enxerto está cor-de-rosa e quente ao toque.
5. O paciente mantém a ingestão adequada de alimentos e líquidos.
   a. Aceita a alteração da via de alimentação.
   b. Está bem hidratado.
   c. Mantém ou ganha peso.
6. Demonstra capacidade de enfrentamento (o paciente e os cuidadores familiares).
   a. Discute as respostas emocionais ao diagnóstico.
   b. Utiliza o suporte disponível.
7. Comunicação efetiva com cuidadores e familiares.
8. O paciente conquista a mobilidade máxima.
   a. Adere aos programas de exercícios de fisioterapia.
   b. Conquista a amplitude de movimento máxima.
9. O paciente não apresenta complicações.
   a. Sinais vitais estáveis.
   b. Sem sangramento ou secreção excessivos.
   c. Capacidade de movimentar os músculos da parte inferior da face e dos ombros.

ADMINISTRAÇÃO DE NUTRIÇÃO ENTERAL

A nutrição por via **entérica** implica integridade intestinal e capacidade de absorver nutrientes. Portanto, a administração de **nutrição enteral** consiste em infusão de fórmulas nutricionais por um tubo introduzido diretamente no sistema digestório. O enfermeiro assegura que os pacientes para os quais essa terapia foi prescrita consigam atingir equilíbrio nutricional suficiente para atender às suas demandas metabólicas.

Manejo de enfermagem

Nutrição enteral

A nutrição enteral é instituída para atender às necessidades nutricionais quando a ingestão é inadequada ou não é possível e o sistema digestório é funcional. As soluções de nutrição enteral são infundidas no estômago, no duodeno ou no jejuno proximal e auxiliam na preservação da integridade gastrintestinal ao preservar o metabolismo intestinal e hepático normal. A nutrição enteral apresenta diversas vantagens sobre a nutrição parenteral: seu custo é menor, é mais segura, em geral é bem tolerada pelo paciente e mais fácil de instituir em unidades de longa permanência e no domicílio do paciente. Quando possível, dá-se preferência à *via gastrintestinal* (com base na fisiologia).

A nutrição por via nasoduodenal ou nasojejunal é indicada quando o esôfago e o estômago precisam ser desviados, ou quando o paciente corre risco de **aspiração** (i. e., inalação de líquidos ou alimentos para a traqueia e a árvore brônquica). Para a nutrição enteral por períodos superiores a 4 semanas, são preferidos tubos de gastrostomia ou jejunostomia para a administração de medicamentos ou alimentos. As indicações para a nutrição enteral estão resumidas na Tabela 39.2.

Osmolalidade

A **osmolalidade** dos líquidos corporais normal (*i. e.*, concentração) é de aproximadamente 300 mOsm/kg. O corpo tenta manter a osmolalidade do conteúdo do estômago e do intestino nesse nível. A osmolalidade é uma consideração importante para os pacientes que recebem nutrição enteral por via duodenal ou jejunal, uma vez que fórmulas nutricionais com alta osmolalidade podem ter efeitos indesejáveis. Por exemplo, quando uma solução concentrada de alta osmolalidade que adentra o estômago é administrada rapidamente ou em grande volume, o intestino delgado se expande e a água movimenta-se rapidamente para o lúmen intestinal a partir do líquido adjacente aos órgãos e do compartimento vascular. O paciente pode apresentar sensação de plenitude, náuseas, cólica, tontura, diaforese e diarreia osmótica, coletivamente denominadas **síndrome de esvaziamento rápido (*dumping*)**. A síndrome de esvaziamento rápido pode levar a desidratação, hipotensão e taquicardia. O grau de tolerância aos efeitos da alta osmolalidade varia entre os pacientes alimentados pelo intestino delgado; o enfermeiro precisa conhecer a fórmula administrada e adotar medidas para prevenir esse efeito indesejado. O intestino delgado pode ser capaz de se adaptar a uma fórmula de alta osmolalidade se ela for iniciada a uma baixa velocidade por hora, com aumento lento da taxa de infusão (Seres, 2019).

Fórmulas

A escolha da fórmula a ser administrada por meio da nutrição enteral é influenciada pelo estado do sistema digestório e pelas necessidades nutricionais do paciente. As características da fórmula que são consideradas incluem composição química da fonte de nutrientes (proteínas, carboidratos, lipídios), densidade calórica, osmolalidade, conteúdo de fibras, vitaminas, minerais, eletrólitos e custo. As fórmulas enterais contêm 70 a 85% de água livre e não são elaboradas para atender às demandas totais de líquido dos pacientes (Seres, 2019). Está disponível uma ampla diversidade de recipientes, sistemas de administração e bombas enterais para a utilização com as soluções de nutrição enteral.

Diversas fórmulas de nutrição enteral estão disponíveis comercialmente. Fórmulas poliméricas são as mais comuns e são constituídas de proteína (10 a 15%), carboidratos (50 a 60%) e gorduras (30 a 35%). As fórmulas poliméricas padronizadas não são pré-digeridas e exigem que o paciente tenha função digestiva e capacidade absortiva relativamente normais. Fórmulas especiais são prescritas para tratar distúrbios metabólicos específicos (p. ex., diabetes melito), doenças específicas (p. ex., doenças renais, pulmonares ou hepáticas), sepse ou traumatismo, para dar suporte à cicatrização de feridas ou para fins de imunomodulação. As fórmulas quimicamente definidas ou *pré-digeridas* contêm nutrientes de mais fácil absorção. Produtos modulares contêm apenas um nutriente principal, como proteínas, e são utilizados para intensificar os produtos preparados comercialmente. As fibras, sejam elas pré-misturadas, sejam adicionadas a fórmulas, ajudam a aumentar o volume das fezes para diminuir a ocorrência de diarreia e de constipação intestinal (McClave, Taylor, Martindale et al., 2016).

Algumas fórmulas são fornecidas como suplementos, ao passo que outras são administradas para atender às necessidades nutricionais totais do paciente. Nutrólogos, nutricionistas e profissionais certificados em suporte nutricional colaboram com os médicos e os enfermeiros para determinar a melhor fórmula para cada paciente. O volume da fórmula administrada varia, dependendo da densidade calórica da fórmula e das necessidades energéticas do paciente. O objetivo geral é conquistar o equilíbrio nitrogenado positivo e a manutenção ou o ganho de peso sem causar desconforto ou diarreia.

Métodos de administração

O método de nutrição enteral escolhido depende da localização do tubo no sistema digestório, da tolerância do paciente, da conveniência e do custo. Tubos nasogástricos (NG) de grande calibre (acima de 12 Fr) podem ser desconfortáveis, e sua utilidade como tubo de alimentação é limitada. Contudo, podem ser usados para administrar alimentações em curto prazo (Mueller, 2017). Os tubos de pequeno calibre (Dobhoff), que normalmente são inseridos no jejuno com um fio-guia e manufaturados para nutrição enteral, são mais bem tolerados por até 6 semanas, porém exigem monitoramento atento e lavagem frequente para se manterem desobstruídos.

A administração das soluções enterais em *bolus* e por gotejamento intermitente são opções práticas e não dispendiosas para o paciente em tratamento domiciliar ou em uma unidade de longa permanência. Não obstante, esses métodos podem ser mal tolerados por pacientes com doenças agudas. A alimentação em *bolus* exige o fracionamento do volume nutricional diário total em quatro ou seis etapas ao longo do dia. Os *bolus* podem ser administrados no estômago com uma seringa de 50 mℓ usando a força da gravidade (Figura 39.6). O volume típico é 200 a 400 mℓ de solução de nutrientes durante um período de 15 a 60 minutos, mas esses parâmetros devem ser descritos na prescrição do médico (Bischoff et al., 2020; Boullata et al., 2017). A velocidade da administração em *bolus*

TABELA 39.2	Condições que podem requerer terapia enteral.
Condição ou necessidade	**Exemplos**
Alcoolismo, depressão crônica, anorexia nervosa[a]	Doença crônica, distúrbio psiquiátrico ou neurológico
Cirurgia maxilofacial ou cervical	Doença ou lesão
Coma, semiconsciência[a]	Acidente vascular encefálico, traumatismo craniano, distúrbio neurológico, neoplasia
Condições hipermetabólicas	Queimaduras, traumatismo, fraturas múltiplas, sepse, síndrome da imunodeficiência adquirida, transplante de órgãos
Cuidados de convalescença	Cirurgia, lesão, doença grave
Debilitação[a]	Doença ou lesão
Paralisia orofaríngea ou esofágica[a]	Doença ou lesão, neoplasia, inflamação, traumatismo, insuficiência respiratória
Preparo intestinal pré-operatório	Após a administração de catárticos em maior volume
Problemas gastrintestinais	Fístulas, síndrome do intestino curto, pancreatite leve, doença de Crohn, colite ulcerativa, má digestão ou má absorção inespecífica
Terapia para o câncer	Radiação, quimioterapia

[a]Tendo em vista que alguns pacientes com essas condições correm risco para regurgitação ou vômitos e aspiração da fórmula administrada, cada condição tem de ser avaliada individualmente.

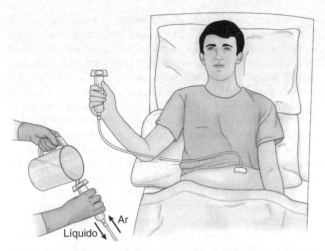

Figura 39.6 • Alimentação por gastrostomia em *bolus* por gravidade. A seringa é elevada perpendicularmente ao abdome, de modo que o alimento possa entrar por gravidade.

depende da tolerância do paciente, mas é iniciada lentamente, com o aumento da velocidade conforme tolerado. No caso de administração por gravidade, a elevação ou o rebaixamento da seringa acima da parede abdominal regulam a velocidade do fluxo. O volume e a velocidade do fluxo com frequência são determinados pela reação do paciente. Se o paciente sentir plenitude, pode ser desejável diminuir a velocidade do tempo de administração ou administrar volumes menores mais frequentemente. O método de alimentação por gotejamento por gravidade intermitente requer a administração ao longo de 30 minutos ou mais, em intervalos designados, por meio de uma bolsa enteral de reservatório e equipo, com a velocidade de fluxo regulada por um clampe com rolete ou uma bomba automatizada.

A alimentação contínua é a administração de alimentos de modo incremental por infusão lenta durante longos períodos. A infusão por gotejamento lento é preconizada para pacientes em estado crítico, para pacientes sob elevado risco de aspiração, pacientes em risco de intolerância (p. ex., pacientes com pancreatite) e para a administração direta no intestino delgado (Boullata, Carrera, Harvey et al., 2017). Bombas de alimentação enteral controlam a velocidade de administração da fórmula (Figura 39.7). Elas possibilitam velocidade de fluxo constante e podem infundir uma fórmula viscosa por um tubo de alimentação de diâmetro pequeno. No entanto, não possibilitam ao paciente tanta flexibilidade quanto as alimentações intermitentes. Bombas enterais leves e portáteis estão disponíveis para a utilização domiciliar. Além disso, as bombas de alimentação apresentam alarmes incorporados que sinalizam quando a bolsa está vazia, a bateria está fraca ou a sonda está ocluída. O paciente e o cuidador familiar devem ter conhecimento a respeito desses alarmes e saber como "solucionar os problemas" da bomba.

Uma alternativa para o método de infusão contínua é a administração cíclica, na qual a fórmula infundida é administrada por meio de uma bomba de alimentação enteral ao longo de 8 a 18 horas. As fórmulas podem ser infundidas à noite, para evitar a interrupção do estilo de vida do paciente. As infusões cíclicas podem ser apropriadas para pacientes que estejam sendo retirados gradualmente de nutrição enteral e passando para dieta oral, para os pacientes que não consigam ingerir o suficiente e que precisem de suplementos, bem como para os pacientes no domicílio que necessitem das horas do dia sem a bomba.

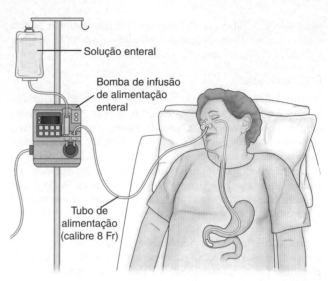

Figura 39.7 • Nutrição enteral por tubo nasoentérico com bomba de infusão. A cabeceira da cama deve estar elevada para prevenir a aspiração.

Os principais achados de avaliação em relação aos pacientes que recebem nutrição enteral estão descritos no Boxe 39.5.

Considerações sobre a covid-19

Pacientes hospitalizados por causa de pneumonia grave e insuficiência respiratória associadas à covid-19 que exigem intubação e ventilação mecânica podem precisar de nutrição enteral (ver discussão adicional sobre pneumonia na forma

---

Boxe 39.5 — AVALIAÇÃO

Avaliação dos pacientes que recebem nutrição enteral

Estar alerta aos achados de avaliação a seguir:
- Posicionamento do tubo, posição do paciente (cabeceira do leito elevada em 30°) e velocidade do fluxo da fórmula
- Capacidade do paciente de tolerar a fórmula; observar plenitude, distensão abdominal, distensão, náuseas, vômitos e padrão das fezes
- Respostas clínicas, conforme observados em achados laboratoriais (ureia sérica, proteína sérica, pré-albumina, eletrólitos, função renal, hemoglobina, hematócrito)
- Sinais de desidratação (mucosas ressecadas, sede, diminuição do débito urinário)
- Volume de fórmula realmente absorvido pelo paciente
- Elevação do nível de glicose sérica, diminuição do débito urinário, ganho de peso súbito e edema periorbital ou postural
- Sinais de infecção (para evitar infecção, substituir qualquer fórmula administrada por sistema aberto a cada 4 a 8 h por uma fórmula fresca; substituir o recipiente de nutrição enteral e o equipo a cada 24 h)
- Sinais de complicações (em caso de suspeita, verificar o volume residual gástrico antes de cada infusão ou, no caso de infusão contínua, a cada 4 h; retornar o aspirado para o estômago)
- Equilíbrio hídrico
- Pesagem semanal
- Recomendações feitas na consulta com nutricionista.

Adaptado de McClave, S. A., Taylor, B. E., Martindale, R. G. et al. (2016). Guidelines for the provision and assessment of nutrition support therapy in the adult critically ill patient: Society of Critical Care Medicine (SCCM) and American Society for Parenteral and Enteral Nutrition (ASPEN). *Journal of Parenteral and Enteral Nutrition*, 40(2), 159-211.

grave de covid-19 no Capítulo 19). As diretrizes elaboradas pela American Society for Parenteral and Enteral Nutrition (ASPEN) determinam que a nutrição enteral deve ser iniciada nesses pacientes nas primeiras 36 horas após a internação na unidade de tratamento intensivo (Martindale, Patel, Taylor et al., 2020). Essas diretrizes devem ser implementadas, a menos que seja tomada a decisão de que o paciente deve receber cuidados paliativos de fim da vida. Tubos nasogástricos calibrosos são a via preferida de administração; podem ser colocados rapidamente e são menos propensos à obstrução do que os tubos nasoduodenal ou nasojejunal de pequeno calibre. Portanto, o risco de contaminação é menor para os médicos e profissionais de enfermagem responsáveis pela inserção ou manipulação dos tubos de alimentação (Martindale et al., 2020).

Todavia, a colocação de um tubo de alimentação por via nasogástrica ainda implica risco. A colocação de tubo nasogástrico de alimentação pode provocar tosse, com produção de escarro; portanto, a colocação de um tubo nasogástrico é considerada uma intervenção produtora de aerossol. Quando um tubo nasogástrico é colocado em um paciente com covid-19 conhecida ou suspeita, seja para fins de alimentação ou descompressão, o profissional de enfermagem deve utilizar equipamento de proteção individual (EPI) apropriado (ver descrição de EPI no Capítulo 66) (Anderson, 2020). Além disso, se for possível, a boca do paciente deve ser coberta com uma máscara durante o procedimento (Martindale et al., 2020). Os nutrientes devem ser administrados na forma de infusão contínua, em vez de intermitente (Martindale et al., 2020).

Muitos pacientes com pneumonia por causa de formas graves de covid-19 que estão intubados e sob ventilação mecânica apresentam melhora de suas condições respiratórias quando são colocados em decúbito ventral (ver Capítulo 19); contudo, se eles estiverem recebendo nutrição enteral, correm maior risco de aspiração nessa posição. Esses pacientes devem ser colocados em posição de Trendelenburg reversa, com a cabeceira do leito elevada 10 a 25° para minimizar esse risco (Martindale et al., 2020). Alguns especialistas também recomendam que a alimentação seja suspensa 1 hora antes de o paciente ser colocado em decúbito ventral, para reduzir ainda mais o risco de aspiração (Anderson, 2020; Arkin, Krishnan & Chang, 2020).

Manutenção do equipamento de alimentação e do equilíbrio nutricional

A temperatura e o volume da alimentação, a velocidade de fluxo e o aporte total de líquido do paciente são fatores importantes a serem considerados quando é administrada a nutrição enteral. O cronograma de nutrição enteral é mantido, incluindo o volume e a frequência adequados. O enfermeiro deve monitorar cuidadosamente a velocidade de gotejamento e evitar a administração muito rápida.

A medida do volume gástrico residual (VGR), por meio de retirada do conteúdo gástrico com uma seringa grande a intervalos rotineiros, é agora uma prática comumente prescrita para pacientes que estejam recebendo nutrição enteral. Todavia, a utilidade da quantificação do VGR não foi validada pela pesquisa. Além disso, essa prática pode causar oclusão dos tubos gástricos (Boullata et al., 2017). Antes, acreditava-se que volumes gástricos residuais acima de 250 a 500 mℓ indicassem intolerância alimentar. Outros indicadores de tolerância à alimentação que o enfermeiro precisa levar em consideração incluem distensão abdominal, relatos do paciente de desconforto, vômitos, redução da peristalse intestinal, alteração na eliminação de flatos e diarreia (McClave et al., 2016).

As diretrizes mais recentes para avaliação e fornecimento de nutrição para o paciente em estado crítico, emitidas pela Society of Critical Care Medicine (SCCM) e pela ASPEN, não preconizam a determinação do volume gástrico residual para monitoramento de tolerância à alimentação enteral (McClave et al., 2016). Os achados das pesquisas mostram que volumes gástricos residuais entre 250 e 500 mℓ não aumentam a incidência de vômitos, aspiração ou pneumonia (McClave et al., 2016). Embora a alimentação não seja rotineiramente interrompida se o VGR for de 250 a 500 mℓ, devem ser implementadas medidas para reduzir o risco de aspiração (Boullata et al., 2017; McClave et al., 2016). Se os protocolos e as políticas da agência reguladora incluírem quantificação do VGR como parte dos cuidados rotineiros, a pesquisa e as diretrizes apoiam a suspensão da alimentação por 2 horas apenas se o VGR for superior a 500 mℓ (Boullata et al., 2017; McClave et al., 2016). Evidências crescentes apoiam o descarte da avaliação rotineira do volume gástrico residual (Seres, 2019).

A manutenção da função do tubo é uma responsabilidade contínua do enfermeiro, do paciente, do médico e do cuidador familiar. Para assegurar a permeabilidade e para diminuir a chance de crescimento bacteriano, acúmulo de sedimentos ou oclusão da sonda, no mínimo 30 mℓ de água são recomendados para adultos que recebem nutrição enteral em cada um dos casos a seguir (Bischoff, Austin, Boeykens et al., 2020; Boullata et al., 2017):

- Antes e após a alimentação enteral intermitente
- Antes e depois da administração da medicação (ver discussão mais adiante)
- Antes da verificação quanto ao resíduo gástrico (se exigido pela política) e ao pH gástrico
- A cada 4 horas com as alimentações contínuas
- Quando a sonda é descontinuada ou interrompida por qualquer motivo.

A água utilizada para limpar esses tubos deve ser registrada como aporte de líquidos. Embora água da torneira ou água potável possam ser infundidas nos tubos de alimentação para mantê-los desobstruídos, é preciso levar em consideração a probabilidade de contaminação por patógenos. Água purificada (sem contaminação; submetida à destilação ou ultrafiltração) ou estéril (água purificada e sem microrganismos e pirógenos) deve ser usada na preparação dos medicamentos. A utilização de água estéril é considerada a melhor prática para pacientes imunocomprometidos e para a reconstituição de fórmulas em pó (Bischoff et al., 2020; Boullata et al., 2017).

As complicações potenciais da terapia enteral estão descritas na Tabela 39.3.

Fornecimento de medicamentos por tubo

Quando diferentes tipos de medicamentos são prescritos, é empregado um método em *bolus* para a administração que seja compatível com a apresentação dos medicamentos. A alimentação é pausada, e o tubo é "lavado" com pelo menos 15 mℓ de água antes e pelos menos 15 mℓ de água depois da administração dos medicamentos (total de 30 mℓ). Cada medicamento deve ser preparado e administrado separadamente, com infusão de 15 mℓ de líquido entre os medicamentos. Quando tubos de alimentação de pequeno calibre para infusão contínua são irrigados após a administração de medicamentos, é utilizada uma seringa de 20 mℓ ou maior, tendo em vista que a pressão gerada por seringas menores pode romper o tubo. O discernimento dos profissionais de enfermagem é necessário para individualizar a prestação de cuidados; protocolos institucionais

TABELA 39.3 — Complicações potenciais da terapia enteral.

Complicações	Causas	Intervenções de enfermagem selecionadas — Terapêuticas	Intervenções de enfermagem selecionadas — Preventivas
Digestórias			
Constipação intestinal	Ausência de fibras; Aporte inadequado de líquido/desidratação; Uso de opioides	Verificar o conteúdo de fibras e água; relatar os achados.	Administrar volume adequado de hidratação na forma de "lavados do tubo". Considerar o uso de catárticos.
Diarreia	Soluções hiperosmolares; Infusão rápida/administração em *bolus*; Fórmula fria; Medicamentos, especialmente terapia com antibióticos	Avaliar o equilíbrio hídrico e os níveis de eletrólitos; relatar os achados. Implementar alterações na fórmula ou na velocidade da nutrição enteral. Revisar os medicamentos.	Assegurar a velocidade de infusão e a temperatura da fórmula apropriadas. Evitar múltiplos elixires e medicamentos procinéticos.
Gás/distensão abdominal/cólica	Ar no tubo; Excesso de fibras	Notificar o médico, se persistentes.	Manter o tubo sem ar.
Náuseas/vômitos	Alteração na fórmula ou na velocidade; Esvaziamento gástrico inadequado	Revisar os medicamentos.	Verificar os resíduos; se 200 mℓ, reinstilar e verificar novamente; relatar se os resíduos forem consistentemente altos.
Mecânicas			
Pneumonia por aspiração	Posicionamento inadequado do tubo; Vômitos com aspiração da solução de nutrição enteral; Em decúbito dorsal no leito	Avaliar o estado respiratório e notificar o médico.	Implementar um método confiável para a verificação do posicionamento do tubo. Manter a cabeceira do leito elevada em 30°.
Irritação nasofaríngea	Posição do tubo/fixação do tubo com fita inadequada; Uso de tubos calibrosos	Avaliar as mucosas nasofaríngeas a cada 8 h.	Fixar o tubo com fita para prevenir a pressão sobre as narinas. Reposicionar a fita.
Deslocamento do tubo	Tosse excessiva/vômitos; Tensão sobre o tubo ou tubo não fixado; Aspiração traqueal; Intubação de vias respiratórias	Interromper a alimentação e notificar o médico.	Verificar o posicionamento do tubo antes de administrar a solução de nutrição enteral.
Obstrução do tubo	Lavado do tubo/velocidade da fórmula inadequadas; Esmagamento de medicamentos e lavagem inadequada do tubo após a administração	Seguir a orientação da instituição para desobstrução de tubos de alimentação.	Obter medicamentos líquidos, quando possível. Lavar o tubo e esmagar os medicamentos adequadamente.
Metabólicas			
Desidratação e azotemia (excesso de ureia no sangue)	Soluções hiperosmolares com aporte insuficiente de líquido	Relatar os sinais e sintomas de desidratação. Implementar alterações na fórmula de nutrição enteral, na velocidade ou na razão com a água.	Fornecer hidratação adequada na forma de "lavados do tubo".
Hiperglicemia	Intolerância à glicose; Alto conteúdo de carboidratos da alimentação	Verificar rotineiramente os níveis de glicose sérica. Consultar nutricionista para a reavaliação do esquema de alimentação.	
Síndrome de realimentação, causada por oscilações rápidas dos eletrólitos intracelulares e extracelulares	Aporte nutricional inadequado por mais de 2 semanas/anorexia; Diabetes melito mal controlado; Câncer; Síndrome do intestino curto/doença intestinal inflamatória; Paciente adulto mais velho que mora sozinho; Infecções crônicas	Monitorar balanço hídrico, peso corporal diário, balanço eletrolítico e parâmetros metabólicos/nutricionais.	Iniciar alimentação com 25% da meta estimada e aumentar lentamente durante 3 a 5 dias, com monitoramento laboratorial cuidadoso.

Adaptada de Blumenstein, I., Shastri, Y. H. & Stein, J. (2014). Gastroenteric tube feeding: Techniques, problems, and solutions. *World Journal of Gastroenterology, 20*(26), 8505–8524; Boullata, J. I., Carrera, A. L., Harvey, L. et al. (2017). ASPEN safe practices for enteral nutrition therapy. *Journal of Parenteral and Enteral Nutrition, 41*(1), 15-103.

e contribuição do farmacêutico devem orientar as prescrições do médico assistente no tocante a escolhas de medicamentos e vias de administração. É preciso levar em consideração os detalhes de preparação (comprimidos que podem ser esmagados/dissolvidos, disponibilidade de elixir), absorção (p. ex., alguns medicamentos se ligam às fórmulas enterais, localização da extremidade distal do tubo no estômago ou no duodeno) e a volemia do paciente (i. e., um número aumentado de medicamentos exige aumento do volume de água/líquido infundido no tubo).

Alerta de enfermagem: Qualidade e segurança

A administração de medicamentos por tubos entéricos pós-pilóricos pode afetar adversamente a sua absorção; portanto, deve ser evitada, se possível. Além disso, para evitar interações de nutrientes com medicamentos, os medicamentos não devem ser misturados com as fórmulas de alimentação.

Manutenção dos sistemas de administração

A fórmula de nutrição enteral é administrada aos pacientes por meio de um sistema aberto ou fechado. O sistema aberto é embalado como um líquido ou um pó a ser misturado com água, que é despejado em um recipiente de alimentação ou administrado por meio de uma seringa grande. O recipiente com a fórmula de nutrição enteral (que é pendurado em um suporte) e o equipo utilizado com o sistema aberto devem ser substituídos a cada 24 horas (Bischoff et al., 2020; Boullata et al., 2017). O sistema aberto pode ser utilizado para administração em *bolus*, intermitente ou por gotejamento contínuo, e a fórmula pode ser administrada com seringa, gravidade (seringa com a remoção do êmbolo ou bolsa de gravidade com grampo rolete) ou bomba. Para evitar a contaminação bacteriana, o tempo durante o qual a fórmula permanece pendurada na bolsa à temperatura ambiente nunca deve exceder o recomendado pelo fabricante da fórmula, geralmente não superior a 4 a 8 horas. Os sistemas de administração fechada utilizam um recipiente estéril preenchido com aproximadamente 1 ℓ de fórmula, que é perfurado com o equipo enteral e comumente possibilita um período pendurado de 24 horas à temperatura ambiente. Já o sistema de administração fechada sempre deve utilizar uma bomba para controlar a velocidade da fórmula, evitando a administração de um grande volume da fórmula em um curto período. Sistemas fechados reduzem o risco de infecção por contaminação bacteriana (Boullata et al., 2017).

Manutenção do padrão de eliminação intestinal normal

Os pacientes que recebem nutrição enteral por tubo gástrico ou entérico podem apresentar diarreia ou constipação intestinal. As possíveis causas de diarreia incluem:

- Intolerância à nutrição enteral, relacionada com a doença subjacente
- Desnutrição: diminuição da área absortiva intestinal pode causar diarreia
- Terapia medicamentosa:
  - Medicamentos com base em elixir: com frequência, contêm sorbitol, que pode atuar como um catártico
  - Magnésio: atua como um catártico
  - Antibióticos: acredita-se que alterem a flora intestinal normal, possibilitando o aumento de bactérias patogênicas
- Colite por *Clostridium difficile* (*C. difficile*): pode resultar do uso de antibióticos que modificam a flora intestinal normal e promovem o crescimento anormal desse micróbio potencialmente perigoso; a colite por *Clostridioides* (anteriormente *Clostridium*) *difficile* ocorre mais frequentemente em pacientes hospitalizados (Read, Olson & Calderwood, 2020)
- Deficiência de zinco: o zinco é perdido com a diarreia, e a deficiência de zinco pode causar diarreia contínua
- Intolerância à lactose concomitante
- Hipertireoidismo concomitante
- Síndrome de esvaziamento rápido (*dumping*): a fórmula é infundida no intestino delgado rapidamente, ou é desviada do estômago muito rapidamente para o intestino delgado, causando a expansão da parede intestinal. Isso provoca distensão abdominal, cólicas, diarreia, tontura, diaforese e fraqueza. As medidas para o manejo dos sinais/sintomas gastrintestinais associados à síndrome do esvaziamento rápido são apresentadas no Boxe 39.6
- Contaminação da fórmula e do equipamento de alimentação com patógenos que causam diarreia (Boullata et al., 2017).

Boxe 39.6 Prevenção da síndrome de esvaziamento rápido (*dumping*)

As estratégias a seguir podem ajudar a evitar alguns dos sinais e sintomas desconfortáveis da síndrome de esvaziamento rápido relacionada com a nutrição enteral:
- Reduzir a velocidade de instilação da fórmula para proporcionar a diluição dos carboidratos e dos eletrólitos
- Administrar a fórmula à temperatura ambiente, tendo em vista que extremos de temperatura estimulam o peristaltismo
- Administrar a fórmula por meio de gotejamento contínuo (se tolerado), e não em *bolus*, para prevenir a distensão súbita do intestino
- Aconselhar o paciente a permanecer em uma posição de semi-Fowler por 1 h após a infusão da fórmula; essa posição prolonga o tempo de trânsito intestinal ao diminuir o efeito da gravidade
- Instilar o volume mínimo de água necessário para limpar o equipo antes e após cada alimentação, tendo em vista que o líquido administrado com a fórmula prolonga o trânsito intestinal.

As possíveis causas de constipação intestinal incluem:

- Aporte inadequado de água: a nutrição enteral tipicamente não atende às necessidades totais de líquidos, e deve ser administrada água adicional
- Administração de fórmulas de nutrição enteral sem fibras
- Utilização concomitante de opioides.

Manutenção da hidratação adequada

O enfermeiro monitora cuidadosamente a hidratação, tendo em vista que, em muitos casos, o paciente não consegue comunicar a necessidade de água. A água é injetada no tubo de alimentação a cada 4 horas e após as alimentações, de modo a prevenir a desidratação hipertônica. A fórmula pode ser administrada inicialmente como gotejamento contínuo, com a finalidade de ajudar o paciente a desenvolver tolerância, especialmente às soluções hiperosmolares. As principais intervenções de enfermagem incluem a observação dos sinais de desidratação (p. ex., mucosas ressecadas, sede, diminuição do débito urinário); administração rotineira de água e monitoramento do equilíbrio hídrico, do volume residual e do equilíbrio hídrico.

Promoção da capacidade de enfrentamento

O objetivo psicossocial dos cuidados de enfermagem é apoiar e encorajar o paciente a aceitar as alterações físicas e transmitir a esperança de que a melhora progressiva diária é possível. Se o paciente estiver apresentando dificuldades no ajuste ao tratamento, o enfermeiro deve estimular o autocuidado nos parâmetros do nível de atividade do paciente. Além disso, deve reforçar uma abordagem otimista por meio da identificação de indicadores de progresso (tendências do peso diário, equilíbrio eletrolítico, ausência de náuseas e diarreia, melhora nas proteínas plasmáticas).

Promoção de cuidados domiciliar, comunitário e de transição

 Orientação do paciente sobre autocuidados

Os pacientes que precisam de nutrição enteral a longo prazo podem ter sofrido uma cirurgia recente, ter disfagia decorrente de doença neuromuscular, câncer de cabeça e pescoço e radiação ou ter sofrido outros tipos de traumatismo na garganta, obstrução da parte alta do sistema digestório, câncer gastrintestinal e outras malignidades, doença gastrintestinal (incluindo síndromes de absorção inadequada) ou diminuição do nível de consciência. Para ser considerado para nutrição enteral no domicílio, o paciente deve:

- Estar clinicamente estável e tolerar com sucesso no mínimo 60 a 70% do esquema de alimentação
- Ser capaz de realizar o autocuidado ou ter um cuidador familiar que deseje assumir a responsabilidade
- Ter acesso aos suprimentos e interesse em aprender como administrar as soluções de nutrição enteral no domicílio.

O preparo do paciente para a administração domiciliar das fórmulas de nutrição enteral tem início enquanto o paciente ainda está hospitalizado. O enfermeiro deve orientar o paciente e o cuidador familiar enquanto administra as alimentações, de modo que eles possam observar os mecanismos e participar no procedimento, fazer indagações e expressar quaisquer preocupações. Antes da alta, o enfermeiro fornece informações a respeito dos equipamentos necessários, da aquisição e do armazenamento da fórmula e da administração da fórmula e das limpezas do tubo com água (frequência, volume, velocidade de instilação).

Os familiares que participarão nos cuidados domiciliares do paciente são encorajados a participar das sessões de instruções. As informações impressas disponíveis a respeito dos equipamentos, da fórmula e do procedimento são revisadas. São tomadas providências para a obtenção dos equipamentos e da fórmula e para que estejam prontos para a utilização antes da alta do paciente.

Cuidados contínuos e de transição

O encaminhamento para os cuidados domiciliar, comunitário e de transição é importante, de modo que o enfermeiro possa supervisionar e fornecer apoio durante as primeiras sessões de nutrição enteral no domicílio. As visitas adicionais dependerão da habilidade e do conforto do paciente ou do cuidador familiar na administração da fórmula de nutrição enteral. Durante as visitas, o enfermeiro monitora o estado físico do paciente (peso, estado de hidratação, sinais vitais, nível de atividade) e a capacidade do paciente e da família de administrar corretamente as fórmulas de nutrição enteral e avaliar o dispositivo de acesso enteral e o local. Os dispositivos de acesso enteral requerem substituição periódica, e o enfermeiro deve assegurar-se de que o paciente e o cuidador familiar tenham as informações necessárias para estabelecer essas consultas de substituição do tubo. Além disso, o enfermeiro deve avaliar quaisquer complicações. O paciente, ou o cuidador familiar, é orientado a registrar os horários e o volume de fórmula de nutrição enteral e limpeza do tubo com água, os padrões intestinais e quaisquer sinais/sintomas que ocorram. O enfermeiro pode revisar o registro com o paciente e o cuidador familiar durante as visitas domiciliares.

GASTROSTOMIA E JEJUNOSTOMIA

Gastrostomia é um procedimento em que é criada uma abertura para o estômago com a finalidade de administrar alimentos, líquidos e medicamentos por meio de um tubo de alimentação, ou para a descompressão gástrica em pacientes com gastroparesia, DRGE ou obstrução intestinal. A gastrostomia é preferida à sonda inserida por via nasal para a administração de suporte nutricional enteral por mais de 4 a 6 semanas (Bischoff et al., 2020; Boullata et al., 2017). A gastrostomia também é preferida à nutrição nasogástrica ou orogástrica no paciente comatoso, pois o esfíncter gastresofágico permanece preservado, tornando a regurgitação e a aspiração menos prováveis. A colocação envolve a criação de um **estoma**, uma abertura artificial que alberga o tubo.

A inserção de uma **gastrostomia endoscópica percutânea (GEP)** requer os serviços de um endoscopista, utiliza sedação moderada e demora aproximadamente 15 a 20 minutos. Um endoscópio iluminado é inserido pela boca até o estômago. Uma vez no estômago, a luz indica o local para inserção da agulha oca e do fio-guia até o estômago. O fio é puxado via cavidade oral, depois o próprio tubo da gastrostomia endoscópica percutânea é conectado ao fio, de modo que o tubo pode ser introduzido na cavidade oral, no esôfago, no estômago e puxado para fora através da incisão na parede do abdome. Um reforço de fixação interno, frequentemente denominado *anteparo*, é puxado firmemente contra a parede do estômago. Um disco/falange de retenção externo fica localizado próximo da superfície do abdome. A tensão entre os reforços de fixação externo e interno mantém o tubo posicionado (Figura 39.8A). Um tubo de gastrostomia inserido sob orientação de exame de imagem pode ser posicionado por via fluoroscópica por um médico experiente quando não for possível introduzir um

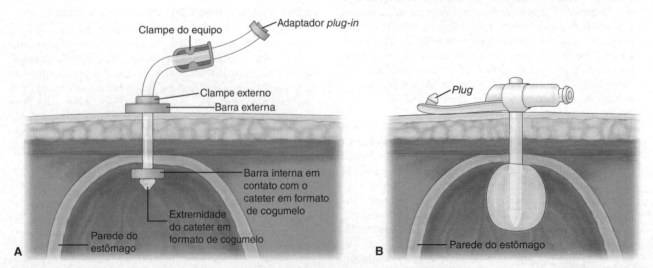

Figura 39.8 • **A.** Detalhe do abdome e do tubo de gastrostomia endoscópica percutânea (GEP), mostrando a fixação do cateter. **B.** Detalhe do abdome e do dispositivo de gastrostomia de perfil baixo não obturado, mostrando a fixação do balão.

endoscópio em um esôfago estenosado ou obstruído. A gastrostomia percutânea inserida radiologicamente é suturada internamente e mantida no local por um balão interno, que é insuflado com um pequeno volume de água (Anderson, 2019; Thompson, 2017).

A alimentação pode ser iniciada via tubo da GEP algumas horas (≤ 4 horas) após a colocação. O estoma demora 30 a 90 dias para "amadurecer"; portanto, a reposição só pode ser iniciada pelo menos 30 dias após a sua criação. As diretrizes do fabricante devem ser seguidas para a reposição de tubos, mas deterioração ou disfunção, ruptura de balonete, soluções de continuidade no estoma, úlceras que não cicatrizam ou formação de fístula podem acelerar o processo. Quando os cuidados são ótimos, os tubos podem durar 1 a 2 anos, porém a maioria das políticas de saúde encoraja a manutenção preventiva que inclui troca eletiva do tubo de gastrostomia com balão a cada 3 a 6 meses (Boullata et al., 2017). Uma alternativa para os tubos de gastrostomia padronizados, que são volumosos, consiste em dispositivos de gastrostomia do tipo *botton* MIC-KEY® (Figura 39.8B). Tipos específicos de dispositivos de gastrostomia de reposição de baixo perfil incluem o MIC-KEY® e Bard Button®. Esses dispositivos são nivelados com a pele, eliminam a possibilidade de migração interna da sonda, apresentam válvulas antirrefluxo para prevenir o extravasamento gástrico e não requerem fita ou outros dispositivos de fixação (Boullata et al., 2017). Os pacientes que precisam de suporte nutricional enteral conseguem esconder o local do acesso ao tubo de alimentação sob as suas roupas. Os dispositivos de gastrostomia de reposição de baixo perfil exigem um equipo de conexão especial para que possam ser ligados ao recipiente de alimentação. É obrigatório orientar os pacientes a levar consigo esse equipo de conexão ao viajar, quando forem ao pronto-socorro ou hospital ou se se submeterem a procedimentos diagnósticos que requeiram o acesso ao sistema digestório.

Jejunostomia é uma abertura criada cirurgicamente, por endoscopia (gastrojejunostomia percutânea ou jejunal [PEJ, do inglês *percutaneous gastrojejunostomy or jejunal*]) ou por radiologia intervencionista para o jejuno com a finalidade de administrar nutrientes, líquidos e medicamentos. Um tubo de jejunostomia é indicado quando a via gástrica não está acessível ou para diminuir o risco de aspiração quando o estômago não está funcionando adequadamente para processar e esvaziar os alimentos e os líquidos. Esses tubos têm um balão interno ou um balonete (*cuff*) de dácron ou são suturados externamente para sua fixação. Ao contrário dos tubos de gastrostomia, os tubos de jejunostomia não devem ser girados e duram apenas 6 a 9 meses (Anderson, 2019; Boullata et al., 2017). O intestino delgado também pode ser acessado pela colocação de um tubo de extensão jejunal no tubo de gastrostomia existente, e sua manipulação pode ser feita através do piloro até o intestino delgado por via endoscópica, fluoroscópica ou durante um procedimento cirúrgico – é o chamado tubo de *gastrojejunostomia*.

PROCESSO DE ENFERMAGEM
Paciente com gastrostomia ou jejunostomia

Avaliação
O enfoque da avaliação pré-operatória é determinar a capacidade do paciente de compreender e cooperar com o procedimento. O enfermeiro avalia a capacidade do paciente e da família de se ajustar às alterações na imagem corporal e de participar nos cuidados pessoais. Há diversas questões clínicas e éticas que o paciente, os cuidadores e o médico devem discutir em conjunto.

A finalidade do procedimento e a evolução pós-operatória esperada devem ser explicadas. O paciente precisa saber que o tubo de alimentação não passa pela boca nem pelo esôfago, de modo que alimentos líquidos possam ser administrados diretamente no estômago ou no intestino. Se for esperado que o tubo de alimentação seja permanente, o paciente deve ser conscientizado sobre isso. Se o procedimento estiver sendo realizado para aliviar o desconforto, em virtude de vômito prolongado, debilitação ou incapacidade de ingestão, o paciente pode considerar o tubo de alimentação mais aceitável.

No período pós-operatório, as necessidades de líquidos e nutricionais do paciente são avaliadas para assegurar a ingestão adequada e a função gastrintestinal. O enfermeiro inspeciona o tubo quanto à manutenção adequada e a incisão quanto a drenagem, solução de continuidade na pele ou sinais de infecção. À medida que o enfermeiro avalia as respostas dos pacientes em relação à alteração na imagem corporal e à sua compreensão sobre os métodos de alimentação, ele identifica intervenções que o ajudem a lidar com o tubo e a aprender as medidas de cuidados pessoais.

Diagnóstico
DIAGNÓSTICOS DE ENFERMAGEM
Com base nos dados da avaliação, os principais diagnósticos de enfermagem podem incluir os seguintes:

- Comprometimento do estado nutricional
- Risco de infecção, associado ao ferimento e à colocação do tubo
- Riscos à integridade cutânea no local de inserção do tubo
- Distúrbio da imagem corporal, associado à colocação do tubo.

PROBLEMAS INTERDEPENDENTES/COMPLICAÇÕES POTENCIAIS
As complicações potenciais podem incluir as seguintes (Anderson, 2019):

- Infecção do ferimento, celulite e extravasamento
- Sangramento gastrintestinal
- Deslocamento prematuro do tubo
- Obstrução/entupimento do tubo.

Planejamento e metas
As principais metas para o paciente são o atendimento das demandas nutricionais, a prevenção de infecções, a manutenção da integridade cutânea, o ajuste às alterações na imagem corporal e a prevenção de complicações.

Intervenções de enfermagem
ATENDIMENTO DAS NECESSIDADES NUTRICIONAIS
A primeira alimentação líquida é administrada logo após a inserção do tubo e pode ser composta de uma limpeza com água estéril ou soro fisiológico de, no mínimo, 30 mℓ. A alimentação com fórmulas pode ter início de acordo com a prescrição, geralmente em 4 horas após a inserção da sonda. A velocidade de infusão, ou a quantidade em *bolus* administrada, é aumentada gradualmente.

Se a sonda foi inserida para a drenagem gástrica, ela pode ser conectada à sucção intermitente baixa ou a uma bolsa de drenagem por gravidade. Essa drenagem deverá ser medida e registrada, tendo em vista que é um indicador significativo da função gastrintestinal. A diminuição da quantidade de drenagem pode indicar que a sonda pode ser grampeada por algum período, possibilitando maior liberdade de movimentos. A alta produção pode resultar em perdas hidreletrolíticas significativas.

PREVENÇÃO DE INFECÇÕES E FORNECIMENTO DOS CUIDADOS CUTÂNEOS

Durante a primeira semana após a inserção, as intervenções são focadas na prevenção de formação de soluções de continuidade no estoma e na promoção de cicatrização da incisão. O local da inserção deve ser mantido limpo e seco, com cuidados diários (assepsia e/ou curativo com hidrogel composto de glicerina e água ou glicogel [gel em base de glicerina]). É normal observar drenagem serosa escassa no local por alguns dias após a colocação do tubo. Após aproximadamente 1 semana, o local (incluindo o disco externo, caso exista um) pode passar a ser limpo 2 vezes/semana com água e sabão e deixado aberto. A pele no local da saída é examinada diariamente quanto a sinais de ruptura, irritação, escoriação e drenagem, sangramento ou crescimento ou difusão de tecido hipertrófico e pápulas vermelhas elevadas que possam indicar infecção por levedura (*Candida*). *Candida* pode surgir em áreas úmidas e quentes do corpo; a área abaixo do reforço de retenção externo do tubo gástrico é um local comum para o seu desenvolvimento e a sua propagação. O enfermeiro estimula o paciente e os familiares a participarem dessa avaliação e das atividades de higiene. Se houver extravasamento do conteúdo gástrico e irritação da pele no local do estoma, podem ser usados protetores à base de óxido de zinco. Após a primeira semana de cicatrização, é possível prevenir a ocorrência de "*buried bumper syndrome*" (crescimento da mucosa gástrica sobre o anteparo interno da gastrostomia com alojamento deste em qualquer local no trajeto formado pelo tubo, desde as camadas da parede gástrica até as camadas da parede abdominal) por meio de rotação diária do tubo gástrico (isso não deve ser feito com os tubos de jejunostomia) e tração do tubo para dentro (2 a 10 cm) pelo menos 1 vez/semana (Bischoff et al., 2020; Boullata et al., 2017).

MELHORA DA IMAGEM CORPORAL

A alimentação é uma função fisiológica e social importante, e o paciente com gastrostomia sofreu uma alteração importante na imagem corporal. O paciente também está ciente de que a gastrostomia como intervenção terapêutica é realizada apenas na ocorrência de uma doença importante, crônica ou, talvez, terminal. É necessário avaliar o sistema de suporte familiar existente, tendo em vista que o ajuste demora um tempo e é facilitado pela aceitação da família.

MONITORAMENTO E MANEJO DE COMPLICAÇÕES POTENCIAIS

Durante a evolução pós-operatória, as complicações mais comuns são infecção do ferimento ou celulite no local de saída, sangramento, extravasamento, aperto excessivo do reforço de retenção externo e deslocamento. Como muitos pacientes que recebem nutrição enteral ficam debilitados e apresentam comprometimento do estado nutricional, quaisquer sinais de infecção são imediatamente relatados ao médico, de modo que a terapia apropriada possa ser instituída. Também pode ocorrer sangramento a partir do local de inserção no estômago, e deve ser relatado imediatamente. O enfermeiro monitora cuidadosamente os sinais vitais do paciente e observa toda a drenagem do local operatório, os vômitos e as fezes à procura de evidências de sangramento. Se houver um reforço de retenção externo, uma fita, um dispositivo de fixação ou suturas, eles são avaliados quanto à tensão adequada e à fixação. A tensão excessiva do reforço de retenção externo pode causar dor excruciante e levar à ruptura e à ulceração da pele. O enfermeiro deve notificar o médico se ocorrer dor excessiva no local da incisão pós-inserção.

O deslocamento de um tubo recentemente inserido requer atenção imediata, tendo em vista que o trajeto pode fechar em 4 a 6 h se o tubo não for substituído imediatamente. Aspiração é um risco potencial quando ocorre deslocamento do tubo, sobretudo os tubos introduzidos por via nasal. A cabeceira do leito do paciente deve ser elevada pelo menos 30°. Avaliação cuidadosa das marcas externas do tubo, que podem sugerir seu deslocamento, e do paciente à procura de sinais/sintomas de plenitude ou náuseas que poderiam resultar em refluxo gástrico são estratégias importantes para a prevenção de aspiração (Boullata et al., 2017).

Oclusão/obstrução do tubo ocorre em 23 a 35% dos pacientes com tubos de alimentação e pode levar à demora na alimentação e na administração de medicamentos (Boullata et al., 2017). A prevenção é importante e pode ser realizada por lavagem adequada e frequente do tubo, como descrito anteriormente. Se o tubo realmente ficar obstruído, 30 a 60 mℓ de água morna podem ser instilados no dispositivo de nutrição enteral com uma seringa, seguidos de aspiração delicada e tração no êmbolo da seringa. Se esse método não solucionar a obstrução, um *kit* comercial contendo enzima pode ser usado, ou uma combinação de enzima pancreática e bicarbonato na forma de comprimido (Boullata et al., 2017).

PROMOÇÃO DE CUIDADOS DOMICILIAR, COMUNITÁRIO E DE TRANSIÇÃO

Orientação do paciente sobre autocuidados. O paciente com um tubo de gastrostomia ou tubo de jejunostomia no ambiente domiciliar deve ser capaz de manter a permeabilidade do tubo ou ter um cuidador familiar que possa fazer isso. O enfermeiro avalia o nível de conhecimento e de interesse do paciente no aprendizado do uso do tubo, bem como a sua compreensão sobre limpeza, cuidados do local e administração de alimentos ou descompressão e drenagem. As orientações são similares àquelas descritas anteriormente. Para facilitar os cuidados pessoais, o enfermeiro incentiva o paciente a participar na limpeza da sonda, na administração de medicamentos e soluções de nutrição enteral durante a hospitalização e no estabelecimento de uma rotina o mais normal possível.

Estão disponíveis adaptadores que podem ser afixados à extremidade do tubo para criar um local em "Y" e facilitar a limpeza, a sucção ou a administração de medicamentos. Os equipamentos de limpeza são limpos com água quente e sabão e enxaguados após cada utilização. O tubo pode ser marcado no nível da pele para proporcionar um valor basal para comparação posterior. O paciente ou o cuidador devem ser aconselhados a monitorar o comprimento do tubo e a notificar o médico ou o enfermeiro de cuidados domiciliares se o segmento do tubo fora do corpo se tornar mais curto ou mais longo.

Cuidados contínuos e de transição. É importante o encaminhamento para cuidados domiciliar, comunitário e de transição para assegurar a supervisão inicial e para o apoio do paciente e do cuidador familiar. O enfermeiro avalia o estado e o progresso do paciente, bem como os cuidados do tubo e o estado de cicatrização do local de inserção deste. Orientações adicionais e a supervisão no ambiente domiciliar podem ser necessárias para auxiliar o paciente e o cuidador familiar a se adaptarem a um ambiente físico e a equipamentos que são diferentes do ambiente hospitalar (Boxe 39.7). O enfermeiro também revisa com o paciente e o cuidador familiar quais

Boxe 39.7 — LISTA DE VERIFICAÇÃO DO CUIDADO DOMICILIAR
Paciente que recebe nutrição enteral

Ao concluírem as orientações, o paciente e/ou o cuidador serão capazes de:

- Nomear o procedimento que foi realizado e identificar quaisquer mudanças permanentes na estrutura ou na função anatômica, bem como as alterações nas AVDs, nas AIVDs, nos papéis, nos relacionamentos e na espiritualidade
- Indicar quais tipos de alterações são necessárias (se houver) para manter um ambiente domiciliar limpo e evitar infecções
- Informar como entrar em contato com o médico, a equipe de profissionais de cuidados domiciliares que supervisiona o atendimento e o fornecedor de nutrição enteral
  - Listar os números de telefone de emergência
- Orientar sobre como obter medicamentos e material médico-hospitalar e realizar trocas de curativos, cuidados do local e outros regimes prescritos
- Demonstrar como fazer os cuidados no local
- Demonstrar como preparar a alimentação enteral
- Demonstrar como administrar a alimentação enteral segundo o método prescrito (p. ex., *bolus*, gotejamento intermitente, contínuo)
  - Quando indicado, demonstrar como operar, desconectar e limpar a bomba de infusão
  - Quando indicado, demonstrar as funções de manutenção da bomba
    - Injetar líquido antes e após a alimentação em *bolus* e intermitente e a administração de medicamentos
- Limpar a cada 4 h com as alimentações contínuas
- Injetar líquido ("lavar") 1 vez/dia se o tubo não estiver em uso
- Demonstrar como registrar o balanço hídrico (aporte e eliminação de líquido)
- Identificar um plano para operação da bomba de nutrição enteral durante uma queda de energia ou outra emergência
- Indicar o nome, a dose, os efeitos colaterais, a frequência e o horário de uso de todos os medicamentos
- Demonstrar o preparo da medicação e a administração via injeção rápida (*bolus*), com infusão de líquido antes, durante e depois dos medicamentos
- Identificar as possíveis complicações da nutrição enteral e as intervenções
- Relatar como contatar o médico em caso de perguntas ou complicações
- Determinar a hora e a data das consultas de acompanhamento e dos exames
- Relacionar os recursos da comunidade e encaminhamentos (se houver)
- Identificar a necessidade de promoção da saúde (p. ex., redução do peso corporal, cessação do tabagismo, controle do estresse), prevenção de doenças e atividades de triagem.

AIVDs: atividades instrumentais da vida diária; AVDs: atividades da vida diária.

complicações devem ser relatadas e auxilia o paciente e a família no estabelecimento de uma rotina tão normal quanto possível.

Reavaliação

Entre os resultados esperados, estão:
1. O paciente alcança os objetivos da nutrição.
   a. Alcança a meta do peso.
   b. Tolera a prescrição da nutrição enteral sem náuseas, êmese, cólica, dor abdominal ou sensação de saciedade prematura.
   c. Apresenta defecações aceitáveis, sem constipação intestinal ou grande volume de fezes líquidas.
   d. Apresenta níveis plasmáticos normais de proteínas, glicose, vitaminas e minerais.
   e. Apresenta valores normais de eletrólitos.
2. O paciente não apresenta infecções no local de acesso enteral.
   a Está afebril.
   b. Não apresenta tumefação, vermelhidão, dor ou drenagem purulenta.
   c. Não apresenta pápulas dispersas, indicativas de infecção por levedura.
3. O paciente apresenta pele seca e intacta ao redor do local de acesso enteral.
   a. Não tem evidências de drenagem excessiva ou sangramento.
   b. Não apresenta ruptura cutânea ou crescimento tecidual hipertrófico.
4. O paciente se adapta à alteração na imagem corporal.
   a. É capaz de discutir as alterações esperadas.
   b. Verbaliza as preocupações.
5. O paciente demonstra habilidade nos cuidados do tubo.
   a. Manuseia os equipamentos com competência.
   b. Mantém com sucesso a desobstrução do tubo.
   c. Mantém um registro preciso do equilíbrio hídrico.
   d. Demonstra como lavar suavemente o local do tubo diariamente e mantê-lo limpo e seco.
6. O paciente evita outras complicações.
   a. Exibe cicatrização adequada do ferimento.
   b. O tubo permanece intacto e é substituído rotineiramente durante o período da terapia.

DISTÚRBIOS DO ESÔFAGO

O esôfago é um tubo muscular revestido por muco, que transporta o alimento a partir da boca até o estômago. Tem início na base da faringe e termina aproximadamente 4 cm abaixo do diafragma. Sua capacidade de transportar alimentos e líquidos é facilitada por dois esfíncteres. O esfíncter esofágico superior, também denominado *esfíncter hipofaríngeo*, está localizado na junção da faringe e do esôfago. O esfíncter esofágico inferior, também denominado *esfíncter gastresofágico* ou *cárdia*, está localizado na junção do esôfago e do estômago. Um esfíncter esofágico inferior incompetente possibilita o refluxo do conteúdo gástrico. Tendo em vista que não existe camada serosa no esôfago, se a cirurgia for necessária, é mais difícil realizar uma sutura ou anastomose.

Os distúrbios do esôfago incluem distúrbios da motilidade (acalasia, espasmos), hérnias de hiato, divertículos, perfuração, corpos estranhos, queimaduras químicas, DRGE, esôfago de Barrett (EB), tumores benignos e carcinoma. A disfagia, o sintoma mais comum de doença esofágica, pode variar desde uma sensação desconfortável de um bolo de alimento aprisionado no esôfago superior até a **odinofagia** (dor à deglutição) aguda. Pode ocorrer obstrução de alimentos (sólidos e macios) e até mesmo de líquidos em qualquer local ao longo do esôfago. Com frequência, o paciente pode indicar que o problema está localizado no terço superior, intermediário ou inferior do esôfago.

ACALASIA

A **acalasia** é o peristaltismo ausente ou não efetivo do esôfago distal, acompanhado de falha de relaxamento do esfíncter esofágico em resposta à deglutição. O estreitamento do esôfago logo acima do estômago resulta em dilatação gradualmente crescente do esôfago na parte superior do tórax. Acalasia é rara, pode evoluir lentamente e ocorre mais frequentemente em pessoas com idade entre 20 e 40 anos e entre 60 e 70 anos (Swanström, 2019).

Manifestações clínicas

O principal sintoma consiste em disfagia, caracteristicamente com dificuldade de engolir alimentos sólidos. O paciente tem a sensação de alimento aderido à porção inferior do esôfago. Com a progressão dessa condição, o alimento comumente é regurgitado espontânea ou intencionalmente pelo paciente para aliviar o desconforto produzido pela distensão prolongada do esôfago pelo alimento que não passará para o estômago. O paciente também pode relatar dor torácica de origem não cardíaca ou epigástrica e **pirose**, que podem ou não estar associadas à alimentação. Essas manifestações são semelhantes às da DRGE, e, com frequência, os pacientes recebem incorretamente o diagnóstico de DRGE e são tratados para essa doença (Swanström, 2019).

Avaliação e achados diagnósticos

Os estudos radiológicos mostram dilatação esofágica acima do estreitamento do esfíncter esofágico inferior, que é denominada "deformidade em bico de pássaro". Exame contrastado de esôfago, TC do tórax e endoscopia podem ser empregados para o diagnóstico; entretanto, a manometria de alta resolução, um processo no qual o peristaltismo, as amplitudes de contração e a pressão esofágica são medidos por um radiologista ou um gastroenterologista, confirma o diagnóstico (Swanström, 2019).

Manejo

O paciente é orientado a comer lentamente e a beber líquidos com as refeições. A injeção de toxina botulínica em quadrantes do esôfago por meio de endoscopia tem sido útil, visto que inibe a contração do músculo liso. Não obstante, como os benefícios dessas injeções desaparecem com o passar do tempo e existe o risco de fibrose submucosa, a toxina botulínica só é utilizada em pacientes que não podem receber outros tratamentos (Swanström, 2019).

A acalasia pode ser tratada de modo conservador por meio da dilatação pneumática para distender a área estreitada do esôfago (Figura 39.9). A dilatação pneumática apresenta elevada taxa de sucesso, porém duas dilatações são, com frequência, necessárias, e os resultados em longo prazo são variáveis (Swanström, 2019). Embora a perfuração seja uma possível complicação, a sua incidência é baixa (ver discussão posterior). O procedimento pode ser doloroso; portanto, sedação moderada com um analgésico ou ansiolítico, ou ambos, é administrada para o tratamento.

A acalasia pode ser tratada cirurgicamente por meio de esofagomiotomia, denominada miotomia de Heller, que consiste no seccionamento das fibras musculares esofágicas. De modo geral, uma miotomia completa do esfíncter esofágico inferior é realizada por via laparoscópica, associada ou não à *fundoplicatura* (procedimento antirrefluxo que minimiza a incidência de DGRE). Uma técnica mais recente, uma miotomia endoscópica (miotomia endoscópica peroral), é uma alternativa que tem sido adotada por muitos centros com elevado volume de casos de acalasia (Swanström, 2019).

ESPASMO ESOFÁGICO

Os três tipos de espasmo esofágico incluem esôfago em britadeira, espasmo esofágico difuso (EED) e acalasia tipo III (espástica). No esôfago hipercontrátil, também denominado esôfago em britadeira, espasmos ocorrem em mais de 20% das deglutições e exibem amplitude, duração e comprimento muito elevados. No espasmo esofágico difuso, a amplitude dos espasmos é normal,

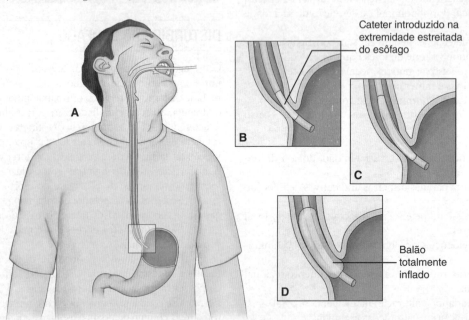

Figura 39.9 • Tratamento da acalasia por meio de dilatação pneumática. **A a C.** O dilatador é introduzido, guiado por um fio-guia inserido anteriormente. **D.** Quando o balão se encontra na posição adequada, ele é distendido por meio de pressão suficiente para dilatar a área estreitada do esôfago.

mas são prematuros/descoordenados, de alta velocidade e ocorrem em vários locais do esôfago ao mesmo tempo. A acalasia tipo III é caracterizada por obstrução do esfíncter esofágico inferior por espasmos esofágicos (Clermont & Ahuja, 2018).

Manifestações clínicas

Todas as três formas de espasmo esofágico são caracterizadas por disfagia, pirose, regurgitação e dor torácica semelhante à induzida por espasmo da artéria coronária.

Avaliação e achados diagnósticos

A manometria esofágica, ou seja, a determinação da motilidade e da pressão interna do esôfago, permanece o teste padrão de espasmos irregulares e de alta amplitude.

Manejo

Nos três distúrbios espásticos, relaxantes da musculatura lisa (p. ex., bloqueadores dos canais de cálcio e nitratos) podem ser usados para reduzir a pressão e a amplitude das contrações. Como o tratamento de acalasia, a toxina botulínica pode ser utilizada em pacientes frágeis específicos que não consigam tolerar outras intervenções. Os inibidores da bomba de prótons (IBPs) também estão indicados, sobretudo se houver sintomas de DRGE (Clermont & Ahuja, 2018). Alimentações pequenas e frequentes e uma dieta macia normalmente são recomendadas para diminuir a pressão esofágica e a irritação que levam ao espasmo. Se as medidas terapêuticas conservadoras não proporcionarem alívio, a miotomia de Heller ou a miotomia endoscópica peroral pode ser tentada (Clermont & Ahuja, 2018). Visto que muitos pacientes apresentam DRGE, procedimentos cirúrgicos que também abordam a DRGE podem ser benéficos (ver discussão adiante).

HÉRNIA DE HIATO

Na condição conhecida como **hérnia** de hiato, a abertura do diafragma através da qual o esôfago passa se torna aumentada, e parte do estômago superior movimenta-se para cima e para dentro da porção inferior do tórax. A hérnia de hiato ocorre com mais frequência em mulheres do que em homens. Existem dois tipos principais de hérnias de hiato: por deslizamento e paraesofágica. A hérnia de hiato por deslizamento, ou tipo I, ocorre quando a parte superior do estômago e a junção gastresofágica são deslocados para cima e deslizam para dentro e para fora do tórax (Figura 39.10A). Entre 90 e 95% dos pacientes com hérnia de hiato esofágica têm uma hérnia por deslizamento. Já a hérnia paraesofágica ocorre quando todo ou parte do estômago é empurrado pelo diafragma ao lado do esôfago (Figura 39.10B). As hérnias paraesofágicas são adicionalmente classificadas como tipos II, III ou IV, dependendo da extensão da herniação. O tipo IV apresenta a maior herniação, com outras vísceras intra-abdominais, como cólon, omento ou intestino delgado, presentes no saco herniário, que é deslocado através do hiato com o estômago (Huerta, Plymale, Barrett et al., 2019).

Manifestações clínicas

O paciente com uma hérnia por deslizamento pode apresentar pirose, regurgitação e disfagia, mas muitos pacientes são assintomáticos. O paciente pode apresentar manifestações vagas de epigastralgia intermitente ou sensação de plenitude após a alimentação. Hérnias de hiato grandes podem provocar intolerância aos alimentos, náuseas e vômitos. Hérnias de hiato por deslizamento são, com frequência, associadas à DRGE. Hemorragia, obstrução, vólvulo (obstrução intestinal causada por torção de alça intestinal e do mesentério de suporte) e estrangulamento podem ocorrer em qualquer tipo de hérnia, porém são mais comuns na hérnia paraesofágica (Huerta et al., 2019).

Avaliação e achados diagnósticos

Em geral, o diagnóstico é confirmado por estudos de imagem, radiografia contrastada de esôfago, esofagogastroduodenoscopia (EGD) – introdução de tubo de fibra óptica através da boca e da garganta até o sistema digestório para a visualização do esôfago, do estômago e do intestino delgado –, manometria esofágica ou TC de tórax (Kohn, Price, Demeester et al., 2013).

Manejo

O manejo de uma hérnia de hiato inclui refeições pequenas e frequentes, que possam passar facilmente pelo esôfago. O paciente é aconselhado a não se reclinar por 1 hora após a alimentação, para prevenir o refluxo ou a movimentação da hérnia, e a elevar a cabeceira do leito sobre blocos de 10 a 20 cm, para prevenir o deslizamento da hérnia para cima. O reparo cirúrgico de hérnias é indicado para pacientes sintomáticos, embora o motivo primário da cirurgia normalmente seja aliviar os sinais/sintomas da DRGE, e não o reparo da hérnia. As

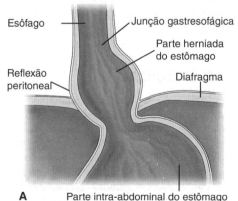
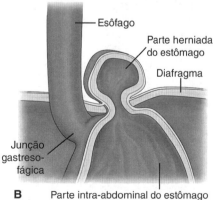

Figura 39.10 • **A.** Hérnia esofágica por deslizamento. A parte superior do estômago e a junção gastresofágica se movimentaram para cima e deslizam para dentro e para fora do tórax. **B.** Hérnia paraesofágica. Todo ou parte do estômago é empurrado pelo diafragma próximo à junção gastresofágica.

diretrizes atuais recomendam uma abordagem laparoscópica (procedimentos de fundoplicatura de Toupet ou Nissen) (Huerta et al., 2019), com a abordagem transabdominal ou transtorácica a céu aberto sendo reservada para pacientes com complicações, como sangramento, aderências densas ou lesão esplênica.

Até 50% dos pacientes apresentam disfagia no período pós-operatório imediato; portanto, a dieta é modificada lentamente de líquida para normal, enquanto são controlados os vômitos, as náuseas e o aporte nutricional. Além disso, o peso corporal é monitorado. O enfermeiro também monitora o paciente à procura de distensão abdominal, vômitos, ânsia de vômito, epigastralgia e dor torácica, que indicariam a necessidade de revisão cirúrgica. Essas manifestações devem ser relatadas imediatamente ao médico. O reparo cirúrgico é, com frequência, reservado para pacientes com casos mais extremos, que envolvem obstrução pilórica ou suspeita de estrangulamento gástrico, que pode resultar em isquemia, necrose ou perfuração do estômago (Kohn et al., 2013).

DIVERTÍCULO

Um divertículo esofágico é a formação de uma bolsa externa de mucosa e submucosa, que se projeta através de uma parte fraca da musculatura do esôfago. Divertículos podem ocorrer em uma das três áreas do esôfago: faringoesofágica (parte superior), mesoesofágica (parte média) ou epifrênica (parte inferior).

O tipo mais comum de divertículo é o divertículo de Zenker. Os divertículos de Zenker, localizados na área faringoesofágica, são causados por um esfíncter disfuncional que não se abre. Isso resulta em aumento da pressão, com consequente herniação da mucosa e da submucosa através da musculatura esofágica (denominado divertículo de pulsão) (Smith, 2015) (Figura 39.11). Normalmente, é observado em pessoas com idade superior a 60 anos.

Os divertículos esofágicos intermediários são incomuns. Os sintomas são menos agudos, e, normalmente, a condição não requer cirurgia. Os divertículos epifrênicos normalmente são divertículos maiores no esôfago inferior, logo acima do diafragma. Eles podem estar relacionados com o funcionamento inadequado do esfíncter esofágico inferior ou com distúrbios motores do esôfago. A diverticulose intramural é a ocorrência de diversos divertículos pequenos associados a uma estritura no esôfago superior.

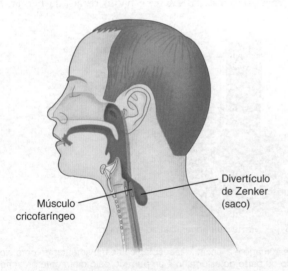

Figura 39.11 • Divertículo de Zenker.

Manifestações clínicas

Os sinais/sintomas apresentados pelo paciente com um divertículo por pulsão faringoesofágico incluem disfagia, sensação de plenitude no pescoço, eructação, regurgitação de alimentos não digeridos e sons de murmúrios após a alimentação. O divertículo, ou bolsa, torna-se preenchido por alimentos ou líquidos. Quando o paciente adota uma posição de decúbito, os alimentos não digeridos são regurgitados, e a tosse pode ser causada pela irritação da traqueia ou aspiração. **Halitose** (odor fétido da cavidade oral) e gosto azedo na boca também são comuns, em virtude da decomposição dos alimentos retidos no divertículo. Embora menos aguda, disfagia é o sintoma primário nos outros tipos de divertículos (Smith, 2015).

Avaliação e achados diagnósticos

Um exame contrastado com bário pode determinar a natureza exata e a localização de um divertículo. Estudos manométricos podem ser realizados para pacientes com divertículos epifrênicos para descartar um distúrbio motor. A esofagoscopia normalmente é contraindicada em virtude do risco de perfuração do divertículo, com a resultante mediastinite (inflamação dos órgãos e dos tecidos que separam os pulmões). Deve-se evitar a inserção de tubo NG às cegas.

Manejo clínico

O divertículo de Zenker pode ser tratado por endoscopia (rígida ou flexível) ou cirurgia a céu aberto. A septotomia endoscópica trata efetivamente o divertículo de Zenker, com uma taxa de recorrência de 11 a 30% dos casos; miotomia endoscópica peroral seria melhor opção, pois está associada a menor risco de recorrência dos sintomas (Gutierrez, Ichkhanian, Spadaccini et al., 2019). Se for necessária a cirurgia, toma-se cuidado para evitar o traumatismo da artéria carótida comum e das veias jugulares internas. Além da diverticulectomia, com frequência é realizada miotomia do músculo cricofaríngeo para aliviar a espasticidade da musculatura, que parece contribuir para a continuação dos sintomas. Um tubo NG pode ser inserido na ocasião da cirurgia. No período pós-operatório, o enfermeiro observa a incisão à procura de evidências de extravasamento a partir do esôfago e de desenvolvimento de uma fístula. Alimentos sólidos e líquidos são suspensos até que estudos radiográficos não demonstrem extravasamento no local cirúrgico. A dieta tem início com líquidos e progride conforme o tolerado.

A cirurgia é indicada para divertículos epifrênicos e esofágicos intermediários apenas se os sintomas forem problemáticos e piorarem. O tratamento consiste em diverticulectomia e miotomia longa. Os divertículos intramurais normalmente regridem após a dilatação da estritura esofágica.

PERFURAÇÃO

A perfuração esofágica é uma emergência cirúrgica. Pode ter causas iatrogênicas, como lesão durante endoscopia ou cirurgia, ou ser uma perfuração espontânea associada a vômitos vigorosos ou esforço substancial (síndrome de Boerhaave), ingestão de corpo estranho, traumatismo e processo maligno. Diagnóstico e tratamento imediatos são essenciais para minimizar a taxa de mortalidade. A demora superior a 24 horas está associada a taxas de mortalidade mais elevadas (20%), em comparação ao reconhecimento e ao tratamento rápidos (7,4%). A perfuração pode ocorrer na parte cervical, torácica ou abdominal do esôfago (Olivero, 2019; Raymond, 2020).

Manifestações clínicas

O paciente apresenta dor retroesternal excruciante, seguida de disfagia. Podem ser observadas infecção, febre, leucocitose e hipotensão grave. Além disso, pode ocorrer sepse mediastinal com síndrome de Boerhaave, que pode ser acompanhada de pneumotórax e enfisema subcutâneo (ver discussão sobre pneumotórax e enfisema subcutâneo no Capítulo 19).

Avaliação e achados diagnósticos

Exames radiográficos, fluoroscopia com contraste com bário ou esofagograma (um exame não invasivo) ou TC de tórax podem ser realizados para identificar o local e o escopo da lesão.

Manejo clínico

A perfuração esofágica demanda tratamento imediato. O tratamento inclui deixar o paciente em dieta zero, instituir hidratação intravenosa (IV), administrar antibióticos de amplo espectro (ampicilina-sulbactam, piperacilina-tazobactam ou um carbapenêmico, como imipeném), considerar a necessidade de tratamento antifúngico (se o paciente for imunossuprimido, se for HIV-positivo ou se não apresentar melhora com os antibióticos), monitoramento e cuidados de suporte (com frequência, é necessária internação em unidade de tratamento intensivo) e avaliação e preparação do paciente para cirurgia (Raymond, 2020). O reparo cirúrgico do local da perfuração é realizado na maioria dos casos, mesmo se o diagnóstico for feito após 24 horas. Se o reparo cirúrgico da perfuração não for possível por causa das condições clínicas do paciente, pode ser realizada drenagem, colocação de stent ou esofagectomia (retirada do esôfago) (Raymond, 2020).

O estado nutricional pós-operatório é uma preocupação importante. O paciente permanece em dieta zero durante aproximadamente 7 dias; portanto, nutrição enteral (p. ex., alimentação jejunal) ou parenteral é iniciada 2 ou 3 dias após a cirurgia (ver discussão mais aprofundada sobre nutrição parenteral no Capítulo 41). O enfermeiro usa água para umedecer a boca do paciente apenas para medidas de conforto. O esofagograma é repetido 7 dias após a cirurgia para verificar se há extravasamento ou íleo paralítico antes de a sonda nasogástrica ser retirada e a dieta oral ser liberada. É uma prática comum manter os antibióticos de amplo espectro por 7 a 10 dias após a cirurgia (Raymond, 2020).

CORPOS ESTRANHOS

Muitos corpos estranhos deglutidos passam pelo sistema digestório sem necessidade de intervenção clínica. Entretanto, alguns corpos estranhos deglutidos (p. ex., dentaduras, espinhas de peixe, alfinetes, pequenas baterias, itens que contêm mercúrio ou chumbo) podem lesionar o esôfago ou obstruir o seu lúmen e devem ser removidos. Dor e disfagia podem ocorrer, assim como dispneia, como resultado da pressão sobre a traqueia. O corpo estranho pode ser identificado por meio de radiografia. Pode ter ocorrido perfuração (ver discussão anterior).

> **Alerta de enfermagem: Qualidade e segurança**
>
> O enfermeiro realiza a avaliação respiratória inicial e continuada (focalizada nas vias respiratórias) de pacientes com corpos estranhos no esôfago. Intubação orotraqueal pode ser necessária para proteger as vias respiratórias.

Em virtude de seu efeito relaxante sobre o músculo esofágico, o glucagon pode ser injetado por via intravenosa (uma dose de 1 mg). Um endoscópio flexível e dispositivos de recuperação (p. ex., garras, pinças) podem ser utilizados para remover o alimento ou objeto impactado do esôfago. Corpos estranhos, como objetos curtos, objetos longos, objetos pontiagudos, baterias no formato de discos, magnetos, moedas ou "mulas" (pessoas que transportam narcóticos no próprio corpo) precisam de consideração especial (American Society for Gastrointestinal Endoscopy Standards of Practice Committee, 2011; Fung, Sweetser, Wong Kee Song et al., 2019). Vários dispositivos podem ser utilizados para extração endoscópica (sobretubos [overtubes], pinças, laços, cestos etc.), e técnicas de dilatação podem ser empregadas para viabilizar a passagem de corpos estranhos para o estômago. As decisões sobre o melhor curso de ação levam em consideração a probabilidade de o objeto ser eliminado espontaneamente (objetos rombos e atóxicos), as condições do paciente (manutenção das vias respiratórias, o tempo transcorrido desde a obstrução (a intervenção típica ocorre em 24 horas) e o tipo de corpo estranho que está impactado. Por exemplo, sacos contendo drogas que foram ingeridos não são retirados por endoscopia por causa do receio de ruptura; nenhuma intervenção ou intervenção cirúrgica é preconizada nesses casos. O procedimento endoscópico normalmente é realizado na sala de endoscopia pelo gastroenterologista, sob sedação moderada (Fung et al., 2019).

QUEIMADURAS QUÍMICAS

As queimaduras químicas do esôfago ocorrem mais frequentemente quando um paciente, seja de forma intencional (67%; em geral, adultos) ou não intencional (33%; em geral, crianças), engole um ácido ou uma base forte, com os agentes alcalinos sendo as causas mais comuns (Byard, 2015). O paciente fica emocionalmente consternado com frequência, bem como apresenta dor física aguda. As queimaduras químicas do esôfago podem ser causadas por medicamentos não dissolvidos no esôfago ou pela deglutição de baterias que liberam substância química alcalina. O National Capital Poison Center (2018) fornece um algoritmo para o rastreamento e para os casos de ingestão de baterias de relógio (ver seção Recursos). Uma queimadura química aguda do esôfago pode ser acompanhada de queimaduras graves dos lábios, da boca e da faringe, com dor à deglutição. Pode ocorrer dificuldade respiratória em virtude de edema da garganta ou de um acúmulo de muco na faringe. O paciente precisa ser monitorado atentamente à procura de sinais/sintomas de fístula traqueoesofágica, perfuração de grandes vasos, mediastinite, paralisia de pregas vocais, estenose traqueal ou osteomalacia, pneumonia por aspiração, empiema, abscesso pulmonar, pneumotórax, espondilodiscite e estenoses (National Capital Poison Center, 2018).

O paciente, que pode estar profundamente tóxico, febril e em choque, é tratado imediatamente para o choque, a dor e a angústia respiratória. Esofagoscopia e exame contrastado com bário são realizados assim que possível para determinar a extensão e a gravidade da lesão. Vômitos e lavagem gástrica são evitados para prevenir a exposição adicional do esôfago ao agente cáustico. Esofagectomia (ressecção total do esôfago) ou gastrectomia de emergência pode ser necessária (Byard, 2015). O paciente é mantido em dieta zero, e são infundidas soluções IV. A utilização de corticosteroides para reduzir a inflamação e minimizar a cicatrização e a formação de estricturas é de valor questionável. São prescritos antibióticos se houver infecção documentada.

Após a cessação da fase aguda, o paciente pode necessitar de suporte nutricional por meio de alimentações enterais ou parenterais. Além disso, pode ser necessário tratamento adicional para prevenir ou tratar as estrituras do esôfago. A dilatação pode ser suficiente, mas pode precisar ser repetida periodicamente (ver discussão anterior). Para estrituras que não respondem à dilatação, o manejo cirúrgico pode ser necessário. A reconstrução pode ser realizada por meio de esofagectomia e interposição do cólon para substituir a porção do esôfago removida. Essa cirurgia é bastante complexa e deve ser considerada apenas quando outras opções tiverem falhado.

DOENÇA DE REFLUXO GASTRESOFÁGICO

A **doença de refluxo gastresofágico (DRGE)** é um distúrbio bastante comum, caracterizado por fluxo retrógrado do conteúdo gástrico ou duodenal para o esôfago, que provoca sintomas de desconforto e/ou lesão da mucosa esofágica. O refluxo excessivo pode ocorrer em virtude de um esfíncter esofágico inferior incompetente, estenose pilórica, hérnia de hiato ou distúrbio de motilidade. A incidência de DRGE parece aumentar com o envelhecimento, sendo encontrada em pacientes com síndrome do intestino irritável e exacerbações dos distúrbios obstrutivos das vias respiratórias (p. ex., asma, doença pulmonar obstrutiva crônica, fibrose cística) (Broers & Tack, 2017; Gabel, Galante & Freedman, 2019), esôfago de Barrett (ver discussão adiante), úlcera péptica e angina. A DRGE está associada a tabagismo, ingestão de café, etilismo e infecção gástrica por *Helicobacter pylori*.

Manifestações clínicas

Pirose (azia, descrita mais comumente como sensação de queimação no esôfago cuja etiologia não é cardíaca) e regurgitação são manifestações clínicas características, embora os pacientes também possam apresentar dispepsia (indigestão), disfagia ou odinofagia, hipersalivação e esofagite. A DRGE pode resultar em erosão dentária, ulcerações na faringe e no esôfago, lesão laríngea, estenoses esofágicas, adenocarcinoma e complicações pulmonares (Kroch & Madanick, 2017; Patti, 2016).

Avaliação e achados diagnósticos

A anamnese do paciente auxilia na obtenção de um diagnóstico preciso. As medidas diagnósticas incluem monitoramento ambulatorial do pH, que é o padrão-ouro para o diagnóstico de DRGE, ou uma prova terapêutica com um inibidor da bomba de prótons. O monitoramento ambulatorial do pH envolve a colocação de cateter transnasal ou uso de cápsula endoscópica durante aproximadamente 24 horas. Endoscopia ou radiografia de tórax com esôfago contrastado é realizada para avaliar o dano da mucosa esofágica e descartar a possibilidade de estenoses ou hérnias (Patti, 2016).

Manejo

O manejo tem início com as orientações ao paciente para evitar situações que diminuam a pressão do esfíncter esofágico inferior ou que causem irritação esofágica. As modificações do estilo de vida incluem abandono do tabagismo, limitação do consumo de bebidas alcoólicas, elevação da cabeceira do leito, evitar a ingestão de alimentos antes de se deitar e modificação da dieta (Kroch & Madanick, 2017). A Tabela 39.4 apresenta uma lista de medicamentos comumente prescritos para o controle da DRGE.

Se o manejo clínico não tiver êxito, pode ser necessária intervenção cirúrgica. O manejo cirúrgico envolve fundoplicatura de Nissen a céu aberto ou laparoscópica, que inclui ligadura de parte do fundo gástrico em torno da área esfincteriana do esôfago) (Huerta et al., 2019; Patti, 2016).

ESÔFAGO DE BARRETT

O esôfago de Barrett é uma condição na qual o revestimento da mucosa esofágica está alterado. Ocorre predominantemente em homens brancos com idade igual ou superior a 50 anos e em associação com a história familiar de esôfago de Barrett ou adenocarcinoma de esôfago, DRGE, tabagismo e obesidade. Já foi constatado que a taxa de esôfago de Barrett aumenta em 1,2% para cada fator de risco adicional, indicando o efeito aditivo dos fatores de risco (Qumseya, Bukannan, Gendy et al., 2019). O esôfago de Barrett é o único precursor conhecido do adenocarcinoma de esôfago, um dos cânceres de crescimento mais rápido nas populações ocidentais (Qumseya et al., 2019). A taxa de sobrevida em 5 anos do adenocarcinoma de esôfago não ultrapassa 20% (Iyer & Kaul, 2019; Qumseya et al., 2019).

Manifestações clínicas

O paciente queixa-se de sintomas de DRGE, notavelmente de queimação frequente. O paciente também pode se queixar de sintomas relacionados com úlceras pépticas ou estritura esofágica, ou ambos.

Avaliação e achados diagnósticos

A EGD possibilita o rastreamento de pacientes com múltiplos fatores de risco. Ela revela habitualmente revestimento esofágico que está cor-de-rosa, e não branco-pálido. Biopsias são realizadas, e esôfago de Barrett é diagnosticado quando a mucosa escamosa do esôfago é substituída por epitélio colunar (metaplasia colunar) pelo menos 1 cm acima das pregas gástricas, e essa área assemelha-se ao estômago ou aos intestinos (metaplasia intestinal), conforme evidenciado pelo achado células caliciformes (Iyer & Kaul, 2019).

Manejo

O monitoramento é variável, dependendo da extensão das alterações celulares. Quando o esôfago de Barrett é detectado e tratado precocemente, as técnicas de ablação endoscópicas comprovadamente eliminam o esôfago de Barrett em até 80% dos pacientes, evitando, assim, a evolução para **displasia**, o crescimento celular anormal que resulta em células de tamanho, formato ou disposição diferentes de outras células do mesmo tipo de tecido. Essa displasia é indicativa de fase inicial de adenocarcinoma de esôfago. As biopsias de acompanhamento são recomendadas 3 a 5 anos após uma biopsia não mostrar sinais de displasia (Iyer & Kaul, 2019; Sharma, Katzka, Gupta et al., 2015). O tratamento é individualizado para cada paciente. As recomendações incluem acompanhamento com biopsias, uso de IBPs (ver Tabela 39.4) para controlar os sintomas de refluxo, seguido de ressecção por via endoscópica e/ou ablação por radiofrequência (energia térmica de alta frequência que

TABELA 39.4 Manejo farmacológico da doença de refluxo gastresofágico (DRGE).

Exemplos cruciais	Ações/classe	Principais considerações de enfermagem
Antiácidos/agentes que neutralizam o ácido gástrico • Carbonato de cálcio • Hidróxido de alumínio, hidróxido de magnésio e simeticona • Alginato	Neutralização do ácido gástrico *Classe terapêutica e farmacológica* – agentes antiácidos	• O risco potencial da supressão do ácido gástrico consiste em perda da flora protetora e aumento do risco de infecção, sobretudo por *Clostridium difficile*
Antagonistas de receptores da histamina 2 (receptores H$_2$) • Famotidina • Cimetidina	Diminuição da produção de ácido gástrico *Classe terapêutica* – agentes antiulcerosos *Classe farmacológica* – antagonistas dos receptores H$_2$	• O risco potencial da supressão do ácido gástrico consiste em perda da flora protetora e aumento do risco de infecção, sobretudo por *Clostridium difficile* • Para injeção intravenosa direta, diluir 2 mℓ (20 mg) em solução compatível até um volume total de 5 ou 10 mℓ; administrar durante pelo menos 2 min • Monitorar prolongamento do intervalo QT em pacientes com lesão renal
Agentes procinéticos Metoclopramida	Esvaziamento gástrico acelerado *Classe terapêutica* – agentes estimulantes gastrintestinais *Classe farmacológica* – antagonista da dopamina	• Pode causar discinesia tardia • Em geral, usado por períodos curtos
Inibidores da bomba de prótons (IBPs) **Medicamentos de primeira linha utilizados** • Pantoprazol • Omeprazol • Esomeprazol • Lansoprazol • Rabeprazol • Dexlansoprazol	Diminuição da produção de ácido gástrico *Classe terapêutica* – agentes antiulcerosos *Classe farmacológica* – inibidores da bomba de prótons	• O risco potencial da supressão do ácido gástrico consiste em perda da flora protetora e aumento do risco de infecção, sobretudo por *Clostridium difficile* • Para uma infusão intravenosa de 2 min, administrar as ampolas reconstituídas (4 mg/mℓ) por pelo menos 2 min • Aumentam o risco de fraturas do colo do fêmur e interferem na absorção de algumas vitaminas e sais minerais (vitamina B$_{12}$, ferro, magnésio) • Interagem com medicamentos prescritos habitualmente, como diuréticos e clopidogrel
Inibidores de refluxo Cloreto de betanecol	Estímulo ao sistema nervoso parassimpático *Classe terapêutica e farmacológica* – agente colinérgico	• O uso primário é para casos de retenção urinária • Não usar em pacientes que possam ter obstrução gastrintestinal ou úlcera péptica
Barreiras à base de agentes de superfície/alginato Sucralfato	Preservar a barreira mucosa *Classe terapêutica* – agentes antiulcerosos *Classe farmacológica* – protetores gastrintestinais	• Ingerir com o estômago vazio antes das refeições – 1 h antes ou 2 h depois das refeições • É preciso um intervalo de 30 min em relação à ingestão do antiácido
Inibidores do relaxamento transitório do esfíncter esofágico inferior Baclofeno	Redução do relaxamento transitório do esfíncter esofágico inferior para minimizar o refluxo *Classe terapêutica* – relaxante muscular *Classe farmacológica* – agonista do ácido gama-aminobutírico (GABA)	• Único agonista de GABA-B aprovado pela Food and Drug Administration (FDA) que diminui o relaxamento transitório do esfíncter esofágico inferior • Usado quando a terapia com inibidores da bomba de prótons não é bem-sucedida

Adaptada de Kroch, D. A. & Madanick, R. D. (2017). Medical treatment of gastroesophageal reflux disease. *World Journal of Surgery, 41*(7), 1678–1684; Whalen, K. (2019). *Pharmacology* (7th ed.). Philadelphia, PA: Wolters Kluwer.

destrói as células e os tecidos circundantes) para progressão de disfagia (Iyer & Kaul, 2019; Sharma et al., 2015).

TUMORES BENIGNOS DO ESÔFAGO

Os tumores benignos são raros, mas podem surgir em qualquer local ao longo do esôfago. A lesão mais comum é o liomioma (tumor do músculo liso), que pode ocluir o lúmen do esôfago e causar disfagia, dor e pirose. Metade dos pacientes com tumores benignos são assintomáticos, e os outros 50% apresentam múltiplos sintomas por um longo período. O diagnóstico pode ser incidental e é confirmado por endoscopia e biopsia por agulha. Por causa do crescimento lento da maioria desses tumores, monitoramento e técnicas minimamente invasivas (ressecções por via endoscópica, torácica ou laparoscópica) tendem a ser indicadas, em vez de ressecção cirúrgica (Ha, Regan, Cetindag et al., 2015).

PROCESSO DE ENFERMAGEM

Paciente com um distúrbio não canceroso do esôfago

Avaliação

Os distúrbios de emergência do esôfago (perfuração, queimaduras químicas) normalmente ocorrem no domicílio ou longe do auxílio clínico e necessitam de cuidados clínicos de emergência. O paciente é tratado para choque e angústia respiratória e transportado tão rapidamente quanto possível até uma instalação de saúde. Corpos estranhos no esôfago não impõem uma ameaça imediata à vida, exceto se for exercida pressão sobre a traqueia, resultando em dispneia ou interferindo na respiração, ou se houver extravasamento de álcalis cáusticos de uma bateria ou exposição a outro agente corrosivo.

Para sintomas não emergenciais, a anamnese completa pode revelar a natureza do distúrbio esofágico. O enfermeiro indaga a respeito do apetite do paciente. O apetite permaneceu o mesmo, aumentou ou diminuiu? Existe qualquer desconforto com a deglutição? Caso afirmativo, ele ocorre apenas com determinados alimentos? Está associado à dor? Uma alteração na posição afeta o desconforto? Solicita-se ao paciente que descreva a dor. Algo a agrava? Existem quaisquer outros sintomas que ocorrem regularmente, tais como regurgitação, regurgitação noturna, eructação, pirose, pressão subesternal, sensação de que o alimento está aderido à garganta, sensação de plenitude após a ingestão de uma pequena quantidade de alimentos, náuseas, vômitos ou perda de peso? Os sintomas são agravados por transtorno emocional? Se o paciente relatar quaisquer desses sintomas, o enfermeiro indaga quando eles ocorrem, sua relação com a alimentação e fatores que os aliviam ou agravam (p. ex., alteração na posição, eructação, antiácidos, vômito) (Bickley, 2016).

A anamnese também inclui questões sobre fatores causais passados ou presentes, como infecções e irritantes químicos, mecânicos ou físicos; consumo de bebidas alcoólicas e tabaco; além da ingestão alimentar diária. O enfermeiro determina se o paciente parece estar edemaciado e ausculta o tórax dele para avaliar se há complicações pulmonares (Bickley, 2016).

Diagnóstico

DIAGNÓSTICOS DE ENFERMAGEM

Com base nos dados da avaliação, os diagnósticos de enfermagem podem incluir os seguintes:

- Comprometimento do aporte nutricional associado à dificuldade de deglutição
- Risco de aspiração associado à dificuldade de deglutição ou à nutrição enteral
- Dor aguda associada a dificuldade de deglutição, ingestão de um agente abrasivo, tumor ou episódios frequentes de refluxo gástrico
- Falta de conhecimento relacionado com o distúrbio esofágico, exames complementares, manejo clínico, intervenção cirúrgica e reabilitação.

Planejamento e metas

As principais metas para o paciente são alcançar a ingestão nutricional adequada, evitar o comprometimento respiratório em virtude de aspiração, aliviar a dor e melhorar o conhecimento.

Intervenções de enfermagem

ESTÍMULO À INGESTÃO NUTRICIONAL ADEQUADA

O paciente é encorajado a deglutir lentamente e a mastigar completamente todos os alimentos, de modo que possam passar facilmente para o estômago. Alimentações pequenas e frequentes com alimentos não irritantes são recomendadas para promover a digestão e para prevenir a irritação tecidual. Às vezes, o líquido deglutido com o alimento o auxilia a passar pelo esôfago, mas, normalmente, os líquidos devem ser consumidos entre as refeições. Os alimentos devem ser preparados de modo atrativo para ajudar a estimular o apetite. Irritantes, como tabaco e bebidas alcoólicas, devem ser evitados. Obtém-se um peso basal, e os pesos diários são registrados. Avalia-se a ingestão de nutrientes do paciente.

DIMINUIÇÃO DO RISCO DE ASPIRAÇÃO

O paciente com dificuldade de deglutição ou dificuldade de lidar com as secreções deve ser mantido, no mínimo, em uma posição de semi-Fowler, para diminuir o risco de aspiração. O paciente é orientado quanto à utilização de sucção oral para diminuir o risco de aspiração adicional.

ALÍVIO DA DOR

Refeições pequenas e frequentes (seis a oito ao dia) são recomendadas, tendo em vista que grandes quantidades de alimentos sobrecarregam o estômago e promovem o refluxo gástrico. O paciente é aconselhado a evitar quaisquer atividades que aumentem a dor e a permanecer ereto por 1 a 4 h após cada refeição para prevenir o refluxo. A cabeceira do leito deve ser posicionada sobre blocos de 10 a 20 cm. A alimentação antes de dormir é desencorajada.

O paciente é advertido de que a utilização excessiva de antiácidos sem prescrição médica pode causar acidez de rebote. O médico pode recomendar a dose segura diária de antiácidos necessária para neutralizar os sucos gástricos e prevenir a irritação esofágica. Antagonistas de H_2 ou IBPs (mais comumente) são administrados, conforme prescrito, para diminuir a irritação ácida gástrica.

FORNECIMENTO DE ORIENTAÇÕES AO PACIENTE

O paciente é preparado física e psicologicamente para os exames complementares, tratamentos e possível cirurgia. As intervenções de enfermagem incluem tranquilizar o paciente e explicar sobre os procedimentos e suas finalidades. Alguns distúrbios do esôfago evoluem ao longo do tempo, ao passo que outros são resultado de traumatismos (p. ex., queimaduras químicas, perfuração). Em casos de traumatismo, o preparo emocional e físico para o tratamento é mais difícil, em virtude do curto período disponível e das circunstâncias da lesão. As intervenções de tratamento devem ser avaliadas continuamente, e o paciente recebe informações suficientes para participar nos cuidados e em exames complementares. Se forem realizados exames endoscópicos, o paciente é orientado sobre a sedação moderada que será utilizada durante o procedimento. Se procedimentos ambulatoriais forem realizados sob sedação moderada, alguma pessoa deve estar disponível para levar o paciente até o domicílio após o procedimento. Se for necessária a cirurgia, a avaliação imediata e a longo prazo é similar àquela do paciente submetido à cirurgia torácica.

PROMOÇÃO DE CUIDADOS DOMICILIAR, COMUNITÁRIO E DE TRANSIÇÃO

Orientação do paciente sobre autocuidados. Os cuidados pessoais necessários ao paciente dependem da natureza do distúrbio e da cirurgia ou das medidas de tratamento utilizadas (p. ex., dieta, posicionamento, medicamentos). Se houver uma doença ativa, o enfermeiro auxilia o paciente no planejamento dos ajustes físicos e psicológicos necessários e dos cuidados de acompanhamento (Boxe 39.8).

Equipamentos especiais, como dispositivos de sucção ou alimentação enteral ou parenteral, podem ser necessários. O paciente pode precisar de assistência no planejamento de refeições, na administração de medicamentos, conforme prescrito, e na retomada das atividades. As orientações sobre as demandas nutricionais e sobre como medir a adequação na nutrição são importantes. Em particular, os pacientes idosos e aqueles que estão debilitados com frequência precisam de assistência e orientações sobre como se ajustar às suas limitações e retomar as atividades importantes para eles.

Cuidados contínuos e de transição. Pacientes com condições esofágicas crônicas necessitam de uma abordagem individualizada para o seu manejo no domicílio. Os alimentos

Boxe 39.8 — LISTA DE VERIFICAÇÃO DO CUIDADO DOMICILIAR
Paciente com distúrbio esofágico

Ao concluírem as orientações, o paciente e/ou o cuidador serão capazes de:

- Declarar o impacto do distúrbio esofágico e do tratamento no aspecto fisiológico, nas AVDs, nas AIVDs, na imagem corporal, nos papéis, nos relacionamentos e na espiritualidade
- Identificar a modificação do ambiente domiciliar, as intervenções e as estratégias (p. ex., equipamento médico permanente, ajudante/cuidador contratado) utilizadas para aumentar a segurança em função das modificações estruturais e funcionais e para promover a recuperação efetiva e a reabilitação
- Descrever o esquema terapêutico em curso, incluindo dieta e atividades a serem realizadas (p. ex., sucção) e limitadas ou evitadas (p. ex., alimentação VO, se estiver em dieta zero)
    - Identificar os alimentos e as terapias necessários para atender às necessidades calóricas e às necessidades nutricionais (p. ex., alteração na consistência, limitações de condimentos, suplementos, terapia enteral ou parenteral)
    - Participação na terapia prescrita (p. ex., tratamento fonoaudiológico) para promover a recuperação e a reabilitação
    - Demonstrar a utilização do equipamento de sucção, se indicado
- Demonstrar os cuidados da incisão, se indicados
- Indicar o nome, a dose, os efeitos colaterais, a frequência e o horário de uso de todos os medicamentos
    - Descrever as abordagens para controlar a dor (p. ex., administrar analgésicos, conforme prescrito; usar intervenções não farmacológicas)
- Identificar possíveis complicações (p. ex., dificuldade para deglutir, dor, desconforto respiratório) e intervenções
- Relatar como contatar o médico em caso de perguntas ou complicações
- Determinar o horário e a data das consultas de acompanhamento médico, da terapia e dos exames
- Identificar fontes de apoio social (p. ex., amigos, parentes, comunidade de fé, grupos de apoio para pacientes com câncer, apoio do cuidador)
- Identificar a necessidade de promoção da saúde, prevenção de doenças e atividades de triagem.

AIVDs: atividades instrumentais da vida diária; AVDs: atividades da vida diária.

---

podem precisar ser preparados de modo especial (alimentos liquefeitos, alimentos macios), e o paciente pode precisar comer com mais frequência (p. ex., 6 a 8 pequenas porções ao dia). O cronograma de medicamentos é ajustado às atividades diárias do paciente tanto quanto possível. Medicamentos analgésicos e antiácidos normalmente podem ser administrados, conforme necessário, a cada 3 a 4 h.

Os cuidados de saúde domiciliar pós-operatórios concentram-se no suporte nutricional, no manejo da dor e na função respiratória. Alguns pacientes recebem alta hospitalar com nutrição enteral, por meio de tubo de gastrostomia ou jejunostomia, ou nutrição parenteral. O paciente e o cuidador familiar necessitam de orientações específicas sobre o manejo dos equipamentos e sobre os tratamentos. Podem ser necessárias visitas de cuidados domiciliares por parte de um enfermeiro para avaliar a capacidade do paciente e do cuidador familiar de fornecer os cuidados necessários. É importante que haja uma equipe multiprofissional, que inclui um nutricionista, um assistente social e familiares. Cuidados de *hospice* e considerações sobre as questões ao fim da vida são apropriados para alguns pacientes.

Reavaliação

Entre os resultados esperados, estão:
1. O paciente conquista uma ingestão nutricional adequada.
    a. Ingere refeições pequenas e frequentes.
    b. Bebe pequenos goles de água com pequenas porções de alimentos.
    c. Evita irritantes (etanol, tabaco, bebidas muito quentes).
    d. Mantém o peso ideal.
2. Não aspira ou desenvolve pneumonia.
    a. Mantém a posição ereta durante a alimentação.
    b. Utiliza equipamentos de sucção oral de modo eficaz.
3. Está livre de dor e é capaz de controlar a dor dentro de um nível tolerável.
    a. Evita grandes refeições e alimentos irritantes.
    b. Administra os medicamentos, conforme prescrição e com líquidos adequados (no mínimo 120 mℓ), bem como permanece de pé por, no mínimo, 10 min após a administração dos medicamentos.
    c. Mantém uma posição ereta após as refeições por 1 a 4 h.
    d. Relata que há menos eructação e dor torácica.
4. O paciente aumenta o seu conhecimento sobre a condição esofágica, os exames complementares, o tratamento e o prognóstico.
    a. Declara a causa da condição.
    b. Expõe as razões para o manejo clínico ou cirúrgico e a dieta ou o esquema medicamentoso.
    c. Descreve o programa de tratamento.
    d. Pratica medidas preventivas, de modo que as lesões sejam evitadas.

CÂNCER DE ESÔFAGO

Nos EUA, aproximadamente 18.440 novos casos de carcinoma de esôfago são diagnosticados anualmente; destes, 14.350 são homens e 4.090 são mulheres. O adenocarcinoma é mais comum em brancos, ao passo que carcinoma espinocelular é mais frequente em afro-americanos. Nas décadas de 1960 e 1970, apenas cerca de 5% dos pacientes com diagnóstico de câncer de esôfago sobreviviam pelo menos 5 anos. Atualmente, as taxas de sobrevida são de aproximadamente 20% em 5 anos (ACS, 2021a).

Fisiopatologia

O câncer esofágico pode ser de dois tipos celulares: adenocarcinoma e carcinoma espinocelular. A taxa de adenocarcinoma está crescendo rapidamente nos EUA, bem como em outros países ocidentais. Ele é observado principalmente no esôfago distal e na junção gastresofágica (ACS, 2021a).

Os fatores de risco para o câncer esofágico incluem irritação esofágica crônica ou DRGE. Nos EUA, o câncer de esôfago foi associado ao consumo de bebidas alcoólicas e de tabaco. Existe uma aparente associação entre a DRGE e o adenocarcinoma de esôfago. Pacientes com esôfago de Barrett (ver discussão anterior sobre riscos) apresentam incidência mais elevada de câncer de esôfago (Iyer & Kaul, 2019; Sharma et al., 2015). Os fatores de risco para o carcinoma de células escamosas de esôfago incluem ingestão crônica de líquidos ou alimentos quentes, deficiências nutricionais, higiene oral inadequada, exposição a nitrosaminas no ambiente ou em alimentos, tabagismo ou exposição crônica a bebidas alcoólicas (especialmente nas culturas ocidentais) e algumas condições clínicas esofágicas, como lesão cáustica.

Os estágios iniciais de câncer de esôfago são limitados à mucosa ou à submucosa. Esses estágios apresentam taxa de sobrevida em 5 anos de aproximadamente 90% (Levine & Rubesin, 2012). Nos estágios tardios, as células tumorais do adenocarcinoma e do carcinoma de células escamosas podem se propagar para além da mucosa esofágica ou diretamente para dentro, por meio e além das camadas musculares e para dentro dos vasos linfáticos. Observa-se a obstrução do esôfago, com possível perfuração no mediastino e erosão nos grandes vasos (Levine & Rubesin, 2012).

Manifestações clínicas

Muitos pacientes apresentam uma lesão ulcerada avançada do esôfago antes que os sintomas sejam manifestados. Os sintomas incluem: disfagia, inicialmente com alimentos sólidos e, por fim, com líquidos; sensação de massa na garganta; deglutição dolorosa; dor ou plenitude subesternal; e, posteriormente, regurgitação de alimentos não digeridos, com halitose e soluços. O paciente primeiramente toma ciência da dificuldade intermitente e crescente na deglutição. À medida que o tumor cresce e a obstrução se torna quase completa, até mesmo líquidos não conseguem passar para dentro do estômago. Ocorre a regurgitação de alimentos e saliva, pode haver hemorragia, além de perda progressiva de peso e da força, em virtude da nutrição inadequada. Os sintomas tardios incluem dor subesternal, soluço persistente, dificuldade respiratória e halitose.

A demora entre o início dos sintomas iniciais e o momento em que o paciente busca aconselhamento médico é, com frequência, de 12 a 18 meses. Qualquer pessoa que apresente dificuldades de deglutição deve ser aconselhada a consultar um médico imediatamente.

Avaliação e achados diagnósticos

Diversas técnicas de mapeamento por imagem podem fornecer informações diagnósticas úteis. A TC do tórax e do abdome é benéfica para a detecção de quaisquer evidências anatômicas de doença metastática, especialmente de pulmões, fígado e rins. A PET também pode ajudar a detectar metástases. A ultrassonografia endoscópica é utilizada para determinar se o câncer se propagou para os linfonodos e outras estruturas mediastinais; ela também pode determinar o tamanho e a invasividade do tumor. A laparoscopia exploratória é o melhor método para a observação de linfonodos positivos nos pacientes com lesões distais (Cools-Lartigue, Molena & Gerdes, 2018).

Técnicas diagnósticas futuras que podem atuar como prognosticadores em relação à progressão displásica em pacientes com esôfago de Barrett envolvem marcadores moleculares. Alguns dados demonstraram que uma pequena porcentagem de pessoas pode apresentar predisposição genética ao câncer esofágico. Os pesquisadores já identificaram vários biomarcadores com forte potencial de previsão de desfechos no câncer de esôfago, porém nenhum destes está atualmente recomendado ou clinicamente disponível (Iyer & Kaul, 2019). A utilidade dos marcadores moleculares no tratamento do câncer esofágico continua sendo pesquisada.

Manejo clínico

Se o câncer esofágico for detectado em um estágio inicial, os objetivos do tratamento podem ser direcionados à cura; entretanto, ele frequentemente é detectado nos estágios tardios, tornando o alívio dos sintomas o único objetivo razoável da terapia. O tratamento pode incluir cirurgia, radiação, quimioterapia ou uma combinação dessas modalidades, dependendo do tipo de célula cancerosa, da extensão da doença e da condição do paciente. O plano terapêutico padrão para um paciente com diagnóstico recente de câncer de esôfago dependerá do estadiamento, mas pode incluir: ressecção endoscópica, quimioirradiação seguida de cirurgia, quimioterapia seguida de cirurgia, cirurgia apenas, quimioirradiação definitiva ou medidas paliativas (NCI, 2021a).

Embora a cirurgia minimamente invasiva possa ser possível em alguns casos, o manejo cirúrgico padrão inclui a esofagectomia com remoção do tumor, mais uma margem ampla livre de tumor do esôfago e dos linfonodos na área. Variações na esofagectomia original preservam nervos, empregam técnicas menos invasivas e são direcionadas para áreas específicas do esôfago (Schlottmann, Molena & Patti, 2018). A abordagem cirúrgica pode ser por meio do pescoço, do tórax e/ou do abdome, dependendo da localização do tumor. Quando os tumores ocorrem na área cervical ou torácica superior e o estômago não pode ser mobilizado, puxado e anastomosado ao esôfago, a continuidade esofágica pode ser mantida por meio de enxerto de cólon, no qual o tumor é removido e a área é substituída por segmento de cólon (Figura 39.12). Em muitos desses casos, um tubo de alimentação é colocado no jejuno durante a cirurgia (Iyer & Kaul, 2019; Sharma et al., 2015).

Os tumores do esôfago torácico inferior são mais passíveis de cirurgia do que os tumores localizados mais alto no esôfago. A integridade do sistema digestório é mantida por meio de anastomose da parte inferior do esôfago ao estômago.

A ressecção cirúrgica do esôfago apresenta uma taxa de mortalidade relativamente alta, em virtude de infecções, complicações pulmonares ou extravasamento pela anastomose. No período pós-operatório, é colocado um tubo NG no paciente, o qual não deve ser manipulado. O paciente permanece em dieta zero até que os exames radiográficos confirmem que a

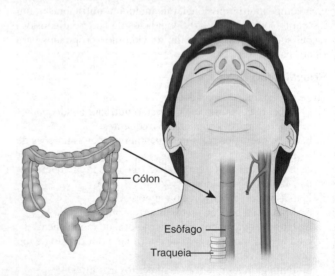

Figura 39.12 • Reconstrução esofágica com interposição colônica. Uma parte do cólon é enxertada entre o esôfago e a faringe para substituir a porção anormal do esôfago. As estruturas vasculares também são anastomosadas.

anastomose não apresenta extravasamento, que não há obstrução e que não há evidências de aspiração pulmonar.

Pode ser necessário tratamento paliativo para manter o esôfago aberto, para auxiliar a nutrição e para controlar a saliva. A paliação pode ser conquistada com dilatação do esôfago, terapia a *laser*, posicionamento de uma endoprótese (*stent*) via EGD, radioterapia ou quimioterapia.

 ### Manejo de enfermagem

O manejo de enfermagem pré-operatório é direcionado à melhora do estado nutricional e físico do paciente no preparo para cirurgia, radioterapia e/ou quimioterapia. É fornecido um programa para promover ganho de peso com base em uma dieta com alto teor calórico e alto teor proteico, em forma líquida ou pastosa, se alimentos apropriados puderem ser administrados pela boca. Se isso não for possível, é iniciada nutrição parenteral ou enteral. O estado nutricional é monitorado durante todo o tratamento. O paciente é informado sobre a natureza dos equipamentos pós-operatórios que serão utilizados, incluindo aqueles necessários para a drenagem torácica fechada, sucção NG, terapia com líquidos parenterais e intubação gástrica.

Os cuidados pós-operatórios imediatos são similares àqueles fornecidos aos pacientes submetidos à cirurgia torácica. Não é incomum que os pacientes sejam submetidos à traqueostomia e que eles sejam levados a uma unidade de terapia intensiva ou a uma unidade semi-intensiva. Após a recuperação dos efeitos da anestesia, o paciente é colocado em posição de Fowler baixa e, posteriormente, em posição de Fowler, para ajudar a prevenir o refluxo de secreções gástricas. O paciente é observado cuidadosamente em relação à regurgitação e à dispneia. Uma complicação pós-operatória comum é a pneumonia aspirativa (Brownlee & Ferguson, 2018). Portanto, o paciente é inserido em um plano de cuidados pulmonares vigorosos, que inclui espirometria de incentivo, permanência na posição sentada em uma cadeira e, se necessário, tratamentos com nebulizador. A fisioterapia torácica é evitada, em virtude do risco de aspiração. A temperatura do paciente é monitorada para detectar elevação que possa indicar aspiração ou drenagem de líquido do local operatório para o mediastino, que indicaria extravasamento esofágico. A drenagem do ferimento cervical do pescoço, normalmente saliva, é evidência de extravasamento esofágico inicial. Em geral, nenhum tratamento é recomendado, além de dieta zero ou suporte parenteral ou enteral. O paciente também é monitorado à procura de quilotórax pós-operatório (acúmulo de quilo/líquido linfático na cavidade pleural), que exigiria drenagem pleural (Brownlee & Ferguson, 2018; Rudrappa & Paul, 2019).

As complicações cardíacas incluem fibrilação atrial, decorrente da irritação do nervo vago na ocasião da cirurgia. O manejo clínico típico inclui digitalização ou o uso de betabloqueadores, bloqueadores dos canais de cálcio, amiodarona e/ou cardioversão, dependendo das condições hemodinâmicas do paciente (Brownlee & Ferguson, 2018).

O manejo do extravasamento anastomótico esofágico consiste em viabilizar drenagem adequada, iniciar antibióticos de amplo espectro (com frequência incluindo agentes antifúngicos) e otimizar a nutrição por via enteral ou parenteral (Brownlee & Ferguson, 2018). Durante a cirurgia, um tubo NG é inserido e fixado no local com fita. Ele é conectado à sucção intermitente baixa. O tubo NG não é manipulado; se ocorrer deslocamento, ele não é substituído, pois pode ocorrer lesão da anastomose. O tubo NG é removido normalmente 5 dias após a cirurgia; antes de se permitir que o paciente coma, é realizado um exame contrastado com bário para avaliar se há extravasamento anastomótico.

Após o início da alimentação, o enfermeiro aconselha o paciente a deglutir pequenos goles de água. Finalmente, a dieta é avançada para uma dieta pastosa, conforme tolerado. Quando o paciente consegue aumentar a ingestão de alimentos e líquidos até uma quantidade adequada, as soluções parenterais são descontinuadas. Após cada refeição, o paciente permanece em posição ereta por, no mínimo, 2 horas, para possibilitar que o alimento se movimente pelo sistema digestório. É um desafio encorajar o paciente a comer, uma vez que o apetite normalmente é reduzido. O envolvimento familiar e os alimentos caseiros favoritos podem ajudar o paciente a comer. Antiácidos podem ajudar os pacientes com o desconforto gástrico. Eritromicina, metoclopramida ou domperidona ajudam a promover o esvaziamento gástrico (Brownlee & Ferguson, 2018).

Se quimioterapia e radioterapia forem prescritas, o apetite do paciente estará ainda mais deprimido, e pode ocorrer esofagite, que causa dor quando o alimento é ingerido. Suplementos líquidos são mais facilmente tolerados. Intervenções cirúrgicas adjuvantes à esofagectomia e direcionadas para o retardo do esvaziamento gástrico (uma complicação importante em 15 a 39% dos pacientes após a esofagectomia) podem promover **síndrome de vagotomia** (síndrome de esvaziamento rápido ou *dumping*), que pode ocorrer a cada refeição ou aproximadamente 20 minutos a 2 horas após a ingestão de alimentos (Zhang & Zhang, 2019). A síndrome de vagotomia é decorrente da interrupção das fibras do nervo vago, que, por sua vez, causa uma alteração da função de armazenamento do estômago e do mecanismo de esvaziamento pilórico. Como resultado, grandes volumes de sólidos e líquidos "esvaziam-se" rapidamente para o duodeno. O paciente apresenta cólicas abdominais graves, seguidas de defecação líquida, que pode ou não estar associada à diaforese, à frequência cardíaca rápida e/ou à taquipneia. Ela pode ser consideravelmente debilitante, mas comumente é resolvida sem incidentes, e o paciente sente-se extremamente cansado. À medida que o paciente se recupera e começa a ingerir alimentos pastosos e permanece em posição ereta por 2 horas após a alimentação, a frequência e a gravidade dos episódios diminuem.

Com frequência, no período pré- ou pós-operatório, o esôfago obstruído ou quase obstruído causa dificuldade com o excesso de saliva, e a salivação torna-se um problema. Pode ser utilizada sucção oral se o paciente não puder lidar com as secreções orais, ou pode ser posicionada uma gaze do tipo em mecha no canto da boca para direcionar as secreções para um curativo ou uma cuba-rim. A possibilidade de que o paciente aspire a saliva para a árvore traqueobrônquica e o desenvolvimento de pneumonia são preocupantes.

Quando o paciente estiver pronto para ir para casa, a família será orientada sobre como promover a nutrição, quais observações devem ser feitas, quais medidas devem ser adotadas caso ocorram complicações, como manter o paciente confortável e como obter o apoio físico e emocional necessário.

EXERCÍCIOS DE PENSAMENTO CRÍTICO

1 `pbe` Uma paciente de 63 anos procura o ambulatório de atendimento primário onde você trabalha com queixa de discreta dor de garganta e uma placa vermelha na boca que sangra facilmente e não cicatriza. Que perguntas você deve fazer? Quais são os fatores de risco para o câncer oral? Como você deve formular as perguntas de avaliação no tocante à exposição real e potencial ao HPV? Quais diretrizes e evidências devem orientar esse questionamento?

2 cpa Você é um enfermeiro em uma unidade de oncologia hospitalar e foi designado para atender um paciente que se submeteu à dissecção radical clássica do pescoço por causa do câncer de cabeça e pescoço. Quais alterações musculares e nervosas você esperaria encontrar nesse procedimento específico? Com base nessa informação, quais são as intervenções de enfermagem prioritárias para evitar complicações pós-operatórias a curto e longo prazos nesse paciente? O parecer de quais profissionais de saúde você deve solicitar? Qual é a atuação de cada um desses profissionais de saúde?

3 qp Um paciente com diagnóstico de câncer de esôfago em estágio III é submetido à quimiorradioterapia padrão antes de uma esofagostomia e é internado após a intervenção cirúrgica na sua enfermaria. Em sua primeira avaliação pós-operatória do paciente, você observa que o tubo nasogástrico colocado no centro cirúrgico foi puxado 5 cm. Qual seria a sua *primeira* ação? Qual é a justificativa para esse tubo nasogástrico? Quais são os riscos (se houver) desse deslocamento? Quais outras complicações pós-operatórias específicas para esofagostomia você deve monitorar (*listar quatro*)?

REFERÊNCIAS BIBLIOGRÁFICAS

*Pesquisa em enfermagem.
**Referência clássica.

Livros

Bickley, L. S. (2016). *Bates' guide to physical examination and history taking* (12th ed.). Philadelphia, PA: Lippincott Williams & Wilkins.

Brownlee, A. R., & Ferguson, M. K. (2018). *Perioperative care and management of post-operative complications.* In F. Schlottmann, D. Molena, & M. G. Patti (Eds.). *Esophageal cancer: Diagnosis and treatment.* Cham, Switzerland: Springer International Publishing AG, part of Springer Nature 2018.

Cools-Lartigue, J., Molena, D., & Gerdes, H. (2018). *Staging of esophageal cancer: Implications for therapy.* In F. Schlottmann, D. Molena, & M. G. Patti (Eds.). *Esophageal cancer: Diagnosis and treatment.* Cham, Switzerland: Springer International Publishing AG, part of Springer Nature 2018.

Eliopoulos, C. (2018). *Gerontological nursing* (9th ed.). Philadelphia, PA: Wolters Kluwer.

Hudson, B., & Carr, E. (2020). Head and neck cancers. In J. M. Brandt (Ed.). *Core curriculum for oncology nursing* (6th ed.). St. Louis, MO: Elsevier Inc.

Levine, M. S., & Rubesin, S. E. (2012). Radiology of the pharynx and esophagus. In D. O. Castell & J. E. Richter (Eds.). *The esophagus* (5th ed.). Philadelphia, PA: Lippincott Williams & Wilkins.

Mueller, C. M. (Ed.). (2017). *The ASPEN adult nutrition support core curriculum* (3rd ed.). Silver Spring, MD: American Society for Parenteral and Enteral Nutrition.

Rudrappa, M., & Paul, M. (2019). Chylothorax. In *StatPearls* [Internet]. Treasure Island, FL: StatPearls Publishing. Retrieved on 2/20/2020 at: www.ncbi.nlm.nih.gov/books/NBK459206/

Schlottmann, F., Molena, D., & Patti, M. G. (Eds.). (2018). *Esophageal cancer: Diagnosis and treatment.* Cham, Switzerland: Springer International Publishing AG, part of Springer Nature 2018.

Stack, B. C., & Moreno, M. A. (2019). *Neck dissection.* New York: Thieme Medical Publishers, Incorporated.

Whalen, K. (2019). *Pharmacology* (7th ed.). Philadelphia, PA: Wolters Kluwer.

Periódicos e documentos eletrônicos

American Academy of Periodontology. (2021). *Periodontal disease fact sheet.* Retrieved on 2/18/2021 at: www.perio.org/newsroom/periodontal-disease-fact-sheet

American Cancer Society (ACS). (2021a). *About esophagus cancer.* Retrieved on 2/18/2021 at: www.cancer.org/content/dam/CRC/PDF/Public/8614.00.pdf

American Cancer Society (ACS). (2021b). *Kaposi sarcoma.* Retrieved on 2/18/2021 at: www.cancer.org/cancer/kaposisarcoma/detailedguide/kaposi-sarcoma-what-is-kaposi-sarcoma

**American Society for Gastrointestinal Endoscopy Standards of Practice Committee. (2011). Guideline: Management of ingested foreign bodies and food impactions. *Gastrointestinal Endoscopy, 73*(6), 1085–1091.

Anderson, L. (2019). Enteral feeding tubes: An overview of nursing care. *British Journal of Nursing, 28*(12), 748–754.

Anderson, L. (2020). Providing nutritional support for the patient with COVID-19. *British Journal of Nursing, 29*(8), 458–459.

Arkin, N., Krishnan, K., & Chang, M. G. (2020). Nutrition in critically ill patients with COVID-19: Challenges and special considerations. *Clinical Nutrition, 39*(2020), 2327–2328.

Bischoff, S. C., Austin, P., Boeykens, K., et al. (2020). ESPEN guideline on home enteral nutrition. *Clinical Nutrition, 39*(1), 5–22.

Blumenstein, I., Shastri, Y. H., & Stein, J. (2014). Gastroenteric tube feeding: Techniques, problems, and solutions. *World Journal of Gastroenterology, 20*(26), 8505–8524.

Boullata, J. I., Carrera, A. L., Harvey, L., et al. (2017). ASPEN safe practices for enteral nutrition therapy. *Journal of Parenteral and Enteral Nutrition, 41*(1), 15–103.

Broers, C., & Tack, J. (2017). Review article: Gastro-oesophageal reflux disease in asthma and chronic obstructive pulmonary disease. *Alimentary Pharmacology and Therapeutics, 47*(2), 176–191.

Byard, R. W. (2015). Caustic ingestion: A forensic overview. *Journal of Forensic Science, 60*(3), 812–815.

Centers for Disease Control and Prevention (CDC). (2020a). *HPV vaccine recommendations.* Retrieved on 2/18/2021 at: www.cdc.gov/vaccines/vpd/hpv/hcp/recommendations.html

Centers for Disease Control and Prevention (CDC). (2020b). *2014. National water fluoridation statistics.* Retrieved on 2/18/2021 at: www.cdc.gov/fluoridation/statistics/2014stats.htm

Centers for Disease Control and Prevention (CDC). (2018). *Statement on the evidence supporting the safety and effectiveness of community water fluoridation.* Retrieved on 2/18/2021 at: www.cdc.gov/fluoridation/guidelines/cdc-statement-on-community-water-fluoridation.html

Centers for Disease Control and Prevention (CDC). (2019). *Oral health surveillance report, 2019.* Retrieved on 2/18/2021 at: www.cdc.gov/oralhealth/publications/OHSR-2019-index.html

Clermont, M. P., & Ahuja, N. K. (2018). The relevance of spastic esophageal disorders as a diagnostic category. *Current Gastroenterology Reports, 20*(9), 42.

Donovan, T. E., Marzola, R., Murphy, K. R., et al. (2018). Annual review of selected scientific literature: A report of the Committee on Scientific Investigation of the American Academy of Restorative Dentistry. *Journal of Prosthetic Dentistry, 120*(6), 816–878.

*Dri, E., Bressan, V., Cadorin, L., et al. (2019). Providing care to a family member affected by head and neck cancer: A phenomenological study. *Supportive Care in Cancer, 28*, 2035–2036.

Eke, P. I., Dye, B. A., Wei, L., et al. (2015). Update on prevalence of periodontitis in adults in the United States: NHANES 2009-2012. *Journal of Periodontology, 86*(5), 611–622.

Eke, P. I., Wei, L., Thornton-Evans, G. O., et al. (2016). Risk indicators for periodontitis in US adults: NHANES 2009 to 2012. *Journal of Periodontology, 87*(10), 1174–1185.

Fabie, J. E., Kompelli, A. R., Naylor, T. M., et al. (2019). Gland-preserving surgery for salivary stones and the utility of sialendoscopes. *Head & Neck, 41*(5), 1320–1327.

Fung, B. M., Sweetser, S., Wong Kee Song, L. M., et al. (2019). Foreign object ingestion and esophageal food impaction: An update and review on endoscopic management. *World Journal of Gastrointestinal Endoscopy, 11*(3), 174–192.

Gabel, M. E., Galante, G. J., & Freedman, S. D. (2019). Gastrointestinal and hepatobiliary disease in cystic fibrosis. *Seminars in Respiratory and Critical Care Medicine, 40*(6), 825–841.

Gauer, R. L., & Semidey, M. J. (2015). Diagnosis and treatment of temporomandibular disorders. *American Family Physician, 91*(6), 378–386.

Grègoire, V., Ang, K., Budach, W., et al. (2014). Delineation of the neck node levels for head and neck tumors: A 2013 update. DAHANCA, EORTC, HKNPCSG, NCIC CTG, NCRI, RTOG, TROG consensus guidelines. *Radiotherapy and Oncology, 110*(1), 172–181.

Grennan, D. (2019). Mumps. *JAMA, 322*(10), 1022.

Gutierrez, O. I. B., Ichkhanian, Y., Spadaccini, M., et al. (2019). Zenker's diverticulum per-oral endoscopic myotomy techniques: Changing paradigms. *Gastroenterology, 156*(8), 2134–2135.

Ha, C., Regan, J., Cetindag, I. B., et al. (2015). Benign esophageal tumors. *Surgical Clinics of North America, 95*(3), 491–514.

Han, A. Y., Kuan, E. C., Mallen-St. Clair, J., et al. (2019). Total glossectomy with free flap reconstruction: Twenty-year experience at a tertiary medical center. *Laryngoscope, 129*(5), 1087–1092.

Hegde, R., & Awan, K. H. (2019). Effects of periodontal disease on systemic health. *Disease a Month, 65*(6), 185–192.

**Heitmiller, R. F. (1999). Closed chest esophageal resection. *Operative Techniques in Thoracic and Cardiovascular Surgery, 4*(3), 252–265.

Hong, C. H. L., Gueiros, L. A., Fulton, J. S., et al. (2019). Systematic review of basic oral care for the management of oral mucositis in cancer patients and clinical practice guidelines. *Supportive Care in Cancer, 27*(10), 3949–3967.

Huerta, C. T., Plymale, M., Barrett, P., et al. (2019). Long-term efficacy of laparoscopic Nissen versus Toupet fundoplication for the management of types III and IV hiatal hernias. *Surgical Endoscopy, 33*(9), 2895–2900.

Iyer, P. G., & Kaul, V. (2019). Barrett esophagus. *Mayo Clinical Proceedings, 94*(9), 1888–1901.

**Kohn, G. P., Price, R. R., Demeester, S. R., et al. (2013). *Guidelines for the management of hiatal hernia*. Retrieved on 11/20/2019 at: www.sages.org/publications/guidelines/guidelines-for-the-management-of-hiatal-hernia/

*Koszalinski, R. S., Heidel, R. E., & McCarthy, J. (2020). Difficulty envisioning a positive future: Secondary analyses in patients in intensive care who are communication vulnerable. *Nursing & Health Sciences*, 2019. doi: 10.1111/nhs.12664.

Kroch, D. A., & Madanick, R. D. (2017). Medical treatment of gastroesophageal reflux disease. *World Journal of Surgery, 41*(7), 1678–1684.

Lassche, G., van Boxtel, W., Ligtenberg, M. J. L., et al. (2019). Advances and challenges in precision medicine in salivary gland cancer. *Cancer Treatment Reviews, 80*, 101906.

Lodi, G. (2020). Oral lesions. Retrieved on 2/18/2021 at: www.uptodate.com/contents/oral-lesions

Lu, D. J., Luu, M., Nguyen, A. T., et al. (2019). Survival outcomes with concomitant chemoradiotherapy in older adults with oropharyngeal carcinoma in an era of increasing human papillomavirus (HPV) prevalence. *Oral Oncology, 99*, 104472. doi.org/10.1016/j.oraloncology.2019.104472

Margaix-Muñoz, M., Bagán, J., & Poveda-Roda, R. (2017). Ewing sarcoma of the oral cavity. A review. *Journal of Clinical and Experimental Dentistry, 9*(2), 294–301.

Maria, O. M., Eliopoulos, N., & Muanza, T. (2017). Radiation-induced oral mucositis. *Frontiers in Oncology, 7*, 89.

Marinho, V. C., Worthington, H. V., Walsh, T., et al. (2015). Fluoride gels for preventing dental caries in children and adolescents. *Cochrane Database of Systematic Reviews, 15*(6), CD002279.

Martindale, R., Patel, J. J., Taylor, B., et al. (2020). Nutrition therapy in the patient with COVID-19 disease requiring ICU care. Updated May 26, 2020. *ASPEN: Resources for Clinicians Caring for Patients with Coronavirus*. Retrieved on 2/18/2021 at: www.nutritioncare.org/uploadedFiles/Documents/Guidelines_and_Clinical_Resources/COVID19/Nutrition%20Therapy%20in%20the%20Patient%20with%20COVID-19%20Disease%20Requiring%20ICU%20Care_Updated%20May%2026.pdf

McClave, S. A., Taylor, B. E., Martindale, R. G., et al. (2016). Guidelines for the provision and assessment of nutrition support therapy in the adult critically ill patient: Society of Critical Care Medicine (SCCM) and American Society for Parenteral and Enteral Nutrition (ASPEN). *Journal of Parenteral and Enteral Nutrition, 40*(2), 159–211.

Mowad, C. (2019). Cheilitis. *UpToDate*. Retrieved on 2/18/2021 at: www.uptodate.com/contents/cheilitis

Naavaal, S., Griffin, S. O., & Jones, J. A. (2020). Impact of making dental care affordable on quality of life in adults aged 45 years and older. *Journal of Aging and Health*, 2019, 898264319857967. doi.org/10.1177/089826431985796

National Cancer Institute (NCI). (2017). HPV vaccination linked to decreased oral HPV infections. Retrieved on 2/18/2021 at: www.cancer.gov/news-events/cancer-currents-blog/2017/hpv-vaccine-oral-infection

National Cancer Institute (NCI). (2021a). *Esophageal cancer treatment (adult) (PDQ®)—Health professional version*. Retrieved on 2/18/2021 at: www.cancer.gov/types/esophageal/hp/esophageal-treatment-pdq

National Cancer Institute (NCI). (2021b). *Head and neck cancer (PDQ®)—Health professional version*. Retrieved on 2/18/2021 at: www.cancer.gov/types/head-and-neck/hp

National Cancer Institute (NCI). (2021c). *Oropharyngeal cancer treatment (adult) (PDQ®)—Health professional version*. Retrieved on 2/18/2021 at: www.cancer.gov/types/head-and-neck/hp/adult/oropharyngeal-treatment-pdq

National Cancer Institute (NCI). (2021d). *Salivary gland cancer treatment (adult) (PDQ®)—Health professional version*. Retrieved on 2/18/2021 at: www.cancer.gov/types/head-and-neck/hp/adult/salivary-gland-treatment-pdq

National Capital Poison Center. (2018). *National Capital Poison Center button battery ingestion triage and treatment guideline*. Retrieved on 2/18/2021 at: www.poison.org/battery/guideline

National Institute of Dental and Craniofacial Research (NIDCR). (2018). TMJ (temporomandibular joint and muscle disorders). Retrieved on 2/18/2021 at: www.nidcr.nih.gov/health-info/tmj/more-info

Nuchit, S., Lam-ubol, A., Paemuang, W., et al. (2020). Alleviation of dry mouth by saliva substitutes improved swallowing ability and clinical nutritional status of post-radiotherapy head and neck cancer patients: A randomized controlled trial. *Supportive Care in Cancer*, 2019. doi.org/10.1007/s00520-019-05132-1

**Office of the Surgeon General (US). (2003). *National call to action to promote oral health*. NIH Publication No. 03-5303. Rockville, MD: National Institute of Dental and Craniofacial Research (US). Retrieved on 11/16/2019 at: www.ncbi.nlm.nih.gov/books/NBK47472/

Olivero, R. (2019). Boerhaave syndrome: A rare postoperative condition. *Journal of the American Academy of Physician Assistants, 32*(8), 1–3.

Papadopoulou-Alataki, E., Dogantzis, P., Chatziavramidis, A., et al. (2019). Juvenile recurrent parotitis: The role of sialendoscopy. *International Journal of Inflammation, 2019*, 7278907.

Patrakka, O., Pienimäki, J-P., Tuomisto, S., et al. (2019). Oral bacterial signatures in cerebral thrombi of patients with acute ischemic stroke treated with thrombectomy. *Journal of the American Heart Association, 8*(11), e012330. doi: 10.1161/JAHA.119.012330

Patti, M. G. (2016). An evidence-based approach to the treatment of gastroesophageal reflux disease. *JAMA Surgery, 151*(1), 73–78.

Pickrell, B. B., Serebrakian, A. T., & Maricevich, R. S. (2017). Mandible fractures. *Seminars in Plastic Surgery, 31*(2), 100–107.

Qumseya, B. J., Bukannan, A., Gendy, S., et al. (2019). Systematic review and meta-analysis of prevalence and risk factors for Barrett's esophagus. *Gastrointestinal Endoscopy, 90*(5), 707–717.

Raymond, D. P. (2020). Surgical management of esophageal perforation. *UpToDate*. Retrieved on 2/18/2021 at: www.uptodate.com/contents/surgical-management-of-esophageal-perforation

Read, M. E., Olson, A. J., & Calderwood, M. S. (2020). Front-line education by infection preventionists helps reduce *Clostridioides difficile* infections. *American Journal of Infection Control, 48*(2), 227–229.

Robertson, D. P., Keys, W., Rautemaa-Richardon, R., et al. (2015). Management of severe acute dental infections. *The BMJ, 350*, h1300. doi.org/10.1136/bmj.h1300

Sabatini, M. E., & Chiocca, S. (2019). Human papillomavirus as a driver of head and neck cancers. *British Journal of Cancer, 122*(3), 306–314.

Sandmæl, J. A., Sand, K., Bye, A., et al. (2019). Nutritional experiences in head and neck cancer patients. *European Journal of Cancer Care, 28*(6), e13168. doi.org/10.1111/ecc.13168

Seres, D. (2019). Nutrition support in critically ill patients: Enteral nutrition. *UpToDate*. Retrieved on 2/18/2021 at: www.uptodate.com/contents/nutrition-support-in-critically-ill-patients-enteral-nutrition

Sharma, P., Katzka, D. A., Gupta, N., et al. (2015). Consensus statement: Quality indicators for the management of Barrett's esophagus, dysplasia, and esophageal adenocarcinoma: International consensus recommendations from the American Gastroenterological Association symposium. *Gastroenterology, 149*(6), 1599–1606.

Siegel, R. L., Miller, K. D., & Jemal, A. (2019). Cancer statistics, 2019. *CA: A Cancer Journal for Clinicians, 69*(1), 7–34.

Silk, H. (2014). Disease of the mouth. *Primary Care: Clinics in Office Practice, 41*(1), 75–90.

Smith, C. D. (2015). Esophageal strictures and diverticula. *Surgical Clinics of North America, 95*(3), 669–681.

Sobin, L., Kopp, R., Walsh, R., et al. (2016). Incidence of concussion in patients with isolated mandible fractures. *JAMA Facial Plastic Surgery, 18*(1), 15–18.

Swanström, L. L. (2019). Achalasia: Treatment, current status and future advances. *The Korean Journal of Internal Medicine, 34*(6), 1173–1180.

Thompson, R. (2017). Troubleshooting PEG feeding tubes in the community setting. *Journal of Community Nursing, 31*(2), 61–66.

Twetman, S. (2015). The evidence base for professional and self-care prevention—caries, erosion and sensitivity. *BMC Oral Health, 15*(Suppl 1), S4.

Uberoi, A. S., Brown, T. J., & Gupta, A. (2019a). Finding the magic in magic mouthwash—Reply. *JAMA Internal Medicine, 179*(5), 724–725.

Uberoi, A. S., Brown, T. J., & Gupta, A. (2019b). Magic mouthwash for oral mucositis: A teachable moment. *JAMA Internal Medicine, 179*(1), 104–105.

**U.S. Department of Health and Human Services (HHS). (2000). *Oral health in America: A report of the surgeon general. Executive summary*. Rockville, MD: U.S. Department of Health and Human Services, National Institutes of Dental and Craniofacial Research, National Institutes of Health. Retrieved on 11/13/2019 at: www.nidcr.nih.gov/sites/default/files/2017-10/hck1ocv.%40www.surgeon.fullrpt.pdf

U.S. Department of Health and Human Services (HHS). Federal Panel on Community Water Fluoridation. (2015). U.S. Public Health Service recommendation for fluoride concentration in drinking water for the prevention of dental carries. *Public Health Reports, 130*(4), 318–331.

U.S. Department of Health and Human Services (HHS). Office of Disease Prevention and Health Promotion. (2019). *Healthy People 2020: Oral health*. Retrieved on 11/15/2019 at: www.healthypeople.gov/2020/topics-objectives/topic/oral-health

van den Bergh, B., de Mol van Otterloo, J. J., van der Ploeg, T., et al. (2015). IMF-screws or arch bars as conservative treatment for mandibular condyle fractures: Quality of life aspects. *Journal of Cranio-Maxillo-Facial Surgery, 43*(7), 1004–1009.

Villa, A., Nordio, F., & Gohel, A. (2015). A risk prediction model for xerostomia: A retrospective cohort study. *Gerodontology, 33*(4), 562–568.

World Health Organization (WHO). (2019). *Strategies for oral disease prevention and health promotion*. Retrieved on 11/16/2019 at: www.who.int/oral_health/strategies/en/

Zhang, R., & Zhang, L. (2019). Management of delayed gastric conduit emptying after esophagectomy. *Journal of Thoracic Disease, 11*(1), 302–307.

Recursos

Academy of General Dentistry (AGD), agd.org
American Cancer Society (ACS), cancer.org
American Cancer Society (ACS) Online Communities and Support, cancer.org/treatment/support-programs-and-services/online-communities.html
American Dental Association (ADA), ada.org/en/
Healthy People 2020, healthypeople.gov
Look Good Feel Better, lookgoodfeelbetter.org
National Capital Poison Center, Battery Ingestion Triage and Treatment Guideline, www.poison.org/battery/guideline
National Institute of Dental and Craniofacial Research (NIDCR), National Institutes of Health, nidcr.nih.gov

40 Manejo de Pacientes com Distúrbios Gástricos e Duodenais

DESFECHOS DO APRENDIZADO

Após ler este capítulo, você será capaz de:

1. Comparar a etiologia, a fisiopatologia, as manifestações clínicas e o manejo de gastrite aguda, gastrite crônica e úlcera péptica.
2. Aplicar o processo de enfermagem como referencial para o cuidado do paciente com gastrite aguda ou crônica, ou úlcera péptica.
3. Discutir a etiologia, a fisiopatologia, as manifestações clínicas e o manejo do câncer gástrico e dos tumores do intestino delgado.
4. Usar o processo de enfermagem como referencial para o cuidado do paciente com câncer gástrico ou tumores do intestino delgado.

CONCEITO DE ENFERMAGEM

Nutrição

GLOSSÁRIO

acloridria: ausência de ácido clorídrico na secreção gástrica
antrectomia: remoção da porção pilórica (antro) do estômago, com anastomose (conexão cirúrgica) ao duodeno (gastroduodenostomia ou Billroth I) ou ao jejuno (gastrojejunostomia ou Billroth II)
dispepsia: indigestão; desconforto da parte alta do abdome associado à alimentação
duodeno: primeira porção do intestino delgado, entre o estômago e o jejuno
esteatorreia: fezes gordurosas, geralmente de odor desagradável, com aspecto oleoso e que flutuam na água
estenose: estreitamento ou constrição de uma abertura ou passagem no corpo
gástrico(a): refere-se ao estômago
gastrite: inflamação do estômago
***Helicobacter pylori* (*H. pylori*):** bactéria gram-negativa em formato de espiral que coloniza a mucosa gástrica; está envolvida na maioria dos casos de úlcera péptica
hematêmese: vômito de sangue
hematoquezia: fezes sanguinolentas, vermelho-vivo
melena: fezes cor de alcatrão ou negras; indicativo de sangue oculto nas fezes

obstrução pilórica: qualquer condição que impeça mecanicamente o esvaziamento gástrico normal; ocorre a obstrução do canal do piloro e do duodeno, por meio do qual o estômago se esvazia
omento: dobra do peritônio que circunda o estômago e outros órgãos do abdome
peritônio: membrana delgada que reveste o interior da parede do abdome e recobre todos os órgãos abdominais
piloro: abertura entre o estômago e o duodeno
piloroplastia: procedimento cirúrgico para aumentar a abertura do orifício pilórico
pirose: sensação de queimação no estômago e no esôfago, que se move em direção à boca; comumente denominada queimação
serosa: membrana delgada que reveste a superfície exterior do estômago; peritônio visceral que recobre a superfície exterior do estômago
síndrome de esvaziamento gástrico rápido (síndrome de *dumping*): resposta fisiológica ao rápido esvaziamento do conteúdo gástrico no intestino delgado, manifestada por náuseas, fraqueza, sudorese, palpitações, síncope e diarreia (*sinônimo:* síndrome de vagotomia)

O estado nutricional de uma pessoa depende não apenas do tipo e da quantidade da ingestão, mas também do funcionamento das partes **gástrica** (estômago) e intestinal do sistema digestório. O escopo dos distúrbios que podem afetar o estado nutricional de uma pessoa é particularmente notável. Tendo em vista a prevalência de norte-americanos que apresentam distúrbios gástricos e duodenais, os enfermeiros encontrarão adultos e idosos com esses distúrbios praticamente em todos os ambientes clínicos hospitalares e ambulatoriais. Este capítulo descreve os distúrbios do estômago e do intestino delgado, sua etiologia, sua fisiopatologia, suas manifestações clínicas, seu tratamento e os cuidados de enfermagem relacionados.

GASTRITE

A **gastrite** (inflamação da mucosa gástrica ou do estômago) é um problema gastrintestinal (GI) comum, responsável por aproximadamente 2 milhões de visitas às clínicas ambulatoriais anualmente nos EUA, com prevalência crescente em adultos com idade superior a 60 anos (Wehbi, Dacha, Sarver et al., 2019). Acomete igualmente homens e mulheres. A gastrite pode ser aguda, com duração de algumas horas a alguns dias, ou crônica, resultante da exposição repetida a agentes irritantes, ou em episódios recidivantes de gastrite aguda.

A gastrite aguda pode ser classificada como erosiva ou não erosiva, com base nas manifestações patológicas presentes na mucosa gástrica (Wehbi et al., 2019). A forma erosiva de gastrite aguda é causada mais frequentemente por substâncias irritativas locais, como ácido acetilsalicílico (AAS) e outros agentes anti-inflamatórios não esteroides (AINEs) (p. ex., ibuprofeno), corticosteroides, consumo de bebidas alcoólicas e radioterapia no tratamento de tumores gástricos (National Institute of Diabetes and Digestive and Kidney Diseases [NIDDK], 2020a; Norris, 2019; Wehbi et al., 2019). A forma não erosiva de gastrite aguda é causada com mais frequência por uma infecção com bactéria gram-negativa em formato de espiral, *Helicobacter pylori* (**H. pylori**) (Wehbi et al., 2019). Estima-se que 50% das pessoas em todo o planeta estejam infectadas pela bactéria *H. pylori* (Santacroce & Bhutani, 2019).

Um tipo mais grave de gastrite aguda é causado pela ingestão de ácidos ou álcalis fortes, que podem causar gangrena ou perfuração da mucosa (ver Capítulo 67). Pode ocorrer a formação de cicatrizes, que resulta em **estenose** (estreitamento ou constrição) ou obstrução pilórica. A gastrite aguda também pode se desenvolver em doenças agudas, especialmente quando o paciente sofre lesões traumáticas importantes, queimaduras, infecção grave, falta de perfusão do revestimento gástrico ou cirurgia de grande porte. Esse tipo de gastrite aguda é frequentemente denominado *gastrite relacionada com estresse ou úlcera* (Clarke, Ferraro, Gbadehan et al., 2020; Norris, 2019).

Com frequência, a gastrite crônica é classificada de acordo com o mecanismo causal subjacente, que normalmente inclui infecção por *H. pylori*. A gastrite crônica por *H. pylori* é implicada no desenvolvimento de úlceras pépticas, adenocarcinoma gástrico (câncer) e linfoma de tecido linfático associado à mucosa gástrica (Akiva & Greenwald, 2019; Lloyd & Leiman, 2019). A gastrite crônica também pode ser causada por lesão gástrica química (gastropatia) resultante de terapia medicamentosa prolongada (p. ex., AAS e outros AINEs) ou refluxo do conteúdo duodenal para o estômago, que ocorre mais frequentemente após a cirurgia gástrica (p. ex., gastrojejunostomia, gastroduodenostomia). Distúrbios autoimunes, como tireoidite de Hashimoto, doença de Addison e doença de Graves, também estão associados ao desenvolvimento de gastrite crônica (ver Capítulo 45) (Akiva & Greenwald, 2019; Norris, 2019).

Fisiopatologia

A gastrite é caracterizada por ruptura da barreira mucosa que normalmente protege o tecido gástrico dos sucos digestivos (p. ex., ácido clorídrico [HCl] e pepsina). O comprometimento da barreira mucosa possibilita que o HCl corrosivo, a pepsina e outros agentes irritativos (p. ex., bebida alcoólica, AINEs e *H. pylori*) entrem em contato com a mucosa gástrica, resultando em inflamação. Na gastrite aguda, essa reação inflamatória é, em geral, transitória e autolimitada. A inflamação faz a mucosa gástrica tornar-se edemaciada e hiperêmica (congestionada com líquidos e sangue) e ser submetida à erosão superficial (Figura 40.1). A ulceração superficial pode ocorrer como resultado de doença erosiva e pode provocar hemorragia. Na gastrite crônica, agravos persistentes ou repetidos provocam alterações inflamatórias crônicas e, por fim, atrofia (ou adelgaçamento) do tecido gástrico (Norris, 2019).

Manifestações clínicas

O paciente com gastrite aguda pode apresentar um rápido início dos sintomas, tais como desconforto ou dor epigástrica, **dispepsia**

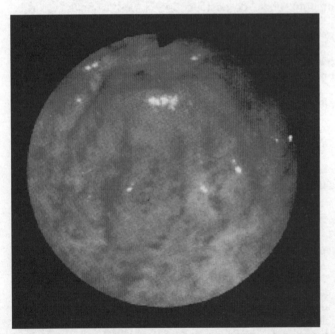
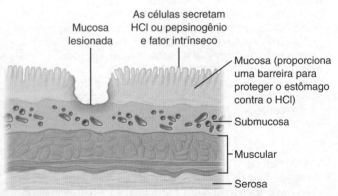

Figura 40.1 • Visualização endoscópica da gastrite erosiva (**à esquerda**). A lesão decorrente de irritantes (**à direita**) resulta em aumento do pH intracelular, comprometimento da função enzimática, ruptura das estruturas celulares, isquemia, estase vascular e morte tecidual. Imagem à esquerda reproduzida, com autorização, de Strayer, D. S., Saffitz, J. E. & Rubin, E. (2015). *Rubin's pathology: Mechanisms of human disease* (8th ed., Fig. 19-15). Philadelphia, PA: Lippincott Williams & Wilkins.

(indigestão, desconforto da parte alta do abdome associado à alimentação), anorexia, soluços ou náuseas e vômitos, que podem durar algumas horas a alguns dias. A gastrite erosiva pode causar sangramento, que pode se manifestar como sangue no vômito ou como **melena** (fezes enegrecidas, cor de alcatrão; indicativa de sangue oculto nas fezes) ou **hematoquezia** (fezes sanguinolentas vermelho-vivo) (Wehbi et al., 2019).

O paciente com gastrite crônica queixa-se de fadiga, **pirose** (sensação de queimação no estômago e no esôfago que se irradia para a boca) após a alimentação, distensão abdominal, gosto amargo na boca, halitose, saciedade precoce, anorexia ou náuseas e vômitos. Alguns pacientes podem apresentar apenas desconforto epigástrico leve, relatar intolerância a alimentos condimentados ou gordurosos ou dor discreta que é aliviada com a alimentação (Akiva & Greenwald, 2019). Pacientes com gastrite crônica podem não ser capazes de absorver vitamina B_{12}, em virtude da diminuição da produção de fator intrínseco pelas células parietais do estômago em decorrência de atrofia, que pode levar à anemia perniciosa (ver Capítulo 29) (Zayouna & Piper, 2018). Alguns pacientes com gastrite crônica não apresentam sintomas (Marcus & Greenwald, 2019) (Tabela 40.1).

Avaliação e achados diagnósticos

O diagnóstico definitivo de gastrite é determinado por endoscopia e exame histológico de uma amostra tecidual obtida por meio de biopsia (Akiva & Greenwald, 2019; Wehbi et al., 2019). Amostras de sangue são coletadas para hemograma completo e pesquisa de anemia como resultado de hemorragia ou anemia perniciosa. Podem-se tomar medidas diagnósticas para a detecção da infecção por *H. pylori*, discutidas na seção Úlcera péptica deste capítulo.

Manejo clínico

A mucosa gástrica é capaz de se reparar após um episódio de gastrite aguda. Em geral, o paciente recupera-se em aproximadamente 1 dia, embora o apetite possa continuar diminuído por mais 2 ou 3 dias. A gastrite aguda também é tratada por meio das orientações ao paciente para que se abstenha de bebidas alcoólicas e alimentos até que os sintomas cessem. Quando o paciente consegue administrar a alimentação por via oral, é recomendada uma dieta não irritante. Se os sintomas persistirem, pode ser necessária a administração de soluções intravenosas (IV). Se houver sangramento, o manejo é similar aos procedimentos feitos para o controle da hemorragia digestiva alta, discutidos posteriormente neste capítulo.

A terapia é de suporte e pode incluir intubação nasogástrica (NG), antiácidos, antagonistas dos receptores de histamina 2 (bloqueadores de H_2) (p. ex., famotidina, cimetidina), inibidores da bomba de prótons (p. ex., omeprazol, lansoprazol) e soluções IV (Wehbi et al., 2019). Pode ser necessária endoscopia com fibra óptica. Em casos extremos, pode ser necessária cirurgia de emergência para remover o tecido gangrenoso ou perfurado. A ressecção gástrica, ou a gastrojejunostomia (anastomose do jejuno ao estômago para obter um desvio ao redor do piloro), pode ser necessária para tratar a **obstrução pilórica**, que não pode ser aliviada por manejo clínico.

A gastrite crônica é tratada por meio da modificação da dieta do paciente, da promoção do repouso, da redução do estresse, da recomendação para evitar bebidas alcoólicas e AINEs e com o início de medicamentos, que podem incluir antiácidos, bloqueadores de H_2 ou inibidores da bomba de prótons (Akiva & Greenwald, 2019). A infecção por *H. pylori* pode ser tratada por determinadas combinações de fármacos, que normalmente incluem um inibidor da bomba de prótons, antibióticos e, às vezes, sais de bismuto (Tabela 40.2).

Manejo de enfermagem

Redução da ansiedade

Se o paciente tiver ingerido ácidos ou álcalis, podem ser necessárias medidas de emergência (ver Capítulo 67). O enfermeiro oferece a terapia de suporte ao paciente e à família durante o tratamento e após o ácido ou álcali ingerido ter sido neutralizado ou diluído. Em alguns casos, o enfermeiro pode precisar preparar o paciente para exames complementares adicionais (endoscopias) ou cirurgia. O paciente pode ficar ansioso em virtude da dor e das modalidades de tratamento planejadas. O enfermeiro assume uma abordagem calma para avaliar o paciente e responder a todas as perguntas o mais completamente possível.

Promoção da nutrição ideal

Para a gastrite aguda, o enfermeiro fornece o apoio físico e emocional e auxilia o paciente no manejo dos sintomas, que podem incluir náuseas, vômitos e pirose. O paciente não deve ingerir alimentos ou líquidos pela boca – possivelmente, durante alguns dias – até que os sintomas agudos cessem, possibilitando, assim, a cicatrização da mucosa gástrica. Se a terapia IV for necessária, a ingestão e a produção de líquidos são monitoradas, bem como os valores de eletrólitos séricos. Após a cessação dos sintomas, o enfermeiro pode oferecer ao paciente pedaços de gelo, seguidos de líquidos claros. A introdução de alimentos sólidos assim que possível pode fornecer a nutrição oral adequada, diminuir a necessidade de terapia IV e minimizar a irritação da mucosa gástrica. À medida que os alimentos são introduzidos, o enfermeiro avalia e relata quaisquer sintomas que sugiram um episódio de gastrite de repetição.

O enfermeiro deve aconselhar o paciente a evitar a ingestão de bebidas cafeinadas – tendo em vista que a cafeína é um estimulante do sistema nervoso central que aumenta a atividade gástrica e a secreção de pepsina – e o consumo de bebidas alcoólicas. Uma medida importante é desencorajar o tabagismo. O nível de nicotina medido no ácido gástrico pode ser 10 vezes maior que o nível no sangue arterial e 80 vezes maior do que no sangue venoso. A nicotina aumentará a secreção de ácido gástrico e interferirá na barreira mucosa no sistema digestório

TABELA 40.1	Manifestações clínicas de gastrite aguda e de gastrite crônica.
	Gastrite aguda / **Gastrite crônica**
Manifestações gastrintestinais	• Anorexia / • Distensão abdominal • Dor epigástrica (aparecimento rápido) / • Saciedade prematura • Hematêmese / • Intolerância a alimentos condimentados ou gordurosos • Soluços / • Náuseas e vômitos • Melena ou hematoquezia / • Pirose • Náuseas e vômitos / • Gosto amargo na boca / • Desconforto epigástrico vago que melhora com a alimentação
Manifestações sistêmicas	• Possíveis sinais de choque / • Anemia / • Fadiga

Adaptada de Marcus, A. J. & Greenwald, D. (2019). Chronic gastritis. *Medscape*. Retirada de 25/02/2020 de: www.emedicine.medscape.com/article/176156; Wehbi, M., Dacha, S., Sarver, G. et al. (2019). Acute gastritis. *Medscape*. Retirada em 25/02/2020 de: www.emedicine.medscape.com/article/175909.

TABELA 40.2 Farmacoterapia selecionada para úlcera péptica e gastrite.

Agente farmacológico	Principal ação	Principais considerações de enfermagem
Antibióticos		
Amoxicilina	Um antibiótico bactericida que auxilia na erradicação da bactéria *H. pylori* na mucosa gástrica	• Pode causar dor abdominal e diarreia • Não deve ser utilizada em pacientes alérgicos à penicilina
Claritromicina	Exerce efeitos bactericidas para a erradicação da bactéria *H. pylori* na mucosa gástrica	• Pode causar desconforto GI, cefaleia, alteração do paladar • Muitas interações medicamentosas (p. ex., colchicina, lovastatina, varfarina); interagem com suco de toranja (*grapefruit*)
Metronidazol	Um antibactericida sintético e agente antiprotozoário que auxilia na erradicação da bactéria *H. pylori* na mucosa gástrica quando administrado com outros antibióticos e inibidores da bomba de prótons	• Deve ser administrado com as refeições para diminuir o desconforto GI; pode causar anorexia e gosto metálico • O paciente deve evitar bebidas alcoólicas; aumenta os efeitos de afinamento do sangue da varfarina
Tetraciclina	Exerce efeitos bacteriostáticos para a erradicação da bactéria *H. pylori* na mucosa gástrica	• Pode causar reação de fotossensibilidade; deve-se aconselhar o paciente a utilizar filtro solar • Pode causar desconforto GI • Deve ser utilizado com cautela em pacientes com comprometimento renal ou hepático • Leite ou laticínios podem reduzir a efetividade
Antidiarreico		
Subsalicilato de bismuto	Suprime a bactéria *H. pylori* na mucosa gástrica e auxilia na cicatrização de úlceras de mucosa	• Administrado concomitantemente com antibióticos para erradicar a infecção por *H. pylori* • Deve ser administrado com o estômago vazio • Escurece as fezes
Antagonistas de receptores de H_2		
Cimetidina	Diminui a quantidade de HCl produzida pelo estômago por meio do bloqueio da ação da histamina sobre receptores de histamina das células parietais no estômago	• Menos dispendiosos dos antagonistas de receptores de H_2 • Pode causar confusão, agitação ou coma em adultos mais idosos ou naqueles com insuficiência renal ou hepática • A utilização a longo prazo pode causar diarreia, tontura e ginecomastia • Muitas interações medicamentosas (p. ex., amiodarona, amitriptilina, benzodiazepínicos, metoprolol, nifedipino, fenitoína, varfarina)
Famotidina	Iguais às da cimetidina	• Melhor escolha para o paciente criticamente enfermo, tendo em vista que sabidamente apresenta o menor risco de interações medicamentosas; não altera o metabolismo hepático • Meia-vida prolongada em pacientes com insuficiência renal • Alívio a curto prazo para a DRGE
Nizatidina	Iguais às da cimetidina	• Utilizada para o tratamento de úlceras e DRGE • Meia-vida prolongada em pacientes com insuficiência renal • Pode causar cefaleia, tontura, diarreia, náuseas/vômitos, desconforto GI e urticária
Inibidores da bomba de prótons do ácido gástrico		
Esomeprazol	Diminui a secreção de ácido gástrico ao retardar a bomba de H^+,K^+-ATPase na superfície das células parietais do estômago	• Utilizado principalmente para o tratamento da úlcera duodenal e da infecção por *H. pylori* • Cápsula de liberação tardia, que deve ser deglutida inteira e administrada antes das refeições
Lansoprazol	Iguais às do esomeprazol	• Cápsula de liberação tardia, que deve ser deglutida inteira e administrada antes das refeições
Omeprazol	Iguais às do esomeprazol	• Cápsula de liberação tardia, que deve ser deglutida inteira e administrada antes das refeições • Pode causar diarreia, náuseas, constipação intestinal, dor abdominal, vômitos, cefaleia ou tontura
Pantoprazol	Iguais às do esomeprazol	• Comprimido de liberação tardia, que deve ser deglutido inteiro e administrado antes das refeições • Pode causar diarreia e hiperglicemia, cefaleia, dor abdominal e provas de função hepática anormais
Rabeprazol	Iguais às do esomeprazol	• Comprimido de liberação prolongada que tem de ser engolido inteiro com ou sem alimentos; contudo, se for prescrito para úlceras duodenais, deve ser ingerido após as refeições; quando prescrito para infecção por *H. pylori*, deve ser ingerido com as refeições • Pode causar dor abdominal, diarreia, náuseas e cefaleia • Interações medicamentosas com digoxina, ferro e varfarina
Análogos da prostaglandina E_1		
Misoprostol	Prostaglandina sintética; protege a mucosa gástrica contra os agentes que causam úlceras; também aumenta a produção de muco e os níveis de bicarbonato	• Utilizado para prevenir a ulceração em pacientes que utilizam AINEs • Administrado com alimentos • Pode causar diarreia e cólicas (incluindo cólica uterina) • Utilizado principalmente para o tratamento de úlceras duodenais • Categoria X na gravidez (*i. e.*, não deve ser usado por gestantes, pois pode amolecer o colo do útero e resultar em aborto ou trabalho de parto prematuro)
Sucralfato	Cria uma substância viscosa na presença de ácido gástrico, que forma uma barreira protetora, liga-se à superfície da úlcera e previne a digestão pela pepsina	• Deve ser administrado sem alimentos, porém com água, 1 h antes das refeições • Outros medicamentos devem ser administrados 2 h antes ou depois desse medicamento • Muitas interações medicamentosas (p. ex., digoxina, fenitoína, varfarina) • Pode causar constipação intestinal ou náuseas

AINEs: anti-inflamatórios não esteroides; DRGE: doença de refluxo gastresofágico; GI: gastrintestinal; HCl: ácido clorídrico; H_2: histamina 2; H^+, K^+-ATPase: hidrogênio-potássio adenosina trifosfatase; SNC: sistema nervoso central. Adaptada de Karch, A. M. (2018). *Lippincott nursing drug guide*. Philadelphia, PA: Lippincott Williams & Wilkins.

(Berkowitz, Schultz, Salazar et al., 2018). Quando apropriado, o enfermeiro inicia e encaminha o paciente para programas de aconselhamento sobre etilismo e abandono do tabagismo.

Promoção do equilíbrio hídrico

A ingestão e a produção diárias de líquidos são monitoradas para detectar os sinais iniciais de desidratação (ingestão mínima de líquidos de 1,5 ℓ/dia, débito urinário de 1 mℓ/kg/h). Se os alimentos e líquidos orais forem suspensos, normalmente são prescritas soluções IV (3 ℓ/dia), e deve ser mantido um registro da ingestão de líquidos com o valor calórico (1 ℓ de dextrose a 5% em água = 170 calorias de carboidratos). Os valores de eletrólitos (sódio, potássio, cloreto) são avaliados a cada 24 horas para detectar qualquer desequilíbrio (ver Capítulo 10).

O enfermeiro sempre deve estar alerta em relação a quaisquer indicadores de gastrite hemorrágica, que incluem **hematêmese** (vômito de sangue), taquicardia e hipotensão. Todas as fezes devem ser examinadas quanto a sangramento franco ou oculto. Se esses indicadores ocorrerem, o médico deve ser notificado, e os sinais vitais do paciente devem ser monitorados conforme a condição do paciente. As diretrizes para o manejo de hemorragia digestiva alta são discutidas posteriormente neste capítulo.

Alívio da dor

As medidas para auxiliar o alívio da dor incluem as orientações para que o paciente evite alimentos e bebidas que possam irritar a mucosa gástrica, bem como a administração correta de medicamentos para aliviar a gastrite crônica. O enfermeiro deve avaliar regularmente o nível de dor do paciente e a extensão do conforto obtido por meio de medicamentos e da evasão de substâncias irritantes.

Promoção de cuidados domiciliar, comunitário e de transição

 Orientação do paciente sobre autocuidados

O enfermeiro avalia o conhecimento do paciente a respeito da gastrite e desenvolve um plano de orientações individualizado, que inclui informações a respeito do manejo do estresse, da dieta e de medicamentos (ver Tabela 40.2). As orientações nutricionais levam em consideração as necessidades calóricas diárias do paciente, bem como os aspectos culturais das preferências alimentares e os padrões de alimentação. O enfermeiro e o paciente revisam os alimentos e outras substâncias a serem evitados (p. ex., alimentos condimentados, irritantes ou altamente temperados; cafeína; nicotina; bebidas alcoólicas). Pode ser recomendada a consulta com um nutricionista (Boxe 40.1).

As orientações sobre os medicamentos prescritos, que podem incluir antiácidos, bloqueadores de H_2 ou inibidores da bomba de prótons, podem ajudar o paciente a compreender melhor por que esses medicamentos auxiliam na recuperação e na prevenção de recidivas. A importância de concluir o esquema medicamentoso, conforme prescrito, para erradicar *H. pylori* deve ser reforçada ao paciente e ao cuidador.

Cuidados contínuos e de transição

O enfermeiro reforça as orientações anteriores e conduz uma avaliação contínua dos sintomas e do progresso do paciente. Pacientes com absorção inadequada de vitamina B_{12} devem receber informações sobre as injeções de vitamina B_{12} vitalícias; o enfermeiro pode orientar o cuidador familiar sobre como administrar as injeções ou tomar providências para que o paciente receba as injeções de um médico. Por fim, o enfermeiro enfatiza a importância da manutenção das consultas de acompanhamento com o médico.

ÚLCERA PÉPTICA

A úlcera péptica ocorre em aproximadamente 4,6 milhões de norte-americanos a cada ano, com a ocorrência atingindo seu máximo em pessoas entre 30 e 60 anos (Anand, 2020; Norris, 2019). A úlcera péptica pode ser denominada úlcera gástrica, duodenal ou esofágica, dependendo da sua localização. A úlcera péptica é uma escavação (área escavada) que se forma na parede mucosa do estômago, no **piloro** (a abertura entre o estômago e o duodeno), no **duodeno** (a primeira parte do intestino delgado, entre o estômago e o jejuno) ou no esôfago. A causa é a erosão de uma área circunscrita de mucosa (Figura 40.2). Essa erosão pode ser profunda e se estender até as camadas musculares ou seguir pelo músculo até o **peritônio** (membrana delgada que reveste o interior da parede do abdome) (Norris, 2019).

As úlceras pépticas são de ocorrência mais provável no duodeno do que no estômago. Em geral, elas ocorrem isoladamente, mas podem ocorrer de forma múltipla. As úlceras gástricas crônicas tendem a ocorrer na curvatura menor do estômago, próximo ao piloro. As úlceras esofágicas ocorrem como resultado do fluxo retrógrado de HCl do estômago para dentro do esôfago (doença de refluxo gastresofágico [DRGE]).

Boxe 40.1 — LISTA DE VERIFICAÇÃO DO CUIDADO DOMICILIAR

Paciente com gastrite

Ao concluírem as orientações, o paciente e/ou o cuidador serão capazes de:

- Declarar o impacto da gastrite no aspecto fisiológico, nas AVDs, nas AIVDs, nos papéis, nos relacionamentos e na espiritualidade
- Declarar a necessidade de injeções de vitamina B_{12}, se o paciente apresentar anemia perniciosa
- Explicar a importância e a necessidade do esquema terapêutico prescrito
- Demonstrar métodos para acompanhar o esquema terapêutico e o armazenamento dos medicamentos prescritos e utilizar lembretes, tais como *pagers* e/ou caixas de pílulas
- Indicar o nome, a dose, os efeitos colaterais, a frequência e o horário de uso de todos os medicamentos
- Identificar alimentos e outras substâncias que possam causar gastrite (p. ex., alimentos condimentados, altamente temperados; cafeína; nicotina; bebidas alcoólicas)
- Identificar os efeitos colaterais e as complicações (p. ex., exacerbação ou retorno do desconforto abdominal, incapacidade de ingerir alimentos sólidos e líquidos adequados) que devem ser relatados ao médico
- Informar como contatar o médico em caso de perguntas ou complicações
- Determinar a hora e a data das consultas de acompanhamento e dos exames.

AIVDs: atividades instrumentais da vida diária; AVDs: atividades da vida diária.

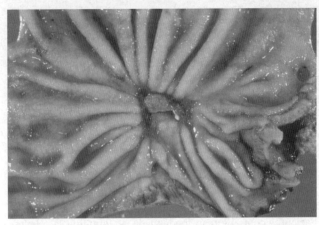

Figura 40.2 • Úlcera péptica profunda. Reproduzida, com autorização, de Strayer, D. S., Saffitz, J. E. & Rubin, E. (2015). *Rubin's pathology: Mechanisms of human disease* (8th ed., Fig. 19-23). Philadelphia, PA: Lippincott Williams & Wilkins.

As mulheres apresentam 8 a 11% de risco de desenvolver úlceras pépticas ao passo que os homens apresentam 11 a 14% (Anand, 2020). As taxas de úlcera péptica entre homens de meia-idade diminuíram ao longo das últimas décadas, ao passo que as taxas entre idosos aumentaram (Anand, 2020). Pessoas com 65 anos ou mais comparecem a ambientes ambulatoriais e hospitalares para o tratamento de úlceras pépticas mais do que qualquer outra faixa etária. Essa tendência pode ser explicada, pelo menos em parte, pelas taxas mais elevadas de uso de AINEs e infecção por *H. pylori* nos adultos mais velhos (Anand, 2020).

No passado, acreditava-se que o estresse e a ansiedade fossem causas de úlceras pépticas, mas pesquisas documentaram que a maioria das úlceras pépticas resulta da infecção por *H. pylori*, que pode ser adquirida por meio da ingestão de alimentos e água. A transmissão da bactéria entre as pessoas também ocorre por meio do contato próximo e da exposição à êmese. Embora a infecção por *H. pylori* seja comum nos EUA, a maioria das pessoas infectadas não desenvolve úlceras. Não se sabe por que a infecção por *H. pylori* não causa úlceras em todas as pessoas, porém mais provavelmente a predisposição à formação de úlceras depende de determinados fatores, como o tipo de *H. pylori* e outros fatores desconhecidos até o momento (Anand, 2020; Norris, 2019; Santacroce & Bhutani, 2019).

A utilização de AINEs, como ibuprofeno e AAS, representa um fator de risco importante para as úlceras pépticas. Estudos relataram que os AINEs e *H. pylori* comprometem a mucosa gástrica protetora e, como o sistema digestório não consegue restaurar a mucosa, o resultado é uma ulceração (Anand, 2020; Norris, 2019). Acredita-se que o tabagismo e o etilismo possam ser riscos, embora as evidências sejam inconclusivas (Anand, 2020; NIDDK, 2020c).

A tendência familiar também pode ser um fator de predisposição significativo. Pessoas com sangue tipo O são mais suscetíveis ao desenvolvimento de úlceras pépticas do que aquelas com sangue dos tipos A, B ou AB. Também existe uma associação entre a úlcera péptica e a doença pulmonar obstrutiva crônica, a cirrose hepática, a nefropatia crônica e os distúrbios autoimunes (Anand, 2020).

A úlcera péptica também está associada à síndrome de Zollinger-Ellison (SZE) ou à hipergastrinemia. A síndrome de Zollinger-Ellison é uma condição rara na qual tumores benignos ou malignos se formam no pâncreas e no duodeno. Esses tumores secretam quantidades excessivas do hormônio gastrina (NIDDK, 2020d; Roy, 2019). O excesso de gastrina resulta em hiperacidez gástrica extrema e úlcera péptica grave. Embora a causa exata da síndrome de Zollinger-Ellison não seja conhecida, 25 a 30% dos casos estão associados a uma condição genética hereditária denominada neoplasia endócrina múltipla tipo 1 (NEM 1) (NIDDK, 2020b; Norris, 2019).

Fisiopatologia

As úlceras pépticas ocorrem principalmente na mucosa gastroduodenal, tendo em vista que esse tecido não consegue suportar a ação digestória do ácido gástrico (HCl) e da pepsina. A erosão é causada pelo aumento da concentração ou da atividade do ácido e da pepsina, ou pela diminuição da resistência da barreira mucosa normalmente protetora. A mucosa lesionada não consegue secretar muco suficiente para atuar como uma barreira contra os sucos digestivos normais. A exposição da mucosa gástrica ao ácido gástrico (HCl), à pepsina ou a outros agentes irritativos (p. ex., AINEs ou *H. pylori*) resulta em inflamação, lesão e subsequente erosão da mucosa. Pacientes com úlceras duodenais secretam mais ácido clorídrico do que o normal, ao passo que pacientes com úlceras gástricas tendem a secretar níveis normais ou diminuídos de ácido. Quando a barreira mucosa é comprometida, até mesmo níveis normais ou diminuídos de HCl podem resultar na formação de úlceras pépticas.

O uso de AINEs inibe a síntese de prostaglandinas, que estão associadas à ruptura da barreira mucosa protetora normal. A agressão à barreira mucosa também resulta em diminuição da resistência às bactérias; portanto, pode ocorrer infecção por bactéria *H. pylori* (Anand, 2020; Norris, 2019).

Suspeita-se de SZE quando um paciente apresenta diversas úlceras pépticas ou uma úlcera que é resistente à terapia clínica padrão. A SZE é identificada pelos seguintes fatores: hipersecreção de gastrina, úlceras duodenais e gastrinomas (tumores de células da ilhota) no pâncreas ou no duodeno. Mais de 80% dos gastrinomas são observados no "triângulo gástrico", que abrange os ductos cístico e biliar comum, a segunda e a terceira porções do duodeno e a junção da cabeça e do corpo do pâncreas. A maioria dos gastrinomas cresce lentamente; mais de 50% deles são malignos (Bonheur & Nachimuthu, 2019). O paciente com SZE pode apresentar epigastralgia, pirose, diarreia e **esteatorreia** (excesso de gordura nas fezes). Pacientes com SZE associada à NEM 1 podem apresentar tumores concomitantes na hipófise ou nas glândulas paratireoides. A síndrome de NEM 1 associada à SZE é diagnosticada em pacientes com hiperparatireoidismo; portanto, os pacientes podem exibir sinais de hipercalcemia durante alguns anos antes do diagnóstico de NEM 1 (NIDDK, 2020b).

Úlcera por estresse é o termo conferido à ulceração de mucosa aguda da área duodenal ou gástrica que ocorre após eventos fisiologicamente estressantes, tais como queimaduras, choque, sepse e síndrome da disfunção de múltiplos órgãos (Clarke et al., 2020). As úlceras por estresse, que são clinicamente diferentes das úlceras pépticas, são mais comuns em pacientes após queimaduras significativas, lesão cerebral traumática ou que precisem de ventilação mecânica. Acredita-se que as úlceras de estresse resultem de isquemia da mucosa gástrica e alterações na barreira mucosa (Clarke et al., 2020; Norris, 2019). Quando o paciente se recupera, as lesões são revertidas. Esse padrão é típico da ulceração por estresse.

Há diferentes opiniões a respeito da causa real da ulceração da mucosa nas úlceras por estresse. De modo geral, a ulceração resulta de ruptura da barreira mucosa protetora normal e diminuição do fluxo sanguíneo na mucosa (isquemia). A isquemia da mucosa resulta no refluxo do conteúdo duodenal para o estômago, que aumenta a exposição da mucosa gástrica desprotegida aos efeitos do ácido gástrico (HCl) e da pepsina (Anand, 2020; Clarke et al., 2020; Norris, 2019). A associação de isquemia da mucosa e aumento da exposição ao ácido clorídrico e à pepsina cria um ambiente ideal para ulceração.

Os tipos específicos de úlceras que resultam de condições estressantes incluem úlceras de Curling e úlceras de Cushing. A úlcera de Curling é observada com frequência após lesões por queimaduras extensivas e normalmente envolve o antro do estômago ou o duodeno (Anand, 2020). Já a úlcera de Cushing é comum em pacientes que sofreram traumatismo cranioencefálico e acidente vascular encefálico (AVE), que apresentam tumor cerebral ou após cirurgia intracraniana. Acredita-se que a úlcera de Cushing seja causada por aumento da pressão intracraniana, que resulta em hiperestimulação do nervo vago e aumento da secreção de HCl (Norris, 2019). As úlceras de Cushing normalmente são profundas, únicas e correm risco aumentado de perfuração (Anand, 2020).

Manifestações clínicas

Os sintomas de úlcera péptica podem durar alguns dias, semanas ou meses e podem apenas desaparecer e reaparecer, geralmente sem uma causa identificável. Muitos pacientes com úlceras pépticas não apresentam sinais ou sintomas. As *úlceras pépticas silenciosas* ocorrem mais frequentemente em idosos e em pessoas que fazem uso de AAS e outros AINEs (Anand, 2020).

Em geral, o paciente com úlcera queixa-se de dor fraca e perturbadora ou de sensação de queimação na parte intermediária do epigástrio ou nas costas. Existem poucas manifestações clínicas que diferenciam as úlceras gástricas das úlceras duodenais; entretanto, classicamente, a dor associada às úlceras gástricas ocorre mais comumente imediatamente após a alimentação, ao passo que a dor associada às úlceras duodenais ocorre mais comumente 2 a 3 horas após as refeições. Além disso, aproximadamente 50 a 80% dos pacientes com úlceras duodenais acordam com dor durante a noite, ao passo que 30 a 40% dos pacientes com úlceras gástricas têm esse tipo de queixa. Pacientes com úlceras duodenais apresentam maior probabilidade de expressar o alívio da dor após a alimentação ou após a administração de um antiácido do que os pacientes com úlceras gástricas (Anand, 2020).

Outros sintomas inespecíficos de úlceras gástricas ou úlceras duodenais podem incluir pirose, vômitos, constipação intestinal ou diarreia e sangramento. Esses sintomas são acompanhados por eructação azeda (arroto), que é comum quando o estômago do paciente está vazio.

Embora o vômito seja raro na úlcera péptica não complicada, pode ser um sintoma de complicação de uma úlcera. Ele resulta da obstrução pilórica, causada por espasmo muscular do piloro ou obstrução mecânica, em virtude de formação de cicatriz ou edema agudo da membrana mucosa inflamada adjacente à úlcera. O vômito pode ou não ser precedido por náuseas; normalmente, segue uma crise de dor intensa e distensão abdominal, que é aliviada com o vômito. A êmese pode conter alimentos não digeridos, ingeridos horas antes. Pode ocorrer constipação intestinal ou diarreia, provavelmente como resultado da dieta e dos medicamentos.

O paciente com úlcera péptica sangrante pode apresentar evidências de hemorragia digestiva, tais como hematêmese ou melena (Anand, 2020). Aproximadamente 20% dos pacientes com úlceras pépticas sangrantes não sentem dor abdominal por ocasião do diagnóstico (Norris, 2019). A perfuração da úlcera péptica resulta no aparecimento abrupto de sinais e sintomas. Com frequência, o paciente relata dor aguda e intensa na parte superior do abdome, que pode ser referida para o ombro, intensa dor à palpação do abdome e náuseas e vômitos. Hipotensão e taquicardia podem ocorrer, indicando o início de choque hipovolêmico (Azer, 2018).

Avaliação e achados diagnósticos

Um exame físico pode revelar dor, sensibilidade epigástrica ou distensão abdominal. A endoscopia superior é o procedimento diagnóstico preferido, tendo em vista que possibilita a visualização direta de alterações inflamatórias, úlceras e lesões. Por meio da endoscopia, pode ser obtida biopsia da mucosa gástrica e de quaisquer lesões suspeitas. A endoscopia pode revelar lesões que, em virtude do seu tamanho ou da sua localização, não estão evidentes nos estudos radiográficos. A infecção por *H. pylori* pode ser determinada por meio de endoscopia e exame histológico de uma amostra tecidual obtida por biopsia ou de um teste rápido de urease da amostra de biopsia. Outras medidas diagnósticas menos invasivas para a detecção de *H. pylori* incluem teste sorológico em relação a anticorpos contra o antígeno *H. pylori*, teste de antígeno fecal e teste respiratório de ureia (Anand, 2020).

O paciente que apresenta uma úlcera péptica com sangramento pode precisar de hemogramas completos periódicos para determinar a extensão da perda sanguínea e se são recomendadas transfusões de sangue ou não (ver Capítulo 28). As fezes podem ser testadas periodicamente até que sejam negativas para sangue oculto. Exames secretórios gástricos são valiosos no diagnóstico da SZE e da **acloridria** (ausência de HCl), hipocloridria (níveis baixos de HCl) ou hipercloridria (níveis altos de HCl).

Manejo clínico

Após o estabelecimento do diagnóstico, o paciente é informado de que a condição pode ser tratada. Podem ocorrer recidivas; entretanto, as úlceras pépticas tratadas com antibióticos para erradicar *H. pylori* apresentam uma taxa de recidiva mais baixa do que aquelas não tratadas com antibióticos. Os objetivos são erradicar *H. pylori*, conforme indicado, e tratar a acidez gástrica. Os métodos utilizados incluem medicamentos, alterações no estilo de vida e intervenção cirúrgica.

Terapia farmacológica

Atualmente, a terapia mais comumente utilizada para as úlceras pépticas é uma combinação de antibióticos, inibidores da bomba de prótons e, às vezes, sais de bismuto, que suprimem ou erradicam *H. pylori*. Uma combinação preestabelecida de fármacos é normalmente prescrita durante 10 a 14 dias e pode incluir terapia tripla com dois antibióticos (p. ex., metronidazol ou amoxicilina e claritromicina) com um inibidor da bomba de prótons (p. ex., lansoprazol, omeprazol ou rabeprazol), ou a terapia quádrupla com dois antibióticos (metronidazol e tetraciclina), um inibidor da bomba de prótons e sais de bismuto (Anand, 2020; Marcus & Greenwald, 2019). Atualmente, estão sendo conduzidas pesquisas para desenvolver uma vacina contra *H. pylori* (Liu, Zhong, Chen et al., 2020).

Bloqueadores de H$_2$ e inibidores da bomba de prótons que reduzem a secreção de ácido gástrico são utilizados para tratar úlceras não associadas à infecção por *H. pylori*. A Tabela 40.3 fornece informações a respeito dos esquemas medicamentosos para a úlcera péptica.

O paciente é aconselhado a seguir e concluir o esquema medicamentoso para assegurar a cicatrização completa da úlcera. O paciente também é aconselhado a evitar o uso de AINEs. Tendo em vista que a maioria dos pacientes se torna livre dos sintomas em 1 semana, o enfermeiro enfatiza ao paciente a importância de seguir o esquema prescrito, de modo que o processo de cicatrização possa continuar sem interrupções e que o retorno dos sintomas de úlcera crônica possa ser prevenido. As doses de manutenção de bloqueadores de H$_2$ normalmente são recomendadas por 1 ano.

Para os pacientes com SZE, a hipersecreção de gastrina estimula a liberação de HCl, que pode ser controlada com inibidores da bomba de prótons. Octreotida, um medicamento que suprime os níveis de gastrina, também pode ser prescrito (Daniels, Khalili, Morano et al., 2019). Os pacientes com SZE precisarão de endoscopia periódica para avaliar a efetividade da terapia farmacológica.

Pacientes em alto risco de úlceras por estresse (p. ex., pacientes que estão em ventilação mecânica por mais de 48 horas) podem ser tratados de modo profilático com bloqueadores de H$_2$ ou inibidores da bomba de prótons e agentes citoprotetores (p. ex., misoprostol, sucralfato), em virtude do risco aumentado de hemorragia digestiva alta (Clarke et al., 2020; Young, Bagshaw, Forbes et al., 2020).

> **Alerta de enfermagem: Qualidade e segurança**
>
> Misoprostol não deve ser usado por gestantes, pois amolece o colo do útero e resulta em abortamento ou trabalho de parto prematuro. O enfermeiro deve estar ciente desse risco quando cuida de mulheres em idade fértil.

Abandono do tabagismo

O tabagismo diminui a secreção de bicarbonato do pâncreas para o duodeno, resultando em aumento da acidez do duodeno. A manutenção do tabagismo também está associada a retardo da cicatrização das úlceras pépticas (Berkowitz et al., 2018; Kennedy & Winter, 2017). Portanto, o paciente é aconselhado a abandonar o tabagismo. Ver discussão no Capítulo 23 sobre como o enfermeiro pode promover o abandono do consumo de tabaco.

Modificação alimentar

A intenção da modificação alimentar para os pacientes com úlceras pépticas é evitar a secreção excessiva de ácido e a hipermotilidade no sistema digestório. Estas podem ser minimizadas ao se evitarem extremos de temperatura em alimentos e bebidas e a estimulação excessiva decorrente do consumo de bebidas alcoólicas, café (incluindo café descafeinado, que também estimula a secreção de ácido) e outras bebidas cafeinadas. Além disso, tenta-se neutralizar os ácidos com a ingestão de três refeições regulares ao dia. Não são necessárias alimentações pequenas e frequentes desde que seja administrado um antiácido ou um bloqueador de H$_2$. A compatibilidade da dieta torna-se uma questão individual: o paciente ingere os alimentos que são tolerados e evita aqueles que causam dor.

Manejo cirúrgico

A introdução de antibióticos para erradicar *H. pylori* e de inibidores da bomba de prótons como tratamento das úlceras pépticas resultou na cicatrização das úlceras em aproximadamente 85 a 90% dos pacientes (Anand, 2020). Entretanto, a cirurgia normalmente é recomendada para os pacientes com úlceras intratáveis (aquelas que falham em cicatrizar após 12 a 16 semanas de tratamento clínico), hemorragia potencialmente fatal, perfuração ou obstrução, ou para aqueles com SZE que não é responsiva aos medicamentos (Anand, 2020; Bonheur & Nachimuthu, 2019; Upchurch, 2019). Os procedimentos cirúrgicos incluem vagotomia, com

TABELA 40.3 Esquemas medicamentosos para úlcera péptica.

Indicações	Esquema medicamentoso	Considerações de enfermagem
Cicatrização da úlcera	**Antagonistas de receptores de H$_2$** Cimetidina, 400 mg, 2 vezes/dia, ou 800 mg antes de dormir Famotidina, 20 mg, 2 vezes/dia, ou 40 mg antes de dormir Nizatidina, 150 mg, 2 vezes/dia, ou 300 mg antes de dormir	Deve ser utilizado durante 6 a 8 semanas para cicatrização completa das úlceras pépticas; pacientes que correm alto risco precisam de dose de manutenção durante 1 ano
	IBPs: Esomeprazol, 40 mg/dia Lansoprazol, 30 mg/dia Omeprazol, 20 mg/dia Pantoprazol, 40 mg/dia Rabeprazol, 20 mg/dia	Deve ser utilizado durante 4 a 8 semanas para cicatrização completa das úlceras pépticas; pacientes que correm alto risco precisam de dose de manutenção durante 1 ano
Infecção por *H. pylori*	*Terapia quádrupla* com subsalicilato de bismuto (525 mg, 4 vezes/dia) tetraciclina (500 mg, 4 vezes/dia), metronidazol (500 mg, 2 vezes/dia) com um IBP diariamente durante 10 a 14 dias *Terapia alternativa* com claritromicina (500 mg, 2 vezes/dia) amoxicilina (1 g, 2 vezes/dia), metronidazol (500 mg, 2 vezes/dia) com um IBP durante 10 a 14 dias	A eficácia da terapia é de aproximadamente 85%; a dosagem 4 vezes/dia reduz a adesão ao esquema terapêutico
Terapia profilática para úlceras por AINE	Doses de IBP para a cicatrização de úlcera péptica (acima) Misoprostol, 100 a 200 mcg, 4 vezes/dia	Evita ulceração recorrente em aproximadamente 80 a 90% dos pacientes; a dosagem 4 vezes/dia reduz a adesão ao esquema terapêutico Categoria X na gravidez (*i. e.*, não deve ser usado por uma gestante, pois pode amolecer o colo do útero e resultar em aborto ou trabalho de parto prematuro)

AINE: anti-inflamatório não esteroide; IBPs: inibidores da bomba de prótons; H$_2$: histamina 2. Adaptada de Anand, B. S. (2020). Peptic ulcer disease. *Medscape*. Retirada em 29/04/2020 de: www.emedicine.medscape.com/article/181753.

ou sem **piloroplastia** (transecção dos nervos que estimulam a secreção ácida e a abertura do piloro), e **antrectomia**, remoção da porção pilórica (antro) do estômago com anastomose (conexão cirúrgica) ao duodeno (gastroduodenostomia ou Billroth I) ou jejuno (gastrojejunostomia ou Billroth II) (Tabela 40.4).

TABELA 40.4 Procedimentos cirúrgicos para a úlcera péptica.

Operação	Descrição	Efeitos adversos
Vagotomia	Corte do nervo vago. Diminui o ácido gástrico por meio da diminuição da estimulação colinérgica para as células parietais, tornando-as menos responsivas à gastrina. Pode ser realizada por abordagem cirúrgica aberta ou laparoscopia para reduzir a secreção de ácido gástrico. Normalmente, é realizado um tipo de procedimento de drenagem (ver piloplastia) para auxiliar no esvaziamento gástrico (tendo em vista que ocorre a denervação total do estômago).	Alguns pacientes apresentam problemas com sensação de repleção, síndrome do esvaziamento rápido, diarreia e gastrite.
Vagotomia troncular	Corta os nervos vagos direito e esquerdo à medida que eles entram no estômago, na parte distal do esôfago; mais comumente utilizada para diminuir as secreções ácidas.	Alguns pacientes apresentam problemas com sensação de repleção, síndrome do esvaziamento rápido, diarreia ou constipação intestinal.
Vagotomia seletiva	Corta a inervação vagal para o estômago, mas mantém a inervação para o restante dos órgãos abdominais.	Menos efeitos adversos correlatos do que com a vagotomia troncular.
Vagotomia gástrica proximal (células parietais) sem drenagem	Desnerva as células parietais secretoras de ácido, mas preserva a inervação vagal para o antro gástrico e o piloro.	Ausência de síndrome do esvaziamento rápido correlata.
Piloroplastia	É feita uma incisão longitudinal no piloro e uma sutura de modo transversal fechada para aumentar a saída e relaxar o músculo; normalmente, acompanha vagotomias tronculares e seletivas.	Ver efeitos adversos associados às vagotomias tronculares e seletivas, conforme apropriado.
Antrectomia Billroth I (gastroduodenostomia)	Remoção da porção inferior do antro do estômago (que contém as células que secretam gastrina), bem como de uma pequena porção do duodeno e do piloro. O segmento remanescente é anastomosado ao duodeno. Pode ser realizada com uma vagotomia troncular.	Os pacientes podem apresentar problemas com sensação de repleção, síndrome do esvaziamento rápido e diarreia.

(continua)

TABELA 40.4 Procedimentos cirúrgicos para a úlcera péptica. (continuação)

Operação	Descrição	Efeitos adversos
Billroth II (gastrojejunostomia)	Remoção da porção inferior (antro) do estômago com anastomose ao jejuno. As *linhas tracejadas* demonstram a porção removida (antrectomia). Permanece um ramo jejunal, que é sobressuturado.	Os pacientes com frequência apresentam síndrome do esvaziamento rápido, anemia, perda de peso e absorção inadequada.

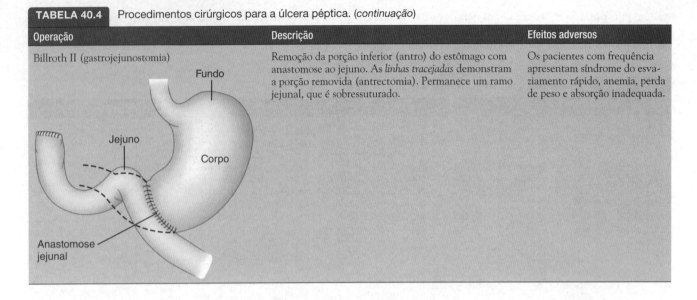

A cirurgia pode ser realizada usando uma abordagem abdominal a céu aberto (tradicional), que exige uma incisão abdominal longa, ou uma abordagem laparoscópica, que exige apenas pequenas incisões no abdome. A laparoscopia é uma intervenção cirúrgica minimamente invasiva que envolve a visualização indireta da cavidade abdominal por meio de um laparoscópio (um tubo flexível fino) conectado a uma câmera. O laparoscópio é introduzido na cavidade abdominal através de pequenas incisões (0,5 a 1,5 cm de comprimento), denominadas *keyhole*, técnica de cirurgia minimamente invasiva. A laparoscopia tem sido associada à redução do sangramento, da dor, da infecção, das complicações respiratórias e do tempo de recuperação pós-operatórios (Davenport, Ueland, Kumar et al., 2019). A escolha de uma abordagem cirúrgica abdominal a céu aberto ou de laparoscopia é determinada pela preferência e pela habilidade do cirurgião, bem como pelas condições de saúde atuais do paciente, pela existência de condições clínicas concomitantes e pela história de cirurgia abdominal prévia.

Cuidados de acompanhamento

A recidiva da úlcera péptica em 1 ano pode ser prevenida com a utilização profilática de bloqueadores de H_2 administrados a uma dose reduzida. Nem todos os pacientes precisam de terapia de manutenção; ela pode ser prescrita apenas para aqueles pacientes com duas ou três recidivas ao ano, aqueles que apresentaram uma complicação, tal como sangramento ou obstrução pilórica, ou aqueles aos quais a cirurgia impõe um risco muito alto. A probabilidade de recidiva é reduzida se o paciente evitar o tabagismo, o consumo de café (incluindo café descafeinado) e outras bebidas cafeinadas, bebidas alcoólicas e o uso de medicamentos ulcerogênicos (p. ex., AINEs).

PROCESSO DE ENFERMAGEM

Paciente com úlcera péptica

Avaliação

O enfermeiro solicita ao paciente que descreva a dor e seu padrão, indaga se ela ocorre de modo previsível ou não (p. ex., após as refeições, durante a noite) e sobre as estratégias usadas para o seu alívio (p. ex., alimentos, antiácidos). Se o paciente relatar história recente de vômito, o enfermeiro determina com que frequência a êmese ocorreu e observa as características importantes do vômito: ele é vermelho-vivo, assemelha-se a grãos de café ou há alimento não digerido de refeições anteriores? O paciente observou quaisquer fezes sanguinolentas ou cor de alcatrão?

O enfermeiro também solicita ao paciente que liste a sua ingestão alimentar habitual durante um período de 72 h. O estilo de vida e outros hábitos também são uma preocupação. Por exemplo, ele fuma cigarros? Em caso afirmativo, quantos? Ele usa algum tipo de sistema eletrônico de administração de nicotina (ENDS, do inglês *electronic nicotine delivery systems*)? Em caso afirmativo, que tipo e com que frequência? O paciente ingere bebidas alcoólicas? Em caso afirmativo, quanto e com que frequência? São utilizados AINEs? Há história familiar de úlcera?

O enfermeiro avalia os sinais vitais do paciente e relata a taquicardia e a hipotensão, que podem indicar anemia em virtude de sangramento GI. As fezes são testadas quanto a sangue oculto, e é realizado um exame físico, incluindo a palpação do abdome para avaliar sensibilidade localizada.

Diagnóstico

DIAGNÓSTICOS DE ENFERMAGEM

Com base nos dados da avaliação, os diagnósticos de enfermagem podem incluir os seguintes:

- Dor aguda associada ao efeito da secreção de ácido gástrico sobre o tecido lesionado
- Ansiedade associada à doença aguda
- Comprometimento do aporte nutricional associado a modificações da dieta.

PROBLEMAS INTERDEPENDENTES/COMPLICAÇÕES POTENCIAIS

As complicações potenciais podem incluir as seguintes:

- Hemorragia
- Perfuração
- Penetração
- Obstrução pilórica.

Planejamento e metas

As metas para o paciente são o alívio da dor, a redução da ansiedade, a manutenção das necessidades nutricionais e a ausência de complicações.

Intervenções de enfermagem

ALÍVIO DA DOR
O alívio da dor pode ser obtido com os medicamentos prescritos. O paciente deve evitar AINEs, em particular AAS, bem como bebidas alcoólicas. Além disso, as refeições devem ser ingeridas em intervalos regularmente programados e em um ambiente relaxado. Os medicamentos prescritos para tratar a úlcera péptica devem proporcionar alívio da dor associada à úlcera. Alguns pacientes se beneficiam do aprendizado de técnicas de relaxamento para ajudar no manejo do estresse e da dor.

REDUÇÃO DA ANSIEDADE
O enfermeiro avalia o nível de ansiedade do paciente. Explicar sobre os exames complementares e a administração dos medicamentos conforme programado ajuda a reduzir a ansiedade. O enfermeiro interage com o paciente de modo relaxado, ajuda a identificar os fatores de estresse e explica as diversas técnicas de enfrentamento e os métodos de relaxamento, como *biofeedback*, hipnose ou modificação do comportamento. A família do paciente também é estimulada a participar nos cuidados e a fornecer o apoio emocional.

MANUTENÇÃO DO ESTADO NUTRICIONAL IDEAL
O enfermeiro avalia o paciente em relação à desnutrição e à perda de peso. Após a recuperação da fase aguda da úlcera péptica, o paciente é orientado sobre a importância de aderir ao esquema medicamentoso e às restrições alimentares.

MONITORAMENTO E MANEJO DE COMPLICAÇÕES POTENCIAIS

Hemorragia. A gastrite e a hemorragia decorrente de úlcera péptica são as duas causas mais comuns de hemorragia digestiva alta (que também pode ocorrer com varizes esofágicas, conforme discutido no Capítulo 43). A hemorragia em pacientes com úlceras duodenais está associada a uma taxa de mortalidade de aproximadamente 5% (Anand, 2020). Úlceras pépticas com sangramento representam 27 a 40% de todas as hemorragias digestivas altas (HDAs) e podem se manifestar como hematêmese ou melena (Anand, 2020; Upchurch, 2019). O sangue vomitado pode ser vermelho-vivo ou pode ter aspecto de grãos de café escuros, em virtude da oxidação da hemoglobina em meta-hemoglobina. Quando a hemorragia é de grande porte (2.000 a 3.000 mℓ), a maior parte do sangue é vomitada. Tendo em vista que grandes quantidades de sangue podem ser perdidas rapidamente, pode ser necessária a correção imediata da perda sanguínea para prevenir o choque hemorrágico. Quando a hemorragia é de pequeno porte, a maior parte ou todo o sangue é eliminado pelas fezes, que aparecem negras, cor de alcatrão, em virtude da hemoglobina digerida. O manejo depende da quantidade de sangue perdida e da taxa de sangramento.

O enfermeiro avalia o paciente quanto a desmaios ou tontura e náuseas, que podem preceder ou acompanhar o sangramento. O enfermeiro deve monitorar os sinais vitais com frequência e avaliar o paciente em relação a taquicardia, hipotensão e taquipneia. Outras intervenções de enfermagem incluem monitoramento da hemoglobina e do hematócrito, exame de fezes (pesquisa de sangue oculto ou macroscópico) e registro do débito urinário a cada hora para detectar anúria ou oligúria (ausência ou diminuição da produção de urina).

Muitas vezes, o sangramento de uma úlcera péptica cessa espontaneamente; entretanto, a incidência de sangramento recidivante é alta. Tendo em vista que o sangramento pode ser fatal, a causa e a gravidade da hemorragia devem ser identificadas rapidamente, e a perda sanguínea deve ser tratada para prevenir o choque hemorrágico. O enfermeiro monitora o paciente cuidadosamente, de modo que o sangramento possa ser detectado rapidamente. Os pacientes com suspeita de ter úlcera que comparecem com sintomas de sangramento GI agudo devem ser submetidos à avaliação com endoscopia em 12 horas para confirmar o diagnóstico e possibilitar as intervenções endoscópicas direcionadas (Upchurch, 2019). Essas intervenções podem incluir a injeção no local do sangramento com epinefrina ou álcool, a cauterização do local ou o grampeamento da úlcera, para tentar interromper o sangramento (Anand, 2020; Upchurch, 2019). Arteriografia com embolização pode ser necessária se a endoscopia terapêutica não conseguir controlar o sangramento (Spiliopoulos, Inchingolo, Lucatelli et al., 2018). Se o sangramento não puder ser tratado por meio desses métodos, pode ser indicada cirurgia, na qual a área da úlcera é removida ou os vasos com sangramento são ligados. Muitos pacientes também são submetidos a procedimentos (p. ex., vagotomia e piloroplastia, gastrectomia) que têm por objetivo o controle da causa de base das úlceras (ver Tabela 40.4).

A arteriografia com embolização pode ser indicada para pacientes que não são candidatos à cirurgia ou para pacientes que apresentam hemorragia persistente e significativa apesar de tratamento farmacológico e endoscópico (Spiliopoulos et al., 2018). *Embolização arterial transcateter* (EAT) é outro nome para arteriografia com embolização. A embolização arterial transcateter é um procedimento radiológico intervencionista no qual um cateter é introduzido por via percutânea (através da pele) em uma artéria (p. ex., artérias femoral ou braquial) e avançado sob orientação fluoroscópica até o local da úlcera péptica sangrante. Um agente embolizante é, então, introduzido pelo cateter, que oclui seletivamente o fluxo sanguíneo para o(s) vaso(s) hemorrágico(s), com interrupção do sangramento da úlcera péptica. Entre os agentes embolizantes comumente utilizados, estão molas metálicas (um pequeno dispositivo metálico) e copolímero de álcool vinílico e etileno (Loffroy, Midulla, Falvo et al., 2018; Spiliopoulos et al., 2018).

O paciente com hemorragia digestiva pode precisar de tratamento para choque hemorrágico; se for o caso, as diretrizes de tratamento colaborativo descritas no Capítulo 11 devem ser seguidas (p. ex., monitoramento hemodinâmico, inserção de acesso IV para reposição volêmica, terapia com componente sanguíneo). Além disso, outras intervenções de enfermagem e colaborativas correlatas podem incluir a inserção de um tubo NG para diferenciar o sangue fresco do material semelhante a grãos de café, para auxiliar na remoção de coágulos e ácido por meio da administração de uma lavagem com soro fisiológico, para prevenir náuseas e vômitos por meio da descompressão do conteúdo gástrico por sucção e para fornecer um meio de monitoramento do sangramento adicional.

Perfuração e penetração. A perfuração é a erosão inesperada da úlcera através da **serosa** gástrica (membrana delgada que reveste a superfície exterior do estômago) para dentro da cavidade peritoneal. Trata-se de uma emergência abdominal e requer cirurgia imediata. A perfuração ocorre mais frequentemente nas úlceras duodenais do que nas úlceras gástricas; contudo, em ambos os casos, é uma complicação grave que pode resultar em sepse ou falência de múltiplos órgãos (Azer, 2018; Norris, 2019). A penetração é a erosão da úlcera pela serosa gástrica e para dentro de estruturas adjacentes, como pâncreas, vias biliares ou **omento** (dobra membranosa do peritônio) gastro-hepático. Os sintomas da penetração incluem dor nas costas e epigástrica, não aliviada por medicamentos que anteriormente eram efetivos. Assim como a perfuração, a penetração normalmente requer intervenção cirúrgica.

Os sinais e sintomas de perfuração incluem os seguintes:

- Dor abdominal superior súbita e intensa (persistente e de intensidade crescente); a dor pode ser referida nos ombros, especialmente no ombro direito, em virtude da irritação no nervo frênico no diafragma
- Vômitos
- Colapso (desmaio)
- Abdome extremamente sensível e rígido (em tábua)
- Hipotensão e taquicardia, que indicam choque.

Tendo em vista que a peritonite química se desenvolve em poucas horas após a perfuração e é seguida pela peritonite bacteriana, a perfuração deve ser fechada o mais rápido possível, e a cavidade abdominal deve receber a lavagem do conteúdo gástrico ou intestinal. Em alguns pacientes, pode ser seguro e recomendável realizar a cirurgia para tratar a úlcera, além da sutura da perfuração.

Durante a cirurgia e no pós-operatório, o conteúdo gástrico é drenado por um tubo NG. O enfermeiro monitora o equilíbrio hidreletrolítico e avalia o paciente quanto a infecção localizada ou peritonite (aumento da temperatura, dor abdominal, íleo paralítico, aumento ou ausência de sons intestinais, distensão abdominal). A terapia com antibióticos é administrada, conforme prescrito.

Obstrução pilórica. A úlcera péptica é a principal causa benigna (não maligna) de obstrução pilórica (Castellanos & Podolsky, 2020). A obstrução pilórica ocorre quando a área distal ao esfíncter pilórico se torna cicatrizada e estenosada por causa de espasmo ou edema, ou de tecido cicatricial que se forma quando uma úlcera cicatriza e se rompe de modo alternado. O paciente pode ter náuseas e vômitos, constipação intestinal, repleção epigástrica, anorexia e, posteriormente, perda de peso.

No tratamento do paciente com obstrução pilórica, a primeira consideração é inserir um tubo NG para descomprimir o estômago. A confirmação de que a obstrução é a causa do desconforto é obtida por meio da avaliação da quantidade de líquidos aspirada a partir do tubo NG. Um volume residual superior a 400 mℓ sugere obstrução. Normalmente, é realizada uma seriografia esôfago-estômago-duodeno (SEED) ou uma endoscopia para confirmar a obstrução pilórica.

A descompressão do estômago e o manejo do volume de líquido extracelular e do equilíbrio eletrolítico podem melhorar a condição do paciente e evitar a necessidade de intervenção cirúrgica. A dilatação do piloro com balão via endoscopia pode ser benéfica. Se a obstrução não for aliviada pelo manejo clínico, pode ser necessário cirurgia (com vagotomia e antrectomia ou gastrojejunostomia ou vagotomia).

PROMOÇÃO DE CUIDADOS DOMICILIAR, COMUNITÁRIO E DE TRANSIÇÃO

Orientação do paciente sobre autocuidados. O enfermeiro orienta o paciente a respeito dos fatores que aliviam e daqueles que agravam a condição. O enfermeiro revisa as informações sobre os medicamentos a serem administrados no domicílio, incluindo o nome, a dosagem, a frequência e os possíveis efeitos colaterais, enfatizando a importância de continuar a administração dos medicamentos mesmo após a diminuição ou a cessação dos sinais e sintomas (Boxe 40.2). O paciente é orientado a evitar medicamentos e alimentos que exacerbem os sintomas (p. ex., AINEs, bebidas alcoólicas). Se relevante, o enfermeiro também informa o paciente a respeito dos efeitos irritantes do tabagismo sobre a úlcera e fornece informações sobre programas para cessação do tabagismo.

Cuidados contínuos e de transição. O enfermeiro reforça a importância dos cuidados de acompanhamento, da necessidade de relatar a recidiva dos sintomas e da necessidade de tratar possíveis problemas que ocorram após a cirurgia, como intolerância a alimentos específicos. O paciente e a família são lembrados da importância de participar das atividades de promoção da saúde e da triagem de saúde recomendada.

Reavaliação

Entre os resultados esperados, estão:
1. O paciente relata ausência de dor entre as refeições e à noite.
2. Relata sentir-se menos ansioso.
3. Mantém o peso.
4. Demonstra conhecimento sobre as atividades de cuidados pessoais.

Boxe 40.2 — LISTA DE VERIFICAÇÃO DO CUIDADO DOMICILIAR
Paciente com úlcera péptica

Ao concluírem as orientações, o paciente e/ou o cuidador serão capazes de:

- Declarar o impacto da úlcera péptica no aspecto fisiológico, nas AVDs, nas AIVDs, nos papéis, nos relacionamentos e na espiritualidade
- Explicar a importância e a necessidade do esquema terapêutico prescrito
- Demonstrar métodos para acompanhar o esquema terapêutico e o armazenamento dos medicamentos prescritos e utilizar lembretes, tais como *pagers* e/ou caixas de pílulas
- Indicar o nome, a dose, os efeitos colaterais, a frequência e o horário de uso de todos os medicamentos
- Identificar alimentos e outras substâncias a serem evitados (p. ex., alimentos e bebidas com temperaturas extremas, café e outras bebidas cafeinadas, álcool etílico, alimentos que antes não eram tolerados)
- Identificar efeitos colaterais e complicações que devem ser relatados ao médico:

- Hemorragia – pele fria, confusão mental, aumento da frequência cardíaca, respiração trabalhosa, sangue nas fezes (vermelho-vivo ou pretas, pastosas, alcatroadas)
- Penetração e perfuração – dor abdominal grave, abdome rígido e sensível, vômitos, elevação da temperatura, aumento da frequência cardíaca
- Obstrução pilórica – náuseas e vômitos, distensão abdominal, dor abdominal
- Informar como contatar o médico em caso de perguntas ou complicações
- Determinar a hora e a data das consultas de acompanhamento e dos exames
- Identificar a necessidade de promoção da saúde (p. ex., cessação do consumo de produtos de tabaco, controle do estresse), prevenção de doenças e atividades de triagem.

AIVDs: atividades instrumentais da vida diária; AVDs: atividades da vida diária.

a. Evita alimentos e bebidas (alcoólicas) irritantes e medicamentos, como AINEs, em particular AAS.
b. Administra os medicamentos, conforme prescrito.
5. Não apresenta complicações (p. ex., hemorragia, perfuração ou penetração, obstrução pilórica).

CÂNCER GÁSTRICO

Segundo a American Cancer Society (ACS, 2020b), estima-se que, em 2020, 27 mil norte-americanos tenham recebido um diagnóstico de câncer de estômago e 11 mil tenham falecido por causa dessa doença.[1] O câncer gástrico é um diagnóstico mais comum entre idosos, com idade média ao diagnóstico de 68 anos (ACS, 2020b). Os homens apresentam incidência mais alta de câncer gástrico do que as mulheres. Norte-americanos de origem hispânica, afro-americanos e pessoas oriundas da Ásia e das ilhas do Pacífico correm maior risco de desenvolver câncer gástrico do que os americanos caucasianos.

Em todo o planeta, o câncer gástrico é o quinto diagnóstico de câncer mais comum, com a incidência mais elevada ocorrendo na Ásia Oriental e Central (p. ex., Coreia do Sul, Mongólia e Japão) e na América Latina (Rawla & Barsouk, 2019). Países com incidência elevada de câncer gástrico, como Japão, já implementaram programas de rastreamento de massa, que resultaram em diagnóstico mais precoce (em um estágio mais passível de cura da doença) e redução do número de mortes em decorrência do câncer gástrico (ACS, 2020b).

A dieta parece ser um fator significativo para o desenvolvimento de câncer gástrico. Uma dieta rica em alimentos defumados, salgados ou na forma de picles e com poucas frutas e vegetais pode aumentar o risco de câncer gástrico (ACS, 2020b). A infecção por *H. pylori* é um importante fator de risco para o desenvolvimento de câncer gástrico. Outros fatores relacionados com a incidência de câncer gástrico incluem gastrite, anemia perniciosa, tabagismo, obesidade, acloridria, úlceras gástricas, gastrectomia subtotal anterior (há mais de 20 anos) e genética (ACS, 2020b; National Cancer Institute [NCI], 2020).

A maioria dos casos de câncer gástrico é esporádica ou resulta de mutações gênicas adquiridas, não hereditárias. Todavia, compreende-se que os cânceres gástricos possam ter um componente familiar (p. ex., sangue do tipo A e indivíduos com um parente em primeiro grau [pais, irmãos ou filhos] com câncer gástrico) e estão associados a síndromes hereditárias com predisposição a câncer (ACS, 2020b; Cabebe, 2020; NCI, 2020). As síndromes hereditárias com predisposição a câncer associadas a risco aumentado de desenvolvimento de câncer gástrico incluem câncer gástrico difuso hereditário, síndrome de Lynch (*i. e.*, câncer colorretal hereditário sem polipose), síndrome de polipose juvenil, polipose adenomatosa familiar e síndrome de Peutz-Jeghers (ACS, 2020b; Cabebe, 2020; NCI, 2020).

Em geral, o prognóstico dos pacientes com câncer gástrico é ruim. A taxa de sobrevida em 5 anos de todos os pacientes com câncer gástrico é de 32% (NCI, 2020). Uma razão para a baixa taxa de sobrevida é que normalmente o diagnóstico é obtido tardiamente, tendo em vista que a maioria dos pacientes é assintomática durante os estágios iniciais da doença. A maioria dos casos de câncer gástrico só é descoberta após o câncer ter se disseminado do estômago para os linfonodos ou quando já existem metástases em órgãos distantes.

Fisiopatologia

De 90 a 95% dos cânceres gástricos são adenocarcinomas, que se originam nas células produtoras de muco do revestimento mais interno do estômago (ACS, 2020b). O câncer gástrico começa com uma lesão, que envolve as células na camada superior da mucosa do estômago. Em seguida, a lesão penetra as células nas camadas mais profundas da mucosa, da submucosa e da parede do estômago. A lesão acaba infiltrando a parede do estômago e se estende para os órgãos ou estruturas adjacentes ao estômago. O envolvimento dos linfonodos e as metástases tendem a ocorrer precocemente em decorrência das abundantes redes vascular e linfática do estômago. Os locais comuns de metástase incluem o fígado, o peritônio, os pulmões e o cérebro (ACS, 2020b).

Manifestações clínicas

O câncer gástrico está associado a poucos (ou nenhum) sintomas nos seus estágios iniciais (ACS, 2020b; Cabebe, 2020). Os sintomas da doença em estágio inicial podem incluir dor aliviada por antiácidos, assemelhando-se àqueles das úlceras benignas, e raramente são definitivos. Os sinais/sintomas de doença avançada são semelhantes aos da úlcera péptica, tais como dispepsia, saciedade precoce, perda ponderal, dor abdominal logo acima da cicatriz umbilical, perda ou redução do apetite, distensão abdominal após as refeições e náuseas ou vômitos. A fadiga resulta, com frequência, do próprio câncer ou da perda de sangue da lesão, que infiltra o estômago ou os tecidos circundantes (ACS, 2020b; Cabebe, 2020).

Avaliação e achados diagnósticos

O exame físico normalmente não é útil na detecção do câncer, tendo em vista que a maioria dos tumores gástricos não é palpável. O câncer gástrico avançado pode ser palpável como massa. Ascite e hepatomegalia podem estar aparentes se as células cancerosas tiverem se metastatizado para o fígado. Nódulos palpáveis ao redor do umbigo, denominados *nódulos da Irmã Maria José*, são um sinal de malignidade GI, normalmente um câncer gástrico (Cabebe, 2020).

A esofagogastroduodenoscopia para biopsia e lavados citológicos é o exame diagnóstico preferencial, mas também pode ser realizada SEED (ACS, 2020b; Cabebe, 2020; Li, Chung & Mullen, 2019; Norris, 2019). A ultrassonografia endoscópica é importante para avaliar a profundidade tumoral e o envolvimento de quaisquer linfonodos. O exame por tomografia computadorizada (TC) completa os exames diagnósticos, especialmente para a avaliação da ressectabilidade cirúrgica do tumor antes de a cirurgia ser programada. Exames por TC de tórax, abdome e pelve são valiosos no estadiamento do câncer gástrico.

Um hemograma completo é realizado para pesquisar anemia. Os marcadores tumorais (análise sanguínea à procura de antígenos indicativos de câncer), como antígeno carcinoembrionário (CEA), antígenos carboidrato CA 19-9 e CA 50, são monitorados para determinar a efetividade do(s) tratamento(s). De modo geral, os marcadores tumorais estão elevados nos pacientes com câncer gástrico antes do tratamento, mas seus níveis caem se o tumor responder ao tratamento (Cabebe, 2020).

Manejo clínico

O tratamento do câncer gástrico é multimodal, com frequência incluindo cirurgia, quimioterapia, terapia-alvo e radioterapia. De

---

[1] N.R.T.: No Brasil, o Instituto Nacional de Câncer (Inca), estima que entre os anos de 2023 e 2025 serão diagnosticados 21.480 novos casos de câncer no estômago, sendo 13.340 casos em homens e 8.140 casos em mulheres. (Fonte: https://www.inca.gov.br/sites/ufu.sti.inca.local/files//media/document//estimativa-2023.pdf.)

modo geral, o paciente com um tumor ressecável é submetido a um procedimento cirúrgico para extirpação do tumor e dos linfonodos acometidos. Se o tumor puder ser removido enquanto ainda estiver localizado no estômago, o paciente pode ser curado. Quando o tumor não é passível de ressecção cirúrgica ou a doença está em estágio avançado, a cura é menos provável. O tratamento inclui cirurgia para controlar o crescimento do câncer ou para reduzir os sinais/sintomas (tratamento paliativo), quimioterapia, terapia direcionada e radioterapia.

Manejo cirúrgico

Pode ser realizada gastrectomia total para um câncer ressecável na parte intermediária ou no corpo do estômago. Todo o estômago é removido com o duodeno, a porção inferior do esôfago, o mesentério de suporte e os linfonodos. A reconstrução do sistema digestório é realizada por meio da anastomose da extremidade do jejuno à extremidade do esôfago, um procedimento denominado *esofagojejunostomia*. Para um tumor ressecável nas porções intermediária e distal do estômago, é empregada a gastrectomia parcial (subtotal) radical. Realiza-se a cirurgia de Billroth I ou Billroth II (ver Tabela 40.4). A cirurgia de Billroth I envolve uma ressecção limitada e oferece uma taxa de cura inferior à de Billroth II. O procedimento de Billroth II é uma ressecção mais ampla, que envolve a remoção de aproximadamente 75% do estômago e diminui a possibilidade de propagação por meio de linfonodos ou de recidiva metastática. Pode ser realizada gastrectomia parcial (subtotal) proximal para um tumor ressecável localizado na porção proximal do estômago ou da cárdia. A gastrectomia total, ou a esofagogastrectomia, geralmente é realizada em substituição a esse procedimento para se obter uma ressecção mais extensiva (Chisti & Willner, 2020; Norris, 2019).

Uma intervenção cirúrgica também pode ser necessária para corrigir complicações comuns de câncer gástrico em estágio terminal, que incluem obstrução pilórica, sangramento e dor intensa. A perfuração gástrica é uma situação de emergência que requer intervenção cirúrgica. A ressecção gástrica pode ser o procedimento paliativo mais efetivo para o câncer gástrico avançado. Procedimentos paliativos, como desvio gástrico ou esofágico, gastrostomia ou jejunostomia, podem aliviar temporariamente sintomas como náuseas e vômitos. A cirurgia paliativa, em vez da radical, pode ser realizada se houver metástase em outros órgãos vitais, como fígado, ou para alcançar melhor qualidade de vida.

Complicações da cirurgia gástrica

O paciente submetido à cirurgia gástrica pode apresentar complicações, incluindo hemorragia, síndrome de esvaziamento gástrico rápido (síndrome de *dumping*), refluxo de bile e obstrução pilórica. O sangramento pós-operatório no local da cirurgia é uma complicação comum. O sangramento pode ser significativo (hemorragia) e se manifestar como vômito de grandes volumes de sangue vermelho-brilhante e evoluir para choque hemorrágico (ver Capítulo 11). O manejo clínico e os cuidados de enfermagem para o paciente que apresenta hemorragia são discutidos na seção Úlcera péptica deste capítulo.

A **síndrome de esvaziamento gástrico rápido (síndrome de *dumping*)** pode resultar de qualquer procedimento cirúrgico com retirada de uma parte significativa do estômago ou que inclua ressecção ou retirada do piloro (ver Tabela 40.4). A passagem rápida de alimento hipertônico do estômago para o intestino delgado "puxa" líquido extracelular para o lúmen intestinal, com o propósito de diluir as elevadas concentrações de eletrólitos e açúcares, resultando em dilatação intestinal, aumento do trânsito intestinal, hiperglicemia e aparecimento rápido de sinais/sintomas GIs e vasomotores (Kanth & Roy, 2019; NIDDK, 2019). Estima-se que 25 a 50% de todos os pacientes submetidos à cirurgia gástrica apresentem pelo menos alguns sinais/sintomas da síndrome de esvaziamento gástrico rápido (síndrome de *dumping*) (Kanth & Roy, 2019). Os sinais/sintomas precoces tendem a ocorrer nos primeiros 10 a 30 minutos após uma refeição e, com frequência, incluem saciedade precoce, dor abdominal em caráter de cólica, náuseas, vômitos e diarreia. As manifestações vasomotoras podem se manifestar como cefaleia, rubor e sensação de calor, diaforese, tontura, palpitações, sonolência, sensação de desmaio ou síncope. Os sinais/sintomas precoces tendem a desaparecer em 1 hora ou após a defecação (NIDDK, 2019). Posteriormente, a elevação rápida dos níveis sanguíneos de glicose é seguida de aumento da secreção de insulina, que resulta em hipoglicemia 2 a 3 horas após a alimentação. As manifestações clínicas de hipoglicemia incluem irritabilidade, ansiedade, tremores, fraqueza, fadiga, diaforese, palpitações e sensação de fome. Normalmente, a síndrome de esvaziamento gástrico rápido (síndrome de *dumping*) persiste por alguns meses após a cirurgia, embora os sinais/sintomas persistam a longo prazo em alguns pacientes.

Refluxo de bile pode ocorrer em qualquer cirurgia gástrica que inclua manipulação ou retirada do piloro, uma vez que este atua como barreira ao reflexo do conteúdo duodenal para o estômago. A exposição prolongada ao ácido biliar proveniente do duodeno resulta em irritação e lesão da mucosa gástrica, com consequente gastrite, esofagite e, possivelmente, formação de úlcera péptica. O paciente que apresenta refluxo de bile sente dor epigástrica em caráter de queimação que se intensifica após as refeições. De modo geral, o ato de vomitar não promove alívio da dor. O manejo farmacológico do refluxo de bile inclui a administração de inibidores da bomba de prótons e ursodiol. O ursodiol modifica a composição da bile, reduzindo a acidez e promovendo a cicatrização gástrica (Kumar & Thompson, 2017; Li, Zhang, Yao et al., 2020).

A obstrução pilórica pode ocorrer como complicação da cirurgia gástrica. A obstrução pilórica pós-operatória pode ser causada por estenose (estreitamento) ou formação de estritura (tecido cicatricial) no local da anastomose cirúrgica. As manifestações clínicas comuns e o manejo da obstrução pilórica já foram discutidos (ver seção Úlcera péptica neste capítulo).

Quimioterapia e terapia-alvo

Nos casos em que o tumor gástrico não é completamente ressecável, a quimioterapia pode oferecer o controle adicional da doença ou paliação. A quimioterapia também pode ser associada à cirurgia como medida adjuvante na abordagem do câncer gástrico. Os agentes quimioterápicos incluem, com frequência, fluoruracila, carboplatina, capecitabina, cisplatina, docetaxel, epirrubicina, irinotecano, oxaliplatina e paclitaxel. Para melhorar as taxas de resposta do tumor, é mais frequente a administração de poliquimioterapia, principalmente à base de fluoruracila, com outros agentes (p. ex., fluoruracila mais cisplatina ou oxaliplatina) (ACS, 2020b; National Comprehensive Cancer Network [NCCN], 2020).

A terapia-alvo tornou-se um acréscimo importante nos casos de câncer gástrico em estágio avançado (NCCN, 2020). Trastuzumabe (um anticorpo monoclonal anti-HER-2 humanizado recombinante), prescrito em combinação com fluoruracila ou capecitabina e cisplatina, demonstrou melhora da sobrevida em pacientes com câncer gástrico avançado que sejam HER-2 positivos (Miura, Sukawa, Hironaka et al.,

2018). Atualmente, estão sendo investigadas outras terapias -alvo para câncer gástrico em estágio avançado. Por exemplo, ramucirumabe está sendo avaliado atualmente em estudos clínicos em combinação com olaparibe para tumores considerados inoperáveis (NCI, 2020). O ramucirumabe bloqueia o VEGFR2, com consequente redução da irrigação sanguínea do tumor e redução do seu crescimento (NCCN, 2020; Ramucirumab, 2020) (Boxe 40.3).

Radioterapia

A radioterapia é utilizada basicamente para formas avançadas de câncer gástrico, com o propósito de reduzir a taxa de crescimento do tumor ou para aliviar (tratamento paliativo) os sinais/sintomas relacionados com obstrução, sangramento e dor significativa (ACS, 2020b). A radioterapia também pode ser usada isoladamente ou em combinação com quimioterapia antes de intervenção cirúrgica, com o propósito de reduzir as dimensões do tumor, ou depois da cirurgia, para destruir quaisquer células remanescentes e retardar ou evitar a recorrência do câncer (ACS, 2020b; NCCN, 2020). Abordagens comuns de radioterapia para câncer gástrico incluem o uso convencional de feixe externo ou métodos especializados mais novos, como radioterapia conformacional tridimensional (RTC-3D), radioterapia intraoperatória e radioterapia de intensidade modulada (RTIM). Essas abordagens especializadas à radioterapia externa direcionam o feixe de radiação precisamente para o local do tumor, limitando, assim, o dano para o tecido saudável circundante (ACS, 2020b; Cabebe, 2020).

Considerações gerontológicas

O câncer gástrico ocorre mais frequentemente em idosos. Estima-se que 6 em cada 10 pacientes com diagnóstico de câncer gástrico a cada ano tenham 65 anos ou mais (ACS, 2020c). De acordo com os dados dos mais recentes do programa Surveillance, Epidemiology, and End Results (SEER), 65,9% de todas as mortes causadas por câncer gástrico ocorreram em pacientes com idade igual ou superior a 65 anos (NCI, 2020). Confusão, agitação e inquietação podem ser os únicos sintomas observados em pacientes idosos, que podem não apresentar sintomas gástricos até que seus tumores estejam bem avançados. Nesse ponto, eles apresentam redução da capacidade funcional e outros sinais e sintomas de malignidade.

Boxe 40.3 **DILEMAS ÉTICOS**
Os pacientes no fim da vida devem participar de estudos clínicos?

Caso clínico

Você é um enfermeiro que trabalha em um centro de oncologia especializado em tratamento ambulatorial. R. K. é uma mulher de 68 anos com adenocarcinoma gástrico avançado diagnosticado há 12 meses. Ela foi submetida a gastrectomia e peritonectomia no ano passado e terminou seis ciclos de quimioterapia há 2 meses. Sua tomografia por emissão de pósitrons (PET) mais recente revelou doença metastática para o fígado, os pulmões e a pelve. O oncologista discute as opções com R. K. e o marido dela e explica que a paciente deve fazer preparativos para o fim da vida. O oncologista conversa com R. K. e explica que ela pode optar por quimioterapia paliativa, que está associada a uma boa qualidade de vida e sobrevida estendida por 2 meses na maioria dos pacientes em condições semelhantes às dela. Outra opção seria participar de um estudo clínico de fase I com um novo agente imunoterápico. O oncologista esclarece que a meta do tratamento não seria prolongar a vida de R. K., mas sim avaliar a segurança da nova imunoterapia e que quaisquer benefícios potenciais só poderiam ser usufruídos por futuros pacientes com câncer gástrico. R. K. e o cônjuge decidem ir para casa e conversar sobre essas opções. Alguns dias depois, eles retornaram ao centro de oncologia e conversaram com o oncologista. R. K. deseja participar do estudo clínico. Após levá-los para a sala de exame para aguardar o oncologista, o marido de R. K., com lágrimas nos olhos, vira-se e diz que deseja que a esposa tenha o melhor tratamento possível. Ele afirma que arriscaria qualquer chance de cura para ela e que esse novo medicamento poderia ser efetivo.

Discussão

A fase I de um estudo clínico é uma das primeiras etapas na avaliação de uma nova terapia. A meta dessa etapa do processo de pesquisa é descobrir se a nova terapia é segura em seres humanos. A efetividade da nova terapia não é avaliada nessa fase inicial. O oncologista de R. K. mencionou isso durante as conversas com R. K. e seu cônjuge. Todavia, não é incomum que os pacientes e seus familiares, que estão enfrentando um diagnóstico potencialmente fatal, não compreendam as metas de uma intervenção ou da participação em um estudo de pesquisa e presumam, equivocadamente, que exista uma meta terapêutica.

Por esse motivo, a maioria dos pesquisadores que realiza estudos clínicos fornece informações impressas sobre a natureza da pesquisa para serem lidas em casa, dando tempo aos pacientes e aos seus familiares para assimilar as informações e conversar com os amigos e parentes, de modo a tomar uma decisão plenamente esclarecida.

Análise

- Descreva os princípios éticos em conflito nesse caso (ver Capítulo 1, Boxe 1.7). Você acredita que R. K. está tomando uma decisão bem fundamentada se ela decidir participar do estudo clínico?
- É justo não convidar pacientes que estão perto do fim da vida para participar de uma pesquisa? É moralmente defensável oferecer a um paciente com um diagnóstico de doença terminal a opção de participar de um estudo clínico quando não existe benefício potencial evidente para ele?
- E se R. K., após o cônjuge verbalizar as suas esperanças de cura, também expressar para você suas esperanças de cura, dizendo "Eu concordo com meu marido e vou aproveitar qualquer chance que eu tiver"? Por outro lado, o que você faria se ela afirmasse o seguinte: "Meu marido está sofrendo muito agora e estou tentando ao máximo dar suporte a ele. Desejo fazer isso porque quero que minha morte tenha algum significado. Espero ajudar futuros pacientes com o meu tipo de câncer"?
- Quais recursos poderiam ser mobilizados para ajudar você, R. K. e o cônjuge a tomarem a decisão que seria melhor para R. K.?

Referência bibliográfica

Comoretto, N., Larumbe, A., Arantzamendi, M. et al. (2017). Palliative care consultants' ethical concerns with advanced cancer patients participating in phase I clinical trials: A case study. *Progress in Palliative Care: Science and the Art of Caring, 25*(5), 230-234.

Recursos

Ver, no Capítulo 1, Boxe 1.10, as etapas de uma análise ética e os recursos de ética.

A cirurgia é mais perigosa para o idoso, e o risco aumenta proporcionalmente ao aumento da idade. Não obstante, o câncer gástrico deve ser tratado com cirurgia em pacientes idosos. As orientações aos pacientes idosos com câncer são importantes para prepará-los para o tratamento e ajudá-los a tratar os efeitos adversos e enfrentar os desafios que o câncer e o envelhecimento apresentam.

PROCESSO DE ENFERMAGEM

Paciente com úlcera péptica

Avaliação

O enfermeiro obtém a história alimentar do paciente, centrada na ingestão e no estado nutricional recente. O paciente perdeu peso? Em caso afirmativo, quanto e por qual período? O paciente consegue tolerar uma dieta completa? Em caso negativo, quais alimentos ele ingere? Quais outras alterações ocorreram nos hábitos alimentares? O paciente tem apetite? O paciente se sente repleto após a ingestão de uma pequena quantidade de alimentos? O paciente está sentindo dor? Alimentos, antiácidos ou medicamentos aliviam a dor, não fazem diferença ou pioram a dor? Há história de infecção por *H. pylori*? Outras informações de saúde a serem obtidas incluem a história de tabagismo e etilismo e a história familiar do paciente (p. ex., quaisquer parentes em primeiro ou segundo grau com câncer gástrico ou outro). A avaliação psicossocial, incluindo indagações a respeito do apoio social, das habilidades de enfrentamento individuais e familiares e dos recursos financeiros, auxilia o enfermeiro no planejamento dos cuidados em ambientes agudos e comunitários.

Após a entrevista, o enfermeiro realiza um exame físico completo, avalia cuidadosamente o abdome do paciente quanto a sensibilidade ou massas e palpa e percute o abdome para detectar ascite.

Diagnósticos de enfermagem

Com base nos dados de avaliação, os principais diagnósticos de enfermagem podem incluir os seguintes:

- Ansiedade, associada à doença e ao tratamento esperado
- Comprometimento do aporte nutricional associado à saciedade precoce ou à anorexia
- Dor aguda, associada à massa tumoral
- Pesar, associado ao diagnóstico de câncer
- Falta de conhecimento a respeito das atividades de cuidados pessoais.

Planejamento e metas

As principais metas para o paciente podem incluir redução da ansiedade, nutrição ideal, alívio da dor e ajuste ao diagnóstico e às alterações esperadas no estilo de vida.

Intervenções de enfermagem

REDUÇÃO DA ANSIEDADE

Proporciona-se uma atmosfera relaxada e não ameaçadora, de modo que o paciente possa expressar os temores, as preocupações e, possivelmente, a raiva a respeito do diagnóstico e do prognóstico. O enfermeiro estimula a família ou outras pessoas significativas a apoiarem o paciente, tranquilizando-o e reforçando as medidas positivas de enfrentamento. O enfermeiro orienta o paciente sobre todos os procedimentos e tratamentos que serão realizados, de modo que ele saiba o que esperar.

PROMOÇÃO DA NUTRIÇÃO IDEAL

O enfermeiro aconselha o paciente a ingerir porções pequenas e frequentes de alimentos não irritantes, para diminuir a irritação gástrica. Os suplementos alimentares devem apresentar alto teor calórico, bem como vitaminas A e C e ferro, para intensificar o reparo tecidual. Tendo em vista que o paciente pode desenvolver síndrome do esvaziamento rápido quando a alimentação enteral é retomada após a ressecção gástrica, o enfermeiro explica os modos para a sua prevenção e manejo e informa ao paciente que os sintomas com frequência são resolvidos após diversos meses. O manejo da síndrome de esvaziamento gástrico rápido (síndrome de *dumping*) inclui o encorajamento do consumo diário de seis pequenas refeições com baixo teor de carboidratos e açúcar e do consumo de líquidos entre as refeições, e não durante as mesmas. Se for realizada gastrectomia total, a injeção de vitamina B_{12} será necessária por toda a vida, pois o fator intrínseco, secretado pelas células parietais no estômago, liga-se à vitamina B_{12}, de modo que ela possa ser absorvida no íleo. A deficiência no metabolismo da vitamina B_{12} pode resultar em diminuição da produção de eritrócitos ou anemia perniciosa. Se o paciente não puder comer adequadamente antes da cirurgia para atender às necessidades nutricionais, pode ser necessária a nutrição parenteral. Perda de peso é uma ocorrência comum após a cirurgia gástrica. A quimioterapia pode contribuir para a perda ponderal contínua. A pesquisa sugere a necessidade de uma abordagem multidisciplinar para o manejo dos sinais/sintomas que contribuem para a perda ponderal contínua, como saciedade precoce, disfagia, refluxo e regurgitação e dificuldade de eliminação (Aoyama, Sato, Maezawa et al., 2017; Grace, Shaw, Lalji et al., 2018). O enfermeiro monitora a terapia IV e o estado nutricional e registra o equilíbrio hídrico e os pesos diários, a fim de assegurar que o paciente esteja mantendo ou ganhando peso. O enfermeiro avalia quanto a sinais de desidratação (sede, mucosas ressecadas, turgor da pele inadequado, taquicardia, diminuição do débito urinário) e revisa os resultados dos estudos laboratoriais diários para observar quaisquer anormalidades metabólicas (sódio, potássio, glicose, ureia). São administrados agentes antieméticos, conforme prescrito.

ALÍVIO DA DOR

O enfermeiro administra agentes analgésicos, conforme prescrito. Uma infusão IV contínua de um opioide, ou uma bomba de analgesia controlada pelo paciente (ACP) configurada para infundir um opioide, pode ser necessária para mitigar a dor pós-operatória. A frequência, a intensidade e a duração da dor são avaliadas de modo rotineiro para determinar a efetividade do agente analgésico. O enfermeiro trabalha com o paciente auxiliando no manejo da dor, sugerindo métodos não farmacológicos para o alívio da dor, como alterações na posição, imaginação, distração, exercícios de relaxamento (com aplicativos e vídeos *online* para relaxamento), massagens (p. ex., nas costas) e períodos de repouso e relaxamento. Ver Capítulo 9 para uma discussão mais detalhada sobre o manejo da dor.

APOIO PSICOSSOCIAL

O enfermeiro ajuda o paciente a expressar os temores, as preocupações e o pesar a respeito do diagnóstico. O enfermeiro responde às perguntas do paciente honestamente e o estimula a participar das decisões sobre o tratamento. Alguns pacientes sentem pesar pela perda de uma parte do corpo e percebem a sua cirurgia como um tipo de mutilação. Outros pacientes expressam descrença e precisam de tempo e suporte para aceitar o diagnóstico (ver discussão adicional no Boxe 40.4, Perfil de pesquisa de enfermagem).

Boxe 40.4 — PERFIL DE PESQUISA DE ENFERMAGEM
Percepção das incertezas e das demandas de cuidados dos pacientes com câncer gástrico

Lee, J. Y., Jang, Y., Kim, S. et al. (2020). Uncertainty and unmet care needs before and after surgery in patients with gastric cancer: A survey study. *Nursing & Health Sciences*, 22(2), 427-435.

Finalidade

Os pacientes com diagnóstico de câncer com frequência sentem incerteza e têm várias outras demandas físicas, psicológicas, emocionais e educacionais durante a evolução da doença. Pouco se sabe sobre as demandas de cuidado não atendidas dos pacientes com câncer gástrico. O câncer gástrico é, com frequência, precedido por sinais/sintomas inespecíficos que os pacientes costumam atribuir a causas menos graves; a ambiguidade dos sintomas por ocasião do diagnóstico contribui para os elevados níveis de incerteza. A incerteza é exacerbada pela oscilação da intensidade e da frequência dos sinais/sintomas após a intervenção cirúrgica para o câncer gástrico. A compreensão de como a incerteza e as demandas mudam com o passar do tempo ajuda a aumentar a efetividade das intervenções de enfermagem. O propósito desse estudo foi analisar os níveis de incerteza e as demandas de cuidado não atendidas antes e depois de cirurgia em pacientes com câncer gástrico.

Metodologia

Esse estudo descritivo avaliou a incerteza e as demandas de cuidado não atendidas antes e depois de gastrectomia em pacientes com diagnóstico de câncer gástrico. Uma amostragem intencional foi utilizada para recrutar participantes com idade igual ou superior a 20 anos com diagnóstico recente de câncer gástrico; pacientes recebendo quimioterapia ou com outros tipos de câncer não foram incluídos. Dados demográficos e clínicos basais foram coletados. A incerteza foi medida pela *Uncertainty in Illness Scale* (Escala de Incerteza na Doença), ao passo que as demandas de cuidados não atendidas foram analisadas pelo *Supportive Care Needs Survey-Short Form* (Formulário Sucinto de Vigilância de Demandas de Cuidados de Suporte) em dois momentos distintos: momento 1 (dia da admissão após o diagnóstico) e momento 2 (primeiro acompanhamento pós-operatório no ambulatório). Ambas as escalas foram traduzidas para coreano e validadas. Os dados foram analisados por estatística descritiva, e as diferenças de incerteza e demandas não atendidas do momento 1 para o momento 2 foram analisadas por meio de um teste *t* dependente.

Achados

Oitenta e seis participantes com idade média de 58,5 anos completaram o estudo; a maioria era do sexo masculino (58,1%), casada (83,7%) e com escolaridade igual ou superior ao ensino médio (74,4%). A maioria tinha diagnóstico de câncer gástrico em estágio inicial (93%), sem história familiar de câncer (61,6%) ou sem sintomas relacionados com câncer antes de seu diagnóstico (59,3%); a maioria (81,4%) procurou informações sobre câncer gástrico após o seu diagnóstico. Os pacientes relataram níveis moderados de incerteza por ocasião do diagnóstico e após a cirurgia, porém os escores totais de incerteza e as subescalas de ambiguidade, inconsistência e imprevisibilidade eram significativamente mais elevadas por ocasião do diagnóstico. As demandas do paciente relacionadas com cuidados de suporte, estado psicológico e informações do sistema de saúde (p. ex., progressão da doença, exames complementares, recuperação, automanejo) também foram significativamente maiores por ocasião do diagnóstico em comparação com o acompanhamento. Todavia, as demandas físicas (p. ex., cansaço, dor, capacidade de realizar atividades habituais/trabalho em casa e mal-estar) foram significativamente maiores por ocasião do acompanhamento. As demandas relacionadas com a sexualidade foram baixas nos dois momentos e não houve diferenças significativas nos escores desde o momento do diagnóstico até o acompanhamento pós-operatório.

Implicações para a enfermagem

O estudo demonstra que pacientes com câncer gástrico apresentam níveis moderados de incerteza em relação a sintomas, prognóstico e duração do tratamento que são mais elevados por ocasião do diagnóstico. Os cuidados com o paciente variam de acordo com o estágio da doença, o que sugere que os enfermeiros devem realizar avaliações contínuas em vários domínios e individualizar as intervenções com base nas prioridades do paciente.

O enfermeiro oferece apoio emocional e envolve os familiares e outras pessoas significativas sempre que possível. Isso inclui o reconhecimento de oscilações do humor e mecanismos de defesa (p. ex., negação, racionalização, deslocamento, regressão) e a tranquilização do paciente, dos familiares e de outras pessoas significativas de que as respostas emocionais são normais e esperadas. São disponibilizados serviços religiosos, enfermeiros clínicos psiquiátricos, psicólogos, assistentes sociais e psiquiatras, se necessário. O enfermeiro projeta uma atitude de empatia e passa algum tempo com o paciente. Muitos pacientes podem começar a participar das atividades de cuidados pessoais após o reconhecimento da sua perda.

PROMOÇÃO DE CUIDADOS DOMICILIAR, COMUNITÁRIO E DE TRANSIÇÃO

Orientação do paciente sobre autocuidados. As atividades de cuidados pessoais dependem do tipo dos tratamentos realizados – cirurgia, quimioterapia, radiação ou cuidados paliativos. As orientações ao paciente e à família incluem informações a respeito da dieta e da nutrição, esquemas de tratamento, alterações nas atividades e no estilo de vida, manejo da dor e possíveis complicações (Boxe 40.5). A consulta com um nutricionista é essencial para determinar como as necessidades nutricionais do paciente podem ser mais bem atendidas no domicílio. O enfermeiro orienta o paciente ou o cuidador familiar sobre a administração da nutrição enteral ou parenteral. Se for prescrita quimioterapia ou radiação, o enfermeiro fornece explicações ao paciente e à família a respeito do que esperar, incluindo a duração dos tratamentos, os efeitos colaterais esperados (p. ex., náuseas, vômitos, anorexia, fadiga, neutropenia) e a necessidade de transporte para as consultas para o tratamento. O aconselhamento psicológico também pode ser útil (ver Capítulo 12).

Cuidados contínuos e de transição. A necessidade de cuidados contínuos no domicílio depende da condição e do tratamento do paciente. O enfermeiro reforça o aconselhamento nutricional e supervisiona a administração de quaisquer alimentações enterais ou parenterais; o paciente, ou o cuidador familiar, deve se tornar habilidoso na administração das alimentações e na detecção e na prevenção dos efeitos desfavoráveis ou das complicações relacionadas com as alimentações (ver Capítulo 39). O enfermeiro orienta o paciente ou o cuidador familiar a registrar a ingestão, a produção e o peso diários do paciente e explica as estratégias para o manejo da dor, das náuseas, do vômito ou de outros sintomas. Deve-se fornecer orientação sobre como reconhecer e relatar os sinais e sintomas de complicações que precisem de atenção imediata, tais como sangramento, obstrução, perfuração ou quaisquer

Boxe 40.5 — LISTA DE VERIFICAÇÃO DO CUIDADO DOMICILIAR
Paciente com úlcera péptica

Ao concluírem as orientações, o paciente e/ou o cuidador serão capazes de:

- Declarar o impacto do câncer e do tratamento no aspecto fisiológico, nas AVDs, nas AIVDs, nos papéis, nos relacionamentos e na espiritualidade
- Identificar a modificação do ambiente domiciliar, as intervenções e as estratégias (p. ex., utilizando equipamento médico permanente, contratando ajudante/cuidador) utilizadas para aumentar a segurança em função das modificações estruturais e funcionais e para promover a recuperação efetiva e a reabilitação
- Identificar os alimentos e as terapias necessários para atender às necessidades calóricas e às necessidades nutricionais (p. ex., alteração da consistência, limitações de condimentos ou outras restrições alimentares, suplementos, terapia enteral ou parenteral)
- Demonstrar o manejo seguro das alimentações enterais ou parenterais, se aplicável
- Indicar o nome, a dose, os efeitos colaterais, a frequência e o horário de uso de todos os medicamentos
- Descrever as abordagens para controlar a dor (p. ex., administrar agentes antiespasmódicos, conforme prescrito; usar intervenções não farmacológicas)
- Quando indicado, relacionar os possíveis efeitos colaterais dos agentes quimioterápicos e das abordagens de manejo sugeridas
- Quando indicado, relacionar os possíveis efeitos colaterais da radioterapia e das abordagens de manejo sugeridas
- Identificar a modificação do ambiente domiciliar, as intervenções e as estratégias (p. ex., equipamento médico durável, acompanhante/cuidador contratado) usadas na adaptação com segurança às alterações estruturais e funcionais do paciente e na promoção de recuperação e reabilitação efetivas
- Relatar como contatar o médico em caso de perguntas ou complicações
- Determinar o horário e a data das consultas de acompanhamento médico, da terapia e dos exames
- Identificar fontes de apoio social (p. ex., amigos, parentes, comunidade de fé, grupos de apoio para pacientes com câncer, apoio do cuidador)
- Identificar a necessidade de promoção da saúde, prevenção de doenças e atividades de triagem
- Tomar decisões a respeito dos cuidados ao fim da vida, conforme apropriado

Recursos

Ver o Boxe 39.5, que apresenta informações adicionais sobre o paciente que está recebendo nutrição enteral, e o Boxe 41.7, que fala do paciente que está recebendo nutrição parenteral.

AIVDs: atividades instrumentais da vida diária; AVDs: atividades da vida diária.

---

sintomas que se tornem progressivamente piores. O enfermeiro deve explicar o esquema de quimioterapia ou radioterapia e assegurar que o paciente e a família ou outra pessoa significativa compreendam os cuidados que serão necessários durante e após os tratamentos (ver Capítulo 12). Visto que o prognóstico do câncer gástrico é sombrio, o paciente, seus familiares ou outras pessoas significativas precisam de assistência na tomada de decisão sobre os cuidados no fim da vida; o enfermeiro deve dar apoio e fazer encaminhamentos, conforme necessário.

Reavaliação

Entre os resultados esperados, estão:
1. O paciente relata menos ansiedade.
   a. Expressa os temores e as preocupações a respeito da cirurgia.
   b. Procura apoio emocional.
2. Obtém a nutrição ideal.
   a. Ingere refeições pequenas e frequentes de alto teor calórico, de ferro e de vitaminas A e C.
   b. Adere ao esquema de nutrição enteral ou parenteral, conforme necessário.
3. Apresenta diminuição da dor.
4. Realiza as atividades de cuidados pessoais e se ajusta às alterações no estilo de vida.
   a. Retoma as atividades típicas em 3 meses.
   b. Alterna períodos de repouso e atividades.
   c. Maneja as alimentações enterais.
5. Verbaliza o conhecimento sobre o manejo da doença.
   a. Reconhece o processo de doença.
   b. Relata o controle dos sintomas.
   c. Verbaliza os temores e as preocupações a respeito da morte; envolve a família/o cuidador nas discussões.
   d. Completa diretrizes avançadas e outros documentos apropriados.

TUMORES DO INTESTINO DELGADO

Tumores benignos ou malignos do intestino delgado são raros. Aproximadamente 64% de todos os tumores do intestino delgado são malignos (Somasundar, Fisichella & Espat, 2019). Os tumores malignos do intestino delgado são responsáveis por cerca de 1 a 2% de todos os cânceres GI (Somasundar et al., 2019); em 2020, estimou-se que haveria aproximadamente 11 mil novos diagnósticos de câncer de intestino delgado nos EUA (ACS, 2020a). As taxas são mais altas entre os idosos (idade média ao diagnóstico de 60 anos) e entre afro-americanos e homens (ACS, 2020c). Os tumores malignos com frequência não são descobertos até que tenham metastatizado em locais distantes. Os tumores benignos podem impor aos pacientes maior risco de malignidade (Terry & Santora, 2019). A raridade relativa dos tumores do intestino delgado, a diversidade dos tipos tumorais (que podem incluir adenocarcinomas, tumores carcinoides, linfomas ou sarcomas) e a natureza inespecífica das suas manifestações complicam o diagnóstico e o tratamento. Múltiplos fatores, incluindo distúrbios preexistentes do sistema digestório, podem aumentar o risco de tumores no intestino delgado e, com frequência, contribuem para a doença metastática em estágio avançado por ocasião do diagnóstico. A falta de vigilância para múltiplos fatores de risco pode contribuir para a demora em instituir tratamento (Chen & Vaccaro, 2018; Somasundar et al., 2019).

Manifestações clínicas

Os tumores do intestino delgado apresentam-se, com frequência, de modo insidioso, com sintomas vagos e inespecíficos. A maioria dos tumores benignos é descoberta incidentalmente em um exame radiográfico, durante a cirurgia ou durante a necropsia. Quando o paciente está sintomático, os tumores benignos geralmente se apresentam com dor intermitente. A próxima apresentação mais comum é o sangramento oculto. Os tumores malignos com frequência resultam em sintomas que levam ao seu diagnóstico, embora esses sintomas possam refletir a doença avançada. A maioria dos pacientes sofreu perda de peso e pode estar desnutrida na ocasião do diagnóstico. O sangramento GI oculto é menos comum do que aquele observado em pacientes com tumores benignos, e queixas de dor são comuns. O paciente com frequência também apresenta queixas de fraqueza, fadiga, náuseas, vômitos e obstrução intestinal (ACS, 2020a). A perfuração intestinal é rara e está associada a um prognóstico geral mais desfavorável (ACS, 2020a; Somasundar et al., 2019). As manifestações clínicas e o manejo dos pacientes com obstrução intestinal e perfuração intestinal são discutidos no Capítulo 41.

Avaliação e achados diagnósticos

O hemograma completo pode revelar um baixo nível de hematócrito e hemoglobina que é compatível com anemia se o paciente apresentar uma fonte oculta de sangramento GI. A bilirrubina também pode estar elevada se a massa tumoral tiver causado obstrução biliar. Os níveis de CEA também podem estar elevados, o que é compatível com massa maligna.

Uma SEED, com acompanhamento completo do intestino delgado, contraste oral insolúvel em água e radiografias frequentes e detalhadas para o acompanhamento do contraste pelo intestino delgado, é a abordagem tradicional para o diagnóstico. Um exame mais sensível é a enteróclise, em que um tubo NG é avançado para dentro do intestino delgado, até uma posição acima da área em questão; em seguida, a área é estudada por meio de técnicas de contraste único e duplo. A TC abdominal é empregada para determinar a extensão da doença (Somasundar et al., 2019).

Manejo clínico

Os tumores benignos do intestino delgado incluem adenomas, lipomas, hemangiomas e hamartomas (malformação focal que se assemelha a uma neoplasia, mas que, ao contrário desta, não resulta em compressão dos tecidos adjacentes). Esses tumores podem ser tratados por via endoscópica por meio de excisão/ressecção ou eletrocautério, se o paciente estiver sintomático. É recomendado o monitoramento de rotina em relação à transformação maligna (Terry & Santora, 2019).

O tumor maligno primário mais comum do intestino delgado é o adenocarcinoma; a segunda e a terceira porções do duodeno são envolvidas com mais frequência. Esses tumores podem se apresentar com obstrução. Se o tumor estiver localizado na ampola de Vater, é provável que ocorra icterícia obstrutiva. Outros tumores malignos raros do intestino delgado incluem tumores carcinoides, linfoma e tumores estromais GI (Chen & Vaccaro, 2018; Terry & Santora, 2019); pode ser necessária cirurgia abdominal para remover esses tumores. A quimioterapia e a radioterapia comumente fazem parte do esquema de tratamento.

O processo de enfermagem relacionado com os cuidados do paciente com um tumor do intestino delgado é similar àquele do paciente com câncer gástrico. Cada paciente precisa de cuidados especializados, avaliação perspicaz em relação a complicações, intervenções imediatas e orientações individualizadas para os cuidados pessoais.

EXERCÍCIOS DE PENSAMENTO CRÍTICO

1 pbe Uma mulher de 65 anos recebe o diagnóstico de úlcera péptica e relata fadiga, dor na região epigástrica associada às refeições e êmese em borra de café. O tratamento é iniciado com omeprazol e sucralfato. A paciente pergunta se o uso desses medicamentos tratará com sucesso a sua úlcera. Como você responderia a essa paciente? Em qual evidência você baseia a sua resposta?

2 qp Uma mulher de 55 anos procura o setor de emergência do hospital por causa de melena, dor abdominal e perda de aproximadamente 8 kg. Por ocasião da admissão, ela está lúcida e orientada no tempo e no espaço. Seu nível de dor é 8 (em uma escala de dor numérica de 0 a 10). A pressão arterial é de 90/60 mmHg, a frequência cardíaca é de 126 bpm, a frequência respiratória é de 16 incursões/min e regular, e a temperatura é de 36,7°C. O abdome dela está rígido e resistente à palpação e não foi auscultada peristalse. Qual é a sua primeira ação de enfermagem? Descreva as prioridades para os cuidados dessa paciente.

3 cpa Você está cuidando de um homem de 67 anos com diagnóstico recente de úlcera péptica que foi internado por causa de melena. A nutricionista conversou com o paciente sobre modificações da dieta. Antes da alta, você revisa um plano dietético de 7 dias com o paciente. Descreva as opções de alimentos que exigiriam acompanhamento com a nutricionista antes da alta do paciente.

REFERÊNCIAS BIBLIOGRÁFICAS

*Pesquisa em enfermagem.

Livros

Karch, A. M. (2018). *Lippincott nursing drug guide*. Philadelphia, PA: Lippincott Williams & Wilkins.

Norris, T. L. (2019). *Porth's pathophysiology: Concepts of altered health states* (10th ed.). Philadelphia, PA: Wolters Kluwer.

Periódicos e documentos eletrônicos

Akiva, J. M., & Greenwald, D. (2019). Chronic gastritis. *Medscape*. Retrieved on 4/25/2020 at: www.emedicine.medscape.com/article/176156

American Cancer Society (ACS). (2020a). Small intestines cancer. Retrieved on 5/18/2020 at: www.cancer.org/cancer/small-intestine-cancer.html

American Cancer Society (ACS). (2020b). Stomach cancer. Retrieved on 5/18/2020 at: www.cancer.org/cancer/stomachcancer

American Cancer Society (ACS). (2020c). Cancer statistics center: Colorectum. Retrieved on 5/27/2020 at: www.cancerstatisticscenter.cancer.org/?_ga=2.55716267.1085099949.1590590345-2131236307.1590590345#!/cancer-site/Colorectum

Anand, B. S. (2020). Peptic ulcer disease. *Medscape*. Retrieved on 4/29/2020 at: www.emedicine.medscape.com/article/181753

Aoyama, T., Sato, T., Maezawa, Y., et al. (2017). Postoperative weight loss leads to poor survival through poor S-1 efficacy in patients with stage II/III gastric cancer. *International Journal of Clinical Oncology*, 22(3), 476–483.

Azer, S. A. (2018). Intestinal perforation clinical presentation. *Medscape*. Retrieved on 5/05/2020 at: www.emedicine.medscape.com/article/195537

Berkowitz, L., Schultz, B. M., Salazar, G. A., et al. (2018). Impact of cigarette smoking on the gastrointestinal tract inflammation: Opposing effects in Crohn's disease and ulcerative colitis. Retrieved on 4/27/2020 at: www.frontiersin.org/articles/10.3389/fimmu.2018.00074/full

Bonheur, J. L., & Nachimuthu, S. (2019). Gastrinoma. *Medscape*. Retrieved on 5/3/2020 at: www.emedicine.medscape.com/article/184332

Cabebe, E. W. (2020). Gastric cancer. *Medscape*. Retrieved on 5/18/2020 at: www.emedicine.medscape.com/article/278744

Castellanos, A. E., & Podolsky, E. R. (2020). Gastric outlet obstruction. *Medscape.* Retrieved on 5/5/2020 at: www.emedicine.medscape.com/article/190621

Chen, E. Y., & Vaccaro, G. M. (2018). Small bowel adenocarcinoma. *Clinics in Colon and Rectal Surgery, 31*(5), 267–277.

Chisti, M. M., & Willner, C. A. (2020). Gastric cancer treatment protocols. *Medscape.* Retrieved on 5/17/2020 at: www.emedicine.medscape.com/article/2005831

Clarke, R. C., Ferraro, R. M., Gbadehan, E., et al. (2020). Stress-induced gastritis. *Medscape.* Retrieved on 2/25/2020 at: www.emedicine.medscape.com/article/176319

Comoretto, N., Larumbe, A., Arantzamendi, M., et al. (2017). Palliative care consultants' ethical concerns with advanced cancer patients participating in phase I clinical trials: A case study. *Progress in Palliative Care: Science and the Art of Caring, 25*(5), 230–234.

Daniels, L. M., Khalili, M., Morano, W. F., et al. (2019). Case report: Optimal tumor cytoreduction and octreotide with durable disease control in a patient with MEN-1 and Zollinger-Ellison syndrome—over a decade of follow-up. *World Journal of Surgical Oncology, 17*(213), 1–8.

Davenport, D. L., Ueland, W. R., Kumar, S., et al. (2019). A comparison of short-term outcomes between laparoscopic and open emergent repair of perforated peptic ulcers. *Surgical Endoscopy, 33*(3), 764–772.

Grace, E. M., Shaw, C., Lalji, A., et al. (2018). Nutritional status, the development and persistence of malnutrition and dietary intake in oesophagogastric cancer: A longitudinal cohort study. *Journal of Human Nutrition and Dietetics, 31*(6), 785–792.

Kanth, R., & Roy, P. K. (2019). Dumping syndrome. *Medscape.* Retrieved on 5/17/2020 at: www.emedicine.medscape.com/article/173594

Kennedy, N. D., & Winter, D. C. (2017). Impact of alcohol & smoking on the surgical management of gastrointestinal patients. *Best Practice & Research, 31*(5), 589–595.

Kumar, N., & Thompson, C. C. (2017). Remnant gastropathy due to bile reflux after Roux-en-Y gastric bypass: A unique cause of abdominal pain and successful treatment with ursodiol. *Surgical Endoscopy, 31*(12), 5399–5402.

*Lee, J. Y., Jang, Y., Kim, S., et al. (2020). Uncertainty and unmet care needs before and after surgery in patients with gastric cancer: A survey study. *Nursing & Health Sciences, 22*(2), 427–435.

Li, D., Zhang, J., Yao, W. Z., et al. (2020). The relationship between gastric cancer, its precancerous lesions and bile reflux: A retrospective study. *Journal of Digestive Diseases, 21*(4), 222–229.

Li, S. L., Chung, D. C., & Mullen, J. T. (2019). Screening high-risk populations for esophageal and gastric cancer. *Journal of Surgical Oncology, 120*(5), 831–846.

Liu, M., Zhong, Y., Chen, J., et al. (2020). Oral immunization of mice with a multivalent therapeutic subunit vaccine protects against Helicobacter pylori infection. *Vaccine, 38*(14), 3031–3041.

Lloyd, B. R., & Leiman, D. A. (2019). An updated approach to evaluation and treatment of *Helicobacter pylori* infection. *Southern Medical Journal, 112*(7), 392–398.

Loffroy, R., Midulla, M., Falvo, N., et al. (2018). Ethylene vinyl alcohol copolymer as first hemostatic liquid embolic agent for non-variceal upper gastrointestinal bleeding patients: Pros and cons. *Cardiovascular and Interventional Radiology, 41*(11), 1808–1809.

Marcus, A. J., & Greenwald, D. (2019). Chronic gastritis. *Medscape.* Retrieved on 2/25/2020 at: www.emedicine.medscape.com/article/176156

Miura, Y., Sukawa, Y., Hironaka, S., et al. (2018). Five-weekly S-1 plus cisplatin therapy combined with trastuzumab therapy in HER2-positive gastric cancer: A phase II trial and biomarker study. *Gastric Cancer, 21*, 84–95.

National Cancer Institute (NCI). (2020). Cancer stat facts: Stomach cancer. *SEER.* Retrieved on 5/27/2020 at: www.seer.cancer.gov/statfacts/html/stomach.html

National Comprehensive Cancer Network (NCCN). (2020). NCCN clinical guidelines version 2.2020 gastric cancer. Retrieved on 5/18/2020 at: www.nccn.org/professionals/physician_gls/pdf/gastric.pdf

National Institute of Diabetes and Digestive and Kidney Diseases (NIDDK). (2019). Dumping syndrome. *National Digestive Diseases Information Clearinghouse.* Retrieved on 6/27/2020 at: www.niddk.nih.gov/health-information/digestive-diseases/dumping-syndrome/definition-facts

National Institute of Diabetes and Digestive and Kidney Diseases (NIDDK). (2020a). Gastritis and gastropathy. *National Digestive Diseases Information Clearinghouse.* Retrieved on 02/25/2020 at: www.niddk.nih.gov/health-information/digestive-diseases/gastritis-gastropathy

National Institute of Diabetes and Digestive and Kidney Diseases (NIDDK). (2020b). Multiple endocrine neoplasia type 1. *National Digestive Diseases Information Clearinghouse.* Retrieved on 4/29/2020 at: www.niddk.nih.gov/health-information/endocrine-diseases/multiple-endocrine-neoplasia-type-1

National Institute of Diabetes and Digestive and Kidney Diseases (NIDDK). (2020c). Peptic ulcer (stomach ulcers). *National Digestive Diseases Information Clearinghouse.* Retrieved on 04/29/2020 at: www.niddk.nih.gov/health-information/digestive-diseases/peptic-ulcers-stomach-ulcers

National Institute of Diabetes and Digestive and Kidney Diseases (NIDDK). (2020d). Zollinger-Ellison syndrome. *National Digestive Diseases Information Clearinghouse.* Retrieved on 04/29/2020 at: www.niddk.nih.gov/health-information/digestive-diseases/zollinger-ellison-syndrome

Ramucirumab. (2020). *Medscape.* Retrieved on 5/18/2020 at: reference.medscape.com/drug/cyramza-ramucirumab-999926#0

Rawla, P., & Barsouk, A. (2019). Epidemiology of gastric cancer: Global trends, risk factors and prevention. *Gastroenterology Review, 14*(1), 26–38.

Roy, P. K. (2019). Zollinger-Ellison syndrome. *Medscape.* Retrieved on 4/29/2020 at: www.emedicine.medscape.com/article/183555-overview

Santacroce, L., & Bhutani, M. S. (2019). *Helicobacter pylori* infection. *Medscape.* Retrieved on 02/25/2020 at: www.emedicine.medscape.com/article/176938

Somasundar, P. S., Fisichella, P. M., & Espat, N. J. (2019). Malignant neoplasms of the small intestine. *Medscape.* Retrieved on 5/27/2020 at: www.emedicine.medscape.com/article/282684

Spiliopoulos, S., Inchingolo, R., Lucatelli, P., et al. (2018). Transcatheter arterial embolization for bleeding peptic ulcers: A multicenter study. *Cardiovascular and Interventional Radiology, 41*(9), 1333–1339.

Terry, S. M., & Santora, T. (2019). Benign neoplasm of the small intestines. *Medscape.* Retrieved on 5/27/2019 at: www.emedicine.medscape.com/article/189390

Upchurch, B. R. (2019). Upper gastrointestinal bleeding (UGIB). *Medscape.* Retrieved on 5/18/2020 at: www.emedicine.medscape.com/article/187857

Wehbi, M., Dacha, S., Sarver, G., et al. (2019). Acute gastritis. *Medscape.* Retrieved on 2/25/2020 at: www.emedicine.medscape.com/article/175909

Young, P. J., Bagshaw, S. M., Forbes, A. B., et al. (2020). Effect of stress ulcer prophylaxis with proton pump inhibitors vs histamine-2 receptor blockers on in-hospital mortality among ICU patients receiving invasive mechanical ventilation: The PEPTIC randomized clinical trial. *Journal of American Medical Association, 323*(7), 616–626.

Zayouna, N., & Piper, M. H. (2018). Atrophic gastritis. *Medscape.* Retrieved on 5/27/2020 at: www.emedicine.medscape.com/article/176036

Recursos

American Cancer Society, www.cancer.org
American Gastroenterological Association (AGA), www.gastro.org
Centers for Disease Control and Prevention (CDC), www.cdc.gov
National Comprehensive Cancer Network (NCCN) Clinical Practice Guidelines, www.nccn.org
National Digestive Diseases Information Clearinghouse (NDDIC), www.digestive.niddk.nih.gov
Society of Gastroenterology Nurses and Associates, www.sgna.org

41 Manejo de Pacientes com Distúrbios Intestinais e Retais

DESFECHOS DO APRENDIZADO

Após ler este capítulo, você será capaz de:

1. Descrever a fisiopatologia, as manifestações clínicas e o manejo dos pacientes com constipação intestinal, diarreia, incontinência fecal e síndrome do intestino irritável.
2. Identificar a doença celíaca como distúrbio de má-absorção e descrever sua fisiopatologia, suas manifestações clínicas e seu manejo.
3. Discutir o manejo de enfermagem do paciente com apendicite, doença diverticular e obstrução intestinal.
4. Comparar a doença de Crohn e a colite ulcerativa quanto a fisiopatologia, manifestações clínicas, avaliação diagnóstica e manejos clínico, cirúrgico e de enfermagem.
5. Identificar as finalidades, as indicações, os tipos e as técnicas de administração dos dispositivos de acesso e das fórmulas de nutrição parenteral.
6. Usar o processo de enfermagem como referencial para o cuidado do paciente com doença intestinal inflamatória, recebendo nutrição parenteral ou com diagnóstico de câncer colorretal.
7. Explicar o manejo de enfermagem do paciente com uma condição anorretal.

CONCEITOS DE ENFERMAGEM

Eliminação   Inflamação   Nutrição

GLOSSÁRIO

abscesso: coleção localizada de material purulento, circundada por tecidos inflamados

cateter central de inserção periférica (CCIP): dispositivo inserido em uma veia periférica, projetado e utilizado para a administração de soluções estéreis, fórmulas de nutrição e medicamentos dentro de veias centrais

colostomia: abertura cirúrgica no cólon, por meio de um estoma, para possibilitar a drenagem do conteúdo intestinal; um tipo de desvio fecal

constipação intestinal: menos de três episódios de evacuação semanais ou fezes de consistência dura, ressecadas, em pequeno volume ou de difícil eliminação

diarreia: aumento da frequência de defecações ou aumento do volume de fezes com alteração da consistência (*i. e.*, aumento da liquidez) das fezes

dispositivo de acesso venoso central (DAVC): dispositivo projetado e utilizado para a administração de soluções estéreis, fórmulas de nutrição e medicamentos dentro das veias centrais

diverticulite: inflamação de um divertículo decorrente de obstrução por matéria fecal, que resulta na formação de abscesso

divertículo: protrusão saculiforme do revestimento do intestino, que se projeta através do músculo da parede intestinal

diverticulose: existência de diversos divertículos no intestino

doença intestinal inflamatória (DII): grupo de distúrbios crônicos (colite ulcerativa e doença de Crohn) que resultam em inflamação ou ulceração (ou ambas) do revestimento do intestino

emulsão lipídica injetável (ELI): emulsão de óleo em água de fosfolipídios de ovos, óleos e glicerina (*sinônimo*: emulsão lipídica intravenosa [ELIV])

esteatorreia: excesso de resíduos lipídicos nas fezes

fissura: dobra normal ou anormal, ranhura ou solução de continuação em tecido corporal

fístula: trajeto anatomicamente anormal entre dois órgãos internos ou entre um órgão interno e a superfície corporal

hemorroidas: porções dilatadas das veias anais

ileostomia: abertura cirúrgica no íleo, por meio de um estoma, para possibilitar a drenagem do conteúdo intestinal; um tipo de desvio fecal

incontinência fecal: eliminação involuntária de fezes

má-absorção: comprometimento do transporte pela mucosa

mistura total de nutrientes (MTN): mistura de emulsões lipídicas, proteínas, carboidratos, eletrólitos, vitaminas, minerais-traço e água

nutrição parenteral: método de fornecimento de nutrientes para o corpo por via intravenosa

peritonite: inflamação do revestimento da cavidade abdominal

reflexo gastrocólico: movimentos peristálticos do intestino grosso que ocorrem 5 a 6 vezes/dia e são ocasionados pela distensão do estômago

síndrome do intestino irritável (SII): distúrbio funcional crônico caracterizado por desconforto abdominal recidivante, que afeta a frequência de defecação e a consistência das fezes; não está associada a alterações estruturais ou bioquímicas específicas

tenesmo: esforço ineficaz e, às vezes, doloroso e necessidade de eliminar as fezes

Nos EUA, 60 a 70 milhões de pessoas são diagnosticadas com algum tipo de doença do sistema digestório. Essas doenças são responsáveis por mais de 48,3 milhões de consultas em instalações de saúde e clínicas e aproximadamente 21,7 milhões de hospitalizações anualmente. As doenças que acometem o sistema digestório custam ao público norte-americano mais de US$ 141,8 bilhões e são responsáveis por aproximadamente 246 mil mortes a cada ano (National Institute of Diabetes and Digestive and Kidney Diseases [NIDDK], 2014b). Os tipos de doenças e distúrbios que afetam a parte inferior do sistema digestório são muitos e variados; exemplos incluem constipação intestinal, diarreia, diverticulite e doença intestinal inflamatória (DII).

Em todas as faixas etárias, um estilo de vida muito acelerado, altos níveis de estresse, hábitos alimentares irregulares, ingestão insuficiente de fibras e água e ausência de exercícios diários contribuem para os distúrbios gastrintestinais. Existe uma crescente compreensão das implicações biopsicossociais da doença gastrintestinal. A mente e as emoções podem ter um profundo impacto sobre o sistema digestório. Os enfermeiros têm um papel importante na identificação de padrões de comportamento que impõem risco aos pacientes, orientando-os sobre a prevenção e o manejo e ajudando os pacientes acometidos a melhorar a sua condição e a prevenir complicações.

ANORMALIDADES DA ELIMINAÇÃO FECAL

Alterações nos padrões de eliminação fecal são manifestações de distúrbios funcionais ou doenças do sistema digestório. As alterações mais comuns são constipação intestinal, diarreia e incontinência fecal.

CONSTIPAÇÃO INTESTINAL

A **constipação intestinal** é definida como menos de três episódios de evacuação semanais ou fezes de consistência dura, ressecadas, em pequeno volume ou de difícil eliminação (Simren, Palsson & Whitehead, 2017). Nos EUA, aproximadamente 63 milhões de pessoas apresentam constipação intestinal crônica, o que a torna um distúrbio gastrintestinal muito comum. As pessoas mais prováveis de apresentarem constipação intestinal são mulheres, sobretudo gestantes, pacientes submetidos recentemente a procedimentos cirúrgicos, idosos, não caucasianos e pessoas com histórico de síndrome do intestino irritável (SII) (NIDDK, 2018). É importante observar que a constipação intestinal é um sintoma, e não uma doença; entretanto, ela pode indicar uma doença de base ou um distúrbio da motilidade do sistema digestório. A constipação intestinal percebida também pode ser uma preocupação; esse problema subjetivo ocorre quando o padrão de eliminação intestinal de uma pessoa não é consistente com aquele considerado normal (Dimidi, Cox, Grant et al., 2019; Mari, Mahamid, Amara et al., 2020).

A constipação intestinal pode ser provocada por determinados medicamentos, tais como agentes colinérgicos, antidepressivos, anticonvulsivantes, antiespasmódicos (relaxantes musculares), antagonistas dos canais de cálcio, agentes diuréticos, opioides, antiácidos contendo alumínio e cálcio e suplementos de ferro. Outras causas de constipação intestinal podem incluir fraqueza, imobilidade, debilidade, fadiga, doença celíaca e incapacidade de aumentar a pressão intra-abdominal para facilitar a eliminação das fezes, como pode ocorrer em pacientes com enfisema ou lesão medular, por exemplo. Muitas pessoas têm constipação intestinal porque não esperam o tempo necessário para defecar ou ignoram a necessidade de defecar. A constipação intestinal também é o resultado dos hábitos alimentares (i. e., baixo consumo de fibras e ingestão inadequada de líquidos), da ausência de exercícios regulares e do estresse (NIDDK, 2018). As fibras são particularmente importantes para a saúde intestinal, tendo em vista que aumentam o volume das fezes, em geral facilitando sua eliminação. Um dos benefícios mais significativos da fibra dietética, a maior parte proveniente das paredes celulares vegetais, é a sua fermentabilidade, que influencia a diversidade de micróbios no sistema digestório e promove a saúde das paredes intestinais (Williams, Grant, Gidley et al., 2017).

Fisiopatologia

A fisiopatologia da constipação intestinal não é suficientemente compreendida, mas acredita-se que inclua a interferência em uma de três funções importantes do cólon: transporte mucoso (i. e., as secreções mucosas facilitam a movimentação do conteúdo do cólon), atividade mioelétrica (i. e., mistura da massa retal e ações de propulsão) ou processos da defecação (p. ex., disfunção do assoalho pélvico). Existem quatro classes de constipação intestinal, de acordo com os mecanismos fisiopatológicos subjacentes (Basson, 2019a):

- Constipação intestinal funcional, que envolve mecanismos normais de transporte. Esse tipo de constipação intestinal é o mais comum e pode ser tratado com sucesso por aumento do consumo de fibras e líquido
- Constipação intestinal de trânsito lento, que é causada por distúrbios inerentes da função motora do cólon (p. ex., doença de Hirschsprung) e se caracteriza por eliminação infrequente de fezes
- Distúrbios da evacuação, que são causados por coordenação motora disfuncional entre o assoalho pélvico e o esfíncter anal. Constipação intestinal dissinérgica é uma causa comum de constipação intestinal crônica e é causada pela incapacidade de coordenar os músculos do abdome, do assoalho pélvico e da região anorretal para defecar. O termo *anismus* é usado para descrever a disfunção do assoalho pélvico e constipação intestinal.[1] Isso pode provocar não apenas constipação intestinal, como também incontinência fecal (ver discussão adiante)
- Constipação intestinal induzida por opioides, que inclui sinais/sintomas novos ou agravados quando a terapia com opioides é iniciada, modificada ou incrementada e precisa incluir duas ou mais manifestações de constipação intestinal funcional (ver discussão adiante).

A necessidade de defecar normalmente é estimulada pela distensão retal, que inicia uma série de quatro ações: estimulação do reflexo retoanal inibitório, relaxamento do músculo do esfíncter interno, relaxamento do músculo do esfíncter externo e dos músculos na região pélvica e aumento da pressão intra-abdominal. A interferência em quaisquer desses processos pode causar constipação intestinal.

Quando a necessidade de defecar é ignorada, a mucosa e a musculatura retais tornam-se insensíveis à presença das massas fecais, de modo que é necessário um estímulo mais forte para produzir a atividade peristáltica necessária para a defecação.

---

[1] N.R.T.: Segundo a Sociedade Brasileira de Coloproctologia, o termo *anismus* descreve a síndrome de defecação obstruída, caracterizada por contração inapropriada do músculo puborretal ou não relaxamento deste durante o esforço evacuatório.

O efeito inicial da retenção fecal é a irritabilidade do cólon, que, nesse estágio, com frequência é transformada em espasmos, especialmente após as refeições, dando origem às dores do tipo cólica no meio do abdome ou na parte inferior do abdome. Após diversos anos desse processo, o cólon perde o tônus muscular e torna-se essencialmente não responsivo aos estímulos normais (similar a um balão excessivamente inflado). Com o envelhecimento, ocorre atonia, ou diminuição do tônus muscular. Isso pode levar à constipação intestinal, tendo em vista que as fezes são retidas por períodos mais longos.

Manifestações clínicas

As manifestações clínicas da constipação intestinal são: menos de três defecações por semana; distensão abdominal; dor abdominal e inchaço; sensação de evacuação incompleta; esforço à defecação; e eliminação de fezes de pequeno volume, grumosas, rígidas e secas. O paciente relata **tenesmo** (i. e., esforço para defecar inefetivo e, às vezes, doloroso e urgência para eliminar as fezes) ou lombalgia. A constipação intestinal crônica, frequentemente associada a transtornos psicológicos, consiste na existência dessas manifestações durante pelo menos 12 semanas durante o ano anterior (Basson, 2019a).

Avaliação e achados diagnósticos

O diagnóstico de constipação intestinal tem por base a anamnese do paciente, o exame físico, possivelmente os resultados de um enema de bário ou sigmoidoscopia e pesquisa de sangue oculto nas fezes. Esses exames são realizados para determinar se esse sintoma resulta de espasmo ou estreitamento do intestino. A manometria anorretal (i. e., estudos da pressão, como de expulsão de balão) pode ser realizada para avaliar o mau funcionamento do esfíncter. Defecografia e estudos do trânsito colônico também podem auxiliar no diagnóstico, tendo em vista que possibilitam a avaliação da função anorretal ativa. Radiografias, colonoscopia e endoscopia digestiva baixa podem ser solicitadas para a avaliação do paciente com constipação intestinal (Basson, 2019a).

Como mencionado, a maioria dos pacientes com constipação intestinal apresenta constipação intestinal funcional. Os critérios diagnósticos de Roma IV constituem o arcabouço para fazer essa determinação (Simren, Palsson & Whitehead, 2017) (Boxe 41.1).

Causas secundárias de constipação intestinal devem ser avaliadas. Entre as doenças neurológicas que podem comprometer a função intestinal estão acidente vascular encefálico (AVE), diabetes melito, lesão da medula espinal e lesão cerebral traumática. Outras causas de constipação intestinal secundária incluem obstrução colônica, prolapso retal ou vaginal, efeitos de alguns medicamentos, hemorroidas, fissuras anais e doença diverticular. Habitualmente a investigação diagnóstica é indicada para os pacientes que não respondem ao tratamento conservador (p. ex., aumento do consumo de líquido e de fibra e da atividade física) (Basson, 2019a).

Complicações

Pode ocorrer o aumento da pressão arterial com a defecação. O esforço à defecação, que resulta na manobra de Valsalva (i. e., expiração forçada com a glote fechada), tem um impacto na pressão arterial. Durante o esforço ativo, o fluxo de sangue venoso no tórax é temporariamente impedido, em virtude do aumento da pressão intratorácica. Essa pressão tende a colapsar as grandes veias no tórax. Os átrios e os ventrículos recebem

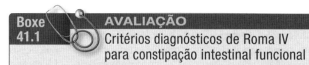

Boxe 41.1 AVALIAÇÃO
Critérios diagnósticos de Roma IV para constipação intestinal funcional

Os sinais/sintomas relatados têm de existir há pelo menos 3 meses, com aparecimento pelo menos 6 meses antes do diagnóstico. Os sinais/sintomas precisam incluir dois ou mais dos seguintes:

- Esforço excessivo para defecar em pelo menos 25% dos episódios de evacuação
- Eliminação de fezes endurecidas ou grumosas em pelo menos 25% dos episódios de evacuação
- Sensação de evacuação incompleta das fezes em pelo menos 25% dos episódios de evacuação
- Sensação de bloqueio ou obstrução anorretal durante pelo menos 25% dos episódios de evacuação
- Manobras manuais (p. ex., estimulação digital, suporte do assoalho pélvico) são necessárias para facilitar pelo menos 25% dos episódios de evacuação
- Menos de três episódios de evacuação espontânea por semana.

Além disso, a eliminação de fezes pastosas raramente ocorre sem o uso de agentes laxativos, e é preciso que o diagnóstico de síndrome do intestino irritável esteja descartado.

Adaptado de Lacy, B. E., Mearin, F., Chang, L. et al. (2016). Bowel disorders. *Gastroenterology, 150*(6), 1393-1407.

menos sangue e, consequentemente, menos sangue é ejetado pelo ventrículo esquerdo. O débito cardíaco é diminuído, e ocorre queda temporária dos níveis de pressão arterial, o que pode causar ortostase, tontura ou síncope (Norris, 2019).

As complicações adicionais da constipação intestinal incluem impactação fecal, que pode evoluir para incontinência fecal, **hemorroidas** (porções dilatadas das veias anais), **fissuras** (dobra normal ou anormal, ranhura ou ruptura em tecido corporal), prolapso retal e megacólon (ver discussão adiante sobre distúrbios anorretais, que incluem hemorroidas e fissuras). A impactação fecal ocorre quando a massa acumulada de fezes ressecadas, denominada *fecálito*, não pode ser expelida. A massa pode ser palpável no toque retal, pode comprimir a mucosa colônica, resultando na formação de úlceras, mais tipicamente no cólon retossigmoide, e pode causar incontinência fecal, com extravasamento de fezes líquidas. O tratamento pode ser embaraçoso e doloroso, tendo em vista que a remoção da impactação geralmente envolve a retirada das fezes com os dedos e a administração de enema. Uma ulceração também tem o potencial de perfurar a parede colônica, resultando em **peritonite** (i. e., inflamação do revestimento da cavidade abdominal) (Basson, 2019a).

As hemorroidas desenvolvem-se como resultado da congestão vascular perianal causada pelo esforço. As fissuras anais podem resultar da eliminação das fezes rígidas pelo ânus, que rompem o revestimento do canal anal. O reto pode prolapsar através do canal anal, provocando infiltração de muco (NIDDK, 2018).

O megacólon é um cólon dilatado e atônico, causado por massa fecal que obstrui a passagem do conteúdo do cólon. Os sintomas incluem constipação intestinal, incontinência fecal líquida e distensão abdominal. O megacólon pode levar à perfuração do intestino (Norris, 2019).

Considerações gerontológicas

Visitas ao médico para o tratamento da constipação intestinal são comuns em pessoas com idade igual ou superior a 65 anos. A sua queixa mais comum é a necessidade de esforço à defecação. O processo de envelhecimento inevitavelmente gera alterações no cólon, mas a extensão e as implicações fisiológicas para a defecação continuam incertas. O estado clínico torna-se mais complexo, em virtude de fatores onipresentes entre os idosos (Eliopoulos, 2018). Por exemplo, os idosos que utilizam dentaduras mal ajustadas ou que perderam seus dentes têm dificuldade de deglutição e, com frequência, optam por alimentos macios e processados, que apresentam baixo teor de fibras. Os idosos tendem a apresentar diminuição da ingestão alimentar, redução da mobilidade e fraqueza dos músculos abdominais e pélvicos e são mais propensos a sofrer de diversas doenças crônicas, que requerem a administração de vários medicamentos (polifarmácia), o que com frequência causa constipação intestinal. Alimentos de conveniência com baixo teor de fibras são amplamente utilizados por pessoas que perderam o interesse em se alimentar. Alguns idosos reduzem a sua ingestão de líquidos se não estiverem ingerindo refeições regulares. Depressão, fraqueza e repouso prolongado no leito também contribuem para a constipação intestinal, uma vez que diminuem a motilidade intestinal e o tônus do esfíncter anal. Os impulsos nervosos são fracos, e a necessidade de defecar é diminuída. Muitos idosos usam laxantes excessivamente para tentar ter defecações diárias e tornam-se dependentes deles. A constipação intestinal crônica compromete profundamente a qualidade de vida e é comparável a outras condições, como diabetes, artrite reumatoide e osteoartrite (Eliopoulos, 2018).

Manejo clínico

O tratamento tem por objetivo a causa subjacente da constipação intestinal e a prevenção de recidivas. Ele inclui orientações, prática de exercícios físicos, treinamento dos hábitos intestinais, aumento da ingestão de fibras e líquido e utilização criteriosa de laxantes. O manejo também pode incluir interrupção do uso de laxantes ou substituição de medicamentos que poderiam provocar ou exacerbar a constipação intestinal por outros medicamentos (Lacy, Mearin, Chang et al., 2016). Os pacientes podem ser orientados a sentar-se no toalete com as pernas apoiadas e a utilizar o **reflexo gastrocólico** (movimentos peristálticos do intestino grosso que ocorrem 5 a 6 vezes/dia e são ocasionados pela distensão do estômago) na tentativa de defecação após uma refeição e uma bebida quente. Exercícios de rotina são incentivados para fortalecer os músculos abdominais. O *biofeedback* é uma técnica que pode ser utilizada para auxiliar os pacientes a aprenderem a relaxar o mecanismo do esfíncter para expelir as fezes. *Biofeedback* é uma terapia efetiva para os pacientes com defecação dissinérgica e é considerado uma opção de primeira linha após lesões estruturais anorretais serem descartadas como causa de constipação intestinal (Rao & Patcharatrakul, 2016; Rao, Valestin, Xiang et al., 2018). É recomendada a ingestão alimentar diária de 25 a 30 g/dia de fibra (solúvel e formadora de volume), especialmente para o tratamento da constipação intestinal no adulto mais velho. É importante adicionar fibra à dieta lentamente, para evitar efeitos adversos, como cólicas abdominais e distensão abdominal. A fibra é aumentada diariamente (5 g por vez), com o encorajamento do consumo de líquidos (Mari et al., 2020). Se laxantes forem necessários, pode ser prescrito um dos seguintes: agentes formadores de volume (laxantes fibrosos), agentes salinos e osmóticos, lubrificantes, estimulantes ou emolientes fecais. As informações sobre a ação fisiológica e as orientações ao paciente relacionadas com esses laxantes são apresentadas na Tabela 41.1. Enemas e supositórios retais em geral não são recomendados para o tratamento da constipação intestinal, a menos que outros medicamentos tenham fracassado.

Manejo de enfermagem

O enfermeiro questiona o paciente sobre o início e a duração da constipação intestinal, padrões de eliminação atuais e passados, a expectativa do paciente sobre a eliminação intestinal normal e informações sobre o estilo de vida (p. ex., nível de exercícios e atividades, ocupação, ingestão de alimentos e líquidos e nível de estresse) durante a entrevista da anamnese. A história clínica e cirúrgica anterior, os medicamentos atuais e o uso de laxantes e enemas são importantes, assim como as informações a respeito da sensação de pressão retal ou plenitude, dor abdominal, esforço excessivo à defecação e flatulência.

Após a obtenção da anamnese, o enfermeiro estabelece metas específicas para as orientações do paciente (Boxe 41.2). As metas para o paciente incluem: restauração ou manutenção de um padrão regular de eliminação, respondendo à necessidade de defecação; ingestão adequada de líquidos e alimentos com alto teor de fibras; aprendizado dos métodos para evitar a constipação intestinal; alívio da ansiedade sobre os padrões de eliminação intestinal; e evitar complicações.

DIARREIA

A **diarreia** é o aumento da frequência de defecações (mais de 3 vezes/dia) com alteração da consistência (*i. e.*, aumento da liquidez) das fezes. Pode ser associada a urgência, desconforto perianal, incontinência, náuseas ou uma combinação desses fatores (NIDDK, 2016b). Qualquer condição que cause aumento das secreções intestinais, diminuição da absorção mucosa ou alteração da motilidade pode produzir diarreia.

A diarreia pode ser classificada como aguda, persistente ou crônica. A diarreia aguda é autolimitada, durando 1 ou 2 dias, ao passo que a diarreia persistente dura comumente entre 2 e 4 semanas. A diarreia crônica persiste por mais de 4 semanas e pode retornar esporadicamente. Diarreias agudas e persistentes são, com frequência, causadas por infecções virais (p. ex., norovírus). Além disso, alguns fármacos podem provocar diarreia aguda ou persistente, como alguns antibióticos (p. ex., eritromicina) e antiácidos contendo magnésio (p. ex., hidróxido de magnésio). A diarreia crônica pode ser um efeito adverso da quimioterapia, de agentes antiarrítmicos, de agentes anti-hipertensivos, de distúrbios metabólicos e endócrinos (p. ex., diabetes melito, doença de Addison, tireotoxicose), distúrbios disabsortivos (p. ex., intolerância à lactose, doença celíaca), defeito do esfíncter anal, síndrome de Zollinger-Ellison (SZE), síndrome de imunodeficiência adquirida (AIDS, do inglês *acquired immunodeficiency syndrome*), parasitoses ou infecção por *Clostridium difficile* (NIDDK, 2016b).

C. difficile é um microrganismo anaeróbio gram-positivo e é a bactéria mais comumente identificada em pacientes com diarreia associada ao uso de antibióticos (Mada & Alam, 2019). Aproximadamente 500 mil pacientes são infectados anualmente, causando 15 mil mortes. O uso de antibióticos, incluindo penicilinas, cefalosporinas, fluoroquinolonas e clindamicina, é um fator de risco conhecido. Mais de 50% dos pacientes hospitalizados serão medicados com um antibiótico durante sua estadia; nos EUA, o Centers for Disease Control and Prevention (CDC) estima que 30 a 50% desses

TABELA 41.1 Medicamentos laxantes selecionados.

Classificação/medicamentos	Ação	Orientações ao paciente
Formadores de volume Metilcelulose, *Psyllium*, dextrina de trigo	Polissacarídeos e derivados da celulose e do trigo misturam-se aos líquidos intestinais, aumentam de volume e estimulam o peristaltismo.	Administrar com 240 m*l* de água e prosseguir com 240 m*l* de água; não administrar a seco. Relatar distensão abdominal ou quantidade incomum de flatulência.
Agente salino Hidróxido de magnésio	Íons magnésio não absorvíveis alteram a consistência das fezes ao deslocar a água para o lúmen intestinal por osmose; o peristaltismo é estimulado. A ação ocorre em 2 h.	Estar ciente de que a preparação líquida é mais efetiva do que a forma em comprimidos. Observar que é recomendada a utilização apenas a curto prazo, em virtude de toxicidade (depressão do sistema nervoso central ou neuromuscular, desequilíbrio eletrolítico). Não usar laxantes de magnésio quando o paciente tiver insuficiência renal.
Lubrificante Supositório de glicerina, óleo mineral	Hidrocarbonetos não absorvíveis amolecem a matéria fecal ao lubrificar a mucosa intestinal; a eliminação das fezes é facilitada. A ação ocorre em 6 a 8 h para o óleo mineral e em 30 min para o supositório de glicerina.	Não administrar óleo mineral com as refeições, pois ele pode comprometer a absorção de vitaminas hidrossolúveis e adiar o esvaziamento gástrico. Deglutir cuidadosamente, tendo em vista que as gotas de óleo que obtêm acesso à faringe podem causar pneumonia lipídica. Inserir supositórios de glicerina completamente e pedir o paciente para retê-los.
Estimulantes Bisacodil, *Senna*	Irritam o epitélio colônico por meio da estimulação de terminações nervosas sensoriais e do aumento das secreções mucosas e da diminuição da absorção de água do intestino grosso. A ação ocorre em 6 a 8 h.	Estar ciente de que a catarse pode causar desequilíbrio hidreletrolítico, especialmente no adulto mais velho. Não engolir, esmagar nem mastigar comprimidos. Evitar leite ou antiácidos até 1 h após a administração dos medicamentos, tendo em vista que o revestimento entérico pode se dissolver prematuramente. Observar que os laxantes estimulantes *não* são indicados para a administração a longo prazo.
Emoliente fecal Docusato	Hidrata as fezes por meio de sua ação surfactante sobre o epitélio colônico (aumenta a efetividade do umedecimento da água intestinal); as substâncias aquosas e lipídicas são misturadas. *Não* exerce ação laxante.	Observar que pode ser utilizado com segurança por pacientes que devem evitar o esforço (pacientes cardíacos, pacientes com distúrbios anorretais). Estar ciente de que não evacuará fezes rígidas, tendo em vista que não é um laxante verdadeiro. Melhor para uso a curto prazo; efetividade diminuída com o uso prolongado.
Agente osmótico Polietilenoglicol e eletrólitos (sódio e potássio)	Atrai água e eletrólitos, aumentando a pressão intraluminal, encurtando o tempo de trânsito colônico e aumentando a motilidade intestinal.	Agentes baseados em polietilenoglicol originalmente usados para limpeza intestinal antes de colonoscopia; atualmente, disponíveis em forma de pó para uso diário, que é geralmente seguro e efetivo. Monitorar níveis de eletrólitos em caso de uso prolongado. Os efeitos da terapia prolongada não são bem conhecidos.
Ativador de canais de cloreto Lubiprosterona	Estimula os canais de cloreto na mucosa colônica, provocando a passagem passiva de sódio e cloreto para o cólon.	Aprovada pela Food and Drug Administration (FDA) para constipação intestinal induzida por opioides em pessoas com dor crônica não relacionada com câncer. Evitar gravidez durante o tratamento, pois pode provocar aumento da flatulência e eliminação de fezes pastosas. Não usar por mais de 4 semanas.
Agonista de receptor de serotonina 4 Prucaloprida	Procinético, estimula receptores de serotonina seletivos no sistema digestório, provocando liberação de acetilcolina e estimulando a motilidade gastrintestinal.	Aprovada pela FDA para constipação intestinal idiopática crônica. A ação seletiva reduz os efeitos adversos cardiovasculares de outros agonistas não seletivos de receptores de serotonina.

Adaptada de Mari, A., Mahamid, M., Amara, H. et al. (2020). Chronic constipation in the elderly patient: Updates in evaluation and management. *Korean Journal of Family Medicine, 41*(3), 139-145. doi.org/10.4082/kjfm.18.0182.

antibióticos sejam desnecessários ou incorretamente prescritos (Mada & Alam, 2019). Outros fatores de risco para infecção por *C. difficile* incluem idade avançada, uso de inibidores da bomba de prótons ou quimioterapia e história pregressa de hepatopatia crônica, nefropatia ou desnutrição.

Fisiopatologia

As diarreias agudas e persistentes são classificadas como não inflamatórias (grande volume) ou inflamatórias (pequeno volume). Patógenos entéricos que não são invasivos (p. ex., *S. aureus*, *Giardia*) não provocam reação inflamatória, mas secretam toxinas que comprometem o transporte colônico de líquidos. Esses patógenos provocam diarreia não inflamatória, que se caracteriza por grande volume de fezes líquido-pastosas. Outros patógenos que invadem a mucosa intestinal e provocam alterações inflamatórias normalmente resultam em volumes menores de fezes sanguinolentas (p. ex., disenteria). Entre os microrganismos implicados estão espécies de *Shigella*, *Salmonella* e *Yersinia* (Norris, 2019).

> **Boxe 41.2 ORIENTAÇÕES AO PACIENTE**
> **Prevenção da constipação intestinal**
>
> O enfermeiro instrui o paciente a:
>
> - Reconhecer a fisiologia da evacuação e a importância de responder à urgência para defecar
> - Compreender as variações normais nos padrões de defecação
> - Estabelecer uma rotina intestinal e estar ciente de que a apresentação de um horário regular para a defecação (p. ex., o melhor horário é após uma refeição) pode auxiliar no início do reflexo
> - A prevenção da constipação intestinal inclui assegurar hábitos dietéticos apropriados, tais como o consumo de alimentos ricos em fibras e resíduos (p. ex., frutas, hortaliças), acrescentar fibra à dieta lentamente, com consumo adequado de líquidos, optar por fontes de fibra, em vez de suplementos de fibras, aumentar o consumo de farelo de trigo (o aumento tem de ser gradual) e aumentar o consumo de líquidos (a menos que haja contraindicações)
> - Aumentar a força muscular por meio de exercícios físicos, aumento da deambulação e aumento do tônus muscular abdominal para auxiliar na propulsão do conteúdo do cólon
> - Realizar os exercícios para o aumento do tônus abdominal (incluindo contração dos músculos abdominais 4 vezes/dia e flexões das pernas até o tórax 10 a 20 vezes/dia)
> - Utilizar a posição normal (semiagachada) para maximizar o uso dos músculos abdominais e a força da gravidade
> - Evitar o uso excessivo ou a longo prazo de laxantes estimulantes.

A diarreia crônica pode ser do tipo secretória, osmótica, má absortiva, infecciosa ou exsudativa. A diarreia secretória normalmente é volumosa. Com frequência associada a toxinas bacterianas e agentes quimioterápicos usados no tratamento de neoplasias, essa diarreia é causada por aumento da produção e da secreção de água e eletrólitos pela mucosa intestinal para o lúmen intestinal. A diarreia osmótica ocorre quando a água é "puxada" para o intestino por pressão osmótica de partículas não absorvidas, retardando a reabsorção da água. Ela pode ser causada por deficiência de lactase, disfunção pancreática ou hemorragia intestinal. A diarreia má absortiva combina ações mecânicas e bioquímicas, inibindo a absorção efetiva de nutrientes. Níveis baixos de albumina sérica levam ao edema da mucosa intestinal e a fezes líquidas. A diarreia infecciosa resulta de agentes infecciosos que invadem a mucosa intestinal. A diarreia exsudativa é causada por alterações na integridade da mucosa, perda epitelial ou destruição tecidual por radiação ou quimioterapia. A diarreia também pode ser causada pela utilização errônea de laxantes (Norris, 2019).

Manifestações clínicas

Além do aumento da frequência e do conteúdo de líquido das fezes, o paciente normalmente apresenta cólicas abdominais, distensão, borborigmo (i. e., ruído retumbante causado pela movimentação de gás pelo intestino), anorexia e sede. Contrações espasmódicas dolorosas do ânus e tenesmo podem ocorrer à defecação. Outros sinais/sintomas dependem da causa e da gravidade da diarreia, mas estão relacionados com a desidratação e os desequilíbrios hidreletrolíticos.

Fezes gordurosas e volumosas sugerem **má-absorção** intestinal (comprometimento do transporte pela mucosa), ao passo que a existência de sangue, muco e pus nas fezes sugere enterite inflamatória ou colite. Gotículas de óleo na água do vaso sanitário podem ser sugestivas de insuficiência pancreática. A diarreia noturna pode ser manifestação de neuropatia diabética (NIDDK, 2016b; Weber & Kelley, 2018). A possibilidade de infecção por C. *difficile* deve ser considerada em todos os pacientes com diarreia inexplicada que estejam usando ou que tenham usado recentemente antibióticos.

Avaliação e achados diagnósticos

Quando a causa da diarreia não for óbvia, os exames complementares a seguir poderão ser realizados: hemograma completo; bioquímica sérica; urinálise; exame fecal de rotina; e exames fecais quanto a microrganismos infecciosos ou parasitários, toxinas bacterianas, sangue, gordura, eletrólitos e leucócitos. A endoscopia ou o enema de bário podem auxiliar na identificação da causa.

Complicações

A complicação mais comum de diarreia é a desidratação. A desidratação associada à perda eletrolítica (sobretudo a perda de potássio) pode provocar arritmias cardíacas. A perda de bicarbonato com a diarreia também pode levar à acidose metabólica. Débito urinário inferior a 0,5 mℓ/kg/h durante 2 a 3 horas consecutivas, fraqueza muscular, parestesia, hipotensão, anorexia e sonolência com nível de potássio inferior a 3,5 mEq/ℓ (3,5 mmol/ℓ) devem ser relatados. A diarreia crônica também pode resultar em questões do cuidado da pele relacionadas com a dermatite irritante (NIDDK, 2016b). A limpeza com um lenço umedecido e a aplicação de um creme de barreira podem prevenir a dermatite.

 ## Considerações gerontológicas

Pacientes idosos podem se tornar desidratados rapidamente e desenvolver hipopotassemia (níveis baixos de potássio) como resultado da diarreia. O enfermeiro observa se há manifestações de fraqueza muscular, arritmias ou diminuição da motilidade peristáltica, que pode levar ao íleo paralítico. O paciente idoso que faz uso de digitálicos (p. ex., digoxina) deve ter conhecimento sobre quão rapidamente a desidratação e a hipopotassemia podem ocorrer com a diarreia. O enfermeiro orienta o paciente a reconhecer os sintomas de hipopotassemia, tendo em vista que níveis baixos de potássio potencializam a ação do digitálico, provocando toxicidade por digitálico (Eliopoulos, 2018).

A pele do paciente idoso é mais sensível à escoriação por causa da diminuição do turgor e da redução das camadas de gordura subcutânea. A limpeza suave com uma solução de limpeza perineal (i. e., método de limpeza úmida) e o uso de um creme de barreira ou um selador cutâneo líquido irão prevenir ou tratar a escoriação (Eliopoulos, 2018).

Manejo clínico

O manejo é direcionado ao controle dos sintomas, à prevenção de complicações e à eliminação ou ao tratamento da doença subjacente. Até que a causa definitiva seja descoberta, são recomendadas medidas de controle de infecções que restrinjam a transmissão de microrganismos infecciosos (p. ex., diarreia associada ao C. *difficile*) (ver discussão sobre infecção por C. *difficile* no Capítulo 66). Determinados medicamentos (p. ex., antibióticos, agentes anti-inflamatórios) e agentes antidiarreicos (p. ex., loperamida, difenoxilato) podem ser prescritos para reduzir a gravidade da diarreia e tratar a doença de base. Na maioria dos casos, a loperamida é o medicamento preferencial, tendo em vista que apresenta menos efeitos colaterais do que o difenoxilato com atropina. Os achados de uma revisão sistemática apoiaram o uso de probióticos (microrganismos vivos administrados a um hospedeiro) em alguns tipos de diarreia (Jones & Cantor, 2019). Os microrganismos específicos usados foram *Saccharomyces boulardii* (levedura) ou bactérias acidolácticas, como *Lactobacillus* e espécies *acidolácticas de Enterococcus*. Os efeitos benéficos incluem duração encurtada dos sintomas e melhora precoce dos sintomas; não houve relato de efeitos adversos graves (Jones & Cantor, 2019).

Manejo de enfermagem

O enfermeiro avalia e monitora as características e o padrão da diarreia. A anamnese deve abordar a terapia medicamentosa do paciente, a história clínica e cirúrgica e os padrões alimentares e a ingestão. Relatos de doença aguda recente ou viagem recente a outra área geográfica são importantes. A avaliação inclui a ausculta abdominal e a palpação quanto à sensibilidade. A inspeção do abdome, das membranas mucosas e da pele é importante para determinar o estado de hidratação. São obtidas amostras fecais para pesquisa. A área perianal também deve ser avaliada quanto a escoriações cutâneas.

Durante um episódio de diarreia, o paciente é estimulado a aumentar a ingestão de líquidos e alimentos com baixo teor de fibras até que os sintomas cessem. Quando o paciente puder tolerar a ingestão alimentar, deve evitar cafeína, bebidas alcoólicas, laticínios e alimentos gordurosos por diversos dias (NIDDK, 2016b). Medicamentos antidiarreicos, tais como difenoxilato com atropina ou loperamida, podem ser administrados, conforme prescrito. A terapia com solução intravenosa (IV) pode ser necessária para a rápida reidratação em alguns pacientes, especialmente em idosos e naqueles com distúrbios gastrintestinais preexistentes (p. ex., DII). É importante monitorar cuidadosamente os níveis de eletrólitos séricos. O enfermeiro deve relatar imediatamente as evidências de arritmias ou alterações no nível de consciência do paciente.

A área perianal pode tornar-se escoriada, pois as fezes diarreicas contêm enzimas digestórias que podem irritar a pele. O paciente deve seguir uma rotina de cuidados da pele perianal para diminuir a irritação e a escoriação (ver Capítulo 56).

INCONTINÊNCIA FECAL

Os termos **incontinência fecal** ou extravasamento fecal inadvertido descrevem a eliminação involuntária recorrente de fezes por via retal durante pelo menos 3 meses. Os fatores que influenciam esse distúrbio incluem a capacidade do reto de sentir e acomodar as fezes, a quantidade e a consistência das fezes, a integridade dos esfíncteres e da musculatura anal e a motilidade retal. A incontinência fecal é uma condição disseminada que ocorre em pelo menos 7 em cada 100 adultos não hospitalizados e em pelo menos 50% dos adultos que vivem em unidade de longa permanência (*i. e.*, casas de repouso) (NIDDK, 2017b). A incontinência fecal pode ter um efeito substancialmente negativo na qualidade de vida (NIDDK, 2017b).

Fisiopatologia

A incontinência fecal tem muitas causas e fatores de risco e pode ser um sintoma de uma condição de base. Em geral, ela resulta de condições que interrompem ou rompem a estrutura ou a função da unidade anorretal. As causas comuns incluem: fraqueza do esfíncter anal, tanto traumática (p. ex., após procedimentos cirúrgicos envolvendo o reto) como não traumática (p. ex., esclerodermia); neuropatias, tanto periféricas (p. ex., nervo pudendo) como generalizadas (p. ex., diabetes melito); distúrbios do assoalho pélvico (p. ex., prolapso retal); inflamação (proctite por radiação, DII); distúrbios do sistema nervoso central (p. ex., demência, AVE, lesão da medula espinal, esclerose múltipla); diarreia; impactação fecal com transbordamento; e transtornos comportamentais. É uma consequência a longo prazo de lesões de parto vaginal, atualmente menos frequente do que no passado, provavelmente por causa do aprimoramento dos métodos de dar à luz. É mais comum em idosos (*i. e.*, enfraquecimento ou perda do tônus muscular anal ou retal) (Emmanuel, 2019; Rao, Bharucha, Chiaroni et al., 2016).

Manifestações clínicas

Os pacientes podem apresentar sujidades menores, urgência e perda do controle ocasional ou incontinência completa. Também podem ocorrer controle insuficiente de flatos, diarreia ou constipação intestinal. A incontinência passiva ocorre sem aviso, ao passo que os pacientes com incontinência de urgência têm a sensação da premência de evacuar, mas não conseguem chegar ao banheiro em tempo hábil (Rao et al., 2016).

Avaliação e achados diagnósticos

A avaliação da história clínica do paciente é útil na identificação da etiologia mais provável. São necessários exames complementares, tendo em vista que o tratamento da incontinência fecal depende da causa. Um exame retal e um exame endoscópico, como sigmoidoscopia flexível, são realizados para descartar tumores, inflamação, fissuras ou impactação. Manometria anorretal, defecografia, eletromiografia, endossonografia anorretal, ressonância magnética (RM) pélvica e estudos de trânsito podem ajudar na identificação de alterações na mucosa intestinal e no tônus muscular ou na detecção de outros distúrbios estruturais ou funcionais (NIDDK, 2017b).

Manejo clínico

O manejo clínico da incontinência fecal é direcionado para a correção da causa subjacente. Se a incontinência fecal estiver relacionada com a diarreia, a incontinência pode desaparecer quando a diarreia for tratada com sucesso. A incontinência fecal secundária à impactação fecal pode desaparecer após a retirada da impactação e a limpeza do reto. Se a incontinência fecal estiver relacionada com o uso de fármacos contribuintes (p. ex., laxantes, antiácidos que contenham magnésio), a incontinência pode melhorar ou cessar quando o esquema medicamentoso for alterado. Quando a incontinência fecal está relacionada com outros distúrbios, são instituídas medidas terapêuticas para a correção do distúrbio subjacente. Alguns pacientes se beneficiam do acréscimo de fibras (*Psyllium*) na forma de suplemento. Além disso, a administração de loperamida 30 minutos antes das refeições pode ser uma intervenção efetiva em alguns pacientes. A terapia com *biofeedback* com treinamento muscular do assoalho pélvico pode ajudar se o problema for a diminuição da percepção sensorial ou do controle do esfíncter. Irrigação transanal e programas de treinamento intestinal, incluindo técnicas para ajudar a defecação, como massagem abdominal, manobra de Valsalva e estimulação retal digital, também podem ser efetivos (Emmanuel, 2019; Rao et al., 2016). A estimulação do nervo sacral, promovida pelo implante de um estimulador transcutâneo que aplica estímulos elétricos de baixa amplitude, seria uma opção para alguns pacientes refratários a outras intervenções (Emmanuel, 2019). Os procedimentos cirúrgicos incluem reconstrução cirúrgica ou reparo do esfíncter anal, implantação de esfíncter artificial, aumento de volume do esfíncter anal por meio da injeção de agentes sintéticos, estimulação nervosa sacral ou desvio fecal (Emmanuel, 2019).

Manejo de enfermagem

O enfermeiro faz uma anamnese completa, incluindo informações a respeito de procedimentos cirúrgicos anteriores, doenças crônicas, padrões alimentares, ritmo intestinal (e alterações deste) e esquema medicamentoso atual. Um diário de defecação durante 1 a 2 semanas pode ser útil na identificação dos padrões de eliminação de fezes e dos fatores que influenciam a função intestinal (Emmanuel, 2019). Ferramentas específicas (p. ex., Escala de fezes de Bristol, ver discussão posterior) auxiliam na identificação da frequência de eliminação, do volume e da consistência das fezes. O enfermeiro também conclui um exame da área retal. Se for observada impactação fecal, ela deve ser removida antes da instituição de quaisquer terapias preventivas (Gump & Schmelzer, 2016; Taylor, Lynn & Bartlett, 2019).

O enfermeiro inicia um programa de treinamento intestinal com um cronograma para estabelecer a regularidade intestinal. O objetivo é ajudar o paciente a conquistar a continência fecal. Se isso não for possível, o objetivo deve ser lidar com o problema de modo que o paciente possa apresentar eliminação previsível e planejada. Às vezes, é necessário usar supositórios para estimular o reflexo anal. Após o paciente ter alcançado um cronograma regular, o supositório pode ser descontinuado. *Biofeedback*, bem como exercícios para o assoalho pélvico, pode ser aplicado para auxiliar o paciente na melhora da contratilidade do esfíncter e da sensibilidade retal. A regulação intestinal também envolve a aplicação terapêutica de dieta e fibras. Os alimentos que espessam as fezes (p. ex., purê de maçã) e produtos fibrosos auxiliam na melhora da continência (Gump & Schmelzer, 2016). Em contrapartida, alimentos que soltam as fezes (p. ex., ruibarbo, figos, ameixas secas, ameixas frescas) devem ser evitados. Alguns pacientes com incontinência fecal podem se beneficiar de medicamentos antidiarreicos (Gump & Schmelzer, 2016). Loperamida e difenoxilato com atropina podem ser administrados; a loperamida é o medicamento preferido, tendo em vista que não causa efeitos adversos do sistema nervoso central (Comerford & Durkin, 2020; Rao et al., 2016).

A incontinência fecal pode romper a integridade cutânea perineal. A manutenção da integridade cutânea é uma prioridade, especialmente no paciente adulto debilitado ou idoso. Embora sejam úteis para conter o material fecal, roupas íntimas para incontinência ou fraldas geriátricas possibilitam o aumento do contato da pele com as fezes e podem causar escoriação cutânea. Em geral, roupas íntimas para incontinência devem ser utilizadas apenas por breves períodos. O enfermeiro incentiva e orienta sobre a higiene meticulosa da pele e utiliza soluções de limpeza para a pele perineal e produtos para a proteção da pele para proteger a pele perineal. Alguns pacientes se beneficiam do uso ocasional de tampões anais de espuma (*plug* anal). Entretanto, muitas pessoas não os aceitam (Gump & Schmelzer, 2016).

Às vezes, a continência pode não ser conquistada, e o enfermeiro auxilia o paciente e a família a aceitarem e lidarem com essa situação crônica. Pacientes com demência podem se beneficiar da assistência com a toalete, incluindo micção provocada ou programada e treinamento dos hábitos, ou seja, o estabelecimento de um horário regular para ir ao banheiro (p. ex., após o desjejum para uma defecação) (Gump & Schmelzer, 2016). O paciente pode utilizar dispositivos para incontinência fecal, como dispositivos de coleta externa e sistemas de drenagem interna. Os dispositivos externos são bolsas retais especiais (denominadas *coletores de incontinência fecal*) que são drenáveis. Eles são unidos a uma barreira cutânea adesiva sintética especialmente projetada para a conformidade com as nádegas. Elaborados para pacientes com doenças crônicas debilitantes (p. ex., em unidades de longa permanência) ou doenças agudas, os sistemas de manejo fecal (p. ex., sistema de controle de incontinência fecal) podem ser utilizados para eliminar o contato cutâneo com as fezes e são especialmente úteis quando existe escoriação significativa ou perda de continuidade da pele. Esses sistemas, que consistem em um tubo com um balão de baixa pressão que se ajusta à área retal interna, podem ser usados para manejo em curto prazo de fezes líquidas (não mais que 4 semanas consecutivas).

SÍNDROME DO INTESTINO IRRITÁVEL

A **síndrome do intestino irritável (SII)** é um distúrbio funcional crônico caracterizado por dor abdominal recorrente associada à alteração do ritmo intestinal, que inclui diarreia, constipação intestinal ou ambas, sem uma causa identificável (Lehrer, 2019; NIDDK, 2017c; Pacheco, Roizenblatt, Góis et al., 2019). Estima-se que a prevalência global seja de 11%, e sua prevalência nos adultos norte-americanos é estimada em 12%. É tipicamente diagnosticada em adultos com idade inferior a 45 anos (NIDDK, 2017c). As mulheres são afetadas com mais frequência do que os homens, com o dobro de mulheres diagnosticadas com SII nos EUA em relação aos homens. Acredita-se que a instalação da SII esteja associada a uma inter-relação complexa de fatores genéticos, ambientais e psicossociais. Acredita-se que alguns fatores deflagradores possam prenunciar o aparecimento da SII ou exacerbar os sintomas em pacientes com SII diagnosticada; esses incluem estresse crônico, privação de sono, desregulação neuro-hormonal, crescimento bacteriano excessivo, genética, cirurgia, infecções (p. ex., *Giardia*), inflamação e intolerância alimentar (Pacheco et al., 2019).

Fisiopatologia

A SII resulta de um distúrbio funcional da motilidade intestinal. A alteração na motilidade pode estar relacionada com a desregulação neuroendócrina, sobretudo com alterações na sinalização de serotonina, infecção, irritação ou um distúrbio vascular ou metabólico. As ondas peristálticas são afetadas em segmentos específicos do intestino e na intensidade com a qual elas propulsionam o material fecal adiante. Não há evidências de inflamação ou alterações teciduais na mucosa intestinal (Norris, 2019).

Manifestações clínicas

Os sintomas podem variar amplamente em intensidade e duração, de leves e infrequentes até graves e contínuos. A principal manifestação é a alteração do ritmo intestinal: constipação intestinal (classificada como SII-C), diarreia (classificada como SII-D) ou uma combinação de ambas (classificada como SII-M ou "mista"). Os poucos pacientes com SII que não se encaixam nessas três categorias (SII-C, SII-D, SII-M) são classificados como não categorizados SII-NC. Dor, inchaço e distensão abdominal com frequência acompanham as alterações no padrão intestinal. Às vezes, a dor abdominal é precipitada pela alimentação e, em geral, é aliviada por meio da defecação. A SII ocorre com frequência de modo concomitante a outros distúrbios gastrintestinais, inclusive doença do reflexo gastresofágico

(DRGE), e vários distúrbios funcionais não relacionados com o sistema digestório, incluindo síndrome de fadiga crônica, dor pélvica crônica, fibromialgia, cistite intersticial, enxaqueca, ansiedade e depressão (NIDDK, 2017c).

Avaliação e achados diagnósticos

Os critérios de Roma IV definem a SII como dor abdominal recorrente que se manifesta pelo menos 1 vez/dia durante os 3 meses anteriores associada a dois ou mais dos seguintes itens (Lehrer, 2019):

- Dor abdominal associada à defecação
- Dor abdominal associada à modificação na frequência de defecação
- Dor abdominal associada à modificação no formato/aspecto das fezes.

O registro das características e do volume das fezes em um diário de defecação, como a Escala de fezes de Bristol, pode ser útil na determinação da categoria da SII (Lacy et al., 2016).

Um diagnóstico definitivo de SII também exige testes para confirmar a ausência de distúrbios estruturais ou outros. Os resultados do hemograma completo e da proteína C reativa (PC-R) ou da calprotectina conseguem descartar a possibilidade de DII (ver discussão adiante) no caso de pacientes que podem ter SII-D ou SII-M, assim como as provas sorológicas para a doença celíaca (ver discussão adiante). Exames de fezes e colonoscopia são realizados para descartar outras doenças intestinais (p. ex., câncer colorretal, colite) (Lacy et al., 2016).

Manejo clínico

Os objetivos do tratamento são o alívio da dor abdominal e o controle da diarreia ou da constipação intestinal. Modificação do estilo de vida, inclusive diminuição do estresse, higiene do sono e instituição de programa de exercícios físicos, pode resultar em melhora dos sinais/sintomas. A introdução de fibras solúveis (p. ex., *Psyllium*) na dieta é importante para o manejo da SII. A restrição, seguida de reintrodução gradual, de alimentos que possivelmente sejam irritativos pode ajudar a determinar quais tipos de alimentos realmente são irritativos. Dietas pobres em carboidratos fermentáveis (*low-FODMAP diets*), que restringem o consumo dos seguintes tipos de alimentos, poderiam melhorar os sintomas de alguns pacientes (Pacheco et al., 2019):

- Oligossacarídeos fermentáveis (p. ex., trigo, centeio, aspargo, legumes, alho, cebolas)
- Dissacarídeos (alimentos contendo lactose, como leite, iogurte)
- Monossacarídeos (alimentos contendo frutose, como mel, néctar de agave, figos, mangas)
- Polióis (p. ex., amoras, lichia e adoçantes hipocalóricos).

Para pacientes com SII, agentes antidiarreicos (p. ex., loperamida) podem ser administrados para controlar a diarreia e a urgência fecal. Para mulheres com formas graves de SII-D que persistem por mais de 6 meses e que não respondem a outras terapias, pode ser prescrita alosetrona, um antagonista 5-HT$_3$ extremamente seletivo que reduz a motilidade colônica. Outros medicamentos que podem aliviar os sinais/sintomas da SII-D incluem rifamixina, um antibiótico oral não absorvível, e eluxadolina, um antagonista de receptor delta/agonista de receptor μ (mu) que neuromodula a motilidade colônica (Pacheco et al., 2019). Lubiprostona, um regulador dos canais de cloreto no intestino, pode ser prescrita para pacientes com SII-C (Lacy et al., 2016).

Os pacientes com todos os tipos de SII queixam-se de dor abdominal. Esse sintoma pode ser aliviado pela prescrição de antiespasmódicos que atuem na musculatura lisa (p. ex., diciclomina). Antidepressivos podem ajudar no tratamento da ansiedade e da depressão de base, mas também apresentam benefícios secundários. Antidepressivos podem afetar os níveis de serotonina, modulando, assim, o tempo de trânsito intestinal e melhorando o conforto abdominal. Óleo de hortelã-pimenta, um agente usado em medicina complementar, é comprovadamente efetivo na redução do desconforto abdominal (Lacy et al., 2016). Alternativas para o manejo da SII incluem probióticos. Probióticos são bactérias que incluem *Lactobacillus* e *Bifidobacterium*, que podem ser administrados para auxiliar na diminuição do inchaço abdominal e dos gases (Lacy et al., 2016).

Manejo de enfermagem

O papel do enfermeiro é fornecer orientações ao paciente e à família e estimular atividades de autocuidado. O enfermeiro pode orientar o paciente sobre como usar de modo apropriado o diário do ritmo intestinal, como a Escala de fezes de Bristol. O enfermeiro enfatiza e reforça os bons hábitos alimentares e de sono (p. ex., evasão de deflagradores alimentares). Um bom modo para identificar alimentos problemáticos é manter um diário de alimentos por 1 a 2 semanas e correlacionar os sintomas com a ingestão de alimentos. Os pacientes são encorajados a se alimentar em horários regulares e a evitar deflagradores alimentares. Eles devem compreender que, embora a ingestão adequada de líquidos seja necessária, os líquidos não devem ser administrados com as refeições, tendo em vista que isso resulta em distensão abdominal. O consumo de bebidas alcoólicas e o tabagismo não são aconselhados. O manejo do estresse por meio de técnicas de relaxamento, terapia cognitivo-comportamental, ioga e exercícios podem ser recomendados.

DISTÚRBIOS DE MÁ-ABSORÇÃO

A incapacidade do sistema digestório de absorver uma ou mais das principais vitaminas (especialmente A e B$_{12}$), minerais (i. e., ferro e cálcio) e nutrientes (i. e., carboidratos, gorduras e proteínas) ocorre em distúrbios de má-absorção. As interrupções no complexo processo digestório podem ocorrer em qualquer local no sistema digestório e causar a diminuição da absorção (Norris, 2019). As condições que causam má-absorção podem ser agrupadas nas seguintes categorias (Norris, 2019):

- Distúrbios de mucosas (transporte), que causam má-absorção generalizada (p. ex., doença celíaca, doença de Crohn, enterite por radiação)
- Distúrbios luminais, que causam má-absorção (p. ex., deficiência de ácidos biliares, síndrome de Zollinger-Ellison, insuficiência pancreática, crescimento bacteriano excessivo no intestino delgado ou pancreatite crônica)
- Obstrução linfática, que interfere no transporte de gordura por produtos da digestão para a circulação sistêmica (p. ex., neoplasias, traumatismo cirúrgico).

Na Tabela 41.2, são apresentados os aspectos clínicos e patológicos de alguns distúrbios disabsortivos. O Boxe 41.3 apresenta um plano de orientação para pacientes com intolerância à lactose, um distúrbio disabsortivo comum causado pela deficiência de lactase.

TABELA 41.2 Distúrbios selecionados de má-absorção.

Doenças/distúrbios	Fisiopatologia	Características clínicas
Ressecção gástrica com gastrojejunostomia	Diminuição da estimulação pancreática em virtude do desvio duodenal; mistura inadequada de alimentos, bile, enzimas pancreáticas; diminuição do fator intrínseco	Perda de peso, esteatorreia moderada, anemia (combinação de deficiência de ferro, má-absorção de vitamina B_{12}, deficiência de folato)
Insuficiência pancreática (pancreatite crônica, carcinoma pancreático, ressecção pancreática, fibrose cística)	Redução da atividade de enzimas pancreáticas intraluminais, com má digestão de lipídios e proteínas	História de dor abdominal, seguida de perda de peso; esteatorreia acentuada, azotorreia (excesso de matéria nitrogenada nas fezes ou na urina); também é frequente a intolerância à glicose (70% na insuficiência pancreática)
Disfunção ileal (ressecção ou doença)	A perda da superfície absortiva ileal leva à redução do volume do represamento de sais biliares e à redução da absorção de vitamina B_{12}; a bile no cólon inibe a absorção de líquido	Diarreia, perda de peso com esteatorreia, especialmente quando ressecção > 100 cm, diminuição da absorção de vitamina B_{12}
Síndromes de estase (estrituras cirúrgicas, alças cegas, fístulas entéricas, diversos divertículos jejunais, esclerodermia)	O crescimento excessivo de bactérias intestinais intraluminais, especialmente microrganismos anaeróbios até > 10^6/mℓ, resulta em desconjugação de sais biliares, que leva à diminuição do volume do represamento de sais biliares efetivo, bem como à utilização bacteriana da vitamina B_{12}	Perda de peso, esteatorreia; baixa absorção de vitamina B_{12}; pode apresentar baixa absorção de D-xilose
Síndrome de Zollinger-Ellison	A hiperacidez no duodeno inativa as enzimas pancreáticas	Diátese ulcerosa, esteatorreia
Intolerância à lactose	A deficiência de lactase intestinal resulta em alta concentração de lactose intraluminal, com diarreia osmótica	Diversos graus de diarreia e cólicas após a ingestão de alimentos que contenham lactose; teste de intolerância à lactose positivo, diminuição da lactase intestinal
Doença celíaca (enteropatia sensível ao glúten)	A resposta tóxica à fração do glúten gliadina por parte do epitélio superficial resulta na destruição da superfície absortiva do intestino	Perda de peso, diarreia, inchaço, anemia (ferro e folato baixos), osteomalacia, esteatorreia, azotorreia, baixa absorção de D-xilose; má-absorção de folato e ferro
Espru tropical	Fator tóxico desconhecido, resulta em inflamação de mucosas, atrofia vilosa parcial	Perda de peso, diarreia, anemia (folato e vitamina B_{12} baixos); esteatorreia; baixa absorção de D-xilose, baixa absorção de vitamina B_{12}
Doença de Whipple	Invasão bacteriana da mucosa intestinal	Artrite, hiperpigmentação, linfadenopatia, efusões serosas, febre, perda de peso, esteatorreia, azotorreia
Determinadas doenças parasitárias (giardíase, estrongiloidíase, coccidiose, capilaríase)	Lesão ou invasão da mucosa superficial	Diarreia, perda de peso; esteatorreia; o microrganismo pode ser visualizado à biopsia jejunal ou recuperado nas fezes
Imunoglobulinopatia	Diminuição das defesas intestinais locais, hiperplasia linfoide, linfopenia	Associação frequente com *Giardia*: hipogamaglobulinemia ou deficiência isolada de imunoglobulina A

Adaptada de Hammami, M. B. (2019). Malabsorption. *Medscape*. Retirada em 29/02/2019 de: emedicine.medscape.com/article/180785-overview; Norris, T. L. (2019). *Porth's pathophysiology: Concepts of altered health states* (10th ed.). Philadelphia, PA: Wolters Kluwer.

DOENÇA CELÍACA

A doença celíaca é um distúrbio disabsortivo causado por resposta autoimune ao consumo de produtos contendo a proteína glúten. O glúten é encontrado mais frequentemente no trigo, na cevada e em outros grãos, no malte, na dextrina e no fermento. A doença celíaca tornou-se mais comum na última década, com uma prevalência estimada de 1% nos EUA. As mulheres são acometidas duas vezes mais frequentemente que os homens. Essa doença é mais comum em caucasianos, embora as taxas de doença celíaca estejam aumentando em não caucasianos. A doença celíaca também apresenta um componente de risco familiar, sobretudo em parentes de primeiro grau. Também correm risco aumentado os indivíduos com diabetes melito tipo 1, síndrome de Down e síndrome de Turner. A doença celíaca pode se manifestar em qualquer idade na pessoa com predisposição genética (NIDDK, 2016a).

Fisiopatologia

Nos EUA, quase 30% da população é geneticamente predisposta a desenvolver doença celíaca. Os indivíduos que apresentam predisposição compartilham um alelo de classe II de antígeno leucocitário humano (HLA, HLA-DQ2 ou HLA-DQ8) do complexo de histocompatibilidade principal (MHC, do inglês *major histocompatibility complex*). Aqueles indivíduos que desenvolvem doença celíaca exibem uma resposta autoimune ao glúten que é humoral, assim como celular. Não se sabe qual fator ou fatores deflagradores incitam essa resposta autoimune, embora ela não ocorra se não for ingerido glúten. Como resultado dessa resposta, as células epiteliais que revestem o intestino delgado se tornam inflamadas, sobretudo a parte proximal, onde ocorre a maior absorção dos nutrientes. Por fim, as vilosidades da mucosa do intestino delgado tornam-se desnudas e deixam de funcionar. Isso resulta na perda da capacidade de absorver macronutrientes e micronutrientes, provocando déficits nutricionais sistêmicos (Norris, 2019).

> **Boxe 41.3 — ORIENTAÇÕES AO PACIENTE**
> **Manejo da intolerância à lactose**
>
> O enfermeiro instrui o paciente a:
>
> - Reconhecer que a deficiência de lactase, uma enzima digestória essencial para a digestão e a absorção de lactose a partir do intestino, resulta em intolerância ao leite
> - Prevenir manifestações clínicas pela eliminação de leite e laticínios
> - Eliminar alimentos processados que apresentem a adição de preenchedores, como leite em pó; esse reconhecimento pode ajudar na determinação dos alimentos que precisam ser eliminados
> - Reduzir sinais/sintomas pelo pré-tratamento de alimentos com formulações da enzima lactase antes da ingestão ou pela ingestão de comprimidos de lactase com a primeira porção de alimento
> - Compreender que a maioria das pessoas pode tolerar um a dois copos de leite ou laticínios diariamente sem maiores problemas; eles são mais bem tolerados se ingeridos em pequenas quantidades durante o dia
> - Estar ciente de que a atividade da lactase do iogurte com "culturas ativas" auxilia na digestão da lactose no intestino melhor do que as preparações de lactase
> - Reconhecer que leite e laticínios são fontes ricas em cálcio e vitamina D; a eliminação do leite da dieta pode resultar em deficiências de cálcio e vitamina D; a diminuição da ingestão sem suplementos pode causar osteoporose.

Manifestações clínicas

As manifestações clínicas gastrintestinais mais frequentes da doença celíaca incluem diarreia, esteatorreia, dor abdominal, distensão abdominal, flatulência e perda ponderal. No entanto, essas manifestações são mais comuns em crianças do que em adultos. Os adultos podem apresentar sinais/sintomas não gastrintestinais da doença celíaca que são extremamente variáveis e podem incluir fadiga, mal-estar, depressão, hipotireoidismo, enxaqueca, osteopenia, anemia, convulsões, parestesias nas mãos e nos pés e língua brilhante e vermelha. Alguns adultos e crianças podem apresentar cristas no esmalte dos seus dentes, além de alteração da coloração ou amarelamento dos dentes. Dermatite herpetiforme é uma erupção frequentemente associada à doença celíaca em adultos; manifesta-se como grumos de máculas eritematosas que evoluem e se tornam pápulas e vesículas pruriginosas nos antebraços, nos cotovelos, nos joelhos, na face ou nas nádegas (NIDDK, 2016a).

Avaliação e achados diagnósticos

Uma avaliação abrangente dos sinais/sintomas iniciais do paciente, bem como da história familiar e dos fatores de risco, pode fornecer os primeiros indícios de que o paciente tenha doença celíaca. O diagnóstico definitivo se fundamenta em vários exames sorológicos e biopsia endoscópica. É importante que o paciente continue a consumir produtos contendo glúten durante a investigação diagnóstica, ou pode haver um achado sorológico falso-negativo. A primeira prova sorológica é a pesquisa de imunoglobulina A (IgA) contra transglutaminase tecidual (tTG), que apresenta 90% de sensibilidade e 95% de especificidade para doença celíaca. Os achados são confirmados por endoscopia digestiva alta com biopsias da parte proximal do intestino delgado (Goebel, 2019).

Manejo clínico

A doença celíaca é crônica, incurável e prolonga-se para o resto da vida. Não existem fármacos que induzam a remissão. O tratamento consiste em reduzir/eliminar a exposição ao glúten em alimentos e outros produtos (ver discussão adiante). O parecer de uma nutricionista é recomendável. O paciente deve ser orientado de que provavelmente levará algum tempo para os sinais/sintomas perturbadores desaparecerem; demora 1 ano até a restauração da integridade das vilosidades intestinais. O paciente deve ser conscientizado de que, apesar da adesão à dieta sem glúten, sintomas ainda podem ocorrer e impactar a sua qualidade de vida (Roos, Liedberg, Hellström et al., 2019). Outras manifestações de doença celíaca podem exigir tratamento direcionado específico. Os pacientes que apresentam anemia, por exemplo, podem necessitar de suplementos de folato, cobalamina ou ferro (ver Capítulo 29). Pacientes com osteopenia precisam de tratamento para osteoporose (ver Capítulo 36).

Manejo de enfermagem

O enfermeiro orienta o paciente e seus familiares a promover a adesão à dieta sem glúten (Boxe 41.4), além de explicar

> **Boxe 41.4 — ORIENTAÇÕES AO PACIENTE**
> **Como evitar glúten**
>
> O enfermeiro orienta o paciente a escolher alimentos que sejam naturalmente "isentos de glúten", tais como:
>
> - Frutas e hortaliças frescas
> - Carne e frango
> - Peixes e frutos do mar
> - Laticínios
> - Feijões, legumes
> - Milho, arroz, soja, quinoa e batata.
>
> O enfermeiro orienta o paciente a evitar alimentos que comumente contenham glúten, inclusive os seguintes:
>
> - Trigo (sem trigo não significa sem glúten), cevada, aveia, trigo-duro, trigo-vermelho, centeio, triguilho, farinha de Graham, semolina, farinha, farro e triticale; geralmente são usados em:
>   - Bolos, pastéis, biscoitos
>   - Pães, massas, *pizza*, torradas
> - Fungo *Saccharomyces cerevisiae*; encontrado geralmente em vários tipos de cerveja (p. ex., Porter, Ale)
> - Malte, extrato de malte e aromatizante de malte
> - Amido modificado preparado a partir do trigo (comumente contido em creme azedo [*sour cream*]).
>
> O enfermeiro orienta o paciente a ter cautela e a ler atentamente os rótulos,[a] principalmente antes do consumo dos seguintes itens:
>
> - Doces (uma lista de doces e guloseimas sem glúten é encontrada no *site* da Celiac Disease Foundation)[2]
> - Alimentos com corante caramelo
> - Flocos de milho e cereais de arroz tufado (com frequência, contêm flavorizante ou extrato de malte, que contém glúten)
> - Produtos com aveia que não sejam rotulados especificamente como produzidos sem glúten
> - Carnes processadas e petiscos (p. ex., palitos de muçarela)
> - Molhos para salada, condimentos, molho de soja, temperos
> - Molhos (trigo é usado frequentemente como agente espessante)
> - Refrigerantes/bebidas não alcoólicas.
>
> [a] O padrão da agência norte-americana Food and Drug Administration (FDA) de "isento de glúten" é que o produto tem de conter menos de 200 partes por milhão (ppm) de glúten. Adaptado de Celiac Disease Foundation. Gluten-Free Living. Retirada em 29/02/2020 de: celiac.org/gluten-free-living/gluten-free-foods/. [2] N.R.T.: No Brasil, ver Desmistificando Dúvidas sobre Alimentação e Nutrição, Material de Apoio para Profissionais de Saúde, Ministério da Saúde, Universidade Federal de Minas Gerais, 2016, em https://bvsms.saude.gov.br/bvs/publicacoes/desmistificando_duvidas_sobre_alimenta%C3%A7%C3%A3o_nutricao.pdf.

como evitar produtos contendo glúten. Aveia, por exemplo, não é contraindicada na dieta sem glúten, porém muitos produtos contendo aveia são produzidos em locais onde ocorre contaminação cruzada com trigo ou outros grãos contraindicados. Da mesma forma, alimentos sem glúten preparados em restaurantes ou refeitórios que compartilham espaços de preparação podem ser contaminados com glúten. A torrada sem glúten que é preparada, por exemplo, em uma torradeira que também é usada no preparo de torradas à base de trigo pode ser contaminada por glúten. Os pacientes portadores de doença celíaca precisam questionar as pessoas que trabalham nos restaurantes e nos refeitórios sobre como o alimento sem glúten é preparado.

Outros produtos além dos alimentos também podem conter glúten. Muitos medicamentos genéricos e de venda livre podem ser preparados com gel de glúten. Pastas de dente, hóstias e alguns cosméticos (p. ex., batons) e material de artesanato (p. ex., massa de modelar) também podem conter glúten. Os pacientes precisam compreender como ler cuidadosamente os rótulos de alimentos e de outros produtos para determinar se contêm glúten. A agência norte-americana Food and Drug Administration (FDA) regula e monitora a aplicação apropriada de rótulos em alimentos sem glúten.

ABDOME AGUDO

Abdome agudo é caracterizado por aparecimento agudo de dor abdominal que não tem etiologia traumática e que, na maioria dos casos, demanda intervenção cirúrgica para prevenir peritonite, sepse e choque séptico. Entre os distúrbios da parte inferior do tubo digestório que podem provocar manifestações clínicas iniciais semelhantes (dor abdominal aguda e abdome agudo) estão apendicite, diverticulite grave e obstrução intestinal. Esses distúrbios podem evoluir para peritonite.

PERITONITE

A peritonite é a inflamação do peritônio, a membrana serosa que reveste a cavidade abdominal e recobre as vísceras. De modo geral, resulta de infecção bacteriana, mas pode ocorrer secundariamente a uma infecção fúngica ou micobacteriana; os organismos têm origem em doenças ou distúrbios do sistema digestório ou, em mulheres, dos órgãos genitais internos (p. ex., tubas uterinas). As bactérias mais comumente implicadas são *Escherichia coli* e espécies de *Klebsiella*, *Proteus*, *Pseudomonas* e *Streptococcus*. A peritonite também pode resultar de fontes externas, como cirurgia abdominal ou traumatismo (p. ex., ferimento por projétil de arma de fogo, ferimento por arma branca), inflamação que se estende a partir de um órgão extraperitoneal, como o rim, ou de diálise peritoneal ambulatorial contínua (DPAC) (ver Capítulo 48). A peritonite pode ser categorizada como (Daley, 2019):

- Peritonite primária, também denominada *peritonite bacteriana espontânea* (PBE), que ocorre como infecção bacteriana espontânea do líquido ascítico. Isso ocorre mais frequentemente em pacientes adultos com insuficiência hepática (ver Capítulo 43)
- Peritonite secundária, que é consequente à perfuração de órgãos abdominais, com extravasamento de seu conteúdo e infecção do peritônio seroso. As causas mais frequentes incluem apêndice vermicular perfurado (ver discussão adiante), úlcera péptica perfurada (ver Capítulo 40), perfuração do cólon sigmoide causada por diverticulite grave (ver discussão adiante) e estrangulamento de alças do intestino delgado (ver discussão adiante). O foco principal desta seção é a peritonite secundária
- Peritonite terciária, que resulta de superinfecção em um paciente imunocomprometido. Peritonite tuberculosa em um paciente com AIDS é um exemplo de peritonite terciária. A peritonite terciária é rara.

Fisiopatologia

A peritonite secundária é causada pelo extravasamento do conteúdo de órgãos abdominais dentro da cavidade abdominal, normalmente como resultado de inflamação, infecção, isquemia, traumatismo ou perfuração tumoral. Ocorre proliferação bacteriana, que resulta em edema dos tecidos, e há o desenvolvimento de exsudação de líquidos em um curto período. O líquido na cavidade peritoneal torna-se turvo, com quantidades crescentes de proteínas, leucócitos, resíduos celulares e sangue. A resposta imediata dos intestinos é a hipermotilidade, rapidamente seguida de íleo paralítico, com acúmulo de ar e líquido no intestino (Daley, 2019; Norris, 2019).

Manifestações clínicas

Os sinais/sintomas dependem da localização e da magnitude da inflamação. As manifestações clínicas iniciais da peritonite são, com frequência, os sinais e os sintomas do distúrbio que causa a condição (p. ex., manifestações de infecção). Inicialmente, a dor é difusa, mas tende a tornar-se constante, localizada e mais intensa no local do processo patológico (local da irritação peritoneal máxima). O movimento geralmente intensifica a dor. A área afetada do abdome torna-se extremamente sensível e distendida, e os músculos tornam-se rígidos. Pode haver descompressão dolorosa. Em geral, ocorrem anorexia, náuseas e vômitos e redução da peristalse seguida de íleo paralítico. Pode-se esperar uma temperatura inicial de 37,8 a 38,3°C, bem como aumento da frequência de pulso. Com a progressão da condição, os pacientes podem tornar-se hipotensos e oligúricos ou anúricos. Se não for implementada intervenção rápida e decisiva, as manifestações clínicas são iguais às de sepse e choque séptico (Daley, 2019) (ver Capítulo 11).

Avaliação e achados diagnósticos

A contagem de leucócitos está elevada (> 11.000/mm^3) e existe aumento relativo dos bastonetes (*i. e.*, neutrófilos imaturos), compatível com infecção bacteriana (Daley, 2019). Os níveis de hemoglobina e hematócrito podem estar baixos se tiver ocorrido perda de sangue. Estudos de eletrólitos séricos podem revelar níveis alterados de potássio, sódio e cloreto. Painéis de bioquímica sanguínea e gasometria arterial revelam desidratação e acidose.

A radiografia abdominal pode demonstrar ar livre e líquido, bem como alças intestinais distendidas. A ultrassonografia (US) abdominal pode revelar **abscessos** (coleção localizada de material purulento, circundada por tecidos inflamados) e coleções de líquidos, e a aspiração guiada por US pode facilitar a inserção de drenos. A tomografia computadorizada (TC) do abdome pode demonstrar a formação de abscessos. Aspiração peritoneal e estudos de cultura e sensibilidade do líquido aspirado podem revelar infecção e identificar os microrganismos causais. Paracentese orientada por US é indicada para o paciente com ascite. Pode-se realizar RM para o diagnóstico de abscessos intra-abdominais (Daley, 2019).

Manejo clínico

A reposição de líquidos, coloides e eletrólitos é o principal enfoque do manejo clínico. É prescrita a administração de diversos litros de uma solução isotônica. Ocorre hipovolemia em virtude de quantidades maciças de líquidos e eletrólitos que se movimentam, a partir do lúmen intestinal, para dentro da cavidade peritoneal e esgotam o líquido no espaço vascular.

São prescritos medicamentos analgésicos para a dor. Agentes antieméticos são administrados, conforme prescrito, para náuseas e vômitos. A intubação e a sucção intestinal auxiliam no alívio da distensão abdominal e na promoção da função intestinal. O líquido na cavidade abdominal pode causar uma pressão que restringe a expansão dos pulmões e causa angústia respiratória. A terapia com oxigênio por meio de cânula nasal ou máscara geralmente promove a oxigenação adequada, mas a intubação das vias respiratórias e a assistência ventilatória às vezes são necessárias.

A terapia com antibiótico é iniciada precocemente no tratamento da peritonite. Grandes doses de um antibiótico de amplo espectro são administradas IV até que o microrganismo específico que causa a infecção seja identificado e a terapia com antibióticos apropriada possa ser iniciada.

Os principais focos do tratamento da peritonite secundária são a identificação e o controle da fonte de infecção, a manutenção da função orgânica e a prevenção de complicações (Daley, 2019). O tratamento é multidisciplinar e envolve suporte hemodinâmico, reposição hidreletrolítica, antibióticos de amplo espectro sistêmicos e suporte nutricional. O controle da fonte de infecção pode ser tratado de modo cirúrgico e não cirúrgico, dependendo da condição do paciente e da patologia subjacente. O tratamento não cirúrgico inclui drenagem percutânea de abscessos e colocação de *stent* por via endoscópica. Em casos selecionados, a drenagem peritoneal guiada por US ou TC de abscessos abdominais e extraperitoneais possibilitou a evasão ou o adiamento da terapia cirúrgica até que o processo séptico agudo houvesse cessado (Daley, 2019). O tratamento cirúrgico é direcionado à excisão (p. ex., apêndice), à ressecção com ou sem anastomose (p. ex., intestino), ao reparo (p. ex., perfuração) e à drenagem (p. ex., abscesso). Com a sepse extensiva, pode haver a necessidade de criação de um desvio fecal (ver discussões posteriores). A antibioticoterapia é continuada após a cirurgia.

Manejo de enfermagem

Cuidados intensivos são necessários para o paciente com choque séptico (ver Capítulo 11). Os sinais que indicam que a peritonite está cessando incluem diminuição da temperatura e da frequência de pulso, amolecimento do abdome, retorno dos sons peristálticos, passagem de flatos e defecações. O enfermeiro aumenta a ingestão de líquidos e alimentos gradualmente e reduz as soluções parenterais, conforme prescrito. A piora da condição clínica pode indicar uma complicação, e o enfermeiro deve preparar o paciente para a cirurgia de emergência. O manejo de enfermagem de um paciente tratado por causa de peritonite secundária se baseia no diagnóstico e no tratamento primários desse paciente (ver adiante discussões sobre manejo de enfermagem de pacientes com apendicite, doença diverticular e obstrução intestinal).

APENDICITE

O apêndice vermiforme é uma pequena estrutura tubular com aproximadamente 8 a 10 cm de comprimento, que se encontra unido ao ceco, logo abaixo da válvula ileocecal. O apêndice é preenchido por produtos de digestão e esvaziado regularmente no ceco. Tendo em vista que ele é esvaziado de modo ineficiente e seu lúmen é pequeno, o apêndice é propenso a obstruções e é particularmente vulnerável a infecções (*i. e.*, apendicite). A apendicite, a causa mais frequente de abdome agudo nos EUA, é o motivo mais comum para cirurgia abdominal de emergência. Embora possa ocorrer em qualquer idade, ocorre mais tipicamente em pessoas com idade entre 10 e 30 anos. Sua incidência é discretamente mais elevada nos homens e existe predisposição familiar (Craig, 2018; NIDDK, 2014a).

Fisiopatologia

O apêndice torna-se inflamado e edemaciado como resultado da formação de dobras ou da oclusão por um fecálito, hiperplasia linfoide (secundária à inflamação ou à infecção) ou, raramente, corpos estranhos (p. ex., sementes de frutas) ou tumores. O processo inflamatório aumenta a pressão intraluminal, causando edema e obstrução do orifício. Uma vez obstruído, o apêndice torna-se isquêmico, há crescimento bacteriano excessivo e, finalmente, ocorre gangrena ou perfuração (Craig, 2018).

Manifestações clínicas

Dor periumbilical vaga (*i. e.*, dor visceral discreta e mal localizada) associada à anorexia que evolui para o quadrante inferior direito do abdome (*i. e.*, dor parietal aguda, bem definida e bem localizada) e náuseas em aproximadamente 50% dos pacientes com apendicite (Craig, 2018). O paciente pode apresentar febre baixa. Dor localizada pode ser deflagrada quando é aplicada pressão no ponto de McBurney (Figura 41.1). Pode haver sensibilidade de rebote (*i. e.*, produção ou intensificação da dor quando a pressão é liberada). O sinal de Rovsing pode ser provocado com a palpação do quadrante inferior esquerdo; isso paradoxalmente causa dor, que é sentida no quadrante inferior direito (ver Figura 41.1). Se o apêndice estiver rompido, a dor torna-se consistente com peritonite (ver discussão anterior); ocorre distensão abdominal como resultado do íleo paralítico, e a condição do paciente piora (Craig, 2018).

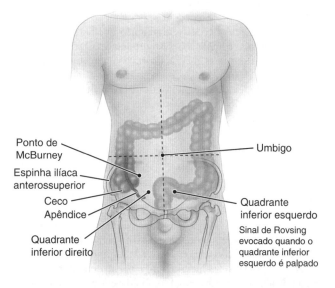

Figura 41.1 • Quando o apêndice está inflamado, a sensibilidade pode ser observada no quadrante inferior direito, no ponto de McBurney, que se encontra entre o umbigo e a crista ilíaca anterossuperior. O sinal de Rovsing é a dor sentida no quadrante inferior direito após a palpação do quadrante inferior esquerdo.

Também pode ocorrer constipação intestinal com a apendicite. Os laxantes administrados nesse caso podem resultar em perfuração do apêndice inflamado. Em geral, um laxante ou catártico não deve ser administrado quando a pessoa apresenta febre, náuseas e dor abdominal.

Avaliação e achados diagnósticos

O diagnóstico tem por base os resultados da anamnese e do exame físico completo, achados laboratoriais e exames de imagem. A contagem de leucócitos no sangue periférico é útil na determinação do diagnóstico; entre 80 e 85% dos adultos com apendicite apresentarão leucometria acima de 10.500/mm^3; 78% dos pacientes apresentam neutrofilia, e os neutrófilos representam mais de 75% dos leucócitos (Daley, 2019). Os níveis de PC-R geralmente estão elevados, sobretudo nas primeiras 12 horas de aparecimento dos sintomas, mas retornam aos níveis normais em pacientes que estão sintomáticos há mais de 24 horas (Daley, 2019). Uma TC ou US é realizada para confirmar o diagnóstico. Pode ser solicitado um exame de gravidez para mulheres em idade fértil para descartar gestação ectópica e antes da realização de exames radiológicos. Uma alternativa seria a realização de US transvaginal para confirmar o diagnóstico (Craig, 2018). Normalmente, é realizada urinálise para descartar infecção urinária ou cálculo renal.

Complicações

As principais complicações da apendicite são gangrena ou perfuração do apêndice, que pode levar a peritonite, formação de abscesso ou pileflebite portal, que é a trombose séptica da veia porta causada por êmbolos vegetativos que têm origem no intestino séptico. A perfuração ocorre, em geral, 6 a 24 horas após o aparecimento de dor e evolui para peritonite (Craig, 2018; Spelman, 2019).

 ### Considerações gerontológicas

A apendicite aguda é incomum em idosos. Quando ocorre apendicite, os sinais e sintomas clássicos estão alterados e podem variar muito. Pode haver mínima ou nenhuma dor. Os sintomas podem ser vagos, sugerindo obstrução intestinal ou outro processo. Febre e leucocitose podem não ocorrer. Como resultado, o diagnóstico e o tratamento imediato podem ser adiados, causando complicações e mortalidade. O paciente pode não apresentar sintomas até que ocorra gangrena ou perfuração do apêndice. A incidência de complicações é mais alta em idosos, tendo em vista que muitos desses pacientes não buscam o cuidado de saúde tão rapidamente quanto pacientes mais jovens (Craig, 2018; Eliopoulos, 2018).

Manejo clínico

Em geral, a cirurgia imediata é indicada se for diagnosticada apendicite (Craig, 2018). Para corrigir ou prevenir o desequilíbrio hidreletrolítico, a desidratação e a sepse, são administrados antibióticos e soluções IV até que a cirurgia seja realizada. A apendicectomia (i. e., remoção cirúrgica do apêndice) é realizada assim que possível para diminuir o risco de perfuração. Tradicionalmente, a apendicectomia era realizada sob anestesia geral, com técnica a céu aberto via incisão transversa no quadrante inferior direito do abdome (laparotomia). A abordagem laparoscópica está se tornando o procedimento de eleição, pois possibilita o retorno mais cedo do paciente às suas atividades normais (Santacroce, 2019). Ambas, laparotomia e laparoscopia, são seguras e efetivas no tratamento da apendicite com ou sem perfuração. Profilaxia com antibióticos é preconizada por menos de 24 horas nos casos de apendicite não perfurada e por menos de 5 dias para apendicite perfurada (Daley, 2019). A seleção de antibióticos deve seguir as diretrizes elaboradas pelo CDC para prevenção de infecções no local cirúrgico (CDC, 2017a).

Alguns pacientes apresentam formação de abscesso que envolve o ceco ou a parte terminal do íleo. Nesses casos específicos, a apendicectomia pode ser postergada até a drenagem do abscesso. Esses abscessos são drenados mais frequentemente por via percutânea ou cirúrgica. O paciente continua sendo medicado com antibióticos. A apendicectomia é realizada após a drenagem do abscesso e quando não houver evidências adicionais de infecção (Craig, 2018).

Manejo de enfermagem

Os objetivos incluem alívio da dor, prevenção do déficit de volume líquido, redução da ansiedade, prevenção ou tratamento da infecção do local cirúrgico, prevenção de atelectasias, manutenção da integridade cutânea e conquista da nutrição ideal.

O enfermeiro prepara o paciente para a cirurgia, que inclui infusão IV para repor a perda de líquidos e promover a função renal adequada, a terapia com antibióticos para prevenir infecções e a administração de analgésicos para a dor. Não é administrado enema, já que ele pode causar perfuração.

Após a cirurgia, o enfermeiro coloca o paciente em posição de Fowler alta. Essa posição reduz a tensão sobre a incisão e os órgãos abdominais, auxiliando na redução da dor. Também promove a expansão torácica, diminui o trabalho de ventilação e reduz a probabilidade de atelectasias. O paciente é orientado a usar o espirômetro de incentivo ao volume e encorajado a fazê-lo pelo menos a cada 2 horas enquanto estiver acordado (ver discussão sobre atelectasia e espirometria de incentivo no Capítulo 19). Um opioide administrado por via parenteral (p. ex., morfina) é prescrito para aliviar a dor. Quando o paciente conseguir tolerar líquidos e alimentos sólidos por via oral, esse opioide é trocado por um agente oral. Qualquer paciente que se encontre desidratado antes da cirurgia recebe soluções IV. Quando tolerado, são administrados líquidos orais. O alimento é fornecido conforme desejado e tolerado no dia da cirurgia, quando houver sons intestinais. O enfermeiro ausculta o abdome do paciente para verificar o retorno da peristalse e questiona-o quanto à eliminação de flatos. O débito urinário é monitorado para assegurar que o paciente não apresente retenção urinária pós-operatória e que a hidratação dele seja adequada. O paciente é encorajado a deambular no dia da cirurgia, para reduzir os riscos de formação de atelectasia e tromboembolismo venoso (TEV).

O paciente pode receber alta no dia da cirurgia se a temperatura estiver nos limites normais, não houver desconforto indevido na área operatória e se a apendicectomia tiver sido realizada por laparoscopia. As instruções da alta ao paciente e à família são imperativas. O enfermeiro orienta o paciente a agendar uma consulta para que o cirurgião remova quaisquer suturas e inspecione o ferimento entre 1 e 2 semanas após a cirurgia. Os cuidados da incisão e as diretrizes sobre as atividades são discutidos; deve-se evitar o levantamento de peso no pós-operatório, embora a atividade habitual normalmente possa ser retomada em 2 a 4 semanas.

Os pacientes com gangrena ou perfuração do apêndice vermiforme correm maior risco de infecção e peritonite. Assim, podem permanecer no hospital por alguns dias. Pode haver a formação de abscessos secundários na pelve, sob o diafragma ou no fígado, causando elevação da temperatura, da frequência de pulso e da contagem de leucócitos. Quando o paciente estiver pronto para a alta, o paciente e a família são instruídos sobre como cuidar da incisão e realizar as trocas dos curativos e as irrigações, conforme prescrito. Um enfermeiro de cuidados domiciliares pode ser necessário para auxiliar com esses cuidados e para monitorar o paciente em relação a complicações e à cicatrização do ferimento.

DOENÇA DIVERTICULAR

Um **divertículo** é uma herniação em formato de saco do revestimento do intestino, que se estende por meio de um defeito na camada muscular. Divertículos verdadeiros são herniações de todas as camadas da parede do tubo digestório (mucosa, muscular própria e adventícia), ao passo que, nos pseudodivertículos, há herniação da mucosa e da submucosa (Ghoulam, 2019). Os divertículos podem ocorrer em qualquer ponto do tubo digestório, desde o esôfago até o cólon, embora sejam encontrados mais comumente no cólon. No cólon, existe apenas uma camada de músculo, ao contrário das duas camadas musculares do intestino delgado e do reto. É mais provável que pessoas com ascendência asiática apresentem divertículos no cólon direito, ao passo que pessoas de ascendência europeia são mais propensas a apresentar doença diverticular no cólon sigmoide (Ghoulam, 2019).

Diverticulose é definida como a existência de múltiplos divertículos sem inflamação e/ou sinais/sintomas. A doença diverticular do cólon é muito comum em países desenvolvidos, e sua prevalência aumenta à medida que a pessoa envelhece. A doença diverticular do cólon é encontrada em 50% de todos os adultos com idade superior a 65 anos e em 70% dos adultos com idade superior a 80 anos (Krzyzak & Mulrooney, 2019). A diverticulose é o achado incidental patológico mais comum na colonoscopia. Aproximadamente 80% dos pacientes com diverticulose nunca desenvolvem quaisquer complicações nem sinais/sintomas da doença. Os fatores de risco incluem baixa ingestão de fibras dietéticas, tempo de trânsito colônico lento, obesidade, história de tabagismo (cigarros), uso regular de agentes anti-inflamatórios não esteroides (AINEs) e história familiar positiva para a doença. Fatores dietéticos, como elevado consumo de carne vermelha, gordura, sobretudo gordura de laticínios, e açúcar refinado estão fortemente associados à doença diverticular (Ghoulam, 2019; Krzyzak & Mulrooney, 2019).

Diverticulite consiste em inflamação de um ou mais divertículos; é um motivo comum de colectomia eletiva (Ghoulam, 2019). Aproximadamente 1 a 4% das pessoas com diverticulose desenvolvem diverticulite; destas, 20% apresentarão outro episódio em 10 anos (Ghoulam, 2019).

Fisiopatologia

Os divertículos formam-se quando as camadas mucosa e submucosa do cólon herniam através da parede muscular em virtude de alta pressão intraluminal, baixo volume no cólon (i. e., conteúdo com deficiência de fibras) e diminuição da força muscular na parede do cólon (i. e., hipertrofia muscular em virtude de massas fecais enrijecidas). A etiologia da diverticulite não é plenamente compreendida. Uma teoria para a etiologia consiste em alteração da resposta imune no microbioma intestinal (Krzyzak & Mulrooney, 2019). Outras explicações são retenção de fezes ou partículas de alimentos nos divertículos, resultando em crescimento bacteriano excessivo, distensão, elevação da pressão intraluminal, espasmos musculares, comprometimento vascular e subsequente microperfuração ou macroperfuração. As complicações incluem abscessos intra-abdominais, peritonite, **fístulas** (formação de trajetos anormais entre estruturas) e hemorragia (Krzyzak & Mulrooney, 2019). Episódios repetidos de diverticulite podem resultar na formação de tecido cicatricial, que pode resultar em estreitamento do lúmen colônico e obstrução colônica.

O conteúdo intestinal pode se acumular no divertículo e se decompor, causando inflamação e infecção. Os divertículos também podem se tornar obstruídos e, em seguida, inflamados se a obstrução continuar. A inflamação da parede colônica enfraquecida do divertículo pode causar a sua perfuração, dando origem à irritabilidade e à espasticidade do cólon (i. e., diverticulite). Além disso, podem desenvolver-se abscessos que podem finalmente ser perfurados, o que provoca peritonite e erosão dos vasos sanguíneos arteriais e sangramento. Quando um paciente tem sintomas de diverticulite, ocorreu a microperfuração do cólon.

Manifestações clínicas

Às vezes, a constipação intestinal crônica precede o desenvolvimento da diverticulose em muitos anos. Mais comumente, não ocorrem sintomas problemáticos com a diverticulose. Alguns pacientes apresentam sinais/sintomas discretos, que incluem ritmo intestinal irregular, com alternância de constipação intestinal e diarreia, náuseas, anorexia e distensão abdominal.

Até 70% dos pacientes com diverticulite relatam ocorrência aguda de cãibras leves a intensas no quadrante inferior esquerdo do abdome (Ghoulam, 2019). A dor pode ser acompanhada de alteração do ritmo intestinal, mais comumente constipação intestinal ou obstipação (i. e., constipação intestinal grave) e inchaço, associada a náuseas, febre e leucocitose. As complicações agudas da diverticulite incluem formação de abscesso, sangramento e peritonite. Se ocorrer a formação de um abscesso, os achados associados são sensibilidade, massa palpável, febre e leucocitose. Divertículos inflamados podem erodir as áreas adjacentes aos ramos arteriais, causando sangramento retal maciço. A perfuração de um divertículo inflamado resulta em dor abdominal localizada sobre o segmento envolvido, normalmente o sigmoide; segue-se um abscesso local ou peritonite (ver discussão anterior).

Episódios recorrentes de diverticulite podem causar complicações, que incluem formação de fístulas, inclusive fístulas vesicocolônicas (i. e., entre o cólon e a bexiga urinária), e, nas mulheres, fístulas colovaginais (i. e., entre o cólon e a vagina). Em resposta à inflamação repetida, pode ocorrer estreitamento do cólon por tecido cicatricial e estenose fibrótica, resultando em cólicas abdominais, fezes estreitas, agravamento da constipação intestinal ou, às vezes, obstrução intestinal (ver discussão adiante).

Avaliação e achados diagnósticos

A diverticulose é normalmente diagnosticada por meio de colonoscopia, que possibilita a visualização da extensão da doença diverticular. Os exames laboratoriais que auxiliam no diagnóstico de diverticulite incluem hemograma completo. Se o paciente apresentar sangue macroscópico nas fezes, o nível de hemoglobina no sangue periférico deve ser determinado. A contagem de leucócitos no sangue periférico está frequentemente elevada, porém leucometria normal não descarta a possibilidade de diverticulite. Até 40% dos pacientes com diverticulite apresentam leucometria normal (Ghoulam, 2019). O exame de urina (elementos anormais do sedimento) e urinoculturas devem ser analisados quando houver suspeita de fístulas vesicocolônicas.

A TC abdominal com contraste é o exame complementar de eleição para confirmar diverticulite. Também pode revelar perfuração e abscessos. Radiografias abdominais podem demonstrar ar livre sob o diafragma se tiver ocorrido perfuração em virtude da diverticulite. Os resultados desses exames radiológicos confirmam se o paciente apresenta ou não diverticulite complicada que poderia exigir intervenção cirúrgica. O sistema de classificação de Hinchey modificado é utilizado como parâmetro para determinar o tratamento (Hinchey, Schaal & Richards, 1978; Krzyzak & Mulrooney, 2019) (Tabela 41.3).

Considerações gerontológicas

A incidência de doença diverticular aumenta com a idade, em virtude de degeneração e alterações estruturais nas camadas musculares circulares do cólon e de hipertrofia celular. Os sintomas são menos pronunciados nos adultos mais velhos do que em outros adultos. Os idosos podem não apresentar dor abdominal até que ocorra infecção. Eles podem adiar o relato dos sintomas por temer uma cirurgia ou temer que possam ter câncer (Eliopoulos, 2018).

Manejo clínico

O manejo clínico é orientado pela gravidade da doença e pela existência de comorbidades e complicações. O tratamento de pacientes com diverticulite não complicada é ambulatorial, com dieta e medicação. Esse é o tratamento típico para a maioria dos pacientes com diagnóstico de diverticulite. Repouso, hidratação oral e medicação analgésica são recomendados. Inicialmente, uma dieta líquida clara é consumida até que a inflamação cesse; em seguida, é recomendada uma dieta com alto teor de fibras e baixo teor de gorduras. Este tipo de dieta auxilia no aumento do volume das fezes, na diminuição do tempo de trânsito colônico e na redução da pressão intraluminal. A American Gastroenterology Association recomenda o uso seletivo de antibióticos em pacientes com diverticulite aguda e não complicada (Ghoulam, 2019).

Em casos agudos de diverticulite com sintomas significativos, é necessária a hospitalização. Com frequência, a hospitalização é indicada para pacientes idosos, imunocomprometidos, em uso de corticosteroides ou que não conseguem tolerar líquido por via oral. Os pacientes com doença complicada (ver Tabela 41.3) podem precisar de hospitalização, ao passo que pacientes com estágios mais avançados precisam de cirurgia e hospitalização (ver discussão adiante). Para repousar o intestino, são instituídas suspensão da ingestão, administração de soluções IV e aspiração nasogástrica, se ocorrer vômito ou distensão. Antibióticos de amplo espectro (p. ex., ampicilina/sulbactam, ticarcilina/clavulanato) são prescritos. Um opioide ou outro agente analgésico pode ser prescrito para o alívio da dor. A ingestão é aumentada à medida que os sintomas cessam. Uma dieta com baixo teor de fibras pode ser necessária até que os sintomas de infecção diminuam.

Manejo cirúrgico

Embora a diverticulite aguda normalmente cesse com o manejo clínico, a intervenção cirúrgica imediata é necessária se ocorrerem complicações (i. e., perfuração, peritonite, hemorragia, obstrução). Em casos de formação de abscesso sem peritonite, hemorragia ou obstrução, pode ser realizada a drenagem percutânea guiada por TC para drenar o abscesso, e são administrados antibióticos IV. Após a drenagem do abscesso e a cessação do episódio agudo (após aproximadamente 6 semanas), pode ser recomendada cirurgia para prevenir episódios de repetição. Dois tipos de cirurgia são tipicamente considerados, seja para tratar as complicações agudas, seja para prevenir episódios adicionais de inflamação:

- Ressecção em uma etapa, em que a área inflamada é removida e é concluída uma anastomose terminoterminal primária
- Procedimentos em diversas etapas para complicações como obstrução ou perfuração (Figura 41.2).

O tipo de cirurgia realizado depende da extensão das complicações observadas durante o procedimento. Quando possível, a área da diverticulite é ressecada, e o intestino remanescente é unido em suas extremidades (i. e., ressecção primária e anastomose terminoterminal). Isso é feito com colectomia cirúrgica tradicional ou assistida por laparoscopia com lavagem. Pode ser realizada uma ressecção em duas etapas em pacientes com diverticulite no estágio IV, segundo a classificação de Hinchey; o cólon acometido é ressecado (como em um procedimento em uma etapa), mas nenhuma anastomose é realizada. Nesse procedimento, uma extremidade do intestino é trazida até a parede abdominal, e a extremidade distal é fechada e deixada no abdome (procedimento de Hartmann), ou, caso o suprimento sanguíneo para o cólon distal seja questionável, ambas as extremidades do intestino são trazidas até a parede abdominal (duplo barril). Tanto a cirurgia de Hartmann quanto as colostomias em dupla-boca geralmente podem ser reanastomosadas posteriormente.

Manejo de enfermagem

O enfermeiro recomenda uma ingestão de 2 ℓ/dia de líquido (nos limites das reservas cardíaca e renal do paciente) e sugere alimentos que sejam pastosos, mas que apresentem maior teor

TABELA 41.3 Classificação de Hinchey modificada: estadiamento de diverticulite complicada aguda.

Estágio da classificação de Hinchey modificada	Descrição	Categoria
0	Diverticulite leve ou divertículos com espessamento colônico na TC	Não complicado
Ia	Reação colônica com reação inflamatória na gordura pericólica	Não complicado
Ib	Abscesso mesentérico ou pericólico localizado	Complicado
II	Abscesso intra-abdominal, pélvico ou retroperitoneal	Complicado
III	Diverticulite perfurada, que provoca peritonite purulenta generalizada	Complicado
IV	Ruptura dos divertículos para a cavidade peritoneal, com peritonite fecal generalizada	Complicado

Adaptada de Ghoulam, E. M. (2019). Diverticulitis. *Medscape*. Retirada em 29/02/2020 de: emedicine.medscape.com/article/173388-overview; Krzyzak, M. & Mulrooney, S. (2019). Diverticulitis: A review of diagnosis, treatment, and prevention. *Consultant*, 59(2), 35–37, 44.

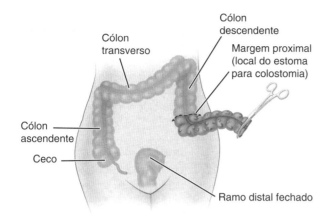

Figura 41.2 • Procedimento de Hartmann para a diverticulite: ressecção primária para a diverticulite do cólon. O segmento afetado (*pinça anexada*) foi dividido em sua extremidade distal. Em uma anastomose primária, a margem proximal (*linha tracejada*) é transectada, e o intestino é unido de modo terminoterminal. Em um procedimento em duas etapas, é construída uma colostomia na margem proximal, com o ramo distal sobressuturado (procedimento de Hartmann, conforme demonstrado), e o ramo é deixado na pelve. O ramo distal pode ser trazido até a superfície como uma fístula mucosa se houver a preocupação quanto ao suprimento sanguíneo. O segundo estágio consiste na remoção da colostomia e na anastomose.

de fibras, como cereais preparados ou vegetais cozidos pastosos, para aumentar o volume das fezes e facilitar o peristaltismo, promovendo, assim, a defecação. Um programa de exercícios físicos individualizado é indicado para melhorar o tônus muscular abdominal. É importante revisar a rotina diária do paciente para estabelecer um cronograma para as refeições e um horário para a defecação, bem como para auxiliar na identificação de hábitos que possam ter suprimido a necessidade de defecar. O enfermeiro encoraja a ingestão diária de laxantes formadores de volume, como *Psyllium*, que auxiliam na propulsão das fezes pelo cólon. Algumas pessoas com diverticulose podem ter consumido deflagradores alimentares, como nozes e pipoca, que causam um ataque de diverticulite, ao passo que outras podem não relatar a ingestão de tais deflagradores. Se deflagradores forem identificados, os pacientes devem ser aconselhados a evitá-los.

Se o paciente já tiver uma colostomia, ver seção sobre manejo de enfermagem do paciente que precisa de ostomia.

OBSTRUÇÃO INTESTINAL

Ocorre obstrução intestinal quando um bloqueio impede o fluxo normal do conteúdo intestinal. Dois tipos de processos podem impedir esse fluxo (Norris, 2019; Ramnarine, 2017):

- *Obstrução mecânica*: lesões *extrínsecas* aos intestinos ou *intrínsecas* aos intestinos podem obstruir o fluxo. Exemplos de lesões extrínsecas incluem aderências, hérnias e abscessos. Exemplos de lesões intrínsecas incluem tumores intestinais (benignos e cancerosos), estenoses (decorrentes de cirurgia ou irradiação prévia) ou lesões *intraluminais* decorrentes de defeito no lúmen intestinal (p. ex., intussuscepção)
- *Obstrução funcional ou paralítica*: a musculatura intestinal não consegue propelir o conteúdo ao longo do intestino, seja por interrupção da inervação, seja por comprometimento da irrigação intestinal. Exemplos são amiloidose, distrofia muscular, distúrbios endócrinos, como diabetes, ou distúrbios neurológicos, como doença

de Parkinson. O bloqueio também pode ser temporário e resultar da manipulação do intestino durante a cirurgia (i. e., íleo paralítico).

A obstrução pode ocorrer no intestino delgado ou no intestino grosso e pode ser parcial ou completa. A gravidade depende da região do intestino afetada, do grau de oclusão do lúmen e, especialmente, do grau com que o suprimento vascular para a parede intestinal está afetado. A maioria das obstruções ocorre no intestino delgado. Aderências, hérnia e tumores são responsáveis por 90% das obstruções no intestino delgado (Bordeianou & Yeh, 2019). Outras causas de obstrução do intestino delgado incluem doença de Crohn, intussuscepção, vólvulo e íleo paralítico. A maioria das obstruções no intestino grosso ocorre no cólon sigmoide. As causas mais comuns de obstrução do intestino grosso são câncer (60%), doença diverticular (20%) e vólvulo (5%). Outras causas de obstrução do intestino grosso incluem tumores benignos, estenoses e obstipação ou impactação fecal (Hopkins, 2017). A Tabela 41.4 e a Figura 41.3 listam as causas mecânicas de obstrução e descrevem como elas ocorrem.

Obstrução do intestino delgado

Fisiopatologia

Conteúdo intestinal, líquidos e gás acumulam-se próximo da obstrução intestinal. A distensão e a retenção abdominal de líquidos reduzem a absorção de líquidos e estimulam mais secreção gástrica. Com o aumento da distensão, a pressão dentro do lúmen intestinal aumenta, causando diminuição das pressões capilares venosa e arteriolar. Ocorre desvio de líquido, eletrólitos e proteínas do lúmen intestinal para o interstício (terceiro espaço), resultando em redução do líquido circulante e desidratação. Nos casos de edema e distensão intestinais, a perfusão para o segmento intestinal afetado pode ser comprometida, resultando em isquemia, necrose e, por fim, ruptura ou perfuração da parede intestinal, com resultante peritonite (Bordeianou & Yeh, 2019; Ramnarine, 2017).

Manifestações clínicas

O sintoma inicial normalmente é a dor do tipo cólica, que é similar a ondas e sentida como cólica por causa do peristaltismo persistente tanto acima quanto abaixo do bloqueio. Pode ocorrer a passagem de sangue e muco do paciente, mas de nenhuma matéria fecal e nenhum flato. Ocorrem vômitos. Se a obstrução for completa, as ondas peristálticas inicialmente se tornam extremamente vigorosas e, por fim, assumem uma direção reversa, com o conteúdo intestinal impulsionado em direção à boca, e não em direção ao reto. Os sinais de desidratação tornam-se evidentes: sede intensa, sonolência, oliguria, mal-estar generalizado, dor e língua e membranas mucosas ressecadas. O paciente pode continuar a apresentar flatos e fezes inicialmente no processo, em virtude do peristaltismo distal. O abdome torna-se distendido. Quando mais baixa for a obstrução no sistema digestório, mais acentuada será a distensão abdominal; isso pode causar vômito de refluxo. O vômito resulta em perda de íons hidrogênio e potássio do estômago, levando à redução de cloreto e potássio no sangue e à alcalose metabólica. A desidratação e a acidose desenvolvem-se em virtude da perda de água e sódio. Se a perda de líquido for aguda, pode ocorrer choque hipovolêmico; também pode ocorrer choque séptico (Bordeianou & Yeh, 2019; Ramnarine, 2017) (ver Capítulo 11).

TABELA 41.4 — Causas mecânicas de obstrução intestinal.

Causa	Descrição	Resultado
Aderências	Alças intestinais tornam-se aderidas às áreas que cicatrizam lentamente ou cicatrizam após a cirurgia abdominal; ocorrem mais comumente no intestino delgado	Após a cirurgia, as aderências produzem uma dobradura de uma alça intestinal.
Intussuscepção (ver Figura 41.3A)	Uma parte do intestino desliza para dentro de outra parte, localizada abaixo dela (como o encurtamento de um telescópio); ocorre mais comumente em crianças do que em adultos	O lúmen intestinal torna-se estreito, e o suprimento de sangue torna-se estrangulado.
Vólvulo (ver Figura 41.3B)	O intestino torce e dobra sobre si mesmo e oclui o suprimento sanguíneo	O lúmen intestinal torna-se obstruído. Gás e líquidos acumulam-se no intestino aprisionado.
Hérnia (ver Figura 41.3C)	Protrusão do intestino por uma área enfraquecida na parede muscular abdominal	O fluxo intestinal pode estar completamente obstruído. O fluxo sanguíneo para a área também pode estar obstruído.
Tumor	Um tumor que se encontra na parede do intestino estende-se para dentro do lúmen intestinal, ou um tumor fora do intestino causa pressão sobre a parede do intestino. O tipo mais comum é o adenocarcinoma colorretal	O lúmen intestinal torna-se parcialmente obstruído; se o tumor não for removido, resulta em obstrução completa.

Avaliação e achados diagnósticos

O diagnóstico tem por base os sintomas, os achados da avaliação física e os resultados de exames de imagem. Nas fases iniciais do processo, os ruídos intestinais são agudos e hiperativos, em uma tentativa de ultrapassar a obstrução; posteriormente, os ruídos intestinais serão hipoativos. Alterações do padrão (constante) ou aumento da intensidade dos ruídos intestinais também podem ser indícios de estrangulamento intestinal ou isquemia intestinal (Bordeianou & Yeh, 2019; Ramnarine, 2017). Os achados nas radiografias e nas TC de abdome incluem volumes anormais de gás e/ou líquido no intestino e, às vezes, intestino distal colapsado. Os exames laboratoriais (i. e., estudos eletrolíticos e hemograma completo) revelam quadro de desidratação, perda de volume plasmático e possível infecção. A abordagem da obstrução do intestino delgado concentra-se na confirmação do diagnóstico, na identificação da etiologia e na determinação da probabilidade de estrangulamento.

Manejo clínico

A descompressão do intestino através da inserção de um tubo nasogástrico é necessária para todos os pacientes com obstrução do intestino delgado; isso pode ser mantido por até 3 dias em pacientes com obstruções parciais. O repouso do intestino pode resultar em resolução da obstrução (Ramnarine, 2017). Para os pacientes com aderências, a administração de meios de contraste gastrintestinais hidrossolúveis (diatrizoato meglumina e diatrizoato sódico) pode ser benéfica, visto que estimula a peristalse e determina a probabilidade de ser necessária intervenção cirúrgica. O contraste é administrado via tubo NG, o tubo é clampeado durante 2 a 4 horas, depois radiografias do abdome são feitas em 6 a 24 horas; evidências do contraste no intestino grosso são preditivas de obstrução sem necessidade de intervenção cirúrgica (Bordeianou & Yeh, 2019).

Manejo cirúrgico

Aproximadamente 25% dos pacientes com obstrução precisarão de intervenção cirúrgica (Bordeianou & Yeh, 2019). Quando o intestino está completamente obstruído, a possibilidade de estrangulamento e necrose tecidual justifica a intervenção cirúrgica. Antes da cirurgia, são necessárias soluções IV para repor a água, o sódio, o cloreto e o potássio esgotados.

O tratamento cirúrgico da obstrução intestinal depende da causa da obstrução. Para a maioria das causas comuns de obstrução, tais como hérnias e aderências, o procedimento cirúrgico envolve o reparo da hérnia ou a divisão da aderência à qual o intestino está ligado. Em alguns casos, a parte do intestino afetada pode ser removida, e uma anastomose pode ser realizada. A complexidade do procedimento cirúrgico depende da duração da obstrução intestinal e da condição do intestino. Pode ser usada técnica a céu aberto ou laparoscópica.

Manejo de enfermagem

O manejo de enfermagem do paciente com uma obstrução de intestino delgado que não requer cirurgia inclui manutenção

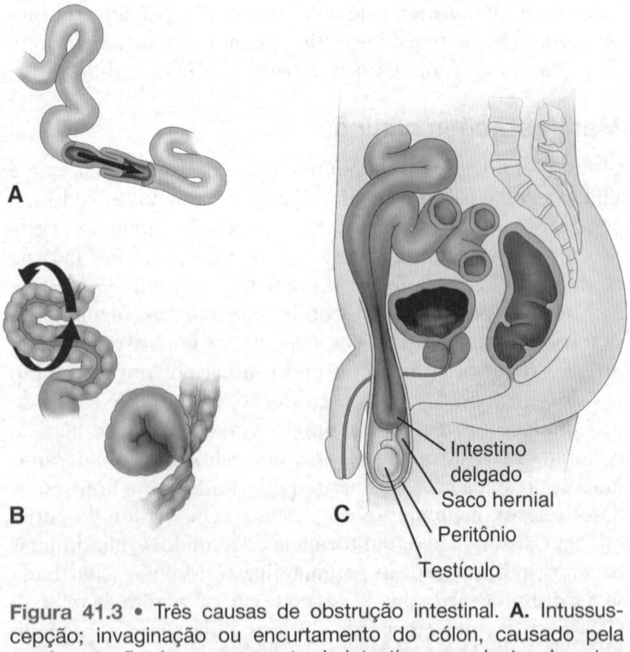

Figura 41.3 • Três causas de obstrução intestinal. A. Intussuscepção; invaginação ou encurtamento do cólon, causado pela movimentação de um segmento de intestino para dentro de outro. B. Vólvulo do cólon sigmoide; a torção ocorre em sentido anti-horário na maioria dos casos. Observe o intestino edemaciado. C. Hérnia (inguinal). O saco da hérnia é uma continuação do peritônio do abdome. O conteúdo da hérnia é intestino, omento ou outro conteúdo abdominal que passe pela abertura hernial e para dentro do saco hernial.

da função do tubo NG, avaliação e medição da produção NG, avaliação em relação ao desequilíbrio hidreletrolítico, monitoramento do estado nutricional e avaliação de manifestações consistentes com a melhora (p. ex., retorno dos sons intestinais normais, diminuição da distensão abdominal, melhora subjetiva da dor e da sensibilidade abdominal e eliminação de flatos ou fezes).

> **Alerta de enfermagem: Qualidade e segurança**
>
> A manutenção do equilíbrio hidreletrolítico é uma prioridade a ser monitorada no paciente com obstrução do intestino delgado. A presença do tubo NG associada à dieta zero do paciente aumenta o risco de desequilíbrio hídrico. Portanto, medidas para promover o equilíbrio hídrico são criticamente importantes.

O enfermeiro deve relatar discrepâncias no equilíbrio hídrico do paciente, piora da dor ou da distensão abdominal e aumento da produção NG. Se a condição do paciente não melhorar, o enfermeiro deve prepará-lo para a cirurgia. Esse preparo inclui orientações pré-operatórias, conforme a condição do paciente. Os cuidados de enfermagem do paciente após o reparo cirúrgico de uma obstrução do intestino delgado são similares àqueles de outras cirurgias abdominais (ver Capítulo 16).

> **Desfechos clínicos de histórias de pacientes: Stan Checketts • Parte 2**
>
>
> Lembre-se de Stan Checketts, do Capítulo 9, que chegou no pronto-socorro com dor abdominal intensa. Ele recebeu o diagnóstico de obstrução do intestino delgado. Ele é colocado em dieta zero, uma sonda nasogástrica é inserida e é instituída aspiração intermitente baixa. Descreva as etapas da avaliação gastrintestinal focalizada realizada pelo enfermeiro. Como o enfermeiro explicaria a necessidade de dieta zero e colocação de sonda nasogástrica? Quais são as avaliações específicas e as responsabilidades da enfermagem para com o paciente com sonda nasogástrica?

Obstrução do intestino grosso

Fisiopatologia

A obstrução do intestino grosso resulta em acúmulo de conteúdo intestinal, líquidos e gás proximal à obstrução. Ela pode levar à distensão grave e à perfuração, exceto se uma parte do gás e dos líquidos puder fluir de volta por meio da válvula ileocecal. A obstrução do intestino grosso, mesmo se completa, pode não ser dramática se o suprimento sanguíneo para o cólon não for afetado. Entretanto, se o suprimento sanguíneo for interrompido, ocorrem estrangulamento intestinal e necrose; essa condição é potencialmente fatal. No intestino grosso, a desidratação ocorre mais lentamente do que no intestino delgado, tendo em vista que o cólon consegue absorver o seu conteúdo líquido e pode ser distendido até um tamanho considerável além da sua capacidade total normal. Assim como a obstrução de intestino delgado, as complicações incluem perfuração, peritonite e sepse.

Manifestações clínicas

A obstrução do intestino grosso difere clinicamente da obstrução do intestino delgado, no sentido em que os sintomas se desenvolvem e progridem de modo relativamente lento. Em pacientes com obstrução no cólon sigmoide ou no reto, a constipação intestinal pode ser o único sintoma durante semanas. O formato das fezes é alterado à medida que elas passam pela obstrução, que está gradualmente aumentando em tamanho. A perda sanguínea nas fezes pode resultar em anemia ferropriva. O paciente pode apresentar fraqueza, perda de peso e anorexia. Eventualmente, o abdome torna-se acentuadamente distendido, as alças de intestino grosso tornam-se visivelmente delineadas pela parede abdominal e o paciente apresenta dor abdominal inferior do tipo cólica (Hopkins, 2017).

Avaliação e achados diagnósticos

O diagnóstico tem por base os sintomas, os achados da avaliação física e os exames de imagem. Nas fases iniciais da obstrução, o paciente pode apresentar distensão abdominal, e os ruídos intestinais estão normais. Contudo, nas fases mais avançadas, os ruídos intestinais estão hipoativos ou ausentes, e o abdome está hiper-ressonante à percussão (Hopkins, 2017).

Os achados radiográficos abdominais e de TC ou RM abdominal revelam um cólon distendido e detalham o local da obstrução (Hopkins, 2017).

Manejo clínico

A restauração do volume intravascular, a correção de anormalidades eletrolíticas e a aspiração NG e a descompressão são instituídas imediatamente. A colonoscopia pode ser realizada para destorcer e descomprimir o intestino. Pode ser utilizado um tubo retal para descomprimir uma área que seja inferior no intestino. Como alternativa, um *stent* colônico metálico pode ser utilizado como intervenção paliativa ou como uma ponte para a cirurgia definitiva. O *stent* colônico é posicionado por via endoscópica, com a assistência de um intensificador de imagem, que cria uma imagem fluoroscópica (Hopkins, 2017). O tratamento habitual é a ressecção cirúrgica para remover a lesão de obstrução. Pode ser necessária colostomia temporária ou permanente. Pode ser realizada anastomose ileoanal se a remoção de todo o intestino grosso for necessária (Hopkins, 2017).

Manejo de enfermagem

O papel do enfermeiro é monitorar o paciente em relação a sintomas que indiquem que a obstrução intestinal está piorando ou melhorando e proporcionar apoio emocional e conforto. O enfermeiro administra líquidos e eletrólitos IV, conforme prescrito. Se a condição do paciente não responder ao tratamento não cirúrgico, o enfermeiro prepara o paciente para a cirurgia. Esse preparo inclui orientações pré-operatórias, conforme a condição do paciente. Após a cirurgia, são fornecidos os cuidados de enfermagem pós-operatórios de rotina, incluindo os cuidados do ferimento abdominal (ver Capítulo 16).

DOENÇA INTESTINAL INFLAMATÓRIA

A **doença intestinal inflamatória (DII)** é um grupo de distúrbios crônicos: doença de Crohn e colite ulcerativa, que resultam em inflamação ou ulceração (ou ambas) do intestino. Ambos os distúrbios apresentam similaridades surpreendentes, mas também diversas diferenças. Aproximadamente 10 a 15% dos pacientes com DII apresentam características dos dois distúrbios, e não é possível fechar o diagnóstico de um ou de outro distúrbio; esses pacientes são classificados como portadores de colite indeterminada (Rowe, 2020). A Tabela 41.5 compara a doença de Crohn e a colite ulcerativa.

A prevalência de DII nos EUA aumentou no último século. Estima-se que 1,3% dos adultos sejam diagnosticados com DII (CDC, 2019). A prevalência é mais elevada na Europa (sobretudo na Alemanha e na Noruega), nos EUA e no Canadá, embora a incidência esteja aumentando na América do Sul, na África e na Ásia (Piovani, Danese, Peyrin-Biroulet et al., 2019).

A história familiar é um indicador de propensão à DII, sobretudo se um parente em primeiro grau a tiver (Rowe, 2020). Outros fatores de risco para DII incluem o fato de a pessoa ser caucasiana, descendente de judeus asquenaze, viver em clima setentrional e morar em área urbana (Rowe, 2020).

As duas doenças são comumente diagnosticadas em pessoas com idade entre 15 e 40 anos, com um segundo pico de incidência em adultos com idade entre 55 e 65 anos (Rowe, 2020). Tabagistas atuais correm risco de doença de Crohn, mas ex-tabagistas ou não fumantes correm risco de colite ulcerativa (Piovani et al., 2019).

Apesar de pesquisas extensivas, a causa da DII permanece desconhecida. Três fatores subjacentes são predisposição genética, alteração da resposta imune e modificação da resposta dos microrganismos intestinais (Rowe, 2020). Os pesquisadores levantaram a hipótese de que fatores deflagradores ambientais (p. ex., exposição a poluentes atmosféricos), alimentos, tabaco e doenças virais em pessoas geneticamente predispostas a desenvolver DII possam deflagrar a resposta imune celular, o que resulta nas alterações inflamatórias que caracterizam as DIIs (Rowe, 2020). Citocinas inflamatórias já foram identificadas nas características histopatológicas e clínicas dos dois

TABELA 41.5 Comparação da doença de Crohn e da colite ulcerativa.

	Doença de Crohn	Colite ulcerativa
Evolução	Prolongada, variável	Exacerbações, remissões
Patologia		
Inicial	Espessamento transmural	Ulceração da mucosa
Tardia	Granulomas penetrantes e profundos	Ulcerações da mucosa mínimas
Manifestações clínicas		
Localização	Íleo, cólon ascendente (normalmente)	Reto, cólon descendente
Sangramento	Normalmente ausente, mas, se ocorrer, tenderá a ser leve	Comum – grave
Envolvimento perianal	Comum	Raro – leve
Fístulas	Comuns	Raras
Diarreia	Menos grave	Grave
Massa abdominal	Comum	Rara
Achados de exames complementares		
Estudos com bário	Lesões pontilhadas regionais e descontínuas	Envolvimento difuso
	Estreitamento do cólon	Ausência de estreitamento do cólon
	Espessamento da parede intestinal	Ausência de edema de mucosas
	Edema de mucosas	Estenose rara
	Estenose, fístulas	Encurtamento do cólon
Sigmoidoscopia	Pode não ser notável, exceto se acompanhada de fístulas perianais	Mucosa inflamada anormal
Colonoscopia	Ulcerações distintas, separadas por mucosa relativamente normal no cólon ascendente	Mucosa friável, com pseudopólipos ou úlceras no cólon descendente
Tratamento terapêutico	Corticosteroides, aminossalicilatos (sulfassalazina)	Corticosteroides, aminossalicilatos (sulfassalazina) úteis na prevenção de recidivas
	Imunomoduladores (p. ex., azatioprina) ou anticorpos monoclonais (p. ex., infliximabe, adalimumabe) podem ser indicados se o paciente for refratário aos corticosteroides e aminossalicilatos	Imunomoduladores (p. ex., azatioprina) ou anticorpos monoclonais (p. ex., infliximabe, adalimumabe) podem ser indicados se o paciente for refratário aos corticosteroides e aminossalicilatos
	Antibióticos	Agentes hidrofílicos para o aumento de volume
	Nutrição parenteral	Antibióticos
	Colectomia parcial ou completa, com ileostomia ou anastomose	Proctocolectomia, com ileostomia
	O reto pode ser preservado em alguns pacientes	O reto pode ser preservado em apenas alguns poucos pacientes "curados" por colectomia
	Recidivas comuns	
Complicações sistêmicas	Obstrução do intestino delgado	Megacólon tóxico
	Hidronefrose do lado direito	Perfuração
	Nefrolitíase	Hemorragia
	Câncer de cólon	Câncer de cólon
	Colelitíase	Pielonefrite
	Artrite	Nefrolitíase
	Uveíte	Colangiocarcinoma
	Eritema nodoso	Artrite
		Uveíte
		Eritema nodoso

Adaptada de Walfish, A. E. (2019). Inflammatory bowel disease. *Merck Manual: Professional Version*. Retirada em 01/03/2020 de: www.merckmanuals.com/professional/gastrointestinal-disorders/inflammatory-bowel-disease-ibd/overview-of-inflammatory-bowel-disease.

distúrbios (Rowe, 2020; Walfish, 2019). Ambos os distúrbios têm manifestações extraintestinais; os sinais/sintomas comuns aos dois distúrbios incluem febre, artralgias, mal-estar e episódios de diaforese (Rowe, 2020).

Doença de Crohn (enterite regional)

A doença de Crohn, também denominada enterite regional, é caracterizada por inflamação subaguda e crônica da parede do sistema digestório, que se estende por todas as camadas (*i. e.*, lesão transmural). Embora suas alterações histopatológicas características possam ocorrer em qualquer local do sistema digestório, ocorrem mais comumente no íleo distal e no cólon descendente. Aproximadamente 35% dos pacientes apresentam ileíte (apenas envolvimento ileal); 45% apresentam ileocolite (lesões no duodeno e no íleo); e 20% apresentam colite granulomatosa (apenas comprometimento do cólon) (Rowe, 2020).

Fisiopatologia

O processo inflamatório na doença de Crohn começa com abscessos e inflamação das criptas, que evoluem para pequenas úlceras focais. Essas lesões iniciais se tornam mais profundas, formando ulcerações longitudinais e transversas, separadas por placas edemaciadas, criando um aspecto característico em *calçada de paralelepípedos* nas partes comprometidas do intestino. Fístulas, fissuras e abscessos formam-se à medida que a inflamação se estende para o peritônio. Granulomas podem ocorrer nos linfonodos, no peritônio e através das camadas do intestino em 50% dos pacientes. Os segmentos comprometidos do intestino são bem delimitados pelas áreas contíguas de tecido intestinal normal. Elas são denominadas lesões *salteadas*, e o termo *enterite regional* provém delas. À medida que a doença avança, a parede intestinal torna-se espessa e fibrótica, e o lúmen intestinal estreita-se. As alças intestinais doentes, às vezes, aderem às outras alças que as circundam (Rowe, 2020).

Manifestações clínicas

O início dos sintomas normalmente é insidioso na doença de Crohn, com diarreia e dor abdominal no quadrante inferior direito proeminente não aliviada pela defecação. O tecido cicatricial e a formação de granulomas interferem na capacidade do intestino de transportar os produtos da digestão intestinal superior pelo lúmen constringido, resultando em dor abdominal do tipo cólica. Há sensibilidade abdominal e espasmos. Tendo em vista que a alimentação estimula o peristaltismo intestinal, as dores do tipo cólica ocorrem após as refeições. Para evitar essas crises de dor do tipo cólica, o paciente tende a limitar a ingestão alimentar, reduzindo as quantidades e os tipos dos alimentos até um grau em que as exigências nutricionais normais não são atendidas. Como resultado, ocorrem perda de peso, desnutrição e anemia secundária. Úlceras no revestimento do intestino e outras alterações inflamatórias resultam em um intestino edemaciado, com drenagem contínua no cólon. O comprometimento da absorção provoca diarreia crônica e déficits nutricionais, que podem resultar em significativa perda ponderal e desidratação. Em alguns pacientes, o intestino inflamado pode ser perfurado, o que provoca abscessos intra-abdominais e anais. Ocorrem febre e leucocitose. Os sintomas crônicos incluem diarreia, dor abdominal, **esteatorreia** (*i. e.*, gordura excessiva nas fezes), anorexia, perda de peso e deficiências nutricionais.

As manifestações podem se estender para fora do sistema digestório e incluir distúrbios articulares (p. ex., artrite), lesões cutâneas (p. ex., eritema nodoso), distúrbios oculares (p. ex., uveíte) e úlceras orais. A evolução clínica e os sintomas podem variar; em alguns pacientes, ocorrem períodos de remissão e exacerbação, mas, em outros, a evolução é fulminante. Quando há agravamento dos sinais/sintomas, algumas manifestações extraintestinais (MEI) podem se intensificar, ao passo que a evolução clínica de algumas MEI parece ser independente da evolução clínica da doença de Crohn (Walfish, 2019).

Avaliação e achados diagnósticos

A TC está indicada para detecção de edema mesentérico e espessamento da parede intestinal, bem como obstruções, abscessos e fístulas; esse exame de imagem ajuda a especificar o local e a formação de abscessos, orientando o acesso percutâneo e a drenagem. A RM é extremamente sensível e específica em termos de identificação de fístulas e abscessos perianais e pélvicos (Rowe, 2020).

É realizado um hemograma completo para avaliar os níveis de hematócrito e de hemoglobina (que podem estar diminuídos), bem como a contagem de leucócitos (que pode estar elevada). A velocidade de hemossedimentação (VHS) normalmente está elevada. Os níveis de albumina e proteínas podem estar diminuídos, indicando desnutrição (Rowe, 2020).

Complicações

As complicações da doença de Crohn incluem obstrução intestinal ou formação de estrituras, doença perianal, desequilíbrios hidreletrolíticos, desnutrição decorrente da má-absorção e formação de fístulas e abscessos. O tipo mais comum de fístula do intestino delgado causado pela doença de Crohn é a fístula enterocutânea (*i. e.*, uma abertura anormal entre o intestino delgado e a pele). Os abscessos podem ser o resultado de uma fístula interna, que resulta em acúmulo de líquidos e infecção. Pacientes com doença de Crohn também correm maior risco de câncer de cólon (NIDDK, 2017d).

Colite ulcerativa

A colite ulcerativa é uma doença inflamatória e ulcerativa crônica das camadas mucosa e submucosa do cólon e do reto, que se caracteriza por períodos imprevisíveis de remissão e exacerbação, com episódios de cólicas abdominais e diarreia sanguinolenta ou purulenta. As alterações inflamatórias normalmente começam no reto e evoluem proximalmente pelo cólon (Basson, 2019b).

Fisiopatologia

A colite ulcerativa afeta a mucosa superficial do cólon e é caracterizada por diversas ulcerações, inflamações difusas e descamação ou desfolhamento do epitélio colônico. O sangramento ocorre como resultado das ulcerações. A mucosa torna-se edemaciada e inflamada. As lesões são contíguas e ocorrem uma após a outra. Finalmente, o intestino torna-se estreito, encurtado e espesso em virtude da hipertrofia muscular e dos depósitos de gordura. Como o processo inflamatório não é transmural (*i. e.*, afeta apenas o revestimento interno), abscessos, fístulas, obstrução e fissuras são incomuns na colite ulcerativa (Walfish, 2019).

Manifestações clínicas

A evolução clínica normalmente é de exacerbações e remissões. Os sintomas predominantes da colite ulcerativa são diarreia, passagem de muco, pus ou sangue, dor abdominal no quadrante inferior esquerdo e tenesmo intermitente. O sangramento pode ser leve ou grave e resulta em palidez, anemia e fadiga. O paciente pode apresentar anorexia, perda de peso, febre, vômitos e desidratação, bem como cólica e eliminação de seis ou mais evacuações líquidas ao dia. A doença é classificada como leve, grave ou fulminante, dependendo da gravidade dos sintomas. Hipoalbuminemia, desequilíbrios eletrolíticos e anemia ocorrem com frequência. As manifestações extraintestinais incluem lesões cutâneas (p. ex., eritema nodoso), lesões oculares (p. ex., uveíte), anormalidades articulares (p. ex., artrite) e hepatopatia (Basson, 2019b).

Avaliação e achados diagnósticos

Exames radiográficos abdominais são úteis para a determinação da causa dos sintomas. Ar livre no peritônio e dilatação ou obstrução intestinal devem ser excluídos como fonte dos sintomas. A colonoscopia é o exame de rastreamento definitivo, pois consegue diferenciar a colite ulcerativa de outras doenças do cólon com sinais/sintomas semelhantes. Pode revelar mucosa friável e inflamada, com exsudato e ulcerações. Em geral, biopsias são feitas para determinar as características histológicas do tecido e a extensão da doença. TC, RM e US podem identificar abscessos e envolvimento perirretal (Basson, 2019b).

O exame das fezes é positivo para sangue, e os resultados de exames laboratoriais revelam baixos níveis de hematócrito e hemoglobina, além de elevação na contagem de leucócitos, baixos níveis de albumina (indicando distúrbios mal absortivos) e desequilíbrio eletrolítico. Os níveis séricos de PC-R estão elevados. Níveis elevados de anticorpos citoplasmáticos antineutrófilos são comuns. É realizado o cuidadoso exame das fezes para detecção de parasitas e outros microrganismos, para descartar disenteria causada por microrganismos intestinais comuns, especialmente *Entamoeba histolytica*, *C. difficile* e espécies de *Campylobacter*, *Salmonella*, *Shigella* e *Cryptospora* (Basson, 2019b).

Complicações

As complicações da colite ulcerativa incluem megacólon tóxico, perfuração e sangramento como resultado de ulceração. No megacólon tóxico, o processo inflamatório estende-se para a mucosa muscular, inibindo a sua capacidade de contração e resultando em distensão colônica. Os sintomas incluem febre, dor e distensão abdominal, vômitos e fadiga. Se o paciente com megacólon tóxico não responder em 72 horas ao manejo clínico com sucção NG, soluções IV com eletrólitos, corticosteroides e antibióticos, é necessário cirurgia. Uma colectomia subtotal pode ser realizada se não tiver ocorrido perfuração intestinal. Caso contrário, está indicada colectomia. Essa cirurgia acaba sendo necessária em até um terço dos pacientes com formas graves de colite ulcerativa (Walfish, 2019). Para muitos pacientes, a cirurgia torna-se necessária para aliviar os efeitos da doença e para tratar essas complicações graves; normalmente, é realizada ileostomia. Os procedimentos cirúrgicos envolvidos e o cuidado dos pacientes com esse tipo de desvio fecal são discutidos posteriormente neste capítulo.

Pacientes com colite ulcerativa também apresentam risco significativamente maior de fraturas osteoporóticas, em virtude de diminuição da densidade mineral óssea. A terapia com corticosteroides também pode contribuir para a diminuição da densidade óssea. Os pacientes com colite ulcerativa também correm risco aumentado de câncer de cólon. Aproximadamente 20 anos após o diagnóstico, estima-se que 7 a 10% dos pacientes com colite ulcerativa extensa (*i. e.*, não limitada ao reto) terão câncer de cólon (Walfish, 2019).

Manejo da doença intestinal inflamatória

A maioria dos pacientes com doença de Crohn ou colite ulcerativa apresenta longos períodos de bem-estar, entremeados por curtos intervalos de doença. O tratamento clínico desses dois tipos de DII visa induzir remissão da doença por meio de um processo de manejo denominado terapia de indução e prevenir exacerbações da doença, enquanto maximiza a qualidade de vida por meio de um processo de manejo denominado terapia de manutenção (Basson, 2019b; Rowe, 2020; Rubin, Ananthakrishnan, Siegel et al., 2019; Walfish, 2019). A terapia farmacológica está indicada para atender às metas de indução e à manutenção da remissão da DII.

Manejo clínico

Terapia farmacológica

Aminossalicilatos, como sulfassalazina, são geralmente os primeiros agentes farmacológicos escolhidos para induzir e manter a remissão das formas leve a moderada de DII (Rowe, 2020; Wilhelm & Love, 2017). Aminossalicilatos sem sulfa (p. ex., mesalazina, olsalazina, balsalazida) são indicados para pacientes alérgicos à sulfa; esses agentes tendem a ser mais bem tolerados pela maioria dos pacientes, inclusive aqueles sem alergia à sulfa, e são efetivos na prevenção e no tratamento de recorrência da inflamação. Os aminossalicilatos tendem a ser mais efetivos no tratamento de colite ulcerativa do que da doença de Crohn, embora sejam indicados como agentes de primeira linha para os dois tipos de DII (Wilhelm & Love, 2017). Esses fármacos são administrados por via oral ou tópica (enema ou supositório retal) em pacientes com acometimento mais distal (Rowe, 2020). Efeitos adversos comuns dos aminossalicilatos incluem cefaleia, náuseas e diarreia (Comerford & Durkin, 2020).

Para alguns pacientes com fístulas perianais ou massas abdominais inflamatórias decorrentes de exacerbações da doença de Crohn, podem ser prescritos antibióticos como agentes de primeira linha, em vez de aminossalicilatos. Os antibióticos mais comumente prescritos incluem uma combinação de metronidazol e ciprofloxacino por via oral. Todavia, esses agentes não são prescritos por longos períodos. Portanto, outro esquema medicamentoso precisa ser selecionado como terapia de manutenção. Esses antibióticos estão associados a efeitos adversos, que incluem náuseas e diarreia, e risco aumentado de infecção por *Clostridioides difficile* (anteriormente, *Clostridium difficile*). Além disso, metronidazol pode provocar neuropatia periférica; se isso ocorrer, pode ser necessário interromper seu uso (Rowe, 2020; Walfish, 2019).

Doses progressivamente menores de corticosteroides podem ser prescritas para pacientes que sejam refratários à indução de remissão com outros agentes, como aminossalicilatos, ou que estejam apresentando exacerbação do processo mórbido (*i. e.*, recrudescimento ou episódio agudo). Esses medicamentos exercem potentes efeitos anti-inflamatórios (Rowe, 2020). Os corticosteroides podem ser administrados por via oral (p. ex., prednisona) em esquema ambulatorial ou por via parenteral (p. ex., hidrocortisona) para pacientes internados. Corticosteroides tópicos (*i. e.*, administração retal) (p. ex., budesonida) também são amplamente utilizados no tratamento de proctite e doença do cólon associada à DII. Tendo em vista que os corticosteroides podem influenciar de modo adverso a cicatrização de feridas intestinais, seu uso é indicado por apenas curtos períodos. Outros efeitos adversos dos corticosteroides são discutidos no Capítulo 45 e estão resumidos na Tabela 45.3 (Walfish, 2019).

Imunomoduladores (p. ex., azatioprina, mercaptopurina, metotrexato, ciclosporina) modificam a resposta imune patológica da DII. O mecanismo de ação exato desses medicamentos no tratamento da DII é desconhecido. Esses agentes demonstraram efetividade na redução da inflamação e na redução da necessidade de corticosteroides, hospitalização e cirurgia. Como são necessários pelo menos 2 meses para esses agentes se mostrarem efetivos, eles tendem a não ser empregados na indução de remissão, embora sejam úteis como terapia de manutenção, sobretudo nos pacientes intolerantes a aminossalicilatos ou que precisariam de uso prolongado de corticosteroides para manter a remissão (Rowe, 2020; Wilhelm & Love, 2017). Esses agentes deprimem a função da medula óssea, de modo que o hemograma completo precisa ser monitorado periodicamente à procura de neutropenia (i. e., redução das contagens de neutrófilos) e pancitopenia (i. e., redução da contagem de todas as linhagens sanguíneas); se isso ocorrer, está justificada a redução da dose ou a troca por outro agente (Rowe, 2020). A função hepática também deve ser monitorada periodicamente, uma vez que esses agentes podem ser hepatotóxicos (ver Capítulo 43, Tabela 43.1, Exames laboratoriais comuns para a avaliação da função hepática). Esses agentes podem ser imunossupressores, aumentando o risco de os pacientes apresentarem pneumonia e cânceres. Por causa desses riscos, os adultos em uso desses agentes devem ser orientados a receber vacina antipneumocócica (vacina pneumocócica conjugada 13-valente e vacina pneumocócica polissacarídica 23-valente); as mulheres devem ser rastreadas anualmente à procura de câncer de colo do útero (i. e., esfregaço de Papanicolaou; ver discussão adicional no Capítulo 50). Os pacientes em uso de azatioprina ou mercaptopurina devem ser rastreados anualmente à procura de carcinoma espinocelular, sobretudo se tiverem mais de 50 anos (Farraye, Melmed, Lichtenstein et al., 2017).

A medicação contra o fator de necrose tumoral (TNF) incorpora anticorpos monoclonais que inibem os efeitos inflamatórios da citocina TNF no intestino. Esses agentes são indicados para uso em pacientes com formas moderada a grave de DII que sejam refratárias ao tratamento com imunomoduladores (Wilhelm & Love, 2017). Infliximabe foi o primeiro agente dessa classe aprovado pela FDA para o tratamento dos dois tipos de DII. O infliximabe mostrou-se efetivo na indução e na manutenção da remissão da DII, sobretudo a doença de Crohn. Todavia, ele precisa ser administrado por infusão IV. De modo geral, o infliximabe é bem tolerado pela maioria dos pacientes, embora possa, em raros casos, estar associado a sintomas gripais. No caso de pacientes que apresentam sintomas gripais, a pré-medicação com difenidramina e paracetamol parece aliviar esses efeitos desagradáveis. Alternativas mais novas de medicação anti-TNF incluem adalimumabe (para os dois tipos de DII), certolizumabe (apenas para doença de Crohn) e golimumabe (apenas para colite ulcerativa). Esses agentes são administrados por injeções subcutâneas (Walfish, 2019). Como todos esses agentes anti-TNF podem reativar infecções virais latentes, os pacientes têm de ser testados para tuberculose e hepatite B antes de o tratamento ser iniciado (Rowe, 2020; Wilhelm & Love, 2017). Além disso, todas as imunizações apropriadas para a idade devem estar atualizadas antes de ser iniciado o tratamento com esses agentes (Farraye et al., 2017) (ver imunizações para adultos no Capítulo 3, Tabela 3.3). Quando esses agentes são prescritos por períodos prolongados, os pacientes precisam ser informados de que correm risco aumentado de câncer, sobretudo linfomas e melanomas (Farraye et al., 2017; Rowe, 2020; Wilhelm & Love, 2017).

Terapia nutricional

Durante a terapia de indução, líquidos orais e uma dieta com baixo teor residual, alto teor proteico e alto teor calórico, com suplementação de vitaminas e reposição de ferro, são prescritos para atender às necessidades nutricionais, reduzir a inflamação e controlar a dor e a diarreia (Rowe, 2020). Os pacientes medicados com corticosteroides precisam de suplementos de cálcio e vitamina D para a prevenção de osteopenia (Rowe, 2020). Desequilíbrios hidreletrolíticos decorrentes da desidratação causada pela diarreia são corrigidos por meio de terapia IV, conforme necessário, se o paciente estiver hospitalizado, ou por meio de líquidos orais, se o paciente for tratado no domicílio. Deve ser evitado o consumo de alimentos que provoquem ou exacerbem os sinais/sintomas desagradáveis, tais como distensão abdominal ou diarreia. Alimentos frios e tabagismo são evitados, tendo em vista que ambos aumentam a motilidade intestinal. Alguns pacientes apresentam melhora de seus sinais/sintomas se seguirem uma dieta pobre em carboidratos fermentáveis (*low-FODMAP diets*), que é comumente indicada para pacientes com SII (ver discussão anterior), ao passo que outros relatam melhora sintomática quando restringem o consumo de leite e tratam a intolerância à lactose (ver Boxe 41.3) (DeLegge, 2020).

Após a indução da remissão, os pacientes com DII são orientados a evitar o consumo de alimentos que deflagrem a crise e a manter uma dieta que atenda melhor às suas demandas nutricionais. Suplementos prebióticos (p. ex., *Escherichia coli Nissle*, *Lactobacillus rhamnosus*) poderiam ser indicados para manter a remissão no paciente com colite ulcerativa, mas não se mostraram efetivos nos pacientes com doença de Crohn (Bischoff, Escher, Hebuterne et al., 2020). A maioria dos pacientes que atinge remissão não precisa restringir o consumo de fibra durante a terapia de manutenção (DeLegge, 2020). Está indicada a solicitação de parecer do nutricionista (Bischoff et al., 2020).

Os pacientes com DII correm risco de se tornarem desnutridos. Há um número menor de pacientes com DII que apresenta desnutrição e precisa de terapia nutricional intensiva em comparação com 30 anos atrás (DeLegge, 2020). De modo geral, pacientes com DII que perderam mais de 10% de sua massa corporal magra são considerados desnutridos e correm risco de morbidade aumentada (p. ex., infecções, cicatrização de feridas insatisfatória). Esses pacientes precisam de terapia nutricional intensiva, que poderia incluir nutrição enteral (ver Capítulo 39) ou nutrição parenteral (DeLegge, 2020). De modo geral, a nutrição oral ou enteral é preferível à nutrição parenteral. Todavia, a nutrição parenteral é indicada para pacientes que não toleram a nutrição oral ou enteral ou para pacientes com obstrução intestinal ou síndrome do intestino curto, ou, ainda, para pacientes com doença de Crohn e formação de fístulas proximais (ver discussão mais adiante sobre nutrição parenteral) (Bischoff et al., 2020).

Manejo cirúrgico

Quando as medidas não cirúrgicas não conseguem aliviar os sintomas graves da DII, pode ser necessário cirurgia. Quase um terço dos pacientes com formas graves de colite ulcerativa e 60 a 70% dos pacientes com doença de Crohn precisam de tratamento cirúrgico (Walfish, 2019). Indicações comuns de tratamento cirúrgico para pacientes com colite ulcerativa incluem o achado de câncer de cólon ou displasia/pólipos colônicos (ver discussão adiante), megacólon, sangramento significativo e intratável ou perfuração (Walfish, 2019). A indicação mais comum de cirurgia para pacientes com doença de Crohn é obstrução do intestino delgado, que ocorre em 30 a 50% dos pacientes; outras indicações de cirurgia incluem abscesso, perfuração, hemorragia ou formação de fístula (Ghazi, 2019; Walfish, 2019).

Pacientes com doença de Crohn ou colite ulcerativa podem precisar de cirurgia para aliviar estenoses. Um procedimento comumente realizado para estriuras do intestino delgado é a estriturplastia guiada por laparoscopia, em que as seções bloqueadas ou estreitadas do intestino são alargadas, deixando o intestino intacto. Em alguns casos, é realizada uma ressecção do intestino delgado; os segmentos doentes do intestino delgado são ressecados, e as partes remanescentes dos intestinos são anastomosadas. Normalmente, pode ser tolerada a remoção cirúrgica de até 80% do intestino delgado (Gilroy, 2018).

Alguns pacientes com formas graves de doença de Crohn se beneficiam de transplante intestinal. Atualmente, essa técnica está disponível para crianças e para adultos jovens ou de meia-idade que perderam a função intestinal em virtude da doença. Ela pode melhorar a qualidade de vida para alguns pacientes. Os problemas técnicos e imunológicos correlatos permanecem desafiadores, e os custos e as taxas de mortalidade continuam a ser altas (Gilroy, 2018).

Proctocolectomia e colectomia total com ileostomia

Proctocolectomia (*i. e.*, excisão cirúrgica do cólon e do reto) com **ileostomia** (*i. e.*, abertura cirúrgica para o íleo via estoma para possibilitar a drenagem do conteúdo intestinal) é recomendada para pacientes com DII com lesões graves no cólon e no reto que sejam refratárias à terapia clínica. Essa cirurgia cura a doença nos pacientes com colite ulcerativa, porém a cura cirúrgica não é possível na doença de Crohn (Ghazi, 2019; Walfish, 2019).

A ileostomia é um tipo de desvio fecal que possibilita a drenagem da matéria fecal, denominada *efluente*, a partir do íleo para o exterior do corpo. A drenagem é líquida a não formada, e ocorre em intervalos frequentes. O manejo de enfermagem do paciente com ileostomia será discutido posteriormente neste capítulo.

A ileostomia é indicada após proctocolectomia ou colectomia total (*i. e.*, excisão cirúrgica de todo o cólon) e pode ser temporária ou permanente. Para pacientes com formas graves de colite ulcerativa, a proctocolectomia restaurativa com anastomose anal com bolsa ileal (AABI) é o procedimento preferencial. Em geral, essa opção não é recomendada para pacientes com doença de Crohn, pois a bolsa ileal criada cirurgicamente acaba apresentando lesões nesses pacientes. Normalmente, a ileostomia permanente é indicada para o paciente com doença de Crohn que precisa ser submetido à colectomia total.

Proctocolectomia restaurativa com anastomose anal com bolsa ileal

A proctocolectomia restaurativa com AABI é o procedimento preferencial em casos nos quais o reto pode ser preservado, uma vez que ela elimina a necessidade de ileostomia permanente. Ela estabelece um reservatório ileal que atua como um "novo" reto, e o controle da eliminação pelo esfíncter anal é mantido. O procedimento envolve a conexão do íleo à bolsa anal (construída a partir de um segmento do intestino delgado), e o cirurgião conecta a bolsa ao ânus, com a remoção do cólon e da mucosa retal (*i. e.*, colectomia abdominal total e protectomia de mucosa) (Figura 41.4). Uma ileostomia com desvio de alça temporária, que promove a cicatrização das anastomoses cirúrgicas, é construída na ocasião da cirurgia e fechada aproximadamente 3 meses depois.

Com a AABI ou a proctocolectomia restaurativa, o cólon e o reto doentes são removidos, a defecação voluntária é mantida e a continência anal é preservada. O reservatório ileal diminui significativamente a quantidade de defecações. A eliminação noturna é gradualmente reduzida até uma defecação. As complicações da anastomose ileoanal incluem irritação da pele perineal decorrente do extravasamento do conteúdo fecal, formação de estritura no local da anastomose, abscesso pélvico, fístula, obstrução do intestino delgado e *bolsite* (*i. e.*, inflamação da bolsa ileoanal) (Wu, Ke, Kiran et al., 2020). Esse procedimento envolve a dissecação pélvica; portanto, também está associado ao risco de infertilidade nas mulheres. Mulheres que desejam engravidar podem desejar outras opções terapêuticas (Rowe, 2020). As intolerâncias alimentares podem persistir após a criação da anastomose bolsa ileal-ânus. Aumento da produção de fezes, flatulência e irritação perineal estão associados ao consumo de nozes, milho, chocolate, alimentos condimentados, cebolas e frutas cítricas. Consequentemente, alguns pacientes precisam modificar suas dietas para evitar complicações e soluções de continuidade na região perineal.

Ileostomia continente

O procedimento consiste em proctocolectomia, com 30 a 45 cm do íleo terminal sendo usados para criar um reservatório ileal continente em formato de J ou S (*i. e.*, bolsa de Koch) pelo desvio de parte do íleo terminal para a parede do abdome e para criar um estoma. Esse procedimento elimina a necessidade de uma bolsa de coleção fecal externa. Uma válvula é criada por meio de tração de parte da alça de íleo terminal para dentro do íleo. O efluente gastrintestinal pode ser acumulado na bolsa durante algumas horas e, em seguida, pode ser removido através de um cateter inserido na válvula com bico. As possíveis indicações para colectomia total com inserção de bolsa de Kock (em vez de proctocolectomia restaurativa com

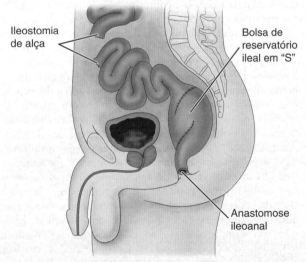

Figura 41.4 • A protectomia de mucosa precede a anastomose do reservatório ileal. A ileostomia de alça temporária desvia o efluente durante diversos meses, para possibilitar a cicatrização.

AABI) incluem um reto muito doente, ausência de tônus do esfíncter retal ou incapacidade de conquistar a continência fecal pós-AABI (Wu et al., 2020). As variações da bolsa de Koch incluem o reservatório intestinal continente de Barnett e a bolsa em T (Wu et al., 2020).

O principal desafio com a bolsa de Kock é o mau funcionamento da válvula com bico, que, com frequência, requer cirurgia corretiva adicional. Outras complicações pós-operatórias potenciais incluem fístulas, alterações relacionadas com o estoma (estenoses, hérnia paraestomal, dificuldade de cateterismo), inflamação da bolsa e síndrome do intestino curto (*i. e.*, déficits nutricionais que são decorrentes da perda de parte do intestino delgado). As bolsas de Kock são usadas menos frequentemente, por causa das taxas de complicação mais elevadas do que a proctocolectomia restauradora com anastomose por bolsa ileal-anal (Wu et al., 2020). Uma vantagem importante do procedimento é o potencial aprimoramento da imagem corporal com a ausência de dispositivo de drenagem externa (Wu et al., 2020).

PROCESSO DE ENFERMAGEM
Manejo do paciente com doença intestinal inflamatória

Avaliação

O enfermeiro obtém a anamnese para identificar o início, a duração e as características da dor abdominal; a ocorrência de diarreia, urgência fecal ou tenesmo, náuseas, anorexia ou perda de peso; e história familiar de DII. É importante conversar sobre os padrões dietéticos e os hábitos de tabagismo. O enfermeiro indaga sobre os padrões de eliminação intestinal, incluindo a característica, a frequência e a presença de sangue, pus, gordura ou muco. Devem ser observadas as alergias e a intolerância alimentar, especialmente a intolerância ao leite (lactose). O paciente pode identificar transtornos do sono se a diarreia ou a dor ocorrerem à noite.

Diagnóstico

DIAGNÓSTICOS DE ENFERMAGEM

Com base nos dados da avaliação, os diagnósticos de enfermagem podem incluir os seguintes:

- Diarreia, associada ao processo inflamatório
- Dor aguda, associada ao aumento do peristaltismo e à inflamação gastrintestinal
- Hipovolemia associada a anorexia, náuseas e diarreia
- Estado nutricional prejudicado associado a restrições alimentares, náuseas e má-absorção
- Intolerância às atividades, associada à fraqueza generalizada
- Ansiedade, associada à cirurgia iminente
- Dificuldade de enfrentamento associada aos episódios repetidos de diarreia
- Risco de comprometimento da integridade cutânea, associado à desnutrição e à diarreia
- Falta de conhecimento sobre o processo e o manejo da doença.

PROBLEMAS INTERDEPENDENTES/COMPLICAÇÕES POTENCIAIS

As complicações potenciais podem incluir as seguintes:

- Desequilíbrio eletrolítico
- Arritmias cardíacas relacionadas com desequilíbrios eletrolíticos
- Sangramento gastrintestinal com perda do volume de líquido
- Perfuração do intestino.

Planejamento e metas

As principais metas para o paciente são: alcance de padrões de eliminação intestinal normais; alívio da dor abdominal e das cólicas; prevenção do déficit de volume de líquido; manutenção da nutrição e do peso ideais; evitação da fadiga; redução da ansiedade; promoção do enfrentamento efetivo; ausência de solução de continuidade da pele; aumento do conhecimento sobre o processo de doença e do autocuidado; e evitação de complicações.

Intervenções de enfermagem

MANUTENÇÃO DOS PADRÕES DE ELIMINAÇÃO NORMAIS

O enfermeiro auxilia o paciente a determinar se há uma relação entre a diarreia e determinados alimentos, atividades ou fatores de estresse emocional. É importante a identificação dos fatores de precipitação, da frequência das defecações e da característica, da consistência e da quantidade das fezes eliminadas. O enfermeiro proporciona o pronto acesso a banheiro, cadeira higiênica ou comadre e mantém o ambiente limpo e livre de odores. É importante administrar os medicamentos antidiarreicos, conforme prescrito. Loperamida pode ser ingerida 30 minutos antes das refeições (ver discussão anterior sobre intervenções no caso de diarreia). O enfermeiro deve anotar a frequência da evacuação e a consistência das fezes após ser iniciada a terapia.

ALÍVIO DA DOR

A característica da dor é descrita como fraca, em queimação ou do tipo cólicas. É importante indagar sobre o seu início. A dor ocorre antes ou após as refeições, durante a noite ou antes da eliminação? O padrão é constante ou intermitente? Ela é aliviada com medicamentos? O enfermeiro administra os agentes analgésicos prescritos para a dor. Alterações na posição, aplicação local de calor (conforme prescrito), atividades de diversão e prevenção da fadiga também são úteis para a redução da dor.

MANUTENÇÃO DA INGESTÃO DE LÍQUIDOS

Para detectar o déficit do volume de líquido, o enfermeiro mantém um registro preciso do equilíbrio hídrico. Ele monitora os pesos diários em relação a ganhos ou perdas de líquido e examina o paciente quanto a sinais de déficit de volume de líquido (*i. e.*, pele e membranas mucosas ressecadas, diminuição do turgor da pele, oligúria, fadiga, diminuição da temperatura, aumento do hematócrito, elevação da gravidade específica urinária e hipotensão). É importante incentivar a ingestão de líquidos e monitorar a velocidade de fluxo de quaisquer soluções IV. O enfermeiro inicia medidas para diminuir a diarreia (p. ex., restrições alimentares, redução do estresse, agentes antidiarreicos).

MANUTENÇÃO DA NUTRIÇÃO IDEAL

As intervenções de enfermagem se concentram na otimização do estado nutricional do paciente e incluem assegurar que ele mantenha aporte adequado de líquidos e nutrientes e reconheça e evite alimentos que exacerbem os sinais/sintomas (DeLegge, 2020). O enfermeiro avalia a nutrição do paciente, incluindo os hábitos dietéticos, as alterações do apetite e do índice de massa corporal (IMC) e as tendências de ganho e de perda de peso corporal (ver discussão adicional sobre avaliação nutricional no Capítulo 4). Exames laboratoriais para detectar déficits de vitaminas e minerais podem ajudar a identificar a necessidade de suplementação, sobretudo de vitaminas D e B_{12} (Rowe, 2020). Durante a terapia de indução, se os alimentos orais forem tolerados, refeições pequenas, frequentes e com baixo teor residual são fornecidas para evitar a distensão excessiva do estômago e a estimulação do peristaltismo. Para os pacientes com DII que estejam desnutridos e hospitalizados, pode ser prescrita nutrição enteral ou parenteral (ver discussão adicional sobre nutrição enteral no Capítulo 39). A nutrição parenteral é indicada para pacientes com síndrome do intestino curto, obstrução intestinal ou doença de Crohn com desnutrição grave e intolerância à nutrição enteral, que provavelmente dure mais de 1 a 2 semanas (DeLegge, 2020) (ver discussão sobre nutrição parenteral mais adiante neste capítulo).

PROMOÇÃO DO REPOUSO

O enfermeiro recomenda períodos de repouso intermitentes durante o dia e programa ou restringe as atividades para conservar energia e reduzir a taxa metabólica. É importante incentivar atividades nos limites da capacidade do paciente. O enfermeiro sugere cochilos e períodos de repouso no leito para um paciente que esteja febril e tenha fezes diarreicas frequentes ou sangramento. Entretanto, o paciente deve realizar exercícios ativos para manter o tônus muscular e prevenir complicações venosas tromboembólicas. Se o paciente não puder realizar esses exercícios ativos, o enfermeiro realiza exercícios passivos e de amplitude de movimento articular. As restrições das atividades são modificadas, conforme necessário, diariamente.

REDUÇÃO DA ANSIEDADE

A prevalência de ansiedade é duas vezes maior nos indivíduos com DII do que na população geral. A prevalência de ansiedade nos indivíduos com DII não é dependente de a doença estar ativa ou em remissão (Farraye et al., 2017). Portanto, o enfermeiro precisa reconhecer que o paciente com DII pode apresentar ansiedade em qualquer ponto do espectro da doença, ou seja, durante períodos de remissão, assim como de exacerbação. O relacionamento profissional pode ser estabelecido por meio da atenção e da demonstração de calma e confiança. O enfermeiro possibilita tempo para que o paciente faça indagações e expresse sentimentos. É oportuno ouvir cuidadosamente e ter sensibilidade a indicadores não verbais de ansiedade (p. ex., inquietação, expressões faciais tensas). O paciente pode estar emocionalmente lábil em virtude das consequências da doença e da incerteza das exacerbações com complicações. O enfermeiro molda as informações a respeito da possível cirurgia iminente para o nível de compreensão do paciente e o desejo de detalhes. Se a cirurgia com colocação de um estoma for planejada, fotografias, ilustrações, *sites* e *blogs* auxiliam na explicação sobre o procedimento cirúrgico e ajudam o paciente a visualizar o aspecto de um estoma.

MELHORA DAS MEDIDAS DE ENFRENTAMENTO

Tendo em vista que o paciente pode se sentir isolado, impotente e fora de controle, a compreensão e o apoio emocional são essenciais. O paciente pode responder ao estresse de diversos modos, que podem alienar outras pessoas (p. ex., raiva, negação, autoisolamento social).

O enfermeiro precisa reconhecer que o comportamento do paciente pode ser afetado por uma diversidade de fatores. Qualquer paciente que sofra com os desconfortos de defecações frequentes e feridas retais fica ansioso, desencorajado e infeliz. É importante desenvolver uma relação com o paciente que apoie suas tentativas de enfrentamento desses fatores de estresse. Também é importante comunicar que os sentimentos do paciente são compreendidos ao encorajá-lo a conversar e a expressar seus sentimentos e a discutir quaisquer preocupações. Medidas de redução do estresse que podem ser utilizadas incluem técnicas de relaxamento, visualização, exercícios respiratórios e *biofeedback*. Pode ser necessário aconselhamento profissional para auxiliar o paciente e a família no manejo das questões associadas à doença crônica e à incapacidade resultante.

PREVENÇÃO DA SOLUÇÃO DE CONTINUIDADE DA PELE

O enfermeiro examina a pele do paciente com frequência, especialmente a pele perianal. O cuidado perianal, incluindo a utilização de uma barreira cutânea (p. ex., pomada de petrolato), é importante após cada defecação. O enfermeiro deve prestar atenção imediata às áreas avermelhadas ou irritadas sobre proeminências ósseas e utilizar dispositivos de alívio da pressão para prevenir a solução de continuidade da pele. Com frequência, é valiosa a avaliação do estomatoterapeuta.

MONITORAMENTO E MANEJO DE COMPLICAÇÕES POTENCIAIS

Os níveis séricos de eletrólitos são monitorados diariamente, e reposições de eletrólitos são administradas, conforme prescrito. Evidências de arritmias ou alterações no nível de consciência devem ser relatadas imediatamente.

O enfermeiro monitora cuidadosamente o sangramento retal e administra a terapia com componentes sanguíneos e expansores do volume, conforme prescrito, para prevenir a hipovolemia. É importante monitorar a pressão arterial em relação à hipotensão e obter perfis coagulatórios e níveis de hemoglobina e hematócrito com frequência. Pode ser prescrita vitamina K para aumentar os fatores de coagulação.

O enfermeiro monitora cuidadosamente indicações de perfuração (*i. e.*, aumento agudo da dor abdominal, abdome rígido, vômitos ou hipotensão) e obstrução e megacólon tóxico (*i. e.*, distensão abdominal, sons intestinais diminuídos ou ausentes, alteração no estado mental, febre, taquicardia, hipotensão, desidratação e desequilíbrios eletrolíticos).

PROMOÇÃO DE CUIDADOS DOMICILIAR, COMUNITÁRIO E DE TRANSIÇÃO

 Orientação do paciente sobre autocuidados. O enfermeiro avalia a compreensão do paciente a respeito do processo de doença e a sua necessidade de informações adicionais sobre o manejo clínico (p. ex., medicamentos, dieta) e as intervenções cirúrgicas. O enfermeiro fornece informações sobre o manejo nutricional e os alimentos que poderiam aliviar os sintomas e reduzir a diarreia (p. ex., dietas pobres em carboidratos fermentáveis (*low-FODMAP diets*). É importante explicar a justificativa para a administração de corticosteroides e medicamentos anti-inflamatórios, antibacterianos e antidiarreicos. O enfermeiro enfatiza a importância da administração dos medicamentos conforme prescrito e de não a interromper abruptamente (sobretudo os corticosteroides) para evitar o desenvolvimento de problemas clínicos graves (Boxe 41.5). Pacientes com idade superior a 50 anos devem ser orientados sobre a importância da vacinação contra herpes-zóster; todos os pacientes devem receber vacina antigripal anualmente (Farraye et al., 2017). Informações sobre as orientações ao paciente podem ser obtidas na Crohn's and Colitis Foundation of America (CCFA) e em um programa de orientações para as habilidades do paciente desenvolvido pelo American College of Surgeons (ver seção Recursos).

Boxe 41.5 — LISTA DE VERIFICAÇÃO DO CUIDADO DOMICILIAR
Paciente com doença intestinal inflamatória

Ao concluírem as orientações, o paciente e/ou o cuidador serão capazes de:

- Declarar o impacto da doença intestinal inflamatória no aspecto fisiológico, nas AVDs, nas AIVDs, nos papéis, nos relacionamentos e na espiritualidade
- Discutir o manejo nutricional: dieta com alto teor proteico, alto teor de vitaminas; identificar alimentos que devem ser incluídos e alimentos que devem ser evitados
- Explicar a importância e a necessidade do esquema terapêutico prescrito
- Demonstrar métodos para acompanhar o esquema terapêutico, armazenando os medicamentos prescritos e utilizando lembretes, tais como *pagers* e/ou caixas de pílulas
- Indicar o nome, a dose, os efeitos colaterais, a frequência e o horário de uso de todos os medicamentos
- Identificar medidas a serem tomadas para tratar a exacerbação dos sintomas, para incluir o repouso, modificações alimentares e medicamentos
- Identificar medidas a serem tomadas para promover o equilíbrio hidreletrolítico durante exacerbações agudas
- Demonstrar o manejo da terapia com nutrição enteral ou parenteral, se aplicável; identificar as possíveis complicações e intervenções
- Informar como contatar o médico em caso de perguntas ou complicações
  - Determinar a hora e a data das consultas de acompanhamento dos exames
- Verbalizar os modos de superar o estresse com sucesso, os planos de exercícios regulares e a razão do repouso adequado
- Identificar a necessidade de promoção da saúde (p. ex., cessação do consumo de produtos de tabaco), prevenção de doenças e atividades de triagem.

AIVDs: atividades instrumentais da vida diária; AVDs: atividades da vida diária.

Cuidados contínuos e de transição. As taxas de reinternação de pacientes que foram hospitalizados para tratamento de DII chegam a 18% em 30 dias e 36% em 90 dias (Nguyen, Koola, Dulai et al., 2020). No todo, as taxas de reinternação foram mais elevadas no caso de pacientes com doença de Crohn do que de pacientes com colite ulcerativa. Os motivos mais comuns de reinternação hospitalar foram exacerbações da DII, infecções, complicações pós-operatórias, manejo de dor ou necessidade de nutrição parenteral ou cirurgia (Nguyen et al., 2020). Os fatores de risco de reinternação hospitalar incluem história de doença crônica, comorbidades psiquiátricas, tabagismo e dependência de opioides (Cohen-Mekekburg, Rosenblatt, Wallace et al., 2019; George, Martin, Gupta et al., 2019; Micic, Gaetano, Rubin et al., 2017; Nguyen et al., 2020). Os pacientes tratados em grandes centros com departamentos especializados em DII tendem a apresentar taxas mais baixas de reinternação hospitalar (George et al., 2019).

Pacientes com DII são tratados no domicílio com os cuidados de acompanhamento por parte de seu médico ou em uma clínica ambulatorial. Aqueles pacientes cujo estado nutricional esteja comprometido e que estejam recebendo nutrição enteral ou parenteral precisam de um enfermeiro de cuidados domiciliares ou de transição para consultar e assegurar que as suas necessidades nutricionais estejam sendo atendidas e que eles ou seus cuidadores possam acompanhar as instruções para a manutenção do plano nutricional. Os pacientes que estão sendo submetidos ao tratamento clínico devem ser informados de que a sua doença pode ser controlada e de que eles podem levar uma vida hígida entre as exacerbações. O controle baseia-se na compreensão da doença e do seu tratamento. Pacientes no ambiente domiciliar ou de transição devem receber informações sobre os seus medicamentos (*i. e.*, nome, dose, efeitos colaterais e frequência de administração) e precisam administrá-los no horário. Lembretes sobre os medicamentos, tais como recipientes que separem as pílulas de acordo com o dia e o horário ou listas de verificação diária, são úteis.

Durante uma exacerbação, o enfermeiro aconselha o paciente a repousar conforme o necessário e a modificar as atividades de acordo com o seu nível de energia. Os pacientes devem limitar as tarefas que imponham esforços sobre os músculos abdominais inferiores. Eles devem dormir em um quarto próximo do banheiro, em virtude da diarreia frequente; o rápido acesso ao toalete ajuda a aliviar as preocupações do paciente sobre um possível "acidente". Desodorizantes de ambientes ajudam a controlar os odores.

Modificações alimentares podem controlar, mas não curar, a doença; o enfermeiro recomenda uma dieta com baixo teor residual, alto teor proteico e alto teor calórico, especialmente durante a fase aguda. É importante aconselhar o paciente a manter um registro sobre os alimentos que irritam o intestino e a evitá-los, bem como a beber no mínimo oito copos de água todos os dias.

A natureza prolongada da doença tem um impacto na vida do paciente e, em geral, esgota a sua vida familiar e os recursos financeiros. O apoio familiar é vital; alguns familiares podem se ressentir ou se sentir culpados, cansados ou incapazes de lidar com as demandas emocionais da doença e as demandas físicas no fornecimento dos cuidados. Alguns pacientes com DII não socializam, em virtude do temor de passarem vergonha. Tendo em vista que eles perderam o controle sobre a eliminação, podem temer a perda do controle sobre outros aspectos das suas vidas. Eles precisam de tempo para expressar seus temores e suas frustrações. O aconselhamento individual e familiar pode ser útil.

Reavaliação

Entre os resultados esperados para o paciente, estão:
1. Relata diminuição da frequência de fezes diarreicas.
   a. Adere às restrições alimentares; mantém o repouso no leito.
   b. Administra os medicamentos, conforme prescrito.
2. Apresenta redução da dor.
3. Mantém o equilíbrio do volume de líquido.
   a. Bebe 1 a 2 ℓ de líquidos por dia.
   b. Apresenta temperatura corporal normal.
   c. Demonstra turgor cutâneo adequado e membranas mucosas úmidas.
4. Conquista a nutrição ideal; tolera refeições pequenas e frequentes sem diarreia.
5. Evita a fadiga.
   a. Repousa periodicamente durante o dia.
   b. Adere às restrições das atividades.

6. Está menos ansioso.
   a. Busca apoio emocional, conforme apropriado.
   b. Verbaliza menos sentimentos de ansiedade e preocupação.
7. Supera com sucesso o diagnóstico.
   a. Verbaliza os sentimentos livremente.
   b. Segue comportamentos de redução do estresse apropriados.
8. Mantém a integridade da pele.
   a. Limpa a pele perianal após a defecação.
   b. Utiliza uma barreira cutânea apropriada.
9. Compreende o processo de doença.
   a. Modifica a dieta apropriadamente para diminuir a diarreia.
   b. Adere ao esquema medicamentoso, conforme prescrito.
   c. Reconhece os sinais e os sintomas de complicações.
10. Recupera-se sem complicações.
    a. Apresenta eletrólitos nas variações normais.
    b. Tem o ritmo cardíaco sinusal ou basal normal.
    c. Mantém o equilíbrio hídrico.
    d. Não apresenta perfuração ou sangramento retal.

ADMINISTRAÇÃO DE NUTRIÇÃO POR VIA PARENTERAL

A **nutrição parenteral** é um método IV de fornecimento de nutrientes para o corpo. Os nutrientes são uma mistura complexa que contém proteínas, carboidratos, lipídios, eletrólitos, vitaminas, traços de minerais e água estéril em um único recipiente. As metas da nutrição parenteral são semelhantes às metas da nutrição enteral (ver Capítulo 39), ou seja, melhorar as condições nutricionais, estabelecer balanço nitrogenado positivo, conservar a massa muscular, promover manutenção ou aumento do peso corporal e fomentar o processo de regeneração (Seres, 2020). A nutrição parenteral é indicada para adultos desnutridos ou em risco de desnutrição e que não conseguem tolerar nutrição oral ou por via enteral (Worthington, Balint, Bechtold et al., 2017).

Manejo de enfermagem

Estabelecimento do equilíbrio nitrogenado positivo

A maioria das soluções IV não fornece calorias ou proteínas suficientes para atender às necessidades corporais diárias. As soluções de nutrição parenteral podem fornecer calorias e nitrogênio suficientes para atender às necessidades nutricionais diárias do paciente. O paciente com febre, traumatismo, queimaduras, cirurgia de grande porte ou doença hipermetabólica necessita de calorias diárias adicionais (Norris, 2019). Quando a dextrose altamente concentrada é administrada, as necessidades calóricas são satisfeitas, e o corpo utiliza os aminoácidos para a síntese proteica, e não para a energia. Além disso, eletrólitos como cálcio, fósforo, magnésio e cloreto de sódio são adicionados à solução para manter o equilíbrio eletrolítico adequado e para o transporte de glicose e aminoácidos pelas membranas celulares.

O volume de líquidos necessário para fornecer essas calorias perifericamente pode superar a tolerância aos líquidos. Para fornecer as calorias necessárias em um menor volume, é necessário aumentar a concentração de nutrientes e usar uma via de administração que dilua rapidamente os nutrientes da entrada até os níveis adequados da tolerância corporal.

Em geral, uma veia grande e de fluxo alto, como a veia cava superior (na junção atriocaval direita), é o local preferido (Worthington et al., 2017).

Reconhecimento das indicações clínicas

As indicações de nutrição parenteral incluem a incapacidade de ingestão de pelo menos 50% da demanda diária de calorias e nutrientes durante um período de 7 dias, no caso de adultos que estejam fisiologicamente estáveis e bem nutridos, e durante um período de 3 a 5 dias, no caso de adultos desnutridos. A nutrição enteral deve ser considerada antes do suporte parenteral, tendo em vista que auxilia na manutenção da integridade da mucosa intestinal e na melhora da função imune e está comumente associada a menos complicações (Worthington et al., 2017). Nos ambientes domiciliar e hospitalar, a nutrição parenteral é indicada nas situações listadas na Tabela 41.6.

Administração de fórmulas

Um total de 1 a 3 ℓ de solução é administrado ao longo de 24 horas. O rótulo da solução é verificado por, no mínimo, duas pessoas e comparado com a prescrição (Guenter, Worthington, Ayers et al., 2018). Quando a nutrição parenteral é administrada na forma 2 em 1 (mistura com dextrose e aminoácidos), ela é normalmente suplementada com uma **emulsão lipídica injetável** (**ELI**; também denominada emulsão lipídica intravenosa [ELIV]). A solução com dextrose e aminoácidos deve ser infundida em um equipo com filtro de 0,22 mícron, ao passo que a ELIV deve ser infundida em um equipo com filtro de 1,2 mícron. A ELIV pode ser administrada no mesmo acesso na forma da solução 2 em 1, porém um conector em Y deve ser usado para a ELIV, e o conector deve ser colocado mais próximo do paciente, de modo a não passar pelo filtro de 0,22 mícron. A solução 2 em 1 não deve ser colocada em Y com o equipo da ELIV. Como alternativa, a ELIV é administrada por um acesso distinto a partir de uma solução 2 em 1 (Guenter et al., 2018). Em geral, 500 mℓ de uma ELIV a 10% ou 250 mℓ de uma ELIV a 20% são administrados ao longo de 6 a 12 horas, 1 a 3 vezes/semana. As ELIVs conseguem fornecer até 30% do aporte calórico diário total.

TABELA 41.6 Indicações para a nutrição parenteral.

Condição ou necessidade	Exemplos
Ingestão ou nutrição enteral insuficiente	Queimaduras graves, desnutrição, síndrome do intestino curto, síndrome da imunodeficiência adquirida, sepse, câncer
Comprometimento da capacidade de ingerir ou absorver o alimento por via oral ou enteral	Íleo paralítico, doença de Crohn, síndrome do intestino curto, enterite pós-radiação, fístula enterocutânea de alta produção
Paciente que não deseja ou não consegue ingerir nutrientes adequados ou por via enteral	Doença psiquiátrica importante (p. ex., anorexia nervosa grave)
Prolongamento das necessidades nutricionais pré- e pós-operatórias	Cirurgia intestinal extensiva, pancreatite aguda

Adaptada de McClave, S. A., Taylor, B. E., Martindale, R. G. et al. (2016). Guidelines for the provision and assessment of nutrition support therapy in the adult critically ill patient: Society of Critical Care Medicine (SCCM) and American Society for Parenteral and Enteral Nutrition (ASPEN). *Journal of Parenteral and Enteral Nutrition*, 40(2), 159-211.

> **Alerta de enfermagem: Qualidade e segurança**
>
> Antes da infusão de nutrição parenteral, a solução deve ser inspecionada quanto à separação, ao aspecto oleoso (também conhecido como "solução fragmentada") ou qualquer precipitado (que aparece como cristais brancos). Se qualquer destes estiver presente, a solução não deve ser utilizada.

> **Alerta de enfermagem: Qualidade e segurança**
>
> As formulações com concentrações de glicose superiores a 10% não devem ser administradas através de veias periféricas, uma vez que irritam a íntima (paredes mais internas) das veias pequenas, causando flebite química.

As ELIVs podem ser misturadas pela equipe da farmácia hospitalar com outros componentes de nutrição parenteral para criar uma mistura 3 em 1, comumente denominada **mistura total de nutrientes (MTN)**. A MTN é infundida em um equipo com filtro de 1,2 mícron para evitar a administração de um precipitado (i. e., cálcio, fósforo, incompatibilidades) que pode não ser percebido devido à opacidade da solução (Guenter et al., 2018). As vantagens da MTN sobre a nutrição parenteral são: economias de custo na preparação e nos equipamentos; diminuição do risco de contaminação do cateter ou do nutriente; diminuição do tempo de enfermagem; e aumento da conveniência e da satisfação do paciente (Gervasio, 2015). Idealmente, o farmacêutico, o nutricionista e o médico devem trabalhar em conjunto para determinar a fórmula específica necessária.

Início da terapia

As soluções de nutrição parenteral são iniciadas lentamente e avançadas gradualmente a cada dia até a velocidade desejada, de acordo com a tolerância aos líquidos e à dextrose do paciente. Os resultados dos testes laboratoriais do paciente e a resposta à nutrição parenteral são monitorados continuamente pelo médico. Esses parâmetros incluem peso corporal do paciente, balanço hídrico, glicemia, hemograma completo e bioquímica sérica, incluindo dióxido de carbono, magnésio, fósforo e triglicerídios. Pode ser realizada coleta de urina durante 24 horas para análise do balanço nitrogenado. Na maioria dos hospitais, as soluções de mistura são prescritas em um formulário de pedido de nutrição parenteral padrão diário. A formulação das soluções de nutrição parenteral é cuidadosamente calculada a cada dia para atender às necessidades nutricionais completas do paciente.

Fornecimento da nutrição parenteral

São utilizados diversos dispositivos de acesso vascular para administrar as soluções de nutrição parenteral na prática clínica. A nutrição parenteral pode ser administrada por acessos IV periféricos ou centrais, dependendo da condição do paciente e da duração esperada da terapia.

Método periférico

Para suplementar a ingestão, pode ser prescrita a nutrição parenteral periférica (NPP). A NPP é administrada através de uma veia periférica; isso é possível porque a solução é menos hipertônica do que uma solução de nutrição parenteral de calorias totais. As fórmulas de NPP não são nutricionalmente completas, em virtude do seu baixo conteúdo de dextrose. As ELIVs são administradas concomitantemente para tamponar a NPP e para proteger a veia periférica de lesões irritativas. A duração habitual da terapia com a utilização da NPP é de 5 a 7 dias.

Método central

Como as soluções de nutrição parenteral central apresentam pelo menos cinco vezes a concentração de solutos do sangue (e exercem uma pressão osmótica de aproximadamente 2.000 mOsm/ℓ), elas são administradas no sistema vascular por meio de um cateter inserido em um vaso sanguíneo grande e de fluxo alto (p. ex., idealmente, na veia cava superior/junção atriocaval direita) (Worthington et al., 2017). Em seguida, as soluções concentradas são diluídas muito rapidamente até níveis isotônicos pelo sangue nesse vaso.

Diversos tipos de **dispositivos de acesso venoso central (DAVC)** estão disponíveis: cateteres percutâneos (não tunelizados), cateteres centrais de inserção periférica (CCIP), cateteres posicionados cirurgicamente (ou tunelizados) e acessos vasculares implantados.

Cateteres centrais (não tunelizados) percutâneos

Os cateteres centrais percutâneos são utilizados para a terapia IV a curto prazo (inferior a 6 semanas) em condições de cuidados agudos. A veia subclávia é a mais comumente puncionada, tendo em vista que a área subclávia fornece um local de inserção estável ao qual o cateter pode ser ancorado, é facilmente compressível (facilitando o controle de hemorragias), possibilita ao paciente liberdade de movimentos e proporciona fácil acesso ao local de curativo. O local de acesso subclávio deve ser evitado em pacientes com nefropatia avançada e naqueles em hemodiálise, para prevenir a estenose da veia subclávia. Os outros locais de acesso mais comuns incluem as veias basílica, braquial ou cefálica no braço, seguidas pela veia jugular. A veia femoral deve ser evitada para essa finalidade e somente deve ser utilizada como último recurso, em decorrência de preocupações com infecção (Gorski, Hadaway, Hagle et al., 2016). Para um paciente com acesso venoso limitado, pode ser utilizado um cateter de lúmen triplo, uma vez que ele oferece três acessos para diversas utilizações (Figura 41.5). A utilização de um cateter de lúmen único dedicado à administração da nutrição parenteral não é tipicamente exequível, tendo em vista que a maioria dos pacientes necessita de administração de medicamentos e líquidos além da nutrição parenteral e o acesso utilizado para administrar a nutrição parenteral não pode ser utilizado para outras finalidades (Gorski et al., 2016).

Quando um paciente necessita de um acesso venoso para a nutrição parenteral, primeiramente é explicado o procedimento de inserção, de modo que o paciente tenha conhecimento sobre o que esperar. O paciente é colocado em supino na posição de Trendelenburg para provocar a dilatação dos vasos do pescoço e do ombro, o que torna a inserção mais fácil e diminui o risco de êmbolos gasosos. A pele é limpa com clorexidina a 2% para remover as gorduras superficiais. Para proporcionar a precisão máxima na inserção do cateter, o paciente é orientado a virar a cabeça para o lado oposto ao da punção venosa e a permanecer imóvel enquanto o cateter é inserido e é aplicado o curativo no ferimento. O enfermeiro mantém o campo estéril e apoia o paciente durante todo o procedimento. Precauções de barreira máximas determinam que campos

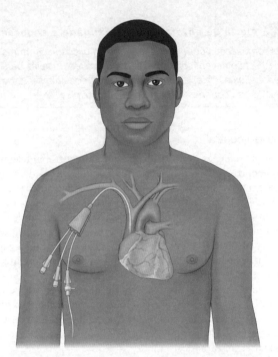

Figura 41.5 • Cateter de lúmen triplo subclávio utilizado para nutrição parenteral e outra terapia auxiliar. O cateter é inserido na veia subclávia até alcançar a veia cava/junção atriocaval. Cada lúmen é uma via para a administração de soluções. Os lumens são afixados com adaptadores sem agulhas inseridas ou tampas do tipo Luer-Lok quando o dispositivo não está sendo utilizado.

estéreis de corpo total sejam aplicados e que luvas, gorro, avental e máscaras estéreis sejam vestidos, a fim de reduzir o risco de infecções da corrente sanguínea associadas a acesso central (ICSRC) (The Society for Healthcare Epidemiology of America [SHEA] Guideline Central, 2015) (ver Boxe 11.2 no Capítulo 11). Lidocaína é injetada para anestesiar a pele e os tecidos adjacentes. Uma agulha calibrosa conectada a uma seringa é inserida e movimentada paralelamente e abaixo da clavícula, até que adentre a veia. Um fio radiopaco é inserido pela agulha e para dentro da veia. Em seguida, o cateter é avançado sobre o fio, a agulha é retirada, e o foco do cateter é anexado ao equipo IV. Até que a seringa seja desacoplada da agulha e o cateter seja inserido, deve-se solicitar ao paciente que realize a manobra de Valsalva. O paciente é orientado a realizar uma respiração profunda, a mantê-la e a se inclinar para baixo com a boca fechada, para produzir uma fase positiva na pressão venosa central, diminuindo, assim, a possibilidade de entrada de ar no sistema circulatório (embolia gasosa). O cateter é suturado à pele. Um disco impregnado com clorexidina ou gel com um curativo transparente semipermeável é aplicado segundo uma técnica estéril (Gorski et al., 2016).

A posição da extremidade do cateter é verificada por meio de radiografia ou fluoroscopia para confirmar a sua localização na veia cava superior, na junção do átrio direito, e para descartar um pneumotórax, que resulta da punção inadvertida da pleura. Após a confirmação da posição do cateter, a solução de nutrição parenteral central prescrita pode ser iniciada. A velocidade de infusão inicial normalmente é baixa, e a velocidade é aumentada gradualmente até a velocidade-alvo.

Uma tampa de injeção é anexada à extremidade de cada lúmen do cateter central, criando um sistema fechado. O equipo de infusão IV é conectado à tampa de inserção do cateter central com um adaptador sem agulha inserido ou um dispositivo Luer-Lok. Para garantir a perviedade, todos os lumens são irrigados inicialmente, segundo as orientações específicas da instituição, com uma seringa de 10 mℓ. Seringas de volume menor não são utilizadas, pois a pressão gerada por essas seringas menores é potencialmente deletéria para o cateter. Os lumens são limpos com soro fisiológico ou heparina diluída (10 U/mℓ) após cada infusão intermitente e após a coleta de sangue; essa limpeza é necessária diariamente quando o cateter não estiver sendo utilizado. Nunca se deve empregar força para limpar o cateter (Gorski et al., 2016). Se for observada resistência, a aspiração pode restaurar a permeabilidade do lúmen; se não, o médico é notificado. Ativador de plasminogênio tecidual em dose baixa pode ser prescrito para dissolver um coágulo ou uma bainha de fibrina. Se as tentativas de limpar o lúmen não forem efetivas, o cateter deve ser substituído.

Cateteres centrais de inserção periférica

Os **cateteres centrais de inserção periférica** (**CCIP**) são utilizados para a terapia IV em médio prazo (diversos dias a meses) no ambiente hospitalar, de cuidados a longo prazo ou domiciliar. Esses cateteres podem ser inseridos ao lado do leito ou no ambiente ambulatorial por um médico ou um enfermeiro especialmente treinado. A veia basílica, braquial ou cefálica é puncionada acima do espaço antecubital, e o cateter é inserido até a veia cava superior/junção atriocaval direita (ver Capítulo 12, Figura 12.6). É evitada a aferição da pressão arterial, e a coleta de amostras de sangue da extremidade com o CCIP.

Cateteres centrais posicionados cirurgicamente (tunelizados)

Os cateteres centrais posicionados cirurgicamente destinam-se à utilização a longo prazo e podem permanecer posicionados por muitos anos. Esses cateteres contêm um *cuff* e podem apresentar lumens únicos ou duplos; exemplos são o acesso de Power (Power injetável), Hickman, Groshong e Permacath. Esses cateteres são inseridos cirurgicamente sob a pele (reduzindo o risco de infecção ascendente) na veia subclávia e são avançados para dentro da veia cava superior.

Acessos vasculares implantados

Acessos vasculares implantados também são utilizados para a terapia IV a longo prazo, por exemplo: Power injectable Port-A-Cath®, Mediport®, Hickman Port® e P.A.S. Port®. Em vez de saírem através da pele, a extremidade do cateter é conectada a uma pequena câmara, que é posicionada em uma bolsa subcutânea, na parede do tórax anterior ou no antebraço. Esse acesso demanda cuidados mínimos e possibilita ao paciente completa liberdade nas atividades. Os acessos implantados são mais dispendiosos do que os cateteres externos e exigem a introdução de uma agulha com ponta de Huber especial através da pele até a câmara para iniciar a terapia IV (ver Capítulo 12, Figura 12.3).

Interrupção da nutrição parenteral

A solução de nutrição parenteral é interrompida gradualmente para possibilitar que o paciente se ajuste à diminuição dos níveis de glicose. Se a solução de nutrição parenteral for interrompida abruptamente, dextrose isotônica pode ser administrada à mesma velocidade na qual a solução de nutrição parenteral estava sendo infundida durante 1 a 2 horas para prevenir a hipoglicemia de rebote. Os sinais/sintomas de hipoglicemia de rebote incluem fraqueza, desmaios, sudorese, tremor, sensação de frio, confusão e aumento da frequência cardíaca. Assim que a terapia IV for concluída, o cateter venoso central percutâneo ou CCIP é removido, a pressão é mantida até a hemostasia ser alcançada e um curativo oclusivo é aplicado ao local da saída. Cateteres centrais colocados cirurgicamente e acessos vasculares implantados (*ports*) são retirados apenas pelo médico.

PROCESSO DE ENFERMAGEM
Paciente que recebe nutrição parenteral

Avaliação

O enfermeiro auxilia na identificação dos pacientes incapazes de tolerar alimentações orais ou enterais que possam ser candidatos à nutrição parenteral. Os indicadores incluem perda de peso significativa (10% ou mais do peso habitual), diminuição da ingestão alimentar oral durante mais de 1 semana, atrofia muscular, diminuição da cicatrização tecidual, excreção anormal de ureia e vômitos e diarreia persistentes (McClave et al., 2016). O enfermeiro monitora cuidadosamente o estado de hidratação do paciente, os níveis de eletrólitos e o aporte calórico.

Diagnóstico

DIAGNÓSTICOS DE ENFERMAGEM

Com base nos dados da avaliação, os principais diagnósticos de enfermagem podem incluir os seguintes:

- Comprometimento da ingestão nutricional associado à ingestão inadequada de nutrientes
- Risco de infecção, associado à contaminação do local do cateter central ou do acesso de infusão
- Desequilíbrio hídrico associado à alteração da perfusão
- Risco de intolerância às atividades, associado às restrições em virtude do acesso IV.

PROBLEMAS INTERDEPENDENTES/COMPLICAÇÕES POTENCIAIS

As complicações mais comuns são pneumotórax, embolia gasosa, cateter coagulado ou deslocado, sepse, hiperglicemia, sobrecarga de líquido e hipoglicemia de rebote. Esses problemas e as intervenções colaborativas correlatas estão descritos na Tabela 41.7.

Planejamento e metas

As principais metas para o paciente que recebe nutrição parenteral são manutenção da nutrição ideal, ausência de infecções, volume de líquido adequado, nível de atividades ideal (dentro das limitações individuais), conhecimento e habilidade nos cuidados pessoais e ausência de complicações.

Intervenções de enfermagem

MANUTENÇÃO DA NUTRIÇÃO IDEAL

Uma infusão contínua e uniforme de solução de nutrição parenteral ao longo de 24 h é o desejado. Entretanto, em alguns casos (p. ex., pacientes de cuidados domiciliares), a nutrição parenteral cíclica pode ser apropriada. A nutrição parenteral cíclica é infundida pelo tempo estabelecido. Os períodos para a infusão são suficientes para atender às necessidades nutricionais e farmacológicas do paciente. Idealmente, a nutrição parenteral cíclica é infundida ao longo de 10 a 14 h, continuando durante a noite (Worthington et al., 2017). A nutrição parenteral cíclica é submetida à titulação ascendente durante o início do ciclo de infusão e descendente na conclusão da infusão, para prevenir a hiperglicemia e a hipoglicemia, respectivamente.

Inicialmente, o paciente é pesado todos os dias (pode-se reduzir para 2 ou 3 vezes/semana após a estabilização) no mesmo horário do dia e sob as mesmas condições para uma comparação precisa. Sob o esquema de nutrição parenteral, a manutenção ou o ganho de peso satisfatórios normalmente podem ser alcançados. É importante manter registros precisos do equilíbrio hídrico. É mantida a contagem calórica de quaisquer nutrientes orais. Oligoelementos (cobre, zinco, cromo, manganês e selênio) são incluídos nas soluções de nutrição parenteral e são individualizados para cada paciente.

PREVENÇÃO DE INFECÇÃO

O alto conteúdo de glicose e lipídios das soluções de nutrição parenteral fazem delas um meio de cultura ideal para o crescimento bacteriano e fúngico, e os DAVCs proporcionam uma porta de entrada. Cocos gram-positivos, bacilos gram-negativos e espécies de *Candida* com frequência são isolados como causas de ICSRC. Os microrganismos comuns incluem *Staphylococcus aureus, Staphylococcus epidermidis, Pseudomonas aeruginosa,* espécies de *Acinetobacter* e *Klebsiella pneumoniae*.

> **Alerta de enfermagem: Qualidade e segurança**
>
> A técnica asséptica meticulosa é essencial para prevenir infecções sempre que a estrutura do acesso IV é manipulada.

A pele e o conector do cateter são as principais fontes de ICSRC. O local do cateter é recoberto com um disco ou gel de clorexidina e um curativo (filme) transparente semipermeável. Esse curativo possibilita a inspeção frequente do local de inserção do cateter, adere bem à pele e é mais confortável para o paciente. O curativo do dispositivo de acesso venoso central de filme semipermeável transparente é trocado a cada 7 dias, exceto se o curativo estiver úmido, com sangue, solto ou sujo. Uma alternativa seria a colocação de curativo com gaze oclusivo, que deve ser trocado a cada 48 horas ou conforme a necessidade (Gorski et al., 2016). Durante as trocas dos curativos, o enfermeiro e o paciente utilizam máscaras, para reduzir a possibilidade de contaminação transmitida pelo ar. É utilizada técnica estéril (p. ex., o enfermeiro usa luvas estéreis). A área é verificada à procura de extravasamentos, drenagem sanguinolenta ou purulenta, cateter dobrado e reações cutâneas, tais como inflamação, rubor, edema ou sensibilidade. Se for empregada clorexidina para assepsia da pele, é importante deixar que ela seque bem antes de colocar o novo curativo, para evitar a irritação da pele.

O cateter é outra fonte importante de colonização e infecção. A utilização de cateteres impregnados com clorexidina/sulfadiazina de prata ou minociclina/rifampicina é recomendada quando houver expectativa de o cateter permanecer posicionado por mais de 5 dias, se houver preocupações a respeito da possibilidade de ICSRC (CDC, 2017b).

MANUTENÇÃO DO EQUILÍBRIO HÍDRICO

O uso generalizado de bombas de infusão assegura que a administração da nutrição parenteral seja feita de modo preciso. A velocidade de infusão prescrita é configurada em mililitros por hora (i. e., mℓ/h) e a velocidade é verificada rotineiramente segundo a orientação específica da instituição, geralmente pelo menos a cada 4 h. A velocidade de infusão não deve ser aumentada ou diminuída para compensar soluções infundidas muito rapidamente ou muito lentamente. Se a solução acabar, dextrose a 10% e água são infundidas na

TABELA 41.7 Complicações potenciais da nutrição parenteral.

Complicações	Causas	Intervenções de enfermagem selecionadas – Terapêuticas	Intervenções de enfermagem selecionadas – Preventivas
Pneumotórax	Posicionamento inadequado do cateter e punção inadvertida da pleura	Colocar o paciente na posição de Fowler. Tranquilizar o paciente. Monitorar os sinais vitais. Preparar o paciente para a toracocentese ou a inserção de dreno torácico.	Auxiliar o paciente a permanecer imóvel na posição de Trendelenburg durante a inserção do cateter.
Embolia aérea	Equipo desconectado. Tampa ausente no acesso. Segmento do sistema vascular bloqueado	Substituir o equipo imediatamente e notificar o médico. Substituir a tampa e notificar o médico. Virar o paciente sobre o lado esquerdo e posicioná-lo na posição com a cabeça baixa. Notificar o médico.	Examinar todos os locais de conexão do equipo em relação à sua fixação.
Acesso do cateter coagulado	Limpezas inadequadas/infrequentes com soro fisiológico/heparina. Ruptura da infusão	Conforme as orientações do médico, limpar com medicamento trombolítico, conforme prescrito.	Limpar os acessos de acordo com os protocolos estabelecidos. Monitorar a velocidade da infusão a cada hora e inspecionar a integridade do acesso.
Deslocamento e contaminação do cateter	Movimentação excessiva, possivelmente com um cateter não fixado. Separação do equipo e contaminação	Interromper a infusão e notificar o médico.	Examinar todos os locais de conexão do equipo. Evitar a interrupção do acesso principal ou a administração por equipo em Y (com injetor lateral) de outros acessos.
Sepse	Separação dos curativos. Solução contaminada. Infecção no local de inserção do cateter	Reforçar ou trocar os curativos rapidamente, com a utilização de técnica asséptica. Descartar. Notificar o farmacêutico. Notificar o médico. Monitorar os sinais vitais.	Manter a técnica estéril ao trocar o equipo, o curativo ou a bolsa de nutrição parenteral. Esfregar e limpar o foco durante 15 s antes de utilizar o acesso por qualquer motivo; secar ao ar antes da utilização.
Hiperglicemia	Intolerância à glicose	Notificar o médico; pode ser prescrita a adição de insulina à solução de nutrição parenteral.	Monitorar os níveis de glicose (sangue e urina). Monitorar o débito urinário. Avaliar quanto a torpor, confusão ou letargia.
Sobrecarga de líquidos	Líquidos infundidos rapidamente	Diminuir a velocidade de infusão. Monitorar os sinais vitais. Notificar o médico. Tratar a angústia respiratória com o paciente sentado com as costas retas e administrar oxigênio, conforme necessário e se prescrito.	Utilizar a bomba de infusão. Verificar a velocidade de infusão correta solicitada.
Hipoglicemia de rebote	Alimentação interrompida muito abruptamente	Monitorar quanto aos sintomas (fraqueza, tremores, diaforese, cefaleia, fome e apreensão); notificar o médico.	Retirar o paciente gradualmente da nutrição parenteral.

Adaptada de McClave, S. A., Taylor, B. E., Martindale, R. G. et al. (2016). Guidelines for the provision and assessment of nutrition support therapy in the adult critically ill patient: Society of Critical Care Medicine (SCCM) and American Society for Parenteral and Enteral Nutrition (ASPEN). *Journal of Parenteral and Enteral Nutrition, 40*(2), 159-211.

mesma velocidade, a fim de prevenir a hipoglicemia até que a próxima solução de nutrição parenteral seja disponibilizada para a administração.

Se a velocidade for muito alta, pode ocorrer diurese hiperosmolar. O excesso de glicose é excretado pelos túbulos renais, puxando grandes volumes de água para dentro dos túbulos via osmose, o que resulta em débito urinário superior ao normal e déficit do volume de líquidos intravascular. Se a velocidade do fluxo for muito lenta, o paciente não recebe o benefício máximo das calorias e do nitrogênio. O equilíbrio hídrico é registrado continuamente, de modo que o desequilíbrio hídrico possa ser prontamente detectado.

ESTÍMULO ÀS ATIVIDADES

As atividades e a deambulação serão encorajadas quando o paciente for fisicamente capaz. Com um cateter central, o paciente está livre para movimentar os membros, e as atividades normais devem ser incentivadas para manter o bom tônus muscular. Se aplicável, as instruções e o programa de exercícios iniciado por terapeutas ocupacionais e fisioterapeutas são reforçados.

PROMOÇÃO DE CUIDADOS DOMICILIAR, COMUNITÁRIO E DE TRANSIÇÃO

Orientação do paciente sobre autocuidados. Para que a nutrição parenteral domiciliar seja bem-sucedida, o paciente e a família devem adquirir habilidades especializadas por meio de um programa de treinamento intensivo e a supervisão de acompanhamento no domicílio. Isso é mais provável com o esforço de equipe. O início de um programa domiciliar facilita a alta hospitalar do paciente.

Os candidatos ideais para a nutrição parenteral domiciliar são os pacientes com uma expectativa de vida razoável após a volta ao domicílio, que apresentem uma quantidade limitada de doenças além daquela que resultou na necessidade de nutrição parenteral e que sejam muito motivados e razoavelmente autossuficientes. Os dilemas éticos ocorrem quando o paciente e a família, bem como o cuidador, não compreendem totalmente o que está envolvido na nutrição parenteral domiciliar. Além disso, a capacidade de aprender, o interesse e o apoio familiar, as finanças adequadas e o plano físico do domicílio são fatores que deverão ser avaliados quando for tomada a decisão a respeito da nutrição parenteral domiciliar (Worthington et al., 2017) (Boxe 41.6).

Muitas instituições de cuidados de saúde domiciliares desenvolveram brochuras e vídeos de orientações para o tratamento com nutrição parenteral domiciliar. Os tópicos incluem os cuidados do cateter e do curativo, a utilização de uma bomba de infusão, a administração de emulsões lipídicas e a manutenção do cateter. As orientações têm início no hospital e continuam no domicílio ou no centro de infusão ambulatorial.

Cuidados contínuos e de transição. O enfermeiro de cuidados domiciliar, comunitário e de transição deve estar ciente de que o paciente típico necessita de diversas sessões de instruções para a avaliação do aprendizado e o reforço. Mais informações sobre as orientações ao paciente domiciliar são apresentadas no Boxe 41.7.

Reavaliação

Entre os resultados esperados para o paciente, estão:
1. Conquista ou mantém o equilíbrio nutricional.
2. Está livre de infecções relacionadas com o cateter.
   a. Está afebril.
   b. Não apresenta drenagem purulenta a partir do local de inserção do cateter.
3. Está hidratado, conforme evidenciado por bom turgor cutâneo.
4. Conquista um nível de atividades ideal, dentro das limitações.
5. Demonstra habilidade no manejo do esquema de nutrição parenteral.
6. Previne complicações.
   a. Mantém a adequada função do cateter e dos equipamentos.
   b. Mantém o equilíbrio metabólico dentro dos limites normais.

MANEJO DO PACIENTE QUE PRECISA DE OSTOMIA

Nos EUA, aproximadamente 100 mil pacientes são operados a cada ano para criação de desvio fecal (Taneja, Netsch, Ralstad et al., 2017). As indicações comuns para esses procedimentos incluem não apenas a DII e a diverticulite, como também

---

Boxe 41.6 — AVALIAÇÃO
Avaliação em relação ao suporte nutricional domiciliar

Estar alerta para os achados de avaliação a seguir:

- *Água:* necessária para a higiene das mãos e a limpeza das áreas de trabalho
- *Eletricidade:* é necessária uma fonte de energia confiável para proporcionar a iluminação adequada e o carregamento das bombas
- *Refrigeração:* deve ser adequada para a acomodação de diversas bolsas de solução de nutrição parenteral
- *Telefone:* necessário para contatar a equipe de saúde domiciliar, providenciar a entrega imediata de suprimentos e para fins de emergência
- *Ambiente:*
  - Deve estar livre de roedores e insetos
  - Deve ter armazenamento que não seja acessível para animais domésticos e crianças pequenas
  - Deve ser avaliado em relação a escadas, carpetes e áreas inacessíveis que possam limitar a mobilidade com bombas de infusão, se o paciente apresentar uma deficiência.

Adaptado de Worthington, P., Balint, J., Bechtold, M. et al. (2017). When is parenteral nutrition appropriate? *Journal of Parenteral and Enteral Nutrition*, 41(3), 324-377.

Boxe 41.7 — LISTA DE VERIFICAÇÃO DO CUIDADO DOMICILIAR
Paciente que recebe nutrição parenteral

Ao concluírem as orientações, o paciente e/ou o cuidador serão capazes de:

- Declarar o objetivo e a finalidade da terapia com nutrição parenteral e qualquer impacto no aspecto fisiológico, nas AVDs, nas AIVDs, nos papéis, nos relacionamentos e na espiritualidade
- Indicar quais tipos de alterações são necessárias (se houver) para apoiar a terapia com nutrição parenteral e manter um ambiente domiciliar limpo e evitar infecções
- Informar como entrar em contato com o médico, a equipe de profissionais de cuidados domiciliares que supervisiona o atendimento e o fornecedor de nutrição parenteral
  - Listar os números de telefone de emergência
- Orientar como obter medicamentos e material médico-hospitalar e realizar cuidados do cateter e do curativo e outros regimes prescritos
- Demonstrar como realizar cuidados do cateter e do curativo
- Discutir os componentes básicos da solução de nutrição parenteral e emulsões lipídicas intravenosas
- Indicar o nome, a dose, os efeitos colaterais, a frequência e o horário de uso de todos os medicamentos
- Demonstrar a administração precisa e segura dos medicamentos
- Demonstrar como manusear as soluções e os medicamentos corretamente
- Demonstrar a administração correta de nutrição parenteral
  - Operar a bomba de infusão
  - Preparar o equipamento de infusão
  - Conectar e desconectar a infusão de nutrição parenteral
  - Desobstruir o acesso central
  - Fazer a limpeza e a manutenção da bomba
  - Mudar o tubo e os filtros de acordo com as orientações
- Discutir sinais de alarme da bomba e como agir
- Identificar as possíveis complicações da nutrição parenteral e as intervenções
- Identificar um plano para refrigeração de soluções de nutrição parenteral e a operação da bomba de nutrição parenteral durante uma queda de energia ou outra emergência
- Determinar a hora e a data das consultas de acompanhamento e dos exames
- Identificar a necessidade de promoção da saúde, prevenção de doenças e atividades de triagem.

AIVDs: atividades instrumentais da vida diária; AVDs: atividades da vida diária.

formas avançadas de câncer colorretal (ver discussão adiante) (Hendren, Hammond, Glasgow et al., 2015). Os desvios fecais podem ser ileostomias ou colostomias, que podem ser temporárias ou permanentes. Enquanto uma ileostomia cria cirurgicamente uma abertura para o intestino delgado, uma **colostomia** cria cirurgicamente uma abertura para o cólon; nos dois casos, o material fecal é drenado através da parede do abdome por um estoma. O Plano de cuidado de enfermagem resume os cuidados para o paciente que precisa de ostomia (Boxe 41.8).

Manejo de enfermagem no pré-operatório

É necessário um período de preparação com reposição de líquidos, sangue e proteínas antes da cirurgia. Podem ser prescritos antibióticos. Se o paciente estiver tomando corticosteroides (p. ex., para tratar DII), eles deverão ser continuados durante a fase cirúrgica para prevenir a insuficiência da suprarrenal induzida por esteroides. Normalmente, o paciente recebe uma dieta com baixo teor residual, fornecida em refeições pequenas e frequentes. Todas as outras medidas pré-operatórias são similares àquelas para a cirurgia abdominal geral. O abdome é marcado para o adequado posicionamento do estoma pelo cirurgião ou pelo estomatoterapeuta. Toma-se cuidado para assegurar que o estoma esteja convenientemente posicionado – por exemplo, estomas da ileostomia estão normalmente posicionados no quadrante inferior direito, aproximadamente 5 cm abaixo da cintura, em uma área longe de cicatrizes anteriores, proeminências ósseas, dobras de pele ou fístulas. O local do estoma deve ser visível para o paciente.

O paciente deve compreender completamente a cirurgia a ser realizada e o que esperar após ela. A orientação pré-operatória deve ser fornecida por um enfermeiro com capacitação em feridas, estomas e continência e inclui informações sobre o estoma na forma de material impresso, modelos, *sites* e discussão. As orientações pré-operatórias incluem o manejo do material drenado a partir do estoma, a natureza do material drenado, uma introdução ao uso de equipamentos de estoma comuns e a necessidade de sondagem NG, hidratação parenteral e, possivelmente, uso de absorvente perineal (Francone, 2020).

Manejo de enfermagem pós-operatório

São necessários os cuidados da cirurgia abdominal geral. Assim como com outros pacientes que são submetidos à cirurgia abdominal, o enfermeiro incentiva o paciente com ostomia a se envolver na deambulação inicial. É importante administrar os medicamentos prescritos para a dor, conforme necessário. O enfermeiro observa o estoma em relação à coloração e ao tamanho. Ele deve ser cor-de-rosa a vermelho-vivo e brilhante. Em geral, uma bolsa plástica clara ou transparente temporária (*i. e.*, utensílio ou bolsa) com uma face adesiva é posicionada sobre a ostomia no centro cirúrgico e pressionada firmemente sobre a pele adjacente. O enfermeiro monitora o material fecal que drena do estoma. Isso deve começar aproximadamente 24 a 48 horas após a cirurgia no caso de ileostomia e 3 a 6 dias após uma colostomia.

O material que drena a partir de uma ileostomia é um líquido contínuo oriundo do intestino delgado, pois o estoma não tem esfíncter de controle. O conteúdo é escoado para dentro da bolsa e, portanto, é mantido fora do contato com a pele. Ele é coletado, medido e descartado quando a bolsa se torna repleta. Se um reservatório ileal continente tiver sido criado, conforme descrito em relação à bolsa de Kock, a drenagem contínua é proporcionada por meio de um cateter de reservatório permanente por 2 a 3 semanas após a cirurgia. Isso possibilita a cicatrização das linhas de sutura. O material fecal que drena de colostomias transversas pode ser pastoso e não formado, ao passo que o material fecal oriundo de colostomias descendente e sigmoide é mais sólido (Figura 41.6).

Tendo em vista que os pacientes perdem grandes volumes de líquidos no período pós-operatório inicial, é necessário um registro preciso de equilíbrio hídrico, incluindo eliminação fecal, para auxiliar a determinar as necessidades de líquido de cada paciente. Pode-se esperar a eliminação diária de 600 a 1.200 mℓ de uma ileostomia e 200 a 600 mℓ de uma colostomia (Bridges, Nasser & Parrish, 2019). Com essas perdas, sódio e potássio são esgotados. O enfermeiro monitora os valores laboratoriais e administra as reposições de eletrólitos, conforme prescrito. Os líquidos podem ser administrados IV por 4 a 5 dias para repor os líquidos perdidos.

A aspiração NG pode ser parte do cuidado pós-operatório imediato, com o tubo exigindo irrigação frequente, conforme prescrito. A finalidade dessa medida é prevenir o acúmulo de conteúdo gástrico enquanto o intestino não está funcionando. Após a remoção do tubo, o enfermeiro oferece goles de líquidos claros e progride gradualmente a dieta. Náuseas e distensão abdominal, que podem indicar obstrução intestinal, devem ser relatadas imediatamente.

Se estiver sendo utilizado um acondicionamento retal, ele é removido no fim da primeira semana. Tendo em vista que esse procedimento pode ser desconfortável, o enfermeiro pode administrar um agente analgésico 1 hora antes da remoção. Após a remoção do acondicionamento, o períneo é irrigado 2 a 3 vezes/dia até que ocorra a cicatrização completa.

Apoio emocional

O paciente pode pensar que qualquer pessoa tem conhecimento a respeito da ostomia e pode considerar o estoma uma mutilação em comparação a outras incisões abdominais que cicatrizam e ficam escondidas. Tendo em vista que há perda de uma parte do corpo e uma alteração importante na anatomia e na função, o paciente com frequência passa pelas fases do luto – negação, raiva, barganha, depressão e aceitação. O apoio de enfermagem durante essas fases é importante, e a compreensão sobre o estado emocional do paciente deve determinar a abordagem adotada. Por exemplo, a orientação pode não ser efetiva até que o paciente esteja pronto para aprender. A preocupação a respeito da imagem corporal pode levar a questões relacionadas com as relações familiares, a função sexual e, para mulheres em idade fértil, com a capacidade de engravidar e dar à luz um bebê por via vaginal. Os pacientes precisam saber que os enfermeiros compreendem e se preocupam com eles; uma atitude calma e imparcial ajuda a ganhar a confiança dos pacientes. É importante reconhecer que o tratamento de uma doença grave (p. ex., câncer) torna os pacientes irritadiços, ansiosos e infelizes. O enfermeiro pode coordenar os cuidados dos pacientes por meio de reuniões com a presença de consultores, como médico, psicólogo, psiquiatra, assistente social, estomatoterapeuta e nutricionista.

Em contrapartida, um procedimento cirúrgico para criar uma ileostomia pode produzir alterações positivas expressivas em pacientes que sofreram de DII por muitos anos. Após a diminuição do desconforto da doença e o aprendizado de como cuidar da ileostomia, o paciente geralmente desenvolve uma visão mais positiva. Até que o paciente progrida a essa fase, uma abordagem de empatia e tolerância por parte do

CAPÍTULO 41 Manejo de Pacientes com Distúrbios Intestinais e Retais

Boxe 41.8 — PLANO DE CUIDADO DE ENFERMAGEM
Paciente submetido à cirurgia de ostomia

DIAGNÓSTICO DE ENFERMAGEM: falta de conhecimento sobre o procedimento cirúrgico e o preparo pré-operatório
OBJETIVO: compreender o processo cirúrgico e os preparos pré-operatórios necessários

Intervenções de enfermagem	Justificativa	Resultados esperados
Cuidados pré-operatórios 1. Assegurar-se de que o paciente tenha experiência cirúrgica anterior e questionar sobre impressões positivas e negativas. 2. Verificar quais informações o cirurgião forneceu ao paciente e à família e se elas foram compreendidas. Esclarecer e elaborar, conforme necessário. Determinar se o estoma é permanente ou temporário. Estar ciente do prognóstico do paciente, se houver carcinoma. 3. Utilizar figuras, desenhos ou *sites* para ilustrar a localização e o aspecto dos ferimentos cirúrgicos (abdominal, perineal) e do estoma, se o paciente estiver receptivo. 4. Explicar que agentes antimicrobianos orais/parenterais serão administrados para limpar o intestino no pré-operatório. Também pode ser necessária a limpeza mecânica. 5. Auxiliar o paciente durante a intubação nasogástrica/nasoentérica, se indicado. Quantificar a drenagem do tubo.	1. O temor da repetição de uma experiência negativa aumenta a ansiedade. Conversar a respeito da experiência com um enfermeiro ajuda a esclarecer concepções errôneas e ajuda o paciente a expressar quaisquer emoções reprimidas. Experiências positivas são reforçadas. 2. O esclarecimento previne entendimentos errôneos e alivia a ansiedade. 3. O conhecimento, para alguns, alivia a ansiedade, pois o medo do desconhecido é diminuído. Outras pessoas optam por não saber, pois isso as torna mais ansiosas. 4. Agentes antimicrobianos e limpeza mecânica (p. ex., laxantes, enemas) reduzem a flora bacteriana intestinal. 5. A intubação nasoenteral é utilizada para a descompressão e a drenagem do conteúdo gastrintestinal antes da cirurgia.	• O paciente expressa as ansiedades e os temores a respeito do processo cirúrgico • Projeta uma atitude positiva em relação ao procedimento cirúrgico • Repete, nas suas próprias palavras, as informações fornecidas pelo cirurgião • Identifica a anatomia normal e a fisiologia do sistema digestório e como ela será alterada; consegue apontar a localização esperada do ferimento abdominal e do estoma; descreve o aspecto e o tamanho do estoma • Adere ao esquema de "preparação intestinal" com agentes antimicrobianos ou limpeza mecânica • Tolera o tubo nasogástrico/nasoentérico, se houver.

DIAGNÓSTICO DE ENFERMAGEM: distúrbio da imagem corporal
OBJETIVO: conquistar um autoconceito positivo

Intervenções de enfermagem	Justificativa	Resultados esperados
1. Estimular o paciente a verbalizar os sentimentos a respeito do estoma. Estar presente quando o estoma for visualizado e tocado pela primeira vez. 2. Sugerir que o cônjuge ou outras pessoas significativas visualizem o estoma. 3. Oferecer aconselhamento, se desejado. 4. Providenciar uma visita, uma chamada telefônica ou um *chat online* com outro paciente com estoma.	1. A livre expressão dos sentimentos possibilita ao paciente a oportunidade de verbalizar e identificar preocupações. As preocupações expressadas podem ser abordadas terapeuticamente pelos membros da equipe de saúde. 2. Ajuda o paciente a superar os temores a respeito da resposta da pessoa significativa. 3. Proporciona a oportunidade de apoio adicional. 4. Pessoas com estomas podem oferecer apoio e compartilhar sentimentos mútuos e experiências.	• O paciente expressa livremente as preocupações e os temores • Aceita o apoio • Busca ajuda, conforme necessário • Declara que está desejando conversar com outro paciente com um estoma ou participa de grupos de apoio ou *blogs*.

DIAGNÓSTICO DE ENFERMAGEM: ansiedade associada à perda do controle intestinal
OBJETIVO: reduzir a ansiedade

Intervenções de enfermagem	Justificativa	Resultados esperados

Cuidados pós-operatórios
1. Fornecer informações a respeito da função intestinal esperada.
   a. Características do efluente.
   b. Frequência de eliminação.
2. Explicar como preparar o equipamento para um ajuste apropriado.
   a. Escolher o utensílio de drenagem que proporcionará um ajuste seguro ao redor do estoma. Medir o tamanho do estoma com uma guia de medição fornecida pelo fabricante do equipamento de ostomia e comparar com a abertura na bolsa. A abertura da barreira deverá ser dimensionada para "abraçar" o estoma e recobrir a pele periostomal; barreiras tipo *wafer* podem ser puxadas ou moldadas para o tamanho do estoma.
	1. O ajuste emocional é facilitado se informações adequadas forem fornecidas no nível de compreensão do paciente.
	
	2. O ajuste apropriado é necessário para a utilização bem-sucedida do equipamento.
	   a. A abertura do equipamento deve ser maior do que o estoma para um ajuste adequado. As marcas disponíveis vêm em diferentes tamanhos para o ajuste ao estoma. Os ajustes são realizados, conforme necessário.
		• Expressa interesse no aprendizado a respeito da alteração da função intestinal
		• Manuseia o equipamento corretamente
		• Substitui o utensílio sem assistência
		• Irriga a colostomia com sucesso, se indicado
		• Progride com um cronograma regular de eliminação.

(continua)

Boxe 41.8 · PLANO DE CUIDADO DE ENFERMAGEM (continuação)
Paciente submetido à cirurgia de ostomia

Intervenções de enfermagem	Justificativa	Resultados esperados
b. Remover qualquer cobertura plástica que proteja o adesivo do equipamento. *Nota:* a bolsa é aplicada ao pressionar o adesivo por 30 s na barreira cutânea. **3.** Demonstrar como trocar o utensílio ou esvaziar a bolsa antes que ocorra o extravasamento. Estar ciente de que o paciente adulto mais velho pode apresentar diminuição da visão e dificuldades para manusear o equipamento. **4.** Se apropriado, demonstrar como irrigar a colostomia (normalmente no 4º ou 5º dia). Recomendar que a irrigação seja realizada em um horário consistente, dependendo do tipo de colostomia.	**b.** O equipamento está pronto para a aplicação diretamente na pele ou no protetor cutâneo. **3.** A manipulação do equipamento é uma habilidade motora aprendida, que requer prática e reforço positivo. **4.** A irrigação da colostomia é utilizada para regular a eliminação do material fecal; de modo alternativo, pode ser possibilitado que o intestino evacue naturalmente. A irrigação não é indicada de modo rotineiro.	

DIAGNÓSTICO DE ENFERMAGEM: risco de comprometimento da integridade da pele associado à irritação da pele periostomal pelo efluente
OBJETIVO: manter a integridade cutânea

Intervenções de enfermagem	Justificativa	Resultados esperados
1. Fornecer informações a respeito dos sinais e sintomas de pele irritada ou inflamada. Utilizar ilustrações, se possível. **2.** Orientar o paciente sobre como limpar a pele periostomal suavemente. **3.** Demonstrar como aplicar uma barreira cutânea (p. ex., *wafer*). **4.** Demonstrar como remover a bolsa.	**1.** A pele periostomal deve ser discretamente rosa, sem abrasões e similar àquela de todo o abdome. **2.** A fricção leve com água quente e um sabão suave limpa a pele e minimiza a irritação e possíveis abrasões. Após enxaguar o sabão, a secagem com leves batidas sobre a pele previne o traumatismo tecidual. **3.** As barreiras cutâneas protegem a pele periostomal contra enzimas e bactérias. **4.** Separe cuidadosamente o adesivo da pele para evitar irritações. Nunca o puxe.	• O paciente descreve o aspecto da pele hígida • Limpa corretamente a pele • Aplica com sucesso uma barreira cutânea • Remove suavemente o utensílio de drenagem sem lesão cutânea • Demonstra pele intacta ao redor do estoma.

DIAGNÓSTICO DE ENFERMAGEM: comprometimento do aporte nutricional associado à evitação de alimentos que provocam desconforto gastrintestinal
OBJETIVO: conquistar uma ingestão nutricional ideal

Intervenções de enfermagem	Justificativa	Resultados esperados
1. Conduzir uma avaliação nutricional completa para identificar quaisquer alimentos que possam aumentar o peristaltismo ao irritar o intestino. **2.** Aconselhar o paciente a evitar produtos alimentícios com uma base de celulose ou hemicelulose (nozes, sementes). **3.** Recomendar moderação na ingestão de determinadas frutas irritantes, como ameixas secas, uvas e bananas.	**1.** Os pacientes reagem de modo diferente a determinados alimentos, em virtude da sensibilidade individual. **2.** Produtos alimentares com celulose são o resíduo não digerível dos alimentos vegetais. Eles retêm água, aumentam o volume e estimulam a eliminação. **3.** Essas frutas tendem a aumentar a quantidade de efluentes.	• O paciente modifica a dieta para evitar alimentos ofensivos e ainda mantém a ingestão nutricional adequada • Evita alimentos à base de celulose, como amendoins • Modifica a ingestão de determinadas frutas.

DIAGNÓSTICO DE ENFERMAGEM: disfunção sexual associada à alteração da imagem corporal
OBJETIVO: conquistar um desempenho sexual satisfatório

Intervenções de enfermagem	Justificativa	Resultados esperados
1. Encorajar o paciente a verbalizar as preocupações e os temores. O parceiro sexual é bem-vindo para participar da discussão. **2.** Recomendar posições sexuais alternativas. **3.** Buscar a assistência de um terapeuta sexual ou um enfermeiro de ferimento, ostomia e continência.	**1.** A expressão das necessidades ajuda a desenvolver um plano de cuidados. **2.** Evita o embaraço do paciente com o aspecto visual do estoma. Evita a irritação da pele periostomal ou o traumatismo ostomal secundário à fricção. **3.** Alguns pacientes podem se beneficiar de aconselhamento sexual profissional.	• O paciente expressa os temores e as preocupações • Discute posições sexuais alternativas • Aceita os serviços de um conselheiro profissional.

(continua)

Boxe 41.8 — PLANO DE CUIDADO DE ENFERMAGEM (continuação)
Paciente submetido à cirurgia de ostomia

DIAGNÓSTICO DE ENFERMAGEM: risco de hipovolemia associado a anorexia e vômitos, com aumento da perda de líquidos e eletrólitos pelo sistema digestório
OBJETIVO: conquistar o equilíbrio hídrico

Intervenções de enfermagem	Justificativa	Resultados esperados
1. Estimar o equilíbrio hídrico: a. Registrar o equilíbrio hídrico. b. Pesar diariamente.	1. Fornece uma indicação do equilíbrio hídrico. a. Um indicador inicial do desequilíbrio hídrico é uma diferença diária e significativa entre a ingestão e a eliminação. A pessoa média ingere (alimentos, líquidos) e perde (a partir da urina, das fezes, dos pulmões) aproximadamente 2 ℓ de líquidos a cada 24 h. b. O ganho/a perda de 1 ℓ de líquidos é refletido(a) em uma alteração do peso corporal de 1 kg.	• O paciente mantém o equilíbrio hídrico • Mantém os valores séricos e urinários normais em relação ao sódio e ao potássio • Turgor da pele normal • A superfície da língua está rosa, com membrana mucosa úmida.
2. Avaliar os valores séricos e urinários de sódio e potássio.	2. O sódio é o principal eletrólito que regula o equilíbrio hídrico. O vômito resulta em diminuição dos níveis urinários e séricos de sódio. Os valores de sódio urinário, contrariamente aos valores séricos, refletem alterações iniciais e sensíveis no equilíbrio de sódio. O sódio atua com o potássio, que também está diminuído com o vômito. Uma deficiência significativa no potássio está associada à diminuição do bicarbonato de potássio intracelular, que causa acidose e hiperventilação compensatória.	
3. Observar e registre o turgor da pele e o aspecto da língua.	3. A hidratação adequada está refletida na capacidade da pele de retornar ao seu formato normal após ter sido comprimida entre os dedos. *Nota:* na pessoa mais velha, é normal a redução do turgor cutâneo. Alterações na mucosa que recobre a língua são indicadores precisos e iniciais do estado da hidratação.	

enfermeiro desempenha um papel importante na recuperação. Quanto antes o paciente dominar os cuidados físicos da ostomia, mais cedo ele irá aceitá-la psicologicamente.

O apoio de outras pessoas com ostomias também é útil. A United Ostomy Associations of America (UOAA) dedica-se à reabilitação de pessoas com ostomias. Essa organização fornece aos pacientes informações úteis a respeito da vida com uma ostomia por meio de um programa educacional de literatura, palestras e exibições (ver seção Recursos no fim deste capítulo). Associações locais oferecem consultas por parte de membros qualificados que prestam serviços de reabilitação e promovem esperança a pacientes com ostomias recentes. Hospitais e outras agências de saúde podem contar com um estomatoterapeuta na equipe para o cuidado do paciente com ileostomia.

Manejo dos cuidados da pele e do estoma

O paciente com uma ileostomia não consegue estabelecer hábitos intestinais regulares, uma vez que o conteúdo do íleo é líquido e eliminado continuamente. O paciente deve utilizar uma bolsa em todas as ocasiões. O tamanho do estoma e o tamanho da bolsa variam inicialmente; o estoma deve ser novamente verificado 3 semanas após a cirurgia, quando o edema houver cessado. O tamanho final e o tipo de utensílio é selecionado em 3 meses, após o peso do paciente ter estabilizado e o estoma ter encolhido até um formato estável.

A incidência de complicações relacionadas com a colostomia normalmente é inferior àquela da ileostomia. No período pós-operatório, o estoma é examinado em relação ao edema (edema discreto decorrente da manipulação cirúrgica é normal), à coloração (um estoma hígido é rosa ou vermelho), ao efluente (um volume pequeno é normal) e ao sangramento (um sinal anormal se for vermelho-vivo ou se houver quantidades superiores a traços).

A escoriação da pele ao redor do estoma pode ser um problema persistente, especialmente para ileostomias. A integridade da pele periostomal pode estar comprometida por diversos fatores, como: uma reação alérgica ao utensílio de ostomia, à barreira cutânea ou à pasta; irritação química decorrente do efluente; lesão mecânica em virtude da remoção do utensílio; e infecção. Se ocorrer irritação e crescimento de leveduras, *spray* antifúngico, creme à base de água ou pó pode ser aplicado levemente sobre a pele periostomal, e uma bolsa com barreira cutânea é aplicada sobre a área afetada (Stelton, 2019).

Troca de equipamento

Deve ser estabelecido um cronograma regular para a troca do equipamento antes que ocorra extravasamento em pacientes com uma ostomia. O paciente deve ser orientado sobre a troca da bolsa.

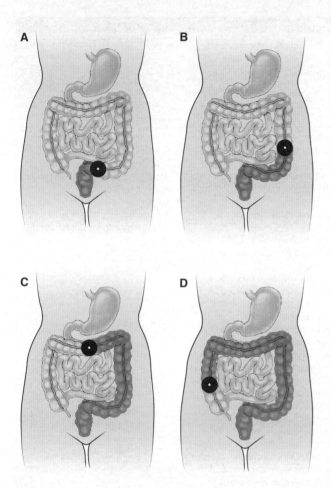

Figura 41.6 • Posicionamento de colostomias permanentes. A natureza do efluente varia com o local. As *áreas mais escuras* demonstram as seções do intestino removidas. **A.** Com a colostomia sigmóidea, as fezes são formadas. **B.** Com a colostomia descendente, as fezes são semiformadas. **C.** Com a colostomia transversa, as fezes são não formadas. **D.** Com a colostomia ascendente, as fezes são fluidas.

A quantidade de tempo durante o qual uma pessoa pode manter o utensílio selado à superfície corporal depende da localização do estoma e da estrutura corporal. O tempo de utilização habitual, que também depende do tipo de barreira cutânea, é de 5 a 10 dias. O equipamento é esvaziado a cada 4 a 6 horas, ou na mesma ocasião em que o paciente urina. Um bico de esvaziamento na parte inferior do equipamento é fechado com um clipe especial ou um fecho de Velcro® fabricado com essa finalidade. Se o paciente desejar se banhar em uma banheira ou no chuveiro antes da utilização de um utensílio limpo, a fita Micropore® aplicada nas laterais da bolsa a mantém segura durante o banho.

A maioria das bolsas é descartável e à prova de odores. Alimentos como espinafre e salsinha atuam como desodorizantes nos intestinos; alimentos que causam odores incluem aspargos, repolho, cebolas e peixes. Comprimidos de subcarbonato de bismuto podem ser prescritos e administrados por via oral 3 a 4 vezes/dia, e são efetivos na redução de odores. Difenoxilato com atropina oral pode ser prescrito para diminuir a motilidade intestinal, a fim de espessar as fezes e auxiliar no controle dos odores. Alimentos como arroz, purê de batatas e purê de maçã também podem espessar as fezes.

Irrigação da colostomia

A finalidade da irrigação de uma colostomia é esvaziar o cólon de gases, muco e fezes, de modo que o paciente possa participar das atividades sociais e comerciais sem o temor de extravasamento fecal. O estoma não apresenta controle muscular voluntário e pode esvaziar em intervalos irregulares. A regulação da eliminação do material fecal é conquistada por meio da irrigação da colostomia ou possibilitando que o intestino evacue naturalmente sem irrigações. Essa escolha depende da pessoa e do tipo de colostomia (i. e., colostomias descendentes ou sigmóideas). Ao irrigar o estoma em um horário regular, há menos gás e retenção do irrigante. O horário para a irrigação da colostomia deve ser compatível com o cronograma que a pessoa seguirá após deixar o hospital.

A irrigação da colostomia não é recomendada para pessoas com irradiação pélvica excessiva, visto que ela implica risco de perfuração. Da mesma forma, é contraindicada para pacientes que estejam recebendo quimioterapia, pacientes com SII, com diverticulite e com hérnias periestomais (Bauer, Arnold-Long & Kent, 2016).

Assim que o paciente com colostomia descendente ou sigmóidea estabelecer uma rotina para a evacuação com irrigações, as bolsas podem ser dispensadas, e um equipamento de ostomia fechado ou um tampão para o estoma é utilizado para cobrir o estoma. Com exceção de gás e uma discreta quantidade de muco, nada escapa da abertura da colostomia entre as irrigações. Já existem novos dispositivos de assistência e algoritmos de cuidados com estomas para ajudar os profissionais de enfermagem a aprender como avaliar estomas e como selecionar produtos específicos para esses cuidados (ver seção Recursos no fim deste capítulo).

Irrigação de uma ileostomia continente

Nos primeiros dias após a criação cirúrgica de uma ileostomia continente (i. e., bolsa de Kock), um cateter estende-se a partir do estoma e é conectado a um sistema de aspiração e drenagem fechada. Para assegurar a permeabilidade do cateter, o enfermeiro instila 10 a 20 mℓ de soro fisiológico suavemente na bolsa, normalmente a cada 3 horas; o fluxo de retorno não é aspirado, mas possibilita-se que seja drenado por meio da gravidade.

Após aproximadamente 2 semanas, quando o processo de cicatrização progride até o ponto em que o cateter é removido do estoma, o paciente é orientado sobre como drenar a bolsa. Um cateter é inserido no reservatório para drenar o líquido. A duração do tempo entre os períodos de drenagem é gradualmente aumentada até que o reservatório precise ser drenado apenas a cada 4 a 6 horas e irrigado 1 vez/dia. Não é necessária uma bolsa; em vez disso, a maioria dos pacientes utiliza um pequeno curativo sobre a abertura.

Quando o efluente fecal for espesso, pode ser injetada água por meio do cateter para fluidificá-lo. A consistência do efluente é afetada pela ingestão alimentar. Inicialmente, o efluente é de apenas 60 a 80 mℓ, porém, com o tempo, o volume aumenta significativamente. A bolsa de Kock interna distende-se, até finalmente acomodar 500 a 1.000 mℓ. O paciente aprende a utilizar a sensação de pressão na bolsa como um indicador para determinar com que frequência a bolsa deve ser drenada.

Manejo das necessidades alimentares e de líquidos

Uma dieta com baixo teor de resíduos é seguida durante as primeiras 6 a 8 semanas. São ingeridos frutas e vegetais amassados. Esses alimentos são fontes importantes de vitaminas

A e C. Posteriormente, existem poucas restrições alimentares, com exceção de evitar alimentos que apresentem alto teor de fibras ou grãos de difícil digestão, como aipo, pipoca, milho, sementes de papoula, sementes de cominho e coco, que podem resultar em obstrução do estoma (bloqueio alimentar) para a pessoa com uma ileostomia. Os alimentos são reintroduzidos um por vez.

A ingestão satisfatória de líquidos durante o verão pode ser um desafio, quando a perda de líquido via perspiração se soma à perda de líquido pela ileostomia. Líquidos como bebidas isotônicas são úteis na manutenção do equilíbrio eletrolítico. Se o efluente fecal estiver muito aquoso, alimentos fibrosos (p. ex., cereais de grãos integrais, cascas de frutas frescas, feijões, milho, nozes) são restringidos. Se o efluente estiver excessivamente ressecado, a ingestão de sal é aumentada. O aumento da ingestão de água ou líquidos não aumenta o efluente, uma vez que o excesso de água é excretado na urina.

Considerações gerontológicas

Alguns idosos podem precisar de um estoma, mas têm dificuldades no autocuidado por causa de redução da acuidade visual, comprometimento da audição e redução da coordenação motora fina. O cuidado da pele é uma preocupação importante em pacientes idosos com ostomia, em virtude das alterações cutâneas que ocorrem com o envelhecimento – as camadas adiposas epiteliais e subcutâneas tornam-se delgadas, e a pele fica irritada facilmente (Eliopoulos, 2018). Para prevenir a ruptura da pele, é dada atenção especial à limpeza da pele e ao ajuste adequado do equipamento. As barreiras cutâneas de estoma devem ser moldadas em torno do estoma (p. ex., ConvaTec®). Arteriosclerose também pode gerar problemas, pois reduz o fluxo sanguíneo para a ferida e para o local do estoma, com consequente retardo do transporte de nutrientes e tempo de cicatrização prolongado. Alguns pacientes apresentam eliminação tardia após a irrigação em virtude de diminuição do peristaltismo e da produção de muco. A maioria dos pacientes necessita de 6 meses antes que se sinta confortável com os cuidados da sua ostomia.

Prevenção de complicações

O monitoramento quanto a complicações é uma atividade contínua em relação ao paciente com uma ostomia. A irritação da pele periostomal, que resulta do extravasamento de efluente, é a complicação mais comum de uma ileostomia. Com frequência, a causa é um sistema de bolsa drenável que não está bem ajustado. Os componentes do sistema de bolsa drenável incluem a bolsa, uma barreira cutânea sólida e um adesivo. O estomatoterapeuta normalmente recomenda o sistema de bolsa drenável apropriado. A barreira cutânea sólida é o componente desse sistema mais importante para assegurar a pele periostomal hígida. Em geral, as barreiras cutâneas sólidas são *wafers* de formato retangular ou elíptico, compostas de polímeros e hidrocoloides. Elas protegem a pele ao redor do estoma contra o efluente do estoma e proporcionam uma interface estável entre o estoma e a bolsa. É crítico que a barreira seja de tamanho apropriado para "abraçar" o estoma (até o estoma, porém sem tocá-lo) e não expor a pele periostomal.

Outras complicações comuns incluem diarreia, estenose ostomal, cálculos urinários e colelitíase. Até mesmo na presença de um sistema de bolsa drenável adequadamente ajustado, a diarreia pode ser problemática. A diarreia, manifestada por um efluente muito irritante que preenche rapidamente a bolsa (a cada hora, ou antes), pode levar rapidamente à desidratação e a perdas eletrolíticas. É administrada suplementação de água, sódio e potássio para prevenir a hipovolemia e a hipopotassemia. São administrados agentes antidiarreicos. A estenose é causada por tecido cicatricial circular, que se forma no local do estoma. O tecido cicatricial deve ser liberado cirurgicamente. Podem ocorrer cálculos urinários em pacientes com ileostomias, os quais são, no mínimo, parcialmente atribuídos à desidratação decorrente da diminuição da ingestão de líquidos. A doença de Crohn é um fator de risco para a colelitíase (*i. e.*, cálculos biliares), em virtude da alteração da absorção dos ácidos biliares (ver Capítulo 44).

Promoção de cuidados domiciliar, comunitário e de transição

 Orientação do paciente sobre autocuidados

Os cuidados com a ferida e com o estoma têm sido identificados pelos cuidadores familiares como uma das responsabilidades mais desafiadoras (Kirkland-Kyhn, Martin, Zaratkiewicz et al., 2018). Os cuidados com o estoma podem ser complexos e considerados desagradáveis pelos cuidadores; alguns pacientes têm problemas de imagem corporal (Kirkland-Kyhn et al., 2018). Os enfermeiros podem fornecer aos pacientes e seus familiares informações e recursos antes da alta hospitalar, de modo que eles estejam preparados quando o paciente chegar em casa. A família deve estar familiarizada com os ajustes que serão necessários; por exemplo, eles devem saber por que é necessário que o paciente ocupe o banheiro por 10 minutos ou mais em determinados horários do dia e por que são necessários determinados equipamentos. A sua compreensão é necessária para reduzir a tensão; o paciente relaxado tende a apresentar menos problemas. Podem ser providenciadas visitas de um enfermeiro de cuidados domiciliares ou de transição ou de um estomatoterapeuta para assegurar que o paciente esteja progredindo conforme o esperado e para proporcionar orientação e instruções adicionais, conforme necessário.

Cuidados contínuos e de transição

O paciente precisa conhecer o nome comercial do sistema de bolsa drenável a ser utilizado, de modo que possa obter um pronto suprimento; o paciente também deve saber como obter outros suprimentos. Os nomes e as informações de contato de um estomatoterapeuta local e de grupos de autoajuda locais são geralmente úteis. Quaisquer restrições para dirigir ou trabalhar também precisam ser revisadas. O enfermeiro orienta o paciente sobre as complicações pós-operatórias comuns e como reconhecê-las e relatá-las (Boxe 41.9).

NEOPLASIAS COLORRETAIS

O termo *neoplasia* significa crescimento celular não controlado pelo organismo. As neoplasias colorretais englobam tumores benignos e malignos, incluindo câncer colorretal e pólipos colorretais benignos e malignos.

CÂNCER COLORRETAL

Tumores do cólon e do reto são relativamente comuns; a área colorretal (o cólon e o reto combinados) é o terceiro local mais comum de novos casos de câncer nos EUA. Nos EUA, aproximadamente 104.600 novos casos e 53.200 mortes decorrentes de câncer colorretal ocorrem anualmente; essas

> **Boxe 41.9 — LISTA DE VERIFICAÇÃO DO CUIDADO DOMICILIAR**
> **Manejo dos cuidados da ostomia**
>
> **Ao concluírem as orientações, o paciente e/ou o cuidador serão capazes de:**
>
> - Nomear o procedimento que foi realizado e identificar mudanças na estrutura ou na função anatômica, bem como as alterações nas AVDs, nas AIVDs, nos papéis, nos relacionamentos e na espiritualidade
>   - Descrever a frequência e a característica do efluente
> - Identificar recursos para a obtenção de materiais/equipamentos para estomas
> - Indicar o nome, a dose, os efeitos colaterais, a frequência e o horário de uso de todos os medicamentos
> - Demonstrar os cuidados da ostomia, incluindo a lavagem do ferimento, a irrigação e a troca do utensílio
> - Descrever a importância da avaliação e da manutenção da integridade da pele periostomal
> - Identificar restrições dietéticas (alimentos que possam provocar diarreia ou constipação intestinal), o processo para a reintrodução dos alimentos, bem como os alimentos que podem ser encorajados
> - Identificar as medidas a serem tomadas para promover o equilíbrio hidreletrolítico
> - Descrever as possíveis complicações e as medidas necessárias a serem adotadas caso ocorram
> - Relatar como contatar o médico em caso de perguntas ou complicações
>   - Identificar como contatar o enfermeiro de ferimento, ostomia e continência ou de cuidados domiciliares
> - Determinar o horário e a data das consultas de acompanhamento médico, da terapia e dos exames
> - Identificar fontes de apoio social (p. ex., amigos, parentes, comunidade de fé, apoio à ostomia, apoio do cuidador)
> - Identificar a necessidade de promoção da saúde, prevenção de doenças e atividades de triagem.

AIVDs: atividades instrumentais da vida diária; AVDs: atividades da vida diária.

mortes incluem 3.640 pessoas com idade inferior a 50 anos (American Cancer Society [ACS], 2020). O câncer colorretal é a terceira principal causa de morte por câncer de homens e mulheres e a segunda principal causa de morte por câncer de adultos nos EUA (ACS, 2020). A Organização Mundial da Saúde (OMS) estima que tenham ocorrido 1,8 milhão de casos novos e quase 861 mil mortes em todo o planeta em 2018 (Macrae & Bendell, 2020).

O fator de risco mais significativo para câncer colorretal é o envelhecimento. A idade mediana por ocasião do diagnóstico é, atualmente, 66 anos em comparação com 72 anos há 20 anos (ACS, 2020). A idade mediana por ocasião do diagnóstico é menor para o câncer retal (62 anos para homens e 63 anos para mulheres) (ACS, 2020). A incidência de câncer colorretal em adultos com idade superior a 50 anos tem diminuído aproximadamente 2% ao ano (Macrae & Bendell, 2020). Isso corresponde ao aumento de quase 19% das colonoscopias realizadas (Simonson, 2018). Todavia, tendências recentes nos dados epidemiológicos do registro Surveillance, Epidemiology, and End Results (SEER) do National Cancer Institute (NCI) revelaram que quase um em cada sete novos diagnósticos de câncer colorretal ocorreu em adultos com idade inferior a 50 anos. Além disso, era mais provável que esses pacientes tivessem doença mais avançada por ocasião do diagnóstico. Esses cânceres ocorrem predominantemente no lado esquerdo (i. e., são mais distais); o câncer retal é prevalente, sobretudo em adultos mais jovens com câncer colorretal (Macrae & Bendell, 2020). Os achados de pesquisa sugerem que o comportamento sedentário de adultos com idade inferior a 50 anos poderia estar relacionado com câncer colorretal (Nguyen, Liu, Zheng et al., 2018).

Aproximadamente 30% dos pacientes com câncer colorretal têm história familiar positiva para esse câncer (ACS, 2020). A causa exata dos cânceres de cólon e retal ainda é desconhecida, mas foram identificados fatores de risco (Boxe 41.10). Um tipo específico de câncer colorretal hereditário é a *síndrome de Lynch*, ou câncer colorretal hereditário não polipoide (CCHNP). Os cânceres que definem o CCHNP incluem colorretal, útero, estômago, ovários, epitélio urinário e intestino delgado. O CCHNP é caracterizado pela idade precoce ao início do câncer. Outro distúrbio com alto risco associado de câncer colorretal é a polipose adenomatosa familiar (PAF), em que os pacientes desenvolvem centenas de pólipos colônicos, que podem se tornar malignos.

O estágio por ocasião do diagnóstico influencia o prognóstico do câncer de cólon. Se a doença for localizada e tratada antes de se disseminar, a taxa de sobrevida em 5 anos é de 89%; quando existem metástases distantes, a taxa de sobrevida cai para 15% (ACS, 2020). As estimativas do SEER de taxa de sobrevida global em 5 anos, para todos os estágios, são de 67% (ACS, 2020). Muitas pessoas são assintomáticas por longos períodos e buscam os cuidados de saúde apenas quando observam uma alteração nos hábitos intestinais ou

> **Boxe 41.10 — FATORES DE RISCO**
> **Câncer colorretal**
>
> - Alto consumo de bebidas alcoólicas (i. e., > 2 drinques diários no caso de homens, > 1 drinque diário no caso de mulheres)
> - Câncer de cólon ou pólipos adenomatosos anteriores
> - Dieta com alto teor de gorduras, alto teor proteico (com alta ingestão de carne bovina) e baixo teor de fibras
> - História de câncer genital (p. ex., câncer endometrial, câncer ovariano) ou câncer de mama (em mulheres)
> - História de diabetes melito tipo 2
> - História de doença intestinal inflamatória
> - História familiar de câncer de cólon (especialmente síndrome de Lynch) ou pólipos (sobretudo polipose adenomatosa familiar)
> - História pregressa de irradiação pélvica
> - Histórico racial/étnico: afro-americano ou judeu asquenaze
> - Idade crescente
> - Sexo masculino
> - Sobrepeso ou obesidade
> - Tabagismo.
>
> Adaptado de American Cancer Society (ACS). (2020). Colorectal cancer facts & figures 2020–2022, American Cancer Society, Inc., Surveillance Research; Colorectal (Colon) Cancer: What Are the Risk Factors for Colorectal Cancer? CDC. Retirada em 09/03/2020 de: https://www.cdc.gov/cancer/colorectal/basic_info/risk_factors.htm.

sangramento retal (ACS, 2020). A orientação, a prevenção e a triagem inicial são a chave para a detecção e a redução das taxas de mortalidade.

Fisiopatologia

O câncer de cólon e reto é predominantemente (95%) um adenocarcinoma (*i. e.*, tem sua origem a partir do revestimento epitelial do intestino) (Dragovich, 2020). Pode surgir como uma mutação do gene da polipose adenomatosa (APC), resultando em uma lesão maligna. As mutações genéticas estão associadas à transformação de um pólipo benigno em um adenocarcinoma invasivo, que consegue penetrar e destruir tecidos normais e se estender para as estruturas circundantes. As células cancerosas podem migrar para longe do tumor primário e se propagar até outras partes do corpo, com mais frequência até o fígado, o peritônio e os pulmões.

Manifestações clínicas

Os sintomas são determinados pela localização do tumor, pelo estágio da doença e pela função do segmento intestinal afetado. O sintoma mais comum é a alteração nos hábitos intestinais. A eliminação de sangue nas ou sobre as fezes é o segundo sintoma mais comum. Os sintomas também podem incluir anemia inexplicada, anorexia, perda de peso e fadiga (ACS, 2020). Pacientes com idade inferior a 50 anos podem relatar dor abdominal, em vez de os sinais/sintomas "de alarme" normalmente associados ao câncer colorretal, que incluem sangramento retal, alteração do ritmo intestinal, massa abdominal ou anemia (Dragovich, 2020).

Os sintomas mais comumente associados às lesões do lado direito (*i. e.*, tumores mais proximais) são dor abdominal fraca e melena (*i. e.*, fezes enegrecidas e alcatroadas). Os pacientes com tumores do lado direito tendem a apresentar desfechos piores do que os pacientes com tumores à esquerda. Os sintomas mais comumente associados às lesões do lado esquerdo são alteração nos hábitos intestinais ou aqueles associadas à obstrução (*i. e.*, dor e cólica abdominal, fezes em fita, constipação intestinal, distensão), bem como hematoquezia (*i. e.*, sangue vermelho-vivo nas fezes). Os sintomas associados às lesões retais são tenesmo, dor retal, sensação de evacuação incompleta após uma defecação, constipação intestinal e diarreia que se alternam e fezes sanguinolentas (Dragovich, 2020).

Avaliação e achados diagnósticos

O rastreamento é um método efetivo para identificar e prevenir câncer colorretal. As colonoscopias de rastreamento conseguem reduzir a taxa de mortalidade ao diminuir a incidência e ao aumentar as taxas de sobrevida de pacientes com câncer colorretal (ACS, 2020). O câncer colorretal evolui lentamente a partir de pólipos no cólon ou no reto e, se for identificado precocemente, pode ser removido antes da transformação maligna (Simonson, 2018). As recomendações de rastreamento diferem de acordo com a organização que publica as diretrizes; as diferenças incluem a frequência e o método de rastreamento e a idade de início e interrupção do rastreamento. A U.S. Preventive Services Task Force (USPSTF) recomenda que todos os adultos devem iniciar o rastreamento periódico de câncer colorretal aos 50 anos. Por causa da incidência aumentada de câncer colorretal em pessoas com idade inferior a 50 anos, a diretriz de 2018 da ACS recomenda o início do rastreamento aos 45 anos no caso de pessoas com risco médio (ACS, 2020).

O rastreamento de pessoas que correm alto risco deve ser iniciado mais cedo, de acordo com seus perfis de risco individual. A ACS oferece informações e diretrizes para rastreamento de alto risco (ver seção Recursos). A manutenção do rastreamento em adultos com idade superior a 75 anos deve ser baseada no estado de saúde geral e nas preferências do paciente. O rastreamento não deve ser realizado em adultos com idade superior a 85 anos (ver resumo das diretrizes de rastreamento de câncer colorretal na Tabela 12.3, Capítulo 12). Como a colonoscopia é o único exame de rastreamento que também possibilita a retirada simultânea de pólipos pré-cancerosos, prevenindo, assim, o câncer colorretal, outros especialistas, inclusive a American College of Gastroenterology e a National Comprehensive Cancer Network, recomendam colonoscopias a cada 5 a 10 anos, começando aos 50 anos, como principal exame de rastreamento de câncer colorretal (ver discussão sobre colonoscopias no Capítulo 38) (Cabebe, 2020).

Quando o tumor é encontrado na colonoscopia de rastreamento, deve ser biopsiado e marcado durante o procedimento para facilitar a investigação diagnóstica adicional. Quando o tumor é descoberto em outro exame complementar que não a colonoscopia (p. ex., retossigmoidoscopia flexível, teste imunoquímico fecal), a colonoscopia é indicada para biopsiar e marcar o tumor (Rex, 2018).

O paciente é encaminhado para o cirurgião oncológico. A investigação pré-operatória consiste em anamnese focalizada, para determinar se existem sinais/sintomas sugestivos de câncer colorretal (ver discussão anterior em Manifestações clínicas). É coletada a história familiar para pesquisar predisposição genética (p. ex., síndrome de Lynch, polipose adenomatosa familiar). Exames laboratoriais são feitos, inclusive hemograma completo (que pode ou não revelar anemia), bioquímica (para determinar os valores basais) e provas de função hepática (investigação de possível metástase hepática). Também é determinado o valor basal do antígeno carcinoembrionário (ACE). O ACE é um marcador tumoral que é recomendado para avaliar a existência de câncer colorretal, bem como sua evolução ou recorrência, embora realmente ocorram resultados falso-positivos e falso-negativos. Todavia, não existe atualmente outro marcador tumoral facilmente disponível. Portanto, o ACE não é usado como único preditor das condições do tumor, incluindo progressão ou recorrência. Outros exames indicados incluem TCs contrastadas do abdome, da pele e do tórax para determinar as dimensões do tumor e se existem metástases (Macrae & Bendell, 2020).

Complicações

O crescimento tumoral pode causar obstrução ou perfuração intestinal parcial ou completa. A extensão do tumor e da ulceração para dentro dos vasos sanguíneos adjacentes pode resultar em hemorragia. Todas essas complicações podem ser tratadas cirurgicamente. A obstrução pode ser ressecada sem anastomose (p. ex., procedimento de Hartmann) (ver Figura 41.2) ou com anastomose (p. ex., colectomia ou colectomia parcial). Normalmente, a perfuração tem um prognóstico sombrio; é tratada caracteristicamente por criação de estoma. Hemorragia aguda é uma complicação rara; quando ocorre, é mais efetivamente tratada com ressecção cirúrgica.

 ### Considerações gerontológicas

Carcinomas do cólon e do reto são malignidades comuns na idade avançada. Em homens, apenas a incidência de câncer de próstata e câncer de pulmão excede aquela do câncer colorretal.

Em mulheres, apenas a incidência de câncer de mama e de pulmão excede aquela do câncer colorretal (ACS, 2020). Os sintomas com frequência são insidiosos. Pacientes com câncer colorretal podem relatar fadiga, que pode ser causada por anemia ferropriva. Nos estágios iniciais, podem ocorrer alterações menores nos padrões intestinais e sangramento ocasional. Os sintomas tardios mais comumente relatados pelo idoso são dor abdominal, obstrução, tenesmo e sangramento retal.

O câncer de cólon no idoso foi associado de modo próximo a carcinógenos alimentares. A ausência de fibras é um fator causal importante, uma vez que o trânsito das fezes pelos intestinos é prolongado, o que aumenta a exposição a possíveis carcinógenos. Excesso de gordura alimentar, alto consumo de bebidas alcoólicas e tabagismo aumentam a incidência de tumores colorretais. Atividade física combinada com AINEs e ácido acetilsalicílico (AAS) têm efeitos protetores (ACS, 2020).

Prevenção

Algumas estratégias de prevenção primária poderiam prevenir o aparecimento de câncer colorretal. O uso de derivados do tabaco é implicado em um terço de todos os cânceres, inclusive câncer colorretal (ver Capítulo 23 para discussão dos programas de abandono do tabagismo). As estratégias de promoção da atividade física, modificação alimentar e redução do peso corporal são semelhantes às propostas para outros tipos de câncer (ver discussão anterior sobre fatores do estilo de vida no Capítulo 12) (ACS, 2020). Além dessas estratégias, a USPSTF recomenda que adultos com idade entre 50 e 59 anos que também correm risco de desenvolver doença cardiovascular e não apresentam contraindicações ao uso de AAS ingiram diariamente ou em dias alternados AAS (≥ 75 mg) durante 5 a 10 anos como estratégia efetiva de prevenção primária de doença cardiovascular e câncer colorretal (Chubak, Kamineni, Buist et al., 2015). Até o momento, não existe uma diretriz de consenso promulgada por especialistas que preconize a prescrição rotineira de AAS após o diagnóstico de câncer colorretal.

Manejo clínico

O tratamento para o câncer colorretal depende do estágio da doença (Tabela 41.8) e é composto de cirurgia para remover o tumor, terapia de suporte e terapia adjuvante. O estadiamento definitivo só pode ser feito após a excisão cirúrgica.

Manejo cirúrgico

A cirurgia é a base do tratamento inicial do câncer colorretal. A meta é a retirada do tumor primário com bordas limpas, inclusive linfonodos (Dragovich, 2020). Ela pode ser curativa ou paliativa. Avanços nas técnicas cirúrgicas podem possibilitar que o paciente com câncer retal apresente dispositivos que poupam

TABELA 41.8	Estadiamento do câncer colorretal: grupos de estágio do American Joint Committee on Cancer (AJCC).	
Estágio	TNM	Descrição
Estágio 0	Tis, N0, M0	Tis: carcinoma *in situ*; intraepitelial ou invasão da lâmina própria N0: nenhuma propagação em linfonodo regional M0: nenhuma metástase a distância
Estágio I	T1–2, N0, M0	T1: o tumor invade a submucosa T2: o tumor invade a muscular própria
Estágio IIA	T3, N0, M0	T3: o tumor invade através da muscular própria na direção dos tecidos pericolorretais, chegando ao tecido adiposo colorretal
Estágio IIB	T4, T4a, N0, M0	T4: o tumor invade diretamente outros órgãos T4a: o tumor penetra diretamente o peritônio visceral
Estágio IIC	T4b, N0, M0 Nx	T4b: o tumor invade diretamente ou está aderido a outros órgãos ou estruturas Nx: os linfonodos regionais não podem ser avaliados
Estágio IIIA	T1–T2, N1–N1c, M0 T1, N2a, M0	N1: metástases em 1 a 3 linfonodos regionais N1a: propagação em 1 linfonodo regional N1b: propagação em 2 a 3 linfonodos regionais N1c: depósito(s) de tumor na subserosa, no mesentério ou nos tecidos perirretais ou pericólicos não peritonizados sem metástases para linfonodos regionais N2: propagação em ≥ 4 linfonodos regionais N2a: propagação em 4 a 6 linfonodos regionais
Estágio IIIB	T3–T4a, N1–N1c, M0 T2–T3, N2a, M0 T1–T2, N2b, M0	N2b: propagação em ≥ 7 linfonodos regionais
Estágio IIIC	T4a, N2a, M0 T3–T4a, N2b, M0 T4b, N1–N2, M0	
Estágio IVA	Qualquer T, qualquer N, M1a	M1a: metástase confinada a um órgão ou local (p. ex., fígado, pulmão, ovário, linfonodo não regional)
Estágio IVB	Qualquer T, qualquer N, M1b	M1b: metástase em > 1 órgão/local ou peritônio
Estágio IVC	Qualquer T, qualquer N, M1c	M1c: metástases para o peritônio com ou sem metástases para outros órgãos

Nota: fundamenta-se nas recomendações da 8ª edição do AJCC e do National Cancer Institute (NCI) de que pelo menos 12 linfonodos regionais sejam examinados em pacientes com câncer colorretal para confirmar o estadiamento. T: tumor primário; N: linfonodos regionais; M: metástases distantes. Não arrolado na tabela: Tx: o tumor não pode ser avaliado, T0: não há evidência de tumor primário. Adaptada de Tong, G. J., Zhang, G. Y., Lui, J. et al. (2018). Comparison of the eighth version of the American Joint Committee on Cancer manual to the seventh version for colorectal cancer: A retrospective review of our data. *World Journal of Clinical Oncology*, 9(7), 148–161.

o esfíncter e restauram a continuidade do sistema digestório. O tipo de cirurgia recomendado depende da localização e do tamanho do tumor (Dragovich, 2020).

Os pacientes com tumores no estágio 0 são normalmente submetidos à excisão endoscópica ou laparoscópica de seus tumores. A cirurgia laparoscópica para tumores colorretais nos estágios I, II e III apresenta desfechos oncológicos equivalentes aos da cirurgia feita segundo a abordagem tradicional a céu aberto (Dragovich, 2020). Além disso, a cirurgia laparoscópica está associada a períodos de internação mais curtos, menos complicações pós-operatórias, melhora do controle da dor e progressão mais precoce para dieta normal. Procedimentos cirúrgicos possíveis incluem (observe que apenas ressecções segmentares com anastomoses podem ser realizadas pelo laparoscópio):

- Ressecção segmentar com anastomose (i. e., remoção do tumor e de partes do intestino em cada lado do crescimento, bem como de vasos sanguíneos e linfonodos) (Figura 41.7)
- Ressecção abdominoperineal com colostomia sigmoide permanente (i. e., remoção do tumor e de uma parte do sigmoide e de todo o reto e do esfíncter anal, também denominada *ressecção de Miles*) (Figura 41.8)
- Colostomia temporária seguida de ressecção segmentar e anastomose e subsequente anastomose da colostomia, possibilitando a descompressão intestinal inicial e o preparo intestinal antes da ressecção
- Colostomia ou ileostomia permanente para a paliação de lesões obstrutivas não ressecáveis
- Construção de um reservatório coloanal, denominado *bolsa em J colônica*, que é realizada em duas etapas. Uma ileostomia com alça temporária é construída para desviar o fluxo intestinal, e a bolsa em J recentemente construída (realizada com 6 a 10 cm de cólon) é reanexada ao ramo anal. Aproximadamente 3 meses após o estágio inicial, a ileostomia é revertida, e a continuidade intestinal é restaurada. O esfíncter anal e, portanto, a continência são preservados.

A colostomia pode ser criada como um desvio fecal temporário ou permanente. Ela possibilita a drenagem ou a evacuação do conteúdo do cólon para o exterior do corpo. A consistência da drenagem está relacionada com a inserção da colostomia, que é ditada pela localização do tumor e pela extensão da invasão nos tecidos adjacentes (ver Figura 41.6).

Tratamento adjuvante e manejo contínuo

Os pacientes com diagnóstico de câncer colorretal são encaminhados para o serviço de oncologia para manejo adicional ao receberem alta hospitalar (após a intervenção cirúrgica). Os pacientes que apresentam risco mais baixo de recorrência (i. e., aqueles com doença no estágio 0 ou I) não precisam de quimioterapia nem de radioterapia. Os pacientes com doença no estágio 0 não precisam de acompanhamento específico. Os pacientes com câncer colorretal no estágio I devem fazer colonoscopia de acompanhamento 1 ano após a cirurgia, repeti-la após 3 anos e, depois, a intervalos de 5 anos.

A maioria dos pacientes com doença em estágio II não precisa de quimioterapia adjuvante. Todavia, alguns pacientes com tumores no estágio II apresentam mutações em seus genes de reparo de incompatibilidade (MMR) do DNA, que são classificadas como proficientes (MMR-P). Os pacientes nesse subconjunto têm sobrevida aumentada e menos recorrência da doença se forem medicados com o agente quimioterápico antimetabólito capecitabina durante 6 meses. Para

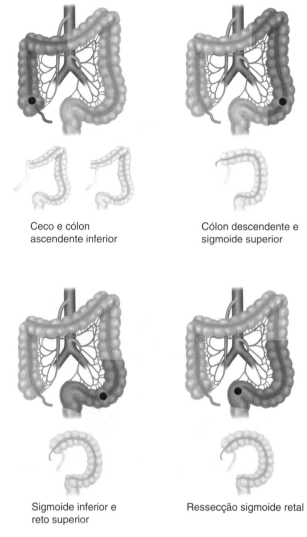

Figura 41.7 • Exemplos de áreas nas quais o câncer pode ocorrer, a área que é removida e como a anastomose é realizada (*diagramas pequenos*).

rastrear o gene MMR-P, o tumor deve ser analisado por um ensaio multigênico (i. e., teste genético). Os pacientes com doença em estágio II que também podem se beneficiar da capecitabina são aqueles cujos linfonodos não foram biopsiados adequadamente, aqueles com tumores classificados como T4 ou aqueles com tumores pouco diferenciados. A capecitabina é equivalente aos agentes 5-fluoruracila e leucovorina. Pode ser administrada por via oral ou IV. Os efeitos adversos mais frequentes da capecitabina incluem anemia, neutropenia, fadiga, diarreia e eritrodisestesia palmoplantar (i. e., síndrome mão-pé). A eritrodisestesia palmoplantar se manifesta como vermelhidão, dor e edema das regiões palmares e plantares (NCI, 2020).

Os pacientes com tumores no estágio III são normalmente medicados com a associação quimioterápica que consiste em 5-fluoruracila, leucovorina e oxaplatina. Em geral, essa combinação de agentes quimioterápicos é administrada por 6 meses, mas há controvérsias se 3 meses de tratamento seriam igualmente efetivos (Lee & Chu, 2018; Sougklakos, Boukovinas, Xynogalos et al., 2019). O esquema de tratamento por 3 meses está associado a menos neurotoxicidade (Dragovich, 2020).

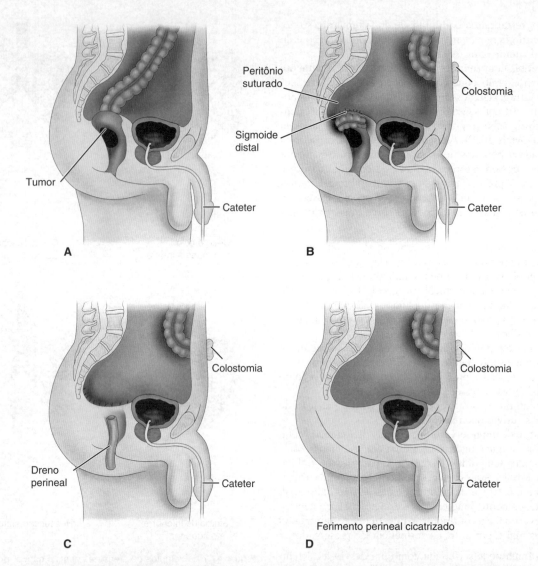

Figura 41.8 • Ressecção abdominoperineal para carcinoma do reto. **A.** Antes da cirurgia. Observe o tumor no reto. **B.** Durante a cirurgia, o sigmoide é removido e a colostomia é estabelecida. O intestino distal é dissecado livre até um ponto abaixo do peritônio pélvico, que é suturado sobre a extremidade fechada do sigmoide distal e do reto. **C.** A ressecção perineal inclui a remoção do reto e da parte livre do sigmoide a partir de baixo. É inserido um dreno perineal. **D.** Resultado após a cicatrização. Observe o ferimento perineal cicatrizado e a colostomia permanente.

Os efeitos adversos são semelhantes aos da capecitabina, e os pacientes também apresentam, com frequência, sensibilidade ao frio e parestesias nas mãos e nos pés, que com frequência desaparecem após o término da quimioterapia. Atualmente, existe um tratamento alternativo que consiste em uma combinação de capecitabina e oxaliplatina durante 3 ou 6 meses (Dragovich, 2020).

Os pacientes com tumores nos estágios II ou III devem fazer exames rotineiros de acompanhamento e verificação dos níveis de ACE a cada 3 a 6 meses durante 5 anos. TCs de abdome e de tórax devem ser realizadas uma vez ao ano, durante 3 anos. A colonoscopia também deve ser realizada 1 ano após a cirurgia e, depois, a intervalos de 5 anos (NCI, 2020).

Os pacientes com tumores colorretais recorrentes ou em estágio IV apresentam metástases para órgãos distantes. O tratamento é extremamente variável e individualizado, baseado nas dimensões da(s) massa(s) tumoral(is), nas condições de saúde e nos desejos do paciente. O tratamento pode ser direcionado com propósito curativo ou ser paliativo (ver Capítulo 13). Os agentes quimioterápicos que podem ser prescritos incluem aqueles que foram descritos previamente para o tratamento da doença em estágio II ou III, bem como outras categorias de agentes, inclusive anticorpos monoclonais (p. ex., cetoximabe, panitumumabe) e agentes que inibem o fator de crescimento do endotélio vascular (anti-VEGF) (p. ex., bevacizumabe, aflibercepte), para mencionar alguns. Quando ocorrem metástases, o fígado é o alvo em 50% dos casos. O tratamento direcionado para metástases hepáticas pode incluir ressecção cirúrgica, ablação por radiofrequência e quimioterapia intra-arterial (Dragovich, 2020). A manutenção da qualidade de vida é uma importante meta para muitos pacientes com câncer, sobretudo aqueles que estão recebendo cuidados paliativos (Rohde, Kersten, Vistad et al., 2017) (Boxe 41.11).

Boxe 41.11 — PERFIL DE PESQUISA DE ENFERMAGEM
Bem-estar espiritual dos pacientes com câncer colorretal metastático

Rohde, G., Kersten, C., Vistad, I. et al. (2017). Spiritual well-being in patients with metastatic colorectal cancer receiving noncurative chemotherapy: A qualitative study. *Cancer Nursing, 40*(3), 209-216.

Finalidade

O aprimoramento da qualidade de vida dos pacientes com câncer sem possibilidade de cura é uma meta terapêutica importante. O propósito do estudo foi explorar o bem-estar espiritual, um componente importante da qualidade de vida, em pacientes com câncer colorretal metastático que estavam recebendo quimioterapia paliativa.

Metodologia

Vinte pacientes com idades entre 34 e 75 anos e câncer colorretal metastático que estavam recebendo quimioterapia paliativa participaram desse estudo qualitativo na Noruega. Os pesquisadores realizaram entrevistas semiestruturadas profundas durante um período de 1 ano, com edição hermenêutica para análises. Os subtemas de bem-estar espiritual do grupo qualidade de vida da European Organisation for Research and Treatment of Cancer (EORTC) foram empregados como arcabouço. Os critérios de inclusão foram pacientes com 18 anos ou mais com câncer colorretal metastático encaminhados para quimioterapia não curativa de primeira ou segunda linha com expectativa de vida superior a 6 meses. Não foram incluídos no estudo pacientes que não conseguiam ler ou compreender o idioma norueguês ou aqueles com comorbidades significativas ou que estavam sendo tratados com uma substância em investigação. Os participantes variavam em termos de dados sociodemográficos, tais como idade, estado civil, nível de escolaridade e crenças religiosas. Alguns exemplos de questionamentos da entrevista incluíam: "Como você está vivendo após a sua doença?", "Como está seu relacionamento com seus familiares e amigos mais próximos?". Dezenove entrevistas foram realizadas no hospital, e uma foi realizada na casa do participante.

Achados

O bem-estar espiritual insatisfatório está associado à baixa qualidade de vida em pacientes com câncer. Estratégias de enfrentamento espirituais positivas contribuem para a melhora da adaptação à doença, embora as evidências sejam mistas. Os pesquisadores, usando o modelo EORTC, identificaram temas secundários de bem-estar espiritual, incluindo *relacionamentos com outras pessoas* (estratégias para harmonia interna, compartilhamento de sentimentos com seus entes queridos), *questões existenciais* (enfrentamento de pensamentos de fim de vida) e *práticas e crenças religiosas e/ou espirituais* (busca da fé como suporte interno). Os participantes identificaram e se concentraram em metas a curto prazo, positivas e passíveis de serem alcançadas. Muitos relataram capacidade de ter uma boa vida apesar do prognóstico. Alguns sentiram que a capacidade de falar abertamente sobre sua doença era uma mudança positiva e melhorou seus relacionamentos. Todavia, aqueles que não tinham bons relacionamentos antes de sua doença não mostraram melhora desses relacionamentos após os seus diagnósticos. Alguns participantes não compartilharam informações sobre seus diagnósticos com seus familiares, em uma tentativa de poupar os sentimentos deles. O relacionamento de confiança médico-paciente foi muito importante na discussão de questões de terminalidade da vida. Alguns participantes acolheriam bem se o médico assistente iniciasse um diálogo sobre questões existenciais, ao passo que outros considerariam isso inoportuno.

Implicações para a enfermagem

Pacientes com câncer colorretal metastático usam estratégias cognitivas, afetivas e comportamentais para se adaptarem às alterações relacionadas com a saúde de sua qualidade de vida e bem-estar espiritual. No processo de busca da harmonia interna, a maioria dos participantes desse estudo apresentou mudança de resposta quando adquiriu informações sobre seu diagnóstico e mudou de opinião sobre o que era importante em suas vidas. Eles tentaram encontrar um equilíbrio entre tristeza e luto e sentimentos positivos; outros se mostraram menos capazes de se adaptar às suas doenças e se concentraram mais nos sentimentos negativos e na tristeza. Os participantes desse estudo não esperavam que seus médicos iniciassem diálogos sobre bem-estar espiritual ou outras questões existenciais, embora muitos apreciassem que os médicos ouvissem sem serem invasivos. A compreensão dos assuntos relacionados com a qualidade de vida e o bem-estar espiritual enfrentados pelos pacientes com câncer colorretal possibilita que o enfermeiro identifique os pacientes que precisam desenvolver estratégias positivas de enfrentamento ou que o enfermeiro atue como facilitador da comunicação entre o paciente e seus familiares.

PROCESSO DE ENFERMAGEM
Paciente submetido à cirurgia para câncer colorretal

Avaliação

O enfermeiro obtém a anamnese sobre a ocorrência de fadiga, dor abdominal ou retal (p. ex., localização, frequência, duração, associação com a alimentação ou defecação), padrões de eliminação passados e presentes e características das fezes (p. ex., cor, odor, consistência, presença de sangue ou muco). As informações adicionais incluem história de DII ou pólipos colorretais, história familiar de doença colorretal, síndrome de Lynch ou PAF e terapia medicamentosa atual. O enfermeiro avalia os padrões alimentares, incluindo a ingestão de gorduras e fibras, bem como as quantidades de bebidas alcoólicas consumidas e a história de tabagismo. O enfermeiro descreve e documenta a história de perda de peso e sensações de fraqueza e fadiga.

A avaliação inclui a auscultação do abdome em relação aos sons intestinais e a palpação do abdome em relação a áreas de sensibilidade, distensão e massas sólidas. Amostras fecais são inspecionadas quanto às características e à presença de sangue.

Diagnóstico

DIAGNÓSTICOS DE ENFERMAGEM

Com base nos dados da avaliação, os principais diagnósticos de enfermagem podem incluir os seguintes:

- Comprometimento da ingestão nutricional associado a náuseas e anorexia
- Risco de infecção associado à intervenção cirúrgica no intestino e à disseminação de bactérias colônicas
- Risco de hipovolemia associado a vômitos e desidratação
- Falta de conhecimento sobre o diagnóstico, o procedimento cirúrgico e o autocuidado após a alta hospitalar
- Ansiedade associada à cirurgia iminente e ao diagnóstico de câncer

- Integridade da pele prejudicada, associada a incisões cirúrgicas (abdominal ou perianal).

PROBLEMAS INTERDEPENDENTES/ COMPLICAÇÕES POTENCIAIS

As complicações potenciais podem incluir as seguintes:

- Infecção intraperitoneal
- Obstrução completa do intestino grosso
- Sangramento gastrintestinal
- Perfuração intestinal
- Peritonite, abscesso e sepse.

Planejamento e metas

As metas principais para o paciente incluem atingir nível ótimo de nutrição, prevenção de infecção, manutenção do equilíbrio hídrico, conhecimentos sobre o diagnóstico, o procedimento cirúrgico e o autocuidado após a alta hospitalar, redução da ansiedade, manutenção da cicatrização tecidual e prevenção de complicações.

Intervenções de enfermagem

O paciente que aguarda a cirurgia para o câncer colorretal tem muitas preocupações, necessidades e temores. Ele pode estar fisicamente debilitado e emocionalmente consternado com as preocupações a respeito das alterações no estilo de vida após a cirurgia, do prognóstico, da capacidade de desempenhar os papéis estabelecidos e das finanças. As prioridades para os cuidados de enfermagem incluem o preparo físico do paciente para a cirurgia, o fornecimento de informações sobre os cuidados pós-operatórios e o apoio emocional do paciente e da família. Um protocolo de recuperação otimizada após a cirurgia colorretal (ERAS, do inglês *enhanced recovery after surgery*), elaborado pela primeira vez em 2005 e revisado posteriormente em 2018, fornece orientações de cuidado para pacientes submetidos à cirurgia colorretal eletiva (*i. e.*, cirurgia colorretal que não é realizada em caráter de emergência), de modo a reduzir o estresse perioperatório, encurtar o período de internação e otimizar os desfechos do paciente (Gustafsson, Scott, Hubner et al., 2018). As estratégias multidisciplinares incluídas no protocolo são baseadas em evidências e estão associadas a redução da morbidade, taxas de reinternação hospitalar em 30 dias comparáveis ou menores, recuperação mais rápida, alta hospitalar mais precoce e redução dos custos (Riccardi, MacKay & Joshi, 2019). Apesar da idade avançada, pacientes com idade superior a 70 anos que receberam o ERAS apresentaram efeitos benéficos semelhantes, em termos de duração da internação e desfechos pós-operatórios, aos de pacientes mais jovens submetidos à cirurgia colorretal (Joris, Hans, Coimbra et al., 2019). (Ver Capítulo 15 para uma discussão mais detalhada sobre o protocolo de recuperação otimizada após a cirurgia colorretal.)

FORNECIMENTO DO CUIDADO PRÉ-OPERATÓRIO

Manutenção da nutrição ideal. O preparo físico para a cirurgia envolve o acúmulo de energia do paciente nos dias que precedem a cirurgia. Se a condição do paciente permitir, o enfermeiro recomenda uma dieta com alto teor calórico, proteico e de carboidratos e com baixo teor residual por alguns dias antes da cirurgia, para fornecer nutrição adequada e minimizar as cólicas ao diminuir o peristaltismo excessivo. Se o paciente estiver hospitalizado nos dias que precedem a cirurgia, pode ser necessária nutrição parenteral para repor os nutrientes, as vitaminas e os minerais esgotados. Em alguns casos, a nutrição parenteral é administrada no domicílio antes da cirurgia (Gustafsson et al., 2018).

Prevenção da infecção. Infecção pós-operatória é uma causa importante de morbidade e mortalidade após a cirurgia colorretal (Rollins, Javanmard-Emamghissi & Lobo, 2018). Preparo intestinal mecânico pré-operatório (p. ex., enemas, laxantes orais) é tradicionalmente prescrito para reduzir o volume de fezes e de bactérias colônicas. Já foi postulado que essas medidas evitariam a ocorrência de complicações infecciosas pós-operatórias. Todavia, os achados de metanálise sugerem que essas intervenções não reduzem as taxas de complicações infecciosas pós-operatórias nos pacientes submetidos à cirurgia colorretal (Rollins et al., 2018). Não obstante, não há consenso sobre as melhores práticas para a redução das taxas de infecção. A American Society of Colon and Rectal Surgeons apoia o uso de preparo intestinal mecânico para cirurgia colorretal eletiva apenas quando acompanhado de antibióticos orais pré-operatórios (Migaly, Bafford, Francone et al., 2019). Os antibióticos comumente prescritos incluem canamicina, ciprofloxacino, neomicina, metronidazol e cefalexina para administração oral no dia anterior à cirurgia. Antibióticos IV, como cefazolina e metronidazol, são normalmente administrados nos 60 minutos seguintes à incisão cirúrgica (Gustaffsson et al., 2018).

Manutenção do equilíbrio do volume de líquido. Para o paciente que está muito enfermo e hospitalizado, o enfermeiro mede e registra o equilíbrio hídrico, incluindo o vômito, para proporcionar um registro preciso do equilíbrio hídrico. A ingestão de alimentos e líquidos orais do paciente pode ser restringida para evitar o vômito. O enfermeiro administra agentes antieméticos, conforme prescrito. Líquidos totais ou claros podem ser tolerados, ou o paciente pode estar com dieta zero. Um tubo NG pode ser inserido para drenar os líquidos acumulados e para prevenir a distensão abdominal. O enfermeiro monitora o abdome em relação a aumento da distensão, perda dos sons intestinais e dor ou rigidez, que podem indicar obstrução ou perfuração. Também é importante monitorar os líquidos e eletrólitos IV. O monitoramento dos níveis de eletrólitos séricos pode detectar a hipopotassemia e a hiponatremia que ocorrem com a perda de líquido gastrintestinal. O enfermeiro observa se há sinais de hipovolemia (p. ex., taquicardia, hipotensão, diminuição do volume de pulso); avalia o estado de hidratação; e relata diminuição do turgor da pele, membranas mucosas secas e urina concentrada.

Orientações pré-operatórias. O enfermeiro avalia o conhecimento do paciente sobre o diagnóstico, o prognóstico, o procedimento cirúrgico e o nível da função esperado após a cirurgia. São fornecidas orientações sobre os preparos para a cirurgia, o aspecto esperado e os cuidados do ferimento, as restrições alimentares, o controle da dor e o manejo medicamentoso. Todos os procedimentos são explicados em uma linguagem que o paciente compreenda. Se o paciente vier a ser submetido à colostomia, o enfermeiro seguirá o plano de ação, como descrito anteriormente (ver Manejo de enfermagem do paciente que precisa de ostomia).

Apoio emocional. Os pacientes que esperam por uma cirurgia intestinal para o câncer colorretal podem estar muito ansiosos. Os pacientes podem se lamentar a respeito do diagnóstico e da cirurgia iminente. O papel do enfermeiro é avaliar o nível de ansiedade e os mecanismos de enfrentamento do paciente e sugerir métodos para a redução da ansiedade, como exercícios de respiração profunda e projeção da recuperação bem-sucedida da cirurgia e do câncer. O enfermeiro pode providenciar uma reunião com um conselheiro espiritual, se o paciente desejar, ou com o médico, se o paciente desejar discutir o tratamento ou o prognóstico. Para promover o conforto do paciente, o enfermeiro projeta uma atitude relaxada, profissional e de empatia.

FORNECIMENTO DO CUIDADO PÓS-OPERATÓRIO

Os cuidados de enfermagem pós-operatórios para os pacientes que são submetidos à ressecção do cólon são similares aos cuidados de enfermagem para qualquer paciente de cirurgia abdominal (ver Capítulo 16), incluindo o manejo da dor durante o período pós-operatório imediato. O enfermeiro também monitora o paciente em relação a complicações. O enfermeiro avalia o abdome quanto ao retorno do peristaltismo e avalia as características das fezes iniciais. É importante auxiliar os pacientes a saírem do leito no primeiro dia após a cirurgia, para prevenir atelectasia, TEV e acelerar o retorno da peristalse (Chan, LeRoux, Stutzman et al., 2019; Kaff, Wehner & Litkouhi, 2018).

Manutenção da nutrição ideal. O enfermeiro orienta todos os pacientes submetidos à cirurgia para câncer colorretal sobre os benefícios de saúde a serem obtidos com o consumo de uma dieta saudável. A dieta é individualizada, desde que seja nutricionalmente saudável e não cause diarreia ou constipação intestinal. O retorno à dieta normal é rápido.

Prestação dos cuidados do ferimento. O enfermeiro examina com frequência o curativo abdominal durante as primeiras 24 horas após a cirurgia para detectar sinais de hemorragia ou infecção. É importante ajudar o paciente a segurar firmemente a incisão abdominal durante a tosse e a respiração profundas, para diminuir a tensão sobre as bordas da incisão. O enfermeiro monitora a temperatura, o pulso e a frequência respiratória em relação a elevações que possam indicar um processo infeccioso.

Se a malignidade foi removida por via perineal, o ferimento perineal é observado em relação a sinais de hemorragia. Esse ferimento pode conter um dreno ou um acondicionamento, que é removido gradualmente. Fragmentos de tecido podem descamar durante 1 semana. Esse processo é acelerado por meio da irrigação mecânica do ferimento ou com banhos de assento, inicialmente realizados 2 ou 3 vezes/dia. A condição do ferimento perineal e qualquer sangramento, infecção ou necrose são documentados.

Monitoramento e manejo de possíveis complicações. O paciente é observado em relação a sinais e sintomas de complicações. O enfermeiro monitora os sinais vitais quanto ao aumento da temperatura, do pulso e das respirações e à diminuição da pressão arterial, que podem indicar um processo infeccioso intra-abdominal. É importante avaliar com frequência o abdome, incluindo os sons abdominais e a circunferência abdominal, para detectar obstrução intestinal. O sangramento retal deve ser imediatamente relatado, tendo em vista que indica hemorragia. O enfermeiro monitora os níveis de hemoglobina e hematócrito e administra a terapia com componentes sanguíneos, conforme prescrito. Qualquer alteração abrupta na dor abdominal é relatada imediatamente. A elevação das contagens de leucócitos e da temperatura ou sintomas de choque são relatados, pois podem indicar sepse. O enfermeiro administra antibióticos, conforme prescrito. A Tabela 41.9 lista as possíveis complicações pós-operatórias adicionais.

Promoção de orientação aos pacientes sobre autocuidado domiciliar, na comunidade e na unidade de cuidados intermediários

Orientação do paciente sobre autocuidados. As orientações ao paciente e o planejamento da alta requerem os esforços combinados do médico, do enfermeiro, do assistente social e do nutricionista. Os pacientes recebem informações específicas a respeito dos cuidados da ferida e dos sinais e sintomas de possíveis complicações, que são individualizadas para as suas necessidades. As orientações alimentares são essenciais para auxiliar os pacientes na identificação e na eliminação de alimentos irritantes que possam causar diarreia ou constipação intestinal. É importante orientar os pacientes a respeito de seus medicamentos prescritos (*i. e.*, ação, finalidade e possíveis efeitos colaterais e tóxicos).

Alguns pacientes mais velhos com múltiplas condições de comorbidades podem precisar de encaminhamento para uma instituição de cuidados domiciliares e do número de telefone da seção local da ACS. O enfermeiro de cuidados domiciliares fornece os cuidados e as orientações adicionais e avalia o ajuste do paciente e da família. O ambiente domiciliar é avaliado em relação à adequação dos recursos que possibilitem que o paciente trate das atividades de cuidados pessoais. Um familiar pode assumir a responsabilidade pela aquisição dos equipamentos e dos suprimentos necessários no domicílio.

Os pacientes precisam de orientações muito específicas a respeito de quando ligar para o seu médico. Eles precisam saber quais complicações requerem atenção imediata (*i. e.*, sangramento, distensão e rigidez abdominal, diarreia, febre, drenagem da ferida e ruptura da linha de sutura). Se houver planejamento para radioterapia, os possíveis efeitos colaterais (p. ex., diarreia, fadiga, eritrodisestesia palmoplantar, neuropatias) são revisados.

Cuidados contínuos e de transição. Os cuidados contínuos do paciente com câncer se estendem até muito além da estadia hospitalar inicial. Os enfermeiros de cuidados de transição que trabalham em ambulatórios e centros de quimioterapia podem fazer o acompanhamento e coordenar o tratamento adjuvante e o monitoramento desses pacientes. Alguns pacientes estão interessados em participar de grupos de suporte a pessoas com câncer colorretal (ver seção Recursos ao fim deste capítulo).

Reavaliação

Entre os resultados esperados para o paciente, estão:
1. Consome uma dieta saudável.
   a. Evita alimentos e líquidos que causem diarreia, constipação intestinal e obstrução.
   b. Substitui alimentos e líquidos restritos por aqueles que não sejam irritantes.
2. Não exibe sinais e sintomas de infecção.
   a. Está afebril.
3. Mantém o equilíbrio hídrico.
   a. Não apresenta vômitos ou diarreia.
   b. Não apresenta sinais ou sintomas de desidratação.
4. Informa-se sobre o diagnóstico, o procedimento cirúrgico, o preparo pré-operatório e o autocuidado após a alta.
   a. Discute o diagnóstico, o procedimento cirúrgico e o autocuidado pós-operatórios.
   b. Demonstra as técnicas de cuidados da ostomia.
5. Sente-se menos ansioso.
   a. Expressa as preocupações e os temores livremente.
   b. Utiliza medidas de enfrentamento para superar o estresse.
6. Mantém a(s) ferida(s) limpa(s).
7. Recupera-se sem complicações.
   a. Obtém novamente a atividade intestinal normal.
   b. Não exibe sinais e sintomas de perfuração ou sangramento.
   c. Identifica os sinais e sintomas que devem ser relatados ao profissional de saúde.

TABELA 41.9	Possíveis complicações e intervenções de enfermagem após a cirurgia colorretal.
Complicações	**Intervenções de enfermagem**
Complicações gerais	
Íleo paralítico	Iniciar ou manter a sondagem nasogástrica se esta foi prescrita pelo médico (em geral, só é indicada se o paciente apresentar vômitos ou distensão abdominal).
	Preparar o paciente para exame radiográfico ou TC do abdome.
	Assegurar a reposição hidreletrolítica adequada; monitorar anormalidades eletrolíticas séricas (p. ex., hipopotassemia, hiponatremia, hipomagnesemia).
	Preparar para instituir ou suspender medicamentos ou medidas terapêuticas que possam aumentar a motilidade intestinal (p. ex., gomas de mascar aumentam a motilidade, ao passo que os analgésicos opioides a reduzem).
Obstrução mecânica	Avaliar o paciente em relação a dor intermitente do tipo cólica, náuseas e vômitos.
	Iniciar ou continuar a intubação nasogástrica, se prescrita.
	Preparar o paciente para um exame radiográfico ou por TC do abdome.
	Preparar o paciente para a cirurgia.
Condições sépticas e isquêmicas intra-abdominais	
Peritonite	Avaliar o paciente em relação a náuseas, soluços, calafrios, febre com picos, taquicardia, rigidez, abdome em tábua.
	Administrar antibióticos conforme prescrito.
	Preparar o paciente para o procedimento de drenagem.
	Administrar a terapia hidreletrolítica parenteral, conforme prescrito.
	Preparar o paciente para a cirurgia, se a condição deteriorar.
Formação de abscessos	Administrar os antibióticos, conforme prescrito.
	Aplicar compressas quentes, conforme prescrito.
	Preparar o paciente para a drenagem cirúrgica ou percutânea.
Isquemia mesentérica aguda	Verificar se o paciente apresenta aparecimento súbito de dor intensa em caráter de cólica, distensão abdominal e sepse.
	Preparar o paciente para um exame radiográfico ou por TC do abdome.
	Administrar os antibióticos, conforme prescrito.
	Preparar o paciente para a cirurgia.
Complicações da ferida cirúrgica	
Infecção	Monitorar a temperatura; relatar a elevação da temperatura.
	Observar se há rubor, sensibilidade, tumefação (enrijecimento) e dor ao redor da ferida cirúrgica.
	Auxiliar no estabelecimento da drenagem local.
	Obter uma amostra do material de drenagem para exames de cultura e sensibilidade.
Deiscência do ferimento	Observar quanto à drenagem súbita de líquido seroso profuso da ferida.
	Cobrir a área da ferida com curativos úmidos estéreis
Evisceração da ferida	Observar se existe deiscência com protrusão dos órgãos abdominais (p. ex., alças intestinais) através da ferida.
	Preparar o paciente imediatamente para a cirurgia.
Infecção na ferida abdominal	Monitorar quanto a evidências de dor abdominal constante ou generalizada, pulso rápido e elevação da temperatura.
	Preparar para a descompressão do intestino com tubo.
	Administrar líquidos e eletrólitos pela via intravenosa, conforme prescrito.
	Administrar os antibióticos, conforme prescrito.
Complicações anastomóticas	
Deiscência da anastomose	Preparar o paciente para a cirurgia.
Fístulas	Preparar para a descompressão do intestino com tubo.
	Administrar as soluções parenterais, conforme prescrito, para corrigir os déficits hidreletrolíticos.

Adaptada de: Moyle, S. (2017). Postoperative complications: Clinical guidelines for nurses. *Ausmed.* Retirada em 09/03/2020 de: www.ausmed.com/cpd/articles/postoperative-complications.

PÓLIPOS DO CÓLON E DO RETO

Um pólipo é uma massa de tecido que se projeta para o lúmen do intestino. Os pólipos podem ocorrer em qualquer ponto dos intestinos e do reto. Podem ser classificados como neoplásicos (i. e., geralmente adenocarcinomas) ou não neoplásicos (i. e., de mucosa e hiperplásicos). Os pólipos não neoplásicos, que são crescimentos epiteliais benignos, são comuns no mundo ocidental. Eles ocorrem mais comumente no intestino grosso do que no intestino delgado. Como os pólipos poderiam se tornar neoplasias malignas, eles devem ser retirados quando são identificados, geralmente durante a colonoscopia de rastreamento (Enders, 2020). Pólipos adenomatosos são mais comuns em homens. A proporção desses pólipos, que surgem na parte proximal do cólon, aumenta com a idade. Estima-se que a prevalência em adultos com idade superior a 60 anos seja de 60% (Enders, 2020).

As manifestações clínicas dependem do tamanho do pólipo e da quantidade de pressão que ele exerce sobre o tecido intestinal. Mais frequentemente, os pacientes são assintomáticos. Quando existem manifestações clínicas, a mais comum é sangramento retal. Também pode ocorrer dor abdominal inferior. Se o pólipo for suficientemente grande, ocorrem sintomas de obstrução. O diagnóstico tem por base a anamnese e o exame retal digital, estudos com enema de bário com contraste duplo, sigmoidoscopia ou colonoscopia (NIDDK, 2017a).

Após um pólipo ser identificado, ele deve ser removido. São utilizados diversos métodos: colonoscopia com um equipamento especial (i. e., fórceps e laços de biopsia), laparoscopia ou excisão colonoscópica com visualização laparoscópica. A última técnica possibilita a detecção imediata de possíveis problemas e a ressecção laparoscópica e o reparo das principais complicações de perfuração e sangramento que podem ocorrer com a polipectomia. Em seguida, o exame microscópico do pólipo identifica o tipo de pólipo e indica qual cirurgia adicional é necessária, se requerida (NIDDK, 2017a).

DISTÚRBIOS ANORRETAIS

Distúrbios anorretais são comuns. Pacientes com distúrbios anorretais buscam cuidados médicos principalmente em virtude de dor, sangramento retal ou alteração nos hábitos intestinais. Outras queixas comuns são protrusão de hemorroidas, secreção anal, prurido perianal, edema, sensibilidade anal, estenose e ulceração. A constipação intestinal resulta do retardo da defecação em virtude de dor anorretal.

PROCTITE

Proctite consiste em inflamação da mucosa do reto, que pode ser secundária a infecção, DII, doença celíaca, instrumentação retal, tratamento com antibióticos ou radiação. As doenças infecciosas são a causa mais frequente de proctite. Os microrganismos podem ser entéricos (p. ex., *Shigella*, *Salmonella*) ou provenientes de infecções sexualmente transmissíveis (ISTs; também chamadas de *doenças sexualmente transmissíveis* ou DSTs).

A proctite secundária a uma IST pode ocorrer em qualquer gênero, porém é mais prevalente em homens *gays* que praticam sexo anorretal. Está comumente associada à relação sexual anal receptiva recente com um parceiro infectado. Os sintomas incluem secreção mucopurulenta ou sangramento, dor retal e diarreia. Os patógenos envolvidos com mais frequência são *Neisseria gonorrhoeae*, *Chlamydia trachomatis*, sífilis, herpes-vírus simples (HSV) e *Clostridium difficile*. Essas infecções evoluem para proctocolite e enterite. A proctocolite envolve o reto e a porção mais inferior do cólon descendente. Os sinais/sintomas são similares aos da proctite, mas também podem incluir diarreia aquosa ou sanguinolenta, cólicas, dor e distensão abdominal. A enterite envolve mais o cólon descendente, e os sinais/sintomas incluem diarreia aquosa e sanguinolenta, dor abdominal e perda de peso. Os patógenos que mais frequentemente provocam enterite são *E. histolytica*, *Giardia lamblia* e espécies de *Shigella* e de *Campylobacter* (Irizarry, 2018).

A retossigmoidoscopia é realizada para identificar as partes do anorreto envolvidas. São coletadas amostras com esfregaços retais e são obtidas culturas para identificar os patógenos envolvidos. Antibióticos (p. ex., ceftriaxona, doxiciclina) constituem o tratamento preferido para proctite por *Neisseria gonorrhoeae*. Aciclovir é administrado para pacientes com infecções virais. A terapia específica (i. e., metronidazol) é apropriada para infecções por *E. histolytica* e *G. lamblia*. Metronidazol ou vancomicina oral são preconizados para pacientes com proctite decorrente de infecção por *C. difficile* (Irizarry, 2018).

ABSCESSO ANORRETAL

Um abscesso anorretal é causado pela obstrução de uma glândula anal com resíduos ressecados, que resulta em infecção retrógrada. Pessoas com doença de Crohn ou condições imunossupressoras, como AIDS, são particularmente suscetíveis a essas infecções. Muitos desses abscessos resultam em fístulas (Hebra, 2018).

Um abscesso pode ocorrer em uma diversidade de espaços e ao redor do reto, normalmente na via de menor resistência, onde as estruturas anatômicas estão muito próximas, sem estruturas rígidas ou espessas para a sua separação. A maioria dos pacientes com abscessos anorretais se queixará de desconforto perianal difuso e prurido e exacerbação da dor à defecação. Aproximadamente metade deles apresentará edema perianal; apenas 25% dos pacientes relatam anormalidade fecal, como pus, muco ou sangue. Apenas 21% relatam febre ou calafrios (Hebra, 2018).

Intervenção cirúrgica imediata (incisão e drenagem) do abscesso é o tratamento de eleição para prevenir complicações, como formação de fístula, incontinência fecal e sepse. Isso pode ser feito no setor de emergência do hospital ou em um ambulatório. O ferimento pode ser acondicionado com um curativo absortivo (p. ex., alginato de cálcio ou hidrofibra), e possibilita-se que ele cicatrize por meio de granulação (Hebra, 2018).

FÍSTULA ANAL

Uma fístula anal é um trajeto pequeno, tubular e fibroso que se estende para o canal anal a partir de uma abertura localizada ao lado do ânus, na pele perianal (Figura 41.9A). As fístulas geralmente resultam de abscesso. Também podem ser decorrentes de traumatismos, fissuras ou doença de Crohn. Drenagem purulenta ou fezes podem extravasar constantemente a partir da abertura cutânea. Outras manifestações podem ser a eliminação de flatos ou fezes por via vaginal ou pela bexiga

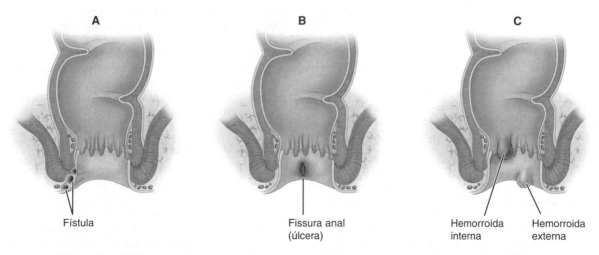

Figura 41.9 • Diversos tipos de lesões anais. **A.** Fístula. **B.** Fissura. **C.** Hemorroidas externas e internas.

urinária, dependendo da localização do trajeto da fístula. Fístulas não tratadas podem causar infecção sistêmica, com os sinais/sintomas correlatos (Hebra, 2018).

É recomendada a cirurgia, visto que poucas fístulas cicatrizam espontaneamente. A fistulectomia (i. e., excisão do trajeto fistuloso) é o procedimento cirúrgico recomendado. A parte inferior do intestino é evacuada completamente com diversos enemas prescritos. A fístula é dissecada ou aberta por meio de uma incisão a partir da sua abertura retal até a sua saída. O ferimento é acondicionado com gaze. Os medicamentos administrados após a cirurgia incluem analgésicos e antibióticos. A recorrência de fístula acomete até 50% dos pacientes (Hebra, 2018).

FISSURA ANAL

Uma fissura anal é uma ruptura ou ulceração longitudinal no revestimento do canal anal, geralmente logo distal à linha denteada (Figura 41.9B). As fissuras geralmente são causadas pelo traumatismo da eliminação de fezes volumosas e de consistência firme ou da contração persistente do canal anal em virtude de estresse e ansiedade (que levam à constipação intestinal). Outras causas incluem parto, traumatismos e relação anal.

Defecação dolorosa, queimação e sangramento caracterizam as fissuras. Sangue vermelho-vivo pode ser observado no papel higiênico após uma defecação. A maioria dessas fissuras cicatriza com medidas conservadoras, que incluem modificação alimentar com acréscimo de suplementos de fibras, emolientes fecais e agentes para o aumento do volume, aumento da ingestão de água, banhos de assento e supositórios emolientes (Poritz, 2018). Pode ser necessária a dilatação anal sob anestesia. Terapias como a aplicação perianal ou intra-anal de pomada de nitroglicerina, bloqueadores de canais de cálcio, minoxidil ou injeções de toxina botulínica aumentam a taxa de cicatrização e reduzem os níveis de dor em fissuras anais crônicas; essas terapias devem ser tentadas antes da cirurgia. Esses agentes aumentam a irrigação sanguínea para a região e relaxam o esfíncter anal (Poritz, 2018).

Se as fissuras não responderem ao tratamento conservador, é indicada cirurgia. O procedimento de escolha é a esfincterotomia interna lateral, com excisão da fissura.

HEMORROIDAS

As hemorroidas são porções dilatadas de veias no canal anal. Nos EUA, aproximadamente 10 milhões de pessoas têm hemorroidas; destas, quase um terço procura tratamento médico anualmente por causa dessa condição (Perry, 2019). O cisalhamento da mucosa durante a defecação resulta no deslizamento das estruturas na parede do canal anal, incluindo os tecidos hemorroidais e vasculares. O aumento da pressão no tecido hemorroidal decorrente da gestação pode iniciar a hemorroida ou agravar aquelas existentes. As hemorroidas são classificadas em dois tipos: aquelas acima do esfíncter interno são denominadas *hemorroidas internas*, ao passo que aquelas que aparecem fora do esfíncter externo são denominadas *hemorroidas externas* (Perry, 2019) (Figura 47.9C). As hemorroidas internas são classificadas de acordo com o seu grau de prolapso (Soweld, 2018):

- Primeiro grau: não prolapsam e se projetam para o canal anal
- Segundo grau: prolapsam para fora do canal anal durante a defecação, mas reduzem espontaneamente
- Terceiro grau: muito prolapsadas, exigindo redução manual
- Quarto grau: prolapsam de tal monta que não é possível a redução e existe risco de estrangulamento e trombose.

As hemorroidas causam prurido e dor e são a causa mais comum de sangramento vermelho-vivo à defecação. As hemorroidas externas estão associadas à dor grave, em virtude da inflamação e do edema causados por trombose (i. e., coagulação de sangue dentro da hemorroida). Isso pode levar à isquemia da área e, eventualmente, à necrose. As hemorroidas internas normalmente não são dolorosas até que sangrem ou prolapsem, quando se tornam aumentadas.

Os sintomas e o desconforto das hemorroidas podem ser aliviados por meio da boa higiene pessoal e pela evitação do esforço excessivo durante a defecação. Uma dieta com alto teor residual que contenha frutas e farelo, bem como o aumento da ingestão de líquidos, podem ser o suficiente para promover a eliminação de fezes macias e volumosas para prevenir o esforço. Se esse tratamento não obtiver sucesso, a adição de agentes formadores de volume hidrofílicos, como *Psyllium*, pode ajudar. Compressas mornas, banhos de assento, supositórios e pomadas analgésicas e agentes adstringentes (p. ex., hamamélis) reduzem o ingurgitamento (Perry, 2019).

Existem diversos tipos de tratamentos não cirúrgicos para as hemorroidas. Fotocoagulação infravermelha, diatermia bipolar e terapia a *laser* são utilizadas para afixar a mucosa ao músculo de base. A injeção de agentes esclerosantes também é efetiva para pequenas hemorroidas com sangramento. A escleroterapia envolve a injeção de um agente esclerosante (fenol a 5% em soro fisiológico) na base da hemorroida para causar a trombose do vaso sanguíneo. Esses procedimentos ajudam a prevenir o prolapso (Perry, 2019).

Um tratamento cirúrgico conservador das hemorroidas internas é o procedimento de ligação com faixa elástica. A hemorroida é visualizada por meio do anoscópio, e a sua porção proximal acima das linhas mucocutâneas é aprisionada com um instrumento. Em seguida, uma pequena faixa elástica é deslizada sobre a hemorroida. O tecido distal à faixa elástica torna-se necrótico após diversos dias e destaca-se. Ocorre fibrose; o resultado é que a mucosa anal inferior é direcionada para cima e adere ao músculo de base. Embora esse tratamento tenha sido satisfatório para alguns pacientes, é considerado doloroso por outros, além de poder causar hemorragia secundária. Sabidamente, ele também causa infecção perianal (Soweld, 2018).

A hemorroidopexia grampeada utiliza grampos cirúrgicos para tratar as hemorroidas prolapsadas e está associada a menos dor pós-operatória e menos complicações. Se ela não obtiver sucesso, a hemorroidectomia, ou excisão cirúrgica, pode ser realizada para remover todo o tecido redundante envolvido no processo. Durante a cirurgia, o esfíncter retal costuma ser dilatado com os dedos, e as hemorroidas são removidas com um grampo e cautério, ou são ligadas e, em seguida, excisadas. Após a conclusão dos procedimentos cirúrgicos, um tubo pequeno pode ser inserido por meio do esfíncter para possibilitar a eliminação de flatos e sangue; peças de esponja de gelatina absorvível ou gaze com celulose oxidada podem ser posicionadas sobre os ferimentos anais (Perry, 2019).

SEIO OU CISTO PILONIDAL

Um seio ou cisto pilonidal é observado na fenda interglútea, na superfície posterior da parte inferior do sacro (Figura 41.10). As teorias atuais sugerem que ele resulta de traumatismo local, que causa a penetração de pelos no epitélio e no tecido subcutâneo. Ele também pode ser formado congenitamente por uma dobra interna de tecido epitelial abaixo da pele, que pode se comunicar com a superfície cutânea por meio de uma ou diversas

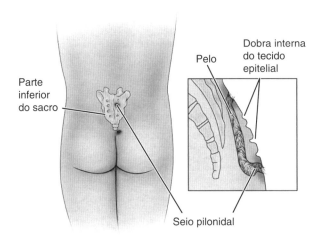

Figura 41.10 • (**À esquerda**) Seio pilonidal na parte inferior do sacro, aproximadamente 5 cm acima do ânus, na fenda interglútea. (**À direita**) Fragmentos de pelo surgem do trajeto fistuloso e endentações localizadas podem aparecer na pele, próximo das aberturas da fístula.

pequenas aberturas de seios. Com frequência, o pelo é observado protraindo-se a partir dessas aberturas; isso dá origem ao nome do cisto, *pilonidal*. Os cistos raramente causam sintomas até a adolescência ou a vida adulta inicial, quando infecções produzem uma drenagem irritante ou um abscesso. A perspiração e a fricção irritam facilmente essa área (Koyfman, 2019).

O abscesso é incisado e drenado sob anestesia local. Após a resolução do processo agudo, pode ser indicada uma cirurgia adicional para excisar qualquer cisto e os trajetos fistulosos secundários. Possibilita-se que o ferimento cicatrize por meio de granulação. Curativos absortivos são posicionados no ferimento para manter as suas bordas separadas enquanto ocorre a cicatrização (Koyfman, 2019).

Manejo de enfermagem dos pacientes com distúrbios anorretais

A maioria dos pacientes com distúrbios anorretais não é hospitalizada. Aqueles que são submetidos a procedimentos cirúrgicos para corrigir a condição com frequência recebem alta diretamente do centro cirúrgico ambulatorial. Se forem hospitalizados, isso ocorre por um breve período, normalmente apenas 24 horas.

Promoção de cuidados domiciliar, comunitário e de transição

 Orientação do paciente sobre autocuidados

As orientações ao paciente são essenciais para facilitar a recuperação no domicílio.

O enfermeiro orienta o paciente a manter a área perianal tão limpa quanto possível por meio da lavagem cuidadosa com água quente e, em seguida, com a secagem com lenços de algodão absorventes. O paciente deve evitar esfregar a área com papel higiênico. São fornecidas orientações sobre como realizar um banho de assento e como testar a temperatura da água.

Durante as primeiras 24 horas após a cirurgia retal, podem ocorrer espasmos dolorosos do esfíncter e dos músculos perineais. O enfermeiro orienta o paciente de que gelo e pomadas analgésicas podem diminuir a dor. Compressas quentes podem promover a circulação e abrandar os tecidos irritados. Banhos de assento realizados 3 a 4 vezes/dia podem aliviar a sensibilidade e a dor ao relaxar o espasmo do esfíncter. Vinte e quatro horas após a cirurgia, agentes anestésicos tópicos podem ser benéficos no alívio da irritação e da sensibilidade local. Os medicamentos podem incluir anestésicos tópicos (i. e., supositórios), adstringentes, antissépticos, ansiolíticos e agentes antieméticos. Os pacientes são mais aderentes e ficam menos apreensivos se estiverem sem dor.

Curativos úmidos saturados com partes iguais de água fria e hamamélis auxiliam no alívio do edema. Quando compressas úmidas estão sendo utilizadas continuamente, é aplicado petrolato ao redor da área anal para prevenir a maceração cutânea. O paciente é orientado a ficar em decúbito ventral em determinados intervalos, pois essa posição reduz o edema do tecido.

Cuidados contínuos e de transição

Banhos de assento podem ser realizados na banheira ou em unidade de banho de assento de plástico 3 a 4 vezes/dia. Os banhos de assento devem se seguir a cada defecação durante 1 ou 2 semanas após a cirurgia. O enfermeiro incentiva a ingestão de no mínimo 2 ℓ de água ao dia, para proporcionar a hidratação adequada, e recomenda alimentos com alto teor de fibras, para promover o volume nas fezes e facilitar a eliminação da matéria fecal pelo reto. Laxantes de volume, como *Psyllium*, podem ser recomendados, e emolientes fecais (p. ex., docusato) podem ser prescritos. O paciente é aconselhado a programar um período para a defecação e a considerar a necessidade de defecar o mais imediatamente possível, a fim de evitar constipação intestinal. A dieta é modificada para aumentar os líquidos e as fibras. Exercícios moderados são encorajados e o paciente é orientado sobre: dieta prescrita, significância dos hábitos alimentares e os exercícios adequados e sobre os laxantes que podem ser utilizados com segurança.

EXERCÍCIOS DE PENSAMENTO CRÍTICO

1 **cpa** Você é um enfermeiro do programa de atendimento domiciliar e está fazendo a primeira visita pós-alta hospitalar a uma mulher de 42 anos que foi submetida à proctocolectomia com ileostomia. A paciente tem uma história patológica pregressa de doença de Crohn há 20 anos, com múltiplas exacerbações, bem como depressão, anemia, desnutrição e artrite, que compromete primariamente as articulações metacarpofalângicas (MCF) e interfalângicas proximais (IFP) das duas mãos. Ela é casada e vive com o marido; tem uma filha adulta, que mora em outro estado. A paciente é uma advogada autônoma. Quais recursos interdisciplinares e comunitários você consideraria mobilizar para viabilizar a recuperação da paciente, para ajudá-la no manejo em longo prazo da ileostomia e para melhorar a sua qualidade de vida?

2 **qp** Como enfermeiro da unidade cirúrgica do hospital, você está cuidando de um homem de 68 anos que veio da unidade de recuperação pós-anestésica após uma laparotomia de emergência para reparo de extravasamento anastomótico de ressecção intestinal segmentar, realizada 10 dias antes, por causa de câncer de cólon em estágio II. Na história patológica pregressa desse paciente, além do câncer de cólon, há hipertensão arterial, apneia obstrutiva do sono e obesidade (índice de massa corporal de 36 kg/m²). O paciente se mostra sonolento, mas orientado no tempo e no espaço; ele relata dor abdominal (escore 6 em uma escala numérica de intensidade de dor de 0 a 10). Os sinais vitais do paciente incluem: temperatura = 36,6°C, frequência cardíaca = 82 bpm, frequência respiratória = 12 incursões/min, pressão arterial = 138/78 mmHg e SpO₂

= 99%; ele está recebendo 2 ℓ/min de O₂ via cânula nasal. O paciente apresenta uma ferida cirúrgica (com grampos) na linha mediana do abdome, com pequeno volume de drenagem serossanguinolenta no curativo, um dreno de Jackson-Pratt, com escassa drenagem sanguinolenta, um cateter de Foley para drenagem por gravidade e dispositivos de compressão sequencial nos dois membros inferiores. Soro fisiológico (100 mℓ/h) está sendo infundido por um equipo IV periférico no antebraço esquerdo do paciente. Quais são as suas prioridades de avaliação? Discuta o risco de complicações pós-operatórias do paciente e identifique intervenções preventivas apropriadas.

3 pbe Você trabalha em uma clínica ambulatorial de gastrenterologia. O gestor solicita a você que elabore um programa educacional para pacientes com doença intestinal inflamatória. Descreva seus objetivos de aprendizado para esse programa. Quais estratégias de promoção da saúde baseadas em evidências você incluiria? Como você poderia monitorar a efetividade de seu programa?

REFERÊNCIAS BIBLIOGRÁFICAS

*Pesquisa em enfermagem.
**Referência clássica.

Livros

Chubak, J., Kamineni, A., Buist, D. S., et al. (2015). Aspirin use for the prevention of colorectal cancer: An updated systematic evidence review for the U.S. Preventive Services Task Force. *Evidence Synthesis No. 133.* AHRQ Publication No. 15-05228-EF-1. Rockville, MD: Agency for Healthcare Research and Quality.
Comerford, K. C., & Durkin, M. T. (Eds.). (2020). *Nursing2020 Drug Handbook.* Philadelphia, PA: Wolters Kluwer.
Eliopoulos, C. (2018). *Gerontological nursing* (9th ed.). Philadelphia, PA: Wolters Kluwer.
Mada, P. K., & Alam, M. U. (2019). Clostridium difficile. *StatPearls.* [Updated 2019 Jun 4]. In: StatPearls [Internet]. Treasure Island, FL: StatPearls Publishing. https://www.ncbi.nlm.nih.gov/books/NBK431054/
Norris, T. L. (2019). *Porth's pathophysiology: Concepts of altered health states* (10th ed.). Philadelphia, PA: Wolters Kluwer.
Taylor, C., Lynn, P., & Bartlette, J. L. (2019). *Fundamentals of Nursing: The art and science of person-centered care.* Philadelphia, PA: Wolters Kluwer.
Weber, J. R., & Kelley, J. H. (2018). *Health assessment in nursing* (6th ed.). Philadelphia, PA: Wolters Kluwer.

Periódicos e documentos eletrônicos

American Cancer Society (ACS). (2020). Key statistics for colorectal cancer. Retrieved on 3/9/2020 at: www.cancer.org/cancer/colon-rectal-cancer/about/key-statistics.html
Basson, M. D. (2019a). Constipation. *Medscape.* Retrieved on 2/29/2020 at: emedicine.medscape.com/article/184704-1
Basson, M. D. (2019b). Ulcerative colitis. *Medscape.* Retrieved on 3/1/2020 at: emedicine.medscape.com/article/183084-overview
Bauer, C., Arnold-Long, M., & Kent, D. J. (2016). Colostomy irrigation to maintain continence: An old method revived. *Nursing, 46*(8), 59–62.
Bischoff, S. C., Escher, J., Hebuterne, X., et al. (2020). ESPEN practical guideline: Clinical nutrition in inflammatory bowel disease. *Clinical Nutrition, 39*(2020), 632–653.
Bordeianou, L., & Yeh, D. D. (2019). Etiologies, clinical manifestations, and diagnosis of mechanical small bowel obstruction in adults. *UpToDate.* Retrieved on 3/1/20120 at: www.uptodate.com/contents/etiologies-clinical-manifestations-and-diagnosis-of-mechanical-small-bowel-obstruction-in-adults1
Bridges, M., Nasser, R., & Parrish, C. R. (2019). High-output ileostomies: The stakes are higher than the output. *Practical Gastroenterology, XLIII*(9), Retrieved on 3/1/2020 at: practicalgastro.com/2019/09/23/high-output-ileostomies-the-stakes-are-higher-than-the-output/
Cabebe, E. C. (2020). *Colorectal cancer guidelines. Medscape.* Retrieved on 3/9/2020 at: emedicine.medscape.com/article/2500006-overview
Celiac Disease Foundation. Gluten-free living. Retrieved on 2/29/2020 at: celiac.org/gluten-free-living/gluten-free-foods/
Centers for Disease Control and Prevention (CDC). (2017a). Surgical site infection. Guideline for prevention of surgical site infection. Retrieved on 2/29/2019 at: www.cdc.gov/infectioncontrol/guidelines/ssi/index.html
Centers for Disease Control and Prevention (CDC). (2017b). Guidelines for the prevention of intravascular catheter-related infections, 2011, with 2017 updates. Retrieved on 7/13/2020 at: www.cdc.gov/infectioncontrol/pdf/guidelines/bsi-guidelines-H.pdf

Centers for Disease Control and Prevention (CDC). (2019). *Inflammatory bowel disease (IBD) prevalence in the United States.* Retrieved on 3/01/2020 at: www.cdc.gov/ibd/data-statistics.htm
*Chan, L., LeRoux, S., Stutzman, S., et al. (2019). Gum chewing and prolonged postoperative ileus: An observational retrospective study examining the impact of an evidence based practice change. *MedSurg Nursing Journal, 28*(6), 387–392.
Cohen-Mekekburg, S., Rosenblatt, R., Wallace, B., et al. (2019). Inflammatory bowel disease readmissions are associated with utilization and comorbidity. *The American Journal of Managed Care, 25*(10), 474–481.
Craig, S. (2018). Appendicitis. *Medscape.* Retrieved on 3/1/2019 at: emedicine.medscape.com/article/773895-overview
Daley, B. J. (2019). Peritonitis and abdominal sepsis. *Medscape.* Retrieved on 2/29/2020 at: emedicine.medscape.com/article/180234-overview#a7
DeLegge, M. H. (2020). *Nutrition and dietary management for adults with inflammatory bowel disease. UpToDate.* Retrieved on 7/10/2020 at: www.uptodate.com/contents/nutrition-and-dietary-management-for-adults-with-inflammatory-bowel-disease/contributors
Dimidi, E., Cox, C., Grant, R., et al. (2019). Perceptions of constipation among the general public and people with constipation differ strikingly from those of general and specialist doctors and the Rome IV criteria. *The American Journal of Gastroenterology, 114*(7), 1116–1129.
Dragovich, T. (2020). *Colon cancer treatment & management. Medscape.* Retrieved on 3/9/2020 at: emedicine.medscape.com/article/277496-treatment
Emmanuel, A. (2019). Neurogenic bowel dysfunction. F1000Research, 8, F1000 Faculty Rev-1800. doi.org/10.12688/f1000research.20529.1
Enders, G. E. (2020). *Colonic polyps. Medscape.* Retrieved on 5/21/2020 at: emedicine.medscape.com/article/172674-overview#a2
Farraye, F. A., Melmed, G. Y., Lichtenstein, G. R., et al. (2017). ACG clinical practice guideline: Preventive care in inflammatory bowel disease. *The American Journal of Gastroenterology, 112,* 241–258.
Francone, T. D. (2020). *Overview of surgical ostomy for fecal diversion. UpToDate.* Retrieved on 7/14/2020 at: www-uptodate-com/contents/overview-of-surgical-ostomy-for-fecal-diversion
George, L. A., Martin, B., Gupta, N., et al. (2019). Predicting 30-day readmission rate in inflammatory bowel disease patients: Performance of LACE index. *Crohns & Colitis 360, 1*(1), otz007. doi.org/10.1093/crocol/otz007.
Gervasio, J. (2015). Total nutrient admixtures (3-in-1) pros vs cons for adults. *Nutrition in Clinical Practice, 30*(3), 331–335.
Ghazi, L. J. (2019). *Crohn disease treatment & management. Medscape.* Retrieved on 3/1/2020 at: emedicine.medscape.com/article/172940-treatment#d14
Ghoulam, E. M. (2019). Diverticulitis. *Medscape.* Retrieved on 2/29/2020 at: emedicine.medscape.com/article/173388-overview
Gilroy, R. K. (2018). *Intestinal and multivisceral transplantation. Medscape.* Retrieved on 3/2/2020 at: emedicine.medscape.com/article/430743-overview#a9
Goebel, S. U. (2019). *Celiac disease. Medscape.* Retrieved on 5/19/2020 at: emedicine.medscape.com/article/171805-clinical
Gorski, L., Hadaway, L., Hagle, M. E., et al. (2016). Infusion therapy standards of practice. *Journal of Infusion Nursing (Supplement), 39*(1 Suppl), S1–S159.
Guenter, P., Worthington, P., Ayers, P., et al. (2018). Standardized competencies for parenteral nutrition administration: The ASPEN Model. *Nutrition in Clinical Practice, 33*(2), 295–304.
Gump, K., & Schmelzer, M. (2016). Gaining control over fecal incontinence. *Medsurg Nursing, 25*(2), 97–103.
Gustafsson, U. O., Scott, M. J., Hubner, M., et al. (2018). Guidelines for perioperative care in elective colorectal surgery: Enhanced recovery after surgery (ERAS) society recommendations: 2018. *World Journal of Surgery, 43,* 659–695.
Hammami, M. B. (2019). Malabsorption. *Medscape.* Retrieved on 2/29/2019 at: emedicine.medscape.com/article/180785-overview
Hebra, A. (2018). *Anorectal abscess. Medscape.* Retrieved on 3/1/2020 at: emedicine.medscape.com/article/191975-overview#showall
Hendren, S., Hammond, K., Glasgow, S. C., et al. (2015). Clinical practice guidelines for ostomy surgery. *Diseases of the Colon & Rectum, 58*(4), 375–387.
**Hinchey, E. J., Schaal, P. G., & Richards, G. K. (1978). Treatment of perforated diverticular disease of the colon. *Advances in Surgery, 12,* 85–109.
Hopkins, C. (2017). *Large-bowel obstruction. Medscape.* Retrieved on 3/1/2020 at: emedicine.medscape.com/article/774045-overview#a6
Irizarry, L. (2018). *Acute proctitis. Medscape.* Retrieved on 3/2/2020 at: emedicine.medscape.com/article/775952-overview
Jones, L., & Cantor, R. M. (2019). In watery diarrhea cases, do probiotics affect outcome? *ACEP Now. American College of Emergency Physicians, 38*(1). Retrieved on 2/29/2020 at: www.acepnow.com/issue/acep-now-vol-38-no-01-january-2019/page/2/
Joris, J., Hans, G., Coimbra, C., et al. (2019). Elderly patients over 70 years benefit from enhanced recovery programme after colorectal surgery as much as younger patients. *Journal of Visceral Surgery, 157*(1), 23–31.
Kaff, J. C., Wehner, S., & Litkouhi, B. (2018). *Measures to prevent prolonged postoperative ileus. UpToDate.* Retrieved on 3/6/2020 at: www.uptodate.com/contents/measures-to-prevent-prolonged-postoperative-ileus#H547645413
Kirkland-Kyhn, H., Martin, S., Zaratkiewicz, S., et al. (2018). Ostomy care at home. *American Journal of Nursing, 118*(4), 63–68.
Koyfman, A. (2019). *Pilonidal cyst and sinus. Medscape.* Retrieved on 3/2/2020 at: emedicine.medscape.com/article/788127-overview
Krzyzak, M., & Mulrooney, S. (2019). Diverticulitis: A review of diagnosis, treatment, and prevention. *Consultant, 59*(2), 35–37, 44.
Lacy, B. E., Mearin, F., Chang, L., et al. (2016). Bowel disorders. *Gastroenterology, 150*(6), 1393–1407.
Lee, J. J., & Chu, E. (2018). The adjuvant treatment of stage III colon cancer; Might less be more? *Oncology Journal, 32*(9), 437–444.
Lehrer, J. K. (2019). *Irritable bowel syndrome (IBS). Medscape.* Retrieved on 2/29/2020 at: emedicine.medscape.com/article/180389-overview

Macrae, F. A., & Bendell, J. (2020). *Clinical presentation, diagnosis, and staging of colorectal cancer*. UpToDate. Retrieved on 3/9/2020 at: www.uptodate.com/contents/clinical-presentation-diagnosis-and-staging-of-colorectal-cancer

Mari, A., Mahamid, M., Amara, H., et al. (2020). Chronic constipation in the elderly patient: Updates in evaluation and management. *Korean Journal of Family Medicine, 41*(2). doi.org/10.4082/kjfm.18.0182.

McClave, S. A., Taylor, B. E., Martindale, R. G., et al. (2016). Guidelines for the provision and assessment of nutrition support therapy in the adult critically ill patient: Society of Critical Care Medicine (SCCM) and American Society for Parenteral and Enteral Nutrition (ASPEN). *Journal of Parenteral and Enteral Nutrition, 40*(2), 159–211.

Micic, D., Gaetano, J. N., Rubin, J. N., et al. (2017). Factors associated with readmission to the hospital within 30 days in patients with inflammatory bowel disease. *Plos One, 12*(8), e0182900.

Migaly, J., Bafford, A. C., Francone, T. D., et al. (2019). The American Society of Colon and Rectal Surgeons clinical practice guidelines for the use of bowel preparation in elective colon and rectal surgery. *Diseases of the Colon and Rectum, 62*(1), 3–8.

Moyle, S. (2017). *Postoperative complications: Clinical guidelines for nurses*. Ausmed. Retrieved on 3/9/2020 at: www.ausmed.com/cpd/articles/postoperative-complications

National Cancer Institute (NCI). (2020). PDQ colon cancer treatment, Bethesda, MD. Retrieved on 5/21/2020 at: www.cancer.gov/types/colorectal/hp/colon-treatment-pdq

National Institute of Diabetes and Digestive and Kidney Diseases (NIDDK). (2014a). *Appendicitis*. Retrieved on 4/8/2020 at: www.niddk.nih.gov/health-information/digestive-diseases/appendicitis

National Institute of Diabetes and Digestive and Kidney Diseases (NIDDK). (2014b). *Digestive diseases statistics for the United States*. Retrieved on 2/29/2020 at: www.niddk.nih.gov/health-information/health-statistics/Pages/digestive-diseases-statistics-for-the-united-states.aspx

National Institute of Diabetes and Digestive and Kidney Diseases (NIDDK). (2016a). *Celiac disease*. Retrieved on 4/8/2020 at: www.niddk.nih.gov/health-information/digestive-diseases/celiac-disease

National Institute of Diabetes and Digestive and Kidney Diseases (NIDDK). (2016b). *Diarrhea*. Retrieved on 2/29/2020 at: www.niddk.nih.gov/health-information/digestive-diseases/diarrhea

National Institute of Diabetes and Digestive and Kidney Diseases (NIDDK). (2017a). *Colon polyps*. Retrieved on 3/1/2020 at: www.niddk.nih.gov/health-information/digestive-diseases/colon-polyps/treatment

National Institute of Diabetes and Digestive and Kidney Diseases (NIDDK). (2017b). *Fecal incontinence*. Retrieved on 2/29/2020 at: www.niddk.nih.gov/health-information/digestive-diseases/bowel-control-problems-fecal-incontinence/symptoms-causes

National Institute of Diabetes and Digestive and Kidney Diseases (NIDDK). (2017c). *Irritable bowel syndrome*. Retrieved on 2/29/2020 at: www.niddk.nih.gov/health-information/digestive-diseases/irritable-bowel-syndrome

National Institute of Diabetes and Digestive and Kidney Diseases (NIDDK). (2017d). *Crohn's disease*. Retrieved on 3/1/2020 at: www.niddk.nih.gov/health-information/digestive-diseases/crohns-disease

National Institute of Diabetes and Digestive and Kidney Diseases (NIDDK). (2018). Constipation. Retrieved on 5/19/2020 at: www.niddk.nih.gov/health-information/digestive-diseases/constipation/definition-facts#whois

Nguyen, N. H., Koola, J., Dulai, P. S., et al. (2020). Rate of risk factors for and interventions to reduce hospital readmission in patients with inflammatory bowel diseases. *Clinical Gastroenterology and Hepatology, 18*(9), 1939–1948.

Nguyen, L. H., Liu, P. H., Zheng, X., et al. (2018). Sedentary behaviors, TV viewing time, and risk of young-onset colorectal cancer. *JNCI Cancer Spectrum, 2*(4), pky073.

Pacheco, R. L., Roizenblatt, A., Góis, A. F. T., et al. (2019). What do Cochrane systematic reviews say about the management of irritable bowel syndrome? *Sao Paulo Medical Journal, 137*(1), 82–91.

Perry, K. R. (2019). *Hemorrhoids treatment & management*. Medscape. Retrieved on 3/20/2020 at: emedicine.medscape.com/article/775407-treatment

Piovani, D., Danese, S., Peyrin-Biroulet, L., et al. (2019). Environmental risk factors for inflammatory bowel diseases: An umbrella review of meta-analyses. *Gastroenterology, 157*(3), 647–659.

Poritz, L. S. (2018). *Anal fissure treatment & management*. Medscape. Retrieved on 3/2/2020 at: emedicine.medscape.com/article/196297-treatment#d9

Ramnarine, M. (2017). *Small-bowel obstruction*. Medscape. Retrieved on 3/1/2020 at: emedicine.medscape.com/article/774140-overview#a5

Rao, S. S., & Patcharatrakul, T. (2016). Diagnosis and treatment of dyssenergic defecation. *Journal of Neurogastroenterology and Motility, 22*(5), 423–435. doi.org/10.5056./jnm16060.

Rao, S. S., Bharucha, A. E., Chiaroni, G., et al. (2016). Anorectal disorders. *Gastroenterology, 150*(6), 1430–1442.

Rao, S. S., Valestin, J. A., Xiang, X., et al. (2018). Home-based versus office-based biofeedback therapy for constipation with dyssynergic defecation: A randomised controlled trial. *The Lancet Gastroenterology & Hepatology, 3*(1), 768–777.

Rex, D. K. (2018). The appropriate use and techniques of tattooing in the colon. *Gastroenterology & Hepatology, 14*(5), 314–317.

Riccardi, R., MacKay, G., & Joshi, G. P. (2019). *Enhanced recovery after colorectal surgery*. UpToDate. Retrieved on 3/9/2020 at: www.uptodate.com/contents/enhanced-recovery-after-colorectal-surgery

*Rohde, G., Kersten, C., Vistad, I., et al. (2017). Spiritual well-being in patients with metastatic colorectal cancer receiving noncurative chemotherapy: A qualitative study. *Cancer Nursing, 40*(3), 209–216.

Rollins, K. E., Javanmard-Emamghissi, H., & Lobo, D. N. (2018). Impact of mechanical bowel preparation in elective colorectal surgery: A meta-analysis. *World Journal of Gastroenterology, 24*(4), 519–536.

*Roos, S., Liedberg, G. M., Hellström, I., et al. (2019). Persistent symptoms in people with celiac disease despite gluten-free diet: A concern? *Gastroenterology Nursing, 42*(6), 496–503.

Rowe, W. A. (2020). *Inflammatory bowel disease*. Medscape. Retrieved on 5/20/2020 at: emedicine.medscape.com/article/179037-overview#a4

Rubin, D. T., Ananthakrishnan, A. N., Siegel, C. A., et al. (2019). ACG Clinical guideline: Ulcerative colitis in adults. *American Journal of Gastroenterology, 114*(3), 384–413.

Santacroce, L. (2019). *Appendectomy technique*. Medscape. Retrieved on 2/29/2019 at: emedicine.medscape.com/article/195778-technique

Seres, D. (2020). *Nutrition support in critically ill patients: Parenteral nutrition*. UpToDate. Retrieved on 7/11/2020 at: www.uptodate.com/contents/nutrition-support-in-critically-ill-patients-parenteral-nutrition

Simonson, C. (2018). Colorectal cancer—An update for primary care nurse practitioners. *Journal for Nurse Practitioners, 14*(4), 344–350.

Simren, M., Palsson, O. S., & Whitehead, W. E. (2017). Update on Rome IV criteria for colorectal disorders: Implications for clinical practice. *Current Gastroenterology Reports, 19*(4), 15. doi: 10.1007/s11894-017-0554-0.

Sougklakos, I., Boukovinas, I., Xynogalos, S., et al. (2019). Three versus six months adjuvant FOLFOX or CAPOX for high risk stage II and stage III colon cancer patients: The efficacy results of Hellenic oncology research group (HORG) participation to the international duration evaluation of adjuvant chemotherapy (IDEA) project. *Journal of Clinical Oncology, 37*(15 Suppl), 3500–3500.

Soweld, A. M. (2018). *Internal hemorrhoid banding*. Medscape. Retrieved on 3/2/2020 at: emedicine.medscape.com/article/1829718-overview

Spelman, D. (2019). *Pylephlebitis*. UpToDate. Retrieved on 3/1/2020 at: www.uptodate.com/contents/pylephlebitis

Stelton, S. (2019). Stoma care: A clinical review. *Am J Nurs, 119*(6), 38–45.

Taneja, C., Netsch, D., Ralstad, B. S., et al. (2017). Clinical and economic burden of peristomal skin complications in patients with recent ostomies. *Journal of Wound, Ostomy, and Continence Nursing, 44*(4), 350–357.

The Society for Healthcare Epidemiology of America SHEA Guideline Central. (2015). *Central line-associated bloodstream infections*. Retrieved on 9/10/2019 at: www.cambridge.org/core/journals/infection-control-and-hospital-epidemiology/article/strategies-to-prevent-central-lineassociated-bloodstream-infections-in-acute-care-hospitals-2014-update/CB398EB001FEADE0D9B4FF1A096ECA52

Tong, G. J., Zhang, G. Y., Lui, J., et al. (2018). Comparison of the eighth version of the American Joint Committee on Cancer manual to the seventh version for colorectal cancer: A retrospective review of our data. *World Journal of Clinical Oncology, 9*(7), 148–161.

Walfish, A. E. (2019). *Inflammatory bowel disease*. Merck Manual: Professional Version. Retrieved on 3/1/2020 at: www.merckmanuals.com/professional/gastrointestinal-disorders/inflammatory-bowel-disease-ibd/overview-of-inflammatory-bowel-disease

Wilhelm, S. M., & Love, B. L. (2017). Management of patients with inflammatory bowel disease: Current and future treatments. *Clinical Pharmacist, 9*(3). doi: 10.1211/CP.2017.20202316.

Williams, B. A., Grant, L. J., Gidley, M. J., et al. (2017). Gut fermentation of dietary fibres: Physico-chemistry of plant cell walls and implications for health. *International Journal of Molecular Sciences, 18*(10), 2203. doi: 10.3390/ijms18102203.

Worthington, P., Balint, J., Bechtold, M., et al. (2017). When is parenteral nutrition appropriate? *Journal of Parenteral and Enteral Nutrition, 41*(3), 324–377.

Wu, X., Ke, H., Kiran, R. P., et al. (2020). Continent ileostomy as an alternative to end ileostomy. *Gastroenterology Research and Practice, 2020*, Article ID 9740980. doi.org/10.1155/2020/9740980.

Recursos

American Cancer Society, www.cancer.org
American College of Surgeons, Ostomy Home Skills Program, www.facs.org/education/patient-education/skills-programs/ostomy-program
American Society for Parenteral and Enteral Nutrition (A.S.P.E.N.), www.nutritioncare.org
American Society of Colon and Rectal Surgeons (ASCRS), www.fascrs.org
Beyond Celiac Disease, www.beyondceliac.org
Celiac Disease Foundation, celiac.org
Colorectal Cancer Alliance, www.ccalliance.org
Crohn's and Colitis Foundation of America (CCFA), crohnscolitisfoundation.org
Gluten Free Drugs, www.glutenfreedrugs.com
International Foundation for Gastrointestinal Disorders (IFFGD), www.iffgd.org
J-Pouch Group (source for J-Pouch surgery support), www.j-pouch.org
Meet an OstoMate, www.meetanostomate.org
National Cancer Institute, National Institutes of Health, www.cancer.gov
National Celiac Association, nationalceliac.org
National Colorectal Cancer Roundtable, nccrt.org
National Comprehensive Cancer Network Guidelines for Patients with Colon Cancer, www.nccn.org/patients/guidelines/colon/index.html#114
National Institute of Diabetes and Digestive and Kidney Diseases (NIDDK), www.niddk.nih.gov
The Colon Club, colonclub.org
The Rome Foundation, theromefoundation.org
United Ostomy Associations of America (UOAA), www.ostomy.org
Wound Ostomy and Continence Nurses Society, www.wocn.org

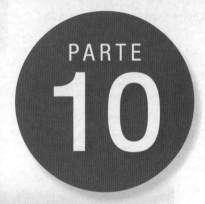

PARTE 10

Funções Metabólica e Endócrina

Estudo de caso — Aplicação do cuidado centrado no paciente em casos de diabetes melito

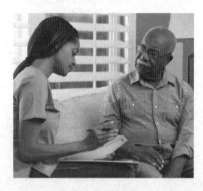

Você tem capacitação em orientação e cuidados para diabetes melito e atua em um hospital comunitário. Hoje você está fazendo uma visita domiciliar e o paciente é um homem afro-americano de 53 anos com resultado de hemoglobina glicada (HbA_{1c}) de 13% há algumas semanas. Ele tem 1,65 m de altura, pesa 82 kg e sua glicemia capilar hoje é 310 mg/dℓ e ele mora com a filha adulta. Enquanto discute as associações entre HbA_{1c} e o controle insatisfatório da glicemia, você faz uma revisão das opções terapêuticas farmacológicas e não farmacológicas. Durante a visita domiciliar, o paciente e a filha dele declaram que desejam tentar chá de canela e outras terapias alternativas e complementares para ajudar a controlar naturalmente a glicemia. Você pretende colaborar com as preferências da família e orientá-los em relação às várias maneiras de controlar a glicemia via reorientação alimentar, prática de exercícios físicos e medicamentos.

Foco de competência QSEN: Cuidado centrado no paciente

As complexidades inerentes ao atual sistema de saúde desafiam o enfermeiro a demonstrar a integração de competências centrais interdisciplinares específicas. Essas competências visam garantir a prestação de cuidados de qualidade e seguros ao paciente (Institute of Medicine, 2003). O projeto Orientação de Qualidade e Segurança para Enfermeiros (QSEN, do inglês *Quality and Safety Education for Nurses*) (Cronenwett, Sherwood, Barnsteiner et al., 2007; QSEN, 2020) é uma referência para o conhecimento, as habilidades e as atitudes (CHAs) necessárias ao enfermeiro para que demonstre competência nas suas áreas principais: **cuidado centrado no paciente**; **trabalho colaborativo em equipe interdisciplinar**; **prática baseada em evidências**; **melhora da qualidade**, **segurança** e **informática**.

Definição de cuidado centrado no paciente: o reconhecimento de que o paciente é uma fonte de controle e um parceiro completo no fornecimento de um cuidado compassivo e coordenado com base no respeito a seus valores, preferências e necessidades.

COMPETÊNCIAS SELECIONADAS PRÉ-LICENCIAMENTO	APLICAÇÃO E REFLEXÃO
Conhecimento	
Integrar o entendimento das múltiplas dimensões do cuidado centrado no paciente: • Preferências, valores do paciente/da família/comunidade • Coordenação e integração dos cuidados • Informações, comunicação e orientação • Conforto físico e apoio emocional • Participação da família e dos amigos • Transição e continuidade. Descrever como antecedentes culturais, étnicos e sociais diferentes fornecem informações sobre os valores dos pacientes, de suas famílias e de suas comunidades.	Com base nas preferências desse paciente, como você poderia orientá-lo e a seus familiares sobre o manejo da glicemia? Identificar como você poderia incorporar as preferências do paciente por terapias complementares e alternativas à reorientação alimentar e à prática de exercícios físicos.
Habilidades	
Comunicar os valores, as preferências e as necessidades expressas do paciente a outros membros da equipe de saúde.	Durante a visita domiciliar, você conversa com o paciente e com seus familiares sobre maneiras de adesão ao esquema de reorientação alimentar, prática de exercícios físicos e terapia farmacológica. Como você pode comunicar suporte à opção deles de incorporar terapias complementares e alternativas ao manejo da glicemia do paciente de modo a alcançar níveis glicêmicos saudáveis?
Atitudes	
Valorizar a percepção de situações de cuidados da saúde "pelos olhos do paciente". Respeitar e incentivar expressão individual de valores, preferências e necessidades expressas do paciente.	Refletir sobre as complexas inter-relações do desejo do paciente de controlar sua glicemia com terapias alternativas. Pense sobre seu desejo de que esse paciente demonstre adesão ao esquema de reorientação alimentar, prática de exercícios físicos e terapia farmacológica. Como você poderia demonstrar que valoriza as preferências desse paciente por terapias complementares e alternativas?

Cronenwett, L., Sherwood, G., Barnsteiner, J. et al. (2007). Quality and safety education for nurses. *Nursing Outlook, 55*(3), 122-131; Institute of Medicine. (2003). *Health professions education: A bridge to quality*. Washington, DC: National Academies Press; QSEN Institute. (2020). *QSEN Competencies: Definitions and pre-licensure KSAs; Patient centered care*. Retirado em 15/08/2020 de: qsen.org/competencies/pre-licensure-ksas/#patient-centered_care

42 Avaliação e Manejo de Pacientes com Obesidade

DESFECHOS DO APRENDIZADO

Após ler este capítulo, você será capaz de:

1. Descrever as causas, os riscos e a fisiopatologia associados a obesidade.
2. Diferenciar os achados normais e anormais identificados na avaliação do paciente com obesidade.
3. Identificar estratégias para prevenção e tratamento da obesidade, inclusive modificação do estilo de vida, terapia farmacológica e intervenções não cirúrgicas.
4. Explorar as considerações do manejo de enfermagem para o paciente com obesidade por meio de intervenções não cirúrgicas.
5. Comparar e mostrar as diferenças entre as modalidades cirúrgicas indicadas para o tratamento de pacientes com obesidade em termos de manejo e complicações pré-operatórias, pós-operatórias e a longo prazo.
6. Aplicar o processo de enfermagem como referencial para o cuidado de pacientes submetidos à cirurgia bariátrica.

CONCEITOS DE ENFERMAGEM

Avaliação   Metabolismo

GLOSSÁRIO

adiposopatia: disfunção do tecido adiposo que provoca inflamação crônica e doença
bariátrica: relativa à obesidade; o termo deriva de duas palavras gregas, que significam "peso" e "tratamento"
disfagia: dificuldade de deglutição
genoma: o complemento total de genes em um organismo
índice de massa corporal (IMC): razão peso corporal/altura, calculada dividindo-se o peso corporal em quilogramas pela altura em metros elevada ao quadrado; a medida mais utilizada para classificar e diagnosticar obesidade
microbioma: o genoma coletivo de todos os micróbios em um dado ambiente
microbiota: o complemento de micróbios em determinado ambiente

obesidade: doença caracterizada por acúmulo anormal ou excessivo de gordura corporal que compromete a saúde
obesogênico: fator que promove ganho ponderal e obesidade
orexigênico: fator que estimula o apetite
saciedade: sensação de ter ingerido um volume suficiente de alimento
síndrome de esvaziamento rápido (*dumping*): resposta fisiológica ao rápido esvaziamento do conteúdo gástrico no jejuno, manifestada por náuseas, fraqueza, sudorese, palpitações, síncope e possível diarreia (*sinônimo:* síndrome de vagotomia)

A obesidade atingiu proporções pandêmicas nos EUA e em todo o planeta. Tendo em vista a elevada prevalência de obesidade, os profissionais de enfermagem encontrarão adultos portadores de obesidade tanto nos hospitais quanto nas unidades ambulatoriais de saúde. Este capítulo descreve a etiologia, os riscos, a avaliação, as manifestações clínicas, o manejo e os cuidados de enfermagem para pacientes com obesidade. O manejo dos pacientes com obesidade usando abordagens não cirúrgicas e cirúrgicas é discutido.

OBESIDADE

A **obesidade** é definida pela Organização Mundial da Saúde (OMS/WHO) como o acúmulo anormal ou excessivo de gordura que pode prejudicar a saúde (WHO, 2018, p. 1). Em resposta ao endosso de múltiplas organizações e sociedades profissionais, inclusive o American College of Cardiology, a Endocrine Society e o American College of Surgeons, para citar algumas, a American Medical Association (AMA) House of Delegates declarou oficialmente, em 2013, que obesidade deve ser diagnosticada e tratada como uma doença (AMA, 2013). Essa resolução foi baseada na observação científica de que a obesidade seguia critérios geralmente empregados na definição de doença, a saber, a obesidade compromete as funções corporais normais, apresenta sinais e sintomas característicos e provoca morbidade (AMA, 2013).

Epidemiologia da obesidade

Em todo o planeta mais de 650 milhões de adultos têm obesidade e outros 1,9 bilhão têm sobrepeso (WHO, 2018). Desde 1975 a prevalência de obesidade mais que triplicou nos homens e mais que duplicou nas mulheres. Especificamente, 3% dos homens e 6% das mulheres em todo o planeta apresentavam obesidade em 1975, enquanto 11% dos homens e 15% das mulheres em todo o planeta apresentavam obesidade em 2016 (WHO, 2018). O ônus da obesidade é significativo tanto em países desenvolvidos como nas nações em desenvolvimento. A OMS (WHO, 2018) menciona que muitas nações em desenvolvimento estão sofrendo atualmente um efeito "duplo" de distúrbios ligados à nutrição e ao metabolismo, ou seja, essas nações precisam lidar simultaneamente com as ameaças para a saúde pública decorrentes da desnutrição e da obesidade. Nas nações em desenvolvimento, a obesidade tornou-se especialmente prevalente nas regiões urbanas (WHO, 2018).

Desde 1980 o número de adultos com obesidade nos EUA tem aumentado de modo contínuo (Henry, 2018; Trust for America's Health [TFAH] & Robert Wood Johnson Foundation [RWJF], 2018). Atualmente, a prevalência de obesidade nos EUA é a 12ª mais elevada entre as nações do mundo, com Nauru, uma ilha-nação na Micronésia, sendo a primeira nação com uma prevalência de obesidade de 61% (Hales, Carroll, Fryar et al., 2020; Hales, Fryar, Carroll et al., 2018). Estima-se que 42,4% dos adultos norte-americanos apresentem obesidade (Hales et al., 2020); estima-se que 70,9% tenham obesidade ou sobrepeso (Hales et al., 2018). A prevalência total de sobrepeso e obesidade é discretamente mais elevada nas mulheres norte-americanas do que nos homens norte-americanos e mais elevada nos afro-americanos e hispânicos do que nos brancos ou norte-americanos de ascendência asiática (Figura 42.1). De modo geral, é mais provável que as pessoas com menos escolaridade e com salários mais baixos apresentem obesidade, refletindo disparidades socioeconômicas do ônus da obesidade (Hales et al., 2018; TFAH & RWJF, 2018). Sobrepeso ou obesidade é o motivo primário da exclusão de adultos jovens norte-americanos do serviço militar (Warren, Beck & Rayburn, 2018) (ver discussão mais adiante na seção Considerações sobre os veteranos das forças armadas).

O ônus econômico da obesidade para a sociedade norte-americana vai além da restrição de adultos jovens com obesidade de se alistar nas forças armadas. Estima-se que os custos anuais com assistência à saúde associados à obesidade sejam de aproximadamente US$ 190 bilhões (Warren et al., 2018) e que as despesas anuais médias dos norte-americanos com obesidade sejam US$ 3.429 maiores (*per capita*) do que as dos norte-americanos sem obesidade (Biener, Cawley & Meyerhoefer, 2017).

Riscos da obesidade

As causas da obesidade são complexas e multifatoriais e incluem fatores comportamentais, ambientais, fisiológicos e genéticos. Embora existam determinados grupos demográficos que parecem correm risco de obesidade (ver Figura 42.1) e existam notáveis padrões familiares de obesidade, a identificação de fatores de risco que especifiquem as chances de receber um diagnóstico de obesidade ainda foi tão bem elucidada quanto para outras doenças (Centers for Disease Control and Prevention [CDC], 2020), como doença da artéria coronária (ver Capítulo 23) e doença vascular cerebral (ver Capítulo 62).

Todavia, há evidências abundantes de que a obesidade implique aumento do risco total de mortalidade. A obesidade, como elemento isolado, não diminui a expectativa de vida de uma pessoa (Kuk, Rotondi, Sui et al., 2018). Todavia, a obesidade está associada a uma redução de 2 a 6 anos na expectativa de vida total quando está associada a doença metabólica ou

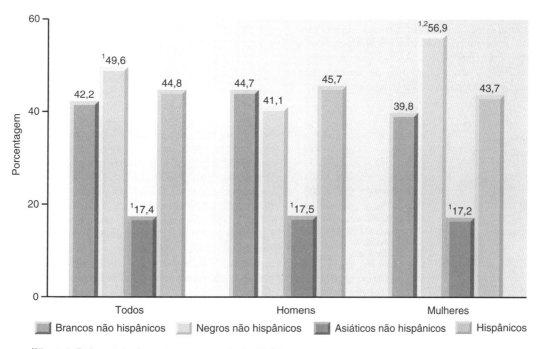

Figura 42.1 • Prevalência de obesidade em adultos com 20 anos ou mais, segundo gênero/etnicidade nos EUA (2017-2018). Reproduzida de Hales, C. M., Carroll, M. D., Fryar, C. D. et al. (2020). Prevalence of obesity among adults and youth: United States, 2017-2018. Fig. 2, page 2, National Center for Health Statistics. NCHS Data Brief, no. 360. Hyattsville, MD. Retirada em 16/11/2020 de: www.cdc.gov/nchs/data/databriefs/db360-h.pdf.

outra doença crônica (Khan, Ning & Wilkins, 2018). Além disso, a obesidade está associada a morbidade e mortalidade em decorrência de muitas outras doenças (Figura 42.2 e Boxe 42.1). Por exemplo, à medida que o índice de massa corporal (IMC) aumenta, o risco total de câncer e de morte por causa do câncer também aumenta; a obesidade é responsável por até 90 mil mortes em decorrência de câncer anualmente. O fato de ter obesidade aumenta a probabilidade de ter diabetes melito tipo 2 (DM2) em 10 vezes e aumenta a probabilidade de ter asma ou hipertensão arterial sistêmica em quase quatro vezes (American Society for Metabolic and Bariatric Surgery [ASMBS], 2019b). É duas vezes mais provável que adultos com obesidade acabem sendo diagnosticados com doença de Alzheimer do que adultos que mantêm o peso corporal normal (Biener et al., 2017).

Fisiopatologia

A obesidade é uma doença crônica recidivante caracterizada por acúmulo excessivo de gordura corporal e ganho ponderal (ASMBS, 2019a). Esse aumento da gordura corporal provoca **adiposopatia**, uma disfunção do tecido adiposo, que promove o desenvolvimento de doenças e distúrbios metabólicos, biomecânicos e psicossociais (Fruh, 2017; Wu & Berry, 2018). As células do tecido adiposo disfuncional liberam mediadores que provocam alterações inflamatórias crônicas, que podem levar a inúmeras doenças, inclusive cardiopatia, hipertensão arterial sistêmica e diabetes melito tipo 2 (DM2) (ASMBS, 2018a).

No nível mais fundamental a obesidade resulta de um desequilíbrio metabólico caracterizado por consumo excessivo de calorias em relação ao gasto calórico. Ou seja, comida demais é consumida e pouca atividade física é realizada em longo prazo, resultando em ganho ponderal (Norris, 2019). Segundo a hipótese do "genótipo poupador", o **genoma** humano (ou seja, o complemento total de genes nos seres humanos) foi sequenciado em uma época quando a busca por alimentos e o armazenamento desses nutrientes consumiam mais energia do que nos tempos contemporâneos. A caça durante a pré-história consumia muita energia e as fontes de alimento não eram abundantes. O armazenamento de gordura como fonte de energia durante períodos de escassez de alimento foi uma resposta adaptativa fisiológica a esses desafios ambientais (van Meijel, Blaak & Goossens, 2018).

A hipótese do "genótipo poupador" foi escrutinada nos últimos anos; contudo, os achados de pesquisa do sequenciamento do genoma humano sugerem que uma explicação genética muito mais complexa seja responsável pela recente pandemia global de obesidade. A pesquisa identificou 79 síndromes e 31 genes que provocam obesidade via mutações monogênicas (um gene) e poligênicas (múltiplos genes), além de interações dos genes com fatores ambientais (Rohde, Keller, la Cour Poulsen et al., 2019). Embora até o momento só tenham sido geneticamente caracterizadas 19 síndromes, já foi reconhecido que ter pelo menos uma mutação genética diferente é um forte fator predisponente a obesidade em pessoas que têm acesso livre a alimentos (Rohde et al., 2019). Por exemplo, a mutação variante do gene *FTO* está associada a maior consumo diário de refeições, lanches, doces e alimentos gordurosos (Rohde et al., 2019). Todavia, esses tipos de mutações genéticas isoladas são ocorrências relativamente raras e, portanto, não podem ser consideradas responsáveis pela elevada prevalência de obesidade. Acredita-se que a maioria das pessoas com predisposição à obesidade apresente um conjunto de várias mutações genéticas de mais de 700 possíveis genes mutados e que cada um deles contribua com alguns quilos de gordura corporal adicional (Yengo, Sidorenko, Kemper et al., 2018).

Os tipos e o volume de alimentos consumidos influenciam as complexas vias digestivas e metabólicas. Conjectura-se que determinados alimentos processados e hipercalóricos que contêm xarope de milho rico em frutose, açúcares simples ou gorduras *trans* sejam **obesogênicos** (ou seja, promovam ganho ponderal) porque estão associados à ânsia por alimento condizente com outros tipos de anseios associados a substâncias que geram dependência (Campana, Brasiel, de Aguiar et al.,

---

Boxe 42.1 — Doenças e distúrbios associados à obesidade

- Acidente vascular encefálico
- Ansiedade e depressão
- Apneia obstrutiva do sono
- Asma brônquica
- Cânceres (de mama, do colo do útero, colorretal, endometrial, esofágico, da vesícula biliar, do fígado, do ovário, linfoma não Hodgkin, de pâncreas, de próstata, de rim, de tireoide)
- Diabetes melito (tipo 2)
- Doença da artéria coronária (angina, síndrome coronariana aguda [SCA], infarto agudo do miocárdio)
- Doença da vesícula biliar (colecistite, colelitíase)
- Doença de Alzheimer
- Doença de refluxo gastresofágico (DRGE)
- Gota
- Hepatopatia lipídica não alcoólica
- Hipercolesterolemia
- Hipertensão arterial
- Infecções respiratórias
- Insuficiência cardíaca
- Lombalgia crônica
- Osteoartrite

Adaptado da American Society for Metabolic and Bariatric Surgery (DRGE). The impact of obesity on your body and health. 2019b. Retirado em 01/05/2020 de: www.asmbs.org/patients/impact-of-obesity; Centers for Disease Control and Prevention (CDC). Adult obesity causes & consequences. Retirado em 01/05/2020 de: www.cdc.gov/obesity/adult/causes.html

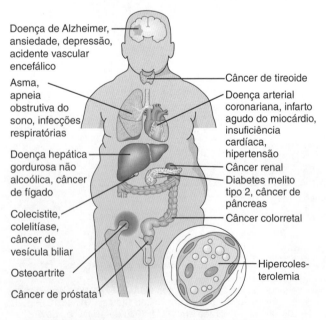

Figura 42.2 • Doenças e distúrbios associados à obesidade.

2019). Além disso, as porções de pratos principais e sobremesas servidas nos restaurantes de *fast food* aumentaram nos últimos 30 anos, influenciando sutilmente a sensação de **saciedade** (ou seja, sensação de ter comido o suficiente) dos consumidores (McCrory, Harbaugh, Appeadu et al., 2019). Há também maior variedade de pratos principais e sobremesas que podem ser selecionados nos cardápios da maioria dos restaurantes de *fast food*, criando a ilusão de opções mais saudáveis de refeições embora, na verdade, existam menos alternativas saudáveis disponíveis do que há 30 anos (McCrory et al., 2019).

Múltiplos hormônios que controlam a ânsia por alimentos e a sensação de saciedade poderiam ser influenciados por genes individuais. Em resposta aos períodos de jejum, o hormônio grelina é secretado pelo estômago e o hormônio neuropeptídio Y (NPY) é secretado pelo intestino delgado. Esses hormônios são **orexigênicos**, significando que estimulam o apetite por vias no sistema nervoso central (SNC) que levam ao hipotálamo, sinalizando vias neurais mais altas que levam a comportamentos alimentares. Quando a pessoa come, múltiplos hormônios são liberados em todo o sistema digestório e eles promovem saciedade, inclusive somatostatina, colecistocinina (CCK, do inglês *cholecystokinin*) e insulina, entre outros. A colecistocinina também alentece a motilidade e o esvaziamento, estimula a contração da vesícula biliar e a liberação de bile para o duodeno e estimula a liberação de enzimas digestivas pancreáticas, promovendo assim o processo de digestão. A somatostatina também alentece o esvaziamento gástrico, mas exerce outros efeitos opostos aos da colecistocinina, tais como redução da secreção de bile, dependendo dos alimentos consumidos e das demandas metabólicas (Gimeno, Briere & Seeley, 2020).

Aumento dos depósitos de gordura ou tecido adiposo resulta em aumento dos níveis do hormônio leptina, que é secretado pelos adipócitos. A leptina também tem o efeito de sinalizar saciedade no hipotálamo. Acredita-se que os pacientes com obesidade que perdem peso corporal também apresentem queda dos níveis de leptina que persistem por períodos prolongados, criando sensação persistente de fome e isso explicaria, em parte, por que muitos pacientes com obesidade que emagrecem tendem a engordar de novo (Campana et al., 2019).

Quando a pessoa se torna um adulto a **microbiota** intestinal, que é o complemento de microrganismos existentes nos intestinos, contém até 10 trilhões de microrganismos, ou seja, 10 vezes o número de células existentes no corpo humano (McElroy, Chung & Regan, 2017). O genoma coletivo da microbiota (**microbioma** intestinal) tem mais de 100 vezes mais genes do que o genoma humano. Há muito tempo é conhecido o fato de que os micróbios intestinais desempenham numerosas funções digestivas, metabólicas e imunológicas. A composição e a diversidade desses micróbios podem estar correlacionadas com a obesidade (McElroy et al., 2017). Por exemplo, pacientes com obesidade tendem a apresentar microbiota menos diversa do que os pacientes com peso corporal normal. Por sua vez, pacientes com obesidade que apresentam microbiota menos diversa também têm, em geral, dislipidemia, comprometimento do metabolismo de glicose e distúrbios inflamatórios generalizados de baixo grau. Acredita-se que as "dietas ocidentais", que são ricas em alimentos processados, gordura e açúcar e pobres em fibras, influenciem negativamente a diversidade da microbiota intestinal, além de influenciar de modo adverso as espécies bacterianas do filo Bacteroidetes, que estão associadas a um tipo de microbioma encontrado em pessoas mais esbeltas (McElroy et al., 2017). O foco da pesquisa atual é determinar se é ou não possível regular a composição da microbiota intestinal e, assim, prevenir ou tratar a obesidade.

Avaliação de obesidade

A avaliação do paciente com obesidade inclui a anamnese e o exame físico, que avaliam os efeitos da obesidade na saúde do paciente.

Anamnese

Os profissionais de enfermagem precisam abordar os pacientes com obesidade com o mesmo comportamento respeitoso, cortês e empático demonstrado a pacientes sem obesidade. A confrontação das próprias atitudes e crenças sobre os pacientes com obesidade pode ajudar a amenizar os preconceitos. Nos EUA, o uso do idioma nativo dos pacientes com doenças diagnosticadas, inclusive a doença da obesidade, pode ser um método efetivo de dissipar preconceitos. Ao dizer "*pacientes com obesidade*" o enfermeiro está efetivamente dando atenção aos pacientes, não à doença, e mostrando que eles são o ponto central de atenção e que a doença pode ser tratada. Por outro lado, dizer "*Pacientes obesos*" tende a definir essas pessoas pelo fato de apresentarem obesidade e isso pode deixar impressões subliminares de que o paciente é, de alguma forma, responsável pela obesidade. Os estudos de pesquisa relatam que muitos profissionais de saúde, inclusive enfermeiros, exibem atitudes negativas em relação a pacientes com obesidade e acreditam que eles sejam condescendentes, preguiçosos e não tenham força de vontade (Robstad, Westergren, Siebler et al., 2019; Smigelski-Theiss, Gampong & Kurasaki, 2017).

Os pacientes com obesidade devem ser avaliados para determinar se eles apresentaram recentemente aumento ou perda do peso corporal. Caso o paciente tenha engordado ou emagrecido recentemente, é preciso determinar se a perda ou o ganho ponderal foi intencional ou secundário a outro processo mórbido. Outras informações valiosas a serem obtidas na anamnese incluem há quanto tempo o paciente apresenta obesidade (p. ex., desde a infância, desde uma gravidez) e se existe ou não história familiar de obesidade. Devem ser analisados quaisquer padrões de perda de peso corporal ao longo do tempo e estratégias prévias de perda de peso corporal, tenham sido elas bem-sucedidas ou não. Os padrões de exercícios físicos e de dieta (ver discussão de avaliação nutricional no Capítulo 4) também devem ser analisados. Alguns pacientes com obesidade relatam transtornos do sono (p. ex., dificuldade para adormecer, dificuldade de manter o sono); portanto, é importante avaliar os hábitos de dormir. Alguns pacientes que param de fumar informam ganho ponderal significativo após o abandono do tabagismo; portanto, também é preciso determinar se o paciente é tabagista ou se parou de fumar (Perreault, 2020).

Alguns pacientes com obesidade apresentam distúrbios ou doenças secundárias (ver Boxe 42.1) e os medicamentos prescritos para o tratamento dessas condições podem exacerbar o ganho ponderal (Boxe 42.2). Outros pacientes não têm história pregressa de obesidade, mas engordam após a prescrição de medicamentos específicos que provocam ganho ponderal. O relato de ganho ponderal associado temporalmente ao início do tratamento com determinados fármacos é sugestivo de que esses agentes tenham participação importante na promoção do ganho ponderal. Em alguns casos as doses dos medicamentos prescritos podem ser ajustadas ou outro fármaco pode ser prescrito. Por exemplo, pacientes com diabetes melito tipo 2 (DM2) e obesidade podem usufruir os

Boxe 42.2 FARMACOLOGIA
Alguns medicamentos que influenciam o peso corporal

Muitos medicamentos prescritos para tratar muitas doenças crônicas têm o efeito colateral indesejado de ganho ponderal, enquanto outros estão associados à perda ponderal. A lista a seguir contém alguns exemplos de cada um deles.

Medicamentos associados ao ganho de peso

Anticonvulsivantes:
- Carbamazepina
- Gabapentina
- Pregabalina
- Valproato
- Vigabatrina.

Antidepressivos:
- Inibidores seletivos da recaptação de serotonina (ISRSs) (OBS.: esses fármacos tendem a estar associados à perda ponderal inicial seguida por ganho em 6 meses em alguns pacientes):
  - Citalopram
  - Escitalopram
  - Fluvoxamina
  - Paroxetina
  - Sertralina
- Antidepressivos tricíclicos:
  - Amitriptilina
  - Clomipramina
  - Doxepina
  - Imipramina
  - Mirtazapina
  - Nortriptilina
  - Protriptilina
  - Trimipramina.

Anti-histamínicos:
- Azelastina
- Cetirizina
- Cipro-heptadina
- Difenidramina
- Fexofenadina.

Anti-hipertensivos:
- Alfabloqueador:
  - Terazosina
- Betabloqueadores:
  - Atenolol
  - Metoprolol
  - Propranolol
- Bloqueadores de canais de cálcio di-hidropiridínicos:
  - Anlodipino
  - Felodipino
  - Nifedipino

Medicamentos antipsicóticos:
- Asenapina
- Clorpromazina
- Clozapina
- Haloperidol
- Iloperidona
- Olanzapina
- Paliperidona
- Quetiapina
- Risperidona.

Medicamentos para diabetes melito:
- Insulina:
  - Insulina asparte
  - Insulina glulisina
  - Insulina lispro
- Meglitinidas:
  - Nateglinida
  - Repaglinida
- Sulfonilureias:
  - Clorpropamida
  - Glimepirida
  - Glipizida
  - Gliburida
  - Tolbutamida
- Tiazolidinediona:
  - Pioglitazona.

Hormônios:
- Corticosteroides:
  - Prednisona
  - Budesonida
  - Metilprednisolona
- Contraceptivo hormonal:
  - Medroxiprogesterona.

Estabilizadores do humor:
- Lítio.

Medicamentos associados à perda de peso

Anticonvulsivantes:
- Lamotrigina
- Topiramato
- Zonisamida.

Antidepressivos:
- Bupropiona
- Desvenlafaxina
- Venlafaxina.

Medicação para diabetes melito:
- Dulaglutida
- Exenatida
- Liraglutida
- Lixisenatida
- Metformina
- Semaglutida.

Adaptado de Comerford, K. C. Durkin, M. T. (2020). *Nursing 2020 drug handbook*. Philadelphia, PA: Wolters Kluwer; VA/DoD Clinical Practice Guideline (2020). Medications and their effects on weight. Retirado em 07/03/2021 de: www.healthquality.va.gov/guidelines/CD/obesity/MedsEffectsWeightProviderTool-FINAL50817Dec2020.pdf; Welcome, A. (2017). Medications that may increase weight. Retirado em 01/05/2020 de: www.obesitymedicine.org/medications-that-cause-weight-gain.

---

benefícios duplos de obter melhor controle glicêmico e perda ponderal ao fazer uso do agente hipoglicemiante (Apovian, Aronne, Bessesen et al., 2015).

Avaliação física

A altura e o peso corporal do paciente são determinados para calcular o **índice de massa corporal (IMC)**. O índice de massa corporal (IMC) é a medida definitiva para determinar se um paciente tem ou não obesidade; o IMC se baseia na razão peso corporal em quilogramas/altura em metros elevadas ao quadrado (ver Capítulo 4, Tabela 4.1). Os pacientes identificados com sobrepeso ou pré-obesidade apresentam IMC de 25 a 29,9 kg/m², e aqueles com obesidade apresentam IMC que excede 30 kg/m². Pessoas com IMC superior a 40 kg/m² são consideradas portadoras de obesidade grave ou extrema (Nguyen, Brethauer, Morton et al., 2020; WHO, 2017) (Figura 42.3 e Tabela 42.1).

A circunferência da cintura dos pacientes com obesidade também deve ser aferida. Mulheres com circunferência de cintura superior a superior a 88,9 cm e homens com circunferência de cintura superior a 101,6 cm correm maior risco de morbidade relacionada à obesidade (ver Boxe 42.1) do que pessoas com circunferências de cintura menores (Meigs, 2019). A circunferência do quadril também deve ser medida e a razão cintura/quadril deve ser calculada. Presume-se que mulheres com razão cintura/

Tabela do Índice de Massa Corporal

	Normal						Sobrepeso					Obesidade									Obesidade extrema															
IMC	19	20	21	22	23	24	25	26	27	28	29	30	31	32	33	34	35	36	37	38	39	40	41	42	43	44	45	46	47	48	49	50	51	52	53	54
Altura (polegadas)												Peso corporal (libras)																								
58	91	96	100	105	110	115	119	124	129	134	138	143	148	153	158	162	167	172	177	181	186	191	196	201	205	210	215	220	224	229	234	239	244	248	253	258
59	94	99	104	109	114	119	124	128	133	138	143	148	153	158	163	168	173	178	183	188	193	198	203	208	212	217	222	227	232	237	242	247	252	257	262	267
60	97	102	107	112	118	123	128	133	138	143	148	153	158	163	168	174	179	184	189	194	199	204	209	215	220	225	230	235	240	245	250	255	261	266	271	276
61	100	106	111	116	122	127	132	137	143	148	153	158	164	169	174	180	185	190	195	201	206	211	217	222	227	232	238	243	248	254	259	264	269	275	280	285
62	104	109	115	120	126	131	136	142	147	153	158	164	169	175	180	186	191	196	202	207	213	218	224	229	235	240	246	251	256	262	267	273	278	284	289	295
63	107	113	118	124	130	135	141	146	152	158	163	169	175	180	186	191	197	203	208	214	220	225	231	237	242	248	254	259	265	270	278	282	287	293	299	304
64	110	116	122	128	134	140	145	151	157	163	169	174	180	186	192	197	204	209	215	221	227	232	238	244	250	256	262	267	273	279	285	291	296	302	308	314
65	114	120	126	132	138	144	150	156	162	168	174	180	186	192	198	204	210	216	222	228	234	240	246	252	258	264	270	276	282	288	294	300	306	312	318	324
66	118	124	130	136	142	148	155	161	167	173	179	186	192	198	204	210	216	223	229	235	241	247	253	260	266	272	278	284	291	297	303	309	315	322	328	334
67	121	127	134	140	146	153	159	166	172	178	185	191	198	204	211	217	223	230	236	242	249	255	261	268	274	280	287	293	299	306	312	319	325	331	338	344
68	125	131	138	144	151	158	164	171	177	184	190	197	203	210	216	223	230	236	243	249	256	262	269	276	282	289	295	302	308	315	322	328	335	341	348	354
69	128	135	142	149	155	162	169	176	182	189	196	203	209	216	223	230	236	243	250	257	263	270	277	284	291	297	304	311	318	324	331	338	345	351	358	365
70	132	139	146	153	160	167	174	181	188	195	202	209	216	222	229	236	243	250	257	264	271	278	285	292	299	306	313	320	327	334	341	348	355	362	369	376
71	136	143	150	157	165	172	179	186	193	200	208	215	222	229	236	243	250	257	265	272	279	286	293	301	308	315	322	329	338	343	351	358	365	372	379	386
72	140	147	154	162	169	177	184	191	199	206	213	221	228	235	242	250	258	265	272	279	287	294	302	309	316	324	331	338	346	353	361	368	375	383	390	397
73	144	151	159	166	174	182	189	197	204	212	219	227	235	242	250	257	265	272	280	288	295	302	310	318	325	333	340	348	355	363	371	378	386	393	401	408
74	148	155	163	171	179	186	194	202	210	218	225	233	241	249	256	264	272	280	287	295	303	311	319	326	334	342	350	358	365	373	381	389	396	404	412	420
75	152	160	168	176	184	192	200	208	216	224	232	240	248	256	264	272	279	287	295	303	311	319	327	335	343	351	359	367	375	383	391	399	407	415	423	431
76	156	164	172	180	189	197	205	213	221	230	238	246	254	263	271	279	287	295	304	312	320	328	336	344	353	361	369	377	385	394	402	410	418	426	435	443

Adaptada de *Clinical Guidelines on the Identification, Evaluation, and Treatment of Overweight and Obesity in Adults: The Evidence Report.*

Figura 42.3 • Tabela do índice de massa corporal. Adaptada de National Heart, Lung, and Blood Institute (NHLBI) of the National Institutes of Health (2020). Aim for a healthy weight: Body mass index table. 2020. Retirada em 12/08/2020 de: www.nhlbi.nih.gov/health/educational/lose_wt/BMI/bmi_tbl.pdf.[1]

---

quadril superior a 0,80 e homens com razão cintura/quadril superior a 0,90 tenham proporcionalmente mais depósitos de gordura visceral (ou seja, abdominal). Esse aspecto morfológico é conhecido como obesidade androide e, ocasionalmente, referido como "obesidade em formato de maçã". Os pacientes com obesidade androide correm maior risco de desenvolver hipertensão arterial sistêmica, doença da artéria coronária (DAC), acidente vascular encefálico (AVE) e diabetes melito tipo 2 (DM2) do que os pacientes com obesidade ginecoide, também denominada "obesidade em formato de pera" (Weber & Kelley, 2018) (Figura 42.4).

TABELA 42.1 Classificação de sobrepeso e obesidade segundo o índice de massa corporal (IMC).

Classificação	Variação de IMC (kg/m²)
Sobrepeso/pré-obesidade	25 a 29,9
Obesidade de classe I	30 a 34,9
Obesidade classe II	35 a 39,9
Obesidade de classe III (também denominada "extrema" ou "grave")	≥ 40

Adaptada de Centers for Disease Control and Prevention (CDC). (2017). Defining adult overweight and obesity. Retirada em 03/08/2019 de: www.cdc.gov/obesity/adult/defining.html

---

[1] N.R.T.: Para calcular o IMC com valores de referência utilizados no Brasil, acesse o link: https://aps.bvs.br/apps/calculadoras/?page=6.

Avaliação diagnóstica

Os pacientes com obesidade podem ter feito outros exames laboratoriais para rastreamento de doenças cardiovasculares, tais como níveis séricos de colesterol e triglicerídeos (ver Capítulo 23), de diabetes melito tipo 2, como glicemia em jejum e hemoglobina glicada (HbA_{1c}), ou esteatose hepática não alcoólica, como níveis séricos de aspartato aminotransferase (AST) e alanina aminotransferase (ALT) (Orringer, Harrison, Nichani et al., 2020) (ver Capítulo 43). A obesidade é o fator de risco mais importante para apneia obstrutiva do sono (AOS), sobretudo em homens mais velhos (Kline, 2020); portanto, devem ser solicitados estudos diagnósticos do sono para o paciente do sexo masculino e mais velho que apresente obesidade e transtornos do sono (ver Capítulo 18).

Em alguns casos a obesidade é secundária a outras doenças ou distúrbios, como hipotireoidismo ou síndrome de Cushing (ver Capítulo 45). Nesses casos específicos a investigação diagnóstica segue os parâmetros estabelecidos para o distúrbio ou doença primária e, quando o esquema terapêutico é implementado, o paciente emagrece e a obesidade pode até ser corrigida (Orringer et al., 2020).

Manejo clínico

O tratamento da obesidade inclui, em geral, modificação do estilo de vida, manejo farmacológico e intervenções cirúrgicas ou não cirúrgicas.

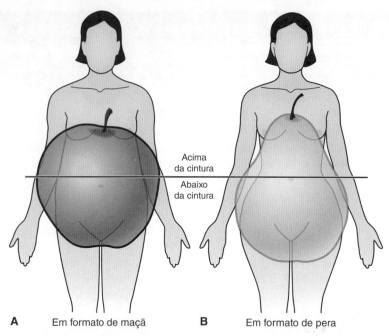

Figura 42.4 • A. Obesidade androide, com maiores depósitos de gordura visceral/abdominal. **B.** Obesidade ginecoide. Reimpressa com permissão de Weber, J. R. & Kelley, J. H. (2018). *Health assessment in nursing* (6th ed). Philadelphia, PA: Wolters Kluwer.

Modificação do estilo de vida

A primeira abordagem terapêutica para a obesidade consiste em modificação do estilo de vida direcionada para perda ponderal e, depois, manutenção do peso corporal. A U.S. Preventive Services Task Force (USPSTF) recomenda que todos os adultos com IMCs superiores a 30 kg/m^2 sejam aconselhados a se engajar em intervenções comportamentais com múltiplos componentes que incluem (Curry, Krist, Owens et al., 2018; LeBlanc, Patnode, Webber et al., 2018):

- Estabelecimento de metas de perda ponderal
- Aprimoramento dos comportamentos de estilo de vida (p. ex., reorientação alimentar, atividade física)
- Abordagem das barreiras a serem vencidas
- Consideração do uso de agentes farmacológicos adjuvantes
- Automonitoramento e criação de estratégias direcionados para manutenção das modificações do estilo de vida e do peso corporal saudável.

As intervenções comportamentais mais efetivas são aquelas consideradas de alta intensidade; consistindo em 12 a 24 sessões anualmente, que podem incluem sessões de terapia individual com o médico assistente e o paciente, sessões em grupo de reorientação alimentar e sessões de atividade física, para mencionar apenas algumas (LeBlanc et al., 2018; Wadden, Tsai & Tronieri, 2019). Essas intervenções são denominadas terapia comportamental intensiva. A USPSTF menciona que até mesmo a perda modesta de 5% do peso corporal pode estar associada a melhora e benefícios clínicos significativos nos pacientes com obesidade (LeBlanc et al., 2018).

O paciente com obesidade deve ser orientado a programar um déficit calórico diário de 500 a 1.000 calorias em relação ao consumo basal, de modo a conseguir uma redução de 5 a 10% do peso corporal em aproximadamente 6 meses. Isso pode ser conseguido por aumento da atividade física e redução do aporte calórico (Orringer et al., 2020).

O aumento da atividade física por meio de promoção de um esquema de exercícios físicos é uma recomendação crucial porque promove queima de calorias e resulta em perda ponderal. As recomendações de atividade física para todos os adultos (com ou sem obesidade) incluem pelo menos 150 minutos de exercícios aeróbicos de intensidade moderada por semana ou 75 minutos de exercícios aeróbicos de intensidade vigorosa por semana. Além disso, exercícios de fortalecimento muscular que envolvam todos os principais grupos musculares devem ser realizados pelo menos 2 vezes/semana (Orringer et al., 2020). Os pacientes com obesidade que antes eram sedentários e sem condicionamento físico podem não conseguir fazê-lo no início; contudo, o encorajamento para os pacientes se movimentarem mais e manterem-se menos tempo sentados com 10 a 20 minutos de atividade física diária podem resultar em perda ponderal e aumento da tolerância aos esforços físicos (Campbell & Rutherford, 2018; DiPietro & Stachenfeld, 2017; Orringer et al., 2020).

Os pacientes com obesidade devem ser orientados de que a redução do aporte calórico é um componente necessário da perda ponderal. Também é preciso incluir a modificação dos hábitos alimentares de modo que a perda ponderal possa ser mantida por longos períodos. É importante identificar os padrões dietéticos atuais e o consumo calórico diário típico de modo a poder recomendar um plano dietético apropriado. A análise dos registros alimentares ou o registro do consumo em 24 horas ou a realização de entrevistas dietéticas são métodos efetivos de coletar dados dietéticos basais dos pacientes (ver seção Dados nutricionais no Capítulo 4). Existem inúmeras opções de dietas comerciais para os pacientes (Boxe 42.3). Seja qual for o plano dietético selecionado, só ocorre perda ponderal bem-sucedida quando os pacientes fazem escolhas dietéticas mais saudáveis de modo consistente (Thorn & Lean, 2017). Todavia, não há, até o presente, estudos longitudinais rigorosos o suficiente para determinar quais planos dietéticos são superiores em termos de perda ponderal em longo prazo (Yeh, Glick-Bauer & Katz, 2017).

Os pacientes não precisam comprar planos de dieta comerciais para emagrecer e adotar hábitos alimentares saudáveis. A maioria dos nutrólogos e nutricionistas afirma que dietas

| Boxe 42.3 | Dietas comerciais populares selecionadas |

Atkins Diet, www.atkins.com
Jenny Craig, www.jennycraig.com
Ketogenic "keto" diet, www.dietdoctor.com/low-carb/keto
Medifast, www.medifast1.com/index.jsp
Nutrisystem, www.nutrisystem.com/jsps_hmr/home/index.jsp
Optifast, www.optifast.com
Ornish Diet, www.ornish.com/proven-program/nutrition
South Beach Diet, www.southbeachdiet.com/home/index.jsp
WW: Weight Watchers, www.weightwatchers.com/us
Zone Diet, www.zonediet.com

| Boxe 42.4 | ORIENTAÇÕES AO PACIENTE — Estratégias alimentares saudáveis |

O enfermeiro orienta o paciente sobre as estratégias de alimentação saudável descritas adiante.

Limitar ou eliminar o seguinte:
- Alimentos processados com valor nutricional limitado (p. ex., bolinhos, biscoitos recheados, batatas *chips*)
- Bebidas hipercalóricas (adoçadas com açúcar, sucos, com creme)
- *Fast foods* (hambúrguer, pizza, *donuts*)
- Máquinas que vendem petiscos
- Alimentos ricos em açúcar (p. ex., doces) e gorduras saturadas (p. ex., alimentos fritos, cachorro-quente).

Acompanhar o seguinte:
- Consumo diário de alimentos (diários de alimentação, aplicativos de *smartfones* e *tablets*)
- Valor nutricional e teor calórico nos rótulos das embalagens.

Encorajar as seguintes atitudes:
- Reduzir as porções; usar pratos menores e pesar os alimentos
- Programar e planejar antecipadamente as refeições e os lanches diários; preparar antecipadamente refeições e lanches quando a pessoa estiver fora de casa (p. ex., no trabalho)
- Fazer mais refeições em casa do que na rua; quando comer fora de casa ou pedir comida, evitar alimentos fritos e optar por carnes magras, legumes, verduras e saladas com condimentos à parte
- Comer com os familiares de modo a criar um ambiente de alimentação saudável
- Evitar assistir à televisão ou usar computador ou celular enquanto se alimenta
- Limitar o tempo de exposição à propaganda de alimentos e bebidas
- Comer o desjejum
- Limitar o consumo de lanches
- Ingerir vários tipos de alimentos nutritivos; monitorar a qualidade dos alimentos consumidos é tão importante quanto quantificar o consumo de alimentos
- Beber muita água
- Manter-se fiel ao plano de ingestão calórica diária; não ficar desencorajado se 1 dia você não aderir ao plano.

Adaptado de Orringer, K. A., Harrison, A. V., Nichani, S. S. et al. (2020) University of Michigan Health System Clinical Alignment and Performance Excellence Guideline: Obesity prevention and management. Retirado em 01/05/2020 de: www.med.umich.edu/1info/FHP/practiceguides/obesity/obesity.pdf

saudáveis incluem poucos alimentos processados, açúcares e gorduras *trans* e são ricas em legumes e verduras (Yeh et al., 2017). A dieta DASH (*Dietary Approaches to Stop Hypertension*) é um exemplo de dieta saudável não comercial de qualidade superior. Embora a dieta DASH tenha sido preconizada inicialmente para o manejo da hipertensão arterial sistêmica, ela também fornece uma base sólida para a obtenção e a manutenção da perda ponderal graças ao seu foco na baixa ingestão de gordura e carboidratos (Goldstein, Mayer, Graybill et al., 2020; Thorn & Lean, 2017) (ver Capítulo 27, Tabela 27.3: Dieta DASH). Outra dieta saudável que pode ser a base para a perda ponderal, embora não tenha sido elaborada especificamente para esse propósito, é a dieta mediterrânea (ver Capítulo 23). Sugestões de orientação dos pacientes para manejo das estratégias alimentares saudáveis são mostradas no Boxe 42.4.

Além de promover hábitos saudáveis de alimentação e prática de exercícios físicos, assegurar hábitos de sono saudáveis é outra estratégia de estilo de vida associada a perda ponderal e manutenção de peso corporal saudável. Postula-se que a privação de sono pode provocar alterações nos níveis de cortisol que promovem ganho ponderal (Orringer et al., 2020). Orientar os pacientes com transtornos do sono a ficar na cama com as luzes do quarto desligadas durante pelo menos sete horas antes do despertar de modo a criar um ambiente relaxante e evitar atividades que possam provocar agitação perto da hora de dormir (p. ex., mandar mensagens no celular); evitar também o consumo de bebidas contendo cafeína após o almoço. Essas são estratégias valiosas para garantir sono relaxante durante a noite e ajudar na redução do peso corporal (Orringer et al., 2020).

Terapia farmacológica

Os pacientes que não conseguem alcançar por conta própria os objetivos da perda de peso com a modificação no estilo de vida podem receber prescrição de medicamentos antiobesidade. Alguns pacientes são, inicialmente, bem-sucedidos nas modificações do estilo de vida, mas fracassam em manter um IMC mais baixo por períodos prolongados. Esses pacientes podem se beneficiar de medicamentos antiobesidade. Pacientes medicados com fármacos antiobesidade devem ser orientados de que esses agentes suplementam, mas não substituem, a reorientação alimentar nem a prática de exercícios físicos (Coulter, Rebello & Greenway, 2018; Saunders, Umashanker, Igel et al., 2018). As indicações de medicamentos antiobesidade incluem IMC superior a 30 kg/m² ou IMC superior a 27 kg/m² associado a comorbidade relacionada ao sobrepeso (p. ex., diabetes melito tipo 2, hipertensão arterial sistêmica) (Saunders et al., 2018).

Os fármacos antiobesidade inibem a absorção de gorduras pelo sistema digestório ou modificam os receptores cerebrais centrais de modo a aumentar a saciedade ou reduzir a ânsia por alimento (National Institute of Diabetes and Digestive and Kidney Diseases [NIDDK], 2016b). Cada um desses medicamentos apresenta efeitos colaterais e contraindicações diferentes; portanto, a seleção desses agentes é individualizada (Tabela 42.2). O paciente é monitorado enquanto faz uso de determinado medicamento; se o paciente não perder pelo menos 5% do peso corporal após 12 meses, pode ser necessário trocar o fármaco ou o paciente pode ser encaminhado para outra terapia redutora de peso corporal (p. ex., cirurgia bariátrica) (NIDDK, 2016b).

Alerta de enfermagem: Qualidade e segurança

Acredita-se que os medicamentos antiobesidade sejam teratogênicos. Mulheres em idade fértil que apresentam obesidade devem ser submetidas a rastreamento cuidadoso e orientadas a não engravidar se quiserem fazer uso de medicamentos antiobesidade.

TABELA 42.2 Medicamentos prescritos para tratamento de obesidade.

Medicação	Efeitos adversos	Considerações de enfermagem[a]
Inibidor da lipase gastrintestinal Mecanismo de ação: reduz a absorção gastrintestinal e o metabolismo de gorduras, sobretudo triglicerídeos		
Orlistate *Nota: Também é comercializado em doses menores como medicamento de venda livre*	Diarreia Flatos Esteatorreia Incontinência fecal	Os pacientes podem apresentar sinais/sintomas de má absorção de nutrientes; orientar o consumo diário concomitante de multivitamínico. É preconizada cautela no caso de pacientes com história pregressa de insuficiência renal, doença hepática ou doença da vesícula biliar porque o uso concomitante está associado a cálculos renais, insuficiência hepática e colelitíase. Não administrar com ciclosporina.
Agonista seletivo de receptor de serotonina Mecanismo de ação: estimula receptores de serotonina 5-HT2C, promovendo excreção do hormônio estimulador de alfamelanocortina (alfa-MSH) e incita supressão do apetite		
Lorcasserina	Fadiga Tonturas Náuseas Cefaleias Tosse Boca seca Constipação intestinal	Encorajar o paciente a se manter bem hidratado. Pode estar associada a déficits de atenção ou memória; é preconizada cautela no caso de pacientes que dirigem veículos automotivos ou trabalham com equipamentos perigosos quando eles começam a fazer uso desse medicamento. Pode causar hipoglicemia em pacientes com diabetes melito. Contraindicada para pacientes em uso de antidepressivos ou medicamentos para enxaqueca por causa dos efeitos sinérgicos. Suspender se os pacientes expressarem ideação suicida. Em raras ocasiões ocorre síndrome serotoninérgica; portanto, ficar alerta para a ocorrência de febre alta, reflexos hiperativos, agitação psicomotora e diarreia; notificar o médico assistente imediatamente e suspender a medicação se essas manifestações ocorrerem.
Agonista de receptor GLP-1 Mecanismo de ação: simula os efeitos das incretinas, resultando em retardo do esvaziamento gástrico e, assim, reduzindo o apetite		
Liraglutida *Nota: Também é comercializada em doses menores para tratamento de diabetes melito tipo 2*	Náuseas Diarreia ou constipação intestinal Cefaleia Taquicardia	Tem de ser administrada diariamente SC, no abdome, na coxa ou no braço. Aumento seminal da dose até a quinta semana. Interromper o uso em pacientes que verbalizarem ideação suicida. Pode estar associada a pancreatite; também associada a tumores tireóideos em modelos animais.
Aminas simpatomiméticas Mecanismo de ação: estimulam receptores noradrenérgicos centrais, suprimindo o apetite		
Fentermina Benzfetamina Dietilpropiona Fendimetrazina	Palpitações e taquicardia Tremores Hipertensão arterial Tonturas Insônia Diarreia ou constipação intestinal Xerostomia Agitação Alterações do paladar	Esses agentes são aprovados pela FDA apenas para uso a curto prazo (ou seja, não mais de 12 semanas). As contraindicações incluem cardiopatia, hipertensão arterial sistêmica não controlada, hipertireoidismo e glaucoma. Orientar os pacientes a não ingerir bebidas alcoólicas enquanto fizerem uso desses medicamentos.
Associação medicamentosa Mecanismo de ação: cada um desses medicamentos combina dois fármacos com conhecidos efeitos antiobesidade; quando ingeridos os efeitos são sinérgicos		
Fentermina/Topiramato (liberação estendida) Mecanismo de ação: combina a efetividade da fentermina (ver anteriormente) e do topiramato, um anticonvulsivante, que estimula os receptores centrais de GABA e inibe os receptores centrais de glutamato, suprimindo o apetite	Parestesias Tonturas Insônia Xerostomia Alterações do paladar Insônia Constipação intestinal Taquicardia	As mesmas contraindicações da fentermina (ver anteriormente). Pode ser necessário o monitoramento dos níveis séricos dos eletrólitos devido à possibilidade de ocorrência de acidose metabólica e hipopotassemia. Monitorar os níveis séricos de creatinina e verificar se há manifestações de cálculos renais.
Naltrexona/bupropiona Mecanismo de ação: inibição dos receptores opioides centrais e inibição seletiva da recaptação de dopamina e norepinefrina, resultando em redução do apetite e da ânsia alimentar	Constipação intestinal ou diarreia Náuseas Vômitos Insônia Tonturas Xerostomia Hipertensão arterial Taquicardia	As contraindicações incluem hipertensão arterial sistêmica não controlada, epilepsia, história pregressa de transtorno alimentar como anorexia nervosa ou bulimia e história pregressa de consumo abusivo de bebidas alcoólicas ou de transtorno por uso de substâncias psicoativas. Interromper o uso em pacientes que verbalizarem ideação suicida.

[a]Todos os medicamentos contra obesidade podem ser teratogênicos; a gravidez constitui contraindicação ao uso de todos esses agentes. FDA: U.S. Food and Drug Administration; GABA: ácido gama-aminobutírico; GLP-1: peptídeo semelhante ao glucagon 1; SC: via subcutânea. Adaptada de Coulter, A. A., Rebello, C. J. & Greenway, F. L. (2018). Centrally acting agents for obesity: Past, Present, and Future. *Drugs*, 78(11), 1113-1132; Munoz-Mantilla, D. (2018). Top weight loss medications. Retirada em 15/12/2019 de: www.obesitymedicine.org/weight-loss-medications; National Institute of Diabetes and Digestive and Kidney Diseases (NIDDK) (2116b). Prescription medications to treat overweight and obesity. Retirada em 18/02/2020 de: www.niddk.nih.gov/health-information/weight-management/prescription-medications-treat-overweight-obesity

A classe de medicamentos antiobesidade conhecida como aminas simpaticomiméticas deve ser prescrita por breves períodos (ou seja, não mais de 12 semanas). Eles se acompanham de muitos efeitos colaterais e os pacientes tendem a recuperar peso quando deixam de tomar esses fármacos (ver Tabela 42.2) (NIDDK, 2016b).

Intervenções não cirúrgicas

Pacientes adultos que não respondem às intervenções no estilo de vida ou aos medicamentos antiobesidade e pertencem à classe III de obesidade (obesidade extrema), ou seja, IMC superior a 40 kg/m^2, ou à classe II de obesidade (IMC 35 a 39,9 kg/m^2) com distúrbios ou doenças associadas à obesidade (p. ex., apneia obstrutiva do sono, diabetes melito tipo 2) são candidatos a cirurgia bariátrica (ver discussão mais adiante). Alguns pacientes podem optar por intervenções minimamente invasivas, que incluem bloqueio vagal, balão intragástrico ou embolização bariátrica.

O bloqueio vagal, também conhecido como estimulação gástrica, envolve a colocação de um dispositivo semelhante a um marca-passo (vBloc™) no tecido subcutâneo da cavidade torácica lateral com dois cabos que são implantados laparoscopicamente na junção gastresofágica. Um sinal pulsátil pré-programado é emitido diariamente durante 12 horas. Esse sinal provoca "bloqueio" intermitente do nervo vago. O bloqueio vagal resulta em diminuição da contração e do esvaziamento do estômago, limitação da secreção de grelina e diminuição da secreção de enzimas pancreáticas, com consequentes aumento da saciedade, redução da ânsia por alimentos e diminuição da absorção de calorias. Tudo isso promove perda ponderal. (Papasavas, El Chaar, Kothari et al., 2016). Um ensaio controlado e randomizado constatou maior perda ponderal sustentada inicial e nos dois primeiros anos nos participantes com obesidade que receberam bloqueio vagal em comparação com o grupo controle no qual foi implantado um dispositivo fictício (Vairavamurthy, Cheskin, Kraitchman et al., 2017). Poucos efeitos adversos foram observados nos participantes que receberam o dispositivo fictício, inclusive manifestações gastrintestinais (p. ex., pirose, distensão abdominal). Os pacientes precisam ser orientados a recarregar o dispositivo 2 vezes/semana durante aproximadamente uma hora com um aparelho externo.

A terapia com balão intragástrico envolve a colocação endoscópica de balão preenchido com gás (ORBERA™) ou um balão duplo preenchido com solução salina (ReShape™) no estômago. O mecanismo pelo qual esses dispositivos resultam em perda ponderal é pouco compreendido, mas acredita-se que esteja relacionado com o aumento da sensação de saciedade e a redução do esvaziamento gástrico (Kurian, Kroh, Chand et al., 2018). Após a inserção, o(s) balão(ões) intragástrico(s) permanece(m) no local durante 3 a 6 meses e, depois, são esvaziados e removidos. Os estudos sugerem maior perda ponderal nesses indivíduos em comparação com os indivíduos que receberam terapia fictícia ou que apenas modificaram seus estilos de vida (Ali, Moustarah, Kim et al., 2015; Kurian et al., 2018). Os efeitos adversos iniciais incluem queixas de náuseas e vômitos, que geralmente são transitórios e não exigem a retirada do balão. Pancreatite e perfuração gástrica ou esofágica também podem ocorrer, embora esses sejam eventos adversos raros (Moore & Rosenthal, 2018). Todavia, a ruptura do balão intragástrico pode ocorrer com o passar do tempo e resultar em obstrução intestinal. Para monitorar essa grave complicação, é recomendado que o balão intragástrico seja impregnado com azul de metileno antes de sua colocação, de modo que os pacientes com ruptura silenciosa possam relatar emissão de urina verde aos seus médicos assistentes e recebam intervenções oportunas para remover os balões esvaziados antes de causarem obstrução. Quando é improvável que os pacientes retornem para as consultas de acompanhamento, eles não são considerados candidatos à colocação de balão intragástrico. Os balões intragástricos devem ser removidos 6 meses após serem implantados; se forem deixados por mais tempo, aumenta a probabilidade de ruptura e obstrução intestinal (Ali et al., 2015).

A segurança e a efetividade da embolização bariátrica endovascular está sendo avaliada por estudos clínicos. Durante esse procedimento, o fundo gástrico é embolizado com microesferas via artéria gástrica esquerda. O fundo gástrico produz aproximadamente 90% do hormônio orexigênico grelina que é liberado para o corpo; portanto, postula-se que a embolização do fundo gástrico deve efetivamente reduzir a secreção de grelina (Hafezi-Nejad, Bailey, Gunn et al., 2019; Kurian et al., 2018). Resultados iniciais de estudos clínicos descrevem uma perda ponderal estimada de 8 a 18% que é mantida durante pelo menos 1 ano, sem relato de eventos adversos (Vairavamurthy et al., 2017).

Considerações gerontológicas

De acordo com os achados da 2017–2018 United States National Health and Nutrition Examination Survey (NHANES), a prevalência de obesidade em adultos com 60 anos ou mais é de 42,8%, discretamente maior que a prevalência de obesidade em todos os adultos (Hales et al., 2020). As taxas crescentes de obesidade em adultos mais velhos é um reflexo do aumento da taxa de obesidade em todos os adultos nas últimas décadas.

À medida que os adultos envelhecem, a massa esquelética magra diminui e o tecido adiposo aumenta. O tecido adiposo não queima calorias tão eficientemente quanto a massa esquelética magra; além disso, o metabolismo basal cai até 2% a cada década adicional de vida adulta. Portanto, é mais provável que adultos mais velhos engordem, a menos que aumentem os níveis de atividade física ou diminuam o aporte calórico (Eliopoulos, 2018).

A pesquisa sugere que adultos mais velhos com obesidade corram risco de complicações que influenciem negativamente sua qualidade de vida. Os adultos mais velhos com obesidade correm maior risco de quedas e comprometimento da mobilidade (Batsis & Zagaria, 2018; Messier, Resnik, Beavers et al., 2018). Outro estudo descobriu que adultos mais velhos com IMCs mais altos apresentam mais evidências de disfunção cognitiva do que seus pares de peso corporal normal (Rambod, Ghodsbin & Moradi, 2020). Um número maior de adultos mais velhos com obesidade é admitido em casas de repouso do que adultos mais velhos com peso corporal normal (Zhou, Kozikowski, Pekmezaris et al., 2017).

Existem algumas evidências de que adultos mais velhos com sobrepeso (ou seja, entre 25 e 29,9 kg/m^2) têm desfechos de saúde razoavelmente satisfatórios; portanto, adultos mais velhos com sobrepeso não precisam necessariamente ser orientados a perder peso (Orringer et al., 2020). Não obstante, adultos mais velhos com obesidade (ou seja, IMC superior a 30 kg/m^2) devem ser encorajados a implementar modificações do estilo de vida, inclusive reorientação alimentar e prática de exercícios físicos, de modo semelhante aos adultos mais jovens (Eliopoulos, 2018). Além da redução do aporte calórico, os adultos mais velhos devem ser orientados de que a qualidade das calorias consumidas seja o foco da dieta diária. As gorduras devem ser limitadas a menos de 30% das calorias totais, enquanto as proteínas devem representar 10 a 20% da dieta diária. A ingestão de fibras solúveis (p. ex., aveia, pectina) é especialmente importante porque podem reduzir os níveis de colesterol e prevenir cânceres e doenças cardiovasculares. Menos de um terço dos adultos mais velhos consomem as cinco porções diárias preconizadas de frutas e vegetais (Eliopoulos, 2018). A identificação das barreiras ao consumo dessas importantes fontes de nutrientes pode ajudar os adultos mais velhos com obesidade a emagrecer e adotar hábitos alimentares mais saudáveis. Por exemplo, o adulto mais velho que tem dificuldade de mastigar frutas cruas pode gostar de vitamina de frutas.

Se os adultos mais velhos com obesidade devem ou não ser considerados para cirurgia bariátrica (ver discussão mais adiante) é motivo de debate atualmente. Os achados das pesquisas confirmam que muitos adultos mais velhos com obesidade se beneficiam da cirurgia bariátrica e apresentam desfechos e complicações comparáveis aos de adultos mais jovens (Chouillard, Alsabah, Chahine et al., 2018; Giordano & Victorzon, 2015). Atualmente, não há diretrizes que identifiquem o perfil de adultos mais velhos com obesidade que podem ser mais beneficiados pela cirurgia bariátrica.

Considerações sobre os veteranos das forças armadas

Nos EUA, recrutas de qualquer divisão das forças armadas precisam atender a requisitos de peso corporal e altura. Embora esses requisitos variem discretamente entre o exército, a marinha e a aeronáutica, a meta geral é restringir o recrutamento a pessoas com peso corporal normal. Apesar de atender os requisitos de peso e altura durante o processo de recrutamento e, depois, demonstrar capacidade de atender aos padrões de condicionamento físico pelo menos uma vez ao ano, as taxas de militares com obesidade ou sobrepeso triplicaram nos últimos 20 anos (McCarthy, Elshaw, Szekeley et al., 2017). O U.S. Department of Justice (DoD, 2019) relatou que a prevalência total de obesidade (ou seja, IMC igual ou superior a 30 kg/m^2) em homens e mulheres de todos os grupos etários servindo no exército, na marinha, nos fuzileiros navais e na aeronáutica era 17,4% em 2019, refletindo um aumento anual constante desde 2014. A obesidade nos militares pode comprometer sua capacidade funcional e profissional, ou seja, obesidade em um grande percentual da população militar influencia adversamente a capacidade de engajamento em combate (McCarthy et al., 2017; Shiozawa, Madsen, Banaag et al., 2019). Além disso, militares com obesidade utilizam mais os serviços de saúde do que os militares com peso normal e correm risco de desligamento involuntário do serviço militar porque não consegue atender às demandas de condicionamento físico (Shiozawa et al., 2019).

Nos EUA, estima-se que a prevalência de obesidade e sobrepeso nos quase 21 milhões de militares veteranos seja superior à da população civil geral, sugerindo que o ganho ponderal é disseminado após o desligamento ou o afastamento por aposentadoria do serviço militar (Tarlov, Zenk, Matthews et al., 2017). Tarlov et al. (2017) constataram que 89% de todos os militares veteranos (aproximadamente 19 milhões) viviam em regiões do país onde o acesso a supermercados, mercearias, academias de ginástica e parques era limitado e isso poderia ser parcialmente responsável pelo ganho ponderal dos veteranos. Outros pesquisadores mencionaram que o fato de não mais precisarem atender aos padrões de condicionamento físico, as mudanças nas rotinas diárias e o estresse consequente ao serviço militar também podem explicar parcialmente o motivo de os veteranos correrem maior risco de obesidade (Bookwalter, Porter, Jacobson et al., 2019). Bookwalter et al. (2019) estudaram prospectivamente mais de 28 mil veteranos que foram afastados ou aposentados do serviço militar e verificaram que aproximadamente 36% dos veteranos com peso normal passaram a apresentar sobrepeso e 26% dos veteranos com sobrepeso apresentavam obesidade 6 anos após o desligamento. Entre os fatores que reduziram o ganho ponderal nesses veteranos estavam a participação em atividades físicas (pelo menos 150 minutos por semana de atividade moderada), evitar comportamentos sedentários (menos de 7 horas por dia), ingerir *fast food* menos de 1 vez/semana, dormir 7 a 9 horas por noite, abandonar o tabagismo e ingerir até 14 porções de bebidas alcoólicas por semana no caso de homens e até sete porções no caso de mulheres (Bookwalter et al., 2019). Esses achados são compatíveis com os princípios do programa MOVE da United States Veterans Administration (VA), cuja meta é melhorar as condições de saúde dos veteranos com obesidade ao encorajar a prática de atividades físicas, as boas escolhas dietéticas e as estratégias de redução do peso corporal (McCarthy et al., 2017; Tarlov et al., 2017).

 ## Considerações sobre a covid-19

Vários riscos de infecção pelo SARS-CoV-2 e da patogênese para a covid-19 foram colocados (ver Capítulo 66). Dados epidemiológicos iniciais da China não identificaram a obesidade como risco de contrair infecção pelo SARS-CoV-2. Todavia, quando a pandemia se propagou para a Europa e para a América do Norte, os dois continentes com a prevalência mais elevada de obesidade no planeta, esse risco se tornou evidente (Moriconi, Masi, Rebelos et al., 2020). A obesidade parece ser um fator de risco especialmente significativo para adultos mais jovens que precisam ser hospitalizados (Kass, Duggal & Cingolani, 2020). A obesidade também está associada a hospitalização prolongada, internação em unidade de tratamento intensivo e desfechos gerais piores em pacientes com covid-19 (Kalligeros, Shehadeh, Mylona et al., 2020; Moriconi et al., 2020; Tamara & Tahapary, 2020).

Manejo de enfermagem

Os pacientes com obesidade relatam que se sentem marginalizados socialmente, julgados e não apoiados pela sociedade. Muitas vezes, os pacientes com obesidade relatam que são estigmatizados pelos profissionais de saúde que os atendem, inclusive enfermeiros (Eisenberg, Noria, Grover et al., 2019). O preconceito que os enfermeiros têm contra os pacientes com obesidade não influencia diretamente sua prestação de cuidados; contudo, indiretamente, as consequências dessa estigmatização podem promover desfechos de saúde insatisfatórios. Os pacientes com obesidade que se sentem estigmatizados pelos profissionais de saúde que os atendem relatam piora da depressão, baixa autoestima e não comparecimento a consultas e atividade de manutenção da saúde (Smigelski-Theiss et al., 2017).

Considerações especiais devem ser aplicadas aos pacientes com obesidade que precisam de cuidados de enfermagem, seja em ambiente hospitalar, atendimento domiciliar ou em unidade intermediária. A obesidade compromete a mecânica ventilatória e circulatória, a farmacocinética e a farmacodinâmica, a integridade da pele e a mobilidade e a mecânica do corpo. Esses efeitos adversos são mais comuns em pessoas com IMCs mais elevados; portanto, o paciente com obesidade da classe III (IMC superior a 40 kg/m²) é especialmente vulnerável.

A obesidade pode resultar em remodelagem anatômica, inclusive compressão da orofaringe e aumento da circunferência do pescoço e do diâmetro do tórax. Essas alterações podem predispor o paciente a apneia obstrutiva do sono (ver Capítulo 18), insuficiência respiratória e síndrome de hipoventilação da obesidade. A síndrome de hipoventilação da obesidade é caracterizada por hipoventilação diurna com hipercapnia (ou seja, $PaCO_2$ superior a 45 mmHg) e hipoxemia (ou seja, PaO_2 inferior a 80 mmHg) e distúrbio respiratório do sono. Os efeitos adversos potenciais da síndrome de hipoventilação da obesidade podem ser reduzidos pela manutenção do paciente na posição de Fowler baixa, que maximiza a expansão torácica e diafragmática. Monitoramento contínuo da oximetria de pulso é aconselhável, bem como oxigenoterapia suplementar (ver Capítulo 19) e avaliações respiratórias frequentes (pelo menos uma vez a cada plantão). No caso de diagnóstico conhecido de apneia obstrutiva do sono, é importante assegurar que o paciente siga a terapia prescrita (p. ex., dispositivo oral, CPAP [pressão positiva contínua nas vias respiratórias]) se recém-hospitalizado ou em unidade intermediária e, assim, manter a efetividade ventilatória e evitar insuficiência respiratória (Haesler, 2018; Holsworth & Gallagher, 2017; Petcu, 2017).

O paciente com obesidade pode apresentar comprometimento circulatório central e periférico. Insuficiência cardíaca é mais comum em pacientes com obesidade (ver Capítulo 25). Hipertensão arterial sistêmica também é mais prevalente; o enfermeiro precisa utilizar braçadeiras de esfigmomanômetro de tamanho apropriado para obter aferições válidas da pressão arterial (ver Capítulo 27). O fluxo sanguíneo periférico pode ser comprometido no paciente com obesidade, resultando em estase do fluxo sanguíneo, um dos três componentes da tríade de Virchow, que é a categoria de risco de tromboembolismo venoso (TEV) (ver Capítulo 26, Boxe 26.8). O comprometimento circulatório periférico não somente aumenta o risco de trombos venosos (p. ex., embolia pulmonar e trombose venosa profunda [TVP]), mas também dificulta o achado de acesso venoso quando o paciente com obesidade precisa de terapia intravenosa (IV). O achado de acesso venoso apropriado pode ser ainda mais dificultado pelo tecido adiposo aumentado nos membros. Orientação ultrassonográfica pode ser necessária para obter um acesso venoso e colocação de cânula IV nos pacientes com obesidade (Oliver, Oliver, Ohanyan et al., 2019).

O paciente com obesidade apresenta diferenças farmacocinéticas (ou seja, movimento dos metabólitos dos fármacos no corpo) e farmacodinâmicas (ou seja, o metabolismo e os efeitos dos fármacos) que podem influenciar as doses dos medicamentos, a efetividade dos medicamentos e a segurança do paciente. A efetividade de muitos fármacos é influenciada pela razão massa muscular esquelética magra/tecido adiposo. Os metabólitos ativos de muitos fármacos se ligam a proteínas no plasma. Nos pacientes com mais tecido adiposo, mais desses metabólitos ativos permanecem livres no plasma e exercem mais efeitos. Algumas substâncias se ligam prontamente ao tecido adiposo e isso pode inativá-las ou prolongar seus efeitos. Além disso, a adiposidade aumentada pode exercer efeitos indiretos nas vias metabólicas hepáticas, resultando em modificações das vias metabólicas dos fármacos com consequente aumento ou diminuição do metabolismo dos fármacos, dependendo do fármaco e da via metabólica comprometida. Em outras palavras, os efeitos de alguns medicamentos são exacerbados, enquanto os efeitos de outros agentes são diminuídos nos pacientes com obesidade em comparação com os pacientes com peso normal. Por exemplo, estudos de pesquisa constataram que os pacientes com obesidade em estado crítico por sepse precisam de doses proporcionalmente menores de norepinefrina IV, que é administrada geralmente levando em conta o peso corporal, do que pacientes com peso normal (Droege & Ernst, 2017; Radosevich, Patanwala & Erstad, 2016). Por outro lado, é preciso prescrever doses mais altas de agentes opioides para pacientes com obesidade para obter controle da dor, embora seja mais provável a ocorrência de efeitos adversos graves como sedação e depressão respiratória (Meisenberg, Ness, Rao et al., 2017). O enfermeiro precisa estar ciente da necessidade de modificar os cálculos baseados no peso corporal de pacientes com obesidade, levando em conta o fármaco e o paciente, e deve consultar o farmacêutico e o médico assistente do paciente, quando necessário, para assegurar efetividade máxima do fármaco e a segurança do paciente.

Pacientes com obesidade são especialmente vulneráveis ao desenvolvimento de lesões por pressão (Boxe 42.5) O tecido adiposo aumentado reduz o aporte de sangue, oxigênio e nutrientes aos tecidos periféricos. A existência de mais pregas na pele está associada a mais umidade na pele e mais atrito, que são fatores de risco de lesão por pressão. Além disso, pregas de pele podem ser encontradas em locais incomuns, como sob as mamas, na parte inferior do abdome, nas pregas glúteas e na nuca (Haesler, 2018; Williamson, 2020). Os pacientes com obesidade também têm, com frequência, mais limitações de mobilidade que os pacientes com peso corporal normal. A imobilidade é outro fator de risco para o desenvolvimento de lesões por pressão (Williamson, 2020). É aconselhável solicitar a ajuda de um enfermeiro com capacitação em continência de estomas e feridas para assegurar que sejam minimizados os riscos de lesão por pressão.

O enfermeiro precisa garantir que equipamento especializado apropriado seja utilizado, quando necessário, para a rotação e a mobilização, segundo prescrição, do paciente com obesidade que esteja imobilizado e, assim, prevenir o aparecimento de lesões por pressão. Durante muitos anos o protocolo convencional de cuidado consistia em mudança de decúbito a cada 2 horas no caso de pacientes imobilizados e acamados; esse protocolo foi atualizado e a mobilização mais frequente dos pacientes é encorajada, sobretudo no caso de pacientes com obesidade (Haesler, 2018). Os enfermeiros devem se familiarizar e se sentir à vontade na manipulação de equipamento bariátrico durável especializado (p. ex., ascensores, equipamento de transporte, cadeiras sanitárias) de modo que o paciente com obesidade possa receber os cuidados necessários. Também é importante reforçar e implementar protocolos seguros de manipulação, de modo que o enfermeiro não sofra lesão musculoesquelética.

PACIENTE SUBMETIDO À CIRURGIA BARIÁTRICA

O termo **bariátrica** é derivado de duas palavras gregas que significam "peso" e "tratamento". Portanto, cirurgia bariátrica é a intervenção indicada para o tratamento da obesidade. A cirurgia é, tipicamente, realizada após o fracasso de outras tentativas não cirúrgicas de controle do peso corporal. Nos EUA a cobertura dos planos de saúde da cirurgia bariátrica é bastante variável, mas a maioria considera a cirurgia um

> **Boxe 42.5 — DILEMAS ÉTICOS**
> **Quando os cuidados são benéficos e quando são paternalistas?**
>
> **Caso clínico**
>
> T.N. é uma mulher de 40 anos que foi internada há 2 dias para tratamento de lesões por pressão infectadas e não cicatrizadas de estágio III. T.N. tem 1,62 m de altura e pesa 125,7 kg, portanto, seu IMC é 47,2 kg/m², consistente com obesidade de classe III ou grave. T.N. apresenta obesidade desde a infância e repetidamente não atendeu às recomendações de seu médico assistente para aumentar a atividade física e reduzir o aporte calórico. O médico que a internou prescreveu desbridamento da ferida, antibióticos intravenosos e dieta de 1.000 calorias diárias durante a hospitalização. Você atua como enfermeiro da unidade onde T.N. foi internada e foi designado para cuidar dela. Durante a troca de plantão, outros membros da equipe relataram a suspeita de que T.N. esteja recebendo alimentos adicionais. Durante sua avaliação inicial de T.N., ela afirmou que "a comida do hospital é horrível". "O gosto é ruim e as porções são muito pequenas." O outro enfermeiro sugere que os visitantes dessa paciente poderiam ser revistados para desencorajá-los a trazer guloseimas e auxiliar T.N. a aderir ao esquema terapêutico prescrito para promover a cicatrização da ferida.
>
> **Discussão**
>
> Pacientes com obesidade grave correm risco de lesões por pressão. Portanto, parece razoável presumir que as condições gerais de saúde de T.N. melhorariam com a redução do peso corporal. Além disso, é uma prática comum a prescrição de restrições dietéticas durante a hospitalização. Por exemplo, dietas hipossódicas são tipicamente prescritas para pacientes com hipertensão arterial sistêmica. Alguns especialistas em bioética e profissionais de saúde argumentam que os pacientes devem consentir com essas restrições e que as restrições dietéticas têm um cunho paternalista (ou seja, "papai sabe tudo"). Outras pessoas argumentariam que as restrições da dieta fazem parte do plano de cuidados de saúde holísticos que beneficia os pacientes hospitalizados.
>
> **Análise**
>
> - Descreva os princípios éticos em conflito nesse caso (ver Capítulo 1, Boxe 1.7). T. N. tem o direito de não aderir à dieta prescrita para ela? É razoável reforçar a restrição calórica durante a internação? Os visitantes da paciente devem ser orientados a não trazer comida para ela ou isso seria uma violação da confidencialidade do plano terapêutico?
> - Colocar T.N. em uma dieta hipocalórica durante a internação seria benéfico para ela? Se ela realmente perder peso durante a hospitalização, isso poderia acelerar a cicatrização das lesões por pressão? Ou ela poderia apresentar desnutrição? Fazer análise de risco. Existem mais riscos potenciais ou mais benefícios potenciais associados a essa dieta prescrita?
> - T.N. se mostrou repetidamente resistente à modificação de seus hábitos. Não se sabe se a motivação dela de perder peso foi avaliada; contudo, pacientes com obesidade grave precisam ser motivados a realizar mudanças para conseguir controlar com sucesso a doença. Partir do pressuposto de que a motivação dela tenha sido avaliada e que ela esteja motivada e disposta a perder peso. Quais são os próximos passos? Seria válido repreendê-la e dizer que ela deve aderir à dieta prescrita? Ou existem outros recursos que poderiam ser mobilizados para auxiliar essa paciente a ser bem-sucedida no manejo da doença?
>
> **Referências bibliográficas**
>
> Anderson-Shaw, L. (2018). Forced calorie restrictions in the clinical setting. *The American Journal of Bioethics*, *18*(7), 83-85.
> Humbyrd, C. J. (2018). Complex obesity: Multifactorial etiologies and multifaceted responses. *The American Journal of Bioethics*, *18*(7), 87-89.
> Maginot, T. R. & Rhee, K. (2018). Challenges of obesity treatment: The question of decisional capacity. *The American Journal of Bioethics*, *18*(7), 85-87.
> Spike, J. P. (2018). Obesity, pressure ulcers, and family enablers. *The American Journal of Bioethics*, *18*(7), 81-82.
>
> **Recursos**
>
> Ver no Capítulo 1, Boxe 1.10, as etapas de uma análise ética e recursos de ética.

tratamento se o paciente apresentar obesidade de classe III ou de classe II com uma condição clínica relacionada (p. ex., diabetes melito tipo 2, apneia obstrutiva do sono) (Ver Tabela 42.1) (Obesity Action Coalition [OAC], 2019a).

De acordo com as estimativas feitas pela ASMBS (2018b), o número de cirurgias bariátricas realizadas nos EUA aumentou em quase 30% entre 2011 e 2017. Os procedimentos cirúrgicos bariátricos atuam por meio da restrição da capacidade de ingestão de um paciente (procedimento restritivo), da interferência na absorção dos nutrientes ingeridos (procedimentos de absorção inadequada), ou ambos. Os diferentes tipos de procedimentos cirúrgicos bariátricos exigem modificações singulares do estilo de vida. Para otimizar seu sucesso, os pacientes devem estar bem informados a respeito das alterações específicas no estilo de vida, nos hábitos alimentares e nos hábitos intestinais que podem resultar de cada tipo de procedimento.

A cirurgia bariátrica resulta, geralmente, em perda ponderal de 10 a 35% do peso corporal total nos 2 anos após a cirurgia, com a maior parte da perda de peso ocorrendo no primeiro ano (OAC, 2019b; Shanti & Patel, 2019). Comorbidades como diabetes melito tipo 2, hipertensão arterial sistêmica e apneia obstrutiva do sono desaparecem enquanto a dislipidemia melhora (Nguyen et al., 2020; Shanti & Patel, 2019). A indicação de cirurgia bariátrica foi ampliada de modo a incluir adolescentes cuidadosamente selecionados que apresentassem obesidade grave e comorbidade por causa dos resultados positivos alcançados nos adultos (Ruiz-Cota, Bacardí-Gascón & Jiménez-Cruz, 2019). Todavia, os benefícios em longo prazo para os pacientes submetidos a cirurgia bariátrica durante a adolescência são questionáveis porque a recuperação do peso corporal e a redução do risco de comorbidades tendem a ocorrer nos cincos anos seguintes à cirurgia (Ruiz-Cota et al., 2019).

A seleção dos pacientes é crítica, e o processo preliminar pode exigir meses de aconselhamento, instruções e avaliação por uma equipe multiprofissional, incluindo assistentes sociais, nutricionistas, um conselheiro enfermeiro, um psicólogo ou psiquiatra e um cirurgião bariátrico. Os critérios de seleção para os pacientes foram alterados consideravelmente desde o advento da cirurgia bariátrica, com pacientes com IMC tão baixos quanto 30 kg/m² atualmente considerados candidatos para a intervenção cirúrgica se apresentarem condições de comorbidade que possam comprovadamente melhorar após a perda de peso (p. ex., diabetes melito tipo 2) (Nguyen et al., 2020; NIDDK, 2016a) (Boxe 42.6).

Tendo em vista que a cirurgia bariátrica envolve uma alteração drástica no funcionamento do sistema digestório, os pacientes precisam de aconselhamento antes e depois da

> **Boxe 42.6 Critérios de seleção para a cirurgia bariátrica**
>
> **Pacientes com os seguintes índices de massa corporal e fatores associados**
> - IMC ≥ 40 kg/m² sem risco cirúrgico excessivo
> - IMC ≥ 35 kg/m² associado a uma ou mais comorbidades relacionadas a obesidade grave (p. ex., hiperlipidemia, apneia obstrutiva do sono, síndrome de hipoventilação da obesidade, esteatose hepática não alcoólica, hipertensão arterial sistêmica, asma, artrite debilitante ou comprometimento considerável da qualidade de vida)
> - IMC ≥ 30 kg/m² associado a diabetes melito tipo 2 e controle glicêmico insatisfatório apesar de terapia farmacológica ótima e alteração de estilo de vida.
>
> **Critérios de inclusão**
> - Capacidade de realizar as atividades da vida diária e o autocuidado
> - Existência de rede de suporte (familiares e amigos)
> - Falha de tentativas não cirúrgicas anteriores de perda de peso, incluindo programas não profissionais
> - Expectativa de que o paciente irá aderir aos cuidados pós-operatórios, às visitas de acompanhamento e ao manejo clínico recomendado, incluindo a utilização de suplementos alimentares.
>
> **Critérios de exclusão**
> Distúrbios endócrinos ou outros reversíveis que possam causar obesidade
> Transtorno atual por uso de substâncias psicoativas (p. ex., álcool etílico, fármacos)
> Doença psiquiátrica não controlada e grave
> Ausência de compreensão sobre os riscos, os benefícios, os resultados esperados, as alternativas e as alterações no estilo de vida necessárias com a cirurgia bariátrica.
>
> Adaptado de Mechanick, J. I., Apovian, C, Brethauer, S. et al. (2019). Clinical practice guidelines for the perioperative nutritional, metabolic, and nonsurgical support of the bariatric surgery patient–2019 update: Cosponsored by the American Association of Clinical Endocrinologists, The Obesity Society, and American Society for Metabolic & Bariatric Surgery. *Endocrine Practice, 25*(12), 1-75.

cirurgia. Já foram elaboradas diretrizes para auxiliar nos cuidados aos pacientes submetidos à cirurgia bariátrica (Mechanick, Apovian, Brethauer et al., 2019).

Procedimentos cirúrgicos

Gastrectomia vertical, gastroplastia em Y de Roux, desvio biliopancreático com derivação duodenal e banda gástrica são os procedimentos bariátricos atuais que poderiam ser realizados. Esses procedimentos podem ser realizados por laparoscopia ou por meio de uma técnica cirúrgica aberta. Atualmente, a gastrectomia vertical é o procedimento mais realizado, seguido pela gastroplastia em Y de Roux; os desfechos pós-operatórios da gastrectomia vertical e da gastroplastia em Y de Roux são igualmente favoráveis e, em geral, melhores que os desfechos da banda gástrica (ASMBS, 2018b; Kizy, Jahansouz, Downey et al., 2017; Mechanick et al., 2019). A banda gástrica tende a ser realizada menos frequentemente porque existem relatos de fracasso e necessidade de monitoramento pós-operatório mais frequente do paciente (Tsai, Zehetner, Beel et al., 2019). Desvio biliopancreático com derivação duodenal tende a resultar na maior perda ponderal pós-operatória e, portanto, é indicada mais frequentemente para os pacientes com IMCs muito elevados (Nguyen et al., 2020).

O desvio gástrico em Y de Roux é um procedimento restritivo e disabsortivo combinado. O bandeamento gástrico e a gastrectomia em manga são procedimentos restritivos, e o desvio biliopancreático com derivação duodenal combina a restrição gástrica com a má-absorção intestinal. A Figura 42.5A a D apresenta detalhes adicionais desses procedimentos.

PROCESSO DE ENFERMAGEM

Paciente submetido à cirurgia bariátrica

Avaliação

No pré-operatório, o enfermeiro avalia o paciente quanto às contraindicações à cirurgia abdominal de grande porte. As tentativas anteriores de perder peso também são analisadas, inclusive estratégias como reorientação alimentar, dietas ou programas de exercícios físicos. O enfermeiro garante que o paciente tenha recebido orientação e aconselhamento a respeito dos possíveis riscos e benefícios da cirurgia bariátrica, inclusive das complicações, dos resultados pós-cirúrgicos, das alterações alimentares e da necessidade de acompanhamento vitalício. O enfermeiro também confirma que o paciente tenha passado por triagem de distúrbios comportamentais que possam interferir nos resultados pós-cirúrgicos. O aconselhamento nutricional é iniciado no pré-operatório para a preparação para as alterações alimentares pós-operatórias (Mechanick et al., 2019; OAC, 2019b).

O enfermeiro assegura que os exames de triagem pré-operatórios sejam obtidos e examina detalhadamente os resultados. Os exames laboratoriais típicos incluem hemograma completo, eletrólitos, ureia sérica (BUN) e creatinina. Os pacientes com obesidade podem apresentar AOS, doença de refluxo gastroesofágico (DRGE), cardiopatia, hepatopatia lipídica não alcoólica, diabetes (ou pré-diabetes) e deficiências de vitaminas e minerais; portanto, outros exames de triagem que podem ser obtidos incluem um estudo do sono, endoscopia superior, eletrocardiograma, painel lipídico, AST, ALT, glicose e hemoglobina A1c, bem como níveis de ferro, vitamina B_{12}, tiamina, folato, vitamina D e cálcio.

No pós-operatório, o enfermeiro avalia o paciente para assegurar que os objetivos para a recuperação sejam atendidos e que o paciente não apresente complicações decorrentes da intervenção cirúrgica. Ver avaliação geral do paciente pós-operatório no Capítulo 16.

Diagnóstico

DIAGNÓSTICOS DE ENFERMAGEM

Com base nos dados da avaliação, os principais diagnósticos de enfermagem podem incluir os seguintes:

- Falta de conhecimento sobre a natureza do procedimento cirúrgico, as limitações dietéticas e atividades
- Ansiedade, associada com a cirurgia iminente
- Dor aguda associada com o procedimento cirúrgico
- Risco de hipovolemia associada a náuseas, irritação gástrica e dor
- Risco de infecção, associada ao extravasamento anastomótico
- Comprometimento do estado nutricional associado a restrições dietéticas
- Perturbação da imagem corporal, associada com as alterações corporais decorrentes da cirurgia bariátrica.

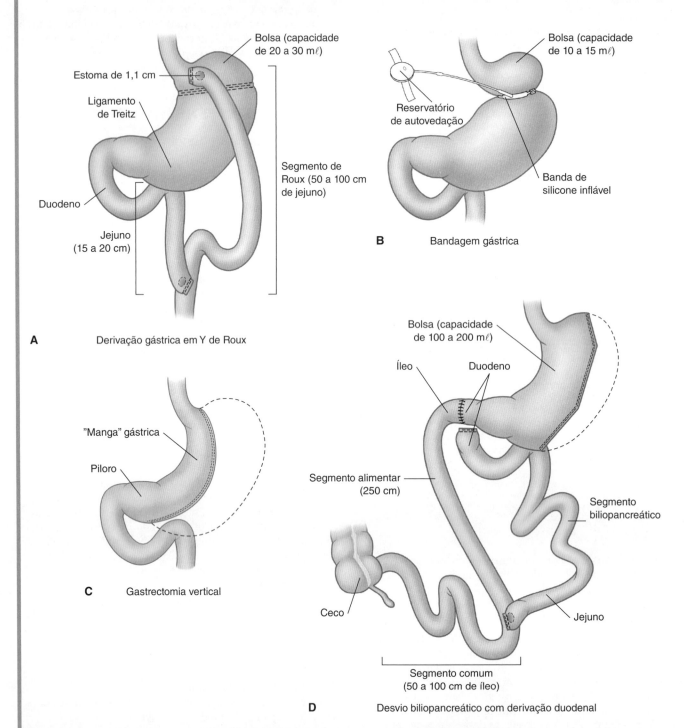

Figura 42.5 • Procedimentos de cirurgia bariátrica. **A.** Desvio gástrico em Y de Roux. Uma fileira horizontal de grampos através do fundo gástrico cria uma bolsa com 20 a 30 mℓ de capacidade. O jejuno é dividido distalmente ao ligamento de Treitz e a extremidade distal é anastomosada à nova bolsa. O segmento proximal é anastomosado ao jejuno. **B.** Bandeamento gástrico. Um dispositivo protético é utilizado para restringir a ingestão por meio da criação de uma pequena bolsa de 10 a 15 mℓ, que esvazia pela saída estreita para dentro do remanescente do estômago. **C.** Gastrectomia vertical. O estômago é incisado verticalmente e até 85% do estômago são removidos cirurgicamente, deixando um tubo em formato de "manga" que mantém a inervação nervosa intacta e não obstrui ou diminui o tamanho do piloro. **D.** Desvio biliopancreático com derivação duodenal (também denominado *gastrectomia em manga com derivação duodenal*). Metade do estômago é retirada, deixando uma pequena área que comporta aproximadamente 60 mℓ. Todo o jejuno é separado do restante do sistema digestório. O duodeno é desconectado e selado. O íleo é dividido acima da junção ileocecal e a extremidade distal do jejuno é anastomosada à primeira porção do duodeno. A extremidade distal do membro biliopancreático é anastomosada ao íleo.

PROBLEMAS INTERDEPENDENTES/ COMPLICAÇÕES POTENCIAIS

As complicações potenciais podem incluir as seguintes:

- Alteração do ritmo intestinal, inclusive diarreia e/ou constipação intestinal
- Hemorragia
- Tromboembolismo venoso (TEV)
- Refluxo biliar
- Síndrome do esvaziamento rápido
- Disfagia
- Obstrução intestinal ou pilórica.

Planejamento e metas

As metas pré-operatórias incluem a obtenção, pelo paciente, de conhecimentos a respeito da rotina/das restrições alimentares pré-operatórias e pós-operatórias e diminuição da ansiedade a respeito da cirurgia. As metas pós-operatórias incluem alívio da dor, manutenção do equilíbrio hídrico homeostático, prevenção de infecção, adesão às instruções nutricionais detalhadas para incluir a progressão da ingestão alimentar, bem como da ingestão de líquidos (para prevenir a desidratação), conhecimento sobre os suplementos vitamínicos e sobre a necessidade de acompanhamento vitalício, conquista de uma imagem corporal positiva e manutenção dos hábitos intestinais normais (ASMBS, 2013; Mechanick et al., 2019).

Intervenções de enfermagem

PROMOÇÃO DO CONHECIMENTO DO PACIENTE

Embora o atendimento dos pacientes com obesidade submetidos a cirurgia seja mais bem realizado por uma equipe multiprofissional, os enfermeiros têm a oportunidade de conduzir as iniciativas de orientação dos pacientes. Uma revisão sistemática constatou que os centros de controle do peso nos EUA e em outros países não avaliaram a efetividade das práticas de orientação de modo significativo (Groller, 2017). Além disso, a orientação dos pacientes não era comparável entre os centros com grande variância no tocante ao teor de informações e práticas de orientação específicas do estilo de ensino e da atuação do educador (Groller, 2017).

A orientação dos pacientes submetidos à cirurgia bariátrica deve incluir informações sobre o procedimento cirúrgico, as demandas nutricionais, a atividade física e os comportamentos psicossociais (Groller, 2017). Essa orientação é fornecida para pequenos grupos de pacientes e em sessões individualizadas de modo que os pacientes possam fazer perguntas e o enfermeiro possa avaliar a compreensão deles e promover a adesão ao plano terapêutico.

O enfermeiro aconselha o paciente que aguarda a cirurgia bariátrica a não ingerir nada além de líquidos claros durante um período especificado no pré-operatório (em geral, 24 a 48 horas antes). O suporte nutricional para os pacientes programados para cirurgia bariátrica é ajustado de modo a atender as demandas de cada paciente e, assim, garantir o consumo ótimo de micronutrientes. Habitualmente, as dietas bariátricas seguem uma evolução lenta, passando de dieta líquida sem resíduos por até 48 horas após a cirurgia para dieta líquida com opções sem açúcar ou com baixos teores de açúcar, purês, dieta branda e, por fim, aproximadamente 8 semanas após a cirurgia, dieta sólida (Mechanick et al., 2019; Petcu, 2017). Essa evolução lenta é necessária para maximizar a perda ponderal e para prevenir complicações como náuseas, vômitos, refluxo de bile e diarreia.

A dieta do paciente provavelmente será limitada após a alta hospitalar; em virtude disso, os pacientes que se submeterão à cirurgia bariátrica recebem, antes da cirurgia, diretrizes sobre quais alimentos e líquidos eles podem consumir no pós-operatório, de modo que possam estocar estes itens no domicílio antes da sua hospitalização. São geralmente bebidas sem açúcar, gelatinas e pudins, drinques com eletrólitos com sabor, leite desnatado, drinques proteicos, purê de maçã sem açúcar e sopas com baixo teor de gorduras (Mechanick et al., 2019; Petcu, 2017).

REDUÇÃO DA ANSIEDADE

O enfermeiro fornece ao paciente que se prepara para a cirurgia bariátrica orientações antecipatórias sobre o que esperar durante a cirurgia e no pós-operatório. Além disso, o enfermeiro pode encorajar o paciente a participar de um grupo de apoio para a cirurgia bariátrica no pré-operatório, com a intenção de que o paciente continue a participar desse grupo no pós-operatório. A maioria dos centros de cirurgia bariátrica patrocina grupos de apoio a pacientes que compareçam pessoalmente ou *online*. Esses grupos de apoio proporcionam um fórum no qual os pacientes que contemplam a cirurgia bariátrica podem conversar com outros pacientes que realizaram a cirurgia e podem dar orientações e dicas que ajudem a diminuir a sua ansiedade (Mechanick et al., 2019).

ALÍVIO DA DOR

Após a cirurgia, podem ser administrados agentes analgésicos, conforme prescrito, para aliviar a dor e o desconforto. Bombas de analgesia controladas pelos pacientes já foram utilizadas no período pós-operatório; contudo, essa prática não é mais recomendada (Nguyen et al., 2020). A crise dos opioides estimulou a pesquisa a questionar a prescrição e o uso de opioides nessa população de pacientes (Heinberg, Pudalov, Alameddin et al., 2019). Novas recomendações apoiam o uso de agentes não opioides e a restrição do uso de opioides orais (no máximo 15 doses) durante a recuperação pós-operatória (Friedman, Ghiassi, Hubbard et al., 2019; Nguyen et al., 2020). Habitualmente são prescritos opioides orais de liberação imediata (p. ex., oxicodona) e agentes não opioides, como paracetamol. O enfermeiro deve orientar o paciente a respeito desses medicamentos e monitorar sua efetividade. É especialmente importante proporcionar o alívio adequado da dor, de modo que o paciente possa realizar as atividades de cuidados pulmonares (respiração profunda e tosse) e exercícios para as pernas, virar de um lado para o outro e deambular. O enfermeiro deve avaliar a efetividade da intervenção analgésica e consultar outros membros da equipe de saúde se a dor não for adequadamente controlada (ver Capítulo 9). A colocação do paciente em uma posição baixa ou alta promove o conforto e o esvaziamento do estômago após qualquer tipo de cirurgia gástrica, incluindo procedimentos bariátricos.

GARANTIA DE EQUILÍBRIO DO VOLUME DE LÍQUIDOS

Os pacientes submetidos à cirurgia bariátrica geralmente recebem hidratação venosa durante as primeiras horas do período pós-operatório. Após acordarem e estarem alerta na unidade cirúrgica, eles são aconselhados a iniciar a ingestão de líquidos sem açúcar. Acredita-se que a introdução de pequenos volumes desses líquidos estimule o peristaltismo GI e a perfusão e impeça o refluxo gástrico. São preferidos os líquidos sem açúcar, pois eles não estão implicados na causa da síndrome do esvaziamento rápido (ver discussão posterior). Com um esquema típico, os pacientes são aconselhados a beber lentamente 30 mℓ desses líquidos a cada 15 minutos (Fencl, Walsh & Vocke,

2015). Entretanto, os pacientes devem interromper a ingestão de líquidos se sentirem náuseas ou plenitude. Podem ser prescritos agentes antieméticos para aliviar as náuseas e prevenir vômitos, que podem causar distensão no local cirúrgico e causar hemorragia ou extravasamento anastomótico (Mechanick et al., 2019).

PREVENÇÃO DE INFECÇÕES/EXTRAVASAMENTO ANASTOMÓTICO

A ruptura no local da anastomose (i. e., local cirurgicamente ressecado) pode causar extravasamento do conteúdo gástrico para dentro da cavidade peritoneal, causando infecção e possível sepse. Os pacientes em risco dessa complicação em particular tendem a ser idosos, do sexo masculino e ter maior massa corporal. Além disso, o extravasamento anastomótico está mais associado aos procedimentos abertos do que aos laparoscópicos. Pacientes com extravasamentos anastomóticos geralmente exibem sinais e sintomas inespecíficos, que incluem febre, dor abdominal, taquicardia e leucocitose. Isso pode evoluir para sepse e, possivelmente, choque séptico se não for reconhecido e tratado precocemente (ver Capítulo 11). O enfermeiro deve ser perspicaz no reconhecimento dessas manifestações e alertar o médico do paciente, caso elas ocorram (Petcu, 2017).

Um paciente com suspeita de extravasamento anastomótico pode ser submetido à tomografia computadorizada (TC) de acompanhamento com agente de contraste, pela qual se pode observar o extravasamento do corante de contraste, confirmando, assim, o diagnóstico. O tratamento varia de acordo com a cronologia (período pós-operatório imediato ou tardio) e a gravidade do extravasamento. A drenagem orientada por TC da área pode ser apropriada em caso de extravasamento menos significativo na fase pós-operatória tardia da recuperação; contudo, um extravasamento precoce ou substancial exige intervenção cirúrgica a céu aberto imediata para reparo da lesão (Petcu, 2017).

GARANTIA DO ESTADO NUTRICIONAL ADEQUADO

Após o retorno dos sons intestinais e a retomada da ingestão, são fornecidas seis alimentações pequenas, compostas por um total de 600 a 800 calorias ao dia, e o consumo de líquidos entre as refeições é estimulado para prevenir a desidratação. O enfermeiro orienta o paciente a comer lentamente e a parar quando se sentir satisfeito. Comer muito ou muito rápido, ou a ingestão de líquidos e alimentos macios com alto teor calórico, pode resultar em vômito ou distensão esofágica dolorosa. A retenção gástrica pode ser evidenciada por meio de distensão abdominal, náuseas e vômitos. Geralmente um nutricionista é consultado para auxiliar nas restrições dietéticas e avanço progressivo da consistência da dieta (Mechanick et al., 2019; Nguyen et al., 2020) (Boxe 42.7).

As deficiências nutricionais comuns em pacientes submetidos à cirurgia bariátrica incluem a absorção inadequada de ferro orgânico, que pode requerer a suplementação com ferro oral ou parenteral, e um nível sérico baixo de vitamina B_{12}; o paciente pode receber prescrição de injeções intramusculares mensais de vitamina B_{12} para prevenir a anemia perniciosa (Holsworth & Gallagher, 2017; Mechanick et al., 2019) (ver discussão sobre anemia perniciosa no Capítulo 29).

APOIO QUANTO ÀS ALTERAÇÕES NA IMAGEM CORPORAL

Após a cirurgia bariátrica, a maioria dos pacientes relatou melhora substancial da percepção de sua imagem corporal, bem como melhora da qualidade de vida. Vale mencionar que os pacientes identificaram satisfação com a cirurgia bariátrica quando atingiam metas pessoais de peso corporal, aderiam às regras de cuidados pós-operatórios e constatavam melhora da saúde física (Groller, Teel, Stegenga et al., 2018). Entretanto, alguns pacientes relatam insatisfação prolongada com a sua imagem corporal. Em particular, alguns pacientes podem relatar insatisfação relacionada com as dobras cutâneas soltas e finalmente podem buscar opções cirúrgicas eletivas para o contorno do corpo (p. ex., reduções mamárias, suspensão das mamas, abdominoplastia) (Groller et al., 2018). O enfermeiro apoia o paciente que relata insatisfação com a imagem corporal após a perda de peso ao reconhecer os sentimentos do paciente como reais, mostrar que essas percepções não são incomuns e fornecer contatos de grupos de apoio ou conselheiros, conforme necessário (ver Perfil de pesquisa de enfermagem no Boxe 42.8).

MONITORAMENTO E MANEJO DE COMPLICAÇÕES POTENCIAIS

Após a cirurgia, o enfermeiro avalia o paciente quanto a complicações decorrentes da cirurgia bariátrica, como alterações nos hábitos intestinais, hemorragia, TEV, refluxo biliar, síndrome de esvaziamento rápido, disfagia e obstrução intestinal ou pilórica.

Boxe 42.7 ORIENTAÇÕES AO PACIENTE

Diretrizes nutricionais para o paciente submetido à cirurgia bariátrica

O enfermeiro instrui o paciente a:

- Fazer refeições menores, porém mais frequentes, que contenham proteínas e fibras; cada porção da refeição não deve exceder 1 xícara
- Consumir apenas alimentos com alto teor de nutrientes (p. ex., manteiga de amendoim, queijo, frango, peixes, feijões)
- Consumir gorduras, conforme toleradas
- Assegurar a ingestão de poucos carboidratos; especialmente, evitar fontes concentradas de carboidratos (p. ex., doces)
- Fazer dois lanches proteicos ao dia; entretanto, proteínas de origem animal podem não ser bem toleradas após um desvio gástrico em Y de Roux
- Comer lentamente e mastigar bem para não sentir o alimento "grudando" na garganta
- Adotar uma posição de Fowler baixa durante o horário das refeições e, em seguida, permanecer naquela posição por 20 a 30 minutos após o horário das refeições – isso atrasa o esvaziamento do estômago e diminui a probabilidade de síndrome do esvaziamento rápido
- Ter em mente que agentes antiespasmódicos, como prescrito, também podem auxiliar no atraso do esvaziamento do estômago
- Evitar beber líquidos com as refeições; em vez disso, consumir líquidos até 3 minutos antes de uma refeição e 30 a 60 minutos após o horário das refeições
- Beber muita água; abster-se da ingestão de calorias líquidas (p. ex., bebidas alcoólicas, drinques de frutas, refrigerantes não dietéticos)
- Administrar os suplementos alimentares prescritos de vitaminas e triglicerídeos de cadeias médias
- Acompanhar com o profissional de saúde as injeções mensais de vitamina B_{12} e ferro, conforme prescrito
- Caminhar, no mínimo, 30 minutos diariamente.

Adaptado de Groller, K. D., Teel, C., Stegenga, K. H. et al. (2018). Patient perspectives about bariatric surgery unveil experiences, education, satisfaction, and recommendations for improvement. *Surgery for Obesity and Related Diseases*, 14(6), 785-796; Mechanick, J. I., Apovian, C., Brethauer, S. et al. (2019). Clinical practice guidelines for the perioperative nutritional, metabolic, and nonsurgical support of the bariatric surgery patient–2019 update: Cosponsored by the American Association of Clinical Endocrinologists, The Obesity Society, and Amerian Society for Metabolic & Bariatric Surgery. *Endocrine Practice*, 25(12), 1-75.

Boxe 42.8 PERFIL DE PESQUISA DE ENFERMAGEM
Experiências do paciente com orientação e satisfação com a cirurgia bariátrica

Groller, K. D., Teel, C., Stegenga, K. H. et al. (2018). Patient perspectives about bariatric surgery unveil experiences, education, satisfaction, and recommendations for improvement. *Surgery for Obesity and Related Diseases, 14*(6), 785-796.

Finalidade

Nos EUA, os centros de acreditação exigem que os centros de manejo de peso forneçam antes e depois da cirurgia bariátrica programas de orientação e suporte para os pacientes durante as transições de estilo de vida. Os programas educacionais oferecidos nos centros de controle de peso variam no tocante ao currículo, à cronologia e à abordagem de orientação; alguns não são baseados em evidências ou não são centrados nos pacientes. Apesar desses esforços de orientação, até 35% dos pacientes submetidos à cirurgia bariátrica apresentam algum ganho ponderal (reincidência) nos primeiros 2 anos após a cirurgia. O risco de o paciente recuperar 5% ou mais da perda ponderal máxima continua aumentando a cada ano após a cirurgia bariátrica. O tratamento de primeira linha para pacientes que engordaram após perda ponderal subsequente à cirurgia bariátrica consiste em convocar e participar em programas de orientação adicionais que reforcem conceitos previamente aprendidos sobre as demandas de estilo de vida após a cirurgia bariátrica. Esse estudo procurou obter as perspectivas dos pacientes sobre sua experiência com a cirurgia bariátrica, enfatizando suas experiências de orientação, satisfação e recomendações para aprimorar a experiência para futuros pacientes.

Metodologia

Esse estudo descritivo qualitativo utilizou um método de amostragem propositivo para recrutar pacientes adultos de um centro acreditado de manejo de peso. Cinquenta por cento de todos os casos de cirurgia bariátrica realizada nos 6 meses anteriores foram selecionados de modo aleatório e receberam uma carta-convite para participar da pesquisa. Os pacientes adultos que falavam inglês e responderam a carta-convite foram entrevistados. Todos os 11 participantes, 36% homens, foram entrevistados (a entrevista foi gravada em áudio) por um pesquisador que seguiu um formato semiestruturado. Os registros das entrevistas foram transcritos na íntegra e analisados pelo método de Colaizzi (análise indutiva do conteúdo). As respostas nas entrevistas foram categorizadas e agrupadas em códigos, subtópicos e tópicos principais após ser atingida a saturação dos dados. Foi realizada verificação para confirmar os tópicos e subtópicos finais que emergiram dos dados da entrevista.

Achados

A amostra do estudo era razoavelmente homogênea e amplia o número de homens para obter perspectivas dos dois gêneros. O conceito de "Um novo eu" (A New Me) versão 2.0 incluía três tópicos que surgiram das entrevistas com os participantes. O primeiro tópico (Programação e ferramentas) fornecia *insight* sobre como os indivíduos submetidos à cirurgia bariátrica obtinham suporte do centro de manejo do peso. O Tópico 2 (Atualizações e aprimoramentos) explicava os desafios do estilo de vida e das rotinas antes e depois da cirurgia bariátrica e as preocupações com a qualidade de vida. O último tópico, lições aprendidas e o futuro (Tópico 3), descrevia o nível de satisfação durante a experiência vivida e fornecia sugestões para aprimorar a experiência para futuros pacientes.

Implicações para a enfermagem

Os resultados desse estudo fornecem informações sobre a experiência de vida dos pacientes submetidos à cirurgia bariátrica. O sucesso da cirurgia bariátrica foi associado ao alcance das metas de peso corporal, à adesão a novas rotinas de vida e à constatação da melhora da saúde. Os participantes enfatizaram que os esforços de orientação devem se concentrar na explicação dos objetivos do programa, na incorporação da tecnologia para dar suporte ao monitoramento de transformações holísticas e no fomento de uma rede de apoio de membros da comunidade. Esse estudo também identificou a necessidade de pesquisa futura para elaborar as melhores práticas de orientação de cirurgia bariátrica e de estudo do impacto da orientação da cirurgia bariátrica nos desfechos clínicos.

Alteração do ritmo intestinal. Os pacientes podem se queixar de diarreia ou constipação intestinal no período pós-operatório. A diarreia é uma ocorrência mais comum após a cirurgia bariátrica, em particular após procedimentos disabsortivos (Mechanick et al., 2019). Ambas podem ser prevenidas se o paciente consumir uma dieta nutritiva que contenha alto teor de fibras. Também pode ocorrer esteatorreia como resultado do esvaziamento gástrico rápido, que previne a mistura adequada com as secreções pancreáticas e biliares (Mechanick et al., 2019). Em casos leves, a redução da ingestão de gorduras e a administração de um medicamento antimotilidade (p. ex., loperamida) podem controlar os sintomas. Diarreia ou esteatorreia persistente podem justificar exames complementares adicionais, como endoscopia ou colonoscopia superior, com biopsias para descartar a ocorrência de outras doenças, como doença celíaca ou infecção por *Clostridium difficile* (Mechanick et al., 2019) (ver Capítulo 41).

Hemorragia. A hemorragia pós-operatória pode ser uma complicação após a cirurgia bariátrica. A hemorragia intra-abdominal pode se manifestar como sangramento oral ou retal franco e vermelho-vivo, melena, extravasamento de sangue da ferida ou dos drenos, se existentes, bem como manifestações clínicas típicas de sangramento importante e choque hemorrágico (p. ex., taquicardia, hipotensão, síncope) (ver Capítulo 11). Sangramento nas primeiras 72 horas após uma intervenção cirúrgica é, mais provavelmente, causado por ruptura de sutura ou grampo. Sangramento nas primeiras 72 horas a 30 dias após a cirurgia é, mais provavelmente, decorrente da formação de uma úlcera gástrica ou duodenal (Nguyen et al., 2020; Petcu, 2017) (ver Capítulo 40).

Tromboembolismo venoso. Pacientes submetidos a cirurgia bariátrica correm risco moderado a alto de TEV, inclusive embolia pulmonar e trombose venosa profunda. Pacientes mais velhos, com IMC mais alto e com história pregressa de TEV ou defeito da coagulação correm maior risco (Holsworth & Gallagher, 2017; Nguyen et al., 2020). As diretrizes da ASMB para prevenção de TEV especificam que, no período pós-operatório imediato, devem ser prescritas para os pacientes submetidos à cirurgia bariátrica: compressão mecânica (p. ex., dispositivos de compressão pneumática intermitente) e anticoagulação profilática com heparina de baixo peso molecular (HBPM) (p. ex., dalteparina, enoxaparina). Todavia, ainda não foi descrito por quanto tempo a compressão mecânica e a anticoagulação devem ser mantidas após a cirurgia e isso fica a critério do paciente e do médico assistente. Além da implementação da terapia prescrita, os profissionais de enfermagem que cuidam dos pacientes após cirurgia bariátrica devem encorajá-los a iniciar deambulação precoce para prevenir a ocorrência de TEV (Holsworth & Gallagher, 2017; Nguyen et al., 2020) (ver Capítulo 26).

Refluxo biliar. Pode ocorrer refluxo biliar com procedimentos que manipulem ou removam o piloro, que atua como uma barreira contra o refluxo do conteúdo duodenal. O refluxo de bile pode causar gastrite ou esofagite (inflamação do estômago ou do esôfago, respectivamente). Dor epigástrica em caráter de queimação e vômito de material biliar evidenciam essa condição. A alimentação ou o vômito não aliviam os sintomas. O refluxo de bile pode ser controlado com inibidores da bomba de prótons (p. ex., omeprazol) (Nguyen et al., 2020).

Síndrome do esvaziamento rápido (*dumping*). A **síndrome do esvaziamento rápido (*dumping*)** é um conjunto desagradável de sintomas vasomotores e GI que comumente ocorre em pacientes que realizaram cirurgia bariátrica. Durante muitos anos, formulou-se a hipótese de que os bolos alimentares gástricos hipertônicos que transitam rapidamente pelos intestinos retiravam o líquido extracelular do volume sanguíneo circulante para dentro do intestino delgado para diluir a alta concentração de eletrólitos e açúcares, resultando em sintomas. Atualmente, em vez disso, acredita-se que esse trânsito rápido do bolo alimentar a partir do estômago para dentro do intestino delgado cause uma liberação rápida e exuberante de peptídios metabólicos, que são responsáveis pelos sintomas da síndrome de esvaziamento rápido (Mattar & Rogers, 2020).

As manifestações da síndrome de esvaziamento rápido (*dumping*) ocorrem, em geral, minutos a 2 horas após a ingestão de alimentos e incluem taquicardia, tontura, sudorese, náuseas, vômitos, distensão abdominal, cólicas abdominais e diarreia (Mattar & Rogers, 2020). Esses sintomas são geralmente resolvidos assim que o intestino é esvaziado (*i. e.*, com a defecação). Posteriormente, os níveis sanguíneos de glicose se elevam rapidamente, seguidos por aumento da secreção de insulina. Isso resulta em hipoglicemia reativa, que também é desagradável para o paciente. Os sintomas vasomotores que ocorrem 10 a 90 minutos após a alimentação incluem palidez, perspiração, palpitações, cefaleia e sensações de calor, tontura e até mesmo sonolência. A anorexia também pode resultar da síndrome de esvaziamento rápido, tendo em vista que o paciente pode apresentar relutância para comer (Mattar & Rogers, 2020).

Disfagia. A **disfagia**, ou dificuldade de deglutição, pode ocorrer em pacientes que se submeteram a qualquer tipo de procedimento bariátrico restritivo. Quando ela ocorre, tende a ser mais grave por 4 a 6 semanas no pós-operatório e pode persistir por até 6 meses após a cirurgia. A disfagia pode ser prevenida por meio das orientações aos pacientes para comer lentamente, mastigar completamente os alimentos e evitar a ingestão de alimentos duros, tais como bife ou galinha ressecada, ou pão pastoso. Os pacientes com disfagia grave submetidos a bandeamento gástrico podem se beneficiar do ajuste das bandas. Os pacientes submetidos a outros procedimentos restritivos podem apresentar alívio dos sintomas após o alívio de algumas estrituras estomais por via endoscópica (Mechanick et al., 2019).

Obstrução intestinal e pilórica. A obstrução intestinal ou pilórica pode ocorrer como complicação da cirurgia bariátrica. As manifestações típicas e as medidas terapêuticas da obstrução pilórica são descritas no Capítulo 40; contudo, existe uma diferença fundamental no tratamento de um paciente que foi submetido a cirurgia bariátrica e apresenta obstrução pilórica. É contraindicada a colocação de tubo nasogástrico (NG) nos pacientes que foram submetidos a cirurgia bariátrica, mesmo se apresentarem obstrução pilórica. Opções de tratamento alternativas podem incluir procedimentos endoscópicos direcionados ao alívio da obstrução, tais como dilatação com balão, ou revisões cirúrgicas (King & Herron, 2020).

> **Alerta de enfermagem: Qualidade e segurança**
>
> A inserção de tubos NG é contraindicada para o paciente após a cirurgia bariátrica. Esse procedimento pode romper a linha de sutura cirúrgica e causar extravasamento anastomótico ou hemorragia.

PROMOÇÃO DE CUIDADOS DOMICILIAR, COMUNITÁRIO E DE TRANSIÇÃO

Pacientes normalmente recebem alta hospitalar 4 dias após a cirurgia (isso pode ocorrer em 24 a 72 horas para os pacientes submetidos a procedimentos laparoscópicos) com orientações nutricionais detalhadas (ver Boxe 42.7), bem como instruções sobre como iniciar ou retomar um esquema de exercícios apropriado. As instruções de marcação de consultas rotineiras de acompanhamento pós-operatório com o cirurgião bariátrico ou consultas em caso de complicações são compartilhadas com o paciente (Mechanick et al., 2019).

Orientação do paciente sobre autocuidados. O enfermeiro fornece orientações ao paciente a respeito da nutrição, dos suplementos nutricionais, do manejo da dor, da importância das atividades físicas, dos sintomas da síndrome do esvaziamento rápido e das medidas para prevenir ou minimizar estes sintomas. Os pacientes submetidos à gastroplastia em Y de Roux por via laparoscópica ou a céu aberto podem ter um ou mais drenos de Jackson-Pratt, que podem permanecer no local após a alta hospitalar. O enfermeiro orienta o paciente ou o cuidador sobre como esvaziar, medir e registrar a quantidade de drenagem. Os pacientes devem ser orientados a evitar o uso de anti-inflamatórios não esteroides (AINEs) (p. ex., ibuprofeno) após a alta hospitalar, visto que esses fármacos foram implicados no desenvolvimento de úlceras gástricas (Mechanick et al., 2019; Peterson & Kempenich, 2020). O enfermeiro deve enfatizar a necessidade de acompanhamento contínuo (até mesmo após o alcance das metas da perda de peso) e da participação contínua em um grupo de apoio.

Cuidados contínuos e de transição. Após a cirurgia bariátrica, todos os pacientes precisam de monitoramento vitalício do peso, das comorbidades, do estado metabólico e nutricional, dos comportamentos alimentares e de atividades, tendo em vista que eles estão em risco de desnutrição ou ganho de peso. Mulheres em idade fértil que se submeteram à cirurgia bariátrica são aconselhadas a usar contraceptivos por no mínimo 18 meses após a cirurgia, para evitar a gravidez até que o seu peso estabilize. Após a perda de peso, o paciente pode eleger intervenções cirúrgicas adicionais para o contorno do corpo, incluindo reduções mamárias, lipoplastia para remover depósitos de gordura, ou paniculectomia ou abdominoplastia para remover o excesso de dobras cutâneas abdominais (Mechanick et al., 2019; OAC, 2019b).

Reavaliação

Entre os resultados esperados estão:
1. Aprimoramento do conhecimento.
    a. Relata expectativas apropriadas para o procedimento cirúrgico.

b. Verbaliza compreensão da restrição da dieta e da ingestão de líquido após a cirurgia.
2. Redução da ansiedade.
   a. O paciente exibe atitude tranquila.
   b. Identifica recursos de suporte.
3. Alívio da dor.
   a. O paciente relata alívio da dor.
   b. O paciente se envolve em atividades de mobilização inicial, conforme prescrito.
4. Manutenção do equilíbrio hídrico.
   a. O paciente é capaz de tolerar a ingestão de líquidos progressiva, sem queixas de náuseas ou refluxo gástrico.
   b. Urina pelo menos 400 mℓ em 24 horas e 0,5 mℓ/kg/h em 6 horas após a cirurgia.
5. Manutenção da assepsia.
   a. Nenhuma evidência de infecção (p. ex., ausência de febre, ausência de leucocitose, ausência de queixas de dor abdominal).
6. Conquista do equilíbrio nutricional.
   a. O paciente é capaz de consumir refeições pequenas e frequentes, conforme prescrito.
   b. Adere à ingestão de vitaminas e suplementos prescritos.
   c. Alcança e mantém as metas de redução do peso.
7. Promoção da imagem corporal positiva.
   a. O paciente verbaliza a satisfação contínua com o plano de redução do peso e seu efeito sobre a imagem corporal.
8. O paciente não apresenta complicações (p. ex., ausência de diarreia, constipação intestinal, sangramento, TEV, refluxo biliar, síndrome do esvaziamento gástrico, disfagia ou obstrução intestinal ou pilórica).

EXERCÍCIOS DE PENSAMENTO CRÍTICO

1 pbe Você trabalha como enfermeiro em uma clínica de saúde da mulher. Uma paciente de 50 anos comparece ao seu exame físico anual. A altura dela é 165 cm e o peso corporal é 89 kg. Enquanto você registra esses dados no prontuário eletrônico da paciente, você constata que no ano anterior ela pesava 81,6 kg. Qual é o IMC dela? Enquanto você compatibiliza a medicação e as alergias da paciente, ela revela que se sente muito infeliz por causa do aumento de peso apesar do programa diário de atividade física (caminhada vigorosa ou levantamento de peso). Ela relata sintomas de menopausa. Ela pergunta: "Você consegue recomendar uma dieta que me ajude a perder os oito quilos que ganhei nesse último ano? Eu só desejo voltar para o peso que considero normal." Que outras informações você precisa obter dessa paciente para orientá-la em relação a um estilo de vida mais saudável? Que dieta você poderia recomendar para ela? Descrever a força das evidências que você utiliza para oferecer a essa paciente os desfechos de perda ponderal mais saudáveis.

2 qp Um paciente do sexo masculino com 47 anos está se recuperando de um procedimento de gastrectomia em manga há 6 semanas. Ele é levado ao pronto-socorro apresentando vômitos e desidratação. A temperatura dele é 37,7°C, a PA é 130/76 mmHg, a frequência cardíaca é 118 bpm e a frequência respiratória é 22 incursões/minuto com uma SpO$_2$ de 97%. Durante o rastreamento a esposa dele informa que ele não conseguiu se alimentar nos últimos 3 dias porque vomitava após ingerir alimentos. Ele vomitou até líquido nas últimas 12 horas. Explicar quais avaliações de enfermagem você realizará. Quais intervenções de enfermagem você implementaria e por quê?

3 cpa Você é enfermeiro de um centro de controle de peso. Uma paciente de 25 anos é encaminhada pelo médico assistente para tratamento em um centro de controle de peso corporal após várias tentativas fracassadas de perda ponderal nos últimos 18 meses. Ela tem 1,52 m de altura e seu peso atual é 87 kg. Ela relata ser recém-casada e tem história pregressa de síndrome do ovário policístico (SOP). Ela deseja engravidar. Embora sua última menstruação tenha ocorrido há 3 meses, ela não está grávida atualmente. Quais membros da equipe interdisciplinar poderiam ser consultados para auxiliar essa paciente a alcançar suas metas de perda ponderal e gravidez?

REFERÊNCIAS BIBLIOGRÁFICAS

*Pesquisa em enfermagem.

Livros

Campbell, M. D., & Rutherford, Z. H. (2018). The role of physical activity and exercise in managing obesity and achieving weight loss. In J. R. Weaver (Ed.). *Practical guide to obesity medicine*. St. Louis, MO: Elsevier.

Comerford, K. C., & Durkin, M. T. (2020). *Nursing 2020 drug handbook*. Philadelphia, PA: Wolters Kluwer.

DiPietro, L., & Stachenfeld, N. S. (2017). Exercise treatment of obesity. In K. R. Feingold, B. Anawalt, & A. Boyce (Eds.). *Endotext [Internet]*. South Dartmouth, MA: MD Text.

Eliopoulos, C. (2018). *Gerontological nursing* (9th ed.). Philadelphia, PA: Lippincott Williams & Wilkins.

King, N. A., & Herron, D. M. (2020). Gastrointestinal obstruction after bariatric surgery. In N. T. Nguyen, S. A. Brethauer, J. M. Morton, et al. (Eds.). *The ASMBS textbook of bariatric surgery*. Switzerland, AG: Springer.

Mattar, S. G., & Rogers, A. M. (2020). Early and late dumping syndromes. In N. T. Nguyen, S. A. Brethauer, J. M. Morton, et al. (Eds.). *The ASMBS textbook of bariatric surgery*. Switzerland, AG: Springer.

Nguyen, N. T., Brethauer, S. A., Morton, J. M., et al. (2020). *The ASMBS textbook of bariatric surgery*. Switzerland, AG: Springer.

Norris, T. L. (2019). *Porth's pathophysiology: Concepts of altered health states* (10th ed.). Philadelphia, PA: Wolters Kluwer.

Peterson, R. M., & Kempenich, J. W. (2020). Management of marginal ulcers. In N. T. Nguyen, S. A. Brethauer, J. M. Morton, et al. (Eds.). *The ASMBS textbook of bariatric surgery*. Switzerland, AG: Springer.

van Meijel, R., Blaak, E. E., & Goossens, G. H. (2018). Adipose tissue metabolism and inflammation in obesity. In R. Johnston & B. Surat (Eds.). *Mechanisms and manifestations of obesity in lung disease*. (pp. 1–22). San Francisco, CA: Academic Press.

Weber, J. R., & Kelley, J. H. (2018). *Health assessment in nursing* (6th ed.). Philadelphia, PA: Lippincott Williams & Wilkins.

Yeh, M., Glick-Bauer, M., & Katz, D. L. (2017). Weight maintenance and weight loss: The adoption of diets based on predominantly plants. In F. Mariotti (Ed.). *Vegetarian and plant-based diets in health and disease prevention*. London, UK: Academic Press.

Periódicos e documentos eletrônicos

Ali, M. R., Moustarah, F., Kim, J. J., et al. (2015). ASMBS position statement on intragastric balloon therapy endorsed by SAGES. Retrieved on 12/15/2019 at: www.asmbs.org/resources/position-statement-on-intragastric-balloon-therapy-endorsed-by-sages

American Medical Association (AMA) House of Delegates. (2013). Recognition of obesity as a disease. Resolution: 420 (A-13); received 5/16/13. AMA: Author.

American Society for Metabolic and Bariatric Surgery (ASMBS). (2013). Medical and bariatric surgery: Medical outcomes of bariatric surgery. Retrieved on 8/3/2019 at: www.asmbs.org/resources/metabolic-and-bariatric-surgery

American Society for Metabolic and Bariatric Surgery (ASMBS). (2018a). Obesity in America: Fact sheet. Retrieved on 8/3/2019 at: www.asmbs.org/app/uploads/2018/11/Obesity-in-America-Fact-Sheet.pdf

American Society for Metabolic and Bariatric Surgery (ASMBS). (2018b). Estimate of bariatric surgery numbers, 2011–2017. Retrieved on 8/3/2019 at: www.asmbs.org/resources/estimate-of-bariatric-surgery-numbers

American Society for Metabolic and Bariatric Surgery (ASMBS). (2019a). Disease of obesity. Retrieved on 8/3/2019 at: www.asmbs.org/patients/disease-of-obesity

American Society for Metabolic and Bariatric Surgery (ASMBS). (2019b). The impact of obesity on your body and health. Retrieved on 5/1/2020 at: www.asmbs.org/patients/impact-of-obesity

Anderson-Shaw, L. (2018). Forced calorie restrictions in the clinical setting. *The American Journal of Bioethics*, 18(7), 83–85.

Apovian, C. M., Aronne, L. J., Bessesen, D. H., et al. (2015). Pharmacological management of obesity: An Endocrine Society Clinical Practice Guideline. *Journal of Clinical Endocrinology and Metabolism*, 100(2), 342–362.

Batsis, J. A., & Zagaria, A. B. (2018). Addressing obesity in aging patients. *Medical Clinics of North America*, 102(1), 65–85.

Biener, A., Cawley, J., & Meyerhoefer, C. (2017). The high and rising costs of obesity to the US health care system. *Journal of General Internal Medicine*, 32(Suppl 1), 6–8.

Bookwalter, D. B., Porter, B., Jacobson, I. G., et al. (2019). Healthy behaviors and incidence of overweight and obesity in military veterans. *Annals of Epidemiology*, 39, 26–32.e1.

Campana, B., Brasiel, P. G., de Aguiar, A. S., et al. (2019). Obesity and food addiction: Similarities to drug addiction. *Obesity Medicine*, 16, 1–5.

Centers for Disease Control and Prevention (CDC). (2017). Defining adult overweight and obesity. Retrieved on 8/3/2019 at: www.cdc.gov/obesity/adult/defining.html

Centers for Disease Control and Prevention (CDC). (2020). Adult obesity causes & consequences. Retrieved on 5/1/2020 at: www.cdc.gov/obesity/adult/causes.html

Chouillard, E., Alsabah, S., Chahine, E., et al. (2018). Changing the quality of life in old age bariatric patients. Cross-sectional study for 79 old age patients. *International Journal of Surgery*, 54(Pt A), 236–241.

Coulter, A. A., Rebello, C. J., & Greenway, F. L. (2018). Centrally acting agents for obesity: Past, present, and future. *Drugs*, 78(11), 1113–1132.

Curry, S. J., Krist, A. H., Owens, D. K., et al. (2018). Behavioral weight loss interventions to prevent obesity-related morbidity and mortality in adults: US Preventive Services Task Force recommendation statement. *JAMA: The Journal of the American Medical Association*, 320(11), 1163–1171.

Dreyer, J. L., & Liebl, A. L. (2018). Early colonization of the gut microbiome and its relationship with obesity. *Human Microbiome Journal*, 10(6), 1–5.

Droege, C. A., & Ernst, N. E. (2017). Impact of norepinephrine weight-based dosing compared with non-weight-based dosing in achieving time to goal mean arterial pressure in obese patients with septic shock. *Annals of Pharmacotherapy*, 51(7), 614–616.

Eisenberg, D., Noria, S., Grover, B., et al. (2019). ASMBS position statement on weight bias and stigma. *Surgery for Obesity and Related Diseases*, 15(6), 814–821.

Fencl, J. L., Walsh, A., & Vocke, D. (2015). The bariatric patient: An overview of perioperative care. *AORN Journal*, 102(2), 116–128.

Friedman, D., Ghiassi, S., Hubbard, M. O., et al. (2019). Postoperative opioid prescribing practices and evidence-based guidelines in bariatric surgery. *Obesity Surgery*, 29(7), 2030–2036.

*Fruh, S. M. (2017). Obesity: Risk factors, complications, and strategies for sustainable long-term weight management. *Journal of the American Association of Nurse Practitioners*, 29(S1), S3–S14.

Gimeno, R. E., Briere, D. A., & Seeley, R. J. (2020). Leveraging the gut to treat metabolic disease. *Cell Metabolism*, 31(4), 679–698.

Giordano, S., & Victorzon, M. (2015). Bariatric surgery in elderly patients: A systematic review. *Clinical Interventions in Aging*, 10, 1627–1635.

Goldstein, M., Mayer, S. B., Graybill, S., et al. (2020). *VA/DoD clinical practice guideline for the management of adult overweight and obesity.* Washington, DC: Department of Veterans Affairs. Retrieved on 3/7/2021 at: www.healthquality.va.gov/guidelines/CD/obesity

*Groller, K. D. (2017). Systematic review of patient education practices in weight loss surgery. *Surgery for Obesity and Related Diseases*, 13(6), 1072–1085.

*Groller, K. D., Teel, C., Stegenga, K. H., et al. (2018). Patient perspectives about bariatric surgery unveil experiences, education, satisfaction, and recommendations for improvement. *Surgery for Obesity and Related Diseases*, 14(6), 785–796.

*Haesler, E. (2018). Evidence Summary: Prevention of pressure injuries in individuals with overweight or obesity. *Wound Practice & Research*, 26(3), 158–161.

Hafezi-Nejad, N., Bailey, C. R., Gunn, A. J., et al. (2019). Weight loss after left gastric artery embolization: A systematic review and meta-analysis. *Journal of Vascular and Interventional Radiology*, 30(10), 1593–1603.e3.

Hales, C. M., Carroll, M. D., Fryar, C. D., et al. (2020). Prevalence of obesity among adults and youth: United States, 2017–2018. National Center for Health Statistics. NCHS Data Brief, no. 360. Hyattsville, MD. Retrieved on 5/1/2020 at: www.cdc.gov/nchs/data/databriefs/db360-h.pdf

Hales, C. M., Fryar, C. D., Carroll, M. D., et al. (2018). Differences in obesity prevalence by demographic characteristics and urbanization level among adults in the United States, 2013–2016. *JAMA: The Journal of the American Medical Association*, 319(23), 2419–2429.

Heinberg, L. J., Pudalov, L., Alameddin, H., et al. (2019). Opioids and bariatric surgery: A review and suggested recommendations for assessment and risk reduction. *Surgery for Obesity and Related Diseases*, 15(2), 314–321.

Henry, T. A. (2018). Adult obesity rates rise in 6 states, exceed 35% in 7. Retrieved on 12/20/2019 at: www.ama-assn.org/delivering-care/public-health/adult-obesity-rates-rise-6-states-exceed-35-7

Holsworth, C., & Gallagher, S. (2017). Managing care of critically ill bariatric patients. *AACN Advanced Critical Care*, 28(3), 275–283.

Humbyrd, C. J. (2018). Complex obesity: Multifactorial etiologies and multifaceted responses. *The American Journal of Bioethics*, 18(7), 87–89.

Kalligeros, M., Shehadeh, F., Mylona, E. K., et al. (2020). Association of obesity with disease severity among patients with coronavirus disease 2019. *Obesity*, 28(7), 1200–1204.

Kass, D. A., Duggal, P., & Cingolani, O. (2020). Obesity could shift severe COVID-19 disease to younger ages. *Lancet*, 395(10236), 1544–1545.

Khan, S. S., Ning, H., Wilkins, J. T., et al. (2018). Association of body mass index with lifetime risk of cardiovascular disease and compression of morbidity. *JAMA Cardiology*, 3(4), 280–287.

Kizy, S., Jahansouz, C., Downey, M. C., et al. (2017). National trends in bariatric surgery 2012–2015: Demographics, procedure selection, readmissions, and cost. *Obesity Surgery*, 27(11), 2933–2939.

Kline, L. R. (2020). Clinical presentation and diagnosis of obstructive sleep apnea in adults. *UpToDate*. Retrieved on 8/13/2020 at: www.uptodate.com/contents/search?search=clinical-presentation-and-diagnosis-of-obstructive-sleep-apnea-in-adults

Kuk, J., Rotondi, M., Sui, X., et al. (2018). Individuals with obesity but no other metabolic risk factors are not at significantly elevated all-cause mortality risk in men and women. *Clinical Obesity*, 8(5), 305–312.

Kurian, M., Kroh, M., Chand, B., et al. (2018). SAGES review of endoscopic and minimally invasive bariatric interventions: A review of endoscopic and non-surgical bariatric interventions. *Surgical Endoscopy*, 32(10), 4063–4067.

LeBlanc, E. S., Patnode, C. D., Webber, E. M., et al. (2018). Behavioral and pharmacotherapy weight loss interventions to prevent obesity-related morbidity and mortality in adults: Updated evidence report and systematic review for the US Preventive Services Task Force. *JAMA: The Journal of the American Medical Association*, 320(11), 1172–1191.

Maginot, T. R., & Rhee, K. (2018). Challenges of obesity treatment: The question of decisional capacity. *The American Journal of Bioethics*, 18(7), 85–87.

*McCarthy, M. S., Elshaw, E. B., Szekeley, B. M., et al. (2017). A randomized controlled trial of nurse coaching vs. herbal supplementation for weight reduction in soldiers. *Military Medicine*, 182(S1), 274–280.

McCrory, M. A., Harbaugh, A. G., Appeadu, S., et al. (2019). Fast-food offerings in the United States in 1986, 1991, and 2016 show large increases in food variety, portion size, dietary energy, and selected micronutrients. *Journal of the Academy of Nutrition and Dietetics*, 119(6), 923–933.

McElroy, K. G., Chung, S., & Regan, M. (2017). CE: Health and the human microbiome: A primer for nurses. *American Journal of Nursing*, 117(7), 24–30.

Mechanick, J. I., Apovian, C., Brethauer, S., et al. (2019). Clinical practice guidelines for the perioperative nutritional, metabolic, and nonsurgical support of the bariatric surgery patient—2019 update: Cosponsored by the American Association of Clinical Endocrinologists, The Obesity Society, and American Society for Metabolic & Bariatric Surgery. *Endocrine Practice*, 25(12), 1–75.

Meigs, J. B. (2019). The metabolic syndrome (insulin resistance syndrome or syndrome X). *UpToDate*. Retrieved on 8/13/2020 at: www.uptodate.com/

contents/the-metabolic-syndrome-insulin-resistance-syndrome-or-syndrome-x

Meisenberg, B., Ness, J., Rao, S., et al. (2017). Implementation of solutions to reduce opioid-induced oversedation and respiratory depression. *American Journal of Health-System Pharmacy: AJHP: Official Journal of the American Society of Health-System Pharmacists, 74*(3), 162–169.

Messier, S. P., Resnik, A. E., Beavers, D. P., et al. (2018). Intentional weight loss in overweight and obese patients with knee osteoarthritis: Is more better? *Arthritis Care and Research: The Official Journal of the Arthritis Health Professions Association, 70*(11), 1569–1575.

Moore, R., & Rosenthal, R. (2018). Proposed addendum to position statement on intragastric balloon therapy. Retrieved on 12/15/2019 at: www.asmbs.org/app/uploads/2018/02/Balloon-Addemdum-Moore-Rosenthal.pdf

Moriconi, D., Masi, S., Rebelos, E., et al. (2020). Obesity prolongs the hospital stay in patients affected by COVID-19, and may impact on SARS-COV-2 shedding. *Obesity Research & Clinical Practice, 14*(3), 205–209.

Munoz-Mantilla, D. (2018). Top weight loss medications. Retrieved on 12/15/2019 at: www.obesitymedicine.org/weight-loss-medications

National Institute of Diabetes and Digestive and Kidney Diseases (NIDDK). (2016a). Potential candidates for bariatric surgery. Retrieved on 8/14/2020 at: www.niddk.nih.gov/health-information/weight-management/bariatric-surgery/potential-candidates

National Institute of Diabetes and Digestive and Kidney Diseases (NIDDK). (2016b). Prescription medications to treat overweight and obesity. Retrieved on 8/14/2020 at: www.niddk.nih.gov/health-information/weight-management/prescription-medications-treat-overweight-obesity

Obesity Action Coalition (OAC). (2019a). Access to care resources: Reviewing your insurance policy or employer sponsored medical benefits plan. Retrieved on 8/3/2019 at: www.obesityaction.org/action-through-advocacy/access-to-care/access-to-care-resources/reviewing-your-insurance-policy-or-employer-sponsored-medical-benefits-plan

Obesity Action Coalition (OAC). (2019b). What is obesity treatment? Bariatric surgery. Retrieved on 8/3/2019 at: www.obesityaction.org/obesity-treatments/what-is-obesity-treatment/bariatric-surgery

Oliver, L. A., Oliver, J. A., Ohanyan, S., et al. (2019). Ultrasound for peripheral and arterial access. *Best Practice & Research. Clinical Anaesthesiology, 33*(4), 523–537.

Orringer, K. A., Harrison, A. V., Nichani, S. S., et al. (2020). University of Michigan Health System Clinical Alignment and Performance Excellence Guideline: Obesity prevention and management. Retrieved on 5/1/2020 at: www.med.umich.edu/1info/FHP/practiceguides/obesity/obesity.pdf

Papasavas, P., El Chaar, M., Kothari, S. N., et al. (2016). American Society for Metabolic and Bariatric Surgery position statement on vagal blocking therapy for obesity. *Surgery for Obesity and Related Diseases, 12*(3), 460–461.

Perreault, L. (2020). Obesity in adults: Prevalence, screening, and evaluation. *UpToDate.* Retrieved on 8/12/2020 at: www.uptodate.com/contents/obesity-in-adults-prevalence-screening-and-evaluation

Petcu, A. (2017). Comprehensive care for bariatric surgery patients. *AACN Advanced Critical Care, 28*(3), 263–274.

Radosevich, J. J., Patanwala, A. E., & Erstad, B. L. (2016). Norepinephrine dosing in obese and nonobese patients with septic shock. *American Journal of Critical Care: An Official Publication, American Association of Critical-Care Nurses, 25*(1), 27–32.

*Rambod, M., Ghodsbin, F., & Moradi, A. (2020). The association between body mass index and comorbidity, quality of life, and cognitive function in the elderly population. *International Journal of Community Based Nursing and Midwifery (IJCBNM), 8*(1), 45–54.

*Robstad, N., Westergren, T., Siebler, F., et al. (2019). Intensive care nurses' implicit and explicit attitudes and their behavioural intentions towards obese intensive care patients. *Journal of Advanced Nursing, 75*(12), 3631–3642.

Rohde, K., Keller, M., la Cour Poulsen, L., et al. (2019). Genetics and epigenetics in obesity. *Metabolism: Clinical and Experimental, 92*, 37–50.

Ruiz-Cota, P., Bacardí-Gascón, M., & Jiménez-Cruz, A. (2019). Long-term outcomes of metabolic and bariatric surgery in adolescents with severe obesity with a follow-up of at least 5 years: A systematic review. *Surgery for Obesity and Related Diseases, 15*(1), 133–144.

Saunders, K. H., Umashanker, D., Igel, L. I., et al. (2018). Obesity pharmacotherapy. *Medical Clinics of North America, 102*(1), 135–148.

Shanti, H., & Patel, A. G. (2019). Surgery for obesity. *Medicine, 47*(3), 184–187.

Shiozawa, B., Madsen, C., Banaag, A., et al. (2019). Body mass index effect on health service utilization among active duty male United States Army soldiers. *Military Medicine, 184*(9–10), 447–453.

Smigelski-Theiss, R., Gampong, M., & Kurasaki, J. (2017). Weight bias and psychosocial implications for acute care of patients with obesity. *AACN Advanced Critical Care, 28*(3), 254–262.

Spike, J. P. (2018). Obesity, pressure ulcers, and family enablers. *The American Journal of Bioethics, 18*(7), 81–82.

Tamara, A., & Tahapary, D. L. (2020). Obesity as a predictor for a poor prognosis of COVID-19: A systematic review. *Diabetes & Metabolic Syndrome: Clinical Research & Reviews, 14*(4), 655–659.

*Tarlov, E., Zenk, S. N., Matthews, S. A., et al. (2017). Neighborhood resources to support healthy diets and physical activity among US military veterans. *Preventing Chronic Disease: Public Health Research, Practice, and Policy, 14*, E111.

Thorn, G., & Lean, M. (2017). Is there an optimal diet for weight management and metabolic health? *Gastroenterology, 152*(7), 1739–1751.

Trust for America's Health (TFAH) & Robert Wood Johnson Foundation (RWJF). (2018). The state of obesity 2018: Better policies for a healthier America. Retrieved on 12/17/2019 at: www.tfah.org/report-details/the-state-of-obesity-2018

Tsai, C., Zehetner, J., Beel, J., et al. (2019). Long-term outcomes and frequency of reoperative bariatric surgery beyond 15 years after gastric banding: A high band failure rate with safe revisions. *Surgery for Obesity and Related Diseases, 15*(6), 900–907.

U.S. Department of Defense (DoD). (2019). 2018 health of the DoD force: Obesity. *Medical Surveillance Monthly Report, 26*(8), 13–22.

VA/DoD Clinical Practice Guideline. (2020). Medications and their affects on weight. Retrieved on 3/7/2021 at: www.healthquality.va.gov/guidelines/CD/obesity/MedsEffectsWeightProviderToolFINAL50817Dec2020.pdf

Vairavamurthy, J., Cheskin, L. J., Kraitchman, D. L., et al. (2017). Current and cutting-edge interventions for the treatment of obese patients. *European Journal of Radiology, 93*, 134–142.

Wadden, T. A., Tsai, A. G., & Tronieri, J. S. (2019). A protocol to deliver intensive behavioral therapy (IBT) for obesity in primary care settings: The MODEL-IBT program. *Obesity, 27*(10), 1562–1566.

Warren, M., Beck, S., & Rayburn, J. (2018). The state of obesity 2018: Better policies for a healthier America. Retrieved on 7/29/2019 at: www.tfah.org/report-details/the-state-of-obesity-2018

Welcome, A. (2017). Medications that may increase weight. Retrieved on 5/1/2020 at: www.obesitymedicine.org/medications-that-cause-weight-gain

Williamson, K. (2020). Nursing people with bariatric care needs: More questions than answers. *Wounds UK, 16*(1), 64–71.

World Health Organization (WHO). (2017). 10 facts on obesity. Retrieved on 12/15/2019 at: www.who.int/features/factfiles/obesity/en

World Health Organization (WHO). (2018). Obesity and overweight: Fact sheet. Retrieved on 7/29/2019 at: www.who.int/en/news-room/fact-sheets/detail/obesity-and-overweight

*Wu, Y. K., & Berry, D. C. (2018). Impact of weight stigma on physiological and psychological health outcomes for overweight and obese adults: A systematic review. *Journal of Advanced Nursing, 74*(5), 1030–1042.

Yengo, L., Sidorenko, J., Kemper, K. E., et al. (2018). Meta-analysis of genome-wide association studies for height and body mass index in ~700000 individuals of European ancestry. *Human Molecular Genetics, 27*(20), 3641–3649.

Zhou, W., Kozikowski, A., Pekmezaris, R. et al. (2017). Association between weight change, health outcomes, and mortality in older residents in long-term care. *Southern Medical Journal, 110*(7), 459–465.

Recursos

American Society for Metabolic and Bariatric Surgery (ASMBS), www.asmbs.org

Centers for Disease Control and Prevention (CDC), www.cdc.gov/obesity

DASH Diet for Healthy Eating, www.dashdiet.org

National Heart, Lung, and Blood Institute of the National Institutes of Health, Aim for a Healthy Weight, www.nhlbi.nih.gov/health/educational/lose_wt/index.htm

National Institute of Diabetes and Digestive and Kidney Diseases, Weight Management, www.niddk.nih.gov/health-information/weight-management

Obesity Action Coalition, www.obesityaction.org

Obesity Medicine Association, www.obesitymedicine.org

The Obesity Society (TOS), www.obesity.org

Uconn Rudd Center for Food Policy and Obesity, www.uconnruddcenter.org

43 Avaliação e Manejo de Pacientes com Distúrbios Hepáticos

DESFECHOS DO APRENDIZADO

Após ler este capítulo, você será capaz de:

1. Identificar as funções metabólicas do fígado, as alterações fisiopatológicas e as manifestações clínicas dos distúrbios hepáticos e a importância dos achados nas provas de função hepática.
2. Explicar e demonstrar as técnicas apropriadas para realizar uma avaliação da anamnese e avaliação física e diferenciar achados normais e anormais identificados no paciente com alterações do fígado.
3. Relacionar a icterícia, a hipertensão portal, a ascite, as varizes, os déficits nutricionais e o coma e a encefalopatia hepáticos com as alterações fisiopatológicas do fígado.
4. Descrever o manejo clínico, o tratamento cirúrgico e o manejo de enfermagem de pacientes com varizes esofágicas.
5. Comparar os vários tipos de hepatite e suas etiologias, prevenção, manifestações clínicas, manejo, prognóstico e necessidades de cuidados domiciliares.
6. Usar o processo de enfermagem como referencial para o cuidado do paciente com cirrose hepática.
7. Especificar manejo não cirúrgico, manejo cirúrgico e cuidados de enfermagem para pacientes com câncer de fígado e para pacientes submetidos a transplante de fígado.

CONCEITOS DE ENFERMAGEM

Avaliação
Coagulação
Conforto
Família

Infecção
Metabolismo
Nutrição
Orientações ao paciente

Regulação celular
Segurança

GLOSSÁRIO

apraxia de construção: incapacidade de desenhar figuras em duas ou três dimensões

ascite: acúmulo de líquido rico em albumina na cavidade peritoneal

asterixe: movimentos involuntários das mãos semelhantes ao bater de asas

cirrose: doença hepática crônica caracterizada por alterações fibróticas, formação de tecido conjuntivo denso dentro do fígado, alterações degenerativas subsequentes e perda das células funcionais

encefalopatia hepática: disfunção do sistema nervoso central frequentemente associada a níveis elevados de amônia, que provocam alterações do estado mental, nível alterado de consciência e coma

escleroterapia: injeção de substâncias dentro ou ao redor das varizes esofagogástricas para provocar constrição, espessamento e enrijecimento do vaso e interromper o sangramento

hálito hepático: odor adocicado e ligeiramente fecal na respiração, que acredita-se que seja de origem intestinal.

hipertensão portal: pressão elevada na circulação portal, em consequência da obstrução do fluxo venoso para o fígado e através dele

icterícia: condição em que os tecidos corporais, incluindo a esclera e a pele, tornam-se amarelados ou amarelo-esverdeados, devido aos níveis elevados de bilirrubina

insuficiência hepática aguda: início súbito e grave de insuficiência hepática aguda, que ocorre em 8 semanas após os primeiros sintomas de icterícia (*antes chamada*: insuficiência hepática fulminante)

ligadura endoscópica de varizes (LEV): procedimento que utiliza um endoscópio modificado carregado com uma faixa de borracha elástica transferida por meio de uma bainha diretamente sobre a variz (ou varizes) a ser laqueada, com ligadura da área e interrupção do sangramento (*sinônimo:* ligadura de varizes)

transplante de fígado ortotópico (TFO): enxerto de um fígado doador na localização anatômica normal, com remoção do fígado original doente

A função hepática é complexa, e a ocorrência de disfunção hepática afeta todos os sistemas orgânicos. Por esse motivo, o enfermeiro deve compreender como o fígado funciona e deve ter habilidades especializadas na avaliação clínica e no manejo de pacientes submetidos a procedimentos diagnósticos e terapêuticos. O enfermeiro também precisa compreender os avanços tecnológicos no manejo dos distúrbios hepáticos. Os distúrbios hepáticos são comuns e podem resultar de vírus, obesidade, resistência à insulina ou de exposição a substâncias tóxicas (p. ex., álcool etílico) ou de tumores (Norris, 2019).

AVALIAÇÃO DO FÍGADO

REVISÃO DE ANATOMIA E FISIOLOGIA

O fígado – a maior glândula do corpo e um órgão importante – pode ser considerado como uma fábrica química, que produz, armazena, metaboliza e excreta grande número de substâncias envolvidas no metabolismo (Hammer & McPhee, 2019; Sanyal, Boyer, Terrault et al., 2018). A localização do fígado é essencial, visto que ele recebe sangue rico em nutrientes diretamente do trato gastrintestinal (GI) e, em seguida, armazena ou transforma esses nutrientes em substâncias químicas, que são utilizadas em outras partes do corpo para suprir as necessidades metabólicas. O fígado é particularmente importante na regulação do metabolismo da glicose e das proteínas; ele produz e secreta a bile, que desempenha uma importante função na digestão e na absorção das gorduras no trato GI. Além disso, o fígado remove os produtos de degradação da corrente sanguínea e os secreta na bile. A bile produzida pelo fígado é armazenada temporariamente na vesícula biliar, até que seja necessária para a digestão, quando a vesícula biliar se esvazia e a bile entra no intestino (Figura 43.1).

Anatomia do fígado

O fígado é um grande órgão altamente vascularizado, que se localiza atrás das costelas, na parte superior direita da cavidade abdominal. Pesa entre 1.200 e 1.500 g no adulto de constituição média e é dividido em quatro lobos. Cada lobo é circundado por uma camada fina de tecido conjuntivo, que se estende para dentro do próprio lobo e que divide a massa hepática em pequenas unidades funcionais, denominadas *lóbulos* (Barrett, Barman, Brooks et al., 2019; Hammer & McPhee, 2019).

A circulação do sangue para dentro e para fora do fígado é de extrema importância para a função hepática. O sangue que perfunde o fígado provém de duas fontes. Aproximadamente 80% do suprimento sanguíneo provém da veia porta, que drena o trato GI; trata-se de um sangue rico em nutrientes, mas que carece de oxigênio. O suprimento sanguíneo remanescente entra pela artéria hepática e é rico em oxigênio. Os ramos terminais desses dois vasos sanguíneos unem-se para formar leitos capilares comuns, que constituem os sinusoides do fígado (Figura 43.2). Por conseguinte, os hepatócitos (células hepáticas) são banhados por uma mistura de sangue venoso e arterial. Os sinusoides desembocam em vênulas, as quais ocupam o centro de cada lóbulo hepático e são denominadas *veias centrais*. Estas se unem para formar a veia hepática, que constitui a drenagem venosa do fígado e desemboca na veia cava inferior, próximo ao diafragma (Barrett et al., 2019; Hammer & McPhee, 2019; Sanyal et al., 2018).

Além dos hepatócitos, o fígado apresenta células fagocíticas, que pertencem ao sistema reticuloendotelial. Outros órgãos que contêm células reticuloendoteliais são o baço, a medula óssea, os linfonodos e os pulmões. No fígado, essas células são denominadas *células de Kupffer* (Barrett et al., 2019; Hammer & McPhee, 2019). Como fagócito mais comum do corpo humano, sua principal função consiste em ingerir materiais particulados (p. ex., bactérias) que entram no fígado através do sangue portal.

Os ductos biliares menores, denominados *canalículos*, localizam-se entre os lóbulos do fígado. Os canalículos recebem secreções dos hepatócitos e as transportam até os ductos biliares maiores, que finalmente formam o ducto hepático. O ducto hepático do fígado e o ducto cístico da vesícula biliar unem-se para formar o ducto colédoco, que desemboca no

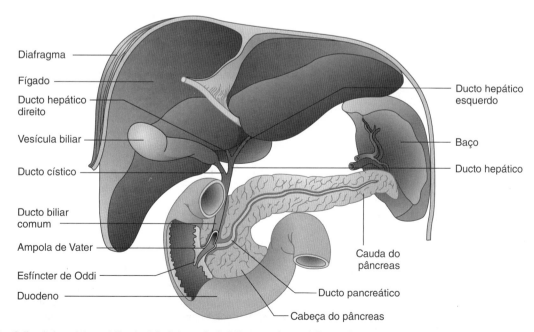

Figura 43.1 • O fígado e o sistema biliar, incluindo a vesícula biliar e os ductos biliares. Reproduzida, com autorização, de Norris, T. L. (2019). *Porth's pathophysiology: Concepts of altered health states* (10th ed., Fig. 38.1). Philadelphia, PA: Wolters Kluwer.

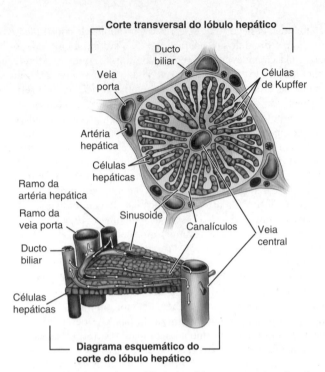

Figura 43.2 • Corte de um lóbulo hepático, mostrando a localização das veias hepáticas, células hepáticas, sinusoides hepáticos e ramos da veia porta e artéria hepática.

intestino delgado. O esfíncter de Oddi (localizado na junção em que o ducto colédoco entra no duodeno) controla o fluxo da bile para dentro do intestino.

Funções do fígado

Metabolismo da glicose

O fígado desempenha uma importante função no metabolismo da glicose e na regulação da concentração da glicose no sangue. Depois de uma refeição, a glicose é captada do sangue venoso portal pelo fígado e convertida em glicogênio, que é armazenado nos hepatócitos. Subsequentemente, o glicogênio é convertido de volta em glicose, por meio de um processo chamado glicogenólise, que é liberada, quando necessário, na corrente sanguínea para manter os níveis normais de glicemia. No entanto, esse processo fornece uma quantidade limitada de glicose. Uma quantidade adicional de glicose pode ser sintetizada pelo fígado por meio de um processo denominado *gliconeogênese*; para isso, o fígado utiliza os aminoácidos da degradação de proteínas ou o lactato produzido pelos músculos em atividade. Esse processo ocorre em resposta à hipoglicemia (Barrett et al., 2019; Hammer & McPhee, 2019).

Conversão da amônia

O uso de aminoácidos das proteínas para a gliconeogênese resulta na formação de amônia como subproduto. O fígado converte essa amônia metabolicamente produzida em ureia. A amônia produzida pelas bactérias no intestino também é removida do sangue portal para a síntese de ureia. Dessa maneira, o fígado converte a amônia, uma toxina potencial, em ureia, um composto que é excretado na urina (Barrett et al., 2019; Hammer & McPhee, 2019).

Metabolismo das proteínas

O fígado também desempenha uma importante função no metabolismo das proteínas. Ele sintetiza quase todas as proteínas plasmáticas (exceto a gamaglobulina), incluindo a albumina, as alfaglobulinas e as betaglobulinas, os fatores de coagulação sanguínea, as proteínas de transporte específicas e a maioria das lipoproteínas plasmáticas. A vitamina K é necessária para o fígado na síntese de protrombina e de alguns outros fatores de coagulação. Os aminoácidos são utilizados pelo fígado para síntese de proteína (Barrett et al., 2019; Hammer & McPhee, 2019).

Metabolismo dos lipídios

O fígado também é ativo no metabolismo dos lipídios. Os ácidos graxos podem ser clivados para a produção de energia e corpos cetônicos (ácido acetoacético, ácido beta-hidroxibutírico e acetona). Os corpos cetônicos são pequenos compostos que podem penetrar na corrente sanguínea e que proporcionam uma fonte de energia para os músculos e outros tecidos. A decomposição dos ácidos graxos em corpos cetônicos ocorre principalmente quando a disponibilidade de glicose para o metabolismo é limitada, como na inanição ou no diabetes melito descontrolado. Os ácidos graxos e seus produtos metabólicos também são usados para a síntese de colesterol, lecitina, lipoproteínas e outros lipídios complexos (Hammer & McPhee, 2019; Sanyal et al., 2018).

Armazenamento de vitaminas e ferro

As vitaminas A, B e D e várias vitaminas do complexo B são armazenadas em grandes quantidades no fígado; o mesmo ocorre com determinadas substâncias, como o ferro e o cobre.

Formação da bile

A bile é continuamente formada pelos hepatócitos e coletada nos canalículos e ductos biliares. É composta principalmente de água e eletrólitos (p. ex., sódio, potássio, cálcio, cloreto e bicarbonato), e também contém quantidades significativas de lecitina, ácidos graxos, colesterol, bilirrubina e sais biliares. A bile é coletada e armazenada na vesícula biliar e esvaziada no intestino quando necessária para o processo da digestão. As funções da bile são excretoras, como na excreção de bilirrubina; além disso, atua como auxiliar na digestão por meio da emulsificação das gorduras pelos sais biliares.

Os sais biliares são sintetizados pelos hepatócitos a partir do colesterol; após a sua conjugação ou ligação a aminoácidos (taurina e glicina), eles são excretados na bile. Juntamente com o colesterol e a lecitina, os sais biliares são utilizados para a emulsificação das gorduras no intestino, que é necessária para a digestão e a absorção eficientes. Em seguida, os sais biliares são reabsorvidos, principalmente no íleo distal, para dentro do sangue portal, retornando ao fígado para serem novamente excretados na bile. Essa via da bile dos hepatócitos para o intestino e de volta aos hepatócitos é denominada *circulação êntero-hepática*. Devido à circulação êntero-hepática, apenas uma pequena fração dos sais biliares que entram no intestino é excretada nas fezes. Esse processo diminui a necessidade de síntese ativa de sais biliares pelas células hepáticas (Hammer & McPhee, 2019).

Excreção da bilirrubina

A bilirrubina é um pigmento derivado da decomposição da hemoglobina pelas células do sistema reticuloendotelial, incluindo as células de Kupffer do fígado. Os hepatócitos removem a bilirrubina do sangue e a modificam quimicamente por meio de sua conjugação com ácido glicurônico, o que torna a bilirrubina mais solúvel em soluções aquosas. A bilirrubina conjugada é secretada pelos hepatócitos nos canalículos biliares adjacentes e é, finalmente, transportada na bile para o duodeno.

No intestino delgado, a bilirrubina é convertida em urobilinogênio, que é parcialmente excretado nas fezes e parcialmente absorvido através da mucosa intestinal para o sangue portal. Grande parte desse urobilinogênio reabsorvido é removida pelos hepatócitos e secretada mais uma vez na bile (circulação êntero-hepática). Parte do urobilinogênio penetra na circulação sistêmica e é excretada na urina pelos rins. A eliminação da bilirrubina na bile representa a principal via de sua excreção.

Metabolismo dos medicamentos

O fígado metaboliza muitos medicamentos, tais como barbitúricos, opioides, sedativos, anestésicos e anfetaminas (Goldman & Schafer, 2019; Hammer & McPhee, 2019; Sanyal et al., 2018). Em geral, o metabolismo resulta em inativação do medicamento, embora também possa ocorrer ativação. Uma das vias importantes para o metabolismo dos medicamentos envolve a conjugação (ligação) do medicamento com uma variedade de compostos, como o ácido glicurônico ou o ácido acético, formando substâncias mais solúveis. Essas substâncias podem ser então excretadas nas fezes ou na urina, de modo semelhante à excreção da bilirrubina. A biodisponibilidade refere-se à fração do medicamento administrado que alcança efetivamente a circulação sistêmica. A biodisponibilidade de um medicamento oral (absorvido pelo trato GI) pode ser diminuída se o medicamento for metabolizado, em grande parte, pelo fígado antes de alcançar a circulação sistêmica; esse processo é conhecido como efeito de primeira passagem. Alguns medicamentos apresentam um efeito de primeira passagem tão grande, que o seu uso fica essencialmente limitado à via parenteral, ou as doses orais precisam ser substancialmente maiores que as doses parenterais para obter o mesmo efeito.

 ### Considerações gerontológicas

O Boxe 43.1 fornece um resumo das alterações observadas no fígado relacionadas com a idade. No indivíduo idoso, a alteração mais comum no fígado consiste em diminuição de seu tamanho e peso, acompanhada de redução do fluxo sanguíneo hepático total. No entanto, em geral, essas diminuições são proporcionais às reduções no tamanho do corpo e no peso observadas com o envelhecimento normal. Os resultados das provas de função hepática geralmente não se modificam com a idade; a obtenção de resultados anormais em pacientes idosos indica uma função hepática anormal, e não o resultado do próprio processo de envelhecimento.

O metabolismo dos medicamentos pelo fígado diminui no indivíduo idoso; no entanto, essas alterações costumam ser acompanhadas de modificações na absorção intestinal, excreção renal e distribuição corporal mudada de alguns medicamentos, em consequência de alterações na deposição de gordura. Essas degenerações exigem uma cuidadosa administração e monitoramento dos medicamentos; quando apropriado, podem ser necessárias doses reduzidas para evitar intoxicação medicamentosa.

AVALIAÇÃO

Anamnese

Se os resultados das provas de função hepática forem anormais, o paciente é avaliado à procura de doença hepática. Nesses casos, a anamnese deve focar a exposição prévia do paciente a substâncias hepatotóxicas ou a agentes infecciosos. Histórico ocupacional, práticas de lazer e de viagem do paciente podem ajudar na identificação de exposição a hepatotoxinas (p. ex., substâncias químicas industriais, outras toxinas). O histórico de consumo de bebidas alcoólicas e uso de drogas pelo paciente, incluindo o uso de substâncias intravenosas (IV) ou injetáveis, porém não limitada a estas, fornece informações adicionais sobre a exposição a toxinas e agentes infecciosos. Muitos medicamentos (incluindo paracetamol, cetoconazol e ácido valproico) são responsáveis por disfunção e doença hepáticas (Friedman & Martin, 2018). Uma história medicamentosa completa deve considerar todos os medicamentos prescritos atuais e prévios, medicamentos de venda livre, fitoterápicos, drogas ilícitas e suplementos nutricionais.

São identificados os comportamentos do estilo de vida que aumentam o risco de exposição a agentes infecciosos. Uso de drogas IV ou injetáveis, práticas sexuais sem proteção e viagens ao exterior constituem fatores de risco potenciais para a doença hepática. A quantidade e o tipo de consumo de bebidas alcoólicas são identificados utilizando instrumentos de triagem (questionários) que foram desenvolvidos para essa finalidade (ver Capítulo 4). A quantidade de bebidas alcoólicas necessária para produzir doença hepática crônica varia amplamente; no entanto, os homens que consomem 60 a 80 g/dia de bebidas alcoólicas (aproximadamente quatro copos de cerveja, vinho ou bebidas mistas) e as mulheres cujo consumo de bebidas alcoólicas é de 40 a 60 g/dia são considerados indivíduos com alto risco de cirrose. A **cirrose** é um distúrbio hepático crônico, que se caracteriza por alterações fibróticas, formação de tecido conjuntivo denso no fígado, alterações degenerativas subsequentes e perda do tecido hepático funcional (Barrett et al., 2019; Sanyal et al., 2018).

A anamnese também inclui a avaliação da história clínica pregressa do paciente, a fim de identificar fatores de risco para o desenvolvimento de doença hepática. São identificadas as condições clínicas atuais e pregressas, incluindo as de natureza psicológica ou psiquiátrica. O histórico familiar inclui perguntas sobre distúrbios hepáticos familiares que possam ter a sua origem no consumo abusivo de bebidas alcoólicas ou doença da vesícula biliar, bem como outros distúrbios familiares ou genéticos (Boxe 43.2).

A anamnese também deve considerar os sintomas sugestivos de doença hepática. Os sintomas que podem ter a sua origem em uma doença hepática, mas que não são específicos

---

Boxe 43.1 Alterações do sistema hepatobiliar relacionadas com a idade

- Apresentação clínica atípica de doença biliar
- Reduções do seguinte:
  - Depuração do antígeno de superfície da hepatite B
  - Metabolismo e capacidade de depuração de fármacos
  - Fluxo sanguíneo intestinal e na veia porta
  - Contração da vesícula biliar depois de uma refeição
  - Taxa de reposição/reparo das células hepáticas após a ocorrência de lesão
  - Tamanho e peso do fígado, particularmente nas mulheres
- Prevalência aumentada de cálculos biliares, devido ao aumento da secreção de colesterol na bile
- Progressão mais rápida da infecção pelo vírus da hepatite C e menor taxa de resposta à terapia
- Complicações mais graves da doença da via biliar.

Adaptado de Townsend, C. M., Beauchamp, R. D., Evers, B. M. et al. (2016). *Sabiston's textbook of surgery: The biological basis of modern surgical practice*. Philadelphia, PA: Elsevier.

Boxe 43.2 — GENÉTICA NA PRÁTICA DE ENFERMAGEM
Distúrbios hepáticos

Vários distúrbios hepáticos apresentam uma causa genética subjacente. Todavia, outros distúrbios genéticos associados com distúrbios metabólicos, gastrintestinais ou hemorrágicos também comprometem a função hepática. Alguns exemplos de distúrbios hepáticos causados por anormalidades genéticas incluem:

Herança autossômica dominante:
- Síndrome de Alagille
- Coproporfiria hereditária
- Hepatopatia policística.

Autossômica recessiva:
- Síndrome de Crigler-Najjar
- Síndrome de Dublin-Johnson
- Hemocromatose
- Colestase intra-hepática familiar progressiva
- Talassemia
- Doença de Wilson.

O padrão de herança não é bem definido, contudo, existe predisposição genética para o distúrbio:
- Atresia biliar
- Doença de Gilbert.

Outros distúrbios genéticos que comprometem o sistema hepático:
- Deficiência de alfa-1 antitripsina
- Fibrose cística
- Doença do armazenamento de glicogênio
- Doença de armazenamento lisossômico
- Doença renal policística
- Síndrome de Zellweger.

Avaliações de enfermagem

Ver no Capítulo 4, Boxe 4.2, Genética na prática de enfermagem: Aspectos genéticos da avaliação de saúde

Avaliação da história familiar relacionada com os distúrbios hepáticos

- Obter um histórico familiar para três gerações do lado materno e do lado paterno na família do paciente
- Avaliar o histórico familiar quanto a parentes com doença hepática de início precoce.

Avaliação do paciente relacionada com distúrbios hepáticos genéticos

- Pesquisar sinais físicos ou história pregressa de:
  - Distensão abdominal e constipação intestinal
  - Alterações da coloração da pele ou escleróticas de coloração amarelada
  - Hepatomegalia, esplenomegalia ou aumento da circunferência abdominal
  - Episódios de náuseas e vômito
  - Hemorroidas, varizes esofágicas ou cálculos biliares
  - Intolerância a alimentos gordurosos ou álcool etílico
  - Fezes de coloração clara (massa de vidraceiro)
  - Existência e frequência de indigestão ou refluxo
  - Perda de peso inexplicada
- Avaliar a presença de distúrbios associados do sistema nervoso, tais como depressão e alterações do humor, particularmente raiva e irritabilidade (doença de Wilson)
- Avaliar problemas associados dos níveis de glicemia, como hipoglicemia
- Questionar e avaliar se existe sangramento anormal ou equimose
- Obter e revisar os valores laboratoriais: provas de função hepática, amônia, bilirrubina (total e frações), vitaminas lipossolúveis (p. ex., vitaminas A, D, E, K).

Recursos sobre genética

American Liver Foundation, www.liverfoundation.org
Ver no Capítulo 6, Boxe 6.7, os componentes do aconselhamento genético.

---

de disfunção hepática, incluem icterícia, mal-estar, fraqueza, fadiga, prurido, dor abdominal, febre, anorexia, ganho de peso, edema, aumento da circunferência abdominal, hematêmese, melena, hematoquezia (eliminação de fezes sanguinolentas), equimoses fáceis, alterações na acuidade mental, transtornos de personalidade, transtornos do sono e diminuição da libido nos homens e amenorreia secundária nas mulheres.

Avaliação física

O enfermeiro avalia o paciente à procura de sinais físicos que podem ocorrer na presença de disfunção hepática, incluindo a palidez frequentemente observada com a doença crônica e a icterícia. A pele, as mucosas e a esclera são inspecionadas quanto à icterícia, e os membros são examinados à procura de atrofia muscular, edema e escoriação da pele em consequência de arranhadura. O enfermeiro observa a pele à procura de petéquias ou de áreas de equimose (contusões), angiomas aracneiformes (Figura 43.3) e eritema palmar. O homem é avaliado quanto à presença de ginecomastia unilateral ou bilateral e atrofia testicular, devido a alterações hormonais. São avaliados o estado cognitivo (lembranças, memória, pensamento abstrato) e o estado neurológico do paciente. O enfermeiro observa a presença de tremor generalizado, **asterixe** (movimentos involuntários das mãos semelhantes ao bater de asas), fraqueza e fala arrastada. Esses sintomas são discutidos mais adiante.

Em algumas condições, os lipídios podem acumular-se nos hepatócitos, resultando na condição anormal denominada *esteatose hepática*. Quando não relacionada com bebidas alcoólicas, essa doença é designada como esteatose hepática não alcoólica (EHNA). Uma condição conhecida como esteato-hepatite não alcoólica (ENA) representa uma condição mais grave dentro do amplo espectro da EHNA, podendo resultar em lesão, alterações fibróticas do fígado e cirrose (Hammer & McPhee, 2019).

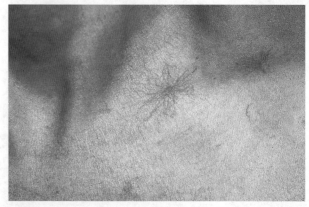

Figura 43.3 • Angioma aracneiforme. Esse angioma aracneiforme (arterial) aparece na pele. Sob o centro elevado e as ramificações irradiadas, os vasos sanguíneos são sinuosos e em alça.

A EHNA e a ENA são duas doenças dentro do espectro da esteatose, fibrose e cirrose, que estão fortemente associadas à obesidade (Barrett et al., 2019). Alguns estudos sugerem que sobrepeso e consumo exagerado de bebidas alcoólicas provocam lesão hepática grave. Pessoas com sobrepeso e pessoas com obesidade que sejam etilistas pesados correm risco significativamente aumentado de desenvolver hepatopatia crônica e morrer por causa disso (Bellentani, 2017; Friedman & Martin, 2018; Schiff, Maddrey & Reddy, 2018). Estudos também identificaram que há um risco aumentado de câncer de fígado em indivíduos com cirrose alcoólica que também apresentam esteatose hepática, diabetes melito tipo 2 e sobrepeso ou obesidade (Bellentani, 2017; Schiff et al., 2018). Em pacientes com sobrepeso, obesidade ou elevado consumo de bebidas alcoólicas, o enfermeiro examina à procura de sinais de disfunção hepática associada.

O enfermeiro avalia a presença de uma onda de líquido abdominal (discutida mais adiante). O abdome é palpado para avaliar o tamanho do fígado e para detectar qualquer hipersensibilidade sobre o órgão. O fígado pode ser palpável no quadrante superior direito. Um fígado palpável apresenta margem nítida e firme, com superfície lisa (Figura 43.4). O enfermeiro estima o tamanho do fígado percutindo suas margens superior e inferior. Se o fígado não for palpável, mas houver suspeita de hipersensibilidade, a percussão brusca da parte direita inferior do tórax pode provocar hipersensibilidade. Para comparação, o enfermeiro realiza em seguida uma manobra semelhante na região inferior esquerda do tórax.

Se o fígado for palpável, o enfermeiro observa e registra o seu tamanho, a consistência, a presença de qualquer hipersensibilidade e a regularidade ou irregularidade de seu contorno. Se o fígado estiver aumentado, o grau de sua descida abaixo da margem costal direita é registrado para proporcionar alguma indicação do tamanho. O enfermeiro determina se a margem do fígado é nítida e lisa ou atenuada, e se o fígado aumentado é nodular ou liso. O fígado de um paciente com cirrose é pequeno e endurecido na cirrose de estágio avançado, enquanto o fígado de um paciente com hepatite aguda é macio, e a mão movimenta facilmente a borda.

A hipersensibilidade do fígado indica hipertrofia aguda recente, com consequente estiramento da cápsula hepática. A ausência de hipersensibilidade pode implicar que a hipertrofia é de longa duração. O fígado de um paciente com hepatite viral é hipersensível; já o de um paciente com hepatite alcoólica não exibe hipersensibilidade. O aumento do fígado é um achado anormal, que exige avaliação (Hammer & McPhee, 2019).

AVALIAÇÃO DIAGNÓSTICA

É possível realizar uma ampla variedade de exames complementares em pacientes com distúrbios hepáticos. O enfermeiro deve instruir o paciente sobre a finalidade do exame, o que esperar e quaisquer efeitos colaterais possíveis relacionados com os exames antes de sua realização. O enfermeiro deve observar tendências nos resultados obtidos, visto que fornecem informações sobre a evolução da doença e a resposta do paciente ao tratamento.

Provas de função hepática

Mais de 70% do parênquima do fígado pode ser lesionado antes que os resultados das provas de função hepática se tornem anormais. Em geral, a função é medida em termos de atividade das enzimas séricas (*i. e.*, níveis séricos de aminotransferase, fosfatase alcalina, desidrogenase láctica) e concentrações séricas de proteínas (albumina e globulinas), bilirrubina, amônia, fatores de coagulação e lipídios (Hammer & McPhee, 2019; Mansour & McPherson, 2018; Sanyal et al., 2018; Wendon, Cordoba, Dhawan et al., 2017). Vários desses exames podem ser úteis para avaliar pacientes com doença hepática. No entanto, a natureza e a extensão da disfunção hepática não podem ser determinadas apenas por esses exames, visto que outros distúrbios podem afetar os resultados dos exames.

As aminotransferases séricas constituem indicadores sensíveis de lesão das células hepáticas e mostram-se úteis na detecção de doença hepática aguda, como a hepatite. A alanina aminotransferase (ALT), a aspartato aminotransferase (AST) e a gamaglutamil transferase (GGT) (também denominada gamaglutamil transpeptidase [GGTP]) são os exames mais frequentemente realizados para avaliar a presença de lesão hepática (Friedman & Martin, 2018; Maher & Schreibman, 2018; Schiff et al., 2018). Os níveis de ALT aumentam principalmente nos distúrbios hepáticos e podem ser utilizados para monitorar a evolução da hepatite ou da cirrose ou os efeitos de tratamentos que podem ser tóxicos para o fígado. A AST é encontrada nos tecidos que apresentam alta atividade metabólica; por conseguinte, os níveis podem estar aumentados se houver lesão ou morte de tecidos e órgãos, tais como o coração, o fígado, o músculo esquelético e os rins. Embora não sejam específicos de doença hepática, os níveis de AST podem estar aumentados na cirrose, na hepatite e no câncer de fígado. Os níveis elevados de GGT estão associados à colestase, mas também podem ser produzidos por doença hepática alcoólica. Embora os rins tenham os níveis mais elevados da enzima, o fígado é considerado a fonte de atividade sérica normal. O exame determina a disfunção das células hepáticas e constitui um indicador sensível de colestase. Seu principal valor na doença hepática consiste em confirmar a origem hepática de um nível elevado de fosfatase alcalina. As provas de função hepática comuns estão resumidas na Tabela 43.1.

Biopsia hepática

A biopsia hepática consiste na remoção de uma pequena quantidade de tecido hepático, geralmente por aspiração por agulha, e possibilita o exame das células hepáticas. A indicação mais comum constitui-se de avaliação de distúrbios difusos do parênquima e diagnóstico de lesões expansivas. A biopsia

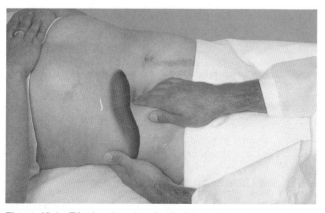

Figura 43.4 • Técnica de palpação do fígado. O examinador coloca uma das mãos sob a parte inferior direita da caixa torácica e com a outra mão pressiona para baixo durante a inspiração, com pressão leve. Reproduzida, com autorização, de Bickley, L. S. (2017). *Bates' guide to physical examination and history taking*. (12th ed). Philadelphia, PA: Lippincott Williams & Wilkins.

TABELA 43.1 — Exames laboratoriais comuns para a avaliação da função hepática.

Teste	Normal	Funções clínicas
Exames dos pigmentos Bilirrubina sérica, direta Bilirrubina sérica, total Bilirrubina urinária Urobilinogênio urinário Urobilinogênio fecal (raramente utilizado)	0,1 a 0,4 mg/dℓ (1,7 a 3,7 mcmol/ℓ) 0,3 a 1 mg/dℓ (5 a 17 mcmol/ℓ) < 0,25 mg/24 h (< 0,42 mcmol/24 h) (Urobilinogênio urinário) 0,05 a 2,5 mg/24 h (0,5 a 4 U de Ehrlich/24 h) (Urobilinogênio fecal) 50 a 300 mg/24 h (100 a 400 U de Ehrlich/100 g)	Estes exames medem a capacidade do fígado de conjugar e excretar bilirrubina. Os resultados são anormais na doença hepática e na doença da via biliar, e estão associados clinicamente à icterícia.

Exame das proteínas
Proteína sérica total
Albumina sérica
Globulina sérica
Eletroforese das proteínas séricas
Albumina
  α_1-globulina
  α_2-globulina
  Betaglobulina
  Gamaglobulina
Razão A/G
	7 a 7,5 g/dℓ (70 a 75 g/ℓ)
	3,5 a 5,2 g/dℓ (35 a 52 g/ℓ)
	2,3 a 3,5 g/dℓ (23 a 35 g/ℓ)
	
	3,5 a 5,2 g/dℓ (35 a 52 g/ℓ)
	0,1 a 0,3 mg/dℓ (1 a 3 g/ℓ)
	0,6 a 1 g/dℓ (6 a 10 g/ℓ)
	0,5 a 1 g/dℓ (5 a 10 g/ℓ)
	0,6 a 1,3 g/dℓ (6 a 13 g/ℓ)
	A > G ou 1,5:1 a 2,5:1
		As proteínas são sintetizadas pelo fígado. Seus níveis podem ser afetados em uma variedade de comprometimentos hepáticos: a albumina é afetada na cirrose, hepatite crônica, edema e ascite; as globulinas são afetadas na cirrose, doença hepática, icterícia obstrutiva crônica e hepatite viral.
		
		A razão A/G é invertida da doença hepática crônica (diminuição da albumina e aumento da globulina).

Razão tempo de protrombina/razão normalizada internacional (TP/RNI)	100% ou 11 a 13 s/RNI é um cálculo baseado nos resultados do TP. Níveis de razão normalizada internacional inferiores a 1,1 são considerados normais	O tempo de protrombina e a RNI podem estar prolongados na doença hepática. São indicadores da função de síntese hepática. Não irão retornar ao normal com vitamina K na presença de lesão grave das células hepáticas.
Fosfatase alcalina sérica	Varia de acordo com o método: *Adultos*: 52 a 142 U/ℓ	A fosfatase alcalina sérica é produzida nos ossos, no fígado, nos rins e no intestino, e é excretada através da via biliar. Na ausência de doença óssea, trata-se de uma medida sensível de obstrução da via biliar. Os resultados podem variar, visto que esse exame depende da temperatura e do método laboratorial empregado.
Exame das aminotransferases séricas AST ALT	10 a 40 U/mℓ (0,34 a 0,68 U/ℓ) 8 a 40 U/mℓ (0,14 a 0,68 U/ℓ)	Os exames baseiam-se na liberação das enzimas das células hepáticas lesionadas. Essas enzimas estão elevadas na lesão das células hepáticas. Os valores normais podem diferir nos homens e nas mulheres.
GGT, GGTP	0 a 30 U/ℓ IU/ℓ	Os valores estão elevados no consumo abusivo de bebidas alcoólicas e constituem marcadores para a colestase biliar.
LDH	100 a 200 unidades (100 a 225 U/ℓ)	
Amônia (plasma)	15 a 45 mcg/dℓ (11 a 32 mcmol/ℓ)	O fígado converte a amônia em ureia. O nível de amônia aumenta na insuficiência hepática.
Colesterol Éster HDL LDL	60 a 70% do colesterol total, fração do colesterol total 0,60 a 0,70 *Homens*: 35 a 70 mg/dℓ; *Mulheres*: 35 a 85 mg/dℓ < 130 mcg/dℓ	Os níveis de colesterol estão elevados na obstrução biliar e diminuídos na doença hepática parenquimatosa.

A/G: albumina/globulina; ALT: alanina aminotransferase; AST: aspartato aminotransferase; GGT: gamaglutamil transferase; GGTP: gamaglutamil transpeptidase; HDL: lipoproteína de alta densidade; LDH: desidrogenase láctica; LDL: lipoproteína de baixa densidade. Adaptada de Fischbach, F. & Fischbach, M. (2018). *A manual of laboratory and diagnostic tests*. (10th ed). Philadelphia, PA: Wolters Kluwer.

hepática é particularmente útil quando os achados clínicos e os exames laboratoriais não são diagnósticos. Embora rara, devido às orientações radiológicas atualmente disponíveis, a peritonite causada por sangue ou bile é a complicação mais comum; por conseguinte, são obtidos exames da coagulação, seus valores são registrados e os resultados anormais são tratados antes da realização de biopsia hepática (Schiff et al., 2018). Outras técnicas de biopsia hepática são preferidas na presença de **ascite** (acúmulo de líquido rico em albumina na cavidade peritoneal) ou anormalidades da coagulação. A biopsia hepática pode ser realizada por via percutânea sob orientação ultrassonográfica, ou por via transvenosa, através da veia jugular interna direita até a veia hepática, sob controle fluoroscópico. A biopsia hepática também pode ser realizada por meio laparoscópico.

Outros exames complementares

A ultrassonografia (US), a tomografia computadorizada (TC) e a ressonância magnética (RM) são utilizadas para identificar as estruturas normais e a presença de anormalidades do fígado e da árvore biliar. É possível realizar uma cintigrafia hepática com radioisótopos para avaliar o tamanho do fígado, o fluxo sanguíneo hepático e a presença de obstrução. As determinações não invasivas da rigidez hepática ou da elastografia utilizam ondas ultrassônicas para identificar fibrose hepática e sua magnitude. A elastografia por RM emprega ondas de cisalhamento mecânicas para identificar tecido rígido (Schiff et al., 2018). Fibrose hepática e outras doenças hepáticas podem ser identificadas, avaliadas e monitoradas por vários outros exames não invasivos. Esses exames reduzem a necessidade de biopsia hepática (Friedman & Martin, 2018; Schiff et al., 2018).

A laparoscopia (inserção de um endoscópio de fibra óptica através de uma pequena incisão abdominal) é utilizada para examinar o fígado e outras estruturas pélvicas. É também empregada para realizar uma biopsia hepática guiada, estabelecer a causa da ascite, assim como para diagnosticar e efetuar o estadiamento de tumores do fígado e de outros órgãos abdominais.

MANIFESTAÇÕES DA DISFUNÇÃO HEPÁTICA

A disfunção hepática resulta de lesão das células parenquimatosas do fígado, devido diretamente a doenças hepáticas primárias, ou indiretamente, em consequência da obstrução do fluxo biliar ou de alterações da circulação hepática. A disfunção hepática pode ser aguda ou crônica, sendo esta muito mais comum.

A doença hepática crônica, incluindo a cirrose, constitui a 12ª causa principal de morte nos EUA entre adultos jovens e de meia-idade (Schiff et al., 2018). Pelo menos 40% dessas mortes estão associadas ao consumo de bebidas alcoólicas. A frequência da doença hepática crônica nos homens é duas vezes maior que a das mulheres, e a doença hepática crônica é mais comum nos países asiáticos e africanos que na Europa e nos EUA. A cirrose compensada, em que o fígado comprometido ainda é capaz de desempenhar suas funções normais, frequentemente passa despercebida por longos períodos, e até 1% dos indivíduos pode apresentar cirrose subclínica ou compensada (Bope & Kellerman, 2018; Schiff et al., 2018). Aproximadamente 80% dos pacientes com diagnóstico de cirrose compensam e permanecem assintomáticos por um período de 10 anos (Schiff et al., 2018).

Os processos patológicos que levam à disfunção hepatocelular podem ser provocados por agentes infecciosos, como bactérias e vírus, ou por anoxia, distúrbios metabólicos, toxinas e medicamentos, déficits nutricionais e estados de hipersensibilidade. A causa mais comum de lesão parenquimatosa é a desnutrição, particularmente aquela relacionada com o alcoolismo (Moon, Singal & Tapper, 2018). É importante lembrar que até mesmo pacientes com sobrepeso ou obesidade podem sofrer não apenas de desnutrição relacionada a hepatopatia, mas também de sarcopenia (perda significativa de tecido muscular). A sarcopenia está associada a aumento das taxas de morbidade e mortalidade em pacientes com doença hepática em estágio terminal (DHET) (Aby & Saab, 2019).

As células parenquimatosas respondem à maioria dos agentes nocivos por meio da substituição do glicogênio por lipídios, produzindo infiltração gordurosa, com ou sem morte ou necrose celular. Esse processo está geralmente associado à infiltração de células inflamatórias e ao crescimento de tecido fibroso. Se o processo patológico não for demasiado tóxico para as células, pode ocorrer regeneração celular. O resultado da doença parenquimatosa crônica consiste no fígado fibrótico e contraído observado na cirrose.

As consequências da doença hepática são numerosas e variadas. Com frequência, os efeitos finais são incapacitantes ou potencialmente fatais, e a sua presença tem prognóstico sombrio. Dentre as manifestações mais comuns e significativas da doença hepática, destacam-se: icterícia, hipertensão portal, ascite e varizes, déficits nutricionais (que resultam da incapacidade de células hepáticas lesionadas metabolizarem determinadas vitaminas) e **encefalopatia hepática** ou coma hepático.

ICTERÍCIA

A concentração de bilirrubina no sangue pode estar aumentada na presença de doença hepática e se houver impedimento do fluxo de bile (p. ex., por cálculos biliares nos ductos biliares) ou destruição excessiva dos eritrócitos. Na presença de obstrução dos ductos biliares, a bilirrubina não entra no intestino; em consequência, o urobilinogênio está ausente na urina e diminuído nas fezes (Hammer & McPhee, 2019).

Quando a concentração de bilirrubina no sangue está anormalmente elevada, todos os tecidos do corpo, incluindo as escleras e a pele, tornam-se amarelados ou amarelo-esverdeados – uma condição conhecida como **icterícia**. A icterícia torna-se clinicamente evidente quando o nível sérico de bilirrubina ultrapassa 2 mg/dℓ (34 mmol/ℓ) (Hammer & McPhee, 2019). Os níveis séricos aumentados de bilirrubina e a icterícia podem resultar do comprometimento da captação hepática, conjugação da bilirrubina ou excreção de bilirrubina no sistema biliar. Existem vários tipos de icterícia: hemolítica, hepatocelular e obstrutiva, bem como a icterícia devido à hiperbilirrubinemia hereditária. A icterícia hepatocelular e a obstrutiva constituem os dois tipos comumente associados à doença hepática.

Icterícia hemolítica

A icterícia hemolítica resulta da destruição aumentada dos eritrócitos, cujo efeito é inundar rapidamente o plasma com bilirrubina, de modo que o fígado, embora esteja funcionando normalmente, não consegue excretar bilirrubina na mesma velocidade em que ela é formada. Esse tipo de icterícia é encontrado em pacientes com reações transfusionais hemolíticas e outros distúrbios hemolíticos. Nesses pacientes, a bilirrubina no sangue encontra-se predominantemente na forma não conjugada ou livre. Os níveis de urobilinogênio fecal e urinário estão aumentados, mas a urina está livre de bilirrubina. Os pacientes com esse tipo de icterícia, a não ser que a hiperbilirrubinemia seja extrema, não apresentam sintomas nem complicações em consequência da icterícia em si. No entanto, a icterícia prolongada, mesmo quando discreta, predispõe à formação de cálculos pigmentados na vesícula biliar, e a icterícia extremamente grave (com níveis de bilirrubina superiores a 20 a 25 mg/dℓ) representa um risco para efeitos sobre o sistema nervoso central (Goldman & Schafer, 2019).

Icterícia hepatocelular

A icterícia hepatocelular é causada pela incapacidade das células hepáticas lesionadas de remover quantidades normais de bilirrubina na corrente sanguínea. A lesão celular pode ser causada por vírus da hepatite, outros vírus que acometem o fígado (p. ex., vírus da febre amarela, vírus Epstein-Barr), toxinas químicas (p. ex., tetracloreto de carbono, fósforo, arsenicais, determinados medicamentos) ou bebidas alcoólicas. A cirrose do fígado constitui uma forma de doença hepatocelular que pode produzir icterícia. Em geral, está associada ao consumo excessivo de bebidas alcoólicas, mas também pode constituir um resultado tardio da necrose dos hepatócitos causada por infecção viral. Na icterícia obstrutiva prolongada, verifica-se finalmente o desenvolvimento de lesão celular, de modo que ambos os tipos de icterícia (i. e., icterícia obstrutiva e hepatocelular) aparecem concomitantemente.

Os pacientes com icterícia hepatocelular podem estar discreta ou gravemente doentes, com falta de apetite, náuseas, mal-estar, fadiga, fraqueza e possível perda de peso. Em alguns casos de doença hepatocelular, a icterícia pode não ser óbvia. A concentração sérica de bilirrubina e o nível de urobilinogênio urinário podem estar elevados. Além disso, os níveis de AST e ALT podem estar aumentados, indicando necrose celular. O paciente pode relatar cefaleia, calafrios e febre, se a causa for infecciosa. Dependendo da etiologia e da extensão da lesão dos hepatócitos, a icterícia hepatocelular pode ser totalmente reversível.

Icterícia obstrutiva

A icterícia obstrutiva em decorrência de obstrução extra-hepática pode ser causada pela oclusão do ducto biliar por um cálculo biliar, processo inflamatório, tumor ou pressão exercida por um órgão aumentado (p. ex., fígado, vesícula biliar). Além disso, a obstrução pode envolver os pequenos ductos biliares no fígado (i. e., obstrução intra-hepática); essa obstrução pode ser causada, por exemplo, pela pressão exercida sobre esses canais pelo edema inflamatório do fígado ou pela presença de exsudato inflamatório dentro dos próprios ductos. Pode ocorrer obstrução intra-hepática em consequência de estase e espessamento da bile no interior dos canalículos após a administração de determinados medicamentos, que são designados como agentes colestáticos. Esses agentes incluem fenotiazinas, medicamentos antitireóideos, sulfonilureias, agentes antidepressivos tricíclicos, nitrofurantoína, androgênios, estrogênios e alguns antibióticos.

Independentemente de a obstrução ser intra ou extra-hepática, e qualquer que seja a sua etiologia, a bile não consegue fluir normalmente para o intestino e sofre refluxo para dentro do fígado. Em seguida, é reabsorvida no sangue e transportada por todo o corpo, tingindo a pele, as mucosas e as escleras; é excretada na urina, que se torna intensamente alaranjada e espumosa. Em razão da quantidade diminuída de bile no trato intestinal, as fezes tornam-se claras ou com coloração de argila. Pode ocorrer prurido intenso da pele, exigindo banhos suavizantes repetidos. É possível verificar o desenvolvimento de dispepsia e intolerância aos alimentos gordurosos, em virtude do comprometimento da digestão das gorduras na ausência de bile intestinal. Em geral, os níveis de AST, ALT e GGT exibem uma elevação apenas moderada, mas os níveis de bilirrubina e de fosfatase alcalina estão elevados.

Hiperbilirrubinemia hereditária

A hiperbilirrubinemia (níveis séricos elevados de bilirrubina), em consequência de qualquer um de vários distúrbios herdados, também pode produzir icterícia. A síndrome de Gilbert é um distúrbio familiar caracterizado por nível aumentado de bilirrubina não conjugada que provoca icterícia. Embora os níveis séricos de bilirrubina estejam elevados, os resultados da histologia hepática e das provas de função hepática são normais, e não ocorre hemólise. Essa síndrome acomete 3 a 8% da população, predominantemente homens (Bope & Kellerman, 2018).

Outras condições que provavelmente são causadas por erros inatos do metabolismo biliar incluem: síndrome de Dubin-Johnson (icterícia idiopática crônica, com presença de pigmento no fígado) e síndrome de Rotor (hiperbilirrubinemia conjugada familiar crônica, sem pigmento no fígado); icterícia colestática "benigna" da gravidez, com retenção de bilirrubina conjugada, provavelmente secundária à sensibilidade incomum aos hormônios da gravidez; e colestase intra-hepática recorrente benigna.

HIPERTENSÃO PORTAL

A **hipertensão portal** refere-se à pressão aumentada em todo o sistema porta venoso, que resulta da obstrução do fluxo sanguíneo dentro e através do fígado lesionado. A hipertensão portal geralmente está associada à cirrose hepática, mas também pode ocorrer na doença hepática não cirrótica. Embora a esplenomegalia (aumento do baço) com possível hiperesplenismo constitua manifestação comum da hipertensão portal, as duas principais consequências da hipertensão portal consistem em ascite e varizes (Friedman & Martin, 2018).

ASCITE

Fisiopatologia

Os mecanismos responsáveis pelo desenvolvimento da ascite não estão totalmente elucidados. A hipertensão portal e a resultante elevação da pressão capilar, bem como a obstrução do fluxo sanguíneo venoso através do fígado lesionado, constituem fatores contribuintes. A vasodilatação que ocorre na circulação esplâncnica (a irrigação arterial e a drenagem venosa do sistema digestório da parte distal do esôfago até a região média do reto, incluindo o fígado e o baço) também constitui um fator etiológico suspeito. A incapacidade do fígado de metabolizar a aldosterona aumenta a retenção de sódio e de água pelos rins. A retenção de sódio e de água, o aumento do volume de líquido intravascular, o fluxo linfático aumentado e a síntese diminuída de albumina pelo fígado lesionado contribuem para o movimento de líquido do sistema vascular para o espaço peritoneal. O processo se autoperpetua; a perda de líquido no espaço peritoneal provoca maior retenção de sódio e de água pelos rins, em um esforço de manter o volume de líquido vascular.

Em consequência da lesão hepática, pode haver acúmulo de grandes quantidades de líquido rico em albumina, de 20 ℓ ou mais, na cavidade peritoneal, na forma de ascite (Hammer & McPhee, 2019; Mansour & McPherson, 2018). A ascite também pode ocorrer na presença de determinados distúrbios, tais como câncer, doença renal e insuficiência cardíaca. Com o movimento da albumina do soro para a cavidade peritoneal, a pressão osmótica do soro diminui. Esse processo, combinado com o aumento da pressão portal, resulta no movimento de líquido para dentro da cavidade peritoneal (Figura 43.5).

Manifestações clínicas

O aumento da circunferência abdominal e o rápido ganho de peso constituem os sintomas de apresentação comuns da ascite. O paciente pode apresentar falta de ar e sentir-se desconfortável, em virtude do abdome aumentado, e as estrias e veias distendidas podem estar visíveis na parede do abdome. Com frequência, ocorrem também hérnias umbilicais nesses pacientes com cirrose; os desequilíbrios hidreletrolíticos são comuns.

Avaliação e achados diagnósticos

A presença e a extensão da ascite são avaliadas por meio de percussão do abdome. Com o acúmulo de líquido na cavidade peritoneal, os flancos ficam abaulados quando o paciente assume uma posição de decúbito dorsal. A presença de líquido pode

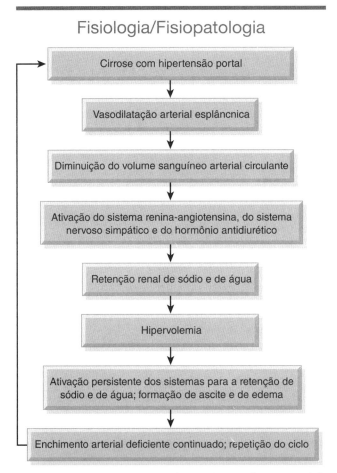

Figura 43.5 • Patogenia da ascite (teoria da vasodilatação arterial).

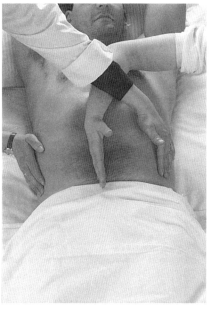

Figura 43.6 • Avaliação da onda líquida abdominal. O examinador coloca as mãos ao longo dos lados do flanco do paciente; em seguida, golpeia agudamente um dos flancos, detectando qualquer onda de líquido com a outra mão. A mão de um assistente é posicionada (com a face ulnar para baixo) ao longo da linha média do paciente para evitar que a onda de líquido seja transmitida através dos tecidos da parede do abdome.

ser confirmada por meio da percussão à procura de desvio de macicez, ou por meio de detecção de uma onda de líquido (Figura 43.6) (Weber & Kelley, 2018). É provável que uma onda líquida seja encontrada apenas na presença de uma grande quantidade de líquido (Hammer & McPhee, 2019). A medição e o registro diários da circunferência abdominal e do peso corporal são essenciais para avaliar a progressão da ascite e sua resposta ao tratamento.

Manejo clínico

O manejo clínico do paciente com ascite inclui modificações dietéticas, terapia farmacológica, repouso no leito, paracentese, uso de *shunts* e outras terapias.

Terapia nutricional

A meta do tratamento para o paciente com ascite consiste em um equilíbrio de sódio negativo para reduzir a retenção de líquido. Deve-se evitar o consumo de sal de cozinha, alimentos salgados, manteiga e margarina com sal e todos os alimentos enlatados e congelados que não sejam especificamente preparados para dietas com baixo teor de sódio (2 g de sódio) (Hammer & McPhee, 2019; Simonetto, Liu & Kamath, 2019). Pode ser necessário um período de 2 a 3 meses para que as papilas gustativas do paciente se adaptem aos alimentos sem sal. Durante esse período, o sabor dos alimentos não salgados pode ser melhorado com o uso de substitutos do sal, tais como suco de limão, orégano e tomilho. Os substitutos comerciais de sal precisam ser aprovados pelo médico, visto que os que contêm amônia podem precipitar encefalopatia hepática e coma. A maioria dos substitutos do sal contém potássio e deve ser evitada se o paciente tiver comprometimento da função renal. O paciente deve fazer uso liberal de leite em pó e derivados do leite com baixo teor de sódio. Se o acúmulo de líquido não for controlado com esse esquema, a cota diária de sódio pode ser reduzida ainda mais para 500 mg, e podem ser administrados diuréticos. No entanto, a maioria dos pacientes não aceita essa rigorosa restrição de sódio para 500 mg, de modo que os médicos frequentemente não a recomendam (Simonetto et al., 2019).

O controle nutricional da ascite por meio de restrição rigorosa de sódio é difícil de obter em casa. A probabilidade de que o paciente venha a seguir uma dieta com 2 g de sódio aumenta se ele e a pessoa que prepara as refeições compreenderem a justificativa da dieta e receberem orientações periódicas sobre a seleção e o preparo dos alimentos apropriados. Cerca de 10% dos pacientes com ascite respondem a essas medidas isoladamente. Os que não respondem e aqueles que têm dificuldade em seguir uma restrição de sódio necessitam de terapia com agentes diuréticos (Hammer & McPhee, 2019; Simonetto et al., 2019).

Terapia farmacológica

O uso de agentes diuréticos associado à restrição de sódio é bem-sucedido em 90% dos pacientes com ascite (Hammer & McPhee, 2019; Mansour & McPherson, 2018). A espironolactona, um agente bloqueador da aldosterona, constitui mais frequentemente a terapia de primeira linha para pacientes com ascite por cirrose. Quando utilizada com outros diuréticos, a espironolactona ajuda a evitar a perda de potássio. Os agentes diuréticos orais, como a furosemida, podem ser acrescentados; contudo, devem ser utilizados com cautela, visto que a sua administração a longo prazo pode induzir hiponatremia grave (depleção de sódio). O cloreto de amônio e a acetazolamida estão contraindicados devido à possibilidade de precipitar encefalopatia hepática e coma. A perda de peso diária não deve ultrapassar 1 kg em pacientes com ascite e edema periférico, ou 0,5 a 0,75 kg em pacientes sem edema (Bope & Kellerman, 2018; Hammer & McPhee, 2019; Simonetto et al., 2019). Não se deve tentar uma restrição de líquido, a não ser que a concentração sérica de sódio esteja muito baixa.

As possíveis complicações da terapia diurética incluem distúrbios hidreletrolíticos (incluindo hipovolemia, hipopotassemia, hiponatremia e alcalose hipoclorêmica) (ver Capítulo 10) e encefalopatia. A encefalopatia pode ser precipitada por desidratação e hipovolemia. Além disso, quando há depleção das reservas de potássio, a quantidade de amônia na circulação sistêmica aumenta, o que pode causar comprometimento da função cerebral e encefalopatia.

Repouso no leito

Nos pacientes com ascite, a postura ereta está associada à ativação do sistema de renina-angiotensina-aldosterona e do sistema nervoso simpático (Hammer & McPhee, 2019). Isso provoca redução da filtração glomerular renal e da excreção de sódio, bem como uma resposta diminuída aos diuréticos de alça. Por conseguinte, o repouso no leito pode constituir uma terapia útil, particularmente para pacientes cuja condição é refratária aos agentes diuréticos.

Paracentese

A paracentese refere-se à remoção de líquido (ascite) da cavidade peritoneal por meio de punção ou de uma pequena incisão cirúrgica na parede abdominal, em condições estéreis (Hammer & McPhee, 2019; Simonetto et al., 2019). A orientação por US pode estar indicada para alguns pacientes que correm alto risco de sangramento, devido a um perfil de coagulação anormal, bem como para aqueles que foram anteriormente submetidos à cirurgia abdominal e que podem apresentar aderências. Antigamente, a paracentese era considerada um tipo rotineiro de tratamento para a ascite. No entanto, atualmente, é realizada principalmente para exame complementar do líquido ascítico; para o tratamento da ascite maciça que se mostre resistente à terapia nutricional e diurética e que esteja causando problemas graves ao paciente; e como prelúdio para exames de imagem complementares, diálise peritoneal ou cirurgia. Uma amostra de líquido ascítico pode ser enviada ao laboratório para contagem de células, níveis de albumina e de proteína total, culturas e outros exames.

A paracentese de grande volume (5 a 6 ℓ) constitui um método seguro para o tratamento de pacientes com ascite grave. O uso dessa intervenção terapêutica não deve ser restrito a pacientes cuja terapia diurética não teve sucesso, mas deve ser considerado como tratamento de escolha para todos os pacientes com ascite de grande volume (Hammer & McPhee, 2019; Mansour & McPherson, 2018; Simonetto et al., 2019). Essa técnica, em combinação com a infusão IV de albumina pobre em sal ou de outro coloide, tornou-se uma estratégia de tratamento padrão, que produz efeito imediato. A ascite maciça e refratária não responde a múltiplos agentes diuréticos nem à restrição de sódio por 2 semanas ou mais, e pode resultar em sequelas graves, como angústia respiratória, o que exige uma rápida intervenção. As infusões de albumina ajudam a corrigir a diminuição do volume sanguíneo arterial efetivo que leva à retenção de sódio. O uso desse coloide diminui a incidência de disfunção circulatória pós-paracentese com disfunção renal, hiponatremia e rápido reacúmulo de ascite associado ao volume arterial efetivo diminuído (Hammer & McPhee, 2019; Mansour & McPherson, 2018; Simonetto et al., 2019). Os efeitos benéficos da administração de albumina sobre a estabilidade hemodinâmica e o estado da função renal podem estar relacionados com a melhora da função cardíaca, bem como com a diminuição no grau de vasodilatação arterial. Embora o paciente com cirrose tenha volume sanguíneo extracelular acentuadamente aumentado, o rim percebe incorretamente uma diminuição do volume intravascular. O eixo renina-angiotensina-aldosterona é estimulado e ocorre reabsorção de sódio (Hammer & McPhee, 2019). Além disso, a secreção de hormônio antidiurético aumenta, levando à retenção aumentada de água livre e, algumas vezes, ao desenvolvimento de hiponatremia dilucional. A paracentese terapêutica proporciona apenas a remoção terapêutica de líquido; a ascite sofre rápida recidiva, exigindo a remoção repetida de líquido.

Shunt *portossistêmico intra-hepático transjugular com paracentese*

O *shunt* portossistêmico intra-hepático transjugular (TIPS) é um método de tratamento da ascite, em que uma cânula é introduzida na veia porta por via transjugular (Figura 43.7). Para reduzir a hipertensão portal, um *stent* expansível é introduzido para servir de *shunt* intra-hepático entre a circulação portal e a veia hepática. Isso é extremamente efetivo para diminuir a retenção de sódio, melhorar a resposta renal à terapia diurética e evitar a recidiva do acúmulo de líquido (Hammer & McPhee, 2019; Simonetto et al., 2019). O TIPS constitui uma estratégia de tratamento efetivo para a ascite refratária. No entanto, devido ao maior risco de encefalopatia e ao maior custo do TIPS em comparação com a paracentese de grande volume mais albumina, muitos consideram o TIPS como terapia de segunda linha para a ascite refratária que continua a ocorrer apesar do manejo clínico (Hammer & McPhee, 2019; Hung & Lee, 2019; Simonetto et al., 2019).

Como o desenvolvimento de ascite em pacientes com cirrose está associado a uma taxa de mortalidade de 50%, os pacientes considerados candidatos ao transplante de fígado podem ser encaminhados para TIPS se a paracentese estiver contraindicada.

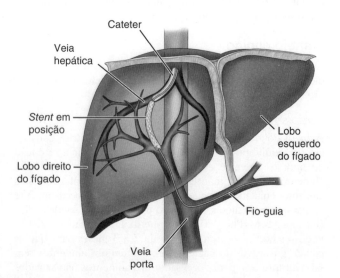

Figura 43.7 • *Shunt* portossistêmico intra-hepático transjugular. Um *stent* é inserido através do cateter na veia porta para desviar o fluxo sanguíneo e reduzir a hipertensão portal.

Outros métodos de tratamento

A ascite também pode ser tratada pela inserção de um *shunt* peritoniovenoso para redirecionar o líquido ascítico da cavidade peritoneal para a circulação sistêmica por meio de um cateter abdominal e um cateter torácico que drenam na veia cava superior através de uma valva unidirecional (Hammer & McPhee, 2019; Simonetto et al., 2019). No entanto, devido à disponibilidade de terapias mais recentes e mais efetivas (como o TIPS), esse procedimento raramente é utilizado. Alguns pacientes com DHET e ascite refratária são candidatos à colocação de cateteres peritoneais com fins paliativos (Macken, Hashim, Mason et al., 2019).

Manejo de enfermagem

Se um paciente com ascite em consequência de disfunção hepática for hospitalizado, os cuidados de enfermagem incluem avaliação e documentação do equilíbrio hídrico, circunferência abdominal e pesagem diária para avaliar o estado hídrico. O enfermeiro também monitora rigorosamente o estado respiratório, visto que grandes volumes de ascite podem comprimir a cavidade torácica e inibir a expansão adequada dos pulmões. O enfermeiro monitora os níveis séricos de amônia, creatinina e eletrólitos para avaliar o equilíbrio eletrolítico, a resposta à terapia e os indicadores de encefalopatia hepática.

Promoção de cuidados domiciliar, comunitário e de transição

Orientação do paciente sobre autocuidados

O paciente tratado para ascite provavelmente receberá alta com alguma ascite ainda presente. Antes da alta hospitalar, o enfermeiro fornece orientações ao paciente e à sua família sobre o plano de tratamento, incluindo a necessidade de evitar qualquer consumo de bebidas alcoólicas, aderir a uma dieta com baixo teor de sódio, tomar os medicamentos conforme prescrição e verificar com o médico antes de tomar qualquer outro medicamento, inclusive medicamentos de venda livre e fitoterápicos. Orientações adicionais em cuidados domiciliares são apresentadas no Boxe 43.3.

Cuidados contínuos e de transição

Pode-se justificar um encaminhamento para cuidado de transição, domiciliar ou comunitário, particularmente se o paciente viver sozinho ou se não for capaz de efetuar o autocuidado. A visita domiciliar possibilita que o enfermeiro avalie alterações na condição e no peso do paciente, circunferência abdominal, pele, assim como o estado cognitivo e emocional. O enfermeiro examina o ambiente e verifica a disponibilidade de recursos necessários para participação no plano de tratamento (p. ex., balança para pesagem diária, instalações para preparar e armazenar alimentos apropriados, recursos para a compra dos medicamentos necessários). Além disso, ele avalia a adesão do paciente ao plano de tratamento e a sua capacidade de comprar, preparar e ingerir os alimentos apropriados. O enfermeiro reforça as orientações anteriores e ressalta a necessidade de acompanhamento regular e a importância de manter agendadas as consultas de cuidados da saúde.

VARIZES ESOFÁGICAS

Verifica-se o desenvolvimento de varizes esofágicas em 30% dos pacientes com cirrose compensada e em 60% dos pacientes com cirrose descompensada por ocasião do diagnóstico (Hammer & McPhee, 2019; Kovacs & Jensen, 2019; Simonetto et al., 2019) (ver Manifestações clínicas na seção sobre Cirrose hepática para discussão mais pormenorizada). As varizes são dilatações que se desenvolvem devido à pressão elevada nas veias que drenam para o sistema porta. Têm propensão a sofrer ruptura e, com frequência, constituem a fonte de hemorragia maciça

---

Boxe 43.3 — LISTA DE VERIFICAÇÃO DO CUIDADO DOMICILIAR
Manejo da ascite

Ao concluírem as orientações, o paciente e/ou o cuidador serão capazes de:

- Declarar o impacto da ascite e do tratamento no aspecto fisiológico, nas AVDs, nas AIVDs, nos papéis, nos relacionamentos e na espiritualidade
- Indicar o nome, a dose, os efeitos colaterais, a frequência e o horário de uso de todos os medicamentos
- Descrever os efeitos, os efeitos colaterais e os parâmetros de monitoramento da terapia diurética
- Discutir a razão de evitar o uso de anti-inflamatórios não esteroides, medicamentos contendo álcool (p. ex., xaropes para a tosse), antibióticos ou antiácidos contendo sal
- Fazer escolhas nutricionais apropriadas, compatíveis com a prescrição e as recomendações dietéticas
  - Explicar que o uso de substitutos de sal tem de ser aprovado pelo médico
- Explicar a razão da pesagem diária e da manutenção de um registro diário do peso
  - Manter um registro do peso diário e identificar diariamente as metas de perda de peso
  - Listar as alterações do peso (perda ou ganho) que devem ser relatadas ao médico
- Identificar a base racional da restrição de líquido (se necessária), do monitoramento e da manutenção de um balanço hídrico diário
  - Manter registros diários do equilíbrio hídrico
- Identificar alterações no débito que devem ser relatadas ao médico (p. ex., diminuição do débito urinário)
- Identificar a necessidade de interromper o consumo de bebidas alcoólicas como fator crítico para o bem-estar
- Explicar como entrar em contato com os alcoólicos anônimos ou conselheiros sobre alcoolismo em organizações relacionadas, quando indicado
- Demonstrar como inspecionar e cuidar da pele, aliviar a pressão sobre as proeminências ósseas ao mudar de posição quando estiver no leito ou na cadeira e diminuir o edema com mudanças de posição
- Identificar os sinais e os sintomas precoces das complicações (encefalopatia, peritonite bacteriana espontânea, desidratação, anormalidades eletrolíticas, azotemia)
- Relatar como contatar o médico em caso de perguntas ou complicações
- Determinar o horário e a data das consultas de acompanhamento médico, da terapia e dos exames
- Identificar fontes de apoio social (p. ex., amigos, parentes, comunidade de fé)
- Identificar informações de contato de serviços de apoio para pacientes e seus cuidadores/familiares
- Identificar a necessidade de promoção da saúde, prevenção de doenças e atividades de triagem.

AIVDs: atividades instrumentais da vida diária; AVDs: atividades da vida diária.

da parte superior do sistema digestório e do reto. Além disso, as anormalidades da coagulação sanguínea, que frequentemente são observadas em pacientes com doença hepática grave, aumentam a probabilidade de sangramento com perda sanguínea significativa.

Após a sua formação, as varizes esofágicas aumentam de tamanho e, por fim, podem sangrar (Hammer & McPhee, 2019; Kovacs & Jensen, 2019; Simonetto et al., 2019). Na cirrose, as varizes constituem a fonte mais significativa de sangramento. O primeiro episódio de sangramento apresenta uma taxa de mortalidade de 10 a 30%, dependendo da gravidade da doença hepática, e constitui uma das principais causas de morte em pacientes com cirrose. A taxa de mortalidade global associada ao sangramento agudo de varizes varia de 10 a 40%. A taxa de mortalidade está relacionada com a incapacidade de controlar o episódio hemorrágico e a ocorrência de ressangramento precoce (Hammer & McPhee, 2019; Kovacs & Jensen, 2019; Simonetto et al., 2019). Os pacientes que sobrevivem ao primeiro episódio de varizes hemorrágicas correm risco muito alto de sangramento recorrente (aproximadamente 70%) e morte (30 a 50%) (Hammer & McPhee, 2019; Kovacs & Jensen, 2019; Simonetto et al., 2019).

Fisiopatologia

As varizes esofágicas são veias sinuosas e dilatadas, que costumam ser encontradas na submucosa da parte inferior do esôfago, podendo também surgir em uma posição mais alta no esôfago ou estender-se para o estômago. Essa condição é quase sempre causada por hipertensão portal, que resulta da obstrução da circulação venosa portal no fígado lesionado.

Devido à obstrução aumentada da veia porta, o sangue venoso proveniente do sistema digestório e do baço procura uma saída através da circulação colateral (novos trajetos para o retorno do sangue ao átrio direito). O efeito consiste em elevação da pressão, particularmente nos vasos da camada submucosa da parte inferior do esôfago e parte superior do estômago. Esses vasos colaterais não são muito elásticos; na verdade, são sinuosos e frágeis e sangram com facilidade (Figura 43.8). As causas menos comuns de varizes consistem em anormalidades da circulação na veia esplênica ou veia cava superior e trombose venosa hepática.

As varizes esofágicas hemorrágicas comportam risco à vida e podem resultar em choque hemorrágico, que produz diminuição da perfusão cerebral, hepática e renal. Por sua vez, ocorre uma carga aumentada de nitrogênio em consequência do sangramento no trato GI e níveis séricos elevados de amônia, aumentando o risco de encefalopatia. Em geral, as veias dilatadas não provocam sintomas. No entanto, quando a pressão portal aumenta agudamente, e a mucosa ou as estruturas de sustentação tornam-se finas, ocorre hemorragia maciça.

Os fatores que contribuem para a hemorragia incluem esforço muscular ao levantar objetos pesados; esforço para defecar; espirro, tosse ou vômito; esofagite; irritação dos vasos devido a alimentos inadequadamente mastigados ou líquidos irritantes; e refluxo do conteúdo gástrico (particularmente álcool). Os salicilatos e qualquer medicamento que provoque erosão da mucosa esofágica ou que interfira na replicação celular também podem contribuir para o sangramento.

Manifestações clínicas

O paciente com varizes esofágicas hemorrágicas pode apresentar hematêmese, melena ou deterioração geral do estado mental ou físico e, com frequência, apresenta histórico de consumo abusivo de bebidas alcoólicas. Pode-se verificar a presença de sinais e sintomas de choque (pele fria e pegajosa, hipotensão, taquicardia) (ver Capítulo 11).

Fisiologia/Fisiopatologia

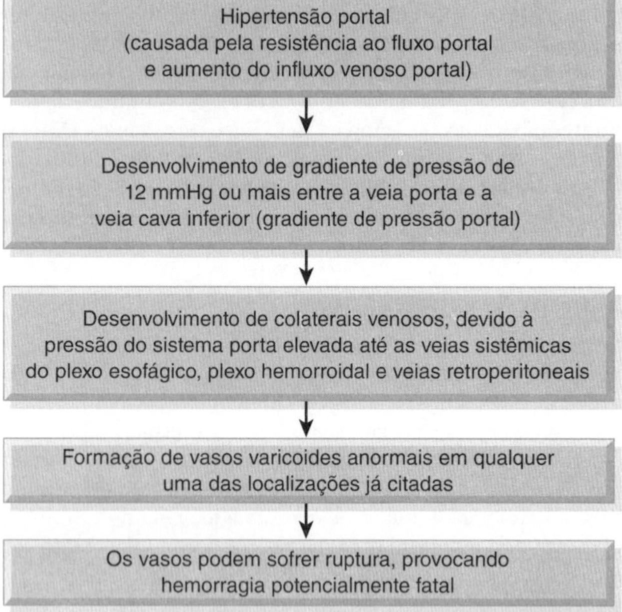

Hipertensão portal (causada pela resistência ao fluxo portal e aumento do influxo venoso portal)

↓

Desenvolvimento de gradiente de pressão de 12 mmHg ou mais entre a veia porta e a veia cava inferior (gradiente de pressão portal)

↓

Desenvolvimento de colaterais venosos, devido à pressão do sistema porta elevada até as veias sistêmicas do plexo esofágico, plexo hemorroidal e veias retroperitoneais

↓

Formação de vasos varicoides anormais em qualquer uma das localizações já citadas

↓

Os vasos podem sofrer ruptura, provocando hemorragia potencialmente fatal

Figura 43.8 • Patogenia das varizes esofágicas hemorrágicas.

Avaliação e achados diagnósticos

A endoscopia é utilizada para identificar o local de sangramento, de modo associado a US, TC e angiografia. Outro instrumento diagnóstico, a cápsula endoscópica, pode detectar varizes esofágicas, mas não substitui a endoscopia, a não ser que esse exame não possa ser realizado. Endoscopia padrão é superior à cápsula endoscópica para fins de diagnóstico de varizes esofágicas (Hammer & McPhee, 2019; Kovacs & Jensen, 2019; Simonetto et al., 2019). Devido à presença de varizes em 50% dos pacientes com cirrose, recomenda-se que aqueles com diagnóstico de cirrose sejam submetidos à triagem com endoscopia. Se não for detectada nenhuma variz na endoscopia inicial, o exame deve ser repetido em 2 a 3 anos, com o propósito de identificar e tratar varizes grandes, que são as com maior tendência a sofrer sangramento. Se forem identificadas varizes pequenas na endoscopia inicial, o exame deve ser repetido em 1 a 2 anos (Hammer & McPhee, 2019; Kovacs & Jensen, 2019; Simonetto et al., 2019).

Endoscopia

A endoscopia imediata (ver Capítulo 38) está indicada para identificar a causa e o local de sangramento; aproximadamente 40% dos pacientes com suspeita de sangramento devido a varizes esofágicas estão, na verdade, apresentando sangramento de outra fonte (gastrite, úlcera) (Hammer & McPhee, 2019; Kovacs & Jensen, 2019; Simonetto et al., 2019). O suporte de enfermagem é essencial durante essa experiência frequentemente estressante. O monitoramento cuidadoso pode detectar sinais precoces de arritmias cardíacas, perfuração e hemorragia.

Depois do exame, não se administram líquidos até o retorno do reflexo do vômito. É possível utilizar pastilhas e gargarejos para aliviar o desconforto na garganta quando a condição física e o estado mental do paciente permitirem. Se o paciente estiver com sangramento ativo, a ingestão não será permitida, e o paciente será preparado para procedimentos diagnósticos e terapêuticos adicionais.

Medições da hipertensão portal

Pode-se suspeitar de hipertensão portal quando são detectadas veias abdominais dilatadas e hemorroidas. Também podem ocorrer esplenomegalia e ascite. A pressão venosa portal pode ser medida de forma direta ou indireta. A medição indireta do gradiente de pressão da veia hepática constitui o procedimento mais comum. A medição requer a inserção de um cateter com balão na veia antecubital ou femoral; o cateter é avançado sob fluoroscopia até uma veia hepática. O líquido é infundido quando o cateter está em posição para insuflar o balão. O valor da pressão "encunhada" (semelhante à pressão encunhada da artéria pulmonar) é obtido pela oclusão do fluxo do sangue no vaso sanguíneo; a pressão no vaso não ocluído também é medida e o gradiente de pressão venosa hepática (GPVH) é determinado. Um GPVH superior a 10 mmHg indica hipertensão portal clinicamente significativa (Kovacs & Jensen, 2019). Embora os valores obtidos possam subestimar a pressão portal, essa medição pode ser realizada várias vezes para avaliar os resultados da terapia (Kovacs & Jensen, 2019; Schiff et al., 2018).

A medição direta da pressão da veia porta pode ser obtida por diversos métodos. A medição direta requer a inserção de um cateter na veia porta ou em um de seus ramos (Kovacs & Jensen, 2019; Schiff et al., 2018). A medição endoscópica da pressão dentro das varizes é utilizada somente em combinação com a escleroterapia endoscópica (ver discussão mais adiante).

Exames laboratoriais

Os exames laboratoriais podem incluir várias provas de função hepática, tais como aminotransferases séricas, bilirrubina, fosfatase alcalina e proteínas séricas. A esplenoportografia, que envolve radiografias seriadas ou segmentares, é utilizada para detectar a circulação colateral extensa nos vasos esofágicos, indicando a presença de varizes. Outros exames incluem hepatoportografia e angiografia celíaca. Em geral, esses exames são realizados no centro cirúrgico ou no serviço de radiologia.

Manejo clínico

O sangramento de varizes esofágicas é uma emergência que pode levar rapidamente ao choque hemorrágico. O paciente está em estado crítico, exigindo cuidado clínico agressivo e cuidado de enfermagem especializado, e é geralmente transferido para a unidade de terapia intensiva (UTI) para monitoramento e tratamento rigorosos. Ver Capítulo 11, para uma discussão do cuidado ao paciente em choque. A extensão do sangramento é avaliada, e os sinais vitais são monitorados de modo contínuo na presença de hematêmese e melena.

Como os pacientes com varizes esofágicas hemorrágicas apresentam depleção do volume intravascular e estão sujeitos a desequilíbrio eletrolítico, são administrados soluções IV, eletrólitos e expansores de volume para restaurar o volume de líquidos e repor os eletrólitos. Pode ser também necessária a transfusão de hemoderivados.

É preciso ter cautela com a reanimação de volume, de modo que não ocorra hidratação excessiva, visto que isso elevaria a pressão portal e aumentaria o sangramento. Em geral, um cateter urinário de demora é inserido para possibilitar o monitoramento frequente do débito urinário.

Embora seja utilizada uma variedade de abordagens farmacológicas, endoscópicas e cirúrgicas para o tratamento de varizes esofágicas hemorrágicas, nenhuma delas é ideal, e a maioria está associada a um risco considerável para o paciente. O tratamento não cirúrgico das varizes esofágicas hemorrágicas é preferível, em razão da elevada taxa de mortalidade da cirurgia de emergência para controlar as varizes esofágicas hemorrágicas e devido à condição física precária que é típica do paciente com disfunção hepática grave.

Terapia farmacológica

Em caso de suspeita de sangramento de varizes, é necessário administrar medicamentos vasoativos, como octreotida ou vasopressina, o mais cedo possível e antes da endoscopia (Kovacs & Jensen, 2019; Simonetto et al., 2019). No paciente com sangramento ativo, os medicamentos são administrados inicialmente, visto que podem ser obtidos e administrados mais rapidamente que outras terapias. A octreotida, um análogo sintético do hormônio somatostatina, mostra-se efetiva para diminuir o sangramento de varizes esofágicas e carece dos efeitos vasoconstritores da vasopressina. Em virtude desse perfil de segurança e eficácia, a octreotida é considerada o esquema de tratamento preferido para o controle imediato das varizes hemorrágicas. Esses medicamentos provocam vasoconstrição esplâncnica seletiva ao inibir a liberação de glucagon e são utilizados principalmente no manejo da hemorragia ativa. Efeitos adversos são raros com o uso de octreotida, mas podem ocorrer hipoglicemia discreta e cólicas abdominais (Kovacs & Jensen, 2019; Simonetto et al., 2019).

A vasopressina pode constituir a modalidade inicial de terapia em situações urgentes, visto que esse medicamento produz constrição do leito arterial esplâncnico e diminui a pressão portal. Conforme anteriormente descrito, a circulação esplâncnica compreende o sistema sanguíneo arterial e a drenagem venosa de todo o sistema digestório, desde a parte distal do esôfago até a metade do reto, incluindo o fígado e o baço. A vasopressina produz constrição das veias esofágicas distais e gástricas proximais, reduzindo, dessa maneira, o influxo no sistema porta e, consequentemente, a pressão portal. Os sinais vitais e a presença ou ausência de sangue no aspirado gástrico indicam a efetividade da vasopressina. É necessário o monitoramento do equilíbrio hídrico e dos níveis de eletrólitos, visto que pode ocorrer desenvolvimento de hiponatremia, e a vasopressina pode exercer efeito antidiurético.

A doença da artéria coronária constitui contraindicação para o uso da vasopressina, visto que a vasoconstrição coronária é um efeito colateral que pode precipitar o infarto do miocárdio. A combinação de vasopressina com nitroglicerina (administrada IV, por via sublingual ou transdérmica) tem sido efetiva para reduzir ou evitar os efeitos colaterais (constrição dos vasos coronários e angina) causados pela vasopressina isoladamente. Os efeitos colaterais da vasopressina consistem em isquemia miocárdica e dos membros, bem como arritmias cardíacas; por conseguinte, a vasopressina é utilizada somente em situações urgentes, ou quando não se dispõe de outros agentes, como a octreotida. A vasopressina deve ser administrada com monitoramento rigoroso (Kovacs & Jensen, 2019; Simonetto et al., 2019).

Os agentes betabloqueadores, como o propranolol, nadolol ou carvedilol, que diminuem a pressão portal, constituem os medicamentos mais comumente utilizados para evitar um primeiro episódio de sangramento em pacientes com varizes conhecidas e para evitar o ressangramento (Bunchorntavakul

& Reddy, 2019; Hammer & McPhee, 2019; Simonetto et al., 2019). Já foi comprovado que os agentes betabloqueadores efetivamente reduzem o risco de sangramento varicoso e sua mortalidade associada. Betabloqueadores não devem ser usados em pacientes com hemorragia varicosa esofágica aguda, contudo, constituem profilaxia efetiva contra episódios hemorrágicos iniciais e recorrentes (Bunchorntavakul & Reddy, 2019; Hammer & McPhee, 2019; Simonetto et al., 2019). Os nitratos, como a isossorbida, reduzem a pressão portal por meio de venodilatação e diminuição do débito cardíaco, e podem ser utilizados em associação a betabloqueadores para reduzir o risco de sangramento recorrente de varizes (Bunchorntavakul & Reddy, 2019; Kovacs & Jensen, 2019).

Tamponamento por balão

Hoje em dia, embora não usada com frequência, a terapia com tamponamento por balão pode ser realizada para controlar temporariamente a hemorragia e estabilizar o paciente com sangramento maciço antes de outro manejo definitivo (Kovacs & Jensen, 2019; Simonetto et al., 2019). Esse procedimento envolve a introdução de um tubo pelo nariz até o estômago. Esse tubo tem dois balonetes infláveis, um esofágico e outro gástrico. Esses balões, quando insuflados a partir de um acesso externo ao paciente, comprimem as varizes esofágicas sangrantes no estômago ou no esôfago e interrompem o sangramento.

Quando indicado, o tamponamento por balão pode ser bem-sucedido; no entanto, existem riscos. O deslocamento do tubo e do balão insuflado para a orofaringe pode causar obstrução das vias respiratórias e asfixia potencialmente fatais. Isso pode ocorrer se o paciente puxar o tubo, devido a confusão ou desconforto. Pode resultar também da ruptura do balão gástrico, ocasionando o movimento do balão esofágico dentro da orofaringe. A ruptura súbita do balão provoca obstrução das vias respiratórias e aspiração do conteúdo gástrico para os pulmões. Por conseguinte, é necessário testar o tubo antes de sua inserção para minimizar esse risco, assegurando que os balões possam ser insuflados e assim mantidos. A aspiração de sangue e secreções dentro dos pulmões está frequentemente associada ao tamponamento por balão, particularmente no paciente torporoso ou comatoso. A intubação endotraqueal antes da inserção do tubo protege as vias respiratórias e minimiza o risco de aspiração. Podem ocorrer ulceração e necrose do nariz, da mucosa gástrica ou do esôfago se o tubo for mantido em posição por muito tempo, se permanecer insuflado por um período excessivamente longo ou se for insuflado com pressão muito alta. A terapia é usada pelo menor tempo possível para controlar o sangramento enquanto o tratamento de emergência é concluído, e são instituídas as terapias definitivas (não deve se estender por mais de 12 horas, de preferência menos) (Kovacs & Jensen, 2019; Mansour & McPherson, 2018; Simonetto et al., 2019).

> **Alerta de enfermagem: Qualidade e segurança**
>
> O paciente que está sendo tratado com tamponamento por balão precisa permanecer sob observação rigorosa na UTI e deve ser monitorado continuamente devido ao risco de complicações graves, como aspiração, formação de úlcera esofágica e perfuração. Devem ser tomadas precauções para assegurar que o paciente não puxe nem desloque inadvertidamente o tubo.

As medidas de enfermagem incluem cuidados bucais e nasais frequentes. Para as secreções que se acumulam na boca, o paciente deve ter lenços de papel a fácil alcance. Pode ser necessária a aspiração oral para remover as secreções.

Embora o tamponamento por balão interrompa o sangramento em 90% dos pacientes, ele sofre recidiva em 60 a 70% dos casos, exigindo outras modalidades de tratamento, como as terapias endoscópicas (ver discussão adiante). Após o esvaziamento dos balões ou a retirada do tubo, é necessário avaliar o paciente frequentemente por causa do alto risco de sangramento recorrente (Kovacs & Jensen, 2019; Mansour & McPherson, 2018; Simonetto et al., 2019).

Escleroterapia endoscópica

Na **escleroterapia** endoscópica (Figura 43.9), também designada como escleroterapia por injeção, injeta-se um agente esclerosante (*i. e.*, morruato de sódio, oleato de etanolamina, tetradecil sulfato de sódio ou etanol) através de um endoscópio de fibra óptica nas varizes esofágicas hemorrágicas ou adjacente a elas, a fim de promover a trombose e eventual esclerose (Kovacs & Jensen, 2019; Mansour & McPherson, 2018). O processo da escleroterapia provoca inflamação da veia envolvida, com trombose final e perda do lúmen do vaso. O procedimento tem sido utilizado com sucesso no tratamento da hemorragia GI aguda; no entanto, não é recomendado para a prevenção de um primeiro episódio e episódios subsequentes de sangramento de varizes, em que a **ligadura endoscópica de varizes (LEV)**, também conhecida como ligadura elástica esofágica (discutida mais adiante), constitui o tratamento de primeira linha (Kovacs & Jensen, 2019; Mansour & McPherson, 2018).

Após o tratamento da hemorragia aguda, o paciente precisa ser observado quanto à ocorrência de sangramento, perfuração do esôfago, pneumonia por aspiração e estenose esofágica. Depois do procedimento, podem ser administrados antiácidos, antagonistas de histamina-2 (H_2), como a cimetidina, ou inibidores da bomba de prótons, como pantoprazol, para neutralizar os efeitos químicos do agente esclerosante sobre o esôfago e o refluxo ácido associado à terapia.

Ligadura endoscópica de varizes (terapia com ligadura de varizes com fita elástica)

Na LEV (Figura 43.10), também designada como ligadura de varizes, um endoscópio modificado carregado com um dispositivo de ligadura elástica é introduzido através de uma bainha diretamente sobre a variz (ou varizes) a ser laqueada. Após a aspiração da variz hemorrágica na extremidade do endoscópio, um anel de borracha é deslizado sobre o tecido, provocando necrose, ulceração e desprendimento posterior da variz.

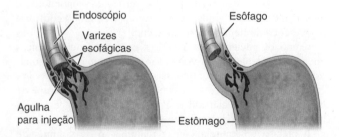

Figura 43.9 • Escleroterapia endoscópica ou por injeção. A injeção de agente esclerosante nas varizes esofágicas por meio de um endoscópio promove trombose e eventual esclerose, obliterando, assim, as varizes.

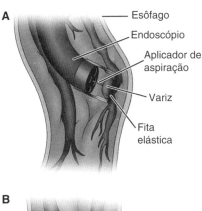
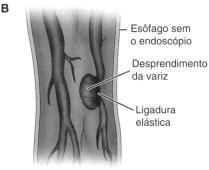

Figura 43.10 • Ligadura endoscópica de varizes. **A.** Uma ligadura tipo anel de borracha é deslizada sobre uma variz esofágica através de um endoscópio. **B.** Ocorre necrose, e a variz acaba se desprendendo.

A ligadura endoscópica das varizes efetivamente controla episódios agudos de sangramento. A ligadura endoscópica das varizes, quando comparada à escleroterapia, também reduz significativamente a taxa de ressangramento, a taxa de mortalidade e as complicações relacionadas ao procedimento, além de reduzir o número de sessões necessárias para a erradicação das varizes. Portanto, substituiu a escleroterapia como tratamento de escolha no manejo das varizes esofágicas (Kovacs & Jensen, 2019; Simonetto et al., 2019). As possíveis complicações consistem em ulceração superficial e disfagia, desconforto torácico transitório e, raramente, estenoses esofágicas. Um procedimento de LEV em combinação com a terapia farmacológica pode ser mais efetivo que a monoterapia (i. e., uma única modalidade de terapia) no tratamento da hemorragia aguda. A LEV também é recomendada para pacientes que sofreram sangramento varicoso enquanto recebiam terapia com betabloqueadores e para aqueles que não conseguem tolerar os agentes betabloqueadores (Kovacs & Jensen, 2019; Simonetto et al., 2019).

Shunt *portossistêmico intra-hepático transjugular*

Indica-se um procedimento de TIPS (ver Figura 43.9) para o tratamento de um episódio agudo de sangramento varicoso não controlado, refratário à terapia farmacológica ou endoscópica. Em 10 a 20% dos pacientes para os quais a ligadura elástica ou a escleroterapia de urgência e os medicamentos não têm sucesso na erradicação do sangramento, um procedimento de TIPS pode controlar efetivamente a hemorragia aguda de varizes por meio de rápida redução da pressão portal. A colocação de um TIPS recoberto por politetrafluoroetileno deve ser considerada para pacientes de alto risco com cirrose hepática e sangramento ativo por ocasião da endoscopia (Kovacs & Jensen, 2019; Simonetto et al., 2019). As complicações potenciais do TIPS consistem em sangramento, sepse, insuficiência cardíaca, perfuração de órgão, trombose do shunt e insuficiência hepática progressiva.

Outras terapias

O uso de adesivos para tecidos e cola de fibrina, aplicados por meio de endoscópio, tem sido bem-sucedido no tratamento das varizes gástricas e esofágicas. *Stents* expansíveis cobertos (colocados por meio de endoscópio) também têm sido usados com efetividade para o mesmo propósito (Kovacs & Jensen, 2019; Simonetto et al., 2019). O desvio (*shunt*) portossistêmico para vasos de resistência menores (os vasos não influenciados pela pressão elevada no sistema porta do fígado) e a formação de varizes colaterais nos órgãos terminais que resulta em sangramento também podem ser tratados por vários procedimentos de embolização, inclusive obliteração transvenosa retrógrada ocluída por balão (BRTO, do inglês *balloon-occluded retrograde transvenous obliteration*) (Brunicardi, 2019; Philips, Rajesh, Augustine et al., 2019).

Manejo cirúrgico

Foram desenvolvidos vários procedimentos cirúrgicos para tratar as varizes esofágicas e reduzir o novo sangramento; no entanto, esses procedimentos têm risco significativo. Os procedimentos que podem ser utilizados para as varizes esofágicas consistem em ligadura cirúrgica direta das varizes, *shunts* venosos esplenorrenal, mesocava e portocava para aliviar a pressão portal; e transecção esofágica com desvascularização. Esses procedimentos raramente são realizados e ainda são motivo de controvérsia, mas existem estudos avaliando a efetividade deles e seus desfechos. O que se sabe é que esses procedimentos são muito efetivos no controle do sangramento das varizes. Podem ser considerados como manejo de segunda linha (terapia de recuperação) para pacientes nos quais todas as outras técnicas fracassaram, para aqueles que não são candidatos a transplante de fígado e também para aqueles que necessitam de uma ponte para o transplante. Observa-se uma alta incidência de encefalopatia depois dos procedimentos cirúrgicos de derivação ou *shunt*, e as estatísticas de morbidade e de mortalidade permanecem altas (Kovacs & Jensen, 2019; Philips et al., 2019). O procedimento do TIPS substituiu, em grande parte, o uso de *shunts* descompressivos cirúrgicos e procedimentos de ligadura, mas essas intervenções ainda podem ser utilizadas em alguns casos para o manejo de varizes esofágicas.

Procedimentos de bypass *cirúrgico*

Pode-se utilizar a descompressão cirúrgica (cirurgia de *shunt*) da circulação portal com a ocorrência de um episódio de sangramento de varizes. Embora sejam efetivas na erradicação do sangramento, as estatísticas de sobrevida e a encefalopatia são mais graves que as de outras medidas de prevenção, como o procedimento do TIPS, quando esse método é usado para profilaxia; a cirurgia de *shunt* para esse propósito foi, em grande parte, abandonada no mundo inteiro (Brunicardi, 2019; Kovacs & Jensen, 2019). A recomendação atual é que desvios (*shunts*) cirúrgicos sejam aventados apenas para pacientes com escores inferiores a 15 de MELD (Model for End-Stage Liver Disease), que não sejam candidatos a transplante de fígado ou que tenham acesso limitado à opção de TIPS e ao acompanhamento necessário. (Ver discussão adiante da classificação de MELD na seção sobre transplante hepático.)

A meta do desvio cirúrgico é a redução da pressão venosa portal (Brunicardi, 2019). Um procedimento de *shunt* cirúrgico

(Figura 43.11) é o *shunt* esplenorrenal distal, que é realizado entre a veia esplênica e a veia renal esquerda após esplenectomia. Um *shunt* mesocava é criado por meio da anastomose da veia mesentérica superior com a extremidade proximal da veia cava ou com o lado da veia cava utilizando o material de enxerto. A meta dos *shunts* esplenorrenal distal e mesocava consiste em diminuir a pressão portal drenando apenas uma parte do sangue venoso do leito portal; por conseguinte, são considerados *shunts* seletivos. O fígado continua recebendo parte do fluxo portal, e é possível reduzir a incidência de encefalopatia. O *shunt* portocava é considerado não seletivo, visto que ele desvia todo o fluxo portal para a veia cava por meio de abordagens terminolateral ou laterolateral.

Esses procedimentos são extensos e nem sempre são bem-sucedidos, devido à ocorrência de trombose secundária nas veias usadas para o *shunt* e igualmente em razão da ocorrência de complicações (p. ex., encefalopatia, insuficiência hepática acelerada). A efetividade desses procedimentos foi extensamente estudada. Todos os procedimentos de *shunt* são igualmente efetivos na prevenção do sangramento recorrente de varizes, mas podem causar comprometimento adicional da função hepática e encefalopatia. Os *shunts* portocavas parciais com enxertos de interposição são tão efetivos quanto outros *shunts*; no entanto, estão associados a menor taxa de encefalopatia (Cameron & Cameron, 2020; Schiff et al., 2018). A gravidade da doença (com base em uma classificação, como o sistema de Child-Pugh, discutido mais adiante) e o potencial para futuro transplante de fígado orientam a tomada de decisão quanto ao tratamento. Se a hipertensão portal for causada pela rara síndrome de Budd-Chiari (que se manifesta por hipertensão portal não cirrótica causada por trombose da veia hepática) ou outra doença obstrutiva venosa, pode-se realizar um *shunt* portocava ou mesoatrial (ver Figura 43.11). O *shunt* mesoatrial é necessário quando a veia cava infra-hepática estiver trombosada e precisar ser desviada.

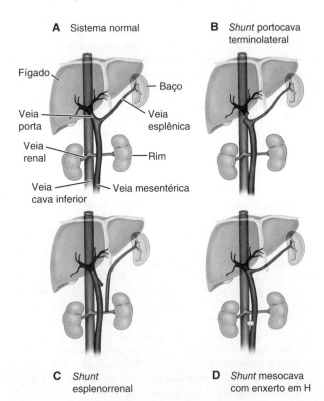

Figura 43.11 • *Shunts* portossistêmicos. **A.** Sistema porta normal. **B** a **D.** Exemplos de *shunts* portais para reduzir a pressão portal.

Desvascularização e transecção

Os procedimentos de desvascularização e transecção com grampeador cirúrgico, para separar o local de hemorragia do sistema porta de alta pressão, têm sido utilizados no manejo de emergência do sangramento de varizes. A extremidade inferior do esôfago é alcançada através de uma pequena incisão de gastrostomia; um grampeador cirúrgico possibilita a anastomose das extremidades transeccionadas do esôfago. O ressangramento constitui um risco, e os resultados desses procedimentos variam entre populações de pacientes.

> **Alerta de enfermagem: Qualidade e segurança**
>
> Os procedimentos cirúrgicos utilizados no tratamento das varizes esofágicas não alteram a evolução da doença hepática progressiva, e o sangramento pode sofrer recidiva quando se desenvolvem novos vasos colaterais. O risco de complicações apresenta-se elevado (choque hipovolêmico ou hemorrágico, encefalopatia hepática, desequilíbrio eletrolítico, alcalose metabólica e respiratória, síndrome de abstinência do álcool e convulsões).

Manejo de enfermagem

A avaliação de enfermagem inclui o monitoramento do estado físico do paciente e a avaliação das respostas emocionais e do estado cognitivo. O enfermeiro monitora e registra os sinais vitais e avalia o estado nutricional e neurológico do paciente. Essa avaliação ajuda a identificar a presença de encefalopatia hepática (ver discussão mais adiante).

Se o repouso completo do esôfago estiver indicado, devido à ocorrência de sangramento, inicia-se a nutrição parenteral. A aspiração gástrica é geralmente iniciada para manter o estômago o mais vazio possível e para evitar o esforço da defecação e o vômito. Com frequência, o paciente queixa-se de sede intensa, que pode ser aliviada pela higiene oral frequente e aplicação de esponjas úmidas nos lábios. O enfermeiro monitora rigorosamente a pressão arterial. Frequentemente, a terapia com vitamina K e múltiplas transfusões de sangue estão indicadas, devido à perda sanguínea. Um ambiente calmo e a tranquilização podem ajudar a aliviar a ansiedade do paciente e a reduzir a sua agitação.

O sangramento em qualquer local do corpo provoca ansiedade, resultando em uma crise para o paciente e a sua família. No caso de paciente que fazia uso abusivo de bebidas alcoólicas, a situação pode ser complicada por *delirium* secundário à abstinência de bebidas alcoólicas. O enfermeiro fornece apoio e explicações sobre as intervenções médicas e de enfermagem para preparar tanto o paciente quanto a família, visto que esses procedimentos podem ser difíceis de realizar e observar. O monitoramento rigoroso do paciente ajuda na detecção e no manejo das complicações. As modalidades de manejo e o cuidado de enfermagem do paciente com varizes esofágicas hemorrágicas estão resumidos na Tabela 43.2.

ENCEFALOPATIA E COMA HEPÁTICOS

A encefalopatia hepática ou encefalopatia portossistêmica é uma complicação potencialmente fatal da doença hepática, que ocorre com insuficiência hepática profunda. Os pacientes com essa condição podem não apresentar sinais francos da doença, mas exibem anormalidades no exame neuropsicológico (Hammer & McPhee, 2019; Simonetto et al., 2019; Yanny, Winters, Boutros

TABELA 43.2	Modalidades selecionadas e cuidado de enfermagem para o paciente com varizes esofágicas hemorrágicas.
Modalidade de tratamento[a]	**Intervenções de enfermagem**
Modalidades clínicas	
Agentes farmacológicos	Observar a resposta à terapia.
Propranolol	Monitorar os efeitos colaterais: *propranolol, carvedilol e nadolol* – diminuição da pressão do pulso, comprometimento da resposta cardiovascular à hemorragia; *vasopressina* – angina (pode-se prescrever nitroglicerina para evitar ou tratar a angina).
Carvedilol	
Nadolol	
Vasopressina	
Octreotida	Apoiar o paciente durante o tratamento.
Tamponamento por balão	Explicar o procedimento ao paciente de maneira sucinta para obter a sua cooperação durante a inserção, bem como para a manutenção do tubo de tamponamento esofágico/gástrico e reduzir o medo do procedimento.
	Monitorar rigorosamente para evitar a remoção ou o deslocamento inadvertido do tubo, a obstrução subsequente das vias respiratórias e a aspiração.
	Realizar a higiene oral frequente.
Escleroterapia endoscópica	Examinar quanto à ocorrência de aspiração, perfuração do esôfago e recidiva do sangramento depois do tratamento.
Ligadura elástica endoscópica de varizes	Observar quanto à ocorrência de recidiva do sangramento, perfuração esofágica.
Shunt portossistêmico intra-hepático transjugular (TIPS)	Examinar em busca de sinais de ressangramento e infecção.
Obliteração transvenosa retrógrada ocluída por balão (BRTO, *balloon-occluded retrograde transvenous obliteration*)	Observar se ocorrem ressangramento, sinais de infecção ou alterações do estado mental.
Modalidades cirúrgicas	
Shunt portossistêmico	Examinar em busca de sinais de encefalopatia portossistêmica (alteração do estado mental, disfunção neurológica) insuficiência hepática e ressangramento.
	Exige cuidado de enfermagem intensivo e especializado por um período prolongado.
Ligadura cirúrgica das varizes	Observar quanto à ocorrência de ressangramento.
Transecção e desvascularização esofágica	Observar quanto à ocorrência de ressangramento.
	Fornecer cuidado pós-toracotomia.

[a]Várias modalidades podem ser utilizadas concomitantemente ou em sequência. Adaptada de Brunicardi, F. C. (2019). *Schwartz's principles of surgery*. (11th ed.) New York: McGraw-Hill Education; Feldman, M., Friedman, L. S. & Brandt, L. J. (2016). *Sleisinger & Fordtran's gastrointestinal & liver disease*. (10th ed.) Philadelphia, PA: Saunders Elsevier.

et al., 2019). A encefalopatia hepática constitui a manifestação neuropsiquiátrica da insuficiência hepática associada à hipertensão portal e ao desvio do sangue do sistema porta venoso para a circulação sistêmica (Mansour & McPherson, 2018; Yanny et al., 2019). Essa forma metabólica reversível de encefalopatia pode melhorar com a recuperação da função hepática. O início é frequentemente insidioso e sutil e, a princípio, a doença é denominada *encefalopatia hepática subclínica* ou *mínima*.

Fisiopatologia

Apesar da frequência com que a encefalopatia hepática ocorre, a sua fisiopatologia precisa não está totalmente elucidada (Yanny et al., 2019). Duas alterações principais estão na base de seu desenvolvimento na presença de doença hepática aguda e crônica. Em primeiro lugar, a insuficiência hepática pode resultar em encefalopatia, devido à incapacidade do fígado de destoxificar subprodutos tóxicos do metabolismo. Em segundo lugar, o *shunt* portossistêmico, em que vasos colaterais se desenvolvem como consequência da hipertensão portal, possibilita a entrada do sangue portal (carregado de substâncias potencialmente tóxicas geralmente extraídas pelo fígado) na circulação sistêmica (Yanny et al., 2019). A amônia é considerada o principal fator etiológico no desenvolvimento da encefalopatia. A amônia penetra no cérebro e causa excitação dos receptores periféricos do tipo benzodiazepínico nos astrócitos, aumentando a síntese de neuroesteroides e estimulando a neurotransmissão do ácido gama-aminobutírico (GABA). O GABA provoca depressão do sistema nervoso central, que inibe a neurotransmissão e a regulação sináptica (Yanny et al., 2019), produzindo padrões de sono e de comportamento associados à encefalopatia hepática.

As circunstâncias que aumentam os níveis séricos de amônia tendem a agravar ou a precipitar a encefalopatia hepática. A maior fonte de amônia provém da digestão enzimática e bacteriana das proteínas nutricionais e sanguíneas no sistema digestório. A amônia proveniente dessas fontes aumenta em consequência do sangramento GI (*i. e.*, varizes esofágicas hemorrágicas, sangramento GI crônico), dieta hiperproteica, infecção bacteriana ou uremia. A ingestão de sais de amônio também aumenta o nível de amônia no sangue. Na presença de alcalose ou de hipopotassemia, ocorre absorção de quantidades aumentadas de amônia a partir do sistema digestório e do líquido tubular renal. Em contrapartida, a amônia sérica é diminuída pela eliminação da proteína da dieta e administração de antibióticos (como sulfato de neomicina), os quais reduzem o número de bactérias intestinais capazes de converter a ureia em amônia (Hammer & McPhee, 2019; Yanny et al., 2019).

Outros fatores não relacionados com os níveis séricos aumentados de amônia, que podem provocar encefalopatia hepática em pacientes suscetíveis, incluem diurese excessiva, desidratação, infecções, cirurgia, febre e alguns medicamentos (sedativos, tranquilizantes, analgésicos e diuréticos que provocam perda de potássio). Outras causas incluem níveis séricos elevados de manganês (Schiff et al., 2018), bem como alterações nos tipos de aminoácidos circulantes, mercaptanos e níveis de dopamina e de outros neurotransmissores no sistema nervoso central (Schiff et al., 2018). Os mercaptanos são metabólitos tóxicos de compostos contendo enxofre, que são excretados pelo fígado em condições normais. Os mercaptanos e esses outros neurotransmissores denominados "falsos" podem ser gerados a partir de uma fonte intestinal ou do metabolismo das proteínas pelo fígado e, na presença de depuração hepática deficiente, podem precipitar encefalopatia.

Manifestações clínicas

Os sintomas mais precoces da encefalopatia hepática consistem em alterações do estado mental e distúrbios motores. O paciente parece estar confuso e descuidado e exibe alterações no humor e nos padrões do sono. O paciente tende a dormir durante o dia e apresenta inquietação e insônia à noite. À medida que a encefalopatia hepática progride, o paciente pode ter dificuldade em acordar e fica totalmente desorientado quanto ao tempo e ao espaço. Com maior progressão, o paciente entra em coma franco e pode apresentar convulsões.

O asterixe, um movimento involuntário e intermitente das mãos semelhante ao bater das asas, pode ser observado na encefalopatia de estágio II (Figura 43.12). Tarefas simples, como escrever, tornam-se difíceis. Uma amostra de escrita ou desenho (p. ex., figura de estrela), obtida diariamente, pode fornecer evidências gráficas da progressão ou reversão da encefalopatia hepática. A incapacidade de reproduzir uma figura simples em duas ou três dimensões é designada como **apraxia de construção**. Nos estágios iniciais da encefalopatia hepática, os reflexos tendinosos profundos são hiperativos; com o agravamento da encefalopatia, esses reflexos desaparecem, e os membros podem tornar-se flácidos.

Em certas ocasiões, pode-se observar a presença de **hálito hepático**, um odor adocicado e ligeiramente fecal na respiração, que acredita-se que seja de origem intestinal. O odor também foi descrito como semelhante ao de grama recentemente cortada, acetona ou vinho envelhecido. O hálito hepático é prevalente na presença de circulação portal colateral extensa na doença hepática crônica.

Avaliação e achados diagnósticos

Vários algoritmos de diagnóstico e uma variedade de testes psicométricos são utilizados para determinar a presença e a gravidade da encefalopatia hepática. O eletroencefalograma revela um alentecimento generalizado, aumento na amplitude das ondas cerebrais e ondas trifásicas características. A taxa de sobrevida depois do primeiro episódio de encefalopatia hepática franca em pacientes com cirrose é de aproximadamente 40% em 1 ano. Os pacientes devem ser encaminhados para transplante de fígado depois desse episódio inicial (Mansour & McPherson, 2018; Yanny et al., 2019).

Manejo clínico

O manejo clínico tem como meta identificar e eliminar a causa precipitante, se possível; iniciar a terapia para reduzir os níveis de amônia; minimizar as complicações clínicas potenciais da cirrose e da consciência deprimida e reverter a doença hepática subjacente, quando possível. A correção dos possíveis motivos da deterioração (p. ex., sangramento, anormalidades eletrolíticas, sedação ou azotemia) é essencial. Administra-se lactulose para reduzir os níveis séricos de amônia. A lactulose atua por meio de retenção e excreção da amônia nas fezes (Hammer & McPhee, 2019; Mansour & McPherson, 2018; Yanny et al., 2019). Duas ou três evacuações de fezes amolecidas por dia são desejáveis, e isso indica que a lactulose está atuando conforme o esperado.

> *Alerta de enfermagem: Qualidade e segurança*
>
> *O paciente que recebe lactulose é rigorosamente monitorado quanto ao desenvolvimento de fezes diarreicas aquosas, visto que indicam superdosagem do medicamento. Os níveis séricos de amônia também são rigorosamente monitorados.*

Os possíveis efeitos colaterais da lactulose consistem em distensão e cólicas intestinais, que geralmente desaparecem em 1 semana. Para mascarar o sabor adocicado, que é desagradável para alguns pacientes, a lactulose pode ser diluída com suco de fruta. O paciente é monitorado rigorosamente quanto à ocorrência de hipopotassemia e desidratação. Não são prescritos outros laxativos durante a administração da lactulose, visto que seus efeitos comprometem a regulação da dose. A lactulose pode ser administrada por tubo gástrico ou por enema a pacientes comatosos ou àqueles cuja administração oral esteja contraindicada ou inviável (Yanny et al., 2019).

Outras estratégias de manejo incluem: administração IV de glicose para reduzir a degradação das proteínas; administração de vitaminas para corrigir as deficiências; e correção dos desequilíbrios eletrolíticos (em especial, potássio). Antibióticos também podem ser acrescentados ao esquema de tratamento. Neomicina, metronidazol e rifaximina têm sido utilizados para reduzir os níveis de bactérias formadoras de amônia no cólon. No entanto, não foi demonstrado nenhum benefício do tratamento a longo prazo com esses antibióticos (Mansour & McPherson, 2018; Yanny et al., 2019). Outras estratégias de manejo da encefalopatia hepática incluem:

- O estado neurológico é avaliado com frequência
- O estado mental é monitorado, mantendo um registro diário da escrita e do desempenho aritmético
- O equilíbrio hídrico e o peso corporal são registrados diariamente
- Os sinais vitais são medidos e registrados a cada 4 horas
- Os locais potenciais de infecção (peritônio, pulmões) são avaliados com frequência, e os achados anormais são relatados imediatamente
- O nível sérico de amônia é monitorado diariamente

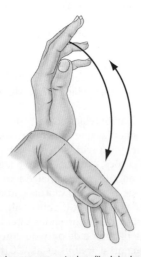

Figura 43.12 • Pode ocorrer asterixe ("adejo hepático") na encefalopatia hepática. O paciente é solicitado a manter o braço em extensão com a mão flexionada para cima (dorsiflexão). Em poucos segundos, a mão cai involuntariamente para a frente e, em seguida, retorna rapidamente à posição de dorsiflexão.

- O aporte proteico não deve ser restringido quando o paciente apresenta encefalopatia hepática, como era preconizado anteriormente. O aporte proteico deve ser mantido em 1,2 a 1,5 g/kg/dia (European Association for the Study of the Liver [EASL], 2019; Styskel, Natarajan & Kanwal, 2019; Yanny et al., 2019; Yao, Fung, Chu et al., 2018) (Boxe 43.4). O risco de desnutrição proteica é muito superior ao risco de agravar a encefalopatia hepática causada pelo aumento do aporte proteico (Styskel et al., 2019; Yanny et al., 2019; Yao et al., 2018)
- A nutrição enteral é fornecida para pacientes com encefalopatia persistente
- A redução da absorção de amônia pelo trato GI é obtida por meio de aspiração gástrica, enemas ou antibióticos orais
- O estado eletrolítico é monitorado e corrigido, quando anormal
- Os sedativos, os tranquilizantes e os medicamentos analgésicos são interrompidos
- Podem ser administrados antagonistas benzodiazepínicos IV, como flumazenil, para melhorar a encefalopatia, independentemente de o paciente ter ou não tomado anteriormente benzodiazepínicos. Essa medida pode ter eficácia a curto prazo, visto que os pacientes com encefalopatia hepática apresentam concentração aumentada de receptores de benzodiazepínicos (Friedman & Martin, 2018).

Boxe 43.4 Manejo nutricional da encefalopatia hepática

- Minimizar a formação e a absorção de toxinas, principalmente de amônia, a partir do intestino
- Manter um aporte diário de proteína entre 1,2 e 1,5 g/kg de peso corporal por dia
- Evitar a restrição de proteína, se possível, mesmo naqueles com encefalopatia
- Para pacientes que sejam verdadeiramente intolerantes à proteína, fornecer nitrogênio adicional na forma de suplemento de aminoácidos. O uso de aminoácidos de cadeia ramificada deve ser considerado em pacientes com cirrose; houve melhora dos resultados em populações variadas de pacientes com a doença
- Fornecer refeições pequenas e frequentes e três lanches pequenos por dia, além de um lanche no fim da noite, antes de o paciente deitar-se.

Adaptado de European Association for the Study of the Liver (EASL). (2019). EASL clinical practice guidelines on nutrition in chronic liver disease. *Journal of Hepatology*, 70(1), 172-193; Styskel, B., Natarajan, Y. & Kanwal, F. (2019). Nutrition in alcoholic liver disease: An update. *Clinics in Liver Disease*, 23(1), 99-114; Yanny, B., Winters, A., Boutros, S. et al. (2019). Hepatic encephalopathy challenges, burden, and diagnostic and therapeutic approach. *Clinics in Liver Disease*, 23(4), 607-623; Yao, C. K., Fung, J., Chu, N. H. S. et al. (2018). Dietary interventions in liver cirrhosis. *Journal of Clinical Gastroenterology*, 52(8), 663-673.

Manejo de enfermagem

A Tabela 43.3 fornece os estágios da encefalopatia hepática, os sinais e os sintomas comuns e os possíveis diagnósticos de enfermagem para cada estágio. O enfermeiro é responsável por manter um ambiente seguro, a fim de evitar a ocorrência de lesão, sangramento e infecção. O enfermeiro implementa os tratamentos prescritos e monitora o paciente quanto à ocorrência das numerosas complicações potenciais. O potencial para o comprometimento respiratório é grande, tendo em vista o estado neurológico deprimido do paciente. O enfermeiro supervisiona a respiração profunda e as mudanças de decúbito para evitar o desenvolvimento de atelectasia, pneumonia e outras complicações respiratórias. Apesar do cuidado pulmonar agressivo, os pacientes podem desenvolver comprometimento respiratório. Podem necessitar de intubação e de ventilação mecânica para proteger as vias respiratórias e, com frequência, são internados na UTI.

O enfermeiro comunica-se com a família para fornecer informações sobre o estado do paciente e apoiá-la, explicando os procedimentos e os tratamentos que fazem parte do cuidado. Quando o paciente se recupera da encefalopatia hepática e do coma, é provável que a reabilitação seja prolongada. Por conseguinte, o paciente e a sua família necessitarão de assistência para entender as causas dessa grave complicação e para reconhecer que ela pode sofrer recidiva.

TABELA 43.3 Estágios da encefalopatia hepática e possíveis diagnósticos de enfermagem.

Estágio	Sintomas clínicos	Sinais clínicos e alterações do EEG	Diagnósticos de enfermagem potenciais selecionados[a]
1	Nível normal de consciência, com períodos de letargia e euforia; reversão dos padrões de sono diurno-noturno	Comprometimento da escrita e da capacidade de desenhar figuras com linhas. EEG normal.	Intolerância à atividade Comprometimento da capacidade de manejo do esquema Comprometimento do padrão de sono
2	Aumento da sonolência; desorientação; comportamento inapropriado; oscilações do humor; agitação	Asterixe; hálito hepático. EEG anormal com alentecimento generalizado.	Comprometimento da socialização Comprometimento do desempenho de função Risco de lesão Confusão mental aguda
3	Torporoso; difícil de despertar; dorme a maior parte do tempo; confusão pronunciada; fala incoerente	Asterixe; aumento dos reflexos tendinosos profundos; rigidez dos membros. EEG acentuadamente anormal.	Comprometimento da ingestão nutricional Mobilidade física prejudicada Comunicação verbal prejudicada
4	Comatoso; pode não responder a estímulos dolorosos	Ausência de asterixe; ausência dos reflexos tendinosos profundos; flacidez dos membros. EEG acentuadamente anormal.	Risco de aspiração Troca gasosa prejudicada Integridade tissular prejudicada

EEG: eletroencefalograma. [a]É provável que os diagnósticos de enfermagem progridam; por conseguinte, a maioria dos diagnósticos de enfermagem presentes nos estágios iniciais também será observada durante estágios mais avançados. Adaptada de informações em Feldman, M., Friedman, L. S. & Brandt, L. J. (2016). *Sleisinger & Fordtran's gastrointestinal & liver disease*. (10th ed.) Philadelphia, PA: Saunders Elsevier.

Promoção de cuidados domiciliar, comunitário e de transição

Orientação do paciente sobre autocuidados

Quando o paciente se recupera da encefalopatia hepática e está para receber alta para casa, o enfermeiro fornece orientações à família sobre a ocorrência de sinais sutis de encefalopatia recorrente. As metas para o aporte calórico e o aporte de proteína devem ser de 35 a 40 kcal/kg de peso corporal por dia e de 1,2 a 1,5 g/kg de peso corporal por dia (ver Boxe 43.4) (Styskel et al., 2019; Yanny et al., 2019; Yao et al., 2018). O aporte de proteína não deve ser excessivamente limitado, visto que essa prática agrava o estado nutricional e aumenta a mortalidade (Styskel et al., 2019; Yanny et al., 2019; Yao et al., 2018). O uso continuado de lactulose após a alta não é incomum, e o paciente e a sua família devem monitorar rigorosamente a sua eficácia e o aparecimento de efeitos colaterais. Devem ser também advertidos de que a constipação intestinal pode precipitar encefalopatia, e que ela pode ser evitada pelo uso de lactulose prescrita.

Cuidados contínuos e de transição

O encaminhamento para o cuidado de transição, domiciliar ou comunitário está indicado para o paciente que volta à sua casa após recuperação da encefalopatia hepática. O enfermeiro avalia o estado físico e mental do paciente e colabora estreitamente com o médico. A visita domiciliar também fornece a oportunidade para que o enfermeiro possa avaliar o ambiente domiciliar e a capacidade do paciente e da família de monitorar os sinais e sintomas e de seguir o esquema de tratamento. O enfermeiro precisa avaliar o estado do volume de líquidos do paciente e estar alerta para quaisquer alterações que indiquem a ocorrência de hipovolemia, devido ao aporte diminuído e à redução do débito urinário associada à síndrome hepatorrenal (ver discussão mais adiante). O monitoramento dos valores laboratoriais continua sendo importante, e o enfermeiro precisa obter as prescrições do médico para corrigir as anormalidades, particularmente os desequilíbrios eletrolíticos, que também podem agravar a encefalopatia.

A segurança do ambiente domiciliar é avaliada rigorosamente para identificar áreas de risco de quedas e outras lesões. As visitas domiciliares ou de transição são particularmente importantes se o paciente vive sozinho, visto que a encefalopatia pode afetar a capacidade do paciente de lembrar ou de seguir o esquema de tratamento. O enfermeiro reforça as orientações prévias e lembra o paciente e a sua família da razão das restrições dietéticas, do monitoramento rigoroso e do acompanhamento. Além disso, o enfermeiro deve examinar o paciente quanto ao aparecimento de alterações sutis do comportamento, indicando um agravamento da encefalopatia hepática. Em pacientes com encefalopatia hepática de todos os tipos e estágios, deve-se efetuar uma avaliação neurológica periódica para determinar a sua função cognitiva, de modo que eles não realizem atividades potencialmente prejudiciais. Até mesmo anormalidades neuropsiquiátricas sutis podem impedir o paciente de dirigir carros, operar máquinas ou participar de outras atividades que exigem coordenação psicomotora.

Os pacientes e suas famílias podem necessitar de apoio adicional durante os períodos em que o paciente exibe transtornos do humor e do sono. O paciente deve ser o mais ativo possível durante o dia e desenvolver um padrão de sono-vigília normal. Deve-se evitar o uso de medicamentos sedativos, visto que eles podem precipitar encefalopatia. Os pacientes e os membros da família podem necessitar de ajuda para desenvolver planos de enfrentamento para lidar com as alterações do humor e do estado mental. Esse plano deve identificar pessoas de apoio que possam auxiliar o paciente no domicílio, se necessário. Os assistentes sociais e os gerentes de caso podem fazer encaminhamentos apropriados para assistência com suporte e cuidados físicos e psicossociais. O encaminhamento para psicólogos, enfermeiros psiquiátricos, gerentes de casos, assistentes sociais ou terapeutas pode ajudar a família a enfrentar a situação. Conselheiros espirituais também podem proporcionar outra opção para comunicação e orientação. Se o consumo de bebidas alcoólicas tiver desempenhado uma função no desenvolvimento da doença hepática e encefalopatia, o encaminhamento aos Alcoólicos Anônimos ou Al-Anon pode proporcionar o apoio e a orientação necessários.

OUTRAS MANIFESTAÇÕES DE DISFUNÇÃO HEPÁTICA

Edema e sangramento

Muitos pacientes com disfunção hepática desenvolvem edema generalizado, que é causado pela hipoalbuminemia em consequência da produção hepática diminuída de albumina. A produção de fatores de coagulação sanguínea pelo fígado também está reduzida, levando a uma incidência aumentada de equimoses, epistaxe, sangramento de feridas e, conforme descrito anteriormente, sangramento GI. As anormalidades no número e na efetividade das plaquetas também contribuem para o sangramento observado na disfunção hepática. A congestão do baço em consequência da hipertensão portal provoca hiperesplenismo (maior acúmulo de plaquetas no órgão). A trombocitopenia resultante geralmente se correlaciona com o tamanho do baço. Em pacientes que abusam do etanol, a supressão da medula óssea pelos efeitos tóxicos agudos de bebidas alcoólicas ou o déficit de folato podem contribuir para a trombocitopenia (Goldman & Schafer, 2019). Esses fatores predispõem o paciente a equimoses de ocorrência fácil, formação de petéquias e sangramento de uma variedade de fontes, como sistema digestório ou sistema geniturinário (Goldman & Shafer, 2019).

Déficit de vitaminas

A produção diminuída de vários fatores de coagulação pode ser decorrente, em parte, da absorção deficiente de vitamina K pelo trato GI. Isso é provavelmente causado pela incapacidade das células hepáticas de utilizar vitamina K na produção de protrombina (Barrett et al., 2019; Hammer & McPhee, 2019). A absorção das outras vitaminas lipossolúveis (vitaminas A, D e E), bem como as gorduras da dieta, também pode estar comprometida, devido à secreção diminuída de sais biliares no intestino.

Outro grupo de problemas geralmente observados em pacientes com disfunção hepática crônica grave resulta do aporte inadequado de vitaminas em quantidades suficientes. A saber:

- Déficit de vitamina A, resultando em cegueira noturna e alterações oculares e cutâneas
- Déficit de tiamina, levando ao desenvolvimento de beribéri, polineurite e psicose de Wernicke-Korsakoff
- Déficit de riboflavina, resultando em lesões características da pele e das mucosas
- Déficit de piridoxina, resultando em lesões da pele e das mucosas e alterações neurológicas
- Déficit de vitamina C, resultando nas lesões hemorrágicas do escorbuto

- Déficit de vitamina K, resultando em hipoprotrombinemia, caracterizada por sangramento e equimoses espontâneos
- Déficit de ácido fólico, levando ao desenvolvimento de anemia macrocítica.

Devido a essas possíveis deficiência de vitaminas, a dieta de todo paciente com doença hepática crônica (particularmente quando relacionada com o consumo de bebidas alcoólicas) é suplementada com vitamina A, vitaminas do complexo B, C e K e ácido fólico (EASL, 2019; Styskel et al., 2019; Yao et al., 2018).

Anormalidades metabólicas

Ocorrem também anormalidades no metabolismo da glicose; o nível de glicemia pode estar anormalmente elevado logo após uma refeição (semelhante à situação observada na presença de diabetes melito); todavia, pode ocorrer hipoglicemia durante o jejum, devido às reservas diminuídas de glicogênio hepático e diminuição da gliconeogênese. Os medicamentos devem ser utilizados com cautela e em doses reduzidas, visto que a capacidade de metabolizar os medicamentos encontra-se diminuída no paciente com insuficiência hepática.

Muitas anormalidades endócrinas também ocorrem na disfunção hepática, visto que o fígado é incapaz de metabolizar apropriadamente os hormônios, incluindo os androgênios e os hormônios sexuais. A incapacidade do fígado lesionado de inativar os estrogênios geralmente pode causar ginecomastia, amenorreia, atrofia testicular, perda dos pelos púbicos no homem, irregularidades menstruais na mulher e outros distúrbios da função e das características sexuais.

Prurido e outras alterações cutâneas

Os pacientes com disfunção hepática em decorrência de obstrução biliar geralmente desenvolvem prurido intenso, devido à retenção de sais biliares. Os pacientes podem desenvolver angiomas aracneiformes vasculares (ou arteriais) na pele (ver Figura 43.3), geralmente acima da cintura; são numerosos vasos pequenos, que se assemelham às patas de uma aranha. Com mais frequência, estão associados à cirrose, particularmente na doença hepática alcoólica. Os pacientes também podem desenvolver eritema palmar ("palmas hepáticas" ou coloração avermelhada das palmas).

HEPATITE VIRAL

A hepatite viral é uma infecção viral sistêmica, em que a necrose e a inflamação das células hepáticas produzem um conjunto característico de alterações clínicas, bioquímicas e celulares. Até o momento, foram identificados cinco tipos definitivos de hepatite viral que causam doença hepática: as hepatites A, B, C, D e E. A hepatite A e a hepatite E assemelham-se no seu modo de transmissão (via fecal-oral), enquanto as hepatites B, C e D compartilham muitas outras características.

A hepatite é facilmente transmitida e causa elevada morbidade e afastamento prolongado na escola ou no emprego. A hepatite viral aguda acomete 0,5 a 1% dos indivíduos nos EUA a cada ano.[1] O vírus da hepatite A (HAV) foi responsável por 3.366 casos de hepatite nos EUA em 2017.[2] As taxas de incidência diminuíram mais de 95% de 1995 a 2011, depois aumentaram 140% de 2011 a 2017. Em 2017 começaram a ocorrer grandes surtos de transmissão interpessoal, em usuários de substâncias psicoativas e pessoas em situação de rua (Centers for Disease Control and Prevention [CDC], 2017). Durante o mesmo ano, o vírus da hepatite B (HBV) foi o agente agressor em um total de 3.407 casos de hepatite viral aguda em todos os EUA. A taxa de ocorrência da hepatite viral C (HCV) em 2017 foi de 3.186 casos, com incidência de 1:100 mil habitantes, o que representa um aumento desde 2013. As taxas foram influenciadas pela crise de opioides. Estima-se que 2,4 milhões de pessoas nos EUA estejam infectadas por HCV (CDC, 2017).[3]

O número de casos notificados de hepatite B aguda permaneceu estável com discreto aumento em 2017.[4] O aumento se deve, mais provavelmente, ao uso crescente de drogas injetáveis relacionado à crise de opioides e ao aprimoramento da vigilância sanitária (CDC, 2017). A diminuição geral nas taxas do vírus HBV desde 1990 se deve, em grande parte, ao uso das vacinas contra as hepatites A e B, à adoção das precauções padrão e medidas de segurança no suprimento de sangue, bem como à orientação em saúde pública sobre comportamentos de alto risco (Goldman & Schafer, 2019). Por outro lado, a incidência de infecções por HAV e HCV está aumentando. Estima-se que 60 a 90% dos casos de hepatite viral passem despercebidos (CDC, 2017). Acredita-se que a ocorrência de casos subclínicos, o não reconhecimento dos casos leves e o diagnóstico incorreto contribuam para a subnotificação. A Tabela 43.4 fornece uma comparação das principais formas de hepatite viral.

O quadro clínico de hepatite varia de um indivíduo para outro e de acordo com o vírus causal específico. As manifestações clínicas variam nas quatro fases da hepatite infecciosa. A fase 1 é a fase de replicação viral na qual os pacientes estão assintomáticos, mas os exames laboratoriais revelam marcadores de hepatite. A fase 2 é a fase prodrômica ou pré-ictérica e os pacientes apresentam anorexia, náuseas, vômitos, fadiga e prurido. A fase 3 é a fase ictérica caracterizada por colúria e icterícia. Alguns pacientes apresentam dor abdominal em decorrência da hepatomegalia. A fase 4 é a fase convalescente, quando os sinais/sintomas desaparecem e os valores laboratoriais se normalizam. Nem todos os pacientes apresentam as quatro fases, sobretudo aqueles com formas leves de hepatite (Chi, Cleary & Bocchini, 2018; Shin, 2018).

---

[1]N.R.T.: Segundo o Ministério da Saúde, no Brasil, de 1999 a 2020, foram notificados 689.933 casos de hepatites virais no Brasil, incluindo os tipos A, B, C e D.

[2]N.R.T.: No Brasil, as regiões Nordeste e Norte reuniram 55,4% de todos os casos confirmados de hepatite A, no período de 2000 a 2021. As regiões Sudeste, Sul e Centro-Oeste abrangeram 18,2%, 15,3% e 11,1% dos casos do país, respectivamente. (Ver Boletim Epidemiológico de Hepatites Virais – Número Especial | jun.2022, atualizado em dezembro de 2022.)

[3]N.R.T.: De 2000 a 2021, foram notificados no Brasil 279.872 casos confirmados de hepatite C, sendo 58,4% no Sudeste, 27,4% no Sul, 6,9% no Nordeste, 3,7% no Centro-Oeste e 3,6% no Norte. A partir de 2015, qualquer caso com um dos marcadores anti-HCV ou HCV-RNA reagentes passou a ser notificado e, dessa forma, a definição de caso confirmado se tornou mais sensível (ver Boletim Epidemiológico de Hepatites Virais – Número Especial | jun.2022, atualizado em dezembro de 2022)

[4]N.R.T.: No período de 2000 a 2021, foram notificados 264.640 casos confirmados de hepatite B no Brasil; desses, a maioria está concentrada na região Sudeste (34,2%), seguida das regiões Sul (31,5%), Norte (14,5%), Nordeste (10,7%) e Centro-Oeste (9,1%), (Ver Boletim Epidemiológico de Hepatites Virais – Número Especial | jun.2022, atualizado em dezembro de 2022.)

TABELA 43.4 Comparação das principais formas de hepatite viral.

	Hepatite A	Hepatite B	Hepatite C	Hepatite D	Hepatite E
Nomes anteriores	Hepatite infecciosa	Hepatite sérica	Hepatite não A, não B		
Epidemiologia					
Causa	Vírus da hepatite A (HAV)	Vírus da hepatite B (HBV)	Vírus da hepatite C (HCV)	Vírus da hepatite D (HDV)	Vírus da hepatite E (HEV)
Imunidade	Média: 30 dias Homóloga	Média: 70 a 80 dias Homóloga	Média: 50 dias O segundo episódio pode indicar imunidade fraca ou infecção por outro agente	Média: 35 dias Homóloga	Média: 31 dias Desconhecida
Natureza da doença					
Sinais e sintomas	Pode ocorrer com ou sem sintomas; doença semelhante à gripe. *Fase pré-ictérica:* cefaleia, mal-estar, fadiga, anorexia, febre. *Fase ictérica:* urina escura, icterícia da esclera e da pele, fígado hipersensível	Pode ocorrer sem sintomas Pode haver desenvolvimento de artralgias, exantema	Semelhantes aos do HBV; menos grave e anictérico	Semelhantes aos do HBV	Semelhantes aos do HAV; muito grave em mulheres grávidas
Resultado	Geralmente leve, com recuperação. Não existe nenhum estado de portador nem risco aumentado de hepatite crônica, cirrose ou câncer hepático	Pode ser grave. Possível estado de portador. Risco aumentado de hepatite crônica, cirrose e câncer hepático	Ocorrência frequente do estado de portador crônico e de hepatopatia crônica, mas existem terapias efetivas que promovem resposta virológica sustentada. A resposta virológica sustentada indica cura da infecção por HCV. Risco aumentado de câncer hepático se a doença não for tratada	Semelhante ao do HBV, mas com maior probabilidade do estado de portador, hepatite ativa crônica e cirrose	Semelhante ao do HAV, mas muito grave em mulheres grávidas

Adaptada de Goldman, L. & Schafer, A. I. (2019). *Goldman's Cecil medicine.* 26th ed. Philadelphia, PA: Saunders Elsevier.

VÍRUS DA HEPATITE A

O HAV responde por 20 a 25% dos casos de hepatite clínica nos EUA (CDC, 2017). A hepatite A, anteriormente denominada *hepatite infecciosa*, é causada por um vírus de RNA da família dos enterovírus. Nos EUA, a doença é observada sobretudo na população adulta. O HAV é transmitido principalmente por via fecal-oral, pela ingestão de alimentos ou líquidos infectados pelo vírus. É mais prevalente nos países com alta densidade populacional e condições sanitárias precárias. O vírus tem sido encontrado nas fezes de pacientes infectados antes do aparecimento dos sintomas e durante os primeiros dias da doença.

Em geral, uma criança ou um adulto jovem adquire a infecção na escola, devido a higiene precária, contato mão-boca ou outro contato próximo. O vírus é transportado para casa, onde hábitos sanitários deficientes propiciam a sua disseminação pela família. Uma pessoa infectada que manuseie os alimentos pode disseminar a doença, e os indivíduos podem contraí-la ao consumir água ou mariscos provenientes de águas contaminadas por esgoto. Ocorreram surtos em creches e instituições, em consequência de higiene precária entre pessoas com incapacidade do desenvolvimento. A hepatite A pode ser transmitida durante a atividade sexual; essa transmissão é mais provável por contato oral-anal ou relação anal e com múltiplos parceiros sexuais (Chi et al., 2018; Goldman & Schafer, 2019; Shin & Jeong, 2018). A hepatite A não é transmitida por transfusões de sangue.

O período de incubação é estimado entre 2 e 6 semanas, com média de aproximadamente 4 semanas (CDC, 2017; Chi et al., 2018; Shin & Jeong, 2018). A doença pode ser prolongada, com duração de 4 a 8 semanas. Em geral, dura por mais tempo e é mais grave nos indivíduos com mais de 40 anos. A maioria dos pacientes recupera-se da hepatite A; ela raramente progride para a necrose hepática aguda ou para a insuficiência hepática aguda, resultando em cirrose do fígado ou morte. A taxa de mortalidade da hepatite A é de aproximadamente 0,5% para indivíduos com menos de 40 anos, e de 1 a 2% para idosos. Nos pacientes com doença hepática crônica subjacente, a morbidade e a mortalidade estão aumentadas na presença de infecção por hepatite A aguda. Não existe nenhum estado de portador, e a hepatite A não está associada a nenhuma hepatite crônica. O vírus é encontrado no soro apenas por um breve período; por ocasião do desenvolvimento da icterícia, o paciente tende a não ser infeccioso. Embora a hepatite A confira imunidade contra ela própria, o indivíduo pode contrair outros tipos de hepatite.

Manifestações clínicas

Muitos pacientes são anictéricos (sem icterícia) e assintomáticos. Quando aparecem sintomas, eles se assemelham aos de uma infecção discreta das vias respiratórias superiores, semelhante à gripe, com febre baixa. A anorexia, um sintoma precoce, é frequentemente grave. Acredita-se que resulte da liberação de uma toxina pelo fígado lesionado ou pela incapacidade das células hepáticas lesionadas de destoxificar um produto anormal. Posteriormente, a icterícia e a eliminação de urina escura podem tornar-se evidentes. Ocorre indigestão em graus variáveis, caracterizada por desconforto epigástrico vago, náuseas, pirose e flatulência. O paciente também pode desenvolver uma forte aversão pelo gosto dos cigarros ou pela presença da fumaça de cigarro e outros odores fortes (Papadakis & McPhee, 2020; Shin & Jeong, 2018). Esses sintomas tendem a desaparecer quando a icterícia alcança o seu pico, talvez 10 dias após o seu aparecimento. Os sintomas podem ser discretos nas crianças; nos adultos podem ser mais graves, sendo a evolução da doença prolongada.

Avaliação e achados diagnósticos

Com frequência, o fígado e o baço estão moderadamente aumentados por alguns dias após o início; além da icterícia, existem alguns outros sinais físicos. O antígeno do HAV pode ser encontrado nas fezes 7 a 10 dias antes da doença e por 2 a 3 semanas após o aparecimento dos sintomas. Os anticorpos anti-HAV são detectáveis no soro, mas, geralmente, após o aparecimento dos sintomas. A análise das subclasses de imunoglobulinas pode ajudar a determinar se o anticorpo representa uma infecção aguda ou pregressa.

Prevenção

Existem diversas estratégias para evitar a transmissão do HAV. Os pacientes e as suas famílias são incentivados a seguir precauções gerais que possam evitar a transmissão do vírus. A higiene escrupulosa das mãos, os abastecimentos seguros de água e o controle adequado dos esgotos são apenas algumas dessas estratégias de prevenção.

As vacinas contra o HAV são efetivas (95 a 100% depois de duas a três doses) e estão disponíveis (Link-Gelles, Hofmeister & Nelson, 2018). Recomenda-se que a vacina em duas doses seja administrada a adultos com 18 anos ou mais, sendo a segunda dose fornecida em 6 a 12 meses após a primeira. A proteção contra o HAV desenvolve-se em várias semanas após a primeira dose da vacina. As crianças e os adolescentes de 1 a 18 anos recebem três doses; a segunda dose é administrada 1 mês depois da primeira, e a terceira dose é fornecida 6 a 12 meses depois. A vacinação rotineira de crianças pequenas contra o HAV demonstrou ser efetiva para reduzir a incidência da doença e manter níveis de incidência muito baixos entre receptores de vacina e em todos os grupos etários em muitos ambientes (Chi et al., 2018; Goldman & Schafer, 2019). Como resultado de sua efetividade na redução do HAV, as recomendações de vacinação contra hepatite A foram expandidas para incluir todas as crianças com 1 ano. A vacina contra a hepatite A é também recomendada para pessoas que viajam para locais onde as condições sanitárias e de higiene não são satisfatórias. A vacinação também é preconizada para pessoas de grupos de alto risco, como homens que fazem sexo com homens, usuários de substâncias psicoativas injetáveis, pessoas que trabalham em creches, profissionais de saúde e pessoas que trabalham com amostras do vírus em locais de pesquisa ou em instituições de assistência a animais (Chi et al., 2018). A vacina também tem sido utilizada para interromper surtos na comunidade. Dispõe-se de uma vacina contra HAV e HBV combinada para vacinação de indivíduos com 18 anos ou mais com indicações para vacinação contra HAV e HBV. A vacinação consiste em três doses, administradas nos mesmos intervalos que aqueles utilizados para a vacina contra HBV.

Para as pessoas que não foram previamente vacinadas, o HAV pode ser evitado pela administração intramuscular de globulina durante o período de incubação, quando fornecida em 2 semanas após a exposição. Isso reforça a produção de anticorpos do indivíduo e proporciona imunidade passiva de 6 a 8 semanas de duração. A imunoglobulina pode suprimir os sintomas francos da doença; o caso subclínico de HAV resultante produz imunidade contra episódios subsequentes do vírus.

A imunoglobulina também é recomendada para os familiares e parceiros sexuais de indivíduos com HAV. Os indivíduos suscetíveis no mesmo domicílio do paciente geralmente também são infectados por ocasião do estabelecimento do diagnóstico e devem receber imunoglobulina. Os contatos de pacientes com HAV em instituições também devem receber profilaxia pós-exposição com imunoglobulina. A profilaxia não é necessária para contatos casuais de um indivíduo infectado, tais como companheiros de sala, colegas de trabalho ou empregados em hospitais (Link-Gelles et al., 2018). Apesar de sua raridade, ocorrem reações sistêmicas à imunoglobulina. É necessário ter cautela quando alguém que anteriormente teve angioedema, urticária ou outras reações alérgicas é tratado com qualquer imunoglobulina humana. Deve-se dispor de epinefrina em caso de reação anafilática sistêmica.

Recomenda-se a profilaxia pré-exposição para indivíduos que viajam para países em desenvolvimento ou para ambientes com condições sanitárias precárias ou incertas, que não têm tempo suficiente para adquirir proteção pela administração de vacina contra hepatite A (Chi et al., 2018). As estratégias de prevenção para a HAV estão delineadas no Boxe 43.5.

Manejo clínico

O repouso no leito durante o estágio agudo e a dieta nutritiva são aspectos importantes do tratamento. Durante o período de anorexia, o paciente deve receber refeições frequentes e pequenas, suplementadas, se necessário, por soluções IV com glicose. Como o paciente frequentemente demonstra aversão ao alimento, a persistência gentil e a criatividade podem ser necessárias para estimular o apetite. São necessários níveis ótimos de alimentação e líquidos para contrapor-se à perda de peso e acelerar a recuperação. No entanto, mesmo antes da fase ictérica, muitos pacientes recuperam o apetite (Boxe 43.6).

A sensação de bem-estar do paciente e os resultados dos exames laboratoriais geralmente constituem guias apropriados para o repouso no leito e a restrição da atividade física. A retomada gradual, mas progressiva, da deambulação acelera a recuperação.

Manejo de enfermagem

Em geral, o manejo é realizado em casa, a não ser que os sintomas sejam graves. Por conseguinte, o enfermeiro ajuda o paciente e a sua família a enfrentar a incapacidade e a fadiga temporárias, comuns no HAV, e os instrui a procurar cuidados de saúde adicionais caso os sintomas persistam ou se agravem. O paciente e a sua família também necessitam de ensino específico sobre dieta, repouso, exames de sangue de acompanhamento e importância de evitar o consumo de bebidas alcoólicas, bem como sobre medidas sanitárias e de higiene (particularmente a lavagem das mãos) para evitar a disseminação da doença a outros familiares.

As orientações específicas para pacientes e suas famílias sobre a redução do risco de contrair o HAV consistem em boa higiene pessoal, ressaltando a lavagem cuidadosa das mãos (após a defecação e antes da alimentação), e saneamento ambiental (suprimentos seguros de alimentos e de água, descarte efetivo dos esgotos).

VÍRUS DA HEPATITE B

Diferentemente do HAV, o HBV é transmitido principalmente por meio do sangue (por via percutânea e permucosa). O HBV pode ser encontrado no sangue, na saliva, no sêmen e nas

Boxe 43.5 — PROMOÇÃO DA SAÚDE: Prevenção da hepatite

Hepatite A
- Explicar e demonstrar para os pacientes sobre práticas seguras para preparar e dispensar o alimento
- Incentivar a higiene individual consciente
- Incentivar o saneamento domiciliar e comunitário adequado
- Facilitar a notificação obrigatória da hepatite viral aos departamentos de saúde locais
- Promover programas de orientação em saúde na comunidade
- Promover a vacinação para interromper surtos na comunidade
- Recomendar a vacina pré-exposição para todas as crianças de 12 a 23 meses. Continuar os programas de vacinação para crianças de 1 a 18 anos
- Recomendar a vacinação para viajantes com destino a países em desenvolvimento, para usuários de drogas ilícitas (injetáveis e não injetáveis), para homens que fazem sexo com homens, para indivíduos com doença hepática crônica, pessoas que convivem com animais infectados por HAV ou que trabalham com HAV em instalações de pesquisa e receptores (p. ex., hemofílicos) de crioprecipitado ou plasma fresco congelado para distúrbios dos fatores de coagulação
- Apoiar a supervisão efetiva de saúde nas escolas, dormitórios, instituições de cuidados extensivos, barracas e acampamentos.

Hepatite B
- Aconselhar evitar quaisquer comportamentos de alto risco
- Evitar frascos de múltiplas doses em ambientes de cuidados a pacientes
- Monitorar a limpeza, a desinfecção e a esterilização dos dispositivos reutilizáveis em ambientes de cuidados a pacientes
- Recomendar a vacinação para viajantes internacionais com destino a regiões que apresentam níveis altos ou intermediários de infecção endêmica pelo vírus da hepatite B e para indivíduos com doença hepática crônica ou com infecção pelo vírus da imunodeficiência humana
- Recomendar vacinação para indivíduos com risco de infecção em consequência de exposição sexual, exposição percutânea ou das mucosas ao sangue
- Recomendar a vacinação de todos os lactentes, independentemente da presença de hepatite B na mãe
- Usar precauções de barreira em situações de contato com sangue ou líquidos corporais
- Usar sistemas de injeção sem agulhas no cuidado da saúde
- Usar precauções universais no cuidado clínico.

Hepatite C
- Aconselhar evitar quaisquer comportamentos de alto risco, como uso de drogas IV
- Evitar frascos de múltiplas doses em ambientes de cuidados a pacientes
- Monitorar a limpeza, a desinfecção e a esterilização dos dispositivos reutilizáveis em ambientes de cuidados a pacientes
- Usar precauções de barreira em situações de contato com sangue ou líquidos corporais
- Usar sistemas de injeção sem agulhas no cuidado da saúde
- Usar precauções universais no cuidado clínico.

Adaptado de Ferri, F. F. (Ed.) (2014). *Practical guide to the care of the medical patient* (9th ed.). Philadelphia, PA: Mosby Elsevier.

Boxe 43.6 — Manejo nutricional da hepatite

- Aconselhar o paciente a evitar substâncias (medicamentos, fitoterápicos, drogas ilícitas e toxinas) que possam afetar a função hepática, tais como erva-de-são-joão em pacientes em uso de inibidores da protease do vírus da hepatite C
- Estar alerta para a possível necessidade de alimentações enterais se anorexia, náuseas e vômitos persistirem
- Monitorar cuidadosamente o equilíbrio hídrico
- Instruir o paciente a se abster de bebidas alcoólicas durante a doença aguda e por um período de pelo menos 6 meses após a recuperação
- Fornecer um aporte de 25 a 30 kcal/kg/dia
- Fornecer um aporte proteico de 1,2 a 1,5 g/kg/dia
- Recomendar refeições pequenas e frequentes; reduzir os períodos sem ingestão de alimento.

Adaptado de European Association for the Study of the Liver (EASL). (2019). EASL clinical practice guidelines on nutrition in chronic liver disease. *Journal of Hepatology*, 70(1), 172-193; Styskel, B., Natarajan, Y. & Kanwal, F. (2019). Nutrition in alcoholic liver disease: An update. *Clinics in Liver Disease*, 23(1), 99-114.

Boxe 43.7 — FATORES DE RISCO: Hepatite B

- Contato íntimo com portador de vírus da hepatite B
- Exposição frequente ao sangue, a hemoderivados ou outros líquidos corporais
- Profissionais de saúde: equipe de hemodiálise, enfermeiros de oncologia e quimioterapia, profissionais com risco de punções inadvertidas por agulha, equipe do centro cirúrgico, fisioterapeutas respiratórios, cirurgiões, dentistas
- Hemodiálise
- Uso de drogas IV/injetáveis
- Atividade bissexual e homens *gays*
- Transmissão da mãe para o filho
- Múltiplos parceiros sexuais
- Receptor de sangue ou de hemoderivados (p. ex., concentrado de fator da coagulação)
- História recente de infecção sexualmente transmissível
- Tatuagem
- Viagem ou residência em área com condições sanitárias incertas.

Adaptado de Bope, E. T. & Kellerman, R. D. (Eds.) (2018). *Conn's current therapy*. Philadelphia, PA: Saunders.

---

secreções vaginais e pode ser transmitido através das mucosas e de soluções de continuidade da pele. O HBV também é transferido de mães portadoras a seus filhos, particularmente em áreas com alta incidência (p. ex., Sudeste Asiático). Em geral, a infecção não é transmitida pela veia umbilical, mas a partir da mãe no momento do parto e durante o contato íntimo depois.

O HBV apresenta um longo período de incubação. O vírus replica-se no fígado e permanece no soro por períodos relativamente longos, possibilitando a sua transmissão. Os fatores de risco para a infecção pelo HBV estão resumidos no Boxe 43.7. A triagem dos doadores de sangue reduziu acentuadamente a ocorrência de HBV após transfusão de sangue.

A maioria dos indivíduos (mais de 90%) que contraem a infecção pelo HBV desenvolve anticorpos e recupera-se espontaneamente em 6 meses. Foi relatada uma taxa de mortalidade do HBV agudo de até 1%. Outros 10% de pacientes que apresentam HBV evoluem para um estado de portador ou desenvolvem hepatite crônica com infecção persistente pelo HBV e lesão e inflamação hepatocelulares. O HBV continua sendo uma importante causa mundial de cirrose e de carcinoma hepatocelular (CHC), com taxas mais elevadas de mortalidade (Papadakis & McPhee, 2020; Sedhom, 2018; Schiff et al., 2018). De fato, aproximadamente 15% dos pacientes que desenvolvem hepatite crônica na vida adulta morrem de cirrose ou de câncer de fígado. As taxas de mortalidade são ainda mais altas (25%) para aqueles cuja infecção crônica ocorra durante a infância (Chi et al., 2018). Um número estimado de 730 mil residentes adultos nos EUA é acometido com hepatite B crônica; no entanto, foi constatada uma diminuição pequena, mas significativa, na prevalência de adultos nascidos nos EUA de 20 a 49 anos (CDC, 2017; Sedhom, 2018).

 ### Considerações gerontológicas

O sistema imune apresenta-se alterado em adultos mais velhos. Um sistema imune menos responsivo pode ser responsável pela incidência aumentada e gravidade do HBV entre indivíduos idosos e pelo aumento na incidência de abscessos hepáticos em consequência da fagocitose diminuída pelas células de Kupffer. O paciente idoso que contrai HBV corre grave risco de desenvolver necrose hepatocelular grave ou insuficiência hepática aguda, particularmente na presença de outras doenças. Com o advento da vacina contra o HBV como padrão de prevenção, a incidência de doenças hepáticas poderá diminuir no futuro.

Manifestações clínicas

Do ponto de vista clínico, a doença pelo HBV assemelha-se estreitamente ao HAV; no entanto, o período de incubação é muito mais longo (1 a 6 meses). Os sinais e os sintomas do HBV podem ser insidiosos e variáveis. A febre e os sintomas respiratórios são raros; alguns pacientes apresentam artralgias e exantemas. O paciente pode apresentar perda do apetite, dispepsia, dor abdominal, mialgia generalizada, mal-estar e fraqueza. A icterícia pode ou não ser evidente. Quando ocorre icterícia, é acompanhada de fezes de coloração clara e urina escura. O fígado pode estar hipersensível e aumentado até 12 a 14 cm no sentido vertical. O baço está aumentado e palpável em alguns pacientes; os linfonodos cervicais posteriores também podem estar aumentados. Com frequência, ocorrem também episódios subclínicos.

Avaliação e achados diagnósticos

O HBV é um vírus de ácido desoxirribonucleico (DNA) composto das seguintes partículas antigênicas:

- HBcAg: antígeno do cerne da hepatite B (material antigênico no cerne interno)
- HBsAg: antígeno de superfície da hepatite B (material antigênico na superfície viral, um marcador de replicação ativa e infecção)
- HBeAg: proteína independente que circula no sangue
- HBxAg: produto gênico do gene X do DNA do HBV.

Cada antígeno induz a produção de seu anticorpo específico e representa um marcador para os diferentes estágios do processo patológico:

- Anti-HBc: anticorpo dirigido contra o antígeno do cerne do HBV; persiste durante a fase aguda da doença; pode indicar continuação do HBV no fígado
- Anti-HBs: anticorpo dirigido contra determinantes de superfície do HBV; detectado durante a fase tardia da convalescença; geralmente indica recuperação e desenvolvimento de imunidade
- Anti-HBe: anticorpo contra o antígeno "e" da hepatite B; geralmente indica infectividade reduzida
- Anti-HBxAg: anticorpo dirigido contra o antígeno "x" da hepatite B; pode indicar replicação contínua do HBV.

O HBsAg aparece na circulação em 80 a 90% dos pacientes infectados em 1 a 10 semanas após a exposição ao HBV, e 2 a 8 semanas antes do aparecimento dos sintomas ou de um aumento nos níveis de transferase. Os pacientes com HBsAg que persista por 6 meses ou mais após a infecção aguda são considerados portadores de HBsAg (Chi et al., 2018; Sedhom, 2018). O HBeAg é o próximo antígeno do HBV a aparecer no soro. Em geral, surge em 1 semana após o aparecimento do HBsAg, mas antes das alterações nos níveis de aminotransferases; ele desaparece do soro em 2 semanas. O DNA do HBV, que é detectado pela reação em cadeia da polimerase, aparece no soro aproximadamente ao mesmo tempo que o HBeAg. O HBcAg nem sempre é detectado no soro de pacientes com infecção pelo HBV.

Nos EUA, estima-se que o número de casos crônicos de infecção pelo HBV varie entre 0,8 e 1,4 milhão de pessoas. Todavia, uma estimativa acurada é de difícil obtenção, porque não existe um programa de vigilância nacional dos casos de hepatite crônica (CDC, 2017; Younossi, Stepanova, Younossi et al., 2019). Em 2013, a taxa de mortalidade de homens com HBV foi quase três vezes superior à taxa de mortalidade das mulheres com HBV (0,8 morte de homens/100.000 habitantes em comparação com 0,3 morte de mulheres/100.000 habitantes). No período de 2009 a 2013, a taxa de mortalidade relacionada com o HBV manteve-se relativamente estável para homens e mulheres (CDC, 2017). Estima-se que, em 2015, a hepatite B tenha provocado 887 mil mortes em todo o planeta, principalmente em decorrência de cirrose e carcinoma hepatocelular (World Health Organization [WHO], 2019).

Prevenção

A prevenção da transmissão de hepatite B demanda uma abordagem multifacetada que inclui orientação e intervenções de saúde pública, bem como programas para reforçar a imunização contra esse vírus agressivo em um esforço para reduzir a carga de doença.

Prevenção da transmissão

A triagem continuada de doadores de sangue quanto à presença de antígeno da hepatite B (HBAg) diminui ainda mais o risco de transmissão por transfusões de sangue. O uso de seringas, agulhas e lancetas descartáveis e a introdução de sistemas de administração IV sem agulhas reduziram o risco de disseminação dessa infecção de um paciente para outro ou para os profissionais de saúde durante a coleta de amostras de sangue ou a administração de terapia parenteral. No laboratório clínico e na unidade de hemodiálise, as áreas de trabalho são desinfetadas diariamente. São utilizadas luvas quando se manuseiam sangue e líquidos corporais, bem como amostras HBAg-positivas, ou quando há exposição potencial ao sangue (p. ex., coleta de sangue) ou às secreções do paciente. É proibido alimentar-se no laboratório e em áreas expostas a secreções, sangue ou hemoderivados. A orientação do paciente sobre a natureza da doença, a sua infecciosidade e o prognóstico constitui um fator de importância crítica na prevenção da transmissão e na proteção dos contatos (ver Boxe 43.5).

Imunização ativa: HBV

Recomenda-se a imunização ativa para indivíduos que correm alto risco de HBV (p. ex., profissionais de saúde, pacientes submetidos a hemodiálise). Além disso, os indivíduos com o vírus da hepatite C (HCV) e outras doenças hepáticas crônicas devem receber a vacina. Nos EUA, em 2018, o ACIP (Advisory Committee on Immunization) recomendou o uso de uma vacina recém-liberada (HEPLISAV-B) para pessoas com mais de 18 anos. Essa nova vacina é administrada em duas doses com intervalo de 1 mês. O número diminuído de doses e o intervalo menor entre elas podem aumentar as taxas de conclusão da imunização (Chi et al., 2018).

Antes de 2019, utilizava-se uma vacina contra a hepatite B recombinante de levedura para proporcionar imunidade ativa, e foram obtidas taxas de proteção de mais de 90% em indivíduos saudáveis (Chan, Wong, Qin et al., 2016; Terrault, Lok, McMahon et al., 2018). Embora os níveis de anticorpos possam se tornar baixos ou indetectáveis, a memória imune pode permanecer intacta durante pelo menos 5 a 10 anos. Níveis mensuráveis de anticorpos podem não ser essenciais para a proteção. Em geral, nos indivíduos com sistemas imunes normais, não há necessidade de doses de reforço, e nenhum dado sustenta o uso de doses de reforço de vacina contra a hepatite B entre indivíduos imunocompetentes e que responderam à série de vacinação. No entanto, são recomendadas doses de reforço para indivíduos imunocomprometidos (Chan et al., 2016; Terrault et al., 2018). Uma vacina contra hepatite B preparada a partir do plasma de seres humanos cronicamente infectados pelo HBV é usada apenas raramente em pacientes imunodeficientes ou alérgicos às vacinas recombinantes derivadas de leveduras.

As vacinas contra a hepatite B devem ser administradas a adultos no músculo deltoide. A resposta dos anticorpos pode ser medida pelos níveis de anti-HBs em 1 a 3 meses após completar a série básica de vacina; contudo, esse teste não é rotineiro e não é atualmente recomendado. Os indivíduos que não respondem podem beneficiar-se de doses adicionais (Terrault et al., 2018).

Os indivíduos que correm alto risco, incluindo enfermeiros e outros profissionais de saúde expostos ao sangue ou a hemoderivados, devem receber imunização ativa. Os profissionais de saúde que tiveram contato frequente com sangue são submetidos à triagem para o anti-HBs, a fim de determinar se já existe imunidade em decorrência de exposição prévia. A vacina produz imunidade ativa ao HBV em 90 a 95% dos indivíduos saudáveis (Chi et al., 2018; Friedman & Martin, 2018; Terrault et al., 2018). Não confere proteção aos indivíduos já expostos ao HBV, e tampouco fornece proteção contra outros tipos de hepatite viral.

Como a infecção pelo HBV é frequentemente transmitida por via sexual, recomenda-se a vacinação contra a hepatite B para todos os indivíduos não vacinados e que estejam sendo avaliados para uma doença sexualmente transmissível (DST). É também recomendada para indivíduos com história pregressa de DST, pessoas com múltiplos parceiros sexuais, indivíduos que tenham relações sexuais com usuários de drogas injetáveis e homens sexualmente ativos que fazem sexo com outros homens (CDC, 2017; Chi et al., 2018; Terrault et al., 2018).[5]

A vacinação infantil universal para a prevenção da hepatite B foi instituída nos EUA, e incentiva-se a vacinação universal de todos os lactentes.[6] Recomenda-se a vacinação de recuperação para todas as crianças e adolescentes pré-puberais, até os 19 anos, que não tenham sido previamente imunizados (Feldman et al., 2016). Não foi relatado o desenvolvimento do estado de portador crônico em adultos que responderam à vacina.

Imunidade passiva: imunoglobulina anti-hepatite B

A imunoglobulina anti-hepatite B (HBIG) proporciona imunidade passiva contra a HBV e está indicada para indivíduos expostos ao HBV que nunca tiveram hepatite B e nunca receberam vacina contra a hepatite B. As indicações específicas para a vacina pós-exposição com HBIG incluem exposição inadvertida a sangue HBAg-positivo através de vias percutânea (punção com agulha) ou transmucosa (respingos em contato com a mucosa), contato sexual com indivíduos positivos para o HBAg, e exposição perinatal (os lactentes nascidos de mães infectadas pelo HBV devem receber HBIG em 12 horas após o parto). A HBIG é preparada a partir de plasma selecionado para altos títulos de anti-HBs. A imunização imediata com HBIG (em poucas horas a alguns dias após a exposição à hepatite B) aumenta a probabilidade de proteção. A imunização tanto ativa quanto passiva é recomendada para indivíduos que foram expostos ao HBV por contato sexual ou via percutânea ou transmucosa. Se a HBIG e as vacinas contra a hepatite B forem administradas ao mesmo tempo, devem ser utilizados locais separados e seringas distintas. A HBIG é considerada muito segura, e não houve evidências de que doenças infecciosas tenham sido transmitidas em decorrência de sua administração (Chi et al., 2018; Terrault et al., 2018).

Manejo clínico

As metas consistem em minimizar a infectividade e a inflamação hepática, bem como diminuir os sintomas. De todos os agentes que foram usados para tratar a hepatite B crônica, a alfainterferona constitui a única modalidade de terapia que oferece resultados mais promissores. Um esquema de 5 milhões de U ao dia ou 10 milhões de U 3 vezes/semana, durante 16 a 24 semanas, resulta em remissão da doença em aproximadamente 1/3 dos pacientes (Chan et al., 2016; Terrault et al., 2018). Um ciclo prolongado de tratamento também pode ter benefícios adicionais e está sendo atualmente estudado. A interferona deve ser administrada por injeção e apresenta efeitos colaterais significativos, incluindo febre, calafrios, anorexia, náuseas, mialgias e fadiga. Os efeitos colaterais tardios são mais graves e podem exigir redução da dose ou interrupção do medicamento. Esses efeitos colaterais incluem supressão da medula óssea, disfunção da tireoide, alopecia e infecções bacterianas. Dispõe-se também de várias formas recombinantes de alfainterferona, incluindo a forma peguilada (alfapeginterferona 2a), com administração de uma dose semanal. A interferona peguilada, também denominada peginterferona, substituiu, em grande parte, a interferona convencional em virtude de seu esquema posológico (Terrault et al., 2018). A American Association for the Study of Liver Diseases (AASLD) recomenda o uso de interferona peguilada (peginterferona), entecavir ou tenofovir como terapia inicial

---

[5]N.R.T.: Sobre homens que fazem sexo com outros homens (HSH), no Brasil, o Departamento de DST, AIDS e Hepatites Virais do Ministério da Saúde lançou, em março de 2008, um plano que traça diretrizes de combate às vulnerabilidades sofridas por esse segmento por meio de agendas afirmativas com estados e municípios (http://www.aids.gov.br/pagina/gays-travestis-e-outros-homens-que-fazem-sexo-com-homens). Plano de Enfrentamento da Epidemia de AIDS e das DST entre população de Gays, HSH e Travestis http://www.aids.gov.br/publicacao/plano-de-enfrentamento-da-epidemia-de-aids-e-das-dst-entre-gays-hsh-e-travestis. A Resolução nº 26, de 28 de setembro de 2017, dispõe sobre o II Plano Operativo (2017-2019) da Política Nacional de Saúde Integral de Lésbicas, Gays, Bissexuais, Travestis e Transsexuais (Política Nacional de Saúde Integral LGBT) no âmbito do Sistema Único de Saúde.

[6]N.R.T.: O Ministério da Saúde oferece vacina contra a hepatite B nos postos de saúde do SUS e contra a hepatite A nos Centros de Referência de Imunobiológicos Especiais (CRIE) (http://www.aids.gov.br/pagina/vacina-hepatites).

preferida para adultos com hepatite B crônica (AASLD, 2020; Terrault et al., 2018). Esses dois agentes antivirais, entecavir e tenofovir, são análogos nucleosídios orais aprovados pela FDA para uso na hepatite B crônica nos EUA. Eles são os agentes atualmente recomendados para pacientes com cirrose descompensada relacionada com HBV (AASLD, 2020; Terrault et al., 2018). Os estudos realizados revelaram melhora das taxas de soroconversão, desaparecimento de vírus detectável, melhora da função hepática e redução da evolução para cirrose com o uso de entecavir e tenofovir. Esses agentes também podem ser prescritos para pacientes com cirrose descompensada que estejam aguardando transplante hepático (Chan et al., 2016; Terrault et al., 2018). Os pacientes com cirrose descompensada apresentam lesão grave do parênquima hepático a ponto de causar grave deterioração da função hepática normal, resultando em ascite, encefalopatia ou hemorragia varicosa potencialmente fatais (Chan et al., 2016; Schiff et al., 2018).

O repouso no leito pode ser recomendado até a resolução dos sintomas da hepatite. As atividades são restritas até haver redução da hepatomegalia e dos níveis séricos de bilirrubina e das enzimas hepáticas. Em seguida, é possível aumento gradual da atividade.

Deve-se manter uma nutrição adequada. Não é restringido o aporte de proteína, O aporte de proteína deve ser 1,2 a 1,5 g/kg/dia (Schiff et al., 2018; Yao et al., 2018). As medidas para controlar os sintomas dispépticos e o mal-estar generalizado incluem o uso de antiácidos e agentes antieméticos; no entanto, todos os medicamentos devem ser evitados quando ocorrem vômitos. Se estes persistirem, o paciente pode necessitar de hospitalização e terapia hídrica. Devido ao modo de transmissão, o paciente é avaliado para outras doenças transmitidas pelo sangue (p. ex., infecção pelo vírus da imunodeficiência humana).

Manejo de enfermagem

A convalescença pode ser prolongada, e a recuperação sintomática completa requer, algumas vezes, 3 a 4 meses ou mais (Papadakis & McPhee, 2020). Durante esse estágio, a retomada gradual da atividade física é incentivada após a resolução da icterícia.

O enfermeiro identifica os problemas e as preocupações psicossociais, particularmente os efeitos da separação da família e dos amigos quando o paciente é hospitalizado durante os estágios agudo e infeccioso. Mesmo se não for hospitalizado, o paciente é impedido de trabalhar e deve evitar qualquer contato sexual. É necessário um planejamento para diminuir o isolamento social. O planejamento que inclui a família ajuda a reduzir os medos e a ansiedade do paciente sobre a disseminação da doença.

Promoção de cuidados domiciliar, comunitário e de transição

 Orientação do paciente sobre autocuidados

Devido ao período prolongado de convalescença, o paciente e a sua família devem estar preparados para o cuidado domiciliar. É preciso providenciar repouso e nutrição adequados. O enfermeiro fornece orientações à família e aos amigos que tiveram contato íntimo com o paciente sobre os riscos de contrair o HBV e toma as providências necessárias para que eles recebam a vacina contra a hepatite B ou a HBIG, conforme prescrição. Os indivíduos em risco devem estar atentos para os sinais precoces de HBV e as maneiras de reduzir o risco, evitando todas as formas de transmissão. Os pacientes com todos os tipos de hepatite devem evitar o consumo de bebidas alcoólicas (Chan et al., 2016; Friedman & Martin, 2018; Schiff et al., 2018; Wang, Cheng & Kao, 2020).

Cuidados contínuos e de transição

Podem ser necessárias visitas de acompanhamento por um enfermeiro de cuidado domiciliar ou de transição para avaliar o progresso do paciente e responder às perguntas da família sobre a transmissão da doença. Durante uma visita domiciliar, o enfermeiro avalia o estado físico e psicológico do paciente e confirma que ele e a sua família entendam a razão do repouso e da nutrição adequados. O enfermeiro também reforça as orientações prévias. Devido ao risco de transmissão por relação sexual, são recomendadas estratégias para evitar a troca de líquidos orgânicos, como abstinência ou uso de preservativos. O enfermeiro ressalta a importância de manter as consultas de acompanhamento e de participar em outras atividades de promoção da saúde e triagens de saúde recomendadas.

VÍRUS DA HEPATITE C

As transfusões de sangue e o contato sexual foram responsáveis, no passado, pela maioria dos casos de HCV nos EUA; contudo, outros meios parenterais como o compartilhamento de agulhas contaminadas por usuários de drogas IV ou injetáveis e picadas de agulha acidentais e outras lesões em profissionais de saúde respondem, atualmente, por um número significativo de casos. Em 2017, nos EUA, um total de 3.186 casos de hepatite C aguda foi notificado ao CDC. Após levar em conta a subnotificação e a subapuração, estima-se que 44.300 casos de hepatite C aguda tenham ocorrido em 2017. Aproximadamente 2,5 milhões de pessoas nos EUA vivem com HCV, tornando-a a infecção crônica transmitida pelo sangue mais comum em todo o território nacional, embora muitas pessoas infectadas não saibam disso (CDC, 2017). A maior prevalência do HCV é observada em adultos de 40 a 59 anos; nesse grupo etário, sua prevalência é mais elevada entre afrodescendentes. Em 2017, 17.253 atestados de óbito nos EUA registraram HCV como causa subjacente ou contribuinte para a morte, mas já foi aventado que as mortes por essa causa são subestimadas (CDC, 2017; Houghton, 2019). O HCV constitui a causa subjacente de cerca de 1/3 dos casos de CHC, constituindo um dos motivos mais comuns para transplante de fígado (CDC, 2017; Houghton, 2019).

Os indivíduos que correm risco particular de HCV incluem usuários de drogas IV ou injetáveis, pessoas sexualmente ativas com múltiplos parceiros, pacientes que recebem transfusões frequentes, aqueles que necessitam de grandes volumes de sangue e profissionais de saúde (Boxe 43.8). O período de incubação é variável e pode estender-se de 15 a 160 dias. A evolução clínica do HCV agudo assemelha-se ao do HBV; os sintomas costumam ser discretos ou ausentes. No entanto, é frequente a ocorrência de um estado de portador crônico, e existe risco aumentado de doença hepática crônica, incluindo cirrose ou câncer de fígado, após o HCV. É por esse motivo que os indivíduos de grupos de risco moderado e de risco alto, bem como as pessoas que sabidamente apresentam taxas elevadas de prevalência (p. ex., pessoas que nasceram em determinados países ou regiões), devem ser rastreados para HCV, bem como para HBV (CDC, 2017; Houghton, 2019; Schiff et al., 2018). Pequenas quantidades de bebidas alcoólicas consumidas regularmente parecem causar a evolução da doença. Por conseguinte, é necessário evitar o consumo de bebidas alcoólicas e o uso de medicamentos passíveis de afetar o fígado.

> **Boxe 43.8 — FATORES DE RISCO: Hepatite C**
>
> - Crianças nascidas de mulheres infectadas pelo vírus da hepatite C
> - Profissionais de saúde e trabalhadores em segurança pública após lesões por picada de agulha ou exposição das mucosas ao sangue
> - Múltiplos contatos com uma pessoa infectada pelo vírus da hepatite C
> - Múltiplos parceiros sexuais, história de doença sexualmente transmissível, sexo sem proteção
> - Uso pregresso/atual de drogas IV/injetáveis ilícitas
> - Receptor de hemoderivados ou transplante de órgão antes de 1992 ou concentrados de fatores de coagulação antes de 1987.
>
> Adaptado de Kumar, V., Abbas, A. K., Fausto, N. et al. (2014). *Robbins and Cotran pathologic basis of disease.* (9th ed.) Philadelphia, PA: Saunders Elsevier.

Não se obtém nenhum benefício do repouso, da dieta ou de suplementos vitamínicos. O tratamento da infecção pelo HCV evoluiu desde a instituição das terapias altamente efetivas com inibidores da protease de HCV em 2011. As terapias atualmente disponíveis conseguem promover resposta virológica sustentada, que é definida como ausência de vírus detectável 12 semanas após a conclusão do tratamento; a resposta virológica sustentada é indicativa de cura da infecção pelo HCV. Mais de 90% das pessoas infectadas pelo HCV podem ser curadas independentemente do genótipo do HCV (existem mais de 67 subtipos identificados; contudo, o tipo 1 é mais comum), com 8 a 12 semanas de terapia oral (CDC, 2017). Agentes com ação direta (AAD) contra o HCV, inclusive simeprevir + sofosbuvir, ledipasvir-sofosbuvir e ombitasvir-paritaprevir-ritonavir + dasabuvir, provocam menos efeitos colaterais, são prescritos por períodos mais curtos e apresentam taxas de cura mais elevadas que os agentes antivirais previamente preconizados. Uma combinação mais recente, que inclui um derivado de daclatasvir com sofosbuvir, é igualmente efetiva contra todos os genótipos de HCV (Chan et al., 2016; Houghton, 2019). Os prescritores precisam levar em conta o grau de cirrose hepática de cada paciente para determinar qual seria o inibidor de protease mais apropriado. A American Association for the Study of Liver Diseases (AASLD, 2020) recomenda esquemas de glecaprevir/pibrentasvir ou sofosbuvir/velpatasvir para os pacientes que atendam aos critérios de tratamento simplificado da infecção pelo HCV, que inclui adultos virgens de tratamento sem cirrose hepática ou adultos com cirrose hepática compensada. A escolha da medicação também depende do genótipo do HCV (AASLD, 2020).

Estão sendo desenvolvidos tratamentos para infecção pelo HCV que possivelmente serão mais efetivos em termos de cura e mais bem tolerados com menos efeitos adversos e contraindicações (Houghton, 2019). Como resultado do panorama em rápida mudança do tratamento das infecções virais, é importante monitorar *sites* pertinentes à procura das recomendações mais atualizadas (CDC, 2017; Houghton, 2019). Um desafio crucial persiste e consiste em administrar os AAD atualmente dispendiosos a todos os portadores de HCV em todo o planeta (Houghton, 2019).

A triagem do sangue reduziu a incidência de HCV associada à transfusão sanguínea, e os programas de saúde pública estão ajudando a reduzir o número de casos associados a agulhas compartilhadas em usuários de drogas IV ou injetáveis (ver Boxe 43.5).

VÍRUS DA HEPATITE D

Ocorre infecção pelo vírus da hepatite D (agente delta) em alguns casos de hepatite B. Como o vírus requer o HBsAg para sua replicação, apenas os indivíduos com hepatite B correm risco de hepatite D. O diagnóstico é confirmado pela pesquisa de anticorpos antidelta na presença de HBAg. A hepatite D é comum entre usuários de drogas IV ou injetáveis, pacientes submetidos à hemodiálise e receptores de múltiplas transfusões de sangue. O contato sexual com pessoas que apresentam hepatite B é considerado um importante modo de transmissão das hepatites B e D. O período de incubação varia entre 30 e 150 dias (Schiff et al., 2018).

Os sintomas da hepatite D assemelham-se aos da hepatite B, exceto pelo fato de que os pacientes têm mais tendência a desenvolver insuficiência hepática aguda e a evoluir para hepatite ativa crônica e cirrose. O tratamento assemelha-se ao de outros tipos de hepatite. Na atualidade, a alfainterferona é o único medicamento aprovado disponível para o tratamento da infecção pelo HDV. A taxa de recidiva apresenta-se elevada, e a eficácia da interferona está relacionada com a dose e a duração do tratamento. Terapia prolongada, durante pelo menos 1 ano, com doses altas é preconizada (Friedman & Martin, 2018; Schiff et al., 2018; Sedhom, D'Souza, John et al., 2018).

VÍRUS DA HEPATITE E

Acredita-se que o vírus da hepatite E (HEV) seja transmitido por via fecal-oral, principalmente por meio de água contaminada em áreas com condições sanitárias precárias. O período de incubação é variável, sendo estimado entre 15 e 65 dias. Em geral, a hepatite E assemelha-se à hepatite A. Apresenta uma evolução autolimitada, com início abrupto. A icterícia quase sempre está presente. Não há desenvolvimento de formas crônicas.

O principal método de prevenção da hepatite E consiste em evitar o contato com o vírus por meio de boa higiene, incluindo lavagem das mãos. A efetividade da imunoglobulina na proteção contra o HEV é incerta.

VÍRUS DA HEPATITE G E VÍRUS GB C

Há muito tempo, acreditava-se que existisse outro agente não A-E causador de hepatite nos seres humanos. O período de incubação da hepatite pós-transfusão é de 14 a 145 dias – um período demasiado longo para a hepatite B ou C. Nos EUA, cerca de 5% dos casos de doença hepática crônica continuam criptogênicos (*i. e.*, não parecem ser de origem autoimune nem viral), e 50% desses pacientes receberam transfusões de sangue antes de desenvolver a doença. Por conseguinte, foi descrita outra forma de hepatite, designada como vírus da hepatite G (HGV) ou vírus GB C (GBV-C); acredita-se que se trate de dois isolados diferentes do mesmo vírus, que são transmitidos por via percutânea. Não há autoanticorpos.

A importância clínica desse vírus permanece incerta. Os fatores de risco assemelham-se aos da hepatite C. Não existe nenhuma relação clara entre a infecção pelo HGV/GBV-C e a doença hepática progressiva. A infecção persistente ocorre, mas não afeta a evolução clínica (Papadakis & McPhee, 2020; Sedhom et al., 2018).

HEPATITE NÃO VIRAL

Determinadas substâncias químicas exercem efeitos tóxicos sobre o fígado e provocam necrose hepatocelular aguda ou hepatite tóxica quando inaladas, injetadas por via parenteral ou ingeridas pela boca. Algumas substâncias químicas frequentemente implicadas nessa doença incluem tetracloreto de carbono e fósforo. Essas substâncias são verdadeiras hepatotoxinas. Muitos medicamentos podem induzir hepatite; no entanto, são apenas sensibilizantes, e não tóxicos. A hepatite induzida por medicamentos assemelha-se à hepatite viral aguda, mas a destruição parenquimatosa tende a ser mais extensa. Os medicamentos que podem levar à hepatite incluem isoniazida, halotano, paracetamol, metildopa, assim como determinados antibióticos, antimetabólitos e agentes anestésicos.

HEPATITE TÓXICA

No início da doença, a hepatite tóxica assemelha-se à hepatite viral. A obtenção de um histórico de exposição a substâncias químicas hepatotóxicas, medicamentos, agentes botânicos ou outros agentes tóxicos ajuda no tratamento precoce e na remoção do agente etiológico. Os sintomas habituais consistem em anorexia, náuseas e vômitos; observa-se a presença de icterícia e de hepatomegalia no exame físico. Os sintomas são mais intensos no paciente com intoxicação mais grave.

A recuperação da hepatite tóxica aguda será rápida se a hepatotoxina for identificada precocemente e removida, ou se a exposição ao agente tiver sido limitada. A recuperação é improvável quando existe um período prolongado entre a exposição e o início dos sintomas. Não se dispõe de antídotos efetivos. A febre aumenta, e o paciente torna-se toxêmico e prostrado. Os vômitos podem ser persistentes e contêm sangue. As anormalidades da coagulação podem ser graves, e podem aparecer hemorragias sob a pele. Os sintomas GI graves podem levar ao colapso vascular. Verifica-se o desenvolvimento de *delirium*, coma e convulsões e, em poucos dias, o paciente pode morrer de insuficiência hepática aguda (discutida adiante), a não ser que se submeta a transplante de fígado.

Com exceção do transplante de fígado, dispõe-se de poucas opções de tratamento. A terapia é direcionada para a restauração e a manutenção do equilíbrio hidreletrolítico, reposição de sangue e medidas de conforto e apoio. Alguns pacientes recuperam-se da hepatite tóxica aguda e, logo em seguida, desenvolvem doença hepática crônica. Se houver cicatrização do fígado, pode ocorrer a formação de tecido cicatricial, seguida de cirrose pós-necrótica.

HEPATITE INDUZIDA POR MEDICAMENTOS

A doença hepática induzida por medicamentos constitui a causa mais comum de insuficiência hepática aguda, respondendo por mais de 50% de todos os casos nos EUA (Schiff et al., 2018; Stravitz & Lee, 2019; Thomas & Lewis, 2018). As manifestações de sensibilidade a um medicamento podem ser observadas no primeiro dia de seu uso ou somente depois de vários meses. Em geral, o início é abrupto, com calafrios, febre, exantema, prurido, artralgia, anorexia e náuseas. Posteriormente, pode haver icterícia, eliminação de urina escura, assim como aumento e hipersensibilidade do fígado. Após a interrupção do medicamento agressor, os sintomas podem regredir de modo gradual. No entanto, as reações podem ser graves ou até mesmo fatais, mesmo quando o medicamento é interrompido. Se for observada a ocorrência de febre, exantema ou prurido com qualquer medicamento, seu uso deve ser interrompido imediatamente.

Embora qualquer medicamento possa afetar a função hepática, o uso de paracetamol (encontrado em muitos medicamentos de venda livre utilizados para tratar a febre e a dor) foi identificado como a principal causa de insuficiência hepática aguda (Schiff et al., 2018; Stravitz & Lee, 2019). Outras causas geralmente associadas à lesão hepática incluem muitos agentes anestésicos, medicamentos utilizados para o tratamento da doença reumática e musculoesquelética, antidepressivos, medicamentos psicotrópicos, anticonvulsivantes e agentes antituberculose (Schiff et al., 2018; Stravitz & Lee, 2019; Thomas & Lewis, 2018).

Pode-se utilizar um ciclo curto de corticosteroides em altas doses em pacientes com reações de hipersensibilidade graves, embora a sua eficácia seja incerta. O transplante de fígado é uma opção para a hepatite induzida por medicamentos, mas os resultados podem não ser tão bem-sucedidos quanto aqueles observados para outras causas de insuficiência hepática.

INSUFICIÊNCIA HEPÁTICA AGUDA

A **insuficiência hepática aguda** ou falência hepática aguda é a síndrome clínica de comprometimento abrupto e grave da função hepática em uma pessoa previamente saudável. A definição da insuficiência hepática aguda inclui disfunção neurológica, elevação da razão tempo de protrombina/razão normalizada internacional (TP/RNI) ≥ 1,5, inexistência de doença hepática prévia e evolução da doença inferior a 26 semanas (Friedman & Martin, 2018; Maher & Schreibman, 2018; Montrief, Koyfman & Long, 2019; Schiff et al., 2018). O período transcorrido desde o aparecimento de manifestações como icterícia até o desenvolvimento de encefalopatia hepática classifica as diferentes formas de insuficiência hepática aguda: a lesão muito rápida (em questão de horas) é denominada insuficiência hepática hiperaguda, enquanto a lesão de base imunológica e instalação mais lenta (dias a semanas) é considerada aguda ou subaguda (Maher & Schreibman, 2018; Stravitz & Lee, 2019). Na insuficiência hepática hiperaguda, a duração da icterícia antes do início da encefalopatia é de 0 a 7 dias; na aguda, é de 8 a 28 dias; na subaguda, de 28 a 72 dias. O prognóstico para a insuficiência hepática aguda é muito mais grave que o da insuficiência hepática crônica. Contudo, na insuficiência aguda, a lesão hepática é potencialmente reversível, e as taxas de sobrevida são de aproximadamente 20 a 50%, dependendo, em grande parte, da etiologia. Os pacientes que não sobrevivem morrem de lesão e necrose hepatocelulares maciças (Maher & Schreibman, 2018; Montrief et al., 2019; Stravitz & Lee, 2019).

A hepatite viral constitui uma causa comum de insuficiência hepática fulminante; outras causas incluem medicamentos tóxicos (p. ex., paracetamol) e substâncias químicas (p. ex., tetracloreto de carbono), distúrbios metabólicos (p. ex., doença de Wilson, uma síndrome hereditária com depósito de cobre no fígado) e alterações estruturais (p. ex., síndrome de Budd-Chiari, uma obstrução ao efluxo das veias hepáticas principais) (Maher & Schreibman, 2018; Stravitz & Lee, 2019).

A icterícia e a anorexia profunda podem constituir os motivos iniciais que levam o paciente a procurar os cuidados de saúde. A insuficiência hepática aguda é, com frequência, acompanhada por defeitos da coagulação, doença renal e distúrbios eletrolíticos, anormalidades cardiovasculares, infecção, hipoglicemia, encefalopatia e edema cerebral (Maher & Schreibman, 2018; Montrief et al., 2019; Stravitz & Lee, 2019).

A chave para o tratamento ótimo consiste no rápido reconhecimento da insuficiência hepática aguda e na intervenção intensiva. As características essenciais do manejo consistem em suporte do paciente na UTI e avaliação das indicações e adequabilidade do transplante de fígado. O uso de antídotos para determinadas condições pode estar indicado, como N-acetilcisteína para a intoxicação pelo paracetamol e penicilina para a intoxicação por cogumelos. As modalidades de tratamento podem incluir a plasmaférese para corrigir a coagulopatia, reduzir os níveis séricos de amônia e estabilizar o paciente enquanto estiver aguardando o transplante de fígado, e terapia com prostaglandinas para aumentar o fluxo sanguíneo hepático. Embora essas modalidades de tratamento possam ser implementadas, não há evidências indicando qualquer melhora clínica com o seu uso (Maher & Schreibman, 2018; Montrief et al., 2019; Stravitz & Lee, 2019; Wendon et al., 2017). Os hepatócitos dentro de colunas de fibra sintética foram testados como sistemas de suporte hepático (dispositivos de assistência hepática) para proporcionar uma ponte para o transplante.

A pesquisa de intervenções para a insuficiência hepática aguda começou a se concentrar em técnicas que combinam a eficácia de um fígado integral com a conveniência e biocompatibilidade da hemodiálise. Os acrônimos DAHE (*dispositivos de assistência hepática extracorpóreos*) e BAL (*bioartificial liver* [fígado bioartificial]) têm sido empregados para descrever esses dispositivos híbridos. Esses dispositivos a curto prazo, que continuam sendo experimentais, podem ajudar os pacientes a sobreviver até que o transplante seja possível (Villarreal & Sussman, 2019; Wendon et al., 2017). O dispositivo BAL expõe o plasma separado a um cartucho contendo células hepáticas suínas após o plasma fluir através de uma coluna de carvão que remove as substâncias tóxicas para os hepatócitos. O DAHE expõe o sangue total a cartuchos contendo células de hepatoblastoma humano, resultando na remoção das substâncias tóxicas. Essas abordagens parecem ser promissoras e tiveram sucesso em estudos realizados em animais. Na aplicação clínica humana, o uso de vários sistemas BAL resultou em melhora dos parâmetros neurológicos e bioquímicos. A adição de albumina à diálise extracorpórea, em um processo conhecido como sistema de recirculação adsorvente molecular (MARS [*molecular adsorbent recirculating system*]) e plasmaférese terapêutica, tem sido utilizada para remover as toxinas ligadas a proteínas e mostra-se potencialmente útil para pacientes instáveis com insuficiência hepática aguda ou doença hepática aguda ou crônica (Bañares et al., 2019; Larsen, 2019; Wendon et al., 2017).

Em pacientes que apresentam insuficiência hepática aguda com encefalopatia de estágio 4 (ver Tabela 43.3), existe um elevado risco de edema cerebral, uma complicação potencialmente fatal. A causa não está totalmente elucidada, embora a ruptura da barreira hematencefálica e o extravasamento de plasma para dentro do líquido cerebrospinal possam constituir uma causa. Outra causa pode consistir em aumento da osmolaridade intracelular dentro dos astrócitos cerebrais, possivelmente relacionado com o aumento de sódio e de glutamina nessas células (Montrief et al., 2019; Stravitz & Lee, 2019). Esses pacientes necessitam de monitoramento da pressão intracraniana. As medidas para promover perfusão cerebral adequada incluem avaliações cuidadosas do equilíbrio hídrico e da hemodinâmica, ambiente tranquilo e diurese com manitol, um diurético osmótico.

O uso de bloqueio neuromuscular farmacológico (BNM) e sedação está indicado para evitar elevações agudas da pressão intracraniana relacionadas com a agitação psicomotora. Outras medidas de suporte incluem o monitoramento e o tratamento da hipoglicemia, coagulopatias e infecção. Apesar dessas modalidades de tratamento, a taxa de mortalidade permanece elevada. Por conseguinte, o transplante de fígado (discutido mais adiante) constitui o tratamento de escolha para a insuficiência hepática aguda.

CIRROSE HEPÁTICA

A cirrose é uma doença crônica caracterizada pela substituição do tecido hepático normal por fibrose difusa, que desorganiza a estrutura e a função do fígado. Existem três tipos de cirrose ou cicatrização do fígado:

- Cirrose alcoólica, em que o tecido cicatricial circunda tipicamente as áreas portais. É causada mais frequentemente por alcoolismo crônico e constitui o tipo mais comum de cirrose
- Cirrose pós-necrótica, em que são observadas faixas largas de tecido cicatricial. Trata-se de um resultado tardio de um surto prévio de hepatite viral aguda
- Cirrose biliar, em que a cicatrização ocorre no fígado, ao redor dos ductos biliares. Esse tipo de cirrose geralmente resulta de obstrução biliar crônica e colangite (infecção do ducto biliar); é muito menos comum.

A parte do fígado principalmente acometida na cirrose consiste nos espaços portal e periportal, em que os canalículos biliares de cada lóbulo comunicam-se para formar os ductos biliares hepáticos. Essas áreas transformam-se em locais de inflamação, e os ductos biliares ficam ocluídos por bile espessada e pus. O fígado procura formar novos canais biliares; em consequência, observa-se um crescimento excessivo de tecido, constituído, em grande parte, por ductos biliares recém-formados e desconectados, circundados por tecido cicatricial.

Fisiopatologia

Vários fatores têm sido implicados na etiologia da cirrose. Déficit nutricional com redução do aporte de proteína contribui para a destruição hepática na cirrose, mas o consumo excessivo de bebidas alcoólicas constitui o principal fator etiológico na esteatose hepática e suas consequências. No entanto, a cirrose também pode ocorrer em indivíduos que não consomem bebidas alcoólicas e naqueles que consomem uma dieta normal e apresentam alto consumo de bebidas alcoólicas.

Alguns indivíduos parecem ser mais suscetíveis que outros a essa doença, independentemente de apresentarem ou não alcoolismo ou desnutrição. Outros fatores podem desempenhar uma função, incluindo exposição a determinadas substâncias químicas (tetracloreto de carbono, naftaleno clorado, arsênico ou fósforo) ou esquistossomose infecciosa. Os homens são duas vezes mais acometidos que as mulheres, embora, por motivos desconhecidos, as mulheres corram maior risco de desenvolver doença hepática induzida por bebidas alcoólicas. A maioria dos pacientes tem entre 40 e 60 anos. Cirrose hepática associada ao álcool etílico contribui para até 50% do ônus global da cirrose hepática nos EUA e no resto do planeta (Lucey, 2019). Nos EUA, de 1999 até 2016 as mortes anuais por causa de cirrose hepática aumentaram em 65% para aproximadamente 35 mil (Baki, 2019; Tapper, 2018).

A cirrose alcoólica caracteriza-se por episódios de necrose acometendo as células hepáticas que, algumas vezes, ocorrem repetidamente durante toda a evolução da doença. As células hepáticas destruídas são gradualmente substituídas por tecido cicatricial. Por fim, a quantidade de tecido cicatricial excede a do tecido hepático funcionante. Ilhas de tecido normal residual e tecido hepático em regeneração podem projetar-se das áreas contraídas, conferindo ao fígado cirrótico a sua aparência característica de cravo. A doença geralmente apresenta início insidioso e evolução prolongada, estendendo-se, em certas ocasiões, por um período de 30 anos ou mais.

Os prognósticos para as diferentes formas de cirrose causadas por várias doenças hepáticas foram investigados em vários estudos. Dentre os numerosos indicadores prognósticos, a classificação de Child-Pugh parece ser mais valiosa na previsão do resultado de pacientes com doença hepática (Tabela 43.5). Essa classificação também é utilizada na escolha das abordagens de manejo.

Manifestações clínicas

Os sinais e sintomas de cirrose aumentam quanto à sua gravidade à medida que a doença evolui, e a gravidade é utilizada para classificar o distúrbio em cirrose compensada ou descompensada (Boxe 43.9). A cirrose compensada, com seus sintomas menos graves e frequentemente vagos, pode ser descoberta em consequência de um exame físico de rotina. As características essenciais da cirrose descompensada resultam da incapacidade do fígado de sintetizar proteínas, fatores de coagulação e outras substâncias e das manifestações da hipertensão portal (ver seções anteriores deste capítulo para as manifestações clínicas e o manejo da hipertensão portal, ascite, varizes e encefalopatia hepática).

Hipertrofia do fígado

No início da evolução da cirrose, o fígado tende a aumentar (hepatomegalia), e as células estão carregadas de gordura. O fígado apresenta consistência firme e margem aguda, que é perceptível à palpação. Pode haver dor abdominal, devido ao aumento recente e rápido do fígado, produzindo tensão sobre a cápsula de Glisson (o revestimento fibroso do fígado). Posteriormente, na evolução da doença, o fígado diminui de tamanho, à medida que o tecido cicatricial contrai o tecido hepático. A margem hepática, quando palpável, é nodular.

Boxe 43.9 AVALIAÇÃO — Avaliação da cirrose

Estar atento para os seguintes sinais e sintomas:

Compensada
- Aranhas vasculares
- Dispepsia flatulenta lenta
- Dor abdominal
- Edema maleolar
- Epistaxe inexplicada
- Eritema palmar (palmas avermelhadas)
- Esplenomegalia
- Febre baixa intermitente
- Fígado aumentado e firme
- Indigestão matinal vaga.

Descompensada
- Ascite
- Atrofia gonadal
- Baqueteamento digital
- Debilidade muscular
- Epistaxe
- Equimoses espontâneas
- Febre baixa e contínua
- Fraqueza
- Hipotensão
- Icterícia
- Pelos corporais escassos
- Perda ponderal
- Púrpura (devido à contagem diminuída das plaquetas)
- Unhas quebradiças.

Adaptado de Lee, S. S. & Moreau, R. (2015). *Cirrhosis: A practical guide to management.* (1st ed.). Hoboken, NJ: John Wiley & Sons, Ltd.

Obstrução portal e ascite

A obstrução portal e a ascite – que constituem manifestações tardias da cirrose – são causadas, em parte, pela insuficiência crônica da função hepática e, em parte, pela obstrução da circulação portal. Quase todo o sangue proveniente dos órgãos digestivos é coletado nas veias porta e transportado até o fígado. Como o fígado cirrótico não possibilita a passagem livre de sangue, este se acumula no baço e no trato GI, e esses órgãos transformam-se no local de congestão passiva crônica – isto é, ficam estagnados com sangue e, portanto, não podem funcionar apropriadamente. Em consequência, ocorrem indigestão e alteração da função intestinal. O líquido rico em proteína pode acumular-se na cavidade peritoneal, produzindo ascite. Isso pode ser detectado por meio de percussão para deslocamento da macicez ou onda de líquido (ver Figura 43.6).

Infecção e peritonite

Pode ocorrer desenvolvimento de peritonite bacteriana em pacientes com cirrose e ascite, na ausência de uma fonte intra-abdominal de infecção ou abscesso. Essa condição é designada como peritonite bacteriana espontânea (PBE). Acredita-se que a bacteriemia em consequência da translocação da flora intestinal constitua a via mais provável de infecção. Os sinais clínicos podem estar ausentes, exigindo a realização de paracentese para o diagnóstico. A antibioticoterapia mostra-se efetiva no tratamento e na prevenção dos episódios recorrentes de PBE. O desenvolvimento de peritonite bacteriana espontânea é um fator precipitante da síndrome hepatorrenal, uma forma de lesão renal aguda que não responde à administração de líquidos ou agentes diuréticos (Adebayo, Neong & Wong, 2019; Schiff et al.,

TABELA 43.5 Classificação de Child-Pugh modificada da gravidade da doença hepática.

Parâmetro	Pontos atribuídos 1	2	3
Ascite	Ausente	Leve	Moderado
Bilirrubina (mg/dℓ)	≤ 2	2 a 3	> 3
Albumina (g/dℓ)	> 3,5	2,8 a 3,5	< 2,8
Tempo de protrombina (segundos em relação ao controle)	1 a 3	4 a 6	> 6
Encefalopatia	Nenhuma	Grau 1 a 2	Grau 3 a 4

Escore total de 5 a 6, grau A; de 7 a 9, grau B; de 10 a 15, grau C. Adaptada de Feldman, M., Friedman, L. S. & Brandt, L. J. (2016). *Sleisinger & Fordtran's gastrointestinal & liver disease.* (10th ed.). Philadelphia, PA: Saunders Elsevier.

2018). Esse tipo de nefropatia caracteriza-se pela ausência de alterações patológicas no rim; não há sinais de desidratação ou obstrução da via urinária, nem qualquer outro distúrbio renal.

Varizes gastrintestinais

A obstrução do fluxo sanguíneo através do fígado causada por alterações fibróticas também resulta na formação de vasos sanguíneos colaterais no sistema digestório e desvio do sangue dos vasos porta para os vasos sanguíneos com pressões mais baixas. Em consequência, o paciente com cirrose frequentemente apresenta vasos sanguíneos abdominais proeminentes e distendidos, chamados *cabeça de Medusa*, que são visíveis à inspeção abdominal, bem como vasos distendidos por todo o sistema digestório. O esôfago, o estômago e a parte inferior do reto constituem locais comuns de vasos sanguíneos colaterais. Esses vasos sanguíneos distendidos formam varizes ou hemorroidas, dependendo de sua localização.

Como esses vasos não se destinam a transportar a pressão elevada e o volume de sangue impostos pela cirrose, podem sofrer ruptura e sangrar. Por conseguinte, a avaliação deve incluir a observação de sangue oculto e franco proveniente do trato GI.

Edema

Outro sintoma tardio de cirrose é o edema, que é atribuído à insuficiência hepática crônica. A concentração plasmática reduzida de albumina predispõe o paciente à formação de edema. Embora seja generalizado, o edema frequentemente acomete os membros inferiores, os membros superiores e a área pré-sacral. O edema facial não é típico. Ocorre produção excessiva de aldosterona, causando retenção de sódio e de água e excreção de potássio.

Déficit de vitaminas e anemia

Devido a formação, uso e armazenamento inadequados de determinadas vitaminas (notavelmente as vitaminas A, C e K), os sinais de déficit são comuns, particularmente fenômenos hemorrágicos associados ao déficit de vitamina K. A gastrite crônica e o comprometimento da função GI, juntamente com um aporte nutricional inadequado e comprometimento da função hepática, são responsáveis pela anemia que frequentemente está associada à cirrose. A anemia, o estado nutricional deficiente e o estado de saúde precário do paciente resultam em fadiga intensa, que interfere na capacidade de realizar as atividades de vida diária rotineiras.

Deterioração mental

Outras manifestações clínicas incluem deterioração da função mental e cognitiva, com encefalopatia hepática e coma hepático iminentes, conforme descrito anteriormente. Indica-se uma avaliação neurológica, incluindo avaliação do comportamento geral do paciente, capacidades cognitivas, orientação no tempo e no espaço e padrões de fala.

Avaliação e achados diagnósticos

A extensão da doença hepática e o tipo de tratamento são determinados após uma revisão dos achados laboratoriais. As funções do fígado são complexas, e muitos exames complementares fornecem informações sobre a função hepática (ver Tabela 43.1). O paciente precisa ser informado sobre o motivo pelo qual esses exames são realizados e como cooperar.

Na disfunção hepática parenquimatosa grave, o nível sérico de albumina tende a diminuir, enquanto o nível sérico de globulina aumenta. Os testes enzimáticos indicam lesão hepatocelular: os níveis séricos de fosfatase alcalina, AST, ALT e GGT aumentam, enquanto o nível sérico de colinesterase pode diminuir. As determinações da bilirrubina são realizadas para medir a excreção ou a retenção de bile; podem ocorrer níveis aumentados de bilirrubina na cirrose e em outros distúrbios hepáticos. O tempo de protrombina está prolongado.

A US é utilizada para medir a diferença de densidade das células parenquimatosas e do tecido cicatricial. A TC, a RM, a cintigrafia hepática e a elastografia fornecem informações sobre as dimensões do fígado, o fluxo sanguíneo hepático, a obstrução do fluxo hepático e a existência de fibrose hepática. O diagnóstico é confirmado por biopsia hepática. A análise da gasometria arterial pode revelar um desequilíbrio de ventilação-perfusão e hipoxia.

Manejo clínico

O manejo do paciente com cirrose baseia-se geralmente nos sintomas apresentados. Por exemplo, são prescritos antiácidos ou antagonistas H_2 para diminuir o desconforto gástrico e minimizar a possibilidade de sangramento GI. As vitaminas e os suplementos nutricionais promovem a cicatrização das células hepáticas lesionadas e melhoram o estado nutricional geral do paciente. Diuréticos poupadores de potássio, como a espironolactona ou o triantereno, podem ser indicados para diminuir a ascite, quando presente; esses diuréticos são preferidos, visto que minimizam as alterações hidreletrolíticas geralmente observadas com o uso de outros agentes. É essencial recomendar uma dieta adequada e evitar o consumo de bebidas alcoólicas. Embora a fibrose do fígado cirrótico não possa ser revertida, a sua progressão pode ser interrompida ou diminuída com essas medidas.

Muitos medicamentos têm atividade antifibrótica no tratamento da cirrose. Alguns desses medicamentos incluem colchicina, inibidores do sistema de angiotensina, estatinas, diuréticos como a espironolactona, agentes imunossupressores e glitazonas, como a pioglitazona ou a rosiglitazona. Agentes bloqueadores dos receptores de angiotensina (BRA) também têm propriedades antifibrogênicas e podem ser prescritos (Schiff et al., 2018).

Muitos avanços foram feitos no tratamento da fibrose hepática. A compreensão dos mecanismos patogênicos da doença hepática e da fibrogênese resultou no aumento recente do número de estudos clínicos, sobretudo de pacientes com esteato-hepatite não alcoólica. A fibrose é um preditor essencial de morte na esteato-hepatite não alcoólica e muitos estudos se concentraram na avaliação do potencial de fármacos para reduzir a fibrogênese hepática. Fármacos direcionados para vias diferentes na esteato-hepatite não alcoólica estão, portanto, sendo avaliados como monoterapia ou em combinação com outras substâncias. Alguns medicamentos antifibróticos em estudos atualmente conseguem reduzir a lesão e a inflamação e incluem vitamina E e inibidores de receptores de quimiocina (CCR2/CCR5). Agonistas de receptor ativado por proliferador de peroxissoma (PPAR) comprovadamente provocam a morte de células estreladas hepáticas que potencializam fibrose. Há relatos de que agonistas do receptor farnesoide X, como o ácido obeticólico, previnam inflamação crônica e fibrose hepática (Manka Zeller & Syn, 2019; Schiff et al., 2018).

Muitos pacientes que apresentam DHET com cirrose usam a erva cardo-mariano (*Silybum marianum*) para tratar a icterícia e outros sintomas. Esse fitoterápico tem sido empregado durante séculos, em virtude de suas propriedades de cicatrização e regeneração na doença hepática. A silimarina ou cardo-mariano ou cardo-leiteiro contém propriedades anti-inflamatórias e antioxidantes que podem ter efeitos benéficos, particularmente na hepatite, na lesão hepática induzida por álcool etílico e no carcinoma hepatocelular (Weiskirchen, Weiskirchen & Tacke, 2018). O composto natural, SAMe (S-adenosilmetionina), pode melhorar os resultados na doença hepática ao melhorar a função hepática, possivelmente por meio de um aumento da função antioxidante. A cirrose biliar primária tem sido tratada com ácido ursodesoxicólico para melhorar a função hepática.

Manejo de enfermagem

O manejo de enfermagem para o paciente com cirrose hepática é descrito detalhadamente no Boxe 43.10. As intervenções de enfermagem são direcionadas para promover o repouso do paciente, melhorar o estado nutricional, realizar o cuidado da pele, reduzir o risco de lesão e monitorar e tratar as complicações potenciais.

Promoção do repouso

O paciente com cirrose necessita de repouso e de outras medidas de suporte para possibilitar o restabelecimento da capacidade funcional do fígado. Se o paciente estiver hospitalizado, o peso e o equilíbrio hídrico são medidos e registrados diariamente. O enfermeiro acomoda a posição do paciente no leito para uma eficiência respiratória máxima, o que é particularmente importante se ascite for acentuada, visto que ela interfere na excursão torácica adequada. A oxigenoterapia pode ser necessária na insuficiência hepática para oxigenar as células lesionadas e evitar qualquer destruição celular adicional.

O repouso diminui as demandas sobre o fígado e aumenta o suprimento sanguíneo hepático. Como o paciente é suscetível aos perigos da imobilidade, são iniciados esforços para evitar os distúrbios respiratórios, circulatórios e vasculares. Essas medidas podem ajudar a evitar determinados problemas, tais como atelectasia, pneumonia, formação de tromboembolismo venoso e lesões por pressão. Quando o estado nutricional melhora e a força aumenta, o enfermeiro incentiva o paciente a aumentar gradualmente a atividade. São planejadas atividades e realização de exercício leve, bem como o repouso.

Melhora do estado nutricional

O paciente com cirrose, mas sem ascite, edema ou sinais de coma hepático iminente, deve receber uma dieta hiperproteica nutritiva, quando tolerada, suplementada com vitaminas do complexo B, bem como vitaminas A, C e K. O enfermeiro incentiva o paciente a se alimentar. Na presença de ascite, refeições pequenas e frequentes podem ser mais bem toleradas que três grandes refeições, devido à pressão abdominal exercida pela ascite.

Atualmente o uso de probióticos está sendo pesquisado para o manejo de encefalopatia hepática. O desequilíbrio da flora intestinal não é raro. Algumas pesquisas sugerem que a ingestão de uma xícara de iogurte probiótico, 3 vezes/dia, reduza o desequilíbrio da flora intestinal ao diminuir as contagens de *Escherichia coli* e promova o crescimento de bactérias não produtoras de urease. Acredita-se que essa terapia reduza os níveis de amônia e melhore o estado mental (Acharya & Bajaj, 2018).

Os pacientes com esteatorreia (fezes gordurosas) devem receber formas hidrossolúveis das vitaminas lipossolúveis A, D e E. O ácido fólico e o ferro são prescritos para evitar a anemia. A restrição de sódio também está indicada para evitar a ascite. Pacientes com anorexia prolongada ou grave e aqueles que estão vomitando ou comendo mal por qualquer motivo podem receber nutrientes por via enteral ou parenteral (ver no Capítulo 39 mais detalhes sobre nutrição enteral e no Capítulo 41 mais detalhes sobre nutrição parenteral).

Prestação do cuidado cutâneo

É importante realizar um cuidado meticuloso da pele, em razão do edema subcutâneo, imobilidade do paciente, presença de icterícia e maior suscetibilidade a ruptura e infecção da pele. São necessárias mudanças frequentes de decúbito para evitar as lesões por pressão. Deve-se evitar o uso de sabonetes irritantes e esparadrapo para que não ocorra traumatismo da pele. A aplicação de loção hidratante pode suavizar a pele irritada; o enfermeiro toma medidas para minimizar a arranhadura pelo paciente.

Redução do risco de lesão

O enfermeiro protege o paciente com cirrose de quedas e outras lesões. As grades laterais devem estar elevadas e acolchoadas caso o paciente fique agitado ou inquieto. Para diminuir a agitação, o enfermeiro orienta o paciente quanto ao tempo e o lugar, e explica todos os procedimentos. Ele instrui o paciente a pedir ajuda para levantar-se do leito e avalia cuidadosamente qualquer lesão, devido à possibilidade de sangramento interno.

Como existe o risco de sangramento em consequência da coagulação anormal, o paciente deve usar um barbeador elétrico, em vez de uma lâmina de barbear. O uso de uma escova de dente com cerdas macias ajuda a reduzir o sangramento das gengivas, e a pressão aplicada a todos os locais de punção venosa ajuda a diminuir o sangramento.

Monitoramento e manejo de complicações potenciais

Uma importante função do enfermeiro consiste em monitorar o paciente com cirrose quanto à ocorrência de complicações.

Sangramento e hemorragia

O paciente corre risco aumentado de sangramento e hemorragia, devido à produção diminuída de protrombina e à diminuição da capacidade do fígado doente de sintetizar as substâncias necessárias para a coagulação sanguínea (ver seção sobre Varizes esofágicas).

 Encefalopatia hepática

A encefalopatia hepática e o coma, que constituem complicações da cirrose, podem manifestar-se na forma de deterioração do estado mental (*delirium*), ou na forma de sinais físicos, tais como movimentos voluntários e involuntários anormais. A encefalopatia hepática foi discutida de modo detalhado anteriormente neste capítulo.

O monitoramento é essencial para identificar a ocorrência de deterioração precoce do estado mental. O enfermeiro monitora rigorosamente o estado mental do paciente e relata quaisquer alterações observadas, de modo que o tratamento da encefalopatia possa ser iniciado imediatamente. É essencial proceder a uma avaliação neurológica extensa em condições basais e contínua para identificar a progressão pelos quatro estágios da encefalopatia (ver Tabela 43.3).

Cada estágio no processo de evolução exige intervenções de enfermagem mais intensivas com a finalidade de proporcionar segurança ao paciente e evitar e identificar precocemente

Boxe 43.10 — PLANO DE CUIDADO DE ENFERMAGEM
Paciente com comprometimento da função hepática

DIAGNÓSTICO DE ENFERMAGEM: intolerância à atividade associada com fadiga, letargia e mal-estar
OBJETIVO: o paciente relata diminuição da fadiga e aumento de sua capacidade na participação das atividades

Intervenções de enfermagem	Justificativa	Resultados esperados
1. Avaliar o nível de tolerância à atividade e o grau de fadiga, letargia e mal-estar quando realiza as atividades da vida diária de rotina. 2. Ajudar nas atividades e na higiene, quando o paciente estiver fatigado. 3. Incentivar o repouso quando fatigado ou quando ocorrer dor ou desconforto abdominal. 4. Ajudar na seleção e no ritmo das atividades desejadas e exercício. 5. Providenciar uma dieta rica em carboidratos, com aporte de proteína de 1,2 a 1,5 g/kg/dia. 6. Administrar suplementos de vitaminas (A, complexo B, C e K).	1. Fornece uma linha de base para a avaliação posterior, bem como critérios para avaliar a efetividade das intervenções. 2. Promove o exercício e a higiene dentro do nível de tolerância do paciente. 3. Conserva a energia e protege o fígado. 4. Estimula o interesse do paciente por atividades selecionadas. 5. Fornece calorias para a energia e proteína para a cicatrização. 6. Fornece nutrientes adicionais.	• Apresenta maior interesse pelas atividades e eventos • Participa nas atividades e aumenta gradualmente o exercício dentro dos limites físicos • Relata aumento da força e do bem-estar • Relata ausência de dor e desconforto abdominais • Planeja atividades de modo a propiciar amplos períodos de repouso • Toma vitaminas, conforme prescrição.

DIAGNÓSTICO DE ENFERMAGEM: comprometimento da ingestão nutricional associado com distensão abdominal, náuseas e anorexia
OBJETIVO: equilíbrio nitrogenado positivo, nenhuma perda adicional da massa muscular; supre as necessidades nutricionais

Intervenções de enfermagem	Justificativa	Resultados esperados
1. Avaliar aporte e estado nutricionais por meio da entrevista e do diário da dieta, das pesagens diárias e dos dados laboratoriais. 2. Providenciar uma dieta rica em carboidratos, com aporte de proteína de 1,2 a 1,5 g/kg/dia. 3. Ajudar o paciente a identificar alimentos com baixo teor de sódio. 4. Elevar a cabeceira do leito durante as refeições. 5. Realizar a higiene oral antes das refeições e proporcionar um ambiente agradável na hora das refeições. 6. Oferecer refeições menores e mais frequentes (6/dia). 7. Incentivar o paciente a ingerir refeições e alimentos suplementares. 8. Oferecer refeições atrativas e um ambiente esteticamente agradável no momento das refeições. 9. Eliminar bebidas alcoólicas. 10. Administrar os medicamentos prescritos para náuseas, vômitos, diarreia ou constipação intestinal. 11. Incentivar aumento no consumo de líquidos e exercícios se o paciente relatar a ocorrência de constipação intestinal.	1. Identifica déficits no aporte nutricional e adequação do estado nutricional. 2. Fornece calorias para a energia e proteína para a cicatrização. 3. Reduz a formação de edema e ascite. 4. Diminui o desconforto da distensão abdominal e a sensação de plenitude produzida pela pressão do conteúdo abdominal e da ascite sobre o estômago. 5. Promove um ambiente positivo e o aumento do apetite; reduz o paladar desagradável. 6. Diminui a sensação de plenitude e a distensão. 7. O incentivo é essencial para o paciente com anorexia e desconforto gastrintestinal. 8. Promove o apetite e a sensação de bem-estar. 9. Elimina as "calorias vazias" e a lesão adicional provocada pelo consumo de bebidas alcoólicas. 10. Diminui os sintomas gastrintestinais e desconfortos que reduzem o apetite e o interesse pelo alimento. 11. Promove um padrão intestinal normal e reduz desconforto e distensão abdominais.	• Apresenta melhora do estado nutricional, indicada pelo aumento do peso (sem retenção hídrica) e restabelecimento dos dados laboratoriais • Explica a justificativa para as modificações nutricionais • Identifica alimentos com alto teor de carboidratos proteínas • Relata melhora do apetite • Participa no cuidado de higiene oral • Relata aumento do apetite; identifica a justificativa para refeições menores e frequentes • Refere a ingestão de alimentos hipercalóricos; adere à restrição de ingestão de proteína • Identifica os alimentos e os líquidos que são nutritivos e permitidos na dieta • Ganha peso sem aumento do edema nem formação de ascite • Relata aumento do apetite e do bem-estar • Exclui bebidas alcoólicas da dieta • Toma os medicamentos para os distúrbios gastrintestinais, conforme prescrição • Relata função gastrintestinal normal, com função intestinal regular.

DIAGNÓSTICO DE ENFERMAGEM: integridade da pele prejudicada, associada com prurido devido a icterícia e edema
OBJETIVO: diminuição do potencial de desenvolvimento de lesões por pressão, soluções de continuidade na integridade da pele

Intervenções de enfermagem	Justificativa	Resultados esperados
1. Avaliar o grau de desconforto relacionado com o prurido e o edema. 2. Observar e registrar o grau de icterícia e a extensão do edema.	1. Ajuda na determinação das intervenções apropriadas. 2. Fornece uma base de referência para detectar alterações e para avaliar a efetividade das intervenções.	• Apresenta pele íntegra, sem rubor, escoriação ou ruptura • Relata alívio do prurido • Não exibe escoriação da pele em consequência de arranhadura

(continua)

Boxe 43.10 PLANO DE CUIDADO DE ENFERMAGEM (continuação)
Paciente com comprometimento da função hepática

Intervenções de enfermagem	Justificativa	Resultados esperados
3. Manter as unhas dos dedos curtas e lixadas. 4. Realizar o cuidado frequente da pele; evitar o uso de sabões e loções à base de álcool. 5. Hidratar a pele com emolientes a cada 2 h; mudar o decúbito a cada 2 h. 6. Iniciar o uso de um colchão com pressão alternada ou leito com baixa perda de ar. 7. Recomendar evitar o uso de sabonetes cáusticos. 8. Avaliar a integridade da pele a cada 4 a 8 h. Explicar e demonstrar para o paciente e a sua família essa atividade. 9. Restringir o sódio, conforme prescrição. 10. Realizar exercícios de amplitude de movimento a cada 4 h; elevar os membros edemaciados, sempre que possível.	3. Evita a escoriação da pele e a infecção em consequência da arranhadura. 4. Remove os produtos residuais da pele, enquanto evita o seu ressecamento. 5. Promove a mobilização do edema. 6. Minimiza a pressão prolongada sobre proeminências ósseas suscetíveis de ruptura. 7. Pode diminuir a irritação da pele e a necessidade de coçar. 8. A pele e o tecido edemaciados apresentam redução do suprimento de nutrientes e são vulneráveis à pressão e ao traumatismo. 9. Minimiza a formação de edema. 10. Promove a mobilização do edema.	• Utiliza sabonetes que não ressequem e loções hidratantes; explica a justificativa para o uso de sabões e loções que não ressequem • Muda de posição periodicamente; apresenta redução do edema das partes pendentes do corpo • Não exibe nenhuma área de ruptura cutânea • Apresenta diminuição do edema; turgor cutâneo normal.

DIAGNÓSTICO DE ENFERMAGEM: risco de lesão associado com a alteração dos mecanismos de coagulação e com o nível alterado de consciência
OBJETIVO: redução do risco de lesão

Intervenções de enfermagem	Justificativa	Resultados esperados
1. Avaliar o nível de consciência e o nível cognitivo. 2. Providenciar um ambiente seguro (grades laterais acolchoadas, remover os obstáculos no quarto, evitar quedas). 3. Proporcionar vigilância frequente para orientar o paciente e evitar o uso de contenções. 4. Substituir os objetos pontiagudos (lâminas de barbear) por objetos mais seguros. 5. Examinar cada evacuação quanto à coloração, consistência e quantidade de fezes. 6. Estar alerta para os sintomas de ansiedade, plenitude epigástrica, fraqueza e inquietação. 7. Testar a presença de sangue oculto nas fezes e nos vômitos. 8. Examinar em busca de manifestações hemorrágicas: equimoses, epistaxe, petéquias e sangramento gengival. 9. Registrar os sinais vitais a intervalos frequentes, dependendo da acuidade do paciente (a cada 1 a 4 h). 10. Manter o paciente tranquilo e limitar a atividade. 11. Colaborar com o médico na introdução de um tubo para o tamponamento esofágico por balão, se a sua inserção estiver indicada. 12. Monitorar durante as transfusões de sangue. 13. Medir e registrar a natureza, a hora e a quantidade dos vômitos. 14. Manter o paciente em jejum, quando indicado.	1. Ajuda a determinar a capacidade do paciente de se proteger e de aderir às ações de autoproteção necessárias; pode detectar deterioração da função hepática. 2. Minimiza as quedas e a lesão caso ocorram quedas. 3. Protege o paciente de lesões, enquanto o estimula e orienta; o uso de contenções pode prejudicar ainda mais o paciente. 4. Evita cortes e sangramento. 5. Possibilita a detecção de sangramento no sistema digestório. 6. Pode indicar sinais precoces de sangramento e choque. 7. Detecta evidências precoces de sangramento. 8. Indica alteração dos mecanismos da coagulação. 9. Fornece uma base de referência e evidências de hipovolemia e choque hemorrágico. 10. Minimiza o risco de sangramento e de esforço. 11. Promove a inserção não traumática da sonda no paciente ansioso e combativo para o tratamento imediato do sangramento. 12. Possibilita a detecção de reações transfusionais (o risco aumenta com as múltiplas transfusões de sangue necessárias para o sangramento ativo de varizes esofágicas). 13. Ajuda a avaliar a extensão do sangramento e da perda de sangue. 14. Diminui o risco de aspiração do conteúdo gástrico e minimiza o risco de traumatismo adicional do esôfago e do estômago ao evitar os vômitos.	• Está orientado quanto ao tempo, lugares e pessoas • Não apresenta alucinações e não demonstra nenhum esforço para se levantar sem ajuda ou sair do hospital • Não apresenta equimoses (contusões), cortes nem hematomas • Utiliza o barbeador elétrico em vez da lâmina de barbear • Exibe ausência de sangramento franco do trato gastrintestinal • Ausência de inquietação, plenitude epigástrica e outros indicadores de hemorragia e choque • Apresenta resultados negativos dos exames para sangramento oculto do trato gastrintestinal • Está livre de áreas equimóticas ou formação de hematoma • Apresenta sinais vitais normais • Mantém o repouso e permanece quieto quando ocorre sangramento ativo • Identifica a justificativa para as transfusões de sangue e medidas para tratar o sangramento • Utiliza medidas para evitar a ocorrência de traumatismo (p. ex., utiliza escova de dentes com cerdas macias, assoa delicadamente o nariz, evita batidas, quedas e fazer esforço durante a defecação) • Não apresenta efeitos colaterais dos medicamentos • Toma todos os medicamentos, conforme prescrição • Identifica a justificativa para as precauções com o uso de todos os medicamentos • Obedece às modalidades terapêuticas prescritas.

(continua)

Boxe 43.10 PLANO DE CUIDADO DE ENFERMAGEM (continuação)
Paciente com comprometimento da função hepática

Intervenções de enfermagem	Justificativa	Resultados esperados
15. Administrar vitamina K, conforme prescrição.	15. Promove a coagulação ao fornecer a vitamina lipossolúvel necessária para coagulação.	
16. Permanecer com o paciente durante os episódios de sangramento.	16. Tranquiliza o paciente ansioso e possibilita o monitoramento e a detecção de outras necessidades do paciente.	
17. Oferecer líquidos frios VO quando o sangramento cessar (se forem prescritos).	17. Reduz o risco de sangramento adicional ao promover a vasoconstrição dos vasos sanguíneos esofágicos e gástricos.	
18. Instituir medidas para evitar o traumatismo. a. Manter o ambiente seguro. b. Incentivar a assoar *delicadamente* o nariz. c. Fornecer uma escova de dentes com cerdas macias e evitar o uso de palito de dente. d. Incentivar a ingestão de alimentos com elevado teor de vitamina C. e. Aplicar compressas frias nos locais indicados. f. Registrar os locais de sangramento. g. Usar agulhas de pequeno calibre para injeções.	18. Promove a segurança do paciente. a. Reduz o risco de traumatismo e de sangramento ao evitar quedas e cortes etc. b. Reduz o risco de epistaxe (sangramento nasal) secundária ao traumatismo e à coagulação diminuída. c. Evita o traumatismo da mucosa oral, enquanto promove boa higiene oral. d. Promove a cicatrização. e. Minimiza o sangramento nos tecidos ao promover a vasoconstrição local. f. Possibilita a detecção de novos locais de sangramento e o monitoramento de locais prévios de sangramento. g. Reduz a exsudação e a perda sanguínea por injeções repetidas.	
19. Administrar cuidadosamente os medicamentos; monitorar a ocorrência de efeitos colaterais.	19. Diminui o risco de efeitos colaterais secundários à incapacidade do fígado lesionado de destoxificar (metabolizar) normalmente os medicamentos.	

DIAGNÓSTICO DE ENFERMAGEM: distúrbio da imagem corporal associado com alterações na aparência, disfunção sexual e desempenho de função
OBJETIVO: o paciente verbaliza os sentimentos compatíveis com a melhora da imagem corporal e da autoestima

Intervenções de enfermagem	Justificativa	Resultados esperados
1. Avaliar as alterações na aparência e o significado que elas têm para o paciente e a sua família.	1. Fornece informações para avaliar o impacto das alterações na aparência, na função sexual e no papel do paciente e de sua família.	• Verbaliza as preocupações relacionadas com as alterações na aparência, na vida e no estilo de vida • Compartilha as preocupações com entes queridos • Identifica as estratégias prévias de enfrentamento que foram efetivas • Utiliza as estratégias de enfrentamento efetivas do passado para lidar com as alterações na aparência, na vida e no estilo de vida • Mantém-se bem arrumado e realiza a higiene • Identifica metas a curto prazo e as estratégias para alcançá-las • Assume uma função ativa na tomada de decisão sobre si próprio e sobre o tratamento • Identifica os recursos que não são prejudiciais • Verbaliza que algumas das práticas anteriores de seu estilo de vida foram prejudiciais, se aplicável • Utiliza expressões saudáveis de frustração, raiva e ansiedade.
2. Incentivar o paciente a verbalizar as reações e os sentimentos sobre essas alterações.	2. Possibilita ao paciente identificar e expressar suas preocupações; incentiva o paciente e outros entes queridos a compartilhar essas preocupações.	
3. Avaliar as estratégias prévias de enfrentamento do paciente e da família.	3. Possibilita o incentivo das estratégias de enfrentamento que são conhecidas ao paciente e que foram efetivas no passado.	
4. Ajudar e incentivar o paciente a melhorar ao máximo a sua aparência (como estratégias para limitar a aparência de icterícia e ascite por meio de uma cuidadosa escolha das cores e tipos de roupas) e explorar alternativas para as funções sexuais e desempenho de papel anteriores.	4. Incentiva o paciente a continuar com papéis e funções sociais seguros, enquanto estimula a exploração de alternativas.	
5. Ajudar o paciente a identificar metas a curto prazo.	5. A realização dessas metas serve como reforço positivo e aumenta a autoestima.	
6. Incentivar e colaborar com o paciente na tomada de decisão sobre os cuidados.	6. Promove o controle da vida do paciente e melhora a sensação de bem-estar e autoestima.	
7. Identificar com o paciente os recursos para obter apoio adicional (conselheiro, conselheiro espiritual).	7. Ajuda o paciente a identificar os recursos e a aceitar a ajuda de outros, quando indicado.	
8. Ajudar o paciente a identificar práticas anteriores que podem ter sido prejudiciais para ele (uso abusivo de substâncias psicoativas). Envolver o paciente no estabelecimento de metas e fornecer um *feedback* positivo para as suas realizações.	8. O reconhecimento e a identificação dos efeitos prejudiciais dessas práticas são necessários para adotar um estilo de vida mais saudável.	

(continua)

Boxe 43.10 — PLANO DE CUIDADO DE ENFERMAGEM (continuação)
Paciente com comprometimento da função hepática

DIAGNÓSTICO DE ENFERMAGEM: confortável em relação à ascite e à hepatomegalia dolorosa à palpação
OBJETIVO: aumento do nível de conforto

Intervenções de enfermagem	Justificativa	Resultados esperados
1. Manter o repouso no leito quando o paciente apresenta desconforto abdominal.	1. Diminui as demandas metabólicas e protege o fígado.	• Relata a ocorrência de dor e desconforto, quando presentes
2. Administrar antiespasmódicos e analgésicos, conforme prescrição.	2. Reduz a irritabilidade do trato gastrintestinal e diminui a dor e o desconforto abdominais.	• Mantém repouso no leito e diminui a atividade na presença de dor
3. Observar, registrar e relatar a presença e o caráter da dor e do desconforto.	3. Fornece uma linha de base para detectar qualquer deterioração adicional do estado e avaliar as intervenções.	• Toma antiespasmódicos e analgésicos, quando indicado e conforme prescrição
4. Reduzir o aporte de sódio e de líquido quando prescrito.	4. Reduz a formação adicional de ascite.	• Relata diminuição da dor e do desconforto abdominal
5. Preparar o paciente e auxiliar os procedimentos de manejo de ascite, como paracentese ou colocação de um *shunt* portossistêmico intra-hepático transjugular (TIPS), se houver indicação	5. A remoção do líquido ascítico pode diminuir o desconforto abdominal.	• Reduz o aporte de sódio e de líquido para os níveis prescritos, quando indicado, para tratar a ascite
6. Incentivar o uso de atividades de distração, como música, leitura ou meditação.	6. A distração pode limitar a percepção da dor.	• Apresenta diminuição da circunferência abdominal e mudanças apropriadas de peso
		• Relata diminuição do desconforto após paracentese ou outro procedimento para manejo de ascite, como colocação de um TIPS.

DIAGNÓSTICO DE ENFERMAGEM: hipervolemia associada a formação de ascite e edema
OBJETIVO: restauração do volume normal de líquido

Intervenções de enfermagem	Justificativa	Resultados esperados
1. Restringir o aporte de sódio e de líquido, quando prescrito.	1. Reduz a formação de ascite e de edema.	• Consome dieta com baixo teor de sódio e dentro da restrição hídrica prescrita
2. Administrar diurético, potássio e suplementos de proteína, conforme prescrição.	2. Promove a excreção de líquido pelos rins e a manutenção do equilíbrio hidreletrolítico normal.	• Toma agentes diuréticos, potássio e suplementos de proteína, quando indicado, sem apresentar efeitos colaterais
3. Avaliar o equilíbrio hídrico a cada 1 a 8 h, dependendo da resposta às intervenções e da gravidade do paciente.	3. Indica a efetividade do tratamento e a adequação do aporte de líquido.	• Apresenta aumento do débito urinário
4. Medir e registrar diariamente a circunferência abdominal e o peso.	4. Monitora as alterações na formação de ascite e no acúmulo de líquido.	• Apresenta diminuição da circunferência abdominal
5. Explicar a justificativa para a restrição de sódio e de líquido.	5. Promove o entendimento do paciente sobre a restrição e a necessidade de cooperação com ela.	• Não apresenta aumento rápido de peso
6. Preparar o paciente e colaborar na paracentese ou no procedimento do TIPS, quando indicado.	6. A paracentese reduzirá, temporariamente, o volume de ascite e o TIPS reduzirá a pressão portal, limitando, assim, o acúmulo de líquido ascítico.	• Explica a justificativa para a restrição de sódio e de líquido
		• Mostra diminuição da ascite, com redução do peso.

DIAGNÓSTICO DE ENFERMAGEM: confusão aguda associada com a função hepática anormal e os níveis séricos aumentados de amônia
OBJETIVO: melhora do estado mental; manutenção da segurança; capacidade de enfrentar as alterações cognitivas e comportamentais

Intervenções de enfermagem	Justificativa	Resultados esperados
1. Fornecer refeições pequenas e frequentes de carboidratos e proteína.	1. Promove o consumo de carboidratos adequados para as necessidades energéticas e de proteína para a cicatrização.	• Apresenta interesse por eventos e atividades no ambiente
2. Proteger contra infecção.	2. Minimiza o risco de aumento adicional nas necessidades metabólicas.	• Apresenta espectro de atenção normal
3. Manter o ambiente aquecido e sem correntes de ar.	3. Reduz os tremores, que aumentariam as necessidades metabólicas.	• Segue e participa da conversa adequadamente
4. Acolchoar as grades laterais do leito.	4. Fornece proteção ao paciente se houver desenvolvimento de coma hepático e atividade convulsiva.	• Mostra-se orientado quanto a pessoa, espaço e tempo
5. Limitar as visitas.	5. Diminui a atividade e as necessidades metabólicas do paciente.	• Permanece no leito, quando indicado
6. Efetuar cuidadosa vigilância de enfermagem para garantir a segurança do paciente.	6. Fornece um monitoramento rigoroso de novos sintomas e minimiza o traumatismo em um paciente confuso.	• Não apresenta convulsões
		• Ausência de depressão neurológica ou respiratória
		• Não desenvolve nenhum comprometimento cognitivo; no entanto, caso ocorra, ele é rapidamente identificado e tratado, melhorando o potencial de recuperação

(continua)

Boxe 43.10 PLANO DE CUIDADO DE ENFERMAGEM (continuação)
Paciente com comprometimento da função hepática

Intervenções de enfermagem	Justificativa	Resultados esperados
7. Evitar o uso de opioides e barbitúricos.	7. Evita o mascaramento dos sintomas do coma hepático, bem como a superdosagem de medicamentos em consequência da capacidade reduzida do fígado lesionado de metabolizar os opioides e os barbitúricos; evita a ocorrência de depressão respiratória.	• O paciente e sua família descrevem sentimentos adequados de enfrentamento e mostram redução da ansiedade. Demonstram capacidade de ouvir e de tomar decisões • O paciente e a sua família comunicam seus sentimentos e suas necessidades em um ambiente seguro e acolhedor.
8. Despertar o paciente a intervalos (a cada 2 a 4 h durante o dia se o paciente estiver estável) para avaliar as condições cognitivas.	8. Fornece estimulação ao paciente, bem como a oportunidade de observar o nível de consciência do paciente.	
9. Identificar alterações sutis no comportamento ou no padrão de sono-vigília (o cuidado consistente da equipe ao paciente melhora essa avaliação à medida que a equipe se torna familiarizada com o estado basal do paciente).	9. Essas alterações podem anunciar um agravamento da encefalopatia, que exige rápida intervenção, incluindo o uso de medicamentos.	
10. Avaliar diariamente a habilidade da escrita ou do desenho como indicação de capacidade cognitiva.	10. Essas alterações podem anunciar um agravamento da encefalopatia, que exige rápida intervenção, incluindo o uso de medicamentos.	
11. Incentivar o paciente e a sua família a participar das estratégias terapêuticas para melhorar a capacidade de enfrentamento dos episódios de deterioração mental.	11. A promoção de determinadas atividades, como ouvir música, técnicas de relaxamento ou estratégias de enfrentamento prévias à doença, pode reduzir a ansiedade.	
12. Incentivar o paciente e a família a discutir os sentimentos de medo, impotência ou angústia emocional relacionados com a deterioração mental do paciente.	12. A escuta ativa demonstra cuidado e interesse.	

DIAGNÓSTICO DE ENFERMAGEM: risco de termorregulação prejudicada: incapacidade de manter a temperatura corporal normal em decorrência de processo inflamatório de cirrose ou hepatite
OBJETIVO: manutenção da temperatura corporal normal, sem infecção

Intervenções de enfermagem	Justificativa	Resultados esperados
1. Registrar regularmente a temperatura (a cada 4 h).	1. Fornece uma base de referência para detectar a presença de febre e avaliar as intervenções.	• Apresenta temperatura normal e relata ausência de calafrios ou transpiração • Não desenvolve infecção hospitalar relacionada com procedimentos/linhas invasivas • Não apresenta nenhum sinal de infecção local ou sistêmica • Não desenvolve infecções hospitalares associadas relacionadas com procedimentos/linhas invasivas.
2. Incentivar o consumo de líquidos.	2. Corrige a perda de líquido causada por sudorese e febre, e aumenta o nível de conforto do paciente.	
3. Aplicar compressas frias ou bolsa de gelo para a temperatura elevada.	3. Promove a redução da febre e aumenta o conforto do paciente.	
4. Administrar antibióticos conforme prescrito.	4. Demonstra consumo adequado de líquidos.	
5. Evitar exposição a infecções por meio de higiene apropriada das mãos e limitação do uso de acessos centrais e cateteres urinários para o menor período, ou seja, apenas enquanto forem necessários.	5. Minimiza o risco de infecção adicional e elevações adicionais da temperatura corporal e taxa metabólica.	
6. Manter o paciente em repouso enquanto a temperatura estiver elevada.	6. Reduz a taxa metabólica.	
7. Avaliar a presença de dor e hipersensibilidade abdominais.	7. Pode ocorrer na peritonite bacteriana.	
8. Usar técnica asséptica para todos os procedimentos invasivos.	8. Muitas diretrizes de prática baseada em evidência (p. ex., cuidado do cateter venoso central) recomendam o uso de técnica asséptica para evitar as infecções hospitalares associadas.	

(continua)

Boxe 43.10 — PLANO DE CUIDADO DE ENFERMAGEM (continuação)
Paciente com comprometimento da função hepática

DIAGNÓSTICO DE ENFERMAGEM: comprometimento respiratório associado com ascite e restrição da excursão torácica em consequência de ascite, distensão abdominal e presença de líquido na cavidade torácica
OBJETIVO: melhora do estado respiratório

Intervenções de enfermagem	Justificativa	Resultados esperados

1. Elevar a cabeceira do leito em pelo menos 30°.
2. Conservar a força do paciente providenciando períodos de repouso e ajudando nas atividades.
3. Mudar de decúbito a cada 2 h.
4. Colaborar com o médico na paracentese, no TIPS ou na toracocentese, quando indicado.
  a. Explicar o procedimento e a sua finalidade ao paciente.
  b. Pedir ao paciente que urine antes da paracentese.
  c. Apoiar o paciente e mantê-lo na posição durante o procedimento.
  d. Registrar tanto a quantidade quanto o caráter do líquido aspirado.
  e. Observar se há sinais de tosse, aumento da dispneia ou da frequência do pulso.
5. Orientação dos pacientes que recebem alta hospitalar com cateter de drenagem peritoneal de demora para paliação de ascite refratária.
  a. Explicar o procedimento e a sua finalidade ao paciente.
  b. Explicar os cuidados com o cateter e a avaliação das complicações.
	1. Diminui a pressão abdominal sobre o diafragma e possibilita excursão torácica e expansão pulmonar mais completas.
	2. Reduz as necessidades metabólicas e de oxigênio.
	3. Promove a expansão e a oxigenação de todas as áreas dos pulmões.
	4. A paracentese, o TIPS e a toracocentese (realizados para remover o líquido das cavidades abdominal e torácica, respectivamente) podem ser assustadores para o paciente.
	  a. Ajuda a obter a cooperação do paciente nos procedimentos.
	  b. Evita a lesão inadvertida da bexiga.
	  c. Evita a lesão inadvertida de órgãos ou tecidos.
	  d. Proporciona o registro do líquido removido e a indicação da gravidade da limitação da expansão pulmonar pelo líquido.
	  e. Indica a irritação do espaço pleural e sinais de pneumotórax e hemotórax.
	5.
	  a. A explicação do propósito do cateter demonstra respeito à autodeterminação do paciente.
	  b. As explicações promovem a adesão do paciente ao esquema terapêutico.
		• Relata diminuição da falta de ar
		• Relata aumento da força e da sensação de bem-estar
		• Exibe frequência respiratória normal (12 a 18 respirações/min), sem sons adventícios
		• Exibe excursão torácica completa, sem respirações superficiais
		• Apresenta gasometria arterial normal
		• Exibe saturação de oxigênio adequada na oximetria de pulso
		• Ausência de confusão ou de cianose
		• Relato de aumento do nível de conforto
		• Não apresenta complicações relacionadas ao cateter de demora, conforme apropriado.

PROBLEMAS COLABORATIVOS: sangramento e hemorragia gastrintestinais
OBJETIVO: ausência de episódios de sangramento e hemorragia gastrintestinais

Intervenções de enfermagem	Justificativa	Resultados esperados

1. Examinar o paciente à procura de sinais de sangramento ou hemorragia gastrintestinal. Se ocorrer sangramento:
  a. Monitorar os sinais vitais (pressão arterial, pulso, frequência respiratória) a cada 4 h ou com mais frequência, dependendo da gravidade.
  b. Verificar a temperatura da pele, o nível de consciência a cada 4 h ou com mais frequência, dependendo da gravidade.
  c. Monitorar as excretas gastrintestinais e o débito (vômitos, fezes para sangramento oculto ou evidente). Testar quanto à presença de sangue no vômito uma vez a cada turno e em caso de qualquer mudança de coloração. Exame de sangue oculto nas fezes a cada defecação.
  d. Monitorar o hematócrito e a hemoglobina à procura de tendências e alterações.
	1. Possibilita a detecção precoce de sinais e sintomas de sangramento e hemorragia.	• Não apresenta nenhum episódio de sangramento e hemorragia
		• Os sinais vitais estão dentro da faixa aceitável para o paciente
		• Ausência de sinais de sangramento do trato gastrintestinal
		• O hematócrito e os níveis de hemoglobina estão dentro dos limites aceitáveis
		• Muda de decúbito e move-se sem esforço e sem aumento da pressão intra-abdominal
		• Não faz esforço na defecação
		• Nenhum episódio de sangramento adicional se houver necessidade de tratamento agressivo do sangramento e da hemorragia
		• O paciente e a sua família explicam a justificativa para os tratamentos
		• O paciente e a família identificam os suportes disponíveis para eles

(continua)

Boxe 43.10 — PLANO DE CUIDADO DE ENFERMAGEM (continuação)
Paciente com comprometimento da função hepática

Intervenções de enfermagem	Justificativa	Resultados esperados
2. Evitar atividades que aumentem a pressão intra-abdominal (esforço para defecar, mudança de decúbito). a. Evitar tossir/espirrar. b. Ajudar o paciente a mudar de decúbito. c. Manter todos os objetos necessários ao fácil alcance do paciente. d. Usar medidas para evitar a constipação intestinal, como consumo adequado de líquidos, emolientes fecais. e. Assegurar pequenas refeições.	2. Reduz aumentos da pressão abdominal que poderiam levar a ruptura e sangramento de varizes esofágicas ou gástricas.	• O paciente e a família descrevem os sinais e os sintomas de episódio de sangramento recorrente e identificam as ações necessárias.
3. Ter o equipamento necessário disponível (tubo NG com balões para tamponamento, medicamentos, soluções IV), quando indicado.	3. O equipamento, os medicamentos e os suprimentos devem estar prontamente disponíveis se o paciente apresentar sangramento em consequência de ruptura de varizes esofágicas ou gástricas.	
4. Auxiliar os procedimentos e o tratamento de pacientes com hemorragia digestiva (p. ex., ligadura de varizes por via endoscópica ou escleroterapia).	4. O sangramento e a hemorragia gastrintestinais exigem medidas de emergência (p. ex., inserção da sonda de Sengstaken-Blakemore™, administração de líquidos, medicamentos).	
5. Monitorar o estado respiratório a cada hora e reduzir o risco de complicações respiratórias se houver necessidade de tamponamento por balão.	5. O paciente corre alto risco de complicações respiratórias, incluindo asfixia, se o balão gástrico do tubo de tamponamento sofrer ruptura ou migração para cima.	
6. Preparar o paciente física e psicologicamente para outras modalidades de tratamento, se necessário.	6. O paciente que apresenta hemorragia está muito ansioso e com medo; a redução da ansiedade ajuda no controle da hemorragia.	
7. Monitorar o paciente quanto à ocorrência de recidiva do sangramento e da hemorragia.	7. O risco de ressangramento apresenta-se elevado em todas as modalidades de tratamento utilizadas para interromper o sangramento gastrintestinal.	
8. Manter a família informada sobre o estado do paciente.	8. Os membros da família tendem a ficar ansiosos sobre o estado do paciente; o fornecimento de informações irá reduzir o seu nível de ansiedade e promover um enfrentamento mais efetivo.	
9. Uma vez recuperado do episódio do sangramento, fornecer ao paciente e à família informações sobre os sinais e sintomas de sangramento gastrintestinal.	9. O risco de ressangramento é alto. Os sinais sutis podem ser identificados com mais rapidez.	

PROBLEMA COLABORATIVO: encefalopatia hepática
OBJETIVO: ausência de alterações no estado cognitivo e ausência de lesão

Intervenções de enfermagem	Justificativa	Resultados esperados
1. Avaliar o estado cognitivo a cada 4 a 8 h. a. Avaliar a orientação do paciente quanto a pessoas, lugares e tempo. b. Monitorar o nível de atividade, a inquietação e a agitação do paciente. Verificar a presença de asterixe (tremores adejantes das mãos) (ver Figura 43.12). c. Obter e registrar diariamente uma amostra da escrita do paciente ou de sua capacidade de desenhar uma figura simples (p. ex., estrela). d. Avaliar os sinais neurológicos (reflexos tendinosos profundos, capacidade de seguir orientações).	1. Os dados fornecerão uma linha de base sobre o estado cognitivo do paciente e possibilitarão a detecção de alterações.	• Permanece desperto, alerta e consciente do ambiente • Está orientado quanto ao tempo, lugares e pessoas • Os reflexos tendinosos profundos permanecem dentro dos limites normais • Ausência de asterixe • Não exibe inquietação nem agitação • O registro da escrita não apresenta nenhuma deterioração da função cognitiva • Explica a justificativa para o tratamento usado com a finalidade de evitar ou tratar a encefalopatia hepática
2. Monitorar os medicamentos para evitar a administração daqueles passíveis de precipitar a encefalopatia hepática (sedativos, hipnóticos, analgésicos).	2. Os medicamentos constituem um fator precipitante comum no desenvolvimento da encefalopatia hepática em pacientes de alto risco.	• Apresenta níveis séricos estáveis de amônia dentro dos limites aceitáveis • Toma os medicamentos, conforme prescrição
3. Monitorar os dados laboratoriais, particularmente o nível sérico de amônia.	3. Os aumentos nos níveis séricos de amônia estão associados à encefalopatia hepática e ao coma.	• Os sons respiratórios estão normais, sem ruídos adventícios

(continua)

Boxe 43.10 — PLANO DE CUIDADO DE ENFERMAGEM (continuação)
Paciente com comprometimento da função hepática

Intervenções de enfermagem	Justificativa	Resultados esperados
4. Notificar o médico a respeito de alterações até mesmo sutis na avaliação neurológica, função cognitiva, padrão de sono ou humor do paciente.	4. Possibilita o início precoce do tratamento da encefalopatia hepática e a prevenção do coma hepático.	• A pele permanece intacta, sem qualquer sinal de pressão ou ruptura na integridade • Verbaliza o entendimento da necessidade de tratamentos e procedimentos para promover a recuperação.
5. Administrar os medicamentos prescritos para reduzir o nível sérico de amônia (p. ex., lactulose, antibióticos, glicose, antagonista benzodiazepínico, quando indicado).	5. Reduz a decomposição e a conversão das proteínas em amônia. Reduz os níveis séricos de amônia.	
6. Avaliar o estado respiratório e iniciar as medidas para evitar as complicações.	6. O paciente que desenvolve coma hepático corre risco de complicações respiratórias (i. e., pneumonia, atelectasia, infecção).	
7. Proteger a pele do paciente contra a pressão e a ruptura.	7. O paciente em coma corre risco de ruptura da pele e formação de lesões por pressão.	
8. Fornecer apoio e escuta ativa ao paciente e à família à medida que o estado mental do paciente deteriora.	8. O paciente com encefalopatia hepática pode apresentar episódios de deterioração mental, devido à insuficiência hepática. Isso pode produzir sentimentos de medo e ansiedade.	

as complicações que comportam risco à vida, como insuficiência respiratória e edema cerebral, que exigem intervenções em uma UTI. Como os distúrbios eletrolíticos podem contribuir para a encefalopatia, os níveis séricos de eletrólitos são cuidadosamente monitorados e corrigidos, quando anormais. O oxigênio é administrado caso ocorra dessaturação de oxigênio. O enfermeiro monitora o aparecimento de febre ou dor abdominal, que podem sinalizar o início de peritonite bacteriana ou outra infecção (ver discussão anterior sobre a encefalopatia hepática).

Excesso de volume de líquido

Os pacientes com doença hepática crônica avançada desenvolvem anormalidades cardiovasculares. Estas ocorrem devido ao débito cardíaco aumentado e à diminuição da resistência vascular periférica, possivelmente em consequência da liberação de vasodilatadores. Observa-se o desenvolvimento de um estado circulatório hiperdinâmico em pacientes com cirrose, e o volume plasmático aumenta. Esse aumento no volume plasmático circulante é provavelmente multifatorial; no entanto, alguns estudos implicaram a produção excessiva de óxido nitroso, conforme observado na sepse, como fator etiológico (Friedman & Martin, 2018). Quanto maior o grau de descompensação hepática, mais grave o estado hiperdinâmico. A avaliação rigorosa dos estados cardiovascular e respiratório é de suma importância para o cuidado de pacientes com esse distúrbio. O comprometimento pulmonar sempre constitui uma complicação potencial da DHET, devido ao excesso de volume plasmático; em consequência, o enfermeiro desempenha uma importante função na prevenção das complicações pulmonares. A administração de agentes diuréticos, a implementação da restrição de líquidos e a correção do posicionamento do paciente podem otimizar a função pulmonar. É possível observar a ocorrência de retenção de líquido no desenvolvimento da ascite, edema dos membros inferiores e dispneia. O monitoramento do equilíbrio hídrico, das alterações diárias do peso corporal, das alterações na circunferência abdominal e da formação de edema constitui parte da avaliação de enfermagem no hospital ou no ambiente domiciliar. Os pacientes também são monitorados quanto à ocorrência de nictúria e, posteriormente, de oligúria, visto que esses estados indicam uma gravidade crescente da disfunção hepática (Mansour & McPherson, 2018; Schiff et al., 2018).

Promoção de cuidados domiciliar, comunitário e de transição

Orientação do paciente sobre autocuidados

Durante a internação hospitalar, o enfermeiro e outros profissionais de saúde preparam o paciente com cirrose para a alta, focando nas orientações sobre a dieta. A exclusão de bebidas alcoólicas da dieta é de máxima importância. O paciente pode beneficiar-se de encaminhamento aos Alcoólicos Anônimos, atendimento psiquiátrico ou aconselhamento, ou do apoio de um conselheiro espiritual. O paciente deve evitar o consumo de mariscos crus.

A restrição de sódio deve continuar por um período considerável, se não permanentemente. O paciente necessitará de orientações por escrito, reforço e apoio da equipe, bem como da família.

O tratamento bem-sucedido depende de convencer o paciente da necessidade de aderir totalmente ao plano terapêutico. Esse plano inclui repouso, mudanças no estilo de vida, aporte nutricional adequado e eliminação de bebidas alcoólicas. O enfermeiro também instrui o paciente e a sua família sobre os sintomas de encefalopatia iminente, possíveis tendências hemorrágicas e suscetibilidade à infecção. Os enfermeiros devem aventar a implementação da técnica de confirmação do aprendizado quando orientarem os pacientes e seus familiares para garantir que eles consigam descrever com suas palavras o que aprenderam ou realizar uma tarefa segundo as orientações dadas (ver discussão adicional sobre a técnica de confirmação do aprendizado no Capítulo 3).

A recuperação não é rápida nem fácil; existem contratempos frequentes, e pode haver uma ausência aparente de melhora. Muitos pacientes têm dificuldade em abster-se do consumo de bebidas alcoólicas por ser um meio de conseguir conforto ou fuga. O enfermeiro desempenha uma função significativa ao oferecer apoio e incentivo ao paciente e ao proporcionar um *feedback* positivo quando o paciente tem algum sucesso.

Cuidados contínuos e de transição

O encaminhamento para cuidado de transição ou domiciliar pode ajudar o paciente a lidar com a transição do hospital para a casa. O consumo de bebidas alcoólicas pode ter sido uma importante parte da vida domiciliar e social normal no passado. O enfermeiro avalia o progresso do paciente em casa e a maneira pela qual ele e a sua família estão enfrentando a necessidade de eliminação de bebidas alcoólicas e as restrições nutricionais. O enfermeiro também reforça as orientações prévias e responde às questões que podem não ter ocorrido anteriormente ao paciente ou à sua família até o paciente voltar para casa e tentar estabelecer novos padrões de alimentação, consumo de líquidos e estilo de vida.

CÂNCER DE FÍGADO

Os tumores hepáticos podem ser malignos ou benignos. Os tumores hepáticos benignos eram incomuns até o uso disseminado dos contraceptivos orais em países ocidentais. Atualmente, tumores hepáticos benignos, como adenomas hepáticos, ocorrem com maior frequência em mulheres em idade fértil que são usuárias de contraceptivos orais, embora a incidência tenha diminuído com o desenvolvimento de contraceptivos modernos que contêm menos estrógenos. O risco desses tumores é maior em pessoas com sobrepeso ou obesidade. Essas lesões podem ser complicadas por hemorragia e conversão para malignidade (Tsilimigras, Rahnemai-Azar, Ntanasis-Stathopoulos et al., 2019).

TUMORES HEPÁTICOS PRIMÁRIOS

Poucos cânceres têm a sua origem no fígado. Os tumores hepáticos primários estão geralmente associados a doença hepática crônica, hepatite B e C e cirrose. O CHC constitui o tipo mais comum de câncer primário de fígado, responsável por 75% de todos os cânceres de fígado, respondendo por mais de meio milhão de casos diagnosticados anualmente no mundo inteiro. O CHC constitui a segunda causa principal de mortalidade relacionada com o câncer no mundo inteiro. É raro nos EUA e na Europa setentrional, sendo responsável por menos de seis casos por 100 mil habitantes (Akinyemiju, Abera, Ahmed et al., 2017; Schiff et al., 2018). Outros tipos de câncer primário de fígado incluem carcinoma fibrolamelar, angiossarcoma, hepatoblastoma, carcinoma colangiocelular e carcinomas hepatocelular e colangiocelular combinados. Em geral, o CHC não é passível de ressecção, em virtude de seu rápido crescimento e da ocorrência de metástases. Quando detectado precocemente, a ressecção do câncer de fígado primário pode ser possível; no entanto, a sua detecção precoce não é comum.

Cirrose, infecção crônica pelos vírus da HBV e HCV e exposição a determinadas toxinas químicas (p. ex., cloreto de vinila, arsênico) foram implicadas como causa de CHC. O tabagismo também foi identificado como fator de risco, particularmente quando combinado com o consumo de bebidas alcoólicas (Petrick, Campbell, Koshiol et al., 2018). Algumas evidências sugerem que a aflatoxina, um metabólito do fungo *Aspergillus flavus*, pode constituir um fator de risco para o CHC. Isso é particularmente verdadeiro nas regiões onde o CHC é endêmico (*i. e.*, na Ásia, na África). A aflatoxina e outros fungos tóxicos semelhantes podem contaminar alimentos, tais como amendoins e grãos, podendo atuar como cocarcinógenos com a hepatite B (Friedman & Martin, 2018). O risco de contaminação é maior quando esses alimentos são armazenados sem refrigeração em climas tropicais ou subtropicais.

METÁSTASES HEPÁTICAS

As metástases de outros locais primários, particularmente do sistema digestório, mama e pulmões, são encontradas no fígado com frequência 2,5 vezes maior que os tumores devido a cânceres de fígado primários (Friedman & Martin, 2018; Goldman & Schafer, 2019). Os tumores malignos tendem a alcançar finalmente o fígado por meio do sistema porta ou dos canais linfáticos, ou por extensão direta a partir de um tumor abdominal. Além disso, o fígado constitui aparentemente um local ideal para o crescimento dessas células malignas. Com frequência, o primeiro sinal de câncer em um órgão abdominal consiste no aparecimento de metástases hepáticas; a não ser que uma cirurgia exploradora ou uma necropsia sejam realizadas, o tumor primário pode nunca ser identificado.

Manifestações clínicas

As manifestações iniciais de neoplasia maligna do fígado incluem dor – indefinida e contínua – no quadrante superior direito, epigástrio ou costas. Além disso, podem ocorrer perda de peso, perda da força, anorexia e anemia. O fígado pode estar hipertrofiado e irregular à palpação. A icterícia é observada somente quando os ductos biliares maiores são ocluídos pela pressão de nódulos malignos no hilo do fígado. Verifica-se o desenvolvimento de ascite quando esses nódulos causam obstrução das veias porta, ou quando o tecido tumoral implanta-se na cavidade peritoneal.

Avaliação e achados diagnósticos

O diagnóstico de câncer de fígado baseia-se nos sinais e sintomas clínicos, na anamnese e no exame físico e nos resultados dos exames laboratoriais e radiográficos. Podem ocorrer níveis séricos elevados de bilirrubina, fosfatase alcalina, AST, GGT e desidrogenase láctica. Na avaliação laboratorial, pode-se observar também a presença de leucocitose (aumento dos leucócitos), eritrocitose (aumento dos eritrócitos), hipercalcemia, hipoglicemia e hipocolesterolemia.

O nível sérico de alfafetoproteína, que serve de marcador tumoral, apresenta-se elevado em 80 a 90% dos pacientes com CHC, geralmente alcançando níveis superiores a 200 ng/mℓ (Friedman & Martin, 2018). Pacientes com tumores pequenos (< 5 cm de diâmetro) apresentam níveis normais ou minimamente elevados de alfafetoproteína. O nível do antígeno carcinoembrionário, um marcador de câncer avançado do sistema digestório, pode estar elevado. Esses dois marcadores em conjunto mostram-se úteis para diferenciar a doença hepática metastática do câncer primário de fígado.

Muitos pacientes apresentam metástases do tumor hepático primário para outros locais por ocasião do estabelecimento do diagnóstico; as metástases são observadas principalmente no pulmão, mas também podem ocorrer nos linfonodos regionais, nas glândulas suprarrenais, no osso, nos rins, no coração, no pâncreas ou no estômago.

Radiografias, cintigrafias de fígado, TC, US, RM, arteriografia e laparoscopia podem constituir parte da investigação diagnóstica e podem ser realizadas para determinar a extensão do câncer. A tomografia por emissão de pósitrons (PET) é utilizada para avaliar uma ampla variedade de tumores metastáticos do fígado.

A confirmação da histologia de um tumor pode ser feita por biopsia sob orientação por imagem (TC ou US) ou por meios laparoscópicos. Pode ocorrer disseminação local ou sistêmica do tumor por meio de biopsia com agulha ou biopsia com agulha fina. Devido ao risco pequeno (mas real) de disseminação do tumor (0,5 a 2%), hemorragia e obtenção de resultados falso-negativos da biopsia, muitos centros de transplante evitam a sua realização, particularmente em pacientes que possam ser candidatos à ressecção hepática ou ao transplante de fígado. A avaliação das características das imagens para o diagnóstico de CHC é preferida nesses casos, e o diagnóstico de CHC é confirmado por corte congelado no momento da cirurgia (Goldman & Schafer, 2019).

Manejo clínico

Embora a ressecção cirúrgica do tumor hepático seja possível em alguns pacientes, a cirrose subjacente é tão prevalente no câncer de fígado que ela aumenta os riscos associados à cirurgia. A radioterapia e a quimioterapia têm sido utilizadas no tratamento do câncer de fígado, com obtenção de graus variáveis de sucesso. Embora essas terapias possam prolongar a sobrevida e melhorar a qualidade de vida ao reduzir a dor e o desconforto, seu principal efeito é paliativo.

Radioterapia

O uso de radiação por feixe externo para o tratamento dos tumores hepáticos tem sido limitado pela radiossensibilidade dos hepatócitos normais e pelo risco de destruição do parênquima hepático normal. Os métodos mais efetivos para irradiar tumores do fígado incluem injeção IV ou transarterial de uma mistura de Lipiodol® etanol (agente radiopaco) (também conhecida como quimioembolização transarterial [TACE]), que ataca especificamente antígenos associados ao tumor, uso de grânulos farmacológicos (DEB-TACE) e colocação por via percutânea de uma fonte de alta intensidade para radioterapia intersticial (irradiação direta das células tumorais). A radioterapia interna pode resultar em diminuição do tamanho do tumor; todavia, seu efeito sobre a sobrevida ainda não foi estabelecido (Friedman & Martin, 2018; Schiff et al., 2018).

Quimioterapia

Em geral, os estudos de pacientes com casos avançados de câncer de fígado mostraram que o uso de agentes quimioterápicos sistêmicos leva a resultados sombrios. Para pacientes com função hepática estável (classe A de Child), foi desenvolvida e aprovada para uso uma terapia molecular direcionada, o sorafenibe, e é o tratamento sistêmico padrão para pacientes com CHC avançado. Regorafenibe pode ser usado em pacientes que deixam de responder ao sorafenibe (Friedman & Martin, 2018). A quimioterapia sistêmica pode ser utilizada para o tratamento de lesões hepáticas metastáticas. A embolização dos vasos tumorais com quimioterapia produz necrose anóxica com altas concentrações de agentes quimioterápicos sequestrados. Essa terapia começou a produzir alguns resultados promissores. Uma bomba implantável foi empregada para liberar uma alta concentração de quimioterapia por infusão constante no fígado através da artéria hepática nos casos de doença metastática. Esse método demonstrou uma taxa de resposta moderada (Friedman & Martin, 2018).

Drenagem biliar percutânea

A drenagem biliar percutânea ou trans-hepática é usada para desviar-se dos ductos biliares obstruídos por tumores hepáticos, pancreáticos ou dos ductos biliares em pacientes portadores de tumores inoperáveis ou considerados com risco cirúrgico alto. Sob orientação de fluoroscopia, um cateter é inserido através da parede abdominal e avançado além da obstrução no duodeno. Esses procedimentos são utilizados para restabelecer a drenagem biliar, aliviar a pressão e a dor devido ao acúmulo de bile através da obstrução e diminuir o prurido e a icterícia. Em consequência, o paciente fica mais confortável, e obtém-se melhora na qualidade de vida e na própria sobrevida.

Durante vários dias após a sua inserção, o cateter permanece aberto para drenagem externa. A bile é rigorosamente observada quanto à sua quantidade, à coloração e à presença de sangue e resíduos. As complicações da drenagem biliar percutânea consistem em sepse, extravasamento de bile, hemorragia e reobstrução do sistema biliar por resíduos no cateter ou pelo tumor em expansão. Por conseguinte, o paciente deve ser observado quanto à ocorrência de febre e calafrios, drenagem biliar ao redor do cateter, alterações dos sinais vitais e sinais de obstrução biliar, incluindo aumento da dor ou da pressão, prurido e recidiva da icterícia.

Outros tratamentos não cirúrgicos

A hipertermia por *laser* tem sido usada para o tratamento de metástases hepáticas. O calor é direcionado para os tumores por meio de vários métodos para provocar necrose das células tumorais, mas com preservação do tecido normal. Na ablação térmica por radiofrequência, um eletrodo de agulha é inserido no tumor hepático sob orientação por imagem. A energia da radiofrequência passa através da ponta da agulha não isolada, gerando calor e causando morte das células tumorais por meio de necrose por coagulação.

A imunoterapia constitui outra modalidade de tratamento em fase de pesquisa. Nesse método, são administrados linfócitos com reatividade antitumoral ao paciente com câncer hepático. Foi demonstrada a ocorrência de regressão do tumor em pacientes com câncer metastático para os quais o tratamento convencional fracassou.

A embolização arterial transcateter interrompe o fluxo sanguíneo arterial para os pequenos tumores por meio da injeção de pequenas partículas de agentes embólicos ou quimioterápicos (conforme descrito anteriormente) na artéria que irriga o tumor. Em consequência, ocorrem isquemia e necrose do tumor.

Para os casos de múltiplas lesões pequenas, a injeção de álcool sob orientação da US promove a desidratação das células tumorais e necrose tumoral (Srinivasan & Friedman, 2018).

Manejo cirúrgico

A ressecção cirúrgica constitui o tratamento de escolha quando o CHC está confinado a um lobo do fígado, e a função do fígado remanescente é considerada adequada para recuperação pós-operatória. No caso de metástase, a ressecção hepática pode ser realizada se for possível excisar por completo o local primário, e se a metástase for limitada. No entanto, as metástases para o fígado raramente são limitadas ou solitárias. Investindo na capacidade de regeneração das células hepáticas, alguns cirurgiões têm removido com sucesso até 90% do fígado. Contudo, a ocorrência de cirrose limita a capacidade de regeneração do fígado. Foi descrita a ressecção hepática laparoscópica para tumores malignos. O estadiamento dos tumores hepáticos ajuda a prever a probabilidade de cura cirúrgica (Cameron & Cameron, 2020; Friedman & Martin, 2018; Schiff et al., 2018).

Na preparação para a cirurgia, são avaliados os estados nutricional, hídrico e físico geral do paciente, e são envidados esforços para assegurar a melhor condição física possível. Podem ser realizados exames complementares extensos. Os exames específicos podem incluir cintigrafia hepática, biopsia hepática, colangiografia, angiografia hepática seletiva, biopsia por agulha percutânea, peritonioscopia, laparoscopia, US, TC, PET, RM e exames de sangue, particularmente determinações dos níveis séricos de fosfatase alcalina, AST e GGT e suas isoenzimas.

Lobectomia

A remoção de um lobo do fígado constitui o procedimento cirúrgico mais comum para a excisão de um tumor hepático. Quando é necessário restringir o fluxo sanguíneo da artéria hepática e da veia porta por mais de 15 minutos, é provável que a hipotermia seja utilizada. Para a lobectomia hepática direita ou para uma lobectomia direita extensa (incluindo o lobo esquerdo medial), utiliza-se incisão toracoabdominal; para a lobectomia esquerda, efetua-se uma incisão abdominal extensa.

Ablação local

Nos pacientes que não sejam candidatos à ressecção ou ao transplante, pode-se efetuar a ablação do CHC por meio de substâncias químicas, como etanol, ou por meios físicos, como a ablação por radiofrequência (terapia ablativa local mais frequentemente usada) ou coagulação por micro-ondas. Essas técnicas podem ser realizadas sob orientação da US ou da TC por meios laparoscópicos ou por via percutânea. A ablação por radiofrequência está se tornando uma forma padrão de tratamento; um tumor de até 5 cm de tamanho pode ser destruído em uma seção. As complicações mais comuns após a ablação consistem em dor ou sangramento locais. As complicações graves são raras (Friedman & Martin, 2018).

A imunoterapia com interferona pode ser utilizada após ressecção cirúrgica para CHC, a fim de evitar a recidiva da lesão em pacientes que desenvolveram CHC relacionado com hepatite B ou C.

Transplante de fígado

O transplante de fígado oferece bons resultados ao paciente. Os candidatos com câncer hepático atendem a critérios de seleção rigorosos, inclusive lesões pequenas em estágio inicial (Friedman & Martin, 2018; Gerber, Baliga & Karp, 2018; Yang, Larson, Watt et al., 2017). Os critérios de Milão foram elaborados para limitar o transplante aos pacientes que mais provavelmente terão melhores desfechos. Os critérios de Milão incluem que o paciente precisa ter tumor isolado com menos de 5 cm ou três ou menos lesões e nenhuma das lesões pode ter mais de 3 cm (Friedman & Martin, 2018; Schiff et al., 2018). Esse tratamento consiste na remoção do fígado e sua substituição por um órgão de doador saudável. Estudos relatam taxas de recorrência diminuídas de doença maligna primária hepática após o transplante, com melhora das taxas de sobrevida em 4 anos para aproximadamente 85%, semelhante às taxas de sobrevida observadas em pacientes transplantados por causa de doenças não malignas (Friedman & Martin, 2018; Schiff et al., 2018).

As metástases e a ocorrência de recidiva podem ser intensificadas pela terapia imunossupressora, que é necessária para evitar a rejeição do fígado transplantado. Nos pacientes com lesões pequenas (de menos de 5 cm) e solitárias, o transplante de fígado demonstrou ser benéfico; no entanto, seu uso é limitado pela escassez de órgãos. O uso crescente de transplante de doadores vivos pode melhorar essa situação e diminuir o tempo de espera e a proliferação do tumor, que é característica de pacientes com câncer hepático (ver discussão adiante).

Manejo de enfermagem

Para o paciente com câncer de fígado que antecipa a realização de cirurgia, são fornecidos apoio, orientação e incentivo para ajudá-lo a se preparar psicologicamente para a cirurgia. Depois da cirurgia, os problemas potenciais relacionados com o comprometimento cardiopulmonar podem incluir complicações vasculares e disfunção respiratória e hepática. As anormalidades metabólicas exigem atenção cuidadosa. Como pode ocorrer também perda extensa de sangue, o paciente recebe infusões de sangue e soluções IV. O paciente necessita de monitoramento e cuidados rigorosos e constantes durante os primeiros 2 ou 3 dias, à semelhança do cuidado de enfermagem após cirurgia abdominal e torácica.

Se houver necessidade de administrar quimioterapia ou radioterapia em um esforço para aliviar os sintomas, o paciente pode receber alta para casa enquanto ainda está recebendo uma ou ambas as terapias. O paciente também pode voltar para casa com um sistema de drenagem biliar ou um cateter de artéria hepática em posição. Na maioria dos casos, o cateter de artéria hepática foi inserido cirurgicamente e apresenta uma bomba de infusão previamente cheia, implantada por via subcutânea, que libera uma dose quimioterápica contínua até o fim (Friedman & Martin, 2018; Schiff et al., 2018). Uma porta de artéria hepática também pode ser inserida para proporcionar acesso à infusão intermitente de quimioterapia. Essa porta fica sob a pele; no entanto, pelo fato de proporcionar um acesso arterial direto, ela não é utilizada para terapia de infusão contínua no ambiente domiciliar; a linha de acesso é interrompida após a infusão do agente quimioterápico. O paciente e a sua família requerem explicações e demonstrações sobre o cuidado do cateter biliar e sobre as ações e os efeitos colaterais da quimioterapia na artéria hepática. Essas orientações são necessárias, visando à participação do paciente e da família no cuidado do paciente no ambiente domiciliar.

Promoção de cuidados domiciliar, comunitário e de transição

 Orientação do paciente sobre autocuidados

O enfermeiro fornece orientações ao paciente para reconhecer e relatar as complicações potenciais e os efeitos colaterais da quimioterapia e dos efeitos desejáveis e indesejáveis do esquema quimioterápico específico. Ele também ressalta a razão das visitas de acompanhamento para avaliar a resposta à quimioterapia e à radioterapia. Além disso, se o paciente estiver recebendo quimioterapia em base ambulatorial, o enfermeiro explica a função do paciente e da família no manejo da infusão de quimioterapia e na inspeção do local de infusão ou inserção. Ele incentiva o paciente a retomar suas atividades de rotina tão logo quanto possível, enquanto adverte contra quedas e atividades passíveis de danificar a bomba ou o local de infusão.

Em geral, os pacientes em casa com sistema de drenagem biliar em posição temem que o cateter venha a se deslocar;

esse temor é frequentemente compartilhado com a família do paciente. A tranquilização e a orientação podem ajudar a reduzir esse medo de que o cateter venha a sair com facilidade. O paciente e a sua família também necessitam de explicações e demonstrações sobre o cuidado com o cateter, incluindo orientação sobre como manter o local do cateter limpo e seco e como examinar o cateter e o local de sua inserção. A irrigação do cateter com soro fisiológico estéril ou água pode ser prescrita para manter o cateter desobstruído e sem resíduos. O paciente e os cuidadores são treinados sobre a técnica correta para evitar a introdução de bactérias no sistema biliar ou no cateter durante a irrigação. São instruídos a não aspirar nem puxar o êmbolo da seringa durante a irrigação, a fim de evitar a entrada do conteúdo duodenal irritante na árvore biliar ou no cateter. O paciente e os cuidadores também são orientados sobre os sinais de complicações e são incentivados a notificar o enfermeiro ou médico caso haja problemas ou dúvidas. O enfermeiro deve considerar o uso da técnica de confirmação do aprendizado quando orientar os pacientes e seus familiares sobre essas intervenções (ver discussão adicional sobre a técnica de confirmação do aprendizado no Capítulo 3).

Os pacientes com portas implantáveis são instruídos sobre o esquema quimioterápico, os tipos de medicamentos, as ações e os efeitos colaterais que podem ocorrer e as estratégias de manejo apropriadas se surgirem problemas. Se uma porta de artéria hepática for inserida para quimioterapia intermitente, o paciente e a sua família recebem o mesmo conteúdo educacional. Essa porta apresenta uma válvula interna unidirecional; por conseguinte, não é aspirada para retorno de sangue antes que a infusão seja iniciada. O paciente é treinado a avaliar o local da porta entre as infusões e a observar e relatar qualquer sinal de infecção ou de inflamação.

Cuidados contínuos e de transição

Em muitos casos, o encaminhamento para o cuidado de transição ou domiciliar possibilita ao paciente com câncer de fígado permanecer em casa, em um ambiente familiar com os amigos e a família. Devido ao prognóstico sombrio associado ao câncer de fígado, o enfermeiro desempenha uma função vital, ajudando o paciente e a família a lidar com os sintomas que podem ocorrer e com o prognóstico. Os estados físico e psicológico do paciente são avaliados, bem como a adequação do tratamento para alívio da dor, o estado nutricional e a presença de sintomas indicando complicações do tratamento ou progressão da doença. Durante as visitas domiciliares, o enfermeiro avalia a função da bomba de quimioterapia, o local de infusão e o sistema de drenagem biliar, quando indicado. Ele colabora com os outros membros da equipe de saúde, com o paciente e com a família para assegurar o controle efetivo da dor e para tratar os problemas potenciais, que incluem fraqueza, prurido, aporte nutricional inadequado, icterícia e sintomas associados a metástases em outros locais. O enfermeiro também ajuda o paciente e a família na tomada de decisões sobre o cuidado paliativo e auxilia nos encaminhamentos iniciais. O paciente é incentivado a discutir as preferências de cuidados na fase terminal com os membros da família e os profissionais de saúde (ver Capítulo 13).

TRANSPLANTE DE FÍGADO

O transplante de fígado é utilizado para tratar a DHET potencialmente fatal, para a qual não se dispõe de nenhuma outra forma de tratamento. O procedimento do transplante envolve a remoção total do fígado doente e a sua substituição por um fígado saudável de um doador morto ou do lobo direito de um doador vivo na mesma localização anatômica, denominado **transplante de fígado ortotópico (TFO)**. A remoção do fígado cria um espaço para o novo fígado e possibilita a reconstrução anatômica da vasculatura hepática e do trato biliar o mais próximo possível do normal.

O sucesso do transplante de fígado depende da imunossupressão bem-sucedida. Os agentes imunossupressores atualmente utilizados incluem os inibidores da calcineurina ciclosporina e tacrolimo. Corticosteroides geralmente são prescritos para induzir imunossupressão. Micofenolato de mofetila bloqueia a proliferação de linfócitos e resulta na necessidade de doses menores de inibidores da calcineurina. Sirolimo e everolimo (inibidores da proteína mTOR, *mammalian target of rapamycin*) bloqueiam a proliferação de linfócitos T e B. As terapias com anticorpos, como globulina antitimócito, basiliximabe e daclizumabe, depleta linfócitos e inibe a proliferação de linfócitos T (Friedman & Martin, 2018). Não existe esquema imunossupressor ideal aceito. A maioria dos centros de transplante desenvolveu suas próprias práticas terapêuticas, com base, em grande parte, na experiência. Podem ser utilizadas múltiplas estratégias imunossupressoras para evitar a rejeição do órgão transplantado. A maioria das estratégias envolve a utilização de mais de um agente, mas as recomendações atuais são de minimização da imunossupressão para evitar os efeitos tóxicos (Friedman & Martin, 2018). O uso de múltiplos agentes imunossupressores tem o efeito de bloquear diversos alvos na cascata da resposta imune. Isso possibilita a administração de doses mais baixas de cada medicamento, evitando, assim, a toxicidade associada às altas doses desses poderosos fármacos. Alguns pacientes são tratados com a denominada "terapia tríplice", que utiliza corticosteroides, um inibidor da calcineurina e um agente antiproliferativo (micofenolato de mofetila) ou um inibidor da proteína-alvo da rapamicina em mamíferos (Friedman & Martin, 2018). Alguns centros de transplante também prescrevem esquemas imunossupressores sem esteroides depois do transplante de fígado. Foi constatado que esse esquema proporciona uma alternativa segura. Outros centros de transplante defendem a monoterapia com um inibidor da calcineurina isoladamente para produzir imunossupressão de longo prazo (Cameron & Cameron, 2020; Friedman & Martin, 2018). Para prevenir a rejeição aguda nos primeiros meses de alto risco após transplante hepático, alguns centros utilizam terapia de indução, que consiste no uso de um ciclo perioperatório profilático de agentes imunossupressores para abolir a resposta corporal ao tecido estranho transplantado e melhorar a sobrevida do enxerto por meio da redução do risco de rejeição celular aguda (Friedman & Martin, 2018). Com o passar do tempo, é possível suspender o uso dos agentes imunossupressores, mas isso ocorre raramente. Estudos prospectivos são necessários antes de essa prática clínica ser aceita.

Apesar do sucesso da imunossupressão na redução da incidência de rejeição de órgãos transplantados, o transplante de fígado não é rotineiro e pode ser acompanhado de complicações relacionadas com o procedimento cirúrgico demorado, a terapia imunossupressora, a ocorrência de infecção e as dificuldades técnicas encontradas na reconstrução dos vasos sanguíneos e do trato biliar. Os problemas sistêmicos de longa duração que resultam da doença hepática primária podem complicar a evolução pré e pós-operatória. A cirurgia prévia do abdome, incluindo procedimentos para tratar as complicações da doença hepática avançada (*i. e.*, procedimentos de *shunt* utilizados para tratar a hipertensão portal, as varizes esofágicas), aumenta a complexidade do procedimento de transplante.

As indicações gerais para o transplante de fígado consistem em doença hepática crônica avançada irreversível, insuficiência hepática aguda, doenças hepáticas metabólicas e algumas neoplasias malignas hepáticas. Os exemplos de distúrbios que são indicações para transplante de fígado incluem doenças hepáticas hepatocelulares (p. ex., hepatite viral, doença hepática induzida por medicamentos ou álcool, doença de Wilson) e doenças colestáticas (cirrose biliar primária, colangite esclerosante, EHNA e atresia biliar).

O paciente que está sendo considerado para transplante de fígado frequentemente apresenta numerosos problemas sistêmicos, que influenciam os cuidados pré- e pós-operatórios. Como o transplante é mais difícil quando o paciente apresenta sangramento GI grave e coma hepático, esforços são envidados para realizar o procedimento antes que a doença evolua até esse estágio. O paciente deve ser submetido a uma avaliação completa da reserva hepática e da saúde geral. Parte dessa avaliação inclui a classificação do grau de necessidade clínica, determinação objetiva, conhecida como classificação do MELD, que estratifica o nível de doença dos pacientes que estão aguardando um transplante de fígado. O escore MELD deriva de uma fórmula complexa que incorpora os níveis de bilirrubina, TP/RNI, creatinina e a causa da doença hepática (*i. e.*, colestática, alcoólica ou outra). O escore MELD é um indicador de taxa de mortalidade em curto prazo dos pacientes com DHET. Os órgãos são alocados utilizando o escore MELD, em um esforço de efetuar transplantes em pacientes mais gravemente doentes (Friedman & Martin, 2018; Schiff et al., 2018).

O transplante de fígado é uma modalidade terapêutica estabelecida, e o número de centros deste tipo de transplante está aumentando. Os pacientes que necessitam de transplante são frequentemente encaminhados por hospitais distantes desses centros. Para preparar o paciente e a família para o transplante de fígado, os enfermeiros em todos os ambientes precisam compreender os processos e os procedimentos relacionados com esse transplante.

Muitas questões éticas surgem em relação ao transplante de fígado, particularmente no que concerne à alocação de órgãos. O modo pelo qual algumas pessoas adquiriram doença hepática (p. ex., consumo de bebidas alcoólicas, hepatite) leva outras autoridades a questionar a alocação de órgãos para esses indivíduos, e alguns acreditam que seja necessário dar prioridade a pessoas que necessitam de transplante de fígado, mas que não apresentam um histórico de comportamento socialmente inaceitável. Existem ainda mais controvérsias quando um paciente necessita de uma segunda operação para transplante, devido à recaída do consumo de bebidas alcoólicas ou uso de drogas ou falta de adesão aos esquemas imunossupressores. Os receptores de transplante devem passar por um rigoroso processo de seleção e preparação, que inclui aconselhamento e orientações para ajudá-los a fazer escolhas críticas para melhora de sua saúde. Os enfermeiros e outros profissionais de saúde precisam estar conscientes de suas próprias tendenciosidades e confrontá-las, bem como efetuar o enfrentamento desses vieses, buscando melhores compreensão e aceitação.

PROCEDIMENTO CIRÚRGICO

Durante o procedimento, o fígado do doador é liberado das outras estruturas, a bile é retirada da vesícula biliar para evitar a lesão das paredes da via biliar e o fígado é perfundido com um conservante e resfriado. Antes de o fígado do doador ser implantado no receptor, é lavado com solução fria de lactato de Ringer para remover o potássio e as bolhas de ar. A presença de hipertensão portal aumenta a dificuldade do procedimento.

As anastomoses (conexões) dos vasos sanguíneos e do ducto biliar são realizadas entre o fígado do doador e do receptor. Existem dois tipos de anastomoses biliares. A reconstrução biliar é realizada com uma anastomose terminoterminal dos ductos colédocos do doador e do receptor; um tubo em T com *stent* pode ser inserido para a drenagem externa da bile. Em pacientes com doença biliar, como a colangite esclerosante primária, ou se o ducto biliar do receptor não for apropriado para anastomose por outros motivos, uma anastomose terminolateral bilioentérica com uma alça de jejuno em Y de Roux de 40 a 50 cm é criada para a drenagem biliar (conhecida como procedimento em Y de Roux) (Figura 43.13A); neste caso, a drenagem biliar é interna, e não há necessidade de inserir um tubo em T (Cameron & Cameron, 2020). A Figura 43.13B e C ilustra o aspecto final do fígado enxertado e

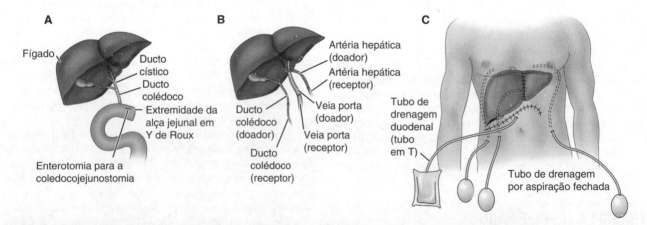

Figura 43.13 • A. Alguns receptores de transplante apresentam doenças ou condições que fazem com que os ductos biliares não possam ser utilizados para anastomose com o ducto biliar hepático do doador. Neste caso, utiliza-se uma alça de jejuno como ponte do ducto biliar hepático do doador para o intestino delgado do receptor para continuidade e drenagem biliares. Esse procedimento é denominado *hepaticojejunostomia em Y de Roux*. **B.** Aspecto final do enxerto hepático transplantado, com anastomose biliar terminoterminal. **C.** Fechamento final e colocação de dreno após transplante de fígado com anastomose biliar terminoterminal e colocação de tubo em T.

o fechamento final, e um método de posição do dreno. Alguns centros especializados em transplante usam um número menor de drenos.

Foram desenvolvidas várias outras técnicas para expandir o *pool* de doadores para transplante de fígado. No transplante de fígado dividido, um único órgão é utilizado para fornecer enxertos para dois indivíduos com DHET, em que o paciente menor recebe o lobo esquerdo menor. Esse procedimento resultou em maior taxa de complicações e menor taxa de sobrevida que o transplante de fígado tradicional. O transplante de fígado de doador vivo está sendo realizado cada vez mais de um adulto para outro, utilizando lobos direitos inteiros, embora haja controvérsia, visto que se trata de um procedimento cirúrgico de grande porte para o doador e já ocorreram algumas mortes de doadores.

O transplante de fígado de doador vivo (TFDV) é considerado para pacientes que apresentam alto potencial de mortalidade enquanto aguardam um doador de fígado morto, tais como pacientes com CHC ou aqueles que apresentam complicações graves de cirrose, incluindo sangramento GI ou encefalopatia hepática (Cameron & Cameron, 2020). Os resultados até o momento indicam que esse procedimento é mais bem-sucedido quando o doador e o receptor são adequadamente selecionados utilizando critérios de triagem cuidadosos (Cameron & Cameron, 2020). A opção do TFDV diminui a mortalidade durante a lista de espera e produz resultados positivos para o receptor, com baixo risco de morbidade e mortalidade para o doador. O procedimento do TFDV envolve o transplante do lobo direito do fígado de um doador adulto para o receptor. Os doadores potenciais são avaliados por uma equipe de proteção a doadores. Estes precisam estar em perfeito estado de saúde e ter um fígado de tamanho e anatomia compatíveis com o transplante de lobo direito (Cameron & Cameron, 2020). Existe um extenso processo de consentimento informado para doadores vivos de fígado. O advogado do doador assegura que o cuidado relativo à segurança do doador seja máximo, particularmente nos períodos intra e pós-operatório, quando podem ocorrer complicações. A separação bem-definida das equipes do doador e do receptor assegura que o doador seja tratado sem segunda intenção, o que poderia ocorrer se a mesma equipe cuidasse tanto do doador quanto do receptor.

No procedimento do TFDV, o cirurgião realiza uma lobectomia hepática direita formal. O lobo direito é, então, irrigado com solução conservante, e a reconstrução vascular é concluída para preparar o implante. A cirurgia no receptor envolve uma hepatectomia com preservação da veia cava inferior, com anastomose das estruturas vasculares e biliares direitas do doador com as estruturas correspondentes do receptor (Cameron & Cameron, 2020).

O transplante de fígado é um procedimento cirúrgico demorado, em parte pelo fato de o paciente com insuficiência hepática frequentemente apresentar hipertensão portal, exigindo a ligadura de muitos vasos colaterais venosos. A perda de sangue durante o procedimento cirúrgico pode ser extensa. Se o paciente tiver aderências devido a uma cirurgia abdominal prévia, a lise dessas aderências é frequentemente necessária. Caso um procedimento de *shunt* tenha sido realizado previamente, ele deve ser cirurgicamente revertido para possibilitar suprimento sanguíneo venoso portal adequado para o novo fígado. Durante o procedimento demorado, é importante fornecer uma atualização regular à família sobre o andamento da cirurgia e o estado do paciente.

Complicações

A taxa de complicações pós-operatórias é elevada, principalmente devido a complicações técnicas ou ao desenvolvimento de infecção. As complicações pós-operatórias imediatas podem consistir em sangramento, infecção e rejeição. Podem ocorrer ruptura, infecção, obstrução da anastomose biliar e comprometimento da drenagem biliar. A trombose e a estenose vasculares constituem outras complicações potenciais. Estas são observadas em pacientes que recebem um órgão de doador morto ou vivo. Apesar da ocorrência de algumas complicações, a taxa de sobrevida de 1 ano do paciente aproxima-se de 90%, e a taxa de sobrevida de 5 anos é de aproximadamente 80% (Cameron & Cameron, 2020; Friedman & Martin, 2018).

Sangramento

O sangramento é comum durante o período pós-operatório e pode resultar de coagulopatia, hipertensão portal e fibrinólise causada pela lesão isquêmica do fígado doador. Podem ocorrer instabilidade hemodinâmica e hipotensão transitória nessa fase, em consequência da perda de sangue e do tônus vasomotor, bem como da vasodilatação devido ao reaquecimento do paciente hipotérmico ou devido à presença de condições cardíacas preexistentes, como miocardiopatia (Goldman & Schafer, 2019). Pode ser necessária a administração de plaquetas, plasma fresco congelado ou outros hemoderivados. A hipertensão pode ocorrer no pós-operatório, porém é mais comum posteriormente, durante a fase pós-operatória, embora a sua causa seja incerta. As diretrizes atualmente disponíveis para a hipertensão não apresentam recomendações específicas para o tratamento na população de pacientes com transplante de fígado. Contudo, os bloqueadores dos canais de cálcio, como o nifedipino ou o anlodipino, são frequentemente utilizados em virtude de seus efeitos vasodilatadores e são os agentes de escolha. Esses medicamentos também são preferíveis, em decorrência de seu baixo nível de interação com o sistema enzimático do citocromo P450, resultando em risco mínimo de alteração dos níveis dos agentes imunossupressores. Os inibidores da enzima conversora de angiotensina (ECA) e os medicamentos BRA não constituem medicamentos de primeira linha para o tratamento da hipertensão durante o primeiro ano após o transplante, devido aos baixos níveis de renina observados durante esse período. Os diuréticos tiazídicos são reservados para pacientes que necessitam de mais de um medicamento para o controle da pressão arterial (Friedman & Martin, 2018). A elevação da pressão arterial, que seja significativa ou sustentada, também é controlada com modificações no estilo de vida, dieta com baixo teor de sódio e esquema de atividade física.

Infecção

A infecção constitui a principal causa de morte depois do transplante de fígado. As infecções pulmonares e fúngicas são comuns; a suscetibilidade à infecção aumenta com a terapia imunossupressora, que é necessária para a prevenção da rejeição (Friedman & Martin, 2018). Por conseguinte, é necessário tomar precauções para evitar infecções associadas ao cuidado de saúde. O enfermeiro utiliza uma assepsia estrita ao manusear os cateteres venosos centrais, as linhas arteriais e os sistemas de drenagem urinária, biliar e outras drenagens; ao obter amostras e efetuar as trocas dos curativos. A higiene meticulosa das mãos é de suma importância. Na UTI, o enfermeiro monitora rigorosamente o aparecimento de manifestações clínicas precoces de sepse (ver Boxe 11.6 no Capítulo 11) e utiliza diretrizes práticas baseadas em evidência desenvolvidas pelo Institute for

Healthcare Improvement (IHI) para o cuidado de pacientes submetidos a transplante de fígado no período pós-operatório. Algumas dessas diretrizes de cuidados incluem prevenção da sepse por meio da evitação de infecções da corrente sanguínea, associadas a linhas centrais e seu rápido tratamento (ver Boxe 11.2, no Capítulo 11) e prevenção da pneumonia associada ao ventilador (PAV) (ver Boxe 19.6 no Capítulo 19).

Rejeição

A rejeição constitui uma importante preocupação. O fígado transplantado é percebido pelo sistema imune como um antígeno estranho. Isso deflagra uma resposta imune, levando à ativação dos linfócitos T, que atacam e destroem o fígado transplantado. São utilizados agentes imunossupressores como terapia de longo prazo, a fim de evitar essa resposta e impedir a rejeição do fígado transplantado. Esses agentes inibem a ativação dos linfócitos T imunocompetentes para impedir a produção de linfócitos T efetores.

Embora as taxas de sobrevida de 1 e de 5 anos tenham aumentado notavelmente com o uso das novas terapias imunossupressoras, esses avanços não são isentos de efeitos colaterais importantes. Um efeito colateral importante da ciclosporina, que era amplamente utilizada no transplante, é a nefrotoxicidade; tal problema parece estar relacionado com a dose. Os efeitos colaterais relacionados com a ciclosporina fizeram com que muitos centros de transplante passassem a utilizar o tacrolimo como terapia de primeira linha, em virtude de sua efetividade e menor perfil de efeitos colaterais.

Corticosteroides, azatioprina, micofenolato de mofetila, sirolimo, globulina antitimócito, basiliximabe e daclizumabe também são utilizados em vários esquemas de imunossupressão. Esses agentes podem ser empregados como terapia inicial (para evitar a rejeição) ou administrados posteriormente (para tratamento da rejeição). A biopsia hepática e a US podem ser necessárias para avaliar episódios suspeitos de rejeição.

Em geral, tenta-se um retransplante se o transplante de fígado falhar; no entanto, a taxa de sucesso do retransplante não se aproxima daquela do transplante inicial. As maiores taxas de disfunção orgânica e de perda do órgão após um segundo ou terceiro transplante de fígado estão relacionadas com as dificuldades técnicas intraoperatórias e maior risco de sangramento (Cameron & Cameron, 2020; Friedman & Martin, 2018).

Complicações no doador de transplante de fígado de doador vivo

Como resultado dos avanços nas técnicas cirúrgicas, o procedimento do TFDV tornou-se cada vez mais seguro; contudo, ocorrem também complicações nos doadores. As complicações mais frequentes consistem em embolia pulmonar, trombose da veia porta, lesão do ducto biliar e insuficiência hepática em consequência de uma ressecção demasiado extensa (Cameron & Cameron, 2020; Friedman & Martin, 2018).

Manejo de enfermagem

O paciente que considera a realização de um transplante, juntamente com a sua família, precisa fazer escolhas difíceis relacionadas com o tratamento, o uso de recursos financeiros e a mudança de residência para uma área mais próxima do centro médico. O paciente também precisa estar ciente dos riscos e dos benefícios do procedimento e suas consequências. Além disso, ele e a sua família também devem lidar com os problemas de saúde de longa duração do paciente e com quaisquer problemas sociais e familiares associados a comportamentos que possam ter levado à insuficiência hepática. Em consequência, existe um considerável estresse emocional enquanto o paciente e a sua família consideram a possibilidade de transplante de fígado e aguardam um órgão disponível. O enfermeiro deve estar ciente dessas questões e sintonizado com os estados emocional e psicológico do paciente e da família. O encaminhamento a um enfermeiro psiquiátrico, ao psicólogo, psiquiatra ou conselheiro espiritual pode ajudá-los a enfrentar os estressores associados à DHET e ao transplante de fígado.

Nos casos em que o paciente e a sua família consideram um TFDV, eles ficam sujeitos a estressores adicionais. Tanto o paciente quanto o doador potencial precisam se submeter a uma avaliação física e psicológica completa e exaustiva para garantir que ambas as partes envolvidas estejam preparadas tanto física quanto emocionalmente. Com frequência, mas nem sempre, o doador é um parente próximo. É preciso excluir a coerção como fator capaz de influenciar a decisão de uma pessoa de doar parte de seu próprio fígado a outra pessoa. O doador potencial precisa estar ciente dos riscos associados ao procedimento.

Quando o paciente e a família acreditam que o transplante de fígado pode ser apropriado, o enfermeiro, o cirurgião, o hepatologista e outros membros da equipe de saúde fornecem ao paciente e à família explicações detalhadas sobre o procedimento, as possibilidades de sucesso e os riscos (para o doador – sangramento e tromboembolia venosa), incluindo os efeitos colaterais da imunossupressão a longo prazo e as complicações pós-operatórias no receptor, bem como sangramento e anormalidades biliares (Cameron & Cameron, 2020; Friedman & Martin, 2018). Deve-se ressaltar ao paciente e à família a necessidade de acompanhamento rigoroso e adesão pelo resto da vida ao esquema terapêutico, incluindo imunossupressão.

Intervenções de enfermagem pré-operatórias

Uma vez aceito como candidato, o paciente é incluído em uma lista de espera no centro de transplante, e as informações do paciente, nos EUA, são inseridas no sistema computadorizado da United Network for Organ Sharing (UNOS). O sistema UNOS utiliza o escore MELD para determinar as prioridades de alocação de órgãos, de modo que o paciente com escore MELD mais alto é quem irá receber o primeiro órgão disponível. Os candidatos podem ser submetidos a uma compatibilidade com órgãos apropriados, à medida que estes se tornam disponíveis. Os escores MELD fornecem as informações necessárias sobre a necessidade clínica.

Exceto no caso do TFDV, um fígado só se torna disponível para transplante com a morte de outra pessoa, geralmente alguém que foi saudável, exceto pela ocorrência de lesão cerebral grave e morte cerebral. Por conseguinte, o paciente e a sua família passam por um período de espera estressante e, com frequência, o enfermeiro representa a sua principal fonte de apoio. O paciente precisa permanecer acessível o tempo todo, caso apareça um fígado apropriado disponível. Durante esse período, a função hepática pode deteriorar ainda mais, e o paciente pode apresentar outras complicações da doença em evolução. Em virtude da escassez de órgãos doadores, muitos pacientes morrem aguardando o transplante.

A desnutrição, a ascite maciça e os distúrbios hidreletrolíticos são tratados antes da cirurgia para aumentar a probabilidade de um resultado bem-sucedido. Quando a disfunção hepática do paciente apresenta um início muito rápido, como na insuficiência hepática aguda, há pouco tempo ou oportunidade para que o paciente considere e avalie as opções e suas consequências; o paciente pode estar em coma, e a decisão de prosseguir com o transplante é tomada pela família.

O enfermeiro coordenador é um membro integrante da equipe de transplante, que desempenha função importante na preparação do paciente para o transplante de fígado. Ele serve de defensor para o paciente e sua família e assume a importante função de ligação entre o paciente e outros membros da equipe de transplante. Além disso, ele atua como referência para outros enfermeiros e membros da equipe de saúde envolvidos na avaliação e no cuidado do paciente.

Intervenções de enfermagem pós-operatórias

O paciente receptor de órgão é mantido em um ambiente o mais desprovido possível de bactérias, vírus e fungos, visto que os medicamentos imunossupressores reduzem as defesas naturais do organismo. No período pós-operatório imediato, as funções cardiovascular, pulmonar, renal, neurológica e metabólica são monitoradas de modo contínuo. As pressões arterial média e da artéria pulmonar também são monitoradas continuamente. O débito cardíaco, a pressão venosa central, a pressão encunhada da artéria pulmonar, a gasometria arterial e venosa mista, a saturação de oxigênio, a demanda e o aporte de oxigênio, o débito urinário, a frequência cardíaca e a pressão arterial são utilizados para avaliar o estado hemodinâmico e o volume de líquido intravascular do paciente. Deve-se proceder ao monitoramento rigoroso das provas de função hepática, dos níveis de eletrólitos, perfil da coagulação, radiografia de tórax, eletrocardiograma e débito de líquidos (incluindo urina, bile do tubo em T e drenagem das sondas de Jackson-Pratt). Como o fígado é responsável pelo armazenamento de glicogênio e pela síntese de proteínas e fatores de coagulação, é necessário que essas substâncias sejam monitoradas, bem como as respostas no período pós-operatório imediato.

Existe um alto risco de atelectasia e alteração da razão de ventilação-perfusão em decorrência da agressão ao diafragma durante o procedimento cirúrgico, a anestesia prolongada, a imobilidade e a dor pós-operatória. O paciente poderá ter um tubo endotraqueal em posição e necessitar de ventilação mecânica durante o período pós-operatório inicial. A aspiração é realizada quando necessário, sendo fornecida umidificação estéril. As diretrizes de prática baseada em evidência são implementadas para evitar o desenvolvimento de pneumonia no receptor de transplante de fígado no pós-operatório (ver Boxe 19.6 no Capítulo 19).

À medida que a condição do paciente se estabiliza, são envidados esforços para promover a recuperação do traumatismo dessa cirurgia complexa. Após a retirada do tubo endotraqueal, o enfermeiro incentiva o paciente a utilizar um espirômetro de incentivo para diminuir o risco de atelectasia (ver mais detalhes sobre a espirometria de incentivo no Boxe 19.1, Capítulo 19). Após extubação, o paciente é ajudado a se levantar do leito, deambular, quando tolerado, e participar no autocuidado, a fim de evitar as complicações associadas à imobilidade (Pearson, Mangold, Kosiorek et al., 2018). O monitoramento rigoroso dos sinais e dos sintomas de disfunção hepática e de rejeição continua durante toda a permanência do paciente no hospital. São elaborados planos para o acompanhamento rigoroso depois da alta. As orientações ao paciente são iniciadas durante o período pré-operatório e prosseguem depois da cirurgia.

O doador de fígado é frequentemente internado na UTI, juntamente com o receptor. O doador também necessita de monitoramento rigoroso quanto à estabilidade cardiovascular, hemodinâmica e pulmonar. O enfermeiro examina rigorosamente o doador à procura de sinais de hemorragia, complicações biliares, descompensação respiratória e infecção. O doador é mobilizado precocemente na fase pós-operatória para evitar o desenvolvimento de complicações, como embolia pulmonar. Os estudos realizados sugerem que o doador pode apresentar mais dor que o receptor, possivelmente exigindo mais analgesia para o controle da dor (Friedman & Martin, 2018). As orientações ao paciente concentram-se na prevenção e no reconhecimento das complicações, bem como na progressão para a atividade e controle da dor.

Promoção de cuidados domiciliar, comunitário e de transição

 Orientação do paciente sobre autocuidados

As orientações ao paciente, à família e aos cuidadores sobre as medidas de longo prazo para promover a saúde são de suma importância para o sucesso do transplante e constituem uma função importante do enfermeiro. O paciente e a sua família precisam entender o motivo pelo qual precisam participar rigorosamente do esquema terapêutico, com ênfase especial nos métodos de administração, justificativa e efeitos colaterais dos agentes imunossupressores prescritos. O enfermeiro fornece orientações verbais e por escrito sobre como e quando tomar os medicamentos. Para evitar ficar sem medicamento ou omitir uma dose, o paciente deve certificar-se de que exista um suprimento adequado disponível de medicamentos. São fornecidas orientações sobre os sinais e sintomas que indicam problemas exigindo uma consulta com a equipe de transplante. O paciente com um tubo em T em posição deve ser treinado sobre como manusear o tubo, efetuar a drenagem e o cuidado da pele.

Após o transplante hepático, o paciente passa por um período de adaptação psicossocial (Ko, Muehrer & Bratzke, 2018; Yıldız & Kılınç, 2018). O enfermeiro orienta os pacientes e seus cuidadores a ficarem atentos a sinais e sintomas de ansiedade e depressão e relatá-los à equipe de transplante de modo que possam ser feitos os encaminhamentos apropriados para o tratamento. Ver Perfil de pesquisa de enfermagem no Boxe 43.11.

Cuidados contínuos e de transição

O enfermeiro ressalta a importância dos exames laboratoriais de acompanhamento e das consultas com a equipe de transplante. São obtidos os níveis sanguíneos mínimos dos agentes imunossupressores, juntamente com outros exames de sangue que avaliam a função do fígado e dos rins. Durante os primeiros meses, o paciente provavelmente deve realizar exames de sangue 2 ou 3 vezes/semana. À medida que a condição do paciente se estabiliza, os exames laboratoriais e as consultas com a equipe de transplante tornam-se menos frequentes. A importância dos exames oftalmológicos de rotina é enfatizada, devido à incidência aumentada de cataratas e glaucoma associada à terapia de longo prazo com corticosteroides utilizada no transplante. Devido à imunossupressão, recomendam-se uma higiene oral regular e cuidado dentário de acompanhamento, com administração de antibióticos profiláticos antes de exames e tratamentos dentários.

O enfermeiro lembra ao paciente que a prevenção da rejeição e da infecção é essencial e que ela aumenta a probabilidade de sobrevida e de uma vida mais normal que antes do

> **Boxe 43.11 — PERFIL DE PESQUISA DE ENFERMAGEM**
> **Adaptação psicossocial de pacientes submetidos a transplante de fígado**
>
> Yıldız, E. & Kılınç, G. (2018). The relationship between anxiety depression status and psychosocial adjustments in the patients undergoing liver transplantation. *Perspectives in Psychiatric Care, 54*(2), 221-229.
>
> **Finalidade**
>
> O propósito desse estudo era determinar a correlação entre ansiedade-depressão e adaptação psicossocial nos pacientes submetidos a transplante hepático.
>
> **Metodologia**
>
> Tratava-se de um estudo correlacional descritivo realizado com 90 participantes que receberam transplante hepático em um centro especializado na Turquia. Os participantes incluídos no estudo receberam dois questionários: o Hospital Anxiety and Depression Scale (HADS) e o Psychosocial Adjustment to Illness Self Report (PAIS).
>
> **Achados**
>
> O estudo constatou que o aumento do risco de ansiedade dos participantes era acompanhado por comprometimento da capacidade de adaptação aos ambientes doméstico e psicológico. Nos pacientes mais jovens, o risco de apresentar ansiedade aumentou e a adaptação psicológica ao transplante hepático diminuiu. Mulheres correm maior risco de ansiedade. A maioria dos participantes demonstrou baixa adaptação psicossocial após transplante de fígado, mas isso foi mais evidente em pessoas solteiras, com nível socioeconômico moderado e empregadas.
>
> **Implicações para a enfermagem**
>
> A avaliação psiquiátrica faz parte da análise pré-operatória dos pacientes que serão submetidos a transplante de fígado.[7] É importante que os pacientes consigam se ajustar social e psicologicamente às mudanças em suas vidas após o transplante de fígado. Os profissionais de enfermagem são cruciais na identificação de métodos para aliviar a ansiedade e aprimorar as estratégias de enfrentamento. Os enfermeiros encorajam a participação dos pacientes nas atividades de autocuidado que possam promover adaptação psicossocial efetiva. A orientação e o suporte pré-operatórios do paciente viabilizam essa adaptação pós-operatória.
>
> A coordenação de um plano efetivo com a equipe interprofissional, inclusive profissionais da saúde mental, faz parte das atribuições do enfermeiro que cuida de pacientes que receberam transplante de fígado. O enfermeiro também ajuda os pacientes a fazer uma transição sem intercorrências, com menos ansiedade e com níveis ótimos de adaptação.

[7] N.R.T.: No Brasil, o Conselho Federal de Enfermagem (COFEN), por meio da Decisão nº 13/2022, excluiu a alínea "g" do item 1.1 do Anexo da Resolução Cofen nº 0678/2021, que aprova a atuação da equipe de enfermagem em saúde mental e em enfermagem psiquiátrica. A Presidente do COFEN, em conjunto com a Primeira-Secretária da autarquia, no uso de suas atribuições legais e regimentais conferidas pela Lei nº 5.905 de 12 de julho de 1973, bem como pelo Regimento Interno da Autarquia, aprovado pela Resolução Cofen nº 421, de 15 de fevereiro de 2012: "CONSIDERANDO o parecer de relator nº 287/2021, que opinou pelo atendimento ao pedido de exclusão apresentado pela Comissão Nacional de Enfermagem em Saúde Mental, considerando que as práticas integrativas e complementares não são ações específicas do cuidado de enfermagem em saúde mental e psiquiatria."

transplante. Muitos pacientes tiveram vidas bem-sucedidas e produtivas após receber um transplante de fígado. Gravidez pode ser aventada após o transplante hepático, mas não é isenta de riscos. Apesar dos avanços da terapia imunossupressora, da crescente experiência no manejo da gravidez após transplante hepático e de alguns desfechos bem-sucedidos, essas gestações são consideradas de alto risco, tanto para a mãe como para a criança e deve ser feito encaminhamento para um centro especializado em gestação de alto risco bem antes da concepção (Baskiran, Karakas, Ince et al., 2017). As mulheres que se submeteram a transplante devem ser avisadas sobre o controle de natalidade. O período de espera proporciona tempo suficiente para estabelecer boa saúde, função hepática estável e níveis de manutenção mais baixos dos agentes imunossupressores (Baskiran et al., 2017).

ABSCESSOS HEPÁTICOS

Foram identificadas duas categorias de abscessos hepáticos: amebiano e piogênico. Os abscessos hepáticos amebianos são causados mais comumente por *Entamoeba histolytica*. A maioria dos abscessos hepáticos amebianos ocorre nos países em desenvolvimento, nas regiões tropical e subtropical, devido a condições precárias de saneamento e higiene. Os abscessos hepáticos piogênicos são muito menos comuns; no entanto, são mais frequentes nos países desenvolvidos do que o tipo amebiano (Friedman & Martin, 2018).

Fisiopatologia

Sempre que surge uma infecção em qualquer parte da via biliar ou GI, os microrganismos infectantes podem alcançar o fígado através do sistema biliar, sistema venoso porta ou sistema arterial ou linfático hepático. As bactérias são, em sua maioria, destruídas prontamente; contudo, em certas ocasiões, algumas conseguem se estabelecer. As toxinas bacterianas destroem as células hepáticas adjacentes, e o tecido necrótico resultante serve como parede protetora contra os microrganismos.

Enquanto isso, os leucócitos migram para a área infectada. O resultado é uma cavidade de abscesso cheia de um líquido contendo leucócitos vivos e mortos, células hepáticas liquefeitas e bactérias. Os abscessos piogênicos desse tipo podem ser solitários ou múltiplos e pequenos. Exemplos de causas de abscesso hepático piogênico incluem colangite (geralmente relacionada com a obstrução benigna ou maligna da árvore biliar) e traumatismo abdominal.

Manifestações clínicas

O quadro clínico é de sepse, com poucos sinais de localização ou nenhum. Podem ocorrer febre com calafrios e sudorese, mal-estar, anorexia, náuseas, vômitos e perda de peso. O paciente pode queixar-se de dor abdominal difusa e de hipersensibilidade no quadrante superior direito do abdome. É possível observar o desenvolvimento de hepatomegalia, icterícia, anemia e derrame pleural. A sepse e o choque podem ser graves e potencialmente fatais.

O diagnóstico apropriado pode ser tardio e exige um elevado grau de suspeita clínica, sobretudo devido à falta de sinais localizadores em alguns pacientes. O diagnóstico é feito graças à ampla disponibilidade de vários tipos de exame de imagem, inclusive US, TC e RM (Goldman & Schaefer, 2019).

Avaliação e achados diagnósticos

Embora sejam obtidas hemoculturas, o microrganismo pode não ser identificado nesse exame. A aspiração do abscesso hepático, orientada por US, TC ou RM, pode ser realizada para ajudar no diagnóstico, obter culturas e identificar o microrganismo. A drenagem percutânea dos abscessos piogênicos é realizada para evacuar o material do abscesso e promover a cicatrização. Um cateter pode permanecer em posição para drenagem contínua; o paciente deve ser treinado sobre o seu manejo. Recentemente, a drenagem percutânea isolada sem colocação de cateter tem recebido atenção em pacientes sob monitoramento clínico cuidadoso e submetidos a US seriadas. Os resultados desse método são promissores, mas são necessários estudos clínicos controlados para elucidar os efeitos e os desfechos (Goldman & Schaefer, 2019).

Manejo clínico

O tratamento consiste em antibioticoterapia IV; o antibiótico específico utilizado no tratamento depende do microrganismo identificado. O cuidado de suporte contínuo está indicado em decorrência da condição grave do paciente. Pode ser necessária uma drenagem cirúrgica aberta se a antibioticoterapia e a drenagem percutânea não forem efetivas (Friedman & Martin, 2018; Schiff et al., 2018).

Manejo de enfermagem

Embora as manifestações do abscesso hepático variem com o tipo de abscesso, a maioria dos pacientes está agudamente doente. Outros parecem estar cronicamente doentes e debilitados. O manejo de enfermagem depende do estado físico do paciente e do manejo clínico indicado. Para pacientes submetidos a evacuação e drenagem de um abscesso, o monitoramento da drenagem e o cuidado da pele são primordiais. As estratégias devem ser implementadas para coletar a drenagem e proteger o paciente de outras fontes de infecção. Os sinais vitais são monitorados para detectar a ocorrência de qualquer alteração no estado físico do paciente. Deve-se relatar imediatamente a ocorrência de deterioração dos sinais vitais ou o aparecimento de novos sintomas (p. ex., dor crescente), que podem indicar ruptura ou extensão do abscesso. O enfermeiro administra a antibioticoterapia IV, conforme prescrição. A contagem de leucócitos e os resultados de outros exames laboratoriais são monitorados rigorosamente à procura de alterações compatíveis com o agravamento da infecção. O enfermeiro prepara o paciente para receber alta, fornecendo orientações sobre o manejo dos sintomas, os sinais e sintomas que devem ser relatados ao médico, o manejo da drenagem e a razão de tomar os antibióticos, conforme prescrição.

EXERCÍCIOS DE PENSAMENTO CRÍTICO

1 qp Você é o enfermeiro de uma mulher de 46 anos que corre alto risco de contrair hepatites B e C por causa de abuso de drogas IV. Qual exame laboratorial provavelmente será o primeiro a ser solicitado para essa paciente? Se o exame laboratorial for positivo para uma ou para as duas doenças, quais exames complementares (invasivos ou não invasivos) seriam solicitados? Descrever a orientação que você deve fornecer sobre esses exames. Quais são as prioridades para o plano terapêutico se os resultados forem positivos para as doenças?

2 cpa Um homem de 58 anos recebeu um transplante hepático ortotópico por causa de cirrose alcoólica descompensada. Ele foi medicado com um esquema imunossupressor que inclui corticosteroides, micofenolato de mofetila e tacrolimo. No nono dia após a cirurgia ele apresenta febre e alteração abrupta do estado mental e confusão. Quais avaliações de enfermagem e interprofissionais estão indicadas para este paciente? Quais serviços interprofissionais devem ser solicitados?

3 pbe Uma mulher de 44 anos com obesidade recebe diagnóstico de esteatose hepática não alcoólica e se queixa de icterícia e fadiga. Quais as melhores táticas de redução de risco para essa paciente? Como você deve preparar e orientar a paciente para atingir as metas de manejo baseadas nas evidências e potencialmente controlar a doença? Essa paciente deve ser investigada à procura de desnutrição e sarcopenia apesar do fato de ela ter obesidade? Se esse for o caso, explicar a importância da investigação de sarcopenia.

REFERÊNCIAS BIBLIOGRÁFICAS

*Pesquisa em enfermagem.

Livros

Barrett, K. E., Barman, S. M., Brooks, H. L., & Yuan, J. (Eds.). (2019). *Ganong's review of medical physiology* (26th ed.). New York: McGraw-Hill Education.
Bickley, L. S. (2017). *Bates' guide to physical examination and history taking* (12th ed.). Philadelphia, PA: Lippincott Williams & Wilkins.
Bope, E. T., & Kellerman, R. D. (Eds.). (2018). *Conn's current therapy*. Philadelphia, PA: Saunders.
Brunicardi, F. C. (2019). *Schwartz's principles of surgery* (11th ed.). New York: McGraw-Hill Education.
Cameron, J. L., & Cameron, A. M. (2020). *Current surgical therapy* (13th ed.). Philadelphia, PA: Elsevier.
Feldman, M., Friedman, L. S., & Brandt, L. J. (2016). *Sleisinger & Fordtran's gastrointestinal & liver disease* (10th ed.). Philadelphia, PA: Saunders Elsevier.
Fischbach, F., & Fischbach, M. (2018). *A manual of laboratory and diagnostic tests* (10th ed.). Philadelphia, PA: Wolters Kluwer.
Friedman, L., & Martin, P. (2018). *Handbook of liver disease* (4th ed.). Philadelphia, PA: Elsevier.
Goldman, L., & Schafer, A. I. (2019). *Goldman's Cecil medicine* (26th ed.). Philadelphia, PA: Saunders Elsevier.
Hammer, G. D., & McPhee, S. J. (Eds.). (2019). *Pathophysiology of disease: An introduction to clinical medicine*. New York: McGraw-Hill.
Kumar, V., Abbas, A. K., Fausto, N., et al. (2014). *Robbins and Cotran pathologic basis of disease* (9th ed.). Philadelphia, PA: Saunders Elsevier.
Lee, S. S., & Moreau, R. (2015). *Cirrhosis: A practical guide to management* (1st ed.). Hoboken, NJ: John Wiley & Sons, Ltd.
Norris, T. L. (2019). *Porth's pathophysiology: Concepts of altered health states* (10th ed.). Philadelphia, PA: Wolters Kluwer.
Papadakis, M. A., & McPhee, S. J. (Eds.). (2020). *Current medical diagnosis and treatment* (59th ed.). New York: McGraw-Hill.
Sanyal, A., Boyer, T., & Terrault, N. (2018). *Zakim & Boyer's hepatology: A textbook of liver disease*. Philadelphia, PA: Elsevier.
Schiff, E. R., Maddrey, W. C., & Reddy, K. R. (2018). *Schiff's diseases of the liver* (12th ed.). Oxford, UK: John Wiley & Sons, Ltd.
Srinivasan, S., & Friedman, L. S. (2018). *Sitaraman & Friedman's essentials of gastroenterology* (2nd ed.). Hoboken, NJ: John Wiley & Sons, Ltd.
Weber, J., & Kelley, J. (2018). *Health assessment in nursing* (6th ed.). Philadelphia, PA: Wolters Kluwer.

Periódicos e documentos eletrônicos

AASLD-IDSA Hepatitis C Guidance Panel (2020). Hepatitis C Guidance 2019 Update: American Association for the Study of Liver Diseases—Infectious Diseases Society of America recommendations for testing, managing, and treating hepatitis C virus infection. *Hepatology*, 71(2), 686–721.

Aby, E. S., & Saab, S. (2019). Frailty, sarcopenia, and malnutrition in cirrhotic patients. *Clinics in Liver Disease, 23*(4), 589–605.

Acharya, C., & Bajaj, J. S. (2018). Current management of hepatic encephalopathy. *The American Journal of Gastroenterology, 113*(1), 1600–1612.

Adebayo, D., Neong, S. F., & Wong, F. (2019). Ascites and hepatorenal syndrome. *Clinics in Liver Disease, 23*(4), 659–682. doi:10.1016/j.cld.2019.06.002

Akinyemiju, T., Abera, S., Ahmed, M., et al. (2017). The burden of primary liver cancer and underlying etiologies from 1990 to 2015 at the global, regional, and national level: Results from the Global Burden of Disease Study 2015. *JAMA Oncology, 3*(12), 1683–1691.

Baki, J. A., & Tapper, E. B. (2019). Contemporary epidemiology of cirrhosis. *Current Treatment Options in Gastroenterology, 17*(2), 244–253.

Bañares, R., Ibáñez-Samaniego, L., Torner, J. M., et al. (2019). Meta-analysis of individual patient data of albumin dialysis in acute-on-chronic liver failure: Focus on treatment intensity. *Therapeutic Advances in Gastroenterology, 12*, 1–12.

Baskiran, A., Karakas, S., Ince, V., et al. (2017). Pregnancy after liver transplantation: Risks and outcomes. *Transplantation Proceedings, 49*(8), 1875–1878.

Bellentani, S. (2017). The epidemiology of non-alcoholic fatty liver disease. *Liver International, 37*(s1), 81–84.

Bunchorntavakul, C., & Reddy, K. R. (2019). Pharmacologic management of portal hypertension. *Clinics in Liver Disease, 23*(4), 713–736.

Centers for Disease Control and Prevention (CDC), Division of Viral Hepatitis. (2017). Viral hepatitis surveillance—United States, 2017. Retrieved on 12/10/2019 at: www.cdc.gov/hepatitis/Statistics/2010Surveillance/index.htm

Chan, S. L., Wong, V. W. S., Qin, S., et al. (2016). Infection and cancer: The case of hepatitis B. *Journal of Clinical Oncology, 34*(1), 83–91.

Chi, V., Cleary, S., & Bocchini, J. A. Jr. (2018). In pursuit of control and elimination: Update on hepatitis A and B epidemiology and prevention strategies. *Current Opinion in Pediatrics, 30*(5), 689–697.

European Association for the Study of the Liver (EASL). (2019). EASL clinical practice guidelines on nutrition in chronic liver disease. *Journal of Hepatology, 70*(1), 172–193.

Gerber, D. A., Baliga, P., & Karp, S. J. (2018). Allocation of donor livers for transplantation: A contemporary struggle. *JAMA Surgery, 153*(9), 787–788.

Houghton, M. (2019). Hepatitis C virus: 30 years after its discovery. *Cold Spring Harbor Perspectives in Medicine, 9*(12), 1–10. doi:10.1101/cshperspect.a037069

Hung, M. L., & Lee, E. W. (2019). Role of transjugular intrahepatic portosystemic shunt in the management of portal hypertension: Review and update of the literature. *Clinics in Liver Disease, 23*(4), 737–754.

*Ko, D., Muehrer, R. J., & Bratzke, L. C. (2018). Self-management in liver transplant recipients: A narrative review. *Progress in Transplantation, 28*(2), 100–115.

Kovacs, T. O., & Jensen, D. M. (2019). Varices: Esophageal, gastric, and rectal. *Clinics in Liver Disease, 23*(4), 625–642.

Larsen, F. S. (2019). Artificial liver support in acute and acute-on-chronic liver failure. *Current Opinion in Critical Care, 25*(2), 187–191.

Link-Gelles, R., Hofmeister, M. G., & Nelson, N. P. (2018). Use of hepatitis A vaccine for post-exposure prophylaxis in individuals over 40 years of age: A systematic review of published studies and recommendations for vaccine use. *Vaccine, 36*(20), 2745–2750.

Lucey, M. R. (2019). Alcohol-associated cirrhosis. *Clinics in Liver Disease, 23*(1), 115–126.

Macken, L., Hashim, A., Mason, L., et al. (2019). Permanent indwelling peritoneal catheters for palliation of refractory ascites in end-stage liver disease: A systematic review. *Liver International, 39*(9), 1594–1607.

Maher, S. Z., & Schreibman, I. R. (2018). The clinical spectrum and manifestations of acute liver failure. *Clinics in Liver Disease, 22*(2), 361–374.

Manka, P., Zeller, A., & Syn, W. K. (2019). Fibrosis in chronic liver disease: An update on diagnostic and treatment modalities. *Drugs, 79*(9), 903–927.

Mansour, D., & McPherson, S. (2018). Management of decompensated cirrhosis. *Clinical Medicine, 18*(Suppl 2), s60–s65.

Montrief, T., Koyfman, A., & Long, B. (2019). Acute liver failure: A review for emergency physicians. *The American Journal of Emergency Medicine, 37*(2), 329–337.

Moon, A. M., Singal, A. G., & Tapper, E. B. (2020). Contemporary epidemiology of chronic liver disease and cirrhosis. *Clinical Gastroenterology and Hepatology, 18*(12), 2650–2666. doi:10.1016/j.cgh.2019.07.060

*Pearson, J. A., Mangold, K., Kosiorek, H. E., et al. (2018). Registered nurse intent to promote physical activity for hospitalised liver transplant recipients. *Journal of Nursing Management, 26*(4), 442–448.

Petrick, J. L., Campbell, P. T., Koshiol, J., et al. (2018). Tobacco, alcohol use and risk of hepatocellular carcinoma and intrahepatic cholangiocarcinoma: The Liver Cancer Pooling Project. *British Journal of Cancer, 118*(7), 1005–1012.

Philips, C. A., Rajesh, S., Augustine, P., et al. (2019). Portosystemic shunts and refractory hepatic encephalopathy: Patient selection and current options. *Hepatic Medicine: Evidence and Research, 11*, 23–34.

Sedhom, D., D'Souza, M., John, E., et al. (2018). Viral hepatitis and acute liver failure: Still a problem. *Clinics in Liver Disease, 22*(2), 289–300.

Shin, E. C., & Jeong, S. H. (2018). Natural history, clinical manifestations, and pathogenesis of hepatitis A. *Cold Spring Harbor Perspectives in Medicine, 8*(9), 1–13. doi:10.1101/cshperspect.a031708.

Simonetto, D. A., Liu, M., & Kamath, P. S. (2019). *Portal hypertension and related complications: Diagnosis and management. Mayo Clinic Proceedings, 94*(4), 714–726.

Stravitz, R. T., & Lee, W. M. (2019). Acute liver failure. *The Lancet, 394*(10201), 869–881.

Styskel, B., Natarajan, Y., & Kanwal, F. (2019). Nutrition in alcoholic liver disease: An update. *Clinics in Liver Disease, 23*(1), 99–114.

Tapper, E. B., & Parikh, N. D. (2018). Mortality due to cirrhosis and liver cancer in the United States, 1999–2016: Observational study. *BMJ, 362*(k2817), 1–11.

Terrault, N. A., Lok, A. S., McMahon, B. J., et al. (2018). Update on prevention, diagnosis, and treatment of chronic hepatitis B: AASLD 2018 hepatitis B guidance. *Hepatology, 67*(4), 1560–1599.

Thomas, A. M., & Lewis, J. H. (2018). Nonacetaminophen drug-induced acute liver failure. *Clinics in Liver Disease, 22*(2), 301–324.

Tsilimigras, D. I., Rahnemai-Azar, A. A., Ntanasis-Stathopoulos, I., et al. (2019). Current approaches in the management of hepatic adenomas. *Journal of Gastrointestinal Surgery, 23*(1), 199–209.

Villarreal, J. A., & Sussman, N. L. (2019). Extracorporeal liver support in patients with acute liver failure. *Texas Heart Institute Journal, 46*(1), 67–68.

Wang, C. C., Cheng, P. N., & Kao, J. H. (2020). Systematic review: Chronic viral hepatitis and metabolic derangement. *Alimentary Pharmacology & Therapeutics, 51*(2), 216–230.

Weiskirchen, R., Weiskirchen, S., & Tacke, F. (2018). Recent advances in understanding liver fibrosis: Bridging basic science and individualized treatment concepts. *F1000Research. 7*, F1000 Faculty Rev-921, 1–46.

Wendon, J., Cordoba, J., Dhawan, A., et al. (2017). EASL clinical practical guidelines on the management of acute (fulminant) liver failure. *Journal of Hepatology, 66*(5), 1047–1081.

World Health Organization (WHO). (2019). Fact Sheet on Hépatitis B. Retrieved on 12/28/2019 at: www.who.int/news-room/fact-sheets/detail/hepatitis-b

Yang, J. D., Larson, J. J., Watt, K. D., et al. (2017). Hepatocellular carcinoma is the most common indication for liver transplantation and placement on the waitlist in the United States. *Clinical Gastroenterology and Hepatology, 15*(5), 767–775.

Yanny, B., Winters, A., Boutros, S., et al. (2019). Hepatic encephalopathy challenges, burden, and diagnostic and therapeutic approach. *Clinics in Liver Disease, 23*(4), 607–623.

Yao, C. K., Fung, J., Chu, N. H. S., et al. (2018). Dietary interventions in liver cirrhosis. *Journal of Clinical Gastroenterology, 52*(8), 663–673.

*Yıldız, E., & Kılınç, G. (2018). The relationship between anxiety-depression status and psychosocial adjustments in the patients undergoing liver transplantation. *Perspectives in Psychiatric Care, 54*(2), 221–229.

Younossi, Z. M., Stepanova, M., Younossi, I., et al. (2019). Long-term effects of treatment for chronic HBV infection on patient-reported outcomes. *Clinical Gastroenterology and Hepatology, 17*(8), 1641–1642.

Recursos

Al-Anon Family Groups Headquarters, www.al-anon.alateen.org
Alcoholics Anonymous World Services (AAWS), www.aa.org
American Association for the Study of Liver Diseases (AASLD), www.aasld.org
American College of Gastroenterology (ACG), gi.org/
American Liver Foundation (ALF), www.liverfoundation.org
Hepatitis Foundation International (HFI), hepatitisfoundation.org
National Council on Alcoholism and Drug Dependence (NCADD), www.ncadd.org
National Digestive Diseases Information Clearinghouse (NDDIC), www.digestive.niddk.nih.gov
National Institute on Alcohol Abuse and Alcoholism (NIAAA), www.niaaa.nih.gov
United Network for Organ Sharing (UNOS), www.unos.org

44 Manejo de Pacientes com Distúrbios Biliares

DESFECHOS DO APRENDIZADO

Após ler este capítulo, você será capaz de:

1. Identificar a estrutura e a função da via biliar e do pâncreas.
2. Descrever a fisiopatologia, as manifestações clínicas e o manejo clínico da colelitíase.
3. Diferenciar a pancreatite aguda da crônica.
4. Aplicar o processo de enfermagem como arcabouço dos cuidados a serem prestados a pacientes com colelitíase, submetidos a colecistectomia laparoscópica ou a céu aberto, ou com pancreatite aguda.
5. Explicar os efeitos nutricionais e metabólicos do tratamento cirúrgico de tumores do pâncreas.

CONCEITOS DE ENFERMAGEM

Conforto
Família
Infecção
Inflamação
Metabolismo
Nutrição

GLOSSÁRIO

amilase: enzima pancreática; auxilia na digestão dos carboidratos
colangiopancreatografia retrógrada endoscópica (CPRE): procedimento que utiliza a tecnologia de fibra óptica para visualizar a via biliar
colecistectomia: remoção da vesícula biliar
colecistite: inflamação da vesícula biliar, que pode ser aguda ou crônica
colecistocinina (CCK): hormônio; o principal estímulo para a secreção de enzimas digestivas; estimula a contração da vesícula biliar
colecistojejunostomia: anastomose do jejuno à vesícula biliar para desviar o fluxo de bile
colecistostomia: abertura cirúrgica e drenagem da vesícula biliar
coledocolitíase: cálculos no ducto colédoco
coledocostomia: abertura no ducto colédoco
colelitíase: cálculos na vesícula biliar
endócrino(a): de secreção interna; secreção hormonal de uma glândula sem ducto
esteatorreia: fezes espumosas e de odor fétido com elevado conteúdo de gordura; resulta da digestão comprometida das proteínas e das gorduras, devido à ausência de suco pancreático no intestino
exócrino(a): de secreção externa; secreção hormonal a partir de ductos excretores
lipase: enzima pancreática; auxilia na digestão das gorduras
litotripsia: desintegração dos cálculos biliares por ondas de choque
pancreatite: inflamação do pâncreas; pode ser aguda ou crônica
secretina: hormônio responsável pela estimulação da secreção de bicarbonato pelo pâncreas; também utilizada como auxiliar no diagnóstico de doença pancreática exócrina
síndrome de Zollinger-Ellison: hipersecreção de ácido gástrico que provoca úlceras pépticas, em consequência de um tumor de células não beta das ilhotas pancreáticas
terapia de dissolução: uso de medicamentos para fragmentar/dissolver cálculos biliares
tripsina: enzima pancreática; auxilia na digestão de proteínas
ultrassonografia endoscópica (USE): procedimento invasivo que utiliza uma sonda de ultrassonografia na extremidade de um endoscópio para detectar colelitíase e para descomprimir a vesícula biliar no caso de colecistite aguda.

Os distúrbios da via biliar e do pâncreas são comuns e incluem cálculos biliares e disfunção pancreática. É essencial ter uma compreensão da estrutura e da função da via biliar e do pâncreas, com o entendimento de como os distúrbios da via biliar estão estreitamente ligados à doença hepática. Os pacientes com doença aguda ou crônica da via biliar ou do pâncreas necessitam de cuidados de enfermeiros competentes quanto aos procedimentos diagnósticos e intervenções que são utilizados no manejo dos distúrbios da vesícula biliar e do pâncreas.

REVISÃO DA ANATOMIA E FISIOLOGIA

VESÍCULA BILIAR

A vesícula biliar, um órgão sacular oco e em formato de pera, de 7,5 a 10 cm de comprimento, localiza-se em uma depressão superficial na face inferior do fígado, ao qual está ligada por tecido conjuntivo frouxo. A capacidade da vesícula biliar é 30 a 50 mℓ de bile. Sua parede é composta, em grande parte, de músculo liso. A vesícula biliar está conectada ao ducto colédoco pelo ducto cístico (Figura 44.1).

A vesícula biliar atua como reservatório para o armazenamento da bile. Entre as refeições, quando o esfíncter de Oddi está fechado, a bile produzida pelos hepatócitos entra na vesícula biliar. Durante o processo de armazenamento, uma grande parte da água na bile é absorvida através das paredes da vesícula biliar; por conseguinte, a bile na vesícula biliar está 5 a 10 vezes mais concentrada que aquela originalmente secretada pelo fígado. Quando o alimento entra no duodeno, a vesícula biliar se contrai, e o esfíncter de Oddi (localizado na junção do ducto colédoco com o duodeno) relaxa. O relaxamento desse esfíncter possibilita a entrada de bile no intestino. Essa resposta é mediada pela secreção do hormônio **colecistocinina (CCK)** pela parede intestinal (Norris, 2019). A CCK constitui o principal estímulo para a secreção das enzimas digestivas e atua estimulando a contração da vesícula biliar.

A bile é composta de água e eletrólitos (sódio, potássio, cálcio, cloreto e bicarbonato), juntamente com quantidades significativas de lecitina, ácidos graxos, colesterol, bilirrubina e sais biliares. Tais sais, juntamente com o colesterol, ajudam na emulsificação das gorduras na parte distal do íleo; em seguida, são reabsorvidos no sangue portal para retornar ao fígado, quando são novamente excretados na bile. Essa via da bile dos hepatócitos para o intestino e de volta aos hepatócitos é denominada *circulação êntero-hepática*. Devido a essa circulação, apenas uma pequena fração dos sais biliares que entram no intestino é excretada nas fezes. Esse processo diminui a necessidade de síntese ativa de sais biliares pelas células hepáticas.

Aproximadamente metade da bilirrubina (um pigmento derivado da degradação dos eritrócitos) é um componente da bile. A bilirrubina é convertida pela flora intestinal em urobilinogênio, uma substância altamente solúvel. O urobilinogênio é excretado nas fezes ou devolvido à circulação portal, na qual é reexcretado na bile. Cerca de 5% são normalmente absorvidos na circulação geral e, em seguida, excretados pelos rins (Goldman & Schafer, 2019; Norris, 2019).

Se o fluxo de bile for impedido (p. ex., por cálculos biliares nos ductos biliares), a bilirrubina não penetra no intestino. Em consequência, os níveis sanguíneos de bilirrubina aumentam; isso provoca aumento na excreção renal de urobilinogênio, que resulta da conversão da bilirrubina no intestino delgado e da excreção diminuída nas fezes. Essas alterações provocam muitos dos sinais e sintomas observados nos distúrbios da vesícula biliar.

PÂNCREAS

O pâncreas localiza-se na parte superior do abdome (ver Figura 44.1). Desempenha funções tanto **exócrinas** (secreção externa; secreção hormonal através dos ductos excretores) quanto **endócrinas** (secreção interna; secreção hormonal por uma glândula sem ductos). As funções exócrinas incluem a secreção de enzimas pancreáticas no sistema digestório através do ducto pancreático. As funções endócrinas incluem secreção de insulina, glucagon e somatostatina diretamente na corrente sanguínea.

Pâncreas exócrino

As secreções da porção exócrina do pâncreas são coletadas no ducto pancreático, que se une ao ducto colédoco e penetra no duodeno na ampola de Vater. A ampola é circundada pelo esfíncter de Oddi, que controla parcialmente a velocidade com que as secreções do pâncreas e da vesícula biliar entram no duodeno.

As secreções do pâncreas exócrino consistem em enzimas digestivas com alto conteúdo de proteína e líquido rico em eletrólitos. As secreções, que são muito alcalinas em virtude de sua elevada concentração de bicarbonato de sódio, são capazes de neutralizar o suco gástrico altamente ácido que entra no duodeno. As secreções pancreáticas incluem **amilase**, que auxilia na digestão dos carboidratos; **tripsina**, que ajuda na digestão das proteínas; e **lipase**, que auxilia na digestão das gorduras. São também secretadas outras enzimas que promovem a decomposição de alimentos mais complexos.

Os hormônios que se originam no trato gastrintestinal (GI) estimulam a secreção desses sucos pancreáticos exócrinos. O hormônio **secretina** constitui o principal estímulo para a secreção aumentada de bicarbonato pelo pâncreas, enquanto o hormônio CCK é o principal estímulo para a secreção de enzimas digestivas. O nervo vago também influencia a secreção pancreática exócrina.

Pâncreas endócrino

As ilhotas de Langerhans, que constituem a parte endócrina do pâncreas, consistem em coleções de células localizadas no tecido pancreático. São compostas de células alfa, beta e delta. O hormônio produzido pelas células beta é denominado *insulina*; as células alfa secretam o glucagon, enquanto as células delta secretam a somatostatina.

Insulina

Uma ação importante da insulina consiste em diminuir o nível de glicemia, possibilitando a entrada de glicose nas células do fígado, músculo e outros tecidos, em que ela é armazenada como glicogênio ou utilizada para a produção de energia.

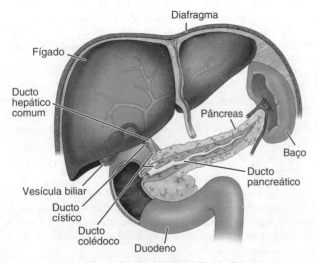

Figura 44.1 • Fígado, sistema biliar e pâncreas.

A insulina também promove o armazenamento de gordura no tecido adiposo e a síntese de proteínas em vários tecidos do corpo. Na ausência de insulina, a glicose não pode entrar nas células e é excretada na urina. Essa condição, denominada *diabetes melito*, pode ser diagnosticada pela presença de níveis elevados de glicose no sangue. No diabetes melito, as gorduras e as proteínas armazenadas são utilizadas para a produção de energia, em vez da glicose, provocando perda da massa corporal. O diabetes melito é discutido detalhadamente no Capítulo 46. O nível de glicemia regula normalmente a taxa de secreção de insulina pelo pâncreas (Goldman & Schafer, 2019; Norris, 2019).

Glucagon

O efeito do glucagon (oposto ao da insulina) consiste principalmente em elevar o nível de glicemia, convertendo o glicogênio em glicose no fígado. O glucagon é secretado pelo pâncreas em resposta à diminuição dos níveis de glicemia.

Somatostatina

A somatostatina exerce efeito hipoglicemiante ao interferir na liberação do hormônio do crescimento pela hipófise e do glucagon pelo pâncreas, visto que ambos os hormônios tendem a elevar os níveis de glicemia.

Controle endócrino do metabolismo dos carboidratos

A glicose necessária para a produção de energia provém do metabolismo dos carboidratos ingeridos, bem como das proteínas, pelo processo da gliconeogênese. A glicose pode ser armazenada temporariamente como glicogênio no fígado, nos músculos e em outros tecidos. O sistema endócrino controla o nível de glicemia ao regular a velocidade com que a glicose é sintetizada, armazenada e transferida para a corrente sanguínea e a partir dela. Por meio da ação de hormônios, o nível de glicemia é geralmente mantido em menos de 100 mg/dℓ (5,6 mmol/ℓ) (Norris, 2019; Papadakis & McPhee, 2020). A insulina é o principal hormônio que diminui os níveis de glicemia. Os hormônios que elevam o nível de glicemia são glucagon, epinefrina, adrenocorticosteroides, hormônio do crescimento e hormônio tireoidiano.

As funções exócrina e endócrina do pâncreas estão inter-relacionadas. A principal função exócrina consiste em facilitar a digestão pela secreção de enzimas na parte proximal do duodeno. A secretina e a CCK são hormônios derivados do trato GI, que auxiliam na digestão de substâncias alimentares ao controlar as secreções do pâncreas. Os fatores neurais também influenciam a secreção das enzimas pancreáticas. É necessária a ocorrência de disfunção considerável do pâncreas para que a secreção enzimática diminua e haja comprometimento da digestão de proteínas e lipídios. A secreção das enzimas pancreáticas é geralmente de 1.500 a 3.000 mℓ/dia (Norris, 2019; Papadakis & McPhee, 2020).

 ### Considerações gerontológicas

Ocorre pouca alteração no tamanho do pâncreas com a idade. No entanto, observa-se aumento do material fibroso e alguma deposição de gordura no pâncreas normal de indivíduos com mais de 70 anos. Com a idade, ocorrem algumas alterações arterioscleróticas localizadas. Há também diminuição na taxa de secreção da enzima pancreática (*i. e.*, amilase, lipase e tripsina), bem como redução na produção de bicarbonato em idosos. Ocorre comprometimento na absorção normal de gorduras com o avanço da idade, possivelmente devido ao esvaziamento gástrico tardio e à insuficiência pancreática (Eliopoulos, 2018; Norris, 2019; Papadakis & McPhee, 2020). Além disso, pode ocorrer absorção diminuída de cálcio. Essas alterações exigem cuidado na interpretação dos resultados dos exames complementares no indivíduo idoso normal e no fornecimento de aconselhamento nutricional.

DISTÚRBIOS DA VESÍCULA BILIAR

Vários distúrbios afetam o sistema biliar e interferem na drenagem normal da bile no duodeno. Esses distúrbios incluem a inflamação do sistema biliar e o carcinoma que provoca obstrução da árvore biliar. A doença da vesícula biliar com cálculos constitui o distúrbio mais comum do sistema biliar. Nem todas as ocorrências de colecistite estão relacionadas a cálculos na vesícula (**colelitíase**) ou no ducto colédoco (**coledocolitíase**). Contudo, mais de 15 milhões de norte-americanos com cálculos biliares não apresentam dor e não percebem a presença de cálculos (Cameron & Cameron, 2020; Kellerman & Rakel, 2018).

COLECISTITE

A **colecistite** (inflamação da vesícula biliar, que pode ser aguda ou crônica) provoca dor, hipersensibilidade e rigidez da parte superior direita do abdome (que pode irradiar-se para a área esternal média ou para o ombro direito) está igualmente associada a náuseas, vômitos e aos sinais habituais de inflamação aguda. Ocorre desenvolvimento de empiema da vesícula biliar quando esta fica repleta de líquido purulento (pus).

A colecistite calculosa constitui a causa de mais de 90% dos casos de colecistite aguda (Brunicardi, 2019; Cameron & Cameron, 2020). Na colecistite calculosa, o efluxo biliar é obstruído por um cálculo biliar. A bile remanescente na vesícula biliar inicia uma reação química; ocorrem autólise e edema e os vasos sanguíneos na vesícula biliar ficam comprimidos, prejudicando o seu suprimento vascular. Em consequência, pode ocorrer gangrena da vesícula biliar com perfuração. As bactérias desempenham uma função mínima na colecistite aguda; no entanto, ocorre infecção secundária da bile em cerca de 50% dos casos. Os microrganismos envolvidos são geralmente entéricos (residem normalmente no trato GI) e incluem *Escherichia coli*, espécies de *Klebsiella* e *Streptococcus*. Não se acredita que a contaminação bacteriana possa estimular o início efetivo da colecistite aguda (Feldman, Friedman & Brandt, 2016; Goldman & Schafer, 2019).

A colecistite acalculosa descreve uma inflamação aguda da vesícula biliar na ausência de obstrução por cálculos biliares. A colecistite acalculosa é observada após procedimentos cirúrgicos de grande porte, procedimentos ortopédicos e traumatismo grave ou queimaduras. Outros fatores associados a esse tipo de colecistite incluem torção, obstrução do ducto cístico, infecções bacterianas primárias da vesícula biliar e múltiplas transfusões de sangue. Foi especulado que a colecistite acalculosa seja causada por alterações nos líquidos e eletrólitos e por alterações do fluxo sanguíneo regional na circulação visceral. Acredita-se também que a estase biliar (falta de contração da vesícula biliar) e a viscosidade aumentada da bile desempenhem alguma função. A ocorrência de colecistite acalculosa com procedimentos cirúrgicos de grande porte ou traumatismo dificulta o seu diagnóstico (Brunicardi, 2019; Cameron & Cameron, 2020; Hammer & McPhee, 2019).

COLELITÍASE

Em geral, os cálculos biliares formam-se na vesícula biliar a partir dos constituintes sólidos da bile; variam acentuadamente quanto a tamanho, formato e composição (Figura 44.2). São incomuns em crianças e adultos jovens; no entanto, tornam-se mais prevalentes com o avanço da idade. De acordo com estimativas, a prevalência dos cálculos biliares varia de 5 a 20% em mulheres entre 20 e 55 anos e de 25 a 30% em mulheres com mais de 50 anos. A colelitíase acomete aproximadamente 50% das mulheres em torno dos 70 anos (Littlefield & Lenahan, 2019).

Fisiopatologia

A fisiopatologia do desenvolvimento de cálculos biliares é multifatorial. Existem dois tipos principais de cálculos biliares: aqueles compostos predominantemente de pigmento e aqueles compostos principalmente de colesterol. Os cálculos pigmentares formam-se, provavelmente, quando pigmentos não conjugados na bile precipitam para formar cálculos; estes são responsáveis por cerca de 10 a 25% dos casos nos EUA (Hammer & McPhee, 2019). O risco de desenvolver esses cálculos apresenta-se aumentado em pacientes com cirrose, hemólise e infecções urinárias. Os cálculos pigmentares não podem ser dissolvidos e precisam ser removidos cirurgicamente.

Os cálculos de colesterol respondem pela maior parte dos 75% de casos remanescentes de doença da vesícula biliar nos EUA. O colesterol, um constituinte normal da bile, é insolúvel em água. A sua solubilidade depende dos ácidos biliares e da lecitina (fosfolipídios na bile) (Hammer & McPhee, 2019). Em pacientes propensos a formar cálculos biliares, ocorrem síntese diminuída de ácidos biliares e aumento da síntese de colesterol no fígado, resultando em bile supersaturada com colesterol, que precipita separando-se da bile, formando cálculos (Hammer & McPhee, 2019). A bile saturada de colesterol predispõe à formação de cálculos biliares e atua como irritante, provocando alterações inflamatórias na mucosa da vesícula biliar (Hammer & McPhee, 2019).

Os cálculos de colesterol e a doença da vesícula biliar acometem duas a três vezes mais mulheres que homens; as mulheres afetadas geralmente têm mais de 40 anos, são multíparas e com obesidade (Feldman et al., 2016; Goldman & Schafer, 2019; Hammer & McPhee, 2019). A formação de cálculos é mais frequente em indivíduos que usam contraceptivos orais, estrogênios ou clofibrato; esses medicamentos são conhecidos pela sua capacidade de aumentar a saturação de colesterol biliar (Hammer & McPhee, 2019). A incidência de formação de cálculos aumenta com a idade, em consequência da secreção hepática aumentada de colesterol e síntese diminuída de ácidos biliares (Hammer & McPhee, 2019). Além disso, existe um risco aumentado, devido à má-absorção de sais biliares em pacientes com doença GI ou fístula com tubo em T e naqueles que foram submetidos a ressecção ou *bypass* ileal. A incidência também é maior em indivíduos com diabetes melito (Boxe 44.1). O papel da dieta na formação de cálculos de colesterol ainda não foi confirmado, mas é objeto de estudo. Os pacientes de alto risco podem ser encorajados a manter peso corporal ideal e considerar a redução dos fatores de risco modificáveis, evitando o consumo de açúcar e doces, de alimentos pobres em fibra e *fast food* (Di Ciaula, Garruti, Frühbeck et al., 2019).

Manifestações clínicas

Os cálculos biliares podem ser silenciosos: não produzem dor e causam apenas sintomas GI discretos. Esses cálculos podem ser descobertos incidentalmente durante uma intervenção cirúrgica ou durante investigação de condições não relacionadas (Hammer & McPhee, 2019; Srinivasan & Friedman, 2018).

O paciente com doença da vesícula biliar em consequência de cálculos biliares pode desenvolver dois tipos de sintomas: aqueles causados pela própria doença da vesícula biliar e aqueles decorrentes da obstrução das vias biliares por um cálculo. Os sintomas podem ser agudos ou crônicos. Pode haver desconforto epigástrico, como plenitude, distensão abdominal e dor vaga no quadrante superior direito do abdome. Esse

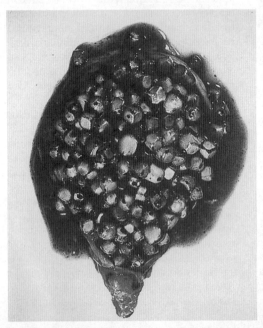 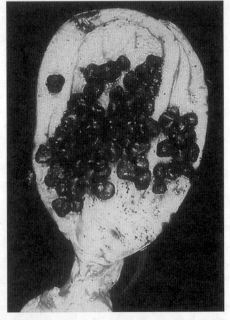

Figura 44.2 • Exemplos de cálculos biliares de colesterol (**à esquerda**), constituídos pela coalescência de múltiplos cálculos pequenos e cálculos biliares pigmentares (**à direita**) compostos de bilirrubinato de cálcio. Reproduzida, com autorização, de Strayer, D. S. & Rubin, E. (2015). *Rubin's pathology: Clinicopathologic foundations of medicine.* (7th ed.). Philadelphia, PA: Lippincott Williams & Wilkins.

Boxe 44.1 FATORES DE RISCO — Colelitíase

- Fibrose cística
- Diabetes melito
- Alterações frequentes no peso
- Ressecção ou doença ileal
- Terapia com estrogênio em dose baixa – associada a um pequeno aumento no risco de cálculos biliares
- Obesidade
- Perda de peso rápida (leva ao rápido desenvolvimento de cálculos biliares e alto risco de doença sintomática)
- Tratamento com altas doses de estrógeno
- Mulheres, particularmente as que tiveram múltiplas gestações ou que são nativas americanas ou de etnicidade hispânica.

Adaptado de Cox, M. R. Eslick, G. D. & Padbury, R. (2018). *The management of gallstone disease: A practical and evidence-based approach*. Cham, Switzerland: Springer Publishing.

desconforto pode surgir depois de uma refeição rica em alimentos fritos ou gordurosos (Brunicardi, 2019; Cameron & Cameron, 2020; Hammer & McPhee, 2019).

Dor e cólica biliar

Se houver obstrução do ducto cístico por um cálculo biliar, a vesícula biliar torna-se distendida, inflamada e, eventualmente, infectada (colecistite aguda). O paciente desenvolve febre e pode apresentar massa abdominal palpável; pode ter cólica biliar, com dor excruciante na parte superior direita do abdome, que se irradia para as costas e para o ombro direito. A cólica biliar está geralmente associada a náuseas e vômitos, e torna-se perceptível várias horas depois de uma refeição pesada. O paciente move-se com inquietação, incapaz de encontrar uma posição confortável. Em alguns pacientes, a dor é mais constante do que em cólica (Brunicardi, 2019; Cameron & Cameron, 2020).

Essa crise de cólica biliar é causada pela contração da vesícula biliar, que não consegue liberar a bile devido à obstrução pelo cálculo. Quando distendido, o fundo da vesícula biliar entra em contato com a parede do abdome, na região da nona e décima cartilagens costais direitas. Isso provoca acentuada hipersensibilidade no quadrante superior direito com a inspiração profunda e impede a excursão inspiratória total.

A dor da colecistite aguda pode ser intensa a ponto de exigir o uso de medicamentos analgésicos. O uso de morfina tem sido tradicionalmente evitado, devido à preocupação de que possa causar espasmo do esfíncter de Oddi. Isso é motivo de controvérsia porque morfina é o agente anestésico preferido para o manejo de dor aguda. Além disso, todos os opioides estimulam, em certo grau, o esfíncter de Oddi (Littlefield & Lenahan, 2019; Papadakis & McPhee, 2020).

Quando o cálculo biliar se desloca e não causa mais obstrução do ducto cístico, a vesícula biliar drena e o processo inflamatório desaparece depois de um período relativamente curto. Se o cálculo biliar continuar obstruindo o ducto, podem ocorrer formação de abscesso, necrose e perfuração com peritonite generalizada.

Icterícia

Ocorre icterícia em alguns pacientes com doença da vesícula biliar, geralmente com obstrução do ducto colédoco. A bile, que não é mais transportada para o duodeno, é absorvida pelo sangue, conferindo coloração amarelada à pele e às mucosas. Com frequência, é acompanhada de prurido (coceira) acentuado da pele.

Alterações na coloração da urina e das fezes

A excreção dos pigmentos biliares pelos rins confere à urina uma coloração muito escura. As fezes, que não são mais tintas com pigmentos biliares, tornam-se acinzentadas (semelhante à massa de vidraceiro) ou cor de argila.

Déficit de vitaminas

A obstrução do fluxo biliar interfere na absorção das vitaminas lipossolúveis A, D, E e K. Os pacientes podem apresentar deficiências dessas vitaminas quando a obstrução biliar é prolongada; por exemplo, um paciente pode sofrer sangramento causado pelo déficit de vitamina K (a vitamina K é necessária para a coagulação normal do sangue).

Avaliação e achados diagnósticos

É possível efetuar uma ampla variedade de exames complementares em pacientes com distúrbios biliares. A Tabela 44.1 relaciona vários procedimentos e seus usos diagnósticos. O enfermeiro deve orientar o paciente sobre a finalidade, o que esperar e quaisquer

TABELA 44.1 Exames utilizados no diagnóstico das doenças da via biliar e do pâncreas.

Exames	Usos diagnósticos
Colangiopancreatografia por ressonância magnética (CPRM)	Para visualizar a árvore biliar e para detectar a presença de obstrução da via biliar
Colecistograma, colangiograma	Para visualizar a vesícula biliar e o ducto biliar
Arteriografia do eixo celíaco	Para visualizar o fígado e o pâncreas
Laparoscopia	Para visualizar a face anterior do fígado, a vesícula biliar e o mesentério através de trocarte
Ultrassonografia	Para mostrar o tamanho dos órgãos abdominais e a presença de massas
Tomografia computadorizada helicoidal e ressonância magnética	Detectar neoplasias; diagnosticar cistos, pseudocistos, abscessos e hematomas; determinar a gravidade da pancreatite com base no achado de necrose ou coleções de líquido peripancreáticas
Colangiopancreatografia retrógrada endoscópica	Para visualizar as estruturas biliares e o pâncreas por meio de endoscopia
Ultrassonografia endoscópica (USE)	Para identificar pequenos tumores e outras anomalias e para facilitar a biopsia por aspiração com agulha fina de tumores ou linfonodos para diagnóstico
Fosfatase alcalina sérica	Na ausência de doença óssea, para medir a obstrução da via biliar
Gamaglutamil, gamaglutamil transpeptidase, desidrogenase láctica	Marcadores de estase biliar; valores também elevados no consumo abusivo de bebidas alcoólicas
Níveis de colesterol	Elevados na obstrução biliar; diminuídos na doença hepática parenquimatosa

Adaptada de Fischbach, F. T. & Fischbach, M. A. (2018). *Fischbach's manual of laboratory and diagnostic tests*. (10th ed.). Philadelphia, PA: Wolters Kluwer.

efeitos colaterais possíveis relacionados com esses exames antes de sua realização. O enfermeiro deve observar tendências nos resultados obtidos, visto que fornecem informações sobre a evolução da doença e a resposta do paciente ao tratamento.

Radiografia de abdome

Se o paciente apresentar sintomas de doença da vesícula biliar, pode-se obter uma radiografia de abdome para excluir outras causas dos sintomas. No entanto, apenas 10 a 15% dos cálculos biliares são calcificados o suficiente para serem visíveis em radiografias (Brunicardi, 2019; Goldman & Shafer, 2019).

Ultrassonografia

A ultrassonografia (US) é o procedimento diagnóstico de escolha, visto que é rápida e acurada, assim como pode ser usada em pacientes com disfunção hepática e icterícia. Além disso, ela não expõe o paciente à radiação ionizante. O procedimento é mais acurado quando o paciente permanece em jejum durante a noite, de modo que a vesícula biliar fique distendida. A US consegue detectar cálculos na vesícula biliar ou dilatação do ducto colédoco com 90% de acurácia (Brunicardi, 2019; Goldman & Shafer, 2019; Littlefield & Lenahan, 2019; Mou, Tesfasilassie, Hirji et al., 2019).

Cintigrafia ou colecintigrafia

A colecintigrafia é usada com sucesso no diagnóstico da colecistite aguda ou do bloqueio de um ducto biliar (Brunicardi, 2019; Goldman & Schafer, 2019; Littlefield & Lenahan, 2019; Mou et al., 2019). Durante esse procedimento, um agente radioativo é administrado por via intravenosa (IV), captado pelos hepatócitos e eliminado rapidamente pelas vias biliares. Em seguida, efetua-se uma cintigrafia da via biliar e são obtidas imagens da vesícula biliar e da via biliar. Esse exame é mais dispendioso que a US, sua execução leva mais tempo e ele expõe o paciente à radiação. Com frequência, a colecintigrafia é utilizada quando a US não é conclusiva, como no caso de colecistite acalculosa (Brunicardi, 2019; Goldman & Schafer, 2019; Littlefield & Lenahan, 2019; Mou et al., 2019).

Colecistografia oral

Colecistografia oral é realizada se não for possível fazer uma US ou se os resultados da US não forem conclusivos. Pode ser realizada para detectar cálculos biliares e avaliar a capacidade de a vesícula biliar se encher, concentrar o seu conteúdo, contrair-se e esvaziar. Se o paciente não for alérgico a iodo ou a frutos do mar, um agente de contraste contendo iodo, que é excretado pelo fígado e concentrado na vesícula biliar, é administrado 10 a 12 horas antes do exame radiográfico (Brunicardi, 2019; Goldman & Schafer, 2019; Littlefield & Lenahan, 2019; Mou et al., 2019). A vesícula biliar normal enche-se com essa substância radiopaca. Na presença de cálculos biliares, eles aparecem como sombras na radiografia.

A colecistografia oral pode ser usada como parte da avaliação de pacientes que foram tratados com **terapia de dissolução** de cálculos biliares (uso de medicamentos para fragmentar/dissolver os cálculos) ou **litotripsia** (desintegração dos cálculos biliares por ondas de choque).

Colangiopancreatografia retrógrada endoscópica

A **colangiopancreatografia retrógrada endoscópica (CPRE)** possibilita a visualização direta das estruturas que previamente podiam ser observadas somente durante a laparotomia. O procedimento examina o sistema hepatobiliar por meio de um endoscópio de fibra óptica flexível com visualização lateral, inserido através do esôfago até a parte descendente do duodeno (Figura 44.3). São necessárias múltiplas mudanças de posição para introduzir o endoscópio durante o procedimento, começando na posição de semidecúbito ventral esquerdo.

A fluoroscopia e múltiplas radiografias são usadas durante a CPRE para avaliar a presença e a localização de cálculos ductais. A inserção cuidadosa de um cateter através do endoscópio dentro do ducto colédoco constitui a etapa mais importante na esfincterotomia (secção dos músculos do esfíncter biliar) para a extração de cálculos biliares por essa técnica (ver discussão adiante). A CPRE não é recomendada para a investigação de suspeita de coledocolitíase, mas pode ser realizada para tratar a coledocolitíase confirmada antes ou durante colecistectomia laparoscópica (Brunicardi, 2019; Cameron & Cameron, 2020).

Implicações para a enfermagem

Antes da CPRE, o paciente é orientado sobre o tipo de procedimento e a sua participação na realização. Essa preparação pode aliviar a ansiedade e facilitar a introdução do endoscópio sem lesão das estruturas do trato GI, incluindo a árvore biliar. O paciente deve permanecer em dieta zero por várias horas antes do procedimento; O procedimento exige sedação IV e monitoramento da anestesia. Em alguns casos é necessária anestesia geral e o paciente sedado é monitorado atentamente durante e após o procedimento (Brunicardi, 2019). Pode ser necessária a administração de medicamentos, como glucagon ou agentes anticolinérgicos, para facilitar a canulação ao diminuir a peristalse duodenal. O enfermeiro observa rigorosamente quaisquer sinais de depressão respiratória e do SNC, hipotensão, sedação excessiva ou

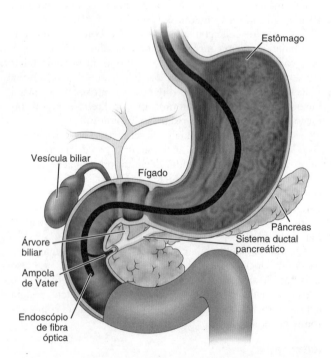

Figura 44.3 • Colangiopancreatografia retrógrada endoscópica. Um duodenoscópio de fibra óptica, com aparelho de visualização lateral, é introduzido no duodeno. A ampola de Vater é cateterizada, e injeta-se um agente de contraste na árvore biliar. O sistema de ductos pancreáticos também é avaliado, quando indicado. Este procedimento é de valor especial na visualização de neoplasias da área da ampola e na extração de uma amostra de biopsia.

vômitos (quando o glucagon é administrado). Durante a CPRE, o enfermeiro monitora as soluções IV, administra medicamentos e posiciona o paciente. Após o procedimento, o enfermeiro monitora a condição do paciente, observando os sinais vitais e monitorando quaisquer sinais de perfuração ou infecção. O enfermeiro também monitora o paciente à procura de efeitos colaterais de quaisquer medicamentos administrados durante o procedimento.

Colangiografia trans-hepática percutânea

A colangiografia trans-hepática percutânea (CTP) é raramente usada apenas para fins diagnósticos, em decorrência da disponibilidade de vários outros exames de imagem seguros e menos invasivos. A CTP é reservada para pacientes nos quais a CPRE pode não ser segura, devido à cirurgia prévia envolvendo o trato biliar (Brunicardi, 2019; Cameron & Cameron, 2020; Feldman et al., 2016). A CTP tem sido substituída principalmente pela CPRE e pela colangiopancreatografia por ressonância magnética (CPRM). A CTP envolve a injeção direta de corante no trato biliar. Em virtude da concentração relativamente grande de corante que é introduzido no sistema biliar, incluindo os ductos hepáticos dentro do fígado, toda a extensão do ducto colédoco, o ducto cístico e a vesícula biliar são claramente delineados.

Esse procedimento pode ser realizado na presença de disfunção hepática e icterícia. Mostra-se útil para diferenciar a icterícia causada por doença hepática (icterícia hepatocelular) daquela causada por obstrução biliar, investigar os sintomas GI de um paciente cuja vesícula biliar foi removida, localizar cálculos dentro dos ductos biliares e diagnosticar a presença de câncer acometendo o sistema biliar (Brunicardi, 2019; Cameron & Cameron, 2020; Feldman et al., 2016).

Esse procedimento é realizado sob técnica asséptica e sedação moderada em um paciente que permaneceu em jejum; ele também recebe anestesia local. Os parâmetros da coagulação e a contagem de plaquetas devem estar normais para minimizar o risco de sangramento. São administrados antibióticos de amplo espectro durante o procedimento, devido à alta prevalência de colonização bacteriana do sistema biliar obstruído (Feldman et al., 2016; Brunicardi, 2019; Cameron & Cameron, 2020). Após infiltração com agente anestésico local, uma agulha flexível é introduzida no fígado do lado direito, na linha clavicular média, imediatamente abaixo da margem costal direita. A penetração bem-sucedida em um ducto é observada quando a bile é aspirada ou com a injeção de um agente de contraste. A US pode ser utilizada para guiar a punção do ducto. A bile é aspirada, e são enviadas amostras para bacteriologia e citologia (Brunicardi, 2019; Feldman et al., 2016; Kellerman & Rakel, 2018). Um agente de contraste hidrossolúvel é injetado para encher o sistema biliar. A mesa de fluoroscopia é inclinada e o paciente é reposicionado para possibilitar a obtenção de radiografias em múltiplas projeções. Incidências radiográficas tardias podem identificar anormalidades de ductos mais distantes e determinar o comprimento de uma estenose ou de múltiplas estenoses. Antes da remoção da agulha, aspira-se a maior quantidade possível de corante e bile a fim de evitar o vazamento subsequente no trajeto da agulha e, por fim, na cavidade peritoneal, minimizando, assim, o risco de peritonite por bile.

Implicações para a enfermagem

Embora a taxa de complicações seja baixa depois desse procedimento, o enfermeiro precisa observar rigorosamente o paciente à procura de sintomas de sangramento, peritonite e sepse. O enfermeiro avalia se o paciente apresenta dor e se existem indicações dessas complicações, e as relata imediatamente ao médico; toma as medidas necessárias para tranquilizar o paciente e assegura o seu conforto. Com frequência, são prescritos antibióticos para minimizar o risco de sepse e choque séptico.

Manejo clínico

Os principais objetivos da terapia clínica consistem em reduzir a incidência de episódios agudos de dor na vesícula biliar e de colecistite por meio de manejo de suporte e nutricional e, se possível, remoção da causa da colecistite mediante terapia farmacológica, procedimentos endoscópicos ou intervenção cirúrgica. Embora os procedimentos não cirúrgicos eliminem os riscos associados à cirurgia, essas abordagens estão associadas a sintomas persistentes ou à formação de cálculos recorrentes. As abordagens não cirúrgicas, incluindo litotripsia e dissolução dos cálculos biliares, proporcionam, em sua maioria, somente soluções temporárias para os problemas dos cálculos biliares e raramente são usadas nos EUA. Em alguns casos, outras abordagens de tratamento podem estar indicadas; estas são descritas mais adiante.

A **colecistectomia** (remoção da vesícula biliar) por meio de abordagens cirúrgicas tradicionais foi substituída, em grande parte, pela colecistectomia laparoscópica (remoção da vesícula biliar por meio de uma pequena incisão no umbigo) (ver discussão adiante). Em consequência, os riscos cirúrgicos diminuíram, juntamente com a duração da internação e o longo período de recuperação necessário após uma colecistectomia cirúrgica padrão. Em casos relativamente raros, pode ser necessário um procedimento cirúrgico padrão.

Terapia nutricional e de suporte

Cerca de 80% dos pacientes com inflamação aguda da vesícula biliar obtêm remissão com repouso, soluções IV, aspiração nasogástrica, analgesia e antibióticos. A não ser que ocorra deterioração da condição do paciente, a intervenção cirúrgica é adiada até a regressão dos sintomas agudos (em geral, dentro de poucos dias). Nesse momento o paciente é submetido a colecistectomia laparoscópica (Brunicardi, 2019; Cameron & Cameron, 2020; Goldman & Schafer, 2019).

A dieta logo após um episódio geralmente consiste em líquidos com baixo conteúdo de gordura. Pode incluir suplementos em pó ricos em proteína e carboidratos, misturados com leite desnatado. Quando tolerado, é possível acrescentar frutas cozidas, arroz ou tapioca, carnes magras, purê de batata, vegetais não formadores de gases, pão, café ou chá. O paciente deve evitar ovos, creme, carne de porco, alimentos fritos, queijo, molhos, vegetais formadores de gases e álcool. É importante lembrar ao paciente que os alimentos gordurosos podem induzir um episódio de colecistite. O manejo nutricional pode constituir a principal modalidade de terapia em pacientes que tiveram apenas intolerância dietética a alimentos gordurosos e sintomas GI vagos (Kellerman & Rakel, 2018).

Terapia farmacológica

O ácido ursodesoxicólico (UDCA) e o ácido quenodesoxicólico (quenodiol ou CDCA) têm sido utilizados para dissolver pequenos cálculos biliares radiotransparentes, compostos principalmente de colesterol (Goldman & Shafer, 2019). O UDCA tem menos efeitos colaterais que o quenodiol e pode ser administrado em doses menores para obter o mesmo efeito. Atua ao inibir a síntese e a secreção de colesterol, dessaturando, assim, a bile. O tratamento com UDCA pode reduzir o tamanho dos cálculos existentes, dissolver os pequenos cálculos e evitar a formação de novos cálculos. São necessários 6 a 12 meses de terapia em muitos pacientes para dissolver os cálculos, e é preciso monitorar o paciente quanto à ocorrência de recidiva dos sintomas ou ao aparecimento de efeitos colaterais (p. ex., sintomas GI, prurido, cefaleia) durante esse período. A dose efetiva de medicamento depende do peso corporal. Esse método de tratamento geralmente está indicado para pacientes que recusam submeter-se a uma cirurgia ou para os quais a cirurgia está contraindicada. A taxa de sucesso dessa terapia é baixa, porque a taxa de recorrência é elevada (Goldman & Shafer, 2019).

Os pacientes com sintomas frequentes, oclusão do ducto cístico ou cálculos pigmentares não são candidatos à terapia farmacológica. A colecistectomia laparoscópica ou aberta é mais apropriada para pacientes sintomáticos com risco cirúrgico aceitável (Goldman & Shafer, 2019).

Remoção não cirúrgica de cálculos biliares
Dissolução de cálculos biliares

Vários métodos têm sido utilizados para dissolver cálculos biliares por meio de infusão de um solvente (mono-octanoína ou éter metil-terciário butírico [MTBE]) na vesícula biliar. O solvente pode ser infundido pelas seguintes vias: por um tubo ou cateter introduzido por via percutânea diretamente na vesícula biliar; por um tubo ou dreno inserido por meio de um tubo em T para dissolver os cálculos não removidos por ocasião da cirurgia; por via endoscópica com CPRE; ou por cateter biliar transnasal, um procedimento raramente usado, devido a falta de sucesso, efeitos colaterais potenciais e taxas de recidiva de até 50% (Goldman & Shafer, 2019; Townsend, Beauchamp, Evers et al., 2016).

A colecistectomia laparoscópica constitui o procedimento padrão para manejo. As terapias de dissolução são usadas em pacientes que podem não ser candidatos ao procedimento, devido a preocupações de segurança relacionadas com a anestesia geral (Goldman & Shafer, 2019; Townsend et al., 2016).

Remoção de cálculos por instrumentação

São utilizados vários métodos para remover os cálculos que não foram retirados por ocasião da colecistectomia ou que ficaram alojados no ducto colédoco (Figura 44.4A e B). Um cateter e um instrumento com um cesto acoplado são inseridos através do trajeto do tubo em T ou da fístula formada por ocasião da inserção do tubo em T; o cesto é empregado para recuperar e remover os cálculos alojados no ducto colédoco.

Um segundo procedimento envolve o uso do endoscópio de CPRE (ver Figura 44.4C). Após a inserção do endoscópio, um instrumento cortante é introduzido através do endoscópio até a ampola de Vater do ducto colédoco. Pode ser usado para cortar as fibras submucosas ou papila do esfíncter de Oddi, aumentando, assim, a abertura, o que pode possibilitar a passagem espontânea dos cálculos alojados para o duodeno. Outro instrumento com um pequeno cesto ou balão em sua extremidade pode ser introduzido através do endoscópio para a extração dos cálculos (ver Figura 44.4D a F). O paciente é observado rigorosamente quanto a ocorrência de sangramento, perfuração e desenvolvimento de pancreatite (ver discussão adiante) ou sepse.

O procedimento de CPRE é particularmente útil no diagnóstico e no tratamento de pacientes que apresentam sintomas após cirurgia da via biliar, aqueles com vesículas biliares intactas e pacientes para os quais a cirurgia é particularmente arriscada.

Litotripsia intracorpórea

Os cálculos na vesícula biliar ou no ducto colédoco podem ser fragmentados por meio da tecnologia de pulsos de *laser*.

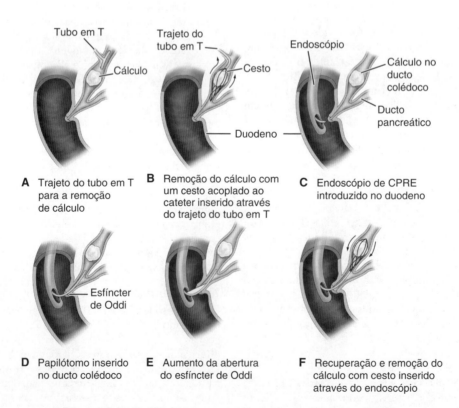

Figura 44.4 • A a F. Procedimentos para a remoção de cálculos biliares.

Um pulso de *laser* é dirigido sob orientação fluoroscópica com o uso de dispositivos que podem diferenciar os cálculos dos tecidos. O pulso de *laser* produz uma rápida expansão e desintegração do plasma na superfície do cálculo, resultando em uma onda de choque mecânica. A litotripsia eletro-hidráulica utiliza um tubo com dois eletrodos que liberam descargas elétricas em pulsos rápidos, criando a expansão do ambiente líquido que circunda os cálculos biliares. Isso resulta em ondas de pressão que provocam a fragmentação dos cálculos. Essa técnica pode ser empregada por via percutânea, com um cesto ou um sistema de cateter com balão, ou por visualização direta com um endoscópio. Podem ser necessários procedimentos repetidos em decorrência do tamanho do cálculo, anatomia local, ocorrência de sangramento ou dificuldade técnica. Um tubo nasobiliar pode ser inserido para possibilitar a descompressão biliar e evitar a impactação do cálculo no ducto colédoco. Essa abordagem proporciona tempo para haver melhora da condição clínica do paciente, até que os cálculos biliares sejam extraídos por meio endoscópico, percutâneo ou cirúrgico.

Litotripsia extracorpórea por ondas de choque

A litotripsia extracorpórea por ondas de choque (LEOC) tem sido utilizada para a fragmentação não cirúrgica de cálculos biliares. A LEOC, que é um procedimento não invasivo, utiliza ondas de choque repetidas, que são direcionadas para os cálculos biliares na vesícula biliar ou no ducto colédoco, visando a sua fragmentação. As ondas são transmitidas para o corpo por meio de uma bolsa cheia de líquido ou pela imersão do paciente em uma banheira com água. Após a fragmentação gradual dos cálculos, os fragmentos podem passar espontaneamente pela vesícula biliar ou pelo ducto colédoco, podem ser extraídos por endoscopia ou dissolvidos com ácido biliar ou solventes orais. Como o procedimento não requer incisão nem hospitalização, os pacientes são geralmente tratados de modo ambulatorial; no entanto, costumam ser necessárias várias sessões. Esse procedimento foi substituído, em grande parte, pela colecistectomia laparoscópica. A LEOC é utilizada em alguns centros para um pequeno percentual de pacientes com indicações específicas (*i. e.*, aqueles com cálculos no ducto colédoco, que podem não ser candidatos cirúrgicos), algumas vezes em associação à terapia de dissolução (Feldman et al., 2016; Kellerman & Rakel, 2018).

Manejo cirúrgico

Realiza-se o tratamento cirúrgico da doença da vesícula biliar e dos cálculos biliares para aliviar os sintomas persistentes, remover a causa da cólica biliar e tratar a colecistite aguda. A cirurgia pode ser adiada até a regressão dos sintomas do paciente, ou pode ser realizada como procedimento de emergência, quando exigido pela condição do paciente.

Medidas pré-operatórias

Radiografia de tórax, eletrocardiograma e provas de função hepática podem ser realizados, além de exames de imagem da vesícula biliar. Pode-se administrar vitamina K se o nível de protrombina estiver baixo. As necessidades nutricionais são consideradas e, se o estado nutricional estiver subótimo, pode ser necessário administrar glicose IV com suplementos proteicos para ajudar na cicatrização da ferida e na prevenção da lesão hepática.

As orientações ao paciente para a cirurgia de vesícula biliar assemelham-se àquelas para qualquer laparotomia ou laparoscopia abdominal superior. Antes da cirurgia, são fornecidas explicações e demonstrações sobre a mudança de posição e a respiração profunda. Por meio de exercícios de respiração profunda, mudança frequente de posição e deambulação precoce, é possível evitar pneumonia e atelectasia no período pós-operatório. O paciente deve ser informado de que os tubos de drenagem, assim como um tubo nasogástrico e aspiração, podem ser necessários durante o período pós-operatório imediato quando se realiza uma colecistectomia aberta.

Colecistectomia laparoscópica

A colecistectomia laparoscópica (Figura 44.5) constitui a abordagem padrão para o tratamento dos cálculos biliares sintomáticos. Nos EUA, cerca de 700 mil pacientes necessitam de cirurgia a cada ano para a remoção da vesícula biliar, dos quais 80 a 90% são candidatos à colecistectomia laparoscópica (Brunicardi, 2019; Cameron & Cameron, 2020; Feldman et al., 2016; Goldman & Shafer, 2019). Se houver suspeita de obstrução do ducto colédoco por um cálculo biliar, pode-se realizar uma CPRE com esfincterotomia para explorar o ducto antes da laparoscopia (Brunicardi, 2019; Cameron & Cameron, 2020; Goldman & Shafer, 2019; Littlefield & Lenahan, 2019; Mou et al., 2019).

Antes da realização do procedimento, o paciente é informado sobre a possível necessidade de um procedimento abdominal aberto e administra-se anestesia geral. A colecistectomia laparoscópica é realizada por meio de uma pequena incisão ou punção feita na parede abdominal, no umbigo. A cavidade abdominal é insuflada com dióxido de carbono (pneumoperitônio) para ajudar na inserção do laparoscópio e na visualização das estruturas abdominais. O aparelho de fibra óptica é introduzido através da pequena incisão umbilical. Várias punções ou pequenas incisões adicionais são feitas na parede abdominal para introduzir outros instrumentos cirúrgicos no campo operatório. Uma câmera acoplada ao laparoscópio possibilita ao cirurgião visualizar o campo intra-abdominal e o sistema biliar em um monitor de televisão. Após a dissecção do ducto cístico, o ducto colédoco pode ser visualizado por US ou colangiografia para avaliar a anatomia e identificar a presença de cálculos. A artéria cística é dissecada e clampeada. A vesícula biliar é separada do leito hepático e removida da cavidade abdominal após aspiração da bile e de pequenos cálculos. Pinças para cálculos também podem ser usadas para extrair ou esmagar os cálculos maiores.

Com o procedimento laparoscópico, o paciente não apresenta o íleo paralítico que ocorre com a cirurgia abdominal aberta e tem menos dor abdominal no pós-operatório. Com frequência, o paciente recebe alta do hospital no mesmo dia da cirurgia ou dentro de 1 ou 2 dias, e retoma a sua plena atividade e trabalho dentro de 1 semana após o procedimento.

A conversão para um procedimento cirúrgico abdominal tradicional pode ser necessária em 2,2% dos casos nos EUA e em 3,6 a 8,2% dos casos no mundo inteiro. A conversão para um procedimento aberto é necessária se houver inflamação na vesícula biliar ou ao seu redor, dificultando a dissecção segura da porta do fígado (Brunicardi, 2019; Feldman et al., 2016; Goldman & Shafer, 2019). A porta do fígado é a fissura do fígado onde entram a veia porta e a artéria hepática e a partir da qual saem os ductos hepáticos.

A complicação mais grave após colecistectomia laparoscópica consiste em lesão do ducto biliar, que pode ser identificada e corrigida por ocasião do procedimento. Os pacientes com vazamento de bile no pós-operatório podem não desenvolver sintomas por vários dias após o procedimento e, em

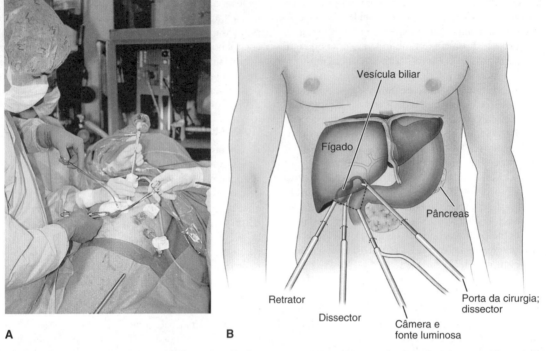

Figura 44.5 • Na colecistectomia laparoscópica (A), o cirurgião faz quatro incisões pequenas (menos de 1,3 cm cada) no abdome e insere um laparoscópio com uma câmera em miniatura por incisão umbilical (B). A câmera mostra a vesícula biliar e os tecidos adjacentes em uma tela, o que possibilita ao cirurgião visualizar as partes do órgão para remoção.

alguns, pode transcorrer um período ainda mais prolongado antes que a lesão do ducto biliar fique aparente (Brunicardi, 2019; Cameron & Cameron, 2020). O vazamento de bile pode resultar em acúmulos de líquido, que geralmente podem ser tratados pela colocação de *stent* endoscópico. A peritonite biliar, uma complicação rara, pode resultar em doença grave ou morte.

Em razão da curta permanência no hospital com a colecistectomia laparoscópica não complicada, é importante orientar o paciente sobre o manejo da dor pós-operatória e a necessidade de relatar os sinais e sintomas de complicações intra-abdominais, incluindo perda de apetite, vômitos, dor, distensão abdominal e elevação da temperatura. Embora a recuperação da colecistectomia laparoscópica seja rápida, os pacientes ficam sonolentos depois do procedimento. É necessário que o paciente receba assistência em casa durante as primeiras 24 a 48 horas. Caso ocorra dor no ombro ou na área escapular direita (devido à migração do dióxido de carbono utilizado para insuflar a cavidade abdominal durante o procedimento), o enfermeiro pode recomendar a aplicação de uma almofada térmica durante 15 a 20 minutos a cada hora.

Colecistectomia

Na colecistectomia, a vesícula biliar é removida através de uma incisão abdominal (em geral, subcostal direita) após a ligadura do ducto e da artéria cística. O procedimento é realizado para a colecistite aguda e crônica. Em alguns pacientes, um dreno é colocado próximo ao leito da vesícula biliar e exteriorizado por punção, caso haja extravasamento de bile. O tipo de dreno é escolhido com base na preferência do cirurgião. Um extravasamento pequeno deve se fechar espontaneamente em alguns dias, sendo o acúmulo de bile evitado com o dreno. Em geral, apenas uma pequena quantidade de líquido serossanguinolento drena nas primeiras 24 horas após a cirurgia; depois disso, o dreno é removido. O dreno costuma ser mantido se houver exsudação excessiva ou extravasamento de bile. A inserção de um tubo em T (nomeado assim pelo seu formato) no ducto colédoco durante o procedimento aberto é, atualmente, incomum; é apenas utilizado em caso de complicação (i. e., cálculo retido no ducto colédoco). Um tubo em T é inserido no ducto colédoco por ocasião da exploração cirúrgica. Possibilita drenagem externa da bile para um coletor e cicatrização do local da cirurgia.

A lesão do ducto biliar representa uma complicação grave da colecistectomia; no entanto, ocorre menos frequentemente que na abordagem laparoscópica que substituiu, em grande parte, a colecistectomia cirúrgica tradicional.

Minicolecistectomia

A minicolecistectomia é um procedimento cirúrgico em que a vesícula biliar é removida através de uma pequena incisão abdominal, como o próprio nome sugere. Se houver necessidade, a incisão cirúrgica é ampliada para remover cálculos biliares maiores. Drenos podem ser usados ou não. O curto tempo de permanência no hospital foi identificado como importante vantagem desse tipo de procedimento (Brunicardi, 2019; Cameron & Cameron, 2020; Goldman & Schafer, 2019). O procedimento é controverso, uma vez que limita a exposição a todas as estruturas biliares envolvidas.

Coledocostomia

A **coledocostomia** é reservada para o paciente com colecistite aguda, que pode estar demasiado doente para se submeter a um procedimento cirúrgico. Este procedimento consiste na realização de uma incisão no ducto colédoco, geralmente para a remoção de cálculos. Após a extração dos cálculos, costuma ser inserido um tubo no ducto para drenagem da bile até a resolução do edema. Esse tubo é acoplado a um equipo de drenagem por gravidade; o paciente é monitorado rigorosamente, e uma colecistectomia laparoscópica é planejada para uma data futura, após a resolução da inflamação aguda.

Colecistostomia cirúrgica

A **colecistostomia** é realizada quando a condição do paciente impede uma cirurgia mais extensa, ou quando uma reação inflamatória aguda é grave. A vesícula biliar é cirurgicamente aberta, os cálculos e a bile ou a drenagem purulenta são removidos e um tubo é fixado com uma sutura em bolsa de tabaco. O dreno é conectado a um sistema de drenagem para evitar o extravasamento de bile ao redor do dreno ou seu escape para a cavidade peritoneal. Após a recuperação do episódio agudo, o paciente pode retornar para colecistectomia laparoscópica subsequente. Apesar do risco mais baixo, a colecistostomia cirúrgica apresenta elevada taxa de mortalidade (relatada em até 10 a 30%) em decorrência do processo patológico subjacente (Brunicardi, 2019; Cameron & Cameron, 2020; Feldman et al., 2016; Goldman & Schafer, 2019).

Colecistostomia percutânea

A colecistostomia percutânea tem sido utilizada no tratamento e no diagnóstico da colecistite aguda em pacientes com alto risco para qualquer procedimento cirúrgico ou anestesia geral. Essa população de risco inclui pacientes com sepse ou formas graves de falência cardíaca, renal, pulmonar ou hepática (Goldman & Shafer, 2019; Roberts, Plotnik, Chick et al., 2019). Sob anestesia local, uma agulha fina é introduzida pela parede abdominal e margem hepática dentro da vesícula biliar, sob orientação de US ou tomografia computadorizada (TC). A bile é aspirada para assegurar a colocação adequada da agulha e um cateter é inserido na vesícula biliar para descomprimir a via biliar. Com esse procedimento, foi relatada a ocorrência de alívio quase imediato da dor, bem como resolução dos sinais e sintomas de sepse e colecistite. São administrados antibióticos antes, no decorrer e depois do procedimento.

Ultrassonografia endoscópica

A **ultrassonografia endoscópica (USE)** é usada no procedimento de drenagem da vesícula biliar, sendo uma opção terapêutica efetiva com taxas de sucesso comparáveis às da drenagem percutânea (Goldman & Shafer, 2019). A USE será discutida com mais detalhes a seguir neste capítulo.

 Considerações gerontológicas

A intervenção cirúrgica para a doença da via biliar constitui o procedimento operatório mais comumente realizado em indivíduos idosos. A saturação da bile com colesterol aumenta com a idade, devido à secreção hepática aumentada de colesterol e à diminuição na síntese de ácidos biliares.

Ainda que a incidência de cálculos biliares aumente com a idade, o paciente idoso pode não exibir os sintomas típicos de febre, dor, calafrios e icterícia. Os sintomas de doença da via biliar no indivíduo idoso podem ser acompanhados ou precedidos por aqueles do choque séptico, que consistem em oligúria, hipotensão, alterações do estado mental, taquicardia e taquipneia.

Embora a cirurgia no indivíduo idoso represente um risco, em razão das doenças associadas preexistentes, a taxa de mortalidade em consequência de complicações graves da própria doença da via biliar também é elevada. O risco de morte e de complicações está aumentado no paciente idoso que se submete a uma cirurgia de emergência para a doença da via biliar potencialmente fatal. Apesar da presença de doença crônica em muitos pacientes idosos, a colecistectomia eletiva costuma ser bem tolerada e pode ser realizada com baixo risco, quando se efetua uma avaliação e quando são fornecidos cuidados apropriados antes, no decorrer e depois do procedimento cirúrgico (Rothrock, 2019).

Devido ao risco mais elevado de complicações e à permanência mais curta no hospital, é essencial que os pacientes idosos e sua família recebam informações específicas sobre os sinais e sintomas das complicações, bem como sobre as medidas para evitá-las.

PROCESSO DE ENFERMAGEM

Paciente que se submete a cirurgia para doença da vesícula biliar

Avaliação

O paciente submetido a tratamento cirúrgico para a doença da vesícula biliar é frequentemente admitido no hospital ou na unidade de cirurgia na manhã do mesmo dia da intervenção. Os exames prévios são frequentemente concluídos 1 semana ou mais antes da admissão. Nessa ocasião, o enfermeiro orienta o paciente sobre a necessidade de evitar o tabagismo para melhorar a recuperação pulmonar no pós-operatório e evitar as complicações respiratórias. Ressalta também a necessidade de evitar o ácido acetilsalicílico, fármacos anti-inflamatórios e outros agentes (medicamentos de venda livre e fitoterápicos) capazes de alterar a coagulação e outros processos bioquímicos.

A avaliação deve concentrar-se no estado respiratório do paciente. Se for planejada uma abordagem cirúrgica tradicional, a incisão abdominal alta necessária durante a cirurgia pode interferir na excursão respiratória completa. O enfermeiro registra histórico de tabagismo, problemas respiratórios prévios, respirações superficiais, tosse persistente ou inefetiva e presença de sons respiratórios adventícios. O estado nutricional é avaliado com base no histórico nutricional e exame geral realizado por ocasião dos exames pré-internação. O enfermeiro também faz uma revisão dos resultados laboratoriais previamente obtidos para obter informações sobre o estado nutricional do paciente.

Diagnóstico

DIAGNÓSTICOS DE ENFERMAGEM

Com base nos dados de avaliação, os principais diagnósticos de enfermagem pós-operatórios podem incluir os seguintes:

- Dor aguda e desconforto associados com a incisão cirúrgica
- Troca de gases prejudicada associada com a incisão cirúrgica abdominal alta (quando se realiza colecistectomia cirúrgica tradicional)
- Integridade da pele prejudicada associada com a drenagem biliar alterada após a intervenção cirúrgica (quando um tubo em T tiver sido inserido, devido a cálculos retidos no ducto colédoco, ou quando tiver sido utilizado outro dispositivo de drenagem)
- Comprometimento do estado nutricional associado à secreção inadequada de bile
- Falta de conhecimento sobre as atividades de autocuidado, associado com o cuidado da incisão, modificações alimentares (quando necessário), medicamentos e sinais ou sintomas que devem ser relatados (p. ex., febre, sangramento, vômitos).

Problemas interdependentes/complicações potenciais

As complicações potenciais podem incluir as seguintes:

- Sangramento
- Sintomas GI (que podem estar relacionados com extravasamento biliar ou com lesão do intestino).

Planejamento e metas

As metas para o paciente consistem em alívio da dor, ventilação adequada, integridade da pele e melhora da drenagem biliar, aporte nutricional ótimo, ausência de complicações e entendimento das rotinas de autocuidado.

Intervenções de enfermagem

Após a recuperação da anestesia, o paciente é colocado na posição de Fowler baixa. Podem ser administradas soluções IV, e a aspiração nasogástrica (um tubo nasogástrico provavelmente foi inserido imediatamente antes da cirurgia para um procedimento não laparoscópico) pode ser instituída para aliviar a distensão abdominal. São administrados água e outros líquidos dentro de poucas horas após o procedimento laparoscópico. Uma dieta branda é iniciada após o retorno dos sons intestinais, que geralmente ocorre no dia seguinte quando se utiliza uma abordagem laparoscópica.

Alívio da dor

A localização da incisão subcostal na cirurgia de vesícula biliar não laparoscópica frequentemente faz com que o paciente evite mudar de posição e mover-se, imobilize o local afetado e faça respirações superficiais para evitar a dor. Como a expansão completa dos pulmões e o aumento gradual da atividade são necessários para evitar complicações pós-operatórias, o enfermeiro administra agentes analgésicos, conforme prescrição, para aliviar a dor e ajudar o paciente a mudar de posição, tossir, respirar profundamente e deambular, quando indicado. O uso de um travesseiro ou de uma cinta abdominal sobre a incisão pode reduzir a dor durante essas manobras.

Melhora do estado respiratório

Os pacientes que se submetem à cirurgia da via biliar estão particularmente propensos a complicações pulmonares, assim como todos os pacientes com incisões abdominais superiores. Por conseguinte, o enfermeiro supervisiona o paciente na realização de respirações profundas e tosse a cada hora, a fim de expandir totalmente os pulmões e evitar o desenvolvimento de atelectasia. O uso precoce e consistente da espirometria de incentivo também ajuda a melhorar a função respiratória. A deambulação precoce evita as complicações pulmonares, bem como outras complicações, como a formação de tromboembolismo venoso (TEV). As complicações pulmonares têm mais tendência a ocorrer em pacientes idosos, pacientes com obesidade e naqueles com doença pulmonar preexistente.

Manutenção da integridade da pele e promoção da drenagem biliar

Nos pacientes que se submetem a colecistostomia ou coledocostomia, o dreno precisa ser imediatamente conectado a um recipiente de drenagem. O enfermeiro deve fixar o equipo aos curativos ou à roupa do paciente, com folga suficiente para que ele possa se movimentar sem deslocar ou dobrar o tubo. Como um sistema de drenagem permanece acoplado quando o paciente está deambulando, a bolsa de drenagem pode ser colocada no bolso de um roupão ou fixada de modo que fique abaixo da cintura ou no nível do ducto colédoco. Se for utilizado um dreno, o enfermeiro troca os curativos, quando necessário.

Depois desses procedimentos cirúrgicos, o paciente é examinado quanto a indicações de infecção, extravasamento de bile na cavidade peritoneal e obstrução da drenagem biliar. Se a bile não estiver drenando de modo adequado, é provável que uma obstrução esteja causando o refluxo de bile no fígado e na corrente sanguínea. Devido à possível ocorrência de icterícia, o enfermeiro deve observar a coloração das escleras. Além disso, ele deve observar e registrar a ocorrência de dor abdominal no quadrante superior direito, náuseas, vômitos, drenagem biliar ao redor de qualquer dreno, fezes com coloração de argila e alteração dos sinais vitais.

A bile pode continuar drenando do trajeto de drenagem em quantidades consideráveis por algum tempo, exigindo trocas frequentes dos curativos externos e proteção da pele contra a irritação (a bile é corrosiva para a pele).

Para evitar a perda total de bile, o cirurgião pode querer que o dreno (tubo em T) ou o recipiente de coleta sejam elevados acima do nível do abdome, de modo que a bile possa drenar externamente apenas se houver desenvolvimento de pressão no sistema ductal. A cada 24 horas, o enfermeiro mede a bile coletada e registra a sua quantidade, coloração e característica da drenagem. Depois de vários dias de drenagem, o tubo em T pode ser clampeado por 1 hora antes e depois de cada refeição, de modo que a bile seja liberada no duodeno para ajudar no processo de digestão (Brunicardi, 2019; Cameron & Cameron, 2020; Townsend et al., 2016). Dentro de 7 dias a 3 semanas, o dreno é removido (Brunicardi, 2019; Cameron & Cameron, 2020; Townsend et al., 2016). O paciente que vai para casa com um dreno no local necessita de instruções e tranquilização sobre a função, bem como o cuidado do tubo em T (Rothrock, 2019).

Em todos os pacientes com drenagem biliar, o enfermeiro (ou o paciente, se estiver em casa) observa diariamente a coloração das fezes. Amostras de urina e de fezes podem ser enviadas ao laboratório para exame de pigmentos biliares. Dessa maneira, é possível determinar se o pigmento biliar está desaparecendo do sangue e drenando novamente no duodeno. É importante manter um cuidadoso registro do balanço hídrico.

Melhora do estado nutricional

O enfermeiro negocia com o paciente o consumo de uma dieta com baixo teor de gorduras e rica em carboidratos e proteínas imediatamente depois da cirurgia. Por ocasião da alta hospitalar, geralmente não há instruções nutricionais especiais, a não ser manter uma dieta saudável e evitar o consumo excessivo de gorduras. A restrição de gorduras costuma ser suspensa em 4 a 6 semanas, quando os ductos biliares se dilatam para acomodar o volume de bile anteriormente mantido pela vesícula biliar, e quando a ampola de Vater volta a funcionar de modo efetivo. Depois desse período, quando o paciente ingere gordura, uma quantidade adequada de bile é liberada no trato GI para emulsificar as gorduras e possibilitar a digestão. Isso contrasta com a condição observada antes da cirurgia, quando as gorduras não podiam ser digeridas por completo ou de modo adequado, podendo ocorrer flatulência. Uma das finalidades da cirurgia da vesícula biliar é possibilitar uma dieta normal.

Monitoramento e manejo de complicações potenciais

Pode ocorrer sangramento em consequência de punção ou lesão inadvertida de um vaso sanguíneo importante. No período pós-operatório, o enfermeiro monitora rigorosamente os sinais vitais e inspeciona as incisões cirúrgicas e quaisquer drenos à procura de sangramento. Além disso, ela examina o paciente quanto à presença de aumento da hipersensibilidade e rigidez do abdome. Quando esses sinais e sintomas ocorrem, são relatados ao cirurgião. O paciente e a sua família são orientados a relatar qualquer mudança na coloração das fezes, visto que essa alteração pode indicar complicações. Podem ocorrer sintomas GI, embora incomuns, com a manipulação do intestino durante a cirurgia.

Após a colecistectomia laparoscópica, o enfermeiro avalia o paciente quanto à ocorrência de anorexia, vômitos, dor, distensão abdominal e elevação da temperatura. Esses sintomas podem indicar infecção ou ruptura do trato GI e devem ser relatados imediatamente ao cirurgião. Como o paciente recebe alta logo depois da cirurgia laparoscópica, ele e a sua família são instruídos verbalmente e por escrito sobre a razão de relatar imediatamente a ocorrência desses sintomas. Os enfermeiros devem cogitar a implementação do método de confirmação do aprendizado quando orientarem os pacientes e seus familiares para garantir que eles consigam descrever com as próprias palavras o que foi transmitido (ver no Capítulo 3 a discussão sobre o método de confirmação do aprendizado).

Promoção de cuidados domiciliar, comunitário e de transição

Orientação do paciente sobre autocuidados. O enfermeiro orienta o paciente sobre os medicamentos prescritos (vitaminas, agentes anticolinérgicos e antiespasmódicos) e suas ações. Informa também o paciente e a família sobre os sintomas que devem ser relatados ao médico, incluindo icterícia, urina escura, fezes de coloração pálida, prurido e sinais de inflamação e infecção, como dor ou febre.

Alguns pacientes relatam uma a três evacuações por dia, devido ao gotejamento contínuo de bile através da junção coledocoduodenal depois da colecistectomia. Em geral, essa frequência diminui no decorrer de um período de algumas semanas a vários meses.

Se o paciente receber alta do hospital ainda com um dreno no local, ele e sua família precisam receber treinamento sobre o seu manejo. O enfermeiro demonstra sobre o cuidado apropriado do dreno e explica a razão de relatar imediatamente quaisquer alterações na quantidade ou nas características da drenagem. A supervisão na fixação dos curativos apropriados reduz a ansiedade do paciente sobre a sua volta ao lar com o dreno ou tubo ainda em posição. O Boxe 44.2 apresenta detalhes adicionais sobre a orientação do paciente para o manejo do autocuidado após colecistectomia laparoscópica.

Cuidados contínuos e de transição. Com suporte suficiente em casa, a maioria dos pacientes recupera-se rapidamente da colecistectomia. Contudo, alguns pacientes podem necessitar de encaminhamento para o cuidado de transição ou domiciliar. O enfermeiro especialista na área hospitalar pode ajudar a reduzir a imprevisibilidade das experiências pós-operatória e pós-alta dos pacientes por meio de orientação, alívio imediato da dor e cuidados meticulosos de enfermagem (Rothrock, 2019). Durante as visitas domiciliares, o enfermeiro avalia o estado físico do paciente, particularmente a cicatrização das feridas e o progresso para a recuperação. Além disso, é importante avaliar o paciente quanto à adequação do alívio da dor e dos exercícios respiratórios. Se o paciente tiver um sistema de drenagem em posição, o enfermeiro o examina quanto à sua perviedade e ao manuseio apropriado pelo paciente e família. A avaliação dos sinais de infecção e a orientação do paciente sobre os sinais e sintomas de infecção também constituem intervenções de enfermagem importantes. O entendimento do esquema terapêutico (medicamentos, retorno gradual às atividades normais) pelo paciente é avaliado, e

---

Boxe 44.2 ORIENTAÇÕES AO PACIENTE

Manejo do autocuidado após colecistectomia laparoscópica

O enfermeiro orienta o paciente em relação a manejo da dor, atividade física e prática de exercício, cuidados com a ferida, nutrição e cuidados de acompanhamento (ver adiante).

Manejo da dor
- Você pode sentir dor ou desconforto devido ao gás utilizado para insuflar a área abdominal durante a cirurgia. Sentar-se ereto na cama ou em uma cadeira, caminhar ou usar uma almofada térmica são procedimentos que podem aliviar o desconforto
- Tomar medicamentos analgésicos, quando necessário e conforme prescrição. Relatar ao cirurgião se não houver alívio da dor, mesmo com o uso de analgésico.

Retorno às atividades
- Começar imediatamente a realização de exercício leve (deambulação)
- Tomar banho de chuveiro ou de banheira depois de 1 ou 2 dias
- Dirigir carro depois de 3 ou 4 dias
- Evitar levantar objetos com mais de 2,2 kg depois da cirurgia, geralmente por 1 semana
- Reiniciar a atividade sexual, quando desejado.

Cuidado da ferida
- Verificar diariamente o local de punção à procura de sinais de infecção
- Lavar o local de punção com sabão neutro e água
- Deixar que esparadrapos especiais sobre o local de punção se desprendam. Não os retirar.

Reinício da alimentação
- Retomar a dieta normal
- Se você apresentava intolerância às gorduras antes da cirurgia, adicioná-las gradualmente à dieta em pequenos incrementos.

Cuidado de acompanhamento
- Marcar uma consulta com seu cirurgião para 7 a 10 dias após a alta
- Telefonar para o cirurgião se tiver qualquer sinal ou sintoma de infecção no local de punção ou ao seu redor: rubor, hipersensibilidade, edema, calor ou drenagem
- Telefonar para o cirurgião se tiver febre de 37,7°C ou mais por 2 dias consecutivos
- Telefonar para o cirurgião se apresentar náuseas, vômitos ou dor abdominal.

---

efetua-se um reforço do ensino prévio. O enfermeiro ressalta a importância de manter as consultas de acompanhamento e lembra ao paciente e à família a razão de participar nas atividades de promoção da saúde e triagem de saúde recomendadas.

Reavaliação

Entre os resultados esperados estão:
1. Relata diminuição da dor.
   a. Imobiliza a incisão abdominal para diminuir a dor.
   b. Evita alimentos que provoquem dor.
   c. Utiliza a analgesia pós-operatória, conforme prescrição.
2. Mostra função respiratória apropriada.
   a. Consegue excursão respiração completa, com inspiração e expiração profundas.

b. Tosse de maneira efetiva, usando um travesseiro para imobilizar a incisão abdominal.
c. Utiliza a analgesia pós-operatória, conforme prescrição.
d. Realiza exercícios, conforme prescrição (p. ex., muda de posição, deambula).
3. Exibe integridade normal da pele ao redor do local de drenagem biliar (quando aplicável).
a. Não apresenta febre nem dor abdominal; não tem nenhuma alteração dos sinais vitais nem presença de bile, drenagem de odor fétido ou pus ao redor do dreno.
b. Demonstra o manejo correto do dreno (quando aplicável).
c. Identifica os sinais e sintomas de obstrução biliar a serem observados e relatados.
d. Apresenta níveis séricos de bilirrubina dentro da faixa de referência.
4. Obtém alívio da intolerância nutricional.
a. Mantém aporte nutricional adequado e evita os alimentos que provoquem sintomas GI.
b. Relata diminuição ou ausência de náuseas, vômitos, diarreia, flatulência e desconforto abdominal.
5. Ausência de complicações.
a. Apresenta sinais vitais normais (pressão arterial, pulso, frequência e padrão respiratórios e temperatura).
b. Relata ausência de sangramento do trato GI e do dreno ou cateter biliar (quando presente), sem qualquer sinal de sangramento nas fezes.
c. Relata o retorno do apetite e a ausência de qualquer evidência de vômitos, distensão abdominal ou dor.
d. Lista os sintomas que devem ser relatados imediatamente ao cirurgião e demonstra entendimento sobre o autocuidado, incluindo o cuidado da ferida.

DISTÚRBIOS DO PÂNCREAS

A **pancreatite** (inflamação do pâncreas) é um distúrbio grave. O sistema de classificação mais básico empregado para descrever ou categorizar os vários estágios e a forma de pancreatite divide o distúrbio em formas aguda e crônica. A pancreatite aguda pode ser uma emergência médica associada a um elevado risco de complicações potencialmente fatais e mortalidade, enquanto a pancreatite crônica frequentemente não é detectada, visto que os achados clínicos e diagnósticos clássicos nem sempre estão presentes nos estágios iniciais da doença (Feldman et al., 2016; Papadakis & McPhee, 2020; Srinivasan & Friedman, 2018). Na ocasião em que os sintomas aparecem na pancreatite crônica, aproximadamente 90% da função normal das células acinares (função exócrina) foram perdidos (Feldman et al., 2016; Goldman & Shaffer, 2019; Papadakis & McPhee, 2020; Srinivasan & Friedman, 2018). A pancreatite aguda geralmente não leva à pancreatite crônica, a não ser que surjam complicações; a pancreatite crônica, no entanto, pode ser caracterizada por episódios agudos.

Embora os mecanismos que causam inflamação pancreática não sejam conhecidos, a pancreatite é comumente descrita como a autodigestão do pâncreas. Acredita-se que o ducto pancreático torne-se temporariamente obstruído, acompanhado de hipersecreção das enzimas exócrinas do pâncreas. Essas enzimas entram no ducto biliar (em que são ativadas) e, com a bile, retornam (refluxo) ao ducto pancreático, causando pancreatite.

PANCREATITE AGUDA

Nos EUA, ocorrem cerca de 200 mil casos de pancreatite aguda por ano, dos quais 80% resultam de colelitíase ou de uso abusivo contínuo de bebidas alcoólicas (Faghih, Fan & Singh, 2019; Olson, Perelman & Birk, 2019). A pancreatite aguda inclui desde um distúrbio discreto e autolimitado até uma doença grave e rapidamente fatal, que não responde a nenhum tratamento. Esses dois tipos principais de pancreatite aguda (leve e grave) são classificados como pancreatite edematosa intersticial e pancreatite necrosante, respectivamente. A pancreatite intersticial acomete a maioria dos pacientes. É caracterizada pela ausência de necrose do parênquima pancreático ou de necrose peripancreática com aumento difuso da glândula em decorrência de edema inflamatório (Faghih et al., 2019; Olson et al., 2019). O edema e a inflamação na pancreatite intersticial são limitados ao próprio pâncreas. Verifica-se a presença de disfunção orgânica mínima, e o retorno à função normal é geralmente observado dentro de 6 meses. Embora esta seja considerada a forma mais leve de pancreatite, o paciente está agudamente doente e corre risco de choque hipovolêmico, distúrbios hidreletrolíticos e sepse.

Na forma mais grave, pancreatite necrosante, existe necrose tecidual no parênquima pancreático ou no tecido que circunda a glândula. Esse tipo pode ser estéril ou infectado; se houver envolvimento do parênquima, trata-se de um marcador de doença mais grave (Brunicardi, 2019; Faghih et al., 2019; Olson et al., 2019). A pancreatite necrosante caracteriza-se por digestão enzimática mais disseminada e completa da glândula. As enzimas lesionam os vasos sanguíneos locais, e podem ocorrer sangramento e trombose. O tecido pode tornar-se necrótico, com extensão da lesão para dentro dos tecidos retroperitoneais. As complicações locais consistem em cistos ou abscessos pancreáticos e coleções agudas de líquido no pâncreas ou próximo a ele. Os pacientes que desenvolvem complicações sistêmicas com insuficiência de órgãos (p. ex., insuficiência pulmonar com hipoxia, choque, nefropatia e sangramento GI) também se caracterizam como portadores de pancreatite aguda grave.

 ## Considerações gerontológicas

A pancreatite aguda acomete indivíduos de todas as idades, mas a taxa de mortalidade associada a esse tipo de pancreatite aumenta com o avanço da idade (Brunicardi, 2019; Faghih et al., 2019; Olson et al., 2019). Além disso, o padrão de complicações modifica-se com a idade. Os pacientes mais jovens tendem a desenvolver complicações locais; a incidência de síndrome de disfunção múltipla de órgãos (SDMO) aumenta com a idade, possivelmente em consequência da diminuição progressiva na função fisiológica dos principais órgãos com o avanço da idade. É essencial proceder a um monitoramento rigoroso da função dos principais órgãos (i. e., pulmões, rins), e é necessário instituir um tratamento agressivo para reduzir a mortalidade da pancreatite aguda no paciente idoso.

Fisiopatologia

A autodigestão do pâncreas pelas suas próprias enzimas proteolíticas, principalmente a tripsina, provoca pancreatite aguda. Em geral, esses pacientes tiveram pancreatite crônica não diagnosticada antes do primeiro episódio de pancreatite aguda. Os cálculos biliares entram no ducto colédoco e alojam-se na ampola de Vater, causando obstrução do fluxo de suco pancreático ou refluxo da bile do ducto colédoco para o ducto pancreático, ativando, assim, as poderosas enzimas presentes no pâncreas. Em geral, essas enzimas permanecem em uma forma inativa até que as secreções pancreáticas alcancem o lúmen do duodeno (Brunicardi, 2019; Faghih et al., 2019; Norris, 2019; Olson et al., 2019). A ativação das enzimas pode levar à vasodilatação, ao aumento da permeabilidade vascular e à ocorrência de necrose, erosão e hemorragia (Brunicardi, 2019; Faghih et al., 2019; Norris, 2019; Olson et al., 2019; Townsend et al., 2016).

Outras causas menos comuns de pancreatite incluem infecção bacteriana ou viral, em que a pancreatite se desenvolve ocasionalmente como complicação da infecção pelo vírus da caxumba. O espasmo e o edema da ampola de Vater, causados pela duodenite, provavelmente podem provocar pancreatite. O traumatismo abdominal fechado, a úlcera péptica, a doença vascular isquêmica, a hiperlipidemia, a hipercalcemia, assim como o uso de corticosteroides, diuréticos tiazídicos, contraceptivos orais e outros medicamentos também foram associados à incidência aumentada de pancreatite. É possível verificar o desenvolvimento de pancreatite aguda após cirurgia no pâncreas ou próximo a ele, ou após instrumentação do ducto pancreático. Além do consumo de bebidas alcoólicas, o tabagismo é um fator de risco para o desenvolvimento de pancreatite aguda e crônica (Aune, Yahya, Norat et al., 2019). A pancreatite idiopática aguda responde por até 10% dos casos de pancreatite aguda. Alguns especialistas postulam que esses casos podem estar relacionados com microlitíase (pequenos cálculos na bile) oculta (Goodchild, Chouhan & Johnson, 2019; Olson et al., 2019; Townsend et al., 2016). Além disso, observa-se uma pequena incidência de pancreatite hereditária.

A taxa de mortalidade de pacientes com pancreatite aguda é de 2 a 10%, em decorrência de choque, anoxia, hipotensão ou desequilíbrios hidreletrolíticos. Tal taxa também pode estar relacionada com os 10 a 30% de pacientes com doença aguda grave, caracterizada por necrose pancreática e peripancreática (Goodchild et al., 2019; Olson et al., 2019; Townsend et al., 2016). A pancreatite pode resultar em recuperação completa, pode sofrer recidiva sem lesão permanente ou evoluir para a pancreatite crônica. O paciente admitido no hospital com diagnóstico de pancreatite está agudamente doente e necessita de cuidados especializados de enfermagem e médicos.

Manifestações clínicas

A dor abdominal intensa constitui o principal sintoma da pancreatite que leva o paciente a procurar cuidados médicos. A dor e a hipersensibilidade abdominais e a dor nas costas resultam da irritação e do edema do pâncreas inflamado. A tensão aumentada sobre a cápsula pancreática e a obstrução dos ductos pancreáticos também contribuem para a dor. A dor geralmente ocorre no mesoepigástrio. Com frequência, a dor é aguda no início, ocorre dentro de 24 a 48 horas após uma refeição muito pesada ou após o consumo de bebida alcoólica e pode ser difusa ou difícil de localizar. Em geral, é mais intensa depois das refeições e não é aliviada pelo uso de antiácidos; a dor pode ser acompanhada de distensão abdominal, massa abdominal palpável e pouco definida, diminuição da peristalse e vômitos que não aliviam a dor nem as náuseas.

O paciente parece estar agudamente doente. Ocorre defesa abdominal. O paciente pode apresentar abdome rígido (em tábua) e isso, habitualmente, indica peritonite (Goodchild et al., 2019; Olson et al., 2019). A equimose (contusão) no flanco ou ao redor do umbigo pode indicar pancreatite grave. As náuseas e os vômitos são comuns na pancreatite aguda. Em geral, os vômitos são de origem gástrica, mas também podem ser tintos de bile. Além disso, podem ocorrer febre, icterícia, confusão mental e agitação.

A hipotensão é típica e reflete a presença de hipovolemia e choque causados pela perda de grandes quantidades de líquido rico em proteínas para os tecidos e para a cavidade peritoneal. Além da hipotensão, o paciente pode desenvolver taquicardia, cianose e pele fria e pegajosa. A lesão renal aguda é comum.

A angústia respiratória e a hipoxia são comuns, e o paciente pode desenvolver infiltrados pulmonares difusos, dispneia, taquipneia e valores anormais da gasometria. Na pancreatite aguda, podem ocorrer depressão miocárdica, hipocalcemia, hiperglicemia e coagulação intravascular disseminada.

Avaliação e achados diagnósticos

O diagnóstico de pancreatite aguda é baseado no achado de dois dos seguintes critérios: relato de dor abdominal alta, alterações bioquímicas com níveis séricos de amilase ou lipase superiores a três vezes o limite superior da normalidade ou alterações típicas nos exames de imagem (TC, ressonância magnética [RM] ou US). A existência de fatores de risco conhecidos também é útil para propósitos diagnósticos (Feldman et al., 2016; Goodchild et al., 2019; Olson et al., 2019; Żorniak, Beyer & Mayerle, 2019). Na maioria dos casos, os níveis séricos de amilase e de lipase aumentam dentro de 24 horas após o aparecimento dos sintomas. Os níveis séricos de amilase costumam se normalizar em 48 a 72 horas; enquanto os níveis séricos de lipase podem permanecer elevados por um período mais longo, frequentemente por vários dias depois da amilase. Os níveis urinários de amilase também tornam-se elevados e assim permanecem por mais tempo que seus níveis séricos. Em geral, a contagem de leucócitos está elevada; verifica-se a presença de hipocalcemia em muitos pacientes, que se correlaciona bem com a gravidade da pancreatite. Em alguns pacientes com pancreatite aguda, há ocorrência de hiperglicemia e glicosúria transitórias e níveis elevados de bilirrubina.

Podem ser obtidos exames radiográficos do abdome e do tórax para diferenciar a pancreatite de outros distúrbios passíveis de produzir sintomas semelhantes, bem como para detectar a presença de derrames pleurais. A US, a TC contrastada e a RM são utilizadas para identificar aumento no diâmetro do pâncreas e para detectar a presença de cistos, abscessos ou pseudocistos pancreáticos.

O hematócrito e os níveis de hemoglobina são usados para monitorar a ocorrência de sangramento. O líquido peritoneal, que é obtido por meio de paracentese ou lavagem peritoneal, pode conter níveis elevados de enzimas pancreáticas. A CPRE raramente é usada na avaliação diagnóstica da pancreatite aguda, visto que o paciente está agudamente doente; no entanto, pode ser valiosa no tratamento da pancreatite por cálculos biliares.

A gravidade da pancreatite aguda é de difícil previsão na fase inicial do processo; contudo, a taxa de mortalidade pode ser prevista com base em dados clínicos e laboratoriais (Boxe 44.3). Segundo a classificação revisada de Atlanta existem três graus de gravidade: (1) pancreatite aguda leve, não há falência do órgão nem complicações locais ou sistêmicas, (2) pancreatite aguda moderadamente grave, com falência transitória do órgão ou complicações locais ou sistêmicas e (3) pancreatite aguda grave caracterizada por falência persistente do órgão (mais de 48 horas) (Banks, Bollen, Dervenis et al., 2013; Żorniak et al., 2019). Alguns sistemas de estratificação de risco têm como meta a previsão de falência persistente do órgão e de complicações. Os sistemas Acute Physiology and Chronic Health Evaluation II (APACHE II), Ranson Criteria for Pancreatitis Mortality e Bedside Index of Severity in Acute Pancreatitis (BISAP) analisam fatores clínicos e bioquímicos para determinar a gravidade da pancreatite aguda. O resultado de exames laboratoriais como proteína C reativa, procalcitonina e ureia também podem ter algum valor preditivo (Żorniak et al., 2019). A previsão precoce da gravidade da pancreatite aguda é importante para orientar o tratamento inicial, escolher o nível ótimo de cuidados e identificar pacientes que poderiam se beneficiar da transferência para um centro especializado (Żorniak et al., 2019).

Manejo clínico

O manejo da pancreatite aguda é direcionado para o alívio dos sintomas e a prevenção ou tratamento das complicações. Toda a ingestão é suspensa para inibir a estimulação do pâncreas e a sua secreção de enzimas. A pesquisa continuada tem mostrado resultados positivos com o uso de alimentações enterais. A recomendação atual é que, sempre que possível, a via enteral deve ser usada para suprir as necessidades nutricionais de pacientes com pancreatite. Além disso, foi constatado que essa estratégia evita as complicações infecciosas de maneira segura e efetiva quanto ao custo (McClave, 2019; Mueller, 2017; Olson et al., 2019; Ramanathan & Aadam, 2019; Townsend et al., 2016). A nutrição enteral deve ser iniciada precocemente em pacientes com pancreatite aguda (Goodchild et al., 2019; McClave, 2019; Mueller, 2017; Olson et al., 2019; Ramanathan & Aadam, 2019). A nutrição parenteral é importante no suporte nutricional de pacientes com pancreatite aguda grave, sobretudo quando não conseguem tolerar a nutrição enteral (Goodchild et al., 2019; Mueller, 2017; Olson et al., 2019). É possível efetuar aspiração nasogástrica para aliviar náuseas e vômitos, assim como para diminuir a distensão abdominal dolorosa e o íleo paralítico (Brunicardi, 2019). Os dados de pesquisa não sustentam o uso rotineiro de tubo nasogástrico para remover as secreções gástricas, em um esforço para limitar a secreção pancreática. Embora a literatura atual desencoraje o uso de terapia supressora de ácido gástrico, essa prática é comum em pacientes hospitalizados. Antagonistas da histamina-2 (H_2), como a cimetidina, podem ser prescritos para diminuir a atividade pancreática, inibindo a secreção de ácido gástrico. Os inibidores da bomba de prótons, como o pantoprazol, podem ser utilizados para pacientes que não toleram os antagonistas H_2 ou para aqueles nos quais essa terapia é inefetiva (Barbateskovic, Marker, Granholm et al., 2019; Kavitt, Lipowska, Anyane-Yeboa et al., 2019).

Manejo da dor

A administração adequada de analgesia é essencial durante a evolução da pancreatite aguda, a fim de proporcionar alívio suficiente da dor e minimizar a inquietação, que pode estimular ainda mais a secreção pancreática. O alívio da dor pode exigir administração parenteral de opioides como morfina, fentanila e hidromorfona (Cameron & Cameron, 2020; Goodchild et al., 2019; Olson et al., 2019). A recomendação para o manejo da dor consiste no uso de opioides, com avaliação de sua efetividade e modificação da terapia se a dor não for controlada ou aumentar (Faghih et al., 2019; Goodchild et al., 2019; Olson et al., 2019). Existem algumas evidências de que a implementação da analgesia progressiva da Organização Mundial da Saúde constitua uma abordagem pragmática para o manejo da dor em pacientes com pancreatite (Żorniak et al., 2019). Esse aumento escalonado de anti-inflamatórios não esteroides (AINEs) de baixa potência para AINEs de alta potência, seja isoladamente ou em combinação com opioides, constitui um método efetivo de manejo da dor e redução da dependência de opioides (Żorniak et al., 2019). AINEs têm de ser evitados ou usados com cautela quando os pacientes correm risco de sangramento. Paralisia GI e íleo paralítico são comuns na fase inicial da pancreatite aguda e podem ser potencializados e exacerbados pelo uso de altas doses de opioides (Żorniak et al., 2019). É necessária a realização de mais pesquisas para identificar a melhor opção para o manejo da dor no paciente com pancreatite aguda (Faghih et al., 2019). Até serem elaboradas recomendações baseadas em evidências, devem ser seguidas as diretrizes para manejo de dor aguda no período perioperatório (Rothrock, 2019). Podem ser prescritos agentes antieméticos para evitar os vômitos.

 ### Cuidado intensivo

É necessário proceder à correção da perda de líquidos e de sangue e dos baixos níveis de albumina para manter o volume de líquidos e evitar a lesão renal aguda. Em geral, o paciente está agudamente doente e é monitorado na unidade de terapia intensiva, onde são iniciados os seguintes monitoramentos: hemodinâmico e da gasometria arterial. Podem ser prescritos antibióticos se houver infecção. Antibióticos profiláticos não são recomendados para pacientes com pancreatite aguda (Faghih et al., 2019; Goodchild, 2019; Olson et al., 2019). A insulina pode ser necessária se ocorrer hiperglicemia. A insulinoterapia intensiva (infusão contínua) nos pacientes em estado crítico foi objeto de muito estudo. As melhores recomendações de ação, que se baseiam em muitas investigações desse assunto complexo, incluem meta de glicemia de 140 a 200 mg/dℓ se for necessária insulinoterapia em pacientes clínicos e cirúrgicos em estado crítico. Além disso, os médicos são aconselhados a evitar metas de glicose inferiores a 140 mg/dℓ porque é provável a ocorrência de efeitos adversos (Horton, 2019).

Boxe 44.3 — Critérios de Ranson para mortalidade pancreática

Critérios na admissão hospitalar

- Idade > 55 anos
- Leucócitos > 16.000/mm³
- Glicemia > 200 mg/dℓ (> 11,1 mmol/ℓ)
- Desidrogenase láctica (LDH) sérica > 350 UI/ℓ (> 350 U/ℓ)
- Aspartato aminotransferase (AST) > 250 UI/ℓ

Critérios em 48 h após a admissão hospitalar

- Queda do hematócrito > 10% (> 0,10)
- Aumento da ureia sanguínea > 5 mg/dℓ (> 1,7 mmol/ℓ)
- Cálcio sérico < 8 mg/dℓ (< 2 mmol/ℓ)
- Déficit de base > 4 mEq/ℓ (> 4 mmol/ℓ)
- Retenção e sequestro de líquido > 6 ℓ
- Pressão parcial de oxigênio (P_{O_2}) < 60 mmHg

Dois sinais ou menos, mortalidade de 1%; 3 ou 4 sinais, mortalidade de 15%; 5 ou 6 sinais, mortalidade de 40%; > 6 sinais, mortalidade de 100%.

Nota: Quanto mais fatores de risco o paciente apresentar, maiores a gravidade e a probabilidade de complicações ou morte. Adaptado de Ranson, J. H., Rifkind, K. M., Roses, D. F. et al. (1974). Prognostic signs and the role of operative management in acute pancreatitis. *Surgery, Gynecology & Obstetrics, 139*(1), 69–81.

Cuidado respiratório

O cuidado respiratório agressivo está indicado devido ao alto risco de elevação do diafragma, infiltrados e derrames pulmonares, igualmente atelectasia. Ocorre hipoxemia em um número significativo de pacientes com pancreatite aguda, mesmo com achados radiográficos normais. O cuidado respiratório pode incluir desde o monitoramento rigoroso da gasometria arterial e o uso de oxigênio umidificado até intubação e ventilação mecânica (ver Capítulo 19 para uma discussão mais pormenorizada).

Drenagem biliar

A colocação de drenos biliares (para drenagem biliar) e de *stents* (tubos de demora) no ducto pancreático por meio de endoscopia tem sido realizada para restabelecer a drenagem do pâncreas. Esse procedimento tem resultado em diminuição da dor.

Intervenção cirúrgica

Embora o paciente agudamente doente corra alto risco de complicações cirúrgicas, a cirurgia pode ser realizada para ajudar no diagnóstico de pancreatite (laparotomia diagnóstica), para estabelecer a drenagem pancreática ou para efetuar ressecção ou desbridamento de pâncreas necrótico e infectado. O paciente que se submete à cirurgia pancreática pode ter múltiplos drenos em posição no pós-operatório, bem como uma incisão cirúrgica que é mantida aberta para irrigação e novos curativos a cada 2 a 3 dias para remover os restos necróticos (Figura 44.6).

Manejo pós-agudo

Alimentações orais com baixo teor de gordura e de proteína são iniciadas gradualmente. A cafeína e o álcool são eliminados da dieta. Se o episódio de pancreatite tiver ocorrido durante o tratamento com diuréticos tiazídicos, corticosteroides ou contraceptivos orais, esses medicamentos são interrompidos. O acompanhamento pode incluir US, exames radiográficos ou CPRE para determinar se a pancreatite está em processo de resolução e para verificar a presença de abscessos e pseudocistos. A CPRE também pode ser utilizada para identificar a causa da pancreatite aguda, se houver qualquer dúvida, bem como para esfincterotomia endoscópica e remoção de cálculos biliares do ducto colédoco.

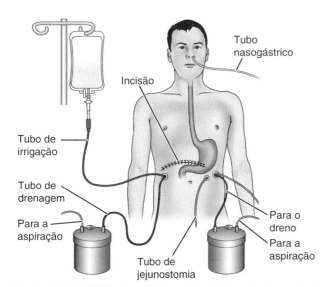

Figura 44.6 • Múltiplos drenos são usados após a cirurgia pancreática. Os drenos com três lumens consistem em portas que fornecem equipo para irrigação, ventilação do ar e drenagem.

Manejo de enfermagem

Alívio da dor e do desconforto

Como o processo patológico responsável pela dor consiste na autodigestão do pâncreas, os objetivos da terapia consistem em aliviar a dor e diminuir a secreção das enzimas pancreáticas. A dor da pancreatite aguda é frequentemente muito intensa, exigindo o uso liberal de agentes analgésicos. A recomendação atual para o manejo da dor nessa população de pacientes consiste em opioides por via parenteral, incluindo morfina, hidromorfona ou fentanila por meio de analgesia ou injeção direta controlada pelo paciente (Goodchild et al., 2019; Olson et al., 2019). Se os pacientes estiverem em estado crítico, pode ser necessária infusão contínua. Como a maioria dos opioides estimula, em certo grau, o espasmo do esfíncter de Oddi, ainda não houve um consenso sobre o agente mais efetivo. O aspecto mais essencial do cuidado consiste em assegurar o conforto do paciente, independentemente do opioide prescrito. O enfermeiro avalia com frequência o nível de dor e a eficácia das intervenções farmacológicas (e não farmacológicas). Podem ser necessárias modificações no esquema de manejo da dor, com base na obtenção de seu controle. O enfermeiro dispõe de instrumentos de avaliação da dor (ver Capítulo 9) para assegurar uma classificação acurada da dor. As intervenções não farmacológicas (p. ex., posicionamento apropriado, música, distração e imaginação) podem ser efetivas para reduzir a dor quando utilizadas juntamente com os medicamentos.

As alimentações orais são suspensas para diminuir a secreção de secretina. São prescritos líquidos e eletrólitos parenterais para restaurar e manter o balanço hídrico. A aspiração nasogástrica pode ser usada para aliviar náuseas e vômitos ou para tratar distensão abdominal e íleo paralítico. O enfermeiro realiza a higiene e o cuidado orais frequentes para diminuir o desconforto do tubo nasogástrico e aliviar o ressecamento da boca.

O paciente gravemente doente é mantido em repouso no leito para diminuir a taxa metabólica e reduzir a secreção das enzimas pancreáticas e gástricas. Se o paciente tiver dor de intensidade crescente, o enfermeiro relata isso ao médico, visto que o paciente pode estar sofrendo hemorragia do pâncreas, ou a dose do analgésico pode ser inadequada.

O paciente com pancreatite aguda frequentemente apresenta confusão mental ou *delirium*, devido a dor intensa, distúrbios eletrolíticos e hipoxia. Por conseguinte, o enfermeiro fornece explicações frequentes e repetidas, porém simples, sobre a necessidade de suspender os líquidos, sobre a manutenção da aspiração gástrica e o repouso no leito.

Melhora do padrão respiratório

O enfermeiro mantém o paciente na posição semi-Fowler para diminuir a pressão sobre o diafragma, em consequência do abdome distendido, e para manter a expansão respiratória. São necessárias mudanças frequentes de posição para evitar o desenvolvimento de atelectasia e o acúmulo das secreções respiratórias. A avaliação pulmonar, incluindo o monitoramento da oximetria de pulso ou da gasometria arterial, é essencial para detectar alterações do estado respiratório, de modo que o tratamento precoce possa ser iniciado. O enfermeiro explica e demonstra para o paciente sobre as técnicas de tosse e respiração profunda, assim como sobre o uso da espirometria de incentivo para melhorar a função respiratória, ajudando o paciente a realizar essas atividades a cada hora.

Melhora do estado nutricional

O enfermeiro avalia o estado nutricional do paciente e observa os fatores capazes de alterar as necessidades nutricionais (p. ex., elevação da temperatura, cirurgia, drenagem). Os resultados dos exames laboratoriais e a pesagem diária são úteis para monitorar o estado nutricional.

A nutrição enteral ou parenteral pode ser prescrita. Além da administração de nutrição enteral ou parenteral, o enfermeiro monitora os níveis séricos de glicose a cada 4 a 6 horas. À medida que os sintomas agudos diminuem, a alimentação oral é reintroduzida de modo gradual. Entre as crises agudas, o paciente recebe uma dieta rica em proteínas e pobre em gorduras (Goodchild et al., 2019; Olson et al., 2019). É necessário que ele evite as refeições pesadas e o consumo de bebidas alcoólicas.

Manutenção da integridade da pele

O paciente corre risco de solução de continuidade da pele, devido ao estado nutricional deficiente, repouso forçado no leito e inquietação, que podem resultar em lesões por pressão e rupturas na integridade da pele. Além disso, o paciente que se submeteu a uma cirurgia pode apresentar múltiplos drenos ou uma incisão cirúrgica aberta, correndo risco de solução de continuidade da pele e infecção. A ferida, os locais de drenagem e a pele são cuidadosamente examinados à procura de sinais de infecção, inflamação e soluções de continuidade. Ele realiza o cuidado da ferida, conforme prescrição, e toma as precauções necessárias para proteger a pele intacta do contato com a drenagem. O parecer de um enfermeiro estomatoterapeuta, profissional especialmente instruído no cuidado apropriado da pele, das feridas, da ostomia e continência, é frequentemente valioso na identificação dos dispositivos e protocolos para o cuidado apropriado da pele. É necessário mudar o paciente de decúbito a cada 2 horas; o uso de leitos especiais pode estar indicado para evitar soluções de continuidade da pele.

 ### Monitoramento e manejo de complicações potenciais

Os distúrbios hidreletrolíticos constituem complicações comuns, devido à ocorrência de náuseas, vômitos, movimento de líquido do compartimento vascular para a cavidade peritoneal, sudorese, febre e uso de aspiração gástrica. O enfermeiro avalia o estado hidreletrolítico do paciente, observando o turgor cutâneo e a umidade das mucosas. Diariamente, ela pesa o paciente e mede cuidadosamente a ingestão e a excreção, incluindo débito urinário, secreções nasogástricas e diarreia, de modo a avaliar o equilíbrio hídrico. Além disso, é importante avaliar outros fatores passíveis de afetar o estado hidreletrolítico, incluindo elevação da temperatura corporal e aumento da drenagem das feridas. O paciente é examinado à procura de ascite e a circunferência abdominal é medida diariamente se houver suspeita de ascite.

Os líquidos são administrados IV e podem ser acompanhados de infusão de sangue ou de hemoderivados para manter o volume sanguíneo e evitar ou tratar o choque hipovolêmico. Deve-se dispor imediatamente de medicamentos de emergência, devido ao risco de colapso circulatório e choque. O enfermeiro relata prontamente a ocorrência de redução da pressão arterial e débito urinário diminuído, que indicam hipovolemia e choque ou lesão renal aguda. Podem ocorrer baixos níveis séricos de cálcio e de magnésio, exigindo tratamento imediato.

A necrose pancreática constitui uma importante causa de morbidade e mortalidade em pacientes com pancreatite aguda, devido à ocorrência resultante de hemorragia, choque séptico e SDMO. O paciente pode ser submetido a procedimentos diagnósticos para a confirmação de necrose pancreática. Se for constatada a ocorrência de necrose pancreática com infecção, isso pode exigir desbridamento cirúrgico, percutâneo ou endoscópico ou inserção de múltiplos drenos. A drenagem por cateter endoscópico ou percutâneo é a primeira etapa da necrosectomia primária a céu aberto. Os cateteres são colocados segundo uma abordagem retroperitoneal direita ou esquerda para drenar a infecção. Desbridamento retroperitoneal videoassistido, se necessário, pode ser realizado. Essas intervenções, associadas a antibioticoterapia apropriada e direcionada, podem ser as únicas medidas necessárias para alguns pacientes (Paulino, Ramos & Veloso Gomes, 2019; Rashid, Hussain, Jehanzeb et al., 2019; Sion & Davis, 2019; Wolbrink, Kolwijck, Ten Oever et al., 2019). Esses procedimentos são considerados abordagens de primeira linha e a cirurgia é reservada para quando essas intervenções não são bem-sucedidas. Não é indicada a prescrição de antibióticos profiláticos (Paulino et al., 2019; Sion & Davis, 2019; Wolbrink et al., 2019). Em geral, o paciente com necrose pancreática com ou sem infecção encontra-se em estado crítico e necessita de manejo clínico e de enfermagem especializado, incluindo monitoramento hemodinâmico na unidade de terapia intensiva.

Além do monitoramento rigoroso dos sinais vitais e de outros sinais e sintomas, o enfermeiro é responsável por: administração dos líquidos, medicamentos e hemoderivados prescritos; auxílio no manejo de suporte, como uso de ventilador; prevenção de complicações adicionais; e fornecimento de cuidado físico e psicológico ao paciente.

Podem ocorrer choque e SDMO na pancreatite aguda. O choque hipovolêmico pode ocorrer em consequência de hipovolemia e sequestro de líquido na cavidade peritoneal. É possível observar a ocorrência de choque hemorrágico com pancreatite hemorrágica. Pode ocorrer choque séptico na presença de infecção bacteriana do pâncreas. Há possibilidade de ocorrer disfunção cardíaca em consequência de distúrbios hidreletrolíticos, distúrbios do equilíbrio ácido-básico e liberação de substâncias tóxicas na circulação.

O enfermeiro monitora o paciente à procura de sinais precoces de disfunção neurológica, cardiovascular, renal e respiratória e precisa estar preparado para responder prontamente às alterações rápidas nas condições do paciente, bem como às mudanças de conduta terapêutica. Além disso, é importante manter a família informada sobre o estado e a evolução do paciente e permitir que passe algum tempo com o paciente. O manejo do choque e da SDMO é discutido de modo detalhado no Capítulo 11.

Promoção de cuidados domiciliar, comunitário e de transição

 Orientação do paciente sobre autocuidados

Depois de um episódio de pancreatite aguda, o paciente frequentemente ainda permanece fraco e debilitado por várias semanas ou meses. Pode ser necessário um período prolongado para recuperar a força e retornar ao nível prévio de atividade. Em decorrência da gravidade da doença aguda, o paciente pode não se lembrar das instruções fornecidas durante a fase aguda. Com frequência, é necessário repetir e reforçar as instruções ao paciente; o enfermeiro explica sobre os fatores implicados no início da pancreatite aguda e sobre a necessidade de evitar alimentos ricos em gordura, refeições pesadas e consumo de bebidas alcoólicas. O paciente e a sua família devem receber instruções verbais e por escrito sobre os sinais e sintomas de pancreatite aguda e sobre possíveis complicações que devem ser relatadas imediatamente ao médico.

Se a pancreatite aguda resultar de doença da via biliar, como cálculos biliares e doença da vesícula biliar, são necessárias explicações adicionais sobre as modificações nutricionais exigidas. Quando a pancreatite resulta de consumo excessivo de bebidas alcoólicas, o enfermeiro reforça a necessidade de evitar por completo o consumo de bebidas alcoólicas.

Cuidados contínuos e de transição

O encaminhamento para cuidado domiciliar, comunitário e de transição é indicado com frequência. Isso possibilita ao enfermeiro avaliar o estado físico e psicológico do paciente e a sua participação no esquema terapêutico. O enfermeiro também avalia a situação domiciliar e reforça as instruções sobre a ingestão de líquidos e alimentos, bem como a necessidade de evitar o consumo de bebidas alcoólicas. Os enfermeiros devem considerar a implementação do método de confirmação do aprendizado quando orientarem os pacientes e seus familiares sobre essas informações essenciais (ver no Capítulo 3 a discussão sobre o método de confirmação do aprendizado). Após a resolução da crise aguda, alguns pacientes podem estar inclinados a voltar a seus antigos hábitos. O enfermeiro fornece informações específicas sobre recursos e grupos de apoio que podem fornecer assistência na prevenção do consumo de bebidas alcoólicas no futuro. É essencial o encaminhamento aos Alcoólicos Anônimos, quando apropriado, ou a outros grupos de apoio. Ver o plano de cuidado de enfermagem no Boxe 44.4 para cuidado do paciente com pancreatite aguda.

PANCREATITE CRÔNICA

A pancreatite crônica é um distúrbio inflamatório que se caracteriza pela destruição progressiva do pâncreas. À medida que as células são substituídas por tecido fibroso com crises repetidas de pancreatite, a pressão no interior do pâncreas aumenta. O resultado consiste em obstrução do ducto pancreático, do ducto colédoco e do duodeno. Além disso, há ocorrência de atrofia do epitélio dos ductos, inflamação e destruição das células secretoras do pâncreas.

O consumo de bebidas alcoólicas nas sociedades ocidentais e a desnutrição mundial constituem as principais causas de pancreatite crônica. Pacientes com diagnóstico de pancreatite crônica consequente ao consumo de bebidas alcoólicas geralmente apresentam manifestações clínicas entre os 40 e 60 anos (Singh, 2019). Com frequência, nessa idade, os pacientes já relatam um longo histórico de consumo abusivo de bebidas alcoólicas. O consumo excessivo e prolongado de bebidas alcoólicas é responsável por cerca de 70 a 80% de todos os casos de pancreatite crônica (Papadakis & McPhee, 2020; Srinivasan & Friedman, 2018; Townsend et al., 2016). A incidência de pancreatite é 50 vezes maior em indivíduos alcoólicos do que naqueles que não fazem consumo excessivo de bebidas alcoólicas. O consumo prolongado de bebidas alcoólicas provoca hipersecreção de proteína nas secreções pancreáticas, resultando em tampões de proteína e cálculos nos ductos pancreáticos. O álcool também exerce um efeito tóxico direto sobre as células do pâncreas. A lesão dessas células tem mais tendência a ocorrer e a ser mais grave em pacientes cujas dietas são pobres em conteúdo proteico e muito ricas ou muito pobres em gordura.

O tabagismo constitui outro fator no desenvolvimento da pancreatite crônica. Como o tabagismo e o etilismo estão, com frequência, associados, é difícil separar os efeitos desses dois fatores (Aune et al., 2019; Papadakis & McPhee, 2020; Singh, 2019).

Manifestações clínicas

A pancreatite crônica caracteriza-se por crises recorrentes de dor intensa na parte superior do abdome e nas costas, acompanhada de vômitos. Com frequência, as crises são tão dolorosas que os opioides não proporcionam alívio mesmo em grandes doses. O risco de dependência de opioides aumenta na pancreatite, em virtude da natureza crônica e da intensidade da dor. À medida que a doença evolui, as crises recorrentes de dor são mais intensas, mais frequentes e de maior duração. Alguns pacientes apresentam dor intensa contínua, enquanto outros se queixam de dor constante, difusa e incômoda. Os episódios de dor são algumas vezes seguidos de períodos de bem-estar (Singh, 2019). Em alguns pacientes, a pancreatite crônica é indolor. A história natural da dor abdominal (caráter, momento de ocorrência, intensidade) é variável, e numerosos estudos documentaram diminuição da dor ("exaustão") com o passar do tempo na maioria dos pacientes (Singh, 2019).

A perda de peso representa um problema importante na pancreatite crônica: mais de 80% dos pacientes apresentam perda significativa de peso, que é geralmente causada por diminuição do aporte nutricional, em consequência da anorexia ou do medo de que a alimentação possa precipitar outra crise (Kellerman & Rakel, 2018; Singh, 2019). Ocorre má-absorção em uma fase avançada da doença, quando restam apenas 10% da função pancreática (Kellerman & Rakel, 2018; Singh, 2019). Em consequência, a digestão (particularmente de proteínas e de gorduras) está comprometida. As fezes tornam-se frequentes, espumosas e de odor fétido, devido ao comprometimento da digestão das gorduras, resultando na evacuação de fezes com elevado conteúdo de gordura, designada como **esteatorreia**. À medida que a doença progride, pode ocorrer calcificação da glândula e haver formação de cálculos de cálcio no interior dos ductos.

Avaliação e achados diagnósticos

Uma TC é o exame diagnóstico inicial que deve ser realizado quando houver suspeita de pancreatite crônica. A existência de calcificações e/ou alterações nos ductos pancreáticos fundamenta o diagnóstico de pancreatite crônica (Singh, 2019). A CPRM é cogitada para investigação adicional se os achados na TC não forem esclarecedores em pacientes com fatores de risco conhecidos. A US transabdominal é realizada frequentemente como exame de rastreamento em pacientes com sinais/sintomas abdominais. A USE e a US laparoscópica conseguem detectar anormalidades minúsculas no pâncreas. A USE é, com frequência, realizada precocemente na avaliação de pacientes com doença pancreática e a CPRM é cada vez mais usada na detecção de pacientes que são candidatos ao método de imagem mais agressivo, a CPRE. A USE investiga anormalidades do parênquima e dos ductos que são úteis no diagnóstico e no estadiamento (Singh, 2019). O estadiamento da doença é importante para os cuidados a serem prestados ao paciente e uma combinação de métodos de imagem é, em geral, usada para confirmar o estágio (Brunicardi, 2019; Singh, 2019).

Boxe 44.4 — PLANO DE CUIDADO DE ENFERMAGEM
Cuidado ao paciente com pancreatite aguda

DIAGNÓSTICO DE ENFERMAGEM: dor aguda associada com edema, distensão do pâncreas, irritação peritoneal e estimulação excessiva das secreções pancreáticas
OBJETIVOS: aliviar a dor

Intervenções de enfermagem	Justificativa	Resultados esperados

1. Utilizar uma escala de avaliação da dor para avaliação do nível de dor em condições basais, antes e depois da administração de medicamentos analgésicos.
2. Administrar morfina, fentanila ou hidromorfona regularmente, conforme prescrição, para obter um nível de dor aceitável para o paciente. Anti-inflamatórios não esteroides (AINEs), dependendo da intensidade da dor, podem ser prescritos como monoterapia ou em associação com opioides.
3. Manter o paciente em dieta zero, conforme prescrição.
4. Manter o paciente em repouso no leito.
5. Manter a drenagem nasogástrica contínua na presença de íleo paralítico, náuseas e vômitos e distensão abdominal.
  a. Medir as secreções gástricas a intervalos específicos.
  b. Observar ou registrar a coloração e a viscosidade das secreções gástricas.
  c. Assegurar que o tubo nasogástrico esteja desobstruído para possibilitar drenagem livre.
6. Relatar dor não aliviada ou intensificação crescente da dor.
7. Ajudar o paciente a assumir posições de conforto; mudar o decúbito e reposicionar o paciente a cada 2 h.
8. Usar intervenções não farmacológicas para o alívio da dor (p. ex., relaxamento, respiração focalizada, distração).
9. Escutar ativamente o paciente na sua queixa de dor.
	1. A avaliação em nível basal e o manejo da dor são importantes, visto que a inquietação aumenta o metabolismo do corpo, o que estimula a secreção de enzimas pancreáticas e gástricas.
	2. A fentanila e a hidromorfona atuam ao deprimir o sistema nervoso central, aumentando, assim, o limiar de dor do paciente.
	
	3. A secreção pancreática é aumentada pela ingestão de alimentos e líquidos.
	4. O repouso no leito diminui o metabolismo corporal e, portanto, reduz as secreções pancreáticas e gástricas.
	5. A aspiração nasogástrica alivia náuseas, vômitos e distensão abdominal. A descompressão do intestino (se for utilizada a intubação intestinal) também ajuda a aliviar a angústia respiratória.
	
	6. A dor pode aumentar as enzimas pancreáticas e também indicar hemorragia pancreática.
	7. A mudança frequente de posição alivia a pressão e ajuda na prevenção das complicações pulmonares e vasculares.
	8. O uso de métodos não farmacológicos irá potencializar os efeitos dos medicamentos analgésicos.
	9. A demonstração de interesse pode ajudar a diminuir a ansiedade.
		• O paciente classifica a dor utilizando uma escala de avaliação da dor
		• Relata alívio da dor, do desconforto e das cólicas abdominais
		• Move-se e muda de decúbito sem dor nem desconforto crescente
		• Repousa de modo confortável e dorme por períodos cada vez maiores
		• Relata maior sensação de bem-estar e segurança quanto à equipe de saúde.

DIAGNÓSTICO DE ENFERMAGEM: desconforto associado com tubo nasogástrico
OBJETIVO: aliviar desconforto associado à intubação nasogástrica usada para tratamento do íleo paralítico, vômitos e distensão

Intervenções de enfermagem	Justificativa	Resultados esperados
1. Utilizar lubrificante hidrossolúvel ao redor das narinas. 2. Mudar a posição de decúbito do paciente a determinados intervalos; evitar qualquer pressão ou tensão sobre o tubo nasogástrico. 3. Realizar higiene oral e fornecer soluções não alcoólicas para gargarejo. 4. Explicar a justificativa para o uso da drenagem nasogástrica.	1. Evita a irritação das narinas. 2. Alivia a pressão do tubo sobre a mucosa esofágica e gástrica. 3. Alivia o ressecamento e a irritação da orofaringe. 4. Ajuda o paciente a cooperar com a drenagem, o tubo nasogástrico e a aspiração.	• Exibe integridade da pele e do tecido das narinas no local de inserção do tubo nasogástrico • Relata ausência de dor ou de irritação das narinas ou da orofaringe • As mucosas da boca e da nasofaringe estão úmidas e limpas • Declara que a sede é aliviada com a higiene oral • Identifica a justificativa para o tubo nasogástrico e a aspiração.

(continua)

Boxe 44.4 — PLANO DE CUIDADO DE ENFERMAGEM (continuação)
Cuidado ao paciente com pancreatite aguda

DIAGNÓSTICO DE ENFERMAGEM: comprometimento do estado nutricional associado com consumo nutricional inadequado, comprometimento das secreções pancreáticas, necessidades nutricionais aumentadas em consequência da doença aguda e elevação da temperatura corporal
OBJETIVOS: melhorar o estado nutricional

Intervenções de enfermagem	Justificativa	Resultados esperados
1. Avaliar o estado nutricional atual e as necessidades metabólicas aumentadas.	1. A alteração das secreções pancreáticas interfere nos processos digestivos normais. A doença aguda, a infecção e a febre aumentam as necessidades metabólicas.	• Mantém o peso corporal normal • Não apresenta nenhuma perda adicional de peso • Mantém os níveis séricos normais de glicose
2. Monitorar os níveis séricos de glicose e administrar insulina, conforme prescrição.	2. O comprometimento da função endócrina do pâncreas leva a níveis séricos aumentados de glicose.	• Relata diminuição dos episódios de vômitos e diarreia • Relata o retorno das características normais das fezes e padrão intestinal normal
3. Administrar líquidos e eletrólitos intravenosos, nutrição enteral e parenteral, conforme prescrição.	3. A administração parenteral de líquidos e eletrólitos e os nutrientes enterais ou parenterais são essenciais para fornecer líquidos, calorias, eletrólitos e nutrientes quando a ingestão está proibida.	• Consome alimentos ricos em carboidratos e pobres em gordura e proteína • Explica a justificativa para a dieta rica em carboidratos e pobre em gorduras e proteínas
4. Fornecer dieta rica em carboidratos e pobre em proteínas e gorduras, quando tolerada.	4. Esses alimentos aumentam a ingestão calórica sem estimular as secreções pancreáticas além da capacidade de resposta do pâncreas.	• Cessa a ingestão de bebida alcoólica • Explica a justificativa para limitar o consumo de café e evitar alimentos condimentados
5. Instruir o paciente sobre a necessidade de eliminar bebidas alcoólicas e encaminhar para os Alcoólicos Anônimos, quando indicado.	5. O consumo de bebida alcoólica provoca lesão adicional do pâncreas e precipita crises de pancreatite aguda.	• Participa dos Alcoólicos Anônimos, quando apropriado, ou usa outra abordagem de aconselhamento • Retorna ao peso desejável e o mantém.
6. Aconselhar o paciente a evitar o consumo excessivo de café e alimentos condimentados.	6. Café e alimentos condimentados aumentam as secreções pancreáticas e gástricas.	
7. Monitorar diariamente o peso.	7. Isso fornece uma base de referência e um modo para medir o ganho ou a perda de peso.	

DIAGNÓSTICO DE ENFERMAGEM: comprometimento da respiração associado com imobilização em consequência da dor intensa, infiltrados pulmonares, derrame pleural e atelectasia
OBJETIVOS: melhorar a função respiratória

Intervenções de enfermagem	Justificativa	Resultados esperados
1. Avaliar o estado respiratório (frequência, padrão, sons respiratórios), a oximetria de pulso e a gasometria arterial.	1. A pancreatite aguda provoca edema retroperitoneal, elevação do diafragma, derrame pleural e ventilação pulmonar inadequada. A infecção intra-abdominal e a respiração laboriosa aumentam as demandas metabólicas do organismo, o que diminui ainda mais a reserva pulmonar e leva à insuficiência respiratória.	• Apresenta frequência respiratória e padrão respiratório normais e expansão pulmonar completa • Sons respiratórios normais e ausência de ruídos adventícios • Apresenta gasometria arterial e oximetria de pulso normais
2. Manter em posição semi-Fowler.	2. Diminui a pressão sobre o diafragma e possibilita maior expansão pulmonar.	• Mantém-se em semi-Fowler quando está no leito • Muda frequentemente de posição no leito
3. Instruir e supervisionar o paciente a realizar respirações profundas e a tossir a cada hora.	3. A realização de respirações profundas e a tosse limpam as vias respiratórias e reduzem a atelectasia.	• Tosse e efetua respirações profundas, pelo menos a cada hora • Apresenta temperatura corporal normal
4. Ajudar o paciente a mudar de decúbito e de posição a cada 2 h.	4. A mudança frequente de posição ajuda na aeração e na drenagem de todos os lobos pulmonares.	• Não exibe nenhum sinal ou sintoma de infecção ou comprometimento respiratório

5. Reduzir o metabolismo excessivo do organismo.
  a. Administrar antibióticos, conforme prescrição.
  b. Administrar oxigênio nasal, quando necessário, para a hipoxia.
  c. Usar um cobertor de hipotermia, se necessário.
	5. A pancreatite produz reação peritoneal e retroperitoneal grave, que provoca febre, taquicardia e respirações aceleradas. Fornecer suporte ao paciente com oxigenoterapia diminui a carga de trabalho do sistema respiratório e a utilização tecidual de oxigênio. A redução da febre e da frequência do pulso diminui as demandas metabólicas sobre o organismo.	• Mostra-se alerta e responsivo ao ambiente.

(continua)

Boxe 44.4 PLANO DE CUIDADO DE ENFERMAGEM (continuação)
Cuidado ao paciente com pancreatite aguda

PROBLEMAS COLABORATIVOS: distúrbios hidreletrolíticos, hipovolemia, choque
OBJETIVOS: melhorar o estado hidreletrolítico, prevenir hipovolemia e choque

Intervenções de enfermagem	Justificativa	Resultados esperados
1. Avaliar o estado hidreletrolítico (turgor da pele, mucosas, débito urinário, sinais vitais, parâmetros hemodinâmicos).	1. A quantidade e o tipo de reposição hidreletrolítica são determinados pelo estado da pressão arterial, pelas aferições laboratoriais dos níveis séricos de eletrólitos e ureia, volume urinário e avaliação da condição do paciente.	• Exibe mucosas úmidas e turgor cutâneo normal
• Apresenta pressão arterial normal, sem sinal de hipotensão ortostática
• Excreta volume adequado de urina
• Apresenta sede normal, mas não excessiva
2. Avaliar as fontes de perda de líquidos e eletrólitos (vômitos, diarreia, drenagem nasogástrica, sudorese excessiva).	2. As perdas de eletrólitos ocorrem em consequência de aspiração nasogástrica, sudorese intensa e vômitos, bem como estado de jejum do paciente.	• Mantém frequência do pulso e frequência respiratória normais
• Permanece alerta e responsivo
3. Combater o choque, quando presente. a. Administrar corticosteroides, conforme prescrição, se o paciente não responder ao tratamento convencional. b. Avaliar a quantidade de débito urinário. Tentar manter em ≥ 0,5 mℓ/kg/h e ≥ 400 mℓ/dia.	3. A pancreatite aguda extensa pode causar colapso vascular periférico e choque. Pode ocorrer perda de sangue e de plasma na cavidade abdominal; por conseguinte, existe redução do volume sanguíneo e plasmático. As toxinas derivadas das bactérias de um pâncreas necrótico podem causar choque.	• Exibe pressão arterial e gasometria arterial normais
• Apresenta níveis normais de eletrólitos
• Não apresenta sinal ou sintoma de déficit de cálcio (p. ex., tetania, espasmo carpopedal)
• Não apresenta perdas adicionais de líquidos e eletrólitos por meio de vômitos, diarreia ou sudorese
4. Administrar hemoderivados, líquidos e eletrólitos (sódio, potássio, cloreto) conforme prescrição.	4. Os pacientes com pancreatite hemorrágica perdem grandes quantidades de sangue e de plasma, o que diminui a circulação efetiva e o volume sanguíneo.	• Não demonstra alteração do peso corporal
• Não apresenta aumento da circunferência abdominal
5. Administrar plasma e hemoderivados, conforme prescrição.	5. A reposição com sangue, plasma ou albumina ajuda a assegurar um volume sanguíneo circulante efetivo.	• Não exibe onda de líquido à palpação do abdome
• Apresenta função orgânica estável, sem manifestações de falência.
6. Manter um suprimento de gliconato de cálcio intravenoso ou cloreto de cálcio prontamente disponível.	6. O cálcio pode ser prescrito para evitar ou tratar a tetania, que pode resultar das perdas de cálcio no exsudato retroperitoneal (peripancreático).	
7. Examinar o abdome quanto à formação de ascite. a. Medir diariamente a circunferência abdominal. b. Pesar diariamente o paciente. c. Examinar o abdome à procura de ascite (ver Capítulo 43, Figura 43.6).	7. Durante a pancreatite aguda, pode ocorrer perda de plasma para cavidade abdominal, o que diminui o volume sanguíneo.	
8. Monitorar à procura de manifestações de síndrome de disfunção múltipla de órgãos: disfunção neurológica, cardiovascular, renal e respiratória.	8. Todos os sistemas orgânicos podem falhar se a pancreatite for grave e o tratamento for inefetivo.	

A CPRE fornece detalhes sobre a anatomia do pâncreas e dos ductos pancreático e biliar. É também valiosa na obtenção de tecido para análise e para diferenciar a pancreatite de outras condições, como o carcinoma (Singh, 2019).

O teste de tolerância à glicose avalia a função das células das ilhotas pancreáticas e fornece informações necessárias para a tomada de decisão sobre a ressecção cirúrgica do pâncreas. Um teste de tolerância à glicose anormal pode indicar a presença de diabetes melito em associação à pancreatite. As exacerbações agudas da pancreatite crônica podem resultar em níveis séricos aumentados de amilase. A esteatorreia é mais bem confirmada pela análise laboratorial do conteúdo de gordura fecal (Kellerman & Rakel, 2018).

Manejo clínico

O manejo clínico da pancreatite crônica depende de sua provável etiologia em cada paciente. É direcionado para a prevenção e o controle das crises agudas, alívio da dor e do desconforto e manejo da insuficiência pancreática exócrina e endócrina (Singh, 2019; Papadakis & McPhee, 2020).

Manejo não cirúrgico

As abordagens não cirúrgicas podem estar indicadas para o paciente que recusa se submeter à cirurgia, que apresenta alto risco cirúrgico ou cuja doença e sintomas não justificam uma intervenção cirúrgica. A endoscopia para remover os cálculos do ducto pancreático, corrigir as estenoses com colocação de *stent* e drenar os cistos pode ser efetiva em pacientes selecionados para o manejo da dor e o alívio da obstrução por meio de CPRE (Singh, 2019).

O manejo da dor e do desconforto abdominais assemelha-se ao da pancreatite aguda; no entanto, o foco costuma ser direcionado para o uso de métodos não opioides de manejo da dor e a implementação da escada em três etapas da OMS para o tratamento da dor crônica. Isso envolve iniciar a monoterapia e, se não for efetiva, instituir a terapia de combinação com medicamentos de ação periférica e de ação central. Nos estágios iniciais, a dor pode ser controlada por analgésicos não opioides; contudo, se a dor se tornar constante ou debilitante, a prescrição de analgésicos opioides é apropriada. O uso abusivo de analgésicos opioides é possível nesses pacientes, sendo mais provável nos pacientes com depressão, dor mais intensa e história de consumo abusivo de bebidas alcoólicas (Singh, 2019). Meios adjuvantes de modulação da dor, como o uso de antioxidantes, antidepressivos e agentes não opioides, bem como a abstinência de tabagismo e de bebidas alcoólicas, são preconizados antes de iniciar analgésicos opioides para controle da dor (Singh, 2019). Os antioxidantes auxiliam no alívio da dor e na melhora da qualidade de vida, e são frequentemente administrados a pacientes com pancreatite crônica (Jalal, Campbell & Hopper, 2019; Singh, 2019). A realização de bloqueio do nervo celíaco orientado por USE é uma opção potencial para dor crônica persistente dessa doença (Singh, 2019). A ioga e outras modalidades terapêuticas baseadas em *mindfulness* podem ser métodos não farmacológicos efetivos para redução da dor e alívio de outros sintomas coexistentes de pancreatite crônica (Jalal et al., 2019). A dor persistente e que não é aliviada frequentemente constitui o aspecto mais difícil do manejo (Jalal et al., 2019; Singh, 2019). O médico, o enfermeiro e o nutricionista ressaltam para o paciente e a sua família a importância de evitar o consumo de bebidas alcoólicas e de alimentos que produziram dor abdominal e desconforto no passado. A equipe de saúde deve salientar o fato de que nenhum outro tratamento provavelmente irá aliviar a dor se o paciente continuar consumindo bebida alcoólica.

O diabetes melito resultante da disfunção das células das ilhotas pancreáticas é tratado com dieta, insulina ou agentes antidiabéticos orais. O risco de hipoglicemia grave com consumo de bebidas alcoólicas é ressaltado para o paciente e a sua família. Indica-se a reposição de enzimas pancreáticas para o paciente com má-absorção e esteatorreia.

Manejo cirúrgico

A pancreatite crônica não é frequentemente tratada por meio de cirurgia. No entanto, a cirurgia pode estar indicada para aliviar a dor e o desconforto abdominais persistentes, restaurar a drenagem das secreções pancreáticas e reduzir a frequência das crises agudas de pancreatite e de hospitalização (Brunicardi, 2019; Jalal et al., 2019; Singh, 2019). O tipo de cirurgia realizada depende das anormalidades anatômicas e funcionais do pâncreas, incluindo localização da doença no pâncreas, presença de diabetes melito, insuficiência exócrina, estenose biliar e pseudocistos do pâncreas. Outras considerações para a seleção da cirurgia incluem a probabilidade do paciente de fazer uso contínuo de bebida alcoólica e de ser capaz de tratar as alterações endócrinas ou exócrinas esperadas depois da cirurgia.

A pancreaticojejunostomia (também designada como Y de Roux), com anastomose laterolateral ou união do ducto pancreático ao jejuno, possibilita a drenagem das secreções pancreáticas no jejuno. Ocorre alívio da dor dentro de 6 meses em mais de 85% dos pacientes que se submetem a esse procedimento; contudo, a dor reaparece em um número substancial de pacientes, à medida que a doença evolui (Brunicardi, 2019; Cameron & Cameron, 2020; Yeo, 2019).

Outros procedimentos cirúrgicos podem ser realizados para diferentes graus e tipos de distúrbios subjacentes. Esses procedimentos incluem a revisão do esfíncter da ampola de Vater, a drenagem interna de um cisto pancreático para o estômago (ver discussão adiante), a inserção de *stent* e a ampla ressecção ou remoção do pâncreas. É possível realizar uma ressecção de Whipple (pancreaticoduodenectomia) para aliviar a dor da pancreatite crônica (ver discussão adiante, em Tumores da cabeça do pâncreas). Em um esforço de obter alívio permanente da dor e evitar o desenvolvimento de insuficiência endócrina e exócrina que sobrevêm com grandes ressecções do pâncreas, alguns procedimentos combinam a ressecção limitada da cabeça do pâncreas com uma pancreaticojejunostomia. Esses procedimentos, conhecidos como operações de Beger ou de Frey, removem a maior parte da cabeça do pâncreas, exceto uma camada de tecido pancreático posteriormente (Brunicardi, 2019; Cameron & Cameron, 2020; Yeo, 2019).

Quando a pancreatite crônica se desenvolve em consequência de doença da vesícula biliar, efetua-se uma cirurgia para explorar o ducto colédoco e remover os cálculos; em geral, a vesícula biliar é removida ao mesmo tempo. Além disso, procura-se melhorar a drenagem do ducto colédoco e do ducto pancreático por meio de secção do esfíncter de Oddi, um músculo que se localiza na ampola de Vater (esse procedimento cirúrgico é conhecido como esfincterotomia). Um tubo em T é geralmente colocado no ducto colédoco, exigindo um sistema de drenagem para coletar bile no período pós-operatório. O cuidado de enfermagem depois dessa cirurgia assemelha-se ao indicado depois de outra cirurgia da via biliar.

Cerca de 2/3 de todos os pacientes com pancreatite crônica podem ser tratados por meio de intervenção endoscópica ou laparoscópica (Jalal et al., 2019; Singh, 2019). Os procedimentos endoscópicos e laparoscópicos, como a pancreatectomia distal, a descompressão longitudinal do ducto pancreático, a denervação e a colocação de *stent*, têm sido realizados em pacientes com icterícia ou inflamação recorrente, e estão sendo aprimorados. Os procedimentos minimamente invasivos para o tratamento da pancreatite crônica mostraram ser auxiliares bem-sucedidos ao tratar esse distúrbio complexo (Jalal et al., 2019; Singh, 2019).

Os pacientes que se submetem à cirurgia para a pancreatite crônica podem apresentar ganho de peso e melhora do estado nutricional. Isso pode resultar da redução da dor associada à alimentação, mais do que da correção da má-absorção. No entanto, a morbidade e a mortalidade depois desses procedimentos cirúrgicos são elevadas, devido à condição física precária do paciente antes da cirurgia e à presença frequente de cirrose. Mesmo após a realização desses procedimentos cirúrgicos, o paciente tende a continuar apresentando dor e comprometimento da digestão em consequência da pancreatite.

CISTOS PANCREÁTICOS

Em consequência da necrose local que ocorre por causa da pancreatite aguda, pode haver formação de coleções de líquido próximo ao pâncreas. Tais coleções são isoladas por tecido fibroso e denominadas *pseudocistos pancreáticos*. Os pseudocistos são coleções de líquido rico em amilase, contidas em uma parede de tecido de granulação fibroso, e se desenvolvem dentro de 4 a 6 semanas após um episódio de pancreatite aguda. Resultam de necrose pancreática, que provoca vazamento do ducto pancreático no tecido pancreático enfraquecido pelas enzimas que extravasam (Feldman et al., 2016; Goldman & Schafer, 2019). Os pseudocistos distinguem-se dos cistos verdadeiros pelas características do revestimento das paredes dessas anomalias. O revestimento dos pseudocistos consiste em tecido de granulação fibroso, enquanto os cistos verdadeiros apresentam paredes revestidas de epitélio (Bansal, Gupta, Singh et al., 2019; Feldman et al., 2016; Goldman & Schafer, 2019; Papadakis & McPhee, 2020). Os pseudocistos constituem o tipo mais comum de "cisto" pancreático. Ocorrem cistos menos comuns em consequência de anomalias congênitas ou secundariamente à pancreatite crônica ou ao traumatismo do pâncreas.

O diagnóstico dos cistos e pseudocistos pancreáticos é estabelecido por meio de US, TC e CPRE. A CPRE pode ser utilizada para identificar a anatomia do pâncreas e avaliar o fluxo livre de drenagem pancreática. Os pseudocistos pancreáticos podem alcançar um tamanho considerável. Quando os pseudocistos pancreáticos aumentam, eles comprimem e deslocam o estômago ou o cólon adjacente, devido à localização dos pseudocistos atrás do peritônio posterior. Por fim, por meio de pressão e infecção secundária, eles produzem sintomas e exigem drenagem.

É possível estabelecer uma drenagem no trato GI ou através da pele e da parede do abdome. Neste último caso, a drenagem tende a ser profusa e destrutiva para o tecido, devido ao conteúdo enzimático. Por conseguinte, devem ser empreendidas etapas (incluindo a aplicação de pomada tópica) para proteger a pele próxima ao local de drenagem contra a escoriação. Pode-se utilizar um aparelho de vácuo para aspirar continuamente as secreções digestivas provenientes do trato de drenagem, de modo a evitar o contato da pele com as enzimas digestivas. É necessário um cuidado de enfermagem especializado para assegurar que o tubo de aspiração não seja deslocado, e que a aspiração não seja interrompida. Indica-se uma consulta com um enfermeiro estomatoterapeuta para identificar as estratégias apropriadas para manter a drenagem e proteger a pele.

CÂNCER DE PÂNCREAS

O câncer de pâncreas constitui a quarta causa principal de morte por câncer em homens nos EUA e a quinta causa principal de morte por câncer em mulheres.[1] É muito raro antes dos 45 anos, e a maioria dos pacientes o desenvolve na sexta década de vida ou depois (Feldman et al., 2016; Papadakis & McPhee, 2020; Yeo, 2019). A incidência do câncer de pâncreas aumenta com a idade, alcançando um pico na sétima e oitava décadas de vida para ambos os sexos (American Cancer Society [ACS], 2020). A frequência do câncer pancreático diminuiu ligeiramente no decorrer dos últimos 25 anos entre homens não brancos. Observa-se um ligeiro predomínio de homens e, nos EUA, a incidência é maior em homens afrodescendentes (ACS, 2020; Feldman et al., 2016). Exposição a substâncias químicas industriais ou toxinas no ambiente e dieta rica em gordura, carne ou ambas constituem fatores de risco associados (ACS, 2020; Feldman et al., 2016; Papadakis & McPhee, 2020).

O risco de câncer de pâncreas é maior nos indivíduos com histórico de tabagismo (cigarros) pesado e naqueles que apresentam alto consumo de bebidas alcoólicas. Diabetes melito, pancreatite crônica, pancreatite hereditária e obesidade também têm associação ao câncer de pâncreas (Rawla, 2019; Yeo, 2019). O pâncreas também pode constituir o local de metástases de outros tumores.

O câncer pode desenvolver-se na cabeça, no corpo ou na cauda do pâncreas; as manifestações clínicas variam, dependendo da localização e do comprometimento da função das células das ilhotas pancreáticas secretoras de insulina. Cerca de 70% dos cânceres pancreáticos originam-se na cabeça do pâncreas e produzem um quadro clínico distinto (Feldman et al., 2016; Rawla, 2019). Os tumores de células das ilhotas funcionantes, sejam eles benignos (adenomas) ou malignos (adenocarcinomas), são responsáveis pela síndrome de hiperinsulinismo. Em geral, os sintomas são inespecíficos, e os pacientes costumam procurar assistência médica somente em um estágio avançado da doença. Apenas cerca de 7% dos casos são diagnosticados nos estágios iniciais; 80 a 85% dos pacientes apresentam tumor avançado não ressecável quando detectado pela primeira vez. Em consequência, o carcinoma pancreático apresenta taxa de sobrevida de 5 anos de apenas 7%, independentemente do estágio da doença por ocasião do diagnóstico ou do tratamento (ACS, 2020; Rawla, 2019; Yeo, 2019).

Manifestações clínicas

Dor, icterícia ou ambas estão presentes em mais de 80% dos pacientes e, juntamente com a perda de peso, são consideradas como sinais clássicos de carcinoma pancreático (Brunicardi, 2019; Feldman et al., 2016; Yeo, 2019). No entanto, frequentemente aparecem somente quando a doença está muito avançada. Outros sinais incluem perda de peso rápida, pronunciada e progressiva, bem como dor vaga ou desconforto na parte superior ou média do abdome, que não estão relacionados com nenhuma função GI e que frequentemente são difíceis de descrever. Esse desconforto irradia-se como uma dor incômoda na região média das costas e não está relacionado com a postura nem com a atividade. Com frequência, a dor é progressiva e intensa, exigindo o uso de opioides. É frequentemente mais intensa à noite e acentua-se com o decúbito dorsal. Pode ocorrer alívio ao sentar-se e ao inclinar-se para a frente.

As células malignas do câncer do pâncreas são frequentemente liberadas na cavidade peritoneal, aumentando a probabilidade de metástases. É comum a formação de ascite. Um sinal importante, quando presente, consiste no início dos sintomas de déficit de insulina: glicosúria, hiperglicemia e tolerância anormal à glicose. Por conseguinte, o diabetes melito pode constituir um sinal precoce de carcinoma do pâncreas. Com frequência, as refeições agravam a dor epigástrica, que geralmente ocorre antes do aparecimento da icterícia e do prurido.

Avaliação e achados diagnósticos

A TC espiral (helicoidal) tem acurácia de 85 a 90% no diagnóstico e no estadiamento do câncer de pâncreas e, atualmente, constitui a técnica de imagem pré-operatória de maior utilidade. A RM/CPRM também pode ser utilizada. A USE mostra-se útil para identificar pequenos tumores e para a realização de biopsia por aspiração com agulha fina do tumor primário ou de linfonodos (Goldman & Schafer, 2019; Papadakis & McPhee, 2020). USE pode ser superior à TC na localização desses pequenos tumores, que podem provocar sinais/sintomas importantes apesar de suas dimensões (< 1 cm) (Brunicardi, 2019). A CPRE também pode ser utilizada no diagnóstico do carcinoma do pâncreas.

As células obtidas durante a CPRE são enviadas ao laboratório para análise. Os achados na radiografia GI podem revelar deformidades em órgãos adjacentes causadas pela compressão da massa pancreática.

Em geral, não há necessidade de diagnóstico histológico em pacientes que são candidatos à cirurgia; tal diagnóstico é estabelecido por ocasião do procedimento cirúrgico. A biopsia do

---

[1] N.R.T.: No Brasil, segundo o Inca, em 2020, ocorreram 11.893 óbitos por câncer de pâncreas, o que equivale a 5,62 mortes a cada 100 mil brasileiros. Entre os homens, foram 5.882 óbitos e entre mulheres, 6.011.

pâncreas por aspiração percutânea com agulha fina, que é utilizada para diagnosticar tumores pancreáticos, também é realizada para confirmar o diagnóstico em pacientes cujos tumores não são ressecáveis, de modo que se possa determinar um plano de cuidado paliativo. Isso pode eliminar o estresse e a dor pós-operatória da cirurgia inefetiva. Nesse procedimento, uma agulha é inserida através da parede anterior do abdome, dentro da massa pancreática, guiada por TC, US, CPRE ou outras técnicas de imagem. O material aspirado é examinado à procura de células malignas. Embora a biopsia percutânea seja um instrumento diagnóstico valioso, esse exame apresenta algumas desvantagens potenciais: resultados falso-negativos, quando pequenos tumores passam despercebidos, e risco de disseminar células cancerosas ao longo do trajeto da agulha. Para reduzir esse risco, pode-se utilizar irradiação em baixa dose no local, antes da realização da biopsia.

A CTP é outro procedimento que pode ser realizado para identificar obstruções da via biliar por um tumor pancreático. Podem ser utilizados vários marcadores tumorais (p. ex., antígeno do câncer 19-9, antígeno carcinoembrionário, DU-PAN-2) na investigação diagnóstica; no entanto, esses marcadores não são específicos para o carcinoma do pâncreas – eles são como indicadores da progressão da doença.

A angiografia, a TC e a laparoscopia podem ser realizadas para determinar se o tumor pode ser removido cirurgicamente. A US intraoperatória tem sido empregada para determinar a presença de doença metastática em outros órgãos.

Manejo clínico

Se o tumor for ressecável e localizado (em geral, tumores na cabeça do pâncreas), o procedimento cirúrgico para removê-lo é geralmente extenso (ver discussão mais adiante). Contudo, a excisão total da lesão frequentemente não é possível por dois motivos: (1) crescimento extenso do tumor antes do diagnóstico e (2) prováveis metástases disseminadas (particularmente para o fígado, os pulmões e os ossos). Com mais frequência, o tratamento limita-se a medidas paliativas.

Embora os tumores pancreáticos possam ser resistentes à radioterapia padrão, o paciente pode ser tratado com radiação e quimioterapia (5-fluoruracila, leucovorina e gencitabina). Na atualidade, a gencitabina é o padrão de cuidado para pacientes com câncer de pâncreas metastático e foi constatado que prolonga a sobrevida (ACS, 2020; Feldman et al., 2016). O agente anticanceroso erlotinibe já demonstrou discreta melhora da sobrevida de pacientes com câncer de pâncreas em estágio avançado quando associado a gencitabina (ACS, 2020; Brunicardi, 2019). Agentes como S-1 (uma fluoropirimidina oral), ou o uso de paclitaxel ligado a nanopartículas de albumina associado a gencitabina, combinados a radioterapia ou cirurgia também podem melhorar a sobrevida (ACS, 2020; Brunicardi, 2019; Kamisawa, Wood, Itoi et al., 2016). Irinotecano, em combinação com fluoruracila e leucovorina, foi aprovado pela FDA para tratamento de adenocarcinoma de pâncreas metastático que evoluiu apesar do tratamento à base de gencitabina. 5-Fluoruracila ou capecitabina, um fármaco semelhante embora seja administrado por via oral, é usada como radiossensibilizador durante a radioterapia (Brunicardi, 2019). Monoterapia com gencitabina pode ser prescrita para pacientes cujo estado geral não tolerará a terapia combinada (ACS, 2020; Brunicardi, 2019; O'Reilly, Fou, Hasler et al., 2018).

Se o paciente for submetido à cirurgia, radioterapia intraoperatória pode ser utilizada para administrar alta dose de radiação ao tumor, com lesão mínima dos outros tecidos; isso também pode ser útil no alívio da dor. O implante intersticial de fontes radioativas também foi utilizado, embora a taxa de complicações seja alta. Para aliviar a icterícia, é possível utilizar um grande *stent* biliar inserido por via percutânea ou por endoscopia (Brunicardi, 2019; O'Reilly et al., 2018).

Manejo de enfermagem

O manejo da dor e a atenção para as necessidades nutricionais constituem importantes medidas de enfermagem, que melhoram o nível de conforto do paciente. O cuidado da pele e as medidas de enfermagem são direcionados para o alívio da dor e do desconforto associados a icterícia, anorexia e perda de peso profunda. O uso de colchões especiais é benéfico e protege as proeminências ósseas da pressão. A dor associada ao câncer de pâncreas pode ser intensa e exigir o uso liberal de opioides; deve-se considerar a analgesia controlada pelo paciente para a presença de dor intensa e crescente.

Há cada vez mais evidências de que as manifestações clínicas ocorrem juntas em um fenômeno conhecido como agrupamento (*cluster*). Um agrupamento de manifestações clínicas consiste em dois (ou mais) sinais/sintomas que ocorrem ao mesmo tempo. Os sinais/sintomas incluídos em um *cluster* podem ter mecanismos subjacentes ou desfechos compartilhados e o câncer de pâncreas é uma das doenças que parece ter agrupamentos de manifestações clínicas associados. Pode ser benéfico investigar essas manifestações clínicas como um agrupamento em vez de individualmente (Miaskowski, Barsevick, Berger et al., 2017).

Os agrupamentos de manifestações clínicas associados com câncer de pâncreas foram identificados em vários estudos e incluem manifestações afetivas, GI, gustatórias e relacionadas a desconforto (Burrell, Yeo, Smeltzer et al., 2018a, 2018b). Ver Perfil de pesquisa de enfermagem no Boxe 44.5.

Conhecimento e conscientização dos agrupamentos de manifestações clínicas são importantes para os cuidados de enfermagem de pacientes com câncer de pâncreas. O aprimoramento baseado em evidências das avaliações e intervenções de enfermagem pode melhorar a qualidade de vida e a sobrevida de pacientes com câncer de pâncreas submetidos a ressecção cirúrgica para essa doença (Burrell et al., 2018a, 2018b). Devido ao prognóstico sombrio e à probabilidade de sobrevida curta, as preferências da fase terminal são discutidas e respeitadas. Quando apropriado, o enfermeiro encaminha o paciente para cuidados paliativos. Ver Capítulos 12 e 13 para o cuidado ao paciente com câncer e cuidados de fase terminal, respectivamente.

Promoção de cuidados domiciliar, comunitário e de transição

 Orientação do paciente sobre autocuidados

As instruções específicas para o paciente e a sua família variam de acordo com estágio da doença e as escolhas de tratamento feitas pelo paciente. Quando o paciente opta por receber quimioterapia, o enfermeiro visa à prevenção dos efeitos colaterais e das complicações dos agentes administrados. Quando a cirurgia é realizada para aliviar a obstrução e estabelecer a drenagem biliar, as instruções abordam o manejo do sistema de drenagem e o monitoramento das complicações. O enfermeiro orienta a família sobre as alterações no estado do paciente que devem ser relatadas ao médico.

Boxe 44.5 — PERFIL DE PESQUISA DE ENFERMAGEM
Agrupamentos de manifestações em pacientes com câncer de pâncreas

Burrell, S. A., Yeo, T. P., Smeltzer, S. C. et al. (2018a). Symptom clusters in patients with pancreatic cancer undergoing surgical resection: Part I. *Oncology Nursing Forum, 45*(4), e36–e52.

Finalidade
O propósito desse estudo era descrever os sintomas relatados pelos pacientes e agrupamentos de manifestações em pacientes com câncer de pâncreas submetidos a ressecção cirúrgica.

Metodologia
O estudo recrutou 143 pacientes com câncer de pâncreas no estágio II que foram submetidos à ressecção pancreática isolada com quimiorradioterapia ou com quimioterapia para participar em um estudo exploratório longitudinal (estudo controlado em um estudo de coorte). O questionário Functional Assessment in Cancer Therapy–Hepatobiliary foi usado para analisar 17 manifestações de câncer de pâncreas antes da cirurgia aos 3, 6 e 9 meses após a cirurgia. Análises exploratórias e confirmatórias foram usadas para identificar os agrupamentos de manifestações.

Achados
Fadiga, transtornos do sono, inapetência, distúrbios digestivos e perda ponderal foram consistentemente relatados como as manifestações mais prevalente e graves. Dezesseis agrupamentos distintos de manifestações foram identificados nos 9 meses seguintes à cirurgia. Quatro agrupamentos de manifestações persistem ao longo do tempo: afetivas, GI, gustatórias e desconforto.

Implicações para a enfermagem
Os achados desse estudo podem ser usados pelos enfermeiros para fornecer orientação para os pacientes e seus familiares quando eles começam o tratamento.

Os enfermeiros e os outros profissionais de saúde precisam conhecer os sinais/sintomas e os agrupamentos de manifestações nessa população de modo a orientar avaliações e intervenções.

Cuidados contínuos e de transição

Indica-se o encaminhamento para cuidado domiciliar, comunitário ou de transição para ajudar o paciente e a família a lidar com os problemas físicos e o desconforto associados ao câncer de pâncreas, bem como com o impacto psicológico da doença. O enfermeiro avalia o estado físico do paciente, o estado hídrico e nutricional, a integridade da pele e a adequação do manejo da dor. Ele explica e demonstra para o paciente e a sua família as estratégias para evitar soluções de continuidade da pele e aliviar a dor, o prurido e a anorexia. É importante discutir e providenciar o cuidado paliativo (serviços de cuidados paliativos), quando indicado, em um esforço para aliviar o desconforto do paciente, ajudar no cuidado e seguir os desejos e as decisões de fim de vida do paciente.

TUMORES DA CABEÇA DO PÂNCREAS

Os tumores da cabeça do pâncreas representam 60 a 80% de todos os tumores pancreáticos (Goldman & Schafer, 2019; Yeo, 2019). Os tumores nessa região do pâncreas provocam obstrução do ducto colédoco, no local em que ele atravessa a cabeça do pâncreas para se unir ao ducto pancreático e desembocar na ampola de Vater, no duodeno. Os tumores que produzem obstrução podem originar-se do pâncreas, do ducto colédoco ou da ampola de Vater (Yeo, 2019).

Manifestações clínicas

O fluxo de bile obstruído provoca icterícia, fezes com coloração de argila e urina escura. Pode ocorrer má-absorção de nutrientes e vitaminas lipossolúveis se o tumor causar obstrução da entrada de bile no trato GI. Pode-se observar a ocorrência de desconforto ou dor abdominais e prurido, juntamente com anorexia, perda de peso e mal-estar. Na presença desses sinais e sintomas, suspeita-se de câncer da cabeça do pâncreas.

Nessa doença, a icterícia precisa ser diferenciada daquela causada pela obstrução biliar por um cálculo biliar no ducto colédoco. A icterícia causada por um cálculo biliar, em geral, é intermitente e costuma ocorrer em mulheres e em indivíduos com obesidade e em pacientes que tiveram sintomas prévios de doença da vesícula biliar.

Avaliação e achados diagnósticos

Os exames complementares podem incluir duodenografia, angiografia por cateterismo da artéria hepática ou celíaca, cintigrafia pancreática, CTP, CPRE e biopsia percutânea do pâncreas por agulha. Os resultados da biopsia do pâncreas podem ajudar no estabelecimento do diagnóstico.

Manejo clínico

Antes que se possa realizar uma cirurgia extensa, é necessário um período de preparação, visto que o estado nutricional e a condição física do paciente frequentemente estão muito comprometidos. São realizadas várias provas de função hepática e pancreática. Com frequência, prescreve-se uma dieta rica em proteína, juntamente com enzimas pancreáticas, que auxiliam na digestão. A preparação pré-operatória inclui hidratação adequada, correção do déficit de protrombina com vitamina K e tratamento da anemia para minimizar as complicações pós-operatórias. Com frequência, há necessidade de nutrição enteral ou parenteral e terapia com hemoderivados.

Pode-se realizar um procedimento de drenagem biliar, geralmente com cateter por acesso percutâneo, para aliviar a icterícia e, talvez, proporcionar tempo suficiente para uma avaliação diagnóstica completa. A pancreatectomia total (remoção do pâncreas) pode ser realizada se não houver nenhum sinal de extensão direta do tumor para os tecidos adjacentes ou para os linfonodos regionais. Utiliza-se a pancreaticoduodenectomia (procedimento ou ressecção de Whipple) para o câncer da cabeça do pâncreas potencialmente ressecável (Figura 44.7) (Brunicardi, 2019; Yeo, 2019). Esse procedimento envolve a remoção da vesícula biliar, parte do estômago, duodeno, jejuno proximal, cabeça do pâncreas e ducto colédoco distal. A reconstrução envolve anastomose do pâncreas e estômago remanescentes com o jejuno (Cameron & Cameron, 2020; Townsend et al., 2016; Yeo, 2019). Também pode ser realizada pancreatojejunostomia com preservação do piloro para tumores da cabeça do pâncreas que reduz os sintomas pós-gastrectomia e melhora a função GI global (Yeo, 2019). O resultado desses procedimentos consiste na remoção do tumor, possibilitando o fluxo de bile para o jejuno. Quando o tumor não pode ser excisado, a icterícia pode ser aliviada pelo desvio

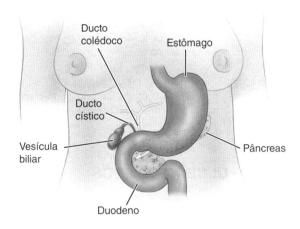

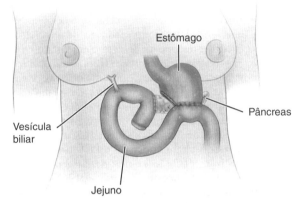

Figura 44.7 • Pancreatoduodenectomia (procedimento ou ressecção de Whipple). Resultado da ressecção de carcinoma da cabeça do pâncreas ou da ampola de Vater. O ducto colédoco é suturado na parte lateral do jejuno (coledocojejunostomia) e a porção remanescente do pâncreas e a extremidade do estômago são suturadas na parte lateral do jejuno.

do fluxo de bile para o jejuno, por meio de anastomose do jejuno com a vesícula biliar, um procedimento conhecido como **colecistojejunostomia** (Brunicardi, 2019; Yeo, 2019).

O manejo pós-operatório de pacientes que foram submetidos a uma pancreactectomia ou pancreaticoduodenectomia assemelha-se ao manejo de pacientes após cirurgia GI ou biliar extensa. O estado físico do paciente está frequentemente subótimo, aumentando o risco de complicações pós-operatórias. Hemorragia, colapso vascular e insuficiência hepatorrenal continuam sendo as principais complicações pós-operatórias. A taxa de mortalidade associada a esses procedimentos diminuiu em decorrência dos avanços no suporte nutricional e técnicas cirúrgicas aprimoradas. Um tubo nasogástrico com aspiração e a nutrição parenteral possibilitam o repouso do trato GI, enquanto promovem nutrição adequada.

Manejo de enfermagem

No pré e no pós-operatório, o cuidado de enfermagem é direcionado para promover o conforto do paciente, evitar complicações e ajudar o paciente no retorno e na manutenção de uma vida o mais normal e confortável possível. O enfermeiro monitora rigorosamente o paciente na unidade de terapia intensiva depois da cirurgia; no período pós-operatório imediato, são utilizadas múltiplas linhas IV e arteriais para reposição de líquido e de sangue, assim como para o monitoramento hemodinâmico, podendo-se utilizar um ventilador mecânico. É importante observar e registrar quaisquer alterações dos sinais vitais, gasometria arterial e pressões, oximetria de pulso, valores laboratoriais e débito urinário. O enfermeiro também deve considerar o estado nutricional comprometido do paciente e o risco de sangramento. Dependendo do tipo de procedimento realizado, é provável a ocorrência de síndrome de má-absorção e diabetes melito; o enfermeiro deve considerar essas questões durante o cuidado agudo e a longo prazo do paciente.

Embora o estado fisiológico do paciente seja o foco da equipe de saúde no período pós-operatório imediato, os estados psicológico e emocional do paciente precisam ser considerados, juntamente com os da família. O paciente foi submetido a uma cirurgia de alto risco e de grande porte e encontra-se em estado crítico; a ansiedade e a depressão podem afetar a recuperação. Os resultados imediatos e a longo prazo dessa extensa ressecção cirúrgica são incertos, e o paciente e a sua família necessitam de apoio emocional e compreensão nos períodos pré e pós-operatório críticos e estressantes.

Promoção de cuidados domiciliar, comunitário e de transição

 Orientação do paciente sobre autocuidados

O paciente que se submeteu a essa cirurgia extensa necessita de preparação cuidadosa e completa para o autocuidado em casa. O enfermeiro fornece instruções ao paciente e à família sobre as estratégias para aliviar a dor e o desconforto, com estratégias para o manejo dos drenos, quando presentes, e cuidado da incisão cirúrgica. O paciente e os membros da família podem necessitar de instruções sobre o uso dos medicamentos analgésicos apropriados, nutrição parenteral, cuidado da ferida, cuidado da pele, aumento de atividade e manejo da drenagem.

Pode ser necessário que o enfermeiro oriente o paciente e a sua família sobre a necessidade de modificações na dieta, devido à má-absorção e à hiperglicemia em consequência da cirurgia. É importante instruir o paciente e a família sobre a necessidade contínua de reposição de enzimas pancreáticas, dieta com baixo teor de gordura e suplementação vitamínica. O enfermeiro descreve – verbalmente e por escrito – os sinais e sintomas das complicações e ensina ao paciente e à família os indicadores de complicações que devem ser relatados imediatamente.

A alta do paciente para uma instituição de cuidados extensivos ou de reabilitação pode ser justificada depois de uma cirurgia tão extensa quanto a pancreatectomia ou pancreaticoduodenectomia, particularmente quando o estado pré-operatório do paciente não é ótimo. As informações sobre as instruções fornecidas são compartilhadas com a equipe de cuidados extensivos, de modo que possam ser esclarecidas e reforçadas. Durante a recuperação ou a fase de cuidados extensivos, o paciente e a família recebem instruções adicionais sobre o autocuidado em casa.

Cuidados contínuos e de transição

Pode-se indicar o encaminhamento para o cuidado domiciliar, comunitário ou de transição quando o paciente retorna ao lar. O enfermeiro avalia os estados físico e psicológico do paciente e a capacidade do paciente e da família para implementar o cuidado necessário. Ele realiza o cuidado físico necessário e monitora a adequação do manejo da dor. Além disso, é importante avaliar o estado nutricional do paciente e monitorar o uso da nutrição enteral ou parenteral, quando administrada.

O enfermeiro discute o uso de serviços de cuidados paliativos com o paciente e a família e faz um encaminhamento, quando indicado.

TUMORES DAS ILHOTAS PANCREÁTICAS

Pelo menos dois tipos de tumores de células das ilhotas pancreáticas são conhecidos: os que secretam insulina (insulinoma) e aqueles cuja secreção de insulina não está aumentada (câncer não funcionante de células das ilhotas). Todos esses tipos de tumores em conjunto são denominados *tumores neuroendócrinos* (TNE). Os insulinomas produzem hipersecreção de insulina e provocam uma taxa excessiva de metabolismo da glicose. A hipoglicemia resultante pode produzir sintomas de fraqueza, confusão mental e convulsões; estes podem ser aliviados quase imediatamente com a administração oral ou IV de glicose. O teste de tolerância à glicose de 5 h mostra-se útil para diagnosticar o insulinoma e para diferenciar um diagnóstico de TNE de outras causas de hipoglicemia.

Manejo cirúrgico

Uma vez estabelecido o diagnóstico de tumor de células das ilhotas (um tipo de TNE), costuma ser recomendado o manejo cirúrgico, com remoção do tumor (Brunicardi, 2019; Yeo, 2019). Os tumores podem consistir em adenomas benignos ou podem ser malignos. Em geral, a remoção completa resulta em alívio quase imediato dos sintomas. Em alguns pacientes, os sintomas podem ser produzidos por hipertrofia simples desse tecido, e não por um tumor de células das ilhotas. Nesses casos, realiza-se uma pancreatectomia parcial (remoção da cauda e de parte do corpo do pâncreas).

Manejo de enfermagem

Na preparação do paciente para a cirurgia, o enfermeiro precisa estar alerta para os sintomas de hipoglicemia e estar pronto para administrar glicose, conforme prescrição, se aparecerem sintomas. No período pós-operatório, o cuidado de enfermagem é o mesmo que aquele depois de outros procedimentos cirúrgicos da parte superior do abdome, com ênfase especial no monitoramento dos níveis séricos de glicose. As instruções ao paciente são determinadas pela extensão da cirurgia e pelas alterações da função pancreática.

HIPERINSULINISMO

O hiperinsulinismo é causado pela produção excessiva de insulina pelas ilhotas pancreáticas. Os sintomas assemelham-se aos de doses excessivas de insulina e são atribuídos ao mesmo mecanismo: redução anormal dos níveis de glicemia. Clinicamente, caracteriza-se por episódios durante os quais o paciente apresenta fome incomum, nervosismo, sudorese, cefaleia e desmaio; nos casos graves, podem ocorrer convulsões e episódios de inconsciência. Os achados por ocasião da cirurgia ou na necropsia podem indicar hiperplasia (crescimento excessivo) das ilhotas de Langerhans ou presença de tumor benigno ou maligno acometendo as ilhotas, capaz de produzir grandes quantidades de insulina (ver discussão anterior). Em certas ocasiões, tumores de origem não pancreática produzem um material semelhante à insulina, que pode provocar hipoglicemia grave e ser responsável pela ocorrência de convulsões, que coincidem com níveis de glicemia demasiado baixos para sustentar a função cerebral normal (i. e., inferiores a 30 mg/dℓ [1,6 mmol/ℓ]) (Goldman & Schafer, 2019; Kellerman & Rakel, 2018).

Todos os sintomas que acompanham a hipoglicemia espontânea são aliviados pela administração oral ou parenteral de glicose. A remoção cirúrgica do tecido hiperplásico ou neoplásico do pâncreas constitui o único método de tratamento bem-sucedido. Cerca de 15% dos pacientes com hipoglicemia espontânea ou funcional acabam desenvolvendo diabetes melito.

TUMORES ULCEROGÊNICOS

Alguns tumores das ilhotas de Langerhans estão associados à hipersecreção de ácido gástrico, que produz úlceras no estômago, duodeno e jejuno. Essa condição é designada como **síndrome de Zollinger-Ellison**. A hipersecreção é tão excessiva que, mesmo após ressecção gástrica parcial, uma quantidade suficiente de ácido é produzida para causar ulceração adicional. Se for observada uma tendência pronunciada ao desenvolvimento de úlceras gástricas e duodenais, deve-se considerar um tumor ulcerogênico das ilhotas de Langerhans (Brunicardi, 2019; Yeo, 2019). As manifestações clínicas incluem náuseas, vômitos, diarreia e dor ou desconforto em caráter de queimação no andar superior do abdome. Entre os exames diagnósticos para esse distúrbio está a determinação dos níveis sanguíneos de gastrina. Os exames de imagem incluem TC ou RM, USE ou endoscopia digestiva alta. Cintigrafia e PET (tomografia por emissão de pósitrons)/TC são exames de imagem sensíveis e específicos para essa doença (Brunicardi, 2019; Yeo, 2019).

Esses tumores, que podem ser benignos ou malignos, são tratados por excisão, quando possível. Todavia, a retirada não é, com frequência, possível por causa da extensão além do pâncreas e do fato de os tumores serem muito pequenos e de difícil localização. A hipersecreção de ácido gástrico em pacientes com gastrinoma pode ser controlada com inibidores da bomba de prótons e, com frequência, essa é a intervenção terapêutica de primeira linha. Vagotomia altamente seletiva viabiliza o manejo de alguns pacientes e deve ser cogitada para pacientes com gastrinoma irressecável ou cirurgicamente intratável. Não é indicada gastrectomia total para a síndrome de Zollinger-Ellison (Brunicardi, 2019; Yeo, 2019). Embolização ou ablação por radiofrequência também pode ser usada para controlar o tumor.

Os numerosos distúrbios dos sistemas biliar e pancreático resultam em inúmeras anormalidades clínicas e bioquímicas apresentadas detalhadamente neste capítulo. O reconhecimento e o manejo dessas doenças representam um desafio para os enfermeiros. Na atualidade, há muitas evidências sobre a prevenção, o diagnóstico e o tratamento desses distúrbios. Contudo, ainda há muito a aprender, à medida que as comunidades médicas e de enfermagem se empenham para proporcionar um cuidado ótimo a pacientes portadores de distúrbios biliares e pancreáticos.

EXERCÍCIOS DE PENSAMENTO CRÍTICO

1 qp Um homem de 57 anos apresenta sinais/sintomas nos dois últimos meses, inclusive dor ou desconforto em caráter de queimação na parte superior do abdome, náuseas e diarreia. Ele achou que tinha refluxo de ácido gástrico e pirose e começou a tomar um antagonista de histamina de venda livre. Seu apetite diminuiu e ele perdeu alguns quilos.

O médico do paciente realizou um exame físico completo e acredita que ele tenha a síndrome de Zollinger-Ellison. Quais exames laboratoriais você acredita que serão solicitados? Qual exame de imagem diagnóstico teria maior probabilidade de ser realizado? Qual(is) medicamento(s) pode(m) ser prescrito(s)? Como o paciente permanece sintomático, é recomendada cirurgia. Qual orientação você daria ao paciente para melhor prepará-lo para a intervenção cirúrgica e os cuidados pós-operatórios?

2 pbe Um homem de 58 anos procura o pronto-socorro com queixas de dor mesoepigástrica intensa. Ele também estava nauseado e vomitando. Ao verificar os sinais vitais do paciente, constatou-se que ele estava hipotenso, taquicárdico e levemente febril. Os dados clínicos significativos de sua história patológica pregressa eram a hipertensão arterial e o consumo exagerado de bebidas alcoólicas. Quais exames laboratoriais e de imagem seriam realizados? A TC revela necrose pancreática não infectada. Foi implementada uma abordagem baseada em evidências de manejo de necrose pancreática. Uma intervenção cirúrgica seria incluída nessa abordagem inicial? Qual intervenção de primeira linha você esperaria implementar nesse caso? Qual é a classificação de pancreatite desse paciente? Após 1 semana no hospital, a febre do paciente está mais alta, ele relata mais dor abdominal e uma segunda TC revela múltiplas coleções de líquido e agravamento do edema compatível com necrose pancreática infectada. Quais são as evidências de novas terapias para tratar efetivamente esse paciente?

3 cpa Uma mulher de 55 anos sente dor na parte superior do abdome há algumas semanas. Ela acredita que tenha uma condição relacionada com a vesícula biliar, embora esteja preocupada, porque a mãe morreu de câncer de pâncreas. Ela procura o médico assistente e ele solicita exames laboratoriais e complementares. Quais exames laboratoriais você espera que sejam avaliados? Uma RM revela massa na cabeça do pâncreas. Qual tipo de encaminhamento seria apropriado para essa paciente? Quais profissionais da equipe de saúde você prevê como elementos fundamentais para o atendimento a essa paciente?

REFERÊNCIAS BIBLIOGRÁFICAS

*Pesquisa em enfermagem.
**Referência clássica.

Livros

Brunicardi, F. C. (2019). *Schwartz's principles of surgery* (11th ed.). New York: McGraw-Hill Education.
Cameron, J. L., & Cameron, A. M. (2020). *Current surgical therapy* (13th ed.). Philadelphia, PA: Elsevier.
Cox, M. R., Eslick, G. D., & Padbury, R. (2018). *The management of gallstone disease: A practical and evidence-based approach*. Cham, Switzerland: Springer Publishing.
Eliopoulos, C. (2018). *Gerontological nursing* (9th ed.). Philadelphia, PA: Wolters Kluwer.
Feldman, M., Friedman, L. S., & Brandt, L. J. (2016). *Sleisenger and Fordtran's gastrointestinal and liver disease* (10th ed.). Philadelphia, PA: Saunders Elsevier.
Fischbach, F. T., & Fischbach, M. A. (2018). *Fischbach's a manual of laboratory and diagnostic tests* (10th ed.). Philadelphia, PA: Wolters Kluwer.
Goldman, L., & Schafer, A. I. (2019). *Goldman-Cecil medicine* (26th ed.). Philadelphia, PA: Saunders Elsevier.
Hammer, G. D., & McPhee, S. J. (Eds.). (2019). *Pathophysiology of disease: An introduction to clinical medicine*. New York: McGraw Hill.
Horton, W. B. (2019). *Inpatient Management of Diabetes and Hyperglycemia*. In Saldana, J. R. (Ed.). *The diabetes textbook*. Springer, Cham, Switzerland: Springer Publishing.
Kellerman, R. D., & Rakel, D. (Eds.). (2018). *Conn's current therapy*. Philadelphia, PA: Saunders.
Mueller, C. M. (2017). *The ASPEN adult nutrition support core curriculum* (3rd ed.). Silver Spring, MD: American Society for Parenteral and Enteral Nutrition.
Norris, T. L. (2019). *Porth's pathophysiology: Concepts of altered health states* (10th ed.). Philadelphia, PA: Wolters Kluwer.
Papadakis, M. A., & McPhee, S. J. (Eds.). (2020). *Current medical diagnosis and treatment* (59th ed.). New York: McGraw-Hill.
Rothrock, J. (2019). *Alexander's care of the patient in surgery* (16th ed.). St. Louis, MO: Elsevier.
Srinivasan, S., & Friedman, L. S. (2018). *Sitaraman and Friedman's essentials of gastroenterology* (2nd ed.). Hoboken, NJ: John Wiley & Sons, Ltd.
Townsend, C. M., Beauchamp, R. D., Evers, B. M., et al. (2016). *Sabiston textbook of surgery: The biological basis of modern surgical practice*. Philadelphia, PA: Elsevier.
Yeo, C. J. (Ed.) (2019). *Shackelford's surgery of the alimentary tract* (11th ed.). Philadelphia, PA: Elsevier.

Periódicos e documentos eletrônicos

American Cancer Society (ACS). (2020). Cancer facts & figures 2018. Retrieved on 12/12/2019 at: www.cancer.org/Research/CancerFactsFigures
Aune, D., Yahya, M. S., Norat, T., et al. (2019). Tobacco smoking and the risk of pancreatitis: A systematic review and meta-analysis of prospective studies. *Pancreatology*, 19(8), 1009–1022.
**Banks, P. A., Bollen, T. L., Dervenis, C., et al. (2013). Classification of acute pancreatitis—2012: Revision of the Atlanta classification and definitions by international consensus. *Gut*, 62(1), 102–111.
Bansal, A., Gupta, P., Singh, H., et al. (2019). Gastrointestinal complications in acute and chronic pancreatitis. *Journal of Gastroenterology & Hepatology Open*, 3(6), 450–455.
Barbateskovic, M., Marker, S., Granholm, A., et al. (2019). Stress ulcer prophylaxis with proton pump inhibitors or histamin-2 receptor antagonists in adult intensive care patients: A systematic review with meta-analysis and trial sequential analysis. *Intensive Care Medicine*, 45(2), 143–158.
*Burrell, S. A., Yeo, T. P., Smeltzer, S. C., et al. (2018a). Symptom clusters in patients with pancreatic cancer undergoing surgical resection: Part I. *Oncology Nursing Forum*, 45(4), e36–e52.
*Burrell, S. A., Yeo, T. P., Smeltzer, S. C., et al. (2018b). Symptom clusters in patients with pancreatic cancer undergoing surgical resection: Part II. *Oncology Nursing Forum*, 45(4), e53–e66.
Di Ciaula, A., Garruti, G., Frühbeck, G., et al. (2019). The role of diet in the pathogenesis of cholesterol gallstones. *Current Medicinal Chemistry*, 26(19), 3620–3638.
Faghih, M., Fan, C., & Singh, V. K. (2019). New advances in the treatment of acute pancreatitis. *Current Treatment Options in Gastroenterology*, 17(1), 146–160.
Goodchild, G., Chouhan, M., & Johnson, G. J. (2019). Practical guide to the management of acute pancreatitis. *Frontline Gastroenterology*, 10(3), 292–299.
Jalal, M., Campbell, J. A., & Hopper, A. D. (2019). Practical guide to the management of chronic pancreatitis. *Frontline Gastroenterology*, 10(3), 253–260.
Kamisawa, T., Wood, L. D., Itoi, T., et al. (2016). Pancreatic cancer. *The Lancet*, 388(10039), 73–85.
Kavitt, R. T., Lipowska, A. M., Anyane-Yeboa, A., et al. (2019). Diagnosis and treatment of peptic ulcer disease. *The American Journal of Medicine*, 132(4), 447–456.
Littlefield, A., & Lenahan, C. (2019). Cholelithiasis: Presentation and management. *Journal of Midwifery & Women's Health*, 64(3), 289–297.
McClave, S. A. (2019). Factors that worsen disease severity in acute pancreatitis: Implications for more innovative nutrition therapy. *Nutrition in Clinical Practice*, 34(Suppl 1), S43–S48.
Miaskowski, C., Barsevick, A., Berger, A., et al. (2017). Advancing symptom science through symptom cluster research: Expert panel proceedings and recommendations. *Journal of the National Cancer Institute*, 109(4), djw253.
Mou, D., Tesfasilassie, T., Hirji, S., et al. (2019). Advances in the management of acute cholecystitis. *Annals of Gastroenterological Surgery*, 3(3), 247–253.

Olson, E., Perelman, A., & Birk, J. W. (2019). Acute management of pancreatitis: The key to best outcomes. *Postgraduate Medical Journal*, 95(1124), 328–333.

O'Reilly, D., Fou, L., Hasler, E., et al. (2018). Diagnosis and management of pancreatic cancer in adults: A summary of guidelines from the UK National Institute for Health and Care Excellence. *Pancreatology*, 18(8), 962–970.

Paulino, J., Ramos, G., & Veloso Gomes, F. (2019). Together we stand, divided we fall: A multidisciplinary approach in complicated acute pancreatitis. *Journal of Clinical Medicine*, 8(10), 1607–1616.

Ramanathan, M., & Aadam, A. A. (2019). Nutrition management in acute pancreatitis. *Nutrition in Clinical Practice*, 34(Suppl 1), S7–S12.

**Ranson, J. H., Rifkind, K. M., Roses, D. F., et al. (1974). Prognostic signs and the role of operative management in acute pancreatitis. *Surgery, Gynecology & Obstetrics*, 139(1), 69–81.

Rashid, M. U., Hussain, I., Jehanzeb, S., et al. (2019). Pancreatic necrosis: Complications and changing trend of treatment. *World Journal of Gastrointestinal Surgery*, 11(4), 198–217.

Rawla, P., Sunkara, T., & Gaduputi, V. (2019). Epidemiology of pancreatic cancer: Global trends, etiology and risk factors. *World Journal of Oncology*, 10(1), 10–27.

Roberts, D. G., Plotnik, A. N., Chick, J. F., et al. (2019). Interventional radiology-operated percutaneous cholecystoscopy with ultrasonic lithotripsy and stone basket retrieval: A treatment for symptomatic cholelithiasis in non-operative candidates. *Journal of Medical Imaging and Radiation Oncology*, 63(3), 340–345.

Singh, V. K., Yadav, D., & Garg, P. K. (2019). Diagnosis and management of chronic pancreatitis: A review. *JAMA*, 322(24), 2422–2434.

Sion, M. K., & Davis, K. A. (2019). Step-up approach for the management of pancreatic necrosis: A review of the literature. *Trauma Surgery & Acute Care Open*, 4(1), e000308.

Wolbrink, D. R., Kolwijck, E., Ten Oever, J., et al. (2020). Management of infected pancreatic necrosis in the intensive care unit: A narrative review. *Clinical Microbiology and Infection*, 26(1), 18–25.

Żorniak, M., Beyer, G., & Mayerle, J. (2019). Risk stratification and early conservative treatment of acute pancreatitis. *Visceral Medicine*, 35(2), 82–89.

Recursos

Al-Anon Family Groups Headquarters, www.al-anon.alateen.org
Alcoholics Anonymous World Services (AAWS), www.aa.org
American Gastroenterological Association (AGA), www.gastro.org
Endocrine Society, www.endo-society.org
National Pancreas Foundation (NPF), www.pancreasfoundation.org

45 Avaliação e Manejo de Pacientes com Distúrbios Endócrinos

DESFECHOS DO APRENDIZADO

Após ler este capítulo, você será capaz de:

1. Descrever as funções de cada uma das glândulas endócrinas e seus hormônios.
2. Diferenciar estudos diagnósticos e manifestações clínicas dos distúrbios endócrinos.
3. Demonstrar conhecimento das estratégias de manejo dos distúrbios endócrinos.
4. Explicar as intervenções de enfermagem no atendimento de pacientes com distúrbios endócrinos.
5. Utilizar o processo de enfermagem como referencial para o cuidado ao paciente com um distúrbio endócrino.

CONCEITOS DE ENFERMAGEM

Estresse
Família
Infecção

Inflamação
Metabolismo
Mobilidade

Nutrição
Regulação celular

GLOSSÁRIO

acromegalia: aumento progressivo das partes periféricas do corpo, em decorrência da secreção excessiva de hormônio do crescimento

adrenalectomia: remoção cirúrgica de uma ou de ambas as glândulas suprarrenais

androgênios: hormônios sexuais masculinos

bócio: aumento da glândula tireoide

calcitonina: hormônio secretado pela glândula tireoide; participa na regulação do cálcio

corticosteroides: hormônios produzidos pelo córtex das glândulas suprarrenais ou seus equivalentes sintéticos

crise addisoniana: insuficiência adrenocortical aguda; caracterizada por hipotensão, cianose, febre, náuseas/vômitos e sinais de choque

diabetes insípido: condição em que são excretados volumes anormalmente grandes de urina diluída, em decorrência da produção deficiente de vasopressina

doença de Addison: insuficiência adrenocortical crônica, devido à função inadequada do córtex das glândulas suprarrenais

doença de Graves: forma de hipertireoidismo; caracteriza-se por bócio difuso e exoftalmia

eutireóideo: estado de produção normal de hormônio tireoidiano

exoftalmia: protrusão anormal de um ou ambos os bulbos dos olhos

feocromocitoma: tumor da medula das glândulas suprarrenais

glicocorticoides: hormônios esteroides secretados pelo córtex das glândulas suprarrenais em resposta ao hormônio adrenocorticotrófico; produzem elevação do glicogênio hepático e do nível de glicemia

hormônio adrenocorticotrófico (ACTH): hormônio secretado pela adeno-hipófise, essencial para o crescimento e o desenvolvimento

hormônio tireoestimulante (TSH): hormônio liberado pela hipófise; provoca a estimulação da glândula tireoide, resultando na liberação de T_3 e T_4

hormônios: substâncias químicas transmissoras produzidas em um órgão ou em determinada parte do corpo e transportadas pela corrente sanguínea para outras células ou órgãos, sobre os quais exercem um efeito regulador específico

mineralocorticoides: hormônios esteroides secretados pelo córtex das glândulas suprarrenais

mixedema: hipotireoidismo grave; pode ocorrer com ou sem coma

retroalimentação negativa: mecanismo de regulação, em que o aumento ou a diminuição no nível de determinada substância diminui ou aumenta a função do órgão que produz a substância

sinal de Chvostek: espasmo dos músculos faciais produzido pela percussão aguda sobre o nervo facial, na frente da glândula parótida e anteriormente à orelha; sugere tetania latente em pacientes com hipocalcemia

sinal de Trousseau: espasmo carpopedal induzido quando o fluxo sanguíneo para o braço é ocluído usando uma braçadeira de esfigmomanômetro ou um torniquete, o que

provoca isquemia para os nervos distais; sinal sugestivo de tetania latente na hipocalcemia
síndrome de Cushing: grupo de sintomas produzidos pela secreção excessiva de hormônio adrenocorticotrófico; caracteriza-se por obesidade do tronco, "face de lua cheia", acne, estrias abdominais e hipertensão arterial
síndrome de secreção inapropriada de hormônio antidiurético (SIHAD): secreção excessiva de hormônio antidiurético pela hipófise, apesar de osmolalidade sérica baixa
taxa metabólica basal: reações químicas que ocorrem quando o corpo está em repouso
tempestade tireóidea: condição potencialmente fatal associada a hipertireoidismo não tratado. *Sinônimo*: crise tireotóxica
tireoidectomia: remoção cirúrgica de toda a glândula tireoide ou de parte dela
tireoidite: inflamação da glândula tireoide; pode levar ao desenvolvimento de hipotireoidismo crônico ou sofrer resolução espontânea
tireotoxicose: condição produzida por excesso de hormônio tireoidiano endógeno ou exógeno
tiroxina (T₄): hormônio tireoidiano; composto de iodo ativo, formado e armazenado na glândula tireoide; desiodado nos tecidos periféricos para formar a tri-iodotironina; mantém o metabolismo corporal em um estado de equilíbrio dinâmico
tri-iodotironina (T₃): hormônio tireoidiano; formado e armazenado na glândula tireoide; liberado em quantidades menores, biologicamente mais ativo e com início de ação mais rápido do que o T₄; efeito disseminado sobre o metabolismo celular
vasopressina: hormônio antidiurético secretado pela neuro-hipófise

O sistema endócrino tem papel crucial na coordenação de substâncias químicas através das membranas celulares, no crescimento e no desenvolvimento, no metabolismo, no equilíbrio hidreletrolítico, no equilíbrio ácido-básico, na adaptação e na reprodução (Norris, 2019). Essa rede interconectada de glândulas está estreitamente ligada aos sistemas nervoso e imune, regulando as funções de múltiplos órgãos do corpo. O hipotálamo é responsável por essa inter-relação. Em virtude de sua condição como glândula "controladora", a glândula hipófise é importante na regulação dos hormônios endócrinos; sua função primária é secretar hormônios para a corrente sanguínea, que, por sua vez, influenciam glândulas endócrinas, como a tireoide. Os distúrbios do sistema endócrino são comuns e manifestam-se na forma de hiperfunção e hipofunção.

As intervenções de enfermagem são essenciais no manejo de pacientes com distúrbios endócrinos. Este capítulo tem como foco: anatomia e fisiologia do sistema endócrino; os distúrbios endócrinos mais comuns da hipófise, da glândula tireoide, das paratireoides e das glândulas suprarrenais; as manifestações clínicas; os exames complementares; o manejo clínico; e as intervenções de enfermagem. As funções endócrinas e exócrinas singulares do pâncreas, a função pancreática e os distúrbios pancreáticos associados são discutidos no Capítulo 44; as estruturas reprodutivas, incluindo os ovários e os testículos, são discutidas nos Capítulos 50 e 53, respectivamente.

AVALIAÇÃO DO SISTEMA ENDÓCRINO

REVISÃO DE ANATOMIA E FISIOLOGIA

O sistema endócrino envolve a liberação de substâncias químicas transmissoras, conhecidas como **hormônios**. Tais substâncias regulam e integram as funções corporais, atuando localmente ou a distância. Em geral, os hormônios são produzidos pelas glândulas endócrinas; todavia, eles também podem ser sintetizados por tecidos especializados, como aqueles encontrados no sistema digestório, nos rins e nos leucócitos. A mucosa gastrintestinal produz hormônios (p. ex., gastrina, enterogastrona, secretina, colecistocinina) que são importantes no processo digestivo; os rins produzem a eritropoetina, um hormônio que estimula a medula óssea a produzir eritrócitos; e os leucócitos produzem as citocinas (proteínas semelhantes a hormônios), que participam ativamente das respostas inflamatórias e imunes.

O sistema endócrino apresenta uma relação singular com os sistemas imune e nervoso. Determinadas substâncias químicas, como os neurotransmissores (p. ex., epinefrina) liberados pelo sistema nervoso, também podem atuar como hormônios, quando necessário. O sistema imune responde à introdução de agentes estranhos por meio de mensageiros químicos (citocinas), além disso está sujeito a uma regulação pelos hormônios corticosteroides da suprarrenal (Norris, 2019).

Glândulas do sistema endócrino

O sistema endócrino é composto de hipófise, glândula tireoide, glândulas paratireoides, glândulas suprarrenais, ilhotas pancreáticas, ovários e testículos. A Figura 45.1 apresenta as principais glândulas secretoras de hormônios do sistema endócrino. Os hormônios secretados pelas glândulas endócrinas são, em sua maioria, liberados diretamente na corrente sanguínea. Em contrapartida, as glândulas exócrinas, como as glândulas sudoríparas, secretam seus produtos através de ductos nas superfícies epiteliais ou no trato gastrintestinal.

Função e regulação dos hormônios

Os hormônios ajudam a regular a função orgânica em associação ao sistema nervoso. A ação rápida do sistema nervoso é equilibrada pela ação mais lenta dos hormônios. Esse duplo sistema regulador possibilita um controle preciso das funções orgânicas em resposta a alterações dentro e fora do organismo.

As glândulas endócrinas são compostas de células secretoras dispostas em minúsculos grupos, conhecidos como ácinos. Um rico suprimento sanguíneo proporciona um veículo para que os hormônios produzidos pelas glândulas endócrinas possam entrar rapidamente na corrente sanguínea. A quantidade de hormônios circulantes depende de sua função específica e das necessidades do corpo. No estado fisiológico sadio, a concentração de hormônios na corrente sanguínea é mantida em um nível relativamente constante. Para evitar o seu acúmulo, esses hormônios precisam ser inativados continuamente por um sistema de **retroalimentação negativa**, de modo que, quando a concentração de hormônio aumenta, ocorre a inibição da produção adicional desse hormônio. Em contrapartida, quando a concentração do hormônio diminui, a taxa de produção desse hormônio aumenta.

Classificação e ação dos hormônios

Os hormônios são classificados em quatro categorias, de acordo com a sua estrutura: (1) aminas e aminoácidos (p. ex., epinefrina,

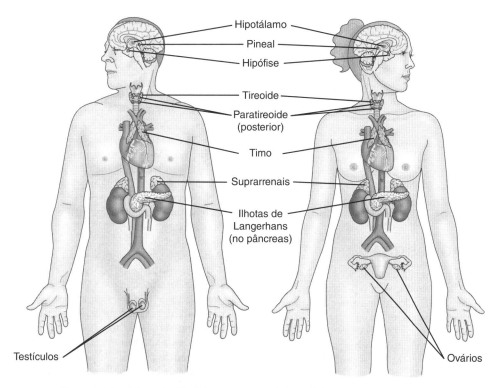

Figura 45.1 • Principais glândulas secretoras de hormônios do sistema endócrino.

norepinefrina e hormônios tireoidianos); (2) peptídios, polipeptídios, proteínas e glicoproteínas (p. ex., hormônio liberador de tireotropina [TRH, do inglês *thyrotropin-releasing hormone*], hormônio foliculoestimulante [FSH, do inglês *follicle-stimulating hormone*] e hormônio do crescimento (GH, do inglês *growth hormone*); (3) esteroides (p. ex., **corticosteroides**, que são hormônios produzidos pelo córtex das glândulas suprarrenais ou seus equivalentes sintéticos); e (4) derivados de ácidos graxos (p. ex., eicosanoides, retinoides) (Norris, 2019). Embora muitos hormônios liberados pelas glândulas endócrinas possam ser transportados para locais-alvo distantes para induzir suas ações, alguns hormônios nunca chegam à corrente sanguínea porque atuam localmente onde são liberados; isso é denominado *ação parácrina* (p. ex., o efeito dos hormônios sexuais nos ovários). Outros podem atuar sobre as próprias células que os liberaram; essa ação é denominada *ação autócrina* (p. ex., o efeito da insulina das células beta do pâncreas sobre essas células) (Norris, 2019).

Os hormônios podem alterar a função do tecido-alvo por meio de sua interação com receptores químicos localizados na membrana celular ou no interior da célula. Por exemplo, os *hormônios peptídicos* e *proteicos* interagem com sítios receptores sob a superfície celular, resultando na estimulação da enzima intracelular, a adenilciclase. Isso provoca aumento da produção do 3′,5′-monofosfato de adenosina (AMP) cíclico. O AMP cíclico no interior da célula altera a atividade enzimática. Por conseguinte, o AMP cíclico é o "segundo mensageiro" que liga o hormônio peptídico na superfície celular a uma alteração no ambiente intracelular. Alguns hormônios proteicos e peptídicos também atuam ao modificar a permeabilidade da membrana, exercendo a sua ação em poucos segundos ou minutos. O mecanismo de ação dos *hormônios amínicos* assemelha-se ao dos hormônios peptídicos (Norris, 2019).

Os *hormônios esteroides*, em virtude de seu menor tamanho e maior lipossolubilidade, penetram nas membranas celulares e interagem com os receptores intracelulares. O complexo esteroide-receptor modifica o metabolismo celular e a formação de ácido ribonucleico mensageiro (mRNA) a partir do ácido desoxirribonucleico (DNA). Em seguida, o mRNA estimula a síntese de proteína no interior da célula. Os hormônios esteroides necessitam de várias horas para exercer seus efeitos, visto que exercem a sua ação por meio da modificação da síntese de proteínas.

AVALIAÇÃO

A avaliação de enfermagem do paciente com disfunção endócrina inclui a anamnese e o exame físico, que avaliam os efeitos de distúrbios endócrinos no paciente.

Anamnese

Embora os distúrbios endócrinos específicos sejam frequentemente acompanhados de sintomas clínicos também específicos, podem ocorrer manifestações mais generalizadas. A anamnese completa e a revisão dos sistemas são necessárias para o diagnóstico e o manejo desses distúrbios. É preciso perguntar ao paciente se ele apresenta alterações nas seguintes áreas: nível de energia, tolerância ao calor ou ao frio, peso, sede, frequência de micção, função intestinal, proporções corporais, massa muscular, distribuição da gordura e dos líquidos, características sexuais secundárias (como queda ou crescimento dos pelos), ciclo menstrual, memória, concentração, padrões de sono, humor, alterações visuais, dor articular e disfunção sexual. É importante documentar a gravidade dessas alterações, o tempo durante o qual o paciente vem apresentando essas alterações, a maneira pela qual essas alterações afetaram a capacidade do paciente de realizar as atividades da vida diária, o efeito dessas alterações sobre a autopercepção do paciente e o histórico familiar.

Avaliação física

O exame físico deve incluir sinais vitais, exame da cabeça aos pés e palpação da pele, dos cabelos e da glândula tireoide. Os achados devem ser comparados com achados anteriores, quando disponíveis. É necessário observar as alterações físicas, psicológicas e comportamentais. Exemplos de alterações nas características físicas ao exame podem incluir aparecimento de pelos faciais nas mulheres, "face de lua cheia", "corcova do búfalo", **exoftalmia** (protrusão anormal de um ou ambos os bulbos dos olhos), alterações visuais, edema, adelgaçamento da pele, obesidade do tronco, magreza dos membros, aumento de tamanho dos pés e das mãos, edema e hipo ou hiper-reflexia. O paciente também pode exibir alterações no humor e no comportamento, como nervosismo, letargia e fadiga (Jensen, 2019).

AVALIAÇÃO DIAGNÓSTICA

Diversos exames complementares são utilizados para avaliar o sistema endócrino. O enfermeiro instrui o paciente a respeito do propósito dos exames solicitados, o que esperar e quaisquer efeitos colaterais possíveis relacionados com a realização desses exames. O enfermeiro registra as tendências observadas nos resultados que fornecem informações sobre a evolução da doença, bem como sobre a resposta do paciente à terapia.

Exames de sangue

Os exames de sangue determinam os níveis dos hormônios circulantes, a presença de autoanticorpos e o efeito de um hormônio específico sobre outras substâncias (p. ex., o efeito da insulina sobre os níveis de glicemia). Os níveis séricos de um hormônio específico podem fornecer informações sobre a existência de hipofunção ou hiperfunção do sistema endócrino e o local dessa disfunção. Um exemplo de hormônios específicos que podem ser analisados em amostras de sangue seriam os hormônios tireóideos (*i. e.*, T_3 e T_4; ver discussão adiante). Com frequência, radioimunoensaios são usados para detectar níveis de antígenos que fornecem informações adicionais sobre os níveis dos hormônios e de outras substâncias (Fischbach & Fischbach, 2018).

Exames de urina

Os exames de urina são usados para medir a quantidade de hormônio ou dos produtos finais de hormônios excretados pelos rins. São obtidas amostras isoladas ou, em alguns distúrbios, são coletadas amostras de urina de 24 horas para medir os hormônios ou seus metabólitos. Por exemplo, os níveis urinários de catecolaminas livres (norepinefrina, epinefrina e dopamina) podem ser medidos em pacientes com suspeita de **feocromocitoma**, um tumor da medula da suprarrenal. Várias desvantagens relacionadas com os exames de urina, que precisam ser consideradas, incluem a incapacidade do paciente de urinar a intervalos estabelecidos e o efeito de alguns medicamentos ou estados patológicos sobre os resultados dos exames (Norris, 2019).

Outros exames complementares

Os *testes de estimulação* são utilizados para confirmar a hipofunção de um órgão endócrino. Esses testes determinam como a glândula endócrina responde à administração de hormônios estimulantes, que são normalmente produzidos ou liberados pelo hipotálamo ou pela hipófise. Se a glândula endócrina responder a essa estimulação, o distúrbio específico pode estar localizado no hipotálamo ou na hipófise. A ausência de resposta da glândula endócrina a essa estimulação ajuda a identificar o problema como estando localizado na própria glândula endócrina.

Já os *testes de supressão* são utilizados para determinar a hiperfunção de um órgão endócrino. Eles determinam se o órgão não responde aos mecanismos de retroalimentação negativa, que geralmente controlam a secreção de hormônios pelo hipotálamo ou pela hipófise. Os testes de supressão avaliam o efeito da administração de uma dose exógena do hormônio sobre a secreção endógena do hormônio ou a secreção de hormônios estimulantes pelo hipotálamo ou pela hipófise.

Os exames de imagem incluem cintigrafia radioativa, ressonância magnética (RM), tomografia computadorizada (TC), ultrassonografia, tomografia por emissão de pósitrons (PET, do inglês *positron emission tomography*) e absorciometria de raios X de dupla energia (DXA, do inglês *dual-energy x-ray absorptiometry*) (Norris, 2019).

A triagem genética está se tornando mais rotineira na avaliação de distúrbios endócrinos (Boxe 45.1). O exame de DNA pode ser utilizado para a identificação de genes específicos associados a distúrbios endócrinos, ao estabelecimento de alvos seletivos para o desenvolvimento de medicamentos e à maior compreensão da função do sistema endócrino. A triagem genética é utilizada para determinar a presença de uma mutação gênica passível de predispor o indivíduo a determinada condição, cujas implicações devem ser consideradas pelo paciente.

HIPÓFISE

REVISÃO DE ANATOMIA E FISIOLOGIA

A hipófise é comumente chamada de glândula mestra, devido à influência que exerce sobre a secreção de hormônios por outras glândulas endócrinas (Figura 45.2). A hipófise é uma estrutura arredondada, de aproximadamente 1,27 cm de diâmetro, localizada na face inferior do cérebro e dividida em lobos anterior (adeno-hipófise) posterior (neuro-hipófise). A glândula é controlada pelo hipotálamo, uma área adjacente ao cérebro que está conectada à hipófise pelo pedículo hipofisário.

Adeno-hipófise

Os principais hormônios da adeno-hipófise são o FSH, o hormônio luteinizante (LH, do inglês *luteinizing hormone*), a prolactina, o **hormônio adrenocorticotrófico** (**ACTH**, do inglês *adrenocorticotropic hormone*), o **hormônio tireoestimulante** (**TSH**, do inglês *thyroid-stimulating hormone*) e o GH (também denominado somatotropina). A secreção desses importantes hormônios é controlada por fatores de liberação, que são secretados pelo hipotálamo. Esses fatores alcançam a adeno-hipófise por meio da corrente sanguínea através de uma circulação especial, denominada *sistema sanguíneo porta-hipofisário*. Outros hormônios incluem o hormônio melanócito-estimulante e a betalipotropina; a função da lipotropina não está bem elucidada.

Os hormônios liberados pela adeno-hipófise entram na circulação geral e são transportados até seus órgãos-alvo. A principal função de TSH, ACTH, FSH e LH consiste na liberação de hormônios de outras glândulas endócrinas. O desequilíbrio na secreção do ACTH caracteriza tanto a doença de Addison (hipoprodução) quanto a síndrome de Cushing (hiperprodução). A prolactina atua sobre a mama para estimular a produção de leite. Os hormônios que estimulam outros órgãos e tecidos são discutidos com seus órgãos-alvo.

Boxe 45.1 GENÉTICA NA PRÁTICA DE ENFERMAGEM
Distúrbios metabólicos e endócrinos

Os distúrbios metabólicos e endócrinos que são influenciados por fatores genéticos são complexos e, em geral, influenciam múltiplos sistemas de órgãos. Alguns exemplos de distúrbios metabólicos e endócrinos genéticos incluem:
- Diabetes melito
- Distúrbios dos aminoácidos (p. ex., fenilcetonúria, homocistinúria (doença da urina em xarope de bordo)
- Distúrbios do metabolismo dos carboidratos (p. ex., galactosemia)
- Distúrbios da oxidação de ácidos graxos (p. ex., deficiência da enzima acil-CoA desidrogenase de ácidos graxos de cadeia média)
- Distúrbios do armazenamento de glicogênio (p. ex., doença de Pompe, doença de Von Gierke, doença de Danon, doença de Cori, doença de Anderson, doença de McArdle)
- Distúrbios do armazenamento lisossomal (p. ex., doença de Tay Sachs, doença de Gaucher, doença de Niemann-Pick, doença de Fabry)
- Distúrbios de mucopolissacarídeos (p. ex., síndrome de Hurler, doença de Hunter, síndrome de Morquio)
- Distúrbios do ciclo de ureia (p. ex., deficiência de ornitina transcarbamilase)
- Hemocromatose
- Síndrome de McCune-Albright
- Neoplasia endócrina múltipla, tipos I e II

Avaliações de enfermagem
Ver Capítulo 4, Boxe 4.2: Genética na prática de enfermagem: Aspectos genéticos da avaliação de saúde

Avaliação da história familiar
- Avaliar a história familiar quanto a parentes portadores de doença hepática, pancreática ou endócrina de início precoce
- Investigar os membros da família com diabetes melito e sua idade de início
- Avaliar a história familiar de outras condições genéticas relacionadas, tais como fibrose cística, déficit de alfa$_1$-antitripsina e hemocromatose.

Avaliação do paciente
- Avaliar a presença de sintomas físicos, tais como neuromas da mucosa, lábios hipertrofiados, anormalidades esqueléticas e aspecto marfanoide
- Avaliar sinais de artrite e hemocromatose (pigmentação bronzeada da pele).
- Investigar se existe história pregressa de convulsões, eliminação de urina com cheiro doce, icterícia, letargia, vômitos, desidratação, acidose, neutropenia, hepatomegalia e níveis elevados de amônia.

Recursos sobre genética
Association for Glycogen Storage Disease, www.agsdus.org.
Society for Inherited Metabolic Disorders, www.simd.org.
Ver no Capítulo 6, Boxe 6.7, os componentes do aconselhamento genético.

O GH, o hormônio mais abundante da adeno-hipófise, regula o crescimento nas crianças e a energia e o metabolismo nos adultos. O GH aumenta a síntese de proteína em muitos tecidos, a degradação dos ácidos graxos no tecido adiposo e os níveis de glicemia. Outros hormônios, como os hormônios tireoidianos e a insulina, também são necessários para o funcionamento do sistema do GH. A secreção de GH é aumentada por sono profundo, estresse, exercícios físicos, jejum, desnutrição, hipoglicemia, traumatismo, choque hipovolêmico e sepse, sendo diminuída por obesidade, depressão e hipotireoidismo (Norris, 2019).

Neuro-hipófise

Os hormônios importantes secretados pelo lobo posterior da hipófise são a **vasopressina** – também denominada hormônio antidiurético (ADH, do inglês *antidiuretic hormone*) – e a ocitocina. Esses hormônios são sintetizados no hipotálamo e transportados do hipotálamo até a neuro-hipófise para armazenamento. A vasopressina controla a excreção de água pelo rim; a sua secreção é estimulada por aumento da osmolalidade do sangue ou por diminuição da pressão arterial. A secreção de ocitocina é estimulada durante a gravidez e por ocasião do parto; a ocitocina facilita a ejeção do leite durante a lactação e aumenta a força das contrações uterinas durante o trabalho de parto e o parto.

FISIOPATOLOGIA

As anormalidades da função hipofisária são causadas pela secreção excessiva ou deficiente de qualquer um dos hormônios produzidos ou liberados pela glândula. As anormalidades dos lobos anterior e posterior da glândula podem ocorrer de maneira independente. O hipopituitarismo, ou a hipofunção da hipófise, pode resultar de doença da própria hipófise ou de doença do hipotálamo; o resultado é essencialmente o mesmo. O hipopituitarismo pode resultar de radioterapia na região da cabeça e do pescoço. A destruição total da hipófise por traumatismo, tumor ou lesão vascular remove todos os estímulos que geralmente são recebidos pela tireoide, pelas gônadas e pelas glândulas suprarrenais. Isso resulta em extrema perda de peso, emaciação, atrofia de todas as glândulas endócrinas e órgãos, queda dos pelos, disfunção erétil, amenorreia, hipometabolismo e hipoglicemia. Caso não seja feita reposição dos hormônios ausentes, ocorrem coma e morte (Norris, 2019).

Adeno-hipófise

A secreção excessiva (hipersecreção) da adeno-hipófise envolve mais comumente o ACTH ou o GH e resulta na **síndrome de Cushing** (grupo de sintomas produzidos por uma secreção excessiva de ACTH) ou na acromegalia, respectivamente. A **acromegalia**, distúrbio causado por excesso de GH em adultos, resulta no aumento das dimensões das partes periféricas do corpo dos tecidos moles após a fusão das lâminas epifisiais (Hickey & Silverstein, 2019), sem aumento da altura, com uma incidência entre 0,2 e 1,1 caso por 100 mil pessoas (Lavrentaki, Paluzzi, Wass et al., 2017). Embora rara, a secreção exagerada de GH em crianças, antes da fusão das lâminas epifisiais, resulta em gigantismo hipofisário. A altura da pessoa pode chegar a 2,13 cm ou até 2,43 cm. Em contrapartida, a secreção insuficiente de GH durante a infância pode levar a um crescimento limitado e generalizado, igualmente ao nanismo. A secreção deficiente (hipossecreção) costuma envolver todos os hormônios da

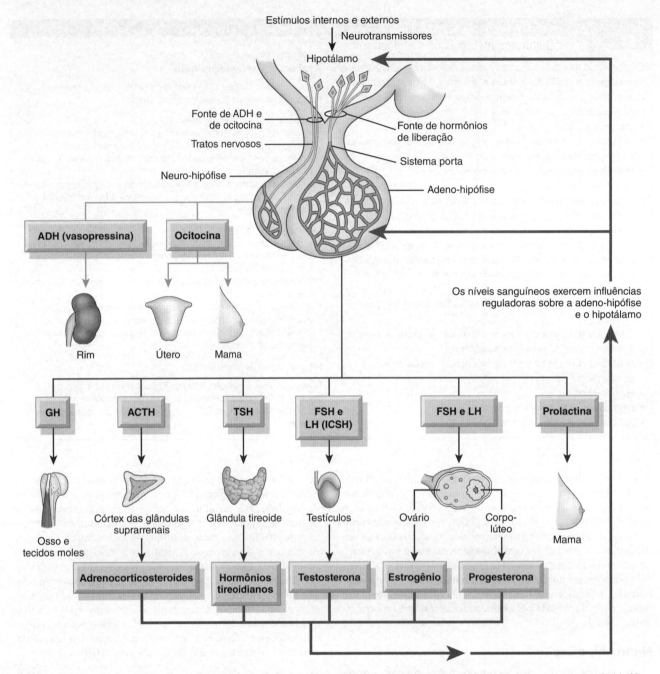

Figura 45.2 • Hipófise, relação do encéfalo com a ação hipofisária e hormônios secretados pelos lobos anterior e posterior da hipófise. ACTH: hormônio adrenocorticotrófico; ADH: hormônio antidiurético; FSH: hormônio foliculoestimulante; GH: hormônio do crescimento; ICSH: hormônio estimulante das células intersticiais; LH: hormônio luteinizante; TSH: hormônio tireoestimulante.

adeno-hipófise e é denominada *pan-hipopituitarismo*. Nessa condição, a glândula tireoide, o córtex das glândulas suprarrenais e as gônadas sofrem atrofia (retração), devido à perda dos hormônios trópicos estimulantes. O hipopituitarismo pode resultar da destruição do lobo anterior da hipófise (Norris, 2019).

Neuro-hipófise

O distúrbio mais comum relacionado com a disfunção do lobo posterior é o **diabetes insípido** (DI), uma condição em que volumes anormalmente grandes de urina diluída são excretados em consequência da produção deficiente de vasopressina. O DI pode ocorrer após o tratamento cirúrgico de tumor cerebral, secundariamente a tumores cerebrais não cirúrgicos, lesão traumática do encéfalo, infecções do sistema nervoso, pós-hipofisectomia (remoção da hipófise), incapacidade dos túbulos renais de responder ao ADH e uso de medicamentos específicos (Hollar & Silverstein, 2019).

TUMORES HIPOFISÁRIOS

Quase todos os tumores hipofisários são benignos e de crescimento lento. Os tumores podem ser primários ou secundários e funcionais ou não funcionais (Norris, 2019). Os tumores funcionais secretam hormônios hipofisários, ao passo que os não funcionais não o fazem. Os tumores hipofisários podem causar sequelas clínicas em decorrência da pressão que exercem nos tecidos adjacentes, da disfunção endócrina que provocam ou dos efeitos disfuncionais nos órgãos-alvo. Os tipos principais de tumores hipofisários representam um crescimento excessivo de células eosinofílicas, células basofílicas ou células cromofóbicas (*i. e.*, células que não têm nenhuma afinidade por corantes eosinofílicos ou basofílicos).

Manifestações clínicas

Os tumores eosinofílicos que se desenvolvem no início da vida resultam em gigantismo. O indivíduo afetado pode ter mais de 2,10 m de altura e ser grande em todas as proporções; contudo, fica tão fraco e letárgico que dificilmente consegue ficar em pé. Quando o distúrbio começa durante a vida adulta, o crescimento esquelético excessivo ocorre somente nos pés, nas mãos, na crista superciliar, nas eminências molares, no nariz e no queixo, dando origem ao quadro clínico denominado *acromegalia*. Contudo, o aumento envolve todos os tecidos e órgãos do corpo e muitos desses pacientes sofrem cefaleias intensas e distúrbios visuais, visto que os tumores exercem pressão sobre os nervos ópticos (Norris, 2019). A avaliação da visão central e dos campos visuais pode revelar perda da discriminação de cores, diplopia (visão dupla) ou cegueira em parte de um campo de visão. Esse tipo de tumor também está associado a descalcificação do esqueleto, fraqueza muscular e distúrbios endócrinos, semelhantes aos que ocorrem em pacientes com hipertireoidismo.

Os tumores basofílicos dão origem à síndrome de Cushing, com características atribuíveis, em grande parte, ao hiperadrenalismo, incluindo masculinização e amenorreia nas mulheres, obesidade do tronco, hipertensão, osteoporose e policitemia.

Os tumores cromofóbicos representam 90% dos tumores hipofisários. Esses tumores geralmente não produzem hormônios, mas destroem o restante da hipófise, causando hipopituitarismo. Os indivíduos com essa doença frequentemente têm obesidade, sonolência e apresentam pelos finos e escassos, pele seca e macia, aspecto pastoso e ossos pequenos. Além disso, eles apresentam cefaleias, perda da libido e disfunções visuais que evoluem para a cegueira. Outros sinais e sintomas incluem poliúria, polifagia, redução da **taxa metabólica basal** (reações químicas que ocorrem quando o corpo está em repouso) e temperatura corporal subnormal (Sadiq & Silverstein, 2019b).

Avaliação e achados diagnósticos

A avaliação diagnóstica requer anamnese cuidadosa e exame físico minucioso, incluindo avaliação da acuidade visual e dos campos visuais. A TC e a RM são utilizadas para diagnosticar a presença e a extensão dos tumores hipofisários. Os níveis séricos dos hormônios hipofisários podem ser obtidos com medições dos hormônios dos órgãos-alvo (p. ex., tireoide, suprarrenal), para ajudar no estabelecimento do diagnóstico.

Manejo clínico

A hipofisectomia, ou remoção cirúrgica da hipófise por meio de uma abordagem transesfenoidal, constitui o tratamento habitual. É possível utilizar a radioterapia estereotáxica, que exige o emprego de uma estrutura estereotáxica do tipo neurocirurgia, para administrar a radioterapia de feixe externo precisamente no tumor hipofisário, com efeito mínimo sobre o tecido normal (ver Capítulo 12). Outras abordagens incluem radioterapia convencional, bromocriptina e octreotida. Esses medicamentos inibem a produção ou a liberação de GH e podem produzir notável melhora dos sintomas. A octreotida e a lanreotida também podem ser utilizadas no período pré-operatório para melhorar a condição clínica do paciente e diminuir o tamanho do tumor (American Association of Neurological Surgeons, 2019).

Manejo cirúrgico

A hipofisectomia constitui o tratamento de escolha para pacientes com doença de Cushing, em consequência da produção excessiva de ACTH por um tumor hipofisário. A hipofisectomia também pode ser realizada em certas ocasiões como medida paliativa para aliviar a dor óssea em consequência de metástases de lesões malignas da mama e da próstata.

Várias abordagens são utilizadas para remover ou destruir a hipófise, incluindo a remoção cirúrgica pelas vias transesfenoidal, subcraniana ou oronasal-transesfenoidal, irradiação e criocirurgia. A abordagem transesfenoidal e o manejo de enfermagem de um paciente submetido à cirurgia de crânio são discutidos no Capítulo 61. As manifestações ou sintomas da acromegalia não são afetados pela remoção cirúrgica do tumor.

A ausência da hipófise altera a função de muitos sistemas orgânicos: a menstruação cessa e ocorre infertilidade após a ablação total ou quase total da hipófise. A terapia de reposição com corticosteroides e hormônio tireoidiano é necessária.

DIABETES INSÍPIDO

O diabetes insípido (DI) é um distúrbio raro decorrente de lesão do hipotálamo ou da glândula hipófise associado à deficiência de hormônio antidiurético (vasopressina) e à excreção de grandes volumes de urina diluída e sede intensa. O DI é classificado como central (DIC), nefrogênico (DIN) ou dipsogênico (DID), bem como gestacional (Hollar & Silverstein, 2019).

A etiologia primária do DIC é traumatismo cranioencefálico (TCE), mas outras causas incluem cirurgia, infecção, inflamação, tumores cerebrais ou doença vascular encefálica; também pode ser idiopático. Os fatores etiológicos do DIN incluem lesão renal, uso de medicamentos, como lítio, hipopotassemia e hipercalcemia. O DID é causado por um defeito no hipotálamo e pode resultar de lesão da glândula hipófise por lesão, cirurgia, infecção, processo inflamatório ou tumor no cérebro (National Institute of Diabetes and Digestive and Kidney Diseases, 2019). O DI precisa ser diferenciado do diabetes melito, que também pode provocar polidipsia e poliúria.

Manifestações clínicas

Sem a ação do ADH sobre o néfron distal do rim, ocorre um enorme débito diário (mais de 250 mℓ/h) de urina muito diluída, com densidade específica de 1,001 a 1,005 (Hollar & Silverstein, 2019). A urina não contém substâncias anormais, como glicose ou albumina. Em virtude da intensa sede, o paciente tende a ingerir diariamente 2 a 20 ℓ de líquidos e tem desejo compulsivo por água gelada. Nos adultos, o início do DI pode ser insidioso ou abrupto.

A doença não pode ser controlada limitando-se o consumo de líquidos, visto que a perda de grandes volumes de urina continua, mesmo sem reposição hídrica. As tentativas de restringir os líquidos fazem o paciente ter um desejo insaciável de líquido e desenvolver hipernatremia e desidratação grave.

Avaliação e achados diagnósticos

O teste de privação de água é realizado suspendendo-se o consumo de líquidos por 8 a 12 horas ou até que haja perda de 3 a 5% do peso corporal. O paciente é pesado frequentemente durante o teste. São realizados exames da osmolalidade do plasma e da urina no início e no fim do teste. A incapacidade de aumentar a densidade específica e a osmolalidade da urina é característica do DI. O paciente continua excretando grandes volumes de urina com baixa densidade específica e apresenta perda de peso, osmolalidade sérica crescente e níveis séricos elevados de sódio. A condição do paciente precisa ser monitorada com frequência durante o teste, e este é interrompido se houver desenvolvimento de taquicardia, perda excessiva de peso ou hipotensão.

Outros procedimentos diagnósticos incluem determinações concomitantes dos níveis plasmáticos de ADH e da osmolalidade do plasma e da urina, bem como prova terapêutica com desmopressina e infusão intravenosa (IV) de soro fisiológico hipertônico. Se o diagnóstico for confirmado e a etiologia (p. ex., TCE) não for evidente, o paciente é cuidadosamente avaliado à procura de tumores passíveis de causar o distúrbio.

Manejo clínico

A terapia tem por objetivo repor o ADH (que geralmente constitui um programa terapêutico a longo prazo), assegurar a reposição hídrica adequada, bem como identificar e corrigir a patologia intracraniana subjacente. As causas nefrogênicas requerem abordagens diferentes (Hollar & Silverstein, 2019).

Terapia farmacológica

Desmopressina, uma vasopressina sintética sem os efeitos vasculares do hormônio antidiurético natural, é o medicamento de escolha para o DIC. O medicamento pode ser administrado por via oral ou intranasal (Norris, 2019). A vasopressina provoca vasoconstrição; por conseguinte, deve ser utilizada com cautela em pacientes com doença da artéria coronária. Clorpropamida e diuréticos tiazídicos também são prescritos para as formas leves da doença, uma vez que potencializam a ação da vasopressina, mas devem ser usados com cautela, devido ao risco de hipoglicemia (Norris, 2019).

Se o DI for de origem renal, os tratamentos previamente descritos não são efetivos. Para o tratamento da forma nefrogênica de DI, são utilizados diuréticos tiazídicos, depleção leve de sal e inibidores das prostaglandinas (p. ex., indometacina e ácido acetilsalicílico).

Manejo de enfermagem

A avaliação física continuada e a orientação ao paciente constituem os pilares do manejo de enfermagem especializado para o paciente com diagnóstico de DI. Inicialmente, o enfermeiro revisa a anamnese e o exame físico do paciente e monitora as manifestações clínicas de desidratação. A desidratação grave pode resultar em redução do débito cardíaco e, portanto, da perfusão de órgãos vitais, especificamente o cérebro e os rins. É crucial manter o monitoramento contínuo dos sinais vitais, bem como do balanço hídrico. O enfermeiro é responsável por fornecer instruções ao paciente, à sua família e a outros cuidadores acerca do cuidado de acompanhamento, da prevenção das complicações e das medidas de emergência. As instruções específicas verbais e por escrito devem incluir a dose, as ações, os efeitos colaterais e a administração de todos os medicamentos, bem como os sinais e os sintomas de hiponatremia. O enfermeiro deve demonstrar a administração dos medicamentos e observar demonstrações de retorno para assegurar que o paciente esteja recebendo a dose prescrita. Ele deve aconselhar o paciente a usar uma pulseira de identificação médica e a carregar o medicamento necessário, bem como informações sobre o DI, em todas as ocasiões.

SÍNDROME DE SECREÇÃO INAPROPRIADA DE HORMÔNIO ANTIDIURÉTICO

A **síndrome de secreção inapropriada de hormônio antidiurético (SIHAD)** resulta da falha do sistema de retroalimentação negativa que regula a liberação e a inibição do ADH (Norris, 2019). Os pacientes com SIHAD não podem secretar urina diluída, retêm líquidos e desenvolvem déficit de sódio, conhecido como hiponatremia dilucional. A SIHAD é frequentemente de origem não endócrina; por exemplo, a síndrome pode ocorrer em pacientes com carcinoma broncogênico, em que as células pulmonares malignas sintetizam e liberam ADH. A SIHAD também tem sido observada em pacientes com pneumonia grave, pneumotórax e outros distúrbios dos pulmões, bem como tumores malignos que acometem outros órgãos (Norris, 2019).

Acredita-se que os distúrbios do sistema nervoso central (p. ex., TCE, cirurgia ou tumor cerebral e infecção) produzam SIHAD por meio de estimulação direta da hipófise (Norris, 2019). Alguns medicamentos (p. ex., vincristina, fenotiazinas, antidepressivos tricíclicos, diuréticos tiazídicos) e a nicotina foram implicados na SIHAD; esses medicamentos estimulam diretamente a hipófise ou aumentam a sensibilidade dos túbulos renais ao ADH circulante.

Manejo clínico

A SIHAD é, em geral, autolimitante, e o tratamento é focalizado na eliminação da causa subjacente, se possível, e na restrição do aporte hídrico (Parham & Silverstein, 2019). Como a água retida é excretada lentamente através dos rins, o volume de líquido extracelular se contrai, e a concentração sérica de sódio aumenta gradualmente para a faixa normal. Podem ser utilizados agentes diuréticos, como a furosemida, associados à restrição hídrica. Para a hiponatremia grave, às vezes é prescrita solução hipertônica de NaCl (3%), administrada IV (Norris, 2019).

Manejo de enfermagem

O monitoramento rigoroso de equilíbrio hídrico, peso diário, bioquímica da urina e do sangue e estado neurológico está indicado para o paciente com risco de SIHAD. As medidas de suporte e as explicações dos procedimentos e dos tratamentos ajudam o paciente a lidar com esse distúrbio.

GLÂNDULA TIREOIDE

A glândula tireoide – a maior glândula endócrina – é um órgão em formato de borboleta, localizado na parte inferior do pescoço, anteriormente à traqueia (Figura 45.3). Consiste em dois lobos laterais conectados por um istmo. A glândula tem cerca de 5 cm de comprimento e 3 cm de largura, e pesa em torno de 30 g. O fluxo sanguíneo para a tireoide é muito rico (cerca de 5 mℓ/min por grama de tecido tireóideo); ou seja, aproximadamente cinco vezes o fluxo sanguíneo para o fígado. A glândula tireoide produz três hormônios: **tiroxina (T_4)**, **tri-iodotironina (T_3)** e **calcitonina**. Todas as células do corpo precisam de tiroxina e tri-iodotironina para fins de metabolismo (Moore, 2018).

REVISÃO DE ANATOMIA E FISIOLOGIA

Vários hormônios e substâncias químicas são responsáveis pela função normal da tireoide. Entre eles, os principais são o hormônio tireoidiano, a calcitonina e o iodo.

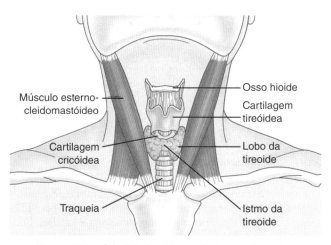

Figura 45.3 • Glândula tireoide e estruturas adjacentes.

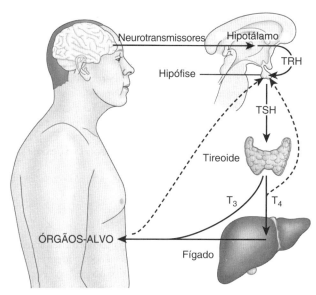

Figura 45.4 • Eixo hipotálamo-hipófise-tireoide. O hormônio liberador da tireoide (TRH) do hipotálamo estimula a hipófise a secretar o hormônio tireoestimulante (TSH). O TSH estimula a tireoide a produzir os hormônios tireoidianos (tri-iodotironina [T_3] e tiroxina [T_4]). Os níveis circulantes elevados de T_3 e de T_4 inibem a secreção adicional de TSH e a produção de hormônio tireoidiano por meio de um mecanismo de retroalimentação negativa (*linhas tracejadas*).

Hormônio tireoidiano

O hormônio tireoidiano é constituído pela T_4 e pela T_3, dois hormônios separados produzidos pela glândula tireoide. Ambos são aminoácidos e contêm moléculas de iodo ligadas à estrutura do aminoácido; a T_4 contém quatro átomos de iodo em cada molécula, ao passo que a T_3 contém três. Esses hormônios são sintetizados e armazenados ligados às proteínas nas células da glândula tireoide até que haja necessidade de sua liberação na corrente sanguínea. Três hormônios de ligação dos hormônios tireoidianos – a globulina de ligação da tiroxina (TBG), a transtiretina (anteriormente conhecida como pré-albumina de ligação do hormônio tireoidiano) e a albumina – ligam-se a T_3 e T_4 e as transportam (Norris, 2019).

Síntese de hormônio tireoidiano

O iodo é essencial para a síntese dos hormônios pela glândula tireoide. No organismo, ele é utilizado principalmente pela tireoide, e o principal comprometimento no déficit de iodo consiste na alteração da função tireoidiana. O iodeto é ingerido na dieta e absorvido no sangue no trato gastrintestinal. A glândula tireoide é extremamente eficiente na captação do iodeto do sangue e na sua concentração nas células, em que os íons iodeto são convertidos em moléculas de iodo, que reagem com a tirosina (um aminoácido) para formar os hormônios tireoidianos (Norris, 2019).

Regulação do hormônio tireoidiano

A secreção de T_3 e de T_4 pela glândula tireoide é controlada pelo TSH (também denominado *tireotropina*) da adeno-hipófise. O TSH controla a velocidade de liberação dos hormônios tireoidianos por meio de um mecanismo de retroalimentação negativa. Por sua vez, o nível de hormônio tireoidiano no sangue determina a liberação de TSH. Se a concentração de hormônio tireoidiano no sangue diminuir, haverá aumento da liberação de TSH, causando um débito aumentado de T_3 e T_4. O termo **eutireóideo** refere-se à produção normal dos hormônios tireoidianos.

O TRH, que é secretado pelo hipotálamo, exerce uma influência moduladora sobre a liberação de TSH pela hipófise. Fatores ambientais, como diminuição da temperatura, podem levar à secreção aumentada de TRH, resultando em secreção elevada dos hormônios tireoidianos. A Figura 45.4 mostra o eixo hipotálamo-hipófise-tireoide, que regula a produção dos hormônios tireoidianos.

Função do hormônio tireoidiano

A principal função do hormônio tireoidiano consiste em controlar a atividade metabólica celular. A T_4, um hormônio relativamente fraco, mantém o metabolismo corporal em um estado de equilíbrio dinâmico. A T_3 é cerca de cinco vezes mais potente que a T_4 e apresenta ação metabólica mais rápida. Esses hormônios aceleram os processos metabólicos, aumentando o nível de enzimas específicas que contribuem para o consumo de oxigênio e alterando a capacidade de resposta dos tecidos a outros hormônios. Os hormônios tireoidianos influenciam a replicação celular, são importantes para o desenvolvimento cerebral e são necessários para o crescimento normal. Esses hormônios afetam praticamente todos os sistemas orgânicos e funções teciduais importantes, incluindo a taxa metabólica basal, a termogênese tecidual, os níveis séricos de colesterol e a resistência vascular (Norris, 2019).

Calcitonina

A calcitonina ou tireocalcitonina é outro hormônio importante secretado pela glândula tireoide. O hormônio é secretado em resposta a níveis plasmáticos elevados de cálcio e produz redução do nível plasmático de cálcio ao aumentar a sua deposição no osso.

FISIOPATOLOGIA

O hipotireoidismo congênito, que ocorre quando há secreção inadequada de hormônio tireoidiano durante o desenvolvimento fetal e neonatal, resulta em deficiência intelectual e crescimento físico atrofiado, devido à depressão geral da atividade metabólica (Norris, 2019). Nos adultos, o hipotireoidismo manifesta-se na forma de letargia, raciocínio lento, ganho de peso, constipação intestinal, intolerância ao frio e redução generalizada das funções corporais (Singh & Clutter, 2019).

O hipertireoidismo (secreção excessiva dos hormônios tireoidianos) manifesta-se por aumento acentuado da taxa metabólica. Muitas das outras características do hipotireoidismo resultam da resposta aumentada às catecolaminas circulantes (epinefrina e norepinefrina).

A secreção excessiva dos hormônios tireoidianos está geralmente associada ao aumento da glândula tireoide, conhecido como **bócio**. Este também ocorre comumente na déficit de iodo; nessa última condição, a falta de iodo resulta em baixos níveis de hormônios tireoidianos circulantes, provocando a liberação aumentada de TSH; o TSH elevado induz a produção excessiva de tireoglobulina (um precursor da T_3 e da T_4) e hipertrofia da glândula tireoide.

AVALIAÇÃO
Exame físico

A glândula tireoide é inspecionada e palpada rotineiramente em todos os pacientes. A inspeção começa com a identificação dos pontos de referência. A região inferior do pescoço entre os músculos esternocleidomastóideos é inspecionada, à procura de aumento ou assimetria. O paciente é orientado a estender ligeiramente o pescoço e a deglutir; o tecido tireoidiano eleva-se normalmente com a deglutição. Em seguida, a tireoide é palpada quanto a tamanho, formato, consistência, simetria e presença de hipersensibilidade.

O médico pode examinar a tireoide a partir de uma posição anterior ou posterior. Da posição posterior, ambas as mãos circundam o pescoço do paciente. Os polegares repousam sobre a nuca, enquanto os dedos indicador e médio palpam o istmo da tireoide e as superfícies anteriores dos lobos laterais. Quando palpável, o istmo é percebido como uma estrutura firme e de consistência de fita elástica.

O lobo esquerdo é examinado posicionando-se o paciente de modo que o pescoço seja fletido ligeiramente para a frente e para a esquerda. A cartilagem tireóidea é então deslocada para a esquerda com os dedos da mão direita. Essa manobra desloca o lobo esquerdo para uma posição profunda no músculo esternocleidomastóideo, em que pode ser palpado com mais facilidade. Em seguida, o lobo esquerdo é palpado aplicando-se o polegar esquerdo profundamente na área posterior do músculo esternocleidomastóideo, enquanto os dedos indicador e médio exercem pressão oposta na parte anterior do músculo. A deglutição do paciente durante a manobra pode ajudar o examinador a localizar a tireoide à medida que ela ascende no pescoço. O procedimento é invertido para examinar o lobo direito. O istmo é a única parte da tireoide que costuma ser palpável. Se o paciente tiver um pescoço muito fino, dois lobos finos, lisos e indolores também podem ser palpáveis.

Quando a palpação revela aumento da glândula tireoide, ambos os lobos são auscultados utilizando o diafragma do estetoscópio. A ausculta identifica a vibração audível localizada de um sopro. Tal achado indica aumento do fluxo sanguíneo através da glândula tireoide associado ao hipertireoidismo, e requer encaminhamento do paciente a um médico. Outros achados anormais que podem exigir o encaminhamento do paciente para avaliação adicional podem incluir textura macia (doença de Graves), consistência firme (tireoidite de Hashimoto ou neoplasia maligna) e hipersensibilidade (tireoidite) (Jensen, 2019).

AVALIAÇÃO DIAGNÓSTICA

Além da palpação e da ausculta, as medidas de avaliação incluem provas de função da tireoide, tais como determinação laboratorial dos hormônios tireoidianos, cintigrafia, biopsia e ultrassonografia da tireoide. Os exames mais amplamente utilizados são o imunoensaio sérico para TSH e T_4 livre. Os níveis de T_4 livre correlacionam-se com o estado metabólico; estão elevados no hipertireoidismo e diminuídos no hipotireoidismo (Fischbach & Fischbach, 2018). Para esclarecer ou confirmar os resultados de outros exames complementares, a ultrassonografia, a TC e a RM podem ser realizadas.

Exames da tireoide
Hormônio tireoestimulante sérico

A determinação dos níveis séricos de TSH é o exame de rastreamento primário da função da glândula tireoide. Devido à capacidade de detectar alterações muito pequenas do TSH sérico, é possível diferenciar a doença tireoidiana subclínica dos estados eutireóideos em pacientes com valores normais baixos ou altos. A determinação do TSH também é utilizada para monitorar a terapia de reposição com hormônio tireoidiano e para diferenciar os distúrbios da própria glândula tireoide dos distúrbios da hipófise ou do hipotálamo.

A American Thyroid Association recomenda que as gestantes sejam rastreadas à procura de doença tireóidea (Alexander, Pearce, Brent et al., 2017); todavia, não há consenso das sociedades médicas quanto ao rastreamento rotineiro de adultos à procura de doença da tireoide. A US Preventive Services Task Force (USPSTF) não recomenda o rastreamento rotineiro de adultos (USPSTF, 2019).

T_4 livre no soro

A T_4 livre no soro é uma medida direta da tiroxina livre (não ligada), a única fração metabolicamente ativa da T_4. A faixa normal da T_4 livre no soro é de 0,7 a 2,0 ng/dℓ (10 a 26 pmol/ℓ) (Fischbach & Fischbach, 2018). Quando medida pelo método de diálise, a T_4 livre não é afetada por variações na ligação às proteínas e constitui o procedimento de escolha para monitorar alterações na secreção de T_4 durante o tratamento do hipertireoidismo.

T_3 e T_4 séricas

A medição da T_3 ou da T_4 total inclui os níveis dos hormônios livres e ligados às proteínas, que ocorrem em resposta à secreção de TSH. A ligação da T_4 à TBG é de 70%; a T_3 liga-se menos firmemente. Apenas 0,03% da T_4 e 0,3% da T_3 estão livres. Doenças sistêmicas graves, determinados medicamentos (p. ex., contraceptivos orais, corticosteroides, carbamazepina, salicilatos) e perda de proteína em consequência de necrose ou uso de androgênios podem interferir nos resultados acurados dos exames. A faixa normal para a T_4 é de 5,4 a 11,5 μg/dℓ (57 a 148 nmol/ℓ) (Fischbach & Fischbach, 2018). Embora os níveis séricos de T_3 e T_4 geralmente aumentem ou diminuam em conjunto, o nível de T_3 parece constituir um indicador mais acurado de hipertireoidismo ou gravidade do distúrbio, uma vez que os níveis de T_4 geralmente estão dentro da faixa de referência. A faixa normal para a T_3 sérica é de 260 a 480 pg/dℓ (4,0 a 7,4 pmol/ℓ) (Fischbach & Fischbach, 2018).

Teste de captação de T_3 em resina

O teste de captação de T_3 em resina é uma medição indireta da TBG não saturada. Sua finalidade consiste em determinar a quantidade de hormônio tireoidiano ligado à TBG e o número de sítios de ligação disponíveis. Isso fornece um índice da quantidade de hormônio tireoidiano já existente na circulação. Em geral, a TBG não está totalmente saturada com hormônio tireoidiano, e existem sítios de ligação adicionais disponíveis para se combinar com a T₃ marcada com iodo radioativo, adicionada à amostra de sangue. O valor normal de captação da T₃ é de 25 a 35% (fração de captação relativa, 0,25 a 0,35), indicando a ocupação de cerca de 1/3 dos sítios disponíveis da TBG pelo hormônio tireoidiano. Se o número de sítios de ligação livres ou desocupados for baixo, como no hipertireoidismo, a captação de T₃ é superior a 35% (0,35). Se o número de sítios disponíveis for alto, como ocorre no hipotireoidismo, o resultado do teste é inferior a 25% (0,25).

A captação de T₃ mostra-se útil na avaliação dos níveis de hormônio tireoidiano em pacientes que receberam doses terapêuticas ou diagnósticas de iodo. Os resultados do teste podem ser alterados pelo uso de estrogênios, androgênios, salicilatos, fenitoína, anticoagulantes ou corticosteroides (Fischbach & Fischbach, 2018).

Anticorpos antitireoide

As doenças autoimunes da tireoide incluem condições tanto hipotireóideas quanto hipertireóideas. Os resultados dos exames por técnicas de imunoensaios para anticorpos antitireoide são positivos na doença autoimune crônica da tireoide (90%), na tireoidite de Hashimoto (100%), na doença de Graves (80%) e em outras doenças autoimunes específicas de órgãos, como o lúpus eritematoso sistêmico (LES) e a artrite reumatoide. Em geral, 5 a 10% da população apresentam títulos de anticorpos antitireoide, que aumentam com a idade.

Captação de iodo radioativo

O teste de captação de iodo radioativo mede a velocidade de captação de iodo pela glândula tireoide. Administra-se ao paciente uma dose marcadora de iodo 123 (I^{123}) ou outro radionuclídeo, e efetua-se uma contagem sobre a glândula tireoide com um cintilógrafo, que detecta e conta os raios gama liberados a partir da degradação do I^{123} na tireoide. O teste de captação de iodo radioativo é simples, e seus resultados são confiáveis. O exame mede a proporção da dose administrada que está presente na glândula tireoide em determinado momento após a sua administração. Uma vez que o exame é afetado pela ingestão de iodeto ou de hormônio tireoidiano pelo paciente, é essencial obter cuidadosa anamnese preliminar para interpretar os resultados. Os valores normais variam de uma região geográfica para outra e com o aporte de iodo. Os pacientes com hipertireoidismo exibem alta captação de I^{123} (de até 90% em alguns pacientes), ao passo que os pacientes com hipotireoidismo apresentam captação muito baixa.

Biopsia por aspiração com agulha fina

O uso de uma agulha de pequeno calibre para coletar uma amostra de tecido da tireoide para biopsia constitui um método seguro e acurado para a detecção de neoplasia maligna e geralmente é o exame inicial para avaliação de massas da tireoide. O laudo descreve os resultados como benigno, maligno, suspeito ou não diagnóstico/insuficiente (Ross, Cooper & Mulder, 2019). Na categoria maligna, as massas são descritas como neoplasia folicular ou lesão folicular.

Cintigrafia da tireoide

Na cintigrafia da tireoide, um detector de cintilação ou câmera gama move-se para a frente e para trás sobre a área a ser estudada, em uma série de trajetos paralelos, e obtém-se uma imagem visual da distribuição da radioatividade na área que está sendo mapeada. Os isótopos mais comumente empregados do iodo são o I^{123} e o I^{131} (Fischbach & Fischbach, 2018).

As cintigrafias mostram-se úteis para determinar a localização, o tamanho, o formato e a função anatômica da glândula tireoide, particularmente quando o tecido tireoidiano é subesternal ou grande (Fischbach & Fischbach, 2018). A identificação de áreas de função aumentada (áreas "quentes") ou de função diminuída (áreas "frias") pode ajudar no diagnóstico. Embora a maioria das áreas com função diminuída não represente neoplasias malignas, a ausência de função aumenta a probabilidade de neoplasia maligna, particularmente se houver apenas uma área não funcionante. A cintigrafia corporal total para obter um perfil corporal total pode ser realizada para a pesquisa de metástase tireoidiana funcionante (i. e., uma lesão que produz hormônios tireoidianos).

Tireoglobulina sérica

A tireoglobulina (Tg) pode ser medida com segurança no soro por radioimunoensaio. Clinicamente, é utilizada para detectar a persistência ou a recidiva de carcinoma da tireoide.

Implicações de enfermagem

Como as provas de função tireóidea envolvem o uso de iodo, é crucial determinar se o paciente tem alergia a iodo ou se está fazendo uso de medicamentos que contenham iodo. A relação entre alergia a frutos do mar e alergia a iodo é uma crença de longa data, porém a alergia a frutos do mar é direcionada a proteínas específicas desse alimento, e não ao iodo (American College of Allergy, Asthma and Immunology, 2019). Os pacientes devem ser questionados se já apresentaram anteriormente reação ao iodo e a frutos do mar, de modo que o radiologista possa determinar quais precauções precisam ser tomadas, caso sejam necessárias (American College of Allergy, Asthma and Immunology, 2019). Os pacientes devem ser questionados sobre as fontes evidentes de medicamentos que contêm iodo, como agentes de contraste e aqueles usados no tratamento dos distúrbios da tireoide, como iodo radioativo. Os pacientes também devem ser questionados quanto ao consumo de algas marinhas. Numerosos medicamentos também podem influenciar os resultados dos exames porque interferem na tireoide. O Boxe 45.2 fornece uma lista de medicamentos selecionados passíveis de interferir nas provas acuradas da função da tireoide (Fischbach & Fischbach, 2018). Essa informação deve ser documentada no prontuário eletrônico do paciente e comunicada explicitamente à equipe que realiza o exame.

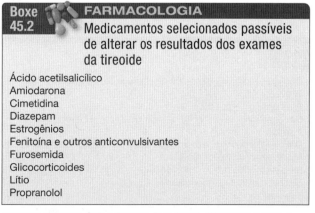

Boxe 45.2 FARMACOLOGIA — Medicamentos selecionados passíveis de alterar os resultados dos exames da tireoide

- Ácido acetilsalicílico
- Amiodarona
- Cimetidina
- Diazepam
- Estrogênios
- Fenitoína e outros anticonvulsivantes
- Furosemida
- Glicocorticoides
- Lítio
- Propranolol

Adaptado de Morton, P. G. & Fontaine, D. K. (2018). *Critical care nursing: A holistic approach* (10th ed.). Philadelphia, PA: Wolters Kluwer.

HIPOTIREOIDISMO

O hipotireoidismo resulta de níveis subótimos de hormônios tireoidianos. A deficiência da tireoide pode afetar todas as funções orgânicas e incluir desde formas subclínicas leves até **mixedema** (deficiência grave, discutida mais adiante) – uma forma avançada que inclui risco à vida. A causa mais comum de hipotireoidismo em adultos é a tireoidite autoimune (doença de Hashimoto), em que o sistema imune ataca a glândula tireoide. Os sintomas de hipertireoidismo podem ser posteriormente seguidos de sintomas de hipotireoidismo e mixedema. O hipotireoidismo também ocorre comumente em pacientes com hipertireoidismo prévio, que foram tratados com iodo radioativo ou medicamentos antitireóideos ou **tireoidectomia** (remoção cirúrgica de toda a glândula tireoide ou parte dela). Recomenda-se o exame da função da tireoide para todos os pacientes que recebem radioterapia no pescoço. Ver outras causas de hipotireoidismo no Boxe 45.3.

Mais de 95% dos pacientes com hipotireoidismo apresentam hipotireoidismo primário ou tireóideo, que se refere à disfunção da própria glândula tireoide. Se a causa da disfunção tireóidea for a falência da hipófise, do hipotálamo ou de ambos, o hipotireoidismo é conhecido como hipotireoidismo central. Se a causa consistir exclusivamente em um distúrbio hipofisário, pode ser chamado de hipotireoidismo pituitário ou secundário. Se a causa for um distúrbio do hipotálamo, resultando em secreção inadequada de TSH devido à estimulação diminuída do TRH, é denominado hipotireoidismo hipotalâmico ou terciário. Se houver deficiência da tireoide ao nascimento, o hipotireoidismo é conhecido como hipotireoidismo neonatal. Nesses casos, a mãe também pode apresentar deficiência da tireoide. O termo *mixedema* refere-se ao acúmulo de mucopolissacarídeos no tecido subcutâneo e em outros tecidos intersticiais. Embora o mixedema ocorra no hipotireoidismo de longa duração, o termo é utilizado apropriadamente apenas para descrever os sintomas extremos do hipotireoidismo grave (Chaker, Bianco, Janklaas et al., 2017).

Manifestações clínicas

As manifestações clínicas nos adultos refletem, com frequência, a redução do metabolismo resultante da disfunção tireóidea. As manifestações clínicas incluem queixas de letargia e fadiga que interferem nas atividades da vida diária, ganho ponderal sem aumento da ingestão de calorias, intolerância ao frio, pele ressecada e, em alguns pacientes, voz mais grave. Outras manifestações clínicas estão relacionadas com gênero, idade e duração da redução da função tireóidea (Figura 45.5); essas incluem manifestações relacionadas com o sistema circulatório,

Boxe 45.3 Causas de hipotireoidismo

Doença autoimune (tireoidite de Hashimoto, pós-doença de Graves)
Atrofia da glândula tireoide com o envelhecimento
Doenças infiltrativas da tireoide (amiloidose, esclerodermia, linfoma)
Deficiência de iodo, excesso de iodo e compostos de iodo
Medicamentos (p. ex., lítio)
Iodo radioativo (I^{131})
Terapia para o hipertireoidismo
Tireoidectomia
Radiação para cabeça e pescoço para o tratamento de cânceres de cabeça e pescoço, linfoma

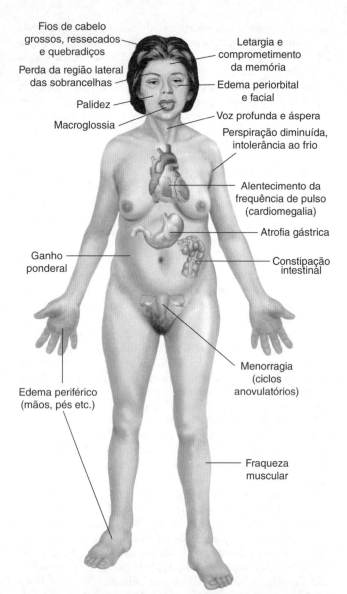

Figura 45.5 • Manifestações clínicas do hipotireoidismo. Reproduzida, com autorização, de Norris, T. L. (2019). *Porth's pathophysiology: Concepts of altered health states* (10th ed., Fig. 41.5). Philadelphia, PA: Wolters Kluwer.

como bradicardia e alterações da condução elétrica, que são detectadas no eletrocardiograma (ECG). Nas mulheres, serão observadas alterações do ciclo menstrual (Chaker et al., 2017).

O hipotireoidismo grave resulta em temperatura corporal e frequência do pulso subnormais. Em geral, o paciente começa a ganhar peso, mesmo sem nenhum aumento do consumo de alimentos, embora possa estar caquético. Ocorre espessamento da pele, devido ao acúmulo de mucopolissacarídeos nos tecidos subcutâneos. O cabelo torna-se fino e cai, e a face fica sem expressão, semelhante a uma máscara. Com frequência, o paciente queixa-se de sentir frio, mesmo em um ambiente aquecido.

A princípio, o paciente pode estar irritável e pode queixar-se de fadiga; contudo, com a progressão do distúrbio, as respostas emocionais são controladas. Os processos mentais tornam-se embotados, e o paciente parece apático. A fala é lenta, a língua aumenta, as mãos e os pés também aumentam de tamanho, e pode ocorrer surdez. Com frequência, o paciente queixa-se de constipação intestinal.

O hipotireoidismo avançado pode produzir alterações da personalidade e da cognição, características da demência. Podem ocorrer ventilação inadequada e apneia do sono no hipotireoidismo grave. Além disso, pode-se observar a ocorrência de derrame pleural, derrame pericárdico e fraqueza dos músculos respiratórios (Chaker et al., 2017).

O hipotireoidismo grave está associado a níveis séricos elevados de colesterol, aterosclerose, doença da artéria coronária e função ventricular esquerda deficiente. O paciente com hipotireoidismo avançado apresenta hipotermia e é anormalmente sensível aos sedativos, opioides e agentes anestésicos, que devem ser administrados com extrema cautela.

Os pacientes com hipotireoidismo não reconhecido que se submetem a uma cirurgia correm risco aumentado de hipotensão intraoperatória, insuficiência cardíaca pós-operatória e alteração do estado mental.

O coma mixedematoso é uma rara condição potencialmente fatal e um estado descompensado de hipotireoidismo grave, em que o paciente apresenta hipotermia e perda da consciência. Essa condição pode se desenvolver no hipotireoidismo não diagnosticado e pode ser precipitada por infecção ou outra doença sistêmica, ou pelo uso de sedativos ou agentes analgésicos opioides. Os pacientes também podem apresentar coma mixedematoso quando se esquecem de tomar a medicação de reposição da tireoide. A condição é observada mais frequentemente em mulheres idosas durante os meses de inverno e parece ser precipitada pelo frio. No entanto, o distúrbio pode afetar qualquer grupo etário.

No coma mixedematoso, o paciente pode inicialmente apresentar sinais de depressão, diminuição do estado cognitivo, letargia e sonolência (Chaker et al., 2017).

A letargia crescente pode evoluir para o estupor. O estímulo respiratório do paciente fica deprimido, resultando em hipoventilação alveolar, retenção progressiva de dióxido de carbono, narcose e coma. Além disso, os pacientes com coma mixedematoso também podem exibir hiponatremia, hipoglicemia, hipoventilação, hipotensão, bradicardia e hipotermia. Esses sintomas, com o colapso cardiovascular e o choque, necessitam de terapia de suporte e hemodinâmica agressiva e intensiva para que o paciente sobreviva. Embora tenha havido declínio nas taxas de mortalidade no decorrer das últimas duas décadas, como resultado de intervenção precoce e avanços na terapia, a taxa de mortalidade permanece em 40%, apesar do tratamento; o diagnóstico adequado e o tratamento imediato são essenciais (Eledrisi, 2018).

Manejo clínico

Os objetivos no manejo do hipotireoidismo consistem em restaurar um estado metabólico normal pela reposição do hormônio ausente e evitar a evolução da doença e a ocorrência de complicações.

Terapia farmacológica

Levotiroxina sintética é o medicamento de escolha para o tratamento de hipotireoidismo (Drake, 2018). A faixa habitual é de 75 a 150 mcg/dia, e o tratamento geralmente é iniciado na menor dose, que é aumentada lentamente até serem alcançados os níveis séricos desejados de TSH (Singh & Clutter, 2019). De modo geral, adultos mais velhos precisam de doses menores; níveis séricos normais de TSH são, com frequência, atingidos com 50 mcg diários (Singh & Clutter, 2019). Alguns pacientes que recebem reposição de hormônio tireoidiano se queixam de persistência das manifestações clínicas apesar dos níveis séricos normais de TSH (Chaker et al., 2017).

Prevenção da disfunção cardíaca

Todo paciente que teve hipotireoidismo durante um longo período apresenta níveis séricos elevados de colesterol, aterosclerose e doença da artéria coronária associada. Enquanto o metabolismo estiver subnormal e os tecidos (incluindo o miocárdio) necessitarem de relativamente pouco oxigênio, a redução do suprimento sanguíneo é tolerada sem sintomas francos de doença da artéria coronária. Quando se administra hormônio tireoidiano, a demanda de oxigênio aumenta, mas o suprimento de oxigênio não pode ser aumentado, a não ser que haja melhora da aterosclerose. Isso ocorre muito lentamente, quando o faz. A ocorrência de angina e de síndrome coronariana aguda (ver Capítulo 23) constitui o sinal de que as necessidades de oxigênio do miocárdio excedem o seu suprimento sanguíneo. Podem ocorrer angina ou arritmias quando a reposição da tireoide é iniciada, visto que os hormônios tireoidianos aumentam os efeitos cardiovasculares das catecolaminas.

> **Alerta de enfermagem: Qualidade e segurança**
>
> O enfermeiro precisa monitorar o aparecimento de sinais e sintomas de disfunção cardíaca, que podem ocorrer em resposta à terapia em pacientes com hipotireoidismo prolongado grave ou coma mixedematoso, particularmente durante a fase inicial do tratamento. A síndrome coronariana aguda tem de ser tratada de modo agressivo para evitar complicações (p. ex., infarto agudo do miocárdio).

Quando ocorrem angina ou arritmias, a administração de hormônio tireoidiano deve ser interrompida imediatamente. Posteriormente, quando puder ser reiniciado com segurança, o hormônio tireoidiano deverá ser prescrito com cautela, em doses mais baixas e com monitoramento rigoroso pelo médico e pelo enfermeiro.

Prevenção das interações medicamentosas

Os hormônios tireoidianos por via oral interagem com muitos outros medicamentos. Eles exacerbam o efeito da varfarina e os efeitos cardiovasculares de agentes adrenérgicos (broncodilatadores e vasopressores). Além disso, pode ser necessário ajustar a dose de insulina e de agentes hipoglicemiantes orais prescritos para diabetes melito. Também é necessário ter cautela quando os pacientes estão fazendo uso concomitante de estrogênio, que exige aumento da dose do hormônio tireoidiano oral. A absorção pode ser influenciada por suplementos ou alimentos que contenham cálcio, ferro, magnésio ou zinco (Vallerand & Sanoski, 2018).

Mesmo em pequenas doses intravenosas, os agentes hipnóticos e sedativos podem induzir sonolência profunda, durando mais que o previsto e levando à narcose (condição semelhante ao estupor). Além disso, esses agentes tendem a causar depressão respiratória, que facilmente pode ser fatal, devido à reserva respiratória diminuída e à hipoventilação alveolar. A dose desses medicamentos deve ser metade ou um terço daquela tipicamente prescrita para pacientes de idade e peso semelhantes com função normal da tireoide.

Terapia de suporte

O hipotireoidismo grave e o coma mixedematoso exigem manejo imediato e agressivo para manter as funções vitais. A gasometria arterial pode ser medida para determinar a retenção de dióxido de carbono e para orientar o uso de ventilação assistida para combater a hipoventilação. Os níveis de saturação de oxigênio devem ser monitorados por meio de oximetria de pulso. Os líquidos são administrados com cautela, devido ao perigo de intoxicação hídrica. Recomenda-se o reaquecimento passivo com cobertor *versus* reaquecimento ativo, como aplicação de calor externo (p. ex., almofadas térmicas). O calor externo deve ser evitado para prevenir o aumento das demandas de oxigênio e o desenvolvimento de hipotensão.

Manejo de enfermagem

O cuidado de enfermagem ao paciente com hipotireoidismo e mixedema está resumido no plano de cuidado de enfermagem no Boxe 45.4. Nos pacientes com hipotireoidismo, os efeitos dos agentes analgésicos, sedativos e anestésicos são prolongados. O enfermeiro deve monitorar cuidadosamente os pacientes com uso prescrito desses agentes, à procura de efeitos adversos. Os pacientes idosos correm risco aumentado, devido a alterações das funções hepática e renal relacionadas com a idade.

> *Alerta de enfermagem: Qualidade e segurança*
>
> Os medicamentos são administrados com extrema cautela ao paciente com hipotireoidismo, devido ao potencial de alteração do metabolismo e da excreção, bem como da depressão da taxa metabólica e do estado respiratório.

Promoção de cuidados domiciliar, comunitário e de transição

Orientação do paciente sobre autocuidados

O paciente e a sua família necessitam de orientação e de apoio para o manejo em casa desse complexo distúrbio. Eles devem receber instruções verbais e por escrito sobre os seguintes itens:

- A importância da terapia vitalícia e a necessidade de usar a medicação tireóidea todos os dias
- Ações desejadas e efeitos colaterais dos medicamentos
- Administração correta dos medicamentos ("a primeira atitude a ser feita pela manhã, com um copo de água com o estômago vazio")
- Razão de continuar tomando os medicamentos, conforme prescrição, mesmo após a melhora dos sintomas
- Momento de procurar cuidados médicos
- Razão da nutrição e da dieta para promover perda de peso e padrões intestinais normais
- Importância de exames periódicos de acompanhamento.

O paciente e a família devem ser orientados de que os sintomas observados durante a evolução do distúrbio irão desaparecer com o tratamento efetivo (Boxe 45.5).

Cuidados contínuos e de transição

Se indicado, é feito um encaminhamento para o cuidado domiciliar, comunitário ou de transição. O enfermeiro monitora a recuperação do paciente e a sua capacidade de enfrentar as alterações, além de avaliar o estado físico e cognitivo do paciente e o entendimento deste e da família a respeito das instruções fornecidas anteriormente. O enfermeiro documenta e relata ao médico do paciente a ocorrência de sinais e sintomas sutis passíveis de indicar a presença de hormônio tireoidiano inadequado ou excessivo.

Considerações gerontológicas

A prevalência do hipotireoidismo aumenta com a idade, mais frequentemente entre mulheres (Calsolaro, Niccolai, Pasqualetti et al., 2019). A maior prevalência do hipotireoidismo entre idosos pode estar relacionada com alterações da função imune com a idade, que são complicadas por múltiplas comorbidades.

Os pacientes com hipotireoidismo primário apresentam, em sua maioria, hipotireoidismo leve a moderado de longa duração. A doença subclínica é comum entre mulheres idosas e pode ser assintomática ou confundida com outras condições clínicas. Os sintomas sutis de hipotireoidismo – tais como fadiga, mialgias e confusão mental – podem ser atribuídos pelo paciente, pela sua família e por profissionais de saúde ao processo normal de envelhecimento; por esse motivo, esses sintomas exigem atenção rigorosa (Calsolaro et al., 2019). Além disso, os sinais e sintomas de hipotireoidismo em idosos com frequência são atípicos, e as manifestações de hipotireoidismo e de hipertireoidismo podem ser indistintas. Os pacientes podem apresentar poucos sintomas ou nenhum, até que a disfunção se torne grave. A depressão, a apatia, a diminuição da mobilidade e da atividade podem constituir os principais sintomas iniciais, que podem ser acompanhados de perda de peso significativa. A constipação intestinal afeta 25% dos pacientes idosos.

Nos pacientes com hipotireoidismo leve a moderado, a reposição de hormônio tireoidiano é individualizada e deve começar com doses baixas, que são aumentadas de modo gradativo para evitar a ocorrência de efeitos colaterais cardiovasculares graves (Calsolaro et al., 2019). Por exemplo, pode ocorrer angina com reposição rápida de hormônio tireoidiano na presença de doença da artéria coronária secundária ao estado hipotireoidiano. A insuficiência cardíaca e as taquiarritmias podem agravar-se durante a transição do estado hipotireoidiano para o estado metabólico normal. A demência pode tornar-se mais evidente durante a reposição inicial de hormônio tireoidiano no idoso com demência concomitante.

Os pacientes idosos com hipotireoidismo grave e aterosclerose podem ficar confusos e agitados se a taxa metabólica for aumentada com muita rapidez. A administração de reposição hormonal é seguida de acentuada melhora clínica; o medicamento deve ser continuado por toda a vida, embora os sinais de hipotireoidismo desapareçam em 3 a 12 semanas.

Os pacientes idosos necessitam de acompanhamento periódico com monitoramento dos níveis séricos de TSH, visto que pode haver adesão deficiente do paciente à terapia, ou os medicamentos podem ser tomados de modo errático. A obtenção de anamnese detalhada pode identificar a necessidade de instruções adicionais sobre a razão da medicação.

HIPERTIREOIDISMO

O hipertireoidismo, um distúrbio endócrino comum, é uma forma de **tireotoxicose**, que resulta da síntese e da secreção excessivas de hormônios tireoidianos endógenos ou exógenos pela tireoide (Norris, 2019). As causas mais comuns consistem em doença de Graves, bócio multinodular tóxico e adenoma tóxico. Outras causas incluem **tireoidite** (inflamação da glândula tireoide) e ingestão excessiva de hormônio tireoidiano.

A **doença de Graves** é um distúrbio autoimune que resulta da excreção excessiva de hormônios tireoidianos causada pela estimulação anormal da glândula tireoide por imunoglobulinas circulantes. Essa doença afeta as mulheres com frequência oito vezes maior que os homens, e o seu início geralmente é

Boxe 45.4 PLANO DE CUIDADO DE ENFERMAGEM
Cuidado do paciente com hipotireoidismo

DIAGNÓSTICO DE ENFERMAGEM: comprometimento respiratório associado à depressão ventilatória
OBJETIVOS: melhorar o estado respiratório e manter o padrão respiratório normal

Intervenções de enfermagem	Justificativa	Resultados esperados
1. Avaliar a frequência, a profundidade e o padrão respiratórios, a oximetria de pulso e a gasometria arterial. 2. Supervisionar a respiração profunda, a tosse e o uso de espirometria de incentivo. 3. Verificar se há prescrição médica de agentes hipnóticos e sedativos até ser alcançado o estado eutireóideo. Se esses medicamentos forem necessários, monitorar aparecimento de efeitos colaterais adversos. 4. Manter a via respiratória pérvia por meio de aspiração e suporte ventilatório, quando indicado (ver Capítulo 19 para o cuidado de pacientes que necessitam de ventilação mecânica).	1. Identifica a linha de base do paciente para monitorar a ocorrência de alterações adicionais e avaliar a eficácia das intervenções. 2. Evita o desenvolvimento de atelectasia e promove uma ventilação adequada. 3. Os pacientes com hipotireoidismo são suscetíveis à depressão respiratória com o uso de hipnóticos e sedativos. 4. O uso de uma via respiratória artificial e de suporte ventilatório pode ser necessário.	• Apresenta melhora do quadro respiratório e do padrão respiratório, profundidade das incursões respiratórias e frequência respiratória normais • Realiza respirações profundas, tosse e utiliza a espirometria de incentivo • Explica a justificativa para o uso cauteloso de medicamentos • Mantém a oxigenação adequada.

DIAGNÓSTICO DE ENFERMAGEM: risco de comprometimento do débito cardíaco associado a metabolismo alterado
OBJETIVOS: melhorar as condições cardíacas e manter o débito cardíaco adequado

Intervenções de enfermagem	Justificativa	Resultados esperados
1. Avaliar a frequência e o ritmo cardíacos e a pressão arterial. 2. Monitorar níveis séricos de colesterol e queixas de dor anginosa. 3. Monitorar o ECG à procura de arritmias, sobretudo após ser iniciada a reposição de hormônio tireoidiano.	1. Identifica a linha de base do paciente para monitorar a ocorrência de alterações adicionais e avaliar a eficácia das intervenções. 2. A existência de aterosclerose e cardiopatia antes do aparecimento de hipotireoidismo/mixedema contribui para a redução da perfusão. 3. A instituição da terapia tireóidea exacerba os efeitos cardiovasculares das catecolaminas.	• Mostra melhora do estado cardíaco e manutenção do padrão cardíaco normal • Relata ausência de dor anginosa • Mantém o ritmo sinusal normal.

DIAGNÓSTICO DE ENFERMAGEM: risco de comprometimento da termorregulação
OBJETIVO: manter a temperatura corporal normal

Intervenções de enfermagem	Justificativa	Resultados esperados
1. Fornecer uma camada adicional de roupas e cobertores adicionais. 2. Evitar e desencorajar o uso de fonte de calor externo (p. ex., almofadas térmicas, cobertores elétricos ou de reaquecimento). 3. Monitorar a temperatura corporal do paciente e relatar a ocorrência de diminuição em comparação com o valor basal do paciente. 4. Proteger contra a exposição ao frio e correntes de ar.	1. Minimiza a perda de calor. 2. Diminui o risco de vasodilatação periférica e colapso vascular. 3. Detecta a diminuição da temperatura corporal e o início do coma mixedematoso. 4. Aumenta o nível de conforto do paciente e diminui a perda adicional de calor.	• Apresenta alívio do desconforto e da intolerância ao frio • Mantém a temperatura corporal basal • Relata sensação adequada de calor e ausência de calafrios • Utiliza uma camada adicional de roupas ou cobertor adicional • Explica a justificativa da necessidade de evitar uma fonte de calor externa.

DIAGNÓSTICO DE ENFERMAGEM: confusão mental aguda associada à alteração das condições cardiovasculares e respiratórias e à depressão
OBJETIVO: melhorar os processos de pensamento

Intervenções de enfermagem	Justificativa	Resultados esperados
1. Orientar o paciente com relação a tempo, lugar, data e eventos em torno dele. 2. Fornecer estimulação por meio de conversa e atividades não ameaçadoras. 3. Explicar ao paciente e à sua família que a alteração da função cognitiva e mental resulta do processo patológico.	1. Fornece orientação da realidade para o paciente. 2. Fornece estimulação dentro do nível de tolerância do paciente ao estresse. 3. Tranquiliza o paciente e a família sobre a causa das alterações cognitivas e a possibilidade de um resultado positivo com o tratamento apropriado.	• Apresenta melhora da função cognitiva • Identifica corretamente tempo, local, data e eventos • Responde adequadamente quando estimulado • Responde espontaneamente à medida que o tratamento se torna efetivo • Interage espontaneamente com a família e o ambiente

(continua)

Boxe 45.4 — PLANO DE CUIDADO DE ENFERMAGEM (continuação)
Cuidado do paciente com hipotireoidismo

Intervenções de enfermagem	Justificativa	Resultados esperados
4. Monitorar os processos cognitivos e mentais e a sua resposta a medicamentos e outra terapia.	4. Possibilita a avaliação da efetividade do tratamento.	• Explica que a alteração dos processos mentais e cognitivos resulta dos processos patológicos • Toma os medicamentos, conforme prescrição, para evitar a diminuição dos processos cognitivos.

DIAGNÓSTICO DE ENFERMAGEM: intolerância à atividade associada à energia fisiológica ou psicológica insuficiente
OBJETIVOS: aumentar a participação nas atividades e promover maior independência

Intervenções de enfermagem	Justificativa	Resultados esperados

1. Promover a independência nas atividades e no autocuidado.
  a. Estabelecer intervalos entre as atividades para promover o repouso e o exercício, quando tolerado.
  b. Ajudar nas atividades de autocuidado quando o paciente estiver fatigado.
  c. Fornecer estimulação por meio de conversação e atividades não estressantes.
  d. Monitorar a resposta do paciente às atividades crescentes.
	1. O incentivo é necessário para o paciente com diminuição da energia.
	  a. Incentiva as atividades, ao mesmo tempo que proporciona tempo para repouso adequado.
	  b. Possibilita ao paciente participar, na medida do possível, das atividades de autocuidado.
	  c. Promove interesse, sem estressar o paciente.
	  d. Protege contra o esforço excessivo ou insuficiente pelo paciente.
		• Participa das atividades de autocuidado
		• Relata aumento do nível de energia
		• Demonstra interesse e percepção pelo ambiente
		• Participa das atividades e eventos do ambiente
		• Participa dos eventos e das atividades da família
		• Não relata dor torácica, aumento da fadiga ou dispneia com o aumento do nível de atividade.

DIAGNÓSTICO DE ENFERMAGEM: constipação intestinal associada à peristalse gastrintestinal diminuída
OBJETIVO: retornar à função intestinal normal

Intervenções de enfermagem	Justificativa	Resultados esperados
1. Incentivar o consumo aumentado de líquido dentro dos limites da restrição hídrica. 2. Fornecer alimentos ricos em fibras. 3. Orientar o paciente sobre os alimentos com elevado conteúdo de água. 4. Monitorar a função intestinal. 5. Incentivar o aumento da mobilidade dentro da tolerância do paciente ao exercício. 6. Incentivar o paciente a usar laxativos e enemas de modo parcimonioso.	1. Promove a eliminação de fezes pastosas. 2. Aumenta o volume das fezes e favorece evacuações mais frequentes. 3. Fornece uma justificativa para o paciente aumentar o consumo de líquidos. 4. Possibilita a detecção de constipação intestinal e o retorno do padrão intestinal normal. 5. Promove a evacuação do intestino. 6. Minimiza a dependência de laxativos e enemas do paciente e incentiva um padrão normal de evacuação intestinal.	• Relata função intestinal normal • Identifica e consome alimentos ricos em fibras • Bebe diariamente a quantidade recomendada de líquidos • Participa no aumento gradual dos exercícios • Utiliza laxativos, conforme prescrição, e evita a dependência excessiva de laxativos e enemas.

DIAGNÓSTICO DE ENFERMAGEM: falta de conhecimento sobre o esquema terapêutico para a terapia de reposição da tireoide durante toda a vida
OBJETIVO: conhecer e aceitar o esquema terapêutico prescrito

Intervenções de enfermagem	Justificativa	Resultados esperados
1. Explicar a justificativa para a reposição de hormônio tireoidiano. 2. Descrever os efeitos desejados do medicamento ao paciente. 3. Ajudar o paciente a desenvolver um horário e uma lista de verificação para assegurar a autoadministração da reposição de hormônio tireoidiano. 4. Descrever os sinais e sintomas tanto do uso excessivo quanto do uso deficiente do medicamento. 5. Explicar a necessidade de acompanhamento a longo prazo ao paciente e à sua família.	1. Fornece uma justificativa para que o paciente utilize a reposição de hormônio tireoidiano, conforme prescrição. 2. Fornece incentivo para o paciente, identificando a melhora do estado físico e o bem-estar que irão ocorrer com a terapia com hormônio tireoidiano e o retorno ao estado eutireóideo. 3. Aumenta a probabilidade de que o medicamento seja tomado conforme a prescrição. 4. Serve como verificação para o paciente determinar se as metas terapêuticas são alcançadas. 5. Aumenta a probabilidade de detecção e tratamento do hipo ou do hipertireoidismo.	• Descreve corretamente o esquema terapêutico • Explica a justificativa para a reposição de hormônio tireoidiano • Identifica os resultados positivos da reposição de hormônio tireoidiano • Administra o medicamento por si próprio, conforme prescrição • Identifica os efeitos adversos que devem ser relatados imediatamente ao médico: recidiva de sintomas do hipotireoidismo e ocorrência de sintomas de hipertireoidismo • Reafirma a necessidade de consultas médicas de acompanhamento periódicas/a longo prazo.

(continua)

Boxe 45.4 PLANO DE CUIDADO DE ENFERMAGEM (continuação)
Cuidado do paciente com hipotireoidismo

PROBLEMAS COLABORATIVOS: mixedema e coma mixedematoso
OBJETIVO: ter evidência de progressão para o valor basal pré-coma sem complicações adicionais

Intervenções de enfermagem	Justificativa	Resultados esperados
1. Monitorar o paciente quanto à gravidade crescente dos sinais e sintomas do hipotireoidismo: a. Nível diminuído de consciência b. Deterioração dos sinais vitais (pressão arterial, frequência respiratória, temperatura, frequência do pulso) c. Dificuldade crescente para acordar ou despertar o paciente. 2. Colaborar no suporte ventilatório quando ocorrem depressão e insuficiência respiratória. 3. Administrar os medicamentos prescritos (p. ex., tiroxina) com extrema cautela. 4. Virar e reposicionar o paciente no mínimo a cada 2 h. 5. Evitar o uso de agentes hipnóticos, sedativos e analgésicos.	1. Se não for tratado, o hipotireoidismo extremo pode levar a mixedema, coma mixedematoso e alentecimento de todos os sistemas orgânicos. 2. O suporte ventilatório é necessário para manter a oxigenação adequada e as vias respiratórias. 3. O metabolismo lento e a aterosclerose do mixedema podem resultar em angina com a administração de tiroxina. 4. Minimiza os riscos associados à imobilidade. 5. O metabolismo alterado desses agentes aumenta acentuadamente os riscos de sua administração no mixedema.	• Exibe reversão do mixedema e do coma mixedematoso • Responde adequadamente às perguntas e ao ambiente • Os sinais vitais retornam ao normal ou a uma faixa quase normal • O estado respiratório melhora com o esforço respiratório espontâneo adequado • Não relata angina nem outros indicadores de insuficiência cardíaca • Apresenta complicações mínimas ou nenhuma complicação em decorrência da imobilidade.

Boxe 45.5 LISTA DE VERIFICAÇÃO DO CUIDADO DOMICILIAR
Paciente com hipotireoidismo (mixedema)

Ao concluírem as orientações, o paciente e/ou o cuidador serão capazes de:

- Declarar o impacto do hipotireoidismo e do tratamento no aspecto fisiológico, nas AVDs, nas AIVDs, nos papéis, nos relacionamentos e na espiritualidade
- Explicar a necessidade de evitar temperaturas frias extremas até que a condição esteja estável
- Relacionar os fatores precipitantes e as intervenções para as complicações (hipertireoidismo, coma mixedematoso)
- Citar os efeitos potenciais contínuos do hipotireoidismo sobre o organismo
- Explicar o potencial de irregularidades menstruais e o potencial de gravidez para as mulheres
- Explicar a razão de evitar as infecções
- Relatar como contatar o médico em caso de perguntas ou complicações
- Determinar o horário e a data das consultas de acompanhamento médico, da terapia e dos exames
- Identificar fontes de apoio social (p. ex., amigos, parentes, comunidade de fé)
- Identificar informações de contato de serviços de apoio para pacientes e seus cuidadores/familiares
- Identificar a necessidade de promoção da saúde, prevenção de doenças e atividades de triagem.

AIVDs: atividades instrumentais da vida diária; AVDs: atividades da vida diária.

observado entre a segunda e a quarta décadas de vida. O distúrbio pode aparecer depois de um choque emocional, estresse ou infecção, mas o significado exato dessas relações ainda não está elucidado (Norris, 2019).

Manifestações clínicas

Os pacientes com hipertireoidismo apresentam um conjunto característico de sinais e sintomas (Figura 45.6). As manifestações clínicas estão relacionadas com a elevação da taxa metabólica e do consumo de oxigênio. O paciente parece ansioso, inquieto e irritável, exibindo tremores finos nas mãos. Além disso, apresenta taquicardia e se queixa de palpitações. A intolerância ao calor é observada pelo aumento da perspiração. Outras manifestações clínicas incluem aumento do apetite, diarreia, perda ponderal e adelgaçamento da pele. Pacientes com doença de Graves apresentam exoftalmia, redução da capacidade de piscar e retração palpebral. O tratamento não reverte as manifestações oculares (Medford, 2019). As mulheres apresentam alterações menstruais, inclusive oligomenorreia (Lee & Khardori, 2018).

Os efeitos cardíacos podem incluir taquicardia sinusal ou arritmias, redução do débito cardíaco, elevação da pressão do pulso e palpitações; essas alterações podem estar relacionadas com a sensibilidade aumentada às catecolaminas ou com alterações na renovação dos neurotransmissores. Caso o hipertireoidismo seja grave e não tratado, podem ocorrer hipertrofia miocárdica e insuficiência cardíaca.

A evolução da doença pode ser leve, caracterizada por remissões e exacerbações, terminando com recuperação espontânea em alguns meses ou anos. Por outro lado, pode evoluir de modo inexorável, e o indivíduo sem tratamento torna-se emaciado, intensamente nervoso, com *delirium* e até mesmo desorientação; por fim, o coração falha.

Podem ocorrer sintomas de hipertireoidismo com a liberação de quantidades excessivas de hormônio tireoidiano em

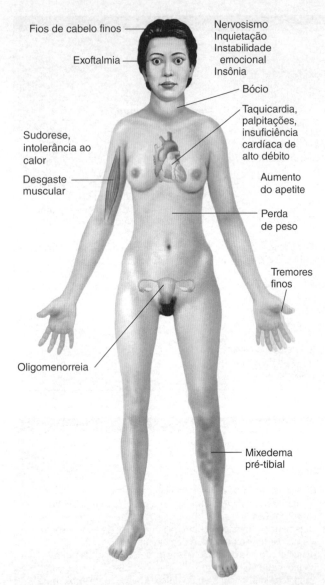

Figura 45.6 • Manifestações clínicas do hipertireoidismo. Reproduzida, com autorização, de Norris, T. L. (2019). *Porth's pathophysiology: Concepts of altered health states* (10th ed., Fig. 41.5). Philadelphia, PA: Wolters Kluwer.

consequência de inflamação após irradiação da tireoide ou destruição do tecido tireóideo por tumor. Esses sintomas também podem ser observados com a administração excessiva de hormônio tireoidiano para o tratamento do hipotireoidismo. O uso prolongado de hormônio tireoidiano na ausência de monitoramento rigoroso pode constituir uma causa de sintomas de hipertireoidismo. É também provável que isso resulte em osteoporose prematura, particularmente nas mulheres.

Avaliação e achados diagnósticos

A glândula tireoide está aumentada em certo grau. Apresenta-se macia e pode pulsar; com frequência, pode-se palpar um frêmito, e um sopro é ouvido sobre as artérias tireóideas (Norris, 2019). Esses são sinais de acentuado aumento do fluxo sanguíneo através da glândula tireoide. Nos casos avançados, o diagnóstico é estabelecido com base nos sintomas, na diminuição do nível sérico de TSH, no aumento da T_4 livre e no aumento da captação de iodo radioativo.

Manejo clínico

O tratamento apropriado do hipotireoidismo depende da causa subjacente e, com frequência, consiste em uma combinação de terapias, incluindo agentes antitireóideos, iodo radioativo e cirurgia. O tratamento do hipertireoidismo é direcionado para reduzir a hiperatividade da tireoide, a fim de aliviar os sintomas e evitar as complicações. O uso de iodo radioativo constitui a forma mais comum de tratamento para a doença de Graves. Os agentes bloqueadores beta-adrenérgicos (p. ex., propranolol, atenolol, metoprolol) são utilizados como terapia adjuvante para alívio sintomático, particularmente na tireoidite transitória (Lee & Khardori, 2018). Os três tratamentos (terapia com iodo radioativo, medicamentos antitireóideos [p. ex., tionamidas] e cirurgia) compartilham as mesmas complicações: recidiva ou hipertireoidismo recorrente e hipotireoidismo permanente. A taxa de recidiva aumenta em pacientes que tiveram doença muito grave, histórico longo de disfunção, sintomas oculares e cardíacos, bócio grande ou recidiva após tratamento prévio. Os pacientes com doença de Graves apresentam remissão por até 12 a 18 meses, mas a recorrência é frequente com 12 meses de tratamento (Lee & Khardori, 2018).

Terapia farmacológica

Há duas formas de farmacoterapia para o tratamento do hipertireoidismo e para o controle da atividade excessiva da tireoide: (1) o uso de irradiação pela administração do radioisótopo I^{131} para produzir efeitos destrutivos sobre a glândula tireoide; e (2) medicamentos antitireóideos que interferem na síntese dos hormônios tireoidianos e outros agentes que controlam as manifestações do hipertireoidismo.

Terapia com iodo radioativo

O iodo radioativo (I^{131}) tem sido usado no tratamento de adenomas tóxicos, bócio multinodular tóxico e muitas variedades de tireotoxicose. É considerado o tratamento de escolha, pois uma única dose é efetiva em 80 a 90% dos casos (Bauerle & Clutter, 2019). O iodo radioativo está contraindicado durante a gravidez, uma vez que ele atravessa a placenta. As mulheres em idade reprodutiva devem realizar um teste de gravidez 48 horas antes da administração de iodo radioativo; além disso, devem ser instruídas a não conceber durante pelo menos 6 meses após o tratamento. Além disso, é contraindicado aleitamento materno por até 6 semanas antes do tratamento com iodo radioativo (Lee & Khardori, 2018).

A meta da terapia com iodo radioativo consiste em eliminar o estado hipertireóideo com a administração de radiação suficiente em dose única (Lee & Khardori, 2018). Quase todo o iodo que penetra e é retido no organismo concentra-se na glândula tireoide. Por conseguinte, o isótopo radioativo do iodo é concentrado na glândula tireoide, em que ele destrói as células tireóideas, sem produzir risco para outros tecidos radiossensíveis. Durante um período de várias semanas, as células tireóideas expostas ao iodo radioativo são destruídas, resultando em redução do estado hipertireóideo e, inevitavelmente, em hipotireoidismo.

O uso de uma dose ablativa de iodo radioativo, inicialmente, causa a liberação aguda de hormônio tireoidiano pela glândula tireoide, podendo provocar aumento dos sintomas. O paciente é observado à procura de sinais de **tempestade tireóidea** (crise tireotóxica) (Boxe 45.6), uma condição potencialmente fatal que se manifesta como arritmias cardíacas, febre e comprometimento neurológico (Norris, 2019), o que pode evoluir para insuficiência cardíaca, colapso circulatório e

Boxe 45.6 — Tempestade tireóidea (crise tireotóxica, tireotoxicose)

A tempestade tireóidea (crise tireotóxica) é um tipo de hipertireoidismo grave, geralmente de início abrupto. Sem tratamento, é quase sempre fatal; contudo, com o tratamento apropriado, obtém-se redução substancial da taxa de mortalidade. O paciente com crise ou tempestade tireóidea está criticamente doente e necessita de observação experiente e de cuidado de enfermagem de suporte e agressivo durante e após o estágio agudo da doença.

Manifestações clínicas

A tempestade tireóidea caracteriza-se por:
- Hiperpirexia (febre alta) > 38,5°C
- Taquicardia extrema (> 130 bpm)
- Sintomas exagerados de hipertireoidismo, com distúrbios de um sistema importante – por exemplo, digestório (perda de peso, diarreia, dor abdominal) ou cardiovascular (edema, dor torácica, dispneia, palpitações)
- Alteração do estado neurológico ou mental, que, com frequência, aparece como psicose, com *delirium*, sonolência ou coma.

A tempestade tireóidea com risco à vida costuma ser precipitada por estresse, tal como lesão, infecção, cirurgia de tireoide e não tireóidea, extração dentária, reação à insulina, cetoacidose diabética, gravidez, intoxicação digitálica, suspensão abrupta de medicamentos antitireóideos, estresse emocional extremo ou palpação vigorosa da tireoide. Esses fatores podem precipitar a tempestade tireóidea no paciente com hipertireoidismo parcialmente controlado ou sem nenhum tratamento. Os métodos atuais de diagnóstico e tratamento para o hipertireoidismo diminuíram acentuadamente a incidência da tempestade tireóidea, tornando-a incomum atualmente.

Manejo clínico

Os objetivos imediatos consistem em reduzir a temperatura corporal e a frequência cardíaca e evitar o colapso vascular. As medidas para alcançar esses objetivos incluem:
- Colchão ou cobertor de hipotermia, compressas de gelo, ambiente frio, hidrocortisona e paracetamol. Os salicilatos (p. ex., ácido acetilsalicílico) não são utilizados, visto que eles deslocam o hormônio tireoidiano das proteínas de ligação e agravam o hipermetabolismo
- Administra-se oxigênio umidificado para melhorar a oxigenação tecidual e suprir as demandas metabólicas elevadas. Os níveis de gasometria arterial ou a oximetria de pulso devem ser utilizados para monitorar o estado respiratório
- São administradas soluções intravenosas contendo glicose para repor as reservas hepáticas de glicogênio que foram diminuídas no paciente hipertireóideo
- A propiltiouracila ou o metimazol são administrados para impedir a formação de hormônio tireoidiano e bloquear a conversão da T_4 em T_3, a forma mais ativa do hormônio tireoidiano
- A hidrocortisona é prescrita para o tratamento do choque ou da insuficiência suprarrenal
- Administra-se iodo para diminuir a excreção de T_4 da glândula tireoide. Para problemas cardíacos, tais como fibrilação atrial, arritmias e insuficiência cardíaca, podem ser administrados agentes simpaticolíticos. O propranolol, combinado com digitálico, demonstrou ser efetivo para reduzir os sintomas cardíacos graves.

bpm: batimentos por minuto; T_3: tri-iodotironina; T_4: tiroxina. Adaptado de Morton, P. G. & Fontaine, D. K. (2018). *Critical care nursing: A holistic approach* (10th ed.). Philadelphia, PA: Wolters Kluwer; Comerford, K. C. & Durkin, M. T. (2020). *Nursing 2020 drug handbook*. Philadelphia, PA: Wolters Kluwer.

---

elevação perigosa da temperatura corporal – tudo relacionado com o aumento do metabolismo. Para controlar esses sintomas, são administrados betabloqueadores.

A reposição de hormônio tireoidiano é iniciada em 4 a 18 semanas após a interrupção dos medicamentos antitireóideos, com base nos resultados das provas de função tireóidea. As determinações do TSH podem ser enganosas nos primeiros meses após o tratamento com iodo radioativo. Por conseguinte, a determinação do nível sérico de T_4 livre constitui o principal exame, que é realizado em 3 a 6 semanas após a administração de iodo radioativo e, em seguida, a cada 1 a 2 meses até o estabelecimento da função normal da tireoide. Se os níveis de TSH e de T_4 livre forem persistentemente baixos, a T_3 total deve ser determinada para diferenciar o hipertireoidismo persistente (nível elevado de T_3) do hipotireoidismo transitório (nível normal ou baixo de T_3). Uma vez estabelecido o estado normal da tireoide, o nível de TSH deve ser determinado a cada 6 a 12 meses durante toda a vida (Fischbach & Fischbach, 2018).

Uma importante vantagem do tratamento com iodo radioativo é que ele evita muitos dos efeitos colaterais associados aos medicamentos antitireóideos. Contudo, em vez do iodo radioativo, alguns pacientes podem optar pelo tratamento com medicamentos antitireóideos, por uma variedade de razões, incluindo medo da radiação.

Os pacientes que recebem iodo radioativo devem se instruídos sobre o fato de que eles podem contaminar as pessoas da casa e outras pessoas por meio de saliva, urina ou radiação emitida pelo seu corpo. Assim, devem evitar qualquer contato sexual, dormir na mesma cama com outras pessoas, ter contato próximo com crianças e gestantes e compartilhar utensílios e copos. O paciente deve seguir as instruções fornecidas sobre o tempo de restrições com essas cautelas, visto que estão relacionadas com a dose (Fischbach & Fischbach, 2018).

Medicamentos antitireóideos

Os medicamentos antitireóideos (tionamidas) estão resumidos na Tabela 45.1. A farmacoterapia tem por objetivo inibir um ou mais estágios na síntese e na liberação dos hormônios tireoidianos. Os agentes antitireóideos bloqueiam a utilização do iodo ao interferir na iodação da tirosina e no acoplamento das iodotirosinas na síntese dos hormônios tireoidianos. Isso impede a síntese de hormônio tireoidiano. Os agentes antitireóideos mais comumente usados nos EUA são o metimazol ou a propiltiouracila. Esses medicamentos são utilizados até que o paciente se torne eutireóideo (i. e., nem hipertireóideo, nem hipotireóideo). Esses medicamentos bloqueiam a conversão extratireóidea da T_4 em T_3 (Bauerle & Clutter, 2019).

Antes de iniciar o tratamento com esses medicamentos, são realizados exames de sangue como base de referência, incluindo hemograma completo (contagem de leucócitos com contagem diferencial) e perfil hepático (transaminases e bilirrubina) (Bauerle & Clutter, 2019). A dose terapêutica é determinada com base nos critérios clínicos, incluindo alterações na frequência do pulso, pressão do pulso, peso corporal, tamanho do bócio e resultados dos exames laboratoriais. O paciente deve ser orientado a tomar o medicamento pela manhã, com o estômago vazio, 30 minutos antes de se alimentar, para evitar diminuir a absorção associada a alguns alimentos, como nozes, farinha de soja, farinha de sementes de algodão e fibras

TABELA 45.1 Agentes farmacológicos utilizados no tratamento do hipertireoidismo.

Agente	Ação	Considerações de enfermagem
Propiltiouracila	Bloqueia a síntese dos hormônios (conversão de T_4 em T_3)	Monitorar os parâmetros cardíacos Observar a ocorrência de conversão para o hipotireoidismo Deve ser administrada por via oral Observar a ocorrência de exantema, náuseas, vômitos, agranulocitose, LES
Metimazol	Inibe a síntese de hormônio tireoidiano	Mais tóxico que a propiltiouracila Observar a ocorrência de exantema e outros sintomas, como no caso da propiltiouracila
Iodeto de sódio	Suprime a liberação de hormônio tireoidiano	Administrado 1 h após a propiltiouracila ou o metimazol Observar a ocorrência de edema, hemorragia, desconforto gastrintestinal
Iodeto de potássio	Suprime a liberação de hormônio tireoidiano	Interromper em caso de exantema Observar o aparecimento de sinais de iodismo tóxico
Solução saturada de iodeto de potássio (SSKI)	Suprime a liberação de hormônio tireoidiano	Misturar com suco ou leite Fornecer com canudo para evitar a pigmentação dos dentes
Betabloqueador (p. ex., propranolol)	Agente bloqueador beta-adrenérgico	Monitorar o estado cardíaco Interromper em caso de bradicardia ou diminuição do débito cardíaco Utilizar com cautela em pacientes com insuficiência cardíaca

LES: lúpus eritematoso sistêmico; T_3: tri-iodotironina; T_4: tiroxina. Adaptada de Bauerle, K. T. & Clutter, W. E. (2019). Hyperthyroidism. In T. J. Braranski, J. B. McGill & J. M. Silverstein (Eds.). *The Washington manual endocrinology subspecialty consult* (4th ed.). Philadelphia, PA: Wolters Kluwer; Comerford, K. C. & Durkin, M. T. (2020). *Nursing 2020 drug handbook*. Philadelphia, PA: Wolters Kluwer.

alimentares. Como os medicamentos antitireóideos não interferem na liberação nem na atividade dos hormônios tireoidianos previamente sintetizados, podem ser necessárias várias semanas para que ocorra alívio dos sintomas. Nessa ocasião, a dose de manutenção é estabelecida, seguida de redução gradual da dose do medicamento no decorrer de vários meses.

As complicações tóxicas dos medicamentos antitireóideos são relativamente incomuns; contudo, deve-se ressaltar a importância do acompanhamento periódico, devido ao possível desenvolvimento de sensibilização aos medicamentos, febre, exantema, urticária ou até mesmo agranulocitose e trombocitopenia (diminuição dos granulócitos e das plaquetas) (Bauerle & Clutter, 2019). Na presença de qualquer sinal de infecção, particularmente faringite e febre, ou ocorrência de úlceras bucais, o paciente é aconselhado a interromper o medicamento, notificar imediatamente o médico e realizar exames hematológicos (Bauerle & Clutter, 2019). Recomenda-se a administração de propiltiouracila durante o primeiro trimestre de gravidez, em vez de metimazol, devido aos efeitos teratogênicos deste último. Devido ao risco de hepatotoxicidade, a propiltiouracila deve ser interrompida depois do primeiro trimestre, e a paciente deve passar a usar metimazol durante o restante da gestação e no período de amamentação (Bauerle & Clutter, 2019).

A interrupção dos medicamentos antitireóideos antes de completar a terapia leva geralmente à recidiva em 6 meses. É importante discutir a possibilidade de recidiva, de modo que, caso ocorra, a estratégia de tratamento já esteja planejada.

Terapia adjuvante

Podem ser necessários medicamentos adicionais. A solução saturada de iodeto de potássio (SSKI) pode ser utilizada em combinação com agentes antitireóideos ou bloqueadores beta-adrenérgicos para preparar o paciente com hipertireoidismo para cirurgia. A medicação reduz rapidamente os efeitos do hipertireoidismo e ajuda a prevenir a ocorrência de tempestade tireóidea. A dose habitual da solução saturada de iodeto de potássio é de 5 gotas a intervalos de 6 horas. A dose habitual de propiltiouracila é de 200 mg a cada 6 horas, e a dose habitual de propranolol, de 60 a 80 mg VO a cada 6 horas, para evitar taquicardia. O paciente precisa continuar usando a propiltiouracila e a medicação cardiovascular até os níveis séricos de T_4 e T_3 estarem quase normais (Bauerle & Clutter, 2019).

Manejo cirúrgico

A cirurgia para remover o tecido tireoidiano é reservada para circunstâncias especiais – por exemplo, em gestantes que são alérgicas aos medicamentos antitireóideos, em pacientes que apresentam bócios volumosos e naqueles que são incapazes de tomar agentes antitireóideos. A cirurgia para o tratamento do hipertireoidismo é realizada logo após a normalização da função tireóidea (4 a 6 semanas).

A remoção cirúrgica de cerca de 80% do tecido tireóideo (tireoidectomia subtotal) produz seguramente uma remissão prolongada na maioria dos pacientes com bócio exoftálmico. Atualmente, seu uso é reservado para pacientes com sintomas obstrutivos, algumas gestantes e pacientes com necessidade de rápida normalização da função tireóidea. Antes da cirurgia, administra-se um medicamento antitireóideo até obter o desaparecimento dos sinais de hipertireoidismo. Pode-se administrar um agente bloqueador beta-adrenérgico (p. ex., propranolol) para diminuir a frequência cardíaca e controlar outros sinais e sintomas de hipertireoidismo. Os medicamentos passíveis de prolongar a coagulação (p. ex., ácido acetilsalicílico) são interrompidos várias semanas antes da cirurgia, para diminuir o risco de sangramento pós-operatório. Os pacientes em uso de medicamento à base de iodo devem ser monitorados à procura de sinais de intoxicação pelo iodo, que exige a interrupção imediata do medicamento. Os sinais/sintomas de efeitos tóxicos incluem mucosas de coloração marrom, dor em caráter de queimação na boca e no esôfago, edema de laringe e choque (Fischbach & Fischbach, 2018).

 ### Considerações gerontológicas

Embora o hipertireoidismo seja muito menos comum nos indivíduos idosos que o hipotireoidismo, pacientes a partir dos 65 anos requerem cuidadosa avaliação para evitar que seja omitida a presença de sinais e sintomas sutis. Esse grupo etário pode apresentar sinais e sintomas vagos e inespecíficos atípicos de doença da tireoide, tais como anorexia, perda de peso, ausência de sinais oculares ou fibrilação atrial isolada (Morton & Fontaine, 2018). A insuficiência cardíaca ou angina recentes, ou que sofrem agravamento, têm mais tendência a ocorrer em pacientes idosos do que nos mais jovens. Determinados sintomas, como taquicardia, fadiga, confusão mental, perda de peso, alteração dos hábitos intestinais e depressão, podem ser atribuídos à idade e a outras doenças que são comuns em idosos (Eliopoulos, 2018). O paciente idoso pode queixar-se de dificuldade em subir escadas ou levantar-se de uma cadeira, devido à fraqueza muscular. Indica-se uma avaliação para doença da tireoide com determinação dos níveis séricos de TSH em pacientes idosos que sofrem deterioração física ou mental sem causa aparente (Samuels, 2018). A determinação dos níveis de T_4 livre e T_3 deve ser incluída na triagem inicial quando houver alta suspeita de hipertireoidismo. Uma vez confirmada a presença de tireotoxicose, são prescritos outros exames (p. ex., captação de iodo radioativo e cintigrafia da tireoide) para diferenciar as causas, tais como doença de Graves, bócio nodular tóxico, tireoidite aguda e outros distúrbios. O bócio nodular tóxico constitui a causa mais comum de tireotoxicose em pacientes idosos. Os pacientes têm a opção de tratamento com medicamentos antitireóideos, iodo radioativo e cirurgia. Em geral, recomenda-se o iodo radioativo para o tratamento da tireotoxicose causada por bócio nodular tóxico em pacientes idosos, a não ser que o aumento da glândula tireoide exerça pressão sobre as vias respiratórias. Em razão do risco de efeitos colaterais, não se recomenda o uso prolongado de certos medicamentos antitireóideos (como a propiltiouracila) para o tratamento do hipertireoidismo em pacientes idosos (Samuels, 2018).

O uso de agentes bloqueadores beta-adrenérgicos (p. ex., propranolol e atenolol) pode estar indicado para diminuir os sinais e sintomas cardiovasculares e neurológicos da tireotoxicose. Esses agentes devem ser usados com extrema cautela em pacientes idosos, a fim de minimizar os efeitos adversos sobre a função cardíaca, que podem produzir insuficiência cardíaca. A dose de outros medicamentos administrados para o tratamento de outras doenças crônicas em pacientes idosos também precisa ser modificada, devido à taxa metabólica alterada associada ao hipertireoidismo.

PROCESSO DE ENFERMAGEM
Paciente com hipertireoidismo

Avaliação

A anamnese e o exame concentram-se nos sintomas relacionados com o metabolismo acelerado ou exacerbado, devendo contemplar os relatos do paciente e da família sobre irritabilidade e reação emocional aumentada, bem como o impacto que essas alterações tiveram nas interações do paciente com a família, os amigos e os colegas de trabalho. A anamnese deve incluir outros estressores e a capacidade do paciente de lidar com o estresse.

O enfermeiro avalia inicialmente e de modo periódico o estado nutricional do paciente e a presença de sintomas relacionados com o estado hipermetabólico. Esse estado pode afetar o sistema cardiovascular, causando alterações dos sinais vitais, incluindo a frequência e o ritmo cardíacos, a pressão arterial, as bulhas cardíacas e os pulsos periféricos. Outras alterações específicas podem incluir alteração da visão e aspecto externo dos olhos. Como as alterações emocionais estão associadas ao hipertireoidismo, tanto o estado emocional quanto o estado psicológico do paciente são avaliados, bem como sintomas como irritabilidade, ansiedade, transtornos do sono, apatia e letargia, que podem ocorrer no hipertireoidismo (Bauerle & Clutter, 2019). A família também pode fornecer informações sobre alterações recentes no estado emocional do paciente.

Diagnóstico

DIAGNÓSTICOS DE ENFERMAGEM

Com base nos dados de avaliação, os principais diagnósticos de enfermagem podem incluir os seguintes:

- Risco de comprometimento da função cardíaca, com alteração da frequência e do ritmo cardíacos
- Comprometimento do estado nutricional associado a taxa metabólica exagerada, aumento do apetite e aumento da atividade gastrintestinal
- Dificuldade de enfrentamento associada a irritabilidade, hiperexcitabilidade, apreensão e instabilidade emocional
- Baixa autoestima situacional, associada a alterações na aparência, apetite excessivo e perda de peso
- Risco de comprometimento da termorregulação.

PROBLEMAS INTERDEPENDENTES/COMPLICAÇÕES POTENCIAIS

As complicações potenciais podem incluir as seguintes:

- Tireotoxicose ou tempestade tireóidea
- Hipotireoidismo.

Planejamento e metas

As principais metas para o paciente podem incluir manutenção da função cardíaca adequada, manutenção do estado nutricional adequado, maior capacidade de enfrentamento, melhora da autoestima, manutenção da temperatura corporal normal e ausência de complicações.

Intervenções de enfermagem

MANUTENÇÃO DO DÉBITO CARDÍACO ADEQUADO

Por causa dos efeitos do hipertireoidismo sobre o sistema circulatório, é importante verificar constantemente a frequência cardíaca e o ritmo cardíaco, bem como a temperatura corporal. Os enfermeiros precisam estar atentos à palpitação, que pode ser descrita como "sensação de coração acelerado". O enfermeiro monitora o paciente à procura de sinais de insuficiência cardíaca (dispneia, distensão venosa jugular, estertores crepitantes e edema periférico; ver Capítulo 25).

Em casos de tempestade tireóidea, o paciente deve ser colocado sob monitoramento cardíaco por causa de possíveis arritmias. Também é crucial o monitoramento dos eletrólitos e do balanço hídrico. O enfermeiro se prepara para administrar betabloqueadores conforme prescrição médica. Paracetamol é o medicamento de escolha para reduzir temperaturas corporais elevadas, visto que medicamentos contendo salicilatos podem resultar em níveis mais elevados de hormônio tireóideo livre. Uma manta resfriadora de termogel, bem como ambiente fresco, também pode ser necessária.

MELHORA DO ESTADO NUTRICIONAL

O hipertireoidismo afeta todos os sistemas orgânicos, incluindo o sistema digestório. O movimento rápido do alimento pelo trato gastrintestinal pode resultar em desequilíbrio nutricional e perda de peso. Além disso, o paciente relatará aumento do apetite e deve ser encorajado a ingerir pequenas refeições nutritivas a intervalos frequentes. Se for necessário, o paciente é encaminhado para nutricionista ou nutrólogo para elaboração de um cardápio individualizado.

Os alimentos e os líquidos são selecionados para repor a perda de líquido por meio da diarreia e da sudorese, bem como para controlar a diarreia que resulta da peristalse aumentada. Para reduzir a diarreia, é desencorajado o consumo de alimentos muito temperados, café, chá, refrigerantes do tipo cola e bebidas alcoólicas, sendo recomendado o consumo de alimentos hipercalóricos e ricos em proteína. Uma atmosfera tranquila na hora das refeições pode ajudar na digestão. O paciente deve ser encorajado a registrar o seu peso corporal e o consumo de alimentos.

Melhora das Medidas de Enfrentamento

É necessário tranquilizar o paciente com hipertireoidismo quanto ao fato de que as reações emocionais que está apresentando constituem uma consequência do distúrbio e de que, mediante tratamento efetivo, esses sintomas serão controlados. Devido ao efeito negativo que esses sintomas podem ter sobre a família e os amigos, estes também necessitam de reafirmação quanto à expectativa de que os sintomas do paciente irão desaparecer com o tratamento. Uma abordagem calma e tranquila é benéfica para o paciente. As experiências estressantes devem ser minimizadas, e deve-se manter um ambiente tranquilo e arrumado. O paciente deve ser orientado a equilibrar períodos de atividade com repouso.

Se uma tireoidectomia for planejada, o paciente precisa saber que há necessidade de terapia farmacológica para preparar a glândula tireoide para o tratamento cirúrgico. O enfermeiro fornece instruções e lembra o paciente de tomar os medicamentos, conforme prescrição. Devido à hiperexcitabilidade e à redução do tempo de atenção, o paciente pode necessitar de repetição dessas informações e de instruções por escrito.

Melhora da Autoestima

É provável que o paciente com hipertireoidismo sofra alterações no aspecto, no apetite e no peso. Esses fatores, aliados à incapacidade do paciente de lidar de modo satisfatório com a família e a doença, podem levar à perda da autoestima. É necessário que o enfermeiro demonstre compreensão em relação às preocupações do paciente sobre esses problemas e promova o uso de estratégias efetivas de enfrentamento. O paciente e a sua família precisam ser tranquilizados sobre o fato de que essas alterações resultam da disfunção da tireoide e que, na realidade, estão fora do controle do paciente. O enfermeiro encaminha o paciente para aconselhamento profissional, quando necessário.

Se o paciente tiver alterações oculares secundárias ao hipertireoidismo, o cuidado e a proteção dos olhos podem ser necessários. O enfermeiro explica e demonstra para o paciente sobre a instilação de colírios ou pomadas oftálmicas prescritos para suavizar os olhos e proteger as córneas expostas. O tabagismo deve ser altamente desencorajado, e são recomendadas estratégias para a cessação deste. O paciente pode ficar constrangido com a necessidade de consumir grandes refeições. O enfermeiro explica a necessidade de aumentar o consumo de alimentos para os cuidadores e familiares para o caso de eles estarem preocupados com o aumento do apetite do paciente.

Manutenção da Temperatura Corporal Normal

O paciente com hipertireoidismo frequentemente percebe a temperatura ambiente normal como muito quente, em virtude da taxa metabólica exacerbada e da produção aumentada de calor. Se o paciente estiver hospitalizado, o ambiente deve ser mantido em uma temperatura fria e confortável, e, quando necessário, as roupas de cama e pessoais devem ser trocadas. Os banhos frios e a ingestão de líquidos resfriados ou frios também podem proporcionar alívio.

Monitoramento e Manejo de Complicações Potenciais

O enfermeiro monitora rigorosamente o paciente com hipertireoidismo à procura de sinais e sintomas que possam indicar a ocorrência de tempestade tireóidea. As funções cardíaca e respiratória são avaliadas por meio dos sinais vitais e débito cardíaco, monitoramento eletrocardiográfico (ECG), gasometria arterial e oximetria de pulso. A avaliação continua após o início do tratamento, devido aos efeitos potenciais do tratamento sobre a função cardíaca. Administra-se oxigênio para evitar a hipoxia, melhorar a oxigenação tecidual e suprir as demandas metabólicas elevadas. Podem ser necessárias soluções intravenosas para manter os níveis de glicemia e para repor os líquidos perdidos. Os medicamentos antitireóideos (metimazol ou propiltiouracila) podem ser prescritos para reduzir os níveis dos hormônios tireoidianos. Além disso, betabloqueadores e digitálicos podem ser prescritos para o tratamento dos sintomas cardíacos. Se houver desenvolvimento de choque, é preciso implementar estratégias de tratamento (ver Capítulo 11).

O hipotireoidismo tende a ocorrer com qualquer um dos tratamentos utilizados para o hipertireoidismo. Por conseguinte, o enfermeiro efetua um monitoramento periódico do paciente. A maioria dos pacientes relata acentuada melhora na sensação de bem-estar após o tratamento do hipertireoidismo, e alguns deixam de continuar a terapia de reposição tireóidea prescrita. Por conseguinte, parte da orientação do paciente e da família consiste em instruções sobre a razão de continuar indefinidamente a terapia depois da alta, bem como em uma discussão das consequências de descontinuação dos medicamentos.

Promoção de Cuidados Domiciliar, Comunitário e de Transição

Orientação do paciente sobre autocuidados. O enfermeiro orienta o paciente com hipertireoidismo sobre como e quando tomar a medicação prescrita e fornece instruções sobre o papel essencial dos medicamentos no plano terapêutico geral. Devido à hiperexcitabilidade e à diminuição do tempo de atenção associadas ao hipertireoidismo, o enfermeiro elabora com o paciente um plano por escrito para utilizar em casa. O tipo e a quantidade de informações fornecidas dependem dos níveis de estresse e ansiedade do paciente. O paciente e os familiares recebem instruções verbais e por escrito sobre as ações e os possíveis efeitos colaterais dos medicamentos, bem como sobre os efeitos adversos que precisam ser relatados, caso ocorram (Boxe 45.7).

Se for prevista uma tireoidectomia total ou subtotal, o paciente precisa receber instruções sobre o que ele deve esperar. Essas informações são repetidas à medida que se aproxima o momento da cirurgia. O enfermeiro também aconselha o paciente a evitar situações estressantes que possam precipitar uma tempestade tireóidea.

Cuidados contínuos e de transição. O encaminhamento para cuidado domiciliar, comunitário ou de transição, quando indicado, possibilita que o enfermeiro de cuidado domiciliar possa avaliar o ambiente domiciliar e familiar, bem como verificar o entendimento do paciente e da família sobre a razão de participar no esquema terapêutico e no monitoramento de acompanhamento recomendado. O profissional reforça ao paciente e à sua família a importância de um acompanhamento a longo prazo, devido ao risco de hipotireoidismo após a

Boxe 45.7 — LISTA DE VERIFICAÇÃO DO CUIDADO DOMICILIAR
Paciente com hipertireoidismo

Ao concluírem as orientações, o paciente e/ou o cuidador serão capazes de:

- Declarar o impacto do tratamento de hipertireoidismo no aspecto fisiológico, nas AVDs, nas AIVDs, nos papéis, nos relacionamentos e na espiritualidade
- Declarar que a labilidade emocional faz parte do processo patológico
- Identificar o potencial de irregularidades menstruais e gravidez e o aumento do risco de osteoporose nas mulheres
- Afirmar que tratamento e acompanhamento prolongados são necessários
- Descrever os benefícios e os riscos potenciais da intervenção cirúrgica ou da terapia com iodo radioativo
- Indicar o nome, a dose, os efeitos colaterais, a frequência e o horário de uso de todos os medicamentos
- Explicar a finalidade e citar a dose, a via de administração, os horários, os efeitos colaterais e as precauções do tratamento de hipertireoidismo (medicamentos antitireóideos, iodo radioativo)
- Explicar a necessidade de entrar em contato com o médico antes de tomar medicamentos de venda livre
- Declarar as mudanças no estilo de vida (p. ex., dieta, atividade física) necessárias para manter a saúde
- Identificar a necessidade de aumento do aporte nutricional até obter estabilização do peso
- Identificar os alimentos a serem evitados
- Identificar a necessidade de períodos de repouso planejados e os métodos para melhorar os padrões de sono
- Identificar áreas de estresse e técnicas de manejo
- Identificar a base racional para abandonar o tabagismo e as etapas para interromper o consumo de qualquer produto contendo tabaco
- Citar os fatores precipitantes e as intervenções para as complicações (hipotireoidismo, tempestade tireóidea)
- Relatar como contatar o médico em caso de perguntas ou complicações
- Determinar o horário e a data das consultas de acompanhamento médico, da terapia e dos exames
  - Identificar fontes de apoio social (p. ex., amigos, parentes, comunidade de fé)
  - Identificar informações de contato de serviços de apoio para pacientes e seus cuidadores/familiares
- Identificar a necessidade de promoção da saúde, prevenção de doenças e atividades de triagem.

AIVDs: atividades instrumentais da vida diária; AVDs: atividades da vida diária.

---

tireoidectomia ou após o tratamento com medicamentos antitireóideos ou iodo radioativo. O paciente é avaliado à procura de mudanças que possam indicar a normalização da função tireóidea, bem como à procura de sinais e sintomas de hipertireoidismo e hipotireoidismo. Além disso, o paciente e seus familiares são lembrados sobre a importância das atividades de promoção da saúde e das triagens de saúde recomendadas.

Reavaliação

Entre os resultados esperados, estão:
1. Melhora do estado cardíaco.
   a. Sinais vitais dentro dos limites normais.
   b. Ausência de dispneia, estertores crepitantes e edema periférico.
   c. Relata ausência de palpitações.
2. Melhora do estado nutricional.
   a. Relata consumo nutricional adequado e diminuição da fome.
   b. Identifica os alimentos ricos em calorias e proteínas; identifica os alimentos a serem evitados.
   c. Evita o consumo de bebidas alcoólicas e de estimulantes.
   d. Abandona o tabagismo.
   e. Relata episódios diminuídos de diarreia.
3. Demonstra métodos de enfrentamento efetivos para lidar com a família, os amigos e os colegas de trabalho.
   a. Explica os motivos de sua irritabilidade e instabilidade emocional.
   b. Evita situações, eventos e pessoas estressantes.
   c. Participa de atividades relaxantes e não estressantes.
4. Consegue aumentar a autoestima.
   a. Verbaliza sentimentos sobre si próprio e a doença.
   b. Descreve os sentimentos de frustração e perda de controle.
   c. Descreve os motivos para o aumento do apetite.
5. Mantém a temperatura corporal normal.
6. Ausência de complicações.
   a. Os níveis séricos de hormônios tireoidianos e de TSH estão dentro dos limites normais.
   b. Identifica os sinais e sintomas de tempestade tireóidea e hipotireoidismo.
   c. Os sinais vitais e os resultados do ECG, da gasometria arterial e da oximetria de pulso estão dentro dos limites normais.
   d. Relata a razão de um acompanhamento regular e da manutenção da terapia prescrita pelo resto da vida.

TUMORES DA TIREOIDE

Os tumores da glândula tireoide são classificados com base na sua natureza benigna ou maligna, na presença ou ausência de tireotoxicose associada e na qualidade difusa ou irregular do aumento da glândula. Se o aumento for suficiente para causar uma tumefação visível no pescoço, o tumor é denominado bócio.

São encontrados todos os graus de bócio, desde aqueles pouco visíveis até os que produzem desfiguração. Alguns são simétricos e difusos, ao passo que outros são nodulares. Alguns são acompanhados de hipertireoidismo e são descritos como tóxicos, ao passo que outros estão associados a um estado eutireóideo e são designados como bócios atóxicos.

Bócio endêmico por déficit de iodo

O tipo mais comum de bócio que ocorre quando o aporte de iodo é deficiente é o bócio simples ou coloide. Além de ser causado por déficit de iodo, o bócio simples pode ser produzido pelo consumo de grandes quantidades de substâncias bociogênicas em pacientes com glândulas inusitadamente suscetíveis. Essas substâncias incluem quantidades excessivas de iodo. Também foi constatado que o lítio, prescrito para o tratamento do transtorno bipolar, exerce ações antitireóideas (Singh & Clutter, 2019).

O bócio simples é uma hipertrofia compensatória da glândula tireoide, em decorrência da estimulação pela hipófise.

Esta produz tireotropina ou TSH, um hormônio que controla a liberação de hormônio tireoidiano pela glândula tireoide. Sua produção aumenta se houver uma atividade subnormal da tireoide, como aquela observada quando há disponibilidade insuficiente de iodo para a produção de hormônio tireoidiano. Em geral, esses bócios não provocam sintomas, exceto pelo aumento do pescoço, que pode resultar em compressão da traqueia, quando a tumefação é excessiva.

Muitos bócios desse tipo regridem após a correção do desequilíbrio do iodo. O iodo suplementar, como SSKI, é prescrito para suprimir a atividade de estimulação da tireoide pela hipófise. Quando se recomenda a cirurgia, o risco de complicações pós-operatórias é minimizado, garantindo-se um estado eutireóideo pré-operatório por meio de tratamento com medicamentos antitireóideos e iodo, a fim de reduzir o tamanho e a vascularização do bócio. A introdução do sal iodado foi a única maneira mais efetiva de evitar o desenvolvimento de bócio nas populações de alto risco.

Bócio nodular

Algumas glândulas tireoides são nodulares, devido a áreas de hiperplasia (crescimento excessivo). Nenhum sintoma pode surgir em consequência dessa condição; contudo, não é raro que esses nódulos aumentem lentamente de tamanho e que alguns desçam até o tórax, onde provocam sintomas locais de pressão. Alguns nódulos se tornam malignos, ao passo que outros estão associados a um estado hipertireóideo. Por conseguinte, os pacientes com numerosos nódulos da tireoide podem necessitar de cirurgia.

CÂNCER DE TIREOIDE

O câncer de tireoide é menos prevalente do que outras formas de câncer, porém a incidência triplicou nos últimos 30 anos (American Cancer Society [ACS], 2019) e representa 90% das neoplasias malignas endócrinas.[1] Embora tenha o crescimento mais rápido em homens e mulheres, é três vezes mais provável que as mulheres desenvolvam esse câncer do que os homens. Além disso, é mais provável que ocorra câncer de tireoide em pacientes com idade inferior a 50 anos (ACS, 2019; Yoo, Yu & Choi, 2018).

A radiação externa de cabeça, pescoço ou tórax na lactância e na infância aumenta o risco de carcinoma da tireoide. A incidência do câncer de tireoide parece aumentar no período de 5 a 40 anos após a irradiação. Em consequência, os indivíduos que foram submetidos à radioterapia ou expostos de outro modo à irradiação na infância devem consultar um médico, solicitar uma cintigrafia da tireoide com isótopo como parte da avaliação, seguir o tratamento recomendado para as anormalidades da glândula e continuar com exames anuais.

Outros fatores de risco que foram identificados incluem tabagismo, sedentarismo, hábitos alimentares ruins e elevados níveis de estresse (Yoo et al., 2018). Mais informações sobre fatores de risco do estilo de vida estão no Boxe 45.8.

Avaliação e achados diagnósticos

As lesões que são isoladas, de consistência dura e fixa à palpação ou que estão associadas à linfadenopatia cervical sugerem uma neoplasia maligna. As provas de função da tireoide podem ser úteis na avaliação de nódulos e massas tireóideos; no entanto, os resultados raramente são conclusivos. A biopsia com agulha fina guiada por ultrassonografia da glândula tireoide é o procedimento diagnóstico padrão para investigação de nódulos da tireoide. É realizada como procedimento ambulatorial para estabelecer um diagnóstico de câncer de tireoide, diferenciar os nódulos tireóideos cancerosos dos nódulos não cancerosos e efetuar o estadiamento do câncer, quando detectado (Amdur & Dagan, 2019). O procedimento é seguro e geralmente requer apenas um anestésico local. Os exames complementares adicionais incluem ultrassonografia, RM, TC, cintigrafias da tireoide, exames de captação de iodo radioativo e testes de supressão da tireoide.

Manejo clínico

O manejo clínico depende da classificação histopatológica das amostras de células coletadas na biopsia. Os três grupos comuns incluem câncer de tireoide bem-diferenciado, carcinoma de tireoide papilar e carcinoma de tireoide folicular (Amdur & Dagan, 2019).

---

[1] N.R.T.: No Brasil, estima-se que entre os anos de 2023 e 2025, sejam diagnosticadas 16.600 novos casos de câncer na tireoide, sendo 2.500 homens e 14.160 mulheres com risco estimado de 2,33 casos novos a cada 100 mil homens e 12,79 casos novos a cada 100 mil mulheres.

Boxe 45.8 — PERFIL DE PESQUISA DE ENFERMAGEM
Fatores de estilo de vida e o risco de câncer de tireoide

Yoo, Y. G., Yu, B. J. & Choi, E. (2018) A comparison study: The risk factors in the lifestyles of thyroid cancer patients and healthy adults of South Korea. *Cancer Nursing*, 41(1), E48-E56.

Finalidade

Na Coreia do Sul e nos EUA, as taxas de câncer de tireoide têm aumentado significativamente. Esse estudo investigou quais fatores de risco poderiam estar influenciando as taxas de câncer de tireoide na Coreia do Sul.

Metodologia

Esse estudo retrospectivo comparou um grupo de pacientes com câncer de tireoide com um grupo de adultos saudáveis. O Health Belief Model (Modelo de Crença de Saúde) orientou o estudo. A Lifestyle Measurement Scale (Escala de Mensuração do Estilo de Vida) foi usada para avaliar seis domínios: hábitos alimentares, etilismo, tabagismo, repouso e atividade física, manejo de estresse e exames físicos e de saúde anuais. Os participantes preencheram os formulários da pesquisa.

Achados

Houve 217 formulários de pesquisa completados. No grupo dos pacientes (n = 102), a idade média era de 50 anos; no grupo de adultos saudáveis (n = 115), a idade média era de 52 anos. Tanto no grupo de pacientes como no grupo de adultos saudáveis, as mulheres constituíram a maioria (85 e 76%, respectivamente), e a maioria dos participantes era casada (94 e 93%, respectivamente). História pregressa de tabagismo, níveis mais baixos de atividade física, níveis mais elevados de estresse e hábitos alimentares insalubres (consumo de alimentos processados e baixa ingestão de legumes/verduras) foram identificados como fatores de risco para desenvolvimento de câncer de tireoide.

Implicações para a enfermagem

Todos os profissionais de saúde podem ajudar na prevenção de câncer de tireoide. Os enfermeiros devem encorajar níveis mais elevados de atividade física, manejo efetivo do estresse, evitação de exposição direta e indireta à fumaça de cigarros/charutos, além de dieta saudável, que inclui o consumo de mais legumes/verduras e menos alimentos processados, para ajudar nos esforços preventivos.

O tratamento de escolha para o carcinoma de tireoide localizado consiste na sua remoção cirúrgica (Amdur & Dagan, 2019). Quando possível, a tireoidectomia total ou quase total é realizada (ACS, 2019). Realiza-se dissecção cervical modificada ou dissecção cervical radical mais extensa se houver comprometimento de linfonodos.

Esforços são envidados para preservar o tecido paratireóideo, a fim de reduzir o risco de hipocalcemia e tetania no pós-operatório. Depois da cirurgia, são realizados procedimentos de ablação com iodo radioativo para erradicar a doença microscópica residual (ACS, 2019). O iodo radioativo também é usado para os cânceres de tireoide com metástases (ACS, 2019).

Depois da cirurgia, administra-se hormônio tireoidiano para diminuir os níveis de TSH até obter um estado eutireóideo (Bauerle & Riek, 2019). Se o tecido tireóideo remanescente for inadequado para produzir hormônio tireoidiano em quantidade suficiente, é necessário o uso permanente de tiroxina.

Estão disponíveis várias vias para a administração de radiação à tireoide ou aos tecidos do pescoço, incluindo a administração oral de iodo radioativo (Bauerle & Riek, 2019) e a administração externa de radioterapia. A administração de iodo radioativo para câncer de tireoide bem-diferenciado é a terapia direcionada mais bem-sucedida (Amdur & Dagan, 2019). Os efeitos colaterais a curto prazo do tratamento com iodo radioativo podem incluir dor no pescoço, náuseas e desconforto gástrico, bem como dor à palpação e intumescimento das glândulas salivares, xerostomia, alterações do paladar e, raramente, dor (Bauerle & Riek, 2019). O paciente que recebe fontes externas de radioterapia corre risco de mucosite, ressecamento da boca, disfagia, rubor da pele, anorexia e fadiga (ver Capítulo 12). A quimioterapia raramente é usada para o tratamento do câncer de tireoide.

Pacientes cujo câncer de tireoide é detectado precocemente, que têm idade inferior a 50 anos e foram apropriadamente tratados têm bom prognóstico (Amdur & Dagan, 2019). Os pacientes que tiveram câncer papilífero – o tumor mais comum e menos agressivo – têm o melhor prognóstico de todos os cânceres de tireoide (ACS, 2019). A sobrevida a longo prazo também é comum no câncer folicular, que constitui a forma mais agressiva de câncer da tireoide (Bauerle & Riek, 2019). Contudo, a terapia continuada com hormônio tireoidiano e o acompanhamento e exames complementares periódicos são importantes para assegurar o bem-estar do paciente.

O acompanhamento posterior inclui uma avaliação clínica quanto à recorrência de nódulos ou massas no pescoço e sinais de rouquidão, disfagia ou dispneia. As recomendações para acompanhamento a longo prazo de pacientes com câncer de tireoide diferenciado baseiam-se no estágio do câncer e nos resultados do exame de acompanhamento no período de 1 ano após o tratamento inicial. A avaliação no primeiro ano consiste em exame clínico, TSH e T_4 livre e determinação do nível sérico de tireoglobulina 6 meses após o tratamento inicial, bem como ultrassonografia de rotina do pescoço nos primeiros 6 a 12 meses após o tratamento inicial. Os exames utilizados para confirmar locais de metástases, se houver evidências clínicas de recidivas, incluem cintigrafia com iodo radioativo, TC, RM, radiografias ósseas e cintigrafia do esqueleto.

A PET com fluorodesoxiglicose (FDG) é útil para estabelecer o prognóstico se houver sinais de metástases a distância (ACS, 2019). Os níveis de T_4 livre, TSH e níveis séricos de cálcio e de fósforo são monitorados para determinar se a suplementação com hormônio tireoidiano é adequada e observar se o equilíbrio do cálcio é mantido.

As instruções ao paciente ressaltam a razão de tomar os medicamentos prescritos e de seguir as recomendações para o monitoramento de acompanhamento. O paciente submetido à radioterapia também é orientado sobre como avaliar e controlar os efeitos colaterais do tratamento (ver Capítulo 12).

Manejo de enfermagem

As metas pré-operatórias importantes consistem em preparar o paciente para a cirurgia e reduzir a sua ansiedade. Com frequência, a vida domiciliar do paciente torna-se tensa, em virtude de sua inquietação, irritabilidade e nervosismo em consequência do hipertireoidismo. São necessários esforços para proteger o paciente da tensão e do estresse, a fim de evitar precipitar a tempestade tireóidea. São oferecidas sugestões para limitar situações estressantes. São incentivadas atividades calmas e relaxantes.

Fornecimento do cuidado pré-operatório

O enfermeiro orienta o paciente sobre a razão de ingerir uma dieta rica em carboidratos e proteínas. É necessário um aporte calórico diário elevado, devido à atividade metabólica aumentada e à rápida depleção das reservas de glicogênio. Podem ser prescritas vitaminas suplementares, particularmente tiamina e ácido ascórbico. Deve-se lembrar ao paciente sobre a razão de evitar o consumo de chá, café, refrigerantes do tipo cola e outros estimulantes.

O enfermeiro também informa ao paciente a finalidade dos exames pré-operatórios, se houver necessidade de realizá-los, e explica o que esperar das preparações pré-operatórias. Essa informação deve ajudar a reduzir a ansiedade do paciente quanto à cirurgia. Além disso, são envidados esforços especiais para assegurar uma boa noite de sono antes da cirurgia.

As instruções pré-operatórias incluem demonstrar ao paciente como apoiar o pescoço com as mãos depois da cirurgia, a fim de evitar qualquer estresse sobre a incisão. Isso envolve a elevação dos cotovelos e a colocação das mãos atrás do pescoço, para fornecer apoio e reduzir o esforço e a tensão sobre os músculos do pescoço e a incisão cirúrgica.

Fornecimento do cuidado pós-operatório

No período pós-operatório, as prioridades são observar se ocorre dificuldade respiratória por causa de edema da glote, formação de hematoma ou lesão do nervo laríngeo recorrente que exige a colocação de cânula ou tubo e monitorar a frequência de pulso e a pressão arterial à procura de sinais de hemorragia interna. O enfermeiro precisar estar alerta para queixas de sensação de pressão ou plenitude no local da incisão que podem indicar hemorragia subcutânea e formação de hematoma. Isso deve ser relatado ao médico de plantão. Além disso, o enfermeiro avalia periodicamente os curativos cirúrgicos e os reforça, conforme necessário. Quando o paciente está em decúbito dorsal, o enfermeiro observa os lados e a parte posterior do pescoço, bem como o curativo anterior, para detectar a ocorrência de sangramento. Um conjunto de traqueostomia é mantido na cabeceira do paciente durante todo o tempo, e o cirurgião é chamado à primeira indicação de angústia respiratória. Se o sofrimento respiratório for causado por hematoma, é necessário realizar a evacuação cirúrgica.

A intensidade da dor é avaliada, e são administrados agentes analgésicos para a dor, conforme prescrição. O enfermeiro deve antecipar a apreensão do paciente e informar que o oxigênio irá ajudar na respiração. Ao movimentar e mudar a posição de decúbito do paciente, o enfermeiro sustenta cuidadosamente a sua cabeça e evita qualquer tensão sobre as suturas. A posição mais confortável é a semi-Fowler, com a cabeça elevada e apoiada por travesseiros.

As soluções IV são administradas durante o período pós-operatório imediato. Pode-se administrar água por via oral tão logo as náuseas diminuam e haja sons intestinais. Em geral, existe pouca dificuldade na deglutição; no início, os líquidos frios e o gelo podem ser tomados mais facilmente que outros líquidos. Com frequência, os pacientes preferem uma dieta pastosa a uma dieta líquida no período pós-operatório imediato.

O paciente é aconselhado a conversar o mínimo possível, para reduzir o edema das pregas vocais; contudo, ao falar, deve-se observar qualquer alteração da voz, indicando uma possível lesão do nervo laríngeo recorrente, localizado exatamente atrás da tireoide, próximo à traqueia. Uma mesa auxiliar sobre o leito (tipo Mayo) é providenciada para que o paciente tenha acesso aos objetos frequentemente utilizados, de modo a evitar que movimente a cabeça. A mesa auxiliar também poderá ser utilizada para colocar um umidificador quando forem prescritas inalações de vapor úmido para alívio do acúmulo excessivo de muco.

> **Alerta de enfermagem: Qualidade e segurança**
>
> Após a tireoidectomia, é crucial avaliar se há alterações da voz. A dificuldade para falar (o ato de vibração das pregas vocais pelo ar em movimento) pode indicar edema progressivo, lesão do nervo laríngeo ou hemorragia e deve ser relatada imediatamente.

O paciente é incentivado a levantar do leito o mais cedo possível e a consumir alimentos de deglutição fácil. Pode-se prescrever dieta hipercalórica para promover o ganho de peso. A incisão pode ser fechada com suturas absorvíveis, suturas não absorvíveis e fita esparadrapo. As suturas absorvíveis dissolvem-se no corpo. Se forem utilizadas suturas não absorvíveis, o tempo para a sua remoção pode variar; contudo, esses tipos de suturas geralmente são removidos em 5 a 7 dias após a cirurgia. Os esparadrapos irão se desprender espontaneamente. Em geral, o paciente recebe alta no dia da cirurgia ou pouco depois, se a evolução pós-operatória não for complicada.

Monitoramento e manejo de complicações potenciais

A hemorragia, a formação de hematoma, o edema da glote e a lesão do nervo laríngeo constituem complicações que foram previamente discutidas neste capítulo. Em certas ocasiões, na cirurgia da tireoide, as glândulas paratireoides são lesionadas ou removidas, produzindo um distúrbio no metabolismo do cálcio. À medida que o nível sanguíneo de cálcio cai, ocorre hiperirritabilidade dos nervos, com espasmos das mãos e dos pés e contratura muscular (ver Capítulo 10). Esse grupo de sintomas é denominado *tetania*, e o enfermeiro precisa notificar imediatamente o seu aparecimento, visto que, apesar de ser raro, pode ocorrer laringospasmo e causar obstrução da via respiratória. Esse tipo de tetania é geralmente tratado com gliconato de cálcio intravenoso. Essa anormalidade do cálcio costuma ser temporária após a tireoidectomia, a não ser que todos os tecidos paratireóideos tenham sido removidos.

> **Alerta de enfermagem: Qualidade e segurança**
>
> Após a cirurgia da tireoide, o paciente deve ser monitorado rigorosamente quanto ao aparecimento de sinais de tetania, incluindo hiperirritabilidade dos nervos, com espasmos das mãos e dos pés e contratura muscular. O laringospasmo, apesar de raro, pode ocorrer e causar obstrução da via respiratória.

Promoção de cuidados domiciliar, comunitário e de transição

A orientação antes da alta hospitalar é essencial, pois esses pacientes ficam pouco tempo no hospital. O paciente, a sua família e os cuidadores precisam estar instruídos sobre os sinais e sintomas que devem ser relatados. As orientações por ocasião da alta incluem estratégias para o controle da dor pós-operatória em casa e aumento da umidificação. O enfermeiro explica ao paciente e à família a necessidade de repouso, relaxamento e nutrição adequada, bem como a razão de evitar qualquer esforço imposto à incisão e às suturas. Uma vez recuperado por completo da cirurgia, o paciente tem autorização de retomar por completo suas atividades e responsabilidades anteriores.

As responsabilidades familiares e os fatores relacionados com o ambiente domiciliar que produzem tensão emocional com frequência têm sido implicados como causas precipitantes de tireotoxicose. Uma visita domiciliar proporciona a oportunidade para avaliar esses fatores e sugerir maneiras de melhorar o ambiente domiciliar e familiar. Quando indicado, efetua-se um encaminhamento para cuidado domiciliar, comunitário ou de transição. O enfermeiro revê a anamnese, efetua um exame físico, examina a incisão cirúrgica, desenvolve um plano de cuidado com o paciente e a sua família e fornece orientações ao paciente, à família e aos cuidadores sobre o cuidado da ferida, os sinais e sintomas a relatar, a redução do estresse e a razão de manter as consultas com o médico.

GLÂNDULAS PARATIREOIDES

REVISÃO DE ANATOMIA E FISIOLOGIA

As glândulas paratireoides (em geral, quatro) localizam-se no pescoço e estão inseridas na face posterior da glândula tireoide (Figura 45.7). O paratormônio (hormônio paratireóideo) – o hormônio proteico produzido pelas glândulas paratireoides – regula o metabolismo do cálcio e do fósforo. A secreção aumentada de paratormônio resulta em aumento da reabsorção de cálcio pelo rim, pelo intestino e pelos ossos, elevando os níveis séricos de cálcio (Norris, 2019). Algumas ações desse hormônio são aumentadas pela presença de vitamina D. O paratormônio também tende a diminuir o nível sanguíneo de fósforo. O nível sérico de cálcio ionizado regula o débito de paratormônio. O aumento do cálcio sérico resulta em secreção diminuída de paratormônio, criando um sistema de retroalimentação negativa.

FISIOPATOLOGIA

O paratormônio em excesso pode resultar em acentuado aumento dos níveis séricos de cálcio, constituindo uma situação com potencial risco à vida. Quando o produto do cálcio sérico pelo fósforo sérico (cálcio × fósforo) se eleva, o fosfato de

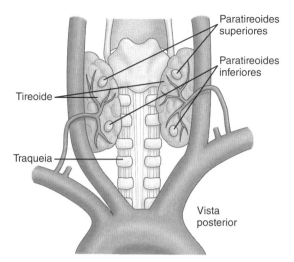

Figura 45.7 • As glândulas paratireoides localizam-se atrás da glândula tireoide. As paratireoides podem estar inseridas no tecido tireóideo.

cálcio pode precipitar em vários órgãos do corpo (p. ex., os rins) e causar calcificação tecidual.

HIPERPARATIREOIDISMO

O hiperparatireoidismo, que é causado pela produção excessiva de paratormônio pelas glândulas tireoides, caracteriza-se por descalcificação do osso e desenvolvimento de cálculos renais contendo cálcio.

O hiperparatireoidismo primário ocorre duas a quatro vezes mais frequentemente nas mulheres do que nos homens, e é mais comum nos indivíduos com idade entre 60 e 70 anos. A sua incidência é de aproximadamente 25 casos por 100 mil. O distúrbio é raro em crianças com idade inferior a 15 anos, mas a sua incidência aumenta 10 vezes entre 15 e 65 anos. Metade dos indivíduos com diagnóstico de hiperparatireoidismo não apresenta sintomas (Yalla & Hickey, 2019). O hiperparatireoidismo secundário, com manifestações semelhantes àquelas do hiperparatireoidismo primário, ocorre em pacientes que apresentam insuficiência renal crônica e o denominado raquitismo renal, em consequência da retenção de fósforo, da estimulação aumentada das glândulas paratireoides e do aumento da secreção de paratormônio.

Manifestações clínicas

O paciente pode não apresentar sintomas, ou pode exibir sinais e sintomas em decorrência do comprometimento de vários sistemas orgânicos. Podem ocorrer apatia, fadiga, fraqueza muscular, náuseas, vômitos, constipação intestinal, hipertensão e arritmias cardíacas. Todos esses sinais e sintomas são atribuíveis à concentração aumentada de cálcio no sangue. Os efeitos psicológicos podem variar desde irritabilidade e neurose até psicoses, causadas pela ação direta do cálcio sobre o cérebro e o sistema nervoso. O aumento do cálcio produz redução do potencial de excitação do nervo e do tecido muscular.

A nefrolitíase (formação de cálculos em um ou em ambos os rins), relacionada com a excreção urinária aumentada de cálcio e de fósforo, constitui uma das principais complicações do hiperparatireoidismo. Embora a incidência esteja em declínio nos EUA, a nefrolitíase ocorre em 15 a 20% dos pacientes com diagnóstico recente (Yalla & Hickey, 2019). A lesão renal pode resultar da precipitação de fosfato de cálcio em pelve e parênquima renais, causando cálculos renais, obstrução, pielonefrite e lesão renal.

Os sintomas musculoesqueléticos que acompanham o hiperparatireoidismo podem ser causados por desmineralização dos ossos ou por tumores ósseos compostos de células gigantes benignas, em consequência do crescimento excessivo dos osteoclastos. O paciente pode desenvolver dor e hipersensibilidade esqueléticas, particularmente nas costas e nas articulações, dor com a sustentação de peso, fraturas patológicas, deformidades e diminuição da estatura do corpo. A perda óssea atribuível ao hiperparatireoidismo aumenta o risco de fratura.

A incidência de úlcera péptica e de pancreatite apresenta-se aumentada no hiperparatireoidismo e pode ser responsável por muitos dos sintomas gastrintestinais observados.

Avaliação e achados diagnósticos

O hiperparatireoidismo primário é diagnosticado pela elevação persistente dos níveis séricos de cálcio e pela concentração elevada de paratormônio. Os radioimunoensaios para o paratormônio são sensíveis e diferenciam o hiperparatireoidismo primário de outras causas de hipercalcemia em mais de 80% dos pacientes com níveis séricos elevados de cálcio (Silverberg & Fuleihan, 2019). A elevação isolada do nível sérico de cálcio constitui um achado inespecífico, visto que os níveis séricos podem ser alterados pela dieta, por medicamentos e por alterações renais e ósseas. As alterações ósseas podem ser detectadas na radiografia ou em cintigrafias ósseas na doença avançada. O teste do paratormônio com anticorpo duplo é utilizado para diferenciar o hiperparatireoidismo primário da neoplasia maligna como causa de hipercalcemia. Ultrassonografia, RM, cintigrafia com tálio e biopsia por agulha fina têm sido utilizadas para avaliar a função das glândulas paratireoides e para localizar cistos, adenomas e hiperplasia das paratireoides.

Manejo clínico

Manejo cirúrgico

O tratamento recomendado para o hiperparatireoidismo primário consiste na paratireoidectomia, a remoção cirúrgica do tecido paratireóideo anormal (Silverberg & Fuleihan, 2019). No passado, a paratireoidectomia padrão envolvia uma exploração cervical bilateral sob anestesia geral. Atualmente, as técnicas de paratireoidectomia minimamente invasivas possibilitam a exploração cervical unilateral sob anestesia local; são realizadas em uma base ambulatorial. Em alguns casos, apenas a remoção de uma única glândula acometida é necessária, reduzindo, assim, as taxas de morbidade associadas à cirurgia. Para pacientes assintomáticos que apresentam somente elevação discreta das concentrações séricas de cálcio e função renal normal, a cirurgia pode ser adiada, e o paciente é então monitorado rigorosamente quanto à ocorrência de agravamento da hipercalcemia, deterioração óssea, comprometimento renal ou desenvolvimento de cálculos renais.

A cirurgia é preconizada para pacientes assintomáticos e que atendem a um ou mais dos seguintes critérios: idade inferior a 50 anos; incapacidade ou improbabilidade de participação nos cuidados de acompanhamento; nível sérico de cálcio superior a 1 mg/dℓ (0,25 mmol/ℓ) acima da faixa da normalidade; taxa de filtração glomerular (TFG) inferior a 60 mℓ/min; nível urinário de cálcio superior a 400 mg/dia (10 mmol/dia); escore T inferior a $-2,5$ (densidade óssea) no quadril, na região lombar da coluna vertebral ou na região distal do rádio ou fratura prévia em qualquer local; nefrolitíase ou nefrocalcinose (Yalla & Hickey, 2019).

Terapia hídrica

Os pacientes com hiperparatireoidismo correm risco de cálculos renais. Por conseguinte, um consumo diário de 2.000 mℓ ou mais de líquido é incentivado para ajudar a evitar a formação de cálculos. O paciente é orientado a relatar outras manifestações de cálculos renais, como dor abdominal e hematúria. Os diuréticos tiazídicos são evitados, visto que eles diminuem a excreção renal de cálcio e elevam ainda mais os níveis séricos de cálcio. Devido ao risco de crise hipercalcêmica (ver discussão adiante), o paciente é instruído a evitar a desidratação e a procurar cuidados médicos imediatos se ocorrerem condições que comumente produzem desidratação (p. ex., vômitos, diarreia).

Mobilidade

O enfermeiro incentiva a mobilidade do paciente. O paciente com mobilidade limitada é incentivado a deambular. Os ossos sujeitos ao estresse normal da caminhada liberam menos cálcio. O repouso no leito aumenta a excreção de cálcio e o risco de cálculos renais. Os fosfatos orais diminuem o nível sérico de cálcio em alguns pacientes; o uso prolongado não é recomendado, devido ao risco de depósito ectópico de fosfato de cálcio nos tecidos moles.

Dietas e medicamentos

As necessidades nutricionais são atendidas, mas o paciente é aconselhado a evitar dieta com restrição ou excesso de cálcio. Se o paciente tiver úlcera péptica coexistente, são necessários antiácidos prescritos e alimentação proteica. Como a anorexia é comum, são envidados esforços para melhorar o apetite. Suco de ameixa, emolientes fecais e atividade física, bem como ingestão aumentada de líquidos, ajudam a tratar a constipação intestinal, que é comum no pós-operatório.

Manejo de enfermagem

O início insidioso e a natureza crônica do hiperparatireoidismo, associados a seus sintomas diversos e comumente vagos, podem resultar em depressão e frustração. A família pode ter considerado a doença do paciente como psicossomática. O reconhecimento da evolução do distúrbio e uma compreensão da conduta pelo enfermeiro podem ajudar o paciente e a família a lidar com suas reações e sentimentos.

O manejo de enfermagem para o paciente submetido à paratireoidectomia é essencialmente idêntico ao do paciente que se submete à tireoidectomia. Todavia, as precauções anteriormente descritas sobre perviedade das vias respiratórias, desidratação, imobilidade e dieta são particularmente importantes no paciente que está aguardando a realização da paratireoidectomia ou que está se recuperando dessa intervenção. Embora nem todo tecido paratireóideo seja removido durante a cirurgia, em um esforço para controlar o equilíbrio do cálcio-fósforo, o enfermeiro monitora rigorosamente o paciente para detectar sintomas de tetania (o que pode constituir uma complicação pós-operatória precoce). Na maioria dos casos, os pacientes recuperam rapidamente a função do tecido paratireóideo remanescente e só apresentam hipocalcemia pós-operatória transitória leve. Em pacientes com comprometimento ósseo ou alterações ósseas significativas, deve-se antecipar um período mais prolongado de hipocalcemia. O enfermeiro fornece instruções ao paciente e à sua família sobre a importância dos exames laboratoriais de acompanhamento para assegurar a normalização dos níveis séricos de cálcio (Boxe 45.9).

Complicações: crise hipercalcêmica

Pode ocorrer crise hipercalcêmica aguda com elevação extrema dos níveis séricos de cálcio. Os níveis séricos de cálcio acima de 13 mg/dℓ (3,25 mmol/ℓ) resultam em sintomas neurológicos, cardiovasculares e renais, que podem ser potencialmente fatais (Fischbach & Fischbach, 2018). A rápida hidratação com grandes volumes de soluções isotônicas IV para manter um débito urinário de 100 a 150 mℓ por hora é combinada com a administração de calcitonina (Shane & Berenson, 2019). A calcitonina promove a excreção renal do excesso de cálcio e diminui a reabsorção óssea. A infusão de soro fisiológico deve ser interrompida, e pode ser necessária a administração de um diurético de alça se o paciente desenvolver edema. A dose e a velocidade de infusão dependem do perfil do paciente. O paciente deve ser monitorado cuidadosamente quanto à ocorrência de sobrecarga hídrica. Não se recomenda o uso de

---

Boxe 45.9 — LISTA DE VERIFICAÇÃO DO CUIDADO DOMICILIAR

Paciente com hiperparatireoidismo

Ao concluírem as orientações, o paciente e/ou o cuidador serão capazes de:

- Declarar o impacto do hiperparatireoidismo e do tratamento no aspecto fisiológico, nas AVDs, nas AIVDs, nos papéis, nos relacionamentos e na espiritualidade
- Descrever os benefícios potenciais e os riscos da paratireoidectomia
- Indicar o nome, a dose, os efeitos colaterais, a frequência e o horário de uso de todos os medicamentos
- Explicar a finalidade, a dose, a via de administração, o horário, os efeitos colaterais e as precauções do tratamento farmacológico (diuréticos de alça, fosfatos e calcitonina) do hiperparatireoidismo
- Mostrar a necessidade de entrar em contato com o médico antes de tomar qualquer medicamento de venda livre contendo cálcio
- Declarar as mudanças no estilo de vida (p. ex., dieta, atividade física) necessárias para manter a saúde, incluindo:
  - Ingestão recomendada de cálcio
- Manutenção do ritmo intestinal regular e manejo da constipação intestinal (p. ex., suco de ameixa, emolientes fecais, aumento da atividade física e do consumo de líquido)
- Monitoramento do aporte de líquido conforme indicado, geralmente 2.000 mℓ/dia
- Controle da dor (medicamentos e intervenções não farmacológicas)
- Aumento da mobilidade, conforme indicado
- Relatar como contatar o médico em caso de perguntas ou complicações
- Determinar o horário e a data das consultas de acompanhamento médico, da terapia e dos exames
- Identificar fontes de apoio social (p. ex., amigos, parentes, comunidade de fé)
- Identificar informações de contato de serviços de apoio para pacientes e seus cuidadores/familiares
- Identificar a necessidade de promoção da saúde, prevenção de doenças e atividades de triagem.

AIVDs: atividades instrumentais da vida diária; AVDs: atividades da vida diária.

diuréticos de alça como terapia inicial na ausência de insuficiência cardíaca e insuficiência renal. São acrescentados bifosfonatos para promover uma redução duradoura dos níveis séricos de cálcio ao promover o depósito de cálcio no osso e reduzir a sua absorção gastrintestinal. Podem-se utilizar agentes citotóxicos (p. ex., mitramicina), calcitonina e diálise em emergências para diminuir rapidamente os níveis séricos de cálcio.

> **Alerta de enfermagem: Qualidade e segurança**
>
> O paciente que apresenta crise hipercalcêmica aguda necessita de monitoramento rigoroso das complicações potencialmente fatais (p. ex., obstrução das vias respiratórias) e tratamento imediato para reduzir os níveis séricos de cálcio.

Uma combinação de calcitonina e corticosteroides é administrada nas emergências para reduzir o nível sérico de cálcio ao aumentar o seu depósito no osso. Outros agentes que podem ser administrados para diminuir os níveis séricos de cálcio incluem os bifosfonatos (p. ex., etidronato, pamidronato) (Shane & Berenson, 2019).

É necessário que haja avaliação e cuidados específicos para minimizar as complicações e reverter a hipercalcemia que comporta risco à vida. Os medicamentos são administrados com cuidado, dispensando-se atenção para o equilíbrio hídrico, a fim de promover a normalização do equilíbrio hidreletrolítico. São necessárias medidas de suporte para o paciente e sua família. Ver Tabela 12.13, no Capítulo 12, para uma discussão mais pormenorizada da crise hipercalcêmica.

HIPOPARATIREOIDISMO

O hipoparatireoidismo é causado pelo desenvolvimento anormal das glândulas paratireoides, pela destruição das glândulas paratireoides (remoção cirúrgica ou resposta autoimune) e pelo déficit de vitamina D. A causa mais comum consiste na remoção quase total da glândula tireoide. O resultado consiste em secreção inadequada de paratormônio (Goltzman, 2019).

A deficiência de paratormônio resulta em hiperfosfatemia (elevação dos níveis sanguíneos de fosfato) e hipocalcemia (redução dos níveis sanguíneos de cálcio). Na ausência de paratormônio, ocorrem diminuição da absorção intestinal do cálcio da dieta e reabsorção diminuída de cálcio do osso e através dos túbulos renais. A excreção renal diminuída de fosfato provoca hipofosfatúria, e os baixos níveis séricos de cálcio resultam em hipocalciúria.

Manifestações clínicas

A hipocalcemia provoca irritabilidade do sistema neuromuscular e contribui para o principal sintoma do hipoparatireoidismo – a tetania. A tetania refere-se à hipertonia muscular generalizada, com tremores e contrações espasmódicas ou descoordenadas, que ocorrem com ou sem esforço para realizar movimentos voluntários. Os sintomas de tetania latente consistem em dormência, formigamento e cãibras nos membros, e o paciente queixa-se de rigidez nas mãos e nos pés. Na tetania franca, os sinais incluem broncospasmo, espasmo laríngeo, espasmo carpopedal (flexão dos cotovelos e dos punhos e extensão das articulações carpofalângicas e dorsiflexão dos pés), disfagia, fotofobia, arritmias cardíacas e convulsões. Outros sintomas incluem ansiedade, irritabilidade, depressão e até mesmo *delirium*. Além disso, podem ocorrer alterações no ECG e hipotensão.

Avaliação e achados diagnósticos

O sinal de Chvostek ou o sinal de Trousseau positivos sugerem tetania latente. O **sinal de Chvostek** é positivo quando a percussão aguda sobre o nervo facial, imediatamente à frente da glândula parótida e anteriormente à orelha, provoca espasmo ou contratura da boca, do nariz e do olho (ver Figura 10.9A). Já o **sinal de Trousseau** é positivo quando o espasmo carpopedal é induzido pela oclusão do fluxo sanguíneo para o braço durante 3 minutos com uma braçadeira de esfigmomanômetro (ver Figura 10.9B). Com frequência, o diagnóstico de hipoparatireoidismo é difícil, devido aos sintomas vagos, tais como mialgias e dores; por conseguinte, os exames laboratoriais são particularmente úteis. Verifica-se o desenvolvimento de tetania com níveis séricos muito baixos de cálcio. Os níveis séricos de fosfato estão aumentados, e as radiografias de osso revelam aumento da densidade. A calcificação é detectada nas radiografias dos núcleos da base.

Manejo clínico

A meta da terapia consiste em aumentar o nível sérico de cálcio até 9 a 10 mg/dℓ (2,2 a 2,5 mmol/ℓ) e eliminar os sintomas de hipoparatireoidismo e hipocalcemia. O manejo é determinado pela causa subjacente e pelo perfil do paciente. O tratamento pode incluir combinações de cálcio, magnésio e ergocalciferol ou calcitriol, mas essa última é preferida. Pode-se administrar um diurético tiazídico (p. ex., hidroclorotiazida) para ajudar a diminuir a excreção urinária de cálcio (Goltzman, 2019). O paratormônio recombinante foi aprovado para o tratamento da osteoporose, mas não para o hipoparatireoidismo até o momento (Goltzman, 2019).

Quando ocorrem hipocalcemia e tetania depois de uma tireoidectomia, o tratamento imediato consiste na administração de gliconato de cálcio intravenoso. Se essa conduta não diminuir imediatamente a irritabilidade neuromuscular e a atividade convulsiva, podem ser administrados agentes sedativos, como pentobarbital.

Devido à irritabilidade neuromuscular, o paciente com hipocalcemia e tetania necessita de um ambiente sem ruídos, correntes de ar, luzes intensas ou movimento súbito. Se o paciente desenvolver angústia respiratória, pode tornar-se necessário realizar traqueostomia ou instituir ventilação mecânica, bem como administrar broncodilatadores como suporte respiratório.

A terapia para o hipoparatireoidismo crônico é determinada após a obtenção dos níveis séricos de cálcio. Prescreve-se uma dieta rica em cálcio e com baixo teor de fósforo. Embora o leite e seus derivados e a gema de ovo sejam ricos em cálcio, eles são restritos, visto que também contêm níveis elevados de fósforo. O espinafre também é evitado, pois contém oxalato, que formaria substâncias insolúveis com o cálcio. Os comprimidos orais de sais de cálcio, como o gliconato de cálcio, podem ser utilizados para suplementar a dieta. São também administrados gel de hidróxido de alumínio ou carbonato de alumínio depois das refeições, para ligar o fosfato e promover a sua excreção através do sistema digestório.

Manejo de enfermagem

O manejo de enfermagem do paciente com possível hipoparatireoidismo agudo inclui o seguinte:

- O cuidado de pacientes pós-operatórios que foram submetidos a tireoidectomia, paratireoidectomia ou dissecção radical do pescoço é direcionado para detectar sinais precoces

de hipocalcemia e antecipar sinais de tetania, convulsões e dificuldades respiratórias
- O gliconato de cálcio deve estar disponível para administração IV de emergência. Se o paciente com necessidade de administração de gliconato de cálcio apresentar distúrbio cardíaco, estiver sujeito a arritmias ou recebendo digitálicos, o gliconato de cálcio é administrado lentamente e com cautela
- O cálcio e os digitálicos aumentam a contração sistólica e potencializam um ao outro; isso pode provocar arritmias potencialmente fatais. Em consequência, o paciente com doença cardiovascular exige monitoramento cardíaco contínuo e avaliação cuidadosa.

Um importante aspecto do cuidado de enfermagem consiste na orientação ao paciente sobre os medicamentos e a terapia nutricional. O paciente precisa entender o motivo do alto consumo de cálcio e da baixa ingestão de fosfato, bem como os sintomas de hipocalcemia e hipercalcemia; ele deve estar informado sobre como entrar em contato imediatamente com o médico caso esses sintomas ocorram (Boxe 45.10).

GLÂNDULAS SUPRARRENAIS

REVISÃO DE ANATOMIA E FISIOLOGIA

Cada pessoa abriga duas glândulas suprarrenais, cada uma delas fixada à porção superior de cada rim. Na verdade, cada glândula suprarrenal consiste em duas glândulas endócrinas com funções distintas e independentes. A medula da suprarrenal no centro da glândula secreta catecolaminas, ao passo que a porção externa da glândula, o córtex das glândulas suprarrenais, secreta hormônios esteroides (Norris, 2019). A secreção de hormônios pelo córtex das glândulas suprarrenais é regulada pelo eixo hipotálamo-hipófise-suprarrenal. O hipotálamo secreta o hormônio liberador da corticotrofina (CRH, do inglês *corticotropin-releasing hormone*), que estimula a hipófise a secretar ACTH, que, por sua vez, estimula o córtex das glândulas suprarrenais a secretar o hormônio glicocorticoide (cortisol). Os níveis elevados de hormônio suprarrenal inibem, então, a produção ou a secreção de CRH e de ACTH. Esse sistema fornece um exemplo de mecanismo de retroalimentação negativa.

Medula da glândula suprarrenal

A medula da glândula suprarrenal funciona como parte do sistema nervoso autônomo. A estimulação das fibras nervosas simpáticas pré-ganglionares, que se estendem diretamente até as células da medula da suprarrenal, provoca a liberação dos hormônios catecolamínicos, epinefrina e norepinefrina. Cerca de 90% da secreção da medula da glândula suprarrenal humana consistem em epinefrina (também denominada *adrenalina*). As catecolaminas regulam as vias metabólicas para promover o catabolismo dos combustíveis armazenados, a fim de suprir as necessidades calóricas a partir de fontes endógenas. Os principais efeitos da liberação de epinefrina consistem em preparar o indivíduo para enfrentar um desafio (resposta de luta ou fuga). A secreção de epinefrina provoca a diminuição do fluxo sanguíneo para os tecidos que não são necessários nas situações de emergência (como trato gastrintestinal) e aumento do fluxo sanguíneo para os tecidos que são importantes para o mecanismo de luta ou fuga efetiva (como os músculo cardíaco e esquelético). As catecolaminas também induzem a liberação de ácidos graxos livres, aumentam a taxa metabólica basal e elevam o nível de glicemia.

Córtex das glândulas suprarrenais

É necessário um córtex das glândulas suprarrenais funcionante para a vida; as secreções adrenocorticais fazem o organismo ter a capacidade de se adaptar a todos os tipos de estresse. Os três tipos de hormônios esteroides produzidos pelo córtex das glândulas suprarrenais são: os glicocorticoides, principalmente o cortisol; os mineralocorticoides, principalmente a aldosterona; e os hormônios sexuais, principalmente os androgênios (Norris, 2019). Na ausência do córtex das glândulas suprarrenais, o estresse intenso provocaria falência da circulação periférica, choque circulatório e prostração. A sobrevida na ausência de um córtex das glândulas suprarrenais funcionante somente é possível com reposição nutricional, eletrolítica e hídrica e reposição apropriada com hormônios adrenocorticais exógenos.

Glicocorticoides

Os **glicocorticoides** são assim denominados em virtude de sua importante influência sobre o metabolismo da glicose: a secreção aumentada de cortisol resulta em níveis elevados de glicemia. Contudo, os glicocorticoides exercem efeitos importantes sobre o metabolismo de quase todos os órgãos do corpo; eles são

---

Boxe 45.10 — LISTA DE VERIFICAÇÃO DO CUIDADO DOMICILIAR
Paciente com hipoparatireoidismo

Ao concluírem as orientações, o paciente e/ou o cuidador serão capazes de:

- Declarar o impacto do hipoparatireoidismo e do tratamento no aspecto fisiológico, nas AVDs, nas AIVDs, nos papéis, nos relacionamentos e na espiritualidade
- Explicar a finalidade, a dose, a via de administração, o horário, os efeitos colaterais e as precauções dos medicamentos prescritos (cálcio, agentes de ligação do fosfato)
- Declarar as mudanças no estilo de vida (p. ex., dieta, atividade física) necessárias para manter a saúde, incluindo:
  - Garantir uma dieta rica em cálcio e em vitamina D e pobre em fósforo
  - Alternar entre períodos de atividade e repouso
- Citar os fatores precipitantes e as intervenções para as complicações (convulsão, arritmias cardíacas, parada cardíaca)
- Explicar as ações necessárias para a atividade convulsiva
- Relatar como contatar o médico em caso de perguntas ou complicações
- Determinar o horário e a data das consultas de acompanhamento médico, da terapia e dos exames
- Identificar fontes de apoio social (p. ex., amigos, parentes, comunidade de fé)
- Identificar informações de contato de serviços de apoio para pacientes e seus cuidadores/familiares
- Identificar a necessidade de promoção da saúde, prevenção de doenças e atividades de triagem.

AIVDs: atividades instrumentais da vida diária; AVDs: atividades da vida diária.

secretados pelo córtex das glândulas suprarrenais em resposta à liberação de ACTH do lobo anterior da hipófise. Esse sistema fornece um exemplo de retroalimentação negativa. A presença de glicocorticoides no sangue inibe a liberação de CRH do hipotálamo e a secreção de ACTH pela hipófise. A consequente redução da secreção de ACTH provoca a liberação diminuída de glicocorticoides pelo córtex das glândulas suprarrenais.

Os corticosteroides representam a classificação de fármacos que incluem os glicocorticoides. Esses medicamentos são administrados para inibir a resposta inflamatória à lesão tecidual e para suprimir as manifestações alérgicas. Seus efeitos colaterais incluem o desenvolvimento de diabetes melito, osteoporose, úlcera péptica e aumento da degradação proteica, resultando em debilidade muscular e cicatrização deficiente de feridas, bem como redistribuição da gordura corporal. Quando são administradas grandes doses de glicocorticoides exógenos, ocorre a inibição da liberação de ACTH e de glicocorticoides endógenos. Em consequência, o córtex das glândulas suprarrenais pode sofrer atrofia. Se a administração de glicocorticoides exógenos for interrompida subitamente, verifica-se o desenvolvimento de insuficiência suprarrenal, devido à incapacidade do córtex atrofiado de responder adequadamente.

Mineralocorticoides

Os **mineralocorticoides** exercem seus principais efeitos sobre o metabolismo eletrolítico. Eles atuam principalmente sobre o epitélio tubular renal e gastrintestinal, provocando o aumento da absorção de íon sódio em troca da excreção de íons potássio ou hidrogênio. O ACTH exerce influência apenas mínima sobre a secreção de aldosterona. É secretado principalmente em resposta à presença de angiotensina II na corrente sanguínea. A angiotensina II é uma substância que eleva a pressão arterial ao provocar a constrição das arteríolas. Sua concentração aumenta quando a renina é liberada dos rins em resposta à diminuição da pressão de perfusão. O consequente aumento dos níveis de aldosterona promove a reabsorção de sódio pelo rim e pelo sistema digestório, o que tende a restaurar a pressão arterial para seus valores normais. A liberação de aldosterona também é aumentada pela hiperpotassemia. A aldosterona constitui o principal hormônio para a regulação a longo prazo do equilíbrio do sódio.

Hormônios sexuais suprarrenais (andrigênios)

Os **androgênios**, que constituem o terceiro tipo principal de hormônios esteroides produzidos pelo córtex das glândulas suprarrenais, exercem efeitos semelhantes aos dos hormônios sexuais masculinos. A glândula suprarrenal também pode secretar pequenas quantidades de alguns estrogênios ou hormônios sexuais femininos. O ACTH controla a secreção dos androgênios suprarrenais. Quando secretados em quantidades normais, os androgênios suprarrenais exercem pouco efeito; contudo, quando secretados em excesso, eles produzem masculinização nas mulheres, feminização nos homens ou desenvolvimento sexual prematuro nas crianças. Essa última condição é denominada síndrome adrenogenital.

FEOCROMOCITOMA

O feocromocitoma costuma ser um tumor benigno raro, que se origina das células cromafins da medula da glândula suprarrenal. Esse tumor constitui a causa de pressão arterial elevada em 0,1% dos pacientes com hipertensão e é geralmente fatal se não for detectado e tratado; no entanto, é habitualmente curado pela cirurgia. Em 90% dos pacientes, o tumor tem a sua origem na medula da glândula suprarrenal; nos pacientes remanescentes, ele ocorre no tecido cromafim extrasuprarrenal, localizado na aorta ou próximo a ela, nos ovários, no baço ou em outros órgãos. O feocromocitoma pode ocorrer em qualquer idade, mas a sua incidência máxima é observada entre 40 e 50 anos, acometendo igualmente ambos os sexos (U.S. National Library of Medicine, 2019). Dez por cento dos tumores são bilaterais e 10% são malignos. Em virtude da alta incidência de feocromocitoma nos familiares de indivíduos acometidos, os familiares do paciente devem ser alertados e submetidos a uma triagem para esse tumor. O feocromocitoma pode ocorrer na forma familiar, como parte da neoplasia endócrina múltipla tipo 2; por conseguinte, deve ser considerado como possibilidade em pacientes portadores de carcinoma medular da tireoide e hiperplasia ou tumor das paratireoides.

Manifestações clínicas

A natureza e a gravidade dos sintomas dos tumores funcionais da medula da suprarrenal dependem das proporções relativas de secreção de epinefrina e de norepinefrina. A tríade típica de sintomas consiste em cefaleia, sudorese e palpitações no paciente com hipertensão. A hipertensão e outros distúrbios cardiovasculares são comuns. A hipertensão pode ser intermitente ou persistente; caso seja sustentada, pode ser difícil diferenciá-la de outras causas de hipertensão. Outros sintomas podem incluir tremores, cefaleia, rubor e ansiedade. A hiperglicemia pode resultar da conversão do glicogênio hepático e muscular em glicose, devido à secreção de epinefrina; a insulina pode ser necessária para manter os níveis normais de glicemia.

O quadro clínico na forma paroxística do feocromocitoma caracteriza-se geralmente por crises agudas e imprevisíveis, de alguns segundos a várias horas de duração. Em geral, os sintomas começam de modo abrupto e regridem lentamente. Durante esses episódios, o paciente fica extremamente ansioso, trêmulo e fraco. O paciente pode apresentar cefaleia, vertigem, visão turva, zumbidos, respiração laboriosa e dispneia. Outros sintomas incluem poliúria, náuseas, vômitos, diarreia, dor abdominal e sensação de morte iminente. É comum a ocorrência de palpitações e taquicardia (Singh & Herrick, 2019). Foram registradas pressões arteriais superiores a 250/150 mmHg. Essas elevações da pressão arterial são potencialmente fatais e podem provocar complicações graves, tais como arritmias cardíacas, aneurisma dissecante, acidente vascular encefálico (AVE) e insuficiência renal aguda. Ocorre hipotensão ortostática (diminuição da pressão arterial sistólica, tonturas, vertigem com a posição ortostática) em 70% dos pacientes com feocromocitoma não tratado.

Avaliação e achados diagnósticos

Deve-se suspeitar de feocromocitoma quando ocorrem sinais de atividade excessiva do sistema nervoso simpático em associação a uma elevação pronunciada da pressão arterial. Esses sintomas podem estar associados a hipertensão arterial, cefaleia, hiperidrose (sudorese excessiva), hipermetabolismo e hiperglicemia. A presença desses sinais é altamente preditiva de feocromocitoma. Os sintomas paroxísticos do feocromocitoma desenvolvem-se comumente na quinta década de vida.

As determinações dos níveis plasmáticos e urinários das catecolaminas e da metanefrina (MN), um metabólito das catecolaminas, constituem os exames mais diretos e conclusivos para a hiperatividade da medula da suprarrenal. Um exame para detectar o feocromocitoma mede a MN livre no plasma por meio de cromatografia líquida de alta pressão e detecção eletroquímica. A obtenção de um resultado negativo praticamente exclui a possibilidade de feocromocitoma. As determinações dos metabólitos das catecolaminas (MN e ácido vanilmandélico [VMA]) ou das catecolaminas livres têm sido extensamente usadas no contexto clínico. Na maioria dos casos, o feocromocitoma pode ser diagnosticado ou confirmado com base em uma amostra de urina de 24 horas adequadamente coletada. Os níveis podem alcançar duas vezes o limite normal. Efetua-se uma coleta de amostra de urina de 24 horas para a determinação das catecolaminas livres, MN e VMA; o uso de exames combinados aumenta a acurácia diagnóstica dos exames. Diversos medicamentos e alimentos, tais como café e chá (incluindo as variedades descafeinadas), bananas, chocolate, baunilha e ácido acetilsalicílico, podem alterar os resultados desses exames; por conseguinte, é preciso fornecer orientações cuidadosas ao paciente para evitar os itens restritos. A urina coletada durante um período de 2 ou 3 horas depois de uma crise de hipertensão pode ser examinada quanto ao conteúdo de catecolaminas (Singh & Herrick, 2019).

A concentração plasmática total de catecolaminas (epinefrina e norepinefrina) é determinada com o paciente em decúbito dorsal e em repouso por 30 minutos. Para evitar a elevação dos níveis de catecolaminas em decorrência do estresse da punção venosa, pode ser inserido um escalpe em asa de borboleta, um escalpe venoso comum ou um cateter venoso 30 minutos antes da obtenção da amostra de sangue.

Os fatores que podem elevar as concentrações de catecolaminas precisam ser controlados para obter resultados válidos; tais fatores incluem: consumo de café ou chá (incluindo as variedades descafeinadas), uso de tabaco, estresse emocional e físico e uso de muitos medicamentos prescritos e de venda livre (p. ex., anfetaminas, gotas ou *sprays* nasais, descongestionantes, broncodilatadores).

Os valores plasmáticos normais da epinefrina são de 100 pg/mℓ (590 pmol/ℓ); os valores normais da norepinefrina são geralmente inferiores a 100 a 550 pg/mℓ (590 a 3.240 pmol/ℓ). Os valores da epinefrina superiores a 400 pg/mℓ (2.180 pmol/ℓ) ou os da norepinefrina acima de 2.000 pg/ℓ (11.800 pmol/ℓ) são considerados diagnósticos de feocromocitoma. Os valores entre os níveis normais e aqueles diagnósticos de feocromocitoma indicam a necessidade de exames adicionais.

É possível realizar um teste de supressão com clonidina se os resultados dos exames das catecolaminas plasmáticas e urinárias não forem conclusivos. A clonidina é um medicamento antiadrenérgico de ação central que suprime a liberação das catecolaminas mediadas neurogenicamente. O teste de supressão baseia-se no princípio de que os níveis de catecolaminas estão geralmente aumentados por meio da atividade do sistema nervoso simpático. No feocromocitoma, os níveis aumentados de catecolaminas resultam da difusão do excesso de catecolaminas para a circulação, desviando-se dos mecanismos normais de armazenamento e liberação. Por conseguinte, nos pacientes portadores de feocromocitoma, a clonidina não suprime a liberação de catecolaminas (Singh & Herrick, 2019).

Os exames de imagem (p. ex., TC, RM e ultrassonografia) também podem ser realizados para localizar o feocromocitoma e para determinar se há mais de um tumor. Pode ser necessária cintigrafia com I^{131}-metaiodobenzilguanidina (MIBG) para determinar a localização do feocromocitoma e detectar locais de metástase fora da glândula suprarrenal. A MIBG é um isótopo específico para o tecido produtor de catecolaminas; tem sido útil na identificação de tumores que não são detectados por outros exames ou procedimentos. A cintigrafia com MIBG é um procedimento seguro e não invasivo que aumentou a acurácia do diagnóstico dos tumores suprarrenais (Fischbach & Fischbach, 2018).

Outros exames complementares podem focalizar a avaliação da função de outras glândulas endócrinas, devido à associação do feocromocitoma a outros tumores endócrinos em alguns pacientes.

Manejo clínico

Durante um episódio ou crise de hipertensão, taquicardia, ansiedade ou outros sintomas do feocromocitoma, prescreve-se o repouso no leito com a cabeceira elevada para promover a diminuição ortostática da pressão arterial.

Terapia farmacológica

O paciente pode ser tratado no pré-operatório em base ambulatorial ou internado. Independentemente do ambiente, o monitoramento da pressão arterial e da função cardíaca é essencial. As metas são controle da hipertensão arterial sistêmica antes e durante a cirurgia e da expansão volêmica e prevenção de "tempestade de catecolaminas" como resultado da cirurgia (Singh & Herrick, 2019).

No pré-operatório, o paciente pode iniciar o tratamento com uma baixa dose de bloqueador alfa-adrenérgico (fenoxibenzamina ou doxazosina), 10 a 14 dias ou mais antes da cirurgia (Singh & Herrick, 2019). O paciente deve ser instruído sobre o potencial dos efeitos adversos desses medicamentos, que consistem em ortostasia, congestão nasal, agravamento da fadiga e ejaculação retrógrada nos homens. A medicação é começada em dose baixa e aumentada a cada 2 a 3 dias, conforme necessidade, para controlar a pressão arterial. Os pacientes são orientados a consumir dieta rica em sódio ou ingerir suplementos de sal.

Após a administração de alfabloqueadores, a pressão arterial deve ser monitorada rigorosamente. No ambulatório, a pressão arterial deve ser aferida 2 vezes/dia na posição sentada e na posição ortostática. Os níveis tensionais desejados são inferiores a 130/80 mmHg (na posição sentada), com pressão arterial sistólica na posição ortostática superior a 90 mmHg e frequência cardíaca desejada de 60 a 70 batimentos por minuto (bpm) na posição sentada e 70 a 80 bpm na posição ortostática (Singh & Herrick, 2019). A idade e a presença de doença comórbida devem ser consideradas quando os alvos forem estabelecidos e avaliados. Propranolol e metoprolol podem ser administrados com cautela para alcançar a frequência cardíaca desejada (Singh & Herrick, 2019).

Os bloqueadores dos canais de cálcio, como o nifedipino, são às vezes usados como alternativa ou suplementação dos alfa e betabloqueadores pré-operatórios, quando o controle da pressão arterial for inadequado ou se o paciente for incapaz de tolerar os efeitos colaterais. O nifedipino e o nicardipino podem ser usados com segurança sem provocar hipotensão indevida. Para episódios de hipertensão grave, o nifedipino é um tratamento rápido e efetivo, visto que as cápsulas podem ser mastigadas. Para evitar a hipotensão, o paciente precisa estar bem hidratado antes, no decorrer e depois da cirurgia. Outros medicamentos que podem ser utilizados no pré-operatório são inibidores da síntese de catecolaminas, como a alfametil-*p*-tirosina (metirosina). Esses medicamentos serão algumas vezes utilizados quando os agentes bloqueadores adrenérgicos (*i. e.*, alfa e betabloqueadores) não forem efetivos. O uso a longo prazo da metirosina pode resultar em numerosos efeitos adversos, incluindo sedação, depressão, diarreia, ansiedade, pesadelos, disúria, impotência, elevação da aspartato aminotransferase, anemia, trombocitopenia, cristalúria, galactorreia (secreção das mamas) e sinais extrapiramidais (p. ex., salivação, comprometimento da fala, tremores).

Manejo cirúrgico

O tratamento definitivo do feocromocitoma consiste na remoção cirúrgica do tumor, normalmente por meio de **adrenalectomia** (remoção de uma ou de ambas as glândulas suprarrenais); o tratamento cirúrgico é considerado de alto risco nessa população de pacientes. A cirurgia pode ser realizada utilizando-se uma abordagem laparoscópica ou cirurgia aberta. A abordagem laparoscópica é preferível para pacientes com feocromocitoma, inclusive tumores grandes, por causa da menor perda sanguínea, do menor tempo de hospitalização e da redução da morbidade. A adrenalectomia bilateral pode ser necessária na presença de tumores em ambas as glândulas suprarrenais. A preparação do paciente inclui o controle da pressão arterial e do volume sanguíneo; em geral, essa preparação é realizada durante 10 a 14 dias, conforme descrito anteriormente. Pode-se administrar um bloqueador dos canais de cálcio (nicardipino) intraoperatoriamente como único medicamento ou em associação a alfa e betabloqueadores para controlar a pressão arterial.

Todavia, uma crise hipertensiva pode ainda ocorrer em consequência da manipulação do tumor durante a excisão cirúrgica, causando a liberação de epinefrina e norepinefrina armazenadas, com acentuada elevação da pressão arterial e elevações da frequência cardíaca. Com frequência, efetua-se a exploração de outros locais possíveis de tumor para assegurar a remoção de todo o tecido tumoral. Em consequência, o paciente fica sujeito ao estresse e aos efeitos de um procedimento cirúrgico longo, o que pode aumentar o risco de hipertensão no período pós-operatório.

É necessária a reposição de corticosteroides quando houver necessidade de adrenalectomia bilateral. Os corticosteroides também podem ser necessários durante os primeiros dias ou semanas após a remoção de uma única glândula suprarrenal. A administração IV de corticosteroides (metilprednisolona) pode começar na noite anterior à cirurgia e continuar durante o período pós-operatório inicial, para evitar o desenvolvimento de insuficiência suprarrenal. São prescritos corticosteroides (prednisona) orais após o estresse agudo da cirurgia.

Podem ocorrer hipotensão e hipoglicemia no período pós-operatório, devido à súbita interrupção das quantidades excessivas de catecolaminas. Por conseguinte, uma atenção cuidadosa é dirigida para o monitoramento e o tratamento dessas alterações. A hipertensão pode persistir quando nem todo tecido do feocromocitoma tiver sido removido, quando o feocromocitoma sofrer recidiva ou quando vasos sanguíneos tiverem sido lesionados pela hipertensão grave e prolongada. Vários dias depois da cirurgia, os níveis urinários e plasmáticos das catecolaminas e seus metabólitos são medidos para determinar se a cirurgia foi bem-sucedida.

Manejo de enfermagem

O paciente que foi submetido à cirurgia para tratamento do feocromocitoma passou pela experiência de uma evolução pré e pós-operatória estressante e pode continuar temendo a ocorrência de crises repetidas. Embora normalmente exista a expectativa de retirada de todo o feocromocitoma, existe a possibilidade de que outros locais não sejam detectados e de que possa ocorrer recidiva das crises. O paciente é monitorado até que esteja estável, com atenção especial dispensada para alterações do ECG, pressão arterial, equilíbrio hidreletrolítico e níveis de glicemia. É necessário um acesso IV para a administração de líquidos e medicamentos.

Promoção de cuidados domiciliar, comunitário e de transição

 Orientação do paciente sobre autocuidados

Durante as fases pré e pós-operatória dos cuidados, o enfermeiro fornece orientações ao paciente sobre a importância do monitoramento de acompanhamento para assegurar que o feocromocitoma não sofra recidiva sem ser detectado. Depois da adrenalectomia, pode ser necessário o uso de corticosteroides. Por conseguinte, o enfermeiro fornece instruções ao paciente sobre a sua finalidade, os horários da medicação e os riscos de omitir doses ou de interromper a sua administração de maneira abrupta.

O enfermeiro explica ao paciente e à sua família como aferir a pressão arterial e quando notificar o médico sobre alterações da pressão arterial. Além disso, o enfermeiro fornece instruções verbais e por escrito sobre o procedimento para a coleta de amostras de urina de 24 horas para monitorar os níveis urinários de catecolaminas.

Cuidados contínuos e de transição

Pode-se indicar uma visita de acompanhamento por um enfermeiro de cuidado domiciliar, comunitário ou de transição para avaliar a recuperação pós-operatória, a incisão cirúrgica, o entendimento do paciente sobre os medicamentos e a sua participação no esquema medicamentoso. Isso pode ajudar a reforçar as instruções prévias sobre o manejo e o monitoramento. O enfermeiro também obtém medições da pressão arterial e ajuda o paciente a evitar ou tratar problemas que possam resultar do uso prolongado de corticosteroides.

Devido ao risco de recidiva da hipertensão, são necessárias verificações periódicas, particularmente nos pacientes jovens e naqueles com história familiar de feocromocitoma. O paciente é agendado para consultas periódicas de acompanhamento para observar o retorno da pressão arterial e dos níveis plasmáticos e urinários das catecolaminas para valores normais.

INSUFICIÊNCIA ADRENOCORTICAL (DOENÇA DE ADDISON)

A insuficiência suprarrenal primária, também conhecida como **doença de Addison**, é o resultado da disfunção da alça de retroalimentação hipotálamo-glândula hipófise-glândulas suprarrenais, com consequente produção insuficiente de esteroides pelas glândulas suprarrenais (Norris, 2019). A doença de Addison é considerada rara. Em 70 a 90% dos casos, a causa é um distúrbio autoimune, embora tuberculose e histoplasmose também estejam associadas à destruição de tecido suprarrenal; portanto, ambas as infecções devem ser consideradas na investigação diagnóstica. Outras causas incluem extirpação cirúrgica das duas glândulas suprarrenais, uso de medicamentos, como rifampicina, barbitúricos, cetoconazol e inibidores da tirosinoquinase, e cânceres metastáticos (p., ex., câncer de pulmão, câncer de cólon, melanoma) (Zhang & Carmichael, 2019). A insuficiência suprarrenal secundária pode resultar da interrupção súbita da terapia com hormônio adrenocortical exógeno, que suprime a resposta normal do organismo ao estresse e interfere nos mecanismos normais de retroalimentação. O tratamento com administração diária de corticosteroides, durante 2 a 4 semanas, pode suprimir a função do córtex das glândulas suprarrenais; por conseguinte, deve-se considerar a possibilidade de insuficiência suprarrenal em qualquer paciente que tenha sido tratado com corticosteroides (Zhang & Carmichael, 2019).

Manifestações clínicas

A perda de mineralocorticoides resulta em aumento da excreção de sódio, cloreto e água, com retenção aumentada de potássio. Isso pode resultar em redução do líquido extracelular e do débito cardíaco. A perda de glicocorticoides resulta em hipoglicemia e queixas de fraqueza muscular, letargia e manifestações gastrintestinais, como anorexia, perda ponderal, náuseas e vômitos. Além disso, a elevação dos níveis de ACTH resulta em hiperpigmentação da pele e das mucosas, especialmente das articulações metacarpofalângicas, dos joelhos e das pregas cutâneas (Norris, 2019).

Os pacientes com doença de Addison correm risco de desenvolver **crise addisoniana**, uma complicação potencialmente fatal na qual ocorrem hipotensão grave, cianose, febre, náuseas, vômitos e sinais de choque. Além disso, o paciente pode apresentar palidez, queixar-se de cefaleia, dor abdominal e diarreia e pode exibir sinais de confusão e inquietação. Até mesmo esforços leves, exposição ao frio, infecção aguda ou diminuição do aporte de sal podem levar a colapso circulatório, choque e morte, se não forem tratados. O estresse da cirurgia ou a desidratação em decorrência da preparação para exames complementares ou para cirurgia podem precipitar uma crise addisoniana ou hipotensiva, por causa da inibição da alça de retroalimentação.

Avaliação e achados diagnósticos

Embora as manifestações clínicas apresentadas pareçam ser específicas, o início da doença de Addison normalmente ocorre com sintomas inespecíficos; o diagnóstico é confirmado pelos resultados dos exames laboratoriais. São realizadas medições combinadas do cortisol sérico e do ACTH plasmático pela manhã para diferenciar a insuficiência suprarrenal primária da insuficiência suprarrenal secundária e da função suprarrenal normal. Os pacientes com insuficiência primária apresentam níveis plasmáticos acentuadamente aumentados de ACTH e concentração sérica de cortisol abaixo da faixa normal ou dentro da faixa normal baixa (Zhang & Carmichael, 2019). Outros achados laboratoriais incluem hipoglicemia (níveis sanguíneos reduzidos de glicose), hiponatremia (níveis séricos reduzidos de sódio), hiperpotassemia (concentração sérica aumentada de potássio) e leucocitose (contagem aumentada de leucócitos na corrente sanguínea).

Manejo clínico

O tratamento imediato é direcionado para combater o choque circulatório: restauração da circulação sanguínea, administração de líquidos e corticosteroides, monitoramento dos sinais vitais e colocação do paciente em posição de decúbito com as pernas elevadas. Hidrocortisona é administrada IV, seguida de 3.000 a 4.000 mℓ de soro fisiológico ou soro glicosado a 5%. Pode ser necessário o uso de vasopressores caso a hipotensão persista.

Podem ser administrados antibióticos se a infecção tiver precipitado uma crise suprarrenal em um paciente com insuficiência suprarrenal crônica. Além disso, efetua-se uma avaliação rigorosa do paciente para identificar a existência de outros fatores, estressores ou doenças que levaram ao episódio agudo.

A ingestão pode ser iniciada tão logo seja tolerada. As soluções IV são gradualmente diminuídas quando a ingestão de líquidos for adequada, para evitar a hipovolemia. Se a glândula suprarrenal não recuperar a sua função, o paciente necessitará de reposição de corticosteroides e de mineralocorticoides por toda a vida, a fim de evitar a recidiva da insuficiência suprarrenal. Os pacientes submetidos a procedimentos que gerem estresse, cirurgia, doenças graves ou que estejam no terceiro trimestre de gravidez precisam de terapia suplementar com corticosteroides para prevenir a crise addisoniana. Além disso, pode ser necessária suplementação de sais para o manejo das perdas hidreletrolíticas decorrentes de vômitos e diarreia (Zhang & Carmichael, 2019).

Manejo de enfermagem

Avaliação do paciente

A anamnese e o exame físico focalizam a presença de sintomas de desequilíbrio hídrico e o nível de estresse do paciente. O enfermeiro deverá monitorar a pressão arterial e a frequência do pulso quando o paciente passar de uma posição deitada para a posição sentada e em pé, a fim de avaliar a presença de volume inadequado de líquidos. Uma diminuição da pressão sistólica (20 mmHg ou mais) pode indicar depleção do volume de líquidos, particularmente quando acompanhada de sintomas. A pele deve ser examinada à procura de alterações na coloração e turgor, que podem indicar insuficiência suprarrenal crônica e hipovolemia. O paciente é avaliado quanto a mudanças no peso, fraqueza muscular, fadiga e qualquer doença ou estresse que possam ter precipitado a crise aguda.

Monitoramento e manejo da crise addisoniana

O paciente com alto risco é monitorado quanto à ocorrência de sinais e sintomas indicadores de crise addisoniana, que podem incluir choque, hipotensão, pulso rápido e fraco, frequência respiratória rápida, palidez e fraqueza extrema (ver Capítulo 11). É necessário evitar os estressores físicos e psicológicos, como exposição ao frio, esforço excessivo, infecção e transtorno emocional.

O paciente com crise addisoniana necessita de tratamento imediato com administração IV de líquidos, glicose e eletrólitos, particularmente sódio, e reposição dos hormônios esteroides e agentes vasopressores. O enfermeiro antecipa e supre as necessidades do paciente para promover o retorno a um estado pré-crise.

Restauração do equilíbrio hídrico

O enfermeiro incentiva o paciente a consumir alimentos e líquidos para ajudar a restaurar e manter o equilíbrio hidreletrolítico, que, por sua vez, mantém o débito cardíaco adequado. Com o nutricionista, o enfermeiro ajuda o paciente a selecionar alimentos ricos em sódio durante os distúrbios gastrintestinais e em clima muito quente.

O enfermeiro explica e demonstra ao paciente e à sua família como administrar a reposição hormonal, conforme prescrição, e a modificar a dose durante a doença e outras situações estressantes. São fornecidas instruções verbais e por escrito sobre a administração de glicocorticoides exógenos (i. e., corticosteroides, como hidrocortisona, cortisona e prednisona) e mineralocorticoides (fludrocortisona), conforme prescrição. O paciente deve ser orientado a ingerir os corticosteroides prescritos às refeições ou com antiácidos e deve ser informado de que a terapia com esteroides geralmente corrige as oscilações de humor e as alterações do estado mental que a insuficiência suprarrenal costuma provocar (Quintanar, 2019).

Melhora da tolerância à atividade

Enquanto a condição do paciente não estiver estabilizada, o enfermeiro toma precauções para evitar a atividade e o estresse desnecessários, que poderiam precipitar outro episódio hipotensivo. São envidados esforços para detectar sinais de infecção ou outros estressores. A explicação da justificativa para minimizar o estresse durante a crise aguda ajuda o paciente a aumentar gradualmente a atividade.

Promoção de cuidados domiciliar, comunitário e de transição

 Orientação do paciente sobre autocuidados

Devido à necessidade de reposição dos hormônios do córtex das glândulas suprarrenais durante toda a vida para evitar crises addisonianas, o paciente e os familiares recebem instruções explícitas sobre a justificativa para a terapia de reposição e a dose apropriada. Além disso, o paciente, a família e os cuidadores são orientados a respeito dos sinais de reposição hormonal excessiva ou insuficiente. Estresse pode precipitar uma crise addisoniana, portanto, em momentos de estresse, a dose habitual precisa ser ajustada. O paciente deve carregar consigo um *kit* com seringa e hidrocortisona ou dexametasona (segundo prescrição médica) (Zhang & Carmichael, 2019). Além disso, são fornecidas ao paciente e aos membros da família ou cuidadores orientações verbais e por escrito específicas sobre como e quando usar a injeção. O Boxe 45.11 fornece um resumo das instruções dadas a pacientes com doença de Addison e seus cuidadores.

Cuidados contínuos e de transição

Embora a maioria dos pacientes possa retornar ao emprego e reassumir as responsabilidades familiares pouco depois da alta hospitalar, outros não conseguem fazê-lo, devido a doenças concomitantes ou à recuperação incompleta do episódio de insuficiência suprarrenal. Nessas circunstâncias, o encaminhamento para cuidado domiciliar, comunitário ou de transição torna possível que o enfermeiro avalie a recuperação do paciente, monitore a reposição hormonal e analise o estresse no domicílio. O enfermeiro verifica o entendimento do paciente e da família sobre a terapia medicamentosa e as modificações nutricionais e, quando necessário, fornece instruções. O enfermeiro de cuidado domiciliar explica ao paciente e à família a razão de manter as consultas de acompanhamento com o médico e de participar nas atividades de promoção e triagem de saúde.

SÍNDROME DE CUSHING

A causa mais comum de síndrome de Cushing (também conhecida como doença de Cushing) é o uso de corticosteroides, mas a síndrome também pode ser decorrente da produção excessiva de glicocorticoides secundariamente à hiperplasia do córtex suprarrenal (Sadiq & Silverstein, 2019a). Contudo, a produção excessiva de glicocorticoides endógenos pode ser causada por diversos mecanismos, incluindo tumor da hipófise – que produz ACTH e estimula o córtex das glândulas suprarrenais a aumentar a secreção hormonal, apesar da produção de quantidades adequadas. A hiperplasia primária das glândulas suprarrenais, na ausência de tumor hipofisário, é menos comum. Outra causa menos comum de síndrome de Cushing consiste na produção ectópica de ACTH por neoplasias malignas, sendo o carcinoma broncogênico o tipo mais comum. Independentemente da etiologia, os mecanismos de retroalimentação normais que controlam a função do córtex das glândulas suprarrenais tornam-se inefetivos, e ocorre a perda do padrão diurno habitual do cortisol. Os sinais e sintomas da síndrome de Cushing representam principalmente uma consequência da secreção excessiva de glicocorticoides e androgênios, embora a secreção de mineralocorticoides também possa ser afetada (Norris, 2019).

Manifestações clínicas

Quando há produção excessiva de hormônio do córtex das glândulas suprarrenais, ocorrem parada do crescimento, obesidade

---

Boxe 45.11 — LISTA DE VERIFICAÇÃO DO CUIDADO DOMICILIAR
Paciente com insuficiência suprarrenal (doença de Addison)

Ao concluírem as orientações, o paciente e/ou o cuidador serão capazes de:

- Declarar o impacto da insuficiência suprarrenal e do tratamento no aspecto fisiológico, nas AVDs, nas AIVDs, nos papéis, nos relacionamentos e na espiritualidade
- Explicar a finalidade, a dose, a via de administração, o horário, os efeitos colaterais e as precauções dos medicamentos prescritos (reposição de corticosteroides)
- Declarar que a participação no esquema clínico é por toda a vida
- Reconhecer a necessidade de ajuste da dose durante períodos de estresse
- Declarar as mudanças no estilo de vida (p. ex., dieta, atividade física) necessárias para manter a saúde, incluindo:
  - Utilizar uma identificação de alerta médico e carregar um cartão de informações médicas
  - Evitar qualquer atividade extenuante em clima quente e úmido
  - Identificar as estratégias para enfrentar o estresse e evitar a crise suprarrenal
  - Notificar o médico da doença antes do tratamento ou procedimento
- Aumentar o consumo de líquidos e de sal no caso de sudorese excessiva
- Garantir uma dieta rica em carboidratos e proteínas com aporte adequado de iodo
- Descrever os sinais de alerta da crise suprarrenal e a necessidade de cuidados de emergência
- Explicar os componentes de um *kit* de emergência e as indicações para o seu uso; demonstrar como utilizá-los
- Relatar como contatar o médico em caso de perguntas ou complicações
- Determinar o horário e a data das consultas de acompanhamento médico, da terapia e dos exames
- Identificar fontes de apoio social (p. ex., amigos, parentes, comunidade de fé)
- Identificar informações de contato de serviços de apoio para pacientes e seus cuidadores/familiares
- Identificar a necessidade de promoção da saúde, prevenção de doenças e atividades de triagem.

AIVDs: atividades instrumentais da vida diária; AVDs: atividades da vida diária.

e alterações musculoesqueléticas, bem como intolerância à glicose. O quadro clássico da síndrome de Cushing no adulto consiste em obesidade do tipo central, com uma "giba de búfalo" adiposa no pescoço e áreas supraclaviculares, tronco pesado e membros relativamente magros. A pele é fina, frágil e facilmente traumatizada; surgem equimoses (contusões) e estrias. O paciente queixa-se de fraqueza e cansaço; ocorre transtorno do sono, em decorrência da secreção diurna alterada de cortisol.

Observa-se um catabolismo proteico excessivo, produzindo debilidade muscular e osteoporose. Em consequência, podem ocorrer cifose, dor nas costas e fraturas de vértebras por compressão. A retenção de sódio e de água ocorre em consequência da atividade mineralocorticoide aumentada, produzindo hipertensão e insuficiência cardíaca.

O paciente desenvolve "face de lua cheia" e pode exibir oleosidade aumentada da pele e acne; é possível observar o desenvolvimento de hiperglicemia ou diabetes melito franco. O paciente também pode relatar ganho de peso, cicatrização lenta de pequenos cortes e equimoses.

As mulheres com idade entre 20 e 40 anos têm probabilidade cinco vezes maior que os homens de desenvolver síndrome de Cushing. Nas mulheres de todas as idades, pode ocorrer virilização em consequência do excesso de androgênios. A virilização caracteriza-se pelo aparecimento de traços masculinos e pelo retrocesso dos traços femininos. Observa-se hirsutismo (crescimento excessivo de pelos na face), atrofia das mamas, amenorreia, aumento do clitóris e voz grave. Ocorre perda da libido tanto nos homens quanto nas mulheres. A angústia e a depressão são comuns e aumentam com a gravidade das alterações físicas que ocorrem nessa síndrome. Se a doença de Cushing for uma consequência de tumor hipofisário, podem surgir distúrbios visuais, devido à pressão do tumor em crescimento, exercida sobre o quiasma óptico. O Boxe 45.12 fornece um resumo das manifestações clínicas da síndrome de Cushing.

Avaliação e achados diagnósticos

Os três exames utilizados para estabelecer o diagnóstico de síndrome de Cushing são: nível sérico de cortisol, cortisol urinário e teste de supressão com dexametasona em baixa dose. Dois desses três exames precisam estar inequivocadamente anormais para estabelecer o diagnóstico de síndrome de Cushing. Se os resultados de todos os três testes forem normais, é provável que o paciente não tenha síndrome de Cushing (todavia, o paciente pode ter um caso leve, ou as manifestações podem ser cíclicas). Para esses pacientes, não se recomenda a realização de testes adicionais, a não ser que ocorra progressão dos sintomas. Se os resultados dos exames forem ligeiramente anormais ou divergentes, recomenda-se a realização de exames adicionais.

Os níveis séricos de cortisol estão habitualmente mais elevados nas primeiras horas da manhã (6 a 8 horas) e mais baixos à tarde (16 a 18 horas). Observa-se uma perda dessa variação em pacientes com síndrome de Cushing (Fischbach & Fischbach, 2018).

A determinação do cortisol urinário exige coleta de urina de 24 horas. O enfermeiro fornece instruções ao paciente sobre como coletar e armazenar a amostra. Se os resultados do cortisol urinário forem três vezes o limite da faixa normal e um dos outros exames for anormal, pode-se pressupor a presença da síndrome de Cushing.

Utiliza-se o teste de supressão com dexametasona noturno para o diagnóstico das causas hipofisárias e suprarrenais da síndrome de Cushing. O teste pode ser realizado em uma base

Boxe 45.12 Manifestações clínicas da síndrome de Cushing

Cardiovasculares
Hipertensão arterial
Insuficiência cardíaca

Dermatológicas
Acne
Adelgaçamento da pele
Equimoses
Estrias
Petéquias

Endócrinas/metabólicas
Alcalose metabólica
Alteração do metabolismo do cálcio
Disfunção erétil
Equilíbrio nitrogenado negativo
Face de lua cheia
Giba de búfalo
Hiperglicemia
Hipopotassemia
Irregularidades menstruais
Obesidade de tronco
Retenção de sódio
Supressão da suprarrenal

Digestórias
Pancreatite
Úlcera péptica

Função imune
Comprometimento da cicatrização de feridas
Diminuição das respostas inflamatórias
Suscetibilidade aumentada às infecções

Musculares
Fraqueza muscular
Miopatia

Oftálmicas
Catarata
Glaucoma

Psiquiátricas
Alterações do humor
Psicoses

Esqueléticas
Fraturas espontâneas
Fraturas vertebrais por compressão
Necrose asséptica do fêmur
Osteoporose

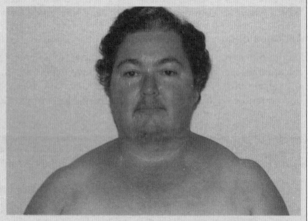

Esta mulher com síndrome de Cushing apresenta vários sinais clínicos, incluindo pelos faciais, giba de búfalo e face de lua cheia. Reproduzida, com autorização, de Rubin, R., Strayer, D. S. & Rubin, E. (2012). *Rubin's pathology* (6th ed.). Philadelphia, PA: Lippincott Williams & Wilkins.

ambulatorial. Administra-se dexametasona (1 ou 8 mg) por via oral à noite ou ao deitar-se, e obtém-se o nível plasmático de cortisol às 8 h da manhã seguinte. A supressão do cortisol para menos de 5 mg/dℓ indica uma função apropriada do eixo hipotálamo-hipófise-suprarrenal (Fischbach & Fischbach, 2018). Estresse, obesidade, depressão e determinados medicamentos, como anticonvulsivantes, estrogênios (durante a gravidez ou como medicamento oral) e rifampicina, podem elevar falsamente os níveis de cortisol.

Os indicadores da síndrome de Cushing incluem aumento dos níveis séricos de sódio e níveis de glicemia, redução do nível sérico de potássio e do número de eosinófilos no sangue e desaparecimento do tecido linfoide. São efetuadas medições dos níveis plasmáticos e urinários de cortisol. Várias amostras de sangue podem ser coletadas para determinar se existe a variação diurna normal dos níveis plasmáticos; com frequência, essa variação está ausente na disfunção suprarrenal. Se houver necessidade de várias amostras de sangue, elas precisam ser coletadas em horários especificados, e a hora da coleta deve ser anotada no pedido de exame.

Manejo clínico

Se a síndrome de Cushing for causada por tumores hipofisários, e não por tumores do córtex das glândulas suprarrenais, o tratamento é direcionado para a hipófise. A remoção cirúrgica do tumor por hipofisectomia transesfenoidal (ver Capítulo 61) constitui o tratamento de escolha. A radiação da hipófise também tem sido bem-sucedida, embora possam ser necessários vários meses para o controle dos sintomas. A adrenalectomia constitui o tratamento de escolha para pacientes com hipertrofia suprarrenal primária unilateral. O manejo clínico é recomendado para displasia suprarrenal secundária.

No período pós-operatório, os sintomas de insuficiência suprarrenal podem começar a aparecer em 12 a 48 horas após a cirurgia em virtude da redução dos altos níveis dos hormônios suprarrenais circulantes. A terapia de reposição temporária com hidrocortisona pode ser necessária por vários meses, até que as glândulas suprarrenais comecem a responder normalmente às necessidades do organismo.

Os inibidores enzimáticos suprarrenais (p. ex., metirapona, aminoglutetinida, mitotano e cetoconazol) podem ser utilizados para reduzir o hiperadrenalismo, se a síndrome for causada pela secreção de ACTH ectópico por um tumor que não puder ser erradicado. É necessário efetuar um monitoramento rigoroso, visto que podem surgir sintomas de função suprarrenal inadequada, assim como ocorrer efeitos colaterais dos medicamentos.

Quando a síndrome de Cushing resulta da administração de corticosteroides, procura-se reduzir ou diminuir gradualmente o medicamento até a dose mínima necessária para tratar o processo patológico subjacente (p. ex., doença autoimune ou alérgica, rejeição de órgão transplantado). Com frequência, a terapia em dias alternados diminui os sintomas da síndrome de Cushing e possibilita a recuperação da responsividade das glândulas suprarrenais ao ACTH.

O diabetes melito e a úlcera péptica são comuns em pacientes com síndrome de Cushing. Por conseguinte, a insulinoterapia e a medicação para evitar ou tratar a úlcera péptica são iniciadas, quando necessário. Antes, no decorrer e depois da cirurgia, deve-se proceder ao monitoramento do nível de glicemia e ao exame das fezes para sangue, a fim de monitorar essas complicações. Se o paciente tiver outros sintomas de síndrome de Cushing, eles são considerados na preparação pré-operatória (p. ex., se ele apresentar ganho de peso, deve-se fornecer instrução especial sobre os exercícios respiratórios no pós-operatório).

PROCESSO DE ENFERMAGEM
Paciente com síndrome de Cushing

Avaliação

A anamnese e o exame físico focalizam os efeitos das concentrações elevadas dos hormônios do córtex das glândulas suprarrenais sobre o organismo e a incapacidade do córtex dessas glândulas de responder a alterações nos níveis de cortisol e de aldosterona. A anamnese inclui informações sobre o nível de atividade do paciente e a sua capacidade de realizar atividades rotineiras e de autocuidado. A pele é observada e inspecionada à procura de traumatismo, infecção, ruptura, equimoses e edema. São observadas alterações no aspecto físico, e são obtidas as respostas do paciente a essas alterações. O enfermeiro avalia a função mental do paciente, incluindo humor, respostas às perguntas, percepção do ambiente e nível de depressão. Com frequência, a família constitui uma boa fonte de informações sobre as alterações graduais que ocorrem no aspecto físico do paciente, bem como no seu estado emocional.

Diagnóstico

DIAGNÓSTICOS DE ENFERMAGEM

Com base em todos os dados de avaliação, os principais diagnósticos de enfermagem incluem os seguintes:

- Risco de comprometimento do débito cardíaco associado a alterações na função cardíaca
- Risco de lesão associada à fraqueza
- Risco de infecções associado à alteração da função do sistema imune
- Comprometimento da integridade da pele associado a edema, cicatrização deficiente e pele fina e frágil
- Transtorno da imagem corporal associado a aspecto físico alterado, comprometimento da função sexual e diminuição do nível de atividade
- Dificuldade de enfrentamento associada a oscilações do humor, irritabilidade e depressão.

PROBLEMAS INTERDEPENDENTES/COMPLICAÇÕES POTENCIAIS

As complicações potenciais podem incluir as seguintes:

- Crise addisoniana
- Efeitos adversos da atividade adrenocortical.

Planejamento e metas

As principais metas para o paciente consistem em manutenção da função cardíaca adequada, diminuição do risco de lesão, risco diminuído de infecção, melhora da imagem corporal, melhora da função mental e ausência de complicações.

Intervenções de enfermagem

MANUTENÇÃO DA FUNÇÃO CARDÍACA ADEQUADA

O paciente em uso de corticosteroides deve ser monitorado à procura de hipertensão arterial sistêmica e hipopotassemia. O enfermeiro avalia o estado hidreletrolítico por meio do monitoramento dos valores laboratoriais e da pesagem diária do paciente. O paciente deve ser informado sobre alimentos com baixos teores de sódio para reduzir a retenção hídrica e sobre alimentos ricos em potássio; o encaminhamento para nutricionista/nutrólogo é uma medida útil. O paciente também deve ser orientado a relatar edema de membros inferiores ou alterações da tolerância à atividade física.

DIMINUIÇÃO DO RISCO DE LESÃO

O estabelecimento de um ambiente protetor ajuda a evitar quedas, fraturas e outras lesões dos ossos e dos tecidos moles. O paciente que está muito fraco pode necessitar da assistência do enfermeiro na deambulação, a fim de evitar quedas ou colisões nos cantos agudos dos móveis. São recomendados alimentos ricos em proteínas, cálcio e vitamina D para minimizar a debilidade muscular e a osteoporose. O encaminhamento para um nutricionista pode ajudar o paciente na escolha dos alimentos apropriados que também sejam pobres em sódio e calorias.

DIMINUIÇÃO DO RISCO DE INFECÇÃO

O paciente deve evitar a exposição desnecessária a outras pessoas com infecções. Com frequência, o enfermeiro avalia o paciente à procura de sinais sutis de infecção, visto que os efeitos anti-inflamatórios dos corticosteroides podem mascarar os sinais comuns de inflamação e infecção.

PROMOÇÃO DA INTEGRIDADE DA PELE

É necessário um cuidado meticuloso da pele para evitar traumatizar a pele frágil do paciente. Deve-se evitar o uso de esparadrapo, visto que ele pode irritar a pele e lacerar o tecido frágil ao ser removido. Com frequência, o enfermeiro examina a pele e as proeminências ósseas e incentiva e ajuda o paciente a mudar frequentemente de posição para evitar a ruptura da pele.

MELHORA DA IMAGEM CORPORAL

O paciente pode beneficiar-se de uma discussão sobre o efeito causado por essas alterações no seu autoconceito e relacionamento com os outros. O ganho de peso e o edema podem ser modificados por meio de uma dieta com baixo teor de carboidratos e sódio, e uma dieta hiperproteica pode reduzir alguns dos outros sintomas desagradáveis. O paciente também pode se beneficiar da explicação de que as alterações são temporárias se o tratamento com corticosteroides não for prolongado.

MELHORA DA CAPACIDADE DE ENFRENTAMENTO

As explicações fornecidas ao paciente e aos familiares sobre a causa da instabilidade emocional são importantes para ajudá-los a lidar com possíveis oscilações do humor, irritabilidade e depressão. Em alguns pacientes, pode ocorrer um comportamento psicótico, que deve ser relatado. O enfermeiro incentiva o paciente e seus familiares a verbalizarem seus sentimentos e preocupações.

MONITORAMENTO E MANEJO DE COMPLICAÇÕES POTENCIAIS

Crise addisoniana. O paciente com síndrome de Cushing, cujos sintomas são tratados por suspensão dos corticosteroides, adrenalectomia ou remoção de um tumor hipofisário, corre risco de desenvolver hipofunção suprarrenal e crise addisoniana. Se os níveis elevados de hormônios suprarrenais circulantes tiverem suprimido a função do córtex das glândulas suprarrenais, é provável que ocorra atrofia do córtex das glândulas suprarrenais. Se os níveis de hormônio circulante forem rapidamente reduzidos em decorrência de cirurgia ou da interrupção abrupta dos corticosteroides, podem surgir manifestações de hipofunção suprarrenal e crise addisoniana. Por conseguinte, o paciente com síndrome de Cushing deve ser avaliado à procura de sinais e sintomas de crise addisoniana, conforme discutido anteriormente. Caso ocorra uma crise addisoniana, o paciente é tratado para o colapso circulatório e o choque (ver Capítulo 11).

Efeitos adversos da atividade adrenocortical. O enfermeiro avalia o estado hidreletrolítico por meio do monitoramento dos valores laboratoriais e da pesagem diária do paciente. Devido ao risco aumentado de intolerância à glicose e hiperglicemia, inicia-se o monitoramento do nível de glicemia. O enfermeiro relata a presença de níveis elevados de glicemia ao médico, de modo que o tratamento possa ser prescrito, conforme necessário. Se houver indicação, o paciente precisa ser orientado sobre automonitoramento da glicemia e sobre as injeções de insulina.

PROMOÇÃO DE CUIDADOS DOMICILIAR, COMUNITÁRIO E DE TRANSIÇÃO

 Orientação do paciente sobre autocuidados. O paciente, a família e os cuidadores devem ser orientados sobre o fato de que a insuficiência suprarrenal aguda e os sintomas subjacentes sofrerão recidiva caso os medicamentos sejam interrompidos de maneira abrupta sem supervisão médica. O enfermeiro ressalta a necessidade de modificações na dieta para assegurar um aporte adequado de cálcio, sem aumentar os riscos de hipertensão, hiperglicemia e ganho de peso. O enfermeiro explica e demonstra ao paciente e à sua família como monitorar a pressão arterial, os níveis de glicemia e o peso. Os pacientes devem ser aconselhados a utilizar uma pulseira de alerta médico e a notificar outros profissionais de saúde (p. ex., dentista) sobre a sua condição (Boxe 45.13).

Cuidados contínuos e de transição. A necessidade de acompanhamento depende da origem e da duração da doença e de seu tratamento. O paciente que foi tratado por meio de adrenalectomia ou remoção de um tumor hipofisário necessita de monitoramento rigoroso para assegurar que a função suprarrenal tenha retornado ao normal e garantir a adequação dos hormônios suprarrenais circulantes. Pode-se indicar o encaminhamento para cuidado domiciliar para garantir um ambiente seguro que possa minimizar o estresse e o risco de quedas e outros efeitos colaterais. O enfermeiro de cuidado domiciliar avalia o estado físico e psicológico do paciente e relata a ocorrência de alterações ao médico. Além disso, ele avalia a compreensão e a capacidade do paciente de administrar o esquema medicamentoso e reforça as instruções prévias sobre os medicamentos e a importância de tomá-los, conforme prescrição. O enfermeiro ressalta a razão do acompanhamento médico regular, os efeitos colaterais e os efeitos tóxicos dos medicamentos, bem como a necessidade de usar uma identificação médica com a doença de Addison e a doença de Cushing. Ele também lembra ao paciente e à família a importância das atividades de promoção da saúde e da triagem de saúde recomendada, incluindo a realização de densitometria óssea.

Reavaliação

Entre os resultados esperados, estão:
1. Mantém a função cardíaca adequada.
    a. Os níveis de pressão arterial são mantidos dentro de variações aceitáveis.
    b. Níveis séricos de potássio dentro dos limites da normalidade.
    c. Ausência de edema de membros inferiores.
2. Diminui o risco de lesão.
    a. Está livre de fraturas ou de lesões dos tecidos moles.
    b. Não apresenta áreas de equimose.
3. Diminui o risco de infecção.
    a. Não apresenta nenhuma elevação da temperatura, nem rubor, dor ou outros sinais de infecção ou de inflamação.
    b. Evita o contato com outras pessoas que apresentem infecções.
4. Consegue/mantém a integridade da pele.
    a. Apresenta pele intacta, sem nenhum sinal de ruptura ou de infecção.
    b. Apresenta diminuição do edema nos membros e no tronco.
    c. Muda frequentemente de posição e inspeciona diariamente as proeminências ósseas.
5. Relata melhora da imagem corporal
    a. Verbaliza os sentimentos sobre as alterações em sua aparência, função sexual e nível de atividade.

Boxe 45.13 — LISTA DE VERIFICAÇÃO DO CUIDADO DOMICILIAR
Paciente com síndrome de Cushing

Ao concluírem as orientações, o paciente e/ou o cuidador serão capazes de:

- Declarar o impacto da síndrome de Cushing e do tratamento no aspecto fisiológico, nas AVDs, nas AIVDs, nos papéis, nos relacionamentos e na espiritualidade
- Explicar a relação entre os hormônios suprarrenais, o estado emocional e o estresse
- Explicar a finalidade, a dose, a via de administração, o horário, os efeitos colaterais e as precauções dos medicamentos prescritos (inibidores adrenocorticais)
- Explicar a importância da adesão ao esquema medicamentoso
- Explicar a necessidade de entrar em contato com o médico antes de tomar medicamentos de venda livre
- Declarar as mudanças no estilo de vida (p. ex., dieta, atividade física) necessárias para manter a saúde, incluindo:
  - Utilizar uma identificação de alerta médico e carregar um cartão de informações médicas
  - Identificar métodos de manejo das emoções lábeis
  - Descrever as medidas de cuidados de proteção da pele e o uso de dispositivos e práticas de proteção para diminuir lesões/fraturas
- Identificar os alimentos ricos em potássio e com baixo teor de sódio, calorias e carboidratos
- Descrever medidas para diminuir o risco de infecção
- Manter um equilíbrio entre atividade e repouso
- Monitorar a pressão arterial, os níveis de glicemia e o peso
- Identificar os sinais e sintomas de hormônio suprarrenal em excesso e insuficiente
- Relatar como contatar o médico em caso de perguntas ou complicações
- Determinar o horário e a data das consultas de acompanhamento médico, da terapia e dos exames
- Identificar fontes de apoio social (p. ex., amigos, parentes, comunidade de fé)
- Identificar informações de contato de serviços de apoio para pacientes e seus cuidadores/familiares
- Identificar a necessidade de promoção da saúde, prevenção de doenças e atividades de triagem.

AIVDs: atividades instrumentais da vida diária; AVDs: atividades da vida diária.

---

b. Declara que as alterações físicas resultam do excesso de glicocorticoides.
6. Exibe melhora dos processos mentais.
7. O paciente mantém-se livre de complicações.
   a. Exibe sinais vitais e peso normais e não apresenta nenhum sintoma de crise addisoniana.
   b. Identifica os sinais e sintomas de hipofunção adrenocortical que devem ser relatados e as medidas a tomar em caso de doença grave e estresse.
   c. Identifica as estratégias para minimizar as complicações da síndrome de Cushing.
   d. Adere às recomendações de consultas de acompanhamento e triagem de saúde.

ALDOSTERONISMO PRIMÁRIO

A principal ação da aldosterona consiste em conservar o sódio corporal. Sob a influência desse hormônio, os rins excretam menos sódio e mais potássio e hidrogênio. O aldosteronismo primário também é conhecido como síndrome de Conn. Os fatores etiológicos do aldosteronismo primário incluem tumores da glândula suprarrenal, tumores ovarianos secretores de aldosterona e história familiar. A incidência verdadeira de aldosteronismo primário não é conhecida (Ma & Baranski, 2019), porém estudos já indicaram que é subestimada (Monticone, Burrello, Tizzani et al., 2017). A produção excessiva de aldosterona produz um padrão distinto de alterações bioquímicas e um conjunto correspondente de manifestações clínicas que são diagnósticas dessa condição.

Manifestações clínicas

A hipertensão constitui o sinal mais proeminente e quase universal do aldosteronismo primário. Os pacientes com hipertensão arterial não complicada, complicada e resistente ao tratamento e os pacientes com hipertensão arterial associada à hipopotassemia devem ser considerados de risco para esse distúrbio. Todavia, a hipopotassemia não deve mais ser considerada um requisito para esse diagnóstico. Atualmente, é reconhecido que a hipopotassemia ocorre em menos de 50% dos pacientes (Ma & Baranski, 2019). Se houver hipopotassemia, ela pode ser responsável pela fraqueza muscular variável ou paralisia, pela ocorrência de cãibras e fadiga em pacientes com aldosteronismo, bem como pela incapacidade dos rins de acidificar ou de concentrar a urina. Por conseguinte, o volume de urina é excessivo, levando à poliúria. Em contrapartida, o soro torna-se anormalmente concentrado, contribuindo para a polidipsia (sede excessiva) e para a hipertensão arterial. O aumento secundário do volume sanguíneo e os possíveis efeitos diretos da aldosterona sobre os receptores nervosos (como o seio carótico) constituem outros fatores que resultam em hipertensão.

A alcalose hipopotassêmica pode diminuir o nível sérico de cálcio ionizado e predispor o paciente a tetania e parestesias. Os sinais de Chvostek e de Trousseau podem ser utilizados para avaliar a irritabilidade neuromuscular antes que ocorram parestesia franca e tetania. É possível observar o desenvolvimento de intolerância à glicose, visto que a hipopotassemia interfere na secreção de insulina pelo pâncreas.

Avaliação e achados diagnósticos

Não é necessário suspender a medicação anti-hipertensiva antes do exame laboratorial. Se o paciente estiver em uso de um agente anti-hipertensivo, essa informação deve ser levada em consideração durante a interpretação dos resultados da concentração plasmática de aldosterona/atividade plasmática de renina e da razão aldosterona-renina (Ma & Baranski, 2019).

Manejo clínico

O tratamento recomendado do aldosteronismo primário unilateral consiste na retirada cirúrgica do tumor suprarrenal por via laparoscópica, em vez de cirurgia a céu aberto. A cirurgia laparoscópica está associada a internações hospitalares por menos tempo e, em geral, a menos complicações pós-operatórias (Ma & Baranski, 2019). Durante o período pré-operatório, a pressão arterial e os níveis séricos de potássio são monitorados atentamente. Durante o período pós-operatório imediato, o paciente mostra-se suscetível às flutuações dos hormônios adrenocorticais e necessita da administração de corticosteroides, líquidos e outros agentes para manter a pressão arterial e evitar complicações agudas. Se a adrenalectomia for bilateral, a reposição de corticosteroides deverá ser feita por toda a vida. Um nível de glicemia normal é mantido com insulina, soluções IV apropriadas e modificações nutricionais. Em geral, a hipopotassemia desaparece em todos os pacientes após a cirurgia, e a hipertensão arterial desaparece em 35 a 60% deles. A administração de espironolactona e dos suplementos de potássio deve ser suspensa no período pós-operatório, e a dose dos agentes anti-hipertensivos deve ser reduzida. Os níveis de potássio devem ser verificados 1 vez/semana nas primeiras 4 semanas após a cirurgia (Ma & Baranski, 2019). Tratamento clínico, em vez de cirúrgico, é preconizado para pacientes com envolvimento suprarrenal bilateral por causa do controle insatisfatório dos níveis tensionais e de outros riscos.

Terapia farmacológica

O manejo farmacológico é necessário para pacientes com hiperplasia bilateral das glândulas suprarrenais ou com hipersecreção unilateral de aldosterona que não são operados. A espironolactona é recomendada como fármaco de primeira linha para controlar a hipertensão arterial. A eplerenona, um fármaco mais dispendioso, é recomendada como agente de segunda linha se o paciente não conseguir tolerar os efeitos colaterais da espironolactona (Ma & Baranski, 2019). Os níveis séricos de potássio e de creatinina devem ser monitorados com frequência durante as primeiras 4 a 6 semanas de administração da espironolactona. O monitoramento continuado será determinado pela evolução clínica. A meia-vida da digoxina pode aumentar quando for administrada com espironolactona, de modo que pode ser necessário ajustar a sua dose.

Manejo de enfermagem

O manejo de enfermagem no período pós-operatório inclui uma avaliação frequente dos sinais vitais, visando detectar o aparecimento precoce de sinais e sintomas de insuficiência e crise suprarrenais ou hemorragia. A explicação de todos os tratamentos e procedimentos, o fornecimento de medidas de conforto e períodos de repouso podem reduzir o estresse e o nível de ansiedade do paciente.

TERAPIA COM CORTICOSTEROIDES

Os corticosteroides são extensamente utilizados para a insuficiência suprarrenal e são amplamente empregados para suprimir inflamação e reações autoimunes, controlar as reações alérgicas e reduzir o processo de rejeição no transplante. Os corticosteroides comumente utilizados estão listados na Tabela 45.2. Em virtude de suas ações anti-inflamatórias e antialérgicas, os corticosteroides mostram-se efetivos no tratamento das doenças reumáticas e do tecido conjuntivo, tais como artrite reumatoide e LES. Além disso, são frequentemente usados no tratamento da asma, da esclerose múltipla e de outros distúrbios autoimunes.

O uso de altas doses parece possibilitar aos pacientes tolerar altos graus de estresse. Essa ação antiestresse pode ser produzida pela capacidade dos corticosteroides de ajudar as substâncias vasopressoras circulantes a manterem a pressão arterial elevada; outros efeitos, como a manutenção do nível sérico de glicose, também podem manter a pressão arterial elevada.

TABELA 45.2 Corticosteroides comumente utilizados.

Nomes genéricos	Fármacos
Beclometasona	Dipropionato de beclometasona (*spray* nasal)
Betametasona	Valerato de beclometasona
Dexametasona	Formulação concentrada de dexametasona
Hidrocortisona	Succinato sódico de hidrocortisona
Metilprednisolona	Acetato de metilprednisolona, succinato sódico de metilprednisolona
Prednisona	Prednisona (concentrada), prednisona (liberação retardada)
Prednisolona	Prednisolona
Triancinolona	Triancinolona acetonida, associação de fluocinolona acetonida, hidroquinona e tretinoína

Adaptada de Comerford, K. C. & Durkin, M. T. (2020). *Nursing 2020 drug handbook*. Philadelphia, PA: Wolters Kluwer.

Efeitos colaterais

Embora os corticosteroides sintéticos sejam mais seguros para alguns pacientes, devido à ausência relativa de atividade mineralocorticoide, a maioria dos corticosteroides naturais e sintéticos provoca efeitos colaterais semelhantes. A dose necessária para obter efeitos anti-inflamatórios e antialérgicos também provoca efeitos metabólicos, supressão da hipófise e das glândulas suprarrenais, assim como alterações na função do sistema nervoso central. Por conseguinte, embora os corticosteroides sejam muito efetivos do ponto de vista terapêutico, eles também podem ser muito perigosos. As doses desses medicamentos são frequentemente alteradas para possibilitar a obtenção de altas concentrações, quando necessário, e, em seguida, são reduzidas de modo gradativo, visando evitar efeitos indesejáveis. Isso requer que os pacientes sejam observados rigorosamente quanto ao aparecimento de efeitos colaterais e que a dose seja reduzida quando não houver mais necessidade de doses elevadas. A supressão do córtex das glândulas suprarrenais pode persistir por até 1 ano depois de um ciclo de corticosteroides.

Usos terapêuticos dos corticosteroides

A dose de corticosteroides é determinada pela natureza e pela cronicidade da doença, bem como pelas outras condições clínicas do paciente. A artrite reumatoide, a asma brônquica e a esclerose múltipla são distúrbios crônicos que não são curados pelos corticosteroides; no entanto, esses medicamentos podem ser úteis quando outras medidas não produzem um controle adequado dos sintomas. Além disso, os corticosteroides podem ser administrados para o tratamento das exacerbações agudas desses distúrbios.

Nessas situações, os efeitos adversos dos corticosteroides são avaliados em relação à condição atual do paciente. Esses medicamentos podem ser utilizados durante certo período; contudo, em seguida, são reduzidos gradualmente ou de modo progressivo à medida que os sintomas regridem. O enfermeiro desempenha uma importante função ao fornecer estímulo e compreensão nos períodos em que o paciente está sofrendo (ou com medo de sofrer) recidiva dos sintomas enquanto está tomando doses menores.

Tratamento das condições agudas

As exacerbações e as crises agudas são tratadas com grandes doses de corticosteroides. Os exemplos incluem o tratamento de emergência para a obstrução brônquica no estado de mal asmático e para o choque séptico em decorrência da septicemia causada por bactérias gram-negativas. Outras medidas, como agentes ou medicamentos anti-infecciosos, também são utilizadas com os corticosteroides para o tratamento do choque e de outros sintomas importantes. Os corticosteroides, eventualmente, são mantidos até depois do estágio de exacerbação aguda, a fim de evitar complicações graves.

Tratamento oftalmológico

As infecções oculares externas podem ser tratadas com a aplicação tópica de gotas oftálmicas de corticosteroides, visto que esses agentes não causam intoxicação sistêmica. Todavia, a aplicação a longo prazo pode causar elevação da pressão intraocular, levando ao glaucoma em alguns pacientes. Além disso, o uso prolongado de corticosteroides pode, às vezes, levar à formação de cataratas.

Distúrbios dermatológicos

A administração tópica de corticosteroides na forma de cremes, pomadas, loções e aerossóis é particularmente efetiva em muitos distúrbios dermatológicos. Em algumas condições, pode ser mais efetivo utilizar curativos oclusivos ao redor da região afetada, a fim de obter absorção máxima do medicamento. A penetração e a absorção também aumentam se o medicamento for aplicado com a pele hidratada ou úmida (p. ex., imediatamente após o banho).

A absorção de agentes tópicos varia de acordo com a localização do corpo. Por exemplo, a absorção é maior através das camadas da pele do couro cabeludo, da face e da área genital do que nos antebraços; em consequência, o uso de agentes tópicos nesses locais aumenta o risco de efeitos colaterais. A disponibilidade de corticosteroides tópicos de venda livre aumenta o risco de efeitos colaterais em pacientes que não conhecem os riscos potenciais desses medicamentos. O uso excessivo desses agentes, particularmente em grandes áreas de superfície de pele inflamada, pode levar à diminuição dos efeitos terapêuticos e ao aumento dos efeitos colaterais.

Dose

Foram feitas tentativas para determinar o melhor momento para a administração de doses farmacológicas de esteroides. Quando os sintomas são controlados no decorrer de um programa de 6 ou 8 horas, é possível implementar um esquema de 1 dose ao dia ou em dias alternados. De acordo com a secreção natural de cortisol, o melhor momento do dia para a dose total de corticosteroide é no início da manhã, entre 7 e 8 h. A terapia com grandes doses administradas às 8 h da manhã, quando a glândula suprarrenal está mais ativa, produz supressão máxima da glândula. O uso de uma grande dose às 8 h da manhã é mais fisiológico, visto que torna possível ao organismo escapar dos efeitos dos esteroides das 4 h da tarde até 6 h da manhã, quando os níveis séricos normalmente estão baixos, minimizando, assim, os efeitos cushingoides. Se os sintomas do distúrbio que está sendo tratado forem suprimidos, a terapia em dias alternados é útil para reduzir a supressão hipofisário-suprarrenal em pacientes que necessitam de terapia prolongada. Alguns pacientes relatam desconforto associado aos sintomas da doença primária no segundo dia; por conseguinte, o enfermeiro precisa explicar aos pacientes que esse esquema é necessário para minimizar os efeitos colaterais e a supressão da função suprarrenal.

Redução gradativa da dose

As doses de corticosteroides são reduzidas gradualmente para possibilitar o retorno da função suprarrenal normal e para evitar a insuficiência suprarrenal induzida por esteroides. Durante um período de até 1 ano ou mais após o uso de corticosteroides, o paciente ainda corre risco de insuficiência suprarrenal em momentos de estresse. Por exemplo, se houver necessidade de cirurgia por qualquer motivo, é provável que o paciente necessite de corticosteroides IV durante e após a cirurgia, a fim de reduzir o risco de crise suprarrenal aguda.

Manejo de enfermagem

O manejo de enfermagem da terapia com corticosteroides inclui muitas intervenções importantes. A Tabela 45.3 fornece uma visão geral dos efeitos da terapia com corticosteroides e suas implicações de enfermagem.

Promoção de cuidados domiciliar, comunitário e de transição

 Orientação do paciente sobre autocuidados

O enfermeiro instrui o paciente, sua família e os cuidadores sobre o fato de que a insuficiência suprarrenal aguda e os sintomas

TABELA 45.3	Terapia com corticosteroides e implicações para a prática de enfermagem.
Efeitos colaterais	**Intervenções de enfermagem**
Efeitos cardiovasculares	
Hipertensão arterial	Monitorar a detecção de pressão arterial elevada
Tromboflebite	Avaliar a presença de sinais e sintomas de trombose venosa profunda: rubor, calor, hipersensibilidade e edema de um membro
Tromboembolia	Lembrar ao paciente que ele deve evitar posições e situações que restrinjam o fluxo sanguíneo (p. ex., cruzar as pernas, permanecer sentado na mesma posição por um período prolongado)
Aterosclerose acelerada	Incentivar os exercícios com os pés e as pernas quando deitado
	Incentivar dieta hipossódica
	Incentivar ingestão limitada de gordura
Efeitos imunológicos	
Risco aumentado de infecção e de mascarar os sinais de infecção	Avaliar se existem sinais sutis de infecção e inflamação
	Incentivar o paciente a evitar a exposição a outras pessoas com infecção das vias respiratórias superiores.
	Monitorar o paciente quanto à ocorrência de infecções fúngicas
	Encorajar a higienização adequada das mãos
Alterações oftalmológicas	
Glaucoma	Incentivar exames oftalmológicos anualmente
Lesões da córnea	Encaminhar o paciente a um oftalmologista se forem detectadas alterações na acuidade visual

(continua)

TABELA 45.3 Terapia com corticosteroides e implicações para a prática de enfermagem. (*continuação*)

Efeitos colaterais	Intervenções de enfermagem
Efeitos musculoesqueléticos Debilidade muscular Cicatrização deficiente de feridas Osteoporose com fraturas de vértebras por compressão, fraturas patológicas de ossos longos, necrose asséptica da cabeça do fêmur	Incentivar dieta hiperproteica Incentivar dieta hiperproteica e suplementação de vitamina C Incentivar adoção de dieta rica em cálcio e vitamina D ou suplementação de cálcio e vitamina D, quando indicado Tomar medidas para evitar quedas e outros traumatismos Ter cautela ao mobilizar e mudar o paciente de posição Incentivar as mulheres na pós-menopausa tratadas com corticosteroides a considerarem a realização de densitometria óssea e tratamento, quando indicado Instruir o paciente a levantar-se lentamente do leito ou da cadeira para evitar quedas devido à hipotensão ortostática
Efeitos metabólicos Alterações no metabolismo da glicose Síndrome de abstinência de esteroides	Monitorar os níveis de glicemia a intervalos periódicos Orientar o paciente sobre os medicamentos, a dieta e os exercícios prescritos para controlar o nível de glicemia Relatar sinais de insuficiência suprarrenal Administrar corticosteroides e mineralocorticoides, conforme prescrição Instruir o paciente sobre a importância de tomar os corticosteroides, conforme prescrição, sem interromper a terapia de maneira abrupta Incentivar o paciente a obter e a utilizar uma pulseira de identificação médica Aconselhar o paciente a notificar a todos os profissionais de saúde (p. ex., dentista) sobre a necessidade de terapia com corticosteroides
Alterações no aspecto Face de lua cheia Ganho de peso Acne	Incentivar dieta hipocalórica e hipossódica Garantir ao paciente que as alterações no seu aspecto são, em sua maioria, temporárias e que irão desaparecer quando a terapia com corticosteroides não for mais necessária
Distúrbios hidreletrolíticos	Monitorar balanço hídrico e eletrólitos Administrar líquidos e eletrólitos, conforme prescrição

subjacentes sofrerão recidiva se a terapia com corticosteroides for interrompida de maneira abrupta sem supervisão médica. O paciente deve ser instruído sobre a necessidade de dispor sempre de um suprimento adequado de corticosteroides, a fim de evitar a sua falta.

Cuidados contínuos e de transição

O paciente que necessita de terapia continuada com corticosteroides é monitorado para garantir o entendimento sobre os medicamentos e a necessidade de uma dose que possa tratar o distúrbio subjacente e, ao mesmo tempo, minimizar os efeitos colaterais. O encaminhamento para o cuidado domiciliar pode estar indicado para garantir um ambiente seguro que minimize estresse, risco de quedas e outros efeitos colaterais. O enfermeiro avalia o estado físico e psicológico do paciente e relata a ocorrência de alterações ao médico. Além disso, ele avalia a compreensão e a capacidade do paciente de administrar o esquema medicamentoso e reforça as instruções prévias sobre os medicamentos e a importância de tomá-los, conforme prescrição. O enfermeiro ressalta a importância do acompanhamento médico regular, os efeitos colaterais dos medicamentos e os efeitos da interrupção abrupta dos corticosteroides. Ele também lembra ao paciente e à família a importância das atividades de promoção da saúde e da triagem de saúde recomendada, incluindo a realização de densitometria óssea.

EXERCÍCIOS DE PENSAMENTO CRÍTICO

1 pbe Um homem de 62 anos recebeu recentemente o diagnóstico de hipotireoidismo e precisa de orientação para o manejo dessa condição. Quais práticas baseadas em evidências você incluiria na orientação desse paciente? Identifique pelo menos três informações essenciais que você incluiria na orientação desse paciente.

2 qp Você está cuidando de um paciente que precisa fazer uso prolongado de prednisona. Identifique três diagnósticos de enfermagem prioritários para esse paciente relacionados com o uso da prednisona. Descreva os desfechos esperados e pelo menos três intervenções prioritárias com fundamentos científicos para cada diagnóstico de enfermagem.

3 cpa Um paciente com doença de Addison há 6 meses é hospitalizado por causa de crise addisoniana (forma mais grave de insuficiência suprarrenal), sendo transferido para uma enfermaria de clínica médica após passar 2 dias na unidade de terapia intensiva (UTI). Os vários profissionais da equipe de saúde discutem a situação desse paciente. Quais são as contribuições do médico, do enfermeiro, do fisioterapeuta e do planejador da alta hospitalar para essa discussão? Quais metas centradas no paciente cada profissional de saúde estabeleceria nesse caso?

4 qp Identifique as prioridades, a abordagem e as técnicas que você utilizaria para efetuar uma avaliação abrangente de um paciente de 60 anos com síndrome de Cushing. De que maneira as prioridades, a abordagem e as técnicas serão diferentes se o paciente tiver comprometimento visual ou dificuldade de audição? E se o paciente for de uma cultura com valores muito diferentes dos seus?

REFERÊNCIAS BIBLIOGRÁFICAS

*Pesquisa em enfermagem.

Livros

Amdur, R. J., & Dagan, R. (2019). Thyroid cancer. In Halperin, E. C., Wazer, D. E., Perez, C.A., & Brady, L. W. (Eds.). *Perez & Brady's principles and practice of radiation oncology* (7th ed.). Philadelphia, PA: Wolters Kluwer.

Bauerle, K. T., & Clutter, W. E. (2019). Hyperthyroidism. In T. J. Braranski, J. B. McGill, & J. M. Silverstein (Eds.). *The Washington manual endocrinology subspecialty consult* (4th ed.). Philadelphia, PA: Wolters Kluwer.

Bauerle, K. T., & Riek, A. E. (2019). Thyroid cancer. In T. J. Braranski, J. B. McGill, & J. M. Silverstein (Eds.). *The Washington manual endocrinology subspecialty consult* (4th ed.). Philadelphia, PA: Wolters-Kluwer.

Comerford, K. C., & Durkin, M. T. (2020). *Nursing 2020 drug handbook*. Philadelphia, PA: Wolters Kluwer.

Eliopoulos, C. (2018). *Gerontological nursing* (9th ed.). Philadelphia, PA: Wolters-Kluwer.

Fischbach, F. T., & Fischbach, M. A. (2018). *Fischbach's manual of laboratory and diagnostic tests* (10th ed.). Philadelphia, PA: Wolters Kluwer.

Hickey, K., & Silverstein, J. M. (2019). Acromegaly. In T. J. Braranski, J. B. McGill, & J. M. Silverstein (Eds.). *The Washington manual endocrinology subspecialty consult* (4th ed.). Philadelphia, PA: Wolters Kluwer.

Hollar, L. N., & Silverstein, J. M. (2019). Diabetes insipidus. In T. J. Braranski, J. B. McGill, & J. M. Silverstein (Eds.). *The Washington manual endocrinology subspecialty consult* (4th ed.). Philadelphia, PA: Wolters Kluwer Health.

Jensen, S. (2019). *Nursing health assessment: A best practice approach* (3rd ed.). Philadelphia, PA: Wolters Kluwer.

Ma, N., & Baranski, T. J. (2019). Hyperaldosteronism. In T. J. Braranski, J. B. McGill, & J. M. Silverstein (Eds.). *The Washington manual endocrinology subspecialty consult* (4th ed.). Philadelphia, PA: Wolters Kluwer.

Medford, L. C. (2019). Disorders of endocrine control of growth and metabolism. In T. J. Braranski, J. B. McGill, & J. M. Silverstein (Eds.). *The Washington manual endocrinology subspecialty consult* (4th ed.). Philadelphia, PA: Wolters Kluwer.

Morton, P. G., & Fontaine, D. K. (2018). *Critical care nursing: A holistic approach* (10th ed.). Philadelphia, PA: Wolters Kluwer.

Norris, T. L. (2019). *Porth's pathophysiology: Concepts of altered health status* (10th ed.). Philadelphia, PA: Wolters Kluwer.

Parham, J. S., & Silverstein, J. M. (2019). Syndrome of inappropriate diuretic hormone. In T. J. Braranski, J. B. McGill, & J. M. Silverstein (Eds.). *The Washington manual endocrinology subspecialty consult* (4th ed.). Philadelphia, PA: Wolters Kluwer Health.

Quintanar, A. (2019). Endocrine care. In D. Kantor (Ed.). *Lippincott visual nursing: A guide to clinical diseases, skills, and treatments* (3rd ed.). Philadelphia, PA: Wolters Kluwer.

Sadiq, S., & Silverstein, J. M. (2019a). Cushing syndrome. In T. J. Braranski, J. B. McGill, & J. M. Silverstein (Eds.). *The Washington manual endocrinology subspecialty consult* (4th ed.). Philadelphia, PA: Wolters Kluwer.

Sadiq, S., & Silverstein, J. M. (2019b). Sellar and suprasellar masses. In T. J. Braranski, J. B. McGill, & J. M. Silverstein (Eds.). *The Washington manual endocrinology subspecialty consult* (4th ed.). Philadelphia, PA: Wolters Kluwer.

Samuels, M. H. (2018). Hyperthyroidism in the elderly. In K. Feingold, B. Anawalt, A. Boyce, et al. (Eds.). *Endotex*. South Darthmouth, MA: MDText.com, Inc.

Singh, S., & Clutter, W. E. (2019). Hypothyroidism. In T. J. Braranski, J. B. McGill, & J. M. Silverstein (Eds.). *The Washington manual endocrinology subspecialty consult* (4th ed.). Philadelphia, PA: Wolters Kluwer.

Singh, S., & Herrick, C. J. (2019). Pheochromocytoma and paraganglioma. In T. J. Braranski, J. B. McGill, & J. M. Silverstein (Eds.). *The Washington manual endocrinology subspecialty consult* (4th ed.). Philadelphia, PA: Wolters Kluwer.

Vallerand, A. H., & Sanoski, C. A. (2018). *Davis's drug guide for nurses* (16th ed.). Philadelphia, PA: F.A. Davis.

Yalla, N., & Hickey, K. (2019). Hypercalcemia and hyperparathyroidism. In T. J. Braranski, J. B. McGill, & J. M. Silverstein (Eds.). *The Washington manual endocrinology subspecialty consult* (4th ed.). Philadelphia, PA: Wolters Kluwer.

Zhang, R. M., & Carmichael, K. (2019). Adrenal insufficiency. In T. J. Braranski, J. B. McGill, & J. M. Silverstein (Eds.). *The Washington manual endocrinology subspecialty consult* (4th ed.). Philadelphia, PA: Wolters Kluwer.

Periódicos e documentos eletrônicos

Alexander, E., Pearce, E., Brent, G., et al. (2017). 2017 Guidelines of the American Thyroid Association for the diagnosis and management of thyroid disease during pregnancy and the postpartum. *Thyroid, 27*(3), 315–389.

American Association of Neurological Surgeons. (2019). Pituitary gland and pituitary tumors. Retrieved on 4/14/2019 at: www.aans.org/Patients/Neurosurgical-Conditions-and-Treatments/Pituitary-Gland-and-Pituitary-Tumors

American Cancer Society (ACS). (2019). About thyroid cancer. Retrieved on 6/11/2019 at: www.cancer.org/cancer/thyroid-cancer/about.html

American College of Allergy, Asthma and Immunology. (2019). Is shellfish allergy related to iodine? Retrieved on 5/11/2019 at: acaai.org/resources/connect/ask-allergist/shellfish-allergy-related-iodine

Calsolaro, V., Niccolai, F., Pasqualetti, F., et al. (2019). Hypothyroidism in the elderly: Who should be treated and how? *Journal of the Endocrine Society, 3*(1), 146–158.

Chaker, L., Bianco, A. C., Janklaas, J., et al. (2017). Hypothyroidism. *The Lancet, 390*(10101), 1550–1562.

Drake, M. (2018). Hypothyroidism in clinical practice. *Mayo Clinic Proceedings*. Retrieved on 6/11/2019 at: doi.org/10.1016/j.mayocp.2018.07.015

Eledrisi, M. S. (2018). Myxedema coma or crisis. *Medscape*. Retrieved on 5/10/2019 at: emedicine.medscape.com/article/123577-overview#a1

Goltzman, D. (2019). Hypoparathyroidism. *UpToDate*. Retrieved on 6/11/2019 at: www.uptodate.com/contents/hypoparathyroidism

Lavrentaki, A., Paluzzi, A., Wass, J. A., et al. (2017). Epidemiology of acromegaly: Review of population studies. *Pituitary, 20*(1), 4–9.

Lee, S. L., & Khardori, R. (2018). Hyperthyroidism and thyrotoxicosis. *Medscape*. Retrieved on 5/15/2019 at: emedicine.medscape.com/article/121865-overview

Monticone, S., Burrello, J., Tizzani, D., et al. (2017). Prevalence and clinical manifestations of primary aldosteronism encountered in primary care practice. *Journal of the American College of Cardiology, 69*(14), 1811–1820.

Moore, D. (2018). Hypothyroidism and nursing care. *American Nurse Today, 13*(2), 45–46.

Naranjo, J., & Dodd, S. M. (2017). Perioperative management of pheochromocytoma. *Journal of Cardiothoracic Vascular Anesthesia, 31*(4), 1427–1439.

National Institute of Diabetes and Digestive and Kidney Diseases. (2019). Diabetes insipidus. Retrieved on 4/14/2019 at: www.niddk.nih.gov/health-information/kidney-disease/diabetes-insipidus

Ross, D. S., Cooper, D. S., & Mulder, J. E. (2019). Patient education: Thyroid nodules beyond the basics. *UpToDate*. Retrieved on 7/11/2019 at: www.uptodate.com/contents/thyroid-nodules-beyond-the-basics

Shane, E., & Berenson, J. R. (2019). Treatment of hypercalcemia. *UpToDate*. Retrieved on 6/11/2019 at: www.uptodate.com/contents/treatment-of-hypercalcemia

Silverberg, S. J., & Fuleihan, G.-E. H. (2019). Primary hyperparathyroidism: Management. *UpToDate*. Retrieved on 6/11/2019 at: www.uptodate.com/contents/primary-hyperparathyroidism-management

US National Library of Medicine. (2019). Pheochromocytoma. Retrieved on 4/1/2019 at: medlineplus.gov/ency/article/000340.htm

US Preventive Services Task Force. (2019). Final recommendation statement: Screening for thyroid dysfunction. Retrieved on 7/11/2019 at: www.uspreventiveservicestaskforce.org/Announcements/News/Item/final-recommendation-statement-screening-for-thyroid-dysfunction

*Yoo, Y. G., Yu, B. J., & Choi, E. (2018). A comparison study: The risk factors in the lifestyles of thyroid cancer patients and healthy adults of South Korea. *Cancer Nursing, 41*(1), E48–E56.

Recursos

American Association of Clinical Endocrinologists (AACE), www.aace.com
American Cancer Society, www.cancer.org
American Thyroid Association, www.thyroid.org
Cushing's Support and Research Foundation (CSRF), www.csrf.net
Endocrine Society, www.endocrine.org
Hormone Health Network, www.hormone.org
National Adrenal Diseases Foundation (NADF), www.nadf.us
National Cancer Institute, Cancer Net for Health Professionals, www.cancer.gov
National Institute of Diabetes and Digestive and Kidney Disease, www.niddk.nih.gov

46 Manejo de Pacientes com Diabetes Melito

DESFECHOS DO APRENDIZADO

Após ler este capítulo, você será capaz de:

1. Diferenciar os tipos, os fatores etiológicos associados e as alterações fisiopatológicas do diabetes melito.
2. Identificar a importância diagnóstica e clínica dos resultados da glicemia.
3. Descrever as relações entre dieta e modificações alimentares, atividade física e medicamentos (*i. e.*, insulina ou hipoglicemiantes orais) para pessoas com diabetes.
4. Usar o processo de enfermagem como referencial para o cuidado a pacientes que apresentam hiperglicemia com cetoacidose diabética ou síndrome hiperosmolar hiperglicêmica.
5. Descrever as estratégias de manejo a serem usadas por uma pessoa com diabetes durante os "dias de doença".
6. Destacar as principais complicações do diabetes melito e os comportamentos de autocuidado que são importantes em sua prevenção.

CONCEITOS DE ENFERMAGEM

Equilíbrio ácido-básico
Família
Infecção
Líquidos e eletrólitos
Metabolismo
Orientações ao paciente

GLOSSÁRIO

automonitoramento da glicemia (AMG): método de exame da glicose do sangue capilar

cetoacidose diabética (CAD): distúrbio metabólico que ocorre mais comumente no diabetes do tipo 1 e resulta de déficit de insulina; ocorre formação de corpos cetônicos altamente ácidos, resultando em acidose

comprometimento da glicose em jejum (CGJ), comprometimento da tolerância à glicose (CTG): estágio metabólico intermediário entre a homeostasia normal da glicose e o diabetes melito; designado como pré-diabetes

corpos cetônicos: produtos da transformação de lipídios em glicose, que apresentam grupo funcional cetona, substância altamente ácida formada quando o fígado degrada os ácidos graxos livres na ausência de insulina

diabetes: grupo de doenças metabólicas caracterizadas por hiperglicemia, em consequência de defeitos na secreção ou na ação da insulina ou ambas

diabetes autoimune latente do adulto: um subtipo de diabetes melito

diabetes do tipo 1: distúrbio metabólico caracterizado pela ausência de produção e secreção de insulina em consequência da destruição autoimune das células beta das ilhotas de Langerhans no pâncreas (*antes denominado:* diabetes insulinodependente ou diabetes juvenil)

diabetes do tipo 2: distúrbio metabólico caracterizado por déficit relativo de produção de insulina, diminuição da ação da insulina e resistência aumentada à insulina (*antes denominado:* diabetes não insulinodependente ou diabetes de início no adulto)

diabetes gestacional: qualquer grau de intolerância à glicose, cujo início é observado durante a gravidez

glicose plasmática em jejum (GPJ): determinação do nível de glicemia obtida no laboratório depois de um jejum de pelo menos 8 horas

hemoglobina glicada: medição do controle da glicose, que resulta da ligação da molécula de glicose à hemoglobina durante o tempo de sobrevida do eritrócito (120 dias) (*sinônimo:* hemoglobina glicosilada, HbA_{1C} ou A1C)

hiperglicemia: nível de glicemia elevado

hipoglicemia: baixo nível de glicose no sangue

índice glicêmico: a quantidade de determinado alimento que aumenta o nível de glicemia, em comparação com uma quantidade equivalente de glicose

insulina: hormônio secretado pelas células beta das ilhotas de Langerhans do pâncreas, que é necessário para o metabolismo dos carboidratos, das proteínas e dos lipídios; o déficit de insulina resulta em diabetes melito

nefropatia: complicação a longo prazo do diabetes melito, em que as células renais são lesionadas; caracteriza-se por microalbuminúria nos estágios iniciais, progredindo para doença renal terminal

neuropatia: complicação a longo prazo do diabetes melito, em consequência de lesão da célula nervosa

pré-diabetes: comprometimento do metabolismo da glicose, em que as concentrações de glicose no sangue situam-se entre os níveis normais e aqueles considerados diagnósticos de diabetes; inclui o comprometimento da glicose em jejum e o comprometimento da tolerância à glicose, que

não constituem entidades clínicas propriamente ditas, mas sim fatores de risco para o futuro desenvolvimento de diabetes melito e doença cardiovascular
retinopatia: condição que ocorre quando os pequenos vasos sanguíneos que nutrem a retina no olho são lesionados
síndrome hiperosmolar hiperglicêmica (SHH): distúrbio metabólico, mais comumente do diabetes do tipo 2 em decorrência de deficiência relativa de insulina, iniciada por uma doença que aumenta a demanda de insulina
terapia nutricional médica (TNM): terapia nutricional prescrita para o manejo do diabetes melito, geralmente prescrita ou administrada por nutrólogo (médico) ou nutricionista

Diabetes é um grupo de doenças metabólicas caracterizado por **hiperglicemia** (níveis aumentados de glicose no sangue), em decorrência de defeitos na secreção ou na ação da insulina, ou ambas (Centers for Disease Control and Prevention [CDC], 2020). O cuidado a pacientes com diabetes – anteriormente conhecido como diabetes melito, mas atualmente designado mais comumente como diabetes – requer compreensão de epidemiologia, fisiopatologia, exames complementares, cuidados médicos e de enfermagem e reabilitação de pacientes com diabetes. O campo do diabetes melito é dinâmico com avanços constantes de tecnologia, pesquisa e medicação que conseguem melhorar a vida e o bem-estar das pessoas com essa doença. Os enfermeiros cuidam de pacientes com diabetes em todos os ambientes. Este capítulo trata do manejo de enfermagem de pacientes com diabetes.

DIABETES MELITO

Epidemiologia

Nos EUA, estima-se que mais de 34,1 milhões de adultos tenham diabetes melito, embora quase 1/3 desses casos permaneça sem diagnóstico (CDC, 2020).[1] O número de pessoas de mais de 20 anos com diagnóstico recente de diabetes aumentou para 1,7 milhão por ano. Se essa tendência se mantiver, um em cada três adultos nos EUA pode ter diabetes melito até 2050. Em 2018, a porcentagem de adultos com diabetes melito aumentou com o avançar da idade, chegando a 28,3% em pessoas com 65 anos ou mais (CDC, 2020).

Nos EUA, estima-se que 35,5% dos adultos (18 anos ou mais), ou seja, 88 milhões de pessoas, tivessem diabetes melito em 2018, segundo achados laboratoriais. Quase metade (48,3%) dos adultos com 65 anos ou mais têm pré-diabetes (CDC, 2020). Por causa do diabetes melito, mais de US$ 237 bilhões são gastos por ano em custos médicos, e US$ 90 bilhões são perdidos por ano em produtividade (CDC, 2020).

Populações de minorias étnicas e raciais são desproporcionalmente afetadas pelo diabetes. A prevalência do diabetes ajustada para a idade está aumentando em ambos os sexos e em todos os grupos raciais; no entanto, em comparação com os brancos, os afrodescendentes e as pessoas de outros grupos raciais e étnicos (indígenas e indivíduos de origem hispânica) têm mais tendência a desenvolver diabetes, correm maior risco de sofrer muitas das complicações e exibem taxas de mortalidade mais altas em decorrência do diabetes (CDC, 2020). O Boxe 46.1 fornece um resumo dos fatores de risco para o diabetes.

O diabetes pode ter consequências físicas, sociais e econômicas de longo alcance e devastadoras, incluindo as seguintes (CDC, 2020; Virani, Alonso, Benjamin et al., 2020):

- Nos EUA, o diabetes constitui a principal causa de amputações não traumáticas e doença renal terminal (DRT)
- Diabetes melito é a sétima principal causa de morte nos EUA e a principal causa de cegueira em adultos com 18 a 64 anos
- O número de atendimentos em pronto-socorro e hospitalização de adultos e crianças com diabetes melito é maior do que o da população geral.

O custo econômico do diabetes continua aumentando, em virtude dos custos crescentes relacionados com os cuidados de saúde e da população que está envelhecendo.

Classificação

As principais classificações do diabetes melito são: diabetes do tipo 1, diabetes do tipo 2, diabetes gestacional, diabetes autoimune latente do adulto e diabetes melito associado a outras condições ou síndromes (American Diabetes Association [ADA], 2020). Os diferentes tipos de diabetes variam quanto a etiologia, evolução clínica e tratamento (Tabela 46.1). O sistema de classificação é dinâmico em dois aspectos. Em primeiro lugar, os achados de pesquisa sugerem a existência de muitas diferenças entre indivíduos em cada categoria. Em segundo lugar, com exceção dos indivíduos portadores de diabetes do tipo 1, os pacientes podem passar de uma categoria para outra. Por exemplo, uma mulher com diabetes gestacional pode, depois do parto, passar para a categoria de diabetes do tipo 2. O **pré-diabetes** é classificado como **comprometimento da tolerância à glicose (CTG)** ou **comprometimento da glicose**

Boxe 46.1 FATORES DE RISCO
Diabetes melito

- Idade acima de 30 anos para diabetes do tipo 2 e idade inferior a 30 anos para diabetes do tipo 1
- Nível de colesterol das lipoproteínas de alta densidade (HDL) ≤ 35 mg/dℓ (0,90 mmol/ℓ) e/ou nível de triglicerídios ≥ 250 mg/dℓ (2,8 mmol/ℓ)
- Histórico de diabetes gestacional ou parto de recém-nascido com mais de 4 kg
- Hipertensão arterial
- Histórico familiar de diabetes (p. ex., pais ou irmãos portadores de diabetes)
- Obesidade (i. e., ≥ 20% acima do peso corporal desejado ou índice de massa corporal ≥ 30 kg/m²)
- Comprometimento da glicose em jejum ou da tolerância à glicose previamente identificado
- Raça/etnicidade (p. ex., afrodescendentes, hispânicos, indígenas, asiáticos, nativos das ilhas do Pacífico.

Adaptado de American Diabetes Association (ADA). (2020). Standards of medical care in diabetes – 2020. *Diabetes Care*, *43*(Suppl 1), S1-S212.

---

[1] N. R. T.: Em 2022, segundo dados divulgados pela Sociedade Brasileira de Diabetes, no Brasil, havia 13 milhões de pessoas convivendo com a doença. O Brasil é o 5º país em incidência de diabetes no mundo, perdendo apenas para China, Índia, EUA e Paquistão.

TABELA 46.1 Tipos comuns de diabetes e intolerância à glicose relacionada.

Classificação	Características e implicações clínicas
Tipo 1 (5 a 10% de todos os casos de diabetes melito; antes denominado diabetes melito juvenil ou diabetes melito insulinodependente)	Início em qualquer idade, mas, em geral, jovem (< 30 anos) Indivíduo geralmente magro por ocasião do diagnóstico; perda de peso recente A etiologia inclui fatores genéticos, imunológicos e ambientais (p. ex., vírus) Com frequência, existem anticorpos dirigidos contra as células das ilhotas Com frequência, existem anticorpos anti-insulina até mesmo antes do tratamento com insulina Presença de pouca ou nenhuma insulina endógena Necessidade de insulina exógena para preservar a vida Indivíduo propenso à cetose na ausência de insulina Complicação aguda da hiperglicemia: cetoacidose diabética
Tipo 2 (90 a 95% de todos os casos de diabetes melito: pacientes com obesidade – 80% do tipo 2, pacientes sem obesidade – 20% do tipo 2; antes denominado diabetes melito de aparecimento no adulto ou diabetes melito não insulinodependente)	Início em qualquer idade, em geral, ≥ 30 anos Geralmente, há obesidade por ocasião do diagnóstico As causas incluem obesidade, hereditariedade e fatores ambientais Ausência de anticorpos dirigidos contra as células das ilhotas Diminuição da insulina endógena ou insulina aumentada com resistência à insulina Se tiver obesidade, a maioria dos pacientes consegue controlar o nível de glicemia por meio do emagrecimento Os agentes antidiabéticos orais podem melhorar os níveis de glicemia caso a modificação nutricional e o exercício não tenham sucesso Pode haver necessidade de insulina a curto ou a longo prazo para evitar a hiperglicemia A cetose é incomum, exceto em caso de estresse ou infecção Complicação aguda: síndrome hiperosmolar hiperglicêmica
Diabetes associado a outras condições ou síndromes (originalmente classificado como diabetes secundário)	Acompanhado de condições que causam reconhecidamente a doença ou com suspeita de causá-la: doenças pancreáticas, anormalidades hormonais, medicamentos, como corticosteroides e preparações contendo estrogênio Dependendo da capacidade do pâncreas de produzir insulina, o paciente pode necessitar de tratamento com agentes antidiabéticos orais ou insulina
Diabetes gestacional	Início durante a gravidez, geralmente no segundo ou terceiro trimestres Decorrente dos hormônios secretados pela placenta, que inibem a ação da insulina Risco acima do normal de complicações perinatais, particularmente macrossomia (recém-nascidos anormalmente grandes) Tratamento com dieta e, se houver necessidade, insulina para manter os níveis de glicemia estritamente normais Ocorre em cerca de 18% de todas as gestações A intolerância à glicose é transitória, mas pode sofrer recidiva: • Em gestações subsequentes • De 35 a 60% desenvolverão diabetes melito (em geral, do tipo 2) no decorrer de 10 a 20 anos, sobretudo se apresentarem obesidade Os fatores de risco incluem obesidade, idade > 30 anos, histórico familiar de diabetes, recém-nascidos grandes prévios (> 4 kg) É necessário realizar exames de triagem (teste de carga com glicose) em todas as mulheres grávidas entre 24 e 28 semanas de gestação Elas devem ser submetidas à triagem para diabetes a cada 3 anos
Pré-diabetes (originalmente classificado como anormalidade da tolerância à glicose)	Histórico pregresso de hiperglicemia (p. ex., durante a gravidez ou doença) Metabolismo normal da glicose atual Triagem para comprometimento da tolerância à glicose ou comprometimento da glicose em jejum depois dos 40 anos, se houver histórico familiar de diabetes, ou se houver sintomas Incentivar o peso corporal ideal, visto que a perda de 4,5 a 7 kg pode melhorar o controle da glicemia

Adaptada de American Diabetes Association (ADA). (2020). Standards of medical care in diabetes – 2020. *Diabetes Care, 43*(Suppl 1), S1-S212; Virani, S. S., Alonso, A., Benjamin, E. J. et al. (2020). Heart disease and stroke statistics – 2020 update: A report from the American Heart Association. *Circulation, 141*(9), e139-e596.

em jejum (CGJ), e refere-se a uma condição em que os níveis de glicemia estão entre valores normais e aqueles considerados diagnósticos de diabetes (ADA, 2020; CDC, 2020).

Considerações sobre covid-19

A pandemia da doença causada pelo novo coronavírus de 2019 (covid-19) começou em Wuhan, China, no fim de 2019. Desde essa época, foram constatados vários riscos de síndrome respiratória aguda grave causada pela infecção pelo coronavírus 2 (SARS-CoV-2) e patogênese da doença (ver Capítulo 66). Os dados epidemiológicos obtidos na China sugerem que ter qualquer tipo de diabetes poderia ser um fator de risco importante para SARS-CoV-2, bem como para ser hospitalizado para o manejo da covid-19 (Sommerstein, Kochen, Messerli et al., 2020). Pacientes com diabetes melito que são hospitalizados por causa de covid-19 apresentam taxas mais altas de intubação e mortalidade. Pesquisadores que analisaram 486 pacientes hospitalizados por causa de covid-19 relataram que os pacientes com mais de 60 anos, do sexo masculino e com história pregressa de diabetes melito corriam maior risco de precisar de intubação (Hur, Price, Gray et al., 2020). Outro estudo relatou que o aumento da taxa de mortalidade em pacientes com diabetes melito foi associado a idade mais avançada, resultado positivo de proteína C reativa e fazer uso de insulina (Chen, Yang, Chen et al., 2020).

Fisiopatologia

A **insulina** é um hormônio secretado pelas células beta, as quais constituem um dos quatro tipos de células das ilhotas de Langerhans no pâncreas (Norris, 2019). A insulina é um hormônio anabólico ou de armazenamento. Quando uma pessoa ingere uma refeição, a secreção de insulina aumenta e induz o movimento da glicose do sangue para o músculo, o fígado e as células adiposas. Nessas células, a insulina exerce as seguintes ações:

- Transporta e metaboliza a glicose para a produção de energia
- Estimula o armazenamento de glicose no fígado e no músculo (na forma de glicogênio)
- Sinaliza o fígado para interromper a liberação de glicose
- Intensifica o armazenamento de lipídios dietéticos no tecido adiposo
- Acelera o transporte de aminoácidos (derivados da proteína da dieta) para dentro das células
- Inibe a degradação da glicose armazenada, da proteína e dos lipídios.

Durante os períodos de jejum (entre as refeições e durante a noite), o pâncreas libera continuamente uma pequena quantidade de insulina (insulina basal); outro hormônio pancreático, denominado *glucagon* (secretado pelas células alfa das ilhotas de Langerhans), é liberado quando os níveis de glicemia diminuem, o que estimula o fígado a liberar a glicose armazenada. A insulina e o glucagon em conjunto mantêm um nível constante de glicose no sangue ao estimular a liberação de glicose pelo fígado.

No início, o fígado produz glicose por meio da glicogenólise (degradação do glicogênio). Depois de 8 a 12 horas sem alimento, o fígado forma glicose a partir da degradação de substâncias diferentes dos carboidratos, incluindo aminoácidos, por meio do processo da gliconeogênese.

Diabetes do tipo 1

O **diabetes do tipo 1** caracteriza-se pela destruição das células beta do pâncreas (Norris, 2019). Acredita-se que fatores genéticos, imunológicos e, possivelmente, ambientais (p. ex., virais) combinados possam contribuir para a destruição das células beta. Embora os eventos que levam à destruição das células beta não estejam totalmente elucidados, aceita-se, de modo geral, a existência de uma suscetibilidade genética como fator subjacente comum no desenvolvimento do diabetes do tipo 1. Os indivíduos não herdam o diabetes do tipo 1 propriamente dito, mas apresentam predisposição ou tendência genética a seu desenvolvimento. Tal tendência tem sido observada em indivíduos com determinados tipos de antígeno leucocitário humano. Há também evidências de uma resposta autoimune no diabetes do tipo 1. Trata-se de uma resposta anormal, em que os anticorpos são dirigidos contra os tecidos normais do organismo, respondendo a esses tecidos como se eles fossem estranhos. Foram detectados autoanticorpos contra as células das ilhotas e contra a insulina endógena (interna) em indivíduos por ocasião do diagnóstico, e até mesmo vários anos antes do desenvolvimento dos sinais clínicos de diabetes do tipo 1. Além dos componentes genéticos e imunológicos, continuam sendo investigados fatores ambientais, como vírus ou toxinas, que podem iniciar a destruição das células beta.

Independentemente de qual seja a etiologia específica, a destruição das células beta leva à diminuição na produção de insulina, produção aumentada de glicose pelo fígado e hiperglicemia em jejum. Além disso, a glicose derivada do alimento não pode ser armazenada no fígado; em vez disso, permanece na corrente sanguínea e contribui para a hiperglicemia pós-prandial (depois das refeições). Se a concentração de glicose no sangue ultrapassar o limiar renal para a glicose, que costuma ser de 180 a 200 mg/dℓ (9,9 a 11,1 mmol/ℓ), os rins podem não reabsorver toda glicose filtrada; ocorre, então, glicosúria (i. e., a glicose aparece então na urina). Quando a glicose em excesso é excretada na urina, é acompanhada de perda excessiva de líquidos e eletrólitos. Esse processo é denominado *diurese osmótica*.

Como a insulina geralmente inibe a glicogenólise e a gliconeogênese, esses processos ocorrem de maneira descontrolada em indivíduos com déficit de insulina e contribuem ainda mais para a hiperglicemia. Além disso, ocorre degradação das gorduras, resultando em produção aumentada de **corpos cetônicos**, constituídos basicamente por cetona, uma substância altamente ácida formada quando o fígado degrada os ácidos graxos livres na ausência de insulina.

A **cetoacidose diabética** (**CAD**) é uma perturbação metabólica que ocorre mais comumente em indivíduos com diabetes do tipo 1 e que resulta do déficit de insulina; ocorre formação de corpos cetônicos altamente ácidos, e verifica-se o desenvolvimento de acidose metabólica. As três principais alterações metabólicas são: hiperglicemia, cetose e acidose metabólica (Norris, 2019). A CAD é comumente precedida, em 1 dia ou mais, por poliúria, polidipsia, náuseas, vômitos e fadiga, como desenvolvimento final de estupor e coma, se o distúrbio não for tratado. O hálito tem um odor de fruta característico, devido à presença de cetoácidos.

Diabetes do tipo 2

O **diabetes do tipo 2** ocorre mais comumente entre indivíduos com mais de 30 anos e obesidade, embora a sua incidência esteja aumentando rapidamente em pessoas mais jovens, devido à epidemia crescente de obesidade em crianças, adolescentes e adultos jovens (CDC, 2020).

Os dois principais problemas relacionados com a insulina no diabetes do tipo 2 são a resistência à insulina e o comprometimento de sua secreção. A resistência à insulina refere-se à diminuição da sensibilidade dos tecidos à insulina. Em geral, a insulina liga-se a receptores especiais sobre as superfícies das células e desencadeia uma série de reações envolvidas no metabolismo da glicose. No diabetes do tipo 2, essas reações intracelulares estão diminuídas, tornando a insulina menos efetiva na estimulação da captação de glicose pelos tecidos e na regulação de sua liberação pelo fígado (Figura 46.1).

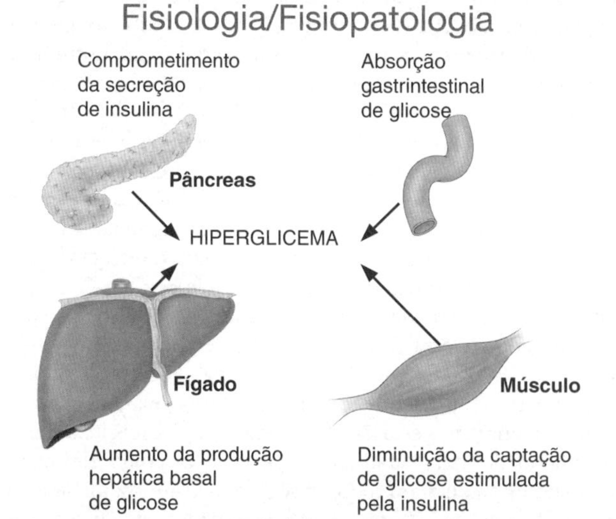

Figura 46.1 • Patogenia do diabetes do tipo 2.

Os mecanismos exatos que levam à resistência à insulina e ao comprometimento de sua secreção no diabetes do tipo 2 não são conhecidos; no entanto, acredita-se que os fatores genéticos possam desempenhar alguma função.

Para superar a resistência à insulina e evitar o acúmulo de glicose no sangue, quantidades aumentadas de insulina precisam ser secretadas para manter o nível de glicose dentro de um valor normal e ligeiramente elevado. Se as células beta não forem capazes de acompanhar a demanda aumentada de insulina, o nível de glicose passa a ser maior, e observa-se o desenvolvimento de diabetes do tipo 2. A resistência à insulina também pode levar ao desenvolvimento da síndrome metabólica, que consiste em um conjunto de sintomas, incluindo hipertensão, hipercolesterolemia, obesidade abdominal e outras anormalidades (Norris, 2019).

Apesar da secreção comprometida de insulina que caracteriza o diabetes do tipo 2, a insulina presente é suficiente para evitar a degradação dos lipídios e a produção concomitante de corpos cetônicos. Por conseguinte, a CAD não costuma ocorrer no diabetes do tipo 2. Contudo, o diabetes do tipo 2 descontrolado pode levar a outro problema agudo – a **síndrome hiperosmolar hiperglicêmica (SHH)** (ver discussão adiante neste capítulo).

Como o diabetes do tipo 2 está associado a uma intolerância lenta e progressiva à glicose, o seu início pode passar despercebido durante muitos anos. Se o paciente tiver sintomas, eles frequentemente são leves e podem incluir fadiga, irritabilidade, poliúria, polidipsia, cicatrização deficiente de feridas da pele, infecções vaginais ou visão turva (se os níveis de glicose estiverem muito altos).

Para a maioria dos pacientes (cerca de 75%), o diabetes do tipo 2 é detectado de modo incidental (p. ex., quando são realizados exames laboratoriais de rotina ou exames oftalmoscópicos). Uma consequência do diabetes detectado consiste no fato de que as complicações a longo prazo do diabetes (p. ex., doença ocular, neuropatia periférica, doença vascular periférica) podem ter se desenvolvido antes do estabelecimento do diagnóstico efetivo de diabetes (ADA, 2020), o que significa que o nível de glicemia estava elevado há algum tempo antes do diagnóstico.

Diabetes gestacional

O **diabetes gestacional** refere-se a qualquer grau de intolerância à glicose, com início durante a gravidez (Norris, 2019). Hiperglicemia ocorre durante a gravidez, sobretudo nos segundo e terceiro trimestres, por causa da secreção de hormônios placentários que provocam resistência à insulina.

As mulheres consideradas de alto risco para o diabetes gestacional e que devem se submeter à triagem para determinação do nível de glicemia em sua primeira consulta pré-natal são aquelas com obesidade pronunciada, histórico pessoal de diabetes gestacional, glicosúria ou histórico familiar significativo de diabetes. Os grupos étnicos de alto risco incluem hispânicos, nativos americanos, asiáticos, afrodescendentes e nativos das Ilhas do Pacífico. Caso essas mulheres de alto risco não apresentem diabetes gestacional na triagem inicial, é necessário repetir os exames entre 24 e 28 semanas de gestação. Todas as mulheres com risco médio devem efetuar exames com 24 a 28 semanas de gestação. O exame não é especificamente recomendado para mulheres identificadas como de baixo risco. Estas preenchem todos os seguintes critérios: idade inferior a 25 anos; peso normal antes da gravidez; membro de um grupo étnico com baixa prevalência de diabetes gestacional; e nenhum histórico de tolerância anormal à glicose, diabetes em parentes em primeiro grau e resultados obstétricos graves (ADA, 2020). As mulheres consideradas de alto risco ou de risco médio devem realizar um teste de tolerância à glicose oral ou um teste de carga de glicose, seguido de teste de tolerância à glicose oral em mulheres que ultrapassam o valor limiar de glicose de 140 mg/dℓ (7,8 mmol/ℓ) (ADA, 2020).

O manejo inicial consiste em modificação da dieta e monitoramento do nível de glicemia. Entre 70 e 85% das mulheres com diabetes gestacional conseguem controlar seus níveis sanguíneos de glicose apenas com modificações do estilo de vida. As recomendações dietéticas incluem um mínimo diário de 175 g de carboidratos, 71 g de proteína, 28 g de fibra e pouca gordura saturada (ADA, 2020). Se a hiperglicemia persistir, prescreve-se insulina. Os limites desejados para a glicemia durante a gestação são 140 a 180 mg/dℓ (7,8 a 10 mmol/ℓ) (ADA, 2020).

Depois do parto, os níveis de glicemia em mulheres com diabetes gestacional geralmente retornam aos valores normais. No entanto, muitas mulheres que tiveram diabetes gestacional desenvolvem diabetes do tipo 2 posteriormente durante a vida. Mulheres com história pregressa de diabetes gestacional devem ser rastreadas quanto ao desenvolvimento de diabetes melito ou pré-diabetes a cada 3 anos (ADA, 2020).

Diabetes autoimune latente do adulto

O **diabetes autoimune latente do adulto** é um subtipo de diabetes melito no qual a progressão da destruição autoimune das células beta pancreáticas é mais lenta do que nos tipos 1 e 2 de diabetes melito. Pacientes com diabetes melito autoimune latente correm risco elevado de se tornarem dependentes de insulina. A maioria dos pacientes com diabetes melito autoimune latente apresenta pelo menos uma das seguintes condições: idade de início inferior a 50 anos, índice de massa corporal (IMC) inferior a 25 kg/m^2, manifestações clínicas agudas antes do diagnóstico ou história familiar positiva de doença autoimune (Fischbach & Fischbach, 2018).

Prevenção

O Diabetes Prevention Program Research Group (2002) relatou que o diabetes do tipo 2 pode ser evitado por meio de mudanças apropriadas no estilo de vida. Os participantes com alto risco de diabetes do tipo 2 (IMC acima de 24 kg/m^2, níveis plasmáticos de glicose em jejum e pós-prandiais elevados, mas sem alcançar níveis diagnósticos de diabetes) receberam recomendações padronizadas de estilo de vida mais metformina, um agente antidiabético oral, recomendações padronizadas de estilo de vida mais placebo ou um programa intensivo de modificações do estilo de vida. O currículo do programa intensivo de modificações do estilo de vida com 16 lições focalizou uma redução do peso de mais de 7% do peso corporal inicial e atividade física de intensidade moderada. Incluiu também estratégias de mudança de comportamento destinadas a ajudar os pacientes a alcançar as metas de redução do peso e participação no programa de exercícios. Em comparação com o grupo placebo, o grupo de intervenção no estilo de vida apresentou incidência de diabetes 58% menor; enquanto o grupo da metformina teve uma incidência de diabetes 31% mais baixa. Esses achados foram obtidos em ambos os sexos e em todos os grupos raciais e étnicos. Essa pesquisa demonstra que o diabetes do tipo 2 pode ser evitado ou retardado em indivíduos com alto risco da doença (Diabetes Prevention Program Research Group, 2002). O Diabetes Prevention Program Outcomes Study acompanhou esses participantes durante 15 anos e constatou que aqueles que se inscreveram no programa continuaram a desenvolver diabetes do tipo 2 mais lentamente que os do grupo controle (Diabetes Prevention Program Research Group, 2015).

Os pesquisadores já relataram em um estudo com mais de 7.000 participantes acompanhados por 8 anos que aqueles que fizeram uso de glicosamina, um suplemento que reduz osteoartrite e dor articular, corriam risco menor de desenvolver diabetes do tipo 2 em comparação com aqueles que não faziam uso desse suplemento (Ma, Li, Zhou et al., 2020).

Manifestações clínicas

As manifestações clínicas dependem do nível de hiperglicemia do paciente. No diabetes, as manifestações clínicas clássicas incluem os "três Ps": *p*oliúria, *p*olidipsia e *p*olifagia. A poliúria (aumento da micção) e a polidipsia (sede aumentada) ocorrem em consequência da perda excessiva de líquidos associada à diurese osmótica. Os pacientes também apresentam polifagia (aumento do apetite) em consequência do estado catabólico induzido pelo déficit de insulina e pela degradação das proteínas e lipídios (Norris, 2019). Outros sintomas incluem fadiga e fraqueza, alterações súbitas da visão, formigamento ou dormência das mãos ou dos pés, pele seca, lesões cutâneas ou feridas de cicatrização lenta e infecções recorrentes. O início do diabetes do tipo 1 também pode estar associado a uma súbita perda de peso ou náuseas, vômitos ou dor abdominal, se houver desenvolvimento de CAD.

Avaliação e achados diagnósticos

O critério básico para o diagnóstico de diabetes consiste em um nível de glicemia anormalmente elevado. Podem ser utilizados os níveis de **glicose plasmática em jejum (GPJ)** (determinação do nível de glicemia realizada no laboratório após jejum de pelo menos 8 horas), glicose plasmática aleatória e nível de glicose 2 horas após a administração de glicose (pós-prandial) (Fischbach & Fischbach, 2018). Ver Boxe 46.2 para os critérios diagnósticos da ADA para o diabetes (ADA, 2020).

Boxe 46.2 – Critérios para o diagnóstico de diabetes

- Sintomas de diabetes mais concentração plasmática de glicose casual igual ou superior a 200 mg/dℓ (11,1 mmol/ℓ). O termo casual é definido como qualquer momento do dia, sem considerar o tempo decorrido desde a última refeição. Os sintomas clássicos do diabetes consistem em poliúria, polidipsia e perda de peso sem causa aparente

  Ou

- Glicose plasmática em jejum superior ou igual a 126 mg/dℓ (7,0 mmol/ℓ). O jejum é definido pela ausência de aporte calórico durante pelo menos 8 horas

  Ou

- Nível de glicose pós-prandial de 2 horas igual ou superior a 200 mg/dℓ (11,1 mmol/ℓ) durante um teste de tolerância à glicose oral. Esse exame deve usar uma carga de glicose (75 g de glicose anidra dissolvidos em água)

  Ou

- $HbA_{1C} \geq 6,5\%$ (48 mmol/mol).
  Na ausência de hiperglicemia inequívoca com descompensação metabólica aguda, esses critérios devem ser confirmados pela repetição do teste em um dia diferente. A terceira medição não é recomendada para uso clínico de rotina.

HbA_{1c}: hemoglobina glicada. Adaptado de American Diabetes Association (ADA). (2020). Standards of medical care in diabetes – 2020. *Diabetes Care*, 43(Suppl 1), S1-S212.

Além da anamnese e da avaliação diagnóstica, realizados para estabelecer o diagnóstico de diabetes, a avaliação especializada contínua de pacientes com diabetes e a avaliação quanto à ocorrência de complicações em pacientes com diagnóstico recente de diabetes constituem importantes componentes do cuidado. Os parâmetros que devem ser regularmente avaliados são discutidos no Boxe 46.3.

Considerações gerontológicas

O diabetes é particularmente prevalente em indivíduos idosos. De fato, o diabetes do tipo 2 constitui a sétima causa principal

---

Boxe 46.3 – AVALIAÇÃO: Avaliação do paciente com diabetes

Anamnese

- Sintomas relacionados com o diagnóstico de diabetes:
  Sintomas de hiperglicemia
  Sintomas de hipoglicemia
    Frequência, momento de ocorrência, gravidade e resolução
- Resultados do monitoramento do nível de glicemia
- Estado, sintomas e manejo das complicações crônicas do diabetes:
  Oculares; renais; nervosas; geniturinárias e sexuais, vesicais e gastrintestinais
  Cardíacas; vasculares periféricas; complicações com os pés associadas ao diabetes
- Participação/capacidade de seguir o plano de manejo nutricional prescrito
- Adesão ao esquema de exercícios prescrito
- Participação/capacidade de seguir o tratamento farmacológico prescrito (insulina ou agentes antidiabéticos orais)
- Uso de tabaco, bebidas alcoólicas e medicamentos/fármacos prescritos e de venda livre
- Estilo de vida, fatores culturais, psicossociais e econômicos que podem afetar o tratamento do diabetes melito
- Efeitos do diabetes ou de suas complicações sobre o estado funcional (p. ex., mobilidade, visão).

Exame físico

- Pressão arterial (na posição sentada e ortostática para detectar alterações ortostáticas)
- Índice de massa corporal (altura e peso)
- Exame fundoscópico e acuidade visual
- Exame dos pés (lesões, sinais de infecção, pulsos)
- Exame da pele (lesões e locais de injeção de insulina)
- Exame neurológico
  Exame vibratório e sensorial utilizando o monofilamento
  Reflexos tendinosos profundos
- Exame oral.

Exames laboratoriais

- HbA_{1C} (A1C)
- Perfil lipídico em jejum
- Teste para microalbuminúria
- Nível sérico de creatinina
- Exame de urina
- Eletrocardiograma.

Necessidade de encaminhamentos

- Oftalmologista
- Podólogo
- Nutricionista
- Orientador em diabetes
- Outros, quando indicado.

HbA_{1c}: hemoglobina glicada. Adaptado de American Diabetes Association (ADA). (2020). Standards of medical care in diabetes – 2020. *Diabetes Care*, 43(Suppl 1), S1-S212.

de morte e afeta aproximadamente 20% dos indivíduos idosos (Eliopoulos, 2018). Observa-se alta prevalência entre afrodescendentes e indivíduos com 65 a 74 anos (Eliopoulos, 2018).

A detecção precoce é importante, mas pode constituir um desafio, visto que os sintomas podem estar ausentes ou ser inespecíficos. Um teste de tolerância à glicose é mais efetivo para o estabelecimento do diagnóstico que a determinação da glicose na urina em pacientes idosos, em virtude do maior limiar renal para a glicose (Eliopoulos, 2018).

Manejo clínico

A principal meta do tratamento do diabetes consiste em normalizar a atividade da insulina e os níveis de glicemia para reduzir o desenvolvimento de complicações. O Diabetes Control and Complications Trial Research Group (DCCT), um ensaio clínico prospectivo de 10 anos, conduzido de 1983 a 1993, demonstrou a importância de obter um controle da glicemia dentro da faixa normal não diabética. Esse ensaio clínico referencial demonstrou que o controle intensivo da glicose reduziu radicalmente o desenvolvimento e a progressão das complicações, como **retinopatia** (lesão dos pequenos vasos sanguíneos que nutrem a retina no olho), **nefropatia** (lesão das células renais) e **neuropatia** (lesão das células nervosas). Tratamento intensivo é definido como três ou quatro injeções diárias de insulina ou uso de uma bomba de insulina (ou seja, infusão subcutânea contínua de insulina) associadas a monitoramento frequente dos níveis sanguíneos de glicose e acompanhamentos semanais com a equipe de saúde (DCCT, 1993). A ADA recomenda que todos os pacientes com diabetes se esforcem para controlar a glicose (HbA$_{1C}$ inferior a 7%) para reduzir o risco de complicações (ADA, 2020a).

A terapia intensiva deve ser iniciada com cautela e precisa ser acompanhada de uma orientação minuciosa do paciente e da família e de um comportamento responsável do paciente. A triagem cuidadosa de pacientes com capacidade e responsabilidade constitui uma etapa essencial no início da terapia intensiva.

A meta terapêutica para o manejo do diabetes consiste em obter euglicemia (níveis de glicemia normais) sem **hipoglicemia**, mantendo, ao mesmo tempo, uma alta qualidade de vida. O manejo do diabetes inclui cinco componentes: terapia nutricional, exercício, monitoramento, tratamento farmacológico e orientação. O manejo do diabetes envolve constantes avaliação e modificação do plano de tratamento por profissionais de saúde, bem como ajustes diários na terapia pelo paciente. Embora a equipe de saúde conduza o tratamento, o paciente é o responsável por manejar o esquema terapêutico complexo. Por esse motivo, a orientação do paciente e da família representa um componente essencial do tratamento do diabetes, e é tão importante quanto todos os outros componentes do esquema.

Terapia nutricional

Reorientação alimentar, planejamento das refeições, controle do peso corporal e aumento da atividade física são a base do manejo do diabetes melito (ADA, 2020; Evert, Dennison, Gardner et al., 2019; Franz, MacLeod, Evert et al., 2017). Os objetivos mais importantes no manejo dietético e nutricional do diabetes consistem em controle do aporte calórico total para alcançar ou manter peso corporal razoável, controle dos níveis de glicemia, assim como a normalização dos lipídios e da pressão arterial para evitar cardiopatia. O sucesso nessa área apenas está frequentemente associado à reversão da hiperglicemia no diabetes do tipo 2. No entanto, não é fácil alcançar essas metas. Como a **terapia nutricional médica** (**TNM**) – a terapia nutricional prescrita para o manejo do diabetes e geralmente administrada por um nutrólogo ou nutricionista – é complexa, um nutricionista que compreenda a terapia tem a responsabilidade de planejar e fornecer instruções sobre esse aspecto do plano de tratamento. Os enfermeiros e todos os outros membros da equipe de saúde devem ser instruídos sobre a terapia nutricional e apoiar os pacientes que precisam implementar modificações nutricionais e no estilo de vida. O manejo nutricional do diabetes inclui as seguintes metas:

1. Alcançar e manter:
   a. Os níveis de glicemia dentro da faixa normal ou o mais próximo possível e seguro do normal.
   b. Perfil dos lipídios e das lipoproteínas capaz de reduzir o risco de doença vascular.
   c. Pressão arterial dentro da faixa normal ou o mais próximo e seguro possível do normal.
2. Evitar ou pelo menos reduzir a velocidade de desenvolvimento das complicações crônicas do diabetes, modificando o aporte de nutrientes e o estilo de vida.
3. Considerar as necessidades individuais de nutrição, levando em conta as preferências pessoais e culturais e a vontade de fazer mudanças.
4. Manter o prazer de alimentar-se, limitando as escolhas dos alimentos, apenas quando indicado pelas evidências científicas.

Para os pacientes com obesidade e portadores de diabetes (particularmente aqueles com diabetes do tipo 2), a perda de peso é primordial para o tratamento (trata-se também de um importante fator na prevenção do diabetes). Em geral, o sobrepeso é considerado como IMC de 25 kg/m^2 a 29 kg/m^2; a obesidade é definida por peso 20% acima do peso corporal ideal ou por IMC igual ou superior a 30 kg/m^2 (ADA, 2020; WHO, 2018). Ver discussão sobre o cálculo de IMC no Capítulo 4, e discussão sobre obesidade com mais detalhes no Capítulo 42. Os pacientes com obesidade que apresentam diabetes do tipo 2 e que necessitam de insulina ou de agentes orais para controlar os níveis de glicemia podem ser capazes de reduzir ou de eliminar a necessidade de medicação por meio da perda de peso. Uma perda de peso de 5 a 10% do peso total pode melhorar significativamente os níveis de glicemia. No caso de pacientes com obesidade e diabetes melito que não fazem uso de insulina ou agentes hipoglicemiantes orais, a cronologia das refeições e o conteúdo delas são importantes, mas não são cruciais. Na verdade, a diminuição do aporte calórico total é de grande importância. As refeições não devem ser omitidas. Distribuir o consumo de alimentos ao longo do dia faz com que as demandas sobre o pâncreas sejam reduzidas.

As ações de alguns agentes hipoglicemiantes orais incluem perda ponderal. Por exemplo, os agonistas do receptor de peptídio semelhante a glucagon 1 (*glucagon-like peptide-1* [GLP-1]) estão associados a retardo do esvaziamento gástrico e perda ponderal. Os inibidores da dipeptidil peptidase (DPP4) e do cotransportador de sódio-glicose 2 (SGLT2) melhoram o controle da glicemia e ajudam na perda ponderal (Keresztes & Peacock-Johnson, 2019). Ver discussão sobre hipoglicemiantes orais mais adiante neste capítulo.

Seguir um plano de refeições de modo consistente constitui um dos aspectos mais desafiadores do manejo do diabetes. Pode ser mais realista restringir apenas moderadamente as calorias. Para os pacientes que perderam peso ao incorporar novos hábitos alimentares em seus estilos de vida, são incentivados a orientação nutricional, a terapia comportamental, os grupos de apoio e o aconselhamento nutricional contínuo para manter a perda de peso.[2]

Planejamento das refeições e orientação relacionada

O plano de refeições precisa considerar as preferências alimentares, o estilo de vida, os horários habituais de alimentação e a origem étnica e cultural do paciente. Para os pacientes que necessitam de insulina para ajudar a controlar os níveis de glicemia, é essencial manter a maior consistência possível na quantidade de calorias e carboidratos consumidos em cada refeição. Além disso, a consistência nos intervalos aproximados entre as refeições, com a inclusão de lanches, se necessário, ajuda a evitar reações hipoglicêmicas e a manter o controle global da glicemia. Para os pacientes que conseguem dominar os cálculos da relação entre insulina e carboidratos, o estilo de vida pode ser mais flexível, e o controle do diabetes, mais previsível. Para aqueles que utilizam a terapia intensiva com insulina, pode haver maior flexibilidade nos horários e no conteúdo das refeições, possibilitando ajustes na dose de insulina para mudanças nos hábitos de alimentação e atividade física. Novos análogos da insulina, algoritmos da insulina e bombas de insulina possibilitam maior flexibilidade dos esquemas em comparação com o que anteriormente era possível. Isso contrasta com o conceito de manter uma dose constante de insulina, exigindo horários estritos das refeições para corresponder ao início e à duração da insulina.

A primeira etapa na preparação de um plano de refeições consiste em efetuar uma revisão completa do histórico nutricional do paciente, a fim de identificar seus hábitos alimentares, estilo de vida e padrões culturais de alimentação (ADA, 2020; Evert et al., 2019; Franz et al., 2017). Essa etapa inclui uma avaliação completa da necessidade de perda, ganho ou manutenção do peso do paciente. Na maioria dos casos, os indivíduos com diabetes do tipo 2 necessitam de redução do peso.

Ao orientar o plano de refeições, os nutricionistas clínicos utilizam vários alimentos, materiais e abordagens. A orientação inicial aborda a razão de hábitos alimentares consistentes, a relação entre o alimento e a insulina e a elaboração de um plano de refeição individualizado. A seguir, a orientação de acompanhamento aprofundada concentra-se nas habilidades de manejo, tais como alimentar-se em restaurantes, ler os rótulos dos alimentos e ajustar o plano de refeições ao exercício, à doença e a ocasiões especiais. O enfermeiro desempenha importante função ao comunicar as informações pertinentes ao nutricionista e ao reforçar o entendimento do paciente. A comunicação entre a equipe é importante.

Pode ser difícil aprender certos aspectos do planejamento das refeições, como o sistema de troca de alimentos. Essa dificuldade pode estar relacionada com as limitações no nível intelectual do paciente ou com questões emocionais, como dificuldade em aceitar o diagnóstico de diabetes ou sentimentos de privação ou restrição indevida na alimentação. De qualquer modo, isso ajuda a ressaltar o fato de que o uso do sistema de trocas (ou de qualquer sistema de classificação dos alimentos) proporciona uma nova maneira de pensar a respeito do alimento, e não de se alimentar. Além disso, é importante simplificar o máximo possível as informações e fornecer oportunidades para que o paciente possa praticar e repetir as atividades e as informações.

Necessidades calóricas

As dietas com calorias controladas são planejadas calculando-se, primeiramente, as necessidades de energia do paciente e as necessidades calóricas com base em idade, sexo, altura e peso. Em seguida, um elemento de atividade é fatorado para fornecer a quantidade real de calorias necessárias para manutenção do peso. Para promover perda de peso de 500 a 1.000 g por semana, são subtraídas 500 a 1.000 calorias da quantidade diária total. As calorias são distribuídas em carboidratos, proteínas e lipídios e, em seguida, elabora-se um plano de refeições, levando em consideração o estilo de vida e as preferências alimentares do paciente.

Os pacientes podem estar abaixo do peso no início do diabetes do tipo 1 em razão da rápida perda de peso decorrente da hiperglicemia intensa. A meta inicial pode consistir em fornecer dieta mais rica em calorias para recuperar a perda de peso e o controle da glicemia.

Distribuição calórica

Um plano de refeições para o diabetes deve considerar os percentuais de calorias que provêm dos carboidratos, das proteínas e dos lipídios (Evert et al., 2019; Franz et al., 2017).

Carboidratos. A distribuição calórica atualmente recomendada é mais rica em carboidratos que em lipídios e proteínas. Em geral, os carboidratos dos alimentos exercem seu maior efeito sobre os níveis de glicemia, visto que são digeridos mais rapidamente que outros alimentos, e são convertidos rapidamente em glicose. No entanto, está em andamento a pesquisa sobre a propriedade de uma dieta com maior conteúdo de carboidratos em pacientes com tolerância diminuída à glicose, e as recomendações poderão ser modificadas de acordo com os resultados. Na atualidade, a ADA e a Academy of Nutrition and Dietetics (anteriormente, American Dietetic Association) recomendam que, para todos os níveis de aporte calórico, 50 a 60% das calorias devem originar-se dos carboidratos, 20 a 30% dos lipídios e os 10 a 20% restantes das proteínas (Evert et al., 2019). A maior parte das escolhas de carboidratos deve provir de cereais integrais. Essas recomendações também são compatíveis com as da American Heart Association e da American Cancer Society.

Os carboidratos consistem em açúcares (p. ex., sacarose) e amidos (p. ex., arroz, massas, pão). As dietas com baixo índice glicêmico (descritas mais adiante) podem reduzir os níveis de glicose pós-prandiais. Por conseguinte, as diretrizes nutricionais recomendam que todos os carboidratos sejam ingeridos com moderação, a fim de evitar níveis elevados de glicemia pós-prandiais (Evert et al., 2019; Franz et al., 2017).

Os alimentos ricos em carboidratos, como a sacarose (doces concentrados), não são totalmente eliminados da dieta, mas devem ser ingeridos com moderação (até 10% das calorias totais), visto que geralmente são ricos em gordura e carecem de vitaminas, minerais e fibras.

Lipídios. As recomendações sobre o conteúdo de gordura da dieta de pessoas com diabetes consistem em reduzir o percentual total de calorias oriundas de fontes de lipídios para menos de 30% das calorias totais e em limitar a quantidade de gorduras saturadas para 10% das calorias totais. Outras recomendações incluem limitar o aporte total de colesterol da dieta para menos de 300 mg/dia. Essa abordagem pode ajudar a reduzir os fatores de risco, tais como níveis séricos aumentados de colesterol, que estão associados ao desenvolvimento de doença da artéria coronária – a principal causa de morte e incapacidade entre indivíduos com diabetes (ADA, 2020; Evert et al., 2019).

---

[2] N. R. T.: No Brasil, um recurso pode ser a Sociedade Brasileira de Diabetes (http://www.diabetes.org.br/).

Proteína. O plano de refeições pode incluir o uso de algumas fontes de proteína não animal (p. ex., legumes, cereais integrais) para ajudar a reduzir o consumo de gordura saturada e colesterol. Além disso, a quantidade de proteína consumida pode ser reduzida em pacientes com sinais precoces de doença renal.

Fibras. O aumento das fibras na dieta pode melhorar os níveis de glicemia, diminuir a necessidade de insulina exógena e reduzir os níveis de colesterol total e de lipoproteínas de baixa densidade no sangue (Evert et al., 2019).

Existem dois tipos de fibras na dieta: as solúveis e as insolúveis. As fibras solúveis – em alimentos como legumes, aveias e algumas frutas – desempenham função maior na redução dos níveis de glicemia e lipídios em comparação com as fibras insolúveis, embora o significado clínico desse efeito seja provavelmente pequeno (Evert et al., 2019). As fibras solúveis lentificam o esvaziamento gástrico e o movimento do alimento através do trato digestório superior. O efeito potencial de redução da glicemia por meio das fibras pode ser causado pela menor velocidade de absorção da glicose a partir dos alimentos que contêm fibras solúveis. As fibras insolúveis são encontradas em pães e cereais integrais, bem como em alguns vegetais. Esse tipo de fibra, juntamente com a fibra solúvel, aumenta a saciedade, o que é valioso para a perda de peso. Pelo menos 28 g de fibras devem ser consumidos por dia (ADA, 2020).

Um risco envolvido no aumento súbito do consumo de fibras é o fato de que pode ser necessário ajustar a dose de insulina ou dos agentes orais para evitar a hipoglicemia. Outros problemas podem incluir plenitude abdominal, náuseas, diarreia, aumento da flatulência e constipação intestinal, se o consumo de líquidos for inadequado. Quando as fibras são adicionadas ou aumentadas no plano de refeições, isso deve ser feito de modo gradual e com o parecer de um nutricionista. As listas de troca (ADA, 2020) constituem um excelente guia para aumentar o consumo de fibras. As escolhas de alimentos ricos em fibras entre as trocas de vegetais, frutas e amido/pão são destacadas nas listas.

Sistemas de classificação dos alimentos

Para ensinar os princípios nutricionais e ajudar no planejamento das refeições, foram desenvolvidos vários sistemas, em que os alimentos foram organizados em grupos com características comuns, como quantidade de calorias, composição dos alimentos (i. e., quantidade de proteínas, lipídios, carboidratos no alimento) ou efeito sobre os níveis de glicemia. Vários desses sistemas são listados adiante.

Listas de trocas. Um instrumento comumente utilizado para o manejo nutricional consiste em listas de trocas para o planejamento das refeições (ADA, 2020). Existem seis listas principais de troca: pão/amido, vegetais, leite, carne, frutas e lipídios. Os alimentos incluídos em um grupo (nas quantidades especificadas) contêm quantidades iguais de calorias e são aproximadamente iguais em número de gramas de proteínas, lipídios e carboidratos. Os planos de refeições podem basear-se em um número recomendado de escolhas de cada lista de troca. Os alimentos em uma lista podem ser trocados entre si, possibilitando escolher uma variedade, enquanto se mantém o máximo possível de consistência no conteúdo nutricional dos alimentos consumidos. A Tabela 46.2 fornece três exemplos de cardápio de almoço que são intercambiáveis em relação ao conteúdo de carboidratos, proteínas e lipídios.

As informações das listas de troca sobre alimentos com vários ingredientes combinados, como *pizza*, *chili*, ensopados e assados, bem como alimentos de conveniência, sobremesas, lanches e *fast-foods*, estão disponíveis na ADA (ver seção Recursos). Nos EUA, alguns fabricantes de alimentos e restaurantes publicam listas de troca que descrevem seus produtos.

Rótulos nutricionais. Os fabricantes de alimentos são obrigados a fornecer o conteúdo nutricional dos alimentos nos rótulos das embalagens, e a leitura desses rótulos constitui uma importante habilidade a ser ensinada e usada pelos pacientes quando compram seus alimentos. O rótulo fornece informações sobre quantos gramas de carboidratos existem em uma porção de alimento. Essa informação pode ser utilizada para determinar a dose necessária do medicamento. Por exemplo, um paciente que toma insulina antes de uma refeição pode utilizar o algoritmo de 1 unidade de insulina para 15 g de carboidratos. Os pacientes também podem ser ensinados a ter um "orçamento de carboidratos por refeição" (p. ex., 45 a 60 g).

A contagem de carboidratos constitui um instrumento nutricional empregado para controlar a glicemia, visto que os carboidratos constituem os principais nutrientes no alimento que influenciam os níveis de glicemia. Esse método possibilita flexibilidade nas escolhas dos alimentos, pode ser menos complicado de entender que a lista de troca de alimentos para pessoas com diabetes e possibilita manejo mais acurado das múltiplas injeções diárias (insulina antes de cada refeição). Contudo, se a contagem de carboidratos não for utilizada com outras técnicas de planejamento das refeições, pode ocorrer ganho de peso. Diversos métodos são utilizados para a contagem dos carboidratos. Ao elaborar um plano de refeições para pessoas com diabetes utilizando a contagem de carboidratos, todas as fontes alimentares devem ser consideradas.

TABELA 46.2 Exemplos de cardápios selecionados a partir de listas de trocas.

Trocas	Exemplo de almoço 1	Exemplo de almoço 2	Exemplo de almoço 3
2 porções de amido	2 fatias de pão	Pão de hambúrguer	1 xícara de massa cozida
3 porções de carne	60 g de peito de peru fatiado e 30 g de queijo magro	90 g de carne de vaca magra	90 g de camarão fervido
1 porção de vegetal	Alface, tomate, cebola	Salada verde	½ xícara de tomates-cereja
1 porção de gordura	1 colher de chá de maionese	1 colher de sopa de molho de salada	1 colher de chá de azeite
1 fruta	1 maçã média	1 ¼ xícara de melão	1 ¼ xícara de morangos frescos
Itens "livres" (opcional)	Chá gelado sem açúcar Mostarda, picles, pimenta	Refrigerante *diet* 1 colher de sopa de *ketchup*, picles, cebolas	Água gelada com limão Alho, manjericão

Uma vez digeridos, 100% dos carboidratos são convertidos em glicose. Cerca de 50% dos alimentos proteicos (carne, peixe e aves) também são convertidos em glicose, embora isso tenha efeito mínimo sobre os níveis de glicemia.

Embora a contagem de carboidratos seja comumente utilizada para o manejo da glicemia no diabetes do tipo 1 e do tipo 2, ela não constitui um sistema perfeito. Todos os carboidratos afetam o nível de glicemia em diferentes graus, independentemente do tamanho da porção equivalente (i. e., índice glicêmico – ver discussão adiante). Ao utilizar a contagem de carboidratos, a leitura dos rótulos nos produtos alimentares constitui a chave para o sucesso. Sabendo-se qual o "orçamento de carboidratos" para cada refeição e conhecendo o número de gramas de carboidratos existentes em uma porção de alimento, o paciente pode calcular a quantidade em uma porção.

Escolhas de alimentos saudáveis. Uma alternativa para a contagem de gramas de carboidratos consiste em medir as porções ou escolhas. Esse método é utilizado com mais frequência por indivíduos com diabetes do tipo 2. Assemelha-se à lista de trocas de alimentos e ressalta o controle das porções totais de carboidratos nas refeições e nos lanches. Uma porção de carboidratos é equivalente a 15 g de carboidratos. Os exemplos de uma porção são uma maçã de 5 cm de diâmetro e uma fatia de pão. Os vegetais e as carnes são contados como 1/3 de uma porção de carboidratos. Esse sistema funciona bem para as pessoas que apresentam dificuldade com sistemas mais complicados.

Guia alimentar MyPlate. O guia alimentar (i. e., MyPlate ou MeuPrato) é outro instrumento utilizado para a elaboração de planos de refeições. É comumente usado para pacientes com diabetes do tipo 2 com dificuldade em seguir uma dieta com calorias controladas. Os alimentos são classificados em cinco grupos principais (grãos, vegetais, frutas, derivados do leite e proteínas), mais gorduras e óleos (ver Capítulo 4, Figura 4.5). Os alimentos (cereais, frutas e vegetais) mais pobres em calorias e gordura e mais ricos em fibras devem constituir a base da dieta. Para os que apresentam diabetes, bem como para a população geral, 50 a 60% do aporte calórico diário devem provir desses três grupos. Os alimentos mais ricos em gordura (particularmente gordura saturada) devem contribuir com um percentual menor do aporte calórico diário. As gorduras, os óleos e os açúcares devem ser usados com parcimônia para obter controle do peso e da glicemia e para reduzir o risco de doença cardiovascular. Contudo, o uso do MyPlate pode resultar em flutuações nos níveis de glicemia, visto que os alimentos ricos em carboidratos podem ser agrupados com os alimentos pobres em carboidratos. O guia é usado apropriadamente apenas como instrumento de ensino de primeira mão para aqueles que estão aprendendo a como controlar as porções de alimentos e como identificar os alimentos que contêm carboidratos, proteínas e lipídios.

Índice glicêmico. Uma das principais metas da terapia nutricional no diabetes consiste em evitar aumentos agudos e rápidos dos níveis de glicemia após a ingestão de alimento. O termo **índice glicêmico** é utilizado para descrever como determinada quantidade de alimento aumenta o nível de glicemia, em comparação com uma quantidade equivalente de glicose. Os efeitos do uso do índice glicêmico sobre os níveis de glicemia e os resultados a longo prazo do paciente são incertos, mas podem ser benéficos (ADA, 2020; Evert et al., 2019). Embora haja necessidade de mais pesquisa, as seguintes diretrizes podem ser úteis ao efetuar recomendações nutricionais:

- A combinação de alimentos contendo amido com alimentos contendo proteína e lipídios tende a reduzir a velocidade de sua absorção e a diminuir o índice glicêmico
- Em geral, o consumo de alimentos crus e integrais resulta em menor índice glicêmico que o consumo de alimentos picados, em purê ou cozidos (à exceção da carne)
- O consumo de frutas integrais em lugar de sucos diminui o índice glicêmico, visto que a fibra presente na fruta retarda a absorção
- A adição de alimentos com açúcares à dieta pode resultar em menor índice glicêmico se esses alimentos forem consumidos com outros que sejam absorvidos mais lentamente.

Os pacientes podem criar o seu próprio índice glicêmico por meio do monitoramento dos níveis de glicemia após a ingestão de determinado alimento. Isso pode ajudar a melhorar o controle da glicemia por meio da manipulação individualizada da dieta. Muitos pacientes que utilizam o monitoramento frequente dos níveis de glicemia podem utilizar essa informação para ajustar as doses de insulina de acordo com as variações no consumo de alimentos.

Outras preocupações com a dieta

Consumo de bebidas alcoólicas

Os pacientes com diabetes não precisam abandonar por completo o consumo de bebidas alcoólicas; no entanto, tanto eles quanto os médicos precisam estar cientes dos efeitos adversos potenciais do álcool especificamente para o diabetes. O álcool é absorvido antes dos outros nutrientes e não necessita de insulina para sua absorção. Grandes quantidades podem ser convertidas em gorduras, aumentando o risco de CAD. Em geral, as mesmas precauções relativas ao consumo de bebidas alcoólicas por indivíduos sem diabetes devem ser aplicadas a pacientes com diabetes. Recomenda-se a moderação. Um importante perigo do consumo de álcool pelo paciente com diabetes é a hipoglicemia, particularmente para aqueles que tomam insulina ou secretagogos da insulina (medicamentos que aumentam a secreção de insulina pelo pâncreas). O álcool pode diminuir as reações fisiológicas normais do organismo que produzem glicose (gliconeogênese). Por conseguinte, se um paciente com diabetes consome bebida alcoólica com estômago vazio, há maior probabilidade de hipoglicemia. Além disso, o consumo excessivo de bebida alcoólica pode comprometer a capacidade do paciente de reconhecer e tratar a hipoglicemia ou de seguir um plano de refeições prescrito para evitá-la. Para reduzir o risco de hipoglicemia, o paciente deve ser orientado a consumir alimentos juntamente com o álcool; contudo, os carboidratos consumidos com álcool podem elevar o nível de glicemia.

O consumo de álcool pode levar a ganho de peso excessivo (em virtude do seu elevado conteúdo calórico), hiperlipidemia e níveis elevados de glicose (particularmente com bebidas misturadas e licores). A orientação ao paciente sobre o consumo de bebida alcoólica deve enfatizar a moderação na quantidade de álcool consumido. O consumo moderado é considerado como o de uma dose de bebida alcoólica por dia para as mulheres e duas por dia para os homens. São aconselhadas bebidas menos calóricas ou menos doces (p. ex., cerveja *light*, vinho) e a ingestão de alimento juntamente com o consumo de bebida alcoólica (ADA, 2020; Evert et al., 2019). Os pacientes com diabetes do tipo 2 que desejam controlar seu peso devem incorporar as calorias do álcool no plano geral de refeições.

Adoçantes

O uso de adoçantes artificiais é aceitável, particularmente se isso ajudar na adesão nutricional geral. O paciente é incentivado a moderar na quantidade de adoçante utilizada para evitar efeitos adversos potenciais. Existem dois tipos principais de adoçantes: nutritivos e não nutritivos. Os adoçantes nutritivos contêm calorias, enquanto os não nutritivos têm pouca ou nenhuma caloria nas quantidades normalmente utilizadas.

Os adoçantes nutritivos incluem frutose (açúcar das frutas), sorbitol e xilitol – todos os quais fornecem calorias em quantidades semelhantes às da sacarose (açúcar de mesa). Provocam menos elevação nos níveis de glicemia que a sacarose e, com frequência, são utilizados em alimentos sem açúcar. Os adoçantes que contêm sorbitol podem ter efeito laxativo.

Os adoçantes não nutritivos contêm calorias mínimas ou nenhuma. São utilizados nos produtos alimentares e também estão disponíveis para uso à mesa. Produzem elevação mínima ou nenhuma elevação dos níveis de glicemia, e a U.S. Food and Drug Administration (FDA) os lista como seguros para indivíduos com diabetes.

Rótulos alimentares enganosos

Os alimentos rotulados como "sem açúcar" ou "isentos de açúcar" ainda podem fornecer calorias iguais àquelas dos produtos contendo açúcar equivalente se forem produzidos com adoçantes nutritivos. Por conseguinte, esses alimentos não devem ser considerados como alimentos "livres" para serem consumidos em quantidades ilimitadas, visto que eles podem elevar os níveis de glicemia. Os alimentos rotulados como "dietéticos" não são, necessariamente, alimentos com quantidade reduzida de calorias. Os pacientes devem ser advertidos de que os alimentos rotulados como dietéticos ainda podem conter quantidades significativas de açúcar ou gordura.

É necessário que os pacientes leiam os rótulos dos "alimentos saudáveis" (particularmente os lanches), visto que eles frequentemente contêm carboidratos (p. ex., mel, açúcar mascavo, xarope de milho, farinha) e gorduras vegetais saturadas (p. ex., óleo de coco ou de palmeira), gorduras vegetais hidrogenadas ou gorduras animais, que podem estar contraindicadas para indivíduos com níveis sanguíneos elevados de lipídios.

Atividade física

A atividade física é extremamente importante no manejo do diabetes, em virtude de seus efeitos sobre a redução dos níveis de glicemia e dos fatores de risco cardiovasculares (ADA, 2020). A atividade física diminui os níveis de glicemia, aumentando a captação de glicose pelos músculos e melhorando a utilização da insulina. Além disso, melhora a circulação e o tônus muscular. O treinamento de resistência (força), como o levantamento de peso, pode aumentar a massa muscular sem gordura, elevando, assim, a taxa metabólica em repouso. Esses efeitos são úteis no diabetes para perda de peso, diminuição do estresse e manutenção de uma sensação de bem-estar. A atividade física também altera as concentrações sanguíneas de lipídios, aumentando os níveis das lipoproteínas de alta densidade e diminuindo os níveis de colesterol total e triglicerídios. Isso é particularmente importante para os indivíduos com diabetes, devido ao risco aumentado de doença cardiovascular.

Recomendações para atividade física

De maneira ideal, uma pessoa com diabetes deve praticar atividade física regular. As considerações gerais para o exercício em pacientes com diabetes são apresentadas no Boxe 46.4.

Boxe 46.4 — ORIENTAÇÕES AO PACIENTE

Considerações gerais para a prática de atividades físicas em indivíduos com diabetes

O enfermeiro instrui o paciente a:

- Fazer exercícios 3 vezes/semana, sem passar mais de 2 dias consecutivos sem atividade física
- Realizar treinamento de resistência 2 vezes/semana (para indivíduos com diabetes do tipo 2)
- Praticar o exercício na mesma hora do dia (de preferência quando os níveis de glicemia alcançam o seu pico) e na mesma duração a cada sessão
- Usar calçados apropriados e, quando adequado, outro equipamento de proteção (p. ex., capacete para bicicleta)
- Evitar o traumatismo dos membros inferiores, particularmente em pacientes com dormência, devido à neuropatia periférica
- Inspecionar diariamente os pés depois do exercício
- Evitar a realização de exercício no calor ou frio extremo
- Evitar a realização de atividade física durante períodos de controle metabólico precário
- Fazer alongamento durante 10 a 15 minutos antes da prática de exercícios físicos.

Adaptado de American Diabetes Association (ADA). (2020). Standards of medical care in diabetes – 2020. *Diabetes Care, 43*(Suppl 1), S1-S212.

As recomendações de atividade física devem ser alteradas, quando necessário, para pacientes com complicações diabéticas, tais como retinopatia, neuropatia autônoma, neuropatia sensorimotora e doença cardiovascular (ADA, 2020). A elevação da pressão arterial associada à atividade física pode agravar a retinopatia diabética e aumentar o risco de hemorragia no humor vítreo ou na retina.

Em geral, incentiva-se um aumento lento e gradual no período de exercício. Para muitos pacientes, a caminhada constitui uma forma segura e benéfica de exercício, que não exige nenhum equipamento especial (exceto calçados apropriados) e que pode ser realizado em qualquer local. Os indivíduos com diabetes devem discutir um programa de exercício com seus médicos e submeter-se a uma cuidadosa avaliação médica com exames complementares apropriados antes de iniciar qualquer programa (ADA, 2020).

Para os pacientes com mais de 30 anos e que apresentam dois ou mais fatores de risco para cardiopatia, recomenda-se uma prova de esforço antes de iniciar um programa de exercício (ADA, 2020). Os fatores de risco para cardiopatia incluem hipertensão arterial, obesidade, níveis elevados de colesterol, eletrocardiograma (ECG) em repouso anormal, sedentarismo, tabagismo, sexo masculino e histórico familiar de cardiopatia. Uma prova de esforço anormal pode indicar isquemia cardíaca. Uma prova de esforço anormal geralmente é seguida de cateterismo cardíaco e, em alguns casos, de uma intervenção, tal como angioplastia, colocação de *stent* ou cirurgia cardíaca.

Precauções com a atividade física

Os pacientes que apresentam níveis de glicemia superiores a 250 mg/dℓ (14 mmol/ℓ) e cetonas na urina não devem começar a atividade física até que os resultados do exame de urina sejam negativos para cetonas e que o nível de glicemia esteja mais próximo da faixa normal. A realização de exercício na presença de níveis elevados de glicemia aumenta a secreção de glucagon, hormônio do crescimento e catecolaminas. Em seguida, o fígado libera mais glicose, e o resultado consiste em aumento do nível de glicemia (ADA, 2020).

A diminuição fisiológica da insulina circulante, que normalmente é observada com o exercício, pode não ocorrer nos pacientes tratados com insulina. A princípio, os pacientes que necessitam de insulina devem ser instruídos a fazer um lanche com 15 g de carboidratos (uma troca de fruta) ou um lanche com carboidratos complexos com uma proteína antes de iniciar qualquer exercício moderado, a fim de evitar a ocorrência de hipoglicemia inesperada. A quantidade exata de alimento necessária varia de uma pessoa para outra e deve ser determinada pelo monitoramento da glicemia.

Outro problema para pacientes que tomam insulina é a hipoglicemia, que ocorre algumas horas após o exercício. Para evitar a ocorrência de hipoglicemia pós-exercício, particularmente após exercício extenuante ou prolongado, o paciente pode precisar fazer um lanche no fim da seção de exercício e antes de ir dormir, além de monitorar o nível de glicemia com mais frequência. Os pacientes que são capazes, instruídos e responsáveis podem aprender a ajustar suas próprias doses de insulina, trabalhando estreitamente com um orientador em diabetes. Outros necessitam de instruções específicas sobre o que fazer quando realizam atividade física.

Os pacientes que tomam insulina e que participam de períodos extensos de exercício devem testar os níveis de glicemia antes, no decorrer e depois do período de exercício. Além disso, devem fazer um lanche com carboidratos, quando necessário, para manter os níveis de glicemia. Outros participantes ou observadores devem estar atentos para o fato de que a pessoa que está praticando exercícios tem diabetes, e é necessário que eles saibam que tipo de ajuda oferecer caso ocorra hipoglicemia grave.

Nos indivíduos com diabetes do tipo 2 que estão com sobrepeso ou obesidade, o exercício, além do manejo nutricional, melhora o metabolismo da glicose e intensifica a perda de gordura corporal. O exercício acoplado à perda de peso melhora a sensibilidade à insulina e pode diminuir a necessidade de insulina ou de agentes antidiabéticos orais (ADA, 2020). Por fim, a tolerância do paciente à glicose pode voltar ao normal. Os pacientes com diabetes do tipo 2 que não estão tomando insulina nem agente oral podem não necessitar de alimento adicional antes do exercício.

Considerações gerontológicas

A atividade física compatível e realista é benéfica para os indivíduos idosos portadores de diabetes. A aptidão física na população idosa com diabetes pode levar a melhora do controle glicêmico, diminuição do risco de doença vascular crônica e melhora da qualidade de vida (Eliopoulos, 2018). As vantagens do exercício nessa população incluem diminuição da hiperglicemia, sensação de bem-estar geral e melhor utilização das calorias ingeridas, resultando em redução do peso. Como existe incidência aumentada de problemas cardiovasculares no indivíduo idoso, um exame físico e uma prova de esforço podem ser justificados antes que seja iniciado um programa de exercício. É necessário planejar um padrão de exercício gradual e consistente, incluindo uma combinação de alongamento, exercício aeróbico e treinamento de resistência que não ultrapasse a capacidade física do paciente. Deve-se considerar também a presença de comprometimento físico em consequência de outras doenças crônicas. Em alguns casos, pode-se indicar uma avaliação de fisioterapia, com o objetivo de determinar os exercícios específicos para as necessidades e a capacidade do paciente. Ferramentas como vídeos de condicionamento físico ou cartilhas de orientação de atividade física podem ser úteis (ver seção Recursos no fim do capítulo).

Monitoramento dos níveis de glicose e cetonas

O monitoramento da glicemia constitui a base do manejo do diabetes, e o **automonitoramento da glicemia (AMG)** alterou radicalmente o cuidado do diabetes. O AMG é um método de exame da glicose no sangue capilar, em que o paciente realiza uma punção do dedo e aplica uma gota de sangue a uma fita reagente, cuja leitura é feita por um glicosímetro. Recomenda-se que o AMG seja realizado em circunstâncias que o exijam (p. ex., antes de refeições, lanches, exercícios) por muitos pacientes que tomam insulina (ADA, 2020).

Automonitoramento da glicemia

Ao utilizarem o AMG e ao aprenderem como responder aos resultados, os pacientes portadores de diabetes podem individualizar o esquema de tratamento para obter um controle ótimo da glicemia. Isso possibilita a detecção e a prevenção da hipoglicemia e da hiperglicemia, e igualmente desempenha uma função primordial na normalização dos níveis de glicemia, o que, por sua vez, pode reduzir o risco de complicações do diabetes a longo prazo.

Há vários métodos disponíveis para o AMG. A maioria envolve obter uma gota de sangue da ponta do dedo, aplicar a amostra a uma fita reagente especial e deixar o sangue na fita por um intervalo de tempo especificado pelo fabricante (em geral, 5 a 30 segundos). O glicosímetro fornece uma leitura digital do valor da glicemia. Os glicosímetros disponíveis para o AMG oferecem vários aspectos e benefícios, tais como médias mensais, identificação de eventos (p. ex., exercício e consumo de alimento) e capacidade de baixar para o computador (*downloading*). Os glicosímetros são, em sua maioria, biossensores que podem utilizar o sangue obtido de locais alternativos, como o antebraço. Há uma lanceta especial, que é útil para pacientes com polpas digitais dolorosas ou que sentem dor com as punções digitais.

Como os métodos laboratoriais medem a glicose plasmática, a maioria dos monitores de glicemia aprovados para uso em casa pelo próprio paciente, bem como algumas fitas reagentes, calibra as leituras de glicemia para os valores plasmáticos. Os valores da glicose plasmática são 10 a 15% mais altos que os valores da glicemia, e é de suma importância que os pacientes com diabetes saibam se o monitor ou as fitas reagentes estão fornecendo os resultados do sangue total ou do plasma.

Os métodos de AMG devem ser compatíveis com o nível de habilidade e as capacidades físicas dos pacientes. Os fatores que afetam o desempenho no AMG incluem acuidade visual, coordenação motora fina, capacidade cognitiva, conforto com a tecnologia, vontade de usá-lo e custo (Eliopoulos, 2018). Alguns glicosímetros podem ser utilizados por pacientes com comprometimento visual; tais glicosímetros apresentam componentes de áudio que ajudam o paciente a realizar o exame e a obter o resultado. Além disso, há glicosímetros disponíveis para verificar tanto os níveis de glicemia quanto os níveis sanguíneos de cetonas por pacientes que sejam particularmente suscetíveis à CAD. A maioria das companhias de seguro e programas, como Medicare e Medicaid, cobre parte ou a totalidade dos custos dos glicosímetros e tiras reagentes.

Todos os métodos de AMG estão associados ao risco de que o paciente possa obter e relatar valores errôneos de glicemia em consequência do uso de técnicas incorretas. Algumas fontes comuns de erro incluem aplicação inadequada do sangue (p. ex., uma gota muito pequena), dano das fitas reagentes em consequência de calor ou umidade, uso de fitas reagentes de prazo vencido e limpeza e manutenção inapropriadas do glicosímetro.

Os enfermeiros desempenham função importante ao fornecer as explicações e demonstrações iniciais sobre as técnicas de AMG. Igualmente importante é a avaliação da demonstração de retorno dos pacientes que têm experiência no automonitoramento. A cada 6 a 12 meses, os pacientes devem efetuar uma comparação do resultado fornecido pelo glicosímetro com o nível de glicemia simultâneo medido no laboratório, no consultório médico, e a técnica empregada também deve ser observada. A acurácia do glicosímetro e das fitas reagentes também pode ser avaliada com soluções de controle específicas do glicosímetro, sempre que um novo frasco de fitas for usado e a validade da leitura for duvidosa.

Candidatos ao automonitoramento da glicemia

O AMG constitui um instrumento útil para o manejo do autocuidado para qualquer pessoa com diabetes. Trata-se de um componente essencial do tratamento com qualquer esquema intensivo de terapia com insulina (*i. e.*, 2 a 4 injeções por dia ou uso de uma bomba de insulina) e para o manejo do diabetes durante a gravidez. É também recomendado para pacientes com as seguintes condições:

- Diabetes instável (flutuações intensas, desde níveis de glicemia muito altos até níveis muito baixos durante um período de 24 horas)
- Tendência ao desenvolvimento de cetose ou hipoglicemia graves
- Hipoglicemia sem sinais de alerta.

Para os pacientes que não tomam insulina, o AMG mostra-se valioso para monitorar a efetividade da atividade física, da dieta e dos agentes antidiabéticos orais. Para os que apresentam diabetes do tipo 2, recomenda-se o AMG durante períodos de suspeita de hiperglicemia (p. ex., doença) ou de hipoglicemia (p. ex., níveis incomuns de atividade aumentada), bem como quando o medicamento ou a sua dose são modificados (ADA, 2020).

Frequência do automonitoramento da glicemia

Para a maioria dos pacientes que necessitam de insulina, recomenda-se o AMG 2 a 4 vezes/dia (em geral, antes das refeições e ao deitar-se). Para os pacientes que tomam insulina antes de cada refeição, o AMG é necessário pelo menos 3 vezes/dia, antes das refeições, a fim de determinar cada dose (ADA, 2020). Os pacientes que não recebem insulina podem ser instruídos a avaliar os níveis de glicemia pelo menos 2 a 3 vezes/semana, incluindo um exame pós-prandial de 2 horas. Para todos os pacientes, recomenda-se o exame sempre que houver suspeita de hipoglicemia ou de hiperglicemia, como mudanças nos medicamentos, na atividade ou na dieta, e caso haja estresse ou doença.

Resposta aos resultados do automonitoramento da glicemia

Os pacientes são solicitados a manter um registro ou diário dos níveis de glicemia, de modo que possam detectar a existência de padrões. O exame é realizado no momento da ação máxima do medicamento, a fim de avaliar a necessidade de ajustes na dose. Para avaliar a insulina basal e determinar as doses de insulina de injeção direta, o exame é realizado antes das refeições. Para determinar a necessidade de doses de injeção direta de insulina regular ou de ação rápida (lispro, asparte ou glulisina), o exame é realizado 2 horas depois das refeições. Os pacientes portadores de diabetes do tipo 2 são incentivados a efetuar um teste diariamente antes e 2 horas depois da maior refeição do dia, até que os níveis individualizados de glicemia no sangue sejam atingidos. Posteriormente, o exame deve ser realizado periodicamente, antes e depois das refeições. Os pacientes que tomam insulina ao deitar-se ou que utilizam uma bomba de infusão de insulina também devem realizar o exame às 3 h da manhã, 1 vez/semana, para documentar se o nível de glicemia não está diminuindo durante a noite. Quando o paciente não tem vontade ou não dispõe de recursos para a realização frequente do exame, a sua realização 1 ou 2 vezes/dia pode ser suficiente se a hora do exame for variada (p. ex., antes do desjejum em um dia, antes do almoço no dia seguinte).

É mais provável que os pacientes interrompam o automonitoramento da glicemia se não forem orientados como utilizar os resultados para modificar o esquema terapêutico, se não receberem reforço positivo e se os gastos com as fitas reagentes aumentarem. No mínimo, o paciente deve receber parâmetros para entrar em contato com o médico. Os pacientes que utilizam esquemas intensivos de terapia com insulina podem ser instruídos sobre o uso de algoritmos (regras ou árvores de decisão) para modificar as doses de insulina, com base nos padrões de valores superiores ou inferiores à faixa-alvo e à quantidade de carboidratos a ser consumida. Os padrões basais devem ser estabelecidos pelo AMG durante 1 a 2 semanas.

Uso do sistema de monitoramento contínuo da glicemia

Um sistema de monitoramento contínuo da glicemia é uma maneira de as pessoas com diabetes melito conseguirem acompanhar os níveis sanguíneos de glicose. Um sistema de monitoramento contínuo da glicemia (SMCG) pode ser usado com ou sem uma bomba de insulina. Um sensor é conectado um transmissor implantado no tecido subcutâneo no abdome ou no dorso do braço e conectado a um dispositivo de monitoramento *wireless*, no qual os valores da glicemia são mostrados em tempo real. Os sensores são substituídos a cada 7 a 14 dias. Os dados do SMCG são baixados no computador, e as leituras da glicemia são analisadas. O SMCG mais recente é implantável e pode permanecer no local subcutâneo por 90 dias (Kropff, Choudhary, Neupane et al., 2017). Embora o CGM não possa ser utilizado para tomar decisões sobre doses específicas de insulina, é possível empregá-lo para determinar se o tratamento está adequado ao longo de um período de 24 horas. Esse aparelho é mais útil para pacientes com diabetes do tipo 1 (ADA, 2020).

Exame para a hemoglobina glicada

A **hemoglobina glicada** (também designada como hemoglobina glicosilada, HbA_{1C} ou A1C) é uma medida do controle da glicose nos últimos 3 meses (ADA, 2020). Quando os níveis de glicemia estão elevados, as moléculas de glicose ligam-se à hemoglobina nos eritrócitos. Quanto maior o tempo durante o qual a quantidade de glicose no sangue permanece acima do normal, maior a quantidade de glicose ligada à hemoglobina e maior o nível de hemoglobina glicosilada. Esse complexo (hemoglobina ligada à glicose) é permanente e persiste durante o tempo de sobrevida de cada eritrócito, que é de aproximadamente 120 dias. Se forem mantidos níveis de glicemia quase normais, com aumentos apenas ocasionais, o valor global não estará acentuadamente elevado. Contudo, se os valores da glicemia forem consistentemente elevados, o resultado do exame também será elevado. Quando o paciente relata resultados do AMG em sua maior parte normais, mas o nível de hemoglobina glicosilada encontra-se elevado, pode haver erros nos métodos empregados para o monitoramento da glicose, erros nos resultados registrados ou elevações frequentes dos níveis de glicose nas horas do dia em que o paciente não monitora habitualmente os níveis de glicemia. Em geral, os valores normais variam de 4 a 6% e indicam consistentemente níveis de glicemia quase normais. A faixa-alvo para indivíduos com diabetes é inferior a 7% (53 mmol/mol) (ADA, 2020).

Exame para cetonas

As cetonas (ou corpos cetônicos) são subprodutos da degradação dos lipídios e acumulam-se no sangue e na urina. As cetonas na urina sinalizam que há deficiência de insulina, bem como deterioração no controle do diabetes do tipo 1. Quando não existe mais quase nenhuma insulina efetiva disponível, o corpo começa a degradar os lipídios armazenados para a produção de energia.

O paciente pode utilizar uma fita reagente urinária para a detecção de cetonúria. Na presença de cetonas, a área do reagente na fita exibe coloração púrpura (um dos corpos cetônicos é denominado *acetona*, e esse termo é frequentemente usado como sinônimo do termo *cetonas*). Outras fitas estão disponíveis para medir tanto a glicose quanto as cetonas na urina. Altas concentrações de cetonas podem reduzir a resposta colorimétrica nas fitas reagentes para glicose. Já existem dispositivos portáteis para determinação das concentrações de cetona.

O teste das cetonas urinárias deve ser realizado sempre que os pacientes com diabetes do tipo 1 apresentarem glicosúria ou níveis de glicemia persistentemente elevados (mais de 240 mg/dℓ ou 13,2 mmol/ℓ em dois períodos consecutivos de exame), bem como durante a doença, na gravidez com diabetes preexistente e no diabetes gestacional (ADA, 2020).

Terapia farmacológica

A insulina é secretada pelas células beta das ilhotas de Langerhans e diminui o nível de glicemia depois das refeições, facilitando a captação e a utilização da glicose pelas células musculares, adiposas e hepáticas. Na ausência de insulina adequada, o tratamento farmacológico torna-se essencial.

Insulinoterapia

No diabetes do tipo 1, a insulina exógena precisa ser administrada durante toda vida, visto que o organismo perde a sua capacidade de produzir insulina. No diabetes do tipo 2, a insulina pode ser necessária a longo prazo para controlar os níveis de glicemia quando o planejamento das refeições e os agentes hipoglicemiantes orais são inefetivos, ou quando ocorre deficiência de insulina. Além disso, alguns pacientes nos quais o diabetes do tipo 2 é geralmente controlado apenas pelo planejamento das refeições ou por planejamento das refeições e uso de um agente antidiabético oral podem necessitar de insulina temporariamente durante a doença, infecção, gravidez, cirurgia ou algum outro evento estressante. Em muitos casos, são administradas injeções de insulina duas ou mais vezes/dia para controlar o nível de glicemia. Como a dose de insulina necessária para cada paciente é determinada pelo nível de glicose no sangue, é essencial proceder a um monitoramento acurado dos níveis de glicemia; por esse motivo, o AMG constitui um aspecto fundamental da terapia com insulina.

Preparações

Há disponibilidade de várias preparações de insulina. Tais preparações variam de acordo com três características principais: tempo de ação, espécie (origem) e fabricante (Comerford & Durkin, 2020). As insulinas humanas são produzidas pela tecnologia do ácido desoxirribonucleico (DNA) recombinante e constituem o único tipo de insulina disponível nos EUA.

Tempo de ação. As insulinas podem ser agrupadas em diversas categorias, com base no início, no pico e na duração de ação (Tabela 46.3).

As insulinas de ação rápida produzem um efeito mais rápido, cuja duração é mais curta que a da insulina regular. Em virtude de seu rápido início, o paciente deve ser instruído a se alimentar em até 5 a 15 minutos. Em decorrência da curta duração de ação desses análogos da insulina, os pacientes portadores de diabetes do tipo 1 e alguns pacientes com diabetes do tipo 2 ou com diabetes gestacional também necessitam de uma insulina de ação longa (insulina basal) para manter o controle da glicose. A insulina basal é necessária para manter os níveis de glicemia, independentemente das refeições. É necessário manter um nível constante de insulina em todos os momentos. As insulinas de ação intermediária atuam como as insulinas basais; contudo, pode ser necessário dividi-las em duas injeções para obter uma cobertura de 24 horas.

As insulinas de ação curta são denominadas *insulina regular* (marcadas com R no frasco). A insulina regular é uma solução

TABELA 46.3 Categorias selecionadas de insulina.

Tempo de ação	Agente	Início	Pico	Duração	Indicações
Ação rápida	Lispro Asparte Glulisina	15 a 30 min 15 min 5 a 15 min	30 a 90 min 1 a 3 h 1 h	≤ 5 h 3 a 4 h 5 h	Utilizada para uma rápida redução do nível de glicose, para o tratamento da hiperglicemia pós-prandial ou para prevenção da hipoglicemia noturna
Ação curta	Regular	30 a 60 min	2 a 3 h	4 a 6 h	Geralmente administrada 15 min antes de uma refeição; pode ser administrada isoladamente ou em associação a uma insulina de ação mais longa
Ação intermediária	NPH (protamina neutra de Hagedorn)	60 a 90 min	4 a 12 h	Até 24 h	Alimentos devem ser ingeridos nos horários de início da ação e no pico da ação
Ação prolongada	Glargina Detemir	3 a 6 h Desconhecida	Contínua (sem pico)	24 h 24 h	Utilizada para dose basal
Pó de ação rápida para inalação	Afrezza®	< 15 min	Cerca de 50 min	2 a 3 h	Administrar no início da refeição

Adaptada de Comerford, K. C. & Durkin, M. T. (2020). *Nursing 2020 drug handbook*. Philadelphia, PA: Wolters Kluwer; Keresztes, P. & Peacock-Johnson, A. (2019). Type 2 diabetes: A pharmacological update. *American Journal of Nursing, 119*(2), 32-40.

transparente, geralmente administrada 15 minutos antes de uma refeição, isoladamente ou em associação a uma insulina de ação mais longa. A insulina regular pode ser administrada por via intravenosa (IV) (Comerford & Durkin, 2020).

As insulinas de ação intermediária são denominadas protamina neutra de Hagedorn (NPH, do inglês *neutral protamine Hagedorn*) e têm ação semelhante, aspecto leitoso uniforme e turvo. Se for administrada insulina NPH apenas, não é crucial que seja administrada antes de uma refeição; contudo, os pacientes devem ingerir algum alimento em torno do horário de início e de pico de ação dessas insulinas.

As insulinas basais "sem pico" ou de ação muito longa são usadas como insulina basal, isto é, a insulina é absorvida muito lentamente durante 24 horas e pode ser administrada 1 vez/dia (Comerford & Durkin, 2020). Como a insulina está em suspensão de pH 4, ela não pode ser misturada com outras insulinas, visto que isso causaria precipitação. Administra-se 1 vez/dia em determinado horário; no entanto, é necessário que seja no mesmo horário todos os dias, para evitar superposição de ação. Muitos pacientes adormecem, esquecendo-se de tomar a insulina ao deitar-se, ou podem ficar receosos de tomar a insulina antes de adormecer. Fazer com que esses pacientes tomem a insulina pela manhã garante a administração da dose.

> **Alerta de enfermagem: Qualidade e segurança**
>
> Ao administrar insulina, é muito importante ler cuidadosamente o rótulo e certificar-se de que o tipo e a dose corretos de insulina sejam administrados.

O enfermeiro deve ressaltar quais as refeições (e lanches) estão sendo "cobertas" por quais doses de insulina. Em geral, espera-se que as insulinas de ação rápida e de ação curta forneçam uma cobertura para o aumento dos níveis de glicose depois das refeições, imediatamente após a injeção; espera-se que as insulinas de ação intermediária proporcionem uma cobertura das refeições subsequentes; e que as insulinas de ação longa forneçam um nível relativamente constante de insulina, atuando como insulina basal.

Esquemas de insulina

Os esquemas de insulina variam de uma a quatro injeções por dia. Em geral, há uma combinação de insulina de ação curta e insulina de ação mais longa. O pâncreas com função normal secreta continuamente pequenas quantidades de insulina durante o dia e a noite. Além disso, sempre que o nível de glicemia aumenta depois da ingestão de alimento, ocorre um rápido surto de secreção de insulina, que é proporcional ao efeito do alimento sobre a elevação da glicose. A meta de todos os esquemas de insulina, exceto o mais simples de uma injeção, consiste em reproduzir esse padrão normal de secreção de insulina em resposta à ingestão de alimento e aos padrões de atividade. A Tabela 46.4 descreve vários esquemas de insulina, com as vantagens e desvantagens de cada um deles.

Existem duas abordagens gerais para a terapia com insulina: a convencional e a intensiva (descritas de modo mais detalhado adiante). O paciente pode aprender a utilizar os resultados do AMG e a contagem dos carboidratos para variar as doses de insulina. Isso possibilita ao paciente maior flexibilidade nos horários e no conteúdo das refeições e períodos de exercício. No entanto, os esquemas complexos de insulina exigem um forte nível de comprometimento, orientação intensiva e acompanhamento rigoroso pela equipe de saúde.

O paciente deve estar muito envolvido na decisão sobre qual esquema de insulina deve ser utilizado. Ele deve comparar os benefícios potenciais dos diferentes esquemas com os custos potenciais (p. ex., tempo envolvido, número de injeções ou punções digitais para o teste de glicose, quantidade de registro). Não existem diretrizes estabelecidas sobre qual esquema de insulina deve ser utilizado para determinado paciente. Os membros da equipe de saúde não devem presumir que os pacientes idosos devam automaticamente receber um esquema simplificado, ou que todas as pessoas desejam envolver-se em um esquema complexo de tratamento. O enfermeiro desempenha importante função nas orientações ao paciente sobre as várias abordagens da terapia com insulina. O enfermeiro deve encaminhar o paciente a um endocrinologista para receber treinamento e orientação sobre os esquemas de tratamento com insulina.

Esquema convencional. Uma abordagem consiste em simplificar o máximo possível o esquema de insulina, com a finalidade de evitar as complicações agudas do diabetes (hipoglicemia e hiperglicemia sintomática). Com esse tipo de esquema simplificado (p. ex., uma ou mais injeções de uma mistura de insulinas de ação curta e de ação intermediária por dia), o paciente não deve variar os padrões de refeição nem os níveis de atividade. O esquema simplificado seria apropriado para o paciente em fase terminal, o indivíduo idoso frágil com capacidades limitadas de automanejo ou para pacientes sem vontade ou incapazes de se engajar por completo nas atividades de automonitoramento que fazem parte de um esquema mais complexo de insulina.

Esquema intensivo. Outro tipo de abordagem consiste em utilizar um esquema de insulina mais complexo para obter o máximo de controle sobre os níveis de glicemia, com segurança e prática. Um esquema de insulina mais complexo possibilita ao paciente ter mais flexibilidade para modificar as doses de insulina de um dia para outro, de acordo com mudanças nos padrões de alimentação e de atividade, com o estresse e a presença de doença e, quando necessário, de acordo com variações no nível de glicose prevalecente.

Embora o tratamento intensivo (três ou quatro injeções de insulina por dia) reduza o risco de complicações, nem todos os indivíduos com diabetes são candidatos a um controle muito estrito da glicemia. O risco de hipoglicemia grave aumenta três vezes em pacientes que recebem tratamento intensivo (ADA, 2020). Os pacientes que receberam transplante renal devido a nefropatia e doença renal crônica seguem um esquema de insulina intensivo para preservar a função do novo rim.

Os pacientes que não são candidatos incluem aqueles com:

- Distúrbios do sistema nervoso que os tornem incapazes de reconhecer os episódios de hipoglicemia (p. ex., pacientes com neuropatia autônoma)
- Hipoglicemia grave recorrente
- Complicações irreversíveis do diabetes, como cegueira ou DRT
- Doença vascular encefálica ou cardiovascular grave
- Habilidades de autocuidado inefetivas.

Complicações da terapia com insulina

Reações alérgicas locais. Pode surgir uma reação alérgica local (rubor, edema, hipersensibilidade e induração ou formação de pápula de 2 a 4 cm) no local da injeção em 1 a 2 horas após a administração de insulina. As reações geralmente regridem em poucas horas ou dias. Se não houver resolução, pode-se prescrever outro tipo de insulina (Comerford & Durkin, 2020).

TABELA 46.4 Esquemas de insulina.

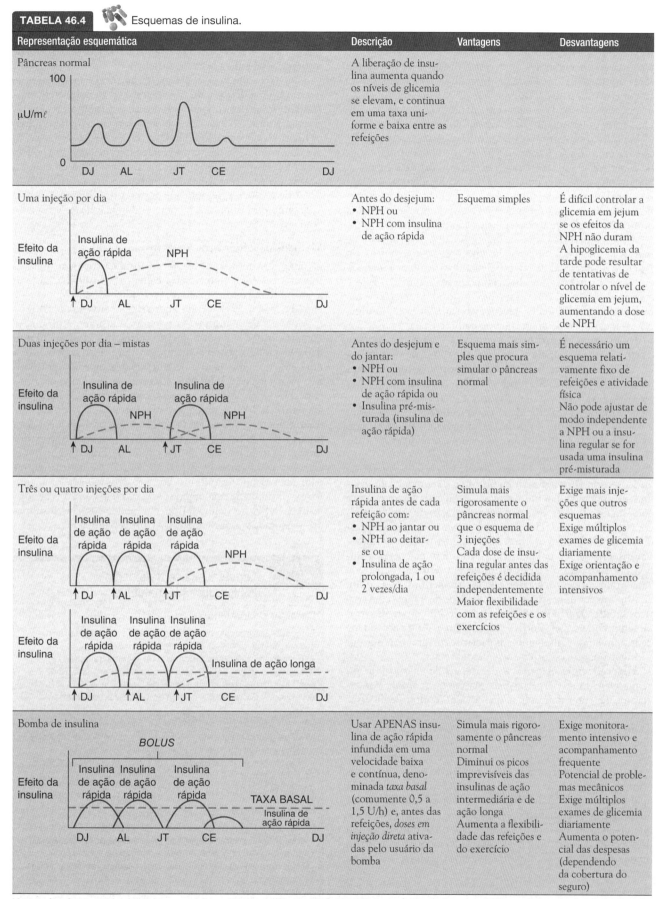

Representação esquemática	Descrição	Vantagens	Desvantagens
Pâncreas normal	A liberação de insulina aumenta quando os níveis de glicemia se elevam, e continua em uma taxa uniforme e baixa entre as refeições		
Uma injeção por dia	Antes do desjejum: • NPH ou • NPH com insulina de ação rápida	Esquema simples	É difícil controlar a glicemia em jejum se os efeitos da NPH não duram A hipoglicemia da tarde pode resultar de tentativas de controlar o nível de glicemia em jejum, aumentando a dose de NPH
Duas injeções por dia – mistas	Antes do desjejum e do jantar: • NPH ou • NPH com insulina de ação rápida ou • Insulina pré-misturada (insulina de ação rápida)	Esquema mais simples que procura simular o pâncreas normal	É necessário um esquema relativamente fixo de refeições e atividade física Não pode ajustar de modo independente a NPH ou a insulina regular se for usada uma insulina pré-misturada
Três ou quatro injeções por dia	Insulina de ação rápida antes de cada refeição com: • NPH ao jantar ou • NPH ao deitar-se ou • Insulina de ação prolongada, 1 ou 2 vezes/dia	Simula mais rigorosamente o pâncreas normal que o esquema de 3 injeções Cada dose de insulina regular antes das refeições é decidida independentemente Maior flexibilidade com as refeições e os exercícios	Exige mais injeções que outros esquemas Exige múltiplos exames de glicemia diariamente Exige orientação e acompanhamento intensivos
Bomba de insulina	Usar APENAS insulina de ação rápida infundida em uma velocidade baixa e contínua, denominada *taxa basal* (comumente 0,5 a 1,5 U/h) e, antes das refeições, *doses em injeção direta* ativadas pelo usuário da bomba	Simula mais rigorosamente o pâncreas normal Diminui os picos imprevisíveis das insulinas de ação intermediária e de ação longa Aumenta a flexibilidade das refeições e do exercício	Exige monitoramento intensivo e acompanhamento frequente Potencial de problemas mecânicos Exige múltiplos exames de glicemia diariamente Aumenta o potencial das despesas (dependendo da cobertura do seguro)

Nota: insulina de ação rápida – lispro, asparte ou glulisina. AL: almoço; CE: ceia; DJ: desjejum; JT: jantar; ↑: injeções de insulina; NPH: protamina neutra de Hagedorn; regular.
Adaptada de Comerford, K. C. & Durkin, M. T. (2020). *Nursing 2020 drug handbook*. Philadelphia, PA: Wolters Kluwer.

Reações alérgicas sistêmicas. As reações alérgicas sistêmicas à insulina são raras. Quando ocorrem, observa-se uma reação cutânea local imediata, que se dissemina gradualmente em urticária generalizada. Em certas ocasiões, essas reações raras estão associadas a edema generalizado ou anafilaxia. O tratamento consiste em dessensibilização, com administração de pequenas doses de insulina em quantidade gradativamente crescente, utilizando um *kit* de dessensibilização.

Lipodistrofia causada por insulina. A lipodistrofia refere-se a uma reação localizada, na forma de lipoatrofia ou lipo-hipertrofia, que ocorre no local das injeções de insulina. A lipoatrofia refere-se a uma perda do tecido adiposo subcutâneo; aparece como depressão discreta ou depressão mais pronunciada da gordura subcutânea. O uso da insulina humana praticamente eliminou essa complicação desfigurante.

A lipo-hipertrofia, que se refere ao desenvolvimento de massas fibroadiposas no local das injeções, é causada pelo uso repetido de um local de injeção. Quando a insulina é injetada em áreas cicatrizadas, a absorção pode ser retardada. Este é o motivo pelo qual o revezamento do local de injeção é tão importante. Os pacientes devem evitar a injeção de insulina nessas áreas até o desaparecimento da hipertrofia.

Resistência à insulina injetada. Os pacientes podem desenvolver resistência à insulina e precisar de doses altas de insulina para controlar os sinais/sintomas do diabetes melito (Comerford & Durkin, 2020). Na maioria dos pacientes portadores de diabetes que tomam insulina, verifica-se o desenvolvimento de anticorpos imunes que se ligam à insulina, diminuindo, assim, o hormônio disponível para uso. Todas as insulinas causam alguma produção de anticorpos nos seres humanos.

Poucos pacientes resistentes desenvolvem altos níveis de anticorpos; muitos apresentam histórico de terapia com insulina interrompida durante vários meses ou mais. O tratamento consiste na administração de uma preparação de insulina mais concentrada, como U-500, que está disponível mediante prescrição especial (Comerford & Durkin, 2020). Nunca armazenar insulina de 500 unidades com outras formulações de insulina por causa do risco de superdosagem se for administrada acidentalmente ao paciente errado (Comerford & Durkin, 2020).[3] Em certas ocasiões, há necessidade de terapia com corticosteroides para bloquear a produção de anticorpos. Esse tratamento pode ser seguido de redução gradual na necessidade de insulina. Por conseguinte, os pacientes precisam monitorar o sangue quanto à ocorrência de hipoglicemia.

Hiperglicemia matinal. A ocorrência de um nível de glicemia elevado ao despertar pela manhã é produzida por níveis insuficientes de insulina, que podem resultar de diversos fatores: fenômeno do amanhecer, efeito Somogyi ou declínio da insulina. O fenômeno do amanhecer caracteriza-se por um nível de glicemia relativamente normal até aproximadamente 3 h da manhã, quando os níveis de glicose no sangue começam a se elevar. Acredita-se que o fenômeno resulte de surtos noturnos na secreção de hormônio do crescimento, criando maior necessidade de insulina nas primeiras horas da manhã em pacientes com diabetes do tipo 1. Esse fenômeno deve ser diferenciado do declínio da insulina (o aumento progressivo da glicemia desde a hora de dormir até a manhã) e do efeito Somogyi (hipoglicemia noturna, seguida de hiperglicemia de rebote). Com frequência, o declínio da insulina é observado quando a dose noturna de NPH é administrada antes do jantar; a sua ocorrência é evitada mudando-se a dose noturna de insulina NPH para a hora de dormir.

Pode ser difícil estabelecer, a partir da anamnese do paciente, qual dessas causas é responsável pela hiperglicemia matinal. Para determinar a etiologia, o paciente precisa ser acordado uma ou duas vezes durante a noite para determinar os níveis de glicemia. A realização de exames ao deitar-se, às 3 h da manhã e ao despertar oferece informações que podem ser utilizadas para fazer ajustes na insulina, a fim de evitar a ocorrência de hiperglicemia matinal.

O Boxe 46.5 apresenta um resumo das diferenças entre o declínio da insulina, o fenômeno do amanhecer e o efeito Somogyi.

Métodos de administração da insulina

Os métodos de administração da insulina incluem injeções subcutâneas (SC) tradicionais, canetas de insulina, injetores a jato e bombas de insulina (ver adiante, em Manejo de enfermagem, a discussão de injeções SC convencionais).

Canetas de insulina. As canetas de insulina utilizam pequenos cartuchos de insulina pré-carregados (150 a 300 unidades), que são acondicionados em um *holder* semelhante a uma caneta. Uma agulha descartável é acoplada ao dispositivo para a injeção de insulina. Esta é liberada girando um disco para selecionar uma dose e pressionando um botão para cada aumento de 1 ou 2 unidades administradas. As pessoas que usam esses dispositivos ainda precisam inserir a agulha a cada injeção (Figura 46.2); no entanto, não precisam transportar frascos de insulina nem aspirá-la antes de cada injeção. Esses dispositivos são mais úteis para pacientes que necessitam injetar apenas um tipo de insulina em determinado momento (p. ex., insulina de ação rápida antes das refeições, 3 vezes/dia, insulina NPH ao deitar-se) ou que podem usar as insulinas pré-misturadas. Essas canetas são convenientes para aqueles

---

Boxe 46.5 — Características e tratamento de hiperglicemia matutina

Declínio da insulina

Elevação progressiva do nível de glicemia da hora de dormir até de manhã

Para tratar, deve-se aumentar a dose noturna (antes do jantar ou ao deitar-se) de insulina de ação intermediária ou de ação longa, ou instituir uma dose de insulina antes da refeição da noite se ainda não fizer parte do esquema de tratamento.

Fenômeno do amanhecer

Nível de glicemia relativamente normal nas primeiras horas da manhã, quando os níveis começam a se elevar.

Para tratar, deve-se mudar o horário da injeção de insulina de ação intermediária da noite – da hora do jantar para a hora de dormir.

Efeito Somogyi

Níveis sanguíneos de glicose normais ou elevados, hipoglicemia de manhã cedo e elevação subsequente da glicemia causada pela produção de hormônios contrarreguladores.

Para tratar, deve-se diminuir a dose noturna (antes do jantar ou na hora de dormir) de insulina de ação intermediária ou aumentar a ceia na hora de dormir

Adaptado de Norris, T. L. (2019). *Porth's pathophysiology: Concepts of altered health state* (10th ed.). Philadelphia, PA: Wolters Kluwer.

---

[3] N. R. T.: No Brasil, a insulina glargina é comercializada como solução injetável em formulações com 100 e 300 U/mℓ, em carpule de vidro de 3 mℓ e 1,5 mℓ ou frasco de vidro de 10 mℓ.

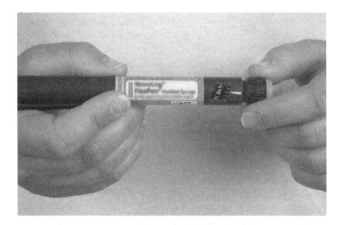

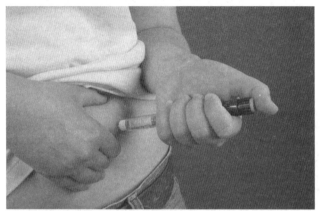

Figura 46.2 • Seringa de insulina pré-carregada.

que administram insulina antes do jantar se forem comer fora ou viajar. São também úteis para pacientes com comprometimento da destreza manual, visão ou função cognitiva, que dificulta o uso das seringas tradicionais.

Injetores a jato. Como alternativa para as injeções com agulha, os dispositivos de injeção a jato liberam insulina através da pele sob pressão em uma corrente extremamente fina. Esses dispositivos são mais caros e exigem treinamento completo e supervisão quando usados pela primeira vez. Além disso, os pacientes devem ser avisados de que as velocidades de absorção, a atividade máxima da insulina e os níveis de insulina podem ser diferentes quando se muda para um injetor a jato (a insulina administrada por injetor a jato costuma ser absorvida com mais rapidez). O uso de injetores a jato tem sido associado a equimoses em alguns pacientes.

Bombas de insulina. A infusão SC contínua de insulina envolve o uso de pequenos dispositivos externos, denominados bombas de infusão (ADA, 2020). Essa tecnologia imita as funções de um pâncreas saudável porque tem sistemas automáticos que conseguem ajustar em 5 minutos o aporte de insulina com base na insulina basal. As bombas de insulina contêm uma seringa de 3 mℓ acoplada a um longo tubo (60 a 105 cm) fino e de lúmen estreito, com uma agulha ou cateter de Teflon® fixado na extremidade. O paciente insere a agulha ou o cateter no tecido subcutâneo (em geral, no abdome) e o fixa com esparadrapo ou com um curativo transparente. Troca-se a agulha ou cateter pelo menos a cada 3 dias. A bomba é então utilizada sobre a roupa do paciente ou em um bolso; algumas mulheres colocam a bomba na parte frontal ou lateral do sutiã. Outros acessórios, como cinto, clipe ou bolsa, podem ser usados para carregar a bomba de insulina.

Ao utilizar uma bomba de insulina, o hormônio é administrado por infusão SC em uma taxa basal que varia de 0,25 a 2 U/hora, dependendo do dispositivo. Quando o paciente ingere uma refeição, para metabolizá-la, ele calcula uma dose de insulina pela contagem da quantidade total de carboidratos contida na refeição, utilizando uma razão predeterminada de insulina-carboidrato; por exemplo, uma razão de 1 unidade de insulina para cada 15 g de carboidratos exige 3 unidades para uma refeição com 45 g de carboidratos. Isso possibilita flexibilidade nos horários e no conteúdo das refeições.

As possíveis desvantagens das bombas de insulina consistem em interrupções inesperadas do fluxo de insulina a partir da bomba, que podem ocorrer quando o tubo ou a agulha ficam ocluídos, quando termina o suprimento de insulina ou quando a bateria está fraca, aumentando o risco de CAD. A orientação efetiva para instruir os pacientes reduz esse risco. Além disso, há o potencial de infecção nos locais de inserção da agulha. Pode ocorrer hipoglicemia com a terapia com bomba de insulina; no entanto, ela geralmente está relacionada com os níveis diminuídos de glicemia alcançados por muitos pacientes, e não representa um problema específico com a própria bomba. O controle estrito do diabetes associado ao uso de uma bomba de insulina pode aumentar a incidência de perda da percepção da hipoglicemia, devido ao declínio muito gradual do nível sérico de glicose, de mais de 70 mg/dℓ (3,9 mmol/ℓ) para menos de 60 mg/dℓ (3,3 mmol/ℓ).

Alguns pacientes consideram inconveniente o uso da bomba nas 24 horas do dia. No entanto, a bomba pode ser facilmente desconectada, de acordo com a preferência do paciente, durante períodos limitados (p. ex., ao tomar banho, fazer exercício, nadar ou para a atividade sexual).

Os candidatos à bomba de insulina precisam estar dispostos a avaliar o nível de glicemia várias vezes ao dia com AMG ou CGM (ADA, 2020). Além disso, é necessário que eles estejam psicologicamente estáveis e confortáveis em relação ao diabetes, visto que a bomba de insulina constitui frequentemente um sinal visível para outros e um constante lembrete para o paciente de que ele é portador de diabetes. O aspecto mais importante é que os pacientes que usam bomba de insulina precisam receber instrução extensa no uso da bomba e na autogestão da glicemia e das doses de insulina. Precisam trabalhar estreitamente com uma equipe de profissionais de saúde experientes na terapia com bomba de insulina – especificamente, um diabetologista/endocrinologista, um nutricionista e um especialista de orientação em diabetes ou centro de orientação em diabetes.

O risco mais comum da terapia com bomba de insulina é a CAD, que pode ocorrer se houver oclusão no tubo ou equipo de infusão. Como apenas a insulina de ação rápida é usada na bomba, qualquer interrupção no fluxo de insulina pode fazer com que o paciente fique rapidamente sem insulina. O paciente deve ser orientado a administrar insulina por injeção manual se houver suspeita de interrupção da insulina (p. ex., ausência de resposta no nível de glicemia depois de uma refeição).

Muitas seguradoras de saúde cobrem o custo da terapia com bomba. Caso o plano de saúde não forneça essa cobertura, a despesa adicional com a bomba e os suprimentos associados pode representar um obstáculo para alguns pacientes. Nos EUA, o Medicare fornece cobertura para terapia com bomba de insulina para pacientes com diabetes do tipo 1.

As bombas de insulina têm sido usadas em pacientes com diabetes do tipo 2, cuja função das células beta diminuiu e que necessitam de insulina. Os pacientes com estilo de vida agitado frequentemente se adaptam bem à bomba de insulina. Não existe nenhum risco de CAD quando ocorre interrupção do fluxo de insulina nos indivíduos com diabetes do tipo 2 que usam bomba de insulina.

Transplante de células pancreáticas. O transplante de todo o pâncreas ou de um segmento do pâncreas está sendo realizado em uma população limitada (em sua maior parte, pacientes portadores de diabetes que estão recebendo simultaneamente um transplante de rim) (Aref, Zayan, Pararajasingam et al., 2019). Pacientes devem avaliar os riscos dos medicamentos administrados para impedir a rejeição em relação às vantagens do transplante de pâncreas. O implante de células das ilhotas pancreáticas produtoras de insulina constitui outra abordagem. Esta última envolve um procedimento cirúrgico menos extenso e uma incidência potencialmente menor de problemas imunogênicos. Contudo, até o momento, a independência da insulina exógena tem sido limitada a 2 anos depois do transplante de células das ilhotas. Os resultados de pesquisas de pacientes com menos de 50 anos com transplantes de células das ilhotas utilizando medicamentos menos tóxicos contra a rejeição mostraram ser promissores (Aref et al., 2019). Esses procedimentos não estão amplamente disponíveis devido à escassez de órgãos para transplante.

Agentes antidiabéticos orais

Os agentes antidiabéticos orais podem ser efetivos para pacientes portadores de diabetes do tipo 2, que não podem ser tratados efetivamente apenas com TNM e exercício. Nos EUA, os agentes hipoglicemiantes orais incluem sulfonilureias de segunda geração, biguanidas, inibidores da alfaglicosidase, secretagogos de insulina não sulfonilureias (meglitinidas, derivados da fenilalanina), tiazolidinedionas (glitazonas), inibidores da dipeptidil peptidase-4 (DPP-4, gliptinas), agonistas receptores do peptídio semelhante ao glucagon 1 (GLP-1, incretinas) e inibidores do cotransportador de sódio-glicose 2 (SGL-2) (Tabela 46.5). As tiazolidinedionas constituem uma classe de medicamentos antidiabéticos orais que reduzem a resistência à insulina nos tecidos-alvo, intensificando a ação da insulina sem estimular diretamente a sua

TABELA 46.5 Medicamentos antidiabéticos orais selecionados.

Nomes genéricos	Ação/Indicações	Efeitos colaterais	Implicações para a enfermagem
Inibidores da alfaglicosidase Acarbose Miglitol	Retardam a absorção dos carboidratos complexos no intestino e lentificam a entrada da glicose na circulação sistêmica Não aumentam a secreção de insulina Podem ser usados isoladamente ou em associação a sulfonilureias, metformina ou insulina para melhorar o controle da glicose	Hipoglicemia (risco aumentado se não forem utilizados com insulina ou outros agentes antidiabéticos) Efeitos colaterais GI (desconforto ou distensão abdominais, diarreia, flatulência) Interações medicamentosas	Devem ser tomados com a primeira porção de alimento para serem efetivos Monitorar os efeitos colaterais GI (diarreia, distensão abdominal) Monitorar os níveis de glicemia para avaliar a eficiência da terapia Monitorar as provas de função hepática a cada 3 meses durante 1 ano e, em seguida, periodicamente Contraindicados para pacientes com disfunção GI ou renal ou com cirrose **Alerta:** a hipoglicemia deve ser tratada com glicose, e não com sacarose
Biguanidas Metformina Metformina com gliburida	Inibem a produção de glicose pelo fígado Aumentam a sensibilidade dos tecidos corporais à insulina Diminuem a síntese hepática de colesterol	Acidose láctica Hipoglicemia se a metformina for utilizada em associação a insulina ou outros agentes antidiabéticos Interação medicamentosa Distúrbios GI Contraindicadas para pacientes com comprometimento da função renal ou hepática, insuficiência respiratória, infecção grave ou consumo abusivo de bebida alcoólica	Monitorar quanto a acidose láctica e hipoglicemia Monitorar a função renal Os pacientes que tomam metformina correm risco aumentado de lesão renal aguda e acidose láctica com o uso de meio de contraste iodado para exames complementares; a metformina deve ser interrompida 48 h antes e por 48 h depois do uso do agente de contraste, ou até que a função renal seja avaliada e esteja normal Verificar a ocorrência de interações com outros medicamentos
Inibidores da dipeptidil peptidase-4 (DPP-4) Alogliptina Linaglipitina Saxagliptina Sitagliptina Vildagliptina	Aumentam e prolongam a ação da incretina, um hormônio que aumenta a liberação de insulina e que diminui os níveis de glucagon, com consequente melhora do controle da glicose	Infecção respiratória superior Nariz entupido ou rinorreia e faringite Cefaleia Desconforto gástrico e diarreia Hipoglicemia, se forem utilizados com sulfonilureias	Geralmente administrados 1 vez/dia Usados isoladamente ou com outros agentes antidiabéticos orais Orientar o paciente sobre os sinais e sintomas de hipoglicemia e outros efeitos adversos que devem ser relatados Monitorar a função renal
Agonistas do peptídio 1 do tipo glucagon (GLP-1) Dulaglutida Liraglutida	Aumentam a secreção de insulina mediada pelos níveis sanguíneos de glicose e exibem outras ações hipoglicemiantes após sua liberação para a circulação pelo trato GI	Pancreatite, perda ponderal, diarreia, náuseas, vômitos, reação no local da injeção, tosse	Administrados 1 vez/dia por injeção subcutânea

(continua)

TABELA 46.5 Medicamentos antidiabéticos orais selecionados. (*continuação*)

Nomes genéricos	Ação/Indicações	Efeitos colaterais	Implicações para a enfermagem
Secretagogos da insulina não sulfonilureias Nateglinida caracterizada como um derivado da D-fenilalanina Repaglinida caracterizada como uma meglitinida	Estimulam a secreção de insulina pelo pâncreas Podem ser utilizados isoladamente ou em associação a metformina ou tiazolidinediona para melhorar o controle da glicose	Hipoglicemia/ganho de peso menos prováveis do que com as sulfonilureias Interações medicamentosas (com cetoconazol, fluconazol, eritromicina, rifampicina, isoniazida)	Monitorar os níveis de glicemia para avaliar a eficiência da terapia Apresentam ação rápida e meia-vida curta Devem ser tomados apenas se for possível ingerir imediatamente uma refeição Orientar os pacientes sobre os sintomas de hipoglicemia Monitorar os pacientes com comprometimento da função hepática e comprometimento renal Não há efeitos sobre os lipídios plasmáticos Tomados antes de cada refeição Verificar a ocorrência de interações com outros medicamentos
Sulfonilureias de segunda geração Glimepirida Glipizida Gliburida	Estimulam as células beta do pâncreas a secretar insulina; podem melhorar a ligação entre a insulina e os receptores de insulina ou aumentar o número de receptores de insulina Apresentam efeitos mais potentes que as sulfonilureias de primeira geração Podem ser utilizadas em associação a metformina ou insulina para melhorar o controle da glicose	Hipoglicemia Sintomas GI leves Ganho de peso Interações medicamentosas (AINEs, varfarina, sulfonamidas)	Monitorar o paciente quanto à hipoglicemia Monitorar os níveis de glicemia e das cetonas urinárias para avaliar a eficiência da terapia Pacientes com alto risco de hipoglicemia: idade avançada, presença de insuficiência renal Quando administradas com agentes bloqueadores beta-adrenérgicos, podem mascarar os sinais e sintomas de alerta habituais da hipoglicemia Alertar os pacientes a evitar o consumo de bebida alcoólica Contraindicadas na presença de alergia às sulfas
Inibidores do cotransportador sódio-glicose 2 (SGL-2) Anagliflozina Dapagliflozina Empagliflozina	Evita que os rins reabsorvam a glicose de volta ao sangue, diminuindo a glicemia liberando glicose na urina	Infecções do trato urinário Hipoglicemia Podem elevar os níveis séricos de LDL-colesterol e HDL-colesterol	Devem ser ingeridos 1 vez/dia antes da primeira refeição pela manhã Monitorar infecções genitais ou urinárias
Tiazolidinedionas (ou glitazonas) Pioglitazona Rosiglitazona	Sensibilizam o tecido corporal à insulina; estimulam os receptores de insulina a diminuir a glicemia e melhoram a ação da insulina Podem ser utilizadas isoladamente ou em associação a sulfonilureias, metformina ou insulina	Hipoglicemia (risco aumentado com o uso de insulina ou outros agentes antidiabéticos) Anemia Ganho de peso, edema Diminuem a eficiência dos contraceptivos orais Possibilidade de disfunção hepática Interações medicamentosas Hiperlipidemia (apresentam efeito variável sobre os lipídios; a pioglitazona pode ser a escolha preferida em pacientes com anormalidades dos lipídios) Comprometimento da função plaquetária	Monitorar os níveis de glicemia para avaliar a eficiência da terapia Monitorar as provas de função hepática Providenciar orientação nutricional para estabelecer um programa de controle de peso Alertar a paciente que toma contraceptivos orais quanto ao risco aumentado de gravidez

AINEs: anti-inflamatórios não esteroides; GI: gastrintestinal; HDL: lipoproteína de alta densidade; LDL: lipoproteína de baixa densidade. Adaptada de Comerford, K. C. & Durkin, M. T. (2020). *Nursing 2020 drug handbook*. Philadelphia, PA: Wolters Kluwer.

secreção. As sulfonilureias de segunda geração e meglitinidas são secretagogos de insulina (Keresztes & Peacock-Johnson, 2019). Os pacientes devem ser informados de que os agentes orais são prescritos como acréscimos (e não como substituição) a outras modalidades de tratamento, como TNM e atividade física. Pode ser necessário interromper temporariamente o uso de medicamentos antidiabéticos orais e prescrever insulina se houver desenvolvimento de hiperglicemia atribuível a infecção, traumatismo ou cirurgia. Ver seção adiante sobre o controle glicêmico no paciente hospitalizado.

Como os mecanismos de ação variam (Figura 46.3), os efeitos podem ser potencializados com o uso de múltiplas doses ou mais de um medicamento (ADA, 2020). Uma combinação de agentes orais com insulina, geralmente glargina ao deitar-se, também tem sido utilizada como tratamento para alguns pacientes com diabetes do tipo 2. A terapia com insulina pode ser usada desde o início em pacientes com diagnóstico recente de diabetes do tipo 2 que sejam assintomáticos e que apresentem níveis elevados de glicemia e A1C (ADA, 2020).

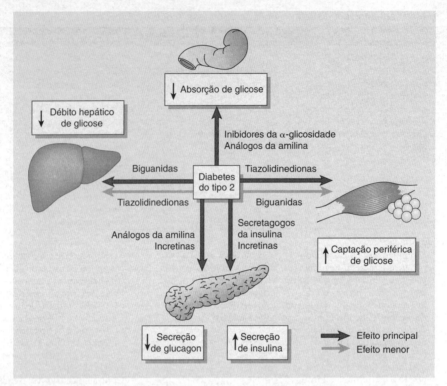

Figura 46.3 • Locais de ação dos agentes hipoglicemiantes e mecanismos de redução do nível de glicemia no diabetes do tipo 2. As incretinas são inibidores da dipeptidil peptidase-4 e agonistas do peptídio-1 semelhante ao glucagon.

Outras terapias farmacológicas

Dispõe-se de outros medicamentos para uso no tratamento farmacológico do diabetes. Essas injeções são terapias adjuvantes, e não um substituto da insulina, se houver necessidade de insulina para controlar o diabetes.

A pranlintida, um análogo sintético da amilina humana, um hormônio secretado pelas células beta do pâncreas, foi aprovada para o tratamento do diabetes tanto do tipo 1 quanto do tipo 2 (Comerford & Durkin, 2020). É utilizada para controlar a hiperglicemia em adultos que não alcançaram níveis aceitáveis de controle da glicose, apesar do uso da insulina nos horários de refeição. A pranlintida é utilizada com insulina, e não em seu lugar. Sua ação é diminuir a velocidade de esvaziamento gástrico dos alimentos e reduzir o apetite (Comerford & Durkin, 2020). A meta da terapia consiste em minimizar as flutuações nos níveis diários de glicose e obter melhor controle da glicose. A pranlintida deve ser injetada SC, a uma distância de 5 cm do local de injeção da insulina (Comerford & Durkin, 2020). Os pacientes são orientados a monitorar rigorosamente os níveis de glicemia durante o período inicial de uso da pranlintida.

Manejo de enfermagem

O manejo de enfermagem para pacientes com diabetes pode envolver o tratamento de uma ampla variedade de distúrbios fisiológicos, dependendo do estado de saúde do paciente e de ele estar com diagnóstico recente ou procurando assistência devido a algum problema de saúde não relacionado. O controle da glicose em paciente com diagnóstico de diabetes, bem como daqueles que não foram diagnosticados, é uma consideração importante no ambiente hospitalar. O manejo de enfermagem de pacientes com CAD e SHH, bem como daqueles com diabetes como diagnóstico secundário, é discutido em seções subsequentes deste capítulo.

Como todos os pacientes portadores de diabetes precisam dominar os conceitos e as habilidades necessários para manejo a longo prazo e prevenção das complicações potenciais do diabetes, é necessária uma base educacional sólida para o autocuidado competente, devendo constituir um foco contínuo do cuidado de enfermagem.

Manejo do controle da glicose no ambiente hospitalar

A hiperglicemia pode prolongar a permanência no hospital, assim como aumentar as taxas de infecção e a mortalidade; por conseguinte, os enfermeiros precisam considerar o controle da glicose em todos os pacientes hospitalizados. A hiperglicemia ocorre mais frequentemente em pacientes com diabetes diagnosticado (i. e., do tipo 1, do tipo 2, gestacional) e naqueles com diagnóstico recente de diabetes ou hiperglicemia de estresse. O manejo de enfermagem da hiperglicemia no hospital utiliza os seguintes princípios (ADA, 2020):

- Os alvos da glicemia a serem alcançados são de 140 a 180 mg/dℓ
- A insulina (SC ou IV) é preferida aos agentes antidiabéticos para o controle da hiperglicemia
- Os protocolos de insulina ou as prescrições devem reduzir ao mínimo a complexidade, assegurar o treinamento adequado da equipe, incluir um tratamento padronizado com agentes hipoglicemiantes e estabelecer diretrizes disponíveis para as metas de glicemia e a dose de insulina
- O momento apropriado para a verificação do nível de glicemia, o consumo de alimentos e a dose de insulina são todos cruciais para o controle da glicose e para evitar a hipoglicemia.

 Fornecimento de orientações ao paciente

O diabetes é uma doença crônica, que exige comportamentos de automanejo especiais durante toda a vida (ADA, 2020).

Como a TNM, a atividade física, os medicamentos, bem como o estresse físico e emocional afetam o controle do diabetes, os pacientes precisam ser instruídos a equilibrar inúmeros fatores.

Desenvolvimento de um plano de orientação para o diabetes

Os pacientes com diabetes do tipo 1 de início recente são hospitalizados por períodos curtos ou podem ser tratados totalmente em uma base ambulatorial. Os pacientes com diabetes do tipo 2 de início recente raramente são hospitalizados para tratamento inicial. Os programas de orientação e treinamento ambulatoriais para o diabetes proliferaram, com a disponibilidade de reembolso por planos de saúde. Todos os encontros com pacientes portadores de diabetes oferecem oportunidades para o reforço das habilidades de autocuidado, independentemente do ambiente.

Nos EUA, muitos sistemas de saúde empregam enfermeiros e nutricionistas que se especializaram na orientação e no tratamento do diabetes melito, e que são certificados pelo National Certification Board for Diabetes Educators como centro de orientação em diabetes.[4] Contudo, devido ao grande número de pacientes com diabetes, todos os enfermeiros desempenham função vital na identificação de pacientes com diabetes, na avaliação das habilidades de autocuidado, no fornecimento da orientação básica, no reforço das instruções fornecidas pelo especialista e no encaminhamento dos pacientes para cuidado de acompanhamento. Os programas de orientação em diabetes que foram revistos pela ADA como preenchendo os National Standards for Diabetes Self-Management Education podem ter reembolso para orientação (Davidson, Ross & Castor, 2018).

> **Desfechos clínicos de histórias de pacientes: Skyler Hansen • Parte 2**
>
>
>
> Lembre-se de Skyler Hansen do Capítulo 5, estudante do Ensino Médio com diagnóstico recente de diabetes do tipo 1. Elabore um plano de orientação de diabetes melito para Skyler e para seus pais. Cite tópicos, recursos e métodos importantes para orientação do paciente que o enfermeiro precisa levar em consideração. Como o enfermeiro avaliaria se o paciente e sua família compreenderam as orientações fornecidas?

Organização das informações

Existem várias estratégias para organizar e priorizar a enorme quantidade de informações que precisam ser ensinadas a pacientes com diabetes. Além disso, muitos hospitais e centros ambulatoriais de diabetes elaboraram diretrizes por escrito, planos de cuidados e formulários de documentação (com base, frequentemente, nas diretrizes da ADA), que podem ser utilizados para documentar e avaliar a orientação (Davidson et al., 2018).

---

[4]N. R. T.: Ver Protocolo clínico e diretrizes terapêuticas do diabetes do tipo 1, Ministério da Saúde, 2020, disponível em https://bvsms.saude.gov.br/bvs/publicacoes/protocolo_clinico_terapeuticas_diabete_melito.pdf, e Protocolo clínico e diretrizes terapêuticas do diabetes do tipo 2, portaria SCTIE/MS nº 54, de 11 de novembro de 2020, disponível em https://www.gov.br/conitec/pt-br/midias/protocolos/resumidos/pcdt_resumido_diabetes-melito_tipo2.pdf.

Uma abordagem geral consiste em organizar as informações e as habilidades em duas categorias principais: orientação básica ou inicial e aprofundada (avançada) ou continuada.

Ensino das habilidades básicas aos pacientes. As habilidades básicas precisam ser ensinadas a todos os pacientes com diagnóstico recente de diabetes do tipo 1 ou do tipo 2 e a todos aqueles que recebem insulina pela primeira vez. As informações básicas que os pacientes precisam conhecer são apresentadas no Boxe 46.6.

Para os pacientes com diagnóstico recente de diabetes do tipo 2, a ênfase é inicialmente colocada no planejamento das refeições, no exercício e na perda de peso, se aplicável. Os pacientes que estão começando a tomar agentes antidiabéticos orais precisam saber como detectar, evitar e tratar a hipoglicemia. Quando o diabetes não é detectado durante muitos anos, o paciente já pode estar apresentando algumas complicações crônicas do diabetes. Por conseguinte, para alguns pacientes com diagnóstico recente de diabetes do tipo 2, a orientação básica em diabetes deve incluir informações sobre habilidades de prevenção, como o cuidado com os pés (Davidson et al., 2018) e com os olhos (p. ex., planejar exames completos [com dilatação da pupila] anualmente ou com mais frequência por um oftalmologista; entender que a retinopatia é, em grande parte, assintomática até os estágios avançados).

Os pacientes também precisam reconhecer que, quando estiverem dominando as habilidades e as informações básicas, a orientação sobre o diabetes é um processo contínuo. A aquisição de conhecimento aprofundado e avançado sobre o diabetes prossegue tanto de modo formal, por meio de programas de orientação continuada, quanto informal, por meio da experiência e do compartilhamento das informações com outras pessoas portadoras de diabetes.

Planejamento da orientação aprofundada e continuada. Tal orientação envolve fornecer mais detalhes relacionados

---

> **Boxe 46.6 — ORIENTAÇÕES AO PACIENTE**
> **Habilidades básicas para pessoas com diabetes**
>
> O enfermeiro inclui as seguintes informações básicas:
>
> 1. Fisiopatologia.
>   a. Definição básica de diabetes (apresentar um nível elevado de glicemia).
>   b. Faixas normais de glicemia e níveis-alvo de glicemia.
>   c. Efeito da insulina e do exercício (diminuição da glicose).
>   d. Efeito do alimento e do estresse, incluindo doença e infecções (aumento da glicose).
>   e. Abordagens básicas de tratamento.
> 2. Modalidades de tratamento.
>   a. Administração de insulina e medicamentos antidiabéticos orais.
>   b. Planejamento das refeições (grupos alimentares, horário das refeições).
>   c. Monitoramento do nível de glicemia e das cetonas urinárias.
> 3. Reconhecimento, tratamento e prevenção das complicações agudas.
>   a. Hipoglicemia.
>   b. Hiperglicemia.
> 4. Informação pragmática.
>   a. Onde comprar e armazenar a insulina, seringas e suprimentos de monitoramento da glicose.
>   b. Quando e como entrar em contato com o médico.
>
> Adaptado de American Diabetes Association (ADA). (2020). Standards of medical care in diabetes – 2020. *Diabetes Care, 43*(Suppl 1), S1-S212.

com as habilidades básicas (p. ex., aprender a variar as escolhas alimentares [contagem de carboidratos], tipo de insulina, preparação para viagem), bem como o aprendizado de medidas de prevenção para evitar as complicações a longo prazo do diabetes. As medidas preventivas incluem cuidado com os pés e com os olhos, higiene geral (p. ex., cuidado da pele e higiene oral) e manejo dos fatores de risco (p. ex., controle da pressão arterial, dos níveis de glicemia, do colesterol, do peso) (ADA, 2020; Davidson et al., 2018).

A orientação continuada mais avançada pode incluir métodos alternativos de administração da insulina, como bomba de insulina, CGM e algoritmos ou regras para calcular e ajustar as doses de insulina. O grau de orientação avançada em diabetes a ser fornecido depende do interesse e das habilidades do paciente. Contudo, é obrigatório aprender medidas de prevenção (particularmente, os cuidados com os pés e com os olhos) para detecção e tratamento precoces, a fim de reduzir a ocorrência de amputações e cegueira em pacientes portadores de diabetes.

Avaliação da disposição para aprender

Antes de iniciar a orientação em diabetes, o enfermeiro avalia a disposição do paciente (e da família) para aprender. Quando recebem o diagnóstico de diabetes pela primeira vez (ou a informação de que precisam de insulina), os pacientes frequentemente passam por vários estágios do processo de pesar. Esses estágios podem incluir choque e negação, raiva, depressão, negociação e aceitação. O tempo necessário para que o paciente e a sua família elaborem o processo de pesar varia de um indivíduo para outro. Podem sentir desamparo, culpa, alteração da imagem corporal, perda da autoestima e preocupação quanto ao futuro. O enfermeiro precisa avaliar as estratégias de enfrentamento e tranquilizar tanto o paciente quanto a sua família de que os sentimentos de depressão e choque são normais.

Perguntar ao paciente e à família a respeito de suas principais preocupações ou medos constitui uma importante maneira para aprender sobre quaisquer informações errôneas que possam estar contribuindo para a ansiedade. É necessário fornecer informações simples e diretas para desfazer conceitos equivocados. Podem ser fornecidas mais orientações quando o paciente dominar as habilidades básicas.

O paciente que está hospitalizado raramente tem a oportunidade de aguardar até se sentir apto a aprender; as internações de curta duração exigem o início da orientação das habilidades básicas o mais cedo possível. Isso proporciona ao paciente a oportunidade de fazer as demonstrações de retorno das habilidades com a supervisão do enfermeiro antes de receber alta. O acompanhamento no ambiente domiciliar é frequentemente necessário para reforçar as habilidades.

O enfermeiro avalia a situação social do paciente à procura de fatores que possam influenciar o tratamento do diabetes e o plano de orientação, tais como:

- Baixo nível de instrução (pode ser verificado durante a avaliação de déficits visuais, pedindo ao paciente que leia materiais educativos)
- Recursos financeiros limitados ou falta de plano de seguro de saúde
- Presença ou ausência de apoio familiar
- Agenda diária típica (pergunta-se ao paciente sobre os horários e o número das refeições diárias habituais, horários de trabalho e exercício, planos de viagem)
- Déficits cognitivos ou outras condições incapacitantes, identificados na anamnese e no exame físico do paciente (o paciente é avaliado quanto a afasia ou capacidade diminuída de obedecer a comandos simples).

As crenças culturais podem também ter impacto na adesão do paciente ao esquema.

Orientação de pacientes experientes

Os enfermeiros precisam avaliar anualmente as habilidades e os comportamentos de autocuidado das pessoas com diabetes de longa data (Davidson et al., 2018). A avaliação desses pacientes precisa incluir a observação direta das habilidades, e não apenas o autorrelato do paciente sobre seus comportamentos de autocuidado. Além disso, esses pacientes precisam estar totalmente cientes das medidas preventivas relacionadas com os cuidados com os pés e com os olhos, bem como o manejo dos fatores de risco. Os pacientes que apresentam complicações a longo prazo do diabetes pela primeira vez podem passar novamente pelo processo de pesar. Alguns pacientes podem demonstrar interesse renovado no autocuidado do diabetes, na esperança de retardar complicações adicionais; outros podem ter sentimento de culpa e depressão. O paciente é incentivado a discutir seus sentimentos e medos relacionados com as complicações; enquanto isso, o enfermeiro fornece informações apropriadas sobre as complicações do diabetes.

Determinação dos métodos de orientação

É importante manter uma flexibilidade com relação às abordagens de orientação. Fornecer orientação sobre habilidades e informações em uma sequência lógica nem sempre constitui o método mais útil para os pacientes. Por exemplo, muitos pacientes têm medo de autoinjeção. Antes que aprendam como preparar, comprar, armazenar e misturar as insulinas, eles devem ser instruídos sobre como inserir a agulha e injetar a insulina (ou praticar com soro fisiológico).

Várias ferramentas podem ser utilizadas para complementar as instruções. Muitas das companhias que fabricam produtos para autocuidado do diabetes também fornecem livretos, vídeos, DVDs ou materiais digitais para ajudar na orientação do paciente. Além disso, estão disponíveis materiais educacionais em muitas fontes (ver seção Recursos). É importante utilizar vários folhetos impressos que estejam de acordo com as necessidades de aprendizado do paciente (incluindo diferentes idiomas, informações para níveis de escolaridade baixos e impressos com letras grandes) e o nível de leitura, e certificar-se de que esses materiais sejam tecnicamente acurados.[5]

Orientação sobre a autoadministração de insulina

As injeções de insulina são autoadministradas no tecido subcutâneo, com o uso de seringas de insulina especiais. As informações básicas incluem explicações sobre o equipamento, as insulinas e as seringas e como misturar a insulina, se necessário.

Armazenamento da insulina

Independentemente de a insulina ser uma formulação de ação curta ou longa, os frascos não utilizados, incluindo os de reserva ou canetas, devem ser refrigerados. Os extremos de temperatura devem ser evitados; não se deve deixar a insulina congelar, e ela não deve ser exposta à luz solar direta nem deixada dentro

---

[5]N.R.T.: Os pacientes podem continuar o aprendizado sobre cuidados com o diabetes melito em unidades de saúde municipais e estaduais e no *site* da Sociedade Brasileira de Diabetes (ver https://diabetes.org.br/nutricao/).

de um carro aquecido. O frasco de insulina em uso deve ser mantido em temperatura ambiente para reduzir a irritação local na área de injeção, o que pode ocorrer quando se injeta a insulina fria. Se um frasco de insulina for utilizado em até 1 mês, ele pode ser mantido em temperatura ambiente. O paciente deve ser instruído a sempre ter um frasco de reserva do tipo ou dos tipos de insulina utilizados (ADA, 2020). As insulinas turvas devem ser totalmente misturadas, invertendo-se delicadamente o frasco ou fazendo-o rolar entre as mãos antes de aspirar a solução para uma seringa ou caneta (Comerford & Durkin, 2020). O paciente precisa ser orientado a prestar atenção ao prazo de validade de qualquer tipo de insulina.

Os frascos de insulina de ação intermediária também devem ser inspecionados quanto à presença de floculação, que consiste em uma cobertura esbranquiçada e congelada dentro do frasco. Isso ocorre mais comumente com as insulinas que são expostas a extremos de temperatura. Se for observada uma cobertura aderente congelada, parte da insulina está ligada e inativa e, por isso, não deve ser utilizada.

Escolha das seringas

As seringas devem estar de acordo com a concentração de insulina (p. ex., 100 U). Na atualidade, estão disponíveis três tamanhos de seringas de insulina de 100 U:

- Seringa de 1 mℓ, com capacidade de 100 unidades
- Seringa de 0,5 mℓ, com capacidade de 50 unidades
- Seringa de 0,3 mℓ, com capacidade de 30 unidades.

Nos EUA, a concentração de insulina usada é de 100 U, ou seja, existem 100 U/mℓ (ou por cm^3). As seringas pequenas permitem que os pacientes que necessitam de pequenas doses de insulina possam medir e aspirar acuradamente a dose de insulina. Existe uma concentração de insulina de 500 U (500 unidades/mℓ) disponível para prescrição especial para pacientes que apresentam grave resistência à insulina e que precisam de doses maciças do hormônio.

As seringas de insulina têm, em sua maioria, uma agulha descartável de calibre 27 a 29, de aproximadamente 1,2 cm de comprimento. As seringas menores são marcadas em incrementos de 1 unidade e podem ser mais fáceis de usar por pacientes que apresentam déficits visuais e por aqueles que tomam doses muito pequenas de insulina. As seringas de 1 mℓ são marcadas em incrementos de 1 e 2 unidades. Dispõe-se de uma pequena agulha de insulina descartável (calibre 31, 8 mm de comprimento) para pacientes muito magros e crianças.

Mistura das insulinas

Quando insulinas de ação rápida ou de ação curta são administradas simultaneamente com insulinas de ação mais longa, elas são geralmente misturadas na mesma seringa; as insulinas de ação mais longa devem ser misturadas totalmente antes de serem aspiradas na seringa. É importante que os pacientes preparem suas injeções de insulina de modo sistemático todos os dias.

Nos casos em que as insulinas (de ação curta ou de ação longa) devem ser misturadas, há opiniões variáveis quanto ao tipo que deve ser colocado primeiro dentro da seringa; contudo, a ADA recomenda que a insulina regular seja colocada primeiramente. As questões mais importantes são que os pacientes dominem a técnica, de modo a não aspirar equivocadamente a dose errada ou o tipo errado de insulina, e que os pacientes não injetem um tipo de insulina no frasco contendo um tipo diferente de insulina. A injeção de insulina turva em um frasco de insulina transparente contamina todo o frasco de insulina transparente e altera a sua ação.

Para os pacientes com dificuldade em misturar as insulinas, há várias opções disponíveis. Eles podem utilizar uma insulina pré-misturada, ter seringas pré-carregadas (ver Figura 46.2) ou tomar duas injeções. As insulinas pré-misturadas estão disponíveis em muitas razões diferentes de insulina NPH e insulina regular (Comerford & Durkin, 2020). A razão 70/30 (70% de insulina NPH e 30% de insulina regular em um frasco-ampola) é mais comum. As combinações com razão de 75% de insulina NPL (lispro protamina neutro) e 25% de insulina lispro também estão disponíveis. A dose inicial apropriada de insulina pré-misturada deve ser calculada, de modo que a proporção entre NPH e insulina regular aproxime-se mais estreitamente das doses separadas necessárias.

Para pacientes que podem injetar insulina, mas que têm dificuldade em aspirar uma dose única ou misturada, as seringas podem ser pré-carregadas com a ajuda de enfermeiros de cuidado domiciliar, da família e de amigos. Pode-se preparar um suprimento de seringas de insulina para 3 semanas, que é mantido no refrigerador, mas reaquecido em temperatura ambiente antes da administração. As seringas pré-carregadas devem ser conservadas com a agulha na posição virada para cima, a fim de evitar o seu entupimento; devem ser totalmente misturadas invertendo várias vezes a seringa antes da injeção.

Aspiração da insulina

A maior parte dos materiais impressos disponíveis (se não todos) sobre a preparação da dose de insulina fornece instruções para que os pacientes injetem ar no frasco de insulina em um volume equivalente ao número de unidades de insulina a ser retirada. A justificativa dessa medida é evitar formação de um vácuo dentro do frasco, o que dificulta a retirada da dose correta de insulina.

Seleção e revezamento do local de injeção

As quatro regiões principais para injeção são: abdome, braços (superfície posterior), coxas (superfície anterior) e quadris (Figura 46.4). A insulina é absorvida mais rapidamente em algumas áreas do corpo que em outras. A absorção é mais rápida no abdome e diminui progressivamente no braço, na coxa e no quadril, respectivamente.

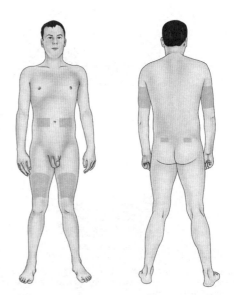

Figura 46.4 • Áreas sugeridas para a injeção de insulina.

Recomenda-se o revezamento sistemático dos locais de injeção em uma área anatômica para evitar lipodistrofia (alterações localizadas no tecido adiposo). Além disso, para promover consistência na absorção de insulina, o paciente deve ser incentivado a usar todos os locais de injeção disponíveis em uma área, em vez de revezar aleatoriamente os locais de uma área para outra. Por exemplo, alguns pacientes utilizam quase exclusivamente a região abdominal, administrando cada injeção a uma distância de 1,2 a 2,5 cm da injeção anterior. Outra abordagem para o revezamento consiste em utilizar sempre a mesma área no mesmo horário do dia. Por exemplo, os pacientes podem injetar as doses matinais no abdome e as doses noturnas nos braços ou nas pernas.

Alguns princípios gerais aplicam-se a todos os padrões de revezamento. Em primeiro lugar, o paciente não deve tentar utilizar o mesmo local mais de uma vez em 2 a 3 semanas. Além disso, se o paciente estiver planejando fazer exercícios físicos, a insulina não deve ser injetada no membro que será exercitado, visto que isso causará absorção mais rápida do medicamento, podendo resultar em hipoglicemia.

Preparo da pele

Não há necessidade de utilizar álcool para limpar a pele, mas os pacientes que aprenderam essa técnica frequentemente continuam a usá-la. Devem ser avisados para deixar a pele secar após a limpeza com álcool. Se não deixar o álcool secar antes da injeção, ele pode ser transportado aos tecidos, resultando em uma área de rubor local e sensação de queimação.

Inserção da agulha

Há várias maneiras de inserir a agulha para as injeções de insulina. A técnica correta baseia-se na necessidade de que a insulina seja injetada no tecido subcutâneo (Boxe 46.7). A injeção, quando muito profunda (p. ex., intramuscular) ou muito superficial (intradérmica), pode afetar a velocidade de absorção da insulina. Para uma pessoa normal ou com sobrepeso, o melhor ângulo de inserção é de 90°. A aspiração (introdução da agulha seguida por tração do êmbolo para verificar se existe sangue na seringa e a agulha está na veia) não é necessária. Muitos pacientes que vêm utilizando a insulina durante um período prolongado eliminaram essa etapa de sua rotina de

---

Boxe 46.7 — ORIENTAÇÕES AO PACIENTE

Autoinjeção de insulina

O enfermeiro instrui o paciente a:

1. Com uma das mãos, estabilizar a pele, esticando-a ou pinçando uma grande área.

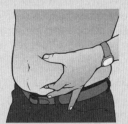

Pinçamento da pele

2. Pegar a seringa com a outra mão e segurá-la como se fosse um lápis. Introduzir a agulha perpendicularmente à pele.[a]

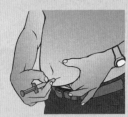

Inserção da agulha na pele

3. Para injetar a insulina, empurrar o êmbolo por completo.

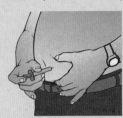

Injeção da insulina

4. Retirar a agulha da pele em linha reta. Aplicar um chumaço de algodão sobre o local de injeção por vários segundos.

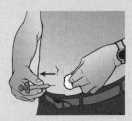

Retirada da agulha e colocação de chumaço de algodão sobre o local

5. Usar a seringa descartável *apenas uma vez* e descartá-la em um recipiente de plástico rígido (com tampa hermética), como um recipiente de alvejante ou detergente.[b] Seguir as regulamentações estaduais para descarte das seringas e agulhas.

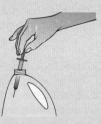

Descarte da seringa

[a]Alguns pacientes podem ser orientados a inserir a agulha em um ângulo de 45°. [b]Embora alguns estudos tenham sugerido que a reutilização de seringas descartáveis possa ser segura, recomenda-se que isso seja feito apenas na ausência de higiene pessoal precária, doença concomitante aguda, feridas abertas nas mãos ou resistência diminuída à infecção.

injeção de insulina, sem nenhum efeito adverso aparente. O Boxe 46.8 fornece detalhes sobre como avaliar a eficiência das instruções sobre a autoinjeção de insulina.

Descarte das seringas e das agulhas

As seringas e as canetas de insulina, as agulhas e as lancetas devem ser descartadas de acordo com as regulamentações locais. Se não houver programas comunitários de descarte disponíveis, os objetos pontiagudos usados devem ser colocados em um recipiente resistente à punção. O paciente deve entrar em contato com as autoridades de coleta de lixo para instruções sobre o descarte associado dos recipientes cheios, que não devem ser misturados com os recipientes a serem reciclados.

Promoção de cuidados domiciliar, comunitário e de transição

 Orientações do paciente sobre autocuidados

Se o controle da glicose não for satisfatório, ou se houver complicações evitáveis, o enfermeiro precisa avaliar os motivos da gestão inefetiva do paciente quanto ao esquema de tratamento. Não se deve pressupor que os problemas relativos ao manejo do diabetes estejam relacionados com a decisão do paciente de ignorar o autocuidado. O paciente pode ter esquecido ou nunca ter aprendido certas informações, ou podem existir crenças culturais ou religiosas que interferem na adesão ao tratamento. O problema pode ser corrigido de maneira simples, fornecendo informações

---

Boxe 46.8 | Critérios para determinar a eficiência das instruções sobre a autoinjeção de insulina

Equipamento

Insulina
1. Identificar as informações no rótulo do frasco de insulina:
   - Tipo (p. ex., NPH, regular, 70/30)
   - Fabricante
   - Concentração (p. ex., 100 U)
   - Data de validade.
2. Verificar a aparência da insulina:
   - Transparente ou branco-leitosa
   - Verificar a ocorrência de floculação (grumos, aparência congelada)
   - Identificar onde comprar e armazenar a insulina
   - Indicar aproximadamente quanto tempo irá durar o frasco (1.000 unidades por frasco de insulina 100 U)
   - Indicar por quanto tempo os frascos abertos podem ser usados.

Seringas
1. Identificar a marca da concentração na seringa (100 U)
2. Identificar o tamanho da seringa (p. ex., 100 unidades, 50 unidades, 30 unidades)
3. Descrever o descarte apropriado da seringa usada

Preparação e administração da injeção de insulina
1. Aspirar a quantidade e o tipo de insulina corretos
2. Misturar adequadamente as duas insulinas, quando necessário
3. Introduzir a agulha e injetar a insulina
4. Descrever o revezamento dos locais:
   - Demonstrar a injeção com todas as áreas anatômicas a serem utilizadas
   - Descrever o padrão de revezamento, como usar apenas o abdome ou usar certas áreas no mesmo horário do dia
   - Descrever o sistema para lembrar os locais, como padrão horizontal através do abdome, como se fosse fazer uma linha tracejada.

Conhecimento da ação da insulina
1. Listar a prescrição:
   - Tipo e dose de insulina
   - Horário das injeções de insulina.
2. Descrever o tempo aproximado de ação da insulina:
   - Identificar as insulinas de ação longa e de ação curta pelo nome
   - Especificar o tempo levado aproximadamente até o início de ação da insulina
   - Identificar a necessidade de retardar a alimentação até 5 a 15 minutos depois da injeção de insulina de ação rápida (lispro, asparte, glulisina)
   - Saber que intervalos de tempo mais longos são seguros quando o nível de glicemia estiver elevado, e que pode ser necessário encurtá-los quando o nível de glicemia estiver baixo.

Incorporação das injeções de insulina no esquema diário
1. Especificar a sequência correta das atividades da pessoa com diabetes antes das refeições:
   - Pode-se utilizar um processo mnemônico, como a palavra "tia", que ajuda o paciente a lembrar da sequência das atividades ("t" = teste [glicemia], "i" = injeção de insulina, "a" = alimentação)
   - Descrever o esquema diário, tal como teste, insulina, alimentação antes do desjejum e do jantar; teste e alimentação, antes do almoço e ao deitar-se.
2. Descrever as informações sobre a hipoglicemia:
   - Sintomas: tremores, sudorese, nervosismo, fome, fraqueza
   - Causas: excesso de insulina, excesso de exercício, alimentação insuficiente
   - Tratamento: 15 g de carboidrato concentrado, como 2 ou 3 comprimidos de glicose, 1 tubo de gel de glicose, meio copo de suco
   - Depois do tratamento inicial, fazer um lanche incluindo amido e proteína, como queijo e biscoitos *cream-crackers*, leite e *cream-crackers*, meio sanduíche.
3. Descrever as informações sobre a prevenção da hipoglicemia:
   - Evitar atrasos nas horas de refeição
   - Ingerir uma refeição ou lanche aproximadamente a cada 4 a 5 horas (enquanto estiver acordado)
   - Não omitir refeições
   - Aumentar o consumo de alimentos antes do exercício se o nível de glicemia for inferior a 100 mg/dℓ
   - Verificar regularmente o nível de glicemia
   - Identificar a modificação segura das doses de insulina compatível com o plano de manejo
   - Sempre carregar uma forma de açúcar de ação rápida
   - Usar uma pulseira de identificação médica
   - Orientar a família, os amigos e os colegas de trabalho sobre os sinais e o tratamento da hipoglicemia
   - Fazer com que a família, os companheiros de quarto e os companheiros de viagem aprendam a usar o glucagon injetável para tratar as reações hipoglicêmicas graves.
4. Manter acompanhamento regular para avaliar o controle do diabetes:
   - Manter registro por escrito da glicemia, doses de insulina, reações hipoglicêmicas, variações na dieta
   - Manter todas as consultas com os profissionais de saúde
   - Procurar regularmente o médico (em geral, duas a quatro vezes por ano)
   - Orientar como entrar em contato com o médico em caso de emergência
   - Explicar quando é necessário ligar para o médico para relatar variações nos níveis de glicemia.

completas e certificando-se de que o paciente esteja entendendo essas informações. O foco da orientação no diabetes deve ser a capacitação do paciente. A orientação do paciente deve considerar alterações do comportamento, autoefetividade e crenças de saúde.

Caso o problema não consista em déficit de conhecimento, determinados fatores físicos ou emocionais podem estar comprometendo a capacidade do paciente de realizar as habilidades de autocuidado. Por exemplo, a acuidade visual diminuída pode prejudicar a capacidade do paciente de administrar a insulina de modo acurado, de medir o nível de glicemia ou de inspecionar a pele e os pés. Além disso, a mobilidade articular diminuída (particularmente no idoso) ou a incapacidade preexistente podem dificultar ao paciente a inspeção da planta dos pés. A negação do diagnóstico ou a depressão podem prejudicar a capacidade do paciente de realizar as múltiplas medidas de autocuidado diárias. Os pacientes cujos problemas familiares, pessoais ou de trabalho possam ter maior prioridade podem se beneficiar de assistência no estabelecimento das prioridades. O enfermeiro também precisa avaliar o paciente quanto à ocorrência de infecção ou estresse emocional, que podem levar a níveis elevados de glicemia, apesar da adesão ao esquema de tratamento.

As seguintes abordagens são úteis para promover as habilidades de manejo do autocuidado:

- Considerar quaisquer fatores subjacentes (p. ex., déficit de conhecimento, déficit de autocuidado, doença) que possam afetar o controle do diabetes
- Simplificar o esquema de tratamento se ele for muito difícil de ser seguido pelo paciente
- Ajustar o esquema de tratamento para atender aos pedidos do paciente (p. ex., ajustar a dieta ou os horários de insulina para possibilitar maior flexibilidade no conteúdo ou nos horários das refeições
- Elaborar um plano específico ou contrato com cada paciente, com metas simples e mensuráveis
- Fornecer um reforço positivo dos comportamentos de autocuidado realizados, em vez de focalizar os comportamentos que foram negligenciados (p. ex., reforçar positivamente os exames de glicose no sangue que foram realizados, em vez de focalizar o número de exames omitidos)
- Ajudar o paciente a identificar os fatores de motivação pessoal, em vez de focalizar o desejo de agradar os médicos
- Incentivar o paciente a buscar metas e interesses na vida e desencorajar um enfoque indevido no diabetes.

Cuidados contínuos e de transição

O grau com que os pacientes interagem com os médicos para obter um cuidado contínuo depende de numerosos fatores. A idade, o nível socioeconômico, as complicações existentes, o tipo de diabetes e as condições comórbidas podem determinar a frequência das consultas de acompanhamento. Muitos pacientes com diabetes são visitados por enfermeiros de cuidado domiciliar, comunitário ou de transição para orientação sobre o diabetes, cuidado de feridas, preparação da insulina ou assistência no monitoramento da glicose. Até mesmo os pacientes que alcançam um controle excelente da glicose e que não apresentam complicações podem esperar ver o seu médico pelo menos duas vezes por ano para uma avaliação continuada, e devem receber atualizações rotineiras sobre a nutrição. Além disso, o enfermeiro deve lembrar ao paciente a necessidade de participar nas atividades recomendadas de promoção da saúde (p. ex., vacinas antigripais anuais) e nas triagens de saúde apropriadas para a idade (p. ex., exames pélvicos, mamografias).

A participação em grupos de apoio (pessoalmente ou *online*) é incentivada para pacientes com diabetes durante muitos anos, bem como para aqueles com diagnóstico recente. Essa participação pode ajudar o paciente e a sua família a enfrentar as mudanças no estilo de vida que ocorrem com o início do diabetes e suas complicações. As pessoas que participam de grupos de apoio frequentemente compartilham informações e experiências valiosas e aprendem com os outros. Os grupos de apoio proporcionam oportunidade para a discussão de estratégias para lidar com o diabetes e o seu manejo, bem como para esclarecer e verificar informações com enfermeiros e outros profissionais de saúde, levando a hábitos mais saudáveis.

COMPLICAÇÕES AGUDAS DO DIABETES

Existem três complicações agudas principais do diabetes relacionadas com desequilíbrios a curto prazo nos níveis de glicemia: hipoglicemia, CAD e SHH (Fayfman, Pasquel & Umpeirrez, 2017).

HIPOGLICEMIA (REAÇÕES À INSULINA)

A hipoglicemia refere-se a um baixo nível (hipo) de glicose no sangue (glicemia) e ocorre quando a glicose no sangue cai para menos de 70 mg/dℓ (3,9 mmol/ℓ) (ADA, 2020). A hipoglicemia pode ocorrer quando há excesso de insulina ou agentes hipoglicemiantes orais, uma quantidade muito pequena de alimento ou atividade física excessiva. Ela pode surgir a qualquer momento do dia ou da noite. Com frequência, ocorre antes das refeições, particularmente quando as refeições são retardadas ou quando os lanches são omitidos. Por exemplo, pode ocorrer hipoglicemia no meio da manhã, quando a insulina matinal alcança o seu pico, enquanto a hipoglicemia que ocorre no fim da tarde coincide com o pico da insulina NPH matinal. A hipoglicemia no meio da noite pode ocorrer devido a um pico das insulinas NPH à noite ou antes do jantar, particularmente em pacientes que não fazem um lanche antes de dormir.

 Considerações gerontológicas

Nos indivíduos idosos com diabetes, a hipoglicemia representa uma preocupação particular por muitos motivos:

- Com frequência, os indivíduos idosos vivem sozinhos e podem não reconhecer os sintomas de hipoglicemia
- Na presença de função renal em declínio, é necessário mais tempo para que os agentes hipoglicemiantes orais sejam excretados pelos rins
- Pode ocorrer omissão de refeições, devido ao apetite diminuído ou a limitações financeiras
- A acuidade visual diminuída pode levar a erros na administração da insulina.

Manifestações clínicas

As manifestações clínicas da hipoglicemia podem ser agrupadas em duas categorias: sintomas adrenérgicos e sintomas do sistema nervoso central (SNC).

Na hipoglicemia leve, à medida que o nível de glicemia cai, o sistema nervoso simpático é estimulado, resultando em um surto de epinefrina e norepinefrina. Isso provoca sintomas como sudorese, tremor, taquicardia, palpitação, nervosismo e fome.

Na hipoglicemia moderada, a queda do nível de glicemia priva as células cerebrais do combustível necessário para o seu funcionamento. Os sinais de comprometimento da função do SNC podem incluir incapacidade de se concentrar, cefaleia, tonturas, confusão, lapsos de memória, dormência dos lábios e da língua, fala arrastada, coordenação comprometida, alterações emocionais, comportamento irracional ou combativo, visão dupla e sonolência. Pode ocorrer qualquer combinação desses sintomas (além dos sintomas adrenérgicos) na hipoglicemia moderada.

Na hipoglicemia grave, a função do SNC está tão comprometida, que o paciente precisa da assistência de outra pessoa para o tratamento. Os sintomas podem incluir comportamento desorientado, convulsões, dificuldade em despertar do sono ou perda da consciência.

Alerta de domínio de conceito

É importante verificar o nível de glicemia do paciente e correlacioná-lo com os sintomas apresentados. Se o nível de glicemia do paciente estiver baixo, mas não houver nenhum sintoma, o enfermeiro deve fazer uma dupla verificação do nível de glicose para assegurar que ele esteja correto.

Avaliação e achados diagnósticos

Os sintomas de hipoglicemia podem aparecer subitamente e variam de modo considerável de uma pessoa para outra. A resposta hormonal (adrenérgica) diminuída à hipoglicemia pode contribuir para a ausência de sintomas de hipoglicemia. Essa situação é observada em alguns pacientes que tiveram diabetes durante muitos anos. Pode estar relacionada com a neuropatia autônoma, uma complicação crônica do diabetes (ver discussão mais adiante). À medida que os níveis de glicemia caem, o surto normal de epinefrina não ocorre, tampouco são observados os sintomas adrenérgicos habituais, como sudorese e tremores. A hipoglicemia pode não ser detectada até que ocorra comprometimento moderado ou grave do SNC. Os pacientes afetados precisam realizar o AMG de modo regular e frequente, particularmente antes de dirigir ou de empreender outras atividades potencialmente perigosas.

Manejo clínico

Tratamento com carboidratos

Quando ocorre hipoglicemia, deve-se instituir um tratamento imediato (ADA, 2020). A recomendação habitual é de 15 a 20 g de uma fonte concentrada de carboidratos de ação rápida. Não há necessidade de adicionar açúcar ao suco, mesmo que seja rotulado como suco sem açúcar, visto que o açúcar da fruta no suco contém carboidrato suficiente para elevar o nível de glicemia. A adição de açúcar comum ao suco pode provocar aumento agudo no nível de glicemia, e os pacientes podem apresentar hiperglicemia durante horas após o tratamento.

Início das medidas de emergência

Quando adultos apresentam glicemia inferior a 54 mg/dℓ (3,0 mmol/ℓ) ou estão inconscientes e não conseguem engolir, pode ser administrada por uma injeção de glucagon de 1 mg (ADA, 2020) SC ou intramuscular. O glucagon é um hormônio produzido pelas células alfa do pâncreas, que estimula o fígado a degradar o glicogênio, ou seja, a glicose armazenada. O glucagon injetável é apresentado na forma de pó em frascos de 1 mg e deve ser misturado com um diluente imediatamente antes de ser injetado. Depois da injeção de glucagon, o paciente pode levar até 20 minutos para recuperar a consciência. Uma fonte concentrada de carboidrato, seguida de um lanche, deve ser fornecida ao paciente ao acordar, a fim de evitar a recidiva de hipoglicemia (visto que a duração de ação de 1 mg de glucagon é breve – seu início é observado no período de 8 a 10 minutos e a duração de sua ação é de 12 a 27 minutos) e repor as reservas hepáticas de glicose. Alguns pacientes apresentam náuseas após a administração de glucagon. Caso isso ocorra, o paciente deve ser colocado em decúbito lateral para evitar a aspiração em caso de vômito.

O glucagon é vendido apenas com prescrição e deve constituir parte dos suprimentos de emergência disponíveis para pacientes com diabetes que necessitem de insulina. Os familiares, os cuidadores e os colegas de trabalho devem ser instruídos sobre o uso do glucagon, particularmente nos casos de pacientes que tenham pouco ou nenhum sinal de alerta de episódios hipoglicêmicos (ADA, 2020). Os pacientes devem ser orientados a notificar o seu médico após a ocorrência e o tratamento de hipoglicemia grave. Indica-se um monitoramento rigoroso durante 24 horas depois de um episódio hipoglicêmico, visto que o paciente corre risco aumentado de sofrer outro episódio (ADA, 2020).

Em hospitais e serviços de emergência, para pacientes que estejam inconscientes ou que não possam deglutir, podem ser administrados 25 a 50 mℓ de soro glicosado IV a 50%. O efeito costuma ser observado em poucos minutos. O paciente pode queixar-se de cefaleia e de dor no local da injeção. É essencial assegurar a permeabilidade da linha IV usada para a injeção de glicose a 50%, visto que as soluções hipertônicas, como a glicose a 50%, são muito irritantes para as veias.

Fornecimento de orientações ao paciente

É possível evitar a hipoglicemia por meio de um padrão consistente de alimentação, administração de insulina e exercício. Podem ser necessários lanches entre as refeições e na hora de dormir, para contrapor o efeito máximo da insulina. Em geral, o paciente deve cobrir o horário de atividade máxima da insulina ingerindo um lanche e consumindo alimentos adicionais quando a atividade física é aumentada. São realizados exames rotineiros de glicemia, de modo que qualquer mudança nas necessidades de insulina possa ser antecipada, viabilizando o ajuste da dose. Devido à possível ocorrência inesperada de hipoglicemia, todos os pacientes tratados com insulina devem usar uma pulseira ou cartão de identificação informando que são portadores de diabetes.

Os pacientes, a família e os colegas de trabalho devem ser instruídos a reconhecer os sintomas de hipoglicemia. Os membros da família, em particular, devem estar cientes de que qualquer alteração sutil (mas incomum) no comportamento pode constituir indicação de hipoglicemia. É preciso orientá-los a incentivar e até mesmo em insistir que o paciente com diabetes avalie os níveis de glicemia se houver suspeita de hipoglicemia. Alguns pacientes tornam-se muito resistentes à realização dos exames ou à ingestão de alimento, e se aborrecem com os membros da família que estão procurando tratar a hipoglicemia. A família precisa ser instruída a perseverar e a entender que a hipoglicemia pode provocar um comportamento irracional, devido ao baixo suprimento de glicose do cérebro.

A neuropatia autônoma ou os betabloqueadores, como o propranolol usado no tratamento da hipertensão arterial ou das arritmias cardíacas, podem mascarar os sintomas típicos da hipoglicemia. É muito importante que os pacientes que tomam esses medicamentos realizem testes de glicemia de modo frequente e regular. Os pacientes que apresentam diabetes do tipo 2 e que tomam sulfonilureias orais também podem desenvolver hipoglicemia, que pode ser prolongada e grave – trata-se de um risco particular nos pacientes idosos.

É importante que os pacientes portadores de diabetes, particularmente os que recebem insulina, aprendam a sempre carregar consigo alguma forma de açúcar simples (ADA, 2020; Davidson et al., 2018). Existem comprimidos e géis de glicose preparados comercialmente, que podem ser convenientes de carregar pelo paciente. Se o paciente tiver uma reação hipoglicêmica e não dispuser de nenhum dos alimentos de emergência recomendados, ele deverá ingerir qualquer alimento disponível (de preferência, contendo carboidratos).

Os pacientes são aconselhados a abster-se de ingerir sobremesas hipercalóricas e ricas em gordura (p. ex., biscoitos, bolos, roscas, sorvete) para tratar a hipoglicemia, visto que seu elevado conteúdo de gordura pode alentecer a absorção da glicose e a resolução dos sintomas hipoglicêmicos. Subsequentemente, o paciente pode ingerir mais alimentos quando os sintomas não regridem rapidamente, o que pode levar a níveis de glicemia muito elevados durante várias horas e contribuir para o ganho de peso.

Os pacientes que se sentem excessivamente restritos pelo seu plano de refeições podem encarar os episódios hipoglicêmicos como um momento de recompensa com sobremesas. Pode ser mais prudente orientar esses pacientes a incorporar sobremesas ocasionais no plano de refeições, visto que podem ter mais facilidade em limitar o tratamento dos episódios hipoglicêmicos a carboidratos simples (de baixa caloria), como suco ou comprimidos de glicose. Os pacientes devem ser instruídos a relatar todos os episódios de hipoglicemia grave ao médico, além de qualquer aumento na sua incidência, frequência e gravidade.

CETOACIDOSE DIABÉTICA

A CAD é causada pela ausência de insulina ou pela sua presença em quantidade acentuadamente inadequada. Esse déficit de insulina disponível resulta em distúrbios no metabolismo dos carboidratos, proteínas e lipídios. As três principais características clínicas da CAD são as seguintes:

- Hiperglicemia
- Desidratação e perda de eletrólitos
- Acidose.

Fisiopatologia

Na ausência de insulina, a quantidade de glicose que penetra nas células é reduzida, e há um aumento da gliconeogênese (produção e liberação de glicose pelo fígado), levando à hiperglicemia (Figura 46.5). Em uma tentativa de livrar o organismo do excesso de glicose, os rins a excretam juntamente com água e eletrólitos (p. ex., sódio, potássio). Essa diurese osmótica, que se caracteriza por poliúria, leva a desidratação e perda acentuada de eletrólitos (Norris, 2019). Os pacientes com CAD grave podem perder até 6,5 ℓ de água e até 400 a 500 mEq de sódio, potássio e cloreto, cada um, durante um período de 24 horas.

Outro efeito do déficit de insulina é a lipólise, degradação dos lipídios em ácidos graxos livres e glicerol. Os ácidos graxos livres são convertidos em corpos cetônicos pelo fígado. Os corpos cetônicos são ácidos, e o seu acúmulo na circulação devido à falta de insulina leva ao desenvolvimento de acidose metabólica.

As três principais causas de CAD consistem em diminuição ou omissão da dose de insulina, doença ou infecção e diabetes melito não diagnosticado e não tratado (a CAD pode ser a manifestação inicial do diabetes do tipo 1). O déficit de insulina pode resultar de dose insuficiente de insulina prescrita ou da administração insuficiente de insulina pelo próprio paciente. Os erros na dose de insulina podem ser cometidos pelos pacientes que estão doentes e que supõem que, caso eles estejam se alimentando menos ou vomitando, devem diminuir as doses de insulina. (Visto que doenças, sobretudo as infecções, podem elevar a glicemia, o paciente não precisa diminuir a dose de insulina para compensar um aporte diminuído de alimentos quando estiver doente, e pode até mesmo necessitar de um aumento na dose de insulina.)

Outras causas potenciais de diminuição da insulina incluem erro do paciente ao aspirar ou ao injetar a insulina (sobretudo em pacientes com comprometimento visual), omissão intencional das doses de insulina (particularmente em adolescentes com diabetes que estão tendo dificuldade em lidar com a condição ou outro aspecto de suas vidas) ou problemas com o equipamento (p. ex., oclusão do equipo da bomba de insulina). A doença e as infecções estão associadas à resistência à insulina. Em resposta a estressores físicos (e emocionais), ocorre aumento nos níveis dos hormônios de estresse – glucagon, epinefrina, norepinefrina, cortisol e hormônio do crescimento. Esses hormônios promovem a produção de glicose pelo fígado e interferem na utilização de glicose pelo músculo e pelo tecido adiposo, contrapondo-se ao efeito da insulina. Se os níveis de insulina não forem aumentados durante os períodos de doença e infecção, a hiperglicemia pode progredir para CAD (ADA, 2020).

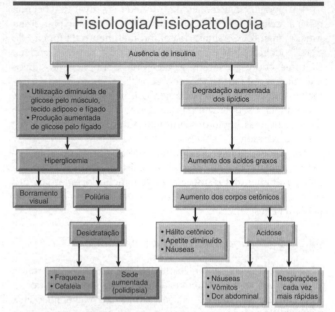

Figura 46.5 • Metabolismo anormal que causa sinais e sintomas de cetoacidose diabética. Redesenhada de Pearce, M. A., Rosenberg, C. S. & Davidson, M. D. (2003). Patient education. In Davidson MB. (Ed.). *Diabetes mellitus: Diagnosis and treatment*. New York: Churchill Livingstone.)

Prevenção

Para a prevenção da CAD relacionada com a doença, é necessário rever com os pacientes as "regras dos dias de doença" para controlar o diabetes quando estão doentes (Boxe 46.9). O conceito mais importante é nunca eliminar as doses de insulina quando ocorrem náuseas e vômitos. Com efeito, o paciente deve tomar a dose habitual de insulina (ou as doses especiais previamente prescritas para os dias de doença) e, em seguida, tentar consumir porções pequenas e frequentes de carboidratos (incluindo alimentos habitualmente evitados, tais como sucos, refrigerantes comuns e gelatina). A ingestão de líquidos a cada hora é importante para evitar a desidratação. A glicemia e as cetonas urinárias precisam ser avaliadas a cada 3 a 4 horas.

Caso o paciente não consiga ingerir líquidos sem vomitar, ou se os níveis elevados de glicose ou de cetonas persistirem, é necessário entrar em contato com o médico. Os pacientes são ensinados a ter alimentos disponíveis para uso nos dias de doença (Down, 2018). Além disso, devem dispor de um suprimento de fitas reagentes urinárias (para teste das cetonas) e fitas reagentes para glicose no sangue. O paciente precisa saber como entrar em contato com o seu médico durante as 24 horas do dia. Esses materiais devem ser reunidos em um *kit* para os "dias de doença".

Após a resolução da fase aguda da CAD, o enfermeiro deve avaliar as causas subjacentes. Se houver motivos psicológicos para a omissão das doses de insulina pelo paciente, este e a sua família podem ser encaminhados para avaliação e aconselhamento ou terapia.

Manifestações clínicas

A hiperglicemia da CAD leva a poliúria, polidipsia e fadiga pronunciada. Além disso, o paciente pode experimentar visão turva, fraqueza e cefaleia. Os pacientes com depleção acentuada do volume intravascular podem exibir hipotensão ortostática (queda da pressão arterial sistólica de 20 mmHg ou mais com a mudança da posição reclinada para a posição ortostática). A depleção de volume também pode levar à hipotensão franca, com pulso rápido e fraco.

A cetose e a acidose da CAD levam a sinais/sintomas gastrintestinais, tais como anorexia, náuseas, vômitos e dor abdominal. O paciente pode ter hálito cetônico (odor de frutas), que ocorre com os níveis elevados de cetona. Além disso, pode ocorrer hiperventilação (com respiração muito profunda, mas não laboriosa). A respiração de Kussmaull representa a tentativa do organismo de diminuir a acidose, contrapondo-se ao efeito do acúmulo das cetonas (Norris, 2019). Além disso, o estado mental varia amplamente na CAD. O paciente pode estar alerta, letárgico ou comatoso.

Avaliação e achados diagnósticos

Os níveis de glicemia podem variar entre 250 e 800 mg/dℓ (16,6 e 44,4 mmol/ℓ). Alguns pacientes apresentam valores de glicose mais baixos, enquanto outros exibem valores de 1.000 mg/dℓ (55,5 mmol/ℓ) ou mais (dependendo, em geral, do grau de desidratação). A gravidade da CAD não está necessariamente relacionada com o nível de glicemia. As evidências de cetoacidose refletem-se nos baixos níveis séricos de bicarbonato (0 a 15 mEq/ℓ) e no pH baixo (6,8 a 7,3). A pressão parcial de dióxido de carbono baixa (Pa_{CO_2} de 10 a 30 mmHg) reflete a compensação respiratória (respirações de Kussmaull) para a acidose metabólica. O acúmulo de corpos cetônicos (o que precipita a acidose) reflete-se nas determinações das cetonas no sangue e na urina (Down, 2018).

As concentrações de sódio e de potássio podem estar baixas, normais ou altas, dependendo da quantidade de desidratação. Apesar da concentração plasmática, houve uma acentuada depleção corporal total desses eletrólitos (e de outros eletrólitos), cuja reposição é necessária. Além disso, é possível observar níveis elevados de creatinina, ureia e hematócrito com a desidratação. Após a reidratação, a elevação contínua dos níveis séricos de creatinina e ureia sugere a presença de insuficiência renal subjacente.

Manejo clínico

Além de resolver a hiperglicemia, o manejo da CAD tem por objetivo corrigir a desidratação, a perda de eletrólitos e a acidose antes de corrigir a hiperglicemia com insulina (Fayfman et al., 2017; Joyner Blair, Hamilton & Spurlock, 2018).

Reidratação

Nos pacientes desidratados, a reidratação é importante para manter a perfusão tecidual. Além disso, a reposição de líquido aumenta a excreção do excesso de glicose pelos rins. O paciente pode necessitar de até 6 a 10 ℓ de soluções IV para repor as perdas hídricas causadas por poliúria, hiperventilação, diarreia e vômitos.

A princípio, administra-se uma solução de cloreto de sódio a 0,9% (soro fisiológico [SF]) em uma velocidade rápida, habitualmente de 0,5 a 1 ℓ por hora, durante as primeiras 2 a 4 horas (Fayfman et al., 2017). O SF a 0,45% (também conhecido como soro fisiológico hipotônico) pode ser usado para pacientes com hipertensão ou hipernatremia, bem como para aqueles que correm risco de insuficiência cardíaca. Depois das primeiras horas, o SF a 0,45% constitui o líquido de escolha para reidratação contínua, contanto que a pressão arterial esteja estável e que o nível de sódio não esteja baixo.

Boxe 46.9 ORIENTAÇÕES AO PACIENTE

Diretrizes a serem seguidas durante períodos de doença ("regras dos dias de doença")

O enfermeiro instrui o paciente a:

- Tomar a insulina ou hipoglicemiantes orais conforme o habitual
- Determinar o nível de glicemia e as cetonas urinárias a cada 3 a 4 horas
- Relatar os níveis elevados de glicose, conforme especificado, ou as cetonas urinárias a seu médico
- Administrar doses suplementares de insulina regular a intervalos de 3 a 4 horas, caso necessário, se o paciente usar insulina
- Se o paciente não conseguir seguir o seu plano habitual de refeições, deve substituí-lo por alimentos pastosos (p. ex., 1/3 xícara de gelatina comum, 1 xícara de sopa cremosa, ½ xícara de creme, 3 biscoitos *cream-crackers* integrais) 6 a 8 vezes/dia
- Se os vômitos, a diarreia ou a febre persistirem, tomar líquidos (p. ex., ½ copo de refrigerante comum ou suco de laranja, ½ copo de caldo, 1 copo de Gatorade®), a cada 30 minutos a 1 hora para evitar desidratação e fornecer calorias
- Relatar ao médico a ocorrência de náuseas, vômitos e diarreia, visto que a perda extrema de líquidos pode ser perigosa
- Estar ciente de que, se não for capaz de reter líquidos ingeridos, pode precisar ser hospitalizado para evitar a ocorrência de cetoacidose diabética e, possivelmente, coma.

Podem ser necessárias velocidades de infusão moderadas a altas (200 a 500 mℓ por hora) por várias horas. Quando o nível de glicemia alcança 300 mg/dℓ (16,6 mmol/ℓ) ou menos, a solução IV pode ser trocada por soro glicosado a 5% (SG a 5%) para evitar declínio precipitado no nível de glicemia (Fayfman et al., 2017).

O monitoramento do estado do volume de líquidos envolve medições frequentes dos sinais vitais (incluindo monitoramento para alterações ortostáticas da pressão arterial e frequência cardíaca), avaliação pulmonar e monitoramento do balanço hídrico. O débito urinário inicial é inferior ao aporte de soluções IV quando a desidratação é corrigida. Podem ser necessários expansores do plasma para corrigir a hipotensão grave que não responde à hidratação venosa. O monitoramento à procura de sinais de sobrecarga hídrica é muito importante para pacientes idosos, que apresentam comprometimento renal ou que correm risco de insuficiência cardíaca.

Restauração dos eletrólitos

O principal eletrólito objeto de preocupação durante o tratamento da CAD é o potássio. A concentração plasmática inicial de potássio pode estar baixa, normal ou alta; todavia, com mais frequência, ela tende a ser alta (hiperpotassemia) em consequência da ruptura da bomba celular de sódio-potássio (na vigência de acidose). Por conseguinte, o nível sérico de potássio precisa ser monitorado com frequência. Alguns dos fatores relacionados com o tratamento da CAD que afetam a concentração de potássio incluem reidratação, que leva a aumento do volume plasmático e diminuição subsequente da concentração sérica de potássio. A reidratação também aumenta a excreção urinária de potássio. A administração de insulina potencializa o movimento do potássio do líquido extracelular para o interior das células.

A reposição criteriosa e oportuna de potássio é vital para evitar as arritmias que podem ocorrer com a hipopotassemia. Podem ser necessários até 40 mEq/h durante várias horas. Como os níveis de potássio extracelular diminuem durante o tratamento da CAD, é necessário infundir potássio, mesmo se o nível plasmático de potássio estiver normal.

A realização frequente (inicialmente a cada 2 a 4 horas) de ECG e medições laboratoriais do potássio são necessárias durante as primeiras 8 horas do tratamento. A reposição de potássio só é suspensa se houver hiperpotassemia, ou se o paciente não estiver urinando.

 Alerta de enfermagem: Qualidade e segurança

Como o nível sérico de potássio de um paciente pode cair rapidamente em consequência da reidratação e da administração de insulina, a reposição de potássio deve começar quando os níveis de potássio se normalizarem no paciente com CAD.

Reversão da acidose

Os corpos cetônicos (ácidos) acumulam-se em consequência da degradação dos lipídios. A acidose que ocorre na CAD é revertida com insulina, que inibe a degradação dos lipídios, interrompendo, assim, a produção de cetonas e o acúmulo de ácido. Em geral, a insulina é infundida IV em uma velocidade lenta e contínua (p. ex., 5 U/h). Os níveis de glicemia precisam ser determinados a intervalos de 60 minutos. São administradas soluções IV com concentrações mais altas de glicose, como soro glicofisiológico ou soro glicosado a 5% com NaCl a 0,45%, quando os níveis de glicemia alcançam 250 a 300 mg/dℓ (13,9 a 16,6 mmol/ℓ), a fim de evitar uma queda muito rápida da glicemia (i. e., hipoglicemia) durante o tratamento.

A insulina regular, o único tipo de insulina usado IV, pode ser acrescentada às soluções IV. O enfermeiro deve converter as velocidades de infusão de insulina por hora (frequentemente prescritas como unidades por hora) em velocidades de gotejamento IV. Por exemplo, quando 100 unidades de insulina regular são misturadas em 500 mℓ de SF (NaCl a 0,9%), 1 unidade de insulina é igual a 5 mℓ; por conseguinte, a infusão de insulina inicial de 5 unidades por hora é igual a 25 mℓ por hora. Com frequência, a insulina é infundida separadamente das soluções de reidratação para possibilitar a realização de mudanças frequentes na velocidade e no conteúdo destas últimas (Fayfman et al., 2017).

A insulina precisa ser infundida continuamente até que a administração SC possa ser retomada. Qualquer interrupção na administração pode levar ao reacúmulo de corpos cetônicos e ao agravamento da acidose. Mesmo se os níveis de glicemia estiverem diminuindo e retornando a seu valor normal, o gotejamento de insulina não deve ser interrompido até que seja iniciada a terapia com insulina SC. Com efeito, deve-se aumentar a velocidade ou a concentração da infusão de glicose, a fim de evitar a ocorrência de hipoglicemia. Os níveis de glicemia são habitualmente corrigidos antes da correção da acidose. Por conseguinte, a insulina IV pode ser continuada durante 12 a 24 horas, até que o nível sérico de bicarbonato aumente (até pelo menos 15 a 18 mEq/ℓ) e até que o paciente possa se alimentar. Em geral, evita-se a infusão de bicarbonato para corrigir a acidose grave durante o tratamento da CAD, visto que ele precipita diminuições adicionais e súbitas (e potencialmente fatais) nos níveis séricos de potássio. A infusão contínua de insulina é habitualmente suficiente para a reversão da CAD (Down, 2018; Fayfman et al., 2017).

 Alerta de enfermagem: Qualidade e segurança

Ao pendurar no suporte a solução de insulina, o enfermeiro precisa irrigar todo o equipo de infusão IV com a solução de insulina e descartar os primeiros 50 mℓ de líquido. As moléculas de insulina aderem à superfície interna dos equipos de infusão IV de plástico; por conseguinte, o líquido inicial contém concentração diminuída de insulina.

SÍNDROME HIPEROSMOLAR HIPERGLICÊMICA

A síndrome hiperosmolar hiperglicêmica (SHH) é, com mais frequência, um distúrbio metabólico do diabetes do tipo 2, que resulta de um déficit relativo de insulina desencadeado por uma doença que aumenta as demandas de insulina. Trata-se de uma condição grave, em que predominam a hiperosmolalidade e a hiperglicemia, com alterações do sensório. Ao mesmo tempo, a cetose é geralmente mínima ou inexistente. O defeito bioquímico básico consiste na falta de insulina efetiva (i. e., resistência à insulina). A hiperglicemia persistente provoca diurese osmótica, que resulta em perda de água e eletrólitos. Para manter o equilíbrio osmótico, a água desloca-se do espaço de líquido intracelular para o espaço extracelular. Em decorrência da glicosúria e da desidratação, ocorrem hipernatremia e aumento da osmolaridade. A Tabela 46.6 compara a CAD com a SHH.

A SHH ocorre mais frequentemente em idosos (50 a 70 anos) sem histórico conhecido de diabetes ou que apresentam diabetes do tipo 2 (Fayfman et al., 2017). Com frequência, a SHH pode ser atribuída a uma infecção ou a um evento precipitante, como doença aguda (p. ex., acidente vascular encefálico [AVE]), medicamentos que exacerbam a hiperglicemia (p. ex., tiazídicos) ou tratamentos como a diálise. A anamnese inclui dias a semanas de poliúria com aporte hídrico adequado. O que diferencia a SHH da CAD é o fato de que a cetose e a acidose geralmente não ocorrem na SHH, em parte devido a diferenças nos níveis de insulina. Na CAD, não há nenhuma insulina presente, o que promove a degradação da glicose, das proteínas e dos lipídios armazenados, levando à produção de corpos cetônicos e ao desenvolvimento de cetoacidose. Na SHH, o nível de insulina está muito baixo para impedir a ocorrência de hiperglicemia (e diurese osmótica subsequente); no entanto, está alto o suficiente para evitar a degradação dos lipídios. Os pacientes com SHH não apresentam os sintomas gastrintestinais relacionados com a cetose que os levam a procurar assistência médica. Na verdade, podem tolerar a poliúria e a polidipsia até que as alterações neurológicas ou uma doença subjacente (ou membros da família ou outras pessoas) os levem a procurar tratamento.

Manifestações clínicas

O quadro clínico da SHH é de hipotensão, desidratação profunda (mucosas secas, turgor cutâneo deficiente), taquicardia e sinais neurológicos variáveis (p. ex., alteração da consciência, convulsões, hemiparesia) (Down, 2018; Fayfman et al., 2017) (ver Tabela 46.6).

Avaliação e achados diagnósticos

A avaliação diagnóstica inclui uma variedade de exames laboratoriais, tais como nível de glicemia, eletrólitos, ureia, hemograma completo, osmolalidade sérica e gasometria arterial. O nível de glicemia é habitualmente superior a 600 mg/dℓ, a osmolalidade ultrapassa 320 mOsm/kg e não há cetoacidose (Fayfman et al., 2017). Os níveis de eletrólitos e de ureia são compatíveis com o quadro clínico de desidratação grave (ver Capítulo 10). As alterações do estado mental, os déficits neurológicos focais e as alucinações são comuns em consequência da desidratação cerebral que resulta da hiperosmolalidade extrema. Hipotensão ortostática acompanha a desidratação (Fayfman et al., 2017).

Manejo

A abordagem global ao tratamento da SHH assemelha-se àquela da CAD: reposição hídrica, correção dos desequilíbrios eletrolíticos e administração de insulina. Como os pacientes com SHH são tipicamente idosos, é importante o monitoramento rigoroso do estado de volume e dos eletrólitos para a prevenção da sobrecarga hídrica, insuficiência cardíaca e arritmias cardíacas. O tratamento com líquidos é iniciado com solução de NaCl a 0,9% ou 0,45%, dependendo do nível de sódio e da gravidade da depleção de volume do paciente. O monitoramento da pressão venosa central ou hemodinâmica orienta a reposição de líquidos. Acrescenta-se potássio às soluções IV quando o débito urinário é adequado, e essa conduta é orientada pelo monitoramento contínuo do ECG e pelas determinações laboratoriais frequentes do potássio (Fayfman et al., 2017).

Os níveis de glicemia extremamente elevados diminuem com a reidratação do paciente. A insulina é menos importante no tratamento da SHH, visto que ela não é necessária para a reversão da acidose, como no caso da CAD. Contudo, a insulina costuma ser administrada em uma velocidade baixa contínua para corrigir a hiperglicemia, e são administradas soluções de reposição IV com glicose (como na CAD) após a redução do nível de glicose para a faixa de 250 a 300 mg/dℓ (13,8 ou 16,6 mmol/ℓ) (Fayfman et al., 2017).

As outras modalidades terapêuticas são determinadas pela doença subjacente e pelos resultados da avaliação clínica e laboratorial contínua. Podem ser necessários 3 a 5 dias para o desaparecimento dos sintomas neurológicos, e o tratamento da SHH geralmente continua bem depois da resolução das

TABELA 46.6 Comparação da cetoacidose diabética e da síndrome hiperosmolar hiperglicêmica.

Características	CAD	SHH
Pacientes mais comumente acometidos	Pode ocorrer no diabetes do tipo 1 ou do tipo 2; mais comum no diabetes do tipo 1	Pode ocorrer no diabetes do tipo 1 ou do tipo 2; mais comum no diabetes do tipo 2, particularmente em adultos mais velhos com diabetes do tipo 2
Evento precipitante	Omissão da insulina; estresse fisiológico (infecção, cirurgia, AVE, IAM, diabetes do tipo 1 não tratado)	Estresse fisiológico (infecção, AVE, IAM), medicamentos (p. ex., tiazídicos), tratamentos (p. ex., diálise)
Início	Rápido (< 24 h)	Mais lento (no decorrer de vários dias)
Níveis de glicemia	Geralmente > 250 mg/dℓ (13,9 mmol/ℓ)	Geralmente > 600 mg/dℓ (> 33,3 mmol/ℓ)
pH arterial	< 7,3	Normal
Cetonas séricas e urinárias	Presentes	Ausente
Osmolalidade sérica	275 a 320 mOsm/ℓ	> 320 mOsm/ℓ
Nível plasmático de bicarbonato	< 15 mEq/ℓ	Normal
Níveis de ureia e de creatinina	Elevados	Elevados
Taxa de mortalidade	< 1%	5 a 16%

AVE: acidente vascular encefálico; CAD: cetoacidose diabética; IAM: infarto agudo do miocárdio; SHH: síndrome hiperosmolar hiperglicêmica. Adaptada de Fayfman, M., Pasquel, F. J. & Umpeirrez, G. E. (2017). Management of hyperglycemic crises: Diabetic ketoacidosis and hyperglycemic hyperosmolar state. *Medical Clinics of North America*, 101(3), 587-606.

anormalidades metabólicas. Após a recuperação da SHH, muitos pacientes conseguem controlar o diabetes apenas com TNM ou com TNM e medicamentos antidiabéticos orais. Pode não haver necessidade de insulina após a resolução da complicação hiperglicêmica aguda. O AMG frequente é importante na prevenção da recidiva da SHH (Fayfman et al., 2017).

PROCESSO DE ENFERMAGEM
Paciente com cetoacidose diabética ou síndrome hiperosmolar hiperglicêmica

Avaliação

Para o paciente com CAD, o enfermeiro monitora o ECG à procura de arritmias indicando níveis anormais de potássio. Os sinais vitais (particularmente a pressão arterial e o pulso), a gasometria arterial, os sons respiratórios e o estado mental são avaliados a cada hora e registrados em um fluxograma. As verificações do estado neurológico são incluídas como parte da avaliação realizada a cada hora, visto que o edema cerebral pode constituir um resultado grave e, por vezes, fatal. Os níveis de glicemia são verificados a cada hora (Fayfman et al., 2017).

Para o paciente com SHH, o enfermeiro avalia os sinais vitais, o estado hídrico e os valores laboratoriais. O estado hídrico e o débito urinário são rigorosamente monitorados, devido ao alto risco de insuficiência renal em consequência da desidratação grave. Como a SHH tende a ocorrer em pacientes idosos, é necessário considerar as alterações fisiológicas que aparecem com o processo do envelhecimento. É importante proceder a um cuidadoso exame das funções cardiovascular, pulmonar e renal durante as fases aguda e de recuperação da SHH (Fayfman et al., 2017).

Diagnóstico

DIAGNÓSTICOS DE ENFERMAGEM

Com base nos dados da avaliação, os principais diagnósticos de enfermagem podem incluir os seguintes:

- Risco de hipovolemia associado com poliúria e desidratação
- Desequilíbrio hídrico associado com perda ou desvios de líquido
- Falta de conhecimento sobre habilidades de autocuidado ou informações sobre o diabetes
- Ansiedade associada com perda de controle, medo da incapacidade de tratar o diabetes, informações errôneas acerca do diabetes, medo das complicações do diabetes.

PROBLEMAS INTERDEPENDENTES/ COMPLICAÇÕES POTENCIAIS

As complicações potenciais podem incluir as seguintes:

- Sobrecarga hídrica, edema pulmonar e insuficiência cardíaca
- Hipopotassemia
- Hiperglicemia e cetoacidose
- Hipoglicemia
- Edema cerebral.

Planejamento e metas

As principais metas para o paciente podem incluir: manutenção do equilíbrio hidreletrolítico, maior conhecimento sobre as habilidades básicas e autocuidado do diabetes, redução da ansiedade e ausência de complicações.

Intervenções de enfermagem

MANUTENÇÃO DO EQUILÍBRIO HIDRELETROLÍTICO

O balanço hídrico é monitorado. São administradas soluções IV e eletrólitos, conforme prescrição, e a ingestão oral de líquidos é incentivada, quando permitido. São monitorados os valores laboratoriais dos eletrólitos séricos (particularmente sódio e potássio). Os sinais vitais são monitorados a cada hora à procura de sinais de desidratação (taquicardia, hipotensão ortostática), juntamente com uma avaliação de sons respiratórios, nível de consciência, presença de edema e estado cardíaco (fitas do ritmo no ECG).

AUMENTO DO CONHECIMENTO SOBRE O MANEJO DO DIABETES

O desenvolvimento de CAD ou de SHH sugere para o enfermeiro a necessidade de avaliar cuidadosamente o entendimento e a participação do paciente quanto ao plano de manejo do diabetes. Além disso, os fatores que podem ter levado ao desenvolvimento da CAD e da SHH são explorados com o paciente e a sua família. Se o monitoramento do nível de glicemia, o aporte nutricional, o uso de medicamentos antidiabéticos (insulina ou agentes hipoglicemiantes orais) e os padrões de exercício do paciente diferirem daqueles identificados no plano de manejo do diabetes, sua relação com o desenvolvimento da CAD ou da SHH será discutida, juntamente com as manifestações precoces da CAD ou da SHH. Se outros fatores estiverem implicados, como traumatismo, doença, cirurgia ou estresse, as estratégias apropriadas para responder a esses eventos e a situações semelhantes no futuro serão descritas, de modo que o paciente possa responder futuramente sem o desenvolvimento de complicações potencialmente fatais. Pode ser necessário ensinar novamente as habilidades básicas a pacientes que podem não se lembrar dessas instruções. Caso o paciente tenha omitido a insulina ou agentes antidiabéticos orais prescritos, o enfermeiro deve explorar os motivos dessa atitude e abordar essas questões para evitar uma recidiva futura e readmissões para o tratamento dessas complicações.

Caso o paciente não tenha sido previamente diagnosticado com diabetes, utiliza-se essa oportunidade para orientá-lo sobre a necessidade de manter a glicemia dentro da faixa da normalidade e aprender sobre o manejo do diabetes e as habilidades básicas.

REDUÇÃO DA ANSIEDADE

Pode ser útil ensinar ao paciente certas estratégias cognitivas para aliviar a tensão, superar a ansiedade, diminuir o medo e obter um relaxamento (ver Capítulo 3). Os exemplos incluem:

- *Imaginação*: o paciente se concentra em uma experiência agradável ou cena repousante
- *Distração*: o paciente pensa em uma história agradável ou recita um poema ou canção favorita
- *Autorrecitação otimista*: o paciente mentaliza ou verbaliza pensamentos otimistas ("Eu sei que tudo vai dar certo")
- *Música*: o paciente ouve uma música calma (uma intervenção fácil de administrar, barata e não invasiva).

MONITORAMENTO E MANEJO DE COMPLICAÇÕES POTENCIAIS

Sobrecarga hídrica. Pode ocorrer sobrecarga hídrica, devido à administração de um grande volume de líquido em uma alta velocidade, o que é frequentemente necessário para tratar pacientes que apresentam CAD ou SHH. Esse risco aumenta nos pacientes idosos e naqueles com cardiopatia ou doença renal preexistente. Para evitar a sobrecarga hídrica e o consequente desenvolvimento de insuficiência cardíaca e edema pulmonar, o enfermeiro monitora cuidadosamente o paciente durante o tratamento, medindo os sinais vitais e o balanço hídrico em intervalos frequentes. O monitoramento da pressão venosa central e o monitoramento hemodinâmico podem ser iniciados para fornecer medidas adicionais do estado hídrico. O exame físico concentra-se na avaliação de frequência e ritmo cardíacos, sons respiratórios, distensão venosa, turgor da pele e débito urinário. O enfermeiro monitora o aporte de líquidos e mantém registros cuidadosos do aporte de líquidos IV e outros líquidos, juntamente com medições do débito urinário.

Hipopotassemia. A hipopotassemia representa uma complicação potencial durante o tratamento da CAD. Os baixos níveis séricos de potássio podem resultar de reidratação, da excreção urinária aumentada de potássio, do movimento do potássio do líquido extracelular para o interior das células com a administração de insulina e da restauração da bomba celular de sódio-potássio. A prevenção da hipopotassemia inclui a reposição cautelosa de potássio; entretanto, antes de sua administração, é importante assegurar que os rins do paciente estejam funcionando. Devido aos efeitos adversos da hipopotassemia sobre a função cardíaca, é essencial proceder ao monitoramento da frequência cardíaca, do ritmo cardíaco, do ECG e dos níveis séricos de potássio.

Edema cerebral. Embora a causa exata do edema cerebral permaneça desconhecida, acredita-se que a rápida correção da hiperglicemia (resultando em deslocamentos de líquidos) seja a etiologia. O edema cerebral, que ocorre mais frequentemente em crianças que em adultos, pode ser evitado por meio de redução gradual do nível de glicemia. Utiliza-se um fluxograma de horário para possibilitar o monitoramento rigoroso do nível de glicemia, níveis séricos dos eletrólitos, aporte hídrico, débito urinário, estado mental e sinais neurológicos. São necessárias precauções para reduzir ao mínimo as atividades passíveis de aumentar a pressão intracraniana.

ORIENTAÇÃO DO PACIENTE SOBRE AUTOCUIDADOS

O paciente é orientado sobre as habilidades básicas, incluindo as modalidades de tratamento (dieta, administração de insulina, monitoramento da glicemia e, para o diabetes do tipo 1, monitoramento das cetonas urinárias); o paciente também é instruído sobre o reconhecimento, o tratamento e a prevenção da CAD e da SHH (Down, 2018; Fayfman et al., 2017). A orientação aborda os fatores que levam ao desenvolvimento da CAD ou da SHH. A orientação de acompanhamento é providenciada por um enfermeiro de cuidado domiciliar e nutricionista ou por um centro de orientação em diabetes ambulatorial. Isso é particularmente importante para os pacientes que já apresentaram CAD ou SHH, devido à necessidade de considerar os fatores que levaram à sua ocorrência (p. ex., desidratação). Para os pacientes que tiveram SHH, mais importante que administrar insulina é evitar a desidratação e dar atenção à micção ou sede aumentada. A importância do automonitoramento e do monitoramento e acompanhamento pelo médico é reforçada, e deve-se lembrar ao paciente a razão de manter as consultas de acompanhamento.

Reavaliação

Entre os resultados esperados estão:
1. Obtém o equilíbrio hidreletrolítico.
   a. Apresenta equilíbrio hídrico.
   b. Exibe valores dos eletrólitos dentro dos limites normais.
   c. Apresenta sinais vitais que permanecem estáveis, com resolução da hipotensão ortostática e taquicardia.
2. Demonstra conhecimento sobre CAD e SHH.
   a. Identifica os fatores que levam a CAD e SHH.
   b. Descreve os sinais e os sintomas da CAD e da SHH.
   c. Descreve as consequências a curto e a longo prazo da CAD e da SHH.
   d. Identifica estratégias para evitar o desenvolvimento da CAD e da SHH.
   e. Especifica quando é necessário entrar em contato com o médico para o tratamento dos sinais precoces de CAD e SHH.
3. O paciente sente menos ansiedade.
   a. Identifica as estratégias para reduzir a ansiedade e o medo.
4. Ausência de complicações.
   a. Apresenta frequência e ritmo cardíacos e sons respiratórios normais.
   b. Não apresenta distensão venosa jugular.
   c. Exibe níveis de glicemia e cetonas urinárias dentro da faixa-alvo.
   d. Não apresenta nenhuma manifestação de hipoglicemia ou de hiperglicemia.
   e. Apresenta melhora do estado mental, sem nenhum sinal de edema cerebral.

COMPLICAÇÕES A LONGO PRAZO DO DIABETES

Houve declínio regular no número de mortes atribuíveis à cetoacidose e à infecção em pacientes com diabetes; contudo, foi constatado aumento nas complicações relacionadas com o diabetes. As complicações a longo prazo estão se tornando mais comuns à medida que um número maior de pessoas vive por mais tempo com diabetes. Essas complicações podem acometer quase todos os sistemas orgânicos do corpo e constituem uma importante causa de incapacidade. As categorias gerais de complicações a longo prazo do diabetes incluem doença macrovascular, doença microvascular e neuropatia.

As causas e a patogenia de cada tipo de complicação ainda estão sendo investigadas. No entanto, parece que os níveis aumentados de glicemia desempenham uma função na doença neuropática, nas complicações microvasculares e nos fatores de risco que contribuem para as complicações macrovasculares. A hipertensão também pode representar um importante fator contribuinte, particularmente nas doenças macrovascular e microvascular (ADA, 2020).

As complicações a longo prazo são observadas no diabetes melito tanto do tipo 1 quanto do tipo 2, mas não costumam ocorrer nos primeiros 5 a 10 anos após o estabelecimento do diagnóstico. Contudo, os sinais dessas complicações já podem estar presentes por ocasião do diagnóstico do diabetes do tipo 2, visto que os pacientes podem ter apresentado diabetes não diagnosticado durante muitos anos. A doença renal (microvascular) é mais prevalente nos pacientes com diabetes do tipo 1, enquanto as complicações cardiovasculares (macrovasculares) são mais prevalentes em pacientes idosos com diabetes do tipo 2.

COMPLICAÇÕES MACROVASCULARES

As complicações macrovasculares do diabetes melito resultam de alterações nos vasos sanguíneos de calibre médio a grande.

As paredes vasculares sofrem espessamento e esclerose, e os vasos ficam ocluídos pela placa que adere às paredes. Por fim, ocorre bloqueio do fluxo sanguíneo. Essas alterações ateroscleróticas tendem a ocorrer mais frequentemente e em uma idade mais precoce em pessoas com diabetes. A doença da artéria coronária (DAC), a doença vascular cerebral e a doença vascular periférica constituem os principais tipos de complicações macrovasculares que ocorrem frequentemente em pacientes com diabetes.

O infarto agudo do miocárdio (IAM) é duas vezes mais comum nos homens com diabetes e três vezes mais comum nas mulheres com diabetes, em comparação com as pessoas sem diabetes. Há também risco aumentado de complicações em decorrência do IAM, bem como probabilidade aumentada de segundo IAM. A doença da artéria coronária responde pela incidência aumentada de morte entre pacientes com diabetes. Os sintomas isquêmicos típicos podem estar ausentes nos pacientes com diabetes. Por conseguinte, o paciente pode não exibir os sinais iniciais de alerta de redução do fluxo sanguíneo coronário e pode sofrer IAM "silenciosos", que podem ser descobertos apenas como alterações no ECG. Em alguns casos, as alterações no ECG podem não ser aparentes. Essa ausência de sintomas isquêmicos pode ser secundária à neuropatia autônoma (ver discussão mais adiante). Ver Capítulo 23 para uma discussão detalhada das doenças vasculares coronárias.

De modo semelhante, os vasos sanguíneos cerebrais são acometidos pela aterosclerose acelerada. As alterações oclusivas ou a formação de um êmbolo em outro local da vascularização, que se aloja em um vaso sanguíneo cerebral, podem levar a ataques isquêmicos transitórios e a AVEs. Os indivíduos portadores de diabetes correm um risco duas vezes maior de desenvolver doença vascular encefálica e risco aumentado de morte por AVE (Virani et al., 2020). Além disso, a recuperação de um AVE pode estar comprometida em pacientes que apresentam níveis elevados de glicemia no momento de um AVE ou imediatamente depois. Como os sintomas do AVE podem assemelhar-se aos das complicações agudas do diabetes (SHH ou hipoglicemia), é muito importante avaliar rapidamente o nível de glicemia (e tratar os níveis anormais) em pacientes com esses sintomas, de modo que os exames e o tratamento do AVE possam ser iniciados imediatamente, quando indicado.

As alterações ateroscleróticas nos vasos sanguíneos de grande calibre dos membros inferiores são responsáveis pela incidência aumentada (duas a três vezes maior que nas pessoas sem diabetes) de doença arterial periférica oclusiva em pacientes com diabetes (ADA, 2020). Os sinais e sintomas de doença vascular periférica consistem em diminuição dos pulsos periféricos e claudicação intermitente (dor nas nádegas, nas coxas ou nas panturrilhas durante a deambulação). A forma mais grave de doença oclusiva arterial nos membros inferiores é responsável, em grande parte, pela incidência aumentada de gangrena e amputação subsequente em pacientes com diabetes. A neuropatia e o comprometimento da cicatrização de feridas também propiciam a ocorrência do pé diabético (ver discussão adiante).

Função do diabetes nas doenças macrovasculares

Os pesquisadores continuam investigando a relação existente entre o diabetes e as doenças macrovasculares. O principal aspecto singular do diabetes consiste no nível elevado de glicemia; todavia, não foi encontrada ligação direta entre a hiperglicemia e a aterosclerose. Embora possa ser atraente atribuir a prevalência aumentada das doenças macrovasculares à prevalência aumentada de determinados fatores de risco (p. ex., obesidade, níveis aumentados de triglicerídios, hipertensão) em pessoas com diabetes, existe uma taxa de doenças macrovasculares acima do esperado entre pacientes com diabetes em comparação com aqueles sem diabetes que apresentam os mesmos fatores de risco (ADA, 2020). Por conseguinte, o próprio diabetes é considerado como um fator de risco independente para a aterosclerose acelerada. Os outros fatores potenciais que influenciam a aterosclerose relacionada com o diabetes melito incluem anormalidades das plaquetas e dos fatores de coagulação, flexibilidade diminuída dos eritrócitos, liberação diminuída de oxigênio, alterações da parede arterial relacionadas com a hiperglicemia e, possivelmente, hiperinsulinemia.

Manejo clínico

O foco do tratamento consiste na modificação e redução agressivas dos fatores de risco. Isso envolve a prevenção e o tratamento dos fatores de risco comumente aceitos para a aterosclerose. O TNM e a prática de exercícios físicos são importantes no manejo de obesidade, hipertensão e hiperlipidemia. Além disso, indica-se o uso de medicamentos para controlar a hipertensão e a hiperlipidemia. O abandono do tabagismo é essencial. O controle dos níveis de glicemia pode reduzir as concentrações de triglicerídios e pode diminuir significativamente a incidência de complicações (ADA, 2020; Evert et al., 2019).

COMPLICAÇÕES MICROVASCULARES

A doença microvascular (ou microangiopatia) diabética caracteriza-se pelo espessamento da membrana basal capilar. A membrana basal circunda as células endoteliais do capilar. Os pesquisadores acreditam que os níveis aumentados de glicemia reajam por meio de uma série de respostas bioquímicas, causando aumento da membrana basal em várias vezes a sua espessura normal. A retina e os rins são duas áreas afetadas por essas alterações (Norris, 2019).

Retinopatia diabética

A retinopatia diabética constitui a principal causa de cegueira entre pessoas de 20 a 74 anos nos EUA; ocorre no diabetes tanto do tipo 1 quanto do tipo 2 (ADA, 2020).

Os indivíduos com diabetes estão sujeitos a muitas complicações visuais (Tabela 46.7). A patologia designada como retinopatia diabética é causada por alterações dos pequenos vasos sanguíneos na retina, a área do olho que recebe as imagens e envia as informações sobre as imagens ao cérebro (Figura 46.6). A retina é ricamente suprida com vasos sanguíneos de todos os tipos: pequenas artérias e veias, arteríolas, vênulas e capilares. A retinopatia apresenta três estágios principais: não proliferativa (de fundo), pré-proliferativa e proliferativa.

Quase todos os pacientes com diabetes do tipo 1 e a maioria dos pacientes com diabetes do tipo 2 apresentam algum grau de retinopatia depois de 20 anos (ADA, 2020). As alterações observadas na microvasculatura incluem microaneurismas, hemorragia intrarretiniana, exsudatos duros e fechamento capilar focal. Embora a maioria dos pacientes não desenvolva comprometimento visual, ele pode ser devastador quando ocorre. Uma complicação da retinopatia não proliferativa – o edema macular – é observada em aproximadamente 10% dos indivíduos com diabetes do tipo 1 ou do tipo 2, podendo levar a distorção visual e perda da visão central (ADA, 2020).

TABELA 46.7	Complicações oculares do diabetes.
Distúrbio ocular	**Características**
Retinopatia	Dano dos pequenos vasos sanguíneos que nutrem a retina
De fundo	Retinopatia de estágio inicial assintomática. Os vasos sanguíneos intrarretinianos desenvolvem microaneurismas, que extravasam líquido, causando edema e formando exsudatos (depósitos). Em alguns casos, o edema macular provoca distorção da visão
Pré-proliferativa	Representa a destruição aumentada dos vasos sanguíneos da retina
Proliferativa	Crescimento anormal de novos vasos sanguíneos na retina. Os novos vasos sofrem ruptura, sangrando para o humor vítreo e bloqueando a luz. Os vasos sanguíneos rompidos no vítreo formam tecido cicatricial, que pode tracionar e descolar a retina
Catarata	Opacificação do cristalino; a catarata ocorre mais precocemente em pessoas com diabetes
Alterações do cristalino	O cristalino fica tumefeito quando os níveis de glicemia estão elevados. Para alguns pacientes, as alterações visuais relacionadas com o edema do cristalino podem constituir os primeiros sintomas do diabetes melito. Podem ser necessários até 2 meses de melhora do controle da glicemia para haver resolução do edema hiperglicêmico e estabilização da visão. Por conseguinte, os pacientes são aconselhados a não trocar os óculos durante 2 meses após a descoberta da hiperglicemia
Paralisia dos músculos extraoculares	Pode ocorrer em consequência da neuropatia diabética. O comprometimento de vários nervos cranianos responsáveis pelos movimentos oculares pode levar à visão dupla. Isso costuma regredir de modo espontâneo
Glaucoma	Resulta da oclusão dos canais de efluxo por novos vasos sanguíneos. O glaucoma ocorre com frequência ligeiramente maior em pacientes com diabetes melito

Adaptada de Norris, T. L. (2019). *Porth's pathophysiology: Concepts of altered health state* (10th ed.). Philadelphia, PA: Wolters Kluwer.

Uma forma avançada de retinopatia de fundo – a retinopatia pré-proliferativa – é considerada um precursor da retinopatia proliferativa mais grave. Na retinopatia pré-proliferativa, são observadas alterações vasculares mais disseminadas e perda de fibras nervosas. As evidências epidemiológicas sugerem que 10 a 50% dos pacientes com retinopatia pré-proliferativa irão desenvolver retinopatia proliferativa em um curto período de tempo (possivelmente, em apenas 1 ano). À semelhança da retinopatia de fundo, as alterações visuais, quando ocorrem durante o estágio pré-proliferativo, são geralmente causadas pelo edema macular.

A retinopatia proliferativa representa a maior ameaça à visão e caracteriza-se pela proliferação de novos vasos sanguíneos, que crescem a partir da retina para dentro do humor vítreo. Esses novos vasos sanguíneos são propensos ao sangramento. A perda visual associada à retinopatia proliferativa é causada por essa hemorragia vítrea, pelo descolamento da retina ou por ambos. O humor vítreo costuma ser transparente, possibilitando a transmissão da luz até a retina. Quando ocorre hemorragia, o humor vítreo torna-se turvo e não pode transmitir a luz, resultando em perda da visão. Outra consequência da hemorragia do vítreo é o fato de que a absorção do sangue no humor vítreo leva à formação de tecido cicatricial fibroso. Esse tecido cicatricial pode exercer tração sobre a retina, resultando em descolamento da retina e perda visual subsequente.

Manifestações clínicas

A retinopatia é um processo indolor. Na retinopatia não proliferativa e na forma pré-proliferativa ocorre borramento visual secundário ao edema da mácula em alguns pacientes, embora muitos sejam assintomáticos. Mesmo os pacientes com grau significativo de retinopatia proliferativa e alguns com hemorragia podem não exibir alterações visuais importantes. Todavia, os sintomas que indicam hemorragia incluem moscas volantes ou teias no campo visual, alterações visuais súbitas, incluindo visão salpicada ou velada, ou perda completa da visão.

Avaliação e achados diagnósticos

O diagnóstico é estabelecido pela visualização direta da retinopatia através das pupilas dilatadas com um oftalmoscópio ou com uma técnica conhecida como angiografia com fluoresceína. A angiografia com fluoresceína pode documentar o tipo e a

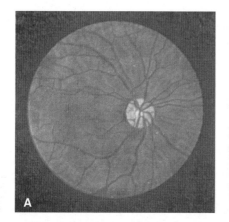 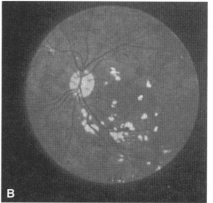

Figura 46.6 • Retinopatia diabética. **A.** Na fotografia do fundo de olho de um olho normal, a área circular clara sobre a qual diversos vasos sanguíneos convergem é o disco do nervo óptico, em que o nervo óptico encontra o fundo do olho. **B.** Fotografia do fundo de olho de um paciente com retinopatia diabética, mostrando as lesões retinianas características com aspecto céreo, os microaneurismas dos vasos e as hemorragias. (Cortesia da American Optometric Association.)

atividade da retinopatia. O corante é injetado em uma veia do braço e é transportado para várias partes do corpo através do sangue, mas particularmente através dos vasos da retina do olho. Essa técnica possibilita ao oftalmologista, com o uso de instrumentos especiais, observar os vasos da retina em detalhes brilhantes, proporcionando informações úteis que não podem ser obtidas apenas com um oftalmoscópio.

Os efeitos colaterais desse procedimento diagnóstico podem incluir náuseas durante a injeção do contraste; coloração amarelada e fluorescente da pele e da urina que dura por 12 a 24 horas; e, em certas ocasiões, reações alérgicas, que geralmente se manifestam por urticária ou prurido. Contudo, o procedimento diagnóstico é, em geral, seguro.

Manejo clínico

O primeiro enfoque do tratamento da retinopatia é a prevenção primária e secundária. O estudo DCCT (1993) demonstrou que, nos pacientes sem retinopatia preexistente, a manutenção do nível de glicemia dentro de um valor normal ou quase normal no diabetes do tipo 1, por meio de terapia com insulina intensiva e orientação do paciente, diminuiu o risco de retinopatia em 76%, em comparação com a terapia convencional. A progressão da retinopatia diminuiu em 54% nos pacientes com retinopatia não proliferativa muito leve a moderada por ocasião do início do tratamento. Pesquisa adicional demonstrou resultados semelhantes em pacientes com diabetes do tipo 2 (Action to Control Cardiovascular Risk in Diabetes Follow-On [ACCORDIAN] Eye Study Group, 2016). Por conseguinte, melhor controle dos níveis de glicemia em pacientes com diabetes de ambos os tipos também leva à redução do risco de retinopatia (ADA, 2020).

Outras estratégias que podem diminuir a velocidade de progressão da retinopatia diabética incluem: controle da hipertensão, controle da glicemia e abandono do tabagismo.

Para os casos avançados de retinopatia diabética, o principal tratamento consiste em fotocoagulação com *laser* de argônio. O tratamento com *laser* destrói os vasos sanguíneos hemorrágicos e as áreas de neovascularização. Para os pacientes que correm risco aumentado de hemorragia, a fotocoagulação panretiniana pode reduzir significativamente a velocidade de progressão para a cegueira. A fotocoagulação panretiniana envolve a aplicação sistemática de múltiplas (mais de 1.000) queimaduras a *laser* por toda a retina (exceto na região da mácula). Isso interrompe o crescimento disseminado de novos vasos, bem como a hemorragia dos vasos lesionados. Está sendo investigada a função da fotocoagulação panretiniana "leve" (com apenas 1/3 à metade das queimaduras por *laser*) nos estágios iniciais da retinopatia proliferativa ou em pacientes com alterações pré-proliferativas. Para pacientes que apresentam edema da mácula, a fotocoagulação focal é utilizada para aplicar queimaduras menores com *laser* em áreas específicas de microaneurismas na região da mácula. Isso pode reduzir a taxa de perda da visão por edema da mácula (ADA, 2020).

A fotocoagulação costuma ser realizada em esquema ambulatorial, e a maioria dos pacientes pode retornar às suas atividades habituais no dia seguinte. Podem existir limitações em determinadas atividades que envolvem a sustentação do peso ou fazer força para baixo. Na maioria dos casos, não provoca dor intensa, embora os pacientes possam relatar graus variáveis de desconforto, como cefaleia. Em geral, uma gota de colírio anestésico é tudo o que se faz necessário durante o tratamento. Alguns pacientes podem sofrer perda visual discreta, perda da visão periférica ou comprometimento na adaptação ao escuro. Contudo, o risco de alterações visuais leves em decorrência do próprio tratamento com *laser* é muito menor que o potencial de perda da visão em consequência da progressão da retinopatia.

Pode ocorrer hemorragia significativa no humor vítreo, de modo que este se torna misturado com sangue, impedindo a passagem da luz pelo olho; isso pode provocar cegueira. A vitrectomia é um procedimento cirúrgico em que o humor vítreo cheio de sangue ou de tecido fibroso é removido com um instrumento especial, semelhante a uma broca, e substituído por soro fisiológico ou por outro líquido. A vitrectomia é realizada para pacientes que já apresentam perda da visão e nos quais a hemorragia do vítreo não desapareceu por si só depois de 6 meses. A finalidade é restaurar a visão útil; em geral, não se espera a recuperação para a visão quase normal.

Manejo de enfermagem

O manejo de enfermagem para pacientes com retinopatia diabética ou outros distúrbios oculares envolve a implementação do plano de cuidado individual e o fornecimento de instruções ao paciente. A orientação focaliza a prevenção por meio de exames oftalmológicos regulares, controle do nível de glicemia e automanejo dos esquemas de cuidados com os olhos. A eficiência do diagnóstico precoce e do tratamento imediato é ressaltada na orientação ao paciente e aos membros da família.

Caso ocorra perda da visão, o cuidado de enfermagem também deve abordar o ajuste do paciente à visão comprometida e o uso de dispositivos de adaptação para o autocuidado do diabetes, bem como para as atividades da vida diária. Ver Capítulo 58 para uma discussão do cuidado de enfermagem a pacientes com visão baixa e cegueira.

Promoção de cuidados domiciliar, comunitário e de transição

 Orientação do paciente sobre autocuidados

Como a evolução da retinopatia pode ser longa e estressante, a orientação do paciente é essencial. Na orientação e aconselhamento dos pacientes, é importante ressaltar os seguintes aspectos:

- A retinopatia pode aparecer depois de muitos anos de diabetes, e o seu aparecimento não significa necessariamente que o diabetes esteja seguindo uma evolução desfavorável.
- As probabilidades de manter a visão estão a favor do paciente, particularmente com o controle adequado dos níveis de glicose e da pressão arterial
- Os exames oftalmológicos frequentes possibilitam a detecção e o tratamento imediato da retinopatia.

A resposta de um paciente à perda da visão depende da personalidade, do autoconceito e dos mecanismos de enfrentamento. A aceitação da cegueira ocorre em estágios; alguns pacientes podem aprender a aceitar a cegueira em um período bastante curto, enquanto outros podem nunca fazê-lo. Uma importante questão nas instruções aos pacientes consiste na possível ocorrência simultânea de várias complicações do diabetes. Por exemplo, um paciente com cegueira devido à retinopatia diabética também pode apresentar neuropatia periférica e sofrer comprometimento da destreza manual e da sensação tátil, ou falência renal. Isso pode ser devastador para o paciente e a sua família. Pode-se recomendar aconselhamento psicológico. Para evitar perdas adicionais, o controle da glicemia continua sendo uma prioridade.

Cuidados contínuos e de transição

A importância do manejo cuidadoso do diabetes é ressaltada como meio de diminuir a velocidade de progressão das alterações visuais. O paciente é lembrado da necessidade de consultar regularmente um oftalmologista. Se as alterações oculares forem progressivas e inexoráveis, o paciente deve se preparar para a cegueira inevitável. Por conseguinte, deve-se considerar a necessidade de encaminhamento do paciente para o ensino de Braille e treinamento com um cão-guia (i. e., de serviço). Deve-se encaminhar o paciente a agências estaduais para garantir que ele receba os serviços para deficientes visuais. Os membros da família também são instruídos sobre como ajudar o paciente a permanecer o mais independente possível, apesar da acuidade visual decrescente.

Pode-se indicar um encaminhamento para cuidado domiciliar para alguns pacientes, particularmente os que vivem sozinhos, aqueles que não apresentam boas habilidades de enfrentamento e aqueles com outros problemas de saúde ou complicações do diabetes que possam interferir nas suas habilidades de realizar o autocuidado. Durante as visitas domiciliares, o enfermeiro pode avaliar o ambiente da casa do paciente e a sua capacidade de manejar o diabetes, apesar do comprometimento visual. Ver Capítulo 58 para uma discussão detalhada do manejo clínico e do cuidado de enfermagem a pacientes com distúrbios visuais.

Nefropatia

A nefropatia, ou doença renal secundária a alterações microvasculares diabéticas no rim, é uma complicação comum do diabetes (ADA, 2020). A cada ano, nos EUA, as pessoas com diabetes representam quase 50% dos novos casos de DRT e aproximadamente 25% daqueles que necessitam de diálise ou de transplante. Cerca de 20 a 30% dos pacientes com diabetes do tipo 1 ou do tipo 2 desenvolvem nefropatia, mas um número menor daqueles com diabetes do tipo 2 evolui para a DRT. Os nativos norte-americanos, os latinos, os afrodescendentes, os norte-americanos de origem asiática e os nativos das ilhas do Pacífico com diabetes do tipo 2 correm maior risco de DRT do que os brancos não latinos (ADA, 2020).

Os pacientes com diabetes do tipo 1 frequentemente apresentam sinais iniciais de doença renal depois de 10 a 15 anos, enquanto os do tipo 2 tendem a desenvolver doença renal no período de 10 anos após o diagnóstico do diabetes. Muitos pacientes com diabetes do tipo 2 tiveram diabetes durante muitos anos antes de a doença ser diagnosticada e tratada. Por conseguinte, podem apresentar evidências de nefropatia por ocasião do diagnóstico (ADA, 2020). Se os níveis de glicemia permanecerem consistentemente elevados por um período de tempo significativo, o mecanismo de filtração renal torna-se estressado, possibilitando o extravasamento das proteínas sanguíneas na urina. Em consequência, a pressão nos vasos sanguíneos do rim aumenta. Acredita-se que essa pressão elevada sirva como estímulo para o desenvolvimento da nefropatia. Vários medicamentos e dietas estão sendo testados para evitar essas complicações.

Os resultados do DCCT (1993) mostraram que o tratamento intensivo do diabetes do tipo 1 com a finalidade de alcançar um nível de hemoglobina glicosilada o mais próximo possível da faixa não diabética reduziu a ocorrência de sinais precoces de nefropatia. De modo semelhante, o United Kingdom Prospective Diabetes Study Group (UKPDS, 1998) demonstrou incidência reduzida de nefropatia franca em pacientes com diabetes do tipo 2 que controlaram seus níveis de glicemia.

Manifestações clínicas

Os sinais e sintomas de disfunção renal em pacientes com diabetes assemelham-se, em sua maior parte, aos observados em pacientes sem diabetes (ver Capítulo 48). Além disso, à medida que a insuficiência renal progride, o catabolismo (degradação) da insulina tanto exógena quanto endógena diminui, podendo resultar em episódios frequentes de hipoglicemia. As necessidades de insulina modificam-se em consequência das alterações no catabolismo da insulina, modificações na dieta relacionadas com o tratamento da nefropatia e alterações na depuração da insulina que ocorrem com a diminuição da função renal.

Avaliação e achados diagnósticos

A albumina é uma das proteínas do plasma sanguíneo mais importantes que extravasam na urina. Embora pequenas quantidades possam extravasar durante anos sem serem detectadas, o seu extravasamento na urina está entre os sinais mais precoces que podem ser detectados. Por fim, observa-se o desenvolvimento de nefropatia clínica em mais de 85% dos indivíduos com microalbuminúria, mas em menos de 5% das pessoas sem microalbuminúria. A urina deve ser examinada anualmente para a presença de microalbumina. Se a microalbuminúria ultrapassar 30 mg/24 horas em dois exames de urina consecutivos aleatórios, deve-se obter uma amostra de urina de 24 horas e examiná-la. Se os resultados forem positivos, indica-se o tratamento (ver discussão mais adiante).

Além disso, os exames para os níveis séricos de creatinina e de ureia devem ser realizados anualmente. Exames complementares para distúrbios cardíacos e outros distúrbios sistêmicos também podem ser necessários com a progressão de outras complicações, e indica-se a necessidade de cautela caso sejam administrados agentes de contraste nesses exames. Tais agentes e os corantes empregados para alguns exames complementares podem não ser facilmente depurados pelo rim lesionado, e os benefícios potenciais desses exames complementares precisam ser avaliados contra seus riscos potenciais.

Com frequência, verifica-se o desenvolvimento de hipertensão em pacientes (com e sem diabetes) que estão nos estágios iniciais da doença renal. Contudo, a hipertensão constitui a complicação mais comum em todos os indivíduos com diabetes (ADA, 2020). Por conseguinte, esse sintoma pode ou não ser devido à doença renal; outros critérios diagnósticos também precisam estar presentes.

Manejo clínico

Além de alcançar e manter níveis de glicemia quase normais, o manejo de todos os pacientes com diabetes melito deve incluir atenção cuidadosa para os seguintes aspectos:

- Controle da hipertensão arterial (uso de inibidores da enzima conversora de angiotensina [ECA], como o captopril), visto que esse controle também pode diminuir ou retardar o início da proteinúria precoce
- Prevenção ou tratamento vigoroso das infecções urinárias
- Evitar o uso de medicamentos nefrotóxicos e meios de contraste
- Ajuste dos medicamentos com a alteração da função renal
- Dieta com baixo teor de sódio
- Dieta hipoproteica.

Quando o paciente já desenvolveu microalbuminúria, com níveis que ultrapassam 30 mg/24 horas em dois exames consecutivos, deve-se prescrever um inibidor da ECA. Os inibidores da ECA baixam a pressão arterial e reduzem a microalbuminúria, protegendo, assim, os rins. De modo alternativo, podem-se prescrever agentes bloqueadores dos receptores de angiotensina. Essa estratégia preventiva deve constituir parte do padrão de cuidados a todos os indivíduos com diabetes (ADA, 2020). As dietas hipoproteicas cuidadosamente planejadas também parecem reverter o extravasamento precoce de pequenas quantidades de proteína a partir do rim.

Há dois tipos de tratamento disponíveis para a doença renal crônica ou DRT: diálise (hemodiálise ou diálise peritoneal) e transplante a partir de um parente ou doador morto. A hemodiálise para pacientes com diabetes assemelha-se àquela de pacientes sem a doença (ver Capítulo 48). Como a hemodiálise cria um estresse adicional sobre os pacientes com doença cardiovascular, ela pode não ser apropriada para alguns pacientes.

A diálise peritoneal ambulatorial contínua está sendo utilizada por pacientes com diabetes, principalmente devido à independência que ela possibilita. Além disso, a insulina pode ser misturada com o dialisado, o que pode resultar em melhor controle da glicemia e eliminar a necessidade de injeções de insulina. Alguns pacientes podem precisar de doses mais altas de insulina, visto que o dialisado contém glicose. Os principais riscos da diálise peritoneal consistem em infecção e peritonite. A taxa de mortalidade para pacientes com diabetes que se submetem à diálise é mais elevada que a dos pacientes sem diabetes submetidos a diálise, e está estreitamente relacionada com a gravidade dos problemas cardiovasculares.

Com frequência, a doença renal é acompanhada de retinopatia em progressão, podendo exigir tratamentos com *laser* e cirurgia. A hipertensão grave também agrava a doença ocular, em decorrência do estresse adicional que ela impõe aos vasos sanguíneos. Os pacientes que estão sendo tratados com hemodiálise e que necessitam de cirurgia ocular podem passar para diálise peritoneal e ter a sua hipertensão agressivamente controlada durante várias semanas antes da cirurgia, a fim de evitar a ocorrência de sangramento e lesão da retina. A justificativa para essa mudança é o fato de que a hemodiálise exige o uso de agentes anticoagulantes, que podem aumentar o risco de sangramento depois da cirurgia, enquanto a diálise peritoneal reduz ao máximo as alterações de pressão nos olhos.

Nos centros médicos que realizam grandes números de transplantes, a probabilidade de que o rim transplantado continue funcionando em pacientes com diabetes durante pelo menos 5 anos é de 75 a 80%. À semelhança dos rins originais, os rins transplantados podem finalmente ser danificados se os níveis de glicemia ficarem consistentemente elevados depois do transplante. Por conseguinte, o monitoramento frequente dos níveis de glicemia e o ajuste dos níveis de insulina em pacientes com diabetes são essenciais para o sucesso a longo prazo do transplante renal. O tratamento ótimo consiste em transplante renal e pancreático simultâneo (Aref et al., 2019).

NEUROPATIAS DIABÉTICAS

A neuropatia diabética refere-se a um grupo de doenças que afetam todos os tipos de nervos, incluindo os nervos periféricos (sensorimotores), autônomos e espinais. Os distúrbios parecem ser clinicamente diversos e dependem da localização das células nervosas afetadas. A prevalência aumenta com a idade do paciente e a duração da doença (National Institute of Diabetes and Digestive and Kidney Diseases [NIDDK], 2018).

A etiologia da neuropatia pode envolver a ocorrência de níveis elevados de glicemia durante um período de vários anos. O controle dos níveis de glicemia para valores normais ou quase normais diminui a incidência de neuropatia. A patogenia da neuropatia pode ser atribuída a um mecanismo vascular ou metabólico, ou a ambos. Pode-se verificar a presença de espessamento da membrana basal capilar e fechamento capilar. Além disso, pode haver desmielinização dos nervos, a qual acredita-se que esteja relacionada com a hiperglicemia. Ocorre ruptura da condução nervosa quando existem aberrações das bainhas de mielina.

Os dois tipos mais comuns de neuropatia diabética são polineuropatia sensorimotora e neuropatia autônoma. A polineuropatia sensorimotora também é denominada *neuropatia periférica*. No diabetes, ocorrem também mononeuropatias cranianas (as que afetam o nervo oculomotor), particularmente em indivíduos idosos.

Neuropatia periférica

A neuropatia periférica acomete mais comumente a porção distal dos nervos, particularmente os nervos dos membros inferiores. Afeta simetricamente ambos os lados do corpo e pode disseminar-se em direção proximal.

Manifestações clínicas

Embora aproximadamente 50% dos pacientes com neuropatia diabética não apresentem sintomas, os sintomas iniciais podem incluir parestesias (sensação de alfinetadas, formigamento ou de peso) e sensações de queimação (particularmente à noite). Com a evolução da neuropatia, os pés ficam dormentes. Além disso, a diminuição da propriocepção (consciência da postura e do movimento do corpo e da posição e peso dos objetos em relação ao corpo) e a sensação diminuída do toque leve podem levar à marcha instável. Devido à sensação diminuída de dor e temperatura, os pacientes com neuropatia correm risco aumentado de lesão por quedas e infecções despercebidas nos pés (Hickey & Strayer, 2020). Além disso, podem ocorrer deformidades dos pés; as alterações articulares relacionadas com a neuropatia são algumas vezes designadas como articulações de Charcot. Essas deformidades articulares resultam da distribuição anormal do peso sobre as articulações, devido à falta de propriocepção.

No exame físico, observa-se diminuição dos reflexos tendinosos profundos e da sensação vibratória. Para pacientes com menos sintomas de neuropatia ou nenhum, esses achados físicos podem constituir a única indicação de alterações neuropáticas. Para os pacientes com sinais e sintomas de neuropatia, é importante excluir outras causas possíveis, incluindo neuropatias induzidas por álcool etílico e por deficiência de vitamina.

Manejo clínico

A terapia intensiva com insulina e o controle dos níveis de glicemia retardam o início da neuropatia e reduzem a sua velocidade de progressão. A dor, que acomete particularmente os membros inferiores, constitui um sintoma perturbador em alguns indivíduos com neuropatia secundária ao diabetes. Em alguns casos, ocorre resolução espontânea da dor neuropática no período de 6 meses; em outros, a dor persiste durante muitos anos. Podem ser tentadas diversas abordagens para o tratamento da dor. Estas incluem analgésicos (de preferência não opioides); antidepressivos tricíclicos e outros antidepressivos (duloxetina);

medicamentos anticonvulsivantes (pregabalina ou gabapentina); mexiletina, um agente antiarrítmico; e estimulação nervosa elétrica transcutânea (Hickey & Strayer, 2020).

Neuropatias autônomas

A neuropatia do sistema nervoso autônomo resulta em uma ampla variedade de disfunções, que acometem quase todos os sistemas orgânicos do corpo (NIDDK, 2018).

Manifestações clínicas

Três manifestações da neuropatia autônoma estão relacionadas com os sistemas cardíaco, digestório e renal. Os sintomas cardiovasculares incluem desde uma frequência cardíaca fixa e ligeiramente taquicárdica e hipotensão ortostática até isquemia e infarto do miocárdio silenciosos ou indolores. A pesquisa sugere que a saúde cardiovascular também pode ser impactada pelo sofrimento emocional relacionado ao diabetes e pelos sintomas depressivos (McCarthy, Whittemore, Gholson et al., 2019). Ver Perfil de pesquisa de enfermagem no Boxe 46.10.

Pode ocorrer esvaziamento gástrico tardio com os sintomas gastrintestinais típicos de saciedade precoce, distensão abdominal, náuseas e vômitos. Em consequência, podem ocorrer constipação intestinal ou diarreia "diabéticas" (particularmente diarreia noturna). Além disso, podem ser observadas amplas oscilações sem causa aparente dos níveis de glicemia, relacionadas com a absorção inconsistente da glicose a partir dos alimentos ingeridos, em consequência do esvaziamento gástrico inconsistente.

A retenção urinária, uma sensação diminuída de plenitude vesical, e outros sintomas urinários de bexiga neurogênica resultam da neuropatia autônoma. O paciente com bexiga neurogênica está predisposto ao desenvolvimento de infecções urinárias, devido à incapacidade de esvaziar a bexiga por completo. Isso é particularmente verdadeiro para os pacientes com diabetes mal controlado, visto que a hiperglicemia compromete a resistência à infecção.

Perda da percepção da hipoglicemia

A neuropatia autônoma que afeta a medula suprarrenal é responsável por diminuição ou ausência dos sintomas adrenérgicos da hipoglicemia. Os pacientes podem relatar que eles não sentem mais os tremores típicos, a sudorese, o nervosismo e as palpitações associados à hipoglicemia. Recomenda-se o monitoramento frequente dos níveis de glicemia para esses pacientes. Devido à incapacidade de detectar e tratar esses sinais de alerta de hipoglicemia, tais pacientes correm risco de desenvolver níveis de glicemia perigosamente baixos. Por conseguinte, pode ser necessário ajustar as metas dos níveis de glicemia para reduzir o risco de hipoglicemia. Os pacientes e os membros da família precisam ser orientados a reconhecer os sintomas sutis e atípicos da hipoglicemia, como dormência ao redor da boca e comprometimento da capacidade de concentração.

Neuropatia sudomotora

A condição neuropática denominada *neuropatia sudomotora* refere-se a uma diminuição ou ausência de anidrose (sudorese) dos membros, com aumento compensatório na anidrose da parte superior do corpo. O ressecamento dos pés aumenta o risco de desenvolvimento de ulcerações de pé.

Disfunção sexual

A disfunção sexual, particularmente a disfunção erétil nos homens, constitui uma complicação do diabetes. Os efeitos da neuropatia autônoma sobre o desempenho sexual feminino não estão bem documentados. A redução da lubrificação vaginal foi mencionada como possível efeito neuropático. Outras alterações possíveis da função sexual em mulheres com diabetes incluem diminuição da libido e falta de orgasmo. A infecção vaginal, cuja incidência aumenta em mulheres com diabetes, pode estar associada a diminuição da lubrificação e ocorrência de prurido (coceira) e hipersensibilidade da vagina. As infecções urinárias e a vaginite também podem afetar a função sexual.

Boxe 46.10 — PERFIL DE PESQUISA DE ENFERMAGEM

Fatores relacionados com a saúde de adultos com diabetes do tipo 1

McCarthy, M. M., Whittemore, R., Gholson, G. et al. (2019). Diabetes distress, depressive symptoms, and cardiovascular health in adults with type 1 diabetes. *Nursing Research, 68*(6), 445-452.

Finalidade

A prevalência de diabetes do tipo 1 em adultos está aumentando. O propósito desse estudo era descrever as relações entre os fatores psicológicos de sintomas depressivos e sofrimento emocional relacionado ao diabetes e seis fatores de risco cardiovascular.

Metodologia

Tratava-se de uma enquete transversal de uma amostra de 83 adultos com diabetes do tipo 1. Dados foram coletados sobre informações sociodemográficas, sintomas depressivos, sofrimento emocional relacionado ao diabetes melito e fatores de saúde cardiovascular (índice de massa corporal [IMC], pressão arterial, nível sérico de colesterol, tabagismo, hemoglobina glicada [HbA1c] e atividade física).

Achados

A idade média dos participantes foi 45 anos, com uma duração média de 20 anos com diabetes do tipo 1. A maioria teve escores baixos na Diabetes Distress Scale (escala de sofrimento emocional relacionado ao diabetes), enquanto 18% tiveram escores moderados e outros 18% tiveram escores altos. Vinte e dois por cento dos participantes apresentaram nível aumentado de sintomas depressivos. Foram encontradas correlações significativas entre sofrimento emocional relacionado ao diabetes melito e receio de hipoglicemia ($r = 0,65$, $p < 0,0001$), sintomas depressivos ($r = 0,55$, $p < 0,0001$), HbA1c ($r = 0,41$, $p < 0,001$) e colesterol total ($r = 0,26$, $p < 0,05$). Existem correlações significativas entre escore de sintomas depressivos e receio de hipoglicemia ($r = 0,35$, $p < 0,01$), bem como HbA1c ($r = 0,25$, $p < 0,05$). Existem correlações não significativas (pequenas a médias) entre escore de sintomas depressivos e IMC e contagem semanal de passos.

Implicações para a enfermagem

Os enfermeiros que lidam com pacientes com diabetes do tipo 1 precisam estar cientes de que sofrimento emocional elevado e sintomas depressivos influenciam o risco cardiovascular já elevado desses pacientes. Intervenções são necessárias e têm repercussões físicas e psicológicas com potencial de influenciar negativamente a saúde cardiovascular.

A disfunção erétil ocorre com maior frequência nos homens com diabetes que em outros homens da mesma idade. Alguns homens com neuropatia autônoma apresentam função erétil normal e podem ter orgasmo, mas não ejaculam normalmente. Ocorre ejaculação retrógrada; o líquido seminal é propelido para trás através da uretra posterior e para bexiga. O exame de urina confirma o diagnóstico, devido à presença de um grande número de espermatozoides ativos. Pode ser necessário um aconselhamento de fertilidade para casais que tentam a concepção.

A neuropatia diabética não constitui a única causa de disfunção erétil nos homens com diabetes. Determinados medicamentos, como os agentes anti-hipertensivos, fatores psicológicos e outras condições clínicas (p. ex., insuficiência vascular) que podem afetar outros homens também atuam na disfunção erétil que ocorre em homens portadores de diabetes (ver Capítulo 53).

Manejo clínico

As estratégias de manejo da neuropatia autônoma visam aliviar os sintomas e modificar e tratar os fatores de risco. A detecção de isquemia cardíaca indolor é importante, de modo que o paciente possa receber instruções sobre a necessidade de evitar exercícios vigorosos. A hipotensão ortostática pode responder a uma dieta com alto teor de sódio, interrupção dos medicamentos que impedem as respostas do sistema nervoso autônomo, uso de simpaticomiméticos e outros agentes (p. ex., cafeína) que estimulam uma resposta autônoma, terapia com mineralocorticoides e uso de roupas elásticas na parte inferior do corpo, que aumentam ao máximo o retorno venoso e impedem o acúmulo de sangue nos membros.

O tratamento do esvaziamento gástrico tardio inclui uma dieta com baixo conteúdo de gordura, refeições pequenas e frequentes, monitoramento frequente dos níveis de glicemia e uso de agentes que aumentem a motilidade gástrica (p. ex., metoclopramida, betanecol). O tratamento da diarreia diabética pode consistir em laxantes formadores de massa ou agentes antidiarreicos. A constipação intestinal é tratada com uma dieta rica em fibras e hidratação adequada; podem ser necessários medicamentos, laxantes e enemas, se a constipação intestinal for grave. O manejo da disfunção sexual em mulheres e homens é discutido nos Capítulos 51 e 53, respectivamente. Pode haver necessidade de cateterismo direto intermitente para evitar a ocorrência de infecções urinárias em pacientes com bexiga neurogênica.

O tratamento da disfunção sudomotora concentra-se na orientação do paciente sobre o cuidado da pele e a intolerância ao calor.

PROBLEMAS NOS PÉS E NAS PERNAS

Amputações de membros inferiores em adultos com diabetes melito aumentaram em 50% entre 2009 e 2015 em comparação com os anos anteriores (Virani et al., 2020).[6] Amputações são evitáveis, contanto que os pacientes sejam instruídos sobre as medidas apropriadas de cuidados dos pés e as pratiquem diariamente (ADA, 2020). As complicações do diabetes que contribuem para o risco aumentado de problemas e infecções nos pés incluem as seguintes:

- *Neuropatia*: a neuropatia sensorial leva à perda da sensação de dor e pressão, enquanto a neuropatia autônoma leva a um ressecamento aumentado e à formação de fissuras da pele (em consequência da sudorese diminuída). A neuropatia motora resulta em atrofia muscular, que pode levar a alterações no formato do pé
- *Doença vascular periférica*: a circulação prejudicada nos membros inferiores contribui para a cicatrização deficiente das feridas e o desenvolvimento de gangrena
- *Imunocomprometimento*: a hiperglicemia compromete a capacidade dos leucócitos especializados de destruir as bactérias. Por conseguinte, no diabetes melito mal controlado, observa-se resistência diminuída a determinadas infecções.

A sequência típica de eventos observada no desenvolvimento de uma ulceração de pé diabético começa com uma lesão dos tecidos moles do pé, formação de fissura entre os dedos dos pés ou uma área de pele seca ou formação de um calo (Figura 46.7). Os pacientes com pé insensível não sentem a ocorrência de lesões, que podem ser térmicas (p. ex., com o uso de almofadas térmicas, caminhar com os pés descalços sobre o concreto quente, testar a água do banho com o pé), químicas (p. ex., queimar o pé ao aplicar agentes cáusticos nos calos, nas calosidades ou nos joanetes) ou traumáticas (p. ex., lesionar a pele ao cortar as unhas, caminhar com um objeto estranho não detectado nos calçados ou usar meias e calçados não adequados).

Se o paciente não tiver o hábito de inspecionar minuciosamente ambos os pés de modo diário, a presença de lesão ou de fissura pode passar despercebida até que haja desenvolvimento de infecção grave. A drenagem, o edema, o rubor da perna (devido à presença de celulite) ou a gangrena podem constituir o primeiro sinal de problemas nos pés percebido pelo paciente. O tratamento de ulcerações no pé envolve antibióticos, desbridamento e evitar colocar peso sobre o pé. Além disso, para promover a cicatrização das feridas, é importante controlar os níveis de glicose, que tendem a aumentar quando ocorrem infecções. Na presença de doença vascular periférica, as ulcerações de pé podem não cicatrizar, devido à diminuição da capacidade do oxigênio, nutrientes e antibióticos de alcançar o tecido lesionado. A amputação (ver Capítulo 37)

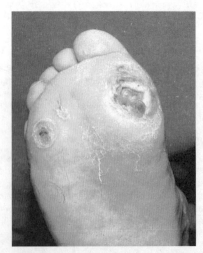

Figura 46.7 • As ulcerações neuropáticas ocorrem em pontos de pressão nas áreas com sensação diminuída na polineuropatia diabética. Devido à ausência de dor, a ulceração pode passar despercebida.

---

[6] N. R. T.: Segundo levantamento feito pela Sociedade Brasileira de Angiologia e Cirurgia Vascular, no período de 2012 a 2021, 245.811 brasileiros sofreram amputação de membros inferiores, uma média de 66 pacientes por dia. Mais de 50% dessas amputações são consequentes ao diabetes melito.

pode ser necessária para evitar a disseminação da infecção, particularmente quando acomete o osso (osteomielite) (ver Capítulo 36).

O exame dos pés e as instruções sobre os cuidados com os pés são de suma importância ao cuidar de pacientes que correm alto risco de desenvolver infecções nos pés (Johnson, Osbourne, Rispoli et al., 2018). Algumas das características de alto risco incluem:

- Duração do diabetes de mais de 5 anos
- Idade acima dos 40 anos
- Tabagismo atual e histórico de tabagismo
- Diminuição dos pulsos periféricos
- Sensação diminuída
- Deformidades anatômicas ou áreas de pressão (p. ex., joanetes, calos, dedos em martelo)
- Histórico pregresso de ulcerações de pé ou amputação.

Manejo clínico

Os pés de um paciente com diabetes devem ser examinados durante todas as visitas de cuidados de saúde ou pelo menos uma vez por ano (com mais frequência se houver aumento no risco) por um podólogo, médico ou enfermeiro (ADA, 2020; Johnson et al., 2018). Todos os pacientes devem ser avaliados quanto à neuropatia e devem efetuar uma avaliação do estado neurológico por um examinador experiente, utilizando um monofilamento (ADA, 2020; Johnson et al., 2018) (Figura 46.8). As áreas de pressão, como os calos, ou as unhas espessas devem ser tratadas por um podólogo, além de ser necessário cortar rotineiramente as unhas. O controle da glicemia é essencial para evitar tanto uma resistência diminuída às infecções quanto a neuropatia diabética.

Manejo de enfermagem

O enfermeiro viabiliza ou realiza uma avaliação do pé a cada consulta na unidade de saúde (Johnson et al., 2018). A orientação aos pacientes sobre os cuidados apropriados com os pés constitui uma intervenção de enfermagem essencial capaz de evitar complicações onerosas e dolorosas que resultam em incapacidade (Boxe 46.11).

QUESTÕES ESPECIAIS NO CUIDADO DO DIABETES

PACIENTES COM DIABETES QUE IRÃO SUBMETER-SE À CIRURGIA

Durante períodos de estresse fisiológico, como cirurgia, os níveis de glicemia tendem a aumentar, em decorrência da elevação dos níveis dos hormônios de estresse (epinefrina, norepinefrina, glucagon, cortisol e hormônio do crescimento). Se a hiperglicemia não for controlada durante a cirurgia, a diurese osmótica resultante pode levar a uma perda excessiva de líquidos e eletrólitos. Os pacientes com diabetes do tipo 1 também correm risco de desenvolver CAD durante os períodos de estresse.

A hipoglicemia também constitui uma preocupação nos pacientes com diabetes que irão se submeter à cirurgia. Trata-se de uma preocupação especial durante o período pré-operatório caso a cirurgia atrase até o período da tarde em um paciente que recebeu uma injeção matinal de insulina de ação intermediária.

Existem várias abordagens para o tratamento do controle da glicose durante o período perioperatório. O monitoramento frequente da glicemia é essencial durante todo o período pré e pós-operatório, independentemente do método empregado para controlar a glicose. Exemplos dessas abordagens são descritos no Boxe 46.12. O uso de insulina IV e glicose passou a ser disseminado com a maior disponibilidade do monitoramento intraoperatório da glicose.

Durante o período pós-operatório, os pacientes com diabetes também precisam ser rigorosamente monitorados quanto a complicações cardiovasculares, devido à prevalência aumentada de aterosclerose, infecções de ferida e ruptura da pele (particularmente em pacientes com sensação diminuída nos membros, decorrente de neuropatia). A manutenção de uma nutrição adequada e o controle da glicemia promovem a cicatrização da ferida.

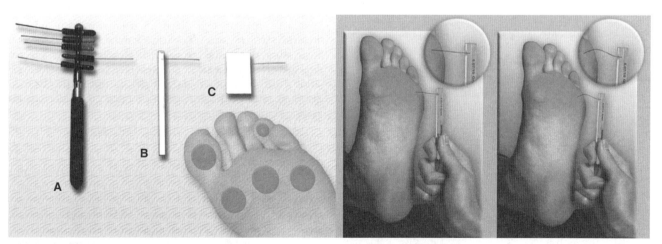

Figura 46.8 • O teste do monofilamento é usado para avaliar o limiar sensorial em pacientes com diabetes. O instrumento do teste – um monofilamento – é aplicado suavemente em cerca de cinco pontos de pressão sobre o pé (como mostra a imagem à *esquerda*). **A.** Exemplo de um monofilamento empregado para avaliação quantitativa avançada. **B.** Monofilamento de Semmes-Weinsten utilizado por médicos. **C.** Monofilamento descartável utilizado por pacientes. O examinador aplica o monofilamento à área do teste para determinar se o paciente sente o dispositivo. Adaptada, com autorização de Cameron, B. L. (2002). (2002) Making diabetes management routine. *American Journal of Nursing*, 102(2), 26-32.

Boxe 46.11 ORIENTAÇÕES AO PACIENTE
Dicas de cuidados com os pés

O enfermeiro instrui o paciente a:

Cuidar de seu diabetes
- Trabalhar com a sua equipe de saúde para manter o nível de glicemia dentro de uma faixa normal.

Inspecionar diariamente os pés
- Examinar diariamente os pés descalços à procura de cortes, bolhas, manchas avermelhadas e edema
- Utilizar um espelho para examinar as plantas dos pés ou pedir ajuda a um membro da família se tiver dificuldade de enxergar
- Verificar qualquer mudança na temperatura.

Lavar diariamente os pés
- Lavar os pés com água morna, mas não quente
- Secar bem os pés; certificar-se de secar entre os dedos
- Não deixar os pés de molho na água
- Não verificar a temperatura da água com os pés; utilizar um termômetro ou o cotovelo.

Manter a pele macia e lisa
- Friccionar uma camada fina de hidratante sobre as partes superior e inferior dos pés, mas não entre os dedos.

Amaciar suavemente os calos e as calosidades
- Utilizar pedra-pomes para amaciar os calos e as calosidades
- Não raspar calos
- Procurar podólogo conforme a necessidade.

Cortar as unhas dos dedos dos pés a cada semana, ou quando necessário
- Cortar as unhas dos dedos dos pés em linha reta e acertar as bordas com uma lixa de unha.

Usar calçados e meias o tempo todo
- Nunca andar descalço
- Usar calçados confortáveis que estejam bem adaptados e protejam os pés
- Sempre palpar dentro dos calçados antes de colocá-los, a fim de verificar se o revestimento está liso e se não há nenhum objeto em seu interior
- Estar ciente de que um podólogo pode fornecer palmilhas para remover a pressão dos pontos de pressão no pé
- Os novos calçados devem ser amaciados lentamente (i. e., usados por 1 a 2 horas no início, com aumento gradual do tempo de uso) para evitar a formação de bolhas
- Se houver deformidades ósseas, calçados customizados com aumento da largura ou da profundidade podem ser necessários.

Proteger os pés do calor e do frio
- Usar calçados na praia ou em calçadas quentes
- Usar meia à noite se os pés estiverem frios.

Manter o fluxo sanguíneo para os pés
- Colocar os pés para cima ao sentar-se
- Abrir os dedos dos pés e movimentar os tornozelos para cima e para baixo durante 5 minutos, 2 ou 3 vezes/dia
- Não cruzar as pernas por longos períodos de tempo
- Não fumar.

Estar em contato com o seu médico
- Pedir a seu médico que inspecione seus pés descalços e descubra se você tem tendência a apresentar problemas graves nos pés. Lembrar que você pode não sentir a dor de uma lesão
- Ligar imediatamente para o seu médico se um corte, uma úlcera, uma bolha ou uma contusão no pé não começar a cicatrizar depois de 1 dia
- Seguir os conselhos de seu médico sobre os cuidados com os pés
- Não se automedicar nem usar remédios caseiros ou produtos de venda livre para tratar os problemas dos pés.

Adaptado de Johnson, R., Osbourne, A., Rispoli, J. et al. (2018). The diabetic foot assessment. *Orthopaedic Nursing, 37*(1) 13-21.

MANEJO DE PACIENTES COM DIABETES MELITO QUE ESTÃO HOSPITALIZADOS

A qualquer momento, até 25% dos pacientes hospitalizados em clínica médica e cirúrgica são portadores de diabetes (ADA, 2020). Com frequência, o diabetes não constitui o diagnóstico clínico primário; contudo, os problemas com o controle do diabetes frequentemente resultam de alterações na rotina normal do paciente ou da cirurgia ou doença. Isso deve estar claramente indicado no prontuário eletrônico de pacientes hospitalizados e com diagnóstico de diabetes, e o monitoramento da glicose precisa ser prescrito (ADA, 2020). Durante o tratamento, o controle da glicemia pode agravar-se. O controle dos níveis de glicemia é importante, visto que a hiperglicemia em pacientes hospitalizados pode aumentar o tempo de internação, o risco de infecção e a mortalidade (ADA, 2020).

Além disso, trata-se de uma oportunidade para que pacientes com diabetes atualizem o seu conhecimento sobre o autocuidado do diabetes e a prevenção de complicações. Os enfermeiros que cuidam desses pacientes devem focalizar a sua atenção no diabetes, bem como no problema de saúde primário.

Questões de autocuidado

Para os pacientes que estão ativamente envolvidos no autocuidado do diabetes (particularmente ajuste na dose de insulina), pode ser particularmente difícil renunciar ao controle sobre os horários das refeições, a hora de administração da insulina e a sua dose, provocando ansiedade. O paciente pode temer a hipoglicemia e expressar muita preocupação sobre os possíveis atrasos no recebimento da atenção do enfermeiro quando ocorrem sintomas hipoglicêmicos, ou pode discordar quanto à dose de insulina planejada.

O enfermeiro deve reconhecer as preocupações do paciente e envolvê-lo o máximo possível no plano de cuidado. Se o paciente discordar de certos aspectos do cuidado relacionado com o diabetes, o enfermeiro precisa comunicar isso aos outros membros da equipe de saúde. Os enfermeiros e outros profissionais de saúde precisam dispensar atenção particular aos pacientes que têm sucesso no manejo do autocuidado; devem avaliar as habilidades de tal manejo e incentivar esses pacientes a prosseguir se o seu desempenho estiver correto e efetivo.

A hospitalização de um paciente com diabetes deve ser considerada uma oportunidade para avaliar as habilidades de autocuidado do paciente e reforçar ou fornecer instruções necessárias. O enfermeiro avalia a demonstração de retorno do paciente ao preparar e injetar a insulina, monitorar a

> **Boxe 46.12** Abordagens no manejo do controle da glicose durante o período perioperatório em pacientes com diagnóstico de diabetes
>
> - Monitorar os níveis de glicemia com frequência (a cada 1 a 2 horas)
> - Para os pacientes que tomam insulina:
>   1. Na manhã da cirurgia, todas as doses de insulina subcutânea são suspensas, a não ser que o nível de glicemia esteja elevado (p. ex., > 200 mg/dℓ [11,1 mmol/ℓ]); neste caso, pode-se prescrever uma pequena dose de insulina regular subcutânea. O nível de glicemia é controlado durante a cirurgia com a infusão intravenosa de insulina regular, que é balanceada por uma infusão de glicose. As velocidades de infusão da insulina e da glicose são ajustadas de acordo com as frequentes determinações da glicose capilar (a cada hora). Depois da cirurgia, a infusão de insulina pode continuar até que o paciente possa se alimentar. Se a insulina intravenosa for interrompida, a insulina regular subcutânea pode ser administrada em intervalos estabelecidos (a cada 4 a 6 horas), ou pode-se administrar insulina de ação intermediária a cada 12 horas, com insulina regular suplementar, quando necessário, até que o paciente esteja se alimentando e que seja retomado o padrão habitual das doses de insulina
>   - Monitorar cuidadosamente a velocidade de infusão de insulina e os níveis de glicemia em um paciente com diabetes que esteja recebendo insulina intravenosa. A insulina intravenosa tem duração de ação muito mais curta que a insulina subcutânea. Se a infusão for interrompida ou suspensa, haverá rápido desenvolvimento de hiperglicemia (em 1 hora no diabetes do tipo 1 e em algumas horas no diabetes do tipo 2)
>   - Certificar-se de que a insulina subcutânea seja administrada 30 minutos antes da interrupção da infusão de insulina intravenosa.
>   2. Administra-se metade a 2/3 da dose matinal habitual de insulina do paciente (insulina de ação intermediária isoladamente ou insulinas de ação curta e de ação intermediária) por via subcutânea na manhã antes da cirurgia. O restante é então administrado depois da cirurgia.
>   3. A dose diária habitual de insulina subcutânea do paciente é fracionada em 4 doses iguais de insulina regular. Essas doses são então administradas em intervalos de 6 horas. As últimas duas abordagens não proporcionam o controle obtido com a administração por via intravenosa de insulina e de glicose:
>   - Os pacientes com diabetes do tipo 2 que geralmente não tomam insulina podem necessitar de insulina durante o período perioperatório para controlar as elevações da glicemia. Os pacientes que estão tomando metformina podem ser instruídos a interromper o agente oral no período de 24 a 48 horas antes da cirurgia, quando possível. Alguns desses pacientes podem retomar o seu esquema habitual de dieta e agente hipoglicemiante oral durante o período de recuperação. Outros pacientes (cujo diabetes provavelmente não é bem controlado com dieta e com um agente antidiabético oral antes da cirurgia) precisam continuar com as injeções de insulina depois de receber alta
>   - Para pacientes com diabetes do tipo 2 que irão se submeter a uma cirurgia de menor porte, mas que geralmente não tomam insulina, os níveis de glicose podem permanecer estáveis, contanto que nenhuma glicose seja infundida durante a cirurgia. Depois da cirurgia, esses pacientes podem necessitar de pequenas doses de insulina regular até retomar a dieta habitual e o agente hipoglicemiante oral.

Adaptado de Comerford, K. C. & Durkin M. T. (2020). *Nursing 2020 drug handbook*. Philadelphia, PA: Wolters Kluwer.

glicemia e realizar o cuidado com os pés. Somente questionar o paciente a respeito dessas habilidades, sem observar efetivamente o seu desempenho, não é suficiente. O conhecimento do paciente com relação à dieta pode ser avaliado com a ajuda de um nutricionista, por meio de perguntas diretas e revisão das preferências do paciente quanto aos cardápios. O entendimento do paciente sobre os sinais e sintomas, o tratamento e a prevenção da hipoglicemia e da hiperglicemia são avaliados, juntamente com o conhecimento dos fatores de risco para doença macrovascular, incluindo hipertensão, aumento dos lipídios e tabagismo. Além disso, o paciente é indagado sobre a data de seu último exame oftalmológico (incluindo dilatação das pupilas). As instruções sobre essas questões são de importância crítica.

Hiperglicemia durante a hospitalização

Pode ocorrer hiperglicemia em pacientes hospitalizados, em consequência da doença original que levou à necessidade de hospitalização. Vários outros fatores podem contribuir para a hiperglicemia, e os exemplos incluem:

- Mudanças no esquema de tratamento habitual (p. ex., aumento no consumo de alimentos, diminuição da insulina, diminuição da atividade)
- Medicamentos (p. ex., corticosteroides, como prednisona, que são utilizados no tratamento de uma variedade de distúrbios inflamatórios)
- Glicose IV, que pode constituir parte dos líquidos de manutenção, ou que pode ser utilizada para a administração de antibióticos ou outros medicamentos, sem terapia adequada com insulina
- Tratamento francamente vigoroso da hipoglicemia
- Suspensão inapropriada da insulina ou uso inadequado de "escalas móveis"
- Falta de correspondência entre os horários das refeições e da administração de insulina (p. ex., pode ocorrer hiperglicemia pós-prandial se a insulina de ação curta for administrada imediatamente antes ou depois de uma refeição).

As ações de enfermagem para corrigir alguns desses fatores são importantes para evitar a hiperglicemia. Além disso, é crucial avaliar a rotina domiciliar habitual do paciente. O enfermeiro deve tentar aproximar o máximo possível os horários domiciliares da insulina das refeições e das atividades do paciente. O monitoramento dos níveis de glicemia foi identificado pela ADA como um "sinal vital" adicional, essencial na avaliação dos pacientes (ADA, 2020). Os resultados do monitoramento da glicemia fornecem informações necessárias para obter prescrições de doses extras de insulina (em horários em que a insulina costuma ser administrada), sendo uma função de enfermagem importante. As doses de insulina não devem ser suspensas quando os níveis de glicemia estão normais. É muito importante testar a glicemia antes de uma refeição e administrar a insulina nessa ocasião, e não em um horário rígido, como são administrados outros medicamentos. A insulina deve ser administrada quando a refeição é servida para evitar a ocorrência de hipoglicemia e produzir uma resposta fisiológica.

A insulina de ação curta é geralmente necessária para evitar a hiperglicemia pós-prandial (mesmo em pacientes com níveis pré-prandiais normais de glicose), e a insulina NPH não alcança o seu pico até muitas horas após a administração da dose. Os antibióticos IV devem ser misturados em soro fisiológico (quando possível) para evitar a infusão excessiva de glicose (particularmente nos pacientes que estão se alimentando). É importante evitar o tratamento muito vigoroso da hipoglicemia, que pode levar à hiperglicemia.

Hipoglicemia durante a hospitalização

A hipoglicemia em pacientes hospitalizados geralmente resulta de um excesso de insulina ou de atrasos na alimentação. Os exemplos específicos incluem:

- Uso excessivo de insulina regular na escala móvel, particularmente como suplemento de insulinas de ação curta e de ação intermediária tomadas regularmente, 2 vezes/dia
- Lapso em modificar a dose de insulina quando há mudança no aporte nutricional (p. ex., no paciente que fica em dieta zero)
- Tratamento excessivamente vigoroso da hiperglicemia (p. ex., administração de doses sucessivas e muito frequentes de insulina regular antes que seja alcançado o horário de atividade máxima da insulina), resultando em efeito cumulativo
- Atraso da refeição após a administração de insulina lispro, asparte ou glulisina (o paciente deve alimentar-se em 5 a 15 minutos após a administração de insulina).

O tratamento da hipoglicemia deve basear-se no protocolo estabelecido do hospital (ADA, 2020). Se o tratamento inicial não aumentar adequadamente o nível de glicose, ele pode ser repetido depois de 15 minutos. O enfermeiro deve avaliar o padrão dos valores de glicose e evitar administrar doses de insulina que levam repetidamente à hipoglicemia. É necessário administrar doses sucessivas de insulina regular SC em uma frequência que não seja superior a cada 3 a 4 horas. Para pacientes que recebem insulina intermediária antes do desjejum e do jantar, o enfermeiro precisa ter cautela na administração de doses suplementares de insulina regular no almoço e ao deitar-se. Pode ocorrer hipoglicemia quando duas insulinas alcançam o seu pico em horários semelhantes (p. ex., a NPH matinal alcança o seu pico com a insulina regular na hora do almoço, podendo levar à hipoglicemia no fim da tarde; a NPH na hora do jantar alcança o seu pico com a insulina regular ao deitar-se, podendo levar à ocorrência de hipoglicemia noturna). Para evitar as reações hipoglicêmicas causadas pelo atraso do aporte de alimentos, o enfermeiro deve providenciar lanches para o paciente caso as refeições precisem ser atrasadas, devido a procedimentos, fisioterapia ou outras atividades.

Alterações comuns na dieta

As modificações na dieta comumente prescritas durante a hospitalização exigem uma consideração especial para os pacientes que apresentam diabetes (ADA, 2020).

Dieta zero

Para os pacientes que precisam permanecer em dieta zero para a preparação de procedimentos diagnósticos ou cirúrgicos, o enfermeiro precisa certificar-se de que a dose de insulina habitual tenha sido modificada. Essas mudanças podem incluir a eliminação de insulina de ação rápida e a administração de uma quantidade diminuída (p. ex., metade da dose habitual) de insulina de ação intermediária. Outra abordagem consiste em utilizar doses frequentes (a cada 3 a 4 horas) de insulina de ação rápida apenas. Pode-se administrar glicose IV para fornecer calorias e evitar a ocorrência de hipoglicemia.

Mesmo sem alimento, os níveis de glicose podem aumentar em consequência da produção hepática de glicose, particularmente nos pacientes com diabetes do tipo 1 e em pacientes magros com diabetes do tipo 2. Além disso, no diabetes do tipo 1, a eliminação da dose de insulina pode levar ao desenvolvimento de CAD. A administração de insulina basal a pacientes com diabetes do tipo 1 que estão em dieta zero constitui uma importante ação de enfermagem.

Para os pacientes com diabetes do tipo 2 que estão tomando insulina, não costuma ocorrer desenvolvimento de CAD quando as doses de insulina são eliminadas, visto que o pâncreas do paciente produz alguma insulina. Por conseguinte, pode ser seguro omitir a dose de insulina (quando o paciente está recebendo glicose IV); no entanto, é essencial proceder a um rigoroso monitoramento dos níveis de glicemia.

Para os pacientes que estão em dieta zero por períodos prolongados (24 horas), a determinação da glicose e a administração de insulina devem ser efetuadas em intervalos regulares, geralmente 4 vezes/dia. Os esquemas de insulina para o paciente que está em dieta zero por um período prolongado podem incluir insulina NPH a cada 12 horas, insulina de ação rápida apenas a cada 4 a 6 horas, ou gotejamento de insulina IV. Esses pacientes devem receber infusões de glicose para fornecer algumas calorias e limitar a cetose.

Para evitar os problemas decorrentes da necessidade de suspender a alimentação, os exames e os procedimentos diagnósticos e a cirurgia devem ser agendados no início da manhã, quando possível.

Dieta com líquidos leves

Quando a dieta passa a incluir líquidos leves, os pacientes com diabetes recebem alimentos com carboidratos mais simples (p. ex., suco e sobremesas de gelatina), em comparação com aqueles geralmente incluídos na dieta nos casos de diabetes. Como os pacientes hospitalizados devem manter o máximo possível o seu estado nutricional para promover a cura, o uso de substitutos com calorias reduzidas, como refrigerantes *diet* ou sobremesas de gelatina *diet*, não seria apropriado quando a única fonte de calorias consiste em líquidos leves. Os carboidratos simples, quando ingeridos isoladamente, provocam rápida elevação dos níveis de glicemia; por conseguinte, é importante procurar fazer corresponder os horários de pico da insulina com os picos na concentração de glicemia. Se o paciente receber insulina em intervalos regulares enquanto está em dieta zero, os horários estabelecidos para os exames de glicose e as injeções de insulina devem corresponder aos horários das refeições.

Nutrição enteral

As fórmulas de nutrição enteral contêm maior quantidade de carboidratos simples e menos proteínas e lipídios que o plano de refeições típico para o diabetes (ver Capítulo 39). Isso resulta em níveis aumentados de glicose nos pacientes com diabetes que estão recebendo nutrição enteral. As doses de insulina precisam ser administradas em intervalos regulares (p. ex., NPH a cada 12 horas ou insulina regular a cada 4 a 6 horas), quando se administram alimentações contínuas por sonda. Se a insulina for administrada em horários rotineiros (antes do desjejum e antes do jantar), pode haver desenvolvimento de hipoglicemia durante o dia (visto que o paciente recebe maior quantidade de insulina sem quantidades adicionais de calorias); pode ocorrer hiperglicemia durante a noite quando as alimentações continuam, mas a ação da insulina diminui.

Uma causa comum de hipoglicemia em pacientes que recebem alimentações contínuas por sonda e insulina consiste na interrupção inadvertida ou proposital da alimentação. O enfermeiro precisa discutir com a equipe médica alguns planos para a interrupção temporária da nutrição enteral (p. ex., quando o paciente estiver fora da unidade). O planejamento antecipado pode possibilitar a realização de alterações na dose de insulina ou na administração de glicose IV. Além disso, quando surgem problemas inesperados com a nutrição enteral (p. ex., o paciente puxa a sonda, a sonda fica obstruída, a alimentação é interrompida quando se encontra conteúdo gástrico residual), o enfermeiro precisa notificar o médico, avaliar mais frequentemente os níveis de glicemia e administrar glicose IV, quando indicado.

Nutrição parenteral

Os pacientes que recebem nutrição parenteral podem receber insulina IV (acrescentada à bolsa de nutrição parenteral IV) e insulinas SC de ação intermediária ou de ação curta. Se o paciente estiver recebendo nutrição parenteral contínua, o nível de glicemia deve ser monitorado e a insulina deve ser administrada em intervalos regulares. Quando a nutrição parenteral é infundida durante um número limitado de horas, deve-se administrar insulina SC, de modo que o momento de pico da ação da insulina possa coincidir com os horários de infusão da nutrição parenteral (ver discussão sobre nutrição parenteral no Capítulo 41).

Higiene

Os enfermeiros que cuidam de pacientes hospitalizados com diabetes devem concentrar sua atenção na higiene oral e no cuidado da pele. Como esses pacientes correm risco aumentado de doença periodontal, o enfermeiro ajuda o paciente ao menos com os cuidados dentários diários. O paciente também pode necessitar de assistência na manutenção da pele limpa e seca, particularmente em áreas de contato entre duas superfícies cutâneas (p. ex., virilha, axila, sob as mamas), em que há tendência a ocorrerem atrito e infecções fúngicas.

O exame cuidadoso da cavidade oral e da pele é importante. A pele é examinada à procura de ressecamento, rachaduras, solução de continuidade e rubor, particularmente nos pontos de pressão e nos membros inferiores. O paciente é questionado sobre a presença de sintomas de neuropatia, como formigamento e dor ou dormência nos pés. Os reflexos tendinosos profundos são avaliados.

Como no caso de qualquer paciente confinado ao leito, o cuidado de enfermagem deve enfatizar a prevenção da ruptura da pele nos pontos de pressão. Os calcanhares são particularmente suscetíveis à ruptura, devido à perda da sensação de dor e pressão associada à neuropatia sensorial.

Os pés devem ser limpos, secos, lubrificados com loção (mas não entre os dedos) e inspecionados com frequência. Se o paciente estiver em decúbito dorsal, a pressão sobre os calcanhares pode ser aliviada elevando as pernas sobre um travesseiro, com os calcanhares posicionados sobre a borda do travesseiro. Quando o paciente está sentado em uma cadeira, os pés devem ser posicionados de modo que a pressão não seja exercida sobre os calcanhares. Se o paciente tiver uma ulceração no pé, o enfermeiro deve fornecer os cuidados preventivos para o pé sadio, bem como um cuidado especial para o pé afetado.

Como sempre, todas as oportunidades devem ser aproveitadas para orientar o paciente sobre o autocuidado do diabetes, incluindo cuidados diários da boca, da pele e dos pés. As pacientes também devem ser instruídas sobre medidas preventivas para as infecções vaginais, que ocorrem com mais frequência quando os níveis de glicemia estão elevados. Pacientes frequentemente aprendem com os enfermeiros e percebem a importância da higiene pessoal diária quando isso é enfatizado durante a hospitalização.

Estresse

O estresse fisiológico, como as infecções e a cirurgia, contribui para a hiperglicemia e pode desencadear CAD ou SHH. O estresse emocional relacionado com a hospitalização por qualquer motivo também pode exercer impacto negativo sobre o controle do diabetes. O aumento dos hormônios de estresse leva à elevação dos níveis de glicose, particularmente se não houver modificação no aporte de alimentos e na administração de insulina. Além disso, durante os períodos de estresse emocional, os indivíduos com diabetes podem modificar o seu padrão habitual de refeições, exercícios e medicação. Essa alteração pode contribuir para a hiperglicemia ou até mesmo para o desenvolvimento de hipoglicemia (p. ex., no paciente que toma insulina ou agentes antidiabéticos orais e que interrompe a sua alimentação em resposta ao estresse).

Os indivíduos portadores de diabetes precisam se conscientizar da deterioração potencial do controle diabético que pode acompanhar o estresse emocional. Eles devem ser incentivados a seguir o plano de tratamento do diabetes o máximo possível durante os períodos de estresse. Além disso, as estratégias de aprendizado para reduzir ao máximo e lidar com o estresse, quando este ocorre, constituem aspectos importantes da orientação do diabetes.

Considerações gerontológicas

Como os indivíduos com diabetes estão vivendo por mais tempo, tanto o diabetes do tipo 1 quanto o do tipo 2 estão sendo observados com mais frequência em pacientes idosos hospitalizados por diversos motivos. Independentemente do tipo ou da duração do diabetes, as metas de tratamento da doença podem precisar ser alteradas quando se cuida de pacientes idosos que estão hospitalizados. O enfoque deve se concentrar nas questões de qualidade de vida, como manter o funcionamento independente e promover o bem-estar geral.

Algumas das barreiras ao aprendizado e ao autocuidado durante a permanência no hospital e na preparação dos pacientes para receber alta incluem visão diminuída, perda da audição, déficits de memória, diminuição da mobilidade e da coordenação motora fina, tremores aumentados, depressão e isolamento, recursos financeiros diminuídos e limitações relacionadas com as incapacidades e outros distúrbios clínicos. É importante avaliar essas barreiras no planejamento do tratamento e das atividades educacionais do diabetes. É essencial fornecer instruções sucintas e simplificadas com ampla oportunidade para a prática das habilidades. O uso de dispositivos especiais é valioso, como uma lupa para a seringa de insulina, uma caneta de insulina ou um espelho para a inspeção dos pés. É essencial proceder à avaliação frequente das habilidades de autocuidado (administração de insulina, monitoramento da glicemia, cuidados com os pés, planejamento da dieta), particularmente nos pacientes com deterioração da visão e da memória. O fornecimento de instruções impressas em uma cartilha para o paciente utilizar em domicílio ajuda no manejo.

Quando adequado, os membros da família podem ser solicitados a ajudar nas habilidades básicas do diabetes, e pode-se efetuar um encaminhamento para recursos comunitários. É preferível instruir o paciente ou a família a testar a glicemia em casa; a escolha do glicosímetro deve ser adequada para o estado visual e cognitivo do paciente e a sua destreza.

> **Alerta de enfermagem: Qualidade e segurança**
>
> *É crucial o monitoramento cuidadoso de complicações do diabetes melito em adultos mais velhos. A hipoglicemia é particularmente perigosa, visto que ela pode passar despercebida e resultar em quedas. A desidratação constitui uma preocupação nos pacientes que apresentam níveis de glicemia cronicamente elevados. É importante avaliar as complicações a longo prazo, particularmente os problemas com os olhos e os pés. Evitar a cegueira e a amputação por meio da detecção precoce e tratamento da retinopatia e das ulcerações de pé pode significar a diferença entre a internação em uma instituição de cuidados prolongados e a continuação de uma vida independente para o indivíduo idoso portador de diabetes.*

Manejo de enfermagem

Monitoramento e manejo de complicações potenciais

A avaliação da hipoglicemia e da hiperglicemia envolve o monitoramento frequente dos níveis de glicemia (geralmente prescrito antes das refeições e ao deitar-se), bem como o monitoramento dos sinais e sintomas de hipoglicemia ou de hiperglicemia prolongada (incluindo CAD ou SHH), conforme descrito anteriormente. O controle inadequado dos níveis de glicemia pode dificultar a recuperação do problema primário de saúde. Os níveis de glicemia são monitorados e a insulina é administrada, conforme prescrição. O enfermeiro precisa certificar-se de que a dose de insulina prescrita seja modificada, quando necessário, para compensar as alterações no horário ou o padrão de alimentação do paciente. O tratamento é fornecido para a hipoglicemia (com glicose oral) ou para a hiperglicemia (com insulina regular suplementar, com frequência não superior a cada 3 a 4 horas). Os registros da glicemia são avaliados quanto a padrões de hipoglicemia e hiperglicemia no mesmo horário do dia, e os achados são relatados ao médico para a modificação na prescrição de insulina. No paciente com elevação prolongada da glicemia, os valores laboratoriais e a condição física do paciente são monitorados à procura de sinais e sintomas de CAD ou SHH.

Promoção de cuidados domiciliar, comunitário e de transição

 Orientação do paciente sobre autocuidados

Mesmo quando o paciente tem diabetes durante muitos anos, é preciso avaliar o seu conhecimento e a adesão ao plano de cuidados. Pode ser necessário elaborar um novo plano de cuidados utilizando evidências atualizadas. O enfermeiro também lembra ao paciente e à família sobre a importância das atividades de promoção da saúde e triagem de saúde recomendadas.

Cuidados contínuos e de transição

Um paciente que esteja hospitalizado pode necessitar de encaminhamento para cuidado domiciliar, comunitário ou de transição. O enfermeiro pode utilizar essa oportunidade para avaliar o conhecimento do paciente sobre o tratamento do diabetes e a capacidade dele e de sua família de realizá-lo. Ele reforça as instruções fornecidas no hospital, na clínica, no consultório ou no centro de orientação em diabetes e avalia o ambiente de cuidado domiciliar para determinar a sua adequação quanto ao autocuidado e segurança.

EXERCÍCIOS DE PENSAMENTO CRÍTICO

1 **cpa** Uma mulher de 18 anos recebeu recentemente o diagnóstico de diabetes do tipo 1 na unidade de saúde onde você trabalha. Como você orientará a paciente a respeito desse novo diagnóstico? Quais encaminhamentos são apropriados para ajudar essa paciente a lidar com o diagnóstico de diabetes do tipo 1? Quais etapas a equipe interdisciplinar tomará para atender às demandas de cuidados de saúde da paciente?

2 **pbe** Um paciente de 45 anos tem diabetes melito há 6 anos. Durante o exame anual na unidade de saúde onde você trabalha, é identificada uma pequena ulceração na planta do pé do paciente. Quais são as evidências do manejo de uma ulceração de pé nesse paciente? Quais critérios você utilizaria para avaliar a força das evidências? Quais são as evidências para a cronologia das futuras avaliações do pé?

3 **qp** Um paciente de 65 anos é admitido no setor de emergência com possível SHH. Identifique a fisiopatologia e os sinais e sintomas de SHH. Quais são as suas prioridades para a avaliação, o manejo clínico e o cuidado de enfermagem desse paciente com SHH? Quais são as suas prioridades em termos de planejamento de alta hospitalar para evitar que ocorra outro episódio?

REFERÊNCIAS BIBLIOGRÁFICAS

*Pesquisa em enfermagem.
**Referência clássica.

Livros

Centers for Disease Control and Prevention (CDC). (2020). *National Diabetes Statistics Report, 2020*. Atlanta, GA: Centers for Disease Control and Prevention, US Department of Health and Human Services.

Comerford, K. C., & Durkin, M. T. (2020). *Nursing 2020 drug handbook*. Philadelphia, PA: Wolters Kluwer.

Eliopoulos, C. (2018). *Gerontological nursing* (9th ed.). Philadelphia, PA: Wolters Kluwer.

Fischbach, F., & Fischbach, M. A. (2018). *A manual of laboratory and diagnostic tests* (10th ed.). Philadelphia, PA: Wolters Kluwer.

Hickey, J. V., & Strayer, A. L. (2020). *The clinical practice of neurological and neurosurgical nursing* (8th ed.). Philadelphia, PA: Wolters Kluwer.

Norris, T. L. (2019). *Porth's pathophysiology: Concepts of altered health state* (10th ed.). Philadelphia, PA: Wolters Kluwer.

Periódicos e documentos eletrônicos

Action to Control Cardiovascular Risk in Diabetes Follow-On (ACCORDION) Eye Study Group and the Action to Control Cardiovascular Risk in Diabetes Follow-On (ACCORDION) Study Group. (2016). Persistent effects of intensive glycemic control on retinopathy in type 2 diabetes in the action to Control Cardiovascular Risk in Diabetes (ACCORD) follow-on study. *Diabetes Care*, 39(7), 1089–1100.

American Diabetes Association (ADA). (2020). Standards of medical care in diabetes—2020. *Diabetes Care*, 43(Suppl 1), S1–S212.

Aref, A., Zayan, T., Pararajasingam, R., et al. (2019). Pancreatic transplantation: Brief review of the current evidence. *World Journal of Transplantation, 9*(4), 81–93.

Chen, Y., Yang, D., Chen, B., et al. (2020). Clinical characteristics and outcomes of patients with diabetes and COVID-19 in association with glucose-lowering medication. *Diabetes Care, 43*(7), 1399–1407. doi: 10.2337/dc20-0660

Davidson, P., Ross, T., & Castor, C. (2018). Academy of nutrition and dietetics: Revised 2017 standards of practice and standards of professional performance for registered dietitian nutritionists (competent, proficient, and expert) in diabetes care. *Journal of the Academy of Nutrition and Dietetics, 118*(5), 932–946.e48.

**Diabetes Control and Complications Trial Research Group (DCCT), Nathan, D. M., Genuth, S., et al. (1993). The effect of intensive treatment of diabetes on the development and progression of long-term complications in insulin-dependent diabetes mellitus. *New England Journal of Medicine, 329*(14), 977–986.

**Diabetes Prevention Program Research Group. (2002). Reduction in the incidence of type 2 diabetes with lifestyle intervention or metformin. *New England Journal of Medicine, 346*(6), 393–403.

Diabetes Prevention Program Research Group. (2015). Long-term effects of lifestyle intervention or metformin on diabetes development and microvascular complications over 15-year follow-up: The Diabetes Prevention Program Outcomes Study. *Lancet, Diabetes and Endocrinology, 3*(11), 866–875.

Down, S. (2018). How to advise on sick day rules. *Diabetes and Primary Care, 20*(1), 15–16.

Evert, A. B., Dennison, M., Gardner, C. D., et al. (2019). Nutrition therapy for adults with diabetes or prediabetes: A consensus report. *Diabetes Care, 42*(5), 731–754.

Fayfman, M., Pasquel, F. J., & Umpeirrez, G. E. (2017). Management of hyperglycemic crises: Diabetic ketoacidosis and hyperglycemic hyperosmolar state. *Medical Clinics of North America, 101*(3), 587–606.

Franz, M. J., MacLeod, J., Evert, A., et al. (2017). Academy of Nutrition and Dietetics Nutrition Practice Guideline for Type 1 and Type 2 diabetes in adults: Systematic review of evidence for medical nutrition therapy effectiveness and recommendations for integration into the nutrition care process. *Journal of the Academy of Nutrition and Dietetics, 117*(10), 1659–1679.

Hur, K., Price, C. P. E., Gray, E. L., et al. (2020). Factors associated with intubation and prolonged intubation in hospitalized patients with COVID-19. *Otolaryngology-Head and Neck Surgery*, 1–9. doi: 10.1177/0194599820929640

Johnson, R., Osbourne, A., Rispoli, J., et al. (2018). The diabetic foot assessment. *Orthopaedic Nursing, 37*(1) 13–21.

Joyner Blair, A. M., Hamilton, B. K., & Spurlock, A. (2018). Evaluating an order set for improvement of quality outcomes in diabetic ketoacidosis. *Advanced Emergency Nursing Journal, 40*(1), 59–72.

Keresztes, P., & Peacock-Johnson, A. (2019). Type 2 diabetes: A pharmacological update. *American Journal of Nursing, 119*(2), 32–40.

Kropff, J., Choudhary, P., Neupane, S., et al. (2017). Accuracy and longevity of an implantable continuous glucose sensor in the PRECISE Study: A 180-day, prospective, multicenter, pivotal trial. *Diabetes Care, 40*(1), 63–68.

Ma, H., Li, Z., Zhou, T., et al. (2020). Glucosamine use, inflammation, and genetic susceptibility, and incidence of type 2 diabetes: A prospective study in UK biobank. *Diabetes Care, 43*(4), 719–725.

*McCarthy, M. M., Whittemore, R., Gholson, G., et al. (2019). Diabetes distress, depressive symptoms, and cardiovascular health in adults with type 1 diabetes. *Nursing Research, 68*(6), 445–452.

National Institute of Diabetes and Digestive and Kidney Diseases (NIDDK). (2018). Diabetic neuropathies: The nerve damage of diabetes. Retrieved on 1/2/2020 at: www.niddk.nih.gov/health-information/diabetes/overview/preventing-problems/nerve-damage-diabetic-neuropathies?dkrd=hispt0026

Sommerstein, R., Kochen, M. M., Messerli, F. H., et al. (2020). Coronavirus disease 2019 (COVID-19): Do angiotensin-converting enzyme inhibitors/angiotensin receptor blockers have a biphasic effect? *Journal of the American Heart Association, 9*(7), e016509. doi: 10.1161/JAHA.120.016509.

**United Kingdom Prospective Diabetes Study Group. (1998). Intensive blood glucose control with sulfonylureas or insulin compared with conventional treatment and risk of complications with type 2 diabetes. *Lancet, 352*(9131), 837–853.

Virani, S. S., Alonso, A., Benjamin, E. J., et al. (2020). Heart disease and stroke statistics—2020 update: A report from the American Heart Association. *Circulation, 141*(9), e139–e596.

World Health Organization (WHO). (2018). Diabetes. Retrieved on 1/2/2020 at: www.who.int/news-room/fact-sheets/detail/diabetes

Recursos

Academy of Nutrition and Dietetics (formerly the American Dietetic Association), www.eatright.org

American Association of Diabetes Educators (AADE), www.diabeteseducator.org

American Diabetes Association, www.diabetes.org

American Foundation for the Blind (AFB), www.afb.org

Go4Life, www.healthinaging.org/tools-and-tips/go4life-national-institute-aging

JDRF (formerly the Juvenile Diabetes Research Foundation), www.jdrf.org

MedicAlert Foundation, www.medicalert.org

National Diabetes Information Clearinghouse, www.niddk.nih.gov

National Library Services for the Blind and Physically Handicapped (NLS), www.loc.gov/nls/

PARTE 11

Funções dos Rins e das Vias Urinárias

Estudo de caso

Prevenção de quedas

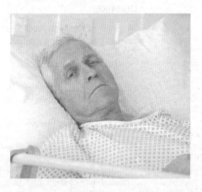

Você trabalha como enfermeiro em uma unidade intermediária e está cuidando de um homem de 78 anos que foi transferido do setor de emergência. O paciente sofreu uma queda em casa e apresentou alteração do nível de consciência. Os achados do exame físico e dos exames laboratoriais mostram que ele apresenta uma infecção na parte inferior do sistema urinário. Sua avaliação inicial revela que o paciente ainda não está orientado no tempo e no espaço. Além disso, ele está tentando se levantar da cama para ir ao banheiro por causa da urgência miccional provocada pela infecção urinária. Tendo em vista a alteração do nível de consciência do paciente e a urgência miccional, você determina que a segurança dele é uma prioridade e implementa precauções contra queda.

Foco de competência QSEN: Segurança

As complexidades inerentes ao atual sistema de saúde desafiam o enfermeiro a demonstrar a integração de competências centrais interdisciplinares específicas. Essas competências visam garantir a prestação de cuidados de qualidade e seguros aos pacientes (Institute of Medicine, 2003). O projeto Orientação de Qualidade e Segurança para Enfermeiros (QSEN, do inglês *Quality and Safety Education for Nurses*; Cronenwett, Sherwood, Barnsteiner et al., 2007; QSEN, 2020) é uma referência para o conhecimento, as habilidades e as atitudes (CHAs) necessários ao enfermeiro para que demonstre competência nas suas áreas principais: **cuidado centrado no paciente**; **trabalho colaborativo em equipe interdisciplinar**; **prática baseada em evidências**; **melhora da qualidade**; **segurança**; e **informática**.

Definição de segurança: minimizar o risco de lesão para os pacientes e profissionais de saúde por meio da efetividade do sistema e do desempenho individual.

COMPETÊNCIAS SELECIONADAS PRÉ-LICENCIAMENTO	APLICAÇÃO E REFLEXÃO
Conhecimento	
Examinar os fatores humanos e outros princípios básicos do plano de segurança, bem como práticas inseguras comumente utilizadas (como soluções alternativas e atalhos perigosos).	Descrever como você priorizará o cuidado a esse paciente. Como a prioridade na segurança impacta as decisões relacionadas com esse paciente? Com base nos achados na avaliação, por que o paciente passou a receber precauções contra queda?
Habilidades	
Demonstrar o uso eficaz de tecnologias e práticas padronizadas que apoiam a segurança e a qualidade.	Identificar a tecnologia e as práticas padronizadas que você utilizará para implementar as precauções contra queda para esse paciente. Como você determinará o momento de descontinuar as precauções contra quedas?
Atitudes	
Valorizar a vigilância e o monitoramento (mesmo do próprio desempenho das atividades de cuidado) pelos pacientes, pelas famílias e por outros membros da equipe de saúde.	Refletir sobre o que você aprendeu com este estudo de caso. O papel da enfermagem na manutenção da segurança dos pacientes é crucial. Como o enfermeiro pode orientar o paciente e seus familiares sobre o valor da segurança no ambiente domiciliar para a prevenção de quedas? O parecer de quais profissionais da equipe de saúde poderia ser solicitado para auxiliar o paciente e seus familiares na avaliação domiciliar de segurança?

Cronenwett, L., Sherwood, G., Barnsteiner, J. et al. (2007). Quality and safety education for nurses. *Nursing Outlook*, 55(3), 122-131; Institute of Medicine. (2003). *Health professions education: A bridge to quality*. Washington, DC: National Academies Press; QSEN Institute. (2020). *QSEN competencies: Definitions and pre-licensure KSAs; Safety*. Retirado em 15/08/2020 de: qsen.org/competencies/pre-licensure-ksas/#safety.

47 Avaliação das Funções Renal e Urinária

DESFECHOS DO APRENDIZADO

Após ler este capítulo, você será capaz de:

1. Descrever a estrutura e a função dos sistemas renal e urinário.
2. Explicar o papel dos rins na regulação do equilíbrio hidreletrolítico, do equilíbrio ácido-básico e da pressão arterial.
3. Identificar os exames complementares utilizados para determinar a função das vias urinárias superiores e inferiores e as implicações relacionadas para a enfermagem.
4. Discriminar entre achados normais e anormais da avaliação da função das vias urinárias superiores e inferiores.
5. Iniciar a orientação e a preparação dos pacientes que se submetem a uma avaliação do sistema urinário.

CONCEITOS DE ENFERMAGEM

Avaliação do equilíbrio ácido-básico
Conforto
Eliminação

Equilíbrio ácido-básico
Infecção

Líquidos e eletrólitos
Orientações ao paciente

GLOSSÁRIO

aldosterona: hormônio sintetizado e liberado pelo córtex das glândulas suprarrenais; promove a reabsorção de sódio pelos rins
anúria: diminuição do débito urinário para menos de 50 mℓ em 24 horas
bacteriúria: achado de bactérias na urina
creatinina: escória endógena do metabolismo energético do músculo
densidade específica: expressão do grau de concentração da urina
depuração renal (*clearance* renal): capacidade dos rins de eliminar solutos do plasma
disúria: micção dolorosa ou difícil
diurese: aumento do volume de urina
eritropoetina: glicoproteína produzida pelos rins; estimula a produção de eritrócitos pela medula óssea
glicosúria: excreção de glicose na urina
glomérulo: tufo de capilares que formam parte do néfron, através do qual ocorre a filtração

hematúria: existência de eritrócitos na urina
hormônio antidiurético (ADH): hormônio secretado pela neuro-hipófise; provoca a reabsorção de mais água pelos rins (*sinônimo*: vasopressina)
micção: eliminação de urina
néfrons: unidades estruturais e funcionais do rim, responsáveis pela formação de urina
nictúria: despertar à noite para urinar
oligúria: débito urinário inferior a 400 mℓ em 24 horas ou inferior a 0,5 mℓ/kg/h durante um período de 6 horas
piúria: existência de leucócitos na urina
polaciúria: micção mais frequente do que a cada 3 horas
proteinúria: existência de proteína na urina
taxa de filtração glomerular (TFG): volume de plasma filtrado através dos glomérulos, por unidade de tempo
ureia: produto final do metabolismo proteico (*sinônimo*: nitrogênio ureico sanguíneo)

A função dos sistemas renal e urinário é essencial para a vida. A principal finalidade desses sistemas consiste em manter a homeostasia do corpo por meio da cuidadosa regulação dos líquidos e eletrólitos, da remoção das escórias metabólicas e do desempenho de outras funções (Boxe 47.1). A disfunção dos rins e das vias urinárias inferiores é comum e pode ocorrer em qualquer idade, com graus variáveis de gravidade. A avaliação da função das vias urinárias superiores e inferiores faz parte do exame de saúde e exige que o enfermeiro entenda a anatomia e a fisiologia do sistema urinário, bem como os efeitos das alterações do sistema em outras funções fisiológicas.

Boxe 47.1 — Funções do rim

- Controle da pressão arterial
- Controle do equilíbrio hídrico
- Depuração renal
- Excreção de escórias metabólicas
- Formação da urina
- Regulação da produção de eritrócitos
- Regulação do equilíbrio ácido-básico
- Regulação de eletrólitos
- Secreção de prostaglandinas
- Síntese de vitamina D, na forma ativa

Adaptado de Norris, T. L. (2019). *Porth's pathophysiology: Concepts of altered health states* (10th ed.). Philadelphia, PA: Wolters Kluwer.

REVISÃO DE ANATOMIA E FISIOLOGIA

Uma avaliação focada da função dos rins e do restante do sistema urinário exige conhecimentos de anatomia e fisiologia.

Anatomia dos sistemas renal e urinário

Os sistemas renal e urinário são constituídos por rins, ureteres, bexiga e uretra. A urina é formada pelo rim e flui através de outras estruturas para ser eliminada do corpo.

Rins

Os rins são um par de estruturas vermelho-acastanhadas em forma de feijão, de localização retroperitoneal (atrás e fora da cavidade peritoneal), na parede posterior do abdome – desde a 12ª vértebra torácica até a 3ª vértebra lombar no adulto (Figura 47.1A). A superfície convexa externa (arredondada) de cada rim é denominada hilo. Cada hilo é penetrado por vasos sanguíneos, nervos e ureter. O rim médio de um adulto pesa aproximadamente entre 113 e 170 g e tem cerca de 10 a 12 cm de comprimento, 6 cm de largura e 2,5 cm de espessura (Norris, 2019; Russell, 2017). A posição do rim direito é discretamente inferior à do rim esquerdo, devido à localização do fígado.

Externamente, os rins estão bem protegidos pelas costelas e pelos músculos do abdome e do dorso. Internamente, cada rim é circundado por depósitos de gordura, que proporcionam proteção contra impactos. Os rins e o tecido adiposo circundantes estão suspensos da parede abdominal pela fáscia renal, constituída por tecido conjuntivo que mantém o rim no lugar (Norris, 2019). O tecido conjuntivo fibroso, os vasos sanguíneos e os vasos linfáticos que circundam cada rim são conhecidos como cápsula renal. Uma glândula suprarrenal localiza-se no ápice de cada rim. Os rins e as glândulas suprarrenais são independentes nas suas funções, irrigação sanguínea e inervação.

O parênquima renal é dividido em duas partes: o córtex e a medula (Figura 47.1B). A medula, cuja largura aproximada é de 5 cm, constitui a parte interna do rim; ela contém as alças de Henle, os vasos retos e os ductos coletores dos néfrons justamedulares. Os ductos coletores dos néfrons, tanto justamedulares quanto corticais, conectam-se com as pirâmides renais, que são triangulares e estão localizadas com a base voltada para a superfície côncava do rim, e a ponta (papila) é voltada para o hilo ou a pelve. Cada rim contém aproximadamente 8 a 18 pirâmides. As pirâmides drenam para os cálices menores, os quais drenam para os cálices maiores, que se abrem diretamente na pelve renal. A extremidade de cada pirâmide é denominada papila e se projeta para o cálice menor. A pelve renal constitui o início do sistema coletor e é composta de estruturas destinadas a coletar e a transportar a urina. Quando a urina deixa a pelve renal, a sua composição ou volume não se modifica.

O córtex, com aproximadamente 1 cm de largura, tem uma localização mais afastada do centro do rim e se situa ao redor das bordas mais externas (Norris, 2019). O córtex contém os **néfrons** (as unidades estruturais e funcionais do rim, responsáveis pela formação da urina), que são discutidos adiante.

Irrigação sanguínea para os rins

O hilo é a parte côncava do rim, através da qual entra a artéria renal e saem os ureteres e a veia renal. Os rins recebem de 20 a 25% do débito cardíaco total, o que significa que todo o sangue do organismo circula através dos rins aproximadamente 12 vezes por hora (Norris, 2019). A artéria renal (que se origina da parte abdominal da aorta) se divide em vasos cada vez menores, formando, finalmente, as arteríolas aferentes. Cada arteríola aferente se ramifica para formar um **glomérulo**, que

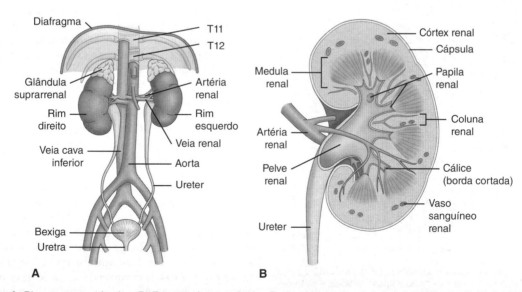

Figura 47.1 • **A.** Rins, ureteres e bexiga. **B.** Estrutura interna do rim. Redesenhada com autorização de Porth, C. M. & Matfin, G. (2009). *Pathophysiology: Concepts of altered health states* (8th ed.). Philadelphia, PA: Lippincott Williams & Wilkins.

constitui o tufo de capilares que forma parte do néfron, através do qual ocorre a filtração. O sangue deixa o glomérulo pela arteríola eferente e retorna à veia cava inferior graças a uma rede de vasos capilares e veias.

Néfrons

Cada rim contém 1 milhão de néfrons, que estão localizados no parênquima renal e são responsáveis pela formação do filtrado que se tornará urina (Norris, 2019). O grande número de néfrons possibilita uma função renal adequada, mesmo se o rim oposto estiver lesionado ou perder a sua funcionalidade. Quando o número total de néfrons funcionantes for inferior a 20% do normal, é necessário considerar a terapia renal substitutiva.

Existem dois tipos de néfrons. Os néfrons corticais (80 a 85%) localizam-se na parte mais externa do córtex, ao passo que os néfrons justamedulares (15 a 20%) estão localizados mais profundamente no córtex (Norris, 2019). Os néfrons justamedulares se distinguem por longas alças de Henle e são circundados por alças capilares igualmente longas, denominadas vasos retos, que "mergulham" na medula do rim. O comprimento do componente tubular do néfron está diretamente relacionado com a sua capacidade de concentrar a urina.

Os néfrons são constituídos por dois componentes básicos: um elemento de filtração, composto de uma rede capilar fechada (o glomérulo), e o túbulo acoplado (Figura 47.2). O glomérulo, por sua vez, consiste em uma rede singular de capilares suspensos entre os vasos sanguíneos aferentes e eferentes, que estão envoltos em uma estrutura epitelial, denominada *cápsula de Bowman*. A membrana glomerular é constituída de três camadas de filtração: endotélio capilar, membrana basal e epitélio. Essa membrana normalmente possibilita a filtração de líquido e de pequenas moléculas, além de limitar a passagem de moléculas maiores, como as células sanguíneas e a albumina. As alterações de pressão e a permeabilidade da membrana glomerular da cápsula de Bowman facilitam a passagem de líquidos e de várias substâncias a partir dos vasos sanguíneos, enchendo o espaço na cápsula de Bowman com essa solução filtrada.

O componente tubular do néfron começa na cápsula de Bowman. O filtrado glomerular criado na cápsula de Bowman segue, inicialmente, para o túbulo proximal, que é constituído por células epiteliais apoiadas na membrana basal, e, em seguida, para a alça de Henle, para o túbulo distal e para os ductos coletores corticais ou medulares. O arranjo estrutural do túbulo permite que o túbulo distal esteja localizado em estreita proximidade do local onde as arteríolas aferente e eferente, respectivamente, entram e saem do glomérulo. As células tubulares distais, localizadas nessa região, conhecida como mácula densa, funcionam com a arteríola aferente adjacente e criam uma estrutura conhecida como aparelho justaglomerular. Trata-se do local de produção da renina. A renina é um hormônio diretamente envolvido no controle da pressão arterial; é essencial para o funcionamento adequado do glomérulo (ver discussão adiante).

O componente tubular consiste na cápsula de Bowman, no túbulo proximal, nos ramos descendentes e ascendentes da alça de Henle, assim como nos ductos coletores corticais e medulares. Essa porção do néfron é responsável pela realização de ajustes no filtrado, com base nas necessidades do organismo. São realizadas alterações de modo contínuo, à medida que o filtrado passa através dos túbulos até penetrar no sistema coletor e ser expelido do corpo (ver Figura 47.2).

Ureteres, bexiga e uretra

A urina formada nos néfrons flui pelos cálices renais e, em seguida, pelos ureteres, que consistem em longos tubos fibromusculares unindo cada rim à bexiga (Verlander & Clapp, 2019). Esses tubos estreitos, cada um com 24 a 30 cm de comprimento, originam-se na parte inferior da pelve renal e terminam no trígono (tecido entre a abertura dos ureteres e a uretra) da parede da bexiga.

O revestimento dos ureteres é constituído de epitélio de células de transição, denominado urotélio, que impede a reabsorção da urina. O movimento da urina, a partir de cada pelve renal até a bexiga, através dos ureteres, é facilitado pela contração peristáltica dos músculos lisos na parede dos ureteres. Cada ureter tem três áreas estreitadas que são propensas à obstrução por cálculos renais ou estenose. Essas três áreas incluem: a junção ureteropélvica; o segmento ureteral, próximo à junção sacroilíaca; e a junção ureterovesical. A obstrução da junção ureteropélvica é a mais grave, em virtude de sua estreita proximidade com o rim e o risco de disfunção renal associada.

A bexiga urinária é um saco muscular distensível, localizado exatamente atrás do osso púbico (Weber & Kelley, 2018). A capacidade habitual da bexiga no adulto é de 400 a 500 mℓ, porém ela pode distender-se para abrigar um volume maior. A bexiga se caracteriza por sua área central oca, denominada vesícula, que apresenta duas entradas (os ureteres) e uma saída (a uretra). A área que circunda o colo da bexiga é denominada *junção uretrovesical*. A angulação da junção ureterovesical é a principal maneira de possibilitar o movimento anterógrado da

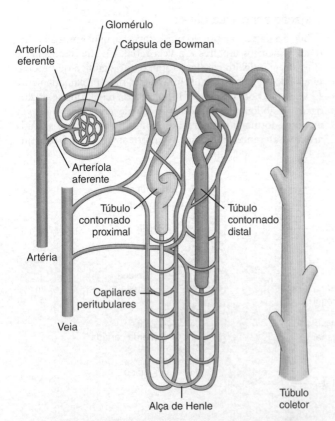

Figura 47.2 • Representação de um néfron. Cada rim contém cerca de 1 milhão de néfrons, que são de dois tipos: corticais e justamedulares. Os néfrons corticais estão localizados no córtex do rim, ao passo que os néfrons justamedulares são adjacentes à medula.

urina, também denominado efluxo da urina. Essa angulação impede o refluxo vesicoureteral (movimento retrógrado da urina) a partir da bexiga, ascendendo pelo ureter até o rim.

A parede da bexiga contém quatro camadas. A camada mais externa é a adventícia, que é constituída de tecido conjuntivo. Imediatamente abaixo dela, existe uma camada de músculo liso, conhecido como músculo detrusor. Abaixo desse músculo está a camada submucosa de tecido conjuntivo frouxo, que atua como interface entre o detrusor e a camada mais interna, um revestimento de mucosa. A camada interna contém epitélio de células de transição especializado, uma membrana que é impermeável à água e que impede a reabsorção da urina armazenada na bexiga. O colo da bexiga contém feixes de músculo liso involuntário, que formam uma porção do esfíncter uretral, conhecido como esfíncter interno. Uma parte importante do mecanismo esfincteriano, que ajuda a manter a continência, é o esfíncter urinário externo da uretra anterior, o segmento mais distal em relação à bexiga (Norris, 2019). Durante a **micção**, a pressão intravesical aumentada mantém a junção ureterovesical fechada e a urina nos ureteres. Assim que termina a micção, a pressão intravesical retorna a seu valor basal baixo normal, permitindo que recomece o efluxo de urina. Por conseguinte, o único momento em que a bexiga está totalmente vazia é nos últimos segundos de micção, antes de recomeçar o efluxo de urina.

A uretra se origina na base da bexiga: no homem, ela atravessa o pênis; na mulher, abre-se anteriormente à vagina. No homem, a próstata, que se localiza exatamente abaixo do colo vesical, circunda, posterior e lateralmente, a uretra.

Fisiologia dos sistemas renal e urinário

A compreensão da fisiologia dos rins e do restante do sistema urinário inclui: conhecimento da formação da urina, do hormônio antidiurético, de osmolalidade e osmolaridade; da regulação da excreção de água, excreção de eletrólitos e equilíbrio ácido-básico; da autorregulação da pressão arterial, da depuração renal, da regulação da produção de eritrócitos, da síntese de vitamina D, da secreção de prostaglandinas e outras substâncias, excreção de escórias, armazenamento de urina e esvaziamento da bexiga urinária.

Formação da urina

O corpo humano saudável é composto de aproximadamente 60% de água. O equilíbrio hídrico é regulado pelos rins e resulta na formação de urina. A urina é formada nos néfrons por meio de um complexo processo em três etapas: filtração glomerular, reabsorção tubular e secreção tubular (Figura 47.3). Cada néfron funciona de modo independente dos outros néfrons, uma vez que cada um tem aporte sanguíneo próprio (Norris, 2019). As diversas substâncias, normalmente filtradas pelo glomérulo, reabsorvidas pelos túbulos e excretadas na urina, incluem sódio, cloreto, bicarbonato, potássio, glicose, ureia, creatinina e ácido úrico. No interior do túbulo, algumas dessas substâncias sofrem reabsorção seletiva para o sangue. Outras, por sua vez, são secretadas a partir do sangue para o filtrado, à medida que este percorre o túbulo.

Os aminoácidos e a glicose são habitualmente filtrados no nível do glomérulo e reabsorvidos, de modo que nenhum deles seja excretado na urina. Normalmente, não é encontrada glicose na urina. Todavia, ocorre **glicosúria** (excreção de glicose na urina) se a concentração de glicose no sangue e no filtrado glomerular ultrapassar a quantidade que os túbulos conseguem reabsorver. A glicosúria renal pode ocorrer como

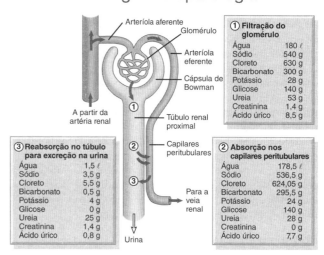

Figura 47.3 • A urina é formada nos néfrons em um processo de três etapas: filtração, reabsorção e secreção. A água, os eletrólitos e outras substâncias, como a glicose e a creatinina, são filtrados pelo glomérulo; quantidades variáveis dessas substâncias são reabsorvidas no túbulo renal ou excretadas na urina. Os volumes normais aproximados dessas substâncias durante as etapas de formação da urina são mostrados na parte superior. Podem ocorrer amplas variações nesses valores, dependendo da dieta.

condição benigna. Além disso, é observada no diabetes melito inadequadamente controlado – o distúrbio mais comum que faz o nível de glicemia ultrapassar a capacidade de reabsorção do rim.

As moléculas de proteína tampouco são habitualmente encontradas na urina; entretanto, as proteínas de baixo peso molecular (globulinas e albumina) podem ser, periodicamente, excretadas em pequenas quantidades. A existência de proteína na urina é denominada **proteinúria** (Fischbach & Fischbach, 2018).

Filtração glomerular

O fluxo sanguíneo normal através dos rins é de cerca de 1.000 a 1.300 mℓ/min (Norris, 2019). À medida que o sangue flui para o glomérulo a partir de uma arteríola aferente, ocorre filtração. O líquido filtrado, também conhecido como filtrado ou ultrafiltrado, penetra, em seguida, nos túbulos renais. Em condições normais, cerca de 20% do sangue que atravessa os glomérulos são filtrados no néfron, alcançando cerca de 180 ℓ/dia de filtrado (Norris, 2019). O filtrado normalmente consiste em água, eletrólitos e outras moléculas pequenas, visto que a água e as pequenas moléculas têm a sua passagem livre, ao passo que as moléculas maiores permanecem na corrente sanguínea. Quando o sangue penetra no glomérulo a partir da arteríola aferente, a filtração depende de fluxo sanguíneo adequado que mantém a pressão constante no glomérulo, a chamada pressão hidrostática. Numerosos fatores podem alterar esse fluxo sanguíneo e essa pressão, incluindo hipotensão, diminuição da pressão oncótica no sangue e aumento da pressão nos túbulos renais em consequência de obstrução (Norris, 2019).

Reabsorção e secreção tubulares

A segunda e a terceira etapas na formação da urina ocorrem nos túbulos renais. Na reabsorção tubular, uma substância move-se do filtrado de volta para os capilares peritubulares ou vasos retos. Na secreção tubular, uma substância move-se dos capilares peritubulares ou vasos retos para o filtrado tubular. Dos 180 ℓ de filtrado produzidos diariamente pelos rins, 99% são reabsorvidos na corrente sanguínea, resultando na formação diária de 1 a 2 ℓ de urina. Embora a maior parte da reabsorção ocorra no túbulo proximal, observa-se uma reabsorção ao longo de todo o túbulo. A reabsorção e a secreção do túbulo envolvem frequentemente os transportes passivo e ativo e podem exigir o uso de energia. Ocorre secreção tubular quando substâncias se deslocam do plasma sanguíneo capilar peritubular (sangue) para o lúmen tubular (filtrado). A secreção tubular auxilia a eliminação de potássio, íons hidrogênio, amônia, ácido úrico, alguns fármacos e outras escórias metabólicas (Fischbach & Fischbach, 2018). O filtrado torna-se concentrado no túbulo distal e nos ductos coletores sob a influência hormonal e transforma-se em urina, que, então, penetra na pelve renal. Se não houver reabsorção tubular, ocorrerá depleção rápida de volume.

Hormônio antidiurético

O **hormônio antidiurético** (**ADH**, do inglês *antidiuretic hormone*), também conhecido como vasopressina, é um hormônio secretado pelo lobo posterior da hipófise, em resposta a alterações na osmolalidade do sangue. Com um aporte diminuído de água, a osmolalidade do sangue tende a aumentar, estimulando a liberação de ADH. Em seguida, o ADH atua sobre o rim, aumentando a reabsorção de água e, portanto, estabelecendo o retorno da osmolalidade do sangue ao normal. Com um aporte excessivo de água, a secreção de ADH pela hipófise é suprimida; por conseguinte, uma quantidade menor de água é reabsorvida pelo túbulo renal, levando à **diurese** (aumento do volume urinário).

A urina diluída com **densidade específica** fixa (cerca de 1,010) ou osmolalidade fixa (cerca de 300 mOsm/ℓ) indica incapacidade de concentrar e diluir a urina, que constitui um sinal comum e precoce de nefropatia (Fischbach & Fischbach, 2018).

Osmolaridade e osmolalidade

A osmolaridade se refere à razão entre solutos e água. A regulação do sal e da água é de suma importância para o controle do volume extracelular e para a osmolaridade tanto do soro quanto da urina. O controle da quantidade de água ou da quantidade de soluto pode modificar a osmolaridade. A osmolaridade e a composição iônica são mantidas pelo organismo entre limites muito estreitos. Uma alteração de apenas 1 a 2% na osmolaridade sérica pode causar um desejo consciente de beber e pode produzir a conservação de água pelos rins (Emmett & Palmer, 2018).

O grau de diluição ou de concentração da urina também é medido em termos de osmolalidade (o número de osmoles [unidade padrão da pressão osmótica] dissolvidos por quilograma de solução). Normalmente, o filtrado no capilar glomerular apresenta a mesma osmolalidade que o sangue – 280 a 300 mOsm/kg. (Ver discussão sobre osmolalidade e osmolaridade séricas e urinárias no Capítulo 10.)

Regulação da excreção de água

A regulação da quantidade de água excretada representa uma importante função do rim. Com uma elevada ingestão de líquidos, ocorre a excreção de um grande volume de urina diluída. Em contrapartida, com uma baixa ingestão de líquidos, ocorre a excreção de um pequeno volume de urina concentrada. Uma pessoa normalmente ingere cerca de 1.300 mℓ de líquidos por via oral e 1.000 mℓ de água nos alimentos por dia. Do líquido ingerido, aproximadamente 800 mℓ são perdidos através da pele e dos pulmões e 200 mℓ através das fezes (denominada perda insensível). É importante levar em consideração todos os líquidos adquiridos e perdidos quando se avalia o estado hídrico total. As medições diárias do peso constituem um meio confiável de determinar o estado hídrico global. Um peso de 500 g é aproximadamente igual a 500 mℓ, de modo que uma alteração no peso de apenas 500 g pode sugerir um ganho ou uma perda global de líquido de 500 mℓ (Norris, 2019).

Regulação da excreção dos eletrólitos

Quando os rins estão funcionando normalmente, o volume de eletrólitos excretados por dia é igual à quantidade ingerida. Por exemplo, a dieta norte-americana média contém 6 a 15 g de cloreto de sódio (sal) e 8 g de cloreto de potássio por dia, e aproximadamente as mesmas quantidades são excretadas na urina.

A regulação do volume de sódio excretado depende da **aldosterona**, um hormônio sintetizado e liberado pelo córtex da suprarrenal. Na presença de níveis elevados de aldosterona no sangue, uma quantidade menor de sódio é excretada na urina, visto que a aldosterona promove a reabsorção renal de sódio. A liberação de aldosterona pelo córtex da suprarrenal está, em grande parte, sob o controle da angiotensina II. Por sua vez, os níveis de angiotensina II são controlados pela renina, uma enzima que é liberada por células especializadas nos rins (Figura 47.4). Esse complexo sistema é ativado quando a pressão nas arteríolas renais cai abaixo dos níveis normais, conforme observado na presença de choque, desidratação ou aporte diminuído de cloreto de sódio nos túbulos. A ativação desse sistema aumenta a retenção de água e a expansão do volume de líquido intravascular, mantendo, assim, uma pressão suficiente no interior do glomérulo para assegurar a filtração adequada.

Ver discussão detalhada sobre a regulação do sódio e do potássio séricos no Capítulo 10.

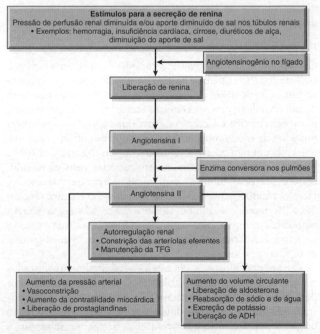

Figura 47.4 • Sistema renina-angiotensina. ADH: hormônio antidiurético; TFG: taxa de filtração glomerular.

Regulação do equilíbrio ácido-básico

O pH sérico normal é de cerca de 7,35 a 7,45 e precisa ser mantido dentro dessa faixa estreita para a função fisiológica ideal (Norris, 2019). O rim desempenha funções importantes para ajudar a manter o equilíbrio ácido-básico. Uma dessas funções é reabsorver e devolver à circulação corporal todo o bicarbonato existente no filtrado urinário; outras funções são excreção ou reabsorção de ácido, síntese de amônia e excreção de cloreto de amônio (Fischbach & Fischbach, 2018). Como o bicarbonato é um íon pequeno, ele é filtrado livremente no glomérulo. Os túbulos renais reabsorvem ativamente a maior parte do bicarbonato no filtrado urinário. Para repor perdas de bicarbonato, as células tubulares renais produzem novo bicarbonato por meio de várias reações químicas. Esse bicarbonato recém-produzido é, então, reabsorvido pelos túbulos e devolvido ao organismo.

A produção de ácido do organismo é o resultado do catabolismo ou da degradação de proteínas que produzem compostos ácidos, sobretudo os ácidos fosfórico e sulfúrico. A dieta diária normal também inclui uma certa quantidade de compostos ácidos. Diferentemente do dióxido de carbono (CO_2), os ácidos fosfórico e sulfúrico não podem ser eliminados pelos pulmões. Como o acúmulo desses ácidos no sangue diminui o pH (tornando o sangue mais ácido) e inibe a função celular, eles precisam ser excretados na urina. Todavia, se a concentração de íons hidrogênio for baixa, eles serão reabsorvidos. Um indivíduo com função renal normal excreta cerca de 70 mEq de ácido por dia. Os rins são capazes de excretar parte desse ácido diretamente na urina até o pH alcançar 4,5, que é 1.000 vezes mais ácido do que o sangue (Norris, 2019).

Entretanto, o organismo precisa eliminar, habitualmente, mais ácido do que a quantidade que pode ser secretada diretamente como ácido livre na urina. Esses ácidos em excesso se ligam a tampões químicos, de modo que possam ser excretados na urina. Dois tampões químicos importantes são os íons fosfato e a amônia (NH_3). Quando tamponada com ácido, a amônia transforma-se em amônio (NH_4). O fosfato é encontrado no filtrado glomerular, ao passo que a amônia é produzida pelas células dos túbulos renais e secretada no líquido tubular. Por meio do processo de tamponamento, o rim consegue excretar grandes quantidades de ácido em uma forma ligada, sem reduzir ainda mais o pH da urina.

Autorregulação da pressão arterial

A regulação da pressão arterial é uma importante função do rim. Vasos especializados do rim, denominados *vasos retos*, monitoram constantemente a pressão arterial quando o sangue começa a sua passagem pelo rim. Quando os vasos retos detectam a diminuição da pressão arterial, as células justaglomerulares especializadas, situadas próximo à arteríola aferente, ao túbulo distal e à arteríola eferente, secretam o hormônio renina. A renina converte o angiotensinogênio em angiotensina I, que, em seguida, é convertida em angiotensina II – o mais poderoso vasoconstritor conhecido; a angiotensina II provoca aumento da pressão arterial (Norris, 2019). O córtex da suprarrenal secreta aldosterona em resposta à estimulação da hipófise, que ocorre em resposta à perfusão deficiente ou à osmolalidade sérica crescente. O resultado consiste em aumento da pressão arterial. Quando os vasos retos reconhecem a elevação da pressão arterial, a secreção de renina cessa. A falha desse mecanismo de retroalimentação constitui uma das principais causas de hipertensão (ver Figura 47.4).

Depuração renal

A **depuração renal** (ou *clearance* renal) se refere à capacidade dos rins de retirar solutos do plasma. A coleta de urina de 24 horas constitui o principal exame de depuração renal usado para avaliar o grau com que o rim desempenha essa importante função excretora. A depuração renal depende de diversos fatores: com que rapidez a substância é filtrada através do glomérulo, a quantidade da substância que é reabsorvida ao longo dos túbulos e a quantidade da substância que é secretada para os túbulos. É possível medir a depuração renal de qualquer substância, porém uma medida particularmente útil é a depuração da creatinina.

A **creatinina** é a escória metabólica endógena dos músculos esqueléticos. É filtrada no glomérulo, atravessa os túbulos com alteração mínima e é excretada na urina. Por conseguinte, a depuração da creatinina fornece uma boa medida da **taxa de filtração glomerular (TFG)**, o volume de plasma filtrado pelos glomérulos por unidade de tempo. Para calcular a depuração da creatinina, efetua-se uma coleta de amostra de urina de 24 horas. A partir da metade da coleta, determina-se o nível sérico da creatinina. A fórmula a seguir é utilizada para calcular a depuração da creatinina:

$$\frac{(\text{Volume de urina } [m\ell/min] \times \text{Creatinina urinária } [m\ell/d\ell])}{\text{Creatinina sérica (mg/d}\ell)}$$

No adulto, a TFG pode variar desde um valor normal, de aproximadamente 125 mℓ/min (1,67 a 2 mℓ/s), até um máximo de 200 mℓ/min (Norris, 2019). A depuração da creatinina fornece a melhor estimativa da função renal. À medida que a função renal declina, tanto a depuração da creatinina quanto a depuração renal (a capacidade de excretar solutos) diminuem.

Regulação da produção de eritrócitos

Quando os rins detectam a diminuição da tensão de oxigênio no fluxo sanguíneo renal, devido a anemia, hipoxia arterial ou fluxo sanguíneo inadequado, eles liberam eritropoetina. A **eritropoetina** é uma glicoproteína do rim que estimula a medula óssea a produzir eritrócitos, que transportam oxigênio por todo o corpo (Norris, 2019).

Síntese de vitamina D

Os rins também são responsáveis pela conversão final da vitamina D inativa em sua forma ativa, o 1,25-di-hidroxicolecalciferol. A vitamina D é necessária para manter o equilíbrio normal do cálcio no organismo.

Secreção de prostaglandinas e outras substâncias

Os rins também produzem prostaglandina E e prostaciclina (PGI2), tromboxanos e leucotrienos, que exercem efeitos vasodilatadores. Essas substâncias ajudam as arteríolas aferentes e eferentes a manterem o fluxo sanguíneo renal, uma vez que promovem vasodilatação ou vasoconstrição seletiva (Norris, 2019).

Excreção das escórias metabólicas

Os rins eliminam as escórias metabólicas do corpo. A principal escória metabólica das proteínas é a ureia, da qual cerca de 25 a 30 g são produzidos e excretados diariamente (Norris, 2019). Toda essa ureia precisa ser excretada na urina; caso contrário, ela acumula-se nos tecidos orgânicos. Outras escórias metabólicas que precisam ser excretadas são a creatinina, os fosfatos e os sulfatos. O ácido úrico, a escória metabólica das purinas, também é eliminado na urina. Os rins são o principal mecanismo para a excreção dos metabólitos dos medicamentos.

Armazenamento da urina

A bexiga é o reservatório para a urina. Tanto o enchimento quanto o esvaziamento da urina são mediados por mecanismos de controle coordenados dos sistemas nervosos simpático e parassimpático, envolvendo o músculo detrusor e a saída da bexiga. A percepção consciente do enchimento da bexiga ocorre como consequência das vias neuronais simpáticas, que seguem o seu trajeto da medula espinal até o nível de T10 a T12, onde a inervação periférica do nervo hipogástrico possibilita o enchimento contínuo da bexiga. À medida que o enchimento vesical prossegue, os receptores de estiramento na parede da bexiga são ativados, bem como o desejo de urinar. Essa informação proveniente do músculo detrusor é retransmitida ao córtex cerebral por meio dos nervos pélvicos parassimpáticos, nos níveis de S1 a S4 (Norris, 2019). A pressão vesical total permanece baixa, devido à complacência da bexiga (capacidade de se expandir ou de colapsar), à medida que o volume de urina se modifica.

A complacência da bexiga se deve, em parte, ao revestimento de músculo liso da bexiga e aos depósitos de colágeno na parede vesical, bem como aos mecanismos neuronais, que inibem a contração do músculo detrusor (especificamente, os receptores adrenérgicos, que medeiam o relaxamento). Para manter taxas de filtração renal adequadas, a pressão vesical durante o enchimento precisa permanecer abaixo de 40 cm de água (H_2O). Essa baixa pressão permite que a urina deixe livremente a pelve renal e entre nos ureteres. A sensação de plenitude vesical é transmitida ao sistema nervoso central quando a bexiga alcança cerca de 150 a 200 mℓ nos adultos, e ocorre um desejo inicial de urinar (Weber & Kelley, 2018). Uma acentuada sensação de plenitude e desconforto com forte desejo de urinar normalmente ocorre quando a bexiga alcança a sua capacidade funcional de 400 a 500 mℓ de urina. As alterações neurológicas da bexiga no nível dos nervos supraespinais, dos nervos espinais ou da própria parede vesical podem provocar o armazenamento de volumes anormalmente altos de urina (até 2.000 mℓ), devido à diminuição ou à ausência da urgência de urinar.

Em circunstâncias normais, com um aporte médio de líquido de aproximadamente 1 a 2 ℓ/dia, a bexiga deve ser capaz de armazenar a urina por períodos de 2 a 4 horas durante o dia (Norris, 2019). À noite, a liberação de vasopressina em resposta à ingestão diminuída de líquidos provoca uma queda na produção de urina, tornando-a mais concentrada. Em geral, esse fenômeno permite que a bexiga continue a se encher por períodos de 6 a 8 horas nos adolescentes e adultos, tornando-os capazes de dormir por períodos mais longos antes de precisar urinar. Nos idosos, a queda da complacência da bexiga e os níveis diminuídos de vasopressina frequentemente provocam **nictúria** (despertar durante a noite para urinar).

Esvaziamento da bexiga

Normalmente, a micção ocorre cerca de oito vezes em um período de 24 horas. É ativada por meio do arco reflexo da micção nos sistemas nervosos simpático e parassimpático, gerando uma sequência coordenada de eventos. O início da micção ocorre quando o nervo pélvico eferente, que se origina na área de S1 a S4, estimula a contração da bexiga, resultando em relaxamento completo do esfíncter uretral estriado. Esse processo é seguido de redução da pressão uretral, contração do músculo detrusor, abertura do colo da bexiga e da parte proximal da uretra e fluxo da urina. Tal esforço coordenado pelo sistema parassimpático é mediado por receptores muscarínicos e, em menor grau, por receptores colinérgicos no músculo detrusor. A pressão gerada na bexiga durante a micção é de cerca de 20 a 40 cmH_2O nas mulheres. É ligeiramente mais alta e mais variável nos homens com idade igual ou superior a 45 anos, devido à hiperplasia normal das células dos lobos médios da próstata, que circundam a parte proximal da uretra. Qualquer obstrução da saída da bexiga, como na hiperplasia prostática benigna (HPB) avançada, resulta em uma elevada pressão de micção. As altas pressões de micção dificultam ainda mais o início do fluxo urinário e a sua manutenção.

Quando as vias espinais, que se estendem do cérebro até o sistema urinário, são destruídas (p. ex., após lesão da medula espinal), a contração reflexa da bexiga é mantida, porém há perda do controle voluntário sobre o processo. Em ambas as situações, o músculo detrusor pode sofrer contração e expelir a urina; todavia, as contrações geralmente não são suficientes para esvaziar a bexiga por completo, de modo que permanece uma certa quantidade de urina residual (urina mantida na bexiga depois da micção). Normalmente, a urina residual não ultrapassa 50 mℓ no adulto de meia-idade e é inferior a 50 a 100 mℓ no indivíduo idoso (Weber & Kelley, 2018).

Considerações gerontológicas

A função das vias urinárias superiores e inferiores se modifica com a idade. A TFG diminui, o que começa entre 35 e 40 anos, e, posteriormente, continua em um declínio anual de cerca de 1 mℓ/min. Os idosos são mais suscetíveis à lesão renal aguda e à lesão renal crônica, devido às alterações estruturais e funcionais do rim. Os exemplos incluem esclerose do glomérulo e da vascularização renal, diminuição do fluxo sanguíneo, redução da TFG, alteração da função tubular e desequilíbrio ácido-básico. Embora a função renal habitualmente permaneça adequada, a reserva renal encontra-se diminuída e pode reduzir a capacidade do rim de responder de modo efetivo a alterações fisiológicas drásticas e súbitas. Essa diminuição contínua na filtração glomerular, combinada com o uso de múltiplos medicamentos, cujos metabólitos são depurados pelos rins, faz o idoso correr maior risco de efeitos adversos dos medicamentos e de interações medicamentosas (Eliopoulos, 2018).

Os idosos são mais propensos a desenvolver hipernatremia e déficits de volume de líquidos, visto que a idade avançada também está associada à diminuição da estimulação osmótica da sede. A sede é definida como a percepção do desejo de beber. A sensação de sede é tão protetora que a hipernatremia quase nunca ocorre em adultos com idade inferior a 60 anos.

As anormalidades estruturais ou funcionais que ocorrem com o envelhecimento também podem impedir o esvaziamento completo da bexiga. Isso pode ser devido à contratilidade diminuída da parede vesical, ser secundário a fatores miogênicos ou neurogênicos, ou pode estar relacionado com a obstrução da saída da bexiga, como na HPB ou após a prostatectomia. Os tecidos vaginais e uretrais sofrem atrofia (tornam-se mais finos) nas mulheres idosas, devido aos níveis diminuídos de estrogênio, o que provoca diminuição da irrigação sanguínea para os tecidos urogenitais, resultando em irritação uretral e vaginal e em incontinência urinária.

A incontinência urinária é observada em 15 a 30% dos idosos residentes em comunidades, em 50% dos idosos em asilos e em 30% dos idosos hospitalizados (Eliopoulos, 2018). Muitos idosos e suas famílias não estão cientes de que a origem da incontinência urinária tem muitas causas. O enfermeiro precisa informar ao paciente e à sua família que, por meio de uma avaliação apropriada, a incontinência urinária com frequência pode ser controlada em casa, podendo ser eliminada, dessa maneira, em muitos casos. Muitos tratamentos estão disponíveis para a incontinência urinária no indivíduo idoso, incluindo intervenções comportamentais não invasivas que o paciente ou o cuidador podem realizar. (Ver discussão mais detalhada sobre as modalidades de tratamento para incontinência urinária no Capítulo 49.)

A preparação do paciente idoso para exames complementares deve ser cuidadosamente administrada para evitar a desidratação, que poderia precipitar nefropatia em um paciente com função renal marginal. As limitações da mobilidade podem afetar a capacidade do paciente idoso de urinar adequadamente ou de consumir um volume apropriado de líquidos. O paciente pode limitar a ingestão de líquidos para reduzir a frequência da micção ou o risco de incontinência.

Alerta de domínio de conceito

Um importante papel do cuidado do enfermeiro com o paciente idoso consiste em fornecer orientação sobre os perigos do aporte inadequado de líquidos. O enfermeiro precisa ressaltar a necessidade de ingerir líquidos durante o dia inteiro, mesmo se o paciente não sentir sede, visto que a estimulação da sede está diminuída.

Adultos mais velhos frequentemente apresentam esvaziamento incompleto da bexiga e estase urinária, o que pode resultar em infecção urinária ou elevação da pressão vesical, levando a incontinência de fluxo constante, hidronefrose, pielonefrite ou doença renal crônica (Eliopoulos, 2018). Os sinais/sintomas urológicos podem simular determinados distúrbios, como apendicite, doença ulcerosa péptica e colecistite, podendo dificultar o diagnóstico em indivíduos idosos, devido à diminuição da inervação neurológica (Eliopoulos, 2018).

AVALIAÇÃO DOS SISTEMAS RENAL E URINÁRIO

A avaliação dos rins e do restante do sistema urinário inclui a realização de anamnese e exame físico.

Anamnese

A obtenção de anamnese urológica exige excelentes habilidades de comunicação, visto que muitos pacientes ficam constrangidos ou se sentem desconfortáveis ao discutir a função ou os sintomas geniturinários (Ball, Dains, Flynn et al. 2019; Weber & Kelley, 2018). É importante usar uma linguagem simples que o paciente possa compreender e evitar jargão técnico. Além disso, é importante rever os fatores de risco, particularmente para pacientes que correm alto risco. Por exemplo, o enfermeiro precisa estar ciente de que as mulheres multíparas que tiveram parto vaginal correm alto risco de incontinência urinária por estresse, o que, quando grave o suficiente, também pode levar à incontinência de urgência. Pessoas com distúrbios neurológicos, como neuropatia diabética, esclerose múltipla ou doença de Parkinson, frequentemente apresentam esvaziamento incompleto da bexiga e estase urinária, que podem resultar em infecção urinária ou pressão vesical crescente, levando a incontinência por transbordamento, hidronefrose, pielonefrite ou doença renal crônica (Eliopoulos, 2018). Os fatores de risco para distúrbios específicos e disfunção renal e do sistema urinário estão resumidos na Tabela 47.1 e são discutidos nos Capítulos 48 e 49.

Ao obter a anamnese, o enfermeiro deve investigar o seguinte:

- A principal preocupação ou motivo do paciente para procurar os cuidados médicos, o início do problema e o seu efeito sobre a qualidade de vida do paciente
- A localização, o caráter e a duração da **disúria** (micção dolorosa ou difícil), quando presente, e a sua relação com a micção; os fatores que desencadeiam a disúria e aqueles que a aliviam
- História pregressa de infecção urinária, inclusive hospitalização ou tratamento prévio de infecção urinária
- Febre ou calafrios
- Exames complementares, cirurgias ou procedimentos renais ou urinários prévios, ou uso de cateteres urinários de demora
- Hesitação, esforço aumentado para urinar ou aumento da frequência miccional
- Incontinência urinária (incontinência de estresse, incontinência de urgência, incontinência por transbordamento ou incontinência funcional)
- **Hematúria** (existência de eritrócitos na urina) ou alteração na coloração ou no volume da urina
- Nictúria e a sua data de início
- Cálculos renais, eliminação de cálculos ou de areia na urina
- Nas mulheres, o número e o tipo de parto (vaginal ou cesariana); uso de fórceps; infecção, secreção ou irritação vaginais; práticas contraceptivas
- Histórico de **anúria** (produção diminuída de urina para menos de 50 mℓ em 24 horas) ou outro problema renal
- Lesões genitais ou infecções sexualmente transmissíveis atuais ou pregressas
- Tabagismo, etilismo ou uso de substâncias psicoativas
- Qualquer medicamento prescrito e de venda livre (incluindo medicamentos prescritos para problemas renais ou urinários).

Sintomas comuns

A disfunção renal pode provocar uma série complexa de sintomas em todo o corpo. A dor, as alterações na micção e os sintomas gastrintestinais são particularmente sugestivos de doença do sistema urinário.

Dor

A dor geniturinária é geralmente causada pela distensão de alguma parte do sistema urinário, em consequência da obstrução do fluxo urinário ou de inflamação e edema dos tecidos. A intensidade da dor está relacionada com o súbito início da distensão, mais do que com a sua extensão.

A Tabela 47.2 fornece uma lista dos vários tipos de dor geniturinária, características da dor, sinais e sintomas associados e possíveis causas. Todavia, a doença renal nem sempre envolve dor. Ela tende a ser diagnosticada devido a outros sintomas que levam o paciente a procurar cuidados médicos, como edema dos pés, dispneia e alterações na eliminação da urina (Weber & Kelley, 2018).

Alterações na micção

Normalmente, a micção é uma função indolor, que ocorre cerca de oito vezes em um período de 24 horas. O indivíduo comum

TABELA 47.1 — Fatores de risco para distúrbios renais ou urológicos selecionados.

Fator de risco	Possível distúrbio renal ou urológico
Cirurgia pélvica recente	Traumatismo inadvertido dos ureteres ou da bexiga
Diabetes melito	Doença renal crônica, bexiga neurogênica
Doença de Parkinson	Incontinência e outras complicações
Doença falciforme, mieloma múltiplo	Doença renal crônica
Esclerose múltipla	Incontinência, bexiga neurogênica e outras complicações
Exposição ocupacional, recreativa ou ambiental a substâncias químicas (plásticos, piche, alcatrão, borracha)	Lesão renal aguda
Faringite, impetigo, síndrome nefrótica	Doença renal crônica
Gota, hiperparatireoidismo, doença de Crohn, ileostomia	Formação de cálculos renais
Gravidez	Proteinúria, polaciúria
Hiperplasia prostática benigna	Obstrução do fluxo urinário, levando a polaciúria, oligúria, anúria
Hipertensão arterial	Insuficiência renal aguda, doença renal crônica
Idade avançada	Esvaziamento incompleto da bexiga, levando a infecção urinária e urossepse
Imobilização	Formação de cálculos renais
Instrumentação do sistema urinário, cistoscopia, cateterismo	Infecção urinária, incontinência
Lesão da medula espinal	Bexiga neurogênica, infecção urinária, incontinência
Lesão obstétrica, tumores	Incontinência
Lúpus eritematoso sistêmico	Nefrite, doença renal crônica
Radioterapia da pelve	Cistite, fibrose do ureter ou fístula no sistema urinário

Adaptada de Norris, T. L. (2019). *Porth's pathophysiology: Concepts of altered health states* (10th ed.). Philadelphia, PA: Wolters Kluwer.

TABELA 47.2 — Características de identificação da dor geniturinária.

Tipo	Localização	Características	Sinais e sintomas associados	Possível etiologia
Renal	Ângulo costovertebral, podendo estender-se até o umbigo	Dor constante e difusa; se houver distensão súbita da cápsula, a dor é intensa, aguda, penetrante e em cólica	Náuseas e vômitos, sudorese, palidez, sinais de choque	Obstrução aguda, cálculo renal, coágulo sanguíneo, pielonefrite aguda, traumatismo
Vesical	Área suprapúbica	Dor contínua e difusa, que pode ser intensa com a micção; pode ser intensa se a bexiga estiver cheia	Urgência, dor no fim da micção, esforço doloroso	Hiperdistensão da bexiga, infecção, cistite intersticial; tumor
Ureteral	Ângulo costovertebral, flanco, área abdominal inferior, testículo ou grandes lábios	Dor intensa, aguda e penetrante, em cólica	Náuseas e vômitos, íleo paralítico	Cálculo ureteral, edema ou estenose, coágulo sanguíneo
Prostática	Períneo e reto	Desconforto vago, sensação de plenitude no períneo, dor lombar vaga	Hipersensibilidade suprapúbica, obstrução do fluxo urinário; polaciúria, urgência, disúria, nictúria	Câncer de próstata, prostatite aguda ou crônica
Uretral	*Homem*: ao longo do pênis até o meato *Mulher*: uretra até o meato	Dor variável, mais intensa durante e imediatamente após a micção	Polaciúria, urgência, disúria, nictúria, secreção uretral	Irritação do colo da bexiga, infecção da uretra, traumatismo, corpo estranho na via urinária inferior

Adaptada de Norris, T. L. (2019). *Porth's pathophysiology: Concepts of altered health states* (10th ed.). Philadelphia, PA: Wolters Kluwer; Weber, J. R. & Kelley, J. H. (2018). *Health assessment in nursing* (6th ed.). Philadelphia, PA: Wolters Kluwer.

elimina 1 a 2 ℓ de urina em 24 horas, embora essa quantidade possa variar, dependendo do aporte de líquidos, da sudorese, da temperatura ambiente e da ocorrência de vômitos ou de diarreia. As alterações comumente associadas à micção incluem **polaciúria** (urinar mais frequentemente que uma vez a cada 3 horas), urgência urinária, disúria, hesitação, incontinência, enurese, poliúria, **oligúria** (débito urinário inferior a 400 mℓ em 24 horas ou inferior a 0,5 mℓ/kg/h em um período de 6 horas) e hematúria. Esses problemas e outros estão descritos na Tabela 47.3. A urgência urinária aumentada e a polaciúria, bem como volumes urinários decrescentes, sugerem certamente retenção de urina. Dependendo da acuidade do início desses sintomas, o esvaziamento imediato da bexiga por cateterismo e a avaliação podem ser necessários para evitar a disfunção renal.

TABELA 47.3 Problemas associados a alterações da micção.

Problema	Definição	Possível etiologia
Anúria	Débito urinário < 50 mℓ/dia	Lesão renal aguda ou doença renal crônica (ver Capítulo 48), obstrução completa
Bacteriúria	Contagem de bactérias > 100.000 colônias/mℓ na urina	Infecção
Disúria	Micção dolorosa ou difícil	Infecção urinária inferior, inflamação da bexiga ou da uretra, prostatite aguda, cálculos, corpos estranhos, tumores da bexiga
Enurese	Micção involuntária durante o sono	Retardo na maturação funcional do sistema nervoso central (o controle da bexiga é geralmente alcançado na infância, em torno dos 5 anos), doença obstrutiva da via urinária inferior, fatores genéticos, incapacidade de concentrar a urina, infecção urinária, estresse psicológico
Hematúria	Existência de eritrócitos na urina	Câncer dos sistemas urinário e genital, glomerulonefrite aguda, cálculos renais, tuberculose renal, discrasia sanguínea, traumatismo, exercício extremo, febre reumática, hemofilia, leucemia, traço ou doença falciforme
Hesitação	Retardo, dificuldade em iniciar a micção	Hiperplasia prostática benigna, compressão da uretra, obstrução da saída, bexiga neurogênica
Incontinência	Perda involuntária de urina	Lesão do esfíncter urinário externo, lesão obstétrica, lesões do colo da bexiga, disfunção do detrusor, infecção, bexiga neurogênica, medicamentos, anormalidades neurológicas
Nictúria	Despertar durante a noite para urinar	Diminuição da capacidade de concentração renal, insuficiência cardíaca, diabetes melito, esvaziamento incompleto da bexiga, ingestão excessiva de líquidos ao deitar-se, síndrome nefrótica, cirrose com ascite
Oligúria	Débito urinário < 400 mℓ em 24 h ou menor que 0,5 mℓ/kg/h em 6 h	Lesão renal aguda ou doença renal crônica, aporte inadequado de líquido
Polaciúria	Micção frequente – mais que a cada 3 h	Infecção, obstrução da via urinária inferior, levando a urina residual e transbordamento, ansiedade, agentes diuréticos, hiperplasia prostática benigna, estenose da uretra, neuropatia diabética
Poliúria	Volume elevado de urina eliminada	Diabetes, diabetes insípido, uso de agentes diuréticos, ingestão excessiva de líquidos, toxicidade do lítio, alguns tipos de doença renal (nefropatia hipercalcêmica e hipopotassêmica)
Proteinúria	Presença de proteína na urina	Lesão renal aguda ou doença renal crônica, síndrome nefrótica, exercício vigoroso, intermação, insuficiência cardíaca grave, nefropatia diabética, mieloma múltiplo
Urgência	Forte desejo de urinar	Infecção, prostatite crônica, uretrite, obstrução da via urinária inferior, levando a presença de urina residual e transbordamento, ansiedade, agentes diuréticos, hiperplasia prostática benigna, estenose uretral, neuropatia diabética

Sintomas gastrintestinais

Os sinais e sintomas gastrintestinais estão frequentemente associados a condições urológicas, devido à inervação autônoma e sensorial compartilhada e aos reflexos renointestinais (ver Tabela 47.3). A proximidade do rim direito com o cólon, o duodeno, a cabeça do pâncreas, o ducto colédoco, o fígado e a vesícula biliar pode provocar distúrbios gastrintestinais. A proximidade do rim esquerdo com o cólon (flexura esplênica), o estômago, o pâncreas e o baço também pode resultar em sintomas intestinais. Os sinais e sintomas mais comuns consistem em náuseas, vômitos, diarreia, desconforto e distensão abdominais.

Anemia inexplicada

A disfunção renal gradual pode ser insidiosa na sua apresentação, embora a fadiga seja um sintoma comum. A fadiga, a dispneia e a intolerância ao exercício resultam da condição conhecida como anemia da inflamação, anteriormente conhecida como anemia da doença crônica. Ver discussão sobre a anemia da inflamação no Capítulo 29.

Histórias de saúde pregressa, familiar e social

A coleta de dados sobre problemas de saúde ou doenças precedentes fornece à equipe de saúde informações úteis para avaliar o estado atual do sistema urinário do paciente. Os indivíduos com diabetes que apresentam hipertensão correm risco de disfunção renal. Os homens idosos correm risco de aumento da próstata, que provoca obstrução uretral, podendo resultar em infecções urinárias e doença renal. Os indivíduos com história familiar de problemas do sistema urinário correm risco aumentado de distúrbios renais. A genética também pode influenciar as condições renais (Boxe 47.2).

É importante também avaliar o estado psicossocial, o nível de ansiedade, as ameaças percebidas à imagem corporal, os sistemas de apoio disponíveis e os padrões socioculturais.

Avaliação física

Vários sistemas orgânicos podem afetar a disfunção das vias urinárias superiores e inferiores, e, em contrapartida, essa disfunção pode afetar diversos órgãos-alvo; por conseguinte, indica-se um exame da cabeça aos pés. As áreas de ênfase incluem o abdome, a região suprapúbica, a genitália, a região lombar e os membros inferiores.

Os rins normalmente não são palpáveis. Entretanto, a palpação dos rins pode detectar um aumento que pode vir a ser muito importante (Weber & Kelley, 2018). A técnica correta para a palpação está ilustrada na Figura 47.5. É possível palpar

> **Boxe 47.2 — GENÉTICA NA PRÁTICA DE ENFERMAGEM**
> **Distúrbios renais e do sistema urinário**
>
> Diversas condições que afetam o sistema renal e a função do sistema urinário são influenciadas por fatores genéticos. Alguns exemplos desses distúrbios genéticos são apresentados a seguir.
>
> Herança autossômica dominante:
>
> - Tumor de Wilms familiar
> - Doença renal policística
> - Doença renal cística no complexo da esclerose tuberosa.
>
> Recessiva ligada ao X:
>
> - Síndrome de Alport (primariamente ligada ao X, mas existem formas autossômicas dominantes e recessivas).
>
> Distúrbios renais congênitos:
>
> - Ausência congênita dos ductos deferentes (causada pela mutação do gene *CFTR* para a fibrose cística)
> - Rim em ferradura
> - Rins multicísticos e displásicos.
>
> Outros distúrbios que influenciam o sistema urinário:
>
> - Déficit de alfa$_1$-antitripsina
> - Doença de Anderson-Fabry
> - Diabetes melito
> - Doença da artéria coronária
> - Hipertensão pulmonar
> - Síndrome de Von Hippel-Lindau.
>
> **Avaliações de enfermagem**
>
> Ver Capítulo 4, Boxe 4.2, Genética na prática de enfermagem: Aspectos genéticos da avaliação de saúde
>
> História familiar específica para distúrbios renais e das vias urinárias
>
> - Investigar se outros membros da família apresentam história de malformações dos rins e/ou das vias urinárias, doença renal ou doença renal em estágio terminal (DRET) e a idade de início das doenças
> - Determinar se outros membros da família apresentam nefropatia diabética (o relato de vários casos na família poderia indicar suscetibilidade genética)
> - Identificar história familiar de infertilidade masculina e fibrose cística (ausência congênita do ducto deferente)
> - Estar alerta para os familiares com história de câncer renal de início precoce (tumor de Wilms) ou outros cânceres.
>
> Avaliação física específica dos distúrbios congênitos renais e das vias urinárias
>
> - Estar alerta para os sinais e sintomas de doença renal em uma idade precoce
> - Verificar se o paciente já eliminou cálculos renais ou já teve infecções urinárias (e a frequência dos episódios)
> - Avaliar a ocorrência e a frequência de:
>   - Dor abdominal ou achado de massa abdominal
>   - Hematúria
>   - Hipertensão arterial
>   - Edema periférico ou orbital
>   - Proteinúria
> - Avaliar os achados clínicos que sugerem que a doença renal constitui um componente de uma síndrome genética (p. ex., convulsões, deficiência intelectual, comprometimento da pele)
> - Investigar se existem tendências hemorrágicas, anormalidades da coagulação ou história pregressa de anemia.
>
> **Recursos sobre genética**
>
> Alport Syndrome Foundation, www.alportsyndrome.org.
> American Kidney Fund, www.kidneyfund.org.
> Ver no Capítulo 6, Boxe 6.7, os componentes dos recursos de aconselhamento genético.

o polo inferior liso e arredondado do rim entre as mãos. O rim direito é mais fácil de detectar, visto que a sua localização é discretamente mais baixa que a do esquerdo. Nos pacientes com obesidade, a palpação dos rins é mais difícil.

A disfunção renal pode produzir hipersensibilidade sobre o ângulo costovertebral, que é o ângulo formado pela margem inferior da 12ª costela e pela coluna vertebral (Figura 47.6).

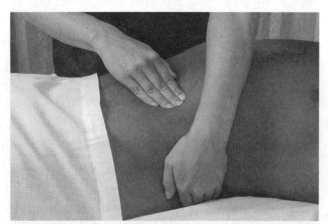

Figura 47.5 • O rim esquerdo é palpado passando-se para o lado esquerdo do paciente e colocando-se a mão direita sob a costela inferior esquerda. Empurrar a mão para cima e para a frente, à medida que o paciente inspira profundamente. Reimpressa com autorização de Weber, J. R. & Kelley, J. H. (2018). *Health assessment in nursing* (6th ed., Fig. 23-27). Philadelphia, PA: Wolters Kluwer.

O abdome (exatamente um pouco à direita e à esquerda da linha média em ambos os quadrantes superiores) é auscultado para avaliar a presença de sopros (os sopros de baixa intensidade indicam estenose da artéria renal ou aneurisma aórtico). O abdome também é examinado para verificar a presença de ascite (acúmulo de líquido na cavidade peritoneal), que pode ocorrer na disfunção renal, bem como na disfunção hepática (ver discussão mais aprofundada sobre ascite e distúrbios hepáticos no Capítulo 43).

Para verificar a existência de urina residual, a bexiga pode ser percutida depois que o paciente urina. A percussão da bexiga começa na linha média, exatamente acima do umbigo, e prossegue para baixo. O som muda de timpânico para maciço quando se percute sobre a bexiga. A bexiga, que só pode ser palpada se estiver moderadamente distendida, é percebida como massa arredondada, firme e lisa, que se destaca do abdome, geralmente na linha média (Figura 47.7). A macicez à percussão da bexiga depois da micção indica esvaziamento incompleto (Weber & Kelley, 2018).

O ultrassom portátil de bexiga é outro método de detectar retenção urinária. Esses dispositivos fornecem uma imagem tridimensional da bexiga urinária e devem ser utilizados após a micção para detectar a retenção urinária. Os pesquisadores relataram que o uso de aparelho portátil de ultrassonografia para exame da bexiga urinária reduz a taxa de infecção urinária e encurta a estadia hospitalar de pacientes que sofreram acidente vascular encefálico isquêmico (Chen, Chen, Chen et al., 2018). Ver Boxe 47.3, Perfil de pesquisa de enfermagem,

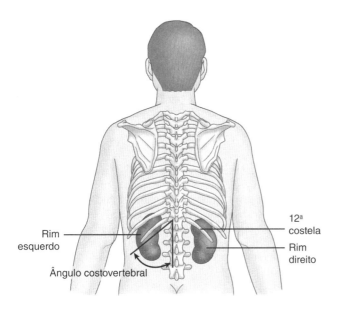

Figura 47.6 • Localização do ângulo costovertebral.

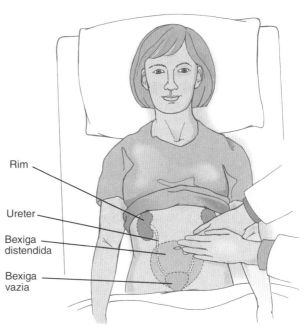

Figura 47.7 • Palpação da bexiga urinária distendida (a *linha tracejada* maior é a área de distensão). Reimpressa com autorização de Weber, J. R. & Kelley, J. H. (2018). *Health assessment in nursing* (6th ed., Fig. 23-28). Philadelphia, PA: Wolters Kluwer.

e discussão mais adiante sobre ultrassonografia de bexiga urinária.

Nos homens idosos, a HPB ou a prostatite podem causar dificuldade à micção. Como os sinais e os sintomas do câncer de próstata podem simular os da HPB, a próstata é palpada pelo toque retal, como parte do exame físico anual nos homens a partir dos 40 anos (ver Capítulo 53). Além disso, obtém-se uma amostra de sangue para o exame anual do nível do antígeno prostático específico (PSA, do inglês *prostate-specific antigen*); os resultados do toque retal e do PSA são, então, correlacionados. Obtém-se uma amostra de sangue para determinação do PSA antes do toque retal, visto que a manipulação da próstata pode ocasionar aumento temporário dos níveis de PSA. A área inguinal é examinada à procura de linfonodos aumentados, hérnia inguinal ou femoral e varicocele (veias varicosas do cordão espermático).

Nas mulheres, são examinados a vulva, o óstio externo da uretra e a vagina (Weber & Kelley, 2018). A uretra é palpada à procura de divertículos, e a vagina é examinada para se analisar a presença de um efeito estrogênico adequado e de qualquer um dos cinco tipos de herniação: uretrocele, cistocele,

---

Boxe 47.3 — PERFIL DE PESQUISA DE ENFERMAGEM

Desfechos positivos com o uso de aparelho portátil de ultrassonografia para exame da bexiga urinária

Chen, S., Chen, P., Chen, G. et al. (2018). Portable bladder ultrasound reduces incidence of urinary tract infection and shortens hospital length of stay in patients with acute ischemic stroke. *Journal of Cardiovascular Nursing*, 31(6), 551-558.

Finalidade

Algumas populações de pacientes, como aqueles que sofreram um acidente vascular encefálico (AVE), apresentam taxas elevadas de infecção urinária. O propósito desse estudo foi investigar se ocorreria alteração dos desfechos dos pacientes, tais como taxas de infecção urinária, após a implementação do uso de aparelho portátil de ultrassonografia para determinar o volume de urina residual pós-micção em uma unidade que atendia pacientes após AVE isquêmico.

Metodologia

Os prontuários de todos os pacientes internados em uma unidade durante um período de 3 anos antes da implementação do uso de aparelho portátil de ultrassonografia foram revisados prospectivamente e os desfechos foram comparados com os de todos os pacientes internados durante um período de 3 anos após a implementação do uso de aparelho portátil de ultrassonografia.

Achados

Os pacientes internados durante o período após a implementação do uso de aparelho portátil de ultrassonografia apresentaram incidências menores de infecção urinária (4 *versus* 6,9%) e períodos de internação mais curtos (11,9 *versus* 13,6 dias). A análise de múltiplas variáveis revelou que os pacientes que corriam maior risco de infecção urinária eram pessoas com idade igual ou superior a 75 anos, mulheres e pessoas com formas mais graves de AVE.

Implicações para a enfermagem

Os profissionais de enfermagem podem fazer a diferença em termos de desfechos dos pacientes ao utilizar aparelhos portáteis de ultrassonografia para determinar os volumes residuais de urina após a micção em pacientes que correm risco de infecção urinária quando essa tecnologia estiver disponível. Esse estudo relatou que as taxas de infecção urinária e os períodos de internação foram menores após a implementação dessa tecnologia. O estudo precisa ser replicado em outras populações de alto risco de infecção urinária.

prolapso pélvico, enterocele e retocele. A uretrocele se refere à protrusão da parede anterior da vagina para o interior da uretra. A cistocele é a herniação da parede da bexiga para dentro da abóbada da vagina. O prolapso pélvico se refere à protrusão do colo do útero para dentro da abóbada vaginal. A enterocele consiste na herniação do intestino para dentro da parede posterior da vagina. A retocele é a herniação do reto dentro da parede vaginal. Esses prolapsos são graduados, dependendo do grau de herniação. Ver Capítulo 51 para mais informações.

Solicita-se que a paciente tussa e realize uma manobra de Valsalva, a fim de avaliar o sistema de suporte muscular e de ligamentos da uretra. Se houver vazamento de urina, os dedos indicador e médio da mão enluvada do examinador são empregados para sustentar ambos os lados da uretra, enquanto a paciente é solicitada a repetir a manobra de Valsalva, constituindo a denominada *manobra de Marshall-Bonney*. Se esse procedimento produzir extravasamento de urina, sugere-se o encaminhamento da paciente.

O paciente é examinado à procura de edema e de alterações no peso corporal. Pode-se observar a ocorrência de edema, particularmente na face e nas partes pendentes do corpo, como os tornozelos e as áreas sacrais, sugerindo retenção de líquido. O edema é comumente acompanhado de aumento do peso corporal. Um ganho de 1 kg corresponde a aproximadamente 1.000 mℓ de líquido (500 g correspondem a aproximadamente 500 mℓ) (Weber & Kelley, 2018).

Os reflexos tendíneos profundos do joelho são examinados para se analisar a sua qualidade e simetria. Trata-se de uma importante parte do exame para as causas neurológicas da disfunção vesical, pois a área sacral, que inerva os membros inferiores, é a mesma área de nervos periféricos responsável pela continência urinária. O padrão de marcha do indivíduo com disfunção vesical também é observado, bem como a capacidade do paciente de caminhar apoiado nos dedos dos pés e nos calcanhares. Esses exames avaliam possíveis causas supraespinais para a incontinência urinária.

Desfechos clínicos de histórias de pacientes: Lloyd Bennett • Parte 2

Lembre-se de Lloyd Bennett (Capítulo 28), que foi levado para o setor de emergência do hospital com fratura do colo de fêmur. Quais efeitos uma perda sanguínea importante em decorrência de cirurgia para reparar uma fratura teria na função renal? Quais achados clínicos indicariam que a função renal está comprometida? Quais achados na avaliação física alertariam o enfermeiro para potencial lesão do sistema urinário em decorrência de fratura do colo de fêmur? Quais exames complementares, que o enfermeiro incluiria na orientação preparatória do paciente, podem ser solicitados para identificar uma complicação do sistema urinário?

AVALIAÇÃO DIAGNÓSTICA

Pode-se realizar uma ampla variedade de exames complementares em pacientes com distúrbios urinários. Utiliza-se um histórico de saúde abrangente para determinar os exames laboratoriais e complementares apropriados. As sessões a seguir fornecem uma revisão de alguns dos exames específicos que podem ser realizados.

O enfermeiro instrui o paciente sobre a finalidade, o que esperar e quaisquer efeitos colaterais possíveis e relacionados com esses exames antes de sua realização. O enfermeiro também deve anotar as tendências nos resultados, visto que fornecem informações sobre a evolução da doença, bem como sobre a resposta do paciente ao tratamento.

Os pacientes que se submetem a exames urológicos ou a exames de imagem estão, em sua maioria, apreensivos, até mesmo aqueles que já realizaram esses exames no passado. Com frequência, o paciente sente desconforto e embaraço relacionado com essa função tão íntima e pessoal que é a micção. Na presença de outras pessoas, a micção frequentemente pode produzir defesa, um reflexo natural que a inibe, devido à ansiedade situacional. Como os resultados desses exames determinam o plano de cuidados, o enfermeiro precisa ajudar o paciente a relaxar, proporcionando o máximo possível de privacidade e explicações sobre o procedimento (Boxe 47.4). Além disso, o Boxe 47.5 fornece um plano de cuidados de enfermagem para o paciente que se submete a exames complementares.

Boxe 47.4 ORIENTAÇÕES AO PACIENTE
Antes e depois de exames urodinâmicos

O enfermeiro orienta o paciente a respeito do que esperar antes, durante e após o procedimento.

Pré-procedimento

- Uma entrevista detalhada será realizada. Serão feitas perguntas sobre os seus sintomas urológicos e hábitos de micção.

Durante o procedimento

- Você será solicitado a descrever as sensações percebidas
- Você poderá ser solicitado a mudar de posição (p. ex., de decúbito dorsal para a posição sentada ou em pé)
- Você poderá ser solicitado a tossir ou a realizar a manobra de Valsalva (fazer força para baixo)
- Você provavelmente deverá ter um ou dois cateteres uretrais inseridos, de modo que a pressão vesical e o enchimento da bexiga possam ser medidos. Outro cateter pode ser colocado no reto ou na vagina para medir a pressão abdominal
- Você também poderá ter eletrodos (superficiais, fios ou agulhas) aplicados na área perianal para eletromiografia. Isso pode ser inicialmente desconfortável durante a inserção e, posteriormente, durante as mudanças de posição
- Sua bexiga será enchida por meio de um cateter uretral, uma ou mais vezes.

Depois do procedimento

- Você poderá apresentar polaciúria, urgência ou disúria, devido aos cateteres uretrais. Evite o consumo de bebidas cafeinadas, gaseificadas ou alcoólicas, visto que elas podem irritar ainda mais a bexiga. Esses sintomas diminuem ou desaparecem habitualmente no dia seguinte após o procedimento
- Você poderá perceber uma discreta hematúria logo após o procedimento (particularmente nos homens com hiperplasia prostática benigna). A ingestão de líquidos ajudará a eliminar a hematúria
- Se o meato urinário estiver irritado, um banho de assento morno pode ser útil
- Esteja atento para quaisquer sinais de infecção urinária. Entre em contato com o seu médico se você apresentar febre, calafrios, dor lombar ou disúria e hematúria continuadas
- Se você receber um antibiótico antes do procedimento, deverá continuar tomando o ciclo completo do medicamento depois do procedimento. Trata-se de uma medida para evitar a ocorrência de infecção.

Boxe 47.5 — PLANO DE CUIDADO DE ENFERMAGEM
Cuidado ao paciente que se submete a exame complementar do sistema renal-urológico

DIAGNÓSTICO DE ENFERMAGEM: falta de conhecimento sobre os procedimentos e os exames complementares
OBJETIVO: o paciente deve mostrar maior entendimento do procedimento e dos exames, bem como dos comportamentos esperados

Intervenções de enfermagem	Justificativa	Resultados esperados
1. Avaliar o nível de entendimento do paciente sobre os exames complementares planejados. 2. Fornecer a descrição dos exames em linguagem simples que o paciente possa entender. 3. Avaliar o entendimento do paciente sobre os resultados do exame depois de seu término. 4. Reforçar as informações fornecidas ao paciente sobre os resultados dos exames e as implicações para o cuidado de acompanhamento.	1. Fornece uma base para o ensino, assim como indicações sobre a percepção do paciente em relação aos exames. 2. O entendimento do que se espera aumenta a adesão do paciente e a sua cooperação. 3. A apreensão pode interferir na capacidade do paciente de entender as informações e os resultados fornecidos pela equipe de saúde. 4. Fornece oportunidade para que o paciente esclareça as informações e antecipe o cuidado de acompanhamento.	• Explica a justificativa para os exames complementares planejados e quais são as tarefas e os comportamentos esperados durante o procedimento • Participa na coleta de urina prescrita, modificações na ingestão de líquidos ou outros procedimentos necessários para a avaliação diagnóstica • Explica, em suas próprias palavras, os resultados dos exames complementares • Faz perguntas para esclarecer termos e procedimentos • Explica a justificativa para o cuidado de acompanhamento • Participa no cuidado de acompanhamento.

DIAGNÓSTICO DE ENFERMAGEM: dor aguda associada a infecção, edema, obstrução ou sangramento ao longo da via urinária ou com exames complementares invasivos
OBJETIVO: o paciente deve relatar diminuição da dor e ausência de desconforto

Intervenções de enfermagem	Justificativa	Resultados esperados
1. Avaliar o nível de dor: disúria, sensação de queimação durante a micção, dor abdominal ou do flanco, espasmo vesical. 2. Incentivar o consumo de líquidos (a não ser que haja alguma contraindicação). 3. Incentivar os banhos de assento mornos. 4. Relatar a ocorrência de aumento da dor ao médico. 5. Administrar analgésicos e agentes antiespasmódicos para a dor e o espasmo, conforme prescrição. 6. Avaliar os padrões de micção e as práticas de higiene e fornecer instruções sobre os padrões de micção e as práticas de higiene recomendados.	1. Fornece um parâmetro para a avaliação das estratégias de alívio da dor e progressão da disfunção. 2. Promove a urina diluída e a lavagem da via urinária inferior. 3. Alivia o desconforto local e promove o relaxamento. 4. Pode indicar progressão ou recidiva da disfunção ou sinais indesejáveis (p. ex., sangramento, cálculos). 5. Prescritos para o alívio da dor ou do espasmo. 6. O esvaziamento tardio da bexiga e a higiene insatisfatória podem contribuir para a dor secundária à disfunção renal ou do sistema urinário.	• Relata níveis decrescentes de dor • Relata a ausência de sinais locais • Descreve a capacidade de iniciar e de interromper o jato urinário, sem nenhum desconforto • Aumenta o consumo de líquido, quando indicado • Utiliza o banho de assento, quando indicado • Identifica os sinais e sintomas a serem relatados ao médico • Toma os medicamentos, conforme prescrição • Não demora em esvaziar a bexiga • Utiliza medidas higiênicas apropriadas, evita os banhos de imersão, utiliza higiene apropriada após as evacuações.

DIAGNÓSTICO DE ENFERMAGEM: medo associado à alteração potencial da função renal e constrangimento devido à discussão sobre função urinária e à invasão da genitália
OBJETIVOS: o paciente deve estar relaxado e relatar diminuição do medo e da ansiedade

Intervenções de enfermagem	Justificativa	Resultados esperados
1. Avaliar o nível de medo e apreensão do paciente. 2. Explicar todos os procedimentos e os exames ao paciente. 3. Fornecer privacidade e respeitar o pudor do paciente, fechando as portas e mantendo o paciente coberto. Manter o urinol e a comadre cobertos e fora da visão. 4. Utilizar a terminologia correta de maneira concreta quando perguntar ao paciente sobre a disfunção do sistema urinário. 5. Avaliar os medos do paciente sobre as alterações percebidas, associadas aos exames e a outros procedimentos. 6. Explicar e demonstrar para o paciente as técnicas de relaxamento.	1. Alto nível de medo ou de apreensão pode interferir no aprendizado e na cooperação do paciente. 2. O conhecimento sobre o que se deve esperar ajuda a reduzir o medo e a apreensão. 3. Comunica que você está ciente e aceita as necessidades de privacidade e pudor do paciente. 4. Mostra que você fica confortável ao discutir a disfunção urinária e os sintomas urinários com o paciente. 5. Pode revelar medos e conceitos errôneos do paciente, que podem ser aliviados por meio da compreensão correta. 6. Promove o relaxamento e ajuda o paciente lidar com a incerteza dos resultados.	• Parece estar relaxado, com baixo nível de medo ou de apreensão • Explica a justificativa para os exames e os procedimentos de maneira calma e relaxada • Mantém a privacidade e o pudor habituais • Discute a sua própria disfunção do sistema urinário utilizando a terminologia correta, sem indicações francas de constrangimento ou desconforto • Relata seus medos e suas preocupações • Mostra entendimento correto dos procedimentos e dos possíveis resultados • Parece estar relaxado, com baixo nível de medo e apreensão.

Exame e cultura de urina

O exame de urina fornece informações clínicas importantes sobre a função renal e ajuda a estabelecer o diagnóstico de outras doenças, como diabetes. A cultura de urina determina a presença de bactérias, bem como as cepas envolvidas e a concentração. A cultura de urina e o antibiograma também identificam a terapia antimicrobiana mais apropriada contra as cepas específicas identificadas, levando em consideração os antibióticos que produzem a melhor taxa de resolução na região geográfica considerada. A avaliação apropriada de qualquer anormalidade pode ajudar na detecção de doenças subjacentes graves.

Componentes

O exame de urina inclui o seguinte:

- Coloração da urina (Tabela 47.4)
- Transparência e odor da urina
- pH e densidade específica da urina
- Exames para detecção de proteína, glicose e corpos cetônicos na urina (proteinúria, glicosúria renal e cetonúria, respectivamente)
- Exame microscópico do sedimento urinário após a centrifugação para detectar hematúria, **piúria** (leucócitos), cilindrúria (cilindros), cristais (cristalúria) e **bacteriúria** (bactérias) (ver Tabela 47.3).

Significado dos achados

Diversas anormalidades, como hematúria e proteinúria, não produzem sintomas, mas podem ser detectadas durante um exame de urina de rotina, utilizando uma tira reagente. Em geral, cerca de 1 milhão de eritrócitos são eliminados diariamente na urina, o que equivale a um a três eritrócitos por campo de grande aumento. A hematúria (mais de três eritrócitos por campo de grande aumento) pode surgir em decorrência de uma anormalidade em qualquer local ao longo do sistema geniturinário, sendo mais comum nas mulheres do que nos homens. As causas mais comuns consistem em infecção aguda (cistite, uretrite ou prostatite), cálculos renais e neoplasia. Outras causas incluem: distúrbios sistêmicos, como distúrbios hemorrágicos; lesões malignas; e determinados medicamentos, como varfarina e heparina. Embora a hematúria possa inicialmente ser detectada com o uso de uma tira reagente, é necessária uma avaliação adicional e mais precisa com uma coleta de urina de 24 horas (Fischbach & Fischbach, 2018).

A proteinúria pode constituir um achado benigno, ou pode significar a existência de doença grave. A perda ocasional de até 150 mg/dia de proteína na urina, principalmente de albumina e de proteína Tamm-Horsfall (também conhecida como uromodulina), é considerada normal e, em geral, não exige nenhuma avaliação adicional. Deve-se efetuar um exame com tira reagente, que pode detectar 30 a 1.000 mg/dℓ de proteína, apenas como exame de triagem, visto que a concentração da urina, o pH, a hematúria e os agentes de contraste radiológico afetam os resultados. Como a análise com tira reagente não detecta concentrações de proteína inferiores a 30 mg/dℓ, o exame não pode ser utilizado para detecção precoce de nefropatia diabética. A microalbuminúria (excreção de 20 a 200 mg/dℓ de proteína na urina) constitui um sinal precoce de nefropatia diabética. As causas benignas comuns de proteinúria transitória consistem em febre, exercício extenuante e posição ortostática prolongada.

As causas de proteinúria persistente incluem doenças glomerulares, neoplasias malignas, doenças do colágeno, diabetes melito, pré-eclâmpsia, hipotireoidismo, insuficiência cardíaca, exposição a metais pesados e uso de determinados medicamentos, como anti-inflamatórios não esteroides (AINEs) e inibidores da enzima conversora de angiotensina (Comerford & Durkin, 2020).

Densidade específica

A densidade específica é uma expressão do grau de concentração da urina, que mede a densidade de uma solução, em comparação com a densidade da água destilada, que é de 1,000. A densidade específica é modificada quando existe sangue, proteína ou cilindros na urina. A faixa normal da densidade específica da urina é de 1,005 a 1,025 (Fischbach & Fischbach, 2018; Norris, 2019).

Os métodos para a determinação da densidade específica incluem os seguintes:

- Tira reagente com múltiplos testes (método mais comum) com uma área reagente própria para densidade específica
- Urinômetro (método mais acurado), em que a urina é colocada em um tubo graduado, com flutuação do urinômetro na urina; obtém-se a leitura da densidade específica da urina no nível do menisco
- Refratômetro, um instrumento utilizado no laboratório que mede as diferenças na velocidade com que a luz atravessa o ar e a amostra de urina; esse é o teste mais acurado.

A densidade específica da urina depende, em grande parte, do estado de hidratação. Quando a ingestão de líquidos diminui, a densidade específica normalmente aumenta. Quando

TABELA 47.4 Alterações na coloração da urina e possíveis causas.

Coloração da urina	Possível causa
Incolor a amarelo-pálida	Urina diluída devido a diuréticos, consumo de bebida alcoólica, diabetes insípido, glicosúria, consumo excessivo de líquidos, doença renal crônica
Amarela a branco-leitosa	Piúria, infecção, creme vaginal
Amarelo-brilhante	Polivitamínicos
Rosada a vermelha	Degradação da hemoglobina, eritrócitos, sangue macroscópico, menstruação, cirurgia de bexiga ou de próstata, consumo de beterrabas, amoras-pretas, medicamentos (fenitoína, rifampicina, tioridazina, cáscara-sagrada, produtos à base de sena)
Azul, azul-esverdeada	Corantes, azul de metileno, microrganismos do gênero *Pseudomonas*, medicamentos (cloridrato de amitriptilina, trianterene)
Laranja a âmbar	Urina concentrada devido a desidratação, febre, bile, excesso de bilirrubina ou caroteno, determinados medicamentos (cloridrato de fenazopiridina, nitrofurantoína)
Castanha a preta	Eritrócitos senescentes, urobilinogênio, bilirrubina, melanina, porfirina, urina extremamente concentrada devido à desidratação, medicamentos (cáscara-sagrada, metronidazol, suplementos de ferro, sulfato de quinina, produtos à base de sena, metildopa, nitrofurantoína)

Adaptada de Comerford, K. C. & Durkin, M. T. (Eds.). (2020). *Nursing 2020 drug handbook*. Philadelphia, PA: Wolters Kluwer.

o aporte de líquido é grande, a densidade específica diminui. Nos pacientes com doença renal, a densidade específica da urina não varia com o aporte de líquidos, e diz-se que a urina do paciente tem uma densidade fixa. Os distúrbios ou as condições que provocam diminuição da densidade urinária incluem diabetes insípido, glomerulonefrite e lesão renal grave. Aqueles que podem causar aumento da densidade específica incluem diabetes, nefrite e déficits de líquidos.

Osmolalidade

A osmolalidade é a medição mais acurada da capacidade do rim de diluir e de concentrar a urina. Ela mede o número de partículas de soluto presente em um quilograma de água. As osmolalidades sérica e urinária são medidas simultaneamente para avaliar o estado hídrico do organismo. Nos adultos sadios, a osmolalidade sérica é de 275 a 290 mOsm/kg, ao passo que a osmolalidade urinária normal é de 200 a 800 mOsm/kg. Para uma amostra de urina de 24 horas, o valor normal é de 300 a 900 mOsm/kg (Fischbach & Fischbach, 2018).

Provas de função renal

As provas de função renal são utilizadas para avaliar a gravidade da doença renal e o estado da função renal do paciente. Esses exames também fornecem informações sobre a efetividade do rim no desempenho de sua função excretora. Os resultados das provas de função renal podem estar dentro dos limites normais até que a TFG esteja reduzida para menos de 50% do normal. A função renal pode ser avaliada de modo mais acurado se forem realizados vários exames e se os resultados forem analisados em conjunto. As provas de função renal comumente realizadas incluem provas de concentração renal, depuração da creatinina, níveis séricos de creatinina e níveis sanguíneos de **ureia** (produto final do metabolismo das proteínas) (Tabela 47.5).

Outros exames para avaliar a função renal e que podem ser úteis são níveis séricos de eletrólitos, bem como biomarcadores urinários para detectar lesão renal aguda (Fischbach & Fischbach, 2018) (ver Capítulo 10).

Exames complementares de imagem

Existe uma ampla gama de estudos diagnósticos usados para a avaliação das funções renal e miccional.

Exames de rim, ureter e bexiga

Pode-se realizar uma radiografia simples de abdome para delinear o tamanho, o formato e a posição dos rins e para revelar quaisquer anormalidades do sistema urinário (Fischbach & Fischbach, 2018).

Ultrassonografia geral

A ultrassonografia (US) é um procedimento não invasivo que utiliza ondas sonoras, introduzidas no corpo por meio de um transdutor, para detectar a existência de anormalidades nos tecidos e órgãos internos. Podem ser identificadas anormalidades, como acúmulo de líquido, massas, malformações congênitas, alterações no tamanho dos órgãos e obstruções. Durante o exame, pode ser necessário expor a parte inferior do abdome e a genitália. A US exige que a bexiga esteja cheia; por conseguinte, deve-se incentivar a ingestão de líquidos antes da realização do procedimento.

Ultrassonografia da bexiga

A US da bexiga é um método não invasivo para medir o volume urinário na bexiga. Pode ser indicada para polaciúria, incapacidade de urinar após a remoção de um cateter urinário

TABELA 47.5 Provas de função renal.

Teste	Finalidade	Valores normais
Concentração renal Densidade específica Osmolalidade urinária	Medida da concentração da urina Ocorre perda da capacidade de concentração em uma fase inicial da doença renal; por conseguinte, esses achados podem revelar defeitos precoces da função renal	1,005 a 1,025 300 a 900 mOsm/kg/24 h, 50 a 1.200 mOsm/kg em amostra aleatória
Urina de 24 h Depuração da creatinina	Detecta e avalia a progressão da doença renal. O exame determina o volume de sangue depurado de creatinina endógena em 1 min, fornecendo uma estimativa da taxa de filtração glomerular. Trata-se de um indicador sensível de doença renal, utilizado para acompanhar a evolução da doença renal	Medida em mℓ/min/1,73 m^2 Idade (anos) / Homem / Mulher < 30 / 88 a 146 / 81 a 134 30 a 40 / 82 a 140 / 75 a 128 40 a 50 / 75 a 133 / 69 a 122 50 a 60 / 68 a 126 / 64 a 116 60 a 70 / 61 a 120 / 58 a 110 70 a 80 / 55 a 113 / 52 a 105
Soro Nível de creatinina	Mede a efetividade da função renal. A creatinina é o produto final do metabolismo energético do músculo. Quando a função renal é normal, o nível de creatinina, que é regulada e excretada pelos rins, permanece razoavelmente constante no organismo	Homens: 0,6 a 1,2 mg/dℓ (71 a 106 mmol/ℓ) Mulheres: 0,4 a 1 mg/dℓ (36 a 90 mmol/ℓ)
Ureia	Serve como índice de função renal. A ureia é o produto final do metabolismo das proteínas. Os valores do exame são afetados pelo aporte de proteína, pela degradação tecidual e por alterações no volume de líquidos	8 a 20 mg/dℓ; pacientes > 60 anos: 8 a 23 mg/dℓ
Razão entre ureia e creatinina	Avalia o estado de hidratação. A razão está elevada na hipovolemia; uma razão normal com níveis elevados de ureia e creatinina é observada na doença renal intrínseca	Cerca de 10:1

Adaptada de Fischbach, F. T. & Fischbach, M. A. (2018). *A manual of laboratory and diagnostic tests* (10th ed.). Philadelphia, PA: Wolters Kluwer.

de demora, medição do volume de urina residual pós-miccional, incapacidade de urinar no período pós-operatório ou avaliação da necessidade de cateterismo durante os estágios iniciais de um programa de treinamento de cateterismo intermitente. Dispõe-se de aparelhos portáteis, movidos a bateria, para uso na cabeceira do leito. A cabeça do transdutor é colocada sobre o abdome do paciente e direcionada para a bexiga (Figura 47.8). Esses dispositivos calculam automaticamente e mostram o volume urinário estimado (Taylor, Lynn & Bartlett, 2019).

Tomografia computadorizada e ressonância magnética

A tomografia computadorizada (TC) e a ressonância magnética (RM) são técnicas não invasivas que fornecem excelentes visualizações transversais da anatomia do rim e do sistema urinário. São utilizadas para pesquisar massas geniturinárias, nefrolitíase, infecções renais crônicas, traumatismo renal ou do sistema urinário, doença metastática e anormalidades dos tecidos moles. Em certas ocasiões, administra-se um agente de contraste radiopaco por via oral ou intravenosa (IV) para melhorar a visualização na TC.

Intervenções de enfermagem

O preparo inclui o fornecimento de instruções ao paciente sobre técnicas de relaxamento e a explicação de que ele poderá se comunicar com a equipe por meio de um microfone localizado no interior do aparelho. Muitas salas de RM fornecem fones de ouvido para que o paciente possa ouvir a música de sua preferência durante o procedimento. As diretrizes de cuidado de enfermagem para a preparação do paciente e as precauções para qualquer procedimento de imagem que exija um agente de contraste estão explicadas no Boxe 47.6.

Antes que o paciente entre na sala onde será realizada a RM, são removidos todos os objetos metálicos e cartões de crédito (o campo magnético pode apagá-los). Isso inclui adesivos de medicamentos (p. ex., nicotina e nitroglicerina) que apresentem um fundo metálico, os quais podem causar queimaduras se não forem removidos. Nenhum objeto metálico (p. ex., tanques de oxigênio, ventiladores, estetoscópios) pode ser trazido para a sala de RM. O campo magnético é tão forte que qualquer objeto contendo metal será puxado para o magneto, provocando lesão grave e, possivelmente, morte. Os pacientes com qualquer tipo de dispositivo eletrônico

---

Boxe 47.6 Cuidado ao paciente durante um exame urológico com agentes de contraste

Para alguns pacientes, os agentes de contraste são nefrotóxicos e alergênicos. Deve-se dispor de equipamento e medicamentos de emergência em caso de reação anafilática ao agente de contraste. O equipamento de emergência inclui epinefrina, corticosteroides, vasopressores, oxigênio, cânula de Guedel, tubo orotraqueal e aspirador.

As seguintes diretrizes podem ajudar o enfermeiro a responder rapidamente no caso de um problema.

Ações de enfermagem para a preparação do paciente

- Obter o histórico de alergia do paciente, com ênfase na alergia a iodo, a mariscos e a outros frutos do mar, visto que muitos agentes de contraste contêm iodo
- Notificar o médico e o radiologista se o paciente for alérgico ou se houver suspeita de alergia ao iodo
- Obter a anamnese. Os agentes de contraste devem ser usados com muita cautela em pacientes idosos e nos portadores de mieloma múltiplo, comprometimento renal ou depleção de volume
- Obter um histórico de uso de medicamentos. A administração de medicamentos nefrotóxicos, como vancomicina, anfotericina B, metformina e anti-inflamatórios não esteroides, deve ser interrompida antes da infusão de meios de contraste
- O uso de meios de contraste hipo-osmolares não iônicos (p. ex., io-hexol) e meios de contraste hiperosmolares iônicos (p. ex., diatrizoato) é indicado para pacientes com comprometimento renal e outros fatores de risco para prevenir nefropatia induzida por contraste
- Verificar a função renal nos pacientes que correm risco. Os pacientes devem receber hidratação venosa antes do procedimento
- Informar ao paciente que ele poderá ter uma sensação temporária de calor, rubor da face e gosto incomum na boca (semelhante ao dos frutos do mar) quando o agente de contraste for administrado

Ações de enfermagem durante e após o procedimento

- Monitorar rigorosamente o paciente quanto à ocorrência de reação alérgica e monitorar o débito urinário
- Manter o estado de hidratação.

Adaptado de Andreucci, M., Solomon, R. & Tasanarong, A. (2014). Side effects of radiographic contrast media: Pathogenesis, risk factors, and prevention. Retirado em 17/03/2020 de: www.hindawi.com/journals/bmri/2014/741018.

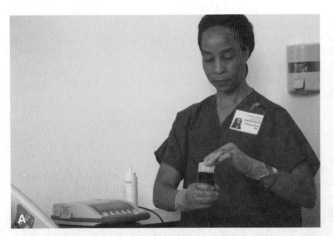
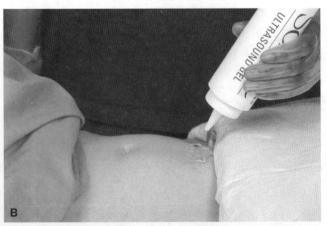

Figura 47.8 • Aparelho portátil de ultrassonografia para exame da bexiga urinária. **A.** A enfermeira coloca luvas e limpa a extremidade arredondada da cabeça do transdutor com chumaço de algodão embebido em álcool. **B.** A enfermeira coloca gel para ultrassonografia 2,5 cm acima da sínfise púbica. (Fotos de B. Proud.) Reimpressa com autorização de Taylor, C., Lynn, P. & Bartlett, J. L. (2019). *Fundamentals of nursing: The art and science of person-centered care* (9th ed.). Philadelphia, PA: Wolters Kluwer.

cardíaco implantado precisam ser rastreados para determinar se podem fazer uma RM com segurança (Indik, Gimbel, Abe et al., 2017). Obtém-se a anamnese do paciente para determinar a presença de qualquer objeto interno contendo metal, como grampos de aneurisma, aparelhos ortopédicos, próteses valvares cardíacas ou dispositivos intrauterinos. Esses objetos podem apresentar mau funcionamento, podem ser desalojados ou aquecer à medida que absorvem energia. Os implantes cocleares são inativados pela RM; por conseguinte, deve-se considerar a realização de outros procedimentos de imagem. Pode-se prescrever um agente sedativo, visto que a claustrofobia representa um problema para alguns pacientes.

Antes da RM do sistema urinário, o paciente precisa ser informado sobre a necessidade de evitar o consumo de bebidas alcoólicas e de bebidas contendo cafeína, o tabagismo, pelo menos durante 2 horas, e o consumo de alimentos pelo menos durante 1 hora antes do exame. Os pacientes devem continuar tomando a sua medicação habitual, exceto suplementos de ferro, que podem interferir nas imagens (Fischbach & Fischbach, 2018).

Cintigrafias

As cintigrafias exigem a injeção de um radioisótopo (composto marcado com tecnécio-99m ou hipurato de iodo 123 [I^{123}]) no sistema circulatório; em seguida, o isótopo é monitorado à medida que circula pelos vasos sanguíneos dos rins. Uma câmara de cintilação é colocada atrás do rim, com o paciente em decúbito dorsal, decúbito ventral ou posição sentada. A hipersensibilidade ao radioisótopo é rara. A cintigrafia com tecnécio fornece informações sobre a perfusão dos rins. A cintigrafia renal com I^{123}-hipurato fornece informações sobre a função renal, como a TFG.

As cintigrafias são utilizadas para avaliar lesões renais aguda e crônica, a existência de massas renais e o fluxo sanguíneo antes e depois do transplante do rim. O radioisótopo é injetado em um momento específico para alcançar a concentração apropriada nos rins. Após o término do procedimento, o paciente é incentivado a beber líquidos para promover a excreção do radioisótopo pelos rins.

Urografia intravenosa

A urografia IV inclui diversos exames, como urografia excretora, pielonegrafia intravenosa (PIV) e pielografia com infusão por gotejamento. Administra-se um agente de contraste radiopaco IV. A PIV mostra os rins, o ureter e a bexiga por meio de exame radiográfico, à medida que o corante segue o seu trajeto pelos sistemas urinários superior e, em seguida, inferior. Pode-se efetuar uma nefrotomografia como parte do exame para visualizar as diferentes camadas do rim e as estruturas difusas em cada camada, bem como para diferenciar massas ou lesões sólidas de cistos nos rins ou no sistema urinário.

A urografia IV pode ser utilizada como avaliação inicial na suspeita de muitas condições urológicas, particularmente lesões nos rins e nos ureteres. Ela também proporciona uma estimativa aproximada da função renal. Após a administração do agente de contraste (diatrizoato de sódio ou diatrizoato de meglumina) IV, são obtidas múltiplas radiografias para visualizar as estruturas de drenagem nos sistemas urinários superior e inferior.

A pielografia com infusão por gotejamento requer a infusão IV de um grande volume de agente de contraste diluído para opacificar o parênquima renal e preencher o sistema urinário. Esse método de exame se mostra útil quando se deseja opacificação prolongada das estruturas de drenagem, de modo que possam ser obtidas tomografias. São obtidas imagens a intervalos especificados depois do início da infusão. Essas imagens mostram o sistema coletor cheio e distendido. A preparação do paciente é igual àquela para a urografia excretora, porém os líquidos não são restritos.

Pielografia retrógrada

Na pielografia retrógrada, os cateteres são avançados através dos ureteres para o interior da pelve renal, por meio de cistoscopia. A seguir, injeta-se um agente de contraste. A pielografia retrógrada é geralmente realizada quando a urografia IV fornece uma visualização inadequada dos sistemas coletores. Também pode ser utilizada antes da litotripsia por ondas de choque extracorpóreas, bem como em pacientes com câncer urológico, que necessitam de acompanhamento e têm alergia aos agentes de contraste IV. As possíveis complicações incluem infecção, hematúria e perfuração do ureter. A pielografia retrógrada é raramente usada, devido a técnicas aperfeiçoadas na urografia excretora.

Cistografia

A cistografia ajuda na avaliação do refluxo vesicoureteral (fluxo retrógrado da urina da bexiga para um ou ambos os ureteres) e na avaliação de lesão da bexiga. Um cateter é inserido na bexiga, e um agente de contraste é instilado para delinear a parede da bexiga. O agente de contraste pode extravasar através de uma pequena perfuração vesical, em decorrência de lesão da bexiga, porém esse vazamento é geralmente inócuo. A cistografia também pode ser realizada com registros simultâneos da pressão intravesical.

Uretrocistografia miccional

A uretrocistografia miccional utiliza a fluoroscopia para visualizar a via urinária inferior e avaliar o armazenamento de urina na bexiga. É comumente utilizada para identificar o refluxo vesicoureteral. Um cateter uretral é inserido, e um agente de contraste é instilado na bexiga. Quando a bexiga está cheia, e o paciente sente vontade de urinar, o cateter é removido, e o paciente urina.

Angiografia renal

A angiografia renal, ou arteriografia renal, proporciona uma imagem das artérias renais. A artéria femoral (ou axilar) é puncionada com uma agulha, e um cateter é introduzido nas artérias femoral e ilíaca até a aorta ou a artéria renal. Injeta-se um agente de contraste para opacificar o suprimento arterial renal. A angiografia é utilizada para avaliar o fluxo sanguíneo renal nos casos de suspeita de traumatismo renal, para diferenciar os cistos renais dos tumores e para avaliar a hipertensão arterial. É utilizada no período pré-operatório para transplante renal.

Intervenções de enfermagem

Antes do procedimento, pode-se prescrever um laxante para evacuar o cólon, de modo que possam ser obtidas radiografias sem obstrução. Os locais de injeção (virilha, para abordagem femoral, ou axila, para abordagem axilar) podem ser tricotomizados. Os locais de pulso arterial periférico (radial, femoral e dorsal do pé) são marcados para acesso fácil durante a avaliação após o procedimento. Ver Boxe 47.6 para considerações sobre o paciente que recebe um agente de contraste.

Depois do procedimento, os sinais vitais são monitorados até a sua estabilização. Quando a artéria axilar for o local de injeção, são obtidas medições da pressão arterial no braço oposto. O local de injeção é examinado à procura de edema e hematoma. Os pulsos periféricos são palpados, e a coloração e a temperatura do membro envolvido são anotadas e comparadas com as do membro oposto. Podem ser aplicadas compressas frias ao local de injeção para diminuir o edema e a dor. As possíveis complicações incluem formação de hematoma, trombose ou dissecção arteriais, formação de falso aneurisma e alteração da função renal.

Renograma com MAG3

Esse exame é solicitado para melhor avaliar a função renal, pois possibilita a visualização da depuração renal (Fischbach & Fischbach, 2018). O paciente recebe uma injeção contendo uma pequena dose de material radioativo, que revelará como os rins estão funcionando. O paciente precisa deitar-se e permanecer quieto por cerca de 35 minutos, enquanto câmeras especiais obtêm imagens (Fischbach & Fischbach, 2018).

Procedimentos endoscópicos urológicos

A endourologia, que se refere a procedimentos endoscópicos urológicos, pode ser realizada de uma das duas maneiras seguintes: utilizando um cistoscópio inserido na uretra, ou por via percutânea, através de uma pequena incisão.

A cistoscopia é realizada para visualizar diretamente a uretra e a bexiga. O cistoscópio, que é inserido através da uretra na bexiga, dispõe de um sistema de lentes ópticas que fornece uma visão ampliada e iluminada da bexiga (Figura 47.9). O uso de luz de alta intensidade e de lentes intercambiáveis possibilita uma excelente visualização e a obtenção de imagens imóveis e em movimento. O cistoscópio é manipulado para possibilitar uma visualização completa da uretra e da bexiga, bem como dos óstios ureterais e da parte prostática da uretra. Pequenos cateteres ureterais podem ser introduzidos através do cistoscópio para avaliação dos ureteres e da pelve de cada rim.

O cistoscópio também possibilita ao urologista obter uma amostra de urina de cada rim para avaliar sua função. Uma pinça em cálice pode ser inserida através do cistoscópio para biopsia. Podem ser removidos cálculos da uretra, da bexiga e do ureter usando a cistoscopia. Se for realizada uma cistoscopia das vias urinárias inferiores, o paciente geralmente está consciente, e o procedimento não é mais desconfortável do que um cateterismo. Para reduzir o desconforto uretral depois do procedimento, administra-se lidocaína viscosa alguns minutos antes do exame. Se a cistoscopia incluir o exame das vias superiores, pode-se administrar um sedativo antes do procedimento. Em geral, administra-se anestesia geral para assegurar que não haja nenhum espasmo muscular involuntário quando o aparelho é introduzido através dos ureteres ou dos rins.

Intervenções de enfermagem

O enfermeiro descreve o procedimento ao paciente e à sua família para prepará-los e aliviar seus medos. Se for efetuada uma cistoscopia superior, o paciente fica geralmente em dieta zero por várias horas antes do procedimento.

O manejo após o procedimento visa aliviar qualquer desconforto em consequência do exame. Pode-se antecipar sensação de queimação à micção, eliminação de urina tinta de sangue e polaciúria em consequência do traumatismo da mucosa. Calor úmido na parte inferior do abdome e banhos de assento mornos ajudam a aliviar a dor e a relaxar os músculos.

Após a realização de uma cistoscopia, o paciente com patologia obstrutiva pode apresentar retenção urinária se os instrumentos empregados durante o exame tiverem provocado edema. O enfermeiro monitora cuidadosamente o paciente com hiperplasia prostática quanto à possibilidade de retenção urinária. Podem ser prescritos banhos de assento mornos e medicamentos antiespasmódicos, como flavoxato, para aliviar a retenção urinária temporária causada pelo relaxamento deficiente do esfíncter urinário; entretanto, pode ser necessário um cateterismo intermitente durante algumas horas depois do exame. O enfermeiro monitora o paciente à procura de sinais e sintomas de infecção urinária. Como o edema da uretra decorrente do traumatismo local pode causar obstrução ao fluxo de urina, o paciente também é monitorado à procura de sinais e sintomas de obstrução.

Biopsia

Biopsias renal e ureteral por escova

As técnicas de biopsia por escova fornecem informações específicas quando os achados anormais nas radiografias do ureter e da pelve renal levantam dúvidas sobre o fato de um defeito ser um tumor, um cálculo, um coágulo sanguíneo ou um artefato. Em primeiro lugar, realiza-se uma cistoscopia. Em seguida, um cateter ureteral é introduzido, seguido da escova de biopsia, que é inserida através do cateter. A lesão suspeita é escovada para a frente e para trás para obter células e fragmentos de tecido superficial para análise histológica.

Biopsia renal

A biopsia do rim é utilizada para ajudar a diagnosticar e a avaliar a magnitude da doença renal. As indicações para biopsia incluem lesão renal aguda inexplicada, proteinúria ou hematúria persistentes, rejeição de transplante e glomerulopatias. Obtém-se um pequeno corte do córtex renal por via percutânea (biopsia por agulha) ou por biopsia a céu aberto através de uma pequena incisão no flanco. Antes da realização da biopsia, é realizado um coagulograma para identificar qualquer risco de sangramento após o procedimento. Entre as contraindicações de biopsia renal estão tendências hemorrágicas, hipertensão arterial não controlada, sepse, rim solitário, rins policísticos volumosos, neoplasia renal, infecção urinária e obesidade mórbida.

Pode-se prescrever ao paciente um jejum de 6 a 8 horas antes do exame. Um acesso venoso é garantido. Obtém-se uma amostra de urina, que é guardada para comparação com a amostra obtida após a biopsia.

Se for realizada uma biopsia por agulha, o paciente é instruído a inspirar e a prender a respiração (para evitar o movimento do

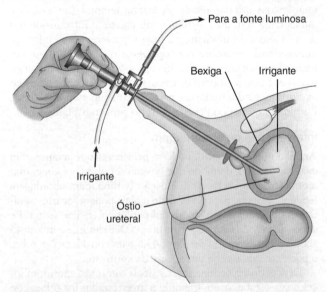

Figura 47.9 • Cistoscopia. Um cistoscópio rígido ou semirrígido é introduzido na bexiga. O fio superior é uma linha elétrica para a iluminação na extremidade distal do cistoscópio. O equipo inferior leva a um reservatório de irrigante estéril, utilizado para insuflar a bexiga.

rim) enquanto a agulha está sendo inserida. O paciente sedado é colocado em posição de decúbito ventral, com um saco de areia sob o abdome. A pele no local de biopsia é infiltrada com um anestésico local. A agulha da biopsia é introduzida exatamente na cápsula renal, que fica no quadrante externo do rim. A localização da agulha pode ser confirmada por fluoroscopia ou por US, caso em que se utiliza uma sonda especial.

No caso da biopsia a céu aberto, efetua-se uma pequena incisão sobre o rim, possibilitando a visualização direta. O preparo para a biopsia a céu aberto é semelhante ao realizado para qualquer cirurgia de abdome de grande porte.

Intervenções de enfermagem

Após o procedimento de biopsia, os cuidados de enfermagem incluem monitoramento dos sinais vitais para detectar sinais e sintomas de sangramento ou infecção (Fischbach & Fischbach, 2018). O enfermeiro deve avaliar se existem outros sinais e sintomas de sangramento interno, tais como palidez, tontura e dor no flanco ou no dorso. Soluções IV podem ser administradas para ajudar a limpar os rins e evitar a formação de coágulo. A urina pode conter sangue (que, em geral, desaparece em 24 a 48 horas) devido à exsudação no local. O repouso no leito deve ser mantido, e curativos compressivos devem ser aplicados nos intervalos de tempo prescritos para controlar a hemorragia. Os locais de punção devem ser examinados à procura de sinais e sintomas de infecção. Agentes analgésicos devem ser administrados, conforme prescrição médica. A dose precisa ser ajustada caso não haja controle da dor.

EXERCÍCIOS DE PENSAMENTO CRÍTICO

1 **qp** Uma paciente de 53 anos está agendada para exames urodinâmicos. Descreva suas prioridades de orientação a paciente no tocante aos cuidados durante e após o procedimento.

2 **pbe** Você faz uma visita domiciliar a um paciente de 72 anos que fez um exame cistoscópico 1 dia antes da sua visita. Ele se queixa de dificuldade para urinar desde seu retorno para casa. Identifique as avaliações e as possíveis intervenções que você utilizaria para avaliar e tratar os sintomas do paciente. Identifique a evidência para as avaliações e intervenções de enfermagem que você escolheu e a força dessa evidência.

REFERÊNCIAS BIBLIOGRÁFICAS

*Pesquisa em enfermagem.

Livros

Ball, J. W., Dains, J. E., Flynn, J. A., et al. (2019). *Seidel's guide to physical examination* (9th ed.). St. Louis, MO: Elsevier.

Comerford, K. C., & Durkin, M. T. (Eds.). (2020). *Nursing 2020 drug handbook*. Philadelphia, PA: Wolters Kluwer.

Eliopoulos, C. (2018). *Gerontological nursing* (9th ed.). Philadelphia, PA: Wolters Kluwer.

Fischbach, F. T., & Fischbach, M. A. (2018). *A manual of laboratory and diagnostic tests* (10th ed.). Philadelphia, PA: Wolters Kluwer.

Norris, T. L. (2019). *Porth's pathophysiology: Concepts of altered health states* (10th ed.). Philadelphia, PA: Wolters Kluwer.

Russell, S. S. (2017). Physiology of the kidney. In S. M. Bodin (Ed.). *Contemporary nephrology nursing* (3rd ed.). Pitman, NJ: American Nephrology Nurses Association.

Taylor, C., Lynn, P., & Bartlett, J. L. (2019). *Fundamentals of nursing: The art and science of person-centered care* (9th ed.). Philadelphia, PA: Wolters Kluwer.

Verlander, J. W., & Clapp, W. L. (2019). Anatomy of the kidney. In A. S. L. Yu, G. M. Certow, V. Luyckx, et al. (Eds.). *Brenner and Rector's the kidney* (11th ed.). Philadelphia, PA: Elsevier.

Weber, J. R., & Kelley, J. H. (2018). *Health assessment in nursing* (6th ed.). Philadelphia, PA: Wolters Kluwer.

Periódicos e documentos eletrônicos

Andreucci, M., Solomon, R., & Tasanarong, A. (2014). Side effects of radiographic contrast media: Pathogenesis, risk factors, and prevention. *BioMed Research International*. Retrieved on 3/17/2020 at: www.hindawi.com/journals/bmri/2014/741018

*Chen, S., Chen, P., Chen, G., et al. (2018). Portable bladder ultrasound reduces incidence of urinary tract infection and shortens hospital length of stay in patients with acute ischemic stroke. *Journal of Cardiovascular Nursing*, 31(6), 551–558.

Emmett, M., & Palmer, B. F. (2018). Serum osmol gap. *UpToDate*. Retrieved on 6/14/2019 at: www.uptodate.com/contents/serum-osmol-gap

Indik, J. H., Gimbel, J. R., Abe, H., et al. (2017). 2017 HRS expert consensus statement on magnetic resonance imaging and radiation exposure in patients with cardiovascular implantable electronic devices. *Heart Rhythm*, 14(7), e97–e153.

Recursos

American Association of Kidney Patients (AAKP), www.aakp.org

National Institute of Diabetes and Digestive and Kidney Diseases, National Institutes of Health, www.niddk.nih.gov

National Kidney Foundation, www.kidney.org

48 Manejo de Pacientes com Distúrbios Renais

DESFECHOS DO APRENDIZADO

Após ler este capítulo, você será capaz de:

1. Descrever os fatores essenciais associados ao desenvolvimento dos distúrbios renais.
2. Explicar a fisiopatologia, as manifestações clínicas, o manejo clínico e o manejo de enfermagem para pacientes com distúrbios renais.
3. Diferenciar as causas e compreender o manejo de enfermagem para pacientes com doença renal crônica e lesão renal aguda.
4. Comparar e contrapor as terapias de substituição renal, incluindo hemodiálise, diálise peritoneal, terapias de substituição renal contínua e transplante renal.
5. Identificar o manejo de enfermagem do paciente hospitalizado que está sendo submetido à diálise.
6. Desenvolver um plano de cuidado de enfermagem pós-operatório para o paciente submetido à cirurgia renal e ao transplante de rim.

CONCEITOS DE ENFERMAGEM

Conforto
Eliminação
Infecção

Inflamação
Líquidos e eletrólitos
Nutrição

Orientações ao paciente
Segurança
Sexualidade

GLOSSÁRIO

anúria: débito urinário total inferior a 50 mℓ em 24 horas

azotemia: concentração anormal de produtos de degradação nitrogenados no sangue

cilindros urinários: proteínas secretadas pelos túbulos renais lesionados

dialisado: a solução eletrolítica que circula por meio do dialisador na hemodiálise, e na membrana peritoneal, na diálise peritoneal

dialisador: rim artificial; contém uma membrana semipermeável pela qual podem passar partículas de determinado tamanho

diálise peritoneal (DP): procedimento que utiliza o revestimento da cavidade peritoneal do paciente, a membrana peritoneal, como membrana semipermeável para a troca de líquidos e de solutos

diálise peritoneal ambulatorial contínua (DPAC): método de diálise peritoneal por meio do qual um paciente realiza manualmente uma quantidade prescrita de trocas ou ciclos durante o dia

diálise peritoneal cíclica contínua (DPCC): método de diálise peritoneal em que uma máquina de diálise peritoneal (ciclador) realiza automaticamente as trocas, geralmente enquanto o paciente dorme

difusão: movimento de solutos (produtos de degradação) de uma área de concentração mais elevada para uma área de menor concentração

doença renal crônica (DRC): lesão renal ou diminuição da taxa de filtração glomerular de 3 meses ou mais de duração

doença renal em estágio terminal (DRET): estágio final da doença renal crônica, que resulta em retenção de produtos de degradação urêmicos e necessidade de terapia de substituição renal; anteriormente denominada doença renal terminal (DRT)

efluente: termo empregado para descrever o líquido drenado de uma troca na diálise peritoneal

enxerto arteriovenoso: tipo de acesso vascular cirurgicamente criado para diálise, em que um pedaço de material de enxerto biológico, semibiológico ou sintético conecta a artéria do paciente a uma veia

fístula arteriovenosa: tipo de acesso vascular para diálise; criada cirurgicamente pela conexão de uma artéria a uma veia

glomerulonefrite: inflamação dos capilares glomerulares

hemodiálise (HD): procedimento durante o qual o sangue de um paciente circula por meio de um dialisador para remover os produtos de degradação e o excesso de líquido

lesão renal aguda (LRA): perda rápida da função renal, devido à lesão dos rins; anteriormente denominada insuficiência renal aguda

necrose tubular aguda (NTA): tipo de lesão renal aguda, em que existe uma lesão dos túbulos renais

nefrite intersticial: inflamação no tecido renal
nefrosclerose: enrijecimento das artérias renais
nefrotóxico(a): qualquer substância, medicamento ou ação que seja tóxica ao tecido renal
oligúria: débito urinário inferior a 400 mℓ/kg/h em 24 horas ou inferior a 0,5 mℓ em 6 horas
osmose: movimento de água através de membrana semipermeável, de uma área de menor concentração de solutos para uma área de maior concentração de solutos
peritonite: inflamação do peritônio (serosa que reveste as paredes da cavidade abdominal e recobre órgãos abdominais e pélvicos)
poliúria: produção excessiva de urina
síndrome nefrítica aguda: tipo de doença renal com inflamação glomerular
síndrome nefrótica: tipo de doença renal com aumento da permeabilidade glomerular e proteinúria maciça
taxa de filtração glomerular (TFG): volume de plasma filtrado através dos glomérulos, por unidade de tempo
terapia de substituição renal contínua (TSRC): método utilizado para substituir a função renal normal em pacientes que estejam hemodinamicamente instáveis pela circulação do sangue do paciente através de um hemofiltro e seu retorno ao paciente
troca: refere-se a um ciclo completo, incluindo as fases de enchimento, permanência e drenagem da diálise peritoneal
ultrafiltração: processo pelo qual a água é removida do sangue por meio de um gradiente de pressão entre o sangue do paciente e o dialisado
uremia: excesso de ureia e de outros produtos de degradação nitrogenados no sangue

Os rins e o sistema urinário ajudam a regular o ambiente interno do corpo e são essenciais para a manutenção da vida. Os enfermeiros que trabalham em cenários clínicos encontrarão pacientes com diversas lesões e doenças renais e precisam ter conhecimento a respeito desses distúrbios. O presente capítulo fornece uma visão geral dos desequilíbrios eletrolíticos e das manifestações sistêmicas que são comuns em pacientes com distúrbios renais. As principais causas são discutidas, juntamente com estratégias de manejo para evitar a lesão e preservar a função renal. A doença renal crônica (DRC) e a lesão renal aguda (LRA) são discutidas, assim como o cuidado de pacientes com outras condições renais que exigem diálise, terapia de substituição renal contínua (TSRC), transplante e cirurgia renal.

DESEQUILÍBRIOS HIDRELETROLÍTICOS NOS DISTÚRBIOS RENAIS

Os pacientes com distúrbios renais apresentam, geralmente, desequilíbrios hidreletrolíticos e necessitam de cuidadosa avaliação e monitoramento rigoroso à procura de sinais de problemas potenciais. O paciente cujo aporte de líquido ultrapasse a capacidade dos rins de excretá-lo apresenta sobrecarga hídrica. Se o aporte de líquidos for inadequado, diz-se que o paciente tem depleção de volume e pode apresentar sinais e sintomas de volume de líquidos deficiente. O registro do equilíbrio hídrico, um instrumento de monitoramento essencial, é utilizado para documentar parâmetros hídricos importantes, incluindo a quantidade de aporte de líquido (por via oral ou parenteral), o volume de urina excretado e outras perdas hídricas (diarreia, vômitos, sudorese). O peso corporal do paciente é considerado um indicador mais acurado do volume do que o balanço hídrico por causa dos desafios e das múltiplas variáveis envolvidas no monitoramento acurado do balanço hídrico. A documentação das tendências no peso proporciona uma estratégia de avaliação fundamental e essencial para determinar o limite diário de consumo líquidos e indicar sinais de excesso ou volume de líquidos deficiente.

> **Alerta de enfermagem: Qualidade e segurança**
>
> *O indicador mais acurado de perda ou de ganho de líquidos no paciente gravemente doente é o peso. O peso diário acurado deve ser obtido e registrado. Um ganho de peso de 1 kg é igual a 1 ℓ (1.000 mℓ) de líquido retido.*

Manifestações clínicas

Os sinais e os sintomas dos distúrbios hidreletrolíticos comuns que podem ocorrer em pacientes com distúrbios renais e as estratégias de seu manejo geral estão relacionados na Tabela 48.1. O enfermeiro, continuamente, avalia, monitora e informa aos membros apropriados da equipe de saúde se o paciente apresenta qualquer um desses sinais. As estratégias de manejo para os distúrbios hidreletrolíticos na doença renal são discutidas de modo mais aprofundado adiante, ainda neste capítulo (ver Capítulo 10 para mais informações sobre distúrbios hidreletrolíticos).

 Considerações gerontológicas

Com o processo de envelhecimento, o rim torna-se menos capaz de responder a alterações agudas dos líquidos e dos eletrólitos. Os pacientes idosos podem desenvolver sinais e sintomas atípicos e inespecíficos de alteração da função renal e desequilíbrios hidreletrolíticos. Um déficit do equilíbrio hídrico em indivíduos idosos pode levar à ocorrência de quedas, intoxicação medicamentosa, constipação intestinal, infecções urinárias e do sistema respiratório, *delirium*, convulsões, desequilíbrios eletrolíticos, hipertermia e cicatrização tardia das feridas. O reconhecimento de alterações agudas nos líquidos e eletrólitos é ainda mais dificultado pela sua associação a distúrbios preexistentes e ao conceito errôneo de que constituam alterações normais do envelhecimento (Hain, 2017).

DISTÚRBIOS RENAIS

DOENÇA RENAL CRÔNICA

A **doença renal crônica (DRC)** é um termo abrangente que descreve a ocorrência de lesão renal ou de diminuição da taxa de filtração glomerular (TFG), de 3 meses ou mais de duração. A DRC está associada a diminuição na qualidade de vida do indivíduo, aumento dos gastos relacionados com os cuidados da saúde e morte prematura. A DRC pode resultar em **doença renal em estágio terminal [DRET]**, que nada mais é que o estágio final da nefropatia crônica. A DRET resulta em retenção dos produtos de degradação urêmicos e necessidade de terapia de substituição renal, como diálise ou transplante de rim (Chicca, 2020). Os fatores de risco incluem doença cardiovascular, diabetes melito, hipertensão arterial e obesidade.

TABELA 48.1 — Distúrbios hidreletrolíticos comuns nos distúrbios renais.

Distúrbio	Manifestações	Estratégias de manejo geral
Volume de líquido deficiente	Perda de peso aguda ≥ 5%; diminuição do turgor da pele, mucosas secas, oligúria ou anúria, aumento do hematócrito, nível de ureia desproporcionalmente elevado em relação ao nível de creatinina, hipotermia	Carga de líquidos, reposição de líquidos VO ou parenteral
Volume de líquido excessivo	Ganho de peso agudo ≥ 5%, edema, estertores, dispneia, diminuição da ureia e do hematócrito, distensão das veias do pescoço	Restrição de líquidos e de sódio, diuréticos, diálise
Hiponatremia (deficiência de sódio)	Náuseas, mal-estar, letargia, cefaleia, cólicas abdominais, apreensão, convulsões	Dieta, soro fisiológico ou hipertônico
Hipernatremia (excesso de sódio)	Mucosas secas e pegajosas, sede, língua seca e áspera, febre, inquietação, fraqueza, desorientação	Líquidos, diuréticos, restrição nutricional
Hipopotassemia (déficit de potássio)	Anorexia, distensão abdominal, íleo paralítico, fraqueza muscular, alterações do ECG, arritmias	Dieta, terapia de reposição de potássio VO ou parenteral
Hiperpotassemia (excesso de potássio)	Diarreia, cólica, náuseas, irritabilidade, fraqueza muscular, alterações do ECG	Restrição nutricional, diuréticos, glicose intravenosa, insulina e bicarbonato de sódio, resina trocadora de cátions, gliconato de cálcio, diálise
Hipocalcemia (déficit de cálcio)	Cólicas abdominais e musculares, estridor, espasmo carpopedal; reflexos hiperativos, tetania, sinal positivo de Chvostek ou de Trousseau, formigamento dos dedos das mãos e ao redor da boca, alterações do ECG	Dieta, reposição de sal de cálcio VO ou parenteral
Hipercalcemia (excesso de cálcio)	Dor óssea profunda, dor no flanco, fraqueza muscular, reflexos tendinosos profundos deprimidos, constipação intestinal, náuseas, vômitos, confusão, comprometimento da memória, poliúria, polidipsia, alterações do ECG	Reposição de líquidos, etidronato, pamidronato, mitramicina, calcitonina, corticosteroides, sais de fosfato
Acidose metabólica (déficit de bicarbonato)	Cefaleia, confusão, sonolência, aumento de frequência e profundidade respiratórias, náuseas, vômitos, pele ruborizada e quente	Reposição de bicarbonato, diálise
Alcalose metabólica (excesso de bicarbonato)	Respirações deprimidas, hipertonicidade muscular, tontura, formigamento dos dedos das mãos e dos pés	Reposição hídrica caso haja depleção de volume, assegurar um aporte adequado de cloreto
Hipoalbuminemia (déficit de proteína)	Perda de peso crônica, depressão emocional, palidez, fadiga, músculos flácidos e moles	Dieta, suplementos nutricionais, hiperalimentação, albumina
Hipomagnesemia (déficit de magnésio)	Disfagia, câimbras musculares, reflexos hiperativos, tetania, sinal positivo de Chvostek ou de Trousseau, formigamento dos dedos das mãos, arritmias, vertigem	Dieta, terapia de reposição de magnésio VO ou parenteral
Hipermagnesemia (excesso de magnésio)	Rubor facial, náuseas, vômitos, sensação de calor, sonolência, reflexos tendinosos profundos deprimidos, fraqueza muscular, depressão respiratória, parada cardíaca	Gliconato de cálcio, ventilação mecânica, diálise
Hipofosfatemia (déficit de fósforo)	Dor óssea profunda, dor no flanco, fraqueza e dor muscular, parestesia, apreensão, confusão, convulsões	Dieta, terapia de suplementação com fósforo VO ou parenteral

ECG: eletrocardiograma; VO: via oral. Adaptada de Fischbach, F. & Fischbach, M. (2018). *A manual of laboratory and diagnostic tests* (10th ed.). Philadelphia, PA: Wolters Kluwer.

Nos EUA, pesquisa recente relatou que 15% da população adulta, 37 milhões de pessoas ou 1 em cada 7 indivíduos têm DRC e 9 em cada 10 indivíduos acometidos não sabem disso (Centers for Disease Control and Prevention [CDC], 2019). Em 31 de dezembro de 2017 mais de 746 mil norte-americanos tinham diagnóstico de DRET (United States Renal Data System [USRDS], 2019). A maioria das pessoas com DRC morrerá por causa de um evento cardiovascular (infarto agudo do miocárdio ou acidente vascular encefálico [AVE]) antes de chegar ao estágio terminal da doença renal (Subbiah, Chhabra & Mahajan, 2016).

Diabetes melito e hipertensão arterial sistêmica provocam aproximadamente 70% dos casos de DRC (Chicca, 2020). Aproximadamente um em cada três adultos com diabetes melito apresenta DRC (CDC, 2019). O diabetes melito constitui a principal causa de doença renal em pacientes que iniciam a terapia de substituição renal. Aproximadamente um em cada cinco adultos com hipertensão arterial sistêmica apresenta DRC (CDC, 2019). Outras causas incluem glomerulonefrite, pielonefrite; distúrbios policísticos, hereditários ou congênitos e cânceres renais.

Fisiopatologia

Nos estágios iniciais da DRC, pode haver lesão significativa dos rins, sem quaisquer sinais ou sintomas. A fisiopatologia da DRC ainda não está claramente elucidada; todavia, acredita-se que a lesão dos rins seja causada pela inflamação aguda prolongada, que não é específica de órgão e que, portanto, exibe manifestações sistêmicas sutis.

Estágios da doença renal crônica

A DRC foi classificada em cinco estágios pela National Kidney Foundation (NKF) (Boxe 48.1). O estágio 5 é alcançado quando os rins são incapazes de remover os produtos metabólicos de degradação do corpo ou de desempenhar suas funções reguladoras; em consequência, é necessário instituir terapias de substituição renal para manter a vida do paciente. A triagem e a intervenção precoce são importantes, visto que nem todos os pacientes evoluem para a DRC de estágio 5. Os pacientes com DRC correm risco aumentado de doença cardiovascular, que constitui a principal causa de morbidade e de mortalidade (Carey & Whelton, 2018). O tratamento da hipertensão arterial, da anemia e da hiperglicemia e a detecção de proteinúria ajudam a diminuir a velocidade de progressão da doença e a melhorar os resultados do paciente (Brooks, 2017).

Manifestações clínicas

Os níveis séricos elevados de creatinina indicam a existência de doença renal subjacente; à medida que aumenta o nível de creatinina, surgem sintomas de DRC. Os indivíduos com DRC constituem um dos grupos mais sintomáticos de pacientes com doenças crônicas (Kalfoss, Schick-Makaroff & Molzahn, 2019). A anemia, causada pela produção diminuída de eritropoetina pelos rins, a acidose metabólica e a presença de anormalidades do cálcio e do fósforo, anunciam o desenvolvimento de DRC (Brooks, 2017). Verifica-se o desenvolvimento de retenção hídrica, evidenciada pela presença de edema e insuficiência cardíaca congestiva. Com a evolução da doença, surgem anormalidades dos eletrólitos, ocorrem agravamento da insuficiência cardíaca e o controle da hipertensão torna-se mais difícil, muitas vezes devido ao excesso de volume de líquidos (Ku, Lee, Wei et al., 2019).

Avaliação e achados diagnósticos

A **taxa de filtração glomerular (TFG)** refere-se à quantidade de plasma filtrado pelos glomérulos por unidade de tempo.

> **Boxe 48.1** Estágios da doença renal crônica
>
> Os estágios baseiam-se na TFG. A TFG normal é de 125 mℓ/min/1,73 m².
>
> **Estágio 1**
> TFG ≥ 90 mℓ/min/1,73 m²
> Lesão renal com TFG normal ou elevada
>
> **Estágio 2**
> TFG = 60 a 89 mℓ/min/1,73 m²
> Diminuição discreta da TFG
>
> **Estágio 3**
> TFG = 30 a 59 mℓ/min/1,73 m²
> Diminuição moderada da TFG
>
> **Estágio 4**
> TFG = 15 a 29 mℓ/min/1,73 m²
> Diminuição intensa da TFG
>
> **Estágio 5**
> TFG < 15 mℓ/min/1,73 m²
> Doença renal terminal ou doença renal crônica

TFG: taxa de filtração glomerular. Adaptado de Norris, T. L. (2019). *Porth's pathophysiology: Concepts of altered health states* (10th ed.). Philadelphia, PA: Wolters Kluwer.

A depuração da creatinina é uma medida da quantidade de creatinina depurada pelos rins em um período de 24 horas. Os valores normais diferem nos homens e nas mulheres. O cálculo da TFG, que constitui um importante parâmetro de avaliação na DRC, é discutido no Capítulo 47.

Manejo clínico

O manejo de pacientes com DRC inclui o tratamento das causas subjacentes. A avaliação clínica e laboratorial regular é importante para manter a pressão arterial abaixo de 125 a 130/80 mmHg (Ku et al., 2019). Controle dos fatores de risco cardiovascular, tratamento da hiperglicemia, encorajamento do abandono do tabagismo, perda ponderal e participação em programas de exercícios físicos, bem como redução do consumo de sal e álcool etílico e minimização das nefrotoxinas, alentecem a evolução para DRET. O manejo clínico inclui também o encaminhamento precoce do paciente para iniciar as terapias de substituição renal, conforme indicado pelo estado renal do paciente. O engajamento e a orientação do paciente são essenciais porque muitos desses fatores podem ser modificados pelos pacientes.

 Considerações gerontológicas

As alterações da função renal com o envelhecimento normal aumentam a suscetibilidade dos pacientes idosos à disfunção renal e à doença renal (Hain, 2017). À medida que a pessoa envelhece, diminui o número de néfrons. Além disso, a incidência de doenças sistêmicas, como aterosclerose, hipertensão, insuficiência cardíaca, diabetes melito e câncer, aumenta com o avanço da idade, predispondo os indivíduos idosos à doença renal associada a estes distúrbios. Por conseguinte, é preciso evitar os problemas agudos, quando possível ou reconhecidos, e tratá-los rapidamente para evitar a ocorrência de lesão renal. Os enfermeiros em todos os ambientes precisam estar alertas para os sinais e os sintomas de disfunção renal em pacientes idosos.

Com frequência, os pacientes idosos tomam múltiplos medicamentos prescritos e de venda livre. Como as alterações no fluxo sanguíneo renal, na filtração glomerular e na depuração renal aumentam o risco de alterações da função renal associadas ao uso de medicamentos, indica-se ter muita precaução com todos os medicamentos. Quando pacientes idosos são submetidos a exames complementares extensos, ou quando são acrescentados novos medicamentos (p. ex., agentes diuréticos), é necessário tomar precauções para evitar a desidratação, que pode comprometer a função renal marginal e exacerbar a disfunção renal preexistente (Hain, 2017).

NEFROSCLEROSE

A **nefrosclerose** (enrijecimento das artérias renais) é mais frequente devido à presença de hipertensão prolongada, diabetes melito, processo de envelhecimento e outros fatores. Indivíduos com nefrosclerose apresentam, em geral, elevação lenta dos níveis sanguíneos de ureia e creatinina e proteinúria leve (eliminação de proteína na urina). A nefrosclerose constitui importante causa de DRC e de DRET secundária a muitos distúrbios. Os grupos de risco aumentado incluem afrodescendentes, indivíduos com hipertensão arterial sistêmica descontrolada e indivíduos com DRC subjacente, sobretudo nos indivíduos com nefropatia diabética. Pacientes afrodescendentes apresentam elevação de aproximadamente oito vezes no risco de DRET induzida por hipertensão arterial sistêmica (Mann & Hilgers, 2019).

Fisiopatologia

Existem duas formas de nefrosclerose: hipertensiva aguda e benigna. Nefrosclerose hipertensiva aguda está, com frequência, associada a hipertensão arterial sistêmica importante e de longa data. A lesão é causada pela diminuição do fluxo sanguíneo para os rins, resultando em necrose focal do parênquima renal. Com o passar do tempo, ocorre fibrose e os glomérulos são destruídos. Se não for tratado, o processo mórbido pode evoluir rapidamente. A nefrosclerose benigna pode ser observada em indivíduos idosos, em associação com aterosclerose, hipertensão e diabetes melito (Parikh, Haddad & Hebert, 2019).

Avaliação e achados diagnósticos

Os sintomas são raros no início da doença, embora a urina geralmente contenha proteína e cilindros ocasionais. A DRC e os sinais e sintomas associados ocorrem de modo tardio na doença.

Manejo clínico

O tratamento da nefrosclerose consiste em terapia anti-hipertensiva. Um inibidor da enzima conversora de angiotensina (IECA), isoladamente ou em associação com outros medicamentos anti-hipertensivos, diminui significativamente a sua incidência. Ver Capítulo 27 para informações adicionais sobre a hipertensão.

DOENÇAS GLOMERULARES PRIMÁRIAS

As doenças que destroem os glomérulos do rim constituem a terceira causa mais comum de DRC no estágio 5 (USRDS, 2019). Os glomérulos (palavra grega que significa "filtro") são os múltiplos pequenos vasos sanguíneos no néfron que retiram ureia do sangue. Existem duas categorias principais de glomerulopatias: glomerulonefrite (GN) e glomerulosclerose. As doenças glomerulares primárias se iniciam nos rins, enquanto as glomerulopatias secundárias resultam de doença sistêmica, como diabetes melito ou lúpus (nefrite lúpica). GN primária significa inflamação do rim, frequentemente devido a um distúrbio autoimune (Norris, 2019).

Formam-se complexos de antígeno-anticorpo no sangue, que ficam aprisionados nos capilares glomerulares (a porção de filtração do rim), induzindo uma resposta inflamatória. A imunoglobulina G (IgG) – a principal imunoglobulina (anticorpo) encontrada no sangue – pode ser detectada nas paredes dos capilares glomerulares. As principais manifestações clínicas da lesão glomerular consistem em proteinúria, hematúria, diminuição da TFG, excreção diminuída de sódio, edema e hipertensão (Mahaffey, 2017) (Boxe 48.2).

Síndrome nefrítica aguda

A **glomerulonefrite** se refere a uma inflamação dos capilares glomerulares, que pode ocorrer nas formas aguda e crônica. A **síndrome nefrítica aguda** é um tipo de GN aguda. Na síndrome nefrítica aguda os pacientes apresentam hematúria devido a sangramento glomerular, bem como cilindros celulares e granulares na urina. Proteinúria variável é observada. Redução da TFG ocorre nos casos graves de lesão glomerular nefrítica (Mahaffey, 2017; Norris, 2019).

Fisiopatologia

As doenças glomerulares primárias incluem a GN pós-infecciosa, a GN rapidamente progressiva, a GN membranoproliferativa e a GN membranosa. As causas pós-infecciosas consistem em infecção da faringe por estreptococos beta-hemolíticos do grupo A, que antecede o início da GN em 2 a 3 semanas (Figura 48.1). A GN pós-infecciosa pode ocorrer também após o impetigo (infecção da pele) e após infecções virais agudas (infecções das vias respiratórias superiores, caxumba, vírus varicela-zóster, vírus Epstein-Barr, hepatite B e infecção pelo vírus da imunodeficiência humana [HIV]). Em alguns pacientes, antígenos externos ao corpo (p. ex., medicamentos, soro estranho) iniciam o processo, resultando no depósito de complexos de antígeno-anticorpo

Boxe 48.2 — Termos geralmente empregados para descrever a doença glomerular

Primária: a doença se localiza, principalmente, nos glomérulos
Secundária: doenças glomerulares que representam a consequência de doença sistêmica
Idiopática: a causa é desconhecida
Aguda: ocorre em poucos dias ou semanas
Crônica: ocorre no espaço de meses ou anos
Rapidamente progressiva: perda constante da função renal, com melhor possibilidade de recuperação com diagnóstico precoce
Difusa: acomete todos os glomérulos
Focal: acomete alguns glomérulos
Segmentar: acomete partes de glomérulos individuais
Membranosa: evidências de espessamento das paredes dos capilares glomerulares
Proliferativa: aumento no número de células glomerulares acometidas

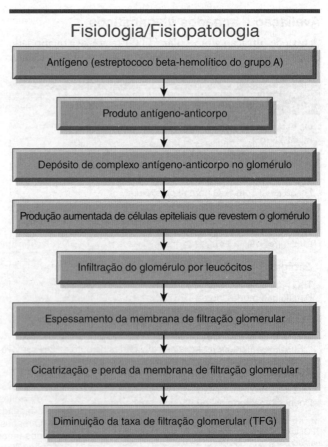

Figura 48.1 • Sequência de eventos na síndrome nefrítica aguda.

nos glomérulos. Em outros pacientes, o próprio tecido renal atua como antígeno desencadeante (fenômeno autoimune). Se forem instituídos diagnóstico e tratamento precoces, a lesão renal é geralmente reversível (Mahaffey, 2017).

Manifestações clínicas

As principais características de apresentação de uma inflamação glomerular aguda consistem em hematúria, edema, **azotemia** (concentração anormal de produtos de degradação nitrogenados no sangue) e proteinúria (excesso de proteína na urina) (Mahaffey, 2017; Norris, 2019). A hematúria pode ser microscópica (apenas identificável ao exame microscópico) ou macroscópica (visível a olho nu). A urina pode exibir uma coloração de refrigerante do tipo cola, devido à presença de hemácias e tampões ou cilindros de proteína; os cilindros hemáticos indicam a presença de lesão glomerular. A GN pode ser leve, e a hematúria pode ser descoberta de modo incidental por meio de um exame de rotina da urina, ou a doença pode ser grave, com LRA e oligúria.

Na maioria dos pacientes, observa-se a presença de algum grau de edema e hipertensão. Pode ocorrer também proteinúria acentuada, devido à permeabilidade elevada da membrana glomerular, com edema ou sinal de cacifo associado, hipoalbuminemia, hiperlipidemia e cilindros gordurosos na urina. Os níveis de ureia e de creatinina sérica podem aumentar à medida que o débito urinário diminui. Além disso, pode haver anemia.

Na forma mais grave da doença, os pacientes também se queixam de cefaleia, mal-estar e dor no flanco. Os pacientes idosos podem apresentar sobrecarga circulatória, com dispneia, veias ingurgitadas no pescoço, cardiomegalia e edema pulmonar. Os sintomas atípicos consistem em confusão, sonolência e convulsões, que frequentemente são confundidos com os sintomas de um distúrbio neurológico primário.

Avaliação e achados diagnósticos

Na síndrome nefrítica aguda, os rins tornam-se aumentados, edemaciados e congestos. Todos os tecidos renais, incluindo os glomérulos, os túbulos e os vasos sanguíneos, são acometidos em graus variáveis. Os pacientes com nefropatia por imunoglobulina A (IgA) apresentam nível sérico elevado de IgA e níveis baixos a normais de complemento. A microscopia eletrônica e a análise por imunofluorescência ajudam a identificar a natureza da lesão; todavia, pode ser necessária a realização de biopsia renal para o diagnóstico definitivo. Ver Capítulo 47 para uma discussão sobre a biopsia renal.

Se o paciente melhorar, a quantidade de urina aumentará, enquanto haverá diminuição da proteína e de sedimentos urinários. Alguns pacientes desenvolvem **uremia** grave (excesso de ureia e de outros produtos de degradação nitrogenados no sangue) em algumas semanas e necessitam de diálise para a sua sobrevida. Outros, depois de um período de aparente recuperação, desenvolvem GN crônica de modo insidioso.

Complicações

As complicações da GN aguda consistem em encefalopatia hipertensiva, insuficiência cardíaca e edema pulmonar. A encefalopatia hipertensiva é uma emergência médica, e o tratamento é direcionado para reduzir a pressão arterial, sem comprometer a função renal. Isso pode ocorrer na síndrome nefrítica aguda ou na pré-eclâmpsia com hipertensão crônica superior a 130/80 mmHg.

A GN rapidamente progressiva se caracteriza por um rápido declínio da função renal. Sem tratamento, ocorre desenvolvimento de DRET em questão de semanas ou meses. Os sinais e os sintomas assemelham-se àqueles da GN aguda (hematúria e proteinúria), porém a evolução da doença é mais grave e rápida. Ocorre acúmulo de células em forma de crescente no espaço de Bowman, rompendo a superfície de filtração. A plasmaférese terapêutica e o manejo com corticosteroides em altas doses, agentes citotóxicos ou anticorpos monoclonais têm sido utilizados para reduzir a resposta inflamatória.

A diálise é iniciada na GN aguda, quando os sinais e os sintomas de uremia são graves. Entretanto, o prognóstico para pacientes com síndrome nefrítica aguda é excelente, e raramente causa DRC (Mahaffey, 2017).

Manejo clínico

O manejo consiste, principalmente, em tratar os sintomas, tentar preservar a função renal e tratar imediatamente as complicações. O tratamento pode incluir a prescrição de corticosteroides, o manejo da hipertensão arterial e o controle da proteinúria. A terapia farmacológica depende da etiologia da GN aguda. Se houver suspeita de infecção estreptocócica residual, a penicilina é o agente de escolha; entretanto, outros agentes antibióticos podem ser prescritos. A proteína dietética pode ser restrita quando há desenvolvimento de insuficiência renal e de retenção de nitrogênio (ureia elevada). O sódio é restrito quando o paciente apresenta hipertensão, edema e insuficiência cardíaca.

Manejo de enfermagem

Embora os pacientes com GN aguda não complicada sejam cuidados, em sua maioria, como pacientes ambulatoriais, o cuidado de enfermagem é importante em todos os ambientes.

Prestação do cuidado no hospital

Em um ambiente hospitalar, os carboidratos são fornecidos livremente para proporcionar energia e reduzir o catabolismo das proteínas. O equilíbrio hídrico é cuidadosamente medido e registrado. São administrados líquidos com base nas perdas hídricas e no peso corporal diário do paciente. A perda hídrica insensível, por meio dos pulmões (300 mℓ) e da pele (500 mℓ) é considerada quando se estima a perda de líquidos (ver Capítulo 10, Tabela 10.2) (Norris, 2019). Se o tratamento for efetivo, a diurese começará, resultando em diminuição do edema e da pressão arterial. A proteinúria e a hematúria microscópica podem persistir por muitos meses. Outras intervenções de enfermagem focam a educação do paciente sobre o processo patológico, explicações dos exames laboratoriais e outros exames complementares, e preparação para um autocuidado seguro e efetivo em casa.

Promoção de cuidados domiciliar, comunitário e de transição

 Orientação do paciente sobre autocuidados

As orientações ao paciente são direcionadas para o manejo dos sintomas e o monitoramento das complicações. As restrições de líquidos e alimentos devem ser revistas com o paciente, a fim de evitar o agravamento do edema e da hipertensão. O paciente é instruído verbalmente e por escrito a notificar o médico se surgirem sintomas de doença renal (p. ex., fadiga, náuseas, vômitos, perda de apetite, diminuição do débito urinário) ou ao primeiro sinal de qualquer infecção.

Cuidados contínuos e de transição

A importância das avaliações de acompanhamento da pressão arterial, dos exames sanguíneos laboratoriais para avaliação dos níveis de ureia e de creatinina e do exame de urina para proteína para determinar se houve evolução da doença é enfatizada ao paciente. Pode ser indicado um encaminhamento para cuidado domiciliar, comunitário ou de transição. A visita de um enfermeiro proporciona uma oportunidade para a avaliação cuidadosa da evolução do paciente e a detecção de sinais e sintomas precoces de insuficiência renal. Quando são prescritos corticosteroides, agentes imunossupressores ou medicamentos antibióticos, o enfermeiro aproveita a oportunidade para rever as doses, as ações desejadas, os efeitos adversos dos medicamentos e as precauções a serem tomadas.

Glomerulonefrite crônica

A GN crônica pode ser causada por episódios repetidos de síndrome nefrítica aguda, nefrosclerose hipertensiva, hiperlipidemia, lesão tubulointersticial crônica ou esclerose glomerular hemodinamicamente mediada. As doenças glomerulares secundárias que podem ter efeitos sistêmicos incluem lúpus eritematoso sistêmico, síndrome de Goodpasture (causada por anticorpos dirigidos contra a membrana basal glomerular) e a glomerulosclerose diabética (Mahaffey, 2017).

Fisiopatologia

Os rins estão reduzidos quanto ao tamanho a apenas 20% de seu tamanho normal (consistindo, em grande parte, em tecido fibroso). A camada do córtex é reduzida a 1 a 2 mm de espessura ou menos. Faixas de tecido cicatricial deformam o córtex remanescente, tornando a superfície do rim áspera e irregular. Numerosos glomérulos e seus túbulos apresentam cicatrizes e ocorre espessamento dos ramos da artéria renal. A lesão glomerular grave resultante pode evoluir para a DRC de estágio 5, exigindo terapia de substituição renal. Pacientes que inicialmente apresentam disfunção renal ou proteinúria significativa tendem a ter evolução mais rápida da doença renal (Parikh et al., 2019).

Manifestações clínicas

Os sintomas da GN crônica variam. Alguns pacientes com doença grave permanecem assintomáticos durante muitos anos. A condição pode ser descoberta quando se detecta a presença de hipertensão ou de níveis elevados de ureia e creatinina sérica ou proteinúria. A maioria dos pacientes relata sintomas gerais, como perda de peso e da força, irritabilidade crescente e nictúria (necessidade elevada de urinar à noite). É também comum a ocorrência de cefaleia, tontura e distúrbios digestivos. Diagnóstico e tratamento precoces são cruciais para a prevenção de DRC e DRET e do desenvolvimento de complicações tardias.

À medida que a GN crônica progride, pode-se verificar o desenvolvimento de sinais e sintomas de DRC. Com doença não diagnosticada ou não tratada, o paciente parece estar desnutrido, com pigmentação amarelo-acinzentada da pele e edema periorbital e periférico (pendente). A pressão arterial pode estar normal ou gravemente elevada. Os achados da retina incluem hemorragia, exsudato, arteríolas sinuosas e estreitadas e papiledema. A anemia provoca palidez das mucosas. Pode-se verificar a presença de cardiomegalia, ritmo de galope, distensão das veias do pescoço e outros sinais e sintomas de insuficiência cardíaca. Estertores podem ser ouvidos na base dos pulmões.

A neuropatia periférica com diminuição dos reflexos tendinosos profundos e alterações neurossensoriais ocorrem tardiamente na evolução da doença. O paciente torna-se confuso e demonstra um tempo limitado de atenção. Achados adicionais consistem em evidências de pericardite com atrito pericárdico e pulso paradoxal (diferença da pressão arterial durante a inspiração e a expiração superiores a 10 mmHg). Derrames (efusões) pleurais podem ser observados nas radiografias de tórax.

Avaliação e achados diagnósticos

São observadas diversas anormalidades laboratoriais. O exame de urina revela uma densidade específica fixa de cerca de 1,010, proteinúria variável e **cilindros urinários** (proteínas secretadas pelos túbulos renais lesionados). À medida que a doença renal progride e a TFG cai abaixo de 50 mℓ/min, ocorrem as seguintes alterações:

- Anemia secundária à eritropoese (produção de eritrócitos) diminuída
- Nível sérico diminuído de cálcio (o cálcio liga-se ao fósforo para compensar os níveis séricos elevados de fósforo)
- Hiperpotassemia, devido à excreção urinária diminuída de potássio, acidose, catabolismo e aporte de potássio dos alimentos e medicamentos
- Hipoalbuminemia com edema secundário à perda de proteína através da membrana glomerular lesionada
- Aumento do nível sérico de fósforo, devido à sua excreção renal diminuída
- Comprometimento da condução nervosa, devido às anormalidades eletrolíticas e à uremia, resultando em neuropatia periférica
- Alterações do estado mental
- Acidose metabólica, devido à secreção ácida diminuída pelo rim e à incapacidade de regenerar o bicarbonato.

As radiografias de tórax podem revelar aumento cardíaco e edema pulmonar devido à sobrecarga de volume. O eletrocardiograma (ECG) pode ser normal, ou pode indicar hipertrofia ventricular esquerda associada à hipertensão e sinais de distúrbios eletrolíticos, como ondas T altas, em tenda (ou em pico) associadas à hiperpotassemia. A ultrassonografia (US) renal revela redução da massa dos dois rins (Norris, 2019).

Manejo clínico

O manejo dos sintomas orienta o tratamento. Quando o paciente apresenta hipertensão, são envidados esforços para reduzir a pressão arterial com restrição de sódio e de água, agentes anti-hipertensivos ou ambos. O peso é monitorado diariamente e são prescritos medicamentos diuréticos para tratar a sobrecarga de líquido. São fornecidas proteínas de alto valor biológico (ovos, carnes, peixe) para promover um bom estado nutricional. São fornecidas calorias adequadas para poupar a proteína necessária ao crescimento e reparo dos tecidos. As infecções urinárias (ITUs) precisam ser tratadas imediatamente para evitar qualquer lesão renal adicional. Anti-inflamatórios não esteroides (AINEs) são evitados, bem como outros medicamentos nefrotóxicos e exames complementares que exijam a administração de contraste intravenoso (IV) (Nahar, 2017).

A diálise é iniciada precocemente no curso da doença, a fim de manter o paciente em ótima condição física, evitar desequilíbrios hidreletrolíticos e minimizar o risco de complicações da doença renal. O curso da diálise é mais suave se o tratamento for iniciado antes de o paciente desenvolver complicações.

Manejo de enfermagem

Independentemente de o paciente ser hospitalizado ou ser cuidado em casa, o enfermeiro o observa à procura de distúrbios hidreletrolíticos comuns na presença de doença renal (ver Tabela 48.1). As alterações no estado hidreletrolítico e nos estados cardíaco e neurológico são relatadas imediatamente ao médico. Durante todo curso da doença e o tratamento, o enfermeiro fornece apoio emocional, criando oportunidades para que o paciente e a sua família possam verbalizar as suas preocupações, ter suas dúvidas respondidas e explorar suas opções (Mahaffey, 2017).

Promoção de cuidados domiciliar, comunitário e de transição

Orientação do paciente sobre autocuidados

O enfermeiro desempenha um importante papel na educação do paciente e da família sobre o plano de manejo prescrito e os riscos associados à falta de adesão ao tratamento. As instruções ao paciente incluem explicações e agendamento das avaliações de acompanhamento: pressão arterial, exame de urina para proteína e cilindros e exames laboratoriais com determinação dos níveis de ureia e de creatinina sérica. Se houver necessidade de diálise de longo prazo, o enfermeiro instrui o paciente e a sua família sobre o procedimento, como cuidar do local de acesso, restrições nutricionais e de líquidos e outras modificações necessárias no estilo de vida. Esses tópicos são discutidos mais adiante, neste capítulo.

A hospitalização periódica, as consultas na clínica ambulatorial ou no consultório e os encaminhamentos para cuidado domiciliar proporcionam ao enfermeiro, em cada um dos ambientes, a oportunidade de proceder a uma cuidadosa avaliação do progresso do paciente e a uma educação continuada sobre as alterações a relatar ao médico assistente (agravamento dos sinais e dos sintomas de doença renal, como náuseas, vômitos, perda de apetite e diminuição do débito de urina). As orientações específicas podem incluir explicações sobre modificações recomendadas para a dieta e o consumo de líquidos; medicamentos (finalidade, efeitos desejados, efeitos adversos, dose e esquema de administração) e incentivo para alcançar e manter um peso saudável (Chicca, 2020). O enfermeiro pede orientação ao nutricionista sobre os detalhes da dieta a ser implementada.

Cuidados contínuos e de transição

São efetuadas avaliações laboratoriais periódicas da depuração de creatinina e dos níveis de ureia e de creatinina sérica para verificar a função renal residual e a necessidade de diálise ou de transplante. Se a diálise for iniciada, o paciente e a família necessitam de considerável assistência e apoio para lidar com a terapia e suas implicações a longo prazo. O paciente e a família são lembrados da importância de sua participação nas atividades de promoção da saúde, incluindo triagem de saúde. O paciente é instruído a informar a todos os profissionais de saúde sobre o diagnóstico de GN, de modo que todo manejo clínico, incluindo terapia farmacológica, seja baseado na função renal alterada.

Síndrome nefrótica

A **síndrome nefrótica** é um tipo de doença renal, que se caracteriza por aumento da permeabilidade glomerular e que se manifesta por proteinúria maciça (Mahaffey, 2017). Os achados clínicos consistem em proteinúria (aumento acentuado da proteína [particularmente albumina] na urina), hipoalbuminemia (diminuição da albumina no sangue), edema difuso, níveis séricos elevados de colesterol e hiperlipidemia (elevação de lipoproteínas de baixa densidade). Os pacientes apresentam, com frequência, hipercoagulabilidade e correm risco aumentado de trombose venosa profunda (TVP), trombose de veia renal e embolia pulmonar (Kelepouris & Rovin, 2019).

A síndrome é aparente em qualquer condição que provoque grave lesão da membrana capilar glomerular, resultando em aumento da permeabilidade glomerular às proteínas plasmáticas. Embora o fígado seja capaz de aumentar a produção de albumina, ele não consegue acompanhar a perda diária de albumina através dos rins. Em consequência, ocorre hipoalbuminemia (Figura 48.2).

Fisiopatologia

A síndrome nefrótica ocorre em muitas doenças renais intrínsecas e em doenças sistêmicas que provocam lesão glomerular. Não se trata de uma doença glomerular específica, porém de uma constelação de achados clínicos que resultam da lesão glomerular.

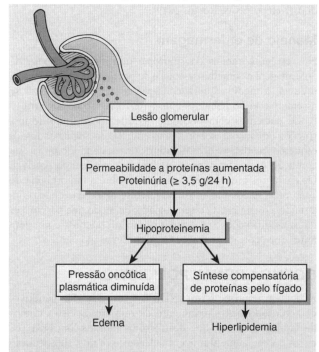

Figura 48.2 • Fisiopatologia da síndrome nefrótica. Reproduzida, com autorização, de Norris, T. L. (2019). *Porth's pathophysiology: Concepts of altered health state* (10th ed., Fig. 33-14). Philadelphia, PA: Wolters Kluwer.

Manifestações clínicas

O edema constitui a principal manifestação da síndrome nefrótica. Costuma ser macio e depressível e ocorre, geralmente, ao redor dos olhos (periorbital), em áreas pendentes (sacro, tornozelos e mãos) e no abdome (ascite). Os pacientes também podem apresentar irritabilidade, cefaleia e mal-estar.

Avaliação e achados diagnósticos

A proteinúria (predominantemente albumina) que ultrapassa 3,5 g/dia constitui a característica essencial no diagnóstico da síndrome nefrótica. A excreção de proteína é determinada em urina de 24 horas; o valor normal é inferior a 150 mg/dia (Kelepouris & Rovin, 2019). Eletroforese e imunofixação das proteínas urinárias podem ser realizadas para classificar o tipo de proteinúria. A urina também pode conter números elevados de leucócitos, bem como cilindros granulosos e epiteliais. Pode-se efetuar uma biopsia renal por agulha para o exame histológico do tecido renal, a fim de confirmar o diagnóstico.

Complicações

As complicações da síndrome nefrótica consistem em infecção (devido a uma resposta imune deficiente), tromboembolia (particularmente da veia renal e das veias profundas das pernas), embolia pulmonar, LRA (devido à hipovolemia) e aterosclerose acelerada (em consequência da hiperlipidemia).

Manejo clínico

O tratamento tem como metas corrigir o estado patológico subjacente que está provocando proteinúria, diminuir a velocidade de progressão da DRC e aliviar os sintomas. O tratamento típico inclui agentes diuréticos para controle do edema, IECA, agentes hipolipemiantes para a hiperlipidemia e restrição do aporte de sódio (aproximadamente 2 g de sódio/dia) (Kelepouris & Rovin, 2019).

Manejo de enfermagem

Nos estágios iniciais da síndrome nefrótica, o manejo de enfermagem assemelha-se àquele do paciente com GN aguda; todavia, à medida que a condição se agrava, o manejo se assemelha ao do paciente com DRET (ver seção seguinte).

Os pacientes com síndrome nefrótica necessitam de instruções adequadas sobre a importância de seguir todos os esquemas medicamentosos e nutricionais, de modo que a sua condição possa permanecer estável o maior tempo possível. Os pacientes precisam ser orientados sobre a importância de comunicar imediatamente qualquer alteração relacionada com a saúde a quem presta o seu cuidado, de modo que possam ser feitas modificações apropriadas nos medicamentos e na dieta antes que ocorram alterações adicionais nos glomérulos.

DOENÇA RENAL POLICÍSTICA

A doença renal policística (DRP) é um distúrbio genético, caracterizado pelo crescimento de numerosos cistos cheios de líquido nos rins, que destroem os néfrons. Na DRP, os cistos podem aumentar acentuadamente os rins, substituindo grande parte da estrutura normal, com consequente redução da função renal e desenvolvimento de insuficiência renal (Mahaffey, 2017).

Fisiopatologia

Pacientes com DRP também podem apresentar cistos no fígado e no pâncreas, aneurismas nos vasos sanguíneos no cérebro e anormalidades cardiovasculares. O número de cistos e as complicações resultantes diferenciam a DRP dos cistos geralmente inócuos que podem se formar nos rins em um estágio mais avançado da vida.

A DRP é a causa genética hereditária mais comum de insuficiência renal (Bolignano, Palmer, Ruospo et al., 2015). Existem duas formas hereditárias de DRP: a DRP autossômica dominante e a DRP autossômica recessiva.

- A DRP autossômica dominante é a forma herdada mais comum (90%). Existem dois subtipos. A DRP1 tem uma mutação no cromossomo 16 e é a forma mais prevalente com 78% dos pacientes apresentando essa mutação. O segundo subtipo é a DRP2 com uma mutação no cromossomo 4. A DRP2 evolui mais lentamente que a DRP1. A idade média dos pacientes que evoluem para DRET é 54,3 anos em comparação com 74,0 anos nos pacientes com DRP2 (Torres & Bennett, 2019).
- A DRP autossômica recessiva é uma forma hereditária rara (10%) de DRP. Os sintomas da DRP autossômica recessiva começam nos primeiros meses de vida ou *in utero*. Como o gene é recessivo, os dois genitores são portadores, mas não apresentam lesões (Mahaffey, 2017).

Manifestações clínicas

Os sinais e os sintomas da DRP resultam da perda da função renal e do tamanho cada vez maior dos rins à medida que os cistos crescem. A lesão renal pode resultar em hematúria, hipertensão, desenvolvimento de cálculos renais com ITUs associadas e proteinúria. À medida que os cistos crescem em tamanho e quantidade, o paciente relata aumento da plenitude abdominal e dor no flanco (dor nas costas e nos lados).

Avaliação e achados diagnósticos

A DRP é uma doença genética; por conseguinte, é necessário efetuar uma cuidadosa avaliação do histórico familiar. Com frequência, a palpação do abdome revela rins císticos aumentados. A US dos rins é a técnica de imagem preferida para fins diagnósticos. A testagem genética é realizada se os exames de imagem não forem esclarecedores (Torres & Bennett, 2019).

Manejo clínico

A DRP não tem cura, mas tolvaptana alentece a perda de função renal nos pacientes com DRP. Os efeitos colaterais mais frequentes são **poliúria** (produção excessiva de urina) e lesão hepática rara, mas potencialmente grave, que geralmente é reversível quando o medicamento é interrompido (Comerford & Durkin, 2020). Outros tratamentos são, em grande parte, de suporte, e incluem controle da pressão arterial, manejo da dor e administração de antibióticos para tratar as infecções. Com a falência dos rins, indica-se a terapia de substituição renal (ver discussão mais adiante neste capítulo). Os estudos genéticos e o aconselhamento genético seriam indicados, sobretudo quando é feito rastreamento de parentes para fins de doação potencial de rim (Torres & Bennett, 2019).

CÂNCER RENAL

O câncer renal é relativamente raro nos EUA e representa cerca de 4,2% de todos os cânceres. Todavia, nas últimas duas décadas foi observado aumento da incidência de câncer renal em todos os estágios (National Cancer Institute, 2019). Esse aumento pode ser consequente ao aprimoramento da detecção como resultado de achados incidentais em outros exames diagnósticos. A incidência de carcinoma de células renais é mais alta em homens e pessoas com índice de massa corporal aumentado. O tabagismo continua sendo um fator de risco significativo (Boxe 48.3). Além disso, afro-americanos apresentam taxas mais elevadas de câncer renal do que caucasianos (Conde & Workman, 2017).

Noventa por cento dos cânceres renais são provenientes do parênquima renal e são conhecidos como carcinomas de células renais ou adenocarcinomas renais. Entre 70 e 80% de todos os carcinomas de células renais são do tipo células claras (também conhecido como convencional ou não papilar) e se originam no tubo renal proximal. A segunda forma mais prevalente (10%) é o carcinoma de células renais papilares (American Cancer Society [ACS], 2020). Esses tumores podem metastatizar para os pulmões, para os linfonodos mediastinais e abdominais, para os ossos e para o fígado; doença metastática é encontrada em 3% dos pacientes por ocasião do diagnóstico (ACS, 2020).

O estadiamento é baseado nas dimensões do tumor, no envolvimento de linfonodos e nas metástases distantes. A taxa de sobrevida em 5 anos baseada no estágio do câncer renal por ocasião do diagnóstico é 92% quando o envolvimento é apenas local, 65% quando há disseminação regional e 12% com metástases distantes (Conde & Workman, 2017). Embora as técnicas de imagem com realce contribuam para melhor detecção do câncer renal no estágio inicial, não se sabe por que a taxa de cânceres renais metastáticos é elevada. Mais de 50% dos cânceres renais são achados incidentais em exames de imagem de indivíduos assintomáticos (Conde & Workman, 2017).

Manifestações clínicas

Muitos tumores renais não produzem sintomas e são descobertos por ocasião de um exame físico de rotina, aparecendo como massa abdominal ou no flanco palpável. Os sinais e os sintomas, que são observados em apenas 10% dos pacientes, consistem em hematúria, dor e massa no flanco. O sinal habitual que chama a atenção pela primeira vez para o tumor é a ocorrência de hematúria indolor, a qual pode ser intermitente e microscópica, ou contínua e franca (hematúria macroscópica) (Conde & Workman, 2017). Pode haver dor difusa na região lombar, devido à pressão exercida pela compressão do ureter, pela extensão do tumor na área perirrenal ou pela hemorragia do tecido renal. Ocorre dor tipo cólica quando um coágulo ou massa de células tumorais passam ao longo do ureter. Os sintomas de metástases podem constituir as primeiras manifestações do tumor renal e podem consistir em perda de peso inexplicável, fadiga e anemia.

Avaliação e achados diagnósticos

O diagnóstico de tumor renal pode exibir urografia IV, exame cistoscópico, angiografia renal, US, tomografia computadorizada (TC) ou ressonância magnética (RM) (ver Capítulo 47). Esses exames podem ser exaustivos para os pacientes que já estão debilitados pelos efeitos sistêmicos do tumor, bem como para pacientes idosos e aqueles que estão ansiosos sobre o diagnóstico e os resultados. O enfermeiro ajuda o paciente a se preparar tanto física quanto psicologicamente para esses procedimentos e efetua um cuidadoso monitoramento à procura de sinais e sintomas de desidratação e enfrentamento ineficaz.

Manejo clínico

A meta do manejo clínico consiste em detectar precocemente o tumor e erradicar tumores antes que ocorram metástases. O tratamento consiste mais frequentemente em uma combinação de manejo cirúrgico e farmacológico. A radioterapia pode ser utilizada para paliação em pacientes que não são candidatos à cirurgia ou a outros tratamentos ou naqueles com doença metastática (ACS, 2020).

Manejo cirúrgico
Nefrectomia

Procedimentos cirúrgicos a céu aberto, laparoscópicos ou robóticos são usados para nefrectomias radicais e parciais (ACS, 2020). Uma nefrectomia radical é o tratamento primário se for possível retirar o tumor e se o tumor se propagou para a veia cava inferior (Conde & Workman, 2017). Isso inclui a remoção do rim (e do tumor), da glândula suprarrenal, da gordura perinéfrica adjacente, da fáscia de Gerota e dos linfonodos. A nefrectomia laparoscópica pode ser realizada para remoção do rim na presença de pequeno tumor. Este procedimento contribui para menor morbidade e tempo de recuperação mais curto. A radioterapia, a terapia hormonal ou a imunoterapia podem ser utilizadas com a cirurgia. A cirurgia poupadora de néfrons (nefrectomia parcial) é cada vez mais realizada para tratamento de pacientes com tumores bilaterais, câncer de rim único funcional e tumores locais pequenos com rim contralateral normal. Essa é a intervenção cirúrgica preferida em caso de doença local e para indivíduos com fatores de risco para DRC. A taxa de sucesso das nefrectomias parciais é excelente com baixas taxas de morbidade e mortalidade cirúrgicas (Richie, Atkins & Chen, 2019).

Embolização da artéria renal

Em pacientes com carcinoma renal metastático, a artéria renal pode ser ocluída para impedir o suprimento sanguíneo ao tumor e, consequentemente, matar as células tumorais. Após a conclusão dos exames angiográficos, um cateter é avançado no interior da artéria renal e são injetados materiais

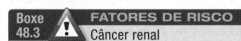

Boxe 48.3 — FATORES DE RISCO: Câncer renal

- Determinados medicamentos como diuréticos e outros anti-hipertensivos
- Etnia afro-americana
- Exposição ocupacional a substâncias químicas industriais, tais como metais pesados (cádmio), alguns herbicidas e solventes orgânicos (p. ex., tricloroetileno)
- Fatores genéticos
- Hipertensão arterial
- Obesidade
- Sexo masculino
- Tabagismo

Adaptado de American Cancer Society (ACS). (2020). Kidney cancer. Retirado em 11/01/2020 de: www.cancer.org/cancer/kidney-cancer/causes-risks-prevention/what-causes.html

de embolização (p. ex., Gelfoam®, coágulo sanguíneo autólogo, molas de aço) no interior da artéria, e esses materiais são então transportados com o fluxo sanguíneo arterial, causando oclusão mecânica dos vasos sanguíneos. Esse procedimento diminui o suprimento sanguíneo local, facilitando a nefrectomia. Depois da embolização da artéria renal e do infarto do tumor, ocorre um complexo sintomático característico, denominado síndrome pós-infarto, de 2 a 3 dias de duração. O paciente apresenta dor localizada no flanco e no abdome, temperatura elevada e sintomas gastrintestinais (GI). A dor é tratada com agentes analgésicos por via parenteral, e administra-se paracetamol para controlar a febre. São utilizados medicamentos antieméticos, restrição da ingestão e soluções IV para tratar os sintomas GI.

Tecnologias minimamente invasivas

Ablação por radiofrequência, crioablação ou ablação por micro-ondas são tecnologias minimamente invasivas realizadas por urologistas ou radiologistas intervencionistas. Essas intervenções são realizadas em vez de cirurgia em alguns pacientes com muitos tipos de tumores, inclusive carcinomas de células renais. No caso de carcinomas de células renais, esses procedimentos poupadores de néfrons podem ser realizados em caso de tumores renais pequenos e localizados e de pacientes que não sejam bons candidatos à cirurgia e/ou para preservar função renal. Nesses procedimentos são utilizados extremos de temperatura para destruir as células tumorais (Hines & Goldberg, 2018).

Terapia farmacológica

Dependendo do estágio do tumor, a nefrectomia parcial ou radical pode ser seguida de tratamento com imunoterapia. A quimioterapia padrão não tem taxas de sobrevida melhores e é prescrita apenas quando a imunoterapia não foi bem-sucedida (ACS, 2020). No caso de estágio IV de carcinomas de células renais do tipo células claras, o tratamento com agentes modificadores da resposta biológica como interleucina 2 (IL-2) e interferona foi amplamente substituído por terapias moleculares, terapia antiangiogênica e inibidores dos pontos de controle imunológicos (George & Jonasch, 2019).

Abordagens experimentais para estimular o reconhecimento do tumor pelo sistema imune do paciente via imunoterapia com células tumorais autólogas estão sendo ativamente investigadas em pacientes com carcinoma de células renais no estágio IV (George & Jonasch, 2019).

Manejo de enfermagem

O paciente portador de tumor renal geralmente é submetido a procedimentos diagnósticos e terapêuticos extensos. Os tratamentos podem incluir cirurgia, radioterapia e imunoterapia. Depois da cirurgia, o paciente geralmente tem cateteres e drenos em posição para manter a via urinária desobstruída, remover a drenagem e possibilitar a medição acurada do débito urinário. Devido à localização da incisão cirúrgica, à posição do paciente durante a cirurgia e à natureza do procedimento cirúrgico, a dor e as mialgias são comuns. O manejo farmacológico inclui imunoterapia. Portanto, os pacientes são monitorados à procura de manifestações de infecção.

O paciente necessita de analgesia frequente durante o período pós-operatório e assistência na mudança de decúbito, tosse, uso da espirometria de incentivo e respiração profunda, para evitar a atelectasia e outras complicações pulmonares (ver Capítulo 19). O paciente e a sua família necessitam de assistência e de apoio para lidar com o diagnóstico e com o prognóstico incerto. Ver discussão mais adiante, neste capítulo, sobre o cuidado pós-operatório do paciente submetido à cirurgia renal, bem como o Capítulo 12 para discussão do cuidado ao paciente com câncer.

Promoção de cuidados domiciliar, comunitário e de transição

 Orientação do paciente sobre autocuidados

O enfermeiro orienta o paciente e a família a inspecionar e cuidar da incisão e a realizar outros cuidados pós-operatórios gerais, incluindo restrições na atividade, no levantamento de peso, na direção de veículos e no manejo da dor. São fornecidas instruções sobre quando notificar o médico acerca do aparecimento de problemas (p. ex., febre, dificuldade respiratória, drenagem da ferida, presença de sangue na urina, dor ou edema das pernas).

O enfermeiro incentiva o paciente a ingerir uma dieta saudável e a consumir líquidos adequados para evitar a constipação intestinal e para manter um volume urinário adequado. Emolientes fecais, estimuladores leves (p. ex., *Senna*) e polietilenoglicol também podem ser prescritos para evitar constipação intestinal. As instruções e o apoio emocional são fornecidos sobre o diagnóstico e sobre o manejo e o cuidado continuado, visto que muitos pacientes ficam preocupados com a perda do outro rim, a possível necessidade de diálise ou a recidiva do câncer.

Cuidados contínuos e de transição

O cuidado de acompanhamento é essencial para detectar quaisquer sinais de metástases e para tranquilizar o paciente e a família sobre o estado e o bem-estar do paciente. O paciente que se submeteu a uma cirurgia para carcinoma renal deve realizar um exame físico e uma radiografia de tórax anualmente, visto que as metástases tardias não são raras (George & Jonasch, 2019). Todos os sintomas subsequentes devem ser avaliados tendo em mente a possível ocorrência de metástases.

Se houver necessidade de imunoterapia de acompanhamento, o paciente e a família são informados sobre o plano de manejo ou o protocolo da imunoterapia, o que esperar a cada consulta e quando notificar o médico. Além disso, pode-se efetuar uma avaliação periódica da função renal remanescente (depuração da creatinina, níveis de ureia e de creatinina sérica). Um enfermeiro de cuidados domiciliares pode monitorar o estado físico e o bem-estar psicológico do paciente e coordenar outros serviços e recursos indicados.

DOENÇA RENAL

Ocorre doença renal quando os rins são incapazes de remover os produtos de degradação metabólicos do organismo ou de desempenhar suas funções reguladoras. As substâncias normalmente eliminadas na urina se acumulam nos líquidos corporais, em consequência do comprometimento da excreção renal, afetando as funções endócrinas e metabólicas, bem como resultando em distúrbios hidreletrolítico e ácido-básico. A doença renal é uma doença sistêmica e constitui uma via final e comum de muitas e diferentes doenças renais e do sistema urinário. Nos EUA o impacto da insuficiência renal continua aumentando devido ao envelhecimento da população e da incidência crescente de obesidade e diabetes melito (USRDS, 2019).

LESÃO RENAL AGUDA

A **lesão renal aguda (LRA)** se refere a uma rápida perda da função renal, devido à lesão dos rins. Dependendo da duração e da gravidade da LRA, pode ocorrer uma ampla gama de complicações metabólicas potencialmente fatais, incluindo acidose metabólica, bem como distúrbios hidreletrolíticos. O tratamento tem por objetivo substituir temporariamente a função renal para minimizar as complicações potencialmente fatais e reduzir as causas potenciais de lesão renal aumentada, com o objetivo de minimizar a perda a longo prazo da função renal.

A LRA é um problema observado em pacientes hospitalizados, bem como em pacientes que estão em ambientes ambulatoriais. Um critério amplamente aceito para a LRA consiste na elevação de 50% ou mais da creatinina sérica acima de seu valor de referência (o nível normal de creatinina é inferior a 1 mg/dℓ) (The Acute Dialysis Quality Initiative, 2004). O volume urinário pode estar normal, ou podem-se observar alterações, incluindo não oligúria (superior a 800 mℓ/dia), **oligúria** (inferior a 400 mℓ/dia ou 0,5 mℓ/kg/h em um período de 6 horas) ou **anúria** (inferior a 50 mℓ/dia) (Odom, 2017).

Considerações sobre a covid-19

A pandemia da doença causada pelo novo coronavírus de 2019 (covid-19) começou em Wuhan, China, no fim do ano 2019. Desde essa época foram constatados vários riscos de síndrome respiratória aguda grave causada pela infecção pelo coronavírus 2 (SARS-CoV-2) e a patogênese da doença (ver Boxe 66.8 no Capítulo 66). Achados de um estudo monocêntrico retrospectivo de 1.392 pacientes hospitalizados por causa de covid-19 em Wuhan, China, mostraram que 7% desenvolveram LRA durante a hospitalização (Cheng, Luo, Wang et al., 2020). Os fatores associados a risco elevado de desenvolver LRA incluíram formas mais graves da doença, níveis séricos basais de creatinina mais elevados, linfopenia e níveis elevados de dímero D (Cheng et al., 2020). Os pacientes que desenvolveram LRA foram mais provavelmente internados em unidade de tratamento intensivo e apresentaram taxas de mortalidade mais altas do que os pacientes que não desenvolveram LRA. Dos pacientes que sobreviveram e receberam alta hospitalar, 68% se recuperaram da LRA (Cheng et al., 2020).

Fisiopatologia

Embora a patogenia da LRA e da oligúria nem sempre seja conhecida, existe muitas vezes uma causa subjacente específica. Alguns dos fatores podem ser reversíveis se forem identificados e tratados imediatamente, antes que haja comprometimento da função renal. As seguintes condições reduzem o fluxo sanguíneos para os rins e comprometem a função renal: hipovolemia; hipotensão; redução do débito cardíaco e insuficiência cardíaca; obstrução renal ou das estruturas inferiores do sistema urinário por tumor, coágulo sanguíneo ou cálculo e obstrução bilateral das artérias ou veias renais. Se estas condições forem tratadas e corrigidas antes que ocorra lesão permanente dos rins, os níveis elevados de ureia e de creatinina, a oligúria e outros sinais podem ser revertidos.

Embora os cálculos renais não sejam uma causa comum de LRA, alguns tipos recorrentes podem aumentar o risco de LRA. Algumas doenças calculosas hereditárias (ver Capítulo 49), os cálculos primários de estruvita e a urolitíase relacionada com a infecção, associada a anomalias anatômicas e funcionais da via urinária e à lesão da medula espinal, podem causar surtos repetidos de obstrução, bem como lesão das células epiteliais tubulares e das células renais intersticiais causada por cristais (Odom, 2017).

Classificações da lesão renal aguda

O termo lesão renal aguda substituiu o termo insuficiência renal aguda, visto que ele descreve melhor esta síndrome em pacientes que necessitam de terapia de substituição renal e também naqueles que apresentam alterações menores da função renal. Os critérios de classificação para a LRA incluem avaliação de três graus de gravidade e duas classificações em nível de resultados. O sistema de cinco pontos é conhecido como sistema de classificação RIFLE. RIFLE se refere ao risco, lesão (*injury*), falência, perda (*loss*) e DRET (*end-stage kidney disease*) (Bellomo et al., 2004). O risco, a lesão e a falência são considerados graus de gravidade da LRA, enquanto a perda e a DRET são consideradas resultados de perda, exigindo alguma forma de terapia de substituição renal, pelo menos temporariamente (Bellomo et al., 2004). A Tabela 48.2 relaciona os critérios de classificação para o sistema RIFLE da LRA (Bellomo et al., 2004). Esse sistema de classificação é usado por profissionais de saúde para identificar a presença de lesão renal e melhorar os resultados do paciente. Um diagnóstico de LRA resulta em estadia significativamente mais prolongada no hospital e taxa de mortalidade mais elevada, além de ser um fator de risco importante para o desenvolvimento de DRC (Medel-Herrero, Mitchell & Moyce, 2019).

Categorias de lesão renal aguda

As principais categorias de LRA são: pré-renal (hipoperfusão do rim), intrarrenal (lesão efetiva do tecido renal) e pós-renal (obstrução do fluxo de urina). A LRA pré-renal, que ocorre em 60 a 70% dos casos, resulta do comprometimento do fluxo

TABELA 48.2 Classificação RIFLE para a lesão renal aguda.

Classe	Critérios de TFG	Critérios de débito urinário
R (risco)	Nível sérico elevado de creatinina 1,5 × valor de referência OU Diminuição da TFG ≥ 25%	0,5 mℓ/kg/h por 6 h
I (lesão/*injury*)	Nível sérico elevado de creatinina 2 × valor de referência OU Diminuição da TFG ≥ 50%	0,5 mℓ/kg/h por 12 h
F (falência)	Nível sérico elevado de creatinina 3 × valor de referência OU Diminuição da TFG ≥ 75% OU Nível sérico de creatinina ≥ 354 mmol/ℓ com elevação aguda de pelo menos 44 mmol/ℓ	< 0,3 mℓ/kg/h por 24 h OU Anúria durante 12 h
L (perda/*loss*)	Lesão renal aguda persistente = perda completa da função renal > 4 semanas	
E (ESKD)/DRET	DRET > 3 meses	

DRET: doença renal em estágio terminal; TFG: taxa de filtração glomerular. Adaptada de Bellomo, R., Ronco, C., Kellum, J. A. et al. (2004). Acute renal failure-definition, outcome measures, animal models, fluid therapy and information technology needs: the Second International Consensus Conference of the Acute Dialysis Quality Initiative (ADQI) Group. *Critical Care*, 8, B204.

sanguíneo, levando à hipoperfusão do rim comumente causada por depleção de volume (queimaduras, hemorragia, perdas GI), hipotensão (sepse, choque) e obstrução dos vasos renais, levando finalmente à diminuição da TFG (Odom, 2017). A LRA intrarrenal ou intrínseca resulta de lesão parenquimatosa efetiva dos glomérulos ou dos túbulos renais. A **necrose tubular aguda (NTA)**, ou LRA, em que ocorre lesão dos túbulos renais, constitui o tipo mais comum de LRA intrínseca. As características da NTA consistem em obstrução intratubular, extravasamento tubular retrógrado (reabsorção anormal do filtrado e diminuição do fluxo urinário por meio do túbulo), vasoconstrição e alterações na permeabilidade glomerular. Esses processos resultam em diminuição da TFG, azotemia progressiva e desequilíbrio hidreletrolítico. A DRC, o diabetes melito, a insuficiência cardíaca, a hipertensão e a cirrose podem contribuir para a NTA. A LRA pós-renal geralmente resulta de obstrução distal ao rim por determinadas condições, como cálculos renais, estenoses, coágulos sanguíneos, hiperplasia prostática benigna, neoplasias malignas e gravidez. A pressão se eleva nos túbulos renais e, por fim, a TFG diminui. As causas comuns de cada tipo de LRA estão resumidas, a seguir, no Boxe 48.4.

Fases da lesão renal aguda

Existem quatro fases da LRA: início, oligúria, diurese e recuperação.

- O início começa com a agressão inicial e termina quando há desenvolvimento de oligúria
- O período da oligúria é acompanhado de aumento na concentração sérica de substâncias geralmente excretadas pelos rins (ureia, creatinina, ácido úrico, ácidos orgânicos, fósforo e cátions intracelulares [potássio e magnésio]). A quantidade mínima de urina necessária para livrar o organismo dos produtos de degradação metabólicos normal é de aproximadamente 400 mℓ em 24 horas ou 0,5 mℓ/kg/h em um período de 6 horas. Nessa fase, os sintomas urêmicos são os primeiros a aparecer, e observa-se o desenvolvimento de condições potencialmente fatais, como hiperpotassemia.
- O período de diurese é marcado por um aumento gradual do débito urinário, indicando que a filtração glomerular começou a se recuperar. Os valores laboratoriais se estabilizam e, por fim, diminuem. Embora o débito urinário possa atingir níveis normais ou elevados, a função renal ainda está bastante comprometida visto que a filtração de ureia e creatinina ainda não começou. Como os sintomas urêmicos ainda podem estar presentes, continua tendo necessidade de manejo clínico e de enfermagem. O paciente precisa ser observado rigorosamente quanto à ocorrência de desidratação durante esta fase; caso ocorra, é provável que haja aumento dos sintomas urêmicos, sendo observados níveis elevados de ureia e creatinina sérica
- O período de recuperação sinaliza a melhora da função renal e pode levar de 3 a 12 meses. Os valores laboratoriais retornam ao nível normal do paciente. Embora possa ocorrer uma redução permanente de 1 a 3% na TFG, ela não é clinicamente significativa. Todavia, nos pacientes com DRC preexistente, um episódio de LRA pode exigir que seja iniciada terapia de substituição renal contínua.

Alguns pacientes apresentam diminuição da função renal, com retenção crescente de nitrogênio, embora, na realidade, excretem quantidades normais de urina (1 a 2 ℓ/dia). Trata-se da forma não oligúrica de lesão renal, que ocorre predominantemente após exposição do paciente a agentes **nefrotóxicos** (qualquer substância ou medicamento capaz de danificar o tecido renal), queimaduras e lesão traumática.

Manifestações clínicas

Quase todos os sistemas do corpo estão afetados, com falência dos mecanismos reguladores renais normais. O paciente pode apresentar estado crítico e letárgico. Os sinais e os sintomas do sistema nervoso central consistem em sonolência, cefaleia, contrações musculares e convulsões. A Tabela 48.3 fornece um resumo das características clínicas comuns em todas as três categorias de LRA.

Boxe 48.4 — Causas de lesão renal aguda

Insuficiência pré-renal

- Depleção de volume, em consequência de:
  - Perdas gastrintestinais (vômitos, diarreia, aspiração nasogástrica)
  - Hemorragia
  - Perdas renais (agentes diuréticos, diurese osmótica)
- Comprometimento da eficiência cardíaca, em consequência de:
  - Arritmias
  - Choque cardiogênico
  - Insuficiência cardíaca
  - Infarto do miocárdio
- Vasodilatação, em consequência de:
  - Anafilaxia
  - Medicamentos anti-hipertensivos, ou outros medicamentos, que provocam vasodilatação
  - Sepse

Insuficiência intrarrenal

- Isquemia renal prolongada, em consequência de:
  - Hemoglobinúria (reação transfusional, anemia hemolítica)
  - Nefropatia por pigmento (associada à ruptura das células sanguíneas contendo pigmentos, que, por sua vez, provocam oclusão das estruturas renais)
- Rabdomiólise/mioglobinúria (traumatismo, lesões por esmagamento, queimaduras)
- Agentes nefrotóxicos, como:
  - Antibióticos aminoglicosídios (gentamicina, tobramicina)
  - Inibidores da enzima conversora de angiotensina
  - Metais pesados (chumbo, mercúrio)
  - Agentes anti-inflamatórios não esteroides
  - Agentes de contraste radiopacos
  - Solventes e substâncias químicas (etilenoglicol, tetracloreto de carbono, arsênico)
- Processos infecciosos, como:
  - Glomerulonefrite aguda
  - Pielonefrite aguda

Insuficiência pós-renal

- Obstrução do sistema urinário, incluindo:
  - Hiperplasia prostática benigna
  - Coágulos sanguíneos
  - Cálculos
  - Estenoses
  - Tumores

Adaptado de Norris, T. L. (2019). *Porth's pathophysiology: Concepts of altered health states* (10th ed.). Philadelphia, PA: Wolters Kluwer.

Avaliação e achados diagnósticos

A avaliação do paciente com LRA inclui a avaliação das alterações na urina, exames complementares que definem o contorno renal e uma variedade de valores laboratoriais. Ver Capítulo 47 para informações sobre as características normais da urina, achados diagnósticos e valores laboratoriais no sistema renal.

Na LRA, o débito urinário varia desde um volume escasso a normal, pode-se observar a presença de hematúria e a urina apresenta baixa densidade específica (em comparação com um valor normal de 1,010 a 1,025). Uma das manifestações mais precoces de lesão tubular consiste na incapacidade de concentração da urina (Odom, 2017). Os pacientes com azotemia pré-renal apresentam uma quantidade diminuída de sódio na urina (menos de 20 mEq/ℓ) e sedimento urinário normal. Os pacientes com azotemia intrarrenal geralmente exibem níveis urinários de sódio superiores a 40 mEq/ℓ, com **cilindros urinários** e outros restos celulares.

A US constitui um componente crítico da avaliação de pacientes com doença renal. A US ou a TC sem contraste dos rins pode revelar evidências de alterações anatômicas.

O nível de ureia aumenta continuamente, em uma taxa que depende do grau de catabolismo (decomposição da proteína), da perfusão renal e do aporte de proteína. Os níveis séricos de creatinina mostram-se úteis para monitorar a função renal e a progressão da doença, e aumentam com a lesão glomerular.

Com o declínio da TFG, a oligúria e a anúria, os pacientes correm alto risco de hiperpotassemia. O catabolismo proteico resulta na liberação de potássio celular nos líquidos corporais, provocando hiperpotassemia grave (níveis séricos elevados de potássio). A hiperpotassemia pode levar a arritmias cardíacas, como taquicardia ventricular e parada cardíaca. As fontes de potássio incluem o catabolismo tecidual normal, o consumo nutricional, a presença de sangue no trato GI ou transfusão de sangue e outras fontes (p. ex., infusões IV, penicilina potássica e deslocamento extracelular em resposta à acidose metabólica).

Ocorre acidose metabólica progressiva na doença renal, visto que os pacientes não conseguem eliminar a carga metabólica diária de substâncias de tipo ácido produzidas pelos processos metabólicos normais. Além disso, os mecanismos normais de tamponamento renal falham. Isso se reflete por diminuição do dióxido de carbono (CO_2) sérico e do pH sanguíneo.

Pode ocorrer aumento nas concentrações sanguíneas de fósforo; os níveis de cálcio podem estar baixos, devido à absorção diminuída de cálcio pelo intestino e como mecanismo compensatório para os níveis sanguíneos elevados de fosfato. A anemia constitui outro achado laboratorial comum na LRA, em consequência da produção diminuída de eritropoetina, lesões GI urêmicas, redução do tempo de sobrevida dos eritrócitos e perda de sangue do trato GI.

Prevenção

A LRA apresenta uma alta taxa de mortalidade, que varia de 10 a 80%. Entre os fatores que influenciam a taxa de mortalidade estão gravidade da lesão renal, nível e disponibilidade de assistência médica, demandas de terapia de substituição renal, idade mais avançada, número aumentado de comorbidades e doenças renais e vasculares preexistentes e insuficiência respiratória (Odom, 2017). Por conseguinte, a prevenção da LRA é essencial (Boxe 48.5).

Obtém-se uma anamnese cuidadosa para identificar qualquer exposição a agentes nefrotóxicos ou toxinas ambientais. Os rins são suscetíveis aos efeitos adversos de medicamentos, porque as escórias metabólicas da maioria dos fármacos são eliminadas pelos rins. Os pacientes em uso de medicamentos nefrotóxicos (p. ex., aminoglicosídeos como gentamicina, amicacina e tobramicina, polimixina B, anfotericina B, vancomicina, ciclosporina, tacrolimo) devem ter os níveis desses fármacos monitorados cuidadosamente porque níveis séricos elevados provocarão alterações na função renal. A função renal precisa ser monitorada antes de iniciar o uso desses medicamentos e durante a terapia (Schira, 2017).

O uso crônico de agentes analgésicos, particularmente AINEs, pode provocar **nefrite intersticial** (inflamação no tecido renal) e necrose papilar. Os pacientes com insuficiência cardíaca ou cirrose com ascite correm risco particular de doença renal induzida por AINE. A idade avançada, a doença renal preexistente, o diabetes melito e a administração simultânea de vários agentes nefrotóxicos aumentam o risco de lesão renal (Schira, 2017; Schonder, 2017).

TABELA 48.3 Comparação das características clínicas da lesão renal aguda.

Características	Pré-renal	Intrarrenal	Pós-renal
Etiologia	Hipoperfusão consequente a choque, hipovolemia	Lesão parenquimatosa	Obstrução
Valor da ureia sanguínea	↑ (fora da proporção normal de 20:1 em relação à creatinina)	↑	↑
Creatinina	↑	↑	↑
Débito urinário	↓	Varia, frequentemente ↓	Varia, pode estar ↓, ou anúria súbita
Sódio urinário	↓ a < 20 mEq/ℓ	↑ a > 40 mEq/ℓ	Varia, frequentemente ↓ a ≤ 20 mEq/ℓ
Sedimento urinário	Normal, poucos cilindros hialinos	Cilindros e resíduos anormais	Geralmente normal
Osmolalidade da urina	↑ a 500 mOsm	Cerca de 350 mOsm, semelhante ao soro	Varia, ↑ ou igual ao soro
Densidade específica da urina	↑	Normal baixa	Varia

↑: aumento; ↓: diminuição.

> **Boxe 48.5** Prevenção da lesão renal aguda
>
> - Avaliar continuamente a função renal (débito urinário, valores laboratoriais), quando apropriado
> - Monitorar as pressões arterial e venosa central e o débito urinário a cada hora de pacientes em estado crítico, a fim de detectar o início da disfunção renal o mais cedo possível
> - Dispensar atenção especial para feridas, queimaduras e outros precursores da sepse
> - Prevenir e tratar imediatamente as infecções. As infecções podem provocar lesão renal progressiva
> - Evitar e tratar imediatamente o choque hipotensivo com reposição de sangue e de líquidos
> - Fornecer hidratação adequada aos pacientes com risco de desidratação, incluindo:
>   - Antes, no decorrer e depois da cirurgia
>   - Pacientes que se submetem a exames complementares intensivos, exigindo restrição hídrica e agentes de contraste (p. ex., enema baritado, pielografia intravenosa), particularmente pacientes idosos que podem apresentar uma reserva renal marginal ou doença renal crônica
>   - Pacientes com distúrbios neoplásicos ou distúrbios do metabolismo (p. ex., gota) e aqueles que recebem quimioterapia com potencial síndrome de lise tumoral
>   - Pacientes com lesões da musculatura esquelética (p. ex., lesões por esmagamento, síndrome compartimental)
>   - Pacientes com doenças induzidas por calor (p. ex., insolação, prostração por calor)
> - Para evitar que as infecções ascendam no sistema urinário, prestar cuidado meticuloso aos pacientes com cateteres de demora. Remover os cateteres o mais cedo possível
> - Para evitar os efeitos tóxicos dos medicamentos, monitorar rigorosamente a dose, a duração do uso e os níveis sanguíneos de todos os medicamentos metabolizados ou excretados pelos rins.

A LRA induzida por contraste constitui importante causa de LRA adquirida no hospital. Todavia, é potencialmente prevenível em muitos casos, mas não em todos. Os pacientes que correm risco elevado de desenvolvimento de LRA induzida por contraste são aqueles com DRC e/ou níveis séricos elevados de creatinina em decorrência de desidratação. Indivíduos que precisam ser submetidos a procedimento intervencionista coronariano, que exige a administração de doses maiores de meios de contraste, correm o risco mais elevado. A limitação da exposição do paciente a agentes de contraste e a medicamentos nefrotóxicos reduzirá o risco de LRA induzida por contraste. A pré-hidratação com soro fisiológico IV é considerada o método mais efetivo de prevenção da LRA induzida por contraste. A administração de N-acetilcisteína não é mais preconizada como medida preventiva (Nahar, 2017).

 ### Considerações gerontológicas

Aproximadamente metade de todos os pacientes que desenvolvem LRA durante a hospitalização têm mais de 60 anos e 40% têm diabetes melito (Pavkov, Harding & Burrows, 2018). A etiologia da LRA em adultos idosos inclui causas pré-renais, como desidratação; causas intrarrenais, como agentes nefrotóxicos (p. ex., medicamentos, agentes de contraste); e complicações de cirurgia de grande porte (Hain, 2017). A supressão da sede, o repouso forçado no leito, a falta de acesso à água potável e a confusão contribuem para a incapacidade do paciente idoso de consumir líquidos adequados, o que pode levar à desidratação, comprometendo ainda mais a função renal já diminuída.

A LRA em indivíduos idosos também é observada frequentemente no ambiente comunitário. Os enfermeiros em unidades ambulatoriais precisam estar cientes do risco que os pacientes correm quando fazem uso de medicamentos que podem provocar lesão renal, seja por redução da circulação ou por serem nefrotóxicos. Os procedimentos ambulatoriais que exigem jejum ou preparação intestinal podem causar desidratação e, portanto, os pacientes submetidos a esses procedimentos necessitam de monitoramento cuidadoso.

Manejo clínico

Os rins têm uma notável capacidade de se recuperar de agressões. O tratamento da LRA tem por objetivo restaurar o equilíbrio químico normal e evitar complicações até que possam ocorrer reparo do tecido renal e restauração da função renal. O manejo consiste em eliminar a causa subjacente; manter o equilíbrio hídrico; evitar o excesso de líquidos; e, quando indicado, instituir a terapia de substituição renal. A azotemia pré-renal é tratada otimizando a perfusão renal, enquanto a insuficiência pós-renal é tratada pelo alívio da obstrução. O manejo da azotemia intrarrenal ou intrínseca consiste em terapia de suporte, com remoção dos agentes etiológicos, manejo agressivo da insuficiência pré-renal e pós-renal e prevenção dos fatores de risco associados. O choque e a infecção, quando presentes, são tratados imediatamente (ver Capítulo 11). O paciente que sofreu lesão por esmagamento, apresenta síndrome compartimental ou sofre de doença induzida por calor com subsequente mioglobinúria (mioglobina na urina) é tratado para rabdomiólise (Odom, 2017) (ver Capítulo 67).

A manutenção do equilíbrio hídrico se baseia no peso corporal diário, em medições seriadas da pressão venosa central, nas concentrações séricas e urinárias, no equilíbrio hídrico, na pressão arterial e no estado clínico do paciente. O aporte parenteral e oral e o débito de urina, a drenagem gástrica, as fezes, a drenagem de feridas e a sudorese são calculados e utilizados como base para a reposição hídrica. O líquido insensível produzido por meio dos processos metabólicos normais e perdido por intermédio da pele e dos pulmões também é considerado no manejo dos líquidos.

Os líquidos em excesso podem ser detectados pelos achados clínicos de dispneia, taquicardia e distensão das veias do pescoço. Os pulmões do paciente são auscultados à procura de estertores úmidos. Como o edema pulmonar pode ser causado pela administração excessiva de líquidos parenterais, é preciso ter atenção extrema para evitar a sobrecarga de líquidos. O desenvolvimento de edema generalizado é avaliado pelo exame das áreas pré-sacral e pré-tibial várias vezes ao dia. Furosemida ou bumetanida, ambas diuréticos de alça, podem ser prescritas para induzir diurese, embora não haja consenso em relação ao uso de diuréticos de alça na LRA (Odom, 2017).

O fluxo sanguíneo renal adequado em pacientes com causas pré-renais de LRA pode ser restaurado pela administração de soluções IV ou transfusões de hemoderivados. Se a LRA for causada por hipovolemia secundária à hipoproteinemia, pode-se prescrever infusão de albumina. A diálise pode ser iniciada para evitar as complicações da LRA, como hiperpotassemia, acidose metabólica, pericardite e edema pulmonar. A diálise corrige muitas anormalidades bioquímicas; possibilita a liberalização do aporte de líquidos, proteínas e sódio; diminui as tendências hemorrágicas; e promove a cicatrização das feridas. Pode-se realizar a **hemodiálise (HD)** (procedimento que faz o sangue do paciente circular através de um rim artificial [dialisador], para remover os produtos de degradação e o excesso de líquidos); a **diálise peritoneal (DP)**, procedimento que utiliza a membrana peritoneal do paciente (o revestimento da cavidade peritoneal) como membrana semipermeável para a troca de líquidos e solutos; ou uma variedade de **terapias de substituição renal contínua (TSRC)** (métodos empregados para substituir a função renal normal por meio da circulação do sangue do paciente através de um hemofiltro) (Odom, 2017). Essas e outras modalidades de manejo para pacientes com disfunção renal são discutidas mais adiante, neste capítulo.

Terapia farmacológica

Entre as alterações hidreletrolíticas que ocorrem em pacientes com distúrbios renais, a hiperpotassemia é a que comporta maior risco à vida. Por esse motivo, o paciente é monitorado quanto ao desenvolvimento de hiperpotassemia por meio de determinação dos níveis séricos seriados de eletrólitos (nível de potássio superior a 5 mEq/ℓ [5 mmol/ℓ]), alterações do ECG (ondas T altas, em tenda ou em pico) e alterações no estado clínico (ver Capítulo 10). Outros sintomas de hiperpotassemia incluem irritabilidade, cólica abdominal, diarreia, parestesia e fraqueza muscular generalizada. A fraqueza muscular pode se manifestar na forma de fala arrastada, dificuldade na respiração, parestesia e paralisia. À medida que o nível de potássio aumenta, tanto a função cardíaca quanto a função de outros músculos declinam, constituindo uma emergência clínica.

Os níveis séricos elevados de potássio podem ser reduzidos pela administração de resinas de troca de cátions como sulfonato sódico de poliestireno por via oral ou por enema de retenção; essas resinas trocam os íons de potássio por íons de sódio nos intestinos. O lento início de ação (mais de 6 horas) limita seu uso a pacientes com hiperpotassemia que não provoca alterações no ECG. Pode-se administrar sorbitol em associação com o poliestirenossulfonato de sódio para induzir um efeito do tipo diarreia (induz perda hídrica no trato GI). Se for administrado um enema de retenção com poliestirenossulfonato de sódio (o cólon constitui o principal local de troca de potássio), pode-se utilizar um cateter retal com balão para facilitar a retenção, se necessário (Schonder, 2017). Em seguida, pode-se prescrever um enema de limpeza para remover o medicamento remanescente como precaução contra a impactação fecal.

Se o paciente estiver apresentando alterações no ECG, pode-se administrar glicose a 50% IV, insulina e reposição de cálcio para deslocar o potássio de volta ao interior das células. Como os medicamentos são administrados IV, seu efeito é rápido. O deslocamento do potássio para o espaço intracelular é temporário, de modo que é necessário tomar providências para a realização de diálise em uma base de emergência. A glicemia capilar é monitorada para a eventualidade de hipoglicemia induzida pela administração de insulina (Ross, Nissenson & Daugirdas, 2015).

Muitos medicamentos são eliminados por meio dos rins; por conseguinte, é preciso reduzir as dosagens quando o paciente apresenta LRA. Os exemplos de agentes geralmente utilizados, que necessitam de ajuste incluem medicamentos antibióticos (particularmente aminoglicosídios), digoxina, fenitoína, IECA e agentes que contenham magnésio.

Em pacientes com acidose grave, a gasometria arterial e os níveis séricos de bicarbonato precisam ser monitorados, visto que o paciente pode necessitar de terapia com bicarbonato de sódio ou de diálise. Se houver desenvolvimento de problemas respiratórios, é necessário instituir medidas ventilatórias apropriadas. O nível sérico elevado de fósforo pode ser controlado com agentes quelantes de fosfato (p. ex., carbonato de cálcio ou de lantânio), que ajudam a evitar elevação contínua dos níveis séricos de fósforo ao se ligarem ao fosfato dos alimentos no intestino e a eliminá-lo nas fezes, evitando, assim, sua absorção (Schonder, 2017).

Terapia nutricional

A LRA provoca desequilíbrios nutricionais graves (visto que as náuseas e os vômitos contribuem para um aporte nutricional inadequado), comprometimento no uso da glicose e na síntese de proteínas e catabolismo tecidual elevado. O paciente é pesado diariamente e perde entre 0,2 e 0,5 kg/dia se o equilíbrio nitrogenado for negativo (i. e., o aporte calórico cai abaixo das necessidades calóricas). Se o paciente ganhar ou não perder peso, ou se desenvolver hipertensão, deve-se suspeitar de retenção de líquidos.

O suporte nutricional se baseia na causa subjacente da LRA, na resposta catabólica, no tipo e na frequência de terapia de substituição renal, na presença de comorbidades e no estado nutricional. A reposição de proteínas dietéticas é individualizada para proporcionar o benefício máximo e minimizar os sintomas urêmicos. As necessidades calóricas são supridas com refeições ricas em carboidratos, visto que estes têm um efeito de preservação das proteínas (i. e., em uma dieta rica em carboidratos, a proteína não é utilizada para atender às necessidades energéticas, porém é "poupada" para o crescimento e a cicatrização tecidual). Os alimentos e os líquidos que contenham sódio, potássio ou fósforo (p. ex., bananas, sucos e frutas cítricas, laticínios) são restritos.

A fase oligúrica da LRA pode durar 10 a 14 dias e é seguida da fase diurética, quando o débito urinário começa a aumentar, sinalizando que o paciente se encontra na fase de recuperação (Odom, 2017). Os resultados dos exames bioquímicos do sangue são utilizados para determinar as quantidades necessárias de sódio, potássio e água para reposição, com avaliação quanto à ocorrência de hidratação excessiva ou deficiente (pesagem diária). Depois da fase diurética, o paciente recebe uma dieta hiperproteica e hipercalórica e é incentivado a retomar gradualmente suas atividades.

Manejo de enfermagem

O enfermeiro desempenha um importante papel no cuidado do paciente com LRA. O enfermeiro monitora as complicações, particularmente no manejo de emergência dos desequilíbrios hidreletrolíticos, avalia a evolução e a resposta do paciente ao tratamento e proporciona apoio tanto físico quanto emocional. Além disso, o enfermeiro mantém os familiares informados a respeito da condição do paciente, ajuda-os a compreender os manejos e fornece apoio psicológico. Embora o desenvolvimento de LRA possa constituir o problema mais grave, o enfermeiro continua fornecendo o cuidado de enfermagem indicado para o distúrbio primário (p. ex., queimaduras, choque, traumatismo, obstrução do sistema urinário).

Monitoramento do equilíbrio hidreletrolítico

Devido aos graves desequilíbrios hidreletrolíticos que podem ocorrer na LRA, o enfermeiro monitora os níveis séricos de eletrólitos do paciente e os indicadores físicos destas complicações durante todas as fases do distúrbio. As soluções IV precisam ser cuidadosamente selecionadas, com base no estado hidreletrolítico do paciente. A função cardíaca e o estado musculoesquelético do paciente são rigorosamente monitorados à procura de sinais de hiperpotassemia.

> **Alerta de enfermagem: Qualidade e segurança**
>
> A hiperpotassemia constitui o distúrbio potencialmente fatal mais imediato observado na LRA. Os líquidos parenterais, toda ingestão e todos os medicamentos são cuidadosamente rastreados para garantir que quaisquer fontes de potássio não sejam inadvertidamente administradas ou consumidas.

O enfermeiro monitora o estado hídrico, dispensando uma atenção cuidadosa para o aporte de líquidos (os medicamentos IV devem ser administrados com o menor volume possível), para o débito urinário, a presença de edema aparente, a ocorrência de distensão das veias jugulares, alterações nas bulhas cardíacas e sons respiratórios e dificuldade crescente na respiração. A pesagem diária acurada e os registros do equilíbrio hídrico são essenciais. Os indicadores de deterioração do estado hidreletrolítico são relatados imediatamente ao médico, e o paciente é preparado para manejo de emergência. Os distúrbios hidreletrolíticos graves podem ser tratados com HD, DP e TSRC.

Redução da taxa metabólica

O enfermeiro toma as providências necessárias para reduzir a taxa metabólica do paciente. Febre e infecção, que aumentam o metabolismo e o catabolismo, são prevenidas e tratadas imediatamente; conforme a indicação, são solicitadas culturas de sangue, urina e feridas.

Promoção da função pulmonar

Deve-se dispensar atenção à função pulmonar e o paciente é auxiliado a mudar de decúbito, tossir e realizar respirações profundas com frequência, a fim de evitar o desenvolvimento de atelectasia e infecção da via respiratória. A sonolência e a letargia podem impedir que o paciente se mova ou mude de decúbito sem incentivo e assistência.

Prevenção de infecção

A assepsia é essencial com linhas invasivas e cateteres, a fim de minimizar o risco de infecção e de aumento do metabolismo. Evita-se o uso de cateter urinário de demora, sempre que possível, devido ao elevado risco de ITU associado a seu uso; todavia, pode ser necessário para fornecer dados contínuos para o monitoramento preciso do equilíbrio hídrico.

Prestação do cuidado cutâneo

A pele pode ser seca ou suscetível à ruptura em consequência do edema; por conseguinte, é importante efetuar um cuidado meticuloso da pele. Além disso, a escoriação e o prurido da pele podem resultar do depósito de toxinas irritantes nos tecidos do paciente. Banhar o paciente com água fria, efetuar mudanças frequentes de decúbito e manter a pele limpa e bem umidificada e as unhas das mãos cortadas para evitar a arranhadura constituem, com frequência, medidas de conforto que evitam a solução de continuidade da pele.

Prestação de apoio psicossocial

O paciente com LRA pode necessitar de manejo com HD, DP ou TSRC. A duração necessária desses tratamentos varia de acordo com a etiologia e a extensão da lesão dos rins. O paciente e a família necessitam de assistência, explicações e apoio durante esse período. Sua finalidade é explicada ao paciente e à família pelo médico. Entretanto, os altos níveis de ansiedade e medo podem exigir explicações repetidas e esclarecimentos pelo enfermeiro. A princípio, os familiares podem ter medo de tocar o paciente e de conversar com ele durante esses procedimentos, mas devem ser incentivados e ajudados a fazê-lo.

Em um ambiente de terapia intensiva, muitas das funções do enfermeiro destinam-se aos aspectos técnicos do cuidado do paciente; todavia, é essencial que as necessidades psicológicas e outras preocupações do paciente e da família sejam consideradas. É essencial efetuar uma avaliação continuada do paciente à procura de complicações da LRA e de causas precipitantes (Odom, 2017).

DOENÇA RENAL TERMINAL OU DOENÇA RENAL CRÔNICA

Quando um paciente apresenta lesão renal sustentada o suficiente para exigir terapia de substituição renal em uma base permanente, isso significa que ele passou para o quinto estágio ou estágio final da DRC, também denominada DRET. Em 2017, 86,9% dos pacientes com diagnóstico recente de DRET iniciaram terapia de substituição renal com HD, 10,1% iniciaram DP e 2,9% receberam transplante renal preemptivo. Um transplante é considerado preemptivo quando o paciente recebe um rim de um doador vivo antes de ser iniciada diálise. Um fato que gera preocupação é que 33% dos pacientes com DRET recebem pouco ou nenhum cuidado nefrológico antes da instalação da DRET e 19,2% não receberam atendimento dos setores de nefrologia antes de precisarem de terapia de substituição renal. Em 31 de dezembro de 2017, 62,7% de todos os pacientes com diagnóstico prévio de DRET estavam sendo submetidos a HD, 7,1% recebiam DP e 29,9% tinham um transplante renal funcional. Entre os pacientes tratados com HD, 98% realizavam as sessões de HD em centros especializados (USRDS, 2019).

Nos EUA, em julho de 2019, o Presidente da República, o U.S. Department of Health and Human Services (HHS) Secretary e o Administrator of the Centers for Medicare and Medicaid Services (CMS) emitiram uma Executive Order com a meta de otimizar as vidas de norte-americanos com DRET via expansão de opções terapêuticas e redução dos custos da assistência à saúde. Como parte dessa Executive Order, um modelo obrigatório de ressarcimento promoveu a mudança dos pacientes de centros especializados para diálise domiciliar (tanto DP como HD) e aumentou o número de pacientes recebendo transplantes renais. Ainda há muito a ser feito e políticas de saúde precisam ser elaboradas para atingir essa meta até a data projetada de 2025 (Kear, Bednarski, Smith et al., 2019).

Fisiopatologia

À medida que a função renal declina, os produtos finais do metabolismo das proteínas (normalmente excretados na urina) se acumulam no sangue. Há desenvolvimento de uremia, que afeta adversamente todos os sistemas do organismo. Quanto maior o acúmulo de produtos de degradação, mais pronunciados os sintomas.

A velocidade de declínio da função renal e da progressão da DRET está relacionada com o distúrbio subjacente, a excreção urinária de proteína e a presença de hipertensão. A doença tende a progredir mais rapidamente nos pacientes que excretam quantidades significativas de proteína ou que apresentam hipertensão, em comparação com aqueles sem essas condições (Mahaffey, 2017).

Manifestações clínicas

Como praticamente todos os sistemas orgânicos estão acometidos na DRET, os pacientes apresentam diversos sinais e sintomas. A gravidade desses sinais e sintomas depende, em parte, do grau de comprometimento renal, de outras condições subjacentes e da idade do paciente. A doença cardiovascular constitui a causa predominante de morte em pacientes com DRET (Subbiah et al., 2016). A neuropatia periférica, um distúrbio do sistema nervoso periférico, é observada em alguns pacientes, especialmente naqueles com diabetes melito. Os pacientes se queixam de dor intensa e desconforto. Podem ocorrer síndrome das pernas inquietas e sensação de queimação nos pés no estágio inicial da neuropatia periférica urêmica. Os mecanismos precisos envolvidos em muitos desses sinais e sintomas sistêmicos ainda não foram identificados. Todavia, acredita-se, de modo geral, que o acúmulo de produtos de degradação urêmicos constitua a causa provável. O Boxe 48.6 fornece um resumo dos sinais e sintomas sistêmicos.

Avaliação e achados diagnósticos

Taxa de filtração glomerular

À medida que a TFG diminui (devido ao não funcionamento dos glomérulos), a depuração da creatinina também diminui, enquanto ocorre elevação dos níveis séricos de creatinina e ureia. A creatinina sérica constitui um indicador mais sensível da função renal do que a ureia. Esta é afetada não apenas pela doença renal, mas também pelo aporte de proteína na dieta, pelo catabolismo (degradação tecidual e eritrocitária), nutrição parenteral e determinados medicamentos, como os corticosteroides.

Retenção de sódio e de água

Os rins são incapazes de concentrar ou diluir normalmente a urina na DRET. Por conseguinte, não ocorrem respostas apropriadas do rim às alterações no aporte diário de água e eletrólitos. Alguns pacientes retêm sódio e água, aumentando o risco de edema, insuficiência cardíaca e hipertensão. A hipertensão também pode resultar da ativação do eixo renina-angiotensina-aldosterona e do aumento concomitante na secreção de aldosterona. Outros pacientes têm tendência a perder sódio e correm risco de desenvolver hipotensão e hipovolemia. Os vômitos e a diarreia podem causar depleção de água, o que pode agravar o estado urêmico.

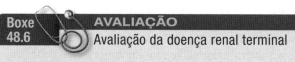

Boxe 48.6 — AVALIAÇÃO: Avaliação da doença renal terminal

Estar alerta para os seguintes sinais e sintomas:

Neurológicos
- Alterações do comportamento
- Asterixe
- Confusão
- Convulsões
- Desorientação
- Fraqueza e fadiga
- Incapacidade de concentração
- Inquietação das pernas
- Sensação de queimação nas plantas dos pés
- Tremores.

Tegumentares
- Equimose
- Pele de coloração cinza-bronzeada
- Pele seca e escamosa
- Pelos ásperos e finos
- Prurido
- Púrpura
- Unhas finas e quebradiças.

Cardiovasculares
- Atrito pericárdico
- Edema depressível (pés, mãos, sacro)
- Edema periorbital
- Efusão (derrame) pericárdica
- Hiperlipidemia
- Hiperpotassemia
- Hipertensão arterial
- Ingurgitamento das veias do pescoço
- Pericardite
- Tamponamento pericárdico.

Pulmonares
- Crepitações
- Dispneia
- Dor pleurítica
- Escarro espesso e viscoso
- Pneumonite urêmica
- Reflexo da tosse deprimido
- Respirações do tipo Kussmaul
- Taquipneia.

Gastrintestinais
- Anorexia, náuseas e vômitos
- Constipação intestinal ou diarreia
- Gosto metálico
- Odor de amônia no hálito ("fedor urêmico")
- Sangramento da via gastrintestinal
- Soluços
- Ulcerações e sangramento da boca.

Hematológicos
- Anemia
- Trombocitopenia.

Reprodutivos
- Amenorreia
- Atrofia testicular
- Diminuição da libido
- Infertilidade.

Musculoesqueléticos
- Cãibras musculares
- Dor óssea
- Fraturas ósseas
- Osteodistrofia renal
- Pé caído
- Perda da força muscular.

Adaptado de Weber, J. R. & Kelley, J. H. (2018). *Health assessment in nursing* (6th ed.). Philadelphia, PA: Wolters Kluwer.

Acidose

Ocorre acidose metabólica na DRET, visto que os rins são incapazes de excretar cargas aumentadas de ácido. A secreção ácida diminuída resulta da incapacidade dos túbulos renais de excretar amônia (NH_3^-) e reabsorver o bicarbonato de sódio (HCO_3^-). Observa-se também excreção diminuída de fósforo e de outros ácidos orgânicos.

Anemia

Ocorre anemia em consequência da produção inadequada de eritropoetina, da redução do tempo de sobrevida dos eritrócitos, de deficiências nutricionais e da tendência do paciente à hemorragia, particularmente do trato GI. A eritropoetina, uma substância normalmente produzida pelos rins, estimula a medula óssea a produzir eritrócitos. Na DRET, a produção de eritropoetina diminui e, em consequência, ocorre anemia profunda, produzindo fadiga, angina e dispneia (Evans, 2017).

Desequilíbrio do cálcio e do fósforo

Outra anormalidade observada na DRET consiste em um distúrbio no metabolismo do cálcio e do fósforo. Os níveis séricos de cálcio e de fosfato exibem uma relação recíproca no organismo: à medida que um deles aumenta, o outro diminui. Na presença de diminuição da filtração por meio do glomérulo do rim, ocorre aumento nos níveis séricos de fósforo e diminuição recíproca ou correspondente nos níveis séricos de cálcio. O nível sérico diminuído de cálcio provoca secreção elevada de paratormônio (PTH) pelas glândulas paratireoides. Todavia, quando o paciente tem nefropatia, o corpo não consegue responder normalmente à secreção aumentada de PTH. Como resultado disso, o cálcio sai dos ossos, frequentemente provocando alterações e patologias ósseas, bem como calcificação dos principais vasos sanguíneos do corpo. Além disso, o metabólito ativo da vitamina D (1,25-di-hidroxicolecalciferol), que normalmente é produzido pelo rim, diminui à medida que a doença renal progride (Brooks, 2017). A doença óssea urêmica, frequentemente denominada osteodistrofia renal, desenvolve-se em consequência das alterações complexas que ocorrem no equilíbrio do cálcio, fosfato e PTH. Há também evidências de calcificação dos vasos sanguíneos.

Complicações

Existem várias complicações potenciais da DRET que exigem uma abordagem colaborativa de cuidado multiprofissional. A saber:

- Anemia, devido a produção diminuída de eritropoetina, redução do tempo de sobrevida dos eritrócitos, hemorragia digestiva, devido a toxinas irritantes e formação de úlceras e perda de sangue no circuito da máquina de diálise e no dialisador (filtro) após o término da HD
- Doença óssea e calcificações metastáticas e vasculares, devido a retenção de fósforo, níveis séricos baixos de cálcio e metabolismo anormal da vitamina D
- Hiperpotassemia, devido a excreção diminuída, acidose metabólica, catabolismo e aporte excessivo de potássio por meio de dieta, medicamentos ou soluções IV
- Hipertensão, em consequência da retenção de sódio e de água e da disfunção do sistema de renina-angiotensina-aldosterona
- Pericardite, derrame pericárdico e tamponamento pericárdico, devido a retenção dos produtos de degradação urêmicos e diálise inadequada.

Manejo clínico

O objetivo do manejo consiste em manter a função renal e a homeostasia pelo maior tempo possível. Todos os fatores que contribuem para a DRET e todos os fatores que são reversíveis (p. ex., obstrução) são identificados e tratados. O manejo é realizado principalmente com medicamentos e dieta, embora a diálise também possa ser necessária para diminuir o nível de produtos de degradação urêmica no sangue e para controlar o equilíbrio eletrolítico. A estreita cooperação com o nutricionista do setor de diálise é essencial para a terapia nutricional.

Terapia farmacológica

As complicações podem ser prevenidas ou retardadas por medicação apropriada. Agentes quelantes de fosfato, suplementos de cálcio e vitamina D, agentes anti-hipertensivos e agentes com ação no sistema circulatório, bem como eritropoetina humana recombinante, são frequentemente prescritos (Parikh et al., 2019).

Agentes de ligação de cálcio e de fósforo

A hiperfosfatemia e a hipocalcemia são tratadas com medicamentos que se ligam ao fósforo da dieta no trato GI. São prescritos ligantes, como o carbonato de cálcio ou o acetato de cálcio; todavia, existe risco de hipercalcemia. Se o cálcio estiver elevado, ou se o produto do cálcio-fósforo ultrapassar 55 mg/dℓ, pode-se prescrever um ligante de fosfato polimérico, como o carbonato de sevelâmer (Schonder, 2017). O medicamento liga-se ao fósforo da dieta na via intestinal. São administrados de um a quatro comprimidos com a primeira porção de alimento para que o medicamento seja efetivo.

Agentes anti-hipertensivos e cardiovasculares

A hipertensão é tratada por meio de controle do volume intravascular e uso de uma variedade de agentes anti-hipertensivos (Schonder, 2017). A insuficiência cardíaca e o edema pulmonar também podem exigir manejo com restrição de líquidos, dieta hipossódicas, agentes diuréticos, agentes inotrópicos e diálise. De modo geral, a acidose metabólica da DRET não provoca sintomas e não exige tratamento. Todavia, bicarbonato de sódio ou diálise podem ser necessários para corrigir a acidose, se esta provocar sintomas.

Eritropoetina

A anemia associada à DRET é tratada com agentes estimulantes dos eritrócitos (eritropoetina humana recombinante). Os pacientes com anemia apresentam sintomas inespecíficos, como mal-estar, fadiga geral e diminuição da tolerância à atividade. A terapia de estimulação de eritrócitos é iniciada com meta de hemoglobina de 10 a 11 g/dℓ, que geralmente alivia muitos dos sintomas de anemia sem aumentar o risco de morte e complicações cardiovasculares (Evans, 2017; Schonder, 2017).

A eritropoetina humana recombinante pode ser administrada IV ou por via subcutânea (SC), 1 ou 3 vezes/semana, na DRET. São necessárias 2 a 6 semanas para o nível de hemoglobina aumentar. Portanto, essa medicação não é indicada para pacientes que precisam de correção imediata de formas graves de anemia. Os efeitos adversos observados com a terapia com eritropoetina incluem hipertensão (particularmente durante os estágios iniciais do manejo), aumento da coagulação nos locais de acesso vascular, convulsões, eventos cardiovasculares e depleção das reservas corporais de ferro (Evans, 2017; Schonder, 2017).

O manejo envolve ajuste da heparina para evitar a coagulação das linhas durante os tratamentos com HD e o monitoramento da hemoglobina e do hematócrito, dos níveis séricos de ferro e de transferrina. Antes de iniciar a terapia, está indicada a determinação dos níveis de ferro e, se for constatada deficiência de ferro, um ciclo de ferro IV é prescrito porque reservas adequadas de ferro são necessárias para uma resposta adequada. Além disso, é preciso descartar a possibilidade de deficiência de vitaminas, inclusive folato ou vitamina B$_{12}$. Os suplementos de ferro comuns inclusive ferro-sacarose e gliconato férrico (Evans, 2017).

Além disso, a pressão arterial e o nível sérico de potássio do paciente são monitorados para detectar a presença de hipertensão e de níveis séricos crescentes de potássio, que podem ocorrer com a terapia e a massa eritrocitária crescente. A terapia com eritropoetina recombinante deve ser usada com cautela em pacientes com hipertensão arterial sistêmica não controlada (Schonder, 2017). A ocorrência de hipertensão exige a instituição de terapia anti-hipertensiva ou o seu ajuste.

Os pacientes que receberam terapia com eritropoetina relataram níveis diminuídos de fadiga, sensação aumentada de bem-estar, melhor tolerância à diálise, níveis mais altos de energia e melhor tolerância ao exercício (Evans, 2017). Além disso, essa terapia diminuiu a necessidade de transfusão e seus riscos associados, incluindo doença infecciosa transmitida pelo sangue, formação de anticorpos e sobrecarga de ferro (Evans, 2017).

Terapia nutricional
É crucial a solicitação de parecer do nutricionista do setor de nefrologia. A intervenção nutricional é necessária com a deterioração da função renal e inclui uma cuidadosa regulação do aporte de proteína, aporte de líquidos para equilibrar as perdas hídricas e restrição de potássio e sódio. Ao mesmo tempo, é preciso assegurar um aporte calórico adequado, bem como a suplementação de vitaminas. Os pacientes dialisados precisam de um aporte maior de proteína do que os adultos saudáveis e as recomendações atuais para pacientes estáveis em HD é 1,2 g de proteína/kg/dia e em DP é 1,2 a 1,3 g de proteína/kg/dia (National Kidney Foundation Kidney Disease Outcomes Quality Initiative [NKF KDOQI], 2000). A proteína permitida precisa ser de alto valor biológico (ovos, carnes, peixe). As proteínas de alto valor biológico são proteínas completas e que suprem os aminoácidos essenciais e necessários para o crescimento e o reparo das células.

Habitualmente, a recomendação de aporte hídrico para pacientes submetidos a HD em centros especializados e que estão anúricos é cerca de 1.000 mℓ/dia. Quando os pacientes não apresentam anúria, as recomendações são individualizadas de acordo com o volume urinário em 24 horas. Isso é feito para limitar os ganhos ponderais interdialíticos a menos de 4% do peso seco estimado (Gonyea, 2017). As calorias adequadas são fornecidas por carboidratos, proteínas e lipídios, a fim de evitar a debilitação. Além disso, o paciente perde vitaminas hidrossolúveis durante as sessões de diálise; portanto, suplementos orais de vitaminas B e C são prescritos para depois das sessões de diálise.

A hiperpotassemia é, em geral, evitada assegurando um tratamento adequado com diálise, com remoção do potássio e restrição cuidadosa de dieta, medicamentos e líquidos quanto a seu conteúdo de potássio.

Diálise
O paciente com sintomas crescentes de doença renal é encaminhado, precocemente, para o centro de diálise e de transplante, no curso da doença renal progressiva. Em geral, a diálise é iniciada quando o paciente é incapaz de manter uma qualidade de vida razoável como manejo conservador.

Manejo de enfermagem
O paciente com DRET necessita de cuidado de enfermagem experiente para evitar as complicações da função renal reduzida e os estresses e a ansiedade de lidar com uma doença potencialmente fatal.

O cuidado de enfermagem é direcionado para avaliar o estado hídrico e para identificar fontes potenciais de desequilíbrio, trabalhando com um nutricionista renal para implementar um programa nutricional, a fim de assegurar um aporte nutricional apropriado que esteja nos limites do esquema de tratamento e promover a adesão do paciente, incentivando-o a ter maior autocuidado e maior independência. É de suma importância fornecer explicações e informações ao paciente e à família sobre a DRET, as opções de tratamento e as complicações potenciais. O paciente e a família necessitam de muito apoio emocional, devido às numerosas mudanças experimentadas. O assistente social é um membro crucial da equipe interprofissional que atua no setor de diálise. As intervenções específicas, juntamente com a justificativa e os critérios de avaliação, são apresentadas de modo mais detalhado no plano de cuidado de enfermagem ao paciente com DRET (Boxe 48.7).

Promoção de cuidados domiciliar, comunitário e de transição

 Orientação do paciente sobre autocuidados

O enfermeiro desempenha um importante papel na orientação do paciente com DRET. Devido à extensa orientação necessária, o enfermeiro de cuidados domiciliares, o enfermeiro de diálise e os enfermeiros dos ambientes hospitalar e ambulatorial, bem como o nutricionista renal, fornecem instruções continuadas e reforço enquanto monitoram a evolução do paciente e a sua adesão ao esquema de tratamento. O paciente é instruído a verificar o acesso vascular quanto à sua permeabilidade e a usar as precauções apropriadas, como evitar a punção venosa e as medições da pressão arterial no braço com o dispositivo de acesso. Além disso, o paciente e a família precisam saber quais problemas devem ser relatados ao médico. A saber:

- Agravamento dos sinais e sintomas da doença renal (náuseas, vômitos, alteração no débito urinário habitual, gosto metálico na boca, hálito com odor de amônia)
- Sinais e sintomas de hiperpotassemia (fraqueza muscular, diarreia, cólicas abdominais)
- Sinais e sintomas de problemas do acesso (fístula ou enxerto coagulados, infecção).

Sinais e sintomas de declínio da função renal, além dos níveis crescentes de ureia e de creatinina sérica, podem indicar a necessidade de alterar a prescrição da diálise. Os enfermeiros de diálise também fornecem educação continuada e suporte a cada visita de manejo.

Cuidados contínuos e de transição
A importância dos exames de acompanhamento e do tratamento é ressaltada para o paciente e a família, devido a mudanças no estado físico, na função renal e nas necessidades de diálise. O encaminhamento para cuidado domiciliar fornece ao enfermeiro

Boxe 48.7 — PLANO DE CUIDADO DE ENFERMAGEM
Paciente com doença renal terminal

DIAGNÓSTICO DE ENFERMAGEM: hipervolemia associada com débito urinário diminuído, excessos da dieta e retenção de sódio e de água
OBJETIVO: manutenção do peso corporal ideal sem excesso de líquidos

Intervenções de enfermagem	Justificativa	Resultados esperados
1. Avaliar o estado hídrico: a. Pesagem diária. b. Equilíbrio hídrico. c. Turgor da pele e presença de edema. d. Distensão das veias do pescoço. e. Pressão arterial, frequência do pulso e ritmo. f. Frequência e esforço respiratórios. 2. Limitar o aporte de líquido para o volume prescrito. 3. Identificar as fontes potenciais de líquidos: a. Medicamentos e líquidos utilizados para tomar ou administrar medicamentos: orais e intravenosos. b. Alimentos. 4. Explicar ao paciente e à sua família a justificativa da restrição de líquidos. 5. Ajudar o paciente a enfrentar os desconfortos resultantes da restrição de líquidos. 6. Fornecer ou incentivar a higiene oral frequente.	1. A avaliação fornece valores de referência e uma base de dados continuada para monitorar as alterações e avaliar as intervenções. 2. A restrição de líquido será determinada com base no peso, no débito urinário e na resposta do paciente à terapia. 3. As fontes reconhecidas de excesso de líquidos podem ser identificadas. 4. A compreensão promove a cooperação do paciente e da família com a restrição de líquidos. 5. O aumento do conforto do paciente promove a adesão às restrições nutricionais. 6. A higiene oral reduz o ressecamento das mucosas orais.	• Não apresenta nenhuma alteração rápida do peso • Mantém as restrições nutricionais e hídricas • Exibe turgor normal da pele, sem edema • Apresenta sinais vitais normais • Não exibe distensão das veias do pescoço • Não relata nenhuma dificuldade para respirar, nem dispneia • Realiza a higiene oral com frequência • Relata diminuição da sede • Relata diminuição do ressecamento da mucosa oral.

DIAGNÓSTICO DE ENFERMAGEM: comprometimento do aporte nutricional associado a anorexia, náuseas, vômitos, restrições dietéticas e alteração das mucosas orais
OBJETIVO: manutenção de um aporte nutricional adequado

Intervenções de enfermagem	Justificativa	Resultados esperados
1. Solicitar parecer do nutricionista em relação a recomendações para dieta apropriada: restrições de potássio, fósforo e sódio e demandas de proteína. 2. Avaliar o estado nutricional: a. Alterações do peso. b. Valores laboratoriais (níveis séricos de eletrólitos, ureia, creatinina, proteína, transferrina e ferro). 3. Avaliar os padrões nutricionais do paciente: a. Histórico alimentar. b. Preferências alimentares. c. Contagens de calorias. 4. Avaliar os fatores que contribuem para a alteração da aporte nutricional: a. Anorexia, náuseas ou vômitos. b. Dieta não apetitosa para o paciente. c. Depressão. d. Falta de compreensão das restrições nutricionais. e. Estomatite. 5. Fornecer as preferências alimentares do paciente no grupo das restrições nutricionais. 6. Promover a ingestão de alimentos com proteína de alto valor biológico: ovos, peixe, carnes. 7. Incentivar lanches ricos em calorias e com baixo conteúdo de fósforo, sódio e potássio entre as refeições. 8. Modificar o esquema de administração dos medicamentos de tal forma que não sejam ingeridos imediatamente antes das refeições (com exceção dos quelantes de fosfato que são ingeridos com a primeira porção de alimentos).	1. Engajar a equipe multiprofissional no manejo do paciente. 2. Os dados de referência possibilitam o monitoramento das alterações e a avaliação da eficácia das intervenções. 3. Os padrões nutricionais pregressos e atuais são considerados no planejamento das refeições. 4. São fornecidas informações sobre outros fatores que podem ser alterados ou eliminados para promover um aporte nutricional adequado. 5. Incentiva-se um aumento no aporte nutricional. 6. As proteínas completas são fornecidas para o equilíbrio nitrogenado positivo necessário ao crescimento e à cicatrização. 7. Reduz a fonte de alimentos e proteínas restritos e fornece calorias para a energia, preservando a proteína para o crescimento dos tecidos e a cicatrização. 8. A ingestão de medicamentos exatamente antes das refeições pode produzir anorexia e sensação de plenitude.	• Consome proteína de alto valor biológico • Escolhe alimentos dentro das restrições nutricionais que sejam atraentes • Consome alimentos ricos em calorias no grupo das restrições nutricionais • Explica com suas próprias palavras a justificativa para as restrições nutricionais e a relação com os níveis de ureia e creatinina • Toma os medicamentos no horário que não produza anorexia nem sensação de plenitude • Consulta as listas escritas de alimentos aceitáveis • Relata aumento do apetite nas refeições • Não apresenta nenhum aumento nem diminuição rápida do peso corporal • Apresenta turgor cutâneo normal sem edema; cicatrização das feridas e níveis plasmáticos de albumina aceitáveis.

(continua)

Boxe 48.7 — PLANO DE CUIDADO DE ENFERMAGEM (continuação)
Paciente com doença renal terminal

Intervenções de enfermagem	Justificativa	Resultados esperados
9. Explicar a justificativa para as restrições nutricionais, a relação com a doença renal e os níveis elevados de ureia e de creatinina sérica.	9. Promove a compreensão do paciente das relações existentes entre a dieta e os níveis de ureia e creatinina com a doença renal.	
10. Fornecer listas por escrito dos alimentos permitidos, bem como sugestões para melhorar o seu sabor sem o uso de sódio ou de potássio.	10. As listas fornecem uma abordagem positiva para as restrições nutricionais e uma referência para uso pelo paciente e pela família em casa.	
11. Proporcionar um ambiente agradável no horário das refeições.	11. Os fatores desagradáveis que contribuem para a anorexia do paciente são eliminados.	
12. Pesar diariamente o paciente.	12. Possibilita o monitoramento do estado hídrico e nutricional.	
13. Avaliar se existem evidências de aporte inadequada de proteína: a. Formação de edema. b. Cicatrização tardia das feridas. c. Níveis séricos diminuídos de albumina.	13. O aporte inadequado de proteína pode levar a diminuição da albumina e de outras proteínas, formação de edema e demora na cicatrização de feridas.	

DIAGNÓSTICO DE ENFERMAGEM: falta de conhecimento sobre a condição e o tratamento
OBJETIVO: maior conhecimento sobre a condição e o tratamento relacionado

Intervenções de enfermagem	Justificativa	Resultados esperados
1. Avaliar a compreensão da etiologia da doença renal, das consequências da doença renal e de seu tratamento: a. Causa de doença renal do paciente. b. Significado da doença renal. c. Compreensão da função renal. d. Relação das restrições de líquidos e alimentos com a doença renal. e. Fundamentação do tratamento (HD, DP, transplante)	1. Fornece uma base de referência para explicações e instruções adicionais.	• Verbaliza a relação da causa da doença renal com as consequências • Explica as restrições hídricas e nutricionais na medida em que estão relacionadas com a incapacidade dos rins de realizar suas funções reguladoras • Explica com suas próprias palavras a relação da doença renal com a necessidade de tratamento • Faz perguntas sobre as opções de manejo, indicando disposição para aprender • Verbaliza planos para continuar com uma vida o mais normal possível • Utiliza as informações e instruções por escrito para esclarecer dúvidas e procurar informações adicionais.
2. Fornecer explicações sobre a função renal e as consequências da doença renal de acordo com o nível de compreensão do paciente e orientadas pela disposição do paciente em aprender.	2. O paciente pode aprender sobre a doença renal e o seu manejo quando fica pronto para compreender e aceitar o diagnóstico e as consequências.	
3. Ajudar o paciente a identificar maneiras de incorporar mudanças no estilo de vida relacionadas com a doença e o seu tratamento.	3. O paciente pode perceber que a sua vida não precisa girar em torno da doença.	
4. Fornecer informações verbais e por escrito, quando apropriado, sobre os seguintes itens: a. Função e insuficiência renais. b. Restrições de líquidos e alimentos. c. Medicamentos. d. Problemas, sinais e sintomas passíveis de relatar. e. Agendamento para o acompanhamento. f. Recursos comunitários. g. Opções de tratamento.	4. Fornece ao paciente informações que possam ser utilizadas para maior esclarecimento em casa.	

DIAGNÓSTICO DE ENFERMAGEM: intolerância à atividade associada com a fadiga, a anemia, a retenção de produtos de degradação e o procedimento de diálise
OBJETIVO: participação nas atividades nos limites da tolerância

Intervenções de enfermagem	Justificativa	Resultados esperados
1. Avaliar os fatores que contribuem para a intolerância à atividade: a. Fadiga. b. Anemia. c. Desequilíbrios hidreletrolíticos. d. Retenção de produtos de degradação. e. Depressão.	1. Indica os fatores que contribuem para a intensidade da fadiga.	• Participa em níveis crescentes de atividade e exercício • Relata maior sensação de bem-estar • Alterna o repouso com a atividade • Participa em atividades selecionadas de autocuidado.
2. Promover a independência nas atividades de autocuidado, de acordo com a tolerância do paciente; ajudá-lo se estiver fatigado.	2. Promove melhora da autoestima.	
3. Incentivar o paciente a alternar a atividade com o repouso.	3. Promove a atividade e o exercício na faixa de limites permitida, bem como o repouso adequado.	
4. Incentivar o paciente a repousar depois dos manejos de diálise.	4. O repouso adequado é incentivado depois dos tratamentos de diálise, que são exaustivos para muitos pacientes.	

(continua)

Boxe 48.7 PLANO DE CUIDADO DE ENFERMAGEM (continuação)
Paciente com doença renal terminal

DIAGNÓSTICO DE ENFERMAGEM: risco de baixa autoestima situacional associado com a dependência, as mudanças de papéis, a alteração na imagem corporal e a alteração da função sexual
OBJETIVO: melhora da autoestima

Intervenções de enfermagem	Justificativa	Resultados esperados
1. Avaliar as respostas e as reações do paciente e de sua família à doença e ao manejo.	1. Fornece dados sobre os problemas encontrados pelo paciente e pela sua família no enfrentamento das mudanças na vida.	• Identifica estilos de enfrentamento previamente utilizados e que foram efetivos e aqueles que não são mais possíveis, em virtude da doença e de seu tratamento (consumo de bebidas alcoólicas ou uso de substâncias tóxicas; esforço físico extremo)
2. Avaliar a relação do paciente com familiares significativos.	2. Identifica as forças e o apoio do paciente e de sua família.	
3. Avaliar os padrões habituais de enfrentamento do paciente e dos familiares.	3. Os padrões de enfrentamento, que podem ter sido efetivos no passado, também podem ser prejudiciais, tendo em vista as restrições impostas pela doença e pelo seu manejo.	
4. Incentivar uma discussão aberta das preocupações sobre as mudanças produzidas pela doença e pelo seu tratamento: a. Mudanças de papéis. b. Mudanças no estilo de vida. c. Alterações na ocupação. d. Alterações sexuais. e. Dependência da equipe de saúde.	4. Incentiva o paciente a identificar as preocupações e as etapas necessárias para lidar com elas.	• O paciente e a sua família identificam e verbalizam os sentimentos e as reações à doença e às mudanças necessárias em suas vidas • Procura aconselhamento profissional, quando necessário, para enfrentar as alterações resultantes da doença renal • Relata satisfação com o método de expressão sexual.
5. Explorar maneiras alternativas de expressão sexual diferentes da relação sexual.	5. Formas alternativas de expressão sexual podem ser aceitáveis.	
6. Discutir o papel de dar e receber amor, calor e afeição.	6. A sexualidade significa diferentes coisas para diferentes pessoas, dependendo do estágio de maturidade.	
7. Solicitar parecer do assistente social e do setor de saúde mental para atender demandas não solucionadas do paciente.	7. Colaborar com a equipe interprofissional para atender demandas não solucionadas do paciente.	

PROBLEMAS COLABORATIVOS: hiperpotassemia; pericardite, derrame pericárdico e tamponamento pericárdico; hipertensão; anemia; doença óssea e calcificações metastáticas
OBJETIVO: ausência de complicações

Intervenções de enfermagem	Justificativa	Resultados esperados
Hiperpotassemia		
1. Monitorar os níveis séricos de potássio. Notificar o médico se o nível for igual ou se aproximar de > 5,5 mEq/ℓ e preparar para tratar a hiperpotassemia.	1. A hiperpotassemia provoca alterações potencialmente fatais no organismo.	• Apresenta níveis normais de potássio • Não apresenta fraqueza muscular nem diarreia • Exibe um padrão ECG normal • Os sinais vitais estão nos limites normais.
2. Avaliar o paciente quanto à ocorrência de fraqueza muscular, diarreia, alterações do eletrocardiograma (ECG), ondas T altas e em tenda e alargamento do QRS.	2. Os sinais e sintomas cardiovasculares são característicos da hiperpotassemia.	
Pericardite, derrame pericárdico e tamponamento pericárdico		
1. Avaliar o paciente quanto à ocorrência de febre, dor torácica e atrito pericárdico (sinais de pericardite); quando presentes, notificar o médico.	1. Pacientes com doença renal crônica desenvolvem pericardite devido à uremia; os sinais clássicos consistem em febre, dor torácica e atrito pericárdico.	• Apresenta pulsos periféricos fortes e iguais • Ausência de pulso paradoxal • Ausência de derrame pericárdico ou de tamponamento na ultrassonografia cardíaca • Apresenta bulhas cardíacas normais.
2. Se o paciente tiver pericardite, avaliar a cada 4 h: a. Pulso paradoxal, > 10 mmHg. b. Hipotensão extrema. c. Pulsos periféricos fracos ou ausentes. d. Alteração do nível de consciência. e. Distensão venosa jugular.	2. O derrame pericárdico é uma sequela comum da pericardite. Os sinais de derrame consistem em pulso paradoxal (queda de > 10 mmHg da pressão arterial durante a inspiração) e sinais de choque, devido à compressão do coração por um grande derrame. Ocorre tamponamento cardíaco, que pode ser fatal, quando o paciente apresenta grave comprometimento hemodinâmico.	
3. Preparar o paciente para o ecocardiograma, a fim de ajudar a estabelecer o diagnóstico de derrame pericárdico e tamponamento cardíaco.	3. O ecocardiograma mostra-se útil para a visualização dos derrames pericárdicos e do tamponamento cardíaco.	
4. Se houver desenvolvimento de tamponamento cardíaco, preparar o paciente para pericardiocentese de emergência.	4. O tamponamento cardíaco é uma condição que comporta risco à vida, com alta taxa de mortalidade. É crucial a drenagem imediata de líquido do espaço pericárdico através da criação de uma janela pericárdica.	

(continua)

Boxe 48.7 PLANO DE CUIDADO DE ENFERMAGEM (continuação)
Paciente com doença renal terminal

Intervenções de enfermagem	Justificativa	Resultados esperados
Hipertensão arterial 1. Monitorar e registrar a pressão arterial, quando indicado. 2. Administrar medicamentos anti-hipertensivos, conforme prescrição. 3. Incentivar a adesão do paciente à terapia de restrição nutricional e hídrica. 4. Instruir o paciente a relatar os sinais de sobrecarga hídrica, alterações visuais, cefaleia, edema ou convulsões.	1. Fornece dados objetivos para o monitoramento. A presença de níveis elevados pode indicar ausência de adesão do paciente ao esquema de tratamento. 2. Os medicamentos anti-hipertensivos desempenham um papel essencial no manejo da hipertensão associada à doença renal crônica. 3. A adesão do paciente às restrições nutricionais e hídricas e ao esquema de diálise evita o acúmulo excessivo de líquido e de sódio. 4. Constituem indicações de controle inadequado da hipertensão e necessidade de modificar a terapia.	• Pressão arterial e peso nos limites normais • Não relata a ocorrência de cefaleias, problemas de visão ou convulsões • Ausência de edema • Demonstra adesão às restrições nutricionais e hídricas.
Anemia 1. Monitorar a contagem de eritrócitos e os níveis de hemoglobina e o hematócrito, quando indicado. 2. Administrar os medicamentos, conforme prescrição, incluindo suplementos de ferro e ácido fólico, um agente de estimulação dos eritrócitos e multivitaminas. 3. Evitar a coleta de amostras de sangue desnecessárias. 4. Instruir o paciente sobre como evitar o sangramento: evitar assoar o nariz com força e quaisquer esportes de contato, e utilizar uma escova de dentes com cerdas macias. 5. Administrar terapia com hemoderivados, quando indicado.	1. Fornece uma avaliação do grau de anemia. 2. Os eritrócitos necessitam de ferro, ácido fólico e vitaminas para a sua produção. Um agente de estimulação dos eritrócitos estimula a medula óssea a produzir eritrócitos. 3. A anemia é agravada pela coleta de numerosas amostras de sangue. 4. O sangramento em qualquer parte do corpo agrava a anemia. 5. A terapia com hemoderivados pode ser necessária se o paciente tiver sintomas.	• O paciente apresenta coloração normal da pele, sem palidez • Exibe níveis de hemoglobina dentro dos limites aceitáveis • Não tem sangramento em nenhum local.
Doença óssea e calcificações metastáticas 1. Administrar os seguintes medicamentos, conforme prescrição: agentes de ligação de fosfato, suplementos de cálcio e suplementos de vitamina D, calcimiméticos. 2. Monitorar os valores laboratoriais séricos, conforme indicado (níveis de cálcio, fósforo e paratormônio [PTH] ionizado) e relatar os achados anormais ao médico. 3. Ajudar o paciente no programa de exercícios. 4. Solicitar parecer do nutricionista.	1. A doença renal crônica provoca numerosas alterações fisiológicas, que afetam o metabolismo do cálcio, do fósforo e da vitamina D. 2. É comum a ocorrência de hiperfosfatemia, hipocalcemia e hiperparatireoidismo na doença renal crônica. 3. A desmineralização óssea aumenta com a imobilidade, a hiperfosfatemia, o hiperparatireoidismo. 4. Engajar a equipe interprofissional no manejo do paciente.	• Ingerir quelantes de fosfato com a primeira porção de alimento • Apresenta níveis séricos de cálcio, fósforo e PTH ionizado nas faixas aceitáveis • Não apresenta nenhum sintoma de hipocalcemia • Não demonstra nenhuma desmineralização óssea na cintigrafia óssea • Discute a importância de manter o nível de atividade e um programa de exercício.

de cuidados domiciliares a oportunidade de avaliar o ambiente e o estado emocional do paciente, bem como as estratégias de enfrentamento usadas pelo paciente e sua família para lidar com as mudanças nos papéis familiares frequentemente associadas à doença crônica.

O enfermeiro de cuidados domiciliares também avalia o paciente quanto à ocorrência de deterioração adicional da função renal e quanto a sinais e sintomas de complicações em consequência do distúrbio renal primário, da doença renal resultante e dos efeitos das estratégias de manejo (p. ex., diálise, medicamentos, restrições nutricionais). Os pacientes necessitam de instruções e reforço das restrições nutricionais necessárias, incluindo restrição de líquidos, sódio, potássio e fósforo. Lembretes sobre a necessidade de atividades de promoção da saúde e de triagem de saúde constituem importante parte do cuidado de enfermagem do paciente com doença renal.

 ### Considerações gerontológicas

O diabetes melito, a hipertensão, a GN crônica, a nefrite intersticial e a obstrução da via urinária estão entre as causas de DRET nos indivíduos idosos. O grupo de pacientes com DRC que mais cresce é o de adultos mais velhos que também apresentam mais comorbidades (Brooks, 2017). Os sinais e os sintomas de doença renal no indivíduo idoso são frequentemente inespecíficos. A ocorrência de sintomas de outros distúrbios (insuficiência cardíaca, demência) pode mascarar os sintomas da doença renal e retardar ou impedir o diagnóstico e o tratamento (Hain, 2017).

A HD e a DP são usadas efetivamente no manejo de pacientes idosos com DRET. A instituição de diálise em adultos mais velhos aumentou na última década à medida que os *baby boomers* (pessoas nascidas entre 1945 e 1964) envelhecem. A implementação de cuidado paliativo também aumentou entre pacientes que decidem não iniciar a diálise ou interrompê-la. Embora não exista nenhuma limitação específica quanto à idade para o transplante de rim, a presença de distúrbios concomitantes (p. ex., doença da artéria coronária, doença vascular periférica) faz com que o transplante seja uma alternativa menos comum para o paciente idoso. Todavia, nos EUA, quando adultos com 60 anos ou mais com comorbidades significativas não são considerados candidatos adequados a transplante, verifica-se que aqueles que recebem transplante renal sobrevivem por mais tempo que os pacientes dialisados e que os pacientes em lista de espera para transplante (Bunnapradist, Abdalla & Reddy, 2017).

Alguns pacientes idosos optam por não se submeter à diálise nem ao transplante. O manejo conservador e os cuidados paliativos, também conhecidos como cuidados de suporte, incluindo terapia nutricional, controle dos líquidos e medicamentos, como ligantes de fosfato, pode ser considerado em pacientes que não são apropriados para diálise ou transplante ou que decidem não se submeter a esses procedimentos (Molzahn & Schick-Makaroff, 2017). O cuidado paliativo para o paciente com DRET tem por objetivo aliviar o sofrimento, promover qualidade de vida relacionada com a saúde e facilitar a dignidade no fim da vida (ver Capítulo 13).

TERAPIA DE SUBSTITUIÇÃO RENAL

O uso da terapia de substituição renal se torna necessário quando os rins não são mais capazes de remover produtos de degradação, de manter os eletrólitos e de regular o equilíbrio hídrico. Este estado pode ocorrer rapidamente ou se estender por um longo período de tempo, e a necessidade de terapia de substituição pode ser aguda (a curto prazo) ou crônica (a longo prazo). A terapia de substituição renal inclui os vários tipos de diálise e transplante renal.

DIÁLISE

Os tipos de diálise incluem a HD, a TSRC e a DP. A diálise aguda ou urgente é indicada quando existem níveis altos e crescentes de potássio sérico, sobrecarga hídrica ou edema pulmonar iminente; acidose crescente; pericardite; e uremia avançada. Pode ser também utilizada para remover determinados medicamentos ou toxinas (envenenamento ou superdosagem de medicamentos) do sangue ou para o edema ou hipertensão arterial que não responde a outro tratamento, e hiperpotassemia.

A diálise crônica ou de manutenção é indicada na DRC avançada e na DRET nas seguintes circunstâncias: presença de sinais e sintomas urêmicos que afetam todos os sistemas orgânicos (náuseas, vômitos, anorexia grave, letargia crescente, confusão mental), hiperpotassemia, sobrecarga hídrica, que não responde aos diuréticos e à restrição hídrica, e falta generalizada de bem-estar. O atrito pericárdico, que indica a presença de pericardite urêmica, constitui uma indicação urgente para diálise em pacientes com doença renal.

A decisão de iniciar a diálise só deve ser tomada após uma discussão detalhada entre o paciente, a família, o médico e outros membros da equipe de saúde. O enfermeiro pode ajudar o paciente e a família ao responder às suas perguntas, esclarecendo as informações fornecidas e apoiando suas decisões.

O transplante renal bem-sucedido elimina a necessidade de diálise. Observa-se uma acentuada melhora não apenas na qualidade de vida dos pacientes com DRET que se submetem ao transplante, mas também na função fisiológica. Os pacientes que se submetem a transplante renal de doadores vivos, antes que a diálise seja iniciada (transplante preventivo), em geral apresentam uma sobrevida mais longa do rim transplantado do que aqueles que recebem transplante após o início do manejo com diálise (Bunnapradist, Abdalla & Reddy, 2017).

Hemodiálise

A HD é utilizada em pacientes que estão extremamente doentes e que necessitam de diálise por curto prazo, durante alguns dias a semanas, até a recuperação da função renal, como em pacientes com LRA, bem como em pacientes com DRC avançada e DRET, que necessitam de terapia de substituição renal de longo prazo ou permanente. A HD evita a morte, porém não cura a doença renal, nem compensa a perda das atividades endócrinas ou metabólicas dos rins. Aproximadamente 62,7% dos pacientes que necessitam de terapia de substituição renal a longo prazo se submetem à HD crônica (USRDS, 2019). A maioria dos pacientes recebe HD intermitente, que consiste em tratamentos 3 vezes/semana, com duração média entre 3 e 4 horas em um ambiente ambulatorial. A HD também pode ser realizada em casa pelo paciente e por um cuidador familiar. Ver discussão mais adiante sobre HD domiciliar.

A HD tem por objetivo extrair as substâncias nitrogenadas tóxicas do sangue e remover o excesso de líquido. O **dialisador** (também conhecido como rim artificial) é uma membrana semipermeável sintética através da qual o sangue é filtrado para remover toxinas urêmicas e uma quantidade desejada de líquido. Na HD, o sangue carregado de toxinas e produtos de degradação nitrogenados é desviado do paciente para uma máquina por meio do uso de uma bomba de sangue até o dialisador, no qual as toxinas são filtradas e removidas do sangue, sendo o sangue limpo, então, devolvido ao paciente.

A HD se baseia nos princípios de difusão, osmose e **ultrafiltração** (ver Capítulo 10). As toxinas e os produtos de degradação no sangue são removidos por **difusão** – isto é, deslocam-se de uma área de maior concentração no sangue para uma área de menor concentração no dialisado. O **dialisado** é uma solução que circula através do dialisador, composta de todos os eletrólitos em suas concentrações extracelulares ideais. O nível de eletrólitos no sangue do paciente pode ser controlado por meio de um ajuste apropriado dos eletrólitos na solução do dialisado. A membrana semipermeável impede a difusão de moléculas grandes, como eritrócitos e proteínas.

O excesso de líquido é removido do sangue por **osmose**, em que a água se move de uma área de baixo potencial de concentração (o sangue) para uma área de alto potencial de concentração (o banho do dialisado). Na **ultrafiltração**, o líquido se move sob alta pressão para uma área de menor pressão. Esse processo é muito mais eficiente do que a osmose na remoção da água e é realizado pela aplicação de pressão negativa (uma força de sucção) à membrana de diálise. Como os pacientes portadores de DRET que exige diálise em geral são incapazes de excretar água suficiente, essa força é necessária para remover o líquido, a fim de obter um equilíbrio hídrico.

O sistema-tampão do organismo é mantido utilizando-se um banho de dialisado, constituído de bicarbonato (mais comum) ou acetato, que é metabolizado para formar bicarbonato. Administra-se o anticoagulante heparina para impedir a coagulação do sangue no circuito extracorpóreo de diálise. O sangue limpo é devolvido ao organismo com a meta de remover água, equilibrar os eletrólitos e controlar a acidose (Hellebrand, Allen & Hoffman, 2017).

Dialisadores

Os dialisadores são dispositivos de fibras ocas contendo milhares de minúsculos tubos capilares, que transportam o sangue através do rim artificial. Os tubos são porosos e atuam como membrana semipermeável, possibilitando a passagem de toxinas, líquido e eletrólitos pela membrana. O fluxo constante da solução mantém o gradiente de concentração para facilitar a troca dos resíduos do sangue através da membrana semipermeável para a solução do dialisado, no qual são removidos e descartados (Figura 48.3).

Os dialisadores sofreram muitas modificações tecnológicas no seu desempenho e biocompatibilidade. O dialisador de alto fluxo utiliza membranas altamente permeáveis para aumentar a depuração de moléculas de peso molecular baixo e médio. Essas membranas especiais são utilizadas com velocidades de fluxo mais altas do que as tradicionais para a entrada e saída do sangue do dialisador (500 a 550 mℓ/min). A diálise de alto fluxo aumenta a eficiência dos tratamentos, enquanto diminui a sua duração e reduz a necessidade de heparina.

Acesso vascular

O acesso ao sistema vascular do paciente deve ser estabelecido para possibilitar a remoção, a limpeza e o retorno do sangue ao sistema vascular do paciente, em rápidas taxas de 300 a 500 mℓ/min. Vários tipos de acesso podem ser criados cirurgicamente ou colocados durante procedimentos realizados no setor de radiologia intervencionista ou na cabeceira do leito.

Dispositivos de acesso vascular

O acesso imediato à circulação do paciente para HD aguda é obtido por meio da inserção de um cateter de grande calibre, duplo lúmen e sem *cuff* na veia jugular interna direita ou esquerda ou veia femoral pelo médico ou pelo enfermeiro (Figura 48.4). A veia subclávia raramente é puncionada por causa do risco aumentado de estenose central (Pryor & Brouwer-Maier, 2017). Esse método de acesso vascular envolve algum risco (p. ex., hematoma, pneumotórax, infecção, trombose da veia, fluxo inadequado). O cateter é removido quando não for mais necessário (p. ex., devido à melhora da condição do paciente ou ao estabelecimento de outro tipo de acesso permanente). Cateteres de duplo lúmen com bainha também podem inseridos, em geral por um cirurgião ou radiologista intervencionista, na veia jugular interna do paciente. Como esses cateteres têm bainhas sob a pele, o local de inserção cicatriza, fechando a ferida e reduzindo o risco de infecção ascendente. Por esse motivo, esses cateteres são seguros para uso a longo prazo. Todavia,

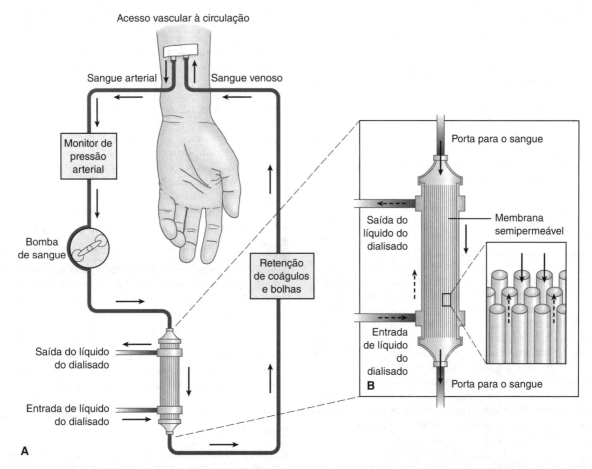

Figura 48.3 • Sistema de HD. O sangue de enxerto ou fístula arteriovenosos é bombeado (**A**) para um dialisador, onde flui através de tubos capilares sintéticos (**B**), que atuam como membrana semipermeável (*detalhe*). O dialisado, que tem uma composição química particular, flui no dialisador ao redor dos tubos capilares através dos quais flui o sangue. Os produtos de degradação no sangue sofrem difusão, através da membrana semipermeável, para a solução do dialisado e fluem para o dreno.

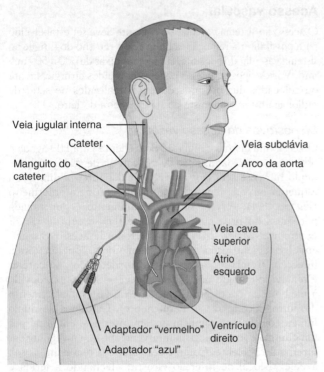

Figura 48.4 • Cateter de HD de duplo lúmen com manguito utilizado na HD aguda. O lúmen vermelho do azul do cateter (*adaptador à direita*) é acoplado a uma linha sanguínea por meio da qual o sangue é bombeado do paciente para o dialisador. Após a passagem do sangue pelo dialisador (rim artificial), ele retorna ao paciente pelo lúmen cateter (*adaptador à esquerda*).

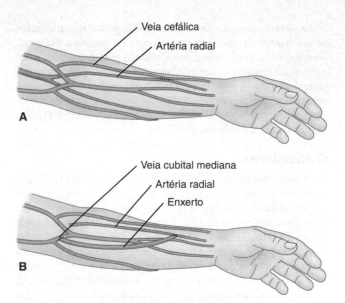

Figura 48.5 • **A.** São criadas fístulas arteriovenosas por meio de anastomose de uma veia com uma artéria do paciente. Esta figura ilustra uma anastomose laterolateral. **B.** São estabelecidos enxertos arteriovenosos a partir da colocação de um tubo sintético entre a artéria e a veia.

as taxas de infecção permanecem elevadas, e a sepse continua sendo uma causa comum de admissão hospitalar (Pryor & Brouwer-Maier, 2017).

Fístula arteriovenosa

O método preferido de acesso vascular permanente para diálise é uma **fístula arteriovenosa** (FAV), que é criada por meios cirúrgicos (em geral, no antebraço) pela anastomose (união) de uma artéria com uma veia, sendo essa união laterolateral ou terminolateral (Figura 48.5A). As agulhas são inseridas no vaso para obter a passagem de um fluxo sanguíneo adequado através do dialisador. O segmento arterial da fístula é utilizado para o fluxo de saída em direção ao dialisador, e o segmento venoso, para a reinfusão do sangue dialisado. Esse acesso necessita de tempo (pelo menos 3 meses) para "amadurecer" antes que possa ser utilizado. À medida que a FAV amadurece, o segmento venoso se dilata, devido ao fluxo sanguíneo aumentado que provém diretamente da artéria. Uma vez alcançada dilatação suficiente, ela então acomodará duas agulhas de grande calibre (calibre 14, 15 ou 16), que são inseridas para cada tratamento de diálise. O paciente é encorajado a realizar exercícios com as mãos (p. ex., apertar uma bola de borracha) para dilatar esses vasos de modo a acomodar as agulhas de grande calibre. Uma vez estabelecido, esse acesso é o que apresenta maior vida útil, sendo considerado, assim, a melhor opção de acesso vascular para o paciente que necessita de HD em andamento (Inglese, 2017).

Enxerto arteriovenoso

Pode-se criar um **enxerto arteriovenoso** pela interposição subcutânea de um material de enxerto biológico, semibiológico ou sintético entre uma artéria e uma veia (Figura 48.5B). Em geral, cria-se um enxerto quando os vasos do paciente não são apropriados para a criação de uma FAV. Os pacientes com comprometimento do sistema vascular (p. ex., devido ao diabetes melito) frequentemente necessitam de um enxerto, visto que seus vasos podem não ser apropriados para a criação de uma FAV. Os enxertos são, em geral, colocados no braço, mas também podem ser aplicados na coxa ou na parede do tórax. As complicações mais comuns desse acesso consistem em estenose, infecção e ocorrência de trombose. Não é raro observar um paciente tratado com diálise apresentando numerosos acessos "antigos" ou "não funcionantes" nos braços. Pede-se ao paciente que identifique o acesso atual em uso, que é cuidadosa e regularmente verificado quanto à presença de sopro e frêmito.

Ver seção Considerações especiais: manejo de enfermagem do paciente hospitalizado sob diálise, posteriormente neste capítulo, para intervenções de enfermagem e cuidado ao paciente com enxerto ou fístula arteriovenosos.

> **Alerta de enfermagem: Qualidade e segurança**
>
> *A falha do acesso de diálise permanente (fístula ou enxerto) é responsável por muitas das internações de pacientes que são submetidos a HD crônica. Por conseguinte, a proteção do acesso é de alta prioridade. Embora as pulseiras de alerta (Sturdivant & Johnson, 2019) sejam ideais para identificar o membro onde está o acesso, placas de sinalização também são um bom alerta de segurança. Na placa deve constar: "Não coletar sangue, não administrar medicação IV nem aferir PA no braço onde está o acesso".*

Complicações

Embora a HD possa prolongar a vida, ela não altera a evolução natural da DRC subjacente, nem substitui por completo a função renal. As complicações da DRC previamente discutidas continuam se agravando e exigem tratamento. Com o início da diálise, os distúrbios do metabolismo dos lipídios são acelerados e contribuem para as complicações cardiovasculares. Podem ocorrer insuficiência cardíaca, doença da artéria coronária, angina, AVE e doença vascular periférica, podendo incapacitar o paciente. A doença cardiovascular continua sendo a principal causa de morte em pacientes submetidos à diálise, bem como em pacientes com DRC.

Muitas complicações resultam da DRET subjacente e das sessões de HD. A anemia da DRET é complicada pela perda sanguínea durante a HD. Podem ocorrer úlceras gástricas em consequência do estresse fisiológico da doença crônica, do uso de medicamentos e de condições clínicas preexistentes (p. ex., diabetes melito). Os pacientes com uremia relatam, com frequência, gosto metálico e náuseas. Podem existir vômitos durante o manejo de HD na presença de rápidos deslocamentos de líquido e hipotensão. Isso contribui para a desnutrição observada em pacientes submetidos à diálise. O metabolismo problemático do cálcio e a osteodistrofia renal podem resultar em dor e fraturas ósseas, interferindo na mobilidade. À medida que continua o tratamento com diálise, a calcificação dos principais vasos sanguíneos foi relatada e ligada à hipertensão e a outras complicações vasculares. Podem ocorrer depósitos de fósforo na pele, causando prurido.

Muitos indivíduos que se submetem à HD apresentam problemas importantes de sono, que complicam ainda mais o seu estado de saúde geral. A diálise no início da manhã ou no fim da tarde pode constituir um fator de risco para o desenvolvimento de transtornos do sono.

Outras complicações da diálise podem incluir as seguintes:

- Com frequência, ocorrem episódios de dispneia à medida que o líquido se acumula entre os tratamentos
- Pode ocorrer hipotensão durante o tratamento, à medida que o líquido é removido. Os sinais comuns de hipotensão consistem em náuseas, vômitos, sudorese, taquicardia e tontura
- Podem ocorrer cãibras musculares dolorosas, em geral no fim da diálise, quando o líquido e os eletrólitos deixam rapidamente o espaço extracelular
- Pode ocorrer exsanguinação se as linhas sanguíneas se separarem, ou se houver deslocamento das agulhas de diálise
- As arritmias podem resultar de alterações dos eletrólitos e do pH ou da remoção dos medicamentos antiarrítmicos durante a diálise
- Embolia gasosa é muito rara desde o advento de detectores de ar nas veias, mas pode ocorrer se ar penetrar no sistema vascular
- Pode ocorrer dor torácica em pacientes com anemia ou com cardiopatia arteriosclerótica
- O desequilíbrio da diálise resulta de deslocamentos do líquido cerebral. Os sinais e sintomas consistem em cefaleia, náuseas, vômitos, inquietação, nível diminuído de consciência e convulsões. É raro e tem mais tendência a ocorrer na LRA ou quando os níveis de ureia estão muito elevados (ultrapassando 150 mg/dℓ) e o paciente é submetido à diálise com fluxos elevados de sangue e dialisado. Portanto, sessões breves com baixos fluxos de dialisado e sangue são prescritos (Hellebrand et al., 2017).

Considerações sobre a covid-19

Os pacientes submetidos a HD em esquema ambulatorial correm alto risco de contrair SARS-CoV-2 devido às comorbidades (p. ex., hipertensão arterial sistêmica), ao seu estado relativamente imunossuprimido e hospitalizações mais frequentes (Wu, Li, Zhu et al., 2020). A ida para um centro de diálise ambulatorial 3 vezes/semana também aumenta o risco de contrair esse vírus (Ajaimy & Melamed, 2020). Um estudo monocêntrico retrospectivo de 49 pacientes em HD, que foram comparados a 52 pacientes sem doença renal, hospitalizados por causa de pneumonia da covid-19 em Wuhan, China, relatou que as principais manifestações de febre e tosse eram menos prevalentes nos pacientes submetidos a HD (Wu et al., 2020). Além disso, era mais provável que os pacientes em HD fossem internados para cuidados intensivos, precisassem de suporte ventilatório e tivessem taxas de mortalidades mais elevadas do que os controles (Wu et al., 2020). Esses relatos iniciais sugerem que os pacientes recebendo HD não somente correm risco mais elevado de contrair covid-19, mas também correm risco de não serem reconhecidos como infectados pelo SARS-CoV-2 nos estágios iniciais quando são mais receptivos ao tratamento. Esses achados também sugerem que os pacientes em HD internados por causa de covid-19 apresentam quadro clínico mais agudo e correm maior risco de morte em comparação com os pacientes que não estão em HD (Wu et al., 2020).

Manejo de enfermagem

O enfermeiro na unidade de diálise desempenha um importante papel no monitoramento, suporte, avaliação e orientação do paciente. Durante a HD, o paciente, o dialisador e o banho do dialisado exigem monitoramento constante, devido à possibilidade de numerosas complicações, incluindo coagulação do tubo de diálise ou dialisador, embolia gasosa, remoção inadequada ou excessiva de líquido, hipotensão, cãibras, vômitos, extravasamentos de sangue, contaminação e complicações do acesso. O cuidado de enfermagem do paciente e a manutenção do dispositivo de acesso vascular são particularmente importantes e são discutidos na seção Considerações especiais: manejo de enfermagem para o paciente hospitalizado sob diálise.

Promoção da terapia farmacológica

Muitos medicamentos são retirados do sangue durante as sessões de HD. Assim, pode necessário modificar a posologia ou os horários de administração da medicação. Os medicamentos hidrossolúveis são rapidamente removidos durante a HD, enquanto aqueles que são lipossolúveis ou que aderem a outras substâncias (como a albumina) não são muito bem dialisados. Essa é a razão pela qual algumas superdosagens de substâncias são tratadas com HD de emergência, e outras não.

Os pacientes que se submetem à HD e que necessitam de medicamentos (p. ex., glicosídios cardíacos, antibióticos, medicamentos antiarrítmicos, agentes anti-hipertensivos) são rigorosamente monitorados para garantir que os níveis sanguíneos e teciduais desses medicamentos sejam mantidos sem haver acúmulo tóxico. A terapia anti-hipertensiva, que frequentemente constitui parte do esquema de pacientes sob diálise, é um exemplo em que a comunicação, a orientação e a avaliação podem fazer diferença nos resultados do paciente. O paciente precisa saber quando tomar o medicamento e quando não tomá-lo. Por exemplo, se um agente anti-hipertensivo for tomado no dia da diálise, poderá ocorrer hipotensão durante a diálise, causando uma pressão arterial perigosamente baixa. Muitos medicamentos que são administrados 1 vez/dia devem ser administrados depois do tratamento com diálise.

Promoção da terapia nutricional e hídrica

A dieta é importante para os pacientes em HD. As metas da terapia nutricional consistem em minimizar os sintomas urêmicos e os desequilíbrios hidreletrolíticos; em manter um bom estado nutricional por meio de aporte adequado de proteínas, calorias, vitaminas e minerais; e em possibilitar o consumo de uma dieta saborosa e agradável. A restrição de líquido também faz parte da prescrição nutricional, visto que pode ocorrer acúmulo de líquidos, levando ao excesso de volume de líquidos, insuficiência cardíaca e edema pulmonar.

Com o início da HD, o paciente em geral necessita de alguma restrição no aporte nutricional de sódio, potássio, fósforo e líquidos. A colaboração estreita com o nutricionista do setor de nefrologia é crucial para ajudar os pacientes a fazerem boas escolhas alimentares. O aporte de proteína é restrito para cerca de 1,2 g/kg do peso corporal ideal por dia; por conseguinte, a proteína ingerida precisa ser de alta qualidade biológica. Habitualmente, o aporte de sódio é limitado a 2 g/dia; a prescrição de líquido é individualizada de acordo com o débito urinário (em geral, 1.000 a 1.500 mℓ/dia). A meta para pacientes em HD é manter o ganho ponderal interdialítico (entre as sessões de diálise) abaixo de 4% do peso seco estimado (Gonyea, 2017). A restrição de potássio depende da quantidade de função renal residual e da frequência da diálise.

A restrição nutricional é uma mudança mal recebida no estilo de vida de muitos pacientes com DRET. Os pacientes podem se sentir estigmatizados em situações sociais, visto que pode haver poucas escolhas alimentares disponíveis para a sua dieta. Se as restrições forem ignoradas, podem surgir complicações que comportam risco à vida, como hiperpotassemia e edema pulmonar. Por conseguinte, o paciente pode se sentir punido por responder aos impulsos humanos básicos de se alimentar e beber. O enfermeiro e o nutricionista renal que cuidam de um paciente com sintomas ou complicações em consequência de imprudência alimentar devem evitar tons ásperos, de crítica ou punitivos ao se comunicar com o paciente. É necessária uma educação regular com reforço para alcançar essas difíceis mudanças no estilo de vida do paciente.

Atendimento às necessidades psicossociais

Os pacientes que precisam de HD em longo prazo tendem a se sentir oprimidos pela rotina cíclica enquanto se empenham na adaptação psicossocial (Lin, Han & Pan, 2015). Com frequência, eles têm problemas financeiros, dificuldade em manter o emprego, desejo sexual diminuído e impotência, depressão clínica e medo de morrer. Os pacientes mais jovens ficam preocupados com o casamento, ter filhos e a carga que representam para suas famílias. O estilo de vida rígido imposto pelos frequentes manejos de diálise e pelas restrições na alimentação e na ingestão de líquidos pode ser desmoralizante para o paciente e a sua família. Os pesquisadores estudaram como os pacientes em HD percebem e lidam com o tratamento por meio de desenvolvimento de resiliência (Kim, Lee & Chang, 2019) (Boxe 48.8).

A diálise altera o estilo de vida do paciente e de sua família. O tempo necessário para a diálise e as consultas médicas e o fato de apresentar uma doença crônica podem criar conflito, frustração, culpa e depressão. Pode ser difícil para o paciente, o cônjuge e a família expressar raiva e sentimentos negativos.

O enfermeiro precisa dar ao paciente e à sua família a oportunidade de expressar os sentimentos de raiva e preocupação sobre as limitações impostas pela doença e seu tratamento, sobre os possíveis problemas financeiros e a falta de segurança no trabalho. Se a raiva não for expressa, ela pode ser direcionada para o interior do paciente e levar a depressão, desespero e tentativa de suicídio; todavia, se a raiva for projetada para outras pessoas, ela pode prejudicar relações familiares.

Embora esses sentimentos sejam normais nessa situação, eles frequentemente são profundos. O aconselhamento e a psicoterapia podem ser úteis. Todos os pacientes que recebem diálise devem ser rastreados à procura de depressão por ferramentas padrões, tais como Patient Health Questionnaire 9 (PHQ-9) ou Beck Depression Inventory (BDI) (Shirazian, Grant, Aina et al., 2017). Depressão exige tratamento. Além disso, pode ser útil encaminhar o paciente e a família a um profissional de saúde mental com experiência no cuidado de pacientes submetidos à diálise. Os enfermeiros clínicos especialistas, os psicólogos e os assistentes sociais podem ser valiosos para ajudar o paciente e a família a enfrentar as alterações produzidas pela doença renal e pelo seu manejo, encorajando o desenvolvimento de resiliência (Kim et al., 2019; Lieser, 2017).

Boxe 48.8 — PERFIL DE PESQUISA DE ENFERMAGEM

Resiliência em pacientes tratados com diálise

Kim, E., Lee, Y. & Chang, S. (2019). How do patients on hemodialysis perceive and overcome hemodialysis?: Concept development of the resilience of patients on hemodialysis. *Nephrology Nursing Journal, 46*(5), 521-530.

Finalidade
Esse estudo qualitativo foi projetado para identificar e conceitualizar resiliência em pacientes recebendo hemodiálise (HD).

Metodologia
Esse estudo foi realizado em três fases. Na primeira fase, denominada fase teórica, foi realizada revisão da literatura e foi criada uma definição para a resiliência dos pacientes submetidos à HD. Na fase de trabalho de campo, dez pacientes foram entrevistados. Os dados qualitativos das dez entrevistas foram analisados para identificar atributos de resiliência dos pacientes submetidos à HD. A última fase comparou a definição teórica com os dados coletados na fase de trabalho de campo.

Achados
A amostra intencional de participantes incluiu dez pacientes de um centro de HD de um hospital universitário na Coreia que foram selecionados por enfermeiros com experiência em HD que avaliaram pacientes com características de resiliência. Os participantes permaneceram em HD durante 1 a 10 anos e 60% eram mulheres. Durante as entrevistas detalhadas constatou-se que o conceito de resiliência em HD tinha três dimensões: disposição em solucionar ativamente problemas, criação de estratégias de rotina diária para manter a atuação como membro da família e afirmar o desejo de evoluir durante o processo de fazer HD; aceitação da HD como meio de manter a homeostasia do corpo e ponderar sobre a morte; e autopercepção positiva e reinterpretação positiva dos relacionamentos humanos.

Implicações para a enfermagem
O profissional de enfermagem deve avaliar e reforçar estratégias de enfrentamento positivas utilizadas pelos pacientes para lidar com as questões relacionadas à rotina de HD e as mudanças de estilo de vida. Ao identificar o conceito de resiliência os enfermeiros conseguem encorajar os pacientes a usar habilidades de enfrentamento positivas para lidar com os desafios financeiros, psicossociais e clínicos. Os achados desse estudo poderiam ser utilizados como fundamento para estratégias de intervenção que incorporem o inventário dos pontos fortes dos pacientes.

A sensação de perda que o paciente vivencia não pode ser subestimada, visto que cada aspecto de uma "vida normal" está rompido. Alguns pacientes recorrem à negação para lidar com o conjunto de problemas clínicos (p. ex., infecções, hipertensão, anemia, neuropatia). As equipes que são tentadas a rotular o paciente como uma pessoa que não colabora precisam considerar o impacto que a doença renal e o seu tratamento têm sobre o paciente e a família, bem como as estratégias de enfrentamento que eles podem utilizar.

Os princípios de cuidados paliativos, que focam o controle dos sintomas, estão se tornando cada vez mais importantes à medida que maior atenção é dispensada para as questões relacionadas com a qualidade de vida do paciente. Os pacientes e suas famílias são incentivados a discutir as opções de fase terminal e a desenvolver diretrizes antecipadas ou testamentos (Molzahn & Schick-Makaroff, 2017) (Boxe 48.9).

Promoção de cuidados domiciliar, comunitário e de transição

 Orientação do paciente sobre autocuidados

A preparação de um paciente para a HD é essencial. A avaliação ajuda a identificar as necessidades de aprendizado do paciente e de seus familiares. Em muitos casos, o paciente recebe alta antes que se proceda a uma avaliação completa das necessidades de aprendizado e disposição para aprender; por conseguinte, os enfermeiros hospitalares, a equipe de diálise e os enfermeiros de cuidados domiciliares precisam trabalhar em conjunto para dar orientação apropriada que atenda às necessidades mutáveis e à disposição para aprender do paciente e da família (Boxe 48.10).

O diagnóstico de DRET e a necessidade de diálise são um grande ajuste para o paciente e a família. Além disso, muitos pacientes com DRET apresentam depressão clínica, e a uremia crônica contribui para redução do tempo de atenção, nível diminuído de concentração e alteração da percepção. Por conseguinte, as instruções devem ser fornecidas em breves sessões de 10 a 15 minutos, com um tempo adicional para esclarecimento, repetição, reforço e perguntas do paciente e da família. O enfermeiro precisa demonstrar uma atitude sem julgamento para que o paciente e a família possam discutir as opções e seus sentimentos sobre essas opções. As reuniões em equipe são valiosas para compartilhar as informações e proporcionar a cada membro da equipe a oportunidade de discutir as necessidades do paciente e da família.

Hemodiálise domiciliar

Os pacientes que se submetem à HD o fazem, em sua maioria, em ambiente ambulatorial; todavia, a HD domiciliar constitui uma opção para alguns. Antes da pandemia de covid-19, aproximadamente 2% dos pacientes que recebiam terapia de substituição renal faziam HD em seus domicílios (USRDS, 2019). A HD domiciliar requer um paciente altamente motivado, que tenha vontade de assumir a responsabilidade pelo procedimento e que seja capaz de ajustar cada tratamento para atender às necessidades mutáveis do organismo. Exige também o compromisso e a cooperação de um cuidador familiar para auxiliar o paciente. Entretanto, muitos pacientes não se sentem confortáveis em impor essa tarefa a outras pessoas e não querem sujeitar os familiares ao sentimento de que a sua casa se transformou em uma clínica. A equipe de saúde nunca força um paciente a utilizar a HD domiciliar, visto que esse

---

Boxe 48.9 **DILEMAS ÉTICOS**
Como os direitos dos pacientes podem ser percebidos com clareza durante uma pandemia?

Caso clínico

B.J. é uma viúva de 74 anos com doença renal crônica (DRC) que faz hemodiálise (HD) 3 vezes/semana em uma unidade de diálise ambulatorial. Ela é internada na enfermaria clínica onde você atua e apresenta retenção de líquido e dispneia. Segundo relatos, B.J. não compareceu à unidade de diálise ambulatorial na semana anterior. Como parte do plano terapêutico dela, deve ser realizada diálise durante a hospitalização. Quando você entra no quarto dela para prepará-la para ser levada para o setor de diálise do hospital, você constata que a paciente está cantarolando, batendo palmas e sorrindo. Quando você explica que ela será levada para o setor de diálise, ela diz: "Querido, eu não quero ir. Eu quero ver Jesus. Chegou a minha hora e estou preparada para ver o Senhor meu Deus". A assistente social informa que esta não é a primeira internação de B.J. por causa de adesão insatisfatória ao esquema de diálise ambulatorial. Durante as hospitalizações anteriores as três filhas adultas a visitaram e efetivamente a encorajaram a aceitar as sessões de diálise. Segundo consta, as filhas têm relações de amor e suporte entre elas e com a mãe. Todavia, existe um surto de covid-19 na sua comunidade e o hospital determinou que não são permitidas visitas e as filhas de B.J. não puderam vê-la.

Discussão

O princípio da autonomia é considerado sacrossanto. Os pacientes têm o direito de recusar tratamentos, mesmo que possam salvar a vida deles. Todavia, nesse caso específico, B.J. poderia apresentar *delirium* como manifestação do manejo insatisfatório da doença renal crônica. Se ela realmente apresentar *delirium*, pode ser determinado que ela é incapaz de tomar suas próprias decisões. As filhas dela poderiam ser responsáveis legais e tomar decisões em relação aos cuidados a serem prestados a B.J. A proibição de visitas das filhas enquanto B.J. está internada compromete a capacidade de elas conversarem sobre as opções e obterem o consentimento dela para instituição de tratamento.

Análise

- Descreva os princípios éticos em conflito nesse caso (ver Capítulo 1, Boxe 1.7). O princípio de beneficência e o desejo de "fazer o bem" para B.J. podem sobrepujar o direito dela de recusar o tratamento? Ela pode ser forçada a aceitar a diálise?
- E se for determinado que B.J. é incapaz de tomar decisões esclarecidas? Por outro lado, o que fazer se for determinado que B.J. não apresenta *delirium* e tem capacidade de recusar a diálise? Descrever os métodos que poderiam ser empregados para interagir com as filhas de B.J. de modo que elas possam se comunicar com ela e entre si como uma unidade familiar
- Quais recursos poderiam ser mobilizados para ajudar B.J., suas filhas e a equipe de saúde no sentido de elaborar um plano de tratamento que preserve a dignidade de B. J., durante essa pandemia?

Referência bibliográfica

Hulkower, A. (2020). Learning from COVID. *Hastings Center Report*, 50(3), 16-17.

Recursos

Ver no Capítulo 1, Boxe 1.10, as etapas de uma análise ética e recursos de ética.

> **Boxe 48.10** **LISTA DE VERIFICAÇÃO DO CUIDADO DOMICILIAR**
> **Paciente submetido à hemodiálise**
>
> **Ao concluírem as orientações, o paciente e/ou o cuidador serão capazes de:**
>
> - Discutir a doença renal e seus efeitos sobre o organismo
> - Declarar o objetivo e a finalidade da HD e seu impacto no aspecto fisiológico, nas AVDs, nas AIVDs, nos papéis, nos relacionamentos e na espiritualidade
> - Discutir os problemas comuns que podem surgir durante a HD e a sua prevenção e manejo
> - Indicar o nome, a dose, os efeitos colaterais, a frequência e o horário de uso de todos os medicamentos nos dias de diálise e nos dias sem diálise
> - Descrever os valores laboratoriais comumente medidos, os resultados e as implicações
> - Declarar as mudanças no estilo de vida (p. ex., dieta, atividade física) necessárias para manter a saúde
>   - Reconhecer as restrições nutricionais e hídricas, a justificativa e as consequências da não adesão
>   - Relatar as restrições dietéticas e as modificações necessárias para fornecer aporte adequado de proteína, caloria, vitamina e minerais
> - Listar as diretrizes para a prevenção e a detecção de sobrecarga hídrica, o significado do peso "seco" e como se pesar
> - Demonstrar o cuidado do acesso vascular, como verificar a perviedade, os sinais e sintomas de infecção e a prevenção das complicações
> - Desenvolver estratégias para controlar e reduzir a ansiedade e manter a independência
> - Discutir as estratégias para detecção, manejo e alívio do prurido, da neuropatia e de outras complicações potenciais da doença renal
> - Relatar como contatar o médico em caso de perguntas ou complicações
> - Determinar o horário e a data das consultas de acompanhamento médico, da terapia e dos exames
> - Coordenar arranjos financeiros para a HD e estratégias para identificar e obter recursos
> - Identificar fontes de apoio social (p. ex., amigos, parentes, comunidade de fé)
> - Identificar informações de contato de serviços de apoio para pacientes e seus cuidadores/familiares
> - Identificar a necessidade de promoção da saúde, prevenção de doenças e atividades de triagem.

AIVDs: atividades instrumentais da vida diária; AVDs: atividades da vida diária.

manejo exige mudanças na casa e na família. A HD domiciliar precisa ser uma decisão tomada pelo paciente e pela família (Harwood & Dominski, 2017). Todavia, mais pacientes que precisam de terapia de substituição renal estão sendo encorajados a reavaliar a opção de diálise domiciliar porque essa modalidade possibilita o isolamento dos pacientes e evita a ida a um centro de HD 3 vezes/semanas, reduzindo, assim, o risco de contrair SARS-CoV-2 (Ajaimy & Melamed, 2020).

O paciente que se submete à HD domiciliar e o cuidador familiar que irá ajudá-lo precisam ser treinados para preparar, operar e desmontar a máquina de diálise; manter e limpar o equipamento; administrar os medicamentos (p. ex., heparina) nas linhas da máquina; e solucionar os problemas de emergência (ruptura do dialisador de HD, problemas elétricos ou mecânicos, hipotensão, choque e convulsões) (Harwood & Dominski, 2017). Como a HD domiciliar impõe ao paciente e ao familiar a responsabilidade principal pelo tratamento, eles devem compreender e devem ser capazes de realizar todos os aspectos do procedimento de HD.

Antes de iniciar a HD domiciliar, são avaliados o ambiente domiciliar, os recursos domiciliares e comunitários e a capacidade e vontade do paciente e da família de realizar esse tratamento. A casa é inspecionada para ver se as tomadas elétricas, os encanamentos e o espaço de armazenamento são adequados. Podem ser necessárias modificações para que o paciente e seu cuidador possam realizar diálise com segurança e lidar com emergências.

Uma vez iniciada a HD domiciliar, o enfermeiro de cuidados domiciliares deve fazer visitas periódicas para avaliar a adesão às técnicas recomendadas, examinar o paciente à procura de complicações, reforçar as instruções prévias e dar *feedback* e segurança.

Cuidados contínuos e de transição

A meta da equipe de saúde no tratamento de pacientes com DRC consiste em maximizar o seu potencial vocacional, estado funcional e qualidade de vida (Browne & Johnstone, 2017). Para facilitar a reabilitação renal, o acompanhamento apropriado e o monitoramento por membros da equipe de saúde (médicos, enfermeiros de diálise, nutricionista renal, assistente social, psicólogo, enfermeiros de cuidados domiciliares e outros, quando apropriado) são essenciais para identificar e solucionar precocemente os problemas. Muitos pacientes com DRC podem retomar uma vida relativamente normal, fazendo as coisas que são importantes para eles, como viajar, fazer exercícios, trabalhar ou participar ativamente nas atividades da família. Quando intervenções apropriadas estão disponíveis no início do curso da diálise, o potencial de uma saúde melhor aumenta, e o paciente pode permanecer ativo na família e na vida comunitária. As metas de resultados da reabilitação renal incluem emprego daqueles que são capazes de trabalhar, melhor funcionamento físico de todos os pacientes, melhor compreensão sobre a adaptação e as opções para viver bem, maior controle sobre os efeitos da doença renal e da diálise e retomada das atividades apreciadas antes da diálise.

Terapia de substituição renal contínua

As TSRCs podem ser indicadas para pacientes com doença renal aguda ou crônica, que estão clinicamente muito instáveis para a realização de HD tradicional, para pacientes com sobrecarga hídrica secundária à doença renal oligúrica (débito urinário baixo) e para pacientes cujos rins são incapazes de atender às necessidades metabólicas ou nutricionais extremamente altas. Algumas formas de TSRC podem não exigir máquinas de diálise nem pessoal de diálise para executar os procedimentos e podem ser iniciadas rapidamente em unidades de tratamento intensivo. Dispõe-se de vários tipos de TSRC, que são amplamente utilizados em unidades de terapia intensiva (Figura 48.6). Os métodos são semelhantes, na medida em que exigem um acesso à circulação e a passagem do sangue através de um filtro artificial. Em todos os tipos, utiliza-se um hemofiltro (um filtro extremamente poroso para sangue, que contém uma membrana semipermeável).

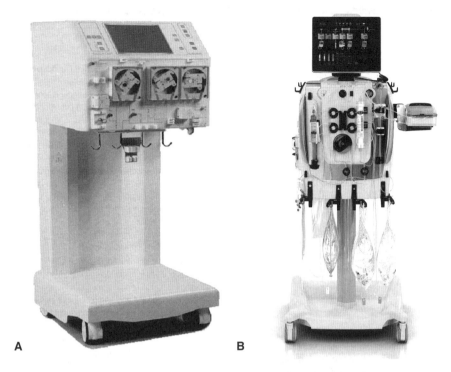

Figura 48.6 • Os aparelhos para a administração de terapia de substituição renal contínua (TSRC) oferecem um aquecedor de líquido integrado para aquecer a infusão e o dialisado, um sistema de pesagem ou de medição volumétrica, para reduzir a possibilidade de erro na avaliação do equilíbrio hídrico, e uma bateria de reserva que possibilita a continuação do tratamento quando o paciente é movimentado. **A.** Diapact CRRT System, B-Braun Medical, Inc., Bethlehem, PA. **B.** PrisMax, Baxter International, Inc., Chicago, Il.

Hemofiltração venovenosa contínua

A hemofiltração venovenosa contínua (HVVC) é frequentemente usada para o manejo da LRA. O sangue de um cateter venoso de duplo lúmen é bombeado (utilizando uma pequena bomba de sangue) através de um hemofiltro e, em seguida, é devolvido ao paciente por um lúmen diferente do mesmo cateter (Odom, 2017). A HVVC possibilita **ultrafiltração** (remoção lenta e contínua de líquido); por conseguinte, os efeitos hemodinâmicos são leves e mais bem tolerados pelos pacientes com condições instáveis. A HVVC exige um cateter venoso de duplo lúmen, uma máquina especializada e enfermeiros de terapia intensiva treinados no manejo da terapia, que podem instalar, iniciar, manter e encerrar o sistema. Muitos hospitais desenvolveram uma abordagem interdependente para o manejo da terapia com HVVC entre a equipe de enfermagem de terapia intensiva e nefrologia (Odom, 2017).

Hemodiálise venovenosa contínua

A hemodiálise venovenosa contínua (HDVVC) se assemelha à HVVC. O sangue é bombeado a partir de um cateter venoso de duplo lúmen através de um hemofiltro e devolvido ao paciente por um lúmen diferente do mesmo cateter. Além dos benefícios da ultrafiltração, a HDVVC utiliza um gradiente de concentração para facilitar a remoção das toxinas urêmicas e do líquido, acrescentando uma solução de dialisado no envoltório do dialisador, circundando o sangue nas fibras. Os efeitos hemodinâmicos são, em geral, leves, e os enfermeiros de terapia intensiva podem instalar, iniciar, manter e encerrar o sistema com o apoio da equipe de enfermagem de nefrologia (Odom, 2017).

Diálise peritoneal

Os objetivos da DP consistem em remover as substâncias tóxicas e os produtos de degradação metabólicos e em restabelecer o equilíbrio hidreletrolítico normal. A DP pode constituir o tratamento de escolha para pacientes com doença renal, que sejam incapazes ou que não tenham vontade de se submeter à HD ou ao transplante renal. Os pacientes que são suscetíveis às rápidas alterações hidreletrolíticas e metabólicas, as quais ocorrem durante a HD, exibem menor número destes problemas com a velocidade mais lenta da DP. Por conseguinte, os pacientes com diabetes melito ou com doença cardiovascular, muitos pacientes idosos e os que podem correr risco de efeitos adversos da heparina sistêmica são prováveis candidatos à DP. Além disso, a hipertensão grave, a insuficiência cardíaca e o edema pulmonar que não respondem aos esquemas habituais de manejo têm sido tratados, de forma bem-sucedida, com a DP. Menos de 8% dos pacientes com DRET recebem DP como modalidade de tratamento (USRDS, 2019). O Boxe 48.11 discute a adequabilidade para a DP.

Na DP, a membrana peritoneal que cobre os órgãos abdominais e que reveste a parede do abdome atua como membrana semipermeável. O líquido do dialisado estéril, contendo dextrose e eletrólitos, é introduzido na cavidade peritoneal por meio de um cateter abdominal a determinados intervalos. Quando a solução estéril se encontra na cavidade peritoneal, as toxinas urêmicas, como a ureia e a creatinina, começam a ser depuradas do sangue. Ocorre difusão desses solutos, à medida que os produtos de degradação se movem de uma área de concentração mais elevada (a corrente sanguínea) para uma área de menor concentração (o líquido do dialisado) através da membrana semipermeável (o peritônio). Esse movimento de soluto do sangue para o líquido do dialisado é denominado

Boxe 48.11 Considerações sobre diálise peritoneal

Embora não seja apropriada para todos os pacientes com doença renal em estágio terminal (DRET), a diálise peritoneal (DP) constitui uma terapia viável para aqueles que podem realizar o autocuidado e as trocas e que conseguem acomodar a terapia em sua própria rotina. Com frequência, os pacientes relatam ter mais energia e uma sensação de maior saúde quando começam a DP. Os enfermeiros podem ser essenciais, ajudando os pacientes com DRET a encontrar a terapia de diálise que melhor se adapte a seu estilo de vida. Os pacientes que consideram o uso da DP precisam compreender as vantagens e as desvantagens, bem como as indicações e as contraindicações dessa forma de terapia.

Vantagens
- Liberdade em relação à máquina de HD
- Mais controle sobre as atividades diárias
- Oportunidades para ter uma dieta mais liberal do que aquela permitida com a HD, em geral, aumentar o consumo de líquidos, elevar os valores do hematócrito, melhorar o controle da pressão arterial, evitar punções venosas e aumentar a sensação de bem-estar.

Desvantagens
- Necessidade de diálise 7 dias por semana
- Alterações nutricionais relacionadas com as perdas de proteína e de potássio. Os pacientes podem ser incentivados a aumentar o consumo de proteína e de potássio na dieta, devido a essas perdas nas trocas de líquido na DP.

Indicações
- Vontade, motivação e capacidade do paciente de realizar a diálise em casa
- Forte sistema de apoio familiar ou comunitário (essencial para o sucesso), particularmente se o paciente for idoso
- Problemas especiais com a HD a longo prazo, como dispositivos de acesso vascular disfuncionais ou que falham, sede excessiva, hipertensão grave, cefaleias pós-diálise e anemia grave, exigindo transfusão frequente
- Terapia intermediária enquanto se aguarda um transplante renal
- DRET secundária ao diabetes melito, visto que a hipertensão, a uremia e a hiperglicemia são mais fáceis de controlar com a DP do que com a HD.

Contraindicações
- Aderências decorrentes de cirurgia prévia (as aderências reduzem a depuração dos solutos) ou doença inflamatória sistêmica
- Lombalgia crônica e doença discal preexistente, que poderiam ser agravadas pela pressão contínua do líquido de diálise no abdome
- Artrite grave ou força manual fraca, exigindo auxílio na realização da troca. Todavia, os pacientes cegos ou parcialmente cegos e aqueles com outras limitações físicas podem aprender a realizar a DP.

---

depuração. Como as substâncias atravessam o peritônio em taxas diferentes, são feitos ajustes no volume e no tempo de permanência da solução para aprimorar o processo de depuração. A ultrafiltração ocorre na DP por meio de um gradiente osmótico criado com o uso de um líquido de dialisado com maior concentração de glicose que a do sangue.

Procedimento

À semelhança de outras formas de manejo, a decisão de iniciar a DP é tomada pelo paciente e pela família em conjunto com o nefrologista. No caso de DP, o paciente geralmente tem DRET e precisará de sessões continuadas.

Preparo do paciente

A preparação do paciente e da família pelo enfermeiro para a DP depende da avaliação do estado físico e psicológico, do estado mental e da experiência prévia do paciente com a diálise, bem como da compreensão e da familiarização com o procedimento.

O enfermeiro e o cirurgião ou o radiologista intervencionista ou o nefrologista explicam o procedimento ao paciente. O enfermeiro ajuda o médico a obter o consentimento assinado para a inserção do cateter. São registrados os sinais vitais, o peso e os níveis séricos de eletrólitos em condições basais. Efetua-se uma inspeção do abdome para a colocação do local de saída do cateter, de modo a facilitar o autocuidado. Geralmente, o cateter é colocado no lado não dominante para permitir que o paciente tenha um acesso mais fácil ao local de conexão do cateter quando for efetuar as trocas. O paciente é orientado a esvaziar a bexiga e o intestino para reduzir o risco de punção dos órgãos internos durante o procedimento de inserção. Pode ser administrado agente antibiótico profilático para evitar a infecção. O cateter peritoneal pode ser inserido na radiologia intervencionista, no centro cirúrgico, ou, raramente, à cabeceira do paciente. Dependendo da situação, será necessário explicar isso ao paciente e à família.

Preparo do equipamento

Além de montar o equipamento para administrar a DP, o enfermeiro consulta o médico para determinar a concentração do dialisado a ser utilizado e os medicamentos a acrescentar. A heparina pode ser acrescentada para evitar a formação de fibrina e a consequente oclusão do cateter peritoneal. Pode-se prescrever cloreto de potássio para evitar a hipopotassemia. Podem ser acrescentados antibióticos para tratar a **peritonite** (inflamação da membrana peritoneal) causada por infecção. Insulina raramente é adicionada ao líquido da DP graças ao uso disseminado de bombas de insulina SC e escalas progressiva de administração de insulina (Kelman & Watson, 2017). É imperativo seguir uma técnica asséptica toda vez que forem acrescentados medicamentos à solução da DP. No ambiente hospitalar, para evitar contaminação, um farmacêutico geralmente adiciona todos os medicamentos às bolsas de dialisado na farmácia em cabines de fluxo laminar. No ambiente domiciliar o enfermeiro orienta o paciente ou seus familiares sobre como acrescentar, de modo asséptico, medicamentos ao líquido da DP.

O dialisado é aquecido até a temperatura corporal para evitar o desconforto do paciente e a ocorrência de dor abdominal, bem como para dilatar os vasos do peritônio, a fim de aumentar a depuração da ureia. As soluções que são muito frias provocam dor, cólicas, vasoconstrição, e reduzem a depuração. Recomenda-se o calor seco (estufa, incubadora ou almofada térmica). Os métodos que nunca são recomendados incluem mergulhar as bolsas de solução em água morna (essa prática introduz bactérias na parte externa das bolsas de solução e aumenta a probabilidade de peritonite) e o uso de micro-ondas para aquecer o líquido (aumenta o risco de queimar o peritônio) (Kelman & Watson, 2017).

Imediatamente antes de iniciar a diálise, o enfermeiro, utilizando uma técnica asséptica, monta o dialisado com o equipo e a bolsa de drenagem anexados. O líquido (dialisado), o equipo e as bolsas de drenagem usados na DP são fabricados como sistemas fechados e não é necessário verificar a solução. O equipo é condicionado com o dialisado preparado, a fim de evitar a entrada de ar no cateter e na cavidade peritoneal, o que causaria desconforto abdominal e interferência na instilação e na drenagem do líquido.

Inserção do cateter

Na maioria dos casos, o cateter peritoneal é inserido no centro cirúrgico ou no serviço de radiologia para manter a assepsia cirúrgica e minimizar o risco de contaminação. Os cateteres para uso em longo prazo são, em geral, macios, flexíveis e feitos de silicone, com uma faixa radiopaca para possibilitar a sua visualização nas radiografias. Esses cateteres apresentam uma parte intraperitoneal, com numerosas aberturas e uma extremidade aberta, para possibilitar o fluxo livre do dialisado; uma parte subcutânea, que atravessa o peritônio e tuneliza através do músculo e do tecido subcutâneo até a pele; e uma parte externa, para conexão ao conjunto de transferência específico do fabricante que então se conecta ao equipo de dialisado com o dialisado anexado. Esses cateteres dispõem, em sua maioria, de dois manguitos (*cuffs*) feitos de poliéster de dácron. Os *cuffs* estabilizam o cateter, limitam o movimento, impedem vazamentos e proporcionam uma barreira contra os microrganismos. Um *cuff* é colocado exatamente distal ao peritônio, enquanto o outro *cuff* é posicionado subcutaneamente. O túnel subcutâneo (com 5 a 10 cm de comprimento) protege ainda mais contra a infecção bacteriana (Figura 48.7).

Realização da troca

Todos os tipos de DP envolvem uma série de trocas ou ciclos. Uma **troca** é o ciclo inteiro, inclusive drenagem do líquido **efluente**, instilação do dialisado e permanência do líquido. Esse ciclo é repetido durante todo o curso da diálise.

No fim do tempo de permanência, começa a fase de drenagem da troca. O dialisado é infundido por gravidade no interior da cavidade peritoneal. Em geral, é necessário um período de cerca de 10 minutos para a infusão de 2 a 3 ℓ de líquido. Uma tampa estéril é colocada no conjunto de transferência e o paciente consegue realizar as atividades da vida diária (AVDs). O tempo de permanência ou de equilíbrio prescrito possibilita a ocorrência de difusão e osmose. Ao fim do tempo de permanência da solução, o paciente realiza higienização das mãos, coloca uma máscara facial, retira a tampa estéril, libera o conjunto de transferência e a solução drena da cavidade peritoneal por gravidade em um sistema fechado. A drenagem termina, geralmente, em 20 a 30 minutos. O líquido de drenagem é normalmente incolor ou cor de palha e não deve ser turvo. Pode-se observar uma drenagem sanguinolenta nas primeiras trocas depois da inserção de um novo cateter; todavia, ela não deve continuar depois desse período (Kelman & Watson, 2017).

O número de ciclos ou trocas e a sua frequência são prescritos com base nos valores laboratoriais determinados mensalmente e com base na presença de sintomas urêmicos. As trocas podem ser realizadas manualmente durante as horas de vigília pelo paciente (diálise peritoneal ambulatorial contínua [DPAC]) ou por meio de uma máquina de DP (ciclador), que realiza as trocas de modo automático, em geral enquanto o paciente dorme à noite (diálise peritoneal cíclica contínua [DPCC]).

A remoção do excesso de água durante a DP ocorre pelo fato de que o dialisado apresenta alta concentração de glicose, tornando-o hipertônico. Um gradiente osmótico é criado entre o sangue e a solução do dialisado. Dispõe-se de soluções de glicose a 1,5%, 2,5% e 4,25% em vários volumes, de 1.000 mℓ a 3.000 mℓ. Quanto mais alta a concentração de glicose, maior o gradiente osmótico e maior a quantidade de água removida. A escolha da solução apropriada se baseia no estado hídrico do paciente (Kelman & Watson, 2017).

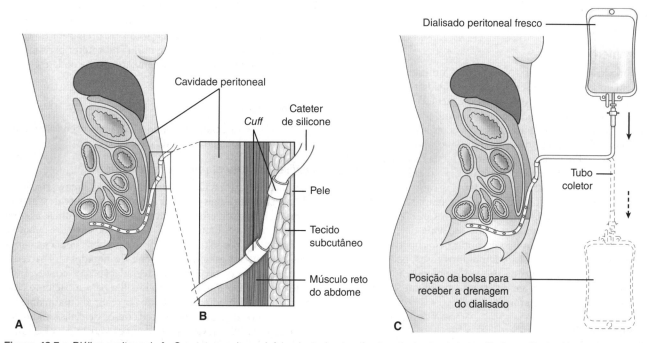

Figura 48.7 • Diálise peritoneal. **A.** O cateter peritoneal é implantado através da parede do abdome. **B.** Os *cuffs* de dácron e um túnel subcutâneo fornecem proteção contra a infecção bacteriana. **C.** Diálise peritoneal ambulatorial contínua (DPAC): o dialisado flui por gravidade através do cateter peritoneal para o interior da cavidade peritoneal. Depois de um intervalo de tempo prescrito, o líquido é drenado por gravidade e descartado. Uma nova solução é, então, infundida dentro da cavidade peritoneal até o próximo período de drenagem. Por conseguinte, a diálise prossegue em uma base de 24 horas por dia, período durante o qual o paciente tem liberdade de se mover e realizar suas atividades habituais.

Complicações

As complicações da DP são, com frequência, mínimas; todavia, várias delas, se não forem tratadas, podem ter graves consequências.

Complicações agudas
Peritonite

A peritonite constitui a complicação mais comum e grave da DP. O primeiro sinal de peritonite consiste em um efluente do dialisado turvo (Kelman & Watson, 2017). Ocorrem, mais tarde, dor abdominal difusa e hipersensibilidade de rebote. A hipotensão e outros sinais de choque também podem ocorrer com a infecção avançada. O paciente com peritonite pode ser tratado como paciente internado ou ambulatorial (mais comum), dependendo da gravidade da infecção e do estado clínico do paciente. É verificada a contagem de leucócitos no efluente. São realizadas uma coloração de Gram e culturas para identificar o microrganismo e orientar o tratamento. Se a contagem de leucócitos no efluente for superior a 100/mm^3 (após um tempo de permanência de pelo menos 2 horas) com mais de 50% de polimorfonucleares (PMNs), então antibióticos de amplo espectro (aminoglicosídeos ou cefalosporinas) são adicionados às trocas subsequentes até chegarem os resultados da coloração de Gram ou das culturas para determinação da sensibilidade específica a antibióticos. A administração intraperitoneal de antibióticos é tão efetiva quanto a administração IV e, portanto, é usada com mais frequência. A antibioticoterapia é mantida por 14 a 21 dias (Kelman & Watson, 2017). A seleção cuidadosa e o cálculo das doses do antibiótico são necessários para evitar a nefrotoxicidade e o comprometimento adicional da função renal residual.

Durante um episódio de peritonite, o paciente perde muita proteína através do peritônio, devido a inflamação e aumento da permeabilidade. Desnutrição aguda e retardo da cura e da recuperação da peritonite podem ocorrer. Assim, é preciso orientar o paciente sobre como detectar e prontamente procurar tratamento para peritonite.

Vazamento

De modo geral, o cateter de DP só é utilizado pelo menos 2 semanas após sua inserção para possibilitar cicatrização e prevenir extravasamento através do túnel e do local de saída. Proporciona também um tempo suficiente para a cicatrização do local de saída. No entanto, pode ocorrer extravasamento do dialisado no local do cateter mesmo após o período de cicatrização. Em geral, o vazamento cessa de modo espontâneo se a diálise for suspensa por vários dias, dando ao tecido a oportunidade de cicatrizar ao redor dos *cuffs* localizados no cateter e fechar o túnel de inserção. Durante esse intervalo de tempo, é importante reduzir os fatores passíveis de retardar a cicatrização, como atividade indevida da musculatura abdominal (inclinar o tronco, levantar peso superior a 2 kg) e esforço durante a defecação. Em muitos casos, pode-se evitar o vazamento com o uso de pequenos volumes (500 mℓ) de dialisado, aumentando gradualmente o volume até 2.000 a 3.000 mℓ (Payton & Kennedy, 2017).

Sangramento

Em certas ocasiões, pode-se observar um efluente sanguinolento, particularmente em mulheres jovens que menstruam. (O líquido hipertônico puxa o sangue a partir do útero, através da abertura nas tubas uterinas e para o interior da cavidade peritoneal.) O sangramento também é comum durante as primeiras trocas depois da inserção de um novo cateter, visto que uma certa quantidade de sangue penetra na cavidade abdominal após a inserção. Na maioria dos casos o sangramento desaparece após algumas trocas. Em muitos casos, não é possível identificar nenhuma causa para o sangramento, embora o deslocamento do cateter a partir da pelve tenha sido ocasionalmente associado à ocorrência de sangramento. Alguns pacientes apresentaram efluente sanguinolento depois de um enema ou em consequência de pequeno traumatismo. Com mais frequência, o sangramento cessa em 1 a 2 dias e não requer nenhuma intervenção específica. Durante esse período, podem ser necessárias trocas mais frequentes, bem como a adição de heparina ao dialisado para evitar a obstrução do cateter com coágulos sanguíneos (Kelman & Watson, 2017).

Complicações de longo prazo

Hipertrigliceridemia, provavelmente consequente ao uso de dialisado contendo glicose, é comum em pacientes que recebem HD por longos períodos, sugerindo que a terapia contribui para a aterogênese. A doença cardiovascular constitui a principal causa de morbidade e de mortalidade em pacientes com DRC e DRET, e muitos pacientes apresentam um controle subótimo da pressão arterial, o que contribui para a doença cardiovascular. Com frequência, são utilizados betabloqueadores e IECA para controlar a hipertensão, diminuir a proteinúria e proteger o coração, e deve-se considerar o uso de ácido acetilsalicílico e estatinas (Schonder, 2017).

Outras complicações que podem ocorrer com a DP de longo prazo consistem em hérnias abdominais (incisional, inguinal, diafragmática e umbilical), provavelmente devido à pressão intra-abdominal continuamente elevada. A elevação persistente da pressão intra-abdominal também agrava os sintomas da hérnia de hiato e das hemorroidas. Além disso, o paciente pode apresentar lombalgia e anorexia, devido ao líquido existente no abdome, bem como sentir um sabor doce constante relacionado com a absorção de glicose.

Em certas ocasiões, são observados problemas mecânicos, que podem interferir na instilação ou na drenagem do dialisado. A formação de coágulos e fibrina no cateter peritoneal e a constipação intestinal constituem fatores que podem contribuir para estes problemas.

Abordagens

A DP pode ser realizada utilizando várias abordagens diferentes: DP intermitente aguda, DPAC e DPCC.

Diálise peritoneal intermitente aguda

As indicações para a DP intermitente aguda, uma variação da DP, consiste em sinais e sintomas urêmicos (náuseas, vômitos, fadiga, alteração do estado mental), sobrecarga hídrica, acidose e hiperpotassemia. Embora a DP não seja tão eficiente quanto a HD na remoção de solutos e líquido, ela possibilita uma mudança mais gradual no estado do volume de líquidos do paciente e na remoção dos produtos de degradação. Por conseguinte, pode constituir o tratamento de escolha para o paciente com instabilidade hemodinâmica. Pode ser realizada manualmente (o enfermeiro aquece e pendura cada frasco de dialisado) ou por um aparelho ciclador. Os tempos de troca variam de 30 minutos a 2 horas. Um exemplo de uma rotina é a troca a cada hora, que consiste em uma infusão de 10 minutos, um tempo de permanência de 30 minutos, e um tempo de drenagem de 20 minutos. DP intermitente aguda não é indicada para o manejo prolongado do paciente, mas apenas para situações específicas como pacientes que foram encaminhados em fase adiantada da DRC (estágio 5 da DRC) e precisam de diálise imediata (Kelman & Watson, 2017).

A manutenção do ciclo da DP é uma responsabilidade de enfermagem. A técnica asséptica é mantida quando as bolsas de solução são trocadas e as bolsas de efluentes são esvaziadas. Os sinais vitais, o peso, o equilíbrio hídrico, os valores laboratoriais e o estado do paciente são monitorados com frequência. O enfermeiro emprega um fluxograma em papel ou no prontuário eletrônico para documentar cada troca e registra os sinais vitais, a concentração do dialisado, os medicamentos acrescentados, o volume de troca, o tempo de permanência, o equilíbrio do líquido de diálise para cada troca (líquido perdido ou ganho) e o equilíbrio hídrico cumulativo. O enfermeiro também avalia cuidadosamente o turgor da pele e as mucosas para avaliar o estado hídrico e monitorar o paciente quanto à ocorrência de edema. O peso diário constitui o indicador mais preciso do estado do volume de líquidos. Os pacientes recebendo DPAC são, em geral, pesados durante o tempo de permanência, enquanto os pacientes em DPCC são pesados fora do tempo de permanência. O fato de o paciente ser pesado fora do tempo de permanência deve ser documentado no prontuário.

> **Alerta de enfermagem: Qualidade e segurança**
>
> Se o líquido peritoneal não drenar de modo apropriado, o enfermeiro pode facilitar a drenagem mudando o paciente de posição de um lado para outro, fazendo com que ele sente ou fique de pé, ou elevando a cabeceira do leito. O cateter peritoneal nunca deve ser manipulado.

Outras medidas para promover a drenagem incluem a verificação da desobstrução do cateter ao inspecionar a existência de dobras, clampes fechados ou trava de ar. O enfermeiro monitora a ocorrência de complicações, incluindo peritonite, sangramento, dificuldade respiratória e extravasamento de líquido peritoneal ao redor do cateter. Além disso, o enfermeiro deve assegurar que o cateter de DP permaneça fixo, e que o curativo seja seco e trocado regularmente. O paciente e a sua família são instruídos sobre o procedimento e mantidos informados acerca da evolução (perda de líquido, perda de peso, valores laboratoriais). São fornecidos apoio emocional e estímulo ao paciente e à família durante esse período estressante e incerto.

Diálise peritoneal ambulatorial contínua

A **diálise peritoneal ambulatorial contínua (DPAC)** segue os mesmos princípios de outras formas de DP: difusão e osmose. Ocorrem flutuações menos extremas nos valores laboratoriais do paciente com a DPAC do que com a DP intermitente ou a HD, visto que a diálise está progredindo constantemente. Com frequência, os níveis séricos de eletrólitos permanecem na faixa normal.

Durante o procedimento

O paciente realiza as trocas 4 ou 5 vezes/dia, durante as 24 horas do dia, 7 dias por semana, a intervalos agendados durante todo o dia. Diferentes fabricantes fornecem equipamentos discretamente diferentes. Com mais frequência, emprega-se um sistema fechado em forma de Y, em que uma bolsa contendo a solução do dialisado vem acoplada a um ramo do "Y", enquanto uma bolsa vazia estéril está acoplada ao segundo ramo. Isso deixa a terceira parte do "Y" aberta e disponível para acoplamento com o equipo de transferência no cateter de DP. Para realizar uma troca, o paciente (ou a pessoa que realiza a troca) lava as mãos, coloca uma máscara e, em seguida, remove a tampa do equipo de transferência, enquanto mantém a esterilidade. A extremidade aberta do equipo em "Y" é conectada à extremidade do conjunto de transferência e o dialisado é drenado para uma bolsa estéril vazia (efluente) (durante aproximadamente 20 a 30 minutos). Em seguida, ocorre a infusão do dialisado, o paciente retira o clampe do equipo de transferência e conjunto do equipo, desconecta o conjunto do equipo e aplica uma nova tampa estéril ao equipo de transferência, para manter o sistema fechado.

Em alguns casos, dependendo das características do peritônio, quanto maior o tempo de permanência, melhor será a depuração de toxinas urêmicas. Se o tempo de permanência for excessivo (p. ex., estadia noturna), o paciente absorverá parte do efluente de volta ao organismo, simplesmente devido à perda do gradiente osmótico. Uma vez alcançado o equilíbrio, cessa o movimento de líquido e toxinas (Kelman & Watson, 2017).

Complicações

Para reduzir o risco de peritonite, o paciente (e todos os cuidadores familiares) deve ter um cuidado asséptico meticuloso para evitar a contaminação do cateter, do líquido ou do equipo, e evitar desconectar, acidentalmente, o cateter do equipo. Sempre que for efetuada uma conexão ou desconexão, deve-se realizar a higiene das mãos, e toda pessoa que estiver a uma distância de 1,80 metro da área deve colocar máscara, para evitar a contaminação por bactérias transportadas pelo ar. Deve-se evitar a manipulação excessiva, e deve-se, também, ter um cuidado meticuloso com o local de saída do cateter, utilizando um protocolo padronizado. A técnica asséptica de cuidados com o local de saída é ensinada de modo que o paciente possa fazer a higiene em sua casa (Payton & Kennedy, 2017). No hospital, por causa do risco aumentado de infecção, a técnica estéril é utilizada pelo enfermeiro e pelo paciente.

Diálise peritoneal cíclica contínua

A **diálise peritoneal cíclica contínua (DPCC)** utiliza uma máquina, denominada ciclador, para realizar as trocas. É programada para fornecer uma quantidade estabelecida de solução de DP, que permanecerá na cavidade peritoneal por um período programado, antes de drenar da cavidade peritoneal por gravidade. O ciclador também é programado para realizar um número específico de trocas de líquido em determinado período. Como a DPCC é programada, ela também acompanha as quantidades totais removidas e aciona um alarme se os limites não forem cumpridos. Requer que uma pessoa monte e desmonte o sistema para uso, o que tipicamente leva cerca de 30 minutos.

A DPCC pode combinar a DP intermitente durante a noite com um tempo de permanência prolongado durante o dia. Todavia, alguns pacientes são drenados completamente após o término das trocas noturnas. Isso evita reabsorção de líquido durante o longo tempo de permanência durante o dia. Todas as noites o paciente conecta o cateter peritoneal ao equipo na máquina de ciclagem, geralmente pouco antes de o paciente se deitar para dormir. Como a máquina é muito silenciosa, o paciente pode dormir, e o equipo extralongo permite ao paciente se movimentar e mudar de decúbito normalmente.

Pela manhã, o paciente é desconectado do ciclador. Esse processo é realizado todos os dias para obter os efeitos desejados da diálise.

A DPCC apresenta uma taxa de infecção menor do que outras formas de DP, visto que existem menos oportunidades para a contaminação com as trocas de bolsas e desconexões do equipo. Permite também ao paciente ficar livre das trocas durante o dia, possibilitando a realização de seu trabalho e das atividades de vida diária com mais liberdade (Kelman & Watson, 2017).

Manejo de enfermagem

Atendimento às necessidades psicossociais

Além das complicações da DP anteriormente descritas, os pacientes que optam pela DP podem perceber uma alteração da imagem corporal, devido à presença do cateter abdominal, bolsa, equipo e ciclador. A circunferência da cintura aumenta de 2,5 a 5 cm (ou mais) com a presença do líquido no abdome. Isso afeta a escolha das roupas e pode fazer com que o paciente se sinta inchado ou "gordo". O enfermeiro pode providenciar um encontro do paciente com outros pacientes que se adaptaram bem à DP. Embora alguns pacientes não tenham problemas psicológicos com o cateter – eles o consideram como uma linha da vida e um dispositivo de sustentação da vida –, outros consideram que estão fazendo trocas o dia inteiro e que ficam sem tempo livre, particularmente no início. Podem sofrer depressão, visto que se sentem sobrecarregados com a responsabilidade do autocuidado.

Os pacientes que se submetem à DP também podem apresentar alteração dos padrões de sexualidade e disfunção sexual. O(A) paciente e o(a) parceiro(a) podem relutar em se engajar em atividades sexuais, em parte pelo fato de o cateter estar psicologicamente "no caminho" do desempenho sexual. Nos pacientes submetidos à DPCC, a presença do ciclador de diálise no quarto e a sua conexão contínua durante as horas de sono também podem interferir na intimidade. Embora esses problemas possam se resolver com o decorrer do tempo, alguns podem exigir aconselhamento especial. As perguntas do enfermeiro sobre as preocupações relacionadas com a sexualidade e com a função sexual frequentemente proporcionam ao paciente uma oportunidade bem-vinda para discutir essas questões, constituindo o primeiro passo para ajudar na sua resolução.

Promoção de cuidados domiciliar, comunitário e de transição

 Orientação do paciente sobre autocuidados

Os pacientes são orientados, como pacientes internados ou ambulatoriais, a realizar a DP tão logo sua condição esteja clinicamente estável. As orientações, em geral, levam de 5 dias a 2 semanas. Os pacientes são orientados de acordo com a sua própria capacidade de aprendizado e nível de conhecimento, e somente por um período, sem que se sintam desconfortáveis ou saturados. Os tópicos da orientação do paciente e da sua família que irão realizar a DP em casa estão descritos no Boxe 48.12. O uso de um currículo baseado na teoria de aprendizagem de adultos pode diminuir as taxas de peritonite e de infecção do local de saída (Kelman & Watson, 2017).

Por causa da perda de proteína na DP, o paciente é orientado a ingerir uma dieta hiperproteica (1,2 a 1,3 g/kg/dia) e pobre em fósforo (NKF KDOQI, 2000). O paciente também é incentivado a aumentar o consumo diário de fibras, para ajudar a evitar a constipação intestinal, que pode impedir o fluxo

---

 LISTA DE VERIFICAÇÃO DO CUIDADO DOMICILIAR
Boxe 48.12 — Diálise peritoneal, diálise peritoneal ambulatorial contínua ou diálise peritoneal cíclica contínua

Ao concluírem as orientações, o paciente e/ou o cuidador serão capazes de:

- Discutir a doença renal e seus efeitos sobre o organismo
- Declarar o objetivo e a finalidade da diálise e seu impacto no aspecto fisiológico, nas AVDs, nas AIVDs, nos papéis, nos relacionamentos e na espiritualidade
- Descrever os princípios básicos da diálise peritoneal (DP) e as opções de troca como diálise peritoneal ambulatorial contínua (DPAC) ou diálise peritoneal cíclica contínua (DPCC)
- Indicar quais tipos de alterações são necessárias (se houver) para apoiar a terapia com DP e manter um ambiente domiciliar limpo e evitar infecções
- Informar como entrar em contato com o médico, a equipe de profissionais de cuidados domiciliares que supervisiona o atendimento, o fornecedor de suprimentos
  - Discutir a prescrição, o armazenamento e o inventário dos suprimentos de diálise
  - Listar os números de telefone de emergência
- Indicar o nome, a dose, os efeitos colaterais, a frequência e o horário de uso de todos os medicamentos
  - Demonstrar o procedimento para adicionar medicamentos à solução de diálise
- Demonstrar o cuidado com o cateter e com o local de saída
- Demonstrar a medição dos sinais vitais e do peso
- Discutir o monitoramento e o manejo do equilíbrio hídrico
- Discutir os princípios básicos da técnica asséptica
- Demonstrar a DPAC ou a DPCC usando técnica asséptica (pacientes recebendo DPCC também devem demonstrar o procedimento de troca em caso de falha ou indisponibilidade da máquina de ciclagem) e conversar sobre os sinais de alerta da máquina de ciclagem e como agir em resposta a esses sinais
- Demonstrar a manutenção dos registros de diálise domiciliar
- Demonstrar o procedimento para obter amostras de líquido de DP estéreis
- Discutir os exames laboratoriais de rotina necessários e as implicações dos resultados
- Discutir dieta hiperproteica e dieta para evitar constipação intestinal, além de quaisquer restrições dietéticas indicadas
- Discutir as complicações da DP; prevenção, reconhecimento e manejo das complicações
- Descrever as ações em caso de emergência
- Relatar como contatar o médico em caso de perguntas ou complicações
- Determinar o horário e a data das consultas de acompanhamento médico, da terapia e dos exames
- Colaborar com a assistente social do serviço de nefrologia/diálise para coordenar os arranjos financeiros para diálise peritoneal e estratégias para identificar e obter recursos
- Identificar fontes de apoio social (p. ex., amigos, parentes, comunidade de fé)
- Identificar informações de contato de serviços de apoio para pacientes e seus cuidadores/familiares
- Identificar a necessidade de promoção da saúde, prevenção de doenças e atividades de triagem

AIVDs: atividades instrumentais da vida diária; AVDs: atividades da vida diária.

do dialisado para dentro ou para fora da cavidade peritoneal. Muitos pacientes ganham de 1,2 a 2 kg em 1 mês após o início da DP, de modo que podem ser solicitados a limitar o consumo de carboidratos, para evitar ganho de peso. Em geral, não há necessidade de restrição de potássio e líquido. Os pacientes perdem normalmente pelo menos 1 a 2 ℓ de líquido acima do volume de dialisado infundido no abdome durante um período de 24 horas, permitindo um aporte moderado de líquidos.

Cuidados contínuos e de transição

O cuidado de acompanhamento por meio de ligações telefônicas, visitas à clínica de diálise, ambulatório e cuidado domiciliar continuado ajuda os pacientes na transição para o domicílio e promove a sua participação ativa no seu próprio cuidado de saúde. Com frequência, os pacientes dependem de uma verificação feita pelo enfermeiro para confirmar se estão fazendo as escolhas corretas sobre o dialisado ou o controle da pressão arterial, ou apenas para discutir um problema.

Os pacientes podem ser observados pela equipe de DP como pacientes ambulatoriais uma vez por mês ou com mais frequência, se necessário. O procedimento de troca é avaliado nessa ocasião para verificar novamente se a técnica asséptica estrita está sendo seguida. Os valores da bioquímica do sangue e do efluente são rigorosamente acompanhados para certificar-se de que a terapia seja adequada para o paciente.

Se for feito um encaminhamento para cuidado domiciliar, o enfermeiro de cuidados domiciliares examina o ambiente domiciliar e sugere modificações para acomodar o equipamento e as instalações necessárias para a realização da DP. Além disso, o enfermeiro avalia a compreensão do paciente e da família em relação à DP, bem como a técnica que eles utilizam na realização da DP. As avaliações incluem a verificação de alterações relacionadas com a doença renal; complicações, como peritonite; manejo de medicamentos; e problemas relacionados com o manejo, como insuficiência cardíaca, drenagem inadequada e ganho ou perda de peso. O enfermeiro continua reforçando e esclarecendo as instruções sobre a DP e a DRET e avalia o progresso do paciente e da família na sua capacidade de lidar com o procedimento. Esse momento também é uma oportunidade para lembrar ao paciente a necessidade de participar em atividades apropriadas de promoção da saúde e triagem de saúde (p. ex., exames ginecológicos, colonoscopia).

Considerações especiais: manejo de enfermagem para o paciente hospitalizado sob diálise

O paciente, seja ele submetido à HD ou à DP, pode ser hospitalizado para o tratamento de complicações relacionadas com a diálise, o distúrbio renal subjacente ou problemas de saúde não relacionados com a disfunção renal ou o seu manejo.

Proteção do acesso vascular

Quando o paciente submetido à HD é hospitalizado por qualquer motivo, é preciso tomar cuidado para proteger o acesso vascular. O enfermeiro avalia o acesso vascular quanto à sua permeabilidade e toma precauções para assegurar que o membro com acesso vascular não seja utilizado para medir a pressão arterial nem para obter amostras de sangue. Curativos apertados, contenções ou joias sobre o acesso vascular devem ser evitados (Inglese, 2017).

O sopro ou "frêmito" sobre o local de acesso venoso deve ser avaliado pelo menos a cada 8 a 12 horas. A ausência de frêmito palpável ou de sopro audível pode indicar bloqueio ou coagulação no acesso vascular. Pode ocorrer coagulação se o paciente tiver uma infecção em qualquer outra parte do corpo (aumento da viscosidade do soro), ou se houver queda da pressão arterial. Quando o fluxo sanguíneo é reduzido através do acesso por qualquer motivo (hipotensão, aplicação de torniquete ou do manguito de pressão arterial), o acesso pode coagular. Quando o paciente tiver um cateter de HD, o enfermeiro precisa observar quaisquer sinais e sintomas de infecção, como rubor, edema, drenagem do local de saída, febre e calafrios. O enfermeiro precisa avaliar a integridade do curativo e trocá-lo, quando necessário. Os pacientes com doença renal têm mais propensão à infecção; por conseguinte, devem-se utilizar medidas apropriadas de controle da infecção para todos os procedimentos. O acesso vascular do paciente não deve ser usado para qualquer outra finalidade além da diálise, a não ser que surja uma emergência e não haja nenhum outro acesso disponível. Nesse caso, o enfermeiro de diálise ou o médico devem canular o acesso vascular. Em caso de manipulação de cateter de HD em uma emergência, o volume infundido deve ser drenado antes da administração de medicação ou soluções líquidas.

Precauções a tomar durante a terapia intravenosa

Quando o paciente necessita de terapia IV, a velocidade de administração deve ser a mais lenta possível para evitar sobrecarga de volume no paciente com nefropatia ou DRET. Registros acurados do equilíbrio hídrico são essenciais.

> **Alerta de enfermagem: Qualidade e segurança**
>
> Como os pacientes submetidos a diálise não podem excretar água, a administração rápida de solução intravenosa pode resultar em edema pulmonar.

Monitoramento dos sintomas de uremia

À medida que ocorre acúmulo de produtos finais do metabolismo, os sintomas da uremia se agravam. Os pacientes com aceleração da taxa metabólica (aqueles que recebem medicamentos corticosteroides ou nutrição parenteral, aqueles com infecções ou distúrbios hemorrágicos e os submetidos à cirurgia) acumulam produtos de degradação mais rapidamente e podem necessitar de diálise diária. Esses mesmos pacientes têm mais tendência a apresentar complicações do que outros pacientes que recebem diálise.

Detecção das complicações cardíacas e respiratórias

É necessário conduzir frequentemente uma avaliação cardíaca e respiratória. À medida que ocorre acúmulo de líquido, verifica-se o desenvolvimento de sobrecarga hídrica, de insuficiência cardíaca e de edema pulmonar. Os estertores nas bases dos pulmões e a tosse úmida com escarro tingido de sangue podem indicar edema pulmonar.

A pericardite pode resultar do acúmulo de toxinas urêmicas. Se não for detectada e tratada imediatamente, essa complicação grave pode evoluir para o derrame pericárdico e para o tamponamento cardíaco. A pericardite é detectada pelo relato do paciente de dor torácica subesternal, febre baixa e atrito pericárdico. Com frequência, observa-se a presença de pulso paradoxal (diminuição da pressão arterial de mais de 10 mmHg durante a inspiração). Quando a pericardite progride para o derrame, o atrito desaparece, as bulhas cardíacas se tornam distantes e abafadas, as ondas do ECG revelam uma voltagem muito baixa, e o pulso paradoxal se agrava (ver discussão adicional sobre pericardite no Capítulo 24).

O derrame pode progredir para o tamponamento cardíaco potencialmente fatal, observado pelo estreitamento da pressão do pulso, além das bulhas cardíacas abafadas ou inaudíveis, dor torácica constritiva, dispneia e hipotensão. Um procedimento de emergência de criação de janela pericárdica é realizado e um tubo torácico é inserido para drenar o derrame (efusão) pericárdico. O líquido do derrame é enviado para análise laboratorial e citológica.

> **Alerta de enfermagem: Qualidade e segurança**
>
> Embora a pericardite, o derrame pericárdico e o tamponamento cardíaco possam ser detectados por meio de radiografia de tórax, eles também podem ser detectados mediante uma avaliação de enfermagem experiente. Em virtude de seu significado clínico, a avaliação do paciente quanto a essas complicações representa uma prioridade.

Controle dos níveis de eletrólitos e da dieta

As alterações eletrolíticas são comuns, e as alterações do potássio podem comportar risco à vida. Todas as soluções IV e os medicamentos a serem administrados são examinados quanto ao conteúdo de eletrólitos. Os valores laboratoriais séricos são determinados diariamente. Se houver necessidade de transfusões sanguíneas, podem ser administradas durante a HD, se possível, de modo que o excesso de potássio e líquido possa ser removido e a hipervolemia seja evitada. O aporte nutricional também deve ser monitorado. As frustrações do paciente relacionadas com as restrições alimentares geralmente aumentam se a alimentação não for apetitosa. O enfermeiro precisa reconhecer que esse fato pode levar a uma imprudência nutricional com hiperpotassemia.

A hipoalbuminemia constitui um indicador de desnutrição em pacientes que se submetem a diálise a longo prazo ou de manutenção. Embora alguns pacientes possam ser tratados apenas com nutrição adequada, outros permanecem hipoalbuminêmicos por motivos que ainda não estão bem elucidados.

Manejo do desconforto e da dor

É necessário tratar as complicações, como prurido e dor em consequência de neuropatia. Os agentes anti-histamínicos, como difenidramina, geralmente são utilizados e podem ser prescritos medicamentos analgésicos. Todavia, como a eliminação dos metabólitos dos medicamentos ocorre por meio da diálise e não pela excreção renal, pode ser necessário ajustar as doses dos medicamentos. Manter a pele limpa e bem umedecida com o uso de óleos após o banho, sabonete supersaponificado e cremes ou loções ajuda a promover o conforto e a reduzir o prurido. A instrução ao paciente para manter as unhas aparadas, a fim de evitar arranhaduras e escoriações, também promove o conforto.

Monitoramento da pressão arterial

A hipertensão na doença renal é comum. Resulta, em geral, da sobrecarga hídrica e, em parte, da secreção excessiva de renina. Muitos pacientes que se submetem à diálise recebem alguma forma de terapia anti-hipertensiva. Os pacientes necessitam de instruções detalhadas e de reforço das informações sobre o esquema anti-hipertensivo, visto que não é raro que necessitem de mais de um agente anti-hipertensivo. As rápidas flutuações dos líquidos em pacientes submetidos à diálise também criam um desafio para manter o controle da pressão arterial. Os agentes anti-hipertensivos são, com frequência, suspensos antes da diálise e administrados após a diálise para evitar a hipotensão, devido ao efeito combinado da remoção de líquido com a diálise e os medicamentos (Campoy, 2017). Em geral, esses pacientes necessitam de agentes anti-hipertensivos múltiplos para alcançar uma pressão arterial normal, aumentando, assim, o número total de medicamentos necessários em uma base contínua (Campoy, 2017).

Prevenção de infecção

Pacientes com DRET comumente apresentam capacidade fagocitária reduzida com baixas contagens de leucócitos, baixas contagens de eritrócitos (anemia), comprometimento da função das plaquetas e, muitas vezes, fazem uso de anticoagulantes para prevenção de infarto agudo do miocárdio e AVE. Em conjunto, essas alterações geram um elevado risco de infecção e de potencial de sangramento, mesmo após traumatismo mínimo. A prevenção e o controle da infecção são essenciais, devido à incidência elevada de infecção. A infecção do local de acesso vascular e a pneumonia são comuns (Inglese, 2017).

Cuidado com o local do cateter

Habitualmente, os pacientes em DPAC sabem como cuidar do local de saída do cateter. Todavia, a estadia no hospital é uma oportunidade para avaliar a técnica de cuidado com o cateter e corrigir percepções incorretas ou desvios da técnica recomendada. O cuidado rotineiro do local do cateter, recomendado diariamente ou 3 ou 4 vezes/semana, é geralmente realizado durante o banho de chuveiro ou de banheira (Payton & Kennedy, 2017). O local de saída não deve ser submerso na água do banho. O método de limpeza mais comum consiste em água e sabão; recomenda-se um sabão líquido. Durante o cuidado, o enfermeiro e o paciente precisam se certificar de que o cateter permaneça fixo, para evitar qualquer tensão e traumatismo. O paciente pode usar uma gaze ou curativo sobre o local de saída.

Administração dos medicamentos

Todos os medicamentos e as doses prescritos para qualquer paciente submetido à diálise precisam ser rigorosamente monitorados para evitar os que sejam tóxicos para os rins e que possam ameaçar a função renal remanescente. Os medicamentos também são examinados quanto a seu conteúdo de potássio e de magnésio, e os que contêm tais substâncias devem ser evitados. Deve-se tomar cuidado para avaliar todos os problemas e sintomas relatados pelo paciente, sem atribuí-los automaticamente à doença renal ou à terapia com diálise.

Fornecimento de apoio psicológico

Ao longo do tempo, os pacientes submetidos à diálise podem começar a reavaliar o seu estado, a modalidade de tratamento, a sua satisfação com a vida e o impacto desses fatores sobre suas famílias e sistemas de apoio. Os enfermeiros devem fornecer oportunidades para que esses pacientes possam expressar seus sentimentos e reações e possam explorar, também, as opções. A decisão quanto ao início da diálise não exige que esta seja continuada indefinidamente, e não é raro que o paciente considere a interrupção do manejo. Esses sentimentos e reações devem ser considerados com seriedade, e o paciente deve ter a oportunidade de discuti-los com a equipe de diálise, bem como com um psicólogo, psiquiatra, enfermeiro psiquiátrico, amigo de confiança ou conselheiro espiritual. Após uma avaliação psiquiátrica descartar a possibilidade de depressão, a decisão informada e esclarecida do paciente sobre a interrupção do tratamento deve ser respeitada. Caso se acredite que o paciente esteja deprimido, o tratamento da depressão deve ser iniciado e o paciente deve ser estabilizado antes de participar das decisões sobre diretivas antecipadas de vontade (Molzahn & Schick-Makaroff, 2017).

CIRURGIA RENAL

Um paciente pode se submeter a cirurgia ou procedimentos no departamento de radiologia intervencionista para remover obstruções que afetem o rim (tumores ou cálculos), para inserir um tubo a fim de que se realize a drenagem do rim (nefrostomia, ureterostomia), ou no intuito de remover o rim acometido na doença renal unilateral, carcinoma renal ou transplante renal.

MANEJO DE PACIENTES QUE SE SUBMETEM À CIRURGIA RENAL

Considerações pré-operatórias

A cirurgia só é realizada depois de uma avaliação completa da função renal. É essencial a preparação do paciente para assegurar a manutenção de uma função renal ótima. Os líquidos são incentivados para promover a excreção elevada de produtos de degradação antes da cirurgia, a não ser que estejam contraindicados, em virtude da disfunção renal ou cardíaca preexistente. Na presença de infecção renal no período pré-operatório, podem ser prescritos agentes antimicrobianos de amplo espectro para evitar o desenvolvimento de bacteriemia. Os antibióticos devem ser administrados com extrema cautela, visto que muitos deles são tóxicos para os rins. Pode-se indicar a realização de exames da coagulação (tempo de protrombina, tempo de tromboplastina parcial, contagem de plaquetas) se o paciente tiver histórico de equimoses e sangramento. A preparação pré-operatória assemelha-se àquela descrita no Capítulo 14.

Como muitos pacientes que se submeterão a uma cirurgia renal ficam apreensivos, o enfermeiro incentiva o paciente a reconhecer suas preocupações e a verbalizá-las. A credibilidade é reforçada estabelecendo uma relação de confiança e fornecendo cuidado experiente. Os pacientes que se defrontam com a perspectiva de perder um rim podem pensar que eles ficarão dependentes da diálise pelo resto de suas vidas. O enfermeiro tranquiliza o paciente e a sua família afirmando que a função renal pode ser mantida por um único rim saudável.

Preocupações perioperatórias

A cirurgia renal exige várias posições do paciente para expor adequadamente o local cirúrgico. Três abordagens cirúrgicas são comuns: flanco, lombar e toracoabdominal (Figura 48.8A a C). Cirurgia urológica laparoscópica é, com frequência, realizada como uma opção menos invasiva do que a cirurgia a céu aberto (Figura 48.8D). Durante a cirurgia, são executados vários planos para o manejo da drenagem urinária alterada. Esses planos podem incluir a inserção de um tubo de nefrostomia ou outro dreno.

Manejo pós-operatório

Como o rim é um órgão altamente vascular, a hemorragia e o choque constituem as principais complicações potenciais da cirurgia renal. Com frequência, é necessário proceder à reposição de líquidos e hemoderivados no período pós-operatório imediato para tratar a perda intraoperatória de sangue.

A distensão abdominal e o íleo paralítico podem ocorrer depois da cirurgia renal e ureteral, e acredita-se que sejam devido a uma paralisia reflexa da peristalse intestinal e manipulação do cólon ou do duodeno durante a cirurgia. A distensão abdominal é aliviada por meio de descompressão com um tubo nasogástrico. Ver Capítulo 41 para o tratamento do íleo paralítico. É permitido o consumo de líquidos orais quando se percebe a eliminação de flatos.

Se ocorrer infecção, são prescritos antibióticos, uma vez obtido o resultado de cultura, revelando o microrganismo causador. Quando se avalia o paciente, é preciso ter em mente os efeitos tóxicos que os antibióticos exercem sobre os rins (nefrotoxicidade). A terapia com heparina em dose baixa pode ser iniciada no período pós-operatório para evitar a tromboembolia em pacientes que se submeteram a algum tipo de cirurgia urológica.

Manejo de enfermagem

Além das intervenções relacionadas nesta seção, o Boxe 48.13 fornece um plano de cuidado de enfermagem para o paciente que se submete à cirurgia renal.

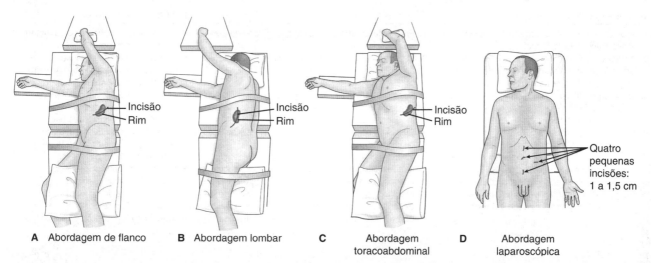

A Abordagem de flanco B Abordagem lombar C Abordagem toracoabdominal D Abordagem laparoscópica

Figura 48.8 • O posicionamento do paciente e as abordagens para a nefrectomia – flanco (**A**), lombar (**B**), toracoabdominal (**C**) – para a cirurgia renal estão associados a desconforto pós-operatório significativo. **D**. A nefrectomia por via laparoscópica está associada a menos desconforto e recuperação mais rápida.

Boxe 48.13 — PLANO DE CUIDADO DE ENFERMAGEM
Cuidado do paciente que se submete à cirurgia renal

DIAGNÓSTICO DE ENFERMAGEM: comprometimento da desobstrução de vias respiratórias associado com dor da incisão abdominal alta ou no flanco, desconforto abdominal e imobilidade; padrão respiratório prejudicado associado com a incisão abdominal alta
OBJETIVO: melhora da desobstrução de vias respiratórias

Intervenções de enfermagem	Justificativa	Resultados esperados
1. Avaliar o estado respiratório: a. Frequência b. Sons respiratórios 2. Administrar o agente analgésico, conforme prescrição. 3. Imobilizar a incisão com as mãos ou com um travesseiro para ajudar o paciente a tossir. 4. Ajudar o paciente a mudar de posição com frequência. 5. Encorajar o uso do espirômetro de incentivo, conforme necessário ou prescrição. 6. Ajudar e incentivar a deambulação precoce.	1. Os dados de referência possibilitam o monitoramento das alterações e a avaliação da eficácia das intervenções. 2. O alívio adequado da dor permite ao paciente realizar respirações profundas e tossir. 3. Imobiliza a incisão e promove uma tosse adequada e prevenção de atelectasia. 4. Promove a drenagem e a insuflação de todos os lobos dos pulmões. 5. Incentiva respirações profundas adequadas. 6. Mobiliza as secreções pulmonares.	• Exibe frequência respiratória de 12 a 18 incursões/min e sons respiratórios normais, sem ruídos adventícios • Realiza respirações profundas e tosse adequadamente quando incentivado e auxiliado • Exibe excursão torácica completa, sem respirações superficiais • Utiliza o espirômetro de incentivo com encorajamento • Imobiliza a incisão enquanto realiza respirações profundas e tosse • Relata progressivamente menos dor e desconforto com a tosse e com as respirações profundas.

DIAGNÓSTICO DE ENFERMAGEM: dor aguda e desconforto associados com a incisão cirúrgica, o posicionamento e o alongamento dos músculos durante a cirurgia renal
OBJETIVO: alívio da dor e do desconforto

Intervenções de enfermagem	Justificativa	Resultados esperados
1. Avaliar o nível de dor por meio de uma escala mensurável. 2. Administrar os agentes analgésicos conforme prescrito. 3. Imobilizar a incisão com as mãos ou com um travesseiro durante o movimento ou os exercícios de respiração profunda e tosse. 4. Ajudar e incentivar a deambulação precoce. 5. Oferecer e instruir o paciente sobre como utilizar as intervenções não farmacológicas apropriadas. 6. Avaliar a efetividade da analgesia por meio de uma escala mensurável.	1. Fornece valores de referência como base para a avaliação posterior das estratégias de alívio da dor. 2. Promove o alívio da dor. 3. Minimiza a sensação de tração ou de tensão sobre a incisão e fornece uma sensação de apoio ao paciente. 4. Promove a retomada dos exercícios de atividade muscular. 5. Muitas intervenções não farmacológicas, tais como música, exercícios de relaxamento e imagem guiada (imagens mentais), ajudam os pacientes a diminuir sua dor. 6. A escala proporciona uma medida objetiva da eficácia das estratégias de alívio da dor.	• Relata redução da dor até um nível considerado aceitável pelo paciente • Toma os analgésicos, conforme prescrição • Exercita os músculos doloridos, de acordo com as recomendações • Utiliza música, exercícios de relaxamento e visualização orientada para aliviar a dor • Não apresenta nenhuma manifestação comportamental de dor e desconforto (p. ex., inquietação, sudorese, expressão verbal de dor) • Participa em exercícios de respiração profunda e tosse • Aumenta gradualmente a atividade física e o exercício.

DIAGNÓSTICO DE ENFERMAGEM: medo e ansiedade associados com o diagnóstico, o resultado da cirurgia e a alteração da função urinária
OBJETIVO: redução do medo e da ansiedade

Intervenções de enfermagem	Justificativa	Resultados esperados
1. Avaliar a ansiedade e o medo do paciente antes da cirurgia, se possível. 2. Avaliar o conhecimento do paciente sobre o procedimento e o resultado cirúrgico esperado no período pré-operatório. 3. Avaliar o significado das alterações decorrentes do procedimento cirúrgico para o paciente e a sua família ou parceiro. 4. Incentivar o paciente a verbalizar as reações, os sentimentos e os medos. 5. Incentivar o paciente a compartilhar os sentimentos com o cônjuge ou parceiro. 6. Oferecer e providenciar a visita de um membro do grupo de apoio (p. ex., grupo de ostomia, grupo de transplante, quando indicado).	1. Proporciona uma base para a avaliação no período pós-operatório. 2. Proporciona uma base para instruções adicionais. 3. Possibilita a compreensão das reações e das respostas do paciente aos resultados esperados e inesperados da cirurgia. 4. Afirma a compreensão do paciente e a resolução final dos sentimentos e dos medos. 5. Permite ao paciente e seu parceiro receber apoio mútuo e diminui a sensação de isolamento entre eles. 6. Fornece o apoio de outra pessoa que passou pelo mesmo procedimento cirúrgico ou por um procedimento semelhante, bem como um exemplo de como outras pessoas lidaram com a alteração.	• Verbaliza as reações e os sentimentos para a equipe • Compartilha as reações e os sentimentos com a família ou o parceiro • Lamenta apropriadamente por si próprio e pelas alterações nos papéis e funções desempenhados • Identifica as informações necessárias para promover a sua própria adaptação e habilidade de enfrentamento • Participa nas atividades e nos eventos do ambiente imediato • Aceita a visita do grupo de apoio, quando indicado • Identifica a pessoa ou o grupo de apoio.

(continua)

Boxe 48.13 — PLANO DE CUIDADO DE ENFERMAGEM (continuação)
Cuidado do paciente que se submete à cirurgia renal

DIAGNÓSTICO DE ENFERMAGEM: micção prejudicada associada com a drenagem urinária; risco de infecção urinária associado com a alteração da drenagem urinária
OBJETIVO: manutenção da eliminação urinária; via urinária sem infecção

Intervenções de enfermagem	Justificativa	Resultados esperados
1. Avaliar imediatamente o sistema de drenagem urinária.	1. Fornece uma base para avaliação e ação posteriores.	• Apresenta débito urinário adequado e permeabilidade do sistema de drenagem
2. Avaliar a adequação do débito urinário e a permeabilidade do sistema de drenagem.	2. Fornece os valores de referência.	• Apresenta débito urinário compatível com o aporte de líquido
3. Avaliar os valores laboratoriais pertinentes (ver Tabela 47.5 no Capítulo 47).	3. Fornece uma base para avaliação e ação posteriores.	• Demonstra valores laboratoriais normais: níveis de ureia, creatinina sérica, densidade específica e osmolalidade da urina
4. Usar assepsia e higiene das mãos quando fornecer o cuidado e quando manipular o sistema de drenagem.	4. Evita ou reduz o risco de contaminação do sistema de drenagem urinária.	• Apresenta urina estéril na cultura de urina
5. Manter o sistema de drenagem urinária fechado.	5. Reduz o risco de contaminação e infecção bacterianas.	• Elimina urina diluída e transparente, sem resíduos nem incrustações no sistema de drenagem
6. Se houver necessidade de irrigação do sistema de drenagem, usar luvas estéreis e solução de irrigação estéril, bem como um sistema de drenagem e irrigação fechado.	6. Possibilita a irrigação, quando necessário, enquanto mantém o sistema de drenagem fechado, minimizando o risco de infecção.	• Explica a justificativa para evitar a manipulação do cateter, do sistema de drenagem ou de irrigação
7. Se a irrigação for necessária e prescrita, realizá-la delicadamente com soro fisiológico estéril e a quantidade prescrita de líquido de irrigação.	7. Mantém a permeabilidade do cateter ou do sistema de drenagem e impede aumentos súbitos da pressão na via urinária, que podem causar traumatismo, pressão sobre as suturas ou estruturas da via urinária e dor.	• Apresenta colocação normal do *stent* urinário ou cateteres ureterais até a sua remoção pelo médico
8. Ajudar o paciente a mudar de decúbito e a se mover no leito, bem como quando deambular, a fim de evitar o deslocamento ou a remoção inadvertida do *stent* urinário ou dos cateteres ureterais, quando em posição.	8. Evita o traumatismo em consequência do deslocamento acidental do *stent* urinário ou do cateter ureteral, exigindo instrumentação repetida da via urinária (p. ex., cistoscopia) para a sua reposição.	• Mantém o sistema de drenagem urinária fechado
9. Observar a coloração, o volume, o odor e os componentes da urina.	9. Fornece informações sobre a adequação do débito urinário, condição e permeabilidade do sistema de drenagem e resíduos na urina.	• Apresenta temperatura corporal normal, sem nenhum sinal nem sintoma de infecção urinária
10. Minimizar o traumatismo e a manipulação do cateter, sistema de drenagem e uretra.	10. Reduz o risco de contaminação do sistema de drenagem e elimina o local de invasão bacteriana.	• Limpa o cateter 2 vezes/dia com água e sabão ou toalhas de limpeza umedecidas com agentes antibacterianos
11. Limpar delicadamente o cateter com sabão durante o banho, evitando qualquer movimento de vaivém do cateter.	11. Remove os resíduos e as incrustações sem causar traumatismo nem contaminação da uretra.	• Consome uma quantidade adequada de líquidos (seis a oito copos de água ou mais por dia, a não ser que haja alguma contraindicação)
12. Ancorar o tubo de drenagem com um dispositivo aprovado pelo hospital (p. ex., Stat-Lock®).	12. Evita o movimento ou o deslizamento do dreno, minimizando o traumatismo e a contaminação da uretra ou do cateter.	• O sistema de drenagem urinária permanece na posição até que o médico ordene a descontinuação
13. Manter um aporte adequado de líquidos.	13. Promove o débito urinário adequado e impede a estase urinária.	• Mantém o sistema de drenagem urinária sem infecção nem obstrução
14. Ajudar e incentivar a deambulação precoce, enquanto assegura a posição do sistema de drenagem urinária.	14. Minimiza as complicações cardiovasculares e pulmonares, enquanto evita a perda, o deslocamento ou a ruptura do sistema de drenagem.	• Mantém o desvio urinário, conforme instruções
15. Se o paciente estiver para receber alta com o sistema de drenagem urinária (cateter) em posição ou com desvio urinário, instruir o paciente e os familiares sobre o cuidado.	15. O conhecimento e a compreensão do sistema de drenagem ou do desvio urinário são essenciais para evitar a infecção e outras complicações.	• Mantém o autocuidado, de modo que o ambiente fique livre de odor.

DIAGNÓSTICO DE ENFERMAGEM: risco de desequilíbrio hídrico associado com perda cirúrgica de líquido, alteração do débito urinário, administração parenteral de líquidos
OBJETIVO: manutenção do equilíbrio hídrico normal

Intervenções de enfermagem	Justificativa	Resultados esperados
1. Pesar diariamente o paciente.	1. O peso diário constitui o indicador mais sensível de perda ou ganho de líquido.	• O peso do paciente permanece entre 1 e 1,5 kg do valor de referência do paciente
2. Documentar o equilíbrio hídrico preciso.	2. Auxilia na detecção da retenção de líquido, devido ao débito cardíaco ou renal deficiente.	• O aporte que ultrapassa o débito será detectado precocemente
3. Colocar toda a terapia parenteral em uma bomba de infusão.	3. Garante que o paciente não receba soluções intravenosas em excesso ou em quantidades insuficientes.	• A quantidade exata de solução é infundida, sem nenhum efeito adverso decorrente de infusão excessiva ou insuficiente
4. Monitorar a quantidade e as características da urina.	4. Ajuda na detecção precoce das possíveis complicações da cirurgia ou da inserção do tubo.	• A urina está clara e sem sangue, pus e nenhuma substância estranha
5. Monitorar os sinais vitais: temperatura, pulso, respirações e pressão arterial.	5. Quando o volume de líquidos ou o débito cardíaco estão alterados, os sinais vitais são afetados.	• A temperatura, o pulso, a respiração e a pressão arterial estão dentro dos limites definidos
6. Auscultar o coração e os sons dos pulmões a cada plantão.	6. Quando o volume de líquidos está aumentado, devido ao débito cardíaco ou renal deficiente, o líquido se acumula nos pulmões. Além disso, as bulhas cardíacas se modificam com o desenvolvimento de insuficiência cardíaca; a ausculta frequente garante a detecção precoce.	• Presença de bulhas cardíacas e sons respiratórios normais.

Prestação do cuidado pós-operatório imediato

O cuidado pós-operatório imediato do paciente que foi submetido à cirurgia do rim inclui a avaliação de todos os sistemas orgânicos. São avaliados os estados respiratório e circulatório, o nível de dor, o estado hidreletrolítico e a desobstrução e adequação dos sistemas de drenagem urinária.

Estado respiratório

Como em qualquer outra cirurgia, o uso de anestesia aumenta o risco de complicações respiratórias. A observação do local de incisão cirúrgica ajuda o enfermeiro a antecipar os problemas respiratórios e a dor. O estado respiratório é avaliado pelo monitoramento da frequência, profundidade e padrões das respirações. A localização da incisão frequentemente provoca dor durante a inspiração e a tosse; por conseguinte, o paciente tende a imobilizar a parede torácica e a fazer respirações superficiais. Efetua-se a ausculta para avaliar os sons respiratórios normais e adventícios.

Estado circulatório e perda de sangue

Os sinais vitais e a pressão arterial ou venosa central do paciente são monitorados. A coloração e a temperatura da pele e o débito urinário fornecem informações sobre o estado circulatório. A incisão cirúrgica e os drenos são observados com frequência para ajudar a detectar qualquer perda sanguínea e hemorragia inesperadas.

Dor

A dor pós-operatória representa um problema significativo para o paciente, devido à localização da incisão cirúrgica e à posição do paciente na mesa de cirurgia para possibilitar o acesso ao rim. A localização e a intensidade da dor são avaliadas antes e depois da administração de medicamentos analgésicos. Observa-se também a ocorrência de distensão abdominal, que aumenta o desconforto.

Drenagem urinária

O débito urinário e a drenagem dos tubos inseridos durante a cirurgia são monitorados quanto a quantidade, coloração, tipo ou características. A drenagem diminuída ou a sua ausência são imediatamente notificadas ao médico, visto que podem indicar obstrução passível de provocar dor, infecção e ruptura das linhas de sutura.

Monitoramento e manejo de complicações potenciais

O sangramento constitui uma importante complicação da cirurgia renal. Se não for detectado nem tratado, pode resultar em hipovolemia e choque hemorrágico. O papel do enfermeiro consiste em observar o aparecimento dessas complicações, relatar os sinais e sintomas e administrar os líquidos parenterais, o sangue e os hemoderivados prescritos. É necessário monitorar os sinais vitais, a condição da pele, o sistema de drenagem urinária, a incisão cirúrgica e o nível de consciência para detectar quaisquer evidências de sangramento, diminuição do volume de sangue circulante e líquido e débito cardíaco. O monitoramento frequente dos sinais vitais (inicialmente monitorados pelo menos a cada hora) e do débito urinário é necessário para a detecção precoce dessas complicações.

Se o sangramento passar despercebido, ou se não for detectado prontamente, o paciente pode perder quantidades significativas de sangue e desenvolver hipoxemia. Além do choque hipovolêmico devido à hemorragia, esse tipo de perda sanguínea pode precipitar infarto do miocárdio ou ataque isquêmico transitório. Pode-se suspeitar de sangramento quando o paciente apresenta fadiga e dispneia, e quando o débito urinário é inferior a 400 mℓ/kg/h no período de 24 horas. Com a persistência do sangramento, ocorrem sinais tardios de hipovolemia, como pele fria, veias do pescoço achatadas e alteração no nível de consciência ou de responsividade. As transfusões de hemoderivados estão indicadas, juntamente com reparo cirúrgico do vaso hemorrágico.

A pneumonia pode ser evitada pelo uso de um espirômetro de incentivo, pelo controle adequado da dor e pela deambulação precoce. Os sinais precoces de pneumonia consistem em febre, aumento da frequência cardíaca e da frequência respiratória e ruídos respiratórios adventícios.

A prevenção da infecção envolve o uso de assepsia quando se trocam os curativos e se manuseiam e preparam os cateteres, outros drenos, cateteres venosos centrais e cateteres IV para a administração de líquidos. Os locais de inserção são monitorados rigorosamente à procura de sinais e sintomas de inflamação: rubor, drenagem, calor e dor. É preciso ter cuidado especial para evitar a ITU, que está associada ao uso de cateteres urinários de demora. Os cateteres e outros tubos invasivos são removidos tão logo não sejam mais necessários.

Em geral, são prescritos antibióticos no período pós-operatório para evitar a ocorrência de infecção. Se forem prescritos agentes antibióticos, é preciso monitorar rigorosamente os níveis séricos de creatinina e ureia, visto que muitos antibióticos são tóxicos para o rim ou podem acumular-se até alcançar níveis tóxicos quando a função renal está comprometida.

É de suma importância evitar o desequilíbrio hídrico quando se cuida de um paciente submetido à cirurgia renal, visto que tanto a perda quanto o excesso de líquidos constituem efeitos adversos possíveis da cirurgia. Pode ocorrer perda de líquidos durante a cirurgia, em consequência da drenagem urinária excessiva, quando a obstrução é removida, ou quando são utilizados agentes diuréticos. Essa perda também pode ser observada com perdas GI, diarreia em consequência do uso de antibióticos ou drenagem nasogástrica. Quando a terapia IV pós-operatória é inadequada para acompanhar o débito ou a perda de líquidos, ocorre déficit de líquidos. O excesso ou a sobrecarga de líquidos pode resultar dos efeitos cardíacos da anestesia, da administração de quantidades excessivas de líquidos ou da incapacidade do paciente de excretar o líquido, devido a alterações na função renal. O débito urinário diminuído pode constituir uma indicação de excesso de líquidos.

São necessárias habilidades de avaliação experientes para detectar os sinais precoces de excesso de líquidos (como ganho de peso, edema dos pés, débito urinário abaixo de 400 mℓ/dia e ligeira elevação da pressão arterial pulmonar em cunha, quando disponível) antes que fiquem graves (aparecimento de ruídos respiratórios adventícios, dispneia).

O excesso de líquidos pode ser tratado com restrição hídrica e administração de furosemida ou outros agentes diuréticos. Na presença de insuficiência renal, esses medicamentos podem ser ineficazes; por conseguinte, a diálise pode ser necessária para evitar a insuficiência cardíaca e o edema pulmonar.

A TVP pode ocorrer no período pós-operatório, devido à manipulação cirúrgica dos vasos ilíacos durante a cirurgia ou em consequência de imobilidade prolongada. São aplicadas meias de compressão elástica, e o paciente é rigorosamente monitorado à procura de sinais e sintomas de trombose e incentivado a exercitar as pernas. Pode-se administrar heparina ou outros anticoagulantes no período pós-operatório, a fim de reduzir o risco de trombose.

Promoção de cuidados domiciliar, comunitário e de transição

 Orientação do paciente sobre autocuidados

Se o paciente tiver um sistema de drenagem em posição, são tomadas medidas para assegurar que tanto o paciente quanto a sua família compreendam a importância de manter corretamente o sistema no domicílio e evitar infecções. São fornecidas instruções verbais e por escrito e diretrizes ao paciente e à sua família por ocasião da alta hospitalar. O paciente é solicitado a demonstrar ou descrever confirmação do aprendizado o manejo do sistema de drenagem para validar a compreensão (ver discussão adicional sobre o método de confirmação do aprendizado no Capítulo 3). As estratégias para evitar as complicações pós-operatórias (obstrução e infecção urinária, TVP, atelectasia e pneumonia) são ressaltadas para o paciente e a família. Os sinais, os sintomas, os problemas e as dúvidas que devem ser relatados ao médico ou a outro profissional de saúde são revistos pelo enfermeiro com o paciente e a família.

Cuidados contínuos e de transição

A necessidade de avaliação e cuidado no pós-operatório após uma cirurgia renal continua, independentemente do ambiente: casa, unidade de terapia subaguda, clínica ambulatorial ou consultório, ou instituição de reabilitação. O encaminhamento para cuidado domiciliar é indicado para o paciente que retorna para o domicílio com um sistema de drenagem urinária em posição. Durante a visita domiciliar, o enfermeiro de cuidados domiciliares revê as instruções e diretrizes fornecidas ao paciente por ocasião da alta hospitalar. O enfermeiro avalia a capacidade do paciente de realizar as instruções em casa e responde às perguntas feitas pelo paciente ou pela família sobre o manejo do sistema de drenagem e de incisão cirúrgica.

Além disso, o enfermeiro de cuidados domiciliares obtém os sinais vitais e examina o paciente à procura de sinais e sintomas de obstrução e infecção urinária. O enfermeiro também verifica se a dor está adequadamente controlada e se paciente está aderindo às recomendações. O enfermeiro de cuidados domiciliares incentiva um consumo adequado de líquidos e níveis aumentados de atividade. Em conjunto, o enfermeiro, o paciente e a família efetuam uma revisão dos sinais, sintomas, problemas e dúvidas que devem ser relatados ao médico. Se o paciente tiver um dreno em posição, o enfermeiro examina o local e a permeabilidade do sistema e monitora o paciente quanto à ocorrência de complicações, como TVP, sangramento ou pneumonia.

Como é fácil para o paciente, a família e a equipe de saúde se concentrar no distúrbio imediato do paciente, excluindo outras questões de saúde, o enfermeiro lembra ao paciente e à família sobre a importância de participar de atividades de promoção da saúde, incluindo triagens de saúde apropriadas.

TRANSPLANTE DE RIM

O transplante renal é o tratamento de escolha para pacientes com DRET apropriadamente selecionados. O transplante renal não é considerado uma cura para a DRET porque, em geral, o transplante não funciona por toda a vida na maioria dos pacientes que o recebem (Danovitch, 2017). Os pacientes optam pelo transplante renal por várias razões, como desejo de evitar a diálise ou de melhorar a sua sensação de bem-estar e vontade de levar uma vida mais normal. O transplante de rim é um procedimento eletivo, e não um procedimento de emergência para salvar a vida. Por conseguinte, os pacientes devem estar em sua melhor condição física possível antes do transplante.

Nos EUA e no mundo inteiro, existem muito mais pacientes na lista de espera para transplante de rim do que doadores de órgãos. Mais de 103.356 norte-americanos estão na lista de espera para receber um transplante de rim (Organ Procurement and Transplantation Network [OPTN], 2019). Nos EUA estima-se que o custo anual de um transplante renal por pessoa é de US$ 34.084 em comparação com aproximadamente US$ 88.750 por ano quando a pessoa é atendida em uma unidade de HD (Saran, Robinson, Abbott et al., 2018). O transplante de rim envolve transplantar um rim de doador vivo ou doador falecido para um receptor que não apresenta mais função renal. O doador vivo pode ou não ter laços familiares com o receptor. O transplante de doador falecido provém de uma pessoa que morreu e doou seus órgãos. O termo "doador cadavérico" não é mais usado e a terminologia apropriada é "doador falecido". O transplante de doadores vivos com boa compatibilidade (ou seja, alto grau de compatibilidade de antígenos leucocitários humanos [HLA] e AB0) é mais bem-sucedido do que o transplante de doadores falecidos, sobretudo em longo prazo (Woodard & Arnold, 2017).

A NFK fornece informações por escrito, descrevendo o programa de doação de órgãos e um cartão especificando os órgãos a serem doados em caso de morte. O cartão de doação de órgãos é assinado pelo doador e por duas testemunhas, e deve ser sempre carregado pelo doador. Nos EUA, em muitos estados as pessoas podem ter seu desejo de doar órgãos inscrito em suas carteiras de habilitação, tanto na primeira como nas renovações. Todavia, o doador deve discutir essa decisão com seus familiares porque a agência de busca de órgãos entrará em contato com os familiares para explorar essa opção.

Avanços contemporâneos do transplante renal consistem em cadeias e permutas pareadas. Nas cadeias e permutas pareadas, os pacientes recebem rins de doadores voluntários histocompatíveis que não são parentes ou sequer amigos. Embora seja clinicamente elegível para a doação de um rim, um doador voluntário pode ser incompatível com o receptor pretendido, devido ao tipo sanguíneo ou aos antígenos. O doador então concorda em doar o rim a um receptor compatível e desconhecido, com a intenção de que o receptor originalmente pretendido do doador faça parte da cadeia de doação e seja o receptor de um rim doado por meio de correspondências organizadas entre doadores e receptores. Nos EUA, vários programas de registro têm sistemas organizados para encontrar pares compatíveis em todo o território nacional (Woodard & Arnold, 2017). Ver seção Recursos no fim deste capítulo.

Antes de receber ou doar um órgão, é realizada avaliação clínica meticulosa; primeiro na pessoa que potencialmente receberá a doação e, depois, se essa pessoa for considerada adequada, no doador vivo. Nem todo mundo está apto para um transplante de rim. As contraindicações incluem processo maligno recente, infecção ativa ou crônica (p. ex., HIV, hepatites B e C), doença extrarrenal grave e irreversível (p. ex., cardiopatia inoperável, pneumopatia crônica, doença vascular periférica grave), obesidade de classe II (índice de massa corporal superior a 35 kg/m^2), transtorno por uso de substâncias psicoativas, incapacidade de consentimento livre e esclarecido, transtorno psiquiátrico ativo e história pregressa de não adesão a esquemas terapêuticos (Bunnapradist et al., 2017; Woodard & Arnold, 2017).

Os doadores podem ser rejeitados pelos mesmos motivos ou por qualquer condição que seja considerada como um impacto sobre o rim remanescente. Os exemplos incluem hipertensão e diabetes melito, visto que ambos constituem causas conhecidas de doença renal. Quando se avaliam doadores, é imperativo que seja dada uma consideração particular para a saúde geral a longo prazo do doador. Todas as precauções precisam ser tomadas para assegurar que o rim remanescente do doador permaneça saudável. Quando essas condições forem preenchidas, o doador deverá permanecer saudável depois da doação e ter uma vida normal. Como apenas um rim pode facilmente atender às necessidades do organismo, não haverá necessidade de efetuar ajustes a longo prazo. É reforçada a importância de comparecer às consultas de acompanhamento para monitorar a pressão arterial e para os cuidados preventivos.

Geralmente, os rins nativos do paciente não são retirados, exceto no caso de rins policísticos volumosos que possam se romper ou se tornar infectados (Bunnapradist et al., 2017). Em alguns centros, o cirurgião realiza nefrectomia bilateral simultaneamente ao transplante quando o paciente apresenta rins policísticos, enquanto em outros a retirada dos rins nativos antecede ou é programada para depois do procedimento de transplante.

O rim transplantado é colocado na fossa ilíaca do paciente, anteriormente à crista ilíaca, visto que essa localização possibilita um acesso mais fácil ao suprimento sanguíneo necessário para perfundir o rim. O ureter do rim recentemente transplantado é transplantado na bexiga ou anastomosado ao ureter do receptor (Figura 48.9). Uma vez restabelecido o suprimento sanguíneo para o rim transplantado no centro cirúrgico, a urina deve começar a fluir. Para rins de doadores que faleceram, a produção de urina neste estágio constitui um importante indicador do sucesso geral do procedimento e do resultado a longo prazo (Longton, 2017).

Manejo pré-operatório

As metas do manejo pré-operatório consistem em fazer retornar o estado metabólico do paciente a um nível mais próximo possível do normal por meio de dieta, possivelmente pela diálise e manejo clínico, certificando-se de que o paciente esteja sem infecção, e orientando-o para a cirurgia e a evolução pós-operatória.

Manejo clínico

Efetua-se um exame físico completo do doador vivo e do receptor para detectar e tratar quaisquer condições passíveis de causar complicações após a nefrectomia do doador vivo e o procedimento de transplante do receptor. A tipagem tecidual, a tipagem do sangue e a triagem de anticorpos são realizadas para estabelecer a compatibilidade dos tecidos e das células do doador e do receptor. Outros exames diagnósticos precisam ser feitos, tanto no potencial doador como no receptor, para identificar condições que precisem ser tratadas antes da realização do transplante.

Tanto o paciente quanto o doador não devem apresentar infecção por ocasião do transplante renal. Depois da cirurgia, são prescritos medicamentos para evitar a rejeição do transplante no receptor. Esses medicamentos suprimem a resposta imune, deixando o paciente com risco de infecção. Por conseguinte, tanto o doador quanto o receptor são avaliados e tratados para quaisquer infecções, incluindo doença gengival e cáries dentárias.

Uma avaliação psicossocial é conduzida para verificar a capacidade do receptor de se ajustar ao transplante, os estilos de enfrentamento, o histórico social, o apoio social disponível e os recursos financeiros. Transtornos psiquiátricos são, com frequência, agravados pelos corticosteroides e por outros medicamentos necessários para induzir imunossupressão após o transplante; portanto, é importante pesquisar a história pregressa de doença psiquiátrica (Shenoy & Danovitch, 2017). Efetua-se também uma avaliação psicossocial para identificar o motivo do doador na doação do órgão. O doador não deve ser coagido a doar esse órgão; deve ser um ato altruísta (Rastogi, Hersh-Rifkin, Gritsch et al., 2017).

Manejo de enfermagem

Os aspectos de enfermagem do cuidado pré-operatório para o paciente que se submete a transplante renal e doação se

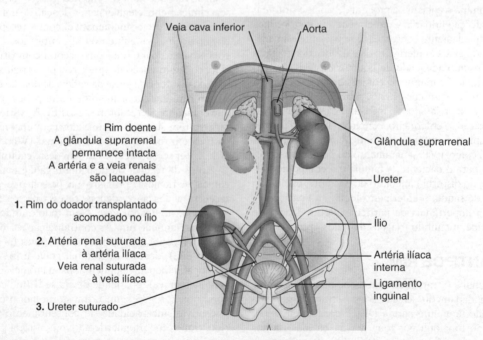

Figura 48.9 • Transplante de rim. **1.** O rim transplantado é colocado na fossa ilíaca. **2.** A veia renal do rim doado é suturada à veia ilíaca, enquanto a artéria renal é suturada à artéria ilíaca. **3.** O ureter do rim doado é suturado à bexiga ou ao ureter do paciente.

assemelham àqueles de pacientes submetidos a outros tipos de cirurgia renal ou abdominal eletiva. As instruções pré-operatórias podem ser realizadas em uma variedade de ambientes, incluindo a área de pré-admissão ambulatorial, o hospital ou a clínica de transplante durante a fase de pesquisa preliminar. As instruções ao paciente para o doador e o receptor de transplante de rim abordam a higiene pulmonar pós-operatória, as opções de controle da dor, as restrições nutricionais, as linhas IV, os tubos (cateter de demora) e a deambulação precoce. A maioria dos pacientes realiza diálise por meses ou anos antes do transplante, esperando ansiosamente por um transplante de rim e ficam ansiosos em relação à cirurgia, possibilidade de rejeição e necessidade de retorno à diálise. Ajudar o paciente a lidar com essas preocupações faz parte da função do enfermeiro no manejo pré-operatório, assim como as instruções sobre o que esperar depois da cirurgia. A HD é realizada antes do transplante renal. Quando o paciente está recebendo DP, a diálise deve ser mantida até o momento da cirurgia. O líquido infundido será drenado antes de o paciente ser levado para o centro cirúrgico.

O paciente que recebe um rim de um doador vivo aparentado frequentemente fica preocupado com o doador e como este irá tolerar o procedimento cirúrgico. Se o paciente estiver recebendo um transplante de doador falecido, o receptor pode expressar tristeza e pesar em relação à perda de vida do doador. O enfermeiro precisa manter uma comunicação aberta com o receptor do órgão e possibilitar a expressão de suas preocupações.

O enfermeiro que trabalha em um ambiente de terapia intensiva pode fornecer cuidado ao doador de órgão que está com morte cerebral antes da remoção do órgão. A doação de órgãos, mesmo na ausência de morte cerebral, pode ser feita após parada cardíaca (morte cardíaca). A meta global consiste em preservar a função dos órgãos pela manutenção da estabilidade hemodinâmica, diminuição do risco de infecção e monitoramento dos valores laboratoriais enquanto se fornece cuidado digno ao doador e aos familiares (Woodard & Arnold, 2017). O cuidado continuado para o doador pode ser complexo e durar várias horas. O cuidado é frequentemente fornecido em colaboração com os coordenadores de obtenção de órgãos e de transplante.

Manejo pós-operatório

O objetivo do cuidado pós-operatório consiste em manter a homeostasia até que o rim transplantado esteja funcionando adequadamente. O paciente cujo rim funciona imediatamente apresenta um prognóstico mais favorável do que o paciente cujo rim não funciona (Longton, 2017).

Com frequência, o doador vivo do órgão estará na mesma unidade que o receptor de transplante. O doador necessita do mesmo nível de cuidados proporcionados ao receptor, incluindo acompanhamento em intervalos programados após o procedimento e por longo prazo. O doador frequentemente apresenta mais dor que o receptor, exigindo mais analgesia para o controle da dor. O estado hidreletrolítico e o estado hemodinâmico também são rigorosamente monitorados no doador vivo de órgão.

Manejo clínico

Depois de um transplante de rim, podem ocorrer rejeição e falência em 24 horas (hiperaguda), entre 3 e 14 dias (aguda) ou depois de muitos anos (crônica). A rejeição hiperaguda é causada por uma reação imediata mediada por anticorpos, que leva a trombose generalizada dos capilares glomerulares e necrose. A rejeição aguda geralmente ocorre em poucos dias a semanas após a cirurgia para transplante, e o paciente apresenta aumento dos níveis séricos de creatinina. Se a rejeição persistir, o paciente pode apresentar febre, dor à palpação no local do transplante, mal-estar e oligúria; contudo, esses são considerados sinais tardios (Longton, 2017). A rejeição aguda exige reconhecimento e tratamento precoce com terapia imunossupressora, enquanto uma reação hiperaguda exigiria a remoção imediata do órgão transplantado (Longton, 2017). A sobrevida a longo prazo de um rim transplantado depende do grau de compatibilidade do receptor e do nível de controle da resposta imune do paciente. O sistema imune do paciente interpreta o rim transplantado como "estranho"; por conseguinte, ele atua continuamente no sentido de rejeitá-lo. Para superar ou minimizar os mecanismos de defesa do organismo, são administrados agentes imunossupressores. De modo ideal, os medicamentos modificam o sistema imune o suficiente para evitar a rejeição, porém não o suficiente para permitir o desenvolvimento de infecções ou de neoplasias malignas (Tabela 48.4).

Para minimizar a reação do organismo ao órgão transplantado, são utilizadas combinações de corticosteroides e medicamentos desenvolvidos especificamente para afetar a ação dos linfócitos. O tratamento com combinações de novos agentes melhorou notavelmente as taxas de sobrevida do paciente e do enxerto, e, hoje em dia, 90 a 95% dos rins transplantados ainda funcionam depois de 1 ano (OPTN, 2019). As doses de agentes imunossupressores são frequentemente ajustadas, dependendo da resposta imunológica do paciente ao transplante. Todavia, será necessário que o paciente receba alguma forma de terapia imunossupressora durante todo o tempo em que tiver o rim transplantado. Tanto a toranja (*grapefruit*) como seu suco interagem com muitos medicamentos imunossupressores e devem ser evitados (Comerford & Durkin, 2020).

Os riscos associados ao uso desses medicamentos incluem nefrotoxicidade, hipertensão, hiperlipidemia, hirsutismo, tremores, discrasias sanguíneas, cataratas, hiperplasia gengival e vários tipos de câncer (Sievers, Lum & Danovitch, 2017).

Considerações sobre a covid-19

Por causa da necessidade de imunossupressão, os pacientes submetidos a transplante renal correm risco mais elevado de contrair SARS-CoV-2 (Ajaimy & Melamed, 2020). Um estudo relatou desfechos de 41 pacientes que receberam transplante renal, 22 deles com covid-19 confirmada e 19 com suspeita de covid-19 (Husain, Dube, Morris et al., 2020). Dos 41 pacientes, 13 precisaram de hospitalização enquanto o manejo dos outros foi ambulatorial com monitoramento cuidadoso via telessaúde. A maioria (80%) dos pacientes relatou febre; contudo, os pacientes que precisaram de hospitalização tendiam mais a relatar dispneia do que aqueles que não precisaram ser internados. Os pacientes que precisaram de hospitalização também apresentavam níveis séricos de creatinina mais elevados por ocasião da internação, sugerindo comprometimento da função dos rins transplantados. Mais da metade (63%) dos pacientes, tanto hospitalizados quanto ambulatoriais, tiveram redução de seus esquemas imunossupressores, mas não foram relatadas mortes (Husain et al., 2020). Esses achados sugerem que é seguro reduzir o esquema imunossupressor de pacientes submetidos a transplante renal de modo a intensificar a capacidade de seus sistemas imunes de combater a covid-19.

TABELA 48.4 Agentes imunossupressores utilizados após o transplante de órgãos.

Agente	Ação	Implicações para a enfermagem
Tacrolimo	Inibidor de calcineurina: inibição dos linfócitos T auxiliares	Monitorar nefrotoxicidade, hiperpotassemia, neurotoxicidade (tremores). Avaliar a ocorrência de hipertensão. Monitorar os níveis de tacrolimo.
Ciclosporina	Inibidor da calcineurina: inibição seletiva e reversível da primeira fase de ativação das células T com linfócitos T	Monitorar nefrotoxicidade, hirsutismo, hiperplasia gengival. Administrar o medicamento com alimento para reduzir o desconforto gastrintestinal. Administrar a medicação no mesmo horário todos os dias e assegurar consumo consistente de alimentos. Monitorar os níveis de ciclosporina.
Sirolimo	Inibidor da via mTOR: inibe a resposta dos linfócitos T auxiliares e linfócitos B	Instruir o paciente a deglutir o comprimido inteiro e a evitar mastigar ou esmagar os comprimidos. Orientar o paciente a evitar o consumo de toranja (*grapefruit*) e de suco de toranja. Instruir o paciente a limitar a exposição à luz solar. Administrar 4 h após a ciclosporina oral.
Micofenolato de mofetila Ácido micofenólico	Antiproliferativos: inibição das respostas dos linfócitos T e B, inibindo, assim, a formação de anticorpos e a produção de linfócitos T citotóxicos	Provoca desconforto GI, diarreia. Administrar com alimentos. Não esmagar nem abrir as cápsulas e evitar o contato com o pó das cápsulas; lavar as mãos minuciosamente com água e sabão se houver qualquer contato. Obter um hemograma completo como base de referência, com contagem diferencial, antes de iniciar a terapia. Instruir o paciente a evitar o uso de antiácidos de venda livre.
Belatacepte	Bloqueador de coestimulação: inibição da proliferação de linfócitos T e produção de citocinas	Contraindicado para pacientes com soronegatividade para EBV ou sorologia para EBV desconhecida, transplante de fígado, em aleitamento. Monitorar à procura de sintomas de infecção, anemia, sintomas GI e, raramente, leucoencefalopatia multifocal progressiva. Administrar IV.
Everolimo	Inibidores do sinal de proliferação-inibidor da via mTOR	Monitorar a ocorrência de reação de hipersensibilidade. Observar o aparecimento de alterações no estado pulmonar e tosse. Evitar a administração de vacinas vivas. Administrar no mesmo horário diariamente com alimentos; não esmagar nem permitir que o paciente mastigue o comprimido.

EBV: vírus Epstein-Barr; GI: gastrintestinal; IV: via intravenosa; mTOR: alvo em mamíferos da rapamicina. Adaptada de Alquadan, K., Womer, K. & Casey, M. (2019). Immunosuppressive medications in kidney transplantation. In J. Feehally, J. Floege, M. Tonelli et al. (Eds.), *Comprehensive clinical nephrology* (6th ed.). Philadelphia, PA: Elsevier.

Manejo de enfermagem

Avaliação do paciente quanto à rejeição do transplante

Depois do transplante renal, o enfermeiro examina o paciente à procura de sinais e sintomas de rejeição do transplante: oligúria, edema, febre, elevação da pressão arterial, ganho de peso e edema ou hipersensibilidade sobre o enxerto ou rim transplantado. Os pacientes que recebem ciclosporina podem não exibir os sinais e sintomas habituais de rejeição aguda. Nesses pacientes, o único sinal pode consistir em elevação assintomática do nível sérico de creatinina (Longton, 2017).

Prevenção de infecção

Os resultados dos exames de bioquímica do sangue e as contagens de leucócitos e de plaquetas são rigorosamente monitorados, visto que a imunossupressão deprime a formação de leucócitos e de plaquetas. O paciente é rigorosamente monitorado quanto a infecção, em virtude da suscetibilidade, deficiência de cicatrização e infecções relacionadas com a terapia imunossupressora e as complicações da doença renal. As manifestações clínicas de infecção incluem calafrios com abalos musculares, febre, taquicardia (elevação da frequência cardíaca), taquipneia (elevação da frequência respiratória), bem como leucocitose (aumento da contagem de leucócitos) ou leucopenia (redução da contagem de leucócitos).

A infecção pode ser introduzida por meio de muitas fontes. São realizadas culturas de urina com frequência, devido à elevada incidência de bacteriúria durante os estágios inicial e tardio do transplante. Qualquer tipo de drenagem da ferida deve ser considerado como fonte potencial de infecção, visto que a drenagem constitui um excelente meio de cultura para as bactérias. As extremidades dos cateteres e drenos podem ser cultivadas, quando removidas, cortando-se as pontas do cateter ou do dreno (utilizando uma técnica asséptica) e colocando-as em um recipiente estéril para ser enviado ao laboratório para cultura (Boxe 48.14).

Os profissionais de enfermagem garantem que o paciente seja protegido de exposição à infecção por contato com a equipe hospitalar e com o ambiente (p. ex., flores frescas não são permitidas no setor de transplante), com visitantes e com outros pacientes com infecções ativas. É imperativo dispensar atenção à higiene das mãos por todos aqueles que entram em contato com o paciente.

Monitoramento da função urinária

O rim de um doador vivo aparentado com o paciente, em geral, começa a funcionar imediatamente depois da cirurgia e pode produzir grandes quantidades de urina diluída. O rim de um doador falecido pode sofrer NTA e, portanto, pode não funcionar por 2 ou 3 semanas, período durante o qual podem ocorrer anúria, oligúria ou piúria. Durante esse estágio, o paciente pode sofrer alterações significativas no estado hidreletrolítico. Por conseguinte, indica-se a realização de cuidadoso monitoramento. O débito a partir do cateter urinário é medido a cada hora. São administradas soluções IV com base no volume urinário e nos níveis séricos de eletrólitos, de acordo com a prescrição do

> **Boxe 48.14 Rejeição do transplante renal e infecção**
>
> A rejeição e a falha do enxerto renal podem ocorrer em 24 horas (hiperaguda), em 3 a 14 dias (aguda) ou depois de muitos anos (crônica). Não é raro que ocorra um episódio de rejeição tratável durante o primeiro ano após o transplante.
>
> **Detecção da rejeição**
>
> A ultrassonografia pode ser utilizada para detectar hidronefrose (dilatação dos rins) devido à obstrução do fluxo de urina; a biopsia renal percutânea (mais confiável) e os estudos de medicina nuclear são utilizados para avaliar a rejeição do transplante. Quando o organismo rejeita o rim transplantado, o paciente precisa iniciar a diálise. O rim rejeitado pode ou não ser removido, dependendo do momento em que ocorre a rejeição (aguda *versus* crônica) e o risco de infecção, se o rim for mantido em posição.
>
> **Infecção potencial**
>
> Infecção continua sendo uma causa importante de morbidade e mortalidade em pacientes que recebem transplantes de rim, tanto em decorrência do procedimento cirúrgico e das altas doses de imunossupressores na fase de indução quanto em decorrência da necessidade continuada de imunossupressão (terapia de manutenção). A maioria das infecções ocorre no primeiro mês após o transplante e, em geral, são complicações da cirurgia ou dos dispositivos invasivos utilizados (cateter IV, cateter venoso central, cateteres urinários e *stents* ureterais). Com frequência, as infecções ocorrem nos sistemas genital e urinário (o foco da cirurgia). Os processos mais frequentes são infecções geniturinárias, pneumonia, infecção na ferida cirúrgica e em coleções de líquido abdominais, infecções relacionadas a dispositivos e, em uma fase mais avançada da evolução do transplante, doenças virais. Após 6 meses os pacientes que apresentam função renal estável, que não precisam de tratamento para rejeição ou de outra cirurgia são considerados como tendo desfecho bem-sucedido com imunossupressão de manutenção estável e, portanto, menor risco de infecção. Quando os receptores de transplante apresentam função renal insatisfatória, rejeição que exija exacerbação da imunossupressão e condições associadas a disfunção geniturinária, é mais provável a ocorrência de infecções oportunistas, como citomegalovírus (CMV), outros herpes-vírus humanos (HHV) e poliomavírus. Apesar da ameaça persistente de infecção em pacientes que recebem transplante renal, as taxas de sobrevida em 1 ano são próximas de 100% e a sobrevida do enxerto é superior a 90%.

Adaptado de Schaenman, J. & Kubak, B. (2017). Infections in kidney transplantation. In G. Danovitch (Ed.), *Handbook of kidney transplantation* (6th ed.). Philadelphia, PA: Wolters Kluwer.

médico. A HD pode ser necessária no período pós-operatório para manter a homeostasia até que o rim transplantado esteja funcionando bem. Pode ser também necessária se houver sobrecarga hídrica e hiperpotassemia. O acesso vascular para a HD é monitorado para assegurar a sua permeabilidade e avaliar qualquer evidência de infecção.

Abordagem das preocupações psicológicas

A rejeição de um rim transplantado é objeto de grande e constante preocupação para o paciente, a família e a equipe de saúde. O medo da rejeição do rim e as complicações da terapia imunossupressora (síndrome de Cushing, diabetes melito, fragilidade capilar, osteoporose, glaucoma, cataratas, acne, nefrotoxicidade) exercem um enorme estresse psicológico sobre o paciente. Se o doador de órgão for um parente, podem existir respostas emocionais que precisam ser abordadas.

A ansiedade e a incerteza sobre o futuro e o difícil ajuste após o transplante constituem, com frequência, fontes de estresse para o paciente e a família.

Uma importante função de enfermagem consiste em avaliar o estresse e a habilidade de enfrentamento do paciente. Questões psicossociais são comuns em indivíduos com doenças crônicas e em seus familiares e a DRET é uma doença crônica (Shenoy & Danovitch, 2017). O enfermeiro utiliza cada visita ao paciente para determinar se ele e a sua família apresentam habilidades de enfrentamento efetivas e para verificar se o paciente está aderindo ao esquema medicamentoso prescrito. Quando indicado ou solicitado, o enfermeiro encaminha o paciente para aconselhamento (Longton, 2017).

Monitoramento e manejo de complicações potenciais

O paciente que se submete a transplante renal corre risco das complicações pós-operatórias que estão associadas a qualquer procedimento cirúrgico. Além disso, a condição física do paciente pode estar comprometida, devido aos efeitos da doença renal de longa duração e seu tratamento. Por conseguinte, a avaliação cuidadosa quanto às complicações relacionadas com a doença renal e, com frequência, diabetes melito e hipertensão arterial, e aquelas associadas a uma cirurgia de grande porte constitui um aspecto importante do cuidado de enfermagem. Os exercícios de respiração, a deambulação precoce e o cuidado da incisão cirúrgica são prioridades do cuidado pós-operatório.

Podem ocorrer ulceração GI e sangramento induzido por corticosteroides. Portanto, medicamentos profiláticos como bloqueadores H_2 (p. ex., famotidina) ou inibidores da bomba de prótons (p. ex., omeprazol) são prescritos. Pode ocorrer colonização fúngica do sistema digestório (sobretudo da boca) e da bexiga urinária em consequência da terapia com imunossupressores e antibióticos; assim, são prescritos enxaguatórios bucais antifúngicos profiláticos. A avaliação rigorosa do paciente e a notificação do médico sobre a ocorrência dessas complicações constituem intervenções de enfermagem importantes. Além disso, o paciente é monitorado quanto a quaisquer sinais e sintomas de insuficiência suprarrenal se o tratamento imunossupressor tiver incluído o uso de corticosteroides por longo prazo.

Promoção de cuidados domiciliar, comunitário e de transição

 Orientação do paciente sobre autocuidados

O enfermeiro trabalha estreitamente com o paciente e a família para assegurar que eles compreendam a necessidade de terapia imunossupressora contínua, conforme prescrição. Além disso, o paciente e a família são instruídos sobre como avaliar e relatar o aparecimento de sinais e sintomas de rejeição de transplante, infecção ou efeitos adversos significativos do esquema imunossupressor. O paciente e a família são orientados sobre a necessidade de relatar diminuição do débito urinário, ganho de peso, mal-estar, febre, angústia respiratória, hipersensibilidade sobre o rim transplantado, ansiedade, depressão, alterações nos hábitos alimentares e de consumo de líquidos ou outros hábitos e alterações da pressão arterial. O paciente é instruído a informar todos os profissionais de saúde (p. ex., dentista) sobre o transplante renal e o uso de agentes imunossupressores.

Cuidados contínuos e de transição

O paciente precisa saber que o cuidado de acompanhamento depois do transplante é uma necessidade permanente. São fornecidas orientações individuais por escrito com explicações verbais sobre dieta, medicamentos, líquidos, pesagem diária, medições diárias do débito urinário, controle da ingestão de alimentos, prevenção da infecção e rejeição, retomada das atividades e prevenção de esportes de contato nos quais o rim transplantado possa ser lesionado. Devido ao risco de outras complicações potenciais, o paciente é acompanhado rigorosamente por uma equipe de saúde que inclui nefrologista, cirurgião, enfermeiro, assistente social, farmacêutico e nutricionista. Os medicamentos são frequentemente obtidos em uma farmácia ou na farmácia do hospital onde foi realizada a cirurgia para transplante com a finalidade de reconciliação da medicação precisa. O acompanhamento com médicos da equipe do transplante será inicialmente realizado 1 vez/semana por ocasião da alta hospitalar e a intervalos maiores com o passar do tempo. Exames laboratoriais também devem ser obtidos e acompanhados de modo continuado para monitorar a função renal.

A doença cardiovascular constitui a principal causa de morbidade e de mortalidade depois do transplante, devido, em parte, à idade crescente dos pacientes com transplantes. Outro problema é a possibilidade de neoplasia maligna; os pacientes que recebem terapia imunossupressora por longo prazo correm maior risco de cânceres do que a população em geral (Huang & Kasiske, 2017). O enfermeiro lembra ao paciente a importância da promoção da saúde e da triagem da saúde, e fornece informações sobre grupos locais de apoio de transplante no hospital de transplante ou por meio da organização de obtenção de doadores.

A American Association of Kidney Patients (AAKP) e a NKF (listadas na seção Recursos deste capítulo) são organizações sem fins lucrativos, que atendem às necessidades de indivíduos com doença renal. Esses grupos podem fornecer muitas sugestões valiosas para que pacientes e seus familiares aprendam a lidar com a jornada da diálise e o transplante.

TRAUMATISMO RENAL

Os rins são protegidos pela caixa torácica e pela musculatura das costas, posteriormente, e por um coxim da parede do abdome e vísceras, anteriormente. Os rins são altamente móveis e estão fixados apenas no pedículo renal (haste de vasos sanguíneos renais e ureter). Em caso de lesão traumática, os rins podem ser arremessados contra as costelas inferiores, resultando em contusão e ruptura. As fraturas de costelas ou as fraturas do processo transverso das vértebras lombares superiores podem estar associadas a contusão ou laceração renal.

Acidentes automobilísticos, quedas de altura e agressões provocam a maioria dos traumatismos renais não penetrantes (Santucci & Chen, 2016). O não uso de cintos de segurança contribui para a incidência de traumatismo renal em colisões de veículos automotores. As lesões podem ser fechadas (forças de desaceleração em colisões de automóveis, quedas, lesões desportivas, agressões) ou penetrantes (feridas por arma de fogo, arma branca). Ferimentos por projéteis de arma de fogo (PAF) representam 86% dos traumatismos penetrantes, enquanto ferimentos por arma branca representam cerca de 14% (Santucci & Chen, 2016).

O traumatismo renal fechado é classificado em um de quatro grupos, da seguinte maneira:

- Contusão: equimoses ou hemorragias sob a cápsula renal; cápsula e sistema coletor intactos
- Laceração menor: ruptura superficial do córtex; a medula renal e o sistema coletor não estão acometidos
- Laceração significativa: ruptura do parênquima que se estende no córtex e na medula, acometendo, possivelmente, o sistema coletor
- Lesão vascular: lacerações da artéria ou da veia renal.

As lesões renais mais comuns consistem em contusões, lacerações, rupturas e lesões do pedículo renal ou pequenas lacerações internas do rim (Figura 48.10). Os rins recebem metade do fluxo sanguíneo da parte abdominal da aorta; por conseguinte, até mesmo uma laceração renal bastante pequena pode provocar sangramento maciço. A maioria dos pacientes está em estado de choque quando é admitida nos hospitais. Em alguns casos, verifica-se a ocorrência de trombose isolada da artéria renal.

Os melhores indicadores de lesão do sistema urinário são hematúria macroscópica e microscópica (no exame de urina ou na fita reagente), sobretudo se houver relato de lesão ou traumatismo (Santucci & Chen, 2016). Outras manifestações clínicas consistem em dor, cólica renal (devido a coágulos sanguíneos ou fragmentos que provocam obstrução do sistema coletor), massa ou edema no flanco, equimoses e lacerações ou feridas na parte lateral do abdome e no flanco. Não existe nenhuma relação entre o grau de hematúria e o grau de lesão. Os sinais e sintomas de hipovolemia e choque (ver Capítulo 11) são prováveis na presença de hemorragia significativa.

Manejo clínico

Os objetivos do manejo para pacientes com traumatismo renal consistem em controlar a hemorragia, a dor e a infecção, bem como preservar e restaurar a função renal. Toda a urina é

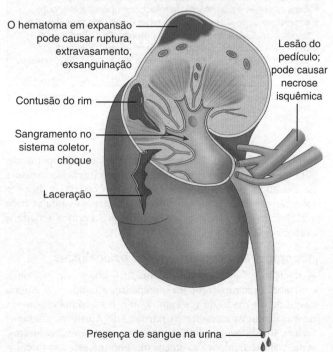

Figura 48.10 • Tipos e efeitos fisiopatológicos das lesões renais: contusões, lacerações, ruptura e lesão do pedículo.

recuperada e enviada ao laboratório para análise, a fim de detectar a presença de hemácias e avaliar o curso do sangramento. Os níveis seriados de hematócrito e hemoglobina são monitorados rigorosamente, e a obtenção de valores decrescentes indica hemorragia.

O paciente é monitorado quanto à ocorrência de oligúria e de sinais de choque hemorrágico, visto que a lesão do pedículo ou o rim despedaçado podem levar a uma rápida exsanguinação (perda letal de sangue). A presença de hematoma em expansão pode provocar ruptura da cápsula renal. Para detectar o hematoma, a área ao redor das costelas inferiores, as vértebras lombares superiores, o flanco e o abdome são palpados à procura de hipersensibilidade. Massa abdominal ou no flanco palpável com hipersensibilidade, edema e equimose localizados sugere hemorragia renal. A área da massa original pode ser delineada com uma caneta, de modo que o examinador possa avaliar qualquer mudança nessa área.

O traumatismo renal é frequentemente associado a outras lesões dos órgãos abdominais (fígado, cólon, intestino delgado); por conseguinte, o paciente é examinado à procura de abrasões cutâneas, lacerações e feridas de entrada e saída da parte superior do abdome e da parte inferior do tórax, visto que podem estar associadas à lesão renal. A TC contrastada é o exame de imagem padrão em caso de traumatismo renal quando o paciente estiver estável e não houver suspeita de hemorragia (Santucci & Chen, 2016).

Em caso de contusão do rim, a cicatrização pode ocorrer com medidas conservadoras. Se o paciente tiver hematúria microscópica e TC normal, o manejo ambulatorial é possível. Na presença de hematúria macroscópica ou de laceração mínima, o paciente é hospitalizado e mantido em repouso no leito até que a hematúria desapareça. Podem ser prescritos medicamentos antimicrobianos para evitar a infecção em consequência do hematoma ou urinoma (cisto contendo urina) perirrenal. Os pacientes com hematomas retroperitoneais podem desenvolver febre baixa à medida que ocorre absorção do coágulo.

Manejo cirúrgico

Dependendo da condição do paciente e da natureza da lesão, as lacerações maiores podem ser tratadas por meio de intervenção cirúrgica ou radiologia intervencionista (angioembolização) ou de modo conservador (repouso no leito, sem cirurgia). A maioria das lesões renais penetrantes e contusas não exige mais intervenção cirúrgica (Santucci & Chen, 2016). No entanto, qualquer alteração súbita na condição do paciente sugere hemorragia, exigindo uma rápida intervenção cirúrgica. As lesões vasculares exigem cirurgia exploradora imediata, devido à elevada incidência de acometimento de outros sistemas orgânicos e às complicações graves que podem sobrevir se essas lesões não forem tratadas. Com frequência, o paciente se encontra em estado de choque e exige reanimação hídrica agressiva. Pode ser necessário nefrectomia (cirurgia para retirada do rim danificado).

As complicações pós-operatórias iniciais (em 6 meses) consistem em novo sangramento, formação de abscessos perinéfricos, sepse, extravasamento de urina e formação de fístula. Outras complicações incluem formação de cálculos, infecção, cistos, aneurismas vasculares e perda da função renal. A hipertensão pode constituir uma complicação de qualquer cirurgia renal, porém constitui, em geral, uma complicação tardia da lesão renal.

Manejo de enfermagem

O paciente com traumatismo renal precisa ser avaliado com frequência nos primeiros dias após a lesão, a fim de detectar a presença de dor abdominal e no flanco, espasmo muscular e edema sobre o flanco. Durante esse período, o paciente que se submeteu à cirurgia é instruído sobre o cuidado da incisão e a importância de um aporte adequado de líquidos. Além disso, são fornecidas instruções sobre as alterações que devem ser notificadas ao médico, como febre, hematúria, dor no flanco ou quaisquer sinais e sintomas de declínio da função renal. As diretrizes para aumentar gradualmente a atividade, para o levantamento de pesos e dirigir veículos também são explicadas, de acordo com a prescrição do médico.

O cuidado de enfermagem de acompanhamento inclui o monitoramento da pressão arterial para detectar a presença de hipertensão e aconselhamento do paciente para restringir as atividades por um período de cerca de 1 mês depois do traumatismo, a fim de reduzir a incidência de sangramento tardio ou secundário. O paciente deve ser aconselhado a agendar avaliações de acompanhamento periódicas da função renal (depuração da creatinina, ureia e nível sérico de creatinina). Nos casos em que houver necessidade de nefrectomia, o paciente é aconselhado a usar uma identificação médica.

EXERCÍCIOS DE PENSAMENTO CRÍTICO

1 qp Você é um enfermeiro da equipe em uma instituição de diálise ambulatorial. Uma mulher de 28 anos com DRET é examinada pela primeira vez na clínica e declara que ela quer iniciar a HD em casa. A paciente vive sozinha e trabalha em tempo integral. Quais são as suas prioridades para orientação dessa paciente sobre as opções de diálise e quais são as circunstâncias em cada método? Como as prioridades devem ser modificadas se a paciente optar por HD domiciliar?

2 cpa Um homem de 62 anos que normalmente é submetido à HD 3 vezes/semana foi internado em uma enfermaria de clínica médica. Quais avaliações de enfermagem e interprofissionais são indicadas durante suas interações iniciais com ele? Quais outros serviços interprofissionais você poderia tentar obter?

3 pbe Você está cuidando de um paciente de 45 anos que está em pós-operatório de um transplante de rim. Qual é a base de evidência para as opções de tratamento para imunossupressão? Identifique os critérios empregados para avaliar a força da evidência.

REFERÊNCIAS BIBLIOGRÁFICAS

*Pesquisa em enfermagem.
**Referência clássica.

Livros

Alquadan, K., Womer, K., & Casey, M. (2019). Immunosuppressive medications in kidney transplantation. In J. Feehally, J. Floege, M. Tonelli, et al. (Eds.). *Comprehensive clinical nephrology* (6th ed.). Philadelphia, PA: Elsevier.

Brooks, D. (2017). Chronic kidney disease: Diagnosis, classification, and management. In S. M. Bodin (Ed.). *Contemporary nephrology nursing* (3rd ed.). Pitman, NJ: American Nephrology Nurses Association.

Browne, T., & Johnstone, S. (2017). Psychosocial issues in nephrology nursing. In S. M. Bodin (Ed.). *Contemporary nephrology nursing* (3rd ed.). Pitman, NJ: American Nephrology Nurses Association.

Bunnapradist, S., Abdalla, B., & Reddy, U. (2017). Evaluation of adult kidney transplant candidates. In G. Danovitch (Ed.). *Handbook of kidney transplantation* (6th ed.). Philadelphia, PA: Wolters Kluwer.

Campoy, S. (2017). Hypertension. In S. M. Bodin (Ed.). *Contemporary nephrology nursing* (3rd ed.). Pitman, NJ: American Nephrology Nurses Association.

Comerford, K. C., & Durkin, M. T. (2020). *Nursing 2020 drug handbook*. Philadelphia, PA: Wolters Kluwer.

Conde, F., & Workman, T. (2017). Genitourinary cancers. In S. Newton, M. Hickey, & J. Brant (Eds.). *Oncology nursing advisor: A comprehensive guide to clinical practice* (2nd ed.). St. Louis, MO: Elsevier.

Danovitch, G. (Ed.). (2017). *Handbook of kidney transplantation* (6th ed.). Philadelphia, PA: Wolters Kluwer.

Evans, E. (2017). Anemia. In S. M. Bodin (Ed.). *Contemporary nephrology nursing* (3rd ed.). Pitman, NJ: American Nephrology Nurses Association.

Fischbach, F., & Fischbach, M. (2018). *A manual of laboratory and diagnostic tests* (10th ed.). Philadelphia, PA: Wolters Kluwer.

Gonyea, J. (2017). Nutrition and chronic kidney disease. In S. M. Bodin (Ed.). *Contemporary nephrology nursing* (3rd ed.). Pitman, NJ: American Nephrology Nurses Association.

Hain, D. (2017). Older adults with chronic kidney disease. In S. M. Bodin (Ed.). *Contemporary nephrology nursing* (3rd ed.). Pitman, NJ: American Nephrology Nurses Association.

Harwood, L., & Dominski, C. (2017). Home dialysis therapies. In S. M. Bodin (Ed.). *Contemporary nephrology nursing* (3rd ed.). Pitman, NJ: American Nephrology Nurses Association.

Hellebrand, A., Allen, D., & Hoffman, M. (2017). Hemodialysis. In S. M. Bodin (Ed.). *Contemporary nephrology nursing* (3rd ed.). Pitman, NJ: American Nephrology Nurses Association.

Huang, E., & Kasiske, B. (2017). Post-transplant: Long-term management and complications. In G. Danovitch (Ed.). *Handbook of kidney transplantation* (6th ed.). Philadelphia, PA: Wolters Kluwer.

Inglese, M. (2017). Arteriovenous fistula. In S. M. Bodin (Ed.). *Contemporary nephrology nursing* (3rd ed.). Pitman, NJ: American Nephrology Nurses Association.

Kelman, E., & Watson, D. (2017). Peritoneal dialysis. In S. M. Bodin (Ed.). *Contemporary nephrology nursing* (3rd ed.). Pitman, NJ: American Nephrology Nurses Association.

Lieser, C. (2017). Depression in chronic kidney disease. In S. M. Bodin (Ed.). *Contemporary nephrology nursing* (3rd ed.). Pitman, NJ: American Nephrology Nurses Association.

Longton, S. (2017). Kidney, pancreas, and liver transplantation: The procedures and nursing management. In S. M. Bodin (Ed.). *Contemporary nephrology nursing* (3rd ed.). Pitman, NJ: American Nephrology Nurses Association.

Mahaffey, L. (2017). Diseases of the kidney. In S. M. Bodin (Ed.). *Contemporary nephrology nursing* (3rd ed.). Pitman, NJ: American Nephrology Nurses Association.

Molzahn, A., & Schick-Makaroff, K. (2017). Supportive care of patients with chronic kidney disease. In S. M. Bodin (Ed.). *Contemporary nephrology nursing* (3rd ed.). Pitman, NJ: American Nephrology Nurses Association.

Norris, T. L. (2019). *Porth's pathophysiology: Concepts of altered health states* (10th ed.). Philadelphia, PA: Wolters Kluwer.

Odom, B. (2017). Acute kidney injury. In S. M. Bodin (Ed.). *Contemporary nephrology nursing* (3rd ed.). Pitman, NJ: American Nephrology Nurses Association.

Parikh, S., Haddad, N., & Hebert, L. (2019). Retarding progression of kidney disease. In R. Johnson, J. Feehally, J. Floege, et al. (Eds.). *Comprehensive clinical nephrology* (6th ed.). China: Elsevier.

Payton, J., & Kennedy, S. (2017). Peritoneal dialysis access. In S. M. Bodin (Ed.). *Contemporary nephrology nursing* (3rd ed.). Pitman, NJ: American Nephrology Nurses Association.

Pryor, L., & Brouwer-Maier, D. (2017). Central venous catheter. In S. M. Bodin (Ed.). *Contemporary nephrology nursing* (3rd ed.). Pitman, NJ: American Nephrology Nurses Association.

Rastogi, A., Hersh-Rifkin, M., Gritsch, H. A., et al. (2017). Living donor kidney transplantation. In G. M. Danovitch (Ed.). *Handbook of kidney transplantation* (6th ed.). Philadelphia, PA: Wolters Kluwer.

Ross, E., Nissenson, A., & Daugirdas, J. (2015). Acute hemodialysis prescription. In J. Daugirdas, P. Blake, & T. Ing, (Eds.). *Handbook of dialysis* (5th ed.). Philadelphia, PA: Wolters Kluwer.

Santucci, R., & Chen, M. (2016). Upper urinary tract trauma. In A. Wein, L. Kavoussi, A. Partin, et al. (Eds.). *Campbell-Walsh urology* (11th ed.). Philadelphia, PA: Elsevier.

Schaenman, J., & Kubak, B. (2017). Infections in kidney transplantation. In G. Danovitch (Ed.). *Handbook of kidney transplantation* (6th ed.). Philadelphia, PA: Wolters Kluwer.

Schira, M. (2017). Medication-related nephrotoxicity. In S. M. Bodin (Ed.). *Contemporary nephrology nursing* (3rd ed.). Pitman, NJ: American Nephrology Nurses Association.

Schonder, K. (2017). Pharmacology of kidney disease. In S. M. Bodin (Ed.). *Contemporary nephrology nursing* (3rd ed.). Pitman, NJ: American Nephrology Nurses Association.

Shenoy, A., & Danovitch, I. (2017). Psychiatric aspects of kidney transplantation. In G. M. Danovitch (Ed.). *Handbook of kidney transplantation* (6th ed.). Philadelphia, PA: Wolters Kluwer.

Sievers, T., Lum, E., & Danovitch, G. (2017). Immunosuppressive medications and protocols for kidney transplantation. In G. M. Danovitch (Ed.). *Handbook of kidney transplantation* (6th ed.). Philadelphia, PA: Wolters Kluwer.

Weber, J. R., & Kelley, J. H. (2018). *Health assessment in nursing* (6th ed.). Philadelphia, PA: Wolters Kluwer.

Woodard, A., & Arnold, E. (2017). Kidney transplantation: Organ donation. In S. M. Bodin (Ed.). *Contemporary nephrology nursing* (3rd ed.). Pitman, NJ: American Nephrology Nurses Association.

Periódicos e documentos eletrônicos

Ajaimy, M., & Melamed, M. (2020). COVID-19 in patient with kidney disease. *Clinical Journal of the American Society of Nephrology*, 15(8), 1087–1089.

American Cancer Society. (2020). Kidney cancer. Retrieved on 1/1/2020 at: www.cancer.org/cancer/kidney-cancer/causes-risks-prevention/what-causes.html

**Bellomo, R., Ronco, C., Kellum, J. A., et al. (2004). Acute renal failure-definition, outcome measures, animal models, fluid therapy and information technology needs: The Second International Consensus Conference of the Acute Dialysis Quality Initiative (ADQI) Group. *Critical Care*, 8(4), B204.

Bolignano, D., Palmer, S. C., Ruospo, M., et al. (2015). Interventions for preventing the progression of autosomal dominant polycystic kidney disease. *Cochrane Database of Systematic Reviews*, 7, CD010294.

Carey, R., & Whelton, P. (2018). Prevention, detection, evaluation, and management of high blood pressure in adults: Synopsis of the 2017 American College of Cardiology/American Heart Association Hypertension Guideline. *Annals of Internal Medicine*, 168(5), 351–358.

Centers for Disease Control and Prevention (CDC). (2019). Chronic kidney disease in the United States, 2019. Retrieved on 1/13/2020 at: www.cdc.gov/kidneydisease/publications-resources/2019-national-facts.html

Cheng, Y., Luo, R., Wang, X., et al. (2020). The incidence, risk factors, and prognosis of acute kidney injury in adult patients with coronavirus 2019. *Clinical Journal of the American Society of Nephrology*, 15(10), 1394–1402.

Chicca, J. (2020). Adults with chronic kidney disease: Overview and nursing care goals. *American Nurse Journal*, 15(3), 16–22.

George, D., & Jonasch, E. (2019). Systemic therapy of advanced clear cell renal carcinoma. *UpToDate*. Retrieved on 1/4/2020 at: www.uptodate.com/contents/systemic-therapy-of-advanced-clear-cell-renal-carcinoma

Hines, A., & Goldberg, S. (2018). Radiofrequency ablation and cryoablation for renal cell carcinoma. *UpToDate*. Retrieved on 1/13/2020 at: www.uptodate.com/contents/radiofrequency-ablation-and-cryoablation-for-renal-cell-carcinoma

Hulkower, A. (2020). Learning from COVID. *Hastings Center Report*, 50(3), 16–17.

Husain, S. A., Dube, G., Morris, H., et al. (2020). Early outcomes of outpatient management of kidney transplant recipients with coronavirus 2019. *Clinical Journal of the American Society of Nephrology*, 15(8), 1174–1178.

Kalfoss, M., Schick-Makaroff, K., & Molzahn, A. (2019). Living with chronic kidney disease: Illness perceptions, symptoms, coping, and quality of life. *Nephrology Nursing Journal*, 46(3), 277–290.

Kear, T., Bednarski, D., Smith, L., et al. (2019). Letter from the ANNA Board of Directors to the Centers for Medicare and Medicaid Services Regarding the Advancing American Kidney Health Initiative. *Nephrology Nursing Journal*, 46(5), 477–481.

Kelepouris, E., & Rovin, B. (2019). Overview of heavy proteinuria and the nephrotic syndrome. *UpToDate*. Retrieved on 1/13/2020 at:www.uptodate.com/contents/overview-of-heavy-proteinuria-and-the-nephrotic-syndrome

*Kim, E., Lee, Y., Chang, S. (2019). How do patients on hemodialysis perceive and overcome hemodialysis? Concept development of the resilience of patients on hemodialysis. *Nephrology Nursing Journal*, 46(5), 521–530.

Ku, E., Lee, B. J., Wei, J., et al. (2019). Hypertension in CKD: Core curriculum 2019. *American Journal of Kidney Disease*, 74(1), 120–131.

*Lin, C. C., Han, C., & Pan, I. J. (2015). A qualitative approach of psychosocial adaptation process in patients undergoing long-term hemodialysis. *Asian Nursing Research*, 9(1), 35–41.

Mann, J., & Hilgers, K. (2019). Clinical features, diagnosis, and treatment of hypertensive nephrosclerosis. *UpToDate*. Retrieved on 1/12/2019 at: www.uptodate.com/contents/clinical-features-diagnosis-and-treatment-of-hypertensive-nephrosclerosis

Medel-Herrero, A., Mitchell, D., & Moyce, S. (2019). The expanding burden of acute kidney injury in California: Impact of the epidemic of diabetes on kidney injury hospital admissions. *Nephrology Nursing Journal*, 46(6), 629–640.

Nahar, D. (2017). Prophylactic management of contrast-induced acute kidney injury in high-risk patients. *Nephrology Nursing Journal*, 44(3), 244–249.

National Cancer Institute. (2019). Kidney cancer. Retrieved on 12/8/2019 at: seer.cancer.gov/statistics/preliminary-estimates/preliminary.html

**National Kidney Foundation Kidney Disease Outcomes Quality Initiative (NKF KDOQI). (2000). Clinical practice guidelines for nutrition in chronic renal failure. *American Journal of Kidney Diseases*, 35(6 Suppl 2), S1–S140.

Organ Procurement and Transplantation Network (OPTN). (2019). Waiting list candidates as of today. Retrieved on 12/11/2019 at: optn.transplant.hrsa.gov/data

Pavkov, M. E., Harding, J. L., & Burrows, N. R. (2018). Trends in hospitalizations for acute kidney injury—United States, 2000–2014. *MMWR*, 67(10), 289–293.

Richie, J., Atkins, M., & Chen, W. (2019). Definitive surgical management of renal cell carcinoma. *UpToDate*. Retrieved on 4/14/2020 at: www.uptodate.com/contents/definitive-surgical-management-of-renal-cell-carcinoma?search=Definitive%20surgical%20management%20of%20renal%20cell%20carcinoma

Saran, R., Robinson, B., Abbott, K. C., et al. (2018). 2017 USRDS annual data report: Epidemiology of kidney disease in the United States. *American Journal of Kidney Diseases*, 71(3 Suppl 1), A7.

Shirazian, S., Grant, C. D., Aina, O., et al. (2017). Depression in chronic kidney disease and end-stage renal disease: Similarities and differences in diagnosis, epidemiology, and management. *Kidney International Reports*, 2(1), 94–107.

Sturdivant, T., & Johnson, P. (2019). Protecting restricted extremities: The implementation of a pink wristband. *Nephrology Nursing Journal* 46(4), 423–452.

Subbiah, A., Chhabra, Y., & Mahajan, S. (2016). Cardiovascular disease in patients with chronic kidney disease: A neglected subgroup. *Heart Asia*, 8(2), 56–61.

Torres, V., & Bennett, W. (2019). Autosomal dominant polycystic kidney disease (ADPKD) in adults: Epidemiology, clinical presentation, and diagnosis. *UpToDate*. Retrieved on 4/15/2020 at: www.uptodate.com/contents/autosomal-dominant-polycystic-kidney-disease-adpkd-in-adults-epidemiology-clinical-presentation-and-diagnosis

United States Renal Data System (USRDS). (2019). 2019 USRDS annual data report: Epidemiology of kidney disease in the United States. National Institutes of Health, National Institute of Diabetes and Digestive and Kidney Diseases. Bethesda, MD. Retrieved on 1/14/2020 at: www.usrds.rg/2019/view/Default.aspx

Wu, J., Li, J., Zhu, G., et al. (2020). Clinical features of maintenance hemodialysis patients with novel coronavirus pneumonia in Wuhan, China. *Clinical Journal of the American Society of Nephrology*, 15(8), 1139–1145.

Recursos

Alliance for Paired Donation (APD), paireddonation.org
American Association of Kidney Patients (AAKP), www.aakp.org
American Kidney Fund, www.kidneyfund.org
American Nephrology Nurses' Association (ANNA), www.annanurse.org
American Urological Association (AUA), www.auanet.org
Arteriovenous Fistula First, www.fistulafirst.org
National Institute of Diabetes and Digestive and Kidney Diseases (NIDDK), www.niddk.nih.gov
National Kidney Registry (NKR), www.kidneyregistry.org
National Kidney and Urologic Diseases Information Clearinghouse (NKUDIC), digestive.niddk.nih.gov
National Kidney Foundation (NKF), www.kidney.org
United Network for Organ Sharing (UNOS), www.unos.org
United States Renal Data System (USRDS), www.usrds.org

49 Manejo de Pacientes com Distúrbios Urinários

DESFECHOS DO APRENDIZADO

Após ler este capítulo, você será capaz de:

1. Explicar os fatores que contribuem para as infecções das vias urinárias superiores e inferiores.
2. Utilizar o processo de enfermagem como referência para o cuidado ao paciente com infecção das vias urinárias inferiores.
3. Diferenciar os vários padrões miccionais disfuncionais em adultos e elaborar um plano de orientação para o paciente que apresenta incontinência urinária.
4. Identificar as causas potenciais de obstrução das vias urinárias, bem como os manejos clínico, cirúrgico e de enfermagem do paciente com esse distúrbio.
5. Descrever a fisiopatologia, as manifestações clínicas, o manejo clínico e o manejo de enfermagem para pacientes com traumatismo geniturinário e câncer do sistema urinário.
6. Aplicar o processo de enfermagem como uma estrutura para cuidados do paciente com cálculos renais e para cuidados do paciente submetido à cirurgia de desvio urinário.

CONCEITOS DE ENFERMAGEM

Conforto
Eliminação
Família
Inflamação
Orientações ao paciente
Regulação celular

GLOSSÁRIO

bacteriúria: achado de bactérias na urina
bexiga neurogênica: disfunção da bexiga que ocorre em consequência de distúrbio ou disfunção do sistema nervoso, levando à incontinência urinária
cateter suprapúbico: cateter urinário que é inserido na bexiga através de uma incisão suprapúbica
cistectomia: remoção cirúrgica da bexiga urinária
cistite: inflamação da bexiga urinária
cistite intersticial: inflamação da parede da bexiga, que acaba causando desintegração do revestimento e perda da elasticidade da bexiga
conduto ileal: transplante dos ureteres para uma parte isolada do íleo terminal, em que uma das extremidades dos ureteres é trazida até a parede do abdome (*sinônimo:* alça ileal)
incontinência de estresse: extravasamento involuntário de urina via uretra íntegra como resultado de esforço físico, levantamento de peso, espirros ou mudança de posição
incontinência de urgência: perda involuntária de urina associada a uma forte necessidade de urinar, que não pode ser suprimida
incontinência funcional: extravasamento involuntário de urina decorrente de comprometimento físico ou cognitivo
incontinência iatrogênica: perda involuntária de urina, devido a fatores clínicos extrínsecos
incontinência mista: extravasamento involuntário de urina associado a urgência e esforço físico, levantamento de peso, espirros ou tosse
incontinência urinária: liberação inesperada, involuntária ou descontrolada de urina da bexiga
infecção urinária associada a cateterismo vesical: infecção urinária associada a cateteres urinários de demora
incontinência urinária por transbordamento: perda involuntária de urina associada à hiperdistensão da bexiga
micção: eliminação de urina ou ato de urinar
nictúria: despertar à noite para urinar
pielonefrite: inflamação da pelve renal
piúria: existência de leucócitos na urina
polaciúria: micção mais frequente do que a cada 3 horas
prostatite: inflamação da próstata
refluxo ureterovesical ou vesicoureteral: fluxo retrógrado de urina da bexiga para um ou para ambos os ureteres
refluxo uretrovesical: obstrução ao fluxo livre de urina, resultando em refluxo de urina da uretra para a bexiga
uretrite: inflamação da uretra
urina residual: urina que permanece na bexiga depois da micção
urossepse: disseminação de infecção urinária para a corrente sanguínea, resultando em infecção sistêmica

O sistema urinário é responsável por fornecer a via de drenagem da urina formada pelos rins. O cuidado ao paciente com distúrbios do sistema urinário demanda conhecimento da anatomia, da fisiologia, dos exames complementares, dos cuidados de enfermagem e clínicos, bem como da reabilitação dos pacientes com múltiplos processos que acometem o sistema urinário. Os enfermeiros cuidam de pacientes com distúrbios urológicos em todos os ambientes. Este capítulo focaliza o manejo de enfermagem de pacientes com disfunções urinárias comuns, incluindo infecções, padrões de disfunção da micção, urolitíase, traumatismo geniturinário, câncer do sistema urinário e desvios urinários.

INFECÇÕES URINÁRIAS

As infecções urinárias são causadas por microrganismos patogênicos no sistema urinário (o sistema urinário normal é estéril acima da uretra). De modo geral, as infecções urinárias são classificadas, segundo a sua localização, em: infecções urinárias baixas, que envolvem a bexiga urinária e estruturas abaixo da bexiga; e infecções urinárias altas, que envolvem os rins e os ureteres.

A infecção urinária é a segunda mais comum no corpo. Nos EUA, cerca de 8,1 milhões de mulheres são diagnosticadas anualmente com infecções urinárias (Freeman, Martin & Uithoven, 2017). Além disso, as infecções urinárias são a causa de mais de 100 mil internações hospitalares a cada ano (Freeman et al., 2017).

Cinquenta por cento de todas as infecções adquiridas no ambiente hospitalar são **infecções urinárias associadas a cateterismo vesical**, na maioria dos casos (Freeman et al., 2017). Uma infecção urinária associada a cateterismo vesical é um processo infeccioso associado ao uso de cateteres urinários de demora. A definição utilizada para instituição de monitoramento contínuo é uma infecção urinária que ocorre enquanto o paciente tem um cateter urinário inserido há mais de 2 dias a partir do dia da detecção da infecção.

INFECÇÕES DAS VIAS URINÁRIAS INFERIORES

A esterilidade da bexiga urinária é mantida por vários mecanismos, o que é especialmente importante, visto que a uretra é considerada um espaço limpo, mas não estéril. A barreira física da uretra ajuda a manter as bactérias fora da bexiga urinária, e o fluxo de urina ajuda a deslocar quaisquer bactérias para fora da bexiga urinária. Além disso, a competência da junção ureterovesical, vários anticorpos e enzimas e os efeitos antiaderentes mediados pelas células da mucosa da bexiga urinária têm participação importante na proteção da esterilidade da bexiga urinária. As anormalidades ou as disfunções de quaisquer desses mecanismos constituem fatores de risco contribuintes para as infecções das vias urinárias inferiores (Boxe 49.1).

As infecções das vias urinárias inferiores incluem: **cistite** (inflamação da bexiga urinária) bacteriana, **prostatite** (inflamação da próstata) bacteriana e **uretrite** (inflamação da uretra) bacteriana.

Fisiopatologia

Para que ocorra infecção, as bactérias precisam ter acesso à bexiga, fixar-se ao epitélio do sistema urinário, para evitar a sua eliminação com a micção, escapar dos mecanismos de defesa do hospedeiro, colonizar o órgão e iniciar a inflamação. Muitas infecções urinárias são causadas por microrganismos fecais que, a partir do períneo, ascendem até a uretra e a bexiga, aderindo, em seguida, às superfícies mucosas.

Invasão bacteriana do sistema urinário

Ao aumentar a descamação lenta e normal das células epiteliais da bexiga (resultando em remoção das bactérias), a bexiga é capaz de eliminar muitas bactérias. O glicosaminoglicano (GAG), uma proteína hidrofílica, exerce normalmente um efeito protetor não aderente contra várias bactérias. A molécula de GAG atrai moléculas de água, formando uma barreira hídrica, que serve como camada de defesa entre a bexiga e a urina. O GAG pode ser alterado por determinados agentes (ciclamato, sacarina, aspartame e metabólitos do triptofano). A flora bacteriana normal da vagina e da área uretral também interfere na aderência de *Eschericia coli*. A imunoglobulina A (IgA) urinária na uretra também pode proporcionar uma barreira contra as bactérias.

Refluxo

A obstrução ao fluxo livre de urina é conhecida como **refluxo uretrovesical**, que descreve o refluxo (fluxo retrógrado) de urina da uretra para a bexiga (Figura 49.1). Com a tosse, o espirro ou o esforço para a defecação, ocorre aumento da pressão vesical, que pode forçar a urina da bexiga para a uretra. Quando a pressão retorna ao normal, a urina flui de volta para a bexiga, transportando até ela as bactérias provenientes das porções anteriores da uretra. O refluxo uretrovesical também é causado pela disfunção do colo vesical ou da uretra. O ângulo uretrovesical e a pressão de fechamento uretral podem ser alterados com a menopausa, aumentando a incidência de infecção após a menopausa.

O **refluxo ureterovesical ou vesicoureteral** refere-se ao fluxo retrógrado de urina da bexiga para um ou para ambos os ureteres (ver Figura 49.1). Normalmente, a junção ureterovesical impede o retorno da urina para o ureter.

Boxe 49.1 FATORES DE RISCO — Infecção urinária

- Condições contribuintes, como:
  - Sexo feminino
  - Diabetes melito
  - Gravidez
  - Distúrbios neurológicos
  - Gota
  - Estados alterados causados pelo esvaziamento incompleto da bexiga e estase urinária
- Diminuição das defesas naturais do hospedeiro ou imunossupressão
- Incapacidade ou falha em esvaziar por completo a bexiga
- Inflamação ou abrasão da mucosa uretral
- Instrumentação do sistema urinário (p. ex., cateterismo, procedimentos cistoscópicos)
- Obstrução do fluxo urinário causada por:
  - Anormalidades congênitas
  - Estenoses uretrais
  - Contratura do colo da bexiga
  - Tumores vesicais
  - Cálculos nos ureteres ou nos rins
  - Compressão dos ureteres.

Adaptado de Eliopoulos, C. (2018). *Gerontological nursing* (9th ed.). Philadelphia, PA: Wolters Kluwer; Norris, T. L. (2019). *Porth's pathophysiology: Concepts of altered health state* (10th ed.). Philadelphia, PA: Wolters Kluwer.

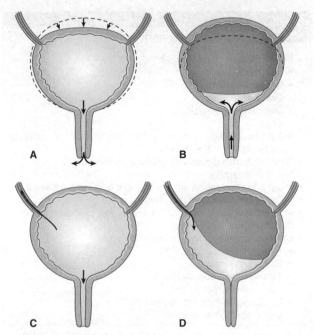

Figura 49.1 • Os mecanismos de refluxo uretrovesical ou ureterovesical podem causar infecção urinária. *Refluxo uretrovesical*: com a tosse e o esforço da defecação, ocorre a elevação da pressão vesical, que pode forçar a urina da bexiga para a uretra. **A.** Quando a pressão vesical retorna ao normal, a urina flui de volta para a bexiga (**B**), introduzindo bactérias provenientes da uretra na bexiga. *Refluxo ureterovesical*: com a falha da válvula ureterovesical, a urina ascende pelos ureteres durante a micção (**C**) e flui para a bexiga quando a micção cessa (**D**). Isso impede o esvaziamento completo da bexiga, além de resultar em estase urinária e contaminação dos ureteres pela urina repleta de bactérias.

Os ureteres formam um túnel na parede da bexiga, de modo que a musculatura vesical comprime uma pequena porção do ureter durante a micção normal. Quando a válvula ureterovesical está comprometida por causas congênitas ou anormalidades ureterais, as bactérias podem alcançar os rins e, por fim, destruí-los.

Bactérias uropatogênicas

Bacteriúria é o termo utilizado para descrever a existência de bactérias na urina. Como as amostras de urina (sobretudo em mulheres) podem ser facilmente contaminadas pelas bactérias normalmente existentes na região uretral, a bacteriúria tem de ser determinada em uma amostra de urina do jato médio, coletada de modo asséptico. A contaminação da amostra de urina coletada ocorre menos frequentemente nos homens.

Vias de infecção

As bactérias penetram no sistema urinário de três maneiras: por via transuretral (infecção ascendente), por meio da corrente sanguínea (disseminação hematogênica) ou por meio de uma fístula a partir do intestino (extensão direta).

A via de infecção mais comum é a transuretral, em que as bactérias (frequentemente oriundas de contaminação fecal) colonizam a área periuretral e, subsequentemente, penetram na bexiga por meio da uretra (Freeman et al., 2017; Norris, 2019). Nas mulheres, a uretra curta oferece pouca resistência ao movimento das bactérias uropatogênicas. A relação sexual força as bactérias da uretra para a bexiga. Isso explica a incidência aumentada de infecção urinária nas mulheres que mantêm relações sexuais vaginais (com penetração peniana).

As bactérias também penetram no sistema urinário por meio do sangue, a partir de um local de infecção distante, ou através de extensão direta por meio de uma fístula a partir do sistema digestório.

Manifestações clínicas

Os sinais/sintomas de infecção urinária dependem de a infecção envolver a parte inferior (bexiga urinária) ou superior (rins) do sistema urinário e de a infecção ser aguda ou crônica. Os sinais e sintomas de infecções das vias urinárias inferiores não complicadas consistem em sensação de ardência na micção, **polaciúria** (micção mais frequente que a cada 3 horas), urgência, **nictúria** (despertar à noite para urinar), incontinência e dor suprapúbica ou pélvica. Hematúria e dorsalgia também podem ocorrer (Martin, Wingo & Holland, 2019). Nos idosos, esses sinais/sintomas são menos comuns (ver seção Considerações gerontológicas).

Nos pacientes com infecções urinárias complicadas, as manifestações podem incluir desde bacteriúria assintomática até sepse por microrganismos gram-negativos com choque. Com frequência, as infecções urinárias complicadas são causadas por um espectro mais amplo de microrganismos, apresentam uma taxa de resposta mais baixa ao tratamento e tendem a sofrer recidiva. Muitos pacientes com infecção urinária associada ao uso de cateter são assintomáticos; todavia, qualquer paciente com cateter que desenvolva subitamente sinais e sintomas de choque séptico deve ser examinado para **urossepse** (disseminação de infecção urinária para a corrente sanguínea, resultando em infecção sistêmica).

Considerações gerontológicas

A incidência de bacteriúria no indivíduo idoso difere daquela de adultos jovens. A bacteriúria aumenta com a idade e a incapacidade, e as mulheres são afetadas com mais frequência do que os homens. A infecção urinária é o processo infeccioso mais comum em idosos, e sua prevalência aumenta com a idade. As infecções urinárias ocorrem mais frequentemente em mulheres do que nos homens nas faixas etárias mais jovens, porém essa diferença entre os sexos diminui na meia-idade e na velhice. Isso se deve à redução das relações sexuais nas mulheres e ao aumento da incidência de obstrução urinária secundária à hipertrofia prostática benigna nos homens (Eliopoulos, 2018).

Em idosos, as anormalidades estruturais em consequência da diminuição do tônus vesical e da **bexiga neurogênica** (bexiga disfuncional) secundária à ocorrência de acidente vascular encefálico (AVE) e neuropatia autônoma do diabetes melito podem impedir o esvaziamento completo da bexiga e aumentar o risco de infecção urinária (Eliopoulos, 2018). Quando são utilizados cateteres de demora, o risco de infecção urinária associada ao uso de cateter aumenta de modo considerável. Com frequência, as mulheres idosas apresentam esvaziamento incompleto da bexiga e estase urinária. Após a menopausa, as mulheres são suscetíveis à colonização e à aderência aumentada de bactérias à vagina e à uretra decorrente da queda dos níveis de estrogênio. O estrogênio oral ou tópico tem sido utilizado para restaurar o conteúdo de glicogênio das células epiteliais vaginais, bem como o pH ácido, em algumas mulheres com cistite recorrente após a menopausa.

A atividade antibacteriana das secreções prostáticas que protege os homens contra a colonização bacteriana da uretra e da bexiga diminui com o envelhecimento. A realização de cateterismo ou cistoscopia na investigação ou no tratamento de carcinoma ou hiperplasia prostática, de estenoses uretrais e de bexiga neurogênica pode contribuir para a incidência mais elevada de infecções urinárias nos homens. A incidência de bacteriúria também aumenta nos homens com confusão, demência ou incontinência intestinal ou vesical. A causa mais comum de infecções urinárias recorrentes em homens idosos é a prostatite bacteriana crônica. A ressecção da próstata pode ajudar a reduzir a sua incidência (ver Capítulo 53).

O Boxe 49.2 fornece uma lista de outros fatores que contribuem para infecções urinárias em pacientes idosos. A higiene meticulosa das mãos, o cuidado perineal rigoroso e a higiene íntima frequente podem diminuir a incidência de infecções urinárias.

Os microrganismos responsáveis pelas infecções urinárias em adultos mais velhos que residem em instituições podem diferir daqueles encontrados em pacientes que residem na comunidade; acredita-se que isso se deva, em parte, ao uso frequente de agentes antibióticos por pacientes nas instituições de cuidados prolongados. *Escherichia coli* constitui o microrganismo mais encontrado em pacientes idosos na comunidade ou no hospital. Todavia, os pacientes com cateteres de demora têm mais tendência a serem infectados por espécies de *Proteus, Klebsiella, Pseudomomas* ou *Staphylococcus*. Os pacientes que foram previamente tratados com antibióticos podem ser infectados por espécies de *Enterococcus*. As reinfecções frequentes são comuns em indivíduos idosos.

As manifestações iniciais de infecção urinária após a menopausa e em adultos mais velhos incluem mal-estar, noctúria, incontinência urinária ou queixa de urina de odor fétido. Outras manifestações clínicas precoces incluem sensação de queimação, polaciúria e febre (Eliopoulos, 2018; Freeman et al., 2017). Alguns pacientes apresentam incontinência e *delirium* por ocasião de uma infecção urinária.

Antibióticos são prescritos pelo médico quando existe bacteriúria (Eliopoulos, 2018). Os esquemas de tratamento são, em geral, iguais aos de adultos mais jovens, embora as alterações na absorção intestinal de medicamentos e a diminuição da função renal e do fluxo hepático relacionadas com a idade possam exigir alterações no esquema de agentes antimicrobianos. A função renal precisa ser monitorada, e as doses de medicamentos devem ser modificadas de acordo. O enfermeiro monitora cuidadosamente o balanço hídrico. O aumento do aporte hídrico é aconselhável, desde que as condições cardíacas dos pacientes não sejam uma contraindicação a essa intervenção (Eliopoulos, 2018).

Avaliação e achados diagnósticos

Os resultados de vários exames, como contagens de colônias de bactérias, exames celulares e culturas de urina, ajudam a confirmar o diagnóstico de infecção urinária. Na infecção urinária não complicada, a cepa da bactéria determina o antibiótico a ser prescrito (Norris, 2019).

Culturas de urina

As culturas de urina mostram-se úteis para documentar a infecção urinária e identificar o microrganismo específico. A infecção urinária é diagnosticada pela identificação de bactérias na cultura de urina. Uma contagem superior a 100.000 UFC/mℓ em uma amostra de urina coletada do jato médio sob condições assépticas ou de amostra coletada por cateterismo indica infecção (Fischbach & Fischbach, 2018). Entretanto, ocorrem sintomas de infecções urinárias e sepse subsequente com contagens mais baixas de colônias de bactérias. O achado de bactérias em amostras obtidas por aspiração da bexiga por agulha suprapúbica, por cateterismo urinário direto ou durante cirurgia ou cistoscopia é considerado clinicamente significativo (Fischbach & Fischbach, 2018).

Devem-se obter culturas de urina quando for constatada bacteriúria nos seguintes grupos de pacientes (Fischbach & Fischbach, 2018; Norris, 2019):

- Todas as crianças
- Todos os homens (devido à possibilidade de anormalidades estruturais ou funcionais)
- Pacientes que foram hospitalizados recentemente ou que vivem em instituições de cuidados prolongados
- Pacientes que foram submetidos à instrumentação recente (incluindo cateterismo) do sistema urinário
- Pacientes com diabetes melito
- Pacientes com sintomas prolongados ou persistentes
- Pacientes com três ou mais infecções urinárias no ano anterior
- Mulheres na pós-menopausa
- Mulheres gestantes
- Mulheres sexualmente ativas
- Mulheres que tenham novos parceiros sexuais
- Mulheres com história de comprometimento da função imune ou problemas renais.

Exames celulares

Observa-se hematúria microscópica em cerca da metade dos pacientes com infecção urinária aguda (ver Capítulo 47). Ocorre **piúria** (leucócitos na urina) em todos os pacientes com infecção urinária; todavia, não é um achado específico, visto que também pode ocorrer em pessoas com cálculos renais, nefrite intersticial e tuberculose renal.

Outros exames

Uma fita reagente com frequência inclui um teste para leucócitos, conhecido como teste da esterase leucocitária, e o teste para nitritos (Norris, 2019). Podem ser realizados exames para doenças/infecções sexualmente transmissíveis, visto que a uretrite aguda causada por microrganismos sexualmente transmissíveis (*i. e., Chlamydia trachomatis, Neisseria gonorrhoeae*, herpes-vírus simples [HSV]) ou as infecções de vaginite aguda (causadas por espécies de *Trichomonas* ou *Candida*) podem provocar sinais/sintomas semelhantes aos das infecções urinárias.

Radiografias, tomografia computadorizada (TC), ultrassonografia (US) e outros exames de imagem renal são muito úteis para a confirmação do diagnóstico. A TC pode detectar pielonefrite ou abscessos. A US e os exames de imagem renal são extremamente sensíveis para fins de detecção de obstrução, abscessos, tumores e cistos (Norris, 2019).

Boxe 49.2 Fatores que contribuem para a infecção urinária em indivíduos idosos

- Comprometimento cognitivo
- Uso frequente de agentes antimicrobianos
- Alta incidência de múltiplas condições clínicas crônicas
- Imunocomprometimento
- Imobilidade e esvaziamento incompleto da bexiga
- Baixa ingestão de líquido e perda excessiva de líquido
- Obstrução do fluxo urinário (p. ex., estenoses uretrais, neoplasias, cateter urinário de demora obstruído)
- Práticas de higiene insatisfatórias.

Adaptado de Eliopoulos, C. (2018). *Gerontological nursing* (9th ed.). Philadelphia, PA: Wolters Kluwer.

Manejo clínico

Em geral, o manejo das infecções urinárias envolve medicamentos e orientação ao paciente. Vários esquemas medicamentosos prescritos são usados para tratar a infecção urinária. As diretrizes da American Urological Association (AUA) para tratamento de infecção urinária, sobretudo infecções urinárias recorrentes e não complicadas em mulheres, orientam o manejo clínico (AUA, 2019a, 2019b).

Terapia farmacológica aguda

O medicamento ideal para o tratamento da infecção urinária em mulheres consiste em um agente antibacteriano capaz de erradicar as bactérias do sistema urinário, com efeitos mínimos sobre as floras fecal e vaginal, reduzindo, assim, a incidência de infecções vaginais por leveduras. O agente antibacteriano deve ser apropriado e deve ter poucos efeitos adversos e baixa resistência. Como o microrganismo nas infecções urinárias iniciais e não complicadas em mulheres tem maior tendência a ser *E. coli* ou outro microrganismo da flora fecal, o agente deve ser efetivo contra esses microrganismos. Vários esquemas de tratamento foram bem-sucedidos para tratar as infecções não complicadas das vias urinárias inferiores em mulheres: administração de dose única, esquemas de ciclo curto (3 dias) ou esquemas de 7 dias (Freeman et al., 2017). A tendência é prescrever um ciclo reduzido de terapia antibiótica para as infecções urinárias não complicadas, visto que esses casos são, em sua maioria, curados depois de 3 dias de tratamento. Os medicamentos comumente utilizados no tratamento das infecções urinárias estão listados na Tabela 49.1. Independentemente do esquema prescrito, o paciente é instruído a tomar todas as doses prescritas, mesmo quando o alívio dos sintomas ocorrer de imediato. Ciclos mais longos de medicamentos estão indicados para homens, gestantes e mulheres com pielonefrite e outros tipos de infecções urinárias complicadas. Homens com infecção urinária devem ser investigados quanto a possível prostatite (Eliopoulos, 2018). Em determinadas ocasiões, a hospitalização e a administração intravenosa (IV) de antibióticos são necessárias (Freeman et al., 2017).

Terapia farmacológica a longo prazo

Embora o tratamento farmacológico das infecções urinárias por 3 dias seja habitualmente adequado para as mulheres, a infecção sofre recidiva em cerca de 20% das mulheres tratadas para infecções urinárias não complicadas. As infecções que recidivam nas primeiras 2 semanas após a terapia o fazem devido à permanência de microrganismos da cepa original agressora. As recidivas sugerem que a fonte de bacteriúria pode se localizar nas vias urinárias superiores, ou que o tratamento inicial foi inadequado ou administrado por um período demasiado curto. As infecções recorrentes nos homens, em geral, são causadas pela persistência do mesmo microrganismo; nesses casos, avaliação adicional e tratamento estão indicados (Eliopoulos, 2018).

Se a infecção recidivar depois de completar a terapia antimicrobiana, pode-se prescrever outro ciclo de curta duração (3 a 4 dias) de antimicrobianos em doses plenas, seguido de uma dose regular de um agente antimicrobiano ao deitar-se.

Metanálise de nove estudos concluiu que a ingestão diária de *cranberry* (oxicoco, mirtilo-vermelho americano), sobretudo na forma de cápsulas, reduz significativamente a taxa de infecção urinária recorrente em comparação com placebo e com efeitos adversos mínimos, como erupção cutânea e sintomas gastrintestinais (Tambunan & Rahardjo, 2019). A mesma metanálise relatou que antibióticos foram mais efetivos no tratamento de infecção urinária recorrente do que as cápsulas de *cranberry*, mas provocaram efeitos adversos mais graves, incluindo sintomas gastrintestinais e síndrome de Stevens-Johnson (Tambunan & Rahardjo, 2019).

TABELA 49.1 Medicamentos selecionados usados no tratamento das infecções urinárias e da pielonefrite.

Classes de medicamentos	Nome genérico	Principais indicações
Anti-infeccioso do sistema urinário Bactericida	Nitrofurantoína	Infecção urinária
	Cefalexina	Infecção geniturinária
Cefalosporina	Cefadroxila	Infecção urinária
Fluoroquinolona	Ciprofloxacino Ofloxacino Norfloxacino Gatifloxacino	Infecção urinária Pielonefrite
Fluoroquinolona	Levofloxacino	Infecção urinária não complicada
Penicilina	Ampicilina	Infecção urinária – não é comumente usada de modo isolado, devido à resistência de *Escherichia coli* Pielonefrite
	Amoxicilina	Infecção urinária – não é comumente usada de modo isolado, devido à resistência de *E. coli*
Sulfametoxazol-trimetoprima	Cotrimoxazol	Infecção urinária Pielonefrite
Agente analgésico urinário	Fenazopiridina	Para alívio da sensação de ardência, dor e outros sintomas associados à infecção urinária

Adaptada de Comerford, K. C. & Durkin, M. A. (2020). *Nursing 2020 drug handbook* (40th ed.). Philadelphia, PA: Wolters Kluwer.

PROCESSO DE ENFERMAGEM

Paciente com infecção das vias urinárias inferiores

O cuidado de enfermagem ao paciente com infecções das vias urinárias inferiores concentra-se no tratamento da infecção subjacente e na prevenção de sua recidiva.

Avaliação

Obtém-se a anamnese de sinais e sintomas pertinentes do paciente com suspeita de infecção urinária. Dor, polaciúria, urgência e hesitação e alterações na urina são avaliadas, documentadas e relatadas. O padrão habitual de micção do paciente é examinado para detectar fatores passíveis de predispô-lo à infecção urinária. O esvaziamento infrequente da bexiga, a associação dos sintomas de infecção urinária com a relação sexual, as práticas contraceptivas e a higiene pessoal são avaliados. Avalia-se, também, o conhecimento do paciente sobre os medicamentos antimicrobianos prescritos e sobre as medidas preventivas de cuidados da saúde. Além disso, a urina é examinada quanto a volume, coloração, concentração, turvação e odor – que são modificados se houver bactérias no sistema urinário. É preciso questionar especificamente se o paciente faz ou fez uso de terapias complementares e alternativas. Mulheres com **cistite intersticial** (inflamação da bexiga urinária) usam terapias complementares e convencionais. Entre as opções de medicina complementar e alternativa, estão: terapia comportamental, fisioterapia, redução do estresse e manipulação dietética (Oh-oka, 2017). Eficácia clínica foi relatada em um estudo clínico de manipulação dietética intensiva durante 1 ano (Oh-oka, 2017).

Diagnóstico

DIAGNÓSTICOS DE ENFERMAGEM

Com base nos dados da avaliação, os diagnósticos de enfermagem podem incluir os seguintes:

- Dor aguda associada à infecção urinária
- Falta de conhecimento sobre os fatores que predispõem o paciente a infecção e recidiva, detecção e prevenção da recidiva e terapia farmacológica.

PROBLEMAS INTERDEPENDENTES/COMPLICAÇÕES POTENCIAIS

As complicações potenciais podem incluir as seguintes:

- Sepse (urossepse)
- Processos inflamatórios ou infecciosos significativos, que têm o potencial de provocar, em longo prazo, lesão renal aguda ou doença renal crônica.

Planejamento e metas

As principais metas para o paciente podem incluir alívio da dor e do desconforto, maior conhecimento das medidas de prevenção e modalidades de tratamento e ausência de complicações.

Intervenções de enfermagem

ALÍVIO DA DOR

A dor associada à infecção urinária é rapidamente aliviada quando se inicia a terapia antimicrobiana efetiva. Os agentes antiespasmódicos também podem ser úteis para aliviar a irritabilidade e a dor vesicais. Analgésicos e aplicação de calor ao períneo ajudam a aliviar a dor e o espasmo. O paciente é incentivado a ingerir muito líquido (água e suco de *cranberry* são as melhores escolhas) para promover o fluxo sanguíneo renal e eliminar as bactérias do sistema urinário. Deve-se evitar o uso de irritantes do sistema urinário (p. ex., café, chá, sucos cítricos, condimentos, refrigerantes do tipo cola, bebidas alcoólicas). A micção frequente (a cada 2 a 3 h) é incentivada para esvaziar por completo a bexiga, visto que isso pode diminuir as contagens de bactérias na urina, reduzir a estase urinária e evitar a reinfecção (Wu, Grealish, Moyle et al., 2020).

MONITORAMENTO E MANEJO DE COMPLICAÇÕES POTENCIAIS

O reconhecimento precoce das infecções urinárias e o seu tratamento imediato são essenciais para evitar a infecção recorrente e a possibilidade de complicações, como doença renal, sepse (urossepse), estenoses e obstruções. A meta do tratamento consiste em evitar a progressão da infecção, o que pode causar lesão renal permanente. Por conseguinte, o paciente precisa ser instruído a reconhecer os sinais e sintomas iniciais, a realizar um exame para bacteriúria e a iniciar o tratamento, conforme prescrição. A terapia antimicrobiana apropriada, a ingestão liberal de líquidos, a micção frequente e as medidas higiênicas são comumente prescritas para o manejo das infecções urinárias. O paciente é instruído a notificar o médico caso ocorram fadiga, náuseas, vômitos, febre ou prurido. O monitoramento periódico da função renal e a avaliação para a detecção de estenoses, obstruções ou cálculos podem estar indicados para pacientes com infecções urinárias recorrentes.

Os pacientes com infecções urinárias correm risco aumentado de sepse por microrganismos gram-negativos. Para cada dia de permanência de um cateter urinário em um paciente, o risco de desenvolver infecção urinária associada ao uso de cateter aumenta em 3 a 7% por dia de cateterismo (Gould, Umscheid, Agarwal et al., 2019). O Centers for Medicare and Medicaid Services (CMS) classificou a infecção urinária associada a cateterismo vesical como um "incidente grave ou erro que não deveria ocorrer se procedimentos de segurança apropriados tivessem sido seguidos"; portanto, nenhum ressarcimento de tratamento é efetuado pelo CMS ou pelos planos de saúde se uma infecção urinária associada a cateterismo vesical ocorrer no pronto-socorro ou no hospital de reabilitação (Gould et al., 2019). As taxas de mortalidade por urossepse após cateterismo vesical variam entre 25 e 60% (Newman, 2017).

A avaliação cuidadosa dos sinais vitais e do nível de consciência pode alertar o enfermeiro para a ocorrência de comprometimento renal ou sepse iminente. As hemoculturas positivas e as contagens elevadas de leucócitos devem ser relatadas imediatamente. Ao mesmo tempo, são prescritas antibioticoterapia apropriada e ingestão aumentada de líquidos (pode haver necessidade de antibioticoterapia e soluções IV). O tratamento inicial agressivo constitui a chave fundamental para reduzir a taxa de mortalidade associada à infecção urinária associada ao uso de cateter, particularmente nos pacientes idosos com anemia e níveis de glicemia elevados (McCoy, Paredes, Allen et al., 2017; Taylor, 2018).

PROMOÇÃO DE CUIDADOS DOMICILIAR, COMUNITÁRIO E DE TRANSIÇÃO

Orientação do paciente sobre autocuidados. Para ajudar os pacientes a aprenderem como evitar ou tratar infecções urinárias recorrentes, o enfermeiro implementa as instruções que atendem às necessidades do paciente. Os comportamentos relacionados com a saúde que ajudam a evitar as infecções urinárias recorrentes incluem: prática de higiene pessoal cuidadosa, aumento do consumo de líquido para promover a micção e diluir a urina, micção regular e mais frequente e adesão ao esquema terapêutico (Martin et al., 2019). Ver discussão detalhada sobre orientações ao paciente no Boxe 49.3.

Reavaliação

Entre os resultados esperados, estão:
1. Apresenta alívio da dor:
    a. Relata ausência de dor, urgência, polaciúria, nictúria ou hesitação na micção.
    b. Ingere analgésicos, agentes antiespasmódicos e antibióticos, conforme prescrição.
2. Explica as infecções urinárias e seus tratamentos:
    a. Demonstra conhecimento sobre as medidas preventivas e os tratamentos prescritos.
    b. Ingere 8 a 10 copos de líquido por dia.
    c. Urina a cada 2 a 3 h.
    d. Elimina urina clara e inodora.
3. Não apresenta complicações.
    a. Relata a ausência de sinais/sintomas de infecção (febre, polaciúria).
    b. Apresenta função renal normal e culturas de urina e hemoculturas negativas.

Boxe 49.3 ORIENTAÇÕES AO PACIENTE
Prevenção das infecções urinárias recorrentes

O enfermeiro orienta o paciente com as seguintes informações básicas:

Higiene

- Tomar banho de aspersão, em vez de banho de banheira, visto que as bactérias na água do banho podem penetrar na uretra
- Depois de cada defecação, limpar o períneo e o meato uretral da frente para trás. Isso ajuda a reduzir as concentrações de patógenos na abertura uretral e, nas mulheres, na vagina.

Consumo de líquidos

- Ingerir muito líquido diariamente para eliminar as bactérias. Vale a pena incluir o consumo de, pelo menos, um copo de suco de *cranberry* por dia
- Evitar o consumo de café, chá, refrigerantes do tipo cola, bebidas alcoólicas e outros líquidos que sejam irritantes para o sistema urinário.

Hábitos de micção

Urinar a cada 2 a 3 h durante o dia e esvaziar por completo a bexiga. Isso impede a distensão excessiva da bexiga e o comprometimento do suprimento sanguíneo para a parede vesical. Ambos predispõem o paciente à infecção urinária. As precauções especificamente para mulheres incluem a micção imediatamente depois de uma relação sexual.

Intervenções

- Administrar os medicamentos *exatamente* conforme prescrito. Podem ser necessários horários especiais para a sua administração
- Ter em mente que, quando as bactérias continuam aparecendo na urina, pode ser necessária terapia antimicrobiana a longo prazo para evitar a colonização da área periuretral e a recidiva da infecção
- Aventar o consumo diário de *cranberry* (suco ou cápsulas) no caso de infecção urinária recorrente
- Quando prescrito, testar a urina à procura de bactérias, de acordo com as instruções do fabricante e do médico
- Notificar o médico se ocorrer febre ou se houver persistência dos sinais e sintomas
- Consultar regularmente o médico para acompanhamento

Adaptado de Tambunan, M. P. & Rahardjo, H. E. (2019). Cranberries for women with recurrent urinary tract infection: A meta-analysis. *Medical Journal of Indonesia*, 28(3), 268-275.

---

c. Exibe sinais vitais e temperatura normais; não há sinais ou sintomas de sepse (urossepse).
d. Mantém débito urinário adequado de mais de 400 mℓ/dia.

INFECÇÕES DAS VIAS URINÁRIAS SUPERIORES

As infecções das partes superiores do sistema urinário são muito menos comuns do que as infecções das partes inferiores do sistema urinário. Acredita-se que pielonefrite aguda e pielonefrite crônica sejam os tipos mais prováveis, com nefrite intersticial (inflamação do rim) e abscessos renais sendo causas potenciais. Infecções urinárias altas são uma causa comum de urossepse (Freeman et al., 2017).

A **pielonefrite** é uma infecção bacteriana da pelve renal, dos túbulos e do tecido intersticial de um ou de ambos os rins. As causas envolvem a disseminação ascendente de bactérias a partir da bexiga ou a disseminação de fontes sistêmicas, que alcançam o rim por meio da corrente sanguínea. As bactérias de uma infecção vesical podem ascender no rim, resultando em pielonefrite. Uma válvula ureterovesical incompetente ou a obstrução no sistema urinário aumentam a suscetibilidade dos rins à infecção (ver Figura 49.1), visto que a estase da urina proporciona um meio propício para o crescimento de bactérias. Os tumores de bexiga ou de próstata, as estenoses, a hiperplasia prostática benigna e os cálculos urinários constituem algumas causas potenciais de obstrução que podem levar a infecções. As infecções sistêmicas (como a tuberculose) podem disseminar-se para os rins e resultar em abscessos. A pielonefrite pode ser aguda ou crônica.

Pielonefrite aguda

A pielonefrite aguda é a causa de mais de 25 mil internações hospitalares a cada ano; em geral, provoca o aumento das dimensões renais, com infiltração intersticial por células inflamatórias (Freeman et al., 2017; Norris, 2019). Pode-se observar a formação de abscessos na cápsula renal ou no seu interior, bem como na junção corticomedular. Por fim, podem ocorrer atrofia e destruição dos túbulos e dos glomérulos.

Manifestações clínicas

O paciente com pielonefrite aguda apresenta calafrios, febre, leucocitose, bacteriúria e piúria. Os achados comuns consistem em dor lombar, dor no flanco, náuseas, vômitos, cefaleia, mal-estar e micção dolorosa. O exame físico revela dor espontânea e à percussão na região do ângulo costovertebral (ver Capítulo 47, Figura 47.6). Além disso, é comum a ocorrência de sinais/sintomas de comprometimento das vias urinárias inferiores, como urgência e polaciúria.

Avaliação e achados diagnósticos

A US ou a TC podem ser realizadas para localizar qualquer obstrução no sistema urinário. O alívio da obstrução é essencial para evitar as complicações e a lesão renal eventual. Pode-se indicar uma urografia excretora se houver suspeita de anormalidades renais estruturais e funcionais (Fischbach & Fischbach, 2018). A cintigrafia utilizando leucócitos marcados com citrato de gálio ou com índio-111 (^{111}In) pode ser útil para identificar locais de infecção que não possam ser visualizados na TC ou na US. A cultura de urina e o antibiograma são realizados para determinar o microrganismo etiológico, de modo que possam ser prescritos agentes antimicrobianos apropriados (Fischbach & Fischbach, 2018).

Manejo clínico

Os pacientes com pielonefrite aguda não complicada são tratados mais frequentemente de modo ambulatorial se não tiverem sinais/sintomas agudos de sepse, desidratação, náuseas ou vômitos. Os pacientes tratados ambulatorialmente precisam estar dispostos e ter capacidade de fazer uso da medicação conforme prescrito. Para pacientes ambulatoriais, recomenda-se um ciclo de 2 semanas de antibióticos, visto que a doença do parênquima renal é mais difícil de erradicar do que as infecções da mucosa vesical. Os agentes comumente prescritos incluem alguns dos mesmos medicamentos prescritos para o tratamento das infecções urinárias (ver Tabela 49.1).

Após o tratamento da pielonefrite aguda, o paciente pode desenvolver infecção crônica ou recorrente assintomática, que persiste por vários meses ou anos. Após o esquema antibiótico inicial, o paciente pode necessitar de antibioticoterapia por até 6 semanas se ocorrer recidiva. Obtém-se uma cultura de urina de acompanhamento 2 semanas após o término da antibioticoterapia, a fim de documentar a eliminação da infecção.

A hidratação com soluções orais ou parenterais será essencial para todos os pacientes com infecção urinária quando a função renal for adequada. A hidratação ajuda a facilitar a "lavagem" do sistema urinário e reduz a dor e o desconforto.

Pielonefrite crônica

Os episódios repetidos de pielonefrite aguda podem levar à pielonefrite crônica. Quando a pielonefrite se torna crônica, os rins desenvolvem fibrose, sofrem contração e perdem o seu funcionamento. A pielonefrite crônica constitui uma causa de doença renal crônica e pode levar à necessidade de terapias de substituição renal, como transplante ou diálise (ver discussão sobre terapia de substituição renal no Capítulo 48).

Manifestações clínicas

Em geral, o paciente com pielonefrite crônica não apresenta sinais/sintomas de infecção, a não ser que ocorra uma exacerbação aguda. Os sinais e sintomas perceptíveis podem incluir fadiga, cefaleia, apetite diminuído, poliúria, sede excessiva e perda de peso. A infecção persistente e recorrente pode produzir fibrose progressiva do rim, resultando em doença renal crônica (ver Capítulo 48).

Avaliação e achados diagnósticos

A extensão da doença é avaliada por meio de urografia excretora e pelas determinações da depuração da creatinina e dos níveis séricos de ureia e creatinina (Fischbach & Fischbach, 2018).

Complicações

As complicações da pielonefrite crônica consistem em doença renal em estágio terminal (em consequência da perda progressiva de néfrons secundária à inflamação crônica e à fibrose), hipertensão arterial e formação de cálculos renais (devido à infecção crônica por microrganismos degradadores da ureia).

Manejo clínico

As bactérias, quando detectadas na urina, são erradicadas, se possível. O uso prolongado de terapia antimicrobiana profilática pode ajudar a limitar a recidiva das infecções e a cicatrização renal. O comprometimento da função renal modifica a excreção dos agentes antimicrobianos e exige cuidadoso monitoramento da função renal, sobretudo quando os medicamentos são potencialmente tóxicos para os rins.

Manejo de enfermagem

O paciente pode necessitar de hospitalização, ou pode ser tratado de modo ambulatorial. Se houver necessidade de hospitalização, o equilíbrio hídrico é cuidadosamente medido e registrado. A menos que haja contraindicações, o paciente é incentivado a consumir 3 a 4 ℓ de líquido por dia para diluir a urina, diminuir a sensação de ardência durante a micção e evitar a desidratação. O enfermeiro afere a temperatura do paciente a cada 4 horas e administra antitérmicos e antibióticos, conforme prescrição.

As orientações ao paciente focalizam a prevenção adicional de infecção por meio de consumo de líquidos adequados, esvaziamento regular da bexiga e realização da higiene perineal recomendada. Ressalta-se a importância de ingerir os medicamentos antimicrobianos exatamente conforme prescrito, assim como a necessidade de manter as consultas de acompanhamento.

DISFUNÇÃO DA MICÇÃO NO ADULTO

O processo da **micção** (eliminação de urina) envolve várias respostas neurológicas bem coordenadas, que medeiam a função vesical. O sistema urinário funcional possibilita o enchimento adequado e o esvaziamento completo da bexiga (ver Capítulo 47). Se a disfunção miccional não for detectada nem tratada, pode ocorrer comprometimento das vias urinárias superiores. Distúrbios tanto neurogênicos quanto não neurogênicos podem causar disfunção da micção no adulto (Tabela 49.2). O esvaziamento incompleto crônico da bexiga, devido à pressão insatisfatória do detrusor, resulta em infecção vesical recorrente. O esvaziamento incompleto da bexiga devido à obstrução da saída de urina (como na hiperplasia prostática benigna) provoca contrações do detrusor de alta pressão, o que pode resultar em hidronefrose, em decorrência da pressão elevada do detrusor, que se irradia para cima, dos ureteres até a pelve renal.

INCONTINÊNCIA URINÁRIA

Nos EUA, estima-se que mais de 25 milhões de adultos apresentem **incontinência urinária** (eliminação não intencional, involuntária ou não controlada de urina a partir da bexiga urinária), porém é difícil determinar o número exato de pessoas acometidas, uma vez que existem muitos tipos de incontinência urinária. Acredita-se que a prevalência seja de 9 a 12% de todos os adultos nos EUA, e as mulheres sejam acometidas duas vezes mais que os homens (Norris, 2019). A incontinência urinária é mais comum em adultos mais velhos, com taxas entre 50 e 90% relatadas em adultos mais velhos morando em instituições (Eliopoulos, 2018).

Apesar da ampla cobertura da mídia, a incontinência urinária permanece subdiagnosticada, insuficientemente relatada e subtratada. Os pacientes podem se sentir muito constrangidos em procurar ajuda, de modo que eles passam a ignorar ou esconder os sintomas. Muitos pacientes recorrem ao uso de absorventes ou outros dispositivos, sem ter o distúrbio adequadamente diagnosticado e tratado. Os profissionais de saúde devem ficar atentos para quaisquer indícios sutis de incontinência urinária e permanecer informados sobre as estratégias atuais de manejo.

Os custos dos cuidados de pacientes com incontinência urinária incluem as despesas com produtos absorventes, medicamentos e modalidades de tratamento cirúrgicas ou não cirúrgicas, bem como os custos psicossociais (i. e., vergonha, perda da autoestima e isolamento social) (Norris, 2019).

Embora a incontinência urinária seja comumente considerada uma condição que acomete multíparas idosas, pode

TABELA 49.2 Condições que causam distúrbios da micção no adulto.

Distúrbio	Disfunção da micção	Tratamento
Distúrbios neurogênicos		
Ataxia cerebelar	Incontinência ou dissinergia	Micção programada; agentes anticolinérgicos
Acidente vascular encefálico	Retenção ou incontinência	Agentes anticolinérgicos; retreinamento da bexiga
Demência	Incontinência	Micção imediata; agentes anticolinérgicos
Diabetes	Incontinência e/ou esvaziamento incompleto da bexiga	Micção programada; EMG/*biofeedback*; estimulação nervosa do assoalho pélvico; anticolinérgicos/antiespasmódicos; níveis de glicemia bem controlados
Esclerose múltipla	Incontinência ou esvaziamento incompleto da bexiga	Micção programada; EMG/*biofeedback* para aprender os exercícios da musculatura pélvica e a inibição da urgência; estimulação nervosa do assoalho pélvico; agentes antiespasmódicos
Doença de Parkinson	Incontinência	Agentes anticolinérgicos/antiespasmódicos
Disfunção da medula espinal		
Lesão aguda	Retenção urinária	Cateter de demora
Doença degenerativa	Incontinência e/ou esvaziamento incompleto da bexiga	EMG/*biofeedback*; estimulação nervosa do assoalho pélvico; agentes anticolinérgicos
Distúrbios não neurogênicos		
"Bexiga tímida"	Incapacidade de iniciar a micção em banheiros públicos	Terapia de relaxamento; EMG/*biofeedback*
Bexiga hiperativa	Urgência, polaciúria e/ou incontinência de urgência	EMG/*biofeedback*; estimulação nervosa do assoalho pélvico; treinamento da bexiga (ver Boxe 49.6); agentes anticolinérgicos
Pós-cirurgia geral	Retenção urinária aguda	Cateterismo
Pós-prostatectomia	Incontinência	*Leve*: biofeedback; treinamento da bexiga (ver Boxe 49.6); estimulação nervosa do assoalho pélvico *Moderada/grave*: cirurgia – esfíncter artificial
Incontinência de estresse	Incontinência com tosse, riso, espirro, mudança de posição	*Leve*: biofeedback; treinamento da bexiga (ver Boxe 49.6); aplicação periuretral com colágeno *Moderada/grave*: cirurgia

EMG: eletromiograma. Adaptada de Hickey, J. V. & Strayer, A. L. (2020). (2009) *The clinical practice of neurological and neurosurgical nursing* (8th ed.). Philadelphia, PA: Wolters Kluwer.

ocorrer em jovens nulíparas, sobretudo durante uma atividade vigorosa de alto impacto. A idade, o sexo e o número de partos vaginais constituem fatores de risco estabelecidos, que explicam, em parte, a incidência aumentada em mulheres (Boxe 49.4). Os homens podem apresentar incontinência urinária, sobretudo quando têm determinadas condições mórbidas. Pesquisadores relatam que 40% dos homens com doença de Parkinson se queixam de incontinência urinária (McDonald, Winge & Burn, 2017). A incontinência urinária pode ser manifestação de outros distúrbios, tais como infecção urinária ou impactação fecal.

Boxe 49.4 FATORES DE RISCO
Incontinência urinária

- Alterações do sistema urinário relacionadas com a idade
- Cuidador familiar ou vaso sanitário não disponível
- Transtornos cognitivos – demência, doença de Parkinson
- Obesidade classe III (também denominada obesidade extrema ou grave)
- Diabetes melito
- Cirurgia geniturinária
- Exercício de alto impacto
- Imobilidade
- Uretra incontinente, devido a traumatismo ou relaxamento do esfíncter
- Medicamentos – diuréticos, sedativos, hipnóticos e opioides
- Menopausa
- Fraqueza da musculatura pélvica
- Gravidez – parto vaginal, episiotomia
- Acidente vascular encefálico

Adaptado de Wooldridge, L. S. (2017). Urinary incontinence. In D. K. Newman, J. F. Wyman & V. W. Welch (Eds.). *Core curriculum for urologic nursing*. Pitman, NJ: Anthony J. Jannetti, Inc.

Tipos de incontinência urinária

Existem muitos tipos de incontinência urinária, alguns dos quais são apresentados a seguir.

A **incontinência de estresse** refere-se à perda involuntária de urina através de uma uretra intacta, em consequência de esforço, espirro, tosse ou mudança de posição (Wooldridge, 2017). Afeta predominantemente as mulheres que tiveram partos vaginais, e acredita-se que seja o resultado de uma diminuição da sustentação da uretra pelos ligamentos e pelo assoalho pélvico e por níveis decrescentes de estrogênio ou a sua ausência nas paredes uretrais e na base da bexiga. Nos homens, a incontinência de estresse é observada frequentemente após a prostatectomia radical para o câncer de próstata, devido à perda da compressão uretral exercida pela próstata antes da cirurgia e, possivelmente, devido à irritabilidade da parede vesical.

A **incontinência de urgência** refere-se à perda involuntária de urina associada a uma forte necessidade de urinar, que não pode ser suprimida (Wooldridge, 2017). O paciente tem consciência da necessidade de urinar, porém é incapaz de chegar a tempo a um vaso sanitário. O fator precipitante consiste na contração não inibida do detrusor. Isso pode ocorrer em um paciente com disfunção neurológica que compromete a inibição da contração vesical, ou em um paciente sem disfunção neurológica franca.

A **incontinência urinária funcional** consiste em eliminação involuntária de urina devido a comprometimento físico ou cognitivo. Isso ocorre quando a função das vias urinárias inferiores está conservada, porém outros fatores, como comprometimento cognitivo grave (p. ex., doença de Alzheimer), dificultam a identificação da necessidade de urinar pelo paciente, ou existência de comprometimento físico, que dificulta ou até mesmo impossibilita o paciente de chegar a tempo ao vaso sanitário para urinar (Miller, 2019; Wooldridge, 2017).

A **incontinência iatrogênica** é a perda involuntária de urina devido a fatores clínicos extrínsecos, predominantemente medicamentos. Um exemplo desse tipo de incontinência é o uso de agentes alfa-adrenérgicos para diminuir a pressão arterial. Em alguns indivíduos com sistema urinário intacto, esses agentes afetam adversamente os receptores alfa responsáveis pela pressão de fechamento do colo da bexiga; o colo da bexiga relaxa até o ponto de incontinência, com aumento mínimo da pressão intra-abdominal, simulando, assim, a incontinência de estresse. Uma vez suspenso o medicamento, a incontinência aparente desaparece.

A **incontinência mista**, que engloba vários tipos de incontinência urinária, consiste em vazamento involuntário de urina associado a urgência, bem como a exercício, esforço, espirro ou tosse (Miller, 2019; Wooldridge, 2017).

A **incontinência urinária por transbordamento** consiste em extravasamento contínuo de urina decorrente da distensão excessiva da bexiga urinária (Norris, 2019). Isso pode ocorrer por causa de hipoatividade do músculo detrusor ou obstrução da via de saída causada, por exemplo, por hiperplasia prostática benigna, prolapso de órgão pélvico ou tumores.

Somente com o reconhecimento apropriado do problema, a avaliação e o encaminhamento para estabelecimento do diagnóstico e tratamento é que é possível determinar a evolução da incontinência. Todos os indivíduos com incontinência devem ser considerados para avaliação e tratamento.

 ### Considerações gerontológicas

Embora a incontinência urinária não seja uma consequência normal do envelhecimento, as alterações do sistema urinário relacionadas com a idade predispõem o adulto mais velho à incontinência. Todavia, se os enfermeiros e outros profissionais de saúde aceitarem a incontinência como parte inevitável da doença ou do envelhecimento, ou se a considerarem irreversível e intratável, ela não poderá ser tratada com sucesso. Os esforços interdependentes e interdisciplinares são essenciais na avaliação e no tratamento efetivo da incontinência urinária. A incontinência urinária pode diminuir a capacidade do indivíduo idoso de manter um estilo de vida independente, aumentando a dependência de cuidadores e podendo levar à institucionalização. Entre 35 e 41% de mulheres idosas apresentam incontinência urinária (Wooldridge, 2017).

Muitos idosos apresentam episódios transitórios de incontinência, cujo início tende a ser abrupto. Quando isso ocorre, o enfermeiro deve questionar o paciente, bem como a sua família, quando possível, sobre o início dos sintomas e sobre quaisquer sinais ou sintomas de alteração em outros sistemas orgânicos. A infecção urinária aguda, a infecção em qualquer outra parte do corpo, a constipação intestinal, o consumo diminuído de líquido e a alteração no padrão de uma doença crônica, bem como os níveis elevados de glicemia em pacientes com diabetes melito ou os níveis diminuídos de estrogênio em mulheres na menopausa, podem provocar o início da incontinência urinária. Se a causa for identificada e modificada ou eliminada precocemente no início da incontinência, a própria incontinência pode ser eliminada. Embora a bexiga do indivíduo idoso seja mais vulnerável a uma alteração na atividade do detrusor, a idade por si só não representa um fator de risco para a incontinência urinária (Miller, 2019; Wooldridge, 2017).

A diminuição do tônus da musculatura vesical constitui uma alteração normal relacionada com a idade que ocorre nos indivíduos idosos. Isso leva a capacidade diminuída da bexiga, aumento da **urina residual** (urina que permanece na bexiga depois da micção) e aumento da urgência.

Muitos medicamentos propiciam incontinência urinária, além de provocar outros efeitos indesejáveis ou inesperados (Miller, 2019; Wooldridge, 2017). Todos os medicamentos precisam ser avaliados quanto às suas interações potenciais.

Avaliação e achados diagnósticos

Uma vez reconhecida a incontinência, é necessário obter uma anamnese completa, que inclui a descrição detalhada do problema e a história do uso de medicamentos. A história miccional do paciente, um diário do equilíbrio hídrico e exames realizados à cabeceira do leito (p. ex., urina residual, manobras de estresse) podem ser utilizados para ajudar a definir o tipo de incontinência urinária envolvida. Podem ser realizados exames urodinâmicos (ver Capítulo 47). São efetuados um exame de urina e cultura de urina para identificar a infecção.

A incontinência urinária pode ser transitória ou reversível se a causa subjacente for tratada com sucesso e se houver normalização do padrão de micção. O Boxe 49.5 fornece as causas da incontinência transitória.

Manejo clínico

O manejo depende do tipo de incontinência urinária e de suas causas. O manejo da incontinência urinária pode ser comportamental, farmacológico ou cirúrgico.

Terapia comportamental

As terapias comportamentais, também conhecidas como tratamentos não farmacológicos ou conservadores, constituem a primeira escolha para diminuir ou eliminar a incontinência urinária (Boxe 49.6). Esses agentes são preconizados como tratamento de primeira linha para causas não neurológicas de incontinência em adultos (AUA, 2019b). Ao utilizar essas técnicas, os profissionais de saúde ajudam os pacientes a evitarem os efeitos adversos potenciais das intervenções farmacológicas ou cirúrgicas. Os exercícios da musculatura do assoalho pélvico (às vezes denominados exercícios de Kegel) representam a base da intervenção comportamental para a abordagem dos sintomas das incontinências de estresse, de urgência e mista (Miller, 2019; Wooldridge, 2017). Outros tratamentos comportamentais incluem o uso de um diário de micção, *biofeedback*, instrução verbal (micção orientada) e fisioterapia (AUA, 2019b; Wooldridge, 2017).

Boxe 49.5 Causas de incontinência transitória

- Vaginite atrófica, uretrite, prostatite
- *Delirium* ou confusão
- Produção excessiva de urina (consumo aumentado de líquido, diabetes, cetoacidose diabética)
- Atividade limitada ou restrita
- Agentes farmacológicos (agentes anticolinérgicos, sedativos, álcool, agentes analgésicos, diuréticos, relaxantes musculares, agentes adrenérgicos)
- Fatores psicossociais (depressão, regressão)
- Impactação fecal ou constipação intestinal
- Infecções urinárias.

Boxe 49.6 — PROMOÇÃO DA SAÚDE
Intervenções para incontinência urinária

As estratégias comportamentais são realizadas, coordenadas e monitoradas, em grande parte, pelo enfermeiro. Essas intervenções podem ou não ser ampliadas pelo uso de medicamentos.

Manejo hídrico

Um consumo diário adequado de líquidos, aproximadamente 1.500 a 1.600 mℓ, ingeridos aos poucos entre o desjejum e a refeição da noite, ajuda a reduzir a urgência urinária relacionada com a produção de urina concentrada, diminui o risco de infecção urinária e mantém o funcionamento intestinal. (A constipação intestinal, em decorrência de consumo diário inadequado de líquido, pode aumentar a urgência urinária e a retenção de urina.) O melhor líquido é a água, embora alguns profissionais sugiram a utilidade de incluir o consumo de, pelo menos, um copo de suco de *cranberry* por dia. Líquidos contendo cafeína, bebidas gaseificadas, bebidas alcoólicas e adoçantes artificiais devem ser evitados, visto que irritam a parede vesical, resultando em urgência urinária. Alguns pacientes que apresentam insuficiência cardíaca ou doença renal terminal precisam discutir seus limites diários de líquido com o médico.

Frequência padronizada da micção

Após estabelecer as tendências naturais de micção e incontinência urinária do paciente, a micção em horários agendados pode ser muito efetiva para aqueles com ou sem comprometimento cognitivo, embora os pacientes com comprometimento cognitivo possam necessitar do auxílio de profissionais de enfermagem ou de familiares para a implementação dessa técnica. O objetivo consiste em esvaziar propositadamente a bexiga antes que ela alcance o volume crítico que causaria um episódio de incontinência de urgência ou de estresse. Essa abordagem envolve o seguinte:

- A **micção programada** envolve estabelecer determinada frequência de micção (p. ex., a cada 2 h quando os episódios de incontinência tendem a ocorrer em 2 h ou mais após a micção). O indivíduo escolhe "urinar com base no relógio" no intervalo estabelecido enquanto está acordado, em vez de aguardar o aparecimento de urgência de micção
- A **micção orientada** é uma micção programada, realizada pela equipe ou por familiares quando o indivíduo apresenta dificuldades cognitivas que o impeçam de se lembrar de urinar nos intervalos estabelecidos. O cuidador familiar verifica se o paciente permaneceu seco e, em caso positivo, o ajuda a usar o banheiro, enquanto fornece um reforço positivo por ter permanecido seco
- A **reeducação** consiste em micção programada a determinado intervalo, que é mais frequente do que o indivíduo habitualmente escolheria. Essa técnica ajuda a restaurar a sensação de necessidade de urinar nos indivíduos que apresentam uma sensação diminuída de enchimento da bexiga, devido a várias condições clínicas, como acidente vascular encefálico
- A **reeducação vesical**, também conhecida como "treinamento da bexiga", incorpora um horário programado de micção e exercícios de inibição da urgência de urinar para inibir a micção, ou o vazamento de urina, em uma tentativa de permanecer seco por determinado tempo. Quando o primeiro intervalo programado é facilmente alcançado de maneira consistente, sem urgência nem incontinência urinária, um novo intervalo de micção é estabelecido, geralmente 10 a 15 min além do último. Mais uma vez, o indivíduo pratica os exercícios de inibição da urgência para retardar a micção ou evitar a incontinência, até alcançar o próximo intervalo preestabelecido. Uma vez alcançado um intervalo de micção aceitável, o paciente continua a sequência de micção programada durante todo o dia.

Exercício da musculatura pélvica

Também conhecido como exercícios de Kegel, o exercício da musculatura pélvica (EMP) tem por objetivo fortalecer os músculos voluntários que auxiliam na continência vesical e intestinal em ambos os sexos. Apenas instruções verbais ou por escrito são habitualmente inadequadas para ensinar o indivíduo a identificar e fortalecer o assoalho pélvico para um controle suficiente da bexiga e do intestino. O EMP assistido por *biofeedback* utiliza a eletromiografia ou a manometria para ajudar o indivíduo a identificar os músculos pélvicos quando tenta aprender qual grupo muscular está envolvido durante a realização do EMP. O método de *biofeedback* também possibilita uma avaliação da força dessa área muscular.

O EMP consiste em contrair suavemente os mesmos músculos utilizados para interromper os flatos ou o jato de urina durante intervalos de 5 a 10 s de uma fase de repouso de 10 s. Para serem efetivos, esses exercícios precisam ser realizados 2 ou 3 vezes/dia, durante pelo menos 6 semanas. Dependendo da força da musculatura pélvica quando inicialmente avaliada, são prescritas 10 a 30 repetições de EMP em cada sessão. Os idosos podem precisar fazer exercícios por um período ainda mais longo para fortalecer os músculos do assoalho pélvico. Os exercícios da musculatura pélvica são valiosos para mulheres com incontinência de estresse, de urgência ou mista e para homens que se submeteram à cirurgia de próstata.

Exercícios de retenção de cone vaginal

Os exercícios de retenção de cone vaginal constituem um adjunto para os exercícios de Kegel. Cones vaginais de peso variável são introduzidos na vagina 2 vezes/dia. A paciente tenta reter o cone durante 15 min contraindo os músculos pélvicos.

Estimulação elétrica transvaginal ou transretal

A estimulação elétrica, que é comumente utilizada no tratamento da incontinência urinária, é conhecida pela sua capacidade de provocar uma contração passiva da musculatura do assoalho pélvico, reeducando, assim, esses músculos a fornecer níveis aumentados de continência. Essa modalidade é frequentemente utilizada com o treinamento com exercícios da musculatura pélvica assistidos por *biofeedback* e horários programados de micção. Em altas frequências, essa modalidade se mostra efetiva para a incontinência de estresse. Em baixas frequências, a estimulação elétrica também pode aliviar os sintomas de urgência urinária, polaciúria e incontinência de urgência. São utilizadas faixas intermediárias para a incontinência mista.

Neuromodulação

A neuromodulação por meio de estimulação nervosa transvaginal ou transretal do assoalho pélvico inibe a hiperatividade do detrusor e os sinais de bexiga hipersensível e fortalece os músculos esfíncteres fracos.

Adaptado de Hickey, J. V. & Strayer, A. L. (2020). (2009) *The clinical practice of neurological and neurosurgical nursing* (8th ed.). Philadelphia, PA: Wolters Kluwer.

Terapia farmacológica

A terapia farmacológica funciona melhor quando usada como auxiliar das intervenções comportamentais. O antibiótico específico a ser usado dependerá do tipo de incontinência urinária diagnosticado (AUA, 2019a). Os agentes anticolinérgicos inibem a contração da bexiga e são considerados os medicamentos de primeira linha para a incontinência de urgência (AUA, 2019a; Wooldridge, 2017). Mirabegrona, um agonista beta-3-adrenérgico, pode ser prescrito para incontinência de urgência e bexiga urinária hiperativa, mas deve ser usado com cautela em pacientes com hipertensão arterial sistêmica, pois pode provocar elevação dos níveis pressóricos (Wooldridge,

2017). Antidepressivos tricíclicos (p. ex., amitriptilina) também podem diminuir as contrações da bexiga, além de aumentar a resistência do colo da bexiga (Wooldridge, 2017). O sulfato de pseudoefedrina, que atua sobre os receptores alfa-adrenérgicos, provocando retenção urinária, pode ser utilizado para tratar a incontinência de estresse; não obstante, precisa ser usado com cautela nos homens com hiperplasia prostática e nos pacientes com hipertensão.

Manejo cirúrgico

A correção cirúrgica pode estar indicada para pacientes que não conseguiram a continência com a terapia comportamental e farmacológica. As opções cirúrgicas variam de acordo com a anatomia subjacente e o problema fisiológico. A maioria dos procedimentos envolve elevar e estabilizar a bexiga ou a uretra para restaurar o ângulo uretrovesical normal ou alongar a uretra.

As mulheres com incontinência de estresse podem se submeter a reparo vaginal anterior, suspensão retropúbica ou suspensão por agulha para reposicionar a uretra. Os procedimentos para comprimir a uretra e aumentar a resistência ao fluxo de urina incluem procedimentos de colocação de fita (*sling*) e aplicação de agentes periuretrais de preenchimento, como colágeno artificial.

O preenchimento periuretral é um procedimento minimamente invasivo que consiste na colocação de pequenas quantidades de colágeno artificial nas paredes da uretra para aumentar a pressão de fechamento da uretra (Norris, 2019). O procedimento, cuja duração é de apenas 10 a 20 minutos, pode ser realizado sob anestesia local ou sedação moderada. Um cistoscópio é inserido na uretra. Um instrumento é introduzido através do cistoscópio para liberar uma pequena quantidade de colágeno na parede uretral, em locais selecionados pelo urologista. Em geral, o paciente recebe alta após urinar. Não há restrições após o procedimento, embora múltiplas sessões sejam necessárias para a cura (Norris, 2019). A aplicação de colágeno em qualquer local do corpo é considerada semipermanente, visto que a sua durabilidade alcança, em média, 12 a 24 meses, até que o organismo absorva o material. O preenchimento periuretral com colágeno é uma alternativa relativamente segura à cirurgia. Ele também oferece uma opção para indivíduos que estão procurando ajuda com incontinência de estresse, que preferem evitar a cirurgia e que não têm acesso às terapias comportamentais.

Pode-se utilizar um esfíncter urinário artificial para fechar a uretra e promover a continência. Dois tipos de esfíncteres artificiais são: manguito periuretral e bomba de insuflação de manguito.

Os homens com incontinência urinária por transbordamento ou de estresse podem se submeter a uma ressecção transuretral para aliviar os sintomas da hipertrofia prostática. Pode-se utilizar um esfíncter artificial depois da cirurgia de próstata para a incontinência do esfíncter (Figura 49.2). Depois da cirurgia, podem ser injetados agentes de preenchimento periuretral na área periuretral para aumentar a compressão da uretra.

Manejo de enfermagem

O enfermeiro pode cuidar do paciente com incontinência urinária no ambulatório e no hospital. O manejo de enfermagem do paciente com incontinência urinária, em qualquer ambiente, baseia-se na premissa de que a incontinência não é inevitável quando existe doença ou em decorrência do envelhecimento e que, com frequência, é reversível e passível de tratamento. Os pacientes com incontinência urinária que estão hospitalizados precisam de avaliação rotineira da pele, de modo a diferenciar

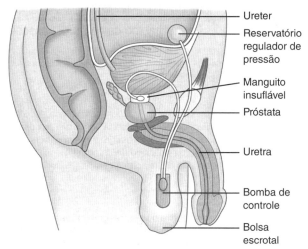

Figura 49.2 • Esfíncter urinário artificial masculino. Um manguito insuflável é inserido cirurgicamente ao redor da uretra ou do colo da bexiga. Para esvaziar a bexiga, o manguito é esvaziado ao comprimir a bomba de controle localizada na bolsa escrotal.

a dermatite associada à incontinência urinária da lesão por pressão (Francis, 2019; Qiang, Xian, Bin et al., 2020). Quando é identificada dermatite associada à incontinência urinária ou lesão por pressão, técnicas de manejo apropriadas precisam ser implementadas para evitar complicações (Francis, 2019; Qiang et al., 2020). Ver Perfil de pesquisa de enfermagem no Boxe 49.7.

As intervenções de enfermagem no ambiente ambulatorial são determinadas, em parte, pelo tipo de tratamento realizado. Para que a terapia comportamental seja efetiva, o enfermeiro precisa fornecer apoio e incentivo, visto que é provável o paciente ficar desanimado se a terapia não melhorar rapidamente o nível de continência. As instruções ao paciente são importantes e devem ser fornecidas verbalmente e por escrito (Boxe 49.8). O paciente deve ser instruído a desenvolver e a utilizar um diário para registrar os horários dos exercícios da musculatura do assoalho pélvico, a frequência das micções, quaisquer alterações da função vesical e quaisquer episódios de incontinência (Miller, 2019).

Se o tratamento farmacológico for utilizado, a sua finalidade é explicada ao paciente e à sua família. É importante explicar aos pacientes que apresentam incontinência mista que a administração de agentes anticolinérgicos e antiespasmódicos pode ajudar a diminuir a urgência urinária, a polaciúria e a incontinência de urgência, mas que eles não diminuem a incontinência urinária relacionada com a incontinência de estresse. Se for realizada uma correção cirúrgica, o procedimento e seus resultados desejados são descritos ao paciente e à sua família. O contato de acompanhamento com o paciente permite que o enfermeiro responda às perguntas e às dúvidas do paciente e forneça reforço e incentivo.

RETENÇÃO URINÁRIA

A retenção urinária refere-se à incapacidade de esvaziar a bexiga por completo durante as tentativas de urinar. A retenção urinária crônica resulta, com frequência, em incontinência urinária por transbordamento (descrita anteriormente). No adulto saudável com idade inferior a 60 anos, deve ocorrer esvaziamento completo da bexiga a cada micção, sem resíduo. Nos adultos com idade superior a 60 anos, 50 a 100 mℓ de urina residual podem permanecer depois de cada micção, devido à contratilidade diminuída do músculo detrusor.

Boxe 49.7 — PERFIL DE PESQUISA DE ENFERMAGEM
Conhecimento da dermatite associada à incontinência urinária

Qiang, L., Xian, L. W., Bin, P. Y. et al. (2020). Investigating ICU nurses' understanding of incontinence-associated dermatitis: An analysis of influencing factors. *World Council of Enterostomal Therapists Journal*, 40(1), 32-38.

Finalidade
Pacientes com incontinência urinária e fecal correm alto risco de dermatite associada à incontinência urinária no ambiente hospitalar. O propósito desse estudo foi investigar o conhecimento, a atitude e o comportamento preventivo de enfermeiros de unidades de tratamento intensivo em relação à dermatite associada à incontinência urinária.

Metodologia
Esse foi um estudo prospectivo que empregou um questionário elaborado pelos pesquisadores. Foi solicitado a 508 enfermeiros (amostragem de conveniência) que trabalhavam em unidade de tratamento intensivo na China, com pelo menos 1 ano de experiência, que preenchessem uma versão *online* do questionário, o que resultou em 500 questionários utilizáveis.

Achados
O escore médio de conhecimento sobre dermatite associada à incontinência urinária foi 7, de um valor possível de 11, indicando a necessidade de orientação dos enfermeiros sobre dermatite associada à incontinência urinária. O escore médio da atitude para prevenção de dermatite associada à incontinência urinária foi 23, de um valor possível de 28. Os escores mais baixos nessa parte do questionário foram na seção sobre realização de controle de qualidade e monitoramento de dermatite associada à incontinência urinária. Isso indicou a necessidade de um programa de melhoria da qualidade para registrar e acompanhar as taxas de dermatite associada à incontinência urinária. O escore médio dos comportamentos preventivos foi 43, de um valor possível de 59, indicando a necessidade de mais orientação sobre comportamentos diários, como avaliação. A experiência foi a principal influência no conhecimento, na atitude e nos comportamentos preventivos, pois os profissionais de enfermagem com mais anos de experiência tiveram os escores mais elevados.

Implicações para a enfermagem
O estudo fornece informações sobre o conhecimento, a atitude e os comportamentos preventivos relacionados com a dermatite associada à incontinência urinária. Os enfermeiros têm atitude positiva, mas não têm o conhecimento e os protocolos necessários para ajudar na prevenção de dermatite associada à incontinência urinária. Portanto, o estudo forneceu evidências da necessidade de programas educacionais e da implementação de protocolos de monitoramento e controle de qualidade padronizados.

Boxe 49.8 — ORIENTAÇÕES AO PACIENTE
Estratégias para promover a continência urinária

O enfermeiro instrui o paciente a:

- Evitar irritantes da bexiga, como cafeína, bebidas alcoólicas e adoçantes artificiais, como aspartame
- Evitar tomar diuréticos depois das 16 h
- Aumentar a percepção da quantidade e do horário de todo consumo de líquidos
- Realizar todos os exercícios da musculatura do assoalho pélvico, conforme prescrição, todos os dias
- Abandonar o tabagismo (os fumantes normalmente tossem com frequência, o que aumenta a incontinência)
- Empreender etapas para evitar a constipação intestinal: beber líquidos em quantidades adequadas, consumir uma dieta balanceada rica em fibras, fazer exercícios regularmente e tomar emolientes fecais, quando recomendado
- Urinar regularmente, 5 a 8 vezes/dia (aproximadamente a cada 2 a 3 h):
  - Logo ao levantar-se pela manhã
  - Antes de cada refeição
  - Antes de se deitar
  - Uma vez durante a noite, se necessário.

Pode ocorrer retenção urinária no período pós-operatório em qualquer paciente, particularmente se a cirurgia tiver afetado as regiões perineal ou anal, resultando em espasmo reflexo dos esfíncteres. A anestesia geral reduz a inervação muscular vesical e suprime a necessidade de urinar, impedindo o esvaziamento da bexiga.

Fisiopatologia

A retenção urinária pode resultar de diabetes melito, hipertrofia da próstata, patologia uretral (infecção, tumor, cálculo), traumatismo (lesões pélvicas), gravidez ou distúrbios neurológicos (p. ex., AVE, lesão da medula espinal, esclerose múltipla, doença de Parkinson). Alguns medicamentos provocam retenção urinária ao inibir a contratilidade da bexiga ou ao aumentar a resistência da saída vesical (AUA, 2019b; Wooldridge, 2017).

Avaliação e achados diagnósticos

A avaliação de um paciente para retenção urinária é multifacetada, visto que a detecção dos sinais e sintomas representa um desafio. As seguintes perguntas servem de guia no processo de avaliação:

- Qual foi a hora da última micção do paciente e qual foi o volume de urina eliminado?
- O paciente está urinando pouco e com frequência?
- O paciente apresenta gotejamento de urina?
- O paciente queixa-se de dor ou de desconforto na parte inferior do abdome? (O desconforto pode ser relativamente leve se houver distensão lenta da bexiga.)
- A área pélvica está arredondada e intumescida (podendo indicar retenção urinária e bexiga distendida)?
- A percussão da região suprapúbica provoca macicez (indicando, possivelmente, retenção de urina e distensão da bexiga)?
- Existem outros indicadores de retenção urinária presentes, como inquietação e agitação?
- A ultrassonografia da bexiga pós-miccional revela a presença de urina residual?

O paciente pode verbalizar a percepção de plenitude vesical e a sensação de esvaziamento incompleto da bexiga. Além disso, pode apresentar sinais e sintomas de infecção urinária (hematúria, urgência, polaciúria e nictúria). Diversos exames urodinâmicos (descritos no Capítulo 47) podem ser realizados para identificar o tipo de disfunção vesical e para ajudar a determinar o tratamento apropriado. Pode-se utilizar um diário de micção para proporcionar um registro por escrito do volume de urina eliminado e da frequência de micção. A urina residual pós-miccional pode ser avaliada por meio de cateterismo direto ou ultrassonografia da bexiga (ver Capítulo 47, Figura 47.8), e a sua presença é considerada como diagnóstico de retenção urinária. Normalmente, a urina residual não ultrapassa 50 mℓ no adulto de meia-idade e é inferior a 50 a 100 mℓ no indivíduo idoso (Weber & Kelley, 2018).

Complicações

A retenção de urina pode levar a infecções crônicas, que, se não forem tratadas, predispõem o paciente a cálculos renais (urolitíase ou nefrolitíase), pielonefrite, sepse ou hidronefrose. Além disso, o extravasamento de urina poderá levar à solução de continuidade da pele perineal, sobretudo quando as medidas de higiene regulares forem negligenciadas.

Manejo de enfermagem

São instituídas estratégias para evitar a distensão excessiva da bexiga e para tratar a infecção ou corrigir a obstrução. Todavia, muitas complicações podem ser evitadas com uma cuidadosa avaliação e com intervenções de enfermagem apropriadas. O enfermeiro explica ao paciente por que a micção normal não está ocorrendo e monitora rigorosamente o débito urinário. O enfermeiro também tranquiliza o paciente quanto à natureza temporária da retenção e à disponibilidade de estratégias de manejo bem-sucedidas.

Promoção da eliminação da urina

As medidas de enfermagem para incentivar padrões normais de micção incluem proporcionar privacidade ao paciente, assegurar um ambiente e uma posição propícios para urinar e ajudar o paciente a usar o banheiro ou uma cadeira higiênica, em vez de uma comadre, para fornecer um ambiente mais natural para a micção. Se a condição permitir, o paciente pode ficar em pé ao lado da cama para usar o urinol; a maioria dos homens considera essa posição mais confortável e natural.

Outras medidas incluem aplicar calor para relaxar os esfíncteres (i. e., banhos de assento, compressas mornas no períneo, banhos de chuveiro), oferecer ao paciente bebidas quentes descafeinadas e incentivá-lo e tranquilizá-lo. Técnicas de estimulação simples, como abrir a torneira enquanto o paciente está tentando urinar, também podem ser utilizadas. Outros exemplos de técnicas de estimulação consistem em massagear o abdome ou a parte interna das coxas, percutir acima da área púbica e mergulhar as mãos do paciente em água morna. Depois de uma cirurgia ou de um parto, devem-se administrar agentes analgésicos prescritos, visto que a dor na área perineal pode dificultar a micção. Pode ser necessária uma combinação de técnicas para iniciar a micção.

Quando o paciente não consegue urinar, recorre-se a exame de imagem da bexiga urinária para avaliar se existe distensão e, em seguida, ao cateterismo direto (conforme prescrição médica), para evitar a distensão excessiva da bexiga (ver discussão adiante sobre bexiga neurogênica e cateterismo). No caso de obstrução da próstata, as tentativas de cateterismo (pelo urologista) podem não ter sucesso, exigindo a inserção de um **cateter suprapúbico** (cateter inserido na bexiga através de uma pequena incisão abdominal) (ver Figura 49.4, adiante). Uma vez restaurada a drenagem urinária, a reeducação da bexiga é iniciada para o paciente que não consegue urinar espontaneamente.

Promoção de cuidados domiciliar, comunitário e de transição

Além das estratégias listadas para promover a continência urinária, apresentadas no Boxe 49.8, a realização de modificações no ambiente domiciliar pode proporcionar maneiras simples e efetivas para ajudar no tratamento de incontinência e retenção urinárias. Por exemplo, o paciente pode precisar remover obstáculos, como tapetes ou outros objetos, para ter um acesso fácil e seguro ao banheiro. Outras modificações que o enfermeiro pode recomendar incluem: instalação de barras de segurança no banheiro; colocação de cadeira higiênica, comadre ou urinol de fácil alcance do lado do leito; manter as luzes acesas no quarto e no banheiro; e usar roupas que sejam de remoção fácil e rápida.

BEXIGA NEUROGÊNICA

A bexiga neurogênica é uma disfunção que resulta de um distúrbio ou disfunção do sistema nervoso e que leva à incontinência urinária. Pode ser causada por lesão da medula espinal, tumor espinal, hérnia de disco vertebral, esclerose múltipla, distúrbios congênitos (espinha bífida ou mielomeningocele), infecção ou complicações do diabetes melito (Alley, 2017) (ver Capítulos 63 e 64).

Fisiopatologia

Os dois tipos de bexiga neurogênica são: bexiga espástica (ou reflexa) e bexiga flácida. A bexiga espástica, que é o tipo mais comum, é causada por qualquer lesão da medula espinal acima do arco reflexo de micção (lesão do neurônio motor superior) (Hickey & Strayer, 2020). O resultado consiste em perda da sensação consciente e do controle motor cerebral. A bexiga espástica esvazia sob reflexo, com controle mínimo ou inexistente da atividade.

A bexiga flácida é causada por uma lesão do neurônio motor inferior, geralmente em consequência de traumatismo. Essa forma de bexiga neurogênica também está sendo cada vez mais reconhecida em pacientes com diabetes melito. A bexiga continua se enchendo e fica acentuadamente distendida, ocorrendo incontinência urinária por transbordamento. O músculo da bexiga não se contrai com força em nenhum momento. Como a bexiga flácida pode ser acompanhada de perda sensorial, o paciente não sente nenhum desconforto.

Avaliação e achados diagnósticos

A avaliação da bexiga neurogênica envolve: medição do aporte de líquidos, do débito urinário e do volume de urina residual; um exame de urina; e avaliação da percepção sensorial de plenitude vesical e do grau de controle motor. Também são realizados exames urodinâmicos abrangentes.

Complicações

A complicação mais comum da bexiga neurogênica consiste em infecção, devido à estase urinária e ao cateterismo. Outras complicações incluem cálculos renais, comprometimento da integridade da pele e incontinência ou retenção urinária.

Manejo clínico

Os problemas decorrentes dos distúrbios da bexiga neurogênica variam consideravelmente de um paciente para outro e representam um importante desafio para a equipe de saúde.

Vários objetivos a longo prazo, apropriados para todos os tipos de bexiga neurogênica, incluem evitar a distensão excessiva da bexiga, esvaziar a bexiga regularmente e por completo, manter a esterilidade da urina, sem formação de cálculos, e manter a capacidade vesical adequada sem refluxo.

As intervenções específicas incluem: cateterismo contínuo, intermitente ou autocateterismo (discutido mais adiante, neste capítulo); uso de um cateter externo de tipo preservativo; dieta com baixo teor de cálcio (para evitar a formação de cálculos); e incentivo do paciente quanto à mobilidade e à deambulação. Incentiva-se o consumo liberal de líquido para reduzir a contagem de bactérias na urina, diminuir a estase, reduzir a concentração de cálcio na urina e minimizar a precipitação de cristais urinários e a formação subsequente de cálculos.

Um programa de reeducação da bexiga pode ser efetivo no tratamento da bexiga espástica ou da retenção urinária. Pode-se estabelecer o uso de um esquema de micção programada ou reeducação do hábito. Para estimular ainda mais o esvaziamento de uma bexiga flácida, o paciente pode ser instruído sobre a "micção dupla". Depois de cada micção, o paciente é instruído a permanecer no vaso sanitário, relaxar por 1 a 2 minutos e, em seguida, tentar urinar novamente, em um esforço de esvaziar ainda mais a bexiga.

Terapia farmacológica

Os agentes parassimpaticomiméticos, como o betanecol, ajudam a aumentar a contração do músculo detrusor.

Manejo cirúrgico

Pode-se realizar uma cirurgia para corrigir as contraturas do colo da bexiga, o refluxo vesicoureteral ou para realizar um procedimento de desvio urinário.

CATETERES URINÁRIOS

Nos pacientes com distúrbio urológico ou com função renal marginal, é preciso ter cuidado para assegurar que a drenagem de urina esteja adequada e que a função renal seja preservada. Quando a urina não puder ser eliminada naturalmente e precisar ser drenada de modo artificial, poderão ser inseridos cateteres diretamente na bexiga, no ureter ou na pelve renal.

O cateterismo é realizado para alcançar o seguinte (Gould et al., 2019; Taylor, 2018):

- Ajudar na drenagem pós-operatória, na cirurgia urológica e em outras cirurgias
- Proporcionar um meio para monitorar o débito urinário de modo acurado nos pacientes que estão gravemente enfermos
- Promover a drenagem urinária em pacientes com bexiga neurogênica, retenção urinária ou cuidados no fim da vida
- Evitar o extravasamento de urina em pacientes com lesões por pressão nos estágios III e IV (ver Capítulo 56)
- Aliviar a obstrução do sistema urinário.

Um cateter urinário de demora deve ser colocado somente se necessário, visto que o cateterismo leva comumente à infecção urinária associada ao uso de cateter. A Figura 49.3 resume a fisiopatologia da infecção urinária associada ao uso de cateter urinário.

Cateteres de demora

Se houver necessidade de um cateter de demora, são iniciadas as seguintes intervenções específicas de enfermagem para evitar

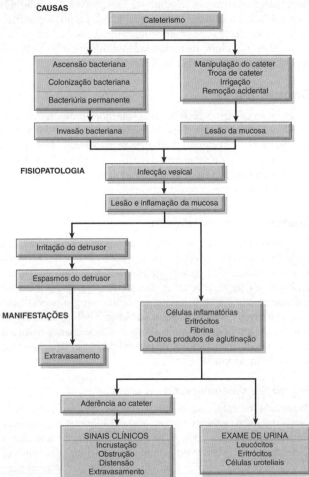

Figura 49.3 • Fisiopatologia da infecção urinária associada ao uso de cateter.

a infecção urinária associada ao uso de cateter (McCoy et al., 2017; Taylor, 2018):

- Usar uma técnica asséptica estrita durante a inserção do menor cateter possível
- Fixar o cateter para evitar o seu movimento
- Inspecionar com frequência a coloração, o odor e a consistência da urina
- Realizar um cuidado perineal diário com água e sabão
- Manter um sistema fechado
- Seguir as instruções do fabricante quando usar a porta do cateter para a obtenção de amostras de urina
- Suspender o uso assim que for exequível.

Cateteres suprapúbicos

O cateterismo suprapúbico possibilita a drenagem da bexiga pela inserção de um cateter ou dreno na bexiga através de uma incisão ou punção suprapúbica (acima do púbis) (Figura 49.4). O cateter ou tubo de drenagem suprapúbico é, então, introduzido na bexiga e fixado com suturas ou esparadrapo, e a área ao redor do cateter é coberta com um curativo estéril. O cateter é conectado a um sistema de drenagem fechado e estéril, e o tubo é fixado para impedir a tensão sobre o cateter. Isso poderá constituir uma medida temporária para desviar o fluxo de urina da uretra, quando a via uretral não puder ser usada (devido a

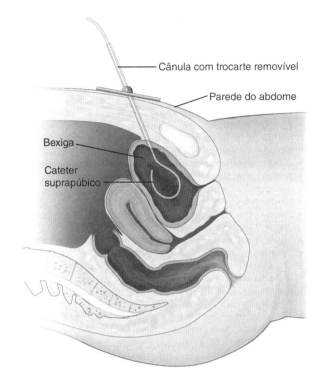

Figura 49.4 • Drenagem vesical suprapúbica. Uma cânula com trocarte é utilizada para puncionar as paredes do abdome e da bexiga. O cateter é introduzido através da cânula, que, então, é removida, deixando o cateter em posição. O cateter é fixado com esparadrapo ou suturas para evitar a sua remoção acidental.

lesões, estenoses, obstrução prostática), após cirurgia ginecológica ou outra cirurgia abdominal, quando tende a ocorrer disfunção vesical, e, às vezes, após fraturas pélvicas. Um cateter urinário suprapúbico permanente pode ser necessário para o paciente com incontinência urinária após uma lesão da medula espinal (Hickey & Strayer, 2020).

A drenagem vesical suprapúbica pode ser mantida continuamente durante várias semanas. Quando for necessário testar a capacidade do paciente de urinar, o cateter será fechado com uma pinça por 4 horas, e, durante esse intervalo de tempo, o paciente tenta urinar. Depois que o paciente urina, o cateter é liberado, e mede-se a urina residual. Se o volume de urina residual for inferior a 100 mℓ em duas ocasiões distintas (pela manhã e à noite), o cateter normalmente é removido. Todavia, se o paciente se queixar de dor ou desconforto, o cateter suprapúbico é mantido em posição até que o paciente possa urinar com sucesso.

A drenagem suprapúbica oferece certas vantagens. Os pacientes habitualmente podem urinar mais cedo depois da cirurgia do que aqueles que apresentam cateteres uretrais e também podem se sentir mais confortáveis. O cateter propicia maior mobilidade, possibilita a determinação da urina residual sem instrumentação uretral e apresenta menos risco de infecção vesical. O cateter suprapúbico é removido quando não é mais necessário, e coloca-se um curativo estéril sobre o local.

O paciente necessita de muito líquido para evitar a incrustação ao redor do cateter. Outros problemas potenciais incluem formação de cálculos vesicais, infecções agudas e crônicas e problemas na coleta de urina. Um estomatoterapeuta pode ser consultado para ajudar o paciente e a sua família na escolha do sistema de coleta de urina mais apropriado e para instruí-los sobre o seu uso e cuidado.

Manejo de enfermagem

Avaliação do paciente e do sistema

Os pacientes com alto risco de infecção urinária associada ao uso de cateter precisam ser identificados e cuidadosamente monitorados. Esses incluem mulheres, idosos e pacientes debilitados, desnutridos, com doenças crônicas, imunossuprimidos ou portadores de diabetes melito (Newman, 2017). Tais pacientes são observados quanto ao aparecimento de sinais e sintomas de infecção urinária associada ao uso de cateter: urina turva e com odor fétido, hematúria, febre, calafrios, anorexia e mal-estar. É importante verificar se existe drenagem e/ou escoriação na área ao redor do orifício uretral. As culturas de urina proporcionam o meio mais acurado para detectar infecção.

Prevenção de infecção

Determinados princípios do cuidado são essenciais para evitar a infecção em pacientes com um sistema de drenagem urinária fechado (Boxe 49.9). O cateter é um corpo estranho para o corpo e produz uma reação na mucosa uretral, com alguma secreção uretral. A limpeza deve ser feita todos os dias e após a defecação ou a contaminação por fezes. Uma toalha ou um lenço descartável é utilizado, com a limpeza do cateter sendo feita ao longo de seu comprimento, a partir do meato urinário. Não foi constatado que desinfetantes ou lubrificantes antibacterianos reduzam as infecções. Não deve ser usada água em cuba, pois pode albergar micróbios. O uso de lenços descartáveis que contenham água purificada, *Aloe vera* e vitamina E comprovadamente diminui a incidência de infecção urinária associada a cateterismo vesical (Newman, 2017). A limpeza vigorosa do meato é desencorajada enquanto o cateter estiver em posição, visto que a ação de limpeza pode deslocar o cateter para a frente e para trás, aumentando o risco de infecção. O cateter é fixado o mais seguramente possível para evitar seu deslocamento na uretra (Gould et al., 2019). Deve-se prestar um cuidado especial para garantir que qualquer paciente que esteja confuso não remova o cateter com o balão de retenção ainda inflado, visto que isso poderia causar sangramento e lesão considerável da uretra.

O consumo liberal de líquidos, dentro dos limites das reservas cardíaca e renal do paciente, e o aumento do débito urinário devem ser assegurados para lavar o cateter e diluir as substâncias urinárias passíveis de formar incrustações (Newman, 2017).

São obtidas culturas de urina, conforme prescrição ou quando indicado para monitoramento do paciente quanto à ocorrência de infecção; muitos cateteres têm uma porta de aspiração (punção), a partir da qual pode ser obtida uma amostra.

A bacteriúria é considerada inevitável nos pacientes com cateteres de demora; por conseguinte, continua havendo controvérsia quanto à utilidade de obter culturas e tratar a bacteriúria assintomática, visto que o tratamento em excesso pode levar ao desenvolvimento de cepas de bactérias resistentes. É necessária uma observação contínua quanto à ocorrência de febre, calafrios e outros sinais e sintomas de infecção sistêmica. As infecções são tratadas de modo agressivo.

Reeducação da bexiga

Quando um cateter urinário de demora está em posição, o músculo detrusor não contrai ativamente a parede da bexiga para estimular o seu esvaziamento, visto que a urina está drenando continuamente da bexiga. Em consequência, o detrusor pode não responder imediatamente ao enchimento da bexiga quando

Boxe 49.9 Prevenção da infecção no paciente com cateter urinário de demora

- Evitar a contaminação do dreno. Um recipiente para esvaziar a bolsa é fornecido para cada paciente
- Evitar as trocas rotineiras de cateter. O cateter só é trocado para corrigir problemas, como vazamento, bloqueio ou incrustações
- Evitar o manuseio ou a manipulação desnecessária do cateter pelo paciente ou pela equipe
- Realizar a higiene das mãos antes e depois de manusear o cateter, o equipo ou a bolsa de drenagem
- Assegurar um fluxo livre de urina para evitar a infecção. Ocorre drenagem imprópria quando o equipo fica dobrado ou torcido, possibilitando o acúmulo de urina nas alças do equipo
- Avaliar o benefício de usar um cateter urinário de demora *versus* o risco do paciente de desenvolver infecção urinária associada ao uso de cateter
- Se a bolsa de coleta *tiver de ser* elevada acima do nível da bexiga do paciente, fechar com uma pinça o tubo de drenagem. Isso impede o fluxo retrógrado da urina contaminada da bolsa para a bexiga do paciente
- Monitorar a micção do paciente quando o cateter for removido. O paciente deve urinar em 8 h; se não conseguir, pode ser necessário cateterismo com um cateter reto
- Nunca desconectar o equipo para obter amostras de urina, irrigar o cateter ou deambular ou transportar o paciente
- Nunca irrigar rotineiramente o cateter. Se o paciente for propenso à obstrução por coágulos ou por grandes quantidades de sedimento, utilizar um sistema de três vias com irrigação contínua
- Nunca deixar o cateter em posição por mais tempo do que o necessário, a fim de diminuir o risco de infecção urinária associada ao uso de cateter
- Obter uma amostra de urina para cultura ao primeiro sinal de infecção
- Para evitar a contaminação do sistema fechado, *nunca* desconectar o equipo. A bolsa de drenagem *nunca* deve tocar o chão. A bolsa e o equipo coletor são trocados se ocorrer contaminação, se houver obstrução do fluxo de urina ou se as junções do equipo começarem a vazar nas conexões
- Para reduzir o risco de proliferação bacteriana, esvaziar a bolsa de coleta pelo menos a cada 8 h através do dreno – com mais frequência se houver um grande volume de urina
- Utilizar técnica asséptica rigorosa durante a inserção do cateter. Utilizar um sistema de drenagem urinária fechado, estéril e pré-montado com o menor tamanho de cateter possível para minimizar o traumatismo
- Lavar a área perineal com água e sabão pelo menos 2 vezes/dia; evitar o movimento de vaivém do cateter. Secar bem a região, porém evitar a aplicação de talco, visto que isso pode irritar o períneo

Adaptado de McCoy, C., Paredes, M., Allen, S. et al. (2017). Catheter-associated urinary tract infections. *Clinical Journal of Oncology Nursing*, 21(4), 460-465; Gould, C. V., Umscheid, C. A., Agarwal, R. K. et al. (2019). Guideline for prevention of catheter-associated urinary tract infections 2009. Retirado em 13/05/2020 de: www.cdc.gov/infectioncontrol/guidelines/cauti/.

Boxe 49.10 Reeducação da bexiga após o cateterismo de demora

- Instruir o paciente a ingerir determinada quantidade de líquido das 8 h da manhã até as 10 h da noite para evitar a distensão excessiva da bexiga. Não oferecer líquidos (exceto goles) depois das 10 h da noite
- Em horários específicos, pedir ao paciente que urine aplicando pressão sobre a bexiga, percutindo o abdome ou deixando água corrente para ativar a bexiga
- Imediatamente após a tentativa de urinar, realizar ultrassonografia das vias urinárias para determinar o volume de urina residual (ver Capítulo 47, Figura 47.8)
- Medir os volumes de urina eliminada
- Palpar a bexiga a intervalos repetidos para avaliar a ocorrência de distensão
- Instruir o paciente que não tem sensação de micção para estar atento quanto a quaisquer sinais que indiquem bexiga cheia, como sudorese, mãos ou pés frios ou sensação de ansiedade
- Realizar cateterismo direto, conforme prescrito, geralmente para urina residual de > 300 mℓ
- Aumentar os intervalos entre o cateterismo à medida que o volume de urina residual diminui. O cateterismo normalmente é interrompido quando o volume de urina residual é < 100 mℓ.

Adaptado de Newman, D. (2017). Catheters, devices, products, and catheter-associated urinary tract infections. In D. K. Newman, J. F. Wyman & V. W. Welch (Eds.). *Core curriculum for urologic nursing*. Pitman, NJ: Society of Urologic Nurses and Associates.

---

o cateter for removido, resultando em retenção ou incontinência urinárias. Essa condição, conhecida como instabilidade do detrusor pós-cateterismo, pode ser tratada com reeducação da bexiga (Boxe 49.10).

Imediatamente após a remoção do cateter de demora, o paciente é colocado em um esquema de micção programada, geralmente a cada 2 a 3 horas. No intervalo de tempo estabelecido, o paciente é instruído a urinar. Em seguida, obtém-se uma imagem da bexiga utilizando um aparelho de ultrassom portátil; se a bexiga não foi esvaziada por completo, pode-se efetuar um cateterismo direto (Newman, 2017). Depois de alguns dias, à medida que as terminações nervosas na parede da bexiga voltam a ser sensibilizadas ao enchimento e ao esvaziamento da bexiga, a função vesical geralmente retorna ao normal. Quando o paciente teve um cateter de demora em posição por um período prolongado (p. ex., mais de 1 mês), a reeducação da bexiga levará mais tempo; em alguns casos, a função pode nunca se normalizar, podendo haver necessidade de cateterismo intermitente a longo prazo.

Assistência ao paciente no autocateterismo intermitente

O autocateterismo intermitente propicia uma drenagem periódica da urina da bexiga. Ao promover a drenagem e eliminar a urina residual excessiva, o cateterismo intermitente protege os rins, reduz a incidência de infecção urinária e melhora a continência. Trata-se do tratamento de escolha para alguns pacientes com lesão da medula espinal e outros distúrbios neurológicos, como esclerose múltipla, quando a capacidade de esvaziamento da bexiga está comprometida. O autocateterismo promove a independência, resulta em poucas complicações e aumenta a autoestima e a qualidade de vida.

Quando o enfermeiro orienta o paciente a realizar o autocateterismo, ele com frequência o ensina a usar uma "técnica limpa" (não estéril) em casa (Hickey & Strayer, 2020). Recomenda-se o uso de sabão líquido antibacteriano para a limpeza dos cateteres urinários em casa. O cateter é minuciosamente enxaguado com água corrente morna e deve ser seco antes de ser reutilizado. Deve ser mantido em seu próprio recipiente, como um saco de plástico para armazenamento de alimento.

Nas orientações ao paciente, o enfermeiro ressalta a importância do cateterismo frequente e do esvaziamento da bexiga nos horários prescritos. O esquema diurno médio de cateterismo intermitente limpo é a cada 4 a 6 horas e logo antes de deitar-se. Se o paciente estiver acordado à noite com vontade de urinar, o cateterismo pode ser realizado após uma tentativa de urinar normalmente.

A mulher adota uma posição de Fowler e utiliza um espelho para ajudar a localizar o meato urinário. Ela lubrifica o cateter e o introduz por 7,5 cm na uretra, em direção para baixo e para trás. O homem adota uma posição de Fowler ou sentada, lubrifica o cateter, retrai o prepúcio do pênis com uma das mãos, enquanto segura o pênis e o mantém em ângulo reto com o corpo. (Essa manobra retifica a uretra e facilita a inserção do cateter.) Ele introduz o cateter por 15 a 25 cm até a urina começar a fluir. Depois de sua remoção, o cateter é limpo, enxaguado, seco e colocado em uma bolsa ou saco de plástico. Os pacientes que seguem uma rotina de cateterismo intermitente devem consultar um médico a intervalos regulares para avaliar a função urinária e detectar quaisquer complicações. Quando o paciente não pode realizar o autocateterismo intermitente, um familiar ou outra pessoa que preste o cuidado pode ser instruído a realizar o procedimento a intervalos regulares durante o dia.

Uma alternativa para o autocateterismo consiste na criação da apendicovesicostomia umbilical de Mitrofanoff, que proporciona um acesso fácil à bexiga, mas exige um extenso procedimento cirúrgico (King, 2017). Nesse procedimento, o colo da bexiga é fechado, e o apêndice é utilizado para criar um acesso à bexiga a partir da superfície cutânea, através de um túnel submucoso criado com o apêndice. Uma extremidade do apêndice é trazida até a superfície da pele e utilizada como estoma, já a outra extremidade é colocada em um túnel dentro da bexiga. O apêndice atua como esfíncter urinário artificial quando há necessidade de uma alternativa para esvaziar a bexiga. Um reservatório de urina continente, cirurgicamente preparado com um mecanismo de esfíncter, é necessário nos casos de câncer de bexiga e cistite intersticial grave. Podem ser utilizados vários tipos de desvios urinários quando houver necessidade de **cistectomia** radical (remoção cirúrgica da bexiga) (ver discussão mais adiante, neste capítulo).

UROLITÍASE E NEFROLITÍASE

A urolitíase e a nefrolitíase referem-se à existência de cálculos nas vias urinárias e no rim, respectivamente. Os cálculos urinários ocorrem predominantemente na terceira a quinta décadas de vida. Os homens apresentam cálculos urinários duas vezes mais frequentemente que as mulheres (Norris, 2019). A prevalência de cálculos renais é de 10,6% em homens e de 7,1% nas mulheres. Contudo, estudos recentes mostram que as taxas estão aumentando nas mulheres, e estima-se que a razão de acometimento em homens:mulheres seja de 1,3:1 (Flagg & Joiner, 2017). Cálculos podem ocorrer em um ou em ambos os rins (Norris, 2019).

Fisiopatologia

Os cálculos formam-se no sistema urinário quando as concentrações urinárias de determinadas substâncias aumentam, como oxalato de cálcio, fosfato de cálcio e ácido úrico. Esse processo, chamado de supersaturação, depende da quantidade da substância, da força iônica e do pH da urina. Os cálculos podem ser encontrados em qualquer local, desde o rim até a bexiga, e podem variar quanto ao tamanho, desde minúsculos depósitos granulares, denominados *areia*, até cálculos vesicais do tamanho de uma laranja. Os diferentes locais de formação de cálculos no sistema urinário são apresentados na Figura 49.5.

Determinados fatores favorecem a formação de cálculos, incluindo infecção, estase urinária e períodos de imobilidade, uma vez que diminuem a velocidade de drenagem renal e modificam o metabolismo do cálcio (Norris, 2019). Além disso, as concentrações aumentadas de cálcio no sangue e na urina promovem a sua precipitação e a formação de cálculos (os mais comuns apresentam cálcio na sua composição) (Norris, 2019). As causas de hipercalcemia (nível sérico elevado de cálcio) e de hipercalciúria (nível urinário elevado de cálcio) podem incluir as seguintes (Norris, 2019):

- Hiperparatireoidismo
- Acidose tubular renal
- Cânceres (p. ex., leucemia, mieloma múltiplo)
- Desidratação
- Doenças granulomatosas (p. ex., sarcoidose, tuberculose), que podem causar produção aumentada de vitamina D pelo tecido granulomatoso
- Aporte excessivo de vitamina D
- Consumo excessivo de leite e álcali
- Doenças mieloproliferativas, como a policitemia vera, que produzem uma proliferação incomum de células sanguíneas a partir da medula óssea
- Cirurgia de derivação intestinal.

Para os pacientes com cálculos contendo ácido úrico, estruvita ou cistina, indica-se um exame físico completo, bem como uma pesquisa metabólica, devido a distúrbios associados que contribuem para a formação de cálculos. Os cálculos de ácido úrico representam 72% dos cálculos em homens (Flagg & Joiner, 2017). Esses cálculos podem ser encontrados em pacientes com gota ou distúrbios mieloproliferativos. Dos cálculos renais diagnosticados em mulheres, 72% são de estruvita (mistura de magnésio, amônia, fosfato e carbonato de cálcio) e formam-se na urina persistentemente alcalina e rica em amônia, causada por bactérias como *Proteus*, *Pseudomonas*, *Klebsiella*, *Staphylococcus* ou *Mycoplasma*. Os fatores

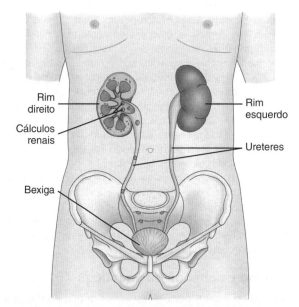

Figura 49.5 • Exemplos de locais potenciais de formação de cálculos no sistema urinário (urolitíase) e no rim (nefrolitíase).

predisponentes para os cálculos de estruvita incluem bexiga neurogênica, corpos estranhos e infecções urinárias recorrentes (Norris, 2019).

Diversas condições, bem como determinados fatores de risco metabólicos, predispõem os pacientes à formação de cálculos, incluindo distúrbios anatômicos, como doença renal policística, rins em ferradura, estenoses crônicas e rim esponjoso medular. Pode ocorrer formação de cálculos urinários em pacientes com doença inflamatória intestinal e naqueles com ileostomia ou ressecção intestinal, visto que esses pacientes absorvem mais oxalato. Os medicamentos que reconhecidamente levam à formação de cálculos em alguns pacientes incluem antiácidos, acetazolamida, vitamina D, laxativos e altas doses de ácido acetilsalicílico (Comerford & Durkin, 2020). Todavia, em muitos pacientes, nenhuma causa pode ser encontrada.

Manifestações clínicas

Os sinais e os sintomas de cálculos no sistema urinário dependem da existência de obstrução, infecção e edema. Quando os cálculos bloqueiam o fluxo de urina, ocorre obstrução, que aumenta a pressão hidrostática e distende a pelve renal e a parte proximal do ureter (Norris, 2019). A infecção (pielonefrite e infecção urinária com calafrios, febre e polaciúria) pode constituir um fator contribuinte para a formação de cálculos de estruvita. Alguns cálculos causam poucos sintomas ou nenhum, enquanto destroem lentamente as unidades funcionais (néfrons) do rim; outros provocam dor excruciante e desconforto (Flagg & Joiner, 2017). Os cálculos na pelve renal podem estar associados a uma dor intensa e profunda na região costovertebral. Com frequência, existe hematúria, e pode ocorrer também piúria. A dor que se origina na área renal irradia-se anteriormente e para baixo, em direção à bexiga na mulher e em direção aos testículos no homem. Quando a dor se torna subitamente aguda, com dor à percussão da área costovertebral, e aparecem náuseas e vômitos, o paciente está apresentando um episódio de cólica renal. A diarreia e o desconforto abdominal são devidos aos reflexos renointestinais e à proximidade anatômica dos rins com o estômago, o pâncreas e o intestino grosso.

Os cálculos alojados no ureter (obstrução ureteral) causam dor aguda, excruciante, em cólica e semelhante a uma onda, que se irradia para baixo pela coxa e até a genitália. Com frequência, o paciente deseja urinar, porém elimina pouca urina, que geralmente contém sangue, devido à ação abrasiva do cálculo. Esse grupo de sintomas é denominado *cólica ureteral*. A cólica é mediada pela prostaglandina E, uma substância que aumenta a contratilidade ureteral e o fluxo sanguíneo renal e leva a um aumento da pressão intraureteral, causando dor. Em geral, o paciente consegue eliminar cálculos de 0,5 cm de diâmetro (Norris, 2019). Os cálculos com mais de 1 cm de diâmetro normalmente precisam ser removidos ou fragmentados (fragmentados por litotripsia), de modo que possam ser removidos ou eliminados de modo espontâneo.

Em geral, os cálculos alojados na bexiga provocam sinais/sintomas de irritação e podem estar associados à infecção urinária e à hematúria. Se o cálculo causar obstrução do colo da bexiga, ocorre retenção urinária. Se a infecção estiver associada a um cálculo, a condição é muito mais grave, com risco potencial de desenvolvimento de urossepse.

Avaliação e achados diagnósticos

O diagnóstico é confirmado por TC sem contraste (Flagg & Joiner, 2017). A bioquímica do sangue e o exame da urina de 24 horas para determinação de cálcio, ácido úrico, creatinina, sódio, pH e volume total podem constituir parte da investigação diagnóstica. As histórias nutricional e medicamentosa e a história familiar de cálculos renais são obtidas para identificar os fatores que predispõem o paciente à formação de cálculos.

Quando os cálculos são recuperados (sejam eles eliminados livremente pelo paciente ou removidos por procedimentos especiais), efetua-se uma análise química para determinar a sua composição. A análise do cálculo pode fornecer uma indicação clara do distúrbio subjacente. Por exemplo, os cálculos de oxalato de cálcio ou de fosfato de cálcio normalmente indicam distúrbios do metabolismo do oxalato ou do cálcio, ao passo que os cálculos de urato sugerem um distúrbio no metabolismo do ácido úrico (Flagg & Joiner, 2017).

Manejo clínico

As metas do manejo consistem em erradicar o cálculo, determinar o seu tipo, evitar a destruição dos néfrons, controlar a infecção e aliviar qualquer obstrução. O objetivo imediato do tratamento da cólica renal ou ureteral consiste em aliviar a dor até que a sua causa seja eliminada. São administrados analgésicos opioides para evitar o choque e a síncope que podem resultar da dor excruciante. Os anti-inflamatórios não esteroides (AINEs) mostram-se efetivos no tratamento da dor causada por cálculos renais, visto que proporcionam alívio da dor específica. Os AINEs também inibem a síntese de prostaglandina E, reduzindo o edema e facilitando a passagem do cálculo. Em geral, uma vez eliminado o cálculo, a dor é aliviada. A não ser que o paciente esteja vomitando ou tenha insuficiência cardíaca ou qualquer outra condição que exija restrição hídrica, incentiva-se o consumo de líquidos. Isso aumenta a pressão hidrostática "atrás" dos cálculos, ajudando a sua passagem para baixo. Um elevado consumo de líquidos durante todo o dia diminui a concentração de cristaloides urinários, dilui a urina e garante um alto débito urinário.

Terapia nutricional

A terapia nutricional é importante para a prevenção dos cálculos renais (Flagg & Joiner, 2017) (Boxe 49.11). O consumo de líquidos constitui a base da maioria das terapias clínicas para os cálculos renais. A não ser que os líquidos estejam contraindicados, os pacientes com cálculos renais devem beber 8 a 10 copos de água de 240 mℓ/dia ou ter soluções IV prescritas para manter a urina diluída. É aconselhável obter um débito urinário superior a 2 ℓ/dia.

Cálculos de cálcio

Historicamente, os pacientes com cálculos renais à base de cálcio eram aconselhados a restringir o cálcio da dieta. Entretanto, as evidências questionaram essa prática, exceto para pacientes com hipercalciúria absortiva tipo 2 (metade de todos os pacientes com cálculos de cálcio), uma vez que os cálculos nesses pacientes resultam claramente de um excesso de cálcio na dieta. O consumo liberal de líquidos é encorajado. Determinados medicamentos, como o cloreto de amônio, podem ser utilizados, e, se a produção aumentada de paratormônio (resultando em níveis elevados de cálcio no sangue e na urina) constituir um fator na formação de cálculos, a terapia com diuréticos tiazídicos pode ser benéfica para reduzir a perda de cálcio na urina e diminuir os níveis elevados de paratormônio (Cahill & Haras, 2017).

Cálculos de ácido úrico

Para os cálculos de ácido úrico, o paciente deve seguir uma dieta com baixo teor de purinas, para reduzir a excreção de

> **Boxe 49.11 ORIENTAÇÕES AO PACIENTE**
> **Prevenção de litíase urinária**
>
> O enfermeiro instrui o paciente a:
>
> - Evitar o consumo de proteína para diminuir a excreção urinária de cálcio e de ácido úrico
> - Limitar o consumo de sódio para 3 a 4 g/dia. O sal de cozinha e os alimentos ricos em sódio devem ser reduzidos, visto que o sódio compete com o cálcio pela sua reabsorção nos rins
> - Estar atento para o fato de que dietas com baixo teor de cálcio não são recomendadas, exceto na presença de hipercalciúria absortiva verdadeira. As evidências mostram que a limitação do cálcio, particularmente nas mulheres, pode levar à osteoporose e não impede a formação de cálculos renais
> - Evitar o consumo de alimentos contendo oxalato (p. ex., espinafre, acelga, chocolate, amendoins, noz-pecã)
> - Ingerir líquido (idealmente água) a cada 1 a 2 h durante o dia e um copo de suco de *cranberry* por dia
> - Ingerir dois copos de água ao deitar-se e mais um copo a cada despertar noturno, para impedir que a urina fique muito concentrada durante a noite
> - Evitar as atividades que levem a aumentos súbitos da temperatura ambiente, podendo causar sudorese excessiva e desidratação
> - Entrar em contato com o médico ao primeiro sinal de infecção urinária.

Adaptado de Norris, T. L. (2019). *Porth's pathophysiology: Concepts of altered health state* (10th ed.). Philadelphia, PA: Wolters Kluwer.

ácido úrico na urina. Os alimentos ricos em purinas (mariscos, anchovas, aspargos, cogumelos e vísceras) são evitados, e outras proteínas podem ser limitadas. Alopurinol pode ser prescrito para reduzir os níveis séricos de ácido úrico e a excreção urinária de ácido úrico, além de dissolver ou reduzir as dimensões dos cálculos existentes (Cahill & Haras, 2017).

Cálculos de cistina

Uma dieta hipoproteica pode ser prescrita, e a urina é alcalinizada com sais de potássio e o aporte de líquido é aumentado (Norris, 2019).

Cálculos de oxalato

Mantém-se a urina diluída por meio do aumento do consumo de líquidos, e limita-se o aporte de oxalato. Muitos alimentos contêm oxalato, incluindo espinafre, acelga, chocolate, amendoins e nozes (Norris, 2019).

Procedimentos intervencionistas

Se o cálculo não for eliminado de modo espontâneo ou se ocorrerem complicações, as intervenções comuns consistem em procedimentos endoscópicos ou outros procedimentos. Por exemplo, pode ser necessária a realização de ureteroscopia, litotripsia extracorpórea por ondas de choque (LEOC) ou remoção endourológica (percutânea) do cálculo (Norris, 2019).

A ureteroscopia (Figura 49.6A) envolve, em primeiro lugar, a visualização do cálculo e, em seguida, a sua destruição. O acesso ao cálculo é feito pela inserção de um ureteroscópio no ureter e, em seguida, pela inserção de um litotriptor eletro-hidráulico a *laser* ou aparelho de ultrassom através do ureteroscópio para fragmentar e remover os cálculos. Um *stent* pode ser inserido e mantido em posição por 24 horas ou mais depois do procedimento, a fim de manter o ureter desobstruído. A hospitalização é, em geral, de curta duração, e alguns pacientes podem ser tratados de modo ambulatorial.

A LEOC, comumente denominada litotripsia, é um procedimento não invasivo utilizado para fragmentar cálculos presentes no cálice do rim (Figura 49.6B). Após a fragmentação dos cálculos até o tamanho de grãos de areia, os remanescentes dos cálculos são eliminados espontaneamente. Na LEOC, uma amplitude de pressão de alta energia, ou onda de choque, é gerada pela liberação abrupta de energia e transmitida através da água e dos tecidos moles. Quando a onda de choque encontra uma substância de intensidade diferente (um cálculo renal), uma onda de compressão faz a superfície do cálculo sofrer fragmentação. As ondas de choque repetidas e focalizadas no cálculo acabam reduzindo-o a numerosos fragmentos pequenos, que são excretados na urina.

Pode ocorrer desconforto devido aos múltiplos choques, embora as ondas de choque normalmente não provoquem lesão de outros tecidos. O paciente é observado quanto à ocorrência de obstrução e infecção em virtude do bloqueio do sistema urinário pelos fragmentos do cálculo. Toda a urina é coada depois do procedimento; a areia eliminada é enviada ao laboratório para análise química. Podem ser necessários vários tratamentos para garantir a desintegração dos cálculos.

Podem-se utilizar métodos endourológicos de remoção de cálculos (Figura 49.6C) para extrair cálculos renais que não possam ser removidos por outros procedimentos. Pode-se realizar uma nefrostomia percutânea ou uma nefrolitotomia percutânea (que são procedimentos semelhantes). Um nefroscópio é introduzido por via percutânea até o parênquima renal. Dependendo de seu tamanho, o cálculo pode ser extraído com pinça ou com uma cesta de recuperação de cálculos. Se o cálculo for demasiado grande para ser inicialmente removido, insere-se uma sonda de ultrassom no tubo de nefrostomia para pulverizar o cálculo. Os pequenos fragmentos e a poeira do cálculo são, então, removidos.

A litotripsia eletro-hidráulica é um método semelhante, em que se utiliza uma descarga elétrica para criar uma onda de choque hidráulica para fragmentar o cálculo. Uma sonda é introduzida através do cistoscópio, e a extremidade do litotriptor é colocada próximo ao cálculo. A força da descarga e a frequência do pulso podem ser variadas. Esse procedimento é realizado sob anestesia tópica. Após a extração do cálculo, o tubo de nefrostomia percutânea permanece em posição por certo tempo, a fim de garantir que o ureter não seja obstruído por edema, coágulos sanguíneos ou cálculos fragmentados (Norris, 2019). As complicações mais comuns consistem em hemorragia, infecção e extravasamento de urina. Após a remoção do tubo, o trajeto da nefrostomia geralmente fecha-se de modo espontâneo.

A quimólise, isto é, a dissolução do cálculo utilizando infusões de soluções químicas (p. ex., agentes alquilantes, agentes acidificantes) com a finalidade de dissolver o cálculo, constitui um tratamento alternativo às vezes utilizado em pacientes que correm risco de complicações com outros tipos de terapia, que se recusam a se submeter a outros métodos ou que têm cálculos (de estruvita) que se dissolvem com facilidade. Realiza-se uma nefrostomia percutânea, e a solução química aquecida é deixada fluir continuamente sobre o cálculo. A solução sai do sistema coletor renal pelo ureter ou pelo tubo de nefrostomia. A pressão na pelve renal é monitorada durante o procedimento.

Várias dessas modalidades de tratamento podem ser utilizadas em combinação para assegurar a remoção dos cálculos.

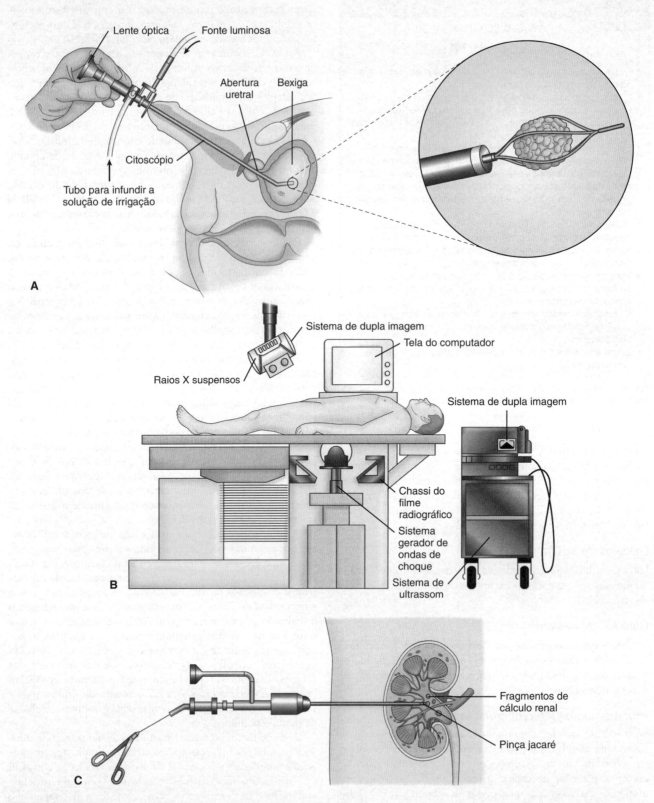

Figura 49.6 • Métodos para o tratamento dos cálculos renais. **A.** Durante a ureteroscopia, utilizada para remover pequenos cálculos localizados no ureter, próximo à bexiga, um ureteroscópio é inserido no ureter para visualizar o cálculo. Em seguida, o cálculo é fragmentado ou capturado e removido. **B.** A litotripsia extracorpórea por ondas de choque é utilizada para tratar a maioria dos cálculos sintomáticos nas vias urinárias superiores que não conseguem ser eliminados. Ondas de choque geradas por meios eletromagnéticos são focalizadas sobre a área do cálculo renal. As ondas de choque secas de alta energia atravessam a pele e fragmentam o cálculo. **C.** A nefrolitotomia percutânea é utilizada para tratar cálculos de maior tamanho. Um trajeto percutâneo é estabelecido, e um nefroscópio é inserido através dele. Em seguida, o cálculo é extraído ou pulverizado.

Manejo cirúrgico

A intervenção cirúrgica poderá ser indicada quando o cálculo não responder a outras formas de tratamento. Também pode ser realizada para corrigir anormalidades anatômicas intrarrenais, a fim de melhorar a drenagem urinária. Se o cálculo estiver localizado no rim, a cirurgia realizada pode ser uma nefrolitotomia (incisão no rim com remoção do cálculo) ou uma nefrectomia, se o rim não estiver funcionando em consequência de infecção ou de hidronefrose. Os cálculos presentes na pelve renal são removidos por pielolitotomia; aqueles que se encontram no ureter são removidos por ureterolitotomia; e aqueles na bexiga, por cistotomia. Se o cálculo estiver localizado na bexiga, um instrumento pode ser inserido através da uretra até a bexiga, e o cálculo pode ser esmagado. Esse procedimento é denominado cistolitolapaxia. O manejo de enfermagem após a cirurgia renal é discutido no Capítulo 48.

PROCESSO DE ENFERMAGEM
Paciente com cálculos renais

Avaliação

O paciente com suspeita de cálculos renais é avaliado quanto à ocorrência de dor e desconforto, bem como quanto a sintomas associados, como náuseas, vômitos, diarreia e distensão abdominal. A gravidade e a localização da dor são determinadas, bem como qualquer irradiação da dor. A avaliação de enfermagem também inclui a observação de sinais e sintomas de infecção urinária (calafrios, febre, polaciúria e hesitação) e de obstrução (micção frequente de pequenas quantidades de urina, oligúria ou anúria). A urina é inspecionada quanto à presença de sangue e coada para cálculos ou areia.

A anamnese concentra-se nos fatores que predispõem o paciente à formação de cálculos no sistema urinário, ou que podem ter precipitado o episódio atual de cólica renal ou ureteral. Avalia-se, também, o conhecimento do paciente sobre cálculos renais, bem como de medidas para evitar a sua ocorrência ou recidiva.

Diagnóstico

DIAGNÓSTICOS DE ENFERMAGEM

Com base nos dados da avaliação, os diagnósticos de enfermagem podem incluir os seguintes:

- Dor aguda associada a inflamação, obstrução e abrasão do sistema urinário
- Falta de conhecimento relacionado com a prevenção da recidiva dos cálculos renais.

PROBLEMAS INTERDEPENDENTES/COMPLICAÇÕES POTENCIAIS

As complicações potenciais podem incluir as seguintes:

- Infecção e urossepse (devido à infecção urinária e à pielonefrite)
- Obstrução do sistema urinário por um cálculo ou edema, com lesão renal aguda subsequente.

Planejamento e metas

As principais metas para o paciente podem consistir em alívio da dor e do desconforto, prevenção da recidiva dos cálculos renais e ausência de complicações.

Intervenções de enfermagem

ALÍVIO DA DOR

A dor aguda intensa frequentemente constitui o sintoma inicial de um paciente com cálculos renais e urinários e exige atenção imediata. Agentes analgésicos opioides podem ser prescritos e administrados para proporcionar um rápido alívio, associado a um AINE por via intravenosa. O paciente é incentivado e ajudado a assumir uma posição de conforto. Se a atividade produzir alívio da dor, o paciente é auxiliado durante a deambulação. O nível de dor é rigorosamente monitorado, e qualquer aumento na sua intensidade é relatado imediatamente ao médico, de modo que o alívio possa ser fornecido e possa ser iniciado um tratamento adicional.

MONITORAMENTO E MANEJO DE COMPLICAÇÕES POTENCIAIS

O consumo aumentado de líquidos é incentivado para evitar a desidratação e para aumentar a pressão hidrostática nas vias urinárias, a fim de promover a eliminação do cálculo. Quando o paciente não consegue ingerir líquido suficiente, é prescrita hidratação venosa. O débito urinário total e os padrões de micção são monitorados. A deambulação é incentivada como meio de deslocar o cálculo pelas vias urinárias.

Toda a urina é filtrada de modo a determinar o tipo de cálculo renal formado pelo paciente (Flagg & Joiner, 2017). Qualquer coágulo sanguíneo eliminado na urina deve ser esmagado, e os lados do urinol e da comadre devem ser inspecionados à procura de cálculos incrustados. Os cálculos renais aumentam o risco de infecção, sepse e obstrução do sistema urinário. Portanto, o paciente é orientado a relatar diminuição do volume urinário, eliminação de urina turva ou sanguinolenta, febre e dor ao médico assistente.

Os pacientes com cálculos necessitam de observação de enfermagem frequente para detectar a eliminação espontânea. O paciente é instruído a relatar imediatamente qualquer aumento súbito na intensidade da dor, devido à possibilidade de obstrução de um ureter por um fragmento de cálculo. Os sinais vitais, incluindo a temperatura, são monitorados rigorosamente para detectar sinais precoces de infecção. As infecções urinárias podem estar associadas a cálculos renais, devido a uma obstrução causada pelo cálculo, ou devido ao próprio cálculo. Todas as infecções devem ser tratadas com antibiótico apropriado antes que sejam envidados esforços para dissolver o cálculo.

PROMOÇÃO DE CUIDADOS DOMICILIAR, COMUNITÁRIO E DE TRANSIÇÃO

Orientação do paciente sobre autocuidados. Devido ao elevado risco de recidiva dos cálculos renais, o enfermeiro fornece instruções sobre as causas dos cálculos renais e as recomendações para evitar a sua recidiva (ver Boxe 49.11).

O paciente é encorajado a ter novos hábitos para evitar a formação adicional de cálculos, incluindo manter um elevado consumo de líquidos, visto que os cálculos se formam mais facilmente na urina concentrada. Um paciente com tendência comprovada à formação de cálculos deve consumir líquido suficiente para excretar mais de 2.000 mℓ (de preferência, 3.000 a 4.000 mℓ) de urina a cada 24 horas (Flagg & Joiner, 2017).

Podem ser realizadas culturas de urina a cada 1 a 2 meses no primeiro ano e, em seguida, periodicamente. A infecção urinária recorrente é tratada prontamente. Como a imobilização prolongada torna a drenagem renal mais lenta e modifica o metabolismo do cálcio, o paciente é incentivado a aumentar a mobilidade, sempre que possível. Além disso, desencoraja-se a ingestão excessiva de vitaminas (sobretudo vitamina D) e minerais.

Quando a litotripsia, a remoção percutânea de cálculos, a ureteroscopia ou outros procedimentos cirúrgicos para a remoção de cálculos forem realizados, o enfermeiro instrui o paciente sobre os sinais e sintomas de complicações (p. ex., retenção urinária, infecção) que precisam ser relatados ao médico. A importância do acompanhamento para avaliar a função renal e assegurar a erradicação ou a remoção de todos os cálculos renais é ressaltada ao paciente e à sua família.

Se a LEOC for realizada, o enfermeiro precisa fornecer instruções sobre o cuidado domiciliar e o acompanhamento necessário. O paciente é incentivado a aumentar o consumo de líquidos para ajudar na eliminação dos fragmentos de cálculo, que pode ocorrer durante 6 semanas a vários meses depois do procedimento. O paciente e a sua família são instruídos acerca dos sinais e sintomas de complicações. Além disso, é importante informar ao paciente a possível ocorrência de hematúria (que é antecipada em todos os pacientes), mas deve desaparecer em 4 a 5 dias. Se o paciente tiver um *stent* no ureter, pode ocorrer hematúria até que o *stent* seja removido. O paciente é instruído a verificar diariamente a temperatura e a notificar o médico se a temperatura for superior a 38°C, ou se a dor não for aliviada pelo medicamento prescrito. O paciente também é informado sobre a possível ocorrência de equimose no lado tratado das costas.

Cuidados contínuos e de transição. O monitoramento rigoroso do paciente no cuidado de acompanhamento é essencial para assegurar que o tratamento tenha sido efetivo e que não tenha havido desenvolvimento de nenhuma complicação. O enfermeiro tem a oportunidade de avaliar a compreensão do paciente sobre a LEOC e as possíveis complicações. Além disso, o enfermeiro tem a oportunidade de verificar a compreensão do paciente sobre os fatores que aumentam o risco de recidiva dos cálculos renais e as estratégias para reduzir esses riscos.

O enfermeiro precisa avaliar a capacidade do paciente de monitorar o pH urinário e de interpretar os resultados durante as visitas de acompanhamento. Em virtude do elevado risco de recidiva, o paciente com cálculos renais precisa compreender os sinais e sintomas de formação de cálculos, obstrução e infecção, bem como a importância de relatar imediatamente esses sinais. Se forem prescritos medicamentos para a prevenção da formação de cálculos, o enfermeiro explica ao paciente suas ações, a sua importância e os efeitos colaterais.

Reavaliação

Entre os resultados esperados, estão:
1. Relata alívio da dor.
2. Declara maior conhecimento dos comportamentos de busca de saúde para evitar a recidiva.
   a. Consome mais líquidos (pelo menos 8 copos de 240 mℓ de líquido por dia).
   b. Participa em atividades apropriadas.
   c. Consome a dieta prescrita para reduzir os fatores dietéticos que predispõem à formação de cálculos.
   d. Reconhece os sinais/sintomas (febre, calafrios, dor no flanco, hematúria) a serem relatados ao médico.
   e. Monitora o pH urinário, conforme orientado.
   f. Toma o medicamento prescrito, conforme orientação, para reduzir a formação de cálculos.
3. Não apresenta complicações.
   a. Relata a ausência de sinais ou sintomas de infecção ou urossepse.
   b. Elimina 200 a 400 mℓ de urina clara a cada micção, sem nenhuma evidência de sangramento.
   c. Não apresenta urgência, polaciúria nem hesitação.
   d. Mantém uma temperatura corporal normal.

TRAUMATISMO GENITURINÁRIO

Vários tipos de lesões do flanco, das costas ou da parte superior do abdome podem resultar em traumatismo dos ureteres, da bexiga ou da uretra. O traumatismo contuso é responsável por aproximadamente 85% de todos os casos de traumatismo geniturinário, e os outros 15% são causados por traumatismo penetrante (Blair, 2017). O traumatismo renal é discutido no Capítulo 48.

LESÕES ESPECÍFICAS

Traumatismo ureteral

As principais causas de traumatismo ureteral são acidentes automobilísticos, lesões desportivas, quedas e agressões. Traumatismos penetrantes, como aqueles causados por projétil de arma de fogo (PAF), é a etiologia mais frequente, representando 90% das lesões ureterais (Blair, 2017). As lesões incluem desde contusões até transecção completa. Pode ocorrer lesão acidental do ureter durante uma cirurgia ginecológica ou urológica. Não existem sinais nem sintomas específicos de lesão ureteral; muitas lesões traumáticas são descobertas durante uma cirurgia exploradora. Em geral, é necessário um reparo cirúrgico com colocação de *stents* (para desviar a urina de uma anastomose). Se o traumatismo ureteral não for detectado e o extravasamento de urina continuar, pode haver desenvolvimento de fístulas (Norris, 2019).

Traumatismo da bexiga

Poderá ocorrer lesão da bexiga com fraturas pélvicas, politraumatismo ou em consequência de impacto na parte inferior do abdome quando a bexiga estiver cheia. O traumatismo fechado pode resultar em contusão evidente na forma de equimose – uma grande contusão em decorrência da saída de sangue para os tecidos, acometendo um segmento da parede da bexiga – ou em ruptura extraperitoneal e/ou intraperitoneal da bexiga. Graças à localização protegida da bexiga urinária na pelve óssea, o traumatismo vesical é relativamente incomum (Blair, 2017). As complicações dessas lesões consistem em hemorragia, choque, sepse e extravasamento de sangue nos tecidos, que devem ser tratados imediatamente.

Traumatismo uretral

As lesões uretrais normalmente ocorrem em caso de traumatismo fechado da parte inferior do abdome ou da região pélvica. Muitos pacientes com lesões uretrais também apresentam fraturas pélvicas associadas. A tríade clássica de sintomas consiste na presença de sangue no meato urinário, incapacidade de urinar e distensão da bexiga. A ruptura completa ocorre mais frequentemente em crianças, uma vez que suas uretras são menos elásticas e são diláceradas mais facilmente do que a uretra de adultos. Os homens correm risco cinco vezes maior de lesão uretral do que as mulheres por causa da natureza exposta da uretra masculina (Blair, 2017).

Manejo clínico

As metas do manejo em pacientes com traumatismo geniturinário consistem em controlar a hemorragia, a dor e a infecção e em manter a drenagem urinária. O traumatismo geniturinário está frequentemente associado a traumatismo renal (ver Capítulo 48). O hematócrito e os níveis de hemoglobina são monitorados rigorosamente, e a observação de redução dos valores pode indicar hemorragia dentro do sistema geniturinário. O paciente também é monitorado quanto à ocorrência de oligúria, sinais de choque hemorrágico e sinais e sintomas de peritonite aguda.

Manejo cirúrgico

No traumatismo uretral, o paciente cuja condição seja instável e que necessite de monitoramento do débito urinário pode precisar de inserção de um cateter suprapúbico. O paciente é cateterizado após a realização de uretrografia para diminuir o risco de ruptura uretral e complicações extensas a longo prazo, como estenose, incontinência e impotência. O reparo cirúrgico pode ser realizado por cirurgia a céu aberto ou por via laparoscópica (Blair, 2017). Depois da cirurgia, um cateter urinário de demora pode permanecer em posição por um período de 1 a 2 meses para permitir que o sistema cicatrize.

Manejo de enfermagem

O paciente com traumatismo geniturinário deve ser avaliado com frequência nos primeiros dias após a lesão, a fim de detectar a presença de dor abdominal e no flanco, espasmo muscular e edema sobre o flanco.

Durante esse período, os pacientes são instruídos sobre os cuidados com a incisão e a importância do consumo adequado de líquidos. Além disso, são fornecidas instruções sobre as alterações que devem ser notificadas ao médico, como febre, hematúria, dor no flanco ou quaisquer sinais e sintomas de declínio da função renal (Blair, 2017). O paciente com ruptura da bexiga pode apresentar sangramento macroscópico durante vários dias após o reparo. Também são fornecidas orientações sobre aumentar gradualmente a atividade, levantar pesos e dirigir veículos.

O cuidado de enfermagem de acompanhamento inclui o monitoramento da pressão arterial para detectar a presença de hipertensão e o aconselhamento do paciente para restringir as atividades por um período de cerca de 1 mês depois do traumatismo, a fim de reduzir a incidência de sangramento tardio ou secundário.

CÂNCERES DO SISTEMA URINÁRIO

Os cânceres do sistema urinário incluem os de bexiga urinária, rim e pelve renal, ureteres e outras estruturas urinárias, como a próstata. Ver discussão sobre o câncer renal no Capítulo 48 e sobre o câncer de próstata no Capítulo 53.

CÂNCER DE BEXIGA

Vinte e cinco por cento dos cânceres de bexiga urinária ocorrem em adultos com idade superior a 65 anos (Caruso, Tyler & Wolkowicz, 2017). O câncer de bexiga é o sexto câncer mais comum, com incidência muito mais elevada nos homens do que nas mulheres, por motivos que ainda não foram plenamente compreendidos (National Cancer Institute [NCI], 2020). O câncer de bexiga constitui uma importante causa de morte, responsável por mais de 15 mil mortes anualmente nos EUA (NCI, 2020). Os cânceres que se originam da próstata, do cólon e do reto nos homens e da parte inferior do sistema genital nas mulheres podem metastatizar para a bexiga.

O tabagismo, especialmente cigarros, continua sendo um fator de risco importante para todos os cânceres do sistema urinário (NCI, 2020) (Boxe 49.12).

Manifestações clínicas

Em geral, os tumores da bexiga originam-se na base da bexiga e acometem os orifícios ureterais e o colo da bexiga. A hematúria visível e indolor constitui o sintoma mais comum de câncer de bexiga. A infecção urinária representa uma complicação comum, produzindo polaciúria e urgência. Todavia, qualquer alteração na micção ou alteração na urina podem indicar câncer de bexiga. Pode haver dor pélvica ou lombar com a ocorrência de metástases.

Avaliação e achados diagnósticos

A avaliação diagnóstica inclui cistografia, urografia excretora, TC e RM, US e exame bimanual com o paciente anestesiado. Atualmente, está sendo investigada a detecção não invasiva via marcadores moleculares (Caruso et al., 2017). As biopsias do tumor e da mucosa adjacente constituem os procedimentos diagnósticos definitivos (NCI, 2020; Norris, 2019). Os carcinomas de células de transição e o carcinoma *in situ* desprendem células cancerosas identificáveis. O exame citológico da urina fresca e os lavados da bexiga com soro fisiológico fornecem informações sobre o prognóstico e o estadiamento, sobretudo quando o risco de recidiva de tumores vesicais primários é elevado. Ver discussão mais detalhada sobre a graduação e o estadiamento do câncer no Capítulo 12.

Manejo clínico

O tratamento do câncer de bexiga depende do grau do tumor (*i. e.*, o grau de diferenciação celular) e do estágio de crescimento do tumor (o grau de invasão local e a presença ou ausência de metástases) (NCI, 2020). A idade e os estados físico, mental e emocional do paciente são considerados quando se determinam as modalidades de tratamento.

Manejo cirúrgico

A ressecção transuretral ou a fulguração (cauterização) podem ser realizadas para os papilomas simples (tumores epiteliais benignos) (Caruso et al., 2017). Esses procedimentos erradicam

---

Boxe 49.12 — FATORES DE RISCO SELECIONADOS
Câncer de bexiga

- Determinadas mutações genéticas, incluindo:
  - Mutação *HRAS* (síndrome de Costello, síndrome faciocutaneoesquelética)
  - Mutação *Rb1*
  - Mutação *PTEN/MMAC-1* (síndrome de Cowden)
  - Fenótipo acetilador lento *NAT2*
  - Fenótipo *GSTM1* nulo
- Exposição a arsênico
- Exposição ocupacional às substâncias químicas existentes em tinta, tinta de cabelo, metal e derivados do petróleo
- História familiar positiva de câncer de bexiga
- Radioterapia pélvica ou tratamento de outros cânceres
- Tabagismo, especialmente cigarros.

Adaptado de National Cancer Institute (NCI). (2020). Bladder cancer treatment (PDQ®)–Health professional version. Retirado em 11/01/2020 de: www.cancer.gov/types/bladder/hp/bladder-treatment-pdq#section/all

os tumores por meio de incisão cirúrgica ou corrente elétrica, com o uso de instrumentos introduzidos através da uretra. Após essa cirurgia com preservação da bexiga, a administração intravesical do bacilo de Calmette-Guérin (BCG) constitui o tratamento de escolha. O BCG é uma cepa viva atenuada do *Mycobacterium bovis*, o agente etiológico na tuberculose; o tratamento é recomendado por, no mínimo, 1 ano (NCI, 2020). A ação exata do BCG não é conhecida, porém acredita-se que produza uma resposta inflamatória local, bem como uma resposta imune sistêmica.

O manejo dos cânceres de bexiga superficiais representa um desafio, visto que normalmente existem anormalidades disseminadas na mucosa vesical. Todo o revestimento do sistema urinário (urotélio) corre risco, visto que pode haver alterações carcinomatosas na mucosa da bexiga, na pelve renal, no ureter e na uretra.

Cistectomia simples ou cistectomia radical são realizadas para os casos de câncer de bexiga invasivo ou multifocal. A cistectomia radical nos homens envolve a remoção da bexiga, da próstata e das glândulas seminais, bem como dos tecidos perivesicais adjacentes imediatos. Nas mulheres, a cistectomia radical remove bexiga, parte inferior do ureter, útero, tubas uterinas, ovários, parte anterior da vagina e uretra. Pode incluir a remoção dos linfonodos pélvicos. A remoção da bexiga exige um procedimento de desvio urinário, que é descrito mais adiante, neste capítulo.

Embora a cistectomia radical ainda seja o padrão de cuidado para o câncer de bexiga invasivo nos EUA, os ensaios clínicos continuam a explorar outras opções, em um esforço de poupar os pacientes da necessidade de cistectomia radical (NCI, 2020). Outras opções para o manejo do câncer de bexiga de células de transição exigem acompanhamento pelo resto da vida com cistoscopia periódica. Embora a maioria dos pacientes responda de modo completo e suas bexigas permaneçam sem recidiva invasiva, 25% sofrem recidiva da doença não invasiva, que pode ser tratada com ressecção transuretral do tumor vesical e agentes intravesicais, porém implica risco adicional de que possa ser necessária a realização de cistectomia tardia.

Terapia farmacológica

A poliquimioterapia (PQT) com metotrexato, 5-fluoruracila, vimblastina, doxorrubicina e cisplatina tem sido efetiva na promoção de remissão parcial do carcinoma de bexiga de células de transição em alguns pacientes. A PQT IV pode ser acompanhada de radioterapia (NCI, 2020). A quimioterapia tópica (quimioterapia intravesical ou instilação de agentes antineoplásicos na bexiga, resultando em contato do agente com a parede da bexiga) é considerada quando existe um elevado risco de recidiva, no caso de câncer *in situ* ou quando a ressecção do tumor foi incompleta. A quimioterapia tópica libera uma alta concentração de medicamentos (tiotepa, doxorrubicina, mitomicina e BCG) para o tumor, promovendo a sua destruição. O câncer de bexiga também pode ser tratado pela infusão direta do agente citotóxico através do suprimento sanguíneo arterial da bexiga para alcançar uma concentração mais elevada do agente quimioterápico, com menos efeitos tóxicos sistêmicos (Blair, 2017; NCI, 2020).

Atualmente, o BCG é considerado o agente intravesical mais predominante e conservador para o tratamento do câncer de bexiga recorrente, sobretudo o carcinoma de células de transição superficial, visto que se trata de um agente imunoterápico que intensifica a resposta imune do organismo ao câncer. O BCG tem uma vantagem de 43% na prevenção da recidiva do tumor, ou seja, uma taxa significativamente melhor do que os 16 a 21% de vantagem da quimioterapia intravesical. Além disso, o BCG mostra-se particularmente efetivo no tratamento do carcinoma *in situ*, erradicando-o em mais de 80% dos casos. Diferentemente da quimioterapia intravesical, foi constatado que o BCG diminui o risco de progressão do tumor. Embora o BCG intravesical seja atualmente o tratamento padrão, esse método é mais efetivo quando é utilizada alguma forma de terapia de manutenção (Caruso et al., 2017; NCI, 2020).

O ciclo ideal de BCG parece ser de 6 semanas de instilações semanais, seguido de um ciclo de 3 semanas durante 3 meses para os tumores que não respondem à terapia. Nos cânceres de alto risco, a manutenção do BCG intravesical administrado em um ciclo de 3 semanas durante 6, 12, 18 e 24 meses pode limitar a recidiva e evitar a progressão. Todavia, os efeitos adversos associados a essa terapia prolongada podem limitar a sua ampla aplicabilidade.

O paciente tem permissão de alimentar-se e beber antes do procedimento de instilação. Quando a bexiga estiver cheia, o paciente deve reter a solução intravesical durante 2 horas antes da micção. No fim do procedimento, o paciente é incentivado a urinar e a beber bastante líquido para eliminar o medicamento da bexiga.

Radioterapia

A radiação do tumor pode ser realizada no período pré-operatório para reduzir a microextensão da neoplasia e a viabilidade das células tumorais, diminuindo, assim, a probabilidade de recidiva do câncer na área imediata ou de sua disseminação através dos sistemas circulatório ou linfático. A radioterapia também é utilizada em combinação com a cirurgia ou para controlar a doença em pacientes com tumores inoperáveis.

Para o câncer de bexiga mais avançado, ou para pacientes com hematúria intratável (particularmente após a radioterapia), um grande balão cheio de água colocado na bexiga provoca necrose tumoral ao reduzir o suprimento sanguíneo da parede vesical (terapia hidrostática). A instilação de formol, fenol ou nitrato de prata alivia a hematúria e a estrangúria (eliminação lenta e dolorosa de urina) em alguns pacientes.

DESVIOS URINÁRIOS

Os procedimentos de desvio urinário são realizados para desviar a urina da bexiga para um novo local de saída, em geral por meio de uma abertura criada cirurgicamente (estoma) na pele. Esses procedimentos são realizados primariamente quando um tumor de bexiga urinária exige cistectomia (NCI, 2020) e estão associados, mais comumente, a câncer de bexiga de alto grau ou com invasão muscular (Caruso et al., 2017). O desvio urinário também tem sido utilizado no manejo de neoplasias malignas pélvicas, defeitos congênitos, estenoses, traumatismo dos ureteres e da uretra, bexiga neurogênica, infecção crônica que causa grave lesão ureteral e renal e cistite intersticial refratária. Também pode ser utilizado como último recurso no tratamento da incontinência.

Existe controvérsia sobre o melhor método para estabelecer um desvio permanente do sistema urinário. Novas técnicas são frequentemente introduzidas, em um esforço de melhorar os resultados e a qualidade de vida do paciente (Shi, Yu, Bellmont et al., 2018). A idade do paciente, a condição da bexiga, a constituição física, a obesidade, o grau de dilatação ureteral, o estado da função renal e a capacidade de aprendizado do paciente e a sua vontade de participar no cuidado pós-operatório são todos levados em consideração quando se determina o procedimento cirúrgico apropriado.

Os tipos de derivação urinária são conduto ileal, reconstrução de neobexiga ortotópica ou várias outras derivações urinárias continentes (Chang & Lawrentschuk, 2015; Yang, Bai, Wang et al., 2019). A escolha de um procedimento cirúrgico de derivação urinária depende das preferências do paciente e do cirurgião, da magnitude das comorbidades e da meta de qualidade de vida no período pós-operatório (Chang & Lawrentschuk, 2015). Variações nos procedimentos cirúrgicos de desvio urinário são frequentemente desenvolvidas, em um esforço de identificar e aperfeiçoar procedimentos que melhorarão os resultados para o paciente e reduzirão a incidência de problemas pós-operatórios (Yang et al., 2019).

CONDUTO ILEAL

O **conduto ileal** (alça ileal) é o mais antigo e o mais comum dos procedimentos de desvio urinário em uso, devido ao baixo número de complicações e à simplicidade do procedimento (Chang & Lawrentschuk, 2015; Shi et al., 2018) (Figura 49.7). As vantagens adicionais incluem o fato de que se trata de um procedimento bem conhecido dos profissionais de saúde, não exige treinamento vesical e não causa incontinência urinária noturna (Chang & Lawrentschuk, 2015).

Quando um procedimento cirúrgico do conduto ileal é realizado, a urina é desviada pela implantação do ureter em uma alça de 12 cm do íleo, que é conduzida através da parede do abdome. A alça do íleo é um conduto simples (passagem) para a urina dos ureteres até a superfície. Pode-se utilizar também uma alça do cólon sigmoide. Uma bolsa de ileostomia é utilizada para a coleta da urina. As extremidades ressecadas (cortadas) do intestino remanescente são anastomosadas (conectadas) para construir um intestino intacto (Wound Ostomy Continence Nurses [WOCN] Society, 2018).

São colocados *stents*, geralmente feitos de tubos finos e maleáveis, nos ureteres para evitar a oclusão em consequência do edema pós-operatório (Yang et al., 2019). Os *stents* ureterais bilaterais possibilitam a drenagem da urina do rim até o estoma e fornecem um método para a medição acurada do débito urinário. Podem ser deixados no local durante 10 a 21 dias do pós-operatório. Os drenos de Jackson-Pratt ou outros tipos de drenos são inseridos para evitar o acúmulo de líquido no espaço criado pela remoção da bexiga.

O resultado para um paciente com conduto ileal depende, em grande parte, da localização ou da posição do estoma, do fato de o dispositivo de drenagem (saco) estabelecer uma vedação à prova d'água na pele e da capacidade do paciente de manejar o dispositivo.

Depois da cirurgia, uma barreira cutânea e uma bolsa de drenagem urinária transparente e descartável são aplicadas ao redor do conduto e conectadas à drenagem. Um dispositivo cortado sob medida é usado até que o edema desapareça e o estoma sofra retração até o seu tamanho normal. A bolsa transparente possibilita a inspeção do estoma e o monitoramento da desobstrução do *stent* e do débito urinário. A bolsa ileal drena a urina (mas não as fezes) de modo contínuo. O dispositivo (bolsa) normalmente permanece no local enquanto for à prova d'água; é trocado, quando necessário, para evitar o extravasamento de urina.

Complicações

As complicações que podem surgir após a colocação do conduto ileal consistem em infecção ou deiscência da ferida, extravasamento de urina, obstrução ureteral, acidose hiperclorêmica, obstrução do intestino delgado, íleo paralítico e gangrena do estoma. As complicações tardias incluem obstrução ureteral, contração ou estenose (estreitamento do calibre) do estoma, deterioração renal devido ao refluxo crônico, hérnia paraestomal, retração, pielonefrite, litíase renal e recorrência do câncer (WOCN Society, 2018).

Manejo de enfermagem

Durante o período pré-operatório, o enfermeiro ajuda a viabilizar a marcação do estoma na parede do abdome, uma vez que isso está associado a menos complicações pós-operatórias, menos problemas com o ajuste do dispositivo e melhora da qualidade de vida e da independência após a cirurgia (WOCN Society, 2018). A orientação pré-operatória começa com as habilidades de autocuidado básicas para manejo do conduto ileal (WOCN Society, 2018). Como o paciente necessita de cuidado especializado, solicita-se a avaliação do estomatoterapeuta.

No período pós-operatório imediato, efetua-se um monitoramento dos volumes urinários a cada hora. Durante toda a hospitalização do paciente, o enfermeiro monitora rigorosamente o aparecimento de complicações, relata imediatamente os sinais e sintomas e intervém rapidamente para evitar a sua progressão.

Um débito urinário abaixo de 0,5 mℓ/kg/h pode indicar desidratação ou obstrução no conduto ileal, com possibilidade de fluxo retrógrado ou extravasamento a partir da anastomose ureteroileal. Pode-se inserir um cateter através do conduto urinário para monitorar o paciente quanto à possibilidade de estase ou de urina residual a partir de um estoma contraído. A urina pode drenar por *stents* ureterais bilaterais, bem como ao redor deles. Se os *stents* ureterais não estiverem drenando, o enfermeiro pode ser instruído a irrigar cuidadosamente com 5 a 10 mℓ de soro fisiológico estéril, tendo o cuidado para não exercer tensão, visto que isso poderia desalojar o *stent*. Pode ocorrer hematúria nas primeiras 48 horas após a cirurgia; todavia, geralmente ocorre resolução espontânea.

Realização do cuidado do estoma e da pele

O estoma é inspecionado com frequência quanto à sua coloração e viabilidade. Um estoma saudável é rosado ou avermelhado. Qualquer mudança dessa coloração normal para uma cor púrpura, castanha ou preta sugere que o suprimento vascular pode estar comprometido. Se a cianose e o comprometimento do suprimento sanguíneo persistirem, pode ser necessária uma intervenção

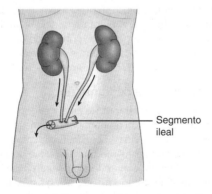

Figura 49.7 • Conduto ileal convencional. O cirurgião transplanta os ureteres para uma parte isolada do íleo terminal (conduto ileal), trazendo uma extremidade para a parede do abdome. O ureter também pode ser transplantado para o cólon transverso-sigmoide (conduto colônico) ou jejuno proximal (conduto jejunal).

cirúrgica. O estoma não é sensível ao toque, porém a pele ao redor dele torna-se sensível quando irritada pela urina ou pelo dispositivo. A pele é inspecionada à procura de sinais de irritação e sangramento da mucosa do estoma, incrustação e irritação da pele ao redor do estoma (devido à urina alcalina que entra em contato com a pele exposta), erupções cutâneas, vermelhidão, prurido ou outros sinais e sintomas de comprometimento e infecções de feridas (WOCN Society, 2018).

Cuidado da ostomia

A umidade nas roupas de cama ou nas roupas pessoais ou o odor de urina no paciente devem alertar o enfermeiro quanto à possibilidade de vazamento do dispositivo, infecção potencial ou problema no cuidado higiênico. Um dispositivo adequadamente adaptado é essencial para evitar a exposição da pele ao redor do estoma à urina (WOCN Society, 2018). Se a urina tiver odor fétido, o estoma é cateterizado, quando prescrito, para obter uma amostra de urina para cultura e antibiograma.

Incentivo ao consumo de líquidos e alívio da ansiedade

Como se utiliza a mucosa na criação do conduto, o paciente pode excretar muco misturado com a urina. Isso provoca ansiedade em muitos pacientes. Para ajudar a aliviar essa ansiedade, o enfermeiro tranquiliza o paciente de que isso é comum depois de um procedimento de conduto ileal. O enfermeiro incentiva o consumo adequado de líquidos para "lavar" o conduto ileal e diminuir o acúmulo de muco.

Seleção do dispositivo de ostomia

O enfermeiro tem papel importante (muitas vezes com o suporte de enfermeiro especializado em feridas, ostomias e continência) na seleção de dispositivo adequado para o estoma. O dispositivo urinário pode consistir em uma ou duas peças e pode ser descartável (em geral, utilizado uma vez e, em seguida, descartado) ou reutilizável. A escolha do dispositivo é determinada pela localização do estoma e por atividade normal, destreza manual, função visual, constituição física, recursos econômicos e preferência do paciente.

Promoção de cuidados domiciliar, comunitário e de transição

Orientação do paciente sobre autocuidados

A orientação ao paciente começa no hospital, porém continua no ambiente domiciliar, visto que os pacientes normalmente recebem alta alguns dias após a cirurgia. O enfermeiro orienta o paciente sobre como avaliar e manejar o desvio urinário e como lidar com as alterações na imagem corporal. A participação do estomatoterapeuta é essencial para discutir com o enfermeiro os vários aspectos do cuidado e das orientações ao paciente (WOCN Society, 2018).

Troca do dispositivo

O paciente e a sua família são orientados sobre como aplicar e trocar o dispositivo, de modo que se sintam confortáveis durante a realização do procedimento e possam fazê-lo com competência. De modo ideal, o sistema do dispositivo é trocado antes que ocorra extravasamento e em um momento que seja conveniente para o paciente. Muitos pacientes consideram o início da manhã o horário mais conveniente, visto que o débito de urina está reduzido. Existem vários tipos de dispositivos disponíveis (WOCN Society, 2018).

Independentemente do tipo de dispositivo empregado, é essencial ter uma barreira cutânea para proteger a pele da irritação e da escoriação (WOCN Society, 2018). Para manter a integridade da pele, uma barreira cutânea ou uma bolsa para extravasamento nunca devem ser envoltas com esparadrapo, a fim de evitar o acúmulo de urina sob a barreira cutânea ou a placa frontal. O paciente é instruído a evitar sabonetes hidratantes e loções corporais para enxágue quando for limpar a região, visto que eles interferem na aderência da bolsa. O grau de protrusão do estoma não é igual em todos os pacientes; por conseguinte, existem vários acessórios e dispositivos feitos sob medida para solucionar problemas individuais. As diretrizes para a aplicação de sistemas reutilizáveis e descartáveis pelo paciente são apresentadas no Boxe 49.13.

Controle do odor

O paciente é instruído a evitar alimentos que possam conferir à urina um odor forte (p. ex., aspargo, queijos, ovos). A maioria dos dispositivos contém barreiras contra o odor; todavia, se necessário, podem ser introduzidas algumas gotas de desodorizante líquido ou vinagre branco diluído através do orifício de drenagem no fundo da bolsa, utilizando uma seringa ou um conta-gotas, para reduzir os odores. Deve-se lembrar ao paciente de que o odor irá se desenvolver se a bolsa for utilizada por mais tempo do que o recomendado e não for cuidada apropriadamente (WOCN Society, 2018).

Manejo do dispositivo de ostomia

O paciente é instruído a esvaziar a bolsa por meio de uma válvula de dreno quando estiver cheia até um terço, visto que o peso de mais urina provocará a separação da bolsa da pele. Alguns pacientes preferem uma bolsa na perna fixada com um adaptador ao aparelho de drenagem. Para promover um sono ininterrupto, um frasco coletor e um equipo (uma unidade) são acoplados sobre um adaptador conectado ao dispositivo ileal. Um pequeno volume de urina é deixado na bolsa quando o adaptador é acoplado, a fim de evitar o colapso da bolsa. O equipo pode ser mantido sob o pijama ou as pernas da calça para evitar a formação de dobras. O frasco de coleta e o equipo são lavados diariamente com água fria e 1 vez/semana com uma solução de água e vinagre branco 3:1.

Limpeza e desodorização do dispositivo

Em geral, o dispositivo reutilizável é enxaguado em água morna e mergulhado em uma solução de água e vinagre branco 3:1 ou em uma solução desodorizante comercial durante 30 minutos. É lavado com água morna e secado ao vento, mas sem exposição direta à luz solar, pois a água quente e a exposição direta à luz solar desidratam a bolsa e aumentam a incidência de fissuras. Após secar, o dispositivo pode ser polvilhado com amido de milho e conservado. São necessários dois dispositivos – um para ser usado, enquanto o outro está secando ao ar livre.

Cuidados contínuos e de transição

O cuidado de acompanhamento é essencial para determinar como o paciente se adaptou às alterações da imagem corporal e às mudanças no estilo de vida. O encaminhamento para cuidado domiciliar está indicado para determinar o quão bem o paciente e a família estão lidando com o desvio com drenagem urinária. O enfermeiro avalia o estado físico e a resposta emocional do paciente. Além disso, ele avalia a capacidade do paciente e da família de cuidar do desvio urinário e do dispositivo, reforça as instruções prévias e fornece informações adicionais (p. ex., recursos da comunidade, fontes de suprimentos de ostomia, cobertura de seguro para os suprimentos).

Boxe 49.13 ORIENTAÇÕES AO PACIENTE
Uso de dispositivos de coleta para desvio urinário

Aplicação de um sistema de bolsa reutilizável

O enfermeiro instrui o paciente a:
1. Reunir todos os suprimentos necessários. Realizar a higiene das mãos.
2. Preparar o novo dispositivo de acordo com as orientações do fabricante:
   - Aplicar um disco adesivo de dupla face que tenha sido adequadamente cortado no tamanho para se adaptar à placa frontal da bolsa reutilizável
   - Remover o papel do fundo e reservar uma bolsa, deixando-a ao lado, ou aplicar uma fina camada de cimento de contato em um lado da placa frontal da bolsa reutilizável
   - Reservar a bolsa ao lado.
3. Remover delicadamente a bolsa suja. Reservar para limpar mais tarde.
4. Limpar a pele periostomal (pele ao redor do estoma) com uma pequena quantidade de água e sabão. Enxaguar por completo e deixar secar. Se uma película de sabão permanecer na pele e o local não secar, o dispositivo não irá aderir adequadamente.
5. Usar um chumaço (gaze enrolada ou tampão) sobre o estoma para absorver a urina e manter a pele seca durante a troca do dispositivo.
6. Inspecionar a pele periostomal à procura de irritação.
7. Observar que um lenço protetor de pele ou um anel de barreira pode ser aplicado antes de centralizar a abertura da placa frontal diretamente sobre o estoma.
8. Posicionar o dispositivo sobre o estoma e exercer uma pressão delicada no local.
9. Quando desejado, usar cobertura de bolsa ou aplicar amido de milho sob a bolsa para evitar a transpiração e a irritação da pele.
10. Limpar a bolsa suja e prepará-la para reutilização.

Reutilização de um sistema de bolsa descartável

O enfermeiro instrui o paciente a:
1. Reunir todos os suprimentos necessários. Realizar a higiene das mãos.
2. Medir o estoma e preparar uma abertura na barreira cutânea com cerca de 0,3 mm maior do que o estoma e com o mesmo formato deste.
3. Remover o papel do fundo da barreira cutânea e reservar.
4. Remover delicadamente o dispositivo antigo e reservar.
5. Limpar a pele periostomal com água morna e secar por completo.
6. Inspecionar a pele periostomal (pele ao redor do estoma) à procura de irritação.
7. Usar um chumaço (gaze enrolada ou tampão) sobre o estoma para absorver a urina e manter a pele seca durante a troca do dispositivo.
8. Centralizar a abertura da barreira cutânea sobre o estoma e aplicar pressão firme e suave para obter uma vedação à prova de água.
9. Se for utilizar um sistema de duas peças, acoplar a bolsa sobre o *wafer* com abas que consigam aderir à pele.
10. Fechar o dreno ou o orifício de drenagem no fundo da bolsa.
11. Observar que pode ser usada uma cobertura de bolsa, ou pode-se aplicar amido de milho sob a bolsa para evitar a transpiração e a irritação da pele.
12. Aplicar esparadrapo hipoalergênico ao redor da barreira cutânea como se fosse uma moldura.
13. Descartar o dispositivo sujo.

Adaptado de Wound Ostomy Continence Nurses (WOCN) Society. (2018). WOCN Society Clinical Guideline: Management of the adult patient with a fecal or urinary ostomy–An executive summary. *Journal of Wound Ostomy Continence Nursing*, 45(1), 50-58.

Após a resolução do edema pós-operatório, o enfermeiro ajuda a determinar as mudanças apropriadas necessárias no dispositivo de ostomia. O tamanho do estoma é medido a cada 3 a 6 semanas durante os primeiros meses do pós-operatório. O tamanho correto do dispositivo é determinado medindo-se a parte mais larga do estoma com uma régua. O dispositivo permanente não deve ter mais de 1,6 mm do que o diâmetro do estoma e deve ter o mesmo formato que o estoma para evitar o contato da pele com a drenagem.

O enfermeiro orienta o paciente e a família sobre os recursos (ver seção Recursos no fim do capítulo). Nos EUA, a American Cancer Society (ACS) fornece equipamento médico e outros materiais para o paciente ostomizado por causa de câncer.[1]

O enfermeiro de cuidados domiciliares avalia o paciente quanto às complicações potenciais a longo prazo, como obstrução ureteral, estenoses, hérnias ou deterioração da função renal (Yang et al., 2019). O enfermeiro também reforça as orientações dadas previamente sobre complicações potenciais e manejo do autocuidado (WOCN Society, 2018).

NEOBEXIGA URINÁRIA ORTOTÓPICA

A reconstrução de neobexiga ortotópica é realizada em aproximadamente 38% dos pacientes submetidos à cistectomia por causa de câncer de bexiga invasivo (Shi et al., 2018). Durante essa intervenção cirúrgica, uma nova bexiga urinária é criada com segmentos do intestino (Chang & Lawrentschuk, 2015) (Figura 49.8). Existem algumas vantagens desse tipo de derivação urinária em comparação com o procedimento de conduto ileal (mais comum), inclusive o fato de que a neobexiga urinária está conectada à uretra, promovendo a restauração funcional e anatômica (Shi et al., 2018). O novo sistema miccional é semelhante ao estado pré-operatório, e os pesquisadores relatam melhor qualidade de vida dos pacientes submetidos a esse procedimento em comparação com pacientes com conduto ileal (Chang & Lawrentschuk, 2015; Shi et al., 2018; Yang et al., 2019).

Também existem algumas desvantagens da reconstrução de neobexiga urinária: nem todos os pacientes, por exemplo, são candidatos adequados a essa cirurgia (ver discussão mais adiante). Outras desvantagens incluem a necessidade de treinamento vesical e o potencial de incontinência urinária após a cirurgia (Chang & Lawrentschuk, 2015). O intestino utilizado para criar a neobexiga urinária não tem a estimulação

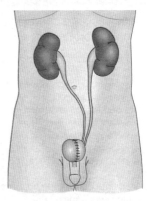

Figura 49.8 • Neobexiga urinária ortotópica. O cirurgião cria a bexiga urinária a partir de segmentos de intestino.

---

[1]N.R.T.: No Brasil, ver https://www.inca.gov.br/sites/ufu.sti.inca.local/files/media/document/livro-cuidados-com-a-sua-estomia.pdf.

para contrair que a bexiga urinária natural tem, resultando em necessidade de treinamento vesical. Mesmo com retreinamento vesical, apenas 80% dos pacientes alcançam a continência plena (Shi et al., 2018).

Manejo cirúrgico

No período pré-operatório, o paciente é submetido a uma avaliação cuidadosa porque nem todos os pacientes estão aptos para essa cirurgia. As principais contraindicações incluem comprometimento renal e hepático, doença intestinal e câncer em partes específicas da bexiga urinária (Chang & Lawrentschuk, 2015). Ver, no Boxe 49.14, a lista de características do paciente que constituem contraindicações à realização de reconstrução de neobexiga urinária. Todavia, essa intervenção cirúrgica é uma alternativa viável para o conduto ileal quando o paciente não apresenta essas complicações, não deseja um estoma e está disposto a aderir ao treinamento da neobexiga urinária (Chang & Lawrentschuk, 2015).

Quando a cirurgia é realizada, o cirurgião cria uma neobexiga urinária de formato esférico, também descrita como bolsa, a partir de segmentos intestinais para substituir a bexiga que foi extirpada. Os segmentos intestinais usados mais comumente são partes do íleo, do cólon e do sigmoide (Chang & Lawrentschuk, 2015).

Complicações

Trata-se de uma cirurgia mais complexa do que a criação de um conduto ileal; portanto, existe maior risco de várias complicações, incluindo desequilíbrios hidreletrolíticos, íleo paralítico pós-operatório e incontinência. O paciente corre risco de acidose metabólica, visto que a parede da neobexiga urinária consiste em mucosa intestinal, que é mais permeável aos eletrólitos urinários do que a parede vesical original (Chang & Lawrentschuk, 2015). O desvio eletrolítico também resulta em urina mais concentrada, que pode provocar desidratação (Chang & Lawrentschuk, 2015). Os pacientes correm risco mais elevado de íleo paralítico no 5º dia de pós-operatório e depois, em comparação com os pacientes submetidos ao procedimento de conduto ileal (Chang & Lawrentschuk, 2015).

Manejo de enfermagem

No período pré-operatório, o enfermeiro auxilia na avaliação da adequação do paciente à reconstrução de neobexiga urinária ortotópica. O enfermeiro e o cirurgião avaliam as contraindicações potenciais do paciente em relação à cirurgia (ver Boxe 49.14). É importante iniciar a orientação do que o paciente pode esperar no período pós-operatório, sobretudo o tempo e o esforço que serão necessários para o treinamento vesical. O paciente precisa compreender com clareza o risco de incontinência urinária, tanto no período pós-operatório imediato como em longo prazo.

O cuidado de enfermagem pós-operatório do paciente submetido à reconstrução de neobexiga ortotópica assemelha-se ao cuidado de enfermagem do paciente com um conduto ileal. Além dos cuidados pós-operatórios habituais (ver Capítulo 16), o paciente precisará de cateter suprapúbico de demora (Chang & Lawrentschuk, 2015). Os procedimentos variam entre os centros cirúrgicos que realizam esse procedimento, porém irrigação com 100 mℓ de soro fisiológico a intervalos de 6 a 8 horas costuma ser prescrita para evitar a obstrução do cateter pela maior secreção de muco pelo intestino em comparação com a parede vesical regular (Chang & Lawrentschuk, 2015).

Monitoramento de líquidos e eletrólitos

O equilíbrio hidreletrolítico é mantido no período pós-operatório imediato por meio de monitoramento rigoroso dos níveis séricos de eletrólitos e administração apropriada de soluções IV. O paciente é monitorado à procura de sinais e sintomas de acidose metabólica e desidratação. A reposição eletrolítica pode ser necessária para o retorno dos valores aos limites normais.

Estímulo de nutrição adequada

O paciente apresenta demanda adicional de carboidrato e proteína para se recuperar da cirurgia complexa (Chang & Lawrentschuk, 2015). As orientações nutricionais incluem aumento do teor de fibra da dieta para reduzir o risco de íleo paralítico pós-operatório, sobretudo no quinto dia após a cirurgia e após a alta hospitalar. Aumento do consumo de fibras dietéticas e outras medidas são necessárias para a prevenção de constipação intestinal, uma vez que o intestino ficou mais curto.

Promoção de cuidados domiciliar, comunitário e de transição

A orientação ao paciente começa no hospital, porém continua no ambiente domiciliar, visto que os pacientes normalmente recebem alta alguns dias após a cirurgia. A cicatrização da neobexiga urinária demora 2 a 3 semanas; portanto, o paciente recebe alta para casa com um cateter suprapúbico de demora (Chang & Lawrentschuk, 2015). O enfermeiro orienta o paciente sobre como avaliar e manejar o cateter de demora e irrigá-lo conforme a necessidade. Após determinar que a neobexiga urinária seja à prova d'água, começa o retreinamento vesical.

Orientação do paciente sobre autocuidados

As instruções ao paciente são importantes e devem ser fornecidas verbalmente e por escrito (Boxe 49.15). O paciente deve ser instruído a desenvolver e a utilizar um diário para registrar os horários dos exercícios da musculatura do assoalho pélvico, a frequência das micções e do cateterismo intermitente, quaisquer alterações da função intestinal e quaisquer episódios de incontinência.

Cuidados contínuos e de transição

O cuidado de acompanhamento é essencial para determinar como o paciente se adaptou às alterações necessárias para

---

Boxe 49.14 — Contraindicações à cirurgia de reconstrução de neobexiga ortotópica

- Lesão renal aguda associada a nível sérico de creatinina > 150 μmol/ℓ
- Falta de motivação ou capacidade intelectual para seguir um esquema miccional após a cirurgia
- Comprometimento da função hepática
- Incapacidade de aceitar a incontinência no período pós-operatório (principalmente incontinência noturna) a curto prazo e, possivelmente, a longo prazo
- Doença intestinal decorrente de radiação ou doença intestinal inflamatória
- Câncer histologicamente confirmado no ápice prostático (homens) ou no colo vesical (mulheres)
- Limitações físicas que impeçam a realização de autocateterismo
- Existência de câncer metastático.

Adaptado de Chang, D. T. S. & Lawrentschuk, N. (2015). Orthotopic neobladder reconstruction. *Urology Annals*, 7(1), 1-7.

> **Boxe 49.15 ORIENTAÇÕES AO PACIENTE**
> **Treinamento da neobexiga urinária**
>
> O enfermeiro instrui o paciente a:
>
> - Urinar na posição sentada, usando a manobra de Valsalva para esvaziar a neobexiga urinária
> - Realizar todos os exercícios da musculatura do assoalho pélvico, conforme prescrição, todos os dias
> - Empreender etapas para evitar a constipação intestinal: beber líquidos em quantidades adequadas, consumir uma dieta balanceada rica em fibras, fazer exercícios regularmente e tomar emolientes fecais, quando recomendado
> - Urinar regularmente, 5 a 8 vezes/dia (aproximadamente a cada 2 a 3 h):
>   - Logo ao levantar-se pela manhã
>   - Antes de cada refeição
>   - Antes de deitar-se
>   - Uma vez durante a noite, se necessário.

Adaptado de Chang, D. T. S. & Lawrentschuk, N. (2015). Orthotopic neobladder reconstruction. *Urology Annals*, 7(1), 1-7.

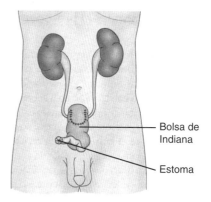

Figura 49.9 • Bolsa de Indiana.[2] O cirurgião introduz os ureteres em um segmento do íleo e do ceco. A urina é drenada periodicamente por um cateter introduzido no estoma.

o manejo da neobexiga. O encaminhamento para cuidado domiciliar está indicado para continuar o treinamento da neobexiga urinária e determinar quão bem o paciente e a família estão lidando com a derivação da drenagem urinária. O enfermeiro avalia o estado físico e a resposta emocional do paciente. Além disso, ele avalia a capacidade do paciente e da família de cuidar do desvio urinário, reforça as instruções prévias e fornece informações adicionais (p. ex., recursos da comunidade, cobertura de seguro para os suprimentos).

OUTROS PROCEDIMENTOS DE DESVIO URINÁRIO CONTINENTE

Outro tipo de desvio urinário continente é a bolsa de Indiana, criada para o paciente cuja bexiga é removida ou não funciona mais (Chang & Lawrentschuk, 2015). A bolsa de Indiana utiliza um segmento do íleo e do ceco para formar o reservatório para a urina (Figura 49.9). Os ureteres são colocados em um túnel através das faixas musculares da bolsa intestinal e anastomosados. O reservatório torna-se continente através do estreitamento da porção eferente do íleo e da sutura do íleo terminal ao tecido subcutâneo, formando um estoma continente no mesmo nível da pele. A bolsa é suturada na parede anterior do abdome ao redor de um tubo de cecostomia. A urina é coletada na bolsa até que um cateter seja inserido, e a urina, drenada.

A bolsa deve ser drenada em intervalos regulares por um cateter, a fim de evitar a absorção dos produtos metabólicos de degradação da urina, o refluxo de urina para os ureteres e a ocorrência de infecção urinária. O cuidado de enfermagem pós-operatório do paciente com uma bolsa urinária ileal continente assemelha-se ao cuidado de enfermagem do paciente com um conduto ileal. Todavia, esses pacientes geralmente apresentam drenos adicionais (cateter de cecostomia da bolsa, cateter do estoma saindo do estoma, *stents* ureterais e dreno de Penrose, bem como um cateter uretral). Todos os drenos precisam ser cuidadosamente monitorados quanto à sua desobstrução e à quantidade e ao tipo de drenagem. No período pós-operatório imediato, o tubo de cecostomia é irrigado 2 a 3 vezes/dia, a fim de remover o muco e evitar o bloqueio.

Outras variações de reservatório urinário continente também são utilizadas ocasionalmente (Chang & Lawrentschuk, 2015). Com esses métodos, a bolsa precisa ser drenada em intervalos regulares pela inserção de um cateter.

PROCESSO DE ENFERMAGEM

Paciente que se submete à cirurgia de desvio urinário

Avaliação pré-operatória

Os seguintes aspectos constituem preocupações essenciais da avaliação de enfermagem pré-operatória:

- São realizadas avaliações da função cardiopulmonar, visto que os pacientes que se submetem à cistectomia são, com frequência, indivíduos idosos que podem correr maior risco de complicações cardíacas e respiratórias
- É importante proceder a uma avaliação do estado nutricional, devido a um possível aporte nutricional deficiente relacionado com problemas de saúde subjacentes
- As necessidades de aprendizado são avaliadas com o estomatoterapeuta para analisar a compreensão do paciente e da família sobre o procedimento, bem como sobre alterações na estrutura física e na função que resultem da cirurgia. O autoconceito e a autoestima do paciente são avaliados, além dos métodos de lidar com o estresse e a perda. São observados o estado mental, a destreza manual e a coordenação do paciente, bem como a visão e o método preferido de aprendizado, visto que eles afetam o autocuidado pós-operatório.

Diagnóstico pré-operatório

DIAGNÓSTICOS DE ENFERMAGEM

Com base nos dados da avaliação, os diagnósticos de enfermagem pré-operatórios podem incluir os seguintes:

- Ansiedade associada a perdas antecipadas relacionadas com o procedimento cirúrgico
- Comprometimento do aporte nutricional associado à ingestão nutricional inadequada
- Falta de conhecimento sobre o procedimento cirúrgico e o cuidado pós-operatório.

Planejamento e metas pré-operatórios

As principais metas para o paciente podem consistir em alívio da ansiedade, melhora do estado nutricional pré-operatório e maior conhecimento sobre o procedimento cirúrgico, os resultados esperados e o cuidado pós-operatório.

---

[2] N.R.T.: Esse procedimento foi criado pela Indiana University School of Medicine na década de 1980 e ainda é muito utilizado em todo o mundo.

Intervenções de enfermagem pré-operatórias

ALÍVIO DA ANSIEDADE

A ameaça de câncer e a remoção da bexiga causam ansiedade relacionada com as alterações na imagem corporal. Os pacientes podem enfrentar problemas de adaptação a dispositivo externo, estoma e incisão cirúrgica e a hábitos higiênicos alterados. Os homens também precisam se adaptar à impotência sexual; um implante peniano é considerado se o paciente for candidato ao procedimento. As mulheres também apresentam ansiedade relacionada com a alteração da aparência, da imagem corporal e da autoestima. Uma abordagem de apoio, tanto física quanto psicossocial, é necessária e deve incluir: avaliar o autoconceito do paciente e o modo de lidar com o estresse e a perda; ajudar o paciente a identificar maneiras de manter o seu estilo de vida e independência com o menor número possível de alterações; e incentivar o paciente a expressar seus medos e a sua ansiedade sobre as ramificações da cirurgia próxima. Existem serviços de suporte disponíveis que podem proporcionar apoio emocional e facilitar a adaptação antes e depois da cirurgia (ver seção Recursos ao fim deste capítulo).

FORNECIMENTO DE NUTRIÇÃO ADEQUADA

Prescreve-se uma dieta pobre em resíduos para limpar o intestino, a fim de reduzir a estase fecal, descomprimir o intestino e minimizar a ocorrência de íleo paralítico pós-operatório. Além disso, são administrados antibióticos para reduzir a flora patogênica no intestino e o risco de infecção. Como o paciente que se submete a um procedimento de desvio urinário para câncer pode estar gravemente desnutrido, devido a tumor, tratamentos prévios e anorexia, pode-se prescrever nutrição enteral ou parenteral para promover a cicatrização. A hidratação pré-operatória adequada é primordial para assegurar o fluxo urinário durante a cirurgia e evitar a hipovolemia durante o procedimento cirúrgico prolongado.

EXPLICAÇÃO DA CIRURGIA E DE SEUS EFEITOS

A participação do estomatoterapeuta na orientação e no cuidado do paciente é inestimável para as instruções pré-operatórias e o planejamento pós-operatório. As explicações sobre o procedimento cirúrgico, a aparência do estoma, a justificativa para a preparação intestinal pré-operatória, os motivos para usar um dispositivo de coleta e os efeitos antecipados da cirurgia sobre a função sexual fazem parte das orientações ao paciente. A localização do estoma é planejada no período pré-operatório com o paciente em pé, sentado e deitado, para localizar o estoma longe de proeminências ósseas, dobras e pregas cutâneas. O estoma também deve ser posicionado longe de cicatrizes antigas, do umbigo e da linha da cintura.

Para facilitar o autocuidado, o paciente deve ser capaz de ver e alcançar confortavelmente o local. Esse local é marcado com tinta indelével, de modo que possa ser facilmente identificado durante a cirurgia. O paciente é avaliado quanto a alergias ou sensibilidade ao esparadrapo ou a adesivos. Pode ser necessário um teste de contato com determinados dispositivos antes que seja escolhido o equipamento da ostomia. Isso é particularmente importante quando o paciente é ou pode ser alérgico ao látex.

Avaliação pré-operatória

Para medir a efetividade do cuidado, o enfermeiro verifica o nível de ansiedade e o estado nutricional do paciente no pré-operatório, bem como o conhecimento preexistente e as expectativas da cirurgia.

Os resultados esperados do paciente podem incluir:
1. Exibe redução da ansiedade em relação à cirurgia e às perdas esperadas.
   a. Verbaliza os medos com a equipe de saúde e a família.
   b. Expressa atitude positiva em relação ao resultado da cirurgia.
2. Exibe estado nutricional adequado.
   a. Mantém a ingestão adequada antes da cirurgia.
   b. Mantém o peso corporal.
   c. Fornece a justificativa para a nutrição enteral ou parenteral, quando necessária.
   d. Exibe turgor cutâneo normal, mucosas úmidas, débito urinário adequado e ausência de sede excessiva.
3. Demonstra conhecimento sobre o procedimento cirúrgico e a evolução pós-operatória.
   a. Identifica as limitações esperadas depois da cirurgia.
   b. Discute o ambiente pós-operatório imediato esperado (tubos, equipamento, vigilância de enfermagem).
   c. Pratica exercícios de respiração profunda, tosse e movimentação dos pés.

Avaliação pós-operatória

O papel do enfermeiro no período pós-operatório imediato consiste em evitar as complicações e avaliar cuidadosamente o paciente quanto ao aparecimento de quaisquer sinais e sintomas de complicações. Os cateteres e quaisquer dispositivos de drenagem são rigorosamente monitorados. São determinados o volume urinário, a desobstrução do sistema de drenagem e a colocação da drenagem. Uma súbita diminuição no volume de urina ou um aumento da drenagem são relatados imediatamente ao médico, visto que podem indicar obstrução do sistema urinário, volume sanguíneo inadequado ou sangramento. Além disso, a necessidade de controle da dor do paciente é avaliada regularmente, como no caso de todos os pacientes no pós-operatório.

Diagnóstico pós-operatório

DIAGNÓSTICOS DE ENFERMAGEM

Com base nos dados de avaliação, os principais diagnósticos de enfermagem pós-operatórios podem incluir os seguintes:

- Risco de comprometimento da integridade da pele associado a problemas no manejo do dispositivo de coleta da urina
- Dor aguda associada à incisão cirúrgica
- Transtorno da imagem corporal associado ao desvio urinário
- Comprometimento da função sexual associado a alterações estruturais e fisiológicas
- Falta de conhecimento sobre o manejo da função urinária

PROBLEMAS INTERDEPENDENTES/ COMPLICAÇÕES POTENCIAIS

As complicações potenciais podem incluir as seguintes:

- Peritonite, devido à ruptura da anastomose
- Isquemia e necrose do estoma, devido ao comprometimento do aporte sanguíneo para o estoma
- Retração do estoma e separação da borda mucocutânea, devido a tensão e traumatismo.

Planejamento e metas pós-operatórios

As principais metas para o paciente podem consistir em manter a integridade da pele, aliviar a dor, aumentar a autoestima, desenvolver mecanismos de enfrentamento apropriados para aceitar e lidar com a função urinária e a sexualidade alteradas, aumentar o conhecimento sobre o manejo da função urinária e evitar complicações potenciais.

Intervenções de enfermagem pós-operatórias

O manejo pós-operatório concentra-se no monitoramento da função urinária, na prevenção das complicações pós-operatórias (infecção e sepse, complicações respiratórias, distúrbios hidreletrolíticos, formação de fístula e extravasamento de urina) e na promoção do conforto do paciente. Os cateteres e os sistemas de drenagem são monitorados, e efetua-se um monitoramento cuidadoso do débito urinário. Um tubo nasogástrico (NG) é inserido durante a cirurgia para descomprimir o sistema digestório e aliviar a pressão sobre a anastomose intestinal. Em geral, ele é mantido em posição durante vários dias depois da cirurgia. Tão logo reapareça a função intestinal – conforme indicado pelos sons intestinais, pela eliminação de flatos e pelo abdome macio –, o consumo de líquido por via oral é permitido. Até esse momento, são administrados líquidos e eletrólitos IV. O paciente é ajudado a deambular o mais cedo possível, a fim de evitar as complicações da imobilidade.

MANUTENÇÃO DA INTEGRIDADE DA PELE

As estratégias para promover a integridade da pele começam com a redução e o controle dos fatores que aumentam o risco de nutrição e cicatrização deficientes. O cuidado meticuloso da pele e o manejo do sistema de drenagem são realizados pelo enfermeiro até que o paciente possa efetuá-los e se sinta confortável em fazê-lo. É preciso tomar cuidado para manter o sistema de drenagem intacto, a fim de proteger a pele contra a exposição à drenagem. Material deve estar prontamente disponível para manejar a drenagem no período pós-operatório imediato. A consistência da implementação do programa de cuidados da pele durante todo o período pós-operatório resulta na manutenção da integridade da pele e no conforto do paciente. Além disso, a manutenção da integridade da pele ao redor do estoma permite que o paciente e a sua família possam se adaptar com mais facilidade às alterações da função urinária, além de ajudá-los a aprender técnicas de cuidado da pele.

ALÍVIO DA DOR

São administrados analgésicos de modo liberal no período pós-operatório, a fim de aliviar a dor e promover o conforto, permitindo, assim, que o paciente possa mudar de decúbito, tossir e realizar os exercícios de respiração profunda. A analgesia controlada pelo paciente e a administração regular de agentes analgésicos durante todo o dia constituem duas opções que podem ser utilizadas para assegurar o alívio adequado da dor. Emprega-se uma escala de intensidade da dor para avaliar a adequação do medicamento e da conduta para o manejo da dor. Ver Capítulo 9 para uma discussão mais detalhada sobre o manejo da dor.

MELHORA DA IMAGEM CORPORAL

A capacidade do paciente de lidar com as alterações associadas à cirurgia depende, em certo grau, de sua imagem corporal e autoestima antes da cirurgia, bem como do apoio e da reação dos outros. Permitir que o paciente expresse suas preocupações e sentimentos de ansiedade pode ajudar, particularmente na sua adaptação às alterações nos hábitos de higiene íntima. O enfermeiro também pode ajudar a melhorar o autoconceito do paciente, ensinando-lhe as habilidades necessárias para se tornar independente no manejo dos dispositivos de drenagem urinária. As orientações sobre o cuidado com a ostomia são fornecidas em um ambiente privado, para incentivar o paciente a fazer perguntas sem medo de ter vergonha. Explicar o motivo pelo qual o enfermeiro deve usar luvas quando realiza o cuidado da ostomia pode impedir que o paciente interprete erroneamente o uso das luvas como sinal de aversão ao estoma.

EXPLORAÇÃO DAS QUESTÕES DE SEXUALIDADE

Os pacientes que apresentam alteração da função sexual em consequência do procedimento cirúrgico podem lamentar essa perda. Incentivar o paciente e o(a) seu(sua) parceiro(a) a compartilhar seus sentimentos sobre essa perda e reconhecer a importância da função e da expressão sexual pode incentivar o casal a procurar aconselhamento sexual e a explorar maneiras alternativas de expressar a sexualidade. Usar o suporte e a experiência de outro paciente com ostomia que esteja desempenhando plenamente seu papel na sociedade e na vida familiar também pode ajudar o paciente e a sua família a reconhecerem que a recuperação plena é possível.

MONITORAMENTO E MANEJO DE COMPLICAÇÕES POTENCIAIS

As complicações não são incomuns, em virtude da complexidade da cirurgia, do motivo subjacente (câncer, traumatismo) para o procedimento de desvio urinário e do estado nutricional do paciente frequentemente aquém de ótimo. As complicações podem incluir distúrbios respiratórios (p. ex., atelectasia, pneumonia), distúrbios hidreletrolíticos, ruptura de qualquer anastomose, sepse, formação de fístula, extravasamento fecal ou urinário e irritação da pele. Quando essas complicações surgem, o paciente deve permanecer hospitalizado por um longo período e, provavelmente, necessitará de nutrição parenteral, descompressão gastrintestinal por meio de aspiração nasogástrica e cirurgia adicional. As metas do manejo consistem em estabelecer a drenagem, fornecer nutrição adequada para que ocorra cicatrização e evitar a sepse.

Peritonite. A peritonite pode ocorrer no período pós-operatório, se houver extravasamento da urina na anastomose. Os sinais e sintomas consistem em dor e distensão abdominais, rigidez muscular com defesa, náuseas, vômitos, íleo paralítico (ausência de sons intestinais), febre e leucocitose.

É preciso monitorar rigorosamente o débito urinário, visto que a ocorrência de uma súbita diminuição do débito, com aumento correspondente na drenagem a partir da incisão ou dos drenos, pode indicar extravasamento de urina. Além disso, deve-se observar o dispositivo de drenagem urinária à procura de extravasamento. A bolsa é trocada se for detectado extravasamento. Pequenos vazamentos na anastomose podem vedar sozinhos, porém a cirurgia pode ser necessária para os vazamentos maiores.

Os sinais vitais (pressão arterial, frequência do pulso arterial, frequência respiratória e temperatura) são monitorados. As alterações nos sinais vitais, bem como a ocorrência de dor crescente, náuseas, vômitos e distensão abdominal, são relatadas ao médico e podem indicar peritonite.

Isquemia e necrose do estoma. O estoma é monitorado, visto que podem ocorrer isquemia e necrose em consequência de tensão sobre os vasos sanguíneos mesentéricos, torção do segmento intestinal (conduto) durante a cirurgia ou insuficiência arterial. O novo estoma precisa ser inspecionado pelo menos a cada 4 horas para avaliar a adequação de seu suprimento sanguíneo. O estoma deve ser avermelhado ou rosado. Se o suprimento sanguíneo para o estoma estiver comprometido, a coloração modifica-se para púrpura, castanha ou preta. Essas alterações são relatadas imediatamente. O cirurgião ou o estomatoterapeuta podem inserir um pequeno tubo lubrificado no estoma e ligar uma pequena lanterna no lúmen do tubo para verificar se existe isquemia ou necrose superficial. Um estoma necrótico exige intervenção cirúrgica. Se a isquemia for superficial, o estoma escurecido é observado, e pode desprender a sua camada mais externa em vários dias.

Retração e separação do estoma. Podem ocorrer retração e separação da borda mucocutânea em consequência de traumatismo ou de tensão sobre o segmento intestinal interno utilizado para a criação do estoma. Além disso, pode ocorrer separação mucocutânea quando o estoma não cicatriza, em consequência do acúmulo de urina no estoma e na borda mucocutânea. O uso de uma bolsa de coleta de drenagem com uma válvula antirrefluxo é útil, visto que a válvula impede o represamento da urina no estoma e na borda mucocutânea. O cuidado meticuloso da pele para manter a área ao redor do estoma limpa e seca promove a cicatrização. Se houver separação da borda mucocutânea, a cirurgia normalmente não é necessária. A área separada é protegida pela aplicação de goma caraia (ou indiana) em pó, pasta adesiva de estoma e uma barreira cutânea e bolsa adequadamente adaptadas. Ao proteger a separação, promove-se a cicatrização. Se o estoma sofrer retração no peritônio, a intervenção cirúrgica torna-se obrigatória.

Se houver necessidade de cirurgia para tratar essas complicações, o enfermeiro fornece explicações ao paciente e à sua família. Em geral, a necessidade de cirurgia adicional é percebida como um retrocesso pelo paciente e sua família. O apoio emocional do paciente e da família é fornecido durante a preparação física do paciente para a cirurgia.

PROMOÇÃO DE CUIDADOS DOMICILIAR, COMUNITÁRIO E DE TRANSIÇÃO

Orientação do paciente sobre autocuidados. Um importante objetivo no pós-operatório consiste em ajudar o paciente a alcançar o maior nível possível de independência e autocuidado. O enfermeiro e o estomatoterapeuta trabalham com o paciente e a família para instruí-los e ajudá-los em todas as fases do manejo da ostomia. São necessários suprimentos adequados e instruções completas para que o paciente e a sua família possam desenvolver competência e confiança em suas habilidades. São fornecidas instruções verbais e por escrito, e o paciente é incentivado a entrar em contato com o enfermeiro ou o médico quando houver quaisquer dúvidas de acompanhamento. As ligações telefônicas de acompanhamento do enfermeiro para o paciente e a sua família depois da alta proporcionam suporte adicional e fornecem outra oportunidade para responder às perguntas. As consultas de acompanhamento e o reforço das técnicas corretas de cuidado com a pele e o manejo do dispositivo também promovem a integridade da pele. As técnicas específicas para o manejo do dispositivo estão descritas no Boxe 49.13.

O paciente é incentivado a participar nas decisões relativas ao tipo de dispositivo de coleta e ao horário do dia para a troca do dispositivo. O paciente é auxiliado e incentivado a olhar e tocar precocemente o estoma para vencer qualquer medo. O paciente e a sua família precisam conhecer as características de um estoma normal:

- Rosado ou avermelhado e úmido, como o interior da boca
- Insensível à dor, visto que não apresenta terminações nervosas
- Vascularizado, o que significa que ele pode sangrar quando limpo.

Além disso, se um segmento do sistema digestório tiver sido utilizado para criar o desvio urinário, o muco pode ficar visível na urina. Ao aprender o que é normal, o paciente e a sua família familiarizam-se com os sinais e sintomas que eles precisam relatar e com os problemas que eles podem resolver sozinhos.

As informações fornecidas ao paciente e a magnitude da participação no autocuidado são determinadas pela recuperação física e pela capacidade do paciente de aceitar e adquirir o conhecimento e a habilidade necessários para sua independência. São fornecidas instruções verbais e por escrito, e o paciente tem a oportunidade de praticar e demonstrar o conhecimento e as habilidades necessárias para manejar a drenagem urinária.

Cuidados contínuos e de transição. O cuidado de acompanhamento é essencial para determinar como o paciente se adaptou às alterações da imagem corporal e aos ajustes no estilo de vida. As visitas de um enfermeiro são importantes para verificar a adaptação do paciente ao ambiente domiciliar e o manejo da ostomia. As instruções e o reforço podem ajudar o paciente e a sua família a lidar com a alteração da função urinária. É importante avaliar as complicações a longo prazo que podem surgir, como extravasamento ou ruptura da bolsa, formação de cálculos, estenose do estoma, deterioração da função renal ou incontinência.

O monitoramento a longo prazo para a anemia é realizado para identificar a presença de deficiência de vitamina B_{12}, que pode ocorrer quando se remove uma parte significativa do íleo terminal. Essa deficiência pode levar vários anos para se desenvolver e pode ser tratada com injeções de vitamina B_{12}. O paciente e a sua família são informados sobre a United Ostomy Associations of America (UOAA) e qualquer grupo de apoio de ostomia local para fornecer apoio, assistência e educação continuados (ver seção Recursos ao fim deste capítulo).

Reavaliação pós-operatória

Entre os resultados esperados, estão:
1. O paciente mantém a integridade da pele.
    a. Mantém a pele intacta e demonstra habilidade no manejo do sistema de drenagem e do dispositivo.
    b. Explica as ações que deve realizar caso ocorra escoriação da pele.
2. Relata alívio da dor.
3. Exibe melhora da imagem corporal, conforme evidenciado pelo seguinte:
    a. Verbaliza a aceitação do desvio urinário, do estoma e do dispositivo.
    b. Demonstra um autocuidado cada vez mais independente, incluindo higiene e arrumar-se.
    c. Declara a aceitação do apoio e da assistência de familiares, profissionais de saúde e outro paciente com ostomia.
4. Lida com as questões de sexualidade.
    a. Verbaliza a sua preocupação sobre possíveis alterações na sexualidade e na função sexual.
    b. Relata a discussão de suas preocupações sexuais com o(a) parceiro(a) e conselheiro apropriado.
5. Demonstra o conhecimento necessário para o autocuidado.
    a. Realiza o autocuidado e o manejo proficiente do desvio urinário e do dispositivo.
    b. Faz perguntas relevantes sobre o automanejo e a prevenção das complicações.
    c. Identifica os sinais e sintomas que necessitam de cuidados do médico, do enfermeiro ou de outros profissionais de saúde.
6. Ausência de complicações, conforme evidenciado pelo seguinte:
    a. Relata a ausência de dor ou de hipersensibilidade no abdome.
    b. Apresenta temperatura dentro da faixa normal.
    c. Não relata nenhum extravasamento de urina a partir da incisão ou dos drenos.
    d. Apresenta débito urinário dentro dos limites de volume desejados.
    e. Mantém o estoma avermelhado ou rosado, úmido e de tamanho apropriado, sem edema.
    f. Apresenta borda do estoma intacta e cicatrizada.

EXERCÍCIOS DE PENSAMENTO CRÍTICO

1 cpa Você está atendendo uma mulher de 53 anos no ambulatório onde trabalha; ela tem diagnóstico recente de incontinência urinária. Qual tipo de encaminhamento seria apropriado para essa paciente? Quais membros da equipe interprofissional de saúde você considera essenciais para o atendimento a essa paciente?

2 pbe Você observa, na unidade médico-cirúrgica onde trabalha, o aumento do número de pacientes mais velhos que apresentam infecção urinária associada ao uso de cateter. Quais são as técnicas de manejo baseadas em evidências usadas na prevenção de infecção urinária associada ao uso de cateter urinário? Identifique os critérios empregados para avaliar a força da evidência para essas práticas. Como você individualizará essas técnicas para a sua unidade?

3 qp Um homem de 65 anos é admitido na unidade de saúde onde você trabalha com câncer de bexiga. Ele está programado para realizar cistectomia radical com reconstrução de neobexiga ortotópica. Identifique as prioridades, a abordagem e as técnicas que você usaria para fornecer cuidados a esse paciente no período pré-operatório. De que maneira as prioridades, a abordagem e as técnicas serão diferentes na fase de cuidados pós-operatórios?

REFERÊNCIAS BIBLIOGRÁFICAS

*Pesquisa em enfermagem.

Livros

Alley, M. (2017). Congenital anomalies and malformations of the lower urinary tract. In D. K. Newman, J. F. Wyman, & V. W. Welch (Eds.). *Core curriculum for urologic nursing*. Pitman, NJ: Society of Urologic Nurses and Associates.

Blair, M. (2017). Genitourinary trauma. In D. K. Newman, J. F. Wyman, & V. W. Welch (Eds.). *Core curriculum for urologic nursing*. Pitman, NJ: Society of Urologic Nurses and Associates.

Cahill, M., & Haras, M. (2017). Disorders of calcium and phosphorus metabolism. In S. Bodin (Ed.). *Contemporary nephrology nursing*. Pitman, NJ: American Nephrology Nurses Association.

Caruso, A. M., Tyler, A., & Wolkowicz, S. B. (2017). Bladder cancer. In D. K. Newman, J. F. Wyman, & V. W. Welch (Eds.). *Core curriculum for urologic nursing*. Pitman, NJ: Society of Urologic Nurses and Associates.

Comerford, K. C., & Durkin, M. A. (2020). *Nursing 2020 drug handbook* (40th ed.). Philadelphia, PA: Wolters Kluwer.

Eliopoulos, C. (2018). *Gerontological nursing* (9th ed.). Philadelphia, PA: Wolters Kluwer.

Fischbach, F. T., & Fischbach, M. A. (2018). *A manual of laboratory and diagnostic tests* (10th ed.). Philadelphia, PA: Wolters Kluwer.

Flagg, L., & Joiner, C. J. (2017). Urinary stone disease. In D. K. Newman, J. F. Wyman, & V. W. Welch (Eds.). *Core curriculum for urologic nursing*. Pitman, NJ: Society of Urologic Nurses and Associates.

Freeman, J., Martin, K., & Uithoven, R. (2017). Urinary tract infections. In D. K. Newman, J. F. Wyman, & V. W. Welch (Eds.). *Core curriculum for urologic nursing*. Pitman, NJ: Society of Urologic Nurses and Associates.

Hickey, J. V., & Strayer, A. L. (2020). *The clinical practice of neurological and neurosurgical nursing* (8th ed.). Philadelphia, PA: Wolters Kluwer.

King, S. J. (2017). Reconstructive surgery for incontinence. In D. K. Newman, J. F. Wyman, & V. W. Welch (Eds.). *Core curriculum for urologic nursing*. Pitman, NJ: Society of Urologic Nurses and Associates.

Miller, C. A. (2019). *Nursing for wellness in older adults* (8th ed.). Philadelphia, PA: Wolters Kluwer.

Newman, D. K. (2017). Catheters, devices, products, and catheter-associated urinary tract infections. In D. K. Newman, J. F. Wyman, & V. W. Welch (Eds.). *Core curriculum for urologic nursing*. Pitman, NJ: Society of Urologic Nurses and Associates.

Norris, T. L. (2019). *Porth's pathophysiology: Concepts of altered health state* (10th ed.). Philadelphia, PA: Wolters Kluwer.

Weber, J., & Kelley, J. (2018). *Health assessment in nursing* (6th ed.). Philadelphia, PA: Wolters Kluwer.

Wooldridge, L. S. (2017). Urinary incontinence. In D. K. Newman, J. F. Wyman, & V. W. Welch (Eds.). *Core curriculum for urologic nursing*. Pitman, NJ: Society of Urologic Nurses and Associates.

Periódicos e documentos eletrônicos

American Urological Association (AUA). (2019a). Diagnosis and treatment of non-neurogenic overactive bladder in adults: An AUA/SUFU Guideline (2019). Retrieved on 5/13/2020 at: www.auanet.org/guidelines

American Urological Association (AUA). (2019b). Recurrent uncomplicated urinary tract infections in women: AUA/CUA/SUFU Guideline (2019). Retrieved on 5/13/2020 at: www.auanet.org/Guidelines

Chang, D. T. S., & Lawrentschuk, N. (2015). Orthotopic neobladder reconstruction. *Urology Annals, 7*(1), 1–7.

Francis, K. (2019). Damage control: Differentiating incontinence-associated dermatitis from pressure injury. *Nursing 2019 Critical Care, 14*(6), 28–35.

Gould, C. V., Umscheid, C. A., Agarwal, R. K., et al. (2019). Guideline for prevention of catheter-associated urinary tract infections 2009. Retrieved on 5/13/2020 at: www.cdc.gov/infectioncontrol/guidelines/cauti/

Martin, C. D., Wingo, N., & Holland, A. C. (2019). Evaluating suppressive therapies to prevent recurrent urinary tract infections: A literature review. *Women's Healthcare, 7*(1), 28–32, 43.

McCoy, C., Paredes, M., Allen, S., et al. (2017). Catheter-associated urinary tract infections. *Clinical Journal of Oncology Nursing, 21*(4), 460–465.

McDonald, C., Winge, K., & Burn, D. J. (2017). Lower urinary tract symptoms in Parkinson's disease: Prevalence, etiology, and management. *Parkinsonism and Related Disorders, 35*, 8–16.

National Cancer Institute (NCI). (2020). Bladder cancer treatment (PDQ®)—Health professional version. Retrieved on 01/11/2020 at: www.cancer.gov/types/bladder/hp/bladder-treatment-pdq#section/all

Oh-oka, H. (2017). Clinical efficacy of 1-year intensive systematic dietary manipulation as complementary and alternative medicine therapies on female patients with interstitial cystitis/bladder pain syndrome. *Urology, 106*, 50–54.

*Qiang, L., Xian, L. W., Bin, P. Y., et al. (2020). Investigating ICU nurses' understanding of incontinence-associated dermatitis: An analysis of influencing factors. *World Council of Enterostomal Therapists Journal, 40*(1), 32–38.

Shi, H., Yu, H., Bellmont, J., et al. (2018). Comparison of health-related quality of life (HRQoL) between ileal conduit diversion and orthotopic neobladder based on validated questionnaires: A systematic review and meta-analysis. *Quality Of Life Research, 27*(11), 2759–2775.

Tambunan, M. P., & Rahardjo, H. E. (2019). Cranberries for women with recurrent urinary tract infection: A meta-analysis. *Medical Journal of Indonesia, 28*, 268–275.

*Taylor, J. (2018). Reducing the incidence of inappropriate indwelling catheterisation. *Journal of Community Nursing, 32*(3), 50–56.

Wound Ostomy Continence Nurses (WOCN) Society. (2018). WOCN Society Clinical Guideline: Management of the adult patient with a fecal or urinary ostomy—An executive summary. *Journal of Wound Ostomy Continence Nursing, 45*(1), 50–58.

*Wu, M., Grealish, L., Moyle, W., et al. (2020). The effectiveness of nurse-led interventions for preventing urinary tract infections in older adults in residential age care facilities: A systematic review. *Journal of Clinical Nursing, 29*(9-10), 1432–1444.

Yang, Y., Bai, Y., Wang, X., et al. (2019). Internal double-J stent was associated with a lower incidence of ureteroileal anastomosis stricture than external ureteral catheter for patient undergoing radical cystectomy and orthotopic neobladder: A systematic review and meta-analysis. *International Journal of Surgery, 72*(2019), 80–84.

Recursos

American Urological Association, www.auanet.org
National Association for Continence (NAFC), www.nafc.org
National Institute of Diabetes and Digestive and Kidney Diseases (NIDDK), National Institutes of Health, www.niddk.nih.gov
National Kidney and Urologic Diseases Information Clearinghouse (NKUDIC), kidney.niddk.nih.gov/
National Kidney Foundation, www.kidney.org
United Ostomy Associations of America, www.ostomy.org
Wound Ostomy and Continence Nurses Society, www.wocn.org

PARTE 12

Função Reprodutiva

Estudo de caso — Implementação de práticas alternativas, complementares e espirituais

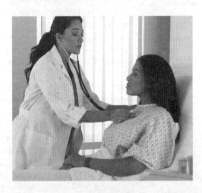

Você trabalha em uma unidade de oncologia e está atendendo uma mulher brasileira de 37 anos que relata um nódulo com crescimento progressivo na mama direita, doloroso à palpação. Ela tem câncer de mama metastático e é internada para mastectomia bilateral. Ela é casada e tem dois filhos, com 6 anos e 10 anos. O oncologista clínico, o radiologista, o oncologista cirúrgico e o enfermeiro do setor de oncologia se reúnem para conversar com a paciente sobre o plano de cuidado. Ela precisará de radioterapia (RT) e quimioterapia após a mastectomia. A paciente declara que deseja "tudo que for possível", inclusive o uso de terapias alternativas e complementares que seus familiares estão enviando de seu país natal. Ela também afirma que a manutenção de suas práticas espirituais é crucial para seu processo de cura. A equipe discute como implementar essas solicitações no plano de cuidado.

Foco de competência QSEN: Cuidado centrado no paciente

As complexidades inerentes ao atual sistema de saúde desafiam o enfermeiro a demonstrar a integração de competências centrais interdisciplinares específicas. Essas competências visam garantir a prestação de cuidados de qualidade e seguros ao paciente (Institute of Medicine, 2003). O projeto Orientação de Qualidade e Segurança para Enfermeiros (QSEN, do inglês *Quality and Safety Education for Nurses*) (Cronenwett, Sherwood, Barnsteiner et al., 2007; QSEN, 2020) é uma referência para o conhecimento, as habilidades e as atitudes (CHAs) necessários ao enfermeiro para que demonstre competência nas suas áreas principais: **cuidado centrado no paciente**; **trabalho colaborativo em equipe interdisciplinar**; **prática baseada em evidências**; **melhora da qualidade**; **segurança**; e **informática**.

Definição de cuidado centrado no paciente: o reconhecimento de que o paciente é uma fonte de controle e um parceiro completo no fornecimento de um cuidado compassivo e coordenado com base no respeito a seus valores, preferências e necessidades.

COMPETÊNCIAS SELECIONADAS PRÉ-LICENCIAMENTO	APLICAÇÃO E REFLEXÃO
Conhecimento	
Integrar o entendimento das múltiplas dimensões do cuidado centrado no paciente: • Preferências, valores do paciente/da família/comunidade • Coordenação e integração dos cuidados • Informações, comunicação e orientação • Conforto físico e apoio emocional • Participação da família e dos amigos • Transição e continuidade. Descrever como as bases culturais, étnicas e sociais representam os valores dos pacientes, de seus familiares e de suas comunidades.	Descrever como você pode integrar as preferências e os valores da paciente ao esquema terapêutico para câncer de mama metastático. Como o envolvimento dos familiares da paciente impacta o plano de cuidado? Quais são as implicações culturais para uma paciente proveniente do Brasil em termos de medicina tradicional, espiritualidade e cuidados?
Habilidades	
Descobrir os valores, as preferências e as demandas dos pacientes como parte da entrevista clínica, da implementação de cuidados e da avaliação dos cuidados.	Identificar as habilidades que os membros da equipe de saúde precisam incorporar aos cuidados centrados na paciente e a consideração a essa paciente. Como você pode se tornar mais consciente e sensível culturalmente às demandas da paciente por terapia alternativa e complementar?
Atitudes	
Respeitar e incentivar expressão individual de valores, preferências e necessidades expressas do paciente.	Refletir sobre suas atitudes em relação ao uso de terapia alternativa e complementar em pacientes com câncer. Você acredita que esses métodos alternativos são benéficos ou deletérios? Como sua atitude poderia encorajar ou desencorajar a confiança entre você e seus pacientes que estão lidando com um processo mórbido grave?

Cronenwett, L., Sherwood, G., Barnsteiner, J. et al. (2007). Quality and safety education for nurses. *Nursing Outlook, 55*(3), 122-131; Institute of Medicine. (2003). *Health professions education: A bridge to quality*. Washington, DC: National Academies Press; QSEN Institute. (2020). *QSEN Competencies: Definitions and pre-licensure KSAs; Patient centered care*. Retirado em 15/08/2020 de: qsen.org/competencies/pre-licensure-ksas/#patient-centered_care.

50 Avaliação e Manejo de Pacientes com Processos Fisiológicos Femininos

DESFECHOS DO APRENDIZADO

Após ler este capítulo, você será capaz de:

1. Descrever as estruturas e as funções do sistema genital feminino, bem como abordagens para avaliação dos processos fisiológicos nas mulheres.
2. Identificar os exames complementares e testes utilizados para determinar a presença de alterações na função reprodutiva feminina e descrever o papel do enfermeiro antes, no decorrer e depois desses exames e procedimentos.
3. Comparar e descrever os diferentes métodos contraceptivos e as causas de infertilidade; descrever as implicações para os cuidados de enfermagem e orientação das pacientes que desejam evitar a gravidez e para aquelas que desejam engravidar.
4. Utilizar o processo de enfermagem como referencial para o cuidado da paciente com gravidez ectópica.
5. Desenvolver um plano de orientação para mulheres que estão se aproximando da menopausa ou que a concluíram.

CONCEITOS DE ENFERMAGEM

Avaliação
Conforto
Família
Infecção

Nutrição
Orientações à paciente
Reprodução
Segurança

Sexualidade
Violência

GLOSSÁRIO

ablação endometrial: procedimento realizado por meio de um histeroscópio, em que o revestimento do útero é cauterizado ou removido para tratar o sangramento uterino anormal
amenorreia: ausência de fluxo menstrual
anexos: as tubas uterinas e os ovários
cistocele: Uma protrusão causada pela projeção da bexiga urinária para a vagina
colo do útero: parte inferior do útero, que se localiza na vagina
corpo-lúteo: local dentro de um folículo que se modifica depois da ovulação
dismenorreia: menstruação dolorosa
dispareunia: relação sexual difícil ou dolorosa
endométrio: revestimento mucoso do útero
estrogênios: vários hormônios produzidos nos ovários, que desenvolvem e mantêm o sistema genital feminino
fase lútea: estágio do ciclo menstrual, em que o endométrio torna-se mais espesso e mais vascularizado
fase proliferativa: estágio do ciclo menstrual antes da ovulação, quando o endométrio aumenta
fase secretora: estágio do ciclo menstrual em que o endométrio se torna mais espesso, mais vascularizado, e ocorre ovulação
folículo de Graaf: estrutura cística que se desenvolve no ovário quando começa a ovulação
fórnice da vagina: parte superior da vagina
fundo do útero: a parte arredondada superior do útero
hímen: tecido que cobre a abertura da vagina de modo parcial ou completo antes da penetração vaginal
histeroscopia: procedimento endoscópico realizado com o uso de um instrumento semelhante a um telescópio longo, inserido através do colo do útero para diagnosticar problemas uterinos
hormônio foliculoestimulante (FSH): hormônio liberado pela hipófise para estimular a produção de estrogênio e a ovulação
hormônio luteinizante (LH): hormônio liberado pela hipófise, que estimula a produção de progesterona
menarca: início da função menstrual
menopausa: cessação permanente da menstruação, em consequência da perda de atividade folicular ovariana
menstruação: desprendimento e liberação do revestimento do útero quando não ocorre concepção
ovários: órgãos reprodutivos em formato de amêndoa, que produzem óvulos na ovulação e que desempenham um importante papel na produção de hormônios
ovulação: liberação de um óvulo maduro do ovário
perimenopausa: o período em torno da menopausa
progesterona: hormônio produzido pelo corpo-lúteo, que prepara o útero para receber o óvulo fertilizado
prolapso uterino: descida do colo do útero e do útero em direção à parte inferior da vagina
retocele: protrusão do reto em direção à vagina
vestíbulo da vagina: abertura para o períneo através do óstio da vagina

Os enfermeiros que prestam cuidados a mulheres precisam compreender as influências físicas, do desenvolvimento, psicológicas e socioculturais sobre a saúde da mulher, bem como sobre as práticas de saúde. É necessário considerar como os medicamentos e as doenças afetam especificamente as mulheres. Além disso, a sexualidade da mulher é complexa e, com frequência, afetada por numerosos fatores, e os problemas relacionados necessitam de cuidadosa avaliação e tratamento.

DESAFIOS DA SAÚDE DA MULHER

As mulheres enfrentam desafios singulares em suas atividades, estilos de vida padrões familiares. Além disso, estão expostas a mais perigos e estresses ambientais, exigindo atenção maior sobre a saúde e as práticas de promoção da saúde. Como consequência, muitas mulheres estão tendo maior interesse e responsabilidade pela sua própria saúde e cuidados de saúde. Enfermeiros em todos os ambientes deparam-se com mulheres com necessidades de cuidado de saúde e eles precisam ter uma compreensão sólida dos problemas singulares relacionados com a saúde da mulher para proporcionar cuidados ideais. Nos EUA, a *Affordable Care Act* (ACA) – também conhecida como Obamacare – introduziu importantes modificações no mercado de seguros de saúde e milhões de mulheres ganharam cobertura de saúde desde sua implementação (Kaiser Family Foundation, 2018).

A ACA expandiu a cobertura de saúde para pessoas sem plano de saúde por meio de uma combinação de expansão do Medicaid, reformas do seguro de saúde privado e créditos fiscais (Kaiser Family Foundation, 2018). A falta de acesso à cobertura de saúde e aos cuidados aflige homens e mulheres; contudo, é mais provável que as mulheres relatem barreiras ao acesso à assistência de saúde relacionadas com o custo (Lee, Monuteaux & Galbraith, 2019). Nos EUA, a maioria das 97,4 milhões de mulheres americanas entre 19 e 64 anos tinha algum tipo de plano de saúde em 2017. Todavia, lacunas no setor privado e programas patrocinados ainda deixam quase uma em cada dez mulheres sem seguro de saúde. Mulheres de nível socioeconômico baixo, não caucasianas e aquelas que são imigrantes correm risco ainda maior de não ter plano de saúde. É muito mais provável que mães solteiras não tenham seguro de saúde (13%) do que mulheres com parceiros (10%) (Kaiser Family Foundation, 2018).

A ACA estabeleceu novos padrões de cobertura para os planos de saúde particulares.

AVALIAÇÃO DO SISTEMA GENITAL FEMININO

REVISÃO DE ANATOMIA E FISIOLOGIA

O sistema genital feminino é complexo, visto que envolve muitas estruturas externas e internas que estão sob controle hormonal.

Anatomia do sistema genital feminino

O sistema genital feminino consiste em estruturas pélvicas externas e internas. As outras estruturas anatômicas que afetam esse sistema incluem o hipotálamo e a hipófise do sistema endócrino. A mama feminina é descrita no Capítulo 52.

---

[1]N.R.T.: No Brasil, ver https://www.gov.br/saude/pt-br/campanhas-da-saude/2022/saude-da-mulher.

Genitália externa

A genitália externa feminina é composta de uma variedade de tipos de tecidos, começando no monte do púbis, que consiste em um coxim espesso de tecido adiposo que cobre a sínfise púbica e a protege durante a relação sexual (Figura 50.1). Seguindo para baixo, encontram-se duas pregas espessas de tecido conjuntivo, cobertas com pelos púbicos, denominadas lábios maiores do pudendo, que se estendem do monte do púbis até o períneo. Os lábios maiores do pudendo cobrem a área de formato oval conhecida como vestíbulo, de onde se originam os lábios menores do pudendo. Os lábios menores são duas pregas estreitas de pele sem pelos, que começam no clitóris e se estendem até o frênulo. Essa região é altamente vascularizada e rica em suprimento nervoso e glândulas, que lubrificam a vulva, o nome coletivo para se referir à genitália externa. Os lábios menores do pudendo unem-se na parte superior para formar o prepúcio, uma estrutura semelhante a um capuz que cobre parcialmente o clitóris. O clitóris, um órgão erétil localizado abaixo do arco púbico, consiste no corpo do clitóris e glande. Secreta o esmegma, um ferormônio (estimulante erótico olfatório) e é sensível ao toque e à temperatura. Abaixo do clitóris encontra-se o óstio externo da uretra, a abertura externa da uretra feminina, que tem a aparência de uma fenda. Abaixo do óstio da uretra, encontra-se o **vestíbulo da vagina** (abertura da vagina). Em cada lado do vestíbulo da vagina, encontram-se as glândulas vestibulares maiores (de Bartholin), que secretam muco através de minúsculos ductos situados dentro dos lábios menores do pudendo e externos ao **hímen** (membrana que circunda o vestíbulo da vagina). O vestíbulo é delimitado pelo clitóris, pelo frênulo do clitóris e pelos lábios maiores e contém o óstio externo da uretra. As glândulas de Skene, localizadas dentro do óstio externo da uretra, produzem muco para lubrificação (Ball, Dains, Flynn et al., 2019). As glândulas de Bartholin localizadas estão localizadas no terço inferior dos grandes lábios também produzem muco para lubrificação (Ball et al., 2019).

A abertura do hímen varia amplamente entre as mulheres, e o tamanho da abertura não constitui um indicador confiável de experiência sexual (Ball et al., 2019). O frênulo localiza-se na linha média, abaixo da abertura vaginal onde os lábios maiores e os lábios menores do pudendo se unem. O períneo é a área localizada entre a vagina e o reto ou ânus, que consiste em tecido muscular coberto de pele (Ball et al., 2019).

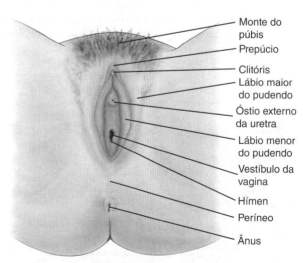

Figura 50.1 • Genitália feminina externa.

A genitália externa é sustentada por diversos músculos. Os órgãos pélvicos são sustentados pela camada muscular profunda conhecida como músculo levantador do ânus. Esse músculo, que forma a maior parte do diafragma pélvico, é composto pelos músculos iliococcígeo, pubococcígeo e puborretal. Sustenta os órgãos da reprodução e proporciona elasticidade ao assoalho pélvico. Se visualizado em sua parte superior, assemelha-se a mãos unidas em concha. Sua principal função consiste em fornecer apoio aos órgãos da pelve quando ocorre elevação da pressão em consequência de tosse e espirro. Quando esse grupo muscular sofre contração, o assoalho pélvico é elevado, mantendo a continência (Eickmeyer, 2017). Os músculos que contribuem para a resistência do assoalho pélvico podem ser lesionados durante o parto (Eickmeyer, 2017). Os músculos bulbocavernoso, isquiocavernoso e transverso do períneo circundam e sustentam a vagina e a uretra, bem como o músculo esfíncter do ânus.

Estruturas reprodutivas internas

As estruturas internas consistem em vagina, útero, ovários e tubas uterinas (trompas de Falópio) (Figura 50.2).

Vagina

A vagina, um canal tubular revestido por mucosa glandular, mede de 7,5 a 10 cm de comprimento e estende-se para cima e para trás, da vulva até o colo do útero. Com paredes finas, pode ser distendida durante o parto, além de ser altamente vascularizada e ter pouca sensação. Anteriormente à vagina, encontram-se a bexiga e a uretra, e, posteriormente, o reto. As paredes anterior e posterior da vagina normalmente entram em contato uma com a outra. O **fórnice da vagina** (parte superior da vagina) circunda o **colo do útero** (a parte inferior do útero) (Ball et al., 2019).

Útero

O útero, um órgão muscular em formato de pera, mede aproximadamente 7,5 cm de comprimento e 5 cm de largura em sua parte superior. Suas paredes têm cerca de 1,25 cm de espessura. O tamanho do útero varia, dependendo da paridade (número de gestações), tamanho do recém-nascido e anormalidades uterinas (p. ex., fibroides, que constituem um tipo de tumor que pode provocar distorção do útero). Uma mulher nulípara (aquela que não completou uma gestação até o estágio de viabilidade fetal) habitualmente apresenta um útero menor que uma mulher multípara (aquela que completou duas ou mais gestações até o estágio de viabilidade fetal). O útero localiza-se posteriormente à bexiga e é mantido em posição por diversos ligamentos. Os ligamentos redondos estendem-se anterior e lateralmente até o anel inguinal interno e para baixo pelo canal inguinal, onde se unem com os tecidos dos lábios maiores. Os ligamentos largos são pregas do peritônio que se estendem desde as paredes pélvicas laterais e envolvem as tubas uterinas. Os ligamentos uterossacrais estendem-se posteriormente até o sacro (Eickmeyer, 2017).

O útero é constituído de quatro partes: colo do útero, fundo do útero, corpo do útero e istmo do útero. O colo do útero é a abertura para o útero, que se projeta para dentro da vagina. Uma parte superior maior, o **fundo do útero**, é a porção arredondada acima da inserção das tubas uterinas. O corpo do útero é a principal porção do útero, que se localiza entre o fundo e o istmo. O istmo do útero refere-se ao segmento uterino inferior durante a gravidez e une o corpo ao colo do útero.

O colo do útero é dividido em duas partes. A parte acima do local de inserção do colo do útero ao fórnice da vagina é conhecida como porção supravaginal do colo; a porção abaixo do local de inserção que faz protrusão dentro da vagina é conhecida como porção vaginal do colo. O colo do útero é composto de tecido conjuntivo fibroso. O diâmetro varia de 2 a 5 cm, dependendo da história de partos. O comprimento é habitualmente de 2,5 a 3 cm na mulher não grávida. A porção vaginal do colo é lisa, firme e em formato de rosquinha, com uma abertura central visível, denominada óstio externo. O óstio externo é redondo antes do primeiro parto e, com frequência, adquire uma forma em fenda depois do parto. O óstio interno é a abertura no colo do útero para a cavidade uterina. Em resposta a hormônios cíclicos, o colo do útero produz muco, que constitui um importante fator no reconhecimento da fertilidade. A face vaginal do colo do útero é coberta de epitélio escamoso, um local de rápido crescimento celular do câncer e alterações pré-cancerosas do colo do útero.

A parede do útero apresenta três camadas. O **endométrio**, a camada mais interna, é altamente vascularizada e responde à estimulação hormonal na preparação para receber o óvulo em desenvolvimento. O endométrio se desprende se não houver gravidez, resultando em menstruação; quando ocorre gravidez, ele se desprende depois do parto. O miométrio, a camada média, é constituído de várias camadas de músculo liso. A camada externa do miométrio é composta de fibras longitudinais, principalmente no fundo do útero, proporcionando a força necessária para expelir o feto. A camada média do miométrio é constituída de fibras entrelaçadas com vasos sanguíneos, em um padrão de figura em oito, denominado *ligadura viva*, visto que se contrai depois do parto para ajudar a controlar a perda de sangue (Eickmeyer, 2017). A camada interna do miométrio é composta de fibras circulares que estão concentradas em torno do óstio interno do colo uterino para ajudar a manter o colo do útero fechado durante a gravidez. A camada externa do útero é composta de peritônio parietal, que recobre a maior parte do útero. Desse local, as tubas uterinas (ou trompas de Falópio) estendem-se para fora, e o seu lúmen é internamente contínuo com a cavidade uterina (Ball et al., 2019). As tubas uterinas ou ovidutos proporcionam a passagem dos óvulos do ovário para o útero. Fazem uma curva ao redor de cada ovário e estão ligadas ao fundo do útero. As tubas uterinas medem cerca de 10 cm de comprimento e são divididas em quatro partes. O infundíbulo da tuba uterina, que é a porção mais distal, é coberto por fímbrias, cujo movimento semelhante a ondas ajuda a empurrar o óvulo para dentro da tuba. A ampola da tuba uterina é habitualmente o local de

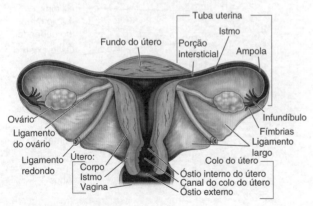

Figura 50.2 • Estruturas reprodutivas internas femininas.

fertilização do óvulo. Em seguida, a tuba uterina, que mede 0,6 cm de diâmetro no istmo, torna-se estreita, terminando na parte mais estreita da porção intersticial, que se abre na cavidade uterina. A tuba uterina também secreta nutrientes para o crescimento e o desenvolvimento do óvulo após a fertilização durante a sua passagem pela tuba uterina até o útero.

Ovários

Os **ovários** localizam-se atrás dos ligamentos largos e atrás e abaixo das tubas uterinas. São corpos em formato de amêndoa, com cerca de 3 cm de comprimento. Ao nascimento da mulher, eles contêm milhares de diminutas células ou óvulos. Os ovários e as tubas uterinas em conjunto são designados como **anexos**.

Função do sistema genital feminino

Ovulação

Na puberdade (habitualmente entre 11 e 13 anos), os óvulos começam a amadurecer, e os ciclos menstruais se iniciam. Na fase folicular, um óvulo aumenta e transforma-se em uma estrutura cística, denominada **folículo de Graaf**, até alcançar a superfície do ovário, onde ocorre o seu transporte. O óvulo (ou oócito) é liberado dentro da cavidade peritoneal. Essa liberação periódica do óvulo maduro é conhecida como **ovulação**. Em geral, o óvulo segue o seu trajeto na tuba uterina, onde é transportado até o útero. Quando é penetrado por um espermatozoide, a célula reprodutiva masculina, ocorre uma união, resultando na concepção. Depois da liberação do óvulo, as células do folículo de Graaf sofrem rápida modificação. Gradualmente, tornam-se amareladas e produzem **progesterona**, um hormônio que prepara o útero para receber o óvulo fertilizado. Em geral, a ovulação ocorre 2 semanas antes do próximo período menstrual (Casanova, Chuang, Goepfert et al., 2019).

Ciclo menstrual

O ciclo menstrual é um processo complexo que envolve os sistemas genital e endócrino. Os ovários produzem hormônios esteroides, predominantemente estrogênios e progesterona. Vários estrogênios diferentes são produzidos pelo folículo ovariano, que consiste no óvulo em desenvolvimento e suas células adjacentes. O estradiol é o mais potente dos estrogênios ovarianos. Os **estrogênios** são responsáveis pelo desenvolvimento e pela manutenção dos órgãos genitais femininos e pelas características sexuais secundárias associadas à mulher adulta. Além disso, desempenham um importante papel no desenvolvimento da mama e nas alterações cíclicas mensais que ocorrem no útero (Casanova et al., 2019).

A progesterona também é importante na regulação das alterações que ocorrem no útero durante o ciclo menstrual. É secretada pelo **corpo-lúteo** (local dentro de um folículo que se modifica depois da ovulação) ou pelo folículo ovariano após a liberação do óvulo. A progesterona é o hormônio mais importante para o condicionamento do endométrio (a mucosa que reveste o útero) na preparação para a implantação de um óvulo fertilizado. Quando há gravidez, a secreção de progesterona torna-se, em grande parte, uma função da placenta e é essencial para manter uma gravidez normal. Além disso, a progesterona, que atua com o estrogênio, prepara a mama para produzir e secretar leite. Os androgênios são hormônios produzidos pelos ovários e pelas glândulas suprarrenais em pequenas quantidades. Afetam muitos aspectos da saúde da mulher, incluindo o desenvolvimento dos folículos, a libido, a oleosidade dos cabelos e da pele e o crescimento dos pelos (Casanova et al., 2019).

Dois hormônios gonadotrópicos são liberados pela hipófise: o **hormônio foliculoestimulante (FSH)** e o **hormônio luteinizante (LH)**. O FSH é responsável principalmente pela estimulação dos ovários para a secreção de estrogênio. O LH é responsável principalmente por estimular a produção de progesterona. Os mecanismos de retroalimentação regulam, em parte, a secreção de FSH e LH. Por exemplo, os níveis elevados de estrogênio no sangue inibem a secreção de FSH, mas promovem a do LH, enquanto os níveis elevados de progesterona inibem a secreção de LH. Além disso, o hormônio de liberação das gonadotropinas (GnRH) do hipotálamo afeta a taxa de liberação de FSH e LH (Casanova et al., 2019).

A secreção dos hormônios ovarianos segue um padrão cíclico, que resulta em alterações do endométrio uterino e na menstruação (Figura 50.3 e Tabela 50.1). Em geral, esse ciclo tem 28 dias de duração, porém existem muitas variações normais (de 21 a 42 dias). Na **fase proliferativa**, no início do ciclo (exatamente depois da menstruação), o débito de FSH aumenta e a secreção de estrogênio é estimulada. Isso provoca o espessamento do

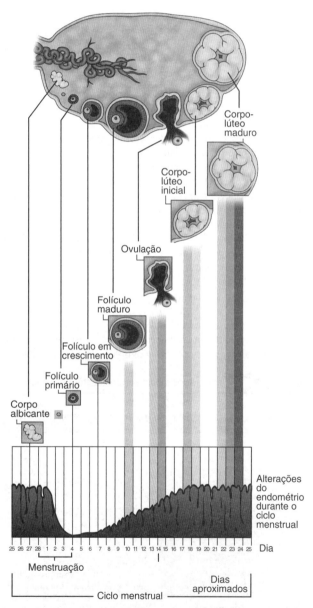

Figura 50.3 • O ciclo menstrual e as alterações correspondentes no endométrio.

TABELA 50.1	Alterações hormonais durante o ciclo menstrual.					
Dias aproximados					
Fase	Menstrual	Folicular	Ovulação	Lútea	Pré-menstrual
Dias	1 2 3 4 5 6 7 8 9 10	11 12 13 14 15	16 17 18 19	20 21 22 23 24 25	26 27 28 1 2
	Ovário Corpo-lúteo em degeneração; início do desenvolvimento folicular	Crescimento e maturação do folículo	Ovulação	Corpo-lúteo ativo	Corpo-lúteo em degeneração
	Produção de estrogênio Baixa	Aumentando	Alta	Em declínio; em seguida, elevação secundária	Em declínio
	Produção de progesterona Nenhuma	Baixa	Baixa	Aumentando	Em declínio
	Produção de FSH Aumentando	Elevada; em seguida, diminui	Baixa	Baixa	Aumentando
	Produção de LH Baixa	Baixa, em seguida, aumenta	Alta	Alta	Em declínio
	Endométrio Degeneração e desprendimento da camada superficial. As artérias espiraladas dilatam-se e, em seguida, contraem-se novamente	Reorganização e proliferação da camada superficial	Crescimento contínuo	Secreção ativa e dilatação glandular; altamente vascularizado; edemaciado	Vasoconstrição das artérias espiraladas; início do processo de degeneração

FSH: hormônio foliculoestimulante; LH: hormônio luteinizante.

endométrio, que se torna mais vascularizado. Na **fase secretora**, próximo à metade do ciclo (dia 14 em um ciclo de 28 dias), o débito de LH aumenta, e ocorre ovulação. Sob o estímulo combinado do estrogênio e da progesterona, o endométrio alcança o seu pico na **fase lútea**, durante a qual está espesso e altamente vascularizado. Na fase lútea, que começa depois da ovulação, a progesterona é secretada pelo corpo-lúteo.

Se o óvulo for fertilizado, os níveis de estrogênio e de progesterona permanecem elevados, e são observadas alterações hormonais complexas da gravidez. Se não houver fertilização do óvulo, o débito de FSH e de LH diminuirá, a secreção de estrogênio e de progesterona cai, o óvulo sofrerá desintegração, e o endométrio, que havia se tornado espesso e congesto, irá torna-se hemorrágico. O produto, isto é, o fluxo menstrual, que consiste em sangue velho, muco e tecido endometrial, é liberado através do colo do útero, seguindo pela vagina. Após a interrupção do fluxo menstrual, o ciclo começa novamente; o endométrio prolifera e torna-se espesso em resposta à estimulação estrogênica, e ocorre nova ovulação (Ball et al., 2019).

Período da menopausa

O período da menopausa marca o fim da capacidade reprodutiva de uma mulher. Geralmente ocorre entre 41 e 59 anos (Ball et al., 2019). Esse período é precedido da perimenopausa, que pode começar precocemente, com apenas 35 anos. Podem ocorrer alterações físicas, emocionais e menstruais, e essa transição proporciona outra oportunidade para orientação e promoção da saúde, bem como aconselhamento na prevenção de doença. A menopausa constitui uma parte normal do envelhecimento e amadurecimento. A menstruação cessa, e, como os ovários não são mais ativos, os órgãos genitais tornaram-se menores. Não há mais óvulos que amadureçam; por conseguinte, nenhum hormônio ovariano é produzido. (Pode ocorrer menopausa mais precoce se os ovários forem cirurgicamente removidos ou destruídos por radiação ou quimioterapia, ou em decorrência de alguma etiologia desconhecida.) São também observadas alterações multifacetadas em todo o corpo da mulher. Essas alterações são neuroendócrinas, bioquímicas e metabólicas e estão relacionadas com a maturação e o envelhecimento normais (Tabela 50.2).

TABELA 50.2	Alterações do sistema genital feminino relacionadas com a idade.		
As alterações relacionadas à idade descritas adiante são encontradas em mulheres com 41 anos ou mais.			
Alterações	**Efeitos fisiológicos**		**Sinais e sintomas**
Cessação da função ovariana e produção diminuída de estrogênio	Ovulação diminuída		Diminuição/perda da capacidade de conceber; infertilidade aumentada
	Início da menopausa		Menstruação irregular, com cessação final da menstruação
	Instabilidade vasomotora e flutuações hormonais		Ondas de calor ou rubor; sudorese noturna, transtornos do sono; oscilações do humor; fadiga
	Diminuição da formação óssea		Perda óssea e risco aumentado de osteoporose e fraturas osteoporóticas; perda de altura
	Lubrificação vaginal diminuída		Dispareunia, resultando em falta de interesse no sexo
	Adelgaçamento dos sistemas urinário e genital		Risco aumentado de infecção urinária
	pH aumentado da vagina		Incidência aumentada de inflamação (vaginite atrófica), com secreção, prurido e sensação de ardência vulvar
	Adelgaçamento dos pelos púbicos e enrugamento dos lábios da vulva		
Relaxamento da musculatura pélvica	Prolapso do útero, cistocele, retocele		Dispareunia, incontinência, sensação de pressão perineal

Adaptada de Casanova, R., Chuang, A., Goepfert, A. R. et al. (2019). *Beckman and Ling's obstetrics and gynecology* (8th ed.). Philadelphia. PA: Wolters Kluwer.

AVALIAÇÃO

O enfermeiro, ao coletar informações de uma mulher para a anamnese e ao realizar o exame físico, encontra-se em uma posição ideal para discutir as questões de saúde geral da sua paciente, a promoção da saúde e as preocupações relacionadas com a saúde da mulher. Os temas relevantes incluem aptidão física, nutrição, riscos cardiovasculares, triagem de saúde, sexualidade, menopausa, maus-tratos, comportamentos de risco para a saúde, bem-estar emocional e imunizações. O Boxe 50.1 fornece um resumo da triagem de saúde e questões de aconselhamento selecionadas.

Anamnese

Além da anamnese geral, o enfermeiro pergunta sobre doenças pregressas e experiências específicas sobre a saúde da mulher. Devem-se coletar os seguintes dados:

- Histórico menstrual (incluindo início, duração dos ciclos, duração e quantidade do fluxo, presença de cólicas ou dor, sangramento entre os períodos menstruais ou após relação sexual, sangramento depois da menopausa)
- Gestações (número de gestações, resultado das gestações)
- Exposição a medicamentos (dietilestilbestrol, agentes imunossupressores, outros)

Boxe 50.1 Triagem de saúde e questões de aconselhamento selecionadas para mulheres

19 a 39 anos

Questões de sexualidade e reprodução
Exame pélvico anual, que deve começar aos 21 anos
Exame clínico anual das mamas
Opções de contracepção
Comportamentos sexuais de alto risco

Saúde e comportamentos de risco
Higiene
Prevenção de lesão
Nutrição
Padrões de exercício
Risco de abuso, maus-tratos e negligência
Uso de tabaco, drogas e bebida alcoólica
Estresses da vida
Imunizações

Exames complementares[a]
Apenas exame citológico do colo do útero (esfregaço de Papanicolaou) uma vez a cada 3 anos de 21 a 29 anos. Dos 30 aos 64 anos: apenas exame citológico do colo do útero (esfregaço de Papanicolaou) uma vez a cada 3 anos ou esfregaço de Papanicolaou e pesquisa de HPV a cada 5 anos.[2] Triagem para infecções sexualmente transmissíveis, quando indicado

40 a 64 anos

Questões de sexualidade e reprodução
Exame pélvico anual
Exame clínico anual das mamas
Opções de contracepção
Comportamentos sexuais de alto risco
Preocupações com a menopausa

Saúde e comportamentos de risco
Higiene
Perda óssea e prevenção de lesão
Nutrição
Padrões de exercício
Risco de abuso, maus-tratos e negligência
Uso de tabaco, drogas e bebida alcoólica
Estresses da vida
Imunizações

Exames complementares[a]
Exame citológico do colo do útero (esfregaço de Papanicolaou) uma vez a cada 3 anos ou esfregaço de Papanicolaou e pesquisa de HPV a cada 5 anos
Mamografia anual para mulheres entre 45 e 54 anos, mulheres entre 40 e 44 anos têm a opção de iniciar rastreamento anual
- As mulheres com 55 anos ou mais podem continuar com a triagem anual ou ser transferidas para a realização a cada 2 anos[3]
- O rastreamento deve continuar desde que a mulher tenha boa saúde e sua expectativa de vida seja igual ou superior a 10 anos.

Colesterol e perfil lipídico
Triagem para câncer colorretal a partir dos 50 anos
Exame de densidade mineral óssea
Determinação do hormônio tireoestimulante
Exames de audição e visão

A partir dos 65 anos

Questões de sexualidade e reprodução
Exame pélvico anual
Exame clínico anual das mamas
Comportamentos sexuais de alto risco

Saúde e comportamentos de risco
Higiene
Prevenção de lesão, quedas
Nutrição
Padrões de exercício
Risco de abuso, maus-tratos e negligência
Uso de tabaco, drogas e bebida alcoólica
Estresses da vida
Imunizações

Exames complementares[a]
Não é necessário fazer exame citológico do colo do útero (esfregaço de Papanicolaou) após exames de rastreamento prévios adequados negativos
Mamografia
Colesterol e perfil lipídico
Triagem para câncer colorretal
Exame de densidade mineral óssea
Determinação do hormônio tireoestimulante
Exames de audição e visão

HPV: papilomavírus humano. [a]Os riscos individuais (histórico familiar, histórico pessoal) influenciam a necessidade de avaliações específicas e sua frequência.
Adaptado de American Cancer Society (ACS). (2019). Breast cancer facts & figures 2019–2020. Retirado em 09/09/2019 de: www.cancer.org/content/dam/cancer-org/research/cancer-facts-and-statistics/breast-cancer-facts-and-figures/breast-cancer-facts-and-figures-2019-2020.pdf; Eliopoulos, C. (2018). *Gerontological nursing* (9th ed.). Philadelphia, PA: Lippincott Williams & Wilkins.
[2]N.R.T.: No Brasil, a rotina recomendada para o rastreamento é a repetição do exame Papanicolaou a cada 3 anos, após dois exames normais consecutivos realizados com intervalo de 1 ano (https://www.inca.gov.br/tipos-de-cancer/cancer-do-colo-do-utero/profissional-de-saude).
[3]N.R.T.: No Brasil, o Ministério da Saúde recomenda que a mamografia de rastreamento seja realizada na faixa etária de 50 a 69 anos, a cada 2 anos.

- **Dismenorreia** (dor na menstruação), **dispareunia** (dor na relação sexual), dor pélvica
- Sintomas de vaginite (i. e., odor ou prurido)
- Problemas com a função urinária, incluindo frequência, urgência e incontinência
- Problemas intestinais
- Histórico sexual
- Infecções sexualmente transmissíveis (ISTs) e métodos de tratamento
- Abuso sexual ou físico atual ou anterior
- Cirurgia ou outros procedimentos anteriores em estruturas do sistema genital (incluindo mutilação genital feminina [MGF] ou circuncisão feminina)
- Doença crônica ou incapacidade passível de afetar o estado de saúde, a saúde reprodutiva, a necessidade de triagem de saúde ou o acesso aos cuidados de saúde
- Presença ou história familiar de distúrbio genético. O Boxe 50.2 fornece informações sobre distúrbios reprodutivos genéticos.

Ao coletar dados relacionados com a saúde reprodutiva, o enfermeiro pode instruir a paciente sobre os processos fisiológicos normais, como a menstruação e a menopausa, e avaliar possíveis anormalidades. Muitos problemas apresentados por mulheres jovens ou de meia-idade podem ser corrigidos com facilidade. Entretanto, se não forem tratados, podem resultar em ansiedade e problemas de saúde. Em geral, os problemas relacionados com a sexualidade e o desempenho sexual são mais frequentemente levados à atenção do ginecologista ou à de outros profissionais de saúde; todavia, os enfermeiros que cuidam de mulheres devem considerar essas questões como parte da avaliação de saúde de rotina.

Anamnese sexual

A anamnese sexual inclui dados tanto subjetivos quanto objetivos e deve ser incluída no atendimento a pessoas da adolescência até a idade avançada. A anamnese e a avaliação sexual, os achados do exame físico e os resultados laboratoriais fazem parte do banco de dados. A finalidade da anamnese sexual consiste em obter informações que proporcionem um quadro da sexualidade e das práticas sexuais da mulher, bem como em promover a saúde sexual. Pode levar à discussão sobre ISTs, gestações não programadas e maneiras de reduzir comportamentos sexuais de alto risco (Herbert, 2018). A anamnese sexual possibilita que a paciente discuta abertamente questões e preocupações sexuais com um profissional de saúde informado. Por causa da natureza delicada do assunto, é essencial ter excelentes habilidades de comunicação ao coletar a anamnese sexual dos pacientes (Herbert, 2018). Essa informação pode ser obtida após preenchido o histórico ginecológico-obstétrico ou geniturinário. Ao incorporar a anamnese sexual à anamnese geral, o enfermeiro pode passar das áreas de menor sensibilidade para as de maior sensibilidade após estabelecer um *rapport* inicial.

A obtenção da anamnese sexual torna-se um processo dinâmico, que reflete uma troca de informações entre a paciente e o enfermeiro e proporciona a oportunidade de esclarecer mitos e explorar áreas de preocupação que a paciente pode não ter se sentido confortável para discutir no passado. Ao obter uma anamnese sexual, o enfermeiro não deve pressupor a orientação sexual da paciente até que esta seja explicitada. Ao perguntar sobre a saúde sexual, o enfermeiro não pode pressupor que a paciente seja casada ou solteira. Perguntar a uma paciente se ela é solteira, casada, viúva ou divorciada pode ser considerado por algumas mulheres como inadequado. Perguntar sobre um parceiro ou sobre atuais relacionamentos significativos pode ser uma maneira menos ofensiva para iniciar uma anamnese sexual.

Boxe 50.2 **GENÉTICA NA PRÁTICA DE ENFERMAGEM**
Processos reprodutivos femininos

Vários distúrbios do sistema genital feminino são influenciados por fatores genéticos. Alguns exemplos incluem:

- Síndrome hereditária de câncer de mama ou ovário
- Síndrome hereditária de câncer de cólon sem polipose (risco para câncer de útero)
- Síndrome de Kallmann
- Aplasia de Müller
- Deficiência de 21-hidroxilase (masculinização feminina)
- Síndrome de Turner (45,XO).

Avaliações de enfermagem

Ver Capítulo 4, Boxe 4.2, Genética na prática de enfermagem: Aspectos genéticos da avaliação de saúde

Avaliação do histórico familiar específico dos processos reprodutivos femininos

- Avaliar o histórico familiar à procura de outros parentes com anormalidades/problemas reprodutivos semelhantes. Se a mulher for portadora de um cromossomo X frágil, ela corre risco de insuficiência ovariana prematura
- Perguntar quando a puberdade se iniciou e quando se completou. A incapacidade de atingir puberdade plena pode resultar em infertilidade
- A ausência de olfato ocorre na síndrome de Kallmann, a qual, se não for tratada, pode resultar em infertilidade
- Investigar a origem étnica (p. ex., populações de judeus asquenaze e mutações hereditárias de câncer de mama/ovário)
- Investigar sobre parentes com outros cânceres, inclusive cânceres de ovário de início precoce, útero, renal e de próstata
- Obter histórico familiar que inclua uma revisão meticulosa do histórico reprodutivo (abortos espontâneos), mortes de recém-nascidos/lactentes ou dificuldades durante a gravidez
- Se possível, obter idades dos pais durante a gravidez.

Avaliação da paciente específica aos processos reprodutivos femininos

- Nas mulheres com puberdade tardia ou amenorreia primária, efetuar um exame à procura das manifestações clínicas da síndrome de Turner (baixa estatura, pescoço alado, mamilos amplamente espaçados)
- Examinar se há outras anomalias congênitas em mulheres com defeito de Müller, incluindo anomalias renais e vertebrais
- Investigar exposição a substâncias tóxicas, radiação ou medicamentos durante a gravidez
- Obter histórico reprodutivo pregresso
- Perguntar sobre o consumo de bebidas alcoólicas ou tabaco durante a gravidez (e a frequência desse consumo).

Recursos sobre genética

American Cancer Society, www.cancer.org
Association for X and Y Chromosome Variations, www.genetic.org
March of Dimes Birth Defects Foundation, www.marchofdimes.org
Turner Syndrome Society, www.turnersyndrome.org
Ver no Capítulo 6, Boxe 6.7, os componentes do aconselhamento genético.

O modelo de avaliação e intervenção sexual PILSETI (*p*ermissão, *i*nformação *l*imitada, *s*ugestões *e*specíficas, *t*erapia *i*ntensiva) pode ser utilizado como referência para organizar as intervenções de enfermagem (Annon, 1976). A avaliação começa pela introdução do tema, pedindo permissão à mulher para discutir com ela questões relacionadas com a sexualidade. Ver Capítulo 53 para uma discussão mais detalhada da anamnese sexual.

O enfermeiro pode começar explicando a finalidade de obter uma anamnese sexual (p. ex., "Pergunto a todos os meus pacientes sobre a sua saúde sexual. Posso fazer algumas perguntas a você sobre isso?"). A anamnese continua com questionamentos sobre identidade de gênero e orientação sexual (ver Capítulo 54, Boxe 54.1, para discussão adicional sobre como avaliar informações pessoais), seguido por perguntas sobre atividade sexual (p. ex., "Atualmente você mantém relações sexuais com alguma pessoa? Com um homem, uma mulher, ambos ou com uma pessoa com orientação diferente?") Perguntas sobre uma possível disfunção sexual podem incluir: "Você está tendo algum problema relacionado com o seu desempenho sexual atual?" Esses problemas podem estar relacionados com medicamentos, alterações na vida, incapacidade ou início de doença física ou emocional. Pode-se perguntar à paciente sobre o que ela pensa que esteja causando o problema atual (Weber & Kelley, 2018).

As informações sobre o desempenho sexual podem ser introduzidas durante o histórico de saúde (ver Capítulo 4). Ao iniciar uma avaliação sobre questões sexuais, o enfermeiro comunica à paciente que as perguntas sobre alterações ou problemas no desempenho sexual são questões de saúde válidas; agindo assim proporciona um ambiente seguro para discutir esses temas delicados. As mulheres jovens podem ficar apreensivas sobre a ocorrência de períodos menstruais irregulares, podem ficar preocupadas sobre a possibilidade de IST ou podem necessitar de contracepção. Elas podem querer obter informações sobre o uso de tampões, contracepção de emergência ou questões relacionadas com a gravidez. As mulheres na perimenopausa podem ter preocupações sobre menstruações irregulares. As mulheres na menopausa podem ficar preocupadas sobre o ressecamento vaginal e o desconforto na relação sexual. As mulheres de qualquer idade podem ter preocupações sobre relacionamentos, satisfação sexual, orgasmo ou masturbação.

O risco de IST pode ser avaliado por meio de perguntas sobre o número de parceiros sexuais no último ano ou na vida da paciente. Deve-se incluir uma pergunta aberta relacionada com a necessidade de informações adicionais da paciente (p. ex., "Você tem alguma dúvida ou preocupação sobre a sua saúde sexual?"). As mulheres podem ser avisadas de que a relação sexual nunca deve ser dolorosa; a ocorrência de dor deve ser investigada por um profissional de saúde. Elas também devem ser incentivadas a falar abertamente sobre seus sentimentos sexuais com o parceiro; em uma relação íntima, os sentimentos são fatos.

Corte genital ou mutilação genital feminina

Mutilação genital feminina (MGF) engloba todos os procedimentos que envolvem retirada parcial ou total da genitália feminina externa ou outras lesões dos órgãos genitais femininos por motivos não clínicos. A mutilação genital feminina é reconhecida internacionalmente como violação dos direitos humanos de meninas e mulheres. Reflete uma cultura profundamente enraizada e constitui uma forma de discriminação contra as mulheres. Quase sempre é realizada em menores de idade e é uma violação dos direitos das crianças. A prática também viola os direitos da pessoa à saúde, segurança e integridade física, o direito de não sofrer tortura nem tratamento inumano ou degradante e o direito à vida quando o procedimento resulta em morte (World Health Organization [WHO], 2018).

As complicações da mutilação genital feminina podem incluir infertilidade, complicações no parto, comprometimento da função vesical e complicações urinárias. A prática é mais comum no oeste, no leste e no nordeste da África, em alguns países da Ásia e do Oriente Médio e em migrantes dessas regiões (WHO, 2018).

Os enfermeiros que cuidam de pacientes que sofreram MGF precisam ser sensíveis, empáticos, capacitados, culturalmente competentes e imparciais. É fundamental ter respeito pelas crenças, práticas e comportamentos de saúde dos outros, bem como reconhecer a complexidade das questões envolvidas. O enfermeiro deve empregar uma terminologia conhecida da mulher; o termo *corte* é habitualmente mais aceitável do que o termo *mutilação*. Os espéculos não são usados em alguns países em desenvolvimento, e é necessário explicar a função desse instrumento, devendo-se utilizar um espéculo de tamanho apropriado para examinar mulheres que sofreram MGF.

Violência pelo parceiro íntimo

A violência por parceiro íntimo é um problema de saúde pública prevenível que afeta mais de 32 milhões de pessoas nos EUA (Weil, 2019). A violência por parceiro íntimo inclui quatro tipos de agravo: violência física, violência sexual, perseguição (*stalking*) e agressão psicológica (Centers for Disease Control and Prevention [CDC], 2019a).

Aproximadamente 1 em cada 4 mulheres nos EUA já sofreu uma ou mais das quatro formas de violência por parceiro íntimo, com um custo de mais de 6,3 trilhões de dólares (CDC, 2019a).[4] A violência raramente é uma ocorrência única em um relacionamento; habitualmente prossegue e aumenta em intensidade. Esse é um ponto importante a enfatizar quando uma mulher declara que o seu parceiro a machucou, porém prometeu mudar. Os agressores podem mudar o seu comportamento, mas não sem aconselhamento e motivação intensos. Dezesseis por cento dos homicídios são cometidos por parceiro íntimo (CDC, 2019a). Quando uma mulher declara que está sendo machucada, é necessário oferecer um cuidado delicado (Boxe 50.3).

Ao saber da existência desse importante problema de saúde pública, ao ficar atento para os problemas relacionados com abuso e ao aprender como obter informações de mulheres sobre a possibilidade de abuso, maus-tratos e negligência em suas vidas, o enfermeiro pode intervir para ajudar a paciente a resolver um problema, que, de outro modo, poderia passar despercebido, salvando, assim, vidas ao fazer com que as mulheres fiquem mais seguras por meio de orientação e apoio. Como parte de uma avaliação abrangente, o enfermeiro deve garantir um ambiente seguro (ou seja, uma sala com a porta fechada) e perguntar a cada paciente se já sofreu violência. Mais informações sobre violência familiar, maus-tratos e negligência, inclusive agressão sexual e estupro, podem ser encontradas no Capítulo 67.

---

[4] N.R.T.: No Brasil, a Comissão de Defesa dos Direitos da Mulher publicou em 2018 um Mapa da Violência contra a mulher (https://pt.org.br/wp-content/uploads/2019/02/mapa-da-violencia_pagina-cmulher-compactado.pdf).

Boxe 50.3 — Estratégias para prestar acolhimento e cuidados após violência por parceiro íntimo, maus-tratos e negligência

Estratégia	Justificativa
Tranquilizar a mulher de que ela não está sozinha	As mulheres frequentemente acreditam que são as únicas a sofrerem abuso, maus-tratos e negligência nas mãos de seus parceiros
Expressar sua crença de que ninguém deve ser ferido, que o abuso é um erro do agressor e é contra a lei	Fazer isso deixa que a mulher saiba que ninguém merece sofrer abuso, e que ela não o provocou
Garantir à mulher que a sua informação é confidencial, embora se torne parte do prontuário. *Quando há suspeita de que crianças sofreram ou estejam sofrendo abuso, a lei exige que isso seja notificado às autoridades.* Nos EUA, alguns estados exigem a notificação do abuso íntimo causado pelo cônjuge ou parceiro. As agências de violência doméstica e os grupos de médicos e enfermagem discordam dessa política e estão procurando modificá-la. A oposição séria baseia-se no fato de que a notificação não assegura nem pode efetivamente garantir a segurança de uma mulher e pode colocá-la em maior perigo. Além disso, pode interferir na vontade de uma paciente de discutir sua vida pessoal e preocupações com profissionais de saúde. Isso coloca uma séria barreira no acesso ao cuidado de enfermagem abrangente. Quando os enfermeiros tiverem qualquer dúvida a respeito das leis sobre a denúncia de abuso, eles precisarão verificar a sua agência de violência doméstica local ou estadual	Com frequência, as mulheres têm medo de que suas informações sejam relatadas à polícia ou a serviços de proteção, e que possam perder a guarda de seus filhos
Documentar a denúncia de abuso da mulher e fotografar quaisquer lesões visíveis se tiver sido obtido o consentimento formal por escrito (os serviços de emergência habitualmente dispõem de uma câmera fotográfica quando esta não se encontra no posto de enfermagem)	Essa medida fornece uma documentação das lesões, que pode ser necessária para procedimentos legais ou criminais posteriores
Fornecer orientações que incluam o seguinte: • Informar à mulher que há abrigos disponíveis para garantir sua segurança e de seus filhos. (Nos EUA, o tempo de permanência nos abrigos varia de um estado para outro; todavia, com frequência, é de até 2 meses. A equipe frequentemente ajuda no alojamento, emprego e sofrimento emocional que acompanham a ruptura da família.) Fornecer uma lista dos abrigos • Informar à mulher que a violência piora, e não melhora • Quando uma mulher decide ir para um abrigo, você pode deixá-la fazer uma ligação telefônica • Se a mulher decide voltar para o abusador, você não pode fazer nenhum julgamento e deve fornecer informações que a deixarão mais segura do que antes de revelar a sua situação • Certificar-se de que a mulher tenha o número de telefone de assistência 24 h que fornece informações e apoio (dispõe-se também de um dispositivo para surdos), o número da polícia e o 192 • Ajudá-la a estabelecer um plano de segurança caso ela decida voltar para casa. (Um plano de segurança é um plano organizado para evasão com bolsas de roupas embaladas e documentos importantes escondidos em um local seguro.)[5]	Opções podem salvar a vida da mulher e dos seus filhos

Adaptado de Centers for Disease Control and Prevention (CDC). (2019a). Understanding intimate partner violence fact sheet. Retirado em 09/11/2019 de: www.cdc.gov/violenceprevention/intimatepartnerviolence/fastfact.html

[5] N.R.T.: No Brasil, a Lei 10.778/2003 estabelece a obrigatoriedade de notificação de casos de violência contra mulheres atendidas em serviços de saúde públicos ou privados (http://www.brasil.gov.br/saude/2011/01/saude-inclui-violencia-domestica-e-sexual-na-lista-de-agravos-de-notificacao-obrigatoria).

Não há sinais ou sintomas específicos que sejam diagnósticos de abuso; entretanto, os enfermeiros podem observar uma lesão que não combina com a descrição de sua ocorrência (p. ex., uma equimose no lado do braço que apareceu depois de "bater contra a porta"). As manifestações de abuso, maus-tratos e negligência podem envolver tentativas de suicídio, consumo de drogas e de bebidas alcoólicas, consultas frequentes na emergência, dor pélvica inespecífica, queixas somáticas e depressão. Todavia, pode não haver sinais ou sintomas óbvios. As mulheres em situações de abuso apresentam níveis mais altos de depressão (CDC, 2019a) e, com frequência, relatam que "não se sentem bem", possivelmente em decorrência de estresse ou medo e previsão de abuso iminente.

Incesto e abuso sexual na infância

Os enfermeiros podem encontrar mulheres que sofreram trauma sexual. As sobreviventes de abuso sexual apresentam mais distúrbios da saúde mental e da saúde física que as mulheres que não sofreram esse tipo de agressão (Hailes, Yu, Danese et al., 2019). Há relatos de que as vítimas de abuso sexual na infância sofrem mais de depressão crônica (Hailes et al., 2019), transtorno de estresse pós-traumático, obesidade mórbida, instabilidade conjugal, problemas gastrintestinais e cefaleia, além disso utilizam os serviços de saúde com mais frequência que as pessoas que não foram vítimas. Nas mulheres, a dor pélvica crônica está frequentemente associada a violência física, negligência emocional e abuso sexual na infância (Harris, Wieser, Vitonis et al., 2018). As mulheres que sofreram estupro ou abuso sexual podem ficar muito ansiosas em relação a exames pélvicos, trabalho de parto, irradiação pélvica ou da mama ou qualquer tratamento ou exame que inclua abordagem manual ou exija retirar as roupas. Os enfermeiros devem estar preparados para oferecer apoio e encaminhamento a psicólogos, recursos comunitários e grupos de autoajuda.

Questões de saúde em mulheres com incapacidade funcional

Aproximadamente 20% das mulheres têm incapacidade funcional e encontram barreiras físicas estruturais e atitudinais que podem limitar sua plena participação na sociedade (Okoro, Hollis, Cyrus et al., 2018). As mulheres com incapacidade funcional podem experimentar estereótipos e maior risco de abuso, maus-tratos e negligência. Elas relatam que outras pessoas, inclusive profissionais de saúde, frequentemente as equiparam à sua deficiência. Estudos mostraram que as mulheres com incapacidade funcional recebem menos cuidados de saúde de atenção básica e triagem de saúde preventiva que outras mulheres; com frequência, isso se deve a problemas de acesso e aos profissionais de saúde que se concentram mais sobre as causas da deficiência que sobre as questões de saúde que preocupam todas as mulheres (Horner-Johnson, 2019; Okoro et al., 2018). Para abordar essas questões, a anamnese deve incluir perguntas sobre as barreiras aos cuidados de saúde encontradas por mulheres com deficiência e sobre o efeito desta em seu estado de saúde e cuidados de saúde.

O CDC e os Association of Maternal Child Health Programs se reuniram para elaborar uma ferramenta central com recursos para profissionais de enfermagem e médicos que atendem mulheres com necessidades especiais. Essa ferramenta fornece *links* para recursos que viabilizam serviços preventivos (tais como exame físico de rotina, limpeza dentária, vacinação contra hepatite B, rastreamento de cânceres de colo de útero e de mama e serviços de planejamento familiar) para mulheres com incapacidade funcional (CDC, 2019b). Outras questões a serem abordadas durante o atendimento de mulheres com incapacidade funcional são identificadas no Boxe 50.4.

Pessoas que se identificam como LGBTQIAP+ (lésbicas, gays, bissexuais, transexuais, queer, intersexuais, assexuais e demais orientações sexuais e identidades de gênero)

À medida que a natureza das famílias muda em nossa sociedade, é fundamental que os profissionais de saúde modifiquem suas percepções das pessoas que constituem a unidade familiar (Gregg, 2018). Muitas avaliações de saúde pressupõem uma orientação heterossexual. Muitos profissionais de saúde não estão adequadamente preparados para atender às demandas de saúde de pacientes que se identificam como lésbicas, *gays*, bissexuais, transgêneros e *queer* (LGBTQIAP+) (ver Capítulo 54) (Wingo, Ingraham & Roberts, 2018).

As pessoas que se identificam como LGBTQIAP+ podem se preocupar com a possibilidade de revelação de sua identidade e privacidade, atitudes discriminatórias e tratamento (Gregg, 2018; Wingo et al., 2018) (Boxe 50.5). Algumas pesquisas relataram que transgêneros consomem excessivamente

---

Boxe 50.4 AVALIAÇÃO
Avaliação da mulher com incapacidade funcional

Anamnese

Perguntar diretamente à própria mulher, e não à pessoa acompanhante. Fazer perguntas sobre os seguintes itens:

- Limitações do autocuidado em decorrência de sua incapacidade (capacidade de se alimentar e de se vestir, uso de dispositivos auxiliares, necessidades de transporte, outra assistência necessária)
- Limitações sensoriais (tato deficiente, visão baixa, surdez ou dificuldade de audição)
- Questões de acessibilidade (capacidade de ir ao médico, transferência para a mesa de exame, acessibilidade do consultório/clínica, experiências anteriores com profissionais de saúde, práticas de triagem de saúde; sua compreensão do exame físico)
- Alterações cognitivas ou de desenvolvimento que afetem a compreensão
- Limitações secundárias à incapacidade que afetem questões de saúde geral, saúde reprodutiva e cuidados de saúde
- Função e preocupações sexuais (aquelas de todas as mulheres e aquelas que podem ser afetadas pela presença de uma condição incapacitante)
- Histórico menstrual e práticas de higiene menstrual
- Abuso físico, sexual ou psicológico (incluindo abuso por profissionais de saúde; abuso por negligência, suspensão ou retirada de dispositivos auxiliares ou cuidado pessoal ou de saúde) (ver Boxe 50.3)
- Presença de incapacidades secundárias (*i. e.*, aquelas decorrentes da incapacidade primária da paciente: lesões por pressão, espasticidade, osteoporose etc.)
- Preocupações de saúde relacionadas ao envelhecimento com uma incapacidade.

Avaliação física

Fornecer instruções diretamente à própria mulher, e não à pessoa acompanhante; fornecer instruções por escrito ou gravadas.

Perguntar à mulher que tipo de ajuda ela precisa para o exame físico e fornecer assistência, quando necessário:

- Despir-se e vestir-se
- Fornecer uma amostra de urina
- Ficar em pé sobre uma balança para pesagem (oferecer meios alternativos de obter o peso se ela for incapaz de ficar em pé sobre a balança)
- Deitar e levantar-se da mesa de exame
- Assumir, mudar e manter as posições.

Considerar a fadiga apresentada pela mulher durante um exame prolongado e permitir repouso.

Fornecer dispositivos de assistência e outros auxílios/métodos necessários para possibilitar comunicação adequada com a paciente (intérpretes, sinalizadores, materiais escritos em letras grandes).

Exame completo que estaria indicado para qualquer outra mulher; ter uma incapacidade *nunca* é uma justificativa para omitir partes do exame físico, incluindo exame pélvico.

Adaptado de Konig-Bachman, M., Zenzmaier, C. & Schildberger, B. (2019). Health professionals' views on maternity care for women with physical disabilities: A qualitative study. *BMC Health Services Research*, 19(1), 551.

---

bebidas alcoólicas e drogas em grau maior que seus colegas não transgêneros, visto que os locais que frequentam podem contribuir para o uso abusivo de drogas e bebida alcoólica.

Jovens que se identificam como LGBTQIAP+ correm risco mais elevado de contrair vírus da imunodeficiência humana (HIV) e ISTs (Wingo et al., 2018). Além disso, jovens que se

Boxe 50.5 — Cuidados de saúde para pessoas que se identificam como LGBTQIAP+

Os enfermeiros que trabalham com pessoas que se identificam como LGBTQIAP+ devem considerar que essas pessoas:

- São encontradas em todos os grupos étnicos e classes socioeconômicas
- São de todos os grupos etários, inclusive adolescentes e idosos
- Podem ser solteiras, celibatárias ou divorciadas
- Frequentemente deparam-se com falta de sensibilidade nas consultas de saúde
- Ao serem questionadas se são sexualmente ativas e respondem de modo afirmativo, a contracepção geralmente é incentivada, visto que os profissionais de saúde podem supor incorretamente que elas praticam relação heterossexual
- Apresentam taxas de triagem de saúde menores que outras mulheres
- Com frequência se sentem invisíveis e subutilizam o sistema de saúde, de modo semelhante a muitos outros grupos marginalizados de mulheres.

Os enfermeiros precisam:

- Fazer perguntas sem especificação de gênero e usar termos imparciais e de aceitação
- Reconhecer que as adolescentes lésbicas correm risco de suicídio e rastrear se existe esse risco
- Reconhecer que muitas lésbicas participam na atividade heterossexual, mas consideram-se de baixo risco para IST. Como o papilomavírus humano, as infecções por herpes e outros microrganismos implicados nas ISTs são transmitidos por secreções e pelo contato, as lésbicas podem precisar de informações sobre as ISTs e sobre a contracepção. Quando brinquedos sexuais são utilizados e não são limpos, podem ocorrer infecções pélvicas.

As mulheres que se identificam como LGBTQIAP+ correm alto risco de câncer, doença cardíaca, depressão e consumo abusivo em excesso de bebidas alcoólicas. Podem ter maior índice de massa corporal. Podem ter menos filhos ou não os ter, e, com frequência, efetuam menos triagens preventivas de saúde que as mulheres heterossexuais. Esses fatores podem aumentar o risco de câncer de cólon, endométrio, ovário e mama, bem como de doença cardiovascular e diabetes melito. As adolescentes correm risco de tabagismo e suicídio/depressão.

Adaptado de Gregg, I. (2018). The health care experiences of lesbian women becoming mothers. *Nursing for Women's Health, 22*(1), 40-50; Wingo, E., Ingraham, N. & Roberts, S. (2018). Reproductive health care priorities and barriers to effective care for LGBTQ people assigned female at birth: A qualitative study. *Women's Health Issues, 28*(4), 350-357.

---

identificam como lésbicas, gays ou bissexuais, ou que carecem de apoio dos pais e da família, podem apresentar mais problemas de saúde física e mental (p. ex., depressão, obesidade), bem como isolamento social (Lapinski, Covas, Perkins et al., 2018). Os enfermeiros precisam compreender as necessidades singulares dessa população e fornecer um cuidado delicado e apropriado.

Considerações gerontológicas

As mulheres idosas estão presentes em vários níveis do espectro de saúde; algumas estão ativas em alto nível no seu trabalho ou na família, enquanto outras podem estar muito doentes. Os enfermeiros precisam estar preparados para cuidar das mulheres idosas que podem ser brilhantes, enérgicas e ambiciosas e que estão lidando com várias crises familiares, incluindo seus próprios problemas de saúde, bem como das que estão passando por um problema de saúde que altere a vida ou que comporte risco à vida. As mulheres idosas correm risco de várias condições, incluindo diabetes melito, dislipidemia, hipertensão arterial e doença da tireoide, todas as quais apresentam sintomas que podem ser considerados próprios do envelhecimento. Os enfermeiros podem ajudar a evitar a morbidade e a mortalidade por essas condições, incentivando as mulheres a se submeter a triagens de saúde regulares (Eliopoulos, 2018). O conhecimento sobre prevenção de doença cardíaca, farmacologia, dieta, sinais de demência ou declínio cognitivo, prevenção de quedas, prevenção da osteoporose, cânceres ginecológico e de mama e sexualidade é importante para fornecer cuidados de enfermagem de alto nível. É necessário considerar também as disparidades de saúde, competência cultural e questões ao fim da vida.

Avaliação física

Os exames periódicos e a triagem de rotina para o câncer são importantes para todas as mulheres (Bibbins-Domingo, 2017). As pacientes precisam de compreensão e apoio, dadas as considerações emocionais e físicas associadas aos exames ginecológicos. As mulheres podem ficar constrangidas pelas perguntas habituais feitas por um ginecologista. Como as condições ginecológicas são de natureza pessoal e particular para a maioria das mulheres, essas informações são apenas compartilhadas com as pessoas diretamente envolvidas nos cuidados da paciente.

A abordagem para o exame ginecológico precisa ser sistemática e completa (Weber & Kelley, 2018). O enfermeiro pode aliviar a ansiedade da mulher fornecendo explicações e instruções (Boxe 50.6). Pode ser útil ressaltar que um exame pélvico habitualmente não deve ser desconfortável. Antes de iniciar o exame, pede-se à paciente que esvazie a bexiga e forneça uma amostra de urina, se o exame de urina fizer parte da avaliação. A micção garante o conforto da paciente e facilita o exame, visto que uma bexiga cheia pode tornar desconfortável a palpação dos órgãos pélvicos e tornar o procedimento difícil para o examinador.

Boxe 50.6 — ORIENTAÇÕES À PACIENTE
Exame pélvico

O exame pélvico inclui uma avaliação do aspecto da vulva, da vagina e do colo do útero, bem como o tamanho e o formato do útero e dos ovários, para assegurar a saúde reprodutiva e ausência de doença. A orientação à paciente deve fazer com que o exame prossiga de maneira mais tranquila.

O enfermeiro instrui a paciente a:

- Esperar ter uma sensação de tumefação ou pressão durante o exame, mas não deve sentir dor. É importante relaxar, visto que, se estiver muito tensa, poderá sentir desconforto
- Reconhecer que é normal sentir-se desconfortável e apreensiva
- Conscientizar-se que um espéculo aquecido e estreito será introduzido para visualização do colo uterino e coleta de material para esfregaço de Papanicolaou, se houver indicação, e isso não deve ser desconfortável
- Mencionar que o exame pode ser observado com um espelho se a paciente assim o desejar; o exame não demora, em geral, mais de 5 minutos
- Compreender que serão usados campos para reduzir ao mínimo a exposição e o constrangimento.

Adaptado de Weber, J. & Kelley, J. (2018). *Health assessment in nursing* (6th ed.). Philadelphia, PA: Lippincott Williams & Wilkins.

Posicionamento

A posição de litotomia em decúbito dorsal é mais usada (Weber & Kelley, 2018). Se a paciente assim o escolher, outras posições são eventualmente utilizadas (Ball et al., 2019). A posição de litotomia oferece várias vantagens:

- É mais confortável para algumas mulheres
- Viabiliza melhor contato visual entre a paciente e o examinador
- Pode proporcionar um modo mais fácil para que o examinador realize o exame bimanual
- Possibilita que a mulher use um espelho para ver a sua anatomia (se ela assim o desejar) para visualizar qualquer condição que exija tratamento ou para aprender sobre a utilização de determinados métodos contraceptivos.

Inspeção

Uma vez que a paciente esteja preparada, o examinador inspeciona a genitália externa, examinando os lábios maiores e menores do pudendo e observando o tecido epidérmico dos lábios maiores; a pele dá lugar à mucosa rosada no vestíbulo da vagina. São examinadas as lesões de qualquer tipo (p. ex., verrugas genitais, lesões pigmentadas [melanoma]). Na mulher nulípara, os lábios menores unem-se na abertura da vagina. Em uma mulher que teve filhos por parto vaginal, os lábios menores podem apresentar um espaço entre eles, e o tecido vaginal pode fazer protrusão.

O traumatismo da parede vaginal anterior durante o parto pode ter resultado em incompetência da musculatura, e pode-se observar **cistocele** (um abaulamento causado pela bexiga que faz protrusão na submucosa da parede vaginal anterior). O traumatismo do parto também pode afetar a parede vaginal posterior, produzindo **retocele** (uma protuberância causada pela protrusão da cavidade retal). Também pode ocorrer **prolapso uterino**, no qual o colo e o útero descem sob pressão através do canal vaginal e podem ser observados no vestíbulo da vagina (prolapso uterino). Para identificar essas protrusões, o examinador pede à paciente que faça "força para baixo".

O vestíbulo da vagina não deve apresentar lesões da mucosa superficial. Os lábios menores podem ser separados pelos dedos da mão enluvada, com palpação da parte inferior da vagina. Nas mulheres que não tiveram relação sexual, um hímen de espessura variável pode ser sentido em toda a circunferência dentro da abertura vaginal. O anel himenal geralmente possibilita a inserção de um dedo. Raramente, o hímen oclui por completo a entrada da vagina (hímen imperfurado).

Exame

As técnicas de exame incluem exame com espéculo e vários métodos de palpação.

Exame com espéculo

O espéculo bivalve, seja metálico ou de plástico, está disponível em muitos tamanhos (Ball et al., 2019). Os espéculos de metal são limpos e esterilizados entre as pacientes. O espéculo de plástico é usado uma única vez. Lubrificante hidrossolúvel ou água morna é usada para lubrificar o espéculo (Ball et al., 2019).

O espéculo é introduzido delicadamente na porção posterior do vestíbulo da vagina e lentamente avançado até o ápice da vagina; esse procedimento não deve ser doloroso nem desconfortável para a mulher. O espéculo é, então, aberto lentamente. Nos tipos de metal, o parafuso do repouso do polegar é apertado; nos tipos de plástico, um clipe é travado para manter as lâminas em posição (Ball et al., 2019).

Inspeção do colo do útero

O colo do útero é inspecionado e são observados: coloração, posição, dimensões, características da superfície, secreção e dimensões e formato do orifício do colo (Ball et al., 2019). Nas mulheres nulíparas, o colo do útero tem habitualmente de 2 a 3 cm de largura e é liso. Nas mulheres que tiveram filhos, o colo pode apresentar uma laceração, habitualmente transversa, conferindo ao óstio do útero uma aparência em "boca de peixe". O epitélio do canal endocervical pode ter crescido sobre a superfície do colo do útero, aparecendo como epitélio de superfície vermelho vivo em toda circunferência do óstio. Em certas ocasiões, o colo do útero de uma mulher cuja mãe fez uso de dietilestilbestrol durante a gravidez apresenta uma aparência em coifa (uma face pontiaguda superiormente ou uma crista de tecido circundando-o); isso é avaliado por colposcopia, quando identificado.

As alterações malignas podem não ser obviamente diferenciadas do restante da mucosa cervical. Podem aparecer cistos pequenos e benignos na superfície cervical. Esses cistos, denominados *cistos de Naboth (de retenção)*, são habitualmente azulados ou esbranquiçados e constituem um achado normal após o parto (Ball et al., 2019). Um pólipo da mucosa endocervical pode fazer protrusão através do óstio e geralmente exibe uma coloração vermelho-escura. Os pólipos podem provocar sangramento irregular; raramente são malignos e, em geral, são removidos com facilidade em um ambiente de consultório ou clínica. Um carcinoma pode aparecer como um crescimento semelhante a uma couve-flor (Ball et al., 2019). A coloração azulada do colo do útero é um sinal de gravidez em fase inicial (sinal de Chadwick).

Obtenção de esfregaços de Papanicolaou e outras amostras

O esfregaço de Papanicolaou é um exame de rastreamento de células anormais no colo do útero. De modo geral, o esfregaço de Papanicolaou utiliza citologia à base de água. Um dispositivo de coleta citológica é girado no orifício do colo do útero. O enfermeiro ou o médico deve ter cuidado e seguir as instruções do fabricante para coletar e preservar de modo apropriado a amostra.[6] A amostra de líquido também pode ser usada na pesquisa de HPV (Ball et al., 2019). Imediatamente depois do esfregaço de Papanicolaou, podem ser feitos procedimentos para detectar DNA de microrganismos ou coleta de amostra a fresco e testes com hidróxido de potássio antes da retirada do espéculo (Ball et al., 2019).

Para cultura, obtém-se uma amostra de qualquer material purulento que esteja presente no óstio para cultura. Utiliza-se um aplicador estéril para obter a amostra, que é imediatamente colocada em meio apropriado para o seu transporte até um laboratório. Na paciente que apresenta alto risco de infecção, são recomendadas culturas de rotina para gonococos e clamídias, em decorrência da alta incidência de ambas as doenças e das complicações de infecção pélvica, lesão da tuba uterina e infertilidade subsequente (Ball et al., 2019).

Pode haver secreção vaginal, que pode ser normal ou resultar de vaginite. A Tabela 50.3 fornece um resumo das características da secreção vaginal encontrada em diferentes condições.

---

[6]N.R.T.: No Brasil, o Ministério da Saúde publicou Caderno de Atenção Básica – Controle dos Cânceres do Colo do Útero e da Mama, elaborado com a finalidade de orientar a atenção às mulheres subsidiando tecnicamente os profissionais da Atenção Básica em Saúde (http://189.28.128.100/dab/docs/portaldab/publicacoes/cab13.pdf).

TABELA 50.3 Características da secreção vaginal.

Causa da secreção	Sintomas	Odor	Consistência/coloração
Fisiológica	Nenhum	Nenhuma	Muco/esbranquiçado
Infecção por espécies de *Candida*	Prurido, irritação	Odor de levedura ou nenhum	Rala a espessa, semelhante à nata/esbranquiçada
Vaginose bacteriana	Odor	De peixe, frequentemente percebido após a relação sexual	Rala/acinzentada ou amarelada
Infecção por espécies de *Trichomonas*	Irritação, odor	Odor fétido	Copiosa, frequentemente espumosa/amarelo-esverdeada
Atrófica	Ressecamento vulvar ou vaginal	Odor fétido discreto e ocasional	Habitualmente escassa e mucoide/pode ser tinta de sangue

Inspeção da vagina

A vagina é inspecionada quando o examinador retira o espéculo. É lisa nas meninas e sofre espessamento depois da puberdade, com muitas rugas (pregas) e redundância no epitélio. Em mulheres na menopausa, a vagina sofre adelgaçamento e exibe menos rugas, dada a diminuição do estrogênio.

Palpação bimanual

Para completar o exame pélvico, o examinador realiza um exame bimanual. O examinador deve informar à paciente que será feito um exame interno com os dedos da mão. Os dedos enluvados são então avançados verticalmente ao longo do canal vaginal e a parede vaginal é palpada. Qualquer parte firme da parede vaginal pode representar um tecido cicatricial antigo por causa do traumatismo do parto, mas também pode exigir avaliação adicional (Ball et al., 2019).

Palpação cervical

O colo do útero é palpado e avaliado quanto à sua consistência, à sua mobilidade, ao seu tamanho e à sua posição. O colo do útero normal é uniformemente firme, mas não endurecido. O amolecimento do colo do útero é um achado no início da gestação. O endurecimento e a imobilidade do colo do útero podem refletir uma invasão por neoplasia. A dor ao movimento suave do colo do útero é denominada *sinal do candelabro positivo* (hipersensibilidade positiva ao movimento do colo; registrado como CMT+) e indica habitualmente a presença de infecção pélvica.

Palpação do útero

Para palpar o útero, o examinador coloca a mão oposta sobre a parede do abdome, a meia distância entre o umbigo e o púbis, e pressiona firmemente em direção à vagina. O movimento da parede do abdome faz com que o corpo do útero desça e o órgão se torne livremente móvel entre a mão empregada para examinar o abdome e os dedos da mão usados para examinar a pelve. O tamanho, a mobilidade e o contorno do útero podem ser estimados pela palpação. A fixação do útero na pelve pode constituir um sinal de endometriose ou de neoplasia maligna.

O corpo do útero normalmente tem duas vezes o diâmetro e três vezes o comprimento do colo do útero, e curva-se anteriormente em direção à parede do abdome. Algumas mulheres apresentam útero retrovertido ou retrofletido, que aponta posteriormente em direção ao sacro, enquanto outras têm útero que não é anterior nem posterior, sendo descrito como útero de linha média.

Palpação dos anexos

As áreas direita e esquerda dos anexos são palpadas para avaliar as tubas uterinas e os ovários. Os dedos da mão que examina a pelve são movidos primeiro para um lado e, em seguida, para o outro, enquanto a mão que palpa a área abdominal é movida correspondentemente para ambos os lados do abdome e para baixo. Os anexos (ovários e tubas uterinas) são retidos entre as duas mãos e palpados à procura de massa evidente, hipersensibilidade e mobilidade. Em geral, os ovários são ligeiramente hipersensíveis e a paciente deve ser informada de que a sensação de um discreto desconforto à palpação é normal.

Palpação vaginal e retal

A palpação bimanual da vagina e do fundo de saco é realizada colocando-se o dedo indicador na vagina e o dedo médio no reto. Para evitar a contaminação cruzada entre os orifícios vaginal e retal, o examinador coloca luvas novas. Um movimento suave desses dedos no sentido um do outro comprime a parede posterior da vagina e a parede anterior do reto e ajuda o examinador na identificação da integridade dessas estruturas. Durante esse procedimento, a paciente pode sentir vontade de defecar. O enfermeiro tranquiliza a paciente dizendo-lhe que isso tem pouca probabilidade de ocorrer. São fornecidas explicações contínuas para tranquilizar e instruir a paciente sobre o procedimento.

Considerações gerontológicas

Exames realizados anualmente ajudam na identificação precoce de distúrbios do sistema genital em mulheres idosas (Eliopoulos, 2018). Os enfermeiros desempenham um papel importante, incentivando todas as mulheres a realizar um exame ginecológico anual. As mulheres com mais de 65 anos poderão interromper a triagem para câncer de colo do útero se tiverem sido submetidas a uma histerectomia ou se tiveram três exames citológicos normais e nenhum exame anormal nos últimos 10 anos (U.S. Preventive Services Task Force [USPSTF], 2018).

O prurido perineal é anormal nas mulheres idosas e deve ser avaliado, visto que pode indicar um processo patológico (diabetes ou neoplasia maligna). A distrofia vulvar (espessamento ou coloração esbranquiçada do tecido) pode ser visível, e é necessário realizar uma biopsia para excluir a presença de células anormais. Podem ser prescritos cremes de cortisona e hormônio tópicos para alívio sintomático.

Com o relaxamento da musculatura pélvica, podem ocorrer prolapso uterino e relaxamento das paredes da vagina (Eliopoulos, 2018). A avaliação apropriada e o reparo cirúrgico podem aliviar o desconforto e a pressão do prolapso se a paciente for candidata à cirurgia. A paciente deve ser informada de que o reparo tecidual e a cicatrização após a cirurgia podem levar mais tempo com a idade. Um pessário (dispositivo de borracha ou plástico que proporciona suporte) é frequentemente empregado antes da cirurgia para ver se ela pode ser evitada. É adaptado por um ginecologista e pode reduzir o desconforto e a pressão da paciente. Pessários também são empregados se houver contraindicação à cirurgia. O emprego de um pessário exige que a paciente realize exames ginecológicos de rotina para monitorar a ocorrência de irritação ou infecção. A paciente precisa ser avaliada quanto a alergia antes da inserção de um pessário de látex. Ver detalhes sobre os pessários no Capítulo 51, Figura 51.4.

AVALIAÇÃO DIAGNÓSTICA

Numerosos exames complementares podem ser realizados no manejo dos processos fisiológicos femininos. O enfermeiro deve instruir a paciente sobre a finalidade, o que esperar e quaisquer efeitos colaterais possíveis relacionados com esses exames antes de sua realização. O enfermeiro deve conhecer as contraindicações, as complicações potenciais e as tendências nos resultados. As tendências observadas fornecem informações sobre a evolução da doença, bem como sobre a resposta da paciente ao tratamento.

Exame citológico para câncer (esfregaço de Papanicolaou)

O esfregaço de Papanicolaou é utilizado para detectar o câncer cervical. As secreções cervicais são delicadamente removidas do óstio cervical e podem ser transferidas para uma lâmina de vidro e fixadas imediatamente ao borrifar um conservante ou imergi-la em solução. Quando o esfregaço de Papanicolaou revela a presença de células atípicas, o método de líquido possibilita o exame para papilomavírus humano (HPV) (ver no Capítulo 51 discussão mais detalhada sobre o HPV).

A terminologia utilizada para descrever os achados inclui as seguintes categorias:

- Ausência de células anormais ou atípicas
- Células escamosas atípicas de significado indeterminado
- Reações inflamatórias e microrganismos identificados
- Teste do ácido desoxirribonucleico (DNA) positivo para o HPV
- Lesões pré-cancerosas e cancerosas do colo do útero identificadas.

A paciente pode supor incorretamente que um esfregaço de Papanicolaou anormal significa a existência de câncer. Quando o esfregaço de Papanicolaou (método de imersão em líquido) revela a presença de células atípicas e nenhum tipo de HPV de alto risco, o esfregaço de Papanicolaou seguinte é realizado em 1 ano. Se uma infecção específica estiver causando inflamação, ela é tratada adequadamente, e o esfregaço de Papanicolaou é repetido. Quando o esfregaço de Papanicolaou repetido revela células escamosas atípicas com tipos de HPV de alto risco, pode-se indicar uma colposcopia. Os esfregaços de Papanicolaou que indicam lesões pré-cancerosas devem ser repetidos em 4 a 6 meses, e deve-se efetuar uma colposcopia se não houver resolução da lesão. As pacientes com esfregaço de Papanicolaou que indique lesões cancerosas necessitam de colposcopia imediata (Casanova et al., 2019).

Se os resultados do esfregaço de Papanicolaou forem anormais, a notificação, a avaliação e o tratamento imediatos são cruciais. Com frequência, a notificação das pacientes é uma responsabilidade dos enfermeiros em uma clínica ou ambulatório de cuidados de saúde da mulher. O acompanhamento do esfregaço de Papanicolaou é essencial, visto que pode detectar precocemente o câncer de colo de útero. As intervenções são individualizadas para atender às necessidades e crenças de saúde da paciente em questão. O aconselhamento intensivo por telefone, os sistemas de rastreamento, os folhetos, vídeos e incentivos financeiros foram utilizados para incentivar o acompanhamento. O enfermeiro fornece explicações claras e apoio emocional, com um protocolo de acompanhamento específico e cuidadosamente elaborado, destinado a suprir as necessidades da paciente.

Colposcopia e biopsia cervical

Quando o resultado da triagem citológica cervical exige uma avaliação, realiza-se uma colposcopia. O colposcópio é um instrumento com lente de amplificação, que possibilita ao examinador visualizar o colo do útero e obter uma amostra de tecido anormal para análise (Casanova et al., 2019). Os enfermeiros e ginecologistas necessitam de treinamento especial nessa técnica diagnóstica.

Após inserir um espéculo e visualizar o colo do útero e as paredes da vagina, o examinador aplica ácido acético ao colo do útero. Os achados anormais subsequentes que indicam a necessidade de biopsia incluem leucoplaquia (placa esbranquiçada visível antes da aplicação do ácido acético), tecido acetoesbranquiçado (epitélio esbranquiçado após a aplicação do ácido acético), pontilhado (capilares dilatados que ocorrem de acordo com um padrão pontilhado ou salpicado), mosaicismo (padrão semelhante a ladrilho) e padrões vasculares atípicos. Quando as amostras de biopsia revelam a presença de células pré-cancerosas, a paciente habitualmente necessita de crioterapia, terapia com *laser* ou biopsia em cone (excisão de um cone de tecido invertido do colo do útero).

Crioterapia e terapia com *laser*

A crioterapia (congelamento do tecido cervical com óxido nitroso) e o tratamento a *laser* são empregados no ambiente ambulatorial. A crioterapia pode resultar em cólicas e sensações ocasionais de desmaio (resposta vasovagal). É normal a ocorrência de secreção aquosa durante algumas semanas após o procedimento, à medida que o colo do útero cicatriza; todavia, deve-se relatar ao médico a ocorrência de sangramento excessivo, dor ou febre (Casanova et al., 2019).

Procedimento de biopsia em cone e excisão eletrocirúrgica por alça

Quando os achados de curetagem endocervical indicam alterações anormais, ou nos casos em que a lesão se estende dentro do canal, a paciente pode ser submetida a uma biopsia em cone. Essa biopsia pode ser realizada cirurgicamente ou com o *procedimento de excisão eletrocirúrgica por alça* (LEEP), que utiliza um feixe de *laser* (Casanova et al., 2019).

O LEEP, que é geralmente realizado no ambiente ambulatorial, está associado a uma alta taxa de sucesso na remoção do tecido cervical anormal. O ginecologista faz a excisão de uma pequena quantidade de tecido cervical, e o patologista examina as margens da amostra para determinar se a doença está presente. A paciente que recebeu anestesia para uma biopsia cirúrgica em cone é aconselhada a repousar durante 24 horas depois do procedimento e a manter um tampão vaginal em posição até que seja removido (geralmente no dia seguinte). A paciente é instruída a relatar qualquer sangramento excessivo.

O enfermeiro ou o médico fornece diretrizes sobre a atividade sexual, banho e outras atividades no período pós-operatório. Como o tecido aberto pode ser potencialmente exposto ao HIV e a outros patógenos, a paciente é aconselhada a evitar qualquer relação sexual até que a cicatrização esteja completa e seja verificada no acompanhamento.

Biopsia de endométrio (por aspiração)

A biopsia de endométrio, que constitui o método de obtenção de tecido endometrial, é realizada como procedimento ambulatorial. Esse procedimento está geralmente indicado nos casos de sangramento irregular na meia-idade, sangramento na pós-menopausa e sangramento irregular enquanto a paciente faz uso de terapia hormonal ou tamoxifeno. Uma amostra de tecido obtida por biopsia possibilita o diagnóstico de alterações celulares no endométrio. A única contraindicação absoluta à biopsia endometrial é a existência de gravidez viável e desejada (Del Priore, 2019).

As mulheres que se submetem à biopsia de endométrio podem sentir um leve desconforto. O examinador pode aplicar um tenáculo (instrumento semelhante a um grampo que estabiliza o útero) depois do exame pélvico e, em seguida, inserir uma sonda de aspiração fina, oca e flexível (coletor de amostra) dentro do útero através do colo do útero.

Os achados na aspiração podem incluir tecido endometrial normal, hiperplasia ou câncer de endométrio. A hiperplasia simples consiste em um crescimento excessivo do revestimento do útero, que é habitualmente tratada com progesterona. A hiperplasia complexa, que se refere ao crescimento excessivo de células com características anormais, constitui um fator de risco para o câncer de útero, e o tratamento consiste em progesterona e acompanhamento cuidadoso. As mulheres com sobrepeso, aquelas que têm mais de 45 anos, as que apresentam histórico de nuliparidade e infertilidade ou histórico familiar de câncer de cólon parecem correr maior risco de hiperplasia. Ver discussão sobre o câncer de endométrio no Capítulo 51.

Dilatação e curetagem

A dilatação e a curetagem (DeC) podem ser diagnósticas (identificam a causa do sangramento irregular) ou terapêuticas (com frequência, interrompem temporariamente o sangramento irregular). O canal cervical é alargado com um dilatador, e o endométrio uterino é raspado com uma cureta. A finalidade do procedimento consiste em obter uma amostra de tecido endometrial ou endocervical para exame citológico, controlar o sangramento uterino anormal e como medida terapêutica para aborto incompleto.

Como DeC são habitualmente realizadas sob anestesia e exigem assepsia cirúrgica, esse procedimento é, em geral, realizado no centro cirúrgico (Casanova et al., 2019). Todavia, pode ser efetuado no ambiente ambulatorial, quando a paciente recebe um anestésico local suplementado com diazepam ou midazolam.

O enfermeiro explica o procedimento, a preparação e as expectativas quanto ao desconforto e à ocorrência de sangramento no período pós-operatório. A paciente é instruída a urinar antes do procedimento. A paciente é colocada na posição de litotomia. O colo do útero é dilatado com um instrumento de dilatação, e são obtidos raspados do endométrio com uma cureta. Um absorvente perineal é usado sobre o períneo depois do procedimento, e relata-se a ocorrência de sangramento excessivo. Não há restrições quanto à ingestão nutricional. Se houver desconforto pélvico ou dor lombar, os analgésicos leves costumam proporcionar alívio. O médico indica quando a atividade sexual pode ser retomada com segurança. Para reduzir o risco de infecção e de sangramento, a maioria dos ginecologistas não aconselha a penetração vaginal nem o uso de tampões por 2 semanas.

Exames endoscópicos

Laparoscopia (peritonioscopia pélvica)

A laparoscopia, cirurgia minimamente invasiva, envolve a inserção de um laparoscópio (um tubo com cerca de 10 mm de largura, semelhante a um pequeno periscópio) na cavidade peritoneal através de uma incisão de 2 cm abaixo do umbigo, a fim de possibilitar a visualização das estruturas pélvicas (Figura 50.4). A laparoscopia poderá ser utilizada para fins diagnósticos (p. ex., nos casos de dor pélvica, quando nenhuma causa tiver sido encontrada) ou para tratamento. A laparoscopia facilita muitos procedimentos cirúrgicos, como laqueadura tubária, biopsia de ovário, miomectomia, histerectomia e lise de aderências (tecido cicatricial que pode provocar desconforto pélvico) (Sharp, 2019). Um instrumento cirúrgico (cânula ou sonda intrauterina) pode ser posicionado dentro do útero para possibilitar a manipulação ou o movimento durante a laparoscopia, proporcionando melhor visualização. Os órgãos pélvicos podem ser visualizados após a injeção intraperitoneal de dióxido de carbono dentro da cavidade. Essa técnica, denominada *insuflação*, afasta os intestinos dos órgãos pélvicos (Sharp, 2019). Quando uma paciente está se submetendo à esterilização, as tubas uterinas podem ser eletrocoaguladas, suturadas ou ligadas, e um segmento é removido para verificação histológica (os grampos constituem um dispositivo alternativo para ocluir as tubas).

Após o término da laparoscopia, o laparoscópio é removido, deixa-se escapar o dióxido de carbono através da cânula externa, a pequena incisão cutânea é fechada com suturas ou com um grampo e a incisão é coberta com bandagem adesiva. A paciente é cuidadosamente monitorada durante várias horas para detectar quaisquer sinais indesejáveis, indicando sangramento (mais comum a partir da lesão vascular para os vasos hipogástricos), lesão intestinal ou vesical ou queimaduras causadas pelo coagulador. Essas complicações são raras, de modo que a laparoscopia é um procedimento de boa relação custo/benefício e seguro, com curta permanência. A paciente pode apresentar dor abdominal ou no ombro relacionada com o uso do gás dióxido de carbono (Casanova et al., 2019).

Histeroscopia

A **histeroscopia** (endoscopia intrauterina transcervical) possibilita a visualização direta de todas as partes da cavidade uterina por meio de um instrumento óptico iluminado. O procedimento é mais realizado cerca de 5 dias após o término da menstruação, na fase estrogênica do ciclo menstrual. A vagina e a vulva são limpas, e efetua-se um bloqueio anestésico paracervical, ou utiliza-se um *spray* de lidocaína. O instrumento usado para o procedimento, o histeroscópio, é introduzido no canal cervical e avançado por 1 ou 2 cm sob visualização direta. O líquido de distensão uterina (soro fisiológico ou soro glicosado a 5%) é infundido pelo instrumento para dilatar a cavidade uterina e melhorar a visibilidade. A histeroscopia, que está associada a poucas complicações, mostra-se útil para avaliar a patologia endometrial ou para avaliar e tratar o produto retido da concepção (Bradley, 2018).

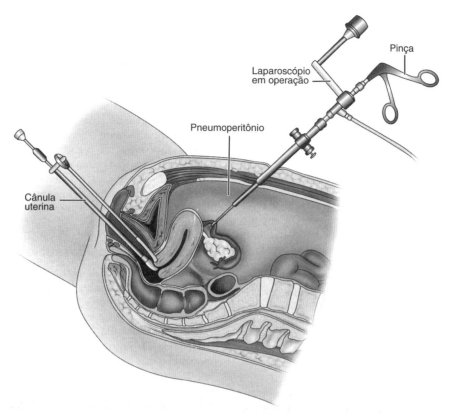

Figura 50.4 • Laparoscopia. O laparoscópio (*à direita*) é inserido através de pequena incisão no abdome. Uma pinça é inserida por meio do aparelho para prender a tuba uterina. Para melhorar a visualização, uma cânula uterina (*à esquerda*) é inserida na vagina para empurrar o útero para cima. A insuflação de gás cria uma bolsa de ar (pneumoperitônio) e a pelve é elevada (observe o ângulo), forçando os intestinos para uma localização mais alta no abdome.

A histeroscopia pode estar indicada como adjuvante da DeC e da laparoscopia em casos de infertilidade, sangramento inexplicado, retenção de dispositivo intrauterino (DIU) e perda precoce e recorrente da gravidez (Bradley, 2018). O tratamento de algumas condições (p. ex., tumores fibroides) pode ser realizado durante esse procedimento, assim como a esterilização. A histeroscopia está contraindicada para pacientes com carcinoma cervical ou endometrial ou com inflamação pélvica aguda.

A **ablação endometrial** (destruição do revestimento uterino) é um procedimento realizado com um histeroscópio e ressector (alça de corte), bola (eletrodo em forma de barril) ou feixe de *laser* nos casos de sangramento grave que não responde a outras terapias. Esse procedimento rápido, que é realizado em ambiente ambulatorial sob anestesia geral, regional ou local, constitui uma alternativa para a histerectomia em algumas pacientes. Após a distensão uterina com infusão de líquido, o revestimento do útero é destruído. Podem ocorrer hemorragia, perfuração e queimaduras.

Outros procedimentos diagnósticos

Outros procedimentos diagnósticos podem ser úteis na avaliação de patologias pélvicas. Esses procedimentos incluem radiografias, enemas baritados, seriografias gastrintestinais, urografia intravenosa (IV) e exames cistográficos. Além disso, como o útero, os ovários e as tubas uterinas estão próximos a estruturas do sistema urinário, os exames complementares urológicos, como exames radiográficos dos rins, ureteres e bexiga e pielografia, são usados, assim como a angiografia e a cintigrafia com radioisótopos, quando necessário. Outros procedimentos diagnósticos incluem a histerossalpingografia (HSG) e a tomografia computadorizada (TC).

Histerossalpingografia e uterotubografia

A HSG é um exame radiográfico do útero e das tubas uterinas após a injeção de um agente de contraste. O procedimento diagnóstico é realizado para avaliar a infertilidade ou a permeabilidade tubária e para detectar qualquer condição anormal na cavidade uterina. Algumas vezes, o procedimento é terapêutico, visto que o agente de contraste que flui elimina resíduos ou amolece as aderências.

Antes da HSG, podem ser administrados laxativos e um enema para evacuar o intestino, de modo que as sombras gasosas não distorçam os achados radiográficos. Pode-se prescrever um sedativo ou analgésico leve, como ibuprofeno. A paciente é colocada na posição de litotomia, e o colo do útero é exposto com um espéculo bivalve. Uma cânula é inserida no colo do útero e o agente de contraste é injetado dentro da cavidade do útero e das tubas uterinas. São obtidas radiografias para mostrar o trajeto e a distribuição do agente de contraste.

Algumas pacientes apresentam náuseas, vômitos, cólicas e desmaio. Depois do exame, a paciente é aconselhada a usar um absorvente perineal durante várias horas, visto que o agente de contraste radiopaco pode manchar as roupas.

Tomografia computadorizada

A TC apresenta várias vantagens em relação à ultrassonografia (US), porém implica exposição à radiação e é mais dispendiosa. É mais efetiva que a US para pacientes com obesidade ou para aquelas com intestino distendido. A TC também pode revelar um tumor e qualquer extensão nos linfonodos retroperitoneais e tecido esquelético, embora tenha valor limitado no diagnóstico de outras anormalidades ginecológicas (Casanova et al., 2019).

Ultrassonografia

A US é um adjuvante útil para o exame físico, particularmente nas pacientes que recebem atendimento obstétrico ou naquelas com achados anormais no exame pélvico. Trata-se de um procedimento simples, com base na transmissão de ondas sonoras, que utiliza ondas ultrassônicas pulsadas em frequências que ultrapassam 20.000 Hz (originalmente, ciclos por segundo) por meio de transdutor colocado em contato com o abdome (varredura abdominal) ou em uma sonda vaginal (US transvaginal). A energia mecânica é convertida em impulsos elétricos que, por sua vez, são amplificados e registrados em uma tela de osciloscópio, enquanto se obtém uma radiografia ou registro em vídeo dos padrões. Todo o procedimento leva de 15 a 30 minutos e não envolve radiação ionizante nem provoca desconforto, além da bexiga cheia, que é necessária para boa visualização durante o exame abdominal. A US transvaginal não exige uma bexiga cheia; todavia, a sonda vaginal pode provocar leve desconforto em algumas mulheres (Casanova et al., 2019).

Ressonância magnética

A ressonância magnética (RM) produz padrões que são mais finos e mais definitivos que outros procedimentos de imagem, além de não expor as pacientes à radiação. Todavia, a RM é de maior custo.

Alerta de enfermagem: Qualidade e segurança

Todos os dispositivos metálicos, incluindo adesivos cutâneos com medicamento que apresentem fundo de alumínio, precisam ser removidos antes da realização da RM, a fim de evitar queimaduras.

MANEJO DOS PROCESSOS FISIOLÓGICOS FEMININOS

Muitas preocupações de saúde das mulheres estão relacionadas com alterações normais ou com anormalidades do ciclo menstrual e podem resultar da falta de entendimento da mulher sobre o ciclo menstrual, as alterações de desenvolvimento e fatores que podem afetar o padrão do ciclo menstrual. A orientação das mulheres sobre o ciclo menstrual e sobre as alterações com o passar do tempo constituem um importante aspecto do papel do enfermeiro no fornecimento do cuidado de qualidade às mulheres. A orientação deve começar precocemente, de modo que a menstruação e as alterações no ciclo menstrual durante toda a vida possam ser antecipadas e aceitas como parte normal da vida.

MENSTRUAÇÃO

A **menstruação**, isto é, a descamação e a secreção do revestimento do útero, observadas se não houver concepção, ocorre aproximadamente a cada 28 dias durante os anos reprodutivos, embora os ciclos normais possam variar de 25 a 35 dias (Welt, 2019) (ver Figura 50.3). Em geral, o fluxo dura 4 a 5 dias, e, nesse período, são perdidos 50 a 60 mℓ de sangue.

O absorvente perineal (ou o tampão) geralmente é utilizado para absorver a secreção menstrual. Os tampões são utilizados extensamente. Não há evidências significativas dos efeitos indesejados de seu uso, contanto que não haja dificuldade em sua introdução. Todavia, um tampão não deve ser usado por mais de 4 a 8 horas, e a sua menor absorção deve ser empregada para evitar a síndrome do choque tóxico (Mayo Clinic, 2017). Se houver dificuldade em remover o tampão ou se ele se fragmentar durante a remoção, devem-se utilizar tampões menos absorventes. Se o barbante se romper ou se retrair, a mulher deve agachar-se em uma posição confortável, introduzir um dedo na vagina, tentar localizar o tampão e removê-lo. Caso se sinta desconfortável para tentar essa manobra, ou se ela não conseguir remover o tampão, deve consultar prontamente um ginecologista.

Considerações psicossociais

As meninas que estão se aproximando da **menarca** (o início da menstruação) devem ser orientadas sobre o processo normal do ciclo menstrual antes que ele ocorra. Do ponto de vista psicológico, é muito mais saudável e apropriado referir-se a esse evento como um "período menstrual", em lugar de um "incômodo". Com nutrição, repouso e exercício adequados, a maioria das mulheres sente pouco desconforto, embora algumas relatem hipersensibilidade da mama e sensação de tumefação 1 ou 2 dias antes do início da menstruação. Outras relatam a ocorrência de fadiga e de algum desconforto na região lombar, nas pernas e na pelve no primeiro dia e alterações do temperamento ou humor. Os desvios discretos do padrão habitual de vida diária são considerados normais, porém um desvio excessivo pode exigir avaliação. O exercício regular e uma dieta saudável demonstraram diminuir o desconforto em algumas mulheres. Almofadas de aquecimento ou o uso de agentes anti-inflamatórios não esteroides (AINEs) podem ser muito efetivos para as cólicas. Para mulheres que apresentam cólicas excessivas ou dismenorreia, é apropriado encaminhá-las a um ginecologista; após a avaliação, o profissional de saúde pode prescrever contraceptivos orais.

Considerações culturais

As visões e as crenças culturais sobre a menstruação diferem. Algumas mulheres acreditam que é prejudicial mudar um absorvente ou tampão com muita frequência; elas pensam que permitir o acúmulo da secreção aumenta o fluxo, o que é considerado desejável. Algumas mulheres acreditam que ficam vulneráveis a doenças durante a menstruação. Outras acreditam que é prejudicial nadar, tomar banho de chuveiro, fazer permanente nos cabelos, obturar dentes ou consumir determinados alimentos quando estão menstruadas. Elas também podem evitar o uso de contracepção durante a menstruação.

Nessas situações, os enfermeiros encontram-se em uma posição para fornecer às mulheres os fatos de maneira aceitável e culturalmente sensível. O objetivo é tomar ciência dessas crenças não expressas e profundamente arraigadas e apresentar os fatos com cuidado. Os aspectos dos problemas ginecológicos nem sempre podem ser facilmente expressos. O enfermeiro precisa transmitir confiança e abertura, bem como apresentar os fatos de modo a facilitar a comunicação. Sugestões para melhorar o cuidado incluem vencer as barreiras de linguagem, fornecer materiais apropriados na linguagem simples da paciente, perguntar sobre crenças tradicionais e práticas dietéticas e verificar os medos relacionados com o cuidado.

Paciência, sensibilidade e um desejo de aprender sobre outras culturas e grupos melhorarão o cuidado de enfermagem de todas as mulheres.

DISTÚRBIOS MENSTRUAIS

Os distúrbios menstruais podem incluir a síndrome pré-menstrual (SPM); a dismenorreia; a amenorreia; e o sangramento excessivo, o sangramento irregular ou o sangramento entre os ciclos ou não relacionado com os ciclos. Esses distúrbios precisam ser discutidos com um profissional de saúde e tratados de modo individual.

Síndrome pré-menstrual

A síndrome pré-menstrual (SPM) refere-se a um conjunto de sintomas físicos, emocionais e comportamentais, geralmente relacionados com a fase lútea do ciclo menstrual. A SPM é muito comum e afeta inúmeras mulheres em algum momento de suas vidas (Gnanasambanthan & Datta, 2019) (Boxe 50.7).

Boxe 50.7 — Manifestações e tratamento da síndrome pré-menstrual

Causa
- Desconhecida; pode estar relacionada com alterações hormonais combinadas com outros fatores (nutrição, estresse e falta de exercício)
- Muitas mulheres têm alguns sintomas relacionados com a menstruação, porém a síndrome pré-menstrual afeta de 75 a 95% das mulheres em algum momento e representa um complexo de sintomas que resultam em disfunção.

Sintomas físicos
- Retenção de líquido (p. ex., distensão, hipersensibilidade das mamas)
- Cefaleia
- Dor lombar

Sintomas afetivos
- Depressão
- Raiva
- Irritabilidade
- Ansiedade
- Confusão
- Isolamento
- Os sintomas começam nos 5 dias anteriores à menstruação e observa-se um alívio em 4 dias após o início da menstruação. Em geral, a disfunção ocorre nos relacionamentos, na família, no trabalho ou na escola.

Tratamento
- Uso de apoio social e recursos familiares
- Dieta nutritiva, consistindo em cereais integrais, frutas e vegetais; o aumento da ingestão de água pode ajudar
- Inibidores seletivos da recaptação de serotonina
- O alprazolam tem sido efetivo, porém há alto risco de dependência física e psicológica
- A espironolactona, um agente diurético, pode ser efetivo no tratamento da retenção de líquidos
- Início/manutenção de um programa de exercícios físicos
- Técnicas de redução do estresse

Adaptado de Casper, R. F. & Yonkers, K. A. (2019). Treatment of premenstrual syndrome and premenstrual dysphoric disorder. *UpToDate*. Retirado em 17/11/2019 de: www.uptodate.com/contents/treatment-of-premenstrual-syndrome-and-premenstrual-dysphoric-disorder; Gnanasambanthan, S. & Datta, S. (2019). Premenstrual syndrome. *Obstetrics, Gynaecology and Reproductive Medicine, 29*(10), 281–285.

Manifestações clínicas

Os principais sintomas da SPM incluem sintomas físicos, como cefaleia, fadiga, dor lombar, mamas dolorosas e sensação de distensão abdominal. Os sintomas emocionais e comportamentais podem consistir em irritabilidade geral, oscilações do humor, medo de perder o controle, ingestão alimentar compulsiva e crises de choro. Os sintomas variam amplamente de uma mulher para outra e de um ciclo para o seguinte na mesma mulher. Observa-se grande variabilidade no grau dos sintomas. Muitas mulheres são afetadas em algum grau, enquanto outras o são em graves proporções. O transtorno disfórico pré-menstrual (TDPM) é uma apresentação de SPM, com intensidade acentuada dos sintomas (Casper & Yonkers, 2019; Gnanasambanthan & Datta, 2019).

Manejo clínico

Como não há um tratamento isolado nem cura conhecida para a SPM, é conveniente que as mulheres mantenham um registro de seus sintomas, de modo que possam antecipá-los e, por conseguinte, lidar com eles. A prática regular de exercícios físicos pode ser valiosa. Embora as mulheres tenham sido aconselhadas a evitar o consumo de cafeína, alimentos ricos em gordura e açúcar refinado, poucas pesquisas comprovam a efetividade de mudanças na dieta. As terapias alternativas que têm sido utilizadas incluem vitaminas B_6 (piridoxina) e E, cálcio, magnésio e cápsulas de óleo de prímula (Casper & Yonkers, 2019; Gnanasambanthan & Datta, 2019).

Os tratamentos farmacológicos consistem em inibidores seletivos da recaptação de serotonina (p. ex., fluoxetina), inibidores das prostaglandinas (p. ex., ibuprofeno e naproxeno), diuréticos, agentes ansiolíticos e suplementos de cálcio. Os contraceptivos orais contendo drospirenona (uma progestina sintética) e esquemas prolongados também podem ser efetivos (Gnanasambanthan & Datta, 2019).

Manejo de enfermagem

O enfermeiro obtém a anamnese, observando o momento em que os sintomas começam, bem como sua natureza e intensidade. Em seguida, o enfermeiro determina se os sintomas surgem antes ou pouco depois do início do fluxo menstrual. Além disso, o enfermeiro pode mostrar à paciente como registrar o momento e a intensidade dos sintomas. Uma história nutricional também é obtida com a finalidade de verificar se a dieta é rica em sal, cafeína ou bebida alcoólica ou pobre em nutrientes essenciais.

As metas da paciente podem consistir em reduzir a ansiedade, as oscilações do humor, o choro, a ingestão alimentar compulsiva, o medo de perder o controle, em melhorar a capacidade de enfrentamento dos estressores do dia a dia, em tornar melhores os relacionamentos com a família e colegas de trabalho e aprofundar o conhecimento sobre a SPM. São promovidas medidas de enfrentamento positivo. Isso pode envolver incentivar o parceiro da mulher a oferecer apoio e assistência no cuidado dos filhos. A paciente pode tentar planejar o horário do trabalho para acomodar os dias em que ela fica menos produtiva por causa da SPM. O enfermeiro estimula a paciente a usar os exercícios, a meditação, o imaginário e as atividades criativas para reduzir o estresse. O enfermeiro também incentiva a paciente a utilizar os medicamentos de acordo com a prescrição e fornece orientações sobre os efeitos desejados dos medicamentos. Detalhes de contato para serviços de suporte à síndrome pré-menstrual também são fornecidos.

Se a paciente tiver sintomas graves de SPM ou de TDPM, o enfermeiro efetua uma avaliação quanto a qualquer comportamento suicida, incontrolável e violento. É necessária uma avaliação psiquiátrica imediata para mulheres com qualquer sugestão de tendências suicidas. Em raros casos, o comportamento incontrolável pode levar à violência contra os familiares. Se houver suspeita de abuso, maus-tratos e negligência de quaisquer outros familiares de uma paciente, é importante implantar e seguir os protocolos de notificação sobre violência doméstica.

Dismenorreia

A dismenorreia primária refere-se aos casos de menstruação dolorosa, sem nenhuma patologia pélvica identificável. Ocorre no momento da menstruação ou pouco depois. Caracteriza-se por dor em cólicas, que começa antes ou pouco depois do início do fluxo menstrual e prossegue por 48 a 72 horas. Os achados do exame pélvico são normais. Acredita-se que a dismenorreia resulte da produção excessiva de prostaglandinas, causando contração dolorosa do útero. Na dismenorreia secundária, a patologia pélvica, como endometriose, tumores como liomiomas ou neoplasias malignas, pólipos e doença inflamatória pélvica (DIP), contribui para os sintomas. Com frequência, as pacientes apresentam dor que ocorre vários dias antes da menstruação, com a ovulação e, em certas ocasiões, durante a relação sexual. Pode ser acompanhada de náuseas, diarreia, tontura e dor lombar (Kulkarni & Deb, 2019).

Avaliação e achados diagnósticos

Efetua-se um exame pélvico para excluir possíveis distúrbios, como endometriose, DIP, adenomiose e fibroides uterinos. Pode-se realizar uma laparoscopia para identificar as causas orgânicas (ver Figura 50.4).

Manejo

Na dismenorreia primária, o motivo para o desconforto é explicado e a paciente é tranquilizada de que a menstruação é uma função normal do sistema genital. Se a paciente for jovem e estiver acompanhada pela mãe, esta última também pode precisar ser tranquilizada. Muitas jovens esperam períodos menstruais dolorosos se suas mães tiveram essa história pregressa. O desconforto das cólicas pode ser tratado quando a ansiedade e a preocupação sobre a sua etiologia são dissipadas por uma explicação adequada. Em geral, os sintomas regridem com a medicação apropriada. Os medicamentos úteis consistem em antagonistas das prostaglandinas, como AINES (p. ex., ibuprofeno, naproxeno e ácido mefenâmico) ou ácido acetilsalicílico. Quando um medicamento não proporciona alívio, outro pode ser recomendado. Em geral, esses medicamentos são bem tolerados; todavia, algumas mulheres apresentam efeitos colaterais gastrintestinais. As contraindicações incluem alergia, história de úlcera péptica, sensibilidade a medicamentos que contenham ácido acetilsalicílico, asma e gravidez. Os contraceptivos orais em dose baixa podem ser prescritos para mulheres com dismenorreia que sejam sexualmente ativas, mas que não desejem engravidar (Kulkarni & Deb, 2019).

O calor local de baixo nível e contínuo, como uma bolsa de água quente, pode ser efetivo para aliviar a dismenorreia primária. A terapia com calor e os medicamentos demonstraram atuar de modo satisfatório quando associados. A paciente é incentivada a continuar suas atividades habituais e a aumentar o exercício físico, quando possível, visto que isso alivia o desconforto em algumas mulheres. Aconselha-se a administração dos analgésicos antes do início das cólicas, prevendo o desconforto.

O manejo da dismenorreia secundária é direcionado para o diagnóstico e o tratamento da causa subjacente (p. ex., endometriose, DIP) (ver Capítulo 51).

Amenorreia

A **amenorreia** ou ausência de fluxo menstrual constitui sintoma de uma variedade de distúrbios ou disfunções. A amenorreia primária (menarca tardia) refere-se à situação em que uma jovem, em torno dos 15 anos, ainda não começou a desenvolver as características sexuais secundárias ou que, em torno dos 16 anos ou mais, já apresenta as características sexuais secundárias, porém ainda não começou a menstruar (Welt & Barbieri, 2018). Existem muitos motivos para a amenorreia primária, inclusive distúrbios anatômicos e genéticos, síndrome de Turner, anorexia e síndrome do ovário policístico (Welt & Barbieri, 2018).

O enfermeiro incentiva a jovem a expressar suas preocupações e ansiedade sobre esse problema, visto que a paciente pode se sentir diferente de suas colegas. O exame físico completo, uma anamnese cuidadosa e a realização de exames laboratoriais ajudam a excluir possíveis causas, como distúrbios metabólicos ou endócrinos e doenças sistêmicas. O tratamento é direcionado para corrigir quaisquer anormalidades.

Amenorreia secundária (ausência de menstruação por três ciclos ou 6 meses após menarca normal) pode ser causada por amenorreia hipotalâmica funcional, doença hipofisária, insuficiência ovariana primária, gravidez, aleitamento materno, menopausa, percentual de gordura corporal muito baixo (aproximadamente 22% são necessários para menstruar), transtorno alimentar, doença tireóidea ou síndrome do ovário policístico (Welt & Barbieri, 2018). Nas adolescentes, a amenorreia secundária pode ser causada por transtorno emocional menor relacionado com o fato de estar longe de casa, frequentar a universidade, tensão em decorrência de tarefas escolares ou problemas interpessoais.

Os transtornos nutricionais secundários também podem constituir um fator. A obesidade pode resultar em anovulação e amenorreia subsequente. Os transtornos alimentares, como anorexia e bulimia, frequentemente resultam em ausência de menstruação, visto que a diminuição da gordura corporal e do aporte calórico afeta a função hormonal. O exercício intenso pode induzir distúrbios menstruais. Mulheres que são atletas de competição apresentam, com frequência, amenorreia. A oligomenorreia (menstruação infrequente) pode estar relacionada com distúrbios da tireoide, síndrome do ovário policístico ou insuficiência ovariana prematura. As mulheres que são HIV-positivas estão propensas a períodos menstruais ausentes e precisam ser avaliadas para gravidez, distúrbios da tireoide, hiperprolactinemia e menopausa.

Sangramento uterino anormal

O sangramento uterino disfuncional é definido como a ocorrência de sangramento indolor e irregular de origem endometrial, que pode ser excessivo, prolongado ou sem padrão. O sangramento uterino disfuncional pode ocorrer em qualquer idade, porém é mais comum nos extremos opostos da vida reprodutiva. Em geral, é secundário à anovulação (falta de ovulação) e é comum em adolescentes e mulheres que se aproximam da menopausa.

As adolescentes respondem por muitos casos de sangramento uterino anormal; com frequência, elas não ovulam de modo regular à medida que o eixo hipófise-ovário amadurece.

As mulheres na perimenopausa também apresentam essa condição, dada a ovulação irregular secundária à diminuição na produção de hormônio ovariano. Outras causas podem incluir fibroides, obesidade e disfunção hipotalâmica.

O sangramento vaginal anormal ou incomum, que é atípico quanto ao momento de ocorrência ou quantidade, precisa ser avaliado, visto que ele pode constituir, possivelmente, a manifestação de um distúrbio importante. Efetua-se um exame físico, e a paciente é avaliada quanto a determinadas condições, como gravidez, neoplasia, infecção, anormalidades anatômicas, distúrbios endócrinos, traumatismo, discrasias sanguíneas, disfunção das plaquetas e distúrbios hipotalâmicos.

Menorragia

A menorragia refere-se à ocorrência de sangramento prolongado ou excessivo no período do fluxo menstrual regular. Nas jovens, a etiologia geralmente está relacionada com distúrbio endócrino; em uma fase mais avançada da vida, a menorragia costuma resultar de distúrbios inflamatórios, tumores do útero ou desequilíbrio hormonal.

As mulheres com menorragia são estimuladas a procurar um médico e a descrever a quantidade de sangramento por meio da contagem e nível de saturação de absorventes (i. e., a quantidade em um absorvente perineal, ou em um tampão, e a quantidade saturada por hora). A persistência do sangramento intenso pode resultar em anemia. Além disso, pode constituir um sinal de distúrbio hemorrágico ou a consequência de terapia anticoagulante. O tratamento pode consistir em ablação endometrial ou histerectomia.

Metrorragia

A metrorragia (sangramento vaginal entre períodos menstruais regulares) constitui, provavelmente, a forma mais significativa de disfunção menstrual, visto que pode indicar a presença de câncer, tumores benignos do útero ou outros problemas ginecológicos. Essa condição exige avaliação e tratamento imediatos. Embora o sangramento entre períodos menstruais por mulheres em uso de contraceptivos orais geralmente não seja grave, a ocorrência de sangramento irregular em mulheres que recebem hormonoterapia deve ser avaliada (Goodman, 2020).

A menometrorragia consiste na ocorrência de sangramento vaginal intenso entre e durante os períodos menstruais. Também deve ser investigada.

DISPAREUNIA

A dispareunia (relação sexual difícil ou dolorosa) pode ser superficial, profunda, primária ou secundária, e pode ocorrer no início, durante ou depois da relação sexual. A dispareunia pode estar relacionada com muitos fatores, incluindo lesão durante o parto; falta de lubrificação vaginal, história de incesto, abuso sexual ou agressão; endometriose; infecção pélvica ou vaginal; ressecamento vaginal causado por aleitamento ou menopausa; distúrbios gastrintestinais; fibroides; infecção urinária; IST; ou vulvodinia (dor vulvar que acomete mulheres de todas as idades, sem nenhuma causa física discernível). Dependendo da causa da dispareunia, podem ser prescritos aconselhamento, lubrificação adicional ou antidepressivos (Mayo Clinic, 2018). As questões de saúde das mulheres relacionadas com a sexualidade podem ser afetadas por numerosos fatores. Por conseguinte, essas questões precisam ser consideradas com seriedade, ser avaliadas cuidadosamente e tratadas.

CONTRACEPÇÃO

Aproximadamente 61 milhões de mulheres estão dentro da faixa etária reprodutiva (i. e., entre 15 e 44 anos). As sexualmente ativas e que não querem engravidar, mas têm o potencial de engravidar se elas e seus parceiros não usarem um método contraceptivo, correm risco de gravidez não planejada. Por conseguinte, aproximadamente 43 milhões de mulheres em idade reprodutiva correm risco de gravidez não planejada (Alan Guttmacher Institute, 2018). Aproximadamente 45% das gestações anuais nos EUA não são programadas e podem resultar em consequências negativas para a saúde com enorme ônus financeiro para o sistema de saúde (American College of Obstetricians and Gynecologists [ACOG], 2019). O planejamento familiar beneficia mães, recém-nascidos, famílias e comunidades.

Os enfermeiros que estão envolvidos em ajudar as pacientes a fazer escolhas contraceptivas precisam ouvir, ter tempo para responder às perguntas e ensinar e ajudar as pacientes a escolher o método contraceptivo preferido (Boxe 50.8). É importante que as mulheres recebam informações imparciais e neutras, compreendam os benefícios e os riscos de cada método contraceptivo, aprendam sobre as alternativas e como utilizá-las, bem como recebam um reforço positivo e aceitação de sua opção. Os enfermeiros também têm a oportunidade de esclarecer mitos e informações incorretas sobre a concepção. A Figura 50.5 mostra uma visão geral da efetividade dos métodos de planejamento familiar.

Contraindicações

Os distúrbios clínicos coexistentes podem tornar a contracepção um problema complexo. É preciso individualizar a contracepção quando a mulher tem condições preexistentes. Com a ajuda de uma anamnese meticulosa, os enfermeiros estão em excelente posição para ajudar as pacientes a escolher o método mais efetivo e mais seguro de contracepção para atender suas necessidades específicas.

Abstinência

A abstinência ou celibato é a única maneira totalmente efetiva de evitar a gravidez. A abstinência pode não ser uma opção desejada ou disponível para muitas mulheres, em decorrência de expectativas culturais, de seus próprios valores e de suas necessidades sexuais e as do parceiro.

Métodos contraceptivos reversíveis de ação prolongada

Os métodos contraceptivos reversíveis de ação prolongada (CRAPs) são os métodos reversíveis mais efetivos de prevenção de gravidez, com taxa de fracasso inferior a 1% (Moore, Edie, Johnson et al., 2019). O encorajamento do uso de CRAPs pode ajudar a reduzir as taxas de gravidez não programada nos EUA. Com poucas contraindicações, os CRAPs devem ser oferecidos como primeira opção para a maioria das mulheres (ACOG, 2015 reafirmado em 2018; Moore et al., 2019). Os CRAPs incluem dispositivo intrauterino (DIU) e implante subdérmico (ACOG, 2017).

Dispositivo intrauterino

O DIU é um pequeno dispositivo, habitualmente em forma de "T", que é inserido na cavidade uterina para evitar a gravidez.

Boxe 50.8 ORIENTAÇÕES À PACIENTE
Uso de contraceptivos

Os enfermeiros orientam as mulheres para aumentar a efetividade do método de contracepção escolhido.

Os enfermeiros orientam os pacientes que optaram por esterilização masculina ou feminina a:

- Usar outro método contraceptivo nos três primeiros meses
- Usar preservativos para se proteger contra infecções sexualmente transmissíveis.

Os enfermeiros orientam as mulheres que optaram por um método injetável a:

- Usar preservativos para se proteger contra infecções sexualmente transmissíveis
- Seguir fielmente os horários prescritos.

Os enfermeiros orientam as mulheres que optaram por usar anovulatórios orais a:

- Usar preservativos para se proteger contra infecções sexualmente transmissíveis
- Ingerir o comprimido exatamente no mesmo horário todos os dias.

Os enfermeiros orientam as mulheres que optaram por usar o adesivo a:

- Usar preservativos para se proteger contra infecções sexualmente transmissíveis
- Trocar o adesivo 1 vez/semana.

Os enfermeiros orientam as mulheres que optaram por usar um anel vaginal a:

- Usar preservativos para se proteger contra infecções sexualmente transmissíveis
- Remover o anel vaginal após 3 semanas.

Os enfermeiros orientam as mulheres que optaram por usar diafragma a:

- Colocá-lo corretamente sempre que mantiverem relações sexuais.

Os enfermeiros orientam as mulheres que optaram por preservativos, esponja, coito interrompido ou espermicidas a:

- Colocá-los corretamente sempre que mantiverem relações sexuais.

Adaptado de Holland, A. C., Strachan, A. T., Pair, L. et al. (2018). Highlights from the U.S. selected practice recommendations for contraception use. *Nursing for Women's Health*, 22(2), 181-190.

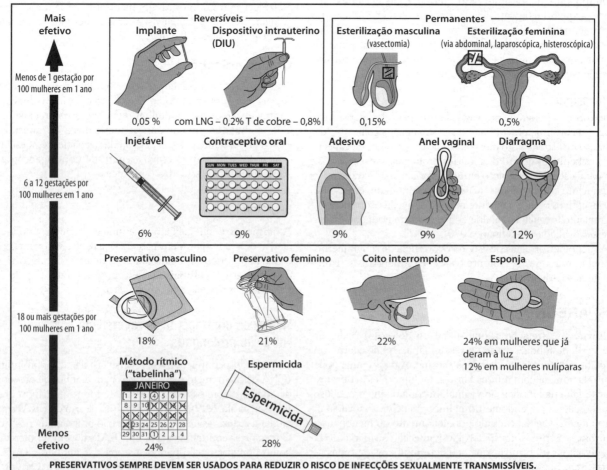

Figura 50.5 • Visão geral da efetividade dos métodos selecionados de planejamento familiar. Adaptada de Centers for Disease Control and Prevention (CDC). (2016). U.S. selected practice recommendations for contraceptive use, 2016. *Morbidity and Mortality Weekly Report*, 65(4), 1-72.

Um cordão preso ao DIU fica visível e palpável no óstio do colo do útero. Os dois tipos de DIU são o hormonal e o não hormonal. O DIU hormonal libera progestina. Nos EUA, a FDA aprovou o uso de um tipo ativo por 3 anos e outro ativo por 5 anos (ACOG, 2017). O DIU não hormonal é efetivo por até 10 anos (ACOG, 2017).

As vantagens incluem a efetividade do dispositivo por longo período, poucos efeitos sistêmicos ou nenhum e redução do erro da paciente. Quase todas as mulheres têm condições de usar um DIU. A efetividade desse método de controle da natalidade reversível se equipara à da esterilização e é maior que a dos métodos de barreira (ACOG, 2017).

As desvantagens incluem possível sangramento excessivo, cólicas e dores lombares; ligeiro risco de gravidez tubária; risco discreto de infecção pélvica por ocasião de sua inserção; deslocamento do dispositivo; e, raramente, perfuração do colo do útero e do útero. Se houver gravidez com um DIU em posição, o dispositivo é imediatamente removido para evitar qualquer infecção. Pode ocorrer aborto espontâneo com a remoção do dispositivo (ACOG, 2017).

Implantes

Um tipo de implante subdérmico em bastão único, efetivo durante 3 anos, é aprovado pela FDA para uso nos EUA e, em geral, é colocado no braço através de uma pequena incisão (ACOG, 2017). Após a introdução do implante, é comum a ocorrência de alterações do sangramento menstrual, inclusive amenorreia ou sangramento frequente, infrequente ou prolongado (ACOG, 2017). As mulheres devem ser avisadas sobre possíveis desconfortos que podem ser mitigados por AINEs. Pacientes que apresentam sangramento profuso ou prolongado devem ser investigadas, porque podem ter uma condição ginecológica subjacente, tal como interações com outros medicamentos, gravidez associada a IST ou condição uterina patológica recente (p. ex., pólipos, miomas) (ACOG, 2017).

Quase todas as mulheres conseguem usar o implante, mesmo aquelas que estão amamentando. O implante é muito conveniente porque, uma vez colocado, a paciente não precisa fazer mais nada para prevenir a gravidez.

Esterilização

No universo das mulheres que usam métodos contraceptivos, aproximadamente 22% utilizam esterilização feminina e 7% esterilização masculina (Alan Guttmacher Institute, 2018). As mulheres e os homens que optam por esterilização devem estar certos de que eles não querem mais ter filhos, não importa como possam mudar as circunstâncias em suas vidas. A vasectomia (esterilização masculina) e a laqueadura tubária (esterilização feminina) são comparadas na Tabela 50.4. Ver discussão sobre a vasectomia no Capítulo 53.

Contracepção hormonal

Os contraceptivos orais bloqueiam a estimulação ovariana, impedindo a liberação de FSH da adeno-hipófise. Na ausência de FSH, não há amadurecimento de um folículo e, consequentemente, não ocorre ovulação. As progestinas (formas sintéticas de progesterona) suprimem o surto de LH, impedem a ovulação e tornam o muco cervical impenetrável para os espermatozoides. Os agentes contraceptivos hormonais podem ser intrauterinos, implantáveis, injetáveis, orais, transdérmicos ou intravaginais. (Ver discussão anterior sobre métodos contraceptivos reversíveis de ação prolongada.) Esses métodos contêm uma combinação sintética de estrogênio e progestina ou apenas progestina. Os métodos combinados incluem contraceptivos orais combinados, adesivo transdérmico e anel intravaginal. Os métodos com uso apenas de progestina incluem sistema intrauterino, implante, formulação injetável e "minipílulas". Os métodos contraceptivos hormonais inibem a ovulação (com exceção da "minipílula" e do sistema intrauterino).

O Boxe 50.9 descreve os benefícios e os riscos do uso de contraceptivos hormonais.

TABELA 50.4 Comparação dos métodos de esterilização.

Método de esterilização	Vantagens	Desvantagens
Vasectomia	• Altamente efetiva • Alivia da mulher a carga da contracepção • De baixo custo a longo prazo • Permanente • Procedimento altamente aceitável para a maioria dos pacientes • Muito segura • Realizada rapidamente	• De alto custo a curto prazo • Efeitos a longo prazo graves sugeridos (embora atualmente não comprovados) • Permanente (embora a reversão seja possível, é de elevado custo e exige uma cirurgia altamente técnica e de grande porte, e os resultados não podem ser garantidos) • Arrependimento em 5 a 10% dos pacientes • Nenhuma proteção contra ISTs, incluindo HIV • Inefetiva até que os espermatozoides remanescentes no sistema genital sejam ejaculados
Esterilização tubária histeroscópica e laparoscópica	• Baixa incidência de complicações • Recuperação rápida • Deixa pequena ou nenhuma cicatriz • Realizada rapidamente	• Permanente • Reversão difícil e de alto custo • Procedimentos de esterilização tecnicamente difíceis • Necessita de cirurgião, centro cirúrgico (condições assépticas), assistentes treinados, medicamentos, equipamento cirúrgico (o Essure® [inserção de mola ou espiral nas tubas uterinas] exige histeroscopia em lugar de cirurgia) • De alto custo no momento de sua realização • Quando falha, alta probabilidade de gravidez ectópica • Nenhuma proteção contra ISTs, incluindo HIV

HIV: vírus da imunodeficiência humana; ISTs: infecções sexualmente transmissíveis

> **Boxe 50.9 FARMACOLOGIA**
> **Benefícios e riscos dos contraceptivos hormonais**
>
> **Benefícios**
> - Extremamente efetivo na prevenção de gestação não intencional
> - Diminuição das cólicas e do sangramento
> - Incidência diminuída de anemia
> - Incidência diminuída de gravidez ectópica
> - Incidência diminuída de infecção pélvica
> - Proteção contra a doença benigna da mama
> - Proteção contra o câncer de útero e de ovário
> - Ciclo de sangramento regular.
>
> **Riscos**
> - Efeitos colaterais incômodos (p. ex., sangramento de escape, hipersensibilidade das mamas)
> - Náuseas, ganho de peso, alterações do humor
> - Sem proteção contra infecções sexualmente transmissíveis (possível risco aumentado com sexo não seguro)
> - Possível incidência aumentada de tumores hepáticos benignos e distúrbios da vesícula biliar
> - Pequeno risco aumentado de desenvolver coágulos sanguíneos, acidente vascular encefálico ou ataque cardíaco, relacionado mais com o tabagismo que com o uso isolado de contraceptivos orais
> - Raro em mulheres saudáveis.

Adaptado de Casanova, R., Chuang, A., Goepfert, A. R. et al. (Eds.). (2019). *Beckman and Ling's obstetrics and gynecology* (8th ed.). Philadelphia, PA: Wolters Kluwer.

Métodos de contracepção hormonal

Uma ampla variedade de métodos de controle da natalidade está disponível para uso. Os métodos combinados incluem o uso conjunto de pílulas anticoncepcionais orais, anel vaginal e adesivo transdérmico. Os métodos apenas com progestina incluem pílulas ou minipílulas apenas com progestina, injeção única a cada 3 meses (Depo-Provera®), sistema intrauterino de liberação de levonorgestrel e implante de bastão único subdérmico (Casanova et al., 2019).

> **Alerta de enfermagem: Qualidade e segurança**
>
> *As pacientes precisam estar cientes de que os contraceptivos hormonais as protegem contra a gravidez, mas não contra as ISTs nem contra a infecção pelo HIV. Além disso, o sexo com vários parceiros ou o sexo sem preservativo também podem resultar em infecções por clamídia e outras infecções, incluindo a infecção pelo HIV.*

Contraceptivos orais

Muitas mulheres usam preparações de contraceptivos orais contendo estrogênios e progestinas sintéticos. Dispõe-se de uma variedade de formulações. Os esquemas prolongados de agentes contraceptivos hormonais orais constituem uma opção para mulheres que apresentam sangramento menstrual intenso ou desconfortável, ou que desejam ter menos períodos menstruais. Com o uso desses esquemas, as mulheres podem ter uma ocorrência aumentada de sangramento de escape; o sangue pode ser marrom-escuro, em lugar de vermelho. Pode ser mais difícil dizer se ocorre gravidez com esse método, embora sua probabilidade seja menor se as pílulas forem tomadas de acordo com a prescrição (Casanova et al., 2019).

Contraceptivos transdérmicos

A contracepção transdérmica consiste na aplicação de um adesivo fino, de coloração bege e do tamanho de uma caixa de fósforo, que libera continuamente estrogênio e progestina. Esse adesivo é trocado semanalmente, durante 3 semanas, e na quarta nenhum adesivo é usado, resultando em sangramento por retirada. A efetividade da contracepção transdérmica é comparável àquela dos contraceptivos orais. Seus riscos assemelham-se aos dos contraceptivos orais e incluem risco aumentado de formação de tromboêmbolos venosos. O adesivo pode ser aplicado no tronco, no tórax, nos braços ou nas coxas; não deve ser aplicado nas mamas. O adesivo é conveniente e mais facilmente lembrado que uma pílula diária, porém não é tão efetivo para mulheres que pesam mais de 90 kg. Um efeito colateral adicional associado ao uso do adesivo consiste na possibilidade de reação cutânea, como irritação, rubor, alterações pigmentares ou erupção no local de aplicação do adesivo (Casanova et al., 2019).

Contraceptivos vaginais

Um anel vaginal de etonogestrel/etinilestradiol é um contraceptivo hormonal combinado, que libera estrogênio e progestina. É tão efetivo quanto os agentes contraceptivos orais e resulta em níveis sanguíneos hormonais mais baixos que os obtidos com contraceptivos orais. O anel é flexível, não exige mensuração de tamanho nem adaptação e mostra-se efetivo quando colocado em qualquer parte na vagina. As pacientes algumas vezes são relutantes em considerar o emprego de métodos vaginais de contracepção, a não ser que sejam discutidos abertamente e oferecidos como alternativa conveniente para outras vias de administração. Algumas mulheres sentem-se desconfortáveis com esse método e podem temer que o anel possa migrar ou seja desconfortável ou percebido pelo parceiro. O anel geralmente é mais dispendioso que os contraceptivos orais.

Contraceptivos injetáveis

Uma injeção intramuscular de progestina de ação longa, a cada 13 semanas, inibe a ovulação e proporciona um método contraceptivo confiável, privativo e conveniente (Casanova et al., 2019). Dispõe-se também de uma formulação subcutânea. Pode ser usada por mulheres durante a lactação e por aquelas que apresentam hipertensão, doença hepática, enxaquecas, doença cardíaca e hemoglobinopatias. Com seu uso contínuo, as mulheres devem ser preparadas para uma diminuição dos episódios de sangramento irregular e pequeno sangramento ou para amenorreia.

As vantagens da progestina de ação longa consistem em redução de menorragia, dismenorreia e anemia em consequência do sangramento menstrual intenso. Seu uso pode diminuir o risco de infecção pélvica, tem sido associado a melhora do estado hematológico em mulheres com anemia falciforme e não interfere na efetividade dos agentes anticonvulsivantes. Diminui o risco de câncer de endométrio, DIP, endometriose e fibroides uterinos (Casanova et al., 2019).

Os possíveis efeitos colaterais da progestina de ação longa incluem sangramento menstrual irregular, distensão abdominal, cefaleia, queda de cabelos, desejo sexual diminuído, perda óssea e redução ou aumento de peso. O contraceptivo não protege contra IST. Embora possa ocorrer perda óssea durante o uso dessas injeções, algumas vezes há recuperação dessa perda após a interrupção das injeções. O uso desse método deve ser limitado a 2 anos por causa da perda de densidade mineral óssea (Casanova et al., 2019).

A progestina de ação longa está contraindicada para mulheres grávidas e para as que apresentam sangramento vaginal anormal de etiologia desconhecida, câncer de mama ou pélvico, ou sensibilidade à progestina sintética.

Barreiras mecânicas

Diafragma

O diafragma é um dispositivo contraceptivo efetivo, que consiste em uma mola flexível arredondada (de 50 a 90 mm de largura), coberta com uma capa de borracha de látex semelhante a uma cúpula. Uma geleia ou creme espermicida (contraceptivo) é usado para revestir o lado côncavo do diafragma antes de introduzi-lo profundamente na vagina, cobrindo o colo do útero por completo. O espermicida inibe a entrada dos espermatozoides no canal cervical. O diafragma não é sentido pela usuária nem por seu parceiro quando adaptado e inserido de maneira adequada. Como as mulheres variam de tamanho, o diafragma deve ser medido e adaptado por um médico experiente. A mulher é instruída no uso e cuidado do dispositivo. Uma demonstração de retorno assegura que a mulher possa inserir corretamente o diafragma, cobrindo o colo do útero.

Toda vez que a mulher for utilizar o diafragma, ela deve examiná-lo cuidadosamente. Ao segurá-lo contra a luz intensa, deve certificar-se de que não apresente orifícios puntiformes, rachaduras nem lacerações; se houver, o diafragma não deve ser usado. Em seguida, ela aplica a geleia ou o creme espermicida e insere o diafragma. O diafragma deve permanecer em posição durante pelo menos 6 horas após a relação sexual (não mais que 12 horas). É necessário um espermicida adicional quando mais de 6 horas transcorreram antes da relação sexual e antes de cada novo ato sexual. Ao ser removido, o diafragma deve ser limpo por completo com sabão neutro e água, enxaguado e seco antes de ser guardado em seu recipiente original.

As desvantagens incluem as reações alérgicas em pacientes sensíveis ao látex e incidência aumentada de infecções urinárias. Foi relatada a ocorrência de síndrome do choque tóxico em algumas usuárias de diafragma, porém esse evento é raro.

> **Alerta de enfermagem: Qualidade e segurança**
>
> O enfermeiro precisa avaliar a mulher quanto a uma possível alergia ao látex, visto que o uso de métodos de barreira contendo látex (p. ex., diafragma, capuz cervical, preservativos masculinos) pode provocar reações alérgicas graves, incluindo anafilaxia, em pacientes com alergia ao látex.

Capuz cervical

O capuz cervical é muito menor (de 22 a 35 mm) que o diafragma e cobre apenas o colo do útero. Se mulher consegue sentir o colo do útero, ela habitualmente pode aprender a usar um capuz cervical. A principal vantagem é que o capuz pode ser mantido em posição por 2 dias depois do coito. Embora seja conveniente para uso, o capuz cervical pode provocar irritação cervical; por conseguinte, antes de adaptar um capuz, a maioria dos médicos solicita um esfregaço de Papanicolaou, que é repetido após 3 meses. O capuz é utilizado com um espermicida e não exige o acréscimo de espermicida para uma nova relação sexual.

Preservativo feminino

O preservativo feminino foi desenvolvido para oferecer um controle de proteção de barreira para as mulheres – proporcionar proteção contra as ISTs e o HIV, bem como contra a gravidez. O preservativo feminino consiste em um cilindro de poliuretano com fundo em uma extremidade sustentado por um anel que reveste o colo do útero e, na outra extremidade, por um anel aberto que cobre o períneo (Figura 50.6). As vantagens consistem em certo grau de proteção contra as ISTs (i. e., HPV, herpes-vírus simples e HIV) (Casanova et al., 2019). As desvantagens são que os preservativos femininos são mais caros que os masculinos e seu uso pode exigir prática.

Espermicidas

Os espermicidas são feitos de nonoxinol-9 ou octoxinol e estão disponíveis para venda livre como espumas, géis, películas, supositórios e esponjas, bem como em preservativos. Os espermicidas não protegem as mulheres contra o HIV ou outras ISTs (Casanova et al., 2019). As vantagens dos espermicidas consistem em sua natureza não hormonal, serem controlados pela usuária, não causarem efeitos colaterais sistêmicos e serem imediatamente efetivos (Casanova et al., 2019).

Preservativo masculino

O preservativo masculino é uma cobertura impermeável, de adaptação firme, aplicada ao pênis ereto antes de sua introdução no canal vaginal. A extremidade do preservativo é segura entre os dedos ao ser aplicado para deixar um espaço para o líquido ejaculado. Quando não se deixa espaço, a ejaculação pode provocar uma laceração ou orifício no preservativo e reduzir sua efetividade. O pênis, com o preservativo na posição, é removido da vagina enquanto ainda ereto para evitar o extravasamento do ejaculado. Dispõe-se de preservativos nos tamanhos grande e pequeno.

O preservativo de látex também cria uma barreira contra a transmissão de IST (gonorreia, infecção por clamídia e HIV) por meio dos líquidos orgânicos e pode reduzir o risco de transmissão de herpes-vírus. Todavia, os preservativos naturais (aqueles feitos de tecido animal) não protegem contra a infecção pelo HIV. Os enfermeiros precisam reforçar para as mulheres o fato de que elas têm o direito de insistir que seus parceiros masculinos utilizem preservativos e o direito de se recusarem a ter uma relação sexual sem preservativo, embora as mulheres em relacionamentos abusivos possam estar em risco de sofrer violência, maus-tratos e negligência ao fazer isso. Algumas mulheres carregam preservativos com elas para garantir sua disponibilidade. Os enfermeiros devem estar familiarizados e confortáveis com instruções sobre o uso de preservativos, visto que muitas mulheres precisam saber como se proteger contra o HIV e outras ISTs. Entretanto, os preservativos não conferem uma proteção completa contra as ISTs, visto que o HPV pode ser transmitido por contato da pele com a pele. Outras ISTs podem ser transmitidas quando qualquer parte da pele com lesão é exposta a líquidos orgânicos. Essa informação deve ser incluída na orientação à paciente.

O enfermeiro precisa considerar a possibilidade de alergia ao látex. Podem ocorrer também edema e prurido. Os possíveis sinais de alerta de alergia ao látex incluem prurido oral após soprar em um balão ou ao consumir *kiwis*, bananas, abacaxis, maracujá, abacate ou castanhas. Como muitos contraceptivos são feitos de látex, as pacientes que sentem ardência ou prurido ao usarem contraceptivos de látex são instruídas a procurar seu médico. As alternativas para os preservativos de látex incluem o preservativo feminino e o preservativo masculino feitos de poliuretano.

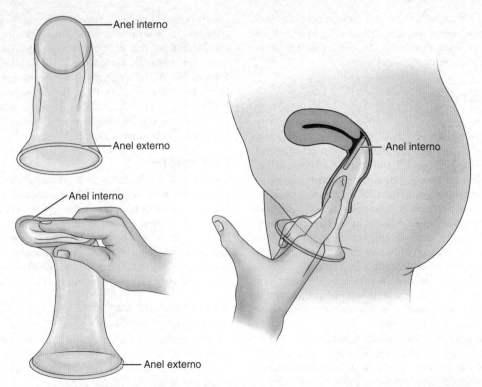

Figura 50.6 • Preservativo feminino. Para inserir o preservativo feminino, segurar o anel interno entre o polegar e o dedo médio. Colocar o dedo indicador na bolsa, entre o polegar e os outros dedos, e apertar o anel. Deslizar o preservativo dentro da vagina o máximo que conseguir avançar. O anel interno mantém o preservativo em posição.

Coito interrompido ou retirada

O coito interrompido (remoção do pênis da vagina antes da ejaculação) requer um cuidadoso controle pelo parceiro masculino. Embora seja frequentemente utilizado para evitar gravidez e seja melhor que usar nenhum método, é considerado um método de contracepção inseguro.

Métodos baseados na percepção de fertilidade

A percepção da fertilidade consiste em conhecer e reconhecer quando ocorre o período fértil no ciclo menstrual. O casal estiver usando a percepção da fertilidade como método de controle da natalidade, precisará praticar abstinência sexual ou usar um método de barreira durante o período fértil. Se a mulher desejar engravidar, o casal deve manter relações sexuais durante os dias férteis da mulher. Quando o método rítmico é usado para evitar gravidez, até 24 mulheres de cada 100 engravidam durante o primeiro ano de uso típico (Alan Guttmacher Institute, 2018).

O método baseado na percepção da fertilidade é o método rítmico ("tabelinha"). Segundo esse método, a mulher tem de evitar relações sexuais sem proteção nos dias 8 a 19 do ciclo menstrual. O método rítmico exige que a mulher determine os dias férteis do seu ciclo menstrual. Esse método funciona melhor se a mulher tiver um ciclo menstrual regular.

As vantagens da utilização de métodos baseados na conscientização da fertilidade para prevenção de gravidez incluem sua segurança, o fato de serem baratos e aprovados por algumas religiões que desaprovam outros métodos contraceptivos. As desvantagens é que exigem disciplina pelo casal, que precisa monitorar o ciclo menstrual e abster-se de sexo durante a fase fértil.

Os dispositivos de detecção da ovulação estão disponíveis na maioria das farmácias. A presença da enzima guaiacol peroxidase no muco cervical sinaliza a ovulação com 6 dias de antecedência e também afeta a viscosidade da mucosa. *Kits* de testes de venda livre são fáceis de usar e confiáveis, porém podem ser de alto custo. Os *kits* de predição da ovulação são mais efetivos para planejar a concepção que para evitá-la.

Contracepção de emergência

O termo contracepção de emergência engloba métodos que podem ser empregados pelas mulheres após relação sexual sem proteção para evitar gravidez (Casanova et al., 2019). Os enfermeiros precisam ter conhecimento sobre a contracepção de emergência como opção para as mulheres, bem como as indicações para sua utilização. Evidentemente, não é apropriada para a prevenção da gravidez a longo prazo, visto que não é tão efetiva quanto os contraceptivos orais ou outros métodos confiáveis usados de modo regular. Todavia, é valiosa após uma relação sexual quando não se pretende engravidar e em situações de emergência, como estupro, preservativo ou diafragma defeituoso, ou lacerado, ou outras situações que possam resultar em contracepção indesejada.

Métodos de contracepção de emergência
Contraceptivos orais de emergência

Nos EUA, existem três tipos de contraceptivo de emergência ("pílula do dia seguinte"). Uma dose adequada no momento apropriado de medicamento depois da relação sexual sem contracepção efetiva, ou quando algum método falha, pode evitar a gravidez ao inibir ou retardar a ovulação. Os contraceptivos de emergência orais devem ser ingeridos o mais cedo possível nos primeiros 5 dias após a relação sexual não protegida (Casanova et al., 2019).

As náuseas, que constituem um efeito colateral comum, podem ser reduzidas ao mínimo pela administração do medicamento nas refeições ou com um agente antiemético. Outros efeitos colaterais, como mamas doloridas e sangramento irregular, podem ocorrer, porém são transitórios. As pacientes que utilizam contraceptivo de emergência (a "pílula do dia seguinte") devem ser avisadas sobre a taxa de fracasso potencial e aconselhadas sobre outros métodos contraceptivos. Não há contraindicações conhecidas para uso desse método, exceto uma gravidez estabelecida (Casanova et al, 2019).

O enfermeiro revê com a paciente as instruções para a contracepção de emergência, com base no esquema medicamentoso prescrito. Se a mulher estiver amamentando, prescreve-se uma formulação apenas com progestina. Para evitar expor os lactentes a hormônios sintéticos pelo leite materno, a paciente pode ordenhar manualmente o leite e alimentar o lactente com copinho por 24 horas após o tratamento. A paciente deve ser informada de que seu próprio período menstrual pode começar alguns dias antes ou depois da data esperada. É instruída a retornar para um teste de gravidez se não houver nenhum período menstrual em 3 semanas, e deve fazer outra consulta para providenciar um método regular de contracepção se não utilizar nenhum no momento.

Inserção de dispositivo intrauterino pós-coito

A inserção de DIU pós-coito, outra forma de contracepção de emergência, consiste na implantação de DIU de cobre nos primeiros 5 dias após a relação sexual (Casanova et al., 2019). O dispositivo intrauterino de cobre impede a fertilização ao induzir uma alteração química nos espermatozoides e no oócito antes de seu encontro. A paciente pode sentir desconforto no momento da inserção e pode ter períodos menstruais mais intensos e com aumento das cólicas. As contraindicações incluem suspeita ou confirmação de gravidez, ou qualquer contraindicação para o uso regular de DIU. A paciente deve ser informada do risco de a inserção do DIU interromper uma gravidez já existente.

Manejo de enfermagem

As pacientes que utilizam a contracepção de emergência podem ficar ansiosas, constrangidas e carecer de informações sobre o controle da natalidade. O enfermeiro deve apoiar e ser imparcial, fornecendo fatos e orientação apropriada à paciente. Se a paciente usar repetidamente esse método de controle da natalidade, deve ser informada de que o índice de fracasso com esse método é mais alto que com outro usado de modo regular. Os enfermeiros podem orientar as mulheres e informá-las sobre as opções de contracepção de emergência para reduzir as gestações indesejadas e os abortos.[7] Ver mais informações na seção Recursos, no fim deste capítulo.

ABORTO

A interrupção da gravidez ou expulsão do produto da concepção antes que o feto seja viável é denominada *aborto*. O feto geralmente é considerado viável em qualquer momento do quinto ao sexto mês de gestação em diante.

Aborto espontâneo

Estima-se que 1 em cada 5 a 10 concepções termine em aborto espontâneo. A maioria ocorre por alguma anormalidade no feto, que impossibilita sua sobrevivência. Outras causas podem incluir doenças sistêmicas, desequilíbrio hormonal ou anormalidades anatômicas. Quando uma mulher grávida apresenta sangramento e cólicas, o diagnóstico é de ameaça de aborto, visto que o aborto real é habitualmente iminente. O aborto espontâneo ocorre geralmente no 2º ou 3º mês de gestação.

Há vários tipos de aborto espontâneo, dependendo da natureza do processo (ameaça, inevitável, incompleto ou completo). Na ameaça de aborto, o colo do útero não sofre dilatação. Com repouso no leito e tratamento conservador, é possível evitar o aborto. Se isso não for possível, o aborto é iminente. Se apenas parte dos tecidos for eliminada, o aborto será designado como incompleto. Um procedimento de esvaziamento ou curetagem (DeC ou dilatação e evacuação [DeE]) ou a administração de misoprostol oral geralmente são necessários para remover o tecido remanescente. Quando o feto e todos os tecidos relacionados são espontaneamente evacuados, o aborto é designado como completo, e não há necessidade de nenhum tratamento adicional.

Aborto habitual

O aborto habitual ou recorrente é definido como abortos sucessivos, repetidos e espontâneos de causa desconhecida. Até 60% dos abortos podem resultar de anomalias cromossômicas (Casanova et al., 2019). Depois de dois abortos consecutivos, a paciente é encaminhada para aconselhamento e testes genéticos, e são investigadas outras causas possíveis.

Quando o sangramento ocorre em uma mulher grávida com história pregressa de aborto habitual, são empregadas medidas conservadoras, como repouso no leito e administração de progesterona para sustentar o endométrio e preservar a gravidez. O aconselhamento de apoio é fundamental nessa condição estressante. O repouso no leito, a abstinência sexual, uma dieta leve e nenhum esforço na defecação podem ser recomendados em um esforço de evitar o aborto espontâneo. Se houver suspeita de infecção, podem ser prescritos antibióticos.

Na condição conhecida como colo incompetente ou disfuncional, o colo do útero dilata-se de modo indolor no segundo trimestre de gravidez, resultando frequentemente em aborto espontâneo. Nesses casos, pode-se utilizar um procedimento cirúrgico, denominado *cerclagem cervical*, para evitar a dilatação prematura do colo do útero. A cerclagem do colo do útero consiste na realização de uma sutura em bolsa de tabaco ao redor do colo do útero, no nível do óstio interno (Casanova et al., 2019). Em geral, aconselha-se o repouso no leito para manter o peso do útero fora do colo. Cerca de 2 a 3 semanas antes do parto ou no início do trabalho de parto, a sutura é cortada. Em geral, o parto é feito por cesariana.

Manejo clínico

Após a ocorrência de aborto espontâneo, todos os tecidos eliminados pela vagina são recuperados para exame, quando possível. A paciente e todas as pessoas que cuidam dela são alertadas para preservar qualquer material eliminado. No raro caso de sangramento maciço, a paciente pode necessitar de transfusões de hemoderivados e reposição de líquidos. Pode-se estimar o volume de sangramento com o registro o número de absorventes perineais e o seu grau de saturação durante 24 horas. Quando ocorre aborto incompleto, pode-se prescrever ocitocina para produzir contrações uterinas antes da DeC ou da aspiração uterina.

---

[7] N.R.T.: No Brasil, um recurso é a REDE CE – Rede Brasileira de Promoção de Informações e Disponibilização da Contracepção de Emergência (http://redece.org/sobre-a-rede-ce/).

Manejo de enfermagem

Como as pacientes vivenciam perda e ansiedade, o apoio emocional e a compreensão constituem aspectos importantes do cuidado de enfermagem. As mulheres podem estar em sofrimento ou podem sentir-se aliviadas, dependendo de seus sentimentos em relação à gravidez. É valioso oferecer oportunidades para que a paciente fale e expresse suas emoções, além de dar indícios para que o enfermeiro planeje um cuidado mais específico.

Aborto eletivo

O aborto eletivo refere-se ao término induzido da gravidez, de modo voluntário, realizado por profissionais de saúde habilitados. As decisões sobre a realização de aborto cabem à mulher e a seu médico no primeiro trimestre. No segundo trimestre, o Estado pode regular a prática visando à saúde da mulher e, durante as últimas semanas de gestação, pode optar por proteger a vida do feto, exceto quando necessário para preservar a vida ou a saúde da mulher.

Nos EUA, 42% de todas as gestações não programadas foram interrompidas (Allan Guttmacher Institute, 2018). Esses números indicam a necessidade de orientação contraceptiva efetiva, informações sobre a contracepção de emergência e aconselhamento.

Manejo clínico

Antes de realizar o procedimento do aborto (Boxe 50.10), um enfermeiro ou um conselheiro treinado em aconselhamento na gravidez devem conversar com a paciente e desvendar seus medos, sentimentos e opções. Em seguida, o enfermeiro identifica a opção da paciente (i. e., continuar a gestação e a maternidade, continuar a gestação seguida de oferecimento da criança para adoção ou interromper a gestação por meio de aborto). Se o aborto for escolhido, a paciente se submete a um exame pélvico para determinar o tamanho do útero. Além disso, pode-se efetuar uma US pélvica. Os exames laboratoriais antes da realização de um aborto devem incluir teste de gravidez para confirmar a gestação, nível de hematócrito para excluir a presença de anemia e determinação do fator Rh. As pacientes com anemia podem necessitar de suplementação de ferro, e as pacientes Rh-negativas podem necessitar de Rho(D) imunoglobulina (RhoGAM®) para evitar a isoimunização. Antes do procedimento, todas as pacientes devem ser submetidas à triagem para IST, a fim de evitar a introdução ascendente de patógenos, através do colo do útero, durante o procedimento.

As interrupções cirúrgicas incluem DeC ou aspiração do conteúdo uterino a vácuo. Podem ser também administrados medicamentos. A mifepristona é usada no início da gravidez

---

Boxe 50.10 Tipos de abortos induzidos

Aspiração a vácuo

- O colo do útero é dilatado manualmente com instrumentação ou por laminária (pequenos supositórios contendo algas marinhas que intumescem ao absorver a água)
- Um aspirador uterino é introduzido
- Aplica-se a sucção e os tecidos são removidos do útero.

Trata-se do tipo mais comum de procedimento para interromper a gravidez, utilizado precocemente na gestação, com até 14 semanas. A laminária pode ser empregada para amolecer e dilatar o colo do útero antes do procedimento.

Dilatação e evacuação

Dilatação cervical com laminária, seguida de aspiração a vácuo.

Indução do trabalho de parto

Esses procedimentos contribuem com menos de 1% de todos os abortos eletivos e, em geral, são realizados em ambiente hospitalar.

1. A instilação de soro fisiológico ou ureia resulta em contrações uterinas.
   - Embora sejam raras, podem ocorrer complicações graves, incluindo colapso cardiovascular, edema cerebral, edema pulmonar, doença renal e coagulação intravascular disseminada.
2. Prostaglandinas.
   - As prostaglandinas são introduzidas no líquido amniótico ou por supositório vaginal ou injeção intramuscular em uma fase mais avançada da gravidez
   - As contrações uterinas fortes começam dentro de 4 horas e geralmente resultam em aborto
   - Podem ocorrer efeitos colaterais gastrintestinais (p. ex., náuseas, vômitos, diarreia e cólicas abdominais).
3. Ocitocina IV.
   - Utilizada para abortos mais tardios por indicações genéticas. Exige que a paciente passe pelo trabalho de parto.

Aborto clínico

Mifepristona

- A mifepristona é um antagonista da progesterona, que impede a implantação do óvulo
- Administrada VO dentro de 10 dias após o período menstrual esperado, a mifepristona produz aborto clínico na maioria das pacientes
- Combinada com um supositório de prostaglandina, a mifepristona provoca aborto em até 95% das pacientes
- Pode ocorrer sangramento prolongado. Outros efeitos colaterais podem incluir dor abdominal, náuseas, vômitos e diarreia. Esse método não pode ser utilizado em mulheres com insuficiência suprarrenal, asma, terapia por longo prazo com corticosteroides, dispositivo intrauterino em posição, porfiria ou histórico de alergia à mifepristona ou a outras prostaglandinas. É menos efetiva quando utilizada em gestações com mais de 49 dias a contar do início do último período menstrual.

Metotrexato

- O metotrexato também tem sido usado para interromper a gravidez, visto que é letal para o feto. Foi constatado que o metotrexato está associado a um risco mínimo e a poucos efeitos colaterais na mulher. Seu baixo custo pode proporcionar uma alternativa para algumas mulheres.

Misoprostol

- O misoprostol é um análogo sintético da prostaglandina, que produz apagamento cervical e contrações uterinas
- Inserido por via vaginal, o misoprostol é efetivo para interromper uma gestação em cerca de 75% dos casos
- Quando combinado com metotrexato ou mifepristona, o misoprostol tem alto índice de efetividade.

Adaptado de Bartz, D. A. & Blumenthal, P. D. (2019). First-trimester pregnancy termination: Medical abortion. UpToDate. Retirado em 8/12/2019 de: www.uptodate.com/contents/first-trimester-pregnancy-termination-medication-abortion; Hammond, C. (2019). Second-trimester pregnancy termination: Induction (medication) termination. UpToDate. Retirado em 12/05/2020 de: www.uptodate.com/contents/second-trimester-pregnancy-termination-induction-medication-termination; Shih, G. & Wallace, R. (2020). First-trimester pregnancy termination: Uterine aspiration. UpToDate. Retirado em 12/05/2020 de: www.uptodate.com/contents/first-trimester-pregnancy-termination-uterine-aspiration.

> **Alerta de enfermagem: Qualidade e segurança**
>
> As mulheres que recorrem a tentativas não habilitadas para interromper a gravidez podem ficar criticamente doentes em consequência de infecção, hemorragia ou ruptura do útero. Quando uma mulher empreende esses esforços para interromper a gravidez, a atenção médica imediata, a administração de antibióticos de amplo espectro e a reposição de líquidos e hemoderivados podem ser necessárias antes de serem feitas tentativas cuidadosas para evacuar o útero.

(até 49 dias a contar do último período menstrual). Esse fármaco atua ao bloquear a progesterona. Ocorrem cólicas e sangramento semelhantes a um período menstrual intenso. Após aconselhamento e consentimento e, com frequência, uma US para confirmar a gravidez, administra-se mifepristona, seguida de uma dose de misoprostol por via oral (VO) ou vaginal. Se a gravidez persistir, realiza-se uma aspiração a vácuo. As contraindicações incluem gravidez ectópica, insuficiência suprarrenal, alergia aos medicamentos, distúrbio hemorrágico, síndrome do intestino irritável ou distúrbios convulsivos descontrolados. Várias mortes por sepse ocorreram após aborto clínico; nos EUA, os pesquisadores e a FDA estão monitorando rigorosamente a morbidade e a mortalidade associadas ao aborto clínico. Abortos induzidos farmacologicamente e abortos cirúrgicos realizados no primeiro trimestre de gravidez são extremamente efetivos e têm baixas taxas de complicação (Bartz & Blumenthal, 2019).

Manejo de enfermagem

A orientação da paciente constitui um importante aspecto do cuidado a mulheres que decidem interromper uma gestação. A paciente que se submete ao aborto eletivo é informada sobre o que o procedimento envolve e a evolução esperada após sua realização. A paciente é agendada para uma consulta de acompanhamento 2 semanas depois do procedimento e é instruída sobre os sinais e sintomas que devem ser relatados (i. e., febre, sangramento intenso ou dor).

Efetua-se uma revisão dos métodos contraceptivos disponíveis com a paciente. A efetividade depende do método utilizado e da extensão com que a mulher e seu parceiro seguem as instruções para uso. Uma mulher que usou qualquer método de controle de natalidade deve ser avaliada quanto à sua compreensão sobre o método e sobre seus efeitos colaterais potenciais, bem como quanto à sua satisfação com o método. Quando a mulher não utiliza nenhum método de contracepção, o enfermeiro explica todos os métodos disponíveis e seus benefícios e riscos, e igualmente ajuda a paciente a optar por um método de contracepção a ser adotado após o aborto. As questões de aprendizado relacionadas, como a necessidade de usar dispositivos contraceptivos de barreira (i. e., preservativos) para a proteção contra a transmissão de IST e da infecção pelo HIV e a disponibilidade de contracepção de emergência, também são importantes.

O apoio psicológico constitui outro aspecto importante do cuidado de enfermagem. O enfermeiro precisa estar ciente de que as mulheres interrompem a gravidez por muitos motivos. Algumas podem optar por interromper a gestação por causa de defeitos genéticos graves, porque foram estupradas ou engravidaram em relacionamentos incestuosos ou por um parceiro abusivo. O cuidado de uma mulher que se submete à interrupção da gravidez é estressante, e deve-se fornecer uma assistência de modo seguro e imparcial. Os enfermeiros têm o direito de recusar-se a participar de um procedimento que seja contrário às suas crenças religiosas, porém são profissionalmente obrigados a não impor suas crenças e seus julgamentos às pacientes.

INFERTILIDADE

Nos EUA a infertilidade acomete aproximadamente 1 em cada 8 casais entre 15 e 44 anos (mais de 7 milhões de mulheres) e é definida como incapacidade de engravidar após 1 ano de relações sexuais penivaginais não protegidas (Lee 2019). A infertilidade primária refere-se ao casal que nunca teve filho. A infertilidade secundária significa que houve pelo menos uma concepção, mas que atualmente o casal não pode engravidar. Com frequência, é uma condição física complexa e as causas estão relacionadas a endometriose, fatores uterinos, anovulação, obstrução tubária e fatores masculinos.

Achados diagnósticos

Fatores ovarianos e da ovulação

A determinação do nível sérico de progesterona e o índice de ovulação constituem exames complementares realizados para definir se a ovulação é regular e se o endométrio progestacional é adequado. O índice de ovulação envolve um teste de urina com fita reagente para verificar se ocorreu o surto de LH que precede a ruptura folicular.

Fatores tubários e uterinos

A HSG é usada para excluir a possibilidade de anormalidades uterinas ou tubárias. Um agente de contraste injetado no útero pelo colo do útero produz um contorno do formato da cavidade uterina e permeabilidade das tubas. Algumas vezes, esse processo remove o muco ou os tecidos alojados nas tubas. A laparoscopia possibilita a visualização direta das tubas uterinas e de outras estruturas pélvicas e pode ajudar a identificar condições passíveis de interferir na fertilidade (p. ex., endometriose).

Os fibroides, os pólipos e as malformações congênitas constituem possíveis fatores etiológicos que afetam o útero. Sua presença pode ser determinada por exame pélvico, histeroscopia, US com soro fisiológico (uma variação da US) e HSG. A endometriose, mesmo quando leve, está associada à redução da fertilidade (Schenken, 2019).

Fatores masculinos

Uma análise do sêmen fornece informações sobre o número de espermatozoides (densidade), o percentual das formas em movimento, a qualidade do movimento anterógrado (progressão anterógrada) e morfologia (formato e forma). Um volume de 2 a 6 mℓ de sêmen alcalino aquoso é normal. A contagem normal é de 60 a 100 milhões de espermatozoides/mℓ. Todavia, a incidência de impregnação é diminuída apenas quando a contagem fica reduzida a menos de 15 milhões de espermatozoides/mℓ (Anawat & Page, 2019).

Os homens também podem ser afetados por varicoceles (veias varicosas ao redor do testículo), que diminuem a qualidade do sêmen ao aumentar a temperatura testicular. A ejaculação retrógrada ou ejaculação dentro da bexiga é avaliada por um exame de urina após a ejaculação. Os exames de sangue para os parceiros masculinos podem incluir determinações dos níveis de testosterona, FSH e LH (ambos os quais estão envolvidos na manutenção da função testicular) e prolactina (Anawat & Page, 2019).

Manejo clínico

O tratamento da infertilidade é complexo e, com frequência, exige tecnologia avançada. O tipo específico de tratamento dependerá da causa do problema, quando esta puder ser identificada. Muitos casais inférteis apresentam resultados normais para ovulação, produção de espermatozoides e permeabilidade das tubas uterinas.

A disfunção ovulatória é complexa, porém muitas mulheres com distúrbios da ovulação apresentam síndrome dos ovários policísticos (ver Capítulo 51) e podem ser tratadas com clomifeno por 5 dias para induzir ovulação (Comerford & Durkin, 2020). Agentes sensibilizadores à insulina são utilizados às vezes e, assim que os níveis de insulina são normalizados, a ovulação costuma ocorrer. Algumas mulheres apresentam níveis elevados de prolactina, que inibem a ovulação; por conseguinte, são tratadas com agentes dopaminérgicos após a exclusão de adenoma hipofisário por RM. Se uma mulher tiver insuficiência ovariana prematura, pode-se considerar a doação de oócitos.

Terapia farmacológica

A ovulação induzida por meios farmacológicos é realizada quando as mulheres não ovulam por si mesmas ou ovulam de modo irregular. Essas mulheres são frequentemente tratadas com clomifeno para estimular a ovulação. O tratamento com gonadotropina também pode ser usado quando não ocorre concepção. Vários outros medicamentos são utilizados, dependendo da causa principal de infertilidade (Boxe 50.11).

São usados exames de sangue e US para monitorar a ovulação. Podem ocorrer gestações múltiplas (i. e., gêmeos, trigêmeos ou mais) com o uso desses medicamentos. Além disso, pode ocorrer a síndrome de hiperestimulação ovariana (SHEO). Essa patologia caracteriza-se por ovários policísticos aumentados e é complicada por um deslocamento de líquido do espaço intravascular para dentro da cavidade abdominal. O desvio de líquido pode resultar em ascite, derrame pleural e edema; além disso, pode ocorrer hipovolemia. Os fatores de risco consistem em idade mais jovem, história de síndrome dos ovários policísticos, níveis séricos elevados de estradiol, maior número de folículos e gravidez.

Inseminação artificial

A inseminação artificial refere-se ao depósito de sêmen dentro do órgão genital feminino por meios artificiais. Quando os espermatozoides não conseguem penetrar normalmente no canal cervical, pode-se considerar a inseminação artificial, utilizando o sêmen do cônjuge, ou parceiro, ou o de um doador. Quando os espermatozoides do parceiro da mulher são defeituosos ou estão ausentes (azoospermia), ou quando há risco de transmissão de doença genética, podem-se utilizar os espermatozoides de um doador. São estabelecidas garantias para abordar as questões legais, éticas, emocionais e religiosas. Obtém-se um consentimento por escrito para proteger todas as partes envolvidas, incluindo a mulher, o doador e a criança gerada. O sêmen do doador é congelado e o doador é avaliado para garantir que esteja livre de distúrbios genéticos e IST, incluindo infecção pelo HIV (Ginsburg & Srouji, 2019).

As condições precisam ser ideais para a concepção antes que o sêmen seja transferido para a vagina ou o útero. A mulher não deve apresentar nenhuma anormalidade do sistema genital, as tubas uterinas devem estar pérvias e os óvulos devem estar disponíveis. No homem, os espermatozoides precisam ser normais quanto ao formato, quantidade, motilidade e resistência. O momento da ovulação deve ser determinado o mais acuradamente possível, de modo que os 2 ou 3 dias durante os quais a fertilização seja possível a cada mês possam ser usados para o tratamento.

A US e os exames de sangue com determinação dos níveis de vários hormônios são usados para definir o melhor momento da inseminação e para monitorar a ocorrência de SHEO. A fertilização raramente é obtida com uma única inseminação. Em geral, a inseminação é tentada entre os dias 10 e 17 do ciclo; podem ser feitas três tentativas diferentes durante um ciclo. A mulher pode ter recebido clomifeno ou outros medicamentos para estimular a ovulação antes da inseminação. A receptora é colocada na posição de litotomia sobre a mesa de exame, um espéculo é inserido e a vagina e o colo do útero são limpos com um *swab* com ponta de algodão para remover qualquer secreção em excesso. Os espermatozoides são lavados antes da inserção para remover substâncias bioquímicas e para selecionar o espermatozoide mais ativo. O sêmen é coletado em uma

---

Boxe 50.11 FARMACOLOGIA — Medicamentos que induzem a ovulação

- O citrato de clomifeno é um antagonista dos estrogênios, que aumenta a liberação de gonadotropinas, resultando em ruptura folicular e ovulação. O clomifeno é utilizado quando o hipotálamo não está estimulando a hipófise a liberar o hormônio foliculoestimulante (FSH) e o hormônio luteinizante (LH). Esse medicamento estimula os folículos no ovário. Geralmente é administrado por 5 dias, começando no quinto dia do ciclo menstrual. A ovulação deve ocorrer dentro de 4 a 8 dias após a última dose. As pacientes recebem instruções sobre o momento da relação sexual para facilitar a fertilização
- As menotropinas, uma combinação de FSH e de LH, podem ser usadas para estimular os ovários a produzir óvulos. Esses agentes são administrados em mulheres com deficiências de FSH e de LH. Quando seguidas de administração de gonadotropina coriônica humana, as menotropinas estimulam os ovários, de modo que o monitoramento por ultrassonografia e pela determinação dos níveis de hormônios é essencial, visto que pode ocorrer estimulação excessiva
- A folitropina alfa, a folitropina beta e a urofolitropina podem ser utilizadas para o tratamento de distúrbios da ovulação ou para estimular um folículo e a produção do óvulo para inseminação intrauterina ou fertilização *in vitro* ou outras tecnologias de reprodução assistida
- Os agonistas do hormônio de liberação da gonadotropina (leuprorrelina, acetato de nafarrelina) suprimem o FSH, impedem a liberação prematura do óvulo e diminuem os fibroides
- A bromocriptina pode ser usada no tratamento da infertilidade, dados os níveis elevados de prolactina
- Os supositórios vaginais de progesterona ajudam a melhorar o revestimento uterino depois da ovulação
- A urofolitropina, que contém FSH com pequena quantidade de LH, é utilizada em alguns distúrbios (p. ex., síndrome dos ovários policísticos) para estimular o crescimento dos folículos. Em seguida, administra-se clomifeno para estimular a ovulação
- A gonadotropina coriônica, que simula o LH, libera um óvulo após hiperestimulação e sustenta o corpo-lúteo
- A metformina pode ser utilizada na síndrome dos ovários policísticos para induzir uma ovulação regular
- O ácido acetilsalicílico e a heparina podem ser usados para evitar a perda recorrente da gestação em pacientes com níveis elevados de anticorpos antifosfolipídio

Adaptado de Comerford, K. C. & Durkin, M. T. (2020). *Nursing 2020 drug handbook*. Philadelphia, PA: Wolters Kluwer.

seringa estéril e uma cânula é acoplada. Em seguida, o sêmen é dirigido para o óstio externo. Na inseminação intrauterina, o sêmen é inserido dentro da cavidade do útero.

Tecnologias de reprodução assistida

As técnicas de reprodução assistida incluem fertilização *in vitro* e suas modificações. Atualmente, entre 1 e 3% de todos os nascimentos vivos anuais nos EUA são consequentes a técnicas de reprodução assistida (Paulson, 2019).

O termo fertilização *in vitro* descreve um conjunto de procedimentos que, se forem bem-sucedidos, resultam em gravidez. Esses procedimentos envolvem a estimulação ovariana, a recuperação de óvulos, a fertilização e a transferência do embrião. Os ovários são estimulados a produzir múltiplos óvulos, habitualmente com medicamentos, visto que as taxas de sucesso são maiores com mais de um embrião. São muitos os protocolos diferentes para induzir a ovulação com um ou mais agentes (Paulson, 2019). As pacientes são cuidadosamente selecionadas e avaliadas, e os ciclos são monitorados cuidadosamente por meio de US e monitoramento dos níveis hormonais. No momento adequado, os óvulos são recuperados por US transvaginal. Os espermatozoides e os óvulos são incubados ao mesmo tempo por até 36 horas, e os embriões são transferidos no período de cerca de 48 horas após a recuperação. A implantação deve ocorrer entre 3 e 5 dias.

A transferência intratubária de gametas (TITG), uma variação da FIV, constitui o tratamento de escolha para pacientes com insuficiência ovariana. A TITG é considerada na infertilidade inexplicada e nos casos em que há desconforto com a FIV por motivos religiosos. As indicações mais comuns para a FIV e para a TITG consistem em lesão tubária irreparável, endometriose (ver Capítulo 51), infertilidade inexplicada, espermatozoides inadequados e exposição ao dietilestilbestrol. As taxas de sucesso da transferência intratubária de gametas são semelhantes às da fertilização *in vitro* (Paulson, 2019).

Outras tecnologias de reprodução assistida

Na injeção intracitoplasmática de espermatozoides (IICE), um óvulo é recuperado e um único espermatozoide é injetado através da zona pelúcida, pela membrana do óvulo, dentro do citoplasma do oócito. O óvulo fertilizado é, em seguida, transferido de volta para a doadora. A IICE constitui o tratamento de escolha na infertilidade de fator masculino grave.

As mulheres que não podem produzir seus próprios óvulos (*i. e.*, insuficiência ovariana prematura) têm a opção de usar os óvulos de uma doadora após estimulação dos ovários da doadora. A receptora também recebe hormônios na preparação para esses procedimentos. Os casais também podem escolher essa modalidade quando a parceira apresenta um distúrbio genético que pode ser transmitido aos filhos.

A técnica de transferência embrionária (TE) envolve a colocação de oócitos fertilizados ou embriões na tuba uterina (trompa de Falópio). Um procedimento laparoscópico é necessário para implantar os embriões nas tubas uterinas. Algumas mulheres optam pela transferência embrionária após fracasso da fertilização *in vitro* (Paulson, 2019).

Manejo de enfermagem

As intervenções de enfermagem quando se trabalha com casais durante a avaliação de infertilidade consistem em ajudar a reduzir o estresse no relacionamento, incentivar a cooperação, proteger a privacidade, promover o entendimento e encaminhar o casal a recursos adequados, quando necessário. Como as avaliações e os tratamentos para a infertilidade são de custo elevado, consomem tempo, são invasivos e estressantes e nem sempre bem-sucedidos, os casais precisam de apoio para enfrentar juntos esse processo (Stevenson, Cebert & Silva, 2019) (Boxe 50.12).

O abandono do tabagismo é encorajado porque o tabagismo, mascar fumo, sistemas eletrônicos de administração de nicotina (ENDS, do inglês *electronic nicotine delivery system*), inclusive cigarros eletrônicos, cachimbos eletrônicos,

---

Boxe 50.12 — PERFIL DE PESQUISA DE ENFERMAGEM

Estresse e ansiedade em casais que concebem por meio de fertilização *in vitro*

Stevenson, E. L., Cebert, M. & Silva, S. (2019). Stress and anxiety in couples who conceive via In Vitro fertilization compared with those who conceive spontaneously. *Journal of Obstetric, Gynecologic and Neonatal Nursing*, 48(6), 635-644.

Finalidade

A infertilidade, que impacta aproximadamente 15% dos casais em todo o planeta, é um evento estressante para os casais. Poucos estudos examinaram o estresse e a ansiedade persistentemente sentidos após fertilização *in vitro* bem-sucedida. Ainda menos estudada é a experiência dos companheiros das mulheres durante infertilidade e fertilização *in vitro*. A meta desse estudo-piloto foi examinar os níveis de estresse e ansiedade das mulheres e de seus companheiros que conceberam via fertilização *in vitro* e compará-los entre eles e com os casais que conceberam espontaneamente.

Metodologia

Desse estudo-piloto descritivo e longitudinal participaram 48 mulheres e seus companheiros (*n* = 96). Os 22 casais (*n* = 44) que conceberam via fertilização *in vitro* e os 26 casais (*n* = 52) que conceberam espontaneamente foram recrutados em duas clínicas especializadas em fertilidade e uma clínica de gineco-obstetrícia nas regiões nordeste e sudeste dos EUA. Foi solicitado aos participantes que respondessem a três instrumentos durante cada trimestre da gravidez, para mensurar os componentes de resposta emocional e perceptiva do estresse e da ansiedade.

Resultados

A análise dos instrumentos durante os três trimestres mostrou diferenças significativas entre as mulheres e companheiros do sexo masculino. Todas as mulheres mostraram níveis mais elevados de estresse e ansiedade em todos os trimestres da gravidez em comparação com seus companheiros do sexo masculino. A ansiedade não se mostrou consistente ao longo da gravidez, mostrando declínio gradual à medida que a gravidez avançava. O estudo também relatou que não foram encontradas diferenças nos níveis de estresse e ansiedade dos casais que conceberam via fertilização *in vitro* e aqueles que conceberam espontaneamente.

Implicações para a enfermagem

É fundamental que os enfermeiros e os outros profissionais de saúde reconheçam o impacto que a infertilidade pode ter nos níveis de estresse e ansiedade dos casais. Além de cuidar dos casais, os enfermeiros precisam cuidar dos indivíduos, levando em conta as diferenças nas experiências da mulher e de seu companheiro durante a gravidez.

narguilé e charutos eletrônicos, influenciam de modo adverso o sucesso da reprodução assistida (Rodriguez, 2020). Em muitos programas de infertilidade, são enfatizados a dieta, o exercício, as técnicas de redução de estresse, a suplementação com ácido fólico, a manutenção da saúde e a prevenção de doença. Os casais também podem considerar a adoção, viver sem filhos e mães de aluguel (participação de substituta para gerar o feto do casal infértil). Os enfermeiros podem ser ouvintes valiosos e podem atuar como fontes de informações nessas deliberações.

CUIDADOS DE SAÚDE PRECONCEPÇÃO/PERICONCEPÇÃO

Os enfermeiros podem desempenhar um papel decisivo ao incentivar todas as mulheres em idade reprodutiva, inclusive as com doença crônica ou deficiência, a considerar questões que possam afetar a saúde durante a gravidez (Lammers, Hulme, Wey et al., 2017). A assistência à saúde antes da concepção é um conceito que expande a definição de cuidados pré-natais para incluir o período antes da concepção (Lammers et al., 2017). As mulheres que planejam suas gestações e que estão saudáveis e bem-informadas tendem a ter melhores resultados. Atualmente, existem oito recomendações de consenso para saúde preconceptiva (Boxe 50.13).

Os enfermeiros podem fazer a diferença em relação à saúde preconcepção por meio de orientação e aconselhamento. As mulheres que consomem produtos de tabaco, como cigarros e ENDS, devem ser incentivadas a parar de consumi-los, e pode ser útil oferecer aulas de cessação. As mulheres devem tomar suplementos de ácido fólico para evitar defeitos do tubo neural. As mulheres com diabetes devem ter um bom controle da glicemia antes da concepção. É necessário avaliar a imunidade contra a rubéola e outras imunizações, bem como o histórico de defeitos genéticos; pode ser adequado efetuar um aconselhamento genético. As mulheres que recebem medicamentos teratogênicos e as que apresentam distúrbios genéticos devem ser incentivadas a discutir sobre contracepção efetiva e planos de gravidez com seu médico (ver Boxe 50.2).

GRAVIDEZ ECTÓPICA

A incidência de gravidez ectópica e o risco de morte por gravidez ectópica estão diminuindo. Entretanto, a gravidez ectópica continua sendo a principal causa de morte relacionada com a gravidez no primeiro trimestre (ACOG, 2018). A gravidez ectópica ocorre quando um blastocisto (oócito fertilizado) se implanta em outro local que não o revestimento uterino, mais frequentemente ao longo da tuba uterina (ACOG, 2018) (Figura 50.7).

As possíveis causas de gravidez ectópica incluem salpingite, aderências peritubárias (após infecção pélvica, endometriose, apendicite), anormalidades estruturais da tuba uterina, gravidez ectópica e cirurgia tubária pregressas, vários abortos induzidos anteriores e tumores que distorcem a tuba uterina (ACOG, 2018). Fatores de risco adicionais incluem consumo de produtos de tabaco, uso de DIU, história pregressa de DIP e uso de medicamentos para induzir ovulação (Grossman & Porth, 2018).

Os fatores de risco são importantes, porém todas as mulheres precisam ser orientadas sobre o tratamento precoce e manter alto índice de suspeita em caso de um período menstrual que não parece normal, presença de dor ou dor com suspeita de gravidez. As mulheres podem ter hemorragia fatal com ruptura de gravidez ectópica quando demoram a procurar assistência médica ou quando seus médicos não estão atentos para a possibilidade desse diagnóstico.

Manifestações clínicas

Os sinais e os sintomas variam, dependendo da ocorrência de ruptura tubária. O atraso da menstruação em 1 a 2 semanas, seguido de sangramento discreto (sangramento pequeno) ou o relato de uma menstruação discretamente anormal sugerem a possibilidade de gravidez ectópica. Os sintomas podem surgir tardiamente, com dolorimento vago no lado afetado (provavelmente em decorrência das contrações uterinas e da distensão da tuba uterina) e podem evoluir para dor aguda em cólica. A maioria das pacientes apresenta dor pélvica ou abdominal e sangramento pequeno. Podem ocorrer sintomas gastrintestinais, tontura ou vertigem. As pacientes podem pensar que o sangramento anormal consiste em um período menstrual, particularmente quando houve menstruação recente e foi normal.

Se houver implantação na tuba uterina, esta torna-se cada vez mais distendida e pode sofrer ruptura se a gravidez ectópica não for detectada em 4 a 6 semanas ou mais após a concepção. Quando a tuba uterina sofre ruptura, o óvulo é liberado dentro da cavidade abdominal, e a mulher apresenta dor excruciante,

---

Boxe 50.13 Estratégias de bem-estar antes da concepção

Os enfermeiros podem ajudar na assistência das mulheres antes e durante a concepção reforçando os seguintes pontos:

- Intenção de engravidar
- Ausência de infecções sexualmente transmissíveis
- Acesso à assistência de saúde
- Peso corporal saudável
- Controle glicêmico ótimo quando as mulheres apresentam diabetes melito pré-gestacional
- Consumo de multivitamínicos e ácido fólico antes de engravidar
- Evitar medicação teratogênica
- Abstinência de tabagismo.

Adaptado de Lammers, C. R., Hulme, P. A., Wey, H. et al. (2017). Understanding women's awareness and access to preconception health care in rural population: A cross-sectional study. *Journal of Community Health*, 42(3), 489-499.

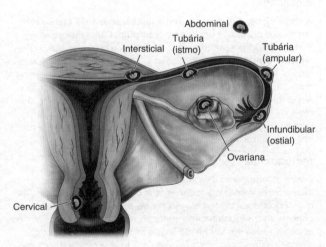

Figura 50.7 • Locais de gravidez ectópica.

tontura, desmaio, náuseas e vômitos, dada a reação peritoneal ao sangue que escapa da tuba uterina. Podem ocorrer dispneia e sintomas de choque, e os sinais de hemorragia são evidentes – pulso rápido e filiforme, pressão arterial diminuída, temperatura subnormal, inquietação, palidez e sudorese. Posteriormente, a dor torna-se generalizada no abdome e irradia-se para o ombro e para o pescoço, por causa do acúmulo de sangue intraperitoneal que irrita o diafragma.

Avaliação e achados diagnósticos

A gravidez ectópica deve ser diagnosticada prontamente para evitar a hemorragia com risco à vida, que constitui a principal complicação da ruptura. Durante o exame vaginal, pode-se palpar grande massa de sangue coagulado que se acumulou na pelve, atrás do útero, ou massa anexial hipersensível, embora frequentemente não haja achados anormais. Se houver suspeita de gravidez ectópica, a paciente é avaliada por US e pela determinação dos níveis de gonadotropina coriônica humana (hCG). Pode ser necessária a realização de testes seriados de hCG (Tulandi, 2019). Os níveis de hCG (o hormônio diagnóstico da gravidez) duplicam no início da gestação normal a cada 3 dias, porém estão reduzidos na gestação anormal ou atópica. Um aumento menor que o normal deve levar à suspeita. A US transvaginal, o método habitual de diagnóstico, pode detectar uma gravidez entre 5 e 6 semanas a partir do último período menstrual. O movimento cardíaco detectável do feto fora do útero na US constitui forte sinal de gravidez ectópica.

Em certas ocasiões, o quadro clínico torna o diagnóstico relativamente fácil. Entretanto, quando os sinais e os sintomas clínicos não são conclusivos, pode ser necessária uma laparoscopia para obter o diagnóstico definitivo (Tulandi, 2019).

Manejo clínico

Manejo cirúrgico

Quando a cirurgia é realizada precocemente, quase todas as pacientes recuperam-se rapidamente; se houver ruptura tubária, a mortalidade aumenta. O tipo de cirurgia é determinado pelo tamanho e pela extensão da lesão tubária local. A ressecção da tuba uterina afetada com anastomose terminoterminal pode ser efetiva. Alguns cirurgiões procuram salvar a tuba com uma salpingotomia, que consiste em abrir e evacuar a tuba e em controlar o sangramento. Cirurgia mais extensa inclui salpingectomia (retirada apenas da tuba uterina) ou salpingo-ooforectomia (retirada da tuba uterina e do ovário).

Terapia farmacológica

Outra opção é o uso do metotrexato sem cirurgia (ACOG, 2018). Como o metotrexato interrompe a gravidez ao interferir na síntese de DNA e na multiplicação das células, ele interrompe a gravidez ectópica inicial, pequena e não rota. A paciente precisa estar hemodinamicamente estável, não ter doença renal ou hepática ativa, não apresentar sinais de trombocitopenia ou leucopenia, assim como a gravidez ectópica mostrada na US precisa ser muito pequena e não rota. Outras indicações podem incluir ausência de atividade cardíaca fetal e ausência de sangramento abdominal ativo. Metotrexato é, ocasionalmente, prescrito para eliminar tecido residual de gravidez ectópica após laparoscopia (ACOG, 2018).

PROCESSO DE ENFERMAGEM
Paciente com gravidez ectópica

Avaliação

A anamnese inclui o padrão menstrual e qualquer sangramento (mesmo discreto) desde o último período menstrual. O enfermeiro obtém a descrição da dor da paciente e sua localização. O enfermeiro pergunta à paciente se ocorreu alguma dor em cólica aguda e se a dor se irradia para o ombro e o pescoço (possivelmente causada pela ruptura e pressão sobre o diafragma).

Além disso, o enfermeiro monitora os sinais vitais, o nível de consciência e a natureza e a quantidade do sangramento vaginal. Quando possível, o enfermeiro avalia como a paciente está lidando com a gravidez anormal e a possível perda.

Diagnóstico

DIAGNÓSTICOS DE ENFERMAGEM

Com base nos dados da avaliação, os principais diagnósticos de enfermagem podem incluir os seguintes:

- Dor aguda associada com a progressão da gravidez tubária
- Pesar associado com a perda da gravidez e o efeito antecipado sobre futuras gestações
- Falta de conhecimento associada com o tratamento e o efeito sobre futuras gestações.

PROBLEMAS INTERDEPENDENTES/ COMPLICAÇÕES POTENCIAIS

Com base nos dados de avaliação, as potenciais complicações podem incluir as seguintes:

- Hemorragia
- Choque hemorrágico.

Planejamento e metas

As principais metas podem consistir em alívio da dor, aceitação e resolução do luto e da perda da gravidez; maior conhecimento sobre a gravidez ectópica, seu tratamento e resultados; e ausência de complicações.

Intervenções de enfermagem

ALÍVIO DA DOR

A dor abdominal associada à gravidez ectópica pode ser descrita como dor em cólica ou dor contínua intensa. Se a paciente tiver de se submeter à cirurgia, os medicamentos pré-anestésicos podem proporcionar alívio da dor. No período pós-operatório, são administrados agentes analgésicos de modo liberal; isso promove a deambulação precoce e possibilita à paciente tossir e respirar profundamente.

APOIO AO PROCESSO DE LUTO

As pacientes experimentam níveis variados de sofrimento. Se a gravidez era desejada, a perda pode ser ou não expressa de modo verbal pela paciente e por seu parceiro. O impacto pode não ser totalmente percebido até muito tempo depois. O enfermeiro deve estar disponível para ouvir e oferecer apoio. O parceiro da paciente, quando adequado, deve participar nesse processo. Mesmo quando a gravidez não tiver sido planejada, há a sensação de perda e pode ocorrer reação de pesar.

MONITORAMENTO E MANEJO DE COMPLICAÇÕES POTENCIAIS

As complicações potenciais da gravidez ectópica consistem em hemorragia e choque. A avaliação cuidadosa é essencial para detectar o desenvolvimento dessas complicações. O monitoramento contínuo dos sinais vitais, o nível de consciência, a quantidade de sangramento e o equilíbrio hídrico fornecem informações sobre a possibilidade de hemorragia e sobre a necessidade de se preparar a terapia IV. Indica-se o repouso no leito. Os níveis de hematócrito, hemoglobina e gasometria arterial são monitorados para avaliar o estado hematológico e a adequação da perfusão tissular. Os desvios significativos nesses valores laboratoriais são relatados imediatamente, e a paciente é preparada para uma possível cirurgia. Poderá haver necessidade de terapia com hemoderivados se a perda de sangue tiver sido rápida e extensa. Quando ocorre choque hipovolêmico, o tratamento é direcionado para restabelecer a perfusão tissular e o volume sanguíneo adequado. Ver discussão sobre os líquidos e medicamentos IV usados no tratamento do choque no Capítulo 11.

O enfermeiro desempenha um importante papel na prevenção ao ficar atento às pacientes com sangramento anormal que possam correr risco de gravidez ectópica e encaminhá-las imediatamente para tratamento. Será necessário manter um elevado índice de suspeita na prática diária quando uma mulher em idade reprodutiva, principalmente se não fizer uso de método efetivo de contracepção com regularidade, queixar-se de desconforto abdominal ou sangramento anormal.

PROMOÇÃO DE CUIDADOS DOMICILIAR, COMUNITÁRIO E DE TRANSIÇÃO

Orientação da paciente sobre autocuidados. Quando a paciente sofreu hemorragia e choque com risco à vida, essas complicações são abordadas e tratadas antes que se possa iniciar qualquer orientação. Nesse momento, a atenção da paciente e do enfermeiro concentra-se na crise, não no aprendizado. Assim que ficar hemodinamicamente estável, a paciente começará a fazer perguntas sobre o que ocorreu e o motivo da realização de determinados procedimentos. Os procedimentos devem ser explicados em termos que sejam inteligíveis para uma paciente angustiada e apreensiva. O parceiro da paciente será orientado junto, quando possível. Depois que a paciente se recuperar do desconforto pós-operatório, pode ser mais conveniente abordar quaisquer questões e preocupações que ela e o parceiro tenham, incluindo o efeito dessa gravidez ou de seu tratamento sobre futuras gestações. A paciente deve ser avisada de que pode ocorrer recidiva da gravidez ectópica. A paciente é instruída sobre as possíveis complicações e orientada a relatar os sinais e sintomas iniciais. É importante rever os sinais e os sintomas com a paciente e instruí-la a relatar imediatamente a ocorrência de um período menstrual anormal.

Cuidados contínuos e de transição. Dado o risco de gestações ectópicas subsequentes, a paciente é orientada a procurar aconselhamento preconcepção antes de considerar uma futura gestação, bem como a buscar cuidado pré-natal precoce. O contato de acompanhamento possibilita que o enfermeiro responda a perguntas e esclareça informações para a paciente e seu parceiro.

Reavaliação

Entre os resultados esperados estão:
1. Apresenta alívio da dor:
    a. Relata diminuição na dor e no desconforto.
    b. Deambula, conforme prescrição; realiza os exercícios de tosse e respiração profunda.
2. A paciente começa a aceitar a perda da gestação e expressa luto ao verbalizar seus sentimentos e reações à perda.
3. A paciente verbaliza entendimento das causas da gravidez ectópica.
4. Não apresenta complicações.
    a. Não exibe sinais de sangramento, hemorragia ou choque.
    b. Apresenta uma quantidade diminuída de secreção (no absorvente perineal).
    c. Apresenta turgor e coloração normais da pele.
    d. Exibe sinais vitais estáveis e débito urinário adequado.
    e. Os níveis de beta-hCG normalizam-se.

PERIMENOPAUSA

Perimenopausa é o período de transição menstrual que começa em média 4 anos antes do último período menstrual (Casper, 2019). A perimenopausa (climatério) é caracterizada por flutuações hormonais acentuadas e ciclos menstruais irregulares (Casper, 2019). Com frequência, as mulheres têm crenças variadas sobre o envelhecimento, e estas precisam ser consideradas nas orientações ou nos cuidados dirigidos a pacientes na perimenopausa.

Manejo de enfermagem

Com frequência, as mulheres na perimenopausa beneficiam-se de informações sobre as alterações fisiológicas sutis em andamento. Esse momento tem sido descrito como uma oportunidade para ensinar as mulheres sobre as estratégias de promoção da saúde e de prevenção de doença. Ao discutirem preocupações relacionadas com a saúde para mulheres na meia-idade, os enfermeiros devem considerar as seguintes questões:

- Sexualidade, fertilidade, contracepção e ISTs
- Gravidez não planejada (se a contracepção não for usada de maneira correta e regular)
- Uso de anticoncepcional oral. Contraceptivos orais fornecem às mulheres proteção contra o câncer de útero, câncer de ovário, anemia, gravidez e alterações fibrocísticas da mama, bem como alívio dos sintomas da perimenopausa (Casanova et al., 2019). Essa opção deve ser discutida com mulheres na perimenopausa. As mulheres que fumam e com 35 anos ou mais não devem receber contraceptivos orais, dado o risco aumentado de doença vascular encefálica. A contracepção foi discutida detalhadamente neste capítulo
- Saúde da mama. Cerca de 16% dos casos de câncer de mama ocorrem em mulheres na perimenopausa, de modo que o autoexame da mama, os exames físicos de rotina e as mamografias são fundamentais.

MENOPAUSA

A **menopausa** refere-se à cessação fisiológica permanente da menstruação associada ao declínio da função ovariana evidenciada por 12 meses consecutivos sem sangramento menstrual (Casanova et al., 2019). A maioria das mulheres deixa de menstruar entre 41 e 59 anos. A pós-menopausa é o período que começa aproximadamente 1 ano após a cessação da menstruação. Devido aos níveis diminuídos de estrogênio, a menopausa pode estar associada a alguma atrofia do tecido mamário e dos órgãos genitais, perda da densidade óssea e alterações vasculares.

A menopausa começa de modo gradual e é habitualmente assinalada por alterações na menstruação. O fluxo mensal pode aumentar ou diminuir, tornar-se irregular e, por fim, cessar. Com frequência, o intervalo entre os períodos menstruais é maior; não é raro haver um lapso de vários meses entre os períodos. A ovulação ocorre menos frequentemente, os níveis de estrogênio flutuam e os níveis de FSH se elevam em uma tentativa de estimular a produção de estrogênio (Casanova et al., 2019).

Sangramento na pós-menopausa

O sangramento que ocorre em 1 ano após cessar a menstruação na menopausa precisa ser investigado, e deve-se considerar a possibilidade de neoplasia maligna até prova em contrário. Pode-se utilizar uma US transvaginal para medir a espessura do revestimento endometrial (Goodman, 2020). O revestimento uterino em mulheres na pós-menopausa deve ser fino, dados os baixos níveis de estrogênio. Um revestimento mais espesso justifica uma avaliação adicional por meio de biopsia endometrial ou DeC.

Manifestações clínicas

A menopausa exerce efeitos sistêmicos que incluem aumento da gordura corporal e aumento de depósito intra-abdominal de gordura. Os níveis séricos de colesterol total e de LDL-colesterol também se elevam. Fogacho ocorre em muitas mulheres durante a menopausa em decorrência de alterações da termorregulação. Em razão dessas alterações hormonais, algumas mulheres percebem menstruações irregulares, hipersensibilidade das mamas e alterações do humor muito tempo antes que ocorra a menopausa (Casanova et al., 2019). Acredita-se que as ondas de calor e a sudorese noturna relatadas por algumas mulheres sejam causadas por alterações hormonais, indicando instabilidade vasomotora. Essas podem variar quanto à sua intensidade, desde uma sensação de calor pouco perceptível até uma sensação de calor extremo, acompanhado de sudorese profusa, causando desconforto, transtorno do sono e fadiga subsequente. Outras alterações físicas podem incluir aumento da perda óssea (ver Capítulo 36).

Todo o sistema geniturinário é afetado pelos níveis reduzidos de estrogênio. As alterações na área vulvovaginal podem incluir adelgaçamento gradual dos pelos púbicos e enrugamento gradual dos lábios do pudendo. As secreções vaginais diminuem e as mulheres podem relatar dispareunia. O pH vaginal aumenta durante a menopausa, predispondo a mulher a infecções bacterianas e vaginite atrófica. Em consequência, podem ocorrer secreção, prurido e queimação vulvar.

Algumas mulheres relatam a ocorrência de fadiga, esquecimento, ganho de peso, irritabilidade, transtorno do sono, sensação de "depressão" e sensações de pânico. As queixas da menopausa precisam ser avaliadas com cuidado, visto que podem indicar outros distúrbios. Na maioria dos casos, as mulheres têm poucos problemas e sentem-se aliviadas por ficarem livres dos períodos menstruais. Os enfermeiros devem orientar as mulheres no climatério em relação a estratégias de promoção da saúde apropriadas (Boxe 50.14).

Considerações psicológicas

As reações e os sentimentos das mulheres em relação à perda da capacidade de reprodução podem variar. Algumas podem se sentir confusas em relação a seu papel como mulher, enquanto outras têm uma sensação de liberdade sexual e pessoal. As mulheres podem se sentir aliviadas pelo fato de a fase reprodutiva de suas vidas estar encerrada. As visões pessoais de cada mulher sobre a menopausa e as circunstâncias afetam a sua

---

Boxe 50.14 — PROMOÇÃO DA SAÚDE
Estratégias para mulheres na pré-menopausa

- Exame físico anual ajuda a rastrear distúrbios e promover a saúde geral
- Modificações do estilo de vida (p. ex., reeducação alimentar, aumento da atividade física) para promover saúde e bem-estar
  - Dieta nutritiva (redução do teor de gordura e calorias, aumento do teor de fibras e de grãos integrais) e controle do peso corporal aumentarão o bem-estar físico e emocional
  - Praticar exercícios físicos durante pelo menos 30 minutos, 3 ou 4 vezes/semana, para manter uma boa saúde
  - Participar de atividades externas é benéfico para reduzir a ansiedade e a tensão
- Reconhecer os seguintes pontos sobre a atividade sexual:
  - O funcionamento sexual pode ser aumentado na meia-idade
  - A atividade sexual frequente ajuda a manter a elasticidade da vagina
  - A contracepção é aconselhada até 1 ano depois da última menstruação
  - O sexo seguro é importante em qualquer idade
- Estratégias e métodos para evitar ou tratar os seguintes problemas:
  - *Fogacho:* procurar o médico para discutir as indicações da terapia de reposição hormonal (a menor dose efetiva pelo menor período) e medidas alternativas (p. ex., reposição vitamínica, *black cohosh* e outros fitoterápicos). A fadiga e o estresse podem agravar as ondas de calor
  - *Prurido ou sensação de queimação na área vulvar:* consultar o médico para excluir anormalidades dermatológicas e, quando apropriado, para obter uma prescrição de creme lubrificante ou hormonal
  - *Dispareunia devido ao ressecamento vaginal:* usar um lubrificante hidrossolúvel, creme hormonal ou espuma contraceptiva
  - *Diminuição do tônus muscular perineal e controle vesical:* praticar diariamente os exercícios de Kegel (contrair os músculos perineais como se fosse interromper a micção; prender por 5 a 10 segundos e relaxar; repetir com frequência durante o dia)
  - *Pele seca:* usar creme emoliente neutro e loções para evitar o ressecamento da pele
  - *Controle do peso:* participar de um grupo de apoio para redução do peso, como vigilantes do peso ou grupo semelhante, quando apropriado, ou consultar uma nutricionista para orientação sobre a tendência a ganhar peso, particularmente nos quadris, nas coxas e no abdome
  - *Osteoporose:* observar o aporte recomendado de cálcio e vitamina D, incluindo suplementos de cálcio, quando indicado, para diminuir o processo da osteoporose; evitar o tabagismo, o consumo de bebida alcoólica e a cafeína em excesso, que aumentam a perda óssea. Realizar exercícios de sustentação de peso. Efetuar teste de densitometria óssea, quando apropriado
  - *Risco de infecção urinária (ITU):* ingerir 6 a 8 copos de água diariamente, como possível maneira de reduzir a incidência de ITU relacionada com as alterações atróficas da uretra
  - *Sangramento vaginal:* relatar imediatamente qualquer sangramento depois de 1 ano sem menstruação ao médico, *não importa quão mínimo seja.*

resposta e precisam ser consideradas de modo individual. Os enfermeiros precisam ser sensíveis a todas as possibilidades e reconhecer os indícios fornecidos pela paciente.

Manejo clínico

As mulheres que estão próximo à menopausa têm, com frequência, muitas preocupações em relação a sua saúde. Algumas se preocupam, porque existe histórico familiar de cardiopatia, osteoporose e câncer. Cada mulher precisa estar o mais capacitada possível sobre as opções de saúde e deve ser incentivada a discutir suas preocupações com seu médico, de modo que possa tomar uma decisão fundamentada sobre o manejo dos sintomas da menopausa e a manutenção de sua saúde.

Terapia hormonal

A hormonoterapia (HT) para menopausa (antes denominada terapia de reposição hormonal [TRH]) consiste em estrogênio ou associação de estrogênio e progestina para repor os hormônios que o corpo não está mais produzindo. A HT é motivo de controvérsia; contudo, é prescrita quando a paciente apresenta sinais/sintomas vasomotores intensos relacionados à menopausa (fogacho e sudorese noturna) e sua qualidade de vida é comprometida. Obviamente a paciente não pode apresentar contraindicações ao uso de estrogênio e progesterona (Martin & Barbieri, 2019). A recomendação atual para o tratamento das ondas de calor com TH consiste em usar a menor dose possível pelo intervalo mais curto possível (Martin & Barbieri, 2019).

Métodos de administração

Tanto o estrogênio quanto a progestina são prescritos a mulheres que não se submeteram a histerectomia; a progestina impede a proliferação do revestimento uterino e a hiperplasia. As mulheres que não têm mais útero, por terem realizado histerectomia, podem tomar estrogênio sem progestina (*i. e.*, estrogênio sem oposição), visto que não há mais o risco de hiperplasia do revestimento uterino induzida pelo estrogênio. Embora seja observado ligeiro aumento no risco de acidente vascular encefálico (AVE) em mulheres que utilizam apenas estrogênio após a histerectomia, o risco de câncer de mama permanece inalterado (Martin & Barbieri, 2019).

Algumas mulheres recebem tanto estrogênio quanto progestina diariamente; outras usam estrogênio por 25 dias consecutivos a cada mês, com progestina administrada em ciclos (p. ex., 10 a 14 dias do mês). As mulheres que usam TH por 25 dias frequentemente têm sangramento após concluir a progestina. Outras mulheres fazem uso diário de estrogênio e progestina e, em geral, não apresentam sangramento. Em certas ocasiões, exibem um pequeno sangramento irregular, que deve ser avaliado por seu médico. A administração de progestina pode ser oral, transdérmica, vaginal ou intrauterina.

Os adesivos de estrogênio, que são trocados 1 ou 2 vezes/semana, representam outra opção, porém exigem uso combinado de uma progestina se a paciente ainda tiver o útero. Outro tipo de adesivo proporciona tratamento com estrogênio e progestina (Comerford & Durkin, 2020). A pele deve estar seca na região de aplicação, e a limpeza com álcool pode melhorar a adesão. O tratamento vaginal com um creme de estrogênio, supositório ou anel vaginal pode ser usado para sintomas vasomotores, ressecamento ou atrofia vaginais (Comerford & Durkin, 2020).

Riscos e benefícios

A TH é contraindicada para mulheres com histórico de câncer de mama, trombose vascular, comprometimento da função hepática, câncer de útero e sangramento vaginal anormal não diagnosticado. O risco de tromboembolismo venoso aumenta com a TH (Martin & Barbieri, 2019). As mulheres que optam pela TH devem ser instruídas sobre sinais e sintomas de trombose venosa profunda (TVP) e de embolia pulmonar (EP) e orientadas a relatar imediatamente a ocorrência desses sinais e sintomas (*i. e.*, rubor nas pernas, hipersensibilidade, dor torácica e falta de ar). As mulheres que recebem HT precisam ser informadas sobre a importância do cuidado de acompanhamento regular, incluindo exame físico e mamografia anuais, conforme necessário e de acordo com a idade. Indica-se uma biopsia de endométrio para qualquer sangramento irregular. Como o risco de complicações aumenta proporcionalmente ao tempo de utilização da TH, esta deve ser usada pelo menor tempo possível (Martin & Barbieri, 2019). O estrogênio, empregado isoladamente ou em combinação com uma progestina, não diminui o risco de demência nem de comprometimento cognitivo.

Terapia alternativa para as ondas de calor

Como as mulheres frequentemente procuram informações sobre alternativas para o uso da TH, os enfermeiros precisam ter conhecimento sobre outras abordagens que as mulheres possam utilizar para promover a saúde nos períodos de perimenopausa e pós-menopausa. Casos problemáticos de fogacho foram tratados com doses baixas de venlafaxina, abordagens psicoeducacionais, reorientação alimentar e modificações do estilo de vida (Santen, Loprinzi & Casper, 2019). De modo semelhante, a vitamina B_6 e a vitamina E podem ser efetivas. Algumas mulheres se interessam por outros tratamentos alternativos (p. ex., estrogênios e progestinas naturais, *black cohosh, ginseng, dong quai* ou produtos à base de soja e várias outras preparações fitoterápicas). Todavia, são escassos os dados sobre sua segurança e efetividade. Alguns estudos constataram alguma melhora dos sinais/sintomas vasomotores (fogachos e sudorese noturna) com o uso de terapias complementares. Essas incluem reflexologia, aromaterapia, ioga, hipnoterapia, exercícios respiratórios e meditação (Santen et al., 2019). Ao fazer a anamnese de uma paciente no climatério ou na menopausa, o enfermeiro sempre deve questionar se ela utiliza suplementos ou terapias alternativas e complementares.

Manutenção da saúde óssea

A aceleração da perda óssea em consequência de osteoporose e deterioração da microestrutura do tecido ósseo ocorre na menopausa e leva a maior fragilidade óssea e risco de fraturas (ver Capítulo 36).

Manutenção da saúde cardiovascular

Diversas estratégias podem ajudar a diminuir o risco de doença cardíaca em mulheres, incluindo mudanças no estilo de vida e estratégias comportamentais (ver Capítulo 21).

Estratégias comportamentais

Como sinalizado, a prática regular de exercícios físicos é benéfica. Pode também reduzir o estresse, aumentar o bem-estar e melhorar a autoimagem. Além disso, o exercício de sustentação de peso pode evitar a perda de tecidos muscular e ósseo.

As mulheres também são incentivadas a participar de outras atividades de promoção da saúde, as quais incluem triagem de saúde regular, recomendada para mulheres na época da menopausa, a saber: exames ginecológicos, mamografias, colonoscopia, testes de sangue oculto nas fezes e de densidade mineral óssea, se houver risco de osteoporose.

Terapia nutricional

As mulheres são estimuladas a diminuir o consumo de gorduras e de calorias e a aumentar a ingestão de cereais integrais, fibras, frutas e vegetais.

Manejo de enfermagem

Os enfermeiros podem incentivar as mulheres a encarar a menopausa como uma alteração natural, resultando em ausência de sintomas relacionados com a menstruação. Não há nenhuma relação entre menopausa e problemas de saúde mental; todavia, as circunstâncias sociais (p. ex., filhos adolescentes, parceiros doentes e pais dependentes ou doentes) que podem coincidir com a menopausa podem ser estressantes.

Devem-se empreender medidas para promover a saúde geral. O enfermeiro explica à paciente que a cessação das menstruações é uma ocorrência normal, que raramente é acompanhada de sintomas ou doença nervosa. A duração média de vida esperada atualmente depois da menopausa para a mulher é de 30 a 35 anos, o que pode abranger o mesmo número de anos da fase reprodutiva de sua vida. O desejo sexual normal continua, e as mulheres mantêm sua resposta habitual ao sexo por muito tempo depois da menopausa. Muitas mulheres depois da menopausa apresentam saúde melhor que antes, particularmente as que sofriam de dismenorreia. A avaliação feita pela mulher sobre ela própria e o seu valor, agora e no futuro, tende a afetar a sua reação emocional à menopausa. A orientação e o aconselhamento da paciente sobre estilos de vida saudáveis, promoção da saúde e triagem de saúde são de suma importância (Santen et al., 2019).

EXERCÍCIOS DE PENSAMENTO CRÍTICO

1 pbe Durante uma consulta ambulatorial, sua paciente de 33 anos e o marido dela mencionam que estão interessados em avaliação de fertilidade. Quais informações você precisará para determinar se o tratamento de infertilidade é uma opção? Qual é a base de evidências para os métodos de avaliação de infertilidade para esse casal? Especificar os critérios empregados para avaliar a força das evidências para as práticas que você identifica.

2 cpa Uma mulher de 40 anos foi internada em sua enfermaria devido a complicações de um aborto induzido recente. Você observa equimoses em vários estágios de cicatrização e suspeita que ela é vítima de violência por parceiro íntimo. Qual tipo de encaminhamento seria apropriado para essa paciente? Quais membros da equipe interprofissional de saúde você consideraria essenciais para o atendimento a essa paciente?

3 qp Durante seu exame físico anual, uma mulher de 21 anos está ansiosa em relação ao seu primeiro exame pélvico. Quais são as prioridades imediatas de enfermagem no fornecimento do cuidado para essa paciente? Quais seriam suas prioridades e abordagem se a paciente fosse uma adulta mais velha ou alguém de uma cultura diferente da sua?

REFERÊNCIAS BIBLIOGRÁFICAS

*Pesquisa em enfermagem.
**Referência clássica.

Livros

**Annon, J. S. (1976). *The behavioral treatment of sexual problems*. Honolulu, HI: Enabling Systems.

Ball, J., Dains, J., Flynn, J., et al. (2019). *Seidel's guide to physical examination* (9th ed.). St. Louis, MO: Elsevier Mosby.

Casanova, R., Chuang, A., Goepfert, A. R., et al. (Eds.). (2019). *Beckman and Ling's obstetrics and gynecology* (8th ed.). Philadelphia, PA: Wolters Kluwer.

Comerford, K. C., & Durkin, M. T. (2020). *Nursing 2020 drug handbook*. Philadelphia, PA: Wolters Kluwer.

Eliopoulos, C. (2018). *Gerontological nursing* (9th ed.). Philadelphia, PA: Lippincott Williams & Wilkins.

Weber, J., & Kelley, J. (2018). *Health assessment in nursing* (6th ed.). Philadelphia, PA: Lippincott Williams & Wilkins.

Periódicos e documentos eletrônicos

Alan Guttmacher Institute. (2018). Contraceptive use in the United States. Retrieved on 11/23/2019 at: www.guttmacher.org/fact-sheet/contraceptive-use-united-states

American Cancer Society (ACS). (2019). Breast cancer facts & figures 2019-2020. Retrieved on 9/9/2019 at: www.cancer.org/content/dam/cancer-org/research/cancer-facts-and-statistics/breast-cancer-facts-and-figures/breast-cancer-facts-and-figures-2019-2020.pdf

American College of Obstetricians and Gynecologists (ACOG). (2015, reaffirmed 2018). Committee Opinion Number 642. Increasing access to contraceptive implants and intrauterine devices to reduce unintended pregnancy. Retrieved on 12/8/2019 at: www.acog.org/Clinical-Guidance-and-Publications/Committee-Opinions/Committee-on-Gynecologic-Practice/Increasing-Access-to-Contraceptive-Implants-and-Intrauterine-Devices-to-Reduce-Unintended-Pregnancy

American College of Obstetricians and Gynecologists (ACOG). (2017). Practice Bulletin # 186. Long-acting reversible contraception: Implants and intrauterine devices. Retrieved on 12/8/2019 at: www.acog.org/Clinical-Guidance-and-Publications/Practice-Bulletins/Committee-on-Practice-Bulletins-Gynecology/Long-Acting-Reversible-Contraception-Implants-and-Intrauterine-Devices

American College of Obstetricians and Gynecologists (ACOG). (2018). Practice Bulletin # 193. Tubal ectopic pregnancy. Retrieved on 12/8/2019 at: www.acog.org/Clinical-Guidance-and-Publications/Practice-Bulletins/Committee-on-Practice-Bulletins-Gynecology/Tubal-Ectopic-Pregnancy

American College of Obstetricians and Gynecologists (ACOG). (2019). Committee Opinion Number 762. Prepregnancy counseling. Retrieved on 11/23/2019 at: www.acog.org/clinical/clinical-guidance/committee-opinion/articles/2019/01/prepregnancy-counseling

Anawat, B. D., & Page, S. T. (2019). Approach to the male with infertility. *UpToDate*. Retrieved on 5/9/2020 at: www.uptodate.com/contents/approach-to-the-male-withinfertility

Bartz, D. A., & Blumenthal, P. D. (2019). First-trimester pregnancy termination: Medical abortion. *UpToDate*. Retrieved on 12/8/2019 at: www.uptodate.com/contents/first-trimester-pregnancy-termination-medication-abortion?search=surgical%20abortion&topicRef=3287&source=see_link

Bibbins-Domingo, K. (2017). Screening for gynecologic conditions with pelvic exam US Preventive Services Task Force recommendation statement. *Journal of the American Medical Association*, 317(9), 947–953.

Bradley, L. D. (2018). Overview of hysteroscopy. *UpToDate*. Retrieved on 12/17/19 at: www.uptodate.com/contents/overview-of-hysteroscopy

Casper, R. F. (2019). Clinical manifestations and diagnosis of menopause. *UpToDate*. Retrieved on 12/15/19 at: www.uptodate.com/contents/clinical-manifestations-and-diagnosis-of-menopause?search=perimenopause&source=search_result&selectedTitle=1~91&usage_type=default&display_rank=1

Casper, R. F., & Yonkers, K. A. (2019). Treatment of premenstrual syndrome and premenstrual dysphoric disorder. *UpToDate*. Retrieved on 11/17/2019 at: www.uptodate.com/contents/treatment-of-premenstrual-syndrome-and-premenstrual-dysphoric-disorder

Centers for Disease Control and Prevention (CDC). (2019a). Understanding intimate partner violence fact sheet. Retrieved on 11/9/2019 at: www.cdc.gov/violenceprevention/intimatepartnerviolence/fastfact.html

Centers for Disease Control and Prevention (CDC). (2019b). Tools for improving clinical preventative services receipt among women with disabilities of childbearing ages and beyond. Retrieved on 11/16/2019 at: www.amchp.org/programsandtopics/womens-health/Focus%20Areas/WomensHealthDisability/Pages/CliniciansandWomenInteractions.aspx

Del Priore, G. (2019). Endometrial sampling procedure. *UpToDate*. Retrieved on 11/17/2019 at: www.uptodate.com/contents/endometrial-sampling-procedures

Eickmeyer, S. (2017). Anatomy and physiology of the pelvic floor. *Physical Medicine and Rehabilitation Clinics of North America, 28*(3), 455–460.

Ginsburg, E. S., & Srouji, S. S. (2019). Donor insemination. *UpToDate*. Retrieved on 12/8/2019 at: www.uptodate.com/contents/donor-insemination?search=artificial%20insemination&source=search_result&selectedTitle=1~15&usage_type=default&display_rank=1

Gnanasambanthan, S., & Datta, S. (2019). Premenstrual syndrome. *Obstetrics, Gynaecology and Reproductive Medicine, 29*(10), 281–285.

Goodman, A. (2020). Postmenopausal uterine bleeding. *UpToDate*. Retrieved on 5/9/2020 at: www.uptodate.com/contents/postmenopausal-uterine-bleeding

Gregg, I. (2018). The health care experiences of lesbian women becoming mothers. *Nursing for Women's Health, 22*(1), 40–50.

Hailes, H. P., Yu, R., Danese, A., et al. (2019). Long term outcomes of childhood sexual abuse: An umbrella review. *The Lancet Psychiatry, 6*(10), 803–839.

Hammond, C. (2019). Second-trimester pregnancy termination: Induction (medication) termination. *UpToDate*. Retrieved on 5/12/2020 at: https://www.uptodate.com/contents/second-trimester-pregnancy-termination-induction-medicationtermination

Harris, H. R., Wieser, F., Vitonis, A. F., et al. (2018). Early life abuse and risk of endometriosis. *Human Reproduction, 33*(9), 1657–1668.

Herbert, S. (2018). Sexual history and examination in men and women. *Medicine, 46*(5), 272–276.

Holland, A. C., Strachan, A. T., Pair, L., et al. (2018). Highlights from the U.S. selected practice recommendations for contraception use. *Nursing for Women's Health, 22*(2), 181–190.

Horner-Johnson, W. (2019). Shining a light on reproductive health care needs of women with disabilities. *Journal of Women's Health, 28*(7), 888–889.

Kaiser Family Foundation. (2018). Women's health insurance coverage: Fact sheet. Retrieved on 11/9/2019 at: www.kff.org/womens-health-policy/fact-sheet/womens-health-insurance-coverage/

Konig-Bachman, M., Zenzmaier, C., & Schildberger, B. (2019). Health professionals' views on maternity care for women with physical disabilities: A qualitative study. *BMC Health Services Research, 19*(1), 551.

Kulkarni, A., & Deb, S. (2019). Dysmenorrhea. *Obstetrics, Gynaecology and Reproductive Medicine, 29*(10), 286–291.

Lammers, C. R., Hulme, P. A., Wey, H., et al. (2017). Understanding women's awareness and access to preconception health care in rural population: A cross-sectional study. *Journal of Community Health, 42*(3), 489–499.

Lapinski, J., Covas, T., Perkins, J., et al. (2018). Best practices in transgender health: A clinician's guide. *Primary Care. Clinics in Office Practices, 45*(4), 687–703.

Lee, L. K., Monuteaux, M. C., & Galbraith, A. A. (2019). Women's affordability, access, and preventative care after the affordable care act. *American Journal of Preventative Medicine, 56*(5), 631–638.

*Lee, M. (2019). I wish I had known sooner: Stratified reproduction as a consequence of disparities in infertility awareness, diagnosis, and management. *Women & Health, 59*(10), 1185–1198.

Martin, K. A., & Barbieri, R. L. (2019). Treatment of menopausal symptoms with hormone therapy. *UpToDate*. Retrieved on 12/15/2019 at: www.uptodate.com/contents/treatment-of-menopausal-symptoms-with-hormone-therapy?search=hormone%20replacement%20therapy&topicRef=7427&source=see_link

Mayo Clinic. (2017). Toxic shock syndrome. Retrieved on 11/17/2019 at: www.mayoclinic.org/diseases-conditions/toxic-shock-syndrome/symptoms-causes/syc-20355384

Mayo Clinic. (2018). Painful intercourse (dyspareunia). Retrieved on 11/23/2019 at: www.mayoclinic.org/diseases-conditions/painful-intercourse/diagnosis-treatment/drc-20375973

Moore, C. L., Edie, A. L., Johnson, J. L., et al. (2019). Long-acting reversible contraception: Assessment of knowledge and interest among college females. *Journal of American College Health, 67*(7), 615–619.

Okoro, C. A., Hollis, N. D., Cyrus, A. C., et al. (2018). Prevalence of disabilities and health care access by disability status and type among adults—United States, 2016. *MMWR Morbidity and Mortality Weekly Report, 67*(32), 882–887.

Paulson, R. (2019). In vitro fertilization. *UpToDate*. Retrieved on 12/8/2019 at: www.uptodate.com/contents/in-vitro-fertilization

Rodriguez, D. (2020). Cigarette and tobacco products in pregnancy: Impact on pregnancy and the neonate. *UpToDate*. Retrieved on 5/9/2020 at: www.uptodate.com/contents/cigarette-and-tobacco-products-in-pregnancy-impact-on-pregnancy-and-theneonate

Santen, R. J., Loprinzi, C. L., & Casper, R. F. (2019). Menopausal hot flashes. *UpToDate*. Retrieved on 12/15/2019 at: www.uptodate.com/contents/menopausal-hot-flashes

Schenken, R. S. (2019). Endometriosis: Pathogenesis, clinical features and diagnosis. *UpToDate*. Retrieved on 12/8/2019 at: www.uptodate.com/contents/endometriosis-pathogenesis-clinical-features-and-diagnosis

Sharp, H. T. (2019). Overview of gynecologic laparoscopic surgery and non-umbilical entry sites. *UpToDate*. Retrieved on 11/17/2019 at: www.uptodate.com/contents/overview-of-gynecologic-laparoscopic-surgery-and-non-umbilical-entry-sites

Shih, G., & Wallace, R. (2020). First-trimester pregnancy termination: Uterine aspiration. *UpToDate*. Retrieved on 5/12/2020 at: www.uptodate.com/contents/first-trimester-pregnancy-termination-uterine-aspiration

*Stevenson, E. L., Cebert, M., & Silva, S. (2019). Stress and anxiety in couples who conceive via In Vitro fertilization compared with those who conceive spontaneously. *Journal of Obstetric, Gynecologic and Neonatal Nursing, 48*(6), 635–644.

Tulandi, T. (2019). Ectopic pregnancy: Clinical manifestations and diagnosis. *UpToDate*. Retrieved on 12/8/2019 at: www.uptodate.com/contents/ectopic-pregnancy-clinical-manifestations-and-diagnosis

U.S. Preventive Services Task Force (USPSTF). (2018). Cervical cancer screening recommendations of the U.S. Preventive Services Task Force. Retrieved on 11/16/2019 at: www.uspreventiveservicestaskforce.org/Page/Name/uspstf-a-and-b-recommendations/

Weil, W. (2019). Intimate partner violence: Epidemiology and health consequences. *UpToDate*. Retrieved on 11/9/2019 at: www.uptodate.com/contents/intimate-partner-violence-epidemiology-and-health-consequences

Welt, C. K. (2019). Physiology of the normal menstrual cycle. *UpToDate*. Retrieved on 11/17/2019 at: www.uptodate.com/contents/physiology-of-the-normal-menstrual-cycle

Welt, C. K., & Barbieri, R. L. (2018). Evaluation and management of primary amenorrhea. *UpToDate*. Retrieved on 11/23/2019 at: www.uptodate.com/contents/evaluation-and-management-of-primary-amenorrhea

Wingo, E., Ingraham, N., & Roberts, S. (2018). Reproductive health care priorities and barriers to effective care for LGBTQ people assigned female at birth: A qualitative study. *Women's Health Issues, 28*(4), 350–357.

World Health Organization (WHO). (2018). Female genital mutilation fact sheet. Retrieved on 11/9/2019 at: www.who.int/news-room/fact-sheets/detail/female-genital-mutilation

Recursos

American Congress of Obstetricians and Gynecologists (ACOG), www.acog.org

American Society for Reproductive Medicine (ASRM), www.asrm.org

Association of Women's Health, Obstetric and Neonatal Nurses (AWHONN), www.awhonn.org

DES Action USA, www.desaction.org

Emergency Contraception, ec.princeton.edu

Female Genital Cutting Education and Networking Project (provides fact sheets, state policies, periodicals), www.fgmnetwork.org

Futures Without Violence, www.futureswithoutviolence.org

Health Promotion for Women With Disabilities, Villanova University College of Nursing, www1.villanova.edu/villanova/nursing/community/womendisabilities.html

National Coalition Against Domestic Violence (NCADV), www.ncadv.org

North American Menopause Society (NAMS), www.menopause.org

Nurse Practitioners in Women's Health (NPWH), www.npwh.org

Planned Parenthood Federation of America, www.plannedparenthood.org

51 Manejo de Pacientes com Distúrbios do Sistema Genital Feminino

DESFECHOS DO APRENDIZADO

Após ler este capítulo, você será capaz de:

1. Comparar os vários tipos de infecções vaginais, bem como os sinais, sintomas e tratamentos de cada uma delas.
2. Discutir os sinais e os sintomas, o manejo e o cuidado de enfermagem dos pacientes com processos inflamatórios, distúrbios estruturais e condições malignas e benignas do sistema genital feminino.
3. Utilizar o processo de enfermagem como referência para o cuidado à paciente com infecção vulvovaginal ou com herpes genital, ou que esteja se submetendo a uma histerectomia.
4. Descrever o manejo de enfermagem para a paciente que se submete à radioterapia para o câncer do sistema genital feminino.

CONCEITOS DE ENFERMAGEM

Conforto
Família
Infecção
Reprodução
Sexualidade

GLOSSÁRIO

abscesso: coleção de material purulento
braquiterapia: irradiação terapêutica aplicada por meio de implantes internos em uma área de tecido
candidíase: infecção causada por espécies de *Candida* ou leveduras; também denominada vaginite por monília ou infecção por levedura
cisto de Bartholin: tumor benigno em forma de saco cheio de conteúdo em uma das duas glândulas vestibulares, ou de Bartholin, na vulva
cistocele: deslocamento da bexiga para baixo, em direção à vagina
condilomas: crescimentos verrucosos, indicando a presença do papilomavírus humano
crioterapia: destruição tecidual por congelamento (p. ex., com nitrogênio líquido)
displasia: termo relacionado com alterações celulares anormais; pode ser encontrada no esfregaço de Papanicolaou e em relatos de biopsia cervical
distrofia vulvar: espessamento ou lesões da vulva; em geral, provoca prurido e pode exigir biopsia para excluir a possibilidade de neoplasia maligna
doença inflamatória pélvica (DIP): condição inflamatória da cavidade pélvica, normalmente de uma infecção sexualmente transmissível
ducha: lavagem do canal vaginal com líquido
endocervicite: inflamação da mucosa e das glândulas do colo do útero
endometriose: presença de tecido endometrial em localizações anormais; provoca dor na menstruação, cicatrização e possível infertilidade
enterocele: protrusão da parede intestinal na direção da vagina

exenteração pélvica: procedimento cirúrgico de grande porte, que consiste na remoção dos órgãos pélvicos
fibroma: tumor normalmente benigno que se origina no tecido muscular do útero
fístula: abertura anormal entre dois órgãos ou locais (p. ex., vesicovaginal, entre a bexiga e a vagina; retovaginal, entre o reto e a vagina)
hifas: estruturas filamentosas longas e ramificadas características de fungos, como *Candida*, visualizadas ao exame microscópico
histerectomia: remoção cirúrgica do útero
miomectomia: remoção cirúrgica de fibromas uterinos
ooforectomia: remoção cirúrgica do ovário
procedimento de excisão eletrocirúrgica por alça (LEEP, do inglês *loop electrocautery excision procedure*): cirurgia com alça de alta frequência (CAF) em que se utiliza *laser* para remover uma fina camada de tecido cervical após achados de biopsia anormais
retocele: protrusão do reto em direção à vagina
salpingite: inflamação da tuba uterina
salpingo-ooforectomia: remoção do ovário e da tuba uterina (a remoção apenas da tuba uterina é uma salpingectomia)
síndrome dos ovários policísticos (SOPC): distúrbio endócrino complexo, que resulta em anovulação crônica, excesso de androgênio e múltiplos cistos ovarianos
vaginite: inflamação da vagina, geralmente secundária a uma infecção
vulvectomia: remoção do tecido da vulva
vulvite: inflamação da vulva, geralmente secundária a uma infecção ou irritação
vulvodinia: condição dolorosa que afeta a vulva

Os distúrbios do sistema genital feminino podem ser insignificantes ou graves; todavia, com frequência produzem ansiedade e angústia. Alguns distúrbios são autolimitados e somente provocam discreta inconveniência; outros comportam risco à vida e exigem atenção imediata e terapia a longo prazo. Muitos distúrbios são controlados pela paciente em casa, ao passo que outros necessitam de hospitalização e intervenção cirúrgica. Os enfermeiros não apenas precisam ter conhecimento acerca desses distúrbios, como também precisam ser sensíveis às preocupações e ao possível desconforto da paciente ao discutir e lidar com esses distúrbios.

INFECÇÕES VULVOVAGINAIS

As infecções vulvovaginais são comuns, e os enfermeiros desempenham um papel importante, fornecendo informações passíveis de evitar a sua ocorrência. Para ajudar a evitar essas infecções, as mulheres precisam compreender a sua própria anatomia e saúde vulvovaginal.

As glândulas de Bartholin, localizadas na parede vaginal, podem ser obstruídas (formação de cisto) ou infectadas (formação de abscesso) (Ball, Dains, Flynn et al., 2019). O tratamento é diferente para a formação de cisto e abscesso, mas a dor é comum às duas condições. A dor pode interferir na capacidade de sentar-se e caminhar.

A vagina é protegida contra a infecção por seu pH normalmente baixo (de 3,5 a 4,5), que é mantido, em parte, pelas ações do *Lactobacillus acidophilus*, a bactéria predominante do ecossistema vaginal saudável. Essas bactérias suprimem o crescimento de anaeróbios e produzem ácido láctico, que mantém o pH normal. Elas também produzem peróxido de hidrogênio, que é tóxico para os microrganismos anaeróbios (Paavonen & Brunham, 2018). O risco de infecção aumenta se a resistência da mulher for reduzida por estresse ou doença, se o pH for alterado ou se for introduzido um patógeno (Boxe 51.1). É necessária a continuidade de pesquisas sobre as causas e os tratamentos, com maneiras mais apropriadas de estimular o crescimento dos lactobacilos.

Boxe 51.1 — FATORES DE RISCO
Infecções vulvovaginais

- Alergias
- Baixos níveis de estrogênio
- Contato orovaginal (as leveduras podem residir na boca e no trato gastrintestinal)
- Diabetes melito
- Ducha frequente
- Gravidez
- Higiene pessoal deficiente
- Infecção pelo HIV
- Perimenopausa/menopausa
- Pré-menarca
- Relação sexual com parceiro infectado
- Roupas íntimas apertadas
- Roupas sintéticas
- Uso de anovulatórios orais
- Uso repetido ou a longo prazo de antibióticos de amplo espectro

HIV: vírus da imunodeficiência humana. Adaptado de Singh, J., Kalia, N. & Kaur, M. (2018). Recurrent vulvovaginal infections: Etiology, diagnosis, treatment and management. In P. Sing (Ed.). *Infectious diseases and your health*. Singapore: Springer; Zapata, M. R. (2017). Diagnosis and treatment of vulvovaginitis. In D. Shoupe (Ed.). *Handbook of gynecology*. Switzerland: Springer.

O epitélio da vagina é altamente responsivo ao estrogênio, que induz a formação de glicogênio. A degradação subsequente do glicogênio em ácido láctico contribui para a produção de um pH vaginal baixo. Quando o estrogênio diminui durante a lactação e a menopausa, o glicogênio também é reduzido. Com a formação reduzida de glicogênio, podem ocorrer infecções. Além disso, à medida que a produção de estrogênio cessa durante os períodos de peri e pós-menopausa, a vagina e os lábios do pudendo podem sofrer atrofia (tornam-se finos), de modo que a área vaginal fica mais suscetível a infecções. Quando as pacientes são tratadas com antibióticos, a flora vaginal normal é reduzida. Isso resulta em alteração do pH e crescimento de fungos. Outros fatores que podem iniciar infecções ou predispor a elas incluem o contato com um parceiro infectado e o uso de roupas apertadas, não absorventes e que retêm calor e umidade.

A **vaginite** (inflamação da vagina) refere-se a um grupo de condições que provocam sintomas vulvovaginais, como prurido, irritação, sensação de queimação e secreção anormal. A vaginite bacteriana constitui a causa mais comum, seguida de candidíase vulvovaginal e tricomoníase (Paladine & Desai, 2018) (Tabela 51.1). Outros tipos incluem vaginite descamativa, vaginite atrófica, várias condições dermatológicas da vulva e vulvodinia. A secreção vaginal normal, que pode ocorrer em quantidades discretas durante a ovulação ou exatamente antes do início da menstruação, torna-se clara a branca, inodora e viscosa. Fica mais profusa quando há vaginite. A vaginite pode ser acompanhada de uretrite, dada a proximidade da uretra em relação à vagina. A secreção da vaginite pode provocar prurido, dor, rubor, sensação de queimação ou edema, que podem ser agravados pela micção e pela defecação. Uma vez identificado o agente etiológico, prescreve-se o tratamento apropriado (discutido mais adiante). Esse tratamento pode incluir um medicamento oral ou um medicamento local, que é inserido na vagina por meio de um aplicador.

CANDIDÍASE

A **candidíase** vulvovaginal é uma infecção fúngica ou por leveduras, causada por cepas de *Candida* (ver Tabela 51.1). É o segundo tipo mais comum de infecção vaginal e estima-se que seja responsável por 1,4 milhão de consultas ambulatoriais ao ano nos EUA (Centers for Disease Control and Prevention [CDC], 2019a). Estima-se que 75% das mulheres terão pelo menos um episódio de infecção por levedura e 40 a 45% apresentarão dois ou mais episódios ao longo de suas vidas (CDC, 2019a). *Candida albicans* é responsável por aproximadamente 90% dos casos, porém outras cepas, como *Candida glabrata*, também podem ser implicadas (Casanova, Chuang, Goepfert et al., 2019). Muitas mulheres com ecossistema vaginal saudável abrigam *Candida*, porém são assintomáticas. Determinadas condições favorecem a mudança de um estado assintomático para a colonização com sintomas. Por exemplo, o uso de antibióticos diminui as bactérias, alterando, assim, os microrganismos protetores naturais que estão normalmente presentes na vagina. Embora possam ocorrer infecções a qualquer momento, elas são observadas mais comumente durante a gravidez ou na presença de uma condição sistêmica, como diabetes melito ou infecção pelo vírus da imunodeficiência humana (HIV, do inglês *human immune deficiency virus*), ou quando as pacientes estão tomando determinados medicamentos, como corticosteroides ou contraceptivos orais (Casanova et al., 2019).

TABELA 51.1 — Infecções vaginais e vaginite.

Infecção	Causa	Manifestações clínicas	Estratégias de manejo
Candidíase	*Candida albicans, glabrata* ou *tropicalis*	Inflamação do epitélio vaginal, produzindo prurido, irritação avermelhada. Secreção esbranquiçada, semelhante a queijo, fixada ao epitélio	Erradicar o fungo por meio da administração de um agente antifúngico. Alguns cremes e supositórios vaginais usados com mais frequência são o miconazol e o clotrimazol. Rever outros fatores etiológicos (p. ex., antibioticoterapia, roupas íntimas de náilon, roupas apertadas, gravidez e contraceptivos orais). Avaliar quanto à presença de diabetes melito e infecção pelo HIV em pacientes com monília recorrente
Vaginose bacteriana associada a *Gardnerella*	*Gardnerella vaginalis* e anaeróbios vaginais	Em geral, sem edema ou eritema da vulva ou da vagina. Secreção branco-acinzentada ou branco-amarelada que adere à vulva externa e às paredes da vagina	Administrar metronidazol, com instruções sobre a necessidade de evitar o consumo de álcool ao usar esse medicamento. Se a infecção for recorrente, deve-se tratar o parceiro.
Vaginite por *Trichomonas vaginalis*	*Trichomonas vaginalis*	Inflamação do epitélio vaginal, produzindo sensação de queimação e ardência. Secreção vaginal amarelo-esbranquiçada ou amarelo-esverdeada espumosa	Aliviar a inflamação, restaurar a acidez e restabelecer a flora bacteriana normal; fornecer metronidazol oral para a paciente e o parceiro
Bartolinite (infecção da glândula vestibular maior)	*Escherichia coli*, *T. vaginalis*, Estafilococo, Estreptococo, Gonococo	Eritema ao redor da glândula vestibular. Tumefação e edema. Glândula vestibular com abscesso	Drenar o abscesso; fornecer antibioticoterapia; excisar a glândula das pacientes com bartolinite crônica
Cervicite – aguda e crônica	Clamídia, Gonococo, Estreptococo, Muitas bactérias patogênicas	Secreção purulenta profusa. Dor nas costas. Polaciúria e urgência	Determinar a etiologia – realizar um exame citológico do esfregaço cervical e de culturas apropriadas. Erradicar o microrganismo gonocócico, quando presente: penicilina (conforme solicitado) ou espectinomicina ou tetraciclina, se a paciente for alérgica à penicilina. Tetraciclina, doxiciclina para erradicar as clamídias. Erradicar outras causas
Vaginite atrófica	Falta de estrogênio; deficiência de glicogênio	Secreção e irritação decorrentes do pH alcalino das secreções vaginais	Fornecer terapia com estrogênio vaginal tópico; melhorar a nutrição, se necessário; aliviar o ressecamento com o uso de medicamentos umidificantes

HIV: vírus da imunodeficiência humana. Adaptada de Paladine, H. L. & Desai, U. A. (2018). Vaginitis: Diagnosis and treatment. *American Family Physician*, 97(5), 321-329.

Manifestações clínicas

As manifestações clínicas incluem secreção vaginal, que provoca prurido e irritação subsequente. A secreção pode ser aquosa ou espessa, porém normalmente exibe uma aparência esbranquiçada, semelhante a um queijo *cottage*. Em geral, os sintomas são mais intensos exatamente antes da menstruação e podem ser menos responsivos ao tratamento durante a gravidez. O diagnóstico é estabelecido pela identificação microscópica dos esporos e das **hifas** (estruturas filamentosas longas e ramificadas) em uma lâmina de vidro preparada de uma amostra de secreção misturada com hidróxido de potássio. Na presença de candidíase, o pH da secreção é de 4 a 5 (Casanova et al., 2019). As manifestações podem ser simples, ocorrendo esporadicamente em mulheres saudáveis, ou recorrentes e complicadas, em mulheres portadoras de diabetes melito ou grávidas, imunocomprometidas ou obesas.

Manejo clínico

A meta do manejo consiste em eliminar os sintomas. Os tratamentos incluem agentes antifúngicos, como creme de miconazol, nistatina, clotrimazol e terconazol. Esses agentes são introduzidos na vagina com um aplicador na hora de dormir. Há ciclos de tratamento disponíveis de 1, 3 e 7 noites (Paladine & Desai, 2018). Dispõe-se também de medicação oral (fluconazol) em dose única. Deve-se observar alívio em 3 dias.

Alguns cremes vaginais estão disponíveis sem prescrição; todavia, as pacientes são aconselhadas a usar esses cremes apenas se tiverem certeza de ter uma infecção por levedura ou monília. Com frequência, as pacientes utilizam esses medicamentos para outros problemas diferentes das infecções por leveduras. Se uma mulher não tiver certeza sobre a causa dos sintomas ou se não obtiver alívio após o uso desses cremes, ela deve ser instruída a procurar imediatamente cuidados de saúde. As infecções por levedura podem tornar-se recorrentes ou complicadas. As mulheres podem ter mais de quatro infecções em 1 ano e sintomas graves, por causa de condições preexistentes, como diabetes melito ou imunossupressão. A imunidade celular pode constituir um fator. As mulheres com infecções recorrentes por leveduras beneficiam-se de um exame ginecológico completo.

VAGINOSE BACTERIANA

A vaginose bacteriana é causada pela proliferação de bactérias anaeróbias e *Gardnerella vaginalis*, normalmente encontrada na vagina e na ausência de lactobacilos (ver Tabela 51.1). Os fatores de risco incluem uso de duchas após a menstruação, tabagismo, vários parceiros sexuais e outras infecções sexualmente transmissíveis (IST). A vaginose bacteriana não é considerada uma IST, porém está associada à atividade sexual, e a incidência está aumentada em parceiros sexuais da mesma mulher (Paavonen & Brunham, 2018).

Manifestações clínicas

A vaginose bacteriana pode ocorrer durante todo o ciclo menstrual e não provoca desconforto local nem dor. Mais de 50% das pacientes com vaginose bacteriana não percebem quaisquer sintomas. A secreção, quando percebida, é mais densa que o normal e apresenta coloração branco-acinzentada a branco-amarelada. Caracteriza-se por odor semelhante ao de peixe, que é particularmente percebido após a relação sexual ou durante a menstruação, dado o aumento do pH vaginal. O pH da secreção é habitualmente superior a 4,7, por causa das aminas que resultam das enzimas dos anaeróbios. O odor semelhante a peixe pode ser prontamente detectado pela adição de uma gota de hidróxido de potássio a uma lâmina de vidro com uma amostra de secreção vaginal, que libera aminas, constituindo o denominado teste de "exalação" positivo. Ao exame microscópico, as células vaginais estão recobertas por bactérias e são descritas como "células indicadoras". Os lactobacilos, que atuam como defesa natural do hospedeiro, estão normalmente ausentes. Em geral, a vaginose bacteriana não é considerada uma condição grave, embora possa estar associada a trabalho de parto prematuro, ruptura prematura das membranas, endometrite e infecção pélvica (Casanova et al., 2019; Paavonen & Brunham, 2018).

Manejo clínico

O metronidazol, administrado por via oral 2 vezes/dia, durante 1 semana, mostra-se efetivo; dispõe-se também de um gel vaginal. O creme vaginal ou os óvulos (supositórios ovais) de clindamicina também são efetivos. O tratamento dos parceiros das pacientes não parece ser efetivo, porém o uso de preservativos pode ser valioso. A vaginose bacteriana é extremamente persistente e tende a recidivar após o tratamento; portanto, as mulheres são encorajadas a procurar assistência médica se os sinais/sintomas reaparecerem (CDC, 2015; Paladine & Desai, 2018).

TRICOMONÍASE

Trichomonas vaginalis é um protozoário flagelado que provoca uma IST comum, frequentemente denominada *trico*. Cerca de 3,7 milhões de casos ocorrem a cada ano nos EUA, porém apenas cerca de 30% apresentam sinais/sintomas da doença (CDC, 2017a). A tricomoníase pode ser transmitida por um portador assintomático que abriga o microrganismo no trato urogenital (ver Tabela 51.1). Pode aumentar o risco de contrair o HIV de um parceiro infectado e desempenhar um papel no desenvolvimento de neoplasia cervical, infecções pós-operatórias, resultados adversos da gravidez, doença inflamatória pélvica (DIP) e infertilidade.

Manifestações clínicas

As manifestações clínicas consistem em secreção vaginal, que é rala (às vezes espumosa), de coloração amarelada a amarelo-esverdeada, de odor fétido e muito irritativa. Em consequência, pode surgir uma vulvite associada, com sensação de queimação e prurido vulvovaginais. O diagnóstico é estabelecido mais frequentemente pela detecção microscópica dos microrganismos etiológicos móveis e, com menos frequência, por cultura. A inspeção com espéculo frequentemente revela eritema (rubor) vaginal e cervical, com múltiplas petéquias pequenas ("manchas em morango") (Casanova et al., 2019). O teste de secreção de *Trichomonas* demonstra um pH superior a 4,5.

Manejo clínico

O tratamento mais efetivo para a tricomoníase consiste em metronidazol ou tinidazol. Todos os parceiros recebem uma dose de ataque única ou uma dose menor, 2 vezes/dia, durante 7 dias (CDC, 2015). A dose única é mais conveniente; por conseguinte, a adesão tende a ser maior. Em certas ocasiões, foi constatado ser o tratamento durante 1 semana mais efetivo. Algumas pacientes queixam-se de sabor metálico desagradável, porém transitório, quando tomam metronidazol. Podem ocorrer náuseas e vômitos, bem como sensação de calor e rubor, quando esse medicamento é tomado com uma bebida alcoólica. As pacientes são fortemente aconselhadas a se abster de álcool durante o tratamento e por 24 horas após tomar metronidazol ou por 72 horas após completar um ciclo de tinidazol (CDC, 2015). Aproximadamente 1 em cada 5 pessoas será reinfectada por tricomoníase nos 3 meses seguintes ao tratamento. Todos os parceiros sexuais devem ser tratados, e as pacientes devem ser orientadas a abster-se de contatos sexuais por 7 a 10 dias após o tratamento (CDC, 2017a).

CONSIDERAÇÕES GERONTOLÓGICAS

Depois da menopausa, a mucosa vaginal torna-se mais delgada e pode sofrer atrofia. Embora possa ocorrer atrofia vulvovaginal em qualquer época da vida das mulheres, é mais comum após a menopausa, com uma incidência de quase 50% (Naumova & Castelo-Branco, 2018). Essa condição pode ser complicada por infecções causadas por bactérias piogênicas, resultando em vaginite atrófica (ver Tabela 51.1). A leucorreia (secreção vaginal) pode causar prurido e sensação de queimação. O manejo é semelhante ao instituído para a vaginose bacteriana. Os hormônios estrogênicos, administrados por via oral ou inseridos na vagina como creme, também podem ser efetivos para restaurar o epitélio.

A vaginite inflamatória descamativa constitui uma apresentação purulenta rara, porém grave, de infecção vaginal, que ocorre principalmente em mulheres caucasianas na perimenopausa. Resulta em inflamação vaginal, sensação de queimação, corrimento e dispareunia (dor durante a relação sexual vaginal com penetração peniana). De modo geral, o tratamento tópico com anti-inflamatórios e antibióticos é efetivo (Mills, 2017).

PROCESSO DE ENFERMAGEM

Paciente com infecção vulvovaginal

Avaliação

A mulher com sintomas vulvovaginais deve ser examinada o mais cedo possível após o aparecimento dos sintomas. Ela deve ser instruída a não usar **ducha** (lavagem do canal vaginal), visto que essa prática remove a secreção vaginal necessária para estabelecer o diagnóstico. A área é observada quanto à presença de eritema, edema, escoriação e secreção. Cada um dos microrganismos que causam infecção produz sua própria secreção e efeito característicos (ver Tabela 51.1). Pede-se à paciente que descreva qualquer secreção ou outros sintomas, como odor, prurido ou sensação de queimação. Com frequência, ocorre disúria em consequência da irritação local do meato urinário. Pode ser necessário excluir a possibilidade de infecção urinária obtendo-se uma amostra de urina para cultura e antibiograma.

A paciente é questionada sobre a ocorrência de fatores passíveis de contribuir para a infecção vulvovaginal:

- Fatores físicos e químicos, como umidade constante causada por roupas apertadas ou sintéticas, perfumes e talcos, sabonetes, banho de espuma, higiene deficiente e uso de produtos de higiene íntima femininos
- Fatores psicogênicos (p. ex., estresse, medo de contrair ISTs, violência por parceiro íntimo [VPI])
- Condições clínicas ou fatores endócrinos, como predisposição à monília em uma paciente portadora de diabetes melito
- Uso de medicamentos, como antibióticos, que podem alterar a flora vaginal e possibilitar o sobrecrescimento de monílias
- Novo parceiro sexual, vários parceiros sexuais, infecção vaginal pregressa.

A paciente também é questionada sobre fatores passíveis de contribuir para a infecção, incluindo práticas de higiene (ducha) e uso ou não de preservativos.

O enfermeiro pode preparar um esfregaço vaginal (exame a fresco) para ajudar no diagnóstico da infecção. Um método comum para preparar o esfregaço consiste em coletar as secreções vaginais com um aplicador e colocá-las em duas lâminas de vidro separadas. Uma gota de soro fisiológico é adicionada a uma das lâminas, enquanto uma gota de hidróxido de potássio a 10% é adicionada à outra lâmina para exame microscópico. Na presença de vaginose bacteriana, a lâmina com soro fisiológico adicionado revelará células epiteliais pontilhadas com bactérias (células indicadoras). Na presença de espécies de *Trichomonas*, são observadas pequenas células móveis. Quando existem leveduras, a lâmina com hidróxido de potássio revela hifas ramificadas (Casanova et al., 2019). A secreção associada à vaginose bacteriana exala um odor forte quando misturada com hidróxido de potássio. O teste do pH da secreção com papel de nitrazina ajuda a estabelecer o diagnóstico correto (Casanova et al., 2019).

Diagnóstico

DIAGNÓSTICOS DE ENFERMAGEM

Com base nos dados da avaliação, os principais diagnósticos de enfermagem podem incluir os seguintes:

- Desconforto associado a sintomas angustiantes e sentimento de desconforto devido ao processo infeccioso
- Ansiedade associada à preocupação em relação aos sintomas
- Risco de infecção ou disseminação da infecção
- Falta de conhecimento acerca das medidas apropriadas de higiene e prevenção.

Planejamento e metas

As principais metas podem consistir em aumento do conforto, redução da ansiedade relacionada com os sintomas, prevenção de reinfecção ou da infecção do parceiro sexual e aquisição de conhecimento sobre métodos de prevenção das infecções vulvovaginais e manejo de autocuidado.

Intervenções de enfermagem

ALÍVIO DO DESCONFORTO

O tratamento com a medicação apropriada normalmente alivia o desconforto. Em certas ocasiões, podem ser recomendados banhos de assento, que podem proporcionar alívio temporário dos sintomas.

REDUÇÃO DA ANSIEDADE

As infecções vulvovaginais são incômodas e exigem tratamento. A paciente que apresenta esse tipo de infecção pode ficar muito ansiosa sobre o significado dos sintomas e as possíveis causas. A explicação da causa dos sintomas pode reduzir a ansiedade relacionada com o medo de uma doença mais grave. Discutir as maneiras de ajudar a evitar infecções vulvovaginais pode auxiliar a paciente a adotar estratégias específicas para diminuir a infecção e os sintomas relacionados.

PREVENÇÃO DA REINFECÇÃO OU DA DISSEMINAÇÃO DA INFECÇÃO

As instruções fornecidas às pacientes devem incluir o fato de que a candidíase vulvovaginal não é uma IST e que a incidência pode ser diminuída ao completar o tratamento, evitar agentes antibióticos desnecessários, usar roupas íntimas de algodão e evitar o uso de duchas.

A paciente precisa ser informada sobre a importância do tratamento adequado para ela própria e para seu parceiro, quando indicado. Outras estratégias para evitar a persistência ou a disseminação da infecção consistem em se abster de relação sexual quando infectada, tratamento dos parceiros sexuais e reduzir a irritação da área afetada. Quando são prescritos medicamentos, como antibióticos, para qualquer infecção, o enfermeiro fornece orientações à paciente sobre as precauções habituais relacionadas com o uso desses medicamentos. Se ocorrer prurido vaginal vários dias após seu uso, a paciente pode ser tranquilizada de que provavelmente não se trata de uma reação alérgica, mas sim de uma infecção por levedura ou monília em consequência da alteração das bactérias vaginais. Deve-se prescrever um tratamento para a infecção por monília, quando indicado.

Outra meta do tratamento consiste em reduzir a irritação tecidual causada pela arranhadura ou pelo uso de roupas apertadas. A área precisa ser mantida limpa por meio de banho diário e higiene adequada após a micção e a defecação. A utilização de um secador de cabelos no ajuste frio seca a região, e a aplicação de corticosteroides tópicos pode diminuir a irritação.

Quando for orientar a paciente sobre os medicamentos a serem usados, como supositórios e dispositivos, como aplicadores para creme ou pomada, o enfermeiro pode demonstrar o procedimento utilizando um modelo plástico da pelve e da vagina. O enfermeiro também deve ressaltar a razão da higiene das mãos antes e depois de cada administração de medicamento. Para evitar que o medicamento saia da vagina, a paciente deve permanecer deitada por 30 minutos após a inserção, quando possível. A paciente é informada de que pode ocorrer saída do medicamento, de modo que o uso de um absorvente perineal pode ser útil.

PROMOÇÃO DE CUIDADOS DOMICILIAR, COMUNITÁRIO E DE TRANSIÇÃO

Orientação da paciente sobre autocuidados. As condições vulvovaginais são tratadas de modo ambulatorial, a não ser que a paciente apresente outros problemas clínicos. A orientação à paciente, o tato e a tranquilização são aspectos importantes do cuidado de enfermagem. As mulheres podem expressar vergonha, culpa ou raiva e podem ficar preocupadas com a possibilidade de que a infecção seja grave ou que possa ter sido adquirida de um parceiro sexual. Em alguns casos, os planos de tratamento incluem o parceiro.

O enfermeiro avalia a necessidade de aprendizagem da paciente sobre o problema imediato. A paciente precisa identificar as características da secreção normal em comparação com uma secreção anormal. Com frequência, surgem perguntas sobre o uso da ducha. Normalmente, a ducha e o uso de *sprays* de higiene íntima feminina são desnecessários, visto que os banhos diários de chuveiro ou de banheira e a higiene adequada depois da micção e da defecação mantêm a área perineal limpa. A ducha tende a eliminar a flora normal, reduzindo a capacidade do corpo de conter a infecção. Além disso, as duchas repetidas podem resultar em ruptura e irritação química do epitélio vaginal e têm sido associadas a outros distúrbios pélvicos. No caso de infecções recorrentes por leveduras, o períneo deve ser mantido o mais seco possível. Recomenda-se o uso de roupas íntimas largas e de algodão, em vez de roupas sintéticas apertadas, não absorventes e que retenham calor.

O autoexame da vulva é uma boa prática de saúde para todas as mulheres. Familiarizar-se com a própria anatomia e relatar qualquer achado que pareça novo ou diferente podem levar à detecção precoce e ao tratamento de qualquer distúrbio recente. Os enfermeiros também podem desempenhar um papel na instrução das mulheres sobre os riscos da relação sexual desprotegida, particularmente com parceiros que tiveram relação sexual com outras pessoas.

Reavaliação

Entre os resultados esperados, estão:
1. Apresenta aumento do conforto.
   a. Higieniza o períneo, conforme instrução.
   b. Relata alívio do prurido.
   c. Mantém débito urinário nos limites normais e sem disúria.
2. Apresenta alívio da ansiedade.
3. Permanece livre de infecção.
   a. Não apresenta sinal de inflamação, prurido, odor ou disúria.
   b. Relata que a secreção vaginal parece normal (rala, transparente, não espumosa).
4. Participa no autocuidado.
   a. Toma medicamento, conforme prescrição.
   b. Usa roupas íntimas absorventes.
   c. Evita relações sexuais desprotegidas.
   d. Somente utiliza duchas quando prescrito.
   e. Realiza regularmente autoexame da vulva e relata qualquer achado novo ao médico.

PAPILOMAVÍRUS HUMANO

A infecção por papilomavírus humano (HPV) é a IST mais comum nos EUA, ocorrendo em 79 milhões de norte-americanos e representando cerca de 14 milhões das infecções recentemente contraídas a cada ano. A maioria dos adultos sexualmente ativos será infectada por, no mínimo, um sorotipo de HPV ao longo de sua vida (CDC, 2019b). A maioria das infecções é autolimitada e assintomática, ao passo que outras podem causar cânceres cervicais e anogenitais. As infecções podem ser latentes (assintomáticas e detectadas apenas por testes de hibridização do ácido desoxirribonucleico [DNA] para HPV), subclínicas (visualizadas apenas após a aplicação de ácido acético, seguida de inspeção sob aumento) ou clínicas (condilomas acuminados visíveis).

Fisiopatologia

O HPV pode ser encontrado em lesões da pele, colo do útero, vagina, ânus, pênis e cavidade oral. Dos mais de 100 sorotipos de HPV existentes, aproximadamente 40 genótipos afetam a região anogenital (Casanova et al., 2019). Alguns são de baixo risco, visto que têm pouca probabilidade de causar alterações cancerosas; estes incluem os tipos 6, 11, 42, 43, 44, 54, 61, 70 e 72. As cepas mais comuns do HPV, 6 e 11, normalmente causam **condilomas** (crescimentos verrucosos), que podem aparecer na vulva, na vagina, no colo do útero e no ânus. Com frequência, são visíveis ou podem ser palpados pelas pacientes. Os condilomas raramente são pré-malignos, porém constituem manifestação externa do vírus (Casanova et al., 2019). Os tipos oncogênicos de alto risco, incluindo 16, 18, 31, 33, 45 e 52, acometem o colo do útero, causando alterações celulares e **displasia** (detectadas no esfregaço de Papanicolaou [Pap]). Os sorotipos 16 e 18 do HPV são responsáveis por 66% dos casos de câncer de colo de útero, ao passo que os sorotipos 31, 33, 45 e 52 são responsáveis por outros 15% (American College of Obstetricians and Gynecologists [ACOG], 2017a). A incidência do HPV em mulheres jovens e sexualmente ativas apresenta-se elevada. Com frequência, a infecção desaparece como consequência de uma resposta efetiva do sistema imune. Acredita-se que duas proteínas produzidas pelos tipos de HPV de alto risco possam interferir na supressão tumoral pelas células normais. Os fatores de risco incluem ter idade jovem, ser sexualmente ativa, ter vários parceiros sexuais e fazer sexo com um parceiro que tem ou teve diversas parceiras. Entretanto, o HPV pode ser transmitido por outros meios, e a sua presença foi identificada em meninas jovens que não eram sexualmente ativas.

Manejo clínico

As opções de tratamento pelo médico para as verrugas genitais externas consistem na aplicação tópica de ácido tricloroacético, podofilina, crioterapia, bem como remoção cirúrgica. Os agentes tópicos que podem ser aplicados pelas pacientes às lesões externas incluem podofilox e imiquimode. Como a segurança da podofilina, do imiquimode e do podofilox durante a gravidez ainda não foi determinada, esses agentes não devem ser usados durante a gestação. O eletrocautério e a terapia com *laser* constituem terapias alternativas que podem estar indicadas para pacientes com uma grande quantidade ou área de verrugas genitais.

O tratamento normalmente erradica as verrugas perineais ou condilomas. Entretanto, podem regredir de modo espontâneo sem tratamento e podem sofrer recidiva, mesmo com tratamento. As verrugas genitais são mais resistentes ao tratamento em pacientes tabagistas, em gestantes, diabéticos ou imunocomprometidos (Casanova et al., 2019).

Quando o tratamento inclui a aplicação de um agente tópico pela paciente, é preciso que ela seja cuidadosamente orientada sobre o uso do agente prescrito e que seja capaz de identificar as verrugas e aplicar o medicamento nelas. A paciente é instruída a antecipar a ocorrência de dor leve ou irritação local com o uso desses agentes.

As mulheres com HPV devem realizar anualmente esfregaços de Papanicolaou, dado o potencial do HPV de provocar displasia.

Muitos aspectos permanecem desconhecidos no que concerne à doença subclínica e latente pelo HPV. Com frequência, as mulheres são expostas ao HPV por parceiros que desconhecem ser portadores. O uso de preservativos pode reduzir a probabilidade de transmissão, porém a transmissão também pode ocorrer durante o contato pele a pele em áreas não protegidas por preservativos.

Em muitos casos, as pacientes ficam com raiva por ter verrugas ou HPV e não sabem quem as infectou, visto que o período de incubação pode ser longo, e os parceiros podem não ter sintomas. Ações de enfermagem importantes consistem em reconhecer o sofrimento emocional ao ser diagnosticada a IST e oferecer apoio e fatos.

Prevenção

A prevenção do HPV é a melhor estratégia. O Advisory Committee on Immunization Practices (ACIP) do CDC recomenda a vacinação de rotina de meninos e meninas com idade entre 11 e 12 anos, antes de se tornarem sexualmente ativos.[1] Nos EUA, a vacinação também é preconizada para mulheres com idade entre 13 e 26 anos e homens entre 13 e 21 anos, para aqueles que ainda não foram vacinados (Meites, Szilagyi, Chesson et al., 2019). O ACIP recomenda a vacina nonavalente de papilomavírus humano (9vHPV) para vacinação rotineira. Além das quatro partículas vírus-símiles (VLP) não infecciosas do HPV 6, 11, 16 e 18 encontradas na vacina tetravalente (4vHPV), a vacina nonavalente contra HPV também contém as VLPs 31, 33, 45, 52 e 58 (Meites et al., 2019). A vacina é administrada em duas doses intramusculares, sendo a dose inicial seguida de uma segunda dose 6 a 12 meses após a primeira. A administração de ambas as doses da vacina é importante para o desenvolvimento da imunidade. Se o intervalo entre as doses for inferior a 5 meses, é necessária uma terceira dose. A vacinação é contraindicada para gestantes (National Cancer Institute [NCI], 2018).

Embora essa vacina seja considerada um importante avanço clínico, com potencial de diminuir o impacto da doença causada pelo HPV tanto em homens quanto em mulheres, ela não substitui outras estratégias importantes na prevenção do HPV. As mulheres ainda precisam de triagem para câncer cervical (CDC, 2019b).

INFECÇÃO POR HERPES-VÍRUS TIPO 2 (HERPES GENITAL, HERPES-VÍRUS SIMPLES)

O herpes-vírus simples tipo 2 (HSV-2) é uma infecção viral recorrente pelo restante da vida, que provoca lesões herpéticas (bolhas) na genitália externa e, em certas ocasiões, na vagina e no colo do útero. Trata-se de uma IST; todavia, o HSV-2 pode ser transmitido de modo assexual de superfícies úmidas ou por autotransmissão (i. e., tocar uma úlcera e, em seguida, tocar a área genital). A infecção inicial normalmente é muito dolorosa, e as bolhas podem durar de 2 a 4 semanas, mas também podem ser assintomáticas. Mais de 87% dos indivíduos infectados não sabem que estão infectados. A maioria dos casos de transmissão de herpes-vírus simples (HSV) é consequente à eliminação assintomática do vírus (CDC, 2017b). As recorrências são menos dolorosas, são autolimitadas e, em geral, provocam sinais/sintomas menos graves. Algumas pacientes apresentam poucas recidivas ou nenhuma, ao passo que outras exibem surtos frequentes (CDC, 2017b). As recidivas podem estar associadas a estresse, queimadura solar, procedimentos dentários ou repouso inadequado ou nutrição precária, ou quaisquer situações que possam sobrecarregar o sistema imune.

Existem mais de 400 milhões de pessoas infectadas pelo HSV-2 em todo o planeta (Cohen, 2017). A prevalência de outras ISTs diminuiu um pouco, possivelmente em razão do uso aumentado de preservativos; todavia, o herpes pode ser transmitido via contato com a pele não coberta por um preservativo. A transmissão é possível até mesmo quando um portador não apresenta sintomas (disseminação subclínica). As lesões aumentam a vulnerabilidade à infecção pelo HIV e a outras ISTs.

Fisiopatologia

O HSV contém DNA de duplo filamento e existem dois tipos de HSV (Casanova et al., 2019): herpes-vírus simples tipo 1 (HSV-1), geralmente associado a lesões labiais (herpes labial) e gengivoestomatite, e herpes-vírus simples tipo 2 (HSV-2), geralmente associado a lesões genitais (herpes genital).

Para adquirir a infecção, parece ser necessário que haja um íntimo contato humano com a boca, a orofaringe, a mucosa, a vagina ou o colo do útero. Outros locais suscetíveis incluem lacerações cutâneas e conjuntivas. Em geral, o vírus é destruído em temperatura ambiente por ressecamento. Quando a replicação viral diminui, o vírus ascende pelos nervos sensitivos periféricos e permanece inativo nos gânglios nervosos. Pode ocorrer outro surto quando o hospedeiro é submetido a estresse. Nas mulheres grávidas com herpes ativo, os lactentes nascidos por parto vaginal podem ser infectados pelo vírus. Se isso ocorrer, há risco de morbidade e mortalidade fetais; por conseguinte, pode-se realizar um parto por cesariana se houver reativação do vírus próximo ao momento do parto.

Manifestações clínicas

Ocorrem prurido e dor à medida que a área infectada se torna avermelhada e edemaciada. A infecção pode começar com máculas e pápulas, progredindo para a formação de vesículas e úlceras. Com frequência, o estado vesicular aparece como uma bolha, que, posteriormente, coalesce, ulcera e forma uma crosta. Nas mulheres, os lábios do pudendo constituem o principal local habitual, embora o colo do útero, a vagina e a pele perianal possam ser afetados. Nos homens, a glande, o prepúcio ou o corpo do pênis geralmente são afetados. Podem ocorrer sintomas semelhantes aos da gripe entre 3 e 4 dias após o aparecimento das lesões. Com frequência, observa-se incidência de linfadenopatia inguinal (aumento dos linfonodos na virilha), elevação mínima da temperatura, mal-estar, cefaleia, mialgia (dores musculares) e disúria (dor à micção). A dor fica evidente durante a primeira semana e, em seguida, diminui. As lesões duram de 2 a 12 dias antes da formação de crosta (CDC, 2017b).

Raramente, podem surgir complicações por causa da disseminação extragenital, como as nádegas, a parte superior das coxas ou até mesmo os olhos, em consequência de tocar as lesões e, em seguida, outras áreas. As pacientes devem ser aconselhadas a lavar as mãos depois de qualquer contato com as lesões. Outros problemas potenciais incluem meningite asséptica, transmissão neonatal e estresse emocional grave relacionado com o diagnóstico.

Manejo clínico

No momento, não há cura para a infecção pelo herpes genital; entretanto, a meta do tratamento consiste em aliviar os sintomas. As metas do manejo incluem evitar a disseminação da infecção, proporcionar conforto às pacientes, diminuir os riscos potenciais à saúde e iniciar um programa de aconselhamento e orientação. Três agentes antivirais orais – aciclovir, valaciclovir e fanciclovir – podem suprimir os sintomas e reduzir a

---

[1] N.R.T.: No Brasil, desde março de 2014, o Sistema Único de Saúde (SUS) oferece a vacina quadrivalente, que confere proteção contra quatro subtipos do vírus HPV (6, 11, 16 e 18) (http://portalsaude.saude.gov.br/).

evolução da infecção (King, 2017). Esses agentes se mostraram efetivos para reduzir a duração das lesões e evitar as recidivas. Agentes antiespasmódicos e compressas com solução salina podem proporcionar o alívio adicional de sinais/sintomas. A resistência e os efeitos colaterais a longo prazo não parecem constituir problemas importantes. Os episódios recorrentes são, com frequência, mais leves que o episódio inicial. A aplicação profilática de vacina e o desenvolvimento de gel tópico para herpes genital continuam sendo investigados em estudos clínicos (King, 2017).

PROCESSO DE ENFERMAGEM

Paciente com infecção genital por herpes

Avaliação

A anamnese e o exame físico e pélvico são importantes para estabelecer a natureza da condição infecciosa. Além disso, as pacientes são avaliadas quanto ao risco de IST. O períneo é inspecionado à procura de lesões dolorosas. Os linfonodos são examinados e, com frequência, estão aumentados e hipersensíveis durante um episódio de herpes genital.

Diagnóstico

DIAGNÓSTICOS DE ENFERMAGEM

Com base nos dados da avaliação, os principais diagnósticos de enfermagem podem incluir os seguintes:

- Dor aguda associada às lesões genitais
- Risco de infecção ou disseminação da infecção
- Ansiedade associada à preocupação em relação ao diagnóstico
- Falta de conhecimento sobre a doença e seu manejo.

Planejamento e metas

As principais metas podem consistir em alívio da dor e do desconforto, controle da infecção e de sua disseminação, alívio da ansiedade, conhecimento e participação no esquema de tratamento e autocuidado, bem como conhecimento sobre as implicações para o futuro.

Intervenções de enfermagem

ALÍVIO DA DOR

As lesões devem ser mantidas limpas e são recomendadas práticas de higiene apropriadas. Os banhos de assento podem aliviar o desconforto. Estratégias adicionais para o alívio da dor durante um episódio ativo de herpes podem ser encontradas no Boxe 51.2.

A paciente é incentivada a aumentar o consumo de líquidos, a ficar atenta para a possível distensão da bexiga e a entrar em contato imediatamente com seu médico se não conseguir urinar por causa do desconforto. Pode ocorrer micção dolorosa se a urina entrar em contato com as lesões herpéticas. O desconforto com a micção pode ser reduzido derramando-se água morna sobre a vulva durante a micção. Quando são prescritos agentes antivirais, a paciente é instruída sobre quando tomar a medicação e sobre os efeitos colaterais a serem observados, como exantema e cefaleia.

PREVENÇÃO DA INFECÇÃO E SUA DISSEMINAÇÃO

O risco de reinfecção e de disseminação da infecção para outras pessoas ou para outras estruturas do corpo pode ser reduzido pela higiene adequada das mãos, uso de métodos de barreira

Boxe 51.2 — PROMOÇÃO DA SAÚDE
Estratégias para paciente com herpes genital

O herpes é transmitido principalmente por contato direto. A atividade sexual durante um surto de herpes não apenas aumenta o risco de transmissão, como também aumenta a probabilidade de contrair HIV e outras infecções sexualmente transmissíveis. A paciente, portanto, toma as seguintes providências:

- Abstinência de atividade sexual durante o tratamento da doença ativa (outras expressões de sexualidade, como dar as mãos e beijar, são permitidas)
- Evita a exposição ao sol, visto que pode provocar recidivas (e câncer de pele)
- Evita a autoinfecção, não tocando nas lesões durante um surto
- Usa métodos de barreira durante a atividade sexual para proporcionar proteção contra transmissão viral
- Informa os parceiros sexuais sobre o diagnóstico de herpes, pois a transmissão é possível mesmo quando não há lesões ativas
- Informa ao ginecologista a história pregressa de herpes genital. Nos casos de recidiva por ocasião do parto, pode-se considerar uma cesariana
- Utiliza os serviços de apoio disponíveis (ver seção Recursos)
- Mantém as consultas de acompanhamento com o médico e relata recidivas repetidas (que podem não ser tão graves quanto o episódio inicial)
- Ingere os medicamentos prescritos durante os surtos de ulceração e evita curativos oclusivos, sabonetes perfumados com odor forte e sais de banho
- Ingere ácido acetilsalicílico (AAS) e outros agentes analgésicos prescritos para controlar a dor durante os episódios
- Segue práticas de higiene apropriadas, incluindo higienização das mãos, limpeza perineal e lavagem delicada das lesões com sabão neutro e água corrente, e seca delicadamente as lesões (i. e., as lesões podem se tornar infectadas a partir de microrganismos nas mãos, e os vírus da lesão podem ser transmitidos das mãos para outra área do corpo ou para outra pessoa)
- Usa roupas largas e confortáveis, consome uma dieta balanceada, consome líquidos em quantidades adequadas e obtém repouso adequado durante surtos.

HIV: vírus da imunodeficiência humana.

no contato sexual e adesão aos esquemas de medicamentos prescritos. Evitar o contato quando houver lesões óbvias não elimina o risco, visto que o vírus pode ser disseminado na ausência de sintomas, e as lesões podem não ser visíveis.

ALÍVIO DA ANSIEDADE

A preocupação com a presença de infecção por herpes, as futuras ocorrências de lesões, assim como o impacto da infecção sobre os futuros relacionamentos e a gravidez, podem provocar considerável ansiedade na paciente. Os enfermeiros servem de fontes importantes de apoio, ouvindo as preocupações das pacientes e fornecendo informações e orientação. A paciente pode ficar com raiva de seu parceiro se este for a provável fonte de infecção. Ela pode precisar de assistência para discutir a infecção e suas implicações com seus parceiros sexuais atuais e futuras relações sexuais. O enfermeiro pode fornecer à paciente contatos de serviços de apoio para ajudar a lidar com o diagnóstico (ver seção Recursos).

AUMENTO DO CONHECIMENTO SOBRE A DOENÇA E SEU TRATAMENTO

As orientações à paciente constituem uma parte essencial do cuidado de enfermagem para a pessoa com infecção por herpes genital. Isso inclui uma explicação adequada sobre a infecção e seu modo de transmissão, as estratégias de manejo e tratamento, as estratégias para minimizar a disseminação da infecção, a razão de participar no esquema de tratamento e as estratégias de autocuidado. Dado o risco aumentado de HIV e de outras ISTs na presença de lesões cutâneas, uma parte importante da orientação envolve instruir a paciente sobre as estratégias para se proteger contra a exposição ao HIV e a outras ISTs.

PROMOÇÃO DE CUIDADOS DOMICILIAR, COMUNITÁRIO E DE TRANSIÇÃO

Orientação da paciente sobre autocuidados. Estratégias de promoção da saúde e medidas de autocuidado para os pacientes com herpes genital são descritas no Boxe 51.2.

Reavaliação

Entre os resultados esperados, estão:
1. A paciente percebe a redução da dor e do desconforto.
2. A paciente mantém a infecção sob controle.
   a. Demonstra técnicas de higiene apropriadas.
   b. Administra os medicamentos, conforme prescrição.
   c. Consome líquidos em quantidades adequadas.
   d. Avalia seu próprio estilo de vida atual (dieta, consumo adequado de líquidos, práticas sexuais mais seguras, controle do estresse).
3. A paciente utiliza estratégias para reduzir a ansiedade.
   a. Verbaliza as questões e as preocupações relacionadas com a infecção por herpes genital.
   b. Discute as estratégias para lidar com as questões e preocupações com os parceiros sexuais atuais e futuros.
   c. Utiliza serviços de suporte disponíveis, se houver indicação.
4. A paciente explica sobre o herpes genital e as estratégias para controlar e reduzir as recidivas.
   a. Identifica os métodos de transmissão da infecção por herpes, bem como as estratégias para evitar a transmissão para outras pessoas.
   b. Discute as estratégias para reduzir a recidiva das lesões.
   c. Toma os medicamentos, conforme prescrição.
   d. Não relata nenhuma recidiva das lesões.

ENDOCERVICITE E CERVICITE

A **endocervicite** é uma inflamação da mucosa e das glândulas do colo do útero que pode ocorrer quando os microrganismos têm acesso às glândulas cervicais após uma relação sexual e, com menos frequência, após determinados procedimentos, como aborto, manipulação intrauterina ou parto vaginal. Sem tratamento, a infecção pode estender-se para o útero, as tubas uterinas e a cavidade pélvica. A inflamação pode irritar o tecido cervical, resultando em perda de sangue ou sangramento e cervicite mucopurulenta (inflamação do colo do útero com exsudato).

Clamídia e gonorreia

As clamídias e a gonorreia constituem as causas mais comuns de endocervicite, embora *Mycoplasma* também possa estar envolvido. Nos EUA, as clamídias respondem por cerca de 2,86 milhões de infecções a cada ano; são encontradas mais comumente em pessoas jovens e sexualmente ativas, com mais de um parceiro, e são transmitidas por meio de relação sexual (CDC, 2016). As infecções por *Chlamydia* não tratadas podem se propagar para as tubas uterinas (trompas de Falópio) e para o útero, resultando em complicações sérias, como DIP, risco aumentado de gravidez ectópica e infertilidade (CDC, 2016). As infecções do colo do útero por clamídias com frequência não produzem sintomas, porém podem ocorrer secreção cervical, dispareunia, disúria e sangramento. Outras complicações incluem conjuntivite e peri-hepatite gonocócica (síndrome de Fitz-Hugh-Curtis) (CDC, 2016). A gonorreia é a segunda IST mais notificada, com mais de 1 milhão de infecções novas a cada ano (CDC, 2019). O colo do útero inflamado em consequência dessa infecção pode fazer a mulher se tornar mais vulnerável à transmissão do HIV por um parceiro infectado. A gonorreia é, com frequência, assintomática, e constitui uma importante causa de DIP, infertilidade tubária, gravidez ectópica e dor pélvica crônica (CDC, 2019). O diagnóstico pode ser confirmado por meio de cultura da urina ou por outros métodos, como o uso de *swab* para obter uma amostra de secreção cervical ou de secreção peniana do parceiro da paciente (CDC, 2019).

Manejo clínico

O CDC recomenda o tratamento da infecção por clamídias com doxiciclina durante 1 semana ou com azitromicina em dose única (CDC, 2016). A resistência das bactérias *Neisseria gonorrhoeae* às fluoroquinolonas limitou as cefalosporinas como único tratamento recomendado (ACOG, 2018a; CDC, 2019). A administração concomitante de azitromicina e ceftriaxona no mesmo dia é o tratamento de primeira linha recomendado para pacientes com gonorreia (ACOG, 2018a; CDC, 2019). Os parceiros também devem ser tratados. As mulheres grávidas são advertidas para não tomar tetraciclina, por causa dos efeitos adversos potenciais sobre o feto. Nesses casos, pode-se prescrever eritromicina. Em geral, os resultados são satisfatórios quando o tratamento é iniciado precocemente. As possíveis complicações de um tratamento tardio ou da falta de tratamento consistem em doença tubária, gravidez ectópica, DIP e infertilidade.

Devem-se obter culturas de clamídias e de outras ISTs de todas as pacientes que sofreram agressão sexual quando procuraram pela primeira vez assistência médica. As pacientes são tratadas de modo profilático. Em seguida, as culturas devem ser repetidas em 2 semanas. Recomenda-se uma triagem anual para clamídias para todas as mulheres jovens sexualmente ativas e para as mulheres de mais idade com novos parceiros sexuais ou com vários parceiros (CDC, 2016).

Manejo de enfermagem

Todas as mulheres sexualmente ativas podem correr risco de clamídias, gonorreia e outras ISTs, incluindo HIV. Os enfermeiros podem ajudar as pacientes a avaliarem seu próprio risco. O reconhecimento do risco constitui a primeira etapa antes que sejam efetuadas mudanças no comportamento. As pacientes devem ser desencorajadas de pressupor que um parceiro seja "seguro" sem uma discussão aberta e honesta. As atitudes profissionais sem julgamento, o aconselhamento orientacional e a dramatização podem ser úteis.

Assim como as clamídias, a gonorreia e outras ISTs podem ter um grave efeito sobre a saúde e a fertilidade futuras. Tendo em vista que muitos desses distúrbios podem ser evitados pelo uso de preservativos e espermicidas, assim como pela escolha cuidadosa dos parceiros, os enfermeiros podem desempenhar um importante papel no aconselhamento das pacientes sobre práticas sexuais mais seguras. A morbidade e a mortalidade podem ser reduzidas ao explorar opções com as pacientes, considerar os déficits de conhecimento e corrigir as informações errôneas.

As pacientes devem ser aconselhadas a encaminhar os parceiros para avaliação e tratamento. Todas as mulheres com 25 anos (ou menos) que sejam sexualmente ativas devem fazer exames de rastreamento uma vez ao ano. Aquelas acima dessa idade devem ser submetidas à triagem se houver fatores de risco. Os testes devem ser repetidos 3 meses após o tratamento (CDC, 2016).

Promoção de cuidados domiciliar, comunitário e de transição

 Orientação da paciente sobre autocuidados

Os enfermeiros podem orientar as mulheres e ajudá-las a melhorar as habilidades de comunicação e iniciar discussões a respeito do sexo com seus parceiros.[2] Comunicar-se com os parceiros sobre sexo e riscos, adiar a relação sexual e adotar comportamentos sexuais mais seguros, incluindo o uso de preservativos, são medidas que podem salvar a vida. Algumas mulheres jovens relatam fazer sexo, porém não se sentem confortáveis o suficiente para discutir questões de risco sexual. Os enfermeiros podem ajudar as mulheres a defenderem a sua própria saúde, discutindo a sua segurança com os parceiros antes da atividade sexual.

Reforçar a necessidade de triagem anual para clamídias e outras ISTs constitui uma parte importante da orientação à paciente. As instruções também incluem a necessidade da paciente de se abster de relação sexual até que todos seus parceiros sexuais sejam tratados (CDC, 2015d).

DOENÇA INFLAMATÓRIA PÉLVICA

A **doença inflamatória pélvica (DIP)** é uma condição inflamatória da cavidade pélvica que pode começar com cervicite e acomete o útero (endometrite), as tubas uterinas (salpingite), os ovários (ooforite), o peritônio pélvico ou o sistema vascular pélvico. A infecção, que pode ser aguda, subaguda, recorrente ou crônica e localizada ou disseminada, é normalmente causada por bactérias, mas também pode ser atribuída a um vírus, fungo ou parasito. *Neisseria gonorrhoeae* e *Chlamydia* são causas comuns, porém a maioria dos casos de DIP é polimicrobiana. Embora a incidência tenha diminuído nas últimas décadas, dados de um levantamento recente indicam que a taxa de DIP em mulheres sexualmente experientes em idade fértil (18 a 44 anos) é de 4,4%, ou seja, 2,5 milhões de mulheres (CDC, 2017c; Curry, Williams & Penny, 2019).

As consequências podem ser a curto e a longo prazos. As tubas uterinas podem ficar estreitas e apresentar cicatrizes, aumentando o risco de gravidez ectópica (os ovos fertilizados ficam retidos na tuba), infertilidade, dor pélvica recorrente, **abscesso** tubo-ovariano (coleção de material purulento) e doença recorrente (Curry et al., 2019).

Fisiopatologia

A patogenia exata da DIP ainda não foi estabelecida, porém presume-se que, em geral, os microrganismos penetrem no corpo através da vagina, passem pelo canal cervical, colonizem a endocérvix e ascendam até o útero. Em várias condições, os microrganismos podem prosseguir seu trajeto para uma ou ambas as tubas uterinas e os ovários, alcançando a pelve. Nas infecções bacterianas que ocorrem depois do parto ou de aborto, os patógenos sofrem disseminação direta pelos tecidos que sustentam o útero por meio dos vasos linfáticos e sanguíneos (Figura 51.1A). Durante a gravidez, o aumento do suprimento sanguíneo necessário para a placenta proporciona uma via mais ampla para a infecção. As infecções pós-parto e pós-aborto tendem a ser unilaterais. As infecções podem provocar inflamação peri-hepática quando o microrganismo invade o peritônio.

Nas infecções por gonorreia, os gonococos atravessam o canal cervical e penetram no útero, onde o ambiente, particularmente durante a menstruação, possibilita a sua rápida multiplicação e disseminação para as tubas uterinas e para o interior da pelve (Figura 51.1B). A infecção é habitualmente bilateral.

Em raros casos, os microrganismos (p. ex., tuberculose) têm acesso aos órgãos genitais por meio da corrente sanguínea partindo dos pulmões (Figura 51.1C). Uma das causas mais comuns de **salpingite** (inflamação da tuba uterina) é a infecção por clamídia, possivelmente acompanhada de gonorreia.

A infecção pélvica é, com mais frequência, sexualmente transmitida; entretanto, pode ocorrer também em consequência de procedimentos invasivos, como biopsia endometrial, aborto, histerectomia ou inserção de dispositivo intrauterino. A vaginose bacteriana (uma infecção da vagina) pode predispor as mulheres à infecção pélvica. Os fatores de risco consistem em idade muito jovem na ocasião da primeira relação sexual, vários parceiros sexuais, relações sexuais frequentes, relação sexual sem preservativos, sexo com parceiro portador de IST e história pregressa de IST ou de infecção pélvica prévia.

Manifestações clínicas

Em geral, os sintomas de infecção pélvica começam com secreção vaginal, dispareunia, disúria, dor pélvica ou dor abdominal inferior e hipersensibilidade que ocorre após a menstruação e o sangramento pós-coito. Outros sintomas são: febre, mal-estar generalizado, anorexia, náuseas, cefaleia e, possivelmente, vômitos (Norris, 2019). No exame pélvico, a hipersensibilidade intensa pode ser observada à palpação do útero ou ao movimento do colo (hipersensibilidade com movimento cervical). Os sintomas podem ser agudos e graves ou de baixo grau e sutis (CDC, 2017c; Curry et al., 2019).

Complicações

Pode-se verificar o desenvolvimento de peritonite pélvica ou generalizada, abscessos, estenoses e obstrução das tubas uterinas. A obstrução pode provocar gravidez ectópica no futuro, se um ovo fertilizado não conseguir atravessar uma estenose tubária, ou o tecido cicatricial pode ocluir as tubas, resultando em esterilidade. As aderências são comuns e, com frequência, resultam em dor pélvica crônica; por fim, podem exigir a remoção do útero, das tubas uterinas e dos ovários.

Manejo clínico

Prescreve-se antibioticoterapia de amplo espectro, geralmente uma combinação de ceftriaxona, doxiciclina e metronidazol. As mulheres são, com frequência, tratadas de modo ambulatorial e monitoradas cuidadosamente. As indicações para hospitalização

---

[2] N.R.T.: No Brasil, o Ministério da Saúde recomenda, de acordo com a Política Nacional de Saúde Integral de Lésbicas, Gays, Bissexuais, Travestis e Transexuais (Política Nacional de Saúde Integral LGBT), que o profissional de saúde implemente o cuidado de saúde às mulheres com práticas homoeróticas, porque estas não conferem "imunidade" às infecções sexualmente transmissíveis (http://bvsms.saude.gov.br/bvs/saudelegis/gm/2011/prt2836_01_12_2011.html).

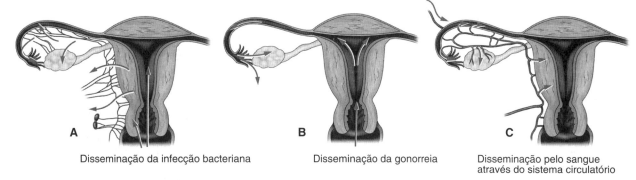

Figura 51.1 • Via de disseminação dos microrganismos nas infecções pélvicas. **A.** A infecção bacteriana dissemina-se da vagina para o útero e pelos vasos linfáticos. **B.** A gonorreia dissemina-se pela vagina, alcançando o útero e, em seguida, as tubas uterinas e os ovários. **C.** A infecção bacteriana pode alcançar os órgãos genitais através da corrente sanguínea (disseminação hematogênica).

incluem emergências cirúrgicas, gravidez, ausência de resposta clínica à terapia antimicrobiana oral, incapacidade de seguir ou de tolerar um esquema oral ambulatorial, doença grave (i. e., presença de náuseas, vômitos ou febre alta) e abscesso tubo-ovariano (Curry et al., 2019; Norris, 2019). É necessário o tratamento dos parceiros sexuais para evitar a reinfecção.

Manejo de enfermagem

O enfermeiro avalia os efeitos tanto físicos quanto emocionais da DIP. A paciente pode um dia sentir-se bem e no seguinte apresentar sintomas vagos e desconforto. Também pode sofrer de constipação intestinal e dificuldades menstruais.

Se a paciente for hospitalizada, o enfermeiro prepara-a para uma avaliação diagnóstica mais detalhada e intervenção cirúrgica, conforme prescrição. É necessário um registro preciso dos sinais vitais, equilíbrio hídrico, bem como das características e da quantidade da secreção vaginal para orientar a terapia.

O enfermeiro administra agentes analgésicos, conforme prescrição, para alívio da dor. O repouso adequado e uma dieta saudável são incentivados. Além disso, o enfermeiro reduz a transmissão da infecção para outras pessoas ao seguir as práticas apropriadas de controle da infecção e realizar a higiene meticulosa das mãos.

Promoção de cuidados domiciliar, comunitário e de transição

 Orientação da paciente sobre autocuidados

A paciente deve ser informada sobre a necessidade de precauções e deve ser incentivada a participar do tratamento para evitar infectar outras pessoas e proteger-se de uma reinfecção. O uso de preservativos é essencial para evitar a infecção e suas sequelas. Caso ocorra reinfecção, ou se houver disseminação da infecção, os sintomas podem consistir em dor abdominal, náuseas, vômitos, febre, mal-estar, secreção vaginal purulenta com odor fétido e leucocitose. A orientação à paciente consiste em explicar como ocorrem as infecções pélvicas, como essas podem ser controladas e evitadas e seus sinais e sintomas associados. O Boxe 51.3 fornece um resumo das diretrizes e instruções fornecidas à paciente.

Boxe 51.3 — LISTA DE VERIFICAÇÃO DO CUIDADO DOMICILIAR
Paciente com doença inflamatória pélvica

Ao concluírem as orientações, o paciente e/ou o cuidador serão capazes de:

- Declarar o impacto da doença inflamatória pélvica no aspecto fisiológico, nas AVDs, nas AIVDs, nos papéis, nos relacionamentos e na espiritualidade
- Identificar o nome, a dose, os efeitos colaterais, a frequência e o horário de uso de todos os medicamentos
  - Reforçar a importância de completar o ciclo de antibiótico
- Compreender as intervenções que podem prevenir a recorrência:
  - Descrever os procedimentos de cuidados perineais apropriados (limpar-se da frente para trás depois da defecação ou da micção)
  - Ingerir o ciclo completo de agentes antibióticos, caso tenham sido prescritos, após a implantação de dispositivos intrauterinos
  - Reconhecer que os parceiros sexuais precisam ser tratados
- Discutir a importância de seguir as práticas de saúde (p. ex., nutrição apropriada, práticas de exercícios físicos, controle do peso corporal) e de práticas sexuais mais seguras (p. ex., evitar múltiplos parceiros sexuais, uso consistente de preservativos antes de manter relações sexuais ou qualquer contato peniano-vaginal se houver qualquer chance de transmissão de infecção)
- Informar os sinais/sintomas que precisam ser avaliados por um médico:
  - Dor pélvica ou corrimento anormal, sobretudo após contato sexual, parto ou cirurgia pélvica
  - Corrimento vaginal ou odor incomum
  - Dor, sangramento anormal, atraso menstrual, sensação de desmaio, tontura e dor no ombro (os sinais/sintomas podem indicar gravidez ectópica)
- Relatar como contatar o médico em caso de perguntas ou complicações
- Determinar o horário e a data das consultas de acompanhamento médico, da terapia e dos exames
  - Explicar a necessidade de realizar exame ginecológico pelo menos 1 vez/ano
- Identificar fontes de apoio social (p. ex., amigos, parentes, comunidade de fé)
- Identificar informações de contato de serviços de apoio para pacientes e seus cuidadores/familiares
- Identificar a necessidade de promoção da saúde, prevenção de doenças e atividades de triagem.

AIVDs: atividades instrumentais da vida diária; AVDs: atividades da vida diária.

Todas as pacientes que tiveram DIP necessitam ser informadas sobre os sinais e sintomas de gravidez ectópica (dor, sangramento anormal, menstruação atrasada, desmaio, tontura e dor no ombro), visto que estão propensas a essa complicação. Ver discussão sobre gravidez ectópica no Capítulo 50.

INFECÇÃO PELO VÍRUS DA IMUNODEFICIÊNCIA HUMANA E SÍNDROME DE IMUNODEFICIÊNCIA ADQUIRIDA

Qualquer discussão sobre infecções vulvovaginais e ISTs precisa incluir o tópico do HIV e da síndrome de imunodeficiência adquirida (AIDS, do inglês *acquired immune deficiency syndrome*). Embora a incidência de diagnóstico de infecção pelo HIV em mulheres tenha diminuído nos últimos anos, mais de 7 mil (19%) dos diagnósticos recentes de infecção pelo HIV são de adolescentes e mulheres adultas (CDC, 2019c). Como a infecção pelo HIV pode ser detectada por meio de exame pré-natal e triagem para IST, os enfermeiros e outros profissionais envolvidos na saúde da mulher podem ser os primeiros a fornecer cuidados a uma paciente com infecção pelo HIV. Por conseguinte, os profissionais de saúde precisam ter conhecimento sobre esse distúrbio e ser sensíveis aos problemas e preocupações dessas mulheres.

Uma vez obtido o consentimento formal, o enfermeiro ou um conselheiro oferece um teste para as mulheres que correm risco de ser infectadas pelo HIV. Como as pacientes podem relutar em discutir comportamentos de risco, deve-se oferecer uma triagem de rotina a todas as mulheres com idade entre 13 e 64 anos em todos os ambientes de cuidados à saúde (CDC, 2019d). A detecção precoce possibilita o tratamento imediato para retardar a progressão da doença. O enfermeiro precisa se lembrar de que muitas mulheres não se consideram como pessoas com risco de adquirir infecção pelo HIV. Ver discussão mais detalhada da infecção pelo HIV e AIDS no Capítulo 32.

DISTÚRBIOS ESTRUTURAIS

FÍSTULAS DA VAGINA

A **fístula** é uma abertura anormal entre dois órgãos ocos internos ou entre um órgão oco interno e o exterior do corpo. O nome da fístula indica as duas áreas que apresentam uma conexão anormal – por exemplo, uma fístula vesicovaginal é uma abertura entre a bexiga e a vagina, ao passo que uma fístula retovaginal se refere a uma abertura entre o reto e a vagina (Figura 51.2). As fístulas podem ser de origem congênita, porém são mais comuns nos países em desenvolvimento, em decorrência de complicações do trabalho de parto. Nos países desenvolvidos, com frequência elas resultam de lesão durante cirurgia pélvica, parto vaginal, radioterapia, complicações de introdução cirúrgica de telas uroginecológicas ou processos mórbidos, como carcinoma (El-Azab, Abolella & Farouk, 2019).

Manifestações clínicas

Os sintomas dependem do defeito específico. Por exemplo, em uma paciente com fístula vesicovaginal, a urina escapa continuamente na vagina. No caso de fístula retovaginal, ocorre incontinência fecal, e os flatos são liberados através da vagina. A combinação de secreção fecal com leucorreia resulta em odor fétido de controle difícil.

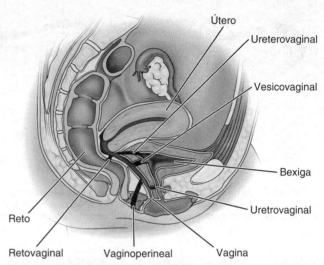

Figura 51.2 • Locais comuns de fístulas vaginais. *Vesicovaginal* – entre a bexiga e a vagina. *Uretrovaginal* – entre a uretra e a vagina. *Vaginoperineal* – entre a vagina e a área perineal. *Ureterovaginal* – entre o ureter e a vagina. *Retovaginal* – entre o reto e a vagina.

Avaliação e achados diagnósticos

É importante obter a anamnese dos sintomas apresentados pela paciente para identificar as alterações estruturais e avaliar o impacto dos sintomas sobre a qualidade de vida dessa mulher. Embora não haja especificidade relatada para seu uso, o corante azul de metileno é frequentemente empregado para ajudar a delinear o trajeto da fístula (El-Azab et al., 2019). Quando se suspeita de fístula vesicovaginal, um corante é instilado na bexiga urinária com um tampão vaginal (também conhecido como "teste do tampão"). Se o tampão vaginal ficar colorido, isso é indicativo de fístula (El-Azab et al., 2019). A cistouretroscopia é útil na identificação da fístula, ao passo que a cistoscopia ou a urografia excretora podem ser utilizadas para determinar a localização exata.

Manejo clínico

A meta consiste em eliminar a fístula e em tratar a infecção e a escoriação. A fístula pode cicatrizar sem intervenção cirúrgica; todavia, a cirurgia é frequentemente necessária. Se o médico determinar que uma fístula cicatrizará sem intervenção cirúrgica, o cuidado é planejado para aliviar o desconforto, evitar a infecção e melhorar o autoconceito e as capacidades de autocuidado da paciente. As medidas empregadas para promover a cicatrização incluem nutrição adequada, duchas e enemas de limpeza, repouso e administração dos antibióticos intestinais prescritos. Uma fístula retovaginal cicatriza mais rapidamente quando a paciente ingere uma dieta pobre em resíduos e quando o tecido afetado drena apropriadamente. As irrigações perineais mornas promovem a cicatrização.

Às vezes, a fístula não cicatriza e não pode ser cirurgicamente reparada. Nessa situação, o cuidado precisa ser planejado e implantado individualmente. A limpeza, os banhos de assento frequentes e as duchas desodorizantes são necessários, assim como absorventes perineais e roupas íntimas protetoras. É necessário proceder a um cuidado meticuloso da pele para evitar escoriações. Aplicar cremes suaves ou polvilhar levemente com talco podem produzir alívio. Além disso, a atenção para as necessidades sociais e psicológicas da paciente constitui um aspecto essencial do cuidado.

Se houver necessidade de reparo cirúrgico de uma fístula, o tratamento pré-operatório de qualquer vaginite existente é importante para assegurar o sucesso do tratamento. Em geral, utiliza-se a via de acesso vaginal para o reparo das fístulas vesicovaginal e uretrovaginal; a via de acesso abdominal é empregada para o reparo de fístulas que sejam maiores ou complexas. As fístulas de reparo difícil ou que sejam muito grandes podem exigir reparo cirúrgico com desvio urinário ou fecal. Podem-se utilizar técnicas de transferência de tecido (enxerto cutâneo ou tecidual) (El-Azab et al., 2019).

Como as fístulas estão normalmente relacionadas com traumatismo obstétrico, cirúrgico ou por radiação, deve-se avaliar cuidadosamente a sua ocorrência em uma paciente sem parto vaginal prévio ou sem história de cirurgia. A doença de Crohn e o linfogranuloma venéreo constituem outras causas possíveis.

A despeito da melhor intervenção cirúrgica possível, as fístulas podem sofrer recidivas. Depois da cirurgia, o acompanhamento médico prossegue durante pelo menos 2 anos para monitorar a possível ocorrência de recidiva.

PROLAPSO DE ÓRGÃO PÉLVICO: CISTOCELE, RETOCELE, ENTEROCELE

A idade e a paridade podem produzir tensão sobre os ligamentos e as estruturas que compõem a pelve feminina e o assoalho pélvico. O parto pode resultar em lacerações da musculatura de sustentação, resultando em fraqueza estrutural. A deficiência hormonal também pode desempenhar um papel. Em mulheres idosas, pode-se verificar a presença de algum grau de prolapso (enfraquecimento das paredes vaginais, possibilitando a descida dos órgãos pélvicos e a sua protrusão em direção ao canal vaginal). Os fatores de risco incluem idade, paridade (particularmente o parto vaginal), menopausa, cirurgia pélvica prévia e, possivelmente, predisposição genética (ACOG, 2017b; Casanova et al., 2019).

A **cistocele** é o deslocamento da bexiga para baixo, em direção ao orifício vaginal (Figura 51.3), em decorrência de lesão das estruturas de sustentação vaginais anteriores. Em geral, resulta de lesão e tensão durante o parto. A condição surge normalmente em alguns anos, quando ocorre atrofia genital associada ao envelhecimento; todavia, mulheres mais jovens, multíparas e na pré-menopausa também podem ser afetadas.

A **retocele** é uma protrusão do reto para cima, empurrando a parede posterior da vagina para a frente. Tanto a retocele quanto as lacerações perineais, que são decorrentes de lacerações musculares abaixo da vagina, podem afetar os músculos e os tecidos do assoalho pélvico e ocorrer durante o parto. Às vezes, as lacerações podem seccionar por completo as fibras do esfíncter anal (laceração completa). A **enterocele** é uma protrusão da parede intestinal em direção à vagina. O prolapso resulta do enfraquecimento das estruturas de sustentação do próprio útero; o colo do útero cai e pode fazer protrusão desde a vagina. Se ocorrer prolapso completo (colo do útero que desce além da vulva), ele também pode ser chamado de procidência.

Manifestações clínicas

Como a cistocele provoca abaulamento da parede vaginal anterior para baixo, a paciente pode relatar uma sensação de pressão pélvica e problemas urinários, tais como incontinência, polaciúria e urgência. Além disso, podem ocorrer dor na região lombar e dor pélvica. As manifestações clínicas de retocele são semelhantes às da cistocele, com uma exceção: em vez de sinais/sintomas urinários, as pacientes podem apresentar sensação de pressão retal. Em pacientes com lacerações completas, podem ocorrer constipação intestinal, eliminação incontrolável de gases e incontinência fecal. O prolapso pode resultar em sensação de pressão, ulcerações e sangramento. Pode ocorrer dispareunia com esses distúrbios.

Manejo clínico

Os exercícios de Kegel, que consistem em contrair ou retesar os músculos vaginais, são prescritos para ajudar a fortalecer os músculos enfraquecidos (Good & Solomon, 2019). Os exercícios são mais efetivos nos estágios iniciais da cistocele. Os exercícios de Kegel são fáceis de realizar e são recomendados para todas as mulheres, incluindo aquelas com músculos do assoalho pélvico fortes (Boxe 51.4). A fisioterapia do assoalho pélvico é outra opção para o estágio inicial de prolapso de órgão pélvico. Com frequência, são necessárias múltiplas consultas e o uso de manômetros e exames internos, causando angústia a algumas pacientes (Good & Solomon, 2019).

Um pessário vaginal pode ser usado isoladamente ou ser associado a outros tratamentos para evitar a realização de cirurgia (ACOG, 2017b; Good & Solomon, 2019). Esse dispositivo é inserido na vagina e posicionado para manter um órgão, como a bexiga, o útero ou o intestino, adequadamente alinhado na presença de cistocele, retocele ou prolapso. Os pessários têm habitualmente uma forma de anel ou rosca e são fabricados com vários materiais, como borracha ou plástico

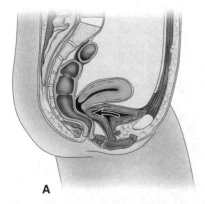
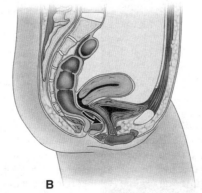
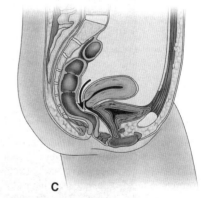

Figura 51.3 • Representação diagramática dos três tipos mais comuns de relaxamento do assoalho pélvico. **A.** Cistocele. **B.** Retocele. **C.** Enterocele. As *setas* indicam os locais de protrusão máxima.

> **Boxe 51.4 ORIENTAÇÕES À PACIENTE**
> **Realização de exercícios de Kegel (músculo pélvico)**
>
> *Finalidade*: fortalecer e manter o tônus do músculo pubococcígeo, que sustenta os órgãos pélvicos; reduzir e evitar a incontinência de estresse e o prolapso uterino; aumentar a sensação durante a relação sexual; e acelerar a cicatrização pós-parto.
> O enfermeiro instrui a paciente a:
> 1. Ficar atenta para a função da musculatura pélvica ao contrair os músculos perivaginais e o esfíncter anal como se fosse interromper a micção ou a defecação, porém sem contrair os músculos abdominais, das nádegas ou da parte interna das coxas.
> 2. Sustentar a contração dos músculos por até 10 s, seguido de pelo menos 10 s de relaxamento.
> 3. Realizar esses exercícios 30 a 80 vezes/dia.

(Figura 51.4). Os pessários de borracha devem ser evitados em mulheres com alergia ao látex. O tamanho e o tipo de pessário são selecionados e adaptados por um ginecologista. A paciente deve ter o pessário removido, examinado e limpo pelo médico a intervalos prescritos. Por ocasião dessas verificações, as paredes vaginais devem ser examinadas à procura de pontos de pressão ou sinais de irritação. Normalmente, a paciente não sente dor nem desconforto ou secreção com o uso de um pessário; contudo, se houver irritação crônica, secreção excessiva ou sangramento, podem ser necessárias medidas alternativas (ACOG, 2017b; Good & Solomon, 2019).

Uma esfera de Colpexin™ constitui outro dispositivo não cirúrgico utilizado para o tratamento do prolapso de órgãos pélvicos. Esse dispositivo intravaginal se assemelha a um pessário, porém sustenta e facilita o exercício dos músculos do assoalho pélvico. É removido diariamente para limpeza.

Manejo cirúrgico

Em muitos casos, a cirurgia ajuda a corrigir as anormalidades estruturais. O procedimento para o reparo da parede vaginal anterior é denominado colporrafia anterior, por sua vez, o reparo de uma retocele é denominado colporrafia posterior, e o reparo de lacerações perineais, perineorrafia. Com frequência, esses reparos são realizados por meio de laparoscópio, levando a internações curtas e bons resultados. Um laparoscópio é inserido por uma pequena incisão abdominal, a pelve é visualizada, e são efetuados os reparos cirúrgicos. A abordagem cirúrgica transvaginal é uma opção de tratamento que tem sido associada a complicações de erosão do tecido vaginal, dor e infecção. Isso fez a agência norte-americana Food and Drug Administration (FDA) ordenar que os fabricantes de malha cirúrgica parassem de vender e distribuir esses produtos (FDA, 2019).

PROLAPSO UTERINO

Em geral, o útero e o colo do útero localizam-se em ângulos retos ao eixo longitudinal da vagina, com o corpo do útero ligeiramente inclinado para a frente. Em condições normais, o útero move-se livremente ao exame. As variações individuais podem resultar em posição anterior, média ou posterior do útero. A posição do útero para trás, conhecida como retroversão e retroflexão, não é rara (Figura 51.5).

Se houver enfraquecimento das estruturas de suporte do útero (em geral, em consequência do parto), o útero pode prolapsar ou deslocar-se para baixo pelo canal vaginal; em caso de prolapso grave, denominado procidência, o útero pode ser observado externamente ao orifício vaginal (Figura 51.6). À medida que o útero desce, ele pode arrastar consigo as paredes vaginais e até mesmo a bexiga e o reto. Os sintomas consistem em pressão e problemas urinários (incontinência ou retenção), dado o deslocamento da bexiga. Os sintomas são agravados quando a mulher tosse, levanta um objeto pesado ou permanece em pé por um longo período. Atividades normais, até mesmo subir escadas, podem agravar os sintomas.

Manejo clínico

Há opções cirúrgicas e não cirúrgicas para o tratamento. Com a cirurgia, o útero é suturado em sua posição e reparado para fortalecer e retesar as faixas musculares. Nas mulheres na pós-menopausa, o útero pode ser removido por histerectomia ou reparado por colpopexia. A colpoclise, ou fechamento vaginal, pode constituir uma opção para as mulheres que não desejam

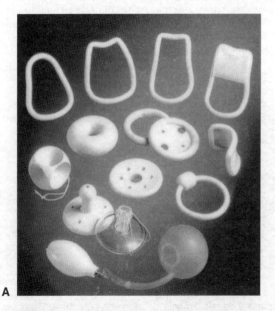

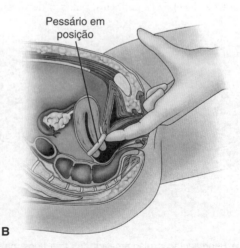

Figura 51.4 • Exemplos de pessários. **A.** Vários formatos e tamanhos de pessários disponíveis. **B.** Inserção de um tipo de pessário.

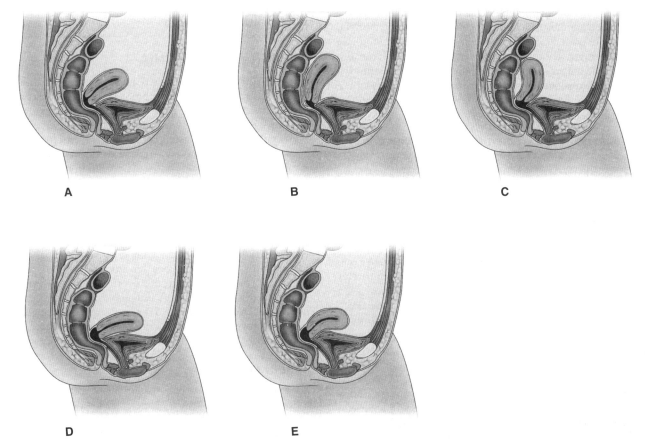

Figura 51.5 • Posições do útero. **A.** Posição mais comum do útero detectada à palpação. **B.** Na *retroversão*, o útero sofre rotação posterior como uma única unidade. **C.** Na *retroflexão*, o fundo curva-se posteriormente. **D.** Na *anteversão*, o útero inclina-se para a frente, como uma única unidade. **E.** Na *anteflexão*, o útero curva-se anteriormente.

ter relações sexuais nem ter filhos. De modo geral, abordagens terapêuticas conservadoras e opções mecânicas, incluindo mudanças do estilo de vida, pessário vaginal e treinamento para fortalecimento do assoalho pélvico, conseguem promover melhora sintomática. Essas opções podem ser o tratamento de escolha para mulheres com prolapso leve, que desejam ter outros filhos ou que não conseguem tolerar a cirurgia (Meriwether, Antosh, Olivera et al., 2018).

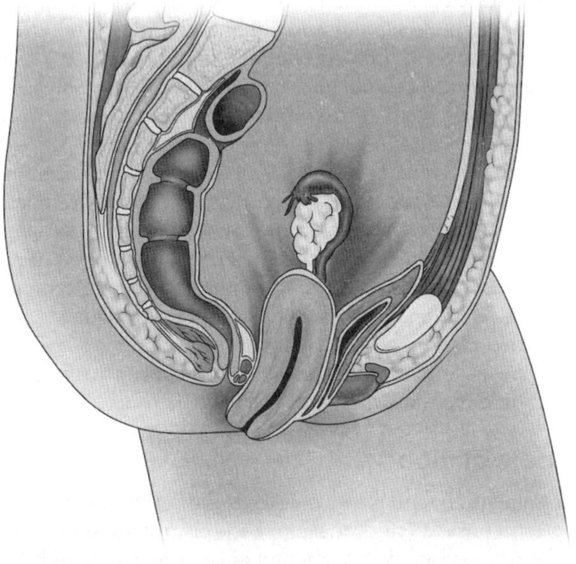

Manejo de enfermagem

Implantação das medidas de prevenção

É possível evitar alguns distúrbios relacionados com o "relaxamento" dos músculos pélvicos (cistocele, retocele e prolapso uterino). Durante a gravidez, as visitas iniciais ao médico possibilitam a detecção precoce de problemas. Durante o período pós-parto, a mulher pode ser instruída a realizar exercícios dos músculos pélvicos (ver Boxe 51.4) para aumentar a massa muscular e fortalecer os músculos que sustentam o útero e, em seguida, continuar com eles como medida preventiva (Good & Solomon, 2019).

As demoras na obtenção de avaliação e tratamento podem resultar em complicações, como infecção, ulceração cervical, cistite e hemorroidas. O enfermeiro incentiva a paciente a procurar tratamento imediato para esses distúrbios estruturais.

Implantação do cuidado de enfermagem pré-operatório

Antes da cirurgia, a paciente precisa conhecer a extensão da intervenção proposta, as expectativas para o período pós-operatório e o efeito da cirurgia sobre o desempenho sexual futuro. Além disso, a paciente que se submete a um reparo de retocele precisa saber que, antes da cirurgia, podem ser

Figura 51.6 • Prolapso completo do útero através do introito.

prescritos um laxativo e um enema de limpeza. Ela pode ser solicitada a administrá-los em casa, no dia anterior à cirurgia. A paciente normalmente é colocada em posição de litotomia para a cirurgia, com atenção especial para a colocação e a remoção de ambas as pernas simultaneamente dos estribos, a fim de evitar qualquer tensão muscular e pressão excessiva sobre as pernas e as coxas. As outras intervenções pré-operatórias assemelham-se às descritas no Capítulo 14.

Início do cuidado de enfermagem pós-operatório

As metas no pós-operatório imediato consistem na prevenção da infecção e da pressão sobre qualquer linha de sutura existente. Isso pode exigir o cuidado perineal e impedir o uso de curativos. A paciente é incentivada a urinar poucas horas após a cirurgia para cistocele e laceração completa. Se a paciente não urinar nesse período e relatar qualquer desconforto ou dor na região da bexiga depois de 6 horas, ela precisa ser cateterizada. Pode-se indicar um cateter de demora por 2 a 4 dias, de modo que algumas mulheres podem retornar para casa com um cateter em posição. Vários outros métodos de cuidado da bexiga são descritos no Capítulo 49. Depois de cada micção ou evacuação, o períneo pode ser limpo com soro fisiológico estéril morno e, em seguida, seco com material absorvente estéril, se houver uma incisão perineal.

Após o reparo perineal externo, o períneo é mantido o mais limpo possível. *Sprays*, disponíveis para comercialização, contendo uma combinação de soluções antisséptica e anestésica são suavizantes e efetivos, da mesma forma que a aplicação local de uma bolsa de gelo pode aliviar o desconforto. Todavia, o peso da bolsa de gelo deve repousar sobre o leito, e não sobre a paciente.

O cuidado pós-operatório de rotina assemelha-se àquele fornecido após uma cirurgia abdominal. A paciente é posicionada no leito com a cabeça e os joelhos ligeiramente elevados. Ela pode ir para casa no dia da cirurgia ou no dia seguinte; a duração da internação depende da conduta cirúrgica utilizada.

Depois de uma cirurgia para laceração perineal completa (através do esfíncter retal), são necessários cuidados e atenção especiais. A bexiga é drenada através do cateter para evitar a tensão sobre as suturas. Durante toda a recuperação, são administrados agentes emolientes fecais à noite, depois que a paciente inicia uma dieta branda.

Promoção de cuidados domiciliar, comunitário e de transição

Orientação da paciente sobre autocuidados

Antes da alta, são fornecidas orientações e demonstrações sobre limpeza, prevenção da constipação intestinal, exercícios indicados, incluindo recomendações de evitar levantar objetos pesados ou permanecer em pé por períodos prolongados. A paciente é instruída a relatar qualquer dor pélvica, secreção incomum, incapacidade de realizar a higiene pessoal e sangramento vaginal.

Cuidados contínuos e de transição

A paciente é aconselhada a continuar os exercícios perineais, que são recomendados para melhorar a força e o tônus musculares. Deve-se lembrar à paciente sobre a necessidade de retornar ao ginecologista para uma consulta de acompanhamento e de consultar o médico sobre o momento seguro para retomar a atividade sexual.

DISTÚRBIOS BENIGNOS

VULVITE E VULVODINIA

A **vulvite** (inflamação da vulva) pode ocorrer com outros distúrbios, como diabetes melito, problemas dermatológicos ou higiene deficiente, ou pode ser secundária à irritação causada por uma secreção vaginal relacionada com uma vaginite específica.

Já a **vulvodinia** é uma síndrome de dor vulvar crônica. Os sintomas podem consistir em sensação de queimação, ardência, irritação ou dor em punhalada. A síndrome tem sido descrita como primária, com início na primeira inserção de tampão ou experiência sexual, ou secundária, surgindo vários meses ou anos após a primeira inserção de tampão ou experiência sexual. Em geral, as mulheres acometidas têm entre 18 e 25 anos. A causa da vulvodinia não é bem compreendida. Pesquisa futura é crucial para a compreensão da fisiopatologia e da causa da vulvodinia. Pode ser crônica ou ininterrupta, intermitente ou episódica, ou pode ocorrer apenas em resposta ao contato (Stenson, 2017). A fisiopatologia permanece desconhecida. A vestibulodinia é o tipo mais frequente de vulvodinia, que provoca dor intensa à pressão sobre o vestíbulo ou a parte posterior da abertura da vagina.

Manejo clínico

Os métodos de tratamento para a vulvodinia variam e dependem da etiologia. Tratamentos tópicos, cuidados de automanejo (cuidados/higiene vulvares estritos), cirurgia, bem como *biofeedback* e modificações dietéticas, têm sido empregados. Alguns casos parecem ser semelhantes à neuralgia periférica e podem responder ao tratamento com agentes antidepressivos tricíclicos. Pacientes com dispareunia podem se beneficiar de encaminhamento para profissional da saúde mental ou comportamental. A psicoterapia é uma opção terapêutica não invasiva validada (Stenson, 2017).

CISTOS VULVARES

O **cisto de Bartholin** resulta da obstrução de um ducto em uma das glândulas pares de Bartholin ou glândulas vestibulares secretoras de muco localizadas no terço posterior da vulva, próximo ao vestíbulo. Esse cisto constitui o distúrbio vulvar mais comum. Um cisto simples pode ser assintomático; entretanto, a ocorrência de cisto infectado ou abscesso pode causar desconforto. A infecção pode ser decorrente de um microrganismo gonocócico, *Escherichia coli* ou *Staphylococcus aureus* e pode produzir um abscesso, com ou sem comprometimento dos linfonodos inguinais. Os cistos do ducto de Skene podem resultar em pressão, dispareunia, alteração do jato urinário e dor, particularmente na presença de infecção. Além disso, podem ocorrer cistos vestibulares, localizados inferiormente ao hímen. Os cistos podem ser tratados por meio de ressecção ou *laser*, ablação com nitrato de prata e punção. Os cistos assintomáticos não necessitam de tratamento. Pode ocorrer neoplasia maligna, geralmente em mulheres com mais de 40 anos, de modo que se pode considerar a realização de drenagem e biopsia (Mahonski & Hu, 2019).

Manejo clínico

O tratamento habitual para o cisto de Bartholin sintomático ou abscesso consiste em drenagem. Se o cisto for assintomático, não há necessidade de tratamento. O calor úmido ou os banhos de assento podem promover a drenagem e a resolução.

Se for necessária drenagem, existem várias técnicas disponíveis. A técnica mais simples consiste em incisão e drenagem. Outro método possível é o uso do cateter de Word. Esse cateter, que consiste em uma pequena haste de látex com balão inflável na extremidade distal, cria um trato que preserva a glândula e possibilita a drenagem. Pode-se administrar um analgésico não opioide antes desse procedimento ambulatorial. Injeta-se um agente anestésico local, efetua-se uma incisão ou utiliza-se uma lanceta, e o cisto é irrigado com soro fisiológico; o cateter é inserido e inflado com 2 a 3 mℓ de água. Em seguida, a haste do cateter é introduzida na vagina para possibilitar a liberdade de movimento. O cateter é mantido na posição por 4 a 6 semanas (Mahonski & Hu, 2019). A paciente é informada de que deve esperar a ocorrência de secreção, visto que o cateter possibilita a drenagem do cisto. Ela é instruída a entrar em contato com seu médico caso sinta dor, visto que o balão pode ser muito grande para a cavidade, e pode haver necessidade de remover o líquido. A higiene de rotina é incentivada. Marsupialização (exérese de porção da parede anterior de um cisto, com ou sem resseção da pele) e retirada da glândula são opções terapêuticas adicionais (Mahonski & Hu, 2019).

DISTROFIA VULVAR

A **distrofia vulvar** é uma condição encontrada em mulheres idosas que provoca ressecamento e espessamento da pele sobre a vulva ou pápulas esbranquiçadas e ligeiramente elevadas, fissuras ou máculas. Em geral, os sintomas consistem em graus variáveis de prurido, porém algumas pacientes podem não exibir sintomas. Algumas pacientes com câncer de vulva apresentam distrofia associada (o câncer de vulva é discutido mais adiante, neste capítulo). A biopsia com acompanhamento cuidadoso constitui a intervenção padrão. As distrofias benignas incluem líquen plano, líquen crônico simples, líquen escleroso (distúrbio benigno da vulva), hiperplasia de células escamosas, **vestibulite** vulvar (inflamação do vestíbulo da vulva) e outras dermatoses (Chibnall, 2017).

Manejo clínico

O tratamento habitual consiste em corticosteroides tópicos (*i. e.*, cremes de hidrocortisona). Vaselina pode aliviar o prurido. O uso é reduzido à medida que os sintomas diminuem. Os corticosteroides tópicos mostram-se efetivos no tratamento da hiperplasia de células escamosas. Com frequência, o tratamento é concluído entre 2 e 3 semanas, porém deve-se efetuar uma avaliação constante quanto à atrofia vulvar, pelo menos anualmente (Chibnall, 2017).

Se forem detectadas células malignas na biopsia, utiliza-se a excisão local, a terapia com *laser*, a quimioterapia local e o tratamento imunológico. A vulvectomia é evitada, quando possível, para poupar a paciente do estresse da desfiguração e da possível disfunção sexual.

Manejo de enfermagem

As principais responsabilidades de enfermagem para pacientes com distrofias vulvares concentram-se na orientação. Os tópicos importantes incluem higiene e automonitoramento para sinais e sintomas de complicações.

Promoção de cuidados domiciliar, comunitário e de transição

 Orientação da paciente sobre autocuidados

As orientações às pacientes com distrofias vulvares benignas incluem a razão de manter uma boa higiene pessoal e conservar a vulva seca. Recomenda-se a aplicação de lanolina ou de óleo vegetal hidrogenado para aliviar o ressecamento. Os banhos de assento podem ser úteis, porém não devem ser realizados em excesso, visto que pode ocorrer ressecamento ou aumento do ressecamento. A paciente é instruída a notificar o seu médico sobre qualquer alteração ou ulceração, visto que pode ser necessária a realização de biopsia para excluir o carcinoma de células escamosas.

Ao incentivar todas as pacientes a realizar regularmente um autoexame genital e a procurar a avaliação por um médico na presença de qualquer prurido, lesões ou sintomas incomuns, os enfermeiros podem ajudar a evitar as complicações e a progressão das lesões vulvares. Deve-se efetuar uma avaliação constante, pelo menos anualmente.

CISTOS DE OVÁRIO

O ovário constitui um local comum para o desenvolvimento de cistos, que podem consistir em aumentos simples dos constituintes ovarianos normais, do folículo de Graaf ou do corpo-lúteo, ou podem surgir em consequência do crescimento anormal do epitélio ovariano. Com frequência, os cistos ovarianos são detectados em um exame pélvico de rotina. Embora esses cistos sejam geralmente benignos, devem ser avaliados para excluir a possibilidade de câncer de ovário, particularmente em mulheres na pós-menopausa (Casanova et al., 2019).

A paciente pode ou não relatar a ocorrência de dor abdominal aguda ou crônica. Os sintomas de ruptura de cisto simulam várias emergências abdominais agudas, como apendicite ou gravidez ectópica. Os cistos maiores podem produzir tumefação abdominal e exercer pressão sobre os órgãos abdominais adjacentes.

O cuidado de enfermagem pós-operatório depois da cirurgia para remoção de cisto de ovário assemelha-se àquele depois de uma cirurgia abdominal, com uma exceção. A acentuada redução da pressão intra-abdominal que resulta da remoção de um cisto muito grande normalmente leva a uma considerável distensão abdominal. Isso pode ser evitado, em certo grau, pela aplicação de uma cinta abdominal bem ajustada.

Alguns cirurgiões discutem a opção de uma histerectomia quando a mulher precisar se submeter à remoção bilateral dos ovários, em decorrência de massa suspeita; essa conduta pode aumentar a expectativa de vida e evitar uma segunda cirurgia posteriormente. A preferência da paciente constitui uma prioridade na determinação de sua adequação.

A **síndrome dos ovários policísticos (SOPC)** é um tipo de desequilíbrio hormonal ou distúrbio cístico que acomete os ovários. Essa condição endócrina complexa envolve um distúrbio da rede ou eixo hipotálamo-hipófise e ovário, resultando em anovulação crônica e hiperandrogenismo, frequentemente com múltiplos cistos ovarianos pequenos. A SOPC é comum e ocorre em aproximadamente 6 a 20% das mulheres em idade fértil (Pfieffer, 2019). As características podem incluir obesidade, resistência à insulina, intolerância à glicose, dislipidemia, apneia de sono e infertilidade. Os sintomas estão relacionados com o excesso de androgênio. A queixa de apresentação pode consistir em períodos menstruais irregulares, devido à falta de ovulação regular, infertilidade, obesidade e hirsutismo. Os cistos formam-se nos ovários, visto que o meio hormonal é incapaz de produzir ovulação de maneira regular.

O diagnóstico baseia-se em critérios clínicos, incluindo hiperandrogenismo, anovulação crônica e ovários policísticos na ultrassonografia (US). Dois desses três critérios precisam ser preenchidos para estabelecer o diagnóstico (ACOG, 2018b; Pfieffer, 2019). As mulheres com SOPC correm risco aumentado de diabetes melito, dislipidemia, doença cardiovascular e esteatose hepática não alcoólica, além de ansiedade e depressão (Pfieffer, 2019).

Manejo clínico

O tratamento da SOPC consiste em modificação do estilo de vida, incluindo perda ponderal e farmacoterapia. Os contraceptivos orais são normalmente prescritos para o tratamento da SOPC (ACOG, 2018b; Pfieffer, 2019). Quando há desejo de engravidar, os medicamentos para estimular a ovulação (citrato de clomifeno) são frequentemente efetivos. A modificação do estilo de vida é de importância crucial, e o controle do peso faz parte do plano de tratamento.

Uma perda de peso de apenas 5 a 10% do peso corporal total pode ajudar no tratamento do desequilíbrio hormonal e da infertilidade. Com frequência, a metformina regula o ciclo menstrual e pode ajudar na perda ponderal (ACOG, 2018b; Pfieffer, 2019). As mulheres com esse diagnóstico correm risco aumentado de câncer endometrial, devido à anovulação.

TUMORES BENIGNOS DO ÚTERO: LEIOMIOMAS (FIBROMAS, MIOMAS)

A maioria das mulheres apresenta tumores miomatosos ou **fibromas** no útero em algum momento da vida. Estima-se que até os 50 anos, 70% das mulheres brancas e 80% das afro-americanas apresentarão miomas uterinos (National Institutes of Health [NIH], 2018). Acredita-se que as mulheres sejam geneticamente predispostas ao desenvolvimento dessa condição, que é quase sempre benigna. Os fibromas originam-se no tecido muscular do útero e podem ser solitários ou múltiplos, intracavitários (no revestimento do útero), intramurais (na parede muscular) e serosos (na face externa do útero). Em geral, desenvolvem-se lentamente nas mulheres entre 25 e 40 anos e podem ficar muito grandes. Pode ocorrer um surto de crescimento, com aumento do fibroma na década que antecede a menopausa, possivelmente relacionado com os ciclos anovulatórios e com os elevados níveis de estrogênio sem oposição. Os fibromas constituem um motivo comum para a histerectomia, visto que eles frequentemente resultam em menorragia, cujo controle pode ser difícil.

Manifestações clínicas

Os fibromas podem não produzir sintomas ou podem causar sangramento vaginal anormal. Os outros sintomas decorrem da pressão exercida sobre os órgãos adjacentes e consistem em dor, dor na região lombar, pressão, distensão abdominal, constipação intestinal e problemas urinários. Podem ocorrer menorragia (sangramento excessivo) e metrorragia (sangramento irregular), visto que os fibromas podem distorcer o revestimento uterino (Figura 51.7). Os fibromas podem interferir na fertilidade.

Manejo clínico

O tratamento dos fibromas uterinos pode consistir em intervenção médica ou cirúrgica e depende, em grande parte, do tamanho, dos sintomas e da localização, bem como da idade da mulher e de seus planos reprodutivos. Em geral, os fibromas sofrem retração e desaparecem durante a menopausa, quando não há mais produção de estrogênio. A observação e o acompanhamento simples podem constituir todo o tratamento

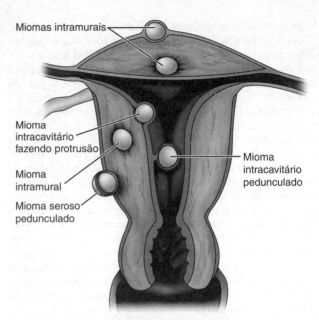

Figura 51.7 • Miomas (fibromas). Os que invadem a cavidade uterina são denominados *miomas intracavitários*.

necessário. A paciente com sintomas menores é rigorosamente monitorada. Se ela planejar ter filhos, o tratamento deve ser o mais conservador possível. Como regra geral, a **miomectomia** (retirada cirúrgica de miomas uterinos) é realizada quando as pacientes apresentam tumores volumosos que provocam sinais/sintomas em decorrência de compressão. Pode-se realizar uma histerectomia se os sintomas forem graves e se a idade reprodutiva estiver concluída (ver discussão adiante sobre o cuidado de enfermagem para uma paciente submetida à histerectomia).

Foram desenvolvidas várias alternativas para a histerectomia no tratamento do sangramento excessivo em decorrência de fibromas (Fortin, Flyckt & Falcone, 2017). A saber:

- *Ressecção histeroscópica dos miomas*: uso de *laser* por meio de um histeroscópio introduzido através do colo do útero; não há necessidade de incisão nem de permanecer internada durante a noite
- *Miomectomia laparoscópica*: remoção de fibroma com um laparoscópio inserido por uma pequena incisão abdominal
- *Miólise laparoscópica*: uso de *laser* ou agulhas elétricas para cauterizar e reduzir o tamanho do fibroma
- *Criomiólise laparoscópica*: uso de uma corrente elétrica para coagular o fibroma
- *Embolização da artéria uterina (EAU)*: são injetadas partículas de álcool polivinílico ou de gelatina nos vasos sanguíneos que suprem o fibroma através da artéria femoral, resultando em infarto e, consequentemente, retração. Essa terapia percutânea guiada por imagem oferece uma alternativa para a terapia hormonal ou a cirurgia. A EAU pode resultar em complicações raras, porém graves, como dor, infecção, amenorreia, necrose e sangramento. Apesar de sua raridade, podem ocorrer morte e insuficiência ovariana. As mulheres precisam analisar cuidadosamente os riscos e os benefícios, particularmente se ainda não completaram a sua idade reprodutiva
- *Cirurgia por ultrassom focado guiada por ressonância magnética (SUSFgRM)*: a energia ultrassônica é aplicada através da parede abdominal para destruir o fibroma. Esse

procedimento não invasivo foi aprovado pela FDA para mulheres na pré-menopausa com sintomas desagradáveis devido a fibromas e que não desejam mais ter filhos. Trata-se de um tratamento ambulatorial.

Os medicamentos (p. ex., leuprorrelina) ou outros análogos do hormônio de liberação das gonadotrofinas (GnRH), que induzem um ambiente temporário semelhante à menopausa, podem ser prescritos para diminuir o tamanho dos fibromas. Esse tratamento consiste em injeções mensais, que podem provocar ondas de calor e ressecamento vaginal. Em geral, o tratamento é de curta duração (i. e., antes da cirurgia) para reduzir o tamanho dos fibromas, possibilitando a realização mais fácil da cirurgia, e para aliviar a anemia, que pode ocorrer em consequência do fluxo menstrual intenso. Esse tratamento é utilizado de modo temporário, visto que leva a sintomas vasomotores e à perda da densidade óssea.

Os agentes antifibróticos estão em fase de investigação para o tratamento a longo prazo dos fibromas. A mifepristona, um antagonista da progesterona, também é utilizada.

ENDOMETRIOSE

A endometriose é uma doença crônica que acomete 7 a 10% das mulheres em idade fértil, ocorrendo mais frequentemente nas mulheres nulíparas (Casanova et al., 2019). A **endometriose** consiste em lesões benignas que contêm tecido endometrial (semelhante ao revestimento do útero) encontradas na cavidade pélvica fora do útero. A endometriose extensa pode causar poucos sintomas, ao passo que uma lesão isolada pode causar sintomas graves. Trata-se de uma importante causa de dor pélvica crônica e de infertilidade.

A endometriose tem sido diagnosticada com mais frequência, em consequência do uso aumentado da laparoscopia. É alta a incidência entre as pacientes que geram filhos em uma idade avançada e entre as que têm menos filhos. Nos países em que a tradição favorece o casamento precoce e ter filhos cedo, a endometriose é rara. Parece existir também uma predisposição familiar à endometriose; ela é mais comum nas mulheres cujas familiares próximas são afetadas. Outros fatores que podem sugerir um risco aumentado incluem ciclo menstrual mais curto (com menos de 27 dias), fluxo menstrual durante mais de 7 dias, obstrução do efluxo e idade mais jovem na menarca.

Fisiopatologia

O tecido endometrial de localização imprópria responde à estimulação hormonal ovariana e depende dela. Durante a menstruação, esse tecido ectópico sangra, em sua maior parte, em áreas sem saída, o que provoca dor e formação de aderências. Em geral, as lesões são pequenas e pregueadas, com uma aparência de pó queimado azul/acastanhado/acinzentado e aspecto castanho ou azul-escuro, indicando sangramento retido.

O tecido endometrial contido em um cisto ovariano não tem saída para o sangramento; essa formação é designada como pseudocisto ou cisto achocolatado. Em consequência, podem ocorrer aderências, cistos e tecido cicatricial, causando dor e infertilidade (Casanova et al., 2019). A endometriose pode aumentar o risco de câncer de ovário.

Na atualidade, a teoria mais bem aceita sobre a origem das lesões endometriais é a teoria do transplante, que sugere que o refluxo da menstruação (menstruação retrógrada) transporta o tecido endometrial para locais ectópicos através das tubas uterinas. Não se sabe por que algumas mulheres com menstruação retrógrada desenvolvem endometriose e outras não. O tecido endometrial também pode se disseminar pelos canais linfáticos ou venosos.

Manifestações clínicas

Os sintomas variam, porém incluem dismenorreia (dor menstrual), dispareunia e desconforto ou dor pélvicos. Podem ocorrer disquezia (dor na evacuação) e irradiação da dor para as costas ou para as pernas. Em consequência, podem ocorrer depressão, perda do trabalho em decorrência de dor e dificuldades de relacionamento. Pode haver infertilidade, causada por fibrose e aderências, ou por uma variedade de substâncias (prostaglandinas, citocinas, outros fatores) produzidas pelos implantes da endometriose e pelo tecido cicatricial em locais anatômicos.

Avaliação e achados diagnósticos

É necessário obter uma anamnese, incluindo relato do padrão menstrual, para identificar os sintomas específicos. No exame pélvico bimanual, nódulos hipersensíveis fixos são às vezes palpados, e a mobilidade uterina pode ser limitada, indicando aderências. O exame laparoscópico confirma o diagnóstico e ajuda no estadiamento da doença. No estágio 1, as pacientes apresentam lesões superficiais ou mínimas; no estágio 2, ocorre comprometimento leve; no estágio 3, observa-se comprometimento moderado; no estágio 4, ocorre comprometimento extenso e aderências densas, com obliteração do fundo de saco. US, ressonância magnética (RM) e tomografia computadorizada (TC) também podem ser úteis na visualização de endometriose (Casanova et al., 2019).

Manejo clínico

O tratamento depende dos sintomas, do desejo de engravidar da paciente e da extensão da doença. Se a mulher não apresentar sintomas, o exame de rotina pode ser tudo o que é necessário. Outras terapias para graus variáveis de sintomas podem incluir anti-inflamatórios não esteroides (AINEs), contraceptivos orais, agonistas do GnRH ou cirurgia. Com frequência, a gravidez alivia os sintomas, visto que não ocorrem ovulação nem menstruação.

Terapia farmacológica

As medidas paliativas incluem o uso de medicamentos, como agentes analgésicos e inibidores das prostaglandinas, para alívio da dor. A terapia hormonal mostra-se efetiva para suprimir a endometriose e aliviar a dismenorreia. Os contraceptivos orais proporcionam alívio efetivo da dor e podem evitar a progressão da doença (Casanova et al., 2019). Raramente, podem ocorrer efeitos colaterais com os contraceptivos orais, como retenção hídrica, ganho de peso e náuseas. Em geral, esses efeitos colaterais podem ser tratados com a troca da marca ou da formulação do medicamento.

Além dos contraceptivos orais, dispõe-se de vários tipos de terapia hormonal. Um androgênio sintético, o danazol, provoca atrofia do endométrio e amenorreia subsequente. O medicamento inibe a liberação de gonadotrofinas, com estimulação mínima dos hormônios sexuais. As desvantagens desse medicamento são o seu elevado custo e a possível ocorrência de efeitos colaterais desagradáveis, como fadiga, depressão, ganho de peso, pele oleosa, diminuição do tamanho das mamas, acne leve, ondas de calor e atrofia vaginal (Casanova et al., 2019; Comerford & Durkin, 2020). Os agonistas do GnRH reduzem a produção de estrogênio e provocam amenorreia subsequente.

Os efeitos colaterais estão relacionados com os baixos níveis de estrogênio (p. ex., ondas de calor e ressecamento vaginal). A perda da densidade óssea é, com frequência, compensada pelo uso concomitante de estrogênio. Deve-se aventar a possibilidade de terapia adicional se ocorrerem efeitos colaterais do GnRH, se tratamento for necessário durante períodos prolongados ou se for considerada repetição do tratamento. A administração do hormônio acetato de noretindrona (baixas doses) com o agonista de GnRH reduzirá os efeitos colaterais sobre a densidade óssea sem reduzir o controle da dor pélvica. O uso de inibidores da aromatase está emergindo como terapia alternativa (Casanova et al., 2019). A maioria das mulheres continua o tratamento, apesar dos efeitos colaterais, e os sintomas diminuem em 80 a 90% das mulheres com endometriose leve a moderada. Não são utilizados medicamentos hormonais em pacientes com história de sangramento vaginal anormal ou doença hepática, cardíaca ou renal. A densidade óssea é acompanhada cuidadosamente, considerando o risco de perda óssea; a terapia hormonal é geralmente de curto prazo.

Manejo cirúrgico

Quando as medidas conservadoras não são úteis, a cirurgia pode ser necessária para aliviar a dor e aumentar a possibilidade de gravidez. A cirurgia pode ser combinada com o uso de terapia clínica. O procedimento selecionado depende da paciente. A laparoscopia pode ser utilizada para fulgurar (corte realizado com corrente de alta frequência) os implantes endometriais e liberar as aderências. A cirurgia com *laser* constitui outra opção e se tornou possível com a laparoscopia. A terapia com *laser* vaporiza ou coagula os implantes endometriais, destruindo, assim, esse tecido. Outras opções cirúrgicas incluem a endocoagulação e a eletrocoagulação, a laparotomia, a histerectomia abdominal, a **ooforectomia** (remoção do ovário), a **salpingo-ooforectomia** bilateral (remoção do ovário e da tuba uterina) e a apendicectomia. Muitas mulheres necessitam de intervenção adicional após a cirurgia conservadora; por conseguinte, a histerectomia total constitui o procedimento definitivo (Casanova et al., 2019).

Manejo de enfermagem

A anamnese e o exame físico concentram-se nos sintomas específicos (p. ex., dor pélvica), no efeito dos medicamentos prescritos e nos planos reprodutivos da mulher. Essa informação ajuda a definir o plano de tratamento. A explicação dos vários procedimentos diagnósticos pode ajudar a aliviar a ansiedade da paciente. As metas da paciente incluem alívio da dor, da dismenorreia e da dispareunia e prevenção da infertilidade.

À medida que o tratamento progride, a mulher com endometriose e seu parceiro podem concluir que a gravidez não é facilmente possível, e o impacto psicossocial desse reconhecimento precisa ser identificado e abordado. Alternativas, como tecnologias de reprodução assistida ou adoção, podem ser discutidas em um momento apropriado, oferecendo-se as referências necessárias.

O papel do enfermeiro na orientação à paciente consiste em dissipar os mitos e incentivá-la a procurar tratamento se houver dismenorreia ou dispareunia. A Endometriosis Association (ver seção Recursos) é uma instituição útil para pacientes que buscam informações adicionais e apoio para essa doença, que pode provocar dor incapacitante e sofrimento emocional intenso.[3]

---

[3]N.R.T.: No Brasil, um recurso pode ser a Associação Brasileira de Endometriose (Abend) (http://www.endometriose.org.br/site_abend/site/home.asp).

DOR PÉLVICA CRÔNICA

A dor pélvica crônica é um distúrbio comum das mulheres, que pode estar relacionada com vários dos distúrbios ginecológicos anteriormente discutidos. A dor pélvica crônica é definida como dor não cíclica concentrada na pelve, na parede abdominal anterior e na nádega ou na região lombossacral por um período superior a 6 meses (Andrew & Pickett, 2019). As causas podem ser de origem reprodutiva, geniturinária ou gastrintestinal. A dor pélvica crônica pode estar associada a uma história de abuso sexual, violência por parceiro íntimo, DIP, endometriose, cistite intersticial, distúrbios musculoesqueléticos, síndrome do intestino irritável e cirurgia prévia, resultando em aderências abdominais. A dismenorreia, a dispareunia e a dor na parte inferior do abdome também podem estar associadas a abuso sexual e violência por parceiro íntimo.

Com frequência, é difícil tratar a dor pélvica crônica. O tratamento depende dos resultados do exame físico e de exames complementares e, igualmente, pode incluir antidepressivos, analgésicos e contraceptivos orais, agonistas do GnRH, exercício físico, modificação da dieta e vários procedimentos cirúrgicos (Andrew & Pickett, 2019).

ADENOMIOSE

Na adenomiose, o tecido que reveste o endométrio invade a parede uterina. Os sintomas consistem em hipermenorreia (sangramento excessivo e prolongado), dismenorreia, polimenorreia (sangramento anormalmente frequente) e dor pélvica. Os achados no exame físico incluem útero simetricamente aumentado, doloroso à palpação e de consistência amolecida (Casanova et al., 2019). O tratamento depende da gravidade do sangramento e da intensidade da dor. A histerectomia pode constituir a melhor opção para proporcionar alívio dos sintomas.

HIPERPLASIA ENDOMETRIAL

A hiperplasia endometrial (acúmulo de tecido endometrial) é o precursor mais comum do câncer endometrial e, com frequência, resulta do estrogênio de qualquer origem sem oposição. A terapia com estrogênio isoladamente, sem progesterona, em uma mulher com útero pode provocar essa doença. As mulheres com ciclos anovulatórios, SOPC ou obesidade podem apresentar níveis circulantes elevados de estrogênio. O tamoxifeno também pode constituir um fator etiológico. O diagnóstico é estabelecido com base nos achados da espessura do endométrio na biopsia ou na US. A hiperplasia com atipia em um relato de doença ou biopsia indica risco de progressão. O tratamento com progestina pode ser efetivo, porém pode-se aconselhar a realização de histerectomia se a histopatologia de uma biopsia endometrial revelar atipia. O sangramento anormal constitui o sintoma mais comum.

CONDIÇÕES MALIGNAS

O câncer ginecológico refere-se a qualquer câncer que surja nos órgãos genitais de uma mulher (CDC, 2019e). De acordo com a American Cancer Society (ACS, 2019a), a incidência projetada para os cânceres do sistema genital feminino nos EUA inclui cerca de 61.880 novos casos de câncer do colo do útero, 22.530 novos casos de câncer de útero, 13.170 novos casos de câncer de ovário, 6.070 novos casos de câncer de vulva e 5.350 novos casos de câncer de vagina por ano.[4] O câncer de ovário é responsável por 5% das mortes por câncer de mulheres e é a principal causa de morte por câncer do sistema genital nas mulheres.

Embora seja difícil detectar ou evitar alguns cânceres, o exame pélvico anual com um esfregaço de Papanicolaou é um método indolor e relativamente barato de detecção precoce (CDC, 2019e). Os profissionais da saúde podem incentivar as mulheres a seguirem essa prática de saúde, realizando exames que são para orientação e apoio e que oferecem a elas uma oportunidade para fazer perguntas e esclarecer informações errôneas.

As mulheres com diagnóstico de neoplasias malignas ginecológicas sofrem ansiedade relacionada com o prognóstico. A ocorrência de sintomas físicos pode causar maior sofrimento psicológico. A intervenção direcionada para os sintomas físicos e psicológicos exige uma abordagem multidisciplinar.

Os enfermeiros devem estar cientes dos ensaios clínicos contínuos para identificar opções para muitas doenças. Com frequência, eles conseguem responder perguntas sobre os estudos clínicos e incentivar as pacientes a considerarem sua participação, quando apropriado. A participação das mulheres na pesquisa do câncer pode não ocorrer, em parte, pelo fato de que elas não estão cientes das pesquisas relevantes em andamento (ver ClinicalTrial.gov na seção Recursos, no fim deste capítulo).[5]

CÂNCER DE COLO DO ÚTERO

A morte por câncer de colo do útero tornou-se menos comum, dada a detecção precoce das alterações celulares pelo esfregaço de Papanicolaou (ACS, 2019b). Todavia, continua sendo o terceiro câncer mais comum do sistema genital feminino nos EUA (ACS, 2019b). Os fatores de risco são apresentados no Boxe 51.5.

As medidas preventivas incluem exames pélvicos regulares e exames de Papanicolaou para todas as mulheres, particularmente mulheres idosas que passaram da idade reprodutiva. O aconselhamento preventivo deve incentivar o adiamento da primeira relação sexual, a prevenção da infecção pelo HPV, a prática apenas de sexo seguro, a cessação do tabagismo e a imunização contra o HPV.

Existem vários tipos diferentes de câncer cervical. A maioria desses cânceres consiste em carcinomas de células escamosas, ao passo que o restante é constituído por adenocarcinomas ou por carcinomas adenoescamosos mistos. Os adenocarcinomas começam nas glândulas produtoras de muco e, com frequência, decorrem da infecção pelo HPV. A maioria dos cânceres cervicais, quando não são detectados nem tratados, dissemina-se para os linfonodos pélvicos regionais, e a recidiva local não é rara (ACS, 2019b).

---

[4]N.R.T.: Segundo o Instituto Nacional de Câncer (Inca), o número de casos novos de câncer de colo do útero esperados para o Brasil para cada ano do triênio 2020-2022 era de 16.710, com risco estimado de 16,35 casos em cada 100 mil mulheres; estimava-se que ocorreriam 6.650 casos novos de câncer de ovário no triênio 2020-2022 (risco estimado de 6,18 casos novos em cada 100 mil mulheres); o número de casos novos de câncer do corpo do útero esperados para cada ano do triênio 2020-2022 era de 6.540 casos novos em mulheres (risco estimado de 6,07 casos novos em cada 100 mil mulheres). Ver https://www.inca.gov.br/.

[5]N.R.T.: No Brasil, um recurso pode ser a Sociedade Brasileira de Profissionais em Pesquisa Clínica – SBPPC (http://www.sbppc.org.br/home).

Boxe 51.5 FATORES DE RISCO
Câncer de colo do útero

Infecção cervical crônica

- Atividade sexual:
  - Vários parceiros sexuais
  - Idade precoce (< 20 anos) por ocasião da primeira relação sexual (expõe o colo do útero jovem e vulnerável a vírus potenciais de um parceiro)
- Baixo nível socioeconômico (pode estar relacionado com casamento precoce e ter filhos precocemente)
- Contato sexual com homens cujas parceiras tiveram câncer cervical
- Deficiências nutricionais (os níveis de folato, betacaroteno e vitamina C são mais baixos nas mulheres com câncer de colo do útero do que nas mulheres sem esse câncer)
- Estado de sobrepeso
- Exposição ao dietilestilbestrol *in utero*
- Exposição ao papilomavírus humano, tipos 16 e 18
- História familiar de câncer cervical
- Infecção pelo HIV e outras causas de imunodeficiência
- Sexo com homens não circuncidados
- Tabagismo e tabagismo passivo
- Ter filhos precocemente
- Uso prolongado de contraceptivos orais

HIV: vírus da imunodeficiência humana. Adaptado de American Cancer Society. (2019b). *Cervical cancer*. Retirado em 28/10/2019 de: www.cancer.org/cancer/cervical-cancer/about/key-statistics.html; Casanova, R., Chuang, A., Goepfert, A. R. et al. (Eds.). (2019). *Beckman and Ling's obstetrics and gynecology* (8th ed.). Philadelphia, PA: Wolters Kluwer.

Manifestações clínicas

O câncer cervical no estágio inicial raramente produz sintomas. Quando presentes, os sintomas podem passar despercebidos, na forma de secreção vaginal aquosa e rala, com frequência observada depois de uma relação sexual ou da ducha. Quando surgem sintomas como secreção, sangramento irregular ou dor ou sangramento após uma relação sexual, a doença pode estar avançada. Não deve ocorrer doença avançada se todas as mulheres tiverem acesso a cuidados ginecológicos e aproveitarem esses cuidados. O papel do enfermeiro no acesso ao cuidado e na sua utilização é crucial.

No câncer de colo do útero avançado, a secreção vaginal aumenta gradualmente, tornando-se aquosa e, por fim, escura e com odor fétido, causada por necrose e infecção. O sangramento, que ocorre a intervalos irregulares entre os períodos menstruais (metrorragia) ou depois da menopausa, pode ser discreto (apenas o suficiente para manchar as roupas íntimas) e normalmente aparece após traumatismo leve ou pressão (p. ex., relação sexual, ducha ou esforço durante a defecação). À medida que a doença continua, o sangramento pode persistir e aumentar. A presença de doença avançada é sinalizada pela ocorrência de dor nas pernas, disúria, sangramento retal e edema dos membros.

À medida que avança, o câncer pode invadir os tecidos fora do colo do útero, incluindo as glândulas linfáticas anteriores ao sacro. Em um terço das pacientes com câncer de colo do útero invasivo, a doença acomete o fundo. Os nervos nessa região podem ser afetados, produzindo dor excruciante na região lombar e nas pernas, que é aliviada apenas com grandes doses de analgésicos opioides. Se progredir, a doença com frequência provoca emaciação extrema e anemia, que é normalmente acompanhada de febre (causada por infecção secundária e abscessos na massa ulcerante) e de formação de fístula. Como a taxa de sobrevida para o câncer *in situ* é de 100% e a taxa para mulheres com câncer de colo do útero em estágios mais avançados diminui acentuadamente, a detecção precoce é essencial.

Avaliação e achados diagnósticos

O diagnóstico pode ser estabelecido com base nos resultados anormais do esfregaço de Papanicolaou, seguidos dos resultados de biopsia, identificando a presença de displasia grave (neoplasia intraepitelial cervical do tipo III [CIN III], lesões intraepiteliais escamosas de alto grau [HGSIL, também denominadas HSIL], ou carcinoma *in situ*). As infecções pelo HPV normalmente estão envolvidas nessas condições. O carcinoma *in situ* é tecnicamente classificado como displasia grave e é definido como câncer que se estendeu por toda a espessura no epitélio de colo do útero, porém sem ultrapassá-lo. Com frequência, é denominado câncer pré-invasivo.

Em seus estágios muito iniciais, o câncer de colo do útero é identificado microscopicamente pelo esfregaço de Papanicolaou. Nos estágios mais avançados, o exame pélvico pode revelar um grande crescimento avermelhado ou uma lesão ulcerativa profunda. A paciente pode relatar manchas de sangue ou secreção sanguinolenta.

Quando a paciente é diagnosticada com câncer invasivo de colo do útero, o estadiamento clínico estima a extensão da doença, a fim de que o tratamento possa ser planejado de modo mais específico e o prognóstico possa ser razoavelmente previsto. O estadiamento se fundamenta na classificação da International Federation of Gynecology and Obstetrics (FIGO) (Casanova et al., 2019):

- Estágio I, o carcinoma está confinado estritamente ao colo do útero
- Estágio II, o carcinoma invade o útero, mas não a parede pélvica ou a vagina
- Estágio III, o tumor estende-se para a parede pélvica e/ou para a vagina e/ou provoca hidronefrose renal
- Estágio IV, o tumor invade a mucosa vesical ou retal, ou se estende para além da pelve.

Os sinais e os sintomas são avaliados, e são efetuados radiografias, exames laboratoriais e exames especiais, como biopsia e colposcopia (Casanova et al., 2019). Dependendo do estágio do câncer, outros exames e procedimentos podem ser realizados para estabelecer a extensão da doença e o tratamento apropriado. Esses exames incluem dilatação e curetagem, TC, RM, urografia excretora, cistografia, tomografia por emissão de pósitrons (PET) e radiografias contrastadas com bário. O tratamento depende do estágio da doença.

Manejo clínico

Lesões precursoras ou pré-invasivas

Quando são encontradas lesões precursoras, como lesões intraepiteliais escamosas de baixo grau (LGSIL, também denominadas LSIL; CIN I e II; ou displasia leve a moderada) por colposcopia e biopsia, é possível realizar um monitoramento cuidadoso por meio da realização frequente de esfregaços de Papanicolaou ou tratamento conservador. O tratamento conservador pode consistir em monitoramento, **crioterapia** (congelamento com nitrogênio líquido) ou terapia a *laser*. O **procedimento de excisão eletrocirúrgica por alça** (LEEP, do inglês *loop electrocautery excision procedure*) também pode ser usado para retirar células anormais. Nesse procedimento, uma alça fina com *laser* é usada para cortar uma camada fina de tecido cervical. O LEEP é um procedimento ambulatorial que leva apenas alguns minutos e é geralmente realizado no consultório do ginecologista. Administra-se analgesia antes do procedimento e injeta-se um agente anestésico local na região. Esse procedimento possibilita que o patologista examine a amostra de tecido removido para determinar se as margens do tecido estão livres de doença. Outro procedimento, denominado biopsia em cone ou conização (remoção de uma porção do colo do útero em formato de cone), é efetuado quando os achados de biopsia revelam a presença de CIN II ou HGSIL (equivalente à displasia grave) e carcinoma *in situ*.

Se o câncer cervical pré-invasivo (carcinoma *in situ*) acomete a mulher no fim de sua vida reprodutiva, recomenda-se uma histerectomia simples (remoção apenas do útero) (Casanova et al., 2019). Se a mulher estiver grávida ou desejar ter filhos e a invasão for menor que 1 mm, a conização pode ser suficiente. São necessários exames de acompanhamento frequentes para monitorar a ocorrência de recidiva (Casanova et al., 2019).

As pacientes que apresentam lesões precursoras ou pré-malignas necessitam ser tranquilizadas de que não apresentam câncer invasivo. Todavia, a razão do acompanhamento rigoroso deve ser enfatizada, visto que a condição, se permanecer sem tratamento por um longo período, pode evoluir para o câncer. As pacientes com câncer de colo do útero *in situ* também precisam saber que normalmente se trata de um tipo de câncer de crescimento lento e não agressivo, o qual não se espera que venha a sofrer recidiva após o tratamento apropriado.

Câncer invasivo

O tratamento do câncer invasivo de colo do útero depende do estágio da lesão, da idade e do estado de saúde geral da paciente. A cirurgia e a radioterapia (intracavitária e externa) são utilizadas com mais frequência. Os procedimentos cirúrgicos que podem ser utilizados para o tratamento do câncer de colo do útero estão resumidos no Boxe 51.6. A cirurgia robótica para tratamento de câncer de colo do útero é uma alternativa cuja

---

Boxe 51.6 — Procedimentos cirúrgicos para o câncer de colo do útero

- Histerectomia total: remoção do útero, do colo do útero e dos ovários
- Histerectomia radical: remoção do útero, dos ovários, das tubas uterinas, parte proximal da vagina e dos linfonodos bilaterais por meio de uma incisão abdominal (*Nota*: "radical" indica que uma área extensa dos tecidos paravaginais, paracervicais, parametriais e uterossacrais é removida com o útero)
- Histerectomia vaginal radical: remoção por via vaginal do útero, dos ovários, das tubas uterinas e da parte proximal da vagina
- Linfadenectomia pélvica bilateral: remoção dos linfonodos e dos vasos linfáticos ilíacos comuns, ilíacos externos, hipogástricos e obturadores
- Exenteração pélvica: remoção dos órgãos pélvicos, incluindo a bexiga ou o reto e os linfonodos pélvicos, com construção de um conduto de desvio, colostomia e vagina
- Traquelectomia radical: remoção do colo do útero e de linfonodos selecionados para preservar a capacidade reprodutiva de uma mulher em idade fértil com câncer de colo do útero.

Adaptado de American Cancer Society. (2019b). *Cervical cancer*. Retirado em 28/10/2019 de: www.cancer.org/cancer/cervical-cancer/about/key-statistics.html; Casanova, R., Chuang, A., Goepfert, A. R. et al. (Eds.). (2019). *Beckman and Ling's obstetrics and gynecology* (8th ed.). Philadelphia PA: Wolters Kluwer.

realização está crescendo como alternativa às opções cirúrgicas mais invasivas por causa da redução do período de internação, do tempo de recuperação e da perda de sangue, bem como do aumento do número total de linfonodos recuperáveis (ACOG, 2017c).

É primordial efetuar um acompanhamento frequente após a cirurgia, visto que o risco de recidiva é elevado, e a sua ocorrência é comumente observada nos primeiros 2 anos. Com frequência, as recidivas ocorrem no quarto superior da vagina, e a obstrução ureteral pode constituir um sinal. A perda de peso, o edema das pernas e a dor pélvica podem constituir sinais de obstrução linfática e metástase.

A radiação, que frequentemente constitui parte do tratamento para reduzir a doença recorrente, pode ser fornecida por um feixe externo ou por **braquiterapia** (método pelo qual a fonte de radiação é colocada próximo ao tumor em uma fonte vedada), ou por ambos. O campo a ser irradiado e a dose e o método de irradiação são determinados pelo estágio, pelo volume do tumor e pelo comprometimento dos linfonodos (Casanova et al., 2019).

São utilizadas diversas abordagens quimioterápicas para o tratamento do câncer de colo do útero avançado. Essas abordagens são frequentemente usadas em combinação com cirurgia e radioterapia. A estenose vaginal constitui um efeito colateral frequente da radiação. A terapia preventiva (*i. e.*, dilatador vaginal) pode ser feita para evitar estenose vaginal grave e permanente.

Algumas pacientes com recidivas do câncer de colo do útero são consideradas para **exenteração pélvica**, que consiste na remoção de vários órgãos pélvicos. Trata-se de um procedimento cirúrgico complexo e extenso, que é reservado para mulheres com alta probabilidade de cura. O edema de perna unilateral, a dor isquiática e a obstrução ureteral indicam uma provável progressão da doença. As pacientes com esses sintomas apresentam doença avançada e não são consideradas candidatas a esse procedimento cirúrgico de grande porte. A cirurgia é complexa, visto que é realizada próximo a intestino, bexiga, ureteres e grandes vasos. As possíveis complicações consistem em embolia pulmonar (EP), edema pulmonar, infarto agudo do miocárdio, doença vascular cerebral, hemorragia, sepse, obstrução do intestino delgado, formação de fístula, obstrução do conduto ileal, disfunção da bexiga e pielonefrite, mais frequentemente nos primeiros 18 meses do pós-operatório. Deve-se evitar a constrição venosa no período pós-operatório. As pacientes com veias varicosas ou com história de doença tromboembólica podem ser tratadas de modo profilático com heparina. São prescritas meias de compressão para reduzir o risco de trombose venosa profunda (TVP). O cuidado de enfermagem a essas pacientes é complexo e exige a coordenação e o cuidado por profissionais de saúde experientes. A exenteração pélvica é discutida de modo mais detalhado mais adiante neste capítulo.

CÂNCER DE ÚTERO (ENDOMÉTRIO)

Na última década, ocorreu o aumento da incidência e das taxas de mortalidade por câncer do endométrio uterino (fundo ou corpo), possivelmente devido ao aumento da expectativa de vida e das comorbidades. Nos EUA, o câncer de útero é o câncer ginecológico de ocorrência mais frequente. Depois do câncer de mama, do câncer de pulmão e do câncer colorretal, o câncer de endométrio constitui o quarto câncer mais comum em mulheres. A maioria das mulheres é diagnosticada após a menopausa, com apenas 15% dos casos sendo diagnosticados antes dos 50 anos (ACOG, 2019). Muitas mulheres com câncer de endométrio são obesas, o que aumenta os riscos de morbidade e de mortalidade dessa doença. A exposição cumulativa ao estrogênio é considerada o principal fator de risco (Boxe 51.7). Essa exposição ocorre com o uso da terapia com estrogênio sem a administração de progestina, menarca precoce, menopausa tardia, nuliparidade e anovulação. Outros fatores de risco incluem infertilidade, diabetes melito e uso de tamoxifeno. Utilizado para o tratamento ou a prevenção do câncer de mama, o tamoxifeno pode causar proliferação do revestimento uterino (ACOG, 2019). As mulheres que fazem uso desse medicamento devem ser monitoradas por seus oncologistas e/ou ginecologistas.

Fisiopatologia

Os cânceres de útero são, em sua maioria, endometrioides (*i. e.*, originam-se do revestimento do útero). Existem dois tipos. O tipo 1, que responde por cerca de 90% dos casos, está relacionado com o estrogênio. Normalmente, é de baixo grau, com prognóstico favorável. O tipo 2, que ocorre em cerca de 10% dos casos, é de alto grau e normalmente consiste em células serosas ou células claras. O tipo 2 é considerado estrogênio-independente. As mulheres com mais idade e as afrodescendentes correm maior risco de desenvolver o tipo 2 (ACOG, 2019; Casanova et al., 2019).

Avaliação e achados diagnósticos

Todas as mulheres devem ser incentivadas a fazer exames anuais, incluindo um exame ginecológico. Toda mulher que está apresentando sangramento irregular deve ser avaliada imediatamente. Se uma mulher na menopausa tiver sangramento, deve-se efetuar uma aspiração ou biopsia endometrial para excluir a possibilidade de hiperplasia, que é um possível precursor do câncer endometrial. O procedimento é rápido e costuma ser indolor. A US transvaginal também pode ser utilizada para medir a espessura do endométrio (ACOG, 2019). (As mulheres na pós-menopausa devem ter um endométrio muito fino, em razão dos baixos níveis de estrogênio; a observação de um revestimento mais espesso justifica uma investigação adicional.) A biopsia ou a aspiração para exame patológico do tecido são diagnósticas.

Manejo clínico

O tratamento do câncer de endométrio consiste em estadiamento cirúrgico, histerectomia total ou radical (discutida mais adiante, neste capítulo), salpingo-ooforectomia bilateral e amostragem de

---

Boxe 51.7 — FATORES DE RISCO

Câncer de útero

- Idade – em geral, > 50 anos; idade mediana, 63 anos
- Obesidade que resulta em níveis aumentados de estrona (relacionados com o excesso de peso), dada a conversão da androstenediona em estrona na gordura corporal, o que expõe o útero ao estrogênio sem oposição
- Terapia com estrogênio sem oposição (estrogênio utilizado sem progesterona, que compensa o risco de estrogênio sem oposição)
- Outros – nuliparidade, obesidade do tronco, menarca precoce, menopausa tardia (depois dos 52 anos) e uso de tamoxifeno.

Adaptado de American College of Obstetricians and Gynecologists. (2015, reaffirmed 2019). Practice Bulletin No. 149: Endometrial cancer. *Obstetrics and Gynecology, 125*(4), 1006-1026.

linfonodos. A laparoscopia ou a cirurgia laparoscópica assistida por robô é menos invasiva que a cirurgia abdominal (ACOG, 2019). A amostragem de linfonodos e a visualização do peritônio podem ser realizadas em muitas mulheres dessa maneira. É necessário monitorar os níveis do antígeno de câncer 125 (CA-125), visto que a presença de níveis elevados constitui um preditor significativo de doença extrauterina ou metástases. Dependendo do estágio, a abordagem terapêutica é individualizada e baseia-se no estágio, no tipo, na diferenciação, no grau de invasão e no comprometimento de linfonodos. Pode-se utilizar a radiação na forma de radiação de feixe externo ou braquiterapia vaginal (ACOG, 2019). A radioterapia pélvica total pode ser usada se houver qualquer disseminação para além do útero. Em geral, ocorre câncer recidivante dentro da abóboda vaginal ou na porção superior da vagina, e as metástases são normalmente observadas nos linfonodos ou no ovário. As lesões recorrentes na vagina são tratadas com cirurgia e radiação. As lesões recorrentes além da vagina são tratadas com terapia hormonal ou quimioterapia. Com frequência, utiliza-se a terapia com progestina. As pacientes devem ser preparadas para alguns efeitos colaterais, como náuseas, depressão, exantema ou retenção hídrica discreta em consequência da terapia com progestina.

CÂNCER DE VULVA

O câncer de vulva primário é raro, representando menos de 1% de todos os cânceres (Weinberg & Gomez-Martinez, 2019). É mais comum após a menopausa, embora sua incidência em mulheres mais jovens esteja aumentando. Os possíveis fatores de risco consistem em tabagismo, infecção pelo HPV, infecção pelo HIV e imunossupressão. O carcinoma de células escamosas responde pela maioria dos tumores vulvares primários. O câncer da glândula de Bartholin, o sarcoma vulvar e o melanoma maligno são menos comuns. Pouco se sabe sobre o que provoca essa doença; todavia, o risco aumentado pode estar relacionado com a irritação crônica da vulva. Nas mulheres mais jovens, a infecção pelo HPV pode estar implicada, particularmente pelos tipos 16, 18 e 31. A prevenção inclui retardar o início da atividade sexual para evitar a exposição precoce ao HPV, a administração de vacina contra HPV e evitar o tabagismo. Os exames pélvicos regulares, os esfregaços de Papanicolaou e o autoexame da vulva são úteis para a detecção precoce. As mulheres com irritação ou prurido persistentes devem ser incentivadas a buscar reavaliação.

Manifestações clínicas

Os cânceres de vulva raramente são assintomáticos (Weinberg & Gomez-Martinez, 2019). O prurido e o dolorimento constituem os sintomas mais comuns do câncer de vulva. Ocorre prurido em metade de todas as pacientes com neoplasia maligna vulvar. Pode-se verificar também a presença de sangramento, disúria, secreção de odor fétido e dor, que geralmente constituem sinais de doença avançada. As lesões cancerosas da vulva são visíveis e acessíveis e exibem crescimento relativamente lento. As lesões iniciais aparecem na apresentação de dermatite crônica; posteriormente, as pacientes podem perceber um nódulo que continua crescendo, transformando-se em um crescimento duro, ulcerado e semelhante a uma couve-flor. Deve-se realizar biopsia em toda lesão vulvar que persista, ulcere ou não cicatrize rapidamente com a terapia apropriada. As neoplasias malignas vulvares podem aparecer como nódulo ou massa, rubor ou lesão que não consegue cicatrizar.

Manejo clínico

As lesões intraepiteliais vulvares são pré-invasivas, denominadas *carcinoma vulvar in situ*. Podem ser tratadas por excisão local, ablação com *laser*, aplicação de cremes quimioterápicos ou criocirurgia.

Quando há carcinoma vulvar invasivo, o tratamento pode incluir uma ampla excisão da vulva e **vulvectomia** (remoção da vulva). Um esforço é feito para individualizar o tratamento, dependendo da extensão da doença. Uma ampla excisão só é realizada se os linfonodos estiverem normais. As lesões mais pervasivas exigem vulvectomia com dissecção profunda dos linfonodos pélvicos. A vulvectomia é muito efetiva para prolongar a vida; todavia, com frequência é seguida de complicações (i. e., cicatrizes, ruptura da ferida, edema de perna, estenose vaginal ou retocele). Para reduzir as complicações, remove-se apenas o tecido necessário. Pode-se utilizar a radiação com feixe externo, resultando em irritação semelhante a uma queimadura solar, que normalmente desaparece em 6 a 12 meses. A terapia com *laser* e a quimioterapia constituem outras opções possíveis de tratamento.

Se uma área disseminada estiver acometida ou se a doença estiver avançada, pode-se realizar vulvectomia radical, com dissecção inguinal bilateral. A profilaxia com antibióticos e heparina pode ser prescrita no período pré-operatório e continuada no pós-operatório para evitar a ocorrência de infecção, TVP e EP. São aplicadas meias de compressão para reduzir o risco de tromboembolismo venoso (TEV).

Embora o papel da quimioterapia sistêmica no tratamento do câncer de vulva ainda não esteja bem estabelecido, a quimioterapia pode ser valiosa quando usada em combinação com a radioterapia para o tratamento da doença avançada. A combinação de radioterapia e quimioterapia pode reduzir o tamanho do câncer, resultando em cirurgia subsequente menos extensa (Weinberg & Gomez-Martinez, 2019).

É difícil conduzir ensaios clínicos para determinar o tratamento mais efetivo, visto que há poucas pacientes com esse tipo de câncer. A morbidade com a recidiva da doença é alta, e os padrões de recidiva variam. A reconstrução após a vulvectomia é realizada por cirurgias plásticas, quando apropriado e se a paciente o desejar.

Manejo de enfermagem

Obtenção da anamnese

A anamnese constitui um instrumento valioso para estabelecer um *rapport* com a paciente. O motivo pelo qual a paciente busca os cuidados de saúde é evidente. O que o enfermeiro pode desvendar com habilidade é o motivo da demora, se houver, na procura por cuidados médicos – por exemplo, por causa de pudor, fatores econômicos, negação, negligência ou medo (parceiros abusivos às vezes impedem que as mulheres busquem os cuidados de saúde). Os fatores envolvidos em qualquer demora na procura dos cuidados de saúde e do tratamento também podem afetar a recuperação. Os hábitos de saúde e o estilo de vida da paciente são examinados, e avalia-se a sua receptividade à orientação. Os fatores psicossociais também são avaliados. A preparação pré-operatória e o apoio psicológico começam nesse momento.

Fornecimento do cuidado pré-operatório
Alívio da ansiedade

Antes da cirurgia, deve-se deixar que a paciente tenha tempo para conversar e fazer perguntas. Com frequência, o medo diminui quando uma mulher que se submeterá a uma ampla excisão da vulva ou vulvectomia aprende que existe uma boa possibilidade de ter relações sexuais subsequentes. O enfermeiro reforça a informação que o cirurgião forneceu à paciente e considera suas dúvidas e preocupações.

Preparação da pele para a cirurgia

A preparação da pele pode incluir a limpeza da parte inferior do abdome, da área inguinal, da parte superior das coxas e da vulva com clorexidina durante vários dias antes do procedimento cirúrgico. A paciente pode ser instruída a realizar essa limpeza em casa.

Fornecimento do cuidado pós-operatório
Alívio da dor

Em razão da ampla excisão, a paciente pode sentir dor intensa e desconforto, mesmo com movimento mínimo. Por conseguinte, são administrados agentes analgésicos de maneira preventiva (*i. e.*, durante as 24 horas, nos horários estabelecidos), para aliviar a dor, aumentar o nível de conforto da paciente e possibilitar a sua mobilidade. Pode-se utilizar a analgesia controlada pela paciente (ver Capítulo 9) para aliviar a dor e promover o conforto. O posicionamento cuidadoso utilizando travesseiros normalmente aumenta o conforto da paciente, assim como massagens suavizantes nas costas. Uma posição de Fowler baixa ou, em certas ocasiões, um travesseiro colocado sob os joelhos reduz a dor ao aliviar a tensão sobre a incisão; todavia, devem ser feitos esforços para evitar a pressão atrás dos joelhos, pois isso aumenta o risco de TVP. O posicionamento da paciente em decúbito lateral, com travesseiros entre as pernas e contra a região lombar, proporciona conforto e reduz a tensão sobre a ferida cirúrgica.

Melhora da integridade da pele

Pode-se utilizar um colchão de redução de pressão para evitar as lesões de decúbito. Mudar de uma posição para outra requer tempo e esforço; o uso de um trapézio sobre o leito pode ajudar a paciente a se mover com maior facilidade. A extensão da incisão cirúrgica e o tipo de curativo são considerados quando se escolhem estratégias para promover a integridade da pele. A pele intacta precisa ser protegida da drenagem e da umidade. Os curativos são trocados, quando necessário, para assegurar o conforto da paciente, realizar o cuidado e a irrigação da ferida (conforme prescrição) e para possibilitar a observação do local cirúrgico.

A ferida é, em geral, limpa diariamente com irrigações de soro fisiológico morno ou outras soluções antissépticas, conforme prescrição, ou pode-se pôr um curativo transparente sobre a ferida para reduzir a exposição ao ar e a dor subsequente. A aparência do local cirúrgico e as características da drenagem são avaliadas e documentadas. Após a remoção dos curativos, pode-se utilizar uma armação de leito para manter as roupas de cama afastadas do local cirúrgico.

Apoio da sexualidade positiva e do desempenho sexual

A paciente que se submete a uma cirurgia vulvar normalmente apresenta preocupações acerca de sua imagem corporal, atração sexual e desempenho. É importante estabelecer uma relação de confiança entre o enfermeiro e a paciente, para que esta se sinta confortável em expressar suas preocupações e medos. A paciente também é incentivada a discutir as suas preocupações com seu parceiro sexual.

Como as alterações na sensação e no desempenho sexuais dependem da extensão da cirurgia, o enfermeiro precisa saber sobre a existência de quaisquer alterações estruturais e funcionais decorrentes da cirurgia. O encaminhamento da paciente e de seu parceiro a um conselheiro sexual pode ajudá-los a abordar essas alterações e a retomar uma atividade sexual satisfatória.

Monitoramento e manejo de complicações potenciais

A localização, a extensão e a exposição do local cirúrgico e da incisão fazem a paciente correr risco de contaminação do local, infecção e sepse. A paciente é monitorada rigorosamente quanto ao aparecimento de sinais e sintomas locais, assim como dos sistêmicos de infecção: drenagem purulenta, rubor, aumento da dor, febre e contagem elevada de leucócitos. O enfermeiro ajuda na obtenção de amostras para cultura, se houver suspeita de infecção, e administra antibióticos, conforme prescrição. A higiene das mãos – que constitui sempre uma medida primordial na prevenção da infecção – é de suma importância, bem como o uso de máscaras sempre que houver uma área extensa de tecido exposto. Os cateteres, os drenos e os curativos são manuseados cuidadosamente com luvas para evitar a contaminação cruzada. Uma dieta pobre em resíduos impede o esforço à defecação, bem como a contaminação da ferida.

A paciente corre risco de complicações de TEV, que inclui TVP e EP, em decorrência de posicionamento necessário durante a cirurgia, edema pós-operatório e imobilidade necessária para promover a cicatrização. São aplicadas meias de compressão elástica, e podem ser prescritas outras medidas profiláticas para pacientes de alto risco. A paciente é incentivada e lembrada de realizar exercícios com os tornozelos para minimizar o represamento venoso, que leva à TVP. A paciente é incentivada e auxiliada na mudança de posição, utilizando uma barra de trapézio sobre o leito. A pressão atrás dos joelhos é evitada quando se posiciona a paciente, visto que isso pode aumentar o represamento venoso. A paciente é examinada à procura de sinais e sintomas de TVP (dor nas pernas, rubor, calor e edema) e EP (dor torácica, taquicardia, dispneia). A ingestão de líquidos é incentivada para evitar a desidratação, que também aumenta o risco de TVP.

A extensão da incisão cirúrgica e, possivelmente, a ampla excisão de tecido aumentam o risco de sangramento e hemorragia nos pós-operatório. São aplicados curativos compressivos depois da cirurgia para minimizar esse risco.

> ### *Alerta de enfermagem: Qualidade e segurança*
> *A paciente precisa ser rigorosamente monitorada quanto ao aparecimento de sinais de hemorragia e choque hipovolêmico resultante. Esses sinais podem incluir diminuição da pressão arterial, aumento da frequência do pulso, redução do débito urinário, diminuição do estado mental e pele fria e pegajosa.*

Quando ocorrem hemorragia e choque, as intervenções consistem em reposição hídrica, terapia com hemoderivados e medicamentos vasopressores. Os resultados laboratoriais (p. ex., hematócrito e níveis de hemoglobina) e o monitoramento hemodinâmico são utilizados para avaliar a resposta da paciente ao tratamento. Dependendo da causa específica da hemorragia, a paciente pode retornar ao centro cirúrgico. Ver discussão detalhada sobre o choque no Capítulo 11.

Promoção de cuidados domiciliar, comunitário e de transição

 Orientação da paciente sobre autocuidados

A preparação da paciente para a alta hospitalar começa antes da admissão no hospital. A paciente e a sua família são informadas sobre o que esperar durante os períodos pós-operatório imediato e de recuperação. Dependendo das alterações decorrentes da cirurgia, a paciente e a família podem necessitar de instruções sobre o cuidado da ferida, o cateterismo urinário e possíveis complicações. A paciente é incentivada a compartilhar suas preocupações e a assumir uma responsabilidade crescente pelo seu próprio cuidado. Além disso, é incentivada e auxiliada a aprender a cuidar da ferida cirúrgica. Conforme indicado, é feito um encaminhamento para cuidado domiciliar, comunitário ou de transição.

Os enfermeiros estão em uma posição ideal para orientar e demonstrar para as mulheres como realizar autoexames regulares da vulva. Com o uso de um espelho, as pacientes podem ver o que constitui a anatomia feminina normal e aprender sobre as alterações que devem ser relatadas (p. ex., lesões, úlceras, massas, prurido persistente). Os enfermeiros devem incentivar as mulheres a procurar os cuidados de saúde se perceberem qualquer anormalidade, visto que o câncer de vulva constitui uma das mais curáveis de todas as neoplasias malignas.

Cuidados contínuos e de transição

As pacientes podem ter alta precocemente durante a recuperação pós-operatória para a casa ou para uma instituição subaguda. Nessa fase, são avaliados o estado físico e as respostas psicológicas da paciente à cirurgia. Além disso, a paciente é avaliada quanto à ocorrência de complicações e cicatrização da ferida cirúrgica. Durante as visitas domiciliares, o enfermeiro examina o ambiente para determinar se há necessidade de efetuar modificações para facilitar o cuidado. A visita domiciliar é utilizada para reforçar a orientação anterior e avaliar o entendimento da paciente e da família, bem como a participação nas estratégias de tratamento prescritas. Os telefonemas de acompanhamento dados pelo enfermeiro à paciente entre as visitas domiciliares servem para tranquilizar a paciente e a família, que podem ser responsáveis pela realização dos procedimentos complexos de cuidado. É importante dispensar atenção às respostas psicológicas da paciente, visto que ela pode ficar desencorajada e deprimida em decorrência das alterações da imagem corporal e da recuperação lenta. A comunicação entre o enfermeiro envolvido no cuidado pós-operatório imediato da paciente e o enfermeiro de cuidados domiciliares é essencial para assegurar a continuidade do cuidado.

CÂNCER DE VAGINA

O câncer de vagina é incomum, representando 1 a 3% dos canceres ginecológicos. De modo geral, é de origem epitelial (Casanova et al., 2019). Podem ocorrer melanoma maligno e sarcomas. Os cânceres de vagina são, em sua maioria, secundários e invasivos por ocasião do diagnóstico. Os fatores de risco consistem em câncer de colo do útero prévio, exposição *in utero* ao dietilestilbestrol, câncer de vagina ou de vulva pregresso, radioterapia prévia, história de HPV ou uso de pessário. Qualquer paciente com história pregressa de câncer de colo do útero deve ser examinada regularmente à procura de lesões vaginais.

Os pessários vaginais, que são utilizados para sustentar os tecidos que sofreram prolapso, podem constituir uma fonte de irritação crônica. Dessa maneira, foram associados ao câncer de vagina, porém apenas quando os dispositivos não eram cuidados de modo apropriado (*i. e.*, o dispositivo não era limpo regularmente ou a paciente não retornava ao médico regularmente para exames da vagina).

Com frequência, as pacientes não apresentam sintomas, mas podem relatar a ocorrência de sangramento discreto após a relação sexual, sangramento espontâneo, secreção vaginal, dor e sintomas urinários ou retais (ou ambos). Em geral, o diagnóstico é estabelecido com base no esfregaço de Papanicolaou. Incentivar o acompanhamento rigoroso constitui o principal foco das intervenções de enfermagem para mulheres que foram expostas ao dietilestilbestrol *in utero*. É essencial fornecer apoio emocional às mães que receberam dietilestilbestrol antes da descoberta do risco envolvido, bem como às filhas que foram expostas ao medicamento *in utero*.

Manejo clínico

O tratamento das lesões precoces pode incluir excisão local, quimioterapia tópica ou *laser*. A terapia com *laser* constitui uma opção de tratamento comum nos cânceres de vagina e de vulva no estágio inicial. A cirurgia para as lesões mais avançadas depende do tamanho e do estágio do câncer. Se houver necessidade de vaginectomia radical, a vagina pode ser reconstruída com tecido do intestino, músculo ou enxertos cutâneos. Depois da cirurgia reconstrutora da vagina e da radioterapia, a relação sexual regular pode ser útil para evitar a estenose vaginal. Os lubrificantes hidrossolúveis são úteis para reduzir a dispareunia.

Após a cirurgia, a radioterapia pode ser administrada por uma variedade de métodos, incluindo radiação com feixe externo, que, em geral, é um procedimento ambulatorial, ou braquiterapia, que consiste em radioterapia interna. A radiação interna pode ser administrada com material radioativo intracavitário contido em uma semente, fio, agulha ou sonda, que é posicionado em uma cavidade, como a do útero ou da vagina. A radiação intersticial constitui outro tipo de tratamento com radiação interna, em que o material radioativo é colocado dentro do câncer ou próximo a ele, mas não no interior de uma cavidade corporal; esse tipo de radiação é usado nas neoplasias malignas de colo de útero e ovário. Esses tratamentos podem ser administrados em dose alta por um curto período, ou em dose baixa, que pode exigir maior tempo. O tratamento durante a hospitalização ou durante a terapia ambulatorial depende de diversos fatores, incluindo o estado da paciente e a modalidade de administração.

CÂNCER DAS TUBAS UTERINAS

As neoplasias malignas das tubas uterinas constituem o tipo menos comum de câncer genital (ACS, 2019a). Embora esse tipo de câncer possa ocorrer em qualquer idade, é mais comum em mulheres na pós-menopausa. Com frequência, os sintomas são mínimos, e o diagnóstico é feito em um estágio avançado da doença (Casanova et al., 2019). Os sintomas consistem em dor abdominal, sangramento anormal e secreção vaginal. Pode-se detectar uma tuba uterina aumentada na US, quando dilatada ou cheia de líquido, ou a tuba uterina pode aparecer como massa ou ser palpável. O tratamento habitual consiste em cirurgia, seguida de radioterapia.

CÂNCER DE OVÁRIO

O câncer de ovário é a principal causa de morte por câncer ginecológico nos EUA e o quinto câncer mais letal nas mulheres após os cânceres de pulmão, de mama, colorretal e de pâncreas (Casanova et al., 2019; Stewart, Ralyea & Lockwood, 2019).[6] Apesar do exame físico cuidadoso, é difícil detectar tumores de ovário, visto que eles geralmente têm uma localização profunda na pelve. Aproximadamente 70% dos cânceres de ovário são diagnosticados quando já estão no estágio III ou IV; com frequência, o câncer de ovário é denominado "assassino silencioso". Os antígenos associados ao tumor são úteis para determinar o acompanhamento depois do diagnóstico e do tratamento e para avaliar doenças recorrentes, mas não são recomendados no rastreamento geral inicial (Casanova et al., 2019).

Epidemiologia

Uma em cada 70 mulheres desenvolverá câncer de ovário durante a sua vida. A incidência desse tipo de câncer aumenta com a idade até os 70 anos, com a maioria dos casos sendo diagnosticada aos 60 anos (Stewart et al., 2019). A frequência do câncer de ovário é maior nos países industrializados e acomete mulheres de todas as raças e origens étnicas.

A história familiar constitui o fator de risco mais significativo. A maioria dos casos é de ocorrência aleatória, porém 8 a 13% dos cânceres de ovário são familiares (Casanova et al., 2019). Na maioria dos casos, as mutações ocorrem no gene *BRCA1* e, às vezes, no gene *BRCA2*. História familiar de parente em primeiro grau (mãe, filha ou irmã), idade avançada, menarca precoce, menopausa tardia e obesidade podem aumentar o risco de câncer de ovário. Todavia, a maioria das mulheres que desenvolve câncer de ovário não exibe nenhum fator de risco conhecido, e não foi estabelecido um fator etiológico definitivo.

As pacientes com preocupações relativas à sua história familiar devem ser encaminhadas a um centro de genética do câncer para obter informações e efetuar exames, quando indicado (ver Capítulo 6). As mulheres com tipos hereditários de câncer de ovário tendem a ser mais jovens que a idade mediana quando o diagnóstico é estabelecido. Câncer colorretal hereditário sem polipose (HNPCC, também conhecido como síndrome de Lynch) aumenta em 5 a 10% o risco de câncer de ovário (Casanova et al., 2019). O risco ao longo da vida de desenvolver câncer de ovário diminui comprovadamente em 40 a 50% com a supressão prolongada (mais de 5 anos) da ovulação pelos anovulatórios orais (Stewart et al., 2019).

Fisiopatologia

Os tipos de tumores incluem tumores de células germinativas, que se originam das células produtoras de óvulos e são a causa mais comum de: câncer de ovário em mulheres com idade inferior a 20 anos (Casanova et al., 2019); tumores de células do estroma, que surgem nas células do tecido conjuntivo que produzem hormônios; e tumores epiteliais, que se originam da superfície externa do ovário. Os cânceres de ovário são, em sua maioria, de origem epitelial. Dos numerosos tipos diferentes de células no câncer de ovário, os tumores epiteliais constituem 90% dos casos. Os tumores de células germinativas e os tumores do estroma respondem pelos outros 10% (Casanova et al., 2019).

O carcinoma peritoneal primário está estritamente relacionado com o câncer de ovário. O carcinoma peritoneal primário extraovariano (CPPEO) assemelha-se histologicamente ao câncer de ovário e pode ocorrer em mulheres com e sem ovários. Os sintomas e o tratamento são semelhantes. Dada a possibilidade de CPPEO, a ooforectomia diminui a probabilidade, mas não garante que a paciente não desenvolverá carcinoma.

Manifestações clínicas

Os sintomas do câncer de ovário são inespecíficos e podem consistir em aumento da circunferência abdominal, pressão pélvica, distensão abdominal, dor na região lombar, constipação intestinal, dor abdominal, urgência urinária, indigestão, flatulência, aumento do tamanho da cintura, dor nas pernas e dor pélvica. Com frequência, os sintomas são vagos, de modo que muitas mulheres tendem a ignorá-los. O câncer de ovário é frequentemente silencioso, porém o aumento do abdome pelo acúmulo de líquido constitui um sinal comum. Todas as mulheres com sintomas gastrintestinais e sem causa conhecida devem ser avaliadas quanto ao potencial de câncer de ovário. Sintomas gastrintestinais vagos, não diagnosticados e persistentes devem alertar o enfermeiro quanto à possibilidade de neoplasia maligna ovariana inicial. Um ovário palpável em uma mulher que já está na menopausa é imediatamente investigado, visto que os ovários normalmente se tornam menores e menos palpáveis depois da menopausa.

Avaliação e achados diagnósticos

Qualquer ovário aumentado precisa ser investigado. Com frequência, o exame pélvico não detecta a presença de câncer de ovário no estágio inicial, e as técnicas de imagem pélvica nem sempre são definitivas. Os tumores ovarianos são classificados como: benignos, se não houver nenhuma proliferação ou invasão; limítrofes, se houver proliferação, porém sem invasão; e malignos, se houver invasão. De todos os novos casos de tumores ovarianos, 20% são classificados como limítrofes e apresentam baixo potencial de malignidade. Todavia, por ocasião do diagnóstico, os cânceres de ovário estão, em sua maioria, em estágio avançado (Casanova et al., 2019; Stewart et al., 2019).

Os exames diagnósticos podem incluir RM, US transvaginal e pélvica, radiografias de tórax e exame de sangue para CA-125. Uma TC de abdome com ou sem contraste pode ser realizada para excluir a presença de metástases (Casanova et al., 2019).

Manejo clínico

Manejo cirúrgico

O estadiamento, a exploração e a redução cirúrgicos da massa tumoral constituem a base do tratamento. A remoção cirúrgica é o tratamento de escolha. O estadiamento do tumor pelo sistema FIGO é realizado para orientar o tratamento (Boxe 51.8). O tratamento provável envolve a histerectomia abdominal total, com remoção das tubas uterinas e dos ovários e, possivelmente, do omento (salpingo-ooforectomia e omentectomia bilaterais), redução da massa tumoral, amostragem dos linfonodos para-aórticos e pélvicos, biopsias do diafragma, biopsias peritoneais aleatórias e lavados citológicos. O manejo pós-operatório pode incluir taxanos ou quimioterapia à base de platina (discutida na próxima seção).

Os tumores limítrofes assemelham-se ao câncer de ovário, porém apresentam resultados muito mais favoráveis. As mulheres com diagnóstico desse tipo de câncer tendem a ser

---

[6] N.R.T.: No Brasil, de acordo com o Instituto Nacional de Câncer (Inca), no ano de 2022 foram diagnosticados 7.310 novos casos de câncer de ovário, com risco estimado de 6,88 casos em cada 100 mulheres, sendo a segunda neoplasia ginecológica mais comum no país.

> **Boxe 51.8 Principais estágios do câncer de ovário**
>
> I. O câncer está contido no ovário (ou ovários).
> II. O câncer está localizado em um ou em ambos os ovários e acometeu outros órgãos (i. e., útero, tubas uterinas, bexiga, cólon sigmoide ou reto) na pelve.
> III. O câncer acomete um ou ambos os ovários, e verifica-se a presença de um ou de ambos os seguintes itens: (1) o câncer disseminou-se para além da pelve até o revestimento do abdome; (2) o câncer disseminou-se para os linfonodos.
> IV. Estágio mais avançado do câncer de ovário. O câncer está localizado em um ou em ambos os ovários. Há metástases a distância para o fígado, os pulmões ou outros órgãos fora da cavidade peritoneal; existem células do câncer de ovário na cavidade pleural na doença de estágio IV.

Adaptado de Casanova, R., Chuang, A., Goepfert, A. R. et al. (Eds.). (2019). *Beckman and Ling's obstetrics and gynecology* (8th ed.). Philadelphia, PA: Wolters Kluwer.

mais jovens (em torno dos 40 anos). Utiliza-se conduta cirúrgica conservadora. O ovário afetado é removido, porém o útero e o ovário contralateral podem permanecer na posição. Pode não haver necessidade de terapia adjuvante.

Terapia farmacológica

A quimioterapia é normalmente administrada por via intravenosa em base ambulatorial, utilizando uma combinação de platina e taxanos. O paclitaxel mais a carboplatina são utilizados com mais frequência, em razão de seus excelentes benefícios clínicos e toxicidade controlável. Podem ocorrer leucopenia, neurotoxicidade e febre.

Como o paclitaxel frequentemente provoca leucopenia, as pacientes também podem necessitar de um fator de estimulação de colônias de granulócitos. O paclitaxel está contraindicado para pacientes com hipersensibilidade a medicamentos formulados em óleo de mamona polioxietilado, bem como para aquelas com neutropenia basal. Devido aos possíveis efeitos cardíacos adversos, o paclitaxel não é administrado a pacientes com distúrbios cardíacos. A hipotensão, a dispneia, o angioedema e a urticária indicam reações graves que comumente ocorrem logo após a administração da primeira e segunda doses. Os enfermeiros que administram quimioterapia estão preparados para ajudar no tratamento da anafilaxia. As pacientes devem ser preparadas para a queda inevitável dos cabelos.

A carboplatina pode ser empregada no tratamento inicial e em pacientes com recidiva. É utilizada com cautela em pacientes com comprometimento renal. Em geral, são administrados seis ciclos. Uma resposta clínica positiva consiste em normalização do marcador tumoral CA-125, resultados negativos na TC e exames físico e ginecológico normais.

A terapia lipossomal (administração de quimioterapia em um lipossomo) possibilita o uso da maior dose possível de quimioterapia para o tumor-alvo, com redução dos efeitos adversos. Os lipossomos são utilizados como carreadores de medicamento, visto que são atóxicos, biodegradáveis, facilmente disponíveis e de custo relativamente baixo. Essa quimioterapia encapsulada possibilita uma duração de ação prolongada e o melhor direcionamento do tratamento. A encapsulação da doxorrubicina diminui a incidência de náuseas, vômitos e alopecia. As pacientes precisam ser monitoradas quanto à supressão da medula óssea e aos efeitos gastrintestinais e cardíacos.

A poliquimioterapia intravenosa e intraperitoneal constitui uma opção para algumas pacientes. Todavia, esse tratamento é mais tóxico e os efeitos colaterais são mais graves do que os da quimioterapia regular (ACS, 2018). A quimioterapia intraperitoneal é reservada para mulheres com boa função renal (ACS, 2018).

A engenharia genética e a identificação de genes de câncer podem tornar a terapia gênica uma futura possibilidade, e esse tipo de terapia está em fase de investigação. As tecnologias proteômicas emergentes (análise de proteína baseada no tecido) parecem ser promissoras; podem possibilitar um diagnóstico mais precoce e a tomada de decisão quanto ao tratamento. Novos biomarcadores necessitam de maior validação, porém os padrões de assinatura proteica estão sendo atualmente testados. Essas tecnologias podem levar a estratégias de tratamento individualizadas para o câncer de ovário epitelial (ACS, 2018).

A recidiva do câncer de ovário é comum, e muitas pacientes podem necessitar de tratamento com múltiplos agentes. O tratamento é direcionado para o controle do câncer, a manutenção da qualidade de vida e o alívio. As preparações lipossomais, a administração intraperitoneal de medicamento, as vacinas anticâncer, os anticorpos monoclonais dirigidos contra os antígenos de câncer, a terapia gênica e os tratamentos antiangiogênicos (para impedir a formação de novos vasos sanguíneos em um esforço de interromper o crescimento do câncer de ovário) podem ser utilizados no tratamento da recidiva.

Manejo de enfermagem

As medidas de enfermagem incluem aquelas relacionadas com o plano de tratamento da paciente, que pode incluir cirurgia, quimioterapia, cuidados paliativos ou uma combinação deles. As intervenções de enfermagem após a cirurgia pélvica para remover o tumor assemelham-se àquelas depois de outras cirurgias abdominais. Quando o câncer de ovário acomete uma mulher jovem e o tumor é unilateral, ele é removido. A gravidez, quando desejada, é incentivada no futuro próximo. Depois do parto, pode-se proceder a uma reexploração cirúrgica, e o ovário remanescente pode ser removido. Se ambos os ovários estiverem acometidos, efetua-se uma ooforectomia bilateral, seguida de quimioterapia.

As pacientes com câncer de ovário avançado podem desenvolver ascite e derrame pleural. O cuidado de enfermagem pode incluir a administração de soluções intravenosas prescritas para aliviar os distúrbios hidreletrolíticos, a administração de nutrição parenteral para fornecer uma nutrição adequada, o fornecimento de cuidado pós-operatório após *bypass* intestinal para aliviar qualquer obstrução, o controle da dor e o manejo dos drenos. As medidas de conforto para mulheres com ascite podem incluir fornecimento de refeições pequenas e frequentes, diminuição do consumo de líquidos, administração de agentes diuréticos e repouso. As pacientes com derrame pleural podem ter falta de ar, hipoxia, dor torácica pleurítica e tosse. A toracocentese é geralmente realizada para aliviar esses sintomas. A paciente com câncer de ovário frequentemente tem necessidades complexas e beneficia-se da assistência e do apoio de um enfermeiro oncológico especializado.

HISTERECTOMIA

A **histerectomia** refere-se à remoção cirúrgica do útero para o tratamento de câncer, sangramento uterino disfuncional, endometriose, crescimentos não malignos, dor persistente, relaxamento e prolapso pélvicos, bem como lesão prévia do útero. As histerectomias têm diminuído constantemente na última década, à medida que aumenta o número de outras opções terapêuticas (i. e., terapia com *laser*, ablação endometrial, EAU, medicamentos para diminuir o tamanho dos fibromas) (Morgan, Kamdar, Swenson et al., 2017). Apesar da diminuição das histerectomias, ainda é o segundo procedimento ginecológico mais realizado; 90% de todas as histerectomias são realizadas por causa de condições benignas (ACOG, 2017d).

A histerectomia total envolve a remoção do útero e do colo do útero. A histerectomia pode ser supracervical ou subtotal, em que o útero é removido, enquanto o colo do útero é preservado. A histerectomia radical envolve a remoção do útero, bem como do tecido adjacente, incluindo o terço superior da vagina e os linfonodos pélvicos. O procedimento pode ser realizado através da vagina, por meio de uma incisão abdominal ou por laparoscopia (em que o útero é removido em cortes com pequenas incisões utilizando um laparoscópio). Os processos malignos geralmente exigem uma histerectomia abdominal total e salpingo-ooforectomia bilateral.

Uma abordagem assistida por laparoscopia também pode ser utilizada para a histerectomia vaginal. Esse procedimento é realizado como intervenção de curta permanência no hospital ou como cirurgia ambulatorial em pacientes cuidadosamente selecionadas. Histerectomias robóticas são realizadas em mais de 20% dos casos, com desfechos semelhantes aos de métodos laparoscópicos e vaginais com custos mais altos (ACOG, 2017d).

Manejo pré-operatório

As pacientes são aconselhadas a interromper os medicamentos anticoagulantes, os AINEs, como ácido acetilsalicílico, e a vitamina E antes da cirurgia para reduzir o risco de sangramento. A hipótese de gravidez é excluída no dia da cirurgia. Antibióticos profiláticos podem ser administrados antes da cirurgia e interrompidos no dia seguinte. A prevenção de eventos tromboembólicos é de crucial importância, e os métodos dependem do perfil de risco da paciente.

Manejo pós-operatório

São aplicados os princípios de cuidado pós-operatório geral para a cirurgia abdominal. Os principais riscos consistem em infecção e hemorragia. Além disso, como o local da cirurgia está próximo à bexiga, podem ocorrer problemas de micção, particularmente após a histerectomia vaginal. O edema ou o traumatismo de nervos pode provocar atonia vesical (perda do tônus vesical) temporária, e pode-se inserir um cateter de demora.

PROCESSO DE ENFERMAGEM
Paciente submetida à histerectomia

Avaliação
A anamnese e os exames físico e pélvico são realizados, assim como exames laboratoriais. Outros dados da anamnese de enfermagem incluem as respostas psicossociais da paciente, visto que a necessidade de histerectomia pode produzir reações emocionais fortes. Se a histerectomia for realizada para remover um tumor maligno, a ansiedade relacionada com o medo do câncer e suas consequências contribui para o estresse da paciente e de sua família. As mulheres que foram submetidas à histerectomia podem correr risco de sintomas psicológicos e físicos. De modo alternativo, as mulheres podem perceber melhora da saúde física e mental depois da histerectomia, visto que os sintomas incômodos podem ser aliviados.

Diagnóstico
DIAGNÓSTICOS DE ENFERMAGEM
Com base nos dados da avaliação, os principais diagnósticos de enfermagem podem incluir os seguintes:

- Ansiedade associada a diagnóstico de câncer, medo da dor e possível percepção da perda da feminilidade ou do potencial de ter filhos
- Distúrbio da imagem corporal, associado à função corporal alterada
- Dor aguda associada a cirurgia e outra terapia adjuvante
- Falta de conhecimento sobre os aspectos perioperatórios da histerectomia e o cuidado pós-operatório.

PROBLEMAS INTERDEPENDENTES/COMPLICAÇÕES POTENCIAIS
As complicações potenciais podem incluir as seguintes:

- Hemorragia
- TEV
- Disfunção vesical
- Infecção.

Planejamento e metas
As principais metas podem consistir em alívio da ansiedade, aceitação da perda do útero, ausência de dor ou desconforto, maior conhecimento sobre as necessidades de autocuidado e ausência de complicações.

Intervenções de enfermagem
ALÍVIO DA ANSIEDADE
A ansiedade provém de diversos fatores: ambiente desconhecido, efeitos da cirurgia sobre a imagem corporal e a capacidade reprodutiva, medo de dor e de outro desconforto e, possivelmente, sentimentos de constrangimento com a exposição no período perioperatório. O enfermeiro identifica o que essa experiência significa para a paciente e a incentiva a verbalizar suas preocupações. Durante todo o período pré-operatório, pós-operatório e de recuperação, são fornecidas explicações sobre as preparações físicas e os procedimentos que são realizados.

MELHORA DA IMAGEM CORPORAL
A paciente pode ter fortes reações emocionais ao saber que se submeterá a uma histerectomia e sentimentos pessoais relacionados com diagnóstico, opiniões dos entes queridos que podem estar envolvidos (família, parceiro), crenças religiosas e medo a respeito do prognóstico. Preocupações como a incapacidade de ter filhos e o efeito sobre a feminilidade podem emergir, assim como questões acerca dos efeitos da cirurgia sobre as relações, o desempenho e a satisfação sexuais. A paciente precisa ser tranquilizada quanto ao fato de que ainda terá vagina e poderá manter a atividade sexual após a abstinência pós-operatória temporária enquanto os tecidos cicatrizam. A informação de que a satisfação sexual e o orgasmo originam-se da estimulação do clitóris, e não do útero, tranquiliza muitas mulheres. A maioria das mulheres percebe alguma mudança nas sensações sexuais depois da histerectomia; todavia, elas variam em sua intensidade. Em alguns casos, a vagina é encurtada pela cirurgia, o que pode afetar a sensibilidade ou o conforto.

Quando o equilíbrio hormonal é envolvido, como ocorre frequentemente nos distúrbios do sistema genital, a paciente pode ter depressão e aumento da sensibilidade emocional a pessoas e situações. O enfermeiro precisa abordar e avaliar cada paciente de modo individual, levando em consideração esses fatores. Um enfermeiro que demonstra interesse, preocupação e vontade de ouvir os medos da paciente irá ajudá-la a passar pela experiência cirúrgica.

ALÍVIO DA DOR

A dor e o desconforto no pós-operatório são comuns. Por conseguinte, o enfermeiro avalia a intensidade da dor da paciente e a ajuda com a administração de analgesia, conforme prescrição. Se a paciente tiver distensão abdominal ou flatulência, podem ser prescritas uma sonda retal e a aplicação de calor no abdome. Quando a ausculta do abdome revela o retorno dos sons intestinais e da peristalse, são permitidos o consumo de líquidos adicionais e uma dieta branda. A deambulação precoce facilita o retorno da peristalse normal.

ABORDAGEM DAS DEMANDAS DE APRENDIZADO

A orientação das pacientes deve abordar as demandas de aprendizado específicas do procedimento cirúrgico a ser realizado. A pesquisa indica que as mulheres submetidas a cirurgias robóticas ou laparoscópicas têm demandas de aprendizado diferentes (Kurt, Loerzel, Hines et al., 2018). Ver Perfil de pesquisa de enfermagem no Boxe 51.9.

A orientação à paciente também aborda os resultados da cirurgia, o possível sentimento de perda e as opções para o tratamento de quaisquer sintomas que possam ocorrer. As mulheres variam em suas preferências quanto à informação e à participação na tomada de decisão, incluindo escolha das opções de tratamento, informações acuradas e úteis no momento apropriado, apoio dos médicos e acesso aos sistemas de apoio profissionais e leigos.

Monitoramento e manejo de complicações potenciais

HEMORRAGIA

Podem ocorrer sangramento vaginal e hemorragia depois da histerectomia. Para detectar essas complicações precocemente, o enfermeiro deve contar os absorventes perineais utilizados, examinar o local da incisão, avaliar a extensão da saturação com sangue e monitorar os sinais vitais. Os curativos abdominais são monitorados quanto à drenagem nos casos em que tiver sido utilizada uma abordagem cirúrgica abdominal. Na preparação para a alta hospitalar, o enfermeiro fornece orientações para as restrições de atividade, a fim de promover a cicatrização e evitar o sangramento pós-operatório. Como muitas mulheres podem voltar para casa no dia da cirurgia ou em 1 a 2 dias, elas são instruídas a entrar em contato com o enfermeiro ou o cirurgião se o sangramento for além do esperado, uma vez que ele deve ser mínimo.

TROMBOEMBOLISMO VENOSO

Em decorrência do posicionamento durante a cirurgia, do edema pós-operatório e da atividade diminuída durante o período pós-operatório, a paciente corre risco de TVP e EP. Para minimizar o risco, são aplicadas meias de compressão elástica. Além disso, a paciente é incentivada e auxiliada a mudar de posição com frequência, devendo-se evitar a pressão sob os joelhos; igualmente, a paciente deve exercitar as pernas e os pés enquanto estiver no leito. O enfermeiro a ajuda a deambular precocemente no período pós-operatório. O enfermeiro também avalia a ocorrência de TVP (dor nas pernas, rubor, calor, edema) e EP (dor torácica, taquicardia, dispneia). Quando a paciente recebe alta para casa pouco depois da cirurgia, ela é orientada a evitar permanecer sentada em uma cadeira por um período prolongado com pressão sob os joelhos, a evitar permanecer sentada com as pernas cruzadas e a evitar a inatividade. Além disso, é instruída a entrar em contato com o seu médico se aparecerem sinais de TVP ou EP.

DISFUNÇÃO VESICAL

Dada a possível dificuldade de micção no período pós-operatório, pode-se inserir, em certas ocasiões, um cateter de demora antes ou no decorrer da cirurgia. O cateter é mantido em posição no período pós-operatório imediato. Se um cateter estiver em posição, ele normalmente é removido logo depois que a paciente começa a deambular. Após a remoção do cateter, o débito urinário é monitorado; além disso, o abdome é examinado à procura de distensão. Se a paciente não urinar em um período preestabelecido, são iniciadas medidas para incentivar a micção (p. ex., ajudar a paciente no banheiro, derramar água morna sobre o períneo). Quando a paciente não conseguir urinar, o

---

Boxe 51.9 — PERFIL DE PESQUISA DE ENFERMAGEM

Demandas de aprendizado de mulheres submetidas à cirurgia ginecológica

Kurt, G., Loerzel, V. W., Hines, R. B. et al. (2018). Learning needs of women who undergo robotic versus open gynecologic surgery. *Journal of Obstetric, Gynecologic, and Neonatal Nursing: JOGNN*, 47(4), 490-497.

Finalidade

O propósito desse estudo foi determinar e comparar as demandas de aprendizado de mulheres submetidas à cirurgia ginecológica a céu aberto via laparotomia ou via cirurgia robótica.

Metodologia

O estudo utilizou um método descritivo exploratório. A amostra consistiu em 226 mulheres submetidas à laparotomia ($n = 71$) ou à cirurgia robótica ($n = 155$) em um hospital. As participantes tinham idade igual ou superior a 18 anos, conseguiam falar, compreender e ler inglês ou espanhol e tinham cirurgias marcadas (por laparotomia ou cirurgia robótica). As demandas de aprendizado foram determinadas por uma escala de demandas de aprendizado com 50 itens (PLNS, do inglês *patient learning needs scale*).

Achados

O estudo mostrou que, por ocasião da alta hospitalar, as participantes do grupo da cirurgia robótica tinham demandas de aprendizado significativamente maiores segundo a PLNS, com médias de 179,67 no grupo submetido à cirurgia robótica em comparação a 159,66 nos grupo submetido à laparotomia ($p < 0,001$). Especificamente, as demandas de aprendizado foram maiores nos tópicos de medicamentos, atividades da vida diária, sentimentos relacionados com a condição, tratamento e complicações, cuidados com a pele e melhora da qualidade de vida.

Implicações para a enfermagem

Os enfermeiros precisam ser proativos na orientação das pacientes sobre os cuidados após a cirurgia robótica para condições ginecológicas. Os enfermeiros que cuidam dessas mulheres devem fornecer orientação de modo precoce, idealmente antes da intervenção cirúrgica. Uma avaliação das necessidades de aprendizado realizada antes da cirurgia ajudará o enfermeiro a elaborar um plano de orientação individualizado.

cateterismo pode ser necessário. Em raras ocasiões, a paciente pode receber alta para casa com um cateter em posição, quando, então, é instruída sobre o seu manejo.

PROMOÇÃO DE CUIDADOS DOMICILIAR, COMUNITÁRIO E DE TRANSIÇÃO

Orientação da paciente sobre autocuidados. A informação fornecida à paciente é individualizada para as suas necessidades. Ela precisa estar informada sobre quais são as limitações ou restrições que deve esperar, se houver alguma. Ela é instruída a verificar diariamente a incisão cirúrgica e a entrar em contato com o seu médico se perceber a ocorrência de rubor ou drenagem ou secreção purulentas. Ela é lembrada sobre o fato de que, a partir de agora, não terá mais menstruações, mas poderá apresentar uma secreção ligeiramente sanguinolenta durante alguns dias; se o sangramento voltar a ocorrer depois desse período, ele deve ser relatado imediatamente. A paciente é instruída sobre a razão de um aporte oral adequado e da manutenção das funções intestinal e do sistema urinário. Também é informada de que a tendência é de se recuperar rapidamente, embora a ocorrência de fadiga no pós-operatório não seja incomum.

A paciente deve retomar as atividades de modo gradual. Isso não significa permanecer sentada por longos períodos, visto que, ao fazê-lo, pode causar o represamento de sangue na pelve, aumentando o risco de TEV. O enfermeiro explica que os banhos de chuveiro são preferíveis aos de banheira para reduzir a possibilidade de infecção e evitar o perigo de lesão, que pode ocorrer ao entrar e ao sair da banheira. A paciente é instruída a evitar fazer esforço para defecar, levantar pesos, ter relação sexual ou dirigir até que essas atividades sejam permitidas. A ocorrência de secreção vaginal, odor fétido, sangramento excessivo, qualquer rubor ou dor nas pernas ou elevação da temperatura deve ser relatada, e o enfermeiro deve reforçar as orientações sobre as atividades e restrições.

Cuidados contínuos e de transição. O acompanhamento por contato telefônico fornece ao enfermeiro a oportunidade de estabelecer se a paciente está se recuperando sem problemas e de responder a quaisquer perguntas que possam surgir. A paciente é lembrada das consultas de acompanhamento no período pós-operatório. Se os ovários da paciente tiverem sido removidos e ela considerar os sintomas vasomotores desagradáveis, pode-se cogitar a terapia hormonal em baixa dose por um curto período. A paciente é lembrada da necessidade de discutir os riscos e os benefícios da terapia hormonal e de terapias alternativas com seu médico e ginecologista. As decisões quanto ao uso da terapia hormonal precisam ser tomadas individualmente em reunião com esses médicos.

Reavaliação

Entre os resultados esperados, estão:
1. A paciente apresenta diminuição da ansiedade.
   a. A paciente exibe melhora da imagem corporal.
   b. Discute as alterações resultantes da cirurgia com o parceiro.
   c. Verbaliza entendimento sobre o distúrbio e o plano de tratamento.
2. Exibe depressão ou ansiedade mínima.
3. A paciente apresenta dor e desconforto mínimos.
   a. Relata alívio da dor e do desconforto abdominais.
   b. Deambula sem dor.
4. A paciente verbaliza entendimento sobre o autocuidado.
   a. Pratica respiração profunda, mudança de posição e exercícios com as pernas, conforme instrução.
   b. Aumenta diariamente a atividade e a deambulação.
   c. Relata consumo de líquidos e débito urinário adequados.
   d. Identifica os sintomas que precisam ser relatados.
   e. Agenda e mantém as consultas de acompanhamento.
5. Ausência de complicações.
   a. Apresenta sangramento vaginal mínimo e sinais vitais normais.
   b. Deambula precocemente.
   c. Não refere nenhuma dor torácica, nem nas panturrilhas, e não apresenta rubor, hipersensibilidade ou edema dos membros.
   d. Não relata nenhum problema urinário ou distensão abdominal.

Desfechos clínicos de histórias de pacientes: Doris Bowman • Parte 2

Lembre-se de Doris Bowman (Capítulo 12), que está se submetendo à histerectomia abdominal total com salpingo-ooforectomia bilateral. Quais são as complicações pós-operatórias potenciais que o enfermeiro deve levar em consideração? Quais avaliações e intervenções são feitas pelo enfermeiro para possibilitar a detecção precoce ou a prevenção dessas complicações? Descreva a orientação realizada pelo enfermeiro para fins de monitoramento de autocuidado por ocasião da alta da paciente, inclusive as informações que devem ser notificadas ao médico.

RADIOTERAPIA

A radiação pode ser utilizada no tratamento de cânceres de colo do útero, útero e, com menos frequência, de ovário, seja isoladamente ou em combinação com cirurgia e quimioterapia. São utilizadas diversas abordagens para administrar a radiação ao sistema genital feminino: radiação externa, radioterapia intraoperatória (RTIO) e irradiação interna (intracavitária) ou braquiterapia (Smith & Jhingran, 2017). O colo do útero e o útero podem servir como receptáculo para fontes radioativas durante a radioterapia interna.

Métodos de radioterapia

Radioterapia externa

Esse método de administrar radiação destrói as células cancerosas na superfície da pele e mais profundamente no corpo. Outros métodos de administrar radioterapia são mais comumente usados do que o empregado para o tratamento do câncer do sistema genital feminino.

Radioterapia intraoperatória

A RTIO possibilita a aplicação direta da radiação na área afetada durante a cirurgia. Um feixe de elétrons é direcionado no local da doença. Essa irradiação com visualização direta pode ser utilizada quando os linfonodos para-aórticos estão acometidos ou no caso de neoplasias não ressecáveis (inoperáveis) ou parcialmente ressecáveis. Os benefícios incluem a direção acurada do feixe (o que limita a radiação ao tumor com precisão) e a capacidade, durante o tratamento, de bloquear os órgãos sensíveis à radiação. Em geral, a RTIO é combinada com irradiação com feixe externo no período pré ou pós-operatório.

Irradiação interna (intracavitária)

Após a administração de um agente anestésico e o exame da paciente, são inseridos aplicadores especialmente preparados na cavidade endometrial e na vagina. Esses dispositivos não são carregados com material radioativo até que a paciente retorne ao seu quarto. São obtidas radiografias para verificar a relação precisa do aplicador com a anatomia pélvica normal e com o tumor. Uma vez concluída essa etapa, o oncologista carrega os aplicadores com quantidades predeterminadas de material radioativo. Esse procedimento, denominado *pós-carga*, possibilita o controle preciso da exposição à radiação recebida pela paciente, com exposição mínima dos médicos, dos enfermeiros e de outros profissionais da saúde. Uma paciente que se submete ao tratamento com radiação interna permanece isolada em um quarto privativo até que a aplicação seja terminada. Pode ser necessário evacuar os quartos adjacentes, e coloca-se um escudo de chumbo na porta do quarto da paciente.

Entre os vários aplicadores desenvolvidos para o tratamento intracavitário, alguns são inseridos na cavidade endometrial e no canal endocervical como múltiplos irradiadores pequenos (p. ex., cápsulas de Heyman). Outros consistem em um tubo central (um *tandem* ou "haste" intrauterina) inserido através do canal endocervical dilatado no interior da cavidade uterina, que permanece em uma relação fixa com os irradiadores colocados na parte superior da vagina, de cada lado do colo do útero (ovoides vaginais) (Figura 51.8).

Quando o aplicador é colocado, um cateter urinário de demora também é inserido. Um tampão vaginal é introduzido para conservar o aplicador em posição e manter outros órgãos, como a bexiga e o reto, o mais distante possível da fonte radioativa. O objetivo do tratamento interno consiste em preservar a distribuição da radiação interna em uma dose fixa durante a aplicação, que pode durar 24 a 72 horas, dependendo dos cálculos da dose realizados pelo físico de radiação.

Foram desenvolvidos sistemas automáticos de braquiterapia intracavitária de alta dose para possibilitar a radioterapia ambulatorial. O tempo de tratamento é mais curto, diminuindo, assim, o desconforto da paciente. Evita-se, também, a exposição da equipe à radiação. São utilizados isótopos do rádio e do césio para a irradiação intracavitária.

Considerações de enfermagem sobre a segurança da radiação

Precauções especiais para a segurança da paciente e do enfermeiro são considerações importantes quando a paciente está recebendo radioterapia. O departamento de segurança para radiação identificará precauções de segurança específica para as pessoas que estarão em contato com a paciente, incluindo os profissionais de saúde e a família. As preocupações de enfermagem incluem fornecer apoio emocional e conforto físico à paciente. No Capítulo 12, são fornecidos mais detalhes sobre o manejo de enfermagem.

EXERCÍCIOS DE PENSAMENTO CRÍTICO

1 `pbe` Uma mulher de 48 anos com diagnóstico de fibromas chega à clínica ambulatorial com dor intensa. Qual é a base de evidência para tratamento clínico e cirúrgico de fibromas? Especifique os critérios usados para avaliar a força da evidência para as práticas que você identificou.

2 `qp` Identifique as prioridades, a abordagem e as técnicas que você usaria para fornecer cuidados a uma mulher de 20 anos que está sendo atendida no ambulatório por causa de diagnóstico recente de infecção vulvovaginal. De que maneira as prioridades, a abordagem e as técnicas serão diferentes se a paciente disser que não está em um relacionamento monogâmico? E se ela for de uma cultura com valores étnicos muito diferentes dos seus? Descreva suas prioridades, a abordagem e as técnicas para prevenção da reinfecção ou disseminação da infecção.

3 `cpa` Uma mulher de 32 anos foi internada em sua unidade para a realização de vulvectomia após o diagnóstico recente de câncer de vulva. Descreva as instruções do pré-operatório e os cuidados do pós-operatório que podem ser antecipados. Quais modificações na orientação pós-operatória e no plano de alta hospitalar seriam necessárias se a paciente lhe informar que é recém-casada e está ansiosa em relação às futuras experiências sexuais? Descreva como você colaboraria com o médico da paciente durante o processo de recuperação dela. Que outros profissionais você poderia incluir como parte da equipe de cuidado interdisciplinar?

REFERÊNCIAS BIBLIOGRÁFICAS

*Pesquisa em enfermagem.

Livros

American Cancer Society (ACS). (2019a). *Cancer facts and figures 2019*. Atlanta, GA: Author.

Ball, J., Dains, J., Flynn, J., et al. (2019). *Seidel's guide to physical examination* (9th ed.). St. Louis, MO: Elsevier Mosby.

Casanova, R., Chuang, A., Goepfert, A. R., et al. (Eds.). (2019). *Beckman and Ling's obstetrics and gynecology* (8th ed.). Philadelphia, PA: Wolters Kluwer.

Comerford, K. C., & Durkin, M. T. (2020). *Nursing 2020 drug handbook*. Philadelphia, PA: Wolters Kluwer.

Norris, T. L. (2019). *Porth's pathophysiology: Concepts of altered health state* (10th ed.). Philadelphia, PA: Wolters Kluwer.

Singh, J., Kalia, N., & Kaur, M. (2018). Recurrent vulvovaginal infections: Etiology, diagnosis, treatment and management. In P. Sing (Ed.). *Infectious diseases and your health*. Singapore: Springer.

Smith, J. A., & Jhingran, A. (2017). Principles of radiation therapy and chemotherapy in gynecologic cancer: Basic principles, uses and complications. In R. A. Lobo, D. M. Gershenson, G. M. Lentz, et al. (Eds.). *Comprehensive gynecology* (7th ed., pp. 635–654). Philadelphia, PA: Elsevier.

Zapata, M. R. (2017). Diagnosis and treatment of vulvovaginitis. In D. Shoupe (Ed.). *Handbook of gynecology*. Switzerland: Springer International, Inc.

Periódicos e documentos eletrônicos

American Cancer Society (ACS). (2018). Ovarian cancer. Retrieved on 11/02/2019 at: www.cancer.org/cancer/ovarian-cancer/treating/chemotherapy.html

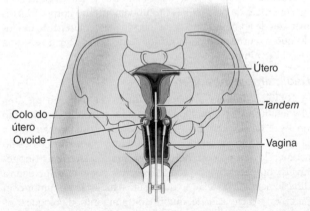

Figura 51.8 • Colocação de *tandem* e ovoides para a radioterapia interna.

American Cancer Society (ACS). (2019b). Cervical cancer. Retrieved on 10/28/2019 at: www.cancer.org/cancer/cervical-cancer/about/key-statistics.html

American College of Obstetricians and Gynecologists (ACOG). (2017a). Human papillomavirus vaccination. *Committee Opinion No. 704*. Retrieved on 8/3/2019 at: www.acog.org/-/media/Committee-Opinions/Committee-on-Adolescent-Health-Care/co704.pdf?dmc=1&ts=20190803T1615020443

American College of Obstetricians and Gynecologists (ACOG). (2017b). Pelvic organ prolapse. *Practice Bulletin No. 185*. Retrieved on 10/19/2019 at: www.acog.org/Clinical-Guidance-and-Publications/Practice-Bulletins/Committee-on-Practice-Bulletins-Gynecology/Pelvic-Organ-Prolapse

American College of Obstetricians and Gynecologists (ACOG). (2015, reaffirmed 2017c). Robotic surgery in gynecology. *Committee Opinion No. 628*. Retrieved on 10/28/2019 at: www.acog.org/Clinical-Guidance-and-Publications/Committee-Opinions/Committee-on-Gynecologic-Practice/Robotic-Surgery-in-Gynecology

American College of Obstetricians and Gynecologists (ACOG). (2017d). Choosing the route of hysterectomy for benign disease. *Committee Opinion No. 701*. Retrieved on 11/2/2019 at: www.acog.org/-/media/Committee-Opinions/Committee-on-Gynecologic-Practice/co701.pdf?dmc=1&ts=20191102T1844228661

American College of Obstetricians and Gynecologists (ACOG). (2015, reaffirmed 2019). Practice Bulletin No. 149: Endometrial cancer. *Obstetrics and Gynecology*, 125(4), 1006–1026.

American College of Obstetricians and Gynecologists (ACOG). (2018a). Dual therapy for gonococcal infections. *Committee Opinion No. 645*. Retrieved on 10/17/2019 at: www.acog.org/Clinical-Guidance-and-Publications/Committee-Opinions/Committee-on-Gynecologic-Practice/Dual-Therapy-for-Gonococcal-Infections

American College of Obstetricians and Gynecologists (ACOG). (2018b). Practice Bulletin No. 194: Polycystic ovary syndrome. *Obstetrics and Gynecology*, 131(6), 157–171.

Andrew, N., & Pickett, C. (2019). Making chronic pelvic pain a little less painful. *Contemporary OB/GYN*, 64(7), 12–28.

Centers for Disease Control and Prevention (CDC). (2015). 2015 Sexually transmitted disease treatment guidelines. Retrieved on 9/01/2019 at: www.cdc.gov/std/tg2015/default.htm

Centers for Disease Control and Prevention (CDC). (2016). Chlamydia—CDC fact sheet. Retrieved on 10/17/2019 at: www.cdc.gov/std/chlamydia/stdfact-chlamydia-detailed.htm

Centers for Disease Control and Prevention (CDC). (2017a). Trichomoniasis—CDC fact sheet. Retrieved on 9/1/2019 at: www.cdc.gov/std/trichomonas/stdfact-trichomoniasis.htm

Centers for Disease Control and Prevention (CDC). (2017b). Genital herpes—CDC fact sheet (detailed). Retrieved on 10/6/2019 at: www.cdc.gov/std/herpes/stdfact-herpes-detailed.htm

Centers for Disease Control and Prevention (CDC). (2017c). Pelvic inflammatory disease (PID)—CDC fact sheet. Retrieved on 10/17/2019 at: www.cdc.gov/std/pid/stdfact-pid-detailed.htm

Centers for Disease Control and Prevention (CDC). (2019). Gonorrhea—CDC fact sheet. Retrieved on 9/1/2020 at: www.cdc.gov/std/gonorrhea/stdfact-gonorrhea-detailed.htm

Centers for Disease Control and Prevention (CDC). (2019a). Vaginal candidiasis. Retrieved on 8/10/2019 at: www.cdc.gov/fungal/diseases/candidiasis/genital

Centers for Disease Control and Prevention (CDC). (2019b). Genital HPV infection—CDC fact sheet. Retrieved on 10/6/2019 at: www.cdc.gov/std/hpv/stdfact-hpv.htm

Centers for Disease Control and Prevention (CDC). (2019c). HIV among women. Retrieved on 10/17/2019 at: www.cdc.gov/hiv/group/gender/women/index.html

Centers for Disease Control and Prevention (CDC). (2019d). HIV basics. Retrieved on 10/1/2019 at: www.cdc.gov/hiv/basics/testing.html

Centers for Disease Control and Prevention (CDC). (2019e). Basic information about gynecologic cancers. Retrieved on 10/26/2019 at: www.cdc.gov/cancer/gynecologic/basic_info/what-is-gynecologic-cancer.htm

Chibnall, R. (2017). Vulvar pruritus and lichen simplex chronicus. *Obstetrics and Gynecology Clinics of North America*, 44(3), 379–388.

Cohen, J. I. (2017). Vaccination to reduce reactivation of herpes simplex virus type 2. *The Journal of Infectious Diseases*, 215(6), 844–846.

Curry, A., Williams, T., & Penny, M. L. (2019). Pelvic inflammatory disease: Diagnosis, management, and prevention. *American Family Physician*, 100(6), 357–364.

El-Azab, A. S., Abolella, H. A., & Farouk, M. (2019). Update on vesicovaginal fistula: A systematic review. *Arab Journal of Urology*, 17(1), 61–68.

Fortin, C., Flyckt, R., & Falcone, T. (2017). Alternatives to hysterectomy: The burden of fibroids and the quality of life. *Best Practice & Research: Clinical Obstetrics & Gynaecology*, 46, 31–42.

Good, M. M., & Solomon, E. R. (2019). Pelvic floor disorders. *Obstetrics and Gynecology Clinics of North America*, 46(3), 527–540.

King, M. (2017). Prophylaxis and treatment of herpetic infections. *The Journal of Clinical and Aesthetic Dermatology*, 10(1), E5–E7.

*Kurt, G., Loerzel, V. W., Hines, R. B., et al. (2018). Learning needs of women who undergo robotic versus open gynecologic surgery. *Journal of Obstetric, Gynecologic, and Neonatal Nursing: JOGNN*, 47(4), 490–497.

Mahonski, S., & Hu, K. M. (2019). Female nonobstetric genitourinary emergencies. *Emergency Medicine Clinics of North America*, 37(4), 771–784.

Meites, E., Szilagyi, P. G., Chesson, H. W., et al. (2019). Human papillomavirus vaccination for adults: Updated recommendations of the Advisory Committee on Immunization Practices. *MMWR. Morbidity and Mortality Weekly Report*, 68(32), 698–702.

Meriwether, K. V., Antosh, D. D., Olivera, C. K, et al. (2018). Uterine preservation vs hysterectomy in pelvic organ prolapse surgery: A systematic review with meta-analysis and clinical practice guidelines. *American Journal of Obstetrics and Gynecology*, 219(2), 129–146.e2.

Mills, B. B. (2017). Vaginitis: Beyond the basics. *Obstetrics and Gynecology Clinics of North America*, 44(2), 159–177.

Morgan, D. M., Kamdar, N. S., Swenson, C. W., et al. (2017). Nationwide trends in the utilization of and payments for hysterectomy in the United States among commercially insured women. *American Journal of Obstetrics and Gynecology*, 218(4), 425.e1–425.e18.

National Cancer Institute (NCI). (2018). Human papillomavirus (HPV) vaccines. Retrieved on 10/6/2019 at: www.cancer.gov/about-cancer/causes-prevention/risk/infectious-agents/hpv-vaccine-fact-sheet

National Institutes of Health (NIH). (2018). Uterine fibroids—NIH fact sheet. Retrieved on 10/26/2019 at: www.nichd.nih.gov/health/topics/factsheets/uterine

Naumova, I., & Castelo-Branco, C. (2018). Current treatment options for postmenopausal vaginal atrophy. *International Journal of Women's Health*, 10, 387–395.

Paavonen, J., & Brunham, R. C. (2018). Bacterial vaginosis and desquamative inflammatory vaginitis. *The New England Journal of Medicine*, 379(23), 2246–2254.

Paladine, H. L., & Desai, U. A. (2018). Vaginitis: Diagnosis and treatment. *American Family Physician*, 97(5), 321–329.

Pfieffer, M. L. (2019). Polycystic ovary syndrome: An update. *Nursing*, 49(8), 34–40.

Stenson, A. L. (2017). Vulvodynia: Diagnosis and management. *Obstetrics and Gynecology Clinics of North America*, 44(3), 493–508.

Stewart, C., Ralyea, C., & Lockwood, S. (2019). Ovarian cancer: An integrated review. *Seminars in Oncology Nursing*, 35(2), 151–156.

U.S. Food and Drug Administration (FDA). (2019). Medical devices: Urogynecologic surgical mesh implants. Retrieved on 10/19/2019 at: www.fda.gov/medical-devices/implants-and-prosthetics/urogynecologic-surgical-mesh-implants

Weinberg, D., & Gomez-Martinez, R. A. (2019). Vulvar cancer. *Obstetrics and Gynecology Clinics of North America*, 46(1), 125–135.

Recursos

American Cancer Society, www.cancer.org
American Sexual Health Association, www.ashasexualhealth.org
Association of Women's Health, Obstetric and Neonatal Nurses (AWHONN), www.awhonn.org
Centers for Disease Control and Prevention (CDC), Office of Women's Health, www.cdc.gov/women
ClinicalTrials.gov, National Institutes of Health, www.clinicaltrials.gov
Endometriosis Association, www.endometriosisassn.org
Foundation for Women's Cancer (formerly the Gynecologic Cancer Foundation), www.foundationforwomenscancer.org
Gay and Lesbian Medical Association (GLMA), www.glma.org
Herpes Hotline, 1-919-361-8488
National Ovarian Cancer Coalition (NOCC), www.ovarian.org
National STD Hotline, 1-800-232-4636
Office on Women's Health, www.womenshealth.gov/patient-materials/health-topic/reproductive-health
Oncology Nursing Society (ONS), www.ons.org
Ovarian Cancer Research Alliance, www.ocrahope.org
Planned Parenthood Federation of America, Inc. www.plannedparenthood.org
RESOLVE: The National Infertility Association, www.resolve.org
The American College of Obstetricians and Gynecologists (ACOG), www.acog.org

52 Avaliação e Manejo de Pacientes com Distúrbios da Mama

DESFECHOS DO APRENDIZADO

Após ler este capítulo, você será capaz de:

1. Descrever a anatomia e a fisiologia das mamas e identificar a avaliação e os exames complementares realizados para o diagnóstico de distúrbios da mama.
2. Comparar e contrapor a fisiopatologia de distúrbios da mama benignos e malignos.
3. Resumir as diretrizes baseadas em evidências para detecção precoce de câncer de mama e elaborar um plano para a orientação das pacientes e dos grupos de consumidores sobre a autoconscientização das mamas.
4. Usar o processo de enfermagem como referencial para o cuidado a pacientes que se submetem à cirurgia para o tratamento do câncer de mama.
5. Reconhecer as necessidades físicas, psicossociais e de reabilitação de pacientes que se submeteram à cirurgia de mama para o tratamento do câncer de mama.

CONCEITOS DE ENFERMAGEM

Avaliação
Conforto
Família
Infecção

Inflamação
Mobilidade
Orientações à paciente
Regulação celular

Reprodução
Sexualidade

GLOSSÁRIO

alterações fibrocísticas da mama: termo empregado para descrever determinadas alterações benignas da mama, geralmente nodularidade palpável, nodosidade, edema ou dor

aspiração com agulha fina (AAF): remoção de líquido para análise diagnóstica de um cisto ou células de massa utilizando agulha e seringa

biopsia cirúrgica: remoção cirúrgica da totalidade ou de parte da massa para exame microscópico por um patologista

biopsia estereotáxica com agulha de calibre grosso: método de biopsia com agulha calibrosa guiada por computador, que é útil quando massas ou calcificações na mama não podem ser palpadas, mas podem ser visualizadas com o uso da mamografia

braquiterapia: irradiação terapêutica aplicada por meio de implantes internos ou adjacentes a um tumor

BRCA1 e BRCA2: genes no cromossomo 17 que, quando danificados ou após sofrer mutação, aumentam o risco de uma pessoa de desenvolver câncer de mama e/ou de ovário, em comparação com pessoas sem a mutação

carcinoma ductal *in situ* (CDIS): células cancerosas que surgem no sistema ductal da mama, mas que não penetram no tecido adjacente

carcinoma lobular *in situ* (CLIS): alteração atípica e proliferação das células lobulares da mama

doença de Paget: apresentação de câncer de mama que começa no sistema ductal e envolve alterações descamativas no mamilo, na aréola e na pele adjacente

doença proliferativa benigna da mama: vários tipos de tecido mamário atípico, porém não canceroso, que aumentam o risco de câncer de mama

ginecomastia: tecido mamário hiperdesenvolvido e firme observado geralmente em meninos adolescentes

HER-2/neu: proteína que, quando encontrada em quantidades maiores, indica um tumor agressivo

hiperplasia atípica: aumento anormal do número de células em uma área específica dentro das áreas ductal ou lobular da mama; essa proliferação anormal aumenta o risco de câncer

inibidores da aromatase: medicamentos que bloqueiam a produção de estrogênios pelas glândulas suprarrenais

linfedema: edema crônico de um membro decorrente de interrupção da circulação linfática, em geral como consequência de dissecção de linfonodo axilar

linfonodo sentinela: primeiro(s) linfonodo(s) na cadeia linfática que recebe(m) a drenagem de um tumor primário na mama; identificado(s) por radioisótopo ou corante azul

mamoplastia: cirurgia para reconstruir ou mudar o tamanho ou o formato da mama; pode ser realizada para redução ou aumento

mastalgia: dor na mama, habitualmente relacionada com flutuações hormonais ou irritação de um nervo

mastectomia: remoção do tecido mamário e do complexo mamilo-aréola.

mastectomia radical modificada: remoção do tecido mamário, complexo mamilo-aréola e parte dos linfonodos axilares

mastite: inflamação ou infecção da mama

quimioterapia adjuvante: uso de medicamentos antineoplásicos, além de outros tratamentos, para retardar ou evitar uma recidiva da doença

quimioterapia de dose densa: administração de agentes quimioterápicos em doses padronizadas, com intervalos de tempo mais curtos entre cada ciclo de tratamento

retalho miocutâneo transverso do reto abdominal (TRAM): método de reconstrução da mama, em que um retalho de pele, tecido adiposo e músculo da parte inferior do abdome, com seu suprimento associado, é rodado até o local da mastectomia

terapia hormonal adjuvante: uso de hormônios sintéticos ou de outros medicamentos administrados depois do tratamento primário para aumentar a probabilidade de cura por meio de interrupção ou redução da velocidade de crescimento de determinados cânceres que são afetados pela estimulação hormonal (também denominada terapia endócrina ou antiestrogênica)

tratamento de conservação da mama: cirurgia para remover um tumor mamário e a margem de tecido ao redor do tumor, sem remover nenhuma outra parte da mama; pode ou não incluir remoção de linfonodos e radioterapia.

Os enfermeiros cuidam de pacientes com distúrbios da mama em muitos ambientes. Para fornecer cuidados efetivos a essas pacientes, os enfermeiros precisam ter conhecimento de avaliação, exames complementares, manejo de enfermagem e necessidades de reabilitação das pacientes com múltiplos processos que afetem as mamas. Um distúrbio de mama, seja benigno ou maligno, pode causar muita ansiedade e medo de desfiguração potencial, perda da atratividade sexual e até mesmo morte. Por conseguinte, os enfermeiros devem ter habilidade na avaliação e no manejo não apenas dos sintomas físicos, mas também dos sintomas psicossociais associados a vários distúrbios da mama.

AVALIAÇÃO DA MAMA

REVISÃO DE ANATOMIA E FISIOLOGIA

As mamas do homem e da mulher amadurecem de maneira comparável até a puberdade, quando o estrogênio e outros hormônios no sexo feminino iniciam o desenvolvimento das mamas. Em geral, esse desenvolvimento ocorre dos 10 aos 16 anos, embora essa faixa etária possa variar de 9 a 18 anos. Os estágios do desenvolvimento da mama são descritos como estágios 1 a 5 de Tanner:

- O estágio 1 descreve a mama pré-puberal
- O estágio 2 refere-se ao broto mamário, o primeiro sinal de puberdade em uma mulher
- O estágio 3 envolve o aumento adicional do tecido mamário e da aréola (um anel de tecido mais escuro ao redor do mamilo)
- O estágio 4 ocorre quando o mamilo e a aréola formam um monte secundário no ápice do tecido mamário
- O estágio 5 consiste no desenvolvimento contínuo da mama maior com contorno único.

As mamas localizam-se entre a segunda e a sexta costelas sobre o músculo peitoral, desde o esterno até a linha axilar média. Uma área de tecido mamário, denominada *cauda de Spence*, estende-se para dentro da axila (Bland, Copeland & Klimberg, 2018). Faixas fasciais, denominadas *ligamentos de Cooper*, sustentam a mama sobre a parede torácica. A prega (ou dobra) inframamária é uma crista de tecido adiposo na parte inferior da mama.

Cada mama contém 12 a 20 lobos em forma de cone, que são constituídos de elementos glandulares (lóbulos e ductos) e separados por tecido adiposo e tecido fibroso, que mantém os lobos unidos. O leite é produzido nos lóbulos e, em seguida, transportado através dos ductos até o mamilo. A Figura 52.1 mostra a anatomia da mama totalmente desenvolvida.

AVALIAÇÃO

A avaliação das mamas inclui uma anamnese direcionada e exame físico.

Anamnese

Quando uma paciente se apresenta com um problema na mama, o enfermeiro deve realizar uma avaliação de saúde geral, incluindo história de distúrbios clínicos e de cirurgia prévia, história familiar pregressa, particularmente câncer, história ginecológica e obstétrica, medicamentos atuais (incluindo prescrições, vitaminas e fitoterápicos), uso pregresso e atual de contraceptivos hormonais, terapia hormonal (TH) (anteriormente denominada terapia de reposição hormonal [TRH]) ou tratamentos para fertilidade e hábitos sociais (p. ex., tabagismo, consumo de bebidas alcoólicas, uso de drogas ilícitas). São obtidas informações psicossociais, como estado civil da paciente e ocupação, assim como disponibilidade de recursos e pessoas de apoio. São examinadas quaisquer radiografias recentes, bem como outros exames complementares. Perguntas direcionadas sobre o distúrbio da mama são feitas em relação ao início do distúrbio e ao tempo decorrido desde o seu início. Além disso, pergunta-se à paciente sobre a presença de massas palpáveis e se há dor associada, edema, rubor, secreção dos mamilos ou alterações da pele. O conhecimento e o conforto relacionados com a autoconsciência das mamas, que pode incluir autoexame da mama (AEM), também devem ser verificados com a paciente.

Avaliação física: mama feminina

O exame da mama feminina pode ser realizado durante qualquer exame físico geral ou ginecológico, ou sempre que a paciente relatar alguma anormalidade. Embora a American Cancer Society (ACS) não recomende mais o exame clínico regular das mamas para as mulheres de risco médio, isso não significa que nunca deve ser realizado. Os médicos ainda examinam as mamas de suas pacientes e oferecem orientação sobre conscientização das mamas para todas as mulheres, que devem fazer exames de imagem de rastreamento conforme seus riscos (ver discussão mais adiante) (ACS, 2019).

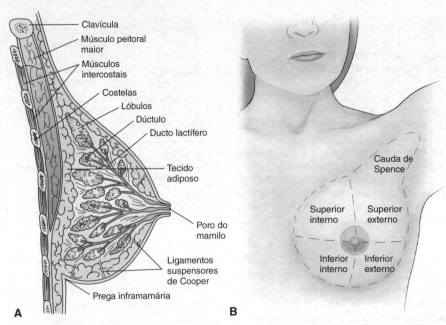

Figura 52.1 • **A.** Anatomia da mama. **B.** Áreas da mama, incluindo a cauda de Spence.

Inspeção

O exame começa com a inspeção. A paciente é solicitada a se despir até a cintura e a sentar-se em uma posição confortável, voltada para o examinador. As mamas são inspecionadas quanto ao tamanho e à simetria. Uma ligeira variação no tamanho de cada mama é comum e geralmente normal. A pele é inspecionada quanto a coloração, padrão venoso, espessamento ou presença de edema. A observação de eritema (rubor) pode indicar uma inflamação local benigna ou invasão linfática superficial por uma neoplasia. Um padrão venoso proeminente pode sinalizar o aumento do suprimento sanguíneo exigido por um tumor. O edema e a depressão da pele podem resultar de uma neoplasia que bloqueie a drenagem linfática, conferindo à pele uma aparência de casca de laranja; esse fenômeno é denominado *peau d'orange* – um sinal clássico de câncer de mama avançado. A inversão do mamilo de uma ou de ambas as mamas não é rara e só é significativa quando de origem recente. A ulceração, as erupções ou a secreção espontânea do mamilo exigem avaliação. No Boxe 52.1 são fornecidos exemplos de achados anormais da mama à inspeção.

Para provocar a depressão ou a retração da pele que, de outro modo, podem passar despercebidas, o examinador instrui a paciente a levantar ambos os braços acima da cabeça. Essa manobra normalmente eleva ambas as mamas por igual. Em seguida, a paciente é instruída a colocar as mãos na cintura e a empurrar. Esses movimentos, que causam a contração dos músculos peitorais, normalmente não alteram o contorno da mama nem a direção do mamilo. Qualquer depressão ou retração durante essas mudanças de posição sugere a existência de massa subjacente. As regiões clavicular e axilar são inspecionadas à procura de edema, alteração da cor, lesões ou linfonodos aumentados (Mallory & Golshan, 2018).

Palpação

As mamas são palpadas com a paciente sentada, com as costas retificadas e em decúbito dorsal. Na posição de decúbito dorsal, o ombro da paciente é primeiramente elevado com um pequeno travesseiro para ajudar a equilibrar a mama sobre a parede torácica. Se isso não for realizado, o tecido mamário desliza lateralmente, e a presença de massa mamária pode passar despercebida. Toda a superfície da mama e da cauda axilar é sistematicamente palpada, usando as polpas digitais do segundo, terceiro e quarto dedos, mantidos juntos, fazendo círculos do tamanho de uma moeda. O examinador pode optar por seguir em sentido horário, acompanhando círculos concêntricos imaginários, desde os limites externos da mama até o mamilo. Outros métodos aceitáveis consistem em palpar partindo de cada número no mostrador do relógio em direção ao mamilo, em sentido horário, ou ao longo de linhas verticais imaginárias sobre a mama (Figura 52.2).

A palpação das áreas axilar e clavicular é facilmente realizada com a paciente sentada (Figura 52.3). Para examinar os linfonodos axilares, o examinador efetua uma abdução delicada do braço da paciente a partir do tórax. Com a mão esquerda, o antebraço direito da paciente é segurado e apoiado. A mão direita fica, então, livre para palpar as axilas. São observados quaisquer linfonodos que possam estar situados contra a parede torácica. Normalmente, esses linfonodos não são palpáveis; todavia, se estiverem aumentados, sua localização, seu tamanho, sua mobilidade e sua consistência são anotados. Durante a palpação, o examinador observa qualquer hipersensibilidade ou massa relatadas pela paciente. Se for detectada massa, esta será descrita por sua localização (p. ex., mama direita, a 2 cm do mamilo, na posição do número 2 do relógio). O tamanho, o formato, a consistência, a delineação da borda e a mobilidade são incluídos na descrição (Mallory & Golshan, 2018). Em seguida, o examinador modifica essas etapas para utilizar a mão direita para segurar o antebraço esquerdo da paciente e, então, utiliza a mão esquerda para palpar a axila da mama esquerda.

O tecido mamário da adolescente é normalmente firme e lobular, ao passo que o da mulher na pós-menopausa tem tendência a ser mais fino e adiposo. Durante a gravidez e a lactação, as mamas são mais firmes e maiores, com lóbulos que são mais distintos. As alterações hormonais provocam escurecimento da aréola.

Boxe 52.1 AVALIAÇÃO
Achados anormais da avaliação durante a inspeção das mamas

Sinais de retração
- Os sinais incluem depressão da pele, dobras ou alterações no contorno da mama ou do mamilo
- Podem ser secundários à contração do tecido fibrótico, que pode ocorrer com a neoplasia maligna subjacente
- Podem ser secundários à formação de tecidos cicatriciais após a cirurgia da mama
- Os sinais de retração podem aparecer apenas com mudanças de posição.

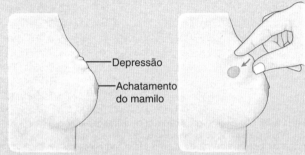

Sinais de retração — Retração com compressão

Aumento da proeminência venosa
- Aumento localizado unilateral do padrão venoso associado a tumores malignos
- Normal com aumento bilateral e simétrico das mamas associado à gravidez e à lactação.

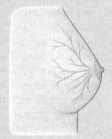

Aumento da proeminência venosa

Casca de laranja (edema) (*peau d'orange*)
- Associada ao câncer de mama inflamatório
- Causada por interferência na drenagem linfática
- A pele da mama tem a aparência de casca de laranja
- Os poros cutâneos aumentam
- Pode ser observada na aréola
- A pele torna-se espessa, endurecida e imóvel.

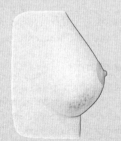

Casca de laranja (*peau d'orange*)

Inversão do mamilo
- Considerada normal quando de longa duração
- Associada à fibrose e à neoplasia maligna se o seu desenvolvimento for recente.

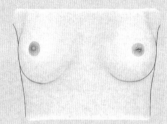

Inversão do mamilo

Mastite aguda (inflamação das mamas)
- Associada à lactação, porém pode ocorrer em qualquer idade
- São observadas rachaduras ou abrasões do mamilo
- Pele da mama avermelhada e quente ao toque
- Hipersensibilidade
- Os sinais sistêmicos incluem febre e pulso aumentado.

Doença de Paget (neoplasia maligna dos ductos mamários)
- Sinais iniciais – eritema do mamilo e da aréola
- Sinais tardios – espessamento, descamação e erosão do mamilo e da aréola.

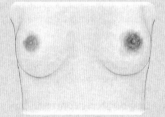

Doença de Paget

Adaptado de Stanford Medicine 25. (2020). Breast exam. Retirado em 13/05/2020 de: www.stanfordmedicine25.stanford.edu/the25/BreastExam.html e Newton, E. & Grethlein, S. (2018). Breast examination. Retirado em 13/05/2020 de: https://emedicine.medscape.com/article/1909276-overview.

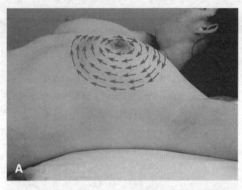
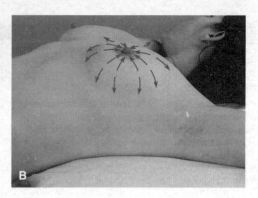
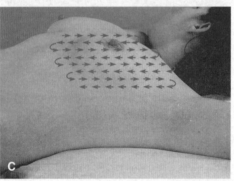

Figura 52.2 • Exame da mama com a mulher em decúbito dorsal. Toda a superfície da mama é palpada da borda externa da mama até o mamilo; os padrões de palpação são circular ou em sentido horário (**A**), em cunha (**B**) e em faixa vertical (**C**).

A obesidade pode ter um efeito pró-inflamatório sobre a mama, podendo contribuir para taxas aumentadas de atipia. A atipia no lavado ductal mamário e os níveis de proteína C reativa no mamilo estão significativamente correlacionados com o índice de massa corporal (IMC). O peso corporal em excesso, refletido por um IMC de 25 kg/m² ou maior, está associado ao câncer de mama na pós-menopausa e aumenta o risco de morte por essa doença; em contrapartida, estar acima do peso ou ter obesidade parece proteger mulheres de 40 a 49 anos (ACS, 2019).

Os cistos são comumente encontrados nas mulheres que menstruam e, em geral, são bem definidos e livremente móveis. No período pré-menstrual, os cistos podem ficar maiores e hipersensíveis. Por outro lado, os tumores malignos tendem a ser duros, pouco definidos e indolores. O médico deve avaliar adicionalmente quaisquer anormalidades detectadas durante a inspeção e a palpação.

Avaliação física: mama masculina

Pode ocorrer câncer de mama em homens. A avaliação da mama e da axila masculina é breve, porém importante, e deve ser incluída em um exame físico. O mamilo e a aréola são inspecionados à procura de edema, nódulos, ulcerações e secreção mamilar. O disco plano do tecido mamário não desenvolvido sob o mamilo é palpado. O mesmo procedimento para a palpação da mama feminina é utilizado quando se examina a mama masculina (Canadian Cancer Society, 2020).

A **ginecomastia** refere-se ao aumento firme do tecido glandular abaixo da aréola do homem e imediatamente adjacente (ver discussão adiante). Isso difere do aumento do tecido adiposo mole, que é causado pela obesidade.

AVALIAÇÃO DIAGNÓSTICA

Pode-se realizar uma ampla variedade de exames complementares em pacientes com distúrbio da mama. O enfermeiro deve orientar a paciente sobre a finalidade, o que esperar e quaisquer efeitos colaterais possíveis relacionados com esses exames antes de sua realização. O enfermeiro deve observar as tendências nos resultados do exame da paciente, visto que esses frequentemente fornecem informações acerca da evolução da doença, bem como da resposta da paciente ao tratamento.

Autoexame da mama

O enfermeiro desempenha um papel de importância crítica na orientação sobre a consciência da mama – uma modalidade empregada para a detecção precoce do câncer de mama. O AEM pode ser ensinado em uma variedade de ambientes, seja de modo individual ou em grupo. Também pode ser iniciado por um profissional de saúde durante um exame físico de rotina de uma paciente. Os autoexames regulares podem resultar na identificação precoce de problemas e em mais avaliações diagnósticas em relação a problemas benignos ou malignos.

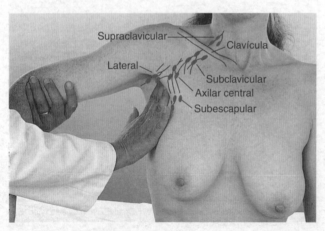

Figura 52.3 • Palpação dos linfonodos axilares no exame da mama.

Ocorrem variações do tecido mamário durante o ciclo menstrual, na gravidez e no início da menopausa. As mulheres em uso de TH também podem exibir flutuações. As alterações normais precisam ser diferenciadas daquelas que podem indicar uma doença. A maioria das mulheres percebe um aumento de hipersensibilidade e nodosidade antes dos períodos menstruais; por conseguinte, o AEM é mais bem realizado após a menstruação (nos dias 5 a 7, contando o primeiro dia da menstruação como dia 1). Além disso, muitas mulheres apresentam tecido mamário com textura granulosa; contudo, essas áreas normalmente são menos nodulares depois da menstruação. As mulheres mais jovens podem considerar o AEM particularmente difícil, em razão da densidade do tecido mamário. À medida que as mulheres envelhecem, as mamas tornam-se mais adiposas e podem ser mais fáceis de examinar.

A prática atual está passando da orientação sobre o AEM para a promoção da autoconsciência das mamas, que se refere à atenção da mulher para a aparência e a sensação normais de sua mama. Todavia, o autoexame ainda pode ser apropriado para algumas mulheres de alto risco e para aquelas que preferem realizá-lo. A autoconsciência da mama pode incluir o autoexame. Para as mulheres, saber como sentem normalmente suas mamas ajuda a detectar quaisquer alterações ou sinais de algum problema. O AEM pode desempenhar um importante papel na triagem, particularmente para mulheres que desenvolvem câncer no intervalo após o resultado negativo em mamografia ou exame clínico das mamas ou que apresentam imagem ou resultado de exame clínico falso-negativos. Além disso, pode promover a detecção por mulheres que não se submeteram à triagem. A meta, com ou sem AEM, consiste em relatar ao médico quaisquer alterações da mama.

A história familiar pode aumentar o risco de câncer de mama nos homens, particularmente se outros homens na família tiveram câncer de mama. O risco também é maior se houver uma anormalidade genética nos casos do câncer de mama na família. As mutações *BRCA2* são muito mais comuns do que as mutações *BRCA1* nos homens (Jain & Gradishar, 2018). As instruções sobre o AEM também devem ser fornecidas a homens quando eles apresentam uma história familiar de câncer de mama.

As pacientes que optam por realizar o AEM devem receber orientações adequadas sobre a técnica (Boxe 52.2). Elas devem ser informadas de que o AEM mensal de rotina irá ajudá-las a se familiarizar com suas "anormalidades normais". Se alguma alteração for detectada, elas devem procurar assistência médica.

As pacientes devem ser instruídas sobre o melhor momento para a realização do AEM (5 a 7 dias depois do início da menstruação para as mulheres na pré-menopausa e uma vez por mês para as mulheres na pós-menopausa ou que não menstruam). Quando se demonstram as técnicas de exame, a sensação esperada de tecido mamário normal deve ser revista, e são discutidas maneiras de identificar as alterações da mama. Em seguida, as pacientes devem realizar uma demonstração de retorno do AEM nelas próprias ou em um modelo de mama. As pacientes que se submeteram à cirurgia para câncer de mama devem ser instruídas a examinar as mamas ou a parede torácica à procura de quaisquer alterações ou nódulos recentes que possam indicar recidiva da doença.

Mamografia

A ACS modificou as recomendações de solicitação de mamografia e estabelece que mulheres saudáveis devem fazer mamografia todos os anos a partir dos 45 anos; mulheres com idade entre 40 e 44 anos têm a opção de começar o rastreamento anual precocemente (ACS, 2019). As mulheres com 55 anos ou mais podem continuar com a triagem anual ou ser transferidas para a realização a cada 2 anos.[1] Essa mudança foi baseada em cálculos de que o início da mamografia de rastreamento anual em uma idade mais avançada e a sua realização com menos frequência devem causar menos prejuízos e devem ser tão seguros quanto iniciar mais cedo e realizá-la com mais frequência. Entretanto, a realização de triagem a cada 2 anos pode fazer o diagnóstico passar despercebido, resultando em um pequeno aumento da probabilidade de um diagnóstico de câncer em estágio mais avançado.

A mamografia é um exame de imagem das mamas que utiliza doses baixas de raios X para visualizar a anatomia das mamas; ela auxilia na detecção e no diagnóstico precoces de doença benigna ou maligna (American College of Radiology [ACR], 2019). O procedimento leva cerca de 30 minutos e pode ser realizado em um serviço de radiologia do hospital ou em um centro de imagem especializado. São obtidas duas incidências de cada mama. A mama é comprimida mecanicamente de cima para baixo (incidência craniocaudal) (Figura 52.4) e lateralolateralmente (incidência oblíqua mediolateral). As mulheres podem sentir algum desconforto, visto que é necessário exercer compressão máxima para obter visualização adequada. A nova mamografia é comparada com mamografias anteriores, e qualquer alteração pode indicar a necessidade de investigação complementar. A mamografia pode detectar um tumor na mama antes de este se tornar clinicamente palpável. As mulheres mais jovens ou as que estão recebendo TH podem ter um tecido mamário denso, dificultando a detecção de lesões pela mamografia.

As pacientes agendadas para uma mamografia podem verbalizar sua preocupação quanto à exposição à radiação, a qual equivale a cerca de 7 semanas de exposição à radiação de fundo natural (ACR, 2019), de modo que as pacientes precisariam realizar muitas mamografias em 1 ano para aumentar seu risco de câncer. Para garantir que a mamografia seja confiável, é importante que a mulher procure um serviço de confiança. As instalações de mamografia são certificadas pela Food and Drug Administration (FDA) dos EUA, e os equipamentos são credenciados pelo American College of Radiology ou pelos estados do Arkansas, Iowa ou Texas (FDA, 2018).[2]

Outras técnicas para triagem da mama incluem a mamografia digital e a mamografia em 3D. A mamografia digital registra imagens radiográficas em um computador, em vez de em uma película, possibilitando, assim, que os radiologistas ajustem o contraste e focalizem uma imagem sem precisar realizar radiografias complementares. Embora a acurácia da mamografia por filme e da mamografia digital seja semelhante na maioria das mulheres, foi constatado que a mamografia digital é superior na detecção de tumores e câncer negativos para receptores de estrogênio em mamas extremamente densas. Ambos esses subgrupos são mais comuns em mulheres mais jovens; por conseguinte, pode-se optar pela mamografia digital se essas mulheres desejarem realizar uma mamografia de triagem. A mamografia

---

[1] N.R.T.: No Brasil, o Ministério da Saúde recomenda que a mamografia de rastreamento seja realizada na faixa etária de 50 a 69 anos, a cada 2 anos.
[2] N.R.T.: No Brasil, a Agência Nacional de Vigilância Sanitária (Anvisa) atua na regulamentação dos serviços de diagnóstico e imagem.

Boxe 52.2 ORIENTAÇÕES À PACIENTE
Autoexame da mama

O enfermeiro orienta a paciente a realizar as seguintes etapas:

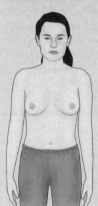

Etapa 1
1. Ficar em pé diante de um espelho.
2. Observar ambas as mamas à procura de qualquer detalhe incomum.
3. Verificar se há secreção do mamilo, pregueamento, depressão ou descamação da pele.

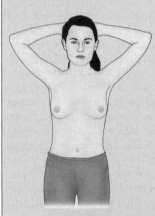

Etapa 2
As etapas 2 e 3 são realizadas para verificar quaisquer alterações no contorno das mamas. Durante a sua realização, você deve ser capaz de sentir os músculos enrijecerem.
1. Observar rigorosamente no espelho enquanto coloca as mãos atrás da cabeça e as pressiona para a frente.
2. Observar qualquer alteração no contorno das mamas.

Etapa 3
1. Em seguida, pressionar as mãos firmemente nos quadris e inclinar-se ligeiramente para a frente, em direção ao espelho, puxando os ombros e os cotovelos para a frente.
2. Observar qualquer alteração no contorno das mamas.

Etapa 4
Algumas mulheres realizam a etapa 4 do exame no chuveiro. Seus dedos deslizarão facilmente sobre a pele ensaboada, de modo que você possa se concentrar em sentir quaisquer alterações dentro da mama.
1. Elevar o braço esquerdo.
2. Usar três ou quatro dedos da mão direita para palpar a mama esquerda firmemente, com cuidado e de maneira completa.
3. Começando na borda externa, pressionar a parte plana dos dedos em pequenos círculos, movendo os círculos lentamente ao redor da mama.
4. Efetuar gradualmente esses movimentos em direção ao mamilo.
5. Certificar-se de examinar toda a mama.
6. Dar atenção especial para a área entre a mama e a axila, incluindo a própria axila.
7. Palpar à procura de qualquer protuberância ou massa incomum sob a pele.
8. Se tiver qualquer secreção espontânea durante o mês – seja durante o autoexame da mama ou não –, procurar seu médico.
9. Repetir o exame na mama direita.

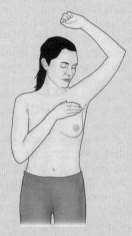

Etapa 5
A etapa 4 deve ser repetida na posição de decúbito dorsal.
1. Deitar-se na posição horizontal sobre as costas, com o braço esquerdo sob a cabeça e um travesseiro ou toalha dobrada sob o ombro esquerdo. (Essa posição achata a mama, facilitando o seu exame.)
2. Usar o mesmo movimento circular já descrito.
3. Repetir na mama direita.

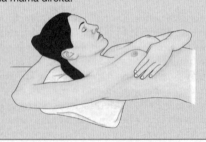

Adaptado de Boraas, M. & Gupta, S. (2019). Breast self-exam. Retirado em 14/05/2020 de: www.breastcancer.org/symptoms/testing/types/self_exam.

3D obtém múltiplas incidências da mama comprimida e resulta em um número menor de interpretações falso-positivas e maior detecção de câncer (Bassett & Lee-Felker, 2018). O diagnóstico assistido por computador (DAC) é uma ferramenta para os radiologistas e pode ser útil para a identificação de áreas anormais, que devem ser analisadas mais cuidadosamente em relação a cânceres iniciais. Foram realizados avanços e aprimoramentos no *software* para DAC, com enfoque no aumento da sensibilidade a massas e na redução das taxas de falso-positivos.

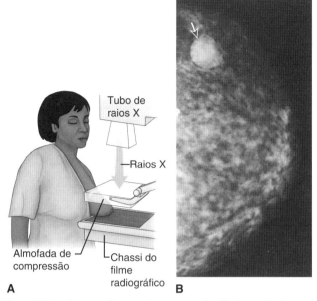

Figura 52.4 • O procedimento da mamografia (**A**) depende de uma imagem radiográfica para produzir a mamografia (**B**) que, nesse caso, revela uma nodosidade mamária (ver *seta*).

Mamografia de contraste

A mamografia de contraste (*i. e.*, ductografia, galactografia) é um procedimento diagnóstico que envolve a injeção de menos de 1 mℓ de material radiopaco através de uma cânula inserida em uma abertura ductal na aréola, seguida de mamografia (Bassett & Lee-Felker, 2018). É realizada para avaliar a presença de anormalidade dentro do ducto quando a paciente apresenta secreção mamilar sanguinolenta na expressão, secreção mamilar espontânea ou dilatação de ducto solitário observada na mamografia.

Ultrassonografia

A ultrassonografia (US) é utilizada como adjunto diagnóstico para mamografia, com a finalidade de ajudar a diferenciar cistos cheios de líquido de outras lesões. Uma fina camada de gel lubrificante é espalhada sobre a área a ser examinada. Em seguida, aplica-se um transdutor sobre a mama. O transdutor transmite ondas sonoras de alta frequência através da pele em direção à área em questão. As ondas sonoras são refletidas de volta de uma imagem bidimensional, que, então, é exibida em uma tela de computador. Nenhuma radiação é emitida durante o procedimento. A US também é utilizada como adjunta à mamografia em mulheres com tecido mamário denso. A US pode auxiliar os procedimentos intervencionistas.

A US apresenta vantagens e desvantagens. Embora possa diagnosticar cistos com grande acurácia, ela é incapaz de excluir definitivamente a presença de lesões malignas. As microcalcificações, que são detectáveis na mamografia, não podem ser identificadas na US. Por fim, as técnicas de exame e os critérios de interpretação não são padronizados.

Ressonância magnética

A ressonância magnética (RM) da mama é um exame altamente sensível que passou a constituir um adjuvante diagnóstico útil da mamografia. Um magneto é ligado a um computador, que cria imagens detalhadas da mama sem exposição à radiação. Uma injeção intravenosa (IV) de gadolínio, um meio de contraste, é administrada para melhorar a visibilidade. A mesa de exame desliza dentro de um cilindro longo e estreito, de modo que a área do corpo a ser examinada fica no meio do cilindro. Uma espiral é posicionada ao redor da mama, e a paciente é colocada dentro do aparelho de RM. Todo o procedimento leva cerca de 30 a 40 minutos.

A RM da mama mostra-se útil para a avaliação de doença contralateral, carcinoma lobular invasivo e avaliação da resposta à quimioterapia. Além disso, as diretrizes de rastreamento fornecidas pela National Comprehensive Cancer Network (NCCN) recomendam uma RM anual, além da mamografia, para mulheres com alto risco de câncer de mama (*i. e.*, aquelas com risco maior do que 20% durante a vida). As candidatas incluem mulheres que apresentam mutação *BRCA1* ou *BRCA2*, parente de primeiro grau com qualquer uma dessas mutações, determinadas síndromes genéticas raras ou radiação do tórax entre 10 e 30 anos (National Comprehensive Cancer Network [NCCN], 2019). A RM deve ser utilizada além da mamografia, e não como substituta.

Algumas desvantagens da RM incluem custo elevado, variações na técnica e na interpretação e possível ocorrência de claustrofobia na paciente. O procedimento nem sempre pode diferenciar de maneira acurada as condições benignas da mama das malignas, de modo que podem ocorrer resultados falso-positivos. A RM está contraindicada para pacientes com dispositivos implantáveis de metal (p. ex., grampos de aneurisma, implantes de expansores teciduais). Os pacientes com qualquer tipo de dispositivo eletrônico implantável precisam ser examinados para determinar se é segura a realização de uma RM (Indik, Gimbel, Abe et al., 2017). Os adesivos de medicamentos com fundo de alumínio (p. ex., nicotina, nitroglicerina, fentanila) precisam ser removidos antes da realização da RM para evitar queimaduras na pele.

Procedimentos para análise de tecido

Biopsia percutânea

A biopsia percutânea é realizada de modo ambulatorial para obter amostras de lesões palpáveis e não palpáveis. A biopsia percutânea, que é menos invasiva que a cirúrgica, é uma biopsia por agulha (*core biopsy*) que obtém uma amostra de tecido por meio de uma pequena punção na pele. A Tabela 52.1 apresenta os diferentes tipos de biopsias que podem ser realizados para estabelecer um diagnóstico histológico.

 Alerta de domínio de conceito

É importante entender as diferenças entre os procedimentos comuns usados para pacientes com distúrbios de mama. A mamografia é realizada para detectar anormalidades da mama, ao passo que a biopsia é efetuada para confirmar um diagnóstico de câncer de mama.

Aspiração com agulha fina

A **aspiração com agulha fina (AAF)** é uma técnica de biopsia geralmente bem tolerada pela maioria das mulheres. Pode-se utilizar ou não anestésico local. Uma agulha de pequeno calibre (20 a 27), acoplada a uma seringa, é inserida na massa ou na área de nodularidade. Aplica-se aspiração à seringa, e são realizadas múltiplas passagens através da massa. Com frequência, um cisto simples desaparece à aspiração, e o líquido

TABELA 52.1 Tipos de biopsias de mama.

Procedimento	Massa palpável	Profissional de saúde que realiza o procedimento	Natureza do tecido mamário removido
Aspiração com agulha fina	Sim	Cirurgião	Material celular
Biopsia aspirativa com agulha de calibre grosso	Sim	Cirurgião	Tecido central
Biopsia estereotáxica com agulha de calibre grosso	Não	Radiologista	Tecido central
Biopsia com agulha de calibre grosso guiada por ultrassom	Não	Radiologista	Tecido central
Biopsia com agulha de calibre grosso guiada por ressonância magnética (RM)	Não	Radiologista	Tecido central
Biopsia excisional	Sim	Cirurgião	Totalidade da massa
Biopsia incisional	Sim	Cirurgião	Tecido central
Biopsia de localização com agulha-guia; pode ser guiada por mamografia, ultrassom ou RM	Não	O radiologista insere a guia; o cirurgião realiza a biopsia	Totalidade da massa

normalmente é descartado se não houver sangue. Contudo, se o material for sanguinolento, é mais provável que indique processo maligno, devendo ser enviado para exame citológico; isso é realizado diretamente na forma de esfregaço ou após o líquido ser centrifugado (Obeng-Gyasi, Grimm, Hwang et al., 2018). Para massas não palpáveis, o mesmo procedimento pode ser realizado por um radiologista utilizando orientação por US (AAF guiada por ultrassom).

A AAF é menos dispendiosa que outros métodos diagnósticos, e os resultados ficam rapidamente disponíveis. Todavia, é possível obter resultados falso-negativos ou falso-positivos, e o acompanhamento adequado depende do critério clínico do médico.

Biopsia aspirativa com agulha de calibre grosso (*core biopsy*)

A biopsia aspirativa com agulha de calibre grosso é semelhante à AAF, exceto pelo uso de agulha de maior calibre (em geral, 11 a 18). Aplica-se um anestésico local, e amostras de tecido interno são removidas por meio de um dispositivo acionado por mola. Esse procedimento possibilita um diagnóstico mais definitivo que a AAF, visto que remove uma amostra efetiva de tecido, e não apenas células. Com frequência, ele é realizado para tumores relativamente grandes, que estão próximos à superfície da pele, mas também é utilizado para lesões menores e mais profundas, que são visualizadas à US.

Biopsia estereotáxica com agulha de calibre grosso

A **biopsia estereotáxica com agulha de calibre grosso** é realizada em lesões não palpáveis que são detectadas por mamografia. A paciente deita-se em decúbito ventral sobre a mesa estereotáxica. A mama é suspensa em uma abertura na mesa e comprimida entre dois chassis radiográficos. Em seguida, são obtidas imagens utilizando a mamografia digital. As coordenadas exatas da lesão da qual se deve obter uma amostra são localizadas com o auxílio de um computador. Em seguida, injeta-se um anestésico local na região de entrada na mama. Efetua-se uma pequena incisão na pele, uma agulha de calibre grosso é inserida e são obtidas amostras de tecido para exame patológico. Com frequência, várias passagens são realizadas para assegurar uma boa amostra da lesão. Em seguida, são obtidas radiografias após a biopsia para verificar se a amostra foi adequada. Um pequeno grampo de titânio é quase sempre colocado no local da biopsia, de modo que a área possa ser facilmente localizada se for indicado um tratamento adicional

(Obeng-Gyasi et al., 2018). A biopsia estereotáxica é muito acurada e, com frequência, possibilita que a paciente evite a realização de biopsia cirúrgica. Todavia, há uma pequena taxa de resultados falso-negativos. O acompanhamento apropriado depende do diagnóstico patológico final e do critério clínico do médico. O uso de um grampo de titânio não impede a realização subsequente de RM.

Biopsia com agulha de calibre grosso (*core biopsy*) guiada por ultrassom

Os princípios da biopsia aspirativa com agulha de calibre grosso (*core biopsy*) guiada por ultrassom assemelham-se aos da biopsia estereotáxica; todavia, ao utilizar uma orientação ultrassonográfica, não há necessidade de coordenação do computador e compressão da mamografia. A biopsia com agulha de calibre grosso guiada por ultrassom não utiliza radiação e normalmente é mais rápida e menos dispendiosa que a biopsia estereotáxica com agulha de calibre grosso.

Biopsia com agulha de calibre grosso (*core biopsy*) guiada por ressonância magnética

A biopsia com agulha de calibre grosso (*core biopsy*) guiada por RM pode ser realizada por um radiologista e técnico quando a área anormal na mama é demasiado pequena para ser percebida, mas é visível na RM.

Biopsia cirúrgica

A **biopsia cirúrgica** geralmente é realizada com o uso de anestesia local e sedação IV. Após a realização de uma incisão, a lesão é excisada e enviada a um laboratório para exame patológico. A biopsia cirúrgica normalmente é precedida por uma biopsia aspirativa com agulha de calibre grosso ou biopsia estereotáxica para a determinação patológica.

Tipos de biopsia cirúrgica da mama

Existem vários tipos de procedimentos usados para a biopsia cirúrgica da mama, inclusive biopsia excisional ou incisional e localização com agulha e fio.

Biopsia excisional

A biopsia excisional é o procedimento padronizado para a avaliação patológica completa de massa palpável na mama. Remove-se a totalidade da massa, mais uma margem de tecido subjacente. Esse tipo de biopsia também pode ser denominado nodulectomia. Dependendo da situação clínica, pode-se realizar uma análise da amostra em corte congelado por ocasião da biopsia pelo patologista, que efetua uma leitura intraoperatória imediata e fornece um diagnóstico provisório. Isso pode ajudar a confirmar o diagnóstico em uma paciente que não realizou previamente uma análise de tecido.

Biopsia incisional

A biopsia incisional remove cirurgicamente parte da massa. Essa biopsia é realizada para confirmar um diagnóstico e efetuar exames especiais (p. ex., ER/PR, HER-2/neu [também chamado de ERBB2]; ver discussão mais adiante para a explicação desses termos), que auxiliam na determinação do tratamento, discutido posteriormente neste capítulo. A excisão completa da área pode não ser possível ou imediatamente benéfica para a paciente, dependendo da situação clínica. Com frequência, esse procedimento é realizado em mulheres com câncer de mama localmente avançado ou em mulheres com suspeita de recidiva de câncer, cujo tratamento pode depender dos resultados desses exames especiais. Todavia, pode-se obter informação patológica com facilidade pela biopsia com agulha de calibre grosso; assim, a biopsia incisional está se tornando menos comum.

Localização com agulha-guia

A localização com agulha-guia é uma técnica empregada para localizar massas não palpáveis ou depósitos de cálcio suspeitos detectados na mamografia, na US ou na RM, e que exigem biopsia excisional. O radiologista insere uma guia longa e fina através de uma agulha, que, em seguida, é inserida na área da anormalidade utilizando orientação radiográfica ou ultrassonográfica (qualquer que seja a técnica de imagem que identificou originalmente a anormalidade). A guia permanece em posição após a retirada da agulha para assegurar a localização precisa. Em seguida, a paciente é levada ao centro cirúrgico, onde o cirurgião segue a guia até a sua extremidade e remove a área.

Implicações para a enfermagem

Durante a visita pré-operatória ou pré-procedimento, o enfermeiro avalia a paciente quanto a quaisquer necessidades educacionais, físicas ou psicossociais específicas. Isso pode ser realizado pela revisão da história clínica e psicossocial e ao se incentivar a paciente a verbalizar seus medos, preocupações e dúvidas. As pacientes com frequência estão preocupadas não apenas com o procedimento, mas também com as implicações potenciais dos resultados de patologia. Oferecer, de maneira acolhedora, uma explicação completa sobre o que esperar pode ajudar a aliviar a ansiedade. Com frequência, as pacientes têm dificuldade em absorver todas as informações fornecidas; por conseguinte, materiais por escrito para consultar em domicílio são fornecidos para reforçar e esclarecer a orientação.

O enfermeiro orienta a paciente a suspender quaisquer agentes passíveis de aumentar o risco de sangramento, incluindo produtos contendo ácido acetilsalicílico, anti-inflamatórios não esteroides, suplementos de vitamina E, fitoterápicos (como *ginkgo biloba* e suplementos à base de alho). As pacientes que recebem prescrição de anticoagulantes precisam realizar uma verificação com o médico antes da cessação temporária para o procedimento, uma vez que as biopsias realizadas sem a interrupção desses medicamentos podem resultar em sangramentos prolongados e hematomas. A paciente pode ser instruída a não ingerir alimentos nem bebidas por várias horas antes da realização do procedimento ou depois da meia-noite na noite anterior ao procedimento, dependendo do tipo de biopsia e anestesia planejadas. Os procedimentos de biopsia de mama são realizados, em sua maioria, com o uso da combinação de sedação moderada e anestesia local.

A avaliação pós-operatória imediata inclui o monitoramento dos efeitos da anestesia e a inspeção do curativo cirúrgico à procura de qualquer sinal de sangramento. Quando a sedação tiver desaparecido, o enfermeiro revê com a paciente os cuidados do local da biopsia, o manejo da dor e as restrições de atividade. Antes de receber alta do centro cirúrgico ambulatorial ou do consultório, a paciente deve ser capaz de tolerar a ingesta de líquidos, deambular e urinar. A paciente precisa estar acompanhada de um adulto na liberação para o domicílio. O curativo que cobre a incisão normalmente é removido depois de 48 horas, porém as suturas adesivas estéreis que são aplicadas diretamente sobre a incisão devem permanecer no local por aproximadamente 7 a 10 dias ou até desprenderem. Deve-se incentivar o uso de um sutiã de sustentação depois da cirurgia, para limitar o movimento da mama e reduzir o desconforto. Uma ligação telefônica de acompanhamento feita pelo enfermeiro dentro de 24 a 48 horas após o procedimento pode proporcionar à paciente a oportunidade de fazer qualquer pergunta e pode constituir uma fonte de grande conforto e tranquilização.

Na maioria dos casos, a mulher retorna às suas atividades habituais no dia seguinte ao procedimento, porém é incentivada a evitar qualquer pancada ou atividades de alto impacto durante 1 semana, visando promover a cicatrização do local de biopsia. Em geral, o desconforto é mínimo, e a maioria das mulheres considera o paracetamol suficiente para o alívio da dor, embora um agente analgésico opioide leve possa ser prescrito, se houver necessidade.

O acompanhamento após a biopsia inclui uma visita de retorno ao cirurgião para a discussão do relato patológico final e a avaliação da cicatrização do local. Dependendo dos resultados da biopsia, o papel do enfermeiro varia. Se o relato da patologia for benigno, o enfermeiro revê com a paciente o cuidado da incisão e explica o que se deve esperar à medida que o local da biopsia cicatriza (*i. e.*, podem ocorrer alterações da sensibilidade por várias semanas ou meses após a biopsia, dada a lesão de nervos dentro do tecido mamário). Se for estabelecido um diagnóstico de câncer, o papel do enfermeiro será redirecionado. Esse assunto será discutido de modo detalhado mais adiante, neste capítulo.

CONDIÇÕES QUE AFETAM O MAMILO

SECREÇÃO DO MAMILO

A secreção do mamilo em uma mulher que não esteja em fase de lactação pode estar relacionada com numerosas causas, como carcinoma, papiloma, adenoma hipofisário, mamas císticas e vários medicamentos. Os contraceptivos orais, a gravidez, a TH, a clorpromazina e a estimulação frequente das mamas podem constituir fatores contribuintes. Em algumas mulheres, pode ocorrer secreção mamilar durante a corrida ou o exercício aeróbico. A secreção do mamilo deve ser avaliada por um profissional de saúde; todavia, com frequência, não é motivo de alarme. Uma em cada três mulheres apresenta secreção transparente à expressão, o que geralmente é normal. Uma secreção esverdeada pode indicar infecção. Qualquer secreção que seja espontânea, persistente ou unilateral é motivo de preocupação. Embora a secreção sanguinolenta possa indicar uma neoplasia maligna, frequentemente é causada por um crescimento benigno semelhante a uma verruga no revestimento do ducto, denominado *papiloma intraductal*.

A secreção mamilar deve ser avaliada quanto à presença de sangue oculto pela realização de um teste com guáiaco. Um teste negativo pode ser tranquilizador, tendo em vista que indica a inexistência de sangue, ainda que não comprove não haver malignidade. Além disso, pode-se realizar uma galactografia para detectar anormalidades dentro do ducto que possam causar a secreção. Se houver alto nível de suspeita, pode-se indicar a realização de biopsia excisional. (Ver procedimentos para análise de tecidos abordados anteriormente neste capítulo.)

FISSURA

A fissura é uma úlcera longitudinal que pode se desenvolver em mulheres durante a lactação. Quando o mamilo se torna irritado, pode haver formação de uma área com escoriação e dolorosa, que se transforma em local de infecção. A lavagem diária com água, a massagem com leite materno ou lanolina e a exposição ao ar são úteis. O aleitamento materno pode ser continuado com o uso de protetor de mamilo. Entretanto, se a fissura for grave e extremamente dolorosa, a mulher pode ser aconselhada a interromper o aleitamento ao seio. Uma bomba mamária e o copinho do lactente podem ser usados até que o aleitamento materno possa ser retomado. A ulceração persistente exige diagnóstico e terapia adicionais. A orientação por enfermeiro ou consultor de lactação pode ser valiosa, visto que a irritação do mamilo pode resultar de um posicionamento inadequado ou de má aderência (i. e., o lactente não pega a aréola por completo) durante a amamentação.

INFECÇÕES DA MAMA

MASTITE

A **mastite**, uma inflamação ou infecção do tecido mamário, ocorre mais comumente em mulheres durante a lactação, embora também possa ocorrer em mulheres que não amamentam. A infecção pode resultar da transferência de microrganismos para a mama pelas mãos da paciente ou do lactente amamentado portador de infecção oral, ocular ou cutânea. A mastite também pode ser causada por microrganismos transmitidos por via hematogênica. À medida que a inflamação progride, a textura da mama torna-se rígida ou pastosa, e a paciente queixa-se de dor vaga a intensa na região infectada. Um mamilo que secrete material purulento, soro ou sangue deve ser examinado imediatamente.

O tratamento consiste em antibióticos e na aplicação local de compressas frias para aliviar o desconforto. Pode-se prescrever um antibiótico de amplo espectro por 7 a 10 dias. A paciente deve usar um sutiã justo e realizar cuidadosamente a higiene pessoal. O repouso e a hidratação adequados constituem aspectos importantes do manejo.

Abscesso lactacional

Pode haver formação de um abscesso mamário em consequência de mastite aguda. A área afetada torna-se hipersensível e hiperemiada. Em geral, o material purulento pode ser aspirado com agulha, porém pode haver necessidade de incisão e drenagem. São obtidas amostras do material aspirado para cultura, de modo que possa ser prescrito um antibiótico específico para o microrganismo.

CONDIÇÕES BENIGNAS DA MAMA

DOR MAMÁRIA

A **mastalgia** (dor na mama) pode ser cíclica ou não. A dor cíclica normalmente está relacionada com as flutuações hormonais, em geral durante o ciclo menstrual, sendo responsável pela maioria das queixas. A dor não cíclica é muito menos comum e não varia com o ciclo menstrual. As mulheres que sofrem lesão ou traumatismo da mama ou as que se submeteram a uma biopsia da mama podem apresentar dor não cíclica. As pacientes devem ser tranquilizadas de que a dor na mama raramente indica a possibilidade de câncer. Entretanto, quando a dor persiste depois do início da menstruação, a paciente deve procurar seu médico.

Manejo de enfermagem

O enfermeiro pode recomendar que a paciente use um sutiã de sustentação tanto de dia quanto de noite durante 1 semana, evite o uso de sutiãs com aro, diminua a ingestão de sal e de cafeína e faça uso de ibuprofeno, quando necessário, em virtude de suas ações anti-inflamatórias. Os suplementos de vitamina E também podem ser benéficos.

CISTOS

Os cistos são sacos cheios de líquido que se desenvolvem quando os ductos mamários se dilatam. Os cistos aparecem mais comumente em mulheres de 30 a 55 anos e podem ser exacerbados durante a perimenopausa. Embora sua etiologia seja desconhecida, os cistos normalmente desaparecem depois da menopausa, sugerindo que o estrogênio constitua um fator. Com frequência, as áreas císticas oscilam de tamanho e, em geral, são maiores no período pré-menstrual. Podem ser indolores ou podem tornar-se muito hipersensíveis no período pré-menstrual. Em certas ocasiões, a paciente pode relatar uma sensação lancinante intermitente ou uma dor difusa. Diversas massas da mama são comparadas na Tabela 52.2. Os cistos que são comprovados na US e que não são incômodos com frequência podem permanecer sem nenhuma intervenção. Para confirmar o diagnóstico ou aliviar a dor, pode-se realizar uma AAF. Em raros casos, os cistos são malignos (Sasaki, Geletzke, Kass et al., 2018).

Alterações fibrocísticas da mama, frequentemente denominadas de forma incorreta *doenças fibrocísticas da mama*, é um termo inespecífico empregado para descrever um conjunto de achados benignos, incluindo nodularidade palpável, protuberância, edema ou dor. As alterações não indicam necessariamente um processo cístico ou patológico.

FIBROADENOMAS

Os fibroadenomas são tumores benignos firmes, arredondados e móveis. Podem ocorrer desde a puberdade até a menopausa, com incidência máxima aos 30 anos. Essas massas não são hipersensíveis e, algumas vezes, são biopsiadas ou removidas para diagnóstico definitivo.

DOENÇA PROLIFERATIVA BENIGNA DA MAMA

Os dois tipos mais comuns de **doença proliferativa benigna da mama** (tecido mamário atípico, porém não canceroso)

| TABELA 52.2 | Comparação de várias massas da mama. |||

As massas mamárias mais comuns são causadas por cistos, fibroadenomas ou neoplasia maligna. Em geral, é necessária a realização de biopsia para confirmação, porém as seguintes características fornecem indícios diagnósticos:

Características	Cistos	Fibroadenomas	Neoplasia maligna
Idade	De 30 a 55 anos, regride depois da menopausa, exceto com o uso de terapia com estrogênio	Puberdade até a menopausa	De 30 a 90 anos; mais comum, de 40 a 80 anos
Número	Solitários ou múltiplos	Em geral, solitários	Em geral, solitária
Formato	Arredondados	Arredondados, em disco ou lobulares	Irregular ou estrelada
Consistência	Mole a firme, geralmente elástica	Em geral, firme	Firme ou endurecida
Mobilidade	Móveis	Móveis	Pode estar fixada na pele ou nos tecidos subjacentes
Hipersensibilidade	Em geral, hipersensíveis	Em geral, não hipersensíveis	Em geral, não hipersensível
Sinais de retração	Ausente	Ausente	Podem estar presentes

Adaptada de Bland, K., Copeland, E., Klimberg, V. et al. (Eds.). *The breast: Comprehensive management of benign and malignant diseases* (5th ed.). Philadelphia, PA: Elsevier.

identificados na biopsia são a hiperplasia atípica e o carcinoma lobular *in situ* (CLIS). Esses diagnósticos aumentam o risco de câncer de mama em uma mulher.

Hiperplasia atípica

A **hiperplasia atípica** pode ser ductal ou lobular e é uma lesão de mama pré-maligna. É reconhecida como uma lesão precursora tanto para o câncer de mama não invasivo quanto para o invasivo. O desequilíbrio na regulação normal da proliferação celular constitui uma característica de definição. As mulheres com hiperplasia atípica apresentam um aumento de quatro vezes no risco de câncer de mama em comparação com mulheres da população geral (Sasaki et al., 2018).

Carcinoma lobular *in situ*

O **carcinoma lobular *in situ*** (CLIS) é um achado microscópico incidental de crescimento de tecido anormal nos lóbulos da mama. Muitos tipos de CLIS já foram identificados; alguns tipos estão associados ao aumento de 4 a 10 vezes do risco de câncer de mama invasivo (Klimberg & Bland, 2018). As mulheres afetadas devem efetuar uma rigorosa vigilância quanto ao câncer de mama, que consiste em mamografia anual e exame clínico das mamas a cada 6 meses (NCCN, 2019). As pacientes devem receber informações sobre quimioprevenção com moduladores seletivos dos receptores de estrogênio (MSRE), como tamoxifeno. (Ver discussão sobre quimioprevenção mais adiante, neste capítulo.)

OUTRAS CONDIÇÕES BENIGNAS

O cistossarcoma filodes (filoide) é um raro tumor fibroepitelial, que tende a crescer rapidamente. Raramente maligno, é tratado com excisão cirúrgica. Quando maligno, pode-se efetuar uma mastectomia. A remoção de linfonodos normalmente não é efetuada, visto que as metástases são raras.

A necrose gordurosa é uma condição da mama que, com frequência, está associada a uma história de traumatismo. Os procedimentos cirúrgicos, como biopsia de mama, nodulectomia ou mastectomia, podem provocar necrose gordurosa. Pode ser indistinguível do carcinoma, e a totalidade da massa pode ser excisada ou biopsiada. Se a excisão não for indicada, o acompanhamento ocorre com exames de imagem da mama regulares.

O papiloma intraductal é um crescimento verrucoso, que, com frequência, acomete os grandes ductos lactíferos próximos ao mamilo, causando secreção mamilar sanguinolenta. Em geral, a cirurgia envolve a remoção do papiloma e de um segmento do ducto em que se encontra o papiloma.

A tromboflebite superficial da mama (doença de Mondor) é uma condição rara que está comumente associada a gravidez, traumatismo ou cirurgia de mama. Ocorrem dor e rubor em consequência de tromboflebite superficial na veia que drena a parte externa da mama. Em geral, a massa é linear, hipersensível e eritematosa. O tratamento consiste em agentes analgésicos e aplicação de calor.

CONDIÇÕES MALIGNAS DA MAMA

O câncer de mama representa um importante problema de saúde nos EUA. As estatísticas atuais indicam que, durante a vida (do nascimento até a morte), o risco de uma mulher de desenvolver câncer de mama é de cerca de 12%, ou 1 em cada 8 mulheres. Na atualidade, cerca de 268.600 novos casos de câncer de mama invasivo são diagnosticados a cada ano em mulheres.[3] O risco de desenvolver câncer de mama aumenta com a idade. Cerca de 2 em cada 3 cânceres de mama invasivos são encontrados em mulheres a partir dos 55 anos. Acredita-se que cerca de 5 a 10% dos casos de câncer de mama sejam hereditários, resultando diretamente de defeitos gênicos (mutações) herdados de parente biológico (ACS, 2019). Os índices de incidência do câncer de mama feminino variam substancialmente de acordo com a raça e a etnicidade. Mulheres afro-americanas não hispânicas apresentam incidência mais elevada de câncer de mama do que mulheres caucasianas não hispânicas antes dos 40 anos, e é mais provável que morram por causa do câncer de mama em todos os grupos etários. As taxas de mortalidade mais altas nas afrodescendentes foram atribuídas a um estágio mais avançado por ocasião do diagnóstico e a menor sobrevida específica do estágio (ACS, 2019).

TIPOS DE CÂNCER DE MAMA

Carcinoma ductal *in situ*

O **carcinoma ductal *in situ*** (CDIS) caracteriza-se pela proliferação de células malignas dentro dos ductos lactíferos, sem invasão do tecido adjacente. Diferentemente do câncer de mama invasivo, o CDIS não sofre metástases, e a mulher geralmente não morre de CDIS, a não ser que ele se transforme em câncer de mama invasivo. O CDIS pode evoluir para o câncer de mama invasivo se não for tratado. De acordo com as melhores estimativas, 14 a 53% dos CDIS sem tratamento progridem para o câncer de mama invasivo no decorrer de um período de 10 anos ou mais. Todavia, a história natural do CDIS não está bem elucidada e, atualmente, não é possível prever de maneira acurada quais mulheres com CDIS evoluirão para o câncer de mama invasivo (ACS, 2019). Com frequência, o CDIS manifesta-se na mamografia com o aparecimento de calcificações, e é considerado um câncer de mama de estágio 0.

Manejo clínico

O manejo atual leva em consideração: a garantia de um diagnóstico acurado; a avaliação do tamanho e do grau do CDIS; e uma cuidadosa avaliação das margens. O patologista analisa a amostra de tecido mamário removido para determinar o tipo e o grau do CDIS ou o grau de anormalidade das células em comparação com células normais da mama e a velocidade de seu crescimento. As células de grau III (CDIS de alto grau) tendem a crescer mais rapidamente que as células de grau I (baixo grau) e as de grau II (grau moderado); além disso, exibem aspecto muito diferente das células mamárias normais. A gradação acurada do CDIS é de importância crucial, visto que um alto grau nuclear e a presença de necrose (morte prematura de células no tecido vivo) são altamente preditivos da incapacidade de obter margens ou bordas adequadas de tecido sadio ao redor do câncer, de recidiva local e da probabilidade de áreas de invasão omitidas. As vantagens e desvantagens da irradiação de pacientes com CDIS tratadas de modo conservador devem ser cuidadosamente avaliadas caso a caso, levando-se em consideração que os ensaios clínicos recentes demonstraram que a radiação exerce um efeito benéfico sobre a recidiva distante, a taxa de mortalidade específica do câncer de mama e a sobrevida global. Na atualidade, a conservação da mama (tratamento do câncer de mama sem a perda da mama) pode ser curativa em subgrupos bem definidos de mulheres com CDIS, especialmente se a área de preocupação for muito pequena (ACS, 2019).

Câncer invasivo

O câncer de mama invasivo inclui vários tipos de carcinoma e doença de Paget.

Carcinoma ductal infiltrativo

O carcinoma ductal infiltrativo – o tipo histológico mais comum de câncer de mama – responde por 70 a 80% de todos os casos (Komen, 2019b). Os tumores originam-se do sistema ductal e invadem os tecidos adjacentes. Com frequência, formam massa irregular sólida na mama (Komen, 2019b).

O carcinoma ductal invasivo micropapilar é um tipo raro de câncer ductal agressivo, caracterizado por alta taxa de metástases em linfonodos axilares e envolvimento cutâneo (Komen, 2019b).

Carcinoma lobular infiltrativo

O carcinoma lobular infiltrativo é responsável por 10 a 15% dos cânceres de mama (Komen, 2019b). Os tumores originam-se do epitélio lobular e, em geral, ocorrem como uma área de espessamento mal definido na mama. Com frequência, são multicêntricos e podem ser bilaterais (Komen, 2019b).

Carcinoma medular

O carcinoma medular responde por menos de 1% dos cânceres de mama (Komen, 2019b) e tende a ser diagnosticado mais frequentemente em mulheres com idade inferior a 50 anos. Os tumores crescem em uma cápsula dentro de um ducto. Podem tornar-se grandes e ser confundidos com um fibroadenoma. O prognóstico é, com frequência, favorável (Komen, 2019b).

Carcinoma mucinoso

O carcinoma mucinoso é responsável por cerca de 2% dos cânceres de mama e, com frequência, ocorre em mulheres na pós-menopausa e a partir de 75 anos (Komen, 2019b). O tumor, que é produtor de mucina, também é de crescimento lento; por conseguinte, o prognóstico é mais favorável que em muitos outros tipos (Komen, 2019b).

Carcinoma tubular

O carcinoma tubular é responsável por 1 a 5% dos cânceres de mama (Komen, 2019b). Como as metástases axilares são incomuns nesse tipo histológico, o prognóstico costuma ser excelente.

Carcinoma inflamatório

O carcinoma inflamatório é um tipo raro (1 a 5%) (ACS, 2019; Komen, 2019b) e agressivo de câncer de mama, que apresenta sintomas singulares. O câncer caracteriza-se por edema difuso e eritema da pele, com frequência chamado de casca de laranja. Isso é causado por células malignas que bloqueiam os canais

---

[3]N.R.T.: No Brasil, foram estimados 66.280 casos novos de câncer de mama em 2021, com risco estimado de 61,61 casos em cada 100 mil mulheres. (Ver https://www.inca.gov.br/campanhas/outubro-rosa/2022/eu-cuido-da-minha-saude-todos-os-dias-e-voce#:~:text=O%20c%C3%A2ncer%20de%20mama,-O%20c%C3%A2ncer%20de&text=As%20taxas%20de%20incid%C3%AAncia%20variam,a%20cada%20100%20mil%20mulheres.)

linfáticos na pele. Pode haver ou não massa associada; quando presente, a massa consiste frequentemente em uma grande área de espessamento indistinto. O carcinoma inflamatório pode ser confundido com uma infecção, em razão de sua apresentação (Komen, 2019b). Pode haver metástase para outras partes do corpo. Com frequência, a quimioterapia desempenha um papel inicial no controle da progressão da doença, porém a radiação e a cirurgia também podem ocorrer (Komen, 2019b).

Doença de Paget

A **doença de Paget** da mama é responsável por 1 a 4% dos casos diagnosticados de câncer de mama; é mais comum em homens do que em mulheres (Komen, 2019b). Em geral, os sintomas consistem em lesão descamativa, eritematosa e pruriginosa do mamilo. Com frequência, a doença de Paget representa um CDIS do mamilo, mas pode ter um componente invasivo. Quando nenhuma protuberância puder ser percebida no tecido mamário e a biopsia revelar CDIS sem invasão, o prognóstico será muito favorável (Komen, 2019b).

Fatores de risco

Não há uma causa específica isolada para o câncer de mama. Uma associação de fatores genéticos, hormonais e, possivelmente, ambientais pode aumentar o risco de seu desenvolvimento (Tabela 52.3). Mais de 80% de todos os casos de câncer de mama são esporádicos, o que indica que as pacientes não têm história familiar conhecida da doença. Os casos remanescentes são familiares (obtém-se uma história familiar de câncer de mama, porém esta não é transmitida geneticamente) ou geneticamente adquiridos. A pesquisa sugere que obesidade, etilismo e tabagismo (sobretudo quando iniciado antes da primeira gestação) aumentam o risco (ACS, 2019). Existem algumas evidências de que o ganho de peso na meia-idade, um estilo de vida sedentário e o trabalho no período noturno podem aumentar o risco de câncer de mama (ACS, 2019). Não há evidências de que os implantes mamários de silicone, a utilização de antitranspirantes, o uso de sutiã ou o aborto (induzido ou espontâneo) possam aumentar o risco da doença (ACS, 2019).

Conforme assinalado anteriormente, o câncer de mama pode ser geneticamente herdado, resultando em risco significativo. Cerca de 5 a 10% dos casos de câncer de mama foram relacionados com mutações genéticas específicas. Os fatores que podem indicar uma ligação genética incluem vários parentes em primeiro grau com câncer de mama de início precoce, câncer de mama e de ovário na mesma família, câncer de mama masculino e ascendência judaica asquenaze. O *BRCA1*

TABELA 52.3 ⚠️ Fatores de risco para o câncer de mama.

Fator de risco	Comentários
Sexo feminino	99% dos casos ocorrem em mulheres.
Idade crescente	A idade crescente está associada a risco aumentado.
História pessoal de câncer de mama	Após o tratamento para câncer de mama, o risco de desenvolver câncer na mesma mama ou na mama oposta é significativamente aumentado.
História familiar de câncer de mama	Ter um parente em primeiro grau com câncer de mama (mãe, irmã, filha) aumenta o risco em duas vezes; ter dois parentes em primeiro grau aumenta o risco em cinco vezes. O risco é maior se a parente estava na pré-menopausa por ocasião do diagnóstico. O risco é aumentado quando o pai ou um irmão teve câncer de mama (o risco exato não é conhecido).
Mutação genética	As mutações *BRCA1* e *BRCA2* são responsáveis pela maioria dos casos herdados de câncer de mama (ver informações adicionais no texto).
Fatores hormonais • Menarca precoce • Menopausa tardia • Nuliparidade • Idade tardia na primeira gestação a termo • Terapia hormonal (originalmente denominada terapia de reposição hormonal)	 Antes dos 12 anos Depois dos 55 anos Nenhuma gestação a termo Depois dos 30 anos Uso atual ou recente de terapia hormonal combinada na pós-menopausa (estrogênio e progesterona) Uso a longo prazo (vários anos ou mais)
Exposição à radiação ionizante durante a adolescência e o início da vida adulta	O risco é maior se o tecido mamário foi exposto enquanto ainda estava em desenvolvimento (durante a adolescência), como em mulheres submetidas à radiação em manto (na área torácica) para o tratamento do linfoma de Hodgkin em seus anos mais jovens
História de doença proliferativa benigna da mama	Ter tido hiperplasia ductal ou lobular atípica ou carcinoma lobular *in situ* aumenta o risco
Obesidade	A obesidade e o ganho de peso durante a vida adulta aumentam o risco de câncer de mama na pós-menopausa Durante a menopausa, o estrogênio é produzido principalmente no tecido adiposo. Uma quantidade maior de tecido adiposo pode aumentar os níveis de estrogênio, aumentando, consequentemente, o risco de câncer de mama
Dieta rica em gorduras	Há necessidade de mais pesquisas
Consumo de bebidas alcoólicas (cerveja, vinho ou destilados)	Dois a cinco drinques por dia aumentam o risco em cerca de uma vez e meia

Adaptada de National Comprehensive Cancer Network (NCCN). (2019). Clinical practice guidelines: Breast. Retirado em 09/09/2019 de: www.nccn.org/professionals/physician_gls/pdf/breast_risk.pdf.

e o *BRCA2* são genes supressores tumorais, que normalmente atuam para identificar o ácido desoxirribonucleico (DNA) danificado e, por conseguinte, para reprimir o crescimento de células anormais (O'Donnell, Axilbund & Euhus, 2018). As mutações desses genes no cromossomo 17 são responsáveis pela maioria dos casos de câncer de mama hereditário nos EUA. As mutações do *BRCA* em mulheres foram associadas a risco global de câncer de mama de até 70% (ACS, 2019). Na atualidade, as mulheres positivas para o *BRCA* são aconselhadas a iniciar uma triagem, geralmente com mamografia, uma vez por ano e, em seguida, RM 6 meses após a mamografia anual aos 25 anos, ou 5 a 10 anos mais cedo que as mulheres mais jovens afetadas da família. As mutações no gene *PALB2* conferem um risco semelhante. Os homens portadores da mutação do *BRCA2* podem apresentar risco de 6 a 7% de câncer de mama durante a vida (Jain & Gradishar, 2018).

Fatores de proteção

Determinados fatores podem ser protetores em relação ao desenvolvimento do câncer de mama. Amamentação durante no mínimo 1 ano, atividades físicas regulares ou moderadas e manutenção de um peso corporal saudável são citadas como protetoras (ACS, 2019). Algumas pesquisas sugerem que o consumo de azeite extravirgem, como é feito na dieta mediterrânea, poderia ser preventivo, mas a pesquisa recente é inconclusiva (Mayo Clinic, 2018).

Estratégias para a prevenção do câncer de mama na paciente de alto risco

Com frequência, as pacientes superestimam ou subestimam seu risco de desenvolver câncer de mama. Uma consulta com um especialista em mama é de suma importância antes de aderir a qualquer uma das estratégias de prevenção descritas adiante. Quando as pacientes têm uma avaliação acurada de seu risco, bem como o conhecimento das vantagens e desvantagens de cada estratégia de prevenção, elas podem tomar uma decisão sobre a estratégia que mostre ser mais apropriada para a sua situação.

Vigilância a longo prazo

A vigilância a longo prazo tem como foco a detecção precoce do câncer de mama. Como recomendado pela NCCN (2019), as mulheres com alto risco de câncer de mama beneficiam-se de uma triagem adicional com RM, associada à mamografia anual. Os exames de mama clínicos podem ser realizados duas vezes por ano, começando já aos 25 anos. As mamografias também podem ser realizadas com apenas 25 anos. Os dados relativos à efetividade do AEM são limitados. Além da mamografia e da RM anuais, outros exames de triagem, incluindo a US, podem ser úteis.

Quimioprevenção

A quimioprevenção constitui a principal modalidade cujo objetivo é evitar a doença. Vários estudos clínicos randomizados nos EUA resultaram na aprovação, pela FDA, de tamoxifeno e raloxifeno como agentes quimiopreventivos para uso por mulheres que correm alto risco (Mayo Clinic, 2019a). O tamoxifeno comprovadamente reduz o risco em até 50%, mesmo em mulheres com três parentes em primeiro grau acometidos (O'Donnell et al., 2018). Como o tamoxifeno está associado a risco aumentado de câncer de endométrio e eventos tromboembólicos, sobretudo após a menopausa, é recomendado mais frequentemente para mulheres no climatério. No caso de mulheres com diagnóstico prévio de CLIS, que correm risco de desenvolver câncer invasivo, o tamoxifeno foi aprovado pela FDA para uso antes da menopausa, ao passo que o raloxifeno é recomendado para depois da menopausa (Calhoun & Anderson, 2018). Após a menopausa, anastrozol e exemestano também são usados atualmente para fins de quimioprevenção (Mayo Clinic, 2019a). Os enfermeiros podem ajudar as mulheres que consideram a quimioprevenção, fornecendo-lhes informações sobre os benefícios, os riscos e os possíveis efeitos colaterais desses medicamentos.

Mastectomia profilática

A mastectomia profilática é outra modalidade de prevenção primária que pode reduzir o risco de câncer de mama em 90 a 95% (Mayo Clinic, 2019b); às vezes, é chamada de mastectomia de "redução de risco". O procedimento consiste em **mastectomia** total (remoção do tecido mamário), geralmente acompanhada de reconstrução imediata da mama. As possíveis candidatas incluem mulheres com forte história familiar de câncer de mama, diagnóstico de CLIS ou hiperplasia atípica, mutação do gene *BRCA* e câncer prévio em uma das mamas. Dadas as ramificações físicas e psicológicas, incluindo ansiedade, depressão e alteração da imagem corporal, esse procedimento só deve ser realizado após um extenso aconselhamento relacionado com os riscos e benefícios. O procedimento não confere proteção de 100% contra o desenvolvimento de câncer de mama (Mayo Clinic, 2019b).

Utiliza-se abordagem multidisciplinar para ajudar a paciente a tomar uma decisão que seja a melhor para ela. Consultas com especialistas para aconselhamento oncogenético, cirurgião plástico, oncologista médico e psiquiatra devem ser avaliadas. A paciente precisa entender que essa cirurgia é eletiva, e não emergencial. O enfermeiro pode desempenhar um papel valioso, fornecendo à paciente informações, esclarecimentos e apoio durante o processo de tomada de decisão.

Manifestações clínicas

Os cânceres de mama podem ocorrer em qualquer local na mama, porém normalmente são encontrados no quadrante superior externo, onde se localiza a maior parte do tecido mamário. Em geral, as lesões são indolores, fixas, em vez de móveis, e endurecidas, com bordas irregulares. As queixas de dor difusa na mama e hipersensibilidade com a menstruação geralmente estão associadas à doença benigna da mama.

Em virtude da mamografia, mais mulheres estão procurando tratamento em estágios mais precoces da doença. Com frequência, essas mulheres não apresentam sinais ou sintomas, a não ser a presença de anormalidade na mamografia. Algumas mulheres com doença avançada procuram tratamento inicial após ignorar os sintomas. Os sinais avançados podem incluir depressão na pele, retração do mamilo ou ulceração da pele.

Avaliação e achados diagnósticos

As técnicas para determinar o diagnóstico do câncer de mama incluem vários tipos de biopsia, descritos anteriormente. O estadiamento do tumor e a análise dos fatores prognósticos adicionais são usados para determinar o prognóstico e o esquema de tratamento ideal (ver adiante).

Estadiamento

O estadiamento envolve a classificação do câncer com base na extensão da doença no corpo. Baseia-se na presença de câncer invasivo ou não invasivo, no tamanho do tumor, na extensão do comprometimento dos linfonodos e na ocorrência de disseminação para outras partes do corpo. O estágio do câncer constitui um dos fatores mais importantes na determinação do prognóstico e das opções de tratamento. O sistema mais comum empregado para descrever os estágios do câncer de mama é o sistema TNM (tumor, linfonodos, metástases) do American Joint Committee on Cancer (AJCC) (ver Boxe 12.3, no Capítulo 12). Outros fatores considerados no estadiamento incluem receptores hormonais e mutações genéticas.

Exames complementares podem ser realizados antes ou depois da cirurgia para ajudar no estadiamento da doença. A extensão dos exames com frequência depende da apresentação clínica da doença, podendo incluir radiografias de tórax, tomografia computadorizada (TC), RM, tomografia por emissão de pósitrons (PET), cintigrafias ósseas e exames de sangue (hemograma completo, painel metabólico abrangente, marcadores tumorais [i. e., antígeno carcinoembrionário, antígeno cancerígeno 15-3]).

Prognóstico

Diversos fatores diferentes precisam ser levados em consideração quando se determina o prognóstico de uma paciente com câncer de mama. Dois dos fatores de maior importância são o tamanho do tumor e se o tumor se espalhou para os linfonodos axilares (axilas).

Em geral, quanto menor for o tumor, melhor será o prognóstico. O tumor começa com uma alteração genética em uma única célula e leva tempo para se dividir e duplicar de tamanho. Um carcinoma pode duplicar de tamanho 30 vezes para alcançar 1 cm ou mais, quando se torna clinicamente aparente. O tempo de duplicação varia, porém os tumores de mama estão frequentemente presentes há vários anos antes que fiquem palpáveis. Os enfermeiros podem tranquilizar as pacientes de que, quando o câncer de mama é diagnosticado, elas têm um período seguro de várias semanas para tomar decisões relativas ao tratamento; no entanto, não é aconselhável demorar.

O prognóstico também depende da extensão da disseminação do câncer de mama. A taxa de sobrevida de 5 anos é de aproximadamente 88% para o câncer de mama no estágio I e de 15% para o câncer de mama de estágio IV (ACS, 2019). A via mais comum de disseminação regional é constituída pelos linfonodos axilares. Outros locais de disseminação linfática incluem os linfonodos mamários internos e os linfonodos supraclaviculares (Figura 52.5). As metástases a distância podem afetar qualquer órgão, porém os locais mais comuns incluem o osso, os pulmões, o fígado e o cérebro (Breastcancer.org, 2018).

Além do tipo de câncer de mama e do estágio, outros fatores podem ajudar a determinar o prognóstico (Boxe 52.3). Amplificação (número excessivo de cópias de determinados genes) ou hiperexpressão (quantidades excessivas de seu produto proteico) podem representar um prognóstico mais sombrio. O oncogene HER-2/neu (também conhecido como *ERBB2*) é o exemplo clássico; aproximadamente 20% dos cânceres de mama invasivos, que geralmente envolvem os tumores mais agressivos, exibem amplificação ou hiperexpressão do gene (Mayo Clinic, 2020). A taxa de proliferação ou a velocidade na taxa de crescimento (fração de fase S) e o conteúdo de DNA (ploidia) de um tumor são fatores que também estão associados à taxa de sobrevida global.

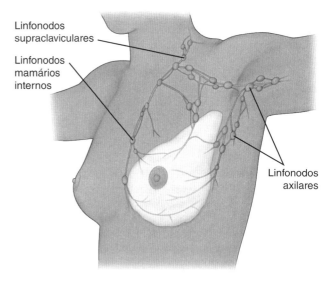

Figura 52.5 • Drenagem linfática da mama.

Boxe 52.3 — Fatores associados a um prognóstico favorável para o câncer de mama

- Tumores não invasivos ou tumores invasivos < 1 cm
- Linfonodos axilares negativos
- Proteínas do receptor de estrogênio (RE) e do receptor de progesterona (RP)
- Tumores bem diferenciados
- Baixa expressão do oncogene HER-2/neu (também conhecido como *ERBB2*)
- Ausência de invasão vascular ou linfática
- Tumores diploides com fração de fase S baixa.

Adaptado de Chalasani, P. (2020). Breast cancer. Retirado em 14/05/2020 de: www.emedicine.medscape.com/article/1947145-overview#a8.

Manejo cirúrgico

A principal meta da cirurgia consiste em obter controle local da doença. Como o câncer de mama está sendo diagnosticado atualmente em estágios mais precoces, dispõe-se de opções para procedimentos cirúrgicos menos invasivos para conservação da mama. As opções de tratamento cirúrgico para o câncer de mama não invasivo e invasivo estão resumidas na Tabela 52.4.

Mastectomia radical modificada

A **mastectomia radical modificada** é realizada para o tratamento do câncer de mama invasivo. O procedimento consiste na

TABELA 52.4 Opções de tratamento cirúrgico para os cânceres de mama não invasivo e invasivo.

Câncer de mama não invasivo	Câncer de mama invasivo
Conservação da mama[a] apenas	Conservação da mama[a] com um dos seguintes: Biopsia de linfonodo sentinela Dissecção de linfonodos axilares
Mastectomia total apenas	Mastectomia total com biopsia de linfonodo sentinela ou Mastectomia radical modificada

[a]O tratamento de conservação da mama inclui nodulectomia, excisão ampla, mastectomia parcial ou segmentar e quadrantectomia. Esses termos são relativamente sinônimos e descrevem a remoção de quantidades variáveis de tecido mamário.

remoção do tecido mamário, incluindo o complexo mamilo-aréola. Além disso, parte dos linfonodos axilares também é removida na dissecção dos linfonodos axilares (DLNA). Ao desejar uma reconstrução imediata da mama, a paciente é encaminhada a um cirurgião plástico antes da mastectomia, para que ela possa ter a oportunidade de explorar todas as opções disponíveis (Boxe 52.4). Na mastectomia radical modificada, os músculos peitoral maior e peitoral menor são mantidos intactos, diferentemente da mastectomia radical, em que os músculos são removidos.

Mastectomia total

À semelhança da mastectomia radical modificada, a mastectomia total (*i. e.*, mastectomia simples) também envolve a remoção da mama e do complexo mamilo-aréola, porém não inclui a DLNA. A mastectomia total pode ser realizada em pacientes com câncer de mama não invasivo (p. ex., CDIS), que não apresenta tendência a se disseminar para os linfonodos. Também pode ser realizada de modo profilático em pacientes que correm alto risco de câncer de mama (p. ex., CLIS, mutação *BRCA*). Além disso, é possível realizar mastectomia total e biopsia de linfonodo sentinela (BLNS) em pacientes com câncer de mama invasivo.

Tratamento de conservação da mama

A meta do **tratamento de conservação da mama** (*i. e.*, nodulectomia, excisão ampla, mastectomia parcial ou segmentar, quadrantectomia) consiste em excisar o tumor na mama por completo e em obter margens limpas, enquanto se alcança um resultado cosmético aceitável. Se o procedimento estiver sendo realizado para tratamento de um câncer de mama não invasivo, não há necessidade de remoção de linfonodos. Para um câncer de mama invasivo, indica-se a remoção de linfonodos (BLNS ou DLNA). Os linfonodos são removidos por meio de uma incisão semicircular separada na axila.

Biopsia de linfonodo sentinela

O estado dos linfonodos constitui o fator prognóstico mais importante no câncer de mama. A BLNS é uma alternativa menos invasiva para a DLNA e é considerada um padrão para o tratamento do câncer de mama de estágio inicial. A DLNA está associada a morbidade potencial, incluindo linfedema, celulite, diminuição da mobilidade do braço e alterações sensoriais. Estudos sugerem que a BLNS seja extremamente acurada e esteja associada a baixa taxa de recorrência axilar (Prati, Chang & Chung, 2018). A Tabela 52.5 compara a BLNS com a DLNA.

O **linfonodo sentinela**, primeiro linfonodo (ou linfonodos) na cadeia linfática que recebe a drenagem do tumor primário na mama, é identificado pela injeção de um radioisótopo ou corante azul na mama; o radioisótopo ou corante segue, então, seu trajeto pelas vias linfáticas até o linfonodo. Na

---

Boxe 52.4 DILEMAS ÉTICOS — Qual é o tratamento aceitável para uma paciente com câncer de mama durante uma pandemia?

Caso clínico

Você trabalha como enfermeiro em uma unidade de cirurgia oncológica. K. M. tem 37 anos e foi operada (mastectomia) por causa de carcinoma ductal invasivo na mama esquerdo. Este é o primeiro dia do pós-operatório. Existe um surto de Covid-19 em sua comunidade. K. M. não tem Covid-19, e a unidade de saúde onde você trabalha foi designada para o manejo de pacientes sem Covid-19; não obstante, uma política que proíbe visitantes foi implementada em todo o hospital, e K. M. não pode receber visitas. Quando você entra no quarto de K. M. para fazer a avaliação basal, você a encontra chorando. Ela diz: "Isso é horrível. Quando minha irmã fez mastectomia, há 3 anos, foi possível fazer a reconstrução mamária ao mesmo tempo. Eu não tenho essa opção porque apenas a mastectomia foi considerada essencial – a reconstrução foi considerada uma cirurgia eletiva. Eu terei que esperar e precisarei ser operada de novo. Isso é tão injusto! E, pior ainda, meu marido não pode ficar comigo. Ele está muito preocupado!" K. M. não é a única paciente que você atendeu durante essa pandemia que enfrentou obstáculos para receber aquilo que antes era considerado cuidado padrão. Além disso, muitas pacientes verbalizaram raiva, frustração, ansiedade e medo porque seus entes queridos eram proibidos de visitá-las após a cirurgia.

Discussão

O acesso à assistência de saúde pode ser drasticamente modificado durante uma pandemia. Os recursos podem ser escassos não apenas para os pacientes diretamente infectados pelo patógeno responsável pela epidemia, mas também para todos os pacientes. Por exemplo, o acesso a serviços prestados por profissionais de saúde (p. ex., cirurgiões), unidades especializadas (p. ex., centros cirúrgicos, salas de cirurgia), agentes farmacológicos, dispositivos médicos, para citar alguns, pode ser comprometido ou adiado por causa de desvio para aliviar os efeitos da pandemia. O desvio desses recursos pode resultar em escassez de recursos considerados terapia-padrão em outros momentos.

A epidemia de Covid-19 provocou rupturas e atrasos no acesso a cuidados de muitas pacientes com câncer de mama, bem como de pacientes com outros tipos de câncer.

Análise

- Descreva os princípios éticos em conflito nesse caso (ver Capítulo 1, Boxe 1.7). K. M. sente que deve ser considerada elegível para reconstrução mamária simultânea à mastectomia. A disponibilidade de opções e a individualidade dela foram, possivelmente, ameaçadas pelo fato de não poder escolher o procedimento cirúrgico. Ela poderia optar por se submeter à mastectomia quando fosse possível realizar a reconstrução mamária ao mesmo tempo, porém o risco de desfecho adverso relacionado com o câncer seria maior. É válido aplicar esses tipos de atraso durante uma epidemia?
- K. M. expressa frustração por não poder ver o marido após a cirurgia. A proibição de visitas durante uma pandemia é uma ameaça tão grande à beneficência que não deve ser aplicada? Ou esses tipos de proibição universal são justificáveis?
- Que recursos poderiam ser mobilizados para ajudar no seu atendimento a K. M. e outras pacientes de sua unidade? Como você pode assegurar que sua necessidade profissional de prestar atendimento de qualidade aos seus pacientes não será ameaçada? Como você pode preservar seu sentimento de autovalorização?

Referências bibliográficas

Papautsky, E. L. & Hamlish, T. (2020). Patient-reported treatment delays in breast cancer care during the COVID-19 pandemic. *Breast Cancer Research and Treatment*, 184(1), 249-254.
Veronesi, P. & Corso, G. (2020). Impact of COVID-19 pandemic on clinical and surgical breast cancer management. *EClinicalMedicine*, 26, 100523.

Recursos

Ver, no Capítulo 1, Boxe 1.10, as etapas de uma análise ética e recursos de ética.

CAPÍTULO 52 Avaliação e Manejo de Pacientes com Distúrbios da Mama

TABELA 52.5 Comparação da biopsia de linfonodo sentinela com a dissecção de linfonodos axilares.

Biopsia de linfonodo sentinela	Dissecção de linfonodos axilares
Tempo de permanência mais curto no centro cirúrgico (cerca de 15 a 30 min)	Tempo de permanência mais longo no centro cirúrgico (cerca de 60 a 90 min)
Sem necessidade de dreno cirúrgico	Necessidade de dreno cirúrgico
Anestesia local com sedação intravenosa moderada como cirurgia ambulatorial (a não ser que seja realizada com a mastectomia total)	Anestesia geral; habitualmente, internação à noite (às vezes realizada como cirurgia ambulatorial)
Risco mínimo de linfedema	Risco mais elevado de linfedema
Presença de sensações neuropáticas no período pós-operatório (menor prevalência que após a dissecção de linfonodos axilares)	Presença de sensações neuropáticas no período pós-operatório
Diminuição da amplitude de movimento do braço afetado pouco provável no pós-operatório, embora possa ocorrer	Provável diminuição da amplitude de movimento no período pós-operatório
Pode ocorrer seroma (coleção de líquido seroso na axila) no período pós-operatório, mas é menos provável	Pode ocorrer seroma no período pós-operatório

Adaptada de Breastcancer.org. (2019). Lymph node removal. Retirado em 13/05/2020 de: https://www.breastcancer.org/treatment/surgery/lymph_node_removal

BLNS, o cirurgião utiliza uma sonda manual para localizar o linfonodo sentinela, que é excisado e enviado para análise patológica. Essa análise é, com frequência, realizada imediatamente durante a cirurgia, utilizando a análise de corte de congelamento. Se o linfonodo sentinela for positivo, o cirurgião pode prosseguir com uma DLNA imediata, poupando, assim, a paciente de um retorno ao centro cirúrgico e de anestesia adicional. (A paciente também pode retornar para uma cirurgia adicional em um momento posterior.) Se o linfonodo sentinela for negativo, não há necessidade de DLNA, poupando, assim, a paciente das possíveis complicações do procedimento. Uma vez concluído o procedimento, todas as amostras são enviadas para patologia para análise mais completa.

Manejo de enfermagem

As pacientes que se submetem à BLNS aliada a tratamentos de conservação da mama geralmente recebem alta no mesmo dia. Se essa biopsia for acompanhada de mastectomia total, em geral as pacientes permanecem no hospital durante a noite, possivelmente por mais tempo se for realizada a reconstrução da mama. A paciente precisa ser informada de que, embora a análise de corte congelado seja altamente acurada, podem ser obtidos resultados falso-negativos. Um linfonodo sentinela negativo na análise de corte congelado pode revelar a existência de doença metastática na análise subsequente, indicando que a DLNA ainda se faz necessária. A paciente também deve ser tranquilizada de que o isótopo e o corante azul geralmente são seguros. O enfermeiro informa à paciente que ela poderá notar uma coloração azul-esverdeada da urina ou das fezes nas primeiras 24 horas, quando o corante azul é excretado. A incidência de linfedema, diminuição da mobilidade do braço e formação de seroma (coleção de líquido seroso) na axila geralmente é baixa, porém a paciente deve estar preparada para essas possibilidades. As mulheres que realizam apenas a BLNS exibem sensações neuropáticas semelhantes àquelas que se submetem à DLNA, embora a prevalência e a intensidade dessas sensações, bem como a angústia resultante, sejam menores com a BLNS.

O enfermeiro deve estar atento às necessidades psicossociais da paciente que se submeteu à BLNS. Embora a BLNS seja um procedimento menos invasivo que a DLNA e resulte em um período de recuperação mais curto, a paciente que se submeteu à BLNS também pode ter muitas questões difíceis relacionadas com o diagnóstico e o tratamento do câncer de mama. O enfermeiro precisa ouvir, fornecer apoio emocional e encaminhar a paciente a especialistas apropriados, quando indicado.

PROCESSO DE ENFERMAGEM

Paciente que se submete à cirurgia para câncer de mama

Avaliação

A anamnese constitui um valioso instrumento para avaliar a reação da paciente ao diagnóstico e sua capacidade de lidar com ele. As questões pertinentes incluem as seguintes:

- Como a paciente está respondendo ao diagnóstico?
- Quais são os mecanismos de enfrentamento que ela considera mais valiosos?
- Quais são os suportes psicológicos ou emocionais que ela tem e utiliza?
- Existe algum parceiro, familiar ou amigo disponível para ajudá-la a fazer as escolhas de tratamento?
- Quais são as suas necessidades de conhecimento?
- Ela está apresentando algum desconforto?

Diagnóstico

DIAGNÓSTICOS DE ENFERMAGEM PRÉ-OPERATÓRIOS

Com base nos dados da avaliação, os principais diagnósticos de enfermagem pré-operatórios podem incluir os seguintes:

- Falta de conhecimento relacionado com os tratamentos cirúrgicos planejados
- Ansiedade associada ao diagnóstico de câncer
- Medo associado a tratamentos específicos e alterações da imagem corporal
- Risco de dificuldade de enfrentamento associado ao diagnóstico de câncer de mama e a opções correlatas de tratamento
- Conflito de decisão associado às opções de tratamento.

DIAGNÓSTICOS DE ENFERMAGEM PÓS-OPERATÓRIOS

Com base nos dados da avaliação, os principais diagnósticos de enfermagem pós-operatórios podem incluir os seguintes:

- Dor aguda e desconforto associados ao procedimento cirúrgico
- Risco de disfunção neurovascular periférica associada à irritação nervosa no braço afetado, na mama ou na parede torácica
- Distúrbio da imagem corporal associado à perda ou à alteração da mama
- Dificuldade de enfrentamento associada ao diagnóstico de câncer e ao tratamento cirúrgico
- Comprometimento da capacidade de realizar higiene, comprometimento da capacidade de se vestir sem ajuda, comprometimento da autoalimentação e comprometimento da capacidade de higiene pessoal associados à imobilidade parcial do membro superior do lado operado
- Falta de conhecimento sobre o manejo dos dispositivos de drenagem após a cirurgia da mama, exercícios do braço para recuperar a mobilidade do membro afetado, cuidados com a mão e o braço após a DLNA.

PROBLEMAS INTERDEPENDENTES/COMPLICAÇÕES POTENCIAIS

As complicações potenciais podem incluir as seguintes:

- Linfedema
- Formação de hematoma/seroma
- Infecção
- Alterações da função sexual.

Planejamento e metas

As principais metas podem incluir: aumento do conhecimento sobre a doença e o seu tratamento; redução do medo, da ansiedade e do estresse emocional no pré e pós-operatório; melhora da capacidade de tomada de decisão; manejo da dor; manejo da função neurovascular; manutenção de uma imagem corporal positiva; melhora das habilidades de enfrentamento; aumento das habilidades de autocuidado; melhora do desempenho sexual; e ausência de complicações.

Intervenções de enfermagem pré-operatórias

FORNECIMENTO DE ORIENTAÇÕES E PREPARAÇÃO SOBRE OS TRATAMENTOS CIRÚRGICOS

Muitos centros têm coordenadores para ajudar as pacientes nas consultas, na tomada de decisão e na organização dos cuidados. Os enfermeiros podem encorajar as pacientes e seus entes queridos a estabelecer e manter contato com esses coordenadores e utilizar os recursos disponíveis, conforme a necessidade. O enfermeiro reforçará o suporte do coordenador, se disponível; se não houver um coordenador, os enfermeiros podem assumir boa parte dessa responsabilidade.

Espera-se que as pacientes com câncer de mama recentemente diagnosticado possam absorver grandes quantidades de novas informações durante um momento emocionalmente muito difícil, que pode levar a dificuldades na tomada de decisão quanto ao tratamento. O enfermeiro desempenha um papel primordial na revisão das opções de tratamento ao reforçar as informações fornecidas à paciente e ao responder a quaisquer perguntas. O enfermeiro prepara a paciente de modo abrangente sobre o que esperar antes, no decorrer e depois da cirurgia. As pacientes que se submetem à conservação da mama com DLNA ou com mastectomia total ou radical modificada geralmente permanecem no hospital durante a noite (ou por mais tempo, se forem se submeter a uma reconstrução imediata). Os drenos cirúrgicos serão inseridos na incisão da mastectomia e na axila se a paciente se submeter à DLNA.

Em geral, não há necessidade de dreno cirúrgico após a BLNS. A paciente deve ser informada de que irá para casa com o(s) dreno(s) e de que, antes da alta, serão fornecidas explicações e demonstrações sobre o cuidado necessário com eles. Além disso, a paciente deve ser informada de que, com frequência, perceberá diminuição da mobilidade do braço e do ombro depois de uma DLNA e de que serão demonstrados exercícios de amplitude de movimento antes da alta. A paciente também deve ser tranquilizada de que a analgesia apropriada e as medidas de conforto serão fornecidas para aliviar qualquer desconforto pós-operatório.

REDUÇÃO DO MEDO E DA ANSIEDADE E MELHORA DA CAPACIDADE DE ENFRENTAMENTO

O enfermeiro ajuda a paciente a enfrentar os efeitos físicos e emocionais da cirurgia. Muitos medos podem surgir durante a fase pré-operatória, como: medo de dor, mutilação (após a mastectomia) e perda da atratividade sexual; preocupação com a incapacidade de autocuidado e de cuidado da família; preocupação em se ausentar do trabalho; e como lidar com um futuro incerto. Fornecer à paciente expectativas realistas sobre o processo de cura e a recuperação esperada pode ajudar a aliviar os medos. Manter uma comunicação aberta e garantir à paciente que ela pode entrar em contato com o enfermeiro a qualquer momento para fazer perguntas ou expressar preocupações pode constituir uma fonte de conforto. A paciente também deve ser conscientizada dos recursos disponíveis na instituição que realiza o tratamento, bem como da comunidade relacionada com o câncer de mama, como assistentes sociais, psiquiatras e grupos de apoio. Algumas mulheres consideram valioso e tranquilizador conversar com uma paciente sobrevivente do câncer de mama que tenha passado por tratamentos semelhantes.

PROMOÇÃO DA CAPACIDADE DE TOMADA DE DECISÃO

A paciente pode ser elegível para mais de uma abordagem terapêutica; ela pode ser instruída sobre as opções de tratamento e, em seguida, ser solicitada a fazer uma escolha. Isso pode ser muito assustador para algumas pacientes, que podem preferir ter outra pessoa que tome a decisão por elas (p. ex., cirurgião, familiar). O enfermeiro pode ser fundamental ao garantir que a paciente e os familiares estejam entendendo totalmente suas opções. O enfermeiro pode, então, ajudar a paciente a pesar os riscos e os benefícios de cada opção. A paciente pode receber a opção de realizar um tratamento de conservação da mama, seguido de radiação ou mastectomia. O enfermeiro pode analisar os problemas com a paciente, fazendo perguntas como as seguintes:

- Como você se sentiria se perdesse a mama?
- Você está considerando a reconstrução da mama?
- Se optar por manter a mama, você consideraria se submeter a tratamentos com radiação 5 dias por semana, durante 5 a 6 semanas?

Questionamentos como esses podem ajudar a paciente a lidar com o problema de forma realista. Quando a paciente toma uma decisão, é muito importante apoiá-la.

Intervenções de enfermagem pós-operatórias

ALÍVIO DA DOR E DO DESCONFORTO

Muitas pacientes toleram bem a cirurgia da mama e apresentam dor mínima durante o período pós-operatório. Isso se aplica particularmente aos procedimentos menos invasivos, como tratamento de conservação da mama com BLNS. Entretanto, todas as pacientes precisam ser cuidadosamente avaliadas, visto que cada paciente pode ter graus variáveis de dor. As pacientes que se submeteram a procedimentos mais invasivos, como mastectomia radical modificada com reconstrução imediata, podem sentir consideravelmente mais dor. Todas as pacientes recebem alta com medicamento analgésico (p. ex., oxicodona e paracetamol) e são incentivadas a utilizá-lo, quando necessário. Um analgésico de venda livre, como o paracetamol, pode proporcionar alívio da dor satisfatório. Às vezes, as pacientes queixam-se de discreto aumento da dor depois dos primeiros dias da cirurgia; isso pode ocorrer quando elas recuperam a sensibilidade ao redor do sítio cirúrgico e se tornam mais ativas. Entretanto, as pacientes que relatam dor maior que moderada precisam ser avaliadas para excluir quaisquer complicações potenciais, como infecção ou hematoma. Dor pós-operatória é mais comum em pacientes submetidas à dissecção axilar: a magnitude do desconforto aumenta a cada linfonodo retirado. (Komen, 2019a). Métodos alternativos de manejo da dor, como tomar banho quente de chuveiro (se permitido pelo cirurgião) e usar técnicas de distração, também podem ser úteis. Ver discussão mais detalhada sobre os métodos para alívio da dor no Capítulo 9.

Manejo das sensações pós-operatórias

Como os nervos na pele e na axila são frequentemente ligados ou lesionados durante a cirurgia da mama, as pacientes experimentam uma variedade de sensações. As sensações comuns incluem hipersensibilidade, dor difusa, dormência, retesamento, tração e contrações. Essas sensações podem ocorrer ao longo da parede torácica, na axila e ao longo da face interna do braço. Após a mastectomia, algumas pacientes experimentam sensações fantasma e relatam sensação de que a mama ou o mamilo ainda estão presentes. De modo geral, as pacientes não consideram essas sensações graves ou angustiantes. As sensações normalmente persistem por vários meses e, em seguida, começam a diminuir, embora algumas possam persistir por até 5 anos e, possivelmente, por mais tempo. As pacientes devem ser tranquilizadas de que isso constitui uma parte normal da cura e de que essas sensações não são indicativas de qualquer problema.

Promoção de imagem corporal positiva

As pacientes que se submeteram à mastectomia podem ter dificuldade em olhar para o local da cirurgia pela primeira vez. A despeito de quão preparada a paciente possa se considerar, a aparência da mama ausente pode ser emocionalmente muito angustiante. Recomenda-se que a paciente olhe para a incisão cirúrgica pela primeira vez quando estiver com o enfermeiro ou com outro profissional de saúde capacitado e disponível para suporte.

O enfermeiro avalia inicialmente a prontidão da paciente e fornece cuidadosamente o incentivo. É importante manter a privacidade da paciente enquanto a ajuda a olhar a incisão; isso possibilita que ela expresse os sentimentos com segurança para o enfermeiro. Perguntar à paciente o que ela percebe, reconhecer seus sentimentos e possibilitar que ela expresse suas emoções constituem ações de enfermagem importantes. Tranquilizar a paciente de que seus sentimentos constituem uma resposta normal à cirurgia da mama pode trazer-lhe conforto. Quando a paciente não foi submetida a uma reconstrução imediata, fornecer-lhe uma prótese tradicional de mama temporária ou um revestimento macio para colocar no sutiã no momento da alta pode ajudar a aliviar os sentimentos de constrangimento.

Promoção da adaptação e enfrentamento positivos

É importante efetuar uma avaliação continuada da maneira como a paciente enfrenta o diagnóstico de câncer de mama e seu tratamento cirúrgico para determinar seu ajuste global. Ajudar a paciente a identificar e mobilizar seus sistemas de apoio pode ser benéfico para seu bem-estar. O cônjuge ou parceiro da paciente também pode precisar de orientação, apoio e educação. A paciente e o seu parceiro podem beneficiar-se de uma ampla rede de recursos comunitários disponíveis, incluindo grupos de apoio, assistente social ou conselheiro espiritual. Incentivar a paciente a discutir os problemas e as preocupações com outras pacientes que tiveram câncer de mama pode ajudá-la a compreender que seus sentimentos são normais e que outras mulheres que tiveram câncer de mama podem fornecer apoio e compreensão inestimáveis.

A paciente também pode ter muita ansiedade em relação aos tratamentos que sucedem a cirurgia (i. e., quimioterapia e radioterapia) e suas implicações. Fornecer informações sobre o plano de cuidados e encaminhar a paciente a profissionais especializados da equipe de saúde também promovem um enfrentamento durante a recuperação. Algumas mulheres necessitam de apoio adicional para se ajustar ao diagnóstico e às consequentes alterações. Quando uma mulher demonstra uma dificuldade de enfrentamento, pode-se indicar uma consulta com um profissional de saúde mental. Os *nurse navigators* podem ajudar as pacientes submetidas à biopsia de mama a enfrentarem a situação.

Monitoramento e manejo de complicações potenciais

Linfedema. O **linfedema** é uma complicação caracterizada por edema crônico de um membro em consequência da interrupção linfática. O edema deve-se ao acúmulo de líquido rico em proteína no espaço intersticial e constitui uma complicação pós-operatória comum após a DLNA. Afeta frequentemente ambas as mamas e o membro ipsilateral. O linfedema está associado a edema doloroso do braço, bem como fraqueza, dor no ombro e sensação de formigamento no braço e no ombro. Após a dissecção do linfonodo axilar, o risco de desenvolver linfedema varia entre 11 e 57% (Rivere & Klimberg, 2018). Tendo em vista que a DLNS envolve cirurgia mais focada e menos alterações da axila, o risco é somente de até 7% dentro de 5 anos (Rivere & Klimberg, 2018). Os fatores de risco para o linfedema em grupos etários mistos incluem DLNA, radioterapia concomitante, idade avançada, presença de infecção concomitante, distúrbios cardiovasculares preexistentes e obesidade (Rivere & Klimberg, 2018).

O linfedema ocorre quando os canais linfáticos funcionais são inadequados para assegurar um fluxo de retorno do líquido linfático para a circulação geral. Após a remoção dos linfonodos axilares, a circulação colateral deve assumir essa função. Ocorre edema transitório no período pós-operatório até que a circulação colateral tenha assumido por completo essa função, o que ocorre geralmente dentro de 1 mês. A realização dos exercícios prescritos, a elevação do braço acima do nível do coração várias vezes por dia e o bombeamento muscular suave (fechar e abrir a mão) podem ajudar a reduzir o edema transitório. A paciente precisa ser tranquilizada de que esse edema transitório não é linfedema.

Após seu desenvolvimento, o linfedema tende a ser crônico, de modo que as estratégias preventivas são de suma importância. Após a DLNA, a paciente é instruída sobre os cuidados da mão e do braço para evitar qualquer lesão ou traumatismo do membro afetado, diminuindo, assim, a probabilidade de desenvolvimento de linfedema (Boxe 52.5). A paciente é orientada a seguir essas orientações pelo restante de sua vida. Ela também é instruída a entrar imediatamente em contato com o médico se houver suspeita de linfedema, visto que a intervenção precoce proporciona a melhor chance de controle. Quando se permite que o linfedema progrida sem tratamento, pode ficar mais difícil controlar o edema. O tratamento pode consistir em um ciclo de antibióticos se houver infecção. Pode ser necessário encaminhar a paciente a um especialista em reabilitação (p. ex., terapeuta ocupacional ou fisioterapeuta) para o uso de manga ou luva de compressão, exercícios, drenagem linfática manual e discussão das maneiras de modificar as atividades diárias para evitar o agravamento do linfedema. Pesquisas contínuas estão procurando identificar quais linfonodos drenam o braço antes da cirurgia, de modo que eles possam ser preservados, quando possível, ajudando na prevenção do desenvolvimento do linfedema. A prática de ioga pode promover o aumento da amplitude de movimento e da força muscular do membro superior em mulheres com linfedema pós-operatório (Mazor, Lee, Peled et al., 2018). Ver Perfil de pesquisa de enfermagem no Boxe 52.6.

Formação de hematoma ou seroma. A formação de hematoma (coleção de sangue dentro de uma cavidade) pode ocorrer depois da mastectomia ou da terapia de conservação da mama e surge comumente dentro das primeiras 12 horas após a cirurgia. O enfermeiro efetua um exame à procura de sinais e sintomas de hematoma no sítio cirúrgico, que podem consistir em edema, retesamento, dor e equimose da pele. O cirurgião deve ser imediatamente notificado se houver edema do local ou aumento do débito sanguíneo partindo do dreno. Dependendo da avaliação do cirurgião, pode-se aplicar uma atadura compressiva na incisão durante aproximadamente 12 horas, ou a paciente pode retornar ao centro cirúrgico, de modo que a incisão possa ser reaberta para identificar a origem do sangramento. Alguns hematomas são pequenos, e o organismo absorve naturalmente o sangue. A paciente pode tomar banhos quentes de chuveiro (se permitido pelo cirurgião) ou aplicar compressas mornas para ajudar a aumentar a absorção. Em geral, o hematoma desaparece em 4 a 5 semanas.

Um seroma, que consiste em uma coleção de líquido seroso, pode acumular-se sob a incisão mamária depois da mastectomia ou do tratamento de conservação da mama ou da axila. Os sinais e sintomas podem consistir em edema, sensação de peso, desconforto e esguicho de líquido. Os seromas podem desenvolver-se de modo temporário após a remoção do dreno, ou quando o dreno está em posição e sofre obstrução. Os seromas raramente constituem uma ameaça e podem

---

Boxe 52.5 — ORIENTAÇÕES À PACIENTE
Cuidados com a mão e o braço após a dissecção de linfonodos axilares

O enfermeiro instrui a paciente a:

- Evitar a aferição da pressão arterial, injeções e coletas de sangue no membro afetado
- Usar filtro solar (FPS superior a 15) para exposição prolongada ao sol
- Aplicar repelente de insetos para evitar picadas
- Usar luvas para jardinagem
- Utilizar luvas de cozinha para remover objetos do forno
- Evitar cortar as cutículas; empurrá-las durante os cuidados das unhas
- Usar barbeador elétrico para depilar a axila
- Evitar o levantamento de objetos com peso superior a 2,5 a 4,5 kg
- Se houver traumatismo ou ruptura da pele, lavar a área com água e sabão e aplicar uma pomada antibacteriana de venda livre. Observar a região e o membro por 24 h; caso apareçam rubor, edema ou febre, ligar para o cirurgião ou para o enfermeiro.

Boxe 52.6 — PERFIL DE PESQUISA DE ENFERMAGEM
Eficácia de um programa de ioga no linfedema

Mazor, M., Lee, J. Q., Peled, A. et al. (2018). The effect of yoga on arm volume, strength, and range of motion in women at risk for breast cancer-related lymphedema. *Journal of Alternative and Complementary Medicine*, 24(2), 154-160.

Finalidade

O linfedema relacionado com o câncer de mama é uma complicação do câncer de mama que provoca morbidade considerável. O intuito desse estudo foi avaliar a exequibilidade, a segurança e as estimativas de eficácia de um programa de ioga nos cuidados pós-operatórios de mulheres que correm risco elevado de linfedema relacionado com câncer de mama.

Metodologia

Vinte e uma mulheres foram recrutadas em um centro de mastologia na Califórnia, nos EUA. Todas as participantes tinham mais de 18 anos, haviam sido submetidas à intervenção cirúrgica por causa de câncer de mama e corriam alto risco de linfedema. As mulheres participaram de um programa de 8 semanas de ioga *ashtanga*, com uma aula por semana orientada por instrutor e outra sessão semanal sozinhas. As posturas focalizaram a flexibilidade e a força muscular na parte superior do corpo e, ao mesmo tempo, evitaram colocar o braço afetado em uma posição pendente. Foram feitas aferições do volume, da amplitude de movimento e da força muscular dos membros superiores.

Achados

Vinte das 21 pacientes completaram as 8 semanas de intervenção e 17 completaram a avaliação final. A idade média foi de 52 anos, e o índice de massa corporal foi de 24,8 kg/m². Os volumes médios pós-intervenção do membro superior foram discretamente diminuídos no braço de risco ($p = 0,397$). Houve melhora significativa da amplitude de movimento durante a flexão do ombro ($p < 0,01$) e a rotação externa ($p < 0,05$). Após a intervenção, a força muscular também melhorou do lado comprometido em termos de abdução do ombro, força de preensão manual e bilateralmente no caso de flexão do cotovelo ($p < 0,05$ para todas).

Implicações para a enfermagem

Os enfermeiros devem saber que a prática de ioga é exequível e segura e pode ser recomendada para mulheres em risco de linfedema relacionado com câncer de mama, pois pode promover melhora discreta da amplitude de movimento dos ombros e da força dos membros superiores. Muitas mulheres já praticavam ioga ou outros tipos de atividade física antes do diagnóstico de câncer, e os enfermeiros podem encorajar essas mulheres para facilitar a integração dessa intervenção em seus cuidados pós-operatórios. Os benefícios adicionais da ioga de reduzir o estresse, *mindfulness*, práticas de respiração terapêutica e meditação também contribuem para a sensação de bem-estar e de autocuidado da paciente.

ser tratados por meio de desobstrução do dreno ou aspiração manual do líquido com agulha e seringa. Os seromas grandes e duradouros que não foram aspirados podem levar à infecção. Os seromas pequenos que não são incômodos para a paciente geralmente regridem de modo espontâneo.

Infecção. Embora a infecção seja rara, trata-se de um risco depois de qualquer procedimento cirúrgico, que pode ser maior em pacientes com determinadas condições, como diabetes, distúrbios imunes e idade avançada, bem como naquelas com higiene deficiente. As pacientes são ensinadas a monitorar os sinais e sintomas de infecção (rubor, calor ao redor da incisão, hipersensibilidade, drenagem de odor fétido, temperatura acima de 38°C, calafrios) e a entrar em contato com o cirurgião ou com o enfermeiro para avaliação. O tratamento consiste em antibióticos orais ou IV (para as infecções mais graves) por 1 ou 2 semanas. São obtidas culturas de qualquer secreção com odor fétido.

Alterações da função sexual. Depois de receber alta do hospital e se sentir bem, a maioria das pacientes recebe permissão para retomar a atividade sexual, se houver interesse. Entretanto, qualquer alteração na imagem corporal e na autoestima da paciente ou na reação de seu parceiro pode aumentar seu nível de ansiedade e afetar o desempenho sexual. Alguns parceiros podem ter dificuldade de olhar a incisão, ao passo que outros podem não se importar. Incentivar a paciente a discutir abertamente como ela se sente a respeito dela própria e sobre os possíveis motivos de diminuição da libido (p. ex., fadiga, ansiedade, constrangimento) pode ajudar a esclarecer suas dúvidas. Algumas sugestões úteis para a paciente podem incluir variar o horário do dia para a atividade sexual (quando a paciente está menos cansada), assumir posições que sejam mais confortáveis e expressar afeição utilizando medidas alternativas (p. ex., abraço, beijo, estimulação manual).

Na maioria dos casos, as pacientes e seus parceiros adaptam-se com dificuldade mínima quando discutem abertamente suas preocupações. Todavia, quando certas questões não puderem ser resolvidas, pode ser útil fazer um encaminhamento para aconselhamento (p. ex., psicólogo, psiquiatra, enfermeiro de saúde mental, assistente social, terapeuta sexual). Durante a consulta de acompanhamento, o enfermeiro deve perguntar se a paciente que era sexualmente ativa antes da cirurgia retomou as atividades, visto que muitas delas relutam ou ficam constrangidas em abordar esse tema.

Promoção de cuidados domiciliar, comunitário e de transição

Orientação da paciente sobre autocuidados. As pacientes que se submetem à cirurgia de câncer de mama recebem uma quantidade enorme de informações nos períodos pré e pós-operatório. Com frequência, é difícil para a paciente absorver a totalidade das informações, em parte por causa do sofrimento emocional que frequentemente acompanha o diagnóstico e o tratamento. Antes da alta, o enfermeiro precisa avaliar a disposição da paciente em assumir as responsabilidades do autocuidado e identificar qualquer lacuna em seu conhecimento. Uma revisão das orientações, fornecida nas formas escrita e oral, com reforço, pode ser necessária para garantir que a paciente e a sua família estejam preparadas para administrar os cuidados necessários em casa. O enfermeiro reitera os sintomas que a paciente deve relatar, como infecção, formação de seroma, hematoma ou edema do braço. Todas as instruções devem ser reforçadas durante as consultas e por telefone.

Na maioria dos casos, as pacientes recebem alta 1 ou 2 dias depois da DLNA ou da mastectomia (possivelmente após esse período, se forem realizar uma reconstrução imediata) com drenos cirúrgicos em posição. A princípio, o líquido de drenagem parece sanguinolento; todavia, ele modifica-se gradualmente para um líquido serossanguinolento e, em seguida, seroso no decorrer dos próximos dias. A paciente recebe instruções sobre o manejo da drenagem em domicílio (Boxe 52.7). Quando a paciente vive sozinha e o manejo da drenagem é difícil, deve-se efetuar o encaminhamento para um

---

Boxe 52.7 — LISTA DE VERIFICAÇÃO DO CUIDADO DOMICILIAR
Paciente com dispositivo de drenagem após a cirurgia de mama

Ao concluírem as orientações, a paciente e/ou o cuidador serão capazes de:

- Nomear o procedimento que foi realizado e identificar mudanças na estrutura ou na função anatômica, bem como as alterações nas AVDs, nas AIVDs, nos papéis, nos relacionamentos e na espiritualidade
- Identificar as intervenções e estratégias (p. ex., prótese) usadas na adaptação às alterações permanentes na estrutura ou na função
- Descrever o esquema terapêutico pós-operatório em curso, incluindo dieta e atividades a serem realizadas (p. ex., tomar banho, fazer exercícios com os braços) e limitadas ou evitadas (p. ex., levantar peso, dirigir automóveis, esportes de contato)
- Indicar o nome, a dose, os efeitos colaterais, a frequência e o horário de uso de todos os medicamentos
  - Descrever as abordagens para controlar a dor (p. ex., administrar analgésicos, conforme prescrito; usar intervenções não farmacológicas)
- Orientar como obter medicamentos e material médico-hospitalar e realizar trocas de curativos, cuidados de feridas e outros regimes prescritos
  - Cuidar do local de drenagem e incisão, de acordo com as recomendações do cirurgião
  - Demonstrar em retorno como esvaziar e medir o líquido do dispositivo de drenagem
- Demonstrar em retorno como ordenhar os coágulos através do equipo do dispositivo de drenagem
- Identificar quando o dreno está pronto para remoção (em geral, quando drena < 30 mℓ durante um período de 24 a 48 h)
- Descrever os sinais e sintomas de complicações
  - Citar as observações que precisam ser relatadas ao médico ou ao enfermeiro (p. ex., alteração súbita na coloração da drenagem, interrupção súbita da drenagem, sinais ou sintomas de infecção)
- Relatar como contatar o médico em caso de perguntas ou complicações
- Determinar a hora e a data das consultas de acompanhamento, da terapia e dos exames
- Identificar fontes de apoio social (p. ex., amigos, parentes, comunidade de fé)
- Identificar informações de contato de serviços de apoio para pacientes e seus cuidadores/familiares
- Identificar a necessidade de promoção da saúde, prevenção de doenças e atividades de triagem (p. ex., exame ginecológico, mamografia).

AIVDs: atividades instrumentais da vida diária; AVDs: atividades da vida diária.

enfermeiro de cuidado domiciliar. Os drenos normalmente são removidos quando o débito é inferior a 30 mℓ em dois períodos consecutivos de 24 horas (aproximadamente 7 a 10 dias) (Grobmyer & Bland, 2018). O enfermeiro de cuidado domiciliar também efetua uma revisão do manejo da dor e do cuidado da incisão.

Em geral, a paciente pode tomar banho de chuveiro no segundo dia do pós-operatório e lavar a incisão e o local do dreno com água e sabão, a fim de evitar a infecção. Alguns cirurgiões não permitem banhos de chuveiro até 48 horas após a remoção dos drenos. Nos casos em que tiver sido realizada uma reconstrução imediata, o banho de chuveiro poderá estar contraindicado até a remoção do dreno. Pode-se aplicar um curativo seco à incisão a cada dia, durante 7 dias. A paciente deve perceber que a sensibilidade pode estar diminuída na área da cirurgia, visto que os nervos foram manipulados durante a operação, e deve ser informada de que é necessário ter um cuidado delicado para evitar qualquer lesão. Após a cicatrização completa da incisão (em geral, depois de 4 a 6 semanas), podem-se aplicar loções ou cremes na região para aumentar a elasticidade cutânea. A paciente pode começar a usar desodorante no lado afetado, embora muitas mulheres observem não suar tanto quanto antes da cirurgia.

Depois de uma DLNA, as pacientes são ensinadas a realizar exercícios com o braço do lado afetado para restaurar a amplitude de movimento (Boxe 52.8). Após a realização de BLNS,

---

Boxe 52.8 ORIENTAÇÕES À PACIENTE
Exercício depois da cirurgia de mama

O enfermeiro orienta a paciente a realizar os seguintes exercícios:

1. *Exercícios com os braços.* Fique em pé de frente para a parede, com os pés afastados e os dedos dos pés o mais próximo possível da parede. Com os cotovelos ligeiramente curvados, coloque as palmas da mão sobre a parede, no nível do ombro. Com os dedos em flexão, eleve as mãos na parede até os braços ficarem totalmente estendidos. Em seguida, inverta o processo, descendo as mãos até o ponto de partida.

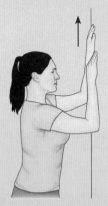

2. *Giro de corda.* Amarre uma corda em uma maçaneta. Fique de pé, voltada para a porta. Segure a extremidade livre da corda com a mão no lado da cirurgia. Coloque a outra mão sobre o quadril. Com o braço estendido e segurando a corda, mantenha-o afastado do corpo (quase paralelamente ao assoalho) e gire a corda, fazendo oscilações o mais amplamente possível. Comece lentamente no início e, em seguida, acelere.

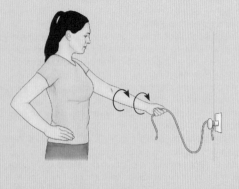

3. *Levantamento de bastão ou de cabo de vassoura.* Segure um bastão com ambas as mãos, mantendo entre elas uma distância de cerca de 60 cm. Mantenha os braços retos e levante o bastão acima da cabeça. Flexione os cotovelos para abaixar o bastão atrás da cabeça. Inverta a manobra, elevando o bastão acima da cabeça e, em seguida, retornando para a posição de partida.

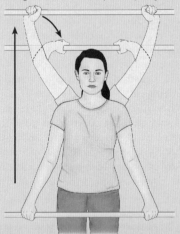

4. *Tração de roldana.* Passe uma corda leve sobre uma barra de cortina de chuveiro ou uma barra de cortina de porta. Fique em pé o mais próximo possível da corda. Segure uma extremidade em cada mão. Estenda os braços, afastando-os do corpo. Eleve o braço esquerdo, puxando-o para baixo com o braço direito; em seguida, eleve o braço direito, puxando-o para baixo com o esquerdo em um movimento de vaivém.

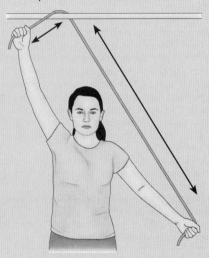

as pacientes também podem se beneficiar desses exercícios, embora seja menos provável que tenham diminuição da amplitude de movimento, em comparação com as que se submeteram à DLNA. Os exercícios de amplitude de movimento são iniciados no segundo dia do pós-operatório; todavia, as instruções são frequentemente fornecidas no primeiro dia do pós-operatório. As metas do esquema de exercícios consistem em aumentar a circulação e a força muscular, impedir a rigidez e as contraturas articulares e restaurar a amplitude completa de movimento. A paciente é orientada a realizar os exercícios de amplitude de movimento em casa, 3 vezes/dia, durante 20 minutos de cada vez, até a recuperação de toda a amplitude de movimento (em geral, 4 a 6 semanas). A maioria das pacientes relata que, após a remoção do dreno, a amplitude de movimento retorna rapidamente quando aderem ao programa de exercícios.

Se a paciente estiver apresentando algum desconforto, pode ser útil tomar um analgésico 30 minutos antes de iniciar os exercícios. Tomar um banho de chuveiro quente antes da realização dos exercícios também pode relaxar os músculos rígidos e proporcionar conforto. Quando se exercita, a paciente é incentivada a usar os músculos em ambos os braços e a manter uma postura adequada. Pode haver necessidade de prescrever exercícios específicos e introduzi-los de modo gradual quando: a paciente recebeu enxertos cutâneos, apresenta uma incisão cirúrgica tensa e retesada ou se submeteu a uma reconstrução imediata. As atividades de autocuidado, como escovar os dentes, lavar o rosto e escovar os cabelos, são terapêuticas do ponto de vista tanto físico quanto emocional, visto que ajudam a restaurar a função do braço e proporcionam uma sensação de normalidade para a paciente.

A paciente é instruída sobre a limitação da atividade no período pós-operatório. Em geral, deve-se evitar o levantamento de peso (mais de 2 a 4,5 kg) durante cerca de 4 a 6 semanas, embora as atividades normais domiciliares e relacionadas com o trabalho sejam promovidas para manter o tônus muscular. A caminhada intensa, o uso de bicicleta ergométrica e aparelhos elípticos, bem como os exercícios de alongamento, são atividades que podem ser iniciadas tão logo a paciente se sinta confortável. Uma vez removido o dreno, a paciente pode começar a dirigir, caso tenha amplitude de movimento completa do braço e não esteja mais em uso de analgésicos opioides. As orientações gerais para a atividade concentram-se na introdução gradual de atividades anteriores (p. ex., jogar boliche, treinamento com peso) quando a cicatrização estiver completa.

Cuidados contínuos e de transição. As pacientes que têm dificuldade no manejo dos cuidados pós-operatórios em domicílio podem beneficiar-se do encaminhamento para cuidado domiciliar, de transição ou comunitário. Ao fazer uma visita domiciliar, o enfermeiro examina a incisão e o(s) dreno(s) cirúrgico(s) da paciente, a adequação do manejo da dor, a adesão ao plano de exercícios e o funcionamento físico e psicológico global. Além disso, o enfermeiro de cuidado domiciliar reforça a orientação prévia e comunica os achados importantes da avaliação e as questões psicossociais ao médico, ao enfermeiro ou ao cirurgião da paciente.

A frequência das consultas de acompanhamento depois da cirurgia pode variar; todavia, devem ocorrer a cada 3 a 6 meses durante os primeiros anos. Essas consultas podem ocorrer com o cirurgião, o oncologista clínico ou o oncologista radiologista, dependendo do esquema de tratamento. O enfermeiro de cuidado ambulatorial também pode representar uma grande fonte de orientação para a paciente e os familiares, devendo incentivá-los a telefonar se tiverem qualquer dúvida ou preocupação.

É comum que as pessoas ignorem o cuidado de saúde rotineiro quando surge um grave problema de saúde, de modo que as mulheres que foram tratadas para o câncer de mama devem ser lembradas do motivo de realizar uma triagem de saúde de rotina.

Reavaliação

Entre os resultados pré-operatórios esperados, estão:
1. A paciente demonstra o conhecimento sobre o diagnóstico e as opções de tratamento cirúrgico.
    a. Pergunta sobre questões relevantes acerca do diagnóstico e dos tratamentos cirúrgicos disponíveis.
    b. Fornece a justificativa para a cirurgia.
    c. Descreve as vantagens e as desvantagens das opções de tratamento.
2. A paciente verbaliza a vontade de enfrentar a ansiedade e os medos relacionados com o diagnóstico e os efeitos da cirurgia sobre a autoimagem e o desempenho sexual.
3. A paciente demonstra habilidade de enfrentamento em relação ao diagnóstico e ao tratamento.
    a. Verbaliza adequadamente os sentimentos e reconhece a normalidade da labilidade do humor.
    b. Prossegue com o tratamento de modo apropriado.
    c. Discute o impacto do diagnóstico e do tratamento sobre a família e o trabalho.
4. A paciente toma decisões relacionadas com as opções de tratamento de maneira adequada.

Entre os resultados pós-operatórios esperados, estão:
1. A paciente relata redução da dor e declara que as estratégias de manejo da dor e do desconforto são efetivas.
2. A paciente identifica as manifestações sensoriais pós-operatórias e reconhece que essas constituem uma parte normal do processo de cicatrização.
3. A paciente apresenta incisões cirúrgicas limpas, secas e intactas, sem nenhum sinal de inflamação ou de infecção.
4. A paciente cita os sinais e os sintomas de infecção a serem relatados para o enfermeiro ou o cirurgião.
5. A paciente verbaliza os sentimentos em relação à alteração da imagem corporal.
6. A paciente discute o significado do diagnóstico, do tratamento cirúrgico e dos medos de modo apropriado.
7. A paciente participa ativamente das medidas de autocuidado.
    a. Realiza os exercícios, conforme prescrição.
    b. Participa das medidas de autocuidado, conforme prescrição.
8. A paciente discute as questões de sexualidade e a retomada das relações sexuais.
9. A paciente cita as recomendações e restrições após a alta.
    a. Descreve o cuidado de acompanhamento e as atividades.
    b. Demonstra em retorno o cuidado apropriado das incisões e do sistema de drenagem.
    c. Demonstra os exercícios com o braço e descreve o esquema de exercícios e as limitações de atividade durante o período pós-operatório.
    d. Descreve o cuidado com o braço e a mão afetados e cita as condições para entrar em contato com o cirurgião ou o enfermeiro.
10. Não apresenta complicações.
    a. Identifica os sinais e sintomas das complicações passíveis de relato (p. ex., febre, rubor, calor, dor, edema).
    b. Explica como entrar em contato com os profissionais de saúde apropriados, caso surjam complicações.

RADIOTERAPIA

A radioterapia é utilizada para diminuir a probabilidade de recidiva local na mama por meio de erradicação das células cancerosas microscópicas residuais. O tratamento de conservação da mama, seguido de radioterapia para o câncer de mama nos estágios I e II, resulta em uma taxa de sobrevida igual àquela da mastectomia (Freedman, 2018a). Quando a radioterapia, que faz parte do tratamento de conservação da mama (Boxe 52.9), está contraindicada, pode-se recomendar, então, a mastectomia.

Em geral, a radioterapia de feixe externo (o tipo mais comum) começa cerca de 6 semanas após a conservação da mama, para possibilitar a cicatrização do local da cirurgia. Se houver indicação de quimioterapia sistêmica, a radioterapia normalmente começa depois de seu término. Antes de iniciar a radiação, a paciente passa por uma sessão de planejamento, denominada *simulação*, em que as áreas anatômicas a serem tratadas são mapeadas e, em seguida, identificadas com pequenas marcas de tinta permanente (National Cancer Institute, 2018b). A radiação de feixe externo, que libera fótons de alta energia de um acelerador linear, é administrada a toda a região da mama (radiação total da mama). Cada tratamento tem duração de apenas alguns minutos e, em geral, é administrado 5 dias por semana, durante 5 a 6 semanas. Após o término da radiação em toda a mama, muitas pacientes recebem um "reforço" – isto é, uma dose de radiação no local da nodulectomia, onde estavam localizadas as células cancerosas. O reforço consiste na mesma dose de radiação, porém é menos penetrante e direcionado para uma área menor. Os tratamentos não são dolorosos.

Como a maioria das recidivas do câncer de mama aparece no local da nodulectomia ou próximo a ele, a necessidade de radiação mamária total tem sido questionada. A radiação parcial da mama (radiação apenas do local de nodulectomia) continua sendo avaliada em algumas instituições em pacientes cuidadosamente selecionadas. Uma abordagem é a **braquiterapia**, em que a radiação é liberada por um dispositivo interno colocado dentro ou adjacente ao tumor dentro da mama. Essa técnica pode levar à melhora da qualidade de vida, visto que os tratamentos são administrados durante 4 a 5 dias, em vez de 5 a 6 semanas. Após a mastectomia, a radiação pós-operatória pode estar indicada para mulheres com alto risco de recidiva do câncer (i. e., comprometimento da parede torácica, quatro ou mais linfonodos positivos, tumores com mais de 5 cm, margens cirúrgicas positivas).

Efeitos colaterais

Em geral, a radioterapia é bem tolerada. Os efeitos colaterais agudos consistem em eritema leve a moderado, edema da mama e fadiga. Ocasionalmente, surgem soluções de continuidade na pele da prega inframamária ou próximo à axila no fim do tratamento; essas lesões podem ser controladas pela aplicação de medicamentos tópicos entre as sessões de tratamento (Freedman, 2018b). A fadiga pode causar depressão, assim como as frequentes viagens até a unidade oncológica de radioterapia para o tratamento. A paciente precisa ser tranquilizada de que a fadiga é normal e não constitui um sinal de recidiva. Em geral, os efeitos colaterais desaparecem dentro de poucas semanas a alguns meses após o término do tratamento. Entre os efeitos em longo prazo da radioterapia, estão doença pulmonar, doença dentária, osteoporose, cardiopatia e vasculopatia (Pedersen & Klemp, 2018).

Manejo de enfermagem

Os enfermeiros desempenham um papel significativo no suporte das pacientes durante todo o tratamento com radioterapia. Durante a braquiterapia, a fonte de radiação emite radiação. As pacientes precisam ser orientadas sobre as medidas de segurança, inclusive restrição a visitantes, sobretudo crianças pequenas e gestantes (National Cancer Institute, 2018a). Ver discussão sobre a radioterapia no Capítulo 12.

As instruções de autocuidado para pacientes que recebem radiação são fornecidas para ajudar na manutenção da integridade da pele durante os tratamentos e por várias semanas após o término deles. Limitam-se apenas à área que está sendo tratada, e não ao restante do corpo. As instruções do National Cancer Institute (2018c) incluem:

- Usar sabão neutro com fricção mínima
- Evitar sabonetes ou desodorantes perfumados
- Usar loções hidrofílicas para o ressecamento
- Utilizar sabonete hidratante e antipruriginoso se houver prurido
- Evitar roupas apertadas, sutiã, temperaturas elevadas e luz ultravioleta.

O cuidado de acompanhamento inclui instruções fornecidas à paciente para reduzir ao mínimo a exposição da área tratada ao sol (i. e., usar um bloqueador solar com fator de proteção solar [FPS] de 15 ou mais) e tranquilizá-la, avisando que as pequenas pontadas e a dor de curta duração na mama são normais após o tratamento com radiação.

TRATAMENTOS SISTÊMICOS

Quimioterapia

A **quimioterapia adjuvante** envolve o uso de agentes antineoplásicos, além de outros tratamentos (i. e., cirurgia, radiação) para retardar ou evitar recidivas do câncer de mama. Em geral, é recomendada para pacientes que apresentam linfonodos positivos ou com tumores invasivos de mais de 1 cm de tamanho, independentemente do estado dos linfonodos. É aventada para pacientes com tumores menores; o envolvimento de linfonodos influencia o processo de tomada de decisão (NCCN, 2019). A Tabela 52.6 apresenta as indicações gerais para quimioterapia adjuvante. Foi

---

Boxe 52.9 — Contraindicações para o tratamento de conservação da mama

Nota: o tratamento de conservação da mama inclui tanto a cirurgia quanto a radiação.

Contraindicações absolutas

- Primeiro ou segundo trimestre de gravidez
- Radiação anterior na mama ou na região torácica
- Preferência da paciente por mastectomia.

Contraindicações relativas

- História de doença vascular do colágeno
- Relação volume tumoral/mama elevada
- Alta probabilidade de recorrência
- Alta probabilidade de intercorrências na radioterapia
- Dois ou mais tumores em diferentes quadrantes da mama.

Adaptado de Rivere, A. & Klimberg, V. (2018). Lymphedema in the postmastectomy patient: Pathophysiology, prevention, and management. In K. Bland, E. Copeland, V. Klimberg et al. (Eds.). *The breast: comprehensive management of benign and malignant diseases* (5th ed.). Philadelphia, PA: Elsevier.

TABELA 52.6	Indicações gerais para a quimioterapia adjuvante no câncer de mama.
Estado dos linfonodos, tamanho do tumor	Quimioterapia adjuvante
Linfonodo negativo, ≤ 0,5 cm	Nenhuma
Linfonodo negativo, de 0,6 a 1 cm (bem diferenciado)	Nenhuma
Linfonodo negativo, de 0,6 a 1 cm (moderadamente a pouco diferenciado e/ou características desfavoráveis)	Considerar a quimioterapia
Linfonodo negativo, > 1 cm	Quimioterapia
Linfonodo positivo, tumor de qualquer tamanho	Quimioterapia

- Além da quimioterapia, pacientes com tumores positivos para HER-2/neu receberão trastuzumabe se tiverem doença com linfonodos positivos, ou doença com linfonodos negativos e tumor > 1 cm. O trastuzumabe é um anticorpo monoclonal que é direcionado para a proteína HER-2/neu e a inativa. O HER-2/neu é produzido em excesso em 25 a 30% dos tumores e está associado a crescimento rápido e prognóstico sombrio
- Após a quimioterapia, as pacientes com tumores positivos para receptores de hormônios (RE+/RP+) receberão terapia hormonal (tamoxifeno ou inibidor da aromatase) se tiverem doença com linfonodo positivo, doença com linfonodo negativo e tumor > 1 cm, ou doença com linfonodo negativo e tumor de 0,6 a 1 cm, moderadamente ou pouco diferenciado e com características desfavoráveis.

Nota: trata-se apenas de diretrizes gerais. As recomendações podem variar, dependendo de determinados fatores, como variáveis prognósticas, idade da paciente e condições comórbidas. Adaptada de National Comprehensive Cancer Network (NCCN). (2019). Clinical practice guidelines: Breast. Retirado em 09/09/2019 de: www.nccn.org/professionals/physician_gls/pdf/breast_risk.pdf.

constatado um benefício de sobrevida em mulheres na pré e pós-menopausa que receberam quimioterapia, embora os dados sejam limitados a mulheres com idade superior a 70 anos. A quimioterapia é mais comumente iniciada depois da cirurgia de mama e antes da radiação. A terapia pré-operatória pode ser aventada para reduzir as dimensões do tumor e ajudar na conservação da mama (Telli, 2018). Pacientes com câncer de mama triplo-negativo (*i. e.*, testes negativos para receptores de estrogênio, receptores de progesterona e excesso de proteína HER2) cuja quimioterapia seja iniciada mais de 30 dias após a cirurgia apresentam risco aumentado de recorrência (DePolo, 2018). Os enfermeiros encorajam e auxiliam na facilitação do tratamento oportuno para otimizar os resultados.

Os esquemas de quimioterapia para o câncer de mama combinam diversos agentes (poliquimioterapia), que são geralmente administrados no decorrer de um período de 3 a 6 meses. As decisões quanto ao esquema ideal baseiam-se em uma variedade de fatores, incluindo características do tumor (*i. e.*, tamanho do tumor, estado dos linfonodos, estado dos receptores de hormônios, estado do HER-2/neu) e idade, estado físico e comorbidades da paciente. Um esquema que inclui a ciclofosfamida, o metotrexato e a fluoruracila (chamado de CMF) tem sido a terapia adjuvante mais amplamente utilizada. Em geral, esse esquema é bem tolerado e pode ser considerado para pacientes com baixo risco de recidiva. O CMF também pode ser usado em pacientes que correm alto risco de toxicidade cardíaca ou que apresentam outras comorbidades limitadoras. Os esquemas à base de antraciclina (p. ex., doxorrubicina, epirrubicina) demonstraram estar associados a uma sobrevida mais longa das pacientes. Entretanto, o benefício em comparação com o CMF é modesto, e esses esquemas são acompanhados de maior toxicidade, especialmente para a medula óssea (Santa-Maria & Gradishar, 2018). A seleção das pacientes com maior probabilidade de se beneficiar da terapia com antraciclinas deve possibilitar o melhor uso dos agentes citotóxicos atuais e reduzir o risco das pacientes que recebem toxicidade com pouco ou nenhum efeito. Ciclofosfamida, doxorrubicina e fluoruracila (CAF), bem como doxorrubicina e ciclofosfamida (AC), são quimioterápicos frequentemente combinados e administrados a pacientes de alto risco. A identificação dos biomarcadores capazes de prever acuradamente o benefício de agentes quimioterápicos específicos também ressaltará as principais vias de resistência/suscetibilidade, que, então, podem ser exploradas clinicamente para aumentar ainda mais a eficácia e garantir o rápido tratamento (Korourian, Kumarapeli & Klimberg, 2018).

Os taxanos (paclitaxel, docetaxel) geralmente são incorporados nos esquemas de tratamentos para as pacientes com cânceres maiores e linfonodos negativos, bem como para as com linfonodos axilares positivos. A adição de quatro ciclos de paclitaxel depois de um ciclo padrão de AC demonstrou aumentar o período sem doença e melhorar a sobrevida global em pacientes com câncer de mama operável e linfonodos positivos (NCCN, 2019).

Muita atenção tem sido voltada para a **quimioterapia de dose densa**, que consiste na administração de agentes quimioterápicos em doses padronizadas com menores intervalos de tempo entre cada ciclo de tratamento. As células são mais sensíveis à quimioterapia durante a fase de crescimento rápido; portanto, doses mais frequentes destroem mais células de câncer do que doses aumentadas (Santa-Maria & Gradishar, 2018). A densidade óssea é o padrão de cuidados no caso de alguns cânceres de mama, mas ainda há controvérsias no caso de doença positiva para receptor de estrógeno.

Efeitos colaterais

Muitos dos efeitos colaterais da quimioterapia adjuvante podem ser adequadamente controlados, possibilitando que as pacientes mantenham suas rotinas diárias e horários de trabalho. Em grande parte, isso é resultado de uma cuidadosa preparação educacional e psicológica fornecida às pacientes e suas famílias por enfermeiros oncológicos, oncologistas, assistentes sociais e outros membros da equipe de saúde. Além disso, foram feitos avanços na eficácia dos agentes antieméticos usados para aliviar as náuseas e os vômitos e no uso de fatores de crescimento hematopoéticos para tratar a neutropenia e a anemia.

Os efeitos colaterais físicos comuns da quimioterapia para o câncer de mama podem incluir náuseas, vômitos, supressão da medula óssea, alterações do paladar, alopecia (queda dos cabelos), mucosite, neuropatia, alterações cutâneas e fadiga. Observa-se um ganho de peso de mais de 4,5 kg em cerca de 50% das pacientes; a causa não é conhecida. As mulheres na pré-menopausa também podem apresentar amenorreia temporária ou permanente.

Os efeitos colaterais específicos variam de acordo com o tipo de agente quimioterápico utilizado. Em geral, o CMF e os taxanos são mais bem tolerados que as antraciclinas. Todavia, os taxanos podem causar neuropatia periférica, artralgias e mialgias, particularmente em altas doses. Durante a administração de taxanos, podem ocorrer reações de hipersensibilidade; por conseguinte, a paciente precisa ser pré-medicada com corticosteroides e anti-histamínicos. A alopecia também é comum. Os efeitos colaterais das antraciclinas podem ser graves e podem incluir cardiotoxicidade, além de náuseas e vômitos, supressão da medula óssea e alopecia. Suas propriedades vesicantes podem levar à necrose tecidual se houver infiltração da infusão do medicamento.

Manejo de enfermagem

Os enfermeiros desempenham um importante papel, ajudando as pacientes a manejarem os sintomas físicos e psicossociais resultantes da quimioterapia. (O Capítulo 12 oferece uma discussão detalhada do tratamento dos efeitos colaterais.) Explicar para a paciente o uso de agentes antieméticos e rever o esquema de dosagem ideal podem ajudar a reduzir as náuseas e os vômitos. As diferentes classes de agentes antieméticos incluem: antagonistas dos receptores de serotonina (5-HT) (palonosetrona, granisetrona, ondansetrona); antagonistas dos receptores de neurocinina 1 (aprepitanto); antagonistas dos receptores da dopamina (proclorperazina, metoclopramida); benzodiazepínicos (lorazepam); e corticosteroides (dexametasona). As medidas para aliviar os sintomas de mucosite podem incluir cuidados relacionados com a higiene oral, como usar uma escova de dentes macia, enxágue bucal, crioterapia, terapia a *laser* e intervenções relacionadas com o consumo de alimentos.

Algumas pacientes podem necessitar de fatores de crescimento hematopoéticos para minimizar os efeitos da neutropenia e anemia induzidas pela quimioterapia. Os fatores de estimulação de colônias de granulócitos reforçam a contagem de leucócitos, ajudando a reduzir a incidência de febre e infecção neutropênicas. A apresentação de ação curta, o filgrastim, é injetada por via subcutânea (SC) ou IV durante 7 a 10 dias após a administração da quimioterapia. A apresentação de ação longa, o pegfilgrastim, é injetada uma única vez, 24 horas depois da quimioterapia (Vallerand & Sanoski, 2018).

O fator de crescimento da eritropoetina aumenta a produção de eritrócitos, diminuindo, assim, os sintomas de anemia. A apresentação de ação curta, a alfaepoetina, é habitualmente administrada 1 vez/semana. A apresentação de ação longa, a alfadarbepoetina, pode ser administrada a cada 2 a 3 semanas. O enfermeiro demonstra à paciente e à sua família a técnica correta de injeção dos fatores de crescimento hematopoéticos e explica os sintomas que exigem acompanhamento por um médico (Boxe 52.10).

Para evitar parte do trauma emocional associado à alopecia, é frequentemente valioso fazer a paciente obter uma peruca antes do início da queda dos cabelos. O enfermeiro pode fornecer uma lista dos fornecedores de peruca ou indicar as organizações que as fornecem de forma gratuita para mulheres em tratamento.[4] A familiarização com maneiras criativas de usar cachecóis e turbantes também pode ajudar a reduzir a angústia da paciente. A paciente precisa ser tranquilizada de que o cabelo crescerá novamente ao término do tratamento, embora a cor e a textura possam ser diferentes. Programas apoiados por profissionais do ramo da beleza fornecem dicas úteis para aplicar cosméticos durante o período em que a paciente recebe quimioterapia (ver seção Recursos).

A quimioterapia pode afetar negativamente a autoestima, a sexualidade e a sensação de bem-estar da paciente. Somado ao estresse de uma doença potencialmente fatal, isso pode ser devastador. Fornecer apoio e promover uma comunicação aberta são aspectos importantes do cuidado de enfermagem. O encaminhamento da paciente a nutricionista, assistente social, psiquiatra ou conselheiro espiritual pode proporcionar apoio adicional. Há numerosos grupos comunitários de apoio

---

[4]N.R.T.: No Brasil, um recurso é a Fundação Laço Rosa, que gerencia a doação de perucas (http://www.fundacaolacorosa.com/banco-de-perucas/).

Boxe 52.10 — LISTA DE VERIFICAÇÃO DO CUIDADO DOMICILIAR
Autoadministração de fatores de crescimento hematopoéticos

Ao concluírem as orientações, a paciente e/ou o cuidador serão capazes de:

- Declarar o impacto do tratamento no aspecto fisiológico, nas AVDs, nas AIVDs, nos papéis, nos relacionamentos e na espiritualidade
- Identificar os benefícios e o resultado esperado dos fatores de crescimento hematopoéticos
- Localizar a lista de nomes e números de telefone da equipe envolvida nos cuidados (p. ex., profissionais de saúde, enfermeiros de cuidados domiciliares, fornecedores de fator de crescimento hematopoético e suprimentos)
- Identificar os equipamentos necessários para a autoinjeção e como obter o fator de crescimento hematopoético e os suprimentos
- Demonstrar como administrar adequadamente uma injeção, incluindo:
  - Como aspirar a solução em uma seringa, quando indicado (*observação*: no Brasil, assim como nos EUA, o pegfilgrastim é comercializado como seringa preenchida, com protetor de seringa manual, com 0,6 mℓ de solução injetável contendo 6 mg de pegfilgrastim; também é comercializado e como seringa preenchida, para ser utilizada com *on-body injector*, com 0,64 mℓ de solução injetável contendo 6 mg de pegfilgrastim; ambas as apresentações para uso subcutâneo em adultos. A darbepoetina é comercializada na forma de seringa preenchida)
  - Identificar os locais adequados no corpo para autoinjeção
- Demonstrar a maneira correta de descartar objetos pontiagudos
- Descrever o armazenamento adequado dos suprimentos
- Indicar quais tipos de alterações de estilo de vida e ambientais são necessárias (se houver) para manter um ambiente domiciliar limpo e evitar infecções
- Indicar o nome, a dose, os efeitos colaterais, a frequência e o horário de uso de todos os medicamentos
- Relacionar as complicações dos medicamentos/esquema terapêutico que exigem contato imediato com o enfermeiro ou o médico assistente (p. ex., dor excessiva, febre)
- Relacionar as complicações/esquema terapêutico dos medicamentos que exigem ir ao pronto-atendimento
- Explicar o plano de tratamento e a importância dos cuidados de acompanhamento para todos os profissionais de saúde
  - Determinar a hora e a data das consultas de acompanhamento, da terapia e dos exames
- Identificar os recursos da comunidade para apoiar colegas e cuidador/familiares:
  - Identificar fontes de apoio social (p. ex., amigos, parentes, comunidade de fé)
  - Identificar informações de contato de serviços de apoio para pacientes e seus cuidadores/familiares
- Identificar a necessidade de promoção da saúde, prevenção de doenças e atividades de triagem.

AIVDs: atividades instrumentais da vida diária; AVDs: atividades da vida diária.

e de defesa dos direitos para as pacientes e suas famílias. As terapias complementares, como meditação e exercícios de relaxamento, também podem ser utilizadas com os tratamentos convencionais.

Terapia hormonal

O uso da **terapia hormonal adjuvante**, com ou sem adição de quimioterapia, é considerado para mulheres que apresentam tumores positivos para receptores hormonais. Sua utilização pode ser determinada pelos resultados de um ensaio para receptores de estrogênio e progesterona (um teste para determinar se o tumor de mama é nutrido por hormônios). Cerca de dois terços dos cânceres de mama dependem do estrogênio para seu crescimento e expressam um receptor nuclear que se liga ao estrogênio; por conseguinte, são positivos para o receptor de estrogênio (RE+). De maneira semelhante, os tumores que expressam o receptor de progesterona são positivos para o receptor de progesterona (RP+). A terapia hormonal envolve o uso de hormônios sintéticos ou outros medicamentos que competem com o estrogênio para a sua ligação aos sítios receptores (MSRE) ou o uso de **inibidores da aromatase**, que bloqueiam a produção de estrogênio por uma via alternativa, as glândulas suprarrenais. Em geral, os tumores que são RE+/RP+ têm maior probabilidade de responder à terapia hormonal e apresentam um prognóstico mais favorável que os tumores que são RE−/RP−. As mulheres na pré e perimenopausa têm maior tendência a apresentar lesões não dependentes de hormônio, ao passo que as mulheres na pós-menopausa têm maior probabilidade de apresentar lesões dependentes de hormônio.

Tradicionalmente, o tamoxifeno, um MSRE, tem sido o principal agente hormonal utilizado no tratamento do câncer de mama na pré e pós-menopausa, e continua sendo a base para mulheres na pré-menopausa. Além disso, por ser um MSRE, o tamoxifeno exerce efeitos antagonista (bloqueador de estrogênio) e agonista (semelhante ao estrogênio) de estrogênio sobre determinados tecidos. Seus efeitos antagonistas na mama impedem a ligação do estrogênio aos sítios receptores, inibindo, assim, o crescimento do tumor. O tamoxifeno apresenta efeitos agonistas positivos sobre os perfis dos lipídios sanguíneos e sobre a densidade mineral óssea em mulheres na pós-menopausa. Outrossim, tem efeitos agonistas sobre o tecido endometrial e os processos da coagulação sanguínea, levando a uma incidência aumentada de câncer de endométrio e eventos tromboembólicos (p. ex., trombose venosa profunda [TVP], flebite superficial, embolia pulmonar). Contudo, os benefícios do tamoxifeno na maioria das mulheres com câncer de mama superam os riscos.

Os inibidores da aromatase, anastrozol, letrozol e exemestano, são importantes componentes no manejo hormonal de mulheres na pós-menopausa. A maior parte dos estrogênios circulantes em mulheres na pós-menopausa provém da conversão do androgênio suprarrenal, a androstenediona, em estrona e da conversão da testosterona em estradiol. Os inibidores da aromatase atuam ao bloquear a enzima aromatase, impedindo que ela realize a conversão, com consequente diminuição dos níveis circulantes de estrogênio nos tecidos periféricos. Os ensaios clínicos realizados demonstraram que os inibidores da aromatase são superiores ao tamoxifeno no que se refere à taxa de sobrevida global e ao benefício clínico e que os inibidores parecem ser efetivos em comparação com o tamoxifeno como terapia hormonal de primeira linha em mulheres na pós-menopausa com câncer de mama avançado (Santa-Maria & Gradishar, 2018). Esses dados asseguram que os inibidores da aromatase desempenham papel cada vez mais essencial no tratamento a longo prazo do câncer de mama. Estudos estão sendo realizados para determinar o esquema terapêutico ideal e a cronologia do tratamento; a possível elegibilidade para um estudo clínico deve ser conversada com a paciente e a equipe de atendimento. A Tabela 52.7 apresenta os efeitos adversos da terapia hormonal adjuvante. O Boxe 52.11 fornece um resumo da orientação adequada da paciente para o manejo dos efeitos adversos.

Terapia-alvo

Uma área de pesquisa de grande interesse no tratamento sistêmico do câncer de mama envolve o uso das terapias-alvo. O trastuzumabe é um anticorpo monoclonal que se liga especificamente à proteína **HER-2/neu**. Essa proteína, que regula o crescimento celular, é encontrada em pequenas quantidades na superfície das células mamárias normais e na maioria dos cânceres de mama. Aproximadamente 20% dos tumores hiperexpressam (produzem em excesso) a proteína HER-2/neu e estão associados a rápido crescimento e prognóstico desfavorável (Mayo Clinic, 2020). O trastuzumabe tem como alvo a proteína HER-2/neu e a inativa, reduzindo, assim, o crescimento tumoral.

Diferentemente da quimioterapia, o trastuzumabe preserva as células normais e apresenta reações adversas limitadas, que podem incluir febre, calafrios, náuseas, vômitos, diarreia e cefaleia. Todavia, quando o trastuzumabe é administrado a pacientes que foram previamente tratadas com antraciclina, o risco de cardiotoxicidade aumenta. Foi constatado que o medicamento melhora as taxas de sobrevida em mulheres com câncer de mama metastático positivo para HER-2/neu, e, atualmente, o trastuzumabe é considerado uma terapia padronizada. Recentemente, três outros agentes direcionados para HER2 foram acrescentados à prática clínica rotineira: lapatinibe (inibidor potente, reversível e seletivo dos domínios tirosinoquinase dos receptores ErbB1 e ErbB2 HER2) e dois novos anticorpos monoclonais recombinantes humanizados direcionados contra a proteína HER2 da célula de câncer (pertuzumabe e ado-trastuzumabe entansina). A avaliação dos benefícios e dos riscos desses medicamentos é complexa, e, com frequência, os oncologistas clínicos utilizam diversos auxílios na sua tomada de decisões (Sledge, 2018).

TABELA 52.7   Reações adversas associadas à terapia hormonal adjuvante usada no tratamento do câncer de mama.

Agente terapêutico	Reações adversas/efeitos colaterais
Modulador seletivo do receptor de estrogênio	
Tamoxifeno	Ondas de calor, ressecamento/secreção/sangramento da vagina, menstruações irregulares, náuseas, transtornos do humor, erupções; risco aumentado de câncer do endométrio; risco aumentado de eventos tromboembólicos (trombose venosa profunda, embolia pulmonar, flebite superficial)
Inibidores da aromatase	
Anastrozol Letrozol Exemestano	Sintomas musculoesqueléticos (artrite, artralgia, mialgia); risco aumentado de osteoporose/fraturas, náuseas/vômitos, ondas de calor, fadiga, transtornos do humor, erupções

Adaptada de Vallerand, A. & Sanoski, C. (2018). *Davis's drug guide for nurses* (15th ed.). Philadelphia, PA: Davis.

> **Boxe 52.11 ORIENTAÇÕES À PACIENTE**
> **Manejo dos efeitos colaterais da terapia hormonal adjuvante no câncer de mama**
>
> O enfermeiro orienta a paciente sobre estratégias para o manejo dos efeitos colaterais a seguir.
>
> **Ondas de calor**
> - Usar roupas leves, que possibilitem a circulação do ar
> - Evitar o consumo de cafeína e alimentos condimentados
> - Realizar exercícios respiratórios (respirações ritmadas)
> - Considerar o uso de medicamentos (vitamina E, antidepressivos prescritos) ou acupuntura.
>
> **Ressecamento vaginal**
> - Usar hidratantes vaginais para o ressecamento diário (p. ex., ácido poliacrílico, supositório de vitamina E)
> - Aplicar lubrificação vaginal durante a relação sexual (p. ex., glicerina, parabenos etc.).
>
> **Náuseas e vômitos**
> - Consumir uma dieta leve
> - Procurar tomar o medicamento à noite.
>
> **Sintomas musculoesqueléticos**
> - Tomar analgésicos não esteroides, de acordo com a prescrição
> - Tomar banhos mornos.
>
> **Risco de câncer de endométrio**
> - Relatar qualquer sangramento irregular a um ginecologista para avaliação.
>
> **Risco de eventos tromboembólicos**
> - Relatar qualquer rubor, edema ou hipersensibilidade nos membros inferiores, ou qualquer falta de ar sem explicação.
>
> **Risco de osteoporose ou fraturas**
> - Realizar densitometria óssea basal
> - Efetuar exercícios de sustentação de peso regularmente
> - Tomar suplementos de cálcio com vitamina D
> - Tomar bifosfonatos (p. ex., alendronato) ou calcitonina, conforme prescrição.

TRATAMENTO DO CÂNCER DE MAMA RECORRENTE E METASTÁTICO

Apesar dos avanços realizados no tratamento, o câncer de mama pode sofrer recidiva local (na parede do tórax ou na mama conservada), regional (nos linfonodos remanescentes) ou sistêmica (em órgãos a distância). Na doença metastática, o osso, geralmente os quadris, a coluna, as costelas, o crânio ou a pele, constitui o local mais comum de disseminação. Outros locais de metástases incluem os pulmões, o fígado, a pleura e o cérebro.

O prognóstico global e o tratamento ideal são determinados por uma variedade de fatores, como o local e a extensão da recidiva, o tempo decorrido entre o diagnóstico original e a recidiva, a história pregressa de tratamentos, o *status* de *performance* da paciente e qualquer condição de comorbidade existente. As pacientes com metástases ósseas geralmente apresentam uma sobrevida global mais longa, em comparação com metástases nos órgãos viscerais.

A recidiva local na ausência de doença sistêmica é tratada de modo agressivo com cirurgia, radiação e terapia hormonal. A quimioterapia também pode ser usada para tumores que não são sensíveis a hormônios. A identificação de recorrência local pode ser um indicador de doença sistêmica oculta (Wapnir, Tsai & Aebi, 2018).

O câncer de mama metastático envolve o controle da doença, mais do que a sua cura, individualizado à localização da metástase (NCCN, 2019). O tratamento consiste em terapia hormonal, quimioterapia e terapia direcionada. A cirurgia ou a radiação podem estar indicadas em situações selecionadas. As mulheres na pré-menopausa que apresentam tumores dependentes de hormônios podem eliminar a produção de estrogênio pelos ovários por meio de ooforectomia (remoção dos ovários) ou supressão da produção de estrogênio por medicamentos, como leuprorrelina ou gosserrelina.

As pacientes com câncer de mama avançado são rigorosamente monitoradas à procura de sinais de progressão da doença. São obtidos exames basais no momento da recidiva, que incluem hemograma completo, perfil metabólico abrangente, marcadores tumorais (*i. e.*, antígeno carcinoembrionário, antígeno cancerígeno 15-3), cintigrafia óssea, TC do tórax, do abdome e da pelve e RM das áreas sintomáticas. Outras radiografias podem ser realizadas para avaliar as áreas de dor ou áreas anormais observadas na cintigrafia óssea (p. ex., ossos longos, pelve). Esses exames são repetidos a intervalos regulares para avaliar a efetividade do tratamento e para monitorar a progressão da doença.

Manejo de enfermagem

Os enfermeiros desempenham um importante papel não apenas na educação das pacientes e no tratamento de seus sintomas, como também no fornecimento de suporte emocional. Muitas pacientes consideram a recidiva da doença mais angustiante que o diagnóstico inicial de câncer. Elas não apenas precisam enfrentar outro ciclo de tratamentos, mas também se defrontam com uma incerteza maior acerca do futuro e da sobrevida a longo prazo. O enfermeiro pode ajudar a paciente a identificar as estratégias de enfrentamento e a estabelecer prioridades para otimizar a qualidade de vida. Os familiares e outros entes queridos devem ser incluídos no plano de tratamento e no cuidado de acompanhamento. Quando indicado, devem-se efetuar encaminhamentos para grupos de apoio, bem como para psiquiatra ou enfermeiro especialista em saúde mental, assistente social e programas de práticas integrativas e complementares (p. ex., meditação, ioga).

Os enfermeiros também podem ser fundamentais no fornecimento dos cuidados paliativos, quando indicado. As maiores prioridades incluem o alívio da dor e o fornecimento de medidas de conforto. Uma discussão franca com a paciente e a sua família sobre suas preferências para o cuidado de fase terminal deve ocorrer antes que surja a necessidade, a fim de garantir uma transição suave, sem ruptura dos cuidados. Os encaminhamentos para cuidados paliativos e para cuidado domiciliar devem ser iniciados, quando necessário (ver Capítulos 12 e 13).

PROCEDIMENTOS DE RECONSTRUÇÃO APÓS A MASTECTOMIA

A reconstrução da mama pode proporcionar um benefício psicológico significativo para as mulheres que já estão lutando com o sofrimento emocional da perda da mama. Uma consulta com um cirurgião plástico pode ajudar a paciente a entender os procedimentos para os quais ela é candidata, bem como as vantagens e desvantagens de cada um deles. Os fatores a considerar incluem o tamanho e o formato do corpo, a presença de condições comórbidas (p. ex., hipertensão, diabetes, obesidade), dos hábitos pessoais, como tabagismo, e das preferências da paciente. A paciente precisa ser informada de que, embora a reconstrução da mama possa proporcionar um bom resultado estético, ela nunca reproduzirá com precisão a mama natural. A preparação realista pode ajudar a paciente a evitar expectativas irreais. Uma vez realizada a reconstrução, a mama oposta pode necessitar de aumento, redução ou mastopexia para alcançar a simetria em ambas as mamas. A paciente também precisa ser informada de que a reconstrução da mama não interferirá no risco de recidiva do câncer. A reconstrução é considerada um componente integral no tratamento cirúrgico do câncer de mama.

Muitas mulheres optam pela reconstrução imediata no momento da mastectomia. Isso pode ser benéfico, uma vez que poupa a mulher de se submeter uma segunda vez à anestesia geral e diminui os custos e o estresse de futuras hospitalizações. Todavia, ela aumenta a duração do procedimento cirúrgico. A reconstrução tardia é preferível nas mulheres que estão passando por um momento difícil na tomada de decisão do tipo desejado de reconstrução. Também é preferível para pacientes com formas avançadas da doença, tais como câncer de mama inflamatório, nas quais o tratamento do câncer de mama deve ser iniciado sem demora; a reconstrução mamária tardia também pode ser benéfica se for planejada radioterapia, pois esta é menos complicada, do ponto de vista técnico, em uma parede torácica não reconstruída (Fayanju, Garvey, Karuturi et al., 2018). Qualquer demora na cicatrização após a reconstrução imediata pode interferir no início do tratamento.

Expansor tecidual seguido de implante permanente

A reconstrução da mama usando um expansor tecidual seguido de implante permanente constitui o método mais simples e mais comumente utilizado (Figura 52.6). Para acomodar um implante, a pele remanescente depois de uma mastectomia e o músculo subjacente precisam ser gradualmente esticados por um processo denominado *expansão tecidual*. O cirurgião coloca um expansor tecidual (um dispositivo semelhante a um balão) através da incisão da mastectomia, abaixo do músculo peitoral. Uma pequena quantidade de soro fisiológico é injetada através de uma porta metálica no período intraoperatório para insuflar parcialmente o expansor. Em seguida, durante cerca de 6 a 8 semanas, a intervalos semanais, a paciente recebe injeções adicionais de soro fisiológico através da porta, até que o expansor esteja totalmente insuflado. Ele permanece totalmente expandido durante cerca de 6 semanas, para possibilitar o afrouxamento da pele. Em seguida, o expansor é trocado por um implante permanente. Em geral, trata-se de um procedimento cirúrgico ambulatorial.

As vantagens desse procedimento de expansão consistem em tempo operatório mais curto e período de recuperação mais rápido do que os da reconstrução autóloga (ver seção Procedimentos de transferência de tecido). Uma desvantagem é a tendência do implante de ser percebido como firme e arredondado, com pouca ptose natural. As mulheres com a mama oposta pequena a média, com pouca ptose, são boas candidatas a esse procedimento. As mulheres que se submeteram à radiação ou que apresentam doença do tecido conjuntivo não são boas candidatas, dada a elasticidade diminuída da pele.

> **Alerta de enfermagem: Qualidade e segurança**
>
> A paciente precisa ser avisada para não realizar RM enquanto o expansor tecidual estiver no local, visto que a porta contém metal. Isso não é um problema quando o implante permanente estiver no local, visto que este não contém nenhum metal.

A paciente deve ser informada de que, ao longo de sua vida, ela não deve ser praticante de nenhum exercício capaz de desenvolver o músculo peitoral, visto que isso pode resultar em deformação da mama reconstruída.

PROCEDIMENTOS DE TRANSFERÊNCIA DE TECIDO

A reconstrução autóloga consiste no uso do tecido da própria paciente para criar um monte mamário. Um retalho de pele, tecido adiposo e músculo com seu suprimento sanguíneo acoplado é rodado para o local da mastectomia, a fim de criar uma cúpula que simule a mama. Os locais doadores podem incluir o **retalho miocutâneo transverso do reto abdominal (TRAM,**

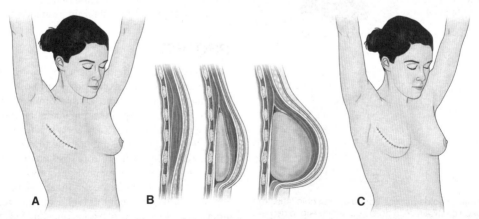

Figura 52.6 • Reconstrução da mama com expansor tecidual. **A.** Linha de incisão da mastectomia antes da expansão tecidual. **B.** O expansor é colocado sob o músculo peitoral e é gradualmente preenchido com soro fisiológico através de uma porta, a fim de esticar a pele o suficiente para aceitar um implante permanente. **C.** O monte da mama é restaurado. Embora sejam permanentes, as cicatrizes diminuem com o passar do tempo. O mamilo e a aréola são reconstruídos mais tarde. (Adaptada de American Society of Plastic Surgeons.)

do inglês *transverse rectus abdominal myocutaneous*) (músculo abdominal) (Figura 52.7), o retalho glúteo (músculo da nádega) ou o retalho do músculo latíssimo do dorso (músculo das costas) (Figura 52.8). Os resultados assemelham-se mais estreitamente à mama verdadeira, visto que a pele e o tecido adiposo dos locais doadores apresentam consistência semelhante à da mama natural. Esses procedimentos evitam o uso de material sintético. Entretanto, envolvem uma recuperação mais prolongada que a do procedimento com expansor tecidual. O risco de complicações potenciais (p. ex., infecção, sangramento, necrose do retalho) também é maior. Por conseguinte, as pacientes precisam estar com saúde relativamente boa, e aquelas com condições clínicas (p. ex., aterosclerose, doença pulmonar, insuficiência cardíaca) que afetem a circulação ou que comprometam a liberação de oxigênio não são boas candidatas. Outras candidatas que apresentam riscos desfavoráveis incluem aquelas com diabetes mal controlado ou obesidade mórbida e tabagistas.

O retalho TRAM constitui o procedimento de transferência de tecido mais comumente realizado. Um procedimento TRAM livre também pode ser realizado; nesse caso, a pele, o tecido adiposo, o músculo e o suprimento sanguíneo são totalmente destacados do corpo e, em seguida, transplantados no local da mastectomia, utilizando uma cirurgia microvascular (uso de microscópio para reconectar os vasos). No período pós-operatório, as pacientes que se submeteram a procedimentos TRAM com frequência se deparam com uma recuperação demorada (muitas vezes, 6 a 8 semanas) e apresentam incisões tanto no local da mastectomia quanto na área doadora no abdome. Outros procedimentos com retalho livre incluem o retalho perfurante da epigástrica inferior profunda (DIEP, do inglês *deep inferior epigastric perforator*) e o retalho de artéria epigástrica inferior superficial (SIEA, do inglês *superficial inferior epigastric artery*), dependendo da utilização do perfurante da artéria glútea superior ou inferior. Os retalhos livres envolvem microcirurgia para a transferência dos vasos sanguíneos.

Os exercícios de respiração profunda e de movimentação das pernas são essenciais, visto que a paciente é mais limitada em sua atividade e corre maior risco de complicações respiratórias e TVP. As medidas que ajudam a paciente a reduzir a tensão sobre a incisão abdominal durante a primeira semana do pós-operatório incluem elevar a cabeceira do leito a 45° e manter os joelhos da paciente em flexão.

Quando a paciente é capaz de deambular, ela pode proteger a incisão cirúrgica ao imobilizá-la e alcançar gradualmente uma posição mais ereta. A paciente é instruída a evitar as atividades de alto impacto e o levantamento de peso (mais de 2,5 a 4,5 kg durante 6 a 8 semanas depois da cirurgia), a fim de evitar qualquer estresse sobre a incisão.

Reconstrução do mamilo-aréola

Uma vez criado o monte mamário e após a cicatrização do local, algumas mulheres decidem efetuar a reconstrução do mamilo-aréola. Trata-se de um procedimento cirúrgico de menor porte, que pode ser realizado ambulatorialmente. O método mais comum para criar um mamilo consiste no uso de retalhos locais (pele e tecido do centro do novo monte mamário), que são enrolados um em torno do outro para criar o mamilo em projeção. A aréola é criada usando um enxerto cutâneo. A área doadora mais comum é a parte interna superior da coxa, visto que, nesse local, a pele tem uma pigmentação mais escura que a pele da mama reconstruída. Após a cicatrização do enxerto do mamilo, pode-se realizar uma micropigmentação (tatuagem) para obter uma coloração mais natural. Normalmente, o cirurgião pode fazer corresponder o complexo mamilo-aréola reconstruído com o da mama contralateral para obter um resultado cosmético aceitável.

PRÓTESE

Nem todas as pacientes desejam uma cirurgia reconstrutora ou são candidatas à sua realização. Outra opção consiste no uso de uma prótese de mama – uma forma externa que simula a mama. Dispõe-se de próteses em diferentes formatos, tamanhos, cores e materiais, embora a maioria seja feita de silicone. Podem ser aplicadas dentro de um bojo de um sutiã ou podem aderir diretamente à parede do tórax. O enfermeiro pode fornecer à paciente encaminhamentos apropriados para aquisição da prótese. A paciente deve ser incentivada a encontrar uma loja com atmosfera confortável e de suporte, que empregue uma consultora de prótese certificada. Em geral, as lojas de suprimento médico não são recomendadas, visto que, com frequência, não têm os recursos apropriados para garantir a adequação apropriada de uma prótese.

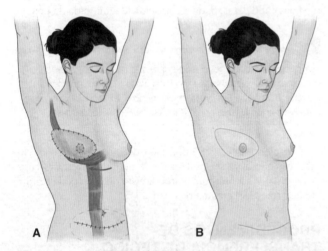

Figura 52.7 • Reconstrução da mama: retalho miocutâneo do músculo reto do abdome transverso. **A.** Um monte mamário é criado ao se fazer passar a pele, o tecido adiposo e o músculo abdominais por um túnel até o local da mastectomia. **B.** Localização final das cicatrizes. (Adaptada de American Society of Plastic Surgeons.)

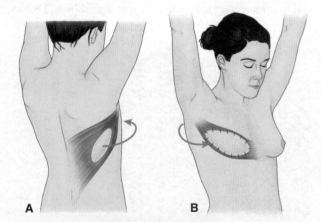

Figura 52.8 • Reconstrução da mama: retalho do músculo latíssimo do dorso. **A.** O músculo latíssimo do dorso com uma elipse de pele é rodado das costas até o local da mastectomia. **B.** Como o retalho normalmente não é volumoso o suficiente para produzir um monte mamário adequado, um implante também é frequentemente necessário. (Adaptada de American Society of Plastic Surgeons.)

Antes da alta hospitalar, o enfermeiro normalmente fornece à paciente uma forma provisória, leve e cheia de algodão, que pode ser usada até que a incisão cirúrgica esteja bem cicatrizada (4 a 6 semanas). Depois desse período, a paciente pode se adaptar a uma prótese. A paciente é informada quanto ao custo da prótese e do sutiã especial que a mantém no lugar. Uma prótese de mama pode proporcionar um benefício psicológico e ajudar a mulher na retomada da postura correta, visto que ela ajuda a equilibrar o peso da mama remanescente.

PROBLEMAS ESPECIAIS NO MANEJO DO CÂNCER DE MAMA

Implicações do teste genético

Os rápidos avanços em genética não só trouxeram novos conhecimentos sobre o câncer de mama herdado, mas também levantaram questões éticas e psicossociais potenciais. Ainda que os testes atuais em relação a BRCA1 e BRCA2 e diversos outros genes que aumentam o risco envolvam um simples teste de sangue ou saliva, as questões éticas e psicossociais devem ser abordadas em primeiro lugar. Antes de se submeter a um teste genético, a pessoa deve se reunir com um médico que tenha experiência nessa área ou com um conselheiro em genética certificado para discutir os fatores de risco, bem como os benefícios, as sequelas e as limitações do teste.

A maneira como as pessoas reagem quando recebem os resultados do teste nem sempre é fácil de prever. Um teste negativo em uma pessoa que vem de uma família com uma mutação conhecida pode produzir grande alívio. Entretanto, um teste negativo em uma família sem mutação conhecida pode constituir uma fonte de tranquilização indevida, pois permanece a possibilidade de genes existentes que ainda não podem ser detectados. Um teste negativo também pode levar a sentimentos de culpa em uma pessoa cujos familiares não receberam resultados favoráveis do exame; isso é conhecido como culpa do sobrevivente. Um teste positivo poderia atuar como motivador em uma pessoa para procurar triagem ou tratamento apropriados, ou poderia provocar enorme ansiedade, depressão e preocupação.

Além disso, os resultados do exame podem ser ambíguos, levando a sentimentos de confusão e incerteza. As pessoas precisam ser informadas de que nem todas as portadoras dos genes desenvolvem câncer de mama (penetrância incompleta), do mesmo modo que nem todas as mulheres não portadoras estão protegidas ou imunes.

As pessoas precisam ser bem-informadas sobre todas as questões e implicações potenciais antes de se submeterem a um teste genético (ver Capítulo 6). Os enfermeiros desempenham um papel na educação e no aconselhamento das pacientes e de seus familiares sobre as implicações do teste genético. Além disso, eles fornecem apoio e esclarecimento e fazem encaminhamentos a especialistas apropriados, quando indicado.

Gravidez e câncer de mama

O câncer de mama durante a gravidez é definido como câncer de mama diagnosticado durante a gestação ou dentro de 1 ano após o nascimento. De acordo com o NCCN, em um estudo observacional na Califórnia, 1,3 câncer é diagnosticado em 10 mil nascidos vivos (NCCN, 2019). Devido aos níveis aumentados de hormônios produzidos durante a gestação e a lactação subsequente, o tecido mamário torna-se hipersensível e edemaciado, dificultando ainda mais a detecção de massa. Se a massa for identificada durante a gravidez, a US constitui o método diagnóstico preferido, visto que não envolve nenhuma exposição à radiação. Quando indicado, pode-se realizar mamografia com proteção adequada, AAF e biopsia. A mastectomia radical modificada continua sendo o meio mais comum de tratamento cirúrgico. Em geral, a BLNS não é oferecida com menos de 30 semanas de gestação, dados os efeitos desconhecidos do radioisótopo e do corante azul sobre o feto (NCCN, 2019). O tratamento de conservação da mama pode ser considerado se o câncer de mama for diagnosticado durante o terceiro trimestre. A radiação pode ser, então, adiada até depois do parto, visto que está contraindicada durante a gestação. Quando a mulher estiver próxima ao termo, será possível realizar uma cesariana tão logo a maturação do feto possibilite; em seguida, será iniciado o tratamento. Quando a doença agressiva é detectada no início da gestação e a quimioterapia é aconselhada, pode-se considerar a interrupção da gestação. Se a massa for encontrada enquanto a mulher estiver amamentando, ela será incentivada a interromper a lactação, para possibilitar que a mama involua (retorne ao estado basal) antes da realização de qualquer tipo de cirurgia. A terapia endócrina também é contraindicada durante a gravidez e deve ser adiada até depois do parto.

As questões de fertilidade e o futuro desejo de ter filhos constituem as principais preocupações das sobreviventes jovens do câncer de mama. A maioria das terapias para câncer tem morbidade substancial sobre a função reprodutiva, não apenas porque esses tratamentos aumentam o risco de menopausa precoce, mas também pelo fato de que estão associados à diminuição da reserva ovariana e à perda da fertilidade. Estima-se que a idade fisiológica dos ovários em uma sobrevivente de câncer seja 10 anos a mais do que a verdadeira idade cronológica.

A quimioterapia provoca depleção progressiva relacionada com a dose nos folículos ovarianos e nas células da granulosa, manifestando-se por oligomenorreia e insuficiência ovariana prematura subsequente, levando, por fim, a uma condição conhecida como amenorreia induzida por quimioterapia (AIQ). Independentemente dos efeitos benéficos que as alterações hormonais possam ter como parte da estratégia endócrina adjuvante, a AIQ constitui um evento adverso que precisa ser considerado na seleção do melhor tratamento adjuvante. As pacientes com câncer devem ser informadas a respeito de seu futuro reprodutivo e das opções para preservar a fertilidade antes do tratamento (Petersen, Moravek, Woodruff et al., 2018). A SaveMyFertility, uma organização nacional sem fins lucrativos nos EUA, também pode fornecer informações atualizadas sobre a reprodução (ver seção Recursos).

Qualidade de vida e sobrevivência

Com o aumento da detecção precoce e a melhora das modalidades de tratamento, as mulheres com câncer de mama tornaram-se o maior grupo de sobreviventes do câncer. Noventa e nove por cento das mulheres com diagnóstico de câncer em estágio precoce e localizado na mama sobreviverão mais de 5 anos (Mehra, Berkowitz & Sanft, 2018). Entretanto, o tratamento ou simplesmente o diagnóstico de câncer de mama podem ter efeitos a longo prazo que afetam negativamente a paciente e a sua família. Em princípio, a paciente deve ser preparada para os possíveis efeitos a longo prazo da doença, de modo que ela tenha expectativas realistas e possa tomar decisões informadas.

As sobreviventes do câncer de mama podem apresentar uma variedade de problemas em consequência do diagnóstico e do tratamento. A supressão de estrogênio em decorrência da menopausa induzida pela quimioterapia e dos tratamentos hormonais pode levar a uma variedade de sintomas, incluindo ondas de calor, ressecamento da vagina, infecções urinárias, ganho de peso, diminuição do interesse sexual e risco aumentado de osteoporose. A TH para aliviar os sintomas está contraindicada para mulheres com câncer de mama. Determinados agentes quimioterápicos podem causar efeitos cardíacos a longo prazo e neuropatia. Além disso, as pacientes podem apresentar comprometimento do funcionamento cognitivo, como dificuldade de concentração (com frequência, chamada de "quimiocérebro"). Estudos mostraram alguma correlação entre níveis de disfunção cognitiva pós-quimioterapia e posologia dos quimioterápicos; doses mais altas exacerbam a disfunção (Shahpar, Mhatre & Oza, 2018). Os raros efeitos a longo prazo da radiação incluem pneumonite, fratura de costela, cardiopatia e fibrose ou necrose mamária (Pederson & Klemp, 2018). As sequelas a longo prazo após a cirurgia da mama podem incluir linfedema (principalmente depois de DLNA), dor e distúrbios sensoriais. Após o seu desenvolvimento, o linfedema tende a ser um problema crônico, de modo que as estratégias de prevenção (discutidas anteriormente) são primordiais. O ganho de peso e as infecções são fatores de risco para o linfedema (Makhoul, Banderudrappagari & Pennisi, 2018). Os enfermeiros devem encorajar as pacientes a manter um estilo de vida ativo e evitar o ganho de peso.

As sequelas psicossociais a longo prazo podem incluir medo de recidiva, alterações do humor (p. ex., preocupação, tristeza, raiva, frustração), sentimento aumentado de vulnerabilidade, incerteza, sentimentos de perda (p. ex., perda da fertilidade), preocupações sobre a imagem corporal, o autoconceito e a sexualidade, sofrimento emocional associado a ajustes de papel e respostas da família e preocupações relacionadas com as finanças e o emprego. Foi documentada a ocorrência de depressão e ansiedade em 20 a 30% das mulheres com câncer de mama. As intervenções devem ser direcionadas para atender às necessidades de obter informações, administrar a incerteza, controlar os sintomas, considerar as diferenças culturais, bem como aumentar o apoio social e emocional (Makhoul et al., 2018).

 Considerações gerontológicas

Em idosas com câncer de mama, a reconstrução é uma possível opção, e deve ser oferecida às pacientes. A maioria das mulheres tolera muito bem o procedimento e apresenta bons resultados cosméticos. As pacientes podem ser informadas sobre a reconstrução com implante e a transferência de tecido autólogo com complicações mínimas, contanto que sejam empregados critérios de seleção apropriados no pré-operatório. Em virtude da segurança da reconstrução, bem como o aumento percebido da qualidade de vida, da expectativa de vida e de estilos de vida mais saudáveis, a reconstrução da mama após a mastectomia é desejável em qualquer idade (van Ee, Smits, Honkoop et al., 2019).

Deve-se realizar um exame completo antes de iniciar qualquer tratamento, e é preciso efetuar um monitoramento cuidadoso durante todo o curso do tratamento para evitar quaisquer complicações. O exame físico e a avaliação psicossocial da mulher idosa devem incluir saúde geral, comorbidades atualmente existentes, estado de desempenho, estado cognitivo, medicamentos de uso atual, recursos disponíveis e sistemas de apoio.

Saúde da mama de mulheres com incapacidades

Disparidades na obtenção de uma mamografia nos intervalos de triagem recomendados persistem entre muitas mulheres, incluindo aquelas com incapacidades. Nestas, a prevalência da realização de mamografia relatada pela própria mulher é menor. Nos EUA, 36 milhões de mulheres apresentam incapacidade (Centers for Disease Control and Prevention [CDC], 2019a). Os esforços para reduzir as disparidades na triagem do câncer de mama poderiam ser mais efetivos se abrangessem todos os segmentos da população. As possíveis barreiras para o uso da mamografia em mulheres com incapacidades[5] incluem: falta de acessibilidade física do espaço do consultório e do equipamento médico; transporte e opções de estacionamento limitados; e restrições de tempo e assistência relacionadas com a remoção das roupas, a transferência e o posicionamento para exames médicos. Lésbicas, *gays*, bissexuais, transgêneros e pessoas que questionam seu gênero também podem se sentir desconfortáveis com o sistema de cuidados de saúde e evitar a triagem (Kates, Ranji, Beamesderfer et al., 2018). Para promover a saúde e o bem-estar, as agências de saúde, os médicos e os planos de cuidados de saúde precisam promover programas educacionais e de prevenção do câncer que sejam integradores e que respondam às necessidades especiais de mulheres com incapacidades (CDC, 2019b).

Um papel essencial do enfermeiro consiste em ajudar todas as mulheres, incluindo aquelas com incapacidades, a identificar uma triagem de saúde acessível e defender a maior acessibilidade dos centros de imagem e de outras instituições de cuidados da saúde. Lembrar às mulheres a necessidade de exames clínicos de mama e mamografias recomendados constitui uma parte importante do cuidado de enfermagem.

CIRURGIA RECONSTRUTORA DA MAMA

A cirurgia de reconstrução da mama, denominada **mamoplastia**, é um procedimento eletivo que pode melhorar a autoimagem e a sensação de bem-estar de uma mulher. As mulheres desejam a reconstrução por uma variedade de motivos físicos e psicológicos. Por conseguinte, é importante que a equipe de saúde realize uma avaliação completa antes da cirurgia reconstrutora, a fim de avaliar o desejo, a motivação e as expectativas subjacentes da mulher. Preparar uma mulher de maneira realista pode ajudá-la a evitar qualquer decepção potencial. Atualmente, dispõe-se de uma variedade de opções de reconstrução para mulheres que desejam uma correção no tamanho ou no formato da mama, incluindo mamoplastia de redução (redução da mama), mamoplastia de aumento (aumento da mama) e mastopexia (elevação da mama). Dispõe-se, também, de várias opções para reconstruir a mama depois de uma mastectomia.

MAMOPLASTIA DE REDUÇÃO

Normalmente, a mamoplastia de redução é realizada em mulheres que apresentam hipertrofia da mama (mamas excessivamente grandes). O peso das mamas aumentadas pode provocar desconforto, fadiga, constrangimento e postura inadequada.

---

[5]N.R.T.: No Brasil, a Lei nº 13.362/2016 estabelece que mulheres com deficiência terão o acesso assegurado a prevenção, diagnóstico e tratamento dos cânceres de mama e de colo do útero no Sistema Único de Saúde (SUS) (https://www12.senado.leg.br/noticias/materias/2016/11/24/sancionada-lei-que-facilita-acesso-de-mulheres-com-deficiencia-amamografia).

A mamoplastia de redução é um procedimento ambulatorial realizado sob anestesia geral. Com frequência, é realizada uma incisão em forma de âncora que circunda a aréola, estendendo-se para baixo e seguindo a curvatura natural da prega inframamária. Dependendo do tamanho da mama, o mamilo pode ser movido para uma posição mais elevada, permanecendo ainda fixado ao tecido mamário, ou pode ser separado e transplantado para uma nova localização. Drenos são colocados na incisão e devem permanecer por 2 a 5 dias.

Durante a consulta pré-operatória, a paciente deve ser informada de que existe uma possibilidade de ocorrerem alterações na sensibilidade do mamilo (como dormência). Essas sensações são normais e costumam desaparecer após vários meses; todavia, às vezes, elas podem persistir. O procedimento também pode tornar impossível o aleitamento, embora algumas mulheres tenham amamentado com sucesso. A paciente também deve ficar ciente de que, se ela ganhar peso (em geral, mais de 4,5 kg), suas mamas também poderão aumentar.

Após a mamoplastia de redução, muitas mulheres verbalizam sentimentos de extrema satisfação, possivelmente devido ao alívio que experimentam. A paciente é instruída a usar um sutiã de sustentação 24 horas por dia, durante 2 semanas, a fim de evitar a tensão sobre a mama edemaciada e a linha de incisão. Deve-se evitar o exercício vigoroso (p. ex., pular, correr) por cerca de 6 semanas depois da cirurgia.

MAMOPLASTIA DE AUMENTO

A mamoplastia de aumento é solicitada por mulheres que desejam mamas maiores ou mais cheias. O procedimento é realizado colocando-se um implante mamário, seja sob o músculo peitoral (subpeitoral), seja sob o tecido mamário (subglandular). A conduta subpeitoral é preferida, visto que interfere menos nos exames clínicos da mama e nas mamografias. A linha de incisão pode ser colocada na prega inframamária, na axila ou ao redor da aréola. O procedimento é realizado de modo ambulatorial sob anestesia geral. Não há necessidade de dreno. As instruções pós-operatórias são iguais àquelas para a mamoplastia de redução.

Em geral, são usados implantes salinos para a mamoplastia de aumento. A FDA aprovou o uso de implantes de silicone preenchidos com gel fabricados por três empresas específicas. A aprovação da FDA para o uso desses implantes se aplica a mulheres de todas as idades para reconstrução da mama e mulheres a partir de 22 anos para aumento da mama (FDA, 2019).[6] As mulheres com implantes de mama devem estar cientes de que as mamografias podem ser mais difíceis de ler, de modo que elas devem procurar radiologistas de mama experientes.

MASTOPEXIA

A mastopexia é realizada quando a paciente está satisfeita com o tamanho das mamas, mas deseja que seu formato seja melhorado e que elas sejam suspensas. Trata-se, também, de um procedimento cirúrgico ambulatorial, e as instruções pós-operatórias são iguais às para a mamoplastia de redução.

---

[6]N.R.T.: No Brasil, a Anvisa regulamenta o uso desses implantes.

DOENÇAS DA MAMA MASCULINA

GINECOMASTIA

A ginecomastia constitui a condição mamária mais comum no sexo masculino. Os adolescentes podem ser afetados em decorrência dos hormônios secretados pelos testículos. Esse tipo de ginecomastia é quase sempre benigno e regride espontaneamente entre 1 e 2 anos. A ginecomastia também pode ocorrer em homens idosos e apresenta-se habitualmente como massa firme e hipersensível abaixo da aréola. Nesses pacientes, a ginecomastia pode ser difusa e estar relacionada com o uso de determinados medicamentos (p. ex., digitálicos). Também pode estar associada a determinadas condições, incluindo tumores testiculares feminilizantes, infecção dos testículos e doença hepática em consequência de fatores como consumo excessivo de bebidas alcoólicas ou infecção parasitária.

Os pacientes desde o fim da adolescência até o fim da quarta década que apresentam ginecomastia idiopática (de etiologia desconhecida) devem efetuar um exame testicular e, possivelmente, uma US dos testículos. O tratamento do tecido mamário aumentado baseia-se na preferência do paciente e é normalmente reservado para homens que não conseguem tolerar a aparência cosmética da mama ou que apresentam dor intensa associada à condição. A mamografia e a US são utilizadas se houver preocupação a respeito de malignidade. Na maioria dos casos, a observação é aceitável, visto que a ginecomastia pode sofrer resolução de modo espontâneo. A remoção cirúrgica do tecido através de uma pequena incisão ao redor da aréola constitui a melhor opção de tratamento. A lipoaspiração realizada por um cirurgião plástico é outra possibilidade, embora isso não possibilite o exame patológico do tecido.

CÂNCER DE MAMA MASCULINO

O risco de câncer de mama nos homens durante a vida é de cerca de 1 em cada 1.000. O número de casos de câncer de mama nos homens em relação à população permaneceu bastante estável nos últimos 30 anos. Em 2019, esperava-se que cerca de 2.670 novos casos de câncer de mama invasivo fossem diagnosticados em homens (ACS, 2019). A razão mulheres:homens com diagnóstico de câncer de mama em todo o mundo é de 122:1 (Jain & Gradishar, 2018). Embora o carcinoma de mama em ambos os sexos compartilhe determinadas características, foram identificadas diferenças notáveis. Os casos familiares nos homens normalmente apresentam mutações *BRCA2*, em vez de *BRCA1*. A síndrome de Klinefelter, uma condição cromossômica que reflete níveis diminuídos de testosterona, constitui o fator de risco mais forte para o desenvolvimento de carcinoma de mama masculino. Em geral, a apresentação consiste em um nódulo indolor, porém de ocorrência frequentemente tardia, de modo que mais de 40% dos indivíduos apresentam doença nos estágios III ou IV. Quando a sobrevida é ajustada para a idade por ocasião do diagnóstico e do estágio da doença, os resultados para pacientes de ambos os sexos com câncer de mama são semelhantes (Jain & Gradishar, 2018).

A detecção precoce é incomum no câncer de mama masculino, dada a natureza rara da doença. Muitas vezes, nem o paciente nem o médico suspeitam de câncer de mama masculino no início de seu desenvolvimento. A mamografia de rastreamento não é útil para homens, porém biopsias podem ser feitas para determinar se eles têm receptor de hormônio

(Jain & Gradishar, 2018). Em geral, o tratamento consiste em mastectomia total com BLNS ou DLNA. À semelhança das mulheres com câncer de mama, o prognóstico depende do estágio da doença na apresentação. O comprometimento dos linfonodos axilares constitui o indicador prognóstico mais importante. Os cânceres de mama masculinos têm alta tendência a ser RE+, e o tamoxifeno constitui a base do tratamento, embora tenha vários efeitos colaterais.

Como o câncer de mama é principalmente uma doença feminina, os homens podem achar que há algum estigma associado a seu diagnóstico. Isso pode provocar pouca adesão aos planos terapêuticos, sobretudo no tocante ao manejo da medicação em longo prazo. Os profissionais de saúde precisam ser sensíveis às necessidades desses pacientes e fornecer informações e apoio para melhorar a sobrevida.

EXERCÍCIOS DE PENSAMENTO CRÍTICO

1 pbe Uma mulher de 34 anos, em pânico, telefona para o serviço de mastologia onde você trabalha. Ela explica que a mãe recebeu recentemente o diagnóstico de câncer de mama. Ela está convencida de que também tem câncer porque acordou hoje pela manhã com inflamação mamária unilateral. Após alguns questionamentos, você descobre que ela está amamentando o filho de 10 dias de vida. Qual recomendação baseada em evidências você faria para essa paciente no tocante à testagem genética?

2 qp Uma mulher de 45 anos procura a unidade médico-cirúrgica onde você trabalha após realizar uma mastectomia. Ela tem planejada a cirurgia de colocação tardia de implante mamário e tem um expansor de tecido. Como você estabeleceria as prioridade dos cuidados físicos e de orientação dessa paciente?

3 cpa Uma mulher de 70 anos submetida à mastectomia sem reconstrução há 7 anos procura a unidade de saúde onde você trabalha. Ela usa de modo intermitente a luva compressiva e segue fielmente os cuidados de acompanhamento. Quais profissionais de saúde devem participar da assistência a essa paciente?

REFERÊNCIAS BIBLIOGRÁFICAS

*Pesquisa em enfermagem.
**Referência clássica.

Livros

Bassett, L., & Lee-Felker, S. (2018). Breast imaging screening and diagnosis. In K. Bland, E. Copeland, V. Klimberg, et al. (Eds.). *The breast: Comprehensive management of benign and malignant diseases* (5th ed.). Philadelphia, PA: Elsevier.

Bland, K., Copeland, E., & Klimberg, V. (2018). Anatomy of the breast, axilla, chest wall and related metastatic sites. In K. Bland, E. Copeland, V. Klimberg, et al. (Eds.). *The breast: Comprehensive management of benign and malignant diseases* (5th ed.). Philadelphia, PA: Elsevier.

Calhoun, K., & Anderson, B. (2018). Lobular carcinoma in situ of the breast. In K. Bland, E. Copeland, V. Klimberg, et al. (Eds.). *The breast: Comprehensive management of benign and malignant diseases* (5th ed.). Philadelphia, PA: Elsevier.

Fayanju, O., Garvey, P., Karuturi, M., et al. (2018). Surgical procedures for advanced local and regional malignancies of the breast. In K. Bland, E. Copeland, V. Klimberg, et al. (Eds.). *The breast: Comprehensive management of benign and malignant diseases* (5th ed.). Philadelphia, PA: Elsevier.

Freedman, G. (2018a). Breast conserving therapy for invasive breast cancers. In K. Bland, E. Copeland, V. Klimberg, et al. (Eds.). *The breast: Comprehensive management of benign and malignant diseases* (5th ed.). Philadelphia, PA: Elsevier.

Freedman, G. (2018b). Radiation complications and their management. In K. Bland, E. Copeland, V. Klimberg, et al. (Eds.). *The breast: Comprehensive management of benign and malignant diseases* (5th ed.). Philadelphia, PA: Elsevier.

Grobmyer, S., & Bland, K. (2018). Wound care and complications of mastectomy. In K. Bland, E. Copeland, V. Klimberg, et al. (Eds.). *The breast: Comprehensive management of benign and malignant diseases* (5th ed.). Philadelphia, PA: Elsevier.

Jain, S., & Gradishar, W. (2018). Male breast cancer. In K. Bland, E. Copeland, V. Klimberg, et al. (Eds.). *The breast: Comprehensive management of benign and malignant diseases* (5th ed.). Philadelphia, PA: Elsevier.

Klimberg, V., & Bland, K. (2018). In situ carcinomas of the breast: Ductal carcinoma in situ and lobular carcinoma in situ. In K. Bland, E. Copeland, V. Klimberg, et al. (Eds.). *The breast: Comprehensive management of benign and malignant diseases* (5th ed.). Philadelphia, PA: Elsevier.

Korourian, S., Kumarapeli, A., & Klimberg, V. (2018). Breast biomarker immunocytochemistry. In K. Bland, E. Copeland, V. Klimberg, et al. (Eds.). *The breast: Comprehensive management of benign and malignant diseases* (5th ed.). Philadelphia, PA: Elsevier.

Makhoul, I., Banderudrappagari, R., & Pennisi, A. (2018). General considerations for follow-up. In K. Bland, E. Copeland, V. Klimberg, et al. (Eds.). *The breast: Comprehensive management of benign and malignant diseases* (5th ed.). Philadelphia, PA: Elsevier.

Mallory, M., & Golshan, M. (2018). Examination techniques: Roles of the physician and patient in evaluating breast disease. In K. Bland, E. Copeland, V. Klimberg, et al. (Eds.). *The breast: Comprehensive management of benign and malignant diseases* (5th ed.). Philadelphia, PA: Elsevier.

Mehra, K., Berkowitz, A., & Sanft, T. (2018). Psychosocial consequences and lifestyle interventions. In K. Bland, E. Copeland, V. Klimberg, et al. (Eds.). *The breast: Comprehensive management of benign and malignant diseases* (5th ed.). Philadelphia, PA: Elsevier.

O'Donnell, M., Axilbund, J., & Euhus, D. (2018). Breast cancer genetics: Syndromes, genes, pathology, counseling, testing, and treatment. In K. Bland, E. Copeland, V. Klimberg, et al. (Eds.). *The breast: Comprehensive management of benign and malignant diseases* (5th ed.). Philadelphia, PA: Elsevier.

Obeng-Gyasi, S., Grimm, L., Hwang, E., et al. (2018). Indications and techniques for biopsy. In K. Bland, E. Copeland, V. Klimberg, et al. (Eds.). *The breast: Comprehensive management of benign and malignant diseases* (5th ed.). Philadelphia, PA: Elsevier.

Pederson, H., & Klemp, J. (2018). Breast cancer survivorship. In K. Bland, E. Copeland, V. Klimberg, et al. (Eds.). *The breast: Comprehensive management of benign and malignant diseases* (5th ed.). Philadelphia, PA: Elsevier.

Petersen, L., Moravek, M., Woodruff, T., et al. (2018). Oncofertility options for young women with breast cancer. In K. Bland, E. Copeland, V. Klimberg, et al. (Eds.). *The breast: Comprehensive management of benign and malignant diseases* (5th ed.). Philadelphia, PA: Elsevier.

Prati, R., Chang, H., & Chung, M. (2018). Therapeutic value of axillary node dissection and selective management of the axilla in small breast cancers. In K. Bland, E. Copeland, V. Klimberg, et al. (Eds.). *The breast: Comprehensive management of benign and malignant diseases* (5th ed.). Philadelphia, PA: Elsevier.

Rivere, A., & Klimberg, V. (2018). Lymphedema in the postmastectomy patient: Pathophysiology, prevention, and management. In K. Bland, E. Copeland, V. Klimberg, et al. (Eds.). *The breast: Comprehensive management of benign and malignant diseases* (5th ed.). Philadelphia, PA: Elsevier.

Santa-Maria, C., & Gradishar, W. (2018). Adjuvant and neoadjuvant systemic therapies for early-stage breast cancer. In K. Bland, E. Copeland, V. Klimberg, et al. (Eds.). *The breast: Comprehensive management of benign and malignant diseases* (5th ed.). Philadelphia, PA: Elsevier.

Sasaki, J., Geletzke, A., Kass, R., et al. (2018). Etiology and management of benign breast disease. In K. Bland, E. Copeland, V. Klimberg, et al. (Eds.). *The breast: Comprehensive management of benign and malignant diseases* (5th ed.). Philadelphia, PA: Elsevier.

Shahpar, S., Mhatre, P., & Oza, S. (2018). Rehabilitation. In K. Bland, E. Copeland, V. Klimberg, et al. (Eds.). *The breast: Comprehensive

management of benign and malignant diseases (5th ed.). Philadelphia, PA: Elsevier.
Sledge, G. (2018). HER2-positive breast cancer. In K. Bland, E. Copeland, V. Klimberg, et al. (Eds.). *The breast: Comprehensive management of benign and malignant diseases* (5th ed.). Philadelphia, PA: Elsevier.
Telli, M. (2018). Principles of preoperative therapy for operable breast cancer. In K. Bland, E. Copeland, V. Klimberg, et al. (Eds.). *The breast: Comprehensive management of benign and malignant diseases* (5th ed.). Philadelphia, PA: Elsevier.
Vallerand, A., & Sanoski, C. (2018). *Davis's drug guide for nurses* (16th ed.). Philadelphia, PA: Davis.
Wapnir, I., Tsai, J., & Aebi, S. (2018). Locoregional recurrence after mastectomy. In K. Bland, E. Copeland, V. Klimberg, et al. (Eds.). *The breast: Comprehensive management of benign and malignant diseases* (5th ed.). Philadelphia, PA: Elsevier.

Periódicos e documentos eletrônicos

American Cancer Society (ACS). (2019). Breast cancer facts & figures 2019-2020. Retrieved on 9/9/2019 at: www.cancer.org/content/dam/cancer-org/research/cancer-facts-and-statistics/breast-cancer-facts-and-figures/breast-cancer-facts-and-figures-2019-2020.pdf
American College of Radiology (ACR). (2019). Radiation dose in x-ray and CT exams. Retrieved on 10/11/2019 at: www.radiologyinfo.org/en/info.cfm?pg=safety-xray
Boraas, M., & Gupta, S. (2019). Breast self-exam. Retrieved on 5/14/2020 at: www.breastcancer.org/symptoms/testing/types/self_exam
Breastcancer.org. (2018). Metastatic breast cancer symptoms and diagnosis. Retrieved on 11/7/2019 at: www.breastcancer.org/symptoms/types/recur_metast/metastic
Breastcancer.org. (2019). Lymph node removal. Retrieved on 5/13/2020 at: www.breastcancer.org/treatment/surgery/lymph_node_removal
Canadian Cancer Society. (2020). Breast cancer in men. Retrieved on 1/12/2020 at: www.cancer.ca/en/cancer-information/cancer-type/breast/breast-cancer/breast-cancer-in-men/?region=on
Centers for Disease Control and Prevention (CDC). (2019a). Disability and health information for women with disabilities. Retrieved on 1/10/2020 at: www.CDC.gov/ncbddd/disabilityandhealth/women.html
Centers for Disease Control and Prevention (CDC). (2019b). Women with disabilities and breast cancer screening. Retrieved on 5/13/2020 at: www.cdc.gov/ncbddd/disabilityandhealth/breast-cancer-screening.html
DePolo, J. (2018). Delaying chemotherapy more than 30 days linked to worse outcomes for triple-negative breast cancer. Retrieved on 1/14/2020 at: www.breastcancer.org/research-news/chemo-delay-30-days-plus-worse-for-trip-neg
Indik, J. H., Gimbel, J. R., Abe, H., et al. (2017). 2017 HRS expert consensus statement on magnetic resonance imaging and radiation exposure in patients with cardiovascular implantable electronic devices. *Heart Rhythm*, 14(7), e97–e153.
Kates, J., Ranji, U., Beamesderfer, A., et al. (2018). Health and access to care and coverage for lesbian, gay, bisexual, and transgender (LGBT) individuals in the U.S. Retrieved on 5/12/2020 at: www.kff.org/disparities-policy/issue-brief/health-and-access-to-care-and-coverage-for-lesbian-gay-bisexual-and-transgender-individuals-in-the-u-s/view/print/
Komen, S. G. (2019a). Managing pain related to treatment for early breast cancer. Retrieved on 5/12/2020 at: ww5.komen.org/BreastCancer/ManagingPainRelatedtoTreatment.html
Komen, S. G. (2019b). Types of tumors. Retrieved on 12/17/2019 at: ww5.komen.org/AboutBreastCancer/DiagnosingBreastCancer/UnderstandingaDiagnosis/TumorTypesSizesGrades.html
Mayo Clinic. (2018). Breast cancer prevention: How to reduce your risk. Retrieved on 1/13/2020 at: www.mayoclinic.org/healthy-lifestyle/womens-health/in-depth/breast-cancer-prevention/art-20044676
Mayo Clinic. (2019a). Breast cancer chemoprevention: Medicines that reduce breast cancer risk. Retrieved on 12/31/2019 at: www.mayoclinic.org/diseases-conditions/breast-cancer/in-depth/breast-cancer/art-20045353
Mayo Clinic. (2019b). Preventive (prophylactic) mastectomy: Surgery to reduce breast cancer risk. Retrieved on 12/17/2019 at: www.mayoclinic.org/tests-procedures/mastectomy/in-depth/prophylactic-mastectomy/art-20047221
Mayo Clinic. (2020). HER-2 positive breast cancer: What is it? Retrieved on 5/8/2020 at: www.mayoclinic.org/breast-cancer/expert-answers/faq-20058066
*Mazor, M., Lee, J. Q., Peled, A., et al. (2018). The effect of yoga on arm volume, strength, and range of motion in women at risk for breast cancer-related lymphedema. *Journal of Alternative and Complementary Medicine*, 24(2), 154–160.
National Cancer Institute. (2018a). Brachytherapy to treat cancer. Retrieved on 1/3/2020 at: www.cancer.gov/about-cancer/treatment/types/radiation-therapy/brachytherapy
National Cancer Institute. (2018b). External beam radiation therapy for cancer. Retrieved on 1/3/2020 at: www.cancer.gov/about-cancer/treatment/types/radiation-therapy/external-beam
National Cancer Institute. (2018c). Skin and nail changes during cancer treatment. Retrieved on 1/3/2020 at: www.cancer.gov/about-cancer/treatment/side-effects/skin-nail-changes
National Comprehensive Cancer Network. (2019). NCCN clinical practice guidelines in oncology. Retrieved on 9/9/2019 at: www.nccn.org/professionals/physician_gls/pdf/breast.pdf
Newton, E., & Grethlein, S. (2018). Breast examination. Retrieved on 5/13/2020 at: https://emedicine.medscape.com/article/1909276-overview
Papautsky, E. L., & Hamlish, T. (2020). Patient-reported treatment delays in breast cancer care during the COVID-19 pandemic. *Breast Cancer Research and Treatment*, 184(1), 249–254.
Stanford Medicine 25. (2020). Breast exam. Retrieved on 5/13/2020 at: www.stanfordmedicine25.stanford.edu/the25/BreastExam.html
U.S. Food and Drug Administration (FDA). (2018). Frequently asked questions about MQSA. Retrieved on 10/11/2019 at: www.fda.gov/radiation-emitting-products/consumer-information-mqsa/frequently-asked-questions-about-mqsa#certs
U.S. Food and Drug Administration (FDA). (2019). Types of breast implants. Retrieved on 1/6/2020 at: www.fda.gov/medical-devices/breast-implants/types-breast-implants
*van Ee, B., Smits, C., Honkoop, A., et al. (2019). Open wounds and healed scars: A qualitative study of elderly women's experiences with breast cancer. *Cancer Nursing*, 42(3), 190–197.
Veronesi, P., & Corso, G. (2020). Impact of COVID-19 pandemic on clinical and surgical breast cancer management. *EClinicalMedicine*, 26, 100523.

Recursos

ABCD: After Breast Cancer Diagnosis, www.abcdbreastcancersupport.org
American Cancer Society, www.cancer.org
American Society of Plastic Surgeons (ASPS), www.plasticsurgery.org
Cancer Care, www.cancercare.org
National Cancer Institute (NCI), www.cancer.gov/cancertopics/types/breast
National Comprehensive Cancer Network (NCCN), www.nccn.org
National Lymphedema Network (NLN), www.lymphnet.org
Oncology Nursing Society (ONS), www.ons.org
Reach To Recovery, cancer.org/treatment/support-programs-and-services/reach-to-recovery.html
Save My Fertility, www.savemyfertility.org
Susan G. Komen for the Cure, ww5.komen.org

53 Avaliação e Manejo de Pacientes com Distúrbios do Sistema Genital Masculino

DESFECHOS DO APRENDIZADO

Após ler este capítulo, você será capaz de:

1. Descrever as estruturas e a função do sistema genital masculino.
2. Discutir a avaliação de enfermagem do sistema genital masculino, identificando os exames adicionais usados e suas implicações de enfermagem relacionadas.
3. Explicar a causa e o manejo da disfunção sexual masculina.
4. Comparar os tipos de prostatectomia quanto às vantagens e desvantagens.
5. Usar o processo de enfermagem como arcabouço para os cuidados prestados aos pacientes do sexo masculino com distúrbios e condições do sistema genital, inclusive próstata, testículos e pênis.

CONCEITOS DE ENFERMAGEM

Avaliação
Estresse
Família
Infecção
Inflamação
Mobilidade
Reprodução
Sexualidade

GLOSSÁRIO

antígeno prostático específico (PSA): substância que é produzida pela próstata; a sua determinação é realizada em combinação com o toque retal para triagem do câncer de próstata

braquiterapia: irradiação terapêutica aplicada por meio de implantes internos ou adjacentes a um tumor

circuncisão: excisão do prepúcio da glande do pênis

cistostomia: criação cirúrgica de uma abertura na bexiga

disfunção erétil: incapacidade de alcançar ou de manter uma ereção suficiente para realizar a relação sexual (*sinônimo:* impotência)

ejaculação retrógrada: durante a ejaculação, o sêmen segue um trajeto para a bexiga, em vez de sair através do pênis

epididimite: infecção do epidídimo, que habitualmente desce a partir da próstata ou da via urinária infectada; pode desenvolver-se também como complicação da gonorreia, infecção por *Chlamydia* ou *Escherichia coli*

espermatogênese: produção de espermatozoides nos testículos

fimose: condição em que o prepúcio faz constrição, de modo que não pode ser retraído sobre a glande; a sua ocorrência pode ser congênita ou causada por inflamação e edema

hidrocele: coleção de líquido, geralmente na túnica vaginal do testículo, embora também possa haver acúmulo de líquido dentro do cordão espermático

hiperplasia prostática benigna (HPB): aumento ou hipertrofia não cancerosa da próstata; trata-se da condição patológica mais comum em homens idosos

orquiectomia: remoção cirúrgica de um ou de ambos os testículos

orquite: inflamação aguda dos testículos (congestão testicular) causada por fatores piogênicos, virais, espiroquetas, parasitários, traumáticos, químicos ou desconhecidos

priapismo: ereção persistente e descontrolada do pênis, em decorrência de causas neurais ou vasculares, incluindo medicamentos, trombose falciforme, infiltração de células leucêmicas, tumores da medula espinal e invasão tumoral do pênis ou de seus vasos

prostatectomia: remoção cirúrgica de toda a próstata, uretra prostática e glândulas seminais, juntamente com a ampola do ducto deferente

prostatite: inflamação da próstata causada por agentes infecciosos (bactérias, fungos, micoplasma) ou por vários outros problemas (p. ex., estenose uretral, hiperplasia da próstata)

ressecção transuretral da próstata (RTUP): ressecção da próstata por endoscopia; o instrumento cirúrgico e óptico é introduzido diretamente através da uretra até a próstata, e a glândula é então removida em pequenos fragmentos com uma alça de corte elétrica

terapia de privação androgênica: castração cirúrgica (orquiectomia) ou clínica (p. ex., com agonistas do hormônio de liberação do hormônio luteinizante)

testosterona: hormônio sexual masculino secretado pelos testículos; induz e preserva as características sexuais masculinas

> **varicocele:** dilatação anormal das veias do plexo venoso pampiniforme na bolsa escrotal (a rede de veias a partir do testículo e do epidídimo, que constitui parte do cordão espermático)
>
> **vasectomia:** ligadura e transecção de parte do ducto deferente, com ou sem remoção de um segmento do ducto, a fim de impedir a passagem dos espermatozoides provenientes dos testículos (*sinônimo:* esterilização masculina)

Os distúrbios do sistema genital masculino incluem uma ampla variedade de condições que habitualmente afetam tanto o sistema urinário quanto o sistema genital. Como esses distúrbios acometem a genitália e, com frequência, afetam a sexualidade, o paciente pode sentir ansiedade e constrangimento. O enfermeiro precisa estar atento para a necessidade de privacidade do paciente, bem como de orientação e apoio. Isso requer uma atitude isenta para discutir questões críticas e sensíveis com o paciente, incluindo a(o) parceira(o), quando apropriado, bem como avaliação, manejo e comunicação efetivos. Os enfermeiros precisam se sentir confortáveis quando examinam a genitália masculina e devem reconhecer suas próprias atitudes e percepções em relação aos distúrbios reprodutivos masculinos. A orientação ao paciente e parceira(o) sexual sobre as estratégias de tratamento e autocuidado são essenciais (Tabloski, 2019).

AVALIAÇÃO DO SISTEMA GENITAL MASCULINO

REVISÃO DE ANATOMIA E FISIOLOGIA

No homem, vários órgãos servem como partes do sistema urinário e, ao mesmo tempo, do sistema genital. Os distúrbios que acometem os órgãos genitais masculinos podem interferir nas funções de um ou de ambos os sistemas. Em consequência, as doenças do sistema genital masculino são habitualmente tratadas por um urologista. As estruturas do sistema genital masculino incluem: (1) a genitália masculina externa, constituída pelos testículos, epidídimo, escroto e pênis; e (2) a genitália masculina interna constituída pelo ducto deferente, ducto ejaculatório e partes prostática e membranosa da uretra, glândulas seminais e determinadas glândulas acessórias, como a próstata e as glândulas de Cowper (glândulas bulbouretrais) (Figura 53.1).

Os testículos desempenham dupla função: a **espermatogênese** (produção de espermatozoides) e a secreção do hormônio sexual masculino, a **testosterona**, que induz e preserva as características sexuais masculinas. Os testículos são formados no embrião, na cavidade abdominal, próximo ao rim. Durante o último mês de vida fetal, eles descem posteriormente ao peritônio e perfuram a parede abdominal na virilha. Mais tarde, avançam ao longo do canal inguinal para dentro da bolsa escrotal. Nesse processo de descida, são acompanhados de vasos sanguíneos, vasos linfáticos, nervos e ductos, que sustentam o tecido e constituem o cordão espermático. Esse cordão estende-se desde o anel inguinal interno, ao longo da parede abdominal e do canal inguinal, até o escroto. À medida que os testículos descem para o escroto, nos últimos 2 a 3 meses de gestação, eles são acompanhados de uma extensão tubular do peritônio (Rhoades & Bell, 2017). Em condições normais, esse tecido é obliterado durante o desenvolvimento fetal; apenas a túnica vaginal, que recobre os testículos, permanece. Se o processo peritoneal continuar aberto na cavidade abdominal, verifica-se a persistência de um saco potencial no interior do qual pode penetrar o conteúdo abdominal, formando uma hérnia inguinal indireta.

Os testículos, que são glândulas sexuais ovoides, estão inseridos no escroto, que os mantém a uma temperatura ligeiramente mais baixa que a do restante do corpo, a fim de facilitar a espermatogênese (Rhoades & Bell, 2017). Os testículos consistem em numerosos túbulos seminíferos, nos quais se formam os espermatozoides. Através dos túbulos coletores, os espermatozoides passam para o epidídimo, uma estrutura semelhante a um capacete, que se localiza sobre o testículo e que contém ductos enrolados que levam até o ducto deferente. Essa estrutura tubular firme passa para cima pelo canal inguinal para entrar na cavidade abdominal, atrás do peritônio. Em

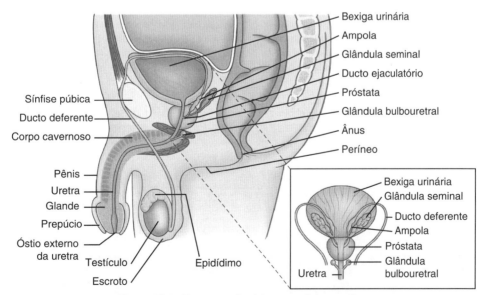

Figura 53.1 • Estruturas do sistema genital masculino.

seguida, estende-se para baixo, em direção à base da bexiga. A glândula seminal, que é uma evaginação dessa estrutura, atua como reservatório para as secreções testiculares. O trato continua na forma do ducto ejaculatório, que atravessa a próstata para entrar na uretra. As secreções testiculares seguem esse trajeto quando saem do pênis durante a ejaculação.

O pênis é o órgão tanto para a cópula quanto para a micção. Consiste na glande, no corpo e na raiz do pênis. A glande do pênis é a porção arredondada e macia na extremidade distal do pênis. A uretra (o tubo que transporta a urina) abre-se na extremidade da glande. A glande é naturalmente coberta por uma pele peniana alongada – o prepúcio –, que pode ser retraída para expô-la. Entretanto, muitos homens, quando recém-nascidos, são submetidos à circuncisão, um procedimento para remover o prepúcio. O corpo do pênis é composto de tecidos eréteis, contendo numerosos vasos sanguíneos que se tornam dilatados, produzindo a ereção durante a excitação sexual. A uretra, que atravessa o pênis, estende-se da bexiga, passa pela próstata e alcança a extremidade distal do pênis.

A próstata, que se localiza exatamente abaixo do colo da bexiga, é composta de quatro zonas e quatro lobos. Ela circunda a uretra e é atravessada pelo ducto ejaculatório, uma continuação do ducto deferente. Essa glândula produz uma secreção que, sob aspectos químicos e fisiológicos, é apropriada para as necessidades dos espermatozoides em sua passagem desde os testículos. As glândulas de Cowper localizam-se abaixo da próstata, dentro da face posterior da uretra. Essa glândula libera suas secreções na uretra durante a ejaculação, proporcionando a lubrificação.

Considerações gerontológicas

À medida que o homem envelhece, a próstata hipertrofia; a secreção prostática diminui; o escroto pende em uma posição mais baixa; os testículos diminuem de peso, sofrem atrofia e tornam-se mais macios; e os pelos púbicos ficam mais escassos e mais rígidos. As alterações na função gonádica incluem declínio nos níveis plasmáticos de testosterona e produção reduzida de progesterona (Tabela 53.1). A libido e a potência frequentemente se reduzem em até dois terços dos homens com mais de 70 anos (Tabloski, 2019). Os problemas vasculares são responsáveis por cerca de 50% dos casos de disfunção erétil em homens com mais de 50 anos.

Todavia, a capacidade reprodutiva masculina é mantida com o avanço da idade. Embora ocorram alterações degenerativas nos túbulos seminíferos e a produção de espermatozoides diminua, a espermatogênese continua, possibilitando a produção de espermatozoides viáveis durante toda a vida do homem (McCance, Huether, Braskers et al., 2018).

O hipogonadismo masculino (diminuição da função dos testículos) começa gradualmente por volta dos 50 anos, resultando em diminuição da produção de testosterona. O homem idoso percebe que a resposta sexual se torna lenta, a ereção leva mais tempo, as ereções plenas podem não ser alcançadas, a ejaculação leva mais tempo para ocorrer e o controle ou a resolução podem se dar sem orgasmo. O desempenho sexual pode ser afetado por problemas psicológicos, doenças e determinados medicamentos (Sikka & Hellstrom, 2017). Em geral, todo o ato sexual leva mais tempo. A atividade sexual está intimamente correlacionada com a atividade sexual do homem em seus anos mais jovens; se ele foi mais ativo que a média para um homem jovem, ele mais provavelmente continuará sendo mais ativo que a média em sua idade mais avançada.

Os homens com mais de 50 anos correm risco aumentado de câncer do sistema geniturinário, incluindo cânceres de rim, bexiga, próstata e pênis. O toque retal, o antígeno prostático específico (PSA) e o exame de urina, que possibilita a triagem para hematúria, podem revelar um percentual mais elevado de neoplasias malignas em estágios mais precoces, levando a menor morbidade associada ao tratamento, bem como a uma taxa de mortalidade menor.

Ocorre incontinência urinária em 20% dos homens idosos que residem na comunidade, aumentando para quase 50% em homens internados em instituições de cuidados extensivos (Tabloski, 2019). Os adultos de idade mais avançada admitidos em instituições de cuidados agudos devem ser submetidos à triagem para esse problema. A incontinência urinária pode ter numerosas etiologias, incluindo medicamentos, doença neurológica ou hiperplasia prostática benigna (HPB). A incontinência também pode estar relacionada à disfunção erétil quando há uma lesão das vias neurais que dão início à ereção (Rantell, Apostolidis, Anding et al., 2017). São realizados exames complementares para excluir as causas reversíveis. A incontinência urinária de início recente é uma prioridade de enfermagem que exige avaliação.

AVALIAÇÃO

A avaliação do sistema genital masculino inclui anamnese direcionada e exame físico.

Anamnese

A sexualidade masculina é um fenômeno complexo, que é fortemente influenciado por fatores pessoais, culturais, religiosos e sociais. A sexualidade e a função reprodutiva masculina passam a constituir uma preocupação na presença de doença e incapacidade (Kaufman, Lapauw, Mahmoud et al., 2019). Por

TABELA 53.1 Alterações do sistema genital masculino relacionadas com a idade.

Alterações relacionadas com a idade	Alterações fisiológicas	Manifestações
Diminuição da secreção de hormônio sexual, principalmente testosterona	Diminuição da força muscular e da energia sexual	Alterações na resposta sexual – tempo prolongado para alcançar a ereção plena, detumescência peniana rápida e período refratário prolongado
	Diminuição no número de espermatozoides viáveis	
	Retração e perda da firmeza dos testículos; espessamento dos túbulos seminíferos	Testículos menores
	Alterações fibróticas dos corpos cavernosos	Disfunção erétil
	Aumento da próstata	Enfraquecimento das contrações prostáticas
		Hiperplasia da próstata
		Sinais e sintomas de obstrução da via urinária inferior (urgência, polaciúria, nictúria)

Adaptada de Tabloski, P. A. (2019). *Gerontological nursing: The essential guide to clinical practice*. (4th ed.). New York: Pearson.

meio do processo de avaliação, o enfermeiro precisa reconhecer a importância da sexualidade para o paciente. A avaliação da função reprodutiva masculina começa com uma avaliação da função urinária e dos sintomas. Pergunta-se ao paciente sobre seu estado habitual de saúde e sobre qualquer alteração recente na atividade física geral e atividade sexual. Quaisquer sintomas ou alterações na função são explorados por completo e descritos detalhadamente. Os sintomas relacionados com a função vesical e a micção, coletivamente conhecidos como prostatismo, são explorados de modo mais minucioso. Os sintomas podem ocorrer na presença de obstrução causada pelo aumento da próstata e podem incluir maior frequência urinária, redução da força do jato urinário, micção "dupla" ou "tríplice" (o paciente precisa urinar 2 ou 3 vezes durante um período de vários minutos para esvaziar por completo a bexiga). O paciente também é avaliado quanto à presença de disúria (micção dolorosa), hematúria (presença de sangue na urina), nictúria (micção durante a noite) e hematospermia (sangue no ejaculado).

A avaliação também envolve o desempenho sexual, incluindo manifestações de disfunção sexual. A extensão da anamnese depende dos sintomas de apresentação do paciente e da presença de fatores passíveis de afetar o desempenho sexual, como doenças crônicas ou incapacidade (p. ex., diabetes melito, esclerose múltipla, acidente vascular encefálico, cardiopatia), uso de medicamentos que comprometam o desempenho sexual (p. ex., medicamentos anti-hipertensivos e anticolesterolêmicos, agentes psicotrópicos), estresse, consumo de álcool e nível de receptividade por parte do paciente para discutir problemas sexuais.

Ao iniciar uma avaliação sobre problemas sexuais, o enfermeiro deve transmitir a mensagem de que as alterações no desempenho sexual constituem temas válidos e deve proporcionar um ambiente seguro para discutir tais assuntos, que são sensíveis. Dispõe-se de vários modelos para ajudar a avaliar problemas e preocupações do paciente. O modelo de avaliação e intervenção sexual PILSETI (*p*ermissão, *i*nformação *l*imitada, *s*ugestões *e*specíficas, *t*erapia *i*ntensiva) pode ser utilizado como referência para organizar as intervenções de enfermagem (Annon, 1976; Messelis, Kazer & Gelmetti, 2019). Fornece uma abordagem de aconselhamento gradativa, que possibilita ao profissional de saúde lidar com questões sexuais com um nível de conforto e experiência. O modelo começa pedindo a permissão (P) do paciente para discutir sobre sua atuação sexual. Em seguida, pode-se fornecer ao paciente uma informação limitada (IL) sobre o desempenho sexual. À medida que a discussão avança, o enfermeiro pode oferecer sugestões específicas (SE) para intervenções. Um profissional que se especializa em terapia sexual pode fornecer uma terapia mais intensiva (TI), quando necessário. O modelo MEREIR (*m*encionar o tema, *e*xplicar, *r*elatar, *e*scolher o momento, *i*nstruir sobre os efeitos colaterais sexuais relacionados com o tratamento, *r*egistrar) foi desenvolvido mais recentemente para ajudar os profissionais de saúde a incluir a sexualidade na avaliação de pacientes com câncer (Campbell, 2020).

Os pacientes podem ter dificuldade de expressar seus sentimentos e suas preocupações sobre a sexualidade, particularmente depois de uma alteração da imagem corporal (p. ex., após cirurgia de grande porte, como amputação). Discutir a sexualidade com pacientes que apresentam uma doença ou incapacidade pode ser desconfortável para os enfermeiros e outros profissionais de saúde; por sua vez, isso dificulta ainda mais uma discussão sobre tais questões e faz com que o paciente se sinta desconfortável. Alguns profissionais de saúde podem ter, de modo inconsciente, estereótipos sobre a sexualidade das pessoas que estão doentes ou que apresentam alguma incapacidade (p. ex., a crença de que a pessoa nessa condição é assexuada ou de que deve ser sexualmente inativa). Além disso, os pacientes frequentemente se sentem constrangidos em iniciar uma discussão sobre questões sexuais com os profissionais de saúde (Campbell, 2020; Katz, Cherven, Ballard et al., 2019).

Avaliação física

Além dos aspectos habituais do exame físico, dois componentes essenciais estão relacionados com distúrbios do sistema genital masculino: o exame digital retal (EDR) e o exame testicular.

Toque retal

O EDR é usado para a triagem do câncer de próstata, e a sua realização é recomendada anualmente para todos os homens com mais de 50 anos; nos casos de alto risco (afro-americanos e norte-americanos com história familiar de câncer de próstata em parentes de primeiro grau), o EDR deve ser iniciado aos 45 anos (American Cancer Society [ACS], 2020). O EDR possibilita ao examinador experiente, por meio da introdução no reto de um dedo com luva lubrificada, avaliar o tamanho, a simetria, o formato e a consistência da face posterior da próstata (Figura 53.2). O médico avalia a hipersensibilidade da próstata à palpação e a presença e consistência de qualquer nódulo. O EDR pode ser realizado com o paciente deitado sobre a mesa de exame ou posicionado em decúbito lateral com as pernas flexionadas sobre o abdome, ou em decúbito dorsal com as pernas repousando em estribos. Para reduzir o desconforto e relaxar o esfíncter anal durante o toque retal, o paciente é instruído a respirar profundamente e expirar lentamente à medida que o médico introduz o dedo. Se possível, deve virar os pés para dentro, de modo que os dedos se toquem. Embora esse exame possa ser desconfortável e embaraçoso para o paciente, trata-se de um importante instrumento de triagem.

Exame testicular

A genitália masculina é inspecionada à procura de anormalidades e palpada para detectar a presença de massas. A bolsa escrotal é palpada cuidadosamente em busca de nódulos, massas ou inflamação. O exame da bolsa escrotal pode revelar determinados distúrbios como

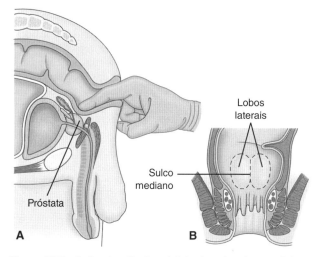

Figura 53.2 • **A.** A palpação da próstata durante o toque retal possibilita ao examinador avaliar o tamanho, o formato e a textura da glândula. **B.** A próstata é arredondada, com um sulco mediano palpável ou um sulco que separa os lobos laterais. Deve ser sentida como semelhante à borracha e desprovida de nódulos e massas.

hidrocele, hérnia inguinal, torção testicular, orquite, epididimite ou tumor do testículo. O pênis é inspecionado e palpado para pesquisar a presença de ulcerações, nódulos, inflamação, secreção e curvatura. Se o paciente não for circuncidado, o prepúcio deve ser retraído para a visualização da glande. O exame testicular oferece uma excelente oportunidade para instruir o paciente sobre a técnica de autoexame dos testículos (AET) e sobre sua importância na detecção precoce do câncer de testículo. O AET deve começar na adolescência. Para obter mais detalhes sobre o AET, ver discussão posterior neste capítulo.

AVALIAÇÃO DIAGNÓSTICA

Pode-se realizar ampla variedade de exames complementares em homens com distúrbios do sistema genital. O enfermeiro deve instruir o paciente sobre a finalidade, o que esperar e quaisquer efeitos colaterais possíveis relacionados com esses exames antes de sua realização. O enfermeiro deve observar as tendências nos resultados obtidos, visto que fornecem informações sobre a evolução da doença, bem como sobre a resposta do paciente à terapia.

Teste do antígeno prostático específico

As células no interior da próstata produzem uma proteína, que pode ser medida no sangue, denominada **antígeno prostático específico (PSA)**. Trata-se de um exame sensível, porém inespecífico, para o câncer de próstata. Na ausência de câncer de próstata, os níveis séricos de PSA variam de acordo com a idade, a etnia e o volume da próstata. A presença de níveis aumentados pode indicar câncer de próstata. Todavia, várias outras condições, como HPB, retenção urinária aguda e prostatite aguda podem causar níveis elevados de PSA. Os valores do PSA também podem aumentar após a ejaculação. Os níveis de PSA são medidos em nanogramas por mililitro (ng/mℓ). Na maioria dos laboratórios, os valores inferiores a 4 ng/mℓ são geralmente considerados normais, enquanto valores acima de 4 ng/mℓ são considerados elevados em homens aos 60 anos ou menos (Law, Nguyen, Barkin et al., 2020; Pagana & Pagana, 2018). O uso de intervalos de referência específicos para a idade é incentivado para ajudar a reduzir o número de biopsias desnecessárias.

O nível sérico de PSA e o EDR, que são recomendados pela ACS (2020), são usados para a triagem do câncer de próstata em homens com expectativa de vida de, no mínimo, 10 anos e para aqueles com alto risco, incluindo indivíduos com forte história familiar de câncer de próstata e etnicidade afrodescendente. As percepções de alguns homens e mulheres afrodescendentes refletem a crença de que a triagem com PSA salva vidas e precisa ser realizada, apesar das recomendações contra a triagem em virtude de resultados falso-positivos, que resultam em tratamento desnecessário (Arace, Flores, Monaghan et al., 2020; Kearns, Adeyemi, Anderson et al., 2020).[1]

---

[1]N.R.T.: A Organização Mundial da Saúde (OMS) não recomenda a estruturação de programas de rastreamento para o câncer de próstata. Não há evidências científicas de que a realização de exames em homens sem sintomas reduza a mortalidade (https://www.inca.gov.br/tipos-de-cancer/cancer-de-prostata). A Sociedade Brasileira de Urologia mantém sua recomendação de que os homens, a partir de 50 anos e mesmo sem apresentar sintomas, devem procurar um profissional especializado, para avaliação individualizada tendo como objetivo o diagnóstico precoce do câncer de próstata. Os homens que integrarem o grupo de risco (raça negra ou com parentes de primeiro grau com câncer de próstata) devem começar seus exames mais precocemente, a partir dos 45 anos. Após os 75 anos, somente homens com perspectiva de vida maior do que 10 anos poderão fazer essa avaliação. O rastreamento deverá ser realizado após ampla discussão de riscos e potenciais benefícios, em decisão compartilhada com o paciente (Sociedade Brasileira de Urologia – Gestão 2020/2021).

O PSA também é utilizado para monitorar pacientes quanto à ocorrência de recidiva após tratamento para o câncer de próstata, com base em diretrizes baseadas em evidência (National Comprehensive Cancer Network [NCCN], 2020b). Nem o EDR nem o PSA têm acurácia de 100%; todavia, quando utilizados em conjunto, sua acurácia aumenta.

Ultrassonografia

A ultrassonografia transretal (USTR) pode ser realizada em pacientes com anormalidades detectadas no EDR e naqueles com níveis elevados de PSA. Após terminar o EDR, um transdutor de sonda retal coberto com preservativo e lubrificado é inserido no reto (Lim, Jun, Chang et al., 2019). Pode-se introduzir água no preservativo para ajudar a transmitir as ondas de som até a próstata. A USTR pode ser usada para a detecção de cânceres de próstata não palpáveis e para o estadiamento do câncer de próstata localizado. As biopsias da próstata por agulha geralmente são guiadas pela USTR.

Análise do líquido ou do tecido prostático

Podem ser obtidas amostras de líquido ou de tecido prostático para cultura, se houver suspeita de doença ou inflamação da próstata. Pode ser necessária uma biopsia de próstata para obter uma amostra de tecido para exame histológico. Isso pode ser realizado na ocasião da prostatectomia ou por meio de biopsia perineal ou transretal por agulha. Podem ser obtidas 6 a 12 biopsias de todas as quatro zonas da próstata durante uma biopsia guiada por USTR.

Provas de desempenho sexual masculino

Quando o paciente não consegue ter uma relação sexual com prazer, obtém-se a anamnese detalhada. Ocorrem ereções noturnas em homens sadios de todas as idades. Podem ser realizados testes de tumescência peniana noturna em um laboratório de sono para monitorar as alterações na circunferência do pênis durante o sono, utilizando vários métodos para determinar o número, a duração, a rigidez e a circunferência das ereções penianas; os resultados ajudam a identificar se a disfunção erétil é causada por fatores fisiológicos ou psicológicos. Outros exames, incluindo avaliações psicológicas, também fazem parte da pesquisa diagnóstica e são habitualmente realizados por uma equipe de profissionais de saúde especializados.

DISTÚRBIOS DO DESEMPENHO SEXUAL MASCULINO

DISFUNÇÃO ERÉTIL

A **disfunção erétil**, também denominada *impotência*, consiste na incapacidade de alcançar ou de manter a ereção do pênis (Norris, 2019). O homem pode relatar diminuição na frequência das ereções, incapacidade de obter ereção rígida ou ocorrência de detumescência rápida (desaparecimento da ereção). Nos EUA, 30 milhões de homens apresentam disfunção erétil; mais de 50% dos homens de 40 a 70 anos são incapazes de alcançar ou de manter uma ereção suficiente para um desempenho sexual satisfatório (Smith, Howards, Preminger et al., 2019). A fisiologia da ereção e ejaculação é complexa e envolve componentes simpáticos e parassimpáticos. A ereção envolve a liberação de óxido nítrico no corpo cavernoso durante a estimulação sexual. Essa liberação ativa o monofosfato de guanosina cíclico (GMPc), produzindo relaxamento do músculo liso, o que possibilita o fluxo de sangue para dentro do corpo cavernoso, resultando em ereção (Cheng, MacLennan & Bostwick, 2019; Norris, 2019).

A disfunção erétil apresenta causas psicogênicas e orgânicas. As psicogênicas incluem ansiedade, fadiga, depressão, pressão para o desempenho sexual, imagem corporal negativa, ausência de desejo, falta de privacidade e problemas de confiança e relacionamento. Por sua vez, as orgânicas abrangem doença cardiovascular, doença endócrina (diabetes melito, tumores hipofisários, deficiência de testosterona, hipertireoidismo e hipotireoidismo), cirrose, lesão renal crônica, condições geniturinárias (cirurgia pélvica radical), condições hematológicas (linfoma de Hodgkin, leucemia), distúrbios neurológicos (neuropatias, parkinsonismo, lesão da medula espinal [LME], esclerose múltipla), traumatismo da área pélvica ou genital, tabagismo, medicamentos (Boxe 53.1) e uso de substâncias psicoativas.

Avaliação e achados diagnósticos

O diagnóstico de disfunção erétil requer obtenção de uma anamnese sexual e clínica; análise dos sintomas apresentados, exame físico, incluindo exame neurológico; análise detalhada de todos os medicamentos, consumo de bebidas alcoólicas e consumo abusivo de drogas; bem como vários exames laboratoriais. São realizados testes de tumescência peniana noturna para monitorar a presença de alterações na circunferência do pênis. Esse exame pode ser útil para determinar se a causa da disfunção erétil é orgânica ou psicológica. Em homens saudáveis, as ereções penianas noturnas acompanham estreitamente a ocorrência e a duração do sono de movimentos oculares rápidos (REM). Os homens com disfunção erétil orgânica apresentam ereções inadequadas durante o sono, que correspondem a seu desempenho acordado. O fluxo sanguíneo arterial para o pênis é medido com uma sonda Doppler. Além disso, podem ser realizados testes de condução nervosa e avaliações psicológicas extensas. A Figura 53.3 descreve a avaliação e o tratamento da disfunção erétil.

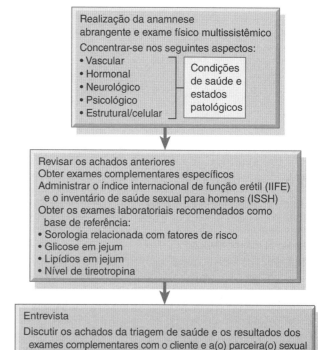

Figura 53.3 • Avaliação e tratamento da disfunção erétil.

Boxe 53.1 — FARMACOLOGIA
Medicamentos selecionados associados à disfunção erétil

- *Agentes anticonvulsivantes:* carbamazepina
- *Agentes quimioterápicos:* bussulfano, ciclofosfamida
- *Ansiolíticos, sedativo-hipnóticos, tranquilizantes:* lorazepam, triazolam
- *Antagonistas H_2:* nizatidina
- *Antiadrenérgicos e anti-hipertensivos:* guanetidina, clonidina, hidralazina
- *Anticolinérgicos e fenotiazinas:* proclorperazina, triexifenidil
- *Antidepressivos:* antidepressivos tricíclicos: amitriptilina, desipramina; inibidores seletivos da recaptação de serotonina: fluoxetina, sertralina
- *Antiespasmódicos:* oxibutinina
- *Antifúngicos:* cetoconazol
- *Anti-histamínicos:* difenidramina, dimenidrinato
- *Anti-hormônios (tratamento do câncer de próstata):* flutamida, leuprorrelina
- *Anti-inflamatórios não esteroides:* naproxeno, indometacina
- *Antipsicóticos:* haloperidol, clorpromazina
- *Betabloqueadores:* nadolol, metoprolol
- *Bloqueadores dos canais de cálcio:* nifedipino
- *Diuréticos:* hidroclorotiazida, furosemida, espironolactona, verapamil
- *Inibidores da anidrase carbônica:* acetazolamida
- *Medicamentos para doença de Parkinson:* carbidopa/levodopa, benztropina
- *Outras substâncias:* álcool, anfetaminas, barbitúricos, cocaína, maconha, metadona, nicotina, opioides.

Adaptada de Karch, A. M. (2020). *2020 Lippincott pocket drug guide for nurses.* (8th ed.). Philadelphia, PA: Wolters Kluwer.

Manejo clínico

O tratamento pode ser clínico, cirúrgico ou ambos, dependendo da etiologia. O tratamento da disfunção erétil inclui terapia para os distúrbios associados (p. ex., alcoolismo, diabetes melito) ou ajuste dos medicamentos (McMahon, 2019). A terapia endócrina instituída para tratar a disfunção erétil secundária à disfunção hipotalâmico-hipofisário-gonádica pode reverter a condição. O fluxo sanguíneo insuficiente para o pênis pode ser tratado com cirurgia vascular. Os pacientes com disfunção erétil de causas psicogênicas são encaminhados a um profissional de saúde ou terapeuta especializado em disfunção sexual. Os pacientes com disfunção erétil secundária a causas orgânicas podem ser candidatos a implantes penianos.

As terapias atualmente disponíveis para o tratamento da disfunção erétil consistem em terapia farmacológica (incluindo supositórios uretrais), implantes penianos e dispositivos de constrição a vácuo (Tabela 53.2). Essas opções devem ser consideradas por etapas, com grau crescente de invasão, sendo o risco pesado contra a probabilidade de efetividade. O paciente e a(o) parceira(o) sexual, se possível, devem ser informados sobre as opções de tratamento relevantes e seus riscos e benefícios associados. A escolha do tratamento é feita em conjunto pelo médico, pelo paciente e parceira(o) sexual, levando em consideração suas preferências e expectativas.

Terapia farmacológica

Os inibidores da fosfodiesterase tipo 5 (PDE-5) (medicamentos orais usados para o tratamento da disfunção erétil) constituem a terapia de primeira linha (Allen, 2019). Os inibidores da PDE-5 atualmente disponíveis incluem a sildenafila, a vardenafila e a tadalafila. Cada um desses agentes apresenta um mecanismo de ação semelhante, porém ação farmacológica e uso clínico diferentes. A ereção envolve a liberação de óxido nítrico na vascularização do corpo cavernoso, em consequência da estimulação sexual. Isso leva, subsequentemente, ao relaxamento do músculo liso nos vasos sanguíneos que suprem o corpo cavernoso, resultando em aumento do fluxo sanguíneo e ereção. Durante a estimulação sexual, os inibidores da PDE-5 aumentam o fluxo sanguíneo para o pênis (Norris, 2019).

Quando os inibidores da PDE-5 são administrados cerca de 1 hora antes da atividade sexual, mostram-se efetivos na obtenção de uma ereção com estimulação sexual; a ereção pode durar cerca de 1 a 2 horas. Os efeitos colaterais mais comuns desses medicamentos consistem em cefaleia, rubor, dispepsia, diarreia, congestão nasal e tonturas. Esses agentes estão contraindicados para homens que fazem uso de nitratos orgânicos (p. ex., isossorbida, nitroglicerina), visto que, quando administrados juntos, esses medicamentos podem provocar efeitos colaterais, como hipotensão grave (Cheng et al., 2019; Norris, 2019). Além disso, os inibidores da PDE-5 devem ser utilizados com cautela em pacientes com retinopatia, particularmente naqueles com retinopatia diabética. A orientação ao paciente sobre o uso desses medicamentos e seus efeitos colaterais está resumida na Tabela 53.3.

No caso de pacientes para os quais os inibidores da PDE-5 estão contraindicados ou são inefetivos, outras medidas farmacológicas para induzir as ereções incluem a injeção de agentes vasoativos, como o alprostadil, a papaverina e a fentolamina, diretamente no pênis. As complicações consistem em **priapismo** (ereção anormal persistente) e desenvolvimento de placas fibróticas nos locais de injeção. O alprostadil também é formulado em *pellet* de gel, que pode ser inserido na uretra utilizando um aplicador para produzir a ereção.

Implantes penianos

Dispõe-se de dois tipos gerais de implantes penianos: a prótese maleável, não inflável e não hidráulica (também denominada *haste semirrígida*); e as próteses hidráulicas infláveis (Lindsey, Lue & Shindel, 2020). A prótese semirrígida (p. ex., a prótese Small-Carrion) resulta em semiereção permanente, que pode ser curvada em uma posição não visível, quando apropriado. A prótese inflável simula as ereções naturais e a flacidez natural. As complicações após o implante incluem infecção, erosão da prótese através da pele (mais comum com a haste semirrígida que com a prótese inflável) e dor persistente, que pode exigir a remoção do implante. A cirurgia cistoscópica subsequente é mais difícil com uma haste semirrígida do que com a prótese inflável.

Os fatores a considerar na escolha de uma prótese peniana são as atividades da vida diária, as atividades sociais e as expectativas do paciente e parceira(o) sexual. O aconselhamento contínuo do paciente e parceira(o) sexual é habitualmente necessário para ajudá-los a se adaptar à prótese.

Transplantes de pênis

Nos EUA, poucos centros médicos têm protocolos para os transplantes de pênis. Os candidatos para o transplante incluem militares veteranos e outros homens que sofreram lesões penianas traumáticas. Acredita-se que os homens submetidos a esta cirurgia terão a sua capacidade de urinar e o seu funcionamento sexual restaurados (Ngaage, Elegbede, Sugarman et al., 2020). Para mais detalhes sobre o transplante do órgão, ver discussão no Capítulo 50.

Dispositivos de pressão negativa

Os dispositivos de pressão negativa (vácuo) também podem ser utilizados para induzir uma ereção. Um cilindro plástico é colocado sobre o pênis flácido e aplica-se uma pressão negativa. Quando se obtém uma ereção, coloca-se um anel de constrição ao redor da base do pênis para manter a ereção. Para evitar a lesão do pênis, o paciente é instruído a não deixar o anel de constrição em posição por mais de 1 hora. Apenas os dispositivos com limitador a vácuo são recomendados para uso (Sikka & Hellstrom, 2017). Embora muitos homens considerem esse método satisfatório, outros apresentam perda prematura da rigidez do pênis ou quando aplicam o vácuo ou durante a relação sexual.

Manejo de enfermagem

A satisfação pessoal e a capacidade de atender sexualmente a(o) parceira(o) são preocupações comuns dos pacientes. Os homens com doenças e incapacidades podem necessitar do auxílio de um terapeuta sexual para identificar, implementar e integrar suas crenças e comportamentos sexuais em um estilo de vida saudável e satisfatório. O enfermeiro pode informar aos pacientes sobre a existência de grupos de apoio para homens com disfunção erétil e parceiras(os) sexuais.

DISTÚRBIOS DA EJACULAÇÃO

A ejaculação precoce é definida como aquela que ocorre mais cedo que o desejado, antes ou pouco depois da penetração, constrangendo um ou ambos os parceiros sexuais. Trata-se de uma das queixas mais comuns de homens ou casais, afetando 20 a 30% dos homens (Cheng et al., 2019; Smith et al., 2019). O espectro de respostas varia desde a ejaculação ocasional com relação sexual ou autoestimulação até a incapacidade completa

TABELA 53.2 Tratamentos da disfunção erétil.

Método	Descrição	Vantagens e desvantagens	Duração
Terapia farmacológica Medicamentos orais (sildenafila, vardenafila, tadalafila) *Medicamento oral*	Relaxamento da musculatura lisa, levando o sangue para o pênis	Pode causar cefaleia, rubor, dispepsia, diarreia, congestão nasal e tonturas Ver contraindicações na Tabela 53.3	Ingerir antes da atividade sexual. É preciso estimulação para que a ereção seja obtida A ereção pode durar até 1 h.
Injeção (alprostadil, papaverina, fentolamina) *Injeção peniana*	Relaxamento da musculatura lisa, levando o sangue para o pênis	Obtenção de ereções firmes em > 50% dos casos Dor no local da injeção; formação de placa, risco de priapismo	Injeção 20 min antes da atividade sexual. A ereção pode durar até 1 h.
Supositório uretral (alprostadil) *Supositório peniano*	Relaxamento da musculatura lisa, levando o sangue para o pênis	Pode ser usado 2 vezes/dia Dor uretral e genital; risco de hipertensão e síncope Não é recomendado com parceiras grávidas	Introduzir 10 min antes da atividade sexual. A ereção pode durar até 1 h.
Implantes penianos • Haste semirrígida • Inflável • Silicone macio *Implante peniano*	Cirurgicamente implantado no corpo cavernoso	Confiável Requer cirurgia A cicatrização leva até 3 semanas A cirurgia cistoscópica subsequente é difícil A haste semirrígida resulta em semiereção permanente	Indefinida. Prótese inflável – o soro fisiológico retorna do receptáculo do pênis para o reservatório.
Dispositivos de pressão negativa (vácuo) *Bomba de vácuo peniana*	Indução da ereção por vácuo; mantida com anel de constrição ao redor da base do pênis	Poucos efeitos colaterais Incômodo para usar antes da atividade sexual A vasocongestão do pênis pode causar dor ou dormência	Para evitar a lesão peniana, o anel de constrição não deve ser mantido em posição por > 1 h.

TABELA 53.3 Tratamento farmacológico da disfunção erétil.

	Sildenafila	Vardenafila	Tadalafila
Quando administrar	Ingerir o medicamento 40 min a 4 h antes da relação sexual vaginal. *Deve haver estimulação sexual para obter ereção.*	Ingerir o medicamento 1 h antes da relação sexual vaginal. A ação máxima ocorre em 30 a 120 min. É necessária estimulação sexual para provocar ereção peniana.	Utilizar o medicamento antes da atividade sexual. O efeito máximo ocorre em 30 min a 6 h; o efeito pode perdurar por até 36 h. *É necessária estimulação sexual para provocar ereção peniana.*
Frequência do uso	Se esse medicamento for utilizado mais de 1 vez/dia, seu efeito não será aumentado. Pode ser administrado 7 dias por semana, se desejado, porém apenas 1 vez a cada 24 h. A sildenafila não se acumula na corrente sanguínea. Lembrar-se de usar o medicamento apenas quando quiser ter relação sexual.	A frequência recomendada para esse medicamento é de 10 mg em 24 h.	Os efeitos desse medicamento podem perdurar por até 36 h. Isso possibilita maior espontaneidade na experiência sexual.
Efeitos colaterais	Os efeitos colaterais incluem cefaleia, rubor, indigestão, congestão nasal, visão anormal, diarreia, tonturas e exantema. Pode também apresentar baixo nível de glicemia e provas de função hepática anormais; seu médico pode determinar isso.	Os efeitos colaterais incluem cefaleia, rubor, rinorreia, indigestão, sinusite, síndrome de tipo gripal, tonturas, náuseas, lombalgia e dor articular. Entrar em contato com seu médico, se apresentar qualquer um desses efeitos. Podem ocorrer também níveis anormalmente elevados das enzimas hepáticas; seu médico pode determinar isso.	Os efeitos colaterais assemelham-se aos da sildenafila e da vardenafila. A tadalafila pode também causar lombalgia e mialgias. Entrar em contato com seu médico, se tiver qualquer um desses efeitos colaterais.
Contraindicações	Não administrar o medicamento se fármacos contendo nitrato, como a nitroglicerina ou o mononitrato de isossorbida, estiverem em uso. Não utilizar o medicamento no caso de pressão arterial elevada descontrolada, doença da artéria coronária ou ataque cardíaco sofrido nos últimos 6 meses. Não usar o medicamento se tiver sido diagnosticado com arritmia cardíaca ou disfunção renal ou hepática.		
Interações medicamentosas	Esse medicamento pode reagir com outros medicamentos que podem estar em uso. Forneça a seu médico e farmacêutico uma lista completa de todos os medicamentos prescritos e de venda livre que esteja utilizando.		
Uso de inibidores da PDE-5 com injeções penianas ou supositórios uretrais	O uso de inibidores da PDE-5 com outras formas de terapia para a disfunção erétil não foi testado e deve ser evitado.		

PDE-5: fosfodiesterase tipo 5. Adaptada de McMahon, C. G. (2019). Current diagnosis and management of erectile dysfunction. *Medical Journal of Australia, 2*(10), 469-76.

de ejacular em quaisquer circunstâncias. Várias formas foram identificadas, inclusive ejaculação prematura vitalícia causada por condições neurobiológicas ou genéticas, adquiridas (clínicas ou psicológicas), variáveis naturais (variação da normalidade) e disfunção ejaculatória prematura (psicológica). Em homens jovens de 18 a 25 anos, os fatores associados à ejaculação precoce e à disfunção erétil incluem tabagismo, consumo de drogas ilegais ou medicamentos sem prescrição, saúde física e mental desfavorável, ausência de atividades físicas e falta de experiência sexual (Barbonetti, D'Andrea, Cavallo et al., 2019). Outros problemas ejaculatórios podem incluir a ejaculação inibida (tardia ou retardada), que consiste na inibição involuntária do reflexo de ejaculação (Boxe 53.2). A **ejaculação retrógrada** ocorre quando os espermatozoides seguem um trajeto para a bexiga, em lugar de sair pelo pênis, resultando em infertilidade. Essa apresentação de ejaculação precoce pode ocorrer após cirurgia de próstata ou uretral prévia, ou na presença de diabetes ou uso de medicamentos, tais como agentes anti-hipertensivos.

A avaliação da ejaculação precoce envolve uma anamnese sexual minuciosa cujo foco é a duração dos sintomas, o momento da ejaculação, o grau de controle voluntário sobre a ejaculação, a frequência de ocorrência e a evolução do problema desde o primeiro encontro sexual (Cheng et al., 2019; Smith et al., 2019). O tratamento, que depende da natureza, da gravidade da ejaculação precoce e da aflição percebida que o problema provoca, inclui abordagens comportamentais e psicológicas, bem como terapia farmacológica com o objetivo de alterar o influxo sensorial ou retardar a resposta ejaculatória. A terapia comportamental (p. ex., aconselhamento, terapia sexual, psicoeducação e terapia de casais) frequentemente envolve o casal, que é incentivado a identificar suas necessidades sexuais e a comunicá-las entre si. O tratamento farmacológico envolve inibidores seletivos da recaptação de serotonina, antagonistas dos receptores alfa$_1$-adrenérgicos, o antidepressivo tricíclico clomipramina e agentes anestésicos tópicos. Em alguns casos, uma combinação de terapia farmacológica e terapia comportamental pode ser efetiva.

A ejaculação inibida é mais frequentemente causada por fatores psicológicos, distúrbios neurológicos (p. ex., LME, esclerose múltipla, neuropatia secundária ao diabetes melito), cirurgia (prostatectomia) e medicamentos. Foram utilizados métodos de estimulação químicos, vibratórios e elétricos com algum sucesso. Em geral, o tratamento considera os fatores físicos e psicológicos envolvidos na ejaculação inibida (Bartlik, Espinosa & Mindes, 2019). Embora a terapia ambulatorial possa envolver numerosas sessões (de 12 a 18), frequentemente resulta em 70 a 80% de sucesso. O resultado depende

> **Boxe 53.2 — GENÉTICA NA PRÁTICA DE ENFERMAGEM**
> **Distúrbios reprodutivos masculinos**
>
> Vários distúrbios reprodutivos masculinos são influenciados por fatores genéticos. Alguns exemplos incluem:
>
> - Deficiência de 21-hidroxilase
> - Ausência congênita do ducto deferente, da próstata ou das glândulas seminais
> - Síndrome de Kallmann
> - Síndrome de Klinefelter (47, XXY)
> - Câncer de próstata
> - Deleções do cromossomo Y.
>
> **Avaliações de enfermagem**
>
> Ver Capítulo 4, Boxe 4.2, Genética na prática de enfermagem: Aspectos genéticos da avaliação de saúde
>
> **Avaliação da história familiar específica aos distúrbios reprodutivos masculinos**
>
> - Obter a história familiar de três gerações de ambos os lados paterno e materno da família
> - Avaliar a história familiar à procura de outros parentes com anormalidades/problemas reprodutivos semelhantes.
>
> **Avaliação específica aos distúrbios reprodutivos masculinos do paciente**
>
> - Nos homens com puberdade tardia ou infertilidade, avaliar a presença de manifestações clínicas da síndrome de Klinefelter (estatura alta, ginecomastia, incapacidades na aprendizagem)
> - Avaliar homens com puberdade tardia ou ausente à procura de manifestações clínicas da síndrome de Kallmann (fenda labial com ou sem fenda palatina, movimentos oculares anormais, perda auditiva e anormalidades no desenvolvimento dos dentes)
> - Avaliar homens quanto a história de estirão precoce do crescimento, que é um sintoma da deficiência de 21-hidroxilase
> - Indagar a respeito da história de inflamação da próstata, infecções genitais, uso de medicamentos (esteroides) ou história anterior de caxumba
> - Avaliar em relação a anormalidades físicas da genitália.
>
> **Recursos sobre genética**
>
> Association for X and Y Chromosome Variations, www.genetic.org
> Klinefelter Syndrome Support Group, www.klinefeltersyndrome.org
> Ver no Capítulo 6, Boxe 6.7, os componentes do aconselhamento genético.

de uma história de experiência sexual satisfatória prévia, duração curta do problema ejaculatório, comunicação sobre desejo sexual e atração pela(o) parceira(o) sexual, motivação para o tratamento e ausência de problemas psicológicos graves.

Para homens com ejaculação retrógrada, a urina pode ser coletada logo depois da ejaculação, revelando grande quantidade de espermatozoides. Essa urina também pode ser coletada para obter espermatozoides viáveis adequados para inseminação artificial. Nos homens com LME, as técnicas que podem ser utilizadas para a obtenção de espermatozoides para a inseminação artificial incluem autoestimulação, estimulação vibratória ou eletroejaculação. A eletroejaculação envolve o uso de uma sonda especialmente projetada, que é inserida no interior do reto, próximo à próstata. A sonda administra uma corrente que estimula os nervos e produz a contração dos músculos pélvicos e a ejaculação. Todavia, a ejaculação espontânea ou estimulada pode causar disreflexia autônoma (estimulação excessiva do sistema nervoso autônomo) em pacientes com LME em T6 ou acima, criando uma situação potencialmente fatal (ver Capítulo 63). Se esse distúrbio não for tratado imediatamente, pode levar a convulsões, acidente vascular encefálico e até mesmo morte.

INFECÇÕES DO SISTEMA GENITURINÁRIO MASCULINO

A cistite aguda não complicada em homens adultos é rara, porém é observada em certas ocasiões. A bacteriúria assintomática também pode resultar de manipulação, cateterismo ou instrumentação do trato geniturinário. As infecções urinárias (ITUs) são discutidas no Capítulo 49.

De acordo com os Centers for Disease Control and Prevention (CDC, 2019), mais de 20 milhões de pessoas desenvolvem infecções sexualmente transmissíveis (ISTs) anualmente nos EUA; quase metade de todas as ISTs é mais comum na faixa etária de 15 a 24 anos. O CDC (2019) também relatou que a incidência de ISTs aumentou nos últimos anos (2013 a 2017), exceto em populações específicas, como homens que fazem sexo com homens. Nos EUA, a vacinação de rotina de todos os homens contra o papilomavírus humano (HPV) se tornou o padrão de cuidados preventivos desde 2011, conforme recomendado pelo Advisory Committee on Immunization Practices (ACIP) (Meites, Szilagyi, Chesson et al., 2019).

As ISTs acometem pessoas de todos os tipos – de todos os níveis sociais, educacionais, econômicos e raciais. O maior fator de risco isolado para contrair ISTs é o número de parceiras(os) sexuais. O risco de exposição a uma pessoa infectada por ISTs aumenta proporcionalmente a esse. Para os homens que mantêm relações sexuais com homens, o CDC recomenda o teste anual em relação à infecção por vírus da imunodeficiência humana (HIV), sífilis, *Chlamydia*, gonorreia, hepatite B viral, e vírus do herpes simples tipo 2, além de aconselhamento (An, Bernstein & Balaji, 2020; CDC, 2019). Além disso, atualmente é encorajado que os médicos do atendimento primário façam rastreamento de ISTs em locais extragenitais como as áreas orofaríngeas e anais (Keenan, Thomas & Cotler, 2020).

Há muitas causas de uretrite (gonocócicas e não gonocócicas), úlceras genitais (infecções por herpes genital, sífilis primária, cancroide, granuloma inguinal e linfogranuloma venéreo), verrugas genitais (HPV), escabiose, pediculose pubiana, molusco contagioso, hepatite e infecções entéricas, proctite e síndrome de imunodeficiência adquirida (AIDS). Acredita-se que a tricomoníase e as ISTs caracterizadas com úlceras genitais aumentem a suscetibilidade à infecção pelo HIV. A tricomoníase está associada à uretrite não gonocócica, não clamídica.

As diretrizes atuais para o tratamento das ISTs estão disponíveis no CDC (2019; Kuehn, 2019).[2] O tratamento deve ser direcionado ao paciente, bem como a suas(seus) parceiras(os) sexuais e, algumas vezes, à criança durante a gestação. Uma anamnese completa, incluindo a anamnese sexual, é crucial para identificar os pacientes que correm risco e para direcionar o cuidado e as instruções. É essencial para a educação do paciente enfocar na segurança da(o) parceira(o), uma vez que as pessoas

---

[2] N.R.T.: No Brasil, as diretrizes podem ser encontradas no *site* do Departamento de HIV/AIDS, Tuberculose, Hepatites Virais e Infecções Sexualmente Transmissíveis do Ministério da Saúde (MS) (http://www.AIDS.gov.br/).

podem julgar erroneamente a segurança da(o) parceira(o) com conhecidos, deste modo impondo aos indivíduos maior risco de transmissão de IST/HIV (Dennin & Sinn, 2020).

Parceiras(os) sexuais de homens com IST também devem ser examinadas(os), tratadas(os) e aconselhadas(os) para evitar a reinfecção e as complicações em ambos os parceiros, bem como para limitar a disseminação da doença. Aconselha-se a abstinência sexual durante o tratamento e a recuperação, a fim de evitar a transmissão das ISTs. É recomendado o uso de preservativos sintéticos durante no mínimo 6 meses após a conclusão do tratamento para diminuir a transmissão da infecção pelo HPV, bem como de outras ISTs. É importante avaliar e testar em relação a outras ISTs, pois os pacientes que apresentam uma IST também podem apresentar outra. Deve-se desencorajar o uso de espermaticidas com nonoxinol-9 (conhecido como N-9); esses agentes não oferecem proteção contra a infecção pelo HIV e podem aumentar o risco de transmissão do vírus. Ver discussão mais detalhadas sobre a infecção pelo HIV, da AIDS e de outras ISTs nos Capítulos 32 e 66.

DISTÚRBIOS DA PRÓSTATA

PROSTATITE

A **prostatite** é uma inflamação da próstata, que frequentemente está associada a sintomas da via urinária inferior e a sintomas de desconforto e disfunção sexuais. A condição acomete entre 5 e 10% dos homens. Trata-se do diagnóstico urológico mais comum em homens com menos de 50 anos e o terceiro mais comum em homens acima dessa faixa etária (Cheng et al., 2019). A prostatite pode ser causada por agentes infecciosos (bactérias, fungos, micoplasma) ou por outras condições (p. ex., estenose uretral, HPB). A *Escherichia coli* é o microrganismo mais comumente isolado, embora também sejam encontradas espécies de *Klebsiella* e *Proteus* (Wu, Jiang, Tan et al., 2020). Os microrganismos colonizam o sistema urinário e ascendem até a próstata, causando finalmente infecção. O patógeno etiológico é habitualmente o mesmo nas infecções recorrentes.

Existem quatro tipos de prostatite: a bacteriana aguda (tipo I); a bacteriana crônica (tipo II); a crônica/síndrome de dor pélvica crônica (PC/SDPC) (tipo III); e a inflamatória assintomática (tipo IV). O tipo III, observado em mais de 90% dos casos, é ainda classificado em tipo IIIA ou tipo IIIB, dependendo da presença (tipo IIIA) ou da ausência (tipo IIIB) de leucócitos no sêmen após massagem da próstata (Rhoades & Bell, 2017).

Manifestações clínicas

A prostatite aguda caracteriza-se pelo início súbito de febre, disúria, dor prostática perineal e sintomas graves da via urinária inferior, incluindo disúria, polaciúria, urgência, hesitação e nictúria. Cerca de 5% dos casos de tipo I (prostatite bacteriana aguda) evoluem para tipo II (prostatite bacteriana crônica) (Cheng et al., 2019). Em geral, os pacientes com doença do tipo II são assintomáticos entre os episódios. Os pacientes com prostatite do tipo III frequentemente não apresentam bactérias na urina na presença de dor geniturinária. Os pacientes com prostatite do tipo IV são habitualmente diagnosticados de modo incidental durante uma pesquisa para infertilidade, nível elevado de PSA e outros distúrbios.

Manejo clínico

A meta do tratamento consiste em erradicar os microrganismos etiológicos. A admissão hospitalar pode ser necessária para pacientes com sinais vitais instáveis, sepse ou dor pélvica refratária; para os debilitados ou imunossuprimidos; ou para os que apresentam diabetes melito ou insuficiência renal. O tratamento específico baseia-se no tipo de prostatite e nos resultados de cultura e do antibiograma da urina (Farmer, Johnston, Milica et al., 2019). Se forem isoladas bactérias na cultura de urina, podem ser prescritos antibióticos, incluindo sulfametoxazol-trimetoprima ou fluoroquinolona (p. ex., ciprofloxacino), e pode-se realizar terapia contínua com antibióticos em dose baixa. Se o paciente não apresentar febre e o exame de urina for normal, podem ser utilizados agentes anti-inflamatórios. Pode-se prescrever a terapia com bloqueador alfa-adrenérgico (p. ex., tansulosina), para promover o relaxamento da bexiga e da próstata.

Os fatores que contribuem para a prostatite, incluindo estresse, fatores neuromusculares e dor miofascial, também são considerados. Podem ser prescritas terapias não farmacológicas de suporte, como *biofeedback*, treinamento do assoalho pélvico, fisioterapia, redução da retenção do líquido prostático por ejaculação por meio da relação sexual ou masturbação, banhos de assento, emolientes fecais e avaliação das(os) parceiras(os) sexuais para reduzir a possibilidade de infecção cruzada.

Manejo de enfermagem

Quando o paciente apresenta sintomas de prostatite aguda (febre, dor intensa e desconforto, incapacidade de urinar, mal-estar), pode ser hospitalizado para antibioticoterapia intravenosa (IV). O manejo de enfermagem inclui a administração dos antibióticos prescritos e o fornecimento de medidas de conforto, incluindo agentes analgésicos prescritos e banhos de assento.

O paciente com prostatite crônica é habitualmente tratado de modo ambulatorial e precisa ser instruído sobre o motivo de continuar a antibioticoterapia e de reconhecer os sinais e sintomas recorrentes da prostatite.

Promoção de cuidados domiciliar, comunitário e de transição

 Orientação do paciente sobre autocuidados

O enfermeiro instrui o paciente sobre por que completar o ciclo prescrito de antibioticoterapia. Se houver necessidade de administrar antibióticos IV em casa, o enfermeiro explica e demonstra para o paciente e a sua família sobre a administração correta e segura. Pode ser necessário providenciar um enfermeiro de cuidado domiciliar para supervisionar a administração. Os banhos de assento mornos (10 a 20 minutos) podem ser realizados várias vezes por dia. O consumo de líquidos é incentivado para aliviar a sede, porém não é "forçado", visto que é necessário manter um nível efetivo do medicamento na urina. Devem ser evitados alimentos e líquidos com ação diurética ou que aumentem as secreções prostáticas, como álcool, café, chá, chocolate, refrigerantes à base de cola e condimentos. Pode ser necessário um cateter suprapúbico para a retenção urinária grave. Durante os períodos de inflamação aguda, as relações sexuais devem ser evitadas. Para reduzir o desconforto, o paciente deve evitar permanecer sentado por longos períodos. É necessário um acompanhamento médico durante pelo menos 6 meses a 1 ano, visto que pode haver recidiva da prostatite por microrganismo igual ou diferente. O paciente é avisado de que a ITU pode sofrer recidiva e recebe instruções para reconhecer os sintomas.

HIPERPLASIA PROSTÁTICA BENIGNA (AUMENTO DA PRÓSTATA)

A **hiperplasia prostática benigna (HPB)**, que consiste em aumento ou hipertrofia não cancerosa da próstata, é uma das doenças mais comuns em homens idosos. Pode causar sintomas desagradáveis da via urinária inferior, que afetam a qualidade de vida ao interferir nas atividades diárias normais e nos padrões de sono (Cheng et al., 2019). A HPB acomete tipicamente homens com mais de 40 anos, e 50% dos homens a apresentarão ao chegar aos 60 anos. A HPB acomete até 90% dos homens em torno dos 85 anos e constitui a segunda causa mais comum de intervenção cirúrgica em homens com mais de 60 anos.

Fisiopatologia

A causa da HPB não está bem elucidada, porém os androgênios testiculares foram apontados. A di-hidrotestosterona (DHT), um metabólito da testosterona, é um mediador crítico do crescimento da próstata. Os estrogênios também podem desempenhar um papel na etiologia da HPB, a qual, em geral, ocorre quando homens apresentam níveis elevados de estrogênio e o tecido prostático torna-se mais sensível aos estrogênios e menos responsivo à DHT. O tabagismo, o consumo excessivo de bebidas alcoólicas, a obesidade, a redução do nível de atividade, a hipertensão arterial, a cardiopatia, o diabetes melito e uma dieta ocidental (rica em gordura e proteína animais e carboidratos refinados, com baixo teor de fibras) constituem fatores de risco para a HPB (Cheng et al., 2019; El Jalby, Thomas, Elterman et al., 2019).

A HPB desenvolve-se ao longo de um período prolongado; as alterações na via urinária são lentas e insidiosas. Resulta de interações complexas envolvendo resistência na uretra prostática aos efeitos mecânicos, pressão vesical durante a micção, força do músculo detrusor, função neurológica e saúde física geral (McCance et al., 2018). Os lobos hipertrofiados da próstata podem causar obstrução do colo da bexiga ou da uretra, provocando esvaziamento incompleto da bexiga e retenção urinária. Como resultado, podem ocorrer hidroureter (dilatação dos ureteres) e hidronefrose (dilatação dos rins) de instalação gradativa. A retenção urinária pode resultar em ITU, visto que a urina que permanece na via urinária atua como meio de cultura para microrganismos infecciosos.

Manifestações clínicas

A HPB pode ou não resultar em sintomas da via urinária inferior, os quais, quando ocorrem, podem variar de leves a graves. A gravidade desses aumenta com a idade, e 50% dos homens com HPB relatam sintomas moderados a graves. Os sintomas obstrutivos e irritativos podem incluir polaciúria, urgência, nictúria, hesitação no início da micção, força diminuída ou intermitente do jato urinário e sensação de esvaziamento incompleto da bexiga, necessidade de força abdominal para urinar, diminuição no volume e na força do jato urinário, gotejamento (a urina goteja depois da micção), assim como complicações de retenção urinária aguda e ITUs recorrentes. Normalmente, a urina residual não ultrapassa 50 mℓ no adulto de meia-idade e é inferior a 50 a 100 mℓ no indivíduo idoso (Weber & Kelley, 2018). Por fim, a retenção urinária crônica e os grandes volumes residuais podem levar a azotemia (acúmulo de produtos de degradação nitrogenados) e insuficiência renal.

Além disso, podem ser observados sintomas generalizados, incluindo fadiga, anorexia, náuseas, vômitos e desconforto pélvicos. Outros distúrbios que produzem sintomas semelhantes incluem estenose uretral, câncer de próstata, bexiga neurogênica e cálculos vesicais urinários.

Avaliação e achados diagnósticos

A anamnese focaliza o sistema urinário, procedimentos cirúrgicos anteriores, problemas de saúde geral, história de antecedentes familiares de doença da próstata e condicionamento para uma possível cirurgia (DeNunzio, Lombardo, Cicione et al., 2020). O paciente utiliza um diário de micção para registrar a frequência de micção e o volume de urina. O EDR frequentemente revela uma próstata grande, de consistência elástica e indolor. Recomenda-se um exame de urina para a triagem de hematúria e ITU. Obtém-se o nível de PSA, se o paciente não tiver doença terminal e quando o reconhecimento da presença de câncer de próstata mudar o tratamento. O American Urological Association (AUA) Symptom Index ou o International Prostate Symptom Score (IPSS) podem ser utilizados para avaliar a gravidade dos sintomas (Smith et al., 2019).

Outros exames complementares podem incluir o registro do fluxo urinário e a medida da urina residual pós-miccional. Se for considerada uma terapia invasiva, podem ser realizados exames urodinâmicos, uretrocistoscopia e ultrassonografia. São realizados exames completos de sangue. O estado cardíaco e a função respiratória são avaliados, visto que um elevado percentual de pacientes com HPB apresenta distúrbios cardíacos ou respiratórios decorrentes da idade.

Manejo clínico

As metas do manejo clínico da HPB consistem em melhorar a qualidade de vida, melhorar o fluxo de urina, aliviar a obstrução, evitar a evolução da doença e reduzir as complicações. O tratamento depende da gravidade dos sintomas, da etiologia da doença, da gravidade da obstrução e da condição do paciente.

Se o paciente for internado em caráter de emergência, dada a incapacidade de urinar, ele é imediatamente cateterizado. O cateter comum pode ser muito macio e flexível para avançar através da uretra até a bexiga. Nesses casos, um estilete (guia fino) é introduzido (por um urologista) dentro do cateter para impedir seu colapso quando encontrar resistência. Se a obstrução for grave, pode-se utilizar um cateter de metal com curva prostática pronunciada. Pode ser necessária uma **cistostomia** (incisão na bexiga) para efetuar a drenagem urinária.

A discussão sobre todas as opções de tratamento pelo médico possibilita que o paciente tome uma decisão informada, com base na gravidade dos sintomas, no efeito da HPB sobre a qualidade de vida e preferência. Os pacientes com sintomas leves e os com sintomas moderados ou graves que não os incomodem e que não desenvolveram complicações podem ser tratados com "espera expectante". Com essa abordagem, o paciente é monitorado e reexaminado anualmente, porém não é submetido a nenhuma intervenção ativa (DeNunzio et al., 2020). Outras escolhas terapêuticas incluem tratamento farmacológico, procedimentos minimamente invasivos e cirurgia.

Terapia farmacológica

O tratamento farmacológico para a HPB consiste no uso de bloqueadores alfa-adrenérgicos e inibidores da 5-alfarredutase (Cheng et al., 2019). Os bloqueadores alfa-adrenérgicos, que incluem a alfuzosina, a terazosina, a doxazosina e a tansulosina, relaxam a musculatura lisa do colo da bexiga e da próstata. Esse efeito melhora o fluxo urinário e alivia os sintomas de HPB.

Os efeitos colaterais incluem tonturas, cefaleia, astenia/fadiga, hipotensão ortostática, rinite e disfunção sexual (Chapple, Steers & Evans, 2020; Cheng et al., 2019).

Outro método de tratamento envolve a manipulação hormonal com agentes antiandrogênicos. Os inibidores da 5-alfa-redutase, a finasterida e a dutasterida, são utilizados para impedir a conversão da testosterona em DHT e para diminuir o tamanho da próstata. Os efeitos colaterais consistem em diminuição da libido, disfunção ejaculatória, disfunção erétil, ginecomastia (aumento das mamas) e rubor. A terapia de combinação (doxazosina e finasterida) tem diminuído os sintomas e reduzido a progressão clínica da HPB (Chapple et al., 2020; Cheng et al., 2019).

Os médicos não recomendam o uso de agentes fitoterápicos alternativos ou complementares e outros suplementos dietéticos (*Serenoa repens* [bagas da palmeira-anã] e *Pygeum africanum* [ameixeira-africana]), embora geralmente sejam utilizados (Rowland, McNabney & Donarski, 2019). Podem atuar ao interferir na conversão da testosterona em DHT. Além disso, *S. repens* (comercializada como *saw palmetto*) pode bloquear diretamente a capacidade da DHT de estimular o crescimento das células prostáticas. Esses agentes não devem ser utilizados com finasterida, dutasterida ou medicamentos contendo estrogênio (Rowland et al., 2019).

Manejo cirúrgico

Outras opções de tratamento incluem procedimentos minimamente invasivos e ressecção da próstata.

Terapia minimamente invasiva

Diversas formas de terapia minimamente invasiva podem ser utilizadas para o tratamento da HPB. A termoterapia transuretral por micro-ondas envolve a aplicação de calor ao tecido prostático. Dispõe-se de dispositivos de alta energia e de baixa energia (Cheng et al., 2019). Uma sonda transuretral é inserida na uretra, e as micro-ondas são dirigidas para o tecido prostático. O tecido-alvo sofre necrose e descama. Para minimizar a lesão da uretra e diminuir o desconforto ocasionado pelo procedimento, alguns sistemas são dotados de um aparelho de resfriamento com água.

Outras opções de tratamento minimamente invasivo incluem a ablação transuretral por agulha por energia de radiofrequência e a inserção de um *stent* prostático. A ablação transuretral por agulha utiliza radiofrequências de baixo nível liberadas por agulhas finas colocadas na próstata, a fim de produzir calor localizado, que destrói o tecido prostático enquanto preserva outros tecidos. Em seguida, o organismo absorve o tecido morto. Os *stents* prostáticos estão associados a complicações significativas (p. ex., incrustação, infecção, dor crônica); por conseguinte, são apenas utilizados para pacientes com retenção urinária e para aqueles com alto risco cirúrgico (Cheng et al., 2019).

Ressecção cirúrgica

A ressecção cirúrgica da próstata constitui outra opção para pacientes com sintomas da via urinária inferior moderados a graves da HPB e para aqueles que apresentam retenção urinária aguda ou outras complicações. A abordagem cirúrgica específica (aberta ou endoscópica) e a fonte de energia (eletrocautério *versus laser*) baseiam-se na experiência do cirurgião, no tamanho da próstata, na presença de outros distúrbios clínicos e na preferência do paciente. Se houver necessidade de cirurgia, todos os defeitos da coagulação precisam ser corrigidos, e os medicamentos para anticoagulação devem ser interrompidos, visto que a ocorrência de sangramento constitui uma complicação potencial da cirurgia de próstata.

A **ressecção transuretral da próstata (RTUP)** se mantém o marco do tratamento cirúrgico da HPB. Envolve a remoção cirúrgica da parte interna da próstata por meio de um endoscópio inserido através da uretra; nenhuma incisão é feita na pele. A RTUP pode ser realizada com orientação por ultrassonografia. O tecido tratado vaporiza ou torna-se necrótico e descama. O procedimento é realizado em ambiente ambulatorial e habitualmente resulta em sangramento pós-operatório menor que em uma prostatectomia cirúrgica tradicional.

Outras opções cirúrgicas para a HPB incluem a incisão transuretral da próstata (ITUP), a eletrovaporização transuretral, a terapia com *laser* e a prostatectomia aberta (Chapple et al., 2020; Smith et al., 2019). A ITUP é um procedimento ambulatorial realizado para o tratamento de próstatas de menor tamanho. São realizados um a dois cortes na próstata e na cápsula prostática para reduzir a constrição da uretra e diminuir a resistência ao fluxo de urina para fora da bexiga. Não há remoção de nenhum tecido. A **prostatectomia** aberta envolve a remoção cirúrgica da porção interna da próstata por meio de uma abordagem suprapúbica, retropúbica ou perineal (rara) para próstatas de grande tamanho. A prostatectomia também pode ser realizada por laparoscopia ou por laparoscopia robótica assistida.

O manejo de enfermagem de pacientes que se submetem a esses procedimentos é descrito mais adiante, neste capítulo.

CÂNCER DE PRÓSTATA

O câncer de próstata é o mais comum em homens, se excluído o câncer de pele do tipo não melanoma. Trata-se da segunda causa mais comum de morte por câncer em homens norte-americanos, superado apenas pelo câncer de pulmão e responsável por 10% das mortes relacionadas com câncer nos homens. Entre os homens com diagnóstico de câncer de próstata, 98% sobrevivem durante pelo menos 5 anos; 84% sobrevivem durante pelo menos 10 anos e 56%, durante 15 anos (ACS, 2020).

O câncer de próstata é comum nos EUA e no noroeste da Europa, porém raro na África, na América Central, na América do Sul, na China e em outras partes da Ásia. Os homens afrodescendentes correm alto risco de câncer de próstata. Além disso, têm a probabilidade de morrer por câncer de próstata aumentada em mais que o dobro em comparação aos homens de qualquer outro grupo racial ou étnico. Os profissionais da saúde devem fornecer educação a respeito do câncer de próstata e a triagem apropriada em homens afrodescendentes, que apresentam um risco maior em comparação a todas as outras comunidades étnicas (Riviere, Luterstein, Kumar et al., 2020). Os profissionais da saúde devem assegurar a promoção de programas educativos culturalmente sensíveis e aconselhamento sobre a necessidade de triagem do câncer de próstata, não apenas para os pacientes afrodescendentes com risco de câncer de próstata, mas também para seus amigos e familiares (Kelly, Morgan, Connelly et al., 2019; Owens, Kim & Tavakoli, 2019).

Outros fatores de risco para o câncer de próstata incluem o avanço da idade, visto que a incidência de câncer de próstata aumenta rapidamente depois dos 50 anos. Mais de 70% dos casos são observados em homens com mais de 65 anos. Pode-se observar uma predisposição familiar em homens cujo pai ou irmão foi previamente diagnosticado com câncer de próstata, principalmente quando os parentes foram diagnosticados em uma idade jovem. Os genes que podem estar associados a um risco aumentado de câncer de próstata incluem o gene do câncer de próstata hereditário 1 (*HPC1*) e as mutações *BRCA1* e *BRCA2* (Cheng et al., 2019). O risco de câncer de próstata também é maior em homens cuja dieta contenha quantidades excessivas de carne vermelha ou de derivados do leite ricos em gordura (ACS, 2020). Os hormônios endógenos, como os androgênios e os estrogênios, também podem estar relacionados com o desenvolvimento do câncer de próstata.

Manifestações clínicas

Raramente o câncer de próstata em seus estágios iniciais produz sintomas. Normalmente, os sintomas que se desenvolvem a partir da obstrução urinária ocorrem na doença avançada. O câncer de próstata tende a variar em sua evolução. Se o câncer for grande o suficiente para comprimir o colo da bexiga, surgem sinais e sintomas de obstrução urinária (dificuldade e frequência da micção, retenção urinária e diminuição do tamanho e da força do jato urinário). Outros sintomas podem incluir a presença de sangue na urina ou sêmen e ejaculação dolorosa. Pode ocorrer hematúria se o câncer invadir a uretra ou a bexiga. A disfunção sexual é comum antes do estabelecimento do diagnóstico.

O câncer de próstata pode disseminar-se para os linfonodos e os ossos. Os sintomas das metástases consistem em lombalgia, dor no quadril, desconfortos perineal e retal, anemia, perda de peso, fraqueza, náuseas, oligúria (débito urinário diminuído) e fraturas patológicas espontâneas. Esses sintomas podem constituir as primeiras indicações de câncer de próstata.

Avaliação e achados diagnósticos

Se o câncer de próstata for detectado precocemente, é alta a probabilidade de cura (Brant, 2019). Esse câncer pode ser diagnosticado em decorrência de um achado anormal no EDR, nos níveis séricos de PSA e USTR com biopsia. Sua detecção é mais provável com o uso de procedimentos diagnósticos combinados. O EDR repetido de rotina (de preferência pelo mesmo examinador) é importante, visto que o câncer inicial pode ser encontrado como um nódulo dentro da glândula ou como um endurecimento extenso no lobo posterior. A lesão mais avançada é de consistência "pétrea" e fixa. O EDR também fornece informações clínicas úteis sobre o reto, o esfíncter anal e a qualidade das fezes.

O diagnóstico de câncer de próstata é confirmado por um exame histológico do tecido removido cirurgicamente por RTUP, prostatectomia aberta ou biopsia por agulha transretal guiada por ultrassom. A aspiração por agulha fina constitui um método rápido e indolor de obter células da próstata para exame citológico e para estadiamento da doença.

Na maioria dos casos, o câncer de próstata é detectado quando o homem busca cuidados médicos em razão de sintomas de obstrução urinária, ou quando é diagnosticado pelo EDR de rotina e teste do PSA. O câncer é encontrado de modo incidental em cerca de 1 em cada 10 casos quando a RTUP é realizada para uma doença clinicamente benigna e quando ocorrem sintomas da via urinária inferior.

Alerta de domínio de conceito

O EDR e a determinação dos níveis de PSA constituem procedimentos de triagem importantes, visto que um EDR anormal e a obtenção de níveis elevados de PSA podem levantar suspeita de câncer de próstata. Todavia, o diagnóstico de câncer exige confirmação com biopsia de próstata.

A USTR ajuda a detectar os cânceres de próstata não palpáveis e a efetuar o estadiamento do câncer de próstata localizado. As biopsias da próstata por agulha são comumente guiadas pela USTR. As biopsias são examinadas por um patologista para determinar a presença de câncer e estabelecer o grau do tumor. O sistema de graduação de tumores mais comumente utilizado é o escore de Gleason. Esse sistema atribui um grau de 1 a 5 para o padrão arquitetural mais predominante da próstata e um grau secundário de 1 a 5 para o segundo padrão mais predominante. Em seguida, o escore de Gleason é expresso como 2 + 4, por exemplo; o valor combinado pode variar de 2 a 10. A cada aumento no escore de Gleason, maior é a agressividade do tumor. Os escores de Gleason mais baixos indicam a presença de células tumorais bem diferenciadas e menos agressivas; os escores mais elevados indicam células indiferenciadas e câncer mais agressivo. Um escore total de 8 a 10 indica câncer de alto grau (Smith et al., 2019; Zhou, Salles, Samarska et al., 2019).

A categorização do câncer de próstata de risco baixo, intermediário e alto é determinada pela extensão do câncer na próstata, por sua localização ou não, pela agressividade das células e pela disseminação para linfonodos e regiões mais distantes. Por sua vez, o nível de risco é utilizado para determinar as opções de tratamento.

As cintigrafias ósseas, as radiografias do esqueleto e a ressonância magnética (RM) podem ser utilizadas para identificar a doença óssea metastática. A tomografia computadorizada (TC) pélvica pode ser realizada para determinar se houve disseminação do câncer para os linfonodos. O anticorpo monoclonal marcado com radioisótopo, capromabe pendetida com índio 111, é um anticorpo que pode ser usado para detectar o câncer de próstata recorrente com baixos níveis de PSA ou doença metastática (NCCN, 2020b).

Manejo clínico

O tratamento baseia-se na expectativa de vida do paciente, nos sintomas, no risco de recidiva após tratamento definitivo, no tamanho do tumor, no escore de Gleason, nos níveis de PSA, na probabilidade de complicações e na preferência do paciente. Com frequência, a terapia é orientada pelo uso de um nomograma ou esquema de estratificação de riscos sugerido pelas diretrizes de prática clínica de NCCN (2020b). Uma abordagem com equipe multiprofissional é essencial para o desenvolvimento de um tratamento apropriado. A abordagem pode não ser cirúrgica e envolver uma espera expectante, ou pode ser cirúrgica e consistir em prostatectomia. O cuidado de enfermagem do paciente com câncer de próstata está resumido no Boxe 53.3.

Para pacientes com câncer de próstata que optam por uma espera expectante não cirúrgica, essa abordagem envolve o monitoramento ativo da evolução da doença, intervindo apenas se o câncer progredir ou se os sintomas exigirem outra intervenção. Trata-se de uma opção para pacientes com expectativa de vida de menos de 5 anos e câncer de baixo risco. As vantagens incluem ausência de efeitos colaterais do tratamento mais agressivo, melhor qualidade de vida, evitar tratamento desnecessário e custos iniciais diminuídos. As desvantagens incluem perder a chance de cura, risco de metástases, necessidade subsequente de tratamento mais agressivo, ansiedade pelo fato de conviver com um câncer não tratado e necessidade de monitoramento frequente (NCCN, 2020b).

As vacinas *terapêuticas* matam as células cancerosas existentes e proporcionam imunidade duradoura contra o

Boxe 53.3 — PLANO DE CUIDADO DE ENFERMAGEM
Paciente com câncer de próstata

DIAGNÓSTICO DE ENFERMAGEM: ansiedade associada com a preocupação e com a desinformação sobre o diagnóstico, o plano de tratamento e o prognóstico
OBJETIVOS: redução do estresse e melhora da capacidade de enfrentamento

Intervenções de enfermagem	Justificativa	Resultados esperados
1. Obter a anamnese para determinar o seguinte: 　a. Preocupações do paciente. 　b. Nível de entendimento do problema de saúde. 　c. Experiência pregressa com câncer. 　d. Se ele já está informado sobre o diagnóstico de neoplasia maligna e o prognóstico. 　e. Sistemas de apoio e métodos de enfrentamento. 2. Fornecer instruções sobre o diagnóstico e o plano de tratamento 　a. Explicar em termos simples o que esperar dos exames complementares, quanto tempo irão levar e o que deverá sentir durante cada exame. 　b. Revisar o plano de tratamento e incentivar o paciente a fazer perguntas. 3. Avaliar a reação psicológica do paciente ao diagnóstico/prognóstico e como ele lidou com estresses anteriores. 4. Fornecer informações sobre recursos institucionais e comunitários para lidar com o câncer de próstata: serviços sociais, serviços de apoio, serviços comunitários.	1. O enfermeiro esclarece as informações e facilita o entendimento e o enfrentamento do paciente. 2. Explicações ao paciente em linguagem simples para que entenda os exames complementares e o plano de tratamento ajudarão a diminuir a ansiedade e promover a cooperação. 3. Essa informação fornece indícios para determinar as medidas apropriadas para facilitar o enfrentamento. 4. Os recursos institucionais e comunitários podem ajudar o paciente e a família a enfrentar a doença e o tratamento em uma base continuada.	• Mostra-se relaxado • Declara que houve redução ou alívio da ansiedade • Demonstra entendimento da doença, dos exames complementares e do tratamento quando questionado • Verbaliza capacidade adequada de enfrentamento • Engaja-se em uma comunicação aberta com os outros.

DIAGNÓSTICO DE ENFERMAGEM: retenção urinária associada à incapacidade de esvaziar completamente a bexiga urinária
OBJETIVO: melhora do padrão de eliminação urinária

Intervenções de enfermagem	Justificativa	Resultados esperados
1. Determinar o padrão habitual de função urinária do paciente. 2. Avaliar os sinais e os sintomas de retenção urinária: quantidade e frequência da micção, distensão suprapúbica, queixas de urgência e desconforto. 3. Iniciar medidas para o tratamento da retenção. 　a. Incentivar o paciente a assumir uma posição normal para urinar. 　b. Recomendar o uso da manobra de Valsalva no período pré-operatório se não for contraindicada. 　c. Administrar a medicação prescrita. 　d. Monitorar os efeitos do medicamento. 4. Consultar o médico sobre o cateterismo intermitente ou de demora; colaborar com o procedimento, quando necessário. 5. Monitorar a função do cateter; manter a esterilidade do sistema fechado; irrigar, quando necessário. 6. Preparar o paciente para a cirurgia, quando indicado.	1. Fornece uma base de referência para comparação e metas a serem trabalhadas. 2. A eliminação frequente de 20 a 30 mℓ e um débito inferior ao aporte sugerem retenção. 3. Promove a micção: 　a. A posição habitual proporciona condições relaxadas propícias para a micção. 　b. A manobra de Valsalva exerce pressão para forçar a urina para fora da bexiga. 　c. Estimula a contração da bexiga. 　d. Se o procedimento não for bem-sucedido, pode ser necessária outra medida. 4. O cateterismo aliviará a retenção urinária até que a causa específica seja estabelecida; pode se tratar de uma obstrução que só possa ser corrigida cirurgicamente. 5. O funcionamento adequado do cateter deve ser assegurado para esvaziar a bexiga e evitar a ocorrência de infecção. 6. Pode ser necessária a remoção cirúrgica da obstrução.	• Urina em intervalos normais • Relata a ausência de polaciúria, urgência ou plenitude vesical • Não apresenta distensão suprapúbica palpável depois da micção • Mantém o equilíbrio hídrico.

(continua)

Boxe 53.3 — PLANO DE CUIDADO DE ENFERMAGEM (continuação)
Paciente com câncer de próstata

DIAGNÓSTICO DE ENFERMAGEM: falta de conhecimento sobre o diagnóstico de câncer, as dificuldades urinárias e as modalidades de tratamento
OBJETIVOS: entendimento do diagnóstico e promoção da capacidade de autocuidado

Intervenções de enfermagem	Justificativa	Resultados esperados
1. Incentivar a comunicação com o paciente.	1. Destina-se a estabelecer *rapport* e confiança.	• Discute livremente suas preocupações e problemas
2. Revisar a anatomia da área afetada.	2. A orientação sobre a anatomia do paciente é básica para o entendimento de sua função.	• Faz perguntas e mostra interesse pelo distúrbio
3. Ser específico na seleção das informações que sejam relevantes para o plano de tratamento específico do paciente.	3. Baseia-se no plano de tratamento; como este varia conforme o paciente, sua individualização é desejável.	• Descreve as atividades que ajudam ou que dificultam a recuperação
4. Identificar maneiras de reduzir a pressão sobre a área operatória após a prostatectomia.	4. Tem por objetivo evitar o sangramento; essas precauções devem ser seguidas durante 6 a 8 semanas no período pós-operatório.	• Identifica maneiras de obter/manter o controle da bexiga
a. Orientar o paciente a evitar permanecer sentado por um período prolongado (em uma cadeira, em longas viagens de automóvel), ficar de pé, caminhar.		• Demonstra uma técnica satisfatória e entendimento sobre o cuidado com o cateter
b. Orientar o paciente a evitar fazer esforços, como durante exercícios, defecação, levantamento de peso e relação sexual.		• Cita os sinais e os sintomas que precisam ser relatados, caso ocorram (p. ex., sangramento anormal, infecção).
5. Familiarizar o paciente com maneiras de obter/manter o controle vesical.	5. Essas medidas ajudam a controlar a frequência e o gotejamento, bem como a prevenção da retenção.	
a. Incentivar a micção a cada 2 a 3 h; desencorajar a micção quando estiver em decúbito dorsal.	a. Ao ficar sentado ou em pé, o paciente tem maior probabilidade de esvaziar a bexiga.	
b. Orientar o paciente a evitar o consumo de refrigerantes à base de cola e bebidas contendo cafeína; insistir em estabelecer um horário para encerrar o consumo de líquidos à noite, a fim de reduzir a micção frequente durante a noite.	b. Espaçar o tipo e a quantidade de líquido ingerido ajuda a evitar a polaciúria.	
c. Descrever os exercícios perineais a serem realizados a cada hora.	c. Os exercícios ajudam o paciente a começar e interromper o jato urinário.	
d. Desenvolver um cronograma com o paciente que esteja de acordo com a rotina dele.	d. O horário ajuda a desenvolver um padrão aceitável de atividades normais.	
6. Demonstrar o cuidado com o cateter; incentivar as perguntas; ressaltar a razão da posição do recipiente urinário.	6. Ao solicitar uma demonstração de retorno do cuidado, coleta e esvaziamento do dispositivo, o paciente fica mais independente e também pode evitar o refluxo retrógrado de urina, que pode resultar em infecção.	

DIAGNÓSTICO DE ENFERMAGEM: comprometimento da ingestão nutricional associado com a alimentação oral diminuída em consequência de anorexia, náuseas e vômitos provocados pelo câncer ou por seu tratamento
OBJETIVO: manutenção do estado nutricional ideal

Intervenções de enfermagem	Justificativa	Resultados esperados
1. Avaliar a quantidade de alimento ingerido.	1. Essa avaliação ajuda a determinar a ingestão de nutrientes.	• Responde positivamente a seus alimentos preferidos
2. Pesar rotineiramente o paciente.	2. A pesagem do paciente na mesma balança em condições semelhantes pode ajudar a monitorar alterações do peso.	• Assume responsabilidade por sua higiene oral
3. Solicitar que o paciente explique por que ele não consegue ingerir mais alimento.	3. A explicação dele pode mostrar aspectos facilmente corrigíveis.	• Relata ausência de náuseas e vômitos
4. Fornecer as preferências alimentares do paciente (p. ex., evitar alimentos muito temperados ou muito frios).	4. Terá mais tendência a consumir porções maiores se o alimento for saboroso e atraente.	• Observa aumento de peso após melhora do apetite.
5. Reconhecer o efeito do medicamento ou da radioterapia sobre o apetite.	5. Muitos agentes quimioterápicos e a radioterapia provocam anorexia.	
6. Informar ao paciente que podem ocorrer alterações no paladar.	6. O envelhecimento e o processo patológico podem reduzir a sensibilidade do paladar. Além disso, o olfato e o paladar podem ser alterados em consequência da absorção de subprodutos da destruição celular pelo corpo (causados pela neoplasia maligna e seu tratamento).	

(continua)

Boxe 53.3 PLANO DE CUIDADO DE ENFERMAGEM (continuação)
Paciente com câncer de próstata

Intervenções de enfermagem	Justificativa	Resultados esperados

7. Instruir o paciente acerca das intervenções de higiene oral apropriadas.
8. Usar medidas para controlar as náuseas e os vômitos.
  a. Administrar os antieméticos prescritos ao longo das 24 h, se necessário.
  b. Realizar a higiene oral após os episódios de vômitos.
  c. Proporcionar períodos de repouso depois das refeições.
9. Fornecer refeições frequentes e pequenas, bem como um ambiente confortável e agradável.
10. Avaliar a capacidade do paciente de obter e preparar os alimentos.
	7. O alimento será mais saboroso e atraente depois de uma boa higiene oral.
	8. A prevenção das náuseas e dos vômitos pode estimular o apetite.
	
	9. As porções menores de alimentos são mais toleráveis para o paciente.
	10. A debilidade ou a falta de apoio social podem dificultar a capacidade do paciente de obter e preparar os alimentos.	

DIAGNÓSTICO DE ENFERMAGEM: comprometimento da função sexual associado com os efeitos da terapia: quimioterapia, terapia hormonal, radioterapia, cirurgia
OBJETIVO: capacidade de retomar/apreciar um desempenho sexual modificado

Intervenções de enfermagem	Justificativa	Resultados esperados
1. Com base na anamnese de enfermagem, determinar que efeito a condição clínica do paciente está exercendo sobre o desempenho sexual dele. 2. Informar ao paciente os efeitos da cirurgia de próstata, orquiectomia (quando aplicável), quimioterapia, irradiação e terapia hormonal sobre o desempenho sexual. 3. Incluir a(o) parceira(o) no desenvolvimento do entendimento e na identificação de relações íntimas alternativas e satisfatórias para ambos.	1. Em geral, o paciente pode apresentar diminuição da libido e, posteriormente, disfunção erétil. 2. As modalidades de tratamento podem alterar o desempenho sexual; todavia, cada uma delas é avaliada separadamente quanto ao seu efeito sobre determinado paciente. 3. As ligações entre um casal podem ser fortalecidas com a nova apreciação e apoio que não ficaram evidentes antes da doença atual.	• Descreve os motivos para as alterações do desempenho sexual • Discute com o profissional de saúde apropriado abordagens e métodos alternativos de expressão sexual • Inclui a(o) parceira(o) nas discussões relacionadas com as alterações do desempenho sexual.

DIAGNÓSTICO DE ENFERMAGEM: dor aguda associada com a progressão da doença e as modalidades de tratamento
OBJETIVO: alívio da dor

Intervenções de enfermagem	Justificativa	Resultados esperados
1. Avaliar a natureza da dor do paciente, sua localização e intensidade utilizando uma escala de classificação da dor. 2. Evitar atividades que possam agravar ou piorar a dor. 3. Como a dor está habitualmente relacionada com metástases ósseas, certificar-se de que o leito do paciente tenha uma tábua sob um colchão firme. Além disso, proteger o paciente de quedas/lesões. 4. Fornecer apoio aos membros afetados. 5. Preparar o paciente para radioterapia, quando prescrita. 6. Administrar agentes analgésicos ou opioides a intervalos regularmente estabelecidos, conforme prescrição. 7. Iniciar um programa intestinal para evitar constipação intestinal.	1. A determinação da natureza e das causas da dor e de sua intensidade ajuda a selecionar a modalidade apropriada de alívio da dor e fornece uma base de referência para comparação posterior. 2. Qualquer batida contra o leito é um exemplo de ação que pode intensificar a dor do paciente. 3. Isso proporcionará um apoio adicional e será mais confortável. A proteção do paciente contra lesões também o protege de dor adicional. 4. O maior suporte, com a redução do movimento da região acometida, ajuda no controle da dor. 5. A radioterapia pode ser efetiva no controle da dor. 6. Os agentes analgésicos alteram a percepção da dor e proporcionam conforto. Os analgésicos administrados em horários regulares durante as 24 h, e não na forma SOS, proporcionam um alívio da dor mais consistente. 7. Os analgésicos opioides e a inatividade contribuem para a constipação intestinal.	• Relata alívio da dor • Espera a ocorrência de exacerbações, relata sua qualidade e intensidade e obtém alívio • Utiliza estratégias de alívio da dor de modo apropriado e efetivo • Identifica as estratégias para evitar as complicações do uso de analgésicos (p. ex., constipação intestinal).

(continua)

Boxe 53.3 — PLANO DE CUIDADO DE ENFERMAGEM (continuação)
Paciente com câncer de próstata

DIAGNÓSTICO DE ENFERMAGEM: comprometimento da mobilidade associado a limitações nos movimentos voluntários independentes do corpo ou de um ou mais membros
OBJETIVO: melhora da mobilidade física

Intervenções de enfermagem	Justificativa	Resultados esperados
1. Aliviar os fatores que provocam limitação da mobilidade (p. ex., dor, hipercalcemia, tolerância limitada ao exercício).	1. Essa informação oferece indícios sobre a etiologia; quando possível, a causa deve ser tratada.	• Obtém melhora na mobilidade física • Relata que as metas a curto prazo o estão estimulando, visto que podem ser alcançadas.
2. Fornecer alívio da dor por meio da administração dos medicamentos prescritos.	2. Os agentes analgésicos/opioides possibilitam que o paciente aumente sua atividade de maneira mais confortável.	
3. Incentivar o uso de dispositivos auxiliares: bengala, andador.	3. O suporte pode oferecer a segurança necessária para a deambulação.	
4. Envolver outros entes queridos para ajudar o paciente com os exercícios de amplitude de movimento, o posicionamento e a deambulação.	4. A ajuda da(o) parceira(o) sexual ou de pessoas significativas incentiva o paciente a repetir as atividades e a alcançar as metas.	
5. Fornecer um reforço positivo para a realização de pequenas conquistas.	5. O incentivo estimula a melhora do desempenho.	
6. Avaliar o estado nutricional.	6. Ver Diagnóstico de enfermagem: Comprometimento da ingestão nutricional.	

PROBLEMAS COLABORATIVOS: hemorragia, infecção, obstrução do colo da bexiga
OBJETIVO: ausência de complicações

Intervenções de enfermagem	Justificativa	Resultados esperados

1. Alertar o paciente sobre as alterações que podem ocorrer (após a alta) e que precisam ser relatadas:
  a. Urina sanguinolenta contínua; eliminação de coágulos sanguíneos na urina.
  b. Dor; sensação de ardência ao redor do cateter.
  c. Frequência da micção.
  d. Diminuição do débito urinário.
  e. Perda crescente do controle vesical.
	1. Determinadas alterações sinalizam o início das complicações, que exigem intervenções médicas e de enfermagem.
	  a. No período pós-operatório, pode ocorrer hematúria, com ou sem formação de coágulos.
	  b. Os cateteres urinários de demora podem constituir uma fonte de dor ou infecção.
	  c. A polaciúria pode ser causada por infecções urinárias ou pela obstrução do colo da bexiga, resultando em micção incompleta.
	  d. A obstrução do colo da bexiga diminui a quantidade de urina eliminada.
	  e. A incontinência urinária pode resultar da retenção urinária.
		• Não apresenta sangramento nem eliminação de coágulos sanguíneos
		• Não relata infecção ou dor alguma ao redor do cateter
		• Apresenta frequência ou micção normal
		• Relata débito urinário normal
		• Mantém o controle vesical.

desenvolvimento subsequente de câncer. Sipuleucel-T é a primeira vacina contra câncer aprovada pela agência norte-americana Food and Drug Administration (FDA) para uso em homens com câncer de próstata metastático que deixou de responder à hormonoterapia. Trata-se de imunoterapia que estimula o sistema imune do paciente a identificar e destruir as células do câncer de próstata e seus efeitos colaterais são mínimos (Caram, Ross, Lin et al., 2019).

Além disso, dois outros medicamentos, acetato de abiraterona e cabazitaxel (injeção), são opções de tratamento para os pacientes que necessitam de cuidados para o manejo do câncer de próstata resistente à castração metastático, que não responde ao sipuleucel-T ou às opções de tratamento habituais (Nuhn, De Bono, Fizazi et al., 2019).

Manejo cirúrgico

A prostatectomia radical é considerada o tratamento de primeira linha para o câncer de próstata e é realizada em pacientes cujo tumor esteja limitado à próstata (Smith et al., 2019). Consiste na remoção cirúrgica completa de próstata, glândulas seminais, extremidades do ducto deferente e, com frequência, tecido adiposo, nervos e vasos sanguíneos adjacentes. A prostatectomia radical laparoscópica e a prostatectomia radical laparoscópica robótica tornaram-se as condutas cirúrgicas padrão para o câncer de próstata localizado. Embora a disfunção erétil seja um efeito colateral comum, essas abordagens de prostatectomia radical laparoscópica resultam em baixa morbidade e resultados pós-operatórios mais favoráveis, incluindo melhor qualidade de vida e menos disfunção sexual se os nervos forem preservados. As abordagens cirúrgicas são discutidas de modo detalhado mais adiante, neste capítulo.

Radioterapia

São utilizadas duas formas principais de radioterapia para o tratamento do câncer de próstata: a teleterapia (externa) e a **braquiterapia** (interna). A teleterapia (radioterapia por feixe externo [EBRT, do inglês *external beam radiation therapy*]) é prescrita pelo oncologista de radioterapia com uma dose total no decorrer de determinado período – por exemplo, 28 sessões no decorrer de 5 semanas e meia (Cheng et al., 2019). Trata-se de uma opção de tratamento para pacientes com câncer de próstata de baixo risco; a sobrevida sem progressão assemelha-se àquela de pacientes de baixo risco tratados com prostatectomia radical. Os pacientes com cânceres de risco intermediário e alto recebem doses maiores de EBRT (radioterapia externa). Eles também podem ser candidatos tanto para a irradiação de linfonodos pélvicos, quanto para a **terapia de privação androgênica**, que envolve a castração cirúrgica (orquiectomia) ou clínica (p. ex., agonistas do LHRH – hormônio liberador do hormônio luteinizante) (NCCN, 2020b). A radioterapia com intensidade modulada (*intensity-modulated radiation therapy*) constitui um método de administração de EBRT. A radioterapia com intensidade modulada estabelece uma dose para o volume-alvo e restringe a dose para o tecido adjacente. Outra abordagem de liberação de radiação utiliza um braço robótico controlado por computador para liberar um ciclo de radioterapia (*i. e.*, radiocirurgia estereotáxica) no câncer de próstata localizado. Este método, denominado CyberKnife® (sistema estereotáxico robótico) é considerado um método seguro e confiável para a administração de radiação no tratamento do câncer de próstata (Pollom, Wang, Gibbs et al., 2019).

A braquiterapia envolve a implantação de sementes radioativas intersticiais sob anestesia. Tornou-se uma opção de monoterapia geralmente usada para o câncer de próstata inicial e clinicamente limitado à glândula. O cirurgião utiliza a orientação do ultrassom para aplicar entre 80 e 100 sementes (dependendo do volume da próstata) e o paciente retorna para casa depois do procedimento. A exposição de outras pessoas à radiação é mínima, porém o paciente deve evitar um contato íntimo com mulheres grávidas e lactentes por até 2 meses. As diretrizes de segurança para a radiação incluem coar a urina para a recuperação das sementes e utilizar um preservativo durante a relação sexual por 2 semanas após o implante, a fim de recuperar quaisquer sementes que possam passar pela uretra. Essa abordagem pode ser concluída em 1 dia com pouca perda de tempo das atividades normais. A braquiterapia pode ser combinada com EBRT, com ou sem terapia de privação androgênica neoadjuvante para pacientes considerados como de risco intermediário. Os pacientes de alto risco são considerados candidatos inadequados à braquiterapia permanente (Brant, 2019).

Embora as taxas de cura com radiação sejam comparáveis às da prostatectomia radical, a radioterapia tem seu próprio conjunto singular de efeitos colaterais, que diferem dependendo do método de administração da radiação. Os pacientes que recebem EBRT ou braquiterapia podem apresentar inflamação do reto, do intestino e da bexiga (proctite, enterite e cistite), em razão da proximidade dessas estruturas com a próstata e das doses de radiação. A inflamação e a perda da mucosa no colo da bexiga, na próstata e na uretra podem causar disfunção urinária aguda. Os sintomas urinários tanto irritativos quanto obstrutivos podem causar dor durante a micção e a ejaculação até o desaparecimento da irritação. Podem ocorrer urgência retal, diarreia e tenesmo em consequência da radiação da parede anterior do reto. Os efeitos colaterais tardios incluem proctite retal, sangramento e fístula retal, hematúria indolor, cistite intersticial crônica, estenose uretral, disfunção erétil e, raramente, cânceres secundários do reto e da bexiga (Brant, 2019).

Estratégias hormonais

Nos EUA, o número de sobreviventes do câncer de próstata é estimado em 2 milhões; aproximadamente um terço desses homens recebe, hoje em dia, terapia de privação androgênica (Jeong, Cowan, Broering et al., 2019), a qual é comumente utilizada para suprimir os estímulos androgênicos da próstata ao diminuir o nível plasmático circulante de testosterona ou ao interromper a conversão em DHT ou a sua ligação. Em consequência, o epitélio da próstata sofre atrofia (*i. e.*, diminui de tamanho). Esse efeito é obtido por meio de castração cirúrgica através da **orquiectomia** (remoção de um ou de ambos os testículos bilateral), que tradicionalmente tem sido a base do tratamento hormonal, ou por meio de castração clínica com a administração de medicamentos, como agonistas do LHRH. A orquiectomia bilateral reduz significativamente os níveis plasmáticos de testosterona, visto que cerca de 93% da testosterona circulante são de origem testicular (7% têm a sua origem nas glândulas suprarrenais). Por conseguinte, o estímulo testicular necessário para o crescimento continuado da próstata é removido, resultando em atrofia da glândula.

Todavia, a orquiectomia frequentemente resulta em morbidade significativa. Embora o procedimento não provoque os efeitos colaterais associados a outras terapias hormonais (descritas mais adiante), ele está associado a um considerável impacto emocional. Como os pacientes portadores de câncer de próstata estão convivendo mais tempo com a doença, os profissionais da saúde estão concentrando a sua atenção em modalidades terapêuticas efetivas que possam promover uma qualidade de vida aceitável. Os pacientes podem ter a opção de próteses testiculares que são implantadas durante a cirurgia.

Os agonistas do LHRH incluem a leuprorrelina e a gosserrelina. Pode-se prescrever manipulação hormonal adicional com antiandrogênios para pacientes que não apresentem supressão adequada dos níveis séricos de testosterona (inferior a 50 ng/mℓ) com a castração clínica ou cirúrgica. Os antagonistas dos receptores antiandrogênicos incluem a flutamida, a bicalutamida e a nilutamida. Os agonistas do LHRH suprimem o androgênio testicular, enquanto os antagonistas dos receptores antiandrogênicos provocam supressão dos androgênios suprarrenais. Quando se inicia a administração de agonistas do LHRH, pode ocorrer exacerbação da testosterona, causando dor na doença óssea metastática. Os antiandrogênios administrados nos primeiros 7 dias podem reduzir esse sintoma desconfortável. As aplicações mais comuns dos agonistas do LHRH são no contexto adjuvante e neoadjuvante em combinação com radioterapia; após a prostatectomia radical; e no tratamento da recidiva indicada por elevação do PSA, porém sem sinais clínicos ou radiográficos. A castração clínica e cirúrgica provoca ondas de calor, visto que essas modalidades de tratamento aumentam a atividade do hipotálamo, que estimula os centros termorreguladores do corpo (Kunath, Goebell, Wullich et al., 2020; Shore, Guerrero, Sanahuja et al., 2019).

O manejo do câncer de próstata refratário a hormônios continua sendo um tanto controverso. Outra categoria de medicamentos usados como intervenção hormonal de segunda linha consiste em medicamentos que provocam ablação suprarrenal. O cetoconazol é administrado para inibir as enzimas do citocromo P450, que são necessárias para a síntese de androgênios e outros esteroides. O cetoconazol em altas doses diminui a testosterona ao reduzir a produção tanto testicular quanto endócrina de androgênios. A administração desse medicamento requer suplementação de esteroide para evitar o desenvolvimento de insuficiência suprarrenal.

O hipogonadismo é responsável pelos efeitos adversos da terapia de privação androgênica, que consistem em rubor vasomotor, perda da libido, diminuição da densidade óssea (resultando em osteoporose e fraturas), anemia, fadiga, aumento da massa de gordura, alterações dos lipídios, redução da massa muscular, ginecomastia (aumento do tecido mamário) e mastodinia (hipersensibilidade das mamas/mamilos). O hipogonadismo está associado a um risco maior de diabetes melito, em consequência da resistência à insulina, síndrome metabólica e doença cardiovascular (Cheng et al., 2019).

Quimioterapia

Estudos recentes demonstraram benefícios claros no que se refere à sobrevida de pacientes submetidos a quimioterapia, que inclui um esquema à base de docetaxel para o câncer de próstata não dependente de androgênio (NCCN, 2020b). Outros estudos estão em andamento para determinar a importância do sistema do fator de crescimento endotelial vascular. A angiogênese tumoral é essencial ao crescimento do tumor, incluindo crescimento de carcinomas de próstata e outros cânceres de alto grau. Por conseguinte, o tratamento antiangiogênico em associação a terapias convencionais poderá desempenhar no futuro um papel no tratamento. A terapia gênica no câncer de próstata constitui um adjuvante emergente e promissor para as estratégias de tratamento convencionais.

As possíveis complicações relacionadas com a quimioterapia são específicas do tipo de quimioterapia administrada (ver Boxe 12.4 no Capítulo 12).

Outras terapias

A criocirurgia da próstata é utilizada para efetuar a ablação do câncer de próstata nos pacientes que não conseguem tolerar a cirurgia e nos que apresentam câncer de próstata recorrente. São introduzidas sondas transperineais na próstata sob orientação ultrassonográfica, para congelar diretamente o tecido.

A manutenção da passagem uretral desobstruída pode exigir RTUP repetidas. Se isso não for praticável, efetua-se uma drenagem por cateter através da via suprapúbica ou transuretral. Para homens que apresentam câncer de próstata avançado, são indicadas medidas paliativas. Embora a cura seja improvável no câncer de próstata avançado, muitos homens sobrevivem por longo período, livres de sintomas debilitantes.

As lesões ósseas que resultam de metástases do câncer de próstata podem ser muito dolorosas e podem levar a fraturas patológicas. São administrados medicamentos opioides e não opioides para controlar a dor óssea. A EBRT pode ser utilizada nas lesões esqueléticas, a fim de aliviar a dor. Os radiofármacos, como o estrôncio ou o samário, podem ser injetados IV para o tratamento de múltiplos locais de metástases ósseas. As terapias antiandrogênicas são utilizadas em um esforço de reduzir os níveis de androgênio circulantes. Se as terapias antiandrogênicas não forem efetivas, o uso de determinados medicamentos, como a prednisona, tem sido efetivo para reduzir a dor e melhorar a qualidade de vida (Dong, Zieren, Xue et al., 2019; Sargon, Lamb & Patel, 2019). A terapia com bifosfonatos, como o pamidronato, pode ser administrada para reduzir o risco de fraturas patológicas. No câncer de próstata avançado, são administradas transfusões de sangue para manter níveis adequados de hemoglobina quando a medula óssea é substituída pelo tumor.

Mais de um terço dos homens com diagnóstico de câncer de próstata opta pelo uso de algum tipo de medicina complementar e integrativa. Em virtude da ausência de pesquisas sobre muitos tipos de tratamento complementar, práticas alternativas e integrativas, com frequência os pacientes dependem de fontes informais para a tomada de decisão a respeito de quais modalidades usar. Os enfermeiros e outros profissionais de saúde desempenham um papel vital ao ajudar os pacientes a localizar e avaliar as informações disponíveis sobre essas práticas para garantir que sejam evitadas formas prejudiciais (Brant, 2019). O *site* do National Center for Complementary and Integrative Health (NCCIH) pode ajudar os enfermeiros a fornecer aos pacientes informações baseadas em evidências (ver seção Recursos, no fim deste capítulo).

PACIENTE SUBMETIDO À CIRURGIA DE PRÓSTATA

A cirurgia de próstata pode estar indicada para o paciente com HPB ou câncer de próstata. Os objetivos antes da cirurgia de próstata consistem em avaliar o estado de saúde geral do paciente e em estabelecer uma função renal ótima. A cirurgia de próstata deve ser realizada antes do desenvolvimento de retenção urinária aguda, causando lesão da via urinária superior e do sistema coletor, ou, no caso do câncer de próstata, antes que o câncer progrida.

Procedimentos cirúrgicos

Podem ser utilizadas diversas abordagens para remover a parte hipertrofiada da próstata: RTUP, prostatectomia suprapúbica, prostatectomia perineal, prostatectomia retropúbica, ITUP e prostatectomia radical laparoscópica e prostatectomia radical laparoscópica robótica assistida (Tabela 53.4). Com essas abordagens, todo o tecido canceroso ou hiperplásico é removido, deixando apenas a cápsula da próstata.

Ressecção transuretral da próstata

A RTUP, que constitui o procedimento mais comum utilizado, pode ser efetuada por meio de endoscopia. A glândula é removida em pequenos fragmentos com uma alça de corte elétrica (Figura 53.4A). Esse procedimento reduz o risco da síndrome de ressecção transuretral (hiponatremia, hipervolemia). A síndrome de ressecção transuretral é uma complicação potencial, porém rara, da RTUP, que ocorre em aproximadamente 2% dos homens que se submetem ao procedimento (Hahn, 2019) (Boxe 53.4).

As estenoses uretrais são mais frequentes que nos procedimentos não transuretrais, e podem ser necessários procedimentos repetidos, visto que o tecido prostático residual volta a crescer. A RTUP raramente provoca disfunção erétil, mas pode deflagrar ejaculação retrógrada, visto que a remoção do tecido prostático no colo da bexiga pode provocar fluxo retrógrado do líquido seminal para dentro da bexiga, em lugar de seguir seu trajeto anterógrado através da uretra durante a ejaculação.

Prostatectomia suprapúbica

A prostatectomia suprapúbica é um procedimento cirúrgico aberto (Figura 53.4B). As desvantagens consistem em perda de sangue, necessidade de incisão abdominal e riscos associados a qualquer procedimento cirúrgico abdominal de grande porte.

Prostatectomia perineal

A prostatectomia perineal (Figura 53.4C) é prática quando outras abordagens não são possíveis e mostra-se útil para uma biopsia aberta. Todavia, é maior a probabilidade de ocorrência de incontinência, disfunção sexual e lesão retal com essa abordagem.

TABELA 53.4 — Abordagens cirúrgicas para o tratamento dos distúrbios da próstata.

A abordagem cirúrgica de escolha depende do tamanho da glândula, da gravidade da obstrução, da idade do paciente, da condição do paciente e da presença de doenças associadas.

Abordagem cirúrgica	Vantagens	Desvantagens	Implicações para a enfermagem
Ressecção transuretral da próstata (RTUP): Remoção do tecido prostático por instrumentação óptica introduzida através da uretra; utilizada para próstata de tamanho variável. Ideal para pacientes com alto risco cirúrgico (ver Figura 53.4A).	Evita a incisão abdominal. Mais segura para pacientes com risco cirúrgico. Período de hospitalização e período de recuperação mais curtos. Taxa de morbidade menor. Provoca menos dor. Pode ser utilizada como abordagem paliativa com histórico de radioterapia.	Podem ocorrer obstrução recidivante, traumatismo uretral e estenose. Pode ocorrer sangramento tardio.	Monitorar a ocorrência de hemorragia. Examinar à procura de sintomas de estenose uretral (disúria, esforço para defecar, jato urinário fraco).
Remoção cirúrgica aberta *Abordagem suprapúbica* Remoção do tecido prostático através de incisão abdominal; pode ser usada para a próstata de qualquer tamanho (ver Figura 53.4B).	Tecnicamente simples. Oferece ampla área de exploração. Possibilita a exploração de linfonodos cancerosos. Viabiliza a remoção mais completa da glândula que provoca obstrução. Possibilita o tratamento de lesões vesicais associadas.	Exige uma abordagem cirúrgica através da bexiga. Controle difícil da hemorragia. A urina pode vazar ao redor da sonda suprapúbica. A recuperação pode ser prolongada e desconfortável.	Monitorar as indicações de hemorragia e choque. Fornecer cuidado asséptico meticuloso para a área ao redor da sonda suprapúbica.
Abordagem perineal Remoção da próstata através de uma incisão no períneo; conduta preferida para pacientes com obesidade (ver Figura 53.4C).	Oferece uma abordagem anatômica direta. Permite a drenagem por gravidade. Particularmente efetiva para terapia radical do câncer. Possibilita a hemostasia sob visualização direta. Baixa taxa de mortalidade. Baixa incidência de choque. Ideal para pacientes muito idosos, frágeis e com grande risco cirúrgico com próstatas grandes.	Maior incidência pós-operatória de disfunção erétil e incontinência urinária. Possível lesão do reto e do esfíncter externo. Campo operatório restrito. Maior potencial de contaminação e infecção da incisão.	Evitar o uso de tubos ou termômetros retais e enemas após a cirurgia perineal. Usar absorventes de drenagem para absorver o excesso de drenagem urinária. Fornecer um anel de espuma de borracha para o conforto do paciente ao sentar. Antecipar o extravasamento de urina ao redor da ferida por vários dias após a remoção do cateter.
Abordagem retropúbica Incisão abdominal baixa; a bexiga não é penetrada (ver Figura 53.4D).	Evita a incisão na bexiga. Possibilita ao cirurgião visualizar e controlar o sangramento. Período de recuperação mais curto. Menor lesão do esfíncter vesical. Apropriada para a remoção de próstatas grandes.	Não pode tratar a doença vesical associada. Incidência aumentada de hemorragia a partir do plexo venoso prostático; osteíte púbica.	Monitorar a ocorrência de hemorragia. Antecipar a ocorrência de vazamento de urina no pós-operatório durante vários dias após a remoção do cateter.
Incisão transuretral da próstata (ITUP) Abordagem uretral; são realizados 1 a 2 cortes na próstata e na cápsula prostática para reduzir a pressão sobre a uretra e diminuir a constrição uretral (ver Figura 53.4E).	Resultados comparáveis aos da RTUP. Baixa incidência de disfunção erétil e ejaculação retrógrada. Nenhuma contratura do colo da bexiga.	Obstrução recorrente e traumatismo uretral. Sangramento tardio.	Monitorar a ocorrência de hemorragia.
Prostatectomia radical laparoscópica Nessa abordagem, são realizadas 4 a 6 incisões pequenas (1 cm) no abdome; os instrumentos laparoscópicos inseridos através das incisões são usados para dissecção da próstata.	Técnica minimamente invasiva. Melhora a satisfação e a qualidade de vida do paciente. Permanência mais curta no hospital. Convalescença curta. Retorno mais rápido às atividades normais. Curta duração do cateter de demora. Diminuição da perda de sangue para 400 mℓ. Redução do risco de infecção. Menos cicatrizes. Melhor visualização do campo cirúrgico em comparação com outras abordagens.	Perda da sensação tátil disponível com a prostatectomia aberta. Incapacidade de avaliar por palpação a presença de endurecimento e nódulos palpáveis. Incapacidade de delinear a proximidade do comprometimento dos feixes neurovasculares, dada a falta de palpação. Longa duração da cirurgia (4 a 5 h).	Observar a ocorrência de sintomas de estenose uretral (disúria), esforço na defecação e jato urinário fraco. Monitorar a ocorrência de hemorragia e choque. Fornecer um cuidado asséptico meticuloso para a área ao redor da sonda suprapúbica. Monitorar a ocorrência de alterações na função intestinal. Evitar o uso de tubos ou termômetros retais e enemas após a cirurgia perineal. Usar absorventes de drenagem para absorver o excesso de drenagem urinária. Fornecer um anel de espuma de borracha para o conforto do paciente ao sentar. Antecipar o extravasamento de urina ao redor da ferida por vários dias após a remoção do cateter.

(continua)

TABELA 53.4 Abordagens cirúrgicas para o tratamento dos distúrbios da próstata. (continuação)

Abordagem cirúrgica	Vantagens	Desvantagens	Implicações para a enfermagem
Prostatectomia radical laparoscópica robótica assistida Envolve o uso do console do computador e sistema cirúrgico daVinci (cirurgia robótica) (ver Capítulo 14, Figura 14.1). Nessa abordagem, são efetuadas 6 incisões pequenas (1 cm) no abdome; os instrumentos laparoscópicos inseridos através das incisões são usados para dissecção da próstata.	Técnica minimamente invasiva Melhora a satisfação e a qualidade de vida do paciente Permanência mais curta no hospital Convalescença curta Retorno mais rápido às atividades normais Curta duração do cateter de demora Diminuição da perda de sangue para 150 mℓ Melhor ampliação do campo operatório, usando uma visualização tridimensional (inclui aumento, alta resolução e percepção de profundidade) Menos dor no pós-operatório Risco diminuído de infecção Menos cicatrizes Os instrumentos laparoscópicos têm seis gradações de movimento com articulações, possibilitando uma extensa amplitude de movimento e precisão Preservação dos nervos com menos incontinência e disfunção sexual	Perda da sensação tátil disponível com a prostatectomia aberta Incapacidade de avaliar por palpação a presença de endurecimento e nódulos palpáveis Incapacidade de delinear a proximidade do comprometimento dos feixes neurovasculares, dada a falta de palpação	Observar a ocorrência de sintomas de estenose uretral (disúria), esforço na defecação e jato urinário fraco. Monitorar a ocorrência de hemorragia e choque. Fornecer cuidado asséptico meticuloso para a área ao redor da sonda suprapúbica. Monitorar a ocorrência de alterações na função intestinal. Evitar o uso de tubos ou termômetros retais e enemas após a cirurgia perineal. Usar absorventes de drenagem para absorver o excesso de drenagem urinária. Fornecer um anel de espuma de borracha para o conforto do paciente ao sentar. Antecipar o extravasamento de urina ao redor da ferida por vários dias após a remoção do cateter.

Adaptada de Cheng, L., MacLennan, G. T. & Bostwick, D. G. (2019). *Urologic surgical pathology.* (4th ed.). Philadelphia, PA: Elsevier; Smith, J.A., Howards, S. S., Preminger, G. M. et al. (2019). *Hinman's atlas of urologic surgery.* (4th ed.). Philadelphia, PA: Wolters Kluwer.

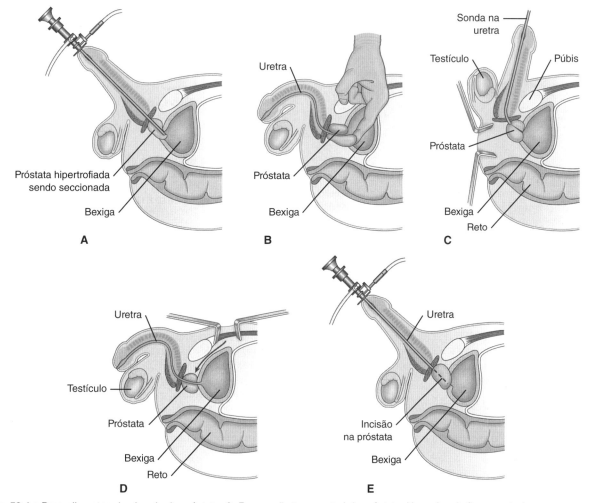

Figura 53.4 • Procedimentos de cirurgia de próstata. **A.** Ressecção transuretral da próstata. Uma alça de fio conectada a uma corrente de corte é girada no cistoscópio para remover raspados de próstata no orifício vesical. **B.** Prostatectomia suprapúbica. Com uma abordagem abdominal, a próstata é desprendida de seu leito. **C.** Prostatectomia perineal. Dois retratores à esquerda abrem a incisão perineal para proporcionar a visualização da próstata. **D.** A prostatectomia retropúbica é realizada através de uma incisão abdominal baixa. Observar dois retratores abdominais e a *seta* apontando para a próstata. **E.** A incisão transuretral da próstata envolve uma ou duas incisões na próstata para reduzir a pressão sobre a uretra.

> **Boxe 53.4 Síndrome de ressecção transuretral**
>
> A síndrome de ressecção transuretral é uma complicação rara, porém potencialmente grave, da ressecção transuretral da próstata (RTUP). Os sinais e os sintomas são causados por distúrbios neurológicos, cardiovasculares e eletrolíticos associados à absorção da solução empregada para irrigar o local cirúrgico durante o procedimento operatório. Podem ocorrer hiponatremia, hipervolemia e, em certas ocasiões, hiperamonemia.
>
> **Sinais e sintomas**
> - Cefaleia
> - Colapso
> - Convulsões
> - Espasmos musculares
> - Hipotensão
> - Letargia e confusão
> - Náuseas e vômito
> - Taquicardia.
>
> **Intervenções**
> - Interromper a irrigação
> - Administrar agentes diuréticos, conforme prescrição
> - Substituir a irrigação vesical por soro fisiológico
> - Monitorar a ingestão e a eliminação
> - Monitorar os sinais vitais e o nível de consciência do paciente
> - Diferenciar a letargia e a confusão da síndrome de RTUP da desorientação pós-operatória e hiponatremia
> - Manter a segurança do paciente durante os momentos de confusão
> - Avaliar os sons pulmonares e as bulhas cardíacas quanto a indicações de edema pulmonar, insuficiência cardíaca ou ambos, à medida que o líquido retorna ao espaço intravascular.

Adaptado de Hahn, R. G. (2019). What the intensive care physician should know about the transurethral resection syndrome. In: Vincent, J. L. (Ed). *Annual update in intensive care and emergency medicine 2019*. New York: Springer.

Prostatectomia retropúbica

A prostatectomia retropúbica é mais usada que a abordagem suprapúbica (Figura 53.4D). Esse procedimento é apropriado para glândulas grandes de localização alta na pelve. Embora a perda de sangue possa ser mais bem controlada e o local cirúrgico seja mais fácil de visualizar, as infecções podem começar rapidamente no espaço retropúbico.

Incisão transuretral da próstata

A incisão transuretral da próstata (ITUP) está indicada quando a próstata é pequena (30 g ou menos) e constitui um tratamento efetivo para muitos casos de HPB (Figura 53.4E). A ITUP pode ser realizada como procedimento ambulatorial e apresenta uma taxa de complicações mais baixa que a de outros procedimentos mais invasivos da próstata.

Prostatectomia radical laparoscópica

A prostatectomia radical laparoscópica apresenta menos risco em comparação com a prostatectomia radical aberta (Smith et al., 2019).

Prostatectomia radical laparoscópica robótica assistida

A prostatectomia radical laparoscópica robótica assistida é uma abordagem minimamente invasiva, que utiliza um computador e um robô para mover os instrumentos, reproduzindo os movimentos das mãos do cirurgião (Peard, Goodwin, Hensley et al., 2019; Smith et al., 2019).

Dissecção dos linfonodos pélvicos

A dissecção dos linfonodos pélvicos (DLNP) nem sempre é realizada. Pode ser efetuada em alguns pacientes para fornecer informações visando ao estadiamento do tumor e à remoção de uma área de metástases microscópicas. O tratamento planejado pode influenciar a decisão do cirurgião de realizar uma DLNP, bem como a extensão da dissecção (limitada *versus* extensa). A dissecção dos linfonodos anteriores e laterais aos vasos ilíacos externos está associada a um risco aumentado de linfedema (NCCN, 2020a).

Complicações

As complicações pós-operatórias dependem do tipo de prostatectomia realizada e podem consistir em hemorragia, formação de coágulos, obstrução do cateter e disfunção sexual. Todas as prostatectomias comportam risco de disfunção erétil, decorrente da lesão potencial dos nervos pudendos. Na maioria dos casos, a atividade sexual pode ser retomada em 6 a 8 semanas, que é o tempo necessário para a cicatrização da fossa prostática. As alterações anatômicas na parte posterior da uretra podem resultar em ejaculação retrógrada. Durante a ejaculação, o líquido seminal passa para a bexiga e é excretado com a urina. Pode-se realizar uma vasectomia durante a cirurgia para impedir a disseminação da infecção da parte prostática da uretra através do ducto e no epidídimo.

Após a prostatectomia total (habitualmente para o câncer), há um alto risco de disfunção erétil. Se a disfunção erétil for inaceitável para o paciente, dispõe-se de várias opções para produzir ereções suficientes durante a relação sexual: próteses penianas implantáveis, dispositivos de pressão negativa (vácuo) e intervenções farmacológicas (ver discussão anterior e Tabela 53.2).

PROCESSO DE ENFERMAGEM

Paciente que se submete à prostatectomia

Avaliação

O enfermeiro avalia como o distúrbio subjacente (HPB ou câncer de próstata) afetou o estilo de vida do paciente. As questões a serem formuladas durante a avaliação incluem as seguintes: houve alguma mudança no nível de atividade ou na tolerância do paciente à atividade? Qual o problema urinário manifestado (descrito com as próprias palavras do paciente)? O paciente apresentou diminuição na força do jato urinário, capacidade reduzida de iniciar a micção, urgência, polaciúria, nictúria, disúria, retenção urinária ou hematúria? O paciente relata a ocorrência de lombalgia, dor no flanco ou desconforto abdominal inferior ou suprapúbico? As possíveis causas desse desconforto incluem infecção, retenção e cólica renal. O paciente apresentou disfunção erétil ou alterações na frequência ou no prazer da atividade sexual?

O enfermeiro obtém informações adicionais sobre a história dos antecedentes familiares de câncer, cardiopatia ou doença renal do paciente, incluindo hipertensão arterial. Houve perda de peso? O paciente apresenta palidez? Pode se levantar ou deitar-se sozinho no leito sem ajuda? Pode realizar as atividades habituais da vida diária? Uma avaliação funcional abrangente ajuda a determinar em quanto tempo o paciente será capaz de retornar às suas atividades normais depois da prostatectomia.

Diagnóstico

DIAGNÓSTICOS DE ENFERMAGEM PRÉ-OPERATÓRIOS

Com base nos dados da avaliação, os principais diagnósticos de enfermagem pré-operatórios podem incluir os seguintes:

- Ansiedade sobre a cirurgia e o seu resultado
- Dor aguda associada com a distensão da bexiga
- Falta de conhecimento sobre os fatores associados com o distúrbio e o protocolo do tratamento.

DIAGNÓSTICOS DE ENFERMAGEM PÓS-OPERATÓRIOS

Com base nos dados da avaliação, os principais diagnósticos de enfermagem pós-operatórios podem incluir os seguintes:

- Risco de hipovolemia
- Dor aguda associada com a incisão cirúrgica, a colocação do cateter e os espasmos vesicais
- Falta de conhecimento sobre o cuidado pós-operatório.

PROBLEMAS INTERDEPENDENTES/COMPLICAÇÕES POTENCIAIS

As complicações potenciais podem incluir as seguintes:

- Hemorragia e choque
- Infecção
- Tromboembolismo venoso (TEV)
- Obstrução do cateter
- Complicações com a remoção do cateter
- Incontinência urinária
- Disfunção sexual.

Planejamento e metas

As principais metas pré-operatórias para o paciente podem incluir redução da ansiedade e aprendizado sobre o distúrbio da próstata e a experiência perioperatória. As principais metas pós-operatórias podem incluir a manutenção do equilíbrio do volume de líquidos, alívio da dor e do desconforto, capacidade de realizar as atividades de autocuidado e ausência de complicações.

Intervenções de enfermagem pré-operatórias

REDUÇÃO DA ANSIEDADE

O paciente é habitualmente internado no hospital ou no centro cirúrgico na manhã da cirurgia. Como o contato com o paciente pode ser limitado antes da cirurgia, o enfermeiro precisa estabelecer uma comunicação com o paciente para avaliar seu entendimento do diagnóstico e do procedimento cirúrgico planejado. A natureza da cirurgia e os resultados pós-operatórios esperados são esclarecidos. Além disso, o enfermeiro familiariza o paciente com as rotinas pré e pós-operatórias e inicia medidas para reduzir a ansiedade. Como o paciente pode ser sensível e ficar constrangido em discutir problemas relacionados com a genitália e a sexualidade, o enfermeiro propicia privacidade e estabelece uma relação profissional e de confiança. O paciente é incentivado a verbalizar seus sentimentos e preocupações.

ALÍVIO DO DESCONFORTO

Se o paciente sentir desconforto antes da cirurgia, pode-se prescrever repouso no leito, administram-se agentes analgésicos e iniciam-se as medidas necessárias para aliviar a ansiedade. Se estiver hospitalizado, o enfermeiro monitora os padrões de micção, observa a ocorrência de distensão da bexiga e colabora com o cateterismo, quando indicado. Um cateter de demora é inserido se o paciente tiver retenção urinária contínua ou se houver necessidade de monitoramento rigoroso, por causa dos resultados dos exames laboratoriais que indiquem a presença de azotemia. O cateter pode ajudar a descomprimir gradualmente a bexiga no decorrer de vários dias, particularmente se o paciente for idoso e hipertenso e apresentar diminuição da função renal ou retenção urinária de muitas semanas de duração. Alguns dias após o início da drenagem vesical, a pressão arterial pode flutuar, e a função renal pode declinar. Se o paciente não conseguir tolerar um cateter urinário, ele é preparado para uma cistostomia (inserção de um cateter suprapúbico).

FORNECIMENTO DE ORIENTAÇÕES

Antes da cirurgia, o enfermeiro revê com o paciente a anatomia das estruturas afetadas e suas funções em relação aos sistemas urinário e reprodutivo, utilizando diagramas e outros recursos de ensino, conforme indicado. A educação sobre o câncer de próstata, tanto antes quanto depois da cirurgia, além da comunicação telefônica e pela internet, auxilia na promoção do manejo dos cuidados pessoais e apoio para os pacientes e suas(seus) parceiras(os) e familiares (Meyer, 2020; Remacle, 2019). Essa educação pode ocorrer durante as visitas pré-operatórias, com o enfermeiro nas condições prescritas, ou no consultório do urologista. O enfermeiro explica o que acontecerá quando o paciente for preparado para os exames complementares e, em seguida, para a cirurgia (dependendo do tipo de prostatectomia planejada). O enfermeiro também reforça as informações fornecidas pelo cirurgião sobre o tipo de incisão, que varia de acordo com a abordagem cirúrgica (ver Tabela 53.4) e descreve o provável tipo de sistema de drenagem urinária (uretral ou suprapúbica) e o procedimento na sala de recuperação. A quantidade de informações fornecidas baseia-se nas necessidades e nas perguntas do paciente. O enfermeiro explica os procedimentos que provavelmente ocorrerão durante o período perioperatório imediato, responde às perguntas que o paciente, a família ou pessoas representativas possam fazer e fornece apoio emocional. Além disso, o paciente recebe informações sobre cuidados e manejo da dor no pós-operatório.

PREPARO DO PACIENTE

Se o paciente estiver agendado para uma prostatectomia, realiza-se a preparação pré-operatória descrita no Capítulo 14. São calçadas meias de compressão elástica antes da cirurgia, que são particularmente importantes para evitar o TEV se o paciente for colocado em uma posição de litotomia durante a cirurgia. Em geral, administra-se um enema em casa na noite anterior ou na manhã da cirurgia para evitar o esforço da defecação no pós-operatório, que pode provocar sangramento.

Intervenções de enfermagem pós-operatórias

MANUTENÇÃO DO EQUILÍBRIO HÍDRICO

Durante o período pós-operatório, o paciente corre risco de volume de líquidos deficiente, dada a irrigação do local cirúrgico durante e após a cirurgia. Com a irrigação do cateter urinário para evitar sua obstrução por coágulos sanguíneos, o líquido pode ser absorvido através do local cirúrgico aberto e retido, aumentando o risco de retenção excessiva de líquidos, desequilíbrio hídrico e intoxicação hídrica. O débito urinário e a quantidade de líquido usada para a irrigação precisam ser rigorosamente monitorados para determinar se o líquido de irrigação está sendo retido e para assegurar um débito urinário adequado. É preciso manter um registro do equilíbrio hídrico, incluindo a quantidade de líquido usada para a irrigação. O paciente também é monitorado para a detecção de distúrbios eletrolíticos (p. ex., hiponatremia), aumento da pressão arterial, confusão e angústia respiratória. Esses sinais e sintomas são documentados e relatados ao cirurgião. O risco de desequilíbrio hidreletrolítico é maior nos pacientes idosos com doença cardiovascular ou respiratória preexistente.

ALÍVIO DA DOR

Depois de uma prostatectomia, ajuda-se o paciente a sentar e a colocar as pernas pendentes na lateral do leito no dia da cirurgia. Na manhã seguinte, ele é auxiliado na deambulação. Se houver dor, sua causa e localização são determinadas, e avalia-se a intensidade da dor e do desconforto (Brant, 2019). A dor pode estar relacionada com a incisão ou pode resultar de escoriação da pele no local do cateter. Pode estar localizada na área do flanco, indicando problema renal, ou pode ser causada por espasmos vesicais. A irritabilidade da bexiga pode dar início a um sangramento e levar à formação de coágulos, com consequente retenção urinária.

Os pacientes que apresentam espasmos vesicais podem relatar urgência para urinar, sensação de pressão ou plenitude na bexiga e sangramento da uretra ao redor do cateter. Os medicamentos que relaxam a musculatura lisa podem ajudar a aliviar os espasmos, que podem ser intermitentes e intensos; esses medicamentos incluem o flavoxato e a oxibutinina. Compressas mornas aplicadas ao púbis ou banhos de assento também podem aliviar os espasmos.

O enfermeiro monitora o equipo de drenagem e irriga o sistema, conforme prescrição, para aliviar qualquer obstrução que possa causar desconforto. Em geral, o cateter é irrigado com 50 mℓ de líquido de irrigação por vez. É importante certificar-se de que a mesma quantidade seja recuperada no recipiente de drenagem. A fixação do equipo de drenagem do cateter na perna ou no abdome pode ajudar a diminuir a tensão sobre o cateter e impedir a irritação da bexiga. O desconforto pode ser causado por curativos que estejam muito apertados, saturados com drenagem ou incorretamente aplicados. São administrados analgésicos, conforme prescrito. O enfermeiro notifica o médico quando os medicamentos analgésicos não aliviam a dor do paciente e obtém prescrição para novas doses ou para medicamentos diferentes.

Depois que o paciente estiver autorizado a deambular, ele é incentivado a caminhar, não devendo permanecer sentado por períodos prolongados, visto que isso aumenta a pressão intra-abdominal e a possibilidade de desconforto e sangramento. São fornecidos suco de ameixa e emolientes fecais para facilitar as evacuações e evitar o esforço excessivo na defecação. Quando prescrito, administra-se um enema com cautela para evitar a perfuração retal.

MONITORAMENTO E MANEJO DE COMPLICAÇÕES POTENCIAIS

Depois da prostatectomia, o paciente é monitorado quanto à ocorrência das principais complicações, como hemorragia, infecção, TEV, problemas com o cateter e disfunção sexual.

Hemorragia. Embora os pacientes sejam aconselhados a interromper o uso de ácido salicílico, de agentes anti-inflamatórios não esteroides e de inibidores plaquetários 10 a 14 dias antes da cirurgia para evitar a ocorrência de sangramento excessivo, o sangramento e o choque hemorrágico continuam sendo um risco. Visto que a próstata hiperplásica é muito vascularizada, o risco aumenta na HPB. Pode ocorrer sangramento desde o leito prostático. O sangramento também pode resultar na formação de coágulos, que, em seguida, causam obstrução do fluxo urinário. A drenagem normalmente começa com uma coloração rosa-avermelhada e, em seguida, fica mais clara até um tom rosa pálido 24 horas após a cirurgia. O sangramento vermelho-vivo com aumento da viscosidade e numerosos coágulos indica habitualmente a ocorrência de sangramento arterial. O sangue venoso parece mais escuro e menos viscoso. Em geral, a hemorragia arterial exige intervenção cirúrgica (p. ex., sutura ou coagulação transuretral dos vasos hemorrágicos), enquanto o sangramento venoso pode ser controlado pela aplicação de tração no cateter, de modo que o balão que mantém o cateter em posição exerça pressão na fossa prostática. O cirurgião aplica tração fixando firmemente o cateter na coxa do paciente se ocorrer hemorragia. Espera-se menor perda de sangue (150 mℓ) com a prostatectomia radical laparoscópica robótica assistida, em comparação com perda de 500 a 900 mℓ que pode ocorrer na prostatectomia aberta.

O manejo de enfermagem consiste em auxiliar na implantação das estratégias para interromper o sangramento e evitar ou reverter o choque hemorrágico. Se a perda de sangue for extensa, podem-se administrar líquidos e terapia com hemoderivados. Caso ocorra choque hemorrágico, são iniciados os tratamentos descritos no Capítulo 11.

As intervenções de enfermagem incluem monitoramento rigoroso dos sinais vitais; administração de medicamentos, líquidos IV e terapia com hemoderivados, conforme prescrição; manutenção de registro acurado do equilíbrio hídrico; e monitoramento cuidadoso da drenagem para assegurar um fluxo urinário adequado e a desobstrução do sistema de drenagem. O paciente que sofre hemorragia e a família frequentemente estão ansiosos e beneficiam-se das explicações e da tranquilização sobre o evento e os procedimentos que são realizados.

Infecção. Depois da prostatectomia perineal, o cirurgião troca habitualmente o curativo no primeiro dia do pós-operatório. As trocas posteriores podem ser da responsabilidade do enfermeiro no ambiente de internação ou do enfermeiro de cuidado domiciliar após a alta. Utiliza-se uma técnica asséptica cuidadosa, visto que o potencial de infecção é grande. Os curativos podem ser mantidos em posição por uma bandagem em "T" de extremidade dupla ou um suporte atlético acolchoado.

Deve-se evitar o uso de termômetros retais, sondas retais e enemas, dado o risco de lesão e de sangramento na fossa prostática. Após a remoção das suturas perineais, o períneo é limpo, conforme indicado. São também realizados banhos de assento para promover conforto e cicatrização.

As ITUs e a epididimite constituem possíveis complicações depois da prostatectomia. O paciente é avaliado quanto à ocorrência dessas; se presentes, o enfermeiro administra antibióticos, conforme prescrição. Como o risco de infecção continua após a alta do hospital, o paciente e a família precisam ser orientados a monitorar os sinais e sintomas de infecção (febre, calafrios, sudorese, mialgia, disúria, polaciúria e urgência). O paciente e a família são instruídos a entrar em contato com o urologista se esses sintomas aparecerem.

Tromboembolismo venoso. Os pacientes submetidos à prostatectomia correm risco de TEV, incluindo trombose venosa profunda e embolia pulmonar. Por conseguinte, o enfermeiro examina frequentemente o paciente depois da cirurgia à procura de manifestações de TEV. A deambulação pós-operatória precoce é essencial para reduzir o risco de TEV. O manejo clínico e o manejo de enfermagem do TEV são descritos no Capítulo 26. Além disso, se o paciente correr alto risco de formação de coágulos, poderão ser prescritas outras intervenções antitrombóticas (Klaassen, Wallis, Lavallée et al., 2020).

Problemas potenciais com o cateter. Depois de uma RTUP, o cateter precisa drenar adequadamente; a obstrução do cateter provoca distensão da cápsula prostática, com consequente hemorragia. Pode-se prescrever furosemida para promover a micção e iniciar a diurese pós-operatória, ajudando, assim, a manter o cateter desobstruído.

O enfermeiro observa a parte inferior do abdome para assegurar que o cateter não esteja obstruído. Uma tumefação distinta e arredondada acima do púbis constitui manifestação de distensão excessiva da bexiga. Se o enfermeiro assegurar que a bexiga do paciente está distendida, um *scanner* de bexiga portátil poderá ser utilizado para determinar se a retenção urinária é um problema (ver o Capítulo 47).

A bolsa de drenagem é monitorada quanto à presença de urina sanguinolenta, e os curativos e a incisão cirúrgica são examinados à procura de sangramento. A coloração da urina é cuidadosamente observada e documentada; qualquer alteração na coloração de rosada para âmbar indica redução do sangramento. A pressão arterial, o pulso e as respirações são monitorados e comparados com os sinais vitais pré-operatórios de referência, para detectar a ocorrência de hipotensão. O enfermeiro também observa o paciente quanto a inquietação, sudorese, palidez, qualquer queda da pressão arterial e aumento da frequência do pulso.

A drenagem da bexiga pode ser realizada por gravidade por meio de um sistema de drenagem estéril fechado. Um sistema de drenagem de três vias mostra-se útil para irrigar a bexiga e evitar a formação de coágulos (Figura 53.5). Pode-se utilizar uma irrigação contínua com a RTUP. Alguns urologistas deixam um cateter de demora fixado a um sistema de drenagem gravitacional. A irrigação suave do cateter pode ser prescrita para remover quaisquer coágulos que estejam causando obstrução.

Se o paciente se queixar de dor, o equipo será examinado. O sistema de drenagem é lavado com líquido de irrigação (habitualmente 50 mℓ), quando indicado e prescrito, para eliminar qualquer obstrução.

Para evitar a tração sobre a bexiga, o dreno (mas não o cateter) é fixado na face interna da coxa. Se um cateter de cistostomia estiver no lugar, ele é fixado no abdome. O enfermeiro explica a finalidade do cateter ao paciente e assegura que a urgência de urinar resulta da presença do cateter e não dos espasmos vesicais. O paciente é tranquilizado no sentido de que serão administrados medicamentos (anticolinérgicos) para controlar os seus espasmos vesicais. O paciente é advertido para não tracionar o cateter, visto que isso provoca sangramento e bloqueio subsequente do cateter, levando à retenção urinária.

Após a remoção do cateter (habitualmente quando a urina se torna clara), a urina pode vazar ao redor da ferida durante vários dias no paciente que foi submetido à cirurgia perineal, suprapúbica ou retropúbica. O tubo de cistostomia pode ser removido antes ou depois da remoção do cateter uretral. Pode ocorrer alguma incontinência urinária depois da remoção do cateter, e o paciente é informado de que isso tende a desaparecer com o passar do tempo.

Incontinência urinária. A incontinência urinária pós-operatória é uma complicação que pode ser reduzida por meio do uso de uma técnica cirúrgica denominada poupadora do ligamento puboprostático, ou por meio do uso de *sling* masculino (Tasso, Beels, Del Favero et al., 2020). Até mesmo sem essas técnicas, os procedimentos cirúrgicos atuais diminuíram a incidência de incontinência urinária após a cirurgia. Os fatores associados à continência pós-operatória incluem idade mais jovem, preservação de ambos os feixes neurovasculares, ausência de estenose anastomótica, eversão do colo da bexiga e volume prostático menor. O enfermeiro pode incentivar o paciente que apresenta incontinência a empreender os passos necessários para evitar a incontinência, melhorar a continência, prever o vazamento e lidar com a perda de controle completo (Remacle, 2019). A prevenção da incontinência envolve aumentar a frequência de micção, evitar posições que estimulem a necessidade de urinar e diminuir o consumo de líquidos antes das atividades. A promoção da continência envolve exercícios do assoalho pélvico (ver seção Orientação do paciente sobre autocuidados, adiante neste capítulo), *biofeedback* e estimulação elétrica. A precaução para o extravasamento pode exigir mudanças no estilo de vida, como usar absorventes e transportar roupas adicionais para evitar incontinência urinária. Isso pode melhorar a confiança quando o acesso ao banheiro for limitado. Ajuda também conhecer a localização dos banheiros públicos. O enfrentamento a longo prazo com ausência completa de controle pode envolver injeções de colágeno, implantes de esfíncteres artificiais, medicamentos e bolsas para pernas (Cheng et al., 2019; Remacle, 2019).

Disfunção sexual. Dependendo do tipo de cirurgia, o paciente pode apresentar disfunção sexual relacionada com disfunção erétil, disfunção da libido e fadiga. Esses problemas podem constituir uma preocupação para o paciente logo depois da cirurgia e durante semanas a meses de reabilitação. Na prostatectomia radical com preservação dos nervos, a probabilidade de recuperar a capacidade de ter ereções é maior para homens que sejam mais jovens e homens nos quais tenham sido preservados ambos os feixes neurovasculares. A diminuição da libido está habitualmente relacionada com o impacto

> **Alerta de enfermagem: Qualidade e segurança**
>
> A quantidade de líquido recuperado na bolsa de drenagem deve ser igual à quantidade de líquido instilado. Deve-se evitar a distensão excessiva da bexiga, visto que pode induzir hemorragia secundária ao distender os vasos sanguíneos coagulados na cápsula prostática.

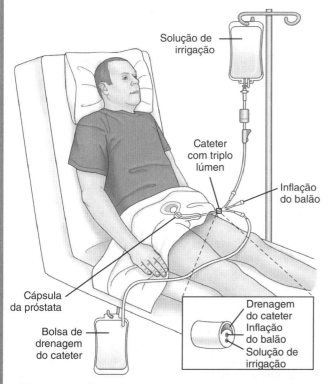

Figura 53.5 • Sistema de três vias para a irrigação da bexiga.

da cirurgia sobre o corpo. A garantia de que o nível habitual de libido retornará após a recuperação da cirurgia é frequentemente útil para paciente e parceira(o) sexual. O paciente deve estar ciente de que, durante a reabilitação da cirurgia, ele pode sentir fadiga, a qual também pode diminuir a libido e alterar seu prazer nas atividades habituais.

Diversas opções para restaurar a função erétil são discutidas pelo cirurgião ou pelo urologista com o paciente. Essas opções podem incluir medicamentos, implantes cirurgicamente colocados ou dispositivos de pressão negativa. Os inibidores da PDE-5 (ver Tabela 53.3) podem ser efetivos para o tratamento da disfunção erétil em homens após prostatectomia radical, particularmente se houver preservação dos feixes neurovasculares. Além disso, podem melhorar a função erétil em homens com disfunção erétil parcial ou moderada após a radioterapia para o câncer de próstata localizado.

As intervenções de enfermagem incluem a avaliação da disfunção sexual depois da cirurgia. É importante proporcionar um ambiente privativo e confidencial para discutir as questões de sexualidade. Os desafios emocionais da cirurgia de próstata e suas consequências precisam ser cuidadosamente explorados com o paciente e parceira(o) sexual. Pode ser muito benéfico fornecer ao paciente a oportunidade de discutir essas questões. Para pacientes com significativa dificuldade para se ajustar à disfunção sexual, pode-se indicar o encaminhamento a um terapeuta sexual.

Promoção de cuidados domiciliar, comunitário e de transição

Orientação do paciente sobre autocuidados. A duração da internação do paciente que se submete à prostatectomia depende da abordagem cirúrgica utilizada e varia de 1 a 2 dias para a prostatectomia laparoscópica robótica assistida até 3 a 5 dias para a prostatectomia aberta. O paciente e a família necessitam de orientação e demonstração sobre como controlar o sistema de drenagem, avaliar a ocorrência de complicações e promover a recuperação. O enfermeiro fornece orientações verbais e por escrito sobre a necessidade de manter o sistema de drenagem e sobre o monitoramento do débito urinário, cuidado da ferida e estratégias para evitar complicações, como infecção, sangramento e trombose. Além disso, o paciente e a família precisam conhecer os sinais e sintomas que devem ser relatados ao médico (p. ex., presença de sangue na urina, diminuição do débito urinário, febre, alteração na drenagem da ferida, hipersensibilidade na panturrilha).

À medida que o paciente se recupera e os drenos são removidos, ele pode ficar desestimulado e deprimido pelo fato de não conseguir readquirir imediatamente o controle da bexiga. Além disso, podem ocorrer polaciúria e sensação de ardência após a retirada do cateter. A orientação do paciente sobre os seguintes exercícios pode ajudá-lo a recuperar o controle urinário:

- Tensionar os músculos perineais pressionando as nádegas entre si; manter essa posição e, em seguida, relaxar. Esse exercício pode ser realizado de 10 a 20 vezes a cada hora, enquanto estiver sentado ou em pé (Brant, 2019).
- Tentar interromper o jato urinário após iniciar a micção. Aguardar alguns segundos e, em seguida, continuar a urinar.

Os exercícios perineais devem prosseguir até que o paciente recupere o controle urinário total. O paciente é instruído a urinar tão logo sinta a primeira necessidade de fazê-lo. É importante que o paciente saiba que a recuperação do controle urinário é um processo gradual; ele pode continuar a apresentar "gotejamento" após receber alta do hospital; todavia, esse gotejamento diminui gradualmente (em geral, em 1 ano). A urina pode permanecer turva por várias semanas depois da cirurgia, porém deve ficar clara à medida que ocorre cicatrização da área da próstata.

Enquanto a fossa prostática cicatriza (6 a 8 semanas), o paciente deve evitar atividades que produzam os efeitos de Valsalva (esforço para defecar, levantar peso), visto que elas podem aumentar a pressão venosa e provocar hematúria. Deve evitar viagens longas de carro e exercícios extenuantes, visto que eles aumentam a tendência ao sangramento. Além disso, deve saber que os alimentos condimentados, o álcool e o café podem causar desconforto vesical. O paciente deve ser aconselhado a consumir líquidos em quantidades suficientes para evitar a desidratação, que aumenta a tendência à formação de um coágulo sanguíneo, com obstrução do fluxo urinário. Os sinais de complicação, como sangramento, eliminação de coágulos sanguíneos, diminuição do jato urinário, retenção urinária ou sintomas de ITU, devem ser relatados ao médico (Boxe 53.5). Os pacientes que foram submetidos à prostatectomia robótica assistida frequentemente conseguem retornar às suas atividades habituais em cerca de 7 a 10 dias (Cheng et al., 2019).

Cuidados contínuos e de transição. O encaminhamento para cuidado domiciliar, comunitário ou de transição pode ser indicado se o paciente for idoso ou se tiver outros problemas de saúde, se o paciente e a família não conseguirem realizar o cuidado em casa, ou se o paciente viver sozinho, sem nenhum apoio disponível. O enfermeiro, ao fazer uma visita domiciliar, avalia o cuidado físico do paciente (estados cardiovascular e respiratório, estado hídrico e nutricional, desobstrução do sistema de drenagem urinária, estado nutricional e da ferida) e realiza os cuidados com o cateter e a ferida, quando indicado. O enfermeiro reforça a educação anterior, avalia a capacidade do paciente e da família de manejar os cuidados necessários e encoraja o paciente a deambular e a realizar os exercícios perineais conforme prescrito. Pode ser necessário lembrar ao paciente que a recuperação do controle vesical pode levar tempo.

O paciente é lembrado da razão da triagem de saúde rotineira e de outras atividades de promoção da saúde. Quando a prostatectomia tiver sido realizada para o tratamento de câncer de próstata, o paciente e a família também são instruídos sobre o motivo do acompanhamento e do monitoramento com o médico.

Reavaliação

Entre os resultados pré-operatórios esperados, estão:
1. O paciente mostra redução da ansiedade.
2. O paciente declara redução da dor e do desconforto.
3. O paciente mostra entendimento do procedimento cirúrgico e da evolução pós-operatória e pratica os exercícios da musculatura perineal e outras técnicas úteis para facilitar o controle vesical.

Entre os resultados pós-operatórios esperados, podem-se incluir os seguintes:
1. O paciente relata alívio do desconforto.
2. O paciente apresenta equilíbrio hidreletrolítico.
   a. O líquido de irrigação e o débito urinário estão dentro dos parâmetros determinados pelo cirurgião.
   b. Não há sinal ou sintoma de retenção hídrica.
3. O paciente participa das medidas de autocuidado.
   a. Aumenta diariamente a atividade e a deambulação.

Boxe 53.5 — LISTA DE VERIFICAÇÃO DO CUIDADO DOMICILIAR
Cuidado pós-prostatectomia

Ao concluírem as orientações, o paciente e/ou o cuidador serão capazes de:

- Nomear o procedimento realizado e identificar quaisquer mudanças permanentes na estrutura ou função anatômica, bem como as alterações nas AVDs, nas AIVDs, nos papéis, nos relacionamentos e na espiritualidade
- Localizar a lista de nomes e números de telefone da equipe multiprofissional envolvida no tratamento (p. ex., profissionais de saúde, enfermeiro de cuidado domiciliar, fornecedor de cateter urinário/curativos)
- Identificar os equipamentos necessários e como obter medicamentos e material médico-hospitalar para realizar trocas de curativos, cuidados de feridas e outros regimes prescritos
- Descrever o esquema terapêutico pós-operatório em curso, incluindo dieta e atividades a serem realizadas (p. ex., aumento nas atividades e deambulação, exercícios perineais) e limitadas ou evitadas (p. ex., levantar peso, dirigir automóveis, esportes de contato)
    - Descrever as medidas para aliviar a dor e o desconforto no pós-operatório (p. ex., administrar analgésicos conforme prescrito; usar intervenções não farmacológicas)
    - Demonstrar o cuidado apropriado com o cateter urinário e o recipiente de coleta
    - Demonstrar o cuidado apropriado com a ferida e a troca de curativo
- Quando apropriado, demonstrar a realização dos exercícios da musculatura perineal para facilitar o controle vesical
- Indicar o nome, a dose, os efeitos colaterais, a frequência e o horário de uso de todos os medicamentos
- Identificar os sinais e sintomas de complicações que devem ser relatados ao cirurgião (p. ex., diminuição do débito, sangue ou coágulos na urina ou no sistema de drenagem de urina, alterações na drenagem da ferida, febre ou sintomas de infecções do trato urinário, sensibilidade na panturrilha)
- Explicar o plano de tratamento e a importância dos cuidados de acompanhamento para todos os profissionais de saúde
- Determinar a hora e a data das consultas de acompanhamento, da terapia e dos exames
- Identificar os recursos da comunidade para apoiar colegas e cuidadores/familiares:
    - Identificar fontes de apoio social (p. ex., amigos, parentes, comunidade de fé)
    - Identificar informações de contato de serviços de apoio para pacientes com câncer e seus cuidadores/familiares
- Identificar a necessidade de promoção da saúde, prevenção de doenças e atividades de triagem.

AIVDs: atividades instrumentais da vida diária; AVDs: atividades da vida diária.

---

b. Produz débito urinário dentro da faixa normal e compatível com o aporte.
c. Realiza os exercícios perineais e interrompe o jato urinário para promover o controle vesical.
d. Evita fazer esforço e levantar objetos pesados.
4. O paciente não apresenta nenhuma complicação.
   a. Mantém os sinais vitais dentro dos limites da normalidade.
   b. Exibe cicatrização da ferida, sem sinal algum de inflamação ou hemorragia.
   c. Mantém um nível aceitável de eliminação urinária.
   d. Mantém drenagem ótima do cateter e de outros drenos.
   e. Relata entendimento das alterações no desempenho sexual.

DISTÚRBIOS QUE AFETAM OS TESTÍCULOS E AS ESTRUTURAS ADJACENTES

ORQUITE

A **orquite** é uma inflamação aguda de um ou de ambos os testículos como complicação de infecção sistêmica ou como extensão de uma epididimite associada causada por microrganismos, como bactérias, vírus, espiroquetas ou parasitos. Os microrganismos podem alcançar os testículos através do sangue, do sistema linfático ou, mais comumente, de seu trajeto pela uretra, ducto deferente e epidídimo; em geral, as bactérias disseminam-se de uma epididimite associada em homens sexualmente ativos. A maioria dos casos é causada por caxumba (vírus), mas existem outros agentes causais como *Neisseria gonorrhoeae*, *Chlamydia trachomatis*, *E. coli*, *Klebsiella*, *Pseudomonas aeruginosa*, *Staphylococcus* spp. e *Streptococcus* spp. (Norris, 2019).

Os sinais e os sintomas da orquite consistem em febre; dor, que pode variar de leve a intensa; hipersensibilidade em um ou em ambos os testículos; edema testicular unilateral ou bilateral; secreção peniana; presença de sangue no sêmen; e leucocitose.

O tratamento da orquite baseia-se no tipo de microrganismo etiológico, isto é, bacteriano ou viral. A orquite bacteriana é tratada com antibióticos e medidas de conforto de apoio. Se a causa da orquite for uma IST, a(o) parceira(o) também deve ser tratada(o). A orquite viral deve ser tratada por meio de medidas de apoio, como repouso, elevação do escroto, compressas de gelo para reduzir o edema escrotal, agentes analgésicos e medicamentos anti-inflamatórios. A orquite bilateral pode causar esterilidade em alguns homens. Recomenda-se a vacinação contra caxumba para homens que não tiveram caxumba ou que receberam vacinação inadequada na infância. A orquite desenvolve-se em cerca de 30% dos homens pós-puberais com caxumba em 4 a 6 dias após o início da parotidite, e um terço dos homens apresenta perda irreversível da espermatogênese (Norris, 2019).

EPIDIDIMITE

A **epididimite** é uma infecção do epidídimo, que habitualmente se dissemina desde a uretra, a bexiga ou a próstata infectadas. A incidência é inferior a 1 em cada 1.000 homens por ano. A prevalência é maior nos homens de 19 a 35 anos. A epididimite aguda é bilateral em 5 a 10% dos pacientes acometidos (Cheng et al., 2019). Os fatores de risco para a epididimite incluem cirurgia recente ou procedimento envolvendo o sistema urinário, participação em práticas sexuais de alto risco, história pessoal de IST, infecções da próstata ou ITU pregressas, ausência de circuncisão, história de próstata aumentada e presença de cateter urinário de demora crônico.

Fisiopatologia

Pode-se identificar um agente etiológico em 80% dos pacientes. Nos homens pré-puberais, idosos e *gays*, o microrganismo etiológico predominante é *E. coli*, embora, nos homens idosos, a condição também possa resultar de obstrução urinária. Em homens sexualmente ativos de 35 anos ou menos, os patógenos estão habitualmente relacionados com bactérias associadas a ISTs (p. ex., *C. trachomatis, N. gonorrhoeae*). A infecção segue uma direção ascendente, através da uretra e do ducto ejaculatório, e, em seguida, ao longo do ducto deferente até o epidídimo (Teelin, Babu & Urban, 2019).

Manifestações clínicas

Com frequência, a epididimite desenvolve-se lentamente no decorrer de 1 a 2 dias, começando com febre baixa, calafrios e sensação de peso no testículo afetado. O testículo torna-se progressivamente mais hipersensível à pressão e à tração. O paciente pode relatar dor unilateral, dolorimento no canal inguinal ao longo do trajeto do ducto deferente, bem como dor e edema na bolsa escrotal e na virilha. O epidídimo torna-se cada vez mais edemaciado, com dor extrema na parte inferior do abdome e pelve. Em certas ocasiões, pode haver secreção da uretra, presença de sangue no sêmen, piúria e bacteriúria (pus e bactérias na urina), e dor durante a relação sexual e a ejaculação. O paciente pode relatar polaciúria, urgência ou disúria e dor testicular, que é agravada pela evacuação intestinal.

Avaliação e achados diagnósticos

Os exames laboratoriais incluem exame de urina, hemograma completo, coloração de Gram da drenagem uretral, cultura uretral ou sondas de ácido desoxirribonucleico (DNA) e encaminhamento para exames de sífilis e HIV em pacientes sexualmente ativos. A dor testicular aguda nunca deve ser ignorada e deve ser diferenciada da torção testicular, que é uma emergência cirúrgica.

Manejo clínico

A escolha de um antibiótico depende do microrganismo etiológico; se a epididimite estiver associada a uma IST, a(o) parceira(o) também deve receber terapia antimicrobiana. O cordão espermático pode ser infiltrado com um agente anestésico local para aliviar a dor se o paciente for examinado nas primeiras 24 horas após o início da dor. As intervenções de apoio também incluem redução da atividade física, suporte e elevação do escroto, bolsas de gelo, agentes anti-inflamatórios, analgésicos (incluindo bloqueio nervoso) e banhos de assento. Deve-se evitar a instrumentação uretral (p. ex., inserção de cateter). O paciente também é observado quanto à formação de abscesso escrotal.

Na epididimite crônica, prescreve-se um ciclo de 4 a 6 semanas de antibioticoterapia para os patógenos bacterianos. Pode-se realizar uma epididimectomia (excisão do epidídimo do testículo) para pacientes com episódios recorrentes, refratários e incapacitantes dessa infecção. Na epididimite de longa duração, a passagem dos espermatozoides pode ficar obstruída. Se a obstrução for bilateral, pode resultar em infertilidade.

Manejo de enfermagem

Prescreve-se repouso no leito, e o escroto é elevado com um suspensório escrotal ou toalha dobrada para evitar a tração sobre o cordão espermático, promover a drenagem venosa e aliviar a dor. São administrados agentes antimicrobianos, conforme prescrição, até o desaparecimento da inflamação aguda. As compressas frias intermitentes aplicadas ao escroto podem ajudar a aliviar a dor. Posteriormente, o calor local ou os banhos de assento podem ajudar a resolver a inflamação. São administrados medicamentos analgésicos para o alívio da dor, conforme prescrição.

O enfermeiro fornece instruções ao paciente no sentido de evitar o esforço para a defecação, o levantamento de pesos e a estimulação até que a infecção esteja sob controle. O paciente deve continuar utilizando agentes analgésicos e antibióticos, conforme prescrição, e usar compressas frias, quando necessário, para aliviar o desconforto. Ele precisa saber que podem ser necessárias 4 semanas ou mais para a resolução da inflamação.

TORÇÃO DO TESTÍCULO

A torção testicular é uma emergência cirúrgica que exige diagnóstico imediato para evitar a perda do testículo. A torção do testículo consiste em sua rotação, o que dobra os vasos sanguíneos no cordão espermático e, por conseguinte, impede o suprimento arterial e venoso para o testículo e as estruturas adjacentes no escroto. O paciente manifesta dor súbita no testículo, que surge no decorrer de 1 a 2 horas, com ou sem evento predisponente. Podem ocorrer náuseas, tonturas e edema do escroto. Ao exame físico, pode haver hipersensibilidade testicular, elevação do testículo, espessamento do cordão espermático e escroto doloroso e edemaciado. Quando a torção não pode ser reduzida manualmente, o cirurgião corrige o cordão espermático e fixa ambos os testículos em sua posição correta, a fim de evitar a ocorrência de recidiva em 6 horas após o início dos sintomas, para salvar o testículo (Norris, 2019). Depois de 6 horas de comprometimento do suprimento sanguíneo, o risco de perda do testículo aumenta.

CÂNCER DE TESTÍCULO

Embora responda por apenas cerca de 1% de todos os cânceres nos homens, o câncer de testículo é o câncer mais comum diagnosticado em homens na faixa etária entre 15 e 35 anos. Nos EUA, aproximadamente 9.610 novos casos e 440 mortes ocorrem a cada ano (ACS, 2020).[3] Trata-se da segunda neoplasia maligna mais comum em indivíduos de 35 a 39 anos. Por motivos desconhecidos, a incidência mundial de tumores testiculares teve um aumento acima do dobro nos últimos 40 anos. Dados os avanços na terapia do câncer, o câncer de testículo é um tipo altamente tratável e, em geral, passível de cura. A taxa de sobrevida relativa de 5 anos para todos os cânceres de testículo é de mais de 95% e aproxima-se de 99% quando o câncer não se dissemina para fora dos testículos (ACS, 2020). Após o tratamento, a maioria dos pacientes com câncer de testículo apresenta uma expectativa de vida quase normal.

Classificação dos tumores de testículo

Os testículos contêm vários tipos de células, e cada uma delas pode transformar-se em um ou mais tipos de câncer. O tipo de célula cancerosa determina o tratamento apropriado e afeta o prognóstico. O câncer de testículo é classificado em germinativo ou não germinativo (o estroma). Além disso, podem ocorrer cânceres testiculares secundários.

---

[3] N.R.T.: No Brasil, segundo o Instituto Nacional de Câncer (INCA) do Ministério da Saúde (MS), o tumor de testículo corresponde a 5% do total de casos de câncer entre os homens, tendo causado 285 mortes em 2010. (http://www2.inca.gov.br/wps/wcm/connect/tiposdecancer/site/home/testiculo)

Tumores germinativos

Os tumores germinativos compreendem cerca de 90% de todos os cânceres de testículo; os tumores germinativos são ainda classificados em seminomas ou não seminomas. Esses cânceres desenvolvem-se de células germinativas que produzem os espermatozoides, daí a denominação de *tumores germinativos*. Os seminomas são formas de câncer de testículo de crescimento lento, que são habitualmente encontrados em homens na terceira e quarta décadas de vida (ACS, 2020; NCCN, 2020c). Embora os seminomas possam se disseminar para os linfonodos, o câncer é habitualmente localizado nos testículos. Os tumores não seminomas são mais comuns e tendem a crescer mais rapidamente que os seminomas. Os não seminomas são frequentemente compostos de tipos celulares diferentes e são identificados de acordo com as células que começam a crescer. Os cânceres de testículo não seminomas incluem os coriocarcinomas (raros), os carcinomas embrionários, os teratomas e os tumores do saco vitelino. É fundamental diferenciar os tumores seminomas dos não seminomas, visto que as diferenças afetam o prognóstico e o tratamento.

Tumores não germinativos

Os tumores não germinativos são responsáveis por menos de 10% dos cânceres testiculares. Esses cânceres podem desenvolver-se nos tecidos de sustentação ou produtores de hormônio ou estroma dos testículos. Os dois tipos principais de tumores do estroma são os das células de Leydig e os das células de Sertoli. Embora esses tumores raramente sofram disseminação além do testículo, um pequeno número metastatiza e tende a ser resistente à quimioterapia e à radioterapia.

Tumores testiculares secundários

Os tumores testiculares secundários são aqueles que metastatizaram para o testículo partindo de outros órgãos. O linfoma constitui a causa mais comum de câncer testicular secundário. Os cânceres também podem se disseminar para os testículos vindo da próstata, do pulmão, da pele (melanoma), do rim e de outros órgãos. O prognóstico desses cânceres é habitualmente sombrio, visto que esses geralmente se disseminam também para outros órgãos. O tratamento depende do tipo específico de câncer (ACS, 2020).

Fatores de risco

Os fatores de risco para o câncer de testículo incluem criptorquidismo (testículos não descidos), história de antecedentes familiares de câncer de testículo e história pessoal de câncer testicular (ACS, 2020). Outros fatores de risco incluem a raça e a etnicidade: os homens brancos norte-americanos apresentam 5 vezes mais risco que os afrodescendentes e um risco 2 a 3 vezes maior que os homens norte-americanos de origem asiática, nativos e hispânicos. O risco de desenvolver câncer de testículo é maior nos homens HIV-positivos (ACS, 2020). Os riscos ocupacionais, incluindo a exposição a substâncias químicas encontradas na mineração, a produção de óleo e gás e o processamento do couro, foram sugeridos como possíveis fatores de risco. Nenhuma evidência estabeleceu qualquer ligação do câncer de testículo com a exposição pré-natal ao dietilestilbestrol ou com a vasectomia (ACS, 2020).

Manifestações clínicas

Os sintomas aparecem gradualmente, com massa ou nódulo no testículo, e, em geral, aumento indolor do testículo. O paciente pode relatar a sensação de peso no escroto, na área inguinal ou na parte inferior do abdome. A lombalgia (causada pela extensão para os linfonodos retroperitoneais), a dor abdominal, a perda de peso e a fraqueza generalizada podem resultar de metástases. O aumento do testículo sem dor constitui um achado diagnóstico significativo. Alguns tumores testiculares tendem a metastatizar precocemente, disseminando-se do testículo para os linfonodos no retroperitônio e para os pulmões.

Avaliação e achados diagnósticos

A orientação a homens jovens sobre o câncer de testículo e a necessidade de avaliação urgente de qualquer massa ou aumento ou dor inexplicada do testículo é fundamental para a detecção precoce (Li, Lu, Wang et al., 2020). As orientações sobre o autoexame dos testículos (AET), que deve começar na adolescência, alertam os homens sobre a razão de procurar assistência médica se um dos testículos ficar endurecido, aumentado, atrofiado, nodular ou doloroso (Boxe 53.6). O AET deve ser realizado mensalmente. Em geral, os cânceres de testículo crescem rapidamente, e sua detecção é fácil contra uma textura geralmente lisa e homogênea. O exame anual dos testículos por um médico pode revelar sinais e levar a diagnóstico e tratamento precoces do câncer de testículo. A promoção da conscientização dessa doença constitui importante intervenção de promoção da saúde; os homens devem procurar avaliação médica para sinais e sintomas de câncer de testículo sem demora (Li et al., 2020; Ustundag, 2019). Ver Perfil de pesquisa de enfermagem no Boxe 53.7. Qualquer massa testicular suspeita exige avaliação imediata com anamnese completa e exame físico, concentrando-se na palpação do testículo afetado.

Os marcadores tumorais, a alfafetoproteína (AFP) e a beta-gonadotropina coriônica humana (beta-hCG), podem estar elevados em pacientes com câncer de testículo. Os níveis sanguíneos dos marcadores tumorais são utilizados para o diagnóstico, o estadiamento e o monitoramento da resposta ao tratamento. O exame bioquímico do sangue, incluindo a desidrogenase láctica, também é necessário.

É necessária a realização de radiografia de tórax para avaliação de metástases para os pulmões e de ultrassonografia transescrotal do testículo. A análise microscópica do tecido constitui o único método definitivo para estabelecer a presença de câncer; todavia, é habitualmente realizada no momento da cirurgia, e não como parte da investigação diagnóstica, a fim de reduzir o risco de promover a disseminação do câncer (ACS, 2020). A orquiectomia inguinal constitui o método padrão para o estabelecimento do diagnóstico do câncer de testículo. Outros exames para estadiamento, com o objetivo de determinar a extensão da doença no retroperitônio, na pelve e no tórax, incluem TC de abdome/pelve e TC de tórax (se a TC do abdome ou a radiografia de tórax forem anormais). Uma RM do cérebro e uma cintigrafia óssea podem ser obtidas, quando indicado (NCCN, 2020c). A discussão quanto à opção de preservação do esperma em banco de sêmen deve ser feita antes da orquiectomia e do tratamento.

Manejo clínico

O câncer de testículo – um dos tumores sólidos mais curáveis – é altamente responsivo ao tratamento. A doença de estágio inicial é curável em mais de 95% dos casos; por conseguinte, o diagnóstico e o tratamento imediatos são essenciais. As diretrizes de consenso da NCCN para o câncer de testículo são utilizadas para orientar a investigação diagnóstica, o tratamento primário, o acompanhamento e a terapia de recuperação (tratamento

Boxe 53.6 ORIENTAÇÕES AO PACIENTE
Autoexame dos testículos

O autoexame dos testículos deve ser realizado 1 vez por mês. O exame não é difícil, nem consome tempo. Em geral, um horário conveniente é após um banho de banheira ou de chuveiro quente, quando o escroto está mais relaxado.

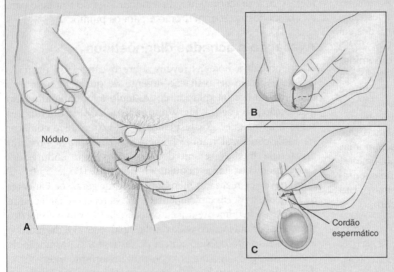

O enfermeiro instrui o paciente a:

1. Utilizar ambas as mãos para palpar o testículo. O testículo normal é liso e de consistência uniforme.
2. Com os dedos indicador e médio debaixo do testículo e com o polegar por cima, rolar suavemente o testículo no plano horizontal entre o polegar e os dedos (**A**).
3. Palpar para sentir qualquer sinal de um pequeno nódulo ou anormalidade.
4. Realizar o mesmo procedimento e palpar para cima ao longo do testículo (**B**).
5. Localizar e palpar o epidídimo (**C**), uma estrutura semelhante a um cordão no ápice e atrás do testículo, que armazena e transporta os espermatozoides. Além disso, localizar e palpar o cordão espermático.
6. Repetir o exame para o outro testículo, epidídimo e cordão espermático. É normal encontrar um testículo maior que o outro.
7. Se encontrar algum sinal de nódulo pequeno, semelhante a uma ervilha, ou se o testículo estiver aumentado (possivelmente em virtude de uma infecção ou tumor) consultar seu médico.

Adaptado de Weber, J. R. & Kelley, J. H. (2018). *Health assessment in nursing.* (6th ed.). Philadelphia, PA: Lippincott Williams & Wilkins.

Boxe 53.7 PERFIL DE PESQUISA DE ENFERMAGEM
Conhecimento do autoexame dos testículos

Ustundag, H. (2019). Assessment of the testicular self-examination knowledge and Health Belief Model of health sciences students. *International Journal of Caring Sciences*, 12(2), 972-978.

Finalidade

A detecção precoce do câncer testicular é possível se os homens realizarem mensalmente autoexame dos testículos. Todavia, muitos homens não estão cientes dos benefícios do autoexame dos testículos. O propósito desse estudo foi descrever o conhecimento de estudantes (homens jovens) de ciências da saúde sobre câncer testicular e a prática de autoexame dos testículos, juntamente com suas crenças pessoais sobre saúde.

Metodologia

Esse estudo de pesquisa descritiva foi realizado em uma universidade estadual na Turquia. Havia 372 estudantes do sexo masculino que tiveram a oportunidade de participar e 262 deles (70%) completaram o formulário de dados demográficos e a versão turca da Champion Health Belief Model Scale. Essa escala contém cinco subescalas: (1) sensibilidade, a percepção do indivíduo de riscos pessoais ou resposta emocional a uma doença ou a um problema de saúde; (2) cuidado/seriedade, a visão de um indivíduo da seriedade dos desfechos da doença; (3) benefícios, a crença de um indivíduo no benefício de um comportamento protetor na prevenção de uma doença ou na redução da gravidade dos sintomas se ela ocorrer; (4) barreiras percebidas na instituição de novos comportamentos e adaptação a novas situações; (5) autoeficácia/confiança, a crença de um indivíduo na sua capacidade de empreender a nova atividade. Cada subescala tem seus próprios escores mínimos e máximos e um escore separado é determinado para cada uma das cinco subescalas. Não existe um escore total calculado. Foi realizada análise estatística usando elementos descritivos simples, como frequência, porcentagem, escores médios e testes não paramétricos (teste de Kruskal-Wallis e teste U de Mann-Whitney).

Achados

Os participantes do estudo tinham 18 a 27 anos, com aproximadamente 60% dos participantes na faixa de 18 a 21 anos. A maioria dos participantes (40%, *n* = 104) estava no segundo ano da universidade. Todos os participantes indicaram que tinham conhecimentos sobre câncer testicular e 42% (*n* = 109) revelaram que seus conhecimentos foram obtidos na internet ou na mídia social. Sete por cento da amostra (*n* = 18) reconheceram que já haviam apresentado um distúrbio testicular. Sobre seus históricos familiares, 93% (*n* = 244) dos participantes declararam que não tinham parentes com distúrbios ou condições testiculares. Dos participantes, 225 (86%) não tinham experiência na realização do autoexame. O motivo mais comum para a não realização do autoexame dos testículos foi que 74% (*n* = 195) não levaram a sério os motivos para realizar o autoexame. A Champion Health Beliefs Model Scale identificou que a subescala cuidado/seriedade tinha o escore mais elevado e que os benefícios percebidos da realização do autoexame tinham o menor escore.

Implicações para a enfermagem

O estudo confirmou que homens jovens não têm conhecimento sobre câncer testicular e não têm experiência na realização do autoexame dos testículos. É importante que enfermeiros e outros profissionais de saúde abordem a necessidade do paciente de conhecimento e orientação prática sobre a realização do autoexame dos testículos. Ênfase precisa ser colocada no fato de que o autoexame dos testículos é uma estratégia significativa de redução de risco de câncer testicular. O rastreamento de câncer testicular é um assunto que precisa ser abordado pelos profissionais de saúde, além de ser incluído no currículo dos programas das ciências da saúde e de outros programas educacionais. Discussões frequentes e material sobre rastreamento testicular precisam ser disponibilizados para todos os homens.

administrado quando o câncer não responde ao tratamento convencional) tanto para os seminomas quanto para os não seminomas (NCCN, 2020c). As metas do manejo consistem em erradicar a doença e obter a cura. A terapia baseia-se no tipo celular, no estágio da doença e em tabelas de classificação do risco (ou seja, risco bom, intermediário e alto). O tratamento primário consiste na remoção do testículo afetado por orquiectomia por meio de uma incisão inguinal com ligadura alta do cordão espermático. Oferece-se ao paciente a opção de implantação de prótese testicular durante a orquiectomia. Embora a maioria dos pacientes não manifeste comprometimento da função endócrina após orquiectomia unilateral para o câncer de testículo, alguns exibem níveis hormonais diminuídos, sugerindo que o testículo não afetado não está funcionando normalmente. A dissecção dos linfonodos retroperitoneais pode ser realizada após orquiectomia para diagnosticar e evitar disseminação linfática do câncer. As alternativas para a dissecção dos linfonodos retroperitoneais aberta mais invasiva para o câncer de testículo de células germinativas no estágio inicial incluem a dissecção dos linfonodos retroperitoneais laparoscópica com preservação dos nervos, que melhora o desempenho sexual e promove rápida recuperação (Mano, Di Natale & Sheinfeld, 2019). Embora a libido e o orgasmo não sejam habitualmente comprometidos depois da dissecção dos linfonodos retroperitoneais, pode-se observar o desenvolvimento de disfunção ejaculatória com consequente infertilidade. Dois terços dos homens com diagnóstico recente de câncer testicular podem estar considerando uma futura paternidade, porém a qualidade dos espermatozoides apresenta-se reduzida nos homens com câncer de testículo; por esse motivo, pode-se considerar a preservação do esperma em banco de sêmen antes do tratamento (Mano et al., 2019). Entre os pacientes, 50% não recuperam a fertilidade em consequência de radioterapia, terapia citotóxica, excisão unilateral de um testículo e dissecção dos linfonodos retroperitoneais. O aconselhamento sobre as questões de fertilidade pode ajudar o paciente a fazer escolhas apropriadas (Halpern, Brannigan & Schlegel, 2019).

A radioterapia é mais efetiva para os seminomas que para os não seminomas. No período pós-operatório, a radioterapia pode ser utilizada nos seminomas de estágio inicial. É administrada apenas do lado afetado; para preservar a fertilidade, o outro testículo é protegido da radiação, a qual também é usada em pacientes cuja doença não responde à quimioterapia e naqueles para os quais não se recomenda a cirurgia dos linfonodos.

A quimioterapia pode ser utilizada para os seminomas, os não seminomas e o câncer metastático avançado. A cisplatina pode ser administrada em combinação com outros agentes quimioterápicos, como etoposídeo, bleomicina, paclitaxel, ifosfamida e vimblastina, resultando em elevado percentual de remissões completas. Para os não seminomas, a terapia padrão consiste na ressecção cirúrgica agressiva de todas as massas residuais após a quimioterapia. Além disso, podem ser obtidos bons resultados pela combinação de diferentes tipos de tratamento, incluindo cirurgia, radioterapia e quimioterapia. Mesmo no caso do câncer de testículo metastático, o prognóstico é favorável, dados os avanços no tratamento. Entretanto, para os pacientes que não respondem à quimioterapia de recuperação em altas doses, o câncer é quase sempre incurável.

O paciente com história de tumor testicular apresenta maior probabilidade de desenvolver tumores subsequentes. Na atualidade, a recidiva tardia do tumor de testículo é definida como a recorrência do tumor em mais de 2 anos após remissão completa com tratamento primário, que incluiu quimioterapia.

O local mais comum de recidiva é o retroperitônio. Os exames de acompanhamento incluem radiografias de tórax, urografia excretora, radioimunoensaio dos níveis de beta-hCG e AFP e exame dos linfonodos.

Os efeitos colaterais a longo prazo associados ao tratamento do câncer de testículo consistem em insuficiência renal causada por lesão dos rins, problemas auditivos, lesão gonádica, neuropatia periférica e, raramente, cânceres secundários. O manejo de um paciente com carcinoma testicular consiste em terapia direcionada para a cura, seguida de monitoramento rigoroso para detectar e tratar imediatamente quaisquer recidivas (NCCN, 2020c). Há pesquisas em andamento sobre novos medicamentos, combinações de agentes quimioterápicos e transplante de células-tronco.

Manejo de enfermagem

O manejo de enfermagem inclui a avaliação do estado físico e psicológico do paciente e o monitoramento do paciente quanto a resposta e possíveis efeitos da cirurgia, quimioterapia e radioterapia (ver Capítulo 12). Os cuidados pré e pós-operatórios são descritos nos Capítulos 14 e 16, respectivamente. Além disso, como o paciente pode ter dificuldade em lidar com essa condição, devem-se abordar as questões relacionadas com a imagem corporal e com a sexualidade.

Pode ser necessário que o paciente tenha de suportar um longo ciclo de terapia; por esse motivo, ele necessitará de incentivo para manter uma atitude positiva. Após concluir o tratamento, os pacientes passam por um período de acompanhamento com vigilância. Enfermeiros educam os sobreviventes do câncer a respeito da importância de comparecer aos agendamentos do acompanhamento para a detecção precoce de recidivas do câncer (que ocorrem com mais frequência dentro de 2 anos após o tratamento) e para avaliação dos efeitos tardios do tratamento (incluindo cânceres secundários). Preocupações adicionais incluem infertilidade, cardiotoxicidade, neurotoxicidade, nefrotoxicidade, toxicidade pulmonar e síndrome metabólica; e alterações na qualidade de vida (Brant, 2019). O enfermeiro avalia cuidadosamente os aspectos culturais dos cuidados relacionados ao câncer testicular e ao seu tratamento. O enfermeiro lembra ao paciente sobre a razão de realizar o AET no testículo tratado ou remanescente. O paciente é incentivado a seguir comportamentos saudáveis, incluindo suspensão do tabagismo, alimentação saudável, redução ao mínimo no consumo de bebidas alcoólicas e atividades de triagem do câncer. A maior parte dos especialistas concorda que os casais devem fazer uso de controle de natalidade por 18 a 24 meses após o último ciclo de quimioterapia, tendo em vista que este é o período de tempo habitual após o tratamento para que a produção de esperma retorne ao normal (Brand, 2019).

HIDROCELE

A **hidrocele** refere-se a uma coleção de líquido que se localiza geralmente entre as camadas visceral e parietal da túnica vaginal do testículo, embora também possa surgir no cordão espermático. Essa condição constitui a causa mais comum de aumento do escroto. Por ocasião do nascimento, 1 em cada 10 lactentes apresenta hidrocele, que habitualmente regride sem tratamento no primeiro ano de vida. As hidroceles agudas desenvolvem-se principalmente em adultos com mais de 40 anos; podem ocorrer em associação a inflamação (p. ex., radioterapia), infecção, epididimite, lesão local ou doença infecciosa sistêmica (p. ex., caxumba). A hidrocele crônica pode se dar em associação a um desequilíbrio entre a secreção e a reabsorção de líquido na túnica vaginal. No exame físico, detecta-se massa extratesticular indolor, que é facilmente transiluminada. A hidrocele pode ser diferenciada da hérnia por transiluminação; a hidrocele transmite a luz, o que não ocorre com a hérnia. Recomenda-se a ultrassonografia para as grandes hidroceles, a fim de diferenciá-las dos tumores testiculares (Chapple et al., 2020).

Em geral, não há necessidade de tratamento, a não ser que a hidrocele seja grande, volumosa, tensa ou desconfortável; comprometa a circulação testicular; ou produza uma aparência indesejável. O tratamento pode envolver a excisão cirúrgica ou a aspiração por agulha. A hidrocelectomia (excisão cirúrgica) pode ser realizada em ambiente ambulatorial, sob anestesia geral ou espinal, com a meta de impedir recidivas mediante excisão da túnica vaginal ou esclerose das camadas visceral e parietal. A excisão cirúrgica envolve a ressecção ou sutura das duas camadas. Pode ser necessário um dreno, e o paciente é aconselhado a usar um curativo volumoso sobre o local de incisão durante alguns dias depois do procedimento. Para reduzir o edema, são aplicadas bolsas de gelo na área escrotal durante as primeiras 24 horas. O paciente pode utilizar um suporte atlético escrotal por determinado período no pós-operatório para maior conforto e sustentação. Os riscos cirúrgicos consistem em hematoma nos tecidos frouxos do escroto, infecção ou lesão do escroto.

A aspiração por agulha é outra opção utilizada para remover o líquido no escroto. Como é comum haver reacúmulo de líquido, esse tratamento pode ser seguido da injeção de um agente esclerosante para evitar a recidiva. Essa opção pode ser usada em homens com alto risco cirúrgico. Os riscos potenciais incluem infecção e dor escrotal.

VARICOCELE

A **varicocele** é uma dilatação anormal do plexo venoso pampiniforme e da veia espermática interna no escroto (a rede de veias do testículo e do epidídimo, que constituem parte do cordão espermático). Ocorrem varicoceles em cerca de 15 a 20% dos homens adultos saudáveis e em 40% dos homens com infertilidade; a maioria (95%) localiza-se no testículo esquerdo, visto que é mais comum a ocorrência de válvulas incompetentes nas veias espermáticas internas esquerdas (Norris, 2019). Embora os homens possam relatar dor escrotal, hipersensibilidade, sensação de peso na área inguinal e infertilidade, as varicoceles são frequentemente assintomáticas.

Se a varicocele for leve, e a fertilidade não representar um problema, não há necessidade de tratamento, e o suporte do escroto é habitualmente suficiente para aliviar os sintomas de sensação de peso. Se a condição resultar em sintomas desagradáveis contínuos, ou a fertilidade for uma preocupação, a varicocele pode ser corrigida cirurgicamente. As instruções e o cuidado após o procedimento incluem aplicação de bolsa de gelo no escroto nas primeiras horas após a cirurgia, a fim de aliviar o edema, remoção do curativo depois de 48 horas, exercício não extenuante nos primeiros 2 dias, suporte escrotal, controle da dor e relato da ocorrência de complicações, como infecção e hematoma.

VASECTOMIA

A **vasectomia** ou esterilização masculina envolve a interrupção cirúrgica de ambos os ductos deferentes – os tubos que transportam os espermatozoides dos testículos e do epidídimo até as glândulas seminais – a fim de evitar a fertilização de um óvulo após a ejaculação. Durante o procedimento ambulatorial, o cirurgião expõe o ducto deferente através de pequena abertura cirúrgica ou punção no escroto, utilizando uma pinça hemostática afilada e curva (Figura 53.6). O ducto deferente é, então, ligado (cortado) ou cauterizado (queimado), sendo as extremidades seccionadas ocluídas com ligaduras ou grampos para vedar o lúmen; e, em seguida, é recolocado dentro do escroto. Uma parte do ducto deferente pode ou não ser removida. Os espermatozoides, que são produzidos nos testículos, não podem ascender pelo ducto deferente depois dessa cirurgia (Cheng et al., 2019).

Como o líquido seminal é produzido predominantemente nas glândulas seminais e na próstata, que não são afetadas pela vasectomia, não ocorre diminuição perceptível na quantidade de ejaculado (o volume tem uma redução aproximada de 3%), embora não contenha espermatozoide algum. Como os espermatozoides não têm saída, são reabsorvidos pelo corpo. A vasectomia habitualmente não tem nenhum efeito sobre a potência sexual, a ereção, a ejaculação ou a produção de hormônios masculinos e não confere nenhuma proteção contra as ISTs.

Os casais que outrora ficavam preocupados com gravidez decorrente de falha contraceptiva frequentemente relatam menor preocupação e aumento da excitação sexual espontânea após a vasectomia. As explicações pré-operatórias concisas e concretas podem diminuir ou aliviar as preocupações do paciente relacionadas com a ocorrência de dor e redução da masculinidade. O paciente é avisado de que ficará estéril, mas que a potência não será alterada depois da vasectomia bilateral. Em raras ocasiões, ocorre reanastomose espontânea do ducto deferente, tornando possível engravidar a parceira.

As complicações da vasectomia consistem em equimoses e edema do escroto, infecção da ferida superficial, vasite (inflamação do ducto deferente), epididimite ou epidídimo-orquite, hematomas, dor crônica e granuloma espermático. O granuloma espermático é uma resposta inflamatória ao acúmulo de espermatozoides que extravasam da extremidade seccionada do ducto deferente proximal para o tecido escrotal. Forma-se um pequeno nódulo indolor, que habitualmente não exige intervenção cirúrgica.

Manejo de enfermagem

As orientações da enfermagem concentram-se no autocuidado quanto ao edema e ao desconforto após a vasectomia. A aplicação de bolsas de gelo de modo intermitente ao escroto

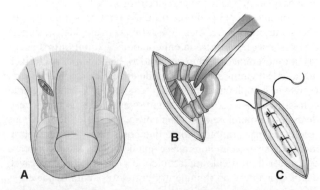

Figura 53.6 • A vasectomia consiste na ressecção do ducto deferente para impedir a passagem dos espermatozoides dos testículos para a uretra durante a ejaculação. **A.** Efetua-se uma incisão ou pequena punção para expor o ducto deferente. **B.** O ducto deferente é isolado e seccionado. **C.** As extremidades seccionadas são ocluídas com ligaduras ou grampos, ou o lúmen de cada ducto é selado por eletrocautério, e a incisão é fechada com suturas. (Pode não haver necessidade de sutura quando se utiliza punção.)

durante várias horas após a cirurgia pode reduzir o edema e aliviar o desconforto. O enfermeiro aconselha o paciente a usar cuecas de algodão confortáveis ou um suporte escrotal para maior conforto e sustentação. A explicação da mudança de coloração esperada da pele escrotal e do edema superficial pode aliviar a ansiedade e a preocupação. Essas condições podem ser atenuadas com banhos de assento.

A relação sexual pode ser retomada, quando desejado, habitualmente depois de 1 semana. A fertilidade persiste por um período variável após a vasectomia, até que os espermatozoides armazenados distalmente nas glândulas seminais tenham sido evacuados. Com frequência, obtém-se a esterilidade depois de 10 a 20 ejaculações após o procedimento de vasectomia, embora isso possa levar mais tempo. Deve-se utilizar um método confiável de contracepção até que a infertilidade seja confirmada pelo exame de uma amostra de ejaculado no consultório do urologista em uma consulta de acompanhamento, habitualmente em 4 a 8 semanas após a vasectomia.

Vasovasostomia (reversão da esterilização)

Os homens que optam pela vasectomia não devem considerar esse procedimento cirúrgico reversível. Todavia, técnicas microcirúrgicas podem, ocasionalmente, ser usadas para reverter a vasectomia e restaurar a perviedade dos ductos deferentes em um procedimento denominado vasovasostomia. Muitos homens apresentam espermatozoides no ejaculado depois da reversão, e 50 a 70% podem engravidar a parceira. O sucesso do procedimento depende do método de vasectomia realizado e do tempo decorrido desde a vasectomia. O procedimento pode ser de elevado custo, pode não ser coberto pelo plano de seguro de saúde, não é permanente, com oclusão do ducto deferente em 2 anos ou mais após a vasovasostomia, e resulta em contagens de espermatozoides mais baixas que os níveis observados antes da vasectomia (Sun & Premal, 2020).

Criopreservação do sêmen (banco de esperma)

O armazenamento do esperma fértil em um banco de sêmen antes da vasectomia constitui uma opção para homens que se defrontam com essa importante mudança na sua vida e que podem desejar ter filhos em um momento posterior da vida. Além disso, se um homem acabou de sofrer lesão da medula espinal ou está prestes a se submeter a um procedimento ou tratamento (p. ex., radioterapia da pelve, quimioterapia, orquiectomia) que possa afetar a fertilidade, pode-se considerar a preservação dos espermatozoides no banco de sêmen (Halpern, Hill & Brannigan, 2020). Esse procedimento habitualmente necessita de várias consultas na instituição na qual o esperma é armazenado em condições hipotérmicas. O sêmen é obtido por masturbação e coletado em um recipiente estéril para armazenamento. Os seguros de saúde raramente cobrem o custo da coleta e sua preservação no banco de sêmen. Os custos da criopreservação do sêmen variam de acordo com a instituição, o método de recuperação dos espermatozoides, o número de amostras e o tempo de armazenamento, o que torna o processo proibitivo no que se refere a custos para alguns homens.

DISTÚRBIOS QUE AFETAM O PÊNIS

FIMOSE

A **fimose** é uma condição em que o prepúcio não pode ser retraído sobre a glande em homens não circuncidados. Com a diminuição da circuncisão de rotina dos recém-nascidos, deve-se fornecer uma instrução inicial aos pais sobre a limpeza do prepúcio e a necessidade de retração para limpar a glande. Se a glande não for limpa, ocorre acúmulo das secreções, provocando balanite (inflamação da glande), que posteriormente pode levar à formação de aderências e fibrose. A fimose desenvolve-se frequentemente em adultos em consequência de inflamação, edema e constrição, em razão de uma higiene deficiente ou da presença de condições clínicas subjacentes, como diabetes melito. As secreções espessas, denominadas esmegma, podem ficar incrustadas por sais urinários e sofrer calcificações, formando cálculos no prepúcio e aumentando o risco de carcinoma do pênis. O tratamento de fimose secundária à inflamação consiste na aplicação de creme de esteroide ao prepúcio para amolecer e corrigir o estreitamento, resultando em diminuição da constrição. Embora a fimose seja a indicação mais comum para circuncisão do adulto, ela raramente é necessária para corrigir cirurgicamente a condição ao afrouxar ou remover o prepúcio.

A parafimose é uma condição em que o prepúcio, uma vez retraído sobre a glande, não consegue retornar à sua posição habitual. A inflamação crônica sob o prepúcio leva à formação de um anel de pele firme quando o prepúcio é retraído atrás da glande, causando congestão venosa, edema e aumento da glande, com consequente agravamento da condição. À medida que a condição progride, podem ocorrer oclusão arterial e necrose da glande. A parafimose habitualmente pode ser tratada por meio de compressão firme da glande durante 5 minutos, a fim de reduzir o edema tecidual e seu tamanho, e, em seguida, empurrando a glande para trás, enquanto se move simultaneamente o prepúcio para frente (redução manual). O anel de pele constritor pode exigir incisão sob anestesia local. Em geral, a circuncisão está indicada após a regressão da inflamação e do edema (Chapple et al., 2020).

CÂNCER DE PÊNIS

Nos EUA, o câncer de pênis corresponde a menos de 1% dos cânceres nos homens.[4] Estima-se que ocorram 1.290 novos casos de câncer e 300 mortes esperadas a cada ano (ACS, 2020). As taxas de sobrevida de 5 anos para o câncer localizado no pênis aproximam-se de 80%, porém essa estatística cai para 52% quando os linfonodos estão acometidos; e para 18% quando o câncer se dissemina além dos linfonodos inguinais (Chapple et al., 2020). O câncer de pênis é muito mais comum em algumas partes da África e da América do Sul, onde representa até 10% dos cânceres nos homens. Como o pênis contém diferentes tipos de células, o câncer de pênis pode originar-se de cada tipo de célula, determinando seu prognóstico. Os tipos de câncer de pênis incluem o carcinoma de células escamosas (mais comum; 95% dos casos), o câncer de pênis epidermoide, o carcinoma verrucoso, o adenocarcinoma, os carcinomas *in situ* (eritroplasia de Queyrat e doença de Bowen), o câncer de pênis basocelular, o melanoma e os sarcomas (Cheng et al.,

---

[4]N.R.T.: Embora seja evitável, pelo menos 10.265 brasileiros entre os anos de 2016 e 2020 tiveram câncer de pênis, conforme divulgado no *site* da Agência Brasil. Segundo o INCA (Instituto Nacional de Câncer), o câncer de pênis é um tumor que acontece com maior incidência nos homens a partir dos 50 anos, embora possa atingir também os mais jovens. No Brasil, esse tipo de tumor representa 2% de todos os tipos de câncer na população masculina, sendo mais frequente nas regiões Norte e Nordeste. Em 2020 foram registradas 463 mortes pelo diagnóstico de câncer de pênis (fonte: 2020 – Atlas de Mortalidade por Câncer – SIM).

2019). Foram identificados diversos fatores de risco para o câncer de pênis, incluindo falta de circuncisão, higiene genital deficiente, fimose, HPV, tabagismo, tratamento da psoríase no pênis com luz ultravioleta, idade crescente (dois terços dos casos são observados em homens com mais de 65 anos), metástase peniana secundária ao câncer de bexiga, líquen escleroso e balanite xerótica obliterante (Chapple et al., 2020). Todavia, a etiologia exata ainda não foi esclarecida. Dada a raridade do câncer de pênis, houve pouco avanço nos exames complementares e de estadiamento, bem como na compreensão dos fatores de risco e no desenvolvimento de modalidades de tratamento.

Manifestações clínicas

A lesão peniana alerta habitualmente o paciente quanto à presença de câncer de pênis. Todavia, o homem pode adiar em mais de 1 ano a procura por tratamento, em razão de constrangimento, medo ou falta de entendimento. As manifestações clínicas comuns consistem em nódulo indolor, úlcera ou crescimento semelhante a uma verruga na pele do pênis; alteração na coloração da pele, como exantema avermelhado, crescimentos azulados ou placas esbranquiçadas; assim como secreção fétida e persistente nos estágios tardios.

Avaliação e achados diagnósticos

O câncer de pênis acomete a glande com mais frequência (48%), seguida de lesões do prepúcio (21%), sulco coronal (6%), corpo do pênis (menos de 2%), uretra e linfonodos regionais ou distantes (Chapple et al., 2020). É necessário efetuar um exame físico completo, incluindo exame e palpação do pênis e dos linfonodos inguinais. Devem ser observados o tamanho, a localização, as bordas, a consistência, a fixação, a natureza e o momento de início das lesões penianas. Efetua-se uma biopsia incisional ou excisional para determinar os tipos celulares do câncer de pênis. Podem ser realizados outros exames para estadiamento, utilizando a ultrassonografia, a RM ou a TC para estabelecer a extensão das lesões locais, a presença de doença metastática e as opções de tratamento.

Prevenção

A melhor maneira de reduzir o risco de câncer de pênis consiste em evitar os fatores de risco conhecidos, sempre que possível (ACS, 2020). A abstenção das práticas sexuais que tendem a resultar em infecção pelo HPV pode reduzir o risco do câncer de pênis. A vacina que protege contra a infecção pelo HPV, a causa de 90% das verrugas genitais, é recomendada para homens de 9 a 26 anos (ACS, 2020). Embora os homens não circuncidados tenham incidência de câncer de pênis maior que os homens circuncidados, o fator mais importante na prevenção do câncer de pênis é a boa higiene genital. A circuncisão não é recomendada como estratégia de prevenção (ACS, 2020).

Manejo clínico

O tratamento varia, dependendo do tipo e do estágio do câncer de pênis, da localização da lesão, da saúde física geral do paciente e das preferências pessoais quanto aos tratamentos e efeitos colaterais. A ênfase do tratamento consiste em minimizar a natureza invasiva do câncer e preservar a função do órgão (Goonewardene, Pietrzak & Albala, 2019). A meta do tratamento no câncer de pênis invasivo consiste na excisão completa com margens adequadas. A cirurgia constitui o método de tratamento mais comum para todas as apresentações da doença. Dependendo do estágio e do grau de invasão do câncer, as opções terapêuticas podem incluir excisão simples, eletrodissecação e curetagem, criocirurgia, cirurgia de Mohs (cirurgia controlada microscopicamente), cirurgia com *laser* de ítrio alumínio granada (YAG), excisão local ampla, circuncisão e penectomia (remoção cirúrgica de parte do pênis ou de todo o pênis). As abordagens cirúrgicas com preservação dos órgãos são preferíveis. A penectomia parcial é preferida à penectomia total, visto que os pacientes podem manter relações sexuais, ficar em pé para urinar e manter a estética. As técnicas cirúrgicas modernas de reconstrução estão fornecendo mais opções para os pacientes. O corpo do pênis ainda pode responder à estimulação sexual com a ereção e tem a capacidade sensorial para o orgasmo e a ejaculação. A penectomia total está indicada quando o tumor não é acessível ao tratamento conservador. Depois de uma penectomia total, o paciente ainda pode sentir orgasmo com a estimulação do períneo e da área escrotal.

A quimioterapia tópica com creme de 5-fluoruracila ou a terapia biológica também podem ser efetivas. A radioterapia é utilizada para o tratamento de pequenos carcinomas de células escamosas do pênis e para paliação nos tumores avançados ou nos casos de metástases para os linfonodos.

O câncer de pênis dissemina-se principalmente para os linfonodos inguinais; por conseguinte, o manejo apropriado dos linfonodos desempenha papel significativo na sobrevida do paciente. Como os linfonodos inguinais aumentados são causados por inflamação em 50% dos casos, os pacientes que manifestam aumento dos linfonodos devem se submeter ao tratamento da lesão primária, seguido de um ciclo de 4 a 6 semanas de antibióticos de amplo espectro por via oral. O aumento persistente dos linfonodos após antibioticoterapia deve ser considerado como doença metastática e tratado com biopsia de linfonodos sentinela (para determinar a presença de câncer) ou com dissecção dos linfonodos inguinais bilaterais e pélvicos. Na presença de extenso comprometimento dos linfonodos pélvicos, o paciente deve receber quimioterapia adjuvante ou neoadjuvante e radioterapia pós-operatória (Goonewardene et al., 2019).

PRIAPISMO

O priapismo, um distúrbio relativamente raro, é definido como uma ereção persistente do pênis, que pode ou não estar relacionada com a estimulação sexual. O pênis torna-se grande, enrijecido e doloroso. O priapismo resulta de causas neurais ou vasculares, incluindo doença falciforme, infiltração de células leucêmicas, policitemia, tumores ou lesão da medula espinal e invasão tumoral do pênis ou de seus vasos. Pode ocorrer também com o uso de agentes vasoativos que afetam o sistema nervoso central, agentes anti-hipertensivos, medicamentos antipsicóticos e antidepressivos, substâncias injetadas no pênis para tratar a disfunção erétil, álcool e cocaína. São três as apresentações de priapismo: isquêmico (veno-oclusivo, de baixo fluxo), não isquêmico (de alto fluxo) e intermitente.

A apresentação isquêmica, que é descrita como uma ereção persistente não sexual com pouco ou nenhum fluxo sanguíneo nos corpos cavernosos, precisa ser tratada imediatamente para evitar a lesão permanente do pênis. A meta da terapia consiste em melhorar a drenagem venosa dos corpos cavernosos para evitar a isquemia, a fibrose e a disfunção erétil. O tratamento inicial é direcionado para o alívio da ereção, prevenção da lesão do pênis e tratamento simultâneo da doença subjacente.

O tratamento recomendado consiste na aspiração dos corpos cavernosos (com ou sem irrigação) ou injeção de agentes simpaticomiméticos (p. ex., fenilefrina). Podem ser necessárias injeções repetidas para tratar o priapismo. Podem ser utilizados *shunts* cirúrgicos para restabelecer a circulação do pênis se injeções repetidas de simpaticomiméticos não forem efetivas (Goonewardene et al., 2019).

O priapismo não isquêmico e a apresentação intermitente geralmente não são considerados como emergências e, com frequência, regridem sem tratamento. Pode-se utilizar o tratamento conservador (p. ex., aplicação de gelo e compressão da lesão no local específico). Caso haja episódios repetidos, considera-se o *shunt* cirúrgico. Os pacientes com a apresentação intermitente podem ser instruídos sobre a autoinjeção intracavernosa de fenilefrina.

DOENÇA DE PEYRONIE

A doença de Peyronie é uma condição benigna adquirida, que envolve o acúmulo de placas fibrosas na bainha do corpo cavernoso. Essas placas não são visíveis quando o pênis está relaxado. Entretanto, quando esse está ereto, ocorre curvatura, que pode ser dolorosa e que pode dificultar ou impossibilitar a relação sexual. Em geral, a doença de Peyronie começa entre 45 e 65 anos. O manejo clínico no primeiro ano da doença ativa consiste no uso de técnicas sistêmicas, tópicas, intralesionais ou extracorpóreas, obtendo-se resolução espontânea em 50% dos homens. A remoção cirúrgica das placas maduras é utilizada para o tratamento da doença grave. Os pacientes devem ser totalmente informados sobre as opções disponíveis de tratamento e os prováveis resultados (Martins, Kulkarni & Kohler, 2020).

ESTENOSE URETRAL

A estenose uretral é uma condição em que parte da uretra está estreitada. Pode ser congênita ou pode ocorrer em consequência de uma cicatriz ao longo da uretra. A lesão traumática da uretra (p. ex., em consequência de instrumentação ou infecções) pode resultar em estenoses, que restringem o fluxo de urina e diminuem o jato urinário, levando a um jato em *spray* ou duplo, gotejamento pós-miccional e dilatação da parte proximal da uretra e ductos prostáticos. A prostatite constitui uma complicação comum. O tratamento envolve a dilatação da uretra ou, nos casos graves, a uretrotomia (remoção cirúrgica da estenose). São necessários agentes antimicrobianos para a resolução das ITUs, seguidos de terapia profilática a longo prazo até que a estenose seja corrigida. O tratamento só deve ser considerado bem-sucedido depois de transcorrido pelo menos 1 ano, visto que as estenoses podem sofrer recidiva a qualquer momento durante esse período (Spilotros, Venn, Anderson et al., 2019).

CIRCUNCISÃO

A **circuncisão** é a excisão cirúrgica do prepúcio da glande do pênis. Aproximadamente 80% dos homens são circuncidados nos EUA, e a circuncisão é um dos procedimentos cirúrgicos mais antigos realizados mundialmente (CDC, 2019). Existem controvérsias a respeito das diretrizes para determinar a validade da circuncisão masculina como uma prevenção da transmissão de doenças (Osinibi, Smith & Henderson, 2020). Nos adultos, a circuncisão pode estar indicada como parte do tratamento da fimose, parafimose e infecções recorrentes da glande e do prepúcio. Pode ser também realizada por solicitação do paciente.

O principal método de circuncisão em adultos é a excisão cirúrgica. No período pós-operatório, um curativo de gaze com vaselina é aplicado e trocado, quando indicado. O paciente é observado quanto a sangramento. Como pode ocorrer dor considerável depois da circuncisão, são administrados agentes analgésicos, quando necessário.

EXERCÍCIOS DE PENSAMENTO CRÍTICO

1 qp Apresentar as prioridades e a abordagem que você utilizaria para cuidar e orientar um paciente de 46 anos e a esposa dele, provenientes do Oriente Médio, sobre as prioridades de manejo de autocuidado após cirurgia para câncer de próstata. Como suas prioridades e abordagem de cuidados e orientação do paciente integrariam as considerações culturais às informações essenciais necessárias para o manejo efetivo do autocuidado para o momento da alta hospitalar?

2 pbe Um paciente de 78 anos com história pregressa de infarto agudo do miocárdio e cirurgia de revascularização do miocárdio (4 enxertos), hipertensão arterial sistêmica e diabetes melito do tipo II recebe o diagnóstico de câncer de pênis. Quais informações com base em evidências você forneceria ao paciente e à esposa para auxiliar na prevenção de complicações pós-operatórias durante o período de recuperação? Identifique as evidências e os critérios empregados para avaliar a força da evidência para as práticas de enfermagem identificadas.

3 cpa Seu paciente é um homem de 28 anos com câncer de testículo. Você está orientando o paciente e a esposa dele sobre tratamento e manejo dos cuidados pré-operatórios e pós-operatórios. O paciente faz perguntas sobre infertilidade e solicita informações sobre banco de esperma. Quais membros da equipe de saúde interdisciplinar você consultaria de modo a fornecer as informações solicitadas sobre banco de esperma?

REFERÊNCIAS BIBLIOGRÁFICAS

*Pesquisa em enfermagem.
**Referência clássica.

Livros

American Cancer Society (ACS). (2020). *Cancer facts and figures*. Atlanta, GA: Author.
**Annon, J. S. (1976). *The behavioral treatment of sexual problems*. Honolulu, HI: Enabling Systems.
Bartlik, B., Espinosa, G., & Mindes, J. (2019). *Integrative sexual health*. New York: Oxford University Press.
Brant, J. M. (2019). *Core curriculum for oncology nursing*. Philadelphia, PA: Elsevier Health Sciences.
Campbell, C. (2020). *Contemporary sex therapy: Skills in managing sexual problems*. New York: Routledge.
Centers for Disease Control and Prevention (CDC). (2019). *CDC work preventing HIV, viral hepatitis, STIs, and TB prevention in the United States*. Atlanta, GA: Author.
Chapple, C. R., Steers, W. D., & Evans, C. P. (Eds.). (2020). *Urologic principles and practices* (2nd ed.). New York: Springer.
Cheng, L., MacLennan, G. T., & Bostwick, D. G. (2019). *Urologic surgical pathology* (4th ed.). Philadelphia, PA: Elsevier.

DeNunzio, C., Lombardo, R., Cicione, A. M., et al. (2020). Benign prostatic hyperplasia. In C. R. Chapple, W. D. Steers, & C. P. Evans (Eds.). *Urologic principles and practice* (2nd ed.). New York: Springer.

Goonewardene, S. S., Pietrzak, P., & Albala, D. (2019). *Basic urological management*. New York: Springer.

Hahn, R. G. (2019). What the intensive care physician should know about the transurethral resection syndrome. In J. L. Vincent (Ed) *Annual update in intensive care and emergency medicine 2019*. New York: Springer.

Karch, A. M. (2020). *2020 Lippincott pocket drug guide for nurses* (8th ed.). Philadelphia, PA: Wolters Kluwer.

Katz, A., Cherven, B., Ballard, L., et al. (2019). Male sexuality. In T. Woodruff, D. K. Shah, & W. S. Vitek (Eds.). *Textbook of onco-fertility research and practice: A multidisciplinary approach*. New York: Springer.

Martins, F. E., Kulkarni, S. B., & Köhler, T. S. (2020). *Textbook of male genitourethral reconstruction*. New York: Springer.

McCance, K. L., Huether, S. E., Braskers, V. L., et al. (Eds.). (2018). *Pathophysiology: The biologic basis for disease in adults and children* (8th ed.). St. Louis, MO: Mosby Elsevier.

Messelis, E., Kazer, M. W., & Gelmetti, J. A. (2019). Sexuality, intimacy, and healthy aging. In P. P. Colls (Ed.). *Healthy aging*. New York: Springer.

Norris, T. L. (2019). *Porth's pathophysiology: Concepts of altered health states* (10th ed.). Philadelphia, PA: Wolters Kluwer.

Pagana, K. D., & Pagana, T. J. (2018). *Mosby's diagnostic and laboratory test reference* (13th ed.). St. Louis, MO: Mosby Elsevier.

Pollom, E., Wang, L., Gibbs, I. C., et al. (2019). CyberKnife robotic stereotactic radiosurgery. In D. M. Trifiletti, S. T. Chao, A. Sahgal, et al. (Eds.). *Stereotactic radiosurgery and stereotactic body radiation therapy*. New York: Springer.

Remacle, C. (2019). The patient journey in prostate cancer: Key points for nurses. In F. Charnay-Sonnek & A. E. Murphy (Eds.). *Principle of nursing in oncology*. New York: Springer.

Rhoades, R. A., & Bell, D. R. (2017). *Medical physiology: Principles for clinical medicine*. Philadelphia, PA: Wolters Kluwer.

Sikka, S., & Hellstrom, W. (2017). *Bioenvironmental issues affecting men's reproductive and sexual health*. Philadelphia, PA: Elsevier.

Smith, J. A., Howards, S. S., Preminger, G. M., et al. (2019). *Hinman's atlas of urologic surgery* (4th ed.). Philadelphia, PA: Wolters Kluwer.

Tabloski, P. A. (2019). *Gerontological nursing: The essential guide to clinical practice* (4th ed.). New York: Pearson.

Teelin, K. L., Babu, T. M., & Urban, M. A. (2019). Prostatitis, epididymitis, and orchitis. In J. Domachowske (Ed.). *Introduction to clinical infectious diseases*. New York: Springer.

Weber, J. R., & Kelley, J. H. (2018). *Health assessment in nursing* (6th ed.). Philadelphia, PA: Wolters Kluwer.

Periódicos e documentos eletrônicos

Allen, M. S. (2019). Physical activity as an adjunct treatment for erectile dysfunction. *Nature Reviews. Urology*, 16(9), 553–562.

An, Q., Bernstein, K. T., Balaji, A. B., et al. (2020). Sexually transmitted infection screening and diagnosis among adolescent men who have sex with men, three US cities, 2015. *International Journal of STD & AIDS*, 31(1), 53–61.

Arace, J., Flores, V., Monaghan, T., et al. (2020). Rates of clinically significant prostate cancer in African Americans increased significantly following the 2012 US Preventative Services Task Force recommendation against prostate specific antigen screening: A single institution retrospective study. *The International Journal of Clinical Practice*, 74(2), e13447.

Barbonetti, A., D'Andrea, S., Cavallo, F., et al. (2019). Erectile dysfunction and premature ejaculation in homosexual and heterosexual men: A systemic review and meta-analysis of comparative studies. *The Journal of Sexual Medicine*, 16(5), 624–632.

Caram, M. E. V., Ross, R., Lin, P., et al. (2019). Factors associated with use of Sipuleucel-T to treat patients with advanced prostate cancer. *Journal of the American Medical Association Network Open*, 2(4), e192589.

Dennin, R. H., & Sinn, A. (2020). HIV prevention concepts—Counter movements challenging societies. *World Journal of AIDS*, 10, 46–68.

Dong, L., Zieren, R. C., Xue, W., et al. (2019). Metastatic prostate cancer remains incurable, why? *Asian Journal of Urology*, 6(1), 26–41.

El Jalby, M., Thomas, D., Elterman, D., et al. (2019). The effect of diet on BPH, LUTS and ED. *World Journal of Urology*, 37(1), 1001–1005.

Farmer, T., Johnston, M., Milica, A., et al. (2019). Chronic prostatitis/chronic pelvic pain syndrome: A literature review of NIH III Prostatitis. *Current Bladder Dysfunction Reports*, 14, 83–89.

Halpern, J. A., Brannigan, R. E., & Schlegel, P. N. (2019). Fertility-enhancing male reproductive surgery: Glimpses into the past and thoughts for the future. *Fertility & Sterility*, 112(3), 426–437.

Halpern, J. A., Hill, R., & Brannigan, R. E. (2020). Guideline based approach to male fertility preservation. *Urologic Oncology*, 38(1), 31–35.

Jeong, C. W., Cowan, J. E., Broering, J. M., et al. (2019). Robust health utility assessment among long-term survivors of prostate cancer: Results from the Cancer of the Prostate Strategic Urologic Research Endeavor Registry. *European Urology*, 76(6), 743–751.

Kaufman, J., Lapauw, B., Mahmoud, A., et al. (2019). Aging and the male reproductive system. *Endocrine Reviews*, 40(4), 906–972.

*Kearns, J. T., Adeyemi, O., Anderson, W. E., et al. (2020). Contemporary racial disparities in PSA screening in a large, integrated health care system. *Journal of Clinical Oncology*, 38(6 Suppl), 308–318.

Keenan, M., Thomas, P., & Cotler, K. (2020). Increasing sexually transmitted infection detection through screening at extragenital sites. *The Journal for Nurse Practitioners*, 16(2), e27–e30.

Kelly, E., Morgan, K., Connelly, Z., et al. (2019). PSA density performs better in Caucasian men than in African American men in predicting prostate cancer and significant cancer on prostate biopsy. *The Urology Journal*, 201(Suppl 4), e654.

Klaassen, Z., Wallis, C. J. D., Lavallée, L. T., et al. (2020). Perioperative venous thromboembolism prophylaxis in prostate cancer surgery. *World Journal of Urology*, 38(3), 593–600.

Kuehn, B. M. (2019). A proactive approach needed to combat rising STIs. *JAMA*, 321(4), 330–332.

Kunath, F., Goebell, P. J., Wullich, B., et al. (2020). Timing of androgen deprivation monotherapy and combined treatments in castration-sensitive and castration-resistant prostate cancer: A narrative review. *World Journal of Urology*, 38(3), 601–611.

Law, K. W., Nguyen, D. D., Barkin, J., et al. (2020). Diagnosis of prostate cancer: The implications and proper utilization of PSA and its variants; indications of use of MRI and biomarkers. *Canadian Journal of Urology*, 27(Suppl 1), 3–10.

Li, Y., Lu, Q., Wang, Y., et al. (2020). Racial differences in testicular cancer in the United States: Descriptive epidemiology. *BMC Cancer*, 20(1), 1–10.

Lim, S., Jun, C., Chang, D., et al. (2019). Robotic transrectal ultrasound guided prostate biopsy. *IEEE Transactions on Biomedical Engineering*, 66(9), 2527–2537.

Lindsey, J. P., Lue, T. F., & Shindel, A. W. (2020). The future of penile prostheses for the treatment of erectile dysfunction. *Translational Andrology and Urology*, 9(Suppl 2), 244–251.

Mano, R., Di Natale, R., & Sheinfeld, J. (2019). Current controversies on the role of retroperitoneal lymphadenectomy for testicular cancer. *Urologic Oncology*, 37(3), 209–218.

McMahon, C. G. (2019). Current diagnosis and management of erectile dysfunction. *Medical Journal of Australia*, 2(10), 469–476.

Meites, E., Szilagyi, P. G., Chesson, H. W., et al. (2019). Human papillomavirus vaccination for adults: Updated recommendations of the Advisory Committee on Immunization Practices. *Morbidity and Mortality Weekly Report*, 68(32), 698–702.

Meyer, C. J. (2020). Sexual dysfunction after prostate cancer treatment: Patient education of optimal treatment choices for risk reduction. *Lynchburg Journal of Medical Science*, 2(2), 1–10.

National Comprehensive Cancer Network (NCCN). (2020a). Cancer guidelines. Retrieved on 4/10/2020 at: www.nccn.org/patients/guidelines/cancers.aspx

National Comprehensive Cancer Network (NCCN). (2020b). Clinical practice guidelines in oncology: Prostate cancer. Retrieved on 4/10/2020 at: www.nccn.org/professionals/default.aspx

National Comprehensive Cancer Network (NCCN). (2020c). Clinical practice guidelines in oncology: Testicular cancer. Retrieved on 4/10/2020 at: www.nccn.org/professionals/default.aspx

Ngaage, L. M., Elegbede, A., Sugarman, J., et al. (2020). The Baltimore Criteria for an ethical approach to penile transplantation: A clinical guideline. *Transplant International*, 33, 471–482.

Nuhn, P., De Bono, J. S., Fizazi, K., et al. (2019). Update on systemic prostate cancer therapies: Management of metastatic castration-resistant prostate cancer in the era of precision oncology. *European Urology*, 75(1), 88–99.

Osinibi, E., Smith, T., & Henderson, A. (2020). A primary care update to circumcision. *InnovAiT: Education and Inspiration for General Practice*, 13(3), 173–178.

*Owens, O. L., Kim, S., & Tavakoli, A. S. (2019). Are decision aids leading to shared prostate cancer screening decisions among African American men?: iDecide. *Cancer Causes & Control*, 30(7), 713–719.

*Peard, L., Goodwin, J., Hensley, P., et al. (2019). Examining and understanding value: The impact of preoperative characteristics, intraoperative variables, and postoperative complications on cost of robot-assisted laparoscopic radical prostatectomy. *Journal of Endourology*, 33(7), 541–548.

Rantell, A., Apostolidis, A., Anding, R., et al. (2017). How does lower urinary tract dysfunction affect sexual function in men and women? *Neurourology and Urodynamics*, 36, 949–952.

Riviere, P., Luterstein, E., Kumar, A., et al. (2020). Survival of African American and non-Hispanic white men with prostate cancer in an equal-access health care system. *Cancer*, 126(8), 1683–1690.

Rowland, D. L., McNabney, S. M., & Donarski, A. M. (2019). Plant-derived supplements for sexual health and problems: Part 1—Trends over the past decade. *Current Sexual Health Reports*, 11, 132–143.

Sargon, J., Lamb, J. V., & Patel, M. I. (2019). Preventing osteoporosis in men taking androgen deprivation therapy for prostate cancer: A systematic review and meta-analysis. *European Urology Oncology*, 2(5), 551–561.

Shore, N. D., Guerrero, S., Sanahuja, R. M., et al. (2019). A new sustained-release, 3-month leuprolide acetate formulation achieves and maintains castrate concentrations of testosterone in patients with prostate cancer. *Clinical Therapeutics*, 41(3), 412–425.

Spilotros, M., Venn, S., Anderson, P., et al. (2019). Penile urethral stricture disease. *Journal of Clinical Urology*, 12(2), 145–157.

Sun, R., & Premal, P. (2020). Predicting patency after vasovasostomy and heterogeneity in defining success. *Fertility & Sterility*, 113(4), 755–755.

*Tasso, G., Beels, E., Del Favero, L., et al. (2020). Non-obstructive slings (nos) for stress urinary incontinence after prostate surgery. Analysis of outcomes in different subgroups of patients. *Journal of Urology*, 203(Suppl 4), e593.

*Ustundag, H. (2019). Assessment of the testicular self-examination knowledge and Health Belief Model of health sciences students. *International Journal of Caring Sciences*, 12(2), 972–978.

Wu, Y., Jiang, H., Tan, M., et al. (2020). Screening for chronic prostatitis pathogens using high-throughput next-generation sequencing. *The Prostate*, 80(7), 577–587.

Zhou, A. G., Salles, D. C., Samarska, I. V., et al. (2019). How are Gleason Scores categorized in the current literature: An analysis and comparison of articles published in 2016–2017. *European Urology*, 75(1), 25–31.

Recursos

American Cancer Society, www.cancer.org/cancer/prostate-cancer.html
American Urological Association, www.auanet.org
CancerCare, www.cancercare.org
Centers for Disease Control and Prevention (CDC), www.cdc.gov/cancer
National Cancer Institute (NCI), www.cancer.gov
National Comprehensive Cancer Network (NCCN), www.nccn.org
National Institutes of Health, National Center for Complementary and Integrative Health (NCCIH), www.nccih.nih.gov
Prostate Cancer Foundation, www.pcf.org
Testicular Cancer Society (TCS), www.testicularcancersociety.org
Urology Care Foundation, www.urologyhealth.org
Us TOO International Prostate Cancer Education and Support Network, www.ustoo.org

54 Avaliação e Manejo de Pacientes que se Identificam como LGBTQIAP+

DESFECHOS DO APRENDIZADO

Após ler este capítulo, você será capaz de:

1. Descrever a importância de proporcionar ambientes inclusivos de assistência à saúde para pessoas lésbicas, *gays*, bissexuais, transgênero e *queer*.
2. Usar terminologia inclusiva quando se comunicar e fazer avaliações em pessoas lésbicas, *gays*, bissexuais, transgênero e *queer*.
3. Explicar e demonstrar as técnicas apropriadas para realizar a anamnese e a avaliação física, e diferenciar achados normais e anormais identificados em pacientes lésbicas, *gays*, bissexuais, transgênero e *queer*.
4. Descrever os vários procedimentos médicos e tratamentos hormonais disponíveis para a pessoa que está se submetendo a uma redesignação de gênero.
5. Comparar e estabelecer as diferenças entre os procedimentos cirúrgicos disponíveis para as pessoas que buscam redesignação de gênero em termos de fármacos e complicações pré-operatórias e pós-operatórias.
6. Aplicar o processo de enfermagem como referencial para o cuidado de pacientes submetidos à cirurgia de redesignação sexual (transgenitalização ou neofaloplastia).

CONCEITOS DE ENFERMAGEM

Avaliação
Comunicação
Desenvolvimento/desenvolvimento humano
Família
Identidade
Profissionalismo/comportamentos profissionais
Sexualidade

GLOSSÁRIO

bissexual: pessoa que se sente atraída do ponto de vista romântico, emocional ou sexual pelos gêneros feminino e masculino

cisgênero: pessoa que se sente confortável com a identidade de gênero que lhe foi atribuída ao nascimento

disforia de gênero: sofrimento sentido por uma pessoa devido à incongruência entre sua identidade de gênero e o gênero designado por ocasião do nascimento

gay: pessoa que se sente atraída do ponto de vista romântico, emocional ou sexual pelo mesmo gênero, como homens que se sentem atraídos por homens

gênero: conjunto de normas e comportamentos socialmente construídos que são ensinados a homens e mulheres

homem transgênero: refere-se à pessoa a quem foi atribuído o sexo feminino por ocasião do nascimento, mas se identifica com o gênero masculino

identidade de gênero: autoconceito interno do gênero de uma pessoa

intersexo: termo usado para descrever a pessoa que nasce com traços biológicos que não se enquadram naqueles que convencionalmente caracterizam homens ou mulheres

lésbica: termo que as mulheres *gays*, ou seja, mulheres que se sente atraídas do ponto de vista romântico, emocional ou sexual por outras mulheres, preferem que seja usado

LGBTQIAP+: acrônimo de lésbicas, *gays*, bissexuais, transgênero, *queer*, intersexo, assexual, pansexual e demais orientações sexuais e identidades de gênero.

linguagem neutra: maneira de se referir a uma pessoa sem mencionar seu gênero ou a não utilização de gêneros específicos (p. ex., ele/ela, eles/elas)

mulher transgênero: refere-se à pessoa a quem foi atribuído o sexo masculino por ocasião do nascimento, mas se identifica com o gênero feminino

orientação sexual: termo abrangente que descreve atração romântica, emocional ou sexual por pessoas do gênero oposto e/ou do mesmo gênero ou por mais de um gênero

queer: pessoas que se sentem atraídas do ponto de vista romântico, emocional ou sexual por numerosos gêneros (homens, mulheres, transgênero, intersexo etc.), ou pessoas que se identificam como não heterossexuais, mas não aceitam rótulos, como *gay*, lésbica ou bissexual

questionamento: pessoa que se sente insegura ou ainda está explorando sua orientação sexual, ou se preocupa em impor um rótulo social a si mesma

sexo: termo que descreve as características físicas ou biológicas que diferenciam mulheres e homens, como cromossomos, órgãos genitais e hormônios

> **transgênero:** termo abrangente usado para descrever a ampla gama de pessoas cuja identidade de gênero não se adéqua ao sexo atribuído por ocasião do nascimento
>
> **transição:** processo de realinhamento da expressão do gênero de uma pessoa com a identidade de gênero autoidentificada, que pode incluir mudanças sociais, clínicas, cirúrgicas e legais

Pessoas **LGBTQIAP+**[1] (lésbicas, *gays*, bissexuais, transgênero, *queer*, intersexo, assexual, pansexual e demais orientações sexuais e identidades de gênero) têm demandas singulares de assistência à saúde. Elas também correm riscos de saúde singulares e apresentam disparidades baseadas na sexualidade e na identidade de gênero. Vale a pena mencionar que os enfermeiros e os médicos estão reconhecendo esses riscos e essas disparidades. Além disso, esses profissionais estão reconhecendo a importância de atendimento culturalmente apropriado às pessoas que se identificam como LGBTQIAP+. Os enfermeiros encontrarão pessoas LGBTQIAP+ e seus familiares em todos os locais onde atuam profissionalmente. Os profissionais de enfermagem devem estar preparados para proporcionar cuidados de qualidade e culturalmente apropriados, visto que essas pessoas têm origens étnicas diferentes. Este capítulo enfatiza a terminologia relacionada a sexualidade e identidade de gênero, avaliação e comunicação culturalmente apropriadas e avaliação e manejo de pacientes que se identificam como LGBTQIAP+ e, em particular, as demandas de assistência à saúde singulares dos pacientes que buscam redesignação de gênero. Também é discutido o manejo de pacientes que buscam redesignação de gênero, seja por tratamento farmacológico, seja por tratamento cirúrgico.

SEXUALIDADE E IDENTIDADE DE GÊNERO

A compreensão do significado e da relevância dos conceitos e da terminologia da sexualidade e da identidade de gênero é importante para o atendimento de pacientes LGBTQIAP+.

Sexualidade

A sexualidade humana é a maneira como as pessoas experimentam e se expressam sexualmente. Isso envolve sentimentos biológicos, físicos, emocionais ou sociais. A orientação sexual, que é um componente da sexualidade, é diferente de gênero (ver discussão adiante). **Orientação sexual** é um termo abrangente que se refere à atração romântica, emocional ou sexual por pessoas do gênero oposto e/ou do mesmo gênero ou por mais de um gênero. Há muitos termos que as pessoas empregam para descrever sua orientação sexual; os mais comuns, no entanto, são *heterossexual* (straight), *gay* ou *lésbica*, *bissexual*, *queer*, intersexo, assexual, pansexual.

Tipicamente, pessoas atraídas pelo gênero oposto, como mulheres atraídas por homens, são identificadas como heterossexuais. Pessoas atraídas por pessoas do mesmo gênero, como homens atraídos por homens, são frequentemente identificadas como *gays*. As mulheres *gays* preferem o termo **lésbica**. Pessoas que se sentem atraídas pelos gêneros feminino e masculino se identificam habitualmente como **bissexuais**.

Embora o termo *queer* fosse historicamente usado como um insulto, atualmente muitas pessoas o utilizam para descrever sua orientação sexual.[2] As pessoas *queer* sentem, tipicamente, atração por vários gêneros (homens, mulheres, transgênero, intersexo etc.). Uma pessoa que não deseja usar rótulos como *gay*, lésbica ou bissexual também pode usar o termo *queer* para se identificar como não heterossexual.

Pessoas que estão explorando a orientação sexual ou que estão inseguras em relação a isso podem afirmar que estão em uma fase de **questionamento**. O questionamento da própria sexualidade pode ser difícil e desconcertante, podendo demorar anos para ser solucionado. Esse termo também abriga as pessoas que se preocupam com rótulos (p. ex., *gay*, lésbica, bissexual, *queer*) e preferem essa designação.

Identidade de gênero

Para compreender plenamente o termo *identidade de gênero*, é necessário discutir primeiro os conceitos de *sexo* e *gênero*. **Sexo**, no contexto de identidade de gênero, consiste nas características físicas ou biológicas que diferenciam homens e mulheres, como cromossomos, órgãos genitais e hormônios (Eliason & Chinn, 2018). Por exemplo, mulheres têm 2 cromossomos X, um útero e dois ovários, e o hormônio sexual primário é o estrogênio, ao passo que homens têm um cromossomo X e um cromossomo Y, um pênis e dois testículos, e o hormônio sexual primário é a testosterona. Na maioria das sociedades, as pessoas recebem designação de sexo (feminino ou masculino) por ocasião do nascimento. Todavia, algumas pessoas não exibem esses conjuntos binários bem-definidos de cromossomos sexuais ou têm genitália ambígua. **Intersexo** é um termo utilizado para descrever pessoas que nascem com traços biológicos que não se encaixam naquilo que se convencionou como características femininas ou masculinas.

Gênero é um conjunto de características socialmente construídas de homens e mulheres (World Health Organization, 2019). Embora uma pessoa possa ser designada homem ou mulher por ocasião do nascimento com base em características sexuais, ela aprende normas e comportamentos que são considerados apropriados para seu gênero. Em geral, gênero é a primeira coisa que percebemos sobre uma pessoa de acordo com indícios como voz, estilo de comunicação, penteado, vestuário e maneirismos. As normas, os comportamentos e os indícios de gênero variam de uma sociedade para outras e podem ser modificados.

O termo **identidade de gênero** descreve como uma pessoa se sente em relação a si mesma ou seu autoconceito como homem ou mulher ou algo no *continuum* entre os dois extremos (Eliason & Chinn, 2018). Já o termo **cisgênero** se refere, com frequência, a pessoas que se identificam com o gênero que lhes foi designado por ocasião do nascimento (p. ex., uma pessoa do sexo feminino que se identifica como mulher). **Transgênero** é um termo abrangente que descreve a ampla gama de pessoas cuja identidade de gênero não é congruente com o gênero que lhes foi designado por ocasião do nascimento. Embora exista uma diversidade de termos que as pessoas transgênero podem usar para identificar seu gênero (p. ex., trans, gênero não conformista, não binário,

---

[1] N.R.T.: Atualmente, no Brasil, novos termos foram incluídos à sigla e passou-se à denominação LGBTQIAP+. Entenda o que representa cada uma das letras em https://www.trt4.jus.br/portais/trt4/modulos/noticias/465934.

[2] N. R. T.: O termo *queer* significa, ao pé da letra, "excêntrico, estranho, suspeito".

agênero e *queer*), neste capítulo, serão utilizados os dois termos principais: mulher transgênero e homem transgênero. **Mulher transgênero** refere-se à pessoa a quem foi designado o sexo masculino por ocasião do nascimento, mas se identifica com o gênero feminino. **Homem transgênero** refere-se à pessoa a quem foi designado o sexo feminino por ocasião do nascimento, mas se identifica com o gênero masculino.

É importante lembrar que identidade de gênero e orientação sexual são autoconceitos diferentes. Orientação sexual refere-se à atração que a pessoa sente, e a identidade de gênero se refere a como a pessoa se sente a respeito de seu gênero. Por exemplo, um homem transgênero que só se sente atraído por homens tem identidade de gênero masculina e orientação sexual *gay*. Os profissionais de saúde nunca devem pressupor qual é a orientação sexual ou a identidade de gênero de uma pessoa com base nas características físicas, no comportamento social, no estilo de comunicação, na voz, no vestuário ou no corte de cabelo.

ESTATÍSTICAS DAS POPULAÇÕES LGBTQIAP+

Existem muitos desafios na estimativa da população LGBTQIAP+ nos EUA. O maior desafio é a ausência de dados no âmbito federal. Historicamente, o governo dos EUA não coleta dados sobre orientação sexual e identidade de gênero em enquetes como o censo nacional. Portanto, os pesquisadores empregaram modelagem estatística para fazer estimativas do tamanho da população LGBTQIAP+.

O Williams Institute (2018), uma importante organização de política pública LGBTQIAP+, estima que aproximadamente 4,5% da população dos EUA seja LGBTQIAP+. Esse percentual significa aproximadamente 15 milhões de pessoas. Embora esse número inclua orientação sexual e identidade de gênero, pelo menos 1 milhão de pessoas nos EUA se identificam como transgênero (Meerwijk & Sevelius, 2017). Dos 15 milhões LGBTQIAP+, 58% se identificam como mulher e 42% como homem; é importante mencionar que esses dados da enquete não incluíram as opções de identidade de gênero não binário ou gênero fluido. A distribuição de raça e idade na população LGBTQIAP+ é mostrada nas Figuras 54.1 e 54.2, respectivamente (The Williams Institute, 2019).

Exatamente como as pessoas heterossexuais, pessoas LGBTQIAP+ podem ser casadas, coabitando com alguém sem estarem casadas, separadas ou divorciadas e solteiras. Existem famílias nucleares inteiras e famílias misturadas, e crianças que vivem em dois domicílios. Pelo menos 1,1 milhão de pessoas LGBTQIAP+ estão legalmente casadas com pessoas do mesmo sexo, mais de 1,2 milhão de pessoas LGBTQIAP+ vivem relacionamentos com pessoas do mesmo sexo sem estarem casadas, e mais de 3,7 milhões de crianças com menos de 18 anos têm pelo menos um dos genitores LGBTQIAP+ (Family Equality Council, 2017). Tendo em vista as muitas limitações da contagem acurada do número de famílias lideradas por pessoas LGBTQIAP+, é provável que esse número seja muito maior. Além disso, é importante mencionar que,

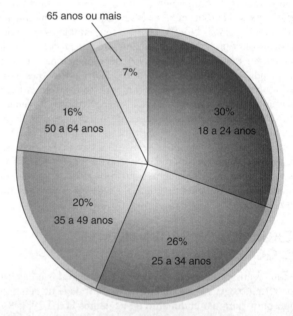

Figura 54.2 • Distribuição etária das pessoas nos EUA que são LGBTQIAP+. Adaptada de The Williams Institute. (2019). LGBT demographic data interactive. Retirada em 17/02/2020 de: williamsinstitute.law.ucla.edu/visualization/lgbt-stats/?topic=LGBT.

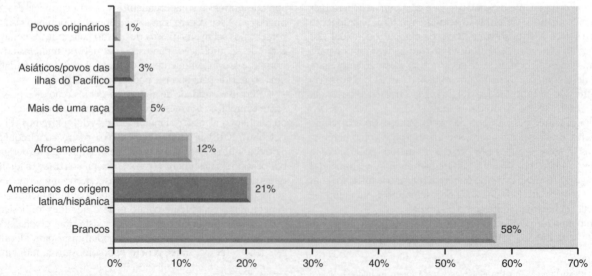

Figura 54.1 • Distribuição racial das pessoas nos EUA que são LGBTQIAP+. Adaptada de The Williams Institute. (2019). LGBT demographic data interactive. Retirada em 17/02/2020 de: williamsinstitute.law.ucla.edu/visualization/lgbt-stats/?topic=LGBT.

em 26 de junho de 2015, a Suprema Corte dos EUA arbitrou no caso *Obergefell versus Hodges* (576 U.S.) que a constituição assegura aos casais do mesmo sexo o direito de casar e ter seus casamentos reconhecidos pelos estados. Nos EUA, existem mais de 1.000 disposições legais classificadas no U.S. Code que proporcionam benefícios, direitos e privilégios aos casais legalmente constituídos. Essa regulamentação foi importante para proteger casais LGBTQIAP+ e seus filhos, sobretudo no tocante à assistência médica. Por exemplo, o casamento possibilita que as pessoas tomem decisões médicas, legais e financeiras em nome de um cônjuge incapacitado, mesmo que não tenha sido designado responsável legal. Sem o casamento legal, as pessoas podem ser impedidas de visitar seus companheiros hospitalizados. Sem o casamento legalizado, as pessoas não conseguem cobrir com facilidade as necessidades de seus familiares com o plano de saúde.

RISCOS PARA A SAÚDE

A causa fundamental dos riscos e disparidades de saúde nas pessoas LGBTQIAP+ é a estigmatização (ou seja, crenças injustas e negativas). Por motivos que vão além do escopo deste capítulo, as pessoas aprendem a estigmatizar algumas diferenças humanas como cor de pele e orientação sexual, enquanto outras diferenças não são discriminadas, como cor dos olhos ou o fato de não ser destro (Eliason & Chinn, 2018). Historicamente, as pessoas LGBTQIAP+ são consideradas diferentes ou divergentes. A estigmatização das pessoas LGBTQIAP+ teve muitos efeitos sociais, tais como não reconhecimento de relacionamentos e famílias, recusa de processos de adoção, crimes de ódio e violência, discriminação em empregos e instituições de ensino e discriminação em contratos de compra/aluguel de imóveis (Eliason & Chinn, 2018). Uma pessoa LGBTQIAP+ não corre riscos de saúde simplesmente pelo fato de se identificar como *gay*, lésbica, bissexual ou transgênero; a estigmatização associada a sua identidade LGBTQIAP+ é o que as coloca em risco de determinadas disparidades de saúde.

Em comparação com pessoas heterossexuais e cisgênero, as pessoas LGBTQIAP+ correm maior risco de determinadas condições de saúde física e mental. Em termos de transtornos da saúde mental, as pessoas LGBTQIAP+ apresentam taxas mais elevadas de depressão e ansiedade (Bostwick, Hughes, Steffen et al., 2019; Ross, Salway, Tarasoff et al., 2018; Witcomb, Bouman, Claes et al., 2018), além de maior suicidalidade (Lyons, Walters, Jack et al., 2019; McNeil, Ellis & Eccles, 2017). Quase 50% das pessoas transgênero relatam tentativas de suicídio. Além disso, as pessoas LGBTQIAP+ tendem a ser mais vítimas de agressões verbais ou físicas, que estão associadas a taxas mais elevadas de depressão e suicidalidade (Burks, Cramer, Henderson et al., 2018).

Mulheres lésbicas, bissexuais ou *queer* tendem a correr risco mais elevado de obesidade e doença cardiovascular do que mulheres heterossexuais (Simoni, Smith, Oost et al., 2017). A obesidade em mulheres lésbicas, bissexuais ou *queer* tende a estar ligada a transtornos alimentares, como transtorno de alimentação compulsiva. As causas dos transtornos alimentares são complexas e incluem fatores biológicos, psicológicos e sociais. A estigmatização é uma das causas básicas de obesidade em mulheres lésbicas, bissexuais ou *queer*. As experiências de estigmatização, tais como discriminação ou agressão, resultam em sofrimento emocional, que, por sua vez, está associado a transtorno alimentar como estratégia de enfrentamento (Mason, Smith & Lavender, 2019) (ver discussão adicional sobre obesidade no Capítulo 42).

Homens *gays* ou bissexuais e mulheres transgênero apresentam taxas mais elevadas de infecção pelo vírus da imunodeficiência adquirida (HIV) do que a população geral. Homens *gays* ou bissexuais são a população mais acometida por infecção pelo HIV nos EUA (Centers for Disease Control and Prevention [CDC], 2019a). O diagnóstico de infecção pelo HIV em pessoas transgênero era o triplo da taxa média nacional (CDC, 2019b). Nessa população, as taxas de HIV eram ainda mais elevadas em determinados grupos, sobretudo afrodescendentes e adultos jovens (ver discussão adicional sobre HIV no Capítulo 32).

AVALIAÇÃO

Os enfermeiros precisam se empenhar e criar um relacionamento acolhedor, inclusivo e terapêutico com todos os pacientes. Os profissionais de enfermagem devem usar linguagem e termos inclusivos para alcançar esse tipo de relacionamento com pessoas LGBTQIAP+. Isso aumentará a probabilidade de obter informações acuradas das pessoas com experiências diferentes das normas culturais (Eliason & Chinn, 2018). O uso de linguagem inclusiva mostra à pessoa LGBTQIAP+ que o interlocutor está aberto a escutar sobre sua sexualidade, sua identidade de gênero e seus relacionamentos. Se o profissional de enfermagem ainda não conhecer a orientação sexual e a identidade de gênero de um paciente, sempre deve usar linguagem neutra para assegurar que ele/ela se sinta confortável durante a avaliação (ver na seção Recursos ao fim do capítulo os materiais educacionais que promovem o desenvolvimento de relacionamentos médico-paciente acolhedores e inclusivos).

Nos EUA, as pessoas tendem a se comunicar por meio de um sistema de gênero binário (feminino ou masculino) e baseado na pressuposição de que as pessoas são heterossexuais. Esse tipo de comunicação pode ser deletério para pessoas LGBTQIAP+, sobretudo nos ambientes de assistência à saúde. Os profissionais de enfermagem devem se empenhar no uso de termos que evitem a pressuposição de identidades de gênero e orientação de gênero das pessoas. Por exemplo, os enfermeiros devem usar **linguagem neutra**, evitando o uso de pronomes pessoais e cumprimentos binários (p. ex., senhor/senhora) até confirmar as preferências do(a) paciente. Além disso, devem evitar termos que pressuponham a orientação sexual do(a) paciente e de seus familiares (p. ex., esposa/marido, namorado/namorada, mãe/pai). Na Tabela 54.1, são mostrados exemplos de perguntas e afirmativas neutras.

Os profissionais devem, rotineiramente, avaliar a orientação sexual e a identidade de gênero de todas as pessoas atendidas, inclusive os pronomes pessoais e possessivos preferidos. Na verdade, nos EUA, as recomendações nacionais e federais para coleta rotineira de dados sobre orientação sexual e identidade de gênero já têm quase 20 anos (Maragh-Bass, Torain, Adler et al., 2017). A investigação de dados sobre orientação sexual e identidade de gênero possibilita a provisão de cuidados aprimorados, holísticos e centrados no(a) paciente. Por exemplo, pessoas LGBTQIAP+ correm riscos singulares de saúde que demandam atenção ou apresentam estrutura familiar diferente da norma. As pessoas LGBTQIAP+ desejam, tipicamente, revelar sua orientação sexual e identidade de gênero para os profissionais de saúde. Todavia, a maioria dos profissionais de saúde não investiga dados sobre orientação sexual e identidade de gênero e, na verdade, faz pressuposições

TABELA 54.1 Exemplos de perguntas e afirmações usando linguagem neutra.

Pergunta/afirmação	Pergunta/afirmação com linguagem neutra
Bom dia, senhor.	Bom dia.
Como posso ajudar a senhora?	Como posso ajudar?
Ela está agendada para uma radiografia.	Há agendamento para uma radiografia.
Você tem marido?	Você mantém um relacionamento com alguém?
Como se chamam seu pai e sua mãe?	Como se chamam seus pais ou responsáveis legais?

sobre a identidade de gênero do(a) paciente e presume que todos os pacientes são heterossexuais. Essas pressuposições colocam os(as) pacientes em posições vulneráveis, porque passa a ser deles o ônus da revelação de sua orientação sexual e identidade de gênero (Eliason & Chinn, 2018). Portanto, os enfermeiros precisam ser habilitados a investigar de modo apropriado a orientação sexual e a identidade de gênero das pessoas atendidas, e quais pronomes pessoais e possessivos elas preferem (Boxe 54.1).

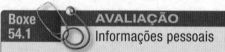

Boxe 54.1 — AVALIAÇÃO
Informações pessoais

Antes de fazer as perguntas de avaliação, o enfermeiro afirma:

- "Eu vou fazer algumas perguntas sobre sua orientação sexual e identidade de gênero para que possamos oferecer cuidados personalizados e afirmativos para você. Eu faço essas perguntas a todos os pacientes. Se você não se sentir confortável e não quiser respondê-las, nós passamos para a próxima pergunta."

O enfermeiro avalia a identidade de gênero perguntando:

- "Qual sexo está descrito em sua certidão de nascimento?"
- "Qual é a sua identidade de gênero atual?" ou "Como você descreve sua identidade de gênero?"

Em relação aos pronomes pessoais e possessivos:

- "Quais pronomes pessoais e possessivos você prefere que nós usemos?"
- Se o paciente não entender o significado dessa pergunta, você pode falar o seguinte: "Você prefere ser chamado ele, ela ou outro termo?"

Avaliação da orientação sexual:

- "Qual é a sua orientação sexual?" ou "Como você descreve a sua orientação sexual?"

Avaliação do nome social preferido pelo paciente:

- "Qual é o nome social pelo qual você prefere ser chamado(a)?" ou "Qual é o nome social que você gostaria que nós usássemos?"

Adaptado de Centers for Disease Control and Prevention (CDC). (2020). Collecting sexual orientation and gender identity information. Retirado em 20/04/2020 de: www.cdc.gov/hiv/clinicians/transforming-health/health-care-providers/collecting-sexual-orientation.html; The Fenway Institute. (2017). Collecting sexual orientation and gender identity (SO/GI) data in electronic health records. Retirado em 20/04/2020 de: www.lgbthealtheducation.org/wp-content/uploads/2017/05/SOGI-Office-Hours-Update-Final.pdf; The Fenway Institute. (2018). Ready, set go! Guidelines and tips for collecting patient data on sexual orientation and gender identity. Retirado em 21/04/2020 de: www.lgbthealtheducation.org/wp-content/uploads/2018/03/Ready-Set-Go-publication-Updated-April-2018.pdf.

A avaliação da estrutura familiar e de outros relacionamentos importantes deve ser rotineira para todos os pacientes. As pessoas LGBTQIAP+ têm estruturas familiares não convencionais ou diferentes da norma, e podem incluir pessoas sem relacionamentos biológicos. Os profissionais de enfermagem devem avaliar a família e a família de escolha. Família de escolha é um termo comumente utilizado pelas pessoas LGBTQIAP+. Algumas pessoas LGBTQIAP+ foram rejeitadas por sua família original e, portanto, criaram sua própria rede familiar com pessoas que apreciam e dão suporte a elas (Eliason & Chinn, 2018). Além disso, algumas pessoas LGBTQIAP+ temem a discriminação e a segregação não apenas delas, mas também de suas famílias. Nos EUA, isso é especialmente verdadeiro no caso de pessoas que vivem em estados onde há leis com definições tacanhas de relacionamentos legais (Eliason & Chinn, 2018).

Os profissionais de enfermagem devem usar termos neutros e ser sensíveis quando entrevistarem qualquer pessoa em relação a sua estrutura familiar. Visto que algumas pessoas LGBTQIAP+ têm estruturas familiares não convencionais e famílias de escolha, é melhor começar a entrevista com uma pergunta aberta, por exemplo: "Conte sobre sua família e seu sistema de suporte social." Quando o enfermeiro faz perguntas abertas, deve empregar termos neutros ao questionar sobre entes queridos/parceiros e genitores/responsáveis legais (ver exemplos na Tabela 54.1). Além disso, o enfermeiro não deve presumir que a pessoa LGBTQIAP+ não tenha filhos. Muitas pessoas LGBTQIAP+ têm filhos em decorrência de adoção, relacionamentos prévios e outras circunstâncias. Se o(a) paciente tiver filhos, o enfermeiro não deve presumir qual é a estrutura familiar. Por fim, o enfermeiro deve usar a linguagem e os termos usados pelo(a) paciente e seus familiares. Por exemplo, se um paciente identificado como homem descreve seu ente querido como "marido", o enfermeiro não deve usar um termo diferente como "parceiro" ou "companheiro".

No tocante à avaliação de saúde, as pessoas LGBTQIAP+ não precisam de avaliações ou exames complementares específicos. Elas devem receber cuidados clínicos e de enfermagem centrados no paciente como qualquer outra pessoa. Dependendo da unidade de assistência à saúde, o enfermeiro pode concentrar partes de sua avaliação nos riscos de saúde mencionados anteriormente neste capítulo. Vale a pena conversar com a pessoa LGBTQIAP+ sobre ansiedade, depressão, suicidalidade, discriminação e agressões verbais e físicas. Visto que homens *gays* e bissexuais e mulheres transgênero apresentam taxas mais elevadas de infecção pelo HIV, devem ser avaliadas práticas de sexo seguro e investigação de infecção pelo HIV. Pessoas identificadas como transgênero devem ser questionadas sobre hormonoterapia e procedimentos cirúrgicos apenas se isso for relevante para os cuidados a serem prestados.

 ### Considerações gerontológicas

Para compreender adultos mais velhos que são LGBTQIAP+, é importante reconhecer suas experiências sociais, históricas e culturais. A experiência de vida dos adultos mais velhos que são LGBTQIAP+ é muito diferente da experiência de vida das pessoas LGBTQIAP+ mais jovens. Adultos mais velhos que são LGBTQIAP+ passaram sua juventude em ambientes estigmatizantes e perigosos (Ducheny, Hardacker, Claybren et al., 2019). Com frequência, foram vítimas de discriminação e maus-tratos em múltiplas áreas, inclusive maus-tratos físicos, mentais e verbais (Witten & Eyler, 2016). Por muitas décadas, era perigoso para as pessoas LGBTQIAP+ revelarem sua orientação sexual ou identidade de gênero e extremamente difícil encontrar serviços de assistência à saúde que os apoiassem. Antes da década de 1960, as pessoas identificadas como transgênero eram, com frequência, internadas em instituições psiquiátricas ou forçadas à segregação social. Entre 1960 e 1990, pessoas identificadas como transgênero podiam ter acesso a tratamento rígido e de isolamento e eram obrigadas a aderir a demandas tacanhas (Ducheny et al., 2019). Até 1973, a homossexualidade era considerada um transtorno psiquiátrico. Além disso, pessoas mais velhas que eram LGBTQIAP+ enfrentavam discriminação significativa que era sancionada pelos governos estaduais e federal. Esses fatos históricos influenciaram profundamente a maneira como adultos mais velhos LGBTQIAP+ encaravam e acessavam todas as facetas da assistência à saúde, inclusive ambulatórios, hospitais e casas de repouso (Witten & Eyler, 2016). Os enfermeiros devem ser respeitosos e compreensivos em relação a esses fatos para cuidar e promover a saúde de adultos mais velhos LGBTQIAP+. Isso também amplifica a importância de os enfermeiros sempre proporcionarem um espaço seguro, acolhedor e que promova a dignidade humana para todos os pacientes. É mais provável que adultos mais velhos que esconderam sua orientação sexual ou identidade de gênero durante muitos anos por medo de discriminação revelem essa informação se o profissional de enfermagem usar linguagem e fizer questionamentos que sinalizem que eles serão aceitos e estarão seguros.

AVALIAÇÃO E MANEJO DE PACIENTES QUE BUSCAM REDESIGNAÇÃO DE GÊNERO

Pessoas transgênero podem apresentar **disforia de gênero**, que consiste em sofrimento provocado pela dissonância entre a identidade de gênero da pessoa e o sexo que lhe foi atribuído por ocasião do nascimento. Para auxiliar essas pessoas angustiadas e encontrar um gênero que lhes seja confortável, existe tratamento que pode ser farmacológico e/ou cirúrgico. O tratamento é individualizado, ou seja, as intervenções que efetivamente atenuam a disforia de gênero em uma pessoa podem ser inúteis em outra pessoa.

Nos EUA, as equipes de saúde que oferecem tratamento psicológico, clínico e cirúrgico a pessoas transgênero seguem, com frequência, os padrões de cuidados publicados pela World Professional Association for Transgender Health (WPATH, 2012). Embora a última edição dos padrões de cuidados tenha sido publicada em 2012, ainda é, por ocasião da impressão deste livro, o principal recurso para atendimento a pessoas transgênero nos EUA. Outros recursos importantes nos EUA são as Guidelines for the Primary and Gender-Affirming Care of Transgender and Gender Nonbinary People da University of California, San Francisco (Deutsch, 2016) e os Principles of Transgender Medicine and Surgery (Ettner, Monstrey & Coleman, 2016) (ver seções Referências e Recursos no fim do capítulo).

O tratamento de pessoas que buscam redesignação de gênero quase sempre começa com a confirmação do diagnóstico de disforia de gênero. Nos EUA, muitos planos de saúde exigem um diagnóstico de disforia de gênero ou um diagnóstico correlato antes de ressarcir os custos dos tratamentos de redesignação de gênero. Disforia de gênero é um diagnóstico do *Diagnostic and Statistical Manual of Mental Disorders* (DSM-5). Sucintamente, para receber o diagnóstico de disforia de gênero, a pessoa precisa apresentar pensamentos e sentimentos de incongruência com a sua identidade de gênero e com suas características sexuais secundárias por um período de pelo menos 6 meses (American Psychiatric Association, 2013). Um profissional da saúde mental experiente, como um psicólogo ou um psiquiatra, pode avaliar, diagnosticar e prestar tratamento psicológico a disforia de gênero. Antes de um médico prescrever tratamento farmacológico ou cirúrgico (p. ex., hormônios, cirurgia de redesignação de gênero), ele habitualmente encaminha o paciente para avaliação por um profissional da saúde mental e recebe um diagnóstico de disforia de gênero.

Quando uma pessoa deseja lidar com a angústia ou com outros sentimentos negativos associados a ter um gênero que não está alinhado com o sexo que lhe foi atribuído por ocasião do nascimento (disforia de gênero), geralmente é necessária a atuação de uma equipe interdisciplinar de assistência à saúde. Tipicamente, essa equipe inclui um profissional da saúde mental, um endocrinologista e um cirurgião. O profissional da saúde mental dá suporte psicológico à pessoa durante o questionamento da identidade de gênero; o endocrinologista prescreve hormônios e monitora desfechos, e o cirurgião realiza as cirurgias de redesignação de gênero. Os enfermeiros estão envolvidos de várias maneiras em todo o *continuum* do tratamento.

Manejo clínico

Terapia hormonal

Além de aliviar a disforia, a meta da hormonoterapia afirmadora de gênero é a aquisição das características sexuais secundárias do gênero oposto, no maior grau possível (Gooren, 2016). Hormônios/esteroides sexuais são necessários para induzir as características sexuais secundárias do gênero oposto. Não existe diferença conhecida na sensibilidade à ação dos hormônios sexuais em termos de genética ou condição gonadal/sexual (Gooren, 2016), ou seja, qualquer pessoa pode desenvolver características sexuais secundárias do gênero oposto quando faz uso de hormônios sexuais. Todavia, alguns efeitos dos hormônios sexuais não podem ser revertidos. Por exemplo, em mulheres transgênero (pessoas que fizeram a transição do gênero masculino para o feminino), os efeitos prévios dos androgênios no esqueleto (altura média maior; tamanho e formato das mãos, dos pés e da mandíbula e estrutura da pelve) não podem ser revertidos (Gooren, 2016) (Tabela 54.2).

Para mulheres transgênero, o estrogênio é prescrito para promover as alterações físicas desejadas. A dose prescrita de estrogênio é individualizada e depende de muitos fatores diferentes, tais como metas da paciente, razão risco:benefício, existência de outras condições clínicas, existência ou não de gônadas e questões sociais e econômicas (WPATH, 2012). O tratamento com estrogênio deve induzir modificações nos pelos do corpo, no desenvolvimento das mamas, na pele, na composição de gordura corporal, na massa muscular, nos testículos e na próstata. Além do estrogênio, com frequência, são prescritos medicamentos para reduzir os níveis de androgênio (testosterona) com consequente atenuação das características masculinas e redução da dose de estrogênio necessária para reduzir a testosterona. Entre os medicamentos para reduzir os níveis de androgênio comumente prescritos estão espironolactona, acetato de ciproterona, agonistas de GnRH (p. ex., gosserrelina, busserrelina, triptorrelina) e inibidores da 5-alfarredutase (p. ex., finasterida, dutasterida) (WPATH, 2012). Progestógenos não contribuem para o processo de feminização e, tipicamente, não são recomendados por causa da incidência mais elevada de câncer de mama e doença cardiovascular (Gooren, 2016). A Tabela 54.3 apresenta os medicamentos comumente prescritos.

TABELA 54.2 — Efeitos físicos da hormonoterapia para redesignação de gênero.

Hormônios feminilizantes (mudança de masculino para feminino)	Hormônios masculinizantes (mudança de feminino para masculino)
Redução do crescimento e adelgaçamento dos pelos corporais	Crescimento dos pelos faciais e corporais; perda de fios de cabelo
Formação de mamas	Redução da atividade glandular das mamas
Pele mais macia e redução da oleosidade	Oleosidade da pele e acne
Aumento da gordura corporal e redução da massa muscular	Redução do tecido adiposo subcutâneo, aumento da gordura abdominal e aumento da massa muscular
Atrofia volumétrica dos testículos e da próstata	Aumento das dimensões do clitóris e atrofia vaginal
Diminuição da produção de espermatozoides	Interrupção da menstruação
Disfunção sexual masculina	Voz mais grave

Adaptada de World Professional Association for Transgender Health (WPATH). (2012). *Standards of care for the health of transsexual, transgender, and gender-nonconforming people* (version 7). Retirada em 17/02/2020 de: www.wpath.org/publications/soc.

Testosterona é prescrita para homens transgênero (pessoas que fizeram a transição do gênero feminino para o masculino) com o propósito de induzir as alterações físicas desejadas. Como o estrogênio, a dose prescrita de testosterona é individualizada e depende de muitos fatores diferentes. O tratamento com testosterona deve induzir alterações no cabelo, na oleosidade da pele, nos pelos faciais e corporais, na composição de gordura corporal, na massa muscular, na menstruação, no clitóris e na vagina (ver Tabelas 54.2 e 54.3).

Como qualquer tratamento farmacológico, hormônios implicam riscos para os usuários. A probabilidade de um evento adverso grave depende de muitos fatores, como dose, via de administração (p. ex., oral *versus* transdérmica *versus* intramuscular) e das características dos(as) pacientes (p. ex., idade, comorbidades, comportamentos relacionados à saúde). Pessoas que fazem uso de estrogênio correm risco aumentado de tromboembolismo venoso (TEV), cálculos biliares, elevação dos níveis séricos das enzimas hepáticas, ganho ponderal e hipertrigliceridemia. Pessoas que fazem uso de testosterona correm risco aumentado de policitemia, ganho ponderal, acne, alopecia androgênica (calvície de padrão masculino) e apneia do sono. Além disso, tanto o uso de estrogênio quanto o de

TABELA 54.3 Medicamentos prescritos para promover a transição de gênero.

Medicamentos hormonais feminilizantes na redesignação de masculino para feminino

Medicação	Efeitos adversos[a]	Considerações de enfermagem
Medicamentos que reduzem os níveis de androgênios (antiandrogênicos) Espironolactona (uso *off-label*) Mecanismo de ação: diurético que também inibe a secreção de testosterona e a ligação de androgênios aos receptores de androgênios	Desequilíbrios eletrolíticos, sobretudo hiperpotassemia Diminuição da pressão arterial	Esse medicamento é diurético e os pacientes têm de ser orientados a respeito do aumento da frequência miccional e da necessidade de aumentar o consumo de líquido. Exercer cuidado em pacientes com insuficiência suprarrenal, diabetes melito, hiperpotassemia e doença renal crônica.
Acetato de ciproterona Mecanismo de ação: propriedades antiandrogênicas e progestogênicas/antigonadotróficas, resultando em bloqueio da ligação do metabólito ativo da testosterona e redução da produção testicular de testosterona	Tromboembolia Hiperlipidemismo Hepatotoxicidade Intolerância à glicose Alterações do humor Hiperplasia prostática	Avaliar se existem sinais e sintomas de tromboembolismo. Monitorar alterações do humor (ansiedade, depressão, insônia), sobretudo durante as primeiras 4 a 6 semanas. Monitorar as provas de função hepática antes e durante a terapia à procura de sintomas de hepatotoxicidade. Pesquisar se há hesitação urinária, sensação de esvaziamento incompleto da bexiga urinária, interrupção do jato de urina e disúria.
Dutasterida Finasterida Mecanismo de ação: inibição da enzima 5-alfarredutase, que é responsável pela conversão da testosterona em seu metabólito potente		
Estrogênio Etinilestradiol Mecanismo de ação: estrógeno sintético que se liga a receptores de estrogênio, elevando os níveis séricos de estrogênio e reduzindo os níveis séricos de testosterona	Tromboembolismo Edema Hipertensão arterial sistêmica Pancreatite	Avaliar se existem sinais e sintomas de tromboembolismo. Aferir a pressão arterial antes e depois da terapia. Monitorar a função hepática durante a terapia.

Hormônio masculinizante na redesignação de feminino para masculino

Medicação	Efeitos adversos	Considerações de enfermagem
Androgênio Undecanoato de testosterona Mecanismo de ação: testosterona sintética que se liga a receptores de androgênio em todo o corpo	Intolerância à glicose Hipertensão arterial sistêmica	Aferir a pressão arterial antes e depois da terapia. Monitorar hipoglicemia, sobretudo em pessoas que fazem uso de medicação para diabetes melito.

[a]Disfunção erétil e ginecomastia são efeitos colaterais desses medicamentos. Todavia, antecipa-se que pessoas que fazem a redesignação sexual de masculino para feminino apresentem esses efeitos colaterais. Adaptada de Comerford, K. C. & Durkin, M. T. (Eds.). (2020). *Nursing2020 drug handbook*. Philadelphia, PA: Wolters Kluwer.

testosterona podem aumentar o risco de a pessoa desenvolver diabetes melito tipo 2 quando houver outros fatores de risco como idade mais avançada (WPATH, 2012).

Retirada de pelos

A hormonoterapia não elimina, tipicamente, todos os pelos indesejados; portanto, pessoas transgênero buscam outros procedimentos médicos de afirmação de gênero. Mulheres transgênero buscam, caracteristicamente, a retirada de pelos na face, no pescoço e na região genital como preparação pré-operatória para a vaginoplastia. Já os homens transgênero buscam tipicamente retirada de pelos dos antebraços e das coxas quando precisam de pele (enxerto) dessas regiões para faloplastia. Como a hormonoterapia, a retirada de pelos está associada à redução da disforia e ao aumento da sensação de bem-estar das pessoas transgênero (Bradford, 2019). Embora existam muitos tratamentos para ajudar a controlar os pelos indesejados, há dois procedimentos principais para tratamento a longo prazo: a retirada de pelos com *laser* e a eletrólise (Reeves, Deutsch & Stark, 2016).

A retirada de pelos com *laser* é a principal opção terapêutica para resultados a longo prazo e se baseia no princípio de fototermólise seletiva, no qual fótons destroem o folículo piloso, mas preservam o tecido circundante (Thomas & Houreld, 2019). Os principais riscos desse procedimento são aquecimento excessivo resultando em vermelhidão, bolhas e queimaduras. Tratamentos devem ser evitados quando estão sendo usados fármacos fotossensibilizadores, como os prescritos para acne (p. ex., isotretinoína, minociclina, doxiciclina), antibióticos (p. ex., tetraciclinas, sulfonamidas, quinolonas) e espironolactona. Os enfermeiros devem revisar a lista de medicamentos do(a) paciente e identificar aqueles que são fotossensibilizadores. Eletrólise consiste no uso de corrente elétrica para destruir a raiz de folículos pilosos. Esse tratamento é mais demorado e mais doloroso do que a retirada de pelos com *laser*. Os principais riscos da eletrólise são vermelhidão e alterações do pigmento. Anestésicos tópicos (produtos contendo lidocaína) e paracetamol oral podem ser usados para ajudar no controle da dor durante a retirada de pelos com *laser* e eletrólise (Reeves et al., 2016).

Tratamento de acne

Testosterona é a base da hormonoterapia masculinizante para homens transgênero. Embora não seja plenamente compreendido o mecanismo exato da patogênese da acne, a testosterona aumenta a produção de sebo (secreção oleosa) nas glândulas sebáceas, resultando em acne. A acne facial em homens transgênero que fazem uso de testosterona alcança seu máximo nos primeiros 4 meses de tratamento; mais de 80% dos homens transgênero tratados com testosterona apresentam acne facial no primeiro ano (Motosko, Zakhem, Pomeranz et al., 2018). As diretrizes gerais para tratamento de acne podem ser seguidas no caso de homens transgênero (Thiboutot, Dréno, Abanmi et al., 2018); contudo, existem algumas considerações gerais e riscos específicos. Primeiro, a combinação de testosterona com algumas medicações antiacne, sobretudo minociclina, pode resultar em hepatotoxicidade. Portanto, é preconizado monitoramento frequente das provas de função hepática. Segundo, alguns medicamentos prescritos para acne são teratogênicos, como minociclina, doxiciclina e isotretinoína. No caso de homens transgênero que ainda corram risco de engravidar (útero e ovários intactos), deve ser coletada história sexual meticulosa, e avaliação psicológica deve ser realizada antes de ser iniciado qualquer tratamento para acne. Terceiro, alguns medicamentos prescritos para acne, sobretudo isotretinoína, retardam a cicatrização de feridas e resultam em formação de queloide após cirurgia. Assim, é necessário conversar sobre os planos cirúrgicos antes de iniciar o tratamento para acne (Motosko et al., 2018).

Fertilidade e saúde reprodutiva

Muitas pessoas transgênero desejarão ter filhos biológicos, mas a hormonoterapia limita a fertilidade e elas devem ser orientadas sobre suas opções antes de iniciar o tratamento com hormônios ou se submeterem à cirurgia para retirar ou modificar seus órgãos genitais. Embora não sejam conhecidos os efeitos a longo prazo da hormonoterapia de afirmação de gênero (com testosterona ou estrogênio) na fertilidade, pesquisa limitada sugere que a testosterona e o estrogênio podem influenciar a capacidade reprodutiva de ovários e testículos, respectivamente (Cheng, Pastuszak, Myers et al., 2019). Há casos de homens e mulheres transgênero que interromperam a hormonoterapia e ainda tinham oócitos e espermatozoides férteis; contudo, há muitos casos nos quais isso não ocorreu. Assim, pacientes transgênero devem ser plenamente informados das possíveis implicações dos hormônios na fertilidade e nas opções de preservação de oócitos e espermatozoides.

Homens transgênero do grupo pós-puberdade devem ser orientados sobre preservação de oócitos, criopreservação de embriões e preservação do útero. Mulheres transgênero devem ser orientadas sobre a criopreservação de espermatozoides. Estudos estão sendo realizados em pessoas transgênero do grupo pré-puberdade para determinar a efetividade da criopreservação de tecido ovariano e de tecido testicular em homens transgênero e mulheres transgênero, respectivamente (Cheng et al., 2019).

Considerações gerontológicas

À medida que o corpo humano envelhece, ocorrem modificações na síntese e na secreção de muitos hormônios endógenos, bem como no número de receptores celulares nos tecidos e na capacidade de sinalização (Houlberg, 2019). Embora haja pouquíssimas pesquisas sobre o efeito da hormonoterapia para redesignação de gênero em adultos mais velhos transgênero, existem considerações importantes devido às alterações endócrinas que ocorrem nessas pessoas. A principal consideração para a enfermagem consiste nos efeitos dos esteroides sexuais no metabolismo da medicação. O metabolismo e a excreção de muitos fármacos diminuem com o envelhecimento (Ruscin & Linnebar, 2018). Os hormônios sexuais também influenciam a absorção, o metabolismo, a farmacodinâmica e os efeitos adversos dos medicamentos (Gooren & T'Sjoen, 2018). Os enfermeiros precisam tomar precauções adicionais ao monitorar os efeitos adversos e a toxicidade de determinados medicamentos em pessoas transgênero que fazem uso de hormônios sexuais exógenos. As outras duas considerações são doença cardiovascular e saúde óssea. Nas mulheres transgênero, o estrogênio aumenta o risco de mortalidade e morbidade cardiovasculares. Rastreamento preventivo adicional é justificado para essas pacientes, e deve ser aventada a redução da dose de estrogênio em mulheres transgênero com mais de 55 anos. Por fim, a hormonoterapia para redesignação de gênero pode comprometer a saúde óssea tanto em homens transgênero como em mulheres transgênero (Gooren & T'Sjoen, 2018). Os achados de um estudo-piloto sugerem que, apesar de correrem maior risco de osteoporose, o conhecimento das pessoas transgênero sobre seus riscos de osteoporose pode ser insatisfatório (Sedlak, Roller, van Dulmen et al., 2017) (Boxe 54.2). Com o propósito de reduzir o risco de redução da densidade mineral óssea, os enfermeiros devem orientar as pessoas transgênero que fazem uso de hormônios sexuais sobre os riscos de osteoporose e promover a prática de exercícios físicos e a ingestão de cálcio (ver discussão adicional sobre osteoporose no Capítulo 36). Tendo em vista essas considerações, os riscos da hormonoterapia podem ser controlados, e raramente constituem contraindicações absolutas (Houlberg, 2019).

Manejo cirúrgico

Pessoas transgênero têm à disposição muitas opções de cirurgia de redesignação de gênero enquanto fazem a **transição** do sexo atribuído por ocasião do nascimento para a sua identidade de gênero (Tabela 54.4). Assim como o tratamento com hormônios, as cirurgias de redesignação de gênero ajudam a minimizar a disforia de gênero e melhoram a qualidade de vida. A WPATH (2012) recomenda que as pessoas que buscam cirurgias de redesignação de gênero atendam a determinados critérios: (a) ter disforia de gênero persistente e bem-documentada; (b) ser capaz de tomar uma decisão plenamente esclarecida e consentir com o tratamento; (c) ser maior de idade segundo as leis do país; e (d) apresentar condições de saúde mental e física bem controladas. Para determinadas cirurgias, inclusive histerectomia, faloplastia e vaginoplastia, WPATH (2012) também recomenda que a pessoa faça uso de 12 meses continuados de hormonoterapia e que tenha vivido 12 meses continuados no gênero congruente com sua identidade de gênero. Isso é baseado em consenso clínico, não em evidências empíricas; viver 12 meses no gênero congruente com sua identidade de gênero propicia experiências e adaptação social antes de a pessoa se submeter a uma cirurgia irreversível (Colebunders, Verhaeghe, Bonte et al., 2016).

Cirurgias de redesignação de gênero (mudança de masculino para feminino)

Existem muitos tipos de cirurgia de redesignação de gênero para mulheres transgênero (ver Tabela 54.4). Com o passar

TABELA 54.4 Algumas intervenções cirúrgicas de redesignação sexual.

De homem para mulher	De mulher para homem
Feminização facial • Ângulo da mandíbula • Ossos zigomáticos • Mento • Testa • Nariz • Lábio superior	Masculinização facial • Ângulo da mandíbula • Ossos zigomáticos • Mento • Testa
Implante de cabelo	Mastectomia subcutânea
Condrolaringoplastia (redução da proeminência da cartilagem tireóidea)	Histerectomia e salpingo-ooforectomia
Feminização da voz	Faloplastia
Mamoplastia de aumento	
Orquiectomia	
Vaginoplastia	

Boxe 54.2 — PERFIL DE PESQUISA DE ENFERMAGEM
Prevenção de osteoporose por pessoas transgênero

Sedlak, C. A., Roller, C. G., van Dulmen, M. et al. (2017). Transgender individuals and osteoporosis prevention. *Orthopaedic Nursing*, 36(4), 259-268.

Finalidade

Muitas pessoas transgênero fazem uso de hormônios sexuais para obter as características desejadas do gênero que elas consideram condizentes com sua identidade pessoal. Um efeito adverso desses medicamentos é que a densidade mineral óssea pode ser precocemente depletada, resultando em osteoporose precoce. O propósito desse estudo-piloto com métodos mistos foi identificar o conhecimento e as crenças em relação à osteoporose, e os comportamentos de prevenção dos adultos transgênero.

Metodologia

Os participantes foram recrutados por meio de folhetos de propaganda nos centros de comunidade LGBTQIAP+ e por anúncios na internet em grupos de suporte à população LGBTQIAP+. As pessoas, para serem aceitas no estudo, precisavam ter pelo menos 30 anos, a idade na qual a densidade mineral óssea é considerada máxima. As pessoas elegíveis poderiam se identificar com o gênero masculino ou feminino e precisavam ser capazes de ler e falar o idioma inglês. Trinta e uma pessoas foram recrutadas e concordaram em completar uma enquete que incluía várias escalas, tais como *Osteoporosis Knowledge Test, Osteoporosis Health Belief Scale, Osteoporosis Self-Efficacy Scale, Dietary Calcium Rapid Assessment Tool* e *Yale Physical Activity Survey*. Quinze desses participantes foram selecionados de modo aleatório para participar em entrevistas qualitativas *online* focalizadas em seus conhecimentos sobre saúde óssea e osteoporose.

Achados

A maioria dos participantes (90,3%) fazia uso de hormônios sexuais. A maioria dos participantes tinha pouco conhecimento de seus riscos de osteoporose e 81% tinham pontuação baixa no *Osteoporosis Knowledge Test* (Teste de conhecimentos sobre osteoporose). Os participantes escolhidos para as entrevistas confirmaram que seus conhecimentos sobre osteoporose e sobre os próprios riscos de ter osteoporose eram escassos. Alguns deles expressaram frustração com o fato de seus médicos assistentes não terem falado sobre esses riscos anteriormente. A ingestão dietética diária média de cálcio da amostra foi inferior aos parâmetros recomendados, assim como o número de minutos de prática diária média de exercícios físicos. A maioria dos participantes não fazia uso de suplementos de vitamina D. Dos participantes que faziam uso de suplementos de vitamina D, mais da metade ingeria doses menores que as recomendadas.

Implicações para a enfermagem

Hormônios sexuais são frequentemente usados por pessoas transgênero; entretanto, achados desse estudo sugerem que poucas pessoas transgênero usuárias de hormônios sexuais têm conhecimento do risco aumentado de osteoporose que elas correm. Os enfermeiros devem orientar as pessoas transgênero sobre o risco de osteoporose associado ao uso de hormônios sexuais. Além disso, os enfermeiros devem encorajar as pessoas transgênero usuárias de hormônios sexuais a se engajar em estratégias que possam atenuar os efeitos dos hormônios sexuais na densidade mineral óssea, inclusive aumento do consumo de cálcio na dieta e prática de atividades físicas, além da ingestão de doses apropriadas de suplementos de vitamina D.

dos anos, os pesquisadores identificaram diferenças comuns entre as faces de homens e mulheres. Tipicamente, a face feminina é ovalada e em formato de coração com linhas suaves, mento afunilado, ângulos da mandíbula menos proeminentes, menor proeminência nasal e ponta do nariz menos angular (Colebunders, Verhaeghe et al., 2016). Para as pessoas que desejam uma face mais feminina, existem intervenções cirúrgicas para modificar a maioria das estruturas na face. Condrolaringoplastia, a redução de cartilagem tireóidea proeminente, comumente denominada pomo de Adão, e a feminilização da face são alterações frequentemente desejadas por pessoas transgênero que fazem a transição do gênero masculino para o feminino; as duas cirurgias podem ser realizadas durante o mesmo procedimento. A feminilização da voz envolve encurtamento das pregas vocais ou aumento da tensão das pregas vocais (Colebunders, Verhaeghe et al., 2016).

A mamoplastia de aumento aumenta bastante os sentimentos subjetivos de feminilidade da maioria das mulheres transgênero. Tipicamente, os cirurgiões recomendam que a pessoa faça uso de estrogênio durante um período mínimo de 12 meses antes da cirurgia para maximizar o crescimento das mamas e obter melhores resultados estéticos. A mamogênese em mulheres transgênero que fazem uso de estrogênio segue um padrão semelhante aos estágios de Tanner de desenvolvimento das mamas (ver avaliação das mamas no Capítulo 52, discussão dos estágios de Tanner). Embora existam algumas diferenças sexuais na anatomia da parede torácica e das mamas, a implantação de próteses mamárias não é muito diferente da mamoplastia de aumento em uma paciente originalmente mulher. A incisão cirúrgica é, tipicamente, axilar, inframamária ou periareolar. O implante é colocado por trás do tecido glandular ou por trás do músculo peitoral (Colebunders, Verhaeghe et al., 2016).

Algumas mulheres transgênero optam por cirurgia de redesignação genital. A meta da cirurgia de redesignação genital em mulheres transgênero é a criação de um complexo perineogenital de aspecto e função o mais feminino possível sem áreas de cicatrização insatisfatória, cicatrizes e neuromas. Para alcançar essa meta, são necessários dois procedimentos, inclusive orquiectomia (retirada dos testículos) e vaginoplastia. As principais etapas da vaginoplastia (Figura 54.3) incluem amputação do pênis, criação da cavidade neovaginal e de seu revestimento, reconstrução do meato uretral e reconstrução do clitóris e dos lábios do pudendo (Colebunders, Verhaeghe et al., 2016). O revestimento da cavidade neovaginal exige retalho de pele ou enxerto de pele. A vaginoplastia por inversão peniana (retalho de pele do escroto e do pênis) é a técnica preferida e consiste na inversão da pele do pênis e do escroto (Ferrando, 2018). Se o cirurgião utilizar a técnica de enxerto de pele, o tecido cutâneo pode ser coletado de numerosas áreas diferentes do corpo, tais como a área peniana ou escrotal, abdome, intestinos ou mucosa bucal.

As metas dos cuidados pós-operatórios da pessoa submetida à cirurgia de redesignação de gênero de masculino para feminino são prevenir complicações e infecção e assegurar a perviedade da cavidade neovaginal. Após a cirurgia, a pessoa permanece tipicamente em repouso no leito por 5 dias com dilatador vaginal, enquanto é medicada com heparina de baixo peso molecular (HBPM) (p. ex., enoxaparina; ver discussão adicional sobre medicação anticoagulante no Capítulo 26). Após o quinto dia, o dilatador vaginal é removido periodicamente, e a limpeza diária da cavidade neovaginal é iniciada. Tipicamente, a pessoa permanece no hospital por 8 dias. Após a alta hospitalar, a paciente é orientada sobre como dilatar e limpar a cavidade vaginal durante 3 a 6 meses. Após cicatrização completa, pode ser iniciada atividade sexual com penetração vaginal e a aplicação do dilatador vaginal é suspensa. Se as relações sexuais não forem regulares, é preciso manter o uso do dilatador vaginal (Colebunders, Verhaeghe et al., 2016).

Cirurgias de redesignação de gênero (mudança de feminino para masculino)

Existem muitos tipos de cirurgia de redesignação de gênero para homens transgênero (ver Tabela 54.4). As faces dos homens tendem a ter ossos maiores e as mandíbulas são mais fortes, com ângulos retos mais bem-definidos. Embora os procedimentos de masculinização facial sejam bem menos comuns que os de feminilização facial, existem intervenções cirúrgicas para modificar a testa, o ângulo da mandíbula, o mento e os ossos zigomáticos. Embora as pregas vocais possam ser cirurgicamente modificadas para reduzir a tensão e resultar em voz mais masculina, a maioria dos homens transgênero consegue esse efeito por meio de tratamento com testosterona e terapia comportamental (Irwig, 2017; Schneider & Courey, 2016).

O tratamento com testosterona tem efeito mínimo na redução das mamas; portanto, homens transgênero que desejam um tórax plano precisam de mastectomia subcutânea (Figura 54.4). Do ponto de vista anatômico, a mastectomia subcutânea em homens transgênero é quase idêntica à mastectomia realizada por causa de doença mamária. A principal diferença é a retirada do tecido mamário e do excesso de pele e redução e reposicionamento dos mamilos e das aréolas para criar um tórax masculino esteticamente satisfatório

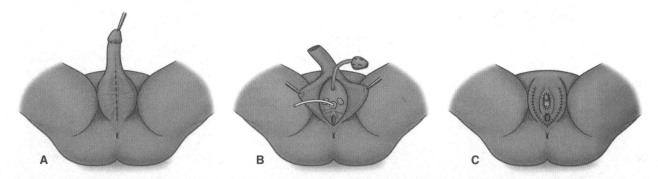

Figura 54.3 • Vaginoplastia em mulher transgênero (mudança de masculino para feminino). **A.** Retalhos cirúrgicos de pele escrotal e retalho do dorso do escroto. **B.** Ressecção de tecidos peniano e escrotal. **C.** O resultado cirúrgico final é a clitoroplastia.

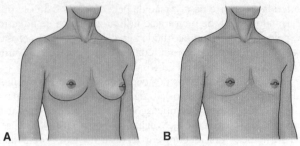

Figura 54.4 • Mastectomia subcutânea em homem transgênero (mudança de feminino para masculino). **A.** Tecido mamário com incisão transareolar. **B.** Aspecto após a mastectomia.

(Colebunders, D'Arpa, Weijers et al., 2016). A taxa de complicação da mastectomia subcutânea é muito baixa e tem riscos semelhantes aos das mastectomias realizadas por causa de doença mamária (Cuccolo, Kang, Boskey et al., 2019) (ver discussão adicional sobre mastectomia no Capítulo 52).

Alguns homens transgênero optam pela faloplastia, que consiste na criação de um pênis. As metas da faloplastia incluem (Colebunders, D'Arpa et al., 2016):

- Obtenção de pênis de aspecto estético
- Obtenção de sensibilidade tátil e erógena
- Capacidade de urinar em posição ortostática
- Capacidade de apresentar ereção e manter relação sexual com penetração.

A faloplastia é uma cirurgia complexa que envolve numerosas intervenções. Embora a seleção das intervenções na reconstrução peniana dependa das metas do paciente, tipicamente incluem criação do corpo do pênis, uretroplastia peniana, perineoplastia (reconstrução do períneo), escrotoplastia, vaginectomia, histerectomia e ooforectomia, glanduloplastia (criação da glande), implante de testículos e implante de dispositivo erétil (Heston, Esmonde, Dugi et al., 2019). Os cirurgiões tentam preservar os nervos do clitóris para conservar a sensibilidade erógena e a capacidade de ter orgasmos. Os pacientes também podem optar por transposição do clitóris, na qual o clitóris é colocado logo abaixo da superfície do neofalo (superficialização do clitóris).

A criação de um pênis exige excisão de retalho de pele da face radial do antebraço ou da face anterolateral da coxa. O retalho de pele do antebraço é considerado padrão na criação do pênis (Figura 54.5), mas alguns pacientes optam pela coxa para não terem uma ampla cicatriz circunferencial no antebraço. Por causa das dimensões do retalho de pele excisado do antebraço ou da coxa, é crucial que haja monitoramento e cuidados pós-operatórios para evitar infecção e complicações. Após a cirurgia, o paciente fica, tipicamente, em repouso no leito por 1 semana, com derivação urinária suprapúbica e cateter transuretral. Durante esse período, o médico pode prescrever uma HBPM, como enoxaparina. Todavia, hematomas inguinais ou pélvicos se desenvolvem ocasionalmente após faloplastia, e o manejo tem de ser a colocação de drenos ou drenagem cirúrgica. Assim, é preciso considerar com cuidado os riscos e os benefícios para o paciente da prescrição de HBPM (Crane, 2016). Após 1 semana, o cateter transuretral é retirado, e o cateter suprapúbico é clampeado, de modo que o paciente possa começar a urinar. Tipicamente, o paciente permanece no hospital por 2 a 3 semanas após a faloplastia, para monitoramento cuidadoso. O paciente pode optar por tatuar a glande do pênis após a cicatrização para fins estéticos. A tatuagem da glande do pênis possibilita uma coloração mais natural (Colebunders, D'Arpa et al., 2016).

Existem numerosos desafios no tocante a duas metas da faloplastia, a saber, urinar na posição ortostática e atingir ereção. Existem muitas complicações relatadas em pacientes submetidos a alongamento uretral via criação de neouretra, sobretudo fístulas e estenoses/estreitamentos uretrais pós-operatórios. Vale mencionar que os efeitos a longo prazo do alongamento uretral na função vesical não são conhecidos. De modo geral, é necessário acompanhamento vitalício com um urologista. A obtenção de ereção peniana após uma faloplastia ainda é um desafio. Existem muitas abordagens cirúrgicas para promover ereção, cada uma delas com limitações e complicações singulares. Uma das abordagens mais comuns consiste na implantação de um dispositivo erétil. Embora infecções possam ser uma preocupação no caso de implantes penianos, os dispositivos eréteis mais recentes são promissores por serem resistentes e possibilitarem ereção e prazer sexual (Colebunders, D'Arpa et al., 2016) (ver discussão adicional sobre implantes penianos no Capítulo 53, Tabela 53.2).

Uma técnica alternativa à faloplastia consiste em metoidioplastia (neofaloplastia), que utiliza o clitóris para criar um microfalo. Na metoidioplastia, o clitóris é descolado do púbis, possibilitando sua extensão. Habitualmente, essa abordagem exige pelo menos 12 meses de tratamento com testosterona,

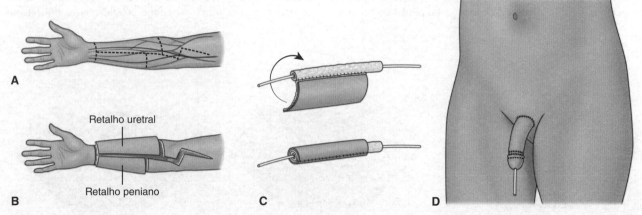

Figura 54.5 • Faloplastia em homem transgênero (mudança de feminino para masculino). **A.** Seleção de retalho radial no antebraço. **B.** As partes uretral (mais longa) e penianas são dissecadas. **C.** Criação de um tubo uretral no interior de um tubo peniano. **D.** Resultados pós-operatórios da faloplastia.

que resulta em hipertrofia induzida hormonalmente do clitóris. A metoidioplastia é o único procedimento que possibilita a criação de genitália masculina com preservação completa da sensibilidade erógena e protetora. Isso significa que a sensibilidade sexual do clitóris é preservada e se mantém intacta, diferindo da faloplastia, que frequentemente exige reconstrução ou transposição do clitóris. De modo geral, o escroto é criado a partir de retalhos dos lábios maiores do pudendo para possibilitar a colocação de implantes testiculares. Em comparação com a faloplastia, a metoidioplastia implica internação hospitalar mais curta e complicações mínimas no local doador. Todavia, a metoidioplastia não permite que a pessoa urine na posição ortostática nem realize relação sexual com penetração (Djinovic, 2018).

PROCESSO DE ENFERMAGEM
Paciente submetido à cirurgia de redesignação de gênero

Avaliação

Antes da cirurgia, o enfermeiro deve, em primeiro lugar, coletar detalhes sobre a identidade de gênero, nome social preferido, pronomes pessoais e possessivos preferidos e cirurgia do paciente. A pessoa que está se submetendo à cirurgia de redesignação de gênero se sente, provavelmente, vulnerável e emotiva. A cirurgia de redesignação de gênero é um momento extremamente importante para uma pessoa transgênero. O enfermeiro precisa assegurar que o paciente e seus familiares se sintam acolhidos e seguros. O uso de linguagem neutra (ver Tabela 54.1) e a avaliação apropriada da identidade de gênero e de pronomes pessoais e possessivos (ver Boxe 54.1) são cruciais para a criação de um ambiente acolhedor.

Antes da cirurgia, o enfermeiro verifica se o paciente recebeu orientação e instruções sobre a cirurgia de redesignação de gênero, os possíveis riscos e benefícios, inclusive complicações, desfechos pós-operatórios e necessidade de consultas de acompanhamento por períodos prolongados. O enfermeiro precisa determinar quando o paciente fez uso pela última vez de hormonoterapia (p. ex., estrogênio ou testosterona), porque alguns procedimentos exigem a interrupção dos hormônios 2 a 3 semanas antes da cirurgia. O enfermeiro deve assegurar que o paciente tenha completado o preparo intestinal, sobretudo no caso de cirurgia de redesignação genital. No caso de pacientes submetidos a faloplastia, o enfermeiro precisa determinar se o paciente é tabagista, porque a maioria dos cirurgiões exige que o paciente não faça uso de derivados do tabaco nem inale nicotina ou maconha. Isso inclui sistemas eletrônicos de administração de nicotina (ENDS), inclusive cigarros eletrônicos, cachimbos eletrônicos, narguilés eletrônicos e charutos eletrônicos (Colebunders, D'Arpa et al., 2016). Os resultados dos exames laboratoriais, inclusive hemograma completo e níveis séricos de eletrólitos, ureia e creatinina, devem ser avaliados; contudo, o enfermeiro deve lembrar que pessoas que fazem uso de hormonoterapia podem apresentar alterações dos valores laboratoriais (Tollinche, Walters, Radix et al., 2018). No caso de pessoas em processo de transição, seja do gênero feminino para o masculino ou do masculino para o feminino, o limite superior da normalidade para creatinina, hemoglobina e hematócrito e fosfatase alcalina deve ser baseado nos valores masculinos. No caso de pessoas que estão fazendo a transição do gênero feminino para o masculino, o limite inferior da hemoglobina e do hematócrito deve ser baseado nos valores masculinos. No caso de pessoas que estão fazendo a transição do gênero masculino para o feminino, o limite inferior da hemoglobina e do hematócrito deve ser baseado nos valores femininos (WPATH, 2012).

No período pós-operatório, o enfermeiro avalia o paciente para assegurar que as metas de recuperação sejam atendidas e que o paciente não apresente complicações decorrentes do(s) procedimento(s) cirúrgico(s). As cirurgias de redesignação de gênero exigem, com frequência, avaliações muito específicas para assegurar cicatrização apropriada e para a prevenção de complicações. É crucial que a equipe de enfermagem siga as diretrizes de cuidados pós-operatórios prescritas pelo cirurgião e oriente o paciente para prevenir complicações e cirurgias de revisão (Colebunders, Verhaeghe et al., 2016).

Diagnóstico

DIAGNÓSTICOS DE ENFERMAGEM

Com base nos dados da avaliação, os principais diagnósticos de enfermagem podem incluir os seguintes:

- Risco de comprometimento da dignidade associado à estigmatização
- Ansiedade associada à cirurgia iminente
- Dor aguda associada ao procedimento cirúrgico
- Risco de infecção associado ao procedimento cirúrgico
- Esperança associada à cirurgia de redesignação de gênero.

PROBLEMAS INTERDEPENDENTES/ COMPLICAÇÕES POTENCIAIS

As complicações potenciais podem incluir as seguintes:

- Hemorragia
- TEV
- Necrose tecidual.

Planejamento e metas

As metas principais para o paciente incluem reforço da dignidade e do respeito, redução da ansiedade em relação à cirurgia e aos cuidados pós-operatórios, alívio da dor, ausência de infecção, aumento da esperança em relação à vida após a cirurgia, perfusão efetiva de tecidos periféricos e ausência de complicações pós-operatórias.

Intervenções de enfermagem

GARANTIA DA DIGNIDADE HUMANA

O enfermeiro precisa promover um ambiente acolhedor e seguro para a pessoa submetida à cirurgia de redesignação de gênero. Além disso, o enfermeiro precisa promover o uso de linguagem neutra, o uso de pronomes pessoais e possessivos da terceira pessoa preferidos e o extremo respeito pelo paciente e por sua família (Johnson, Wakefield & Garthe, 2020). O paciente deve ser capaz de revelar com segurança sua identidade de gênero e sua orientação sexual. Além disso, o enfermeiro e os outros profissionais de saúde devem evitar discussões sobre o paciente que possam ser escutadas pelos outros pacientes e por membros da equipe que não estejam envolvidos no atendimento. Embora esse princípio deva ser aplicado a todos os pacientes, é crucial no atendimento a pessoas transgênero por causa da preocupação com discriminação na assistência à saúde (Tollinche et al., 2018).

As pessoas transgênero devem ser colocadas em quartos/ enfermarias condizentes com sua identidade de gênero. É importante comunicação cuidadosa entre o enfermeiro e as pessoas responsáveis pela distribuição dos quartos (p. ex., enfermeiro-chefe). Se houver quartos particulares disponíveis, essa opção deve ser oferecida, porque proporciona mais privacidade e conforto ao paciente. Todavia, a opção de quarto particular não é obrigatória, porque pode fazer com que o paciente se sinta isolado (Tollinche et al., 2018).

REDUÇÃO DA ANSIEDADE
O enfermeiro fornece ao paciente que se prepara para a cirurgia de redesignação de gênero orientações antecipatórias sobre o que esperar durante a cirurgia e no pós-operatório. Os familiares escolhidos pelo paciente devem ser incluídos, quando possível, para ajudar a reduzir a ansiedade. Além disso, alguns centros especializados em cirurgia promovem o uso de técnicas de relaxamento, como aromaterapia, sons da natureza e exercícios de relaxamento; o enfermeiro deve fazer uso delas caso estejam disponíveis (Ertug, Olusoylu, Bal et al., 2017). Pessoas transgênero estão, com frequência, conectadas a redes de suporte maiores; contudo, o enfermeiro pode promover grupos de suporte locais e *online*. Com frequência, grupos de suporte *online* podem se tornar o principal recurso de apoio após a cirurgia de redesignação de gênero (Cipolletta, Votadoro & Faccio, 2017) (ver seção Recursos).

O enfermeiro também pode ajudar na coordenação de serviços para reduzir a ansiedade do paciente em relação aos cuidados pós-operatórios. Pessoas transgênero apresentam taxas mais elevadas de ansiedade e depressão do que as pessoas cisgênero. Isso pode ser exacerbado durante uma estadia prolongada no hospital. Portanto, o enfermeiro deve defender o envolvimento de profissionais da saúde mental e assistentes sociais, bem como apoio espiritual, conforme a necessidade, para atender a todas as demandas do paciente (Tollinche et al., 2018).

ALÍVIO DA DOR
As evidências mostram que os pacientes que sentem dor pós-operatória devem receber analgesia multimodal, que é o método farmacológico de combinação de vários grupos de fármacos para alívio da dor (Manworren, Gordon & Montgomery, 2018) (ver discussão adicional no Capítulo 9). Após a cirurgia, geralmente são prescritos agentes opioides (morfina, hidromorfona) e não opioides (paracetamol ou AINEs). O enfermeiro administra esses agentes, conforme a prescrição médica, para aliviar a dor e o desconforto. A dor pós-operatória mal controlada pode comprometer a recuperação funcional e reduzir a qualidade de vida (Manworren et al., 2018); portanto, os enfermeiros precisam estar atentos em relação ao controle da dor dos pacientes. Tipicamente, as pessoas submetidas à cirurgia de redesignação de gênero precisam ficar em repouso absoluto no leito por muitos dias; assim, a equipe de enfermagem deve ajudar os pacientes na mudança de decúbito, de modo a promover conforto.

PREVENÇÃO E MONITORAMENTO DE INFECÇÃO
A menos que a pessoa submetida à cirurgia de redesignação de gênero tenha fatores de risco (p. ex., adulto mais velho, imunocomprometimento, tabagista, desnutrição, sobrepeso), não há risco aumentado de infecção pós-operatória. O enfermeiro deve seguir os procedimentos habituais de prevenção e monitoramento de infecção. A prevenção de infecção pós-operatória exige higienização apropriada e frequente das mãos, manutenção do local da cirurgia em boas condições e administração dos antibióticos profiláticos prescritos. Sinais iniciais de infecção devem ser notificados ao cirurgião imediatamente, inclusive exacerbação da vermelhidão da pele, dor ou edema, secreção turva ou de coloração alterada a partir do local da cirurgia e febre.

PROMOÇÃO DE ESPERANÇA
Pessoas transgênero sofrem, com frequência, níveis mais elevados de depressão e qualidade de vida diminuída em comparação com pessoas cisgênero. Todavia, as pessoas submetidas à cirurgia de redesignação de gênero frequentemente experimentam melhora da qualidade de vida (Cai, Hughto, Reisner et al., 2019; Passos, Teixeira & Almeida-Santos, 2019). O enfermeiro deve promover comunicação franca sobre os sentimentos, as esperanças e as metas do paciente após a cirurgia de redesignação de gênero e demonstrar consideração e esperança para o paciente. Além disso, o enfermeiro pode desejar explorar ansiedades ou emoções não solucionadas dos pacientes.

MONITORAMENTO E MANEJO DE COMPLICAÇÕES POTENCIAIS
Após a cirurgia, o enfermeiro avalia o paciente à procura de complicações do procedimento, tais como hemorragia, TEV e necrose tecidual.

Hemorragia. Hemorragia é uma complicação possível após cirurgia de redesignação de gênero, sobretudo após vaginectomia, que é um dos procedimentos realizados durante uma faloplastia (Colebunders, D'Arpa et al., 2016). Entre os sinais e sintomas de possível hemorragia estão piora do quadro álgico, drenagem evidente de sangue vermelho-vivo do local da incisão cirúrgica ou do reto, aumento da eliminação de sangue por qualquer dreno deixado (p. ex., no local da mastectomia) e manifestações clínicas típicas (p. ex., taquicardia, hipotensão, tontura, síncope).

Tromboembolismo venoso. As pessoas submetidas à cirurgia de redesignação de gênero, sobretudo cirurgia genital e mulheres transgênero, correm risco de TEV, inclusive embolia pulmonar (EP) e trombose venosa profunda (TVP) (Shatzel, Connelly & DeLoughery, 2017). Pessoas submetidas à cirurgia de redesignação de gênero necessitam, com frequência, de repouso no leito por até 7 dias, e isso impõe um risco significativo. Além disso, o tratamento com estrogênio das mulheres transgênero aumenta o risco. Tipicamente, são prescritas compressão mecânica (p. ex., dispositivos de compressão pneumática intermitente) e anticoagulação profilática com heparina de baixo peso molecular (p. ex., enoxaparina) durante a hospitalização. Mesmo com essas medidas profiláticas, alguns pacientes desenvolvem TVP e EP, e o enfermeiro deve monitorar o aparecimento de sinais clínicos (Colebunders, Verhaeghe et al., 2016; Shatzel et al., 2017) (ver discussão adicional sobre TEV no Capítulo 26).

Necrose tecidual. Necrose tecidual consequente a comprometimento vascular é uma complicação de determinadas cirurgias de redesignação de gênero, inclusive mastectomia subcutânea e faloplastia. Após a mastectomia subcutânea, o comprometimento vascular pode ocorrer em torno das aréolas e dos mamilos reconstruídos (Colebunders, Verhaeghe et al., 2016). Após a faloplastia, o comprometimento vascular pode ocorrer no corpo do pênis, na glande ou no escroto reconstruído (Colebunders, D'Arpa et al., 2016). Os sinais de necrose tecidual consequente a comprometimento vascular incluem alteração da cor da pele/tecido (azul ou preto), local frio ao tato, piora da dor ou redução da sensibilidade e cicatrização insatisfatória da ferida. Necrose tecidual é uma emergência clínica que precisa ser atendida imediatamente.

PROMOÇÃO DE CUIDADOS DOMICILIAR, COMUNITÁRIO E DE TRANSIÇÃO
Orientação do paciente sobre autocuidados. Pessoas que se submetem à cirurgia de redesignação de gênero recebem, tipicamente, alta hospitalar nos 7 dias seguintes à

cirurgia. A orientação geral para a alta hospitalar após uma cirurgia de redesignação de gênero inclui a notificação imediata do cirurgião em caso de temperatura corporal superior a 38°C ou de drenagem sanguinolenta ou incomum da(s) ferida(s). O paciente é encorajado a aumentar a consistência da dieta, conforme tolerado, em casa, para promover a cicatrização da ferida cirúrgica e se abster de todos os derivados de tabaco, pelo menos até a cicatrização da(s) incisão(ões) cirúrgica(s). A orientação adicional depende da natureza da cirurgia. Por exemplo, o paciente submetido a vaginoplastia ou faloplastia receberá orientação muito específica (Boxes 54.3 e 54.4). Se o paciente foi mastectomizado e tiver um dreno no lugar, então precisa ser orientado sobre o manejo do dreno em seu domicílio (ver Capítulo 52, Boxe 52.7: Lista de verificação do cuidado domiciliar – Paciente com dispositivo de drenagem após a cirurgia de mama).

O paciente recebe alta com instruções específicas sobre as consultas de acompanhamento, inclusive consultas com o cirurgião, o médico assistente, o psicólogo e o assistente social, para atender a suas complexas demandas. Os enfermeiros devem se assegurar que essas consultas estejam marcadas antes da alta hospitalar. Além disso, os enfermeiros devem auxiliar o paciente na coordenação de qualquer tipo de transporte de equipamento necessário, transporte para as consultas de acompanhamento e obtenção de medicamentos prescritos, caso isso seja necessário.

Boxe 54.3 — ORIENTAÇÕES AO PACIENTE
Orientação pós-operatória para pacientes que realizaram vaginoplastia

O enfermeiro orienta o paciente em relação a atividade física, banho, edema, higiene e relação sexual vaginal (ver adiante).

Atividade física
- Evitar atividades físicas vigorosas durante 6 semanas
- Evitar natação e ciclismo durante 3 meses
- Pode ser desconfortável para a pessoa se sentar durante o primeiro mês; almofada acolchoada ortopédica (em *donut*) pode ser usada para aliviar a pressão.

Banho
- Retomar banhos de chuveiro após a primeira visita pós-operatória
- Não submergir a região inguinal em água durante 8 semanas.

Edema
- Edema dos lábios do pudendo é normal e desaparecerá em 6 a 8 semanas
- Aplicar gelo no períneo durante 20 minutos a cada hora durante o dia na primeira semana após a cirurgia
- Aumento do edema associado a dor deve ser relatado ao cirurgião.

Higiene
- Lavar as mãos antes e depois do contato com a área genital
- Limpar a área genital no sentido anteroposterior para evitar contaminação por bactérias da região anal.

Relação sexual vaginal
- Relações sexuais vaginais podem ser iniciadas 3 meses após a cirurgia.

Adaptado de Meltzer, T. (2016). Vaginoplasty procedures, complications and aftercare. Retirado em 10/07/2020 de: transcare.ucsf.edu/guidelines/vaginoplasty; University of Utah.

Boxe 54.4 — ORIENTAÇÕES AO PACIENTE
Orientação pós-operatória para pacientes submetidos a faloplastia

O enfermeiro orienta o paciente em relação a atividade física, banho, edema, higiene e atividade sexual (ver adiante).

Atividade física
- Evitar atividades físicas vigorosas durante 6 semanas
- Não flexionar o tronco na altura da cintura mais de 90°
- Não levantar pesos superiores a 2,2 kg com o braço do qual foi retirado o enxerto de pele.

Banho
- Lavar delicadamente com esponja durante a semana seguinte à cirurgia e, depois, começar a lavar delicadamente o pênis com água morna e sabonete líquido
- Manter seco o local de doação do enxerto cutâneo; saco plástico pode ser usado para proteger da água.

Edema
- Edema discreto é esperado; contudo, é preciso relatar ao cirurgião se houver edema aumentado na região inguinal ou alteração da circunferência do pênis.

Higiene
- Lavar as mãos antes e depois do contato com a área genital.

Atividade sexual
- Não usar o pênis para quaisquer atividades sexuais até liberação do cirurgião (inclusive penetração oral, vaginal ou anal).

Adaptado de Phalloplasty guide: How to prepare & what to expect during your recovery. Retirado em 10/07/2020 de: healthcare.utah.edu/transgender-health/gender-affirmation-surgery/phalloplasty-recovery.php.

Cuidados contínuos e de transição. A cirurgia de redesignação de gênero é muito complexa, envolve numerosas intervenções, e a técnica pode variar de um cirurgião para outro. Por esses motivos, é impossível descrever todos os autocuidados pós-operatórios. O enfermeiro precisa revisar meticulosamente as orientações dadas pela equipe cirúrgica. A cirurgia de redesignação de gênero tem, com frequência, demandas específicas de autocuidado do paciente. A função do enfermeiro é assegurar que o paciente compreenda plenamente as instruções de autocuidado e saiba como monitorar o aparecimento de complicações.

De modo geral, o paciente tem consultas de acompanhamento com o cirurgião durante vários meses. Alguns procedimentos, como a faloplastia, exigem consultas de acompanhamento com o cirurgião por até 1 ano. Tipicamente, o paciente precisará de hormonoterapia por toda a vida e deve manter as consultas de acompanhamento com o endocrinologista. Além disso, muitas pessoas que se submetem à cirurgia de redesignação de gênero mantêm suas consultas com os profissionais da saúde mental.

Reavaliação

Entre os desfechos esperados para o paciente estão:
1. Dignidade humana aumentada.
    a. Verbaliza sentimentos de satisfação em relação ao nível de respeito que recebe.
2. Ansiedade mínima.
    a. Expressões faciais, gestos e níveis de atividade física que refletem redução do sofrimento.
    b. Demonstra capacidade de autotranquilização.

3. Alívio da dor.
   a. O paciente relata alívio da dor.
   b. O paciente se envolve em atividades de mobilização inicial, conforme prescrito.
4. Manutenção da assepsia.
   a. Nenhuma evidência de infecção (p. ex., ausência de febre, de leucocitose, de exacerbação de hiperemia ou de edema nos locais da cirurgia).
5. Esperança aumentada.
   a. Verbaliza sentimentos sobre sua qualidade de vida após a cirurgia de redesignação de gênero.
   b. Identifica esperanças e metas orientadas para o futuro.
6. Não apresenta complicações (não apresenta hemorragia, TEV ou necrose tecidual).

EXERCÍCIOS DE PENSAMENTO CRÍTICO

1 Um paciente de 38 anos é internado em sua enfermaria por causa de uma crise falciforme. Durante o relatório do enfermeiro do setor de emergência, você descobre que esse paciente se identifica como uma pessoa transgênero. Enquanto você se prepara para ir até o paciente, cumprimentá-lo e fazer a anamnese e a avaliação iniciais, você reconhece como é importante promover um ambiente inclusivo e acolhedor para esse paciente. Descreva como você deve inicialmente cumprimentar o paciente. Prepare uma lista de perguntas para coletar informações sobre o nome social preferido, a identidade de gênero e os pronomes pessoais e possessivos preferidos a serem usados.

2 **pbe** Um paciente adulto confidencia que tem problemas com sua identidade de gênero desde a adolescência. Ele recebeu a designação de sexo masculino, mas expressa intenso desejo de ser mulher. O paciente procurou um terapeuta, que fez o diagnóstico de disforia de gênero, mas ainda não iniciou o tratamento farmacológico. O paciente planeja procurar um médico para iniciar a hormonoterapia, mas diz: "Eu realmente gostaria de obter mais informações sobre hormônios antes de procurar meu médico." Descreva os tipos de hormônios feminilizantes e seus efeitos físicos. Identifique dados baseados em evidências que você pode fornecer para o paciente de modo a informá-lo sobre a hormonoterapia.

3 **cpa** Você atua como enfermeiro em um pronto-socorro quando uma pessoa de 60 anos, que se identifica como uma mulher transgênero, é admitida. Você escuta o médico-residente e um enfermeiro descreverem a paciente em termos depreciativos. Descreva como você poderia orientar o médico-residente e o enfermeiro a serem mais sensíveis culturalmente em relação a essa paciente. Discuta como promover maior aceitação das diferenças das pessoas, mais inclusão e maior segurança para as pessoas que se identificam como LGBTQIAP+ na sua unidade de assistência à saúde. Identifique recursos que podem ser compartilhados com seus colegas da equipe de saúde.

4 **qp** Uma paciente de 55 anos que se identifica como mulher transgênero é internada na enfermaria médico-cirúrgica por causa de febre e dispneia 2 semanas após se submeter a uma vaginoplastia. Faz uso diário de estrogênio oral. A paciente apresenta: PA = 128/95 mmHg, frequência cardíaca (FC) = 110 bpm, frequência respiratória (FR) = 28 incursões/minuto, temperatura corporal = 38,40°C e Sp_{O_2} = 90%. Descreva suas avaliações de enfermagem prioritárias para esta paciente. Quais intervenções de enfermagem você implementaria primeiro? Discuta as causas potenciais dos sinais vitais anormais dessa paciente.

REFERÊNCIAS BIBLIOGRÁFICAS

*Pesquisa em enfermagem.

Livros

American Psychiatric Association. (2013). *Diagnostic and statistical manual of mental disorders* (5th ed.). Arlington, VA: Author.

Colebunders, B., D'Arpa, S., Weijers, S., et al. (2016). Female-to-male gender reassignment surgery. In R. Ettner, S. Monstrey, & E. Coleman (Eds.). *Principles of transgender medicine and surgery* (2nd ed., pp. 279–317). New York: Routledge.

Colebunders, B., Verhaeghe, W., Bonte, K., et al. (2016). Male-to-female gender reassignment surgery. In R. Ettner, S. Monstrey, & E. Coleman (Eds.). *Principles of transgender medicine and surgery* (2nd ed., pp. 250–278). New York: Routledge.

Comerford, K. C., & Durkin, M. T. (Eds.). (2020). *Nursing2020 Drug Handbook*. Philadelphia, PA: Wolters Kluwer.

Ducheny, K., Hardacker, C. T., Claybren, T., et al. (2019). The essentials: Foundational knowledge to support affirmative care for transgender and gender nonconforming (TGNC) older adults. In C. Hardacker, K. Ducheny, & M. Houlberg (Eds.). *Transgender and gender nonconforming health and aging* (pp. 1–20). Switzerland: Springer International Publishing.

Eliason, M. J., & Chinn, P. L. (2018). *LGBTQ cultures: What health care professionals need to know about sexual and gender diversity* (3rd ed.). Philadelphia, PA: Wolters Kluwer.

Ettner, R., Monstrey, S., & Coleman, E. (2016). *Principles of transgender medicine and surgery* (2nd ed.). New York: Routledge.

Gooren, L. J. (2016). Hormone treatment of adult transgender people. In R. Ettner, S. Monstrey, & E. Coleman (Eds.). *Principles of transgender medicine and surgery* (2nd ed., pp. 167–179). New York: Routledge.

Houlberg, M. (2019). Endocrinology, hormone replacement therapy (HRT), and aging. In C. Hardacker, K. Ducheny, & M. Houlberg (Eds.). *Transgender and gender nonconforming health and aging* (pp. 21–35). Switzerland: Springer International Publishing.

Ruscin, J. M., & Linnebar, S. A. (2018). Pharmacokinetics in older adults. *Merck manual*. Retrieved on 2/17/2020 at: merckmanuals.com/professional/geriatrics/drug-therapy-in-older-adults/pharmacokinetics-in-older-adults

Schneider, S., & Courey, M. (2016). Transgender voice and communication—vocal health and considerations. In M. B. Deutsch (Ed.). *Guidelines for the primary and gender-affirming care of transgender and gender nonbinary people*. Retrieved on 2/17/2020 at: transcare.ucsf.edu/guidelines/vocal-health

Witten, T. M., & Eyler, A. E. (2016). Care of aging transgender and gender non-conforming patients. In R. Ettner, S. Monstrey, & E. Coleman (Eds.). *Principles of transgender medicine and surgery* (2nd ed., pp. 344–378). New York: Routledge.

Periódicos e documentos eletrônicos

Bostwick, W. B., Hughes, T. L., Steffen, A., et al. (2019). Depression and victimization in a community sample of bisexual and lesbian women: An intersectional approach. *Archives of Sexual Behavior*, 48(1), 131–141.

Bradford, N. J., Rider, G. N., & Spencer, K. G. (2019). Hair removal and psychological well-being in transfeminine adults: Associations with gender dysphoria and gender euphoria. *Journal of Dermatological Treatment*, 22, 1–8.

Burks, A. C., Cramer, R. J., Henderson, C. E., et al. (2018). Frequency, nature, and correlates of hate crime victimization experiences in an urban sample of lesbian, gay, and bisexual community members. *Journal of Interpersonal Violence*, 33(3), 402–420.

Cai, X., Hughto, J. M. W., Reisner, S. L., et al. (2019). Benefit of gender-affirming medical treatment for transgender elders: Later-life alignment of mind and body. *LGBT Health*, 6(1), 34–39.

Centers for Disease Control and Prevention (CDC). (2019a). HIV and gay and bisexual men. Retrieved on 2/17/2020 at: www.cdc.gov/hiv/group/msm/index.html

Centers for Disease Control and Prevention (CDC). (2019b). HIV and transgender people. Retrieved on 2/17/2020 at: www.cdc.gov/hiv/group/gender/transgender/index.html

Centers for Disease Control and Prevention (CDC). (2020). Collecting sexual orientation and gender identity information. Retrieved on 4/20/2020 at: www.cdc.gov/hiv/clinicians/transforming-health/health-care-providers/collecting-sexual-orientation.html

Cheng, P. J., Pastuszak, A. W., Myers, J. B., et al. (2019). Fertility concerns of the transgender patient. *Translational Andrology and Urology, 8*(3), 209–218.

Cipolletta, S., Votadoro, R., & Faccio, E. (2017). Online support for transgender people: An analysis of forums and social networks. *Health and Social Care in the Community, 25*(5), 1542–1551.

Crane, C. (2016). Phalloplasty and metoidioplasty—overview and postoperative considerations. Retrieved on 7/8/2020 at: transcare.ucsf.edu/guidelines/phalloplasty

Cuccolo, N. G., Kang, C. O., Boskey, E. R., et al. (2019). Mastectomy in transgender and cisgender patients: A comparative analysis of epidemiology and postoperative outcomes. *Plastic and Reconstructive Surgery. Global Open, 7*(6), e2316.

Deutsch, M. B. (2016). Guidelines for the primary and gender-affirming care of transgender and gender nonbinary people. Retrieved on 2/17/2020 at: transcare.ucsf.edu/guidelines

Djinovic, R. P. (2018). Metoidioplasty. *Clinics in Plastic Surgery, 45*(3), 381–386.

*Ertug, N., Olusoylu, O., Bal, A., et al. (2017). Comparison of the effectiveness of two different interventions to reduce preoperative anxiety: A randomized controlled trial. *Nursing & Health Sciences, 19*(2), 250–256.

Family Equality Council. (2017). LGBTQ family fact sheet. Retrieved on 2/17/2020 at: www2.census.gov/cac/nac/meetings/2017-11/LGBTQ-families-factsheet.pdf

Ferrando, C. A. (2018). Vaginoplasty complications. *Clinics in Plastic Surgery, 45*(3), 361–368.

Gooren, L. J., & T'Sjoen, G. (2018). Endocrine treatment of aging transgender people. *Reviews in Endocrine and Metabolic Disorders, 19*(3), 253–262.

Heston, A. L., Esmonde, N. O., Dugi, D. D., et al. (2019). Phalloplasty: Techniques and outcomes. *Translational Andrology and Urology, 8*(3), 254–265.

Irwig, M. S. (2017). Testosterone therapy for transgender men. *The Lancet Diabetes & Endocrinology, 5*(4), 301–311.

*Johnson, M., Wakefield, C., & Garthe, K. (2020). Qualitative socioecological factors of cervical cancer screening use among transgender men. *Preventive Medicine Reports, 17*, 101052.

Lyons, B. H., Walters, M. L., Jack, S. P. D., et al. (2019). Suicides among lesbian and gay male individuals: Findings from the national violent death reporting system. *American Journal of Preventive Medicine, 56*(4), 512–521.

*Manworren, R. C. B., Gordon, D. B., & Montgomery, R. (2018). Managing postoperative pain. *American Journal of Nursing, 118*(1), 36–43.

Maragh-Bass, A. C., Torain, M., Adler, R., et al. (2017). Risks, benefits, and importance of collecting sexual orientation and gender identity data in healthcare settings: A multi-method analysis of patient and provider perspectives. *LGBT Health, 4*(2), 141–152.

Mason, T. B., Smith, K. E., & Lavender, J. M. (2019). Stigma control model of dysregulated eating: A momentary maintenance model of dysregulated eating among marginalized/stigmatized individuals. *Appetite, 132*(1), 67–72.

McNeil, J., Ellis, S. J., & Eccles, F. J. R. (2017). Suicide in trans populations: A systematic review of prevalence and correlates. *Psychology of Sexual Orientation and Gender Diversity, 4*(3), 341–353.

*Meerwijk, E. L., & Sevelius, J. M. (2017). Transgender population size in the United States: A meta-regression of population-based probability samples. *American Journal of Public Health, 107*(2), e1–e8.

Meltzer, T. (2016). Vaginoplasty procedures, complications and aftercare. Retrieved on 7/10/2020 at: transcare.ucsf.edu/guidelines/vaginoplasty

Motosko, C. C., Zakhem, G. A., Pomeranz, M. K., et al. (2018). Acne: A side-effect of masculinizing hormonal therapy in transgender patients. *British Journal of Dermatology, 180*(1), 26–30.

Passos, T. S., Teixeira, M. S., & Almeida-Santos, M. A. (2019). Quality of life after gender affirmation surgery: A systematic review and network meta-analysis. *Sexuality Research and Social Policy, 17*(2), 252–262.

Reeves, C., Deutsch, M. B., & Stark, J. W. (2016). Hair removal. In M. B. Deutsch (Ed.). *Guidelines for the primary and gender-affirming care of transgender and gender nonbinary people.* Retrieved on 2/17/2020 at: transcare.ucsf.edu/guidelines/hair-removal

Ross, L. E., Salway, T., Tarasoff, L. A., et al. (2018). Prevalence of depression and anxiety among bisexual people compared to gay, lesbian, and heterosexual individuals: A systematic review and meta-analysis. *Journal of Sex Research, 55*(4-5), 435–456.

*Sedlak, C. A., Roller, C. G., van Dulmen, M., et al. (2017). Transgender individuals and osteoporosis prevention. *Orthopaedic Nursing, 36*(4), 259–268.

Shatzel, J. J., Connelly, K. J., & DeLoughery, T. G. (2017). Thrombotic issues in transgender medicine: A review. *American Journal of Hematology, 92*(2), 204–208.

Simoni, J. M., Smith, L., Oost, K. M., et al. (2017). Disparities in physical health conditions among lesbian and bisexual women: A systematic review of population-based studies. *Journal of Homosexuality, 64*(1), 32–44.

The Fenway Institute. (2017). Collecting sexual orientation and gender identity (SO/GI) data in electronic health records. Retrieved on 4/20/2020 at: www.lgbthealtheducation.org/wp-content/uploads/2017/05/SOGI-Office-Hours-Update-Final.pdf

The Fenway Institute. (2018). Ready, set go! Guidelines and tips for collecting patient data on sexual orientation and gender identity. Retrieved on 4/21/2020 at: www.lgbthealtheducation.org/wp-content/uploads/2018/03/Ready-Set-Go-publication-Updated-April-2018.pdf

The Williams Institute. (2018). LGBT stats. Retrieved on 2/17/2020 at: williamsinstitute.law.ucla.edu/impact/data-in-review-2018/

The Williams Institute. (2019). LGBT demographic data interactive. Retrieved on 2/17/2020 at: williamsinstitute.law.ucla.edu/visualization/lgbt-stats/?topic=LGBT

Thiboutot, D. M., Dréno, B., Abanmi, A., et al. (2018). Practical management of acne for clinicians: An international consensus from the Global Alliance to Improve Outcomes in Acne. *Journal of the American Academy of Dermatology, 78*(2), S1–S23.

Thomas, M. M., & Houreld, N. N. (2019). The "in's and outs" of laser hair removal: A mini review. *Journal of Cosmetic and Laser Therapy, 21*(6), 316–322.

Tollinche, L. E., Walters, C. B., Radix, A., et al. (2018). The perioperative care of the transgender patient. *Anesthesia and Analgesia, 127*(2), 359–366.

University of Utah. (2020). Phalloplasty guide: How to prepare & what to expect during your recovery. Retrieved on 7/10/2020 at: healthcare.utah.edu/transgender-health/gender-affirmation-surgery/phalloplasty-recovery.php

Witcomb, G. L., Bouman, W. P., Claes, L., et al. (2018). Levels of depression in transgender people and its predictors: Results of a large matched control study with transgender people accessing clinical services. *Journal of Affective Disorders, 235*(1), 308–315.

World Health Organization (WHO). (2019). Gender, equity and human rights. Retrieved on 2/17/2020 at: www.who.int/gender-equity-rights/knowledge/glossary/en/

World Professional Association for Transgender Health (WPATH). (2012). Standards of care for the health of transsexual, transgender, and gender-nonconforming people. Retrieved on 2/17/2020 at: www.wpath.org/publications/soc

Recursos

Centers for Disease Control and Prevention (CDC) Lesbian, Gay, Bisexual, and Transgender Health, www.cdc.gov/lgbthealth/index.htm

Family Equality Council, www.familyequality.org

Gay and Lesbian Medical Association, www.glma.org

Human Rights Campaign Healthcare Equality Index, www.hrc.org/hei

Lavender Health LGBTQ Resource Center, www.lavenderhealth.org

National LGBT Cancer Network, LGBT Cultural Competence Toolkit, www.lgbtcultcomp.org

National LGBT Cancer Network, *Vanessa Goes to the Doctor* training video on YouTube, produced on 3/15/2015; retrieved on 6/29/2020 at: www.youtube.com/watch?v=S3eDKf3PFRo

National LGBT Health Education Center, www.lgbthealtheducation.org/

Nurses Advancing LGBTQ Health Equality, glmanursing.org/

The Fenway Health Institute, www.fenwayhealth.org

The Williams Institute on Sexual Orientation and Gender Identity Law and Public Policy, williamsinstitute.law.ucla.edu/

World Professional Association for Transgender Health (WPATH), www.wpath.org

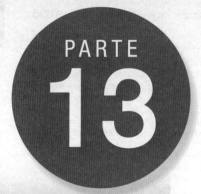

PARTE 13

Função Tegumentar

Estudo de caso — Manejo e prevenção do câncer de pele

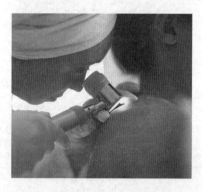

Você é um enfermeiro que trabalha em uma clínica dermatológica. Uma mulher branca, de 22 anos, com histórico familiar de melanoma procura a unidade de saúde com três nevos de aspecto atípico. Os nevos são excisados e biopsiados. Uma semana depois ela retorna à unidade de saúde para pegar os resultados da biopsia.

Dois nevos estavam dentro dos limites da normalidade; contudo, um nevo no ombro direito era positivo para melanoma *in situ*. O dermatologista recomenda a excisão total da área com margens de 2,5 cm. Quando a paciente está saindo da unidade de saúde ela pergunta se essa é a melhor opção terapêutica e o que ela pode fazer para prevenir o aparecimento de outros cânceres de pele. Qual é a base de evidência para o manejo do melanoma *in situ*? Quais recomendações baseadas em evidências você fará para ajudá-la a prevenir o aparecimento de outros cânceres de pele?

Foco de competência QSEN: Prática baseada em evidências (PBE)

As complexidades inerentes ao sistema de saúde desafiam o enfermeiro a demonstrar a integração de competências centrais interdisciplinares específicas. Essas competências visam garantir a prestação de cuidados de qualidade e seguros ao paciente (Institute of Medicine, 2003). O projeto Orientação de Qualidade e Segurança para Enfermeiros (QSEN, do inglês *Quality and Safety Education for Nurses*) (Cronenwett, Sherwood, Barnsteiner et al., 2007; QSEN, 2020) é uma referência para o conhecimento, as habilidades e as atitudes (CHAs) necessários ao enfermeiro para que demonstre competência nas suas áreas principais: ***cuidado centrado no paciente; trabalho colaborativo em equipe interdisciplinar; prática baseada em evidências; melhora da qualidade; segurança;*** e ***informática***.

Definição de prática baseada em evidências: integra as melhores evidências atuais ao conhecimento clínico e às preferências e aos valores do paciente/da família para a administração dos cuidados de saúde ideais.

COMPETÊNCIAS SELECIONADAS PRÉ-LICENCIAMENTO	APLICAÇÃO E REFLEXÃO
Conhecimento	
Diferenciar opinião clínica de resumos de pesquisa e evidências. Descrever as fontes confiáveis para a consulta de relatórios de evidências e diretrizes de práticas clínicas.	Identificar as fontes que você utilizaria para encontrar relatórios com base em evidências e diretrizes clínicas para o manejo dos achados dermatológicos anormais da pele nessa paciente, bem como em outros pacientes com fatores de risco semelhantes. Identificar as evidências para as recomendações para prevenir o aparecimento de outros cânceres de pele.
Habilidades	
Ler as pesquisas originais e os relatórios de evidências relacionados à área de prática. Consultar relatórios de evidência relacionados com os tópicos e as diretrizes de práticas clínicas.	Qual é a força das evidências para o manejo de melanoma *in situ* e para a prevenção de melanoma em pessoas com histórico familiar positivo? Que critérios você usará para julgar a força das evidências que identificou?
Atitudes	
Valorizar a razão da leitura regular dos periódicos científicos profissionais relevantes.	Refletir sobre o que você aprendeu ao revisar a prática atual baseada em evidências. Ponderar sobre como os pacientes dependem das melhores evidências para determinar o tratamento mais efetivo. Se daqui a 10 anos for necessário tratar um paciente com melanoma *in situ*, você pensa que as mesmas diretrizes baseadas em evidências estarão em uso?

Cronenwett, L., Sherwood, G., Barnsteiner, J. et al. (2007). Quality and safety education for nurses. *Nursing Outlook, 55*(3), 122-131; Institute of Medicine. (2003). *Health professions education: A bridge to quality*. Washington, DC: National Academies Press; QSEN Institute. (2020). *QSEN Competencies: Definitions and pre-licensure KSAs; Evidence based practice*. Retirado em 15/08/2020 de: qsen.org/competencies/pre-licensure-ksas/#evidence-based_practice.

55 Avaliação da Função Tegumentar

DESFECHOS DO APRENDIZADO

Após ler este capítulo, você será capaz de:

1. Descrever as estruturas e as funções da pele, dos pelos e das unhas.
2. Diferenciar achados normais e anormais do exame da pele, do cabelo, dos pelos e das unhas.
3. Reconhecer e avaliar as principais alterações na pele, no cabelo e nas unhas, aplicando os achados da anamnese e do exame físico do paciente.
4. Comparar e descrever os padrões e as distribuições típicas das lesões cutâneas primárias e secundárias.
5. Distinguir as manifestações cutâneas comuns associadas à doença sistêmica.
6. Identificar os exames complementares comuns utilizados para avaliar os distúrbios cutâneos e as implicações relacionadas para a enfermagem.

CONCEITOS DE ENFERMAGEM

Avaliação   Integridade tissular   Regulação celular

GLOSSÁRIO

alopecia: perda dos cabelos de qualquer etiologia
células de Langerhans: células claras dendríticas na epiderme, que apresentam receptores de superfície para imunoglobulina e complemento e que atuam ativamente na hipersensibilidade tardia da pele
células de Merkel: células da epiderme que desempenham um papel na transmissão das mensagens sensoriais
cristas epidérmicas: ondulações e sulcos localizados na borda inferior da epiderme, na junção dérmica, onde estas duas camadas de pele se unem
equimose: sangramento para a pele e os tecidos, evidenciado inicialmente por cores variáveis (p. ex., roxo, preto) que gradualmente evolui para verde, amarelo ou marrom com o passar do tempo
eritema: vermelhidão da pele causada pela dilatação dos capilares em virtude de lesão, irritação, inflamação ou diversas condições cutâneas
glândulas sebáceas: glândulas que são encontradas dentro da epiderme e que secretam sebo para manter a pele macia e maleável
hiperpigmentação: aumento da melanina na pele, resultando em aumento da pigmentação
hipopigmentação: diminuição da melanina na pele, resultando em perda da pigmentação
hirsutismo: condição caracterizada por crescimento excessivo dos pelos
lâmpada de Wood: luz ultravioleta usada para o diagnóstico de patologias da pele
melanina: a substância responsável pela coloração da pele
melanócitos: células da pele que produzem melanina
petéquias: manchas avermelhadas puntiformes que aparecem na pele em consequência do extravasamento de sangue dento da pele
queratina: proteína fibrosa insolúvel, que forma a camada externa da pele
queratinócitos: têm origem a partir da camada mais interna da epiderme e sintetizam a proteína insolúvel queratina
sebo: secreção gordurosa das glândulas sebáceas
telangiectasias: estruturas vasculares; marcas avermelhadas na pele, provocadas pela distensão dos vasos sanguíneos superficiais
vitiligo: condição localizada ou disseminada, caracterizada pela destruição dos melanócitos em áreas circunscritas da pele, resultando em placas esbranquiçadas

Nos EUA, uma em cada três pessoas apresentará alguma alteração ou doença de pele em algum momento. Distúrbios dermatológicos são observados com frequência em pacientes ambulatoriais e hospitalizados. A avaliação da pele pode fornecer informações importantes a respeito da saúde geral do paciente ou indicações de condições sistêmicas que se manifestam na pele.

Qualquer tratamento farmacológico pode induzir um episódio súbito de prurido, desconforto cutâneo ou erupção cutânea. O estresse psicológico da doença ou de vários problemas pessoais e familiares pode se manifestar externamente como distúrbios dermatológicos. Em determinadas condições sistêmicas, como a hepatite e alguns cânceres, as manifestações dermatológicas podem constituir o primeiro sinal do distúrbio e o principal motivo que leva o paciente a procurar cuidados de saúde.

REVISÃO DE ANATOMIA E FISIOLOGIA

A pele, que é o maior sistema orgânico do corpo, é essencial para a vida humana. Ela participa em muitas funções corporais vitais; forma uma barreira entre o ambiente interno e o externo, protegendo o corpo contra patógenos, ajuda a regular a temperatura e a perda de água e fornece percepções sensoriais.

Anatomia de pele, pelos, unhas e glândulas da pele

Pele

A pele é composta de três camadas: a epiderme, a derme e o tecido subcutâneo (Figura 55.1). A epiderme é a camada mais externa de células epiteliais estratificadas, composta predominantemente de queratinócitos. A sua espessura varia de cerca de 0,05 mm nas pálpebras até cerca de 1,5 mm nas palmas das mãos e plantas dos pés. A epiderme é composta de quatro camadas distintas, que, da mais interna para a mais externa, são: o estrato germinativo, o estrato granuloso, o estrato lúcido e o estrato córneo. Cada camada torna-se mais diferenciada (*i. e.*, madura e com funções mais específicas) à medida que ascende da camada do estrato basal ou germinativo até a camada mais externa do estrato córneo.

Epiderme

A epiderme, que é contígua às membranas mucosas e ao revestimento dos canais auditivos, é composta por células vivas, que se dividem continuamente, denominadas **queratinócitos**, que se diferenciam e realizam migração aleatória. Essas células sintetizam a queratina; ao fim, tornam-se metabolicamente inativas e formam uma camada externa espessa e protetora. Essa camada externa, denominada estrato córneo, é quase totalmente substituída a cada 3 a 4 semanas. As células mortas contêm grandes quantidades de **queratina**, uma proteína fibrosa insolúvel que forma a barreira externa da pele e que tem a capacidade de repelir patógenos e evitar a perda excessiva de líquidos a partir do corpo. A queratina é o principal ingrediente de endurecimento dos pelos e das unhas.

Os **melanócitos** são células especiais da epiderme, que estão envolvidos principalmente na produção do pigmento **melanina**, que confere à pele e aos pelos a sua coloração. A cor da pele normal de um indivíduo é determinada pela quantidade de melanina produzida. A maior parte da pele de pessoas de pele escura e as áreas mais escuras da pele nas pessoas com pele clara (p. ex., mamilo) contêm maiores quantidades de melanina, que não estão relacionadas à quantidade de melanócitos. A coloração normal da pele depende da raça/etnia e varia desde pálida, quase da cor de marfim, até marrom-escura, quase preta pura. Doenças sistêmicas podem modificar a cor da pele. Por exemplo, a oxigenação insuficiente do sangue induz cianose (coloração azulada da pele de indivíduos de pele clara), hepatopatia significativa se manifesta como icterícia (coloração amarelada da pele e das mucosas) e **eritema** (coloração rosada ou vermelha da pele causada por dilatação de capilares) é observado quando existe inflamação.

A produção de melanina é influenciada por diversos fatores, incluindo hormônio secretado pelo hipotálamo no encéfalo, denominado *hormônio melanócito-estimulante*. Acredita-se que a produção de melanina responda ao aumento da luz ultravioleta na luz solar de modo protetor.

Dois outros tipos de células são comuns na epiderme: as células de Merkel e as células de Langerhans. As **células de Merkel** não são totalmente compreendidas, mas podem desempenhar um papel como receptores que transmitem os estímulos para o axônio (longa projeção de uma célula nervosa) por meio de uma sinapse química. Acredita-se que as **células de Langerhans** desempenhem um papel significativo nas reações cutâneas do sistema imune. Essas células acessórias do sistema imune aferente processam os antígenos invasores e os transportam até o sistema linfático para ativar os linfócitos T.

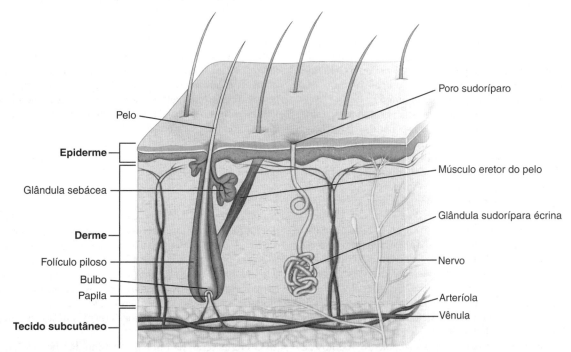

Figura 55.1 • Estruturas anatômicas da pele.

As características da epiderme variam em diferentes áreas do corpo. É mais espessa nas palmas das mãos e nas plantas dos pés e contém quantidades aumentadas de queratina. A espessura da epiderme pode aumentar com fricção e pressão, podendo resultar em calosidades nas mãos ou em calos que se formam nos pés.

A junção da epiderme e da derme é uma área de ondulações e sulcos denominados **cristas epidérmicas** no lado da epiderme e papilas dérmicas no lado da derme. Âncoras encontradas nessa junção mantêm a epiderme unida à derme, o que possibilita a troca livre de nutrientes essenciais entre as duas camadas. Esse entrelaçamento entre a derme e a epiderme produz ondulações na superfície da pele. Nas polpas digitais, essas ondulações são denominadas *impressões digitais*. Elas constituem a característica física mais individual de uma pessoa e raramente se modificam ao longo do tempo (Wilhelmi & Molnar, 2018).

Derme

A derme compõe a maior parte da pele, o tecido conjuntivo entre a epiderme e o tecido subcutâneo. Ela proporciona a força e a estrutura na forma de colágeno e fibras elásticas. É composta de duas camadas: papilar e reticular. As fibras de colágeno estão frouxamente organizadas na derme papilar e mais fortemente acondicionadas na derme reticular. A derme também contém vasos sanguíneos e linfáticos, nervos, glândulas sudoríparas e sebáceas e raízes pilosas.

Tecido subcutâneo

O tecido subcutâneo ou hipoderme é a camada mais interna da pele. Consiste principalmente em tecido adiposo e tecido conjuntivo, que proporcionam um acolchoamento entre as camadas cutâneas e os músculos e os ossos. Esta camada também protege as estruturas nervosas e vasculares que passam entre as camadas. Promove a mobilidade da pele, modela os contornos do corpo e o isola. Os tecidos subcutâneos e a quantidade de gordura depositada constituem fatores importantes na regulação da temperatura corporal.

Pelos

O pelo, que é um crescimento externo da pele, é encontrado em todo o corpo, exceto nas palmas das mãos e plantas dos pés. O pelo consiste em uma raiz formada na derme e uma haste do pelo, que se projeta além da pele. Ele cresce em uma cavidade denominada *folículo piloso*. A proliferação da pele no bulbo do folículo leva à formação do pelo (ver Figura 55.1).

Durante toda a vida de uma pessoa, os folículos pilosos passam por ciclos contínuos de crescimento, transição e repouso. A velocidade de crescimento varia. O crescimento da barba é o mais rápido, seguido dos cabelos, pelos axilares, coxas e sobrancelhas. A fase de crescimento (anágena) pode ter a duração de 2 a 6 anos para o couro cabeludo, a fase de involução (catágena) dura de 2 a 3 semanas, seguida pela fase telógena ou de repouso, com duração de 2 a 3 meses. Durante a fase telógena, o pelo se desprende do corpo. O folículo piloso recicla, de modo independente e espontâneo, para a fase de crescimento (Nicol, 2016). Os pelos em crescimento e em repouso podem ser encontrados lado a lado em todas as partes do corpo. Aproximadamente 90 a 95% dos folículos pilosos no couro cabeludo normal encontram-se na fase de crescimento (anágena), cerca de 1% está em involução (catágena) e 5 a 10% estão na fase de queda (telógena) ao mesmo tempo. Geralmente, uma pessoa perde aproximadamente 100 fios de cabelo por dia (Habif, Dinulos, Chapman et al., 2018).

Existe uma pequena protuberância no lado do folículo piloso que abriga as células-tronco que migram para baixo até a raiz do folículo e começam o ciclo de reprodução da haste do pelo. Essas protuberâncias também contêm as células-tronco que migram para cima para reproduzir a pele. A localização dessas células, no lado da haste do pelo, em vez de na sua base, constitui um fator na queda do pelo. Em condições em que a inflamação provoca dano da raiz do pelo, é possível haver novo crescimento. Todavia, se a inflamação provocar dano na parte lateral do folículo piloso, as células-tronco são destruídas, e o pelo não voltará a crescer.

Em determinadas localizações do corpo, o crescimento dos pelos é controlado por hormônios sexuais. O exemplo mais óbvio é o crescimento de pelos na face (*i. e.*, barba e bigode), no tórax e nas costas, que é controlado pelos hormônios masculinos, conhecidos como androgênios. Tanto os homens quanto as mulheres produzem e necessitam de androgênios, mas em quantidades diferentes. As mulheres com níveis mais elevados de testosterona (androgênio) apresentam pelos em áreas geralmente consideradas como masculinas, como a face, o tórax e a parte inferior do abdome. Com frequência, trata-se de uma variação genética normal; todavia, quando surge juntamente com menstruações irregulares e alterações do peso, pode indicar um desequilíbrio hormonal (Habif et al., 2018).

Os pelos em diferentes partes do corpo desempenham funções distintas. Os pelos dos olhos (*i. e.*, sobrancelhas, cílios), do nariz e das orelhas filtram a poeira, insetos e resíduos transportados pelo ar. O pelo da pele proporciona isolamento térmico nos mamíferos com pelagem. Essa função é intensificada, durante o frio ou ao sentir medo, pela piloereção (*i. e.*, os pelos ficam eretos em sua extremidade), causada pela contração dos diminutos músculos eretores inseridos no folículo piloso. A resposta piloeretora que ocorre nos seres humanos é provavelmente vestigial (*i. e.*, rudimentar), não servindo mais ao seu propósito original.

A cor dos pelos é determinada por quantidades variadas de melanina dentro da haste do pelo. O pelo grisalho ou branco reflete a perda do pigmento. A quantidade e a distribuição dos pelos podem ser afetadas por distúrbios endócrinos. Por exemplo, a síndrome de Cushing provoca **hirsutismo** (*i. e.*, crescimento excessivo dos pelos), particularmente nas mulheres, enquanto o hipotireoidismo (*i. e.*, atividade deficiente da tireoide) causa alterações na textura dos pelos. Vários fatores podem causar **alopecia** localizada ou generalizada. A quimioterapia e a radioterapia provocam adelgaçamento ou enfraquecimento reversível da haste do pelo. Vários distúrbios autoimunes, incluindo lúpus eritematoso sistêmico e alopecia areata, provocam queda dos pelos em áreas definidas menores. A foliculite do couro cabeludo provoca inflamação das raízes dos folículos pilosos e pode resultar em alopecia cicatricial.

Unhas

Na superfície dorsal dos dedos das mãos e dos pés, uma placa de queratina dura e transparente, denominada unha, sobrepõe-se à pele. A unha cresce a partir de sua raiz, que está localizada sob uma fina prega da pele, denominada *cutícula*. As funções das unhas incluem arranhar e proteger as funções sensitivas extremamente desenvolvidas dos dedos das mãos e dos pés para ajudar na preensão de pequenos objetos. As unhas também podem ter importância psicossocial no tocante ao aspecto pessoal e à higiene (Nicol, 2016).

O crescimento da unha é contínuo durante a vida; o crescimento médio é de 0,1 mm por dia. O crescimento é mais rápido nas unhas dos dedos das mãos do que nas unhas dos dedos dos pés e tende a diminuir com o envelhecimento. A regeneração completa de uma unha do dedo da mão leva aproximadamente 6 meses, enquanto a regeneração da unha dos dedos dos pés leva aproximadamente 18 meses (Bolognia, Schaffer & Cerroni, 2017).

Glândulas da pele

Existem dois tipos de glândulas cutâneas: as **glândulas sebáceas** e as glândulas sudoríparas (ver Figura 55.1). As glândulas sebáceas estão associadas aos folículos pilosos. Os ductos das glândulas sebáceas liberam **sebo** (secreção gordurosa) no espaço entre o folículo piloso e a haste do pelo, hidratando, assim, o pelo e tornando a pele macia e maleável.

As glândulas sudoríparas são encontradas na pele, na maior parte da superfície corporal, porém elas se concentram mais intensamente nas palmas das mãos e plantas dos pés. Apenas a glande do pênis, o clitóris, os lábios menores, as margens dos lábios, a orelha externa e o leito ungueal são desprovidos de glândulas sudoríparas. As glândulas sudoríparas são subclassificadas em duas categorias: écrinas e apócrinas.

As glândulas sudoríparas écrinas são encontradas em todas as áreas da pele. Seus ductos desembocam diretamente na superfície cutânea. A secreção aquosa e fina, denominada suor, é produzida na porção espiralada basal da glândula écrina e é liberada dentro de seu ducto estreito. O suor é composto predominantemente de água e contém cerca de 50% do conteúdo de sal do plasma sanguíneo. O suor é liberado das glândulas écrinas em resposta à temperatura ambiente elevada e à temperatura corporal elevada. A taxa de secreção de suor está sob o controle do sistema nervoso simpático. A sudorese excessiva das palmas das mãos e plantas dos pés, axilas, fronte e outras áreas pode ocorrer em resposta à dor e ao estresse.

As glândulas sudoríparas apócrinas são maiores do que as glândulas sudoríparas écrinas e localizam-se nas axilas, na região periumbilical, nos mamilos, na região anal, na bolsa escrotal e nos lábios maiores do pudendo. Em geral, seus ductos abrem-se nos folículos pilosos. As glândulas apócrinas tornam-se ativas na puberdade. Nas mulheres, elas aumentam e retrocedem a cada ciclo menstrual. As glândulas apócrinas produzem um suor oleoso, que é algumas vezes decomposto por bactérias, como as espécies de *Corynebacterium*, produzindo o odor axilar característico. As glândulas apócrinas especializadas, denominadas *glândulas ceruminosas*, são encontradas na orelha externa, onde produzem o cerume (*i. e.*, cera).

Funções da pele

Proteção

A pele que reveste a maior parte do corpo não tem mais que 1 mm de espessura, porém a pele intacta proporciona uma proteção altamente efetiva contra a invasão por bactérias e outros materiais estranhos. A pele espessada das palmas das mãos e plantas dos pés protege contra os efeitos do traumatismo constante que ocorre nessas áreas.

O estrato córneo – a camada externa da epiderme – proporciona a barreira mais efetiva contra a perda epidérmica de água e a penetração de fatores ambientais, como radiação ultravioleta, substâncias químicas, micróbios e picadas de insetos.

Vários lipídios são sintetizados no estrato córneo e constituem a base para a função de barreira dessa camada. Estes são lipídios de cadeias longas, que são adequados para as ceramidas resistentes à água, o colesterol e os ácidos graxos livres (Bolognia et al., 2017). A presença desses lipídios no estrato córneo cria uma barreira relativamente impermeável para a perda de água e para a entrada de toxinas, micróbios e outras substâncias que entram em contato com a superfície da pele.

Algumas substâncias penetram efetivamente na pele, porém encontram resistência ao tentar se mover através dos canais existentes entre as camadas celulares do estrato córneo. Os micróbios e os fungos, que fazem parte da flora normal do organismo, não podem penetrar, a não ser que exista uma solução de continuidade na barreira cutânea.

A camada basal, na junção da epiderme e da derme, é composta por colágeno, fibras de ancoragem e macromoléculas. A camada basal desempenha quatro funções. Ela atua como uma estrutura de sustentação para a organização tecidual e como molde para a regeneração; fornece permeabilidade seletiva para a migração de células e proteínas; atua como barreira física entre diferentes tipos de células; e liga o epitélio às camadas celulares subjacentes (Bolognia et al., 2017).

Sensação

As terminações receptoras dos nervos na pele permitem ao corpo monitorar constantemente as condições do ambiente imediato. As principais funções dos receptores na pele consistem na sensação de temperatura, dor, toque suave e pressão (ou toque intenso). As diferentes terminações nervosas respondem a cada um dos diferentes estímulos. Embora as terminações nervosas se distribuam por todo corpo, elas são mais concentradas na cabeça e nas extremidades distais.

Equilíbrio hídrico

O estrato córneo – a camada mais externa da epiderme – tem a capacidade de absorver água, evitando, assim, a perda excessiva de água e de eletrólitos a partir da parte interna do corpo e retendo a umidade nos tecidos subcutâneos. Quando a pele é lesionada, como ocorre no caso de uma queimadura grave, grandes quantidades de líquidos e eletrólitos podem ser perdidas com rapidez, levando, possivelmente, ao colapso circulatório, choque e morte (ver Capítulo 57).

A pele não é totalmente permeável à água. Pequenas quantidades de água evaporam continuamente a partir da superfície cutânea. Essa evaporação, denominada *perspiração insensível*, alcança aproximadamente 500 mℓ/dia em um adulto de constituição média (Norris, 2019). A perda de água insensível varia de acordo com a temperatura, tanto corporal quanto do ambiente. Em uma pessoa com febre, a perda pode aumentar de modo previsível, em aproximadamente 12% para cada aumento de 1°C na temperatura corporal (Norris, 2019).

Regulação da temperatura

O corpo, no processo de geração de energia, produz calor de modo contínuo, como resultado do metabolismo dos alimentos. Esse calor é dissipado principalmente através da pele. Três processos físicos principais estão envolvidos na perda de calor do corpo para o ambiente. O primeiro processo – a radiação – refere-se à transferência de calor para outro objeto de temperatura inferior situado a determinada distância. O segundo processo – a condução – refere-se à transferência de calor do corpo para um objeto mais frio em contato com ele. O terceiro processo – a convecção, que consiste no movimento de moléculas de ar quente para longe do corpo – refere-se à transferência de calor por condução para o ar adjacente ao corpo.

A evaporação a partir da pele ajuda a perda de calor por condução. O calor é conduzido através da pele para as moléculas de água em sua superfície, causando evaporação da água. A água na superfície da pele pode ser proveniente da perspiração insensível, do suor ou do ambiente.

Normalmente, todos esses mecanismos de perda de calor são usados. Quando a temperatura ambiente é extremamente elevada, evaporação se torna o único meio efetivo de dispersar o calor corporal gerado.

Em condições normais, a produção metabólica de calor é equilibrada pela perda de calor, e a temperatura interna do corpo é mantida constante em aproximadamente 37°C. A velocidade de perda de calor depende principalmente da temperatura da superfície da pele, que é uma função do fluxo sanguíneo cutâneo. Em condições normais, o sangue total que circula através da pele é de aproximadamente 450 mℓ/min, ou 10 a 20 vezes a quantidade de sangue necessária para fornecer os metabólitos e o oxigênio necessários. O fluxo sanguíneo através desses vasos cutâneos é controlado principalmente pelo sistema nervoso simpático. O fluxo sanguíneo aumentado para a pele resulta na liberação de mais calor para a pele e em maior taxa de perda de calor a partir do corpo. Em contrapartida, o fluxo sanguíneo cutâneo diminuído reduz a temperatura da pele e ajuda a conservar o calor no corpo. Quando a temperatura do corpo começa cair, como ocorre em um dia frio, os vasos sanguíneos da pele sofrem constrição, reduzindo, assim, a perda de calor pelo corpo (Bolognia et al., 2017).

A sudorese é outro processo pelo qual o corpo pode regular a velocidade da perda de calor. Não ocorre sudorese até que a temperatura corporal central ultrapasse 37°C, independentemente da temperatura cutânea. Em ambientes extremamente quentes, a velocidade de produção de suor pode ser alta a ponto de alcançar 1 ℓ/h. Em algumas circunstâncias (p. ex., estresse emocional), a sudorese pode ocorrer como reflexo e pode não estar relacionada com a necessidade de perder calor do corpo (Bolognia et al., 2017).

Produção de vitamina

A pele exposta à luz ultravioleta pode sintetizar vitamina D (colecalciferol). A vitamina D é essencial na prevenção da osteoporose e do raquitismo, uma patologia que provoca deformidades ósseas e resulta do déficit de vitamina D, cálcio e fósforo. As estimativas variam quanto à exposição à luz solar necessária para que essa síntese ocorra, porque numerosas variáveis individuais e ambientais dificultam uma recomendação uniforme. Em algumas projeções, a maioria das pessoas precisaria de 5 a 30 minutos de exposição à luz solar 2 vezes/semana. Até o momento, nenhum estudo determinou se a síntese de vitamina D na pele pode ocorrer sem um aumento no risco de câncer de pele (Office of Dietary Supplements, National Institutes of Health, 2019). Quantidades adequadas de vitamina D devem ser obtidas a partir de uma dieta saudável e da suplementação, e não por meio da exposição intencional ao sol (U.S. Department of Health and Human Services and U.S. Department of Agriculture, 2015).

Função de resposta imune

A pele funciona não somente como uma barreira de defesa contra os riscos ambientais, como também produz respostas imunes. A pele apresenta a capacidade para gerar respostas imunes inatas e adaptativas (Bolognia et al., 2017). As funções imunes inatas da pele incluem as camadas acondicionadas de modo próximo do estrato córneo, a resposta inflamatória inespecífica dos receptores de reconhecimento de padrões, e um ambiente químico que inibe a colonização microbiana (Norris, 2019). As células de Langerhans da pele fazem parte da imunidade adaptativa. Elas funcionam como células apresentadoras de antígenos (APCs), com a capacidade de transportar substâncias estranhas até os linfonodos próximos para a reação imune mediada por células (Norris, 2019).

Considerações gerontológicas

A pele passa por muitas alterações fisiológicas associadas ao envelhecimento normal, que afetam o funcionamento; essas alterações incluem diminuição da espessura dérmica, degeneração do colágeno, diminuição da produção sebácea e aumento da fragilidade vascular (Norris, 2019). Outros fatores, como a exposição excessiva ao sol durante a vida, a ocorrência de doenças sistêmicas e uma nutrição deficiente podem aumentar a gama de distúrbios cutâneos e a rapidez com que eles aparecem. Além disso, determinados medicamentos (p. ex., anti-histamínicos, antibióticos e agentes diuréticos) são fotossensibilizantes e aumentam o dano que resulta da exposição ao sol.

As alterações visíveis na pele dos idosos incluem ressecamento, enrugamento, pigmentação desigual e várias lesões proliferativas. As alterações celulares associadas ao envelhecimento incluem adelgaçamento na junção da derme e epiderme. O resultado desse adelgaçamento consiste na menor quantidade de locais de fixação entre as duas camadas cutâneas, o que significa que até mesmo uma lesão menor ou estresse da epiderme pode causar cisalhamento a partir da derme. Esse fenômeno pode contribuir para a vulnerabilidade aumentada da pele idosa ao traumatismo. Com a idade crescente, a epiderme e a derme sofrem adelgaçamento e se achatam, provocando rugas, depressões e sobreposição das pregas cutâneas (Figura 55.2).

A perda das substâncias do tecido subcutâneo – elastina, colágeno e tecido adiposo – diminui a proteção e o acolchoamento dos tecidos e órgãos subjacentes, diminui o tônus muscular e resulta na perda das propriedades de isolamento do tecido adiposo.

A reposição celular torna-se lenta em consequência do envelhecimento. À medida que as camadas dérmicas sofrem adelgaçamento, a pele torna-se frágil e transparente. O suprimento sanguíneo para a pele também se modifica com a idade. Os vasos, particularmente as alças capilares, diminuem em número e tamanho. Essas alterações vasculares contribuem para a cicatrização tardia das feridas geralmente observada no paciente idoso. A pele descamativa seca, comum no envelhecimento, provavelmente é a consequência da diminuição da retenção de água pelo comprometimento do estrato córneo e da diminuição da quantidade e da capacidade funcional das glândulas sudoríparas e sebáceas (Bolognia et al., 2017).

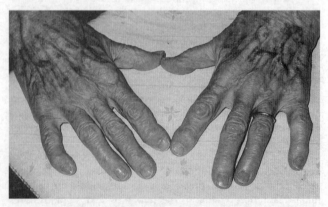

Figura 55.2 • Mãos com atrofia da pele, comum na pele idosa.

Acredita-se que os níveis reduzidos de androgênios contribuam para o declínio da função das glândulas sebáceas.

O crescimento dos pelos diminui gradualmente, particularmente na parte inferior das pernas e dorso dos pés. O adelgaçamento é comum no couro cabeludo, nas axilas e na área púbica. Outras funções afetadas pelo processo normal de envelhecimento incluem a função de barreira da pele, a percepção sensorial e a termorregulação.

A lesão decorrente da exposição excessiva ao sol (denominada fotoenvelhecimento) apresenta efeitos deletérios sobre o envelhecimento normal da pele. Uma vida de trabalho ou de atividades ao ar livre (p. ex., trabalho na construção civil ou de salva-vidas, banho de sol) sem o uso prudente de roupas protetoras e de filtros solares pode levar ao enrugamento profundo, perda aumentada da elasticidade, áreas pigmentadas e mosqueadas, atrofia cutânea e lesões benignas e malignas.

Muitas das lesões cutâneas fazem parte do envelhecimento normal. O reconhecimento e a diferenciação das lesões permitem ao examinador ajudar o paciente a se sentir menos ansioso sobre as alterações da pele. O Boxe 55.1 fornece um resumo de algumas lesões cutâneas cuja ocorrência é esperada com o envelhecimento da pele. Essas lesões são normais e não necessitam de atenção especial, a não ser que a pele se torne infectada ou irritada.

AVALIAÇÃO

Ao cuidar de pacientes com distúrbios dermatológicos, o enfermeiro obtém informações importantes a partir da anamnese e das observações diretas. A habilidade do enfermeiro no exame físico e a compreensão da anatomia e função da pele podem garantir que os desvios da normalidade sejam reconhecidos, relatados e documentados.

Anamnese

Durante a entrevista para a obtenção da anamnese, o enfermeiro pergunta sobre o uso de produtos para o cabelo e para a pele, bem como qualquer história familiar e pessoal de alergias cutâneas; reações alérgicas a alimentos, medicamentos e substâncias químicas; distúrbios cutâneos prévios; e câncer de pele (Weber & Kelley, 2018). A anamnese aborda o início, os sinais e sintomas, a localização e a duração de qualquer dor, prurido, exantema ou outra sensação de desconforto apresentados pelo paciente. São obtidos os nomes dos cosméticos, sabonetes, xampus e outros produtos de higiene pessoal se houve alguma patologia cutânea recente percebida com o uso desses produtos. O paciente é questionado sobre preparações de venda livre ou fitoterápicos que estejam sendo utilizados. O Boxe 55.2 fornece uma lista de perguntas selecionadas úteis na obtenção de informações apropriadas, enquanto o Boxe 55.3 fornece os fatores genéticos que influenciam os distúrbios cutâneos.

Avaliação física

O exame da pele envolve toda a área cutânea, incluindo as mucosas, o couro cabeludo, os pelos e as unhas. A pele é um reflexo da saúde global de uma pessoa, e a ocorrência de alterações geralmente corresponde à presença de doença em outros sistemas orgânicos. A inspeção e a palpação são técnicas comumente usadas para o exame da pele. A sala deve estar bem iluminada e aquecida. Pode-se utilizar uma lanterna para

---

Boxe 55.1 — Alterações benignas na pele do indivíduo idoso

- Angiomas aracneiformes (ver Figura 43.3 no Capítulo 43)
- Angiomas em cereja ("sinais vermelho-vivo")
- Diminuição dos pelos, particularmente dos cabelos e dos pelos na área púbica
- Discromias (variações de coloração)
  - Lentigo solar (mancha hepática)
  - Lentigos (sardas)
  - Melasma (coloração escura da pele)
- Neurodermatite (manchas pruriginosas)
- Queratoses seborreicas (placas castanhas em crostas e aderentes)
- Rugas
- Telangiectasias (marcas avermelhadas na pele provocadas pela distensão dos vasos sanguíneos superficiais)
- Xantelasma (depósitos céreos amarelados nas pálpebras superior e inferior)
- Xerose (ressecamento).

Boxe 55.2 — AVALIAÇÃO: Avaliação dos distúrbios cutâneos

Pode-se obter a anamnese relevante do paciente quanto aos distúrbios cutâneos, fazendo-se as seguintes perguntas:

- Quando você percebeu pela primeira vez esse problema cutâneo? (Além disso, pesquisar a duração e a intensidade)
- Isso já aconteceu anteriormente?
- Há outros sintomas?
- Qual foi o primeiro local afetado?
- Qual foi o aspecto da erupção ou lesão quando surgiu pela primeira vez?
- Onde e com que rapidez ela se espalhou?
- Você tem algum prurido, sensação de queimação, formigamento ou rastejamento?
- Há alguma perda de sensação?
- O problema se agrava em determinado horário ou estação do ano em particular?
- Como você pensa que o problema começou?
- Você tem algum histórico de rinite alérgica, asma, urticária, eczema ou alergias?
- Quem na sua família apresenta problemas cutâneos ou erupções?
- As erupções apareceram depois do consumo de determinados alimentos? Que alimentos?
- Quando o problema ocorreu, você havia consumido bebida alcoólica recentemente?
- Que relação você acredita que possa haver entre um evento específico e o surto da erupção ou lesão?
- Quais são os medicamentos que você está tomando?
- Que medicamento tópico (pomada, creme, unguento) você aplicou na lesão (incluindo medicamentos de venda livre)?
- Que produtos para a pele ou cosméticos você utiliza?
- Qual é a sua ocupação?
- Em seu ambiente imediato, o que poderia estar desencadeando esse distúrbio (plantas, animais, substâncias químicas, infecção)? Há alguma coisa nova ou houve alguma mudança no ambiente?
- Alguma coisa que entra em contato com sua pele provoca erupção?
- Como isso afetou você (ou a sua vida)?
- Há algo mais que você queira falar em relação a esse distúrbio?

Boxe 55.3 — GENÉTICA NA PRÁTICA DE ENFERMAGEM

Distúrbios tegumentares

Os distúrbios tegumentares influenciados por fatores genéticos incluem os seguintes:

Herança autossômica dominante:
- Ehlers-Danlos
- Esclerose tuberosa
- Neurofibromatose do tipo 1
- Síndrome de Legius
- Síndrome de Loeys-Dietz.

Herança autossômica recessiva:
- Albinismo
- Ictiose congênita.

Dominante ligado ao X:
- Incontinência pigmentar.

Recessivos ligados ao X:
- Displasia ectodérmica hipo-hidrótica
- Pseudoxantoma elástico.

O padrão de herança não é distinto; contudo, existe uma predisposição genética à doença:
- Displasia ectodérmica
- Eczema
- Manchas vinho do Porto
- Psoríase.

Avaliações de enfermagem

Ver Capítulo 4, Boxe 4.2, Genética na prática de enfermagem: Aspectos genéticos da avaliação de saúde

Avaliação da história familiar específica aos distúrbios cutâneos
- Avaliar os familiares nas últimas três gerações com comprometimento ou anormalidades tegumentares
- Perguntar sobre a natureza e o tipo das lesões cutâneas e a idade de início (p. ex., o comprometimento da pele com incontinência pigmentar ocorre nas primeiras semanas de vida, com formação de bolhas na pele, enquanto as lesões da neurofibromatose tipo 1 podem aparecer desde o início da infância até a vida adulta
- Observar o gênero dos indivíduos acometidos (p. ex., a maioria das mulheres com incontinência pigmentar, a maioria dos homens com displasia ectodérmica hipo-hidrótica)
- Perguntar sobre a ocorrência de outras manifestações clínicas como pelos, dentes ou unhas incomuns; trombocitopenia; infecções recorrentes.

Avaliação do paciente
- Avaliar as manifestações clínicas relacionadas, como sobrancelhas e cílios rarefeitos, formato anormal dos dentes, alopecia, anormalidades das unhas (p. ex., displasia ectodérmica hipo-hidrótica)
- Avaliar alterações relacionadas com a visão, como nistagmo ou estrabismo; albinismo, anormalidades da retina (p. ex., pseudoxantoma elástico); nódulos de Lisch e/ou glioma óptico (neurofibromatose tipo 1)
- Realizar uma avaliação completa da pele
- Indagar a respeito da sensibilidade ao sol
- Obter o histórico de ferimentos e do tempo de cicatrização tardio
- Avaliar em relação à retração da linha gengival (conforme observada com a síndrome de Ehlers-Danlos)
- Avaliar e registrar a localização e o tamanho de todas as lesões de pele (p. ex., manchas café com leite, manchas vinho do porto, hematomas)
- Avaliar em relação a pulsações ou distensão abdominais (aneurisma abdominal comum na síndrome de Loeys-Dietz)
- Inspecionar a pele em relação à presença e à localização de sardas (sardas axilares estão associadas a distúrbios genéticos). Indagar se as sardas estavam presentes desde o nascimento e se a quantidade ou a localização das sardas aumentou.

Recursos sobre a genética

The Ehlers–Danlos Society, www.ehlers-danlos.com
Neurofibromatosis Network, www.nfnetwork.org
Ver no Capítulo 6, Boxe 6.7, os componentes do aconselhamento genético.

Desfechos clínicos de histórias de pacientes: Vincent Brody • Parte 2

Lembre-se de Vincent Brody do Capítulo 3, com doença pulmonar obstrutiva crônica (DPOC), que passa a maior parte do dia em uma cadeira reclinável fumando e que apresenta ingestão nutricional inadequada em virtude de falta de ar. Ele é hospitalizado com exacerbação da DPOC. Quais são os fatores relacionados ao seu diagnóstico? Quais informações da sua história pregressa podem influenciar a lesão da pele? Descreva a avaliação da pele realizada pelo enfermeiro.

---

destacar as lesões. O paciente deve se despir por completo e ser adequadamente coberto. São utilizadas luvas durante o exame de pele.

O aspecto geral da pele é avaliado quanto a coloração, temperatura, umidade ou ressecamento, textura (áspera ou lisa), lesões, vascularização, mobilidade e condição dos pelos e das unhas. O turgor da pele, a possível ocorrência de edema e a elasticidade são examinados por palpação.

Avaliação da coloração da pele

As gradações de cor que são observadas em pessoas com pele escura são determinadas, em grande parte, pela genética; podem ser descritas como clara, média ou escura. Nas pessoas de pele escura, a melanina é produzida em velocidade mais rápida e em maiores quantidades do que nas pessoas com pele clara. A pele escura saudável apresenta uma base ou subtonalidade avermelhada. A mucosa bucal, a língua, os lábios e as unhas são normalmente rosados. A pele das regiões expostas do corpo tende a ser mais pigmentada do que o restante do corpo, particularmente em pessoas que vivem em regiões com climas quentes e ensolarados. Quase todo processo que ocorre na pele causa alguma alteração da cor. Por exemplo, a **hipopigmentação** (*i. e.*, perda da pigmentação) pode ser causada por infecção fúngica, eczema ou **vitiligo** (placas brancas); a **hiperpigmentação** (*i. e.*, aumento da pigmentação) pode ocorrer após lesão solar ou em consequência do envelhecimento. O pigmento escuro responde com uma alteração da cor após a ocorrência de lesão ou inflamação, e os pacientes com pele escura experimentam mais frequentemente hiperpigmentação pós-inflamatória do que aqueles com pele mais clara. A hiperpigmentação acaba diminuindo, mas pode precisar de meses para isso.

As alterações na coloração da pele de pessoas com pele escura são mais perceptíveis e podem causar mais preocupação, visto que a alteração da coloração é mais prontamente visível. Devido à atividade aumentada de melanócitos na pele mais escura, as alterações de pigmentação podem ficar evidentes e provocar grande desconforto psicológico. Alguma variação nos níveis de pigmento cutâneo é considerada normal. Os exemplos são a prega pigmentada através da ponte do nariz, algumas estrias pigmentadas nas unhas e manchas pigmentadas na esclera do olho. Nas mulheres frequentemente se desenvolve uma linha escura ao longo da linha média na parte inferior do abdome durante a gravidez (Weber & Kelley, 2018).

A Tabela 55.1 fornece uma visão geral das alterações selecionadas de coloração nas pessoas de pele clara e pele escura.

TABELA 55.1 Alterações de cor nas peles clara e escura.

Etiologia	Pele clara	Pele escura
Palidez		
Anemia – hematócrito diminuído		
Choque – perfusão diminuída, vasoconstrição	Palidez generalizada	A pele marrom torna-se amarelo-acastanhada, opaca; a pele negra adquire uma coloração cinzenta, opaca. (Observar as áreas com menor pigmentação: conjuntiva, mucosas.)
Insuficiência arterial local	Palidez localizada acentuada (membros inferiores, particularmente quando elevados)	Acinzentada, opaca; fria à palpação
Albinismo – ausência total do pigmento melanina	Rosada esbranquiçada	Acastanhada, creme, esbranquiçada
Vitiligo – condição caracterizada pela destruição dos melanócitos em áreas circunscritas da pele (pode ser localizado ou disseminado)	Manchas esbranquiçadas e leitosas em placas; com frequência, bilateralmente simétricas	Idêntica
Cianose		
Quantidade aumentada de hemoglobina não oxigenada:	Azul-escura	Escura, porém opaca, sem vida; apenas a cianose grave é aparente na pele e pode parecer acinzentada. (Observar as conjuntivas, a mucosa, os leitos ungueais.)
Central – as doenças cardíacas e pulmonares crônicas causam dessaturação arterial	Leitos ungueais escuros	
Periférica – exposição ao frio, ansiedade		
Eritema		
Hiperemia – fluxo sanguíneo aumentado através de vasos arteriais ingurgitados, como em inflamação, febre, consumo de bebidas alcoólicas, rubor	Avermelhada, rosa brilhante	Tingida de púrpura-acinzentada, porém difícil de observar. (Palpar para identificar calor aumentado com inflamação, pele tensa e endurecimento dos tecidos profundos.)
Policitemia – eritrócitos aumentados, estase capilar	Azul-avermelhado na face, mucosa oral, conjuntiva, mãos e pés	Bem oculta pelo pigmento. (Observar vermelhidão nos lábios.)
Intoxicação por monóxido de carbono	Brilhante, vermelho-cereja na face e na parte superior do tronco	Leitos ungueais, lábios e mucosa oral vermelho-cereja
Estase venosa – diminuição do fluxo sanguíneo na área, vênulas ingurgitadas	Rubor escuro dos membros pendentes (um prelúdio da necrose com lesão por pressão)	Facilmente mascarada. (Palpar para identificar calor ou edema.)
Icterícia		
Concentração sérica aumentada de bilirrubina (> 2 mg/100 mℓ), devido a disfunção hepática ou hemólise, como depois de queimaduras graves ou algumas infecções	Inicialmente amarela nas escleras, palato duro e mucosas; em seguida, na pele	Verificar as escleras quanto à coloração amarela perto do limbo; não confundir os depósitos gordurosos amarelados normais na periferia sob as pálpebras com a icterícia. (A icterícia é mais bem observada na junção do palato duro com o palato mole e nas palmas das mãos.)
Carotenemia – nível sérico aumentado de caroteno, devido à ingestão de grandes quantidades de alimentos ricos em caroteno	Coloração amarelo-alaranjada na fronte, nas palmas das mãos, plantas dos pés e pregas nasolabiais, porém sem coloração amarelada nas escleras ou nas mucosas	Coloração amarelo-alaranjada nas palmas das mãos e plantas dos pés
Uremia – a lesão renal provoca retenção dos pigmentos de urocroma no sangue	Laranja-esverdeada ou acinzentada sobrepondo-se à palidez da anemia; além disso, pode haver equimoses e púrpura	Facilmente mascarada. (Basear-se nos achados laboratoriais e clínicos.)
Marrom-bronzeado		
Doença de Addison – a deficiência de cortisol estimula a produção aumentada de melanina	Aparência bronzeada, um "bronzeamento externo"; mais aparente ao redor dos mamilos, no períneo, na genitália e nos pontos de pressão (parte interna da coxa, nádegas, cotovelos, axilas)	Facilmente mascarada. (Basear-se nos achados laboratoriais e clínicos.)
Manchas café com leite – causadas pelo pigmento melanina aumentado na camada celular basal	Mancha bronzeada a marrom-clara, de formato irregular e oval, com bordas bem definidas	Com frequência, não é visível na pessoa com fotótipo muito alto

Adaptada de Taylor, S. C., Kelly, A. P., Lim, H. et al. (2016). *Dermatology for skin of color* (2nd ed.). New York: McGraw-Hill Medical; Weber, J. W. & Kelley, J. H. (2018). *Health assessment in nursing* (6th ed.). Philadelphia, PA: Wolters Kluwer.

Cianose

A cianose refere-se à coloração azulada que resulta da falta de oxigênio no sangue. Aparece em caso de choque ou de comprometimento respiratório ou circulatório. Nas pessoas de pele clara, a cianose manifesta-se na forma de tonalidade azulada nos lábios, polpas digitais e leitos ungueais. Outras indicações de perfusão tissular diminuída incluem pele fria e pegajosa; pulso rápido e filiforme; e respirações rápidas e superficiais. As conjuntivas das pálpebras são examinadas quanto à palidez e à presença de **petéquias** (*i. e.*, manchas vermelhas puntiformes que resultam do extravasamento de sangue na pele) (ver Figura 29.4 no Capítulo 29).

Na pessoa de pele escura, a pele assume habitualmente uma aparência acinzentada. Para detectar a cianose, as áreas ao redor da boca e dos lábios e sobre a região malar e lobos da orelha devem ser examinadas.

Equimose

Equimose resulta de extravasamento de sangue para a pele e consiste em alteração da coloração da pele (p. ex., arroxeada, preta) que esmaece e exibe nuances esverdeadas, amareladas ou acastanhadas com o passar do tempo. Ocorre mais frequentemente após traumatismo (p. ex., impacto de um objeto sólido contra a pele, queda) (Bickley & Szilagyi, 2017; Weber & Kelley, 2018). É mais fácil observar essa lesão em pessoas de pele mais clara (fotótipos baixos), sendo mais comuns em adultos mais velhos devido a maior fragilidade capilar associada a perda de colágeno, diminuição da elasticidade e lesão por raios ultravioleta. O enfermeiro deve procurar padrões ou alterações incomuns nas equimoses que indiquem distúrbios de saúde ou maus-tratos (Bickley & Szilagyi, 2017).

Eritema

O eritema é um rubor da pele causado pela dilatação dos capilares. Nas pessoas com pele clara, ele é facilmente observável. Para determinar uma possível inflamação, a pele é palpada para detectar calor aumentado e maciez (*i. e.*, edema) ou endurecimento (*i. e.*, infiltração intracelular). Como a pele escura tende a assumir uma tonalidade púrpura-acinzentada quando há um processo inflamatório, pode ser difícil detectar o eritema.

Icterícia

A icterícia, que se refere a uma coloração amarelada da pele, está diretamente relacionada com elevações da bilirrubina sérica e, com frequência, é observada inicialmente nas escleras e mucosas.

Avaliação do exantema

Nos casos de prurido (*i. e.*, coceira), o paciente é solicitado a mostrar as áreas do corpo que estão afetadas. Em seguida, a pele é esticada delicadamente para diminuir o tom avermelhado e para tornar o exantema mais visível. Uma lanterna direcionada lateralmente pela pele pode ressaltar o exantema, tornando mais fácil o exame. As diferenças na textura da pele são então avaliadas correndo-se as pontas dos dedos levemente sobre a pele. As margens do exantema podem ser palpáveis. A boca e as orelhas do paciente são incluídas no exame (o sarampo provoca um matiz avermelhado nas orelhas, e os cânceres de pele são bastante comuns no topo das orelhas). A temperatura do paciente é medida e os linfonodos são palpados, particularmente na axila, na prega inguinal e na área poplítea (atrás dos joelhos).

Exame das lesões cutâneas

As lesões cutâneas constituem a característica mais proeminente dos distúrbios dermatológicos. Variam quanto ao tamanho, formato e etiologia e são classificadas de acordo com seu aspecto e origem. As lesões cutâneas podem ser descritas como primárias ou secundárias. As lesões primárias são as lesões iniciais e constituem uma característica da própria doença. As lesões secundárias resultam de alterações nas lesões primárias em consequência de causas externas, como arranhadura, traumatismo, infecções ou alterações causadas pela cicatrização da ferida. Dependendo do estágio de desenvolvimento, as lesões cutâneas são ainda categorizadas pelo tipo e aspecto (Tabela 55.2).

Um exame preliminar da erupção ou lesão ajuda a identificar o tipo de dermatose (*i. e.*, condição anormal da pele) e indica se a lesão é primária ou secundária. Ao mesmo tempo, deve-se observar a distribuição anatômica da erupção ou lesão, visto que determinadas doenças acometem mais regularmente certos locais do corpo e distribuem-se de acordo com padrões e formas característicos (Figuras 55.3 e 55.4). Para determinar a extensão da distribuição regional, os lados direito e esquerdo do corpo devem ser comparados, enquanto a coloração e o formato das lesões são examinados. O grau de pigmentação da pele do paciente pode afetar o aspecto de uma lesão. As lesões podem ser pretas, purpúreas ou acinzentadas na pele escura e bronzeadas ou avermelhadas em pacientes com pele clara. Utiliza-se uma régua para medir o tamanho das lesões, de modo que qualquer extensão adicional possa ser comparada com essa medição basal. Após a sua observação, o enfermeiro palpa as lesões com luvas para determinar a textura, o formato e a margem e para verificar se são macias e cheias de líquido ou duras e fixas ao tecido adjacente.

As lesões cutâneas são descritas com clareza e detalhadamente no prontuário do paciente, com uma terminologia precisa:

- Coloração da lesão
- Qualquer rubor, calor, dor ou edema
- Tamanho e localização da área acometida
- Padrão de erupção (p. ex., macular, papulosa, descamativa, exsudativa, distinta, confluente)
- Distribuição da lesão (p. ex., bilateral, simétrica, linear, circular).

Se forem encontradas feridas ou lesões abertas na inspeção da pele, deve-se efetuar um exame completo e documentar os achados. Esse exame deve abordar as seguintes questões:

- *Leito da ferida*: inspecionar quanto a tecido necrótico ou de granulação, epitélio, exsudato, coloração e odor
- *Bordas e margens da ferida*: observar a ocorrência de infiltração (*i. e.*, extensão da ferida sob a superfície da pele) e avaliar a condição da pele (*i. e.*, necrótica)
- *Tamanho da ferida*: medir em centímetros, quando apropriado, para determinar o diâmetro e a profundidade da ferida e do eritema adjacente
- *Pele adjacente*: examinar quanto a coloração, elasticidade e umidade, irritação e descamação.

Também é importante que o enfermeiro procure outros sinais/sintomas associados com lesões cutâneas de aparecimento recente, como dor, sensação de queimação ou prurido (Boxe 55.4).

Avaliação da vascularização e hidratação

Uma vez examinada a coloração da pele e inspecionadas as lesões, efetua-se a avaliação das alterações vasculares na pele.

TABELA 55.2 Lesões cutâneas primárias e secundárias.

Lesão	Descrição	Exemplos
Lesões primárias		
Mácula, placa maculosa	Alteração da cor da pele plana e não palpável (a cor pode ser acastanhada, branca, bronzeada, purpúrea, avermelhada) • *Mácula:* < 1 cm; borda circunscrita • *Placa maculosa:* > 1 cm; pode ter borda irregular.	Sardas, nevos planos, petéquia, rubéola, vitiligo, manchas vinho do Porto, equimose
Pápula, placa	Massa sólida elevada e palpável, com borda circunscrita A placa pode consistir em pápulas coalescidas com ápice plano • *Pápulas:* < 0,5 cm • *Placas:* > 0,5 cm.	*Pápulas:* nevos elevados, verrugas, líquen plano *Placas:* psoríase, queratose actínica
Nódulo, tumor	Massa sólida elevada e palpável, que se estende mais profundamente na derme do que uma pápula • *Nódulos:* 0,5 a 2 cm; circunscrito • *Tumor* > 1 a 2 cm; os tumores nem sempre apresentam bordas nítidas.	*Nódulos:* lipoma, carcinoma de células escamosas, injeção mal absorvida, dermatofibroma *Tumores:* lipoma maior, carcinoma
Vesícula, bolha	Massa circunscrita, elevada e palpável, contendo líquido seroso • *Vesículas:* < 0,5 cm • *Bolha:* > 0,5 cm.	*Vesículas:* herpes simples/zóster, varicela, hera venenosa, queimadura de segundo grau (bolha) *Bolha:* pênfigo, dermatite de contato, grandes bolhas de queimaduras, hera venenosa, impetigo bolhoso
Lesão urticada	Massa elevada com bordas transitórias; frequentemente irregular; o tamanho e a coloração variam Causada pelo movimento de líquido seroso na derme; não contém líquido livre em uma cavidade (p. ex., como no caso de uma vesícula)	Urticária, picadas de insetos
Pústula	Vesícula ou bolha cheia de pus	Acne, impetigo, furúnculos, carbúnculos
Cisto	Massa cheia de líquido ou semissólida encapsulada no tecido subcutâneo ou na derme	Cisto sebáceo, cistos epidermoides

(continua)

TABELA 55.2 Lesões cutâneas primárias e secundárias. *(continuação)*

Lesão	Descrição	Exemplos
Lesões secundárias		
Erosão	Perda da epiderme superficial que não se estende até a derme; área deprimida e úmida	Vesículas rompidas, marcas de arranhadura
Úlcera	Perda da pele que se estende além da epiderme; perda de tecido necrótico; possível sangramento e cicatrização	Úlcera por estase da insuficiência venosa, lesão por pressão
Fissura	Rachadura linear na pele, que pode se estender até a derme	Lábios ou mãos rachados, tinha do pé
Descamação	Escamas secundárias ao epitélio morto descamado, que podem aderir à superfície da pele; a coloração varia (prateada, branca); a textura varia (espessa, fina)	Caspa, psoríase, pele seca, pitiríase rósea
Crosta	Resíduo seco de soro, sangue ou pus sobre a superfície da pele A crosta grande e aderente é uma casca	Resíduo deixado após a ruptura da vesícula: impetigo, herpes, eczema
Cicatriz	Marca cutânea deixada após a cicatrização de uma ferida ou lesão; representa a substituição do tecido lesionado por tecido conjuntivo • *Cicatrizes jovens:* vermelho ou purpúreo • *Cicatrizes maduras:* esbranquiçadas ou brilhosas.	Ferida ou incisão cirúrgica cicatrizada
Queloide	Tecido cicatricial hipertrofiado secundário à formação excessiva de colágeno durante a cicatrização; elevado, irregular e avermelhado Incidência maior entre afrodescendentes	Queloide da perfuração da orelha ou da incisão cirúrgica
Atrofia	Aparência fina, seca e transparente da epiderme; perda das marcas de superfície; secundária à perda de colágeno e elastina; os vasos subjacentes podem estar visíveis	Pele envelhecida, insuficiência arterial
Liquenificação	Espessamento e aspereza da pele ou marcas cutâneas acentuadas, que podem ser secundárias ao atrito, irritação, arranhadura repetidos	Dermatite de contato

Adaptada de Bickley, L. S. & Szilagyi, P. G. (2017). *Bates' guide to physical examination and history taking* (12th ed.). Philadelphia, PA: Wolters Kluwer; Weber, J. W. & Kelley, J. H. (2018). *Health assessment in nursing* (6th ed.). Philadelphia, PA: Wolters Kluwer.

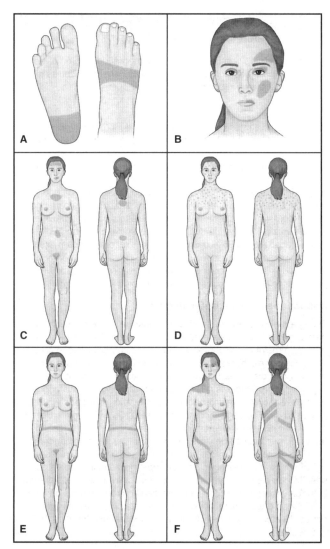

Figura 55.3 • Distribuição anatômica dos distúrbios cutâneos comuns. **A.** Dermatite de contato (sapatos). **B.** Dermatite de contato (cosméticos, perfumes, brincos). **C.** Dermatite seborreica. **D.** Acne. **E.** Escabiose. **F.** Herpes-zóster.

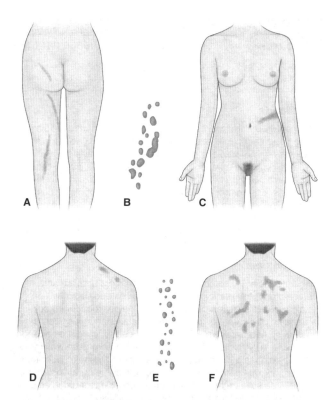

Figura 55.4 • Configurações das lesões cutâneas. **A.** Linear (em uma linha). **B.** Anular e arciforme (circular e arqueada). **C.** Zosteriforme (linear ao longo do trajeto de um nervo). **D.** Agrupada (aglomerada). **E.** Distinta (separada e individualizada). **F.** Confluente (fundida).

A descrição das alterações vasculares inclui a localização, a distribuição, a cor, o tamanho e a presença de pulsações. As alterações vasculares comuns incluem petéquias, equimoses, **telangiectasias** (estruturas vasculares) e angiomas (Tabela 55.3).

A umidade, a temperatura e a textura da pele são examinadas principalmente por palpação. O turgor (*i. e.*, elasticidade) da pele, que diminui com o processo normal do envelhecimento, pode constituir um fator na avaliação do estado de hidratação de um paciente. Para avaliar o turgor, a pele deve ser delicadamente beliscada entre o polegar e o dedo indicador. A pele é então observada para verificar o tempo que ela leva para retornar ao seu local original. As pessoas que estão desidratadas ou aquelas com pele seca apresentam diminuição do turgor cutâneo, em que a pele permanece elevada após ter sido beliscada, em vez de retornar quase imediatamente a seu local normal. O edema é indicado quando a pele aparece tensa e brilhante, quando uma pressão suave exercida por um dedo na pele deixa uma marca ou "depressão" (ver Figura 25.2 no Capítulo 25). A avaliação da profundidade da depressão e o tempo levado para a resolução indica a extensão do edema (Bickley & Szilagyi, 2017).

Avaliação das unhas

Uma breve inspeção das unhas inclui a observação de configuração, cor e consistência. Muitas alterações na unha ou no leito ungueal refletem anormalidades locais ou sistêmicas em progressão ou em decorrência de eventos pregressos (Figura 55.5). As linhas de Beau, depressões transversas nas unhas, podem refletir o crescimento retardado da matriz ungueal, devido à ocorrência de doença grave ou, mais comumente, traumatismo local. A formação de cristas, a hipertrofia e outras alterações também podem ser visíveis devido a traumatismo local. A paroníquia, uma inflamação da pele ao redor da unha, é habitualmente acompanhada de hipersensibilidade e eritema. A superfície irregular das unhas constitui uma indicação definida de psoríase. As unhas em forma de colher podem indicar a presença de anemia ferropriva grave. O ângulo entre a unha normal e a sua base é de 160°. Quando palpada, a base da unha é habitualmente firme. O baqueteamento ungueal manifesta-se por uma retificação do ângulo normal (180° ou mais) e amolecimento da base da unha. A área amolecida assemelha-se a uma esponja quando palpada (Bickley & Szilagyi, 2017). O baqueteamento digital pode ser uma variante normal, mas está mais frequentemente associado à doença pulmonar e pode ser um sinal de hipoxia crônica (Norris, 2019).

Avaliação dos pelos e dos cabelos

A avaliação dos pelos é realizada por inspeção e palpação. O examinador deve utilizar luvas, e a sala de exame deve estar bem iluminada. Os pelos são separados de modo que a condição da pele subjacente possa ser facilmente observada. O examinador avalia a coloração, a textura e a distribuição das hastes dos

Boxe 55.4 — PERFIL DE PESQUISA DE ENFERMAGEM
Como apoiar o autocuidado para desconforto cutâneo relacionado a radiação

Montpetit, C. & Singh-Carlson, S. (2018). Engaging patients with radiation related skin discomfort in self-care. *Canadian Oncology Nursing Journal = Revue Canadienne de Nursing Oncologique, 28*(3), 191-200.

Finalidade

Dermatite por radiação é um efeito colateral comum da radioterapia usada em pacientes com câncer de mama. Pacientes submetidas a radioterapia apresentam sinais/sintomas de gravidade variável. Algumas apresentaram desconforto significativo que impactava sua vida diária e a capacidade de realizar atividades rotineiras. Esse estudo avaliou a experiência de utilizar o curativo InterDry Ag®, um curativo umedecido impregnado com prata e efeitos antimicrobianos, e sua efetividade em reduzir a irritação cutânea em mulheres submetidas à radioterapia por causa de um diagnóstico de câncer de mama.

Metodologia

Um enfermeiro do setor de oncologia afiliado a uma agência regional recrutou participantes para esse estudo descritivo no início de suas sessões de radioterapia. As pessoas foram convidadas a participar se conseguissem falar e ler inglês fluentemente, se não tivessem alergia a prata, se estivessem recebendo radioterapia para câncer de mama e se tivessem desenvolvido reação cutânea à radioterapia. Avaliações cutâneas e orientação sobre cuidados com a pele (p. ex., aplicação de curativos, uso de solução salina e hidratantes) foram fornecidas a todas as participantes submetidas a radioterapia. O curativo InterDry Ag® foi utilizado em pacientes com graus moderados de eritema, prurido ou sensação de queimação e foi avaliado durante a terapia pela ferramenta do National Cancer Institute: Common Terminology Criteria for Adverse Events (NCI CTCAE) (versão 4.03) para dermatite por radiação. Além disso, um questionário para avaliar o desconforto e a facilidade de aplicação do curativo foi administrado 5 dias após a aplicação do curativo. O acompanhamento também foi feito 1 semana (por telefone) e 2 semanas (contato presencial) após a radioterapia pelo enfermeiro do setor de oncologia. Estatísticas descritivas foram geradas para analisar as variáveis do estudo (p. ex., dados demográficos, eritema, dor, prurido) e análise de conteúdo foi realizada para sintetizar as respostas a perguntas abertas incluídas na enquete.

Achados

Dezoito participantes com idade mediana de 42 anos (variação entre 36 e 74 anos) completaram o estudo. As características das mamas (p. ex., dimensões, fotótipo) e o tratamento do câncer variaram. As avaliações da pele feitas pelo enfermeiro (5 dias após a aplicação) constataram redução da dor na parede torácica e nas pregas inframamárias e melhora do prurido nas axilas e na parede torácica. Duas semanas após a aplicação, a maioria das participantes concordava ou concordava com veemência que o curativo era fácil de usar (100%) e que diminuía a dor (90%), o prurido (88%) e a queimação (78%); 95% das participantes recomendariam esse curativo para outras pessoas. Achados qualitativos reforçaram a melhora dos sintomas com o uso do curativo; entretanto, algumas pacientes relataram que era difícil manter o curativo no lugar.

Implicações para a enfermagem

Esse pequeno estudo descritivo demonstrou suporte preliminar para a efetividade e a satisfação com o curativo InterDry Ag® no tocante à melhora dos sintomas de dermatite por radiação apresentados por mulheres submetidas à radioterapia para câncer de mama. Além disso, participantes expressaram sentimentos de segurança, controle das questões de autocuidado e satisfação com a relação enfermeiro-paciente que surgiu em resposta à avaliação contínua e ao acompanhamento. Os enfermeiros devem estar cientes de que existem opções para minimizar o desconforto cutâneo associado à radiação nas pacientes com câncer de mama e a interação regular do paciente com o enfermeiro pode contribuir para a prestação de cuidados mais satisfatórios e personalizados para pacientes com câncer. Todavia, são necessários estudos experimentais com amostragens maiores e mais diversas e coleta de dados usando escalas válidas e confiáveis para fornecer evidências mais fortes do benefício do curativo InterDry Ag®.

---

pelos. Pode-se utilizar a extremidade de madeira de um *swab* de algodão para fazer pequenas separações nos cabelos, de modo que o couro cabeludo possa ser inspecionado. Qualquer lesão anormal, evidência de prurido, inflamação, descamação ou sinais de infestação (*i. e.*, piolhos ou ácaros) são documentados.

Cor e textura

A cor natural dos pelos varia de branca a preta. Os pelos começam a ficar grisalhos ou brancos com o avanço da idade, quando a perda de melanina na haste dos pelos se torna aparente. A perda de melanina nos pelos pode ocorrer em uma idade mais jovem e pode ocorrer em virtude de traços hereditários ou genéticos. O indivíduo com albinismo (*i. e.*, ausência parcial ou completa de pigmentação) tem predisposição genética a pelos brancos desde o nascimento. O estado natural dos cabelos pode ser alterado com o uso de tintas de cabelo, alvejantes e produtos para ondular ou relaxar. O uso desses produtos tem impacto variável sobre os cabelos, dependendo de suas características naturais. Por exemplo, o uso de substâncias químicas para alisamento dos cabelos da maioria das pessoas pode causar quebra extensa e queda dos cabelos (Bobonich & Nolen, 2014; Richardson, Agidi, Eaddy et al., 2017).

Quanto à textura, os cabelos variam de finos a grossos, sedosos a quebradiços, oleosos a secos e brilhantes a opacos, podendo os fios serem retos, ondulados ou crespos. O cabelo seco e quebradiço pode resultar do uso excessivo de tinturas de cabelo, secadores e ferros de ondular, ou de distúrbios endócrinos, como disfunção da tireoide. O cabelo oleoso é habitualmente causado pela secreção aumentada das glândulas sebáceas próximas ao couro cabeludo. Quando o paciente relata mudança recente na textura do cabelo, deve-se procurar a razão subjacente; a alteração pode resultar simplesmente do uso excessivo de produtos comerciais para cabelo ou da mudança para um novo xampu.

Distribuição

A distribuição dos pelos corporais varia com a localização. O pelo da maior parte do corpo é fino, exceto nas axilas e áreas púbicas, onde é áspero. O pelo púbico, que se desenvolve na puberdade, distribui-se em forma de losango, estendendo-se para cima até o umbigo nos meninos e nos homens cisgênero. O pelo púbico de mulheres cisgênero assemelha-se a um triângulo invertido. Quando o padrão encontrado é mais característico do sexo oposto, isso pode indicar um distúrbio endócrino, exigindo investigação adicional. São esperadas diferenças raciais nos cabelos, como cabelos lisos em pessoas de ascendência asiática e cabelos crespos e mais grossos em pessoas afrodescendentes.

TABELA 55.3 Lesões vasculares.

Tipo	Descrição
Petéquia	Arredondada, vermelha ou purpúrea Pequena (1 a 2 mm) Secundária ao extravasamento de sangue Associada a tendências hemorrágicas ou embolia da pele
Equimose	Lesão macular arredondada ou irregular Maior do que a petéquia A coloração varia e modifica-se – tonalidades de roxo, preto, amarelo e verde Secundária ao extravasamento de sangue Associada a traumatismo, tendências hemorrágicas
Angioma em cereja	Papular e arredondado Vermelho ou purpúreo Observado no tronco, nos membros Pode empalidecer com a pressão Alteração cutânea normal relacionada com a idade Em geral, não é clinicamente significativo
Angioma aracneiforme	Lesão arteriolar vermelha Corpo central com ramos que se irradiam Observado em face, pescoço, braços, tronco Raro abaixo da cintura Pode empalidecer com a pressão Associado a doença hepática, gravidez, déficit de vitamina B
Telangiectasia (estrutura vascular)	O formato varia – semelhante a uma aranha ou linear Coloração azulada ou avermelhada Não empalidece quando se aplica pressão Observada nas pernas, na parte anterior do tórax Secundária à dilatação superficial de vasos venosos e capilares Associada a estados de pressão venosa aumentada (varicosidades)

Adaptada de Bickley, L. S. & Szilagyi, P. G. (2017). *Bates' guide to physical examination and history taking* (12th ed.). Philadelphia, PA: Wolters Kluwer; Weber, J. W. & Kelley, J. H. (2018). *Health assessment in nursing* (6th ed.). Philadelphia, PA: Wolters Kluwer.

Os homens tendem a ter mais pelos corporais e faciais do que as mulheres. A alopecia pode ocorrer em todo corpo, ou pode limitar-se a uma área específica. A queda de cabelos pode ser em placas ou pode incluir desde um adelgaçamento generalizado até a calvície total. Quando se examina a queda dos cabelos, é importante investigar a causa subjacente com o paciente. A queda de cabelos em placa pode resultar de tração ou torção habitual dos cabelos; tração excessiva dos cabelos (p. ex., tranças muito apertadas); uso excessivo de tintas, alisadores e óleos; agentes quimioterápicos (p. ex., doxorrubicina, ciclofosfamida); infecções bacterianas ou fúngicas; ou sinais ou lesões no couro cabeludo. Placas bem definidas de queda de cabelos localizada geralmente indicam um distúrbio denominado *alopecia areata*. O mecanismo preciso é desconhecido, mas pode ser acionado por uma interação de fatores genéticos e ambientais. Na maior parte dos casos, o novo crescimento é espontâneo e ocorre dentro de 1 a 3 meses, ainda que, em alguns padrões mais raros, a queda dos cabelos seja recidivante ou até mesmo permanente (Habif et al., 2018).

Queda dos cabelos

A causa mais comum do padrão típico de queda dos cabelos em homens ou calvície é a alopecia androgênica, que afeta mais de 50% da população masculina e acredita-se que esteja relacionada com a hereditariedade, o envelhecimento e os níveis de androgênio (hormônio masculino). O androgênio é necessário para o desenvolvimento da perda de cabelo de padrão masculino. O padrão de queda de cabelos começa com o retrocesso da linha de implantação na área frontotemporal e pode progredir para o adelgaçamento gradual e queda completa dos cabelos no ápice do couro cabeludo e coroa. A Figura 55.6 A ilustra o padrão típico de queda dos cabelos em homens. Embora a alopecia androgenética seja considerada um distúrbio masculino, milhões de mulheres apresentam queda de cabelos com padrão feminino, que geralmente não é observada com outros sinais de hiperandrogenismo. A alopecia completa é rara em mulheres; o padrão típico de alopecia feminina consiste em perda de cabelo no vértice do escalpo, com preservação da área frontal (Nicol, 2016) (Figura 55.6 B).

Outras alterações

A distribuição dos cabelos de padrão masculino pode ser observada em algumas mulheres na época da menopausa, quando o hormônio estrogênio não é mais produzido pelos ovários. Em mulheres com hirsutismo, os pelos excessivos podem crescer na face, no tórax, nos ombros e na área púbica. Quando a menopausa é excluída como causa subjacente, é preciso investigar outras alterações hormonais relacionadas com a disfunção hipofisária ou suprarrenal.

Como os pacientes com distúrbios cutâneos podem ser vistos de modo negativo por outras pessoas, eles podem sofrer estresse psicológico e evitar interações e intimidade com outras pessoas. Os distúrbios cutâneos podem levar a isolamento, perda do emprego e dificuldades econômicas, bem como baixa autoestima.

Alguns distúrbios podem levar a sentimentos de depressão, frustração, autoconsciência, autoimagem precária e rejeição. O prurido e a irritação da pele (que constituem características de muitas doenças de pele) podem ser fontes constantes de estresse psicológico. Esses desconfortos podem resultar em perda do sono, ansiedade e sintomas depressivos, todos os quais reforçam o sofrimento geral e a fadiga que frequentemente acompanham os distúrbios cutâneos.

Para os pacientes que apresentam desconfortos físicos e psicológicos, o enfermeiro deve demonstrar compreensão, fornecer explicações sobre o problema, orientações adequadas relacionadas com o tratamento, suporte de enfermagem e incentivo. É primordial superar qualquer aversão que possa ser sentida quando se cuida de pacientes com distúrbios cutâneos de aparência aversiva. O enfermeiro não deve demonstrar nenhum sinal de hesitação quando aborda pacientes com distúrbios cutâneos. Essa hesitação só reforça o trauma psicológico do distúrbio.

Consequências cutâneas de doenças sistêmicas selecionadas

Diabetes melito

Como o diabetes melito provoca alterações na circulação e na nutrição celular, ele pode ter grande impacto sobre o estado da pele. Alguns dos distúrbios cutâneos mais comumente encontrados no diabetes são discutidos nesta seção. Informações mais detalhadas podem ser encontradas no Capítulo 46.

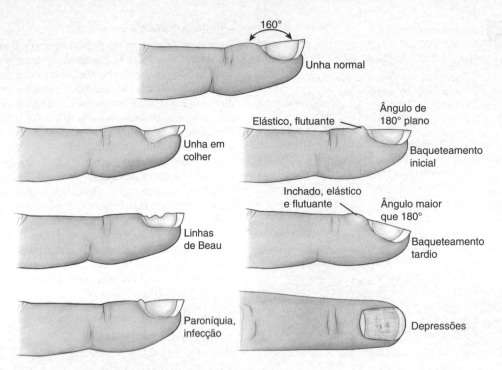

Figura 55.5 • Distúrbios comuns da unha.

Dermatopatia diabética

A dermatopatia diabética (manchas nas canelas ou pápulas pré-tibiais pigmentadas) ocorre frequentemente em indivíduos com diabetes melito. Essas lesões são encontradas mais frequentemente na face anterior das pernas. Acredita-se que elas sejam causadas por alterações associadas ao diabetes nos pequenos vasos que suprem a pele e por traumatismos. Cada agrupamento começa como pápulas vermelho-escuras que coalescem em placas atróficas acastanhadas (Nicol, 2016).

Dermatite por estase

A dermatite por estase é uma erupção eczematosa que ocorre na parte distal das pernas dos pacientes com insuficiência venosa. É muito comum em pacientes com diabetes. Os grandes vasos são lesionados, comprometendo a circulação para a parte distal dos braços e das pernas. A pele sofre de falta de nutrientes, tornando-se muito seca e frágil. As lesões menores cicatrizam lentamente e formam-se úlceras com facilidade. Inicialmente, a apresentação ocorre com eritema variável, descamação e

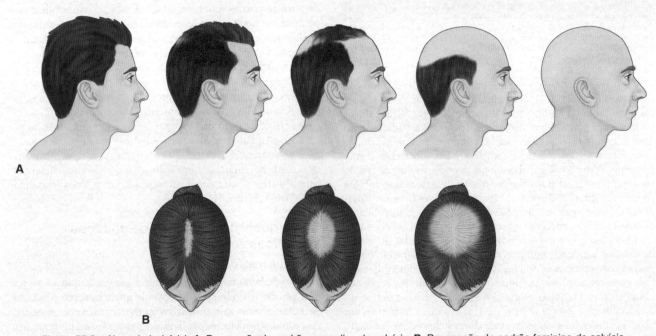

Figura 55.6 • Alopecia (calvície). A. Progressão do padrão masculino de calvície. B. Progressão do padrão feminino de calvície.

prurido. Quando crônica, leva a alterações permanentes na cor da pele, hiperpigmentação ou hipopigmentação, e textura frágil ou mais espessa (fibrose) da pele.

Infecções cutâneas

As infecções bacterianas podem aparecer como pequenas espinhas ao redor dos folículos pilosos (i. e., foliculite). Os locais mais frequentemente acometidos incluem a parte inferior das pernas, a parte inferior do abdome e as nádegas. Algumas vezes, essas lesões aumentam e transformam-se em furúnculos ou carbúnculos. Os furúnculos têm início nos folículos pilosos, aumentam progressivamente em tamanho e invadem os tecidos mais profundos, formando abscessos. Os carbúnculos são formados por diversas lesões contíguas (Habif et al., 2018). A pele de pacientes com diabetes melito está propensa a infecções bacterianas e fúngicas. Se o nível de glicemia não estiver bem controlado, essas infecções podem levar muito tempo para cicatrizar.

As infecções fúngicas são muito comuns nas áreas que permanecem úmidas (sob as mamas, parte superior das coxas, axilas). As infecções por *Candida* (i. e., levedura) têm aspecto vermelho-vivo e apresentam, com frequência, pequenas pústulas ao redor da borda da área, com a pele aparecendo úmida e desnuda.

As infecções por dermatófitos são secas e apenas minimamente avermelhadas, com mais descamação. Ocorrem geralmente nas unhas dos pés e nos pés.

Os enfermeiros precisam estar atentos para os sinais dessas infecções comuns. Quando necessário, devem relatar a sua ocorrência ao médico do paciente e ajudar o paciente ou a sua família a aprender técnicas básicas de manutenção da pele.

Úlceras de perna e pé

Devido às alterações nos nervos periféricos, os pacientes com diabetes melito nem sempre percebem a ocorrência de lesões menores na parte inferior das pernas e nos pés. As infecções começam e, se não forem tratadas, podem levar a ulcerações. Com frequência, as ulcerações não são percebidas e tornam-se muito grandes antes de serem tratadas. As ulcerações que não respondem ao tratamento constituem uma importante causa do pé diabético e de amputações da perna (Johnson, Osburne, Rispoli et al., 2018).

Doença causada pelo vírus da imunodeficiência humana

Os sinais cutâneos podem constituir a primeira manifestação do vírus da imunodeficiência humana (HIV), aparecendo em mais de 90% dos indivíduos infectados pelo HIV, à medida que a função imune deteriora. Esses sinais cutâneos correlacionam-se com baixas contagens de células CD4$^+$. Alguns distúrbios, como o sarcoma de Kaposi, a leucoplaquia pilosa oral, o molusco contagioso facial e a candidíase oral, podem sugerir contagens de células CD4$^+$ inferiores a 200 a 300 células/mcℓ. As infecções cutâneas, tanto bacterianas quanto virais, são comuns e parecem ser mais graves do que o esperado. A exacerbação aguda de condições crônicas, como seborreia ou acne, pode indicar uma nova infecção. É importante ser sensível a essas alterações, de modo que o enfermeiro possa iniciar as intervenções precoces (Schwartz, 2019).

AVALIAÇÃO DIAGNÓSTICA

Dispõe-se de uma ampla variedade de exames complementares, que podem ser realizados em pacientes com alteração da função tegumentar. O enfermeiro instrui o paciente sobre a finalidade, o que esperar e quaisquer efeitos colaterais possíveis e relacionados com esses exames antes de sua realização. O enfermeiro observa também as tendências nos resultados, visto que eles fornecem informações sobre o tipo da lesão, primária ou secundária, a evolução da doença e a resposta do paciente ao tratamento.

Biopsia cutânea

A biopsia da pele, realizada para obter uma amostra de tecido para exame microscópico, pode ser realizada com lâmina, por meio de excisão com bisturi ou por um instrumento de punção cutânea que remove um pequeno fragmento de tecido. As biopsias são realizadas em nódulos cutâneos, placas, bolhas e outras lesões para descartar malignidades, para auxiliar no diagnóstico e para a realização de testes adicionais, como coloração de Gram para bactérias ou ácido periódico-Schiff (PAS) para elementos fúngicos.

Teste de contato (*patch testing*)

O teste de contato (*patch testing*), cuja finalidade é indicar substâncias às quais o paciente desenvolveu alergia, envolve a aplicação dos alergênios suspeitos, como níquel ou fragrâncias, à pele normal sob adesivos oclusivos. Os pacientes permanecem com esses adesivos ocluídos nas costas por 48 horas, e a área é então examinada depois de 72 horas. O desenvolvimento de rubor, elevações discretas ou prurido é considerado como reação positiva fraca; a ocorrência de bolhas finas, pápulas e prurido intenso indica uma reação moderadamente positiva; e, por fim, o aparecimento de bolhas, dor e ulceração indica uma reação positiva forte. O enfermeiro orienta o paciente como evitar os alergênios reativos, algo frequentemente muito difícil devido à prevalência de muitas dessas substâncias no ambiente do paciente.

Raspado de pele

Amostras de tecido são raspadas de lesões fúngicas suspeitas com uma lâmina de bisturi umedecida com óleo, de modo que a pele raspada possa aderir à lâmina. O material raspado é transferido para uma lâmina de vidro, coberta com lamínula e examinada ao microscópio. Podem-se visualizar os esporos e as hifas das infecções por dermatófitos, bem como infestações, como a escabiose.

Esfregaço de Tzanck

O esfregaço de Tzanck é um teste utilizado para examinar células de distúrbios cutâneos bolhosos, como herpes-zóster, varicela, herpes simples e todas as formas de pênfigo. As secreções de uma lesão suspeita são aplicadas a uma lâmina de vidro, coradas e examinadas.

Exame com lâmpada de Wood

A **lâmpada de Wood** é uma lâmpada especial que produz raios ultravioleta de ondas longas, resultando em uma fluorescência azul a púrpura intensa característica. A cor da luz fluorescente é mais bem observada em uma sala escura, onde é possível diferenciar as lesões epidérmicas das dérmicas e as lesões hipopigmentadas e hiperpigmentadas da pele normal. O paciente é tranquilizado e informado que a luz não é prejudicial para a pele ou para os olhos. As lesões que ainda contêm melanina quase desaparecem sob a luz ultravioleta, enquanto as lesões que são desprovidas de melanina aumentam na sua brancura com a luz ultravioleta.

Fotografias clínicas

São obtidas fotografias para documentar a natureza e a extensão do distúrbio cutâneo; essas fotografias são usadas para avaliar a evolução ou a melhora obtida com o tratamento. Algumas vezes, são utilizadas para rastrear o estado dos nevos para documentar mudanças nas suas características.

Implicações para a enfermagem

O enfermeiro pode ser responsável pelo consentimento informado obtido para procedimentos cirúrgicos e fotografias clínicas, bem como pelo manejo de todas as amostras coletadas de acordo com o protocolo. Também é responsável pelo registro das amostras enviadas ao laboratório e que retornam dele, bem como pelo recebimento dos resultados dentro de um prazo estabelecido. O enfermeiro fornece orientações ao paciente sobre o cuidado apropriado do local cirúrgico e a implicação dos resultados dos exames.

EXERCÍCIOS DE PENSAMENTO CRÍTICO

1 pbe Nos EUA, existe uma recomendação de grau B da U.S. Preventive Service Task Force (USPSTF) de orientação sobre proteção contra exposição à luz solar para indivíduos de pele clara, genitores de crianças pequenas, adolescentes e adultos jovens. Você compartilha essa recomendação com um paciente e ele pede que você explique o que significa uma recomendação de grau B. O que você responderia? Discorra sobre os comportamentos de proteção contra a exposição solar que você incluiria nessa orientação. Que outros fatores encontrados no exame da pele ou na anamnese de um paciente tornariam aconselhável incluir a proteção contra exposição solar para além dessa recomendação?

2 qp Uma mulher de 28 anos com artrite reumatoide recebeu recentemente um diagnóstico de vitiligo e expressa preocupação sobre a vida com essa condição. Entre os questionamentos dela estão como proteger a pele e como lidar com os sentimentos de constrangimento. Ela também deseja saber se os filhos correm risco de desenvolver essa condição. Para orientar a paciente, qual questionamento você abordaria primeiro? Quais orientações e recursos você fornecerá e como você orientaria a paciente de modo a priorizar a saúde física, psicológica e emocional dela?

REFERÊNCIAS BIBLIOGRÁFICAS

*Pesquisa em enfermagem.

Livros

Bickley, L. S., & Szilagyi, P. G. (2017). *Bates' guide to physical examination and history taking* (12th ed.). Philadelphia, PA: Lippincott Williams & Wilkins.

Bobonich, M. A., & Nolen, M. E. (2014). *Dermatology for advanced practice clinicians*. Philadelphia, PA: Wolters Kluwer.

Bolognia, J., Schaffer, J., & Cerroni, L. (2017). *Dermatology* (4th ed.). Philadelphia, PA: Elsevier Saunders.

Habif, T., Dinulos, J., Chapman, M., et al. (2018). *Skin disease* (4th ed.). Philadelphia, PA: Elsevier.

Nicol, N. (2016). *Dermatologic nursing essentials: A core curriculum* (3rd ed.). Philadelphia, PA: Wolters Kluwer.

Norris, T. L. (2019). *Porth's pathophysiology: Concepts of altered health states* (10th ed.). Philadelphia, PA: Wolters Kluwer. Kindle edition.

Taylor, S. C., Kelly, A. P., Lim, H., et al. (2016). *Dermatology for skin of color* (2nd ed.). New York: McGraw-Hill Medical.

Weber, J. W., & Kelley, J. H. (2018). *Health assessment in nursing* (6th ed.). Philadelphia, PA: Wolters Kluwer.

Periódicos e documentos eletrônicos

Johnson, R., Osburne, A., Rispoli, J., et al. (2018). The diabetic foot assessment. *Orthopedic Nursing*, 37(1), 13–21.

*Montpetit, C., & Singh-Carlson, S. (2018). Engaging patients with radiation related skin discomfort in self-care. *Canadian Oncology Nursing Journal = Revue Canadienne de Nursing Oncologique*, 28(3), 191–200.

Office of Dietary Supplements, National Institutes of Health. (2019). Vitamin D: Fact sheet for health professionals. Retrieved on 2/6/2020 at: www.ods.od.nih.gov/factsheets/VitaminD-HealthProfessional

Richardson, V., Agidi, A. T., Eaddy, E. R., et al. (2017). Ten pearls every dermatologist should know about the appropriate use of relaxers. *Journal of Cosmetic Dermatology*, 16(1), 9–11.

Schwartz, R. A. (2019). Cutaneous manifestations of HIV. *Medscape*. Retrieved on 2/6/2020 at: www.emedicine.medscape.com/article/1133746-overview

U.S. Department of Health and Human Services and U.S. Department of Agriculture. (2015). *2015–2020 Dietary guidelines for Americans* (8th ed.). Retrieved on 7/6/2020 at: www.health.gov/dietaryguidelines/2015/guidelines

Wilhelmi, B. J., & Molnar, J. A. (2018). Finger nail and tip injuries. *Medscape*. Retrieved on 2/6/2020 at: www.emedicine.medscape.com/article/1285680-overview

Recursos

American Academy of Dermatology Association (AAD), www.aad.org/public

Centers for Disease Control and Prevention, Skin Cancer, www.cdc.gov/cancer/skin/index.htm

Dermatology Atlas (DermIS), a cooperation between the Department of Clinical Social Medicine (University of Heidelberg) and the Department of Dermatology (University of Erlangen), www.dermis.net/dermisroot/en/home/index.htm

National Institutes of Health, National Institute on Aging, Skin Care and Aging, www.nia.nih.gov/health/skin-care-and-aging

New Zealand Dermatology Society (DermNet NZ), www.dermnetnz.org

Skin Cancer Foundation (lists approved sunscreens and other sun protection products), www.skincancer.org

Manejo de Pacientes com Distúrbios Dermatológicos

DESFECHOS DO APRENDIZADO

Após ler este capítulo, você será capaz de:

1. Descrever o manejo clínico e de enfermagem do paciente com uma ferida, prurido, distúrbio dermatológico com secreção, infecções da pele, parasitoses na pele ou dermatoses inflamatórias não infecciosas.
2. Aplicar o processo de enfermagem como referencial para o cuidado do paciente com lesão por pressão, ou com um distúrbio bolhoso, incluindo necrólise epidérmica tóxica e síndrome de Stevens-Johnson.
3. Discutir o manejo clínico e de enfermagem do paciente com tumores cutâneos (benignos, malignos e metastáticos).
4. Identificar o manejo clínico e de enfermagem do paciente que se submete a procedimentos plásticos ou cosméticos.

CONCEITOS DE ENFERMAGEM

Capacidade funcional   Integridade tissular   Mobilidade

GLOSSÁRIO

acantólise: separação das células epidérmicas umas das outras, devido a lesão ou anormalidade da substância intracelular
bolhas: grandes vesículas cheias de líquido
carbúnculo: infecção localizada da pele, que acomete vários folículos pilosos
citotóxico: destrutivo para as células
comedões: as lesões primárias da acne, causadas pelo bloqueio do sebo no folículo piloso
dermatite: qualquer inflamação da pele
dermatose: qualquer lesão cutânea anormal
desbridamento: remoção de tecido necrótico ou morto por meios mecânicos, cirúrgicos, químicos ou autolíticos
epidermopoese: desenvolvimento das células epidérmicas
esfacelo: tecido avascular amolecido e úmido (desvitalizado); pode ser branco, amarelo, castanho, cinza ou verde; pode estar frouxo ou firmemente aderido
estrias: listras semelhantes a faixas na pele, que se diferenciam pela coloração, textura, depressão ou elevação do tecido onde são encontradas; geralmente purpúreas ou esbranquiçadas
fístula: trajeto de destruição de tecidos que ocorre em qualquer sentido a partir da superfície ou da borda de uma ferida (*sinônimo*: tunelamento)
furúnculo: infecção cutânea localizada de um ou alguns folículos pilosos
hidrofílico: material que absorve umidade
hidrofóbico: material que repele a umidade
higroscópico: material que absorve a umidade do ar
lesão por pressão: área localizada de solução de continuidade na pele e/ou lesão dos tecidos moles subjacentes consequente a compressão prolongada e irrigação sanguínea insuficiente; antes conhecida como *úlcera por pressão*
linimentos: loções com adição de óleo para aumentar o amolecimento da pele
liquenificação: espessamento da camada córnea da pele
piodermites: infecções cutâneas bacterianas formadoras de pus
prurido: coceira
queilite: inflamação dos lábios
solapamento: área de destruição tecidual que se estende sob a pele íntegra ao longo da periferia de uma ferida
suspensões: preparações líquidas, em que o pó é suspenso, exigindo a sua agitação antes do uso
tinha: infecção fúngica superficial comum da pele ou do couro cabeludo (*sinônimo: dermatofitose*)
xerose: pele acentuadamente seca

Os distúrbios dermatológicos são encontrados com frequência pelos enfermeiros em muitos ambientes de prática. O manejo de enfermagem de pacientes com distúrbios dermatológicos pode variar de intervenções simples, como administração preventiva de medicamentos tópicos e sistêmicos, até o tratamento de lesões complexas por pressão. O enfermeiro desempenha um papel fundamental ao orientar os pacientes sobre autocuidado com a pele e as feridas. As intervenções de enfermagem têm por objetivo evitar qualquer dano adicional à pele ou ao tecido, prevenir a infecção secundária, reverter o processo inflamatório e aliviar os sintomas.

CUIDADOS COM A PELE

Alguns problemas cutâneos são acentuadamente agravados por água e sabão; por conseguinte, as rotinas de banho são modificadas de acordo com a condição. A pele exposta, sem proteção, independentemente de a área de descamação ser pequena ou grande, é excessivamente sujeita a lesões por substâncias químicas, traumatismo e até banho. Fricção ocorre quando a pele é esfregada contra uma superfície, por exemplo, fricção vigorosa com toalha, resultando em lesão da epiderme e das camadas superiores da derme (Bryant & Nix, 2016).

Proteção da pele

A meta dos cuidados rotineiros com a pele deve ser a manutenção do pH ácido da pele; portanto, sabões alcalinos devem ser evitados. Sabão com pH equilibrado sem enxágue é o melhor. Produtos hidratantes, como emolientes e umectantes, podem ser aplicados para ajudar a manter a umidade da pele. Os emolientes hidratam e suavizam a pele, por outro lado, umectantes atraem água para hidratar a pele de pessoas com **xerose** (pele muito ressecada e áspera) (Doughty & McNichol, 2016).

Os cuidados básicos da pele ao banhar um paciente com distúrbios cutâneos são os seguintes:

- Utiliza-se um sabonete neutro e sem lipídios ou um substituto do sabonete
- A área deve ser totalmente lavada e seca com um tecido macio, aplicando-se pequenas pressões
- Evita-se o uso de sabonete perfumado
- Utilizam-se detergentes de lavanderia e amaciantes sem fragrância.

É necessário um cuidado especial durante a troca dos curativos. Solução salina estéril ou outra solução prescrita pelo médico ajuda a soltar crostas, remover exsudatos ou soltar um curativo seco aderido.

Prevenção da infecção secundária

As lesões cutâneas devem ser consideradas potencialmente infecciosas, e devem-se observar precauções de segurança apropriadas até que o diagnóstico seja estabelecido. As lesões com drenagem purulenta contêm, em sua maioria, material infeccioso. O enfermeiro e o médico devem aplicar as precauções padrão e usar luvas quando forem inspecionar a pele ou trocar um curativo. O uso de equipamento de proteção individual (EPI) padrão e o descarte correto de qualquer curativo contaminado seguem os regulamentos da Occupational Safety and Health Administration (OSHA) (OSHA, 2011).

Cuidado do curativo da ferida

Os curativos podem ser classificados de várias formas. É apresentada uma visão geral de alguns tipos de curativos e suas indicações; entretanto, não se trata de uma lista completa dos tipos de curativo.

Os *curativos passivos* exercem apenas uma função protetora e mantêm um ambiente úmido para a cicatrização natural. Incluem aqueles que apenas cobrem a área e que podem permanecer na posição por vários dias. Os *curativos interativos* são capazes de absorver o exsudato da ferida, enquanto mantêm um ambiente úmido na área da ferida e permitem que a pele adjacente permaneça seca. Incluem hidrocoloides, alginatos e hidrogéis. Acredita-se que os curativos interativos sejam capazes de modificar a fisiologia do ambiente da ferida, modulando e estimulando a atividade celular e liberando fatores de crescimento (Dabiri, Damstetter & Phillips, 2016). Os *curativos ativos* melhoram o processo de cicatrização e diminuem o tempo de recuperação. Incluem enxertos cutâneos e substitutos biológicos da pele. Os curativos, tanto interativos quanto ativos, criam um ambiente úmido na interface da ferida com o curativo.

Curativos espiralados são usados em fístulas ou solapamento (ver discussão mais adiante sobre fístulas e solapamento em Lesões por pressão). Esses curativos são efetivos na absorção de drenagem. Curativos espiralados podem ser simples ou impregnados com agentes antimicrobianos. *Curativos de preenchimento* são melhores para feridas mais profundas; eles se moldam ao contorno da ferida, possibilitando, assim, a cicatrização por segunda intenção. *Curativos de cobertura* são apropriados para feridas de superfície e também podem ser usados como curativo secundário sobre curativos de preenchimento. Esses curativos podem ser absortivos ou hidratantes, simples ou impregnados com agentes antimicrobianos (Doughty & McNichol, 2016).

Devido à disponibilidade de inúmeros produtos para cuidados de feridas, é frequentemente difícil selecionar o mais apropriado para uma ferida específica. A escolha dos produtos deve ser feita com cuidado, devido ao seu custo. Tanto a eficácia clínica quanto os resultados relacionados com a saúde (p. ex., diminuição da dor, aumento da mobilidade) devem ser usados para medir o sucesso de um produto para cuidados de feridas. Mesmo com a disponibilidade de uma grande variedade de curativos, pode-se fazer a seleção apropriada se forem mantidos determinados princípios. Esses princípios são designados como as cinco regras do cuidado de feridas (Dabiri et al., 2016).

1. *Regra 1: Categorização.* O enfermeiro aprende sobre os curativos por categoria genérica e compara os novos produtos com aqueles que já compõem a categoria. O enfermeiro familiariza-se com as indicações, as contraindicações e os efeitos colaterais. O melhor curativo pode ser criado pela combinação de produtos de diferentes categorias para alcançar várias metas ao mesmo tempo. Essas categorias são discutidas nas seções a seguir.
2. *Regra 2: Seleção.* O enfermeiro seleciona o curativo mais seguro, mais efetivo, de fácil utilização e de melhor custo-efetividade possível. Existem instituições onde os enfermeiros executam as prescrições do médico para os curativos, porém precisam estar preparados para dar ao médico um *feedback* a respeito do efeito do curativo prescrito sobre a ferida, a facilidade de uso pelo paciente e outras considerações, quando adequado.
3. *Regra 3: Troca.* O enfermeiro troca os curativos com base nas avaliações do paciente, da ferida e do curativo, e não de acordo com rotinas padronizadas.
4. *Regra 4: Evolução.* À medida que a ferida progride pelas fases de cicatrização da ferida, o protocolo de curativo é alterado para otimizar a cicatrização. É raro, particularmente no caso de feridas crônicas, que o mesmo material de curativo seja apropriado durante todo o processo de cicatrização. O enfermeiro orienta o paciente ou o familiar cuidador sobre o cuidado da ferida e assegura que a família tenha acesso a escolhas apropriadas de curativos.
5. *Regra 5: Prática.* A prática com o material do curativo é necessária para que o enfermeiro aprenda os parâmetros de desempenho do curativo em questão. As responsabilidades

essenciais de enfermagem consistem em aprimorar as habilidades para a aplicação correta dos curativos apropriados e aprender sobre os novos produtos curativos. As trocas de curativo não devem ser delegadas para pessoas não capacitadas; essas técnicas exigem a base de conhecimentos e as habilidades de avaliação dos enfermeiros profissionais.

Desbridamento autolítico

O **desbridamento** autolítico é um processo que utiliza as próprias enzimas digestivas do corpo para degradar o tecido necrótico. A ferida é mantida úmida com curativos oclusivos. A escara e os resíduos necróticos são amolecidos, liquefeitos e separados do leito da ferida.

Diversos produtos comercialmente disponíveis são semelhantes às enzimas que o corpo produz naturalmente e são designados como agentes desbridantes enzimáticos; um exemplo é a colagenase. A aplicação desses produtos acelera a velocidade de remoção do tecido necrótico. Esse método, embora seja mais lento do que o desbridamento cirúrgico, é mais discriminativo para a remoção de tecido e não provoca lesão do tecido saudável que circunda a ferida. Quando o desbridamento enzimático está sendo realizado sob um curativo oclusivo, a formação de debris (fragmentos de tecido desvitalizado) produz um odor fétido e exsudato. Esse odor não indica que a ferida esteja infectada. O enfermeiro deve esperar essa reação e ajudar o paciente e a sua família a compreender o motivo do odor. Prata e iodo inativam colagenase e, portanto, não podem ser associados. A camada de colagenase aplicada deve ser fina (cerca de 0,5 mm) e deve ser trocada diariamente para ser efetiva (Bryant & Nix, 2016).

Categorias de curativos

A Tabela 56.1 fornece um guia para as funções e ações dos curativos de feridas.

Curativos oclusivos

Os curativos oclusivos podem ser comercialmente produzidos ou feitos de maneira barata com compressas ou ataduras de gaze estéreis ou não estéreis. Os curativos oclusivos cobrem o medicamento tópico que é aplicado a uma lesão cutânea. A área é mantida protegida do ar com o uso de uma película de plástico (p. ex., atadura de plástico). A película de plástico é

TABELA 56.1 Funções e ações dos curativos de feridas.

Função	Ação	Exemplo
Absorção	Absorve o exsudato	Alginatos, curativos compostos, espumas, gaze, hidrocoloides, hidrogéis
Antimicrobiano	Modifica a biomassa do leito da ferida	Alginatos, espumas, colágenos, compósitos, silicone, hidrogel, películas transparentes, curativos impregnados, preenchedores de ferida
Desbridamento	*Autolítico* – cobre uma ferida e possibilita a autodigestão da pele descamada por enzimas	Esferas, pastas, pós de absorção; alginatos; curativos compostos; espumas; fibra gelificante; gaze hidratada; hidrogênios; hidrocoloides; películas transparentes; sistemas de cuidado de feridas
	Químico ou enzimático – aplicação para degradar o tecido desvitalizado	Agentes de desbridamento enzimáticos
	Mecânico – remove o tecido desvitalizado com força mecânica	Agentes de limpeza de feridas; gaze (úmida a seca), hidromassagem
Diatermia	Produz corrente elétrica para promover calor e crescimento de novo tecido	
Fornecimento de compressão terapêutica	Fornece níveis apropriados de suporte para os membros inferiores na doença com estase venosa	Bandagens compressivas, ataduras, meias de compressão elástica
Hidratação	Acrescenta umidade a uma ferida	Gaze (saturada com soro fisiológico), hidrogéis, sistemas de cuidados de feridas
Limpeza	Remove a drenagem purulenta, os resíduos estranhos e o tecido desvitalizado	Ácido acético, solução salina, hipoclorito de sódio. A solução de Dakin é uma mistura de hipoclorito de sódio a 0,4 e 0,5% e ácido bórico a 4% em água. Vashe wound solution® é uma solução de ácido hipocloroso
Manejo de feridas de alto débito	Controla as quantidades excessivas de exsudatos	Sistemas de bolsa
Manutenção do ambiente úmido	Controla os níveis de umidade em uma ferida e mantém um ambiente úmido	Compostos, camadas de contato, espumas, gaze (impregnada ou saturada), hidrogéis, hidrocoloides, películas transparentes, sistemas de cuidado de feridas
Preenchimento do espaço morto	Evita o fechamento prematuro da ferida ou preenche áreas superficiais e proporciona absorção	Esferas, pós, pastas absorventes; alginatos; compostos; espumas; gaze (impregnada e não impregnada)
Proteção da pele ao redor da ferida	Evita que a umidade e o traumatismo mecânico causem lesão do tecido delicado ao redor da ferida	Curativos compostos, espumas, hidrocoloides, sistemas de bolsa, selantes de pele, curativos com película transparente
Proteção e cobertura da ferida	Fornece proteção contra o ambiente externo	Curativos compostos, ataduras/bandagens de compressão, espumas, curativos de gaze, hidrogéis, hidrocoloides, curativos com película transparente

Adaptada de Miline C. (Ed.). *Wound source 2019*. Atlantic Beach, FL: Kestrel Health Information, Inc, 2019.

fina e adapta-se facilmente a todos os tamanhos, formatos do corpo e superfícies cutâneas. Em geral, a atadura de plástico não deve ser usada por mais de 12 horas por dia. O esparadrapo cirúrgico plástico que contém um esteroide na camada adesiva pode ser cortado no tamanho necessário e aplicado a lesões individuais. Curativos oclusivos são, com frequência, usados em incisões cirúrgicas durante as primeiras 48 horas após a intervenção (Doughty & McNichol, 2016).

Curativos para retenção de umidade

Os curativos para retenção de umidade comercialmente produzidos são eficientes para remover o exsudato, devido à sua maior taxa de transmissão de umidade-vapor; alguns contêm reservatórios que podem reter o exsudato excessivo. Diversos curativos para retenção de umidade já estão impregnados com soro fisiológico, vaselina, solução de soro fisiológico e zinco, hidrogel ou agentes antimicrobianos, eliminando, assim, a necessidade de cobrir a pele para evitar a sua maceração. As principais vantagens dos curativos de retenção de umidade consistem em melhor fibrinólise, *resurfacing* epidérmico acelerado, redução da dor, menos infecções, menos tecido cicatricial, desbridamento autolítico suave e frequência diminuída de trocas de curativos. Dependendo do produto utilizado e do tipo de distúrbio dermatológico encontrado, a maioria dos curativos para retenção de umidade pode permanecer na posição por 12 a 24 horas; alguns podem permanecer na posição por até 3 dias (Bryant & Nix, 2016; Doughty & McNichol, 2016).

Hidrogéis

Os hidrogéis são polímeros com 90 a 95% de conteúdo de água. Estão disponíveis em lâminas impregnadas ou como gel. Hidrogel mantém o leito da ferida úmido para promover a cicatrização. Em virtude de seu alto teor de umidade, são ideais para o desbridamento autolítico de feridas. São semitransparentes, possibilitando, assim, a inspeção da ferida sem remover o curativo. São confortáveis e suavizantes para a ferida dolorosa. Necessitam de um curativo secundário para mantê-los em posição. Hidrogel é apropriado para feridas de espessuras parcial e total, exsudativas discretas a secas, como feridas necróticas, queimaduras leves e queimaduras por radiação (Bryant & Nix, 2016; Miline, 2019).

Hidrocoloides

Os hidrocoloides são compostos de um revestimento externo de poliuretano impermeável à água, separado da ferida por um material hidrocoloide. São aderentes e impermeáveis ao vapor de água e ao oxigênio. À medida que água evapora sobre a ferida, ela é absorvida no curativo, que amolece e descolore com o aumento do conteúdo de água. Hidrocoloides promovem autólise, reduzem o risco de infecção e dor, protegem a ferida e promovem a cicatrização (Bryant & Nix, 2016). O curativo pode ser removido sem causar lesões à ferida. À medida que o curativo absorve água, ele produz um revestimento amarelado de odor fétido sobre a ferida. Trata-se de uma interação química normal entre o curativo e o exsudato da ferida, que não deve ser confundida com a drenagem purulenta da ferida. Infelizmente, os curativos hidrocoloides são, em sua maioria, opacos, impedindo a inspeção da ferida sem a remoção do curativo.

Os hidrocoloides, que estão disponíveis em lâminas e em gel, constituem uma boa escolha para feridas de espessura parcial e total, com exsudato leve a moderado. Eles não são recomendados para feridas infectadas e são usados com cautela em pacientes diabéticos (Bryant & Nix, 2016; Miline, 2019).

Os curativos hidrocoloides, fáceis de usar e confortáveis, promovem o desbridamento e a formação de tecido de granulação. A maioria é trocada a cada 3 a 5 dias e pode ser submersa em água para banho em chuveiro e banheiro.

Curativos de espuma

Os curativos de espuma consistem em poliuretano microporoso com uma superfície **hidrofílica** (que absorve água) absortiva, que recobre a ferida, e uma base **hidrofóbica** (resistente à água) para bloquear o extravasamento do exsudato. Esses curativos não são aderentes; a maioria é projetada de modo que exige um curativo secundário para mantê-los na posição. Alguns curativos de espuma têm bordas adesivas, evitando a necessidade de um segundo curativo.

A umidade é absorvida dentro da camada de espuma, diminuindo a maceração do tecido adjacente. Mantém-se um ambiente úmido, e a remoção do curativo não lesiona a ferida. As espumas são opacas e precisam ser removidas para a inspeção da ferida. Espumas são uma opção para feridas com exsudato moderado a maciço e espessura parcial e total e são particularmente úteis sobre proeminências ósseas, visto que proporcionam um acolchoamento modelado (Bryant & Nix, 2016; Miline, 2019).

Alginatos de cálcio

Os alginatos de cálcio derivam de algas ou polissacarídeos extraídos da alga *kelp* e consistem em fibras de alginato de cálcio muito absorventes (Dabiri et al., 2016). São hemostáticos e bioabsorvíveis e podem ser usados na forma de lâminas ou acolchoamentos de material absorvente. À medida que o exsudato é absorvido, as fibras transformam-se em um hidrogel viscoso. Esses curativos são úteis em áreas onde o tecido é mais irritado ou macerado. O curativo de alginato forma uma bolsa úmida sobre a ferida, enquanto a pele adjacente permanece seca. O curativo também reage com o líquido da ferida, formando um revestimento de odor fétido. Os alginatos funcionam bem quando introduzidos em uma cavidade profunda, ferida ou trajeto fistuloso com drenagem intensa. Não são aderentes e exigem um curativo secundário. Alginatos são usados em feridas com exsudato moderado a maciço e espessura total, como lesões por pressão, feridas infectadas e úlceras por insuficiência venosa (Bryant & Nix, 2016; Miline, 2019). Especialistas em feridas sugerem que os alginatos sejam superiores a outros curativos modernos para o desbridamento de feridas necróticas (Bryant & Nix, 2016).

Antimicrobianos

Curativos com antimicrobianos contêm antissépticos, iodo cadexômero, mel, azul de metileno/violeta genciana, mupirocina ou prata para reduzir o risco de infecção. Eles são comercializados em muitos tipos de curativos, como gaze, espumas, películas ou materiais absortivos ou não aderentes. Curativos com antimicrobianos são indicados para feridas de espessura parcial ou total que corram risco de infecção, como feridas cirúrgicas (Bryant & Nix, 2016; Miline, 2019).

Colágenos

Esses curativos são à base de proteína e derivados de fontes animais (bovinos, equinos, suínos ou aves) que promovem a cicatrização da ferida. Colágenos são usados em feridas não infectadas de espessura parcial ou total com drenagem discreta a moderada, como lesões por pressão, úlceras vasculares, locais de doação de pele, feridas cirúrgicas, ulcerações diabéticas e feridas traumáticas (Miline, 2019).

Compósitos

Os curativos com compósitos combinam componentes de vários tipos de curativo em um único curativo que é absortivo e protege contra bactérias e líquidos (Bryant & Nix, 2016; Miline, 2019).

Camadas de contato

As camadas de contato são curativos finos e não aderentes que são colocados diretamente nas feridas, com o intuito de proteção. Elas são porosas, possibilitando a drenagem do exsudato para um curativo secundário. Esses curativos são apropriados para feridas de espessura parcial a total, feridas infectadas, local de doação de pele e enxertos de pele de espessura parcial (Bryant & Nix, 2016; Miline, 2019).

Películas transparentes

Os curativos com películas transparentes são membranas de polímero, permeáveis à umidade e ao oxigênio, mas impermeáveis a água, líquidos e bactérias. A transparência possibilita a visualização direta da ferida. Os propósitos das películas são proteção, promoção de um leito de ferida úmido, indução de autólise e redução da fricção. As películas transparentes são utilizadas em feridas parciais ou fechadas com pouco a nenhum exsudato, como locais de acesso intravenoso (IV), locais de doação de pele, lacerações e abrasões (Bryant & Nix, 2016; Miline, 2019).

Manejo clínico

O manejo clínico dos distúrbios cutâneos inclui terapias farmacológicas prescritas e de venda livre.

Terapia farmacológica

Loções medicamentosas, cremes, pomadas, géis e pós são usados com frequência para o tratamento de distúrbios cutâneos. Em geral, os curativos para retenção de umidade, com ou sem medicamento, são utilizados no estágio agudo; as loções e os cremes são reservados para o estágio subagudo; e as pomadas são aplicadas quando a inflamação se tornou crônica e a pele está seca com descamação ou **liquenificação** (espessamento da camada córnea da pele).

Alguns medicamentos em altas concentrações podem ser aplicados diretamente ao local afetado, com pouca absorção sistêmica e com poucos efeitos colaterais sistêmicos. Todavia, alguns medicamentos são prontamente absorvidos através da pele, podendo produzir efeitos sistêmicos. Como as preparações tópicas podem induzir **dermatite** de contato alérgica (inflamação cutânea) em pacientes sensíveis, qualquer resposta adversa deve ser relatada imediatamente, e o medicamento deve ser interrompido.

Com todos os tipos de medicação tópica, o paciente é orientado a aplicar delicadamente o medicamento, porém de forma completa e, quando necessário, cobrir o medicamento com um curativo para proteger as roupas. A Tabela 56.2 fornece uma lista das preparações e medicações tópicas selecionadas.

Loções

As loções são usadas com frequência para repor os óleos perdidos da pele ou para aliviar o prurido. Precisam ser aplicadas a cada 3 ou 4 horas para um efeito terapêutico duradouro. Em geral, as loções são aplicadas diretamente na pele; entretanto, um curativo embebido na loção pode ser aplicado sobre a área afetada. Entretanto, se for mantido em posição por um período mais longo, pode haver formação de crosta e grumos na pele.

As loções são de dois tipos: suspensões e linimentos. As **suspensões** consistem em pó em água, o que exige a sua agitação antes da aplicação, ou soluções transparentes que contêm os ingredientes ativos totalmente dissolvidos. Uma suspensão, como a loção de calamina, proporciona um rápido resfriamento e efeito secante à medida que evapora, deixando uma fina camada medicinal de pó sobre a pele afetada. Os **linimentos** são loções com óleo adicionado para evitar a formação de crostas. Como as loções são fáceis de usar, a adesão terapêutica do paciente é geralmente boa.

Pós

Em geral, os pós apresentam uma base de talco, óxido de zinco, bentonita ou amido de milho e são polvilhados sobre a pele com um agitador ou com esponja de algodão. Embora a sua ação terapêutica seja breve, os pós atuam como agentes **higroscópicos**, que absorvem e retêm a umidade do ar e que reduzem o atrito entre as superfícies da pele e as roupas de uso pessoal ou de cama.

TABELA 56.2 Preparações e medicamentos tópicos selecionados.

Preparação	Indicações	Produtos
Anestésicos tópicos	Alívio da dor	Lidocaína de várias potências na forma de spray, pomada, gel; lidocaína a 2,5% e prilocaína a 2,5%
Antibióticos tópicos	Terapia de segunda linha quando existe infecção; antibióticos não são a primeira opção no tratamento de feridas, porque estão associados a reações de hipersensibilidade e desenvolvimento de microrganismos fármaco-resistentes	Bacitracina zíncica, bacitracina + polimixina B, mupirocina a 2%, eritromicina a 2%, fosfato de clindamicina a 1%, sulfato de gentamicina a 1%, creme de sulfadiazina de prata a 1%
Antimicrobianos tópicos	Antimicrobianos (bactericidas ou bacteriostáticos)	Ácido acético a 0,25%, iodo cadexômero, clorexidina a 0,02%, mel (submetido a radiação gama e filtração), azul de metileno/violeta genciana, peróxido de hidrogênio, mupirocina a 2%, iodo povidona, prata, hipoclorito de sódio, creme de sulfadiazina de prata a 1%
Barreiras à umidade	Evitar acúmulo de umidade na pele e consequente maceração; proteção da pele	No mercado existem vários produtos comerciais à base de óxido de zinco, calamina, entre outros componentes
Cremes hidratantes	Emoliente, hidratante, umectante e protetor da pele	No mercado existem vários produtos comerciais à base de ácido acetilsalicílico, óleo mineral, vitamina B5, entre outros componentes
Pomadas hidratantes	Emoliente, hidratante, umectante e protetor da pele	No mercado existem vários produtos comerciais à base de glicerina, pantenol, bisabolol, entre outros componentes

Adaptada de Doughty, D. & McNichol, L. (2016). *WOCN Society core curriculum: Wound management*. Philadelphia, PA: Wolters Kluwer; Miline, C. (Ed.). (2019). *Wound source 2019*. Atlantic Beach, FL: Kestrel Health Information, Inc.

Cremes

Os cremes podem ser suspensões de óleo em água ou emulsões de água em óleo, com ingredientes adicionais para evitar o crescimento de bactérias e fungos. Ambos podem provocar reação alérgica, como dermatite de contato. Os cremes de óleo em água são de aplicação fácil e, em geral, são os mais aceitos do ponto de vista cosmético pelo paciente. Embora possam ser usados na face, eles tendem a ter um efeito secante. As emulsões de água em óleo são mais gordurosas e são preferidas para secar e descamar as dermatoses. Em geral, os cremes são friccionados na pele com a mão. São utilizados pelos seus efeitos hidratantes e emolientes.

Géis

Os géis são emulsões semissólidas, que se tornam líquidas quando aplicadas à pele ou ao couro cabeludo. São cosmeticamente aceitáveis para o paciente, visto que não ficam visíveis depois de sua aplicação. Além disso, os géis não são gordurosos e não mancham. Os géis à base de água penetram mais efetivamente na pele e causam menos sensação de ardência durante a sua aplicação. São particularmente úteis para a dermatite aguda, na qual ocorre exsudação (p. ex., hera venenosa) e são aplicados da mesma maneira que os cremes.

Pastas

As pastas são misturas de pós e pomadas e são usadas em condições inflamatórias bolhosas. Aderem à pele e a sua remoção pode ser difícil sem o emprego de um óleo (p. ex., óleo de oliva, óleo mineral). As pastas são aplicadas com um abaixador de língua ou com a mão enluvada.

Pomadas

As pomadas retardam a perda de água e hidratam e protegem a pele. Constituem o veículo preferido para a administração de medicamento em condições crônicas ou localizadas com pele seca, como eczema ou psoríase. As pomadas são aplicadas com um abaixador de língua ou com a mão enluvada.

Sprays e aerossóis

As preparações em *spray* e aerossol podem ser empregadas em qualquer condição dermatológica disseminada. Evaporam ao contato e são raramente utilizadas.

Corticosteroides tópicos

Os corticosteroides são amplamente utilizados no tratamento de condições dermatológicas em virtude de seus efeitos anti-inflamatórios, antipruriginosos e vasoconstritores. O paciente é orientado a aplicar esse medicamento de acordo com diretrizes rigorosas, utilizando-o de modo parcimonioso, porém esfregando-o por completo na região prescrita. A absorção de corticosteroides tópicos é intensificada quando a pele é hidratada, ou quando a área afetada é coberta por um curativo oclusivo ou de retenção de umidade (Comerford & Durkin, 2020). O uso inapropriado de corticosteroides tópicos pode resultar em efeitos colaterais locais e sistêmicos, particularmente quando o medicamento é absorvido através da pele inflamada e escoriada, quando utilizado sob curativos oclusivos ou por um período maior em áreas sensíveis. Os efeitos colaterais locais podem incluir atrofia e adelgaçamento da pele, **estrias** (listras semelhantes a faixas) e telangiectasias (vasos sanguíneos dilatados). O adelgaçamento da pele resulta da capacidade dos corticosteroides de inibir a síntese de colágeno na pele. O processo de adelgaçamento pode ser revertido com a interrupção do medicamento, porém as estrias e a telangiectasia são permanentes. Os efeitos colaterais sistêmicos podem incluir hiperglicemia e sintomas da síndrome de Cushing (ver Capítulo 45). É necessário ter cautela quando se aplicam corticosteroides ao redor dos olhos, visto que o seu uso a longo prazo pode provocar glaucoma ou cataratas, e o efeito anti-inflamatório dos corticosteroides pode mascarar infecções virais ou fúngicas existentes.

Os corticosteroides concentrados (fluorados) nunca devem ser aplicados na face, nem em áreas intertriginosas (*i. e.*, axilas e virilha), visto que essas áreas apresentam um estrato córneo mais fino e, portanto, a absorção é aumentada. O uso persistente de corticosteroides tópicos concentrados em qualquer local pode produzir dermatite semelhante à acne, conhecida como acne induzida por esteroide, e hipertricose (crescimento excessivo de pelos). Como algumas preparações de corticosteroides tópicos estão disponíveis sem prescrição, os pacientes devem ser advertidos sobre o uso prolongado e inadequado. A Tabela 56.3 fornece uma lista selecionada de preparações de corticosteroides tópicos de acordo com a sua potência.

Terapia intralesional

A terapia intralesional consiste em injetar uma suspensão estéril de medicamento (geralmente um corticosteroide) dentro ou exatamente abaixo de uma lesão. Embora esse tratamento possa ter efeito anti-inflamatório, pode ocorrer atrofia local e alteração da coloração se o medicamento for injetado no tecido adiposo subcutâneo. As lesões cutâneas tratadas com terapia intralesional incluem psoríase, queloides e acne cística. Em certas ocasiões, são administrados agentes imunoterápicos e antifúngicos como terapia intralesional.

Medicamentos sistêmicos

Os medicamentos sistêmicos também são prescritos para afecções cutâneas. Incluem corticosteroides para terapia de curto prazo para a dermatite de contato ou para tratamento de longo prazo de **dermatose** (lesão cutânea) crônica, como pênfigo vulgar. Outros medicamentos sistêmicos usados com frequência incluem antibióticos, antifúngicos, anti-histamínicos, sedativos, analgésicos, tranquilizantes, agentes **citotóxicos** (que provocam destruição das células) e imunossupressores.

Manejo de enfermagem

Os cuidados de enfermagem quando o paciente recebeu prescrição de terapia farmacológica para um distúrbio cutâneo começam com uma anamnese pregressa dermatológica direcionada, observação direta e exame físico completo (ver Capítulo 55). Em virtude de sua visibilidade, geralmente é difícil ignorar uma afecção da pele ou ocultá-la de outras pessoas, de modo que isso pode causar sofrimento emocional ao paciente. As principais metas para o paciente podem incluir a manutenção da integridade da pele, o alívio do desconforto, a promoção de um sono reparador, a autoaceitação, o conhecimento sobre o cuidado da pele e a prevenção de complicações.

O manejo de enfermagem para pacientes que precisam realizar o autocuidado de problemas cutâneos, como a aplicação de medicamentos e curativos, concentra-se em ensinar o paciente a limpar a área afetada e secá-la com pequenas pressões, aplicar o medicamento à lesão enquanto a pele estiver úmida, cobrir a região com plástico (p. ex., compressas Telfa™, atadura de plástico, luvas de vinil, saco de plástico), quando recomendado, e, em seguida, com uma atadura elástica, curativa ou adesivo de papel para vedar as bordas. Os

CAPÍTULO 56 Manejo de Pacientes com Distúrbios Dermatológicos **1851**

TABELA 56.3 Potência: corticosteroides tópicos selecionados.

Potência	Corticosteroide tópico	Preparações
De venda livre	Hidrocortisona 0,5 a 1%	Creme, loção, pomada
Mais baixa	Dexametasona 0,1%	Creme, pomada, aerossol, gel
	Alclometasona 0,05%	Creme, pomada
	Hidrocortisona 2,5%	Creme, loção, pomada
Baixa-média	Desonida 0,05%	Creme, loção, pomada
	Acetonida de fluocinolona 0,025%	Creme, loção
	Valerato de hidrocortisona 0,2%	Creme, loção
	Valerato de betametasona 0,1%	Creme, pomada
	Propionato de fluticasona 0,05%	Creme, pomada
Média-alta	Triancinolona acetonida 0,1 a 0,5%	Creme, pomada, loção
	Fluocinonida 0,05%	Creme, pomada, gel
	Desoximetasona 0,05 a 0,25%	Creme, pomada, gel
	Fluocinolona 0,2%	Creme, pomada
	Diacetato de diflorasona 0,05%	Creme, pomada
Muito alta	Propionato de clobetasol 0,05%	Creme, pomada, gel
	Dipropionato de betametasona 0,05%	Creme, pomada, gel
	Propionato de halobetasol 0,05%	Creme, pomada

Adaptado de Comerford, K. C. & Durkin, M. T. (2020). *Nursing 2020 drug handbook*. Philadelphia, PA: Wolters Kluwer.

curativos que contêm corticosteroide tópico ou que o cobrem devem ser removidos por 12 horas a cada 24 horas para evitar eventos adversos.

Outras formas de curativos, como aqueles usados para cobrir medicamentos tópicos, incluem tecido de algodão macio e curativos de algodão expansíveis, que podem ser utilizados para os dedos, mãos e pés. As mãos podem ser cobertas por luvas descartáveis de polietileno ou vinil, vedadas nos punhos; os pés podem ser enrolados em sacos plásticos cobertos por meias de algodão. Dispõe-se também de luvas e meias que já estão impregnadas com emolientes, tornando a aplicação nas mãos e nos pés mais conveniente. Quando é preciso cobrir grandes áreas do corpo, pode-se utilizar um tecido de algodão coberto com um tecido de malha expansível. As fraldas descartáveis ou tecidos dobrados em formato de fralda são úteis para curativos na virilha e área perineal. Os curativos axilares podem ser feitos com tecido de algodão, ou um curativo comercialmente preparado pode ser utilizado e fixado na posição com esparadrapo ou mantido com protetores. Um turbante ou uma touca de banho de plástico são úteis para manter curativos no couro cabeludo. Uma máscara facial, feita com gaze com orifícios cortados para os olhos, o nariz e a boca, pode ser mantida na posição com laços de gaze através de orifícios cortados nos quatro cantos da máscara.

LESÃO POR PRESSÃO

A **lesão por pressão**, antes denominada úlcera de pressão, consiste em uma área localizada de tecidos moles necróticos que ocorre quando a pressão aplicada na pele é maior que a pressão de fechamento capilar normal (aproximadamente 32 mmHg) por período suficiente para causar lesão tecidual. Pacientes em estado crítico apresentam pressão de fechamento capilar mais baixa e correm risco aumentado de lesões por pressão, assim como os pacientes submetidos a pressão aumentada em decorrência de imobilidade, pacientes com disfunção motora ou sensitiva ou atrofia muscular que reduza o coxim protetor entre a pele e os ossos.

Nos EUA, entre 2006 e 2015, uma enquete emblemática da prevalência de lesão por pressão foi realizada em 918.621 pacientes hospitalizados e mostrou redução global da prevalência de lesão por pressão de 13,5% em 2006 para 9,3% em 2015 (VanGilder, Lachenbruch, Algrim-Boyle et al., 2017). Apesar da queda da prevalência, as lesões por pressão ainda resultam em dor e sofrimento significativos, aumento das taxas de morbidade e de mortalidade, custos médicos mais elevados, maior uso de recursos e menores chances de alta hospitalar para a comunidade (VanGilder et al., 2017).

A American Nurses Association controla trimestralmente as lesões por pressão adquiridas no hospital (HAPU) como parte do National Database of Nursing Quality Indicators® (NDNQI®). Nos EUA, estima-se que 2,5 milhões de pacientes em unidades de tratamento agudo desenvolvam lesões por pressão adquiridas no hospital a cada ano, com aproximadamente 60 mil mortes de pacientes sendo associadas a complicações dessas lesões. Ainda nos EUA, o custo do tratamento de apenas uma lesão por pressão de espessura total pode chegar a US$ 70 mil com uma estimativa de custo total anual de US$ 11 bilhões (Agency for Healthcare Research & Quality [AHRQ], 2014). É necessário fazer todos os esforços possíveis para evitar soluções de continuidade na pele, porque o tratamento das lesões por pressão é dispendioso, tanto em termos de dinheiro como de qualidade de vida para os pacientes em risco.

O primeiro sinal de pressão é o eritema (vermelhidão da pele), causado pela hiperemia reativa, que normalmente desaparece em menos de 1 hora. A pressão não aliviada resulta em isquemia ou anoxia tecidual. Os tecidos cutâneos tornam-se rompidos ou destruídos, levando a destruição progressiva e necrose dos tecidos moles subjacentes; a lesão por pressão resultante é dolorosa e demora para cicatrizar.

PROCESSO DE ENFERMAGEM

Paciente com lesão por pressão

Avaliação

A avaliação de enfermagem envolve a identificação e avaliação do risco de desenvolvimento de lesões por pressão, bem como a avaliação da pele.

AVALIAÇÃO DOS FATORES DE RISCO

A imobilidade, o prejuízo na percepção sensorial ou cognição, a diminuição da perfusão tissular, a diminuição do estado nutricional, as forças de atrito e cisalhamento, o aumento da umidade e as alterações e comorbidades da pele relacionadas com a idade contribuem para o desenvolvimento de lesões por pressão (Doughty & McNichol, 2016). O Boxe 56.1 enumera os fatores de risco para lesões por pressão. Escalas como a de Braden (Tabela 56.4) ou de Norton (Norton, McLaren e Exton-Smith, 1962) podem ser utilizadas para facilitar a avaliação sistemática e a quantificação do risco de um paciente ter lesão por pressão, embora o enfermeiro deva reconhecer que a confiabilidade dessas escalas não está bem estabelecida para todas as populações de pacientes.

As ações de enfermagem específicas relacionadas com a avaliação do risco incluem:

- Avaliar o nível de mobilidade
- Observar dispositivos de segurança e de assistência (p. ex., restrições, talas)
- Avaliar o estado neurovascular
- Avaliar o estado circulatório (p. ex., pulsos arteriais periféricos, edema)
- Observar os problemas de saúde existentes
- Avaliar o estado nutricional e de hidratação
- Analisar os resultados dos exames laboratoriais do paciente, incluindo hematócrito, hemoglobina, eletrólitos, albumina, pré-albumina, transferrina e creatinina
- Determinar se existe incontinência
- Revisar os medicamentos atualmente em uso.

Imobilidade. Quando uma pessoa está imóvel e inativa, os objetos sobre os quais ela repousa (p. ex., colchão, assento da cadeira ou aparelho gessado) comprimem a pele e o tecido subcutâneo. O desenvolvimento de lesões por pressão está diretamente relacionado com a duração da imobilidade: Se a pressão continuar por tempo suficiente, ocorrem trombose de pequenos vasos e necrose tecidual, o que resulta em lesão por

> **Alerta de enfermagem: Qualidade e segurança**
>
> As lesões por pressão estão associadas ao aumento nos custos de tratamento e do tempo de internação, bem como à diminuição da qualidade de vida dos pacientes. É imperativo que os enfermeiros examinem a pele de todos os pacientes internados no hospital, na clínica de reabilitação ou na instituição de serviços de enfermagem especializados.

pressão. As proeminências ósseas que sustentam peso são mais suscetíveis ao desenvolvimento de lesões por pressão, porque são recobertas apenas por pele e pequenas quantidades de tecido subcutâneo. Os locais suscetíveis incluem as áreas sacral e coccígea, a tuberosidade isquiática (principalmente em pessoas que permanecem sentadas durante períodos prolongados), o trocanter maior, o calcanhar, o joelho, os maléolos, o côndilo medial da tíbia, a cabeça da fíbula, a escápula e o cotovelo, sendo o sacro e os calcanhares os locais mais comuns (Doughty & McNichol, 2016) (Figura 56.1).

Prejuízo da percepção sensorial ou cognição. Os pacientes com perda sensorial, comprometimento do nível de consciência ou paralisia podem não estar cientes do desconforto associado à pressão prolongada sobre a pele e, portanto, não mudam de posição a fim de aliviar a pressão.[1] Essa compressão prolongada restringe o fluxo sanguíneo, reduzindo a nutrição da pele e dos tecidos subjacentes. A lesão por pressão pode se desenvolver em um curto período, às vezes em minutos.

Diminuição da perfusão tissular. Qualquer condição que reduza a circulação e a nutrição da pele e do tecido subcutâneo (perfusão tissular periférica alterada) aumenta o risco de desenvolvimento de lesões por pressão. Os pacientes com diabetes têm microcirculação comprometida. Do mesmo modo, os pacientes com edema têm circulação prejudicada e má nutrição do tecido cutâneo. Os pacientes com obesidade têm grandes quantidades de tecido adiposo mal vascularizado, que é suscetível à ruptura.

Estado nutricional. Déficits nutricionais, anemias e distúrbios metabólicos também contribuem para o desenvolvimento de lesões por pressão. A anemia, independentemente da causa, diminui a capacidade de transporte de oxigênio do sangue e predispõe o paciente a lesões por pressão. A manutenção de um bom estado nutricional e a prevenção de desnutrição são essenciais para a prevenção de lesões por pressão e para a promoção da cicatrização da ferida (Doughty & McNichol, 2016). Os níveis séricos de albumina e pré-albumina são indicadores sensíveis de déficit de proteína. Níveis séricos de albumina inferiores a 3 g/dℓ estão associados a edema tecidual hipoalbuminêmico e aumento do risco de lesões por pressão. Níveis de pré-albumina são indicadores mais sensíveis do estado proteico que os níveis de albumina, mas sua avaliação é mais dispendiosa. O enfermeiro deve avaliar os valores de pré-albumina e albumina e o perfil eletrolítico do paciente (Bryant & Nix, 2016).

Atrito e cisalhamento. As forças mecânicas também contribuem para o desenvolvimento de lesões por pressão. O atrito é a força de fricção entre duas superfícies, uma contra a outra, e muitas vezes é causado pela tração do paciente contra um lençol ou por um dispositivo protético mal ajustado. O cisalhamento resulta de uma força paralela aplicada ao corpo do paciente,

---

Boxe 56.1 ⚠ FATORES DE RISCO
Lesões por pressão

- Atrito, forças de cisalhamento, traumatismo
- Comorbidades, como diabetes melito, doença vascular periférica, câncer, acidente vascular encefálico, obesidade, comprometimento cognitivo
- Desnutrição, hipoproteinemia, anemia, déficit de vitamina
- Dispositivos como imobilizador, tração, restrição
- História pregressa de lesões por pressão recorrentes
- Hospitalização prolongada
- Idade avançada
- Imobilidade, mobilidade comprometida
- Má perfusão da pele, edema
- Medicamentos, como analgésicos ou sedativos
- Pacientes com quadros agudos, como aqueles internados em unidades de tratamento intensivo
- Perda de reflexos protetores, déficit/perda sensorial
- Pressão prolongada nos tecidos
- Problemas de pele na internação
- Procedimentos cirúrgicos > 3 h
- Ressecamento excessivo da pele
- Tabagismo
- Umidade excessiva, inclusive incontinência urinária ou fecal

Adaptado de Doughty, D. & McNichol, L. (2016). *Wound, Ostomy and Continence Nurses Society core curriculum: Wound management.* Philadelphia, PA: Wolters Kluwer.

---

[1] N.R.T.: Este diagnóstico de enfermagem foi retirado da NANDA no período 2012-2014.

TABELA 56.4 Escala de Braden para predizer o risco de lesões por pressão.

Nome do paciente _____ Nome do avaliador _____

Data da avaliação

Percepção sensorial Capacidade de responder judiciosamente ao desconforto relacionado com a compressão	**1. Completamente limitada** Não responde (não geme, não se move nem percebe) a estímulos dolorosos, em decorrência da diminuição do nível de consciência ou sedação ou capacidade limitada de sentir dor na maior parte do corpo.	**2. Muito limitada** Responde apenas a estímulos dolorosos. Não consegue comunicar desconforto, exceto com gemidos ou inquietação, ou tem alguma deficiência sensorial que limite a capacidade de sentir dor ou desconforto em metade do corpo.	**3. Um pouco limitada** Obedece a instruções verbais, mas nem sempre consegue comunicar o desconforto ou a necessidade de ser mobilizado. OU tem comprometimento sensorial que limita a capacidade de sentir dor ou desconforto em um ou ambos os membros.	**4. Sem comprometimento** Responde a comandos verbais. Não tem déficit sensorial que possa limitar a capacidade de sentir ou vocalizar dor ou desconforto.
Umidade Grau em que a pele é exposta à umidade	**1. Constantemente úmida** A pele é mantida úmida quase constantemente por suor, urina etc. A umidade é detectada toda vez que o paciente é movimentado ou mudado de decúbito.	**2. Muito úmida** A pele está frequentemente úmida, mas não sempre. A roupa de cama precisa ser trocada pelo menos uma vez por turno.	**3. Ocasionalmente úmida** A pele às vezes está úmida, exigindo uma troca de roupa de cama extra aproximadamente 1 vez/dia.	**4. Raramente úmida** A pele geralmente está seca, a roupa de cama só precisa ser trocada conforme a rotina.
Atividade Grau de atividade física	**1. Acamado** Restrito ao leito.	**2. Restrito à cadeira** Capacidade de deambular muito limitada ou inexistente. Não consegue sustentar seu peso e/ou precisa de assistência para passar para a cadeira ou cadeira de rodas.	**3. Deambula ocasionalmente** Deambula ocasionalmente durante o dia, mas em distâncias muito curtas, com ou sem assistência. Passa a maior parte de cada turno no leito ou na cadeira.	**4. Deambula com frequência** Deambula fora do quarto pelo menos 2 vezes/dia e dentro do quarto pelo menos 1 vez a cada 2 h, durante as horas de vigília.
Mobilidade Capacidade de mudar e controlar a posição do corpo	**1. Completamente imóvel** Não faz nem mesmo pequenas mudanças na posição do corpo ou membro sem assistência.	**2. Muito limitada** Faz pequenas mudanças ocasionais na posição do corpo ou membro, mas é incapaz de fazer mudanças frequentes ou significativas de modo independente.	**3. Um pouco limitada** Faz mudanças frequentes na posição do corpo ou membros, embora pequenas, de modo independente.	**4. Sem limitação** Faz mudanças de decúbito relevantes e frequentes sem assistência.
Nutrição Padrão de consumo alimentar usual	**1. Muito ruim** Nunca faz uma refeição completa. Raramente come mais de um 1/3 de todo o alimento oferecido. Come duas porções ou menos de proteína (carne ou produtos lácteos) por dia. Toma pouco líquido. Não toma um suplemento dietético líquido ou está em jejum e/ou é mantido com líquidos claros ou IV por mais de 5 dias.	**2. Provavelmente inadequada** Raramente faz uma refeição completa e geralmente come apenas cerca de metade de todos os alimentos oferecidos. A ingestão de proteínas inclui somente três porções de carne ou produtos lácteos por dia. Ocasionalmente, toma um suplemento dietético ou recebe menos que a quantidade ideal de líquidos ou alimentos por sonda.	**3. Adequada** Come metade da maior parte das refeições. Ingere um total de quatro porções de proteína (carne, laticínios) por dia. Ocasionalmente, recusa uma refeição, mas costuma tomar um suplemento oferecido ou está em um esquema de nutrição enteral ou NPT que provavelmente atende à maior parte das necessidades nutricionais.	**4. Excelente** Come a maior parte de todas as refeições. Nunca recusa uma refeição. Em geral, come um total de quatro ou mais porções de carne e produtos lácteos. Ocasionalmente come entre as refeições. Não requer suplementação.
Atrito e cisalhamento	**1. Problema** Exige ajuda moderada a máxima para se movimentar. É incapaz de levantar completamente sem deslizar contra os lençóis. Frequentemente escorrega para baixo no leito ou cadeira, exigindo reposicionamento constante com auxílio máximo. A espasticidade, as contraturas ou a agitação levam a um atrito quase constante.	**2. Problema potencial** Move-se com fraqueza ou precisa de assistência mínima. Durante um movimento, a pele provavelmente desliza de algum modo contra lençóis, cadeira, apoios ou outros dispositivos. Mantém uma posição relativamente boa na cadeira ou no leito na maior parte do tempo, mas ocasionalmente escorrega para baixo.	**3. Sem problema aparente** Movimenta-se no leito e na cadeira de modo independente e tem força muscular suficiente para se levantar completamente durante o movimento. Mantém uma boa posição no leito ou na cadeira.	

Pontuação total

IV: intravenosa; NPT: nutrição parenteral total. Copyright, Barbara Braden and Nancy Bergstrom, 1988. Reproduzido com autorização. Todos os direitos reservados.

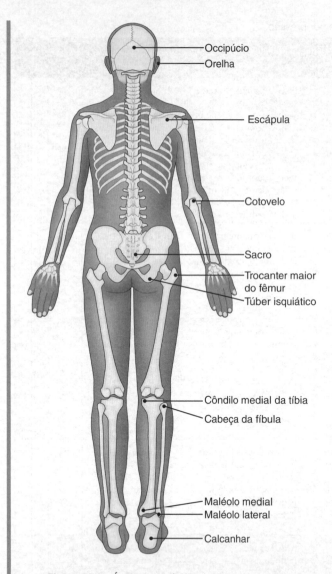

Figura 56.1 • Áreas suscetíveis a lesões por pressão.

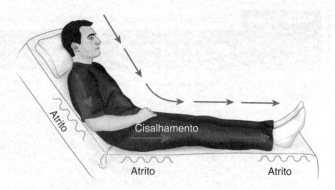

Figura 56.2 • Forças mecânicas contribuem para o desenvolvimento de lesões por pressão. Quando o indivíduo escorrega para baixo ou é inadequadamente puxado para cima no leito, o *atrito* resiste a esse movimento. O *cisalhamento* ocorre quando uma camada de tecido desliza sobre a outra, modificando a microcirculação da pele e do tecido subcutâneo.

como a resistência entre o paciente e a cadeira ou o leito quando paciente desliza para baixo (Edsberg, Black, Goldberg et al., 2016). Quando ocorre cisalhamento, as camadas de tecido deslizam uma sobre a outra, os vasos sanguíneos são distendidos e torcidos e a microcirculação da pele e do tecido subcutâneo é interrompida. As evidências de danos nos tecidos profundos podem ter um desenvolvimento lento e se manifestar por uma **fístula** (também chamada de tunelamento), a qual é uma área de tecido destruído que se estende a partir da borda de uma ferida; isso resulta em espaço morto que é suscetível à formação de abscesso. O sacro e os calcanhares são os mais suscetíveis aos efeitos do cisalhamento. As lesões por pressão por atrito e cisalhamento ocorrem quando o paciente escorrega para baixo no leito (Figura 56.2) ou é posicionado ou movido de modo inadequado (p. ex., arrastado para cima no leito). Músculos espásticos e plégicos aumentam a vulnerabilidade do paciente de apresentar lesões por pressão ligadas ao atrito e cisalhamento.

Aumento da umidade. O contato prolongado com a umidade do suor, da urina, das fezes ou de secreção drenada provoca maceração (amolecimento) da pele. A pele reage às substâncias cáusticas da excreção ou drenagem e fica irritada. A pele úmida e irritada é mais vulnerável à ruptura por pressão. Quando a pele se rompe, a área é invadida por microrganismos (p. ex., estreptococos, estafilococos, *Pseudomonas aeruginosa*, *Escherichia coli*) e ocorre a infecção. A drenagem infectada apresenta odor fétido. A lesão pode se ampliar e levar a uma perda contínua de soro, o que pode esgotar ainda mais o corpo das proteínas essenciais necessárias para a reparação e manutenção dos tecidos. A lesão pode continuar a se ampliar e se estender profundamente para a fáscia, o músculo e o osso, com várias fístulas irradiando da lesão por pressão. Em caso de lesões por pressão extensas, podem se desenvolver infecções potencialmente fatais e septicemia, muitas vezes por microrganismos gram-negativos.

Considerações gerontológicas. Em idosos, o processo normal de envelhecimento leva à diminuição da espessura da epiderme, colágeno dérmico e elasticidade do tecido. A pele é mais seca em decorrência da diminuição das atividades das glândulas sebáceas e suor. As alterações cardiovasculares resultam em redução na perfusão tissular. A atrofia muscular e as estruturas ósseas tornam-se proeminentes. A percepção sensorial diminuída e a redução da capacidade de mudar de posição contribuem para a pressão prolongada sobre a pele. Por isso, os idosos são mais suscetíveis às lesões por pressão, que causam dor, sofrimento e redução da qualidade de vida (Eliopoulos, 2018).

Considerações sobre a obesidade. Em 2019, membros do European Pressure Ulcer Advisory Panel (EPUAP), do U.S. National Pressure Injury Advisory Panel (NPIAP) e da Pan-Pacific Pressure Injury Alliance (PPPIA) liberaram a terceira edição de *Prevention and Treatment of Pressure Ulcers: Clinical Practice Guideline* (EPUAP, NPIAP & PPPIA, 2019) para ajudar os profissionais da saúde a utilizar as melhores práticas baseadas em evidências para prevenir e tratar lesões causadas por pressão. Essas diretrizes atualizadas incluem recomendações para adultos com obesidade com considerações específicas no âmbito organizacional, bem como recomendações para seleção e reposicionamento de leitos e equipamentos. Consulta o *link* do *site* do NPIAP no fim deste capítulo para revisão da versão eletrônica da diretriz de referência rápida.

AVALIAÇÃO DA PELE E DAS LESÕES POR PRESSÃO EXISTENTES

Além de avaliar o risco, as ações de enfermagem para avaliar a pele à procura de lesões por pressão incluem:

- Avaliar a condição geral de pele pelo menos 2 vezes/dia
- Inspecionar cada local de pressão à procura de eritema
- Avaliar áreas de eritema à procura da resposta de branqueamento
- Palpar a pele à procura de temperatura aumentada
- Inspecionar se a pele está seca, úmida e com rachaduras
- Observar o volume drenado (escasso a abundante), bem como suas características (sanguinolento, serossanguinolento, seroso, purulento) e seu odor.

Se for encontrada lesão por pressão, o enfermeiro documenta seu tamanho e localização e utiliza um sistema de classificação para descrever sua gravidade e fornece uma descrição do local (Boxe 56.2). O surgimento de drenagem purulenta ou de odor desagradável sugere uma infecção. Em caso de lesão por pressão extensa, é comum a existência de bolsões de infecção profunda. Pode haver ressecamento e formação de crostas de exsudato. A infecção de uma lesão por pressão pode progredir para osteomielite, piartrose (formação de pus dentro de uma cavidade articular), sepse e choque séptico.

Diagnóstico

DIAGNÓSTICOS DE ENFERMAGEM

Com base nos dados da avaliação, os diagnósticos de enfermagem podem incluir os seguintes:

- Risco de comprometimento da integridade da pele
- Comprometimento da integridade da pele associado com imobilidade; diminuição da percepção sensorial, da perfusão tissular e do estado nutricional; forças de atrito e cisalhamento; umidade excessiva ou idade avançada.

Planejamento e metas

As principais metas incluem alívio da compressão, promoção da mobilidade, manutenção da integridade da pele, melhora da percepção sensorial, promoção da perfusão tissular, melhora do estado nutricional, minimização das forças de atrito e cisalhamento, secagem de superfícies em contato com a pele e cicatrização de lesões por pressão, se houver.

Intervenções de enfermagem

ALÍVIO DA PRESSÃO

São necessárias mudanças de decúbito frequentes para aliviar e redistribuir a pressão sobre a pele do paciente e promover o fluxo sanguíneo para a pele e tecidos subcutâneos. Isso pode ser conseguido instruindo o paciente a mudar de decúbito ou virando-o e reposicionando-o. Os familiares do paciente devem ser orientados sobre como posicionar e virar o paciente em casa para evitar lesões por pressão. O deslocamento de peso possibilita que o sangue flua para áreas isquêmicas e ajuda os tecidos a se recuperarem dos efeitos da pressão. A elevação da cabeceira do leito até, no máximo, 30° evitará que o paciente deslize para baixo no leito e os efeitos de cisalhamento (Bryant & Nix, 2016).

Para os pacientes que passam longos períodos em uma cadeira de rodas, a compressão pode ser aliviada com:

- *Exercícios de flexão de membros superiores (push-up):* o paciente empurra com os braços para baixo e levanta as nádegas do assento da cadeira (Figura 56.3)
- *Meia flexão de membros superiores:* o paciente repete a flexão de membros superiores primeiro no lado direito e depois no esquerdo, empurrando-se de um lado para outro, fazendo força para baixo com o braço
- *Movimento de um lado para o outro:* sentado em uma cadeira, o paciente se move de um lado para o outro
- *Deslocamento:* o paciente se inclina para a frente com a cabeça entre os joelhos (se possível) e se desloca constantemente na cadeira.

POSICIONAMENTO DO PACIENTE

O grau de capacidade de se mover independentemente – conforto, fadiga, perda de sensibilidade, estado físico e mental geral e transtorno específico – influencia os planos para mudança de decúbito. Os pacientes devem ser posicionados em decúbito lateral, ventral e dorsal sequencialmente, a menos que a posição não seja tolerada ou seja contraindicada. Em geral, aqueles que sentem desconforto depois de 30 a 60 min em decúbito ventral precisam ser reposicionados. Os pacientes capazes de deslocar seu peso a cada 15 a 20 min e se mover independentemente mudam completamente de posição a cada 2 a 4 h. As indicações para o reposicionamento de rotina a cada 2 h ou em maior frequência incluem perda de sensibilidade, paralisia, coma e edema.

Além da mudança de decúbito normal, são necessários pequenos deslocamentos do peso corporal, como o reposicionamento de um tornozelo, cotovelo e ombro. A pele é inspecionada a cada mudança de decúbito e avaliada quanto à elevação da temperatura. Caso seja observado eritema ou calor, ou se o paciente se queixar de desconforto, a pressão sobre a área deve ser aliviada.

Outro modo de aliviar a pressão sobre proeminências ósseas é a técnica de ponte, realizada pelo posicionamento correto dos travesseiros. Assim como uma ponte é apoiada sobre pilares para possibilitar o tráfego por baixo dela, o corpo pode ser apoiado por almofadas para possibilitar espaço entre as proeminências ósseas e o colchão. É possível utilizar um travesseiro ou protetor de calcanhar comercial para apoiar os calcanhares fora do leito quando o paciente estiver em decúbito dorsal. Colocar travesseiros superior e inferiormente ao sacro alivia a pressão sacral. Apoiar o paciente em decúbito lateral a 30° evita a pressão sobre o trocanter; pode-se usar cunhas para tal finalidade. Em pacientes idosos, deslocamentos pequenos e frequentes do peso corporal podem ser efetivos. Colocar uma pequena toalha enrolada sob um ombro ou quadril possibilita o retorno do fluxo sanguíneo para a pele na área sobre a qual o paciente está sentado ou deitado. A toalha é movida em torno dos pontos de pressão do paciente no sentido horário. A mudança de decúbito em horários programados ajuda a família a manter o controle dos reposicionamentos do paciente.

USO DOS DISPOSITIVOS DE ALÍVIO DE PRESSÃO

Às vezes, leitos especializados ou superfícies alternativas de leitos podem ser indicados para ajudar a aliviar a pressão sobre a pele (EPUAP, NPIAP & PPPIA, 2019). Essas são denominadas superfícies de redistribuição da pressão por causa de sua ação. Idealmente, também devem controlar a umidade e a temperatura e minimizar o atrito. Esses dispositivos são projetados para fornecer suporte a áreas específicas do corpo ou para distribuir a pressão uniformemente. As superfícies de redistribuição da pressão incluem colchões especiais, bem como protetores de colchão. O uso de superfícies de redistribuição de pressão é particularmente importante para os pacientes que não são capazes de sair do leito e que estão em alto risco de desenvolvimento de lesões por pressão.

Para o paciente que permanece sentado por períodos prolongados em cadeiras de rodas, as almofadas devem ser montadas e reguladas de modo individualizado, utilizando técnicas

Boxe 56.2 Estágios do desenvolvimento das lesões por pressão

Lesão profunda por pressão: coloração vermelho-escura, marrom ou arroxeada, persistente e que não embranquece

Pele intacta ou não intacta com área localizada de coloração vermelho-escura, marrom ou arroxeada, persistente e que não embranquece ou separação epidérmica revelando um leito de ferida escurecido ou bolha com exsudato sanguinolento. Dor e alteração da temperatura frequentemente precedem as alterações da coloração da pele. As alterações da coloração são diferentes nas pessoas com pigmentação mais escura. Essa lesão resulta de pressão intensa e/ou prolongada e forças de cisalhamento na interface músculo-osso. A ferida pode evoluir rapidamente e revelar a extensão verdadeira da lesão tecidual ou pode melhorar sem perda tecidual. Se houver tecido necrótico, tecido subcutâneo, tecido de granulação, fáscia, músculos ou outras estruturas subjacentes visíveis, isso indica lesão por pressão de espessura total (lesão não classificável, estágio 3 ou estágio 4). Não usar lesão profunda por pressão para descrever condições vasculares, traumáticas, neuropáticas ou dermatológicas.

Lesão profunda por pressão

Estágio 1 de lesão por pressão: eritema que não embranquece de pele íntegra

Pele íntegra com área localizada de eritema que não embranquece e tem aspecto diferente em pessoas com fotótipos mais altos (pele mais escura). Existência de eritema que embranquece ou alterações da sensibilidade, da temperatura ou da consistência (endurecimento) podem preceder as alterações visuais. Alterações da coloração que não incluem roxo ou marrom; estas podem indicar lesão profunda por pressão.

Estágio 1 de lesão por pressão – discretamente pigmentada

Estágio 2 de lesão por pressão: perda de pele em sua exposição parcial com exposição da derme

Perda de pele em sua exposição parcial com exposição da derme. O leito da ferida é viável, de coloração rosada ou vermelha, úmido e também pode apresentar-se como uma bolha preenchida com exsudato seroso, intacta ou rota. Não são visíveis tecido adiposo nem tecidos mais profundos. Não há tecido de granulação, esfacelo e escara. Essas lesões resultam, com frequência, de microclima adverso e cisalhamento na pele sobre a pelve e cisalhamento no tornozelo. Esse estágio não deve ser usado para descrever lesão cutânea associada a umidade, inclusive dermatite associada a incontinência, dermatite intertriginosa, lesão cutânea associada a adesivos farmacológicos ou feridas traumáticas (lacerações, queimaduras, abrasões na pele).

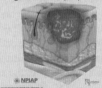
Estágio 2 de lesão por pressão

Estágio 3 de lesão por pressão: perda de pele em sua espessura total

Perda de pele em toda a sua espessura, na qual o tecido adiposo é visível na úlcera e, com frequência, há tecido de granulação e epíbole (bordas arredondadas da ferida). Esfacelo e/ou escara são visíveis. A profundidade da lesão tecidual varia de acordo com a localização anatômica; áreas de adiposidade significativa podem apresentar feridas profundas. Solapamento e tunelamento podem ocorrer. Fáscia, músculo, tendão, ligamento, cartilagem e/ou osso não estão expostos. Se o esfacelo ou a escara obscurecer a extensão da perda tecidual, esta é considerada uma lesão por pressão não classificável.

Estágio 3 de lesão por pressão

Estágio 4 de lesão por pressão: perda de tecido e da pele em sua espessura total

Perda de tecido e da pele em sua espessura total com exposição da fáscia, músculo, tendão, ligamento, cartilagem ou osso diretamente palpável na úlcera. Esfacelo e/ou escara podem ser visíveis. Epíbole (lesão com bordas enroladas), solapamento da lesão e/ou tunelização ocorrem frequentemente. A profundidade varia de acordo com a localização anatômica. Se o esfacelo ou a escara obscurecer a extensão da perda tecidual, esta é considerada uma lesão por pressão não classificável.

Estágio 4 de lesão por pressão

Lesão por pressão não classificável: perda de tecido e de toda a espessura da pele obscurecendo a lesão

Perda de tecido e de toda a espessura da pele na qual a extensão da lesão tecidual na úlcera não pode ser confirmada, porque é obscurecida por escara ou esfacelo. Se a escara ou o esfacelo for retirado, será revelado um estágio 3 ou 4 de lesão por pressão. Escara estável (ou seja, seca, aderida, intacta sem eritema ou flutuação) no calcanhar ou no membro isquemiado não deve ser amolecida nem retirada.

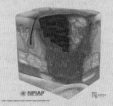

Reproduzido de European Pressure Ulcer Advisory Panel, National Pressure Injury Advisory Panel e Pan-Pacific Pressure Injury Alliance (EPUAP, NPIAP & PPPIA). (2019). *Prevention of pressure ulcers/injuries: Clinical practice guideline* (3rd ed.). Retirado em 15/04/2020 de: www.internationalguideline.com/guideline
Usado com permissão do National Pressure Injury Advisory Panel (NPIAP). Copyright 2021 NPIAP.

CAPÍTULO 56 Manejo de Pacientes com Distúrbios Dermatológicos 1857

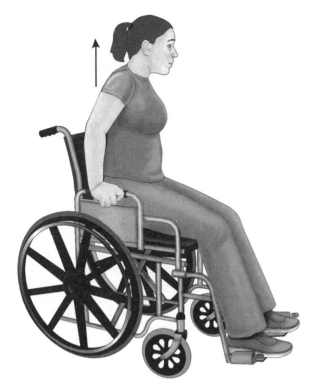

Figura 56.3 • Exercício de flexão (*push-up*) de membros superiores na cadeira de rodas para prevenir lesões isquiáticas por pressão. Estas flexões devem tornar-se uma rotina automática (a cada 15 min) para a pessoa com paraplegia. A pessoa deve ficar acima e fora do contato com o assento por alguns segundos. As rodas são mantidas na posição bloqueada durante o exercício.

de medição de pressão como um guia para seleção e adaptação. O objetivo é redistribuir a pressão para longe de áreas com risco de lesões; no entanto, nenhuma almofada consegue eliminar completamente o excesso de pressão. O paciente deve ser alertado a deslocar o peso com frequência e a se elevar por alguns segundos a cada 15 min enquanto estiver na cadeira.

Dispositivos de apoio estáticos (p. ex., espuma de alta densidade, ar ou capas de colchão com líquido) distribuem a pressão uniformemente, aumentando a área de superfície corporal do paciente em contato com a superfície de apoio. Almofadas de flotação com gel e camas de ar fluidizado reduzem a pressão. O peso do corpo flutuante sobre um sistema hídrico é distribuído uniformemente por toda a superfície de apoio. Portanto, conforme o corpo se afunda no líquido, uma superfície extra torna-se disponível para apoiar o peso, o peso corporal por unidade de área é reduzido e existe menos pressão sobre as partes do corpo.

Acolchoamentos macios e que absorvem umidade são úteis, porque sua maciez e resiliência proporcionam distribuição mais uniforme da pressão, dissipação e absorção da umidade, bem como ausência de rugas e de atrito. As proeminências ósseas podem ser protegidas por almofadas de gel, acolchoamento de pele de carneiro ou estofamento de espuma de borracha macia sob o sacro, os trocanteres, os calcanhares, os cotovelos, as escápulas e a parte de trás da cabeça quando houver compressão desses locais. A aplicação de um curativo adesivo com espuma na região sacral é uma medida preventiva efetiva de lesão por pressão (Doughty & McNichol, 2016).

Leitos especializados são projetados para evitar pressão sobre a pele. Leitos de ar fluidizado possibilitam que o paciente flutue. Superfícies de apoio dinâmico, tais como bolsões de baixa perda de ar, insuflam e desinsuflam alternadamente seções para modificar a pressão de apoio a pacientes com alto risco de desenvolver lesões por pressão, que estejam em estado crítico e que não sejam capazes de se reposicionar para aliviar a pressão. Leitos oscilantes ou cinéticos alteram a pressão por meio de movimentos de balanço do leito que redistribuem o peso do paciente e estimulam a circulação. Estes leitos podem ser usados com pacientes que têm lesões atribuídas a politraumatismo. As necessidades específicas de cada paciente são levadas em conta quando é escolhida uma superfície de redistribuição da pressão apropriada (Bryant & Nix, 2016).

MELHORA DA MOBILIDADE

O paciente é incentivado a permanecer ativo e deambular sempre que possível. Quando sentado, o paciente é lembrado de mudar de posição com frequência para redistribuir o peso. Exercícios ativos e passivos aumentam os tônus muscular, cutâneo e vascular. Para pacientes com risco de lesões por pressão, as mudanças de decúbito e os exercícios são essenciais, e o reposicionamento tem de ser feito o dia todo.

MELHORA DA PERCEPÇÃO SENSORIAL

O enfermeiro ajuda o paciente a reconhecer e compensar a percepção sensorial alterada. Dependendo da origem da alteração (p. ex., diminuição do nível de consciência, lesão raquimedular), selecionam-se intervenções específicas. As estratégias para melhorar a cognição e a percepção sensorial podem incluir estimular o paciente a aumentar a consciência de si mesmo em relação ao meio, incentivar o paciente a participar das atividades de autocuidado, ou apoiar os esforços do paciente para a compensação ativa da perda de sensibilidade (p. ex., um paciente com paraplegia eleva-se sobre os braços a partir da posição sentada a cada 15 min). Um paciente com tetraplegia deve ter seu peso deslocado a cada 30 min enquanto estiver sentado em uma cadeira de rodas. Quando há redução da percepção sensorial, o paciente e os cuidadores são orientados a inspecionar visualmente potenciais áreas de pressão todas as manhãs e à noite, usando um espelho se necessário, à procura de evidências de desenvolvimento de lesões por pressão.

MELHORA DA PERFUSÃO TISSULAR

A atividade, os exercícios e o reposicionamento melhoram a perfusão tissular. Evita-se massagear áreas eritematosas, pois podem ocorrer danos aos capilares e tecidos profundos (EPUAP, NPIAP & PPPIA, 2019).

Quando existem evidências de circulação periférica comprometida (p. ex., edema), o posicionamento e a elevação da parte do corpo edemaciada para promover o retorno venoso e diminuir o congestionamento melhoram a perfusão tissular. Além disso, o enfermeiro ou familiar precisam estar atentos a fatores ambientais (p. ex., rugas em lençóis, pressão de tubos) que podem contribuir para a pressão sobre a pele e circulação diminuída e remover a fonte da pressão.

MELHORA DO ESTADO NUTRICIONAL

O estado nutricional do paciente deve ser adequado e deve-se manter um saldo de nitrogênio positivo, porque as lesões por pressão se desenvolvem mais rapidamente e são mais resistentes ao tratamento em pacientes com distúrbios nutricionais. O enfermeiro deve avaliar o estado nutricional dos pacientes (ver Capítulo 4). Para avaliar o estado nutricional do paciente em resposta às estratégias terapêuticas, o enfermeiro monitora a hemoglobina, o nível de pré-albumina e o peso corporal do paciente semanalmente.

Carboidratos, proteínas, gorduras, vitaminas e minerais são essenciais para a cicatrização das feridas (Bryant & Nix, 2016). Podem ser necessárias formulações de ferro para aumentar a concentração de hemoglobina, de modo que os níveis de oxigênio no tecido possam ser mantidos dentro de limites aceitáveis. O ácido ascórbico (vitamina C) é necessário para a cicatrização tecidual. Outros nutrientes associados à pele saudável incluem vitaminas A, B, D, E e K, complexo B, cobre e zinco. Com a nutrição e a hidratação adequadas, a pele pode se manter saudável, e os tecidos danificados podem ser reparados (Norris, 2019).

REDUÇÃO DO ATRITO E DO CISALHAMENTO

A elevação da cabeceira do leito em alguns centímetros aumenta a força de cisalhamento sobre a área sacral; por conseguinte, evita-se a posição semirreclinada em pacientes em risco. O posicionamento adequado, com o apoio correto, também é importante quando o paciente está sentado na cadeira.

> **Alerta de enfermagem: Qualidade e segurança**
>
> Para evitar forças de cisalhamento ao reposicionar o paciente, o enfermeiro precisa levantar os pacientes, evitando arrastá-los ao longo de uma superfície. Devem ser utilizados dispositivos de elevação para prevenir lesões ocupacionais.

REDUÇÃO DA IRRITAÇÃO POR UMIDADE

Deve-se evitar a umidade contínua na pele com medidas de higiene meticulosas. É importante dar atenção especial às pregas de pele, incluindo áreas sob as mamas, braços e virilha, e entre os dedos dos pés. Perspiração, urina, fezes e a drenagem têm de ser removidas da pele imediatamente. A pele suja deve ser lavada imediatamente com água e sabão neutro e secada com uma toalha macia. A pele pode ser lubrificada com uma loção suave para mantê-la macia e flexível. Evitam-se agentes de secagem e talcos. Pomadas tópicas de barreira (p. ex., vaselina) podem ser úteis para proteger a pele de pacientes com incontinência.

Absorventes devem ser utilizados para absorver a drenagem. Os pacientes que são incontinentes precisam ser verificados regularmente e ter seus absorventes de incontinência e roupas de cama trocados prontamente. Sua pele precisa ser limpa e seca rapidamente.

PROMOÇÃO DA CICATRIZAÇÃO DE LESÕES POR PRESSÃO

Independentemente do estágio da lesão por pressão, a pressão na área deve ser eliminada, porque a lesão não cicatriza até que toda a pressão tenha sido removida. O paciente não deve deitar-se ou sentar-se sobre a lesão por pressão, mesmo que por alguns minutos. O posicionamento individualizado e os horários das mudanças de decúbito devem ser escritos no plano de cuidados de enfermagem e seguidos meticulosamente.

Além disso, é necessário corrigir o estado nutricional inadequado, bem como as anormalidades hidreletrolíticas para promover a cicatrização. As feridas com drenagem de líquidos corporais e proteínas colocam o paciente em um estado catabólico e predispõem a hipoproteinemia e infecções secundárias graves. O déficit de proteínas deve ser corrigido para promover a cicatrização da lesão por pressão. Os carboidratos são necessários para "poupar" proteínas e fornecer uma fonte de energia. A vitamina C e os oligoelementos, especialmente o zinco, são necessários para a formação de colágeno e cicatrização de feridas. (Ver Boxe 56.2 para obter descrições dos estágios das lesões por pressão.)

Lesão profunda por pressão. Essas lesões teciduais podem evoluir rapidamente, e indica-se o alívio imediato da pressão à área afetada. Assim, o enfermeiro precisa estar atento e avaliar se existem esses tipos de lesões (EPUAP, NPIAP & PPPIA, 2019).

Estágio 1 de lesão por pressão. Para a cicatrização de lesões por pressão em estágio 1, remove-se a pressão para possibilitar o aumento da perfusão tissular, manter o equilíbrio nutricional e hidreletrolítico, reduzir o atrito e o cisalhamento e evitar a umidade da pele (EPUAP, NPIAP & PPPIA, 2019).

Estágio 2 de lesão por pressão. Além das medidas indicadas para as lesões por pressão em estágio 1, deve-se fornecer um ambiente úmido – em que a migração das células epidérmicas sobre a superfície da lesão ocorre mais rapidamente – para ajudar na cicatrização de feridas das lesões por pressão em estágio 2. A área da lesão é lavada delicadamente com soro fisiológico estéril. A utilização de uma lâmpada de aquecimento para secar a ferida aberta é evitada, assim como o uso de soluções antissépticas que danifiquem os tecidos saudáveis e retardem a cicatrização de feridas. Curativos oclusivos semipermeáveis, pastilhas hidrocoloides ou curativos salinos úmidos são úteis em fornecer um ambiente úmido para cicatrizar e minimizar a perda de líquidos e proteínas do corpo (EPUAP, NPIAP & PPPIA, 2019).

Estágio 3 de lesão por pressão. As lesões por pressão em estágio 3 são caracterizadas por lesão tecidual extensiva, inclusive **esfacelo** (ou seja, tecidos moles avasculares úmidos, de coloração branca, castanha, cinza ou verde, que podem estar frouxos ou firmemente aderidos), formação de fístula e solapamento (geralmente encontrada em lesões por cisalhamento), para citar algumas. O **solapamento** resulta em túneis extensos sob as bordas da ferida; é distinguido da fístula porque uma parte significativa da borda da ferida é envolvida, enquanto a fístula envolve apenas uma pequena parte da borda da ferida. Dados os danos teciduais extensos e necrose que caracterizam as lesões por pressão de estágio 3, elas devem ser desbridadas (limpas) para criar uma área que seja capaz de cicatrizar, além de implantar as medidas indicadas para as lesões por pressão de estágio 1. O tecido necrótico desvitalizado favorece o crescimento de bactérias, retarda a granulação e inibe a cicatrização. A limpeza das feridas e a realização de curativos são desconfortáveis; portanto, o enfermeiro deve preparar o paciente para o procedimento, explicando o que vai acontecer e administrando os analgésicos prescritos (EPUAP, NPIAP & PPPIA, 2019).

Estágio 4 de lesão por pressão. Intervenções cirúrgicas são necessárias para lesões por pressão extensas (EPUAP, NPIAP & PPPIA, 2019). (Ver seção Outros métodos de tratamento, a seguir.)

OUTROS MÉTODOS DE TRATAMENTO

O desbridamento pode ser realizado ao trocar os curativos de molhados para úmidos, pela lavagem mecânica do exsudato necrótico e infeccioso, pela aplicação de preparações de enzimas que dissolvem o tecido necrosado ou pela dissecção cirúrgica. Se uma escara (crosta seca) recobrir a lesão por pressão, ela é removida cirurgicamente para assegurar que a ferida fique limpa e vitalizada. O exsudato pode ser absorvido por curativos ou pós, grânulos ou géis hidrófilos especiais. Para orientar a seleção da antibioticoterapia, realizam-se culturas das lesões por pressão infectadas.

Depois que a lesão por pressão for limpa, prescreve-se um tratamento tópico para promover a granulação. O novo tecido de granulação deve ser protegido contra reinfecção, secagem e danos, e deve-se tomar cuidado para evitar pressão e traumatismo adicional à área. Curativos, soluções e pomadas não devem perturbar o processo de cicatrização. Para lesões crônicas não infectadas que estejam cicatrizando por segunda intenção (cicatrização de uma ferida aberta da base para cima, pela deposição de tecido novo), pode-se utilizar o fechamento a vácuo (FAV) ou o tratamento com oxigênio hiperbárico. O FAV envolve o uso de um curativo de esponja de pressão negativa na ferida para aumentar o fluxo sanguíneo, incrementando a formação de tecido de granulação e a absorção de nutrientes e diminuindo a carga bacteriana. A oxigenoterapia hiperbárica envolve a aplicação de oxigênio tópico em pressão aumentada diretamente sobre a ferida ou a colocação do paciente em uma câmara de oxigênio hiperbárica. Os dois métodos de oxigenoterapia hiperbárica promovem a cicatrização de feridas, estimulando o crescimento vascular novo e auxiliando na preservação do tecido danificado. Em um estudo randomizado com controle que comparou os cuidados padrões com feridas com a combinação de cuidados padrões e terapia com oxigênio hiperbárico em pacientes com ulcerações em pé diabético, Chen, Wu, Hsu et al. (2017) relataram melhora da cicatrização das feridas e redução do risco de amputação nos pacientes que receberam terapia com oxigênio hiperbárico.

Múltiplos agentes e protocolos são usados para tratar as lesões por pressão; no entanto, a consistência é essencial para o sucesso. É necessário realizar a avaliação objetiva da lesão por pressão (p. ex., mensuração do tamanho e profundidade da lesão, inspeção do tecido de granulação) para analisar a resposta ao protocolo de tratamento a cada 4 a 6 dias. Tirar fotografias semanalmente é uma estratégia confiável para o monitoramento do processo de cicatrização, o que pode levar semanas a meses.

A intervenção cirúrgica é necessária nos seguintes casos: quando a lesão é extensa, se houver complicações (p. ex., fístula) e a se lesão por pressão não responder ao tratamento. Os procedimentos cirúrgicos incluem o desbridamento, a incisão e a drenagem, a ressecção óssea e o enxerto de pele. Osteomielite é uma complicação comum das feridas profundas de estágio 4. (Ver Capítulo 36 para obter mais informações sobre osteomielite.)

PREVENÇÃO DE RECORRÊNCIA

Pode demorar mais de 1 ano para que o tecido cicatrizado recupere a integridade pré-lesão da pele; assim, é necessário cuidado para evitar a recorrência das lesões por pressão. No entanto, a recorrência deste tipo de lesões deve ser prevista; por conseguinte, a intervenção preventiva ativa e as avaliações frequentes contínuas são essenciais. Os pacientes com lesões raquimedulares são especialmente suscetíveis às lesões por pressão e recorrência das lesões por pressão; resultados de pacientes com lesões raquimedulares sugerem que, globalmente, 23% desses pacientes apresentarão uma lesão por pressão ao longo de suas vidas (Chen, Cai, Du et al., 2020).

A tolerância do paciente para se sentar ou deitar-se sobre a área de pressão cicatrizada aumenta gradualmente, elevando o tempo em que se possibilita a pressão na área em incrementos de 5 a 15 min. O paciente é instruído a aumentar a mobilidade e a seguir um esquema de mudança de decúbito, deslocamento de peso e reposicionamento. O plano de orientações ao paciente inclui estratégias para reduzir o risco de lesões por pressão e métodos para detectar, inspecionar e minimizar áreas de pressão. O reconhecimento e a intervenção precoces são essenciais para o manejo de longo prazo da potencial integridade da pele prejudicada.

Reavaliação

Entre os resultados esperados estão:
1. Preservação da pele intacta.
   a. Ausência de áreas de eritema que não clareia em proeminências ósseas.
   b. Massagem de proeminências ósseas evitada.
   c. Ausência de rupturas na pele.
2. Limitação da compressão sobre proeminências ósseas.
   a. Mudança de decúbito a cada 1 a 2 h.
   b. Utilização de técnicas de ponte para reduzir a pressão.
   c. Utilização de um equipamento especial, conforme apropriado.
   d. Elevação do assento da cadeira de rodas a cada 15 min.
3. Aumento da mobilidade.
   a. Realização de exercícios de amplitude de movimento.
   b. Adesão ao cronograma de mudanças de decúbito.
   c. Aumento do tempo em que permanece na posição sentada, conforme tolerado.
4. Melhora da capacidade sensorial e cognitiva.
   a. Melhora no nível de consciência.
   b. Hábito de inspecionar áreas de potencial lesão por pressão todas as manhãs e à noite.
5. Melhora na perfusão tissular.
   a. Realização de exercícios para aumentar a circulação.
   b. Elevação de partes do corpo suscetíveis a edema.
6. Obtenção e manutenção de um estado nutricional adequado.
   a. Verbalização da importância das proteínas e da vitamina C na dieta.
   b. Ingestão de dieta rica em proteínas e vitamina C.
   c. Níveis aceitáveis de hemoglobina, eletrólitos, pré-albumina, transferrina e creatinina.
7. Atrito e cisalhamento evitados.
   Posição semirreclinada evitada.
   Utilização de protetores de calcanhar quando apropriado.
   Elevação do corpo em vez de escorregar ao longo das superfícies.
8. Pele limpa e seca.
   a. Hábito de evitar contato prolongado com superfícies molhadas ou sujas.
   b. Manutenção da pele limpa e seca.
   c. Uso de cremes para manter a pele lubrificada.

PRURIDO

O **prurido** (coceira) é o sintoma mais comumente apresentado por pacientes com distúrbios dermatológicos (Song, Xian, Yang et al., 2018). O prurido pode ser generalizado (em todas as superfícies cutâneas do corpo) ou confinado a regiões específicas.

PRURIDO GENERALIZADO

Os receptores do prurido consistem em terminações nervosas não mielinizadas, peniciliformes (semelhantes a uma escova), que são encontrados exclusivamente na pele, nas mucosas e na córnea. Embora o prurido seja habitualmente causado por doença cutânea primária, com consequente exantema ou lesões, ele pode ocorrer sem exantema ou lesão. Essa condição, designada como prurido essencial, geralmente é de início rápido, pode ser grave e interfere nas atividades diárias normais.

O prurido pode constituir a primeira indicação de doença interna sistêmica, como diabetes melito, discrasias sanguíneas ou câncer (neoplasia maligna oculta da mama ou do cólon, linfoma). Além disso, pode acompanhar doenças renais, hepáticas e da tireoide (Boxe 56.3). Alguns medicamentos orais comuns, como ácido acetilsalicílico, antibióticos, hormônios (p. ex., estrogênios, testosterona ou contraceptivos orais) e opioides (p. ex., morfina ou cocaína) podem causar prurido diretamente ou por meio de aumento da sensibilidade à luz ultravioleta (UV). Determinados sabões e substâncias químicas, a radioterapia, a miliária (brotoeja) e o contato com roupas de lã também estão associados ao prurido. O prurido também pode ser causado por fatores psicológicos, como estresse excessivo na família ou em situações de trabalho, e, neste caso, é denominado *prurido psicogênico* (Song et al., 2018).

 Considerações gerontológicas

O prurido ocorre com frequência em indivíduos idosos, como resultado da pele seca. Os indivíduos idosos têm mais tendência a apresentar uma doença sistêmica que desencadeie prurido, correm maior risco de neoplasias malignas ocultas e têm mais tendência a tomar múltiplos medicamentos, em comparação com pessoas mais jovens. Todos esses fatores aumentam a tendência ao prurido nos indivíduos idosos (Eliopoulos, 2018).

Fisiopatologia

A arranhadura da área pruriginosa faz com que as células inflamadas e as terminações nervosas liberem histamina, o que produz mais prurido, gerando um ciclo vicioso de prurido-arranhadura. Se o paciente responder ao prurido com arranhadura, a integridade da pele pode ser alterada, podendo resultar em escoriação, rubor, pápulas (áreas elevadas), infecção ou alterações da pigmentação. O prurido é habitualmente mais intenso à noite e é relatado com menos frequência durante as horas de vigília, provavelmente porque a pessoa fica distraída com as atividades diárias. À noite, quando há menos distrações, o mais leve prurido não consegue ser facilmente ignorado. O prurido intenso pode ser debilitante (Bolier, Elferink & Beuers, 2016).

Manejo clínico

Em geral, a anamnese minuciosa e o exame físico completo fornecem indícios sobre a causa subjacente do prurido, como rinite, alergia, administração recente de um novo medicamento ou mudança de cosméticos ou sabonetes. Uma vez identificada a causa, o tratamento da condição deve aliviar o prurido. Deve-se identificar os sinais de infecção e indicadores ambientais, como ar quente e seco ou roupas de cama irritantes. Em geral, evita-se a lavagem com sabão e água quente. Os óleos de banho contendo um surfactante que possibilite a mistura do óleo com a água do banho podem ser suficientes para a limpeza. Todavia, o paciente idoso ou com equilíbrio instável deve evitar acrescentar óleo, visto que isso aumenta o perigo de escorregar na banheira. Um banho morno com sabão neutro, seguido da aplicação de um emoliente suave para umedecer a pele pode controlar a xerose. Banhos com água morna, ou a aplicação de compressas frias ou agentes de resfriamento contendo mentol e cânfora (que provocam constrição dos vasos sanguíneos) também pode ajudar a aliviar o prurido (Cornish, 2019).

Terapia farmacológica

Os antipruriginosos tópicos (p. ex., lidocaína, prilocaína) ou o creme de capsaicina podem ser muito úteis para proporcionar alívio do prurido localizado. Os corticosteroides tópicos mostram-se efetivos quando usados para diminuir o prurido que ocorre em consequência de condições inflamatórias, em virtude de seus efeitos anti-inflamatórios. Os anti-histamínicos orais são frequentemente prescritos e podem ser efetivos quando o prurido é noturno, particularmente agentes como a difenidramina ou a hidroxizina, que também causam sonolência, resultando em sono repousante e confortável. Outros anti-histamínicos não sedativos não são benéficos para aliviar o prurido. Inibidores seletivos da recaptação da serotonina (p. ex., fluoxetina, sertralina) podem ser eficazes, em particular nos pacientes com prurido secundário à colestase ou à uremia da nefropatia crônica (Bolier et al., 2016; Song et al., 2018).

Manejo de enfermagem

O enfermeiro reforça os motivos para o esquema terapêutico prescrito e fornece instruções ao paciente sobre aspectos específicos do cuidado. A efetividade da terapia pode ser aferida pedindo-se ao paciente para classificar a intensidade do prurido antes e depois da terapia (Bolier et al., 2016). Quando são prescritos banhos, deve-se lembrar ao paciente que utilize água morna (e não quente) e retire o excesso de água e seque com toalha, aplicando pequenas pressões entre as áreas intertriginosas (pregas cutâneas). Deve-se evitar esfregar vigorosamente com a toalha, visto que isso estimula excessivamente a pele e provoca mais prurido. Remove também a água do estrato córneo. Imediatamente depois do banho, a pele deve ser hidratada com um emoliente para reter a umidade.

O paciente é orientado a evitar situações que causem vasodilatação. Os exemplos incluem exposição a um ambiente muito quente e consumo de bebidas alcoólicas ou alimentos e líquidos quentes. Todos podem induzir ou intensificar o prurido. É conveniente utilizar um umidificador se o ar ambiente estiver seco. As atividades que resultam em sudorese devem

---

Boxe 56.3 — Distúrbios sistêmicos associados ao prurido generalizado

- Afecções cutâneas (dermatite seborreica, foliculite, dermatite atópica)
- Distúrbios hematológicos (anemia ferropriva)
- Distúrbios neurológicos (esclerose múltipla, abscesso cerebral, tumor cerebral)
- Doença biliar obstrutiva (cirrose biliar primária, obstrução biliar extra-hepática, colestase induzida por medicamentos)
- Doença endócrina (tireotoxicose, hipotireoidismo, diabetes melito)
- Doença renal crônica
- Foliculite (bacteriana, candidíase, dermatófitos)
- Infestações (escabiose, piolhos, outros insetos)
- Neoplasias malignas (policitemia vera, linfoma de Hodgkin, linfoma, leucemia, mieloma múltiplo, micose fungoide e cânceres de pulmão, de mama, do sistema nervoso central e do sistema digestório)
- Prurido da gravidez (pápulas urticariformes pruriginosas da gravidez, colestase da gravidez, penfigoide da gravidez)
- Transtornos psiquiátricos (estresse emocional, ansiedade, neurose, fobias)

Adaptado de Song, J., Xian, D., Yang, L. et al. (2018). Pruritus: Progress toward pathogenesis and treatment. *BioMed Research International*. 2018, 9625936.

ser limitadas, visto que o suor pode irritar e promover prurido. Se o prurido prejudicar o sono, o enfermeiro pode recomendar que o paciente use roupas de algodão em vez de materiais sintéticos. O quarto deve ser mantido resfriado e umidificado. Deve-se evitar a arranhadura vigorosa, e as unhas devem ser mantidas aparadas para evitar a lesão e a infecção da pele. Quando a causa subjacente do prurido não for conhecida, e houver necessidade de exames adicionais, o enfermeiro explicará cada exame e o resultado esperado.

PRURIDO PERINEAL E PERIANAL

O prurido das regiões genital e anal pode ser causado por pequenas partículas de material fecal alojadas nas fendas perianais ou presas aos pelos anais. De modo alternativo, pode resultar de lesão da pele perianal causada por arranhadura, umidade e diminuição da resistência da pele em consequência de terapia com corticosteroides ou antibióticos. Outras causas possíveis de prurido perianal incluem lesões locais, como hemorroidas, infecções fúngicas ou por leveduras e infestação por oxiúros. Determinadas condições, que estão relacionadas no Boxe 56.3, também podem resultar em prurido. Em algumas ocasiões, nenhuma causa pode ser identificada.

Manejo

O paciente é orientado a seguir medidas de higiene apropriadas e interromper os remédios caseiros e medicamentos de venda livre. As áreas perineal ou anal devem ser lavadas com água morna e secadas com bolas de algodão. Podem ser utilizados lenços pré-umedecidos após a defecação (Breen & Bleday, 2020).

Como parte da orientação em saúde, o enfermeiro orienta o paciente a evitar o banho com água excessivamente quente e a evitar banhos de espuma, bicarbonato de sódio e sabões detergentes, que agravam o ressecamento. Para manter a pele perineal ou perianal o mais seca possível, os pacientes devem evitar o uso de roupas íntimas de tecido sintético. O paciente também deve evitar o uso de vasodilatadores (p. ex., álcool) ou estimulantes (p. ex., cafeína) e irritantes mecânicos (p. ex., como roupas ásperas ou de lã). Uma dieta contendo fibras em quantidades adequadas pode ajudar a manter as fezes moles e evitar o traumatismo menor da mucosa anal (Breen & Bleday, 2020).

DISTÚRBIOS SECRETORES

A principal função secretora da pele é realizada pelas glândulas sudoríparas, que ajudam a regular a temperatura do corpo. Essas glândulas excretam o suor que evapora, resfriando, assim, o corpo. As glândulas sudoríparas localizam-se em várias partes do corpo e respondem a diferentes estímulos. As que se encontram no tronco respondem geralmente à estimulação térmica; aquelas nas regiões das palmas das mãos e plantas dos pés respondem à estimulação nervosa; e as que estão nas axilas e na fronte respondem a ambos os tipos de estimulação. A sudorese normal não tem nenhum odor. O odor corporal é produzido pelo aumento das bactérias na pele e pela interação dos produtos de degradação bacterianos com as substâncias químicas do suor (Norris, 2019). Como regra, a pele úmida é quente, enquanto a pele seca é fria, porém isso nem sempre é verdadeiro. Não é incomum observar pele quente e seca em pacientes desidratados e pele muito quente e seca em pacientes com alguns estados febris.

Normalmente, o suor pode ser controlado com o uso de antitranspirantes e desodorantes. A maioria dos antitranspirantes consiste em sais de alumínio que bloqueiam a abertura do ducto sudoríparo. Os desodorantes puros inibem o crescimento bacteriano e bloqueiam o mecanismo do suor; não têm nenhum efeito antitranspirante. Estão disponíveis desodorantes sem fragrância para pessoas com pele sensível.

HIDRADENITE SUPURATIVA

A hidradenite supurativa é uma foliculite supurativa crônica das áreas perianal, axilar e genital ou sob as mamas. Pode produzir abscessos ou seios com cicatrizes. Desenvolve-se depois da puberdade, e a sua incidência diminui depois dos 50 anos. Afrodescendentes correm maior risco de hidradenite supurativa, assim como tabagistas e obesos. Além disso, os homens correm maior risco de hidradenite supurativa anogenital, enquanto as mulheres têm maior risco de hidradenite supurativa axilar. A etiologia não é conhecida, porém o distúrbio parece ter base genética (Tchero, Herlin, Bekara et al., 2019).

Fisiopatologia

Durante muitos anos, acreditou-se que a hidradenite supurativa fosse causada por bloqueio e infecção das glândulas sudoríparas. Entretanto, evidências recentes sugerem que se trata de um distúrbio primário de oclusão folicular, muitas vezes resultando em infecção, que provoca formação hipertrófica eventual de tecido cicatricial na área das glândulas sudoríparas (Doughty & McNichol, 2016).

Manifestações clínicas

A hidradenite supurativa ocorre mais frequentemente nas axilas, mas também aparece nas pregas inguinais, no monte do púbis, ao redor das nádegas, aréolas das mamas, prega submamária, nuca e ombros. O paciente pode apresentar um nódulo firme do tamanho de uma ervilha, que provoca desconforto, ou ter uma história de nódulo desse tipo, que em seguida sofre ruptura e libera uma drenagem purulenta. Em seguida, o nódulo se propaga e formam-se múltiplos nódulos semelhantes adjacentes ao nódulo inicial. Os nódulos localizam-se profundamente e, quando sofrem ruptura, formam cicatrizes. Os nódulos podem coalescer ou formar "pontes", podem ficar infectados e resultar em abscessos. Quando coalescem, o paciente apresenta queixas de dor persistente (Doughty & McNichol, 2016).

Manejo

O paciente é orientado a aplicar compressas mornas e usar roupas largas sobre os nódulos ou as lesões. Com frequência, são prescritos antibióticos orais, como eritromicina, tetraciclina, minociclina e doxiciclina. Os anti-inflamatórios não esteroides (AINEs) podem estar indicados para aliviar a dor. Os curativos de alginato impregnados de prata podem ser úteis para algumas lesões. Com frequência, há necessidade de incisão e drenagem das grandes áreas supurativas, com compressas de gazes inseridas para facilitar a drenagem. Raramente, toda a área é excisada, removendo o tecido cicatricial e qualquer infecção. Essa cirurgia é drástica, pois pode exigir o uso de enxertos cutâneos (ver Capítulo 57) e só é realizada como último recurso. A cirurgia com laser de dióxido de carbono (ver discussão adiante) pode tornar-se mais efetiva do que esse tipo de cirurgia excisional (Tchero et al., 2019).

DERMATITE SEBORREICA

A *seborreia* refere-se à produção excessiva de sebo (secreção das glândulas sebáceas), que geralmente ocorre em áreas onde as glândulas sebáceas normalmente são encontradas em grande número, como face, couro cabeludo, sobrancelhas, pálpebras, lados do nariz e lábio superior, regiões malares (bochechas), orelhas, axilas, sob as mamas, virilha e prega glútea das nádegas. *Dermatose* significa distúrbio cutâneo; portanto, dermatoses seborreicas são distúrbios cutâneos causados por produção excessiva de sebo. *Dermatite* é um distúrbio cutâneo inflamatório. A dermatite seborreica é uma doença inflamatória crônica da pele, com predileção por áreas que são bem supridas por glândulas sebáceas ou que se localizam entre pregas cutâneas, onde a contagem de bactérias é alta (Doughty & McNichol, 2016).

Manifestações clínicas

Podem ocorrer duas formas de dermatite seborreica: uma forma oleosa e outra seca. Ambas as formas podem surgir na infância e continuar durante toda a vida. A forma oleosa parece úmida ou gordurosa. Pode haver placas de pele gordurosa e pálida, com ou sem descamação, e eritema discreto, predominantemente na fronte, na prega nasolabial, na área da barba, no couro cabeludo e entre as superfícies cutâneas adjacentes nas regiões das axilas, virilha e mamas. Pequenas pústulas ou papulopústulas semelhantes à acne podem aparecer no tronco. A forma seca, que consiste em descamação escamosa do couro cabeludo com quantidade profusa de escamas finas e friáveis, é comumente denominada *caspa*. As formas leves da doença são assintomáticas. Quando ocorre descamação, ela é frequentemente acompanhada de prurido, que pode levar a arranhaduras, infecções secundárias e escoriação.

A dermatite seborreica tem predisposição genética. Os hormônios, o estado nutricional, a infecção e o estresse emocional influenciam a sua evolução. As remissões e as exacerbações dessa afecção devem ser explicadas ao paciente. Quando uma pessoa que não foi previamente diagnosticada com essa condição aparece subitamente com um surto intenso, deve-se obter a anamnese completa e realizar um exame físico. Pode ser manifestação incomum de um distúrbio grave, como doença de Parkinson ou infecção pelo vírus da imunodeficiência humana (HIV) (Sasseville, 2020).

Manejo clínico

Como não há cura conhecida para a seborreia, a terapia tem por objetivo controlar o distúrbio e possibilitar o reparo da própria pele. A dermatite seborreica do corpo e da face pode responder a um creme de corticosteroide aplicado topicamente, que suaviza a resposta inflamatória secundária. Todavia, esse medicamento deve ser utilizado com cautela próximo às pálpebras, visto que pode resultar em glaucoma e cataratas. Como um tratamento alternativo, os pacientes podem lavar as pálpebras com o uso de xampu neutro e chumaços de algodão (Handler, 2019).

Os pacientes com dermatite seborreica podem desenvolver infecção secundária por *Candida* (levedura) nas pregas ou dobras do corpo. Para evitar isso, os pacientes devem ser aconselhados a assegurar uma aeração máxima da pele e a limpar cuidadosamente as áreas onde há pregas ou dobras cutâneas (Doughty & McNichol, 2016). Os pacientes com candidíase persistente devem ser avaliados quanto a diabetes melito.

A base do tratamento das caspas consiste em lavagem frequente e apropriada (pelo menos 3 vezes/semana) com xampu medicamentoso. Devem ser utilizados dois ou três tipos diferentes de xampu alternadamente para evitar que a seborreia se torne resistente a determinado xampu. O xampu é deixado durante pelo menos 5 a 10 min. À medida que a condição do couro cabeludo melhora, o tratamento pode ser menos frequente. Os xampus antisseborreicos incluem os que contêm suspensão de sulfeto de selênio, piritiona zíncica, ácido salicílico ou compostos de enxofre e o xampu de alcatrão que contém enxofre ou ácido salicílico (Handler, 2019; Sasseville, 2020).

Manejo de enfermagem

O paciente é avisado de que a dermatite seborreica é uma condição crônica que tende a reaparecer. A meta é mantê-la sob controle por meio de adesão ao programa de tratamento (Handler, 2019; Sasseville, 2020). O paciente é aconselhado a evitar irritantes externos, calor excessivo e transpiração; o atrito e a arranhadura prolongam o distúrbio. Para evitar a infecção secundária, o paciente deve arejar a pele e manter as dobras cutâneas limpas e secas.

As instruções para uso de xampus medicamentosos são reforçadas para indivíduos com caspa que precisam de tratamento. O uso frequente de xampu é contrário a algumas práticas culturais; o enfermeiro deve ser sensível a essas diferenças quando orienta o paciente.

ACNE VULGAR

A acne vulgar é um distúrbio comum que acomete unidades pilossebáceas suscetíveis (folículos pilosos e glândulas sebáceas), mais comumente na face, no pescoço, no tronco e nos braços (Dlugasch & Story, 2021; Thiboutot & Zaenglein, 2019). É uma dermatose crônica caracterizada por **comedões** (lesões primárias da acne), tanto fechados (pontos brancos) quanto abertos (pontos pretos), e por pápulas, pústulas, nódulos e cistos (Zaenglein, Pathy, Schlosser et al., 2016) (ver Capítulo 55, Tabela 55.2).

A acne é a afecção cutânea mais encontrada, que acomete até 80% dos norte-americanos em algum momento durante a vida. A acne é mais prevalente durante a adolescência entre indivíduos do sexo masculino e na vida adulta entre mulheres. Tradicionalmente, a acne é considerada um distúrbio cutâneo da adolescência; entretanto, por volta dos 45 anos, até 5% dos adultos relatam ter acne (Rao & Chen, 2020). A acne parece depender de uma interação de fatores genéticos, hormonais e bacterianos (Dlugasch & Story, 2021; Thiboutot & Zaenglein, 2019).

Fisiopatologia

Durante a puberdade, os androgênios estimulam as glândulas sebáceas, fazendo com que elas aumentem de tamanho e secretem sebo (um óleo endógeno natural) que alcança o ápice do folículo piloso e flui externamente sobre a superfície da pele. Nos adolescentes que desenvolvem acne, a estimulação androgênica provoca resposta exacerbada das glândulas sebáceas, com aumento da produção de sebo e hiperqueratinização, causando a formação de rolhas de sebo nos ductos pilossebáceos. Em seguida, o tamponamento sebáceo provoca uma resposta inflamatória localizada (Dlugasch & Story, 2021; Thiboutot & Zaenglein, 2019).

Manifestações clínicas

As principais lesões da acne são os comedões. Os comedões fechados formam-se a partir de lipídios ou óleos e queratina impactados, causando obstrução do folículo dilatado. Os comedões fechados podem evoluir em comedões abertos, nos quais o conteúdo dos ductos está em comunicação aberta com o ambiente externo. A cor dos comedões abertos resulta do acúmulo de lipídios e resíduos bacterianos e epiteliais. Alguns comedões fechados podem sofrer ruptura, resultando em uma reação inflamatória causada pelo extravasamento do conteúdo folicular (p. ex., sebo, queratina, bactérias) na derme. A inflamação resultante é observada clinicamente como pápulas eritematosas, pústulas inflamatórias e cistos inflamatórios. As pápulas e os cistos leves drenam e cicatrizam sem tratamento. As pápulas e os cistos mais profundos causam cicatrizes da pele (Thiboutot & Zaenglein, 2019).

Avaliação e achados diagnósticos

O diagnóstico de acne baseia-se na anamnese e no exame físico, na evidência de lesões características da acne e na idade. As mulheres podem relatar uma história de exacerbações poucos dias antes da menstruação. A presença dos comedões típicos, juntamente com pele oleosa, é característica (Rao & Chen, 2020). A oleosidade é mais proeminente na região média da face; outras partes da face podem parecer secas.

A acne vulgar pode ser classificada como leve, moderada ou grave de acordo com o número e o tipo das lesões, a gravidade, a localização e as cicatrizes. Atualmente, não existe um consenso sobre a quantidade exata de lesões que constituem a acne leve, moderada e grave (Zaenglein et al., 2016). Em termos gerais, a acne leve é caracterizada pela presença de comedões e poucas papulopústulas; a acne moderada é caracterizada por uma quantidade maior de papulopústulas e comedões, além da presença de pústulas inflamatórias; e a acne grave é caracterizada pela presença de cistos (também denominados nódulos ou nódulos císticos) com diâmetro superior a 5 mm (Rao & Chen, 2020).

Manejo clínico

As metas do manejo consistem em reduzir as colônias de bactérias, diminuir a atividade das glândulas sebáceas, evitar que os folículos fiquem obstruídos, reduzir a inflamação, combater a infecção secundária, minimizar a cicatrização e eliminar os fatores que predisponham a pessoa à acne. O esquema terapêutico depende do tipo de lesão (p. ex., comedões, pápula, pústula, cisto). A duração do tratamento depende da extensão e da gravidade da acne. Nos casos graves, o tratamento pode se estender por vários anos.

Terapia nutricional e higiene

A associação entre a dieta e a acne não está estabelecida. Em particular, a associação entre a acne e laticínios, chocolate e alimentos fritos não está bem definida. Contudo, aparentemente existe uma correlação entre os alimentos com alto teor de açúcares refinados e a acne; portanto, esses alimentos devem ser evitados (Zaenglein et al., 2016). Em geral, a manutenção de uma boa nutrição capacita o sistema imune a uma ação efetiva contra as bactérias e a infecção.

Para os casos de acne leve, a lavagem da área afetada 2 vezes/dia com um sabonete de limpeza e o uso de produtos de venda livre que contenham peróxido de benzoíla ou ácido salicílico (ver discussão adiante) pode ser eficaz (Dlugasch & Story, 2021; Zaenglein et al., 2016). Devem-se escolher cosméticos e cremes sem óleo. Em geral, esses produtos são designados como úteis para a pele propensa à acne.

Terapia farmacológica

Os tratamentos farmacológicos para a acne são baseados na sua gravidade (Zaenglein et al., 2016). A Tabela 56.5 resume os medicamentos usados no manejo da acne vulgar com base na gravidade.

Terapia tópica

Os medicamentos de venda livre recomendados para a acne contêm peróxido de benzoíla, que é muito efetivo para remover os tampões foliculares sebáceos. As preparações de peróxido de benzoíla produzem uma redução rápida e duradoura das lesões inflamatórias. Diminuem a produção de sebo e promovem a degradação dos tampões dos comedões, além de exercer efeito antibacteriano (Zaenglein et al., 2016). Inicialmente, o peróxido de benzoíla provoca rubor e descamação, porém a pele costuma se adaptar rapidamente ao seu uso. Entretanto, a pele de algumas pessoas pode ser acentuadamente sensível a esses produtos, que podem causar irritação ou ressecamento excessivo, particularmente quando utilizados com alguns medicamentos tópicos prescritos. O paciente deve ser orientado a interromper o uso do produto caso ocorra irritação intensa. Geralmente, o paciente aplica um gel de peróxido de benzoíla 1 vez/dia. Em muitos casos, esse é o único tratamento necessário (Comerford & Durkin, 2020).

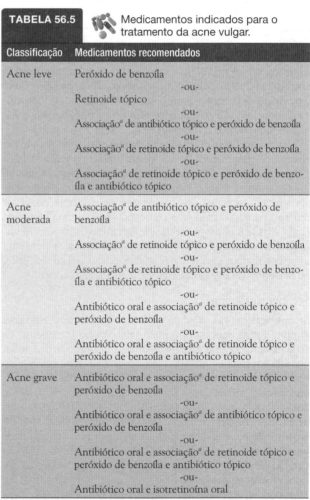

TABELA 56.5 Medicamentos indicados para o tratamento da acne vulgar.

Classificação	Medicamentos recomendados
Acne leve	Peróxido de benzoíla
	-ou-
	Retinoide tópico
	-ou-
	Associação[a] de antibiótico tópico e peróxido de benzoíla
	-ou-
	Associação[a] de retinoide tópico e peróxido de benzoíla
	-ou-
	Associação[a] de retinoide tópico e peróxido de benzoíla e antibiótico tópico
Acne moderada	Associação[a] de antibiótico tópico e peróxido de benzoíla
	-ou-
	Associação[a] de retinoide tópico e peróxido de benzoíla
	-ou-
	Associação[a] de retinoide tópico e peróxido de benzoíla e antibiótico tópico
	-ou-
	Antibiótico oral e associação[a] de retinoide tópico e peróxido de benzoíla
	-ou-
	Antibiótico oral e associação[a] de retinoide tópico e peróxido de benzoíla e antibiótico tópico
Acne grave	Antibiótico oral e associação[a] de retinoide tópico e peróxido de benzoíla
	-ou-
	Antibiótico oral e associação[a] de antibiótico tópico e peróxido de benzoíla
	-ou-
	Antibiótico oral e associação[a] de retinoide tópico e peróxido de benzoíla e antibiótico tópico
	-ou-
	Antibiótico oral e isotretinoína oral

[a]Podem ser prescritos como produtos em associação ou como produtos únicos. Adaptada de Zaenglein, A. L., Pathy, A. L., Schlosser, B. J. et al. (2016). Guidelines of care for the management of acne vulgaris. *Journal of the American Academy of Dermatology*, 74(5), 945-973.

Também estão disponíveis preparações com ácido salicílico de venda livre para o uso pelos pacientes com acne leve. Os efeitos desses agentes são semelhantes àqueles dos produtos com peróxido de benzoíla. Ainda que os produtos com ácido salicílico sejam utilizados há muito tempo pelos pacientes com acne, a sua eficácia não foi demonstrada em estudos clínicos (Zaenglein et al., 2016). Agentes tópicos com prescrição utilizados há muitos anos e que também não demonstraram eficácia em estudos clínicos incluem zinco, enxofre e resorcinol e, portanto, não são recomendados para o tratamento (Zaenglein et al., 2016).

Ácidos de vitamina A sintéticos, também denominados retinoides (p. ex., tretinoína, adapaleno, tazaroteno) são aplicados topicamente para remover os tampões de queratina dos ductos pilossebáceos. O paciente deve ser informado de que os sintomas podem se agravar durante as primeiras semanas da terapia, visto que podem ocorrer inflamação, eritema e descamação. O paciente é advertido contra a exposição ao sol enquanto estiver utilizando esse medicamento tópico, visto que ele pode provocar queimadura solar. As orientações fornecidas na bula devem ser cuidadosamente seguidas. Pode levar 8 a 12 semanas para haver melhora. Alguns pacientes podem se beneficiar do tratamento com retinoide e peróxido de benzoíla e podem receber prescrição de um gel tópico de associação (p. ex., adapaleno e peróxido de benzoíla) (Zaenglein et al., 2016).

O tratamento com antibióticos tópicos para a acne é comum. Os antibióticos suprimem o crescimento das bactérias, reduzem os níveis de ácidos graxos livres superficiais, diminuem os comedões, as pápulas e as pústulas, e não produzem efeitos colaterais sistêmicos (Comerford & Durkin, 2020). Entre os agentes prescritos geralmente estão clindamicina e eritromicina. A associação de géis tópicos que incluem tanto o peróxido de benzoíla quanto um antibiótico (p. ex., benzoíla e eritromicina) são comumente prescritos e pode ser um tratamento muito eficaz (Zaenglein et al., 2016).

Outros agentes tópicos menos prescritos e que podem ser eficazes no tratamento da acne vulgar incluem o ácido azelaico e o gel de dapsona. O ácido azelaico apresenta efeitos comedolíticos, antibacterianos e anti-inflamatórios. Ele também pode apresentar um efeito de clareamento da pele que possa ser hiperpigmentada como uma consequência da acne (Zaenglein et al., 2016). A dapsona reduz as lesões inflamatórias e, em virtude de motivos que não são bem compreendidos, aparenta ter um efeito melhor em mulheres adultas do que em adolescentes ou pacientes do sexo masculino (Zaenglein et al., 2016).

Terapia sistêmica

Os antibióticos orais, quando administrados em pequenas doses durante longo período, são muito efetivos no tratamento da acne moderada e grave, particularmente quando a acne é inflamatória e resulta em pústulas, abscessos e cicatrizes. A terapia pode continuar durante meses a anos. Os antibióticos mais selecionados são da classe das tetraciclinas (p. ex., tetraciclina, doxiciclina, minociclina) (Zaenglein et al., 2016). A família de antibióticos tetraciclinas é contraindicada em gestantes. Os efeitos colaterais das tetraciclinas incluem fotossensibilidade (aumento da sensibilidade à luz solar), náuseas, diarreia, infecção cutânea e vaginite nas mulheres (Comerford & Durkin, 2020). Os antibióticos alternativos que podem ser indicados incluem eritromicina, azitromicina e sulfametoxazol + trimetoprima (Zaenglein et al., 2016).

Retinoides orais (p. ex., isotretinoína) são utilizados com resultados notáveis em pacientes com acne cística nodular que não responde à terapia convencional. Isso pode prevenir a formação das cicatrizes resultantes da formação de cistos. Os retinoides diminuem o tamanho das glândulas sebáceas e inibem a produção do sebo. Eles também causam descamação epidérmica (fazendo com que a pele descame), deslocando e expelindo, assim, os comedões existentes. O efeito colateral mais comum é a **queilite** (inflamação dos lábios). A secura e a escoriação da pele e das mucosas são também efeitos colaterais frequentes. Essas alterações são reversíveis com a suspensão do medicamento. Os retinoides são teratogênicos, o que significa que podem causar malformações fetais. As medidas de contracepção efetivas para mulheres de idade fértil são obrigatórias durante o tratamento e por cerca de 4 a 8 semanas depois (Dlugasch & Story, 2021). Para evitar efeitos tóxicos aditivos, os pacientes são advertidos para não tomar suplementos de vitamina A enquanto estiverem sendo tratados com isotretinoína (Comerford & Durkin, 2020).

A terapia com estrogênio (incluindo preparações de progesterona-estrogênio) suprime a produção de sebo e diminui a oleosidade da pele. Em geral, é reservada para mulheres jovens, quando a acne começa um pouco mais tarde do que o habitual e tende a sofrer exacerbações em determinados momentos do ciclo menstrual. Os contraceptivos orais com estrogênio predominante podem ser administrados em um esquema cíclico prescrito (Rao & Chen, 2020). O estrogênio não é administrado a pacientes do sexo masculino, devido aos efeitos colaterais indesejáveis, como aumento das mamas e diminuição dos pelos corporais.

Fototerapia

A antibioticoterapia acompanha o risco de desenvolvimento de resistência aos antibióticos usados; portanto, fototerapia tem sido proposta como uma alternativa potencialmente viável. O uso de fototerapia com diodo emissor de luz (LED), especificamente luz azul (direcionamento de luz com 407 a 420 nm de comprimento de onda em áreas específicas de pele) mostrou efeitos promissores preliminares nos casos leves a moderados de acne. Acredita-se que a luz azul ative porfirinas de ocorrência natural, resultando na formação de radicais livres que destroem a membrana celular da bactéria *Propionibacterium acnes*, que frequentemente incita a formação de comedões (Ablon, 2018; Scott, Stehlik, Clark et al., 2019). Até o momento, não há relatos de efeitos adversos associados à fototerapia com luz azul. Os pacientes precisam separar algum tempo para esses tratamentos, que podem ser autoadministrados em casa 2 vezes/dia, durante 30 a 60 min, por 5 semanas (Scott et al., 2019). Atualmente, a eficácia da fototerapia ainda está sendo investigada.

Manejo cirúrgico

O tratamento inclui extração dos comedões; injeções de corticosteroides nas lesões inflamadas; e incisão e drenagem das grandes lesões císticas nodulares flutuantes (que se movem em ondas palpáveis). Os pacientes com cicatrizes profundas podem ser tratados com dermabrasão (terapia abrasiva profunda), em que a epiderme e parte da derme superficial são removidas até o nível das cicatrizes (Rao & Chen, 2020).

Os comedões podem ser removidos com um extrator apropriado. O local é inicialmente limpo com álcool. A abertura do extrator é então colocada sobre a lesão, e aplica-se pressão direta para promover a extrusão do tampão através do extrator. A remoção dos comedões resulta em eritema, que pode levar várias semanas para desaparecer. É comum a ocorrência de recidiva dos comedões após a extração (Rao & Chen, 2020).

Manejo de enfermagem

O cuidado de enfermagem a pacientes com acne inclui monitoramento e tratamento das complicações potenciais dos tratamentos cutâneos. As principais atividades de enfermagem consistem em fornecer instruções ao paciente, particularmente sobre as técnicas apropriadas de cuidado da pele e tratamento dos problemas potenciais relacionados com o distúrbio cutâneo ou a terapia. É essencial tranquilizar o paciente de maneira positiva, ouvir com atenção e ser sensível aos sentimentos do paciente com acne para o seu bem-estar psicológico e para a compreensão da doença e do plano de tratamento. A apresentação da acne, em particular se ela persiste até a fase adulta, pode levar a ansiedade e depressão (Zaenglein et al., 2016).

Prevenção de cicatrizes

A prevenção das cicatrizes é a meta final da terapia. A possibilidade de cicatrizes aumenta com a gravidade da acne. A acne grave normalmente necessita de uma terapia de longo prazo com agentes antibióticos sistêmicos e outros tratamentos, que podem incluir associação de agentes tópicos ou isotretinoína (ver Tabela 56.5). Os pacientes devem ser alertados de que a interrupção desses medicamentos pode levar a mais exacerbações e aumentar a possibilidade de cicatrizes profundas. Além disso, a manipulação dos comedões, das pápulas e das pústulas aumenta o potencial de cicatrizes.

Quando a cirurgia para a acne é prescrita para extrair comedões de localização profunda ou lesões inflamadas, ou para incisão e drenagem de lesões císticas, a própria intervenção pode resultar em cicatrizes adicionais. A dermabrasão, que nivela o tecido cicatricial existente, também pode aumentar a formação de cicatrizes. A hiperpigmentação ou a hipopigmentação também podem afetar o tecido acometido. O paciente deve ser informado desses resultados potenciais antes de escolher qualquer intervenção cirúrgica para a acne.

Promoção de cuidados domiciliar, comunitário e de transição

Orientação do paciente sobre autocuidados

Além de fornecer orientações para tomar os medicamentos prescritos, o enfermeiro orienta o paciente a lavar a face e outras áreas acometidas com sabonete neutro e água, 2 vezes/dia, para remover os óleos superficiais e evitar a obstrução das glândulas sebáceas. São prescritos sabonetes abrasivos neutros e agentes secantes para eliminar a sensação de oleosidade que incomoda muitos pacientes. Ao mesmo tempo, os pacientes são aconselhados a evitar uma abrasão excessiva, visto que ela agrava a acne.

Todas as formas de atrito e traumatismo são evitadas, incluindo apoiar a face contra as mãos, esfregar a face e usar colares, capacetes e máscaras apertados. Os pacientes são orientados a evitar a manipulação das espinhas ou pontos pretos. Espremer só agrava o problema, visto que uma porção do cravo é empurrada para baixo, o que pode causar a ruptura do folículo. Como os cosméticos, os cremes de barbear e as loções podem agravar a acne, devem ser evitados.

DERMATOSES INFECCIOSAS

Várias dermatoses podem ser causadas por infecções bacterianas, virais, fúngicas ou parasitárias.

INFECÇÕES CUTÂNEAS BACTERIANAS

As infecções bacterianas da pele formadoras de pus, também denominadas **piodermites**, podem ser primárias ou secundárias. As infecções cutâneas primárias originam-se na pele de aparência previamente normal e, em geral, são causadas por um único microrganismo. As infecções cutâneas secundárias originam-se de um distúrbio cutâneo preexistente ou da ruptura da integridade da pele em consequência de lesão ou cirurgia. Em ambos os casos, vários microrganismos podem ser implicados (p. ex., *Staphylococcus aureus*, estreptococos do grupo A). As infecções cutâneas bacterianas primárias comuns são o impetigo e a foliculite. A foliculite pode provocar furúnculos ou carbúnculos.

Impetigo

O impetigo é uma infecção superficial da pele, causada por estafilococos, estreptococos ou múltiplas bactérias. Impetigo bolhoso, uma infecção cutânea mais profunda causada por *S. aureus*, é caracterizado pela formação de **bolhas** (ou seja, lesões grandes preenchidas por líquido) a partir de vesículas. As bolhas sofrem ruptura, deixando áreas desnudas e avermelhadas. O impetigo não bolhoso responde por aproximadamente 70% dos casos. Esse tipo de impetigo tende a acometer a pele que já foi afetada por cortes, escoriações, picadas ou outros tipos de traumatismo. *S. aureus* também é geralmente implicado, inclusive MRSA (*S. aureus* meticilino-resistente), e *S. aureus* gentamicino-resistente, bem como *Streptococcus pyogenes* (Lewis, 2019).

As áreas expostas do corpo, a face, as mãos, o pescoço e os membros são mais frequentemente acometidos. O impetigo é contagioso e pode espalhar-se para outras partes da pele do paciente ou para outros membros da família que entram em contato físico com o paciente ou que utilizam toalhas ou pentes contaminados com o exsudato das lesões (Lewis, 2019).

O impetigo é observado em indivíduos de todas as raças e idades. Mostra-se particularmente comum em crianças que vivem em condições deficientes de higiene. Os problemas de saúde crônicos, a higiene deficiente e a desnutrição podem predispor um adulto ao impetigo. O impetigo é mais prevalente em climas quentes e úmidos e, portanto, é observado mais comumente no sudeste dos EUA do que no norte (Lewis, 2019).

Manifestações clínicas

As lesões do impetigo são mais comumente observadas na face ou nos membros. Começam como pequenas máculas avermelhadas, que rapidamente se transformam em vesículas separadas e de paredes finas, que sofrem ruptura e ficam cobertas por uma crosta cor de mel frouxamente aderente (Figura 56.4). Essas crostas são facilmente removidas, revelando superfícies úmidas, avermelhadas e lisas, sobre as quais formam-se rapidamente novas crostas (Lewis, 2019).

Manejo clínico

A terapia antibacteriana tópica (p. ex., mupirocina, retapamulina) geralmente é prescrita quando a doença se limita a uma pequena área. O medicamento deve ser aplicado nas lesões várias vezes ao dia, durante 5 a 7 dias. As lesões são inicialmente embebidas ou lavadas com solução de sabonete para remover o local central de crescimento bacteriano, proporcionando ao antibiótico tópico a oportunidade de alcançar o local infectado.

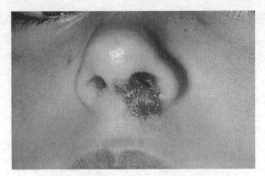

Figura 56.4 • Impetigo da narina.

Após a remoção das crostas, aplica-se o creme de antibiótico tópico prescrito. Devem-se utilizar luvas durante o cuidado ao paciente (Lewis, 2019).

Podem ser prescritos antibióticos sistêmicos para tratar as infecções disseminadas ou para os casos em que ocorrem manifestações sistêmicas (p. ex., febre). Esses antibióticos mostram-se efetivos para reduzir a disseminação contagiosa, tratar as infecções profundas e impedir o desenvolvimento de glomerulonefrite aguda (infecção renal), que pode ocorrer em consequência de doenças cutâneas estreptocócicas. Pode-se prescrever amoxicilina-clavunalato, cloxacilina ou dicloxacilina. Na presença de MRSA, os antibióticos prescritos podem incluir clindamicina, sulfametoxazol-trimetoprima, levofloxacino ou ciprofloxacino (Lewis, 2019).

Manejo de enfermagem

O enfermeiro orienta o paciente e os familiares a banhar-se pelo menos 1 vez/dia com sabonete bactericida. A limpeza e as práticas de boa higiene ajudam a evitar a disseminação das lesões de uma área cutânea para outra e de uma pessoa para outra. Em particular, os pacientes e familiares precisam ser orientados a praticar a boa higiene das mãos toda vez que tiverem contato com uma lesão. Cada pessoa deve ter sua própria toalha de banho e de rosto. Como o impetigo é um distúrbio contagioso, as pessoas infectadas devem evitar o contato com outras pessoas até ocorrer cicatrização das lesões (Lewis, 2019).

Foliculite, furúnculos e carbúnculos

A foliculite infecciosa é uma condição inflamatória das células da parede e dos óstios dos folículos pilosos, que pode ser causada por bactérias, fungos ou parasitas. As lesões podem ser superficiais ou profundas. Pápulas ou pústulas isoladas ou múltiplas aparecem próximo aos folículos pilosos. A foliculite pode afetar qualquer parte pilosa do corpo, é mais comum na área da barba dos homens que se barbeiam, bem como nas pernas das mulheres, quando se depilam. Outras áreas frequentemente acometidas incluem as axilas, o tronco e as nádegas (Bryant & Nix, 2016).

A pseudofoliculite da barba (barba encravada) ocorre predominantemente na face de homens afrodescendentes, em consequência do barbear-se. Os pelos encravados têm raiz encurvada, que cresce em um ângulo mais agudo e que perfura a pele, provocando reação irritativa. O único tratamento totalmente efetivo é evitar barbear-se. Outros tratamentos incluem o uso de loções especiais ou antibióticos ou o emprego de uma escova de mão para desalojar mecanicamente os pelos. Se o paciente precisar remover os pelos faciais, pode utilizar um creme depilatório ou um barbeador elétrico.

O **furúnculo** é uma inflamação aguda que se origina profundamente em um ou mais folículos pilosos e que se dissemina para a derme adjacente (Figura 56.5). Essa inflamação constitui uma forma profunda de foliculite. A furunculose refere-se a lesões múltiplas e recorrentes. Os furúnculos podem ocorrer em qualquer parte do corpo, porém são mais prevalentes em áreas sujeitas a irritação, pressão, atrito e sudorese excessiva, como parte posterior do pescoço, axilas e nádegas.

O furúnculo pode começar como uma pequena espinha dolorosa, elevada e avermelhada. Com frequência, a infecção progride e acomete a pele e o tecido adiposo subcutâneo, causando hipersensibilidade, dor e celulite. A área de rubor e de induração representa um esforço do organismo para manter a infecção localizada. As bactérias (habitualmente estafilococos) produzem necrose do tecido invadido (Motswaledi, 2018). A ponta característica de um furúnculo ocorre em poucos dias. Quando isso acontece, o centro torna-se amarelado ou negro, e diz-se que o furúnculo "amadureceu".

Um **carbúnculo** é um abscesso da pele e do tecido subcutâneo, que representa uma extensão de um furúnculo que invadiu vários folículos e está grande e profundamente localizado. Em geral, é causado por uma infecção estafilocócica. Os carbúnculos aparecem mais comumente em áreas onde a pele é espessa e não elástica; a nuca e as costas constituem locais comuns (Ahmad & Siddiqui, 2017). A inflamação extensa frequentemente impede o isolamento completo da infecção; pode haver absorção do material purulento, resultando em febre alta, dor, leucocitose e sepse.

Os furúnculos e os carbúnculos têm mais tendência a ocorrer em adultos mais velhos com doenças sistêmicas subjacentes, como diabetes melito ou neoplasias malignas hematológicas, bem como naqueles que recebem terapia imunossupressora para outras doenças. Ambos são prevalentes em climas quentes, particularmente na pele sob roupas oclusivas (Ahmad & Siddiqui, 2017).

Manejo clínico

No tratamento das infecções estafilocócicas, é importante não romper nem destruir a parede protetora de induração que localiza a infecção. O furúnculo ou a espinha nunca devem ser espremidos. A antibioticoterapia sistêmica, selecionada com base nos resultados de cultura e do antibiograma, está geralmente indicada. A dicloxaciclina e as cefalosporinas por via oral (VO) constituem os medicamentos de primeira linha.

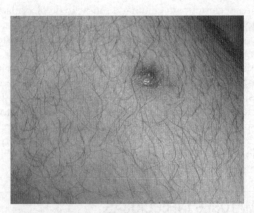

Figura 56.5 • Furúnculo doloroso na coxa. Reproduzida, com autorização, de Goodheart, H. P. (2003). *Goodheart's photoguide of common skin disorders*. (2nd ed.). Philadelphia, PA: Lippincott Williams & Wilkins.

Se houver suspeita de MRSA, os antibióticos selecionados podem incluir clindamicina, sulfametoxazol-trimetoprima, doxiciclina ou minociclina (Harris, 2019).

Quando o pus é localizado e flutuante, uma pequena incisão feita com bisturi pode acelerar a resolução, aliviando a tensão e garantindo a evacuação direta do pus e dos resíduos. O paciente é orientado a manter a lesão que drena coberta com um curativo.

Manejo de enfermagem

Para pacientes agudamente doentes em virtude da infecção, indicam-se líquidos IV, redução da febre e outros tratamentos de apoio. As compressas quentes e úmidas aceleram a resolução do furúnculo ou do carbúnculo. A pele adjacente pode ser limpa delicadamente com sabonete antibacteriano, e pode-se aplicar uma pomada antibacteriana. Os curativos sujos são manuseados de acordo com as precauções padrão. Os profissionais de enfermagem devem seguir rigorosamente as precauções padrão para evitar transformar-se em portadores de estafilococos.

> **Alerta de enfermagem: Qualidade e segurança**
>
> Os enfermeiros precisam tomar precauções especiais ao cuidar de furúnculos na face do paciente, visto que a área cutânea drena diretamente para os seios venosos cranianos. Pode-se verificar o desenvolvimento de trombose do seio após manipulação de um furúnculo nessa localização. A infecção pode migrar através do trato sinusal e penetrar na cavidade cerebral, causando um abscesso cerebral.

Promoção de cuidados domiciliar, comunitário e de transição

Orientação do paciente sobre autocuidados

Para evitar e controlar as infecções cutâneas estafilocócicas, como furúnculos e carbúnculos, o estafilococo patogênico precisa ser eliminado da pele e do ambiente. Devem ser promovidos esforços para fornecer um ambiente higiênico. Se as lesões estiverem drenando ativamente, o colchão e o travesseiro devem ser cobertos com material plástico e limpos diariamente com desinfetante; as roupas de cama, as toalhas e as roupas de uso pessoal devem ser lavadas depois de cada uso, e o paciente deve utilizar um sabonete e xampu antibacterianos por período indefinido, frequentemente por vários meses.

INFECÇÕES CUTÂNEAS VIRAIS

Infecções virais podem provocar manifestações cutâneas. Entre os vírus que provocam manifestações cutâneas estão VZV (vírus varicela-zóster), HSV (herpes-vírus simples e SARS-CoV-2 (coronavírus da síndrome respiratória grave 2).

Herpes-zóster

Herpes-zóster, também chamado *cobreiro*, é uma infecção causada pelo vírus varicela-zóster (VZV). A doença caracteriza-se por erupções vesiculares dolorosas ao longo das áreas de distribuição de dermátomos (nervos sensitivos) a partir de um ou mais gânglios posteriores. Após a evolução de um caso de varicela primária (catapora), o VZV permanece latente no interior das células nervosas, próximo ao cérebro e à medula espinal. Posteriormente, quando o vírus latente se torna reativado, devido a um declínio da imunidade celular, ele segue o seu percurso pelos nervos periféricos até a pele, onde se multiplica e cria uma erupção avermelhada de pequenas bolhas cheias de líquido.

Acredita-se que, durante o processo de envelhecimento, a imunidade natural ao vírus da varicela decline, facilitando a reatividade do vírus. No transcorrer natural da vida, o herpes-zóster desenvolve-se em cerca de 10 a 20% de todos os adultos que tiveram anteriormente varicela, em geral depois dos 50 anos. As taxas de ocorrência tendem a ser iguais em ambos os sexos, porém são ligeiramente mais baixas em adultos negros, quando comparados com adultos brancos. Observa-se uma frequência aumentada de infecções por herpes-zóster em pacientes com sistema imune enfraquecido, incluindo aqueles com infecção pelo HIV e pacientes com câncer. Nesses pacientes, a infecção pode tornar-se disseminada e causar complicações significativas (Janniger, Eastern, Hospenthal et al., 2020).

Manifestações clínicas

Geralmente, as manifestações ocorrem em três fases: as fases pré-eruptiva, eruptiva aguda e neuralgia pós-herpética. Durante a fase pré-eruptiva, o VZV previamente dormente sofre reativação nos gânglios das raízes dorsais da medula espinal. Por conseguinte, as manifestações que surgem tendem a acompanhar os dermátomos que correspondem aos gânglios acometidos. Em geral, o paciente queixa-se de dor ou, algumas vezes, de prurido e parestesias sobre a região sensorial que acompanha os dermátomos acometidos. Essa fase tem duração de 1 a 10 dias, sendo a duração típica de 48 horas (Janniger et al., 2020).

A fase eruptiva aguda é anunciada pelo aparecimento de áreas eritematosas em placas unilaterais na área do dermátomo afetada. As vesículas que aparecem são inicialmente claras; em seguida, tornam-se purulentas e, por fim, sofrem ruptura e formam crostas (Figura 56.6). A dor que acompanha esse estágio é descrita como intensa e implacável. Normalmente, essa fase dura 10 a 15 dias (Janniger et al., 2020).

A última fase – neuralgia pós-herpética – é variável quanto à sua duração e manifestações. Geralmente, a dor se localiza na área do dermátomo acometida. Cerca de 50% dos indivíduos idosos com mais de 60 anos com herpes-zóster apresentam dor da neuralgia pós-herpética por mais de 60 dias (Janniger et al., 2020).

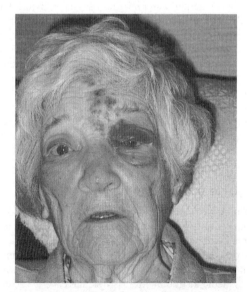

Figura 56.6 • Herpes-zóster.

O herpes-zóster oftálmico é um subtipo raro de herpes-zóster com graves consequências. No herpes-zóster oftálmico, um ramo do nervo trigêmeo que inerva as estruturas oculares e perioculares é acometido. Isso pode causar dor significativa e complicações oculares mórbidas, incluindo cegueira (Janniger et al., 2020).

Manejo clínico

Os efeitos do herpes-zóster podem ser diminuídos se agentes antivirais (p. ex., aciclovir, valaciclovir ou fanciclovir) forem administrados nas primeiras 72 horas após o aparecimento dos sintomas; o agente antiviral prescrito tem de ser usado por 7 a 10 dias por pacientes imunocompetentes. Aciclovir IV pode ser indicado para pacientes imunocomprometidos; a terapia pode ser mantida por até 21 dias (Janniger et al., 2020).

As metas do manejo do herpes-zóster consistem em aliviar a dor e reduzir ou evitar as complicações, que incluem infecção, cicatrização e neuralgia pós-herpética e complicações oculares. A dor é controlada com analgésicos, visto que o controle adequado da dor durante a fase aguda ajuda a evitar padrões de dor persistente. Os agentes analgésicos podem incluir AINEs e paracetamol para dor leve ou opioides, como oxicodona, para dor moderada a intensa (Beuscher, Reeves & Harrell, 2017). Tradicionalmente eram prescritos corticosteroides sistêmicos; contudo, seu uso rotineiro é atualmente motivo de controvérsia, porque não foram observados benefícios nos estudos de pesquisa (Janniger et al., 2020). Podem ser prescritas pregabalina ou gabapentina para pacientes com neuralgia pós-herpética para aliviar seus efeitos desagradáveis. Outros fármacos que podem ser prescritos para tratar neuralgia pré-herpética incluem antidepressivos (p. ex., amitriptilina, nortriptilina) (Beuscher et al., 2017). Pacientes com herpes-zóster oftálmico precisam de tratamento de emergência por um oftalmologista (Janniger et al., 2020).

A partir de 1995, a vacinação de crianças com a vacina contra o VZV levou a uma redução acentuada na incidência da varicela primária, que, espera-se, resultará em uma diminuição acentuada nas taxas de herpes-zóster no futuro. Em 2006, foi introduzida uma vacina com vírus vivo (ZVL) para herpes-zóster que estimula a imunidade em adultos com 60 anos ou mais. Desde então, as diretrizes de consenso reduziram a idade de vacinação para 50 anos e incluíram pessoas com história pregressa de herpes-zóster por causa das recorrências (Janniger et al., 2020). Uma vacina recombinante (RZV), sem vírus vivo, contra herpes-zóster foi aprovada pela agência norte americana FDA (Food and Drug Administration) em 2017. Em resposta, os Centers for Disease Control and Prevention (CDC) revisaram suas diretrizes de vacinação para herpes-zóster e passaram a recomendar que adultos com 50 anos ou mais devem receber duas doses de RZV 2 com intervalo de 6 meses, independentemente de terem ou não recebido previamente a vacina ZVL. No caso de adultos que receberam a vacina ZVL, eles só devem receber uma primeira dose da RZV pelo menos 2 meses após a administração da vacina ZVL (Dooling, Guo, Patel et al., 2018).

Manejo de enfermagem

O paciente e os familiares são orientados sobre a importância de tomar os antivirais, conforme prescrição, e de manter as consultas de acompanhamento com o médico. O enfermeiro avalia o desconforto do paciente e a resposta ao medicamento e também colabora com o médico para efetuar os ajustes necessários no esquema de tratamento. As vesículas e a erupção cutânea podem ser aliviadas pela aplicação de loção de calamina (de venda livre) ou curativos embebidos em acetato de alumínio a 5% (solução de Burow) durante 30 a 60 min 4 a 6 vezes/dia (Janniger et al., 2020). O paciente é orientado sobre como seguir as técnicas corretas de higiene das mãos para evitar a disseminação do vírus.

As atividades de lazer e as técnicas de relaxamento são incentivadas para garantir um sono repousante e aliviar o desconforto. Pode ser necessário um cuidador familiar para ajudar nos curativos, particularmente se o paciente for idoso e incapaz de aplicá-los. Deve-se providenciar a preparação dos alimentos para pacientes que não possam cuidar de si mesmos ou preparar refeições nutritivas.

Herpes simples

O herpes simples é uma infecção cutânea comum. Existem dois tipos de vírus causais, que são identificados por tipagem viral. Em geral, o herpes simples tipo 1 tipo ocorre na pele dos lábios, da boca, das gengivas ou da língua (ou na pele ao redor da boca), enquanto o tipo 2 acomete a área genital; todavia, ambos os tipos de vírus podem ser encontrados em ambos os locais. Ver as discussões sobre os vírus do herpes simples tipos 1 e 2 nos Capítulos 18 e 51, respectivamente.

Considerações sobre a covid-19

As manifestações da infecção por SARS-CoV-2, implicado na epidemia global de covid-19, são primariamente respiratórias (p. ex., pneumonia, síndrome de angústia respiratória aguda, insuficiência respiratória aguda), como seu nome implica. Todavia, existem manifestações dermatológicas notáveis da covid-19 que foram rastreadas por um registro internacional de pacientes com manifestações cutâneas de covid-19 (patrocinado pela American Academy of Dermatology [AAD] e pela International League of Dermatologic Societies [ILDS]). Por ocasião do preparo desta obra, manifestações dermatológicas de covid-19 haviam sido relatadas em 716 pacientes de 31 países (Freeman, McMahon, Lipoff et al., 2020b). Embora tenham sido relatadas muitas manifestações cutâneas de covid-19, uma chama especialmente atenção – lesões cutâneas acrais semelhantes a eritema pérnio ou perniose (Freeman, McMahon, Lipoff et al., 2020a; Freeman et al., 2020b).

Eritema pérnio (perniose) é manifestação inflamatória dermatológica da vasculatura superficial que ocorre em resposta ao frio. Consiste em edema e eritema, algumas vezes com formação de placas, nos dedos das mãos ou dos pés; ocasionalmente são encontradas ulcerações. As manifestações acrais semelhantes a eritema pérnio (pseudoeritema pérnio) da covid-19, algumas vezes denominados *dedos da covid*, não são relacionadas com frio/temperatura ambiente baixa e não se acredita que sejam uma resposta vascular. Em 2020, os pesquisadores afirmavam que a causa subjacente poderia ser idiopática (desconhecida) ou relacionada a uma resposta inflamatória simples ou relacionada a uma coagulopatia pró-trombótica incitada pela infecção (Freeman et al., 2020a).[2] Independentemente dos mecanismos fisiopatológicos desse fenômeno, as lesões cutâneas acrais semelhantes a eritema pérnio parecem exibir predileção por crianças e adultos jovens em vez de adultos de meia-idade ou idosos com covid-19. Ocorre mais

---

[2] N.R.T.: Em 2022, a Sociedade Brasileira de Dermatologia (SBD) lançou um guia sobre a covid-19 e suas manifestações cutâneas, o qual pode ser acessado no *site* da SBD.

frequentemente nos dedos dos pés do que nos dedos das mãos, e, em alguns casos, é a única manifestação de infecção por SARS-CoV-2 (Freeman et al., 2020a; Freeman et al., 2020b). Além disso, a infecção tende a ser leve e, em geral, o manejo é ambulatorial (ver discussão de manejo das formas leves de covid-19 no Capítulo 19). Com base nessas observações, recomenda-se que os pacientes com manifestações cutâneas acrais semelhantes a eritema pérnio, mas sem outros distúrbios de saúde, devem ser testados para covid-19, independentemente de relato de exposição a covid-19 ou a existência de outras manifestações sugestivas de covid-19 (Feldman & Freeman, 2020).

INFECÇÕES CUTÂNEAS FÚNGICAS (MICÓTICAS)

Fungos são microrganismos eucariotas que não pertencem ao reino vegetal nem ao reino animal; são responsáveis por várias infecções cutâneas comuns. Em alguns casos, afetam apenas a pele e seus apêndices (pelos e unhas). Em outros casos, os órgãos internos são acometidos e as doenças podem ser potencialmente fatais. Todavia, as infecções superficiais raramente causam incapacidade até mesmo temporária e respondem prontamente ao tratamento. Pode ocorrer infecção secundária por bactérias, *Candida* ou por ambos os microrganismos.

A infecção cutânea fúngica mais comum é a **tinha**, também denominada dermatofitose ou *ringworm*, em inglês, em virtude de sua aparência característica de anel ou túnel arredondado sob a pele. As infecções por tinha acometem a cabeça, o corpo, a virilha, os pés e as unhas (Sahoo & Mahajan, 2016). A Tabela 56.6 apresenta um resumo das infecções por tinha e seu tratamento.

Para obter uma amostra para diagnóstico, a lesão é limpa e são utilizados um bisturi ou uma lâmina de vidro para remover escamas da margem da lesão. As escamas são colocadas em uma lâmina na qual foi adicionado hidróxido de potássio. O diagnóstico é estabelecido pelo exame microscópico

TABELA 56.6 Infecções por tinha (dermatofitoses).

Tipo e localização	Manifestações clínicas	Tratamento
Tinha da barba (infecção fúngica da barba ou do bigode em homens)	• Lesões vermelhas, inflamadas e semelhantes a abscessos, pústulas ou formação de crostas • Pode ocorrer infecção secundária	• Griseofulvina durante 4 a 6 semanas ou terbinafina durante 2 a 4 semanas • Lavar a barba ou o bigode com xampu de sulfeto de selênio durante 2 semanas
Tinha do couro cabeludo (couro cabeludo ou sobrancelhas; infecção fúngica contagiosa das hastes dos cabelos)	• Placas ovais, eritematosas e descamativas • Pequenas pápulas ou pústulas no couro cabeludo ou nas sobrancelhas • Cabelo quebradiço, que se rompe facilmente; alopecia em placas	• Griseofulvina durante 4 a 6 semanas ou terbinafina durante 2 a 4 semanas • Lavar os cabelos ou as sobrancelhas 2 vezes/semana com xampu de sulfeto de selênio durante 2 semanas
Tinha do corpo	• Começa com uma mácula vermelha que se espalha até formar um anel de pápulas ou vesículas com área central clara • As lesões são encontradas em grupos; muitas se espalham para os cabelos, couro cabeludo ou unhas • O prurido é uma queixa comum	• Infecções locais – cremes antifúngicos tópicos, 1 ou 2 vezes/dia (p. ex., clotrimazol, econazol, cetoconazol) • Infecções extensas ou tinha do couro cabeludo concomitante ou condições imunossupressoras (p. ex., neoplasia ativa) – antifúngicos orais (p. ex., fluconazol durante 2 a 4 semanas, itraconazol durante 1 semana, terbinafina durante 2 semanas)
Tinha crural (área da virilha; "coceira do jóquei")	• Começa com pequenas placas vermelhas descamativas, que se espalham para formar placas elevadas circulares • Muito pruriginosa • Podem ser observados grupos de pústulas ao redor das margens	• Infecções locais – ver tratamento da tinha do corpo • Infecções extensas ou ocorrência concomitante de tinha do couro cabeludo ou condições imunossupressoras (p. ex., neoplasias ativas – ver tratamento para a tinha do corpo) • Orientar os pacientes a evitar usar roupas apertadas na região da virilha; secar por completo as pregas cutâneas (evitando esfregar) após o banho e a usar toalhas separadas para a região da virilha e outras partes do corpo

Tinha do pé ("pé de atleta")	• A planta de um ou de ambos os pés pode apresentar descamação e rubor discreto, com maceração entre os dedos
	• As infecções mais agudas podem exibir grupos de vesículas claras sobre uma base mosqueada
		• Infecções locais – ver tratamento da tinha do corpo
		• Infecções extensas ou ocorrência concomitante de tinha do couro cabeludo ou condições imunossupressoras (p. ex., neoplasias ativas – ver tratamento para a tinha do corpo)
		• Orientar o paciente a:
		  • colocar meias antes da roupa íntima para evitar a contaminação cruzada da virilha
		  • descartar os sapatos antigos ou tratá-los com pó antifúngico para prevenir reinfecções
		  • utilizar calçados protetores em piscinas comunitárias

Tinha ungueal (unhas dos dedos dos pés; onicomicose)	• As unhas sofrem espessamento, fragmentam-se com facilidade e perdem o brilho • Toda a unha pode ser destruída • Se não tratada, pode resultar em dor, perda de equilíbrio e infecção por *Candida*	• Antifúngicos orais durante 12 semanas (p. ex., itraconazol, terbinafina, com ou sem aplicação concomitante de esmalte de unha de ciclopirox olamina) • Pode-se indicar a avulsão da unha, seja cirurgicamente ou por meios químicos, usando um composto de ureia a 40 a 50%

Adaptada de Handler, M. Z., Stephany, M. P. & Schwartz, R. A. (2020). Tinea capitis. *Medscape*. Retirado em 12/10/2020 de: emedicine.medscape.com/article/1091351-overview; Robbins, C. M. & Elewski, B. E. (2012). Tinea pedis. *Medscape*. Retirado em 12/10/2020 de: emedicine.medscape.com/article/1091684-overview; Schwartz, R. A. & Szepietowski, J. C. (2020). Tinea barbae. *Medscape*. Retirado em 12/10/2020 de: emedicine.medscape.com/article/1091252-overview; Shukla, S. & Khachemoune, A. (2020). Tinea corporis. *Medscape*. Retirado em 12/10/2020 de: emedicine.medscape.com/article/1091473-overview; Tosti, A. (2020). Onychomycosis. *Medscape*. Retirado em 12/10/2020 de: emedicine.medscape.com/article/1105828-overview; Weiderkehr, M. & Schwartz, R. A. (2012). Tinea cruris. *Medscape*. Retirado em 12/10/2020 de: emedicine.medscape.com/article/1091806-overview.

das escamas infectadas em busca de esporos e de hifas ou por isolamento do microrganismo em cultura. Com o uso de uma lâmpada de Wood, uma amostra de pelo infectado exibe fluorescência, o que pode ser útil para o diagnóstico de alguns casos de tinha do couro cabeludo (Sahoo & Mahajan, 2016).

INFECÇÕES CUTÂNEAS PARASITÁRIAS

As infecções cutâneas parasitárias incluem as da pele por piolhos (pediculose) e pelo ácaro da coceira (escabiose).

Pediculose: infestação por piolhos

A infestação por piolhos afeta pessoas de todas as idades. Três variedades de piolhos infestam os seres humanos: *Pediculus humanus capitis* (piolho-da-cabeça), *Pediculus humanus corporis* (piolho-do-corpo) e *Pthiriasis pubis* (piolho do púbis ou "chato"). Os piolhos são denominados *ectoparasitos*, uma vez que vivem fora do corpo do hospedeiro. Dependem do hospedeiro para a sua nutrição, alimentando-se do sangue humano várias vezes ao dia. Injetam seus sucos digestivos e excrementos na pele, o que provoca prurido intenso (CDC, 2017).

Pediculose da cabeça

A pediculose da cabeça é uma infestação do couro cabeludo pelo piolho-da-cabeça. A fêmea do piolho deposita seus ovos (lêndeas) próximo ao couro cabeludo. As lêndeas ficam firmemente fixadas às hastes dos cabelos por meio de uma substância pegajosa. Os piolhos jovens eclodem em cerca de 6 a 9 dias e alcançam a maturidade em 7 dias. Os piolhos-da-cabeça podem ser transmitidos diretamente por contato físico ou indiretamente por meio de pentes, escovas, perucas, chapéus, capacetes e roupas de cama infestados (CDC, 2017).

Pediculoses corporal e pubiana

A pediculose do corpo é uma infestação do corpo pelo piolho-do-corpo. Trata-se de uma doença encontrada em pessoas que vivem em alojamentos aglomerados. A pediculose pubiana é extremamente comum. A infecção está geralmente localizada na região genital e é transmitida principalmente por contato sexual (Guenther & Maguiness, 2020).

Manifestações clínicas

Os piolhos-da-cabeça são encontrados mais comumente ao longo da parte posterior da cabeça e atrás das orelhas. A olho nu, os ovos assemelham-se a corpos ovais prateados e brilhantes. A picada do inseto provoca prurido intenso e, com frequência, a arranhadura resultante leva à infecção bacteriana secundária, como impetigo ou furunculose. A infestação é mais comum em crianças e em pessoas com cabelos compridos (CDC, 2017).

No caso do piolho-do-corpo, as áreas da pele que entram em contato mais próximo com as roupas íntimas (i. e., pescoço, tronco e coxas) são principalmente acometidas. O piolho-do-corpo vive principalmente nas costuras das roupas íntimas e roupas comuns, às quais se prende quando perfura a pele com sua probóscida. Sua picada provoca minúsculos pontos hemorrágicos característicos. Pode ocorrer escoriação disseminada em consequência do prurido intenso e da arranhadura, particularmente no tronco e no pescoço. Entre as lesões secundárias produzidas, destacam-se arranhaduras lineares paralelas e ligeiro grau de eczema. Nos casos de longa duração, a pele pode tornar-se espessa, seca e descamativa, com áreas de pigmentação escura (Dlugasch & Story, 2021).

O prurido, particularmente à noite, constitui o sintoma mais comum da infestação por piolhos. Uma poeira castanho-avermelhada (i. e., excreções dos insetos) pode ser encontrada nas roupas íntimas do paciente. A área púbica deve ser examinada com lente de aumento para visualizar os piolhos que se movem pela haste dos pelos ou as lêndeas cimentadas ao pelo ou na junção com a pele. A infestação pelos piolhos pubianos pode coexistir com infecções sexualmente transmissíveis (ISTs), como gonorreia, herpes ou sífilis. Pode haver também infestação dos pelos do tórax, axilas, barba e cílios. Algumas vezes, podem ser observadas máculas azul-acinzentadas no tronco, nas coxas e nas axilas, em consequência da reação da saliva do inseto com bilirrubina (convertendo-a em biliverdina) ou da excreção produzida pelas glândulas salivares do piolho (Guenther & Maguiness, 2020).

Manejo clínico

O tratamento da pediculose da cabeça e pubiana envolve a lavagem dos cabelos com xampu contendo compostos de piretrina com butóxido de piperonila ou enxágue com permetrina (CDC, 2019). O paciente é orientado a passar xampu no couro cabeludo e nos cabelos e pelos, de acordo com as orientações do fabricante do produto. Após enxaguar os cabelos por completo, deve-se penteá-los com um pente fino mergulhado em vinagre para remover quaisquer lêndeas remanescentes ou carapaças de lêndeas que se desprendem das hastes dos cabelos. São extremamente difíceis de remover, e pode ser necessário retirá-las uma por uma (CDC, 2019).

O paciente com pediculose do corpo é orientado a banhar-se com água e sabão. Geralmente, não se indica o uso de medicamentos, visto que os piolhos vivem nas roupas do paciente. Entretanto, os medicamentos tópicos usados para o tratamento da pediculose do corpo e pubiana podem ser aplicados às roupas, particularmente nas costuras (ver discussão adiante sobre medidas de higiene geral). Quando os cílios são acometidos, pode-se aplicar uma camada espessa de vaselina, 2 vezes/dia, durante 8 dias, seguida de remoção mecânica de todas as lêndeas remanescentes (CDC, 2019).

Todos os artigos de roupas, toalhas e roupas de cama que possam conter piolhos ou lêndeas devem ser lavados em água quente – pelo menos 54°C – ou lavados a seco para evitar reinfestação. Os móveis estofados, os tapetes e os assoalhos devem ser aspirados com frequência. Os pentes, as escovas e os capacetes também são desinfetados ou descartados. Todos os familiares e contatos próximos são tratados (CDC, 2019).

As complicações, como prurido intenso, piodermite e dermatite, são tratadas com antipruriginosos, antibióticos sistêmicos e corticosteroides tópicos. Os piolhos-do-corpo podem transmitir riquetsiose epidêmica (p. ex., tipo epidêmico, febre recorrente e febre das trincheiras) para os seres humanos. O microrganismo etiológico pode estar localizado no trato gastrintestinal do inseto e pode ser excretado na superfície da pele da pessoa infestada (CDC, 2019).

Manejo de enfermagem

O enfermeiro informa ao paciente que o piolho-da-cabeça pode infestar qualquer pessoa e que não constitui um sinal de falta de higiene. Como a afecção se espalha rapidamente, é preciso iniciar o tratamento imediatamente. As epidemias entre pessoas que vivem em alojamentos aglomerados (p. ex., dormitórios, acampamentos militares) podem ser controladas fazendo com que todos lavem a cabeça com xampu na mesma noite. Os coabitantes e familiares devem ser advertidos para não compartilhar pentes, escovas e bonés; devem ser inspecionados diariamente à procura de piolhos-da-cabeça durante pelo menos 2 semanas.

O tratamento é necessário para todos os familiares e contatos sexuais de pacientes com piolhos-do-corpo ou pubianos. O enfermeiro os orienta sobre a higiene pessoal e os métodos de prevenção e controle da infestação. Também se deve agendar para o paciente e seu(sua) parceiro(a) um exame complementar quanto à possibilidade de IST coexistente.

Escabiose

A escabiose é uma infestação da pele pelo ácaro *Sarcoptes scabiei*. A doença é mais comum em indivíduos que vivem em condições higiênicas abaixo do padrão, bem como em indivíduos sexualmente ativos. Entre as pessoas que correm risco aumentado estão crianças, adultos mais velhos e pessoas imunocomprometidas. Com frequência, os ácaros acometem os dedos das mãos, e o contato manual pode provocar infecção (Cheng, Mzahim, Koenig et al., 2020).

Manifestações clínicas

O tempo transcorrido entre o momento de contato e o aparecimento dos sintomas do paciente é de aproximadamente 4 semanas. O paciente queixa-se de prurido intenso, que é causado por um tipo tardio de reação imunológica ao ácaro ou às suas fezes. Durante o exame, pergunta-se ao paciente o local onde o prurido é mais intenso. Uma lupa ou uma lanterna são posicionadas em ângulo oblíquo à pele, enquanto se procura por pequenos túneis elevados criados pelos ácaros. Os túneis podem consistir em múltiplas lesões filiformes, retas ou onduladas, acastanhadas ou negras, que são mais observadas entre os dedos das mãos e nos punhos. Outros locais são as superfícies extensoras dos cotovelos, joelhos e bordas dos pés, os pontos dos cotovelos, ao redor dos mamilos, as pregas axilares, sob mamas pendulares, virilha ou prega glútea, ou próximo a elas, pênis ou escroto. As erupções pruriginosas avermelhadas aparecem habitualmente entre áreas cutâneas adjacentes. Todavia, o túnel nem sempre é visível (Cheng et al., 2020).

Um sinal clássico da escabiose consiste em aumento do prurido que ocorre durante a noite, talvez porque o calor aumentado da pele exerça um efeito estimulante sobre o parasito. A hipersensibilidade ao organismo e a seus produtos de excreção também pode contribuir para o prurido. Quando a infecção se dissemina, outros familiares e amigos próximos também se queixam de prurido em cerca de 1 mês (Cheng et al., 2020).

As lesões secundárias são muito comuns e incluem vesículas, pápulas, escoriações e crostas. A superinfecção bacteriana pode resultar da escoriação persistente dos túneis e das pápulas (Cheng et al., 2020).

 Considerações gerontológicas

Os pacientes idosos que vivem em instituições de cuidados prolongados são suscetíveis a surtos de escabiose, visto que vivem em alojamentos aglomerados, têm higiene precária devido à capacidade física limitada e potencial de disseminação acidental dos microrganismos pelos membros da equipe. A reação inflamatória vívida observada em pessoas mais jovens raramente ocorre; com efeito, o indivíduo idoso pode apresentar déficits sensitivos periféricos e ter menos tendência a se coçar, ou pode ser fisicamente incapaz de se coçar. A arranhadura é um mecanismo efetivo que erradica parcialmente a infestação por ácaros; em consequência, isso resulta em um subtipo mais grave. As lesões formam uma crosta (causando "escabiose crostosa") e, com o tempo, podem se tornar hiperceratóticas (Cheng et al., 2020).

Os profissionais da saúde em instituições de cuidados extensivos devem usar luvas quando prestarem cuidados a um paciente com suspeita de escabiose, até que o diagnóstico seja confirmado e o tratamento seja concluído. É aconselhável tratar todos os residentes, a equipe e os familiares dos pacientes ao mesmo tempo para evitar a reinfecção. As escamas presentes na escabiose crostosa devem ser removidas, de modo que a medicação antiescabicida possa ser efetiva. As crostas podem ser removidas com água morna, seguida de aplicação de ácido salicílico a 5% em vaselina (Cheng et al., 2020).

Avaliação e achados diagnósticos

O diagnóstico é confirmado pelo isolamento do *S. scabiei* ou subprodutos dos ácaros na pele. Uma amostra da epiderme superficial é raspada do ápice dos túneis ou das pápulas com uma pequena lâmina de bisturi. Os raspados são colocados em uma lâmina de microscópio e examinados ao microscópio de baixo aumento para demonstrar a presença do ácaro (Cheng et al., 2020).

Manejo clínico

O paciente é orientado a tomar banho de banheira ou chuveiro quente com sabonete para remover os resíduos das escamas das crostas e, em seguida, secar por completo a pele e deixá-la resfriar. Um escabicida prescrito, como permetrina a 5%, é considerado o medicamento de escolha. É aplicado em camada fina sobre toda a pele, do pescoço para baixo, poupando apenas a face e o couro cabeludo (que não são afetados na escabiose). O medicamento deve permanecer por 12 a 24 horas; em seguida, o paciente é orientado a removê-lo por completo. Uma aplicação pode ser curativa, porém é aconselhável repetir o tratamento por 1 semana (Cheng et al., 2020).

Manejo de enfermagem

O paciente deve usar roupas limpas e dormir com roupas de cama recentemente lavadas. Todas as roupas de cama e roupas de uso pessoal devem ser lavadas em água quente e secas no ciclo de secagem quente. Quando as roupas de cama ou de uso pessoal não puderem ser lavadas em água quente, aconselha-se a sua lavagem a seco.

Uma vez concluído o tratamento, o paciente pode aplicar uma pomada, como corticosteroide tópico, nas lesões cutâneas, visto que o escabicida pode irritar a pele. A hipersensibilidade do paciente não cessa com a destruição dos ácaros. O prurido pode persistir por várias semanas como manifestação de hipersensibilidade, particularmente nos indivíduos atópicos (alérgicos). Isso não é um sinal de que o tratamento tenha falhado. O paciente é orientado a não aplicar mais escabicida, visto que o medicamento causará mais irritação e aumentará o prurido, e não tomar banhos de chuveiro quentes e frequentes, pois eles podem ressecar a pele e provocar prurido. Os anti-histamínicos orais, como a difenidramina ou a hidroxizina, podem ajudar a controlar o prurido. Em caso de infecção secundária, pode-se indicar o tratamento com antibióticos orais (Cheng et al., 2020).

Todos os familiares e contatos próximos devem ser tratados simultaneamente para eliminar os ácaros. Alguns escabicidas estão aprovados para uso em lactentes e mulheres grávidas. Se a escabiose for sexualmente transmitida, o paciente pode precisar de tratamento para IST coexistente. A escabiose também pode coexistir com a pediculose.

DERMATOSES INFLAMATÓRIAS NÃO INFECCIOSAS

As dermatoses inflamatórias não infecciosas incluem dermatite de contato por irritante, psoríase e dermatite esfoliativa generalizada (também denominada *eritrodermia*).

DERMATITE DE CONTATO POR IRRITANTE

A dermatite de contato (também denominada *eczema*) é uma reação inflamatória da pele a agentes físicos, químicos ou biológicos. A epiderme é lesionada por irritações físicas e químicas repetidas. A dermatite de contato pode ser do tipo irritante primário, em que uma reação não alérgica resulta da exposição a uma substância irritante, ou pode constituir uma reação alérgica, em decorrência da exposição do indivíduo sensibilizado a alergênios de contato (ver Capítulo 33).

As causas comuns de dermatite de contato por irritante consistem em sabões, detergentes, produtos de limpeza e substâncias químicas industriais. Os fatores predisponentes incluem extremos de calor e de frio, contato frequente com sabão e água e doença cutânea preexistente. As pessoas que correm risco incluem indivíduos cujas ocupações exigem lavagem repetida das mãos (p. ex., enfermeiros) ou exposição repetida a alimentos ou outros irritantes (p. ex., pessoas que trabalham na preparação dos alimentos, pessoal da limpeza, cabeleireiros). As mulheres tendem a ser mais acometidas do que os homens (Goldner & Fransway, 2018).

Manifestações clínicas

As erupções começam quando o agente etiológico entra em contato com a pele. As primeiras reações consistem em prurido, sensação de ardência e eritema, seguidos de edema, pápulas, vesículas e exsudação ou transudação. Na fase subaguda, essas alterações vesiculares são menos pronunciadas e ocorrem de forma alternada com a formação de crostas, ressecamento, fissuras e descamação. Quando ocorrem reações repetidas, ou quando o paciente arranha continuamente a pele, há liquenificação e pigmentação. Em seguida, pode-se observar invasão bacteriana secundária (Goldner & Fransway, 2018).

Manejo

O manejo tem por objetivo suavizar e cicatrizar a pele acometida e protegê-la de qualquer dano adicional. O padrão de distribuição da reação é identificado para diferenciar a dermatite de contato alérgica da dermatite por irritante. Obtém-se uma anamnese detalhada. Se possível, o irritante agressor é removido. A irritação local deve ser evitada e, em geral, não se utiliza sabão até que ocorra cicatrização.

Muitas preparações são recomendadas para o alívio da dermatite. Em geral, utiliza-se um creme de barreira contendo ceramida ou dimeticona, para pequenas placas de eritema. Geralmente é aplicada uma fina camada de creme ou de pomada contendo corticosteroide, embora a eficácia dos corticosteroides não tenha sido demonstrada em pesquisas (Goldner & Fransway, 2018). O paciente é orientado sobre como tratar e prevenir episódios futuros de dermatite de contato por irritante (Boxe 56.4).

 ## Considerações sobre a covid-19

O primeiro surto conhecido de covid-19 começou em Wuhan, China, no fim de 2019 e rapidamente se disseminou na província de Hubei. Os profissionais da saúde de Hubei, inclusive enfermeiros e médicos, trabalharam muito cuidando dos pacientes com covid-19 e usaram equipamentos de proteção individual (EPIs), tais como máscaras N95, óculos, protetores faciais, luvas duplas e capotes por períodos prolongados (ver discussão sobre EPIs no Capítulo 66). Além disso, os profissionais da saúde passaram mais tempo do que era a conduta típica nos protocolos de higienização das mãos. Como consequência dessas práticas, que visavam à proteção pessoal e à proteção de outras pessoas contra a infecção pelo SARS-CoV-2, muitos profissionais da saúde nas linhas de frente da epidemia em Hubei relataram taxas elevadas de dermatite de contato por irritante. Um estudo de 700 profissionais da saúde da linha de frente relatou prevalência global de 97% de dermatite de contato irritativa, com 83,1% dos profissionais da saúde relatando irritação da ponte do nariz, provavelmente consequente ao uso prolongado de máscaras N95 e óculos de proteção (Lan, Song, Miao et al., 2020). Outro grupo de pesquisadores constatou que 68,9% de 61 profissionais da saúde que atuavam na linha de frente relatavam cicatrizes na ponte do nariz. Esses mesmos pesquisadores relataram que a incidência de reações cutâneas adversas às máscaras N95 era de 95,1%, às luvas era de 88,5% e a outros EPIs era de 60,7% (Hu, Fan, Li et al., 2020). Em resposta a esses relatos, AAD emitiu um documento com diretrizes que os profissionais da saúde poderiam adotar para evitar distúrbios

---

Boxe 56.4 — ORIENTAÇÕES AO PACIENTE

Estratégias para evitar a dermatite de contato por irritante

As precauções listadas a seguir podem ajudar a prevenir casos repetidos de dermatite de contato por irritante e devem ser seguidas por no mínimo 4 meses após a pele aparentar estar completamente cicatrizada.

O enfermeiro instrui o paciente a:

- Estudar o padrão e a localização da dermatite e pensar sobre os objetos ou artigos que entraram em contato com a sua pele e que podem ter causado o problema; tentar evitar o contato com esses materiais
- Evitar o calor, o sabão e o atrito, que são, todos, irritantes externos
- Escolher sabonetes para banho, detergentes de lavanderia ou cosméticos que não contenham fragrância
- Evitar o uso de amaciante de roupas em folhas para secadoras. Podem ser utilizados amaciantes de roupas que sejam adicionados à máquina de lavar
- Evitar medicamentos tópicos, loções ou pomadas, exceto aqueles especificamente prescritos para a sua condição
- Lavar por completo a pele imediatamente após a exposição a possíveis irritantes
- Quando usar luvas (como para lavar pratos ou fazer limpeza geral), certificar-se de que sejam revestidas com algodão. Não as usar por mais de 15 a 20 min de cada vez.

Adaptado de Goldner, R. & Fransway, A. F. (2018). Irritant contact dermatitis in adults. *UpToDate*. Retirado em 12/10/2020 de: www.uptodate.com/contents/irritant-contact-dermatitis-in-adults.

cutâneos induzidos no desempenho de suas funções durante a epidemia de covid-19. Entre as recomendações importantes estão as seguintes (AAD, 2020):

- Os profissionais da saúde devem usar um hidratante após a higienização das mãos. Também é recomendada hidratação continuada das mãos quando o profissional da saúde não estiver trabalhando para proteger melhor a pele. Hidratantes com pelo menos 5% de vaselina são os mais efetivos
- Se um profissional da saúde usar uma máscara N95 que irrite a pele, ele deverá notificar o responsável pela segurança e solicitar outro tipo de máscara N95 que seja menos irritativa. Se isso não for possível, então deve ser aplicado protetor/selante cutâneo líquido na área de irritação e o excesso retirado antes da colocação da máscara. Vaselina *não* deve ser usada como agente protetor, porque pode interferir no ajuste da máscara na face
- Todos os profissionais da saúde que utilizam EPIs devem manter a pele limpa, seca e bem hidratada. A face, em especial, deve ser bem hidratada quando a pessoa não estiver trabalhando. Não devem ser usados cosméticos como bases e corretivos. Se forem aplicados hidratantes cutâneos, isso deve ser feito pelo menos uma hora antes da colocação do EPI. Vaselina pode ser aplicada nas áreas de irritação, sobretudo a testa, as regiões malares e a ponte do nariz, quando a pessoa não estiver trabalhando
- Se for absolutamente necessário reutilizar as máscaras, elas devem ser secas com cuidado antes de serem colocadas pela segunda vez.

PSORÍASE

A psoríase é um distúrbio multissistêmico inflamatório crônico da pele, que afeta aproximadamente 3,2% dos norte-americanos (Nicpon, 2017). Embora a manifestação primária dessa doença não comunicável apresente uma tendência de envolvimento da pele, a psoríase pode envolver a cavidade oral, os olhos (incluindo as pálpebras, as conjuntivas e as córneas) e as articulações. A psoríase geralmente é caracterizada pelo surgimento de placas prateadas, que surgem mais comumente na pele sobre os cotovelos, joelhos, couro cabeludo, parte inferior das costas e nádegas (Habashy & Robles, 2019). O início pode ser observado em qualquer idade, com idade mediana de 28 anos. É mais prevalente entre mulheres e norte-americanos brancos. Acredita-se que a maioria dos pacientes com psoríase tenha predisposição genética a desenvolver a doença. A psoríase é caracterizada por períodos de remissão e exacerbação durante toda a vida (Habashy & Robles, 2019).

Fisiopatologia

As evidências atuais sustentam uma base autoimune para a psoríase. Os períodos de estresse emocional e ansiedade agravam a condição, e o traumatismo, as infecções e alterações sazonais e hormonais também podem constituir fatores deflagradores (Habashy & Robles, 2019).

Nessa doença, a epiderme é infiltrada por linfócitos T ativados e citocinas, resultando em ingurgitação vascular e proliferação dos queratinócitos. Em consequência, ocorre hiperplasia da epiderme. Essas células epidérmicas tendem a reter inapropriadamente seus núcleos, anulando a sua capacidade de liberar lipídios que estimulam a aderência celular. Isso resulta em rápida renovação de células com maturação deficiente, que não aderem adequadamente umas às outras, resultando na apresentação clássica de lesões semelhantes a placas com aspecto de escamas prateadas (Habashy & Robles, 2019).

Manifestações clínicas

A psoríase pode variar, quanto à sua gravidade, desde uma fonte estética de incômodo até um distúrbio fisicamente incapacitante e desfigurante. As lesões aparecem como placas de pele avermelhadas e elevadas, cobertas com escamas prateadas. As placas descamativas são formadas pelo acúmulo de pele viva e morta (Figura 56.7). Quando as escamas se desprendem, a base vermelho-escura da lesão é exposta, produzindo múltiplos pontos hemorrágicos. As placas não são úmidas e podem ser pruriginosas. Em muitos casos, as unhas também são acometidas, com depressão, alteração da coloração, fragmentação abaixo das bordas livres e separação da placa ungueal (Habashy & Robles, 2019). A psoríase é classificada como leve se as placas envolverem menos de 5% da área de superfície corporal (ASC), moderada se envolverem entre 5 e 10% da ASC, e grave quando mais de 10% da ASC forem afetados pela formação de placas (Nicpon, 2017).

Complicações

Ocorre artrite assimétrica de múltiplas articulações, negativa para o fator reumatoide, em até 42% dos indivíduos com psoríase, geralmente após o aparecimento das lesões cutâneas (Nicpon, 2017). As articulações típicas mais acometidas são as das mãos ou dos pés, embora algumas vezes articulações maiores, como cotovelos, joelhos ou quadris, possam ser afetadas (Habashy & Robles, 2019). Recomenda-se a consulta com um reumatologista para ajudar no diagnóstico e no tratamento de longo prazo desse distúrbio. Ver discussão mais detalhada sobre as espondiloartropatias, incluindo a artrite psoriásica, no Capítulo 34. A dermatite esfoliativa generalizada também pode resultar da psoríase (ver discussão mais adiante, neste capítulo).

Avaliação e achados diagnósticos

A existência das lesões clássicas do tipo placa geralmente confirma o diagnóstico de psoríase. Se houver qualquer dúvida, o profissional da saúde deve investigar se há sinais de comprometimento das unhas e do couro cabeludo, bem como uma história familiar positiva. A biopsia da pele tem pouco valor diagnóstico. A presença e a extensão da placa devem ser cuidadosamente avaliadas para o cálculo do envolvimento da ASC.

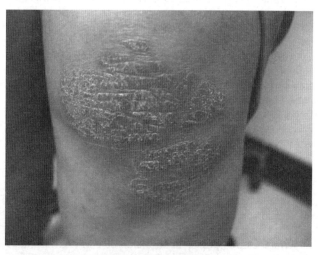

Figura 56.7 • Psoríase.

Manejo clínico

As metas do manejo consistem em reduzir a velocidade de renovação rápida da epiderme, promover a resolução das lesões psoriásicas e controlar os ciclos naturais da doença. Não existe cura conhecida.

A abordagem terapêutica deve ser aquela que o paciente possa compreender; deve ser esteticamente aceitável e alterar ao mínimo o estilo de vida do indivíduo. O tratamento envolve tempo e esforço por parte do paciente e, possivelmente, da família também. São considerados quaisquer fatores precipitantes ou agravantes. O estilo de vida é avaliado, visto que a psoríase é afetada significativamente pelo estresse. O manejo dos fatores emocionais deve ser considerado como parte do tratamento global da psoríase. O paciente é informado de que o tratamento da psoríase grave pode consumir tempo, ser caro e, algumas vezes, esteticamente pouco aceitável. Muitos pacientes relatam ter dificuldade em aderir aos planos de tratamento, seja por falta de tempo ou por falta de resposta ao tratamento (Feldman, 2020).

A remoção delicada das escamas constitui um importante princípio do tratamento da psoríase. Pode ser realizada com banhos com óleos (p. ex., óleo de oliva, óleo mineral), preparações coloidais à base de aveia ou preparações de alcatrão. Uma escova macia pode ser usada para esfregar suavemente as placas psoriásicas. Depois do banho, a aplicação de cremes emolientes contendo alfa-hidroxiácidos ou ácido salicílico pode amolecer as escamas espessas. O paciente e a sua família devem ser incentivados a estabelecer uma rotina regular de cuidados da pele que possa ser mantida, mesmo quando a psoríase não estiver no estágio agudo (Feldman, 2020).

Terapia farmacológica

Três tipos de terapia estão comumente indicados: terapia tópica, fototerapia e terapia sistêmica. Os agentes tópicos, possivelmente em paralelo à fototerapia, são recomendados para a doença leve. Os pacientes com doença moderada ou grave devem receber agentes tópicos, fototerapia e tratamento sistêmico (Nicpon, 2017).

Agentes tópicos

Os agentes de aplicação tópica são usados para reduzir a epiderme hiperativa. Podem ser aplicados corticosteroides tópicos pelo seu efeito anti-inflamatório (ver Tabela 56.3). A escolha da potência correta do corticosteroide para o local acometido e a escolha da base de veículo mais efetiva constituem aspectos importantes do tratamento tópico. Em geral, os corticosteroides tópicos de alta potência não devem ser usados na face e nas áreas intertriginosas, e a sua aplicação em outras áreas deve limitar-se a um ciclo de duas aplicações ao dia durante 4 semanas. Deve-se efetuar uma pausa de 4 semanas antes de repetir o tratamento com corticosteroides de alta potência. Para a terapia de longo prazo, são utilizados corticosteroides de potência moderada. Na face e nas áreas intertriginosas, apenas os corticosteroides de baixa potência são apropriados para uso prolongado (Doughty & McNichol, 2016).

Podem ser aplicados curativos oclusivos para aumentar a eficácia do corticosteroide. Podem ser utilizados grandes sacos de plástico – um para a parte superior do corpo, com aberturas cortadas para a cabeça e os braços, e outro para a parte inferior do corpo, com aberturas para as pernas. Grandes rolos de plástico tubular podem ser usados para cobrir os braços e as pernas. Outra opção é um agasalho de corrida de vinil. O medicamento é aplicado, e coloca-se então o agasalho sobre ele. As mãos podem ficar envoltas em luvas, os pés em sacos plásticos e a cabeça em uma touca de banho. Os curativos oclusivos devem permanecer no local por mais de 8 horas. A pele deve ser inspecionada cuidadosamente quanto ao aparecimento de atrofia, hipopigmentação, estrias e telangiectasias – que são efeitos colaterais dos esteroides.

Quando a psoríase acomete grandes áreas do corpo, o tratamento tópico com corticosteroides pode ser de alto custo e envolver algum risco sistêmico. Os corticosteroides mais potentes, quando aplicados em grandes áreas do corpo, têm o potencial de causar supressão das glândulas suprarrenais por meio da absorção percutânea do medicamento. Nesse caso, outras modalidades de tratamento (p. ex., medicamentos tópicos não esteroides, luz UV) podem substituir ou ser usadas em associação para diminuir a necessidade de corticosteroides (Doughty & McNichol, 2016).

O tratamento com agentes tópicos não esteroides, como o calcipotrieno e o tazaroteno, pode suprimir a **epidermopoese** (i. e., desenvolvimento das células epidérmicas) e provocar descamação das células epidérmicas de crescimento rápido. O calcipotrieno a 0,05% é um derivado da vitamina D_2 que diminui a renovação mitótica das placas psoriáticas. Seu efeito colateral mais comum consiste em irritação local. As áreas intertriginosas e a face devem ser evitadas quando se utiliza esse medicamento. O paciente deve ser monitorado quanto ao aparecimento de sintomas de hipercalcemia. O calcitrieno está disponível em creme para uso no corpo e em solução para o couro cabeludo. Seu uso não é recomendado para pacientes idosos, devido à sua pele mais frágil, nem para mulheres grávidas ou durante a lactação (Feldman, 2020).

O tazaroteno, um retinoide, provoca desprendimento das escamas que cobrem as placas de psoríase. À semelhança de outros retinoides, o tazaroteno provoca aumento da sensibilidade à luz solar pela perda da camada mais externa da pele, de modo que o paciente deve ser aconselhado a usar um filtro solar efetivo e evitar outros fotossensibilizantes (p. ex., tetraciclina, anti-histamínicos). Tazaroteno é teratogênico e o risco de seu uso em gestantes obviamente supera quaisquer possíveis benefícios. Apenas após o resultado negativo no exame de gravidez se pode iniciar a administração desse medicamento em mulheres em idade fértil, e a paciente deve tomar um contraceptivo efetivo durante o tratamento. Os efeitos colaterais consistem em sensação de ardência, eritema ou irritação no local de aplicação e agravamento da psoríase (Feldman, 2020).

As injeções intralesionais do corticosteroide de triancinolona podem ser administradas diretamente nas placas altamente visíveis ou isoladas de psoríase, que são resistentes a outras formas de terapia. Deve-se tomar cuidado para que o medicamento não seja injetado na pele normal (Habashy & Robles, 2019).

Fototerapia

Para pacientes que não respondem de modo satisfatório aos tratamentos tópicos, a fototerapia com raios ultravioleta B (UVB) de banda estreita pode ser efetiva como única modalidade de terapia. Todavia, a fototerapia é geralmente mais efetiva quando administrada como ultravioleta A (UVA) em associação a um medicamento fotossensibilizante oral (uma combinação designada como PUVA). Neste caso, o paciente toma um medicamento fotossensibilizante (i. e., psoraleno) em uma dose padronizada e subsequentemente é exposto à luz UV de ondas longas quando os níveis plasmáticos do medicamento alcançam o seu pico. Acredita-se que, quando a pele tratada com psoraleno é exposta à luz UVA, o psoraleno liga-se ao DNA e diminui a proliferação celular da epiderme. A PUVA tem sido associada a riscos em longo prazo de câncer de pele, cataratas e envelhecimento prematuro da pele (Habashy & Robles, 2019).

O paciente é habitualmente tratado 2 ou 3 vezes/semana, até o desaparecimento da psoríase. É necessário um intervalo de 48 horas entre os tratamentos para possibilitar que quaisquer queimaduras resultantes da terapia com PUVA se tornem evidentes. Após a resolução da psoríase, o paciente começa um programa de manutenção. Quando pouca doença está ativa, ou não há nenhuma doença, são realizadas terapias menos potentes para manter as exacerbações menores sob controle (Habashy & Robles, 2019).

Agentes sistêmicos

Embora os corticosteroides sistêmicos possam proporcionar rápida melhora da psoríase, os riscos habituais e a possibilidade de desencadear uma exacerbação grave com a suspensão do medicamento limitam o seu uso. Por conseguinte, esses medicamentos não estão indicados para o tratamento da psoríase.

O metotrexato, um agente citotóxico sistêmico, é o medicamento de primeira linha para o tratamento da psoríase moderada a grave (Nicpon, 2017). O metotrexato parece inibir a síntese de DNA nas células epidérmicas, reduzindo, assim, o tempo de renovação da epiderme psoriática. Entretanto, o medicamento pode ser tóxico, particularmente para o fígado, os rins e a medula óssea. Os exames laboratoriais devem ser monitorados para assegurar o funcionamento adequado dos sistemas hepático, hematopoético e renal. O paciente deve evitar o consumo de bebidas alcoólicas enquanto estiver recebendo metotrexato, visto que a ingestão de álcool aumenta a possibilidade de lesão hepática. Esse medicamento é teratogênico e, portanto, não deve ser administrado a mulheres grávidas.

A ciclosporina, um agente imunossupressor peptídico cíclico, pode ser considerada no tratamento de casos de psoríase graves e resistentes a terapias. Entretanto, o seu uso é limitado por efeitos colaterais como hipertensão e nefrotoxicidade e somente é indicado para o uso em curto prazo, em geral não superior a 3 a 6 meses (Habashy & Robles, 2019).

Outra linha de tratamentos para a psoríase inclui um grupo denominado *agentes biológicos*, em virtude de serem derivados de imunomoduladores e proteínas de bioengenharia (tais como anticorpos ou citocinas recombinantes) e sua ação é voltada diretamente para os linfócitos T. Esses agentes atuam inibindo a ativação e a migração, eliminando completamente os linfócitos T, retardando as citocinas pós-secretoras ou induzindo o desvio imune.

O infliximabe é um anticorpo monoclonal, que se liga ao fator de necrose tumoral alfa (TNF-α) e que só pode ser administrado por infusão IV. O ustequinumabe também é um anticorpo monoclonal que interfere especificamente nos efeitos de interleucinas (IL), particularmente IL-12 e IL-23. O etanercepte é uma proteína de fusão, que se liga ao TNF-α solúvel e que bloqueia a sua interação com os receptores de superfície celular. O alefacepte é uma proteína de fusão, que inibe a proliferação dos linfócitos T. Adalimumabe é um anticorpo monoclonal (imunoglobulina G1 [IgG1] humana recombinante) contra TNF-α. Secuquinumabe é um anticorpo monoclonal IgG1 humano e ixequizumabe é um anticorpo monoclonal IgG4 humano; ambos neutralizam os efeitos da citocina pró-inflamatória IL-17A e são administrados por via subcutânea.

Todos esses agentes biológicos têm efeitos colaterais significativos, exigindo um rigoroso monitoramento (Habashy & Robles, 2019).

Manejo de enfermagem

A psoríase pode causar desespero e frustração ao paciente, pois ele pode perceber olhares fixos, ouvir comentários, receber perguntas incômodas ou até mesmo ser evitado. A doença finalmente pode exaurir os recursos do paciente, interferir no seu trabalho e afetar negativamente muitos aspectos da sua vida.

O enfermeiro avalia o impacto da doença sobre o paciente e as estratégias de enfrentamento usadas para realizar as atividades normais e as interações com a família e os amigos. Muitos pacientes precisam ser tranquilizados de que a condição não é infecciosa, não reflete uma higiene pessoal precária e não consiste em câncer de pele. O enfermeiro pode criar um ambiente em que o paciente se sinta confortável para discutir questões importantes sobre a qualidade de vida relacionadas com a sua resposta física e psicossocial a essa doença crônica.

O enfermeiro explica com sensibilidade que, embora não exista nenhuma cura para a psoríase, e haja necessidade de tratamento por toda a vida, a condição pode ser habitualmente controlada. Faz-se uma revisão da fisiopatologia da psoríase, assim como dos fatores que a provocam – irritação ou lesão da pele (p. ex., corte, abrasão, queimadura solar), doença atual (p. ex., infecção estreptocócica faríngea) e estresse emocional. Convém ressaltar que o traumatismo repetido da pele e um ambiente desfavorável (p. ex., frio) podem exacerbar a psoríase. O paciente é advertido para não tomar nenhum medicamento sem prescrição, visto que alguns podem agravar a psoríase leve. Além disso, o paciente é orientado a procurar tratamento com o mesmo médico para qualquer doença aguda ou condições crônicas, a fim de reduzir ao mínimo a probabilidade de receber prescrições de medicamentos capazes de interferir um no outro (Nicpon, 2017).

É essencial rever e explicar o esquema de tratamento para garantir a adesão do paciente ao esquema terapêutico. Por exemplo, se o paciente tiver uma condição leve limitada a áreas localizadas, como os cotovelos ou os joelhos, o único tratamento necessário pode consistir na aplicação de um emoliente para manter a maciez e reduzir ao mínimo a descamação. A maioria dos pacientes necessita de um plano de cuidado abrangente, incluindo desde o uso de medicamentos tópicos e xampus até um tratamento mais complexo e demorado com medicamentos sistêmicos e fotoquimioterapia, como terapia com PUVA. Os materiais educativos para pacientes, que incluem a descrição da terapia e diretrizes específicas, são úteis, mas não podem substituir as conversas individuais (seja pessoalmente ou *online*) sobre o plano de tratamento.

Para evitar qualquer lesão da pele, o paciente é aconselhado a não beliscar nem arranhar as áreas acometidas. São incentivadas medidas para evitar o ressecamento da pele, visto que a pele seca agrava a psoríase. A lavagem muito frequente produz mais dor e descamação. A água deve ser morna, mas não quente, e a pele deve ser seca suavemente com toques da toalha, e não esfregada. Os emolientes têm um efeito hidratante, proporcionando uma película oclusiva sobre a superfície da pele, de modo que a perda normal de água através da pele é interrompida, possibilitando a sua retenção para hidratar o estrato córneo. Um óleo para banho ou um agente de limpeza emoliente podem aliviar a dor e a descamação da pele. O amolecimento da pele pode evitar a ocorrência de fissuras.

Uma relação terapêutica entre os profissionais da saúde e o paciente com psoríase inclui orientação e apoio. Fornecer ao paciente as estratégias de enfrentamento bem-sucedidas empregadas por outras pessoas com psoríase e fazer sugestões para reduzir ou lidar com situações estressantes em casa, na escola e no trabalho podem facilitar uma visão mais positiva e maior aceitação da cronicidade da doença.

Promoção de cuidados domiciliar, comunitário e de transição

Orientação do paciente sobre autocuidados

Podem ser fornecidos materiais educativos impressos para os pacientes, para reforçar as conversas sobre as diretrizes do tratamento e outras considerações. Os pacientes que fazem uso repetido de preparações de corticosteroides tópicos na face e ao redor dos olhos devem estar cientes do possível desenvolvimento de cataratas. As diretrizes rigorosas para a aplicação desses medicamentos devem ser ressaltadas, visto que o seu uso excessivo pode resultar em atrofia da pele, estrias e resistência ao medicamento.

A PUVA, que é reservada para a psoríase moderada a grave, provoca fotossensibilização. Se não for possível evitar a exposição ao sol, a pele deve ser protegida com filtro solar e roupas. O paciente deve usar óculos de sol largos, de cor cinza ou verde, para proteger os olhos durante e após o tratamento, e devem-se efetuar exames oftalmológicos de modo regular (Nicpon, 2017).

Quando indicado, pode-se encaminhar o paciente a um profissional da saúde mental que possa ajudar a diminuir a tensão emocional e fornecer apoio. Participar de grupos de apoio também pode ajudar os pacientes a reconhecer que eles não estão sozinhos em sua tarefa de fazer adaptações em sua vida, em resposta a uma doença crônica e visível. A National Psoriasis Foundation publica boletins periódicos e relatos sobre novos avanços relevantes nessa doença (ver seção Recursos).

DERMATITE ESFOLIATIVA GENERALIZADA

A dermatite esfoliativa generalizada, também denominada *eritrodermia*, caracteriza-se por dermatite eritematosa descamativa, que pode acometer mais de 90% da pele (César, Cruz, Mota et al., 2016). A dermatite esfoliativa generalizada tem uma variedade de etiologias. Pode ocorrer em consequência de um processo reativo (p. ex., alergia a fármacos), ou pode ser secundária a uma doença cutânea subjacente (p. ex., psoríase, dermatite de contato, dermatite atópica) ou a uma doença sistêmica (linfoma, leucemia). A causa é idiopática (ou seja, desconhecida) em aproximadamente 16% dos casos (Kellen & Berlin, 2016; Umar & Kelly, 2019). Embora a dermatite esfoliativa generalizada possa ocorrer em qualquer idade, ela aparece mais entre 41 e 61 anos. É duas a quatro vezes mais comum nos homens do que nas mulheres (Kellen & Berlin, 2016).

Manifestações clínicas

Essa condição começa como erupção eritematosa em placas ou generalizada, acompanhada de febre, mal-estar e calafrios. A coloração da pele modifica-se de rosada para vermelho-escuro. Em seguida, começa a esfoliação (i. e., descamação) característica, habitualmente na forma de lâminas finas que deixam a pele subjacente lisa e avermelhada, com formação de novas escamas à medida que as mais antigas se desprendem. Pode estar associada a calafrios, febre, prostração e prurido intenso. Ocorre perda profunda do estrato córneo (i. e., a camada mais externa da pele), causando extravasamento capilar, hipoalbuminemia e equilíbrio nitrogenado negativo. Devido à dilatação disseminada dos vasos cutâneos, pode haver perda de grandes quantidades de calor corporal. Esse distúrbio pode ser acompanhado de queda dos pelos. A progressão dessas manifestações clínicas varia, dependendo da causa subjacente. Por exemplo, a progressão da febre e descamação pode ser aguda e evoluir no decorrer de várias horas ou 2 dias quando a dermatite esfoliativa generalizada resulta de uma reação farmacogênica, ou pode ser insidiosa e progredir no decorrer de semanas, quando é secundária a uma doença cutânea, como a psoríase (Umar & Kelly, 2019).

Avaliação e achados diagnósticos

A dermatite eritematosa descamativa, particularmente quando ocorre em série com uma doença cutânea conhecida ou a prescrição de novo medicamento, aumenta a suspeita de diagnóstico de dermatite esfoliativa generalizada. Com frequência, o paciente também apresenta hipoalbuminemia e equilíbrio nitrogenado negativo, conforme descrito anteriormente, bem como aumento da velocidade de hemossedimentação, que é compatível com um processo inflamatório agudo subjacente. Indica-se a biopsia cutânea, visto que ela pode confirmar a causa subjacente e o diagnóstico (Umar & Kelly, 2019).

Manejo clínico

O manejo tem por objetivo identificar e tratar qualquer distúrbio subjacente, manter o equilíbrio hidreletrolítico e evitar a infecção. O tratamento é individualizado e de suporte e deve ser iniciado tão logo o distúrbio seja diagnosticado.

O paciente pode ser hospitalizado. Todos os medicamentos que podem ser implicados são interrompidos. Deve-se manter uma temperatura ambiente confortável, visto que o paciente não tem o controle termorregulador normal em consequência das flutuações da temperatura causadas pela vasodilatação e perda de água por evaporação. O equilíbrio hidreletrolítico precisa ser mantido, pois ocorre considerável perda de água e de proteína a partir da superfície da pele. Aos pacientes com equilíbrio nitrogenado negativo pode ser prescrita terapia enteral ou parenteral (Umar & Kelly, 2019) (ver Capítulos 39 e 41).

Manejo de enfermagem

Realiza-se uma avaliação de enfermagem contínua para evitar a sepse. A pele úmida, eritematosa e com ruptura mostra-se suscetível a infecções e torna-se colonizada com microrganismos patogênicos, que produzem mais inflamação. Os antibióticos, que são prescritos em caso de infecção, são selecionados com base na cultura e no antibiograma.

Pode ocorrer hipotermia, visto que o fluxo sanguíneo aumentado na pele, juntamente com a perda aumentada de água através da pele, provoca perda de calor por radiação, condução e evaporação. As alterações nos sinais vitais são rigorosamente monitoradas e relatadas. O balanço hídrico é cuidadosamente monitorado e deve ser relatado se houver variância.

A terapia tópica é realizada para proporcionar alívio sintomático. Para o tratamento da dermatite extensa, são empregados banhos relaxantes, compressas e hidratação com emolientes. Os corticosteroides tópicos constituem a base do tratamento (ver Tabela 56.3). O paciente tende a ficar extremamente irritável, devido ao prurido intenso; podem ser prescritos anti-histamínicos sedativos (p. ex., hidroxizina) a serem administrados antes de deitar, para aliviar o prurido e promover o sono (Umar & Kelly, 2019).

Podem-se prescrever corticosteroides orais ou parenterais; todavia, o seu uso é controverso. Esses medicamentos são contraindicados quando a causa da condição não for conhecida, ou quando houver suspeita de ser secundária a uma doença cutânea subjacente, como a psoríase. Quando ocorre dermatite esfoliativa generalizada como complicação da psoríase, os corticosteroides sistêmicos podem exacerbar a condição (Umar & Kelly, 2019). Quando uma causa específica é conhecida, pode-se prescrever uma terapia mais específica. O paciente é aconselhado a evitar, no futuro, todos os irritantes, particularmente medicamentos conhecidos pela sua capacidade de causar a doença (Kellen & Berlin, 2016).

DOENÇAS BOLHOSAS

As bolhas na pele têm muitas origens, incluindo infecções bacterianas, fúngicas ou virais; reações de contato alérgicas; queimaduras; distúrbios metabólicos; e reações imunologicamente mediadas (i. e., autoimunes). Algumas delas foram discutidas anteriormente (p. ex., infecções por herpes simples e zóster, dermatite de contato).

Os distúrbios cutâneos bolhosos mediados por imunoglobulina são denominados *pênfigo*. Existem cinco subtipos de pênfigo. Três deles são distúrbios mediados por imunoglobulina G (IgG), inclusive pênfigo vulgar, pênfigo foliáceo e pênfigo paraneoplásico; os outros dois subtipos são mediados por imunoglobulina A (IgA) e incluem dermatose pustular subcorneana e dermatose neutrofílica intraepidérmica. Desses cinco subtipos de pênfigo, o pênfigo vulgar é o mais comum; os outros quatro subtipos são relativamente raros (Estupiñán & Sandhu, 2017; Hertl & Sitaru, 2020). O pênfigo bolhoso, outro tipo de distúrbio bolhoso mediado por IgG, apresenta características distintas que tornam essa doença diferente dos distúrbios do pênfigo. A dermatite herpetiforme é outro distúrbio cutâneo bolhoso mediado por IgA, diferente do pênfigo que ocorre em consequência de sensibilidade ao glúten. O diagnóstico de todos esses tipos de distúrbios cutâneos bolhosos é estabelecido pelo exame histológico e imunofluorescente de uma amostra de biopsia, habitualmente por um dermatopatologista (Hertl & Sitaru, 2020).

PÊNFIGO VULGAR

O pênfigo vulgar caracteriza-se pelo aparecimento de bolhas de vários tamanhos e nas mucosas aparentemente normais. Pênfigo vulgar é uma doença autoimune na qual o anticorpo IgG é direcionado contra um antígeno específico da superfície das células epidérmicas, provocando separação da epiderme e da derme com subsequente formação de bolhas (Doughty & McNichol, 2016). As bolhas se formam em consequência da reação antígeno-anticorpo. O nível sérico de anticorpo é preditivo da gravidade da doença. Os fatores genéticos também podem desempenhar um papel no seu desenvolvimento, sendo a incidência mais alta observada em indivíduos de ascendência judaica ou do Mediterrâneo. Em geral, esse distúrbio ocorre em homens e mulheres de meia-idade e na velhice (Hertl & Sitaru, 2020).

Avaliação e achados diagnósticos

Na maioria dos casos, os pacientes apresentam lesões orais, que aparecem como erosões de formato irregular, que são dolorosas, sangram com facilidade e cicatrizam lentamente. As bolhas cutâneas aumentam, sofrem ruptura e deixam grandes áreas erodidas e dolorosas, que são acompanhadas de formação de crosta e exsudação. Um odor característico emana das bolhas e do soro que exsuda. Há formação de bolhas ou desprendimento da pele não acometida quando se aplica pressão mínima (sinal de Nikolsky). A pele erodida cicatriza lentamente, e, por fim, grandes áreas do corpo ficam acometidas.

As amostras da bolha e da pele adjacente revelam **acantólise** (separação das células epidérmicas umas das outras, devido a lesão ou anormalidade da substância intracelular), e os estudos imunofluorescentes mostram a presença intraepidérmica de IgG (Doughty & McNichol, 2016).

As complicações mais comuns surgem quando o processo patológico está disseminado. As bactérias cutâneas têm acesso relativamente fácil às bolhas quando estas exsudam, sofrem ruptura e deixam áreas desnudas expostas ao ambiente. O desequilíbrio hidreletrolítico resulta da perda de líquido e de proteína quando as bolhas sofrem ruptura.

Manejo

As metas da terapia consistem em controlar a doença o mais rapidamente possível, evitar a perda de soro e o desenvolvimento de infecção secundária e promover a reepitelização (i. e., renovação do tecido epitelial).

Os corticosteroides são administrados para controlar a doença e manter a pele livre de bolhas. São mantidas doses até que a remissão fique aparente. São prescritos agentes imunossupressores (p. ex., azatioprina, micofenolato mofetila) no início da evolução da doença para ajudar a controlar a doença e reduzir a dose de corticosteroides. O anticorpo monoclonal rituximabe pode ser escolhido como um agente alternativo, bem como a imunoglobulina intravenosa (IVIG). Pode-se tentar a administração do agente imunossupressor ciclofosfamida quando outros medicamentos não conseguem induzir uma remissão (Hertl & Geller, 2020; Kridin, 2018).

PENFIGOIDE BOLHOSO

O penfigoide bolhoso é uma doença crônica, caracterizada por exacerbações e remissões periódicas. Sem tratamento, pode ser fatal. É mais observado em adultos mais velhos, com incidência máxima em torno dos 65 anos. Não existe nenhuma predileção racial ou de sexo, e a doença pode ser encontrada no mundo inteiro (Chan, 2018).

Avaliação e achados diagnósticos

O penfigoide bolhoso caracteriza-se mais frequentemente pelo aparecimento generalizado de bolhas tensas, que exibem tendência particular a ocorrer nas faces flexoras dos braços. Quando as bolhas sofrem ruptura, a pele apresenta erosões superficiais, que cicatrizam com bastante rapidez. O prurido pode ser intenso, mesmo antes do aparecimento das bolhas (Chan, 2018).

Estudos de imunofluorescência de amostras de biopsia cutânea de pacientes com penfigoide bolhoso revelam depósitos de IgG e C3 do complemento na junção da derme e da epiderme (Chan, 2018).

Manejo

O manejo clínico inclui corticosteroides tópicos para as erupções localizadas e medicamentos anti-inflamatórios ou imunossupressores sistêmicos para o comprometimento disseminado. Os corticosteroides sistêmicos (p. ex., prednisona) podem ser mantidos durante meses, com doses em dias alternados. O paciente precisa compreender as implicações da terapia prolongada com corticosteroides (ver Capítulo 45). Pode-se prescrever tetraciclina, não pela sua eficiência antimicrobiana, mas porque se acredita que suas propriedades anti-inflamatórias sejam particularmente eficazes no tratamento desse distúrbio. Os medicamentos alternativos podem incluir agentes imunossupressores (p. ex., azatioprina) ou anticorpos monoclonais (p. ex., rituximabe). Na maioria dos pacientes ocorre remissão, embora possam ser necessários 6 a 60 meses de tratamento (Chan, 2018).

DERMATITE HERPETIFORME

A dermatite herpetiforme é uma doença crônica intensamente pruriginosa, que se manifesta com pequenas bolhas tensas, que se distribuem nas faces extensoras dos cotovelos e joelhos, bem como nas nádegas e nas costas. Ocorre mais comumente entre 20 e 40 anos, mas pode aparecer em qualquer idade. É mais comum em pessoas de ascendência da Europa Setentrional e é ligeiramente mais frequente nos homens. Os pacientes com dermatite herpetiforme apresentam um defeito no metabolismo do glúten; muitos recebem diagnóstico concomitante de doença celíaca (Miller & Zaman, 2020).

Avaliação e achados diagnósticos

Tipicamente, os pacientes apresentam pápulas eritematosas com pequenas vesículas agrupadas (i. e., herpetiformes), que tendem a exibir uma distribuição simétrica nas faces extensoras acometidas da pele. Pode-se verificar também erosões e crostas, que podem resultar de escoriação e arranhadura como reação ao prurido intenso (Miller & Zaman, 2020).

Estudos de imunofluorescência em amostras de biopsia de pele de pacientes com dermatite herpetiforme revelam padrões granulosos de depósitos de IgA na derme papilar (Miller & Zaman, 2020).

Manejo

A maioria dos pacientes responde à dapsona e a uma dieta isenta de glúten. Todos os pacientes devem ser submetidos a uma triagem para deficiência de glicose-6-fosfato desidrogenase, visto que a dapsona pode induzir hemólise grave naqueles que apresentam essa deficiência. Os pacientes beneficiam-se do aconselhamento nutricional, pois as restrições dietéticas são pelo resto da vida, e é frequentemente difícil seguir uma dieta isenta de glúten (ver discussão adicional sobre dieta isenta de glúten no Capítulo 41) (Miller & Zaman, 2020). Os pacientes precisam de apoio emocional quando enfrentam o processo de aprendizado de novos hábitos e aceitação de mudanças significativas em suas vidas.

PROCESSO DE ENFERMAGEM
Cuidado do paciente com doenças bolhosas

Avaliação

Os pacientes com distúrbios bolhosos podem apresentar incapacidade significativa. Ocorrem prurido constante e possível dor nas áreas desnudas da pele. Pode haver drenagem das áreas desnudas, que pode ter odor fétido. A avaliação efetiva e o manejo de enfermagem tornam-se um desafio.

A atividade da doença é monitorada clinicamente pela inspeção da pele à procura de novas bolhas. Deve-se dispensar particular atenção à avaliação dos sinais e sintomas de infecção. Pode-se observar a ocorrência de hiperpigmentação nas áreas de resolução das bolhas.

Diagnóstico
DIAGNÓSTICOS DE ENFERMAGEM

Com base nos dados da avaliação, os principais diagnósticos de enfermagem podem incluir os seguintes:

- Dor aguda da pele e da cavidade oral, associada com a formação de bolhas e erosões
- Comprometimento da integridade da pele, associado com a ruptura das bolhas e as áreas desnudas da pele
- Transtorno da imagem corporal, associado com a aparência da pele
- Risco de infecção, associado com a perda da barreira protetora da pele e das mucosas
- Hipovolemia associada a perda de líquido tecidual.

Planejamento e metas

As principais metas para o paciente podem consistir em alívio do desconforto causado pelas lesões, cicatrização da pele, melhora da imagem corporal, ausência de infecção e obtenção do equilíbrio hidreletrolítico.

Intervenções de enfermagem
ALÍVIO DO DESCONFORTO ORAL

Dependendo do distúrbio cutâneo, toda a cavidade oral do paciente pode estar afetada, com erosões e superfícies expostas. Pode haver formação de tecido necrótico sobre essas áreas, contribuindo para o desconforto do paciente e interferindo na ingestão de alimento. Como consequência, podem ocorrer perda de peso e hipoproteinemia. A higiene oral meticulosa é importante para manter a mucosa oral limpa e possibilitar a regeneração do epitélio. A lavagem frequente da boca com solução de clorexidina é prescrita para remover os resíduos da boca e suavizar as áreas ulceradas. Deve-se evitar o uso de colutórios comerciais. Os lábios são mantidos úmidos com vaselina. A terapia com névoa fria ajuda a umidificar o ar ambiente.

MELHORA DA INTEGRIDADE DA PELE E ALÍVIO DO DESCONFORTO

O paciente com lesões dolorosas e extensas devem ser medicados previamente com analgésicos antes de iniciar o cuidado da pele. Os pacientes com grandes áreas de formação de bolhas exalam um odor característico, que diminui quando a infecção secundária é controlada. Após lavar a pele do paciente, esta é seca com extremo cuidado. Nunca se deve empregar esparadrapo, visto que ele pode produzir mais bolhas. A hipotermia é comum, e as medidas para manter o paciente aquecido e confortável constituem atividades prioritárias de enfermagem. O manejo de enfermagem para pacientes com condições cutâneas bolhosas pode assemelhar-se ao de pacientes com queimaduras extensas (ver Capítulo 57).

PROMOÇÃO DE IMAGEM CORPORAL POSITIVA

Para atender às necessidades psicológicas do paciente deve-se ouvi-lo, estar disponível, realizar o cuidado de enfermagem especializado e fornecer orientações ao paciente e à sua família.

O paciente é incentivado a expressar sua ansiedade, desconforto e sentimentos de desamparo. Possibilitar a presença de um familiar ou um amigo íntimo para passar mais tempo com o paciente, seja pessoalmente ou à distância por meio de tecnologia, pode proporcionar apoio. Quando os pacientes recebem informações sobre a doença e seu tratamento, a incerteza e a ansiedade frequentemente diminuem, e aumenta a capacidade do paciente de atuar em seu próprio benefício. O aconselhamento psicológico pode ajudar o paciente a lidar com os medos, a ansiedade e a promover uma autoestima positiva.

PREVENÇÃO DE INFECÇÃO

O paciente é suscetível à infecção, devido ao comprometimento da função de barreira da pele. As bolhas também são suscetíveis à infecção, e pode ocorrer sepse (ver Capítulo 11). A pele é limpa para remover os resíduos e a pele morta e para evitar infecção.

A infecção secundária pode ser acompanhada de odor desagradável da pele ou das lesões orais. A *Candida albicans* da boca (i. e., candidíase oral ou sapinho) afeta comumente os pacientes que recebem terapia com corticosteroides. A cavidade oral é inspecionada diariamente, e são relatadas quaisquer alterações. A cicatrização das lesões orais é lenta.

> **Alerta de enfermagem: Qualidade e segurança**
>
> Como a infecção constitui a principal causa de morte em pacientes com doenças bolhosas, é necessária uma avaliação minuciosa à procura de sinais e sintomas de infecção local e sistêmica. Queixas aparentemente triviais ou alterações mínimas são investigadas, visto que os corticosteroides podem mascarar ou alterar os sinais e sintomas típicos de infecção.

Os sinais vitais do paciente são monitorados e as flutuações da temperatura são documentadas. O paciente é observado quanto à ocorrência de calafrios e todas as secreções e excreções são examinadas quanto a alterações sugestivas de infecção. São monitorados os resultados de cultura e do antibiograma. São administrados antimicrobianos, conforme prescrição, e a resposta ao tratamento é avaliada. Os profissionais da saúde devem realizar a higiene efetiva das mãos e usar luvas.

Nos pacientes hospitalizados, a contaminação ambiental é reduzida o máximo possível. Medidas de isolamento, precauções padrão e o uso de EPI apropriados são recomendados. Ver no Capítulo 32, Boxe 32.5, uma descrição das precauções-padrão.

PROMOÇÃO DO EQUILÍBRIO HÍDRICO

A exposição extensa da pele provoca um desequilíbrio hidreletrolítico em virtude da perda significativa de líquidos e de cloreto de sódio da pele. Essa perda de cloreto de sódio é responsável por muitos dos sintomas sistêmicos associados à doença e é tratada pela administração IV de soro fisiológico.

Ocorre também perda de uma grande quantidade de proteína e de sangue das áreas de pele desnudas. A terapia com hemoderivados pode ser prescrita para manter o volume sanguíneo, o nível de hemoglobina e a concentração plasmática de proteína. Os valores séricos de albumina, proteína, hemoglobina e hematócrito são monitorados.

O paciente é incentivado a manter um aporte adequado de líquido oral. Os líquidos frios e não irritantes são incentivados para manter a hidratação. As refeições pequenas e frequentes ou os lanches com alimentos ricos em proteína e calorias (p. ex., suplementos nutricionais orais, gemada, *milk shakes*) ajudam a manter o estado nutricional. A nutrição parenteral é considerada quando o paciente não consegue ingerir uma dieta adequada.

Reavaliação

Entre os resultados esperados estão:
1. O paciente relata alívio da dor das lesões orais.
    a. Identifica terapias que reduzam a dor.
    b. Utiliza colutórios e *spray* bucal com aerossol de anestésico ou antisséptico.
    c. Ingere líquidos frios a intervalos de 2 h.
2. Obtém a cicatrização da pele.
    a. Explica a finalidade do esquema terapêutico.
    b. Adere ao esquema de embebições e banhos.
3. Relata melhora da imagem corporal.
    a. Verbaliza preocupações sobre a condição, sobre si mesmo e seus relacionamentos com outras pessoas.
    b. Participa no autocuidado.
4. Não apresenta infecções nem sepse.
    a. Apresenta culturas da bolha, da pele e dos orifícios negativas para microrganismos patogênicos.
    b. Não tem nenhuma drenagem purulenta.
    c. Apresenta sinais de melhora da pele.
    d. Apresenta temperatura corporal normal.
5. Mantém o equilíbrio hidreletrolítico.
    a. Mantém um registro de consumo para assegurar o aporte adequado de líquido e o equilíbrio hidreletrolítico normal.
    b. Verbaliza a justificativa para a terapia com infusão IV.
    c. Apresenta um débito urinário diário acima de 400 mℓ.
    d. Apresenta valores da bioquímica sérica e da hemoglobina e do hematócrito nos limites normais.

NECRÓLISE EPIDÉRMICA TÓXICA E SÍNDROME DE STEVENS-JOHNSON

A necrólise epidérmica tóxica e a síndrome de Stevens-Johnson são distúrbios cutâneos agudos potencialmente fatais, que se caracterizam por eritema disseminado e formação de máculas com bolhas, resultando em desprendimento e descamação da epiderme e formação de erosões. Acredita-se que essas doenças sejam uma única e mesma doença, que se manifesta ao longo de um espectro de reações, em que a necrólise epidérmica tóxica é a mais grave. Estima-se que a taxa de mortalidade em virtude de necrólise epidérmica tóxica seja de 25 a 35% e em virtude de síndrome de Stevens-Johnson seja de 1 a 5% (Kellen & Berlin, 2016). Até 75% dos casos de necrólise epidérmica tóxica e síndrome de Stevens-Johnson são ocasionados por reação a medicamentos, com antibióticos (especialmente as sulfonamidas), anticonvulsivantes, AINE, alopurinol e AINE oxicam (p. ex., meloxicam) sendo implicados com frequência (Kellen & Berlin, 2016).

Necrólise epidérmica tóxica e síndrome de Stevens-Johnson ocorrem em pessoas de todas as idades, com discreta predileção por mulheres. A idade média relatada para os pacientes com necrólise epidérmica tóxica e síndrome de Stevens-Johnson é entre 46 e 63 anos. Entretanto, idosos que fizeram uso de diversos medicamentos podem apresentar um risco maior. Aparentemente existe um componente genético para o desenvolvimento de necrólise epidérmica tóxica e síndrome de Stevens-Johnson. O mecanismo que leva à necrólise epidérmica tóxica e à síndrome de Stevens-Johnson parece consistir em uma reação citotóxica mediada por células (Cohen, Jellinek & Schwartz, 2018).

Manifestações clínicas

A necrólise epidérmica tóxica e a síndrome de Stevens-Johnson caracterizam-se, inicialmente, por sensação de ardência ou prurido conjuntivais, hipersensibilidade cutânea, febre, tosse, faringite, cefaleia, mal-estar extremo e mialgias (i. e., dolorimento e dores). Esses sinais são seguidos de rápido início de eritema, que acomete grande parte da superfície da pele e mucosas, incluindo a mucosa oral, a conjuntiva e a genitália. Nos casos graves de comprometimento da mucosa, pode haver risco de lesão da laringe, brônquios e esôfago por ulcerações. Em algumas áreas, observa-se a formação de grandes bolhas flácidas; em outras, grandes lâminas de epiderme são descamadas, expondo a derme subjacente. As unhas dos dedos das mãos e dos pés, as sobrancelhas e os cílios podem desprender-se juntamente com a epiderme adjacente. A pele é extremamente sensível, e a sua perda deixa uma superfície exsudativa, semelhante à de uma queimadura corporal total de espessura parcial (Cohen et al., 2018; Kellen & Berlin, 2016).

Complicações

A ceratoconjuntivite, a sepse e a síndrome da disfunção de múltiplos órgãos (SDMO) constituem complicações potenciais da necrólise epidérmica tóxica e da síndrome de Stevens-Johnson. A ceratoconjuntivite pode comprometer a visão e resultar em retração conjuntival, cicatrizes e lesões da córnea. A sepse e a SDMO podem ser potencialmente fatais (Cohen et al., 2018; Kellen & Berlin, 2016) (ver Capítulo 11).

Avaliação e achados diagnósticos

São realizados exames histológicos de células cutâneas congeladas a partir de uma lesão recente, com citodiagnóstico de coleções de material celular a partir de uma área recentemente desnuda. A obtenção da história de uso de medicamentos conhecidos pela sua capacidade de precipitar necrólise epidérmica tóxica ou síndrome de Stevens-Johnson pode confirmar uma reação medicamentosa como causa subjacente, particularmente se os medicamentos tiverem sido prescritos 4 semanas antes do início da doença (Cohen et al., 2018).

Os resultados do hemograma completo podem revelar leucopenia e anemia normocítica normocrômica. Os resultados de biopsia da pele confirmam o diagnóstico, mostrando queratinócitos necróticos com necrose epitelial de toda a espessura e desprendimento (Cohen et al., 2018).

Manejo clínico

As metas do tratamento consistem em controle do equilíbrio hidreletrolítico, prevenção da sepse e prevenção das complicações oftálmicas. O cuidado de suporte constitui a base do tratamento.

Quaisquer medicamentos que possam ser implicados como fatores precipitantes da necrólise epidérmica tóxica ou da síndrome de Stevens-Johnson são imediatamente interrompidos. O paciente é tratado em um centro de queimados regional, devido à necessidade de tratamento agressivo semelhante ao das queimaduras graves. São obtidas amostras de tecido de nasofaringe, olhos, orelhas, sangue, urina, pele e bolhas intactas para cultura, a fim de identificar os microrganismos patogênicos. São prescritos líquidos cristaloides IV para manter o equilíbrio hidreletrolítico, utilizando parâmetros semelhantes àqueles usados para orientar o cuidado a pacientes com queimaduras. De modo semelhante, são também implementadas diretrizes de termorregulação, cuidados das feridas e manejo da dor para tratar pacientes com queimaduras (Cohen et al., 2018) (ver Capítulo 57). Com frequência, os pacientes precisam de suporte nutricional e metabólico com nutrição parenteral total (ver Capítulo 41).

O tratamento inicial com corticosteroides sistêmicos (p. ex., metilprednisolona), embora frequentemente tentado, permanece controverso. Em muitos casos, o risco de infecção, o desequilíbrio hidreletrolítico, a cicatrização tardia e a dificuldade em iniciar precocemente os corticosteroides orais no curso da doença superam seus benefícios. A administração de IGIV pode proporcionar uma rápida melhora e cicatrização da pele em doses de 1 g/kg/dia, durante 4 dias. Outros medicamentos que podem ser efetivos incluem os agentes imunossupressores ciclosporina ou ciclofosfamida (Cohen et al., 2018; Kellen & Berlin, 2016).

É de suma importância proteger a pele com agentes tópicos. São utilizados diversos agentes antibacterianos e anestésicos tópicos para evitar a sepse da ferida e para ajudar no manejo da dor. Podem ser utilizados curativos biológicos temporários (p. ex., pele de porco, membrana amniótica) ou curativos semipermeáveis de plástico (p. ex., Vigilon™) para reduzir a dor, diminuir a evaporação e evitar a infecção secundária até que ocorra regeneração do epitélio. O cuidado orofaríngeo e ocular meticuloso é essencial quando ocorre comprometimento das mucosas e dos olhos.

PROCESSO DE ENFERMAGEM

Cuidado ao paciente com necrólise epidérmica tóxica ou síndrome de Stevens-Johnson

Avaliação

A inspeção cuidadosa da pele é realizada, incluindo a sua aparência e a extensão do comprometimento. Observa-se rigorosamente a pele normal para determinar se estão surgindo novas áreas de formação de bolhas. A drenagem das bolhas é monitorada quanto a quantidade, coloração e odor. A cavidade oral é inspecionada diariamente quanto a bolhas e lesões erosivas; o paciente é avaliado diariamente quanto à ocorrência de prurido, sensação de queimação e ressecamento dos olhos. Determina-se a capacidade de deglutição e ingestão de líquidos do paciente, bem como de falar normalmente.

Os sinais vitais do paciente são monitorados, e dispensa-se atenção especial ao caráter da febre e a frequência, profundidade e ritmo da respiração e ocorrência de tosse. São observadas as características e a quantidade das secreções respiratórias. É essencial verificar se há febre alta, taquicardia e fraqueza extrema e fadiga, visto que esses fatores indicam o processo de necrose epidérmica, aumento das necessidades metabólicas e possível descamação da mucosa gastrintestinal e respiratória. O volume, a densidade específica e a coloração da urina são monitorados. Os locais de inserção de linhas IV são inspecionados quanto a sinais de infecção local. O peso corporal é registrado diariamente.

O paciente é solicitado a descrever os níveis de fadiga e de dor. Procura-se avaliar o nível de ansiedade do paciente. Os mecanismos de enfrentamento básicos do paciente também são avaliados, e são identificadas as estratégias efetivas de enfrentamento.

Diagnóstico

DIAGNÓSTICOS DE ENFERMAGEM

Com base nos dados da avaliação, os principais diagnósticos de enfermagem podem incluir os seguintes:

- Comprometimento da integridade dos tecidos (i. e., oral, ocular e cutâneo), associado com o desprendimento da epiderme
- Hipovolemia associada a perda de líquido devido ao desnudamento da pele
- Risco de hipotermia associado a perda de calor secundária ao desnudamento da pele
- Dor aguda associada com a pele desnuda e as lesões orais
- Ansiedade associada com a aparência física da pele e o prognóstico.

PROBLEMAS INTERDEPENDENTES/ COMPLICAÇÕES POTENCIAIS

As complicações potenciais podem incluir as seguintes:

- Sepse
- Retração conjuntival, cicatrizes e lesões da córnea.

Planejamento e metas

As principais metas para o paciente podem incluir cicatrização da pele e do tecido oral, equilíbrio hídrico, prevenção da perda de calor, alívio da dor, redução da ansiedade e ausência de complicações.

Intervenções de enfermagem

MANUTENÇÃO DA INTEGRIDADE DA PELE E DAS MUCOSAS

O cuidado local da pele constitui importante área do manejo de enfermagem. A pele sofre desnudamento com facilidade, particularmente quando o paciente é levantado e a sua posição é mudada. A equipe de enfermagem precisa ter cuidado especial para evitar qualquer atrito com a pele quando for mover o paciente no leito. A pele deve ser inspecionada depois de cada mudança de posição para assegurar que não tenha aparecido nenhuma outra área desnuda. O enfermeiro aplica os agentes tópicos prescritos para reduzir a população bacteriana da superfície da ferida. Compressas mornas, quando prescritas, devem ser aplicadas delicadamente às áreas desnudas. O antibacteriano tópico pode ser usado juntamente com a hidroterapia em um tanque, banheiro ou chuveiro. O enfermeiro monitora a condição do paciente durante o tratamento e o incentiva a exercitar os membros durante a hidroterapia.

As lesões orais dolorosas dificultam a higiene oral. A higiene oral cuidadosa é realizada para manter a mucosa oral limpa. Os colutórios prescritos de clorexidina, os anestésicos ou os agentes de revestimento são utilizados com frequência para retirar os resíduos da boca, suavizar as áreas ulceradas e controlar o hálito fétido. A cavidade oral é inspecionada várias vezes ao dia, e quaisquer alterações são documentadas e relatadas. A vaselina, ou uma pomada prescrita, é aplicada nos lábios.

OBTENÇÃO DO EQUILÍBRIO HÍDRICO

Os sinais vitais, o débito urinário e o estado mental do paciente são avaliados em busca de indicações de hipovolemia. Podem ocorrer alterações mentais em consequência do desequilíbrio hidreletrolítico, sobrecarga sensorial ou privação sensorial. Os resultados dos exames laboratoriais são avaliados, e os resultados anormais são relatados. O paciente é pesado diariamente.

As lesões orais podem resultar em disfagia, tornando necessária a alimentação por sonda ou a nutrição parenteral até que a ingestão oral possa ser tolerada. A contagem diária de calorias e o registro acurado do equilíbrio hídrico são essenciais.

PREVENÇÃO DA HIPOTERMIA

O paciente com necrólise epidérmica tóxica está propenso a calafrios. A desidratação pode ser agravada pela exposição da pele desnuda a uma corrente contínua de ar quente. Em geral, o paciente mostra-se sensível a mudanças da temperatura ambiente. Medidas semelhantes àquelas implementadas para o paciente com queimaduras, como cobertores de algodão, lâmpadas de aquecimento no teto e escudos de calor, são úteis na manutenção da temperatura corporal. Para minimizar o tremor e a perda de calor, o enfermeiro deve trabalhar com rapidez e de modo efetivo quando grandes feridas são expostas. A temperatura do paciente é monitorada com frequência.

ALÍVIO DA DOR

O enfermeiro avalia todo o paciente, suas características, os fatores que influenciam a dor e as respostas comportamentais do paciente. Os analgésicos prescritos são administrados em horário regular e o enfermeiro documenta o alívio da dor e quaisquer efeitos colaterais. Os analgésicos são administrados antes que os tratamentos dolorosos sejam realizados. A ansiedade, que pode intensificar a dor, pode ser aliviada com explicações minuciosas, falando calmamente com o paciente durante os tratamentos. Oferecer apoio emocional e tranquilidade e implementar as medidas que promovem o repouso e o sono constituem medidas básicas para obter o controle da dor. À medida que a dor diminui e o paciente tem maior energia física e emocional, o enfermeiro pode ensinar técnicas de automanejo para alívio da dor, como relaxamento muscular progressivo e visualização orientada (ver Capítulo 9).

REDUÇÃO DA ANSIEDADE

Como o estilo de vida do paciente com necrólise epidérmica tóxica ou com síndrome de Stevens-Johnson foi alterado de maneira abrupta para um estilo de dependência completa, a avaliação de seu estado emocional pode revelar ansiedade, depressão e medo de morrer. O paciente pode ser tranquilizado sobre o fato de que essas reações são normais. O paciente também necessita de apoio do enfermeiro, comunicação honesta e esperança de que a situação poderá melhorar. O paciente é incentivado a expressar seus sentimentos. Ouvir as suas preocupações e estar prontamente disponível com cuidado habilidoso e compassivo constituem intervenções importantes para aliviar a ansiedade. O apoio emocional por um enfermeiro psiquiátrico, conselheiro espiritual, psicólogo ou psiquiatra pode ser valioso para promover o enfrentamento do paciente durante o longo período de recuperação.

MONITORAMENTO E MANEJO DE COMPLICAÇÕES POTENCIAIS

Sepse. A principal causa de morte por necrólise epidérmica tóxica consiste em sepse. O monitoramento rigoroso dos sinais vitais e a observação de alterações nas funções respiratória, renal e gastrintestinal podem detectar rapidamente o início de uma infecção. A assepsia estrita é sempre mantida durante as medidas de cuidado de rotina da pele. A higiene das mãos e o uso de luvas esterilizadas durante os procedimentos são essenciais. As visitas devem usar roupas protetoras e lavar as mãos antes e depois de entrar em contato com o paciente. As pessoas com quaisquer infecções ou doença infecciosa não devem visitar o paciente até que não representem mais um perigo para ele. O enfermeiro desempenha uma função crítica na identificação dos sinais e sintomas precoces de infecção e sua notificação ao médico. Em geral, os antibióticos são iniciados apenas quando houver sinais e sintomas de uma infecção (Cohen et al., 2018).

Retração conjuntival, cicatrizes e lesões da córnea. Os olhos são examinados diariamente quanto a sinais de prurido, sensação de queimação e ressecamento, que podem indicar progressão para a ceratoconjuntivite – a principal complicação ocular. A aplicação de uma compressa úmida e fria sobre os olhos pode aliviar a sensação de queimação. Os olhos são mantidos limpos e examinados quanto a sinais de secreção ou desconforto, e a progressão dos sintomas é documentada e relatada. A administração de um lubrificante ocular, quando prescrito, pode aliviar o ressecamento e evitar a abrasão da córnea. O uso de tampões oculares ou lembrar ao paciente sobre a necessidade de piscar periodicamente também podem aliviar o ressecamento. O paciente é instruído a não esfregar os olhos nem a usar qualquer medicamento ocular que não tenha sido prescrito ou recomendado pelo médico.

PROMOÇÃO DE CUIDADOS DOMICILIAR, COMUNITÁRIO E DE TRANSIÇÃO

Orientação do paciente sobre autocuidados. Os pacientes com necrólise epidérmica tóxica ou síndrome de Stevens-Johnson com comprometimento de grandes áreas da pele necessitam de cuidados semelhantes àqueles oferecidos a pacientes com queimaduras térmicas. À medida que o paciente completa o estágio de internação aguda da doença, o foco é direcionado para a reabilitação e o cuidado ambulatorial ou cuidado em um centro de reabilitação. Durante esse cuidado, o paciente e os familiares são envolvidos no tratamento, e deve-se orientá-los sobre os procedimentos, como cuidado das feridas e troca dos curativos, que serão continuados em casa. O paciente e os familiares são auxiliados na aquisição de suprimentos de curativos que serão necessários em casa.

O paciente e os familiares também recebem orientações sobre o manejo da dor, a nutrição, as medidas para aumentar a mobilidade e a prevenção das complicações, incluindo prevenção da infecção. São orientados sobre os sinais e sintomas das complicações e sobre quando notificar o médico. Instruções impressas são fornecidas para o paciente e para seus familiares, de modo que eles possam rever as informações quando necessário (Trommel, Hofland, van Komen et al., 2019).

Cuidados contínuos e de transição. O cuidado de acompanhamento interdisciplinar é imperativo para assegurar a continuação do progresso do paciente. Alguns pacientes precisam de cuidados em um centro de reabilitação antes de retornar para casa; outros, de fisioterapia e terapia ocupacional ambulatoriais por um período prolongado. Quando o paciente retorna para casa, o enfermeiro de cuidados domiciliares coordena o cuidado fornecido pelos vários membros da equipe de saúde (p. ex., médico, fisioterapeuta, terapeuta ocupacional, nutricionista). O enfermeiro também monitora a evolução do paciente, faz uma avaliação contínua para identificar as complicações e monitora a adesão do paciente ao plano de cuidado. A adaptação do paciente ao ambiente de cuidados domiciliares e as necessidades de apoio e assistência do paciente e da família também são avaliadas. O encaminhamento a serviços comunitários é feito quando apropriado (Trommel et al., 2019).

Reavaliação

Entre os resultados esperados estão:
1. O paciente apresenta cicatrização crescente da pele e do tecido oral.
    a. Apresenta áreas de pele em cicatrização.
    b. Consegue deglutir líquidos e falar claramente.
2. Apresenta equilíbrio hídrico.
    a. Apresenta valores laboratoriais nas faixas normais.
    b. Mantém o volume e a densidade específica da urina em uma faixa aceitável.
    c. Apresenta sinais vitais estáveis.
    d. Aumenta o consumo de líquidos orais sem desconforto.
    e. Mantém ou ganha peso, quando apropriado.
3. Alcança a termorregulação.
    a. Registra a temperatura corporal na faixa normal.
    b. Não relata a ocorrência de calafrios.
4. Alcança o alívio da dor
    a. Utiliza analgésicos, conforme prescrição.
    b. Aplica técnicas de automanejo para alívio da dor.
5. O paciente relata menos ansiedade.
    a. Discute livremente suas preocupações.
    b. Dorme por períodos progressivamente mais longos.
6. Não apresenta complicações, como sepse e comprometimento da visão.
    a. Apresenta temperatura corporal na faixa normal.
    b. Apresenta valores laboratoriais nas faixas normais.
    c. Não tem nenhuma secreção anormal, nem sinais de infecção.
    d. Continua vendo objetos no nível basal de acuidade.
    e. Não apresenta sinais de ceratoconjuntivite.

TUMORES CUTÂNEOS

Os tumores da pele são comuns e ocorrem ao longo de um espectro de tumores benignos até tumores altamente malignos.

TUMORES CUTÂNEOS BENIGNOS

Cistos

Os cistos da pele são cavidades revestidas de epitélio, que contêm material líquido ou sólido. Os cistos epidérmicos (cistos epidermoides) ocorrem com frequência e podem ser descritos como tumores elevados e firmes, de crescimento lento, encontrados mais frequentemente na face, no pescoço, na parte superior do tórax e nas costas. Geralmente é realizada extirpação cirúrgica com biopsia do cisto (Docik, Johnson & Rizk, 2019).

Cistos triquilemais são encontrados mais frequentemente no escalpo. Originam-se da porção média do folículo piloso e das células da bainha externa da raiz do pelo. O tratamento consiste em extirpação cirúrgica (Al Aboud, Yarrarapu & Patel, 2020).

Queratoses seborreicas e actínicas

As queratoses seborreicas são lesões benignas e semelhantes a verrugas, de vários tamanhos e cores, que variam de castanho-claras a pretas. Em geral, localizam-se na face, nos ombros, no tórax e nas costas e constituem os tumores cutâneos mais comumente observados em adultos de meia-idade e indivíduos idosos. Embora essas lesões sejam benignas, elas devem ser periodicamente avaliadas em relação a alterações no aspecto que possam sugerir uma malignidade (ver discussão adiante) (Norris, 2019). Do ponto de vista cosmético, podem ser inaceitáveis para o paciente. O tratamento consiste na remoção do tecido tumoral por excisão, eletrodessecação (destruição das lesões cutâneas por corrente elétrica monopolar de alta frequência) e curetagem, ou na aplicação de dióxido de carbono ou nitrogênio líquido.

As queratoses actínicas são lesões cutâneas pré-malignas, que se desenvolvem em áreas do corpo cronicamente expostas ao sol. Aparecem como placas rugosas e descamativas, com eritema subjacente. Essas lesões podem se transformar gradualmente em carcinoma espinocelular (ver discussão adiante); em geral, são removidas por crioterapia, eletrodessecação ou *laser*, ou podem ser tratadas com cremes quimioterápicos tópicos (p. ex., creme de 5-fluoruracila) (Doughty & McNichol, 2016).

Verrugas

As verrugas são tumores cutâneos benignos e comuns, causados pela infecção pelo papilomavírus humano, que pertence ao grupo dos vírus de DNA. Pessoas de todas as idades podem ser afetadas, porém as verrugas ocorrem com mais frequência entre 12 e 16 anos. Existem muitos tipos de verrugas.

Como regra, as verrugas são assintomáticas, exceto quando ocorrem em áreas de sustentação do peso, como as plantas dos pés. Podem ser tratadas pela aplicação local de terapia com *laser*, nitrogênio líquido, emplastros de ácido salicílico ou eletrodessecação (Dlugasch & Story, 2021).

As verrugas que ocorrem na genitália e área perianal são conhecidas como condiloma acuminado. Podem ser sexualmente transmitidas e são tratadas com nitrogênio líquido, criocirurgia, eletrocirurgia, aplicação tópica de ácido tricloroacético e curetagem. Os condilomas que afetam o colo do útero predispõem a paciente ao câncer cervical (ver Capítulo 51).

Angiomas

Os angiomas são tumores vasculares benignos que afetam a pele e os tecidos subcutâneos. Estão presentes ao nascimento e podem ocorrer como placas vermelho-violáceas planas (angiomas vinho do Porto) ou como lesões nodulares elevadas, vermelho vivo (i. e., hemangiomas do lactente, anteriormente conhecidos como angiomas morango). Estes últimos tendem a sofrer involução espontânea nos primeiros anos de vida, enquanto os angiomas vinho do Porto geralmente persistem por tempo indefinido. A maioria dos pacientes utiliza cosméticos para camuflar as lesões. Angiomas cereja são pápulas vermelhas pequenas e macias, observadas no tronco da maior parte dos adultos com mais de 30 anos, as quais são benignas e, em geral, não são consideradas problemáticas em termos cosméticos (Norris, 2019).

Nevos pigmentados: pintas

Algumas pintas podem ser tumores cutâneos comuns de vários tamanhos e tonalidades, de castanho-amareladas a pretas. Podem ser lesões maculares planas ou pápulas elevadas ou nódulos que ocasionalmente contêm pelo. Os nevos pigmentados são, em sua maioria, lesões inócuas. Todavia, em casos raros, ocorrem alterações malignas, e verifica-se o desenvolvimento de melanoma no local do nevo. Os nevos que exibem alteração na coloração ou tamanho, que se tornam sintomáticos (p. ex., prurido) ou que desenvolvem bordas irregulares, devem ser removidos para determinar se ocorreram alterações malignas. As pintas que ocorrem em locais incomuns devem ser examinadas cuidadosamente quanto a qualquer irregularidade e incisura da margem e variação na coloração. Os nevos com mais de 6 mm devem ser examinados cuidadosamente. Os nevos excisados devem ser submetidos a exame histológico (Hunt, Schaffer & Bolognia, 2020).

Queloides

Os queloides são crescimentos excessivos benignos de tecido fibroso no local de uma cicatriz ou traumatismo. São mais comuns entre pessoas de pele escura. Os queloides são assintomáticos, mas podem causar desfiguração e preocupação cosmética. As opções incluem excisão cirúrgica, aplicação de corticosteroide intralesional, laserterapia ou radioterapia (Doughty & McNichol, 2016).

Dermatofibroma

O dermatofibroma é um tumor benigno comum do tecido conjuntivo, que ocorre predominantemente nos membros inferiores. Trata-se de um nódulo de consistência firme, de formato abobadado, que pode ter a mesma coloração da pele do paciente ou pode ter várias outras tonalidades, mais comumente rosa ou marrom. Tipicamente não é indicado tratamento, a menos que o paciente tenha preocupações estéticas. O tumor pode ser extirpado cirurgicamente, embora cicatrizes possam ocorrer como sequelas. Se o tumor for muito elevado, a aplicação de nitrogênio líquido pode ser uma opção terapêutica melhor (Goldstein & Goldstein, 2020).

Neurofibromatose: doença de Von Recklinghausen

A neurofibromatose é um distúrbio genético autossômico dominante que se manifesta como máculas café com leite (máculas pigmentadas), efélides (sardas) axilares e inguinais, neurofibromas cutâneos (tumores cutâneos benignos, de consistência mole) e neurofibromas periféricos (tumores benignos na bainha de nervos periféricos) de dimensões variáveis. Pacientes com neurofibromatose correm risco de desenvolver outros tumores benignos e malignos (p. ex., sarcomas, astrocitomas) (Korf, Lobbous & Metrock, 2020).

TUMORES CUTÂNEOS MALIGNOS

O câncer de pele constitui o câncer mais comum nos EUA. A cada ano mais pessoas são diagnosticadas com câncer de pele do que todos os cânceres combinados. Estima-se que pelo menos um em cada cinco norte-americanos terá câncer de pele até os 70 anos. O custo do tratamento de norte-americanos com câncer de pele é estimado em US$ 8,1 bilhões ao ano (Skin Cancer Foundation, 2020a). Como a pele é facilmente inspecionada, o câncer de pele é prontamente observado e detectado, e, por conseguinte, acredita-se que seja acessível à intervenção precoce.

A exposição à radiação UV, incluindo o sol e os raios UV artificiais (p. ex., bronzeamento artificial) é a principal causa evitável de câncer de pele; a incidência está relacionada com a quantidade total de radiação UV. A lesão é cumulativa, e os efeitos prejudiciais podem ser graves em torno de 18 anos (Skin Cancer Foundation, 2020a). Cânceres de pele em adultos tendem a se manifestar 20 a 50 anos (período de latência) após a exposição à luz solar (Bader, 2020) (Boxe 56.5). Mais de 99% de todos os cânceres de pele incluem o melanoma e os dois tipos mais comuns de cânceres de pele não melanoma, o carcinoma basocelular e o carcinoma espinocelular (American Cancer Society [ACS], 2020a).

Carcinoma basocelular e carcinoma espinocelular

Carcinoma basocelular é o câncer de pele mais prevalente nos EUA, sendo responsável por 80% de todos os cânceres de pele em homens e mulheres. Raramente está associado a qualquer morbidade e raramente causa morte. É duas vezes mais comum em homens do que em mulheres (Bader, 2020). Ainda que seja menos comum que o carcinoma basocelular, o carcinoma espinocelular é o segundo câncer de pele mais prevalente nos EUA. É duas a três vezes mais comum nos homens do que nas mulheres (Najjar, 2020). Embora seja menos agressivo do que o melanoma, acredita-se que o carcinoma espinocelular seja responsável por no mínimo 15 mil mortes anualmente (Skin Cancer Foundation, 2020a).

> **Boxe 56.5 — FATORES DE RISCO**
> **Câncer de pele**
>
> - Adultos com menos de 30 anos[a] e mais de 50 anos; o risco aumenta com a idade
> - Histórico de queimaduras solares
> - Histórico familiar de câncer de pele
> - Histórico pessoal de câncer de pele
> - Histórico pregresso de exposição substancial à luz ultravioleta (p. ex., exposição à luz solar, câmaras de bronzeamento, lâmpadas solares)
> - Homens
> - Imunossupressão (p. ex., síndrome de imunodeficiência adquirida)[a]
> - Pessoas com cabelos louros ou ruivos
> - Pessoas com fotótipo baixo, sobretudo com pele que facilmente queima, faz sardas ou fica vermelha
> - Pessoas com olhos azuis ou verdes
> - Presença de numerosos nevos ou nevos displásicos (ou seja, nevos grandes, atípicos).

[a]Estes são riscos específicos do melanoma. Adaptado de American Cancer Society (ACS). (2019b). Melanoma skin cancer causes, risk factors, and prevention. Retirado em 19/10/2020 de: www.cancer.org/content/dam/CRC/PDF/Public/8824.00.pdf; Centers for Disease Control and Prevention (CDC). (2020). What are the risk factors for skin cancer? Retirado em 19/10/2020 de: www.cdc.gov/cancer/skin/basic_info/risk_factors.htm.

Manifestações clínicas

Em geral, aparece em áreas do corpo expostas ao sol, como face, pescoço, mãos e couro cabeludo. O carcinoma basocelular surge habitualmente como um pequeno nódulo céreo com margens roladas, translúcidas e peroladas; podem-se observar vasos telangiectásicos. À medida que cresce, sofre ulceração central, algumas vezes com formação de crosta (Figura 56.8A). Os tumores aparecem mais frequentemente na face. O carcinoma basocelular caracteriza-se pela invasão e erosão dos tecidos contíguos (adjacentes). Raramente metastatiza, porém a recidiva é comum. Um lesão negligenciada pode resultar em perda do nariz, da orelha ou do lábio. Outras variantes do carcinoma basocelular podem aparecer como placas brilhosas, planas, acinzentadas ou amareladas (Bader, 2020).

O carcinoma espinocelular é uma proliferação maligna que surge a partir da epiderme. Seu precursor geralmente é a queratose actínica (ver discussão anterior). Embora apareça habitualmente na pele lesionada pelo sol, pode desenvolver-se a partir da pele normal ou de lesões cutâneas preexistentes. É mais preocupante do que o carcinoma basocelular, visto que se trata de um carcinoma invasivo, que metastatiza em 4 a 8% dos casos pelo sangue ou pelo sistema linfático (Najjar, 2020).

O carcinoma espinocelular aparece como um tumor descamativo, rugoso e espesso, que pode ser assintomático ou que pode apresentar sangramento (Figura 56.8B). A margem de uma lesão de carcinoma espinocelular pode ser mais larga, mais infiltrada e mais inflamatória que a de uma lesão do carcinoma basocelular. Pode ocorrer infecção secundária. As áreas expostas, particularmente dos membros superiores e da face, lábio inferior, orelhas, nariz e fronte, constituem os locais mais comuns (Najjar, 2020). O prognóstico para o carcinoma espinocelular depende da incidência de metástases, que está relacionada com o tipo histológico e com o nível ou profundidade da invasão. Os linfonodos regionais devem ser avaliados quanto à presença de metástases (Najjar, 2020).

Manejo clínico

O tratamento tem por objetivo erradicar o tumor. O método de tratamento depende da localização do tumor, do tipo, da localização e da profundidade das células, dos desejos cosméticos do paciente, da história de tratamento anterior, da natureza invasiva do tumor e da presença de linfonodos metastáticos. O manejo dos carcinomas basocelular e espinocelular inclui

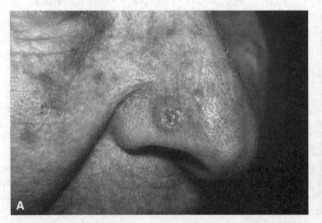 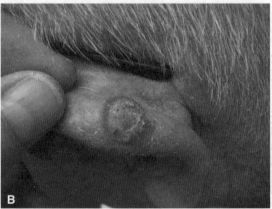

Figura 56.8 • Carcinoma basocelular (**A**) e carcinoma espinocelular (**B**). Reproduzida, com autorização, de Goodheart, H. P. (2011). *Goodheart's same-site differential diagnosis: A rapid method of diagnosing and treating common skin disorders*. Philadelphia, PA: Lippincott Williams & Wilkins.

excisão cirúrgica, que pode consistir em cirurgia micrográfica de Mohs, eletrocirurgia ou criocirurgia. Nos pacientes que não são candidatos à cirurgia, alternativas como radioterapia, terapia fotodinâmica ou cremes quimioterápicos tópicos podem ser opções viáveis (Bader, 2020).

Manejo cirúrgico

A principal meta consiste em remover o tumor em sua totalidade. A melhor maneira de manter a aparência cosmética consiste em posicionar a incisão adequadamente ao longo das linhas de tensão naturais da pele e linhas anatômicas naturais do corpo. Dessa maneira, as cicatrizes são menos perceptíveis. O tamanho da incisão depende do tamanho e da localização do tumor, porém envolve habitualmente uma razão entre comprimento e largura de 3:1.

A adequação da excisão cirúrgica é verificada pela avaliação microscópica dos cortes da amostra. Quando o tumor é grande, pode ser necessária uma cirurgia reconstrutora, com uso de um retalho cutâneo ou enxerto de pele. A incisão é fechada em camadas para melhorar o efeito cosmético. Um curativo compressivo aplicado sobre a ferida proporciona suporte. A infecção depois de uma excisão simples é incomum se for mantida assepsia cirúrgica adequada.

Cirurgia micrográfica de Mohs

Essa técnica constitui a modalidade cirúrgica mais acurada e a que melhor conserva o tecido normal. O procedimento remove o tumor, camada por camada. A primeira camada excisada inclui todo o tumor evidente e uma pequena margem de tecido de aparência normal. A amostra é congelada e analisada por corte para determinar se todo o tumor foi removido. Em caso negativo, camadas adicionais de tecido são raspadas e examinadas até que todas as margens teciduais estejam livres de tumor. Dessa maneira, são removidos apenas o tumor e uma margem de tecido normal segura. A cirurgia de Mohs constitui o procedimento recomendado para a preservação de tecido, com taxas de cura extremamente altas para o carcinoma basocelular e o carcinoma espinocelular. Trata-se do tratamento de escolha e o mais efetivo para tumores ao redor dos olhos, no nariz, lábio superior e áreas auricular e periauricular (Najjar, 2020).

Eletrocirurgia

A eletrocirurgia refere-se à destruição ou remoção do tecido por meio de energia elétrica. A corrente é convertida em calor, que, em seguida, passa para o tecido a partir de um eletrodo frio. A eletrocirurgia pode ser precedida de curetagem (excisão do tumor raspando a sua superfície com uma cureta). Em seguida, realiza-se a eletrodessecação para obter hemostasia e destruir quaisquer células malignas viáveis na base da ferida e ao longo de suas margens. A eletrodessecação e a curetagem são úteis para lesões com menos de 1 a 2 cm de diâmetro.

Esse método é vantajoso pelo fato de que o tumor é mais macio do que a pele circundante e, por conseguinte, pode ser delineado por uma cureta, que "sente" a extensão do tumor. O tumor é removido, e a sua base é cauterizada. O processo é repetido duas vezes. Em geral, ocorre cicatrização em 1 mês (Bader, 2020).

Criocirurgia

A criocirurgia destrói o tumor por meio de congelamento profundo do tecido. O aparelho com agulha termoacoplada é inserido na pele, e o nitrogênio líquido é direcionado para o centro do tumor, até que a base do tumor alcance uma temperatura de −40 a −60°C. O nitrogênio líquido tem o menor ponto de ebulição de todos os criógenos, é de baixo custo e de fácil obtenção. O tecido tumoral é congelado, descongelado e, em seguida, novamente congelado. O local descongela naturalmente e, em seguida, torna-se gelatinoso e cicatriza espontaneamente. O congelamento é seguido de tumefação e edema. A aparência da lesão varia. A cicatrização normal, que pode levar 4 a 6 semanas, ocorre mais rapidamente em áreas com bom suprimento sanguíneo (Bader, 2020).

Terapias alternativas não cirúrgicas

Alguns pacientes idosos podem adiar as opções de tratamento cirúrgico. Além disso, em alguns casos, as lesões podem ser extensas ou podem estar localizadas em regiões onde uma ampla excisão cirúrgica não seja prática (p. ex., câncer de pálpebra, ponta do nariz). Nessas situações, a radioterapia local (ver Capítulo 12) ou a terapia fotodinâmica podem ser alternativas razoáveis. A terapia fotodinâmica envolve a aplicação de ácido 5-aminolevulínico à lesão, que é seguida de fotoativação com luz azul direcionada durante aproximadamente 1 hora. Esse procedimento tem o efeito de destruir localmente as células neoplásicas, com bons resultados cosméticos. Pode-se tentar a aplicação tópica de creme de 5-fluoruracila (um quimioterápico) como alternativa para o tratamento do carcinoma basocelular superficial (Bader, 2020).

O paciente deve ser informado de que a pele pode ficar vermelha e com bolhas após qualquer uma dessas terapias. Para aliviar o desconforto, pode-se aplicar uma pomada cutânea neutra prescrita pelo médico. O paciente também deve ser advertido para evitar a exposição ao sol.

Manejo de enfermagem

Como muitos cânceres de pele são removidos por excisão, os pacientes são habitualmente tratados em unidades de cirurgia ambulatorial. O papel do enfermeiro consiste em orientar o paciente sobre a prevenção do câncer de pele (Boxe 56.6) e sobre o autocuidado após o tratamento.

Promoção de cuidados domiciliar, comunitário e de transição

Orientação do paciente sobre autocuidados

A ferida é habitualmente coberta com um curativo para proteger o local de traumatismo físico, irritantes externos e contaminantes. O paciente é avisado sobre quando se apresentar para a troca de curativo ou recebe informações verbais e por escrito sobre como trocar os curativos, incluindo o tipo de curativo a ser comprado, como removê-los e aplicar novos, bem como sobre a importância da higiene das mãos antes e depois do procedimento.

O paciente é orientado a observar a ocorrência de sangramento excessivo e verificar curativos apertados que estejam comprometendo a circulação. Se a lesão estiver localizada na área perioral, o paciente é orientado a beber líquidos com canudo e a limitar a conversação e o movimento facial. Devem ser evitados tratamentos dentários até que a região esteja totalmente cicatrizada.

Após a remoção das suturas, pode-se utilizar um creme emoliente para ajudar a reduzir o ressecamento. Aconselha-se a aplicação de um filtro solar sobre a ferida para evitar a hiperpigmentação pós-operatória se o paciente permanecer eventualmente ao ar livre.

Os exames de acompanhamento devem ser feitos em intervalos regulares, habitualmente a cada 3 meses durante

> **Boxe 56.6 — PROMOÇÃO DA SAÚDE**
> **Prevenção do câncer de pele**
>
> Reduzir ao mínimo a exposição ao sol:
> - Na medida do possível, evitar o sol entre 10 h da manhã e 4 h da tarde
> - Usar roupas protetoras (p. ex., roupas de mangas compridas, boné de aba larga)
> - Procurar áreas de sombra quando estiver ao ar livre
> - Usar óculos de sol quando a pessoa estiver ao ar livre para proteger a pele sensível em torno dos olhos
> - Ter cautela perto de neve e de água, devido aos raios solares refletidos.
>
> Usar filtros solares:
> - Usar um filtro solar com fator de proteção solar (FPS) de 15 ou mais para proteger contra os raios ultravioleta A (UVA) e ultravioleta B (UVB)
> - Aplicar o filtro solar generosamente 20 min antes da exposição ao sol (p. ex., antes de sair)
> - Reaplicar a cada 2 h ou imediatamente após nadar
> - Usar um protetor labial com FPS de 15 ou mais.
>
> Não utilizar fontes artificiais de raios ultravioleta (p. ex., cabines de bronzeamento).
>
> Inspecionar regularmente a pele:
> - Realizar autoexame mensalmente
> - Marcar uma consulta anualmente com o médico se tiver mais de 50 anos.
>
> Fortalecer o sistema imune:
> - Não fumar/parar de fumar.

Adaptado de American Cancer Society (ACS). (2019a). Can basal and squamous cell skin cancers be prevented? Retirado em 05/04/2020 de: www.cancer.org/cancer/basal-and-squamous-cell-skin-cancer/causes-risks-prevention/prevention.html.

1 ano, e devem incluir a palpação dos linfonodos adjacentes. O paciente também deve ser orientado a procurar tratamento para qualquer nevo que esteja sujeito a atrito e irritação repetidos, bem como a observar as indicações de malignidade potencial em nevos, conforme descrito anteriormente. Deve-se ressaltar a importância das avaliações de acompanhamento durante toda a vida.

Melanoma

O melanoma é uma neoplasia cancerosa caracterizada por melanócitos neoplásicos encontrados na epiderme e na derme (e, algumas vezes, nas células subcutâneas). Embora corresponda a somente 1% de todos os cânceres de pele, o melanoma é responsável por aproximadamente 6.850 mortes anuais (Siegel, Miller & Jemal, 2020). Norte-americanos brancos correm risco 20 vezes maior de apresentar melanoma do que os afrodescendentes. Pode ocorrer em adultos de qualquer idade; entretanto, a idade média ao diagnóstico é de 65 anos. É mais prevalente entre as mulheres do que entre os homens com menos de 50 anos; aos 65 anos, é duas vezes mais comum entre os homens do que entre as mulheres; e aos 80 anos, é três vezes mais comum entre os homens do que entre as mulheres (Tan, 2020). Os fatores de risco para o melanoma estão relacionados no Boxe 56.5.

Manifestações clínicas

O melanoma pode se manifestar como uma alteração em um nevo ou um novo crescimento na pele, resultante dos melanócitos epidérmicos cutâneos. O melanoma maligno tipicamente apresenta uma coloração escura, vermelha ou azul, ou uma mistura de quaisquer destas, e tem formato irregular. Pode estar associado a prurido, crescimento rápido, ulceração ou sangramento. Este tipo de malignidade pode ser observado com mais frequência nos membros inferiores nas mulheres, e em tronco, pescoço ou cabeça nos homens (National Cancer Institute [NCI], 2020). Raramente, pode haver o desenvolvimento de melanomas no trato uveal ocular ou no revestimento mucoso do trato gastrintestinal ou geniturinário (Tan, 2020).

Melanoma pode ocorrer em uma de várias formas: extensivo superficial, lentigo maligno, nodular, lentiginoso acral, lentiginoso de mucosa, desmoplásico e verrucoso (os três últimos são raros) (Figura 56.9). Cada um destes tipos apresenta características histológicas específicas; entretanto, elas não determinam as opções de tratamento e não estão associadas a prognósticos diferenciais (NCI, 2020).

Os melanomas disseminam-se de acordo com duas fases de crescimento: radial e vertical. Durante a primeira fase de crescimento – a fase radial –, o tumor tende a se disseminar radialmente dentro da epiderme. Durante essa fase mais precoce de crescimento radial é que o tumor é mais acessível ao tratamento. A segunda fase de crescimento – a fase vertical – caracteriza-se pelo crescimento vertical do tumor dentro da derme, com metástase eventual. Os melanomas que progridem mais rapidamente da fase de crescimento radial para a vertical são considerados os tipos mais agressivos e apresentam prognóstico mais sombrio (Tan, 2020).

Avaliação e achados diagnósticos

Os resultados de biopsia confirmam o diagnóstico de melanoma. Uma amostra de biopsia excisional fornece informações sobre o tipo, o nível de invasão e a espessura da lesão. Uma amostra que inclua margem de 1 a 2 cm de tecido normal e uma porção do tecido adiposo subcutâneo subjacente é suficiente para o estadiamento de melanoma *in situ* ou de melanoma não invasivo inicial. Deve-se efetuar uma biopsia incisional quando a lesão suspeita for muito grande para ser removida com segurança sem cicatrização extensa. As amostras de biopsia obtidas por raspagem, curetagem ou aspiração por agulha não são consideradas como prova histológica confiável de doença (Tan, 2020).

A anamnese e o exame físico completos devem incluir um exame meticuloso da pele e palpação dos linfonodos regionais que podem drenar a área que circunda o tumor. Como o melanoma ocorre em famílias, investiga-se uma história familiar positiva de melanoma, de modo que os parentes em primeiro grau, que podem correr alto risco de melanoma, possam ser examinados quanto a lesões atípicas. Uma vez confirmado o diagnóstico de melanoma, habitualmente são realizados

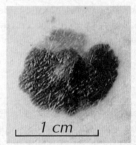 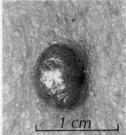

Figura 56.9 • Duas formas de melanoma: melanoma extensivo superficial (**à esquerda**) e melanoma nodular (**à direita**).

radiografia de tórax, hemograma completo, um painel completo de bioquímica com creatinina, provas de função hepática e desidrogenase láctica (LDH). A LDH pode estar elevada na presença de doença metastática. Dependendo dos resultados desses exames, a ressonância magnética do cérebro, a tomografia computadorizada do tórax, abdome ou pelve e a tomografia por emissão de pósitrons dos linfáticos podem estar indicadas para maior estadiamento da extensão da doença (Tan, 2020).

O estadiamento do tumor segue o sistema de classificação TNM (tumor, linfonodos, metástases) (ver Capítulo 12) e é utilizado para determinar o tratamento apropriado (NCI, 2020):

- Estágio 0: tumor in situ, lesão localizada na epiderme
- Estágio 1: tumor com 2 mm de espessura ou menos sem envolvimento de linfonodo nem metástases distantes
- Estágio 2: tumor com mais de 2 mm de espessura sem envolvimento de linfonodos ou metástases distantes
- Estágio 3: tumor de qualquer espessura, com envolvimento de pelo menos um linfonodo, mas sem metástases distantes
- Estágio 4: tumor de qualquer espessura, com ou sem envolvimento de linfonodos e com metástases distantes.

Pacientes com doença no estágio 0 ou no estágio 1 têm probabilidade superior a 99% de sobrevida 5 anos após o diagnóstico (ACS, 2019c). Detecção precoce e tratamento são, portanto, cruciais para assegurar bons desfechos a longo prazo.

Manejo clínico

O tratamento depende do estágio e do tipo de tumor. A excisão cirúrgica constitui o tratamento de escolha para as pequenas lesões superficiais. As lesões mais profundas exigem ampla excisão local, podendo haver necessidade de enxerto cutâneo. A biopsia do linfonodo sentinela costuma ser realizada para examinar os linfonodos mais próximos ao tumor e para poupar o paciente das sequelas a longo prazo da remoção extensa de linfonodos se os linfonodos da amostra forem negativos. Se forem positivos, pode-se indicar a dissecção dos linfonodos (Tan, 2020).

Pacientes com células tumorais em múltiplos linfonodos podem se beneficiar de radioterapia (a radiação é aplicada na cadeia de linfonodos após ressecção cirúrgica). Acredita-se que a radioterapia não apenas coíba a recorrência de células tumorais nos vasos linfáticos, mas também aumente a eficácia global dos inibidores dos pontos de controle imunológicos, um benefício evidente para os pacientes com indicação desse tratamento (ou seja, pacientes BRAF-negativos) (ver discussão a seguir) (NCI, 2020).

Tradicionalmente, alfainterferona 2 era prescrita para os pacientes com tumores em estágio 2 que eram considerados de risco para recidiva; contudo, os dados em longo prazo não apoiam seus benefícios terapêuticos. A tendência é realizar apenas excisão cirúrgica nesses pacientes, seguida por monitoramento atento e continuado à procura de sinais de recorrência ou metástases (ACS, 2019c; NCI, 2020; Tan, 2020).

O manejo dos pacientes com tumores nos estágios 3 e 4 inclui a administração IV de inibidores dos pontos de controle imunológicos como pembrolizumabe, nivolumabe ou ipilimumabe. Os inibidores dos pontos de controle imunológicos incrementam a ação dos linfócitos T ao inibirem um local específico (comutador off) nas membranas celulares desses linfócitos, tornando-os mais efetivos na focalização e no ataque das células cancerosas (ACS, 2019c; NCI, 2020; Tan, 2020). Pelo menos metade dos pacientes com melanoma tem uma mutação no gene BRAF (NIC, 2020; Tan, 2020). Esses pacientes podem ser medicados com um inibidor de BRAF para "desligar" a função da mutação no gene BRAF responsável pelo crescimento tumoral. Essa terapia é tipicamente prescrita juntamente com um inibidor de MEK, porque o gene MEK atua in tandem com a mutação no gene BRAF. Esse tipo de esquema terapêutico, denominado terapia molecular, pode ser prescrito em vez de inibidores dos pontos de controle imunológicos. Tanto os inibidores de BRAF (dabrafenibe, encorafenibe e vemurafenibe) como os inibidores de MEK (trametinibe, cobemetinibe e binimetinibe) podem ser administrados VO. Inibidores de BRAF estão, contudo, associados a incidência aumentada de carcinomas espinocelulares da pele (NCI, 2020).

Pacientes com diagnóstico de melanoma correm risco elevado de um segundo melanoma ou recorrência do tumor primário. A injeção intralesional de uma vacina imunoterapêutica, talimogeno laerparepeveque, pode ser indicada para pacientes com recorrência de tumor considerado irressecável. Talimogeno laerparepeveque é um agente oncolítico geneticamente modificado que é derivado do herpes-vírus simples 1 (HSV-1). Seu uso está associado à redução da massa tumoral, embora não haja melhora como um todo da sobrevida em longo prazo (NCI, 2020).

Manejo de enfermagem

A melhor esperança para diminuir a incidência de formas avançadas de melanoma consiste na orientação dos pacientes para reconhecer seus sinais iniciais, quando são possíveis tratamento e cura. O enfermeiro ensina os pacientes com risco de câncer de pele a examinar a pele e o couro cabeludo mensalmente, de maneira sistemática, e a procurar imediatamente assistência médica se forem detectadas quaisquer alterações. Isso é especialmente verdadeiro no caso de pacientes com história pregressa de melanoma, porque a probabilidade de um segundo melanoma é maior neles do que em pacientes sem história pregressa de melanoma (Tan, 2020). A AAD fornece recursos de multimídia para a realização do autoexame da pele (ver seção Recursos no fim deste capítulo).

Um fator de risco importante no desenvolvimento de melanoma é a exposição à radiação UV (p. ex., luz solar). Independentemente da existência ou não de outros riscos, todos os pacientes devem ser orientados sobre os riscos da exposição à radiação UV e sobre os métodos para minimizá-los (p. ex., filtro solar, procurar locais com sombra). Um grupo que corre risco especialmente alto é o de atletas adultos jovens, sobretudo as mulheres (McGuffin, Jordan, Langford et al., 2019; Orsimarsi, 2019). Ver Perfil de pesquisa de enfermagem no Boxe 56.7.

A existência de nevos, sobretudo múltiplos nevos, é outro fator de risco de melanoma que deve ser abordado. O enfermeiro orienta os pacientes com nevos sobre como autoavaliar os sinais sugestivos de transformação maligna, denominados ABCDE (Boxe 56.8). Evidências desses tipos de alterações devem ser imediatamente relatadas ao médico assistente do paciente para investigação adicional. Os pacientes também devem ser alertados para o aparecimento do nevo de aspecto totalmente diferente dos outros nevos (o proverbial "patinho feio"). Além disso, os sintomas relatados que são consistentes com processo maligno melanótico incluem prurido, dor à palpação e dor no local de um nevo (Skin Care Foundation, 2020b).

O paciente com diagnóstico recente de melanoma em estágio avançado deve ser preparado para a realização de excisão

Boxe 56.7 — PERFIL DE PESQUISA DE ENFERMAGEM
Segurança solar no caso de atletas universitárias

McGuffin, K. S., Jordan, K., Langford, D. et al. (2019). Assessing knowledge, attitudes, and behaviors regarding sun safety in female collegiate athletes. *Journal of the Dermatology Nurses' Association, 11*(1), 20-33.

Finalidade

Melanoma é um tipo comum de câncer em adultos jovens e sua incidência vem aumentando nos últimos 30 anos. Adultos jovens que competem em esportes ao ar livre correm risco elevado de melanoma, porque passam muitas horas expostos à radiação ultravioleta (ou seja, luz solar) durante jogos, disputas e treinos. Mulheres jovens correm maior risco de melanoma do que homens jovens e, com frequência, apresentam lesões melanóticas nos membros. Portanto, atletas universitárias que competem em esportes ao ar livre correm risco maior de melanoma, porque seus membros são expostos à radiação UV de comprimento de onda longo. O propósito desse estudo de pesquisa foi descobrir se uma intervenção educacional aprimoraria o conhecimento, as atitudes e o comportamento em relação a práticas de exposição segura à luz solar em atletas universitárias.

Metodologia

Esse estudo foi conduzido em uma universidade púbica na Carolina do Norte. Todas as atletas da equipe da universidade (trilha, futebol, softbol, tênis e corrida *cross country*) eram elegíveis e foram convidadas a participar e todas consentiram ($N = 81$). Os pesquisadores realizaram uma breve (15 minutos) intervenção educacional com imagens de PowerPoint™ sobre as práticas de exposição segura à luz solar e essa intervenção foi feita em uma sala no departamento desportivo da universidade. As participantes fizeram um pré-teste imediatamente antes da intervenção, que era uma versão modificada da Melanoma Risk Behavior Survey. Esse teste foi repetido imediatamente após o término da intervenção e mais uma vez 3 meses após o término da intervenção.

Um teste t pareado foi feito entre o pré-teste e os pós-testes para determinar se houve ou não melhora do conhecimento, das atitudes e dos comportamentos em relação às práticas de exposição segura à luz solar das participantes.

Achados

O conhecimento das participantes sobre práticas de exposição segura à luz solar melhorou entre o pré-teste e o primeiro pós-teste ($t = 15,232, p \leq 0,001>$). Essa melhora se manteve entre o pré-teste e o segundo pós-teste 3 meses após a intervenção ($t = 14,366, p \leq 0,001$). Além disso, 3 meses após a intervenção, 79,1% das participantes relataram espontaneamente que aplicaram protetor solar mais frequentemente do que antes da intervenção e apresentaram menos queimaduras solares após a intervenção; 91,6% afirmaram que continuariam a adotar medidas de proteção contra a luz solar no futuro.

Implicações para a enfermagem

Em um nível informal, os pesquisadores observaram que muitas participantes se surpreenderam ao aprenderem sobre o risco de melanoma que corriam. As atletas com fotótipos mais altos não entendiam a necessidade de usar protetor solar e adotar práticas de proteção contra a exposição à luz solar. Embora pessoas com fotótipos mais altos corram menor risco de câncer de pele do que as pessoas com fotótipos mais baixos, qualquer pessoa com queimadura solar corre risco mais elevado de melanoma. Essa intervenção educacional foi concisa, mas focada e, em última instância, efetiva em suas metas. Pode ser reproduzida em outras instituições de ensino médio e universidades. Futuras intervenções poderiam ser direcionadas não apenas para atletas, mas também para os treinadores e técnicos, que poderiam continuar encorajando a prática de exposição segura à luz solar em atletas jovens.

Boxe 56.8 — AVALIAÇÃO
Avaliação ABCDE dos nevos pigmentados

Os melanomas podem ser diferenciados dos nevos benignos com base nas seguintes características:

A para assimetria

- A lesão não parece estar equilibrada em ambos os lados. Se uma linha imaginária fosse traçada no meio, as duas metades não seriam iguais
- A lesão apresenta uma superfície irregular, com topografia irregular (elevações desiguais), palpáveis ou visíveis. Pode-se observar uma alteração da superfície de lisa para escamosa.

B para borda irregular

- Aparecem endentações angulares ou múltiplas chanfraduras na borda
- A borda é difusa ou indistinta, como se fosse esfregada com um apagador.

C para coloração variegada

- Os nevos benignos exibem habitualmente uma coloração castanho-clara a média uniforme. Uma coloração mais escura indica a penetração dos melanócitos até uma camada mais profunda da derme
- As cores que podem indicar neoplasias malignas, quando encontradas juntas em uma única lesão, consistem em tonalidades de vermelho, branco e azul; as tonalidades de azul têm prognóstico sombrio
- As áreas esbranquiçadas em uma lesão pigmentada são suspeitas
- Alguns melanomas não são variegados, porém exibem uma coloração uniforme (preto-azulada, cinza-azulada, vermelho-azulada).

D para diâmetro

- Um diâmetro de > 6 mm (aproximadamente o tamanho de uma borracha de lápis) é considerado mais suspeito, embora esse achado sem outros sinais não seja significativo. Muitos crescimentos cutâneos benignos são maiores que 6 mm, enquanto alguns melanomas iniciais podem ser menores.

E para evolução

- Nevos benignos apresentam o mesmo aspecto com o passar do tempo; quando um nevo começa a mudar de aspecto, tamanho, formato, na cor ou elevação, isso pode sugerir malignidade.

Adaptado de Skin Cancer Foundation. (2020b). Warning signs: The ABCDEs of melanoma. Retirado em 23/10/2020 de: www.skincancer.org/skin-cancer-information/melanoma/melanoma-warning-signs-and-images/#abcde.

cirúrgica ampla. Um melanoma pode ser encontrado em qualquer local na superfície da pele, embora tenda a aparecer em superfícies expostas à luz solar (p. ex., membros, cabeça). A remoção cirúrgica do melanoma em diferentes localizações representa diferentes desafios, levando-se em consideração a remoção do melanoma primário, e se múltiplos linfonodos sentinelas evidenciam ou não disseminação do câncer, exigindo dissecção de linfonodos. Pode ser necessário um enxerto cutâneo de espessura parcial ou de espessura completa quando são criados grandes defeitos com a remoção cirúrgica do melanoma (ver discussão adicional sobre enxertos cutâneos no Capítulo 57). As intervenções de enfermagem após a cirurgia para melanoma se concentram na promoção de conforto, inclusive a antecipação da necessidade e a administração de analgésicos apropriados (ver Capítulo 9).

Suporte psicológico é crucial quando é realizada uma cirurgia com potencial desfigurante (Boxe 56.9). O apoio inclui incentivar o paciente a expressar sua ansiedade e sentimentos sobre a gravidade da neoplasia e demonstrar compreensão desses sentimentos. Durante a investigação diagnóstica e o estadiamento da profundidade, do tipo e da extensão do tumor, o enfermeiro responde às perguntas, fornece informações e ajuda a esclarecer conceitos errôneos. O conhecimento de que é portador de um melanoma pode causar considerável medo e angústia no paciente. Enfatizar os recursos do paciente, os mecanismos efetivos passados de enfrentamento e os sistemas de apoio social ajuda o paciente a lidar com o diagnóstico, a necessidade de tratamento e o acompanhamento contínuo. Os familiares devem ser incluídos em todas as discussões

---

Boxe 56.9 **DILEMAS ÉTICOS**

Deve ser permitida a arrecadação de recursos por plataformas digitais para terapias não baseadas em evidências?

Caso clínico

Você trabalha em uma clínica cirúrgica especializada em oncologia. O.G. é uma mulher de 29 anos que foi encaminhada para a clínica por seu dermatologista para avaliação de um melanoma no braço direito. O oncologista cirúrgico que examinou O.G. deseja realizar uma excisão ampla do tumor com colocação de enxerto. Você tem uma reunião marcada com O.G. para coordenar as ações do oncologista cirúrgico, do cirurgião plástico (para o enxerto de pele que será realizado após a retirada do tumor) e o oncologista clínico (que coordenará os tratamentos pós-operatórios). Durante a reunião, O.G. declara que reluta em fazer a cirurgia, porque acredita que ficará desfigurada. Ela relata que a irmã mais velha recebeu um diagnóstico de melanoma há 2 anos e foi tratada com sucesso por um médico homeopata em Mumbai, Índia. Embora O.G. não tenha dinheiro para fazer esse tratamento, a irmã dela se ofereceu para fazer um *medical crowdfunding* (arrecadação de dinheiro por plataformas digitais) para tentar conseguir o dinheiro para fazer esse tratamento homeopático, em vez do plano terapêutico proposto pelo oncologista cirúrgico.

Discussão

O uso das mídias sociais para *crowdfunding* ou solicitação online de doações se tornou muito popular nos últimos anos. *Crowdfunding* para solicitar doações para procedimentos médicos, terapias, viagens e outras despesas relacionadas à busca de tratamento médico é muito comum. Bioeticistas já criticaram o financiamento colaborativo para fins médicos por vários motivos. Os doadores nas plataformas tendem a favorecer pessoas que parecem mais atraentes ou compatíveis e isso pode resultar em aumento adicional das disparidades de acesso aos recursos de assistência de saúde (criando um dilema de *justiça distributiva*). Por exemplo, poucas pessoas que procuram suporte de doadores para serviços médicos relacionados à obesidade são bem-sucedidas na arrecadação de fundos nesses *sites* de *crowdfunding*, porque pessoas com obesidade parecem ser menos atraentes para alguns doadores. Da mesma forma, um número menor de pessoas de minorias étnicas tende a ser bem-sucedido no levantamento de fundos do que pessoas que parecem ser brancas e de classe média. Além disso, nem todas as pessoas para as quais os fundos foram supostamente levantados compreendem plenamente ou consentem com a configuração das plataformas de arrecadação de recursos. Esses indivíduos podem ser coagidos a fazê-lo por outras pessoas ou não ter a capacidade de compreender o que está sendo feito em seu nome ou podem ser enganados pelos captadores de recursos e não receber o dinheiro que foi angariado em seu nome.

Muitos pacientes com câncer fazem uso de medicina complementar e alternativa para ajudá-los a lidar com os inúmeros sinais/sintomas associados ao câncer. A maioria dos pacientes usa terapias complementar e alternativa em associação ao tratamento clínico convencional (ou seja, medicina alopática). Todavia, alguns pacientes optam por terapias complementares e alternativas em vez de seguir o tratamento alopático baseado em evidências. *Crowdfunding* pode ser usado para tentar financiar esses tratamentos que não são cobertos pelos planos de saúde. As plataformas de *crowdfunding* foram criticadas por não bloquearem a configuração desses tipos de solicitação em seus *sites*.

Análise

- Descrever os princípios éticos em conflito nesse caso (ver Capítulo 1, Boxe 1.7). Você acredita que O.G. tem o direito de determinar quais são as melhores opções terapêuticas para ela, mesmo quando a opção que ela prefere não for baseada em evidências? Como você assegura sua atuação na defesa dos melhores interesses de O.G. sem ameaçar o direito dela de autodeterminação e sem adotar um tom paternalista (ou seja, "Eu sei o que é melhor para você")?
- Como a dinâmica familiar poderia estar influenciando a decisão de O.G. de buscar opções terapêuticas? Não é incomum que pacientes com melanoma tenham parentes em primeiro grau com melanoma. Como o relacionamento de O. G. com a irmã e o tratamento dela do melanoma poderia influenciar a tomada de decisão nesse momento?
- Quais recursos você poderia mobilizar para ajudar O.G. e garantir que os recursos direcionados para o tratamento do melanoma dela seja usados de maneira justa? Como a plataforma de *medical crowdfunding* de O.G. poderia influenciar o bem-estar de outros pacientes com melanoma?

Referências bibliográficas

Kubheka, B. Z. (2020). Bioethics and the use of social media for medical crowdfunding. *BMC Medical Ethics, 21*(96), 1-5.
Moore, B. (2019). Medical crowdfunding and the virtuous donor. *Bioethics, 33*(2), 238-244.
Snyder, J. & Caulfield, T. (2019). Patients' crowdfunding campaigns for alternative cancer treatments. *The Lancet Oncology, 20*(1), 28-29.
Snyder, J. & Cohen, I. G. (2019). Medical crowdfunding for unproven medical treatments: Should Gofundme become a gatekeeper? *Hastings Center Report, 49*(6), 32-38.

Recursos

Ver no Capítulo 1, Boxe 1.10, as etapas de uma análise ética e recursos de ética.

para permitir que esclareçam informações, façam perguntas que o paciente poderia estar relutando em fazer e forneçam apoio emocional ao paciente.

Promoção de cuidados domiciliar, comunitário e de transição

O paciente com formas avançadas de melanoma será medicado com terapia molecular ou inibidores de pontos de controle imunológicos, dependendo de o paciente ser ou não portador de *BRAF* (ver discussão anterior). Como os agentes usados na terapia molecular para pacientes *BRAF*-positivos podem ser administrados VO, o paciente pode se automedicar em casa, uma vantagem importante. Esses agentes têm poucos efeitos colaterais e a maioria deles tende a ser cutâneas (p. ex., erupções cutâneas, hipersensibilidade). Além disso, os pacientes que fazem uso desses agentes correm maior risco de desenvolver carcinomas espinocelulares (ACS, 2019d). Esses pacientes devem ser orientados sobre como avaliar a própria pele e relatar imediatamente quaisquer sinais para seu médico assistente. É extremamente importante reforçar a importância de seguir protocolos de proteção contra a exposição à luz solar, inclusive procurar locais com sombra quando a pessoa estiver em ambientes ao ar livre e fizer uso de filtro solar.

O paciente *BRAF*-negativo provavelmente será medicado com um inibidor de pontos de controle imunológicos. Esses agentes têm de ser administrados IV; portanto, o paciente tem de ser atendido em um centro especializado. Os tratamentos geralmente são administrados em intervalos de 2 a 3 semanas por até 1 ano. Todavia, os inibidores de pontos de controle imunológicos podem ser administrados por acesso venoso periférico e não é necessário colocar um acesso (*port*) venoso profundo. Além disso, esses agentes tendem a ser mais bem tolerados que a maioria dos agentes quimioterápicos. Os efeitos colaterais mais comumente observados incluem fadiga, erupção cutânea e diarreia ou constipação intestinal (ACS, 2020b). Os pacientes medicados com esses agentes devem ser orientados a monitorar e relatar imediatamente efeitos colaterais e seguir protocolos de proteção contra exposição à luz solar.

 Orientação do paciente sobre autocuidados

Até alguns anos atrás, o prognóstico dos pacientes com doença metastática era muito sombrio. Graças ao advento da terapia molecular e dos inibidores de pontos de controle imunológicos na última década, há esperança de remissão e até mesmo cura. Pacientes com doença metastática e seus familiares devem receber essa novidade positiva quando procuram tratamento. Todavia, ainda existem casos nos quais não é possível remissão nem cura. Existem algumas evidências de que pacientes com doença metastática que estão no fim da vida não recebem cuidados paliativos apropriados quando estão perto da morte, porque está se tornando difícil identificar com clareza quando os tratamentos direcionados para remissão falharam (Fox, Rosenberg, Ekberg et al., 2020). O enfermeiro que cuida de um paciente com melanoma metastático que esteja se aproximando do fim da vida precisa defender o paciente e seus familiares de modo que eles recebam cuidados paliativos apropriados e oportunos (ver Capítulo 13).

TUMORES CUTÂNEOS METASTÁTICOS

A pele constitui um local importante, porém incomum, de câncer metastático. Todos os tipos de câncer podem metastatizar para a pele. Os cânceres com predileção para metastatizar para a pele incluem melanomas e cânceres de mama, seios paranasais, laringe e cavidade oral. Entre eles, as metástases cutâneas do carcinoma de mama são mais frequentemente observadas, respondendo por 30% de todos os casos. O aspecto clínico das lesões cutâneas metastáticas não é distinto, exceto, talvez, em alguns casos de câncer de mama, em que se observa um endurecimento difuso e resistente da pele da mama afetada. Na maioria dos casos, as lesões metastáticas ocorrem na forma de múltiplos nódulos cutâneos ou subcutâneos de vários tamanhos, que podem ter a cor da pele ou diferentes tonalidades de vermelho (American Osteopathic College of Dermatology, 2020).

SARCOMA DE KAPOSI

O sarcoma de Kaposi (SK) é uma neoplasia maligna das células endoteliais que revestem os pequenos vasos sanguíneos. Clinicamente, o SK manifesta-se por lesões da pele, da cavidade oral, do trato gastrintestinal e dos pulmões. As lesões cutâneas consistem em máculas, placas ou nódulos vermelho-purpúreos a azul-escuros. O SK é subdividido em quatro categorias (ACS, 2018):

- O *SK clássico* ocorre predominantemente em homens idosos de origem mediterrânea ou judaica. Os pacientes apresentam, em sua maioria, nódulos ou placas nos membros superiores, que raramente metastatizam além dessa região. O SK clássico é crônico, relativamente benigno e raramente fatal
- O *SK endêmico (africano)* acomete indivíduos predominantemente na parte oriental da África, próximo ao Equador. Os homens são afetados mais frequentemente do que as mulheres, e as crianças também podem ser afetadas. A doença pode assemelhar-se ao SK clássico, ou pode infiltrar-se e progredir para formas linfadenopáticas
- O *SK iatrogênico/associado a transplante de órgãos* ocorre em receptores de transplante e em pacientes que recebem imunossupressores a longo prazo, como azatioprina, ciclosporina ou corticosteroides, como prednisona
- O *SK epidêmico ou relacionado com a AIDS* ocorre em indivíduos com AIDS. Essa forma de SK caracteriza-se por lesões cutâneas e doenças viscerais e mucocutâneas disseminadas. Trata-se de um tipo de tumor mais agressivo do que as outras formas de SK. Mais informações sobre o SK relacionado com a AIDS podem ser encontradas no Capítulo 32.

PROCEDIMENTOS PLÁSTICOS RECONSTRUTORES E COSMÉTICOS

A palavra *plástica* origina-se do termo grego que significa "formar". A cirurgia plástica ou reconstrutora é realizada para reconstruir ou alterar defeitos congênitos ou adquiridos, a fim de restaurar ou melhorar a forma e a função do corpo. Com frequência, os termos *plástica* e *reconstrutora* são empregados como sinônimos. Esse tipo de cirurgia inclui o fechamento de feridas, a remoção de tumores cutâneos, o reparo de lesões ou queimaduras dos tecidos moles, a correção de deformidades e o reparo de defeitos cosméticos. A cirurgia plástica pode ser utilizada para o reparo de muitas partes do corpo e numerosas estruturas, como osso, cartilagem, tecido adiposo, fáscia, mucosa, músculo, nervo e estruturas cutâneas. Blocos ósseos e transplantes para deformidades e não união podem ser realizados, pode-se efetuar a transferência de músculo, os nervos podem ser reconstruídos e fatiados e a cartilagem pode ser substituída. Tão importante quanto qualquer uma dessas medidas é a reconstrução dos tecidos cutâneos ao redor do pescoço e da face, que habitualmente é designada como cirurgia estética ou cosmética.

Os procedimentos cosméticos são geralmente considerados como aqueles que corrigem defeitos que não comportam risco à vida ou que não são causados por doenças. Um exemplo seria a remoção de um nevo benigno ou de um cisto sebáceo da face. A maioria dos planos de seguro de saúde não cobre os procedimentos para fins cosméticos, e esses procedimentos podem ser dispendiosos. Os procedimentos que são realizados para corrigir um defeito cirúrgico, como a remoção de um câncer de pele ou a correção de um defeito congênito significativo, como o lábio leporino, geralmente têm cobertura dos seguros de saúde.

COBERTURA DE FERIDAS: ENXERTOS E RETALHOS

São utilizadas várias técnicas cirúrgicas, incluindo enxertos e retalhos cutâneos, para cobrir feridas cutâneas.

Enxertos cutâneos

O enxerto cutâneo é uma técnica em que parte da pele é desprendida de seu próprio suprimento sanguíneo e transferida como tecido livre a um local distante (receptor). O enxerto cutâneo pode ser utilizado para o reparo de quase qualquer tipo de ferida e constitui a forma mais comum de cirurgia reconstrutora.

Os enxertos cutâneos geralmente são utilizados para reparo de defeitos cirúrgicos, como os que resultam da excisão de tumores cutâneos, para cobrir áreas expostas da pele (p. ex., queimaduras) e para cobrir feridas em que a pele disponível não é suficiente para possibilitar o fechamento da ferida. São também usados quando o fechamento primário da ferida aumenta o risco de complicações, ou quando o fechamento primário da ferida interfere na função. Os enxertos de pele são classificados como autoenxertos, homoenxertos ou xenoenxertos (ver discussão adicional sobre enxertos de pele no Capítulo 57).

Retalhos

Outra forma de cobertura da ferida é proporcionada por retalhos. Um retalho é um segmento de tecido que permanece fixado em uma extremidade (i. e., uma base ou pedículo), enquanto a outra extremidade é movida para uma área receptora. A sua sobrevida depende do funcionamento dos suprimentos sanguíneos arterial e venoso e da drenagem linfática em seu pedículo ou base (del Rosario & Barkley, 2017). O retalho difere do enxerto pelo fato de que uma porção do tecido está fixada a seu local original e retém o seu suprimento sanguíneo. Uma exceção é o retalho livre, que será descrito adiante.

Os retalhos podem consistir em pele, mucosa, músculo, tecido adiposo, omento e osso. São utilizados para a cobertura de feridas e proporcionam massa, particularmente quando há exposição de osso, tendão, vasos sanguíneos ou tecido nervoso. Os retalhos são utilizados para reparo de defeitos causados por deformidades congênitas, traumatismo ou ablação tumoral (remoção, geralmente por excisão) em uma parte adjacente do corpo (del Rosario & Barkley, 2017).

Os retalhos oferecem uma solução estética, visto que o retalho mantém a coloração e a textura da área doadora, tem mais tendência a sobreviver do que um enxerto e pode ser utilizado para cobrir nervos, tendões e vasos sanguíneos. Todavia, normalmente são necessários vários procedimentos cirúrgicos para avançar um retalho. A principal complicação consiste em necrose do pedículo ou da base, em consequência da insuficiência do suprimento sanguíneo.

Um retalho livre ou transferência de tecido livre é totalmente seccionado do corpo e transferido para outro local. O retalho livre recebe suprimento vascular precoce a partir de anastomose microvascular com vasos no local receptor. O procedimento é habitualmente concluído em uma etapa, eliminando a necessidade de uma série de procedimentos cirúrgicos para mover o retalho. A cirurgia microvascular possibilita ao cirurgião utilizar uma variedade de locais doadores para reconstrução tecidual (Hsieh & Bhatt, 2020).

PROCEDIMENTOS COSMÉTICOS

Vários procedimentos cosméticos podem ser realizados, inclusive *peeling* químico da face, dermabrasão, cirurgia de reconstrução facial e ritidectomia (ou seja, *lifting* facial).

Descamação (*peeling*) facial química

O *peeling* facial químico envolve a aplicação de uma mistura química na face para destruição superficial da epiderme e das camadas superiores da derme, a fim de tratar rugas finas, queratoses e problemas de pigmentação. Mostra-se particularmente útil para rugas dos lábios superior e inferior, fronte e áreas periorbitais. O tipo de substância química utilizada depende da profundidade planejada da descamação. O paciente consciente tem a sensação de queimadura, que persiste por 12 a 24 horas. São prescritas pequenas doses frequentes de analgésicos e tranquilizantes para manter o paciente confortável. As complicações mais comuns consistem em alteração da coloração da pele, infecção da área queimada, alterações sensoriais ou prurido persistentes e, em certas ocasiões, cicatrizes permanentes da pele (Fabbrocini, 2017).

Dermabrasão

A dermabrasão é uma forma de abrasão da pele utilizada para o tratamento das cicatrizes da acne, envelhecimento e pele lesionada pelo sol. Utiliza-se um instrumento especial (p. ex., escova metálica movida a motor, disco impregnado de diamante). A epiderme e parte da derme superficial são removidas por ação semelhante à de uma lixa, e uma quantidade suficiente da derme é preservada para possibilitar a reepitelização das áreas tratadas. Os resultados são melhores na face, visto que ela é rica em elementos epiteliais intradérmicos (Bharti, Kirman, Molnar et al., 2018).

Os pacientes com história de infecção pelo herpes-vírus simples geralmente recebem uma prescrição de medicamentos antivirais profiláticos (p. ex., valaciclovir) antes do procedimento, de modo que o estresse fisiológico do procedimento tenha menos tendência a provocar erupção herpética cutânea. Um creme de tretinoína pode ser prescrito com instruções para a sua aplicação 2 a 3 semanas antes da cirurgia; está associado à aceleração da reepitelização após a dermabrasão. Os pacientes precisam ser orientados antes do procedimento sobre o esquema de curativos após o procedimento e quando retornar ao médico para a realização da troca dos curativos (Wong, Arnold & Boeckmann, 2016).

Cirurgia de reconstrução facial

Os procedimentos de reconstrução na face são individualizados para as necessidades e os resultados desejados do paciente. São realizados para o reparo de deformidades ou para restaurar a função normal. Podem variar desde o fechamento de pequenos defeitos até procedimentos complicados, que envolvem o implante de próteses para ocultar um grande defeito ou reconstruir uma parte perdida da face (p. ex., nariz, orelha, mandíbula). Cada procedimento cirúrgico é individualizado e envolve uma variedade de incisões, retalhos e enxertos. Podem ser necessários múltiplos procedimentos cirúrgicos.

O processo de reconstrução facial é, geralmente, lento e tedioso. Como a aparência facial de uma pessoa afeta acentuadamente a sua autoestima, esse tipo de reconstrução representa, com frequência, uma experiência muito emocional para o paciente.

Ritidectomia

A ritidectomia (i. e., *lift* facial) é um procedimento cirúrgico que remove pregas de tecido mole e que minimiza as rugas cutâneas na face. É realizada para criar uma aparência mais jovem. A preparação psicológica exige que o paciente reconheça as limitações da cirurgia e o fato de que não irá ocorrer um rejuvenescimento milagroso. O paciente é informado de que a face poderá apresentar equimoses e edema após a remoção dos curativos, e que podem transcorrer várias semanas para que o edema desapareça. São prescritos corticosteroides (p. ex., metilprednisolona) e vitamina C no pós-operatório para reduzir o edema. Antibióticos profiláticos, como cefalexina, também podem ser prescritos no pós-operatório (Neligan, Warren & Van Beek, 2017).

TRATAMENTO DE LESÕES CUTÂNEAS COM *LASER*

Os *lasers* são dispositivos que amplificam ou que geram energia luminosa altamente especializada. Podem mobilizar uma imensa quantidade de calor e potência quando focalizados em uma faixa estreita e constituem instrumentos valiosos na terapia de abrasão dermatológica. Na atualidade, as modalidades de *laser* utilizadas para esse propósito incluem *laser* de dióxido de carbono, *laser* de dióxido de carbono pulsado, *laser* de érbio, ítrio-alumínio-granada (Er:YAG) pulsado, *resurfacing* com *laser* de Er:YAG fracional, combinação de *lasers* de dióxido de carbono e Er:YAG e fototermólise fracionada (Husain & Alster, 2016).

Cada um desses *lasers* é um instrumento cirúrgico preciso que vaporiza e excisa tecidos contendo água com lesão mínima. Como os feixes utilizados podem vedar os vasos sanguíneos e linfáticos, eles criam um campo cirúrgico seco, tornando a realização de muitos procedimentos mais fácil e mais rápida. Por conseguinte, é geralmente seguro usar esses *lasers* em pacientes com distúrbios hemorrágicos ou naqueles que recebem terapia anticoagulante. São utilizados principalmente para melhorar a aparência de rugas faciais, embora também sejam úteis para remover nevos epidérmicos, tatuagens, determinadas verrugas, câncer de pele, unhas dos dedos dos pés encravadas e queloides. As incisões feitas com o feixe de *laser* curam e cicatrizam de maneira muito semelhante àquelas realizadas por um bisturi. Os pacientes com história de infecção por herpes-vírus simples geralmente recebem profilaxia antiviral antes do procedimento (Husain & Alster, 2016).

Manejo de enfermagem

Os procedimentos dermatológicos e de reconstrução são realizados, em sua maioria, no consultório do médico ou em um serviço cirúrgico ambulatorial; por conseguinte, a maior parte dos cuidados é realizada em casa. Com exceção da reconstrução muito extensa, os procedimentos são realizados, em sua maioria, sob anestesia local e sedação moderada, exigindo, assim, um tempo de recuperação muito curto. A não ser que ocorram complicações, o paciente não precisa de hospitalização. O enfermeiro deve preparar tanto o paciente quanto a família sobre o que esperar durante a recuperação pós-operatória. A Tabela 56.7 apresenta uma lista selecionada das considerações de enfermagem que precisam ser revistas nas orientações ao paciente e sua família.

TABELA 56.7 Considerações de enfermagem em procedimentos cosméticos selecionados.

Consideração de enfermagem	Intervenções e orientações ao paciente
Manutenção das vias respiratórias e da função pulmonar	As cirurgias cosméticas que envolvem a face e o pescoço podem causar edema considerável; as ataduras podem restringir a respiração ou a alimentação. Verifique os curativos com frequência e assegure que não haja nenhuma constrição com o desenvolvimento do edema.
Alívio da dor e obtenção de conforto	Os procedimentos que envolvem uma grande área de superfície causam considerável dor. As compressas frias ou bolsas de gelo aliviam a queimadura da dermabrasão ou da descamação química. Devem-se administrar analgésicos orais regularmente para controlar a dor.
Manutenção de nutrição adequada	Quando a face está envolvida, o paciente pode ser incapaz de abrir totalmente a boca, e a mastigação pode ser dolorosa. Forneça uma dieta pastosa ou líquida rica em proteína para ajudar no processo de cicatrização.
Estímulo à comunicação	Dependendo do tipo de procedimento cosmético, pode ser necessário um método não verbal de comunicação até o desaparecimento da dor e do edema.
Melhora do autoconceito	O tempo de recuperação dos procedimentos cosméticos é lento. Os resultados esperados levam semanas para se tornarem evidentes. Os pacientes de pele mais escura irão apresentar pigmentação aumentada por muito tempo após a cicatrização das feridas iniciais. Ajudar o paciente a compreender as expectativas pós-operatórias permitirá que se sinta mais confortável com o processo de cicatrização.
Promoção do enfrentamento familiar	Os procedimentos cosméticos são realizados, em sua maioria, em um ambiente ambulatorial; por conseguinte, os familiares são essenciais para o cuidado pós-operatório. Devem compreender o que esperar quando o paciente sair da sala de cirurgia: o tipo de curativo a ser colocado, o plano de cuidado prescrito para a pele e como ajudar o paciente a lidar com a dor.
Monitoramento e manejo das complicações potenciais	A infecção constitui a complicação mais comum; todavia, a dor excessiva, a lesão de nervos e o sofrimento emocional em relação à aparência também são comuns. Se forem utilizados opioides, podem ocorrer desconforto gastrintestinal, alterações do estado mental ou reação alérgica ao medicamento. Alerte o cuidador familiar sobre sinais dessas complicações e como e quando relatar as alterações.

EXERCÍCIOS DE PENSAMENTO CRÍTICO

1 **qp** Você trabalha como enfermeiro em um pronto-socorro. Uma mulher de 46 anos procura o setor de emergência do hospital com queixas de febre, dor de garganta e mialgias nas 48 horas anteriores. Hoje ela relata piora do quadro e aparecimento súbito de eritema disseminado, com formação de bolhas no períneo. Ela tem história pregressa de epilepsia e atualmente faz uso de agentes antiepilépticos prescritos por seu médico assistente. O médico do setor de emergência diz que a hipótese diagnóstica é necrólise epidérmica tóxica. Quais são os riscos que essa paciente corre no caso de necrólise epidérmica tóxica? Quais são suas prioridades de avaliação?

2 **cpa** Um homem de 25 anos é admitido na unidade de saúde onde você trabalha para tratar uma lesão na região sacral de estágio 3. O paciente sofreu uma lesão raquimedular há 2 anos que resultou em paraplegia. Ele recebeu reabilitação substancial no hospital durante os primeiros meses após a lesão; contudo, nos últimos meses ele está vivendo em seu apartamento e consegue manter um emprego de analista de dados (*home office*). Ele não apresentou lesões por pressão antes dessa lesão e não sabe como isso ocorreu e como evitar a recorrência da lesão. Quais recursos poderiam auxiliar o paciente a exercer manejo efetivo do autocuidado de modo a evitar lesão por pressão recorrente?

3 **pbe** Você trabalha no departamento de saúde de uma faculdade. Uma mulher de 21 anos procura o ambulatório por causa de febre e dor de garganta. Durante sua avaliação, você constata que a paciente sente dor à palpação dos ombros e braços e apresenta discreto eritema consistente com queimadura solar. Ela joga tênis na equipe da universidade. Você aproveita a oportunidade para conversar com ela sobre os riscos de melanoma e a pertinência de usar filtro solar durante as partidas e os treinos. Ela informa que é latina e não precisa se preocupar com câncer de pele. Qual é a força das evidências de que essa mulher jovem corre risco de melanoma? Quão importante é o fato de que ela adote medidas de proteção contra exposição à luz solar?

REFERÊNCIAS BIBLIOGRÁFICAS

*Pesquisa em enfermagem.
**Referência clássica.

Livros

Al Aboud, D. M., Yarrarapu, S. N., & Patel, B. C. (2020). *Pilar cyst*. StatPearls. Treasure Island, FL: StatPearls Publishing.

Bryant, R., & Nix, D. (2016). *Acute & chronic wounds: Current management concepts* (5th ed.). Philadelphia, PA: Elsevier.

Comerford, K. C., & Durkin, M. T. (2020). *Nursing2020 drug handbook*. Philadelphia, PA: Wolters Kluwer.

Dlugasch, L., & Story, L. (2021). *Applied pathophysiology for the advanced practice nurse*. Burlington, MA: Jones & Bartlett Learning.

Doughty, D. B., & McNichol, L. L. (2016). *WOCN Society core curriculum: Wound management*. Philadelphia, PA: Wolters Kluwer.

Eliopoulos, C. (2018). *Gerontological nursing* (9th ed.). Philadelphia, PA: Lippincott Williams & Wilkins.

Miline, C. (Ed.). (2019). *Wound source 2019*. Atlantic Beach, FL: Kestrel Health Information, Inc.

Neligan, P. C., Warren, R. J., & Van Beek, A. (2017). *Plastic surgery* (4th ed.). London, UK: Elsevier.

Norris, T. L. (2019). *Porth's pathophysiology: Concepts of altered health states* (10th ed.). Philadelphia, PA: Wolters Kluwer.

**Norton, D., McLaren, R., & Exton-Smith, A. N. (1962). *An investigation of geriatric nursing problems in hospital*. Edinburgh: Churchill Livingstone.

Wong, B. J.-F, Arnold, M. G., & Boeckmann, J. O. (2016). *Facial plastic and reconstructive surgery*. New York: Springer.

Periódicos e documentos eletrônicos

Ablon, G. (2018). Phototherapy with light emitting diodes: Treating a broad range of medical and aesthetic conditions in dermatology. *Journal of Aesthetic Dermatology*, 11(2), 21–27.

Agency for Healthcare Research & Quality (AHRQ). (2014). Preventing pressure ulcers in hospitals: A toolkit for improving quality of care. Retrieved on 4/15/2020 at: www.ahrq.gov/patient-safety/settings/hospital/resource/pressureulcer/tool/index.html

Ahmad, H., & Siddiqui, S. S. (2017). An unusually large carbuncle of the temporofacial regions demonstrating remarkable post-debridement wound healing process: A case report. *Wounds: A Compendium of Clinical Research & Practice*, 29(4), 92–95.

American Academy of Dermatology (AAD). (2020). Preventing and treating occupationally induced dermatologic conditions during COVID-19. Retrieved on 10/16/2020 at: www.assets.ctfassets.net/1ny4yoiyrqia/1evNAmDqSmw6w9dhozuJGZ/303efdeff53db6e0347df52c65baf4bc/OCC_Derm_Conditions_V11_30Apr2020.pdf

American Cancer Society (ACS). (2018). About Kaposi sarcoma. Retrieved on 10/17/2020 at: www.cancer.org/content/dam/CRC/PDF/Public/8654.00.pdf

American Cancer Society (ACS). (2019a). Can basal and squamous cell skin cancers be prevented? Retrieved on 4/5/2020 at: www.cancer.org/cancer/basal-and-squamous-cell-skin-cancer/causes-risks-prevention/prevention.html

American Cancer Society (ACS). (2019b). Melanoma skin cancer causes, risk factors, and prevention. Retrieved on 10/19/2020 at: www.cancer.org/content/dam/CRC/PDF/Public/8824.00.pdf

American Cancer Society (ACS). (2019c). Survival rates for melanoma skin cancer. Retrieved on 10/22/2020 at: www.cancer.org/cancer/melanoma-skin-cancer/detection-diagnosis-staging/survival-rates-for-melanoma-skin-cancer-by-stage.html

American Cancer Society (ACS). (2019d). Targeted therapy drugs for melanoma skin cancer. Retrieved on 10/25/2020 at: www.cancer.org/cancer/melanoma-skin-cancer/treating/targeted-therapy.html

American Cancer Society (ACS). (2020a). About basal and squamous cell skin cancer. Retrieved on 10/19/2020 at: www.cancer.org/content/dam/CRC/PDF/Public/8818.00.pdf

American Cancer Society (ACS). (2020b). Immunotherapy for melanoma skin cancer. Retrieved on 10/25/2020 at: www.cancer.org/cancer/melanoma-skin-cancer/treating/immunotherapy.html

American Osteopathic College of Dermatology. (2020). Metastatic skin cancer. Retrieved on 5/16/2020 at: www.aocd.org/page/MetastaticSkinCancer

Bader, R. S. (2020). Basal cell carcinoma. *Medscape*. Retrieved on 10/19/2020 at: emedicine.medscape.com/article/276624-overview

Beuscher, L., Reeves, G., & Harrell, D. (2017). Managing herpes zoster in older adults: Prescribing considerations. *The Nurse Practitioner*, 42(6), 24–29.

Bharti, G., Kirman, C. N., Molnar, J. A., et al. (2018). Dermabrasion. *Medscape*. Retrieved on 10/17/2020 at: emedicine.medscape.com/article/1297069-overview#a3

Bolier, R., Elferink, R. P., & Beuers, U. (2016). Advances in pathogenesis and treatment of pruritus. *Clinics in Liver Disease*, 17(2), 319–329.

Breen, E., & Bleday, R. (2020). Approach to the patient with anal pruritus. *UpToDate*. Retrieved on 10/6/2020 at: www.uptodate.com/contents/approach-to-the-patient-with-anal-pruritus

Centers for Disease Control and Prevention (CDC). (2017). Parasites—lice. Retrieved on 10/12/2020 at: www.cdc.gov/parasites/lice/

Centers for Disease Control and Prevention (CDC). (2019). DPDx—pediculosis. Retrieved on 10/12/2020 at: www.cdc.gov/dpdx/pediculosis/

Centers for Disease Control and Prevention (CDC). (2020). What are the risk factors for skin cancer? Retrieved on 10/19/2020 at: www.cdc.gov/cancer/skin/basic_info/risk_factors.htm

César, A., Cruz, M., Mota, A., et al. (2016). Erythroderma. A clinical and etiological study of 103 patients. *Journal of Dermatological Case Reports*, 10(1), 1–9.

Chan, L. S. (2018). Bullous pemphigoid. *Medscape*. Retrieved on 10/13/2020 at: emedicine.medscape.com/article/1062391-overview

*Chen, C. Y., Wu, R. W., Hsu, M. C., et al. (2017). Adjunctive hyperbaric oxygen therapy for healing of chronic diabetic foot ulcers: A randomized

controlled trial. *Journal of Wound Ostomy & Continence Nursing, 44*(6), 536–545.

Chen, H. L, Cai, J. Y., Du, L., et al. (2020). Incidence of pressure injury in individuals with spinal cord injury. *Journal of Wound, Ostomy, & Continence Nursing, 47*(3), 215–223.

Cheng, T. A., Mzahim, B., & Koenig, K. L. (2020). Scabies: Application of the identify-isolate-inform tool for detection and management. *Western Journal of Emergency Medicine, 21*(2), 191–198.

Cohen, V., Jellinek, S. P., & Schwartz, R. A. (2018). Toxic epidermal necrolysis. *Medscape*. Retrieved on 10/13/2020 at: emedicine.medscape.com/article/229698-overview

Cornish, L. (2019). Holistic management of malignant wounds in palliative patients. *British Journal of Community Nursing, 24*(Suppl 9), S19–S23.

Dabiri, G., Damstetter, E., & Phillips, T. (2016). Choosing a wound dressing based on common wound characteristics. *Advances in Wound Care, 5*(1), 32–41.

del Rosario, C., & Barkley, T. W. (2017). Postoperative graft and flap care: What clinical nurses need to know. *MedSurg Nursing, 26*(3), 180–192.

Docik, Y., Johnson, E., & Rizk, C. (2019). Small, asymptomatic nodules. *Clinical Advisor, 22*(2), 35–38.

Dooling, K. L., Guo, A., Patel, M., et al. (2018). Recommendations of the advisory committee for immunization practices for use of herpes zoster vaccinations. *Morbidity and Mortality Weekly Report (MMWR), 67*(3), 103–108.

Edsberg, L. E, Black, J. M., Goldberg, M., et al. (2016). Revised National Pressure Ulcer Advisory Panel Pressure Injury Staging System. *Journal of Wound, Ostomy, and Continence Nursing, 43*(6), 585–597.

Estupiñan, B. A., & Sandhu, N. (2017). IgA pemphigus. *Medscape*. Retrieved on 10/13/2020 at: emedicine.medscape.com/article/1063776-overview

European Pressure Ulcer Advisory Panel, National Pressure Injury Advisory Panel and Pan Pacific Pressure Injury Alliance (EPUAP, NPIAP, & PPPIA). (2019). *Prevention of pressure ulcers/injuries: Clinical practice guideline* (3rd ed.). Retrieved on 4/15/2020 at: www.internationalguideline.com/guideline

Fabbrocini, G. (2017). Chemical peels. *Medscape*. Retrieved on 10/17/2020 at: emedicine.medscape.com/article/1829120-overview

Feldman, S. R. (2020). Treatment of psoriasis in adults. *UpToDate*. Retrieved on 10/12/2020 at: www.uptodate.com/contents/treatment-of-psoriasis-in-adults

Feldman, S. R., & Freeman, E. E. (2020). Coronavirus disease 2019 (COVID-19): Cutaneous manifestations and issues related to dermatologic care. *UpToDate*. Retrieved on 10/16/2020 at: www.uptodate.com/contents/coronavirus-disease-2019-covid-19-cutaneous-manifestations-and-issues-related-to-dermatologic-care

*Fox, J. A., Rosenberg, J., Ekberg, S., et al. (2020). Palliative care in the context of immune and targeted therapies: A qualitative study of carers' experiences in metastatic melanoma. *Palliative Medicine, 34*(10), 1351–1360.

Freeman, E. E., McMahon, D. E., Lipoff, J. B., et al. (2020a). Pernio-like skin lesions associated with COVID-19: A case series of 318 patients from 8 countries. *Journal of the American Academy of Dermatology, 83*(2), 486–492.

Freeman, E. E., McMahon, D. E., Lipoff, J. B., et al. (2020b). The spectrum of COVID-19-associated dermatologic manifestations: An international registry of 716 patients from 31 countries. *Journal of the American Academy of Dermatology, 83*(4), 1118–1129.

Goldner, R., & Fransway, A. F. (2018). Irritant contact dermatitis in adults. *UpToDate*. Retrieved on 10/12/2020 at: www.uptodate.com/contents/irritant-contact-dermatitis-in-adults

Goldstein, B. G., & Goldstein, A. O. (2020). Overview of benign lesions of the skin. *UpToDate*. Retrieved on 10/19/2020 at: www.uptodate.com/contents/overview-of-benign-lesions-of-the-skin

Guenther, L. C. C., & Maguiness, S. (2020). Pediculosis and pthiriasis (lice infestation). *Medscape*. Retrieved on 10/12/2020 at: emedicine.medscape.com/article/225013-overview

Habashy, J., & Robles, D. T. (2019). Psoriasis. *Medscape*. Retrieved on 10/12/2020 at: emedicine.medscape.com/article/1943419-overview

Handler, M. Z. (2019). Seborrheic dermatitis treatment and management. *Medscape*. Retrieved on 10/6/2020 at: emedicine.medscape.com/article/1108312-treatment

Handler, M. Z., Stephany, M. P., & Schwartz, R. A. (2020). Tinea capitis. *Medscape*. Retrieved on 10/12/2020 at: emedicine.medscape.com/article/1091351-overview

Harris, A. (2019). Patient education: Methicillin-resistant staphylococcus aureus (MRSA) (Beyond the basics). *UpToDate*. Retrieved on 10/9/2020 at: www.uptodate.com/contents/methicillin-resistant-staphylococcus-aureus-mrsa-beyond-the-basics

Hertl, M., & Geller, S. (2020). Initial management of pemphigus vulgaris and pemphigus foliaceus. *UpToDate*. Retrieved on 10/13/2020 at: www.uptodate.com/contents/initial-management-of-pemphigus-vulgaris-and-pemphigus-foliaceus

Hertl, M., & Sitaru, C. (2020). Pathogenesis, clinical manifestations, and diagnosis of pemphigus. *UpToDate*. Retrieved on 10/13/2020 at: www.uptodate.com/contents/pathogenesis-clinical-manifestations-and-diagnosis-of-pemphigus

Hsieh, S. T., & Bhatt, R. A. (2020). Free tissue transfer flaps. *Medscape*. Retrieved on 10/17/2020 at: emedicine.medscape.com/article/1284841-overview#a2

Hu, K., Fan, J., Li, X., et al. (2020). The adverse skin reactions of health care workers using personal protective equipment for COVID-19. *Medicine, 99*(24), e20603.

Hunt, R., Schaffer, J. V., & Bolognia, J. L. (2020). Acquired melanocytic nevi (moles). *UpToDate*. Retrieved on 10/19/2020 at: www.uptodate.com/contents/acquired-melanocytic-nevi-moles

Husain, Z., & Alster, T. S. (2016). The role of lasers and intense pulsed light technology in dermatology. *Clinical, Cosmetic and Investigational Dermatology, 9*, 29–40.

Janniger, C. K., Eastern, J. S., Hospenthal, D. R., et al. (2020). Herpes zoster. *Medscape*. Retrieved on 10/12/2020 at: emedicine.medscape.com/article/1132465-overview

Kellen, R., & Berlin, J. M. (2016). Dermatology emergencies. *Journal of the Dermatology Nurses' Association, 8*(3), 193–202.

Korf, B. R., Lobbous, M., & Metrock, L. K. (2020). Neurofibromatosis type 1 (NF1): Pathogenesis, clinical features, and diagnosis. *UpToDate*. Retrieved on 10/19/2020 at: www.uptodate.com/contents/neurofibromatosis-type-1-nf1-pathogenesis-clinical-features-and-diagnosis

Kridin, K. (2018). Emerging treatment options for the management of pemphigus vulgaris. *Therapeutics and Clinical Risk Management, 14*, 757–778.

Kubheka, B. Z. (2020). Bioethics and the use of social media for medical crowdfunding. *BMC Medical Ethics, 21*(96), 1–5.

Lan, J., Song, Z., Miao, X., et al. (2020). Skin damage among health care workers managing coronavirus disease-2019. *Journal of the American Academy of Dermatology, 82*(5), 1215–1216.

Lewis, L. S. (2019). Impetigo. *Medscape*. Retrieved on 10/8/2020 at: emedicine.medscape.com/article/965254-overview

*McGuffin, K. S., Jordan, K., Langford, D., et al. (2019). Assessing knowledge, attitudes, and behaviors regarding sun safety in female collegiate athletes. *Journal of the Dermatology Nurses' Association, 11*(1), 20–33.

Miller, J. L., & Zaman, S. A. K. (2020). Dermatitis herpetiformis. *Medscape*. Retrieved on 10/13/2020 at: emedicine.medscape.com/article/1062640-overview

Moore, B. (2019). Medical crowdfunding and the virtuous donor. *Bioethics, 33*(2), 238–244.

Motswaledi, M. H. (2018). Superficial skin infections and the use of topical and systemic antibiotics in general practice. *Professional Nursing Today, 22*(4), 15–20.

Najjar, T. (2020). Cutaneous squamous cell carcinoma. *Medscape*. Retrieved on 10/19/2020 at: emedicine.medscape.com/article/1965430-overview

National Cancer Institute (NCI). (2020). Melanoma treatment—Health professional version. Retrieved on 10/22/2020 at: www.cancer.gov/types/skin/hp/melanoma-treatment-pdq

Nicpon, J. (2017). Psoriasis management: Quality, cost, and coordination. *Journal of the Dermatology Nurses' Association, 9*(1), 21–25.

Occupational Safety and Health Administration (OSHA). (2011). Bloodborne pathogens and needlestick prevention: Evaluating and controlling exposure. Retrieved on 10/5/2020 at: www.osha.gov/bloodborne-pathogens/evaluating-controlling-exposure

*Orsimarsi, G. (2019). Skin cancer knowledge and prevention practices among young adult athletes. *Journal of the Dermatology Nurses' Association, 11*(3), 113–128.

Rao, J., & Chen, J. (2020). Acne vulgaris. *Medscape*. Retrieved on 10/8/2020 at: emedicine.medscape.com/article/1069804-overview

Robbins, C. M., & Elewski, B. E. (2020). Tinea pedis. *Medscape*. Retrieved on 10/12/2020 at: emedicine.medscape.com/article/1091684-overview

Sahoo, A. K., & Mahajan, R. (2016). Management of tinea corporis, tinea cruris, and tinea pedis: A comprehensive review. *Indian Dermatology Online Journal, 7*(2), 77–86.

Sasseville, D. (2020). Seborrheic dermatitis in adolescents and adults. *UpToDate*. Retrieved on 10/6/2020 at: www.uptodate.com/contents/seborrheic-dermatitis-in-adolescents-and-adults

Schwartz, R. A., & Szepietowski, J. C. (2020). Tinea barbae. *Medscape*. Retrieved on 10/12/2020 at: emedicine.medscape.com/article/1091252-overview

Scott, A. M., Stehlik, P., Clark, J., et al. (2019). Blue-light therapy for acne vulgaris: A systematic review and meta-analysis. *Annals of Family Medicine*, 17(6), 545–552.

Shukla, S., & Khachemoune, A. (2020). Tinea corporis. *Medscape*. Retrieved on 10/12/2020 at: emedicine.medscape.com/article/1091473-overview

Siegel, R. L., Miller, K. D., & Jemal, A. (2020). Cancer statistics, 2020. *CA: A Cancer Journal for Clinicians*, 70(1), 7–30.

Skin Cancer Foundation. (2020a). Skin cancer facts and statistics: What you need to know. Retrieved on 10/19/2020 at: www.skincancer.org/skin-cancer-information/skin-cancer-facts/

Skin Cancer Foundation. (2020b). Warning signs: The ABCDEs of melanoma. Retrieved on 10/23/2020 at: www.skincancer.org/skin-cancer-information/melanoma/melanoma-warning-signs-and-images/#abcde

Snyder, J., & Caulfield, T. (2019). Digital oncology: Patients' crowdfunding campaigns for alternative cancer treatments. *The Lancet Oncology*, 20, 28–29.

Snyder, J., & Cohen, I. G. (2019). Medical crowdfunding for unproven medical treatments: Should Gofundme become a gatekeeper? *Hastings Center Report*, 49(6), 32–38.

Song, J., Xian, D., Yang, L., et al. (2018). Pruritus: Progress toward pathogenesis and treatment. *BioMed Research International*, 2018, Article ID 9625936, 12 pages.

Tan, W. W. (2020). Malignant melanoma. *Medscape*. Retrieved on 10/22/2020 at: emedicine.medscape.com/article/280245-overview

Tchero, H., Herlin, C., Bekara, F., et al. (2019). Hidradenitis suppurativa: A systematic review and meta-analysis of therapeutic interventions. *Indian Journal of Dermatology Venereology and Leprology*, 85(3), 248–257.

Thiboutot, D., & Zaenglein, A. (2019). Pathogenesis, clinical manifestations, and diagnosis of acne vulgaris. *UpToDate*. Retrieved on 10/8/2020 at: www.uptodate.com/contents/pathogenesis-clinical-manifestations-and-diagnosis-of-acne-vulgaris

Tosti, A. (2020). Onychomycosis. *Medscape*. Retrieved on 10/12/2020 at: emedicine.medscape.com/article/1105828-overview

*Trommel, N., Hofland, H. W., van Komen, R. S., et al. (2019). Nursing problems in patients with toxic epidermal necrolysis and Stevens-Johnson syndrome in a Dutch burn centre: A 30-year retrospective study. *Burns: Journal of the International Society for Burn Injuries*, 45(7), 1625–1633.

Umar, S. H., & Kelly, A. P. (2019). Erythroderma (generalized exfoliative dermatitis). *Medscape*. Retrieved on 10/13/2020 at: emedicine.medscape.com/article/1106906-overview

VanGilder, C., Lachenbruch, C., Algrim-Boyle, C., et al. (2017). The International Pressure Ulcer Prevalence Survey: 2006–2015: A 10-year pressure injury prevalence and demographic trend analysis by care setting. *Journal of Wound, Ostomy, and Continence Nursing*, 44(1), 20–28.

Weiderkehr, M., & Schwartz, R. A. (2020). Tinea cruris. *Medscape*. Retrieved on 10/12/2020 at: emedicine.medscape.com/article/1091806-overview

Zaenglein, A. L., Pathy, A. L., Schlosser, B. J., et al. (2016). Guidelines of care for the management of acne vulgaris. *Journal of the American Academy of Dermatology*, 74(5), 945–973.

Recursos

American Academy of Dermatology (AAD), www.aad.org
American Cancer Society, www.cancer.org
American Melanoma Foundation (AMF), www.melanomafoundation.org
Dermatology Information System (DermIS), a cooperation between the Department of Clinical Social Medicine (University of Heidelberg) and the Department of Dermatology (University of Erlangen), www.dermis.net
National Eczema Association, www.nationaleczema.org
National Pressure Injury Advisory Panel (NPIAP), 2019 Clinical Practice Guideline, www.npiap.com/page/2019Guideline
National Psoriasis Foundation, www.psoriasis.org
New Zealand Dermatology Society (DermNET NZ), www.dermnetnz.org
Skin Cancer Foundation, www.skincancer.org
Wound, Ostomy, and Continence Nurses Society, www.wocn.org

57 Manejo de Pacientes com Lesões por Queimadura

DESFECHOS DO APRENDIZADO

Após ler este capítulo, você será capaz de:

1. Identificar a incidência e os fatores que afetam a gravidade de lesões por queimadura nos EUA.
2. Descrever os efeitos locais e sistêmicos de uma lesão importante por queimadura.
3. Aplicar o processo de enfermagem como referencial para os cuidados de pacientes durante as fases de emergência/reanimação, aguda/intermediária e reabilitação de uma lesão por queimadura.
4. Comparar prioridades de cuidado, inclusive reposição volêmica, manejo de feridas e suporte psicossocial, e complicações potenciais de cada fase da recuperação de queimaduras.

CONCEITOS DE ENFERMAGEM

Emergências clínicas
Integridade tissular
Líquidos e eletrólitos
Metabolismo

GLOSSÁRIO

autoenxerto: enxerto derivado de uma parte do corpo do paciente e usado em outra região do corpo do mesmo paciente
carboxi-hemoglobina: composto de monóxido de carbono e hemoglobina, formado no sangue com a exposição ao monóxido de carbono
colágeno: proteína presente na pele, nos tendões, no osso, na cartilagem e no tecido conjuntivo
contratura: retração da cicatriz da queimadura por meio de maturação do colágeno
desbridamento: remoção de material estranho e de tecido desvitalizado até que o tecido sadio adjacente seja exposto
escara: tecido desvitalizado resultante de queimadura ou ferida
escarotomia: excisão linear feita na escara para liberar a constrição do tecido subjacente
excisão: remoção cirúrgica de tecido
fasciotomia: incisão realizada através da escara para liberar a constrição do músculo subjacente
homoenxerto: enxerto transferido de um ser humano (vivo ou cadáver) para outro ser humano (*sinônimo:* aloenxerto)
local doador: a área da qual a pele é coletada para produzir um enxerto cutâneo para outra região do corpo
xenoenxerto: enxerto obtido de um animal de uma espécie diferente daquela do receptor (p. ex., pele de porco) (*sinônimo:* heteroenxerto)

As lesões por queimadura podem ser dolorosas, onerosas e desfigurantes; podem exigir terapia de reabilitação intensiva e extensiva e são associadas, com frequência, a incapacidade a longo prazo. Uma lesão extensa por queimadura está associada a uma fisiopatologia complexa de múltiplos sistemas e continua sendo um desafio para o sistema de saúde, apesar dos avanços que resultaram em redução significativa das comorbidades e da duração da internação. Esses avanços no tratamento de pacientes com queimaduras graves incluem manejo de cuidados críticos, desbridamento cirúrgico, cobertura da ferida e terapia antimicrobiana (Jones, Williams, Cairns et al., 2017; Weissman, Wagman, Givon et al., 2017). O papel do enfermeiro no tratamento interdisciplinar inclui o fornecimento de cuidados holísticos baseados em evidências durante todas as fases da recuperação de lesões por queimadura para melhorar ao máximo os resultados do paciente.

VISÃO GERAL SOBRE A LESÃO POR QUEIMADURA

As feridas das queimaduras, que resultam de lesão da pele ou de outros tecidos por calor, substâncias químicas, eletricidade ou radiação ocorrem, mais frequentemente, no ambiente domiciliar ou ocupacional. Em todo o planeta as queimaduras são responsáveis por aproximadamente 180.000 mortes e taxas de morbidade significativas a cada ano; todavia, muitas são evitáveis (World Health Organization [WHO], 2018).

Incidência

Pessoas de todas as idades, etnias e grupos socioeconômicos podem sofrer lesão por queimadura. Nos EUA, estima-se que 486 mil pessoas sejam tratadas por causa de queimaduras e aproximadamente 40 mil pacientes são hospitalizados a cada ano (American Burn Association [ABA], 2016).[1] A maior proporção de queimaduras, 41%, foi relatada como relacionada a chamas, 35% foram escaldaduras, 10% ocorreram em virtude de contato direto com a fonte, 3% foram elétricas, 3% foram por contato químico, 3% foram somente por inalação, e os 5% restantes foram de categorias não especificadas ou diversas. Nos EUA, dos indivíduos internados em centros especializados em queimados, a incidência de queimaduras em homens foi geralmente o dobro da incidência em mulheres; em homens e mulheres, os adultos entre 20 e 30 anos apresentaram a prevalência mais elevada de queimaduras. Das lesões notificadas, 73% ocorreram no ambiente domiciliar, 8% ocorreram em indústrias, 5% ocorreram em atividades recreacionais e os 14% restantes tiveram outras causas (American Burn Association National Burn Repository [ABA NBR], 2018).

Os pacientes com lesões por queimadura têm internação de duração particularmente prolongada. Muitos precisam de múltiplas intervenções cirúrgicas, extensas intervenções de controle da dor, períodos prolongados de imobilização e reabilitação, e esquemas prolongados de medicamentos intravenosos (IV), particularmente antibióticos e opioides. Historicamente a projeção do tempo de internação foi de 1 dia por percentual de área de superfície corporal total (ASCT) queimada. Isso subestima o tempo de internação e a utilização de recursos, mais especificamente nas pessoas com mais de 40 anos ou vítimas de lesão por inalação (Taylor, Sen, Greenhalgh et al., 2017).

Considerações gerontológicas

As alterações relacionadas com a idade, como diminuição da mobilidade, da estabilidade postural, força, coordenação, sensação e acuidade visual, e o declínio da memória, predispõem os idosos a sofrer lesões por queimadura. A população de adultos mais velhos continua crescendo, assim como o número de queimaduras nesses indivíduos. Os dados do Burn Injury Registry durante um período de 10 anos de 212.820 pacientes hospitalizados com queimaduras sugerem que 15% das lesões por queimadura que exigiram hospitalização ocorrem em pacientes com 60 anos ou mais e incêndios/chamas foram responsáveis por 56% das lesões notificados (ABA NBR, 2018). A mortalidade associada às queimaduras é maior nos pacientes idosos do que nos pacientes mais jovens quando são comparadas lesões de gravidade semelhante. A mortalidade geral em virtude de queimaduras nos adultos acima de 59 anos é de aproximadamente 13%, em comparação a uma taxa de mortalidade geral de 2,9% para todas as idades (ABA NBR, 2018). A dose letal mediana (DL50) descreve o percentual de queimadura da ASCT que resulta em 50% de mortes da população acometida; no caso de adultos mais velhos a DL50 permanece entre 30 e 35% da ASCT apesar dos avanços terapêuticos (Jeschke & Peck, 2017).

As complicações associadas às lesões por queimadura também são maiores em pacientes a partir dos 60 anos. De todas as complicações relatadas, a pneumonia foi a mais comum, seguida pelas infecções do trato urinário. Outras complicações relatadas incluem insuficiência respiratória, septicemia, celulite, infecção do ferimento, lesão renal, arritmias e outras infecções hospitalares, como infecções da corrente sanguínea associadas a acesso central (ABA NBR, 2018). Há evidências de que a fragilidade e um número alto de comorbidades podem provocar descompensação crítica até mesmos nos casos de queimaduras com pequena ASCT lesionada em pessoas com 50 anos ou mais (Maxwell, Rhee, Drake et al., 2018; Romanowski, Curtis, Palmieri et al., 2018). Portanto, a fisiologia preexistente deve ser levada em conta quando é feito o planejamento dos cuidados para adultos mais velhos com lesões causadas por queimadura.

A pele do indivíduo idoso é mais fina e menos elástica, o que afeta a profundidade da lesão e sua capacidade para cicatrizar. A função pulmonar torna-se comprometida com a idade, afetando a troca gasosa, a elasticidade pulmonar e a ventilação; esses afeitos podem ser exacerbados por histórico de tabagismo. A diminuição do débito cardíaco, a presença de doença da artéria coronária e a diminuição da resposta compensatória cardiovascular aumentam o risco de complicações em pacientes idosos com lesões por queimadura. Pode haver uma linha muito tênue entre a reposição volêmica adequada e a sobrecarga hídrica nessa população. A diminuição da função renal e hepática pode afetar as doses dos medicamentos, em virtude da depuração alterada dos fármacos. A desnutrição também pode afetar a morbidade e a mortalidade de indivíduos idosos, particularmente aqueles que estão institucionalizados. Além disso, os pacientes idosos podem exibir graus variáveis de capacidade mental por ocasião da admissão ou durante o seu cuidado, de modo que a avaliação da dor, da ansiedade e do *delirium* torna-se um desafio para a equipe de queimados.

Comorbidades são comuns nos adultos mais velhos e, quando combinadas com tratamentos, resultam em polifarmácia (ou seja, prescrição de múltiplos medicamentos), que contribui para as complicações intra-hospitalares e aumentam a necessidade de transferência para outra unidade de saúde após a recuperação aguda. Os enfermeiros precisam avaliar a capacidade do paciente idoso de realizar com segurança as atividades da vida diária (AVDs), auxiliar pacientes idosos e suas famílias a modificar o ambiente para garantir a segurança e fazer encaminhamentos, quando necessário. Além disso, é justificada a avaliação das atividades instrumentais da vida diária (AIVDs) (ver discussão adicional sobre AIVDs no Capítulo 2). Trata-se da avaliação da capacidade de desempenhar tarefas mais complexas (p. ex., preparação de refeições, pegar ônibus para ir às consultas) e é importante sobretudo para os pacientes que recebem alta hospitalar para casa e não têm um cuidador (American Psychological Association, 2020).

Prevenção

Quase todas as queimaduras podem ser prevenidas. Uma importante meta dos enfermeiros nos ambientes comunitário e domiciliar consiste em fornecer orientações sobre a prevenção de acidentes por queimadura (Boxe 57.1). A OMS recomenda um aumento da conscientização sobre o ônus das lesões por queimaduras e dos fatores de risco como imperativos para o desenvolvimento de um programa de prevenção de queimaduras efetivo (WHO, 2018).

Perspectivas para sobrevida e recuperação

A OMS (WHO, 2018) estimou que 265 mil mortes anuais em todo o mundo são causadas por queimaduras, a maioria com ocorrência nas populações de renda intermediária a baixa, enquanto as queimaduras não fatais são uma causa líder de

---

[1] N.R.T.: Segundo estimativas do Ministério da Saúde, por ano, mais de 100 mil pessoas são vítimas de acidentes envolvendo queimaduras no país e as crianças são cerca de 40% das vítimas dos acidentes que ocorrem em ambientes domésticos, seja por contato com líquidos quentes ou inflamáveis ou choques elétricos. Ver *site* da Sociedade Brasileira de Queimaduras em https://sbqueimaduras.org.br/profissional-saude.

Boxe 57.1 PROMOÇÃO DA SAÚDE
Prevenção de queimadura

- Aconselhar que fósforos e isqueiros sejam mantidos fora do alcance de crianças
- Ressaltar a importância de nunca deixar crianças sozinhas ao redor do fogo ou no banheiro/banheira
- Orientar sobre a instalação e a manutenção de detectores de fumaça e de monóxido de carbono em todos os andares da casa, mudando as baterias anualmente, no dia do aniversário
- Recomendar o desenvolvimento e a prática de um exercício de saída de incêndio domiciliar com todos os membros da casa
- Aconselhar ajustar a temperatura do aquecedor de água em um nível que não seja superior a 48,9°C
- Orientar sobre os perigos de fumar na cama, fumar enquanto usar oxigênio domiciliar ou adormecer enquanto fuma
- Aconselhar ter cautela quando usar líquidos inflamáveis para acender o fogo e/ou colocar líquidos inflamáveis sobre uma chama já estabelecida
- Alertar sobre o perigo de remover a tampa do radiador de um motor de carro quente
- Recomendar evitar fios elétricos suspensos sobre a cabeça e fios subterrâneos quando estiver trabalhando ao ar livre
- Aconselhar que os ferros de passar e as pranchas de cabelo aquecidos sejam mantidos fora do alcance de crianças
- Desencorajar o uso de fios elétricos que passam sob carpetes ou tapetes
- Recomendar o armazenamento de líquidos inflamáveis bem longe de uma fonte de fogo, como um fogo-piloto
- Orientar sobre a importância de estar atento para roupas soltas quando estiver cozinhando sobre um fogão ou fogo
- Recomendar manter um extintor de incêndio em bom estado na casa e que se saiba como utilizá-lo

morbidade, incluindo desfiguração, deficiência e estigma social. A taxa de mortalidade geral para todas as queimaduras da ASCT nos EUA relatadas ao National Burn Repository é de 3% (ABA NBR, 2018). Os preditores mais fortes de mortalidade em lesões por queimaduras incluem percentual aumentado de queimadura de ASCT, ocorrência de lesão por inalação e idade avançada. A prestação de cuidados com base em evidências, multidisciplinares e holísticos é crucial para melhorar tanto a sobrevida quanto a recuperação, culminando na reintegração do sobrevivente na sociedade.

Os grandes avanços na pesquisa sobre os tratamentos e cuidados críticos de feridas por queimadura aumentaram a taxa de sobrevida dos pacientes com lesões por queimadura. É possível avaliar os resultados a longo prazo, visto que pacientes com queimaduras muito extensas estão sobrevivendo às lesões. A pesquisa contínua e os avanços na área de cuidados críticos, reabilitação, tratamento psicossocial e manejo das cicatrizes são essenciais para o progresso contínuo no cuidado ao queimado (Bielson, Duethman, Howard et al., 2017).

Gravidade

Múltiplos fatores determinam a gravidade de cada lesão por queimadura. Esses fatores incluem a idade do paciente; a profundidade da queimadura; a quantidade de área de superfície corporal queimada; a ocorrência de lesão por inalação; a ocorrência de outras lesões; a localização da lesão em áreas como a face, o períneo, as mãos ou os pés; e a presença de condições comórbidas. Uma avaliação cuidadosa permite que a equipe de queimados calcule a probabilidade de sobrevida e elabore um plano individualizado de cuidados a cada paciente (ABA, 2018).

Idade

As crianças pequenas e os indivíduos idosos apresentam taxas aumentadas de morbidade e mortalidade, em comparação com outros grupos etários com lesões semelhantes, e representam um desafio para a equipe de queimados. A pele mais fina em ambos os extremos de idades leva a queimaduras mais profundas, com mais complicações. Trata-se de um importante fator quando se determinam a gravidade da lesão e o possível resultado para o paciente.

Profundidade da queimadura

As queimaduras são classificadas de acordo com a profundidade da destruição dos tecidos, como mostra a Tabela 57.1. As queimaduras de primeiro grau são lesões superficiais que acometem apenas a camada mais externa da pele. Essas queimaduras são dolorosas e eritematosas, porém a epiderme está intacta; se for esfregada, o tecido queimado não se separa da derme subjacente. Isso é conhecido como sinal de Nikolsky negativo. Uma queimadura de primeiro grau típica é a queimadura solar ou a escaldadura superficial.

As queimaduras de segundo grau (de espessura parcial) envolvem toda a epiderme e porções variáveis da derme. São dolorosas e tipicamente associadas à formação de bolhas. O tempo de cicatrização depende da profundidade da lesão dérmica, geralmente variando de 2 a 3 semanas. Os folículos pilosos e os apêndices cutâneos permanecem intactos. O leito da ferida é úmido por causa do extravasamento seroso da microcirculação periférica.

As queimaduras de terceiro grau (de espessura total) envolvem a destruição total da epiderme e da derme e, em alguns casos, danos aos tecidos subjacentes. A coloração da ferida varia amplamente, desde branco-pálido até vermelho, marrom ou negro carbonizado. A área profundamente queimada carece de sensibilidade, visto que as fibras nervosas estão lesionadas. A ferida tem aspecto coriáceo e ressecado devido à destruição da microcirculação. Organelas da pele, como folículos pilosos e glândulas sudoríparas, podem ser comprometidas. A gravidade dessa queimadura é frequentemente enganosa para os pacientes, visto que eles não sentem dor na área da lesão (Figura 57.1).

As queimaduras de quarto grau (necrose de queimadura profunda) são lesões que se estendem nos tecidos profundos, músculos ou osso (Figura 57.2) (ABA, 2018; Strauss & Gillespie, 2018).

A profundidade da queimadura determina se ocorrerá reepitelização espontânea. Determinar a profundidade da queimadura pode ser difícil, mesmo para o profissional especialista em queimaduras. Os seguintes fatores são considerados na determinação da profundidade de uma queimadura: como ocorreu a lesão, o agente etiológico (como chama ou líquido escaldante), temperatura e duração do contato com o agente etiológico e a espessura da pele no local da lesão.

Extensão da área de superfície corporal lesionada

São utilizados diversos métodos para estimar a ASCT afetada por queimaduras; entre eles se destacam a regra dos nove, o método de Lund e Browder e o método da palma. Esses instrumentos ajudam a equipe de tratamento a tomar decisões sobre o plano de cuidados, que pode incluir a transferência do paciente a um centro de queimados. Os centros de queimados hospitalares estão especialmente equipados com recursos e profissionais para o tratamento de pacientes com queimaduras desde o momento da lesão até a sua reabilitação. A designação de centro de queimados é conjuntamente conferida pela ABA

TABELA 57.1 — Características das queimaduras de acordo com a profundidade.

Causas	Acometimento da pele	Manifestações clínicas	Aspecto da ferida	Evolução da recuperação e tratamento
Primeiro grau (superficial) Queimadura solar Fulguração de baixa intensidade Escaldadura superficial	Epiderme	Formigamento Hiperestesia (hipersensibilidade) Dor que é aliviada pelo resfriamento Descamação Prurido	Avermelhada; empalidece com a pressão; seca Edema mínimo ou ausente Possíveis bolhas	Recuperação completa dentro de alguns dias Analgésicos orais, compressas frias, lubrificantes para a pele (p. ex., pomadas, emolientes); não se indica o uso de antimicrobianos tópicos
Segundo grau (espessura parcial) Escaldaduras Chama por fulguração Contato	Epiderme, parte da derme	Dor Hiperestesia Sensível a correntes de ar	Formação de bolhas, com base avermelhada mosqueada; ruptura da epiderme; superfície exsudativa Edema	Recuperação em 2 a 3 semanas Possibilidade de alguma cicatriz e despigmentação; pode haver necessidade de enxerto
Terceiro grau (espessura total) Chama Exposição prolongada a líquidos quentes Corrente elétrica Substâncias químicas Contato	Epiderme, derme e, algumas vezes, tecido subcutâneo; pode envolver o tecido conjuntivo e o músculo	Sem dor Choque Mioglobinúria (pigmento vermelho na urina) e possível ocorrência de hemólise (destruição dos eritrócitos) Possíveis pontos de contato (feridas de entrada e saída nas queimaduras elétricas)	Seca; branco-pálida, marrom-avermelhada, coriácea ou carbonizada Vasos coagulados podem ser visíveis Edema	A escara pode desprender-se Necessidade de enxerto Cicatriz e perda do contorno e da função
Quarto grau (espessura total que inclui tecido adiposo, fáscia, músculo e/ou osso) Exposição prolongada ou lesão elétrica de alta voltagem	Tecido profundo, músculo e osso	Choque Mioglobinúria (pigmento vermelho na urina) e possível ocorrência de hemólise (destruição dos eritrócitos)	Negra carbonizada	Possibilidade de amputações O enxerto não tem nenhum benefício, devido à profundidade e à gravidade da(s) ferida(s)

Adaptada de American Burn Association. (2018). *Advanced burn life support (ABLS) course provider manual 2018.* Chicago, IL.

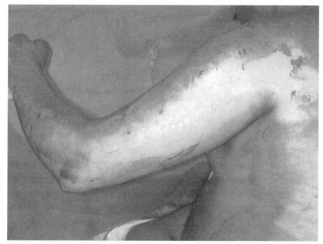

Figura 57.1 • Queimadura de terceiro grau (espessura total) do braço e parte superior das costas, com queimadura de segundo grau (de espessura parcial) circundante. Com autorização da University of Texas Medical Branch, Galveston, TX.

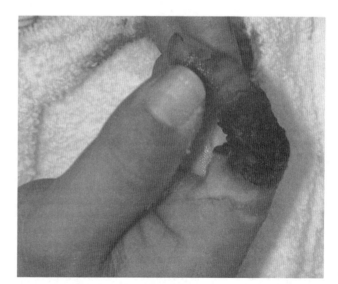

Figura 57.2 • Queimadura de quarto grau do dedo indicador. Com autorização da University of Texas Medical Branch, Galveston, TX.

e pelo American College of Surgeons (ABA, 2019). O Boxe 57.2 fornece os critérios da ABA para encaminhamento a um centro de queimados.

Regra dos nove

O método mais empregado para estimar a extensão das queimaduras em adultos é a regra dos nove (Figura 57.3). Esse sistema baseia-se na divisão do corpo em regiões anatômicas, representando, cada uma delas, aproximadamente 9% da ASCT, o que possibilita ao médico obter rapidamente uma estimativa do percentual corporal queimado. Se a queimadura afetar somente uma parte de determinada área anatômica, calcula-se a ASCT de acordo – por exemplo, se aproximadamente metade de um braço estiver queimada, a ASCT deve ser de 4,5%.

Boxe 57.2	Critérios da American Burn Association para encaminhamento a um centro de queimados

- Queimaduras de espessura parcial em 10% da área de superfície corporal total ou mais
- Queimaduras que envolvam a face, as mãos, os pés, a genitália, o períneo ou articulações importantes
- Queimaduras de terceiro grau
- Queimaduras elétricas, incluindo lesão por relâmpago
- Queimaduras químicas
- Lesão por inalação
- Lesão por queimadura em pacientes com distúrbios clínicos preexistentes
- Qualquer paciente com queimaduras e traumatismo concomitante
- Crianças com lesão por queimadura em instituições não especializadas em cuidado pediátrico
- Pacientes que irão necessitar de reabilitação social, emocional ou de longo prazo especial.

Adaptado de American Burn Association. (2018). *Advanced burn life support (ABLS) course provider manual 2018.* Chicago, IL: Author.

Método de Lund e Browder

Um método mais preciso para estimar a extensão de uma queimadura é o método de Lund e Browder, que reconhece o percentual da área de superfície de várias regiões anatômicas, particularmente da cabeça e das pernas, na medida em que se relaciona com a idade do paciente. Ao dividir o corpo em áreas muito pequenas e fornecer uma estimativa da proporção da ASCT ocupada por cada parte do corpo, o médico pode obter uma estimativa confiável da ASCT queimada. A avaliação inicial realizada no momento da chegada do paciente ao hospital deve ser revisada nas primeiras 72 horas, visto que a demarcação da ferida e a sua profundidade apresentam-se com maior clareza nessa ocasião. O método de Lund e Browder está facilmente disponível em forma impressa e em formatos eletrônicos (ABA, 2018).

Método da palma

Nos pacientes com queimaduras dispersas ou com grandes queimaduras e pouca preservação de tecido, o método da palma possibilita a determinação rápida da magnitude da lesão. O tamanho da mão do paciente, incluindo os dedos, é de aproximadamente 1% da ASCT do paciente (ABA, 2018).

Fisiopatologia

As queimaduras constituem lesões bastante traumáticas, visto que a lesão inicial evolui e agrava-se com o passar do tempo. A lesão por queimadura é a consequência de exposição a substâncias químicas ou transferência de calor de um local para outro, causando destruição tecidual por meio de coagulação, desnaturação das proteínas ou ionização do conteúdo celular. A ferida da queimadura não é homogênea; com efeito, geralmente ocorre necrose tecidual no centro da lesão, com regiões de viabilidade tecidual em direção à periferia. A área central da ferida é denominada *zona de coagulação*, devido à ocorrência da necrose de coagulação característica das células (Figura 57.4). A zona circundante, denominada *zona de estase*, descreve uma área de células lesionadas que permanecem viáveis; todavia, com a persistência de isquemia, essas células sofrem necrose dentro de 24 a 48 horas. A zona mais externa, a *zona de hiperemia*, sofre lesão mínima e pode se recuperar por completo espontaneamente com o passar do tempo.

A pele e a mucosa das vias respiratórias superiores constituem os locais mais comuns de destruição tecidual, embora os tecidos profundos, incluindo as vísceras, possam ser lesionados por queimaduras elétricas (Boxe 57.3) ou contato prolongado

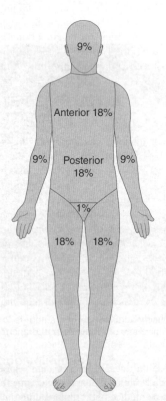

Figura 57.3 • A regra dos nove. O percentual estimado da área de superfície corporal total (ASCT) no adulto é calculado ao dividir a superfície corporal em áreas com um valor numérico relacionado com nove. (*Nota*: As regiões anterior e posterior da cabeça totalizam 9% da ASCT.)

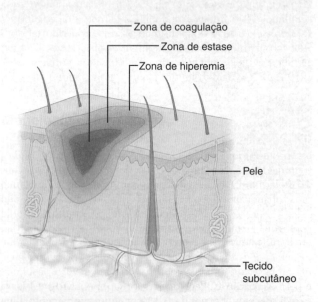

Figura 57.4 • Zonas de lesão por queimadura. Cada área queimada apresenta três zonas de lesão. A zona de coagulação (a área mais interna, onde ocorre morte celular) é a mais comprometida. A zona de estase (a área média) apresenta comprometimento do suprimento sanguíneo, inflamação e lesão tecidual. A zona de hiperemia (a área externa) apresenta a menor lesão.

com uma fonte de calor ou química. A liberação de mediadores locais, as alterações do fluxo sanguíneo, o edema tecidual e a infecção podem causar progressão da gravidade da lesão por queimadura.

Outro mecanismo potencial da lesão por queimadura é a exposição à radiação. Esse tipo de lesão por queimadura recebeu maior atenção devido às ameaças de terrorismo e recentes eventos mundiais. As lesões por radiação provocam dois efeitos prejudiciais. O primeiro é um efeito térmico, que resulta em lesões cutâneas por queimadura. O segundo efeito consiste na lesão do ácido desoxirribonucleico (DNA) celular, que pode ser localizada ou acometer todo o corpo. A morbidade e a mortalidade dependem da dose (ver Capítulo 68). O tratamento da lesão cutânea é igual ao de outras queimaduras discutidas neste capítulo.

A profundidade de uma queimadura depende da temperatura do agente etiológico e da duração do contato com o agente. Nos adultos, a exposição a temperaturas de 54°C por 30 segundos resulta em lesão por queimadura. Com uma exposição a 60°C, ocorre destruição tecidual em 5 segundos (esta é uma situação comum com os aquecedores de água domésticos; ver no Boxe 57.1 informações sobre a regulagem dos aquecedores de água). Com uma exposição a 71°C ou mais, ocorre instantaneamente uma queimadura de espessura total (ABA, 2018).

Boxe 57.3 Queimaduras elétricas

As lesões por eletricidade são queimaduras devastadoras e complexas. O calor gerado pela eletricidade é diretamente responsável pela lesão tecidual; todavia, diferentemente da maioria das queimaduras térmicas, o exame visual das feridas não é preditivo do tamanho da queimadura nem de sua gravidade. É útil conhecer as circunstâncias nas quais ocorreu a lesão para prever o dano tecidual e as complicações potenciais. As lesões superficiais aparecem como pontos de contato ao exame físico. As lesões teciduais profundas causadas pela condução de corrente elétrica através do corpo podem não ser visíveis na apresentação clínica inicial; todavia, em muitas circunstâncias, deve-se pressupor a sua ocorrência, para que seja iniciada uma intervenção no momento apropriado. Os mecanismos de lesão incluem lesão por choque elétrico, por condução e por fulguração.

Lesão por choque elétrico

Um choque elétrico gera luz e calor. A lesão é causada pelo calor gerado nas áreas expostas, ou por chamas de ignição das vestimentas. As queimaduras por choque elétrico são queimaduras térmicas e apresentam menos complicações; os pacientes com lesões por choque apresentam internações com durações mais breves do que aqueles com lesões por condução.

Lesão por condução

As lesões elétricas por condução ocorrem quando a corrente supera a resistência da pele e segue o seu trajeto através do corpo. A extensão e a gravidade da lesão tecidual são diretamente proporcionais a força da corrente elétrica (voltagem), à duração do contato com a fonte, aos órgãos que se encontram no trajeto da corrente e ao fato de a corrente ser direta ou alternada. A condução da eletricidade através dos nervos e dos vasos e ao longo da parte externa dos ossos gera calor, causando dano aos tecidos adjacentes e lesões diretas aos nervos periféricos. Pode ocorrer lesão muscular profunda sem lesão dos músculos superficiais, ocultando a verdadeira extensão da lesão. Além disso, a corrente elétrica provoca contração imediata dos músculos em sua condução através do corpo, causando possíveis lesões esqueléticas e articulares em contato de alta voltagem. Embora a maioria das lesões elétricas relatadas seja de lesões de alta voltagem (> 1.000 volts), também ocorre morbidade física e psicológica significativa com lesões de baixa voltagem (< 1.000 volts).

As feridas de entrada e de saída ou pontos de contato podem ajudar a identificar o provável trajeto da corrente e, portanto, antecipar os tecidos e órgãos envolvidos. A corrente direta (CD) conduzida em uma direção está associada a uma explosão e, provavelmente, traumatismo concomitante à explosão. A corrente alternada (CA) passa para frente e para trás do ponto de contato, viaja através do corpo e de volta à fonte muitas vezes por segundo e pode manter a vítima presa a ela, aumentando o tempo de contato. A síndrome compartimental é comum nas lesões por eletricidade, devido ao edema que resulta do tecido lesionado, complicado pelo grande volume de líquido necessário para reanimação, a fim de evitar o desenvolvimento de insuficiência renal. Em consequência, podem ser necessárias terapias descompressivas invasivas, como fasciotomia, liberação de nervos, liberação ocular e laparotomias.

Lesão por fulguração

As lesões por fulguração podem resultar de um raio direto, de uma lesão por CD de alta voltagem, que é geralmente fatal, ou por um *flash* lateral, em que a corrente descarrega de um objeto próximo através do ar para um objeto adjacente ou pessoa. Os *flashes* laterais são a causa mais comum de lesão e resultam em polarização profunda imediata de todo o miocárdio, com possível parada cardíaca. A parada respiratória também é esperada, visto que a corrente elétrica pode inativar temporariamente o centro respiratório do encéfalo. Acidentes com raios têm taxa de mortalidade de aproximadamente 10% e muitos sobreviventes relatam morbidade permanente e sinais debilitantes, inclusive incapacidade neurológica, depressão, transtornos do sono, dor crônica e, às vezes, intensa, perda de memória, déficits de atenção, dormência, tontura, rigidez articular, irritabilidade, fadiga, fraqueza e espasmos musculares.

Manejo

Os cálculos para reposição volêmica, baseados na área de superfície corporal total, não são acurados nas lesões elétricas por condução, incluindo algumas lesões por fulguração. É difícil quantificar a extensão da lesão tecidual sem exploração cirúrgica, visto que a lesão pode não ser visível ao exame físico. Os níveis séricos de creatinoquinase são úteis na determinação do grau de lesão muscular nas fases iniciais do cuidado. A mioglobinúria, comum em caso de lesão muscular, pode causar insuficiência renal se não for tratada. A administração de soluções intravenosas (IV) tituladas para meta maior de débito urinário por hora do que o habitual pode ser indicada até que a urina não tenha mais coloração avermelhada. A prática comum consiste em acrescentar 50 mEq de bicarbonato de sódio por litro de solução IV em um esforço de alcalinizar a urina. Os níveis de mioglobina no soro e na urina podem ser monitorados como indicadores da necessidade de reanimação continuada.

Por fim, o tratamento cirúrgico de uma lesão por eletricidade é tão complexo quanto a própria lesão. A vascularização é comumente afetada, de modo que ocorre necrose tecidual progressiva com o passar do tempo. Pode ser necessário realizar um desbridamento cirúrgico sequencial, com cautela para preservar o tecido viável.

Adaptado de American Burn Association. (2018). *Advanced burn life support (ABLS) course provider manual 2018*. Chicago, I. L.; Culnan, D. M., Farner, K., Bitz, G. H. et al. (2018). Volume resuscitation in patients with high-voltage electrical injuries. *Annals of Plastic Surgery, 80*(3 Suppl 2), S113–S118; National Weather Service. (n.d.). *Lightning safety tips and resources*. Retirado em 30/11/2019 de: www.weather.gov/safety/lightning; Walker, A. & Salerno, A. (2019). Shocking injuries: Knowing the risks and management for electrical injuries. *Trauma Reports, 20*(4), 1-25.

É importante reconhecer lesões que comprometam mais de aproximadamente 20% da ASCT como lesões graves porque elas exercem efeitos locais e sistêmicos. A resposta inflamatória sistêmica a uma queimadura grave sinaliza a liberação de citocinas pró-inflamatórias e anti-inflamatórias, desencadeando efeitos hipermetabólicos que resultam em disfunção de órgãos, resposta catabólica acentuada, comprometimento sistêmico e, potencialmente, morte (Rehou, Shahrokhi, Natanson et al., 2018).

As lesões graves provocam, em última análise, alterações na fisiopatologia de todos os sistemas orgânicos, como mostra a Tabela 57.2. Essas respostas patológicas ocorrem em traumatismos, mas a magnitude, a duração e a gravidade são significativamente maiores com as lesões por queimaduras.

Alterações cardiovasculares

Em caso de lesão por queimadura, ocorre diminuição imediata do débito cardíaco, que precede a perda do volume plasmático. A inflamação sistêmica provoca liberação de radicais de oxigênio livres, que aumentam a permeabilidade capilar, causando aumento da perda de plasma e edema periférico subsequente, à medida que a água migra para o interstício. Como resposta compensatória à perda do volume intravascular, o sistema nervoso simpático libera catecolaminas, resultando em aumento da resistência periférica (vasoconstrição) e da frequência do pulso, mais do que em diminuição da perfusão tissular. Por causa das respostas compensatórias vasoconstritoras secundárias à perda de volume plasmático via extravasamento capilar, ocorrem sobrecarga cardíaca e aumento da demanda de oxigênio (Gillenwater & Garner, 2017; Wurzer, Culnan, Cancio et al., 2018).

A hipovolemia é a consequência imediata da perda do volume plasmático e resulta em diminuição da perfusão e da liberação de oxigênio para os órgãos e tecidos. Quando o extravasamento capilar persiste, o volume vascular, o débito cardíaco e a pressão sanguínea diminuem. Esse é o início do choque inicial por queimadura. O choque por queimadura é, inicialmente, um tipo de choque hipovolêmico secundário à perda do volume intravascular (ver Capítulo 11).

Ao contrário das lesões traumáticas, com frequência caracterizadas pela perda de sangue, apenas o plasma é perdido na lesão por queimadura. A reposição hídrica enteral ou parenteral imediata apropriada mantém a pressão arterial na faixa baixa a normal e melhora o débito cardíaco (ver discussão adiante). No entanto, apesar da reposição hídrica adequada, as pressões de enchimento cardíaco (pressão venosa central, pressão da artéria pulmonar e pressão da artéria pulmonar em cunha) permanecem baixas durante o período de choque inicial por queimadura. Se não forem administrados líquidos IV em quantidades suficientes para manter o volume vascular, ocorre choque distributivo (ver o Capítulo 11).

Em geral, o volume máximo de extravasamento de líquido intravascular ocorre nas primeiras 24 a 36 horas depois da lesão por queimadura, alcançando um pico em aproximadamente 6 a 8 horas após a lesão inicial por queimadura. À medida que os capilares começam a recuperar a sua integridade, o choque por queimadura regride e o líquido desloca-se de volta para o compartimento vascular. A diurese começa e continua por vários dias a 2 semanas em um adulto previamente saudável.

Alterações hidreletrolíticas

Ocorre rápida formação de edema após uma lesão por queimadura. Uma queimadura superficial provoca a formação de edema localizado dentro de 4 horas, enquanto uma queimadura mais profunda continua formando edema por até 18 horas após a lesão. O aumento da perfusão para a área lesionada em caso de aumento da permeabilidade capilar reflete a quantidade de lesão microvascular e linfática do tecido. Nas queimaduras com mais de 20% de ASCT, os mediadores inflamatórios estimulam reações locais e sistêmicas, que levam a um deslocamento extenso de líquido intravascular, eletrólitos e proteínas para o interstício circundante (Gillenwater & Garner, 2017).

Alerta de domínio de conceito

Para os pacientes na fase de emergência/reanimação os enfermeiros devem realizar uma análise primária e monitorar cuidadosamente a circulação. À medida que o tecido queimado tenso se enrijece para o edema abaixo de sua superfície, ele começa a atuar como um torniquete, particularmente se a queimadura for circunferencial. Conforme o edema aumenta, a pressão sobre os vasos sanguíneos de pequeno calibre na parte distal dos membros obstrui o fluxo sanguíneo, resultando em consequentes isquemia do tecido e síndrome compartimental potencialmente aguda. Ver discussão sobre a síndrome compartimental aguda no Capítulo 37. Pacientes na fase aguda/intermediária devem ser monitorados cuidadosamente quanto ao desenvolvimento de tromboembolismo venoso (TEV).

Os tratamentos para o edema podem incluir elevação do membro ou, nos casos graves, a remoção da **escara** (*i. e.*, tecido desvitalizado) por meio de **escarotomia** (*i. e.*, incisão cirúrgica da escara), ou descompressão da formação do edema por meio de fasciotomia (*i. e.*, incisão cirúrgica da fáscia para o alívio do músculo constrito) para restaurar a perfusão tecidual (Figuras 57.5 e 57.6).

A reabsorção do edema começa em cerca de 4 horas após a lesão e torna-se completa em aproximadamente 4 dias após a lesão por queimadura. Todavia, a taxa de reabsorção depende da profundidade da lesão no tecido. Embora a reposição volêmica adequada seja de suma importância para manter a perfusão tissular, a administração excessiva de líquidos aumenta a formação de edema nos tecidos tanto queimados quanto não queimados, causando isquemia e necrose.

Imediatamente após uma lesão por queimadura, a destruição maciça das células pode resultar em hiperpotassemia

---

TABELA 57.2 Alterações fisiopatológicas nas queimaduras graves.

Sistema orgânico	Alterações fisiológicas
Cardiovascular	Depressão cardíaca, edema, hipovolemia
Pulmonar	Vasoconstrição, edema
Digestório	Comprometimento da motilidade e da absorção, vasoconstrição, perda da função de barreira da mucosa com translocação bacteriana, aumento do pH
Rim	Vasoconstrição
Outro	Alteração da termorregulação, imunodepressão, hipermetabolismo

Adaptada de Bielson, C. B., Duethman, N. C., Howard, J. M. et al. (2017). Burns: Pathophysiology of systemic complications and current management. *Journal of Burn Care & Research*, 38(1), e469–e481.

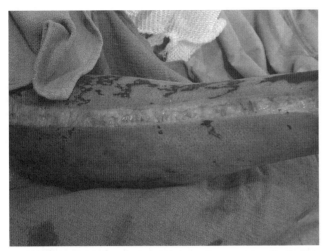

Figura 57.5 • Escarotomia do antebraço. Com autorização da University of Texas Medical Branch, Galveston, TX.

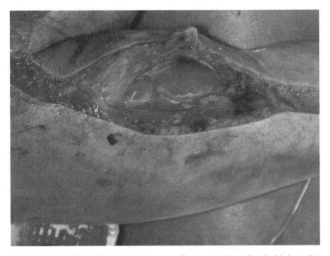

Figura 57.6 • Fasciotomia do braço. Com autorização da University of Texas Medical Branch, Galveston, TX.

(potássio em excesso). Pode ocorrer hipopotassemia (depleção de potássio) posteriormente com os deslocamentos de líquidos e a reposição inadequada de potássio. Os níveis séricos de sódio variam em resposta à reposição volêmica. Na primeira semana da fase aguda, pode ocorrer hiponatremia (depleção dos níveis séricos de sódio) devido à perda de plasma, porque há desvio da água do espaço intersticial, que retorna para o espaço vascular.

No momento da lesão por queimadura, alguns eritrócitos podem ser destruídos e outros lesados. Apesar disso, o hematócrito inicial pode estar elevado, em virtude da perda de plasma (hemoconcentração). As anormalidades na coagulação, incluindo diminuição das plaquetas (trombocitopenia) e prolongamento dos tempos de coagulação e de protrombina, também ocorrem.

Alterações pulmonares

As *lesões por inalação*, causadas pela inalação de substâncias irritantes térmicas e/ou químicas, são classificadas em lesão das vias respiratórias superiores (acima da glote) ou lesões das vias respiratórias inferiores (abaixo da glote). As lesões acima das cordas vocais podem ser térmicas ou químicas, ao passo que as lesões que ocorrem abaixo das cordas vocais são habitualmente químicas (ABA, 2018). Aproximadamente 2 a 14% dos pacientes admitidos em centros de queimados apresentam lesão por inalação (ABA, 2018). É importante reconhecer a lesão por inalação porque esta é uma das principais causas de morte, juntamente com a idade do paciente e as dimensões das queimaduras. A história da lesão, como uma lesão por chamas que ocorre em um espaço fechado, e sinais clínicos como pelos nasais e faciais queimados ou expectoração carbonada (i. e., expectoração com partículas de carbono que aparecem em preto; fuligem), são considerados indicadores relativos à potencial presença de lesão por inalação de fumaça. A broncoscopia é considerada o teste padrão para o diagnóstico definitivo quando as radiografias torácicas iniciais têm aspecto normal. A extensão da lesão pulmonar está diretamente relacionada com a temperatura e a concentração de gases tóxicos.

Lesão das vias respiratórias superiores

A lesão das vias respiratórias superiores é obstrutiva; é causada pelo edema grave em virtude de uma lesão térmica direta ou do edema secundário decorrente de queimaduras na face ou no pescoço no período pós-queimadura inicial. Intubação protetora é, com frequência, justificada para manter a perviedade das vias respiratórias (ABA, 2018; Jones et al., 2017). Em virtude do efeito de resfriamento da rápida vaporização na orofaringe, a lesão por calor direto normalmente não ocorre abaixo do nível da glote. Entretanto, com exposição a vapores ou em lesões por explosões, a lesão térmica das vias respiratórias inferiores é possível, visto que as vias respiratórias superiores não podem proteger efetivamente as vias inferiores do vapor nesses casos (Jones et al., 2017).

Lesão das vias respiratórias inferiores

A lesão por inalação da glote resulta da inalação dos produtos da combustão incompleta ou de gases nocivos e representa frequentemente a causa de morte no local de um incêndio. A inalação de fumaça causa perda da ação ciliar e desencadeia uma resposta inflamatória, causando hipersecreção, provocando a formação de edema grave da mucosa e, possivelmente, broncospasmo. A redução da produção de surfactante alveolar provoca atelectasia (colapso dos alvéolos) no parênquima. O principal sinal da lesão das vias respiratórias inferiores por inalação consiste na expectoração de partículas de carbono no escarro. Higiene pulmonar agressiva é crucial para a manutenção da perviedade das vias respiratórias e para a eliminação do escarro viscoso. Os desfechos são aprimorados em pacientes com lesões nas vias respiratórias inferiores quando eles conseguem expectorar naturalmente o escarro carbonáceo (ou seja, em pacientes que têm um tubo endotraqueal instalado e não estão recebendo ventilação mecânica) (Jones et al., 2017).

Gases nocivos, como monóxido de carbono e cianeto de hidrogênio, contribuem para as lesões das vias respiratórias inferiores. A intoxicação por monóxido de carbono é um fator na maior parte das vítimas no local de um incêndio, pois ele se combina com a hemoglobina e desloca o oxigênio, formando carboxi-hemoglobina (COHb). A afinidade da hemoglobina pelo monóxido de carbono é 200 vezes maior que pelo oxigênio e, na presença de quantidades significativas de monóxido de carbono, ocorre hipoxia tecidual. O tratamento consiste em administração de oxigênio a 100% para deslocar o monóxido de carbono (CO) ligado à hemoglobina, reduzindo a meia-vida do CO para 45 minutos (ABA, 2018).

O cianeto de hidrogênio é uma toxina sistêmica rápida que também está associada à mortalidade. Os sinais e sintomas são semelhantes aos da intoxicação por monóxido de carbono (CO) e podem incluir dispneia, cefaleia, vertigem, confusão e irritação das mucosas. Os efeitos cardiopulmonares provocam, inicialmente, uma resposta hiperdinâmica seguida por bradicardia e hipotensão, resultando em morte. A suspeita de intoxicação por cianeto de hidrogênio (HCN) deve ser aventada quando o paciente apresenta acidose láctica persistente após reanimação (ABA, 2018). Cianeto gasoso resulta da combustão incompleta de muitos itens encontrados nos domicílios atualmente.

A broncoconstrição (causada pela liberação de histamina, serotonina e tromboxano [um poderoso vasoconstritor]) e a constrição torácica em consequência de queimaduras em toda a circunferência podem contribuir para deterioração. Mesmo na ausência de lesão pulmonar, pode ocorrer hipoxia. No início do período pós-queimadura, a liberação de catecolaminas em resposta ao estresse da lesão por queimadura altera o fluxo sanguíneo periférico, reduzindo, assim, a liberação de oxigênio na periferia. Posteriormente, o hipermetabolismo e a liberação contínua de catecolaminas levam ao aumento do consumo de oxigênio tecidual, o que pode também causar hipoxia. A administração de oxigênio suplementar assegura o aporte adequado de oxigênio aos tecidos. Pode ocorrer excursão pulmonar restritiva nas queimaduras de espessura total que circundam o tórax, resultando em diminuição do volume corrente. Nessas situações, pode ser necessária a realização de escarotomia para restaurar a excursão adequada do tórax (ABA, 2018).

Alterações renais

A função renal pode sofrer alteração como resultado da diminuição do volume sanguíneo pós-lesão por queimadura, em virtude da resposta compensatória à perda do volume intravascular. A reposição adequada do volume de líquidos pode restaurar o fluxo sanguíneo renal, aumentando a taxa de filtração glomerular e o volume de urina. Além disso, a destruição dos eritrócitos no local da lesão pode resultar na liberação de hemoglobina livre na urina. Quando ocorre lesão muscular (p. ex., em consequência de queimaduras elétricas), a mioglobina é liberada das células musculares e excretada pelos rins (urina escura, vermelha ou castanho-avermelhada) Se houver um fluxo sanguíneo inadequado pelos rins, causado pela hemoglobina e pela mioglobina que ocluem os túbulos renais, ocorrerão necrose tubular aguda e lesão renal aguda (ver Capítulo 48). O aumento da pressão abdominal em virtude da lesão também pode causar isquemia renal.

Alterações imunológicas

As defesas imunológicas do organismo são significativamente alteradas por uma lesão por queimadura. O comprometimento contínuo da pele, a maior barreira à infecção, expõe o paciente ao meio ambiente. A própria lesão por queimadura provoca a liberação sistêmica de citocinas e outras substâncias que causam disfunção dos leucócitos e das células endoteliais. Os centros de queimados devem oferecer um ambiente com controle de infecção para proteger o paciente e reduzir ao mínimo a exposição a microrganismos potencialmente prejudiciais (Palmieri, 2019).

Alterações termorreguladoras

A perda da integridade tissular também causa incapacidade de regular a temperatura corporal, resultando em diversas complicações. Os pacientes com queimaduras apresentam, com frequência, temperaturas corporais baixas nas primeiras horas após o agravo e isso não se deve necessariamente aos primeiros socorros, mas decorre provavelmente da área de superfície corporal comprometida, das soluções infundidas por via IV e da exposição que resulta em aumento da perda de calor por evaporação (Ehrl, Heidekrueger, Rubenbauger et al., 2018). Centros de queimados frequentemente apresentam fontes de aquecimento adicionais para ajudar a manter a temperatura corporal do paciente por meio de aquecimento do ambiente.

Alterações gastrintestinais

Os pacientes criticamente enfermos, especialmente aqueles com queimaduras, são predispostos à alteração da motilidade gastrintestinal (GI). Comprometimento da função dos nervos e dos músculos lisos entéricos, inflamação, cirurgia, medicações como vasopressores e perfusão tecidual inadequada são algumas causas de disfunção GI. Os indicadores de isquemia dos órgãos GI incluem aumento da pressão vesical, aumento do lactato sérico e intolerância à alimentação. Três das complicações GI mais comuns em pacientes com queimaduras são o íleo paralítico (ausência de peristalse intestinal), a úlcera de Curling e a translocação de bactérias. A diminuição da peristalse e dos sons intestinais constituem manifestações do íleo paralítico. A distensão gástrica e as náuseas podem resultar em vômitos; por conseguinte, recomenda-se a descompressão gástrica. O sangramento gástrico em consequência de estresse fisiológico maciço pode ser sinalizado pela presença de sangue oculto nas fezes, regurgitação de material "em borra de café" do estômago ou vômito sanguinolento. Esses sinais sugerem erosão gástrica ou duodenal (úlcera de Curling). Probióticos podem ser úteis na manutenção da barreira intestinal ao evitar a colonização por microrganismos patogênicos (Culnan, Capek & Sheridan, 2018).

O agravo térmico lesiona o fígado ao induzir edema hepático, apoptose, resistência à insulina associada aos distúrbios de metabolismo e desenvolvimento de esteatose hepática. Além disso, nos pacientes com queimaduras graves é comum a ocorrência de pancreatite aguda e esta pode resultar em elevação dos níveis séricos de lipase ou amilase (até três vezes o valor basal), intolerância alimentar ou dor abdominal (Culnan et al., 2018).

Os pacientes com queimaduras em grandes regiões de ASCT correm risco de desenvolver a síndrome compartimental abdominal (SCA) potencialmente fatal, devido aos grandes volumes de líquido necessários para reanimação, deslocamento de líquido para o interstício levando à formação de edema e diminuição da complacência da parede abdominal decorrente da formação de escaras. O aumento da pressão na cavidade abdominal contribui para a isquemia do trato GI e dos órgãos abdominais (ver Capítulo 11). Ramirez, Palmieri, Greenhalgh et al. (2018) revisaram 10 anos de casos de síndrome compartimental abdominal em pacientes com queimaduras e encontraram suporte para a realização de laparotomia precoce como tratamento definitivo para a síndrome compartimental abdominal.

MANEJO DA LESÃO POR QUEIMADURA

A recuperação da queimadura geralmente ocorre em três fases: fase de emergência/reanimação, fase aguda/intermediária e fase de reabilitação. Embora haja prioridades para cada uma dessas fases, há uma sobreposição na avaliação e manejo dos problemas e das complicações. A Tabela 57.3 apresenta um resumo das prioridades de cuidado para cada fase.

TABELA 57.3	Fases do tratamento da queimadura.	
Fase	**Duração**	**Prioridades**
Emergência/reanimação	Desde o início da lesão até o término da reposição volêmica	• Investigação primária: A, B, C, D, E • Prevenção do choque • Prevenção da angústia respiratória • Detecção e tratamento das lesões concomitantes • Avaliação da ferida e cuidados iniciais.
Aguda/intermediária	Desde o início da diurese até quase o término do fechamento da ferida	• Cuidado e fechamento da ferida • Prevenção ou tratamento das complicações, incluindo infecção • Suporte nutricional.
Reabilitação	Desde o fechamento da ferida principal até o retorno do nível ideal de ajuste físico e psicossocial do indivíduo	• Prevenção e tratamento das cicatrizes e contraturas • Reabilitação física, ocupacional e vocacional • Reconstrução funcional e cosmética • Aconselhamento psicossocial.

Adaptada de American Burn Association. (2018). *Advanced burn life support (ABLS) course provider manual 2018*. Chicago, IL: Author; Serghiou, M. A., Ott, S., Cowan, A. et al. (2018). Burn rehabilitation along the continuum of care. In Herndon, D. (Ed.). *Total burn care*. (5th ed.). Edinburgh: Saunders Elsevier.

 Fase de emergência/reanimação

Cuidado no local do acidente

A primeira etapa no manejo consiste em remover o paciente da fonte de lesão e interromper o processo de queimadura enquanto é preciso evitar a lesão do reanimador. As prioridades dos profissionais de resgate incluem estabelecer uma via respiratória, fornecer oxigênio (oxigênio a 100% se houver suspeita de envenenamento por monóxido de carbono), inserção de pelo menos um cateter IV de calibre grosso para administração de líquido e cobertura da ferida com uma compressa ou gaze limpa e seca. A irrigação contínua da lesão química deve ser iniciada imediatamente. O Boxe 57.4 descreve os procedimentos e cuidados necessários no local da queimadura. A aparência física externa da pessoa que sofreu queimadura é frequentemente perturbadora, porém os efeitos sistêmicos internos representam maior ameaça à vida.

Um primeiro exame imediato do paciente é realizado para avaliar o ABCDE: as vias respiratórias (A), devendo-se considerar a necessidade de proteger a coluna cervical, troca gasosa ou respiração (B), estado circulatório e cardíaco (C), incapacidade (D), incluindo déficit neurológico, e exposição e exame (E), enquanto se mantém um ambiente aquecido (ABA, 2018).

> **Alerta de enfermagem: Qualidade e segurança**
>
> *A permeabilidade das vias respiratórias e a respiração precisam ser avaliadas durante os primeiros minutos do cuidado de emergência. A terapia imediata é direcionada para estabelecer uma via respiratória desobstruída e administrar oxigênio a 100% umidificado. Quando se dispõe de pessoal e equipamento qualificados, e o paciente com queimaduras apresenta angústia respiratória grave e/ou edema das vias respiratórias, os profissionais do resgate precisam inserir um tubo endotraqueal e iniciar a ventilação mecânica. Nenhum alimento ou líquido é fornecido pela boca, e o paciente é colocado em uma posição para impedir a aspiração do vômito, visto que podem ocorrer náuseas e vômitos, e a proteção da via respiratória é sempre uma prioridade.*

O exame secundário concentra-se em obter a anamnese, completar a avaliação total dos sistemas orgânicos, reposição volêmica inicial e suporte psicossocial do paciente consciente (ver Capítulo 67) (ABA, 2018).

Manejo clínico

Os resultados em longo prazo são impactados pela qualidade do cuidado recebido nas primeiras horas após a lesão (ABA, 2018). Inicialmente, o paciente é transportado para o serviço de emergência (SE) mais próximo, de modo que possam ser iniciadas as medidas de salvamento da vida. O encaminhamento precoce para um centro de tratamento de queimados é, então, feito, se houver indicação.

As prioridades iniciais no SE continuam sendo as vias respiratórias, a respiração e a circulação. Na presença de lesão pulmonar leve, administra-se oxigênio a 100% umidificado, e o paciente é incentivado a tossir, de modo que as secreções possam ser expectoradas ou removidas por aspiração. Para situações mais graves, pode ser necessário remover as secreções por aspiração brônquica e administrar broncodilatadores e agentes mucolíticos. É essencial monitorar continuamente a permeabilidade das vias respiratórias, visto que uma via respiratória previamente estável pode sofrer rápida deterioração à medida que o edema aumenta e os efeitos tóxicos da inalação de fumaça tornam-se evidentes.

Quando as necessidades respiratórias urgentes já estão adequadamente supridas, inicia-se a reposição volêmica. A reposição volêmica dos pacientes com queimaduras de mais de 20% da ASCT é direcionada para o déficit de volume intravascular de modo a melhorar a perfusão de tecidos e órgãos que foi comprometida pela perda de plasma. Isso é feito com o menor volume de líquido possível. O monitoramento cuidadoso com pesagem diária e acompanhamento das alterações nos exames laboratoriais no período pós-queimadura imediato é necessário para a determinação da volemia. Tanto a reanimação inadequada quanto a que excede a ideal com líquidos IV são associadas a resultados desfavoráveis. Choque, complicações isquêmicas e síndrome de disfunção de múltiplos órgãos (SDMO) ocorrem com a reanimação inadequada (ver Capítulo 11), e ocorrem insuficiência cardíaca e edema pulmonar com a reanimação que excede a ideal (ver Capítulo 25).

Para facilitar a administração de líquidos, inicialmente pode-se obter um acesso venoso periférico; todavia, nas

> **Boxe 57.4 Procedimentos de emergência na cena da queimadura**
>
> - **Apagar as chamas ou remover a vítima da fonte.** Um incêndio precisa de oxigênio e combustível após sua ignição. Quando as roupas pegam fogo, as chamas podem ser apagadas se a pessoa cair no chão ou no solo e rolar ("parar, cair e rolar") ou utilizar qualquer objeto disponível, como um cobertor, tapete ou jaleco para abafar as chamas. O indivíduo idoso ou outras pessoas com mobilidade comprometida podem ser orientados a "parar, sentar e bater de leve" para evitar lesões musculoesqueléticas concomitantes. Ficar em pé ainda força a pessoa a respirar as chamas e a fumaça, e correr atiça as chamas. Se a fonte da queimadura for elétrica, a fonte elétrica deve ser desligada com segurança antes de se aproximar do paciente
> - **Resfriar a queimadura.** Depois que as chamas forem extintas, a área queimada e as roupas aderentes devem ser embebidas com água *fria* para resfriar a ferida e deter o processo da queimadura. Entretanto, *nunca* se deve aplicar gelo diretamente à queimadura, *nunca* se deve envolver a pessoa em gelo e *nunca* se devem usar curativos ou compressas frias por mais de 20 minutos; esses procedimentos podem agravar a lesão tecidual e resultar em hipotermia nos indivíduos com queimaduras maiores
> - **Remover os objetos restritivos.** Quando possível, remover imediatamente as roupas afetadas não aderentes. As roupas aderidas podem permanecer no local quando resfriadas. As outras roupas e todas as joias, inclusive todos os *piercings*, devem ser removidos para possibilitar a avaliação e evitar a constrição em consequência do edema de desenvolvimento rápido
> - **Cobrir a ferida.** A ferida deve ser coberta o mais rapidamente possível para reduzir ao mínimo a contaminação bacteriana, manter a temperatura corporal reduzindo a perda de calor por evaporação e diminuir a dor, evitando que correntes de ar entrem em contato com os nervos expostos na superfície lesionada. Qualquer roupa limpa e seca pode ser usada como curativo de emergência. Pomadas e unguentos *não* devem ser usados. A não ser o curativo, nenhum medicamento ou material deve ser aplicado à ferida por queimadura no local do acidente
> - **Irrigar as queimaduras químicas.** As queimaduras químicas decorrentes do contato com um material corrosivo são imediatamente e continuamente irrigadas com grandes quantidades de água. A maioria dos laboratórios químicos tem chuveiro para esses tipos de emergência. Se um contato químico ocorrer em casa, o agente químico deve ser retirado com escovação, se estiver seco, todas as roupas contaminadas ou possivelmente contaminadas devem ser removidas imediatamente e todas as áreas do corpo que entraram em contato com a substância química devem ser enxaguadas. O enxágue pode ser feito no chuveiro ou com qualquer outra fonte de água potável contínua. Se uma substância química penetrar nos olhos ou cair próximo, eles devem ser lavados imediatamente com água limpa e fria abundante. Os resultados para o paciente com queimadura química melhoram significativamente com a lavagem rápida e sustentada da lesão com água no local do evento
>
> Adaptado de American Burn Association. (2018). *Advanced burn life support (ABLS) course provider manual 2018*. Chicago, IL.

grandes queimaduras, é recomendado um acesso venoso central, devido à necessidade do aporte de grandes volumes infundidos. Após calcular a ASCT, a reposição volêmica com solução de lactato de Ringer (LR) deve ser iniciada utilizando fórmulas de reposição volêmica da ABA. O LR é o cristaloide de escolha, uma vez que seu pH e osmolalidade são os mais semelhantes aos do plasma humano.

A fórmula de reposição volêmica da ABA (2018) para adultos em 24 horas após queimadura térmica ou química é a seguinte:

$$2\ \text{m}\ell\ \text{de LR} \times \text{peso do paciente em quilogramas} \times \%\ \text{ASCT}$$
de queimaduras de 2º, 3º e 4º graus

Para adultos com queimaduras elétricas:

$$4\ \text{m}\ell\ \text{de LR} \times \text{peso do paciente em quilogramas} \times \%\ \text{ASCT}$$
de queimaduras de 2º, 3º e 4º graus

O tempo é uma das considerações mais importantes no cálculo das necessidades de líquidos nas primeiras 24 horas após a ocorrência da queimadura. O ponto de início é o momento de ocorrência da lesão – e não a hora de chegada ao local de tratamento (ABA, 2018). A infusão é regulada de modo que metade do volume total calculado seja administrada nas primeiras 8 horas após uma lesão por queimadura. A segunda metade do volume calculado é infundida nas próximas 16 horas.

Essas fórmulas fornecem apenas orientação. É fundamental que a velocidade da infusão seja titulada a cada hora, conforme indicado pelo monitoramento fisiológico da resposta do paciente. Cada paciente apresenta uma lesão única e resultados ótimos demandam abordagens terapêuticas individualizadas baseadas nas respostas dos pacientes (Gillenwater & Garner, 2017). O débito urinário continua sendo o padrão para a avaliação da resposta dos pacientes a reposição volêmica. Em adultos, um débito urinário de 0,5 a 1 mℓ/kg/h indica reanimação adequada nas lesões térmicas e químicas, ao passo que nas lesões elétricas, deseja-se um débito urinário de 75 a 100 mℓ por hora (ABA, 2018). Outros indicadores, como pressão arterial ou frequência cardíaca, não são úteis para avaliar o volume intravascular adequado em pacientes com queimaduras de grande extensão devido à significativa resposta inflamatória.

Após o estabelecimento de uma função respiratória e estado circulatório adequados, o paciente é avaliado quanto a lesões da coluna cervical e/ou crânio caso tenha sido envolvido em uma lesão traumática ou elétrica. Todas as roupas e joias são removidas, visto que elas podem conter substâncias químicas, reter o calor ou se tornarem constritivas quando houver rápida formação de edema. Para queimaduras químicas, a lavagem das áreas expostas com grandes quantidades de água limpa é continuada. Verifica-se se o paciente tem lentes de contato. Quando presentes, as lentes de contato são removidas imediatamente quando substâncias químicas entraram em contato com os olhos, ou se houve queimaduras na face. Além disso, os olhos são examinados imediatamente quanto a lesões da córnea. Um oftalmologista pode ser consultado para a avaliação completa por meio de coloração fluorescente para avaliar danos à córnea.

A temperatura do paciente precisa ser monitorada, visto que pode haver rápido desenvolvimento de hipotermia, podendo ser necessária a manipulação do ambiente. Uma temperatura abaixo de 35°C provoca vasoconstrição, o que pode aumentar a isquemia e a necrose tecidual.

É importante validar um relato do cenário da queimadura fornecido pelo paciente, por testemunhas da cena e primeiras pessoas que atenderam a vítima. As informações devem incluir o horário e a fonte da lesão por queimadura, o local da lesão (particularmente se o paciente estava em um local fechado), a duração da exposição, o tratamento prévio, e qualquer história de lesão traumática concomitante. Deve-se obter uma história de doenças preexistentes, alergias, medicamentos e uso de drogas, bebidas alcoólicas e tabaco para ajudar no plano de tratamento.

Um cateter urinário de demora é inserido para possibilitar o monitoramento acurado do débito urinário e das necessidades hídricas e como medida da função renal para pacientes com queimaduras moderadas a graves. Quando a queimadura exceder 20 a 25% da ASCT, uma sonda nasogástrica será inserida e conectada com a aspiração intermitente baixa. Todos os pacientes intubados devem ter uma sonda nasogástrica inserida para descomprimir o estômago e evitar os vômitos e aspiração. Com frequência, os pacientes com grandes queimaduras apresentam náuseas em consequência dos efeitos GI da lesão por queimadura, como íleo paralítico, e os efeitos de medicamentos, como opioides.

Lençóis limpos são colocados sob e sobre o paciente para proteger a ferida por queimadura contra a contaminação, manter a temperatura corporal e reduzir a dor provocada por correntes de ar que passam sobre as terminações nervosas expostas. Podem-se obter a altura, o peso, a gasometria arterial, o hematócrito, os eletrólitos séricos, o nível de álcool no sangue, o painel de drogas, o exame de urina e as radiografias de tórax em condições basais. Como as lesões por queimaduras são acompanhadas de baixa perfusão tissular, administra-se apenas analgesia IV em pequenas doses repetidas, que é de suma importância para a redução da dor na fase de emergência. Se o paciente sofreu uma queimadura elétrica, obtém-se também um eletrocardiograma basal, e inicia-se o monitoramento cardíaco contínuo. Como as queimaduras são feridas contaminadas, realiza-se profilaxia para o tétano se o estado de imunização do paciente não estiver atualizado ou se não for conhecido.

> **Alerta de enfermagem: Qualidade e segurança**
>
> Quando necessário, pode-se aplicar um manguito de pressão arterial em torno do membro queimado do paciente. O manguito precisa ser do tamanho correto, com acomodações feitas para o edema.

Embora o principal foco do cuidado durante a fase de emergência seja a estabilização psicológica, o enfermeiro também precisa atender às necessidades psicológicas do paciente e da família. As lesões por queimadura são acompanhadas de ansiedade, que precisa ser controlada de modo contínuo. Uma lesão por queimadura é uma crise – do tipo que provoca respostas emocionais variadas, podendo resultar em conflitos passíveis de produzir dilemas éticos. As habilidades de enfrentamento do paciente e da família e o apoio disponível são avaliados. O enfermeiro também deve considerar as circunstâncias especiais que envolveram a lesão por queimadura quando fornece o cuidado ao paciente. Exemplos incluem casos de abuso, negligência, tentativa de suicídio e lesão/morte de outros familiares ou amigos no mesmo evento.

Manejo de enfermagem

A avaliação de enfermagem na fase de emergência da lesão por queimadura concentra-se nas prioridades principais para qualquer paciente vítima de traumatismo; a ferida por queimadura é uma consideração secundária em relação à estabilização das vias respiratórias, respiração e circulação. O enfermeiro cuidadosamente monitora o estado respiratório, e os pulsos são avaliados, particularmente nas áreas de lesão por queimadura circunferencial em um membro. Inicialmente, o monitoramento cardíaco está indicado se o paciente tiver histórico de doença cardíaca, lesão por eletricidade ou condição respiratória alterada. O enfermeiro deve monitorar os sinais vitais com conhecimento das anormalidades esperadas e consistentes com a queimadura, tais como taquicardia e taquipneia.

Quando todos os membros estão queimados, pode ser difícil determinar a pressão arterial. Um curativo estéril aplicado sob o manguito de pressão arterial protege a ferida de contaminação. Como o edema crescente dificulta a ausculta da pressão arterial, pode ser conveniente usar um aparelho de Doppler (ultrassom) ou um aparelho de pressão arterial eletrônico não invasivo. Nos pacientes com queimaduras graves, prefere-se um cateter arterial para medição da pressão arterial, sendo também útil para a coleta de amostras de sangue. Os pulsos periféricos em membros queimados são verificados com frequência, seja por palpação ou com um Doppler. A elevação dos membros queimados acima do nível do coração é indicada para diminuir o edema. Os cateteres IV de grande calibre (p. ex., calibre 16 a 18) e um cateter urinário de demora são inseridos, se ainda não estiverem em posição, e a documentação do enfermeiro deve incluir a obtenção do equilíbrio hídrico a cada hora.

A urina com coloração vermelha sugere a presença de hemocromógenos decorrente de danos nos eritrócitos e mioglobina, o subproduto da lesão muscular (ABA, 2018). Essa anomalia está associada a queimaduras profundas causadas por lesão elétrica ou por contato prolongado com calor ou chamas. A glicosúria, um achado comum nas primeiras horas após a queimadura, resulta da liberação das reservas de glicogênio hepáticas em resposta ao estresse.

O enfermeiro ajuda a calcular as necessidades hídricas esperadas do paciente e a monitorar a sua resposta à reposição volêmica. Os protocolos de reanimação liderados por enfermeiros comprovadamente diminuem o volume de líquido administrado e melhoram os desfechos dos pacientes nas fases de emergência/reanimação (Stewart, Ladd, Kovler et al., 2019). As responsabilidades de enfermagem consistem em administração apropriada de líquidos, monitoramento rigoroso do equilíbrio hídrico, monitoramento da resposta do paciente e notificação à equipe de tratamento dos achados significativos de avaliação e de qualquer resultado laboratorial anormal.

Para ajudar a orientar o tratamento, são essenciais a documentação da temperatura corporal, peso corporal e peso antes da queimadura; a história de alergias, imunização contra o tétano, históricos clínico e cirúrgico pregressos e doenças atuais; e uma lista dos medicamentos atualmente em uso. O enfermeiro realiza um exame da cabeça aos pés, focalizando os sinais e sintomas de doença concomitante, traumatismos associados ou complicações em desenvolvimento. A avaliação da extensão da ferida por queimadura é realizada usando a regra dos nove ou facilitada com diagramas anatômicos (descritos anteriormente). Além disso, o enfermeiro trabalha com o médico para examinar e documentar clinicamente as áreas iniciais de lesão de espessura total e de espessura parcial. As considerações psicossociais do paciente e da família e a comunicação com a equipe de tratamento são fundamentais no início dos cuidados.

O cuidado de enfermagem do paciente na fase de emergência/reanimação da lesão por queimadura é descrito detalhadamente no Boxe 57.5.

Boxe 57.5 — PLANO DE CUIDADO DE ENFERMAGEM
Cuidado ao paciente durante a fase de emergência/reanimação da lesão por queimadura

DIAGNÓSTICO DE ENFERMAGEM: comprometimento da troca gasosa associado com a intoxicação por monóxido de carbono, inalação de fumaça e obstrução das vias respiratórias superiores
OBJETIVO: manutenção da oxigenação tecidual adequada

Intervenções de enfermagem	Justificativa	Resultados esperados
1. Fornecer oxigênio umidificado a 100%.	1. A umidificação proporciona umidade aos tecidos lesionados; o oxigênio suplementar aumenta a oxigenação alveolar.	• Ausência de dispneia • Saturação arterial de oxigênio > 95% na oximetria de pulso (na ausência de intoxicação por monóxido de carbono) • Níveis de gasometria arterial dentro dos limites da normalidade • Frequência, padrão e sons respiratórios normais.
2. Avaliar os sons respiratórios e a frequência, ritmo e profundidade da respiração, bem como a simetria da excursão torácica. Monitorar o paciente à procura de sinais de hipoxia. Relatar anormalidades ao médico.	2. Esses fatores fornecem dados basais para avaliação e evidências de comprometimento respiratório crescente.	
3. Observar o seguinte: a. Eritema ou formação de bolhas nos lábios ou na mucosa bucal. b. Pelos nasais chamuscados. c. Queimaduras da face, pescoço ou tórax. d. Rouquidão crescente. e. Fuligem no escarro ou tecido traqueal nas secreções respiratórias.	3. Esses sinais indicam possível lesão por inalação e risco de disfunção respiratória.	
4. Monitorar os valores da gasometria arterial, leituras da oximetria de pulso e níveis de carboxi-hemoglobina.	4. O aumento da Pa_{CO_2} e a diminuição da Pa_{O_2} e saturação de O_2 podem indicar a necessidade de ventilação mecânica.	
5. Preparar para ajudar na intubação e escarotomias do tórax.	5. A intubação proporciona proteção às vias respiratórias e ventilação mecânica. A escarotomia possibilita a excursão torácica adequada nas queimaduras circunferenciais do tórax.	

DIAGNÓSTICO DE ENFERMAGEM: desobstrução prejudicada de vias respiratórias associada com exposição à fumaça
OBJETIVO: manter a via respiratória desobstruída e a limpeza adequada das vias respiratórias

Intervenções de enfermagem	Justificativa	Resultados esperados
1. Manter a via respiratória desobstruída por meio do posicionamento adequado do paciente, remoção das secreções e via respiratória artificial, quando necessário.	1. Uma via respiratória desobstruída é de importância primordial para a respiração.	• Via respiratória desobstruída • As secreções respiratórias são mínimas, incolores e ralas.
2. Fornecer oxigênio umidificado, conforme prescrito.	2. A umidificação liquefaz as secreções e facilita a expectoração.	
3. Incentivar o paciente a mudar de posição, tossir e respirar profundamente. Incentivar o paciente a usar a espirometria de incentivo. Realizar aspiração endotraqueal, conforme necessário.	3. Essas atividades promovem a mobilização e a remoção das secreções.	

DIAGNÓSTICO DE ENFERMAGEM: hipovolemia associada com o aumento da permeabilidade capilar e com as perdas por evaporação a partir da ferida por queimadura
OBJETIVO: restauração do equilíbrio hidreletrolítico ideal e da perfusão dos órgãos vitais

Intervenções de enfermagem	Justificativa	Resultados esperados
1. Monitorar os sinais vitais, a hemodinâmica e o débito urinário, bem como registrar o equilíbrio hídrico e a pesagem diária.	1. A hipovolemia constitui um importante risco imediatamente após a lesão por queimadura. A reanimação excessiva com soluções IV pode provocar sobrecarga hídrica.	• Débito urinário entre 0,5 e 1 mℓ/kg/h (30 a 50 mℓ/h; 75 a 100 mℓ/h nos casos de lesão por queimadura elétrica) • Pressão arterial média ≥ 60 mmHg • O paciente elimina urina amarelo-clara com densidade específica dentro dos limites da normalidade • Os níveis séricos de eletrólitos estão dentro dos limites normais.
2. Manter as linhas IV e regular os líquidos nas velocidades apropriadas e prescritas segundo o débito urinário.	2. São necessários líquidos adequados para a perfusão dos órgãos vitais e manutenção do equilíbrio hidreletrolítico.	
3. Observar o aparecimento de sintomas de deficiência ou excesso de sódio, potássio, cálcio, fósforo e bicarbonato séricos.	3. Os rápidos deslocamentos no estado hidreletrolítico são possíveis no período pós-queimadura.	
4. Elevar a cabeceira do leito do paciente e os membros queimados, se não houver contraindicações.	4. A elevação promove o retorno venoso.	
5. Notificar imediatamente o médico sobre a diminuição do débito urinário e alterações hemodinâmicas.	5. É preciso detectar precocemente a ocorrência de rápidos deslocamentos de líquidos para evitar as complicações.	

(continua)

CAPÍTULO 57 Manejo de Pacientes com Lesões por Queimadura

Boxe 57.5 — PLANO DE CUIDADO DE ENFERMAGEM (continuação)
Cuidado ao paciente durante a fase de emergência/reanimação da lesão por queimadura

DIAGNÓSTICO DE ENFERMAGEM: hipotermia associada com a perda da microcirculação cutânea e feridas abertas
OBJETIVO: manutenção da temperatura corporal adequada

Intervenções de enfermagem	Justificativa	Resultados esperados
1. Avaliar com frequência a temperatura corporal central.	1. As avaliações frequentes da temperatura ajudam a detectar o desenvolvimento de hipotermia.	• A temperatura corporal permanece > 37°C • Ausência de calafrios ou tremores.
2. Proporcionar um ambiente aquecido, aumentando a temperatura ambiente ou utilizando terapias adjuvantes, quando necessário (aquecedores sobre o leito, cobertores, lâmpadas de aquecimento etc.).	2. Minimiza o gasto de energia em repouso.	
3. Agir rapidamente quando as feridas precisarem ser expostas.	3. Limitar a exposição diminui a perda de calor por evaporação da(s) ferida(s).	

DIAGNÓSTICO DE ENFERMAGEM: dor aguda associada com lesão química ou física
OBJETIVO: controlar a dor

Intervenções de enfermagem	Justificativa	Resultados esperados
1. Usar uma escala de intensidade da dor para avaliar o nível de dor. Diferenciar a inquietação devido à dor da inquietação devido à hipoxia.	1. As escalas de graduação da dor fornecem uma base para avaliar a efetividade das medidas de alívio da dor. A hipoxia pode causar sinais semelhantes e precisa ser excluída antes da administração da medicação analgésica.	• O paciente declara a ocorrência de diminuição no nível de dor aceitável para a meta de alívio da dor do paciente • Ausência de indícios não verbais de dor.
2. Administrar agentes antiespasmódicos IV, conforme prescrição, e avaliar a sua efetividade.	2. A administração IV é necessária, devido à alteração da perfusão tissular em consequência da lesão por queimadura.	
3. Fornecer suporte emocional e tranquilização.	3. O medo e a ansiedade aumentam a percepção da dor.	

DIAGNÓSTICO DE ENFERMAGEM: ansiedade associada com o medo e o impacto emocional da lesão por queimadura
OBJETIVO: redução ao mínimo da ansiedade do paciente e da família

Intervenções de enfermagem	Justificativa	Resultados esperados
1. Avaliar a compreensão do paciente e da família sobre a lesão por queimadura, as habilidades de enfrentamento e a dinâmica familiar.	1. As estratégias de enfrentamento bem-sucedidas prévias podem ser promovidas para uso na crise atual. A avaliação possibilita o planejamento de intervenções individualizadas.	• O paciente e a família verbalizam compreensão e aceitação do cuidado de emergência da queimadura • Os níveis de ansiedade do paciente e da família são reduzidos.
2. Explicar todos os procedimentos ao paciente e à família em termos simples e claros.	2. A maior compreensão alivia o medo do desconhecido. Os altos níveis de ansiedade podem interferir na compreensão de explicações complexas.	
3. Administrar medicamentos ansiolíticos prescritos quando o paciente permanecer extremamente ansioso, apesar das intervenções não farmacológicas.	3. Os níveis de ansiedade durante a fase de emergência podem exceder as capacidades de enfrentamento do paciente.	

PROBLEMAS COLABORATIVOS: insuficiência respiratória aguda, choque distributivo, lesão renal aguda, síndrome compartimental, íleo paralítico, úlcera de Curling
OBJETIVO: ausência de complicações

Intervenções de enfermagem	Justificativa	Resultados esperados
Insuficiência respiratória aguda		
1. Avaliar a ocorrência de dispneia crescente, estridor, alterações nos padrões respiratórios.	1. Esses sinais refletem deterioração do estado respiratório.	• Respira espontaneamente com um volume corrente adequado • Valores da gasometria arterial dentro de limites aceitáveis • Achados normais na radiografia de tórax • Ausência de sinais cerebrais de hipoxia.
2. Monitorar a oximetria de pulso e os valores da gasometria arterial.	2. Os achados anormais podem indicar insuficiência respiratória.	
3. Monitorar os resultados da radiografia de tórax.	3. A radiografia pode revelar lesão pulmonar ou infecção.	
4. Avaliar a ocorrência de inquietação, confusão, dificuldade em responder às perguntas ou diminuição do nível de consciência.	4. Essas manifestações podem indicar hipoxia cerebral.	
5. Relatar imediatamente a deterioração do estado respiratório ao médico.	5. A insuficiência respiratória aguda comporta risco à vida, e é necessária uma intervenção imediata.	
6. Preparar para ajudar na intubação ou nas escarotomias, quando indicado.	6. A intubação possibilita a ventilação mecânica. As escarotomias permitem uma excursão torácica adequada com as respirações.	

(continua)

Boxe 57.5 PLANO DE CUIDADO DE ENFERMAGEM (continuação)
Cuidado ao paciente durante a fase de emergência/reanimação da lesão por queimadura

Intervenções de enfermagem	Justificativa	Resultados esperados
Choque distributivo 1. Avaliar a ocorrência de diminuição do débito urinário e alterações dos sinais vitais e hemodinâmica. 2. Avaliar a presença de edema progressivo à medida que ocorrem deslocamentos de líquidos. 3. Ajustar a reposição volêmica em colaboração com o médico, em resposta aos achados fisiológicos.	1. Esses sinais e sintomas podem indicar choque distributivo e volume intravascular inadequado. 2. À medida que há deslocamento de líquido para dentro dos espaços intersticiais no choque por queimadura, ocorre formação de edema, podendo comprometer a perfusão tissular. 3. A reposição volêmica ótima impede o choque distributivo e melhora os resultados do paciente.	• Débito urinário entre 0,5 e 1 mℓ/kg/h (30 a 50 mℓ/h; 75 a 100 mℓ/h nos casos de lesão por queimadura elétrica) • Pressão arterial dentro da faixa de normalidade do paciente • A hemodinâmica permanece dentro dos limites da normalidade • Ausência de sinais ou sintomas de comprometimento da perfusão.
Lesão renal aguda 1. Monitorar o débito urinário e os níveis de ureia e creatinina sérica. 2. Relatar ao médico a ocorrência de diminuição do débito urinário ou aumento nos níveis de ureia e creatinina. 3. Examinar a urina quanto à presença de hemoglobina ou mioglobina. Administrar líquidos em quantidade aumentada, conforme prescrição.	1. Esses valores refletem a função renal. 2. Esses valores laboratoriais indicam possível insuficiência renal. 3. A presença de hemoglobina ou de mioglobina na urina predispõe o paciente a um risco aumentado de insuficiência renal. Os líquidos ajudam a eliminar a hemoglobina e a mioglobina dos túbulos renais.	• Débito urinário adequado • Os níveis séricos de ureia e creatinina permanecem normais.
Síndrome compartimental 1. Avaliar com frequência os pulsos periféricos (com aparelho de ultrassom com Doppler, quando necessário). 2. Avaliar com frequência o calor, o enchimento capilar, as sensações e o movimento dos membros. Comparar o membro afetado com o sadio, se possível. 3. Remover o manguito de pressão arterial depois de cada leitura. 4. Elevação de membros superiores ou inferiores com queimaduras, se não houver contraindicação. 5. Relatar imediatamente ao médico a perda do pulso ou da sensação, ou a presença de dor. 6. Preparar para ajudar nas escarotomias.	1. As avaliações do pulso são fundamentais para avaliar a perfusão adequada. 2. Essas avaliações podem indicar agravamento da perfusão periférica. 3. O manguito pode atuar como um torniquete, à medida que os membros intumescem. 4. A elevação reduz a formação de edema. 5. Esses sinais e sintomas podem indicar comprometimento da perfusão tissular. 6. As escarotomias aliviam a constrição causada pelo edema.	• Pulsos periféricos detectáveis • Sinais de perfusão periférica adequada.
Íleo paralítico 1. Auscultar os sons intestinais, distensão abdominal. 2. Manter a sonda nasogástrica sob aspiração intermitente baixa até o reaparecimento dos sons intestinais.	1. A presença de sons intestinais indica peristalse normal. A distensão abdominal reflete descompressão inadequada. 2. Essa medida alivia a distensão gástrica e abdominal.	• Sons intestinais normais • Ausência de distensão abdominal.
Úlcera de Curling 1. Examinar o aspirado gástrico e as fezes quanto à presença de sangue. 2. Administrar bloqueadores de histamina-2 e/ou antiácidos, conforme prescrição.	1. A presença de sangue indica possível sangramento de úlcera gástrica ou duodenal. 2. Esses medicamentos reduzem a acidez gástrica e o risco de ulceração.	• O aspirado gástrico e as fezes não contêm sangue.

Fase aguda/intermediária

A fase de emergência/reanimação é seguida da fase aguda/intermediária do cuidado da ferida e começa 48 a 72 horas após a ocorrência da lesão por queimadura. Durante essa fase, a atenção concentra-se na avaliação continuada e na manutenção do estado respiratório e circulatório, equilíbrio hidreletrolítico e função GI e renal. A prevenção e o controle da infecção, o cuidado da ferida por queimadura (p. ex., limpeza da ferida e desbridamento, terapia antibacteriana/antimicrobiana tópica, aplicação de curativos, enxerto da ferida), o manejo da dor, a modulação de resposta hipermetabólica e o posicionamento/mobilidade precoces constituem prioridades no estágio agudo/intermediário da recuperação.

Manejo clínico

As complicações pulmonares são comuns na lesão por queimadura. A obstrução das vias respiratórias provocada pelo edema das vias respiratórias superiores pode levar até 48 horas para se desenvolver. As alterações detectadas nas radiografias e na gasometria arterial podem surgir à medida que os efeitos da reposição volêmica e das reações químicas dos ingredientes da fumaça com os tecidos pulmonares tornam-se evidentes. O diagnóstico baseia-se, em grande parte, na anamnese e apresentação clínica, no monitoramento da gasometria arterial com níveis de carboxi-hemoglobina e na observação direta das vias respiratórias por meio de broncoscopia de fibra óptica (ABA, 2018). Para reduzir os efeitos nas vias respiratórias superiores, a elevação da cabeceira do paciente pode ser valiosa. O estridor e a dispneia são achados sombrios, visto que constituem sinais tardios de obstrução iminente das vias respiratórias. A intubação protetora precoce para manter a permeabilidade das vias respiratórias deve ser considerada, tendo em vista que a obstrução pode ocorrer muito rapidamente. Todavia, a intubação e a ventilação mecânica constituem fatores que contribuem de modo significativo para as infecções pulmonares. De maneira ideal, a melhor prática consiste em remover o tubo endotraqueal o mais cedo possível, de modo que não exista uma via de acesso para os patógenos até os pulmões (ABA, 2018).

As complicações pulmonares tardias secundárias a lesões por inalação incluem descamação da mucosa das vias respiratórias e cilindros formados a partir de restos celulares, que pode levar a obstrução, aumento das secreções, inflamação, atelectasia, ulceração das vias respiratórias, edema pulmonar e hipoxia tecidual. Embora os resultados das pesquisas sejam mistos, a terapia com heparina nebulizada pode ser administrada porque se acredita que exerça algum efeito na cascata da inflamação e na formação de cilindros de fibrina nas vias respiratórias (Suresh & Dries, 2018). Também podem ocorrer pneumonia, lesão pulmonar aguda (LPA) e síndrome de desconforto respiratório agudo (SDRA).

A pneumonia associada ao ventilador (PAV) é uma complicação comum em qualquer paciente hospitalizado e sob ventilação mecânica e é particularmente exacerbada no paciente com lesão por inalação. Afeta até 10 a 20% dos pacientes sob ventilação mecânica por mais de 48 horas. Ver discussão sobre as estratégias "integradas" para prevenção da PAV no Capítulo 19, Boxe 19.6 e a discussão sobre a insuficiência respiratória e da SDRA no Capítulo 19.

À medida que os capilares recuperam sua integridade, dentro de 48 horas ou mais após a queimadura, o líquido move-se do compartimento intersticial para o intravascular, e começa a diurese. Se as funções cardíaca ou renal estiverem inadequadas, pode ocorrer sobrecarga hídrica, e pode-se verificar o aparecimento de sintomas de insuficiência cardíaca (ver Capítulo 25). A administração de líquidos e eletrólitos continua de maneira cautelosa durante essa fase do cuidado da queimadura, devido aos deslocamentos dos líquidos, perda de líquido por evaporação de grandes feridas por queimadura e respostas fisiológicas do paciente à lesão por queimadura. São administrados hemoderivados, quando necessário, para tratar a perda de sangue intraoperatória e a anemia.

A hipertermia é comum em pacientes após a resolução do choque por queimadura. Um reajuste da temperatura corporal central nos pacientes gravemente queimados resulta em uma temperatura corporal alguns graus acima do normal por várias semanas depois da queimadura. Isso pode ser complicado por elevações da temperatura corporal por sepse.

Cateteres venosos centrais, arteriais ou especializados (p. ex., cateteres de hemodiálise, cateteres Zoll®) podem ser necessários para monitoramento hemodinâmico. É comum que pacientes com grandes queimaduras precisem de múltiplos locais de linhas invasivas, devido à quantidade e à frequência de líquidos e medicamentos necessários. Sempre que possível, as áreas queimadas do corpo são evitadas como locais de inserção de linhas invasivas.

Uma das intervenções clínicas mais importantes para pacientes com queimaduras que têm impacto positivo na mortalidade é a **excisão** (remoção cirúrgica de tecido) precoce. Feridas abertas ou microrganismos invasivos desencadeiam a resposta a uma queimadura de grandes dimensões, ou seja, a cascata de eventos sistêmicos (Culnan, Sherman, Chung et al., 2018). A excisão do tecido necrótico consegue reduzir essa resposta e preservar tecido viável subjacente.

Prevenção e controle de infecções

Existem razões multifatoriais pelas quais os pacientes com queimaduras correm alguns dos maiores riscos de infecção associada aos cuidados de saúde. A resposta sistêmica à queimadura consiste em desregulação do sistema imune, predispondo o paciente a invasão por patógenos ambientais (Lachiewicz, Hauck, Weber et al., 2017). A ferida constitui um meio perfeito para proliferação bacteriana, além de ser um conduto para a corrente sanguínea (Ramos, Cornistein, Cerino et al., 2017). Por causa da perda da barreira epidérmica, da existência de bactérias transmissíveis e da onipresença de fungos no meio ambiente, é crucial que o enfermeiro priorize a prevenção de infecção no plano de cuidados (Sood, Vaidya, Dam et al., 2018). Além disso, os procedimentos invasivos necessários para dar suporte aos órgãos e às funções corporais também interferem nas defesas naturais do corpo (Ramos et al., 2017).

Os agentes etiológicos nas infecções de queimaduras incluem bactérias, fungos e vírus. O equipamento de hidroterapia, a contaminação direta ou indireta das mãos dos profissionais de saúde, as superfícies dos objetos e a translocação de microrganismos de outros sistemas do corpo – mais notavelmente, o sistema digestório – são fontes comuns de contaminação potencial no centro de tratamento de queimados que exigem extrema vigilância. Independentemente do fato de a ferida por queimadura cicatrizar por meio de reepitelização espontânea ou preparo para enxerto cutâneo, é essencial que ela seja protegida de patógenos. A infecção impede a cicatrização da ferida por queimadura ao promover inflamação excessiva e lesão tecidual. Os sinais clínicos de infecção consistem em eritema progressivo, calor, hipersensibilidade e exsudato de odor fétido.

Uma abordagem com múltiplas estratégias é de suma importância na prevenção e no controle das infecções da ferida por queimadura. Essas estratégias incluem:

- Uso de técnicas de barreira (p. ex., capote, luvas, proteção ocular e máscaras, quando necessário)
- Limpeza ambiental com culturas periódicas do material de cuidados ao paciente (com atenção especial para o equipamento de hidroterapia)
- Aplicação de antimicrobianos tópicos apropriados
- Uso adequado de antibióticos e antifúngicos sistêmicos (o monitoramento rigoroso das sensibilidades dos microrganismos de cultura é necessário, devido ao desafio crescente da resistência a antibióticos nos ambientes de cuidados de saúde)
- Excisão e fechamento precoces da ferida por queimadura

- Controle da hiperglicemia (com insulina, quando indicado, mesmo em um paciente sem diagnóstico prévio de diabetes melito)
- Manejo da resposta hipermetabólica (ver Capítulo 11).

Existem várias práticas na comunidade de queimados sobre a obtenção de culturas para vigilância. Em alguns centros de queimados, podem-se efetuar culturas de amostras dos pacientes na internação para triagem da presença de patógenos conhecidos regionalmente. Em geral, são realizadas culturas das feridas na admissão, antes da limpeza, em cada caso cirúrgico e para suspeita clínica de infecção. A terapia antimicrobiana é individualizada de acordo com os resultados da cultura. A pesquisa atual não apoia o uso amplo de antibióticos profiláticos (Ramos et al., 2017).

Limpeza da ferida

O manejo apropriado das feridas por queimadura evita a deterioração da ferida. O objetivo do cuidado da ferida é realizar a limpeza da pele, remover o tecido não viável e o exsudato da ferida. A limpeza delicada com sabão neutro, água e uma toalha de rosto pode evitar a infecção, diminuindo o número de bactérias e resíduos sobre a superfície da ferida. Os pelos na área queimada e ao seu redor, exceto as sobrancelhas, devem ser cortados curtos ou raspados.

Vários processos viabilizam a limpeza das feridas de queimadura. Nos pacientes hemodinamicamente instáveis, os cuidados com as lesões são realizados no leito, enquanto para os pacientes que estão deambulando pode ser indicado o banho de chuveiro sozinhos ou com ajuda. Pacientes que não deambulam podem ser banhados e ter suas feridas tratadas utilizando tanques de banho – macas móveis feitas com laterais removíveis, orifícios de drenagem e capacidade de posicionamento. Chuveiros que se retraem, suspensos nas paredes e tetos, fornecem ao enfermeiro fácil acesso a uma fonte de água limpa para lavar as feridas. Independentemente do método empregado, a meta é proteger a ferida contra a proliferação aguda de microrganismos patogênicos na superfície por meio da lavagem mecânica para evitar a invasão dos tecidos mais profundos até a ocorrência de cicatrização espontânea ou a realização de enxerto cutâneo. As estratégias para a prevenção da contaminação cruzada incluem o uso de forros plásticos nos carrinhos e cadeiras de banho, sistemas de filtração de água ou filtros *point-of-care* e descontaminação meticulosa do equipamento após cada uso.

O conforto do paciente e a capacidade de participar no tratamento prescrito são considerações importantes. Durante o banho, a participação do paciente é incentivada para promover o exercício e a amplitude de movimento dos membros. Durante a limpeza da ferida, o enfermeiro inspeciona toda a pele à procura de quaisquer sinais de eritema, ruptura ou infecção local. Isso também fornece ao enfermeiro uma oportunidade para a educação direcionada do paciente.

Durante o tratamento, o paciente é avaliado continuamente quanto a sinais de hipotermia. A temperatura da água é mantida a 37,8°C, e a do ambiente deve ser mantida entre 26,6°C e 29,4°C para prevenir a hipotermia. Outras considerações na avaliação incluem fadiga do paciente, alterações no estado hemodinâmico e dor não aliviada por analgésicos ou técnicas de relaxamento.

Terapia antibacteriana tópica

Nos EUA foram encontradas variações nos cuidados tópicos das feridas dos centros de tratamento de queimados. As seleções são baseadas nas demandas específicas de cada paciente. A meta da terapia tópica consiste em realizar um curativo com as seguintes características:

- Efetivo contra microrganismos gram-positivos e gram-negativos e fungos
- Penetra na escara, porém não é sistemicamente tóxico
- É efetivo quanto ao custo, disponível e aceitável para o paciente
- É fácil de aplicar e remover, diminui a frequência de trocas de curativo, diminui a dor e reduz ao mínimo o tempo de enfermagem.

Não existe nenhum medicamento tópico isolado que seja universalmente efetivo, e o uso de diferentes agentes em momentos distintos no período pós-queimadura é a melhor prática.

> **Alerta de enfermagem: Qualidade e segurança**
>
> O uso prudente e a alternância de antimicrobianos podem resultar em redução das cepas resistentes de bactérias, maior efetividade dos agentes e risco diminuído de sepse. A Tabela 57.4 descreve os agentes antimicrobianos tópicos selecionados.

Curativo da ferida

Após a aplicação dos agentes tópicos prescritos, as lesões são cobertas com diversas camadas de curativos secos, com um curativo mais leve sobre as articulações para possibilitar a mobilidade. Além disso, pode ser necessário modificar os curativos para acomodar talas ou outros dispositivos de posicionamento. Os curativos circunferenciais sempre devem ser aplicados do ponto distal para o proximal, a fim de promover o retorno do excesso de líquido para a circulação central. No caso de queimaduras na mão ou no pé, os dedos devem ser enrolados individualmente para promover a mobilidade e a sua função durante a cicatrização.

Queimaduras na face podem ser deixadas abertas e expostas ao ar desde que sejam limpas e o agente tópico seja aplicado para manter o local úmido. A atenção cuidadosa assegura que o agente tópico não entre em contato com os olhos ou com a boca. Um curativo leve não restritivo pode ser aplicado na face para absorver o excesso de exsudato, quando necessário.

Os curativos oclusivos, uma gaze volumosa e um agente antimicrobiano tópico podem ser usados sobre áreas com enxertos cutâneos recentes, a fim de proteger o novo enxerto e promover uma condição ideal para a sua aderência ao local receptor. Idealmente, esses curativos cirúrgicos são deixados no local por 3 a 5 dias para possibilitar o crescimento da microcirculação para o novo enxerto antes da retirada para inspeção do enxerto. Quando são aplicados curativos oclusivos, é necessário tomar precauções para evitar o contato de duas superfícies corporais, como os dedos das mãos ou dos pés, a orelha e o couro cabeludo, as áreas sob as mamas, qualquer ponto de flexão ou entre as pregas genitais. As posições de alinhamento funcional do corpo são mantidas com o uso de talas ou pelo reposicionamento regular do paciente.

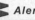

> **Alerta de enfermagem: Qualidade e segurança**
>
> Os curativos podem impedir a circulação se forem enrolados muito apertados. Os pulsos periféricos precisam ser verificados com frequência e os membros queimados devem ser elevados. Se o pulso do paciente estiver diminuído, esta é uma situação crítica que deve ser abordada imediatamente.

TABELA 57.4 — Resumo dos antimicrobianos tópicos selecionados usados em feridas por queimadura.

Agentes	Indicações/Comentário	Aplicação	Implicações para a enfermagem
Gerais Pomada antimicrobiana	Cobertura antibacteriana, promoção de um ambiente úmido para a ferida	Aplicar uma camada de 1,5 mm de pomada com luva estéril, diariamente.	Assegurar a remoção da pomada residual no momento de limpeza da ferida, antes de aplicar uma nova camada. Monitorar rigorosamente quanto a sinais e sintomas de infecção local.
Agentes específicos Sulfadiazina de prata a 1%, creme hidrossolúvel	Agente bactericida para muitos microrganismos gram-positivos e gram-negativos, bem como leveduras e *Candida albicans*. Penetração mínima da escara	Aplicar uma camada de 1,5 mm de creme com luva estéril, 1 a 3 vezes/dia.	Antecipar a formação de pseudoescara (gel proteináceo), que pode ser removido.
Acetato de mafenida a 5%, solução ou creme com base hidrofílica	Agente antimicrobiano para microrganismos gram-positivos e gram-negativos. Difunde-se através da escara e tecido avascular (p. ex., cartilagem)	Aplicar 2 vezes/dia, com uma luva limpa.	Trata-se de um forte inibidor da anidrase carbônica, que pode causar acidose metabólica. A aplicação pode inicialmente provocar dor considerável.
Nitrato de prata a 0,5%, solução aquosa	Efetivo contra a maioria das cepas de *Staphylococcus* e *Pseudomonas* e contra muitos microrganismos gram-negativos. Não penetra na escara	Aplicar a solução no curativo de gaze e colocar sobre a ferida. Manter o curativo úmido, porém coberto com gaze seca e cobertores secos para diminuir a vaporização.	Monitorar os níveis séricos de sódio (Na^+) e de potássio (K^+) e realizar a reposição, conforme prescrição. A solução de nitrato de prata é hipotônica e atua como atrativo para o sódio e o potássio. Proteger as roupas de cama e as roupas de vestir do contato com o nitrato de prata, que tinge tudo aquilo que toca.
Curativos impregnados de prata (lâminas ou malha)	Efeitos antimicrobianos amplos (produto específico). Libera uma concentração antimicrobiana uniforme de íons prata na ferida por queimadura	Aplicar diretamente à ferida. Cobrir com curativo secundário absorvente, se necessário.	Pode produzir uma pseudoescara em consequência da prata após a aplicação. Pode permanecer no local por vários dias (produto específico).

Adaptada de IBM Micromedix®. (2020). *Formulary advisor*, New York Presbyterian Weill Cornell Medicine. New York. Disponível sob uso de senha. Retirado em 14/04/2020 de: www.micromedexsolutions.com/micromedex2/librarian/ssl/true.

Os curativos que aderem ao leito da ferida podem ser removidos de modo mais confortável e com menos lesão do tecido cicatricial umedecendo o curativo com água ou soro fisiológico. O paciente pode participar na remoção dos curativos, exercendo algum grau de controle sobre esse procedimento doloroso. Em seguida, as feridas são limpas e desbridadas para remover qualquer agente tópico remanescente, exsudato e tecido não viável. Tesouras e pinças estéreis podem ser usadas para aparar a escara frouxa e incentivar a separação do tecido desvitalizado. Durante esse procedimento, a ferida e a pele circundante são cuidadosamente inspecionadas. A documentação deve incluir a coloração, o odor, o tamanho, o exsudato, os sinais de reepitelização, quaisquer alterações em relação à troca anterior do curativo e outras características importantes.

Desbridamento da ferida

As metas do **desbridamento** (remoção do tecido *desvitalizado*) são as seguintes:

- Remoção do tecido desvitalizado ou da escara da queimadura na preparação para enxerto e cicatrização da ferida
- Redução do tecido contaminado por bactérias e corpos estranhos, protegendo, assim, o paciente contra a invasão de bactérias.

Existem quatro tipos de desbridamento – natural, mecânico, químico e cirúrgico.

Desbridamento natural

Com o desbridamento natural, o tecido desvitalizado separa-se espontaneamente do tecido viável subjacente. As bactérias que estão presentes na interface do tecido queimado com o tecido saudável viável liquefazem gradualmente as fibrilas de **colágeno** (uma proteína presente em pele, tendões, ossos, cartilagem e tecido conjuntivo) que mantêm a escara na posição. Esse fenômeno é causado por enzimas proteolíticas e outras enzimas naturais. O processo pode levar meses para ocorrer.

Desbridamento mecânico

O desbridamento mecânico envolve o uso de instrumentos cirúrgicos para separar e remover a escara. Essa técnica, realizada por médicos, especialmente enfermeiros treinados ou fisioterapeutas, em geral é feita com as trocas rotineiras de curativo. Caso ocorra sangramento, pode haver a aplicação de agentes hemostáticos ou pressão para alcançar a hemostasia. As trocas dos curativos e a limpeza da ferida ajudam a remover os resíduos da ferida. Os curativos úmidos a secos não são recomendados no cuidado da queimadura, devido à possibilidade de remover células epiteliais viáveis juntamente com tecido necrótico. Curativos úmido-úmidos ou molhado-úmidos podem ser usados em seu lugar.

Desbridamento químico

Dispõe-se de agentes enzimáticos tópicos para promover o desbridamento das feridas por queimadura. Como esses agentes habitualmente não apresentam propriedades antimicrobianas, eles podem ser utilizados com a terapia antibacteriana tópica para proteger o paciente contra a invasão bacteriana. Os metais pesados, como a prata, podem desativar os agentes de desbridamento; por conseguinte, é necessário ter cautela para assegurar que o agente antimicrobiano tópico não interfira no desbridamento químico. A alternância da medicação tópica também pode promover desbridamento efetivo sem infecção.

Desbridamento cirúrgico

A excisão cirúrgica precoce para remover o tecido desvitalizado, juntamente com o fechamento precoce da ferida por queimadura, tem sido reconhecida como um dos fatores mais importantes que contribuem para a sobrevida de um paciente vítima de grande lesão por queimadura. Desbridamento cirúrgico ocorre antes da separação natural da escara a partir de lise bacteriana das fibras de colágeno na junção derme-escara. Isso pode ser realizado o mais cedo possível após a queimadura, quando o paciente estiver hemodinamicamente estável, e tiver havido diminuição do edema. De maneira ideal, a ferida é coberta imediatamente com um enxerto cutâneo (quando necessário) e um curativo. Se o leito da ferida não estiver pronto para um enxerto cutâneo no momento da excisão, pode-se utilizar um curativo biológico ou sintético temporário até que um autoenxerto possa ser aplicado com sucesso durante uma cirurgia subsequente.

O uso da excisão cirúrgica está associado a riscos e complicações, principalmente no caso de grandes queimaduras. O procedimento aumenta o risco de extensa perda de sangue com duração prolongada da operação e anestesia. As perdas persistentes de sangue durante o procedimento cirúrgico, o cuidado da ferida e a hemólise contínua exacerbam a anemia. Podem ser necessárias transfusões de sangue periodicamente para manter níveis adequados de hemoglobina para o suprimento de oxigênio ao miocárdio. Ver discussão sobre a terapia com hemoderivados no Capítulo 28.

Quando realizada no momento adequado e de maneira eficiente, a excisão cirúrgica resulta em menor duração da hospitalização e risco diminuído de complicações em consequência da sepse invasiva da lesão por queimadura. Após o desbridamento, o tecido de granulação preenche o espaço criado pela ferida, estabelece uma barreira contra bactérias e atua como um leito para o crescimento das células epiteliais. Aplica-se uma cobertura sobre a ferida para manter o leito da ferida úmido e promover o processo de granulação.

Enxertia da ferida

O paciente com queimaduras de espessura parcial profunda ou de espessura total pode ser candidato à enxertia cutânea para diminuir o risco de infecção, prevenir a perda de proteína, líquidos e eletrólitos através da ferida, minimizar a perda de calor por evaporação e reduzir cicatrizes. É preciso ter atenção especial para o enxerto da face (por motivos cosméticos, funcionais e psicológicos); áreas funcionais, como as mãos e os pés; e áreas que envolvam as articulações. A enxertia possibilita a capacidade funcional mais precoce e diminui as **contraturas** da cicatriz (retração da cicatriz da queimadura por meio de maturação do colágeno). Quando as queimaduras são muito extensas, a sequência com que as áreas são enxertadas é escolhida com base na capacidade de conseguir o fechamento da ferida o mais breve possível; por conseguinte, o tórax e o abdome ou as costas podem ser enxertados em primeiro lugar para reduzir o tamanho total do ferimento aberto.

Autoenxertos

O autoenxerto continua sendo o método autólogo preferido para o fechamento definitivo da ferida por queimadura após a excisão. Os **autoenxertos** constituem a maneira ideal de cobrir feridas por queimadura, visto que os enxertos são da pele do próprio paciente e, portanto, não são rejeitados pelo seu sistema imune. Podem ser de espessura parcial, de espessura total ou enxertos epiteliais. Como o **local doador** (a área a partir da qual a pele é coletada para proporcionar o autoenxerto) de um enxerto de espessura total inclui tanto a epiderme quanto a derme, o seu uso precisa ser considerado com cautela, visto que ele pode não cicatrizar espontaneamente.

Os autoenxertos de espessura parcial são mais usados e podem ser aplicados em lâminas (Figura 57.7), ou podem ser expandidos por malha, de modo a cobrir mais do que determinada área do sítio doador (Figura 57.8). As redes cutâneas permitem que o cirurgião corte pequenas fendas em uma lâmina de pele doadora, possibilitando a expansão e cobrindo áreas maiores com menores quantidades de pele doadora. Enxertos expandidos aderem ao local receptor com mais facilidade do que os enxertos de lâminas e impedem o acúmulo de sangue, soro ou ar ou de material purulento sob o enxerto que impediria a revascularização e a adesão. Todavia, qualquer tipo de enxerto diferente de uma lâmina de enxerto contribui para a formação de cicatriz à medida que cicatriza. O uso de enxertos em malha (expandidos) pode ser necessário nas grandes feridas, porém deve ser encarado como um meio-termo, porque os resultados estéticos não são tão bons.

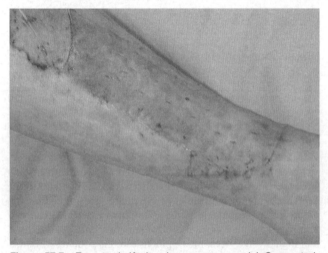

Figura 57.7 • Enxerto de lâmina de espessura parcial. Com autorização da University of Texas Medical Branch, Galveston, TX.

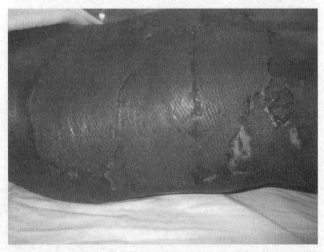

Figura 57.8 • Enxerto em malha de espessura parcial. Com autorização da University of Texas Medical Branch, Galveston, TX.

Se houver sangue, soro, ar, gordura ou tecido necrótico entre o local receptor e o enxerto, pode ocorrer perda parcial ou total do enxerto. A infecção, o manuseio incorreto do enxerto, a lesão por cisalhamento com mobilização ou o traumatismo durante as trocas de curativos são responsáveis pela maioria dos casos de perda do enxerto. O uso de enxertos de espessura parcial permite que o sítio doador remanescente retenha as glândulas sudoríparas e os folículos pilosos, minimizando o tempo de cicatrização.

O enxerto de epitélio cultivado (CEA, do inglês *cultured epithelial autograft*) surgiu como importante procedimento no manejo de queimaduras maciças. Nas queimaduras que afetem mais de 90% da ASCT, o CEA pode constituir a única opção, visto que a disponibilidade de pele não queimada como sítio doador não será suficiente para o enxerto. O CEA envolve a obtenção de biopsias de espessura total da pele não queimada do paciente, que são cultivadas para promover o crescimento de queratinócitos. O produto final fica disponível em aproximadamente 3 semanas para enxertia (Figura 57.9). É necessário ter atenção meticulosa na aplicação do CEA a superfícies corporais, devido à sua fragilidade e propensão à perda do enxerto. O uso de CEA pode ter custo proibitivo; além dos custos diretos, também exige prolongamento desproporcional do tempo de internação do paciente.

Cuidado do local do enxerto

A proteção e a imobilidade são fundamentais no cuidado de enxertos cutâneos no período pós-operatório. Curativos oclusivos cobertos por gaze são comumente utilizados inicialmente após a colocação dos enxertos para imobilizá-los e promover o ambiente úmido necessário para a regeneração ótima. Os terapeutas ocupacionais ou fisioterapeutas podem construir talas para imobilizar as articulações que estejam afetando as áreas recentemente enxertadas. Homoenxertos, xenoenxertos ou curativos sintéticos (discutidos adiante) também podem ser usados para proteger os enxertos frágeis ou enxertos em malha amplamente expandidos.

A primeira troca do curativo é habitualmente realizada 3 a 5 dias após a cirurgia, ou mais cedo se houver sinais clínicos de infecção ou sangramento. A infecção, o sangramento abaixo do enxerto e as forças de cisalhamento são os motivos mais comuns de perda do enxerto no período pós-operatório inicial. Os pacientes devem ser posicionados e virados cuidadosamente para evitar comprometer o enxerto ou exercer pressão sobre o local do enxerto. Nos casos de enxerto de um membro, ele é elevado para reduzir ao mínimo o edema. O paciente pode começar a exercitar ativamente a região enxertada em 5 a 7 dias após a cirurgia. Isso pode variar de acordo com os protocolos do centro de queimados.

Cuidado do local doador

O local doador é uma ferida limpa, geralmente superficial, criada em centro cirúrgico que o cirurgião utiliza para obter pele para enxerto no leito da queimadura. Após a excisão da pele, um agente hemostático, como trombina ou epinefrina, pode ser aplicado diretamente ao local doador para promover a hemostasia. Há disponível uma miríade de curativos para cobrir os locais doadores após ser obtida hemostasia. Como o local doador é habitualmente uma ferida de espessura parcial, é muito doloroso e representa um local potencial adicional de infecção e muito suscetível a lesões por pressão. Com cuidados apropriados, o local doador deve cicatrizar espontaneamente em 7 a 14 dias em um adulto previamente saudável e não tabagista (Foster, Richey, Osborn et al., 2020).

Homoenxertos e xenoenxertos

Os **homoenxertos** (ou aloenxertos) e os **xenoenxertos** (ou heteroenxertos) são também designados como curativos biológicos e têm como objetivo uma cobertura temporária da ferida. Os homoenxertos consistem em pedaços de pele obtida de seres humanos vivos ou recentemente falecidos. Os xenoenxertos consistem em pele obtida de animais (habitualmente porcos). Por conseguinte, a resposta imune do organismo irá eventualmente rejeitá-los como substância estranha.

Nas queimaduras extensas, os curativos biológicos proporcionam cobertura temporária da ferida e protegem o tecido de granulação até que o autoenxerto seja possível. Por serem curativos temporários, eles também diminuem a perda de água por evaporação e de proteína a partir da ferida, proporcionam uma barreira efetiva contra a entrada de bactérias e diminuem a dor ao proteger as terminações nervosas. Os curativos biológicos podem permanecer abertos ao ar livre ou cobertos com um curativo. Permanecem no local por períodos variáveis, porém são removidos nos casos de colonização bacteriana, infecção ou rejeição do curativo pelo corpo. Os curativos biológicos também podem ser usados como teste de enxerto na preparação para o autoenxerto, a fim de determinar se o leito da ferida aceitará um enxerto. Quando o curativo biológico parecer estar "pegando" ou aderindo à superfície de granulação com exsudação subjacente mínima, o paciente está pronto para um enxerto cutâneo autólogo. Outra vantagem é que pode haver necessidade de menos trocas de curativos.

Os homoenxertos tendem a ser os curativos biológicos mais dispendiosos. Estão disponíveis a partir de bancos de pele nas formas fresca e criopreservada (congelada). Acredita-se que os homoenxertos proporcionem o melhor controle contra a infecção entre todos os curativos biológicos ou biossintéticos disponíveis. Ocorre revascularização dentro de 48 horas, e o enxerto pode permanecer na posição por várias semanas.

A pele de porco, um xenoenxerto efetivo, está comercialmente disponível. É encontrada nas formas fresca, congelada ou liofilizada (congelada-seca) para maior prazo de validade. A pele de porco é utilizada para a cobertura temporária de feridas limpas, como feridas superficiais de espessura parcial e locais doadores. Embora não se vascularize, a pele de porco adere às feridas superficiais limpas, proporcionando controle da dor e reduzindo a perda de líquido por evaporação, permitindo que a ferida subjacente sofra reepitelização (Aly, Dannoun, Jimenez et al., 2018).

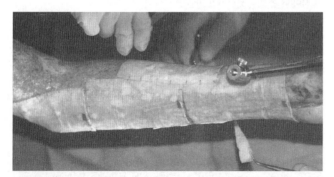

Figura 57.9 • Aplicação de enxertos autólogos epiteliais cultivados. Com autorização da University of Texas Medical Branch, Galveston, TX.

Quando a realização de enxerto não é possível, foram criados substitutos da pele que substituem cirurgicamente a epiderme ou a derme de modo temporário ou permanente. Cada um apresenta suas vantagens e desvantagens, e é importante considerá-las na seleção do produto.

Curativos biossintéticos e sintéticos

Problemas com a disponibilidade, a esterilidade e o custo levaram à pesquisa de curativos biossintéticos e sintéticos, que poderão eventualmente substituir os curativos biológicos como revestimentos temporários da ferida. Existem atualmente muitos produtos no mercado, mas eles tendem a ser proibitivos em termos de custo para a maioria dos pacientes e para a maioria das unidades de saúde.

Manejo da dor

Uma lesão por queimadura é considerada um dos tipos mais dolorosos de traumatismo que uma pessoa pode experimentar. A natureza da lesão pode expor as terminações nervosas à atmosfera, e o paciente pode necessitar de múltiplos procedimentos, desbridamentos, cirurgias e tratamentos. Mover-se, mudar de posição e receber terapia ocupacional e fisioterapia causam desconforto adicional. O manejo adequado da dor deve abordar a dor basal, procedimental e inesperada.

A dor basal refere-se a um nível contínuo de desconforto, mesmo quando o paciente está inativo ou não está sendo submetido a nenhum procedimento. A meta do tratamento consiste em fornecer um agente analgésico de ação longa, que proporcionará uma cobertura uniforme a longo prazo para esse desconforto. É conveniente usar pequenas doses crescentes quando se inicia a analgesia para alcançar o nível de controle da dor que seja aceitável para o paciente e facilitar a participação em sua recuperação. O uso da analgesia controlada pelo paciente proporciona controle ao paciente e frequentemente alcança essa meta.

A dor inesperada é descrita como dor aguda, intensa e episódica. Em geral, está relacionada com atividade ou movimento da área afetada. São utilizados agentes de ação curta para a dor inesperada, a fim de obter um controle da dor, quando necessário. A dor de procedimento refere-se ao desconforto que ocorre com os procedimentos, como tratamentos diários da ferida, inserções de linhas invasivas, fisioterapia e terapia ocupacional. A meta é planejar analgesia apropriada para promover conforto para o paciente durante o procedimento.

A maioria das queimaduras graves consiste em uma combinação de queimaduras de espessura parcial e de espessura total, que influenciam a intensidade de dor que o paciente experimenta. As queimaduras de espessura parcial e superficiais são muito dolorosas, devido à exposição das terminações nervosas, resultando em dor excruciante com exposição a temperatura, pressão, correntes de ar e movimento. Na queimadura de espessura total, as terminações nervosas são destruídas e ocorrem dormência e sensação diminuída na área afetada. Assim sendo, com frequência o paciente subestima as lesões graves. As memórias da dor que o paciente experimenta podem persistir por muito tempo. Orientar os pacientes e as famílias sobre a dor da queimadura e a sua relação com a profundidade da lesão, bem como sobre o plano de manejo da dor, constitui uma importante prioridade para o enfermeiro.

O tratamento farmacológico para o manejo da dor da queimadura inclui o uso de opioides, agentes anti-inflamatórios não esteroides, ansiolíticos e agentes anestésicos. Esses fármacos e outras estratégias de manejo da dor são discutidos no Capítulo 9. Para o tratamento da ansiedade, os benzodiazepínicos podem ser combinados com opioides. O uso de anestésicos em um ambiente não operatório (*i. e.*, sedação moderada) exige a sua administração e o seu monitoramento por profissionais qualificados. Os avanços recentes incluem o uso de agentes com início rápido e curta duração, que têm sido muito efetivos no controle da dor durante um procedimento planejado. No fornecimento de um cuidado holístico ao paciente, as intervenções não farmacológicas para a dor e a ansiedade devem ser consideradas. As terapias não farmacológicas incluem técnicas de relaxamento, distração, visualização orientada, hipnose, toque terapêutico, humor, musicoterapia e técnicas de realidade virtual.

Modulação do hipermetabolismo

As lesões por queimadura produzem anormalidades metabólicas profundas desencadeadas pela resposta exagerada do estresse à lesão. A resposta do organismo tem sido classificada como hiperdinâmica, hipermetabólica e hipercatabólica. O hipermetabolismo pode afetar a morbidade e a mortalidade, aumentando o risco de infecção e retardando a taxa de cicatrização.

A nutrição é fornecida assim que possível ao paciente no momento de sua chegada ao centro de queimados e pode exigir a colocação de um tubo nasogástrico para fornecimento adequado de calorias. Os pacientes em estado crítico podem ter até mesmo a sua alimentação continuada no intraoperatório se a via respiratória estiver protegida. Existem diversas fórmulas para calcular o gasto metabólico diário e as necessidades calóricas de pacientes com lesões por queimadura. Os carboidratos são a fonte energética mais importante para os pacientes com queimaduras graves (Culnan et al., 2018). A gordura, apesar de ser um nutriente necessário, deve ser fornecida em quantidades mais limitadas. Quando a via oral é utilizada, administram-se refeições ricas em proteínas e calorias e suplementos. As consultas dietéticas são úteis para ajudar os pacientes a suprir suas necessidades nutricionais. As contagens diárias de calorias ajudam a avaliar a adequação do aporte nutricional.

A excisão precoce e o enxerto da ferida por queimadura constituem um dos fatores mais importantes para melhorar o hipermetabolismo ao remover a escara, diminuindo, assim, os efeitos dos mediadores inflamatórios. A manipulação apropriada da temperatura ambiental reduz o gasto energético do paciente (Rizzo, Rowan, Driscoll et al., 2017). A terapia com insulina em pacientes com queimaduras é necessária para tratar a hiperglicemia que ocorre em consequência da gliconeogênese acelerada e mostra-se benéfica na síntese de proteína muscular. A oxandrolona, um esteroide anabólico, geralmente é administrada a pacientes com queimaduras, visto que esse fármaco melhora a síntese e o metabolismo das proteínas. A administração de propranolol (um betabloqueador) diminui a frequência cardíaca e bloqueia os efeitos prejudiciais das catecolaminas.

Manejo de enfermagem

O manejo de enfermagem do paciente na fase aguda/intermediária concentra-se nas seguintes prioridades: restauração do equilíbrio hídrico, prevenção da infecção, modulação do hipermetabolismo, promoção da integridade da pele, alívio da dor e do desconforto, promoção da mobilidade, fortalecimento das estratégias de enfrentamento, apoio nos processos do paciente e da família e monitoramento e manejo das complicações.

Restauração do equilíbrio hídrico normal

Para reduzir o risco de sobrecarga de líquido e consequente desenvolvimento de insuficiência cardíaca e edema pulmonar, pesagens diárias e cálculo cuidadoso do equilíbrio hídrico são realizados para orientar a terapia. Terceiro, uma resposta corporal normal à hipovolemia pode fazer com que o paciente beba grandes volumes de água, resultando em queda perigosa dos níveis séricos de sódio. Os níveis séricos de sódio devem ser acompanhados visto que os deslocamentos de líquido provocam distúrbios metabólicos. As alterações no exame físico e indicadores hemodinâmicos também são úteis para avaliar a resposta do paciente ao tratamento.

Prevenção de infecção

O paciente com queimaduras corre risco de infecção de múltiplas fontes, que podem incluir feridas abertas, lesão pulmonar, isquemia GI e cateteres de demora. Elevação da temperatura corporal, taquicardia, taquipneia e leucocitose sempre ocorrem nos pacientes com queimaduras, mascarando os sinais clínicos de infecção. As intervenções terapêuticas são complexas, devido à fisiologia alterada do paciente.

Uma parte importante do papel do enfermeiro durante a fase aguda do cuidado da queimadura consiste na detecção e na prevenção da infecção. O enfermeiro é responsável por proporcionar um ambiente limpo, incluindo a promoção das intervenções de isolamento protetoras. O enfermeiro protege o paciente de fontes de contaminação, incluindo outros pacientes, membros da equipe, visitantes e equipamento. Os pacientes podem promover inadvertidamente a migração de microrganismos de uma área queimada para outra ao tocar suas feridas ou curativos. As roupas de cama também podem disseminar infecção por meio da colonização por microrganismos da ferida ou contaminação fecal. O banho regular das áreas não queimadas e a troca das roupas de cama podem ajudar a evitar a infecção. Flores frescas, vegetais e cestas de frutas frescas não são permitidos no quarto do paciente, devido ao risco de crescimento de microrganismos. Muitas infecções associadas aos cuidados de saúde (IACS) são prevenidas por trocas rotineiras dos acessos invasivos e dos equipos de acordo com as recomendações dos CDC (Centers for Disease Control and Prevention) e a política das unidades de saúde, bem como sua pronta retirada quando não forem mais necessários.

Modulação do hipermetabolismo

O enfermeiro colabora com o nutricionista ou com a equipe de suporte nutricional para elaborar um plano que possa atender às necessidades do paciente. Os familiares podem ser incentivados a trazer alimentos nutritivos e preferidos para o hospital. Podem ser necessários suplementos nutricionais hipercalóricos. O aporte nutricional precisa ser acuradamente documentado. Podem ser prescritos suplementos vitamínicos e minerais.

Quando as metas calóricas não podem ser satisfeitas por meio de alimentação oral, uma sonda de alimentação é inserida e usada para alimentações contínuas ou em *bolus* de fórmulas específicas. O volume das secreções gástricas residuais deve ser verificado periodicamente para assegurar a absorção. O paciente deve ser pesado diariamente, e os resultados são rastreados para avaliar adequadamente os parâmetros apropriados de peso e atenuar o catabolismo da massa muscular sem gordura.

Promoção da integridade da pele

Em geral, o cuidado da ferida constitui o único elemento que mais consome tempo no cuidado da queimadura depois da fase de emergência. O médico prescreve os agentes antibacterianos tópicos desejados e as coberturas biológicas, biossintéticas ou sintéticas específicas da ferida e planeja a excisão cirúrgica e o enxerto. O enfermeiro precisa realizar avaliações exatas do estado da ferida, usar abordagens criativas para os curativos da ferida e apoiar o paciente durante a experiência emocionalmente angustiante e bastante dolorosa do cuidado da ferida.

Para o exame da ferida por queimadura é preciso ter os sentidos de visão, toque e olfato experientes. Os aspectos importantes na avaliação da ferida incluem tamanho, coloração, odor, presença de escara e exsudatos, brotos epiteliais (pequenos grupos de células semelhantes a uma pérola na superfície da ferida), sangramento, tecido de granulação, estado de pega do enxerto, cicatrização do local doador e condição da pele adjacente. Quaisquer alterações significativas na ferida devem ser relatadas ao médico, visto que elas podem indicar infecção da ferida por queimadura e exigir intervenção imediata.

O enfermeiro também ajuda o paciente e a família fornecendo-lhes orientações, apoio e incentivo, de modo a assumir um papel ativo nas trocas de curativo e no cuidado da ferida, quando apropriado. As necessidades de planejar a alta para o cuidado da ferida precisam ser antecipadas precocemente no curso do tratamento da queimadura, e as potencialidades do paciente e da família são avaliadas e usadas para preparar a futura alta do paciente e as necessidades de cuidados domiciliares. A presença da família durante as trocas dos curativos promove segurança para os cuidados para a alta.

Alívio da dor e do desconforto

O manejo da dor continua sendo uma prioridade durante a fase aguda da recuperação da queimadura. A avaliação frequente da dor é necessária, e são administrados agentes analgésicos e medicamentos ansiolíticos, de acordo com a prescrição. Para aumentar a sua efetividade, o analgésico é fornecido antes que a dor se torne intensa. As intervenções não farmacológicas podem ser utilizadas para modificar as percepções e a resposta do paciente à dor. É essencial uma reavaliação frequente das respostas às intervenções, sejam elas farmacológicas ou não farmacológicas.

O prurido pós-queimadura afeta quase todos os pacientes com queimaduras e constitui um dos sintomas mais angustiantes no período pós-queimadura. Os agentes antipruriginosos orais, as condições ambientais, a lubrificação frequente da pele com água ou loção à base de sílica e atividades de distração são todos valiosos para promover o conforto nessa fase. As orientações aos pacientes para "dar tapinhas, mas não coçar" podem ser reforçadas aos pacientes, a fim de prevenir maior desconforto e complicações infecciosas adicionais.

A falta de sono e de repouso interferem na cicatrização, no conforto e na restauração da energia. Quando necessário, podem ser prescritos soníferos de modo regular, além dos analgésicos e agentes ansiolíticos.

Promoção da mobilidade física

Uma prioridade inicial consiste na prevenção de complicações da imobilidade. A respiração profunda, a mudança de posição e o posicionamento correto são práticas de enfermagem essenciais, que impedem a atelectasia e a pneumonia, controlam o edema e evitam a formação de lesões por pressão e contraturas. Os leitos especiais podem ser úteis, e a mobilidade precoce é fortemente incentivada. Quando os membros inferiores estão queimados, ataduras elásticas compressivas devem ser aplicadas antes que o paciente seja colocado na posição ereta, a fim de promover o retorno venoso e reduzir ao mínimo a formação de edema.

A ferida por queimadura está em um estado dinâmico durante pelo menos 1 ano após o fechamento da ferida. Durante esse período, devem ser envidados esforços agressivos para evitar a contratura e a cicatrização hipertrófica. Exercícios de amplitude de movimento tanto passivos quanto ativos são iniciados a partir do dia da internação e prosseguem após o enxerto, dentro das limitações prescritas. Talas ou dispositivos funcionais colocados nos membros reduzem as contraturas graças a compressão e estiramento. O enfermeiro monitora as áreas imobilizadas em busca de sinais de insuficiência vascular, compressão nervosa e ruptura da pele. Os terapeutas ocupacionais e os fisioterapeutas são consultados para elaborar um plano de cuidado específico para o paciente durante a hospitalização e a recuperação.

Fortalecimento das estratégias de enfrentamento

Grande parte da energia do paciente é consumida na manutenção das funções físicas vitais e na cicatrização da ferida nas primeiras semanas após a queimadura, deixando pouca energia emocional para enfrentar a situação. Na fase aguda do cuidado da ferida, o paciente defronta-se com a realidade da lesão por queimadura. Sentimentos de luto, depressão, raiva, regressão e comportamento manipulativo são respostas comuns dos pacientes que sofrem lesões por queimadura. A falta de participação nos tratamentos necessários e a regressão devem ser encarados com a compreensão de que esse comportamento pode ajudar o paciente a enfrentar um evento extremamente estressante.

O paciente pode ter sentimentos de raiva. Algumas vezes, a raiva pode ser interiorizada, devido a um sentimento de culpa, talvez por provocar o incêndio ou até mesmo por sobreviver quando outros pereceram. A raiva também pode ser dirigida externamente para aqueles que escaparam ilesos ou para aqueles que agora estão fornecendo cuidados. Uma maneira de ajudar o paciente a processar essas emoções consiste em procurar alguém a quem o paciente possa expressar seus sentimentos sem medo de retaliação. Um enfermeiro, um assistente social, um enfermeiro psiquiátrico, sobreviventes de queimadura que fornecem suporte, um conselheiro espiritual ou conselheiro que não esteja envolvido nas atividades diretas do cuidado podem desempenhar esse papel com sucesso.

Os pacientes com lesões por queimadura são muito dependentes dos membros da equipe de saúde durante o longo período de tratamento e recuperação. Entretanto, mesmo quando fisicamente incapazes de contribuir muito para o autocuidado, eles devem ser incluídos nas decisões sobre o cuidado e incentivados a garantir a sua individualidade em termos de preferências e reconhecimento de suas identidades. À medida que a mobilidade e a força do paciente melhoram, o enfermeiro atua com o paciente para estabelecer expectativas realistas para o autocuidado e planejamento para o futuro. Muitos pacientes respondem de maneira positiva ao uso de contratos de acordo e outras estratégias que reconhecem a sua independência, estabelecem expectativas quanto ao comportamento e incentivam uma comunicação positiva.

Apoio ao paciente e aos processos familiares

A lesão por queimadura que altera a vida do indivíduo exerce um enorme impacto psicológico, econômico e social sobre o paciente e a família. O enfermeiro desempenha um papel fundamental, fornecendo apoio ao paciente e à família no processo de adaptação à lesão por queimadura. O encaminhamento para serviços sociais ou para aconselhamento psicológico deve ser feito, quando apropriado. Esse suporte continua na fase de reabilitação. Alguns centros de tratamento de queimados (CTQs) oferecem programas de suporte estruturados que fornecem treinamento de comunicação baseado em evidências para pacientes que sobreviveram a queimaduras com a meta de auxiliá-los a se tornarem apoiadores mais efetivos. O sobrevivente de queimadura que se torna apoiador visitará o paciente hospitalizado para fornecer suporte psicossocial. Muitos pacientes apreciam a oportunidade de compartilhar sua experiência com outra pessoa que sofreu uma lesão por queimadura.

Visto que nos EUA só existem 70 CTQs certificados (ABA, 2019), pacientes com queimaduras significativas com frequência são enviados para CTQs longe de seus domicílios. Como as lesões por queimadura são súbitas e inesperadas, os papéis da família ficam rompidos. Quando o principal provedor na família sofre lesão, os papéis podem se modificar, contribuindo com maior estresse para a família. Por conseguinte, tanto o paciente quanto a família precisam de informações detalhadas sobre o cuidado da queimadura do paciente e o curso esperado do tratamento. As barreiras ao aprendizado e os estilos de aprendizado preferidos são avaliados e considerados. Essa informação é utilizada para individualizar as atividades de educação. A educação do paciente e da família é uma prioridade e é mais bem fornecida com uma abordagem de comunicação multimídia.

Monitoramento e manejo de complicações potenciais

Insuficiência respiratória aguda e síndrome de desconforto respiratório agudo

O estado respiratório do paciente é rigorosamente monitorado quanto ao aumento na dificuldade da respiração, alteração no padrão respiratório ou início de sons adventícios (anormais). Geralmente, nesse estágio, os sinais e sintomas de lesão das vias respiratórias tornam-se evidentes. Conforme descrito anteriormente, os sinais de hipoxia, os sons respiratórios diminuídos, os sibilos, a taquipneia, o estridor e o escarro tinto de fuligem (ou, em alguns casos, contendo tecido traqueal desprendido) estão entre os numerosos achados possíveis. O manejo clínico do paciente com insuficiência respiratória aguda requer intubação e ventilação mecânica (se ainda não estiver sendo utilizada). Quando houver desenvolvimento de SDRA, serão utilizados níveis mais elevados de oxigênio, pressão expiratória final positiva e suporte de pressão com ventilação mecânica, a fim de promover a troca gasosa através da membrana alveolocapilar (ver Capítulo 19).

Insuficiência cardíaca e edema pulmonar

Quando os sistemas cardíaco e renal não podem compensar o excesso de volume vascular, à medida que o líquido é deslocado de volta ao espaço intravascular, podem ocorrer insuficiência cardíaca e edema pulmonar. O paciente é avaliado quanto a sinais de insuficiência cardíaca, incluindo diminuição do débito cardíaco, oligúria, distensão da veia jugular, edema persistente e início de uma bulha cardíaca B_3 ou B_4. Se for utilizado o monitoramento hemodinâmico invasivo, as pressões venosa central, da artéria pulmonar e arterial pulmonar em cunha crescentes indicam aumento do volume de líquido.

Crepitações pulmonares e aumento da dificuldade respiratória podem indicar edema pulmonar, que deverá ser imediatamente relatado ao médico. Nesse meio-tempo, o paciente é posicionado confortavelmente, com a cabeceira do leito elevada (se não for contraindicado devido a outros tratamentos ou lesões) para promover a expansão pulmonar e a troca gasosa. O manejo dessa complicação inclui fornecer oxigênio suplementar, administrar agentes diuréticos IV, avaliar cuidadosamente a resposta do paciente e fornecer medicamentos vasoativos, quando indicado (ver Capítulo 25).

Sepse

A sepse constitui importante causa de morbidade e mortalidade em pacientes com lesões por queimadura. Os sinais de sepse precoce são sutis, exigindo um elevado índice de suspeita e monitoramento muito rigoroso das alterações no estado do paciente. Um dos desafios do reconhecimento da sepse é que as queimaduras são uma condição não infecciosa que deflagra a síndrome de resposta inflamatória sistêmica (SRIS), dificultando a previsão e o diagnóstico de sepse (Hill, Percy, Velamuri et al., 2018). Como os pacientes com queimaduras são hipermetabólicos, eles apresentam taquicardia, taquipneia e elevação da temperatura corporal. Essas normas fisiológicas em pacientes com queimaduras fazem com que o diagnóstico de sepse represente maior desafio. Ver recomendações de tratamento em caso de sepse no Capítulo 11.

Delirium

Delirium, um estado transitório e, com frequência, reversível de disfunção cerebral aguda que se manifesta como alterações do nível de consciência ou da função cognitiva em comparação com o estado basal do paciente, pode ocorrer em pacientes em decorrência do traumatismo sofrido. Os sintomas incluem inquietação, desorientação, transtornos do sono ou ansiedade; alguns pacientes apresentam alucinações, ideias delirantes ou até mesmo se tornam agressivos ou suicidas. Uma incidência mais elevada de *delirium* foi encontrada em pacientes com queimaduras que têm história pregressa de transtornos psiquiátricos ou abuso de substâncias psicoativas ou naqueles com queimaduras maiores (Low, Meyer, Willebrand et al., 2018).

Há muita literatura mostrando o impacto negativo da dor, da ansiedade e da agitação psicomotora nos desfechos clínicos e funcionais dos pacientes com doenças críticas; contudo, não há tanta literatura sobre o impacto nos pacientes com queimaduras que estão em unidades de tratamento intensivo. Depetris, Raineri, Pantet et al. (2018) procuraram analisar o monitoramento atual da analgesia, da sedação e do *delirium* e os cuidados nos CTQs para avaliar as variações das condutas e a adesão às práticas baseadas em evidências atuais. Embora eles tenham notado maior conscientização sobre o estado confusional (*delirium*) dos pacientes entre os profissionais de saúde que atuam em CTQs, as condutas de prevenção do *delirium* variam muito e eles recomendam mais estudos para estabelecer diretrizes específicas para pacientes com queimaduras, de modo a prevenir e tratar essa complicação crítica das queimaduras graves (Boxe 57.6, Perfil de pesquisa de enfermagem).

Fase de reabilitação

A reabilitação começa imediatamente após a ocorrência da queimadura e, com frequência, estende-se por anos depois da lesão inicial. Para os enfermeiros que cuidam de pacientes com queimaduras, esta pode constituir uma das fases de maior exigência física e desafio. Um importante foco da equipe de queimados consiste em avaliar cuidadosamente o

---

Boxe 57.6 **PERFIL DE PESQUISA DE ENFERMAGEM**

Conhecimento, atitudes e crenças de enfermeiros sobre o *delirium* em centros de tratamento de queimados

Powell, T. L., Nolan, M., Yang, G. et al. (2019). Nursing understanding and perceptions of delirium: Assessing current knowledge, attitudes, and beliefs in a burn ICU. *Journal of Burn Care and Research*, 40(4), 471-477.

Finalidade

Pacientes com queimaduras correm risco elevado de desenvolvimento de *delirium* por causa das demandas de analgesia e sedação, ventilação mecânica prolongada, múltiplos procedimentos cirúrgicos e períodos prolongados na unidade de tratamento intensivo (UTI). *Delirium* tem efeitos negativos substanciais nas taxas de morbidade e mortalidade e na função cognitiva. *Delirium* é comum nessa população. O enfermeiro, que é o profissional da saúde que passa mais tempo com o paciente, precisa estar atento para detectar sinais precoces de *delirium* e iniciar o tratamento. O propósito desse estudo foi avaliar e aprimorar as percepções, as atitudes e o conhecimento dos profissionais de enfermagem sobre *delirium* enquanto aumentava a observância à administração da ferramenta Confusion Assessment Method for the ICU (CAM-ICU) e de intervenções preventivas.

Metodologia

Esse estudo foi realizado em uma UTI de queimados com múltiplos especialistas que atende adultos e crianças. Os participantes completaram um questionário que avaliava atitudes em relação a *delirium*, uso da ferramenta CAM-ICU e conhecimentos gerais sobre *delirium* antes e após uma intervenção educacional direcionada para aprimorar o reconhecimento, a prevenção e o manejo de *delirium*. Os pesquisadores realizaram uma revisão da literatura e solicitaram pareceres de especialistas para informar o desenvolvimento do levantamento, que incluiu itens usados no estudo sobre *delirium* da American Nurses Association (2015). Além disso, os participantes foram solicitados, após a intervenção, a avaliar a efetividade das atividades educacionais. A intervenção educacional, que ocorreu durante 7 meses, consistiu no treinamento de grupo de enfermeiros com conhecimentos sobre *delirium* para servir de apoio para a equipe, criando um conselho para lidar com os questionamentos comuns e os mitos sobre *delirium* e para coordenar uma semana dedicada a atividades educacionais sobre *delirium*, inclusive apresentação de vídeos curtos e sessões de perguntas e respostas.

Achados

Vinte e sete (38%) dos 71 enfermeiros da UTI de queimados participaram do projeto. A observância da equipe sobre a administração da ferramenta CAM-ICU aumentou para 90% durante o período de revisão e os escores positivos na CAM-ICU caíram de 21% para 14%. Os resultados do levantamento indicaram que os enfermeiros reconheceram a importância da avaliação de *delirium* e da realização de intervenções. Todavia, 26% dos enfermeiros não endossaram a necessidade do CAM-ICU como ferramenta de rastreamento. Temáticas qualitativas descrevem o conhecimento existente de *delirium* e das lacunas de conhecimento, as barreiras à implementação do CAM-ICU e as perspectivas das intervenções de enfermagem farmacológicas e não farmacológicas.

Implicações para a enfermagem

Os resultados desse estudo apoiam a afirmativa de que a orientação direcionada aumentou a conscientização e o conhecimento geral sobre *delirium*, bem como as intervenções de enfermagem apropriadas. Todavia, os autores constataram os participantes perceberam desafios na utilização da ferramenta CAM-ICU, inclusive o tempo despendido na realização da avaliação e a complexidade da sua utilização em pacientes que não falam inglês, que estão sedados ou intubados, com consequente limitação da alteração comportamental ou do uso consistente da ferramenta. De modo geral, a equipe percebeu o projeto como empoderador, especificamente porque o projeto ajuda a reforçar a participação dos enfermeiros na prevenção e no manejo de *delirium* e a diferença positiva que suas intervenções exerceram nessa população de pacientes.

paciente quanto a complicações tardias relacionadas com as lesões por queimadura, conforme descrito na Tabela 57.5.

A reabilitação do paciente com queimadura é abrangente, complexa e exige uma abordagem multidisciplinar para otimizar a recuperação física e psicossocial do paciente relacionada com a lesão. À medida que o paciente começa a se recuperar, ele se torna mais consciente das lesões e dos desafios a enfrentar. Planos individualizados de cuidados específicos para a gravidade e a localização da lesão são elaborados e reavaliados com frequência. A maior sobrevida de pacientes com lesões significativas por queimadura levou à necessidade de programas adicionais e abrangentes de reabilitação de queimados em nível mundial. A meta final é fazer com que os pacientes readquiram o maior nível de função possível dentro do contexto de suas lesões. Fisioterapeutas e terapeutas ocupacionais com treinamento especializado são essenciais para que sejam alcançados desfechos ótimos em relação aos pacientes.

Apoio psicológico

A perspectiva, a motivação e o sistema de apoio do paciente são importantes para o seu bem-estar global e para a sua capacidade de progredir pela fase de reabilitação. Transtornos psiquiátricos podem ter contribuído para a causa da própria lesão por queimadura. Exemplos incluem queimaduras autoinfligidas, tentativas de suicídio, ou imposição intencional a um indivíduo por parte de outro em casos de abuso. Existem alguns exemplos que ilustram a necessidade crítica de recursos psicossociais na recuperação de queimados. Embora os transtornos psiquiátricos possam não contribuir para todas as lesões por queimadura, a própria natureza das lesões por queimadura que alteram a vida do indivíduo quase sempre provoca comprometimento temporário ou permanente da adaptação psicossocial.

Na fase aguda da lesão, é comum a ocorrência de choque agudo, terror, descrença, confusão e ansiedade. Os pacientes podem correr risco de *delirium* e sofrer psicoses temporárias. Os pacientes podem ficar confusos a respeito dos medicamentos que recebem, porém eles têm uma sensação subjacente de medo, ansiedade e dor. Uma consulta precoce com um profissional de saúde mental ajudará a suprir as necessidades individuais do paciente, que podem incluir intervenções farmacológicas com aconselhamento concomitante. A fase de reabilitação pode apresentar um novo conjunto de desafios. Embora o paciente esteja se recuperando fisicamente, a realidade e o impacto da lesão começam a se estabelecer à medida que o paciente reconhece uma expectativa de sobrevida. Os pacientes podem ter um sentimento de luto e perda devastador. O sentimento de luto pode originar-se da lesão física, da perda de controle em consequência da dependência forçada de outras pessoas para o cuidado, ou da perda de familiares/amigos em decorrência de lesões por queimadura. Nos incêndios residenciais, os sobreviventes podem perder suas casas e todos os seus pertences.

O transtorno de estresse pós-traumático (TEPT) é um transtorno psiquiátrico comum em pacientes com queimaduras. Os pacientes com TEPT revivem o evento que resultou na lesão, apresentam percepção intensificada da ameaça e usam comportamentos de evitação que mantêm os sintomas (Low et al., 2018). Outros transtornos psicológicos que podem ser esperados em pacientes com queimaduras incluem ansiedade, depressão e transtornos do sono. Os sintomas e as respostas psicológicas a estresse são discutidos de modo mais detalhado no Capítulo 5.

Com a progressão da recuperação, o planejamento de alta deve incluir estratégias para ajudar o paciente a reintegrar-se em sua casa, comunidade, local de trabalho e escola. Para muitos pacientes, as questões relativas à qualidade de vida podem tornar-se muito reais nesse momento da recuperação. Trata-se de um momento emocional, à medida que o paciente e a sua família começam a viver com novas limitações físicas e desafios nos relacionamentos. Além de preparar o sistema de suporte do paciente, ele e a sua família precisam também preparar-se para as reações de pessoas estranhas.

Organizações como a Phoenix Society for Burn Survivors, um grupo de apoio internacional para pacientes com queimaduras, oferecem inúmeros recursos, orientação, oportunidades para apoio de queimados e estratégias para reintegração. Alan Breslau, um sobrevivente de lesões por queimadura, que

TABELA 57.5 Complicações na fase de reabilitação do cuidado da queimadura.

Complicações	Fatores de contribuição	Intervenções
Neuropatias e compressão de nervos	Lesão por eletricidade, grandes queimaduras profundas, posicionamento inadequado, edema, tecido cicatricial	Avaliar os pulsos periféricos e a sensação (exames neurovasculares). Evitar o edema e a pressão por elevação, posicionamento e prevenção de curativos constritivos. Avaliar a imobilização para adaptação e aplicação corretas. Consultar os departamentos de TO e o FT para posicionamento.
Ruptura da ferida e/ou formação de lesão por pressão	Cisalhamento, pressão, nutrição inadequada	Proteger a ferida contra a pressão e as forças de cisalhamento. Orientar o paciente sobre a importância de uma boa nutrição.
Cicatrização hipertrófica	Queimaduras de espessura parcial e de espessura total	Manter a pele maleável e macia com o uso de emolientes. Aplicar roupas compressivas, conforme prescrição. Massagem.
Contraturas	Queimaduras de espessura parcial e de espessura total	Manter a posição das articulações em alinhamento. Realizar exercícios suaves de amplitude de movimento. Consultar os departamentos de TO e FT para exercícios e recomendações de posicionamento.
Instabilidade articular	Ferida por queimadura, cicatriz e contraturas de queimadura	Manter o posicionamento adequado das articulações por meio da aplicação apropriada de imobilizações. Monitorar os pinos articulares, quando indicado.
Dor complexa	Traumatismo e queimaduras	Fornecer o manejo adequado da dor. Consultar os departamentos de TO e FT para exercícios e dessensibilização. Promover o movimento suave dos membros afetados.

FT: fisioterapia; TO: terapia ocupacional. Adaptada de Serghiou, M. A., Ott, S., Cowan. A. et al. (2018). Burn rehabilitation along the continuum of care. In D. Herndon (Ed.). *Total burn care.* (5th ed.). Edinburgh: Saunders Elsevier; Thananopavarn, P. & Hill, J. J. (2017). Rehabilitation of the complex burn patient with multiple injuries or comorbidities. *Clinics in Plastic Surgery, 44*(4), 695-701.

reconheceu a importância do apoio de queimados na recuperação psicossocial (ver seção Recursos), fundou a Phoenix Society em 1977. O grupo de apoio aos pacientes queimados proporciona oportunidades para reflexões e crescimento pessoal, e fornece um novo significado para o paciente com queimaduras por meio do compartilhamento de experiências com outras pessoas com lesões por queimadura semelhantes. A cada ano, a Phoenix Society realiza o World Burn Congress, que é uma conferência para sobreviventes, suas famílias, cuidadores, profissionais de cuidados de queimados e bombeiros. Esse fórum oferece educação, bem como uma oportunidade para que os pacientes com queimaduras e suas famílias possam se comunicar com outras pessoas que também foram vítimas de eventos semelhantes e que modificaram suas vidas. Essa interação permite ao paciente e à família ver que é possível haver a adaptação a uma lesão por queimadura.

As organizações que fornecem suporte para a reintegração têm a capacidade de oferecer orientação e treinamento orientados especificamente a pacientes com lesões por queimadura. *Workshops* sobre como aplicar maquiagem para reduzir a aparência das cicatrizes podem beneficiar aqueles com cicatrizes faciais evidentes. Este é um exemplo de estratégia disponível para ajudar os pacientes com queimaduras e transtornos da imagem corporal. As influências culturais desempenham um forte papel nesse processo, visto que algumas culturas são particularmente sensíveis à aparência física, um fator importante que também pode ser reforçado pelas práticas da mídia atual. O papel do enfermeiro é incentivar os pacientes a expressar suas preocupações, fornecer empatia e proporcionar-lhes recursos auxiliares.

Cicatrização anormal da ferida

As feridas de espessura parcial envolvendo a epiderme e a derme superficial tendem a cicatrizar sem deixar cicatrizes. As feridas mais profundas tendem a desenvolver cicatrizes de graus variáveis. À semelhança de outros transtornos, os fatores de risco podem ser estratificados em modificáveis e não modificáveis. Por exemplo, um fator de risco não modificável para cicatrização é a hereditariedade, visto que alguns pacientes têm mais tendência à formação de cicatrizes hipertróficas. O foco da educação do paciente precisa ser em como modificar ou adaptar os fatores de risco que sejam *modificáveis*. Os pacientes devem ser fortemente incentivados a seguir as recomendações de um terapeuta ocupacional para prevenção e manejo das cicatrizes.

A cicatrização normal ocorre em uma lesão tecidual superficial e começa 7 a 10 dias após a lesão, progredindo durante os próximos 6 a 12 meses. A cicatrização anormal ocorre depois de um período mais longo de cicatrização da ferida e pode formar cicatrizes hipertróficas ou queloides.

Cicatrizes hipertróficas e queloides

As cicatrizes hipertróficas formam-se dentro dos limites da ferida inicial e fazem tração para fora no perímetro da ferida. São comuns em áreas sobre as articulações e na população mais jovem. A cicatriz torna-se vermelha (em virtude de sua hipervascularidade), elevada e dura.

Os queloides formam-se de maneira irregular e estendem-se além das margens da ferida original. São grandes, nodulares e semelhantes a uma corda, causando frequentemente prurido e hipersensibilidade. São mais comuns em pele escura, raros em crianças e indivíduos idosos e têm tendência familiar.

Prevenção e tratamento das cicatrizes

Modalidades terapêuticas preventivas direcionadas para contraturas das cicatrizes e tecido hipertrófico excessivo são empregadas rotineiramente. A compressão é introduzida precocemente no tratamento da ferida por queimadura. Envoltórios com ataduras elásticas são usados inicialmente para ajudar a promover uma circulação adequada, porém eles também podem ser utilizados como primeira forma de compressão para manejo da cicatriz, seguidos de atadura tubular elástica, até que o paciente possa ser medido para uma roupa personalizada. A aplicação de roupas de compressão elástica amolece os feixes de colágeno e incentiva a orientação paralela do colágeno com a superfície da pele. Com o passar do tempo, ocorre reestruturação do colágeno, e a vascularização diminui. Embora essa terapia seja um tanto controversa, foi demonstrado que a pressão é benéfica no controle da formação de cicatriz com o passar do tempo (DeBruler, Baumann, Blackstone et al., 2019). O tempo preconizado do uso das malhas compressivas é de 23 horas por dia; são retiradas apenas para o banho e a troca de curativos da ferida.

Muitas áreas do corpo são difíceis de comprimir, em virtude dos contornos ou da localização da lesão. Inserções, como lâminas de silicone, são valiosas para essas pequenas áreas problemáticas e são colocadas abaixo da roupa ou do curativo compressivo para aumentar a compressão da cicatriz. A massagem superficial suave da cicatriz pode ser realizada com hidratante, várias vezes ao dia.

A reconstrução da queimadura é uma opção de tratamento após o amadurecimento das cicatrizes e é discutida nos primeiros anos após a lesão. Essa decisão requer planejamento individualizado, expectativas realistas e paciência. A equipe de tratamento e o paciente decidirão a melhor abordagem para funcionalidade a longo prazo e resultado cosmético.

PROCESSO DE ENFERMAGEM
Cuidado do paciente durante a fase de reabilitação

Avaliação

O enfermeiro obtém informações sobre o nível de educação, a ocupação, as atividades de lazer, a base cultural, a religião e as interações familiares do paciente. O autoconceito, o estado mental, a resposta emocional à lesão e à subsequente hospitalização, o nível de funcionamento intelectual, as hospitalizações prévias, a resposta à dor e as medidas de alívio da dor e o padrão de sono do paciente também são componentes essenciais de uma avaliação abrangente. As informações a respeito do autoconceito geral do paciente, autoestima e estratégias de enfrentamento no passado são valiosas na avaliação das necessidades emocionais.

Os exames físicos continuados relacionados com as metas de reabilitação incluem a amplitude de movimento das articulações afetadas, as capacidades funcionais nas AVDs, os sinais precoces de solução de continuidade na pele, as evidências de neuropatias (lesão de nervos), a tolerância às atividades e a qualidade ou condição da pele em processo de cicatrização. A participação do paciente nos cuidados e a capacidade de demonstrar o autocuidado em determinadas áreas, como deambulação, alimentação, limpeza da ferida, higiene e aplicação de envoltórios compressivos são documentadas de maneira regular.

Diagnóstico

DIAGNÓSTICOS DE ENFERMAGEM

Com base nos dados da avaliação, os diagnósticos de enfermagem podem incluir os seguintes:

- Intolerância à atividade, associada com dor durante o exercício, mobilidade articular limitada, debilidade muscular e resistência limitada
- Transtorno da imagem corporal, associado com a aparência física alterada e o autoconceito
- Comprometimento da mobilidade, devido às contraturas ou cicatrizes hipertróficas
- Falta de conhecimento sobre os cuidados domiciliares e as necessidades de recuperação após a alta.

PROBLEMAS INTERDEPENDENTES/ COMPLICAÇÕES POTENCIAIS

As complicações potenciais podem incluir as seguintes:

- Adaptação psicológica inadequada à lesão por queimadura.

Planejamento e metas

As principais metas para o paciente incluem maiores mobilidade e participação nas AVDs; adaptação e ajuste às alterações da imagem corporal, autoconceito e estilo de vida; maior compreensão e conhecimento da lesão, tratamento e cuidado de acompanhamento planejado; e ausência de complicações.

Intervenções de enfermagem

PROMOÇÃO DA TOLERÂNCIA ÀS ATIVIDADES

A extensa reabilitação física pode ser dolorosa e desafiadora para o paciente. As estratégias destinadas a manter a motivação e a participação podem ser benéficas durante essa fase crítica. O enfermeiro incorpora os exercícios de fisioterapia e terapia ocupacional no cuidado do paciente para evitar a atrofia muscular e para manter a mobilidade necessária para as atividades diárias. A tolerância à atividade, a força e a resistência do paciente aumentam gradualmente quando a atividade ocorre durante períodos cada vez mais longos. O monitoramento da fadiga e da tolerância à dor ajudarão a determinar a quantidade de atividade a ser incentivada em uma base diária. Certas atividades, como visitas da família e terapia recreacional (p. ex., *videogames*, rádio, televisão) podem fornecer distração, melhorar a perspectiva do paciente e aumentar a sua tolerância à atividade física. Nos pacientes idosos e naqueles com doenças e incapacidades crônicas, a reabilitação precisa considerar as habilidades e limitações funcionais preexistentes.

O enfermeiro deve agendar o cuidado de modo que o paciente tenha períodos de repouso e de sono ininterrupto. Um bom momento para o repouso planejado do paciente é depois do estresse das trocas de curativo e exercício, enquanto as intervenções para a dor e os sedativos ainda são efetivos. Esse plano precisa ser claramente comunicado aos familiares e a outros cuidadores. O paciente pode ter insônia relacionada com pesadelos frequentes sobre a lesão por queimadura ou outros temores e ansiedades sobre o resultado da lesão. O enfermeiro tranquiliza o paciente e administra os agentes para promover o sono, conforme prescrição. A redução do estresse metabólico com o alívio da dor, a prevenção dos calafrios ou da febre e a promoção da integridade física de todos os sistemas orgânicos ajudam o paciente a conservar a energia para as atividades terapêuticas e para a cicatrização da ferida.

MELHORA DA IMAGEM CORPORAL E DO AUTOCONCEITO

Os pacientes que sobreviveram a lesões por queimadura podem não ter o benefício do luto antecipado frequentemente observado em um paciente que está se aproximando da cirurgia ou lidando com a doença terminal de um ente querido. Durante os cuidados, o paciente que está se recuperando de queimaduras ganha a consciência de que a sua melhora é diária e começa a manifestar preocupações básicas: Ficarei desfigurado ou incapacitado? Por quanto tempo ficarei no hospital? O que será do meu emprego e da minha família? Serei novamente independente? Como essa lesão irá afetar minhas relações sexuais? Como posso pagar meu tratamento? A minha queimadura foi o resultado do meu descuido? Onde irei viver agora?

Ao cuidar de um paciente com lesão por queimadura, o enfermeiro precisa estar ciente de que existem preconceitos e compreensões errôneas na sociedade a respeito daqueles que são vistos como pessoas diferentes. As oportunidades e acomodações disponíveis para outros são frequentemente negadas para pessoas desfiguradas por cicatrizes associadas a lesão por queimadura. Isso inclui participação social, emprego, prestígio, diversos papéis e *status*. A equipe de saúde deve promover ativamente uma imagem corporal e autoconceito saudáveis nos pacientes com lesões por queimadura, de modo que possam aceitar ou desafiar as percepções das outras pessoas sobre os desfigurados e incapacitados. Os próprios sobreviventes devem mostrar aos outros quem eles são, como eles atuam e como querem ser tratados.

PROMOÇÃO DA MOBILIDADE FÍSICA POR MEIO DE PREVENÇÃO DAS CONTRATURAS E DA FORMAÇÃO DE CICATRIZES HIPERTRÓFICAS

Com a fisioterapia e a terapia ocupacional precoces e agressivas, as contraturas e as cicatrizes hipertróficas raramente constituem uma complicação a longo prazo. Entretanto, a intervenção cirúrgica está indicada quando não se obtém uma amplitude de movimento completa no paciente com queimaduras.

MONITORAMENTO E MANEJO DE COMPLICAÇÕES POTENCIAIS

Comprometimento da adaptação psicológica à lesão por queimadura. Alguns pacientes, particularmente aqueles com habilidades de enfrentamento ou função psicológica limitadas ou com histórico de problemas psiquiátricos antes da lesão por queimadura, podem não obter uma adaptação psicológica adequada à lesão por queimadura. O aconselhamento psicológico ou o encaminhamento psiquiátrico podem ser feitos para avaliar o estado emocional do paciente, ajudá-lo a desenvolver habilidades de enfrentamento e intervir quando são identificados problemas psicológicos significativos ou enfrentamento ineficaz.

PROMOÇÃO DE CUIDADOS DOMICILIAR, COMUNITÁRIO E DE TRANSIÇÃO

Orientações do paciente sobre autocuidados. O foco das intervenções de reabilitação é direcionado para o cuidado ambulatorial, domiciliar ou em um centro de reabilitação. Isso inclui o cuidado da ferida, trocas de curativo, manejo da dor, nutrição, prevenção das complicações e outras necessidades de cuidado. São fornecidas informações e orientações por escrito sobre exercícios específicos e sobre o uso de roupas compressivas e talas. O paciente e a família recebem orientações para ajudá-los em suas necessidades de cuidado contínuo após a alta (Boxe 57.7).

Cuidados contínuos e de transição. Após a alta, é necessário o cuidado de acompanhamento por uma equipe de tratamento multidisciplinar. Alguns pacientes podem necessitar dos serviços de um centro de reabilitação hospitalar antes de voltar para casa. Os pacientes devem receber acompanhamento em um centro de queimados, quando possível, para avaliação periódica pela equipe de queimados, modificação do plano de tratamento ambulatorial e avaliação para cirurgia reconstrutora. Muitos pacientes precisam de fisioterapia ou terapia ocupacional ambulatorial várias vezes por semana. O enfermeiro coordena todos os aspectos do cuidado e garante que as necessidades do paciente sejam satisfeitas. Essa coordenação constitui um aspecto importante da assistência ao paciente para alcançar a independência.

Alguns pacientes podem necessitar de encaminhamento para cuidados de transição após a alta. O enfermeiro avalia o estado físico e psicológico do paciente, bem como a adequação

---

Boxe 57.7 — LISTA DE VERIFICAÇÃO DO CUIDADO DOMICILIAR
Paciente com lesão por queimadura

Ao concluírem as orientações, o paciente e/ou o cuidador serão capazes de:

- Declarar o impacto da lesão por queimadura e do tratamento no aspecto fisiológico, no desempenho das AVDs e AIVDs, nos papéis, nos relacionamentos e na espiritualidade
- Declarar como contatar todos os membros da equipe de tratamento (p. ex., equipe interdisciplinar de queimados, profissionais de saúde, profissionais de cuidados domiciliares e fornecedores de equipamentos médicos e de suprimentos)
- Indicar o nome, a dose, os efeitos colaterais, a frequência e o horário de uso de todos os medicamentos
- Demonstrar a adaptação psicossocial e a integração social por meio da verbalização do entendimento do que segue:
  - Alterações no estilo de vida e ajuste emocional à lesão levam tempo. Não é raro que os pacientes relatem pesadelos ou *flashbacks* da lesão. Se isso se tornar problemático, o evento deve ser discutido com a sua equipe de tratamento
  - Retomar gradualmente os interesses e atividades prévios
  - Considerar os recursos comunitários e outros recursos, como grupos de apoio de queimados. Dispor também de muitos livros, vídeos e *sites*, que podem ser valiosos ao ajudar na recuperação dos queimados
  - Dispõe-se de programas para ajudar o paciente na reintegração à escola e retorno ao trabalho. A equipe de tratamento deve ser consultada, quando necessário
  - O cuidado da ferida (curativos, medicamentos, terapia) pode ser muito dispendioso. A assistência social ou o supervisor de cuidados pode encontrar programas de ajuda de custo, se necessário
- Demonstrar a adaptação do ambiente domiciliar, com ajuda dos membros da equipe, conforme necessário (p. ex., assistente social, gerente de cuidados)
- Descrever as precauções com a pele queimada:
  - Usar filtro solar com o fator de proteção solar (FPS) mais elevado possível para proteger a pele queimada exposta do sol. Pode ser também necessário o uso de roupas de cor clara, calças compridas e blusas com mangas longas para proteger o corpo do sol
  - Usar bonés de aba larga se a face ou as orelhas tiverem sido queimadas para proteger a área contra o sol
  - Evitar qualquer traumatismo adicional na pele queimada; deixar intactas as bolhas que possam se formar
  - Lubrificar a pele queimada cicatrizada com loção (conforme prescrição); evitar a arranhadura
  - Usar apenas loções e sabões neutros (i. e., produtos sem perfume ou desodorantes) sobre as áreas queimadas. A manutenção da pele limpa é importante para uma boa higiene e prevenção da infecção
  - Evitar roupas apertadas sobre as áreas queimadas, de modo a não restringir o movimento nem irritar áreas recentemente cicatrizadas
  - Escolher roupas de algodão branco e largas, de modo que os corantes em roupas coloridas não irritem a pele em processo de cicatrização
  - Usar roupas e luvas para proteger a pele em processo de cicatrização de equimoses, colisões e arranhaduras desnecessárias.
  - Estar atento para o fato de que a tolerância aos extremos de temperatura pode estar afetada
  - O prurido é uma parte normal e desconfortável da cicatrização e da recuperação de queimaduras; não arranhar ou bater nas áreas; aplicar hidratantes suaves para diminuir o prurido em virtude do ressecamento. O uso de medicamentos para prurido pode ser discutido com a equipe de tratamento
- Demonstrar a técnica de cuidado da ferida:
  - Tomar os analgésicos prescritos, se necessário, 30 minutos antes do cuidado da ferida para obter a efetividade máxima.
  - Usar sabão neutro, água e uma toalha de rosco limpa para limpar as feridas
  - Aplicar as medicações tópicas prescritas e curativos, conforme instrução
  - Inspecionar cuidadosamente as feridas a cada troca de curativo à procura de sinais de infecção, incluindo rubor aumentado, intumescimento, drenagem ou odor fétido
- Expressar os aspectos das AVDs e dos exercícios:
  - Realizar o máximo possível de próprio cuidado
  - Aderir ao esquema de exercício fornecido pelo terapeuta. Embora a reabilitação física seja cansativa, a participação diária é essencial
  - Planejar o repouso e o sono adequados
  - Quando estiver em repouso, os membros edemaciados devem ser elevados
  - Descrever as abordagens para controlar a dor (p. ex., administrar agentes antiespasmódicos, conforme prescrito; usar intervenções não farmacológicas)
  - Informar as alterações na dieta necessárias para promover a saúde (p. ex., alimentos ricos em nutrientes, em vez de calorias desnecessárias)
  - O paciente declara mudanças na ingestão de líquidos necessária para evitar a constipação intestinal associada ao uso de analgésicos
- Discutir o manejo da cicatrização da queimadura:
  - Massagear com loção ou creme suave para estirar a pele para manter/aumentar sua elasticidade
  - Usar roupas compressivas 23 horas por dia, quando recomendado
  - A mancha de pele durante muitos meses é uma parte normal e esperada da cicatrização
- Discutir retomada da intimidade:
  - Retomar as relações sexuais é a regra, e não a exceção, e deve ocorrer quando houver conforto para todos
  - Esperar uma sensibilidade na área genital e ao redor por vários meses se essas áreas tiverem sido queimadas
- Informar o uso correto de dispositivos médicos:
  - Seguir as instruções do terapeuta ocupacional para uso de imobilização e limpeza
  - Usar muletas, andadores ou outros dispositivos auxiliares, conforme instrução
  - Se houver necessidade de dispositivos como cadeira de banho ou barras de apoio em casa, esses dispositivos devem ser providenciados antes da alta
- Determinar a hora e a data das consultas de acompanhamento, da terapia e dos exames:
  - Manter uma lista das perguntas a serem indagadas aos membros da equipe
  - A cada consulta, levar seus medicamentos ou uma lista dos medicamentos em uso para revisão pela equipe
- Identificar a necessidade de promoção da saúde, prevenção de doenças e atividades de triagem
- Identificar informações de contato de serviços de apoio para pacientes e seus cuidadores/familiares.

AIVDs: atividades instrumentais da vida diária; AVDs: atividades da vida diária.

do ambiente domiciliar para cuidados seguros e adequados. O enfermeiro monitora o progresso do paciente, avalia a adesão ao plano de cuidados e ajuda o paciente e a família no cuidado da ferida, exercícios e outras necessidades físicas. Os pacientes que apresentam dificuldades em fazer ajustes psicossociais são identificados e encaminhamentos apropriados são feitos (ver no Capítulo 2, Boxe 2.6, discussão adicional sobre ajuda na preparação do paciente para atendimento domiciliar [*home care*])

Reavaliação

Entre os resultados esperados estão:
1. O paciente demonstra tolerância adequada à atividade.
   a. Tem energia disponível para realizar as atividades diárias.
   b. Demonstra aumento gradual da tolerância e resistência nas atividades físicas.
   c. Obtém sono e repouso adequados diariamente.
2. Adapta-se à imagem corporal alterada.
   a. Verbaliza uma descrição acurada das alterações na imagem corporal e aceita a aparência física.
   b. Demonstra interesse por recursos que possam melhorar a função e a percepção da aparência corporal (p. ex., cosméticos, perucas e próteses, quando apropriado).
   c. Socializa com entes queridos, colegas e com o grupo social habitual.
   d. Procura e obtém o retorno de seu papel na família, escola e comunidade, como membro contribuinte.
3. Demonstra mobilidade física adequada para realizar as AVDs.
   a. Demonstra amplitude de movimento apropriada para a lesão.
   b. Não apresenta complicações relacionadas com a cicatrização da ferida.
4. Demonstra conhecimento sobre o autocuidado e o cuidado de acompanhamento necessários.
   a. Verbaliza detalhadamente o plano para cuidados de acompanhamento.
   b. Demonstra a capacidade de realizar ou orientar o cuidado da ferida e os exercícios prescritos.
   c. Retorna para as consultas de acompanhamento, conforme agendado.
   d. Identifica recursos de pessoas e agências para contatar em caso de problemas específicos.
5. O paciente não apresenta complicações:
   a. Demonstra adaptação psicossocial à lesão por queimadura.
   b. Verbaliza compreensão do diagnóstico e plano de tratamento.

CUIDADO AMBULATORIAL DO PACIENTE COM LESÃO POR QUEIMADURA

A maior disponibilidade de cirurgia ambulatorial e acesso ao cuidado especializado de pacientes com lesões por queimadura em ambientes ambulatoriais torna essa opção possível para o tratamento de queimaduras menores, bem como para o acompanhamento do paciente com queimaduras mais graves assim que receber alta. As metas para o tratamento em um ambulatório podem incluir o manejo da ferida por queimadura, o manejo da dor, o cuidado da cicatriz, o cuidado reconstrutor, o cuidado psicossocial e a reabilitação. Todavia, diversos fatores precisam ser considerados ao determinar se o cuidado ambulatorial é apropriado para o paciente: idade, história clínica pregressa, extensão e profundidade da queimadura, localização das feridas por queimadura, disponibilidade de sistemas de suporte familiares e recursos comunitários, capacidade e vontade do paciente de aderir a um esquema terapêutico, distância da casa até o ambulatório e disponibilidade de transporte da casa até o ambulatório.

A frequência das consultas de acompanhamento é individualizada. A consulta ambulatorial inicial para um paciente com lesões por queimadura que recebe alta é habitualmente agendada 3 a 5 dias após a alta hospitalar. O esquema de consultas de acompanhamento dos sobreviventes é variável e a frequência diminui com o passar do tempo, de acordo com as necessidades do paciente. A educação do paciente e da família é muito importante e deve incluir instruções verbais e por escrito, bem como a demonstração de retorno do cuidado necessário com a ferida ou a cicatriz. A importância de notificar o ambulatório sobre alterações nos sintomas e de manter as consultas de acompanhamento é enfatizada ao paciente e à família. A fisioterapia e a terapia ocupacional são frequentemente fornecidas no ambulatório para queimados. As metas de reabilitação consistem em aumentar a amplitude de movimento, fortalecer os músculos e aumentar progressivamente a tolerância à atividade por meio de um plano de cuidado específico e individualizado que inclua consultas rotineiras por até 2 anos ou mais após a lesão.

A adaptação do paciente às alterações no estilo de vida e o estado emocional devem ser avaliados durante as consultas ambulatoriais, e são realizados os encaminhamentos apropriados para serviços de aconselhamento. Essas avaliações podem ser difíceis de reconhecer, devido à natureza infrequente das consultas; por conseguinte, é útil incorporar a resposta da família e as interações na avaliação. A equipe de cuidados de saúde também precisa estar atenta para problemas de abuso de substâncias, preocupações com a segurança, pensamentos suicidas, depressão e TEPT.

EXERCÍCIOS DE PENSAMENTO CRÍTICO

1 **pbe** Um homem de 55 anos é hospitalizado por causa de inalação de fumaça e apresenta queimadura de 15% da ASCT na parte superior do tronco e nos membros. Na prescrição consta: oxigênio a 100% via máscara de fluxo unidirecional e gotejamento IV de morfina para controle da dor. Ele desperta quando estimulado verbalmente, mas não segue de modo consistente as instruções. Quais ferramentas baseadas em evidências você deve utilizar para avaliar as condições neurológicas e pulmonares do paciente e a resposta dele ao controle de dor? Quais intervenções de enfermagem baseadas em evidências devem ser integradas ao plano de cuidado para dar suporte às condições pulmonares desse paciente e para o manejo da angústia associada à queimadura e à elevada demanda de oxigênio?

2 **qp** Um homem de 65 anos foi internado no turno da noite na unidade de queimados com lesão de espessura parcial da pele (18% da ASCT) por escaldadura. No dia seguinte à internação, no início da tarde, você observa que a frequência cardíaca do paciente aumentou para 160 bpm, a temperatura corporal era 38,7°C e o tempo de enchimento capilar foi prolongado para mais de 2 segundos. Após alertar o enfermeiro-chefe, quais intervenções você anteciparia? Quais são as suas intervenções prioritárias?

3 **cpa** Uma mulher de 85 anos é internada no centro de tratamento de queimados (CTQ) com queimadura de terceiro grau de 65% da ASCT. Ela é viúva e não tem filhos vivos, mas um vizinho foi apontado como responsável legal pela tomada de decisões no âmbito da saúde. O índice de massa corporal (IMC) dela por ocasião da internação é 16,7 kg/m^2 e ela relata perda ponderal nos 12 meses anteriores e inapetência. Ela não faz uso de medicamentos e não consulta um médico há muitos anos. Ela é muito religiosa e afirma que Deus sempre cuidou dela e continua a fazê-lo. Ela consente em fazer investigação diagnóstica de massa observada em uma radiografia de tórax de rotina. A biopsia da lesão, realizada após o consentimento, mostrou adenocarcinoma pouco diferenciado. Ela aceita os cuidados diários para a ferida, mas recusa a cirurgia. O serviço de oncologia afirma que ela poderia se beneficiar da quimioterapia. A equipe de cirurgia acredita que ela se beneficiaria de nutrição suplementar via tubo alimentar. A dor dela está bem controlada. O parecer de qual profissional de saúde poderia auxiliar na viabilização de bons desfechos centrados no paciente para essa senhora? Descrever como os vários membros dessa equipe poderiam dar suporte a essa paciente.

REFERÊNCIAS BIBLIOGRÁFICAS

*Pesquisa em enfermagem.

Livros

Aly, M. E. I., Dannoun, M., Jimenez, C. J., et al. (2018). Operative wound management. In D. Herndon (Ed.). *Total burn care* (5th ed.). Edinburgh: Saunders Elsevier.

American Burn Association (ABA). (2018). *Advanced burn life support (ABLS) course provider manual 2018*. Chicago, IL: Author.

American Nurses Association. (2015). *Code of ethics for nurses with interpretive statements*. Washington, DC: American Nurses Publishing, American Nurses Foundation/American Nurses Association.

Culnan, D. M., Capek, K. D., & Sheridan, R. L. (2018). Etiology and prevention of multisystem organ failure. In D. Herndon (Ed.). *Total burn care* (5th ed.). Edinburgh: Saunders Elsevier.

Culnan, D. M., Sherman, W. C., Chung, K. K., et al. (2018). Critical care in the severely burned: Organ support and management of complications. In D. Herndon (Ed.). *Total burn care* (5th ed.). Edinburgh: Saunders Elsevier.

Low, J. F. A., Meyer, W. J., Willebrand, M., et al. (2018). Psychiatric disorders associated with burn injury. In D. Herndon (Ed.). *Total burn care* (5th ed.). Edinburgh: Saunders Elsevier.

Serghiou, M. A., Ott, S., Cowan, A., et al. (2018). Comprehensive rehabilitation of the burn patient. In D. Herndon (Ed.). *Total burn care* (5th ed.). Edinburgh: Saunders Elsevier.

Wurzer, P., Culnan, D., Cancio, L. C., et al. (2018). Pathophysiology of burn shock and burn edema. In D. Herndon (Ed.). *Total burn care* (5th ed.). Edinburgh: Saunders Elsevier.

Periódicos e documentos eletrônicos

American Burn Association (ABA). (2016). Burn incidence and treatment in the United States: 2016 fact sheet. Retrieved on 9/3/2019 at: www.ameriburn.org/resources_factsheet.php

American Burn Association (ABA). (2019). Burn center verification. Retrieved on 9/13/2019 at: www.ameriburn.org/verification_verifiedcenters.php

American Burn Association (ABA). (2019). Verified burn centers. Retrieved on 1/12/2020 at: www.ameriburn.org/public-resources/find-a-burn-center

American Burn Association National Burn Repository (ABA NBR). (2018). National Burn Repository 2017 update: Report of data from 2008–2017. Retrieved on 9/3/2019 at: www.ameriburn.org/2017NBRAnnualReport.pdf

American Psychological Association. (2020). *Instrumental activities of daily living scale*. Washington, DC. Retrieved on 1/2/2020 at: www.apa.org/pi/about/publications/caregivers/practice-settings/assessment/tools/daily-activities

Bielson, C. B., Duethman, N. C., Howard, J. M., et al. (2017). Burns: Pathophysiology of systemic complications and current management. *Journal of Burn Care & Research*, 38(1), e469–e481.

Culnan, D. M., Farner, K., Bitz, G. H., et al. (2018). Volume resuscitation in patients with high-voltage electrical injuries. *Annals of Plastic Surgery*, 80(3 Suppl 2), S113–S118.

DeBruler, D. M., Baumann, M. E., Blackstone, B. N., et al. (2019). Role of early application of pressure garments following burn injury and autografting. *Plastic and Reconstructive Surgery*, 143(2), 310e–321e.

Depetris, N., Raineri, S., Pantet, O., et al. (2018). Management of pain, anxiety, agitation and delirium in burn patients: A survey of clinical practice and a review of the current literature. *Annals of Burns and Fire Disasters*, 31(2), 97–108.

Ehrl, D., Heidekrueger, P. I., Rubenbauger, J., et al. (2018). Impact of prehospital hypothermia on the outcomes of severely burned patients. *Journal of Burn Care and Research*, 39(5), 739–743.

Foster, K. N., Richey, K. J., Osborn, S. C., et al. (2020). Healing of donor sites with an autologous skin cell suspension for large TBSA burn injuries: A prospective evaluation. *Journal of Burn Care & Research*, 41(1), S225–S226.

Gillenwater, J., & Garner, W. (2017). Acute fluid management of large burns: Pathophysiology, monitoring, and resuscitation. *Clinics in Plastic Surgery*, 44(3), 495–503.

Hill, D. M., Percy, M. D., Velamuri, S. R., et al. (2018). Predictors for identifying burn sepsis and performance vs existing criteria. *Journal of Burn Care and Research*, 39(6), 982–988.

IBM Micromedix®. (2020). Formulary advisor, New York Presbyterian Weill Cornell Medicine, New York. Available pass-protected. Retrieved on 2/14/2020 at: www.micromedexsolutions.com/micromedex2/librarian/ssl/true

Jeschke, M. G., & Peck, M. D. (2017). Burn care of the elderly. *Journal of Burn Care and Research*, 38(3), e625–e628.

Jones, S. W., Williams, F. N., Cairns, B. A., et al. (2017). Inhalation injury: Pathophysiology, diagnosis, and treatment. *Clinics in Plastic Surgery*, 44(3), 505–511.

Lachiewicz, A. M., Hauck, C. G., Weber, D. J., et al. (2017). Bacterial infections after burn injuries: Impact of multidrug resistance. *Clinical Infectious Diseases*, 65(12), 2130–2136.

Maxwell, D., Rhee, P., Drake, M., et al. (2018). Development of the burn frailty index: A prognostication index for elderly patients sustaining burn injuries. *The American Journal of Surgery*, 218(1), 87–94. Retrieved on 8/1/2019 at: www.doi.org/10.1016/j.amjsurg.2018.11.012

National Weather Service. (n.d.). Lightning safety for you and your family. Retrieved on 11/30/2019 at: www.weather.gov/media/safety/LightningBrochure18.pdf

Palmieri, T. L. (2019). Infection prevention: Unique aspects of burn units. *Surgical Infections*, 20(2), 111–114.

*Powell, T. L., Nolan, M., Yang, G., et al. (2019). Nursing understanding and perceptions of delirium: Assessing current knowledge, attitudes, and beliefs in a burn ICU. *Journal of Burn Care and Research*, 40(4), 471–477.

Ramirez, J. I., Sen, S., Palmieri, T. L., et al. (2018). Timing of laparotomy and closure in burn patients with abdominal compartment syndrome: Effects on survival. *Journal of the American College of Surgeons*, 226(6), 1175–1180.

Ramos, G., Cornistein, W., Cerino, G. T., et al. (2017). Systemic antimicrobial prophylaxis in burn patients: Systematic review. *Journal of Hospital Infection*, 97(2), 105–114.

Rehou, S., Shahrokhi, S., Natanson, R., et al. (2018). Antioxidant and trace element supplementation reduce the inflammatory response in critically ill burn patients. *Journal of Burn Care and Research*, 39(1), 1–9.

Rizzo, J. A., Rowan, M. P., Driscoll, I. R., et al. (2017). Perioperative temperature management during burn care. *Journal of Burn Care and Research*, 38(1), e277–e283.

Romanowski, K. S., Curtis, E., Palmieri, T. L., et al. (2018). Frailty is associated with mortality in patients aged 50 years and older. *Journal of Burn Care and Research*, 39(5), 703–707.

Sood, G., Vaidya, D., Dam, L., et al. (2018). A polymicrobial fungal outbreak in a regional burn center after Hurricane Sandy. *American Journal of Infection Control*, 46(9), 1047–1050.

Stewart, D., Ladd, M., Kovler, M., et al. (2019). Implementation of a nurse-driven fluid resuscitation protocol reduces total fluid given for resuscitation in large pediatric burns. *Journal of Burn Care and Research*, 40, Issue Supplement 1, S8–S9.

Strauss, S., & Gillespie, G. L. (2018). Initial assessment and management of burn patients. *American Nurse Today*, 13(6), 15–19.

Suresh, M. R., & Dries, D. J. (2018). Burn care: Resuscitation and respiratory care. *Air Medical Journal*, 37(1), 12–15.

Taylor, S. L., Sen, S., Greenhalgh, D. G., et al. (2017). Not all patients meet the 1 day per percent burn rule: A simple method for predicting hospital length of stay in patients with burn. *Burns*, 43(2), 282–289.

Thananopavarn, P., & Hill, J. J., 3rd. (2017). Rehabilitation of the complex burn patient with multiple injuries or comorbidities. *Clinics in Plastic Surgery*, 44(4), 695–701.

Walker, A., & Salerno, A. (2019). Shocking injuries: Knowing the risks and management for electrical injuries. *Trauma Reports*, 20(4), 1–25.

Weissman, O., Wagman, Y., Givon, A., et al. (2017). Examination of the life expectancy of patient burns over 20% of their total body surface area in comparison to the rest of the population. *Journal of Burn Care and Research*, 38(6), e906–e912.

World Health Organization (WHO). (2018). Burns. Retrieved on 9/3/2019 at: www.who.int/en/news-room/fact-sheets/detail/burns

Recursos

Alisa Ann Ruch Burn Foundation, www.aarbf.org
American Burn Association (ABA), www.ameriburn.org
American Red Cross, www.redcross.org
Burn Foundation, www.burnfoundation.org
Burn Institute, www.burninstitute.org
Burn Prevention Network, www.burnprevention.org
Firefighters Burn Institute, www.ffburn.org
International Association of Fire Fighters, www.iaff.org
International Society for Burn Injuries (ISBI), https://www.worldburn.org/Home/First.cfm?CFID=10612098&CFTOKEN=c69aae52dd45b2f3-8019C1B9-D023-BB0D-6B70CDBF44D65DE1
Lund-Browder Classification, medical-dictionary.thefreedictionary.com/Lund-Browder+classification
National Fire Protection Association (NFPA), www.nfpa.org
Phoenix Society for Burn Survivors, www.phoenix-society.org
U.S. Fire Administration, www.usfa.fema.gov

PARTE 14

Função Sensorial

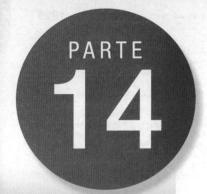

Estudo de caso

Como fazer transição rápida para a telessaúde[1]

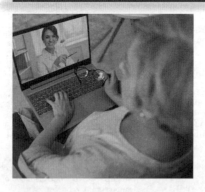

Uma mulher de 72 anos tinha uma consulta de acompanhamento no ambulatório de oftalmologia onde você trabalha. Ela tem história patológica pregressa de diabetes melito tipo 2 (DM2), hipertensão arterial sistêmica (HAS) e hipercolesterolemia. Na consulta anterior, ela relatou ter borramento visual enquanto assistia à televisão e que deixou de dirigir seu carro à noite porque não conseguia enxergar bem; posteriormente, foi diagnosticada retinopatia diabética. Contudo, está ocorrendo um surto de covid-19 onde ela mora; os coordenadores do sistema de saúde que controla a marcação dos atendimentos de oftalmologia estabelecem que o sistema de telessaúde seja usado, via videoconferência, para atender todos os pacientes. Como você pode ajudar a equipe do ambulatório de oftalmologia, assim como os pacientes, sobretudo essa paciente com comprometimento da acuidade visual, a fazer uma transição rápida para consultas de telessaúde enquanto assegura desfechos de qualidade continuados?

---

[1] N.R.T.: No Brasil, a Lei nº 14.510, de 27 de dezembro de 2022, autoriza e disciplina a prática da telessaúde em todo o território nacional. O texto considera como telessaúde a prestação de serviços de saúde a distância por meio de tecnologias da informação e da comunicação. A norma garante ao profissional "liberdade e completa independência" de decidir sobre a utilização ou não da telessaúde, podendo optar pela utilização de atendimento presencial sempre que entender necessário. No caso do paciente, a telessaúde deve ser realizada com consentimento livre e esclarecido. A fiscalização das normas éticas no exercício profissional da telessaúde é competência dos Conselhos federais das profissões envolvidas (https://www12.senado.leg.br/noticias/materias/2022/12/28/lei-autoriza-telessaude-com-autonomia-para-profissionais-e-consentimento-de-pacientes).

Foco de competência QSEN: Informática

As complexidades inerentes ao sistema de saúde desafiam o enfermeiro a demonstrar a integração de competências centrais interdisciplinares específicas. Essas competências visam garantir a prestação de cuidados de qualidade e seguros aos pacientes (Institute of Medicine, 2003). O projeto Orientação de Qualidade e Segurança para Enfermeiros (QSEN, do inglês *Quality and Safety Education for Nurses*; Cronenwett, Sherwood, Barnsteiner et al., 2007; QSEN, 2020) é uma referência para o conhecimento, as habilidades e as atitudes (CHAs) necessários ao enfermeiro para que demonstre competência nas suas áreas principais: **cuidado centrado no paciente**; **trabalho colaborativo em equipe interdisciplinar**; **prática baseada em evidências**; **melhora da qualidade**; **segurança**; e *informática*.

Definição de informática: manejo da informação e da tecnologia para comunicar, aplicar o conhecimento, mitigar erros e apoiar a tomada de decisões.

COMPETÊNCIAS SELECIONADAS PRÉ-LICENCIAMENTO	APLICAÇÃO E REFLEXÃO
Conhecimento	
Identificar informações essenciais que precisam estar disponíveis em um banco de dados comum para dar suporte ao atendimento ao paciente. Comparar os benefícios e as limitações das diferentes tecnologias de comunicação e seus impactos na segurança e na qualidade. Descrever exemplos da relação da tecnologia e do manejo da informação com a qualidade e a segurança dos cuidados do paciente. Reconhecer o tempo, o esforço e as habilidades necessários para que os computadores, os bancos de dados e outras tecnologias se tornem ferramentas confiáveis efetivas para os cuidados a serem prestados aos pacientes.	A transição para a telessaúde em um curto período pode ser desafiadora. Como você pode ajudar na comunicação de informações essenciais e na racionalização do processo de mudança? Quais são os benefícios e as limitações do uso da telessaúde, especialmente no tocante ao paciente com comprometimento da visão? Descrever como a implementação da telessaúde em um ambulatório aumentará a qualidade e a segurança dos pacientes atendidos lá durante uma pandemia. Como a utilização da telessaúde auxilia a equipe do serviço de oftalmologia a melhorar os desfechos dos pacientes?
Habilidades	
Buscar orientação sobre como a informação é administrada em unidades de atendimento antes de atender os pacientes. Aplicar os instrumentos de gestão da tecnologia e informação para sustentar os processos seguros de cuidado. Navegar no prontuário eletrônico. Documentar e planejar o cuidado do paciente em um prontuário eletrônico. Empregar tecnologias de comunicação para coordenar os cuidados a serem prestados aos pacientes. Responder de modo apropriado aos alertas e suportes da tomada de decisão clínica. Utilizar as ferramentas de manejo da informação para monitorar os resultados dos processos dos cuidados.	Como você pode influenciar a implementação segura e efetiva da telessaúde? Como você pode apoiar processos seguros de cuidado por meio do uso dessa nova tecnologia? Como o sistema de telessaúde será integrado ao prontuário eletrônico existente e como será utilizado para monitorar os desfechos dos processos de cuidado? Atualmente, os pacientes precisam navegar no sistema de videoconferência via portal do paciente para consultas de acompanhamento. Como você comunicará essas mudanças aos pacientes do serviço de oftalmologia, visto que a maioria deles consiste em adultos mais velhos com comprometimento visual e temerosos de utilizar esses tipos de plataformas tecnológicas?
Atitudes	
Valorizar tecnologias que apoiam a tomada de decisão clínica, a prevenção de erros e a coordenação dos cuidados prestados.	Refletir sobre a velocidade de implementação dessas mudanças em uma instituição de saúde durante uma pandemia. Como você avalia o uso da telessaúde para a tomada de decisão clínica, para a prevenção de erros e para a coordenação do cuidado a ser prestado?

Cronenwett, L., Sherwood, G., Barnsteiner, J. et al. (2007). Quality and safety education for nurses. *Nursing Outlook, 55*(3), 122-131; Institute of Medicine. (2003). *Health professions education: A bridge to quality*. Washington, DC: National Academies Press; QSEN Institute. (2020). *QSEN competencies: Definitions and pre-licensure KSAs; Informatics*. Retirado em 15/08/2020 de: qsen.org/competencies/pre-licensure-ksas/#informatics.

58 Avaliação e Manejo de Pacientes com Distúrbios Oculares e Visuais

DESFECHOS DO APRENDIZADO

Após ler este capítulo, você será capaz de:

1. Identificar as principais estruturas internas e externas e as funções do olho.
2. Especificar a avaliação e os achados diagnósticos utilizados na avaliação dos distúrbios oculares.
3. Descrever as estratégias de avaliação e manejo para pacientes com déficit visual e cegueira.
4. Listar as ações farmacológicas e o manejo de enfermagem dos medicamentos oftálmicos comuns.
5. Reconhecer as características clínicas, a avaliação e os achados diagnósticos, bem como o manejo clínico ou cirúrgico e o manejo de enfermagem do paciente com glaucoma, catarata e outros distúrbios oculares.

CONCEITOS DE ENFERMAGEM

Avaliação
Conforto
Infecção
Inflamação
Orientações ao paciente
Percepção sensorial

GLOSSÁRIO

astigmatismo: erro de refração em virtude de irregularidade na curvatura da córnea

câmara anterior: espaço no olho que contém humor aquoso, entre a córnea posterior (endotelial) e a íris anterior e a pupila

catarata: opacificação progressiva do cristalino

cegueira: incapacidade de ver, definida como a acuidade visual corrigida de 20/400 ou menos, ou um campo visual de não mais do que 20° no olho melhor

ceratocone: deformidade da córnea em formato de cone

congestão: congestão de vasos sanguíneos

diplopia: visualização de um objeto como dois (*sinônimo*: visão dupla)

ectrópio: curvatura da pálpebra inferior para fora

emetropia: condição de refração normal, que resulta em foco claro na retina; ausência de defeitos ópticos

endoftalmite: infecção intraocular

entrópio: curvatura na pálpebra inferior para dentro

enucleação: remoção do globo ocular e de parte do nervo óptico

escotomas: pontos cegos ou parcialmente cegos no campo visual

evisceração: remoção do conteúdo intraocular por meio de incisão corneana ou escleral; o nervo óptico, a esclera, os músculos extraoculares e, às vezes, a córnea são deixados intactos

exenteração: remoção cirúrgica de todo o conteúdo da órbita, dos tecidos moles adjacentes e da maior parte ou de toda a pálpebra

exoftalmia: protrusão anormal do bulbo do olho (*sinônimo*: proptose)

fotofobia: dor ocular com a exposição à luz

glaucoma: grupo de condições caracterizadas por aumento da pressão intraocular

hifema: sangue na câmara anterior

hiperemia: vermelhidão dos olhos que resulta da dilatação da vasculatura da conjuntiva

hiperopia: hipermetropia; os raios de luz são focalizados atrás da retina

hipópio: acúmulo de células inflamatórias na câmara anterior do olho

humor aquoso: líquido transparente que contém nutrientes e preenche as câmaras anterior e posterior do olho

humor vítreo: material gelatinoso transparente e incolor que preenche a câmara vítrea atrás do cristalino

miopia: foco dos raios de luz que ocorre antes da retina

neovascularização: crescimento de vasos sanguíneos novos e anormais

nistagmo: oscilação involuntária do globo ocular

oftalmia simpática: condição inflamatória criada no olho contralateral pelo olho afetado

papiledema: tumefação do disco óptico, geralmente decorrente de aumento da pressão intracraniana

presbiopia: perda da força de acomodação no cristalino com a idade

ptose: queda da pálpebra

quemose: edema da conjuntiva

refração: determinação dos erros refrativos do olho para fins de correção da visão

tracoma: doença infecciosa causada pela bactéria *Chlamydia trachomatis* – a principal causa prevenível de cegueira no mundo

triquíase: curvatura dos cílios para dentro

visão binocular: capacidade normal de ambos os olhos de focalizar um objeto e fundir as duas imagens em uma

O olho é um órgão dos sentidos sensível e muito especializado, sujeito a diversos distúrbios, muitos dos quais podem levar ao comprometimento da visão. O comprometimento da visão pode afetar os indivíduos de diversos modos, incluindo a sua independência nos cuidados pessoais, o senso de autoestima, a segurança e a qualidade de vida geral. Muitas das causas líderes de comprometimento visual estão associadas ao envelhecimento (p. ex., catarata, glaucoma, degeneração macular). Pessoas mais jovens também correm risco de ter distúrbios oculares, principalmente lesões traumáticas.

A avaliação e o manejo de pacientes com distúrbios oftalmológicos e alterações visuais ocorrem em várias situações. Além de ter conhecimento sobre a prevenção, o tratamento e as consequências dos distúrbios oculares, os enfermeiros em todos os ambientes avaliam a acuidade visual nos pacientes de risco (p. ex., idosos, aqueles com hipertensão arterial, diabetes, síndrome da imunodeficiência adquirida [AIDS]), encaminham os pacientes para o oftalmologista, conforme apropriado, implementam medidas para prevenir a perda visual adicional e auxiliam os pacientes a se adaptarem ao comprometimento da visão.

AVALIAÇÃO OCULAR

REVISÃO DE ANATOMIA E FISIOLOGIA

Diferentemente da maioria dos órgãos do corpo, o olho está disponível para o exame externo, e a sua anatomia é mais facilmente avaliada do que outras partes do corpo (Figura 58.1). O globo ocular, ou apenas globo, situa-se na órbita protetora óssea (Shaw & Lee, 2017). Alinhada aos músculos e aos tecidos conjuntivo e adiposo, a órbita tem o formato de uma pirâmide de quatro lados, circundada em três lados pelos seios: etmoidal (medialmente), frontal (superiormente) e maxilar (inferiormente). O nervo óptico e a artéria oftálmica adentram a órbita em seu ápice, pelo forame óptico. O globo ocular é movimentado por todos os campos da visão pelos músculos extraoculares. Os quatro músculos retos e dois músculos oblíquos (Figura 58.2) são inervados pelos nervos cranianos (NC) III, IV e VI. Normalmente, os movimentos dos dois olhos são coordenados, e o cérebro percebe uma imagem única.

As pálpebras são compostas de pele delgada e elástica, que recobre os músculos estriados e lisos e protege a parte anterior do olho. As pálpebras contêm diversas glândulas (sebáceas, sudoríparas e lacrimais). A pálpebra superior normalmente recobre a parte mais superior da íris e é inervada pelo nervo oculomotor (NC III). As margens palpebrais contêm glândulas meibomianas, os pontos inferior e superior e os cílios. Os espaços triangulares formados pela junção das pálpebras são conhecidos como os cantos interno ou medial e externo ou lateral. A cada piscada, as pálpebras lavam a córnea e a conjuntiva com lágrimas.

As lágrimas são vitais para a saúde ocular. Formadas pelas glândulas lacrimais e pelas glândulas lacrimais acessórias, as lágrimas são secretadas em resposta a estímulos reflexos ou emocionais. Uma lágrima saudável é formada por três camadas: lipoide, aquosa e mucoide. Essas camadas nutrem a córnea e criam uma superfície óptica suave da córnea e do epitélio conjuntival. Se houver um defeito na composição de quaisquer dessas camadas, a integridade da córnea pode ser comprometida.

A conjuntiva, uma mucosa transparente delgada, proporciona uma barreira contra o ambiente externo, a qual se estende sob as pálpebras (conjuntiva palpebral) e a esclera (conjuntiva bulbar). A junção das duas partes é conhecida como fórnice'. A conjuntiva encontra-se com a córnea no limbo, na borda mais externa da íris.

O globo ocular é composto pelas três camadas a seguir:

- Camada fibrosa densa externa, que inclui a esclera e a córnea transparente
- Camada vascular intermediária, que contém a íris, o corpo ciliar e a coroide
- Camada neural interna, que inclui a retina, o nervo óptico e a via visual.

O globo ocular é dividido anatomicamente em dois segmentos. O segmento anterior encontra-se entre a córnea anterior e a íris posterior, incluindo as câmaras anterior e posterior. Já o segmento posterior encontra-se entre o cristalino posterior e a retina, incluindo a câmara vítrea. O globo ocular também apresenta três câmaras que contêm líquido. A **câmara**

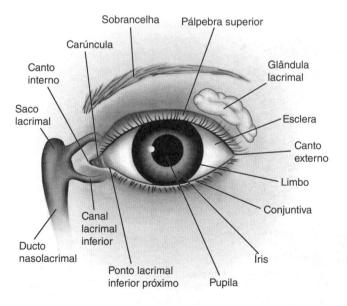

Figura 58.1 • Estruturas externas do olho e posição das estruturas lacrimais.

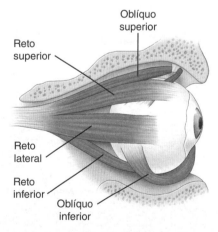

Figura 58.2 • Músculos extraoculares responsáveis pela movimentação ocular. O músculo reto medial (não ilustrado) é responsável pela oposição da movimentação do músculo reto lateral.

anterior, preenchida por humor aquoso, encontra-se entre a córnea posterior e a íris anterior e a pupila. A câmara posterior é um pequeno espaço que contém humor aquoso entre a íris, posteriormente, e a pupila e o cristalino, anteriormente. A câmara vítrea, que contém líquido vítreo gelatinoso claro, é a maior câmara no fundo ocular, entre o cristalino e a retina (Figura 58.3).

O **humor aquoso** é um líquido transparente que contém nutrientes, preenche as câmaras anterior e posterior do olho e contribui para o formato do olho (Moore, Dalley & Agur, 2018). O humor aquoso é produzido na câmara posterior pelo corpo ciliar. Ele flui pela pupila e para dentro da câmara anterior e, por meio da malha trabecular, segue para dentro do canal de Schlemm. A produção de humor aquoso está relacionada com a pressão intraocular (PIO). A PIO normal é inferior a 21 mmHg (Sihota, Angmo, Ramaswamy et al., 2018). O **humor vítreo**, que é composto principalmente de água e é encapsulado por uma membrana hialoide, auxilia na manutenção do formato do olho. O vítreo, que está unido à retina por meio de filamentos colagenosos dispersos, encolhe e sofre alterações com a idade. Por meio desse processo degenerativo, as características de gel são liquefeitas, originando resíduos filamentosos, conhecidos como moscas volantes.

A esclera é uma estrutura fibrosa densa avascular branca que auxilia na manutenção do formato do globo ocular e protege o conteúdo intraocular. O adelgaçamento escleral e as alterações das fibras de colágeno da esclera podem causar a visualização do pigmento uveal de base, tornando a esclera azul ou cinza. A episclera é um tecido elástico frouxo vascularizado que recobre a esclera, proporcionando suporte nutricional e reagindo à inflamação.

A córnea, uma estrutura similar a um domo avascular e transparente vulnerável, forma a parte mais anterior do globo ocular e é a principal superfície de refração do olho. É composta de cinco camadas: epitélio, membrana de Bowman, estroma, membrana de Descemet e endotélio. Ela contém altas concentrações de fibras nervosas e é extremamente sensível à dor. O epitélio, a camada protetora mais externa, absorve oxigênio e nutrientes do filme lacrimal que nutre a córnea. As células epiteliais regeneram-se rapidamente, ao contrário das células endoteliais mais internas, que não se regeneram e resultam em edema corneano quando lesionadas.

O trato uveal é a camada intermediária vascular do olho, composta pela íris, pelo corpo ciliar e pela coroide.

A íris que circunda a pupila é uma coleção pigmentada e altamente vascularizada de fibras que proporcionam a cor do olho. Os músculos dilatador e do esfíncter da íris controlam o tamanho da pupila. Os músculos dilatadores são controlados pelo sistema nervoso simpático. Já os músculos do esfíncter são controlados pelo sistema nervoso parassimpático.

O corpo ciliar é composto de processos ciliares, músculos ciliares e fibras zonulares (ligamentos), que, em conjunto, formam o líquido aquoso e controlam o foco por meio das fibras zonulares que suspendem o cristalino.

A coroide encontra-se entre a retina e a esclera e fornece sangue e oxigênio para a retina externa. As células pigmentadas que contêm melanócitos na coroide auxiliam na absorção da luz difusa.

Diretamente atrás da pupila e da íris, encontra-se o cristalino, uma estrutura biconvexa avascular e quase completamente transparente, mantida na posição pelas fibras zonulares no corpo ciliar. O cristalino possibilita o foco para a visão de perto e a distância por meio da acomodação, processo pelo qual o cristalino do olho se ajusta ao comprimento focal para focalizar uma imagem clara na retina. Com o envelhecimento e determinadas condições (p. ex., diabetes melito ou traumatismo), o cristalino perde a sua transparência e a capacidade de foco, em virtude da formação de uma catarata (ver discussão adiante).

A retina – a superfície mais interna do fundo, composta de tecido neural – é uma extensão do nervo óptico. A retina é visualizada por meio da pupila, e os seus pontos de referência são o disco óptico, os vasos retinianos e a mácula. O ponto de entrada do nervo óptico dentro da retina é o disco óptico, cuja coloração varia de laranja a cor-de-rosa. Ele tem formato levemente oval ou redondo e apresenta margens nítidas. No

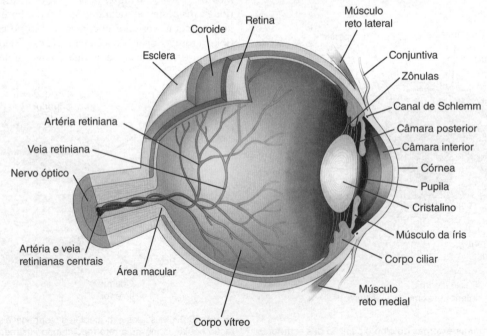

Figura 58.3 • Corte transversal tridimensional do olho.

centro do disco, encontra-se uma depressão fisiológica, ou escavação do disco óptico, onde se originam os vasos sanguíneos retinianos. Os tecidos retinianos têm origem no disco óptico e revestem a superfície interna da câmara vítrea. Os vasos retinianos adentram o olho por meio do disco óptico e se ramificam por toda a retina, formando os ramos superiores e inferiores. A mácula é a área da retina responsável pela visão central. O restante da retina é responsável pela visão periférica. No centro da mácula, encontra-se a área mais sensível – a fóvea –, que é avascular e circundada pelas arcadas vasculares superior e inferior. Duas camadas importantes da retina são o epitélio pigmentado retiniano e a retina sensorial. Uma camada única de células constitui o epitélio pigmentado retiniano. Essas células apresentam diversas funções, incluindo a absorção da luz. A retina sensorial contém as células fotorreceptoras: bastonetes e cones. Os bastonetes são responsáveis pela visão noturna ou com luz baixa. Os cones são células fotorreceptoras retinianas essenciais para a acuidade visual, a diferenciação das cores e os detalhes finos. Os cones estão distribuídos por toda a retina, com a sua maior concentração na fóvea. Não há bastonetes na fóvea.

A acuidade visual depende da higidez funcional do olho e de uma via visual intacta. Essa via é composta de retina, nervo óptico, quiasma óptico, vias ópticas, corpos geniculados laterais, radiações ópticas e área do córtex visual do cérebro. A via visual é uma parte do sistema nervoso central (Figura 58.4).

O nervo óptico (NC II) transmite impulsos a partir da retina para o lobo occipital do cérebro. A cabeça do nervo óptico, ou disco óptico, é o ponto cego fisiológico em cada olho. O nervo óptico deixa o olho e, em seguida, encontra-se com o nervo óptico do outro olho no quiasma óptico. O quiasma é o ponto anatômico no qual as fibras nasais da retina nasal de cada olho se cruzam até o lado oposto do cérebro. As fibras nervosas da retina temporal de cada olho permanecem não cruzadas. A fibras da metade direita de cada olho, que seriam o campo visual esquerdo, transmitem impulsos para o lobo occipital direito. As fibras da metade esquerda de cada olho, ou do campo visual direito, transmitem impulsos para o lobo occipital esquerdo. Além do quiasma, essas fibras são conhecidas como trato óptico. O trato óptico continua até o corpo geniculado lateral. O corpo geniculado lateral é conectado pelas radiações ópticas até o córtex do lobo occipital do cérebro.

AVALIAÇÃO

Anamnese ocular

O enfermeiro, por meio de um questionamento cuidadoso, obtém as informações necessárias que possam auxiliar no diagnóstico de uma condição oftálmica. As perguntas pertinentes a serem feitas para a obtenção da anamnese ocular são apresentadas no Boxe 58.1. A genética pode desempenhar um papel na causa e na progressão de distúrbios oculares e visuais (Singh & Tyagi, 2018) (Boxe 58.2).

Acuidade visual

Após a anamnese, é avaliada a acuidade visual do paciente. Essa é uma parte essencial do exame ocular e uma medida na qual são fundamentados todos os resultados terapêuticos.

A acuidade visual é testada em relação à visão de perto (35,5 cm de distância) e à distância (6 m de distância) e é verificada em cada olho separadamente, com um quadro de

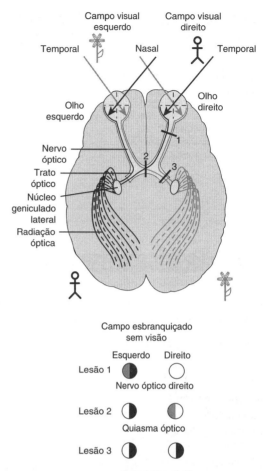

Figura 58.4 • Diagrama das vias ópticas. As linhas *pretas* indicam o campo visual direito e as linhas *cinzas* indicam o campo visual esquerdo. Observe o cruzamento das fibras da metade medial de cada retina no quiasma óptico. A lesão 1 (nervo óptico direito) produz cegueira unilateral. A lesão 2 (quiasma óptico) pode envolver somente aquelas fibras com origem na metade nasal de cada retina e que cruzam para o lado oposto em cada campo (hemianopsia binasal). A lesão 3 (trato óptico direito) interrompe as fibras (e a visão) com origem no mesmo lado de ambos os olhos (homônima), com perda da visão de metade de cada campo (hemianopia). Reproduzida, com autorização, de Norris, T. L. (2019). *Porth's pathophysiology: Concepts of altered health states* (10th ed., Fig. 19.23). Philadelphia, PA: Wolters Kluwer.

Snellen padronizado para a visão a distância e um classificador de Rosenbaum de bolso para a visão de perto. É utilizado um quadro de "E" tombado, "E analfabeto", números ou ilustrações se a pessoa for analfabeta ou não conseguir ler o alfabeto latino (Weber & Kelley, 2018).

O quadro de Snellen é composto de várias fileiras de letras progressivamente menores; solicita-se à pessoa que leia a linha mais baixa possível. A fração 20/20 é considerada o padrão da visão normal. A maioria das pessoas consegue visualizar as letras na linha designada como 20/20. O paciente deve ser encorajado a ler cada letra possível.

A acuidade visual é registrada em seguida. As abreviações comuns relacionadas com a saúde visual e ocular são derivadas de termos em latim, entre eles: OD (*oculus dexter*, olho direito), OS (*oculus sinister*, olho esquerdo) e OU (*oculus uterque*, ambos os olhos). A seguir, é apresentado um exemplo de documentação da acuidade visual: o paciente lê todas as cinco letras da linha 20/20 no quadro de Snellen com o olho

Boxe 58.1 AVALIAÇÃO
Obtenção da anamnese de pacientes com distúrbios oculares e visuais

- O que o paciente percebe como sendo o problema?
- A acuidade visual está diminuída?
- O paciente tem borramento visual, visão dupla ou distorcida?
- Ele sente dor? A dor é aguda ou fraca? Piora ao piscar?
- O desconforto é uma sensação de prurido, ou mais uma sensação de corpo estranho?
- Ambos os olhos estão afetados?
- Há história pregressa de secreção? Em caso afirmativo, indagar a respeito da coloração, da consistência e do odor
- Descrever o início do problema (súbito, gradual). Está piorando?
- Há quanto tempo o paciente está com esse problema?
- É uma recidiva de uma condição anterior?
- Como o paciente realizou o autocuidado?
- O que melhora ou piora os sintomas?
- A condição afetou o desempenho de atividades da vida diária?
- O paciente tem alguma doença sistêmica? Quais medicamentos são utilizados no seu tratamento?
- Quais outras condições oculares o paciente apresenta?
- Há história de cirurgia ocular?
- Outros familiares apresentam os mesmos sintomas ou a mesma condição?

Adaptado de Weber, J. & Kelley, J. (2018). *Health assessment in nursing* (6th ed.). Philadelphia, PA: Wolters Kluwer.

Boxe 58.2 GENÉTICA NA PRÁTICA DE ENFERMAGEM
Distúrbios oculares e visuais

Diversos distúrbios oculares e visuais estão associados a anormalidades genéticas. Alguns exemplos são apresentados a seguir.

Herança autossômica dominante:
- Aniridia
- Distrofia macular viteliforme.

Autossômica recessiva:
- Acromatopsia
- Amaurose congênita de Leber
- Homocistinúria.

Ligados ao X:
- Coroideremia
- Daltonismo.

Herança mitocondrial:
- Neuropatia óptica hereditária de Leber.

Múltiplos padrões de herança identificados:
- Degeneração macular
- Glaucoma
- Retinite pigmentosa.

Outras doenças genéticas que impactarão a visão:
- Albinismo
- Catarata congênita familiar isolada
- Doença de Tay-Sachs
- Síndrome de Marfan
- Síndrome de Stickler
- Síndrome de Usher.

Avaliações de enfermagem

Ver Capítulo 4, Boxe 4.2, Genética na prática de enfermagem: aspectos genéticos da avaliação de saúde.

Avaliação da história familiar específica à visão
- Avaliar a história familiar nas últimas três gerações para glaucoma, catarata, cegueira noturna (retinite pigmentosa), daltonismo ou outro comprometimento da visão
- Indagar a respeito da idade ao início dos sintomas (a amaurose congênita de Leber se inicia na infância, ao passo que a neuropatia óptica hereditária de Leber se manifesta no adulto jovem)
- Indagar a respeito de familiares com outros distúrbios que possam incluir comprometimento visual, como distúrbios cutâneos, metabólicos ou do tecido conjuntivo e perda auditiva.

Avaliação do paciente específica à visão
- Avaliar quanto a outras características sistêmicas e/ou clínicas, como condições cutâneas ou esqueléticas, ou perda auditiva
- Observar a cor e a transparência da íris
- Avaliar em relação à presença de estrabismo (olho torto), ambliopia (olho preguiçoso), nistagmo, astigmatismo e hipermetropia ou miopia
- Avaliar em relação às alterações na acuidade visual
- Avaliar o campo de visão
- Indagar a respeito de fotofobia, cegueira noturna ou visão dupla.

Recursos sobre genética

National Ophthalmic Disease Genotyping Network, eyegene.nih.gov/.

Ver no Capítulo 6, Boxe 6.7, os componentes adicionais do aconselhamento genético.

---

direito (OD) e três das cinco letras na linha 20/30 com o olho esquerdo (OS); a acuidade visual é documentada como OD: 20/20 e OS: 20/30 (Weber & Kelley, 2018).

Se o paciente não conseguir visualizar o "E" grande no topo do quadro de Snellen, o examinador em seguida deve determinar se o paciente consegue contar os dedos ("CD" na documentação). Inicialmente, o examinador fica em pé a 1,5 m da pessoa, mostra uma quantidade aleatória de dedos e, em seguida, solicita ao paciente que conte a quantidade de dedos visualizada. Se o paciente não conseguir contar os dedos a 1,5 m, o examinador continua a movimentar-se para 30 cm mais próximo do paciente, até que esteja a 30 cm de distância, ou até que o paciente possa contar corretamente os dedos. Se o paciente contar corretamente a quantidade de dedos a 0,90 m, por exemplo, o examinador registra a visão como CD/0,9 m.

Se o paciente não conseguir contar os dedos, o examinador levanta uma das mãos para cima e para baixo ou a movimenta de um lado para o outro e pergunta em que direção a mão está se movendo. Esse nível de visão é conhecido como movimentação da mão. Quando um paciente consegue perceber apenas a luz, diz-se que apresenta percepção à luz. Quando um paciente não consegue perceber a luz, essa condição é descrita como ausência de percepção à luz.

Exame ocular externo

O enfermeiro segue uma abordagem sistemática para realizar um exame ocular externo ao avaliar o paciente primeiramente quanto à simetria e ao posicionamento das pálpebras, das pupilas e dos músculos. Os NCs III, IV e VI controlam a movimentação e o tamanho da pupila. As pálpebras devem repousar logo acima e abaixo do limbo corneano, sem exposição da esclera. O enfermeiro observa em relação a **ptose** (queda da pálpebra), **ectrópio** (curvatura da pálpebra inferior para fora) ou **entrópio** (curvatura da pálpebra inferior para dentro). O entrópio pode envolver a **triquíase** (curvatura dos cílios para dentro). As pálpebras e os cílios devem estar livres de drenagem e descamação.

O ambiente deve estar escuro, de modo que as pupilas possam ser examinadas. A resposta pupilar é verificada com uma caneta-lanterna para determinar se as pupilas são igualmente reativas e regulares. A pupila normal é negra. A irregularidade da pupila pode resultar de traumatismo, cirurgia anterior ou um processo de doença.

Os olhos do paciente são observados no olhar fixo primário ou direto, e é observada qualquer inclinação da cabeça. A inclinação da cabeça pode indicar paralisia de nervo craniano. Solicita-se ao paciente que olhe fixamente para um objeto; cada olho é recoberto e descoberto rapidamente enquanto o examinador observa qualquer alteração no olhar fixo. O examinador observa se há **nistagmo** (movimento involuntário de oscilação do globo ocular). Os movimentos extraoculares dos olhos são testados ao fazer o paciente seguir o dedo do examinador, um lápis ou uma lanterna de mão pelas seis direções cardeais do olhar fixo (i. e., para cima, para baixo, para a direita, para a esquerda e para ambas as diagonais).

AVALIAÇÃO DIAGNÓSTICA

Uma ampla diversidade de exames complementares pode ser realizada em pacientes com distúrbios oculares. O enfermeiro deve orientar o paciente a respeito da finalidade, do que esperar e de quaisquer efeitos colaterais possíveis relacionados com esses exames. O enfermeiro deve conhecer as contraindicações, as complicações potenciais e as tendências nos resultados. As tendências observadas fornecem informações sobre a evolução da doença, bem como sobre a resposta do paciente ao tratamento.

Oftalmoscopia direta

Um oftalmoscópio direto é um aparelho com diversas lentes de aumento e diminuição (Weber & Kelley, 2018). As lentes podem ser rotacionadas e posicionadas, possibilitando que o examinador focalize a córnea, o cristalino e a retina de modo sequencial. O examinador segura o oftalmoscópio na mão direita e usa o olho direito para examinar o olho direito do paciente. O examinador troca para a mão esquerda e o olho esquerdo ao examinar o olho esquerdo do paciente. Durante esse exame, o ambiente deve estar escuro, e o olho do paciente deve estar no mesmo nível do olho do examinador. O paciente e o examinador devem estar confortáveis, e ambos devem respirar normalmente. O paciente recebe um objeto para visualizar e é encorajado a manter ambos os olhos abertos e parados.

Quando o fundo é examinado, primeiramente é focalizada a vasculatura. As veias são de diâmetro maior do que as artérias. O examinador focaliza um grande vaso e, em seguida, o segue em direção à linha média do corpo, que leva ao nervo óptico. A depressão central no disco é conhecida como escavação do disco óptico. A escavação do disco óptico normal apresenta aproximadamente um terço do diâmetro do disco. O tamanho da escavação do disco óptico deve ser estimado, e as margens do disco devem ser descritas como nítidas ou embaçadas. Um aspecto prateado ou acobreado, que indica arteriolosclerose, deve ser observado. A periferia da retina é examinada ao fazer o paciente alterar o seu olhar fixo. A última área do fundo a ser examinada é a mácula, tendo em vista que essa área é a mais sensível à luz. A retina de uma pessoa jovem com frequência apresenta um efeito cintilante, às vezes denominado reflexo de celofane.

O fundo hígido deve estar livre de quaisquer lesões. O examinador observa se há hemorragia intrarretiniana, que pode ser apresentada como nódoas vermelhas e, em caso de hipertensão, ter o formato de uma flama. Lipídios com aspecto amarelado podem estar presentes na retina de pacientes com hipercolesterolemia ou diabetes. Exsudatos suaves, com aspecto felpudo e branco (manchas algodonosas), devem ser observados. O examinador observa se há microaneurismas, que se assemelham a pequenos pontos vermelhos, e nevos. Drusas (pequenos depósitos globulares hialinos), comumente observadas na degeneração macular, aparecem como áreas amareladas com bordas indistintas. Drusas pequenas apresentam uma borda mais distinta. O examinador deve esboçar o fundo e documentar quaisquer anormalidades.

Oftalmoscopia indireta

O oftalmoscópio indireto é um instrumento comumente utilizado pelo oftalmologista para observar áreas maiores da retina, embora em um estado não ampliado. Ele produz uma luz brilhante e intensa. A fonte de luz está afixada a um par de lentes binoculares montadas na cabeça do examinador. O oftalmoscópio é utilizado com uma lente manual de dioptria 20.

Exame com lâmpada de fenda

A lâmpada de fenda é um microscópio binocular montado sobre uma mesa. Esse instrumento possibilita que o usuário examine o olho com ampliação da imagem real de 10 a 40 vezes. A iluminação pode variar, desde um feixe de luz amplo até um estreito, para diferentes partes do olho. Por exemplo, ao variar a largura e a intensidade da luz, a câmara anterior pode ser examinada quanto a sinais de inflamação. A catarata pode ser avaliada por meio da alteração do ângulo da luz. Quando uma lente de contato manual, como a lente de três espelhos, é utilizada com a lâmpada de fenda, o ângulo da câmara anterior pode ser examinado, bem como o fundo ocular.

Tonometria

A tonometria é um procedimento comumente realizado para determinar a PIO. O dispositivo utilizado para a medição da PIO é um tonômetro de aplanação calibrado com precisão, que mede a pressão necessária para achatar a córnea. Esse exame é realizado mais frequentemente para determinar e monitorar a PIO em pacientes com glaucoma.

Intervenções de enfermagem

O fornecimento de orientações ao paciente antes da tonometria ajuda a evitar possíveis erros na medição da PIO. Os pacientes são advertidos a evitar apertar as pálpebras, prender a respiração ou realizar uma manobra de Valsava, tendo em vista que isso pode resultar em aumento anormal da PIO.

Teste da visão colorida

A capacidade de diferenciar as cores tem grande efeito nas atividades da vida diária (AVDs). Por exemplo, a incapacidade de diferenciar entre vermelho e verde pode comprometer a segurança no trânsito. Algumas profissões (p. ex., artista comercial, fotógrafo [em cores], piloto de linha aérea, eletricista) podem ser encerradas para pessoas com deficiências significativas na percepção das cores. As células fotorreceptoras responsáveis pela visão colorida são os cones, e a maior área de sensibilidade às cores encontra-se na mácula – a área com a mais densa concentração de cones.

Um exame de triagem, como as placas policromáticas, discutidas no próximo parágrafo, pode ser utilizado para estabelecer se a visão colorida de uma pessoa está na variação normal. Os déficits de visão colorida podem ser hereditários. Por exemplo, deficiências nas cores vermelha e verde são herdadas de modo ligado ao X, afetando aproximadamente 8% dos homens e 0,5% das mulheres (Colour Blind Awareness, 2019). As perdas adquiridas da visão colorida podem ser causadas por medicamentos (p. ex., digitálicos) ou patologias (p. ex., catarata). Um teste simples, como perguntar ao paciente se a tampa vermelha de um frasco de colírio parece estar mais vermelha com um olho do que com o outro, pode ser uma ferramenta efetiva. Uma diferença na percepção da intensidade da cor vermelha entre os dois olhos pode ser um sintoma de um problema neurológico e pode fornecer informações a respeito da localização da lesão.

Tendo em vista que a alteração na visão colorida às vezes indica condições do nervo óptico, o teste da visão colorida com frequência é realizado no exame neuro-oftalmológico. O teste da visão colorida mais comum é realizado com a utilização de placas policromáticas de Ishihara. Essas placas são unidas em um folheto. Em cada placa desse livreto, encontram-se pontos de cores primárias que estão integrados em um fundo de cores secundárias. Os pontos estão dispostos em padrões simples, como números ou formas geométricas. Pacientes com diminuição da visão colorida podem não ser capazes de identificar as formas escondidas. Pacientes com distúrbios da visão central (p. ex., degeneração macular) apresentam mais dificuldades na identificação das cores do que aqueles com condições da visão periférica (p. ex., glaucoma), tendo em vista que a visão central identifica as cores.

Tela de Amsler

A tela de Amsler é um teste utilizado com frequência para pacientes com problemas maculares, como degeneração macular. É composta de uma tela geométrica de quadrados idênticos, com um ponto de fixação central. A tela deve ser visualizada pelo paciente com óculos de leitura normais. Cada olho é testado separadamente. O paciente é orientado a olhar fixamente para o ponto de fixação central na tela e relatar qualquer distorção nos quadrados da própria tela. Para os pacientes com distúrbios maculares, alguns dos quadrados podem parecer desvanecidos, ou as linhas podem estar onduladas. Pacientes com degeneração macular relacionada com a idade (DMRI) comumente recebem telas de Amsler para levar para o domicílio. O paciente é aconselhado a verificar a tela com frequência, como todos os dias, para monitorar a função macular quanto à detecção inicial de alterações que precisam de atenção imediata (Gerstenblith & Rabinowitz, 2017; Weber & Kelley, 2018).

Ultrassonografia

As lesões do globo ou da órbita podem não ser diretamente visíveis e são avaliadas por meio de ultrassonografia (US). A US é uma técnica diagnóstica valiosa, sobretudo quando a visão da retina está obscurecida por meios opacos, como catarata ou hemorragia. Uma US em modo B identifica patologias como tumores orbitais, descolamento de retina e hemorragia vítrea. A US em modo A determina o comprimento axial dos implantes antes da cirurgia de catarata (Gerstenblith & Rabinowitz, 2017).

Tomografia de coerência óptica

A tomografia de coerência óptica é uma tecnologia que envolve a interferometria de baixa coerência (Gerstenblith & Rabinowitz, 2017). A luz é utilizada para avaliar as doenças retinianas e maculares, bem como condições do segmento anterior. Esse método é não invasivo e não evolve o contato físico com o olho.

Retinografia

A retinografia é utilizada para detectar e documentar lesões retinianas. Em geral, as pupilas do paciente são dilatadas amplamente antes do procedimento. As retinografias resultantes podem ser visualizadas por via esteroscópica, de modo que possam ser identificadas elevações, como o edema macular.

Exames com *laser*

Diversas técnicas de exames utilizam luz *laser* na avaliação diagnóstica dos distúrbios oculares. A oftalmoscopia com exame com *laser* confocal fornece uma imagem tridimensional da topografia do nervo óptico e é utilizada isoladamente ou em conjunto com a retinografia para fornecer dados comparativos em relação à suspeita de doença do nervo óptico, como glaucoma e **papiledema** (edema do disco óptico decorrente de aumento da pressão intracraniana) (Gerstenblith & Rabinowitz, 2017). A polarimetria com exame com *laser* é utilizada para medir a espessura da camada de fibras nervosas e é um indicador importante da progressão do glaucoma.

Angiografia

A angiografia é realizada com a utilização de fluoresceína ou indocianina verde como agentes de contraste. A angiografia com fluoresceína é realizada para avaliar o edema macular clinicamente significativo, documentar a não perfusão capilar macular e identificar a **neovascularização** (crescimento de vasos sanguíneos novos e anormais) retiniana e coroidal na DMRI. É um procedimento invasivo, no qual é injetado o corante fluoresceína, normalmente em uma veia antecubital. Em 10 a 15 segundos, esse corante pode ser visualizado percorrendo os vasos retinianos. Ao longo de 10 minutos, são obtidas fotografias seriadas em preto e branco da vasculatura retiniana (Fischbach & Fischbach, 2018).

A angiografia com indocianina verde é utilizada para avaliar anormalidades na vasculatura coroidal, que, com frequência, são observadas na degeneração macular. O corante indocianina verde é injetado por via intravenosa (IV), e são capturadas diversas imagens com a angiografia com vídeo digital. O corante é retirado rapidamente da circulação sanguínea pelo fígado, com frequência em questão de 10 a 20 minutos (Norat, Soldozy, Elsarrag et al., 2019).

Intervenções de enfermagem

Antes da angiografia, a ureia e a creatinina sérica do paciente devem ser verificadas para assegurar que os rins excretarão o agente de contraste (Fischbach & Fischbach, 2018). O paciente deve estar bem hidratado, e o consumo de líquidos leves é normalmente permitido até o momento do exame. O paciente é orientado a permanecer imóvel durante o processo do angiograma e a esperar uma breve sensação de calor na face, atrás dos olhos ou na mandíbula, nos dentes, na língua e nos lábios, bem como um gosto metálico quando o agente de contraste é injetado.

Os cuidados de enfermagem após a angiografia incluem a observação do local de injeção (em geral, a veia antecubital) em relação a sangramento ou formação de hematoma (acúmulo localizado de sangue). A fluoresceína pode conferir um tom dourado à pele em alguns pacientes, e a urina pode tornar-se amarelo-forte ou cor de laranja. Essa coloração geralmente desaparece em 24 horas. O corante indocianina verde em geral é bem tolerado, mas alguns pacientes têm náuseas e vômitos. As reações alérgicas são raras; entretanto, a angiografia com indocianina verde é contraindicada em pacientes com história de reações ao iodo. É aconselhada a ingestão de líquidos após o procedimento, para facilitar a excreção do agente de contraste (Fischbach & Fischbach, 2018).

Teste de perimetria

O teste de perimetria avalia o campo de visão. O teste de campo visual (i. e., perimetria) auxilia na identificação de quais partes dos campos visuais centrais e periféricos do paciente são funcionais. É mais útil na detecção de **escotomas** (pontos cegos ou parcialmente cegos no campo visual) centrais na degeneração macular e dos defeitos no campo periférico no glaucoma e na retinite pigmentosa. A avaliação do campo visual e a avaliação do nervo óptico são componentes importantes do monitoramento e da detecção da progressão do glaucoma.

COMPROMETIMENTO DA VISÃO

ERROS DE REFRAÇÃO

Nos erros de refração, a visão é comprometida porque um globo ocular encurtado ou alongado evita que os raios de luz sejam enfocados com nitidez na retina. O borramento visual decorrente do erro de refração pode ser corrigido com óculos ou lentes de contato. A **refração** oftálmica é a determinação dos erros de refração do olho para fins de correção da visão e consiste no posicionamento de diversos tipos de lentes na frente dos olhos do paciente para determinar quais lentes melhoram mais a sua visão.

A profundidade do globo ocular é importante na determinação do erro de refração (Figura 58.5). Os pacientes em que a imagem visual é focalizada com precisão na mácula e que não precisam de óculos ou lentes de contato apresentam **emetropia**, uma condição de refração normal, que resulta em foco claro na retina, sem defeitos ópticos (visão normal). Algumas pessoas apresentam globos oculares mais profundos, caso em que a imagem visual a distância é focalizada na frente, ou próximo da retina; os pacientes com **miopia** são chamados de míopes e apresentam visão a distância embaçada. Outras pessoas apresentam globos oculares mais superficiais, caso em que a imagem visual é focalizada para além da retina; os pacientes com **hiperopia** são chamados de hipermetropes e apresentam excelente visão a distância, mas visão próxima embaçada (Weber & Kelley, 2018).

A tecnologia de frente de onda para medir imperfeições únicas de refração da córnea ou aberrações superiores (i. e., miopia, hiperopia, astigmatismo) pode ser utilizada para customizar

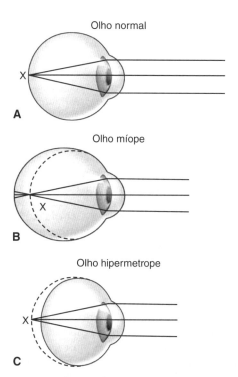

Figura 58.5 • O formato do globo ocular determina a acuidade visual nos erros de refração. **A.** Olho normal. **B.** Olho míope. **C.** Olho hipermetrope.

os procedimentos de ceratomileuse *in situ* assistida por *laser* (LASIK, do inglês *laser-assisted in situ keratomileusis*). Esses procedimentos serão descritos posteriormente neste capítulo.

COMPROMETIMENTO DA VISÃO E CEGUEIRA

O *comprometimento da visão* é definido como acuidade visual central de 20/40 ou pior no olho que enxerga melhor com a melhor correção possível. O *déficit visual* descreve o comprometimento visual que requer a utilização de dispositivos e estratégias para realizar tarefas visuais.

A **cegueira** é a melhor acuidade visual central corrigida que pode variar de 20/400 até nenhuma percepção à luz. A definição clínica de cegueira absoluta é a ausência de percepção à luz. A cegueira legal é uma condição de comprometimento da visão, definida como acuidade visual central igual ou pior que 20/200 no melhor olho com a melhor correção possível ou maior diâmetro do campo visual igual ou inferior a 20° (Bright Focus Foundation, 2020b). Essa definição não se iguala à capacidade funcional nem classifica os graus de comprometimento visual. A cegueira legal varia desde a incapacidade de perceber a luz até a apresentação de alguma visão remanescente. Uma pessoa que atende aos critérios de cegueira legal pode ser elegível para a assistência financeira governamental em virtude de incapacidade.

Avaliação e exames complementares

A avaliação do comprometimento visual inclui a anamnese completa e o exame da acuidade visual a distância e próxima, do campo visual, da sensibilidade ao contraste, da ofuscação, da percepção das cores e da refração. Quadros de acuidade visual para baixa visão especialmente desenhados são utilizados para avaliar os pacientes.

Entrevista do paciente

Durante a obtenção da anamnese, são identificadas a potencial causa e a duração do comprometimento visual do paciente. Pacientes com retinite pigmentosa, por exemplo, apresentam anormalidade genética. Pacientes com edema macular diabético normalmente apresentam acuidade visual flutuante. Pacientes com degeneração macular apresentam problemas de acuidade central, que causam dificuldades na realização de atividades que requerem visão mais fina, tais como a leitura. Pessoas com defeitos de campo periférico têm mais dificuldades com a mobilidade. As AVDs habituais do paciente, o esquema terapêutico, os hábitos (p. ex., tabagismo), a aceitação das limitações físicas ocasionadas pelo comprometimento visual e as expectativas realistas dos auxílios à baixa visão são identificados e incluídos no plano de cuidados, bom como as provisões de diretrizes para a segurança e encaminhamentos aos serviços sociais.

Teste de sensibilidade a contraste e teste de ofuscação

O teste de sensibilidade a contraste mede a acuidade visual em diferentes graus de contraste de luz e escuro para determinar a função visual. O teste de ofuscação também é utilizado para determinar a função visual. A ofuscação pode reduzir a capacidade de uma pessoa de enxergar, especialmente daquelas com catarata. Os pacientes com perda da sensibilidade a contraste e ofuscação têm dificuldade de função com luz baixa, ao dirigir à noite ou em condições nubladas. Pessoas com perda da sensibilidade a contraste podem se beneficiar de melhor iluminação.

 Considerações gerontológicas

Aproximadamente metade de todos os indivíduos que são identificados como cegos a cada ano tem idade igual ou superior a 65 anos (Eliopoulos, 2018). Com o envelhecimento, ocorrem alterações estruturais e funcionais no olho (Boxe 58.3). A **presbiopia** ("vista cansada") é a perda da capacidade de acomodação do cristalino, provocada por um processo natural de envelhecimento e o motivo de a maioria dos adultos mais velhos precisarem de lentes corretivas (Eliopoulos, 2018). As alterações relacionadas com a idade nos olhos estão resumidas na Tabela 58.1.

O comprometimento da visão com frequência é acompanhado de dificuldade na realização de atividades funcionais. Pessoas com acuidade visual de 20/80 a 20/100 com restrição do campo visual de 60° a mais de 20° conseguem ler a um nível próximo do normal com auxílios ópticos. A sua orientação visual é quase normal, mas requer aumento do exame do ambiente (*i. e.*, aplicação sistemática de movimentos de cabeça e oculares). Em uma variação de acuidade visual de 20/200 a 20/400, com restrição do campo visual de 20° a mais 10°, a pessoa consegue ler lentamente com auxílios ópticos.

As causas mais comuns de cegueira e comprometimento visual entre adultos com idade igual ou superior a 40 anos são retinopatia diabética, degeneração macular, glaucoma e catarata (Centers for Disease Control and Prevention [CDC], 2019). A degeneração macular é mais prevalente entre caucasianos, ao passo que o glaucoma é mais prevalente nos afro-americanos (Eliopoulos, 2018).

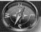 **Boxe 58.3 — DILEMAS ÉTICOS**

A preservação da autonomia do paciente deve ameaçar o bem-estar das outras pessoas?

Caso clínico

Você trabalha como enfermeiro em uma unidade de terapia subaguda. D. P. é um homem de 85 anos que visita diariamente sua esposa, internada na semana anterior para fisioterapia e terapia ocupacional diárias após uma cirurgia no quadril. Durante a visita matinal, a esposa de D. P. informa que o marido não a visitou no dia anterior e ela está preocupada. Após o almoço, D. P. chega na unidade com um sorriso tímido e um curativo na testa. Quando a esposa diz que estava preocupada, ele responde que não há motivos. "Eu sofri um acidente com o carro ontem, mas agora estou bem." A esposa de D. P. sacode a cabeça e pergunta: "Por que você é tão teimoso? Você não enxerga mais direito e não deveria estar dirigindo!" Com lágrimas nos olhos, D. P. diz: "Mas como eu poderia te ver, querida, se eu não dirigisse o carro? Nada pode me manter afastado de você!" Com base em conversas anteriores, você sabe que eles vivem sozinhos em uma casa de dois quartos em um rancho há 60 anos. Eles têm dois filhos adultos que vivem longe.

Discussão

Na sociedade norte-americana, a capacidade de dirigir carros é consistente com o conceito de manutenção do estilo de vida independente. Não é incomum que adultos mais velhos se sintam ameaçados pela possível perda da carteira de habilitação. A evidente devoção de D. P. à sua esposa e a incapacidade de identificar uma alternativa aceitável para continuar a visitá-la intensificam seus sentimentos de vulnerabilidade.

Em algumas unidades federativas dos EUA, a lei exige que os profissionais da saúde informem quais indivíduos são considerados incapazes de dirigir veículos automotivos. Como testemunha dessa conversa entre D. P. e a esposa, você pode ser obrigado a investigar melhor a situação ou responder a processo civil ou criminal.

Análise

- Descrever os princípios éticos em conflito nesse caso (ver Capítulo 1, Boxe 1.7). É possível preservar a autonomia de D. P. e, ao mesmo tempo, garantir que ele e outras pessoas não sejam feridas se ele continuar a dirigir?
- Independentemente das demandas legais, quais são as suas obrigações éticas e morais para com D. P., a esposa e outras pessoas que poderiam ser impactadas pelo fato de D. P. dirigir?
- Quais recursos você poderia mobilizar para ajudar você, D. P. e a esposa dele? Não é incomum que cônjuges negligenciem suas próprias necessidades de saúde quando o ente querido adoece. Você poderia investigar se D. P. fez exame oftalmológico recente para determinar se ele tem déficits visuais que possam ser corrigidos. Além disso, embora os filhos de D. P. não morem perto, D. P. e sua esposa podem ter acesso a outras redes de suporte social, de modo que ele possa fazer suas visitas diárias à esposa.

Referência bibliográfica

Morgan, E. (2018). Driving dilemmas: A guide to driving assessment in primary care. *Clinics in Geriatric Medicine*, 34(1), 107-115.

Recursos

Ver, no Capítulo 1, Boxe 1.10, as etapas de uma análise ética e recursos de ética.

TABELA 58.1 — Alterações no olho relacionadas com a idade.

Estruturas oculares	Alteração estrutural	Alteração funcional	Achados da anamnese e do exame físico
Pálpebras e estruturas lacrimais	Perda da elasticidade da pele e da gordura orbital; diminuição do tônus muscular; desenvolvimento de rugas	As margens palpebrais viram para dentro, causando entrópio; ou as margens palpebrais viram para fora, resultando em ectrópio	Relatos de queimação, sensação de corpo estranho, epífora; podem ocorrer hiperemia, inflamação e ulceração
Alterações da refração; presbiopia	Perda da força de acomodação no cristalino com a idade	Os materiais de leitura devem ser mantidos a uma distância maior para fins de foco	O paciente relata que "Os braços estão muito curtos!"; necessidade de aumento da luz; necessidade de utilizar óculos de leitura ou bifocais
Catarata	Opacidades no cristalino normalmente translúcido	Interferência no foco de uma imagem nítida na retina	O paciente relata aumento da ofuscação, diminuição da visão, alterações nos valores coloridos (azul e amarelo especialmente afetados)
Descolamento vítreo posterior	Liquefação e encolhimento do corpo vítreo	Pode provocar rupturas e descolamentos de retina	O paciente relata lampejos de luz, teias de aranha, moscas volantes
Degeneração macular relacionada com a idade (DMRI)	Drusas (manchas de envelhecimento amareladas na retina) aparecem e coalescem na mácula. Vasos sanguíneos coroidais anormais podem levar à formação de cicatrizes disciformes fibróticas na mácula	A visão central é afetada; o início é mais gradual na DMRI seca, mais rápido na DMRI úmida; pode ocorrer distorção e perda da visão central	A visão da leitura é afetada; pode parecer que faltam letras nas palavras, áreas desvanecidas aparecem na página, linhas retas podem parecer onduladas; drusas, alterações pigmentares na retina; vasos coroidais submaculares anormais

Adaptada de Eliopoulos, C. (2018). *Gerontological nursing* (9th ed.). Philadelphia, PA: Wolters Kluwer.

Manejo clínico

O manejo do comprometimento da visão envolve a ampliação e a intensificação da imagem por meio de auxílios à baixa visão e estratégias, como encaminhamento a serviços sociais e agências comunitárias. Os objetivos são otimizar a visão remanescente do paciente e auxiliá-lo a realizar as atividades habituais. A Tabela 58.2 apresenta os auxílios à baixa visão. São prescritos medicamentos para glaucoma. Há pesquisas em andamento sugerindo que a terapia gênica pode substituir ou ajudar no tratamento farmacológico ou cirúrgico dos distúrbios oculares no futuro próximo (Jolly, Bridge & MacLaren, 2019).

Podem ser necessários encaminhamentos para agências comunitárias para pacientes com déficit visual que vivem sozinhos e que não conseguem autoadministrar os seus medicamentos. As agências comunitárias, como a Lighthouse Guild, oferecem uma ampla diversidade de serviços para a visão e cuidados de saúde para os pacientes com déficit visual e cegueira.[2]

Manejo de enfermagem

Os enfermeiros precisam ser sensíveis para lidar com os desafios enfrentados pelos pacientes com comprometimentos visuais. A superação da cegueira envolve a adaptação emocional, física e social. O ajuste emocional à cegueira ou ao comprometimento visual grave determina o sucesso dos ajustes físicos e sociais do paciente. O ajuste emocional bem-sucedido significa a aceitação da cegueira ou do comprometimento visual grave.

Promoção do enfrentamento

O enfrentamento efetivo pode não ocorrer até que o paciente reconheça a permanência do déficit visual ou da cegueira. Um paciente com comprometimento visual recente ou seus familiares são submetidos aos diversos estágios de luto: negação e choque, raiva e protesto, restituição, resolução da perda e aceitação.

A capacidade de aceitar as alterações que devem ocorrer com a perda visual e o desejo de se adaptar a elas influenciam a reabilitação bem-sucedida do paciente com a perda da visão. Aspectos adicionais a serem considerados são alterações do valor, conflitos entre independência e dependência, enfrentamento do estigma e aprendizado para agir em ambientes sociais sem indicações visuais e pontos de referência.

Promoção da orientação espacial e da mobilidade

Uma pessoa cega ou com comprometimento visual importante precisa de estratégias para a adaptação ao ambiente. As AVDs, como caminhar de uma cadeira até a cama, precisam de conceitos espaciais. A pessoa precisa saber onde ela está em relação ao restante do ambiente para compreender as alterações que podem ocorrer e para saber como se aproximar do local desejado com segurança. Isso requer o trabalho colaborativo entre o paciente e o adulto responsável que atua como guia visual. O enfermeiro deve avaliar o grau de assistência física que a pessoa com perda da visão necessita e comunicar isso à outra equipe de saúde.

O enfermeiro deve estar ciente da importância das técnicas para proporcionar assistência física, encorajar a independência e garantir a segurança. As estratégias para a interação com o paciente com perda da visão são apresentadas no Boxe 58.4. Pesquisas apoiam o uso de um protocolo validado para orientar a equipe a realizar a comunicação terapêutica, prestar serviços e minimizar as barreiras de comunicação com os pacientes que são cegos (Pagliuca, Macêdo-Costa, Rebouças et al., 2014). A disposição do paciente e da família para aprender deve ser avaliada antes do início das orientações e do treinamento da mobilidade.

Promoção de cuidados domiciliar, comunitário e de transição

O enfermeiro, o assistente social, a família e outras pessoas colaboram para avaliar a condição domiciliar e o sistema de apoio ao paciente. Um oftalmologista ou terapeuta ocupacional deve ser consultado, principalmente para os pacientes em relação

---

[2] N.R.T.: No Brasil, o Instituto Benjamin Constant é o centro de referência nacional na área da deficiência visual (http://www.ibc.gov.br/o-ibc).

TABELA 58.2 Atividades afetadas pelo comprometimento visual e sugestões para auxílios à baixa visão.

Atividade	Auxílios ópticos	Auxílios não ópticos
Fazer compras	Lente de aumento manual	Iluminação, indicações coloridas
Preparar um lanche	Bifocais	Indicações coloridas; plano consistente de armazenamento de alimentos
Comer fora	Lente de aumento manual	Lanterna, lâmpada portátil
Identificar o dinheiro	Bifocais, lente de aumento manual	Dispor o papel-moeda em compartimentos da carteira
Ler impressões	Óculos de alta potência, bifocais, lente de aumento manual, lente de aumento fixa, televisão de circuito fechado	Iluminação, impressão com alto contraste, impressão grande, fenda de leitura
Escrever	Lente de aumento manual	Iluminação, caneta de ponta grossa, tinta preta
Usar o telefone	Lente de aumento manual	Botões com impressão grande, agenda impressa manual. Telefones em braile, telefones com imagem/fotografia e telefones que falam. Configurações de acessibilidade em *smartphones*
Atravessar ruas	Monoscópios/telescópios manuais leves	Bengala; pedir orientações
Encontrar táxis e sinais de ônibus	Monoscópios/telescópios manuais leves	Pedir auxílio
Usar serviços de compartilhamento de dados	Monoscópios/telescópios manuais leves	Pedir auxílio
Ler rótulos de medicamentos	Lente de aumento manual	Códigos coloridos, impressão grande
Ler botões do fogão	Lente de aumento manual	Códigos coloridos, pontos elevados
Ajustar o termostato	Lente de aumento manual	Modelos com fonte aumentada, termostatos digitais que possam ser controlados por voz ou aplicativos
Usar computador ou *tablet* eletrônico	Óculos	Programa com cores de alto contraste e impressão grande. Programas de leitura de tela que convertem o texto na tela de computador em fala sintetizada
Ler sinais	Óculos	Chegar mais perto
Assistir a eventos esportivos	Monoscópios/telescópios manuais leves	Sentar-se nas fileiras da frente

Adaptada de Pagliuca, L. M., Macêdo-Costa, K. N., Rebouças, C. B. et al. (2014). Validation of the general guidelines of communication between the nurse and the blind. *Revista Brasileira de Enfermagem*, 67(5), 715-721.

Boxe 58.4 Estratégias para a interação com pessoas que sejam cegas ou que apresentem déficit visual

- Lembrar-se de que a única diferença entre você e as pessoas que são cegas ou que apresentam déficit visual é que elas não conseguem enxergar com os olhos delas o que você consegue enxergar com os seus
- Não se sentir desconfortável quando estiver na companhia de uma pessoa que seja cega ou tenha déficit visual. Conversar com a pessoa como você conversaria com qualquer outro indivíduo, honestamente e com respeito, cortesia e empatia; não se preocupar com o uso de palavras como "veja" e "olhe". Não há necessidade de levantar a sua voz, exceto se a pessoa solicitar que você faça isso
- Identificar-se à medida que se aproxima da pessoa e antes de ter contato físico. Dizer a ela o seu nome e a sua função. Se outra pessoa se aproximar, é necessário apresentá-la. Quando deixar o ambiente, assegurar-se de dizer que você está saindo e se alguém permanece no ambiente
- Ter em mente que, em geral, é apropriado tocar a mão ou o braço da pessoa levemente para indicar que você vai falar
- Ao falar, encarar a pessoa e falar diretamente para ela com um tom de voz normal
- Ser específico ao comunicar as orientações. Mencionar uma distância específica ou usar indicações com as posições do relógio, quando possível (p. ex., ande para a esquerda aproximadamente 1,8 m; ande aproximadamente 6 m para a direita; o telefone está na posição de 2 h). Evitar usar frases como "ali"
- Quando se oferecer para ajudar uma pessoa, possibilitar que ela segure em seu braço logo acima do cotovelo e ande meio-passo atrás de você
- Quando oferecer um assento para uma pessoa, colocar a mão dela nas costas ou no braço do assento
- Quando for subir ou descer escadas, dizer à pessoa que posicione sua mão no corrimão
- Assegurar-se de que o ambiente esteja livre de obstáculos; fechar as portas e os armários, de modo que eles não fiquem no caminho
- Oferecer-se para ler informações escritas, como cardápios
- Se você servir alimentos para a pessoa, utilizar as posições do relógio para especificar onde tudo se encontra no prato
- Quando a pessoa que é cega ou que apresenta déficit visual for um paciente em uma instalação de saúde:
    - Assegurar-se de que todos os objetos que a pessoa necessitará se encontrem ao alcance da mão
    - Identificar a localização dos objetos que o paciente possa necessitar (p. ex., "A campainha de chamada está próxima da sua mão direita"; "O telefone está sobre a mesa, ao lado esquerdo do seu leito")
    - Remover os obstáculos que possam estar no caminho da pessoa e que possam causar queda
    - Posicionar todos os dispositivos de assistência que o paciente utiliza próximo da mão; deixar que o paciente sinta os dispositivos, de modo que ele saiba a sua localização
- Não distrair um animal de serviço, exceto se o dono tiver dado a sua permissão
- Perguntar ao paciente: "Como posso lhe ajudar?" Às vezes, a pessoa precisa de ajuda; em outras ocasiões, a ajuda pode não ser necessária.

Adaptado de Pagliuca, L. M., Macêdo-Costa, K. N., Rebouças, C. B. et al. (2014). Validation of the general guidelines of communication between the nurse and the blind. *Revista Brasileira de Enfermagem*, 67(5), 715-721.

aos quais a identificação e a administração de medicamentos imponham desafios. O encaminhamento para o oftalmologista deve ser feito para os pacientes com indicações (Shah, Schwartz, Gartner et al., 2018).

Outras intervenções apropriadas para algumas pessoas com comprometimento visual ou cegueira incluem braile e animais de serviço. Tem crescido a dependência da tecnologia de ampliação de impressões, bem como da produção de fala assistida por tecnologia. Contudo, embora a utilização de braile possa ser menos importante para os adultos que já aprenderam as habilidades da linguagem e da gramática, educadores e oftalmologistas ainda defendem que crianças que sejam legalmente cegas tenham a oportunidade de aprender braile.

Cães-guia, também conhecidos como cães de serviço, são cães nascidos, especialmente criados e rigorosamente treinados para auxiliar as pessoas que sejam cegas. O cão-guia é um companheiro constante para a pessoa que é cega (também conhecida como o tratador do animal), e a sua presença é permitida em aviões e em restaurantes, lojas, hotéis e outros locais públicos. Com a assistência do cão-guia, a pessoa que é cega pode ser extremamente móvel e realizar as atividades normais dentro e fora do domicílio e do local de trabalho. Um cão em uma guia é um cão que está trabalhando, não um animal doméstico. O cão em seu trabalho nunca deve ser distraído por estranhos bem-intencionados que desejam agradar, alimentar ou brincar com o animal. O tratador do cão sempre deve ser consultado antes da abordagem do cão-guia que esteja trabalhando. A maioria das instalações de saúde apresenta uma política para animais de serviço que resume as responsabilidades do tratador em relação aos cuidados do animal.

> **Desfechos clínicos de histórias de pacientes: Vernon Watkins • Parte 2**
>
>
>
> Lembre-se de Vernon Watkins, do Capítulo 14, que compareceu ao pronto-socorro com dor abdominal grave e foi submetido a uma hemicolectomia em virtude de uma perfuração intestinal. Durante o cuidado pós-operatório, o enfermeiro determina que ele apresenta acuidade visual comprometida. Quais medidas o enfermeiro pode adotar para manter um ambiente seguro para um paciente com acuidade visual comprometida? Como a descoberta do comprometimento da visão impactará o plano de cuidados de enfermagem, o planejamento da alta e o fornecimento de instruções ao paciente?

ADMINISTRAÇÃO DE MEDICAMENTOS USADOS EM AFECÇÕES OCULARES

Tendo em vista que frequentemente são prescritos medicamentos para tratar distúrbios oculares, os enfermeiros devem compreender as ações dos medicamentos comumente utilizados e a sua administração efetiva. O principal objetivo da administração do medicamento ocular é maximizar a quantidade de medicamento que alcança o local de ação ocular a uma concentração suficiente para produzir um efeito terapêutico benéfico. Isso é determinado pela dinâmica da farmacocinética ocular: absorção, distribuição, metabolismo e excreção.

A absorção ocular envolve a entrada de um medicamento no humor aquoso através das diferentes vias de administração de medicamentos oculares. A taxa e a extensão da absorção pelo humor aquoso são determinadas pelas características do medicamento e pela anatomia e fisiologia do olho. As barreiras naturais da absorção que diminuem a eficácia dos medicamentos oculares incluem as que seguem:

- *Tamanho limitado do saco conjuntival.* O saco conjuntival consegue reter apenas 50 mcℓ, e qualquer excesso é desperdiçado. O volume de uma gota de colírio de soluções oculares tópicas comerciais varia, tipicamente, de 20 a 35 mcℓ
- *Barreiras da membrana corneana.* As camadas epitelial, estromal e endotelial são barreiras à absorção
- *Barreiras hemato-oculares.* As barreiras hemato-oculares evitam a alta concentração tecidual ocular da maioria dos medicamentos oftálmicos, uma vez que separam a corrente sanguínea dos tecidos oculares e evitam a entrada de substâncias estranhas no olho, limitando, assim, a eficácia de um medicamento
- *Lacrimação, piscadela e drenagem.* O aumento da produção e da drenagem lacrimal em virtude de irritação ocular ou de um distúrbio ocular pode diluir ou lavar e eliminar uma gota de colírio instilada; a piscadela expele uma gota de colírio instilada do saco conjuntival.

A distribuição de um medicamento ocular para dentro dos tecidos oculares varia de acordo com o tipo de tecido – conjuntiva, córnea, cristalino, íris, corpo ciliar e coroide absorvem os medicamentos em diversos graus. Os medicamentos penetram no epitélio corneano por meio de difusão intracelular (ao passarem pelas células) ou intercelular (ao passarem entre as células). Medicamentos hidrofílicos (solúveis em água) difundem-se pela via intracelular, ao passo que medicamentos lipofílicos (solúveis em gorduras) difundem-se pela via intercelular. A administração tópica normalmente não alcança a retina em concentrações significativas. Tendo em vista que o espaço entre o processo ciliar e o cristalino é pequeno, a difusão do medicamento no humor vítreo é lenta. Quando são necessárias altas concentrações do medicamento no humor vítreo, com frequência é escolhida a injeção intraocular para superar as barreiras anatômicas e fisiológicas oculares naturais (American Society of Ophthalmic Registered Nurses [ASORN], 2013).

As soluções aquosas são mais comumente utilizadas na prática oftalmológica, pois são os medicamentos menos dispendiosos e os que interferem menos na visão. Entretanto, o tempo de contato corneano é breve, visto que as lágrimas diluem o medicamento. As pomadas oftálmicas prolongam o tempo de retenção no saco conjuntival e proporcionam uma concentração mais alta do que os colírios. A principal desvantagem das pomadas é o borramento visual que resulta após a aplicação. Em geral, as pálpebras e as margens palpebrais são tratadas com pomadas. A conjuntiva, o limbo, a córnea e a câmara anterior são tratados de modo mais efetivo com a instilação de soluções ou suspensões. Pode ser necessária a injeção subconjuntival para melhor absorção na câmara anterior. Se forem necessárias altas concentrações do medicamento na câmara posterior, injeções intravítreas ou medicamentos de absorção sistêmica são considerados. Lentes de contato e proteções de colágeno embebidas em antibióticos são métodos alternativos de administração para o tratamento de infecções corneanas.

De todos esses métodos de administração, a via de administração tópica – instilação de colírios e aplicação de pomadas – continua sendo a mais comum e amplamente recomendada (ASORN, 2013). A instilação tópica, o método menos invasivo, possibilita a autoadministração do medicamento e produz menos efeitos colaterais.

Conservantes são comumente utilizados em medicamentos oculares. O cloreto de benzalcônio, por exemplo, previne o crescimento de microrganismos e intensifica a permeabilidade corneana da maioria dos medicamentos; entretanto, alguns pacientes são alérgicos a esse conservante. Há suspeita mesmo se o paciente nunca tiver apresentado reação alérgica ao uso sistêmico do medicamento em questão. Colírios sem conservantes podem ser preparados por farmacêuticos.

MEDICAMENTOS OCULARES COMUNS

Medicamentos oculares comuns incluem: anestésicos, midriáticos e cicloplégicos tópicos, que reduzem a PIO; anti-infecciosos; corticosteroides; anti-inflamatórios não esteroides (AINEs); antialérgicos; irrigantes oculares; e lubrificantes.

Anestésicos tópicos

Uma ou duas gotas de cloridrato de proparacaína e cloreto de tetracaína são instiladas antes de procedimentos diagnósticos, como tonometria, ou procedimentos oculares menores, como a remoção de suturas ou raspados conjuntivais ou corneanos. Anestésicos tópicos também são utilizados para a dor ocular grave, para possibilitar que o paciente abra seus olhos para exame ou tratamento (p. ex., irrigação ocular para queimaduras químicas). A anestesia ocorre em 20 segundos a 1 minuto e dura 10 a 20 minutos.

 Alerta de enfermagem: Qualidade e segurança

Para evitar lesões, o enfermeiro orienta o paciente a não esfregar os olhos enquanto anestesiados, pois isso pode resultar em lesão da córnea.

Agentes midriáticos e cicloplégicos

A midríase, ou dilatação da pupila, é o principal objetivo da administração de midriáticos e cicloplégicos (Tabela 58.3). Esses dois tipos de medicamentos funcionam de modo diferente e são utilizados em combinação para alcançar a dilatação máxima que é necessária durante a cirurgia e os exames de fundo, a fim de proporcionar ao oftalmologista uma visão melhor das estruturas oculares internas. Os midriáticos potencializam os efeitos simpáticos alfa-adrenérgicos, que resultam no relaxamento do músculo ciliar. Isso causa a dilatação da pupila. Entretanto, essa ação simpática isoladamente não é suficiente para manter a midríase, em virtude de sua curta duração da ação. A luz forte utilizada durante um exame ocular também estimula a miose (i. e., contração pupilar). Medicamentos cicloplégicos são administrados para paralisar o esfíncter da íris.

O paciente é orientado a respeito dos efeitos temporários da midríase sobre a visão, tais como ofuscação e incapacidade de focalização adequada. O paciente pode apresentar dificuldade de leitura. Os efeitos dos diversos midriáticos e cicloplégicos podem durar de 3 horas a alguns dias. O paciente é aconselhado a utilizar óculos de sol (a maioria das clínicas fornece óculos de sol protetores). A capacidade de dirigir depende da idade, da visão e do nível de conforto da pessoa. Alguns pacientes conseguem dirigir com segurança usando óculos de sol, ao passo que outros podem precisar ser levados até o domicílio.

Agentes midriáticos e cicloplégicos afetam o sistema nervoso central. Seus efeitos são mais proeminentes em pacientes mais jovens e adultos mais idosos; esses pacientes devem ser avaliados cuidadosamente em relação a sintomas, como aumento da pressão arterial, taquicardia, tontura, ataxia, confusão, desorientação, fala incoerente e alucinação. Esses medicamentos são contraindicados em pacientes com ângulos estreitos ou câmaras anteriores superficiais e em pacientes que tomam inibidores da monoaminoxidase ou antidepressivos tricíclicos.

Medicamentos para tratar o glaucoma

Os medicamentos para o glaucoma são utilizados para reduzir a PIO por meio da diminuição da produção de humor aquoso ou do aumento do fluxo de saída do humor aquoso. Tendo em vista que o glaucoma requer terapia vitalícia, o paciente deve ser orientado a respeito dos efeitos colaterais oculares e sistêmicos dos medicamentos. Ver seção sobre o glaucoma posteriormente neste capítulo.

Medicamentos anti-infecciosos

Os medicamentos anti-infecciosos incluem antibióticos, antifúngicos e antivirais. A maioria está disponível em gotas, pomadas ou injeções subconjuntivais ou intravítreas. Os antibióticos incluem penicilina, cefalosporinas, aminoglicosídios

TABELA 58.3 Midriáticos e cicloplégicos.

Medicamento	Preparação/ concentração disponível	Indicação/dose	Pico Midríase (minutos)	Pico Cicloplegia (minutos)	Tempo de recuperação Midríase	Tempo de recuperação Cicloplegia
Atropina	Pomada (0,5 a 2%) Soluções (0,5 a 3%)	Na uveíte, ou após a cirurgia, 2 a 4 vezes/dia	30 a 40	60 a 180	7 a 10 dias	6 a 12 dias
Cloridrato de ciclopentolato	Solução (0,5 a 2%)	Administrado com midriátricos a cada 5 a 10 min × 3 ou até que as pupilas estejam totalmente dilatadas para oftalmoscopia e procedimentos cirúrgicos	30 a 60	25 a 75	1 dia	6 a 24 h
Cloridrato de fenilefrina	Soluções (2,5%, 10%)	Combinar com cicloplégicos para dilatação pupilar, a cada 5 a 10 min) em caso de oftalmoscopia e procedimentos cirúrgicos	10 a 60	–	3 a 5 h	–
Bromidrato de escopolamina	Solução (0,25%)	Iguais às da atropina	20 a 30	30 a 60	3 a 7 dias	3 a 7 dias
Homatropina	Solução (0,5 a 2,5%)	Iguais às da atropina e da escopolamina	40 a 60	30 a 60	1 a 3 dias	1 a 3 dias

Adaptada de Comerford, K. C. & Durkin, M. T. (2020). *Nursing 2020 drug handbook*. Philadelphia, PA: Wolters Kluwer.

e fluoroquinolonas. O principal antifúngico é a anfotericina B. Os efeitos colaterais da anfotericina são sérios e incluem dor grave, necrose conjuntival, irite e toxicidade retiniana. Os medicamentos antivirais incluem aciclovir e ganciclovir. Eles são utilizados para tratar as infecções oculares associadas ao herpes-vírus (HSV) e ao citomegalovírus (CMV). Pacientes que recebem anti-infecciosos oculares estão sujeitos aos mesmos efeitos colaterais e às mesmas reações adversas que aqueles que recebem medicamentos orais ou parenterais.

Corticosteroides e anti-inflamatórios não esteroides

Preparações tópicas de corticosteroides são comumente utilizadas em condições inflamatórias de pálpebras, conjuntiva, córnea, câmara anterior, cristalino e úvea. Nas doenças do segmento posterior que envolvem a esclera posterior, a retina e o nervo óptico, agentes tópicos são menos efetivos, e as vias parenteral e oral são preferidas. Quando é prescrita uma suspensão, o paciente é orientado a agitar o frasco diversas vezes, para promover a mistura do medicamento e maximizar o seu efeito terapêutico. Os efeitos colaterais oculares mais comuns da administração de corticosteroides tópicos a longo prazo são glaucoma, catarata, suscetibilidade a infecções, comprometimento da cicatrização de ferimentos, midríase e ptose. Pode ocorrer aumento da PIO, que é reversível após a descontinuação do uso do corticosteroide. Para evitar os efeitos colaterais dos corticosteroides, AINEs são utilizados como alternativa no controle das condições oculares inflamatórias e no pós-operatório, para reduzir a inflamação.

Medicamentos antialérgicos

As reações de hipersensibilidade ocular, como conjuntivite alérgica, são extremamente comuns. Essas condições resultam principalmente de respostas a alergênios ambientais. A maioria dos alergênios é transmitida pelo ar ou transportada até o olho pela mão ou por outros meios, embora as reações alérgicas também possam ser induzidas por fármacos. Corticosteroides são comumente utilizados como anti-inflamatórios e imunossupressores para controlar reações de hipersensibilidade ocular.

Irrigantes e lubrificantes oculares

A maioria das soluções de irrigação é utilizada para limpar as pálpebras externas para manter a higiene palpebral, irrigar a superfície corneana externa para a reobtenção de um pH normal (p. ex., em queimaduras químicas), irrigar a superfície corneana para eliminar resíduos ou inflar o globo no intraoperatório. Essas soluções apresentam diversas composições, que incluem sódio, potássio, magnésio, cálcio, bicarbonato, glicose e glutationa (i. e., substância encontrada no humor aquoso). Estão disponíveis soluções de irrigação estéreis para a higiene palpebral. As soluções de irrigação são seguras para a utilização em uma superfície corneana intacta; entretanto, a superfície corneana não deve ser irrigada em casos de risco de perfuração da córnea. Para pacientes com úlcera de córnea grave, devem ser obtidas instruções específicas do oftalmologista a respeito da segurança da irrigação da superfície corneana, ou apenas para limpar as pálpebras externas. Embora a boa prática seja promover a higiene, a prevenção de complicações deve ser a preocupação primária. Soluções fisiológicas normais são comumente utilizadas para irrigar a superfície da córnea quando ocorrem queimaduras químicas.

Lubrificantes como lágrimas artificiais ajudam a aliviar a irritação da córnea, tal como na síndrome do olho seco. Lágrimas artificiais são preparações tópicas de carboximetilcelulose ou metilcelulose hidropropílica elaboradas como soluções em colírios, pomadas ou inserções oculares (inseridas no fórnice conjuntival 1 vez/dia). Os colírios podem ser instilados com frequência, como a cada hora, dependendo da gravidade dos sintomas.

Manejo de enfermagem

Os objetivos da administração adequada dos medicamentos oculares são maximizar os efeitos terapêuticos e assegurar a segurança do paciente por meio do monitoramento quanto a efeitos colaterais sistêmicos e locais (ASORN, 2013). A absorção dos colírios por meio do ducto nasolacrimal é indesejável, em virtude dos possíveis efeitos colaterais sistêmicos dos medicamentos oculares. Para diminuir a absorção sistêmica e minimizar os efeitos colaterais, é importante ocluir os pontos (Boxe 58.5). Isso é especialmente importante para os pacientes que são mais vulneráveis à superdosagem de medicamentos, incluindo adultos mais idosos, mulheres gestantes ou lactantes, bem como pacientes com cardiopatia, doença pulmonar, hepatopatia ou nefropatia. É recomendado um intervalo de 5 minutos entre a instilação de diferentes tipos de colírios.

Antes da administração de medicamentos oculares, o enfermeiro deve advertir o paciente de que borramento visual, pontadas ou a sensação de queimação são sintomas que ocorrem normalmente após a instilação e são temporários. O risco de interações do medicamento ocular com outros medicamentos oculares e sistêmicos deve ser enfatizado; portanto, deve ser cuidadosamente obtida a história de medicamentos que estão sendo tomados pelo paciente.

> **Alerta de enfermagem: Qualidade e segurança**
>
> Para prevenir infecções, a meticulosa higiene das mãos antes e após a instilação dos medicamentos é crucial. Além disso, a ponta do frasco de colírio ou do tubo de pomada nunca deve tocar em qualquer parte do olho, e o medicamento deve ser tampado imediatamente após cada utilização.

Se um paciente que instila seus próprios medicamentos não conseguir sentir os seus colírios quando eles são instilados, o medicamento ocular poderá ser refrigerado, uma vez que uma gota gelada é mais fácil de detectar. O intervalo de 5 minutos entre administrações sucessivas possibilita a retenção e a absorção adequadas do fármaco. Deve-se solicitar ao paciente ou ao cuidador familiar no domicílio que demonstrem a real instilação do colírio ou da pomada e a oclusão dos pontos.

GLAUCOMA

O termo **glaucoma** é empregado para fazer referência a um grupo de condições oculares caracterizadas por elevação da PIO (McMonnies, 2017). Se não tratado, o aumento da PIO lesiona o nervo óptico e a camada de fibras nervosas, porém o grau de lesão é altamente variável (Eliopoulos, 2018). A lesão do nervo óptico está relacionada com a PIO causada pela congestão do humor aquoso no olho. Variações de PIO são consideradas "normais", mas também podem estar associadas à perda da visão em alguns pacientes.

Boxe 58.5 ORIENTAÇÕES AO PACIENTE
Instilação de medicamentos oculares

O enfermeiro instrui o paciente a:

- Nunca usar soluções para os olhos que apresentem alteração da coloração
- Realizar a higiene das mãos antes e após o procedimento
- Assegurar a iluminação adequada
- Ler o rótulo do medicamento ocular para verificar se é o medicamento correto
- Remover as lentes de contato, conforme necessário
- Adotar uma posição confortável
- Evitar tocar a ponta do recipiente do medicamento em qualquer parte dos olhos ou da face
- Segurar a pálpebra inferior para baixo; não pressionar o globo ocular. Aplicar pressão suave no osso da bochecha para ancorar o dedo que segura a pálpebra

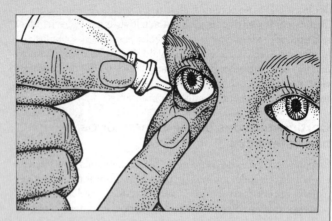

- Instilar o colírio antes de aplicar as pomadas
- Aplicar uma tira de pomada de 0,6 a 1,2 cm no saco conjuntival inferior

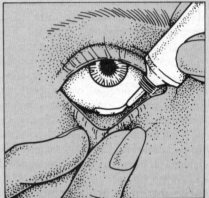

- Manter as pálpebras fechadas e aplicar pressão suave no canto interno (oclusão do ponto), próximo à ponte nasal, por 1 a 2 min, imediatamente após a instilação do colírio
- Usar um lenço limpo para cuidadosamente absorver o excesso de colírio que corre sobre as bochechas
- Aguardar 5 min antes de instilar outro colírio e 10 min antes de instilar outra pomada
- Reinserir as lentes de contato, se aplicável.

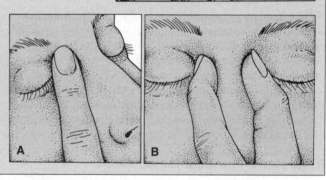

Adaptado de American Society of Ophthalmic Registered Nurses (ASORN). (2013). *ASORN recommended practice: Use of multidose medications*. San Francisco, CA: Author; Glaucoma Research Foundation. (2020). Eye drop tips. Retirado em 11/02/2020 de: www.glaucoma.org/treatment/eyedrop-tips.php.

Estima-se que o glaucoma afete 3 milhões de norte-americanos, aproximadamente 50% dos quais não são diagnosticados (Moore et al., 2018).[3] O glaucoma é mais prevalente em pessoas com idade superior a 40 anos, e é a terceira doença ocular relacionada com a idade mais comum nos EUA. O Boxe 58.6 apresenta os fatores de risco para o glaucoma. Não existe cura para o glaucoma, mas a doença pode ser controlada (Glaucoma Research Foundation, 2019).

Fisiologia

O humor aquoso flui entre a íris e o cristalino, nutrindo a córnea e o cristalino. Em seguida, a maior parte (90%) do

Boxe 58.6 FATORES DE RISCO
Glaucoma

- Afrodescendentes ou asiáticos
- Apneia obstrutiva do sono
- Córnea fina delgada
- Diabetes melito
- Doenças cardiovasculares
- História familiar de glaucoma
- Idade avançada
- Miopia
- Síndromes de enxaqueca
- Traumatismo ocular anterior
- Utilização prolongada de corticosteroides tópicos ou sistêmicos.

Adaptado de McMonnies, C. W. (2017). Glaucoma history and risk factors. *Journal of Optometry, 10*(2), 71-78; Norris, T. (2019). *Porth's pathophysiology: Concepts of altered health status* (10th ed.). Philadelphia, PA: Wolters Kluwer.

---

[3] N.R.T.: No Brasil, em 2022, o Conselho Brasileiro de Oftalmologia estimou que existam 1,5 milhão pessoas com glaucoma. Acesse o *site* da Sociedade Brasileira de Glaucoma para mais informações (https://www.sbglaucoma.org.br/).

líquido flui para fora da câmara anterior e, através da malha trabecular esponjosa, para dentro do canal de Schlemm e das veias episclerais (Figura 58.6). Aproximadamente 10% do líquido aquoso sai através do corpo ciliar para dentro do espaço supracoroidal e, em seguida, segue para dentro da circulação venosa do corpo ciliar, da coroide e da esclera (Norris, 2019). O fluxo de saída desimpedido do humor aquoso depende de um sistema de drenagem intacto e de um ângulo aberto (aproximadamente 45°) entre a íris e a córnea. Um ângulo mais estreito posiciona a íris mais próximo da malha trabecular, diminuindo o ângulo. A quantidade de humor aquoso produzida tende a diminuir com a idade, em doenças sistêmicas como diabetes e em condições inflamatórias oculares.

A PIO é determinada pela taxa de produção do humor aquoso, pela resistência encontrada pelo humor aquoso à medida que ele flui para fora das passagens e pela pressão venosa das veias episclerais que drenam para a veia ciliar anterior. Quando a produção e o efluxo do líquido aquoso estão em equilíbrio, a PIO está entre 10 e 21 mmHg. Quando o efluxo do líquido aquoso é inibido, a pressão acumula-se no olho. As flutuações na PIO ocorrem com o horário do dia, esforços, dieta e medicamentos. A PIO tende a aumentar com o piscar, o aperto das pálpebras e o olhar fixo para cima. Condições sistêmicas, como diabetes, e condições intraoculares, como uveíte e descolamento de retina, foram associadas à elevação da PIO. O glaucoma pode não ser reconhecido em pessoas com córneas delgadas, pois a medição da PIO pode ser falsamente baixa como resultado dessa espessura.

Fisiopatologia

Existem duas teorias a respeito de como o aumento da PIO lesiona o nervo óptico no glaucoma. A teoria mecânica direta sugere que a PIO alta lesione a camada retiniana à medida que passa pela cabeça do nervo óptico. A teoria isquêmica indireta sugere que a PIO alta comprima a microcirculação na cabeça do nervo óptico, resultando em lesão celular e morte. Alguns glaucomas parecem ser exclusivamente mecânicos, ao passo que outros são tipos exclusivamente isquêmicos. Em geral, a maioria dos casos é uma combinação dos dois.

Classificação do glaucoma

Existem diversos tipos de glaucoma. Os tipos de glaucoma são identificados como glaucoma de ângulo aberto, glaucoma de ângulo estreito, glaucoma congênito e glaucoma associado a outras condições, como anomalias do desenvolvimento ou uso de corticosteroide. O glaucoma pode ser primário ou secundário, dependendo da contribuição dos fatores correlatos para o aumento da PIO. Os dois tipos clínicos comuns em adultos são glaucoma de ângulo estreito e glaucoma de ângulo aberto, que são diferenciados pelos mecanismos que causam o comprometimento do fluxo de saída do humor aquoso (Norris, 2019). A Tabela 58.4 resume as características dos diferentes tipos de glaucoma em adultos.

Manifestações clínicas

O glaucoma é com frequência denominado "ladrão silencioso da visão", pois a maioria dos pacientes não sabe que tem a doença até que tenha sofrido alterações visuais e perda da visão. O paciente pode não buscar tratamento de saúde até que apresente borramento visual ou "halos" ao redor de luzes, dificuldade de focalização, dificuldade de ajuste dos olhos à luz baixa, perda da visão periférica, dor ou desconforto ao redor dos olhos e cefaleia.

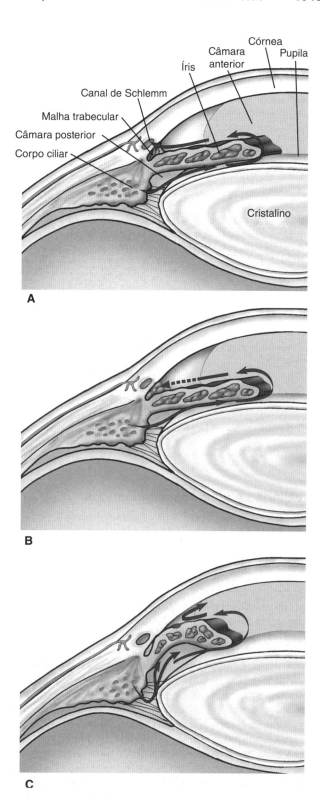

Figura 58.6 • **A.** Normalmente, o humor aquoso, que é secretado na câmara posterior, obtém o acesso à câmara anterior por meio do fluxo pela pupila. No ângulo da câmara anterior, ele passa pelo canal de Schlemm e para o sistema venoso. **B.** No glaucoma de ângulo aberto, o efluxo do humor aquoso é obstruído na malha trabecular. **C.** No glaucoma de ângulo estreito, o humor aquoso encontra resistência ao fluxo pela pupila. O aumento da pressão na câmara posterior produz uma curvatura na frente da íris periférica, de modo que a íris bloqueia a malha trabecular. Reproduzida, com autorização, de Norris, T. L. (2019). *Porth's pathophysiology: Concepts of altered health states* (10th ed., Fig. 19.11). Philadelphia, PA: Wolters Kluwer.

TABELA 58.4 Tipos de glaucoma, manifestações clínicas e tratamento.

Tipos de glaucoma	Manifestações clínicas	Tratamento
Ângulo aberto *Normalmente bilateral, mas um olho pode estar mais gravemente afetado do que o outro. No glaucoma de ângulo aberto, o ângulo da câmara anterior está aberto e parece normal.*		
Glaucoma de tensão normal	PIO ≤ 21 mmHg. Lesão do nervo óptico, defeitos do campo visual.	Se o tratamento clínico não obtiver sucesso, a TL pode diminuir a PIO em 20%. Cirurgia de filtração do glaucoma, se houver lesão contínua do nervo óptico, apesar da terapia medicamentosa e da TL.
Hipertensão ocular	Elevação da PIO. Possível dor ocular ou cefaleia.	O melhor manejo para o tratamento do glaucoma de tensão normal ainda precisa ser estabelecido. O objetivo é reduzir a PIO em, no mínimo, 30%.
Ângulo estreito *Obstrução no fluxo de saída do humor aquoso em virtude do fechamento completo ou parcial do ângulo decorrente da alteração na frente da íris periférica até a trabécula. A obstrução resulta em aumento da PIO.*		
Glaucoma de ângulo fechado agudo	Comprometimento visual rapidamente progressivo, dor periocular, hiperemia conjuntival e congestão. A dor pode estar associada a náuseas, vômitos, bradicardia e sudorese profusa. Redução da acuidade visual central, PIO gravemente elevada, edema de córnea. A pupila é oval verticalmente, está fixada em posição semidilatada e não reage à luz e à acomodação.	Emergência oftalmológica; administração de agentes hiperosmóticos, acetazolamida e agentes hipotensores oculares tópicos. Possível iridotomia a *laser* (incisão na íris) para liberar o humor aquoso bloqueado e reduzir a PIO. O outro olho também é tratado com colírios de pilocarpina e/ou manejo cirúrgico para evitar um ataque espontâneo similar.
Glaucoma de ângulo fechado subagudo	Borramento visual temporário, halos ao redor das luzes; cefaleias temporais e/ou dor ocular; a pupila pode estar semidilatada.	Iridotomia a *laser* periférica profilática. Pode levar ao glaucoma de ângulo fechado agudo ou crônico, se não tratado.
Glaucoma de ângulo fechado crônico	Progressão da escavação glaucomatosa e perda significativa do campo visual; a PIO pode estar normal ou elevada; dor ocular e cefaleia.	O manejo inclui iridotomia a *laser* e medicamentos.

PIO: pressão intraocular; TL: trabeculoplastia a *laser*. Adaptada de McMonnies, C. W. (2017). Glaucoma history and risk factors. *Journal of Optometry, 10*(2), 71-78; Norris, T. (2019). *Porth's pathophysiology: Concepts of altered health status* (10th ed.). Philadelphia, PA: Wolters Kluwer.

Avaliação e achados diagnósticos

A finalidade de uma avaliação do glaucoma é estabelecer a categoria diagnóstica, avaliar a lesão do nervo óptico e formular um plano de tratamento. A anamnese ocular e clínica do paciente deve ser detalhada, e deve-se investigar a história de fatores predisponentes. Os tipos de exames realizados em casos de glaucoma incluem tonometria para medir a PIO, oftalmoscopia para inspecionar o nervo óptico e teste de campo visual central (Glaucoma Research Foundation, 2019; Norris, 2019).

As alterações no nervo óptico relacionadas com o glaucoma são palidez e escavação do nervo óptico. A palidez do nervo óptico é causada pela ausência de irrigação sanguínea. A escavação é caracterizada por dobradura exagerada dos vasos sanguíneos à medida que eles cruzam o disco óptico, resultando em aumento da escavação do disco óptico, que parece mais escavado em comparação a uma escavação normal. A progressão da escavação no glaucoma é causada pela perda gradual das fibras nervosas retinianas e pela perda do suprimento sanguíneo.

À medida que a lesão do nervo óptico aumenta, a percepção visual diminui. As áreas localizadas da perda visual (*i. e.*, escotomas) representam a perda da sensibilidade retiniana e a lesão das fibras nervosas, que são medidas e mapeadas em um gráfico. Em pacientes com glaucoma, o gráfico apresenta um padrão distinto, diferente de outras doenças oculares, o que é útil no estabelecimento do diagnóstico. A Figura 58.7 ilustra as alterações visuais causadas pelo glaucoma.

Manejo clínico

O objetivo de todos os tratamentos para o glaucoma é a prevenção da lesão do nervo óptico. A terapia vitalícia é necessária, tendo em vista que o glaucoma não pode ser curado. O tratamento é centrado em terapia farmacológica, procedimentos a *laser*, cirurgia ou uma combinação dessas abordagens, todas as quais apresentam possíveis complicações e efeitos colaterais. O objetivo é alcançar o maior benefício com o menor risco, o menor custo e a menor inconveniência para o paciente. Embora o tratamento não consiga reverter a lesão do nervo óptico, lesões adicionais podem ser controladas. O objetivo é manter a PIO em uma variação que provavelmente não causará lesão adicional (Sheybani, Scott, Samuelson et al., 2020). A meta inicial em relação à PIO entre os pacientes com elevação da PIO e aqueles com glaucoma de baixa tensão com perda progressiva do campo visual normalmente é estabelecida em

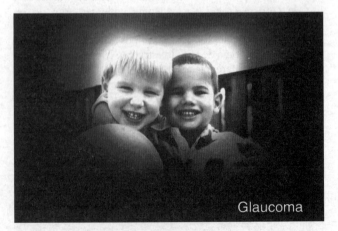

Figura 58.7 • Alterações visuais associada ao glaucoma. Foto cortesia do National Eye Institute, National Institutes of Health.

pressão 30% mais baixa do que a pressão atual. O paciente é monitorado em relação a alterações no aspecto do nervo óptico. Se houver evidência de lesão progressiva, a meta da PIO é reduzida novamente, até que o nervo óptico demonstre estabilidade.

Terapia farmacológica

O manejo clínico do glaucoma depende de medicamentos sistêmicos e oculares tópicos que reduzem a PIO. Exames de acompanhamento periódicos são essenciais para monitorar a PIO, o aspecto do nervo óptico, os campos visuais e os efeitos colaterais dos medicamentos. A terapia leva em consideração a saúde e o estágio do glaucoma do paciente. Conforto, acessibilidade, conveniência, estilo de vida e capacidade funcional são fatores a serem considerados na adesão do paciente ao esquema terapêutico (Eliopoulos, 2018).

Em geral, o paciente começa a usar a dose mais baixa do medicamento tópico e depois aumenta as concentrações, até que o nível desejado da PIO seja alcançado e mantido. Os betabloqueadores são os medicamentos tópicos iniciais preferidos, em virtude de sua eficácia, da administração mínima (podem ser utilizados 1 vez/dia) e do baixo custo. Um olho é tratado primeiramente, e o outro olho é usado como controle na determinação da eficácia do medicamento; depois que se estabelece a eficácia, o tratamento do outro olho é iniciado. Se a PIO estiver elevada em ambos os olhos, ambos são tratados. Quando os resultados não são satisfatórios, faz-se a substituição por um novo medicamento. Os principais marcadores da eficácia do medicamento no controle do glaucoma são a redução da PIO até a pressão-alvo, o aspecto estável da cabeça do nervo óptico e o campo visual.

Muitos medicamentos oculares são utilizados para tratar o glaucoma (Tabela 58.5), incluindo mióticos, betabloqueadores, alfa$_2$-agonistas (i. e., agentes adrenérgicos), inibidores da anidrase carbônica e prostaglandinas. Os colinérgicos (i. e., mióticos) aumentam o fluxo de saída do humor aquoso ao afetarem a contração do músculo ciliar e a constrição pupilar, possibilitando o fluxo através de uma abertura maior entre a íris e a malha trabecular. Betabloqueadores e inibidores da anidrase carbônica diminuem a produção de humor aquoso. Análogos à prostaglandina reduzem a PIO por meio do aumento do fluxo de saída do humor aquoso (Comerford & Durkin, 2020; Norris, 2019).

Manejo cirúrgico

A cirurgia é reservada para os pacientes nos quais o tratamento farmacológico não controlou a PIO. Esse procedimento minimamente invasivo é especificamente projetado para melhorar a drenagem do líquido do olho para equilibrar a PIO. Ao restaurar o equilíbrio hídrico natural do olho, a trabeculectomia estabiliza o nervo óptico e minimiza a lesão adicional do campo visual (Sheybani et al., 2020). A cirurgia é realizada por uma pequena incisão e não requer a criação de um orifício permanente na parede ocular ou uma bolha de filtração externa ou um implante.

Um feixe de *laser* é aplicado na superfície interna da malha trabecular para abrir os espaços intratrabeculares e ampliar a largura do canal de Schlemm, promovendo o fluxo de saída do humor aquoso e a diminuição da PIO. O procedimento é indicado quando a PIO é inadequadamente controlada por medicamentos, e é contraindicado quando a malha trabecular não pode ser totalmente visualizada em virtude de um ângulo estreito.

TABELA 58.5 Medicamentos selecionados utilizados para o manejo do glaucoma.

Medicação	Ação	Efeitos colaterais	Implicações para a enfermagem
Colinérgicos (mióticos) (pilocarpina, carbacol intraocular)	Aumento do fluxo de saída do líquido aquoso por meio da contração do músculo ciliar e ao causar miose (constrição da pupila) e abertura da malha trabecular	Dor periorbital, borramento visual, dificuldade para enxergar no escuro	Advertir os pacientes a respeito da diminuição da visão em áreas com baixa iluminação. A pilocarpina pode ser armazenada à temperatura ambiente por até 8 semanas; em seguida, deve ser descartada.
Betabloqueadores (maleato de timolol)	Diminuição da produção de humor aquoso	Podem apresentar efeitos sistêmicos, incluindo bradicardia, exacerbação de doença pulmonar e hipotensão	Contraindicados em pacientes com asma, doença pulmonar obstrutiva crônica, bloqueio cardíaco de 2º ou 3º grau, bradicardia ou insuficiência cardíaca; orientar os pacientes a respeito da oclusão dos pontos para limitar os efeitos sistêmicos (ver Boxe 58.5).
Agonistas alfa-adrenérgicos (apraclonidina, brimonidina)	Diminuição da produção de humor aquoso	Vermelhidão nos olhos e na boca associada a passagens nasais ressecadas	Orientar os pacientes a respeito da oclusão dos pontos para limitar os efeitos sistêmicos (ver Boxe 58.5).
Inibidores da anidrase carbônica (acetazolamida, dorzolamida)	Diminuição da produção de humor aquoso	Os medicamentos orais (acetazolamida) estão associados a efeitos colaterais graves, incluindo reações anafiláticas, perda eletrolítica, depressão, letargia, desconforto gastrintestinal, impotência e perda de peso; os efeitos colaterais da forma tópica (dorzolamida) incluem alergia tópica	Não administrar em pacientes com alergias à sulfa; monitorar os níveis eletrolíticos.
Análogos da prostaglandina (latanoprosta, bimatoprosta)	Amento do fluxo de saída uveoescleral	Escurecimento da íris, vermelhidão conjuntival, possível erupção cutânea	Orientar os pacientes a relatarem quaisquer efeitos colaterais.

Adaptada de Comerford, K. C. & Durkin, M. T. (2020). *Nursing 2020 drug handbook*. Philadelphia, PA: Wolters Kluwer.

Na iridotomia periférica para o glaucoma com bloqueio pupilar, é realizada uma abertura na íris para eliminar o bloqueio pupilar. A iridotomia a *laser* é contraindicada em pacientes com edema de córnea, pois ele interfere no direcionamento e na potência do *laser*. As possíveis complicações incluem queimaduras na córnea, no cristalino ou na retina, elevação temporária da PIO, fechamento da iridotomia, uveíte e borramento visual.

Procedimentos de filtração para o glaucoma são realizados para criar uma abertura ou uma fístula na malha trabecular para drenar o humor aquoso da câmara anterior até o espaço conjuntival para dentro de uma bolha (acúmulo de líquido no exterior do olho), criando, assim, um desvio das estruturas de drenagem habituais. Isso possibilita que o humor aquoso flua e saia por meio de diferentes vias (*i. e.*, absorção pelos vasos conjuntivais ou mistura com as lágrimas). A trabeculectomia é a técnica de filtração padrão utilizada para remover uma parte da malha trabecular (Shaw & Lee, 2017). As complicações incluem hemorragia, PIO extremamente baixa (hipotonia) ou extremamente elevada, uveíte, catarata, falha da bolha, extravasamento da bolha e **endoftalmite** (*i. e.*, infecção intraocular).

Implantes de drenagem ou *shunts* são implantados na câmara anterior para desviar o humor aquoso até a placa episcleral, no espaço conjuntival. Os implantes são utilizados em casos de falha com uma ou mais trabeculectomias com antifibróticos. Uma cápsula fibrosa se desenvolve ao redor da placa episcleral e filtra o humor aquoso, regulando, assim, o fluxo de saída e controlando a PIO.

Manejo de enfermagem

Os enfermeiros em todos os ambientes encontram pacientes com glaucoma. Até mesmo pacientes com doença de longa duração e aqueles com glaucoma como diagnóstico secundário devem ser avaliados quanto ao nível de conhecimento e à adesão ao seu esquema terapêutico prescrito.

Promoção de cuidados domiciliar, comunitário e de transição

Orientação do paciente sobre autocuidados

Os manejos clínico e cirúrgico do glaucoma retardam a progressão da doença, mas não a curam. O esquema terapêutico vitalício requer as orientações ao paciente. A natureza da doença e a importância da adesão estrita ao esquema terapêutico devem ser incluídas em um plano de orientações individualizado. Um programa de autocuidado estruturado pode aumentar a adesão ao esquema terapêutico. Uma discussão completa sobre o programa medicamentoso, em particular sobre as interações dos medicamentos para o controle do glaucoma com outros medicamentos, é essencial. Por exemplo, o efeito diurético da acetazolamida pode ser um aditivo sobre os efeitos diuréticos de outros medicamentos anti-hipertensivos (Comerford & Durkin, 2020). Os efeitos dos medicamentos para o controle do glaucoma sobre a visão também devem ser explicados. Mióticos e simpaticomiméticos resultam em alteração do foco; portanto, os pacientes devem ter cautela quando se movimentarem pelo ambiente. O Boxe 58.5 apresenta as orientações ao paciente sobre a instilação de medicamentos oculares e a prevenção da absorção sistêmica com a oclusão dos pontos. O Boxe 58.7 contém informações de orientações adicionais a serem revisadas com os pacientes com glaucoma.

Boxe 58.7 ORIENTAÇÕES AO PACIENTE
Manejo do glaucoma

O enfermeiro instrui o paciente a:

- Conhecer a medição da sua pressão intraocular e a variação desejada
- Estar informado a respeito da extensão da perda da visão e da lesão do nervo óptico
- Manter um registro das medições da pressão intraocular e dos resultados de testes de campo visual para monitorar o seu próprio progresso
- Revisar todos os medicamentos (incluindo medicamentos sem prescrição médica e fitoterápicos) com o seu oftalmologista e mencionar quaisquer efeitos colaterais a cada vez que comparecer a uma consulta
- Indagar a respeito dos possíveis efeitos colaterais e das interações medicamentosas dos seus medicamentos oculares
- Indagar se estão disponíveis tipos genéricos ou de menor custo dos seus medicamentos oculares
- Revisar o cronograma de administração com seu oftalmologista e informá-lo se apresentar problemas ao seguir o cronograma
- Participar do processo de tomada de decisões. Informar ao seu profissional qual cronograma de administração funciona para você e outras preferências a respeito do seu cuidado ocular
- Quando instilar o medicamento ocular, deixar que o enfermeiro veja, para determinar se você está administrando adequadamente (ver Boxe 58.5)
- Ter em mente que os medicamentos para o glaucoma podem causar efeitos adversos se utilizados inadequadamente. Os colírios devem ser administrados conforme prescrito, não quando os olhos estiverem irritados
- Solicitar ao seu oftalmologista que envie um relatório ao seu médico a cada consulta
- Manter todas as consultas de acompanhamento.

Cuidados contínuos e de transição

Os pacientes com glaucoma grave e comprometimento da função podem necessitar de encaminhamento para serviços domiciliares, comunitários ou de cuidados de transição que prestem assistência no domicílio. A perda da visão periférica compromete a mobilidade ao máximo. Esses pacientes também se beneficiam de um encaminhamento para serviços de déficit visual e reabilitação. Aos pacientes que atendam aos critérios de cegueira legal, devem ser oferecidas referências de agências nacionais de apoio.

Tranquilizar e dar apoio emocional são aspectos importantes do cuidado. Uma doença vitalícia que envolve a possível perda da visão apresenta desdobramentos psicológicos, físicos, sociais e vocacionais. A família deve estar integrada no plano de cuidados e, tendo em vista que a doença apresenta tendência familiar, os familiares devem ser aconselhados a se submeterem a exames no mínimo uma vez a cada 2 anos para detectar o glaucoma inicialmente.

CATARATA

A **catarata** é uma opacidade do cristalino (Figura 58.8), sendo responsável pela deficiência visual em 18 milhões de pessoas em todo o mundo (Norris, 2019). Aos 80 anos, mais da metade de todos os norte-americanos apresenta catarata. A catarata é a principal causa de cegueira no mundo (Prevent Blindness America, 2020).

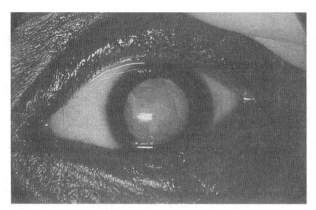

Figura 58.8 • A catarata é um cristalino enevoado ou opaco. À inspeção visual, o cristalino parece ser cinza ou leitoso. Reproduzida, com autorização, de Strayer, D. S., Rubin, E., Saffitz, J. E. et al. (2015). *Rubin's pathology: Clinicopathologic foundations of medicine* (7th ed., Fig. 33.2). Philadelphia, PA: Wolters Kluwer.

Fisiopatologia

A catarata pode se desenvolver em um ou em ambos os olhos em qualquer idade. Os três tipos mais comuns são: traumática, congênita ou senil (Norris, 2019). Existem diversos fatores de risco; o mais comum é a idade (Boxe 58.8).

Manifestações clínicas

O borramento visual indolor é a característica da catarata. A pessoa percebe que as adjacências estão opacas, como se seus óculos precisassem ser limpos. A difusão da luz é comum, e a pessoa apresenta redução da sensibilidade aos contrastes, sensibilidade à ofuscação e redução da acuidade visual. Outros efeitos são alteração miópica (retorno da capacidade de realizar trabalhos com proximidade [p. ex., leitura de impressão fina] sem óculos), **astigmatismo** (erro de refração decorrente de uma irregularidade na curvatura da córnea), **diplopia** (visão dupla) monocular e alterações nas cores à medida que o cristalino se torna de coloração mais marrom (Eliopoulos, 2018; Shaw & Lee, 2017).

Avaliação e achados diagnósticos

A diminuição da acuidade visual é diretamente proporcional à densidade da catarata. Teste de acuidade visual de Snellen, oftalmoscopia e exame biomicroscópico com lâmpada de fenda são utilizados para estabelecer o grau de formação da catarata. O grau de opacidade do cristalino nem sempre está correlacionado com o estado funcional do paciente. Alguns pacientes podem realizar atividades normais, apesar da catarata clinicamente significativa. Outros com menos opacificação do cristalino apresentam diminuição desproporcional na acuidade visual; portanto, a acuidade visual é uma medida imperfeita do comprometimento visual.

Manejo clínico

Nenhum tratamento não cirúrgico (p. ex., medicamentos, colírios, óculos) cura a catarata ou previne a catarata relacionada com a idade. O manejo clínico ideal é a prevenção. Os pacientes devem ser orientados por seus médicos sobre estratégias para a redução do risco, como abandono do tabagismo, redução do peso e controle ideal da glicemia para os diabéticos. Além disso, devem ser aconselhados a utilizar óculos de sol em ambientes externos para prevenir a formação de catarata precoce (Shaw & Lee, 2017).

Boxe 58.8 — FATORES DE RISCO
Formação de catarata

Envelhecimento
- Acúmulo de um pigmento amarelo-marrom decorrente de fragmentação de proteínas do cristalino
- Acúmulo ou agregação de proteínas do cristalino (que leva à dispersão da luz)
- Aumento de sódio e cálcio
- Diminuição da absorção de oxigênio
- Diminuição dos níveis de vitamina C, proteínas e glutationa (um antioxidante)
- Perda da transparência do cristalino.

Condições oculares correlatas
- Descolamento de retina e cirurgia retiniana
- Infecção (p. ex., herpes-zóster, uveíte)
- Miopia
- Retinite pigmentosa.

Fatores tóxicos
- Administração de ácido acetilsalicílico
- Cálcio, cobre, ferro, ouro, prata e mercúrio, que tendem a se depositar na área pupilar do cristalino
- Corticosteroides, especialmente em doses altas e na administração a longo prazo
- Queimaduras oculares químicas alcalinas, envenenamento
- Radiação ionizante
- Tabagismo.

Fatores nutricionais
- Nutrição inadequada
- Obesidade
- Redução do nível de antioxidantes.

Fatores físicos
- Desidratação associada a diarreia crônica, uso de purgativos em caso de anorexia nervosa e aplicação de oxigenação hiperbárica
- Radiação ultravioleta na luz solar e em raios X
- Traumatismo contuso, perfuração do cristalino com um objeto cortante ou corpo estranho, choque elétrico.

Doenças sistêmicas e síndromes
- Diabetes melito
- Distúrbios musculoesqueléticos
- Distúrbios relacionados com o metabolismo lipídico
- Distúrbios renais
- Síndrome de Down.

Adaptado de Norris, T. (2019). *Porth's pathophysiology: Concepts of altered health status* (10th ed.). Philadelphia, PA: Wolters Kluwer; Prevent Blindness. (2020). Know the risk factors for cataract. Retirado em 16/02/2020 de: www.preventblindness.org/know-risk-factors-cataract.

Manejo cirúrgico

Em geral, se a redução da visão decorrente da catarata não interferir nas atividades normais, a cirurgia pode não ser necessária. Quando se decide pela realização da cirurgia de catarata, o estado funcional e visual do paciente deve ser a consideração principal (Eliopoulos, 2018). A remoção da catarata é comum, e mais de 1 milhão dessas cirurgias é realizada nos EUA a cada ano (Prevent Blindness America, 2020). A cirurgia é realizada em ambulatório e geralmente demora menos de 1 hora, com o paciente recebendo alta em 30 minutos ou menos posteriormente. Embora as complicações em virtude da cirurgia de catarata sejam incomuns, elas podem apresentar efeitos significativos sobre a visão (Tabela 58.6).

TABELA 58.6 — Possíveis complicações da cirurgia de catarata.

Complicações	Efeitos	Manejo e resultado
Pré-operatório imediato Hemorragia retrobulbar – pode resultar da infiltração retrobulbar de anestésicos, se a artéria ciliar curta for localizada pela injeção	Aumento da PIO, proptose, aperto das pálpebras e hemorragia subconjuntival com ou sem edema	É realizada a cantotomia (corte do canto) lateral de emergência para interromper a perfusão retiniana central quando a PIO estiver perigosamente elevada. Se esse procedimento não reduzir a PIO, é considerada uma punção da câmara anterior com remoção do líquido. O paciente deve ser cuidadosamente monitorado durante, no mínimo, algumas horas. É aconselhado o adiamento da cirurgia de catarata por 2 a 4 semanas. Complicações como prolapso de íris, perda vítrea e hemorragia coroidal podem resultar em um resultado visual catastrófico
Intraoperatório Ruptura da cápsula posterior Hemorragia supracoroidal (expulsiva) – sangramento profuso no espaço supracoroidal	Pode resultar em perda do vítreo Extrusão do conteúdo intraocular do olho ou oposição às superfícies retinianas	É necessária a vitrectomia anterior, se ocorrer perda vítrea Fechamento da incisão e administração de um hiperosmótico para reduzir a PIO ou corticosteroides para reduzir a inflamação intraocular. A vitrectomia é realizada 1 a 2 semanas depois. O prognóstico visual é desfavorável; em raras ocasiões, alguma visão útil pode ser salva
Pós-operatório inicial Endoftalmite bacteriana aguda – complicação devastadora que ocorre em aproximadamente 1 em cada 1.000 casos; os microrganismos causais mais comuns são *Staphylococcus epidermidis*, *Staphylococcus aureus*, espécies de *Pseudomonas* e *Proteus* Síndrome do segmento anterior tóxico – inflamação não infecciosa que é uma complicação da cirurgia de câmara anterior; causada por um agente tóxico, como um agente utilizado para esterilizar instrumentos cirúrgicos	Caracterizada por perda visual acentuada, dor, edema palpebral, hipópio, névoa corneana e quemose O edema de córnea ocorre < 24 h após a cirurgia; os sintomas incluem redução da acuidade visual e dor	Terapia antibiótica agressiva. Antibióticos de amplo espectro são administrados enquanto se aguarda pelos resultados de cultura e antibiograma. Após a obtenção dos resultados, os antibióticos apropriados são administrados por injeção intravítrea. Também são administrados corticosteroides Se não houver crescimento de microrganismos, o tratamento consiste em esteroides tópicos
Pós-operatório tardio Problemas relacionados com a sutura Posicionamento inadequado da LIO Endoftalmite crônica Opacificação da cápsula posterior – complicação tardia mais comum da extração de catarata extracapsular	Reações tóxicas ou lesão mecânica em virtude de suturas rompidas ou soltas Resulta em astigmatismo, sensibilidade à ofuscação ou aparecimento de halos Inflamação de grau baixo e persistente e granuloma A acuidade visual está diminuída	A remoção da sutura alivia os sintomas. São utilizados corticosteroides tópicos quando a incisão não estiver cicatrizada e as suturas não puderem ser removidas. Mióticos são utilizados para casos leves, ao passo que a remoção e a substituição da LIO são necessárias para os casos graves Corticosteroides e antibióticos são administrados por via sistêmica. Se a condição persistir, a remoção da LIO e da bolsa capsular, a vitrectomia e a injeção intravítrea de antibióticos são necessárias É utilizado *laser* de Nd:YAG para criar um orifício na cápsula posterior. O borramento visual melhora imediatamente

LIO: lente intraocular; Nd:YAG: neodímio: ítrio, alumínio, granada; PIO: pressão intraocular. Adaptada de Shaw, M. & Lee, A. (2017). *Ophthalmic nursing* (5th ed.). Boca Raton, FL: CRC Press Taylor & Francis Group.

A restauração da função visual por meio de um procedimento seguro e minimamente invasivo é o objetivo cirúrgico, que é conquistado com avanços na anestesia tópica, menor incisão do ferimento (i. e., incisão na córnea clara) e desenho da lente (i. e., lente intraocular [LIO] flexível e com medições mais precisas).

A anestesia tópica sem injeções e intraocular, como gel de lidocaína a 1% aplicado na superfície do olho, elimina os riscos da anestesia regional (retrobulbar e peribulbar), tais como perfuração ocular, hemorragia retrobulbar, lesões ópticas, diplopia e ptose, e é ideal para pacientes que recebem anticoagulantes. Além disso, os pacientes podem se comunicar e cooperar durante a cirurgia. A sedação IV pode ser utilizada para minimizar a ansiedade e o desconforto.

Quando ambos os olhos apresentam catarata, um olho é tratado primeiramente, e deve haver um intervalo mínimo de algumas semanas, preferencialmente meses, entre os dois procedimentos. Tendo em vista que a cirurgia de catarata é realizada para melhorar a função visual, o adiamento para o outro olho proporciona tempo para que o paciente e o cirurgião avaliem se os resultados da primeira cirurgia são adequados, para prevenir a necessidade de uma segunda operação. O adiamento também proporciona tempo para que o primeiro olho se recupere; se houver quaisquer complicações, o cirurgião pode decidir por realizar o segundo procedimento de modo diferente.

Facoemulsificação

Nesse método de cirurgia para catarata extracapsular, uma parte da cápsula anterior é removida, possibilitando a extração do núcleo e do córtex do cristalino; a cápsula posterior e o suporte zonular são deixados intactos. É utilizado um dispositivo ultrassônico para liquefazer o núcleo e o córtex, que, em seguida, são succionados e removidos por meio de uma sonda. Um diafragma zonular-capsular intacto proporciona a âncora de segurança necessária para a LIO da câmara posterior. A pupila é dilatada até 7 mm ou mais (Shaw & Lee, 2017). O cirurgião realiza uma pequena incisão na borda superior da córnea, e uma substância viscoelástica (gel claro) é injetada no espaço entre a córnea e o cristalino. Isso evita que o espaço colapse e facilita a inserção da LIO. Tendo em vista que a incisão é menor do que com a extração da catarata extracapsular manual, o ferimento cicatriza mais rapidamente e ocorre a estabilização inicial do erro de refração e menos astigmatismo.

Substituição do cristalino

Após a remoção do cristalino, o paciente é denominado afácico (*i. e.*, sem cristalino). O cristalino, que focaliza a luz na retina, deve ser substituído para que o paciente enxergue claramente. Existem três opções para a substituição do cristalino: óculos afácicos, lentes de contato e implantes de LIO.

Os óculos afácicos, embora efetivos, raramente são utilizados. Os objetos são ampliados em 25% e parecem estar mais próximos do que realmente estão. Essa ampliação cria distorção. A visão periférica também é limitada, e a **visão binocular** (*i. e.*, capacidade de ambos os olhos de focalizar um objeto e fundir as duas imagens em uma) é impossível se o outro olho estiver afácico (sem um cristalino natural).

As lentes de contato proporcionam aos pacientes uma visão quase normal, mas, tendo em vista que devem ser removidas ocasionalmente, o paciente também precisa de um par de óculos afácicos. As lentes de contato não são aconselhadas para os pacientes que tenham dificuldade na sua inserção, remoção e limpeza. O manuseio frequente e a desinfecção inadequada aumentam o risco de infecções.

A inserção de LIO durante a cirurgia de catarata é a abordagem mais comum para a substituição do cristalino (Eliopoulos, 2018). Após a extração da catarata ou da facoemulsificação, o cirurgião implanta uma LIO. A extração da catarata e as LIOs de câmara posterior estão associadas a uma incidência relativamente baixa de complicações (p. ex., infecção ocular, perda do humor vítreo, deslizamento do implante) (Eliopoulos, 2018). O implante de LIO é contraindicado em pacientes com uveíte recidivante, retinopatia diabética proliferativa, glaucoma neovascular ou *rubeosis iridis*.

Manejo de enfermagem

Fornecimento do cuidado pré-operatório

O paciente com catarata recebe os cuidados pré-operatórios habituais para os pacientes cirúrgicos ambulatoriais que são submetidos à cirurgia ocular. A bateria padrão de testes pré-operatórios (p. ex., hemograma completo, eletrocardiograma, urinálise) comumente realizada para a maioria das cirurgias é prescrita apenas se indicada pela anamnese do paciente.

Os alfa-antagonistas (sobretudo tansulosina, que é utilizada para o tratamento do aumento de próstata) sabidamente causam uma condição denominada *síndrome da íris flácida intraoperatória*. Os alfa-antagonistas podem interferir na dilatação da pupila durante o procedimento cirúrgico, resultando em miose e prolapso de íris e levando a complicações. A síndrome da íris flácida intraoperatória pode ocorrer mesmo que o paciente tenha interrompido a administração do fármaco. O enfermeiro precisa questionar aos pacientes sobre a história de administração de alfa-antagonistas. Em seguida, os membros da equipe cirúrgica são alertados para o risco dessa complicação (Comerford & Durkin, 2020).

São administrados colírios dilatadores antes da cirurgia. Os enfermeiros no ambiente cirúrgico ambulatorial iniciam as orientações do paciente a respeito dos medicamentos oculares (colírios antibióticos, corticosteroides e anti-inflamatórios) que precisarão ser autoadministrados para prevenir infecções e inflamação pós-operatórias.

Fornecimento do cuidado pós-operatório

Antes da alta, o paciente recebe orientações verbais e escritas a respeito de proteção ocular, administração de medicamentos, reconhecimento de complicações, atividades a serem evitadas e obtenção de cuidados de emergência (Boxe 58.9). Normalmente,

---

Boxe 58.9 — LISTA DE VERIFICAÇÃO DO CUIDADO DOMICILIAR
Implante de lente intraocular

Ao concluírem as orientações, o paciente e/ou o cuidador serão capazes de:

- Nomear o procedimento que foi realizado e identificar quaisquer mudanças permanentes na estrutura ou na função anatômicas, bem como as alterações nas AVDs, nas AIVDs, nos papéis, nos relacionamentos e na espiritualidade
- Indicar o nome, a dose, os efeitos colaterais, a frequência e o horário de uso de todos os medicamentos
- Descrever o esquema terapêutico pós-operatório em curso e as atividades a serem limitadas ou evitadas (p. ex., levantar peso, dirigir automóveis, praticar esportes de contato)
  - Utilizar óculos ou proteção ocular após a cirurgia, conforme orientado
  - Sempre lavar as mãos antes de tocar ou limpar o olho no pós-operatório
  - Limpar o olho no pós-operatório com um lenço limpo; limpar o olho fechado com um único gesto, do canto interno para fora
  - Ao se banhar em banheira ou chuveiro, aplicar o xampu no cabelo com cuidado, ou buscar assistência
  - Evitar deitar-se sobre o lado do olho afetado na noite após a cirurgia
- Manter as atividades leves (p. ex., caminhar, ler, assistir à televisão). Retomar as atividades apenas conforme orientado pelo oftalmologista: dirigir, atividade sexual, atividades vigorosas incomuns
- Evitar levantar peso, empurrar ou puxar objetos com mais de 6,8 kg
- Evitar se inclinar ou rebaixar por um período prolongado
- Ser cuidadoso ao subir ou descer escadas
- Descrever os sinais e sintomas de complicações (p. ex., alteração da visão, aparecimento de luzes que piscam continuamente no olho afetado, vermelhidão, edema ou aumento da dor próximo do olho, alteração na quantidade ou no tipo de secreção ocular, qualquer lesão ocular, dor significativa que não alivia com a analgesia prescrita)
- Relatar como contatar o oftalmologista em caso de perguntas ou complicações
- Declarar data e hora das consultas de acompanhamento
- Identificar fontes de assistência (p. ex., refeições, transporte) e apoio social (p. ex., amigos, parentes, comunidade de fé)
- Identificar a necessidade de promoção da saúde, prevenção de doenças e atividades de triagem.

AIVDs: atividades instrumentais da vida diária; AVDs: atividades da vida diária.

é utilizada uma proteção ocular à noite durante a primeira semana, para evitar lesões. O enfermeiro também explica que deve haver desconforto mínimo após a cirurgia e orienta o paciente a respeito da administração de um analgésico leve, como paracetamol, conforme necessário. Colírios ou pomadas antibióticos, anti-inflamatórios e corticosteroides são prescritos no pós-operatório. Os pacientes que recebem prescrição de colírios anti-inflamatórios ou corticosteroides são monitorados em relação a possíveis aumentos da PIO (Phulke, Kaushik, Kaur et al., 2017).

Promoção de cuidados domiciliar, comunitário e de transição

 Orientação do paciente sobre autocuidados

Para prevenir a fricção inadvertida ou o toque no olho, o paciente utiliza uma cobertura ocular protetora nas primeiras 24 horas após a cirurgia e, em seguida, óculos durante o dia e um protetor ocular à noite. O enfermeiro orienta o paciente e a família a respeito da aplicação e dos cuidados do protetor ocular, se houver a recomendação de um protetor. Óculos de sol deverão ser utilizados em ambientes externos durante o dia, uma vez que o olho estará sensível à luz.

Secreção discreta pela manhã, algum eritema e sensação de arranhadura podem ser esperados durante alguns dias. Um lenço umedecido e limpo pode ser utilizado para remover a discreta drenagem ocular matutina. Tendo em vista que a cirurgia de catarata aumenta o risco de descolamento de retina, o paciente deve saber como notificar o cirurgião se surgirem novas moscas volantes, luzes cintilantes, diminuição da visão, dor ou aumento da vermelhidão.

Cuidados contínuos e de transição

Se for utilizada uma cobertura ocular, ela é removida após a primeira consulta de acompanhamento, que deve ocorrer em 48 horas após a cirurgia. Os enfermeiros devem orientar os pacientes a respeito da importância da manutenção das suas consultas de acompanhamento, visto que o monitoramento do estado visual e a imediata intervenção das complicações pós-operatórias intensificam o bom resultado visual. A visão é estabilizada quando o olho está completamente cicatrizado, geralmente em 6 a 12 semanas, quando uma prescrição corretora final é concluída. A correção ainda pode ser necessária para quaisquer erros de refração remanescentes. Os pacientes que optam por lentes intraoculares devem ser conscientizados de que podem ocorrer maior ofuscamento noturno e aumento da sensibilidade a contrastes.

DISTÚRBIOS CORNEANOS

DISTROFIAS CORNEANAS

As distrofias corneanas são herdadas como traços autossômicos dominantes e se manifestam quando a pessoa tem aproximadamente 20 anos. Elas são caracterizadas por depósitos nas camadas da córnea. A diminuição da visão é causada pela superfície corneana irregular e por depósitos na córnea. A decomposição endotelial corneana leva a edema de córnea e borramento visual. O edema persistente leva à ceratopatia bolhosa ou formação de bolhas que causam dor e desconforto com a ruptura. Os dois tipos principais são ceratocone e distrofia endotelial de Fuchs.

Ceratocone

O **ceratocone**, o tipo mais comum de distrofia corneana, é caracterizado por uma protuberância cônica da córnea com adelgaçamento progressivo na protrusão e astigmatismo irregular. Essa condição hereditária apresenta alta incidência nas mulheres. O início ocorre na puberdade; a condição pode progredir por mais de 20 anos e é bilateral. Ocorre a cicatrização da córnea em casos graves. O borramento visual é um sintoma proeminente. Lentes de contato rígidas e permeáveis a gases corrigem o astigmatismo e melhoram a visão. Avanços no desenho das lentes de contato reduziram a necessidade de cirurgia. A ceratoplastia penetrante (CPP) é indicada quando a correção com as lentes de contato não é mais efetiva (Allard & Zetterberg, 2018).

Distrofia endotelial de Fuchs

A distrofia de Fuchs é manifestada pela morte lenta das células na córnea endotelial. Ela afeta mulheres mais do que homens e normalmente não é observada até os 50 anos. A morte das células endoteliais corneanas provoca edema de córnea e borramento visual. O edema persistente leva à ceratopatia bolhosa. Uma lente de contato com bandagem é utilizada para achatar a bolha, proteger as terminações nervosas corneanas expostas e aliviar o desconforto. Tratamentos sintomáticos, como colírios ou pomadas hipertônicos (cloreto de sódio a 5%), podem reduzir o edema epitelial. Atualmente, a única cura é o transplante de córnea (Moshirfar, Ding & Shah, 2018).

CIRURGIAS DE CÓRNEA

Entre os procedimentos cirúrgicos utilizados para tratar o tecido corneano enfermo estão a ceratectomia fototerapêutica (CFT), a CPP, o transplante endotelial de córnea e a ceratoplastia endotelial com desnudamento de Descemet (CEDD).

Ceratectomia fototerapêutica

A CFT é um procedimento a *laser* realizado para tratar o tecido corneano enfermo por meio da remoção ou da redução das opacidades corneanas e da suavização da superfície corneana anterior para melhorar a visão periférica. A CFT é contraindicada em pacientes com ceratite herpética ativa, uma vez que os raios ultravioletas podem reativar o vírus latente. Os efeitos colaterais comuns são indução de hiperopia e névoa estromal. As complicações são reepitelização tardia (particularmente em pacientes com diabetes) e ceratite bacteriana. O manejo pós-operatório é composto de analgésicos para a dor ocular. A reepitelização é promovida com uma cobertura de pressão ou uma lente de contato macia terapêutica. Pomadas antibióticas e corticosteroides e AINEs são prescritos no pós-operatório. Os exames de acompanhamento são necessários por até 2 anos.

Ceratoplastia penetrante

A CPP (transplante de córnea ou enxertia de córnea) envolve a substituição do tecido anormal do hospedeiro pelo tecido corneano de um doador hígido (cadáver). As indicações comuns são ceratocone, cicatrização corneana em virtude de ceratite por herpes-vírus simples e queimaduras químicas.

Diversos fatores afetam o sucesso do enxerto: a condição das estruturas oculares (p. ex., pálpebras, conjuntiva), a qualidade das lágrimas, a adequação do piscar e a viabilidade do endotélio do doador. As contraindicações para o uso de um tecido de doador estão resumidas no Boxe 58.10.

> **Boxe 58.10** Contraindicações ao uso de tecido de doador para o transplante de córnea: características do doador
>
> **Distúrbios sistêmicos**
> - História ou suspeita de história dos seguintes:
>   - Doença de Creutzfeldt-Jakob
>   - Hepatite
>   - Infecção ocular
>   - Infecção sistêmica
>   - Raiva
>   - Síndrome da imunodeficiência adquirida ou alto risco para infecção pelo vírus da imunodeficiência humana
> - Morte por causa desconhecida.
>
> **Doença ocular intrínseca**
> - Distúrbios da conjuntiva ou da superfície corneana que envolvam a zona óptica da córnea
> - Inflamação ocular
> - Retinoblastoma
> - Tumores malignos do segmento anterior.
>
> **Outras**
> - Cicatrizes corneanas
> - História de traumatismo ocular
> - Procedimentos cirúrgicos oculares anteriores, como enxerto de córnea ou cirurgia ocular LASIK.

Na CPP, o cirurgião determina o tamanho do enxerto antes do procedimento, e o tamanho apropriado é marcado sobre a superfície da córnea. O cirurgião prepara a córnea do doador e o leito do receptor, remove a córnea enferma, posiciona a córnea do doador no leito do receptor e a sutura na posição. As suturas permanecem na posição durante 12 a 18 meses e, em seguida, são removidas. As possíveis complicações incluem falha inicial do enxerto em virtude da qualidade inadequada do tecido do doador, traumatismo cirúrgico, infecção aguda, PIO persistentemente alta e falha tardia do enxerto em virtude de rejeição.

No pós-operatório, o paciente recebe midriáticos por 2 semanas e corticosteroides tópicos por 12 meses (doses diárias por 6 meses e doses com redução gradual posteriormente). Colírios midriáticos e corticosteroides devem ser sem conservantes para prevenir a inflamação reativa. Os pacientes normalmente descrevem uma sensação de desconforto ocular no pós-operatório, em vez de dor aguda.

Cirurgias de ceratoplastia adicionais

Por muitos anos, a CPP foi o padrão de tratamento para os pacientes com falha endotelial corneana, mas com resultados de refração desfavoráveis. Subsequentemente, foram desenvolvidas outras técnicas. A ceratoplastia lamelar anterior (CLA) envolve um enxerto de espessura parcial para distúrbios como distrofias corneanas anteriores ou formação de cicatriz que não envolve a parte endotelial da córnea. A ceratoplastia lamelar anterior profunda (CLAP) envolve a substituição apenas das camadas corneanas anteriores, e não da membrana de Descemet ou das camadas endoteliais para distúrbios como ceratocone. A ceratoplastia lamelar posterior (CLP ou EK) e a CEDD (que substitui apenas a camada endotelial da córnea) são procedimentos indicados para condições como distrofia endotelial de Fuchs ou ceratoplastia bolhosa (Moshirfar et al., 2018). Na CEDD, as camadas da córnea são dissecadas e substituídas seletivamente por tecido de córnea de doador. A CEDD apresenta diversas vantagens, como menos astigmatismo pós-operatório, recuperação visual mais rápida e mais forte integridade do ferimento. Teoricamente, o risco de rejeição é inferior, tendo em vista que menos tecido do paciente é substituído.

Ceratoprótese

Uma opção terapêutica adicional para pacientes com diversas falhas de enxertos ou doença corneana grave é a ceratoprótese (córnea artificial; por exemplo, Boston Keratoprosthesis® [KPro] e AlphaCor®, aprovadas pela Food and Drug Administration [FDA]). O desenho da ceratoprótese é um centro óptico central e uma borda externa que segura a prótese. Esse procedimento apresenta possíveis complicações graves (p. ex., glaucoma, endoftalmite) e requer acompanhamento e monitoramento cuidadosos (Shalaby Bardan, Al Raqqad, Zarei-Ghanavati et al., 2018).

Manejo de enfermagem

Para as cirurgias de córnea, o enfermeiro reforça as orientações a respeito de reabilitação e melhora visuais. Um enxerto tecnicamente bem-sucedido inicialmente pode ter resultados desapontadores, pois o procedimento origina uma nova superfície óptica. Apenas após alguns meses os pacientes começam a ver as cores naturais e verdadeiras do seu ambiente. A correção de um erro de refração resultante com óculos ou lentes de contato determina o resultado visual final. O enfermeiro avalia o sistema de apoio do paciente e a sua capacidade de aderir ao acompanhamento a longo prazo, que inclui visitas frequentes à clínica por alguns meses para a redução gradual da terapia com corticosteroide tópico, a remoção seletiva da sutura e a avaliação contínua do local do enxerto e da acuidade visual. O enfermeiro também inicia os encaminhamentos apropriados aos serviços comunitários, conforme indicado.

Tendo em vista que a falha do enxerto é uma emergência oftálmica que pode ocorrer a qualquer momento, o objetivo principal dos cuidados de enfermagem é orientar o paciente a identificar os sinais e sintomas de falha do enxerto. Os sintomas iniciais são borramento visual, desconforto, lacrimejamento ou vermelhidão do olho. A diminuição da visão ocorre após a destruição do enxerto. O paciente deve contatar o oftalmologista assim que os sintomas ocorrerem. O tratamento da rejeição do enxerto geralmente envolve a imediata administração de corticosteroides tópicos a cada hora e injeções de corticosteroides perioculares. Podem ser necessários agentes imunossupressores sistêmicos para casos graves e resistentes.

CIRURGIAS REFRATIVAS

As cirurgias refrativas são procedimentos eletivos realizados para corrigir erros de refração (miopia ou hiperopia) e astigmatismo por meio do remodelamento da córnea (Gomel, Negari, Frucht-Pery et al., 2018). A correção da visão com *laser* altera a principal função óptica do olho e acarreta riscos. A cirurgia refrativa não altera o processo de envelhecimento normal do olho. Se o motivo do procedimento for atender às exigências de visão para a ocupação do paciente, os resultados devem satisfazer o paciente e o empregador. O resultado visual preciso não pode ser garantido.

A estrutura corneana deve ser normal, e o erro de refração deve estar estável. É necessário que o paciente interrompa o uso das lentes de contato por um período antes do procedimento (2 a 3 semanas para lentes gelatinosas e 4 semanas para lentes rígidas). Pacientes com condições que provavelmente afetam de modo adverso a cicatrização do ferimento corneano (p. ex., uso de corticosteroide, imunossupressão, elevação da PIO) não são bons candidatos para o procedimento. Qualquer doença ocular superficial deve ser diagnosticada e totalmente tratada antes de um procedimento refrativo.

A satisfação do paciente é o objetivo final; portanto, as orientações ao paciente e o aconselhamento a respeito dos possíveis riscos, das complicações e do acompanhamento pós-operatório são críticos. Os cuidados pós-operatórios mínimos incluem colírios corticosteroides ou AINEs e antibióticos tópicos.

Ceratectomia fotorrefrativa de correção da visão com *laser*

A ceratectomia fotorrefrativa (CFR) é empregada para tratar a miopia e a hiperopia com ou sem astigmatismo (Gomel et al., 2018). O *excimer laser* é aplicado diretamente na córnea de acordo com medições cuidadosamente calculadas. Para a miopia, a curvatura relativa é diminuída; para a hiperopia, a curvatura é aumentada. Uma lente de contato com bandagem é posicionada sobre a córnea para promover a cicatrização epitelial e reduzir a dor, que é similar àquela de uma abrasão corneana grave.

Ceratomileuse in situ *assistida por* laser

A cirurgia refrativa de LASIK envolve o achatamento da curvatura anterior da córnea por meio da remoção de uma lamela ou camada estromal. O cirurgião cria um retalho corneano com um microcerátomo, que é um modelador corneano automático. O cirurgião retrai um retalho de tecido corneano com menos de um terço da espessura de um cabelo humano para acessar o estroma corneano e, em seguida, utiliza o *excimer laser* sobre o leito estromal para remodelar a córnea de acordo com as medições calculadas (Figura 58.9). Os dados são insuficientes para determinar se a LASIK ou a CFR é melhor para a correção da hipermetropia (Gomel et al., 2018). Existem poucos resultados adversos em cada procedimento.

Complicações perioperatórias
Anormalidades cirurgicamente induzidas

Podem ocorrer irregularidades da superfície corneana após o tratamento com LASIK. Essas incluem ilhotas centrais (áreas centrais de rigidez ou elevação), ablações descentralizadas que resultam do alinhamento inadequado do tratamento com *laser* ou de um movimento ocular involuntário durante o tratamento com *laser* e formas de astigmatismo irregular. Os sintomas de ilhotas centrais e ablações descentralizadas incluem diplopia monocular ou imagens-fantasma, halos, ofuscação e diminuição da acuidade visual.

Lentes intraoculares fácicas

Cada vez mais, a implantação de LIO fácica (lentes intraoculares) tem sido utilizada para pacientes com miopia moderada a grave (Igarashi, 2019). As LIOs fácicas podem ser utilizadas na câmara anterior ou posterior. O implante dos referidos dispositivos é reversível, visto que o cristalino natural é deixado na posição e a arquitetura normal da córnea é preservada. Esse procedimento proporciona resultados refrativos mais previsíveis do que os procedimentos que alteram a curvatura corneana, é mais seguro e apresenta pontuações de satisfação do paciente mais altas (Igarashi, 2019). As possíveis complicações incluem catarata, irite ou uveíte, perda de células endoteliais e aumento da PIO.

Ceratoplastia condutiva

Outra inovação na cirurgia refrativa para a correção da hiperopia baixa a leve segue os princípios da ceratoplastia térmica por meio da aplicação de corrente de radiofrequência na córnea periférica com a utilização de uma sonda manual delgada. Ela não envolve a remoção de tecido corneano.

DISTÚRBIOS RETINIANOS

Embora a retina seja composta de diversas camadas microscópicas, as duas camadas mais internas – a retina sensorial e o epitélio pigmentado retiniano – estão mais comumente implicadas nos distúrbios retinianos (Norris, 2019).

DESCOLAMENTO DE RETINA

O descolamento de retina refere-se à separação do epitélio pigmentado retiniano da camada neurossensorial (Norris, 2019). Os quatro tipos de descolamento de retina são regmatogênico, por tração, uma combinação de regmatogênico e por tração e exsudativo. O *descolamento de retina regmatogênico* é a forma mais comum (Liao & Zhu, 2019). Nessa condição, desenvolve-se um orifício ou uma ruptura na retina sensorial, que possibilita que um pouco do líquido vítreo passe através da retina sensorial e a descole do epitélio pigmentado retiniano (Figura 58.10). Pessoas em risco desse tipo de descolamento são aquelas com miopia alta ou aquelas que apresentam afacia (ausência do cristalino natural) após a cirurgia de catarata. O traumatismo também pode desempenhar um papel no descolamento de retina regmatogênico. Entre 5 e 10% de todos os descolamentos de retina regmatogênicos estão associados à retinopatia proliferativa – uma retinopatia associada à neovascularização diabética (ver Capítulo 46).

A tensão, ou uma força de tração, é responsável pelo *descolamento de retina por tração*. O oftalmologista deve verificar todas as áreas de ruptura da retina e identificar e liberar as cicatrizes ou faixas de material fibroso que provocam tração sobre a retina. Em geral, pacientes com essa condição desenvolvem tecido cicatricial fibroso em virtude de condições como retinopatia diabética, hemorragia vítrea ou retinopatia

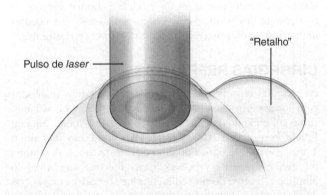

Figura 58.9 • A LASIK combina procedimentos cirúrgicos delicados e o tratamento com *laser*. Um retalho é criado cirurgicamente e elevado até um lado. Em seguida, é aplicado um *laser* na córnea para o seu remodelamento. Com permissão de Wilmer *Laser* Vision Center, Lutherville, MD.

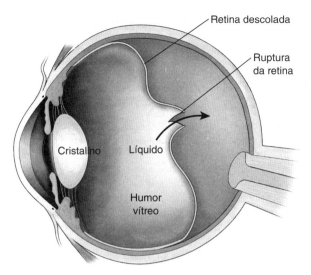

Figura 58.10 • Descolamento de retina.

da prematuridade. As hemorragias e a proliferação fibrosa associadas a essas condições exercem uma força de tração sobre a retina delicada.

Os pacientes podem apresentar ambos os descolamentos de retina regmatogênico e por tração. Os *descolamentos de retina exsudativos* são o resultado da produção de um líquido seroso sob a retina a partir da coroide. Condições como uveíte e degeneração macular podem causar a produção desse líquido seroso.

Manifestações clínicas

Os pacientes podem relatar a sensação de uma sombra ou cortina que se sobrepõe à visão de um olho, teias de aranha, luzes cintilantes brilhantes ou o início súbito de uma grande quantidade de flutuações. Os pacientes não se queixam de dor, mas o descolamento de retina é uma emergência ocular que necessita de intervenção cirúrgica imediata para resultados ideais.

Avaliação e achados diagnósticos

Após a determinação da acuidade visual, o paciente deve realizar um exame de fundo dilatado com um oftalmoscópio indireto, bem como biomicroscopia com lâmpada de fenda. Estereorretinografia e angiografia com fluoresceína são utilizadas comumente durante a avaliação.

Tomografia de coerência óptica e US são cada vez mais utilizados para a avaliação retiniana completa, especialmente se a visualização estiver obscurecida por uma catarata densa ou uma hemorragia vítrea. Todas as rupturas de retina, todas as faixas fibrosas que possam estar causando a tração sobre a retina e todas as alterações degenerativas devem ser identificadas.

Manejo cirúrgico

No descolamento regmatogênico, tenta-se readerir cirurgicamente a retina sensorial ao epitélio pigmentado retiniano. No descolamento de retina por tração, a fonte da tração deve ser removida e a retina sensorial deve ser readerida. As intervenções cirúrgicas mais comumente utilizadas são o *buckle* escleral e a vitrectomia (Park, Lee & Lee, 2018).

Buckle *escleral*

O cirurgião de retina comprime a esclera (com frequência, com *buckle* escleral [Figura 58.11] ou uma faixa de silicone) para endentar a parede escleral do exterior do olho e aproximar as duas camadas retinianas até o contato entre elas (Park et al., 2018).

Vitrectomia

A vitrectomia é um procedimento intraocular que possibilita a introdução de uma fonte de luz por uma incisão; uma segunda incisão serve como uma porta para o instrumento da vitrectomia. O cirurgião disseca as membranas pré-retinianas sob visualização direta, enquanto a retina é estabilizada por um substituto vítreo intraoperatório.

A tração sobre a retina pode ser aliviada por meio da vitrectomia e pode ser combinada com *buckling* escleral para reparar os descolamentos de retina. Uma bolha de gás, óleo de silicone ou perfluorocarbono e líquidos podem ser injetados na cavidade vítrea para auxiliar na tração da retina sensorial de volta contra o epitélio pigmentado retiniano.

Manejo de enfermagem

O manejo de enfermagem consiste nas orientações ao paciente e na prestação de cuidados de apoio. No pós-operatório, a posição de *face-down* (cabeça para baixo) é fundamental quando uma bolha de gás é utilizada, pois a bolha injetada deve permanecer na posição sobreposta à área de descolamento, proporcionando pressão consistente para a readesão da retina sensorial. O paciente deve manter uma posição prona que possibilite que a bolha de gás atue como um tamponamento para a ruptura de retina (Shaw & Lee, 2017). Os pacientes e os familiares devem estar cientes dessas necessidades anteriormente, de modo que o paciente possa estar o mais confortável possível.

Na maioria dos casos, os procedimentos vitreorretinianos são realizados em base ambulatorial, e o paciente é consultado no dia seguinte para um exame de acompanhamento. As complicações pós-operatórias podem incluir aumento da PIO, endoftalmite, descolamento de retina e desenvolvimento de catarata. Os pacientes devem ser orientados a respeito dos sinais e sintomas de complicações, em particular de aumento da PIO e infecção pós-operatória. Os detalhes de contato da equipe oftálmica são fornecidos, e o paciente é encorajado a ligar imediatamente caso ocorram complicações.

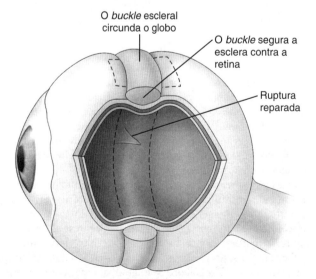

Figura 58.11 • *Buckle* escleral.

DISTÚRBIOS VASCULARES RETINIANOS

A perda da visão pode ocorrer em virtude da oclusão de uma artéria ou veia retiniana. As referidas oclusões podem resultar de aterosclerose, cardiopatia valvar, estase venosa, hipertensão ou aumento da viscosidade sanguínea. Os fatores de risco correlatos incluem diabetes, glaucoma e envelhecimento.

Oclusão de veia retiniana central

O suprimento para o fundo ocular e a partir dele é fornecido por artéria e veia retinianas centrais. Oclusões de veia retiniana central (OVRC) são observadas com mais frequência em pessoas com idade superior a 50 anos. Pacientes que sofrem de OVRC relatam diminuição da acuidade visual, que varia desde borramento visual leve até limitação grave.

A oftalmoscopia direta da retina demonstra edema de disco óptico, dilatação e tortuosidade venosa, hemorragias retinianas, manchas algodonosas e um aspecto sanguinolento da retina. Quanto melhor for a acuidade visual inicial, melhor será o prognóstico geral.

A angiografia com fluoresceína pode demonstrar áreas extensivas de fechamento capilar. O paciente deve ser cuidadosamente monitorado durante os meses seguintes quanto a sinais de neovascularização e glaucoma neovascular. A fotocoagulação panretiniana a *laser* pode ser necessária para tratar a neovascularização anormal. A neovascularização da íris pode causar glaucoma neovascular. Edema macular, ausência de perfusão macular e hemorragia vítrea decorrente da neovascularização estão entre as possíveis complicações da OVRC (Schmidt-Erfurth, Garcia-Arumi, Gerendas et al., 2019).

Oclusão de veia retiniana ramificada

Alguns pacientes com oclusão de veia retiniana ramificada (OVRR) estão livres de sintomas; já outros se queixam de perda súbita da visão se a área macular estiver envolvida. Pode ocorrer perda mais gradual da visão se houver desenvolvimento de edema macular associado à OVRR.

Ao exame, o fundo ocular parece similar àquele observado na OVRC. Em geral, as oclusões ocorrem nos cruzamentos arteriovenosos. A avaliação diagnóstica, as avaliações de acompanhamento e as complicações são as mesmas da OVRC. As condições correlatas incluem glaucoma, hipertensão sistêmica, diabetes e hiperlipidemia (Schmidt-Erfurth et al., 2019).

Oclusão de artéria retiniana central

Pacientes com oclusão de artéria retiniana central, um distúrbio relativamente raro responsável por aproximadamente 1 em cada 10 mil visitas oftalmológicas, apresentam-se com perda súbita da visão. A acuidade visual é reduzida até a capacidade de contar os dedos do examinador, ou o campo de visão é enormemente restrito. Observa-se um defeito pupilar aferente relativo. O exame do fundo ocular revela retina pálida com mancha vermelho-cereja na fóvea. As artérias retinianas são finas, e às vezes são observados êmbolos na artéria retiniana central ou em suas ramificações. A oclusão da artéria retiniana central é uma emergência ocular verdadeira. Entre as opções terapêuticas estão massagem ocular, paracentese de câmara anterior, oxigenoterapia hiperbárica, agentes hipotensores oculares tópicos, anticoagulação, administração IV de manitol e acetazolamida. Uma abordagem gradual agressiva pode ser benéfica, dependendo da causa de base da oclusão e do período desde o início da oclusão até o tratamento. A maioria das perdas visuais associadas à oclusão de artéria retiniana central é grave e permanente (Schmidt-Erfurth et al., 2019).

DEGENERAÇÃO MACULAR RELACIONADA COM A IDADE

A DMRI é a principal causa de cegueira irreversível e comprometimento visual em todo o planeta (Bright Focus Foundation, 2020a). A DMRI é caracterizada por drusas abaixo da retina (Figura 58.12). A maioria das pessoas com idade superior a 60 anos apresenta no mínimo algumas pequenas drusas, que são agrupamentos de resíduos ou material residual. Quando as drusas estão localizadas na área macular, elas podem afetar a visão. Pacientes com DMRI apresentam variados graus de perda visual, mas apenas uma pequena parte apresenta cegueira total. Em geral, a visão central é a mais afetada, com a maioria dos pacientes mantendo a visão periférica (Figura 58.13). Existem dois tipos de DMRI: o tipo seco e o tipo úmido (Bright Focus Foundation, 2020a).

Entre 85 e 90% das pessoas com DMRI apresenta o tipo seco (não neovascular, não exsudativo) da condição, no qual as camadas externas da retina se rompem lentamente. Com essa ruptura, surgem as drusas. Quando as drusas aparecem fora da área macular, os pacientes em geral não apresentam

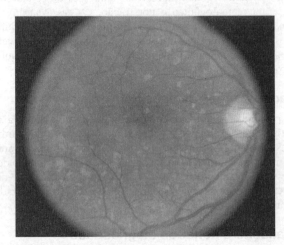

Figura 58.12 • Retina demonstrando drusas e degeneração macular relacionada com a idade.

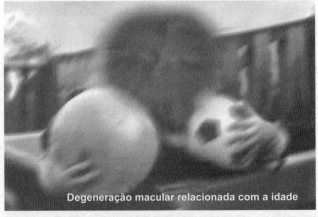

Figura 58.13 • Alterações visuais resultantes de degeneração macular relacionada com a idade. Foto cortesia do National Eye Institute, National Institutes of Health.

sintomas. Entretanto, quando as drusas ocorrem dentro da mácula, a visão torna-se gradualmente embaçada, o que pode ser percebido quando o paciente tenta ler.

O segundo tipo de DMRI, o tipo úmido (neovascular, exsudativo) pode apresentar início abrupto e é mais prejudicial à visão (Bright Focus Foundation, 2020a). Os pacientes relatam que linhas retas parecem tortas e distorcidas, ou que as letras nas palavras parecem estar quebradas. Esse efeito resulta da proliferação de vasos sanguíneos anormais que crescem sob a retina, dentro da camada coroide do olho, uma condição conhecida como neovascularização coroidal. Os vasos afetados podem drenar líquido e sangue, elevando a retina. Alguns pacientes podem ser tratados com terapia a *laser* para interromper o extravasamento a partir desses vasos.

Manejo clínico

Não existe tratamento efetivo ou cura para as formas secas avançadas de DMRI (Bright Focus Foundation, 2020a).

Um componente importante do tratamento da DMRI úmida (neovascular, exsudativa) é direcionado ao desenvolvimento e à progressão da angiogênese (formação de vasos sanguíneos anormais). Acredita-se que a vasoproliferação na DMRI úmida seja causada por um estímulo angiogênico de base conhecido como fator de crescimento do endotélio vascular (VEGF, do inglês *vascular endothelial growth factor*) (Bright Focus Foundation, 2020a). Exemplos de inibidores de VEGF administrados via injeção intravítreo incluem ranibizumabe e brolucizumabe (Bright Focus Foundation, 2020a; Comerford & Durkin, 2020).

Manejo de enfermagem

Telas de Amsler são fornecidas aos pacientes para que utilizem nos seus domicílios para o monitoramento de início súbito ou distorção da visão. Elas podem fornecer o sinal mais inicial de que a degeneração macular está piorando. Os pacientes devem ser aconselhados a olhar por essas telas, um olho por vez, algumas vezes por semana, com óculos, se necessário, para a visão de perto corrigida. Se houver uma alteração na maneira como a tela aparece para o paciente (p. ex., se as linhas ou os quadrados parecerem distorcidos ou desvanecidos), ele deve notificar o oftalmologista imediatamente e deve providenciar a sua consulta imediata. Também existem versões digitais dessas grades que detectam mais rapidamente alterações anormais.

TRAUMATISMOS ORBITAL E OCULAR

Seja por afetar o olho ou a órbita, o traumatismo do olho e das estruturas adjacentes pode ter consequências devastadoras para a visão. É preferível prevenir as lesões que as tratar. O Boxe 58.11 detalha as medidas para prevenir as lesões oculares.

Boxe 58.11 ORIENTAÇÕES AO PACIENTE
Orientações aos pacientes para a prevenção de lesões oculares

O enfermeiro orienta ao paciente com as medidas a seguir para evitar lesões oculares.

No domicílio ou nas proximidades

- Assegurar-se de que todos os bocais de *spray* estejam direcionados para longe de si antes de pressionar o gatilho
- Ler as instruções cuidadosamente antes de utilizar líquidos de limpeza, detergentes, amônia ou substâncias químicas irritantes e lavar as mãos completamente após o uso
- Utilizar proteções contra a gordura nas frigideiras para diminuir os respingos
- Usar óculos de proteção opacos para evitar queimaduras por lâmpadas de bronzeamento
- Usar óculos de proteção especiais para proteger os olhos contra fumaças e respingos ao usar substâncias químicas de alta potência.

No ambiente de trabalho

- Proteger os olhos com óculos de segurança contra o escape de fragmentos, fumaças, partículas de poeira, centelhas e substâncias químicas respingadas
- Ler as instruções cuidadosamente antes de utilizar ferramentas e substâncias químicas e seguir as precauções para a sua utilização.

Próximo de crianças

- Orientar as crianças sobre o modo correto de manusear itens possivelmente perigosos, como tesoura e lápis
- Prestar atenção à idade e ao nível de maturidade de uma criança ao selecionar brinquedos e jogos e evitar brinquedos com projéteis, como dardos e armas com projéteis
- Supervisionar as crianças quando estiverem brincando com brinquedos ou jogos que possam ser perigosos.

No jardim

- Evitar que qualquer pessoa permaneça ao lado ou à frente de um cortador de grama em operação
- Evitar ramos baixos
- Direcionar os bocais de latas de *spray* de pesticidas para longe da face
- Recolher rochas e pedras antes de passar sobre elas com o cortador de grama (as pedras podem ser arremessadas para fora das lâminas giratórias e ser rebatidas em meios-fios ou paredes, causando lesão grave no olho).

Próximo do carro

- Afastar todos os materiais de fumo e fósforos antes de abrir o capô do carro
- Adotar precauções de segurança-padrão ao utilizar cabos de bateria (usar óculos de proteção; assegurar-se de que os carros não estejam se tocando; assegurar-se de que os cabos da bateria nunca se toquem; nunca se inclinar sobre a bateria ao conectar os cabos; e nunca conectar um cabo no terminal negativo de uma bateria arriada)
- Utilizar uma lanterna, e não um fósforo ou isqueiro, para olhar a bateria à noite
- Usar óculos de proteção ao cortar metal, ou bater metal contra metal, enquanto estiver fazendo um reparo por contra própria.

Na prática de esportes

- Usar chapéus protetores, capacetes ou protetores faciais, quando apropriados, especialmente para esportes como hóquei no gelo
- Usar óculos de segurança protetores, especialmente para esportes como raquetebol, *squash*, tênis, beisebol e basquetebol.

Próximo de fogos de artifício

- Evitar fogos de artifício explosivos
- Evitar permanecer próximo de outras pessoas ao acender fogos de artifício
- Mergulhar em água os fogos de artifício que não acenderam, em vez de tentar reacendê-los
- Nunca permitir que crianças acendam fogos de artifício
- Usar óculos ou óculos de proteção.

Traumatismo orbital

A lesão da órbita normalmente está associada ao traumatismo craniano; portanto, a condição clínica geral do paciente deve ser estabilizada primeiramente, antes da condução de um exame ocular (Hickey & Strayer, 2020). Apenas o globo é avaliado quanto à lesão de tecidos moles. Durante a inspeção, a face é meticulosamente examinada quanto a fraturas adjacentes, que sempre devem ser suspeitadas em casos de traumatismo contuso. Para estabelecer a extensão da lesão ocular, a acuidade visual é avaliada assim que possível, mesmo se for apenas uma estimativa bruta. As lesões orbitais de tecidos moles com frequência resultam em lesão do nervo óptico. As lesões oculares importantes, indicadas por globo mole, prolapso de tecido, ruptura de globo e hemorragia, precisam de atenção cirúrgica imediata.

Lesão e hemorragia em tecidos moles

Os sinais e sintomas de lesões em tecidos moles decorrentes de traumatismo contuso ou penetrante incluem sensibilidade, equimose, edema palpebral, **exoftalmia** (protrusão anormal do globo ocular) e hemorragia. As lesões fechadas levam a contusões com hemorragia subconjuntival, comumente conhecidas como olho roxo. O sangue acumula-se nos tecidos da conjuntiva. A hemorragia pode ser causada por uma lesão de tecidos moles na pálpebra ou por uma fratura adjacente.

O manejo da hemorragia de tecidos moles que não ameaça a visão normalmente é conservador e consiste na inspeção completa, na limpeza e no reparo de ferimentos. Compressas frias são utilizadas na fase inicial, seguidas de compressas quentes. Os hematomas, que se apresentam como áreas edemaciadas e flutuantes, podem ser drenados ou aspirados cirurgicamente; se estiverem causando pressão orbital significativa, podem ser evacuados cirurgicamente.

Fraturas orbitais

As fraturas orbitais são detectadas por meio de radiografias da face. Dependendo das estruturas orbitais envolvidas, as fraturas orbitais podem ser classificadas como fraturas por explosão, zigomáticas ou em tripé, maxilares, faciais intermediárias, do ápice orbital e do teto orbital. As fraturas por explosão resultam da compressão de tecidos moles e do súbito aumento da pressão orbital quando a força é transmitida para o assoalho orbital, que é a área de menor resistência (McQuillan & Makic, 2020).

Os músculos reto inferior e oblíquo inferior, com sua gordura e seus anexos fasciais, ou o nervo que se situa ao longo do músculo oblíquo inferior, podem ser aprisionados, resultando em enoftalmite (deslocamento do globo para dentro). O exame por tomografia computadorizada (TC) pode identificar o músculo e suas estruturas auxiliares que se encontram aprisionados. Essas fraturas normalmente são causadas pelo traumatismo contuso de um soco ou uma bola de beisebol (McQuillan & Makic, 2020).

As fraturas do teto orbital são perigosas em virtude das possíveis complicações para o cérebro. O manejo cirúrgico dessas fraturas deve ser realizado por um neurocirurgião e um oftalmologista. As indicações mais comuns para a intervenção cirúrgica são: deslocamento de fragmentos ósseos que desfiguram os contornos faciais normais; interferência na visão binocular normal, causada pelo aprisionamento muscular extraocular; interferência na mastigação na fratura zigomática; e obstrução do ducto nasolacrimal. A cirurgia normalmente não é de emergência e, no período de 10 a 14 dias, o oftalmologista pode avaliar a função ocular, especialmente os músculos extraoculares e o ducto nasolacrimal. O reparo cirúrgico de emergência normalmente não é realizado, exceto se o globo estiver deslocado para dentro do seio maxilar. O reparo cirúrgico é direcionado primariamente à liberação das estruturas oculares aprisionadas e à restauração da integridade do assoalho orbital.

Corpos estranhos

Os corpos estranhos que adentram a órbita normalmente são tolerados, com exceção de cobre, ferro e materiais vegetais, como aqueles de plantas ou árvores, que podem causar infecção purulenta. Exames radiográficos e por TC são empregados para identificar o corpo estranho. A anamnese é importante, especialmente se o corpo estranho se encontrar na órbita há algum período e se o incidente tiver sido esquecido. É importante identificar corpos estranhos metálicos, pois eles impedem a realização da ressonância magnética (RM) como ferramenta diagnóstica.

Após a avaliação da extensão da lesão orbital, é tomada a decisão pelo tratamento conservador ou a remoção cirúrgica. Em geral, os corpos estranhos orbitais são removidos se forem superficiais e de localização anterior, apresentarem margens afiadas que possam afetar as estruturas orbitais adjacentes ou forem compostos de cobre, ferro ou material vegetal. A intervenção cirúrgica é direcionada à prevenção da lesão ocular adicional e à manutenção da integridade das áreas afetadas. Em geral, são obtidas culturas e o paciente recebe medicamentos antibióticos IV profiláticos, que, posteriormente, são substituídos por aqueles administrados por via oral.

TRAUMATISMO OCULAR

O traumatismo ocular é a principal causa de cegueira entre crianças e adultos jovens, sobretudo do sexo masculino (Bućan, Matas, Lovrić et al., 2017). O traumatismo ocular ocorre com lesões ocupacionais (p. ex., indústria da construção), esportes de contato, armas (p. ex., pistolas de ar, armas de chumbinho), agressões, acidentes automobilísticos (p. ex., para-brisas quebrados) e explosões (p. ex., fragmentos explosivos).

Existem dois tipos de traumatismo ocular nos quais a primeira resposta é crítica: queimadura ocular e objeto estranho no olho. No caso de queimadura química, o olho deve ser irrigado imediatamente com água corrente ou soro fisiológico. No caso de corpo estranho, não deve ser feita nenhuma tentativa de remover o objeto estranho. O objeto deve ser protegido contra choques ou movimentação para prevenir a lesão ocular adicional. Nenhuma pressão ou cobertura deve ser aplicada no olho afetado. Todas as outras lesões oculares traumáticas devem ser protegidas por uma cobertura ou proteção, se disponível, ou um copo de papel rígido, até que o tratamento clínico possa ser realizado (Figura 58.14).

Avaliação e achados diagnósticos

É obtida a anamnese completa, especialmente a história ocular do paciente, como a visão pré-lesão no olho afetado ou cirurgias oculares anteriores. Os detalhes relacionados com a lesão que auxiliam no diagnóstico e na avaliação da necessidade de testes adicionais incluem a natureza da lesão ocular (i. e., traumatismo contuso ou penetrante), o tipo de atividade que causou a lesão, para determinar a natureza da força que afetou o olho, e se o início da perda da visão foi súbito, lento ou progressivo. Em relação às queimaduras oculares químicas, o agente químico

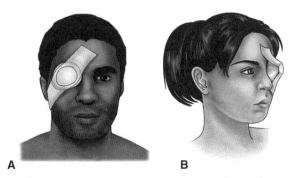

Figura 58.14 • Dois tipos de coberturas oculares. **A.** Proteção de alumínio. **B.** Proteção com copo de papel rígido (substituto inovador quando a proteção de alumínio não estiver disponível).

deve ser identificado e testado em relação ao pH, se o agente estiver disponível. A superfície da córnea é examinada quanto a corpos estranhos, ferimentos e abrasões, após as outras estruturas externas do olho serem examinadas. O tamanho e o formato da pupila e a reação da pupila do olho afetado à luz são comparados ao outro olho. A motilidade ocular (capacidade dos olhos de se movimentarem de modo sincronizado para cima, para baixo, para a direita e para a esquerda) também é avaliada.

Manejo clínico

Lesões por respingos

As lesões por respingos são irrigadas com soro fisiológico antes que ocorra a avaliação adicional. Em casos de ruptura de globo, agentes cicloplégicos (agentes que paralisam o músculo ciliar) ou antibióticos tópicos devem ser adiados em virtude da possível toxicidade para os tecidos intraoculares expostos. Deve-se evitar a manipulação adicional do olho até que o paciente esteja sob anestesia geral. São iniciados antibióticos de amplo espectro parenterais. É administrada toxina antitetânica, se indicada, bem como analgésicos. (A profilaxia contra o tétano é recomendada para ferimentos oculares e cutâneos de espessura total.) Qualquer medicamento oftálmico (p. ex., anestésico, corante) deve ser estéril.

Corpos estranhos e abrasões corneanas

Após a remoção de um corpo estranho da superfície do olho, é aplicada uma pomada antibiótica e o olho é recoberto. O olho é examinado diariamente quanto a evidências de infecção até que o ferimento esteja completamente cicatrizado.

O uso de lentes de contato é uma causa comum de abrasão corneana. O paciente apresenta dor grave e **fotofobia** (dor ocular à exposição à luz). Os defeitos epiteliais corneanos são tratados com pomada antibiótica e, em alguns casos, uma cobertura de pressão para imobilizar as pálpebras. Colírios anestésicos tópicos não devem ser fornecidos para o paciente levar para o domicílio para uso repetido após a lesão da córnea, tendo em vista que os seus efeitos mascaram lesões adicionais, cicatrização tardia e podem levar à formação de cicatrizes corneanas.

Lesões penetrantes e contusões do globo ocular

A lesão com penetração aguda ou a força da contusão fechada podem romper o globo ocular. Quando o globo, a córnea e as escleras se rompem, pode ocorrer a rápida descompressão ou herniação do conteúdo orbital para os seios adjacentes. As lesões traumáticas contusas (com aumento da incidência de descolamento de retina, avulsão de tecidos intraoculares e herniação) apresentam um prognóstico mais desfavorável do que as lesões penetrantes. A maioria das lesões penetrantes resulta em perda acentuada da visão, com os sinais a seguir: **quemose** (edema da conjuntiva) hemorrágica, laceração conjuntival, câmara anterior superficial, com ou sem pupila posicionada de modo excêntrico, **hifema** (sangue na câmara inferior) ou hemorragia vítrea.

O hifema é causado por forças de contusão que rompem os vasos da íris e lesionam o ângulo da câmara anterior. A prevenção de novos sangramentos e do aumento prolongado da PIO são os objetivos do tratamento para o hifema. Nos casos graves, o paciente é hospitalizado, com moderada restrição das atividades. É aplicada uma cobertura ocular. São prescritos corticosteroides tópicos para reduzir a inflamação. Um antifibrinolítico (ácido aminocaproico) estabiliza a formação de coágulos no local da hemorragia. O ácido acetilsalicílico é contraindicado. A ruptura do globo e lesões graves com hemorragia intraocular requerem intervenção cirúrgica. A vitrectomia é realizada para descolamentos de retina traumáticos (Park et al., 2018). A **enucleação** (remoção completa do globo ocular e de parte do nervo óptico) primária é considerada somente se o globo for irreparável e não houver percepção à luz. É uma regra geral que a enucleação seja realizada em 2 semanas após a lesão inicial (em um olho que não apresenta visão útil após uma lesão penetrante prolongada), para prevenir o risco de **oftalmia simpática** (uma inflamação criada no olho não lesionado pelo olho afetado, que pode resultar em cegueira do olho não lesionado).

Corpos estranhos intraoculares

Um paciente que se queixa de borramento visual e desconforto deve ser cuidadosamente indagado a respeito de lesões e exposições recentes. Os pacientes podem sofrer lesões em diferentes situações e apresentar um corpo estranho intraocular (CEIO). As circunstâncias precipitantes podem incluir trabalhos em construção, bater metal contra metal, envolvimento em acidente automobilístico com lesão facial, ferimento a bala, trabalho com esmeril e explosões.

O CEIO é diagnosticado e localizado por meio de biomicroscopia com lâmpada de fenda e oftalmoscopia indireta, bem como exame por TC ou US. A RM é contraindicada, uma vez que a maioria dos corpos estranhos é metálica e magnética. É importante determinar a composição, o local, a localização do CEIO e as estruturas oculares afetadas. Devem ser envidados todos os esforços para identificar o tipo de CEIO e se ele é magnético. Ferro, aço, cobre e matéria vegetal podem causar reações inflamatórias intensas. A incidência de endoftalmite é alta. A excisão cirúrgica do corpo estranho depende da sua localização e composição e das lesões oculares correlatas. Fórceps e ímãs especialmente projetados para CEIO são utilizados para aprisionar e remover o corpo estranho. Qualquer área lesionada da retina é tratada para prevenir o descolamento de retina.

Queimaduras oculares

Álcalis, ácidos e outras substâncias orgânicas quimicamente ativas, tais como polímeros, aditivos e gás lacrimogêneo, causam queimaduras químicas. As queimaduras por álcalis (p. ex., soda cáustica, amônia) resultam na lesão mais grave, pois penetram rapidamente nos tecidos oculares e continuam a causar lesão a longo prazo. Também ocorre aumento da PIO. Ácidos (p. ex., cloro, baterias de carro, refrigerantes) em geral causam menos lesão, pois as proteínas teciduais necróticas precipitadas formam uma barreira contra a penetração e a lesão adicionais. Queimaduras químicas podem se apresentar na forma de ceratopatia punctada superficial (i. e., lesão da córnea em pontos), hemorragia subconjuntival ou marmorização completa da córnea.

No tratamento das queimaduras químicas, cada minuto é valioso. A irrigação imediata com água corrente deve ser iniciada no local, antes do transporte do paciente ao pronto-socorro. Brevemente, obtém-se a anamnese e realiza-se o exame. A informação essencial, se disponível, é o nome da substância que entrou no olho (o recipiente real é melhor). Fichas de dados de segurança de materiais (FDSM) devem ser acessadas para referência (ver Capítulo 68). As superfícies corneanas e os fórnices conjuntivais são irrigados imediata e abundantemente com soro fisiológico ou qualquer solução neutra. Um anestésico local é instilado e um espéculo palpebral é aplicado para superar o blefarospasmo (i. e., espasmos dos músculos palpebrais que resultam em fechamento das pálpebras). A matéria particulada deve ser removida dos fórnices com aplicadores com ponta de algodão umedecidos e pressão mínima sobre o globo. A irrigação continua até que o pH conjuntival seja normalizado (entre 7,3 e 7,6). O pH da superfície corneana é verificado por meio da colocação de uma fita de papel de pH no fórnice. Antibióticos são instilados e o olho normalmente é recoberto.

O objetivo do tratamento imediato é prevenir a ulceração do tecido e promover a reepitelização da córnea. A lubrificação intensa com o uso de lágrimas artificiais sem conservantes (para evitar reações alérgicas) é essencial. Coberturas ou lentes gelatinosas terapêuticas também podem ser utilizadas para promover a cicatrização corneana, e o paciente é cuidadosamente monitorado. O prognóstico depende do tipo de lesão e da adequação da irrigação imediatamente após a exposição. O tratamento prolongado é composto de duas fases: restauração da superfície ocular por meio de procedimentos de enxertia e restauração cirúrgica da integridade corneana e da clareza óptica.

A lesão térmica é causada pela exposição a um objeto quente (p. ex., ferro de frisar, tabaco, cinza), ao passo que a lesão fotoquímica resulta da exposição à irradiação ultravioleta ou infravermelha (p. ex., exposição aos reflexos da neve, ofuscação solar, visualização de um eclipse solar sem um filtro adequado). Essas lesões podem causar defeito epitelial corneano, opacidade corneana, quemose e **congestão** de vasos sanguíneos conjuntivais e queimaduras das pálpebras e da região periocular. Antibióticos e cobertura por 24 horas constituem o tratamento das lesões leves.

CONDIÇÕES INFECCIOSAS E INFLAMATÓRIAS

Inflamação e infecções das estruturas oculares são comuns. A Tabela 58.7 resume as infecções e seu tratamento.

OLHOS SECOS

Os olhos secos podem ser causados pela diminuição da produção lacrimal ou pelo aumento da evaporação lacrimal, que podem ser episódicos ou crônicos (Norris, 2019). A diminuição da produção lacrimal (deficiência de humor aquoso) pode ser causada por uma doença sistêmica (doença do tecido conjuntivo de Sjögren), obstrução da glândula lacrimal e fármacos sistêmicos (p. ex., diuréticos, anti-histamínicos, fármacos psicotrópicos). O aumento da evaporação lacrimal (olho seco evaporativo) pode ser causado pela deficiência da glândula meibomiana, distúrbio de abertura palpebral, deficiência de vitamina A, redução da velocidade de piscadela, conservantes de fármacos tópicos, doença da superfície ocular (alergia) e uso de lentes

TABELA 58.7 Infecções e distúrbios inflamatórios selecionados das estruturas oculares.

Distúrbio	Descrição	Manejo clínico
Hordéolo (terçol)	Infecção supurativa aguda das glândulas das pálpebras causada por *Staphylococcus aureus*. A pálpebra fica vermelha e edemaciada, com um pequeno acúmulo de pus na forma de um abscesso. Ocorre desconforto considerável	Compressas mornas são aplicadas diretamente na área palpebral acometida 3 a 4 vezes/dia durante 10 a 15 min. Se a condição não melhorar após 48 h, incisão e drenagem estão indicadas. A aplicação de antibióticos tópicos pode ser prescrita posteriormente
Calázio	Processo inflamatório estéril que envolve a inflamação granulomatosa crônica das glândulas meibomianas; pode apresentar-se como um granuloma único ou diversos granulomas nas pálpebras superiores ou inferiores	Compressas quentes aplicadas 3 a 4 vezes/dia durante 10 a 15 min podem resolver a inflamação nos estágios iniciais. Entretanto, com mais frequência, é indicada a excisão cirúrgica. Pode ser aplicada injeção de corticosteroide para o calázio se as lesões forem pequenas
Blefarite	Inflamação bilateral crônica das margens palpebrais. Existem dois tipos: estafilocócica e seborreica. A blefarite estafilocócica geralmente é ulcerativa e mais grave, em virtude do envolvimento da base dos folículos pilosos. Pode resultar em formação de cicatrizes permanentes	O tipo seborreico é crônico e normalmente resistente ao tratamento, porém os casos mais leves podem ser responder à higiene palpebral. A blefarite estafilocócica requer tratamento com antibióticos tópicos. São fornecidas orientações sobre a higiene palpebral (para manter as margens palpebrais limpas e sem exsudato)
Ceratite bacteriana	Infecção da córnea por *S. aureus*, *Streptococcus pneumoniae* e *Pseudomonas aeruginosa*	Colírios antibióticos (alta concentração) são administrados a cada 30 min, durante 24 h nos primeiros dias e, em seguida, a cada 1 a 2 h. Podem ser administrados antibióticos sistêmicos. Cicloplégicos são administrados para reduzir a dor causada pelo espasmo ciliar
Ceratite por herpes simples	Os sintomas são dor grave, lacrimejamento e fotofobia. A úlcera dendrítica apresenta um padrão linear com ramificações, com bordas plumosas e bulbos terminais nas suas extremidades. A ceratite por herpes simples pode levar à ceratite estromal recidivante e persiste por até 12 meses, com formação de cicatrizes corneanas residuais	Muitas lesões cicatrizam sem tratamento e efeitos residuais. O objetivo do tratamento é minimizar o efeito lesivo da resposta inflamatória e eliminar a replicação viral na córnea. A ceratoplastia penetrante é indicada para a formação de cicatrizes corneanas e deve ser realizada quando a doença herpética estiver inativa por muitos meses

Adaptada de Shaw, M. & Lee, A. (2017). *Ophthalmic nursing* (5th ed.). Boca Raton, FL: CRC Press Taylor & Francis Group.

de contato. Os fatores de risco incluem aumento da idade, tabagismo, cirurgia refrativa recente e estado pós-menopausa (em mulheres). O aumento da ingestão de ácidos graxos ômega 3 pode ser benéfico para a redução do risco (Norris, 2019).

Manifestações clínicas

As queixas mais comuns são fotofobia, sensação de corpo estranho, queimação, picadas, vermelhidão e diminuição da lacrimação.

Avaliação e achados diagnósticos

Os olhos secos crônicos podem resultar em irritação conjuntival e corneana crônica, que pode levar a erosão corneana, formação de cicatrizes, ulceração, adelgaçamento ou perfuração, que podem ameaçar seriamente a visão. Pode ocorrer infecção bacteriana secundária.

Manejo clínico

O manejo dos olhos secos requer a cooperação do paciente com um esquema que precisa ser seguido no domicílio por um longo período; caso contrário, o alívio completo dos sintomas é improvável. A instilação de lágrimas artificiais durante o dia e uma pomada à noite normalmente é o esquema habitual para hidratar e lubrificar o olho e preservar uma superfície ocular úmida. Emulsão oftálmica de ciclosporina é um agente efetivo que aumenta a produção lacrimal e é utilizada 1 vez/dia. Também são administrados medicamentos anti-inflamatórios e câmaras úmidas (p. ex., óculos de câmara úmida, óculos de proteção para natação) podem proporcionar alívio adicional.

Os pacientes podem se tornar hipersensíveis a conservantes químicos, como cloreto de benzalcônio e tiomersal. Para esses pacientes, são administradas soluções oftálmicas sem conservantes. O manejo dos olhos secos também inclui o tratamento concomitante de infecções, como blefarite crônica e acne rosácea, e o tratamento da doença sistêmica de base, como síndrome de Sjögren (uma doença autoimune).

O tratamento cirúrgico inclui oclusão dos pontos, procedimentos de enxertia e tarsorrafia lateral (união das bordas palpebrais). Os tampões para os pontos são fabricados em material de silicone para a oclusão temporária ou permanente dos pontos. Eles ajudam a preservar o volume das lágrimas naturais e prolongam os efeitos das lágrimas artificiais (Norris, 2019).

CONJUNTIVITE

A conjuntivite (inflamação da conjuntiva) é um distúrbio ocular mundialmente comum. É caracterizada pelo aspecto rosa (daí o termo comum *olho vermelho*) em virtude da congestão dos vasos sanguíneos conjuntivais.

Manifestações clínicas

Os sintomas gerais incluem sensação de corpo estranho, sensação de arranhadura ou queimação, prurido e fotofobia. A conjuntivite pode ser unilateral ou bilateral, mas a infecção normalmente tem início em um olho e, em seguida, se propaga para o outro olho por meio do contato manual.

Avaliação e achados diagnósticos

As quatro características clínicas principais de importante avaliação são o tipo de secreção (aquosa, mucoide, purulenta ou mucopurulenta), o tipo de reação conjuntival (folicular ou papilar), a presença de pseudomembranas ou membranas verdadeiras e a presença ou ausência de linfadenopatia (aumento dos linfonodos pré-auriculares e submandibulares, onde as pálpebras drenam). As pseudomembranas são compostas de exsudato coagulado, que adere à superfície da conjuntiva inflamada. As membranas verdadeiras são formadas quando o exsudato adere à camada superficial da conjuntiva, e a remoção resulta em sangramento. Folículos são lesões discretamente elevadas e múltiplas, circundadas por pequenos vasos sanguíneos; eles assemelham-se a grãos de arroz. Papilas são o epitélio conjuntival hiperplásico em numerosas projeções, que normalmente são visualizadas como um padrão de mosaico fino sob o exame com lâmpada de fenda. O diagnóstico tem por base as características distintivas dos sinais oculares, a apresentação aguda ou crônica e a identificação de quaisquer eventos de precipitação. Os resultados positivos de preparações e culturas de esfregaços confirmam o diagnóstico.

Tipos de conjuntivite

A conjuntivite é classificada de acordo com a sua causa. As principais causas são infecção microbiana, alergia e estímulos tóxicos irritantes. Um amplo espectro de microrganismos pode causar a conjuntivite, incluindo bactérias (p. ex., *Chlamydia*), vírus, fungos e parasitos. A conjuntivite também pode resultar de infecção ocular existente, ou pode ser manifestação de uma doença sistêmica.

Conjuntivite microbiana
Conjuntivite bacteriana

A conjuntivite bacteriana pode ser aguda ou crônica. O tipo agudo pode se desenvolver em uma condição crônica. Os sinais e sintomas podem variar de leves a graves. A conjuntivite bacteriana crônica normalmente é observada em pacientes com obstrução do ducto lacrimal, dacriocistite crônica e blefarite crônica. Os microrganismos causais mais comuns são *Streptococcus pneumoniae*, *Haemophilus influenzae* e *Staphylococcus aureus*.

A conjuntivite bacteriana manifesta-se com um início agudo de vermelhidão, sensação de queimação e secreção. Ocorrem formação papilar, irritação conjuntival e injeção nos fórnices. Os exsudatos são variáveis, mas geralmente ocorrem pela manhã, quando o paciente acorda. Pode ser difícil abrir os olhos em virtude das aderências causadas pelo exsudato. Secreção purulenta é encontrada em infecções bacterianas agudas graves, ao passo que secreção mucopurulenta aparece em casos leves. Na conjuntivite gonocócica, os sintomas são mais agudos. O exsudato é profuso e purulento, e ocorre linfadenopatia. Podem ser observadas pseudomembranas.

O **tracoma** é uma doença infecciosa causada pela bactéria *Chlamydia trachomatis*, uma doença antiga e a causa líder de cegueira que pode ser prevenida no mundo (Norris, 2019). É prevalente em áreas com clima quente, seco e com poeira e em áreas com condições de vida inadequadas. Propaga-se por meio de contato direto ou por meio de um transmissor (p. ex., insetos, como moscas e mosquitos). O início do tracoma em crianças costuma ser insidioso, mas pode ser agudo ou subagudo em adultos. Os sintomas iniciais incluem olhos inflamados e vermelhos, lacrimação, fotofobia, dor ocular, exsudatos purulentos, linfadenopatia pré-auricular e edema palpebral. Os sinais oculares iniciais incluem formações foliculares e papilares. No estágio intermediário da doença, ocorre inflamação aguda, com hipertrofia papilar e necrose folicular, após as quais se desenvolvem triquíase e entrópio. Os cílios que estão encurvados para dentro são friccionados contra a córnea e, após a irritação prolongada, causam erosão e ulceração corneanas. O estágio tardio da doença é caracterizado por conjuntiva com cicatrizes, ceratite subepitelial, vascularização anormal da córnea (*pannus*) e cicatrizes residuais dos folículos, que se assemelham a depressões na conjuntiva (fossetas de Herbert). A ulceração corneana grave pode levar à perfuração e à cegueira.

A conjuntivite por inclusão afeta pessoas sexualmente ativas que apresentam infecção genital por *Chlamydia*. A transmissão ocorre por meio de sexo orogenital ou pela transmissão mão-olho. A transmissão indireta pode ocorrer em piscinas inadequadamente cloradas. As lesões oculares normalmente aparecem 1 semana após a exposição e podem estar associadas à uretrite ou à cervicite inespecífica. A secreção é mucopurulenta, folículos estão presentes e ocorre linfadenopatia.

Conjuntivite viral

A conjuntivite viral pode ser aguda ou crônica. A secreção é aquosa e os folículos estão proeminentes. Casos graves incluem pseudomembranas. Os microrganismos causais comuns são adenovírus e herpes-vírus simples. A conjuntivite causada por adenovírus é altamente contagiosa. A condição normalmente é precedida de sintomas de infecção respiratória superior. O envolvimento da córnea causa fotofobia extrema. Os sintomas incluem lacrimação, eritema e sensação de corpo estranho, que podem envolver um dos ou ambos os olhos. Ocorrem edema palpebral, ptose e **hiperemia** conjuntival (olhos vermelhos causados pela dilatação dos vasos sanguíneos) (Figura 58.15). Esses sinais e sintomas podem variar de leves a graves. A conjuntivite viral, embora autolimitante, tende a durar mais tempo do que a conjuntivite bacteriana.

A ceratoconjuntivite epidêmica é uma conjuntivite viral altamente contagiosa, que é facilmente transmitida de uma pessoa para outra entre membros do mesmo domicílio, crianças em idade escolar e profissionais de saúde. O surto da epidemia é sazonal, sobretudo durante o verão, quando as pessoas utilizam piscinas. A ceratoconjuntivite epidêmica com mais frequência é acompanhada de linfadenopatia pré-auricular e, às vezes, dor periorbital. Ocorrem formações foliculares e papilares acentuadas. Esse tipo de conjuntivite pode levar à ceratopatia.

Conjuntivite alérgica

A conjuntivite imunológica ou alérgica é uma reação de hipersensibilidade que ocorre como parte da rinite alérgica (febre do feno), ou pode ser uma reação alérgica independente. O paciente normalmente apresenta história de alergia ao pólen e a outros alergênios ambientais. Ocorrem prurido extremo, epífora (secreção lacrimal excessiva), congestão conjuntival e, geralmente, fotofobia intensa. A secreção mucoide semelhante a fios normalmente está associada à fricção dos olhos em virtude do prurido intenso. A conjuntivite vernal também é conhecida como conjuntivite sazonal, pois aparece principalmente durante o clima quente. Pode haver grandes formações de papilas com aspecto de calçada de paralelepípedos. É mais comum em crianças e adultos jovens. A maioria das pessoas afetadas tem história pregressa de asma ou eczema.

Conjuntivite tóxica

A conjuntivite química pode ser o resultado de medicamentos, cloro de piscinas, exposição a fumaças tóxicas entre trabalhadores industriais ou exposição a outros irritantes, como fumaça, *sprays* para cabelos, ácidos e álcalis.

Manejo clínico

O manejo da conjuntivite depende do tipo. A maioria dos tipos de conjuntivite leve e viral é de condições benignas e autolimitantes, que podem não precisar de tratamento e procedimentos laboratoriais. Para os casos mais graves, são prescritos antibióticos tópicos, colírios ou pomadas. Pacientes com conjuntivite gonocócica precisam de terapia antibiótica urgente. Se não tratada, essa doença ocular pode levar à perfuração da córnea e à cegueira. As complicações sistêmicas podem incluir meningite e sepse.

Conjuntivite bacteriana

A conjuntivite bacteriana aguda é quase sempre autolimitante, com duração de 2 semanas se não tratada. Se tratada com antibióticos, pode durar alguns poucos dias, com exceção das conjuntivites gonocócica e estafilocócica.

Para o tracoma, geralmente são administrados antibióticos de amplo espectro por vias tópica e sistêmica. O manejo cirúrgico inclui a correção da triquíase para prevenir a formação de cicatrizes conjuntivais.

A conjuntivite por inclusão do adulto requer 1 semana de antibióticos. A prevenção de reinfecções é importante, e as pessoas afetadas e seus parceiros sexuais devem buscar tratamento para a infecção sexualmente transmissível, se indicado.

Conjuntivite viral

A conjuntivite viral não responde a qualquer tratamento. Compressas frias podem aliviar alguns sintomas. A conjuntivite viral, especialmente a ceratoconjuntivite epidêmica, é altamente contagiosa. Os pacientes devem ser conscientizados a respeito da natureza contagiosa da doença, e devem ser fornecidas orientações adequadas (Boxe 58.12).

Devem ser adotadas as medidas apropriadas para evitar infecções associadas aos cuidados de saúde. A higiene frequente das mãos e os procedimentos para a limpeza ambiental e a desinfecção de equipamentos utilizados para o exame ocular devem ser estritamente seguidos em todas as ocasiões. Para prevenir a propagação durante surtos de conjuntivite causada por adenovírus, as instalações de saúde devem isolar áreas específicas para o tratamento de pacientes diagnosticados ou com suspeita de ter conjuntivite causada por adenovírus. Todos os tipos de tonometria devem ser evitados, exceto se clinicamente indicado. Todos os medicamentos oftálmicos multidoses devem ser descartados ao fim de cada dia, ou

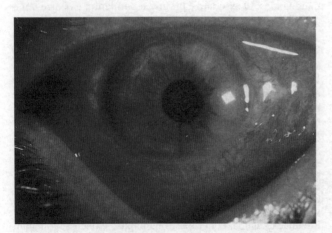

Figura 58.15 • Hiperemia conjuntival na conjuntivite viral.

> **Boxe 58.12 ORIENTAÇÕES AO PACIENTE**
> **Orientações aos pacientes com conjuntivite viral**
>
> A conjuntivite viral é uma infecção ocular altamente contagiosa que pode se propagar facilmente de uma pessoa para outra. Os sinais/sintomas podem ser alarmantes, mas não são graves.
> O enfermeiro orienta o paciente a respeito de sua condição ocular e das estratégias de autocuidado a seguir:
>
> - Ter em mente que seus olhos parecerão vermelhos e apresentarão secreção aquosa, e as pálpebras ficarão edemaciadas por aproximadamente 1 semana
> - Você deve sentir dor ocular, sensação de areia no olho e sensibilidade à luz
> - Ter em mente que os sintomas serão resolvidos após aproximadamente 1 semana
> - Utilizar compressas frias leves sobre os olhos durante aproximadamente 10 min, 4 a 5 vezes/dia, para aliviar a dor
> - Utilizar lágrimas artificiais para a sensação de areia no olho e medicamentos para dor leve, tais como paracetamol
> - Ficar em casa e não sair. Voltar ao trabalho ou à escola após 7 dias, quando a vermelhidão e a secreção passarem. Obter um atestado médico determinando o tempo de afastamento do trabalho ou da escola
> - Não compartilhar toalhas, roupas de cama, maquiagem ou quaisquer itens que tenham entrado em contato com seus olhos
> - Lavar bem e frequentemente as mãos com água e sabão
> - Usar um lenço novo a cada vez que limpar a secreção do seu olho. Umedecer o lenço com água limpa para limpar a parte externa do olho
> - Lavar o rosto e tomar banho como normalmente faz
> - Descartar todos os seus artigos de maquiagem e não aplicar maquiagem até que a infecção tenha sido resolvida
> - Usar óculos escuros se as luzes brilhantes o incomodarem
> - Observar se a secreção se tornar amarelada e purulenta, ou se você apresentar alterações na visão, e retornar ao médico para reavaliação.

quando contaminados. Não se deve permitir que funcionários e outras pessoas infectadas trabalhem ou frequentem a escola até que os sintomas tenham se resolvido, o que pode levar de 3 a 7 dias.

Conjuntivite alérgica

Pacientes com conjuntivite alérgica, especialmente conjuntivite vernal ou sazonal recidivante, geralmente são medicados com corticosteroides em preparações oftálmicas. Dependendo da gravidade do acometimento, eles podem receber preparações orais. De modo geral, vasoconstritores, tais como solução de epinefrina tópica, compressas frias, bolsas de gel e ventilação com ar frio proporcionam conforto por meio da diminuição do edema.

Conjuntivite tóxica

No caso de conjuntivite causada por irritantes químicos, o olho tem de ser irrigado imediatamente e de modo profuso com soro fisiológico ou água estéril.

UVEÍTE

A uveíte, ou inflamação do trato uveal, pode afetar a íris, o corpo ciliar ou a coroide. Existem dois tipos de uveíte: não granulomatosa e granulomatosa.

O tipo mais comum de uveíte é o tipo não granulomatoso, que se manifesta como uma condição aguda com dor, fotofobia e um padrão de congestão conjuntival, especialmente ao redor da córnea. A pupila é pequena ou irregular, e a visão torna-se embaçada. Pode haver precipitados pequenos e finos na superfície corneana posterior e células no humor aquoso (i. e., células e chamas). Se a uveíte for grave, pode-se desenvolver **hipópio** (acúmulo de células inflamatórias na câmara anterior do olho). A condição pode ser uni ou bilateral e pode ser recidivante. Episódios repetidos de uveíte anterior não granulomatosa podem causar sinequias (a íris periférica adere à córnea e impede o efluxo do humor aquoso) anteriores. Sinequias posteriores (aderências da íris e do cristalino) bloqueiam o fluxo de saída do humor aquoso da câmara posterior. O glaucoma secundário pode resultar de sinequias anteriores ou posteriores. Também pode ocorrer catarata como uma sequela da uveíte.

A uveíte granulomatosa pode ter início mais insidioso e envolver qualquer parte do trato uveal. Ela tende a ser crônica. Sintomas como fotofobia e dor podem ser mínimos. A visão é comprometida de modo acentuado e adverso. A hiperemia conjuntival é difusa, e o humor vítreo pode estar opacificado. Na forma grave de uveíte posterior, tal como coriorretinite, pode haver hemorragias retinianas e coroidais.

Manejo clínico

Tendo em vista que a fotofobia é um sintoma comum, os pacientes devem usar óculos escuros em ambientes externos. Espasmos ciliares e sinequias são mais bem evitados por meio da midríase; ciclopentolato e atropina são comumente utilizados. Colírios corticosteroides locais, instilados 4 a 6 vezes/dia, também são utilizados para diminuir a inflamação.

Se a uveíte for recidivante, deve ser cuidadosamente obtida a anamnese para descobrir as causas subjacentes. Essa avaliação deve incluir anamnese completa, exame físico e exames complementares, incluindo hemograma completo, velocidade de hemossedimentação, anticorpos antinucleares e títulos de VDRL e doença de Lyme. As causas de base incluem distúrbios autoimunes, como espondilite anquilosante e sarcoidose, bem como toxoplasmose, herpes-zóster, candidíase ocular, histoplasmose, herpes-vírus simples, tuberculose e sífilis.

CELULITE ORBITAL

A celulite orbital é a inflamação dos tecidos que circundam o olho, que pode resultar de condições inflamatórias bacterianas, fúngicas ou virais das estruturas contíguas, como face, orofaringe, estruturas dentárias ou estruturas intracranianas. Também pode resultar de corpos estranhos e infecção ocular preexistente, como dacriocistite e pan-oftalmite, ou de sepse. A infecção dos seios é a causa mais frequente. A infecção com origem nos seios pode se propagar facilmente até a órbita através das delgadas paredes ósseas e dos forames, ou pelo sistema venoso interconectado da órbita e dos seios paranasais. Os microrganismos causais mais comuns são estafilococos e estreptococos em adultos. Os sinais/sintomas incluem dor, edema palpebral, edema conjuntival, proptose e diminuição da motilidade ocular. Com o edema, pode ocorrer a compressão do nervo óptico, e a PIO pode aumentar.

A tensão intraorbital grave, causada pela formação de um abscesso e pelo comprometimento da função do nervo óptico na celulite orbital, pode resultar em perda visual permanente. Em virtude da proximidade da órbita com o cérebro, a celulite orbital pode levar a complicações vitalícias, como abscesso intracraniano e trombose em seio cavernoso.

Manejo clínico

É indicada a administração imediata de antibióticos sistêmicos de amplo espectro em dose alta. São obtidos culturas e esfregaços com coloração de Gram. É extremamente importante o monitoramento de alterações na acuidade visual, do grau de proptose, da função do sistema nervoso central (p. ex., náuseas, vômitos, febre, alterações cognitivas), do deslocamento do globo ocular, dos movimentos extraoculares, dos sinais pupilares e do fundo. É necessário o parecer do otorrinolaringologista, sobretudo quando houver suspeita de rinossinusite. Em caso de formação de abscesso ou perda progressiva da visão, é realizada a drenagem cirúrgica do abscesso ou do seio. Sinusotomia e irrigação de antibiótico também são realizadas.

TUMORES ORBITAIS E OCULARES

TUMORES BENIGNOS DA ÓRBITA

Os tumores benignos podem se desenvolver na infância e crescer rápida ou lentamente e ser descobertos posteriormente na vida. Alguns tumores benignos são superficiais e são facilmente identificáveis pela sua apresentação externa, por meio da palpação e de radiografias, porém alguns são profundos e podem exigir TC para o seu diagnóstico. Pode haver proptose significativa, e a função visual pode estar prejudicada. Os tumores benignos são massas caracterizadas pela ausência de infiltração nos tecidos adjacentes. Exemplos são cistos dermoides císticos e mucocele, hemangiomas, linfangiomas, tumores lacrimais e neurofibromas.

Para prevenir recidivas, as massas benignas são excisadas completamente, quando possível. A excisão pode ser difícil, em virtude do envolvimento de algumas partes dos ossos orbitais, como cistos dermoides profundos, nos quais é necessária a dissecção do osso. A ressecção subtotal pode ser indicada em tumores benignos profundos que se entrelaçam com outras estruturas orbitais, como meningiomas do nervo óptico. A remoção completa do tumor pode ameaçar a função visual.

TUMORES BENIGNOS DAS PÁLPEBRAS

Há uma ampla variedade de tumores benignos que aumentam em frequência com a idade. Os nevos podem ser não pigmentados ao nascimento e podem aumentar em tamanho e escurecer na adolescência, ou podem nunca adquirir pigmento. Hemangiomas são tumores capilares que podem ser lesões superficiais de coloração vermelho-brilhante (anteriormente conhecidos como nevos em morango), ou lesões mais profundas azuladas ou arroxeadas. Mílios são cistos pequenos, brancos e discretamente elevados das pálpebras, que podem ser múltiplos. Xantelasmas são depósitos lipoides amarelados em ambas as pálpebras, que comumente aparecem como resultado do envelhecimento da pele ou de um distúrbio lipídico. Lesões de molusco contagioso são crescimentos achatados e simétricos ao longo da margem palpebral, causados por um vírus que pode resultar em conjuntivite e ceratite, se a lesão crescer no saco conjuntival.

O tratamento das lesões palpebrais congênitas benignas raramente é indicado, exceto quando a função visual estiver afetada. A injeção de corticosteroide na lesão de hemangioma é, em geral, efetiva, mas pode ser realizada a excisão cirúrgica. As lesões palpebrais benignas geralmente apresentam problemas estéticos, em vez de problemas na função visual. A excisão cirúrgica, ou eletrocauterização, é realizada primariamente por motivos cosméticos, exceto em casos de molusco contagioso, para os quais a intervenção cirúrgica é realizada para prevenir um processo infeccioso que possa se seguir.

TUMORES BENIGNOS DA CONJUNTIVA

O nevo conjuntival, uma neoplasia benigna congênita, é uma mancha marrom plana discretamente elevada, que se torna pigmentada durante a infância tardia ou a adolescência. Deve ser diferenciado da lesão pigmentada da melanose, que é adquirida na meia-idade e pode se tornar um melanoma. Cistos dermoides que contêm queratina e sebo são congênitos e podem ser observados na conjuntiva. O dermolipoma é um tumor congênito que se manifesta como um crescimento arredondado e macio na conjuntiva, próximo do canto lateral. Os papilomas costumam ter consistência mole, com superfícies irregulares, e são encontrados nas margens palpebrais. O tratamento consiste na excisão cirúrgica.

TUMORES MALIGNOS DA ÓRBITA

O rabdomiossarcoma é o tumor orbital primário maligno mais comum na infância; também pode se desenvolver em adultos mais velhos (Tang, Zhang, Lu et al., 2018). Os sinais/sintomas do rabdomiossarcoma incluem proptose indolor súbita de um olho, seguida de edema palpebral, quemose conjuntival e comprometimento da motilidade ocular. A TC ou a RM desses tumores estabelece o tamanho, a configuração, a localização e o estágio da doença; além disso, delineia o grau de destruição óssea e é útil para estimar o campo para a radioterapia. O local de metástase mais comum é o pulmão.

O manejo dos tumores orbitais malignos primários envolve três modalidades importantes: cirurgia, radioterapia e quimioterapia auxiliar. O grau de destruição orbital é importante no planejamento da abordagem cirúrgica. A ressecção com frequência envolve a remoção do globo ocular. As necessidades psicológicas do paciente e da família são preeminentes no planejamento do tratamento.

TUMORES MALIGNOS DAS PÁLPEBRAS

O carcinoma basocelular é o tumor maligno mais comum da pálpebra. O carcinoma espinocelular ocorre com menos frequência, mas é considerado o segundo tumor maligno mais comum. O melanoma é raro. Tumores palpebrais malignos ocorrem com mais frequência em pessoas com pele clara, que apresentam história de exposição crônica ao sol (Norris, 2019).

O carcinoma basocelular apresenta-se como um nódulo indolor, que pode ulcerar. A lesão é invasiva, propaga-se para os tecidos adjacentes e cresce lentamente, mas não metastatiza. Em geral, aparece na margem palpebral inferior, próximo do canto interno, com margem branca perolada. O carcinoma espinocelular das pálpebras inicialmente pode se assemelhar ao carcinoma basocelular, tendo em vista que ele também cresce lentamente e sem dor. Ele tende a ulcerar e a invadir os tecidos adjacentes, mas pode metastatizar para os linfonodos regionais. O melanoma pode ser não pigmentado e pode ter origem em nevos. Ele se propaga até os tecidos adjacentes e metastatiza em outros órgãos.

A excisão completa desses carcinomas é seguida pela reconstrução com enxerto de pele, se a excisão cirúrgica for extensiva. O local pós-operatório ocular e o local doador do enxerto são monitorados quanto a sangramentos. Locais doadores de enxertos podem incluir a mucosa bucal, as coxas ou o abdome. O paciente é encaminhado a um oncologista para a avaliação da necessidade de radioterapia e o monitoramento em relação a metástases. O diagnóstico inicial e o manejo cirúrgico são a base para um bom prognóstico. Essas condições têm consequências potencialmente fatais, e as excisões cirúrgicas podem resultar em desfiguração facial. O apoio emocional é um aspecto extremamente importante do manejo de enfermagem.

TUMORES MALIGNOS DA CONJUNTIVA

O carcinoma conjuntival cresce com mais frequência nas áreas expostas da conjuntiva. As lesões típicas são gelatinosas e esbranquiçadas, em virtude da formação de queratina. Elas crescem lentamente, e invasão profunda e metástase são raras. O melanoma é raro, mas pode ter origem em um nevo preexistente ou em uma melanose adquirida durante a meia-idade. O carcinoma espinocelular também é raro, porém invasivo.

O manejo é a incisão cirúrgica. Alguns tumores benignos e a maioria dos tumores malignos recidivam. Para evitar as recidivas, os pacientes normalmente são submetidos à radioterapia e à crioterapia após a excisão dos tumores malignos. A desfiguração cosmética poderá resultar da excisão extensiva, quando houver invasão profunda pelo tumor maligno.

TUMORES MALIGNOS DO GLOBO

O melanoma ocular é um tumor coroidal maligno raro, às vezes descoberto em um exame de retina. Em seus estágios iniciais, pode ser confundido com um nevo. Além de um exame físico completo para descobrir evidências de metástase (no fígado, no pulmão e na mama), são realizadas retinografia, angiografia com fluoresceína e US. O diagnóstico é confirmado por biopsia após a enucleação.

Os tumores são classificados de acordo com as linhas de limite (altura apical e diâmetro basal) como pequenos, médios ou grandes. Os tumores pequenos geralmente são monitorados, ao passo que tumores médios e grandes precisam de tratamento. O tratamento consiste em radiação e/ou enucleação. A radioterapia pode ser conduzida por meio de feixe externo, realizada em episódios repetidos, por alguns dias, ou por meio da implantação de uma pequena placa que contém pastilhas de iodo radioativo (I-125) no tumor.

PROCEDIMENTOS CIRÚRGICOS E ENUCLEAÇÃO

CIRURGIAS ORBITAIS

As cirurgias orbitais podem ser realizadas para reparar fraturas, remover um corpo estranho ou remover crescimentos benignos ou malignos. Os procedimentos cirúrgicos que envolvem a órbita e as pálpebras afetam o aspecto facial ou a cosmética. Os objetivos são recuperar e preservar a função visual e manter a relação anatômica das estruturas oculares para conquistar a cosmética. Durante o reparo das fraturas orbitais, os ossos orbitais são realinhados para acompanhar as posições anatômicas das estruturas faciais.

Os procedimentos cirúrgicos orbitais envolvem o trabalho ao redor de estruturas delicadas do olho, como nervo óptico, vasos sanguíneos retinianos e músculos oculares. As complicações dos procedimentos cirúrgicos orbitais podem incluir a cegueira, como resultado da lesão do nervo óptico e de seu suprimento sanguíneo. A dor súbita e a perda da visão podem indicar hemorragia intraorbital ou compressão do nervo óptico. A ptose e a diplopia podem resultar do traumatismo dos músculos extraoculares durante o procedimento cirúrgico, mas essas condições normalmente são resolvidas após algumas semanas.

A profilaxia com antibióticos IV é o esquema pós-operatório habitual após a cirurgia orbital, especialmente com o reparo de fraturas orbitais e a remoção de corpos estranhos intraorbitais. Corticosteroides IV podem ser administrados se houver preocupação a respeito do edema do nervo óptico. Antibióticos oculares tópicos são comumente instilados, e pomadas antibióticas são aplicadas externamente na pele dos locais de sutura.

Durante as primeiras 24 a 48 horas do pós-operatório, compressas geladas são aplicadas sobre a área periocular para diminuir o edema periorbital, o edema facial e o hematoma. A cabeceira do leito do paciente deve ser elevada até uma posição confortável (30 a 45°).

As orientações da alta devem incluir informações a respeito dos antibióticos orais, da instilação dos medicamentos oftálmicos e da aplicação de compressas geladas.

ENUCLEAÇÃO

A enucleação é a remoção do globo ocular da órbita, deixando os músculos e o conteúdo orbital intacto. Pode ser realizada cirurgicamente para as condições a seguir:

- Lesão que resulta em prolapso do tecido uveal ou perda da percepção à luz
- Olho cego, doloroso, deformado ou desfigurado, normalmente causado por glaucoma, descolamento de retina ou inflamação crônica
- Olho sem visão útil, que esteja provocando ou tenha provocado oftalmia simpática no outro olho
- Tumores intraoculares que sejam intratáveis por outros meios.

O procedimento para a enucleação envolve a separação e o corte de cada um dos músculos oculares e dos tecidos moles adjacentes e o corte do nervo óptico do globo ocular. Em geral, segue-se a inserção de um implante orbital, e a conjuntiva é fechada. É aplicado um grande curativo compressivo sobre a área.

A **evisceração** envolve a remoção do conteúdo intraocular por meio de uma incisão ou de uma abertura na córnea ou na esclera. A evisceração pode ser realizada cirurgicamente para tratar o traumatismo ocular grave com ruptura de globo, inflamação ocular grave ou infecção ocular grave. O nervo óptico, a esclera, os músculos extraoculares e, às vezes, a córnea são deixados intactos. A principal vantagem da evisceração sobre a enucleação é que o resultado cosmético final e a motilidade após a adequação da prótese ocular são intensificados.

A **exenteração** é a remoção cirúrgica de todo o conteúdo da órbita, dos tecidos moles adjacentes e da maior parte ou de toda a pálpebra. Essa cirurgia é indicada para malignidades da órbita potencialmente fatais, ou quando modalidades de tratamento mais conservadoras falharam ou são inadequadas. Um exemplo é o carcinoma espinocelular dos seios paranasais, da pele e da conjuntiva com envolvimento orbital profundo. Nesse tipo mais extensivo, a exenteração pode incluir a remoção de todos os tecidos orbitais e a ressecção dos ossos orbitais.

Próteses oculares

Os implantes e os conformadores (próteses oculares normalmente fabricadas em borracha de silicone) orbitais mantêm o formato do olho após a enucleação ou a evisceração, para prevenir um aspecto contraído e aprofundado. O conformador temporário é posicionado sobre o fechamento conjuntival após a implantação de um implante orbital. Um conformador é posicionado após o procedimento de enucleação ou evisceração, para proteger a linha de sutura, manter os fórnices, prevenir a contratura da cavidade no preparo para a prótese ocular e promover a integridade das pálpebras.

Todas as próteses oculares apresentam limitações em sua motilidade. Existem dois desenhos de próteses oculares. As próteses oculares anoftálmicas são utilizadas na ausência do globo. As conchas esclerais têm a mesma aparência da prótese anoftálmica (Figura 58.16), mas são mais delgadas e se adaptam sobre um globo com sensação corneana intacta. De modo geral, uma prótese ocular dura aproximadamente 6 anos, dependendo da qualidade da adaptação, do conforto e do aspecto cosmético. Quando a cavidade anoftálmica estiver completamente cicatrizada, os conformadores são substituídos por próteses oculares.

Ocularista é um profissional especialmente treinado e habilitado que fabrica próteses oculares. Após o oftalmologista confirmar que a cavidade anoftálmica está totalmente cicatrizada e pronta para a adaptação da prótese, o paciente é encaminhado a um ocularista. O período de cicatrização normalmente é de 6 a 8 semanas. É recomendável que o paciente faça uma consulta com um ocularista antes da adaptação. As informações precisas e a verbalização das preocupações podem diminuir a ansiedade a respeito do uso de uma prótese ocular.

Manejo clínico

A remoção de um olho apresenta desdobramentos físicos, sociais e psicológicos para qualquer pessoa. O significado da perda do olho e da visão deve ser abordado no plano de cuidados. O preparo do paciente deve incluir informações a respeito do procedimento cirúrgico e da inserção de implantes e conformadores orbitais e da disponibilidade das próteses oculares para intensificar o aspecto cosmético. Em alguns casos, os pacientes podem optar por consultar um ocularista antes da cirurgia para discutir a prótese ocular.

Manejo de enfermagem

Fornecimento de orientações sobre os cuidados pós-cirúrgicos e protéticos

Os pacientes que são submetidos à remoção ocular precisam saber que, em geral, receberão um grande curativo compressivo ocular, que costuma ser removido após 1 semana, e que uma pomada antibiótica tópica oftálmica é aplicada na cavidade 3 vezes/dia.

Após a remoção de um olho, ocorre a perda da percepção de profundidade. Os pacientes devem ser aconselhados a ter cautela adicional em sua deambulação e movimentação para evitar cálculos errôneos que possam resultar em lesões. Pode demorar algum tempo para o ajuste à visão monocular.

O paciente tem de ser avisado de que os conformadores podem sair da cavidade inadvertidamente. Se isso ocorrer, o conformador deve ser lavado, secado e posicionado de volta na cavidade.

Quando a remoção ocular cirúrgica for inesperada, tal como no traumatismo ocular grave, que não possibilita o tempo para que o paciente e a família se preparem para a perda, o papel do enfermeiro no fornecimento do apoio emocional é crucial.

Promoção de cuidados domiciliar, comunitário e de transição

O paciente com uma nova prótese ocular pode necessitar de encaminhamento para serviços de atenção domiciliar, comunitários ou de cuidados de transição que prestem assistência no domicílio. Esses pacientes também se beneficiam do encaminhamento para serviços de reabilitação.

 Orientação do paciente sobre autocuidados

Os pacientes precisam ser orientados a respeito de como inserir, remover e cuidar da prótese ocular. A higiene adequada das mãos deve ser observada antes da inserção e da remoção de uma prótese ocular. Um copo de sucção pode ser utilizado se houver problemas com a destreza manual. Devem ser adotadas precauções, como a colocação de uma toalha sobre a pia e o fechamento do ralo da pia, para evitar a perda da prótese. Nas orientações aos pacientes ou familiares, é importante a demonstração de retorno para avaliar o nível de compreensão e a habilidade para a realização do procedimento.

Antes da inserção, o ponto interno ou outros aspectos laterais externos das faces superior e inferior da prótese têm de ser identificados por meio da localização das marcas de identificação, como uma coloração avermelhada na área do ponto interno. Para pessoas com déficit visual, são usadas outras formas de marcadores de identificação, como pontos ou nós. A pálpebra superior é elevada o suficiente para criar um espaço, e, em seguida, o paciente aprende a deslizar a prótese para cima, para baixo e para trás da pálpebra superior. Enquanto isso, o paciente puxa a pálpebra inferior para baixo para auxiliar no posicionamento da prótese e para fazer com que a sua borda inferior seja gradualmente posicionada de volta na pálpebra inferior. A pálpebra inferior é verificada quanto ao posicionamento correto.

Para remover a prótese, o paciente posiciona uma das mãos em concha sobre a bochecha para apanhar a prótese, coloca o dedo indicador da mão livre contra a parte intermediária da pálpebra inferior e olha fixamente para cima. O olhar fixo para cima traz a borda inferior da prótese até mais próximo da margem palpebral inferior. Com o dedo empurrando para dentro, para baixo e lateralmente contra a pálpebra inferior, a prótese desliza para fora e para dentro da mão em concha.

Cuidados contínuos e de transição

A prótese ocular pode ser utilizada e deixada na posição durante diversos meses. A higiene e o conforto normalmente são mantidos com a irrigação diária da prótese posicionada com soro fisiológico, solução para lentes de contato rígidas ou

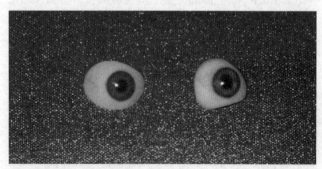

Figura 58.16 • Próteses oculares. (**À esquerda**) Prótese ocular anoftálmica. (**À direita**) Concha escleral.

lágrimas artificiais. No caso de sintomas de olho seco, são úteis lubrificantes em pomada oftálmica ou colírios com base oleosa, como vitamina E e óleo mineral. A remoção de incrustações e do muco que se acumulam durante a noite é realizada com a prótese posicionada. Podem ocorrer posicionamentos inadequados ao limpar ou friccionar a prótese na cavidade. A prótese pode ser reposicionada com os dedos limpos. A limpeza adequada da prótese deve ser um movimento temporonasal suave, visando evitar posicionamentos inadequados.

A prótese precisa ser removida e limpa quando se torna desconfortável e quando ocorre aumento da secreção de muco. Também deve ser feita a limpeza do muco da cavidade, e esta deve ser inspecionada à procura de sinais de infecção. Qualquer desconforto incomum, irritação ou vermelhidão do globo ou das pálpebras pode indicar desgaste excessivo, resíduos sob a concha ou falta de higiene adequada. Qualquer infecção ou irritação que não seja resolvida necessita de cuidados médicos.

CONSEQUÊNCIAS OCULARES DE DOENÇAS SISTÊMICAS

RETINOPATIA DIABÉTICA

Avanços no tratamento do diabetes possibilitaram que os pacientes apresentem uma expectativa de vida relativamente normal, mas muitos apresentam complicações do diabetes em longo prazo. Uma das complicações mais graves do diabetes melito é a retinopatia. Os pacientes diabéticos também apresentam risco maior de catarata, e as melhores práticas para o controle glicêmico durante a cirurgia de catarata não são conhecidas (Kiziltoprak, Tekin, Inanc et al., 2019). Ver discussão sobre retinopatia diabética no Capítulo 46.

RETINITE POR CITOMEGALOVÍRUS

Muitas complicações oftálmicas foram associadas à AIDS, e o CMV é a causa mais comum de inflamação retiniana em pacientes com AIDS. Os sintomas iniciais da retinite por CMV variam de paciente para paciente. Alguns pacientes se queixam de moscas volantes ou de diminuição da visão periférica; outros apresentam um escotoma paracentral ou central; ainda, outros apresentam flutuações da visão em virtude de edema macular. A retina com frequência se torna delgada e atrófica e suscetível a rupturas e fragmentações de retina.

A retinite por CMV em geral adota um de três tipos: hemorrágica, *brushfire* ou granular. No tipo hemorrágico, grandes áreas de retina necrótica branca podem estar associadas à hemorragia retiniana. No tipo *brushfire*, margem amarela a branca surge na borda da retina atrófica esgotada. Essa retinite se expande e, se não tratada, envolve toda a retina. No tipo granular, lesões granulares brancas na periferia da retina expandem-se gradualmente. A infiltração plumosa branca da retina destrói a retina sensorial e causa necrose, atrofia óptica e descolamento de retina.

Manejo clínico

O manejo da retinite por CMV consiste na prescrição do agente farmacológico apropriado.

Terapia farmacológica

Os agentes farmacológicos disponíveis para o tratamento da retinite por CMV incluem ganciclovir, foscarnete e cidofovir.

O ganciclovir é administrado IV, por via oral ou intravítrea no estágio agudo da retinite por CMV. A forma intravítrea está disponível como um implante intraocular de 4 mm ou uma inserção que contém o medicamento embebido em um sistema com base em polímero, que libera lentamente o medicamento. A inserção é posicionada cirurgicamente no segmento posterior do olho, e o medicamento difunde-se localmente até a infecção por um período de 5 a 8 meses antes que a inserção precise ser substituída. Quando administrado por via sistêmica, o ganciclovir é um medicamento muito potente; pode causar neutropenia, trombocitopenia, anemia e elevação dos níveis de creatinina sérica. A inserção de liberação prolongada implantada cirurgicamente possibilita que concentrações mais altas de ganciclovir alcancem a retinite por CMV, mas existem riscos e complicações associados às inserções, incluindo endoftalmite, descolamento de retina e hipotonia.

O foscarnete inibe a replicação do ácido desoxirribonucleico (DNA) viral. Pode ser o medicamento de escolha quando o ganciclovir não é efetivo. Pode ser administrado por meio de injeções IV ou intravítreas. A combinação de foscarnete e ganciclovir tem sido mais efetiva do que qualquer medicamento isoladamente. Pode ocorrer nefrotoxicidade com o foscarnete sistêmico, e a função renal deve ser cuidadosamente monitorada.

O cidofovir impede a replicação do CMV e é administrado IV. O cidofovir demonstrou adiar significativamente a progressão da retinite por CMV. Nefrotoxicidade, proteinúria e aumento dos níveis de creatinina sérica são efeitos colaterais significativos.

Um análogo nucleosídico, como zidovudina, combinado com um ou mais inibidores de protease (p. ex., ritonavir) pode resultar em sucesso terapêutico significativo em pacientes com AIDS, gradualmente modificando a evolução da doença e transformando a infecção pelo HIV/AIDS em uma doença crônica controlável (Iacob, Iacob & Jugulete, 2017). Em seguida, o sistema imune pode se recuperar até um nível funcional. Alguns pacientes desenvolvem uveíte com a recuperação imune, caracterizada por inflamação intraocular, edema macular cistoide e formação de membranas epirretinianas. A uveíte da recuperação imune é tratada com corticosteroides ou injeção de corticosteroides na área subtenoniana do olho.

ALTERAÇÕES OCULARES RELACIONADAS COM A HIPERTENSÃO ARTERIAL

A hipertensão arterial de longa duração está associada à aterosclerose, e as alterações retinianas são evidenciadas pelas alterações arteriolares retinianas (p. ex., tortuosidade, estreitamento) e do reflexo à luz (Weber & Kelley, 2018). A fundoscopia revela coloração acobreada ou prateada das arteríolas e compressão venosa (cruzamento arteriovenoso) nos cruzamentos arteriolares e venosos. As hemorragias intrarretinianas decorrentes de hipertensão têm o formato de chama, já que ocorrem na camada de fibras nervosas da retina.

A hipertensão arterial também pode ocorrer como consequência aguda de condições como feocromocitoma, lesão renal aguda e hipertensão induzida pela gestação. A retinopatia associada a esses estados de crise é extensiva, e as manifestações incluem manchas algodonosas, hemorragias retinianas, edema e exsudatos retinianos, com frequência agrupados ao redor da mácula (Weber & Kelley, 2018).

A coroide também é afetada pela elevação profunda e abrupta da pressão arterial e pela vasoconstrição resultante, e a isquemia pode resultar em descolamentos de retina graves e no infarto do epitélio pigmentado retiniano. Também podem resultar neuropatia óptica isquêmica e papiledema. A pressão arterial nesses estágios mais graves deve ser reduzida de modo gradual e controlado, a fim de evitar a isquemia do nervo óptico e do cérebro secundária a uma queda muito rápida da pressão arterial. Ver discussão sobre hipertensão no Capítulo 27.

EXERCÍCIOS DE PENSAMENTO CRÍTICO

1 qp Você atua como enfermeiro do serviço de saúde domiciliar e está visitando um homem de 72 anos com história pregressa de diabetes melito não controlado há muito tempo. Ele informa que recentemente passou a apresentar alterações visuais. Defina as técnicas de avaliação de enfermagem que sejam importantes na avaliação desse paciente. Descreva as suas prioridades de enfermagem para o cuidado de um paciente com baixa visão. Como essas prioridades seriam alteradas se o paciente fosse cego?

2 cpa Uma mulher de 45 anos comparece ao pronto atendimento queixando-se de que apresentou perda progressiva da visão do olho esquerdo desde a manhã. Ela mora sozinha e teme a cegueira. É feito o diagnóstico de descolamento de retina e é programada a cirurgia. Quais membros da equipe interdisciplinar precisam participar dessa discussão? Como você viabilizará a discussão entre os profissionais de saúde para elaborar estratégias para reduzir o temor da paciente?

3 pbe Um paciente de 80 anos relata a você que foi diagnosticado com DMRI. Qual é a base de evidências para oferecer diretrizes para o manejo dessa condição? Quais informações educacionais baseadas em evidências você pode compartilhar? Identifique os critérios empregados para avaliar a força da evidência para essas práticas.

REFERÊNCIAS BIBLIOGRÁFICAS

*Pesquisa em enfermagem.

Livros

American Society of Ophthalmic Registered Nurses (ASORN). (2013). *ASORN recommended practice: Use of multi-dose medications*. San Francisco, CA: Author.
Comerford, K. C., & Durkin, M. T. (2020). *Nursing 2020 drug handbook*. Philadelphia, PA: Wolters Kluwer.
Eliopoulos, C. (2018). *Gerontological nursing* (9th ed.). Philadelphia, PA: Wolters Kluwer.
Fischbach, F. T., & Fischbach, M. B. (2018). *A manual of laboratory and diagnostic tests* (10th ed.). Philadelphia, PA: Wolters Kluwer.
Gerstenblith, A. T., & Rabinowitz, M. P. (2017). *The Wills eye manual: Office and emergency room diagnosis and treatment of eye disease* (7th ed.). Philadelphia, PA: Lippincott Williams & Wilkins.
Hickey, J. V., & Strayer, A. L. (2020). *The clinical practice of neurological and neurosurgical nursing* (8th ed.). Philadelphia, PA: Wolters Kluwer.
McQuillan, K. A., & Makic, M. B. (2020). *Trauma nursing: From resuscitation through rehabilitation* (5th ed.). St. Louis, MO: Elsevier.
Moore, K., Dalley, A., & Agur, A. (2018). *Clinically orientated anatomy* (8th ed.). Philadelphia, PA: Wolters Kluwer.
Norris, T. (2019). *Porth's pathophysiology: Concepts of altered health status* (10th ed.). Philadelphia, PA: Wolters Kluwer.
Shaw, M., & Lee, A. (2017). *Ophthalmic nursing* (5th ed.). Boca Raton, FL: CRC Press Taylor & Francis Group.
Strayer, D. S., Rubin, E., Saffitz, J. E., et al. (2015). *Rubin's pathology: Clinicopathologic foundations of medicine* (7th ed.). Philadelphia, PA: Wolters Kluwer.
Weber, J., & Kelley, J. (2018). *Health assessment in nursing* (6th ed.). Philadelphia, PA: Wolters Kluwer.

Periódicos e documentos eletrônicos

Allard, K., & Zetterberg, M. (2018). Toric IOL implantation in a patient with keratoconus and previous penetrating keratoplasty: A case report and review of literature. *BMC Ophthalmology*, 18(1), 215.
Bright Focus Foundation. (2020a). Age-related macular degeneration. Retrieved on 1/10/2020 at: www.brightfocus.org/macular
Bright Focus Foundation. (2020b). Eye diseases that can cause legal blindness. Retrieved on 4/1/2020 at: www.brightfocus.org/macular/article/eye-diseases-can-cause-legal-blindness
Bućan, K., Matas, A., Lovrić, J. M., et al. (2017). Epidemiology of ocular trauma in children requiring hospital admission: A 16-year retrospective cohort study. *Journal of Global Health*, 7(1), 010415.
Centers for Disease Control and Prevention (CDC). (2019). Common eye disorders. Retrieved on 12/28/2019 at: www.cdc.gov/visionhealth/basics/ced/index.html
Colour Blind Awareness. (2019). Inherited colour vision deficiency. Retrieved on 11/02/2019 at: www.colourblindawareness.org/colour-blindness/inherited
Glaucoma Research Foundation. (2019). Five common glaucoma tests. Retrieved on 12/16/2019 at: www.glaucoma.org/glaucoma/diagnostic-tests.php
Glaucoma Research Foundation. (2020). Eye drop tips. Retrieved on 2/11/2020 at: www.glaucoma.org/treatment/eyedrop-tips.php
Gomel, N., Negari, S., Frucht-Pery, J., et al. (2018). Predictive factors for efficacy and safety in refractive surgery for myopia. *PLoS One*, 13(12), e0208608.
Iacob, S. A., Iacob, D. G., & Jugulete, G. (2017). Improving the adherence to antiretroviral therapy, a difficult but essential task for a successful HIV treatment—Clinical points of view and practical considerations. *Frontiers in Pharmacology*, 8, 831.
Igarashi, A. (2019). Posterior chamber phakic IOLs vs. LASIK: Benefits and complications. *Expert Review of Ophthalmology*, 14(1), 43–52.
Jolly, J. K., Bridge, H., & MacLaren, R. E. (2019). Outcome measures used in ocular gene therapy trials: A scoping review of current practice. *Frontiers in Pharmacology*, 10, 1076.
Kiziltoprak, H., Tekin, K., Inanc, M., et al. (2019). Cataract in diabetes mellitus. *World Journal of Diabetes*, 10(3), 140–153.
Liao, L., & Zhu, X. H. (2019). Advances in the treatment of rhegmatogenous retinal detachment. *International Journal of Ophthalmology*, 12(4), 660–667.
McMonnies, C. W. (2017). Glaucoma history and risk factors. *Journal of Optometry*, 10(2), 71–78.
Morgan, E. (2018). Driving dilemmas: A guide to driving assessment in primary care. *Clinics in Geriatric Medicine*, 34(1), 107–115.
Moshirfar, M., Ding, Y., & Shah, T. J. (2018). A historical perspective on treatment of Fuchs' Endothelial Dystrophy: We have come a long way. *Journal of Ophthalmic & Vision Research*, 13(3), 339–343.
Norat, P., Soldozy, S., Elsarrag, M., et al. (2019). Application of indocyanine green videoangiography in aneurysm surgery: Evidence, techniques, practical tips. *Frontiers in Surgery*, 6, 34.
*Pagliuca, L. M., Macêdo-Costa, K. N., Rebouças, C. B., et al. (2014). Validation of the general guidelines of communication between the nurse and the blind. *Revista Brasileira de Enfermagem*, 67(5), 715–721.
Park, S. W., Lee, J. J., & Lee, J. E. (2018). Scleral buckling in the management of rhegmatogenous retinal detachment: Patient selection and perspectives. *Clinical Ophthalmology*, 12, 1605–1615.
Phulke, S., Kaushik, S., Kaur, S., et al. (2017). Steroid-induced glaucoma: An avoidable irreversible blindness. *Journal of Current Glaucoma Practice*, 11(2), 67–72.
Prevent Blindness. (2020). Know the risk factors for cataract. Retrieved on 2/16/2020 at: www.preventblindness.org/know-risk-factors-cataract
Schmidt-Erfurth, U., Garcia-Arumi, J., Gerendas, B. S., et al. (2019). Guidelines for the management of retinal vein occlusion by the European Society of Retina Specialists (EURETINA). *Ophthalmologica*, 242(3), 123–162.
Shah, P., Schwartz, S. G., Gartner, S., et al. (2018). Low vision services: A practical guide for the clinician. *Therapeutic Advances in Ophthalmology*, 10, 2515841418776264.
Shalaby Bardan, A., Al Raqqad, N., Zarei-Ghanavati, M., et al. (2018). The role of keratoprostheses. *Eye*, 32(1), 7–8.

Sheybani, A., Scott, R., Samuelson, T. W., et al. (2020). Open-angle glaucoma: Burden of illness, current therapies, and the management of nocturnal IOP variation. *Ophthalmology & Therapy*, 9, 1–14.

Sihota, R., Angmo, D., Ramaswamy, D., et al. (2018). Simplifying "target" intraocular pressure for different stages of primary open-angle glaucoma and primary angle-closure glaucoma. *Indian Journal of Ophthalmology*, 66(4), 495–505.

Singh, M., & Tyagi, S. C. (2018). Genes and genetics in eye diseases: A genomic medicine approach for investigating hereditary and inflammatory ocular disorders. *International Journal of Ophthalmology*, 11(1), 117–134.

Tang, L. Y., Zhang, M. X., Lu, D. H., et al. (2018). The prognosis and effects of local treatment strategies for orbital embryonal rhabdomyosarcoma: A population-based study. *Cancer Management and Research*, 10, 1727–1734.

Recursos

American Academy of Ophthalmology, www.aao.org
American Foundation for the Blind (AFB), www.afb.org
American Society of Ophthalmic Registered Nurses (ASORN), www.asorn.org
Foundation Fighting Blindness, www.fightingblindness.org
Glaucoma Research Foundation, www.glaucoma.org
Lighthouse Guild, www.lighthouseguild.org
MAB Community Services, www.mabcommunity.org
Macular Degeneration Foundation, www.eyesight.org
National Diabetes Information Clearinghouse (NDIC), www.niddk.nih.gov/health-information/diabetes
National Eye Institute, www.nei.nih.gov
National Federation of the Blind, www.nfb.org
Prevent Blindness, www.preventblindness.org
Research to Prevent Blindness, www.rpbusa.org

Avaliação e Manejo de Pacientes com Distúrbios da Audição e do Equilíbrio

DESFECHOS DO APRENDIZADO

Após ler este capítulo, você será capaz de:

1. Descrever a anatomia e a fisiologia da orelha, bem como os métodos usados na avaliação de distúrbios da audição e do equilíbrio.
2. Listar as possíveis manifestações de distúrbios da audição e do equilíbrio.
3. Identificar maneiras de se comunicar de modo efetivo com uma pessoa que apresente distúrbio da audição, incorporando as diferenças entre a cultura surda e a surdez.
4. Diferenciar os distúrbios da orelha externa daqueles da orelha média e da orelha interna.
5. Comparar os diversos tipos de procedimentos cirúrgicos empregados para o manejo de distúrbios da orelha média e os cuidados de enfermagem apropriados.
6. Aplicar o processo de enfermagem como uma estrutura de cuidados para o paciente submetido à cirurgia de mastoide ou o paciente com vertigem.
7. Reconhecer os diferentes tipos de distúrbios da orelha interna, incluindo as manifestações clínicas, o diagnóstico e o manejo.

CONCEITOS DE ENFERMAGEM

Avaliação
Comunicação
Estresse
Família
Infecção
Inflamação
Percepção sensorial

GLOSSÁRIO

colesteatoma: tumor da orelha média e/ou do processo mastoide que pode destruir estruturas do osso temporal
cultura surda: comunidade constituída por um grupo que é conectado pelo uso da linguagem dos sinais
doença de Ménière: condição da orelha interna caracterizada por uma tríade de sintomas: vertigem episódica, tinido e perda auditiva neurossensorial flutuante
exostoses: pequenas protrusões rígidas na porção óssea posteroinferior do meato acústico
hidropisia endolinfática: dilatação do espaço endolinfático da orelha interna; o correlato patológico da doença de Ménière
labirintite: inflamação do labirinto da orelha interna
miringotomia: incisão na membrana timpânica (*sinônimo:* timpanostomia)
nistagmo: movimento ocular rítmico involuntário
ossiculoplastia: reconstrução cirúrgica dos ossos da orelha média para restaurar a audição
otalgia: sensação de plenitude ou dor na orelha
otite externa: inflamação do meato acústico externo
otite média aguda: líquido na orelha média sem evidências de infecção
otite média crônica: episódios repetidos de otite média aguda, que causam lesão tecidual irreversível e perfuração persistente da membrana timpânica
otite média serosa: existência de líquido, sem evidências de infecção ativa, na orelha média
otorreia: líquido que escorre pela orelha
otoesclerose: condição caracterizada pela formação de osso esponjoso anormal ao redor do estribo
perda auditiva condutiva: perda da audição na qual a transmissão efetiva do som até a orelha interna é interrompida por alguma obstrução ou doença
perda auditiva neurossensorial: perda da audição relacionada com a lesão de órgão-alvo para a audição e/ou do nervo craniano VIII
presbiacusia: perda auditiva progressiva associada ao envelhecimento
rinorreia: drenagem a partir do nariz
surdez: perda auditiva parcial ou completa
timpanoplastia: reparo cirúrgico da membrana timpânica
tinido: percepção subjetiva de som com origem interna; ruídos indesejados na cabeça ou na orelha, mais frequentemente descrito como zumbido nas orelhas
tontura: percepção alterada da orientação no espaço
vertigem: ilusão de movimento, na qual o indivíduo ou o ambiente à sua volta são sentidos como se estivessem em movimento

A orelha é um órgão sensorial delicado, com função dupla – audição e equilíbrio. O sentido da audição é essencial para o desenvolvimento normal e para a manutenção da fala, bem como para a capacidade de comunicação com outras pessoas. O equilíbrio, ou balanço, é essencial para a manutenção do movimento corporal, da posição e da coordenação.

A detecção inicial e o diagnóstico preciso de distúrbios são necessários para a preservação da audição e do equilíbrio normais. O diagnóstico e o tratamento desses distúrbios requerem o trabalho colaborativo de profissionais de saúde habilidosos, como otorrinolaringologistas, internistas, fonoaudiólogos e enfermeiros. Este capítulo fornece uma visão geral da anatomia e da fisiologia da orelha e aborda a avaliação geral e o manejo de distúrbios da audição e do equilíbrio comuns em adultos, observados em muitos ambientes de saúde.

AVALIAÇÃO DA ORELHA

REVISÃO DE ANATOMIA E FISIOLOGIA

O crânio envolve e protege o cérebro e as estruturas adjacentes, proporcionando a adesão de vários músculos que controlam os movimentos de cabeça e da mandíbula. As orelhas estão localizadas em cada lado do crânio, aproximadamente no nível dos olhos.

Anatomia da orelha externa

A orelha externa inclui o pavilhão auricular (pina) e o meato acústico externo (Figura 59.1). A orelha externa é separada da orelha média por uma estrutura em formato de disco denominada *membrana timpânica* (tímpano).

Pavilhão auricular

O pavilhão auricular, unido a cada lado da cabeça pela pele, é composto principalmente por cartilagem, com exceção da gordura e do tecido subcutâneo no lóbulo da orelha. O pavilhão auricular coleta as ondas sonoras e direciona as vibrações para o meato acústico externo.

Meato acústico externo

O meato acústico externo tem aproximadamente 2 a 3 cm de comprimento (Norris, 2019). O terço lateral é uma estrutura cartilaginosa elástica e fibrosa densa, à qual a pele está aderida. Os dois terços mediais são de osso revestido por pele delgada. O meato acústico externo termina na membrana timpânica.

A pele do canal contém pelos, glândulas sebáceas e glândulas ceruminosas, que secretam uma substância de coloração marrom similar a uma cera, denominada *cerume*. O mecanismo de autolimpeza da orelha movimenta as células cutâneas velhas e o cerume até a parte exterior da orelha.

Logo anterior ao meato acústico externo encontra-se a articulação temporomandibular. A cabeça da mandíbula pode ser sentida ao se posicionar a ponta de um dedo no meato acústico externo enquanto o paciente abre e fecha a boca.

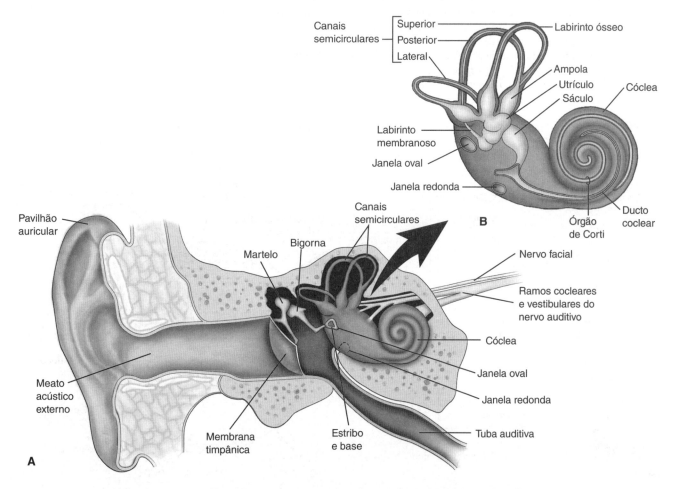

Figura 59.1 • **A.** Anatomia da orelha. **B.** Orelha interna.

Anatomia da orelha média

A orelha média, uma cavidade preenchida por ar, inclui a membrana timpânica lateralmente e a cápsula ótica medialmente. A fenda da orelha média situa-se entre as duas. A orelha média é conectada à nasofaringe pela tuba auditiva e é contínua às células preenchidas por ar no processo mastoide adjacente do osso temporal.

A tuba auditiva (trompa de Eustáquio), que tem aproximadamente 1 mm de largura e 35 mm de comprimento, conecta a orelha média à nasofaringe. Normalmente, a tuba auditiva está fechada, mas abre pela ação do músculo tensor do véu palatino quando a pessoa realiza uma manobra de Valsalva, boceja ou deglute. Ela expele secreções normais e anormais da orelha média e equaliza a pressão na orelha média àquela da atmosfera.

Membrana timpânica

A membrana timpânica (tímpano), com aproximadamente 1 cm de diâmetro e muito delgada, normalmente é cinza-perolada e translúcida (Weber & Kelley, 2018). É composta por três camadas de tecido: uma camada externa, contínua à pele do meato acústico; uma camada intermediária fibrosa; e uma camada mucosa interna, contínua ao revestimento da cavidade da orelha média. Aproximadamente 80% da membrana timpânica é composta por todas as três camadas e é denominada *parte tensa*. Os 20% remanescentes não apresentam a camada intermediária e são denominados *parte flácida*. A ausência da camada intermediária fibrosa torna a parte flácida mais vulnerável a distúrbios patológicos do que a parte tensa. Os pontos de referência de diferenciação incluem o ânulo, a borda fibrosa que adere o tímpano ao osso temporal; o processo curto do martelo; o processo longo do martelo; o umbo do martelo, que adere à membrana timpânica no centro; a parte flácida; e a parte tensa (Figura 59.2).

A membrana timpânica protege a orelha média e conduz as vibrações sonoras desde o meato acústico externo até os ossículos. A pressão do som é ampliada em 22 vezes como resultado da transmissão de uma área maior para uma área menor.

Ossículos

A orelha média contém os ossículos (os três menores ossos do corpo): o martelo, a bigorna e o estribo (Norris, 2019). Os ossículos, que são mantidos na posição por articulações, músculos e ligamentos, auxiliam na transmissão do som. Duas pequenas fenestrações (as janelas oval e redonda), localizadas na parede medial da orelha média, separam a orelha média da orelha interna. A base do estribo situa-se na janela oval, afixada por um ânulo (uma estrutura em formato de anel) fibroso. A base do estribo transmite o som até a orelha interna. A janela redonda, recoberta por uma membrana delgada, proporciona uma saída para as vibrações do som (ver Figura 59.1).

Anatomia da orelha interna

A orelha interna está situada profundamente no osso temporal. Os órgãos da audição (cóclea) e do equilíbrio (canais semicirculares), bem como os nervos cranianos VII (nervo facial) e VIII (nervo vestibulococlear), fazem parte desta anatomia complexa (ver Figura 59.1). A cóclea e os canais semicirculares estão situados no labirinto ósseo. O labirinto ósseo circunda e protege o labirinto membranoso, que é banhado por um líquido denominado *perilinfa*.

Labirinto membranoso

O labirinto membranoso é composto pelo utrículo, pelo sáculo, pelo ducto coclear, pelos canais semicirculares e pelo órgão de Corti, todos os quais são circundados por um líquido denominado *endolinfa*. Os três canais semicirculares – posterior, superior e lateral – situam-se em ângulos de 90° entre si – contêm órgãos receptores sensoriais que estão dispostos para detectar o movimento rotacional. Esses órgãos-alvo receptores são estimulados por alterações na velocidade ou na direção do movimento de uma pessoa. O utrículo e o sáculo estão envolvidos nos movimentos lineares.

Órgão de Corti

O órgão de Corti está situado na cóclea, um tubo ósseo em formato de caracol, de aproximadamente 3,5 cm de comprimento, com dois giros espirais e meio. Membranas separam o ducto coclear (escala média) da escala vestibular e a escala timpânica da membrana basilar. O órgão de Corti está localizado na membrana basilar, que se estende desde a base até o ápice da cóclea. À medida que as vibrações sonoras entram

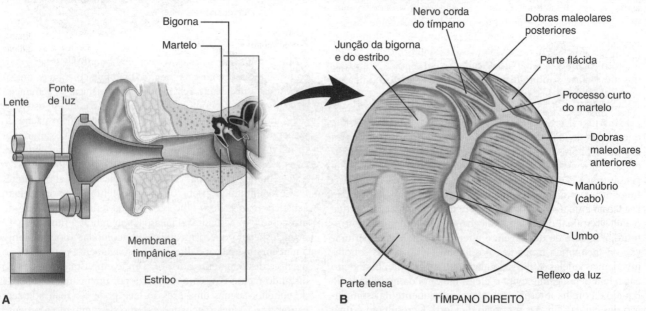

Figura 59.2 • Técnica para o uso do otoscópio (**A**) para observação da membrana timpânica (**B**).

na perilinfa na janela oval e percorrem ao longo da escala vestibular, elas passam pela escala timpânica, entram no ducto coclear e causam a movimentação da membrana basilar. O órgão de Corti, também denominado órgão-alvo da audição, transforma a energia mecânica em atividade neural e separa os sons em diferentes frequências. Esse impulso eletroquímico percorre o nervo acústico até o córtex temporal do cérebro, para ser interpretado como um som significativo. No meato acústico interno, o nervo coclear (acústico), com origem na cóclea, encontra-se com o nervo vestibular, com origem nos canais semicirculares, no utrículo e no sáculo, para se tornar o nervo vestibulococlear (nervo craniano VIII). Esse canal também acomoda o nervo facial e a irrigação sanguínea da orelha até o cérebro.

Função das orelhas

Audição

A audição é conduzida ao longo de duas vias: aérea e óssea. Os sons transmitidos por condução aérea percorrem as orelhas externa e média preenchidos por ar por meio de vibração da membrana timpânica e dos ossículos. Os sons transmitidos por condução óssea percorrem diretamente pelo osso até a orelha interna, desviando-se da membrana timpânica e dos ossículos. Normalmente, a condução aérea é a mais efetiva.

Condução e transmissão do som

O som penetra na orelha pelo meato acústico externo e causa a vibração da membrana timpânica. Essas vibrações transmitem o som por meio da ação de alavanca dos ossículos até a janela oval na forma de energia mecânica. Essa energia mecânica, em seguida, é transmitida por meio do líquido existente na orelha interna até a cóclea, estimulando as células ciliadas, e é subsequentemente convertida em energia elétrica. A energia elétrica percorre o nervo vestibulococlear até o sistema nervoso central, onde é interpretada na sua forma final como um som.

As vibrações transmitidas pela membrana timpânica até os ossículos da orelha média são transmitidas até a cóclea, localizada no labirinto da orelha interna. O estribo balança, causando vibrações (ondas) no líquido contido na orelha interna. Essas ondas de líquido mobilizam a membrana basilar, que estimula as células ciliadas do órgão de Corti na cóclea para uma movimentação semelhante a ondas. As movimentações da membrana timpânica iniciam correntes elétricas, que estimulam as diversas áreas da cóclea. As células ciliadas geram impulsos neurais, que são codificados e, em seguida, transferidos até o córtex auditivo no cérebro, onde são decodificados em uma mensagem sonora.

A base do estribo recebe impulsos transmitidos pela bigorna e pelo martelo a partir da membrana timpânica. A janela redonda, que se abre do lado oposto do ducto coclear, é protegida contra as ondas sonoras pela membrana timpânica intacta, que possibilita a movimentação do líquido existente na orelha interna pela estimulação da onda sonora. Por exemplo, na membrana timpânica normalmente intacta, as ondas sonoras estimulam primeiramente a janela oval, e ocorre uma defasagem antes que o efeito terminal do estímulo alcance a janela redonda. Entretanto, essa fase de defasagem é alterada quando uma perfuração da membrana timpânica possibilita que as ondas sonoras invadam as janelas oval e redonda simultaneamente. Esse efeito cancela a defasagem e evita o efeito máximo da motilidade do líquido da orelha interna e seu efeito subsequente na estimulação das células ciliadas no órgão de Corti. O resultado é uma redução na capacidade auditiva (Figura 59.3).

A condução óssea ocorre por meio da estimulação direta dos ossos do crânio, que envia o som até a orelha interna. A forma como isso ocorre pode ser demonstrada batendo-se em um diapasão e colocando-o diretamente sobre o crânio, acima da orelha. O som é transmitido até a orelha interna.

Equilíbrio e balanço

O equilíbrio corporal é mantido por meio da cooperação dos músculos e das articulações do corpo (sistema proprioceptor), dos olhos (sistema visual) e do labirinto (sistema vestibular). Essas áreas enviam suas informações sobre o equilíbrio, ou balanço, até o cérebro (sistema cerebelar) para a coordenação e a percepção no córtex cerebral. O cérebro obtém seu suprimento sanguíneo do coração e do sistema arterial. Um problema em qualquer uma dessas áreas, como arteriosclerose ou comprometimento da visão, pode causar perturbação do equilíbrio. O aparelho vestibular da orelha interna fornece um retrospecto quanto aos movimentos e à posição da cabeça e do corpo no espaço.

AVALIAÇÃO

A avaliação da audição e do equilíbrio envolve a inspeção das partes externa, média e interna da orelha. A avaliação geral da acuidade auditiva também é incluída em todo exame físico.

Inspeção da orelha externa

A inspeção da orelha externa é um procedimento simples, mas com frequência é ignorada. A orelha externa é examinada por meio de inspeção e palpação direta; o pavilhão auditivo e os tecidos adjacentes devem ser inspecionados à procura de deformidades, lesões e secreções, bem como tamanho, simetria e ângulo de união à cabeça. A manipulação do pavilhão auditivo normalmente não provoca dor. Se essa manobra for dolorosa, há suspeita de otite externa aguda (Cash & Glass, 2017). A sensibilidade à palpação na área do mastoide pode indicar mastoidite aguda ou inflamação do nodo auricular posterior. Ocasionalmente, cistos sebáceos e tofos (depósitos minerais subcutâneos) estão presentes na pina. Uma descamação em flocos no pavilhão auditivo, ou atrás dele, normalmente indica dermatite seborreica e pode se apresentar também no couro cabeludo e nas estruturas faciais.

Exame otoscópico

A membrana timpânica é inspecionada com um otoscópio e palpação indireta com um otoscópio pneumático. Para examinar o meato acústico externo e a membrana timpânica, o examinador deve segurar o otoscópio com a mão direita, como se estivesse segurando um lápis, com a mão escorada contra a face do paciente (Figura 59.4). Essa posição evita que o examinador insira o otoscópio muito profundamente no canal externo. Com a mão oposta, o examinador segura o pavilhão auditivo e suavemente o puxa para trás para retificar o canal no adulto.

O examinador insere o espéculo lentamente no meato acústico, mantendo o olho próximo da lente de aumento do otoscópio para visualizar o meato e a membrana timpânica. O maior espéculo que o meato possa acomodar (normalmente 5 mm em um adulto) é direcionado suavemente para baixo no meato e discretamente adiante. Tendo em vista que a porção distal do meato é óssea e recoberta por uma camada sensível de epitélio, apenas uma pressão leve pode ser realizada sem causar dor. O meato acústico externo é examinado à procura de secreção, inflamação ou corpo estranho.

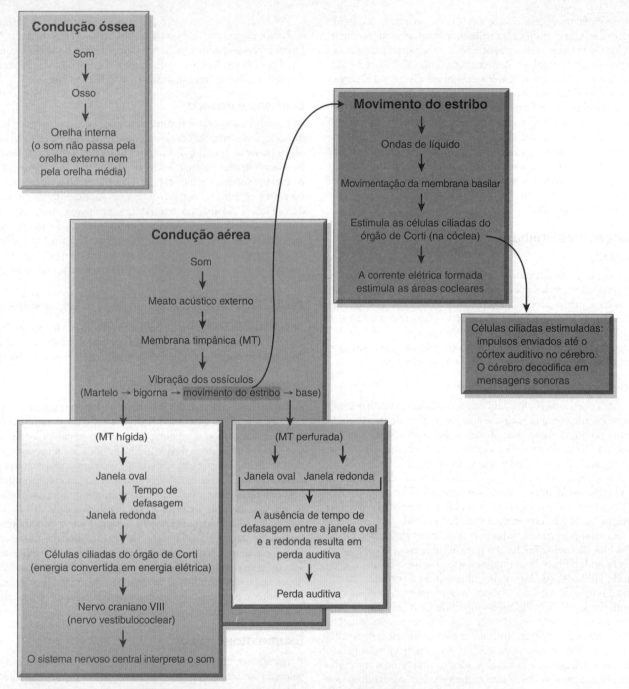

Figura 59.3 • Condução óssea, em comparação à condução aérea.

A membrana timpânica hígida é cinza-perolada e está posicionada de modo oblíquo na base do canal. Os pontos de referência a seguir são identificados, se visíveis (ver Figura 59.2): a parte tensa, o umbo, o manúbrio do martelo e seu processo curto. Um movimento circular lento do espéculo possibilita a visualização adicional das dobras maleolares e da periferia. A posição e a cor da membrana e quaisquer marcas ou desvios do normal são documentadas. A presença de líquido, bolhas de ar, sangue ou massas na orelha média também deve ser observada.

O exame otoscópico adequado do meato acústico externo e da membrana timpânica requer que o canal esteja livre de grandes quantidades de cerume. Normalmente, há cerume no canal externo, e pequenas quantidades não devem interferir no exame otoscópico. Se não for possível visualizar a membrana timpânica por causa de cerume, este pode ser retirado por vários métodos (ver discussão mais adiante sobre remoção de cerume, na seção Impactação de cerume). Acúmulo de cerume é uma causa comum de irritação local, **tinido** (ou seja, ruído indesejado comumente descrito como zumbido nas orelhas) e perda auditiva reversível (Norris, 2019).

Avaliação da acuidade auditiva geral

Uma estimativa geral da audição pode ser obtida por meio da avaliação da capacidade do paciente em escutar uma frase sussurrada, testando uma orelha por vez. Os testes de Weber e Rinne podem ser utilizados para diferenciar a perda condutiva da perda neurossensorial quando há comprometimento auditivo

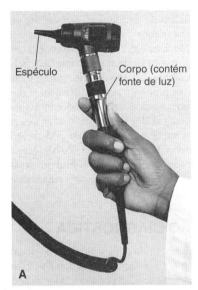
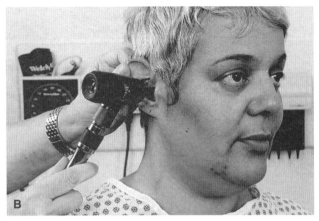

Figura 59.4 • A. Otoscópio. **B.** Técnica adequada para o exame da orelha. Segurar o otoscópio na mão direita ou esquerda, como se estivesse segurando um lápis. Reimpressa com permissão de Weber, J. & Kelley, J. (2018). *Health assessment in nursing* (6th ed.). Philadelphia, PA: Wolters Kluwer.

(Weber & Kelley, 2018). Esses testes são parte do exame físico de triagem regular e são úteis se for necessária uma avaliação mais específica, se for detectada perda auditiva, ou se for desejada a confirmação dos resultados audiométricos.

Teste de sussurro

Para excluir uma orelha do teste, o examinador cobre a orelha não testada com a palma da mão. Em seguida, sussurra suavemente a uma distância de 30 ou 60 cm da orelha não ocluída e fora da visão do paciente. O paciente com acuidade normal consegue repetir corretamente o que foi sussurrado.

Teste de Weber

O teste de Weber usa a condução óssea para testar a lateralização do som. Um diapasão (idealmente, 512 hertz [Hz]), movimentado ao segurá-lo firmemente por sua haste e ao batê-lo no joelho ou na mão ou examinador, é posicionado sobre a cabeça ou a testa do paciente (Figura 59.5A). Uma pessoa com audição normal escuta o som igualmente nas duas orelhas e descreve o som como centralizado no meio da cabeça. Uma pessoa com perda auditiva por transtorno de condução, como decorrente de otoesclerose ou otite média, escuta melhor o som na orelha afetada. Uma pessoa com perda auditiva neurossensorial, que resulta da lesão do nervo coclear ou vestibulococlear, escuta o som na orelha com audição melhor. O teste de Weber é útil para a detecção da perda auditiva unilateral (Tabela 59.1).

Os resultados do teste de Weber são utilizados para determinar se o paciente tem perda auditiva condutiva (escuta melhor os sons na orelha afetada) ou perda auditiva neurossensorial (escuta melhor os sons na orelha normal) (ver discussão adiante da perda auditiva).

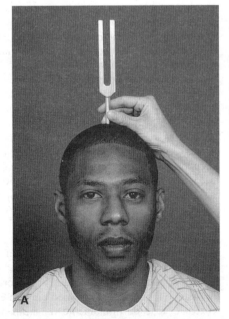
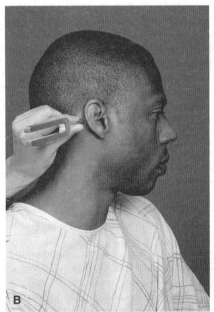

Figura 59.5 • A. O teste de Weber avalia a condução óssea do som. **B.** O teste de Rinne avalia tanto a condução aérea como a óssea.

TABELA 59.1 Comparação dos testes de Weber e Rinne.

Estado auditivo	Weber	Rinne
Audição normal	O som é escutado igualmente nas duas orelhas.	A condução aérea é escutada por mais tempo do que a condução óssea em ambas as orelhas.
Perda auditiva por distúrbio de condução	Escuta-se melhor o som na orelha afetada (perda auditiva).	O som é escutado pelo mesmo tempo ou por mais tempo na orelha afetada (perda auditiva).
Perda auditiva neurossensorial	Escuta-se melhor o som na orelha com audição normal.	A condução aérea é escutada por mais tempo do que a condução óssea na orelha acometida.

Adaptada de Weber, J. & Kelley, J. (2018). *Health assessment in nursing* (6th ed.). Philadelphia, PA: Wolters Kluwer.

Teste de Rinne

No teste de Rinne, o examinador alterna a haste de um diapasão em vibração entre duas posições: a 5 cm da abertura do meato acústico (para a condução aérea) e contra o osso mastoide (para a condução óssea) (Figura 59.5B). À medida que a posição é alterada, solicita-se ao paciente que indique qual tom é mais alto, ou quando o tom deixa de ser audível.

O teste de Rinne é útil para a diferenciação entre a perda auditiva condutiva e neurossensorial. Uma pessoa com audição normal relata que o som conduzido pela via respiratória é mais alto do que o som conduzido pela via óssea. Uma pessoa com perda auditiva condutiva escuta o som conduzido pela via óssea pelo mesmo tempo, ou mais, que o som conduzido pela via respiratória. Uma pessoa com perda auditiva neurossensorial escuta o som conduzido pela via respiratória por mais tempo que o som conduzido pela via óssea.

Considerações culturais

No contexto sociocultural, o termo surdez é aplicado a indivíduos com limitação congênita da acuidade auditiva ou que sofreram perda auditiva antes de terem desenvolvido uma linguagem falada e que usam linguagem de sinais (p. ex., linguagem brasileira de sinais [Libras]) como método primário de comunicação (Pendergrass, Newman, Jones et al., 2019). Os valores culturais centrais incluem o respeito e o uso das mãos, dissociação da fala, aceitação plena da surdez como existência normal, acesso total à comunicação e compartilhamento de informações e autodeterminação (Holcomb, 2013; Padden, 1980).

De acordo com a World Federation of the Deaf (World Federation of the Deaf [WFD], 2020), o pertencimento à **cultura surda** depende de autoidentificação, aceitação de outros membros e proficiência na linguagem dos sinais. A comunidade surda rejeita o termo *deficiente auditivo* porque o considera humilhante, e a utilização desse termo é desencorajada (Holcomb, 2013; Moore & Levitan, 2016). Os profissionais devem conhecer as diferenças entre surdez, déficit auditivo significativo e déficit auditivo que possa ser corrigido por prótese auditiva.

Pessoas surdas e pessoas com déficit auditivo significativo têm, com frequência, barreiras à comunicação e não têm o mesmo nível de compreensão sobre o idioma e a cultura onde vivem as pessoas ouvintes (Holcomb, 2013). Ao se comunicar com pessoas que utilizam a linguagem dos sinais, o enfermeiro precisa saber que a capacidade de falar é irrelevante, além disso, questionar detalhes da capacidade auditiva é considerado rude, a menos que a pessoa ofereça essa informação (Mindess, 2014). Embora a pessoa surda possa ter a capacidade de falar, é importante lembrar que a fala beneficia a população ouvinte e o indivíduo é, na verdade, surdo. Como defensores dos pacientes, os profissionais de enfermagem devem levar em conta as diferenças e as semelhanças dos indivíduos surdos que utilizam a linguagem dos sinais, dos surdos que não utilizam a linguagem dos sinais e daqueles que podem se beneficiar de próteses auditivas (Lewis & Keele, 2020). Ver Perfil de pesquisa de enfermagem no Boxe 59.1. Embora possam ser necessários vários métodos, a comunicação sempre deve ser baseada na preferência do paciente.

AVALIAÇÃO DIAGNÓSTICA

Estão disponíveis muitos procedimentos diagnósticos para medir indiretamente os sistemas auditivo e vestibular. Os testes normalmente são realizados por um fonoaudiólogo certificado. O enfermeiro orienta o paciente a respeito da finalidade, do que esperar, e sobre quaisquer efeitos colaterais relacionados com o teste. O enfermeiro observa as tendências nos resultados, tendo em vista que eles fornecem informações sobre a progressão da doença, bem como a resposta do paciente à terapia.

Audiometria

Na detecção da perda auditiva, a audiometria é o instrumento diagnóstico único mais importante. O teste audiométrico é de dois tipos: audiometria de tom puro, no qual o estímulo sonoro é composto por um tom puro ou musical (quanto mais alto o tom antes que o paciente o perceba, maior a perda auditiva), e audiometria da fala, na qual a palavra falada é utilizada para determinar a capacidade de escutar e discriminar os sons e as palavras.

Quando se avalia a audição, três características são importantes: frequência, altura e intensidade. A *frequência* refere-se à quantidade de ondas sonoras que emanam a partir de uma fonte por segundo, medida em ciclos por segundo, ou hertz. A orelha humana normal percebe sons que variam em frequência de 20 a 20.000 Hz. As frequências de 500 a 2.000 Hz são importantes na compreensão da fala diária e são denominadas variação da fala ou frequências da fala. A *altura* é o termo utilizado para descrever a frequência; um tom com 100 Hz é considerado de altura baixa, e um tom de 10.000 Hz é considerado de altura alta.

A unidade para a medição do volume (*intensidade* do som) é o decibel (dB), a pressão exercida pelo som. A perda auditiva é medida em decibéis – uma função logarítmica da intensidade que não é facilmente convertida em uma porcentagem. O nível crítico de volume é de aproximadamente 30 dB. A movimentação de papéis em ambientes silenciosos é de aproximadamente 15 dB; uma conversação baixa, 40 dB; e um avião a 30,5 m de distância, aproximadamente 150 dB. O som superior a 80 dB é percebido pela orelha humana como sendo áspero e pode ser lesivo para a orelha interna. A Tabela 59.2 classifica a perda auditiva com base no nível de decibéis. No tratamento cirúrgico de pacientes com perda auditiva, o objetivo é melhorar o nível auditivo até 30 dB, ou melhor, dentro das frequências da fala.

Com a audiometria, o paciente utiliza fones de ouvido e sinaliza para o fonoaudiólogo quando um tom é escutado. Quando o tom é aplicado diretamente no meato acústico externo, a condução aérea é medida. Quando o estímulo é aplicado ao

Boxe 59.1 PERFIL DE PESQUISA DE ENFERMAGEM
Crenças dos enfermeiros sobre a interação com pacientes surdos e com déficit auditivo importante

Lewis, A. & Keele, R. (2020). Development and validation of instrument to measure nurses' beliefs toward Deaf and hard of hearing interaction. *Journal of Nursing Measurement*, 28(2). doi: 10.1891/JNM-D-19-00024

Finalidade

A comunicação enfermeiro-paciente tem efeito significativo nos desfechos de saúde e na qualidade dos cuidados. A investigação das crenças dos enfermeiros sobre as interações com pacientes surdos que usam a linguagem dos sinais, surdos que não usam a linguagem dos sinais e com perda auditiva grave é uma etapa importante na minimização das barreiras e no aprimoramento dos cuidados de enfermagem. O propósito dessa pesquisa era elaborar e testar a validade e a confiabilidade de uma ferramenta para medir as crenças de enfermeiros em relação à interação com pacientes surdos que usam a linguagem dos sinais, surdos que não usam a linguagem dos sinais e com perda auditiva grave, bem como com intérpretes certificados.

Metodologia

O estudo utilizou um método quantitativo.

Achados

Achados dignos de nota foram associados a construtos sociais de poder e controle. As respostas dos participantes indicam fortemente a crença de que é aceitável abrir mão da autonomia e da autodeterminação de pacientes surdos que usam a linguagem dos sinais, surdos que não usam a linguagem dos sinais e com perda auditiva grave para uma pessoa ouvinte. Essa crença é evidente nas respostas de pelo menos 65% dos enfermeiros de três grupos que "questionamentos ou respostas devem ser dirigidos aos familiares ouvintes de pacientes surdos que usam a linguagem dos sinais, surdos que não usam a linguagem dos sinais e com perda auditiva grave", e pelo menos 60% dos enfermeiros de dois grupos concordaram que "durante as interações nos cuidados de saúde, a maioria dos pacientes surdos que usam a linguagem dos sinais prefere não fazer uso de um intérprete certificado".

A coleta de dados e a análise resultou na D/deaf and Hard of Hearing Interaction Beliefs Scale for Registered Nurses (com 25 itens). A análise psicométrica de dois grupos separados de dados concluiu que a escala recém-elaborada é confiável e válida para medir a crença dos enfermeiros sobre interação com pacientes surdos que usam a linguagem dos sinais, surdos que não usam a linguagem dos sinais e com perda auditiva grave. Os resultados da análise dos fatores confirmatórios apoiaram a estrutura teórica da escala e forneceram algumas evidências de sua validade fatorial.

Implicações para a enfermagem

A compreensão das crenças dos enfermeiros sobre as interações com pessoas surdas que usam a linguagem dos sinais, com pessoas surdas que não usam a linguagem dos sinais e com pessoas com perda auditiva grave pode elucidar as crenças gerais dos enfermeiros em relação a pessoas surdas que usam a linguagem dos sinais, a pessoas surdas que não usam a linguagem dos sinais e a pessoas com perda auditiva grave. Além disso, essas crenças podem influenciar a visão dos enfermeiros sobre a importância da interação apropriada e efetiva com pacientes que têm necessidades de comunicação diferentes. Essa compreensão pode resultar no desenvolvimento de padrões de prática profissional e políticas organizacionais que reflitam as leis federais que impõem acesso igual à comunicação para todos. A atenção ao acesso igual à comunicação consegue criar uma cultura de cuidado que encara a diversidade de comunicação não como uma barreira, mas como uma oportunidade de abrir portas e promover o direito dos pacientes a autonomia e autodeterminação.

---

processo mastoide do osso temporal, desviando-se do mecanismo de condução (ou seja, a cadeia de ossículos), a condução nervosa é testada. Para a precisão, o teste é realizado em uma cabine à prova de som. As respostas são inseridas em um gráfico conhecido como audiograma, que diferencia a perda auditiva por transtorno de condução da perda auditiva neurossensorial.

Timpanograma

Timpanograma, ou audiometria de impedância, mede o reflexo muscular da orelha média à estimulação sonora e a aderência da membrana timpânica por meio da alteração da pressão do ar em um meato acústico selado. A doença da orelha média compromete esse exame.

TABELA 59.2 Gravidade da perda auditiva.

Perda em decibéis	Interpretação
0 a 15	Audição normal
> 15 a 25	Perda auditiva discreta
> 25 a 40	Perda auditiva leve
> 40 a 55	Perda auditiva moderada
> 55 a 70	Perda auditiva moderada a grave
> 70 a 90	Perda auditiva grave
> 90	Perda auditiva profunda

Audiometria do tronco encefálico

A audiometria do tronco encefálico (ABR, do inglês *auditory brain stem*), ou potencial evocado auditivo do tronco encefálico, é um potencial elétrico detectável do nervo craniano VIII (nervo vestibulococlear) e das vias auditivas ascendentes do tronco encefálico em resposta à estimulação sonora. Eletrodos são posicionados no couro cabeludo do paciente e em cada lóbulo da orelha (Fischbach & Fischbach, 2018). Estímulos acústicos (p. ex., cliques) são aplicados na orelha. As medições eletrofisiológicas resultantes podem determinar a qual nível de decibel um paciente escuta e se há algum comprometimento ao longo das vias nervosas (p. ex., tumor no nervo craniano VIII). Os pacientes são orientados a lavar os cabelos antes desse exame, mas a evitar a aplicação de quaisquer outros produtos para os cabelos. A avaliação da audiometria do tronco encefálico deve ser utilizada junto com a audiometria comportamental para a obtenção dos resultados mais acurados (Bhattacharyya, 2017).

Eletronistagmografia

A eletronistagmografia é a medição e o registro gráfico das alterações nos potenciais elétricos criados pelos movimentos oculares durante o nistagmo espontâneo, posicional ou evocado caloricamente (ver discussão sobre nistagmo mais adiante neste capítulo). Ela também é utilizada para avaliar os sistemas oculomotor e vestibular e sua interação correspondente. Auxilia no diagnóstico de causas de perda auditiva unilateral de origem desconhecida, vertigem ou tinido. Quaisquer supressores vestibulares, como cafeína e álcool, são suspensos por 48 horas antes do teste. Medicamentos como agentes tranquilizantes, estimulantes ou antivertigem são suspensos por 5 dias antes do teste (Fischbach & Fischbach, 2018).

Posturografia baseada em plataforma

A posturografia em plataforma é recomendada para os pacientes com tontura e distúrbios do equilíbrio (American Academy of Otolaryngology – Head and Neck Surgery, 2014). Ela pode ser utilizada para determinar se a vertigem de um paciente está piorando, ou para avaliar a resposta de um paciente ao tratamento. Testa-se a integração de orientações visuais, vestibulares e proprioceptivas (i. e., integração sensorial) com a produção da resposta motora e a coordenação dos membros inferiores. O paciente fica em pé sobre uma plataforma, circundada por uma tela, e são apresentadas diferentes condições, como uma plataforma em movimento com uma tela em movimento, ou uma plataforma estacionária com uma tela em movimento. As respostas do paciente são medidas e indicam quais dos sistemas anatômicos podem estar comprometidos. O preparo para o teste é o mesmo da eletronistagmografia.

Aceleração harmônica sinusoidal

A aceleração harmônica sinusoidal, ou uma cadeira giratória, é utilizada para avaliar o sistema vestíbulo-ocular por meio da análise de movimentos oculares compensatórios em resposta à rotação em sentido horário e anti-horário da cadeira. Embora o referido teste não consiga identificar o local da lesão na doença unilateral, auxilia na identificação da doença (p. ex., doença de Ménière e tumores do meato acústico) e avalia a evolução da recuperação. É necessário o mesmo preparo da eletronistagmografia.

Endoscopia da orelha média

Com instrumentos denominados endoscópios com diâmetros muito pequenos e ângulos agudos, a orelha pode ser examinada pelo otorrinolaringologista. A endoscopia da orelha média é realizada de modo seguro e efetivo como um procedimento no consultório para avaliar a suspeita de fístula perilinfática e a perda auditiva por transtorno de condução de início recente, a anatomia da janela redonda antes do tratamento transtimpânico da doença de Ménière, e a cavidade timpânica antes da cirurgia otológica para tratar infecções crônicas da orelha média e do processo mastoide do osso temporal.

A membrana timpânica é anestesiada por via tópica por aproximadamente 10 minutos antes do procedimento. Em seguida, o meato acústico externo é irrigado com soro fisiológico estéril. Com o auxílio de um microscópio, é criada uma timpanotomia com um feixe de *laser* ou um bisturi de miringotomia, de modo que o endoscópio possa ser inserido na cavidade da orelha média. A documentação em vídeo e fotográfica pode ser obtida por meio do endoscópio.

PERDA AUDITIVA

Nos EUA, relatou-se que a perda auditiva ocorre em aproximadamente dois a três de cada 1.000 nascimentos (U.S. Department of Health and Human Services [HHS], 2016). Mais de 50% dos recém-nascidos com surdez têm um distúrbio genético associado à perda auditiva neurossensorial genética (Antonio, 2018). As síndromes genéticas associadas ao comprometimento auditivo incluem síndrome de Waardenburg, síndrome de Usher, síndrome de Pendred e síndrome de Jervell e Lange-Nielsen (Antonio, 2018). O Boxe 59.2 contém mais informações a respeito dos distúrbios auditivos que apresentam uma causa genética. A perda auditiva também pode ser adquirida; as causas incluem infecções por "TORCH" (toxoplasmose, rubéola, citomegalovírus, herpes simples) durante a gravidez, bem como por traumatismo ou exposição crônica a ruídos altos (Antonio, 2018). A maioria dos hospitais e das maternidades oferece triagens auditivas universais para recém-nascidos após o nascimento e antes da alta.

A perda auditiva ocorre com mais frequência nos homens do que nas mulheres. Aproximadamente 2% dos adultos com idades entre 45 e 54 anos apresentam perda auditiva incapacitante. Esta porcentagem aumenta para 8,5% na faixa de 55 a 64 anos, para 25% nos adultos de 65 a 74 anos e para até 50% naqueles com mais de 75 anos (HHS, 2016). A perda auditiva é uma questão de saúde importante, e, à medida que as pessoas envelhecem, a triagem auditiva e o tratamento são recomendados.

Muitas pessoas são expostas diariamente a níveis de ruídos que provocam perda auditiva de alta frequência. Profissões como carpinteiro, encanador e minerador de carvão apresentam o mais alto risco de perda auditiva induzida por ruídos. O Wise Ears foi desenvolvido pelo National Institute on Deafness and Other Communication Disorders (NIDCD) e o National Institute for Occupational Safety and Health (NIOSH). Ele tem por objetivo orientar o público a respeito da perda auditiva induzida por ruídos e dos modos de preveni-la (NIDCD, 2010).

A **perda auditiva condutiva** normalmente resulta de um distúrbio auditivo externo, como cerume impactado, ou um distúrbio da orelha média, como otite média ou otoesclerose. Nesses casos, a transmissão efetiva do som pela via respiratória até a orelha interna é interrompida. A **perda auditiva neurossensorial** envolve a lesão da cóclea ou do nervo vestibulococlear.

A perda auditiva mista e a perda auditiva funcional também podem ocorrer. Pacientes com perda auditiva mista têm perda condutiva e perda neurossensorial, que resulta da disfunção da condução aérea e óssea. A perda auditiva funcional (ou psicogênica) é não orgânica e não está relacionada com alterações estruturais detectáveis nos mecanismos auditivos: normalmente, é manifestação de uma reação emocional.

Manifestações clínicas

A **surdez** é a perda parcial ou completa da capacidade de escutar. As manifestações iniciais podem incluir tinido, incapacidade crescente de escutar quando em grupo e necessidade de aumentar o volume de aparelhos, como a televisão. A perda auditiva também pode acionar alterações na atitude, na capacidade de comunicação, no conhecimento das proximidades, e até mesmo na capacidade de se proteger, afetando, assim, a qualidade de vida de uma pessoa. Em uma sala de aula, um estudante com perda auditiva pode estar desinteressado, não prestar atenção e ter notas baixas. Um pedestre com perda auditiva pode tentar cruzar a rua e não escutar um veículo que se aproxima. As pessoas com perda auditiva perdem parte das conversas e, aos poucos, deixam de interagir com outras pessoas, resultando em sentimentos de isolamento. Muitas pessoas não têm conhecimento da sua perda auditiva gradual. Com frequência, não é a pessoa com a perda auditiva, mas as pessoas com quem ela está se comunicando que reconhecem a mudança (Boxe 59.3).

Boxe 59.2 — GENÉTICA NA PRÁTICA DE ENFERMAGEM
Distúrbios auditivos

Diversos distúrbios auditivos estão associados a mutações genéticas e apresentam padrões de herança variados.

Herança autossômica dominante:

- Neurofibromatose do tipo 2
- Otoesclerose
- Síndrome brânquio-otorrenal (SBOR)
- Síndrome de Stickler
- Síndrome de Waardenburg.

Autossômica recessiva:

- Doença de Refsum
- Perda auditiva associada ao gene da conexina 26 (a maioria dos casos é recessiva; entretanto, existe um tipo dominante autossômico, que ocorre menos comumente)
- Síndrome de Jervell e Lange-Nielsen
- Síndrome de Pendred
- Síndrome de Usher.

Perda auditiva sindrômica ligada ao cromossomo X:

- Síndrome de Alport.

Avaliações de enfermagem

Ver Capítulo 4, Boxe 4.2, Genética na prática de enfermagem: Aspectos genéticos da avaliação de saúde

Avaliação da história familiar específica à perda auditiva

- Avaliar se há outros familiares em diversas gerações com perda auditiva (perda auditiva autossômica dominante)
- Indagar sobre a relação genética (p. ex., indivíduos que são parentes, como primos em primeiro grau, têm maior chance de compartilhar os mesmos genes recessivos – perda auditiva autossômica recessiva)
- Indagar sobre a idade ao início da perda auditiva.

Avaliação do paciente específica à perda auditiva genética
- Avaliar:
  - Cefaleias
  - Dormência facial ou fraqueza
  - Tonturas
  - Zumbido
- Avaliar quanto a condições genéticas correlatas, como comprometimento da visão (p. ex., retinite pigmentosa na síndrome de Usher; distúrbio tireoidiano na síndrome de Pendred)
- Avaliar quanto a alterações na íris, no pigmento e nos cabelos (topete branco) observadas na síndrome de Waardenburg
- Avaliar quanto à exposição a ruídos altos (p. ex., industriais)
- Avaliar quanto à presença de rubéola, toxoplasmose, herpes simples ou citomegalovírus durante a gravidez
- Determinar se o paciente administrou medicações associadas à ototoxicidade.

Recursos sobre genética

Genetics of Hearing Loss, www.cdc.gov/ncbddd/hearingloss/genetics.html
Hear-It, www.Hear-it.org/Genetic-hearing-loss
Neurofibromatosis Network, www.nfnetwork.org/
Ver no Capítulo 6, Boxe 6.7, os componentes do aconselhamento genético.

Boxe 59.3 — AVALIAÇÃO
Avaliação de perda auditiva

O enfermeiro deve estar alerta ao seguinte:

Deterioração da fala: a pessoa que pronuncia indistintamente as palavras, não pronuncia o fim das palavras ou produz fala de som constante pode não estar escutando corretamente. A audição orienta a voz, tanto na altura quanto na pronúncia.

Fadiga: se uma pessoa se cansa facilmente quando escuta uma conversação ou uma fala, a fadiga pode ser o resultado do esforço para escutar. Nessas circunstâncias, a pessoa pode se tornar irritável facilmente.

Indiferença: a pessoa que não consegue escutar o que outras pessoas dizem facilmente se torna deprimida e desinteressada na vida em geral.

Isolamento social: não conseguir escutar o que está se passando faz com que a pessoa com comprometimento auditivo se isole de situações que possam comprovar ser embaraçosas.

Insegurança: a ausência de autoconfiança e o temor de erros criam uma sensação de insegurança em muitas pessoas com comprometimento auditivo. Ninguém gosta de falar algo errado ou de fazer qualquer coisa que possa parecer tola.

Indecisão e procrastinação: a perda da autoconfiança torna a tomada de decisões cada vez mais difícil para uma pessoa com comprometimento auditivo.

Desconfiança: a pessoa com comprometimento auditivo – que com frequência escuta apenas parte do que está sendo dito – pode suspeitar que outras pessoas estejam falando a respeito dela, ou que partes da conversação sejam deliberadamente faladas em tom baixo para que ela não as escute.

Orgulho falso: a pessoa com comprometimento auditivo deseja esconder a perda auditiva e, portanto, com frequência, finge que está ouvindo quando, na verdade, não está.

Solidão e tristeza: embora todas as pessoas ocasionalmente desejem permanecer quietas, o silêncio forçado pode ser maçante e até mesmo um tanto assustador. Pessoas com perda auditiva com frequência se sentem isoladas.

Tendência a dominar a conversação: muitas pessoas com comprometimento auditivo tendem a dominar a conversação, sabendo que enquanto a conversa estiver centrada nelas e elas a puderem controlar, provavelmente não ficarão envergonhadas com algum erro.

Por diversos motivos, algumas pessoas com perda auditiva se recusam a buscar atenção médica ou utilizar um aparelho auditivo. Elas podem se sentir inibidas a respeito do uso de um aparelho auditivo. Outras pessoas, entretanto, podem se sentir à vontade solicitando àquelas com quem estão tentando se comunicar que as informem se houver dificuldades na comunicação. As atitudes e os comportamentos dos pacientes que precisam de assistência auditiva devem ser levados em consideração no seu aconselhamento. A decisão de utilizar um aparelho auditivo é pessoal e pode ser afetada por tais atitudes e comportamentos.

Prevenção

Muitos fatores ambientais apresentam um efeito adverso sobre o sistema auditivo e, com o tempo, resultam em perda auditiva neurossensorial permanente. O mais comum é o ruído. O ruído (som indesejado e inevitável) foi identificado como um dos riscos ambientais atuais. O volume dos ruídos que nos circundam diariamente aumentou até uma fonte possivelmente perigosa de lesão física e psicológica.

Observou-se que o ruído alto e persistente causa constrição dos vasos sanguíneos periféricos, aumento da pressão arterial e da frequência cardíaca (em virtude do aumento da secreção de epinefrina) e aumento da atividade gastrintestinal. Embora sejam necessárias pesquisas para abordar os efeitos gerais dos ruídos sobre o corpo humano, um ambiente silencioso conduz melhor à paz de espírito. Uma pessoa que está enferma sente-se melhor quando os ruídos são mantidos no mínimo.

Diversos fatores contribuem para a perda auditiva (Boxe 59.4). *Perda auditiva induzida por ruídos* refere-se à perda auditiva que se segue a um longo período de exposição a ruídos altos (p. ex., maquinário pesado, motores, artilharia, música de bandas de *rock*). *Traumatismo acústico* refere-se à perda auditiva causada por uma exposição única a um ruído extremamente intenso, como uma explosão. Normalmente, a perda auditiva induzida por ruídos ocorre a alta frequência (aproximadamente 4.000 Hz). Entretanto, com a exposição contínua a ruídos, a perda auditiva pode tornar-se mais grave e incluir frequências adjacentes. O nível mínimo de ruído que sabidamente causa perda auditiva induzida por ruído, independentemente da duração, é de aproximadamente 85 a 90 dB.

A exposição a ruídos é inerente a muitas profissões (p. ex., mecânicos, impressores, pilotos, comissários de bordo, músicos) e passatempos, como carpintaria e caça. As leis sobre níveis de barulhos ocupacionais são baseadas na exposição que a pessoa sofre durante um turno de trabalho de 8 horas, com os limites legais máximos sendo 85 dB, segundo o National Institute for Occupational Safety and Health (NIOSH), ou 90 dB, segundo a Occupational Safety and Health Administration (OSHA), com pressão sonora máxima de 135 dB (Centers for Disease Control and Prevention [CDC], 2018).[1] A NIOSH recomenda e a OSHA exige que os trabalhadores utilizem protetores auriculares para prevenir a perda auditiva induzida por ruídos quando expostos a ruídos acima dos limites legais. A proteção auricular contra os ruídos é a medida preventiva disponível mais efetiva. A perda auditiva decorrente de ruídos é permanente, tendo em vista que as células ciliadas no órgão de Corti são destruídas.

Considerações gerontológicas

Com o envelhecimento, ocorrem alterações otológicas que acabam resultando em déficits auditivos. Embora ocorram poucas alterações na orelha externa, o cerume tende a se tornar mais rígido e mais seco, aumentando a chance de impactação. Na orelha média, a membrana timpânica pode atrofiar ou se tornar esclerótica. Na orelha interna, as células na base da cóclea degeneram. Também é observada uma predisposição familiar à perda auditiva neurossensorial, manifestada pela incapacidade de ouvir sons de alta frequência, seguida, com o tempo, pela perda das frequências intermediárias e mais baixas. O termo **presbiacusia** é empregado para descrever essa perda auditiva progressiva (Eliopoulos, 2018).

Além das alterações relacionadas com a idade, outros fatores podem afetar a audição na população adulta mais idosa,

---

[1] N.R.T.: No Brasil, a Norma Regulamentadora número 15 (NR-15) trata da exposição ao ruído em locais de trabalho (https://www.gov.br/trabalho-e-previdencia/pt-br/composicao/orgaos-especificos/secretaria-de-trabalho/inspecao/seguranca-e-saude-no-trabalho/ctpp-nrs/norma-regulamentadora-no-15-nr-15).

Boxe 59.4 FATORES DE RISCO

Perda auditiva

- História familiar de comprometimento neurossensorial
- Infecções recidivantes de orelha
- Malformações congênitas da estrutura craniana (orelha)
- Perfuração da membrana timpânica
- Peso baixo ao nascimento (< 1.500 g)
- Uso de medicamentos ototóxicos (p. ex., gentamicina, diuréticos de alça).

Adaptado de Norris, T. (2019). *Porth's pathophysiology: Concepts of altered health status* (10th ed.). Philadelphia, PA: Wolters Kluwer.

---

como a exposição vitalícia a ruídos altos. Fatores psicogênicos, outros processos de doença (p. ex., diabetes) e medicamentos podem ser parcialmente responsáveis pela perda auditiva neurossensorial. Determinados medicamentos, tais como aminoglicosídios, ácido acetilsalicílico, diuréticos de alça e medicamentos antineoplásicos com base em platina, têm efeitos ototóxicos quando alterações renais resultam em excreção tardia dos medicamentos e aumento dos níveis dos medicamentos no sangue.

Até mesmo com os melhores cuidados de saúde, pessoas com perda auditiva devem aprender a se ajustar. Os cuidados de pacientes idosos incluem o reconhecimento de reações emocionais relacionadas com a perda auditiva, como desconfiança de outras pessoas em virtude da incapacidade de escutar adequadamente; frustração e raiva, com falas repetidas, como "Eu não escutei o que você disse!"; e sentimento de insegurança em virtude da incapacidade de escutar o telefone ou alarmes. A *Americans with Disabilities Act* (ADA), de 1990, exige que todos os serviços de emergência sejam acessíveis para pessoas que tenham telefones com mensagens de texto (máquinas de escrever telefônicas [MET]). Além disso, todos os centros de emergência "911" nos EUA devem estar acessíveis para pessoas com MET.

Depressão, isolamento e diminuição na função cognitiva podem apresentar um impacto negativo sobre a qualidade de vida do idoso com perda auditiva. Sentimento de isolamento social, confusão, alterações nas atividades da vida diária e maior risco de quedas foram, todos, associados à perda auditiva em adultos idosos (Shukla, Reed, Armstrong et al., 2019). A perda auditiva também foi identificada como um fator associado a aumento significativo do risco de hospitalização, reinternação e aumento da taxa de mortalidade (Hsu, McKee, Roscigno et al., 2019). Além disso, a perda auditiva pode interferir nas relações em virtude da perda da comunicação. Uma triagem auditiva é recomendada como componente do exame físico para o adulto idoso que adere ao Medicare pela primeira vez. Os exames "Bem-vindo ao Medicare" e triagens anuais também são importantes.

Manejo clínico

Se a perda auditiva for permanente ou intratável, ou se o paciente optar por não ser tratado, a reabilitação aural (discutida ao fim do capítulo) pode ser benéfica.

Manejo de enfermagem

A detecção precoce da perda auditiva está nos planos do Healthy People 2030, e os enfermeiros estão em boa posição para ajudar na conquista deste objetivo, se incluído (Haskins, 2017; HHS, 2017). Outro possível objetivo é o uso, por pessoas diagnosticadas com perda auditiva ou surdez, de serviços de reabilitação e dispositivos suplementares para melhorar a comunicação com outras pessoas. Estão disponíveis recursos em locais de trabalho e escolas. As perguntas realizadas para avaliar a perda auditiva podem incluir:

- Você sofreu alguma perda auditiva no passado?
- Você está sofrendo alguma perda auditiva atualmente?
- Seus familiares acham que você está tendo dificuldades de audição ou alguma perda auditiva?

Essas perguntas devem ser incluídas em toda avaliação de enfermagem de rotina, e devem ser realizados encaminhamentos para avaliação adicional, conforme necessário.

Os enfermeiros que compreendem os diferentes tipos de perda auditiva obtêm mais sucesso na adoção de um estilo de comunicação que se ajuste às necessidades e às preferências de cada paciente. Tentar falar em voz alta com uma pessoa que não consegue escutar sons de alta frequência apenas torna a compreensão mais difícil. Entretanto, estratégias como conversar no lado da orelha que escuta melhor e a utilização de gestos e expressões faciais podem ser de auxílio (Boxe 59.5).

Uma questão importante para muitas pessoas que são surdas ou com comprometimento auditivo é que elas apresentam outros problemas de saúde que com frequência não recebem atenção, em grande parte em virtude das barreiras à comunicação com seus profissionais de saúde. Para atender às necessidades de cuidados de saúde desses pacientes, os profissionais são legalmente obrigados a fazer acomodações para a comunicação e a compreensão mais eficazes do paciente. O fornecimento de intérpretes certificados para aqueles que conseguem se comunicar por meio de linguagem de sinais é essencial em muitas situações, para garantir que a comunicação seja efetiva.

Durante procedimentos de cuidados de saúde e de triagem, o profissional da saúde (p. ex., dentista, médico, enfermeiro) deve estar ciente de que os pacientes que são surdos ou com comprometimento auditivo são incapazes de ler os lábios, ver um sinalizador ou ler materiais escritos nos ambientes escuros exigidos durante alguns exames complementares. O mesmo ocorre se o profissional estiver utilizando uma máscara ou não estiver à vista (p. ex., estudos radiográficos, ressonância magnética [RM], colonoscopia).

Os enfermeiros e outros profissionais da saúde devem trabalhar com os pacientes que são surdos ou com comprometimento auditivo e suas famílias para identificar meios de comunicação práticos e efetivos. Os enfermeiros podem atuar como catalisadores em todo o sistema de saúde para assegurar que sejam feitas acomodações para atender às necessidades de comunicação de todos os pacientes.

CONDIÇÕES DA ORELHA EXTERNA

IMPACTAÇÃO DE CERUME

O cerume normalmente se acumula no meato acústico externo em variadas quantidades e colorações. Embora o cerume normalmente não precise ser removido, ocasionalmente ocorre a impactação, que causa **otalgia** (sensação de plenitude ou dor na orelha), com ou sem perda auditiva. O acúmulo de cerume como causa de perda auditiva é especialmente significativo em adultos mais velhos (Eliopoulos, 2018). Tentativas de limpar o meato acústico externo com fósforos, grampos de cabelos e outros implementos são perigosas, tendo em vista que pode ocorrer traumatismo na pele, infecção e lesão da membrana timpânica.

Manejo clínico

O cerume pode ser removido por meio de irrigação, aspiração ou instrumentação. Exceto se o paciente apresentar perfuração do tímpano ou inflamação da orelha externa (*i. e.*, otite externa),

---

Boxe 59.5 — Comunicação com pessoas surdas ou com perda auditiva significativa

Para o paciente com comprometimento auditivo cuja fala seja de difícil compreensão

- Determinar como o paciente prefere se comunicar com outras pessoas. Não presumir que a escrita, os gestos ou outros meios sejam a técnica melhor ou preferida
- Considerar se o paciente usa a linguagem de sinais. Estão disponíveis nos EUA intérpretes da American Sign Language Services, Inc. (ASLI). Esses especialistas proporcionam o melhor meio de comunicação, prestando serviços profissionais precisos
- Devotar atenção total ao que o paciente está dizendo. Olhar e escutar – não tentar realizar outra tarefa enquanto escuta
- Envolver o interlocutor na conversação quando for possível prever as respostas. Isso possibilita que você se acostume a quaisquer peculiaridades nos padrões da fala
- Tentar determinar o contexto essencial do que está sendo dito; geralmente se consegue preencher os detalhes a partir do contexto
- Não tentar fingir que você compreende, se você não compreende
- Se você não conseguir compreender totalmente, ou se duvidar seriamente da sua capacidade de compreender o que está sendo dito, pedir que o paciente escreva a mensagem, em vez de arriscar uma interpretação errônea. Pedir que o paciente repita a mensagem na fala, após você compreender o seu conteúdo, também ajuda você a se acostumar com o padrão da fala do paciente

- A comunicação escrita é um excelente recurso. O material deve estar escrito em nível de terceira série, de modo que a maioria das pessoas possa compreendê-lo.

Para o paciente com comprimento auditivo que leia falas

- É preciso lembrar que a leitura labial não é efetiva porque a maioria dos sons na língua inglesa não é claramente visível nos lábios e até mesmo os leitores labiais mais proficientes compreendem menos de 30% da comunicação verbal
- Ao falar, sempre encarar a pessoa, o mais diretamente possível
- Assegurar-se de que o seu rosto esteja o mais claramente visível possível. Posicionar-se de modo que o seu rosto esteja bem iluminado; evitar a formação de uma silhueta contra uma luz forte. De nenhuma maneira, obscurecer a visão da sua boca para o paciente; evitar conversar com objetos em sua boca
- Assegurar-se de que o paciente conheça o tópico ou o assunto antes de prosseguir com o que você planeja dizer. Isso possibilita que o paciente use as indicações contextuais na leitura da fala
- Falar lentamente e de modo distinto, pausando com mais frequência do que normalmente faria
- Quando você perguntar se alguma orientação ou instrução importante foi compreendida, verificar se o paciente absorveu o significado integral da sua mensagem
- Se, por qualquer motivo, a sua boca precisar ser recoberta (como com uma máscara), você precisa orientar ou instruir o paciente, escrever ou comunicar a mensagem por outros meios.

a irrigação suave com água morna geralmente remove o cerume impactado, especialmente se ele não estiver acondicionado de modo justo no meato acústico externo. Para a remoção bem-sucedida, a corrente de água deve fluir atrás do cerume obstruído, para que ele se mova primeiro lateralmente e em seguida para fora do meato. Para prevenir lesões, deve ser usada a mais baixa pressão efetiva. Entretanto, se o tímpano atrás da impactação estiver perfurado, a água pode entrar na orelha média, causando vertigem aguda e infecção. Se a irrigação não obtiver sucesso, a remoção mecânica visual direta pode ser realizada em um paciente cooperativo por um profissional da saúde treinado.

> **Alerta de enfermagem: Qualidade e segurança**
>
> Água morna (nunca fria ou quente) e irrigação suave (não forçada) devem ser utilizadas para remover o cerume. A irrigação muito forçada pode causar perfuração da membrana timpânica, e a água gelada causa vômito.

A instilação de algumas gotas de glicerina aquecida, óleo mineral ou peróxido de hidrogênio de potência intermediária no canal por 30 minutos antes da irrigação pode amolecer o cerume antes da sua remoção. Estão disponíveis agentes ceruminolíticos, como peróxido em glicerila. A utilização de qualquer solução amolecedora 2 ou 3 vezes/dia durante alguns dias, em geral, é suficiente. Se o cerume não puder ser deslocado por meio desses métodos, podem ser utilizados instrumentos, tais como uma cureta para cerume, aspiração aural e um microscópio binocular para a ampliação. A utilização de instrumentos para a remoção do cerume, como cureta para cerume, é reservada aos otorrinolaringologistas e aos enfermeiros com treinamento especializado, em virtude do perigo de perfuração da membrana timpânica ou de escoriação do meato acústico externo.

CORPOS ESTRANHOS

Alguns objetos são inseridos intencionalmente na orelha por adultos que possam estar tentando limpar o meato acústico externo ou aliviar o prurido, ou por crianças que introduzem ervilhas, feijões, pedrinhas, brinquedos e contas. Insetos também podem adentrar o meato acústico. Em qualquer caso, os efeitos podem variar desde a ausência de sintomas até a dor intensa e a diminuição da audição.

Manejo clínico

A remoção de um corpo estranho do meato acústico externo pode ser bastante desafiadora. Os três métodos-padrão para a remoção de corpos estranhos são os mesmos da remoção de cerume: irrigação, aspiração e instrumentação. As contraindicações para a irrigação também são as mesmas. Corpos estranhos vegetais e insetos tendem a inchar; portanto, a irrigação é contraindicada. Normalmente, um inseto pode ser desalojado por meio da instilação de óleo mineral, que matará o inseto e possibilitará a sua remoção.

Tentativas de remover um corpo estranho do meato acústico externo podem ser perigosas em mãos não habilidosas. O objeto pode ser completamente empurrado para dentro da porção óssea do meato acústico, lacerando a pele e perfurando a membrana timpânica. Em raras circunstâncias, o corpo estranho pode precisar ser extraído em um centro cirúrgico com o paciente sob anestesia geral.

OTITE EXTERNA (OTITE EXTERIOR)

Otite externa (i. e., otite exterior) refere-se a uma inflamação do meato acústico externo. As causas incluem água no meato acústico (ouvido do nadador); traumatismo da pele do meato acústico, que possibilita a entrada de microrganismos nos tecidos; e condições sistêmicas, como deficiência de vitaminas e distúrbios endócrinos. Infecções bacterianas ou fúngicas são as observadas com mais frequência. Os patógenos bacterianos mais comuns associados à otite externa são *Staphylococcus aureus* e espécies de *Pseudomonas*. O fungo mais comumente isolado em ouvidos normais e infectados é o *Aspergillus* (Norris, 2019). A otite externa com frequência é causada por uma dermatose, como psoríase, eczema ou dermatite seborreica. Até mesmo reações alérgicas a *spray* para cabelos, tintura para cabelos e loções para permanente podem causar dermatite, que é eliminada quando o agente ofensor é removido.

Manifestações clínicas

Os pacientes geralmente relatam dor; secreção que escorre pelo meato acústico externo; sensibilidade aural (não costuma ocorrer em infecções da orelha média); e, ocasionalmente, febre, celulite e linfadenopatia. Outros sintomas podem incluir prurido e perda auditiva ou sensação de plenitude na orelha. Ao exame otoscópico, o meato acústico encontra-se eritematoso e edemaciado. A secreção pode ser amarela ou verde e com odor fétido. Em infecções fúngicas, até mesmo esporos pretos semelhantes a pelos podem ser visíveis.

Manejo clínico

Os princípios da terapia têm por objetivo o alívio do desconforto, a redução do edema do meato acústico e a erradicação da infecção. Os pacientes podem necessitar de medicamentos analgésicos durante as primeiras 48 a 96 horas. O tratamento inclui com mais frequência medicamentos óticos antimicrobianos ou antifúngicos administrados por meio de gotejadores em temperatura ambiente. Na infecção bacteriana, pode ser utilizado um agente antibiótico e corticosteroide para abrandar os tecidos inflamados (Norris, 2019).

Manejo de enfermagem

Os enfermeiros devem orientar os pacientes a não limpar o meato acústico externo com hastes com ponta de algodão e a evitar eventos que traumatizem o meato acústico externo, como fricção do mesmo com a unha dos dedos ou outros objetos. O traumatismo pode levar à infecção do canal. Os pacientes também devem evitar molhar o meato acústico quando nadarem ou lavarem os cabelos com xampu. Um chumaço de algodão ou lã pode ser recoberto por gel insolúvel em água, como vaselina, e colocado na orelha como barreira para não molhar o canal. A infecção pode ser prevenida por meio de preparações óticas antissépticas após a natação, exceto se houver história de perfuração da membrana timpânica ou otite atual (Boxe 59.6).

OTITE EXTERNA MALIGNA

Uma infecção da orelha externa mais grave, embora rara, é a otite externa maligna (osteomielite óssea temporal). Esta é uma infecção progressiva, debilitante e ocasionalmente fatal do meato acústico externo, do tecido adjacente e da base do crânio. *Pseudomonas aeruginosa* costuma ser o agente infeccioso em pacientes com baixa resistência a infecções (p. ex., pacientes com síndrome da imunodeficiência adquirida

> **Boxe 59.6 ORIENTAÇÕES AO PACIENTE**
> **Prevenção da otite externa**
>
> O enfermeiro instrui o paciente a:
>
> - Proteger o canal externo quando nadar, tomar banho de chuveiro ou lavar os cabelos. Utilizar protetores auriculares e uma touca de natação. O canal auditivo externo pode ser posteriormente seco com um secador de cabelos em temperatura baixa
> - Inserir gotas de álcool no canal externo para atuar como um adstringente e ajudar na prevenção de infecções após a exposição à água
> - Prevenir o traumatismo do canal externo. Procedimentos, objetos estranhos (p. ex., grampo de cabelos), arranhadura ou qualquer outro traumatismo do canal que cause ruptura da integridade cutânea podem causar infecção
> - Se for diagnosticada otite externa, abster-se de qualquer atividade esportiva aquática por aproximadamente 7 a 10 dias, para possibilitar que o canal cicatrize completamente. A recidiva é altamente provável, exceto se você possibilitar que o canal externo cicatrize completamente.

(AIDS). O tratamento bem-sucedido inclui a administração de antibióticos (normalmente por via intravenosa [IV]), e cuidados locais agressivos do ferimento. O tratamento-padrão com antibióticos parenterais inclui a combinação de um agente antipseudômonas e de um aminoglicosídio, ambos os quais apresentam efeitos colaterais possivelmente sérios. Tendo em vista que os aminoglicosídios são nefrotóxicos e ototóxicos, os níveis séricos de aminoglicosídios e a função renal e auditiva devem ser monitorados durante a terapia. Os cuidados locais do ferimento incluem desbridamento limitado do tecido infectado, incluindo do osso e da cartilagem, dependendo da extensão da infecção.

MASSAS NA ORELHA EXTERNA

Exostoses são pequenas protrusões ósseas rígidas observadas na porção óssea posteroinferior do meato acústico; geralmente são bilaterais. A pele que recobre a exostose é normal. Acredita-se que as exostoses sejam causadas por exposição à água fria, como com o mergulho ou surfe. O tratamento habitual, se existente, é a excisão cirúrgica.

Também podem ocorrer tumores malignos na orelha externa. Os mais comuns são carcinomas basocelulares na pina e carcinomas espinocelulares no meato acústico. Se não for tratado, o carcinoma espinocelular pode se propagar pelo osso temporal, causando paralisia do nervo facial e perda auditiva. Os carcinomas devem ser tratados cirurgicamente.

CONDIÇÕES DA ORELHA MÉDIA

PERFURAÇÃO DA MEMBRANA TIMPÂNICA

A perfuração da membrana timpânica normalmente é causada por infecção ou traumatismo. As fontes de traumatismo incluem fratura craniana, lesões por explosão, ou um golpe forte na orelha. Com menos frequência, a perfuração é causada por objetos estranhos (p. ex., hastes com ponta de algodão, grampos para cabelos, chaves) que foram empurrados muito profundamente para dentro do meato acústico externo. Além da perfuração da membrana timpânica, a lesão dos ossículos e até mesmo da orelha interna pode resultar desse tipo de traumatismo. Durante as infecções, a membrana timpânica pode se romper se a pressão na orelha média exceder a pressão atmosférica no meato acústico externo.

Manejo clínico

Embora a maioria das perfurações da membrana timpânica cicatrize espontaneamente em semanas após a ruptura, algumas podem levar meses para cicatrizar. Algumas perfurações persistem, tendo em vista que o tecido cicatricial cresce sobre as bordas da perfuração, evitando a extensão das células epiteliais ao longo das margens e a cicatrização final. No caso de uma lesão craniana ou de uma fratura do osso temporal, o paciente é observado quanto a evidências de **otorreia** ou **rinorreia** com liquor – líquido claro e aquoso que escorre da orelha ou do nariz, respectivamente. Enquanto cicatriza, a orelha deve ser protegida contra a entrada de água no meato acústico.

Manejo cirúrgico

As perfurações que não cicatrizam por si próprias podem necessitar de cirurgia. A decisão de realizar timpanoplastia (ver seção adiante neste capítulo) geralmente se baseia na necessidade de prevenir possíveis infecções em virtude da entrada de água na orelha, ou o desejo de melhorar a audição do paciente. Realizada com esquema ambulatorial, a timpanoplastia pode envolver diversas técnicas cirúrgicas. Em todas as técnicas, um tecido (comumente da fáscia temporal) é posicionado sobre a perfuração para possibilitar a cicatrização. A cirurgia geralmente é bem-sucedida no fechamento permanente da perfuração e na melhora da audição.

OTITE MÉDIA AGUDA

As otites podem ocorrer em qualquer idade; entretanto, são mais comuns em crianças. A **otite média aguda** (OMA) é uma infecção aguda da orelha média, que dura menos de 6 semanas. Os patógenos que causam a OMA geralmente são bacterianos ou virais e penetram na orelha média após disfunção da tuba auditiva causada pela obstrução relacionada com as infecções respiratórias superiores, inflamação das estruturas adjacentes (p. ex., rinossinusite, hipertrofia de adenoide) ou reações alérgicas (p. ex., rinite alérgica) (Norris, 2019). As bactérias podem adentrar a tuba auditiva a partir de secreções contaminadas na nasofaringe e na orelha média em virtude de uma perfuração da membrana timpânica. Habitualmente, se observa um exsudato purulento na orelha média, que resulta em perda auditiva por transtorno de condução.

Manifestações clínicas

Os sinais/sintomas de otite média variam com a gravidade da infecção. A condição, geralmente unilateral em adultos, pode ser acompanhada por otalgia. A dor é aliviada após a perfuração espontânea ou a incisão terapêutica da membrana timpânica. Outras manifestações incluem secreção que escorre da orelha, febre e perda auditiva. A Tabela 59.3 diferencia a otite externa aguda da OMA. Os fatores de risco para a OMA incluem idade mais jovem, infecções respiratórias superiores

TABELA 59.3 — Características clínicas da otite.

Característica	Otite externa aguda	Otite média aguda
Otorreia	Pode ou não ocorrer	Ocorre se a membrana timpânica for perfurada; a secreção é profusa
Otalgia	Persistente; pode acordar o paciente durante a noite	Aliviada se a membrana timpânica romper
Sensibilidade aural	À palpação do pavilhão auditivo	Geralmente não ocorre
Sintomas sistêmicos	Ausente	Febre, infecção respiratória superior, rinite
Edema do meato acústico externo	Presentes	Ausente
Membrana timpânica	Pode parecer normal	Eritema, protrusão, pode estar perfurada
Perda auditiva	Tipo condutivo	Tipo condutivo

Adaptada de Weber, J. & Kelley, J. (2018). *Health assessment in nursing* (6th ed.). Philadelphia, PA: Wolters Kluwer.

crônicas, condições clínicas que predisponham o paciente à otite (p. ex., síndrome de Down, fibrose cística, fenda palatina) e tabagismo secundário crônico.

Manejo clínico

O resultado da OMA depende da efetividade da terapia (da dose prescrita de um antibiótico oral e da duração da terapia), da virulência da bactéria e do estado físico do paciente. Com a terapia inicial e apropriada com antibióticos de amplo espectro, a otite média pode ser resolvida sem sequelas sérias. Se houver secreção, geralmente é prescrita uma preparação ótica antibiótica. A condição pode se tornar subaguda (com duração de 2 semanas a 3 meses), com secreção purulenta persistente. Raramente ocorre perda auditiva permanente. As complicações secundárias que envolvem o processo mastoide e outras complicações intracranianas graves, como meningite ou abscesso cerebral, embora raras, podem ocorrer.

Manejo cirúrgico

Miringotomia (*i. e.*, timpanotomia) é uma incisão na membrana timpânica. A membrana timpânica é anestesiada com um agente anestésico local, tal como fenol, ou por iontoforese (*i. e.*, na qual uma corrente elétrica flui por meio de uma solução de lidocaína e epinefrina para anestesiar o meato acústico e a membrana timpânica). O procedimento é indolor e demora menos de 15 minutos. Sob orientação microscópica, é realizada uma incisão pela membrana timpânica para aliviar a pressão e drenar o líquido seroso ou purulento da orelha média.

Geralmente, esse procedimento é desnecessário para o tratamento da OMA, mas pode ser realizado se a dor persistir. A miringotomia também possibilita que a drenagem seja analisada (por meio de cultura e antibiograma), de modo que o microrganismo infeccioso possa ser identificado e que a terapia antibiótica apropriada seja prescrita. A incisão cicatriza em 24 a 72 horas.

Se a OMA recidivar e não houver contraindicações, pode ser inserido um tubo de ventilação ou equalização da pressão. O tubo de ventilação, que assume temporariamente a função da tuba auditiva na equalização da pressão, é mantido por 6 a 18 meses. O tubo de ventilação, em seguida, é retirado com a migração normal da pele da membrana timpânica, com a cicatrização do orifício em quase todos os casos. Os tubos de ventilação são utilizados para o tratamento de episódios recidivantes de OMA.

OTITE MÉDIA SEROSA

A **otite média serosa**, ou efusão na orelha média, implica a existência de líquido, sem evidências de infecção ativa, na orelha média. Teoricamente, esse líquido resulta de pressão negativa na orelha média causada pela obstrução da tuba auditiva. Quando essa condição ocorre em adultos, deve ser pesquisada uma causa subjacente para a disfunção da tuba auditiva. A otite média serosa é observada com frequência em pacientes após radioterapia ou barotraumatismo, bem como em pacientes com disfunção da tuba auditiva decorrente de uma infecção respiratória superior ou alergia concomitante. O barotraumatismo resulta de alterações súbitas na pressão na orelha média, causadas por alterações na pressão barométrica, como em mergulhos ou descida de aviões. A possibilidade de carcinoma (p. ex., câncer nasofaríngeo) que obstrua a tuba auditiva deve ser afastada em adultos com otite média serosa unilateral persistente.

Manifestações clínicas

Os pacientes podem se queixar de perda auditiva, sensação de plenitude ou de congestão na orelha, ou estalidos e crepitações que ocorrem quando a tuba auditiva tenta se abrir. A membrana timpânica parece fraca à otoscopia, e bolhas de ar podem ser visualizadas na orelha média. Habitualmente, o audiograma revela perda auditiva por transtorno de condução.

Manejo clínico

A otite média serosa pode não precisar ser tratada clinicamente, exceto se ocorrer infecção (*i. e.*, OMA). Se a perda auditiva associada à otite média serosa for significativa, pode ser realizada miringotomia, e um tubo pode ser inserido para manter a orelha média ventilada. Corticosteroides em doses baixas podem diminuir o edema da tuba auditiva em casos de barotraumatismo. Descongestionantes não se mostraram efetivos. Uma manobra de Valsalva, que abre a tuba auditiva por meio do aumento da pressão nasofaríngea, pode ser realizada com cautela; essa manobra pode piorar a dor ou causar perfuração da membrana timpânica.

OTITE MÉDIA CRÔNICA

A **otite média crônica** é a OMA recidivante, que causa patologia tecidual irreversível. As infecções crônicas da orelha média lesionam a membrana timpânica, destroem os ossículos e envolvem o processo mastoide do osso temporal, mas são raras nos países desenvolvidos.

Manifestações clínicas

Os sinais/sintomas podem ser mínimos, com graus variados de perda auditiva e otorreia de odor fétido persistente ou intermitente. Normalmente não há apresentação de dor, exceto em casos de mastoidite aguda, quando a área pós-auricular está sensível e pode estar eritematosa e edemaciada. O exame otoscópico pode demonstrar perfuração, e um colesteatoma pode ser identificado como massa branca atrás da membrana timpânica ou saindo pelo canal externo a partir de uma perfuração.

Colesteatoma é uma lesão similar a cistos da camada externa do tímpano, para dentro da orelha média. Em geral, é causado por uma bolsa de retração crônica da membrana timpânica, criando uma pressão negativa persistentemente alta na orelha média. A pele forma um saco que é preenchido por pele degenerada e materiais sebáceos. O saco pode se aderir às estruturas da orelha média e/ou do processo mastoide.

A otite média crônica pode causar mastoidite crônica e levar à formação de um colesteatoma. A localização vai ditar o tipo de intervenção cirúrgica a ser realizado. Se não tratado, o colesteatoma continuará a crescer, possivelmente causando lesão do nervo facial e do canal horizontal e destruição de outras estruturas adjacentes.

Colesteatomas são lesões similares a cistos da orelha média (Norris, 2019). Eles geralmente não causam dor; entretanto, se o tratamento ou a cirurgia forem adiados, podem atingir ou destruir o processo mastoide do osso temporal. Os colesteatomas observados em pacientes adultos mais idosos normalmente se desenvolvem no canal externo.

Os colesteatomas podem ser assintomáticos, ou podem causar perda auditiva, dor e paralisia facial, tinido ou vertigem. Testes audiométricos com frequência demonstram perda auditiva condutiva ou mista. Com base nos sintomas que se apresentam, o diagnóstico pode ser obtido por meio de exame visual ou por meio de tomografia computadorizada (TC) ou RM. A terapia inclui o tratamento da infecção aguda e a remoção cirúrgica da massa para restaurar a audição.

Manejo clínico

O tratamento local para a otite média crônica consiste na cuidadosa aspiração da orelha sob orientação otoscópica. A instilação de gotas antibióticas ou a aplicação de um pó antibiótico é utilizada para tratar a secreção purulenta. Agentes antibióticos sistêmicos são prescritos apenas em casos de infecção aguda.

Manejo cirúrgico

Procedimentos cirúrgicos, incluindo timpanoplastia, ossiculoplastia e mastoidectomia, são realizados quando os tratamentos clínicos não são efetivos.

Timpanoplastia

O procedimento cirúrgico mais comum para a otite média crônica é a **timpanoplastia**, ou reconstrução cirúrgica da membrana timpânica. A reconstrução dos ossículos também pode ser necessária. As finalidades da timpanoplastia são restabelecer a função da orelha média, fechar a perfuração, prevenir infecções recidivantes e melhorar a audição.

Existem cinco tipos de timpanoplastias. O procedimento cirúrgico mais simples, do tipo I (miringoplastia), é projetado para fechar uma perfuração na membrana timpânica. Os outros procedimentos, tipos II a V, envolvem o reparo mais extensivo das estruturas da orelha média. As estruturas e o grau de envolvimento podem ser diferentes, mas todos os procedimentos de timpanoplastia incluem a restauração da continuidade do mecanismo de condução sonora.

A timpanoplastia é realizada por meio do meato acústico externo com uma abordagem transcanal ou por meio de uma incisão pós-auricular. O conteúdo da orelha média é cuidadosamente inspecionado, e a cadeia ossicular (unidade do martelo e da bigorna) é avaliada. A interrupção ossicular é mais comum na otite média crônica, mas também podem ocorrer problemas de reconstrução com malformações da orelha média e luxações ossiculares em virtude de lesões cranianas. A melhora expressiva na audição pode resultar do fechamento de uma perfuração e do restabelecimento dos ossículos. A cirurgia é geralmente ambulatorial sob sedação moderada ou anestesia geral.

Ossiculoplastia

Ossiculoplastia é a reconstrução cirúrgica dos ossos da orelha média para restaurar a audição. Próteses fabricadas em materiais como Teflon®, aço inoxidável e hidroxiapatita são utilizadas para reconectar os ossículos, restabelecendo, assim, o mecanismo de condução sonora. Entretanto, quanto maior o dano, mais baixa a taxa de sucesso para a restauração da audição normal.

Mastoidectomia

Os objetivos da cirurgia do processo mastoide são remover o colesteatoma, obter acesso às estruturas enfermas e tornar a orelha "seca" (não infectada) e hígida. Se possível, os ossículos são reconstruídos durante o procedimento cirúrgico inicial. Ocasionalmente, a doença ou lesão extensiva justifica a sua realização como parte de uma operação em dois estágios.

A mastoidectomia normalmente é realizada através de uma incisão pós-auricular. A infecção é eliminada por meio da remoção das células de ar do mastoide. Pode ser necessária uma segunda mastoidectomia para verificar se há colesteatoma recidivante ou residual. O mecanismo auditivo pode ser reconstruído nessa ocasião. A taxa de sucesso para a correção desta perda auditiva condutiva é de aproximadamente 75%. A cirurgia normalmente é realizada em ambiente ambulatorial. O paciente recebe um curativo de pressão mastóideo, que pode ser removido 24 a 48 horas após a cirurgia. Embora não seja lesionado com frequência, o nervo facial, que se localiza na orelha média e no processo mastoide, apresenta algum risco de lesão durante a cirurgia do processo mastoide. À medida que o paciente acorda da anestesia, quaisquer evidências de paralisia facial devem ser relatadas ao médico.

PROCESSO DE ENFERMAGEM

Paciente submetido à cirurgia de mastoide

Embora diversos procedimentos cirúrgicos otológicos sejam realizados sob sedação moderada, a cirurgia de mastoide é feita com anestesia geral.

Avaliação

A anamnese inclui uma descrição completa do distúrbio auditivo, incluindo infecções, otalgia, otorreia, perda auditiva e vertigem. São coletados dados a respeito da duração e da intensidade do distúrbio, suas causas e os tratamentos anteriores. São obtidas informações a respeito de outros problemas de saúde e de todos os medicamentos que o paciente esteja administrando. Alergias a medicamentos e história familiar de doenças auditivas também devem ser obtidos.

A avaliação física aborda o eritema, o edema, a otorreia, as lesões e as características como odor e cor da secreção. Os resultados do audiograma são revisados.

Diagnósticos de enfermagem

Com base nos dados da avaliação, os principais diagnósticos de enfermagem podem incluir os seguintes:

- Ansiedade associada com o procedimento cirúrgico, com a possível perda da audição, com o possível distúrbio do paladar e com a possível perda do movimento facial
- Dor aguda associada com a cirurgia de mastoide
- Risco de infecção associado com a mastoidectomia; inserção de enxertos, próteses e eletrodos; e traumatismo cirúrgico em tecidos e estruturas adjacentes
- Comprometimento da comunicação verbal associado com o distúrbio auditivo, com a cirurgia ou com o preenchimento
- Risco de lesão associado com o comprometimento do equilíbrio ou com a vertigem durante o período pós-operatório imediato, deslocamento do enxerto ou da prótese, ou lesão do nervo facial (nervo craniano VII) e do nervo corda do tímpano
- Falta de conhecimento sobre a doença mastóidea, do procedimento cirúrgico e dos cuidados pós-operatórios e das expectativas.

Planejamento e metas

As principais metas dos cuidados para um paciente submetido à mastoidectomia incluem redução da ansiedade, ausência de dor e desconforto, prevenção de infecções, audição e comunicação estáveis ou melhores, ausência de vertigem e lesões correlatas e aumento do conhecimento a respeito da doença, do procedimento cirúrgico e dos cuidados pós-operatórios.

Intervenções de enfermagem

REDUÇÃO DA ANSIEDADE

O enfermeiro reforça as informações discutidas pelo cirurgião otológico com o paciente, incluindo a anestesia, a localização da incisão (pós-auricular) e os resultados cirúrgicos esperados (p. ex., audição, equilíbrio, paladar, movimento facial). O paciente também é aconselhado a expor suas ansiedades e preocupações a respeito da cirurgia.

ALÍVIO DA DOR

Embora a maioria dos pacientes se queixe muito pouco de dor incisional após a cirurgia de mastoide, eles têm algum desconforto auditivo. A plenitude aural ou pressão após a cirurgia é causada por sangue ou líquido residual na orelha média. O medicamento analgésico prescrito pode ser administrado durante as primeiras 24 horas após a cirurgia e, em seguida, apenas conforme o necessário.

Um cordão ou um preenchimento do meato acústico externo é utilizado se a timpanoplastia for realizada na ocasião da mastoidectomia. Durante as próximas 2 a 3 semanas após a cirurgia, o paciente pode apresentar dores cortantes agudas de modo intermitente à medida que a tuba auditiva se abre e possibilita que o ar penetre na orelha média. A dor latejante constante acompanhada por febre pode indicar infecção e deve ser relatada ao médico.

PREVENÇÃO DE INFECÇÃO

São iniciadas medidas para prevenir infecções na orelha operada. O cordão ou preenchimento do meato acústico externo pode ser impregnado com uma solução antibiótica antes da instilação. Agentes antibióticos profiláticos são administrados conforme prescrito, e o paciente é orientado a evitar a entrada de água no meato acústico externo por 6 semanas. Um chumaço de algodão ou lã de carneiro recoberto por uma substância insolúvel em água (p. ex., vaselina) e posicionado frouxamente no meato acústico costuma evitar a entrada da água e deve ser utilizado quando o paciente se banhar ou lavar os cabelos, ou em situações nas quais a água possa entrar no meato acústico. A incisão pós-auricular deve ser mantida seca durante os 2 primeiros dias. Sinais de infecção, como elevação da temperatura e secreção purulenta, devem ser relatados. Alguma secreção serossanguinolenta que escorre do meato acústico externo é normal após a cirurgia.

MELHORA DA AUDIÇÃO E DA COMUNICAÇÃO

A audição na orelha operada pode ficar reduzida durante algumas semanas em virtude de edema, acúmulo de sangue e líquido tecidual na orelha média e curativos ou preenchimento. São iniciadas medidas para melhorar a audição e a comunicação, como redução dos ruídos ambientais, olhar para o paciente ao falar, falar claramente e de modo distinto sem gritar, proporcionar boa iluminação e usar indicações não verbais (p. ex., expressão facial, apontar, gestos), escrita, cartazes com imagens, *tablets* eletrônicos e outras formas de comunicação. Os familiares ou outras pessoas significativas são orientados a respeito de modos efetivos para se comunicar com o paciente. Se o paciente utilizar dispositivos de auxílio à audição, um deles poderá ser usado na orelha não afetada.

PREVENÇÃO DE LESÕES

Pode ocorrer vertigem após a cirurgia do processo mastoide se os canais semicirculares ou outras áreas da orelha interna estiverem traumatizados. Antieméticos ou antivertiginosos (p. ex., anti-histamínicos) podem ser prescritos se ocorrer algum distúrbio do equilíbrio ou vertigem. Medidas de segurança, como deambulação assistida, são implementadas para prevenir quedas e lesões. O paciente é orientado a evitar levantar peso, fazer esforço, realizar exercícios e assoar o nariz por 2 a 3 semanas após a cirurgia, a fim de evitar o deslocamento do enxerto da membrana timpânica ou da prótese ossicular.

A lesão do nervo facial é uma possível complicação da cirurgia de mastoide, embora rara. O paciente é orientado a relatar imediatamente quaisquer evidências de fraqueza do nervo facial (nervo craniano VII), como queda da boca do lado operado, fala pastosa, diminuição da sensação e dificuldade de deglutição. Uma ocorrência mais frequente é um distúrbio temporário no nervo corda do tímpano, um pequeno ramo do nervo facial que se situa na orelha média. Os pacientes apresentam distúrbio do paladar e boca seca do lado da cirurgia durante alguns meses até que o nervo se regenere.

PROMOÇÃO DE CUIDADOS DOMICILIAR, COMUNITÁRIO E DE TRANSIÇÃO

Orientação do paciente sobre autocuidados. Os pacientes devem receber orientações sobre a terapia medicamentosa, como agentes analgésicos e antivertiginosos (p. ex., anti-histamínicos) prescritos para distúrbios do equilíbrio. São incluídas informações a respeito dos efeitos esperados e dos possíveis efeitos colaterais do medicamento. Os pacientes também precisam de orientações sobre quaisquer restrições às atividades. São incluídas as possíveis complicações, como infecção, fraqueza do nervo facial ou distúrbios do paladar, além dos sinais e sintomas a serem relatados imediatamente (Boxe 59.7).

Cuidados contínuos e de transição. Alguns pacientes que realizaram cirurgia de mastoide, especialmente pacientes idosos, podem precisar dos serviços de um enfermeiro de cuidados

> **Boxe 59.7 ORIENTAÇÕES AO PACIENTE**
> **Cuidados pessoais após a cirurgia da orelha média ou do processo mastoide**
>
> As orientações pós-operatórias para os pacientes que realizaram cirurgia da orelha média ou do processo mastoide podem variar entre os otorrinolaringologistas. O enfermeiro orienta o paciente com as seguintes diretrizes gerais:
>
> - Administrar os antibióticos e outros medicamentos, conforme prescrito
> - Evitar assoar o nariz por 2 a 3 semanas após a cirurgia
> - Espirrar e tossir com a boca aberta durante algumas semanas após a cirurgia
> - Evitar levantar peso (> 4,5 kg), fazer esforços e se inclinar durante algumas semanas após a cirurgia
> - Ter em mente que sensações de estalos e crepitações na orelha operada são normais durante aproximadamente 3 a 5 semanas após a cirurgia
> - Observar que a perda auditiva temporária é normal na orelha operada em virtude de líquido, sangue ou preenchimento no ouvido
> - Relatar ao médico se houver drenagem excessiva ou purulenta pela orelha
> - Evitar a entrada de água na orelha operada durante 2 semanas após a cirurgia. Você pode aplicar xampu nos cabelos em 2 a 3 dias no pós-operatório, se a orelha estiver protegida contra a água por meio da saturação de um chumaço de algodão com vaselina (ou alguma outra substância insolúvel em água) e do seu posicionamento, frouxamente, na orelha. Se a linha de sutura pós-auricular molhar, secar a área com batidas (sem friccionar) e recobri-la com uma camada fina de pomada antibiótica.

domiciliares, comunitários ou de transição durante alguns dias após o retorno para o domicílio. Entretanto, a maioria das pessoas acredita que a assistência de um familiar ou de um amigo é suficiente. O cuidador familiar e o paciente são advertidos de que o paciente pode apresentar alguma vertigem e que, portanto, precisa de auxílio com a deambulação para evitar quedas. Quaisquer sintomas de complicações devem ser relatados imediatamente ao médico. A importância do agendamento e da manutenção das consultas de acompanhamento também é enfatizada.

Reavaliação

Entre os resultados esperados estão:
1. O paciente demonstra redução da ansiedade quanto ao procedimento cirúrgico.
    a. Verbaliza e exibe menos estresse, tensão e irritabilidade.
    b. Verbaliza a aceitação dos resultados da cirurgia e o ajuste à possível perda auditiva.
2. Permanece livre de desconforto ou dor.
    a. Não apresenta caretas faciais, gemidos ou choro e relata ausência de dor.
    b. Utiliza agentes analgésicos adequadamente.
3. Não demonstra sinais ou sintomas de infecção.
    a. Apresenta sinais vitais normais, incluindo temperatura.
    b. Não apresenta secreção purulenta do meato acústico externo.
    c. Descreve o método para prevenir que água contamine o preenchimento.
4. Exibe sinais de que a comunicação e a audição estabilizaram ou melhoraram.
    a. Descreve o objetivo cirúrgico em relação à audição e avalia se o objetivo foi conquistado.
    b. Verbaliza que a audição melhorou.
5. Permanece livre de lesões e traumatismos.
    a. Relata ausência de vertigem ou distúrbio do equilíbrio.
    b. Não apresenta lesão ou quedas.
    c. Evita atividades que possam causar deslocamento do enxerto ou da prótese.
    d. Não relata distúrbio do paladar, boca seca ou fraqueza facial.
6. Verbaliza os motivos e os métodos dos cuidados e do tratamento.
    a. Discute o plano de alta formulado com o enfermeiro em relação a períodos de repouso, medicamentos e atividades permitidas e restringidas.
    b. Lista os sintomas que devem ser relatados ao médico.
    c. Mantém as consultas de acompanhamento.

OTOESCLEROSE

A **otoesclerose** envolve o estribo e acredita-se que resulte da formação de osso esponjoso novo e anormal, especialmente ao redor da janela oval, com a resultante fixação do estribo (Norris, 2019). A transmissão efetiva do som é impedida, tendo em vista que o estribo não consegue vibrar e transmitir o som conforme conduzido a partir do martelo e da bigorna até a orelha interna. A otoesclerose é mais comum em mulheres, é uma condição familiar e pode progredir até a surdez completa (Eliopoulos, 2018; Norris, 2019).

Manifestações clínicas

A otoesclerose pode envolver uma ou ambas as orelhas e se manifesta como perda auditiva condutiva ou mista progressiva. O paciente pode ou não se queixar de tinido. No exame otoscópico, geralmente a membrana timpânica está normal. A condução óssea é melhor do que a condução aérea no teste de Rinne. O audiograma confirma a perda auditiva condutiva ou a perda mista, especialmente nas frequências baixas.

Manejo clínico

O manejo da otoesclerose pode ser cirúrgico ou clínico. A amplificação com um aparelho auditivo pode ajudar (Norris, 2019).

Manejo cirúrgico

Um dos dois procedimentos cirúrgicos pode ser realizado: estapedectomia ou estapedotomia. A estapedectomia envolve a remoção da estrutura excessiva do estribo e de parte de sua base e a inserção de um enxerto tecidual e de uma prótese adequada (Figura 59.6). Em uma estapedotomia, o cirurgião faz um pequeno orifício no estribo, em vez de removê-lo, para afixar a prótese. Em ambos os procedimentos, a prótese fica localizada entre a bigorna e a orelha interna, proporcionando melhor condução sonora. A maioria dos pacientes apresenta resolução da perda auditiva condutiva após a cirurgia de estribo. O uso de fluoreto de sódio no período pós-operatório aumenta a taxa de sucesso e a capacidade auditiva pós-operatória (Norris, 2019). Distúrbios do equilíbrio ou vertigem verdadeira podem ocorrer durante o período pós-operatório durante alguns dias. Distúrbios do equilíbrio a longo prazo são raros.

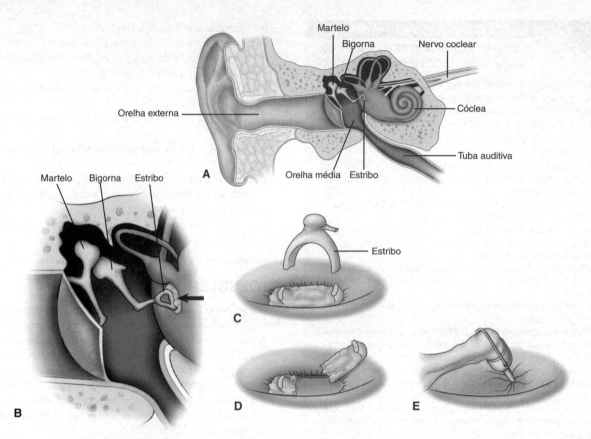

Figura 59.6 • Estapedectomia para otoesclerose. A. Anatomia normal. B. A *seta* aponta o processo esclerótico no assoalho do estribo. C. Estribo cirurgicamente fragmentado de sua base enferma. O orifício na base proporciona uma área na qual um instrumento consegue aprisionar a placa. D. A base do estribo é removida. Algum tecido otoesclerótico pode permanecer, e o tecido é posicionado sobre ele. E. Prótese em aço inoxidável posicionada.

MASSAS NA ORELHA MÉDIA

Com exceção do colesteatoma, as massas na orelha média são raras. O glomo timpânico é um tumor que tem origem no nervo de Jacobson (no osso temporal do crânio) e permanece limitado à orelha média. À otoscopia, é observada uma mancha vermelha na membrana timpânica ou atrás dela. Os tumores do glomo jugular raramente são malignos; entretanto, em virtude da sua localização, o tratamento pode ser necessário para aliviar os sintomas. O tratamento é a excisão cirúrgica, exceto em pacientes que são candidatos cirúrgicos inadequados, nos quais é empregada a radioterapia.

Neuroma do nervo facial é um tumor no nervo craniano VII. Esses tipos de tumores normalmente não são visíveis ao exame otoscópico, mas há suspeita quando um paciente se apresenta com paralisia do nervo facial. A avaliação radiográfica é realizada para identificar o local do tumor ao longo do nervo facial. O tratamento é a remoção cirúrgica.

CONDIÇÕES DA ORELHA INTERNA

Os distúrbios do equilíbrio são comuns, e a tontura pode aumentar o risco de quedas (NIDCD, 2018). O termo **tontura** é empregado com frequência por pacientes e profissionais da saúde para descrever qualquer alteração da sensação do equilíbrio corporal no ambiente físico (Weber & Kelley, 2018). A **vertigem** é a percepção errônea ou ilusão de movimentação da pessoa ou do ambiente ao seu redor. A maioria dos pacientes com vertigem descreve uma sensação de giro, ou diz que se sente como se os objetos estivessem se movimentando ao seu redor. A ataxia é uma falha da coordenação muscular e pode ocorrer em pacientes com doença vestibular. Síncope, desmaio e perda da consciência não são tipos de vertigem e geralmente indicam doença no sistema cardiovascular.

O **nistagmo** é um movimento rítmico involuntário dos olhos. O nistagmo ocorre normalmente quando uma pessoa observa um objeto que se movimenta rapidamente (p. ex., pela janela lateral de um carro ou trem em movimento). Entretanto, patologicamente, é um distúrbio ocular associado à disfunção vestibular. O nistagmo pode ser horizontal, vertical ou rotatório, e pode ser causado por um distúrbio no sistema nervoso central ou periférico.

CINETOSE

A cinetose é o resultado da incompatibilidade entre o movimento enxergado e a sensação percebida pelas orelhas, mais especificamente pelo aparelho vestibular. Por exemplo, pode ocorrer a bordo de um navio, em um carro, em um carrossel ou um balanço, ou mesmo enquanto visualiza movimento virtual em uma tela grande (Brainard & Gresham, 2014).

Manifestações clínicas

A síndrome se manifesta com sudorese, palidez, náuseas e vômito causados por estimulação vestibular excessiva. Essas manifestações podem persistir por algumas horas após a interrupção do estímulo.

Manejo clínico

Anti-histamínicos sem prescrição médica, como dimenidrinato ou meclizina, podem proporcionar algum alívio das náuseas e do vômito por meio do bloqueio da condução da via vestibular da orelha interna. Medicamentos anticolinérgicos, como sistemas transdérmicos de escopolamina, também podem ser efetivos, tendo em vista que antagonizam a resposta histamínica. Estes sistemas transdérmicos devem ser aplicados 4 horas antes da exposição ao movimento e substituídos a cada 3 dias conforme prescrição médica (Brainard & Gresham, 2014). Podem ocorrer efeitos colaterais, como boca seca e sonolência. Atividades possivelmente perigosas, como dirigir um automóvel ou operar maquinário pesado, devem ser evitadas se ocorrer sonolência.

DOENÇA DE MÉNIÈRE

A **doença de Ménière** é uma anormalidade no equilíbrio do líquido da orelha interna, causada pela absorção inadequada no saco endolinfático, ou bloqueio no ducto endolinfático (NIDCD, 2017b). Desenvolve-se **hidropisia endolinfática** (dilatação do espaço endolinfático) com frequência, causando o aumento da pressão no sistema ou ruptura da membrana da orelha interna, provocando os sintomas da doença de Ménière (van Steekelenburg, van Weijnen, de Pont et al., 2020).

A doença de Ménière afeta 10 a 12 em 1.000 pessoas nos EUA. Estima-se que haja 615.000 casos nos EUA, com aproximadamente 45.500 novos casos diagnosticados anualmente (NIDCD, 2017b). Mais comum em adultos, normalmente inicia quando os adultos chegam aos 40 anos, e os sintomas geralmente surgem entre os 20 e 60 anos. A doença de Ménière parece ser igualmente comum em homens e em mulheres, e geralmente é bilateral (Norris, 2019).

Manifestações clínicas

A doença de Ménière é caracterizada por uma tríade de sinais/sintomas: vertigem episódica, tinido e perda auditiva neurossensorial flutuante (Luryi, Morse & Michaelides, 2019). Também pode incluir sensação de pressão ou plenitude na orelha e vertigem incapacitante, com frequência acompanhada por náuseas e vômito (NIDCD, 2017b). Esses sintomas variam em gravidade, desde um pequeno incômodo até a incapacidade extrema, especialmente se os ataques de vertigem forem graves. No início da doença, apenas um ou dois dos sintomas são manifestados.

A doença pode ser caracterizada em dois subgrupos: coclear e vestibular. A doença de Ménière coclear é reconhecida como perda auditiva neurossensorial progressiva flutuante, associada a tinido e pressão aural na ausência de sintomas ou achados vestibulares. A doença de Ménière vestibular é caracterizada por vertigem episódica associada à pressão aural, porém sem sintomas cocleares. Primeiro, os pacientes podem apresentar sintomas de doença coclear ou vestibular; entretanto, por fim, ocorrem todos esses sintomas.

Avaliação e achados diagnósticos

A vertigem normalmente é a queixa mais problemática relacionada com a doença de Ménière. A anamnese é obtida cuidadosamente para determinar a frequência, a duração, a gravidade e a característica dos ataques de vertigem. A vertigem pode durar minutos a horas, possivelmente acompanhada por náuseas ou vômito. Diaforese e uma sensação persistente de desequilíbrio podem acordar os pacientes à noite. Alguns pacientes relatam que essas sensações duram dias. Entretanto, eles normalmente se sentem bem entre os ataques. A perda auditiva pode flutuar, com recidivas e remissões de tinido e pressão aural com as alterações na audição. Essas sensações podem ocorrer durante ou antes dos ataques, ou podem ser constantes.

Os achados do exame físico geralmente são normais, com exceção daqueles do nervo craniano VIII. Os sons de um diapasão (teste de Weber) podem ser lateralizados até a orelha oposta à perda auditiva, afetada pela doença de Ménière. Um audiograma tipicamente revela perda auditiva neurossensorial na orelha afetada. O padrão observado se assemelha a uma colina ou montanha. Com a progressão da doença, ocorre perda neurossensorial nas frequências baixas. O eletronistagmograma pode ser normal, ou revelar redução da resposta vestibular.

Manejo clínico

A maioria dos pacientes com doença de Ménière pode ser tratada com sucesso com dieta e medicamentos. Muitos pacientes conseguem controlar os seus sintomas seguindo uma dieta com baixo teor de sódio (1.000 a 1.500 mg/dia ou menos). O Boxe 59.8 descreve as diretrizes alimentares que podem ser úteis na doença de Ménière. A quantidade de sódio é um dos muitos fatores que regulam o equilíbrio hídrico do corpo. O sódio e a retenção de líquidos rompem o delicado equilíbrio entre a endolinfa e a perilinfa na orelha interna. A avaliação psicológica e a terapia cognitiva podem ser indicadas se um paciente estiver ansioso, incerto, temeroso ou deprimido (NIDCD, 2017b).

Boxe 59.8 — ORIENTAÇÕES AO PACIENTE
Diretrizes alimentares para pacientes com doença de Ménière

O enfermeiro instrui o paciente a:

- Limitar os alimentos com alto teor de sal ou açúcar. Procurar saber sobre alimentos com sais e açúcares ocultos
- Ingerir refeições e lanches em intervalos regulares, para permanecer hidratado. A ausência de refeições ou lanches pode alterar o nível de líquido na orelha interna
- Ingerir frutas e vegetais frescos e grãos integrais. Limitar a ingestão de alimentos enlatados, congelados ou processados, com alto teor de sódio
- Beber muito líquido todos os dias. Água, leite e sucos de frutas com baixo teor de açúcares são recomendados. Limitar a ingestão de café, chá e refrigerantes. Evitar a cafeína, em virtude do seu efeito diurético
- Limitar o consumo de bebidas alcoólicas. O álcool etílico pode alterar o volume e a concentração do líquido da orelha interna e agravar os sintomas
- Evitar o glutamato monossódico (GMS), que pode aumentar os sintomas
- Ficar atento à ingestão de alimentos que contenham potássio (p. ex., bananas, tomates, laranjas) se estiver tomando um diurético que cause perda de potássio
- Evitar ácido acetilsalicílico e medicamentos que contenham essa substância. O ácido acetilsalicílico pode intensificar o tinido e a tontura.

Adaptado de National Institute on Deafness and Other Communication Disorders (NIDCD). (2017b). Ménière's disease. Retirado em 22/02/2020 de: www.nidcd.nih.gov/health/menieres-disease

Terapia farmacológica

A terapia farmacológica para a doença de Ménière é composta por anti-histamínicos, como meclizina, que abrevia o ataque (NIDCD, 2017b). Tranquilizantes como diazepam podem ser utilizados em casos agudos para ajudar no controle da vertigem. Agentes antieméticos, como supositórios de prometazina, auxiliam no controle de náuseas, vômito e vertigem, em virtude de seus efeitos anti-histamínicos. A terapia diurética (p. ex., hidroclorotiazida, triantereno, espironolactona) pode aliviar os sintomas por meio da redução da pressão no sistema endolinfático (Norris, 2019). A injeção intratimpânica de gentamicina é utilizada para causar a ablação das células ciliadas vestibulares; entretanto, o risco de perda auditiva significativa é alto (NIDCD, 2017b).

Manejo cirúrgico

Embora a maioria dos pacientes responda bem à terapia conservadora, alguns continuam a apresentar ataques incapacitantes de vertigem. Se esses ataques reduzirem a qualidade de vida do paciente, ele pode optar por se submeter à cirurgia para o alívio. Os procedimentos cirúrgicos incluem procedimentos do saco endolinfático e secção do nervo vestibular (NIDCD, 2017b). Entretanto, a perda auditiva, o tinido e a plenitude aural podem continuar, visto que o tratamento cirúrgico da doença de Ménière é direcionado à eliminação dos ataques de vertigem.

Descompressão do saco endolinfático

A descompressão, ou desvio, do saco endolinfático, teoricamente, equaliza a pressão no espaço endolinfático. Um desvio ou dreno é inserido no saco endolinfático por uma incisão pós-auricular. Esse procedimento é apoiado por muitos otorrinolaringologistas como uma abordagem cirúrgica de primeira linha para tratar a vertigem da doença de Ménière, tendo em vista que é relativamente simples e seguro e pode ser realizado em base ambulatorial.

Secção do nervo vestibular

A secção do nervo vestibular proporciona a maior taxa de sucesso (aproximadamente 98%) na eliminação dos ataques de vertigem. Pode ser realizada por uma abordagem via translabirinto (i. e., pelo mecanismo auditivo), ou de modo que possa conservar a audição (i. e., suboccipital ou fossa craniana intermediária), dependendo do grau de perda auditiva. A maioria dos pacientes com doença de Ménière incapacitante apresenta pouca ou nenhuma audição efetiva. O corte do nervo evita que o cérebro receba a entrada a partir dos canais semicirculares. Esse procedimento pode requerer uma breve estadia hospitalar. Um plano de cuidados de enfermagem para o paciente com vertigem é apresentado no Boxe 59.9.

VERTIGEM POSICIONAL PAROXÍSTICA BENIGNA

A vertigem posicional paroxística benigna é um breve período de vertigem incapacitante, que ocorre quando a posição da cabeça do paciente é alterada em relação à gravidade, tipicamente ao posicionar a cabeça para trás com a orelha afetada virada para baixo (Muñoz, Moreno, Balboa et al., 2019; NIDCD, 2017b). O início é súbito e seguido por predisposição à vertigem posicional, normalmente durante horas a semanas, mas ocasionalmente durante meses ou anos.

Acredita-se que a vertigem posicional paroxística benigna ocorra em virtude da ruptura de resíduos dentro do canal semicircular. Esses debris são formados por pequenos cristais de carbonato de cálcio da estrutura da orelha interna (o utrículo). Com frequência, é estimulada por traumatismo craniano, infecção ou outros eventos. Em casos graves, a vertigem pode ser facilmente induzida por qualquer movimento de cabeça. A vertigem normalmente é acompanhada por náuseas e vômito; entretanto, em geral, não há perda auditiva.

O repouso no leito é recomendado para os pacientes com sintomas agudos. Podem ser empregadas técnicas de reposicionamento para o tratamento da vertigem. O procedimento de reposição canalítica é realizado com frequência (Bhattacharyya, Gubbels, Schwartz et al., 2017). Este procedimento não invasivo, que envolve movimentos rápidos do corpo, rearranja os resíduos no canal. É realizado com o posicionamento do paciente em posição sentada, virando a cabeça em um ângulo de 45° no lado afetado, e, em seguida, com a rápida movimentação do paciente para a posição supina. O procedimento é seguro, não dispendioso e de fácil realização.

Pacientes com vertigem aguda podem ser tratados com meclizina por 1 a 2 semanas. Após este período, a meclizina é interrompida, e o paciente é reavaliado. Os pacientes que continuam a apresentar vertigem posicional grave podem ser pré-medicados com proclorperazina 1 hora antes do procedimento de reposicionamento canalicular.

A reabilitação vestibular pode ser utilizada no manejo dos distúrbios vestibulares. Essa estratégia promove a utilização ativa do sistema vestibular por meio de uma abordagem de equipe multiprofissional, incluindo cuidados clínicos e de enfermagem, manejo do estresse, *biofeedback*, reabilitação vocacional e fisioterapia. Um fisioterapeuta prescreve exercícios para o equilíbrio que auxiliam o cérebro a compensar o comprometimento no sistema do equilíbrio.

TINIDO

O tinido pode ser um sintoma de um distúrbio subjacente da orelha, que está associado à perda auditiva ou pode ser benigno. Essa condição afeta aproximadamente 25 milhões de pessoas nos EUA e é mais prevalente em adultos (NIDCD, 2017c). A intensidade do tinido pode variar de leve a grave. Os pacientes descrevem o tinido como um som de rugido, zumbido ou suspiro em uma ou nas duas orelhas. Diversos fatores podem contribuir para o desenvolvimento do tinido, incluindo diversas substâncias ototóxicas (Boxe 59.10). Os distúrbios de base que contribuem para o tinido podem incluir doença cardiovascular, tireoideopatia, hiperlipidemia, deficiência de vitamina B_{12}, distúrbios psicológicos (p. ex., depressão, ansiedade), fibromialgia, distúrbios otológicos (doença de Ménière, neuroma do acústico) e distúrbios neurológicos (lesão craniana, esclerose múltipla).

Deve ser realizado um exame físico para determinar a causa do tinido. Os exames complementares determinam se há alguma perda auditiva. O teste audiográfico de discriminação da fala ou o timpanograma podem ser empregados para auxiliar na determinação da causa. Algumas formas de tinido são irreversíveis; portanto, os pacientes podem precisar de orientações e aconselhamento a respeito dos modos de ajuste ao seu tratamento e da superação do tinido no futuro.

Boxe 59.9 — PLANO DE CUIDADO DE ENFERMAGEM
Cuidados do paciente com vertigem

DIAGNÓSTICO DE ENFERMAGEM: risco de lesão relacionada a episódios de queda associados a comprometimento do equilíbrio, distúrbio da marcha e vertigem
OBJETIVO: manter o paciente livre de qualquer traumatismo físico associado a desequilíbrio e quedas

Intervenções de enfermagem	Justificativa	Resultados esperados
1. Avaliar quanto ao distúrbio do equilíbrio ou à vertigem, incluindo anamnese, início, descrição dos ataques, duração, frequência e quaisquer sintomas auditivos correlatos (perda auditiva, tinido, plenitude aural).	1. A anamnese fornece a base para as intervenções.	• O paciente não sofre traumatismo físico em virtude de distúrbios do equilíbrio
2. Realizar exame à procura de nistagmo, teste de Romberg positivo e incapacidade de realizar teste de Romberg *tandem* (equilíbrio dinâmico).	2. Distúrbios vestibulares periféricos causam esses sinais e sintomas.	• Riscos visuais e proprioceptivos identificados
3. Avaliar a magnitude da incapacidade (ou seja, déficits proprioceptivos e da acuidade visual) em relação às atividades da vida diária.	3. A extensão da incapacidade indica o risco de quedas. O equilíbrio depende dos sistemas visual, vestibular e proprioceptivo.	• Aumentos do nível de atividades • O paciente realiza os exercícios, conforme prescrito
4. Orientar ou reforçar a terapia vestibular/para o equilíbrio, conforme prescrito.	4. Exercícios aceleram a compensação do labirinto, o que pode diminuir a vertigem e os distúrbios da deambulação.	• Administra os medicamentos prescritos adequadamente • Assume uma posição segura quando ocorre vertigem
5. Administrar ou orientar sobre a administração de medicamentos antivertiginosos ou para a sedação vestibular; orientar o paciente sobre os efeitos colaterais.	5. Alivia os sintomas agudos da vertigem.	• Mantém a cabeça imóvel quando ocorre vertigem • Identifica uma plenitude característica, ou sensação de pressão na orelha, que ocorre antes de um ataque
6. Aconselhar o paciente a se sentar e restringir as atividades quando estiver com tontura.	6. Diminui a possibilidade de quedas e lesões.	• Relata as medidas que auxiliam na redução da vertigem
7. Posicionar travesseiros de cada lado da cabeça para restringir a movimentação.	7. A movimentação agrava a vertigem.	• Ambiente domiciliar livre de riscos
8. Auxiliar o paciente na identificação da aura que sugere um ataque iminente.	8. O reconhecimento da aura pode acionar a necessidade da administração de medicamentos antes que um ataque ocorra, minimizando, assim, a gravidade dos efeitos.	• O paciente apresenta um ambiente domiciliar adaptado, ou utiliza dispositivos de reabilitação para reduzir o risco de quedas.
9. Recomendar ao paciente que mantenha os olhos abertos e olhe fixamente direto para a frente quando se deitar e apresentar vertigem.	9. A sensação de vertigem diminui, e o movimento desacelera se os olhos forem mantidos em uma posição fixa.	
10. Ajudar a identificar perigos ou uso de dispositivos de reabilitação no ambiente domiciliar.	10. A adaptação do ambiente domiciliar pode reduzir o risco de quedas.	

DIAGNÓSTICO DE ENFERMAGEM: risco de qualidade de vida negativa associada à imprevisibilidade da vertigem
OBJETIVO: modificar o estilo de vida para diminuir a incapacidade e exercer controle máximo e independência dos limites impostos pela vertigem crônica

Intervenções de enfermagem	Justificativa	Resultados esperados
1. Incentivar o paciente a identificar as forças pessoais e os papéis que ainda podem ser preenchidos.	1. Maximiza o sentimento de reobtenção do controle e da independência.	• O paciente exerce o controle máximo do ambiente e da independência, nos limites impostos pela vertigem
2. Fornecer informações sobre a vertigem e o que esperar.	2. Reduz o temor e a ansiedade.	• Está informado a respeito da condição
3. Incluir a família e outras pessoas significativas no processo de reabilitação.	3. As crenças percebidas de outras pessoas significativas são importantes para a adesão do paciente ao esquema clínico.	• A família e outras pessoas significativas são incluídas no processo de reabilitação
4. Incentivar o paciente a manter o senso de controle com a tomada de decisões e a assumir mais responsabilidades pelos cuidados.	4. Reforça os resultados psicológicos e sociais positivos.	• O paciente usa forças e potenciais para se envolver no estilo de vida mais independente e construtivo.

DIAGNÓSTICO DE ENFERMAGEM: risco de hipovolemia associado com o aumento da produção de líquidos, com a alteração da ingestão e com os medicamentos
OBJETIVO: manter o equilíbrio hidreletrolítico normal

Intervenções de enfermagem	Justificativa	Resultados esperados
1. Avaliar ou fazer com que o paciente avalie, a ingestão e a produção (incluindo êmese, fezes líquidas, urina e diaforese). Monitorar os valores laboratoriais de eletrólitos.	1. Registros precisos proporcionam a base para a reposição de líquidos.	• Valores laboratoriais nos limites normais • O paciente está alerta e orientado; sinais vitais nos limites normais, turgor da pele normal; eletrólitos normais
2. Avaliar os indicadores de desidratação, incluindo pressão arterial (hipotensão ortostática), pulso, turgor da pele, membranas mucosas e nível de consciência.	2. O reconhecimento imediato da desidratação possibilita a intervenção precoce.	

(continua)

Boxe 59.9 — PLANO DE CUIDADO DE ENFERMAGEM (continuação)
Cuidados do paciente com vertigem

Intervenções de enfermagem	Justificativa	Resultados esperados
3. Encorajar os líquidos orais, conforme tolerados; desencorajar as bebidas que contenham cafeína (um estimulante vestibular). 4. Administrar ou orientar sobre a administração de medicamentos antieméticos, conforme prescrito e necessário. Orientar o paciente sobre os efeitos colaterais.	3. A reposição oral é iniciada assim que possível para repor as perdas. 4. Medicamentos antieméticos reduzem náuseas e vômito, diminuindo as perdas de líquidos e melhorando a ingestão.	• As mucosas estão úmidas • O vômito cessou; a ingestão habitual é retomada.

DIAGNÓSTICO DE ENFERMAGEM: ansiedade, associada com o risco ou a alteração no estado de saúde e com os efeitos incapacitantes da vertigem
OBJETIVO: menos ou nenhuma ansiedade

Intervenções de enfermagem	Justificativa	Resultados esperados
1. Avaliar o nível de ansiedade. Ajudar o paciente a identificar formas de enfrentamento utilizadas com sucesso no passado. 2. Fornecer informações a respeito da vertigem e de seu tratamento. 3. Estimular o paciente a discutir as ansiedades e a explorar as preocupações a respeito dos ataques de vertigem. 4. Orientar o paciente a respeito das técnicas de manejo do estresse, ou fazer o encaminhamento necessário. 5. Fornecer medidas de conforto e evitar as atividades que causem estresse. 6. Orientar o paciente a respeito dos aspectos do esquema de tratamento.	1. Orienta as intervenções terapêuticas e a participação nos cuidados pessoais. As formas de enfrentamento anteriores podem aliviar a ansiedade. 2. O aumento do conhecimento auxilia na diminuição da ansiedade. 3. Promove a ciência e a compreensão da relação entre o nível de ansiedade e o comportamento. 4. A melhora do manejo do estresse pode reduzir a frequência e a gravidade de alguns ataques vertiginosos. 5. As situações estressantes podem exacerbar os sintomas da condição. 6. O conhecimento do paciente ajuda na diminuição da ansiedade.	• Temor e ansiedade a respeito de ataques de vertigem reduzidos ou eliminados • O paciente aprende mais sobre as formas de lidar com a vertigem • Sente menos tensão, apreensão e incerteza • Utiliza técnicas de manejo do estresse, quando necessário • Evita encontros desagradáveis • Repete as orientações fornecidas e verbaliza a compreensão dos tratamentos.

DIAGNÓSTICO DE ENFERMAGEM: comprometimento da autoalimentação, comprometimento da capacidade de realizar higiene, comprometimento da capacidade de se vestir sem ajuda e comprometimento da capacidade de higiene pessoal associado com disfunção labiríntica e episódios de vertigem
OBJETIVO: aumentar a capacidade de autocuidado

Intervenções de enfermagem	Justificativa	Resultados esperados
1. Administrar ou orientar a respeito da administração de medicamentos antieméticos ou outros prescritos para aliviar náuseas e vômito associados à vertigem. 2. Estimular o paciente a realizar o autocuidado quando estiver sem vertigem. 3. Revisar a dieta com o paciente e os cuidadores. Oferecer líquidos, conforme necessário.	1. Medicamentos antieméticos e do tipo sedativo deprimem os estímulos no cerebelo. 2. O tempo entre as atividades é importante, tendo em vista que os episódios de vertigem variam em ocorrência. 3. A restrição de sódio auxilia na melhora do equilíbrio hídrico da orelha interna em alguns pacientes, diminuindo, assim, a vertigem. Os líquidos ajudam a prevenir a desidratação.	• O paciente realiza as funções necessárias durante períodos sem sintomas e administra os medicamentos para aliviar náuseas, vômito ou vertigem • Realiza as atividades diárias • Aceita o plano alimentar e relata a sua efetividade • Consome líquidos em quantidades suficientes.

DIAGNÓSTICO DE ENFERMAGEM: sentimento de impotência, associado com o esquema da doença e a incapacidade em determinadas situações por causa de vertigem/distúrbio do equilíbrio
OBJETIVO: aumentar o sentimento de controle sobre a vida e as atividades, apesar da vertigem/distúrbio do equilíbrio

Intervenções de enfermagem	Justificativa	Resultados esperados
1. Avaliar as necessidades do paciente, os valores, as atitudes e a disposição para iniciar as atividades. 2. Dar oportunidades para que o paciente expresse os sentimentos a respeito de si próprio e da doença. 3. Auxiliar o paciente a identificar comportamentos de superação que obtiveram sucesso.	1. Envolver o paciente no planejamento das atividades e nos cuidados intensifica o potencial de domínio. 2. A expressão dos sentimentos aumenta a compreensão dos estilos de superação individuais e dos mecanismos de defesa. 3. A ciência aumenta a compreensão dos fatores de estresse que acionam a sensação de impotência. A ciência sobre os sucessos anteriores intensifica a autoconfiança.	• O paciente não restringe desnecessariamente as atividades em virtude da vertigem • Verbaliza sentimentos positivos a respeito da própria capacidade de atingir um sentimento de poder e controle • Identifica comportamentos de superação bem-sucedidos anteriores.

> **Boxe 59.10 Substâncias ototóxicas selecionadas**
>
> - **Agentes anti-inflamatórios:** salicilatos (ácido acetilsalicílico), indometacina
> - **Agentes antibióticos aminoglicosídios:** amicacina, gentamicina, canamicina, netilmicina, neomicina, estreptomicina, tobramicina
> - **Agentes antimaláricos:** quinina, cloroquina
> - **Agentes diuréticos de alça:** ácido etacrínico, furosemida, acetazolamida, torsemida, azosemida, ozolinona, indacrinona, piretanida
> - **Agentes quimioterápicos (antineoplásicos):** cisplatina, mostarda nitrogenada, carboplatina
> - **Metais:** ouro, mercúrio, chumbo
> - **Outros agentes antibióticos:** eritromicina, azitromicina, claritromicina, minociclina, polimixina B, vancomicina
> - **Substâncias químicas:** álcool, arsênico.

Adaptado de Mudd, P. (2019). Ototoxicity. *Medscape*. Retirado em 07/03/2020 de: emedicine.medscape.com/article/857679-overview.

LABIRINTITE

A **labirintite**, inflamação do labirinto da orelha interna, pode ser de origem bacteriana ou viral. A labirintite bacteriana é rara em virtude da terapia antibiótica, mas, às vezes, é uma complicação da otite média. A infecção pode se propagar até a orelha interna por meio da penetração das membranas das janelas oval e redonda. A labirintite viral é um diagnóstico comum, mas pouco se sabe a respeito desse distúrbio, que afeta a audição e o equilíbrio. As causas virais mais comuns são caxumba, rubéola, sarampo e influenza. As doenças virais das vias respiratórias superiores e os distúrbios do tipo herpético dos nervos facial e acústico (i. e., síndrome de Ramsay Hunt) também causam labirintite.

Manifestações clínicas

A labirintite é caracterizada por um início súbito de vertigem incapacitante, normalmente com náuseas e vômito, diversos graus de perda auditiva e, possivelmente, tinido. O primeiro episódio normalmente é o pior; os ataques subsequentes, que geralmente ocorrem ao longo de algumas semanas a meses, são menos graves.

Manejo clínico

O tratamento da labirintite bacteriana inclui terapia com antibióticos IV, reposição de líquidos e administração de um anti-histamínico (p. ex., meclizina) e medicamentos antieméticos. O tratamento da labirintite viral tem por base os sintomas do paciente.

OTOTOXICIDADE

Uma diversidade de medicamentos pode apresentar efeitos adversos sobre a cóclea, o aparelho vestibular ou o nervo craniano VIII. Todos, com exceção de alguns poucos, como ácido acetilsalicílico e quinina, causam perda auditiva irreversível. A toxicidade por ácido acetilsalicílico pode causar tinido bilateral. Medicamentos IV, especialmente os aminoglicosídios, são uma causa comum de ototoxicidade, tendo em vista que destroem as células ciliadas no órgão de Corti (ver Boxe 59.10). Agentes antineoplásicos também causam morte das células ciliadas na cóclea, que pode levar à perda auditiva (Mudd, 2019). Esses medicamentos podem ser observados no corpo alguns meses mais tarde; os efeitos colaterais são dependentes da dose: as doses mais altas aumentam a ototoxicidade. Portanto, pode ocorrer perda auditiva a qualquer momento, até mesmo meses após a administração da última dose do medicamento.

Para prevenir a perda auditiva ou do equilíbrio, os pacientes que recebem medicamentos possivelmente ototóxicos devem ser aconselhados sobre os seus efeitos colaterais. Esses medicamentos devem ser utilizados com cautela em indivíduos que estejam em alto risco de ter complicações, como crianças, idosos, gestantes, pacientes com problemas renais ou hepáticos e pacientes com distúrbios auditivos atuais. Os níveis séricos dos medicamentos devem ser monitorados, e os pacientes que recebem antibióticos IV a longo prazo devem ser monitorados com um audiograma 2 vezes/semana durante a terapia.

NEUROMA DO ACÚSTICO

Os neuromas do acústico, também chamados de schwannomas vestibulares, são tumores benignos do nervo craniano VIII, de crescimento lento, que geralmente têm origem nas células de Schwann da porção vestibular do nervo. Os tumores acústicos tipicamente têm origem dentro do meato acústico interno e se estendem para dentro do ângulo cerebelopontino, até pressionar o tronco encefálico, possivelmente destruindo o nervo vestibular. A maioria dos neuromas do acústico é unilateral, exceto na doença de Von Recklinghausen (neurofibromatose do tipo 2), na qual ocorrem tumores bilaterais (Norris, 2019).

Neuromas do acústico ocorrem anualmente em 1 de cada 100.000 pessoas nos EUA (NIDCD, 2017d). Esses neuromas representam 8% de todos os tumores intracranianos e parecem ocorrer com igual frequência em homens e mulheres de qualquer idade, embora a maioria ocorra durante a meia-idade (Carlson, Tveiten, Driscoll et al., 2015).

Avaliação e achados diagnósticos

Os achados de avaliação mais comuns de pacientes com neuromas do acústico são tinido unilateral e perda auditiva, com ou sem vertigem ou distúrbio do equilíbrio. É importante identificar a assimetria nos resultados de testes audiovestibulares, de modo que possam ser realizadas avaliações adicionais para descartar a possibilidade de neuroma do acústico. Embora haja dados conflitantes, o único fator de risco conhecido para o neuroma do acústico é a utilização de telefones celulares (Park, Vernick & Ramakrishna, 2019). A RM com um agente de contraste (i. e., gadolínio ou gadopentato) é o estudo de imagem de escolha. Se o paciente for claustrofóbico, não puder ser submetido a uma RM por outros motivos, ou se o exame não estiver disponível, é realizado um exame por TC com agente de contraste. Entretanto, a RM é mais sensível do que a TC na delineação de um tumor pequeno.

Manejo clínico

As três opções de manejo de um neuroma do acústico incluem: (1) retirada cirúrgica, (2) irradiação e (3) observação (Carlson et al., 2015; NIDCD, 2017d). O tratamento conservador e o monitoramento rotineiro são recomendados para pacientes com tumores inferiores a 1,5 cm e em pacientes idosos. Para pacientes com baixo risco, a remoção cirúrgica do tumor acústico é o tratamento de escolha, tendo em vista que esses tumores não respondem bem à radioterapia nem à quimioterapia. Como o tratamento de tumores acústicos abrange diversas especialidades, a abordagem com tratamento multidisciplinar envolve um neurologista e um neurocirurgião. O objetivo da cirurgia é remover o tumor enquanto se preserva a função do nervo facial. A maioria dos tumores acústicos causa lesão na porção coclear do nervo craniano VIII, resultando em perda auditiva. Nesses pacientes, a cirurgia é realizada com uma abordagem via translabirinto, e o mecanismo auditivo é destruído. Se a audição ainda for adequada antes da cirurgia, pode ser empregada uma abordagem suboccipital ou da fossa craniana intermediária para a remoção do tumor. Esse procedimento expõe o terço lateral do meato acústico interno e preserva a audição (Park et al., 2019).

As possíveis complicações da cirurgia incluem paralisia do nervo facial, extravasamento de liquor, meningite e edema cerebral. A morte em virtude de cirurgia para o neuroma do acústico é rara (Park et al., 2019).

REABILITAÇÃO AURAL

Se a perda auditiva for permanente ou não puder ser tratada por meios clínicos ou cirúrgicos, ou se o paciente optar por não ser submetido a uma cirurgia, a reabilitação aural pode ser benéfica. A finalidade da reabilitação aural é maximizar as habilidades de comunicação da pessoa com perda auditiva. A reabilitação aural inclui o treinamento auditivo, a leitura da fala, o treinamento da fala e a utilização de aparelhos auditivos e cães-guia auditivos.

O treinamento auditivo enfatiza as habilidades da escuta, de modo que a pessoa com perda auditiva se concentre no interlocutor. A leitura da fala (também conhecida como leitura dos lábios) pode auxiliar no preenchimento das lacunas causadas por palavras ausentes ou escutadas erroneamente. Os objetivos do treinamento da fala são conservar, desenvolver e prevenir a deterioração das habilidades de comunicação atuais.

É importante identificar o tipo de perda auditiva, de modo que os esforços da reabilitação possam ser apropriados para cada indivíduo. A correção cirúrgica pode ser o suficiente para tratar e melhorar a perda auditiva condutiva por meio da eliminação da causa da perda auditiva. Os avanços na tecnologia de próteses auditivas aprimoraram substancialmente a amplificação para perda auditiva neurossensorial.

APARELHOS AUDITIVOS

Um aparelho auditivo é um dispositivo por meio do qual os sons da fala e ambientais são recebidos por um microfone, convertidos em sinais elétricos, amplificados e reconvertidos em sinais acústicos. Muitos aparelhos disponíveis para a perda auditiva neurossensorial deprimem as frequências baixas, ou tons baixos, e intensificam a audição para as frequências altas. Uma diretriz geral para a avaliação da necessidade do paciente de um aparelho auditivo é a perda auditiva que exceda 30 dB na variação de 500 a 2.000 Hz na orelha que escuta melhor.

Um aparelho auditivo torna os sons mais altos, mas não melhora a capacidade do paciente de diferenciar as palavras ou compreender a fala. Pessoas que apresentam baixas pontuações de discriminação (i. e., 20%) aos audiogramas podem obter poucos benefícios de um aparelho auditivo. Os aparelhos auditivos amplificam todos os sons, incluindo os ruídos de fundo, que podem ser particularmente perturbadores para o usuário na primeira oportunidade. O Boxe 59.11 identifica os problemas adicionais associados à utilização do aparelho auditivo. Estão disponíveis aparelhos auditivos computadorizados para compensar os ruídos de fundo ou possibilitar a amplificação em determinadas frequências programadas, em vez de todas as frequências. Ocasionalmente, dependendo do tipo de perda auditiva, podem ser indicados aparelhos binaurais (i. e., um para cada orelha). O Boxe 59.12 fornece indicações para os cuidados dos aparelhos auditivos.

O aparelho auditivo deve ser ajustado de acordo com as necessidades do paciente (p. ex., tipo de perda auditiva, destreza manual e preferências), e não pelo nome da marca, por um fonoaudiólogo autorizado a distribuir aparelhos auditivos. Muitos estados apresentam leis de proteção ao consumidor que possibilitam que o aparelho auditivo seja devolvido após um teste de utilização se o paciente não estiver completamente satisfeito. Além disso, para proteger a saúde e a segurança das pessoas com perda auditiva, a U.S. Food and Drug Administration (FDA) estabeleceu determinados regulamentos. Deve ser realizada uma avaliação clínica da perda auditiva por um médico no período de 6 meses antes da aquisição de um aparelho auditivo. Entretanto, a declaração escrita de um médico pode ser dispensada se o paciente (um adulto com 18 anos ou mais, com consentimento livre e esclarecido integral) assinar um documento para este efeito. Exige-se que os profissionais da saúde que distribuem aparelhos auditivos encaminhem os usuários prospectivos a um médico se quaisquer das condições otológicas a seguir estiverem evidentes:

- Deformidade congênita ou traumática visível da orelha
- Secreção ativa nos 90 dias anteriores
- Perda auditiva súbita ou rapidamente progressiva nos 90 dias anteriores
- Queixas de tontura ou tinido
- Perda auditiva unilateral que ocorreu subitamente ou nos 90 dias anteriores

---

Boxe 59.11 Problemas dos aparelhos auditivos

Ruído de sussurros
- Molde auditivo frouxo
- Fabricação inadequada
- Utilização inadequada
- Desgaste.

Seleção do aparelho inadequada
- Necessidade de muita energia no aparelho, com separação inadequada entre o microfone e o receptor
- Molde aberto inadequadamente utilizado
- Amplificação inadequada
- Baterias esgotadas
- Cerume na orelha
- Cerume ou outro material no molde
- Fios ou tubos desconectados do aparelho
- Aparelho desligado, ou volume muito baixo
- Molde inadequado
- Aparelho inadequado para o grau de perda.

Dor decorrente do molde
- Molde inadequadamente ajustado
- Infecção da pele ou da cartilagem da orelha
- Infecção em orelha média
- Tumor na orelha
- Condições não correlatas da articulação temporomandibular, garganta ou laringe.

Boxe 59.12 ORIENTAÇÕES AO PACIENTE
Indicações para os cuidados do aparelho auditivo

O enfermeiro instrui o paciente sobre como limpar o aparelho auditivo, verificar o funcionamento inadequado e reconhecer complicações:

Limpeza

- Ter em mente que o molde da orelha é a única parte do aparelho auditivo que pode ser lavada com frequência
- Lavar o molde da orelha diariamente com água e sabão
- Deixar o molde da orelha secar bem antes de acoplá-lo no receptor
- Limpar a cânula com um pequeno dispositivo semelhante a um limpador de cachimbo
- Os cuidados adequados do dispositivo auditivo e a manutenção do meato acústico limpo e seco podem prevenir complicações.

Verificação do funcionamento inadequado

- Ter em mente que pode ocorrer amplificação inadequada, um ruído de assobio ou dor decorrente do molde quando um aparelho auditivo não está funcionando adequadamente
- Verificar quanto ao funcionamento inadequado:
  - O aparelho está ligado adequadamente?
  - As baterias estão carregadas e posicionadas corretamente?
  - O molde da orelha está obstruído por cerume? O cerume pode ser facilmente removido com um alfinete, limpador de cachimbo ou alça para cerume
- Se o aparelho auditivo ainda não estiver funcionando adequadamente, notificar o distribuidor do aparelho auditivo
- Ter em mente que se a unidade precisar de tempo prolongado para o reparo, o distribuidor poderá lhe emprestar um aparelho auditivo até que o reparo possa ser realizado.

Reconhecimento de complicações

- Compreender que as complicações clínicas comuns incluem otite média externa e lesão por pressão no meato acústico externo. Os sinais e os sintomas dessas infecções incluem otalgia, especialmente quando a orelha externa é tocada; edema do meato acústico; vermelhidão; dificuldade auditiva; dor que se irradia até a área mandibular e febre
- Se ocorrer qualquer desses sintomas, notificar seu médico para uma avaliação. Você poderá precisar de medicamentos para tratar a infecção e/ou a dor.

- Defasagem audiométrica aérea-óssea de 15 dB ou mais a 500, 1.000 e 2.000 Hz
- Acúmulo significativo de cerume ou um corpo estranho no meato acústico externo
- Dor ou desconforto na orelha.

Uma brochura de instruções ao usuário é fornecida com todos os dispositivos de aparelhos auditivos. Nela, são apresentadas as informações a seguir:

- Notificação de que as boas práticas de saúde requerem uma avaliação clínica antes da aquisição de um aparelho auditivo
- Notificação de que quaisquer das condições otológicas listadas anteriormente devem ser investigadas por um médico antes da aquisição de um aparelho auditivo
- Orientações para o uso adequado, manutenção e cuidados do aparelho auditivo, bem como orientações para a substituição ou a recarga das baterias
- Informações sobre os serviços de reparo

- Descrição de condições que podem ser evitadas e que podem danificar o aparelho auditivo
- Lista dos efeitos colaterais conhecidos que possam recomendar a consulta com um médico (p. ex., irritação cutânea, acúmulo acelerado de cerume).

A evolução na tecnologia aumentou a disponibilidade de muitos dispositivos menores e mais efetivos, bem como diferentes opções e características dos aparelhos auditivos (FDA, 2018a) (Boxe 59.13). A maioria dos aparelhos auditivos vendida atualmente é do tipo retroauricular, intra-auricular ou intracanal (Tabela 59.4). Um modelo é o Lyric™, que é posicionado no meato acústico, a apenas 4 mm da membrana timpânica. O seu volume é controlado por um ímã, e quando as baterias deixam de funcionar (1 a 4 meses), um médico pode removê-lo com o ímã e reinserir um novo dispositivo. Este dispositivo não apresenta muitos dos problemas (p. ex., ruídos de fundo, amplificação excessiva dos ruídos de fundo) associados a outros aparelhos auditivos e não envolve as despesas e as incertezas dos procedimentos cirúrgicos. Entretanto, o Lyric™ não é uma opção se o meato acústico for muito estreito para acomodar o dispositivo.

DISPOSITIVOS AUDITIVOS IMPLANTADOS

Existem diversos tipos de dispositivos auditivos implantados, que variam de dispositivos implantáveis a semi-implantáveis (FDA, 2018b).

Dispositivos de condução óssea, que transmitem o som pelo crânio até a orelha interna, são utilizados em pacientes com perda auditiva por transtorno de condução, se um aparelho auditivo for contraindicado (p. ex., aqueles com infecção crônica). O dispositivo é implantado por via pós-auricular, sob a pele, dentro do crânio, e um dispositivo externo – utilizado acima da orelha, não no canal – transmite o som pela pele. Existem dois tipos de aparelhos auditivos implantáveis. O aparelho auditivo ancorado no osso (AAAO) é implantado atrás da orelha, na área mastóidea. O implante de orelha média (IOM) é implantado na cavidade da orelha

Boxe 59.13 Opções e características dos aparelhos auditivos a serem consideradas

- *Com bobina telefônica:* pode melhorar a audição no telefone por meio da alteração das configurações, da configuração normal para a telefônica. Esta característica também auxilia na amplificação das vozes quando o paciente está em áreas maiores, como teatros, auditórios e ginásios. Pode haver a redução dos tons dos ruídos de fundo para escutar adequadamente uma conversação próxima.
- *Microfone direcional:* útil em ambientes com muitos ruídos de fundo e atividades. O microfone pode ser direcionado para o interlocutor e amplifica a conversação enquanto diminui os ruídos de fundo
- *Entrada de áudio direta:* possibilita conexão direta de um microfone remoto ou um sistema de escuta FM a dispositivos como computador, televisão ou estéreo
- *Supressão do retorno:* suprime os ruídos de retorno de assobio.

Adaptado de U.S. Food and Drug Administration. (2018a). Medical devices: Types of hearing AIDS. Retirado em 22/02/2020 de: www.fda.gov/medical-devices/hearing-aids/types-hearing-aids.

TABELA 59.4 Aparelhos auditivos.

Local (variação da perda auditiva)	Vantagens	Desvantagens
Corpo, normalmente no tronco (leve a profunda)	A separação do receptor e do microfone evita o retorno acústico, possibilitando amplificação alta; em geral, utilizado em ambiente escolar	Grande volume; precisa de fios longos, que podem ser desagradáveis em termos cosméticos; alguma perda da resposta de alta frequência
Atrás da orelha (leve a profunda)	Econômico; de alta potência, sem fios longos; facilmente utilizado por crianças – adapta-se facilmente à medida que a criança cresce, apenas o molde precisa de substituição	Tamanho grande
Na orelha (leve a moderadamente grave)	Uma peça personalizada para se adaptar ao contorno da orelha; nenhum tubo ou corda; microfone miniatura localizado na orelha, que é uma posição mais natural; mais atraente em termos cosméticos, em virtude de ser facilmente escondido	O tamanho menor limita a saída de som; os pacientes que têm artrite ou que não conseguem realizar tarefas que requeiram boa destreza manual podem apresentar dificuldades com o pequeno tamanho do aparelho ou da bateria; pode requerer mais reparos do que o aparelho atrás da orelha
No meato acústico (leve a moderadamente grave)	Mesmas dos aparelhos na orelha; menos visível, de modo que é mais agradável em termos cosméticos	Ainda menor do que os aparelhos dentro da orelha; exige boa destreza manual e boa visão

média. O AAAO é utilizado para a perda auditiva condutiva ou mista, enquanto o IOM é utilizado para a perda auditiva neurossensorial (FDA, 2018b).

O dispositivo auditivo de orelha média implantável (DAOMI) é fabricado em dois estilos: piezoelétrico e eletromagnético, que são parcial ou totalmente implantados. Os pacientes devem ter 18 anos ou mais, devem ser diagnosticados com perda neurossensorial leve a moderada, e devem ter tentado outros dispositivos convencionais com resultados inadequados para serem considerados candidatos para este tipo de dispositivo. O dispositivo implantável apresenta diversas vantagens – por exemplo, pode eliminar o retorno, alcança bons resultados cosméticos e possibilita que o paciente realize a maioria das atividades de lazer preferidas (p. ex., dançar, nadar). As desvantagens são que esse dispositivo é dispendioso, necessita de cirurgia, requer a recarga periódica das baterias e tem produção de energia imprevisível (FDA, 2018b).

A FDA também aprovou os dispositivos Vibrant Soundbridge® semi-implantável (eletromagnético) e o Envoy Esteem® implantável total (piezoelétrico). O Vibrant Soundbridge® apresenta um dispositivo externo anexado ao osso pós-auricular, que transmite o som para o ímã na orelha média, que está unido ao processo longo da bigorna. O ímã circunda o eixo longo do estribo, que, por sua vez, vibra e o som é escutado. O Envoy Esteem® atua de modo similar ao ouvido natural. O transdutor piezoelétrico está localizado na cabeça da bigorna, que envia um sinal que é amplificado, filtrado e, em seguida, convertido novamente em um sinal de vibração. Essa vibração é transmitida pelo direcionador (transdutor piezoelétrico) e é unida ao cabo do estribo; em seguida, por meio do osso estribo, a orelha interna recebe o sinal, que é convertido em um impulso nervoso e traduzido em um som pelo cérebro. A bigorna é removida antes da inserção desse dispositivo para evitar o retorno do sensor. Os estudos clínicos relataram que, nas melhores condições de suporte auditivo, os limiares de recepção da fala passaram de 41,2 dB para 29,4 dB, e o escore de reconhecimento de palavras em 50 dB passou de 46,3% para 68,9% com o Envoy Esteem® (Kraus, Shohet & Catalano, 2011). Um estudo de acompanhamento durante 5 anos do mesmo grupo constatou que os escores de reconhecimento de palavras melhoraram em 17%; o escore de reconhecimento de palavras em 50 dB melhorou 49% e permaneceu igual em 41%; e o limiar de recepção da fala melhorou em todos os acompanhamentos anuais (Shohet, Kraus, Catalano et al., 2018).

Um implante coclear é uma prótese auditiva utilizada para pessoas com perda auditiva neurossensorial profunda bilateral, que não se beneficiam de aparelhos auditivos convencionais. O implante coclear estimula diretamente o nervo auditivo e possibilitou que pessoas com perda auditiva grave ou surdas ouvissem sons (NIDCD, 2017a). A perda auditiva pode se congênita ou adquirida. Um implante não restaura a audição normal; em vez disso, ajuda a pessoa a detectar sons ambientais e conversações médias a altas. O implante proporciona a estimulação diretamente para o nervo auditivo, desviando-se das células ciliadas não funcionais da orelha interna. O microfone e o processador de sinais, utilizados fora do corpo, transmitem estímulos elétricos para os eletrodos implantados. Os sinais elétricos estimulam as fibras nervosas auditivas e, em seguida, o cérebro, onde são interpretados.

No mundo, mais de 324.200 pessoas usam implantes cocleares. Nos EUA, aproximadamente 58.000 adultos e 38.000 crianças receberam implantes cocleares (NIDCD, 2017a). Estudos relatam que pacientes idosos com implantes cocleares apresentam melhora da compreensão da fala e cognição melhor. Também foi observado que pacientes com implantes cocleares apresentam mais interações sociais com outras pessoas e melhora da qualidade de vida. Pesquisas relataram que a melhora auditiva com um implante coclear adia tanto a ocorrência quanto a progressão da demência (Sarant, Harris, Busby et al., 2019). Os candidatos para implante coclear, normalmente com pelo menos 1 ano, são selecionados após uma triagem cuidadosa por meio de anamnese otológica, exame físico, testes audiológicos, radiografias e testes psicológicos. Os critérios para a escolha de adultos que podem se beneficiar de um implante coclear incluem:

- Perda auditiva neurossensorial profunda nas duas orelhas
- Incapacidade de escutar e reconhecer bem a fala com aparelhos auditivos

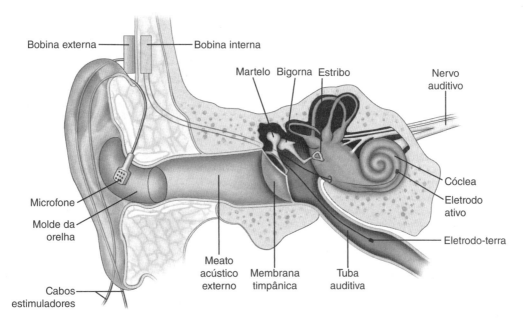

Figura 59.7 • O implante coclear. A bobina interna apresenta um cabo de eletrodo filamentoso. O eletrodo é inserido pela janela redonda para dentro da escala timpânica da cóclea. A bobina externa (o transmissor) é mantida alinhada à bobina interna (o receptor) por um ímã. O microfone recebe o som. O fio estimulador recebe o sinal após ele ser filtrado, ajustado e modificado de modo que o som esteja em um nível confortável para o paciente. O som é transmitido pelo transmissor externo para o receptor da bobina interna por meio de condução magnética e, em seguida, é transmitido pelo eletrodo até a cóclea.

- Ausência de contraindicação clínica a um implante coclear ou anestesia geral
- Indicação de que conseguir escutar intensificaria a vida do paciente.

A cirurgia envolve a implantação de um pequeno receptor no osso temporal por meio de uma incisão pós-auricular e o posicionamento de eletrodos na orelha interna (Figura 59.7). O microfone e o transmissor são utilizados em uma unidade externa. O paciente é submetido à reabilitação coclear intensiva com a equipe multiprofissional, que inclui um fonoaudiólogo. Podem ser necessários alguns meses para aprender a interpretar os sons escutados. Crianças e adultos que perderam a sua audição antes de terem aprendido a falar podem demorar muito mais para adquirir a fala. Existem amplas variações de sucesso dos implantes cocleares, e também há controvérsias a respeito da sua utilização, especialmente entre a comunidade surda. Os pacientes que receberam um implante coclear são advertidos de que a RM inativa o implante; a RM deve ser realizada apenas quando não houver outra opção diagnóstica.

CÃES-GUIA AUDITIVOS

Cães especialmente treinados (cães de serviço) auxiliam a pessoa com perda auditiva. Nos EUA, pessoas que vivem sozinhas são elegíveis para solicitar um cão treinado pela International Hearing Dog, Inc. O cão reage ao som de um telefone, a uma campainha, ao alarme de um relógio, ao choro de um bebê, a uma batida na porta, a um alarme de incêndio, ou a um invasor. O cão alerta seu dono por meio de contato físico e, em seguida, corre até a fonte do ruído. Em público, o cão se posiciona entre a pessoa surda ou com perda auditiva grave e qualquer possível risco que a pessoa possa não escutar, como um veículo que se aproxima ou uma pessoa hostil que fala alto. Um cão-guia auditivo certificado tem acesso legalmente permitido ao transporte público, a locais públicos de alimentação e lojas, incluindo mercearias.

EXERCÍCIOS DE PENSAMENTO CRÍTICO

1 **pbe** Uma mulher de 65 anos comparece para consulta no ambulatório onde você trabalha. Ela menciona que uma amiga recebeu recentemente o diagnóstico de perda auditiva e comprou prótese auditiva. Ela não tem perda auditiva percebida, mas pergunta se é necessário usar uma prótese auditiva. Quais recomendações baseadas em evidências você daria a essa mulher sobre rastreamento e diagnóstico de perda auditiva? Qual é a força de evidências das suas recomendações?

2 **qp** Um homem de 40 anos queixou-se de perda auditiva, que piorou gradativamente ao longo dos últimos meses. Ele relata dificuldade em ouvir a televisão e conversas telefônicas. Hoje, após a consulta com o médico da atenção primária, ele recebeu o diagnóstico de cerume impactado. Discutir como você orientará o paciente a respeito do diagnóstico de cerume impactado. Quais são as suas prioridades para o cuidado desse paciente? Justifique a resposta.

3 **cpa** Um homem de 54 anos tinha um implante coclear implantado há 5 anos e foi internado em uma enfermaria médico-cirúrgica devido a mau funcionamento do implante. Elaborar um plano de ação para comunicação com esse paciente. O que você deve saber sobre implantes cocleares para se comunicar de modo efetivo com esse paciente? Quais condições ambientais devem ser consideradas para promover a segurança e o bem-estar do paciente? Quais membros da equipe de saúde devem ser informados sobre as demandas de comunicação desse paciente?

REFERÊNCIAS BIBLIOGRÁFICAS

*Pesquisa em enfermagem.
**Referência clássica.

Livros

Cash, J. C., & Glass, C. A. (2017). *Family practice guidelines* (4th ed.). New York: Springer Publishing.

Eliopoulos, C. (2018). *Gerontological nursing* (9th ed.). Philadelphia, PA: Wolters Kluwer.

Fischbach, F. T., & Fischbach, M. A. (2018). *A manual of laboratory and diagnostic tests* (10th ed.). Philadelphia, PA: Wolters Kluwer.

**Holcomb, T. K. (2013). *Introduction to American Deaf culture*. New York: Oxford University Press.

Luryi, A. L., Morse, E., & Michaelides, E. (2019). Pathophysiology and diagnosis of Meniere's disease. In S. Babu, C. Schutt, & D. Bojrab (Eds.). *Diagnosis and treatment of vestibular disorders*. Cham, Switzerland: Springer.

Mindess, A. (2014). *Reading between the signs: Intercultural communication for sign language interpreters* (3rd ed.). Boston, MA: Intercultural Press.

Moore, M. S., & Levitan, L. (2016). *For hearing people only* (4th ed.). Rochester, NY: Deaf Life Press.

Norris, T. (2019). *Porth's pathophysiology: Concepts of altered health status* (10th ed). Philadelphia, PA: Wolters Kluwer.

**Padden, C. (1980). The Deaf community and the culture of deaf people. In C. Baker & R. Battison (Eds.). *Sign language and the Deaf community: Essays in honor of William C. Stokoe*. Silver Spring, MD: National Association of the Deaf.

Weber, J., & Kelley, J. (2018). *Health assessment in nursing* (6th ed.). Philadelphia, PA: Wolters Kluwer.

Periódicos e documentos eletrônicos

American Academy of Otolaryngology—Head and Neck Surgery. (2014). Position statement: Posturography. Retrieved on 1/16/2020 at: www.entnet.org/content/position-statement-posturography

Antonio, S. (2018). Genetic sensorineural hearing loss clinical presentation. Retrieved on 1/16/2020 at: www.emedicine.medscape.com/article/855875-clinical

Bhattacharyya, N. (2019). Auditory brainstem response audiometry. Retrieved on 1/16/2020 at: www.emedicine.medscape.com/article/836277-overview

Bhattacharyya, N., Gubbels, S. P., Schwartz, S. R., et al. (2017). Clinical practice guideline: Benign paroxysmal positional vertigo (update) executive summary. *Otolaryngology–Head and Neck Surgery*, 156(3), 403–416. Retrieved on 3/7/2020 at: www.doi.org/10.1177%2F0194599816689660

Brainard, A., & Gresham, C. (2014). Prevention and treatment of motion sickness. *American Family Physician*, 90(1), 41–46.

Carlson, M. L., Tveiten, O. V., Driscoll, C. L., et al. (2015). Long-term quality of life in patients with vestibular schwannoma: An international multicenter cross-sectional study comparing microsurgery, stereotactic radiosurgery, observation, and nontumor controls. *Journal of Neurosurgery*, 122(4), 833–842.

Centers for Disease Control and Prevention (CDC). (2018). The National Institute for Occupational Safety and Health (NIOSH). Noise and hearing loss prevention. Retrieved on 2/15/2020 at: www.cdc.gov/niosh/topics/noise/reducenoiseexposure/regsguidance.html

Haskins, J. (2017). Healthy People 2030 to create objectives for health of nation: Process underway for next 10-year plan. *The Nation's Health*, 47(6), 1–14.

Hsu, A. K., McKee, M., Roscigno, C., et al. (2019). Associations among hearing loss, hospitalization, readmission and mortality in older adults: A systematic review. *Geriatric Nursing*, 40(4), 367–379.

Kraus, E. M., Shohet, J. A., & Catalano, P. J. (2011). Envoy Esteem totally implantable hearing system: Phase 2 trial, 1-year hearing results. *Otolaryngology–Head and Neck Surgery*, 145(1), 100–109.

*Lewis, A., & Keele, B. (2020). Development and validation of instrument to measure nurses' beliefs toward Deaf and hard of hearing interaction. *Journal of Nursing Measurement*, 28(2). doi: 10.1891/JNM-D-19-00024

Mudd, P. (2019). Ototoxicity. Retrieved on 3/7/2020 at: www.emedicine.medscape.com/article/857679-overview

Muñoz, R. C., Moreno, J. L. B., Balboa, I. V., et al. (2019). Disability perceived by primary care patients with posterior canal benign paroxysmal positional vertigo. *BMC Family Practice*, 20(1), 156.

**National Institute on Deafness and Other Communication Disorders (NIDCD). (2010). WISE EARS. Update. Retrieved on 1/16/2020 at: www.nidcd.nih.gov/newsletter/2001/summer/wise-ears-update

National Institute on Deafness and Other Communication Disorders (NIDCD). (2017a). Cochlear implants. Retrieved on 2/22/2020 at: www.nidcd.nih.gov/health/cochlear-implants

National Institute on Deafness and Other Communication Disorders (NIDCD). (2017b). Ménière's disease. Retrieved on 2/22/2020 at: www.nidcd.nih.gov/health/menieres-disease

National Institute on Deafness and Other Communication Disorders (NIDCD). (2017c). Tinnitus. Retrieved on 2/22/2020 at: www.nidcd.nih.gov/health/tinnitus

National Institute on Deafness and Other Communication Disorders (NIDCD). (2017d). Vestibular schwannoma (acoustic neuroma) and neurofibromatosis. Retrieved on 2/23/2020 at: www.nidcd.nih.gov/health/vestibular-schwannoma-acoustic-neuroma-and-neurofibromatosis #ref1

National Institute on Deafness and Other Communication Disorders (NIDCD). (2018). NIDCD fact sheet: Balance disorders. Retrieved on 2/22/2020 at: www.nidcd.nih.gov/staticresources/health/balance-disorders

Park, J. K., Vernick, D. M., & Ramakrishna, N. (2019). Vestibular schwannoma (acoustic neuroma). *UpToDate*. Retrieved on 2/23/20 at: www.uptodate.com/contents/vestibular-schwannoma-acoustic-neuroma

Pendergrass, K. M., Newman, S. D., Jones, E., et al. (2019). Deaf: A concept analysis from a cultural perspective using the Wilson method of concept analysis development. *Clinical Nursing Research*, 28(1), 79–93.

Sarant, J., Harris, D., Busby, P., et al. (2019). The effect of cochlear implants on cognitive function in older adults: Initial baseline and 18-month follow up results for a prospective international longitudinal study. *Frontiers in Neuroscience*, 13, 789. doi: 10.3389/fnins.2019.00789

Shohet, J. A., Kraus, E. M., Catalano, P. J., et al. (2018). Totally implantable hearing system: Five-year hearing results. *The Larygoscope*, 128(1), 210–216.

Shukla, A., Reed, N., Armstrong, N. M., et al. (2019). Hearing loss, hearing aid use, and depressive symptoms in older adults—Findings from the Atherosclerosis Risk in Communities Neurocognitive Study (ARIC-NCS). *The Journals of Gerontology: Series B*, doi: 10.1093/geronb/gbz128

U.S. Department of Health & Human Services (HHS). (2016). National Institute on Deafness and Other Communication Disorders: Quick statistics about hearing. Retrieved on 1/16/2020 at: www.nidcd.nih.gov/health/statistics/quick-statistics-hearing

U.S. Department of Health and Human Services (HHS). (2017). *Healthy People 2030*. Retrieved on 7/15/2019 at: www.healthypeople.gov/2020/About-Healthy-People/Development-Healthy-People-2030/framework

U.S. Food and Drug Administration. (2018a). Medical devices: Types of hearing aids. Retrieved on 2/22/2020 at: www.fda.gov/medical-devices/hearing-aids/types-hearing-aids

U.S. Food and Drug Administration. (2018b). Medical devices: Other products and devices to improve hearing. Retrieved on 2/23/2020 at: www.fda.gov/medical-devices/hearing-aids/other-products-and-devices-improve-hearing

van Steekelenburg, J. M., van Weijnen, A., de Pont, L. M. H., et al. (2020). Value of endolymphatic hydrops and perilymph signal intensity in suspected Ménière's disease. *American Journal of Neuroradiology*, 41(3), 529–534.

World Federation of the Deaf (WFD). (2020). *International Week of the Deaf 2020*. Retrieved on 8/17/2020 at: www.wfdeaf.org/get-involved/wfd-events/international-week-deaf/internationalweekofthedeaf/

Recursos

Acoustic Neuroma Association (ANA), www.anausa.org
Alexander Graham Bell Association for the Deaf and Hard of Hearing, www.agbell.org
American Academy of Audiology, www.audiology.org
American Academy of Facial Plastic and Reconstructive Surgery, www.aafprs.org
American Academy of Otolaryngology—Head and Neck Surgery, www.entnet.org
American Board of Audiology, www.boardofaudiology.org
American Cochlear Implant Alliance (ACI Alliance), www.acialliance.org
American Speech-Language-Hearing Association, www.asha.org
American Tinnitus Association (ATA), www.ata.org
Association of Late-Deafened Adults, Inc. (ALDA), www.alda.org
Association of Medical Professionals with Hearing Losses (AMPHL), www.amphl.org
Center for Hearing and Communication, www.chchearing.org
Hearing Health Foundation, www.hearinghealthfoundation.org
Hearing Loss Association of America (HLAA), www.hearingloss.org
International Federation of Hard of Hearing People (IFHOH), www.ifhoh.org
International Hearing Dog, Inc., www.hearingdog.org
National Association of the Deaf (NAD), www.nad.org
National Black Deaf Advocates (NBDA), www.nbda.org
National Cued Speech Association (NCSA), www.cuedspeech.org
National Institute on Deafness and Other Communication Disorders (NIDCD), National Institutes of Health, www.nidcd.nih.gov
Society of Otorhinolaryngology and Head-Neck Nurses, www.sohnnurse.com
Usher Syndrome Coalition, www.usher-syndrome.org
Vestibular Disorders Association, www.vestibular.org
World Federation of the Deaf (WFD), www.wfdeaf.org

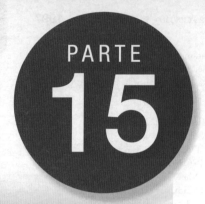

PARTE 15

Função Neurológica

Estudo de caso — Como elaborar um plano de cuidado baseado na equipe

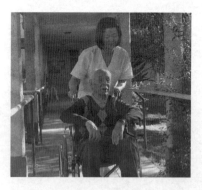

Você é o profissional de enfermagem que cuida de um homem de 70 anos com doença de Parkinson que foi internado recentemente na unidade de cuidados especializados onde você atua. O paciente recebeu o diagnóstico de doença de Parkinson há 5 anos, mas apenas recentemente apresentou declínio funcional significativo. Ele não consegue mais se vestir sozinho, pois perdeu a capacidade de controlar os movimentos finos das mãos. Além disso, ele perdeu aproximadamente 5 kg nos últimos 3 meses como resultado da dificuldade de se alimentar sozinho devido aos tremores constantes. A esposa do paciente relata estar exausta antes da internação do paciente; ela não consegue dormir bem porque o paciente tem pesadelos e tenta se levantar durante a noite. Você cria uma força-tarefa para ajudar a elaborar um plano de cuidados direcionado à promoção da funcionalidade do paciente, de modo que ele possa receber alta e retornar para casa. Especificamente, você convida um nutricionista, um farmacêutico, um fisioterapeuta, um terapeuta ocupacional e um assistente social para trabalhar com você na elaboração do plano de cuidados para esse paciente.

Foco de competência QSEN: Trabalho colaborativo em equipe

As complexidades inerentes ao sistema de saúde desafiam o enfermeiro a demonstrar a integração de competências centrais interdisciplinares específicas. Essas competências visam garantir a prestação de cuidados de qualidade e seguros ao paciente (Institute of Medicine, 2003). O projeto Orientação de Qualidade e Segurança para Enfermeiros (QSEN, do inglês *Quality and Safety Education for Nurses*) (Cronenwett, Sherwood, Barnsteiner et al., 2007; QSEN, 2020) são uma referência para o conhecimento, as habilidades e as atitudes (CHAs) necessários ao enfermeiro para que demonstre competência nas suas áreas principais: **cuidado centrado no paciente; trabalho colaborativo em equipe interdisciplinar; prática baseada em evidências; melhora da qualidade; segurança;** e **informática**.

Definição de trabalho colaborativo em equipe: atuação efetiva entre as equipes de enfermagem e entre os seus membros, promovendo a comunicação aberta, o respeito mútuo e a tomada de decisão compartilhada para prestar ao paciente o cuidado de qualidade.

COMPETÊNCIAS SELECIONADAS PRÉ-LICENCIAMENTO	APLICAÇÃO E REFLEXÃO
Conhecimento	
Descrever o âmbito de atuação e as funções de cada membro da equipe de saúde. Descrever estratégias de identificação e manejo das superposições das atuações e das responsabilidades dos membros da equipe de saúde. Reconhecer as contribuições de outros indivíduos ou grupos no atendimento aos pacientes e seus familiares que buscam atingir metas propostas.	Como você pode ajudar esse paciente e a esposa a identificar metas de saúde para lidar com a doença de Parkinson? Com base em seus conhecimentos das competências dos profissionais de saúde, identifique os motivos de sua escolha dos membros da força-tarefa. Identifique as contribuições de cada membro da equipe para alcançar as metas do paciente e da esposa.
Habilidades	
Adotar o papel de membro da equipe ou líder de acordo com a situação. Fazer solicitações de ajuda quando isso for apropriado. Elucidar as atuações e as responsabilidades quando houver a possibilidade de superposição na atuação dos membros da equipe. Integrar as contribuições de outros profissionais, com o objetivo de ajudar o paciente e seus familiares a atingir as metas de saúde propostas.	De quais habilidades você precisa para adotar o papel de líder da equipe e defender as demandas do paciente e da esposa? Quais critérios de avaliação, objetivos e subjetivos, você pode empregar para determinar quais membros da equipe precisam ser consultados para quais questões específicas ou para auxiliar o paciente e a esposa a alcançar metas específicas? Após a solicitação de pareceres, como você pode garantir que o plano de cuidados desse paciente esteja sendo implementado?
Atitudes	
Valorizar as perspectivas e o conhecimento de todos os membros da equipe de saúde. Respeitar a centralidade do paciente e de seus familiares como membros centrais de qualquer equipe de saúde. Respeitar os atributos singulares que cada membro oferece à equipe, inclusive variações em orientações e responsabilidades profissionais.	Como você demonstrará ao paciente e à esposa dele o valor dos membros da equipe de saúde? Como os membros da equipe de saúde zelam pelo respeito entre si? Como cada membro da equipe mantém a prestação contas de sua atuação para o plano de saúde?

Cronenwett, L., Sherwood, G., Barnsteiner, J. et al. (2007). Quality and safety education for nurses. *Nursing Outlook*, 55(3), 122-131; Institute of Medicine. (2003). *Health professions education: A bridge to quality*. Washington, DC: National Academies Press; QSEN Institute. (2020). *QSEN competencies: Definitions and pre-licensure KSAs; Teamwork and collaboration*. Retirado em 15/08/2020 de: qsen.org/competencies/pre-licensure-ksas/#teamwork_collaboration.

60 Avaliação da Função Neurológica

DESFECHOS DO APRENDIZADO

Após ler este capítulo, você será capaz de:

1. Descrever as estruturas e as funções dos sistemas nervosos central e periférico.
2. Diferenciar as alterações patológicas que afetam o controle motor daquelas que afetam as vias sensoriais.
3. Comparar e contrastar o funcionamento dos sistemas nervosos simpático e parassimpático.
4. Explicar o significado do exame físico para o diagnóstico de disfunção neurológica.
5. Discutir os exames complementares usados para a avaliação de distúrbios neurológicos suspeitos e as implicações para a enfermagem relacionadas.

CONCEITOS DE ENFERMAGEM

Avaliação
Humor e afeto
Mobilidade
Orientações ao paciente
Percepção sensorial
Regulação intracraniana

GLOSSÁRIO

agnosia: perda da capacidade de reconhecer objetos por meio de determinado sistema sensorial; pode ser visual, auditiva ou tátil

ataxia: incapacidade de coordenar os movimentos musculares, resultando em dificuldade de caminhar, conversar e realizar as atividades de autocuidado

axônio: parte do neurônio que conduz impulsos desde o corpo celular

clônus: movimento anormal caracterizado por contração e relaxamento alternados de um músculo, ocorrendo em rápida sucessão

delirium: estado agudo de confusão mental que começa com desorientação e que, se não for reconhecido e tratado precocemente, pode evoluir para alterações do nível de consciência, danos encefálicos irreversíveis e, às vezes, morte

dendrito: porção do neurônio que conduz impulsos em direção ao corpo celular

espasticidade: aumento duradouro da tensão de um músculo quando este é alongado ou estendido passivamente

flacidez: ausência de tônus muscular; moleza, frouxidão

reflexo: resposta automática a estímulos

reflexo (sinal) de Babinski: ação reflexa dos dedos dos pés; nos adultos, indica a presença de anormalidades nas vias de controle motor provenientes do córtex cerebral

rigidez: aumento do tônus muscular em repouso, caracterizado por resistência aumentada ao alongamento passivo

sentido de posição (postural): conscientização da posição das partes do corpo sem visualização delas (*sinônimo:* propriocepção)

sistema nervoso autônomo: divisão do sistema nervoso que regula as funções corporais involuntárias

sistema nervoso parassimpático: divisão do sistema nervoso autônomo, ativo principalmente durante condições não estressantes, que controla principalmente as funções viscerais

sistema nervoso simpático: divisão do sistema nervoso autônomo com respostas predominantemente excitatórias (*sinônimo:* sistema de "luta ou fuga")

teste de Romberg: teste para disfunção cerebelar, que pode ser realizado com o paciente sentado ou em pé; a incapacidade de manter a posição por 20 segundos constitui um teste positivo

vertigem: ilusão de movimento, na qual o indivíduo ou o ambiente à sua volta são sentidos como se estivessem em movimento

Em muitos ambientes de prática, os enfermeiros encontram pacientes com alteração da função neurológica. Os distúrbios do sistema nervoso podem ocorrer em qualquer momento da vida e podem variar desde sintomas leves e autolimitados até distúrbios devastadores que causam risco à vida. Os enfermeiros devem ter habilidade na avaliação geral da função neurológica e ser capazes de concentrar-se em áreas específicas, quando necessário. A avaliação exige conhecimento da anatomia e da fisiologia do sistema nervoso, bem como compreensão da gama de exames e procedimentos utilizados para estabelecer o diagnóstico dos distúrbios neurológicos. Além disso, é essencial ter conhecimento sobre as implicações e intervenções para a enfermagem relacionadas com a avaliação e os exames complementares.

REVISÃO DE ANATOMIA E FISIOLOGIA

O sistema nervoso consiste em duas partes principais: o sistema nervoso central (SNC), que inclui o encéfalo e a medula espinal, e o sistema nervoso periférico, que inclui os nervos cranianos, os nervos espinais e o sistema nervoso autônomo. A função do sistema nervoso consiste em controlar as atividades motoras, sensoriais, autônomas, cognitivas e comportamentais. O próprio encéfalo contém mais de 100 bilhões de células que ligam as vias motoras e sensitivas, monitoram os processos orgânicos, respondem aos ambientes interno e externo, mantêm a homeostasia e dirigem todas as atividades psicológicas, biológicas e físicas por meio de complexas mensagens químicas e elétricas (Klein & Stewart-Amidei, 2017).

Células do sistema nervoso

A unidade funcional básica do encéfalo é o neurônio (Figura 60.1). O neurônio é composto de dendritos, um corpo celular e um axônio. Os **dendritos** são estruturas semelhantes a ramos, que recebem mensagens eletroquímicas. O **axônio** é uma longa projeção que leva impulsos elétricos desde o corpo celular. Alguns neurônios apresentam uma bainha mielinizada, que aumenta a velocidade de condução. Os corpos das células nervosas que ocorrem em aglomerados são denominados *gânglios* ou *núcleos*. Um aglomerado de corpos celulares com a mesma função é denominado *centro* (p. ex., centro respiratório). Os neurônios são sustentados, protegidos e nutridos por células gliais, que são 50 vezes mais numerosas que os neurônios (Hickey & Strayer, 2020).

Neurotransmissores

Os neurotransmissores comunicam mensagens de um neurônio para outro ou de um neurônio para uma célula-alvo, como as células musculares ou endócrinas. Os neurotransmissores são produzidos e armazenados nas vesículas sinápticas. Quando um potencial de ação elétrico se propaga ao longo do axônio e alcança o terminal nervoso, os neurotransmissores são liberados na sinapse. O neurotransmissor é transportado por meio da sinapse e liga-se a receptores existentes na membrana da célula pós-sináptica. Um neurotransmissor pode excitar ou inibir a atividade da célula-alvo. Em geral, múltiplos neurotransmissores atuam na sinapse neural. A origem e a ação dos principais neurotransmissores estão descritas na Tabela 60.1. Uma vez liberadas, as enzimas destroem o neurotransmissor ou o reabsorvem para dentro do neurônio para uso futuro.

Muitos distúrbios neurológicos são causados, pelo menos em parte, por um desequilíbrio dos neurotransmissores. Por exemplo, a doença de Parkinson desenvolve-se em consequência da disponibilidade diminuída de dopamina, ao passo que a ligação da acetilcolina às células musculares está comprometida

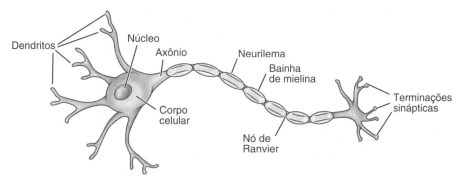

Figura 60.1 • Neurônio.

TABELA 60.1 Principais neurotransmissores.

Neurotransmissor	Fonte	Ação
Acetilcolina (principal transmissor do sistema nervoso parassimpático)	Neurônios em muitas áreas do encéfalo; sistema nervoso autônomo	Em geral, excitatória; os efeitos parassimpáticos são às vezes inibitórios (estimulação do coração pelo nervo vago)
Serotonina	Tronco encefálico, hipotálamo, corno dorsal da medula espinal	Inibitória; ajuda a controlar o humor e o sono, inibe as vias de dor
Dopamina	Neurônios da substância negra e dos núcleos da base	Em geral, inibitória; afeta o comportamento (atenção, emoções) e os movimentos finos
Norepinefrina (principal transmissor do sistema nervoso simpático)	Tronco encefálico, hipotálamo, neurônios pós-ganglionares do sistema nervoso simpático	Em geral, excitatória; afeta o humor e a atividade geral
Ácido gama-aminobutírico	Terminações nervosas da medula espinal, cerebelo, núcleos da base, algumas áreas corticais	Inibitória
Encefalina, endorfina	Terminações nervosas da medula espinal, tronco encefálico, tálamo e hipotálamo, hipófise	Excitatória; sensação de prazer, inibe a transmissão da dor

Adaptada de Norris, T. L. (2019). *Porth's pathophysiology: Concepts of altered health state* (10th ed.). Philadelphia, PA: Wolters Kluwer.

na miastenia *gravis* (Norris, 2019). Todas as funções cerebrais são moduladas por meio da atividade dos sítios receptores dos neurotransmissores, incluindo a memória e outros processos cognitivos (Hickey & Strayer, 2020).

Uma pesquisa em andamento está avaliando exames complementares capazes de detectar níveis anormais de neurotransmissores no cérebro. Por exemplo, a tomografia por emissão de pósitrons (PET, do inglês *positron emission tomography*) pode detectar a dopamina, a serotonina e a acetilcolina. A tomografia computadorizada por emissão de fóton único (SPECT, do inglês *single-photon emission computed tomography*), à semelhança da PET, pode identificar alterações em alguns neurotransmissores, como a dopamina na doença de Parkinson (Fischbach & Fischbach, 2018). Tanto a PET quanto a SPECT são discutidas de modo mais detalhado posteriormente neste capítulo.

Sistema nervoso central

O sistema nervoso central (SNC) é constituído pelo encéfalo e pela medula espinal.

Encéfalo

O encéfalo representa aproximadamente 2% do peso corporal total. Em um adulto jovem médio, o encéfalo pesa aproximadamente 1.400 g, ao passo que, no indivíduo idoso médio, o encéfalo pesa cerca de 1.200 g (Hickey & Strayer, 2020). O encéfalo é dividido em três áreas principais: cérebro, tronco encefálico e cerebelo. O cérebro é constituído de: dois hemisférios, tálamo, hipotálamo e núcleos da base. O tronco encefálico é constituído por mesencéfalo, ponte e bulbo. O cerebelo localiza-se sob o cérebro e atrás do tronco encefálico (Figura 60.2).

Cérebro

A superfície externa dos hemisférios tem um aspecto enrugado, resultante das numerosas camadas dobradas ou convoluções, denominadas *giros*, que aumentam a área de superfície do cérebro, explicando o alto nível de atividade realizado por esse órgão aparentemente pequeno. Entre cada giro, há um sulco ou uma fissura que serve como divisão anatômica. Entre os hemisférios cerebrais, encontra-se a grande fissura longitudinal, que separa o cérebro nos hemisférios direito e esquerdo. Os dois hemisférios são unidos na porção inferior da fissura pelo corpo caloso. A porção externa dos hemisférios (o córtex cerebral) é constituída de substância cinzenta, com aproximadamente 2 a 5 mm de profundidade, e contém bilhões de corpos celulares de neurônios, conferindo-lhe um aspecto cinzento. A substância branca constitui a camada mais interna e é composta de fibras nervosas mielinizadas e células da neuróglia, que formam tratos ou vias que conectam várias partes do encéfalo entre si. Essas vias também conectam o córtex com as partes inferiores do encéfalo e da medula espinal. Os hemisférios cerebrais são divididos em pares de lobos, da seguinte maneira (ver Figura 60.2):

- *Lobo frontal*: maior lobo, localizado na parte anterior do encéfalo. Suas principais funções consistem em concentração, pensamento abstrato, armazenamento das informações ou da memória e função motora. Contém a área de Broca, localizada no hemisfério esquerdo e de importância crítica para o controle motor da fala. O lobo frontal também é responsável, em grande parte, pelo afeto, pelo julgamento, pela personalidade e pelas inibições de uma pessoa (Hickey & Strayer, 2020)
- *Lobo parietal*: predominantemente sensorial, localizado posteriormente ao lobo frontal. Analisa as informações sensoriais e retransmite a interpretação delas para outras áreas corticais, sendo essencial para a percepção da posição do corpo da pessoa no espaço, a discriminação de tamanho e formato e a orientação direita-esquerda (Hickey & Strayer, 2020)
- *Lobo temporal*: localizado inferiormente aos lobos frontal e parietal, contém as áreas receptivas auditivas e desempenha um papel na memória do som e na compreensão da linguagem e da música
- *Lobo occipital*: localizado posteriormente ao lobo parietal, é responsável pela interpretação visual e pela memória.

O corpo caloso (Figura 60.3), um conjunto espesso de fibras nervosas que liga os dois hemisférios do encéfalo, é responsável pela transmissão das informações de um lado do encéfalo para o outro. As informações transferidas incluem sensação, memória e discriminação aprendida. Pessoas destras e algumas canhotas apresentam dominância cerebral do lado esquerdo do encéfalo para as funções verbais, linguísticas, aritméticas,

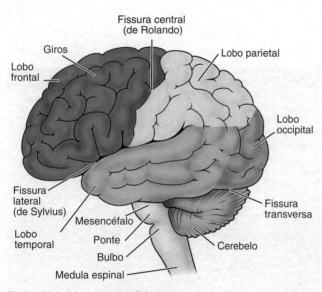

Figura 60.2 • Vista da superfície externa do encéfalo, mostrando os lobos, o cerebelo e o tronco encefálico.

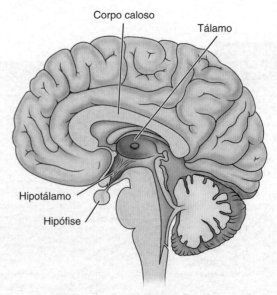

Figura 60.3 • Vista medial do encéfalo.

de cálculo e de análise. O hemisfério não dominante é responsável pelas funções geométricas, espaciais, visuais, de padrões e musicais. Os núcleos dos nervos cranianos I e II também estão localizados no cérebro.

O tálamo está situado em ambos os lados do terceiro ventrículo e atua principalmente como uma estação de retransmissão para todas as sensações, exceto o olfato. Todos os impulsos de memória, sensação e dor passam por essa seção do encéfalo. O hipotálamo (ver Figura 60.3) está localizado anterior e inferiormente ao tálamo e abaixo e lateralmente ao terceiro ventrículo. O infundíbulo do hipotálamo liga essa estrutura à neuro-hipófise. O hipotálamo desempenha importante papel no sistema endócrino, visto que regula a secreção hipofisária de hormônios que influenciam o metabolismo, a reprodução, a resposta ao estresse e a produção de urina. Atua com a hipófise na manutenção do equilíbrio hídrico por meio de liberação hormonal e mantém a regulação da temperatura ao promover a vasoconstrição ou a vasodilatação. Além disso, o hipotálamo é o local do centro da fome e está envolvido no controle do apetite. Ele contém centros que regulam o ciclo de sono-vigília, a pressão arterial, os comportamentos agressivo e sexual e as respostas emocionais (p. ex., ruborização, raiva, depressão, pânico, medo). O hipotálamo também controla e regula o sistema nervoso autônomo. O quiasma óptico (o ponto em que os dois tratos ópticos se cruzam) e os corpos mamilares (envolvidos nos reflexos olfatórios e na resposta emocional aos odores) também se encontram nessa área.

Os núcleos da base consistem em massas de núcleos localizados profundamente nos hemisférios cerebrais, que são responsáveis pelo controle dos movimentos motores finos, incluindo os das mãos e dos membros inferiores.

Tronco encefálico

O tronco encefálico consiste no mesencéfalo, na ponte e no bulbo (medula oblonga) (ver Figura 60.2). O mesencéfalo liga a ponte e o cerebelo aos hemisférios cerebrais; contém vias sensitivas e motoras e atua como centro para os reflexos auditivos e visuais. Os nervos cranianos III e IV originam-se no mesencéfalo. A ponte localiza-se anteriormente ao cerebelo, entre o mesencéfalo e o bulbo, e atua como ligação entre as duas metades do cerebelo, assim como entre o bulbo e o mesencéfalo. Os nervos cranianos V a VIII originam-se na ponte, que também contém vias motoras e sensitivas. Partes da ponte ajudam a regular a respiração.

As fibras motoras desde o encéfalo até a medula espinal e as fibras sensitivas partindo da medula espinal para o encéfalo estão no bulbo. A maioria dessas fibras cruza ou decussa nesse nível. Os nervos cranianos IX a XII originam-se no bulbo. Os centros reflexos para a respiração, a pressão arterial, a frequência cardíaca, a tosse, os vômitos, a deglutição e o espirro também estão localizados no bulbo. A formação reticular, responsável pelo despertar e pelo ciclo de sono-vigília, começa no bulbo e conecta-se com numerosas estruturas superiores.

Cerebelo

O cerebelo está localizado posteriormente ao mesencéfalo e à ponte e situa-se abaixo do lobo occipital (ver Figura 60.2). O cerebelo integra informações sensoriais para proporcionar movimentos coordenados suaves. Ele controla os movimentos finos, o equilíbrio e o **sentido de posição (postural)** ou de propriocepção (percepção da posição dos membros sem olhar para eles).

Estruturas que protegem o encéfalo

O encéfalo está contido no crânio rígido, que o protege de lesões. Os principais ossos do crânio são o frontal, o temporal, o parietal, o occipital e o esfenoide. Esses ossos se unem nas linhas de sutura (Figura 60.4) e formam a base do crânio. As endentações na base do crânio são conhecidas como fossas. A fossa anterior contém o lobo frontal; a fossa média, o lobo temporal; e a fossa posterior, o cerebelo e o tronco encefálico.

As meninges (tecido conjuntivo fibroso que cobre o encéfalo e a medula espinal) proporcionam proteção, sustentação e nutrição. As camadas das meninges são a dura-máter, a aracnoide-máter e a pia-máter (Figura 60.5):

- *Dura-máter*: trata-se da camada mais externa, que cobre o encéfalo e a medula espinal. É resistente, espessa, não elástica, fibrosa e cinzenta. Existem três extensões principais

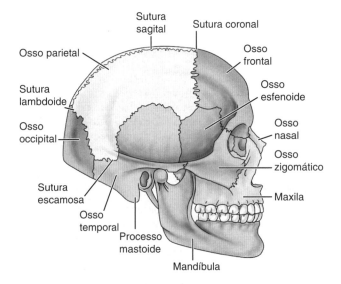

Figura 60.4 • Ossos e suturas do crânio.

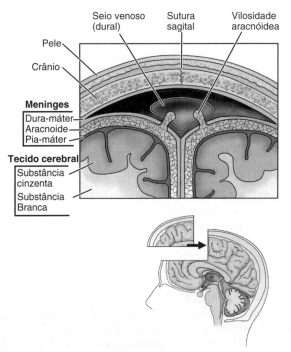

Figura 60.5 • Meninges e estruturas relacionadas.

da dura-máter: a foice do cérebro, que se dobra entre dois hemisférios; o tentório, que se dobra entre o lobo occipital e o cerebelo para formar uma prateleira membranácea resistente; e a foice do cerebelo, que se localiza entre os lados direito e esquerdo do cerebelo. Quando ocorre um excesso de pressão na cavidade craniana, o tecido cerebral pode ser comprimido contra essas dobras de dura-máter ou deslocado ao redor delas, em um processo denominado *herniação*. Existe um espaço potencial entre a dura-máter e o crânio, bem como entre o periósteo e a dura-máter na coluna vertebral, conhecido como espaço epidural. Há, também, outro espaço potencial, o espaço subdural, abaixo da dura-máter. Podem ocorrer acúmulo de sangue ou formação de abscesso nesses espaços potenciais

- *Aracnoide-máter*: trata-se da membrana média. Consiste em uma membrana delicada e extremamente fina, que se assemelha estreitamente a uma teia de aranha (daí a sua designação *aracnoide*). A membrana aracnóidea contém líquido cerebrospinal (LCS) no espaço abaixo dela, conhecido como espaço subaracnóideo. Essa membrana tem vilosidades aracnóideas, que consistem em projeções digitiformes singulares que absorvem o LCS no sistema venoso. Quando o sangue ou bactérias entram no espaço subaracnóideo, as vilosidades tornam-se obstruídas, podendo resultar em hidrocefalia *comunicante* (aumento do tamanho dos ventrículos)
- *Pia-máter*: trata-se da camada transparente fina e mais interna, que envolve estreitamente o encéfalo e se estende em cada dobra da superfície do encéfalo.

Líquido cerebrospinal

O LCS é um líquido claro e incolor, que é produzido no plexo corióideo dos ventrículos e circula ao redor da superfície do encéfalo e da medula espinal. Há quatro ventrículos: os laterais direito e esquerdo e os terceiro e quarto. Os dois ventrículos laterais abrem-se no terceiro ventrículo, no forame interventricular (também conhecido como forame de Monro). O terceiro e o quarto ventrículos conectam-se por meio do aqueduto de Sylvius. O quarto ventrículo drena o LCS para o espaço subaracnóideo, na superfície do encéfalo e da medula espinal, onde ele é absorvido pelas vilosidades aracnóideas. O bloqueio do fluxo do LCS em qualquer ponto do sistema ventricular provoca hidrocefalia *obstrutiva*.

O LCS é importante nas funções imunes e metabólicas do encéfalo. É produzido em uma taxa de cerca de 500 mℓ/dia; os ventrículos e o espaço subaracnóideo contêm aproximadamente 125 a 150 mℓ de líquido (Hickey & Strayer, 2020). A composição do LCS assemelha-se à de outros líquidos extracelulares (como o plasma sanguíneo), porém as concentrações dos vários constituintes diferem. Uma análise laboratorial do LCS indica coloração (clara), densidade específica (normal: 1,007), contagem de proteínas, contagem de células, glicose e níveis de outros eletrólitos. O LCS normal contém um número mínimo de leucócitos, porém nenhuma hemácia. O LCS também pode ser testado quanto à presença de imunoglobulinas ou bactérias. Uma amostra do LCS pode ser obtida por meio de uma punção lombar ou de um cateter intraventricular (Hickey & Strayer, 2020).

Circulação cerebral

O encéfalo não armazena nutrientes e tem necessidade de um suprimento constante de oxigênio, a qual é atendida por meio da circulação cerebral. O encéfalo recebe aproximadamente 15% do débito cardíaco ou 750 mℓ por minuto de fluxo sanguíneo.

A circulação cerebral é única em diversos aspectos. Em primeiro lugar, os vasos arteriais e venosos não são paralelos, conforme observado em outros órgãos do corpo; isso se deve, em parte, ao papel que o sistema venoso desempenha na absorção do LCS. Em segundo lugar, o encéfalo apresenta uma circulação colateral pelo círculo de Willis (ver discussão adiante), o que possibilita redirecionar o fluxo de sangue de acordo com as demandas. Em terceiro lugar, os vasos sanguíneos no encéfalo têm duas camadas, em vez de três, o que pode torná-los mais propensos à ruptura quando enfraquecidos ou sob pressão.

Artérias

A irrigação sanguínea arterial para a parte anterior do encéfalo origina-se da artéria carótida comum, que é a primeira bifurcação da aorta. As artérias carótidas internas originam-se na bifurcação da artéria carótida comum. Ramos das artérias carótidas internas (as artérias cerebrais anterior e média) e suas conexões (as artérias comunicantes anterior e posterior) formam o círculo de Willis (Figura 60.6).

As artérias vertebrais ramificam-se das artérias subclávias para suprir a maior parte da circulação posterior do encéfalo. No nível do tronco encefálico, as artérias vertebrais unem-se para formar a artéria basilar, a qual se divide para formar os dois ramos das artérias cerebrais posteriores (ACP). Do ponto de vista funcional, as partes posterior e anterior da circulação normalmente permanecem separadas. Todavia, o círculo de Willis pode proporcionar uma circulação colateral por meio das artérias comunicantes se houver oclusão ou ligadura de um dos vasos que o suprem.

As bifurcações ao longo do círculo de Willis constituem locais frequentes de formação de aneurismas, que consistem em dilatações do vaso sanguíneo, em virtude da fraqueza da parede do vaso. Os aneurismas podem sofrer ruptura e causar acidente vascular encefálico (AVE) hemorrágico. Ver discussão mais detalhada sobre os aneurismas no Capítulo 62.

Veias

A drenagem venosa para o encéfalo não acompanha a circulação arterial, como o faz em outras estruturas corporais. As veias

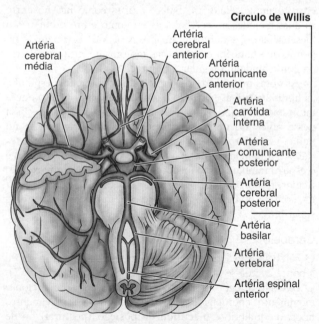

Figura 60.6 • Irrigação sanguínea arterial do encéfalo, incluindo o círculo de Willis, conforme visto pela superfície ventral.

alcançam a superfície do encéfalo, unem-se a veias maiores e, em seguida, cruzam o espaço subaracnóideo e desembocam nos seios durais, que são os canais vasculares localizados na dura-máter (ver Figura 60.5). A rede de seios transporta o fluxo de saída venoso partindo do encéfalo e deságua nas veias jugulares internas, devolvendo o sangue ao coração. As veias cerebrais são singulares, visto que, diferentemente de outras veias no corpo, não têm válvulas para evitar o fluxo retrógrado do sangue e dependem tanto da gravidade quanto da pressão arterial para o seu fluxo.

Barreira hematencefálica

O SNC é inacessível a numerosas substâncias que circulam no plasma sanguíneo (p. ex., corantes, medicamentos, antibióticos), em razão da barreira hematencefálica. Essa barreira é constituída pelas células endoteliais dos capilares encefálicos, que formam junções firmes contínuas, criando uma barreira às macromoléculas e a muitos compostos. Todas as substâncias que entram no LCS precisam ser filtradas através das células endoteliais capilares e dos astrócitos. A barreira hematencefálica desempenha uma função protetora, mas pode ser alterada por traumatismo, edema cerebral e hipoxemia cerebral; isso tem implicações no tratamento e na escolha dos medicamentos para distúrbios do SNC (Hickey & Strayer, 2020).

Medula espinal

A medula espinal é contínua com o bulbo, estendendo-se desde os hemisférios cerebrais e atuando como conexão entre o encéfalo e a periferia. Com um comprimento de aproximadamente 45 cm e uma espessura aproximada à de um dedo, ela estende-se do forame magno, na base do crânio, até a margem inferior da primeira vértebra lombar, onde se afila, formando uma faixa fibrosa denominada *cone medular*. Continuando abaixo do segundo espaço lombar, encontram-se as raízes nervosas, que se estendem além do cone; elas são denominadas *cauda equina*, por causa de sua semelhança com uma cauda de cavalo. A medula espinal é circundada pelas meninges.

Em uma visão de corte transversal, a medula espinal apresenta um núcleo central de corpos de células nervosas (substância cinzenta) em forma de "H", circundado pelos tratos ascendente e descendente (substância branca) (Figura 60.7). A porção inferior do H é mais larga que a porção superior e corresponde aos cornos anteriores. Os cornos anteriores contêm células com fibras que formam a raiz anterior (motora) e são essenciais para a atividade voluntária e reflexa dos músculos que elas inervam. A porção posterior mais delgada (cornos superiores) contém células com fibras que entram na raiz posterior (sensitiva) e, portanto, atuam como estação de retransmissão na via sensitiva/reflexa.

A região torácica da medula espinal exibe uma projeção de cada lado da barra cruzada da estrutura em forma de "H" da substância cinzenta, denominada *corno lateral*, o qual contém as células que dão origem às fibras autônomas da divisão simpática. As fibras deixam a medula espinal através das raízes anteriores nos segmentos torácicos e lombares superiores.

Tratos espinais

A substância branca da medula espinal é composta de fibras nervosas mielinizadas e não mielinizadas. As fibras mielinizadas de condução rápida formam feixes; os feixes de fibras com uma função comum são denominados *tratos*.

Existem seis tratos ascendentes (ver Figura 60.7). Dois tratos, conhecidos como fascículos cuneiforme e grácil ou colunas posteriores, conduzem as sensações de toque profundo, pressão, vibração, posição e movimento passivo do mesmo lado do corpo. Antes de alcançar o córtex cerebral, essas fibras cruzam para o lado oposto no bulbo. Os tratos espinocerebelares anterior e posterior conduzem impulsos sensoriais desde os fusos musculares, proporcionando o estímulo necessário para a contração muscular coordenada. Eles ascendem sem cruzar e terminam no cerebelo. Os tratos espinotalâmicos anterior e lateral são responsáveis por condução de dor, temperatura, propriocepção, toque fino e sentido vibratório da parte superior do corpo até o encéfalo. Eles cruzam para o lado oposto da medula e, em seguida, ascendem até o encéfalo, terminando no tálamo (Klein & Stewart-Amidei, 2017).

Existem oito tratos descendentes (ver Figura 60.7). Os tratos corticospinais anterior e lateral conduzem impulsos motores para as células do corno anterior desde o lado oposto do encéfalo, cruzam no bulbo e controlam a atividade muscular voluntária. Os três tratos vestibulospinais descem sem cruzar e estão envolvidos em algumas funções autônomas (sudorese, dilatação da pupila e circulação) e no controle muscular involuntário. O trato corticobulbar conduz os impulsos responsáveis pelos movimentos voluntários da cabeça e dos músculos faciais e cruza no nível do tronco encefálico. Os tratos rubrospinal e reticulospinal conduzem impulsos envolvidos no movimento muscular involuntário.

Coluna vertebral

Os ossos da coluna vertebral circundam e protegem a medula espinal. Normalmente, consistem em 7 vértebras cervicais, 12 vértebras torácicas, 5 vértebras lombares e sacro (massa fundida de 5 vértebras), terminando no cóccix. As raízes nervosas saem da coluna vertebral através dos forames (aberturas) intervertebrais. As vértebras são separadas por discos, exceto a primeira e a segunda vértebras cervicais, a sacral e a coccígea. Cada vértebra tem um corpo sólido ventral e um segmento dorsal ou arco, que se localiza posteriormente ao corpo. O arco é composto de dois pedículos e duas lâminas, que sustentam sete processos. O corpo vertebral, o arco, os pedículos e as lâminas circundam e protegem a medula espinal.

Sistema nervoso periférico

O sistema nervoso periférico inclui os nervos cranianos, os nervos espinais e o sistema nervoso autônomo.

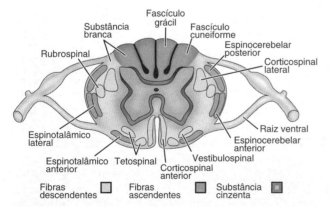

Figura 60.7 • Diagrama em corte transversal da medula espinal, mostrando os principais tratos espinais.

Nervos cranianos

Doze pares de nervos cranianos emergem da superfície inferior do encéfalo e atravessam as aberturas existentes na base do crânio. Três nervos cranianos são totalmente sensitivos (I, II, VIII), cinco são motores (III, IV, VI, XI e XII) e quatro são sensitivos e motores mistos (V, VII, IX e X). Os nervos cranianos são numerados de acordo com a ordem em que se originam no encéfalo (Figura 60.8). Os nervos cranianos inervam a cabeça, o pescoço e as estruturas especiais dos sentidos. A Tabela 60.2 apresenta um resumo dos nervos cranianos.

Nervos espinais

A medula espinal é composta de 31 pares de nervos espinais: 8 cervicais, 12 torácicos, 5 lombares, 5 sacrais e 1 coccígeo. Cada nervo espinal tem uma raiz ventral e uma raiz dorsal. As raízes dorsais são sensitivas e transmitem impulsos sensoriais de áreas específicas do corpo, conhecidas como dermátomos (Figura 60.9), para os gânglios do corno dorsal. A fibra sensitiva pode ser somática, transportando informações sobre dor, temperatura, toque e sentido de posição (propriocepção) dos tendões, das articulações e das superfícies corporais; ou visceral, transportando informações provenientes dos órgãos internos.

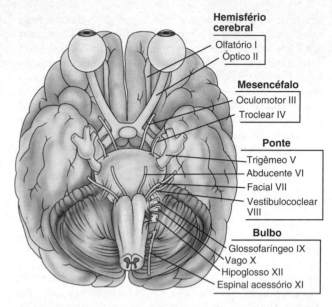

Figura 60.8 • Diagrama da base do encéfalo, mostrando a localização dos nervos cranianos.

TABELA 60.2 Resumo dos nervos cranianos.

Nervo craniano (número)	Tipo	Funções	Métodos de exame dos nervos
Olfatório (I)	Sensitivo	Sentido do olfato	Testar em cada narina o sentido de olfato com vários agentes
Óptico (II)	Sensitivo	Sentido da visão	Testar acuidade visual e campos visuais
Oculomotor (III)	Motor	Constrição das pupilas	
	Elevar as pálpebras	Testar a reação pupilar à luz e a capacidade de abrir e fechar os olhos	
Troclear (IV)	Motor/proprioceptor	Movimentos descendente e medial dos olhos	Testar movimentos descendente e medial dos olhos
Trigêmeo (V)	Motor	Movimentos da mandíbula – mastigação	Pedir ao paciente para abrir e fechar a boca enquanto você palpa os músculos mandibulares
	Sensitivo	Sensibilidade da face e do pescoço	Testar as sensibilidades álgica, tátil leve e térmica na face e no pescoço
Abducente (VI)	Motor	Movimento lateral dos olhos	Testar os movimentos oculares em todas as direções
Facial (VII)	Motor	Músculos da face	Pedir ao paciente para elevar as sobrancelhas, sorrir, mostrar os dentes e insuflar as bochechas
	Sensitivo	Sentido de paladar nos dois terços anteriores da língua	Avaliar o sentido do paladar com exposição a vários agentes
Vestibulococlear (NC VIII)	Sensitivo	Sentido da audição	Testar a capacidade auditiva
Glossofaríngeo (IX)	Motor	Movimento faríngeo e deglutição	Pedir ao paciente para dizer "aah" e para bocejar para observar o movimento ascendente do palato mole; induzir o reflexo de vômito; verificar a capacidade de deglutição
	Sensitivo	Sentido de paladar no um terço posterior da língua	Avaliar o sentido do paladar com exposição a vários agentes
Vago (X)	Motor/sensitivo	Deglutição e fala	Pedir ao paciente para engolir e falar; observar se há rouquidão
Acessório (NC XI)	Motor/sensitivo	Movimento dos músculos dos ombros	Pedir ao paciente para encolher os ombros contra a resistência imposta por você
Hipoglosso (XII)	Motor	Movimento da língua; força da língua	Pedir ao paciente para projetar a língua para fora da boca; pedir ao paciente para empurrar a língua contra a face interna da bochecha

Reimpressa, com autorização, de Taylor, C., Lynn, P. & Bartlett, J. L. (2019). *Fundamentals of nursing: The art and science of person-centered care* (9th ed., Tabela 26-6). Philadelphia, PA: Wolters Kluwer.

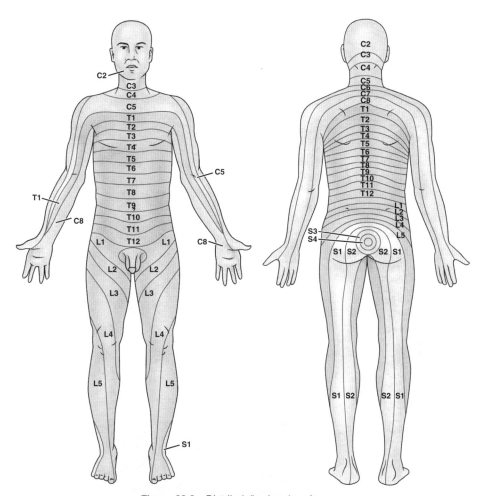

Figura 60.9 • Distribuição dos dermátomos.

As raízes ventrais são motoras e transmitem impulsos da medula espinal para o corpo; essas fibras também são somáticas ou viscerais. As fibras viscerais incluem fibras autônomas, que controlam os músculos cardíacos e as secreções glandulares.

Sistema nervoso autônomo

O **sistema nervoso autônomo** regula as atividades dos órgãos internos, como o coração, os pulmões, os vasos sanguíneos, os órgãos digestivos e as glândulas (Figura 60.10). A manutenção e a restauração da homeostasia interna são, em grande parte, responsabilidades do sistema nervoso autônomo. Existem duas grandes divisões: o **sistema nervoso simpático**, com respostas predominantemente excitatórias (i. e., a resposta de luta ou fuga), e o sistema nervoso parassimpático, que controla principalmente as funções viscerais.

O sistema nervoso autônomo inerva a maioria dos órgãos do corpo. Embora seja normalmente considerado parte do sistema nervoso periférico, esse sistema é regulado por centros localizados na medula espinal, no tronco encefálico e no hipotálamo.

O hipotálamo é o principal centro subcortical para a regulação das atividades autônomas, desempenhando um papel inibitório-excitatório. O hipotálamo tem conexões que ligam o sistema autônomo ao tálamo, ao córtex, ao aparelho olfatório e à hipófise. Nessa área, estão localizados os mecanismos para o controle das reações viscerais e somáticas, que eram originalmente importantes para defesa ou ataque, e estão associados aos estados emocionais (p. ex., medo, raiva, ansiedade); controle dos processos metabólicos, incluindo o metabolismo de lipídios, carboidratos e água; regulação da temperatura corporal, da pressão arterial e de todas as atividades musculares e glandulares do sistema digestório; controle das funções genitais; e ciclo do sono.

O sistema nervoso autônomo é separado nas divisões simpática e parassimpática, que são distintas do ponto de vista tanto anatômico quanto funcional. Os tecidos e os órgãos que estão sob controle autônomo são inervados, em sua maioria, por ambos os sistemas. Por exemplo, a divisão parassimpática causa contração (estimulação) dos músculos da bexiga e redução (inibição) da frequência cardíaca, ao passo que a divisão simpática produz relaxamento (inibição) da bexiga e elevação (estimulação) da frequência e da força dos batimentos cardíacos. A Tabela 60.3 fornece uma comparação dos efeitos simpáticos e parassimpáticos sobre os diferentes sistemas do corpo.

Sistema nervoso simpático

A divisão simpática do sistema nervoso autônomo é mais bem conhecida por seu papel na resposta de luta ou fuga do corpo. Diante de um estresse de causa física ou emocional, os impulsos simpáticos aumentam acentuadamente. Em consequência, os bronquíolos dilatam-se para facilitar a troca gasosa; as contrações cardíacas são mais fortes e mais rápidas; as artérias para o coração e os músculos voluntários dilatam-se, transportando maior volume de sangue para esses órgãos; os

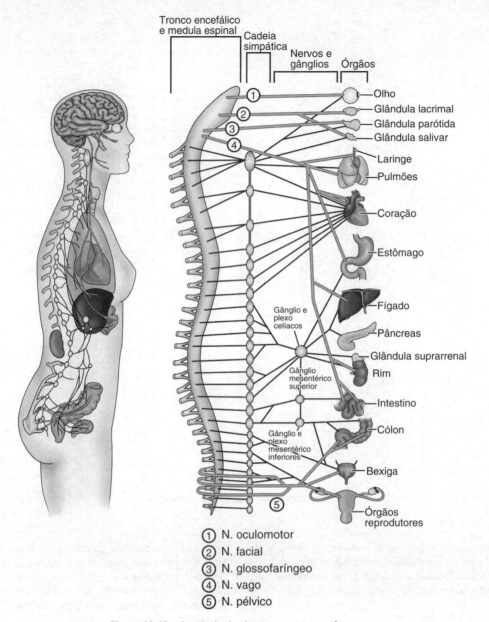

Figura 60.10 • Anatomia do sistema nervoso autônomo.

vasos sanguíneos periféricos contraem-se, fazendo a pele ficar fria, porém deslocando o sangue para órgãos essenciais; as pupilas dilatam-se; o fígado libera glicose para a rápida obtenção de energia; a peristalse torna-se mais lenta; os pelos arrepiam-se; e a transpiração aumenta. O principal neurotransmissor simpático é a noradrenalina (norepinefrina). Uma descarga simpática libera epinefrina (adrenalina) – o que explica o termo *adrenérgico* frequentemente empregado para se referir a essa divisão.

Os neurônios simpáticos estão localizados principalmente nos segmentos torácicos e lombares da medula espinal, e seus axônios ou fibras pré-ganglionares emergem por meio das raízes nervosas anteriores do oitavo segmento cervical ou do primeiro segmento torácico até o segundo ou terceiro segmento lombar. Essas fibras divergem de uma distância curta da medula espinal para se unirem a uma cadeia, composta de 22 gânglios ligados, que se estende por todo o comprimento da coluna vertebral, adjacente aos corpos vertebrais em ambos os lados. Alguns deles fazem múltiplas sinapses com células nervosas dentro da cadeia. Outros atravessam a cadeia sem fazer conexões ou sem perder a continuidade para se ligar aos grandes gânglios "pré-vertebrais" no tórax, no abdome ou na pele, ou a um dos gânglios "terminais" na vizinhança de um órgão, como a bexiga ou o reto na extremidade do cólon (ver Figura 60.10). As fibras nervosas pós-ganglionares que se originam na cadeia simpática se unem novamente aos nervos espinais que suprem as extremidades e se distribuem para os vasos sanguíneos, as glândulas sudoríparas e o tecido muscular liso na pele. As fibras pós-ganglionares dos plexos pré-vertebrais (p. ex., os plexos cardíaco, pulmonar, esplâncnico e pélvico) suprem estruturas na cabeça e no pescoço, no tórax, no abdome e na pelve, respectivamente, unindo-se nesses plexos por fibras da divisão parassimpática.

As glândulas suprarrenais, os rins, o fígado, o baço, o estômago e o duodeno estão sob o controle do plexo celíaco gigante, comumente conhecido como plexo solar. Esse plexo recebe seus componentes nervosos simpáticos por meio de três

TABELA 60.3 Efeitos do sistema nervoso autônomo.

Estrutura ou atividade	Efeitos parassimpáticos	Efeitos simpáticos
Pupila do olho	Contração	Dilatação
Sistema circulatório		
Frequência e força dos batimentos cardíacos	Diminuídas	Aumentadas
Vasos sanguíneos		
No músculo cardíaco	Contração	Dilatação
No músculo esquelético	a	Dilatação
Nas vísceras abdominais e na pele	a	Contração
Pressão arterial	Diminuída	Aumentada
Sistema respiratório		
Bronquíolos	Contração	Dilatação
Frequência respiratória	Diminuída	Aumentada
Sistema digestório		
Movimentos peristálticos do tubo digestivo	Aumentados	Diminuídos
Esfíncteres musculares do tubo digestivo	Relaxamento	Contração
Secreção das glândulas salivares	Saliva fina e aquosa	Saliva espessa e viscosa
Secreções do estômago, do intestino e do pâncreas	Aumentadas	a
Conversão do glicogênio hepático em glicose	a	Aumentada
Sistema geniturinário		
Bexiga		
Paredes musculares	Contração	Relaxamento
Esfíncteres	Relaxamento	Contração
Músculos do útero	Relaxamento, variável	Contração em algumas condições; varia com o ciclo menstrual e a gravidez
Vasos sanguíneos da genitália externa	Dilatação	a
Sistema tegumentar		
Secreção de suor	a	Aumentada
Músculos pilomotores	a	Contração
Medula da glândula suprarrenal	a	Secreção de epinefrina e norepinefrina

aNenhum efeito direto. Adaptada de Hickey, J. V. & Strayer, A. L. (2020). (2009) *The clinical practice of neurological and neurosurgical nursing* (8th ed.). Philadelphia, PA: Wolters Kluwer.

nervos esplâncnicos, constituídos de fibras pré-ganglionares de nove segmentos da medula espinal (T4 a L1), e é alcançado pelo nervo vago, que representa a divisão parassimpática. Do plexo celíaco, fibras de ambas as divisões seguem seu trajeto ao longo dos vasos sanguíneos até seus órgãos-alvo.

Certas síndromes são típicas do sistema simpático. Por exemplo, a tempestade simpática é uma síndrome associada a alterações no nível de consciência, alterações dos sinais vitais, sudorese e agitação, que pode resultar da estimulação hipotalâmica do sistema nervoso simpático após lesão cerebral traumática (Fischbach & Fischbach, 2018).

Sistema nervoso parassimpático

O **sistema nervoso parassimpático** funciona como controlador dominante da maioria das funções viscerais; o principal neurotransmissor é a acetilcolina. Durante condições não estressantes, em repouso, os impulsos das fibras parassimpáticas (colinérgicas) predominam. As fibras do sistema parassimpático estão localizadas em duas seções: uma no tronco encefálico e a outra nos segmentos espinais abaixo de L2. Em razão da localização dessas fibras, o sistema parassimpático é denominado divisão craniossacral, em contraste com a divisão toracolombar (simpática) do sistema nervoso autônomo.

Os nervos parassimpáticos originam-se do mesencéfalo e do bulbo. As fibras provenientes das células no mesencéfalo seguem seu trajeto com o terceiro nervo oculomotor para os gânglios ciliares, onde as fibras pós-ganglionares dessa divisão se unem com as do sistema simpático, criando uma oposição controlada, com um equilíbrio delicado mantido sempre entre os dois sistemas.

Vias motoras e sensitivas do sistema nervoso

As vias motoras no SNC são responsáveis por movimentos voluntários e involuntários, bem como pela coordenação dos movimentos. As vias sensitivas recebem, integram e transmitem uma ampla gama de sensações no SNC.

Vias motoras

O trato corticospinal começa no córtex motor, uma faixa vertical dentro de cada lobo frontal, e controla os movimentos voluntários do corpo. São conhecidas as localizações exatas dentro do encéfalo onde se originam os movimentos voluntários dos músculos da face, polegar, mão, braço, tronco e perna (Figura 60.11). Para iniciar o movimento, essas células específicas devem enviar o estímulo ao longo de suas fibras. A estimulação dessas células com uma corrente elétrica também resulta em contração muscular. Em seu caminho para a ponte, as fibras motoras convergem em um feixe compacto, denominado cápsula interna. Uma lesão comparativamente pequena da cápsula interna resulta em paralisia mais grave que uma lesão maior do próprio córtex.

No bulbo, os tratos corticospinais atravessam para o lado oposto, continuando até o corno anterior da medula espinal, em proximidade com uma célula nervosa motora. Até esse ponto, os neurônios são conhecidos como neurônios motores superiores. Quando se conectam com fibras motoras dos nervos espinais, tornam-se neurônios motores inferiores.

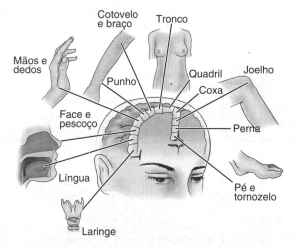

Figura 60.11 • Representação diagramática do cérebro, mostrando as localizações para o controle do movimento motor de várias partes do corpo.

Os neurônios motores inferiores recebem o impulso na parte posterior da medula e seguem o seu trajeto até a junção mioneural, localizada no músculo periférico.

A atividade motora involuntária também é possível e é mediada pelos arcos reflexos. As conexões sinápticas entre as células do corno anterior e as fibras sensitivas que entraram nos segmentos adjacentes ou vizinhos da medula espinal servem como mecanismos protetores. Essas conexões são observadas durante o teste dos reflexos tendinosos profundos.

Neurônios motores superiores e inferiores

O sistema motor voluntário consiste em dois grupos de neurônios: os motores superiores e os motores inferiores. Os neurônios motores superiores originam-se no córtex cerebral, no cerebelo e no tronco encefálico. Suas fibras constituem as vias motoras descendentes e estão localizadas totalmente dentro do SNC; elas modulam a atividade dos neurônios motores inferiores. Os neurônios motores inferiores estão localizados no corno anterior da substância cinzenta da medula espinal ou dentro dos núcleos dos nervos cranianos no tronco encefálico. Os axônios dos neurônios motores inferiores em ambos os locais estendem-se ao longo dos nervos periféricos e terminam no músculo esquelético. Os neurônios motores inferiores estão localizados tanto no SNC quanto no sistema nervoso periférico.

As vias motoras do encéfalo até a medula espinal, bem como do cérebro até o tronco encefálico, são formadas por neurônios motores superiores. Elas começam no córtex de um lado do encéfalo, descem através da cápsula interna, cruzam para o lado oposto no tronco encefálico, descem pelo trato corticospinal e fazem sinapse com os neurônios motores inferiores na medula espinal. Os neurônios motores inferiores recebem o impulso na parte posterior da medula e seguem o seu trajeto até a junção mioneural, localizada no músculo periférico. As manifestações clínicas das lesões dos neurônios motores superiores e inferiores são discutidas nas seções seguintes e estão apresentadas na Tabela 60.4.

Lesões dos neurônios motores superiores

As lesões dos neurônios motores superiores podem envolver o córtex motor, a cápsula interna, a substância cinzenta da medula espinal e outras estruturas do encéfalo pelas quais o trato corticospinal desce. Quando os neurônios motores superiores são lesionados ou destruídos, como ocorre frequentemente no AVE ou na lesão da medula espinal, ocorre paralisia (perda do movimento voluntário). No entanto, como as influências inibitórias dos neurônios motores superiores intactos estão comprometidas, os movimentos **reflexos** (involuntários) estão desinibidos, e, por conseguinte, ocorrem hiperatividade dos reflexos tendinosos profundos, diminuição ou ausência dos reflexos superficiais e reflexos patológicos, como o sinal de Babinski. Podem ocorrer espasmos graves das pernas em consequência de uma lesão dos neurônios motores superiores; os espasmos resultam do arco reflexo preservado, que carece de inibição ao longo da medula espinal abaixo do nível da lesão. Há pouca ou nenhuma atrofia muscular, e os músculos mantêm-se permanentemente tensos, exibindo paralisia espástica.

A paralisia associada às lesões dos neurônios motores superiores pode afetar todo um membro, ambos os membros ou toda a metade do corpo. A *hemiplegia* (paralisia de um braço e de uma perna do mesmo lado do corpo) pode resultar de lesão dos neurônios motores superiores. Se a ocorrência de hemorragia, êmbolo ou trombo destruir as fibras da área motora na cápsula interna, o braço e a perna do lado oposto tornam-se rígidos, fracos ou paralisados, e os reflexos ficam hiperativos. Se ambas as pernas estiverem paralisadas, a condição é denominada *paraplegia*. Quando todos os quatro membros estão paralisados, a condição é denominada *tetraplegia* (quadriplegia). Ver discussão mais detalhada sobre esses distúrbios no Capítulo 63.

Lesões dos neurônios motores inferiores

Deve-se considerar a presença de lesão aos neurônios motores inferiores em um paciente se houver lesão do nervo motor entre a medula espinal e o músculo. A consequência de uma lesão dos neurônios motores inferiores é a paralisia muscular. Ocorre perda dos reflexos, e o músculo torna-se flácido (mole) e sofre atrofia por desuso. Quando o paciente sofre lesão no tronco espinal, ele pode recuperar o uso dos músculos conectados a essa seção da medula espinal. Entretanto, se houver destruição das células motoras do corno anterior, os nervos são incapazes de se regenerar, e os músculos nunca mais serão úteis.

A paralisia flácida e a atrofia dos músculos afetados constituem os principais sinais de doença dos neurônios motores inferiores. As lesões dos neurônios motores inferiores podem resultar de traumatismo, infecção (poliomielite), toxinas, distúrbios vasculares, malformações congênitas, processos degenerativos e neoplasias. A compressão das raízes nervosas por discos intervertebrais herniados constitui uma causa comum de disfunção dos neurônios motores inferiores.

Coordenação dos movimentos

O sistema motor é complexo, e a função motora depende não apenas da integridade dos tratos corticospinais, mas também de outras vias provenientes dos núcleos da base e do cerebelo, que controlam e coordenam a função motora voluntária. A suavidade, a acurácia e a força que caracterizam os movimentos musculares de uma pessoa normal são atribuíveis à influência do cerebelo e dos núcleos da base.

Por meio da ação do cerebelo, as contrações dos grupos musculares oponentes são ajustadas entre si para obter uma vantagem mecânica máxima; as contrações musculares podem ser sustentadas de modo uniforme na tensão desejada e sem flutuação significativa, e os movimentos recíprocos podem ser reproduzidos em uma velocidade alta e constante, de maneira estereotipada e com esforço relativamente pequeno.

Os núcleos da base desempenham um importante papel no planejamento e na coordenação dos movimentos motores e da postura. São ligados ao córtex cerebral por conexões neurais complexas. O principal efeito dessas estruturas consiste em inibir a atividade muscular indesejada.

TABELA 60.4 Comparação entre as lesões dos neurônios motores superiores e as dos neurônios motores inferiores.

Lesões dos neurônios motores superiores	Lesões dos neurônios motores inferiores
Perda do controle voluntário	Perda do controle voluntário
Aumento do tônus muscular	Diminuição do tônus muscular
Espasticidade muscular	Paralisia muscular flácida
Sem atrofia muscular	Atrofia muscular
Reflexos hiperativos e anormais	Ausência ou diminuição dos reflexos

Adaptada de Hickey, J. V. & Strayer, A. L. (2020). (2009) *The clinical practice of neurological and neurosurgical nursing* (8th ed.). Philadelphia, PA: Wolters Kluwer.

O comprometimento da função cerebelar, que pode ocorrer em consequência de lesão intracraniana ou de algum tipo de massa expansiva (p. ex., hemorragia, abscesso ou tumor), resulta em perda do tônus muscular, fraqueza e fadiga. Dependendo da área do encéfalo afetada, o paciente apresenta diferentes sintomas motores ou respostas. O paciente pode apresentar flexão anormal, extensão anormal ou postura flácida. A **flacidez** (ausência de tônus muscular), precedida de postura anormal em um paciente com lesão cerebral, indica grave comprometimento neurológico, que pode anunciar morte encefálica (Klein & Stewart-Amidei, 2017; Posner, Saper, Schiff et al., 2019). Ver explicação mais detalhada sobre a postura no Capítulo 61, Figura 61.1.

A destruição ou a disfunção dos núcleos da base não levam à paralisia, mas sim à rigidez muscular, a distúrbios da postura e a uma dificuldade em iniciar o movimento ou modificá-lo. O paciente tende a apresentar movimentos involuntários. Esses movimentos podem se apresentar como: tremores grosseiros, com mais frequência nos membros superiores, particularmente nas partes distais; atetose, que consiste em movimento de tipo lento, contorcido, sinuoso e curvo; ou coreia, caracterizada por movimentos espasmódicos, despropositados, irregulares e descoordenados do tronco e dos membros, bem como caretas. Os distúrbios que afetam a atividade dos núcleos da base incluem as doenças de Parkinson e de Huntington (ver Capítulo 65).

Função do sistema sensorial
Recepção de impulsos sensoriais

Os impulsos aferentes seguem o seu percurso dos seus pontos de origem até o seu destino, no córtex cerebral, diretamente por meio das vias ascendentes, ou podem cruzar no nível da medula espinal ou no bulbo, dependendo do tipo de sensação transportada. O conhecimento dessas vias é importante para a avaliação neurológica e para a compreensão dos sintomas e de sua relação com as várias lesões.

Os impulsos sensoriais transmitem sensações de calor, frio e dor, posição e vibração. Os axônios entram na medula espinal por meio da raiz posterior, especificamente nas colunas cinzentas posteriores da medula espinal, onde se conectam com as células dos neurônios secundários. As fibras de dor e temperatura (localizadas no trato espinotalâmico) cruzam imediatamente para o lado oposto da medula e seguem o seu trajeto para cima até o tálamo. As fibras que levam sensações de tato, pressão leve e localização não se conectam imediatamente com o segundo neurônio, porém ascendem pela medula por uma distância variável antes de entrarem na substância cinzenta e completar essa conexão. O axônio do neurônio secundário atravessa a medula, cruza no bulbo e prossegue para cima, até o tálamo.

As sensações de posição e de vibração são produzidas por estímulos que se originam dos músculos, das articulações e dos ossos. Esses estímulos são transportados, sem cruzar, por todo o trajeto do tronco encefálico pelo axônio do neurônio primário. No bulbo, são realizadas conexões sinápticas com as células dos neurônios secundários, cujos axônios cruzam para o lado oposto e, em seguida, continuam até o tálamo.

Integração dos impulsos sensoriais

O tálamo integra todos os impulsos sensoriais, com exceção do olfato. Ele desempenha um papel na percepção consciente da dor e no reconhecimento da variação na temperatura e no toque. O tálamo é responsável pela sensação de movimento e de posição, bem como pela capacidade de reconhecer o tamanho, o formato e a qualidade dos objetos. As informações sensoriais são retransmitidas do tálamo para o lobo parietal para a sua interpretação.

Perdas sensoriais

A destruição de um nervo sensitivo resulta em perda total da sensação em sua área de distribuição (ver Figura 60.9). As lesões que afetam as raízes nervosas espinais posteriores podem comprometer a sensação tátil, causando dor intensa intermitente, que corresponde às suas áreas de distribuição. A destruição da medula espinal produz anestesia completa abaixo do nível da lesão. A degeneração ou destruição seletiva das colunas posteriores da medula espinal é responsável pela perda das sensações de posição e vibração nos segmentos distais à lesão, sem perda da percepção do toque, da dor ou da temperatura. Um cisto no centro da medula espinal provoca dissociação da sensação – perda da dor no nível da lesão. Isso ocorre porque as fibras que transportam a sensação de dor e de temperatura cruzam dentro da medula, imediatamente na entrada; por conseguinte, qualquer lesão que divida longitudinalmente a medula também divide essas fibras. Outras fibras sensitivas ascendem pela medula a distâncias variáveis, algumas alcançando até mesmo o bulbo, antes de cruzar, desviando-se, assim, da lesão e evitando a sua destruição. As lesões no tálamo ou no lobo parietal resultam em comprometimento das sensações de tato, dor, temperatura e propriocepção.

AVALIAÇÃO DO SISTEMA NERVOSO

Uma avaliação do sistema nervoso envolve a realização de avaliação da anamnese e avaliação física.

Anamnese

A história da doença atual constitui um importante aspecto da avaliação neurológica. A entrevista inicial fornece uma excelente oportunidade para explorar sistematicamente a condição atual do paciente e os eventos relacionados, enquanto são observados simultaneamente o aspecto geral, o estado mental, a postura, os movimentos e o afeto. Dependendo da condição do paciente, o enfermeiro pode precisar se apoiar nas respostas sim-não às perguntas, na revisão do prontuário médico, em informações de testemunhas ou de familiares ou em uma combinação dessas fontes.

Os distúrbios neurológicos podem ser estáveis ou progressivos, caracterizados por períodos assintomáticos, bem como por flutuações dos sintomas. Por conseguinte, a anamnese inclui detalhes acerca de início, natureza, gravidade, localização, duração e frequência dos sinais e sintomas; queixas associadas; fatores desencadeantes, agravantes e de alívio; evolução, remissão e exacerbação; e presença ou ausência de sintomas semelhantes entre os familiares.

Sintomas comuns

Os sintomas dos distúrbios neurológicos são tão variados quanto os processos patológicos. Os sintomas podem ser sutis ou intensos, flutuantes ou permanentes, inconvenientes ou devastadores. Este capítulo discute os sinais e sintomas mais comuns associados à doença neurológica. A relação dos sinais e sintomas específicos com distúrbios é apresentada em capítulos posteriores desta parte.

Dor

A dor é considerada uma percepção sensorial desagradável e uma experiência emocional associada a uma lesão tecidual verdadeira ou potencial ou descrita quanto ao dano. Por conseguinte, ela é considerada multidimensional e totalmente subjetiva. A dor pode ser aguda ou crônica. Em geral, a dor aguda dura por um tempo relativamente curto e sofre remissão com a resolução da patologia. Na doença neurológica, a dor aguda pode estar associada a hemorragia cerebral, discopatia vertebral (Jarvis, 2020) ou neuralgia do trigêmeo. Em contrapartida, a dor crônica ou persistente estende-se por um longo período e pode indicar uma patologia mais ampla. Esse tipo de dor pode ocorrer na presença de muitas condições neurológicas degenerativas e crônicas (p. ex., esclerose múltipla). Ver discussão mais detalhada sobre a dor no Capítulo 9.

Convulsões

As convulsões resultam de descargas elétricas anormais no córtex cerebral, que, então, se manifestam como uma alteração na sensação, no comportamento, no movimento, na percepção ou na consciência. A alteração pode ser curta, como em um olhar fixo e vazio de apenas 1 segundo de duração, ou pode ser de maior duração, como uma crise tônico-clônica de grande mal, que pode durar vários minutos. A atividade convulsiva reflete a área do encéfalo afetada. As convulsões podem ocorrer como eventos isolados, conforme observado quando são induzidas por febre alta, abstinência de bebidas alcoólicas ou de substâncias ou por hipoglicemia. A convulsão também pode constituir o primeiro sinal evidente de uma lesão cerebral (Hickey & Strayer, 2020).

Tontura e vertigem

A tontura é uma sensação anormal de desequilíbrio ou movimento. É comum no indivíduo idoso e constitui uma queixa comum enfrentada por profissionais da saúde (Jarvis, 2020). A tontura pode ter uma variedade de etiologias, incluindo síndromes virais, clima quente, passeios de montanha-russa e infecções da orelha média, para citar apenas algumas. Uma dificuldade com que se defrontam os profissionais da saúde quando avaliam a tontura são os termos vagos e variados que os pacientes empregam para descrever essa sensação.

Cerca de 50% de todos os pacientes com tontura apresentam **vertigem**, que se refere à ilusão de movimento em que o indivíduo ou o ambiente são percebidos como estando em movimento, normalmente de rotação (Jarvis, 2020). Em geral, a vertigem constitui uma manifestação de disfunção vestibular. Pode ser intensa a ponto de resultar em desorientação espacial, tontura, perda do equilíbrio (cambalear), náuseas e vômitos.

Distúrbios visuais

Os defeitos visuais que fazem as pessoas procurar cuidados de saúde podem variar desde uma diminuição da acuidade visual associada ao envelhecimento até a ocorrência de cegueira súbita causada por glaucoma. A visão normal depende de vias visuais em funcionamento através da retina e do quiasma óptico e das radiações no córtex visual dos lobos occipitais. As lesões do próprio olho (p. ex., catarata), as lesões ao longo da via (p. ex., tumor) ou as lesões no córtex visual (p. ex., AVE) interferem na acuidade visual normal. As anormalidades do movimento ocular (como no nistagmo associado à esclerose múltipla) também podem comprometer a visão, causando diplopia ou visão dupla. Ver discussão mais detalhada sobre os distúrbios que afetam a visão no Capítulo 58.

Fraqueza muscular

A fraqueza muscular é manifestação comum de doença neurológica. Com frequência, coexiste com outros sintomas de doença e pode afetar uma variedade de músculos, causando ampla gama de incapacidades. A fraqueza pode ser súbita e permanente, como no AVE, ou pode ser progressiva, conforme observado em doenças neuromusculares, como a esclerose lateral amiotrófica. Qualquer grupo muscular pode ser afetado.

Sensação anormal

A sensação anormal é manifestação neurológica de doença do sistema nervoso tanto central quanto periférico. A alteração da sensação pode afetar pequenas ou grandes áreas do corpo. Com frequência, está associada a fraqueza ou dor e é potencialmente incapacitante. A ausência de sensação faz a pessoa correr risco de quedas e lesão.

História da saúde pregressa, dos antecedentes familiares e social

O enfermeiro pode indagar sobre qualquer história familiar de doenças genéticas (Boxe 60.1). Uma revisão da história médica, incluindo uma avaliação de cada sistema, constitui parte da anamnese. O enfermeiro deve estar atento para qualquer história de traumatismo ou quedas que possam ter envolvido a cabeça ou a medula espinal. Perguntas relacionadas com o consumo de bebidas alcoólicas, uso de medicamentos e drogas ilícitas também são relevantes. A parte da avaliação neurológica na anamnese é de importância crítica e, em muitos casos de doença neurológica, leva a um diagnóstico acurado.

Avaliação física

O exame neurológico é um processo sistemático, que inclui uma variedade de exames clínicos, observações e avaliações destinadas a avaliar o estado neurológico de um sistema complexo. Existem muitas escalas de classificação neurológica (Herndon, 2006), e algumas das mais comuns são discutidas neste capítulo.

O encéfalo e a medula espinal não podem ser examinados tão diretamente quanto outros sistemas do organismo. Por conseguinte, a maior parte do exame neurológico é uma avaliação indireta que verifica a função da parte ou de partes específicas do corpo controladas pelo sistema nervoso. A avaliação neurológica é dividida em cinco componentes: consciência e cognição, nervos cranianos, sistema motor, sistema sensorial e reflexos. Um ou mais componentes podem se tornar prioritários na avaliação, dependendo da condição do paciente. Por exemplo, as avaliações motoras, sensoriais e reflexas constituem a prioridade em pacientes com lesão espinal, ao passo que, no paciente comatoso, os nervos cranianos e o nível de consciência passam a constituir a prioridade.

Avaliação da consciência e da cognição

As anormalidades cerebrais podem causar distúrbios no estado mental, no funcionamento intelectual, no conteúdo do pensamento e no estado emocional. Além disso, pode haver alterações na capacidade de linguagem, bem como no estilo de vida. O examinador também deve estar atento para o nível global de consciência do paciente e para quaisquer alterações com o decorrer do tempo (Posner et al., 2019).

O examinador registra e relata observações específicas sobre o estado mental, a função intelectual, o conteúdo do pensamento e o estado emocional, todos os quais possibilitam uma comparação com outras pessoas ao longo do tempo. As alterações devem ser descritas em termos específicos e sem julgamento. Deve-se evitar o uso de termos como "inapropriado"

> **Boxe 60.1 GENÉTICA NA PRÁTICA DE ENFERMAGEM**
> **Distúrbios neurológicos**
>
> Vários distúrbios neurológicos estão associados a anormalidades genéticas. O comprometimento neurológico é observado em muitas outras doenças genéticas. Alguns exemplos são apresentados a seguir.
>
> Herança autossômica dominante:
>
> - Arteriopatia cerebral
> - Distrofias miotônicas
> - Doença de Alzheimer familiar
> - Doença de Huntington
> - Neurofibromatose
> - Síndrome de Von Hippel-Lindau.
>
> Autossômica recessiva:
>
> - Ataxia de Friedreich
> - Disautonomia familiar
> - Doença de Canavan.
>
> Ligados ao X:
>
> - Distrofia muscular de Duchenne
> - Síndrome do X frágil.
>
> O padrão de herança não é distinto; contudo, existe uma predisposição genética à doença:
>
> - Defeitos no tubo neural (p. ex., espinha bífida, anencefalia)
> - Doença de Parkinson
> - Epilepsia
> - Esclerose lateral amiotrófica (ELA)
> - Síndrome de Tourette.
>
> Outros distúrbios genéticos que também afetam o sistema neurológico:
>
> - Complexo esclerose tuberosa
> - Doença bipolar
> - Doença de Tay-Sachs
> - Esquizofrenia
> - Fenilcetonúria (FCU)
> - Síndrome de Down.
>
> **Avaliações de enfermagem**
>
> Ver Capítulo 4, Boxe 4.2, Genética na prática de enfermagem: Aspectos genéticos da avaliação de saúde.
>
> **Avaliação da história familiar específica aos distúrbios neurológicos**
>
> - Avaliar se há outros familiares afetados de modo semelhante com comprometimento neurológico
> - Perguntar sobre a idade de início (p. ex., presente ao nascimento – espinha bífida; desenvolvimento na infância – distrofia muscular de Duchenne; desenvolvimento na idade adulta – doença de Huntington, doença de Alzheimer, ELA)
> - Perguntar sobre a presença de condições relacionadas, como deficiência intelectual ou deficiências de aprendizagem (neurofibromatose tipo 1).
>
> **Avaliação do paciente**
>
> - Pesquisar a presença de outras manifestações físicas sugestivas de distúrbio genético subjacente, como as lesões cutâneas observadas na neurofibromatose (manchas café com leite)
> - Avaliar o tempo de atenção e a presença de hiperatividade ou comportamento retraído
> - Avaliar outras anormalidades congênitas (p. ex., cardíacas, oculares)
> - Inspecionar em relação à presença de sardas nas áreas axilar ou inguinal
> - Avaliar em relação à presença de movimento descoordenado de membros, espasmos musculares ou história de convulsões
> - Avaliar em relação ao tônus muscular inadequado ou hiperativo
> - Avaliar em relação a episódios de esquecimento ou alterações não características no comportamento ou no humor
> - Inspecionar em relação a características faciais desproporcionais (síndrome do cromossomo X frágil ou de Down)
> - Observar em relação à presença de "tiques" ou movimento corporal descontrolado
> - Indagar a respeito da história de convulsões ou traumatismo craniano.
>
> **Recursos sobre genética**
>
> Epilepsy Foundation, www.epilepsy.com/learn/diagnosis/genetic-testing
> Huntington's Disease Society of America, hdsa.org
> Muscular Dystrophy Association, www.mda.org
> Ver no Capítulo 6, Boxe 6.7, os componentes do aconselhamento genético.

ou "demente", visto que eles, com frequência, significam coisas diferentes para pessoas distintas e, portanto, não são úteis quando se descreve um comportamento. A análise e as conclusões que podem ser deduzidas desses achados normalmente dependem do conhecimento do examinador sobre a neuroanatomia, a neurofisiologia e a neuropatologia.

Estado mental

A avaliação do estado mental começa pela observação do aspecto e do comportamento do paciente, observando-se a roupa, o cuidado em arrumar-se e a higiene pessoal. A postura, os gestos, os movimentos e as expressões faciais com frequência fornecem informações importantes sobre o paciente. O paciente parece estar consciente e interage com o ambiente?

A avaliação da orientação quanto ao tempo, ao espaço e à pessoa ajuda no exame do estado mental. O paciente sabe que dia é hoje, em que ano se encontra e o nome do presidente do país? O paciente está ciente de onde se encontra? O paciente sabe quem é o examinador e qual é o propósito de sua presença na sala? A avaliação da memória imediata e remota também é importante. A capacidade da memória imediata do paciente está intacta?

Função intelectual

Uma pessoa com quociente de inteligência (QI) médio pode repetir sete dígitos sem hesitar e pode recitar cinco dígitos de trás para a frente. O examinador pode pedir ao paciente que conte de trás para a frente de 100 em diante ou que subtraia 7 de 100 e, em seguida, 7 do resultado, e assim por diante (designado como os 7 seriados). A capacidade de interpretar provérbios bem conhecidos testa o raciocínio abstrato, que é uma função intelectual superior – por exemplo, o paciente sabe o que quer dizer "mais vale prevenir do que remediar"? A função intelectual do paciente com lesão do córtex frontal parece intacta até que um ou mais testes de capacidade intelectual sejam realizados. As perguntas que visam avaliar essa capacidade poderiam incluir a capacidade de reconhecer semelhanças – por exemplo, em que um camundongo e um cão ou uma caneta e um lápis se assemelham? O paciente pode fazer julgamento sobre situações – por exemplo, se o paciente chega em casa sem a chave, quais são as alternativas?

Conteúdo do pensamento

Durante a entrevista, é importante avaliar o conteúdo do pensamento do paciente. Os pensamentos do paciente são espontâneos, naturais, claros, relevantes e coerentes? O paciente tem qualquer ideia fixa, ilusões ou preocupações? Qual é o discernimento que ele tem nesses pensamentos? Preocupação com a morte ou eventos mórbidos, alucinações e ideias paranoides são exemplos de pensamentos ou percepções incomuns que exigem maior avaliação.

Estado emocional

A avaliação da consciência e da cognição também inclui o estado emocional do paciente. O afeto do paciente (manifestação externa do humor) é natural e uniforme, ou é irritável e raivoso, ansioso, apático ou embotado ou eufórico? O humor dele flutua normalmente, ou ele passa imprevisivelmente da alegria para a tristeza durante a entrevista? O afeto é apropriado para as palavras e o conteúdo do pensamento? As comunicações verbais são compatíveis com as dicas não verbais?

Capacidade de linguagem

O indivíduo com função neurológica normal pode compreender e comunicar-se na linguagem falada e escrita. O paciente responde adequadamente às perguntas? Ele pode ler uma frase de um jornal e explicar seu significado? O paciente pode escrever o próprio nome ou copiar uma figura simples que o examinador desenhou? A ocorrência de uma deficiência na função da linguagem é denominada *afasia*. Os diferentes tipos de afasia resultam da ocorrência de lesão em diferentes partes do encéfalo (Tabela 60.5). Ver discussão detalhada sobre a afasia no Capítulo 62.

Impacto sobre o estilo de vida

O enfermeiro avalia o impacto que qualquer comprometimento possa ter sobre o estilo de vida do paciente. As questões a serem consideradas incluem as limitações impostas por qualquer déficit cognitivo ao paciente e o papel do paciente na sociedade, incluindo os papéis desempenhados na família e na comunidade. O plano de cuidado que o enfermeiro desenvolve precisa abordar e apoiar a adaptação ao déficit neurológico e a função continuada, na medida do possível, dentro do sistema de apoio do paciente.

Nível de consciência

A consciência refere-se ao estado de vigília do paciente e à sua capacidade de responder ao ambiente. O nível de consciência constitui o indicador mais sensível da função neurológica. Para avaliar o nível de consciência, o examinador verifica o nível de alerta do paciente e a sua capacidade de obedecer a comandos.

Se o paciente não estiver alerta ou não for capaz de acatar comandos, o examinador observa a abertura dos olhos, a resposta verbal e a resposta motora a estímulos (se houver) e o tipo de estímulo necessário para obter uma resposta. Os estímulos nocivos devem ser usados em primeiro lugar; em seguida, se não for notada nenhuma resposta, são utilizados os estímulos dolorosos. No paciente com nível de consciência diminuído, as funções motoras e dos nervos cranianos passam a constituir a prioridade na avaliação, visto que a presença de anormalidades pode indicar a área de comprometimento na ausência de responsividade. Ver discussão mais detalhada sobre as alterações no nível de consciência no Capítulo 61.

> **Desfechos clínicos de histórias de pacientes: Marilyn Hughes • Parte 2**
>
>
>
> Lembre-se de Marilyn Hughes, do Capítulo 37, que se dirigiu ao hospital após ter sofrido uma queda da escada. Ela apresentou uma fratura em terço médio de tíbia e fíbula esquerdas, que necessita de cirurgia. O marido dela informa ao enfermeiro que, na queda, ela também bateu a cabeça e não respondeu a ele durante um breve período. Descreva a avaliação neurológica realizada pelo enfermeiro. Por que o enfermeiro imediatamente relatou essa informação à equipe de profissionais de saúde?

Exame dos nervos cranianos

Os nervos cranianos são avaliados quando o nível de consciência está diminuído, na presença de patologia do tronco encefálico ou em caso de doença do sistema nervoso periférico (Weber & Kelley, 2018). As funções dos nervos cranianos direitos e esquerdos são comparadas durante todo o exame.

Ver, na Tabela 60.2, os métodos de exame dos nervos cranianos.

Exame do sistema motor
Habilidade motora

Um exame completo do sistema motor deve incluir uma avaliação do tamanho e do tônus musculares, bem como da força, da coordenação e do equilíbrio. O paciente é instruído a caminhar pela sala, se possível, enquanto o examinador observa a postura e a marcha dele. Os músculos são inspecionados e palpados, quando necessário, para avaliar seu tamanho e sua simetria. Qualquer sinal de atrofia ou movimentos involuntários (tremores, tiques) é anotado. O tônus muscular (*i. e.*, a tensão presente em determinado músculo em repouso) é avaliado por meio de palpação de vários grupos musculares em repouso e durante o movimento passivo. A resistência a esses movimentos é avaliada e documentada. As anormalidades do tônus incluem **espasticidade** (aumento do tônus muscular), **rigidez** (resistência ao estiramento passivo) e flacidez.

Força muscular

A avaliação da capacidade de flexão ou extensão dos membros contra a resistência testa a força muscular do paciente. A função de determinado músculo ou de um grupo de músculos é avaliada colocando-se o músculo em desvantagem. Por exemplo, o quadríceps é um músculo poderoso responsável pela extensão da perna. Uma vez estendida a perna, é extremamente difícil que o examinador consiga flexionar o joelho. Quando o joelho está flexionado e o paciente é solicitado a estender a perna contra a resistência, a fraqueza pode ser desencadeada. A avaliação da força muscular compara os lados do corpo entre si. Por exemplo, o membro superior direito é comparado com o

TABELA 60.5 Tipos de afasia e região do encéfalo envolvida.

Tipo de afasia	Área do encéfalo envolvida
Auditiva receptiva	Lobo temporal
Visual receptiva	Área parietoccipital
Expressiva da fala	Áreas frontais inferior e posterior
Expressiva da escrita	Área frontal posterior

Adaptada de Norris, T. L. (2019). *Porth's pathophysiology: Concepts of altered health state* (10th ed.). Philadelphia, PA: Wolters Kluwer.

membro superior esquerdo. As diferenças sutis na força podem ser avaliadas testando-se se há desvio. Por exemplo, ambos os braços são estendidos à frente do paciente, com as palmas para cima; o desvio é observado como a pronação da palma, indicando uma fraqueza sutil que pode não ter sido detectada no exame de resistência.

Os médicos utilizam uma escala de cinco pontos para avaliar a força muscular. Nessa escala, 5 indica força total de contração contra a gravidade e a resistência ou força muscular normal; 4 indica força contra a gravidade razoável, porém não completa, e um grau moderado de resistência ou ligeira fraqueza; 3 indica força apenas suficiente para superar a força da gravidade ou fraqueza moderada; 2 indica a capacidade de se mover, mas não de superar a força da gravidade ou uma fraqueza grave; 1 indica força contrátil mínima (pode-se palpar uma contração muscular fraca, porém não se observa movimento algum) ou fraqueza muito grave; e 0 indica ausência de movimento (Jarvis, 2020).

Alerta de domínio de conceito

Quando se registra a força muscular, utiliza-se uma figura em bastão como meio preciso para documentar os achados. A escala de cinco pontos é utilizada para classificar e registrar as forças distal e proximal nos membros tanto superiores quanto inferiores. A Figura 60.12 fornece mais detalhes.

A avaliação da força muscular pode ser detalhada, quando necessário. Pode-se testar rapidamente a força dos músculos proximais dos membros superiores e inferiores, sempre avaliando ambos os lados e comparando um lado com o outro. Em seguida, pode-se avaliar a força dos músculos dos movimentos mais finos que controlam a função da mão (preensão manual) e do pé (dorsiflexão e flexão plantar).

Equilíbrio e coordenação

A influência do cerebelo e dos núcleos da base sobre o sistema motor reflete-se no controle do equilíbrio e na coordenação. A coordenação das mãos e dos membros superiores é testada ao se solicitar ao paciente que realize movimentos rápidos e alternados e testando ponto a ponto. Em primeiro lugar, o paciente é instruído a dar tapinhas em sua coxa o mais rápido possível com cada uma das mãos, separadamente. Em seguida, o paciente é instruído a efetuar alternadamente e o mais rápido possível a pronação e a supinação da mão. Por fim, o paciente é solicitado a tocar cada um dos dedos com o polegar em um movimento consecutivo. Observam-se a velocidade, a simetria e o grau de dificuldade. O teste do ponto a ponto é realizado solicitando-se ao paciente que toque o dedo estendido do examinador e, em seguida, o próprio nariz. Isso é repetido várias vezes.

A coordenação dos membros inferiores é testada solicitando-se ao paciente que passe o calcanhar descendo pela face anterior da tíbia da outra perna. Cada perna é testada separadamente. A **ataxia** refere-se à ausência de coordenação da ação muscular voluntária, particularmente dos grupos musculares usados em atividades como caminhar ou alcançar objetos. Os tremores (movimentos involuntários rítmicos), que são observados em repouso ou durante o movimento, sugerem que haja um problema nas áreas anatômicas responsáveis pelo equilíbrio e pela coordenação.

O **teste de Romberg** é um exame de avaliação para o equilíbrio, que pode ser realizado com o paciente sentado ou em pé. O paciente pode ficar sentado ou de pé com os pés juntos e os braços ao lado do corpo, primeiro com os olhos abertos e, em seguida, com ambos os olhos fechados durante 20 segundos (Weber & Kelley, 2018). O examinador fica próximo do paciente para segurá-lo se ele começar a cair. É normal a observação de uma leve oscilação; todavia, a perda do equilíbrio é anormal e considerada como teste de Romberg positivo. Outros testes cerebelares para o equilíbrio no paciente ambulatorial incluem saltar no mesmo lugar, dobrar os joelhos alternadamente e caminhar com calcanhar-dedos dos pés (para a frente e para trás).

Exame do sistema sensorial

O sistema sensorial é ainda mais complexo do que o sistema motor, visto que as modalidades sensoriais estão mais disseminadas pelos sistemas nervosos central e periférico. O exame sensorial é, em grande parte, subjetivo e exige a cooperação do paciente. O examinador deve estar familiarizado com os dermátomos, que representam a distribuição dos nervos periféricos que se originam da medula espinal (ver Figura 60.9) (Jarvis, 2020).

A avaliação do sistema sensorial envolve testes para sensação tátil, dor superficial, temperatura, vibração e sentido de posição (propriocepção). Durante a avaliação sensorial, os olhos do paciente ficam fechados. Instruções simples e a tranquilização de que o examinador não irá machucá-lo nem assustá-lo incentivam o paciente a cooperar.

A sensação tátil é avaliada tocando-se levemente um chumaço de algodão ou a ponta do dedo em áreas correspondentes de cada lado do corpo. A sensibilidade das partes proximais dos membros é comparada com a das partes distais, e são comparados os lados direito e esquerdo.

As sensações de dor e de temperatura são transmitidas juntas na parte lateral da medula espinal, de modo que não há necessidade de testar a sensação de temperatura na maioria das circunstâncias. A determinação da sensibilidade do paciente a um objeto pontiagudo pode avaliar a percepção de dor superficial. Entretanto, a avaliação da sensação de dor é normalmente reservada para pacientes que não respondem ou que não podem discriminar a estimulação com o toque.

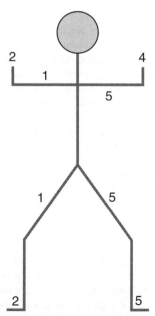

Figura 60.12 • Pode-se utilizar uma figura em bastão para o registro da força muscular.

O paciente é solicitado a diferenciar entre a ponta pontiaguda e a ponta romba de um *swab* de algodão ou de um abaixador de língua de madeira quebrado; o uso de um alfinete de segurança não é aconselhável, visto que ele rompe a integridade da pele. Tanto o lado pontiagudo quanto o lado rombo do objeto são aplicados com igual intensidade todas as vezes, e os dois lados são comparados. No paciente com alteração do nível de consciência, pode ser necessário utilizar métodos alternativos de avaliação da dor (Poulsen, Brix, Andersen et al., 2016).

A vibração e a propriocepção são transmitidas juntas na parte posterior da medula espinal. A vibração pode ser avaliada pelo uso de um diapasão de baixa frequência (de 128 a 256 Hz). O cabo do diapasão é colocado contra uma proeminência óssea, e pergunta-se ao paciente se ele sente algo; então, ele é instruído a sinalizar ao examinador quando a sensação cessa. As localizações comuns utilizadas para testar o sentido vibratório incluem a articulação distal do hálux e a articulação proximal do polegar. Se o paciente não perceber as vibrações nas proeminências ósseas distais, o examinador progride para cima com o diapasão até que o paciente perceba as vibrações. À semelhança de todas as medidas de sensação, deve-se comparar um lado com o outro.

O sentido de posição ou de propriocepção pode ser determinado solicitando-se ao paciente que feche ambos os olhos e indique, ao mover o hálux ou o indicador alternadamente para cima e para baixo, em que direção ocorreu o movimento. Os sentidos de vibração e de posição são frequentemente perdidos juntos, muitas vezes em circunstâncias em que todas as outras sensações permanecem intactas.

A integração da sensação no encéfalo é avaliada testando-se a discriminação de dois pontos. Quando o paciente é tocado simultaneamente com dois objetos pontiagudos, eles são percebidos como dois ou como um? Quando tocado simultaneamente em lados opostos do corpo, o paciente normalmente deve relatar que está sendo tocado em dois locais. Se apenas um local for relatado, aquele que não está sendo reconhecido demonstra extinção. Outro teste de capacidade sensorial cortical superior é a identificação tátil. O paciente é instruído a fechar ambos os olhos e a identificar um objeto (p. ex., chave, moeda) que é colocado em uma das mãos do examinador; a incapacidade de identificar um objeto pelo tato é conhecida como agnosia tátil ou astereognosia. A **agnosia** refere-se à perda geral da capacidade de reconhecer objetos por meio de um sistema sensorial específico. O paciente também pode ser apresentado a um objeto familiar e solicitado a identificá-lo pelo nome; a incapacidade de identificar um objeto visualizado é conhecida como agnosia visual. Cada uma dessas disfunções envolve uma parte diferente do encéfalo (Tabela 60.6).

Há diminuição ou ausência de sensações com problemas em qualquer ponto ao longo da via sensitiva. Os déficits sensoriais resultantes de neuropatia periférica ou de lesão da medula espinal acompanham os dermátomos anatômicos. As lesões destrutivas do encéfalo podem afetar a sensação em todo um lado do corpo. O AVE que acomete parte do córtex sensorial produzirá alteração da discriminação sensorial.

Exame dos reflexos

Os reflexos são contrações involuntárias dos músculos ou de grupos musculares em resposta a determinado estímulo. Eles são classificados como tendinosos, superficiais ou patológicos. O teste dos reflexos possibilita ao examinador avaliar os arcos reflexos involuntários, que dependem da presença de receptores aos estiramentos aferentes, sinapses espinais ou do tronco encefálico, fibras motoras eferentes e uma variedade de influências modificadoras de níveis superiores.

Reflexos tendinosos profundos

Utiliza-se um martelo de reflexo para evocar um reflexo tendinoso profundo. Deve-se segurar frouxamente o cabo do martelo entre o polegar e o indicador, possibilitando, assim, um movimento de balanço completo. O movimento do punho assemelha-se àquele usado durante a percussão. O membro é posicionado de modo que o tendão esteja ligeiramente em extensão. Isso requer conhecimento sólido da localização dos músculos e das inserções de seus tendões. O tendão é, então, percutido rapidamente (Figura 60.13), e a resposta é comparada com a obtida do lado oposto do corpo. Uma ampla variação na resposta reflexa pode ser considerada normal; entretanto, é mais importante que os reflexos sejam simetricamente equivalentes. Quando a comparação é feita, ambos os lados devem estar relaxados de modo equivalente, e cada tendão deve ser percutido com igual força.

Os achados válidos dependem de vários fatores: o uso correto do martelo de reflexo, o posicionamento certo do membro e paciente relaxado (Jarvis, 2020). Se os reflexos estiverem simetricamente diminuídos ou ausentes, o examinador pode utilizar a contração isométrica de outros grupos musculares para aumentar a atividade reflexa. Por exemplo, se os reflexos do membro inferior estiverem diminuídos ou ausentes, o paciente é instruído a entrelaçar os dedos e a puxá-los em sentidos opostos. Solicitar ao paciente que cerre a mandíbula ou pressione os calcanhares contra o solo ou contra a mesa de exame pode, de modo semelhante, evocar reflexos mais confiáveis dos músculos bíceps, tríceps e braquiorradial.

A ausência de reflexos é significativa, embora os reflexos do tornozelo (reflexo aquileu) possam estar normalmente ausentes nos idosos. Com frequência, as respostas reflexas tendinosas profundas são classificadas em uma escala de 0 a 4+, em que 2+ é considerado normal (Boxe 60.2), porém as classificações por escala são altamente subjetivas. Os achados podem ser registrados como fração, indicando a amplitude da escala (p. ex., 2/4). Alguns examinadores preferem o uso dos termos *presente*, *ausente* e *diminuído* quando descrevem os reflexos. À semelhança do registro da força muscular, pode-se utilizar uma figura em bastão para registrar os achados numéricos.

Reflexo bicipital

O reflexo bicipital é produzido pela percussão do tendão do músculo bíceps braquial com o cotovelo em ligeira flexão (ver Figura 60.13A). O examinador sustenta o antebraço no cotovelo com um dos braços, enquanto posiciona o polegar contra o tendão e percute o polegar com o martelo de reflexo. A resposta normal consiste em flexão no cotovelo e contração do bíceps.

TABELA 60.6	Tipos de agnosia e locais correspondentes das lesões.
Tipo de agnosia	Área afetada do cérebro
Visual	Lobo occipital
Auditiva	Lobo temporal (partes lateral e superior)
Tátil	Lobo parietal
Partes do corpo e suas relações	Lobo parietal (regiões posteroinferiores)

Adaptada de Norris, T. L. (2019). *Porth's pathophysiology: Concepts of altered health state* (10th ed.). Philadelphia, PA: Wolters Kluwer.

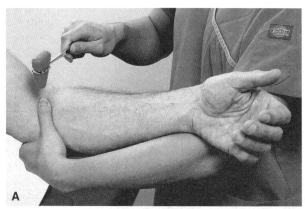
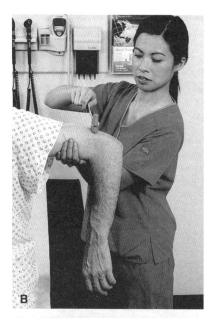
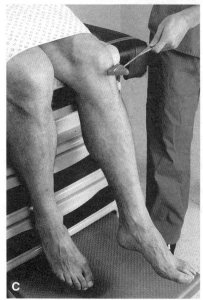
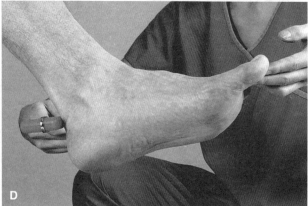

Figura 60.13 • Técnicas para desencadear os principais reflexos. **A.** Desencadeamento do reflexo bicipital. **B.** Desencadeamento do reflexo tricipital. **C.** Desencadeamento do reflexo patelar. **D.** Desencadeamento do reflexo aquileu. Partes **A** a **D** reimpressas, com autorização, de Weber, J. & Kelley, J. (2018). *Health assessment in nursing* (6th ed., Figs. 25-31, 25-32, 25-33A, 25-34A). Philadelphia, PA: Lippincott Williams & Wilkins.

Reflexo tricipital

Para produzir um reflexo do músculo tríceps, o braço do paciente é flexionado no cotovelo e pende livremente do lado. O examinador sustenta o braço do paciente e identifica o tendão do tríceps, palpando 2,5 a 5 cm acima do cotovelo. Uma percussão direta sobre o tendão (Figura 60.13B) normalmente produz contração do músculo tríceps e extensão do cotovelo.

Reflexo braquiorradial

Com o antebraço do paciente repousando sobre o colo ou cruzando o abdome, o reflexo braquiorradial é avaliado. Uma percussão suave com o martelo, 2,5 a 5 cm acima do punho, resulta em flexão e supinação do antebraço (Jarvis, 2020).

Reflexo patelar

O reflexo patelar é desencadeado pela percussão do tendão patelar exatamente abaixo da patela. O paciente pode estar em posição sentada ou em decúbito. Se o paciente estiver em decúbito dorsal, o examinador apoia as pernas para facilitar o relaxamento dos músculos (Figura 60.13C). As contrações do músculo quadríceps femoral e a extensão do joelho são as respostas normais.

Reflexo aquileu

Para produzir o reflexo aquileu, coloca-se o pé em dorsiflexão no tornozelo, e o martelo é percutido no tendão de Aquiles estendido (Figura 60.13D). Esse reflexo produz normalmente a flexão plantar. Quando o examinador não consegue produzir o reflexo aquileu e suspeita de que o paciente não possa relaxar, este é instruído a se ajoelhar em uma cadeira ou superfície plana elevada semelhante. Essa posição coloca os tornozelos em dorsiflexão e reduz qualquer tensão muscular no gastrocnêmio. Os tendões de Aquiles são percutidos um de cada vez, e demonstra-se normalmente a ocorrência de flexão plantar (Jarvis, 2020).

Clônus

Quando os reflexos são hiperativos, pode-se desencadear um movimento denominado **clônus**. Se o pé for colocado

Boxe 60.2 Registro dos reflexos

Os reflexos tendinosos profundos são graduados em uma escala de 0 a 4:

0 Nenhuma resposta
1+ Diminuídos (hipoativos)
2+ Normais
3+ Aumentados (podem ser interpretados como normais)
4+ Hiperativos (hiper-reflexia)

As respostas tendinosas profundas e os reflexos plantares são comumente registrados em figuras em bastão. A seta aponta para baixo se a resposta plantar for normal e para cima se a resposta for anormal.

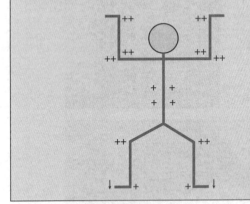

abruptamente em dorsiflexão, ele pode continuar "batendo" duas ou três vezes antes de parar em uma posição de repouso. Em certas ocasiões, na presença de doença do SNC, essa atividade persistirá, e o pé não entrará em repouso enquanto o tendão estiver sendo estendido, mas sim persistirá em atividade repetitiva. O clônus não sustentado associado a reflexos normais, porém hiperativos, não é considerado patológico. O clônus sustentado sempre indica a presença de doença do SNC e exige avaliação mais detalhada.

Reflexos superficiais

Os principais reflexos superficiais incluem os reflexos córneo, palpebral, do vômito, abdominal superior/inferior, cremastérico (apenas em homens) e perianal. Esses reflexos recebem graduações diferentes dos reflexos motores e são indicados como presentes (+) ou ausentes (−). Destes, apenas os reflexos córneo, do vômito e plantar costumam ser testados.

O reflexo córneo é testado cuidadosamente utilizando-se um chumaço de algodão limpo e tocando de leve o canto externo de cada olho sobre a esclera. O reflexo está presente se a ação desencadear uma piscada. O AVE ou a lesão cerebral podem resultar em perda desse reflexo, unilateral ou bilateralmente. A perda desse reflexo indica a necessidade de proteção ocular e de possível lubrificação para evitar qualquer lesão à córnea.

O reflexo do vômito é desencadeado por toque delicado na porção posterior da faringe com um aplicador com ponta de algodão, primeiramente em um dos lados da úvula e, em seguida, do outro lado. A resposta positiva consiste em elevação igual da úvula e "engasgo" com a estimulação. A ausência de resposta em um ou em ambos os lados pode ser observada após a ocorrência de AVE e exige avaliação cuidadosa, bem como tratamento da consequente disfunção da deglutição, a fim de evitar a aspiração de alimentos e líquidos.

Reflexos patológicos

Os reflexos patológicos são observados na presença de doença neurológica; com frequência, representam o retorno de reflexos mais precoces, que desaparecem com a maturidade do sistema nervoso. Um reflexo patológico indicador de doença do SNC que afeta o trato corticospinal é o **reflexo (sinal) de Babinski**. No indivíduo com integridade do SNC, se a face lateral da planta do pé for percutida, os dedos dos pés contraem-se e retraem-se juntos. Todavia, no indivíduo que apresenta doença do SNC que afeta o sistema motor, os dedos dos pés abrem-se em leque e são estendidos para trás (Jarvis, 2020). Isso é normal nos recém-nascidos, porém representa uma grave anormalidade nos adultos. Outros reflexos patológicos em adultos incluem os reflexos de sucção (movimentos de sucção em resposta ao toque dos lábios), de protrusão labial (lábios que se projetam em resposta ao toque dos lábios), palmar (preensão em resposta à percussão da palma) e palmomentual (contração do músculo facial em resposta à estimulação da eminência tênar próximo do polegar). Com frequência, esses reflexos indicam degeneração progressiva do sistema nervoso (Klein & Stewart-Amidei, 2017).

Considerações gerontológicas

Durante o processo normal de envelhecimento, o sistema nervoso sofre muitas alterações e torna-se mais vulnerável à doença. As alterações do sistema nervoso relacionadas com a idade variam quanto ao seu grau e precisam ser diferenciadas daquelas causadas por doença. É importante que os profissionais da saúde não atribuam uma anormalidade ou disfunção ao processo de envelhecimento sem uma investigação apropriada. Por exemplo, embora força e agilidade diminuídas constituam parte normal do envelhecimento, a fraqueza localizada só pode ser atribuída à presença de doença.

Alterações estruturais e fisiológicas

À medida que o encéfalo envelhece, há perda de neurônios, levando à diminuição do número de sinapses e neurotransmissores. Isso resulta em alentecimento da condução nervosa e do tempo de resposta. O peso do encéfalo diminui, ao passo que o tamanho dos ventrículos aumenta para manter o volume craniano, levando à diminuição do volume do cérebro. Essas alterações do volume cerebral são aceleradas, mesmo em pessoas saudáveis, em pessoas com idade entre 60 e 70 anos (Battaglini, Gentile, Luchetti et al., 2019). O fluxo sanguíneo e o metabolismo cerebrais estão reduzidos, resultando em funções mentais mais lentas. A regulação da temperatura torna-se menos eficiente. No sistema nervoso periférico, ocorre perda da mielina, resultando em diminuição da velocidade de condução em alguns nervos. Os nervos visuais e auditivos degeneram-se, levando à perda da acuidade visual e da audição. Os botões gustativos sofrem atrofia, e as fibras das células nervosas no bulbo olfatório degeneram-se (Jarvis, 2020). As células nervosas no sistema vestibular da orelha interna, o cerebelo e as vias proprioceptivas também se degeneram, levando a dificuldades do equilíbrio. Os reflexos tendinosos profundos podem estar diminuídos ou, em alguns casos, ausentes. A função hipotalâmica é modificada, com consequente redução do sono de estágio IV. Observa-se alentecimento global das respostas do sistema nervoso autônomo. As respostas pupilares estão reduzidas ou podem não aparecer na presença de cataratas.

Alterações motoras

A redução do estímulo nervoso no músculo contribui para uma redução global da massa muscular, sendo a atrofia mais facilmente observada nas mãos. As alterações na função motora frequentemente resultam em diminuição da força e da agilidade, com aumento do tempo de reação. A marcha frequentemente torna-se mais lenta e com base mais ampla. Essas alterações podem criar dificuldades na manutenção do equilíbrio, predispondo o indivíduo a quedas.

Alterações sensoriais
A sensação tátil encontra-se embotada no indivíduo idoso, em consequência da redução do número de receptores sensoriais. Pode haver dificuldade na identificação de objetos pelo tato, visto que menos indícios táteis são recebidos das plantas dos pés, e o indivíduo pode confundir-se com a posição e a localização do corpo.

Ocorrem sensibilidade ao brilho, diminuição da visão periférica e campo visual reduzido em consequência da degeneração das vias visuais, resultando em desorientação, particularmente à noite, quando há pouca ou nenhuma luz no ambiente. Como o indivíduo idoso leva mais tempo para recuperar a sensibilidade visual quando passa de um ambiente claro para outro escuro, o uso de luzes noturnas e a arrumação dos móveis de maneira segura e familiar são essenciais.

A perda da audição pode contribuir para a confusão, a ansiedade, a desorientação, a interpretação errônea do ambiente, as sensações de inadequação e o isolamento social. A diminuição dos sentidos do paladar e do olfato pode contribuir para a perda de peso e o desinteresse pelo alimento. A redução do olfato pode representar um perigo para a segurança, visto que os indivíduos idosos que moram sozinhos podem não ser capazes de detectar vazamentos de gás ou incêndios domiciliares. Os detectores de fumaça e de monóxido de carbono – que são importantes em toda residência – são de importância crítica para os indivíduos idosos.

Regulação da temperatura e percepção da dor
O paciente idoso pode sentir frio mais facilmente do que calor e pode necessitar de cobertas adicionais quando está no leito; pode ser desejável manter uma temperatura ambiente um pouco mais elevada que a habitual. A reação a estímulos dolorosos pode estar reduzida com a idade. Como a dor é um importante sinal de alerta, deve-se ter cautela quando forem usadas compressas quentes ou frias. O paciente idoso pode sofrer queimadura ou geladura antes de perceber qualquer incômodo. As queixas de dor, como desconforto abdominal ou dor torácica, podem ser mais graves do que a percepção do paciente poderia indicar e, por conseguinte, exigem avaliação cuidadosa. Em idosos, duas síndromes de dor comuns que afetam o sistema neurológico são as neuropatias diabéticas e pós-herpéticas. Com frequência, elas ocorrem em virtude da alta taxa dessas condições de comorbidade em idosos. Ver discussão sobre neuropatia diabética no Capítulo 46.

Estado mental
Embora o tempo de processamento mental diminua com a idade, as capacidades de memória, linguagem e julgamento permanecem intactas. A alteração do estado mental nunca deve ser considerada como parte normal do envelhecimento. *Delirium* é um estado agudo de confusão mental que começa com desorientação e que, se não for reconhecido e tratado precocemente, pode evoluir para alterações do nível de consciência, danos encefálicos irreversíveis e, às vezes, morte. A idade avançada é um risco, mas o *delirium* também é observado em pacientes que apresentam lesão subjacente do SNC ou que estão apresentando uma condição aguda, como infecção, reação adversa a medicamentos ou desidratação. A intoxicação medicamentosa e a depressão podem provocar comprometimento da atenção e da memória e devem ser avaliadas como possível causa de alteração do estado mental. A avaliação com ferramenta de rastreamento validada resulta em aprimoramento da detecção do *delirium* (Smulter, Lingehall, Gustafson et al., 2019). O Confusion Assessment Method é uma ferramenta de rastreamento comumente usada (Inouye, van Dyck, Alessi et al., 1990). O *delirium* precisa ser diferenciado da demência, que se refere a uma deterioração crônica e irreversível do estado cognitivo. Ver discussão mais detalhada sobre *delirium* e demência no Capítulo 61, Tabela 61.4.

Implicações para a enfermagem
Os cuidados de enfermagem para pacientes com alterações do sistema nervoso relacionadas com a idade e para pacientes com incapacidade neurológica a longo prazo que estão envelhecendo devem incluir as modificações previamente descritas. Além disso, as consequências de qualquer déficit neurológico e o seu impacto sobre a função global, como as atividades da vida diária, o uso de dispositivos auxiliares e o enfrentamento individual, devem ser examinados e considerados no planejamento de cuidados ao paciente. O risco de queda precisa ser avaliado, e medidas de prevenção de quedas devem ser instituídas para o paciente hospitalizado, bem como para aquele em casa.

O enfermeiro precisa compreender as respostas alteradas e as necessidades alternativas do paciente idoso antes de fornecer orientação. Os déficits visuais e auditivos exigem adaptações em determinadas atividades, como instruções pré-operatórias, terapia com dieta e orientações sobre novos medicamentos. Ao utilizar materiais visuais para orientação ou escolha do cardápio, são utilizadas iluminação adequada sem brilho excessivo, cores contrastantes e letras grandes, para compensar as dificuldades visuais causadas pela rigidez e pela opacidade da lente no olho e pela reação mais lenta das pupilas. Os procedimentos e as preparações necessários para exames complementares são explicados, levando-se em consideração a possibilidade de comprometimento auditivo e de respostas mais lentas no indivíduo idoso. Mesmo com perda auditiva, o paciente idoso com frequência ouve de maneira adequada se o interlocutor utilizar uma voz clara e baixa; gritar somente dificulta a compreensão pelo paciente. O fornecimento de indicadores auditivos e visuais ajuda no entendimento; se o paciente tiver perda auditiva ou visual significativa, pode ser necessário o uso de dispositivos auxiliares, de um intérprete de linguagem de sinais, de um mediador ou de um tradutor.

O fornecimento de instruções sem pressa e com o uso de reforço aumenta o aprendizado e a retenção. O material deve ser curto, conciso e concreto. O vocabulário deve corresponder à capacidade do paciente, e os termos devem ser claramente definidos. O paciente idoso necessita de tempo adequado para receber os estímulos e responder a eles, aprender e reagir. Essas medidas possibilitam compreensão, memória e formação de associações e conceitos.

AVALIAÇÃO DIAGNÓSTICA

Pode-se utilizar uma ampla variedade de exames complementares em pacientes com alteração da função neurológica. O enfermeiro deve orientar o paciente sobre a finalidade, o que esperar e quaisquer efeitos colaterais possíveis relacionados com esses exames antes de sua realização. As mulheres na pré-menopausa são aconselhadas a praticar contracepção efetiva antes e durante vários dias após qualquer procedimento diagnóstico que utilize meio de contraste. As mulheres que amamentam são instruídas a suspender a amamentação pelo tempo recomendado pelo departamento de medicina nuclear (Pagana & Pagana, 2018). O enfermeiro deve registrar as tendências nos resultados, visto que eles fornecem informações sobre a evolução da doença e a resposta do paciente ao tratamento.

Tomografia computadorizada

A tomografia computadorizada (TC) utiliza um feixe estreito de raios X para examinar as partes do corpo em camadas sucessivas. As imagens fornecem vistas em corte transversal do encéfalo, distinguindo diferenças nas densidades teciduais do crânio, do córtex, das estruturas subcorticais e dos ventrículos. Pode-se administrar um agente de contraste intravenoso (IV) para realçar ainda mais as diferenças. O brilho de cada corte do encéfalo na imagem final é proporcional ao grau de absorção dos raios X. A imagem é exibida em um osciloscópio ou monitor de televisão e é fotografada e armazenada digitalmente (Fischbach & Fischbach, 2018). Em geral, a TC é realizada primeiramente sem material de contraste e, em seguida, com meio de contraste IV, quando necessário. O paciente deita-se em uma mesa ajustável, com a cabeça mantida em posição de repouso, enquanto o sistema de exame faz uma rotação em torno da cabeça e produz imagens em corte transversal. O paciente deve permanecer com a cabeça totalmente imóvel, sem conversar nem mover a face, visto que qualquer movimento da cabeça distorce a imagem. A TC é rápida e indolor e utiliza pequena quantidade de radiação para produzir imagens; apresenta alto grau de sensibilidade para a detecção de lesões.

As lesões cerebrais apresentam densidade tecidual diferente do tecido cerebral normal circundante. As anormalidades detectadas na TC do encéfalo incluem tumores ou outras massas, infarto, hemorragia, deslocamento dos ventrículos e atrofia cortical (Fischbach & Fischbach, 2018). A angiografia por TC possibilita a visualização dos vasos sanguíneos; em algumas situações, isso elimina a necessidade de angiografia formal. Os equipamentos de TC corporal total possibilitam a visualização de cortes transversais da medula espinal. A injeção de um agente de contraste iodado hidrossolúvel no espaço subaracnóideo por meio de punção lombar melhora a visualização do conteúdo espinal e intracraniano nessas imagens. A ressonância magnética (RM) e a TC substituíram, em grande parte, a mielografia como procedimento diagnóstico para estabelecer o diagnóstico de hérnia de disco lombar.

Intervenções de enfermagem

As intervenções de enfermagem essenciais consistem na preparação para o procedimento e no monitoramento do paciente. A preparação inclui orientar o paciente sobre a necessidade de permanecer deitado e imóvel durante todo o procedimento. Uma revisão das técnicas de relaxamento pode ser útil para os pacientes que apresentam claustrofobia. A sedação pode ser usada quando a agitação, a inquietação ou a confusão interferirem no exame bem-sucedido. O monitoramento contínuo do paciente durante a sedação é necessário. Se for administrado um agente de contraste, o paciente deve ser avaliado antes da TC quanto à alergia a iodo/frutos do mar, visto que o agente de contraste usado pode ser à base de iodo. A função renal também precisa ser avaliada, visto que o material de contraste é depurado pelos rins. Antes do exame, são necessários um acesso IV adequado para a injeção do meio de contraste e um período de jejum (em geral, 4 horas). Os pacientes que recebem um agente de contraste IV são monitorados durante e após o procedimento para possíveis reações alérgicas e alterações da função renal (Fischbach & Fischbach, 2018). A ingestão de líquido também é incentivada após a administração do meio de contraste IV para facilitar a sua depuração pelos rins.

Ressonância magnética

A RM utiliza um campo magnético poderoso para obter imagens de diferentes áreas do corpo. O campo magnético faz os núcleos de hidrogênio (prótons) no corpo do paciente se alinharem como pequenos magnetos em um campo magnético. Em combinação com pulsos de radiofrequência, os prótons emitem sinais, que são convertidos em imagens. A RM pode ser realizada com ou sem agente de contraste e pode identificar uma anormalidade cerebral mais precoce e claramente que outros exames complementares (Fischbach & Fischbach, 2018). A RM pode fornecer informações sobre as alterações químicas dentro das células, possibilitando ao médico monitorar a resposta de um tumor ao tratamento. A RM mostra-se particularmente útil no diagnóstico de tumor cerebral, AVE e esclerose múltipla e não envolve o uso de radiação ionizante. Um exame por RM completo pode levar 1 hora ou mais, de modo que seu uso em situações de emergência é limitado.

Várias aplicações da RM possibilitam a aquisição de imagens de fluxo sanguíneo e metabolismo cerebrais por meio de técnicas especiais de aquisição de imagens acrescentadas à RM. Essas técnicas incluem a aquisição de imagens ponderadas por difusão (DWI, do inglês *diffusion-weighted imaging*), imagens ponderadas por perfusão (PWI, do inglês *perfusion-weighted imaging*), espectroscopia por ressonância magnética e recuperação de inversão atenuada com líquido (FLAIR, do inglês *fluid-attenuated inversion recovery*) (Fischbach & Fischbach, 2018). A angiorressonância magnética (ARM) possibilita uma visualização separada da vascularização cerebral, sem a administração de um agente de contraste arterial. As imagens tanto da RM quanto da TC são usadas como ferramentas para planejar e direcionar a intervenção cirúrgica.

Intervenções de enfermagem

A preparação do paciente inclui orientar e obter uma anamnese adequada. As substâncias ferromagnéticas no corpo podem ser desalojadas pelo magneto, de modo que é preciso rever a história de trabalho com fragmentos metálicos. Os pacientes com qualquer tipo de dispositivo eletrônico implantável precisam ser examinados para determinar se é segura a realização de qualquer tipo de RM (Indik, Gimbel, Abe et al., 2017). O paciente é avaliado à procura de implantes contendo metal (p. ex., clipes de aneurisma, dispositivos ortopédicos, valvas cardíacas artificiais, dispositivos intrauterinos). Esses objetos podem apresentar mau funcionamento, podem ser desalojados ou aquecer à medida que absorvem energia. Os implantes cocleares são inativados pela RM; por conseguinte, outros procedimentos de imagem devem ser considerados. Uma lista completa de compatibilidade de metais pode ser encontrada nos *sites* dos fabricantes de RM.

Antes de o paciente entrar na sala em que será realizada a RM, todos os objetos metálicos e cartões de crédito (o campo magnético pode apagá-los) precisam ser removidos. Isso inclui adesivos de medicamentos que apresentam fundo metálico e fios de eletrodos metálicos, uma vez que podem causar queimaduras se não forem removidos (Fischbach & Fischbach, 2018). Nenhum objeto metálico poderá ser levado para a sala que é o local da RM; isso inclui tanques de oxigênio, suportes de soro, ventiladores ou até mesmo estetoscópios. O campo magnético produzido pela unidade é tão forte que qualquer objeto contendo metal será fortemente atraído e poderá literalmente ser puxado com tal força a ponto de voar como projétil em direção ao magneto. Existe um risco de lesão grave e morte. Além disso, pode ocorrer dano a um equipamento de alto custo.

> **Alerta de enfermagem: Qualidade e segurança**
>
> Para a segurança do paciente, o enfermeiro previne que qualquer equipamento ou dispositivo médico utilizado pelo paciente que contenha metal ou partes metálicas (p. ex., tanques de oxigênio portáteis, cadeiras de rodas) entrem na sala onde está localizado o equipamento de RM. O enfermeiro também avalia e remove quaisquer adesivos de medicamentos com fundos metálicos (como adesivos de nicotina), que podem causar uma queimadura durante a realização de um exame de RM.

Para a realização da RM, o paciente deita-se com a cabeça em uma plataforma horizontal, que é movida para dentro de um tubo contendo o magneto (Figura 60.14). O tubo é estreito, e pessoas com quadril largo podem não se ajustar dentro do aparelho. Os pacientes que não são capazes de se deitar por completo não conseguem tolerar a RM. O processo de aquisição de imagem é indolor, porém o paciente ouve ruídos altos, provenientes das bobinas magnéticas, enquanto o campo magnético está sendo pulsado. Os pacientes podem experimentar claustrofobia enquanto estão no interior do tubo estreito; nessas circunstâncias, pode-se prescrever sedação. As máquinas de RM "abertas" são menos claustrofóbicas que os outros equipamentos e estão disponíveis em muitos locais. Entretanto, as imagens produzidas por essas máquinas às vezes não são tão detalhadas, e os aparelhos tradicionais são preferidos para um diagnóstico acurado. O paciente pode ser instruído sobre o uso de técnicas de relaxamento durante a realização do exame. O paciente é informado de que poderá falar com a equipe durante o exame por meio de um microfone embutido no aparelho (Fischbach & Fischbach, 2018).

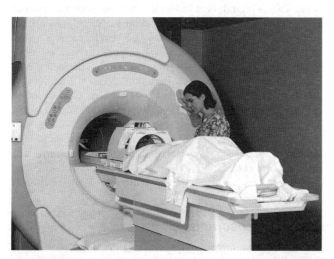

Figura 60.14 • Uma técnica explica o que o paciente deve esperar durante um procedimento de ressonância magnética.

Tomografia por emissão de pósitrons

A PET é uma técnica de aquisição de imagens computadorizada que produz imagens do funcionamento efetivo dos órgãos. O paciente inala um gás radioativo ou recebe uma injeção de uma substância radioativa que emite partículas de carga positiva. Quando esses pósitrons se combinam com os elétrons de carga negativa (normalmente encontrados nas células do corpo), os raios gama resultantes podem ser detectados por um aparelho que produz uma série de vistas bidimensionais em vários níveis do encéfalo. Essa informação é integrada por um computador e fornece uma imagem composta do encéfalo em ação.

A PET possibilita a medida do fluxo sanguíneo, da composição tecidual e do metabolismo do encéfalo e, por conseguinte, avalia indiretamente a função cerebral. O encéfalo é um dos órgãos mais metabolicamente ativos e consome 80% da glicose que o corpo utiliza (Hickey & Strayer, 2020). A PET mede essa atividade em áreas específicas do encéfalo e pode detectar alterações na utilização da glicose.

A PET é útil para revelar alterações metabólicas no encéfalo (doença de Alzheimer), localizar lesões (tumor cerebral, lesões epileptogênicas), identificar o fluxo sanguíneo e o metabolismo de oxigênio em pacientes com AVEs, distinguir um tumor de áreas de necrose e revelar anormalidades bioquímicas associadas à doença mental. Os isótopos usados apresentam meia-vida muito curta, e o custo de sua produção é elevado, exigindo um equipamento especializado para a produção. Os aprimoramentos no procedimento do exame e na produção dos isótopos, bem como o advento do reembolso pelos planos de saúde, aumentaram a aplicação clínica da PET.

Intervenções de enfermagem

As intervenções de enfermagem essenciais incluem a preparação do paciente, que envolve a explicação do exame e a orientação do paciente sobre as técnicas de inalação e as sensações que podem ocorrer (p. ex., tontura, vertigem, cefaleia). A injeção IV da substância radioativa produz efeitos colaterais semelhantes. Os exercícios de relaxamento podem reduzir a ansiedade durante o exame.

Tomografia computadorizada por emissão de fóton único

A tomografia computadorizada por emissão de fóton único (SPECT) é uma técnica de imagem tridimensional que utiliza radionuclídeos e instrumentos para detectar fótons únicos. Trata-se de um exame de perfusão que captura um momento do fluxo sanguíneo cerebral por ocasião da injeção de um radionuclídeo. Os fótons gama são emitidos de um agente radiofarmacêutico administrado ao paciente e são detectados por uma ou mais câmeras gama rotatórias; a imagem é enviada a um minicomputador. Essa abordagem possibilita a visualização de áreas situadas atrás de estruturas sobrejacentes ou de fundo, aumentando acentuadamente o contraste entre o tecido normal e o tecido anormal. Seu custo é relativamente baixo, e a duração assemelha-se à de um exame por TC.

A SPECT mostra-se útil para detectar a extensão e a localização de áreas do encéfalo com perfusão anormal, possibilitando, assim, a detecção, a localização e a determinação do tamanho de AVEs (antes de serem visíveis na TC), a localização de focos convulsivos na epilepsia, a detecção de progressão tumoral (Fischbach & Fischbach, 2018) e a avaliação da perfusão antes e depois de procedimentos neurocirúrgicos.

Intervenções de enfermagem

As intervenções de enfermagem para a SPECT consistem principalmente na preparação e no monitoramento do paciente. O fornecimento de orientação sobre o que esperar antes do exame pode aliviar a ansiedade e garantir a cooperação do paciente durante o exame. A gravidez e o aleitamento constituem contraindicações para a SPECT.

O enfermeiro pode precisar acompanhar e monitorar o paciente durante o transporte ao serviço de medicina nuclear para o exame. Os pacientes são monitorados durante e após o procedimento quanto a reações alérgicas ao agente radiofarmacêutico.

Angiografia cerebral

A angiografia cerebral é um exame radiológico da circulação cerebral com injeção de um agente de contraste em uma artéria selecionada. Trata-se de um valioso instrumento para a investigação de doença ou anomalias vasculares. É usada para determinar a permeabilidade dos vasos, identificar a presença de circulação colateral e oferecer detalhes sobre anomalias vasculares que podem ser usados no planejamento de intervenções. Com o advento de outras técnicas de imagens, a angiografia cerebral formal é realizada com menos frequência.

Os angiogramas cerebrais são realizados por meio de introdução de um cateter através da veia femoral na virilha ou da artéria radial no punho, que é avançado até o vaso desejado. Como alternativa, pode-se efetuar uma punção direta da artéria carótida. As imagens radiográficas são obtidas quando o agente de contraste flui pelos vasos; os sistemas das artérias carótidas e vertebrais são visualizados, assim como a drenagem venosa. O acesso arterial também pode ser usado para procedimentos de intervenção, como a colocação de molas em um aneurisma ou malformação arteriovenosa.

Intervenções de enfermagem

Antes da angiografia, os níveis sanguíneos de ureia e de creatinina do paciente devem ser verificados para garantir que os rins serão capazes de excretar o agente de contraste. O paciente deve estar bem hidratado, e o consumo de líquidos leves é normalmente permitido até o momento do exame. O paciente é instruído a urinar imediatamente antes do exame, e as localizações dos pulsos periféricos apropriados são marcadas com uma caneta com ponta de feltro. O paciente é instruído a permanecer imóvel durante o processo de angiografia e informado de que deverá esperar uma breve sensação de calor na face, atrás dos olhos e na mandíbula, nos dentes, na língua e nos lábios, bem como um gosto metálico, quando o meio de contraste for injetado.

Quando a artéria femoral é selecionada para acesso, a virilha é tricotomizada e preparada, e um agente anestésico local é administrado para reduzir a dor no local de inserção e diminuir o espasmo arterial. Um cateter é introduzido na artéria femoral, irrigado com soro fisiológico heparinizado e infundido com o agente de contraste. Quando a artéria radial é selecionada como acesso, o punho será preparado, e serão utilizados medicamentos para relaxar e dilatar a artéria e possibilitar a introdução do cateter (Mason, Shah, Tamis-Holland et al., 2018). A fluoroscopia é usada para orientar o cateter até os vasos apropriados. Efetua-se a avaliação neurológica durante e imediatamente após a angiografia cerebral para observar a possibilidade de embolia ou de dissecção arterial, que podem ocorrer durante o exame. Os sinais dessas complicações incluem início recente de alterações no nível da consciência, fraqueza em um lado do corpo, déficits motores ou sensoriais e distúrbios da fala.

Os cuidados de enfermagem após a angiografia cerebral incluem a observação do local de injeção à procura de qualquer sangramento ou formação de hematoma (coleção localizada de sangue). Como a presença de hematoma no local de punção ou a embolização em uma artéria distal afetam os pulsos periféricos, os pulsos periféricos que foram marcados antes do exame serão monitorados com frequência. A coloração e a temperatura do membro envolvido são avaliadas para detectar possível embolia (Fischbach & Fischbach, 2018; Mason et al., 2018). O consumo de líquidos é incentivado para facilitar a depuração do meio de contraste pelos rins. O enfermeiro também monitora a ocorrência de reação alérgica ao agente de contraste, bem como hipotensão, se forem utilizados agentes vasodilatadores para agilizar a abordagem (Mason et al., 2018).

Mielografia

A mielografia é uma radiografia do espaço subaracnóideo espinal obtida após a injeção de um meio de contraste nesse espaço por meio de uma punção lombar. O agente de contraste à base de água se dispersa para cima através do LCS para delinear o espaço subaracnóideo espinal e revelar qualquer distorção da medula espinal ou do saco dural espinal causada por tumores, cistos, hérnias de discos vertebrais ou outras lesões. A mielografia é, com frequência, seguida de TC (Fischbach & Fischbach, 2018).

Intervenções de enfermagem

O paciente é informado sobre o que deve esperar durante o procedimento e avisado de que poderão ser feitas mudanças de posição durante o procedimento. Após a mielografia, o paciente deita-se no leito, com a cabeceira elevada a 30 a 45°. O paciente é aconselhado a permanecer no leito na posição recomendada por 4 a 24 horas após o exame. O consumo de quantidades liberais de líquido para reidratação e reposição do LCS pode diminuir a incidência de cefaleia pós-punção lombar. A pressão arterial, o pulso, a frequência e a temperatura são monitorados, bem como a capacidade do paciente de urinar. Entre as possíveis complicações, estão náuseas, vômitos, cefaleia, febre, rigidez de nuca, crises epilépticas, paralisia de um dimídio e alterações do nível de consciência (Fischbach & Fischbach, 2018).

Doppler de carótidas não invasivo

O Doppler de carótidas não invasivo utiliza a imagem ultrassonográfica e as medidas com Doppler do fluxo sanguíneo arterial para avaliar a circulação das carótidas e a circulação orbital profunda. O gráfico produzido mostra a velocidade do sangue. O aumento da velocidade do sangue pode indicar estenose ou obstrução parcial. Esses exames são frequentemente realizados antes de exames mais invasivos, como a arteriografia, ou são utilizados como ferramentas de triagem. O Doppler de carótidas, a ultrassonografia de carótidas, a oculopletismografia e a oftalmodinamometria são quatro técnicas vasculares não invasivas comuns que possibilitam a avaliação do fluxo sanguíneo arterial e a detecção de estenose, oclusão e placas arteriais. Esses exames vasculares não invasivos possibilitam a obtenção de imagens das circulações extra e intracraniana (Fischbach & Fischbach, 2018).

Doppler transcraniano

O Doppler transcraniano utiliza as mesmas técnicas não invasivas do Doppler de carótidas, porém registra as velocidades do fluxo sanguíneo dos vasos intracranianos. As velocidades do fluxo arterial podem ser mensuradas ao longo de áreas delgadas dos ossos temporal e occipital do crânio. Uma sonda Doppler portátil emite um feixe pulsado; o sinal é refletido pelo movimento dos eritrócitos dentro dos vasos sanguíneos. O Doppler transcraniano é uma técnica não invasiva útil na avaliação de vasoespasmo (uma complicação que ocorre após a hemorragia subaracnóidea), alteração do fluxo sanguíneo cerebral observada na doença vascular oclusiva, outras patologias cerebrais e morte encefálica.

Intervenções de enfermagem

Quando um Doppler de carótidas ou um Doppler transcraniano são agendados, o procedimento é descrito ao paciente. O paciente é informado de que se trata de um exame não invasivo, que um transdutor portátil será colocado sobre o pescoço e as órbitas dos olhos e que será usado um gel ou lubrificante hidrossolúvel no transdutor (Fischbach & Fischbach, 2018). Qualquer um desses dois exames de baixo risco pode ser realizado à cabeceira do paciente.

Eletroencefalografia

O eletroencefalograma (EEG) fornece um registro da atividade elétrica produzida no encéfalo (Hickey & Strayer, 2020). É obtido por meio de eletrodos aplicados sobre o couro cabeludo ou microeletrodos colocados dentro do tecido cerebral. O exame fornece uma avaliação da atividade elétrica cerebral. O EEG mostra-se útil para o diagnóstico e o exame de distúrbios convulsivos, coma ou síndrome cerebral orgânica. Os tumores, os abscessos cerebrais, os coágulos sanguíneos e a infecção podem causar padrões anormais na atividade elétrica. O EEG também é utilizado para a determinação de morte encefálica.

São aplicados eletrodos ao couro cabeludo para registrar a atividade elétrica em várias regiões do encéfalo. A atividade amplificada dos neurônios entre dois desses eletrodos é registrada em um papel em movimento contínuo; esse registro é denominado *eletroencefalograma*.

Para um registro basal, o paciente permanece deitado imóvel, com ambos os olhos fechados. O paciente pode ser solicitado a hiperventilar por 3 a 4 minutos, ou a olhar para uma luz forte piscando para estimulação fótica. Esses procedimentos de ativação são realizados para evocar descargas elétricas anormais, como os potenciais convulsivos. Pode-se registrar um EEG de sono após a sedação, visto que algumas ondas cerebrais anormais são observadas apenas quando o paciente está adormecido. Se a área epileptogênica for inacessível aos eletrodos convencionais no couro cabeludo, podem-se utilizar eletrodos nasofaríngeos.

O registro em profundidade do EEG é realizado por meio de eletrodos introduzidos de modo estereotáxico (colocados radiologicamente com o uso de instrumentação) em uma área-alvo do encéfalo, conforme indicado pelo padrão convulsivo e pelo EEG do couro cabeludo do paciente. Ele é utilizado para identificar os pacientes que podem se beneficiar da excisão cirúrgica dos focos epileptogênicos. Podem ser usados eletrodos transesfenoidais, mandibulares e nasofaríngeos especiais, do mesmo modo que registros em vídeo combinados com monitoramento por EEG e telemetria são utilizados em ambientes hospitalares para capturar anormalidades epileptiformes e suas sequelas. Alguns centros de epilepsia proporcionam um monitoramento por EEG ambulatorial a longo prazo com aparelhos de registro portáteis. Algumas evidências sugerem que o monitoramento EEG contínuo é uma ferramenta útil para os enfermeiros que planejam intervenções em pacientes cujo estado clínico é crítico (Elf, Carlsson, Santeliz Rivas et al., 2019). Ver Perfil de pesquisa de enfermagem no Boxe 60.3.

Intervenções de enfermagem

Para aumentar a probabilidade de registrar uma atividade convulsiva, recomenda-se, às vezes, que o paciente seja privado de sono na noite anterior ao EEG. Os agentes anticonvulsivantes, os tranquilizantes, os estimulantes e os depressores devem ser suspensos entre 24 e 48 horas antes da realização do EEG, visto que esses medicamentos podem alterar os padrões de ondas do EEG ou mascarar os padrões de ondas anormais dos distúrbios

---

Boxe 60.3 — PERFIL DE PESQUISA DE ENFERMAGEM

Padrões de eletroencefalograma durante intervenções de enfermagem comuns em unidade de terapia intensiva (UTI) neurológica

Elf, K., Carlsson, T., Santeliz Rivas, L. et al. (2019). Electroencephalographic patterns during common nursing interventions in neurointensive care: A descriptive pilot study. *Journal of Neuroscience Nursing*, 51(1), 10-15.

Finalidade

O propósito desse estudo foi identificar alterações no eletroencefalograma (EEG) durante cuidados de enfermagem habituais em unidade de terapia intensiva (UTI) neurológica.

Metodologia

Trata-se de um estudo-piloto descritivo com uma amostra de conveniência de pacientes internados em UTI neurológica com comprometimento do nível de consciência devido a uma condição neurocirúrgica. A amostra incluiu 12 participantes, com idade média de 65 anos e diagnósticos de hemorragia subaracnóidea, hemorragia intracerebral, hematoma subdural agudo, meningite, infarto isquêmico ou lesão cerebral traumática. Todos os participantes receberam ventilação mecânica, com sedação contínua e monitoramento intracraniano. O desenho do estudo incluiu o monitoramento contínuo e simultâneo do EEG e videogravação. As intervenções de enfermagem monitoradas incluíram aspiração das vias respiratórias, mudança de decúbito e intervenções de higiene pessoal.

Achados

Quatro participantes apresentaram atividade epiléptica durante quatro intervenções de enfermagem (0,4% das intervenções de enfermagem); um participante apresentou descargas rítmicas estímulo-induzidas durante uma intervenção de enfermagem. Todos os participantes (n = 12) apresentaram artefatos musculares durante 353 intervenções de enfermagem (36,2%), que são sinais de estresse. Artefatos musculares ocorreram durante todos os tipos de intervenções de enfermagem, porém foram mais frequentes quando mais de uma intervenção foi realizada.

Implicações para a enfermagem

Pacientes com distúrbios neurológicos em UTIs sofrem muitos estressores, e os resultados do estudo indicam que os cuidados de enfermagem provocam estresse nos pacientes. Cuidados orais, mudança de decúbito, aspiração e cuidados higiênicos podem causar estresse. Os enfermeiros devem estar atentos para o conforto do paciente com distúrbio neurológico quando prestarem cuidados, bem como devem considerar a realização de intervenções mais curtas e em menor número em pacientes sensíveis.

convulsivos (Pagana & Pagana, 2018). Café, chá, chocolate e refrigerantes à base de cola devem ser suprimidos da refeição antes do exame, em razão de seu efeito estimulante. Todavia, a refeição em si não deve ser omitida, visto que uma alteração do nível de glicemia pode causar alterações nos padrões das ondas cerebrais.

O paciente é informado de que o EEG padrão leva de 45 a 60 minutos; um EEG de sono necessita de 12 horas para a sua realização. O paciente é tranquilizado de que o procedimento não causa choque elétrico e de que o EEG é um exame complementar, e não um meio de tratamento. O EEG requer que o paciente fique deitado imóvel durante o exame. A sedação não é aconselhável, visto que pode reduzir o limiar convulsivo em pacientes com distúrbio convulsivo, além de alterar a atividade das ondas cerebrais em todos os pacientes. O enfermeiro precisa verificar a prescrição do médico em relação à administração de medicamento anticonvulsivante antes do exame.

Os EEGs de rotina utilizam um lubrificante hidrossolúvel para o contato dos eletrodos, que pode ser limpo e removido com xampu mais tarde. Os EEGs de sono envolvem o uso de cola de colódio para o contato dos eletrodos, cuja remoção exige o uso de acetona.

Eletromiografia

Obtém-se um eletromiograma (EMG) pela introdução de eletrodos em agulha nos músculos esqueléticos para avaliar alterações no potencial elétrico dos músculos (Pagana & Pagana, 2018). Os potenciais elétricos são mostrados em um osciloscópio e amplificados, de modo que tanto o som quanto a aparência das ondas possam ser analisados e comparados simultaneamente.

O EMG é útil para determinar a presença de distúrbios neuromusculares e miopatias. Ele ajuda a diferenciar a fraqueza causada por neuropatia (alterações funcionais ou patológicas do sistema nervoso periférico) da que ocorre por outras causas.

Intervenções de enfermagem

O procedimento é explicado e o paciente é informado de que experimentará uma sensação semelhante a uma injeção intramuscular quando a agulha for inserida no músculo. Os músculos examinados podem apresentar dolorimento por um período após o procedimento.

Exames de condução nervosa

Os exames de condução nervosa são realizados por meio de estimulação de um nervo periférico em vários pontos ao longo de seu trajeto, com registro do potencial de ação muscular ou potencial de ação sensorial resultante. São colocados eletrodos de superfície ou de agulha na pele sobre o nervo para estimular as fibras nervosas. Esse exame mostra-se útil no estudo das neuropatias periféricas e, com frequência, é incluído como parte da EMG.

Estudos de potenciais evocados

Os estudos de potenciais evocados envolvem a aplicação de estímulo externo aos receptores sensoriais periféricos específicos, com medição subsequente do potencial elétrico produzido. As alterações elétricas são detectadas com a ajuda de dispositivos computadorizados, que extraem o sinal, exibem-no em um osciloscópio e armazenam os dados em fita ou disco magnético. No diagnóstico neurológico, refletem os tempos de condução nervosa no sistema nervoso periférico. Na prática clínica, os sistemas visual, auditivo e somatossensorial são mais frequentemente testados.

Nas respostas evocadas visuais, o paciente olha para o estímulo visual (luzes piscando, um padrão em tabuleiro de xadrez na tela). A média de várias centenas de estímulos é registrada por derivações de EEG colocadas sobre o lobo occipital. O tempo de trânsito da retina até a área occipital é medido utilizando-se métodos computadorizados de obtenção de médias.

As respostas evocadas auditivas do tronco encefálico (REATE) são mensuradas pela aplicação de um estímulo auditivo (clique auditivo repetitivo) e medição do tempo de trânsito pelo tronco encefálico até o córtex. A presença de lesões específicas na via auditiva modifica ou retarda a resposta. As REATEs podem ser usadas no diagnóstico de anormalidades do tronco encefálico e na determinação de morte encefálica.

Nas respostas evocadas somatossensoriais (RES), os nervos periféricos são estimulados (estimulação elétrica por meio de eletrodos cutâneos), e o tempo de trânsito ao longo da medula espinal até o córtex é mensurado e registrado por meio de eletrodos no couro cabeludo. As RES são empregadas para detectar déficits na condução nervosa da medula espinal ou periférica e para monitorar a função da medula espinal durante procedimentos cirúrgicos. Além disso, são úteis no diagnóstico de doenças desmielinizantes, como a esclerose múltipla e polineuropatias, em que ocorre alentecimento da condução nervosa.

Intervenções de enfermagem

O enfermeiro explica o procedimento e tranquiliza o paciente, incentivando-o a relaxar. O paciente é aconselhado a permanecer totalmente imóvel durante todo o registro, a fim de evitar artefatos (sinais não produzidos pelo encéfalo) que interferem no registro e na interpretação do exame.

Punção lombar e exame do líquido cerebrospinal

Uma punção lombar é realizada por meio de inserção de uma agulha no espaço subaracnóideo lombar para a retirada de LCS (Schreiber, 2019). O exame pode ser realizado para obter uma amostra de LCS para o exame, para medir e reduzir a pressão do LCS, para determinar a presença ou a ausência de sangue no LCS e para administrar medicamentos por via intratecal (dentro do canal vertebral).

A agulha é introduzida no espaço subaracnóideo nos espaços intervertebrais maiores; entre a segunda e a terceira, a terceira e a quarta ou a quarta e a quinta vértebras lombares (Schreiber, 2019). Como a medula espinal termina na primeira vértebra lombar, a inserção da agulha abaixo do nível da segunda vértebra lombar evita a punção da medula espinal.

A punção lombar pode ser perigosa na presença de lesão expansiva intracraniana, visto que a pressão intraespinal é diminuída pela remoção de LCS, e o encéfalo pode sofrer herniação para baixo, através do forame magno. Uma punção lombar bem-sucedida exige que o paciente esteja relaxado; o paciente ansioso está tenso, e isso pode alterar de forma artificial a leitura da pressão. O enfermeiro é chamado para ajudar na realização da punção lombar.

Análise do líquido cerebrospinal

O LCS deve ser límpido e incolor. O LCS rosado, tinto de sangue ou macroscopicamente sanguinolento pode indicar a presença de hemorragia subaracnóidea. O LCS pode ser sanguinolento inicialmente, dado o traumatismo local; todavia, torna-se mais claro à medida que mais líquido é drenado (Hickey & Strayer, 2020; Schreiber, 2019). São obtidas amostras para contagem de células, cultura, determinação dos níveis de glicose e proteínas e outros exames, quando indicado. As amostras devem ser enviadas imediatamente para o laboratório, visto que ocorrerão alterações, prejudicando os resultados se as amostras permanecerem em repouso.

Cefaleia pós-punção lombar

Pode ocorrer cefaleia pós-punção lombar, que varia de leve a intensa, dentro de poucas horas a vários dias depois do procedimento. Trata-se de uma cefaleia pulsátil, bifrontal ou occipital, de natureza vaga e profunda. É particularmente intensa na posição sentada ou em pé, porém diminui ou desaparece quando o paciente fica deitado.

A cefaleia é causada pelo extravasamento de LCS no local da punção (Schreiber, 2019). O líquido continua escapando para dentro dos tecidos pelo trajeto da agulha a partir do canal vertebral. Em consequência de um extravasamento, o suprimento de LCS no crânio sofre depleção a ponto de se tornar insuficiente para manter a estabilização mecânica correta do encéfalo. Quando o paciente assume uma posição ereta, ocorrem tensão e estiramento dos seios venosos e das estruturas sensíveis à dor.

A cefaleia pós-punção lombar pode ser evitada se for utilizada uma agulha fina (calibre 22) (Hickey & Strayer, 2020). Em geral, o manejo da cefaleia pós-punção lombar consiste em agentes analgésicos, encorajamento da hidratação, ingestão de cafeína e colocação do paciente em decúbito dorsal (Schreiber, 2019).

Outras complicações da punção lombar

A herniação do conteúdo intracraniano, o abscesso epidural espinal, o hematoma epidural espinal e a meningite constituem complicações raras, porém graves, da punção lombar. Outras complicações incluem problemas temporários de micção, elevação discreta da temperatura, dor ou espasmo lombares e rigidez do pescoço.

Promoção de cuidados domiciliar, comunitário e de transição

 Orientação do paciente sobre autocuidados

Muitos exames diagnósticos são realizados em esquema ambulatorial, tanto em clínicas como em laboratórios especializados. Em consequência, os familiares frequentemente proporcionam os cuidados necessários após o procedimento. Por conseguinte, o paciente e a sua família devem receber instruções adequadas sobre as precauções a serem tomadas após o procedimento, as complicações a serem observadas e os passos a seguir caso elas ocorram. Como muitos pacientes que se submetem a exames complementares neurológicos são idosos ou apresentam déficits neurológicos, é preciso tomar providências para assegurar a disponibilidade de transporte, os cuidados após o procedimento e o monitoramento apropriado.

Cuidados contínuos e de transição

Ao entrar em contato com o paciente e a família após o exame complementar, o enfermeiro pode determinar se eles têm quaisquer dúvidas em relação ao procedimento e se o paciente teve algum resultado adverso. A orientação é reforçada, e o paciente e seus familiares são lembrados de agendar as consultas de acompanhamento. Os pacientes, os familiares e os profissionais da saúde devem se concentrar nas necessidades imediatas, nos problemas ou nos déficits que levaram à realização do exame complementar.

EXERCÍCIOS DE PENSAMENTO CRÍTICO

1 **qp** Identifique as prioridades, a abordagem e as técnicas que você usaria para realizar uma avaliação neurológica de um paciente de 32 anos apresentando cefaleia. Como suas prioridades, abordagens e técnicas irão diferir se o paciente tiver comprometimento visual, dificuldade auditiva ou fraqueza dos membros inferiores?

2 **pbe** Um homem de 60 anos fará uma RM e informa que tem marca-passo. Quais recursos você utilizaria para identificar se é seguro realizar uma RM nesse paciente? Qual é a base da evidência para essas práticas? Identifique os critérios empregados para avaliar a força da evidência para essas práticas.

REFERÊNCIAS BIBLIOGRÁFICAS

*Pesquisa em enfermagem.
**Referência clássica.

Livros

Fischbach, F. T., & Fischbach, M. A. (2018). *Nurse's quick reference to common laboratory and diagnostic tests* (7th ed.). Philadelphia, PA: Wolters Kluwer.

**Herndon, R. M. (2006). *Handbook of neurologic rating scales* (2nd ed.). New York: Demos Medical Publishing.

Hickey, J. V., & Strayer, A. L. (2020). *The clinical practice of neurological and neurosurgical nursing* (8th ed.). Philadelphia, PA: Wolters Kluwer.

Jarvis, C. (2020). *Physical examination and health assessment* (8th ed.). Philadelphia, PA: Saunders.

Klein, D. G., & Stewart-Amidei, C. (2017). Nervous system alterations. In M. L. Sole, D. G. Klein, & M. J. Moseley (Eds.). *Introduction to critical care nursing* (7th ed.). St. Louis, MO: Elsevier Saunders.

Norris, T. L. (2019). *Porth's pathophysiology: Concepts of altered health state* (10th ed.). Philadelphia, PA: Wolters Kluwer.

Pagana, K. D., & Pagana, T. J. (2018). *Manual of diagnostic and laboratory tests* (6th ed.). St. Louis, MO: Mosby Elsevier.

Posner, J. B., Saper, C. B., Schiff, N. D., et al. (2019). *Plum and Posner's diagnosis of stupor and coma* (5th ed.). Oxford, UK: Oxford University Press.

Weber, J., & Kelley, J. (2018). *Health assessment in nursing* (6th ed.). Philadelphia, PA: Wolters Kluwer.

Periódicos e documentos eletrônicos

Battaglini, M., Gentile, G., Luchetti, L., et al. (2019). Lifespan normative data on rates of brain volume changes. *Neurobiology of Aging, 81*, 30–37

*Elf, K., Carlsson, T., Santeliz Rivas, L., et al. (2019). Electroencephalographic patterns during common nursing interventions in neurointensive care: A descriptive pilot study. *Journal of Neuroscience Nursing, 51*(1), 10–15.

Indik, J. H., Gimbel, J. R., Abe, H., et al. (2017). 2017 HRS expert consensus statement on magnetic resonance imaging and radiation exposure in patients with cardiovascular implantable electronic devices. *Heart Rhythm, 14*(7), e97–e153.

**Inouye, S. K., van Dyck, C. H., Alessi, C. A., et al. (1990). Clarifying confusion: The confusion assessment method. A new method for detection of delirium. *Annals of Internal Medicine, 113*(12), 941–948.

Mason, P. J., Shah, B., Tamis-Holland, J. E., et al. (2018). An update on radial artery access and best practices for transradial coronary angiography and intervention in acute coronary syndrome: A scientific statement from the American Heart Association. *Circulation: Cardiovascular Interventions, 11*(9), e000035.

*Poulsen, I., Brix, P., Andersen, S., et al. (2016). Pain assessment scale for patients with disorders of consciousness: A preliminary validation study. *Journal of Neuroscience Nursing, 48*(3), 124–131.

Schreiber, M. L. (2019). Lumbar puncture. *MedSurg Nursing, 28*(6), 402–404.

Smulter, N., Lingehall, H. C., Gustafson, Y., et al. (2019). The use of a screening scale improves the recognition of delirium in older patients after cardiac surgery—A retrospective observational study. *Journal of Clinical Nursing, 28*(11–12), 2309–2318.

Recursos

American Headache Society, www.americanheadachesociety.org
American Stroke Association, www.stroke.org
Brain Trauma Foundation, www.braintrauma.org
Epilepsy Foundation, www.epilepsy.com
Harvard Health Publications, Harvard Medical School Office of Public Affairs, www.health.harvard.edu/diagnostic-tests/#brain
National Headache Foundation, www.headaches.org

61 Manejo de Pacientes com Disfunção Neurológica

DESFECHOS DO APRENDIZADO

Após ler este capítulo, você será capaz de:

1. Descrever as causas, as manifestações clínicas e o manejo clínico de várias disfunções neurológicas.
2. Usar o processo de enfermagem como referencial para o cuidado do paciente com nível de consciência alterado.
3. Identificar as manifestações clínicas iniciais e tardias de elevação da pressão intracraniana e aplicar o processo de enfermagem como arcabouço nos cuidados prestados a pacientes com elevação da pressão intracraniana.
4. Comparar e estabelecer as diferenças entre as indicações de cirurgia intracraniana ou transesfenoidal e aplicar o processo de enfermagem como arcabouço nos cuidados prestados a pacientes submetidos à cirurgia intracraniana ou transesfenoidal.
5. Explicar os vários tipos e causas de convulsões e elaborar um plano de cuidado ao paciente que sofre convulsões.
6. Reconhecer as causas, as manifestações clínicas e o manejo clínico e de enfermagem do paciente que apresenta vários tipos de cefaleias.

CONCEITOS DE ENFERMAGEM

- Conforto
- Desenvolvimento
- Família
- Infecção
- Mobilidade
- Orientações ao paciente
- Regulação intracraniana
- Saúde, bem-estar e doença

GLOSSÁRIO

afeto pseudobulbar: transtorno emocional caracterizado por episódios incontroláveis de choro ou riso ou outras demonstrações emocionais

cefaleia primária: cefaleia para a qual nenhuma causa orgânica específica pode ser encontrada

cefaleia secundária: cefaleia identificada como manifestação de outro distúrbio orgânico (p. ex., tumor cerebral, hipertensão arterial)

coma: estado prolongado de inconsciência

convulsões: transtorno transitório paroxístico do cérebro, decorrente de uma descarga de atividade elétrica anormal.

craniectomia: procedimento cirúrgico que envolve a remoção de parte do crânio

craniotomia: procedimento cirúrgico que envolve a entrada na abóbada craniana

decorticação: postura anormal associada a uma lesão cerebral grave, caracterizada pela flexão anormal dos membros superiores e extensão dos membros inferiores

delirium: estado agudo de confusão mental que começa com desorientação e que, se não for reconhecido e tratado precocemente, pode evoluir para alterações do nível de consciência, danos encefálicos irreversíveis e, às vezes, morte

demência: termo amplo para uma síndrome caracterizada por declínio geral no funcionamento superior do encéfalo, como o raciocínio, com um padrão de declínio inexorável da capacidade de desempenhar até mesmo atividades de vida diária básicas, tais como higiene íntima e alimentação

descerebração: postura corporal anormal associada à lesão cerebral grave, caracterizada por extensão extrema dos membros superiores e inferiores

enxaqueca: cefaleia intensa e implacável, frequentemente acompanhada por sinais/sintomas como náuseas, vômitos e distúrbios visuais

epilepsia: ocorrência de pelo menos duas crises convulsivas não provocadas com mais de 24 horas de intervalo

estado de mal epiléptico: episódio em que o paciente apresenta múltiplas convulsões, sem tempo de recuperação entre elas

estado minimamente consciente: um estado em que o paciente apresenta consciência, mas não consegue comunicar seus pensamentos ou emoções

estado vegetativo persistente: condição em que o paciente está desperto, porém sem conteúdo consciente, sem função mental cognitiva ou afetiva

herniação: protrusão anormal de tecido através de um defeito ou de uma abertura natural

hipótese de Monro-Kellie: teoria que afirma que, devido ao espaço limitado para a expansão intracraniana, o aumento de qualquer elemento do conteúdo craniano (seja do tecido cerebral, de sangue ou do líquido cerebrospinal

> [LCS]) modifica o volume dos outros elementos (*sinônimo*: doutrina de Monro-Kellie)
> **morte encefálica:** perda irreversível de todas as funções do encéfalo, incluindo o tronco encefálico
> **morte súbita inesperada na epilepsia (SUDEP,** *Sudden Unexpected Death in Epilepsy*): morte inesperada, não traumática e não relacionada a afogamento, de paciente com epilepsia
> **mutismo acinético:** ausência de resposta ao ambiente; o paciente não faz nenhum movimento nem emite som, porém algumas vezes abre os olhos
> **nível de consciência (NDC) alterado:** condição em que o paciente não está orientado, não obedece a comandos ou necessita de estímulos persistentes para se manter alerta
> **pressão intracraniana (PIC):** pressão exercida pelo volume do conteúdo intracraniano dentro da abóbada craniana
> **resposta de Cushing:** tentativa do cérebro de restaurar o fluxo sanguíneo elevando a pressão arterial para superar a elevação da pressão intracraniana (*sinônimo*: reflexo de Cushing)
> **síndrome do encarceramento:** condição resultante de lesão na ponte, em que o paciente não apresenta atividade motora distal (paralisia), mas conserva a cognição
> **transesfenoidal:** abordagem cirúrgica da hipófise através dos seios esfenoidais

Este capítulo fornece uma visão geral dos cuidados ao paciente com nível de consciência (NDC) alterado, ao paciente com elevação da pressão intracraniana (PIC) e ao paciente que se submete a procedimentos neurocirúrgicos, apresentando convulsões ou cefaleias. Alguns dos distúrbios discutidos neste capítulo, como as cefaleias e as convulsões, podem ser sintomas de disfunção em outro sistema orgânico. De modo alternativo, as cefaleias e as convulsões podem constituir sintomas de ruptura do sistema neurológico. Esses distúrbios também podem diagnosticados algumas vezes como "idiopáticos" ou sem nenhuma causa identificável. Os aspectos comuns desses distúrbios consistem frequentemente nos comportamentos e necessidades do paciente e nas abordagens que os enfermeiros utilizam para proporcionar apoio ao paciente.

O sistema nervoso central (SNC) contém uma vasta rede de neurônios, que controla as funções vitais do corpo. Todavia, esse sistema é vulnerável, e a sua função ótima depende de vários fatores essenciais. Em primeiro lugar, o sistema neurológico depende de sua integridade estrutural para suporte e homeostasia, porém essa integridade pode ser rompida. Entre os exemplos de ruptura estrutural, destacam-se o traumatismo cranioencefálico, os tumores cerebrais, a hemorragia intracraniana, a infecção e o acidente vascular encefálico (AVE). À medida que o tecido cerebral se expande no crânio rígido, a **pressão intracraniana (PIC)** (pressão exercida pelo volume do conteúdo intracraniano) eleva-se, e ocorre comprometimento da perfusão cerebral. A maior expansão exerce pressão sobre os centros vitais, podendo causar déficits neurológicos permanentes ou levar à morte encefálica.

Em segundo lugar, o sistema neurológico depende da capacidade do corpo de manter um ambiente homeostático. Ele precisa do aporte dos elementos essenciais, isto é, oxigênio e glicose, bem como da filtração de substratos que são tóxicos para os neurônios. As funções do sistema neurológico podem estar diminuídas ou ausentes, devido ao efeito de substratos tóxicos ou devido à incapacidade do organismo de fornecer substratos essenciais. A sepse, a hipovolemia, o infarto do miocárdio, a parada cardiopulmonar, a hipoglicemia, os distúrbios eletrolíticos, a superdosagem de substâncias psicoativas e/ou de álcool etílico, a encefalopatia e a cetoacidose fornecem exemplos dessas circunstâncias. Algumas condições podem ser tratadas e revertidas, enquanto outras resultam em déficits neurológicos e incapacidades permanentes.

Embora a especialidade da enfermagem de neurociência exija uma compreensão da neuroanatomia, neurofisiologia, exames neurodiagnósticos, bem como a enfermagem de terapia intensiva e a enfermagem de reabilitação, os enfermeiros em todos os ambientes cuidam de pacientes com distúrbios neurológicos (Hickey & Strayer, 2020). A avaliação contínua da função neurológica e das necessidades de saúde do paciente, a identificação de problemas, o estabelecimento de metas mútuas, a elaboração e a implementação de planos de cuidados (incluindo atividades de orientação, aconselhamento e coordenação) e a avaliação dos resultados dos cuidados constituem ações de enfermagem essenciais para a recuperação do paciente. O enfermeiro também colabora com outros membros da equipe de saúde para proporcionar cuidados essenciais, oferecer várias soluções aos problemas, ajudar o paciente e a família a readquirir o controle de suas vidas e explorar os recursos educacionais e de apoio disponíveis na comunidade. As metas consistem em alcançar o nível mais elevado possível de função e em melhorar a qualidade de vida do paciente com comprometimento neurológico e de sua família.

NÍVEL DE CONSCIÊNCIA ALTERADO

O **nível de consciência (NDC) alterado** é estabelecido quando o paciente não está orientado, não obedece a comandos ou precisa de estímulos persistentes para se manter alerta. O NDC é avaliado em um *continuum*, com um estado normal de alerta e cognição plena (consciência) em uma das extremidades, e coma na outra extremidade. O **coma** é um estado clínico de ausência de resposta, em que não há respostas intencionais a estímulos internos ou externos, embora possam ocorrer respostas não intencionais a estímulos dolorosos e reflexos do tronco encefálico. A duração habitual do coma é variável. O **mutismo acinético** é um estado de ausência de resposta ao ambiente, em que o paciente não faz nenhum movimento voluntário. O **estado vegetativo persistente** é uma condição em que o paciente sem nenhuma resposta retoma os ciclos de sono-vigília depois do coma, porém é desprovido de função mental cognitiva ou afetiva. O **estado minimamente consciente** difere do estado vegetativo persistente, visto que o paciente mostra sinais de consciência inconsistentes, porém reproduzíveis (Rohaut, Eliseyev & Claassen, 2019). A **síndrome do encarceramento** resulta de uma lesão que acomete a ponte e leva à paralisia e à incapacidade de falar; todavia, os movimentos oculares verticais e a elevação das pálpebras permanecem intactos e são usados para indicar responsividade. O nível de responsividade e de consciência constitui o indicador mais importante da condição do paciente (Owen, 2019).

Fisiopatologia

O NDC alterado não é um transtorno por si só; na verdade, ele resulta de múltiplos fenômenos fisiopatológicos. A causa pode ser neurológica (traumatismo cranioencefálico, AVE), toxicológica (superdosagem de substâncias, intoxicação alcoólica) ou metabólica (lesão hepática ou renal, cetoacidose diabética).

A causa subjacente da disfunção neurológica consiste em ruptura nas células do sistema nervoso, nos neurotransmissores ou na anatomia do encéfalo (ver Capítulo 60). As rupturas resultam de edema celular ou de outros mecanismos, como ruptura da transmissão química em sítios receptores por anticorpos.

A integridade das estruturas anatômicas do cérebro é necessária para o desempenho normal das funções. Os dois hemisférios do cérebro precisam se comunicar, através do corpo caloso intacto, e os lobos do cérebro (frontal, parietal, temporal e occipital) devem se comunicar e coordenar suas funções específicas (ver Capítulo 60). O cerebelo e o tronco encefálico são outras estruturas anatômicas importantes. O cerebelo exerce ações tanto excitatórias quanto inibitórias e é responsável, em grande parte, pela coordenação dos movimentos. O tronco encefálico contém áreas que controlam a frequência cardíaca, a respiração e a pressão arterial. A ocorrência de rupturas nas estruturas anatômicas resulta de traumatismo, edema, pressão exercida por tumores ou outros mecanismos, como aumento ou diminuição da circulação de sangue ou do líquido cerebrospinal (LCS).

Manifestações clínicas

As alterações no NDC ocorrem ao longo de um *continuum*, e as manifestações clínicas dependem do local onde o paciente se encontra nesse *continuum*. Quando o estado de alerta e a consciência do paciente diminuem, ocorrem alterações na resposta pupilar, na resposta de abertura dos olhos, na resposta verbal e na resposta motora. Todavia, as alterações iniciais no NDC podem refletir-se por meio de alterações comportamentais sutis, como inquietação ou aumento da ansiedade. As pupilas, que normalmente são arredondadas e reagem rapidamente à luz, tornam-se lentas (a resposta é mais demorada); à medida que o paciente se torna comatoso, as pupilas tornam-se fixas (*i. e.*, não respondem à luz). O paciente em coma não abre os olhos ao som da voz ou ao comando, não responde verbalmente nem move os membros em resposta a uma solicitação para fazê-lo.

Avaliação e achados diagnósticos

O paciente com NDC alterado corre risco de sofrer alterações em todos os sistemas corporais. Efetua-se uma avaliação completa, com atenção particular para o sistema neurológico. O exame neurológico deve ser o mais completo permitido pelo NDC. Inclui uma avaliação do estado mental, função dos nervos cranianos, função do cerebelo (equilíbrio e coordenação), reflexos e função motora e sensorial. O NDC, um indicador sensível da função neurológica, é avaliado com base nos critérios da escala de coma de Glasgow: abertura dos olhos, resposta verbal e resposta motora (Hickey & Strayer, 2020). As respostas do paciente são classificadas em uma escala de 3 a 15. Um escore de 3 indica comprometimento grave da função neurológica, morte encefálica ou inibição farmacológica da resposta neurológica. Um escore de 15 indica que o paciente está com a sua capacidade total de resposta (ver Boxe 63.4 no Capítulo 63).

Quando o paciente está comatoso e apresenta sinais localizados, como respostas pupilares e motoras anormais, presume-se a existência de doença neurológica, até prova em contrário. Quando o paciente está comatoso, porém os reflexos pupilares à luz estão preservados, deve-se suspeitar de um distúrbio tóxico ou metabólico. Os procedimentos diagnósticos comuns utilizados para identificar a causa da inconsciência incluem tomografia computadorizada (TC), TC por perfusão, ressonância magnética (RM), espectroscopia por ressonância magnética (ERM) e eletroencefalografia (EEG). Outros procedimentos incluem tomografia por emissão de pósitrons (PET) e tomografia computadorizada com emissão de fóton único (SPECT) (ver Capítulo 60). Pesquisas em andamento confirmam a EEG, a RM e a PET como tecnologias importantes na determinação da função cerebral por meio da avaliação da atividade metabólica e elétrica (Rohaut et al., 2019). Os exames laboratoriais incluem análise da glicemia, eletrólitos, amônia sérica e provas de função hepática; níveis de ureia no sangue; osmolalidade sérica; nível de cálcio; e tempos de protrombina e tromboplastina parcial. Outros exames podem ser usados para avaliar as concentrações séricas de cetonas, álcool etílico e substâncias, bem como a gasometria arterial.

Manejo clínico

A primeira prioridade no tratamento do paciente com NDC alterado consiste em obter e manter uma via respiratória desobstruída. O paciente pode ser intubado por via oral (VO) ou nasal, ou pode-se realizar uma traqueostomia. Até que a capacidade do paciente de respirar seja determinada, utiliza-se um respirador mecânico para manter a oxigenação e a ventilação adequadas. O estado circulatório (pressão arterial, frequência cardíaca) é monitorado para garantir a perfusão adequada para o corpo e o cérebro. Um cateter venoso é inserido para proporcionar a administração de soluções e medicamentos por via intravenosa (IV). O cuidado neurológico concentra-se na patologia neurológica específica, quando conhecida. O suporte nutricional, por meio de tubo de alimentação ou de gastrostomia, é iniciado o mais cedo possível. Além das medidas destinadas a estabelecer e tratar as causas subjacentes do NDC alterado, outras intervenções médicas visam ao tratamento farmacológico e à prevenção das complicações.

PROCESSO DE ENFERMAGEM
Paciente com nível de consciência alterado

Avaliação

A avaliação do paciente com NDC alterado frequentemente começa com uma avaliação da resposta verbal por meio da determinação da orientação do paciente quanto ao tempo, pessoa e espaço. Os pacientes são solicitados a identificar o dia da semana, a data ou a estação do ano, bem como a identificar o local onde se encontram ou os médicos, familiares ou visitas presentes. Outras perguntas como "Quem é o presidente?" ou "Qual o próximo feriado?", podem ser úteis para determinar o processo de informação do paciente. A resposta verbal não pode ser avaliada se o paciente estiver intubado ou se foi submetido a traqueostomia, o que deve ser claramente documentado.

O estado de alerta é medido pela capacidade do paciente de abrir os olhos espontaneamente ou em resposta a um estímulo vocal ou nocivo (pressão ou dor). Os pacientes com disfunção neurológica grave não conseguem fazer isso. O enfermeiro avalia a presença de edema periorbital (inchaço ao redor dos olhos) ou de traumatismo periorbital, que podem impedir o paciente de abrir os olhos, e documenta qualquer condição que possa interferir na abertura dos olhos.

A resposta motora inclui movimento intencional espontâneo (p. ex., o paciente em estado de vigília pode mover todos os quatro membros com igual força sob comando), o movimento apenas em resposta a estímulos dolorosos ou a postura anormal. Se o paciente não estiver respondendo a comandos, a resposta motora é testada pela aplicação de um estímulo doloroso (pressão firme, porém delicada) ao leito ungueal ou pela compressão de um músculo. Se o paciente tentar afastar-se do estímulo ou retrair-se, a resposta é registrada como intencional ou apropriada ("O paciente se retrai em resposta a um estímulo doloroso"). Essa resposta é considerada intencional quando o paciente consegue cruzar a linha média de um lado do corpo para outro em resposta a um estímulo doloroso. Uma resposta inadequada ou não intencional é a que ocorre de modo aleatório e sem propósito. As posturas anormais podem ser de decorticação ou descerebração (Figura 61.1). O comprometimento neurológico mais grave resulta em flacidez. A resposta motora não pode ser evocada nem avaliada se o paciente tiver recebido agentes farmacológicos paralisantes (i. e., agentes bloqueadores neuromusculares).

Além do NDC, o enfermeiro monitora continuamente determinados parâmetros, como estado respiratório, sinais oculares e reflexos. A Tabela 61.1 resume a avaliação e o significado clínico dos achados. As funções corporais (circulação, respiração, eliminação, equilíbrio hidreletrolítico) são examinadas de maneira sistemática e contínua.

Diagnóstico

DIAGNÓSTICOS DE ENFERMAGEM

Com base nos dados da avaliação, os principais diagnósticos de enfermagem podem incluir os seguintes:

- Comprometimento ventilatório associado a transtorno neurológico
- Risco de lesão associado com a ausência de recursos adaptativos e defensivos devido à diminuição do NDC
- Risco de hipovolemia associado a incapacidade de ingerir líquido
- Risco de comprometimento do aporte nutricional associado a incapacidade de ingerir nutrientes para atender às demandas metabólicas

- Integridade da mucosa oral prejudicada associada com a respiração pela boca, ausência do reflexo faríngeo e alteração da ingestão de líquidos
- Risco de integridade da pele prejudicada associado com a imobilidade prolongada
- Risco de lesão associado à redução ou abolição do reflexo córneo
- Comprometimento da termorregulação associado com o dano ao centro hipotalâmico
- Comprometimento da micção associado à alteração do controle e da percepção neurológica
- Incontinência intestinal associada ao comprometimento da percepção e controle neurológicos e também associada com alterações nos métodos de aporte nutricional
- Comprometimento da manutenção da saúde associado com o comprometimento neurológico
- Processo familiar interrompido associado à crise de saúde.

PROBLEMAS INTERDEPENDENTES/ COMPLICAÇÕES POTENCIAIS

As complicações potenciais podem incluir as seguintes:

- Angústia ou insuficiência respiratória
- Pneumonia
- Aspiração
- Lesão por pressão
- Tromboembolismo venoso (TEV)
- Contraturas.

Planejamento e metas

O paciente com NDC alterado está sujeito a todas as complicações associadas à imobilidade. Por conseguinte, as metas dos cuidados ao paciente com NDC alterado consistem em normalização da respiração, proteção contra lesões, obtenção do equilíbrio do volume de líquidos, manutenção das necessidades nutricionais, obtenção de mucosa oral intacta, manutenção da integridade normal da pele, ausência de lesão da córnea, obtenção de uma termorregulação efetiva e eliminação urinária efetiva. Outras metas incluem continência intestinal, restauração da manutenção da saúde, manutenção do sistema familiar ou de apoio intacto e ausência de complicações.

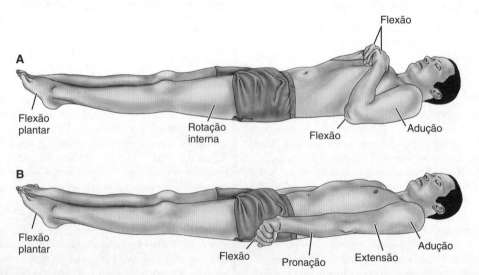

Figura 61.1 • Resposta a estímulos com postura anormal. **A.** Postura de decorticação e flexão dos membros superiores, rotação interna dos membros inferiores e flexão plantar dos pés. **B.** Postura de descerebração, envolvendo extensão e rotação lateral dos membros superiores e flexão plantar dos pés. Adaptada de Posner, J. B., Saper, C. B., Schiff, N. D. et al. (2007). *Plum and Posner's diagnosis of stupor and coma.* (4th ed.). Oxford, UK: Oxford University Press.

TABELA 61.1 Avaliações de enfermagem do paciente inconsciente.

Exame	Avaliação clínica	Importância clínica
Nível de responsividade ou de consciência	Abertura dos olhos; respostas verbais e motoras; pupilas (tamanho, igualdade, reação à luz)	Obedecer a comandos constitui resposta favorável e demonstra um retorno à consciência
Padrão respiratório	Padrão respiratório Respiração de Cheyne-Stokes Hiperventilação Respiração atáxica com irregularidade da profundidade/frequência	Distúrbios do centro respiratório do encéfalo podem resultar em vários padrões respiratórios Sugere lesões profundas em ambos os hemisférios; área dos núcleos da base e da parte superior do tronco encefálico Sugere o início de um problema metabólico ou lesão do tronco encefálico Sinal sombrio de dano do centro bulbar
Olhos Pupilas (tamanho, igualdade, reação à luz)	Pupilas iguais e de reação normal Diâmetro igual ou desigual Dilatação progressiva Pupilas dilatadas fixas	Sugere que o coma é de origem tóxica ou metabólica Ajuda a determinar a localização da lesão Indica elevação progressiva da pressão intracraniana Indica lesão em nível do mesencéfalo
Movimentos oculares	Normalmente, os olhos se movem de um lado para outro	A integridade estrutural e funcional do tronco encefálico é avaliada pela inspeção dos movimentos extra-oculares; habitualmente ausentes no coma profundo
Reflexo córneo	Quando a córnea é tocada com um chumaço de algodão limpo, a resposta do piscar é normal	Testa os nervos cranianos V e VII; ajuda a determinar a localização da lesão quando é unilateral; ausente no coma profundo
Simetria facial	Assimetria (pendente, diminuição nas rugas)	Sinal de paralisia
Reflexo de deglutição	Babar versus deglutição espontânea	Ausente no coma Paralisia dos nervos cranianos X e XII
Pescoço	Rigidez de nuca Ausência de movimentos espontâneos do pescoço	Hemorragia subaracnóidea, meningite Fratura ou luxação da coluna cervical
Resposta dos membros a estímulos nocivos	Pressão firme exercida em uma articulação dos membros superior e inferior Observar os movimentos espontâneos	Resposta assimétrica na paralisia Ausentes no coma profundo
Reflexos tendinosos profundos	Percutir os tendões patelar e do bíceps	Uma resposta rápida pode ter valor de localização Resposta assimétrica na paralisia Ausentes no coma profundo
Reflexos patológicos	Pressão firme com um objeto rombo sobre a planta do pé, deslizando ao longo da margem lateral e cruzando o antepé	A flexão dos dedos dos pés, sobretudo do hálux, é normal, exceto no recém-nascido A dorsiflexão dos dedos dos pés (sobretudo do hálux) indica patologia contralateral do trato corticospinal (reflexo de Babinski) Ajuda a determinar a localização da lesão no cérebro
Postura anormal	Observação quanto à postura anormal (espontânea ou em resposta a estímulos nocivos) Flacidez sem resposta motora Postura de decorticação (flexão e rotação interna do antebraço e da mão) Postura de descerebração (extensão e rotação externa)	Lesão cerebral extensa e profunda Observada na presença de patologia do hemisfério cerebral e na depressão metabólica da função cerebral A postura de descerebração indica uma disfunção mais profunda e mais grave que a postura de decorticação; indica patologia cerebral; sinal de prognóstico sombrio

Como os reflexos protetores do paciente inconsciente estão comprometidos, a qualidade dos cuidados de enfermagem oferecidos pode significar a diferença entre a vida e a morte. O enfermeiro deve assumir a responsabilidade pelo paciente até que os reflexos básicos (de tosse, piscar e deglutição) retornem, e o paciente torne-se consciente e orientado. Por conseguinte, a principal meta de enfermagem consiste em compensar a ausência desses reflexos protetores.

Intervenções de enfermagem

Obtenção de um padrão respiratório adequado

A consideração mais importante no manejo do paciente com NDC alterado consiste em estabelecer uma via respiratória adequada e garantir a normalização do padrão respiratório. A obstrução das vias respiratórias representa um risco, visto que a epiglote e a língua podem relaxar, causando oclusão da orofaringe, ou o paciente pode aspirar o vômito ou as secreções nasofaríngeas.

O acúmulo de secreções na faringe representa um sério problema. Como o paciente não consegue deglutir e carece de reflexos faríngeos, essas secreções precisam ser removidas para eliminar o perigo de aspiração. A elevação da cabeceira do leito a 30° ajuda a evitar a aspiração. O posicionamento do paciente em decúbito lateral ou semiventral também ajuda, visto que possibilita a projeção da mandíbula e da língua para frente, promovendo, assim, a drenagem das secreções.

Entretanto, o posicionamento isoladamente nem sempre é adequado. A aspiração e a higiene oral podem ser necessárias. A aspiração é realizada para remover as secreções da parte posterior da faringe e parte superior da traqueia. Antes e depois da aspiração, o paciente é adequadamente ventilado para evitar a hipoxia (Hickey & Strayer, 2020). A fisioterapia respiratória e a drenagem postural podem ser iniciadas para promover a higiene pulmonar, a não ser que haja contraindicação em virtude da condição subjacente do paciente. O tórax deve ser auscultado pelo menos a cada 8 horas para detectar sons respiratórios adventícios ou ausência de sons respiratórios.

Apesar dessas medidas, ou tendo em vista a gravidade do comprometimento, o paciente com NDC alterado frequentemente necessita de intubação e ventilação mecânica. As ações de enfermagem para o paciente sob ventilação mecânica incluem a manutenção da permeabilidade do tubo endotraqueal ou da traqueostomia, fornecimento de cuidados orais frequentes, monitoramento da gasometria arterial e manutenção da regulagem do ventilador (ver Capítulo 19).

Proteção do paciente

Para proteção do paciente, as grades laterais do leito devem ser acolchoadas. Duas grades são mantidas na posição elevada durante o dia, e três à noite; todavia, a elevação das quatro grades laterais é considerada uma contenção pela Joint Commission se a intenção for limitar a mobilidade do paciente. Deve-se ter cuidado para evitar lesões decorrentes de linhas e equipamentos invasivos, e outras fontes potenciais de lesão devem ser identificadas, como contenções, curativos apertados, irritantes ambientais, lençóis ou curativos úmidos, assim como tubos e drenos.

A proteção também inclui garantir a dignidade do paciente durante o NDC alterado. Medidas simples, como proporcionar privacidade e falar com o paciente durante as atividades de cuidados de enfermagem, preservam a dignidade do paciente. Não falar negativamente a respeito da condição ou do prognóstico do paciente também é importante, visto que os pacientes em coma podem ser capazes de ouvir. O paciente comatoso tem maior necessidade de proteção, e o enfermeiro é responsável pelo atendimento dessa necessidade de proteção.

Alerta de enfermagem: Qualidade e segurança

Se o paciente começar a emergir do estado de inconsciência, devem-se usar todas as medidas disponíveis e apropriadas para tranquilizar e acalmar o paciente. Qualquer forma de contenção tende a ser recebida com resistência, levando à lesão da própria pessoa ou elevação perigosa da PIC. Por conseguinte, as contenções físicas devem ser evitadas, quando possível; deve-se obter uma prescrição por escrito caso seu uso seja essencial para o bem-estar do paciente.

Manutenção do equilíbrio hídrico e manejo das necessidades nutricionais

O estado de hidratação é avaliado pelo exame das mucosas e do turgor dos tecidos, avaliação das tendências do equilíbrio hídrico e análise dos dados laboratoriais. As necessidades hídricas são inicialmente atendidas pela administração de soluções IV. Entretanto, as soluções IV (e a hemoterapia) para pacientes com condições intracranianas devem ser infundidas lentamente. Se forem infundidas muito rapidamente, podem elevar a PIC. O volume de líquido infundido pode ser restrito para minimizar a possibilidade de edema cerebral.

Se o paciente não se recuperar rapidamente e o suficiente para ingerir uma quantidade adequada de líquidos e calorias pela boca, um tubo de alimentação ou de gastrostomia é inserida para a administração de líquido e soluções de nutrição enteral. As pesquisas sugerem que os pacientes alimentados nas primeiras 48 horas após a ocorrência de lesão apresentam melhores resultados, em comparação com aqueles cuja nutrição é retardada (Lucke-Wold, Logsdon, Nguyen et al., 2018).

Fornecimento do cuidado oral

A boca é inspecionada quanto a ressecamento, inflamação e formação de crostas. O paciente inconsciente exige cuidados orais criteriosos, visto que existe o risco de parotidite se a boca não for mantida escrupulosamente limpa. A boca é limpa e enxaguada cuidadosamente para remover as secreções e crostas e para manter as mucosas úmidas. Um fino revestimento de vaselina sobre os lábios evita o ressecamento, a ocorrência de rachaduras e crostas. Se o paciente tiver um tubo endotraqueal inserido, ele deve ser movido para o lado oposto da boca diariamente, a fim de evitar a ulceração da boca e dos lábios. Se o paciente estiver intubado e sob ventilação mecânica, é também necessário um bom cuidado oral. As pesquisas recentes sugerem que o cuidado geral da boca com antisséptico, como a clorexidina, e a elevação da cabeceira do leito diminuem a ocorrência de pneumonia associada ao ventilador e melhora a saúde oral em pacientes entubados (Malhan, Usman, Trehan et al., 2019).

Manutenção da integridade da pele e das articulações

A prevenção da ruptura da pele exige avaliação e intervenções contínuas de enfermagem. Deve-se dispensar atenção especial aos pacientes inconscientes, visto que eles não podem responder aos estímulos externos. A avaliação inclui um esquema regular de mudança de posição para evitar a pressão, que pode causar ruptura e necrose da pele. A mudança de posição também proporciona estimulação cinestésica (sensação de movimento), proprioceptiva (conscientização da posição) e vestibular (equilíbrio). Após a mudança de posição, o paciente é cuidadosamente acomodado para evitar a ocorrência de necrose isquêmica sobre as áreas de pressão. Deve-se evitar arrastar ou puxar o paciente para cima no leito, visto que isso provoca força de cisalhamento e atrito na superfície da pele.

A manutenção da posição correta do corpo é importante; igualmente importante é a realização de exercícios passivos dos membros para evitar as contraturas. O uso de talas ou de botas de espuma ajuda na prevenção da queda do pé e elimina a pressão exercida pelas roupas de cama sobre os dedos dos pés. O uso de rolos de trocanter para apoiar as articulações do quadril mantém as pernas no alinhamento correto. Os braços devem estar em abdução, os dedos das mãos em ligeira flexão, e as mãos em ligeira supinação. Os calcanhares são avaliados quanto às áreas de pressão. Podem ser usados leitos especializados, como leitos fluidizados ou com baixa perda de ar, para diminuir a pressão exercida sobre as proeminências ósseas (Hickey & Strayer, 2020).

PRESERVAÇÃO DA INTEGRIDADE DA CÓRNEA

Alguns pacientes inconscientes ficam com os olhos abertos e têm reflexos córneos inadequados ou ausentes. A córnea pode tornar-se irritada, ressecada ou arranhada, levando a ulcerações. Os olhos podem ser limpos com cotonetes de algodão umedecidos em soro fisiológico estéril para remover os resíduos e secreções. Lágrimas artificiais ou colírios com metilcelulose podem ser prescritos para promover lubrificação. Com frequência, ocorre edema periorbital após uma cirurgia craniana. Se forem prescritas compressas frias, é preciso tomar cuidado para evitar o contato com a córnea. Tapa-olhos devem ser usados com cautela por causa do potencial de abrasão de córnea devido ao contato com o tapa-olho; protetores oculares protegem os olhos com menor risco de lesão.

MANUTENÇÃO DA TEMPERATURA CORPORAL

A febre alta no paciente inconsciente pode ser causada por infecção do sistema respiratório ou urinário, por reações medicamentosas ou por lesão do centro termorregulador hipotalâmico. Uma discreta elevação da temperatura pode ser causada por desidratação. O ambiente pode ser ajustado, dependendo da condição do paciente, a fim de promover uma temperatura corporal normal. Se a temperatura corporal estiver elevada, utiliza-se o mínimo de roupas de cama. O ambiente do quarto pode ser resfriado a 18,3°C. Todavia, se o paciente for idoso e não apresentar temperatura elevada, é necessário um ambiente mais quente.

Devido à lesão do centro termorregulador do encéfalo ou à infecção intracraniana grave, os pacientes inconscientes frequentemente desenvolvem temperaturas muito altas. Essas elevações de temperatura precisam ser controladas, visto que as demandas metabólicas aumentadas do cérebro podem ultrapassar a circulação cerebral e a liberação de oxigênio, resultando, potencialmente, em deterioração cerebral (Hickey & Strayer, 2020). Os estudos realizados sugerem que a hipertermia pode contribuir para resultados precários após lesão cerebral, mas não devido ao nível diminuído de oxigênio cerebral (Rincon, 2018). A hipertermia persistente sem origem clínica identificada de infecção indica lesão do tronco encefálico e apresenta prognóstico sombrio.

> **Alerta de enfermagem: Qualidade e segurança**
>
> A temperatura corporal de um paciente inconsciente nunca deve ser medida pela boca. Prefere-se a medida da temperatura retal, timpânica (se não for contraindicada) ou central à temperatura axilar menos acurada.

As estratégias para reduzir a febre incluem:

- Remover todas as roupas de cama sobre o paciente (com a possível exceção de um lençol fino, toalha ou pequeno campo)
- Administrar paracetamol ou ibuprofeno, conforme prescrição
- Promover banhos com compressas frias
- Utilizar um cobertor de hipotermia
- Proceder ao monitoramento frequente da temperatura para avaliar a resposta do paciente à terapia e para evitar uma redução excessiva da temperatura e a produção de tremores.

PREVENÇÃO DA RETENÇÃO URINÁRIA

O paciente com NDC alterado frequentemente apresenta incontinência ou retenção urinária. A bexiga é palpada ou examinada a determinados intervalos para estabelecer se existe retenção urinária, visto que a bexiga cheia pode constituir causa não reconhecida de incontinência por transbordamento. O aparelho de ultrassonografia vesical portátil é um recurso útil em programas de manejo e reeducação da bexiga.

Quando o paciente não está urinando, deve-se planejar um programa de cateterismo intermitente para reduzir o risco de infecção urinária. Um cateter pode ser inserido durante a fase aguda da doença para monitorar o débito urinário. Como os cateteres constituem importante causa de infecção urinária, o paciente é observado quanto ao aparecimento de febre e eliminação de urina turva. A área ao redor do meato uretral é inspecionada quanto à ocorrência de drenagem e limpa rotineiramente. O cateter urinário é habitualmente removido se o paciente tiver um sistema cardiovascular estável e se, antes do início do coma, não havia diurese, sepse ou disfunção miccional. Embora muitos pacientes inconscientes urinem espontaneamente após a remoção do cateter, deve-se obter uma imagem da bexiga periodicamente com um aparelho de ultrassom portátil à procura de retenção urinária (ver Capítulo 47, Figura 47.8).

No caso de pacientes inconscientes e que conseguem urinar espontaneamente, embora de maneira involuntária, pode-se utilizar um cateter externo (cateter com preservativo) para os homens e absorventes íntimos ou dispositivos para incontinência para as mulheres. Tão logo o paciente recupere a consciência, inicia-se um programa de treinamento vesical (Hickey & Strayer, 2020). O paciente incontinente é monitorado com frequência quanto à irritação e ruptura da pele. Os cuidados apropriados da pele são implementados para evitar essas complicações.

PROMOÇÃO DO FUNCIONAMENTO INTESTINAL

O abdome é avaliado quanto à distensão, auscultando-se os sons intestinais e medindo a circunferência abdominal com uma fita métrica. Existe um risco de diarreia em consequência da infecção, do uso de antibióticos e dos líquidos hiperosmolares. Além disso, podem ocorrer evacuações frequentes de fezes moles com impactação fecal. Há para a venda bolsas de coleta de fezes para pacientes com incontinência fecal.

A imobilidade e a falta de fibras na dieta podem causar constipação intestinal. O enfermeiro monitora o número e a consistência das fezes, além de realizar exame retal à procura de sinais de impactação fecal. Emolientes fecais podem ser prescritos e administrados na nutrição enteral. Para facilitar o esvaziamento intestinal, pode-se indicar um supositório de glicerina ou estimulante intestinal. O paciente pode necessitar de enema rotineiramente para esvaziar a parte inferior do cólon.

RESTAURAÇÃO DA MANUTENÇÃO DA SAÚDE
Quando a PIC elevada deixa de ser um problema, o enfermeiro ajuda o paciente e a sua família a restaurar a saúde do paciente inconsciente. Isso envolve o uso de atividades auditivas, visuais, olfatórias, gustativas, táteis e cinestésicas para estimular o paciente a sair do coma (Gattuta, Coralo, Lo Buono et al., 2018). Esforços são envidados para restaurar a sensação de ritmo diário, mantendo os padrões habituais de dia e noite para as atividades e o sono. O enfermeiro toca o paciente e conversa com ele, igualmente incentiva os familiares e os amigos a fazer o mesmo. A comunicação é de suma importância e inclui tocar o paciente e passar um tempo suficiente com ele para mostrar-se sensível às suas necessidades. É também importante evitar comentários negativos sobre o estado ou o prognóstico do paciente na sua presença.

O enfermeiro orienta o paciente quanto ao tempo e espaço pelo menos uma vez a cada 8 horas. Os sons do ambiente habitual do paciente podem ser introduzidos utilizando um gravador. Os familiares podem ler para o paciente o seu livro favorito e podem sugerir programas de rádio e televisão que o paciente apreciava anteriormente, como maneira de enriquecer o ambiente e proporcionar estímulos familiares.

Quando saem do coma, muitos pacientes passam por um período de agitação, indicando que estão percebendo mais o ambiente, mas ainda não conseguem reagir nem se comunicar de modo apropriado. Embora isso seja perturbador para muitos familiares, trata-se, na realidade, de um sinal clínico positivo. Nessa ocasião, é necessário reduzir ao mínimo a estimulação, limitando os ruídos de fundo, pedindo que apenas uma pessoa fale de cada vez com o paciente, proporcionando a ele maior tempo para responder e permitindo momentos frequentes de repouso ou silêncio. Após o paciente recuperar a consciência, eventos familiares ou sociais gravados podem ajudar o paciente a reconhecer a família e os amigos e permitir que ele possa vivenciar eventos perdidos.

Foram desenvolvidos programas de estimulação sensorial para pacientes com lesão cerebral, em um esforço para melhorar os resultados. Embora esses programas sejam controversos e com resultados inconsistentes, alguns sustentam o conceito de proporcionar uma neuroestimulação estruturada (Hickey & Strayer, 2020).

ATENDIMENTO ÀS NECESSIDADES DA FAMÍLIA
A família do paciente com NDC alterado pode ser lançada em um súbito estado de crise e passar pelo processo de ansiedade grave, negação, raiva, remorso, tristeza e reconciliação. Dependendo do distúrbio que causou a alteração do NDC e da extensão da recuperação do paciente, a família pode não estar preparada para as alterações no estado cognitivo e físico de seu ente querido. Se o paciente tiver déficits residuais significativos, a família pode necessitar de tempo considerável, assistência e suporte para superar essas alterações. Para ajudar os membros da família a mobilizar recursos e habilidades de enfrentamento, o enfermeiro reforça e esclarece as informações sobre a condição do paciente, incentiva a família a participar dos cuidados, bem como escuta e incentiva o compartilhamento dos sentimentos e das preocupações, enquanto apoia a tomada de decisão sobre o manejo e a alocação do paciente após a hospitalização. As famílias podem beneficiar-se da participação em serviços de apoio oferecidos pelo hospital, instituição de reabilitação ou organizações comunitárias.

A família pode ter que enfrentar a morte de seu ente querido. O paciente com distúrbio neurológico é frequentemente declarado como tendo morte encefálica antes de o coração parar de bater. O termo **morte encefálica** descreve a perda irreversível de todas as funções do encéfalo e a ausência de reflexos do tronco encefálico (Milliken & Uveges, 2020). O termo pode ser enganoso para a família, visto que, embora a função cerebral tenha cessado, o paciente parece estar vivo, com a frequência cardíaca e a pressão arterial mantidas por medicamentos vasoativos, e a respiração mantida por ventilação mecânica. Ao conversar com a família sobre a morte encefálica do paciente, é importante fornecer informações acuradas, oportunas, compreensíveis e consistentes. Ver Capítulo 13 para uma discussão dos cuidados em fase terminal.

MONITORAMENTO E MANEJO DE COMPLICAÇÕES POTENCIAIS
A pneumonia, a aspiração e a insuficiência respiratória constituem complicações potenciais em qualquer paciente com NDC deprimido e que não pode proteger as vias respiratórias ou mudar de posição, tossir e respirar profundamente. Quanto mais longo o período de inconsciência, maior o risco de complicações pulmonares.

Os sinais vitais e a função respiratória são monitorados rigorosamente para detectar quaisquer sinais de insuficiência ou angústia respiratória. O hemograma completo e a gasometria arterial são avaliados para determinar se existem eritrócitos adequados para transportar o oxigênio e se a ventilação é efetiva. A fisioterapia respiratória e a aspiração são iniciadas para evitar complicações respiratórias, como a pneumonia. As intervenções de cuidados orais são realizadas em pacientes submetidos a ventilação mecânica para manter a saúde oral e diminuir a incidência de pneumonia (Malhan et al., 2019). Se houver desenvolvimento de pneumonia, são obtidas culturas para identificar o microrganismo, de modo que possam ser administrados antibióticos apropriados.

O paciente com NDC alterado é monitorado rigorosamente à procura de sinais de comprometimento da integridade da pele; concomitantemente, as estratégias para evitar a ruptura da pele e lesões por pressão são mantidas em todas as fases dos cuidados, incluindo hospitalização, reabilitação e cuidados domiciliares. Os fatores que contribuem para o comprometimento da integridade cutânea (p. ex., incontinência, ingestão dietética inadequada, pressão exercida sobre as proeminências ósseas, edema) são corrigidos. Se houver desenvolvimento de lesões por pressão, são implementadas estratégias para promover a cicatrização. Deve-se tomar cuidado para evitar a contaminação bacteriana das lesões por pressão, o que pode levar ao desenvolvimento de sepse e choque séptico. Ver Capítulo 56 para a avaliação e o manejo das lesões por pressão.

O paciente também deve ser monitorado à procura de sinais e sintomas de TEV, que se manifesta na forma de trombose venosa profunda (TVP) ou embolia pulmonar (EP). A profilaxia com heparina ou com heparina de baixo peso molecular SC (dalteparina, danaparoide) e o uso de meias elásticas de compressão ou dispositivos de compressão pneumática são prescritos de acordo com os fatores de risco de trombose e sangramento do paciente (Galan, Egea-Guerrero, Diaz et al., 2016). O enfermeiro observa quanto ao aparecimento de sinais e sintomas de TVP ou EP.

Os pacientes com diminuição prolongada do NDC correm risco de desenvolver contraturas. Durante os cuidados de fase aguda, o paciente é mudado de posição a cada 2 horas, e são realizados exercícios passivos de amplitude de movimento pelo menos 2 vezes/dia. Talas, fornecidas na terapia ocupacional, são aplicadas às mãos e aos pés de modo rotatório para manter o alinhamento funcional das articulações. Foi relatado que as talas nas mãos são seguras e benéficas para os pacientes para a diminuição da espasticidade e para a melhora da abertura das mãos (Khan, Amatya, Bensmail et al., 2019).

Reavaliação

Entre os resultados esperados estão:
1. Alcança um padrão respiratório ideal.
2. Não apresenta lesões.
3. Obtém ou mantém um equilíbrio hídrico e um estado nutricional adequados.
    a. Não apresenta nenhum sinal ou sintoma clínico de desidratação.
    b. Apresenta níveis séricos de eletrólitos dentro da faixa normal.
    c. Não exibe sinais nem sintomas clínicos de super-hidratação ou desnutrição.
4. Mantém a mucosa oral saudável.
5. Preservação da pele intacta.
6. Não apresenta lesão da córnea.
7. Obtém ou mantém a termorregulação.
8. Não apresenta retenção urinária.
9. Não apresenta diarreia nem impactação fecal.
10. Recebe estimulação sensorial apropriada.
11. Os familiares lidam com a crise.
    a. Verbalizam medos e preocupações.
    b. Participam dos cuidados do paciente e proporcionam estimulação sensorial ao conversar e tocar o paciente.
12. O paciente não apresenta nenhuma complicação.
    a. Os valores da gasometria arterial ou os níveis de saturação de oxigênio estão dentro da faixa normal.
    b. Não apresenta sinais nem sintomas de pneumonia.
    c. Exibe pele íntegra nas áreas de pressão.
    d. Não desenvolve TEV, como TVP ou EP.

PRESSÃO INTRACRANIANA ELEVADA

A abóbada craniana rígida contém o tecido cerebral (1.400 g), sangue (75 mℓ) e LCS (75 mℓ). O volume e a pressão desses três componentes encontram-se habitualmente em um estado de equilíbrio e produzem a PIC. Em geral, a PIC é medida nos ventrículos laterais, sendo a pressão normal de 0 a 10 mmHg, com 15 mmHg como limite superior da normalidade (Hickey & Strayer, 2020).

A **hipótese de Monro-Kellie**, também conhecida como doutrina de Monro-Kellie, explica o equilíbrio dinâmico do conteúdo craniano. Essa hipótese estabelece que, devido ao espaço limitado para ocorrer expansão intracraniana, o aumento de qualquer desses componentes modifica o volume dos outros (Witherspoon & Ashby, 2017). Como o tecido cerebral possui um espaço limitado para se expandir, a compensação tipicamente é obtida pelo deslocamento ou desvio do LCS, aumentando a absorção ou reduzindo a produção de LCS ou, ainda, diminuindo o volume sanguíneo cerebral. Sem essas alterações, a PIC começa a elevar-se. Em circunstâncias normais, alterações mínimas do volume sanguíneo e do volume do LCS ocorrem constantemente, em consequência de alterações na pressão intratorácica (tosse, espirro, esforço na defecação), postura, pressão arterial e níveis sistêmicos de oxigênio e dióxido de carbono.

Fisiopatologia

A elevação da PIC afeta muitos pacientes com distúrbios neurológicos agudos, visto que as condições patológicas alteram a relação entre o volume intracraniano e a PIC. Embora a PIC elevada esteja mais comumente associada a traumatismo cranioencefálico, ela também pode ser observada como efeito secundário em outras condições, como tumores cerebrais, hemorragia subaracnóidea e encefalopatias tóxicas e virais. A PIC elevada de qualquer etiologia diminui a perfusão cerebral, estimula a formação de mais edema e pode deslocar o tecido cerebral, resultando em herniação – um evento calamitoso e frequentemente fatal.

Diminuição do fluxo sanguíneo cerebral

A elevação da PIC pode reduzir o fluxo sanguíneo cerebral, resultando em isquemia e morte celular. Nos estágios iniciais da isquemia cerebral, os centros vasomotores são estimulados, e ocorre elevação da pressão sistêmica para manter o fluxo sanguíneo cerebral. Em geral, isso é acompanhado de pulso lento e alternante e de irregularidades respiratórias. Essas alterações na pressão arterial, no pulso e na respiração são clinicamente importantes, visto que elas sugerem elevação da PIC.

A concentração de dióxido de carbono no sangue e no tecido cerebral também desempenha um papel na regulação do fluxo sanguíneo cerebral. A elevação da pressão parcial de dióxido de carbono arterial (Pa_{CO_2}) provoca vasodilatação cerebral, resultando em aumento do fluxo sanguíneo cerebral e da PIC. A diminuição da Pa_{CO_2} exerce efeito vasoconstritor, limitando o fluxo sanguíneo para o cérebro. A diminuição do efluxo venoso também pode aumentar o volume sanguíneo cerebral, com consequente elevação da PIC.

Edema cerebral

O edema cerebral é definido como acúmulo anormal de água ou líquido no espaço intracelular e/ou no espaço extracelular associado a aumento do volume de tecido cerebral. O edema pode ocorrer nas substâncias cinzenta, branca e intersticial. À medida que o tecido cerebral aumenta de volume dentro do crânio rígido, vários mecanismos procuram compensar a PIC crescente. Esses mecanismos compensatórios incluem autorregulação, bem como diminuição na produção e no fluxo de LCS. A autorregulação refere-se à capacidade do cérebro de alterar o diâmetro de seus vasos sanguíneos para manter um fluxo sanguíneo cerebral constante durante alterações da pressão arterial sistêmica. Esse mecanismo pode estar comprometido em pacientes que apresentam elevação patológica e sustentada da PIC.

Resposta cerebral à elevação da pressão intracraniana

À medida que a PIC se eleva, mecanismos compensatórios no cérebro atuam para manter o fluxo sanguíneo e evitar a ocorrência de dano tecidual. O cérebro consegue manter uma pressão de perfusão uniforme se a pressão arterial sistólica for de 50 a 150 mmHg e a PIC for inferior a 40 mmHg. As alterações na PIC apresentam correlação próxima com a pressão de perfusão cerebral (PPC). A PPC é calculada subtraindo-se a PIC da pressão arterial média (PAM). Por exemplo, se a PAM for de 100 mmHg, e a PIC for de 15 mmHg, então a PPC é de 85 mmHg. A PPC normal é de 70 a 100 mmHg (Hickey & Strayer, 2020). À medida que a PIC eleva e o mecanismo autorregulador do cérebro é superado, a PPC pode elevar-se acima de 100 mmHg ou diminuir abaixo de 50 mmHg. Os pacientes com uma PPC inferior a 50 mmHg sofrem dano neurológico irreversível. Por conseguinte, a PPC precisa ser mantida em 70 a 80 mmHg para assegurar um fluxo sanguíneo adequado ao cérebro. Se a PIC for igual à PAM, a circulação cerebral cessa.

Um fenômeno clínico, conhecido como **resposta de Cushing** (também denominado reflexo de Cushing), é observado quando o fluxo sanguíneo cerebral diminui significativamente. Quando isquêmico, o centro vasomotor deflagra uma elevação da pressão arterial, no esforço de superar a PIC elevada. Uma resposta mediada pelo sistema simpático causa elevação da pressão arterial sistólica (PAS), com alargamento da pressão do pulso e alentecimento cardíaco. Essa resposta é observada clinicamente como elevação dos níveis de PAS, alargamento da pressão diferencial e alentecimento reflexo da frequência cardíaca. Trata-se de um sinal tardio, que exige intervenção imediata; todavia, a perfusão pode ser recuperável se a resposta de Cushing for tratada rapidamente.

Em determinado ponto, a capacidade de autorregulação do cérebro torna-se ineficaz, e começa o processo de descompensação (isquemia e infarto). Quando isso ocorre, o paciente exibe alterações significativas no estado mental e nos sinais vitais. A bradicardia, a hipertensão e a bradipneia associadas a essa deterioração são conhecidas como tríade de Cushing, que constitui um sinal grave. Nesse ponto, ocorrem herniação do tronco encefálico e oclusão do fluxo sanguíneo cerebral se não for iniciada uma intervenção terapêutica. A **herniação** refere-se ao deslocamento do tecido cerebral de uma área de alta pressão para uma área de menor pressão (Figura 61.2).

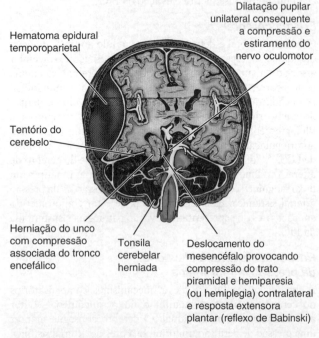

Figura 61.2 • Corte transversal do cérebro demonstrando herniação de parte do lobo temporal pelo tentório, como resultado de um hematoma epidural temporoparietal. Reproduzida, com autorização, de Kintzel, K. C. (1977). *Advanced concepts in clinical nursing*. Philadelphia, PA: J. B. Lippincott.

O tecido herniado exerce pressão sobre a área cerebral para dentro da qual foi deslocado, o que interfere no suprimento sanguíneo dessa área. A cessação do fluxo sanguíneo cerebral resulta em isquemia, infarto e morte encefálica.

Manifestações clínicas

Se a PIC se elevar até o limite da capacidade de adaptação do cérebro, ocorre comprometimento da função neural, e isso pode se manifestar inicialmente por alterações clínicas do NDC e, posteriormente, por respostas respiratórias e vasomotoras anormais.

> **Alerta de enfermagem: Qualidade e segurança**
>
> O sinal mais precoce de elevação da PIC consiste em alteração do NDC. A agitação, o alentecimento da fala e o retardo na resposta a comandos verbais podem ser indicadores precoces.

Qualquer alteração súbita na condição do paciente, como inquietação (sem causa aparente), confusão ou sonolência crescente, tem significado neurológico. Esses sinais podem resultar da compressão do cérebro, devido à tumefação em consequência de hemorragia ou edema, de lesão intracraniana expansiva (hematoma ou tumor) ou de uma combinação de ambos.

À medida que a PIC se eleva, o paciente torna-se torporoso, reagindo apenas a estímulos sonoros altos ou dolorosos. Nesse estágio, é provável que ocorra comprometimento grave da circulação cerebral, tornando necessária uma intervenção imediata. Quando a função neurológica deteriora ainda mais, o paciente torna-se comatoso e exibe respostas motoras anormais, na forma de **decorticação** (flexão anormal dos membros superiores e extensão dos membros inferiores), **descerebração** (extensão extrema dos membros superiores e inferiores) ou flacidez (ver Figura 61.1). Se o coma for profundo e irreversível, sem fatores de confusão conhecidos, os reflexos do tronco encefálico estiverem ausentes e as respirações estiverem comprometidas ou ausentes, o paciente poderá ser avaliado em relação à morte cerebral (Milliken & Uveges, 2020).

Avaliação e achados diagnósticos

Os exames complementares realizados para determinar a causa subjacente da PIC elevada são discutidos de modo detalhado no Capítulo 60. Os exames complementares mais comuns incluem a TC e a RM. O paciente também pode ser submetido a angiografia cerebral, PET ou SPECT. Os estudos com Doppler transcraniano fornecem informações sobre o fluxo sanguíneo cerebral. O paciente com PIC elevada também pode ser submetido ao monitoramento eletrofisiológico para observar indiretamente o fluxo sanguíneo cerebral. O monitoramento do potencial evocado mede os potenciais elétricos produzidos pelo tecido nervoso em resposta à estimulação externa (auditiva, visual ou sensorial). A punção lombar é evitada em pacientes com PIC elevada, visto que a súbita liberação da pressão na área lombar pode provocar herniação do cérebro (Hickey & Strayer, 2020). Ver Capítulo 60 para uma discussão mais detalhada da punção lombar e de outros exames complementares.

Complicações

As complicações da PIC elevada incluem herniação do tronco encefálico, diabetes insípido e síndrome de secreção inapropriada de hormônio antidiurético (SIHAD).

A herniação do tronco encefálico resulta da elevação excessiva da PIC, em que a pressão exercida na abóbada craniana e no tecido cerebral pressiona o tronco encefálico para baixo. Essa pressão crescente sobre o tronco encefálico resulta em cessação do fluxo sanguíneo para o encéfalo, levando a anoxia cerebral irreversível e morte encefálica.

O diabetes insípido neurogênico resulta da secreção diminuída de hormônio antidiurético (ADH). O paciente apresenta débito urinário excessivo, diminuição da osmolalidade urinária e hiperosmolaridade sérica (Tudor & Thompson, 2019). A terapia consiste na administração de líquidos, reposição dos eletrólitos e de vasopressina sintética (desmopressina). Ver Capítulos 10 e 45 para uma discussão do diabetes insípido.

A SIHAD resulta da secreção aumentada do ADH). O paciente apresenta sobrecarga de volume, o débito urinário diminui e a concentração sérica de sódio torna-se diluída. O tratamento da SIHAD consiste em restrição hídrica (menos de 800 mℓ/dia sem água livre), que é habitualmente suficiente para corrigir a hiponatremia. Nos casos graves, a administração cuidadosa de solução salina hipertônica a 3% pode ser terapêutica (Hickey & Strayer, 2020). A alteração na concentração sérica de sódio não deve ultrapassar uma taxa de correção de aproximadamente 1,3 mEq/ℓ/h. Ver Capítulos 10 e 45 para uma discussão mais pormenorizada da SIHAD.

Manejo clínico

A PIC elevada constitui uma verdadeira emergência, que precisa ser tratada imediatamente. O monitoramento invasivo da PIC constitui um importante componente do manejo. O manejo imediato para aliviar a PIC elevada exige diminuição do edema cerebral, redução do volume de LCS ou diminuição do volume sanguíneo cerebral, enquanto a perfusão cerebral é mantida. Essas metas são alcançadas pela administração de diuréticos osmóticos, restrição de líquidos, drenagem do LCS, controle da febre, manutenção da pressão arterial sistêmica e da oxigenação e redução das demandas metabólicas celulares. Ver Capítulo 63 para uma discussão do manejo da PIC elevada.

Monitoramento da pressão intracraniana e da oxigenação cerebral

As finalidades do monitoramento da PIC consistem em identificar precocemente a elevação da PIC em seu curso (antes que ocorra dano cerebral), em quantificar a elevação para iniciar o tratamento apropriado e em proporcionar acesso ao LCS para a coleta de amostra e drenagem, e em avaliar a efetividade do tratamento. A PIC pode ser monitorada com o uso de um cateter intraventricular (ventriculostomia), uma cânula subaracnóidea, um cateter epidural ou subdural ou um cateter com transdutor de fibra óptica na ponta, inserido no espaço subdural ou no ventrículo (Figura 61.3).

Quando uma ventriculostomia ou um dispositivo de monitoramento com cateter intraventricular são usados para o monitoramento da PIC, um cateter de pequeno calibre é inserido em um ventrículo lateral, de preferência no hemisfério não dominante do cérebro (Hickey & Strayer, 2020). O cateter é conectado por um sistema cheio de líquido a um transdutor, que registra a pressão na forma de um impulso elétrico. Além de obter registros contínuos da PIC, o cateter ventricular possibilita a drenagem do LCS, sobretudo durante elevações agudas da pressão. A ventriculostomia também pode ser usada para drenar sangue do ventrículo. A drenagem contínua do LCS sob controle pressórico constitui um método efetivo para o tratamento da hipertensão intracraniana. Outra vantagem do cateter ventricular é o acesso para a administração intraventricular de medicamentos e a instilação ocasional de ar ou de meio de contraste para ventriculografia. As complicações associadas a seu uso incluem infecção, meningite, colapso ventricular, oclusão do cateter pelo tecido cerebral ou sangue e problemas com o sistema de monitoramento.

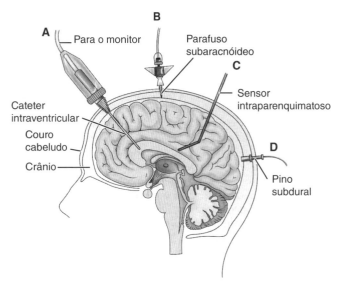

Figura 61.3 • Monitoramento da pressão intracraniana. Um dispositivo pode ser posicionado no ventrículo (**A**), no espaço subaracnóideo (**B**), no espaço intraparenquimatoso (**C**) ou no espaço subdural (**D**).

O parafuso ou pino subaracnóideo é um dispositivo oco, que é inserido através do crânio e da dura-máter até o espaço subaracnóideo craniano (Hickey & Strayer, 2020). Tem a vantagem de não haver necessidade de punção ventricular. O parafuso subaracnóideo é fixado a um transdutor de pressão, e o débito é registrado em um osciloscópio. A técnica do parafuso oco também tem a vantagem de evitar as complicações decorrentes do deslocamento do cérebro e do pequeno tamanho dos ventrículos. As complicações consistem em infecção e bloqueio do parafuso por coágulo ou tecido cerebral, resultando em perda do traçado da pressão e diminuição da acurácia nas leituras de PIC elevada.

O monitor epidural utiliza um sensor de fluxo pneumático para detectar a PIC. O sistema de monitoramento epidural da PIC tem uma baixa incidência de infecção e complicações e parece efetuar leituras acuradas das pressões. A calibração do sistema é mantida de modo automático, e as ondas de pressão anormais deflagram um sistema de alarme. Uma desvantagem do cateter epidural reside na incapacidade de efetuar a coleta do LCS para análise.

O monitor de fibra óptica ou cateter com transdutor na extremidade é uma alternativa dos outros sistemas intraventriculares, subaracnóideos e subdurais (Al-Mufti, Smith, Lander et al., 2018). O transdutor em miniatura reflete alterações da pressão, que são convertidas em sinais elétricos em um amplificador e exibidas em um monitor digital. O cateter pode ser inserido no ventrículo, no espaço subaracnóideo, no espaço subdural ou no parênquima cerebral ou sob um retalho ósseo. Quando inserido no ventrículo, ele também pode ser utilizado em conjunto com um dispositivo para drenagem do LCS.

Interpretação das formas de onda da pressão intracraniana

As ondas de alta pressão e de pressão relativamente normal indicam alterações da PIC. As formas de onda são capturadas e registradas em um osciloscópio. Essas ondas foram classificadas em ondas A (ondas de platô), ondas B e ondas C (Figura 61.4). As ondas de platô (ondas A) representam elevações transitórias, paroxísticas e recorrentes da PIC, que podem durar 5 a 20 minutos, e cuja amplitude varia de 40 a 100 mmHg (Al-Mufti et al., 2018). As ondas de platô apresentam significado clínico e indicam alterações do volume vascular no compartimento intracraniano, que estão começando a comprometer a perfusão cerebral. As ondas A podem aumentar de amplitude e frequência, refletindo a presença de isquemia cerebral e dano cerebral que podem ocorrer antes da manifestação clínica de sinais e sintomas francos de PIC elevada. As ondas B são mais curtas (30 segundos a 2 minutos) e exibem amplitude menor (até 50 mmHg). Apresentam menos significado clínico; todavia, se forem observadas em série em um paciente com consciência deprimida, podem preceder o aparecimento das ondas A. As ondas B podem ser observadas em pacientes com hipertensão intracraniana e diminuição da complacência intracraniana. As ondas C são pequenas oscilações rítmicas, com frequências de 4 a 8 por minuto, e aparentam estar relacionadas às variações rítmicas da pressão arterial sistêmica e às respirações (Hickey & Strayer, 2020).

Outros sistemas de monitoramento neurológico

Outra tendência no monitoramento neurológico é a microdiálise do paciente com lesão cerebral (Zhou & Kalanuria, 2018). Sondas corticais são posicionadas próximo da área lesionada e utilizadas para medir os níveis de glutamato, lactato, piruvato e glicose, isto é, substâncias que refletem a função metabólica do encéfalo. Alguns pesquisadores formularam a teoria de que as medições diretas da glicose e dos subprodutos energéticos no cérebro irão possibilitar melhor manejo desses pacientes. Embora a microdiálise cerebral tenha reduzido a mortalidade dos pacientes com lesão cerebral, são necessários mais estudos para relacioná-la à melhora dos resultados (Zhou & Kalanuria, 2018).

Outra tendência é o monitoramento da oxigenação cerebral por meio do monitoramento na saturação de oxigênio no bulbo venoso jugular ($SjvO_2$) ou através de um cateter no cérebro. Acredita-se que a oxigenação cerebral seja importante, visto que a ocorrência de alterações na perfusão cerebral pode refletir elevação da PIC. As leituras obtidas a partir de um cateter posicionado na via de saída jugular possibilitam fazer uma comparação entre a saturação de oxigênio arterial e oxigênio venoso, e demonstra-se, assim, o equilíbrio entre o aporte e a demanda de oxigênio cerebral. As dessaturações jugulares venosas podem refletir isquemia cerebral precoce, alertando o médico antes que ocorra elevação da PIC. A redução das dessaturações cerebrais pode melhorar os resultados. Atualmente, esse tipo de monitoramento está disponível em várias instituições e tem sido usado com sucesso para identificar agravos cerebrais secundários. O fator limitante reside no fato de que essa saturação reflete a perfusão global do cérebro, e não a de uma área lesionada específica (Al-Mufti et al., 2018).

Outro método para medir a oxigenação e a temperatura cerebrais consiste na inserção de um cateter de fibra óptica na substância cerebral. O sistema mais comum é o Licox®. O sistema inclui um monitor com uma tela para exibir os valores do oxigênio e da temperatura, bem como cabos para conectar sondas de monitoramento no cérebro (Hickey & Strayer, 2020).

Diminuição do edema cerebral

Os diuréticos osmóticos, como o manitol e a solução hipertônica (3%), podem ser administrados para diminuir o líquido no tecido cerebral e reduzir o edema cerebral (Witherspoon & Ashby, 2017). Esses agentes retiram água através das membranas intactas, reduzindo, assim, o volume do cérebro e o líquido extracelular. Um cateter urinário de demora é habitualmente inserido para monitorar o débito cardíaco e controlar a diurese resultante. Se o paciente estiver recebendo diuréticos osmóticos, a osmolalidade sérica e os níveis séricos de eletrólitos devem ser determinados para avaliar o estado de hidratação. Quando um tumor cerebral constitui a causa da PIC elevada, os corticosteroides (p. ex., dexametasona) ajudam a reduzir o edema ao redor do tumor.

Outro método para diminuir o edema cerebral é a restrição hídrica (Hickey & Strayer, 2020). A limitação do aporte global de líquidos leva a desidratação e hemoconcentração, retirando líquido através do gradiente osmótico e diminuindo o edema cerebral. Por outro lado, deve-se evitar a super-hidratação do paciente com PIC elevada, visto que exacerba edema cerebral.

Há muito tempo, os pesquisadores formularam a hipótese de que a redução da temperatura corporal deve diminuir o edema cerebral ao reduzir as necessidades de oxigênio e metabólicas do cérebro, protegendo, assim, o cérebro da isquemia continuada. Quando o metabolismo corporal puder ser reduzido pela diminuição da temperatura corporal, a circulação colateral do cérebro pode ser capaz de proporcionar um suprimento sanguíneo adequado ao cérebro. O efeito da hipotermia sobre a PIC exige mais estudo; até o momento, a hipotermia induzida não demonstrou ser consistentemente benéfica para pacientes com lesão cerebral. A indução e a manutenção da hipotermia constituem um importante tratamento clínico, que exige conhecimento, observação e manejo habilidoso de enfermagem. O tipo e a duração das técnicas de reaquecimento após a hipotermia também podem constituir fatores que influenciam os resultados em pacientes com lesões neurológicas (Rincon, 2018).

Manutenção da perfusão cerebral

O débito cardíaco pode ser manipulado para proporcionar uma perfusão adequada do cérebro. São obtidas melhoras do débito cardíaco utilizando o volume de líquidos e agentes inotrópicos,

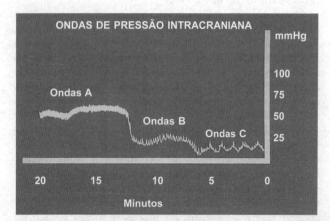

Figura 61.4 • Ondas de pressão intracraniana. Diagrama composto de ondas A (platô), que indicam isquemia cerebral; ondas B, que indicam hipertensão intracraniana e variações no ciclo respiratório; e ondas C, que se relacionam com variações na pressão arterial sistêmica e nas respirações.

como a dobutamina e a norepinefrina. A efetividade do débito cardíaco reflete-se na PPC, que é mantida acima de 70 mmHg. Uma PPC mais baixa indica que o débito cardíaco é insuficiente para manter a perfusão cerebral adequada. A SjvO$_2$ e o Licox®, descritos anteriormente, ajudam no monitoramento da perfusão cerebral.

A hemicraniectomia descompressiva também pode ser considerada uma estratégia cirúrgica para auxiliar no manejo da hipertensão intracraniana refratária. A remoção de uma parte do crânio possibilita que o cérebro expanda sem as restrições da pressão exercida pela abóbada craniana. As complicações deste procedimento incluem infecção e aumento do potencial de lesões das estruturas cerebrais subjacentes desprotegidas. Após o paciente deixar de apresentar risco de aumento da PIC, o retalho ósseo pode ser reposicionado cirurgicamente (Hutchinson, Kolias, Tajsic et al., 2019).

Redução do líquido cerebrospinal e do volume sanguíneo intracraniano

A drenagem do LCS é frequentemente realizada, visto que a remoção de LCS com dreno de ventriculostomia pode reduzir acentuadamente a PIC e restaurar a PPC. Entretanto, deve-se ter cuidado ao drenar o LCS, visto que uma drenagem excessiva pode resultar em colapso dos ventrículos e herniação. A redução da Pa$_{CO_2}$ pode resultar em hipoxia, isquemia e aumento dos níveis cerebrais de lactato. A manutenção da Pa$_{CO_2}$ acima de 30 mmHg pode ser benéfica (Hickey & Strayer, 2020).

Controle da febre

É fundamental evitar a elevação da temperatura, visto que a febre aumenta o metabolismo cerebral e a velocidade de formação do edema cerebral. As estratégias para reduzir a temperatura corporal incluem a administração de medicamentos antipiréticos, conforme prescrição, e o uso de um cobertor de hipotermia. Outras estratégias para reduzir a febre foram anteriormente discutidas na seção de Processo de enfermagem sobre NDC alterado. A temperatura do paciente é monitorada rigorosamente e o paciente é observado quanto a tremores, que devem ser evitados, devido à sua associação com consumo de oxigênio aumentado, níveis elevados de catecolaminas circulantes e aumento da vasoconstrição. Os tremores estão associados a níveis diminuídos de oxigenação do cérebro; todavia, a associação entre tremores e resultados neurológicos não é conhecida.

Manutenção da oxigenação e redução das demandas metabólicas

A gasometria arterial e a oximetria de pulso são monitoradas para assegurar que a oxigenação sistêmica permaneça ótima. As demandas metabólicas podem ser reduzidas pela administração de altas doses de barbitúricos se o paciente não estiver respondendo ao tratamento convencional. O mecanismo pelo qual os barbitúricos diminuem a PIC e protegem o cérebro é incerto; todavia, acredita-se que o estado comatoso resultante diminua as necessidades metabólicas do cérebro, proporcionando, assim, proteção cerebral.

Outro método de reduzir a demanda metabólica celular e melhorar a oxigenação consiste na administração de medicamentos que produzem sedação. O paciente que recebe esses agentes não pode se mover; isso diminui as demandas metabólicas e resulta em diminuição da demanda de oxigênio do cérebro. O paciente tampouco pode responder à dor ou relatar a sua ocorrência. Os agentes mais frequentemente utilizados para sedação são pentobarbital, tiopental, propofol e dexmedetomidina (Opdenakker, Vanstraelen, De Sloovere et al., 2019).

Quando são utilizados agentes sedativos, ocorre perda da capacidade de realizar avaliações neurológicas seriadas. Por conseguinte, são necessários outros métodos de monitoramento para avaliar o estado do paciente e a sua resposta à terapia. Os parâmetros importantes que precisam ser avaliados incluem a PIC, a pressão arterial, a frequência cardíaca, a frequência respiratória e a resposta do paciente à terapia ventilatória (p. ex., dissincronia paciente-ventilador; ver Capítulo 19). O nível de paralisia farmacológica é ajustado com base nos níveis séricos dos medicamentos administrados e nos parâmetros avaliados. As complicações potenciais desses medicamentos consistem em hipotensão causada pelo tônus simpático diminuído e depressão miocárdica.

Os pacientes que recebem altas doses de barbitúricos ou sedativos farmacológicos necessitam de monitoramento cardíaco contínuo, intubação endotraqueal, ventilação mecânica e monitoramento da pressão arterial, bem como monitoramento da PIC.

PROCESSO DE ENFERMAGEM
Paciente com pressão intracraniana elevada

Avaliação

A avaliação inicial do paciente com PIC elevada consiste na obtenção da história dos eventos que levam à doença atual do paciente e da história clínica pregressa pertinente. Em geral, é necessário obter essa informação da família ou de amigos. O exame neurológico deve ser o mais completo permitido pela condição do paciente. Isso inclui uma avaliação do estado mental, NDC, função dos nervos cranianos, função cerebelar (equilíbrio e coordenação), reflexos e função motora e sensorial. Como o paciente está em estado crítico, a avaliação contínua é mais focalizada, incluindo verificação das pupilas, avaliação de nervos cranianos selecionados, medidas frequentes dos sinais vitais e da PIC, assim como o uso da escala de coma de Glasgow (ver Tabela 61.1).

Diagnóstico

DIAGNÓSTICOS DE ENFERMAGEM

Com base em todos os dados de avaliação, os principais diagnósticos de enfermagem incluem os seguintes:

- Comprometimento respiratório associado com a disfunção neurológica (compressão do tronco encefálico, deslocamento estrutural)
- Risco de perfusão tissular ineficaz, associada com os efeitos da PIC elevada
- Hipovolemia associada a restrição de líquido
- Risco de infecção associado com o sistema de monitoramento da PIC (cateter de fibra óptica ou interventricular).

Outros diagnósticos de enfermagem relevantes estão incluídos na seção anterior sobre o NDC alterado.

PROBLEMAS INTERDEPENDENTES/ COMPLICAÇÕES POTENCIAIS

As complicações potenciais podem incluir as seguintes:

- Herniação do tronco encefálico
- Diabetes insípido
- SIHAD.

Planejamento e metas

As metas para o paciente consistem em normalização da respiração, perfusão adequada do tecido cerebral por meio de redução da PIC, restauração do equilíbrio hídrico, ausência de infecção e ausência de complicações.

Intervenções de enfermagem

OBTENÇÃO DE UM PADRÃO RESPIRATÓRIO ADEQUADO

Para normalizar a ventilação é crucial manter as vias respiratórias desobstruídas. A desobstrução da via respiratória é avaliada. As secreções que causam obstrução das vias respiratórias precisam ser aspiradas com cuidado, visto que ocorrem elevações transitórias da PIC com a aspiração (Hickey & Strayer, 2020). A hipoxia causada pela oxigenação deficiente leva a isquemia e edema cerebrais. A tosse é desencorajada, visto que ela aumenta a PIC. Os campos pulmonares são auscultados pelo menos a cada 8 horas para determinar a presença de sons adventícios ou quaisquer áreas de congestão. A elevação da cabeceira do leito pode ajudar a eliminar as secreções e a melhorar a drenagem venosa do cérebro.

O paciente precisa ser monitorado à procura de irregularidades respiratórias. A pressão aumentada nos lobos frontais ou nas estruturas profundas da linha média pode resultar em respiração de Cheyne-Stokes, enquanto a pressão no mesencéfalo pode causar hiperventilação. Se a parte inferior do tronco encefálico (a ponte e o bulbo) estiver afetada, as respirações tornam-se irregulares e, por fim, cessam.

Ainda há controvérsia sobre o uso terapêutico de hiperventilação na lesão cerebral traumática. A terapia é utilizada em algumas circunstâncias para reduzir a PIC, causando vasoconstrição cerebral e diminuição do volume sanguíneo cerebral. O enfermeiro colabora com o fisioterapeuta respiratório no monitoramento da Pa_{CO_2}, que é habitualmente mantida abaixo de 30 mmHg. O emprego de hiperventilação deve seguir as diretrizes de manejo da lesão cerebral traumática por causa do risco de isquemia e vasoconstrição cerebral (Saherwala, Bader, Stutzman et al., 2018). Os pacientes que se submetem à terapia de hiperventilação também se beneficiam do monitoramento de múltipla modalidade para determinar o efeito global desse tratamento sobre a perfusão cerebral (Hickey & Strayer, 2020).

Um registro das observações neurológicas (Figura 61.5) é mantido, e todas as observações são feitas em relação às condições basais do paciente. São efetuadas avaliações repetidas do paciente (algumas vezes, de minuto a minuto), de modo que a ocorrência de melhora ou de deterioração possa ser observada imediatamente. Se houver deterioração da condição do paciente, o médico é notificado com urgência e são efetuadas as preparações necessárias para a intervenção cirúrgica.

OTIMIZAÇÃO DA PERFUSÃO TISSULAR CEREBRAL

Além da avaliação de enfermagem contínua, são iniciadas estratégias para reduzir os fatores que contribuem para a elevação da PIC (Tabela 61.2).

O posicionamento correto ajuda a reduzir a PIC. A cabeça do paciente é mantida em posição neutra (na linha média) com o uso de um colar cervical, se necessário, para promover a drenagem venosa. A elevação da cabeceira do leito é mantida em 30 a 45°, a não ser que haja alguma contraindicação. A rotação extrema e a flexão do pescoço são evitadas, visto que a compressão ou distorção das veias jugulares aumenta a PIC. A flexão extrema do quadril também é evitada, visto que essa posição provoca elevação das pressões intra-abdominal e intratorácica, podendo elevar a PIC. Alterações relativamente pequenas na posição podem afetar significativamente a PIC. Se o monitoramento revelar que a mudança de posição do paciente eleva a PIC, a utilização de leitos rotatórios, lençóis para virar e fixação da cabeça do paciente durante a mudança de posição pode minimizar os estímulos que elevam a PIC. As pesquisas sugerem que a resposta do paciente à mudança de posição é muito variável e exige monitoramento hemodinâmico rigoroso e cuidado individualizado (Hickey & Strayer, 2020).

A manobra de Valsalva, que pode ser produzida pelo esforço para defecar ou até mesmo pelo movimento do paciente no leito, eleva a PIC e deve ser evitada. Podem ser prescritos emolientes fecais. Se o paciente estiver lúcido e capaz de se alimentar, pode-se indicar uma dieta rica em fibras. A distensão abdominal, que eleva as pressões intratorácica e intra-abdominal e a PIC, deve ser observada. Os enemas e catárticos são evitados, quando possível. Quando o paciente se movimentar ou estiver sendo mudado de posição no leito, o paciente pode ser instruído a expirar (o que abre a glote) para evitar a manobra de Valsalva.

A ventilação mecânica apresenta problemas singulares para o paciente com PIC elevada. Antes da aspiração, o paciente deve ser pré-oxigenado e brevemente hiperventilado utilizando oxigênio a 100% no respirador. A aspiração não deve durar mais do que 15 segundos. Devem-se utilizar altos níveis de pressão expiratória final positiva (PEEP) com cautela, visto que podem diminuir o retorno venoso ao coração e diminuir a drenagem venosa do cérebro devido à pressão intratorácica aumentada (Hickey & Strayer, 2020).

As atividades que elevam a PIC, conforme indicado por alterações nas formas das ondas, devem ser evitadas, quando possível. O espaçamento das intervenções de enfermagem pode evitar aumentos transitórios da PIC. Durante as intervenções de enfermagem, a PIC não deve aumentar acima de 25 mmHg e deve retornar aos níveis basais em 5 minutos. Os pacientes com PIC elevada não apresentam elevação significativa da pressão ou alteração da onda da PIC. Os pacientes com potencial de aumento significativo da PIC podem necessitar de sedação antes do início das atividades de enfermagem (Hickey & Strayer, 2020).

O estresse emocional e o despertar frequente do sono são evitados. Deve-se manter uma atmosfera tranquila. Os estímulos ambientais (p. ex., ruído, conversação) devem ser mínimos.

MANUTENÇÃO DO EQUILÍBRIO HÍDRICO NEGATIVO

A administração de diuréticos osmóticos e diuréticos de alça constitui parte do protocolo de tratamento para reduzir a PIC. Os corticosteroides podem ser usados para reduzir o edema cerebral (exceto quando resultar de traumatismo), e os líquidos podem ser restritos. Todas essas modalidades de tratamento promovem a desidratação.

O turgor da pele, as mucosas, o débito urinário e a osmolalidade sérica e urinária são monitorados para avaliar o estado hídrico. Se forem prescritas soluções IV, o enfermeiro certifica-se de que sejam administradas em uma velocidade lenta a moderada, com uma bomba de infusão IV, para evitar a sua administração muito rápida e impedir a ocorrência de super-hidratação. Para o paciente que recebe manitol, o enfermeiro observa o possível desenvolvimento de insuficiência cardíaca e edema pulmonar. A intenção do tratamento é promover um desvio de líquido do compartimento intracelular para o intravascular e controlar o edema cerebral. Todavia, esse deslocamento de volume de líquido para o compartimento intravascular pode sobrepujar a capacidade do miocárdio de aumentar a carga de trabalho o suficiente para suprir essas demandas, que podem causar falência e edema pulmonares.

FLUXOGRAMA DE CUIDADOS INTENSIVOS NEUROLÓGICOS DE ENFERMAGEM

ADRESSOGRÁFICO

	Data												
	Horário												
	Iniciais												
Nível de orientação (✓)	Pessoa												
	Espaço												
	Data e horário												
	Sem orientação												
Desperta com (✓)	Voz												
	Toque												
	Estímulos nocivos												
	Estímulos dolorosos												
	Ausência de resposta												
Melhor resposta verbal (✓)	Clara e adequada												
	Clara e inadequada												
	Dificuldade em falar*												
	Perseveração												
	Afásica expressiva (não fluente)												
	Afásica receptiva (fluente)												
	Sons sem fala												
	Ausência de resposta verbal												
	Tubo endotraqueal/TRAQ												
Melhor resposta motora (✓)	Todos os membros intencionalmente												
	Retrai e eleva o membro a estímulos dolorosos												
	Move-se a estímulos dolorosos												
	Decorticação (reflexo espinal)												
	Descerebração (reflexo espinal)												
	Ausência de resposta motora												
Melhor força motora dos membros superiores (✓)	Nenhum desvio (D/E)	D E	D E	D E	D E	D E	D E	D E	D E	D E	D E	D E	D E
	Desvio (D/E)	D E	D E	D E	D E	D E	D E	D E	D E	D E	D E	D E	D E
	Consegue levantar apenas o antebraço (D/E)	D E	D E	D E	D E	D E	D E	D E	D E	D E	D E	D E	D E
	Traços de movimento da mão ou do braço (D/E)	D E	D E	D E	D E	D E	D E	D E	D E	D E	D E	D E	D E
	Traços de movimento apenas nos dedos das mãos (D/E)	D E	D E	D E	D E	D E	D E	D E	D E	D E	D E	D E	D E
	Ausência de resposta motora (D/E)	D E	D E	D E	D E	D E	D E	D E	D E	D E	D E	D E	D E
Melhor força motora dos membros inferiores (✓)	Eleva a perna do leito (D/E)	D E	D E	D E	D E	D E	D E	D E	D E	D E	D E	D E	D E
	Arrasta o calcanhar no leito e eleva o joelho (D/E)	D E	D E	D E	D E	D E	D E	D E	D E	D E	D E	D E	D E
	Traços de movimento do pé ou da perna (D/E)	D E	D E	D E	D E	D E	D E	D E	D E	D E	D E	D E	D E
	Traços de movimento apenas dos dedos dos pés (D/E)	D E	D E	D E	D E	D E	D E	D E	D E	D E	D E	D E	D E
	Ausência de resposta (D/E)	D E	D E	D E	D E	D E	D E	D E	D E	D E	D E	D E	D E
Atividade convulsiva (✓)	Ausência de atividade convulsiva												
	Com perda da consciência*												
	Sem perda da consciência*												
Ataxia (✓)	Ataxia evidente												
	Ataxia motora fina												
	Não se aplica												
Monitoramento da PIC	Ventriculostomia mℓ												
	PIC mmHg												
	Não se aplica												

***= É NECESSÁRIA UMA DOCUMENTAÇÃO ADICIONAL PARA VALIDAR A AVALIAÇÃO**

Figura 61.5 • Fluxograma para avaliação neurológica. Atualmente, o enfermeiro realiza o seu preenchimento *online* na maioria das instituições. (*continua*)

2042 PARTE 15 Função Neurológica

TAMANHO DA PUPILA (mm)

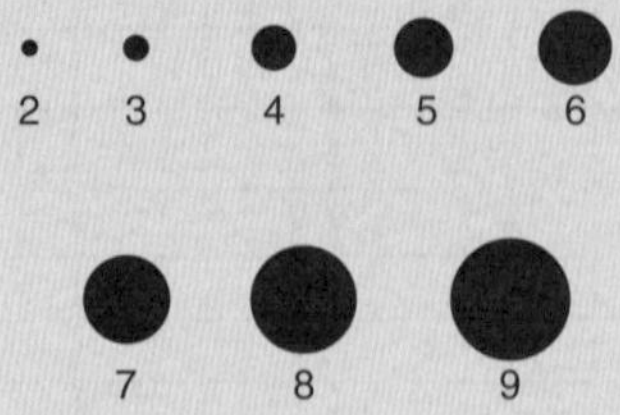

• • ● ● ●
2 3 4 5 6

● ● ●
7 8 9

R = Rápida, L = Lenta, F = Fixa

ADRESSOGRÁFICO

Data												
Horário												
Iniciais												

Incisão +/−	Seca e intacta	
	Drenagem	
Pupilas: consultar a escala anterior (✓) (+) = presente (−) = ausente	Tamanho (D/E)	D/E
	Regulares (D/E)	D/E
	Irregulares* (D/E)	D/E
	Reação (D/E) (R) − (L) − (F)	D/E
	Ptose (D/E) (+) (−)	D/E
	Preferência do olhar (D/E) (+)* (−)	D/E
Sinais meníngeos (+) = presente (−) = ausente	Cefaleia	
	Rigidez da nuca	
	Fotofobia	
Campos visuais (+) = presente (−) = ausente NA = não aplicável	Direito superior externo	
	Direito inferior externo	
	Esquerdo superior externo	
	Esquerdo inferior externo	
Nistagmo (+) = presente (−) = ausente	Lateral (D/E)	D/E
	Vertical (D/E)	D/E
Nervos cranianos (+) = presente (−) = ausente	III, IV, VI, movimentos extraoculares	
	VII − Queda facial periférica (D/E)	D/E
	XII − Desvio da língua (D/E)	D/E
	IX − Reflexo do vômito	
	V, VII − Reflexo córneo (D/E)	D/E
	X, IX − Reflexo da tosse	
	Olhos de boneca, se apropriado	
Incapaz de obedecer a comandos	Obedece a comandos	
	Comando verbal em duas etapas	
	Comando verbal em uma etapa	

***= É NECESSÁRIA UMA DOCUMENTAÇÃO ADICIONAL PARA VALIDAR A AVALIAÇÃO**

Iniciais	Assinatura	Cargo	Iniciais	Assinatura	Cargo

Figura 61.5 • (*Continuação*) Fluxograma para avaliação neurológica. Atualmente, o enfermeiro realiza o seu preenchimento *online* na maioria das instituições.

TABELA 61.2 Pressão intracraniana elevada e intervenções.

Fator	Fisiologia	Intervenções	Justificativa
Edema cerebral	Pode ser causado por contusão, tumor ou abscesso; intoxicação hídrica (hipo-osmolalidade), alterações na barreira hematencefálica (extravasamento de proteína para o tecido, acompanhada de água).	Administrar diuréticos osmóticos, conforme prescrição (monitorar a osmolalidade sérica). Manter a cabeceira do leito elevada em 30°. Manter o alinhamento da cabeça.	Promove o retorno venoso. Impede o comprometimento do retorno venoso pelas veias jugulares.
Hipoxia	A diminuição da Pa$_{O_2}$ para < 60 mmHg provoca vasodilatação cerebral.	Manter a Pa$_{O_2}$ > 60 mmHg. Manter a oxigenoterapia. Monitorar os valores da gasometria arterial. Aspirar, quando necessário. Manter uma via respiratória pérvia.	Impede a hipoxia e a vasodilatação.
Hipercapnia (elevação da Pa$_{CO_2}$)	Provoca vasodilatação.	Manter a Pa$_{CO_2}$ (normalmente 35 a 45 mmHg) pelo estabelecimento da ventilação.	A normalização da Pa$_{CO_2}$ minimiza a vasodilatação e, portanto, reduz o volume sanguíneo cerebral.
Comprometimento do retorno venoso	Aumenta o volume sanguíneo cerebral	Manter o alinhamento da cabeça. Elevar a cabeceira do leito em 30°.	A hiperextensão, a rotação ou a hiperflexão do pescoço provocam diminuição do retorno venoso.
Elevação da pressão intratorácica ou abdominal	O aumento dessas pressões devido a tosse, PEEP ou manobra de Valsalva provoca diminuição do efluxo venoso.	Monitorar os valores da gasometria arterial e manter a PEEP o mais baixa possível. Administrar oxigênio umidificado. Administrar emolientes fecais, conforme prescrição.	Para manter as secreções fluidas e facilitar a aspiração ou expectoração. As evacuações de fezes semissólidas evitam o esforço de defecação ou a manobra de Valsalva.

Pa$_{CO_2}$: pressão parcial de dióxido de carbono arterial; Pa$_{O_2}$: pressão parcial de oxigênio arterial; PEEP: pressão expiratória final positiva. Adaptada de Hickey, J. V. & Strayer, A. L. (2020). *The clinical practice of neurological & neurosurgical nursing* (8th ed.). Philadelphia, PA: Wolters Kluwer.

Para pacientes que se submetem a procedimentos de desidratação, os sinais vitais, incluindo a pressão arterial, devem ser monitorados para avaliar o estado de volume dos líquidos. Um cateter urinário de demora é inserido para possibilitar a avaliação da função renal e do estado hídrico. Durante a fase aguda, o débito urinário é monitorado a cada hora. Um débito acima de 200 mℓ/h durante 2 horas consecutivas pode indicar o início de diabetes insípido (Hickey & Strayer, 2020). Esses pacientes necessitam de higiene oral cuidadosa, visto que ocorre ressecamento da boca com a desidratação. O enxágue frequente da boca com soluções não secantes, a lubrificação dos lábios e a remoção de crostas aliviam o ressecamento e promovem conforto.

PREVENÇÃO DE INFECÇÃO

O risco de infecção é maior quando a PIC é monitorada com cateter intraventricular e aumenta com a duração do monitoramento. A maioria dos estabelecimentos de cuidados de saúde dispõe de protocolos por escrito para o manejo desses sistemas e a manutenção de sua esterilidade; é essencial manter a adesão estrita aos protocolos.

Deve-se utilizar uma técnica asséptica quando manusear o sistema e trocar a bolsa de drenagem ventricular. O sistema de drenagem também é verificado à procura de conexões frouxas, visto que elas podem causar extravasamento e contaminação do LCS, bem como leituras imprecisas da PIC. O enfermeiro observa o caráter da drenagem do LCS e relata a presença de turvação crescente ou sangue. O paciente é monitorado quanto ao aparecimento de sinais e sintomas de meningite: febre, calafrios, rigidez de nuca (pescoço) e cefaleia crescente ou persistente. Ver Capítulo 64 para uma discussão da meningite.

MONITORAMENTO E MANEJO DE COMPLICAÇÕES POTENCIAIS

A principal complicação da PIC elevada consiste em herniação cerebral, resultando em morte (ver Figura 61.2). O manejo de enfermagem tem como foco a detecção dos sinais precoces de elevação da PIC, visto que as intervenções clínicas são habitualmente ineficazes após o desenvolvimento de sinais tardios (Hickey & Strayer, 2020). A avaliação neurológica frequente e a documentação e análise das tendências irão revelar as alterações sutis que podem indicar aumento da PIC.

Detecção de indicações de elevação da pressão intracraniana. O enfermeiro avalia e relata imediatamente quaisquer sinais ou sintomas de elevação da PIC (Boxe 61.1). O foco é a detecção dos sinais precoces de elevação da PIC.

Monitoramento da pressão intracraniana. Como a avaliação clínica nem sempre constitui um guia confiável para o reconhecimento de aumento da PIC, particularmente em pacientes comatosos, o monitoramento da PIC e da oxigenação cerebral constitui uma parte essencial do manejo. A PIC é monitorada rigorosamente quanto à ocorrência de elevação contínua ou aumento significativo acima dos valores basais. A tendência das medidas da PIC com o passar do tempo constitui uma importante indicação do estado subjacente do paciente. Os sinais vitais são avaliados quando se observa elevação da PIC (Hickey & Strayer, 2020).

É necessária atenção cuidadosa para a técnica asséptica quando se manipula qualquer parte do sistema de monitoramento (Hickey & Strayer, 2020). O local de inserção é inspecionado à procura de sinais de infecção. A temperatura, o pulso e as respirações são rigorosamente monitorados à procura de sinais sistêmicos de infecção (Rincon, 2018). Todas as conexões e torneiras são verificadas quanto a possíveis vazamentos,

Boxe 61.1 — Detecção de elevação da pressão intracraniana (PIC)

Sinais e sintomas precoces de elevação da PIC

- *Desorientação, inquietação, esforço respiratório aumentado, movimentos despropositais e confusão mental.* Trata-se de indicações clínicas precoces de elevação da PIC, visto que as células cerebrais responsáveis pela cognição são extremamente sensíveis à diminuição da oxigenação
- *Alterações pupilares e comprometimento dos movimentos extraoculares.* Ocorrem à medida que o aumento de pressão desloca o cérebro contra os nervos oculomotor e óptico (nervos cranianos II, III, IV e VI), que se originam do mesencéfalo e do tronco encefálico (ver Capítulo 60)
- *Fraqueza em um membro ou em um lado do corpo.* Isso ocorre à medida que o aumento da PIC comprime os tratos piramidais
- *Cefaleia constante, de intensidade crescente e agravada pelo movimento ou pelo esforço na defecação.* Isso ocorre porque a PIC crescente comprime e estira as artérias e veias na base do cérebro.

Sinais e sintomas tardios de elevação da PIC

- O nível de consciência continua caindo, até que o paciente se torne comatoso (escore ≤ 8 na escala de coma de Glasgow)
- A frequência de pulso e a frequência respiratória diminuem ou tornam-se irregulares, e tanto a pressão arterial quanto a temperatura se elevam. Aumento da pressão diferencial (a diferença entre as pressões sistólica e diastólica). O pulso flutua rapidamente, variando de bradicardia a taquicardia
- Surgem padrões respiratórios alterados, incluindo respiração de Cheyne-Stokes (aumentos e reduções rítmicos da frequência e da profundidade das incursões respiratórias, alternando com breves períodos de apneia) e respiração atáxica (respiração irregular, com sequência aleatória de respirações profundas e superficiais)
- Podem ocorrer vômitos em jato com a elevação da pressão sobre o centro reflexo no bulbo
- Pode haver desenvolvimento de hemiplegia ou postura de decorticação ou descerebração à medida que a pressão aumenta sobre o tronco encefálico; ocorre flacidez bilateral antes da morte
- Perda dos reflexos do tronco encefálico, incluindo os reflexos pupilar, córneo, do vômito e da deglutição, constitui um sinal sombrio de aproximação da morte.

Adaptado de Hickey, J. V. & Strayer, A. L. (2020) *The clinical practice of neurological & neurosurgical nursing* (8th ed.). Philadelphia, PA: Wolters Kluwer.

---

visto que até mesmo pequenos vazamentos podem distorcer as leituras de pressão e levar à infecção (Hickey & Strayer, 2020).

Quando a PIC é monitorada com um sistema hídrico, o transdutor é calibrado em determinado ponto de referência, habitualmente 2,5 cm acima da orelha com o paciente em decúbito dorsal; esse ponto corresponde ao nível do forame de Monro (Figura 61.6). As leituras da pressão do LCS dependem da posição do paciente. Para leituras subsequentes da pressão, a cabeça deve estar na mesma posição em relação ao transdutor. Os cateteres de fibra óptica são calibrados antes da inserção e não exigem observação posterior; não exigem que a cabeceira do leito esteja em uma posição específica para obter uma leitura acurada.

Quando o manejo do paciente inclui equipamento tecnológico, o enfermeiro precisa se assegurar de que este funcione de modo apropriado e seja usado corretamente (Liu, Griffith, Jang et al., 2020) (ver Perfil de pesquisa de enfermagem no Boxe 61.2).

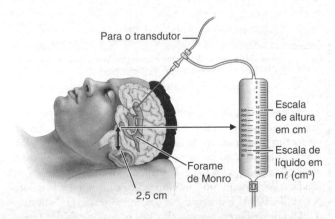

Figura 61.6 • Localização do forame de Monro para calibração do sistema de monitoramento da pressão intracraniana.

Boxe 61.2 — PERFIL DE PESQUISA DE ENFERMAGEM
Questões do monitoramento da pressão intracraniana

Liu, X., Griffith, M., Jang, H. *et al.* (2020) Intracranial pressure monitoring via external ventricular drain: Are we waiting long enough before recording the real value? *Journal of Neuroscience Nursing, 52*(1), 37-42.

Finalidade

O propósito desse estudo das aferições da pressão intracraniana (PIC) foi compreender como o procedimento de clampeamento do dreno ventricular externo (DVE) é realizado para a aferição da pressão intracraniana (PIC).

Metodologia

Essa foi uma análise retrospectiva das aferições da PIC. Para cada aferição da PIC foram calculados o desvio padrão e a média. A duração do fechamento do dreno ventricular externo (DVE), o intervalo entre dois fechamentos adjacentes do DVE e o número total de fechamentos do DVE foram calculados para cada paciente. Foi elaborado um algoritmo para avaliar se a PIC atingiu um novo equilíbrio antes da reabertura do DVE para drenagem. Foi calculada a porcentagem de fechamentos do DVE que atingiram o equilíbrio.

Achados

Dados foram obtidos de 107 pacientes com hemorragia subaracnóidea que tiveram 32.755 fechamentos de DVE no total. Apenas 65,9% das aberturas duraram menos de 1 minuto e 16,3% duraram mais de 5 minutos. A duração mediana do fechamento de cada dreno ventricular externo (DVE) foi de 25 segundos. Apenas 22,9% dos fechamentos de cada dreno ventricular externo (DVE) atingiram equilíbrio da pressão intracraniana antes da reabertura do DVE.

Implicações para a enfermagem

Essa pesquisa fornece evidências para a necessidade de treinamento apropriado e fornecem uma diretriz padrão para os enfermeiros aferirem e documentarem corretamente a pressão intracraniana à beira do leito. Os profissionais de enfermagem que atuam em unidades onde a pressão intracraniana é monitorada precisam de diretrizes que especifiquem a necessidade de aguardar o tempo adequado quando abrir e fechar o dreno ventricular externo (DVE) para obter uma aferição acurada.

A maior preocupação deve ser o paciente ao qual o equipamento está ligado. O paciente e a sua família devem ser informados sobre a tecnologia e as metas de seu uso. A resposta do paciente é monitorada e são implementadas medidas de conforto apropriadas para assegurar que o estresse do paciente seja reduzido ao mínimo.

A medida da PIC é apenas um parâmetro; as verificações neurológicas repetidas e os exames clínicos continuam sendo medidas importantes. A observação perspicaz, a comparação dos achados com observações prévias e as intervenções podem ajudar a evitar elevações potencialmente fatais da PIC.

Monitoramento das complicações secundárias. O enfermeiro também avalia as complicações da PIC elevada, incluindo diabetes insípido e SIHAD (ver os Capítulos 10 e 45). O débito urinário deve ser monitorado rigorosamente. O diabetes insípido exige reposição hidreletrolítica, juntamente com a administração de vasopressina, para repor e alentecer o débito urinário. Os níveis séricos de eletrólitos são monitorados quanto a possíveis desequilíbrios. A SIHAD exige restrição hídrica e monitoramento dos níveis séricos de eletrólitos.

Reavaliação

Entre os resultados esperados estão:
1. Alcança um padrão respiratório ideal.
    a. Mantém a perviedade das vias respiratórias.
    b. Respira de acordo com um padrão regular.
    c. Alcança ou mantém os valores de gasometria arterial dentro da faixa aceitável.
2. Apresenta perfusão tissular cerebral ótima.
    a. Cada vez mais orientado no tempo, no espaço e quanto a pessoas.
    b. Obedece a comandos verbais; responde corretamente às perguntas.
3. Alcança o equilíbrio hídrico desejado.
    a. Mantém a restrição de líquidos.
    b. Apresenta valores de osmolalidade sérica e urinária dentro da faixa aceitável.
4. Não apresenta sinais nem sintomas de infecção.
    a. Não tem febre.
    b. Não apresenta rubor, edema nem drenagem nos locais dos cateteres arteriais, IV e urinário.
    c. Não apresenta rubor, edema nem drenagem purulenta a partir do dispositivo de monitoramento intracraniano invasivo.
5. Ausência de complicações.
    a. Apresenta valores da PIC nos limites normais.
    b. Mostra débito urinário e níveis séricos de eletrólitos dentro de limites aceitáveis.

CIRURGIA INTRACRANIANA

A **craniotomia** envolve a abertura cirúrgica do crânio para ter acesso às estruturas intracranianas. Esse procedimento é realizado para a remoção de tumor, alívio da PIC elevada, evacuação de um coágulo sanguíneo ou controle de hemorragia. O cirurgião efetua uma incisão no crânio para criar um retalho ósseo, que pode ser reposicionado após a cirurgia e mantido em posição por suturas periosteais ou fios. Uma dessas duas abordagens através do crânio é usada: acima do tentório (craniotomia supratentorial) para dentro do compartimento supratentorial, ou abaixo do tentório, dentro do compartimento infratentorial (fossa posterior). Uma terceira abordagem, a **transesfenoidal** (através da boca e dos seios da face), é frequentemente utilizada para ter acesso à hipófise (Hickey & Strayer, 2020). A Tabela 61.3 compara essas três abordagens cirúrgicas diferentes.

Um acesso alternativo às estruturas intracranianas consiste em trepanação (Figura 61.7), ou seja, aberturas circulares feitas no crânio por um trépano manual ou por um craniótomo automático (que apresenta um sistema autocontrolado para interromper o trépano quando o osso é penetrado). Os orifícios de trepanação podem ser usados para determinar a presença de edema e lesão cerebrais, bem como o tamanho e a posição dos ventrículos. Constituem também uma maneira de evacuar um hematoma intracraniano ou abscesso e para obter um retalho ósseo no crânio que permita acesso aos ventrículos para descompressão, ventriculografia ou procedimentos de derivação. Outros procedimentos cranianos incluem a **craniectomia** (excisão de uma porção do crânio) e a cranioplastia (reparo de defeito craniano, utilizando uma placa de plástico ou metal).

ABORDAGENS SUPRATENTORIAL E INFRATENTORIAL

Manejo pré-operatório

Manejo clínico

Os procedimentos diagnósticos pré-operatórios podem incluir uma TC para revelar a lesão e mostrar o grau de edema cerebral circundante, o tamanho dos ventrículos e seu deslocamento. Uma RM fornece informações semelhantes às da TC, com melhor contraste tecidual, resolução e definição anatômica. A angiografia cerebral pode ser utilizada para estudar o suprimento sanguíneo do tumor ou para obter informações sobre lesões vasculares. São utilizados exames de fluxo com Doppler transcraniano para avaliar o fluxo sanguíneo nos vasos sanguíneos intracranianos.

Pode-se prescrever um anticonvulsivante para os pacientes, como a fenitoína, o levetiracetam ou um metabólito da fenitoína (fosfenitoína sódica) antes da cirurgia, a fim de reduzir o risco de **convulsões** pós-operatórias (distúrbio transitório paroxístico do cérebro, em consequência de descarga elétrica anormal) (Comerford & Durkin, 2020). A pesquisa recente sugere que a medicação antiepiléptica não deve ser usada rotineiramente, somente quando o paciente apresenta atividade epiléptica (Mirian, Pedersen, Sabers et al., 2019). Antes da cirurgia, podem ser administrados corticosteroides, como a dexametasona, para reduzir o edema cerebral se o paciente tiver um tumor cerebral. Os líquidos podem ser restritos. Um agente hiperosmótico (manitol) e um agente diurético, como furosemida, podem ser administrados IV imediatamente antes e, algumas vezes, durante a cirurgia quando o paciente tende a reter líquido, como é o caso de muitos pacientes que apresentam disfunção intracraniana. Podem ser administrados antibióticos se houver probabilidade de contaminação cerebral; o diazepam ou o lorazepam pode ser prescrito antes da cirurgia para aliviar a ansiedade.

Manejo de enfermagem

A avaliação pré-operatória serve como referencial para a comparação com o estado pós-operatório e a recuperação. Essa avaliação inclui o NDC e a capacidade de resposta a estímulos e identificação de quaisquer déficits neurológicos, como paralisia, disfunção visual, alterações da personalidade ou da fala e distúrbios vesicais e intestinais. A força motora

TABELA 61.3 Comparação das abordagens cirúrgicas cranianas.

Supratentorial	Infratentorial	Transesfenoidal
Local da cirurgia Acima do tentório	Abaixo do tentório, tronco encefálico	Sela turca e região hipofisária
Localização da incisão A incisão é realizada acima da área a ser operada; habitualmente localizada atrás da linha de implantação dos cabelos.	A incisão é realizada na nuca, em torno do lobo occipital.	A incisão é realizada sob o lábio superior para ter acesso à cavidade nasal.
Intervenções de enfermagem selecionadas Manter a cabeceira do leito elevada em 30°, com a cervical no alinhamento neutro. Posicionar o paciente em decúbito lateral ou dorsal. (Evitar o posicionamento do paciente sobre o lado da cirurgia se um tumor grande tiver sido removido.)	Manter a cervical em alinhamento reto. Evitar a flexão da região cervical para prevenir a possível laceração da linha de sutura. Posicionar o paciente em decúbito lateral. (Verificar a preferência do cirurgião para o posicionamento do paciente.)	Manter o tampão nasal posicionado e reforçar conforme o necessário. Instruir o paciente a evitar assoar o nariz. Fornecer os cuidados orais de acordo com o protocolo da unidade. Manter a cabeceira do leito elevada para promover a drenagem venosa e a drenagem de fluidos do local da cirurgia.

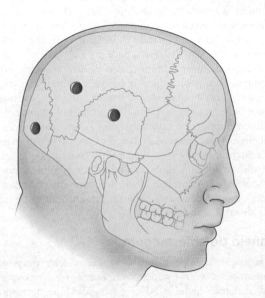

Figura 61.7 • Orifícios de trepanação podem ser usados em procedimentos neurocirúrgicos para obter um retalho ósseo no crânio, para aspirar um abscesso cerebral ou para evacuar um hematoma.

distal e proximal tanto no membro superior quanto no inferior é testada e registrada em condições basais. Ver Capítulo 60 para uma discussão do teste de função motora.

A compreensão e as reações do paciente e da família ao procedimento cirúrgico antecipado e possíveis sequelas são avaliadas, assim como a disponibilidade de sistemas de apoio para o paciente e a família. A preparação adequada para cirurgia, com atenção ao estado físico e emocional do paciente, pode reduzir o risco de ansiedade, medo e complicações pós-operatórias. O paciente é avaliado quanto a déficits neurológicos e seu impacto potencial após a cirurgia. Para os déficits motores ou a fraqueza ou paralisia dos braços ou das pernas, rolos de trocanter são aplicados aos membros, e os pés são posicionados contra um suporte, ou os tornozelos são apoiados em uma posição neutra com botas ortóticas. O paciente que consegue deambular é incentivado a fazê-lo. Se o paciente tiver afasia, materiais por escrito ou fotos e cartões de palavras mostrando a comadre, o copo de água, o cobertor e outros objetos utilizados com frequência podem ajudar a melhorar a comunicação.

A preparação do paciente e da família inclui o fornecimento de instruções sobre o que esperar durante e após a cirurgia. O paciente deve planejar tomar um banho de chuveiro e lavar seus cabelos antes da cirurgia. O cabelo é removido com cortadores e o local cirúrgico é preparado imediatamente antes da cirurgia (habitualmente no centro cirúrgico), e antibióticos IV são administrados 1 hora antes da incisão para diminuir a probabilidade de infecção (American Association of Neuroscience Nurses [AANN], 2016b). Um cateter urinário de demora é inserido no centro cirúrgico para drenar a bexiga durante a administração de diuréticos e para possibilitar o monitoramento do débito urinário. O paciente pode ter um acesso arterial para o monitoramento das pressões após a cirurgia. O grande curativo na cabeça aplicado depois da cirurgia pode comprometer temporariamente a audição. A visão pode ser limitada se os olhos estiverem fechados e edemaciados. Se houver uma traqueostomia ou tubo endotraqueal em posição, o paciente não será capaz de falar até que o tubo seja removido, de modo que é preciso estabelecer um método alternativo de comunicação.

A alteração do estado cognitivo pode fazer com que o paciente não esteja consciente da cirurgia iminente. Mesmo assim, é necessário incentivar e dispensar atenção às necessidades do paciente. Qualquer que seja o estado de consciência do paciente, a família precisa ser tranquilizada e receber apoio, visto que os familiares reconhecem habitualmente a gravidade de uma cirurgia cerebral.

Manejo pós-operatório

Após a intervenção cirúrgica um cateter arterial pode ser colocado para monitoramento e manejo da pressão arterial. O paciente pode estar entubado e recebendo oxigenoterapia suplementar. O manejo pós-operatório contínuo tem por objetivo detectar e reduzir o edema cerebral, aliviar a dor e prevenir as convulsões, bem como monitorar a PIC e o estado neurológico.

Redução do edema cerebral

Os medicamentos para reduzir o edema cerebral incluem o manitol, que aumenta a osmolalidade sérica e retira água livre de áreas do cérebro (com barreira hematencefálica intacta). O líquido é então excretado por diurese osmótica. Pode-se administrar dexametasona IV, a cada 6 horas, durante 24 a 72 horas; a administração é trocada para VO tão logo seja possível, e a dose é tipicamente reduzida de modo gradual durante 5 a 7 dias; a redução da dose precisa ser feita mais lentamente em alguns pacientes (Comerford & Durkin, 2020).

Alívio da dor e prevenção das convulsões

O paracetamol é habitualmente prescrito para temperaturas acima de 37,5°C (Rincon, 2018) e para a dor leve. Em geral, o paciente tem cefaleia após a craniotomia, em consequência do estiramento e da irritação dos nervos no couro cabeludo durante a cirurgia. A codeína, administrada IV ou VO, é frequentemente suficiente para aliviar a cefaleia. O sulfato de morfina também pode ser usado no manejo da dor pós-operatória em pacientes que foram submetidos a craniotomia com o objetivo de um paciente relatar um nível aceitável de dor (AANN, 2016b).

Com frequência, são prescritos medicamentos anticonvulsivantes (fenitoína, levetiracetam) profilaticamente a pacientes que se submeteram a uma craniotomia supratentorial, devido ao alto risco de convulsões depois desses procedimentos (Hickey & Strayer, 2020). Os níveis séricos são monitorados para verificar se os níveis do medicamento estão dentro da faixa terapêutica.

Monitoramento da pressão intracraniana

O paciente que se submete a uma cirurgia intracraniana pode ter um monitor de PIC ou de oxigenação cerebral inserido durante a cirurgia. A adesão rigorosa aos protocolos escritos para o manejo desses sistemas é essencial, conforme discutido anteriormente, para a prevenção da infecção e o manejo da PIC. O sistema é removido após normalização e estabilidade da PIC ou da oxigenação cerebral. O neurocirurgião deve ser notificado imediatamente se o sistema não estiver funcionando.

PROCESSO DE ENFERMAGEM
Paciente que se submeteu à cirurgia intracraniana

Avaliação

Depois da cirurgia, a frequência do monitoramento pós-operatório baseia-se no estado clínico do paciente. A avaliação da função respiratória é essencial, visto que até mesmo um pequeno grau de hipoxia pode agravar a isquemia cerebral. A frequência e o padrão respiratórios são monitorados e os valores da gasometria arterial são obtidos com frequência. As flutuações nos sinais vitais são cuidadosamente monitoradas e documentadas, visto que podem indicar elevação da PIC. A temperatura do paciente é aferida para avaliar a ocorrência de hipertermia secundária à infecção ou dano ao hipotálamo. As verificações neurológicas são realizadas com frequência para determinar se existe elevação da PIC em consequência do edema ou sangramento cerebral. A alteração do NDC ou da resposta aos estímulos pode constituir o primeiro sinal de elevação da PIC.

O curativo cirúrgico é inspecionado à procura de sinais de sangramento e drenagem do LCS. A incisão é monitorada quanto ao aparecimento de rubor, hipersensibilidade, abaulamento, separação ou odor fétido. Pode ocorrer retenção de sódio no período pós-operatório imediato. Os níveis séricos e urinários de eletrólitos, a ureia, o nível de glicemia, o peso e o estado clínico são monitorados. O equilíbrio hídrico também é medido, tendo em vista as perdas associadas a febre, respiração e drenagem de LCS. O enfermeiro deve estar alerta para a ocorrência de complicações; todas as avaliações são realizadas com esses problemas em mente. As convulsões constituem uma complicação potencial, e qualquer atividade convulsiva é cuidadosamente registrada e notificada. Pode ocorrer inquietação à medida que o paciente torna-se mais responsivo, ou a inquietação pode ser causada por dor, confusão mental, hipoxia ou outros estímulos.

Diagnóstico

DIAGNÓSTICOS DE ENFERMAGEM

Com base nos dados da avaliação, os principais diagnósticos de enfermagem podem incluir os seguintes:

- Risco de perfusão tissular cerebral ineficaz, associado com o edema cerebral
- Risco de comprometimento da termorregulação associado com o dano ao hipotálamo, a desidratação e a infecção
- Troca de gases prejudicada, associada com hipoventilação, aspiração e imobilidade

- Dificuldade de enfrentamento, associada com as alterações da percepção sensorial, devido ao edema periorbital, curativo da cabeça, tubo endotraqueal e efeitos da PIC
- Distúrbio da imagem corporal, associado com as alterações na aparência ou as incapacidades físicas.

Outros diagnósticos de enfermagem podem incluir comunicação verbal prejudicada (afasia), associada com a agressão do tecido cerebral, e alto risco de integridade da pele prejudicada, associado com a imobilidade, a pressão e a incontinência; além disso, pode ocorrer mobilidade prejudicada associada com um déficit neurológico secundário ao procedimento cirúrgico ou ao distúrbio subjacente.

PROBLEMAS INTERDEPENDENTES/ COMPLICAÇÕES POTENCIAIS

As complicações potenciais podem incluir as seguintes:

- PIC elevada
- Sangramento e choque hipovolêmico
- Distúrbios hidreletrolíticos
- Infecção
- Extravasamento do líquido cerebrospinal (LCS)
- Convulsões.

Planejamento e metas

As principais metas para o paciente consistem em manter ou restaurar a homeostasia neurológica para melhorar a perfusão tissular cerebral, termorregulação adequada, ventilação e troca gasosa normais, capacidade de enfrentar a privação sensorial, adaptação às mudanças da imagem corporal e ausência de complicações.

Intervenções de enfermagem

MANUTENÇÃO DA PERFUSÃO TISSULAR CEREBRAL

A atenção ao estado respiratório do paciente é essencial, visto que até mesmo reduções discretas no nível de oxigênio (hipoxia) ou discretas elevações do nível de dióxido de carbono (hipercarbia) podem afetar a perfusão cerebral, a evolução clínica e o resultado do paciente. O tubo endotraqueal é mantido em posição até que o paciente mostre sinais de alerta e tenha ventilação espontânea adequada, conforme avaliado clinicamente ou pela análise da gasometria arterial. A lesão cerebral secundária pode resultar de comprometimento da oxigenação cerebral.

Ocorre algum grau de edema cerebral após uma cirurgia cerebral; o edema tende a ser máximo nas primeiras 24 a 36 horas após a cirurgia, possivelmente produzindo responsividade diminuída no segundo dia do pós-operatório. O controle do edema cerebral foi discutido anteriormente. As estratégias de enfermagem usadas para controlar os fatores passíveis de elevar a PIC já foram apresentadas na seção anterior de Processo de enfermagem sobre a PIC elevada. A drenagem intraventricular é cuidadosamente monitorada, utilizando assepsia estrita quando qualquer parte do sistema é manuseada.

Os sinais vitais e o estado neurológico (NDC e capacidade de resposta, respostas pupilares e motoras) são avaliados a cada 15 a 60 minutos. Deve-se evitar a rotação extrema da cabeça, visto que isso eleva a PIC. Após cirurgia supratentorial, o paciente é colocado em decúbito dorsal ou lateral (sobre o lado não operado se uma grande lesão tiver sido removida), com um travesseiro sob a cabeça. A cabeceira do leito pode ser elevada a 30°, dependendo do nível da PIC e da preferência do neurocirurgião. Após uma cirurgia de fossa posterior (infratentorial), o paciente é mantido na horizontal sobre um dos lados (e não em decúbito dorsal) com a cabeça sobre um travesseiro pequeno e firme. O paciente pode ser mudado de posição para um lado ou outro, mantendo o pescoço em uma posição neutra. Após mudar o paciente de posição, o corpo deve acompanhá-lo como uma unidade em bloco para evitar exercer qualquer esforço sobre a incisão e, possivelmente, lacerar as suturas. A cabeceira do leito pode ser elevada lentamente, conforme tolerado pelo paciente.

A posição do paciente é mudada a cada 2 horas, e os cuidados da pele são fornecidos com frequência. Durante as mudanças de posição, deve-se ter cuidado para evitar a ruptura do sistema de monitoramento da PIC. Um lençol móvel ou dispositivo de auxílio para reposicionamento ou transferência, colocado sob a cabeça do paciente até o meio das coxas, facilita o movimento e a mudança de posição do paciente com segurança.

REGULAÇÃO DA TEMPERATURA

Pode-se esperar uma elevação moderada da temperatura após uma cirurgia intracraniana, devido à reação ao sangue no local cirúrgico ou no espaço subaracnóideo. Durante a cirurgia, pode ocorrer lesão dos centros hipotalâmicos que regulam a temperatura corporal. A febre é tratada vigorosamente para combater o efeito de uma temperatura elevada sobre o metabolismo e a função cerebrais.

As intervenções de enfermagem incluem o monitoramento da temperatura do paciente e o uso das seguintes medidas para reduzir a temperatura corporal: remoção dos cobertores, colocação de bolsas de gelo e administração dos antipiréticos prescritos para reduzir a febre (Rincon, 2018).

Por outro lado, pode-se observar a ocorrência de hipotermia após procedimentos neurocirúrgicos prolongados. Por conseguinte, são necessárias medidas frequentes das temperaturas retais. O reaquecimento deve ocorrer lentamente para evitar os tremores, o que aumenta as demandas de oxigênio das células.

MELHORA DA TROCA GASOSA

O paciente submetido a neurocirurgia corre risco de comprometimento da troca gasosa e infecções pulmonares em consequência de imobilidade, imunossupressão, NDC diminuído e restrição hídrica. A imobilidade compromete o sistema respiratório, causando acúmulo e estase das secreções em áreas cobertas e desenvolvimento de atelectasia. O paciente cujo aporte de líquidos é restrito pode ser mais vulnerável à atelectasia em consequência da incapacidade de expectorar as secreções espessas. Pode-se verificar o desenvolvimento de pneumonia devido a aspiração e mobilidade restrita.

O reposicionamento do paciente a cada 2 horas ajuda a mobilizar as secreções pulmonares e a evitar a estase. Após o paciente recuperar a consciência, podem ser instituídas medidas adicionais para expandir os alvéolos colapsados, como bocejar, inspirar, respirar profundamente, usar a espirometria de incentivo e tossir (a não ser que haja alguma contraindicação). Quando necessário, a orofaringe e a traqueia são aspiradas para remover as secreções que não podem ser removidas pela tosse; todavia, a tosse e a aspiração aumentam a PIC. Por conseguinte, a aspiração deve ser usada com cautela. O aumento da umidade no sistema de administração de oxigênio pode ajudar a liquefazer as secreções. O enfermeiro e o fisioterapeuta respiratório trabalham em conjunto para monitorar os efeitos da fisioterapia respiratória.

ENFRENTAMENTO DA PRIVAÇÃO SENSORIAL

O edema periorbital é uma consequência comum da cirurgia intracraniana, visto que o líquido drena para as áreas periorbitais pendentes quando o paciente é posicionado em decúbito ventral durante a cirurgia. Um hematoma pode se formar sob o couro cabeludo e espalhar para baixo até a órbita, produzindo uma área de equimose (olho roxo).

Antes da cirurgia, o paciente e a sua família devem ser informados de que um ou ambos os olhos poderão estar temporariamente edemaciados depois da cirurgia. A elevação da cabeceira do leito (se não houver nenhuma contraindicação) e a aplicação de compressas frias sobre os olhos depois da cirurgia irão ajudar a reduzir o edema. O cirurgião deve ser notificado se houver aumento significativo do edema periorbital, visto que isso pode indicar a formação de um coágulo pós-operatório, ou a ocorrência de elevação da PIC e drenagem venosa deficiente. Os profissionais da saúde devem anunciar a sua presença quando entrarem no quarto para evitar assustar o paciente cuja visão esteja comprometida, devido ao edema periorbital ou aos déficits neurológicos.

Outros fatores que podem afetar a sensação incluem um curativo volumoso na cabeça, a presença de tubo endotraqueal e os efeitos da PIC elevada. A primeira troca do curativo no pós-operatório é habitualmente realizada pelo neurocirurgião. Na ausência de sangramento ou de extravasamento do LCS, todo esforço é envidado para reduzir ao mínimo o tamanho do curativo na cabeça. Se o paciente tiver necessidade de um tubo endotraqueal para ventilação mecânica, todos os esforços são envidados para extubar o paciente tão logo os sinais clínicos indiquem que isso é possível. O paciente é monitorado rigorosamente quanto aos efeitos da PIC elevada.

MELHORA DA AUTOIMAGEM

O paciente é incentivado a verbalizar seus sentimentos e frustrações sobre qualquer alteração na sua aparência. O apoio da enfermagem baseia-se nas reações e sentimentos do paciente. Pode ser necessário fornecer informações factuais se o paciente tiver conceitos errôneos sobre o edema da face, a equimose periorbital e a raspagem dos cabelos. A atenção para a necessidade do paciente de se arrumar, o uso da própria roupa do paciente e a colocação de um boné ou turbante na cabeça (e, posteriormente, uma peruca até que o cabelo cresça) são incentivadas. A interação social com amigos íntimos, família e equipe do hospital aumenta a sensação de autovalorização do paciente.

A família e o sistema de apoio social podem ajudar enquanto o paciente se recupera da cirurgia.

MONITORAMENTO E MANEJO DE COMPLICAÇÕES POTENCIAIS

O enfermeiro precisa estar vigilante para as complicações que podem surgir poucas horas após a cirurgia e que exigem colaboração com o neurocirurgião. Essas complicações incluem PIC elevada, sangramento e choque hipovolêmico, alteração do equilíbrio hidreletrolítico (p. ex., intoxicação hídrica e diabetes insípido), infecção, identificação de extravasamento do LCS e convulsões.

Monitoramento da pressão intracraniana elevada e do sangramento. A PIC elevada e o sangramento comportam risco à vida para o paciente que se submeteu à cirurgia intracraniana. Os seguintes pontos devem ser mantidos em mente quando se cuida de qualquer paciente submetido a essa cirurgia:

- A elevação da pressão arterial e a diminuição do pulso com insuficiência respiratória podem indicar elevação da PIC

- Um acúmulo de sangue sob o retalho ósseo (hematoma extradural, subdural ou intracerebral) é potencialmente fatal. Deve-se suspeitar de um coágulo em qualquer paciente que não desperte conforme esperado, ou cuja condição sofra deterioração. Suspeita-se de um hematoma intracraniano quando o paciente apresenta qualquer déficit neurológico pós-operatório novo (particularmente dilatação da pupila no lado operado). Nessas circunstâncias, o paciente retorna imediatamente ao centro cirúrgico para evacuação do coágulo, quando indicado

- O edema cerebral, o infarto, os distúrbios metabólicos e a hidrocefalia são condições que podem simular as manifestações clínicas de um coágulo.

O paciente é rigorosamente monitorado à procura de indicadores de complicações, e quaisquer sinais precoces e tendências no estado clínico são relatados ao cirurgião. Os tratamentos são iniciados imediatamente, e o enfermeiro ajuda na avaliação da resposta do paciente ao tratamento. O enfermeiro também oferece apoio ao paciente e à família.

> **Alerta de enfermagem: Qualidade e segurança**
>
> Se surgirem sinais e sintomas de PIC elevada, são iniciados esforços para diminuir a PIC: alinhamento da cabeça em posição neutra, sem flexão, para promover a drenagem venosa, elevação da cabeceira do leito a 30° (quando prescrito), administração de manitol (um diurético osmótico) e possível administração de agentes farmacológicos paralisantes.

Manejo dos distúrbios hidreletrolíticos. Podem ocorrer desequilíbrios hidreletrolíticos, devido à condição subjacente do paciente e seu manejo, ou como complicação da cirurgia. Esses distúrbios podem contribuir para o desenvolvimento de edema cerebral.

O esquema hídrico pós-operatório depende do tipo de procedimento neurocirúrgico e é determinado de modo individual. O volume e a composição dos líquidos são ajustados com base nos valores diários dos eletrólitos séricos, incluindo o equilíbrio hídrico. Pode haver necessidade de restringir os líquidos em pacientes com edema cerebral.

Em geral, os líquidos orais são reiniciados depois das primeiras 24 horas. A presença dos reflexos do vômito e da deglutição deve ser verificada antes de iniciar os líquidos orais. Alguns pacientes com tumores da fossa posterior apresentam comprometimento da deglutição, de modo que pode ser necessário administrar os líquidos por vias alternativas. O paciente deve ser observado quanto a sinais e sintomas de náuseas e vômitos, à medida que a dieta avança (AANN, 2016b).

Os pacientes submetidos à cirurgia para tumores cerebrais frequentemente recebem grandes doses de corticosteroides e correm risco de desenvolver hiperglicemia. Os níveis séricos de glicose são determinados a cada 4 a 6 horas, e prescreve-se insulina em uma escala móvel, se necessário. Esses pacientes estão sujeitos a úlceras de estresse, de modo que são prescritos antagonistas dos receptores de histamina-2 (bloqueadores H_2) ou inibidores da bomba de prótons para suprimir a secreção de ácido gástrico. Os pacientes também são monitorados quanto à ocorrência de sangramento e avaliados para a dor gástrica.

Se o local cirúrgico estiver próximo (ou causar edema) da hipófise e do hipotálamo, o paciente pode desenvolver sintomas de diabetes insípido, que se caracteriza por débito urinário excessivo, osmolalidade sérica elevada, diminuição da osmolalidade urinária, hipernatremia e densidade específica da urina baixa. A densidade específica da urina é medida a cada hora, e o equilíbrio hídrico é monitorado. A reposição de líquidos deve compensar o débito urinário, e os níveis séricos de potássio precisam ser monitorados.

A SIHAD, que resulta em retenção hídrica com hiponatremia e hipo-osmolalidade sérica, ocorre em uma ampla variedade de distúrbios do SNC (p. ex., tumor cerebral, traumatismo cranioencefálico), causando distúrbios dos líquidos. O manejo de enfermagem inclui medições cuidadosas do equilíbrio hídrico, determinações da densidade específica da urina e monitoramento dos níveis séricos e urinários dos eletrólitos, enquanto se seguem as diretrizes para a restrição de líquidos. A SIHAD é habitualmente autolimitada.

Prevenção da infecção. O paciente que se submete à neurocirurgia corre risco de infecção associada com o procedimento neurocirúrgico (exposição do encéfalo, exposição óssea, hematomas da ferida) e a presença de linhas IV e arteriais para administração e monitoramento dos líquidos. O risco de infecção aumenta nos pacientes submetidos a cirurgias intracranianas prolongadas e naqueles que apresentam derivação ventricular externa.

O curativo frequentemente é tinto de sangue no período pós-operatório imediato. Como o sangue é um excelente meio de cultura para bactérias, o curativo é reforçado com gazes estéreis, de modo a evitar a contaminação e a infecção. Um curativo intensamente manchado e deslocado deve ser notificado imediatamente. Algumas vezes, um dreno é colocado na incisão da craniotomia para facilitar a drenagem.

Após os procedimentos cirúrgicos suboccipitais, pode ocorrer extravasamento de LCS através da incisão. Essa complicação é perigosa, devido à possibilidade de meningite. Após a realização de craniotomia suboccipital, o paciente é instruído a evitar tossir, espirrar ou assoar o nariz, visto que isso pode causar extravasamento do LCS ao criar uma pressão elevada sobre o local cirúrgico.

> **Alerta de enfermagem: Qualidade e segurança**
>
> Qualquer secreção súbita de líquido a partir de uma incisão craniana é relatada imediatamente, visto que um grande extravasamento com frequência exige reparo cirúrgico. Deve-se dispensar atenção ao paciente que se queixa de gosto salgado ou de "gotejamento pós-nasal", visto que isso pode ser devido ao gotejamento do LCS para a garganta.

Utiliza-se uma técnica asséptica quando são manuseados os curativos, sistemas de drenagem e linhas IV e arteriais. O paciente é cuidadosamente monitorado quanto a sinais e sintomas de infecção, e são obtidas culturas se houver suspeita de infecção. São administrados antibióticos apropriados, conforme prescrição. Outras causas de infecção no paciente submetido a cirurgia intracraniana, como pneumonia e infecções urinárias, são semelhantes às de outros pacientes no período pós-operatório.

Monitoramento da atividade convulsiva. Podem ocorrer convulsões como complicação após qualquer procedimento neurocirúrgico intracraniano. É essencial prevenir as convulsões para evitar a maior formação de edema cerebral. A administração do medicamento anticonvulsivante prescrito antes e depois da cirurgia pode prevenir o desenvolvimento de convulsões nos meses e anos subsequentes. O **estado de mal epiléptico** (convulsões prolongadas sem recuperação da consciência nos intervalos entre as convulsões) pode ocorrer após craniotomia e também pode estar relacionado com o desenvolvimento de complicações (hematoma, isquemia). O manejo do estado de mal epiléptico é descrito posteriormente, neste capítulo.

Monitoramento e manejo de outras complicações. Outras complicações podem ocorrer durante as primeiras 2 semanas ou posteriormente, podendo comprometer a recuperação do paciente. As mais importantes dessas complicações consistem em TEV (TVP, EP), infecções pulmonares e urinárias e lesões por pressão. A maioria dessas complicações pode ser evitada com mudanças frequentes de posição, aspiração adequada das secreções, profilaxia da trombose, remoção precoce do cateter urinário de demora, deambulação precoce e cuidados da pele.

PROMOÇÃO DE CUIDADOS DOMICILIAR, COMUNITÁRIO E DE TRANSIÇÃO

Orientação do paciente sobre autocuidados. A recuperação de um paciente neurocirúrgico em casa depende da magnitude do procedimento cirúrgico e de seu sucesso. As forças do paciente, bem como as suas limitações, são avaliadas e explicadas à família, com a participação da família na promoção da recuperação. Como a administração de medicamentos após a cirurgia é uma prioridade, o paciente e a sua família são instruídos sobre o uso de um sistema de verificação, caixas de comprimidos e alarmes para garantir que a medicação seja tomada, conforme prescrição.

O paciente e a sua família são instruídos sobre o que esperar depois da cirurgia intracraniana (Boxe 61.3). Em geral, não há necessidade de restrição dietética, a não ser que outro problema de saúde exija uma dieta especial. Embora as duchas ou o banho de banheira sejam permitidos, o couro cabeludo deve ser mantido seco até que todas as suturas tenham sido removidas, a menos que o médico tenha instruções específicas para o cuidado de feridas. Uma echarpe ou boné limpos podem ser usados até que o paciente adquira uma peruca ou aplique. Se um osso do crânio tiver sido removido, pode-se prescrever um capacete protetor. O paciente pode necessitar de reabilitação, dependendo do nível de função no pós-operatório. O paciente pode necessitar de fisioterapia para a fraqueza residual e problemas de mobilidade. Um terapeuta ocupacional é consultado para ajudar com as questões de autocuidado. Se o paciente estiver afásico, pode ser necessário um fonoaudiólogo.

Cuidados contínuos e de transição. O paciente tem alta hospitalar o mais cedo possível. Os pacientes com déficits motores graves necessitam de fisioterapia extensa e de reabilitação. Aqueles com comprometimentos cognitivos e da fala no pós-operatório necessitam de avaliação psicológica, acompanhamento com fonoaudiólogo e reabilitação. O enfermeiro colabora com o médico e outros profissionais da saúde durante a hospitalização e os cuidados domiciliares ou de transição para obter a reabilitação mais completa possível e para ajudar o paciente a viver com incapacidade residual.

Quando o tumor, a lesão ou a doença agrava o prognóstico, o cuidado é direcionado para o paciente, de modo que ele se sinta o mais confortável possível. Com o retorno do tumor ou da compressão cerebral, o paciente torna-se menos alerta e consciente. Outras consequências possíveis incluem paralisia, cegueira e convulsões. O enfermeiro de cuidado domiciliar, o enfermeiro de cuidado paliativo e a assistente social colaboram

Boxe 61.3 — LISTA DE VERIFICAÇÃO DO CUIDADO DOMICILIAR
Alta depois da cirurgia intracraniana

Ao concluírem as orientações, o paciente e/ou o cuidador serão capazes de:

- Nomear o procedimento que foi realizado, quaisquer complicações ocorridas e identificar quaisquer mudanças permanentes na estrutura ou função anatômica, bem como as alterações nas AVDs, nas AIVDs, nos papéis, nos relacionamentos e na espiritualidade
- Identificar as intervenções e estratégias (p. ex., equipamento médico durável, equipamento adaptativo) usadas no período de recuperação
- Descrever o esquema terapêutico pós-operatório em curso, incluindo dieta e atividades a serem realizadas (p. ex., caminhada e exercícios respiratórios) e limitadas ou evitadas (p. ex., levantar peso, dirigir automóveis, esportes de contato)
- Indicar o nome, a dose, os efeitos colaterais, a frequência e o horário de uso de todos os medicamentos
- Orientar como obter medicamentos e material médico-hospitalar e realizar trocas de curativos, cuidados de feridas e outros regimes prescritos
- Identificar as necessidades de material médico-hospitalar permanente, o uso adequado e a manutenção necessária para a utilização segura
- Descrever os sinais e sintomas de complicações
- Declarar data e hora das consultas de acompanhamento
- Relatar como contatar o médico em caso de perguntas ou complicações
- Identificar os recursos da comunidade para apoiar colegas e cuidador/familiares:
  - Identificar fontes de apoio social (p. ex., amigos, parentes, comunidade de fé)
  - Identificar informações de contato de serviços de apoio para pacientes e seus cuidadores/familiares
- Identificar a necessidade de promoção da saúde (p. ex., redução do peso corporal, cessação do tabagismo, controle do estresse), prevenção de doenças e atividades de triagem.

AIVDs: atividades instrumentais da vida diária; AVDs: atividades da vida diária.

---

com a família para planejar serviços adicionais ou a internação do paciente em uma instituição de cuidados extensivos (ver seção sobre Metástases cerebrais, no Capítulo 65). O paciente e a sua família são incentivados a discutir as preferências para cuidados de fase terminal; as preferências de cuidados de fase terminal do paciente devem ser respeitadas (ver Capítulo 13). O enfermeiro envolvido nos cuidados domiciliares e continuados de pacientes após cirurgia craniana também precisa lembrar aos pacientes e aos familiares sobre a necessidade de atividades de promoção da saúde e triagem de saúde recomendada.

Reavaliação

Entre os resultados esperados estão:
1. Obtém perfusão tissular cerebral ótima.
   a. Abre os olhos quando solicitado; utiliza palavras reconhecíveis, progredindo para a fala normal.
   b. Obedece a comandos com respostas motoras apropriadas.
2. Mantém a temperatura corporal normal.
   a. Registra temperatura corporal normal.
3. Apresenta troca gasosa normal.
   a. Tem valores da gasometria arterial dentro das faixas normais.
   b. Respira facilmente; os campos pleuropulmonares estão limpos, sem sons adventícios.
   c. Realiza incursões respiratórias profundas e mudanças de posição, conforme orientação.
4. Enfrenta privação sensorial.
5. Exibe melhora do autoconceito.
   a. Presta atenção à aparência.
   b. Visita e interage com outras pessoas.
6. O paciente mantém-se livre de complicações
   a. Apresenta níveis de PIC dentro da faixa normal.
   b. Apresenta sangramento mínimo no local cirúrgico; a incisão cirúrgica está cicatrizando sem evidências de infecção.
   c. Apresenta equilíbrio hídrico e níveis de eletrólitos dentro das faixas desejadas.
   d. Não tem nenhum sinal de convulsões.

ABORDAGEM TRANSESFENOIDAL

Os tumores na sela turca e os pequenos adenomas da hipófise podem ser removidos por meio de abordagem transesfenoidal (ver Tabela 61.3). Embora um otorrinolaringologista possa fazer a abertura inicial, o neurocirurgião completa a abertura para o seio esfenoidal e expõe o assoalho da sela turca. As técnicas microcirúrgicas proporcionam melhor iluminação, ampliação e visualização, de modo que as estruturas vitais adjacentes possam ser evitadas.

A abordagem transesfenoidal oferece um acesso direto à sela turca, com risco mínimo de traumatismo e hemorragia (Hickey & Strayer, 2020). Ela evita muitos dos riscos da craniotomia, e o desconforto pós-operatório assemelha-se ao de outros procedimentos cirúrgicos transnasais. Ela também pode ser usada para ablação (destruição) da hipófise em pacientes com câncer metastático ou de próstata.

Complicações

A manipulação da neuro-hipófise durante a cirurgia pode produzir diabetes insípido transitório com alguns dias de duração (Hickey & Strayer, 2020). É tratado com vasopressina; todavia, em certas ocasiões, ele persiste. Outras complicações incluem extravasamento de LCS, distúrbios visuais, meningite pós-operatória, pneumocefalia (presença de ar na cavidade intracraniana) e SIHAD (ver Capítulo 45).

Manejo pré-operatório

Manejo clínico

A avaliação pré-operatória inclui uma série de exames endócrinos, avaliação rinológica (para avaliar o estado dos seios e da cavidade nasal) e exames neurorradiológicos. O exame fundoscópico e as determinações do campo visual são realizados, visto que o efeito mais grave do tumor hipofisário consiste em pressão localizada sobre o nervo ou quiasma óptico. Além disso, obtém-se uma cultura das secreções nasofaríngeas, visto que a infecção dos seios da face é uma contraindicação para um procedimento intracraniano utilizando essa abordagem. Os corticosteroides podem ser administrados antes e depois da cirurgia, visto que a cirurgia envolve a remoção da hipófise, que constitui a fonte do hormônio adrenocorticotrófico (ACTH). Antibióticos podem ser ou não administrados profilaticamente.

Manejo de enfermagem

O paciente recebe explicação e demonstração sobre as técnicas de respiração profunda antes da cirurgia. Além disso, é instruído sobre a necessidade de evitar a tosse vigorosa, assoar o nariz, beber com um canudo ou espirrar depois da cirurgia, visto que essas ações podem causar elevação da pressão no local cirúrgico e provocar extravasamento de LCS (Hickey & Strayer, 2020).

Manejo pós-operatório

Manejo clínico

Como o procedimento rompe as mucosas oral e nasal, o manejo focaliza a prevenção da infecção e a promoção da cicatrização. Os medicamentos incluem antimicrobianos (que são mantidos até a remoção do tampão nasal inserido por ocasião da cirurgia), corticosteroides, analgésicos para o desconforto e agentes para o controle do diabetes insípido, quando necessário (Hickey & Strayer, 2020).

Manejo de enfermagem

Os sinais vitais são aferidos para monitorar as condições hemodinâmicas, cardíacas e ventilatórias. Devido à proximidade anatômica da hipófise com o quiasma óptico, a acuidade visual e os campos visuais são avaliados a intervalos regulares. Um método é pedir ao paciente que conte o número de dedos mostrados pelo enfermeiro. Os sinais de diminuição da acuidade visual sugerem a presença de hematoma em expansão.

A cabeceira do leito é elevada para diminuir a pressão exercida sobre a sela turca e para promover a drenagem normal. O paciente é aconselhado a não assoar o nariz nem a realizar qualquer atividade que eleve a PIC, como inclinar-se ou fazer esforço durante a micção ou a defecação.

O equilíbrio hídrico é medido como guia para a reposição de líquidos e eletrólitos e para avaliar a presença de diabetes insípido. A densidade urinária, o nível sérico de sódio e a osmolalidade sérica são determinados e verificados a intervalos regulares. O peso é monitorado diariamente. Em geral, são administrados líquidos quando as náuseas cessam, e o paciente progride então para uma dieta regular.

O tampão nasal inserido durante a cirurgia é verificado com frequência quanto à presença de sangue ou drenagem de LCS. O principal desconforto está relacionado com o tampão nasal e com o ressecamento da boca e a sede causados pela respiração pela boca. Os cuidados orais são realizados a cada 4 horas ou com mais frequência. Em geral, os dentes não são escovados até que a incisão acima deles esteja cicatrizada. Os colutórios salinos mornos e o uso de um vaporizador de névoa fria são úteis. A vaselina é suavizante quando aplicada aos lábios. O tampão é removido em 3 a 4 dias e somente a partir deste momento a área ao redor das narinas pode ser limpa com a solução prescrita para remover o sangue incrustado e umedecer as mucosas (Hickey & Strayer, 2020).

As considerações sobre os cuidados domiciliares incluem aconselhar o paciente a utilizar um umidificador de ambiente para manter as mucosas úmidas e suavizar a irritação. A cabeceira do leito é elevada em 30° durante pelo menos 2 semanas após a cirurgia. O paciente é instruído a não assoar o nariz nem espirrar durante pelo menos 1 mês, ou conforme instruído pelo cirurgião (Hickey & Strayer, 2020).

OUTRAS DISFUNÇÕES NEUROLÓGICAS

Os três tipos de disfunção neurológica a que o enfermeiro deve estar atento incluem *delirium*, demência e afeto pseudobulbar.

DELIRIUM

O *delirium*, muitas vezes chamado de *estado de confusão mental aguda*, começa com desorientação e, se não for reconhecido e tratado, pode evoluir para alterações do NDC, danos encefálicos irreversíveis e, às vezes, morte. Na verdade, até 80% dos pacientes em unidades de tratamento intensivo são afetados e a ocorrência de *delirium* triplica as taxas de mortalidade hospitalares (Mulkey, Hardin, Munro et al., 2019). O *delirium* é perturbador para o paciente acometido e para seus familiares, está associado a desfechos piores e provoca aumento significativo dos custos de assistência médica (Devlin, Skrobik, Gelinas et al., 2018; Mulkey et al., 2019).

A avaliação clínica cuidadosa é essencial, visto que o *delirium*, às vezes, é confundido com demência e as duas condições podem se sobrepor; a Tabela 61.4 compara a demência e o *delirium*. Isso ajuda a conhecer o estado mental normal do paciente específico e se as variações observadas são de longo prazo, o que provavelmente representa uma demência, ou de início repentino, o que mais provavelmente constitui um *delirium*.

Existem numerosos fatores de risco de *delirium*. Os fatores de risco passíveis de modificação incluem o uso de medicamentos como benzodiazepínicos e a administração de transfusões de sangue (Devlin et al., 2018). Os fatores de risco não modificáveis incluem idade, demência, coma prévio, cirurgia de emergência recente ou traumatismo recente (Devlin et al., 2018). Adultos mais velhos são especialmente vulneráveis à confusão aguda se suas condições de saúde estiverem debilitadas ou se fizerem uso de múltiplos medicamentos.

Os enfermeiros devem reconhecer os sintomas do *delirium* e relatá-los imediatamente. O Confusion Assessment Method é uma ferramenta de rastreamento comumente usada (Devlin et al., 2018; Inouye, van Dyck, Alessi et al., 1990). Por causa do aparecimento agudo e inesperado dos sintomas, é preconizado que todos os pacientes em estado crítico sejam submetidos a rastreamento rotineiro de *delirium* a intervalos prescritos (Devlin et al., 2018). Se passar despercebido e sua causa subjacente não for tratada, pode ocorrer dano cerebral permanente irreversível ou morte.

A abordagem mais efetiva é a prevenção. As estratégias incluem fornecer atividades terapêuticas para o comprometimento cognitivo, reorientar o paciente conforme necessário, garantir a mobilização precoce, controlar a dor, minimizar o uso de substâncias psicoativas, impedir a privação do sono, melhorar os métodos de comunicação (especialmente óculos e aparelhos auditivos) de acordo com o déficit visual e auditivo, manter os níveis de oxigênio e o equilíbrio hidreletrolítico e evitar complicações cirúrgicas (Eliopoulos, 2018). A inclusão dos familiares nas atividades terapêuticas, conforme o caso, é encorajada, embora seja necessária pesquisa adicional para validar os efeitos (Devlin et al., 2018). Existem algumas evidências de pesquisa sobre o uso terapêutico de luz brilhante para reduzir *delirium* em pacientes em estado crítico (Devlin et al., 2018).

Uma vez ocorrido o *delirium*, o tratamento da causa subjacente é o mais importante. As intervenções terapêuticas variam conforme a causa. O *delirium* aumenta o risco de

TABELA 61.4 Resumo das diferenças entre demência e *delirium*.

	Demência		Delirium
	Doença de Alzheimer (DA)	Demência vascular (multi-infarto)	
Etiologia	Início precoce (familiar, genético [cromossomos 14, 19, 21]) Início tardio esporádico – etiologia desconhecida	Doença cardiovascular (CV) Doença cerebrovascular Hipertensão arterial	Efeitos tóxicos dos fármacos e interações medicamentosas; doença aguda; traumatismo; exacerbação de doença crônica Distúrbios hidreletrolíticos
Fatores de risco	Idade avançada; genética	Doença CV preexistente	Comprometimento cognitivo preexistente
Ocorrência	75% das demências	10 a 20% das demências	Até 80% entre as pessoas internadas
Início	Lento	Muitas vezes abrupto Acompanha um acidente vascular encefálico ou ataque isquêmico transitório	Início agudo, rápido Prenúncio de doença clínica aguda
Idade de início	DA de início precoce: 40 a 65 anos DA de início tardio: + 65 anos Mais comum: + 85 anos	Mais comumente entre 50 e 70 anos	Qualquer idade, embora predominantemente em adultos mais velhos
Gênero	Homens e mulheres igualmente	Predominância pelo sexo masculino	Homens e mulheres igualmente
Evolução	Crônico, irreversível; progressivo, regular, descendente	Crônico, irreversível Flutuante, progressão gradual	Início agudo Hipoalerta-hipoativo Hiperalerta-hiperativo Misto de hipo-hiper
Duração	2 a 20 anos	Variável; anos	Dura de 1 dia a 1 mês
Progressão dos sintomas	Início insidioso: *Início*: leve e sutil *Intermediário e tardio*: intensificado Progressão para a morte (infecção ou desnutrição)	Depende da localização do infarto e do sucesso do tratamento; morte atribuída à doença CV subjacente	Os sintomas são totalmente reversíveis com o tratamento adequado; pode evoluir para a cronicidade ou morte se a condição subjacente for ignorada
Humor	Depressão comum	Lábil: alterações de humor	Variável
Fala/linguagem	Fala permanece intacta até o estágio final da doença: *Inicialmente*: anomia leve (não é capaz de nomear objetos); déficits progridem até que o discurso carece de significado; ecoa e repete palavras e sons; mutismo *Inicialmente*: sem déficits motores	Pode ter déficit de fala/afasia, dependendo da localização da lesão	Flutuante; muitas vezes não consegue se concentrar o suficiente para conversar Pode estar sonolento
Sinais físicos	*Estágio intermediário*: apraxia (não consegue realizar movimento intencional) *Tardio*: disartria (fala prejudicada) *Estágio terminal*: perda de toda a atividade voluntária; sinais neurológicos positivos	De acordo com a localização da lesão: sinais neurológicos focais, convulsões Comumente apresenta déficits motores	Sinais e sintomas da doença subjacente
Orientação	Perde-se em lugares familiares (desorientação topográfica) Tem dificuldade para desenhar objetos tridimensionais (desorientação visual e espacial) Desorientação a tempo, lugar e pessoa – com a progressão da doença		Pode flutuar entre a lucidez e a desorientação completa a tempo, lugar e pessoa
Memória	A perda é um sinal precoce de demência; a perda da memória recente é logo seguida pelo declínio progressivo da memória recente e remota		Comprometimento da memória recente e remota; pode flutuar entre a lucidez e a confusão mental
Personalidade	Apatia, indiferença, irritabilidade: *Doença inicial*: comportamento social intacto; esconde déficits cognitivos *Doença avançada*: desconecta-se de atividades e relacionamentos; suspeitoso; delírios paranoicos causados pela perda de memória; agressividade; reações catastróficas		Flutuante; não é capaz de focar a atenção para conversar; alarma-se com os sintomas (quando lúcido); alucinações; paranoia
Estado funcional, atividades de vida diária	Julgamento ruim nas atividades diárias; tem declínio progressivo na capacidade de lidar com a higiene íntima, usar o telefone, utilizar o computador e outros dispositivos eletrônicos, atuar em domicílio e no trabalho		Prejudicado
Atenção	Distraído; atenção curta		Muito comprometida; não é capaz de manter ou desviar a atenção
Atividade psicomotora	Perambulação, hiperatividade, caminhada, inquietação, agitação		Variável; alterna entre alta agitação, hiperatividade, inquietação e letargia
Ciclo vigília-sono	Muitas vezes prejudicado; perambulação e agitação à noite		Tira breves cochilos durante todo o dia e à noite

Adaptada de Devlin, J. W., Skrobik, Y., Gelinas, C. et al. (2018). Clinical practice guidelines for the prevention and management of pain, agitation/sedation, delirium, immobility, and sleep disruption in adult patients in the ICU. *Critical Care Medicine, 46*(9), e825–e873; Hickey, J. V. & Strayer, A. L. (2020). *The clinical practice of neurological & neurosurgical nursing* (8th ed.). Philadelphia, PA: Wolters Kluwer.

quedas; portanto, é essencial a gestão da segurança e dos problemas comportamentais do paciente. Como as interações medicamentosas e a toxicidade aos fármacos frequentemente são implicadas, o enfermeiro deve alertar o médico sobre os medicamentos não essenciais e que poderiam ser descontinuados. A ingestão hídrica e nutricional deve ser supervisionada e monitorada. O ambiente deve ser tranquilo e calmo. Para aumentar a capacidade funcional e o conforto, o enfermeiro fornece estímulos ambientais conhecidos pelo paciente e incentiva os familiares ou amigos a tocar no paciente e conversar com ele (Figura 61.8). O enfermeiro deve promover medidas de higiene do sono além da avaliação e do manejo da dor (Bennett, 2019). A avaliação contínua da condição mental usando o estado cognitivo mental prévio como parâmetro é útil para avaliar a resposta ao tratamento e à admissão ao hospital ou instituição de cuidados prolongados. Se o problema subjacente for tratado adequadamente, o paciente muitas vezes retorna à linha de base em alguns dias.

DEMÊNCIA

As alterações cognitivas, funcionais e comportamentais que caracterizam a demência inexoravelmente destroem a capacidade da pessoa de interagir. Em geral, os sintomas são sutis no início e muitas vezes progridem lentamente, até que sejam óbvios e devastadores. A demência em adultos mais velhos é, geralmente, causada por algum grau de neurodegeneração (Gale, Acar & Daffner, 2018). O tipo mais comum de **demência** é a doença de Alzheimer (DA) (ver discussão sobre a doença de Alzheimer no Capítulo 8). A doença de Alzheimer, isoladamente ou em combinação com outros transtornos demenciais, é responsável por até 75% dos casos de demência em adultos mais velhos (Hickey & Strayer, 2020). Outras demências não Alzheimer incluem doenças degenerativas, vasculares, neoplásicas, desmielinizantes, infecciosas, inflamatórias, tóxicas, metabólicas e psiquiátricas. É importante identificar a demência reversível, que ocorre quando condições patológicas se mascaram como demência.

AFETO PSEUDOBULBAR

A condição conhecida como **afeto pseudobulbar** envolve expressão emocional inadequada ou exagerada, geralmente episódios de risos ou choro. Está associada a lesão cerebral (p. ex., AVE, lesão cerebral traumática, esclerose múltipla, esclerose lateral amiotrófica [ELA], DA e doença de Parkinson). O termo "pseudobulbar" refere-se a danos que ocorrem nos tratos corticobulbares no cérebro (ver Capítulo 60). As explosões emocionais podem causar constrangimento, ansiedade e depressão e, muitas vezes, prejudicar a qualidade de vida (Hickey & Strayer, 2020).

Adultos mais velhos com afeto pseudobulbar podem responder adequadamente ao tratamento. O manejo inicial envolve avaliar e reconhecer que essa condição pode coexistir com transtornos de humor, como a depressão, embora o choro nesses pacientes não deva ser considerado um indicativo de depressão. Estudos farmacológicos relataram manejo efetivo com bromidrato de dextrometorfano e sulfato de quinidina em pacientes com ELA, esclerose múltipla, AVE, lesão cerebral traumática e demência (Comerford & Durkin, 2020; Hakimi & Maurer, 2018).

DISTÚRBIOS CONVULSIVOS

As convulsões são episódios de atividades motora, sensorial, autônoma ou psíquica anormais (ou uma combinação delas), que resultam da descarga súbita e excessiva de neurônios cerebrais (Hickey & Strayer, 2020). Uma área localizada do cérebro ou todo ele pode estar envolvido. A International League Against Epilepsy (ILAE) definiu a **epilepsia** como mais de uma convulsão não provocada (Fisher, Cross, French et al., 2017). A ILAE distingue três tipos principais de convulsões: início de crises focais, generalizadas e desconhecidas (Boxe 61.4). Acredita-se que as crises focais (ou parciais) tenham a sua origem em uma área localizada do cérebro. As crises generalizadas ocorrem e recrutam rapidamente redes de distribuição bilateral. As crises epilépticas sem causa conhecida podem ser descritas como "sem classificação" por causa de dados incompletos em relação ao evento, mas também podem ser descritas segundo suas manifestações clínicas (Fisher et al., 2017). As crises epilépticas também podem ser caracterizadas como "provocadas" ou relacionadas a condições agudas reversíveis, como etiologias estruturais, metabólicas, imunes, infecciosas ou desconhecidas.

Boxe 61.4 Classificação das convulsões: esquema básico de 2017

Focal
- Motora
- Não motora
- Consciência
  - Consciente
  - Comprometimento da consciência
  - Consciência desconhecida.

Generalizada
- Motora
- Ausência.

Desconhecida
- Motora
- Não motora
- Consciência
  - Consciente
  - Comprometimento da consciência
  - Consciência desconhecida.
- Não classificada.

Adaptado de Fisher, R., Cross, H., French, J. et al. (2017). Operational classification of seizure types by the International League Against Epilepsy (ILAE). Retirado em 25/05/2020 de: www.ilae.org/files/dmfile/Operational-Classification–Fisher_et_al_2017-Epilepsia.pdf.

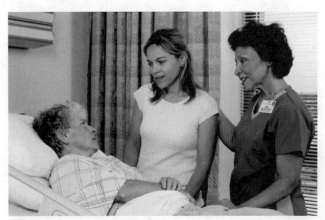

Figura 61.8 • Conversar com a família pode aumentar o conforto do paciente com *delirium*.

Fisiopatologia

A causa subjacente consiste em um distúrbio elétrico (arritmia) nas células nervosas em uma parte do cérebro; essas células emitem descargas elétricas anormais, recorrentes e não controladas. A convulsão característica é manifestação dessa descarga neuronal excessiva. A perda associada da consciência, o excesso de movimentos ou a perda do tônus muscular ou do movimento e os distúrbios do comportamento, humor, sensação e percepção também podem ocorrer.

As causas específicas das convulsões são variadas e podem ser classificadas como genéticas, devido a uma condição estrutural ou metabólica, ou as causas podem ser etiologias ainda não conhecidas (Fisher et al., 2017).

As causas das convulsões incluem:

- Abstinência de substâncias psicoativas e álcool etílico
- Alergias
- Condições metabólicas e tóxicas (p. ex., lesão renal, hiponatremia, hipocalcemia, hipoglicemia, exposição a pesticidas)
- Doença cerebrovascular
- Febre (infância)
- Hipertensão arterial
- Hipoxemia de qualquer etiologia, incluindo insuficiência vascular
- Infecções do SNC
- Traumatismo cranioencefálico
- Tumor cerebral.

Manifestações clínicas

Dependendo da localização da descarga dos neurônios, as convulsões podem incluir desde um episódio simples (crise de ausência generalizada) até movimentos convulsivos prolongados, com perda da consciência.

O padrão inicial das convulsões indica a região do cérebro onde a convulsão tem a sua origem (ver Boxe 61.4). Apenas um dedo da mão ou a mão podem agitar-se, ou a boca pode ter contrações espasmódicas descontroladas. A pessoa pode falar de modo ininteligível; pode apresentar tontura; e pode ter visões, ouvir sons, sentir odores ou sabores incomuns ou desagradáveis, porém sem perda da consciência (Hickey & Strayer, 2020).

As crises generalizadas frequentemente envolvem ambos os hemisférios do cérebro, causando reação em ambos os lados do corpo. Pode ocorrer intensa rigidez de todo o corpo, seguida por relaxamento e contração alternados dos músculos (contração tônico-clônica generalizada). As contrações simultâneas do diafragma e dos músculos torácicos podem produzir um grito epiléptico característico. A língua é frequentemente mastigada, e o paciente pode apresentar incontinência urinária e fecal. Depois de 1 a 2 minutos, os movimentos convulsivos começam a regredir; o paciente relaxa e entra em coma profundo, respirando ruidosamente. A respiração nesse momento é principalmente abdominal. No estado pós-ictal (após a convulsão), o paciente frequentemente está confuso, e é difícil despertá-lo, de modo que ele pode continuar dormindo por várias horas. Muitos pacientes relatam a ocorrência de cefaleia, dor muscular, fadiga e depressão (AANN, 2016a). Outras convulsões generalizadas podem ser tipos de convulsões com ausência (Hickey & Strayer, 2020).

As convulsões focais (ou parciais) são subdivididas em eventos caracterizados tanto por sintomas motores quanto não motores. Pode haver comprometimento da consciência ou percepção, ou outras disfunções cognitivas, localização e progressão de sintomas (Fisher et al., 2017).

Avaliação e achados diagnósticos

A avaliação diagnóstica tem por objetivo determinar o tipo de convulsão, a sua frequência e gravidade e os fatores que a desencadeiam. Obtém-se uma história de desenvolvimento, incluindo eventos da gravidez e parto, à procura de sinais de lesão preexistente. O paciente também é indagado acerca de doenças ou TCE que possam ter afetado o encéfalo. Além da avaliação física e neurológica, os exames complementares incluem exames bioquímicos, hematológicos e sorológicos. A RM é usada para detectar lesões estruturais, como anormalidades focais, anormalidades vasculares encefálicas e alterações degenerativas do cérebro (AANN, 2016a).

O EEG fornece evidências diagnósticas em uma proporção substancial de pacientes com epilepsia e ajuda a classificar o tipo de convulsão. As anormalidades no EEG continuam habitualmente entre as crises ou, se não forem aparentes, podem ser desencadeadas pela hiperventilação ou durante o sono (AANN, 2016a). Microeletrodos (eletrodos de profundidade) podem ser inseridos profundamente no cérebro para avaliar a ação de células cerebrais isoladas. Alguns indivíduos com convulsões clínicas apresentam EEG normal, enquanto outros que nunca tiveram convulsões exibem EEG anormal. A telemetria e o equipamento computadorizado são utilizados para monitorar a atividade elétrica do encéfalo enquanto o paciente realiza suas atividades normais e armazenam as leituras em gravações para análise. A gravação de vídeo das convulsões feita simultaneamente com a telemetria EEG mostra-se útil para determinar o tipo de convulsão, bem como a sua duração e magnitude (Hickey & Strayer, 2020).

A SPECT é outro exame que é algumas vezes usado na investigação diagnóstica. Mostra-se útil para identificar a zona epileptogênica, de modo que a área do cérebro que dá origem às convulsões possa ser removida cirurgicamente (AANN, 2016a).

Manejo de enfermagem

Durante uma convulsão

Uma importante responsabilidade do enfermeiro é observar e registrar a sequência dos sinais. A natureza da convulsão indica habitualmente o tipo de tratamento necessário (AANN, 2016a). Antes e no decorrer de uma convulsão, o paciente é avaliado, e os seguintes itens são documentados:

- As circunstâncias antes da convulsão (estímulos visuais, auditivos ou olfatórios; estímulos táteis; transtornos emocionais ou psicológicos; sono; hiperventilação)
- A ocorrência de aura (sensação premonitória ou de aviso, que pode ser visual, auditiva ou olfatória)
- A primeira coisa que o paciente faz na convulsão – quando começam os movimentos ou a rigidez, posição do olhar conjugado e posição da cabeça no início da convulsão. Essa informação fornece pistas para a localização da origem da convulsão no cérebro (durante o registro, é importante especificar se o início da convulsão foi observado)
- O tipo de movimentos na parte do corpo envolvida
- As áreas envolvidas do corpo (levantar as roupas de cama para expor o paciente)
- O tamanho das pupilas e se os olhos estão abertos
- Se os olhos ou a cabeça estão voltados para um dos lados
- Ocorrência ou não de automatismos (atividade motora involuntária, como estalar dos lábios ou deglutição repetida)
- Incontinência urinária ou fecal
- Duração de cada fase da convulsão

- Inconsciência, quando presente, e a sua duração
- Paralisia ou fraqueza muscular evidentes dos braços ou das pernas após a convulsão
- Incapacidade de falar depois da convulsão
- Movimentos no fim da convulsão
- Se o paciente dorme ou não depois do evento
- Estado cognitivo (confuso ou não confuso) após a convulsão.

Além de fornecer dados sobre a convulsão, os cuidados de enfermagem são direcionados para evitar lesões e dar apoio ao paciente, não apenas físico, mas também psicológico. As consequências, como ansiedade, constrangimento, fadiga e depressão, podem ser devastadoras para o paciente.

Depois de uma convulsão

Após o paciente ter uma convulsão, o papel do enfermeiro consiste em documentar os eventos que levaram à ocorrência da convulsão e que foram observados durante e após a convulsão, e em evitar as complicações (p. ex., aspiração, lesão). O paciente corre risco de hipoxia, vômitos e aspiração pulmonar. Para evitar essas complicações, o paciente é colocado em decúbito lateral para facilitar a drenagem das secreções orais, e realiza-se a aspiração, quando necessário, para manter uma via respiratória pérvia e evitar a aspiração (Boxe 61.5). As precauções contra as convulsões são mantidas, incluindo a disponibilidade de um equipamento de aspiração funcionante com cateter de aspiração. O leito é colocado em posição baixa, com duas a três grades laterais levantadas e acolchoadas, se necessário, para evitar lesão do paciente. O assoalho pode ser acolchoado como medida de segurança adicional. O paciente pode estar sonolento e pode desejar dormir depois da convulsão; pode não se lembrar dos eventos que levaram à convulsão, bem como do ocorrido durante um curto período depois dela.

EPILEPSIAS

A epilepsia é um grupo de síndromes caracterizadas por convulsões recorrentes não provocadas (AANN, 2016a). As síndromes epilépticas são classificadas por padrões específicos de manifestações clínicas, incluindo idade de início, história familiar e tipo de convulsão. A epilepsia pode ser primária (idiopática) ou secundária (quando a causa é conhecida, e a epilepsia representa um sintoma de outra condição subjacente, como tumor cerebral).

Estima-se que a epilepsia afete 3% dos indivíduos durante toda vida, e muitas formas de epilepsia ocorrem em crianças e idosos (Hickey & Strayer, 2020). Os avanços no tratamento dos distúrbios vasculares encefálicos, TCE, tumores cerebrais, meningite e encefalite aumentaram o número de pacientes que correm risco de convulsões após a recuperação dessas condições. Além disso, avanços no EEG ajudaram no diagnóstico da epilepsia. O público em geral tem sido educado sobre a epilepsia, o que reduziu o estigma associado a ela; em consequência, muito mais pessoas desejam saber se elas são portadoras de epilepsia.

Embora algumas evidências possam sugerir que a suscetibilidade a alguns tipos de epilepsia seja hereditária, a causa das epilepsias em muitas pessoas é idiopática (desconhecida). Pode ocorrer epilepsia após traumatismo do parto, asfixia neonatal, traumatismo cranioencefálico, algumas doenças infecciosas (bacterianas, virais, parasitárias), toxicidades (envenenamento por monóxido de carbono e por chumbo), problemas circulatórios, febre, distúrbios metabólicos e nutricionais ou intoxicação por substâncias psicoativas ou álcool etílico. A epilepsia também está associada a tumores, abscessos e malformações congênitas cerebrais.

Fisiopatologia

As mensagens do corpo são transportadas pelos neurônios do encéfalo por meio de descargas de energia eletroquímica que circulam ao longo deles. Esses impulsos ocorrem em salvas sempre que uma célula nervosa tem alguma tarefa a realizar. Algumas vezes, essas células ou grupos de células continuam a disparar após a conclusão de uma tarefa. Durante o período de descargas não desejadas, partes do corpo controladas por essas células desempenham suas funções também de maneira errática. A disfunção resultante varia de leve a incapacitante e, com frequência, provoca a perda da consciência (Hickey & Strayer, 2020). Quando essas descargas anormais e descontroladas ocorrem repetidamente, a pessoa é considerada como portadora de síndrome epiléptica. A epilepsia não está associada ao nível intelectual. As pessoas que têm epilepsia sem outras incapacidades cerebrais ou do sistema nervoso enquadram-se nas mesmas faixas de inteligência que a população geral. A epilepsia não é sinônimo de incapacidades intelectuais ou do desenvolvimento, mas muitas pessoas que apresentam esses tipos de incapacidades em virtude de lesão neurológica grave também apresentam epilepsia.

Pacientes com epilepsia, sobretudo aqueles com eventos generalizados que são refratários à medicação, correm elevado risco de **morte súbita inesperada na epilepsia (SUDEP, do inglês *Sudden Unexpected Death in Epilepsy*)**. SUDEP é definida como morte inesperada, não traumática e não relacionada a afogamento, de um paciente com epilepsia. Esses eventos podem ou não ter testemunhas e a necropsia revela que não há causas anatômicas ou toxicológicas para a morte. Anormalidades cardíacas e respiratórias foram implicadas nessas mortes. SUDEP pode ou não estar relacionada a um evento de epilepsia (Barot & Nei, 2019).

Epilepsia em mulheres

Mais de 1 milhão de mulheres norte-americanas têm epilepsia e defrontam-se com necessidades específicas associadas à síndrome. Com frequência, as mulheres com epilepsia apresentam aumento da frequência das convulsões durante a menstruação; isso foi associado ao aumento dos hormônios sexuais que alteram a excitabilidade dos neurônios no córtex cerebral. A efetividade dos contraceptivos é diminuída pelos anticonvulsivantes. Por conseguinte, as pacientes devem ser incentivadas a discutir o planejamento familiar com seu médico e a obter aconselhamento preconcepção se considerarem o desejo de engravidar (Stephen, Harden, Tomson et al., 2019).

As mulheres em idade fértil que apresentam epilepsia necessitam de cuidados e orientações especiais antes, durante e depois da gravidez. Muitas mulheres observam modificação no padrão de atividade convulsiva durante a gravidez. O risco de anomalia fetal congênita é duas a três vezes maior em mulheres com epilepsia. As convulsões maternas, os medicamentos anticonvulsivantes e a predisposição genética contribuem para possíveis malformações. As usuárias de determinados anticonvulsivantes para o tratamento da epilepsia correm risco e necessitam de monitoramento cuidadoso, incluindo exames de sangue para detectar o nível dos agentes anticonvulsivantes tomados durante toda a gravidez. As mães de alto risco (adolescentes, com história de partos difíceis, usuárias de drogas ilícitas [p. ex., *crack*, cocaína, heroína], diabéticas, hipertensas) devem ser identificadas e monitoradas rigorosamente durante a gravidez, visto que o dano ao feto durante a gestação e o parto pode aumentar o risco de epilepsia. Todas essas questões necessitam de estudos adicionais (Stephen et al., 2019).

Devido à perda óssea associada ao uso prolongado de medicamentos anticonvulsivantes, as pacientes em uso de agentes anticonvulsivantes devem ser avaliadas quanto a massa óssea baixa e osteoporose. Devem ser instruídas sobre estratégias para reduzir o risco de osteoporose (AANN, 2016a).

 ### Considerações gerontológicas

Os idosos apresentam uma alta incidência de epilepsia de início recente (Hickey & Strayer, 2020). A doença vascular cerebral é a causa principal de crises epilépticas em adultos mais velhos, embora essas crises também estejam associadas a lesão cefálica, demência, infecção, alcoolismo e envelhecimento. O tratamento depende da causa subjacente. Como muitos idosos têm problemas crônicos de saúde, eles podem estar tomando outros medicamentos que podem interagir com os fármacos prescritos para o controle das convulsões. Além disso, a absorção, a distribuição, o metabolismo e a excreção dos medicamentos estão alterados no indivíduo idoso, em consequência das alterações das funções renal e hepática relacionadas com a idade. Por conseguinte, os pacientes idosos precisam ser monitorados rigorosamente quanto aos efeitos adversos e tóxicos dos medicamentos anticonvulsivantes e para osteoporose.

Prevenção

Os esforços de âmbito social são fundamentais para a prevenção da epilepsia. O traumatismo cranioencefálico constitui uma das principais causas de epilepsia que pode ser evitada. Por meio de programas de segurança em rodovias e precauções de segurança ocupacional, vidas podem ser salvas, e pode-se evitar a epilepsia causada por traumatismo cranioencefálico; esses programas são discutidos no Capítulo 63.

Manejo clínico

O manejo da epilepsia é individualizado para atender às necessidades de cada paciente, e não para tratar e prevenir as convulsões. O manejo difere de um paciente para outro, visto que algumas formas de epilepsia são consequentes à lesão cerebral, enquanto outras resultam de alteração da química cerebral.

Terapia farmacológica

Dispõe-se de muitos medicamentos para controlar as convulsões, embora os mecanismos exatos de ação não sejam conhecidos. O objetivo é obter o controle da convulsão com efeitos colaterais mínimos. A terapia farmacológica controla as convulsões, em vez de curá-las. Os medicamentos são selecionados com base no tipo de convulsão que está sendo tratada e na efetividade e segurança dos medicamentos. Quando corretamente prescritos e tomados, os medicamentos controlam as convulsões em 70 a 80% dos pacientes. Todavia, 20% dos pacientes com crises generalizadas e 30% daqueles com crises focais não demonstram nenhuma melhora com qualquer medicamento prescrito, ou podem não ser capazes de tolerar os efeitos colaterais das medicações (AANN, 2016a). A Tabela 61.5 fornece uma lista de medicamentos anticonvulsivantes selecionados.

Em geral, o tratamento começa com um único medicamento. A dose inicial e a velocidade com que a dose é aumentada dependem da ocorrência de efeitos colaterais. Os níveis sanguíneos do medicamento são monitorados, visto que a taxa de absorção do fármaco varia entre pacientes. A troca de um medicamento para outro pode ser necessária se não for obtido o controle das convulsões, ou se a toxicidade tornar impossível aumentar a dose. Pode ser necessário ajustar o medicamento devido a doença concomitante, alterações do peso ou aumento dos níveis de estresse. Os efeitos colaterais dos anticonvulsivantes podem ser divididos em três grupos: distúrbios idiossincráticos ou alérgicos, que se manifestam principalmente como reações cutâneas; toxicidade aguda, que pode ocorrer quando o medicamento é inicialmente prescrito; e toxicidade crônica, que ocorre tardiamente no curso da terapia.

As manifestações de toxicidade medicamentosa são variáveis, e qualquer sistema orgânico pode ser acometido. Por exemplo, a hiperplasia gengival (gengivas edemaciadas e hipersensíveis) pode estar associada ao uso prolongado de fenitoína (Comerford & Durkin, 2020). São realizados exames físicos e odontológicos e exames laboratoriais periódicos em pacientes em uso de medicamentos que comprovadamente apresentem efeitos hematopoéticos, geniturinários ou hepáticos.

Manejo cirúrgico

A cirurgia está indicada para pacientes cuja epilepsia resulta de tumores, abscessos, cistos ou anomalias vasculares intracranianas. Alguns pacientes apresentam distúrbios convulsivos intratáveis, que não respondem aos medicamentos. Pode ocorrer um processo atrófico focal secundário a traumatismo, inflamação, AVE ou anoxia. Quando as convulsões se originam em uma área razoavelmente bem circunscrita do cérebro, que possa ser excisada sem provocar déficits neurológicos significativos, a remoção da área que gera as convulsões pode produzir controle e melhora a longo prazo (AANN, 2016a).

Esse tipo de neurocirurgia tem sido auxiliado por vários avanços, incluindo técnicas microcirúrgicas, EEG com eletrodos de profundidade, melhor iluminação e hemostasia e introdução de agentes neuroleptanalgésicos (droperidol e fentanila). Essas técnicas, combinadas com o uso de agentes anestésicos locais, possibilitam ao neurocirurgião realizar cirurgia em um paciente alerta e cooperativo. Com o uso de dispositivos especiais de teste, mapeamento eletrocortical e respostas do paciente à estimulação, são determinados os limites do foco epileptogênico (i. e., área anormal do cérebro). Qualquer foco epileptogênico anormal é então excisado (AANN, 2016a). A ressecção cirúrgica reduz significativamente a incidência de convulsões em pacientes com epilepsia refratária.

Quando as convulsões são refratárias aos medicamentos em adolescentes e adultos com crises focais, pode-se implantar um estimulador do nervo vago sob a clavícula. O dispositivo é conectado ao nervo vago na área cervical, onde libera sinais elétricos para o cérebro, a fim de controlar e reduzir a atividade convulsiva. Um sistema de programação externa é usado pelo médico para modificar a regulagem do estimulador (Tzadok, Harush, Nissenkorn et al., 2019). Os pacientes podem ativar o estimulador com um ímã por ocasião de uma convulsão ou aura. Alguns pacientes relatam que o uso do estimulador do nervo vago diminui a intensidade e a duração das convulsões. Complicações como infecção, arritmias cardíacas, rouquidão, tosse e espasmo laríngeo podem ocorrer com o uso deste dispositivo (AANN, 2016a).

Outra opção cirúrgica para os pacientes com atividade convulsiva refratária é o sistema de neuroestimulação responsiva (SNR). Este é um dispositivo implantado cirurgicamente, com

TABELA 61.5 Medicamentos anticonvulsivantes selecionados.

Medicação	Efeitos colaterais relacionados com a dose	Efeitos tóxicos
Carbamazepina	Tontura, sonolência, instabilidade, náuseas e vômitos, diplopia, leucopenia leve	Exantema cutâneo grave, discrasias sanguíneas, hepatite
Clonazepam	Sonolência, alterações do comportamento, cefaleia, hirsutismo, alopecia, palpitações	Hepatotoxicidade, trombocitopenia, insuficiência da medula óssea, ataxia
Etossuximida	Náuseas e vômitos, cefaleia, desconforto gástrico	Exantema cutâneo, discrasia sanguínea, hepatite, lúpus eritematoso sistêmico
Felbamato	Comprometimento cognitivo, insônia, náuseas, cefaleia, fadiga	Anemia aplásica, hepatotoxicidade
Fenitoína	Problemas visuais, hirsutismo, hiperplasia gengival, arritmias, disartria, nistagmo	Reação cutânea grave, neuropatia periférica, ataxia, sonolência, discrasia sanguínea
Fenobarbital	Sedação, irritabilidade, diplopia, ataxia	Exantema cutâneo, anemia
Gabapentina	Tontura, sonolência, fadiga, ataxia, ganho de peso, náuseas	Leucopenia, hepatotoxicidade
Lamotrigina	Sonolência, tremor, náuseas, ataxia, tontura, cefaleia, ganho de peso	Exantema grave (síndrome de Stevens-Johnson)
Levetiracetam	Sonolência, tontura, fadiga	Não conhecido
Oxcarbazepina	Tontura, sonolência, diplopia, fadiga, náuseas, vômitos, perda da coordenação, visão anormal, dor abdominal, tremores, marcha anormal	Hepatotoxicidade
Primidona	Letargia, irritabilidade, diplopia, ataxia, impotência	Exantema cutâneo
Tiagabina	Tontura, fadiga, nervosismo, tremores, dificuldade de concentração, disartria, joelhos fracos ou que dobram, dor abdominal	Não conhecido
Topiramato	Fadiga, sonolência, confusão mental, ataxia, anorexia, depressão, perda de peso	Nefrolitíase
Valproato	Náuseas e vômitos, ganho de peso, queda do cabelo, tremores, irregularidades menstruais	Hepatotoxicidade, exantema cutâneo, discrasia sanguínea, nefrite
Zonisamida	Sonolência, tontura, anorexia, cefaleia, náuseas, agitação, exantema	Leucopenia, hepatotoxicidade

Adaptada de Comerford, K. C. & Durkin, M. T. (2020). *Nursing 2020 drug handbook*. Philadelphia, PA: Wolters Kluwer.

eletrodos que detectam e registram a atividade elétrica cerebral. Os eletrodos administram uma estimulação elétrica no local de origem da convulsão no interior do cérebro. O SNR age interrompendo a atividade da onda cerebral antes que possa ocorrer uma convulsão clínica (Wong, Mani & Danish, 2019).

Para os pacientes com lesões epileptogênicas profundas ou bem-definidas, a laserterapia térmica intersticial estereotática (LiTT), orientada por RM, constitui uma opção terapêutica menos invasiva. Essa abordagem terapêutica inclui a colocação computador-assistida de uma sonda com *laser* no cérebro e aplicação de calor. As decisões sobre a cirurgia para epilepsia são complexas e esses pacientes devem ser encaminhados para centros especializados em epilepsia para investigação adicional (Crepeau & Sirven, 2017).

São necessárias mais pesquisas para determinar os efeitos das várias abordagens cirúrgicas sobre as taxas de complicações, a qualidade de vida, a ansiedade e a depressão, todas as quais constituem questões para os pacientes com epilepsia.

PROCESSO DE ENFERMAGEM
Paciente com epilepsia

Avaliação

O enfermeiro obtém informações sobre a história de convulsões do paciente. O paciente é indagado sobre os fatores ou eventos que podem desencadear as convulsões. O consumo de bebidas alcoólicas é documentado. O enfermeiro determina se o paciente tem uma aura antes da convulsão epiléptica, o que pode indicar a origem da convulsão (p. ex., ver uma luz piscante indica que a convulsão se originou no lobo occipital). A observação e a avaliação durante e após uma convulsão ajudam a identificar o tipo de convulsão e o seu manejo.

Os efeitos da epilepsia sobre o estilo de vida do paciente são avaliados (AANN, 2016a). Quais são as limitações impostas pelo distúrbio convulsivo? O paciente participa de alguma atividade recreativa? Tem algum contato social? O paciente está trabalhando e isso é uma experiência positiva ou estressante? Quais são os mecanismos de enfrentamento utilizados?

Diagnóstico

DIAGNÓSTICOS DE ENFERMAGEM
Com base nos dados da avaliação, os principais diagnósticos de enfermagem podem incluir os seguintes:

- Risco de lesão associado com a atividade convulsiva
- Medo associado com a possibilidade de convulsões
- Dificuldade de enfrentamento associada às tensões impostas pela epilepsia
- Falta de conhecimento associada a epilepsia e medicação antiepiléptica.

PROBLEMAS INTERDEPENDENTES/COMPLICAÇÕES POTENCIAIS
As principais complicações potenciais para pacientes com epilepsia são o estado de mal epiléptico e os efeitos colaterais (toxicidade) dos medicamentos.

Planejamento e metas

As principais metas para o paciente consistem em evitar a ocorrência de lesão, controlar as convulsões, alcançar ajuste psicossocial satisfatório, adquirir conhecimento e compreensão sobre a condição e não apresentar complicações.

Intervenções de enfermagem

PREVENÇÃO DA LESÃO

A prevenção de lesões em pacientes com convulsões é uma prioridade. Os pacientes para os quais são instituídas precauções contra as convulsões devem ter grades laterais acolchoadas elevadas enquanto estiverem no leito. As etapas para prevenir e minimizar as lesões são apresentadas no Boxe 61.5.

REDUÇÃO DO MEDO DAS CONVULSÕES

O medo de que uma convulsão possa ocorrer de modo inesperado pode ser reduzido pela participação do paciente ao esquema terapêutico prescrito. A cooperação do paciente e da família e a sua confiança no esquema prescrito são essenciais para o controle das convulsões. O enfermeiro enfatiza a necessidade de tomar os anticonvulsivantes prescritos de modo contínuo e ressalta que não ocorre dependência nem drogadição. É necessário realizar monitoramento periódico para garantir a adequação do esquema terapêutico, evitar os efeitos colaterais e monitorar a resistência a medicamentos (Hickey & Strayer, 2020).

Em um esforço para controlar as convulsões, são identificados os fatores que podem desencadeá-las, como transtornos emocionais, novos estressores ambientais, início da

---

Boxe 61.5 — Cuidado ao paciente durante e após uma convulsão

Cuidados de enfermagem durante uma convulsão

- Proporcionar privacidade e proteger o paciente dos curiosos (o paciente que apresenta aura pode ter tempo de procurar um lugar seguro e privado)
- Colocar o paciente no chão, se possível
- Proteger a cabeça do paciente com almofada para evitar traumatismo (ao bater contra uma superfície dura)
- Afrouxar as roupas apertadas e retirar os óculos
- Empurrar para longe os móveis que possam causar lesão do paciente durante a convulsão
- Se o paciente estiver no leito, remover os travesseiros e elevar as grades laterais
- *Não tentar abrir a boca que esteja cerrada durante um espasmo, nem tentar inserir algo na boca durante uma convulsão. Esse tipo de ação pode resultar em dentes quebrados e lesões dos lábios e da língua*
- Não tentar conter o paciente durante a convulsão, visto que as contrações musculares são fortes, e a contenção pode provocar lesões
- Se possível, colocar o paciente em decúbito lateral com a cabeça flexionada para a frente, permitindo que a língua caia para frente e facilitando a drenagem de saliva e muco. Quando disponível, usar a aspiração, se necessário, para eliminar as secreções.

Cuidados de enfermagem depois da convulsão

- Manter o paciente em decúbito lateral para evitar aspiração. Certificar-se de que as vias respiratórias estejam desobstruídas
- O paciente, ao despertar, deve ser reorientado quanto ao ambiente
- Se o paciente estiver confuso ou vagando, conduzir cuidadosamente o paciente até o leito ou uma cadeira
- Se o paciente ficar agitado após uma convulsão (pós-ictal), permanecer a uma certa distância, mas perto o suficiente para prevenir lesões até que o paciente esteja totalmente consciente

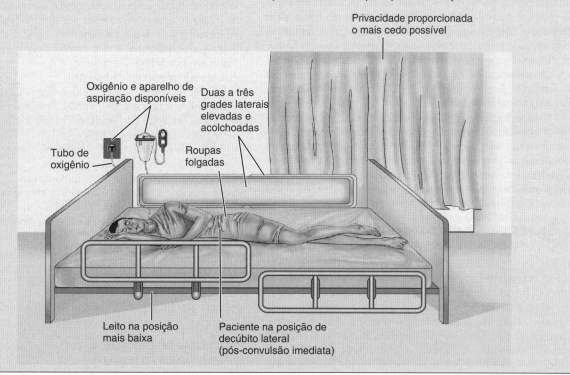

Adaptado de American Association of Neuroscience Nurses (AANN). (2016a). *Care of adults and children with seizures and epilepsy: AANN clinical practice guideline series*. Chicago, IL: Author.

menstruação em mulheres ou febre (AANN, 2016a). O paciente é incentivado a seguir uma rotina regular e moderada no estilo de vida, dieta (evitando o excesso de estimulantes), exercícios e repouso (a privação do sono pode reduzir o limiar convulsivo). A atividade moderada é terapêutica, porém deve-se evitar o exercício excessivo. Uma intervenção nutricional adicional, designada como dieta cetogênica ou dieta de Atkins modificada, pode ser útil para controlar a atividade epiléptica em alguns pacientes. Essa dieta rica em proteínas, pobre em carboidratos e rica em gorduras é mais efetiva em crianças cujas convulsões não são controladas com dois medicamentos anticonvulsivantes e demonstrou ter algum sucesso em adultos cujo controle convulsivo é deficiente. A terapia nutricional não é isenta de riscos e exige monitoramento cuidadoso e acompanhamento clínico à procura de possível efeitos colaterais, como hiperlipidemia, desnutrição, perda ponderal e osteoporose (Crepeau & Sirven, 2017).

A estimulação fótica (p. ex., luzes piscantes brilhantes, assistir à televisão) pode desencadear convulsões; o uso de óculos escuros ou cobertura de um dos olhos pode ser preventivo. Os estados de tensão (ansiedade, frustração) induzem convulsões em alguns pacientes. Aulas de manejo do estresse podem ser valiosas. Como as convulsões ocorrem comprovadamente com o etilismo, as bebidas alcoólicas devem ser evitadas.

MELHORA DOS MECANISMOS DE ENFRENTAMENTO

Os problemas sociais, psicológicos e comportamentais que frequentemente acompanham a epilepsia podem ser mais incapacitantes do que as convulsões verdadeiras. A epilepsia pode ser acompanhada de sentimentos de estigmatização, alienação, depressão e incerteza (Hickey & Strayer, 2020). O paciente deve enfrentar o medo constante de uma convulsão e suas consequências psicológicas (AANN, 2016a). As crianças com epilepsia podem ser afastadas e excluídas da escola e das atividades em grupo. Esses problemas aumentam durante a adolescência e se somam aos desafios de namorar, não ser capaz de dirigir e sentir-se diferente de outras pessoas. Os adultos deparam-se com esses problemas, além do ônus de encontrar um emprego, preocupações com os relacionamentos e engravidar, problemas de seguro e barreiras legais. Transtornos por uso de substâncias psicoativas podem complicar o quadro. As reações da família podem variar desde rejeição franca da pessoa com epilepsia até superproteção.

O aconselhamento ajuda o paciente e a família a compreender a condição e as limitações que ela impõe. São necessárias oportunidades sociais e recreativas para que o indivíduo tenha uma boa saúde mental. Os enfermeiros podem melhorar a qualidade de vida dos pacientes com epilepsia fornecendo-lhes instruções a eles e às famílias sobre os sintomas e o seu manejo (AANN, 2016a).

FORNECIMENTO DE ORIENTAÇÕES AO PACIENTE E À FAMÍLIA

Talvez as facetas mais valiosas dos cuidados prestados pelo enfermeiro ao paciente com epilepsia sejam as instruções e os esforços para modificar as atitudes do paciente e da família em relação ao distúrbio. A pessoa que sofre convulsões pode considerar cada crise como uma fonte potencial de humilhação e vergonha. Isso pode resultar em ansiedade, depressão, hostilidade e atitude reservada por parte do paciente e da família. Educação e incentivo contínuos devem ser fornecidos aos pacientes para capacitá-los a superar essas reações. O paciente com epilepsia deve usar um cartão de identificação médica de emergência ou usar uma pulseira com informação médica. O paciente e a família precisam ser instruídos sobre os medicamentos, bem como sobre os cuidados necessários durante uma convulsão.

MONITORAMENTO E MANEJO DE COMPLICAÇÕES POTENCIAIS

O estado de mal epiléptico é a principal complicação potencial e é descrito posteriormente neste capítulo. Outra complicação é a toxicidade dos medicamentos. O paciente e a família são instruídos sobre os efeitos colaterais e recebem orientações específicas para avaliar e relatar sinais e sintomas que indiquem superdosagem de medicamentos. Os anticonvulsivantes exigem monitoramento cuidadoso dos níveis terapêuticos. O paciente deve planejar realizar uma avaliação dos níveis séricos dos medicamentos a intervalos regulares. Ocorrem muitas interações medicamentosas conhecidas com os medicamentos anticonvulsivantes. Um perfil farmacológico completo deve ser revisto com o paciente para evitar interações que potencializem ou inibam a efetividade dos medicamentos.

> **Alerta de enfermagem: Qualidade e segurança**
>
> Os pacientes com epilepsia correm risco de apresentar estado de mal epiléptico se interromperem a medicação.

PROMOÇÃO DE CUIDADOS DOMICILIAR, COMUNITÁRIO E DE TRANSIÇÃO

Orientação do paciente sobre autocuidados. A higiene oral minuciosa depois de cada refeição, a massagem das gengivas, o uso diário do fio dental e os cuidados odontológicos regulares são essenciais para prevenir ou controlar a hiperplasia gengival em pacientes em uso de fenitoína. O paciente também é instruído a informar todos os profissionais da saúde sobre os medicamentos que utiliza, devido à possibilidade de interações medicamentosas. É necessário um plano de ensino abrangente e individualizado para ajudar o paciente e a sua família a ajustar-se a esse distúrbio crônico. Os materiais educativos por escrito devem ser apropriados para o nível de leitura do paciente e devem ser oferecidos em formatos alternativos, se necessário.

Cuidados contínuos e de transição. Como a epilepsia pode persistir durante toda a vida, a promoção da saúde é importante. Ver Boxe 61.6 para as estratégias de promoção da saúde para o paciente com epilepsia.

Para muitos pacientes com epilepsia, vencer os problemas relacionados com o emprego representa um desafio. As agências estaduais de reabilitação vocacional nos EUA podem fornecer informações sobre treinamento para emprego. A EFA tem um serviço de treinamento e colocação. Quando as convulsões são bem controladas, podem ser obtidas informações sobre programas de *workshops* protegidos ou de emprego em *home office*. As agências federais e estaduais e a legislação federal podem ajudar pessoas com epilepsia que sofrem discriminação no trabalho. Como resultado da *Americans with Disabilities Act*, o número de empregadores que contratam pessoas com epilepsia está aumentando, porém ainda há barreiras.

Os pacientes que sofrem convulsões incontroláveis acompanhadas de dificuldades psicológicas e sociais devem ser encaminhados o mais cedo possível a um centro global de epilepsia que disponha de monitoramento de áudio-vídeo e EEG contínuo, tratamento especializado e serviços de reabilitação (AANN, 2016a). O paciente e as famílias precisam ser lembrados da importância de participar de atividades de promoção da

> **Boxe 61.6 PROMOÇÃO DA SAÚDE**
> **Estratégias para paciente com epilepsia**
>
> - Tomar os medicamentos anticonvulsivantes diariamente, conforme prescrição, para manter os níveis dos fármacos constantes, a fim de evitar as convulsões. Nunca se deve interromper os medicamentos, mesmo se não houver nenhuma atividade convulsiva
> - Manter um registro dos medicamentos e das convulsões (em formato eletrônico ou em papel), anotando quando os medicamentos são tomados e a ocorrência de qualquer atividade convulsiva
> - Notificar o médico se o paciente não conseguir tomar os medicamentos devido a uma doença
> - Verificar regularmente os níveis séricos dos medicamentos anticonvulsivantes. Quando forem prescritos testes, o paciente deve ir ao laboratório para a coleta de sangue antes de tomar a dose matinal
> - Evitar atividades que exijam vigilância e coordenação (dirigir, operar máquinas) até que os efeitos do medicamento tenham sido avaliados
> - Notificar os sinais de toxicidade, de modo que a dose possa ser ajustada. Os sinais comuns consistem em sonolência, letargia, tontura, dificuldade de deambular, hiperatividade, confusão, sono inapropriado e distúrbios visuais
> - Evitar os medicamentos de venda livre, a não ser que aprovados pelo médico
> - Carregar uma pulseira de alerta médico ou um cartão de identificação, especificando o nome do medicamento anticonvulsivante e do médico
> - Evitar os fatores que desencadeiam as convulsões, como bebidas alcoólicas, choques elétricos, estresse, cafeína, constipação intestinal, febre, hiperventilação e hipoglicemia
> - Tomar banho de chuveiro, em lugar de banho de banheira, para evitar afogar-se caso ocorra uma convulsão; nunca nadar sozinho
> - Fazer exercícios com moderação em um ambiente com temperatura controlada para evitar o calor excessivo
> - Desenvolver padrões de sono regulares para reduzir ao mínimo a fadiga e a insônia
> - Ter ciência sobre e utilizar os serviços especiais da Epilepsy Foundation of America (EFA),[1] incluindo auxílio na obtenção de medicamentos, reabilitação vocacional e enfrentamento da epilepsia.

saúde e das triagens de saúde recomendadas para promover um estilo de vida saudável. O aconselhamento genético e pré-concepção é recomendado.

Reavaliação

Entre os resultados esperados estão:
1. Não sofre lesão durante a atividade convulsiva.
   a. Participa no esquema terapêutico e identifica os perigos de interromper os medicamentos.
   b. Pode identificar os cuidados apropriados durante a convulsão; os cuidadores também podem fazê-lo.
2. Refere diminuição do medo.
3. Demonstra enfrentamento individual efetivo.
4. Exibe conhecimento e compreensão da epilepsia.
   a. Identifica os efeitos colaterais dos medicamentos.
   b. Evita fatores ou situações que possam desencadear as convulsões (p. ex., luzes piscantes, hiperventilação, consumo de bebidas alcoólicas).
   c. Segue um estilo de vida saudável, mantendo sono adequado e ingerindo refeições em horários regulares para evitar a hipoglicemia.
5. Ausência de complicações.

ESTADO DE MAL EPILÉPTICO

O estado de mal epiléptico (atividade epiléptica aguda prolongada) pode ser definido como atividade epiléptica com duração igual ou superior a 5 minutos ou atividade epiléptica seriada sem recuperação plena da consciência entre os episódios (Hickey & Strayer, 2020). O termo foi ampliado para incluir convulsões clínicas ou elétricas contínuas (no EEG) de pelo menos 30 minutos de duração, mesmo sem comprometimento da consciência. O estado de mal epiléptico é considerado uma emergência médica. Provoca efeitos cumulativos. As contrações musculares vigorosas impõem uma intensa demanda metabólica e podem interferir nas respirações. Alguma parada respiratória do auge de cada convulsão produz congestão venosa e hipoxia cerebral. Os episódios repetidos de anoxia e edema cerebrais podem levar a um dano cerebral irreversível e fatal. Os fatores que desencadeiam o estado de mal epiléptico incluem interrupção dos medicamentos anticonvulsivantes, febre, infecção concomitante ou outra doença.

Manejo clínico

As metas do tratamento consistem em interromper as convulsões o mais rapidamente possível, garantir a oxigenação adequada do cérebro e manter o paciente em um estado livre de convulsões. Uma via respiratória e oxigenação adequada são estabelecidas. Se o paciente permanecer inconsciente e não responsivo, um tubo endotraqueal (TET) é inserido. Administra-se lentamente diazepam, lorazepam ou fosfenitoína IV, em uma tentativa de interromper imediatamente as convulsões. Outros medicamentos (fenitoína, fenobarbital) são administrados posteriormente para manter o paciente sem convulsões.

Uma veia periférica é puncionada e são obtidas amostras de sangue para monitorar os níveis séricos de eletrólitos, glicose e fenitoína. O monitoramento pelo EEG pode ser útil para determinar a natureza da atividade convulsiva. Os sinais vitais e os sinais neurológicos são monitorados continuamente. Administra-se uma infusão IV de glicose quando a convulsão é causada por hipoglicemia. Se o tratamento inicial não tiver sucesso, pode-se utilizar anestesia geral com barbitúrico de ação curta. A concentração sérica do medicamento anticonvulsivante é determinada, visto que a presença de um baixo nível sugere que o paciente não estava tomando o medicamento, ou que a dose era muito baixa. O comprometimento cardíaco ou a depressão respiratória podem ser potencialmente fatais. Existe também o potencial de edema cerebral pós-ictal.

Manejo de enfermagem

O enfermeiro inicia a avaliação e o monitoramento contínuos das funções respiratória e cardíaca, devido ao risco de depressão tardia da respiração e alteração da pressão arterial em consequência da administração de medicamentos anticonvulsivantes e sedativos para interromper as convulsões. A avaliação de enfermagem também inclui o monitoramento e a documentação da atividade convulsiva e a responsividade do paciente.

---

[1] N.R.T.: No Brasil, a Associação Brasileira de Epilepsia (ABE) é uma sociedade sem fins lucrativos, interessada em divulgar conhecimentos relativos às epilepsias e disposta a promover a melhora da qualidade de vida das pessoas com epilepsia (https://www.epilepsiabrasil.org.br/a-instituicao).

O paciente é posicionado em decúbito lateral, quando possível, para ajudar a drenar as secreções faríngeas. O equipamento de aspiração deve estar disponível, devido ao risco de aspiração. O acesso IV é rigorosamente monitorado, visto que ele pode ser desalojado durante as convulsões.

Uma pessoa que recebeu terapia anticonvulsivante por longo prazo corre risco significativo de fraturas em consequência de doença óssea (osteoporose, osteomalacia e hiperparatireoidismo), que constitui um efeito colateral da terapia (Comerford & Durkin, 2020). Por conseguinte, durante as convulsões, o paciente é protegido contra lesões e é rigorosamente monitorado. O paciente que sofre convulsões pode inadvertidamente causar lesão às pessoas próximas, de modo que os enfermeiros devem se proteger. As outras intervenções de enfermagem para o paciente que tem convulsões são apresentadas no Boxe 61.5.

CEFALEIA

A cefaleia ou cefalalgia constitui uma das queixas físicas mais comuns de todos os seres humanos. A cefaleia é um sintoma, mais do que uma entidade patológica; pode indicar uma doença orgânica (doença neurológica ou outra doença), uma resposta ao estresse, vasodilatação (enxaqueca), tensão da musculatura esquelética (cefaleia tensional) ou uma combinação de fatores. Diz-se que se trata de **cefaleia primária** quando nenhuma causa orgânica é identificada. Esse tipo de cefaleia inclui enxaqueca, cefaleia tensional e cefaleia em salvas (Hickey & Strayer, 2020). A arterite craniana é outra causa comum de cefaleia. Uma classificação das cefaleias foi publicada pela primeira vez pelo Headache Classification Committee da International Headache Society (IHS), em 1988. A IHS revisou a classificação das cefaleias em 2018; o Boxe 61.7 fornece uma lista resumida.

A **enxaqueca** (migrânea) é um complexo de sintomas caracterizado por crises periódicas e recorrentes de cefaleia intensa, com duração de horas a dias em adultos. A causa da enxaqueca ainda não foi claramente demonstrada; todavia, trata-se principalmente de um distúrbio vascular que apresenta uma forte tendência familiar. A época típica de início é na puberdade, e a incidência é maior nas mulheres do que nos homens (Hickey & Strayer, 2020).

Existem muitos subtipos de enxaqueca, incluindo a enxaqueca com e sem aura. A maioria dos pacientes apresenta enxaqueca sem aura. As cefaleias de tipo tensional tendem a ser crônicas e menos intensas e, provavelmente, constituem o tipo mais comum de cefaleia. As *cefalalgias trigêmino-autonômicas* incluem as cefaleias em salvas e as hemicranias paroxísticas (PH). As cefaleias em salvas são relativamente incomuns e são observadas com mais frequência nos homens do que nas mulheres (Norris, 2019). Os tipos de cefaleias que não se enquadram nessas categorias são classificados no *outro grupo de cefaleias primárias* e incluem cefaleias desencadeadas por tosse, esforço e atividade sexual (IHS, 2018).

A *arterite craniana* constitui uma causa de cefaleia na população idosa, alcançando a sua maior incidência em indivíduos com mais de 70 anos. A inflamação das artérias cranianas caracteriza-se por cefaleia intensa localizada na região das artérias temporais. A inflamação pode ser generalizada (caso em que a arterite craniana constitui parte de uma doença vascular) ou focal (caso em que apenas as artérias cranianas estão envolvidas).

Uma **cefaleia secundária** é um sintoma associado a outras causas, como um tumor cerebral, um aneurisma ou uma punção lombar. Embora a maioria das cefaleias não indique a presença de doença grave, as cefaleias persistentes exigem maior investigação. Os distúrbios graves relacionados com cefaleia incluem tumores cerebrais, hemorragia subaracnóidea, AVE, hipertensão grave, meningite e traumatismo cranioencefálico.

Fisiopatologia

Os sinais e sintomas cerebrais da enxaqueca resultam de um cérebro hiperexcitável, que é suscetível a um fenômeno conhecido como depressão alastrante cortical (DAC), uma onda de despolarização sobre o córtex cerebral, o cerebelo e o hipocampo. Essa despolarização ativa neuropeptídios inflamatórios e outros neurotransmissores (incluindo a serotonina), resultando em estimulação dos nociceptores meníngeos. Ocorrem alterações vasculares, inflamação e estimulação contínua dos sinais dolorosos (Goadsby & Holland, 2019). A fase inicial deste processo é conhecida como a fase premonitória e pode incluir sensibilidade à luz, aos sons e aos odores. Se o tratamento for iniciado nessa fase, a enxaqueca pode ser totalmente interrompida. À medida que a crise progride, ocorre sensibilização central, e a enxaqueca torna-se muito mais difícil de tratar.

As crises podem ser desencadeadas por alterações hormonais associadas aos ciclos menstruais, por luzes brilhantes, estresse, depressão, privação do sono, fadiga ou odores. Determinados alimentos que contêm tiramina (queijo envelhecido, vinho tinto, cerveja), glutamato monossódico e chocolate, podem ser fatores desencadeantes alimentares (Hickey & Strayer, 2020). O uso de anovulatórios orais pode estar associado a maior frequência e intensidade das crises em algumas mulheres.

O estresse emocional ou físico pode causar contração dos músculos no pescoço e no couro cabeludo, resultando em cefaleia tensional. A fisiopatologia da cefaleia em salvas não está totalmente elucidada. De acordo com uma teoria, ela é causada pela dilatação das artérias orbitais e extracranianas adjacentes. Acredita-se que a arterite craniana represente uma vasculite imune, em que ocorre depósito de imunocomplexos

---

Boxe 61.7 — Classificação da cefaleia segundo a International Headache Society

- Enxaqueca
- Cefaleia do tipo tensional
- Cefalalgias trigêmino-autonômicas
- Outros distúrbios primários
- Cefaleia atribuída a traumatismo ou lesão cranioencefálica e/ou cervical
- Cefaleia atribuída a distúrbio vascular craniano ou cervical
- Cefaleia atribuída a distúrbio intracraniano não vascular
- Cefaleia atribuída a uma substância ou a sua abstinência
- Cefaleia atribuída a uma infecção
- Cefaleia atribuída a um distúrbio da homeostasia
- Cefaleia ou dor facial atribuída a distúrbios do crânio, pescoço, olhos, orelhas, nariz, seios paranasais, dentes, boca ou outras estruturas faciais ou cranianas
- Cefaleia atribuída a um transtorno psiquiátrico
- Neuropatias cranianas dolorosas e outras dores faciais
- Outros distúrbios com cefaleia

Adaptado de Headache Classification Committee of the International Headache Society (IHS). (2018). *The International Classification of Headache Disorders*, 3rd edition. Cephalalgia, 38(1), 1-211.

nas paredes dos vasos sanguíneos afetados, produzindo lesão e inflamação vasculares. Pode-se efetuar uma biopsia na artéria envolvida para estabelecer o diagnóstico.

Manifestações clínicas

Enxaqueca

A enxaqueca com aura pode ser dividida em quatro fases: premonitória, aura, cefaleia e recuperação (término da cefaleia e pós-pródromo).

Fase premonitória

A fase premonitória é apresentada por mais de 80% dos adultos que sofrem com enxaqueca, com sintomas que ocorrem várias horas a dias antes do aparecimento da cefaleia da enxaqueca. Os sintomas podem consistir em depressão, irritabilidade, sensação de frio, desejo compulsivo por alimentos, anorexia, alteração no nível de atividade, aumento da micção, diarreia ou constipação intestinal. Os pacientes podem apresentar o mesmo pródromo a cada cefaleia da enxaqueca. Uma teoria atual a respeito dos sintomas premonitórios é que eles podem envolver o neurotransmissor dopamina.

Fase de aura

Aura é manifestação variável dos pacientes com enxaqueca (migrânea) e ocorre em aproximadamente 39% dos pacientes (Goadsby & Holland, 2019). A aura caracteriza-se por sintomas neurológicos focais. Os distúrbios visuais (i. e., *flashes* luminosos e pontos brilhantes) são mais comuns e podem ser hemianópicos (acometendo apenas metade do campo visual). Outros sintomas que podem surgir em seguida incluem dormência e formigamento dos lábios, da face ou das mãos; confusão mental leve; fraqueza leve de um membro; sonolência; e tontura.

Acreditava-se que esse período de aura correspondesse ao fenômeno de depressão alastrante cortical, que está associado a uma demanda metabólica reduzida nos neurônios com funcionamento anormal. Isso pode estar associado à diminuição do fluxo sanguíneo; entretanto, os estudos de fluxo sanguíneo cerebral realizados durante a cefaleia da enxaqueca demonstram que, embora ocorram alterações dos vasos sanguíneos durante as fases da enxaqueca, o fluxo sanguíneo cerebral não constitui a principal anormalidade. De fato, alguns estudos sugerem que as fases de aura e da cefaleia podem ocorrer simultaneamente (Goadsby & Holland, 2019).

Fase de cefaleia

A cefaleia da enxaqueca é grave e incapacitante, e com frequência está associada a fotofobia (sensibilidade à luz), fonofobia (sensibilidade aos sons), ou alodinia (percepção anormal de estímulos inócuos) (Goadsby & Holland, 2019). As pesquisas diferem quanto ao papel das alterações vasculares (sejam vasodilatadoras ou vasoconstritivas) em relação à fisiopatologia das enxaquecas e à apresentação da cefaleia da enxaqueca. Os sintomas de enxaqueca também podem incluir náuseas e vômito.

Fase pós-pródromo

Na fase pós-pródromo, a dor cede gradativamente, mas os pacientes podem apresentar cansaço, fraqueza, dificuldades cognitivas e alterações do humor durante horas ou dias. A contração muscular no pescoço e no couro cabeludo é comum, com dor muscular associada e hipersensibilidade localizada. O esforço físico pode exacerbar a cefaleia. Durante essa fase de pós-cefaleia, os pacientes podem dormir por longos períodos.

Outros tipos de cefaleia

A cefaleia do tipo tensional caracteriza-se por uma sensação constante e uniforme de pressão, que habitualmente começa na fronte, têmporas ou parte posterior do pescoço. Com frequência, assemelha-se a uma faixa e pode ser descrita como "um peso no alto da cabeça".

As cefaleias em salvas são unilaterais e aparecem em grupos de uma a oito por dia, com dor excruciante localizada no olho e na órbita, irradiando-se para as regiões facial e temporal. A dor é acompanhada de lacrimejamento e congestão nasal. Cada crise tem uma duração de 15 minutos a 3 horas e pode exibir um padrão em crescendo-decrescendo (Hickey & Strayer, 2020). A cefaleia é frequentemente descrita como penetrante.

A arterite craniana frequentemente começa com manifestações gerais, como fadiga, mal-estar, perda de peso e febre. As manifestações clínicas associadas à inflamação (calor, rubor, edema, hipersensibilidade ou dor sobre a artéria envolvida) estão habitualmente presentes. Algumas vezes, uma artéria temporal hipersensível, edemaciada ou nodular é visível. Os problemas visuais são causados pela isquemia das estruturas envolvidas.

Avaliação e achados diagnósticos

A avaliação diagnóstica inclui uma anamnese detalhada, a avaliação física da cabeça e do pescoço e um exame neurológico completo. As cefaleias podem manifestar-se diferentemente na mesma pessoa durante o curso de sua vida, e o mesmo tipo de cefaleia pode manifestar-se diferentemente de um paciente para outro. A anamnese deve focalizar a avaliação da própria cefaleia, com ênfase nos fatores que a desencadeiam ou a provocam. O paciente é solicitado a descrever a cefaleia com suas próprias palavras.

Como a cefaleia constitui frequentemente o sintoma de apresentação de uma ampla variedade de distúrbios fisiológicos e psicológicos, a obtenção de uma anamnese geral constitui um componente essencial do banco de dados do paciente. Por conseguinte, as perguntas formuladas na anamnese devem abranger as principais doenças clínicas e cirúrgicas, bem como a revisão dos sistemas orgânicos.

A história medicamentosa pode fornecer informações sobre o estado de saúde geral do paciente e pode indicar os medicamentos passíveis de provocar as cefaleias. Os agentes anti-hipertensivos, os medicamentos diuréticos, os agentes anti-inflamatórios e os inibidores da monoamina oxidase (IMAO) são algumas das categorias de medicamentos que podem provocar cefaleias. O uso diário de analgésicos de venda livre ou prescritos por 8 a 10 dias no mês pode levar à ocorrência de cefaleia crônica, devido ao uso excessivo de medicação (Comerford & Durkin, 2020). Os fatores emocionais podem desempenhar um papel no desencadeamento das cefaleias. Acredita-se que o estresse seja um importante fator iniciador na enxaqueca; por conseguinte, os padrões de sono, o nível de estresse, os interesses recreativos, o apetite, os problemas emocionais e os estressores familiares são relevantes. Existe uma forte tendência familiar a distúrbios de cefaleia, e a obtenção de uma história familiar positiva pode ajudar a estabelecer o diagnóstico.

Pode existir uma relação direta entre a exposição a substâncias tóxicas e a cefaleia. A formulação cuidadosa de perguntas pode revelar substâncias químicas às quais um trabalhador foi exposto. Nos EUA, com a Lei Right-to-know, os empregados têm acesso às fichas de segurança de materiais (comumente designadas como MSDS) para todas as substâncias com as quais eles têm contato no local de trabalho (ver Capítulo 68). A história ocupacional também deve incluir uma avaliação do local de trabalho como possível fonte de estresse e possível base ergonômica de tensão muscular e cefaleia.

É de suma importância obter uma descrição completa da própria cefaleia. O enfermeiro procede a uma revisão da idade de início da cefaleia; a frequência, a localização e a duração dessa cefaleia, em particular; o tipo de dor, os fatores que aliviam e precipitam o evento, e os sintomas associados (Starling, 2018). Os dados obtidos devem incluir as palavras do próprio paciente sobre a cefaleia em resposta às seguintes perguntas:

- Qual é a localização? É unilateral ou bilateral? Ela se irradia?
- Qual é a qualidade – vaga, dolorida, estável, perfurante, em queimação, intermitente, contínua, paroxística?
- Quantos episódios de cefaleia ocorrem em determinado período de tempo?
- Quais são os fatores precipitantes, se houver – ambientais (p. ex., luz solar, mudanças de clima), alimentos, esforço, outros?
- O que agrava a cefaleia (p. ex., tosse, esforço na defecação)?
- Em que momento do dia (dia ou noite) ela ocorre?
- Quanto tempo dura uma cefaleia típica?
- Existe algum sintoma associado, como dor facial, lacrimejamento (lacrimejamento excessivo) ou escotomas (pontos cegos no campo de visão)?
- O que alivia habitualmente a cefaleia (ácido acetilsalicílico, anti-inflamatórios não esteroides [AINEs], preparação com esporão do centeio (*ergot*), alimento, calor, repouso, massagem no pescoço)?
- A cefaleia é acompanhada por náuseas, vômitos, fraqueza ou dormência nos membros?
- A cefaleia interfere nas atividades diárias?
- Você tem alguma alergia?
- Você tem insônia, falta de apetite, perda de energia?
- Existe história familiar de cefaleia?
- Qual é a relação entre a cefaleia e o seu estilo de vida ou estresse físico ou emocional?
- Quais os medicamentos que você está tomando?

Os exames complementares frequentemente não são úteis na investigação da cefaleia, visto que, em geral, existem poucos achados objetivos. Em pacientes que apresentam anormalidades no exame neurológico, a TC, a angiografia cerebral ou a RM podem ser usadas para detectar causas subjacentes, como tumor ou aneurisma. A eletromiografia (EMG) pode revelar uma contração sustentada dos músculos do pescoço, couro cabeludo ou faciais. Os exames laboratoriais podem incluir hemograma completo, velocidade de hemossedimentação, níveis de eletrólitos, glicose, creatinina e hormônios tireoidianos.

Prevenção

A prevenção começa solicitando ao paciente que evite os gatilhos específicos que comprovadamente dão início à síndrome de cefaleia. O manejo clínico preventivo da enxaqueca envolve o uso diário de um ou mais agentes que se acredita terem a capacidade de bloquear os eventos fisiológicos que levam a uma crise. Os esquemas terapêuticos variam acentuadamente, assim como as respostas dos pacientes; por conseguinte, indica-se um monitoramento rigoroso.

O álcool etílico, os nitratos, os vasodilatadores e a histamina podem precipitar cefaleias em salvas. A eliminação desses fatores ajuda a prevenir as cefaleias.

Manejo clínico

A terapia para a enxaqueca é dividida em conduta abortiva (sintomática) e preventiva. A conduta abortiva, usada mais adequadamente nos pacientes que apresentam crises menos frequentes, tem por objetivo aliviar ou limitar a cefaleia no início ou enquanto está evoluindo. A abordagem preventiva é usada em pacientes que sofrem crises mais frequentes a intervalos regulares ou previsíveis e que podem apresentar uma condição clínica que impeça o uso de terapia abortiva (Starling, 2018). O manejo clínico da enxaqueca durante a gravidez e a lactação inclui estratégias não farmacológicas, além de práticas seguras de medicação. Os tratamentos não farmacológicos incluem principalmente evitar os fatores desencadeantes (Hickey & Strayer, 2020) (Boxe 61.8). Dispositivos de neuromodulação não invasivos também podem promover algum alívio com efeitos colaterais mínimos (Tepper, 2019).

As triptanas, que são agonistas dos receptores da serotonina, constituem os agentes antienxaqueca mais específicos disponíveis. Esses fármacos provocam vasoconstrição, reduzem a inflamação e podem diminuir a transmissão da dor. As triptanas em uso clínico rotineiro incluem sumatriptana, naratriptana, rizatriptana, zolmitriptana, almotriptana, eletriptana e frovatriptana (Comerford & Durkin, 2020). Muitos dos medicamentos à base de triptanas estão disponíveis em uma variedade de formulações, como *spray* nasal, inaladores, comprimidos convencionais, comprimidos com adjuvantes tipo desintegrantes, supositórios e injeções. Os *sprays* nasais podem ser úteis para pacientes que apresentam náuseas e vômitos (Tepper, 2019).

As triptanas são consideradas como tratamento de primeira linha no manejo da dor moderada a intensa da enxaqueca. Os melhores resultados são obtidos com o uso precoce

---

Boxe 61.8 ORIENTAÇÕES AO PACIENTE

Enxaqueca

O enfermeiro instrui o paciente a:

- Ter conhecimento sobre a definição das cefaleias da enxaqueca, além das características e manifestações
- Reconhecer os fatores desencadeantes da enxaqueca e como evitar deflagradores como:
  - Alimentos que contenham tiamina, como chocolate, queijo, café, laticínios
  - Hábitos alimentares que resultam em longos intervalos entre as refeições
  - Menstruação e ovulação (causada pela flutuação hormonal)
  - Álcool etílico (provoca dilatação dos vasos sanguíneos)
  - Fadiga e flutuações nos padrões de sono
- Desenvolver e utilizar um diário em papel ou eletrônico para o registro das cefaleias
- Implementar o manejo do estresse e as mudanças no estilo de vida para minimizar a frequência das cefaleias
- Assegurar o manejo farmacológico correto: terapia aguda e profilaxia, incluindo o esquema medicamentoso e os efeitos colaterais
- Aplicar as medidas de conforto durante as crises de cefaleia, como repousar em ambiente tranquilo e escuro, aplicar compressas frias à área dolorosa e elevar a cabeça
- Procurar os recursos para orientação e suporte.

de triptanas; a dose oral exerce seu efeito em 20 a 60 minutos e, se houver necessidade, pode ser repetida em 2 a 4 horas. As triptanas são contraindicadas em pacientes com cardiopatia isquêmica. A administração cuidadosa e as instruções posológicas para os pacientes são importantes para evitar a ocorrência de reações adversas, como elevação da pressão arterial, sonolência, dor muscular, sudorese e ansiedade. É possível a ocorrência de interações se o medicamento for tomado em associação com o fitoterápico hipérico (Comerford & Durkin, 2020).

Os derivados de ergotamina (administrados VO, por via sublingual, subcutânea, intramuscular, retal ou inalatória) são efetivos para abortar a cefaleia se forem usados precocemente na enxaqueca. Esses medicamentos não são caros. O tartarato de ergotamina atua sobre o músculo liso, causando constrição prolongada dos vasos sanguíneos cranianos. A dose para cada paciente baseia-se nas necessidades individuais. Os efeitos colaterais incluem dores musculares, parestesias (dormência e formigamento), náuseas e vômitos. Pode ser necessário o tratamento prévio com agentes antieméticos. Nenhum dos medicamentos à base de triptana deve ser tomado concomitantemente com medicamentos contendo ergotamina, devido ao potencial de reação vasoativa prolongada (Comerford & Durkin, 2020).

Outros medicamentos inespecíficos também são usados no tratamento de enxaqueca (migrânea) e incluem AINEs, agentes antiespasmódicos e neurolépticos. Agentes neurolépticos podem ser prescritos isoladamente ou em combinação com triptanas e/ou AINEs (Tepper, 2019).

O tratamento profilático de enxaqueca inclui betabloqueadores, antiepilépticos, antidepressivos, inibidores da enzima conversora de angiotensina (iECAs) e bloqueadores do receptor de angiotensina (BRAs). Foram encontrados níveis elevados de peptídeos relacionados ao gene da calcitonina (CGRPs) em pacientes com enxaqueca (migrânea) e três anticorpos monoclonais contra CGRPs foram aprovados pela agência norte-americana FDA (Food and Drug Administration) para prevenção de enxaqueca: erenumabe, fremanezumabe e galcanezumabe (Hickey & Strayer, 2020).

O manejo clínico de uma crise aguda de cefaleias em salvas pode incluir oxigênio a 100% administrado por meio de máscara facial durante 15 minutos, sumatriptana subcutânea, corticosteroides ou zomitriptana intranasal (Hickey & Strayer, 2020).

O manejo clínico da arterite craniana consiste na administração precoce de um corticosteroide para evitar a possibilidade de perda de visão, devido a oclusão vascular ou ruptura da artéria envolvida (Starling, 2018). O paciente é instruído a não interromper abruptamente o medicamento, visto que isso pode levar a uma recidiva. São prescritos agentes analgésicos para proporcionar conforto.

Manejo de enfermagem

Quando a enxaqueca ou os outros tipos de cefaleia são diagnosticados, a meta do manejo de enfermagem consiste em obter alívio da dor. É razoável tentar inicialmente intervenções não farmacológicas, porém o uso de medicamentos não deve ser adiado. A prioridade máxima é tratar o evento agudo da cefaleia; em seguida, prevenir episódios recorrentes. A prevenção envolve fornecer orientações ao paciente sobre os fatores precipitantes, possíveis alterações nos hábitos ou no estilo de vida que possam ser úteis e medidas farmacológicas.

Alívio da dor

O tratamento individualizado depende do tipo de cefaleia e difere para enxaqueca, cefaleia em salvas, arterite craniana e cefaleia tensional. Os cuidados de enfermagem são direcionados para o tratamento do episódio agudo. A enxaqueca ou a cefaleia em salvas na fase inicial exigem terapia farmacológica abortiva, que deve ser instituída o mais cedo possível. Algumas cefaleias podem ser evitadas se os medicamentos apropriados forem tomados antes do início da dor. Os cuidados de enfermagem durante uma crise incluem medidas de conforto, como ambiente tranquilo e escuro; elevação da cabeceira do leito a 30°; e tratamento sintomático (i. e., administração de medicamentos antieméticos) (Hickey & Strayer, 2020).

O alívio sintomático da dor na cefaleia tensional pode ser obtido pela aplicação de calor local ou massagem. Outras estratégias incluem administração de analgésicos, antidepressivos e relaxantes musculares.

Promoção de cuidados domiciliar, comunitário e de transição

Orientação do paciente sobre autocuidados

As cefaleias, sobretudo a enxaqueca, têm mais tendência a ocorrer quando o paciente está enfermo, extremamente cansado ou estressado. As terapias não farmacológicas são importantes e consistem em fornecer instruções ao paciente sobre o tipo de cefaleia, seu mecanismo (se for conhecido) e mudanças apropriadas no estilo de vida para evitar os fatores desencadeantes. Sono, refeições, prática de exercício e relaxamento regulares e a prevenção de fatores desencadeantes alimentares são medidas valiosas na prevenção de cefaleias (Starling, 2018).

O paciente com cefaleia tensional precisa ser orientado e tranquilizado de que a cefaleia não resulta de um tumor cerebral ou outro distúrbio intracraniano. As técnicas de redução do estresse, como *biofeedback*, programas de exercícios e meditação, são exemplos de terapias não farmacológicas que podem ser valiosas. O paciente e a sua família precisam ser instruídos sobre a importância de seguir o esquema terapêutico prescrito para a cefaleia e manter as consultas de acompanhamento. Além disso, o paciente é lembrado da importância de participar de atividades de promoção da saúde e das triagens de saúde recomendadas para promover um estilo de vida saudável. O Boxe 61.8 apresenta orientações em tópicos para o paciente com enxaqueca.

Cuidados contínuos e de transição

A National Headache Foundation (ver seção Recursos) fornece uma lista de clínicas nos EUA e nomes de médicos especializados em cefaleia e que são membros da American Headache Society.[2]

EXERCÍCIOS DE PENSAMENTO CRÍTICO

1 qp Um paciente é admitido em sua unidade para se submeter a um procedimento craniano supratentorial. Identifique as prioridades de enfermagem indicadas antes, no decorrer e depois do procedimento. Quais são as prioridades de orientação do paciente e de seus cuidadores antes da alta hospitalar?

---

[2]N.R.T.: No Brasil, dois recursos são a Sociedade Brasileira de Cefaleia (http://www.sbcefaleia.com/) e o Protocolo Clínico e Diretrizes Terapêuticas da Dor Crônica, 2022 (ver em https://www.gov.br/conitec/pt-br/midias/consultas/relatorios/2022/20221101_pcdt_dor_cronica_cp74.pdf).

> **2** `pbe` Como um dos responsáveis por revisar os protocolos na unidade, você está trabalhando na identificação de intervenções para avaliar e tratar *delirium*. Usando seu conhecimento das diretrizes de prática baseadas em evidências, enumere as avaliações e intervenções mais importantes para a implementação pelos enfermeiros. Compare e estabeleça as diferenças das opções apoiadas pelas diretrizes.
>
> **3** `cpa` Você é um enfermeiro que trabalha em um ambulatório de neurologia. Uma mulher de 28 anos é recentemente diagnosticada com epilepsia. Quais avaliações de enfermagem e interprofissionais estão indicadas? Quais intervenções, inclusive orientação à paciente, você implementará? Quais encaminhamentos interprofissionais seriam apropriados?

REFERÊNCIAS BIBLIOGRÁFICAS

*Pesquisa em enfermagem.
**Referência clássica.

Livros

American Association of Neuroscience Nurses (AANN). (2016a). *Care of adults and children with seizures and epilepsy: AANN clinical practice guideline series*. Chicago, IL: Author.

American Association of Neuroscience Nurses (AANN). (2016b). *Care of the adult patient with a brain tumor: AANN clinical practice guideline series*. Chicago, IL: Author.

Comerford, K. C., & Durkin, M. T. (2020). *Nursing 2020 drug handbook*. Philadelphia, PA: Wolters Kluwer.

Eliopoulos, C. (2018). *Gerontological nursing* (9th ed.). Philadelphia, PA: Wolters Kluwer.

Hickey, J. V., & Strayer, A. L. (2020). *The clinical practice of neurological & neurosurgical nursing* (8th ed.). Philadelphia, PA: Wolters Kluwer.

Norris, T. L. (2019). *Porth's pathophysiology: Concepts of altered health states* (10th ed.). Philadelphia, PA: Wolters Kluwer.

Periódicos e documentos eletrônicos

Al-Mufti, F., Smith, B., Lander, M., et al. (2018). Novel minimally invasive multi-modality monitoring in neurocritical care. *Journal of the Neurological Sciences*, 390, 184–192.

Barot, N., & Nei, M. (2019). Autonomic aspects of sudden unexpected death in epilepsy (SUDEP). *Clinical Autonomic Research*, 29(2), 151–160.

Bennett, C. (2019). Caring for patients with delirium. *Nursing*, 49(9), 17–20.

Crepeau, A., & Sirven, J. (2017). Management of adult onset seizures. *Mayo Clinic Proceedings*, 92(2), 306–318.

Devlin, J. W., Skrobik, Y., Gelinas, C., et al. (2018). Clinical practice guidelines for the prevention and management of pain, agitation/sedation, delirium, immobility, and sleep disruption in adult patients in the ICU. *Critical Care Medicine*, 46(9), e825–e873.

Fisher, R., Cross, H., French, J., et al. (2017). Operational classification of seizure types by the International League Against Epilepsy (ILAE). Retrieved on 5/25/2020 at: www.ilae.org/files/dmfile/Operational-Classification-Fisher_et_al-2017-Epilepsia.pdf

Galan, L., Egea-Guerrero, J., Diaz, M., et al. (2016). The effectiveness and safety of pharmacological prophylaxis against venous thromboembolism in patients with moderate to severe traumatic brain injury: A systematic review and meta-analysis. *Journal of Trauma and Acute Care Surgery*, 81(3), 567–574.

Gale, S., Acar, D., & Daffner, K. (2018). Dementia. *American Journal of Medicine*, 131(10), 1161–1169.

Gattuta, E., Coralo, F., Lo Buono, V., et al. (2018). Techniques of cognitive rehabilitation in patients with disorders of consciousness: A systematic review. *Neurological Sciences*, 39, 641–645.

Goadsby, P., & Holland, P. (2019). An update: Pathophysiology of migraine. *Neurology Clinics*, 37(4), 651–671.

Hakimi, M., & Maurer, C. (2018). Pseudobulbar affect in parkinsonian disorders: A review. *Journal of Movement Disorders*, 12(1), 14–21.

Headache Classification Committee of the International Headache Society (IHS). (2018). The International Classification of Headache Disorders, 3rd edition. *Cephalalgia*, 38(1), 1–211.

Hutchinson, P., Kolias, A., Tajsic, T., et al. (2019). Consensus statement from the International Consensus Meeting on the role of decompressive craniectomy in the management of traumatic brain injury. *Acta Neurochirurgicaq*, 161(7), 1261–1274.

**Inouye, S. K., van Dyck, C. H., Alessi, C. A., et al. (1990). Clarifying confusion: The confusion assessment method. *Annals of Internal Medicine*, 113(12), 941–948.

Khan, F., Amatya, B., Bensmail, D., et al. (2019). Non-pharmacological interventions for spasticity in adults: An overview of systematic reviews. *Annals of Physical and Rehabilitation Medicine*, 62(4), 265–273.

*Liu, X., Griffith, M., Jang, H., et al. (2020). Intracranial pressure monitoring via external ventricular drain: Are we waiting long enough before recording the real value? *Journal of Neuroscience Nursing*, 52(1), 37–42.

Lucke-Wold, B., Logsdon, A., Nguyen, L., et al. (2018). Supplements, nutrition, and alternative therapies for the treatment of traumatic brain injury. *Nutritional Neuroscience*, 21(2), 79–91.

Malhan, N., Usman, M., Trehan, N., et al. (2019). Oral care and ventilator-associated pneumonia. *American Journal of Therapeutics*, 26(5), 604–607.

Milliken, A., & Uveges, M. (2020). Brain death: History, updates, and implications for nurses. *American Journal of Nursing*, 120(3), 32–38.

Mirian, C., Pedersen, M., Sabers, A., et al. (2019). Antiepileptic drugs as prophylaxis for de novo brain tumour-related epilepsy after craniotomy: A systematic review and meta-analysis of harm and benefits. *Journal of Neurology, Neurosurgery, and Psychiatry*, 90(5), 599–607.

Mulkey, M. A., Hardin, S. R., Munro, C. L., et al. (2019). Methods of identifying delirium: A research protocol. *Research in Nursing and Health*, 42(4), 246–255.

Opdenakker, O., Vanstraelen, A., De Sloovere, V., et al. (2019). Sedatives in neurocritical care: An update on pharmacological agents and modes of sedation. *Current Opinion in Critical Care*, 25(2), 97–104.

Owen, A. (2019). The search for consciousness. *Neuron*, 102(3), 526–528.

Rincon, F. (2018). Targeted temperature management in brain injured patients. *Neurosurgical Clinics of North America*, 29(2), 231–253.

Rohaut, B., Eliseyev, A., & Claassen, J. (2019). Uncovering consciousness in unresponsive ICU patients: Technical, medical and ethical considerations. *Critical Care*, 23(1), 1–9.

*Saherwala, A., Bader, M., Stutzman, S., et al. (2018). Increasing adherence to brain trauma foundation guidelines for hospital care of patients with traumatic brain injury. *Critical Care Nurse*, 38(1), e11–e20.

Starling, A. L. (2018). Diagnosis and management of headache in older adults. *Mayo Clinic Proceedings*, 93(2), 252–262.

Stephen, L. J., Harden, C., Tomson, T., et al. (2019). Management of epilepsy in women. *Lancet Neurology*, 18(5), 481–491.

Tepper, S. (2019). Acute treatment of migraine. *Neurology Clinics*, 37(4), 727–742.

Tudor, R., & Thompson, C. (2019). Posterior pituitary dysfunction following traumatic brain injury: Review. *Pituitary*, 22(3), 296–304.

Tzadok, M., Harush, A., Nissenkorn, A., et al. (2019). Clinical outcomes of closed-loop vagal nerve stimulation in patients with refractory epilepsy. *European Journal of Epilepsy*, 71, 140–144.

Witherspoon, B., & Ashby, N. E. (2017). The use of mannitol and hypertonic saline therapies in patients with elevated intracranial pressure. *Nursing Clinics of North America*, 52(2), 249–260.

Wong, S., Mani, R., & Danish, S. (2019). Comparison and selection of current implantable anti-epileptic devices. *Neurotherapeutics*, 16(2), 369–380.

Zhou, T., & Kalanuria, A. (2018). Cerebral microdialysis in neurocritical care. *Current Neurology and Neuroscience Reports*, 18, 101. doi.org/10.1007/s11910-018-0915-6

Recursos

American Headache Society, www.americanheadachesociety.org
Brain Injury Association, www.biausa.org
Brain Trauma Foundation (BTF), www.braintrauma.org
Epilepsy Foundation, www.epilepsy.com
Hydrocephalus Association, www.hydroassoc.org
National Headache Foundation, www.headaches.org

62 Manejo de Pacientes com Distúrbios Vasculares Encefálicos

DESFECHOS DO APRENDIZADO

Após ler este capítulo, você será capaz de:

1. Descrever a incidência, os fatores de risco, as medidas preventivas e o impacto das doenças vasculares cerebrais.
2. Comparar os vários tipos de distúrbios vasculares encefálicos, bem como suas causas, manifestações clínicas e manejo clínico.
3. Explicar os princípios do manejo de enfermagem na medida em que estão relacionados com o cuidado de um paciente que se encontra no estágio crítico de um acidente vascular encefálico (AVE) isquêmico.
4. Usar o processo de enfermagem como referencial para o cuidado ao paciente que se recupera de AVE isquêmico ou AVE hemorrágico.
5. Discutir os elementos essenciais para a orientação e a preparação dos familiares para os cuidados domiciliares a um paciente que sofreu AVE.

CONCEITOS DE ENFERMAGEM

Capacidade funcional
Família
Orientações ao paciente
Percepção sensorial
Perfusão
Regulação intracraniana

GLOSSÁRIO

afasia: incapacidade de se expressar ou de compreender a linguagem
afasia expressiva: incapacidade de se expressar; com frequência, associada à lesão na área do lobo frontal esquerdo
afasia receptiva: incapacidade de compreender o que alguém está dizendo; com frequência, associada à lesão na área do lobo temporal
agnosia: perda da capacidade de reconhecer objetos por meio de determinado sistema sensorial; pode ser visual, auditiva ou tátil
aneurisma: enfraquecimento ou protuberância em uma parede arterial
apraxia: incapacidade de executar atos motores intencionais anteriormente aprendidos de maneira voluntária
disartria: defeitos da articulação, por causas neurológicas
disfagia: dificuldade de deglutição
hemianopsia: cegueira de metade do campo visual de um ou de ambos os olhos
hemiparesia: fraqueza de um lado do corpo ou de parte dele, em decorrência de lesão na área motora do encéfalo
hemiplegia: paralisia de um lado do corpo ou de parte dele, em decorrência de lesão na área motora do encéfalo
infarto: necrose tecidual em área privada de suprimento sanguíneo
região de penumbra: área de baixo fluxo sanguíneo cerebral

A expressão *distúrbio vascular encefálico* é uma designação abrangente que se refere a uma anormalidade funcional do sistema nervoso central (SNC), que ocorre quando há interrupção da irrigação sanguínea para o encéfalo. O acidente vascular encefálico (AVE) é o principal distúrbio vascular encefálico nos EUA; embora tenha passado da quarta para a quinta causa de óbito, ainda é uma causa líder de incapacidade grave em longo prazo. Nos EUA, aproximadamente 795 mil indivíduos sofrem um AVE a cada ano. Cerca de 610 mil desses casos são novos, ao passo que 185 mil são recorrentes (Virani, Alonso, Benjamin et al., 2020). Aproximadamente 7 milhões de norte-americanos com idade superior a 20 anos que sobreviveram a um AVE estão vivos atualmente. O impacto financeiro do AVE é profundo, com custos diretos e indiretos estimados em 45,5 bilhões de dólares de 2014 a 2015 (Virani et al., 2020).[1]

---

[1] N.R.T.: No ano de 2020, dados do Sistema de Informações sobre Mortalidade (SIM) do Ministério da Saúde (DATASUS) mostraram 99.010 mortes por AVE no Brasil (incluindo dados de infarto cerebral, AVE isquêmico, AVE hemorrágico, hemorragia subaracnóidea e AVE não especificado como isquêmico ou hemorrágico). Ver site da Sociedade Brasileira de AVC em https://avc.org.br/sobre-a-sbavc/numeros-do-avc-no-brasil-e-no-mundo/.

O AVE pode ser classificado em duas categorias principais: isquêmico (aproximadamente 87% dos casos), em que ocorrem oclusão vascular e hipoperfusão significativa, e hemorrágico (aproximadamente 13%), em que ocorre extravasamento de sangue no encéfalo ou no espaço subaracnóideo (Hickey & Strayer, 2020; Virani et al., 2020). Embora haja algumas semelhanças entre esses dois tipos, são observadas diferenças em sua etiologia, fisiopatologia, manejo clínico, manejo cirúrgico e cuidados de enfermagem. A Tabela 62.1 fornece uma comparação entre o AVE isquêmico e o hemorrágico.

ACIDENTE VASCULAR ENCEFÁLICO ISQUÊMICO

Um AVE isquêmico, antes denominado "ataque cerebral", refere-se a uma perda súbita da função em consequência da ruptura do suprimento sanguíneo para determinada parte do encéfalo. O termo *ataque cerebral* tem sido utilizado para sugerir aos profissionais da saúde e ao público que um AVE é um problema urgente de saúde, semelhante a um infarto agudo do miocárdio. A única terapia trombolítica aprovada pela agência norte-americana Food and Drug Administration (FDA) tem uma janela terapêutica de 3 horas após o início do AVE, e as publicações científicas endossaram o seu uso ampliado para até 4,5 horas (Del Zoppo, Saver, Jauch et al., 2009; Powers, Rabinstein, Ackerson et al., 2019). Embora o tempo disponível para iniciar o tratamento tenha sido estendido, é necessário urgência por parte do público e dos profissionais da saúde para o rápido transporte do paciente a um hospital para avaliação e administração do medicamento.

Os AVEs isquêmicos são subdivididos em cinco tipos diferentes, com base em sua causa: trombóticos em artérias de grande calibre (20%), trombóticos em pequenas artérias penetrantes (25%), embólicos cardiogênicos (20%), criptogênicos (30%) e outros (5%) (ver Tabela 62.1). Os AVEs trombóticos em artérias de grande calibre são causados por placas ateroscleróticas nos grandes vasos sanguíneos do encéfalo. A formação de trombos e a oclusão no local da aterosclerose resultam em isquemia e **infarto** (necrose tecidual em uma área privada de irrigação sanguínea) (Hickey & Strayer, 2020).

Os AVEs trombóticos em pequenas artérias penetrantes afetam um ou mais vasos e constituem um tipo comum de AVE isquêmico. Os AVEs trombóticos em pequenas artérias também são denominados AVEs *lacunares*, por causa da cavidade criada depois da morte do tecido cerebral infartado (Hickey & Strayer, 2020).

Os AVEs embólicos cardiogênicos estão associados a arritmias cardíacas, comumente à fibrilação atrial. Os AVEs embólicos também podem estar associados a valvopatia cardíaca e trombos no ventrículo esquerdo. Os êmbolos originam-se do coração e circulam até os vasos cerebrais, mais comumente a artéria cerebral média esquerda, resultando em AVE, que, se for do tipo embólico, pode ser evitado com o uso de anticoagulante em pacientes com fibrilação atrial.

As últimas duas classificações dos AVEs isquêmicos são os criptogênicos, que não têm nenhuma origem conhecida, e os de outras causas, como uso de drogas ilícitas (cocaína), coagulopatias, enxaqueca/vasospasmo ou dissecção espontânea das artérias carótida ou vertebral.

Considerações sobre a covid-19

A infecção pelo SARS-CoV-2 é adquirida na comunidade, e a evolução patológica primária ocorre no sistema respiratório. Contudo, por causa de anormalidades da coagulação sanguínea, uma das manifestações da covid-19 pode ser um AVE isquêmico (Wadman, Couzin-Frankel, Kaiser et al., 2020). O aumento de coágulos sanguíneos em pacientes com covid-19 está associado a achados de níveis elevados de dímero-D (Wadman et al., 2020). Os relatos de casos de pacientes com covid-19 e AVE revelam que muitos têm idade inferior a 50 anos e que os AVEs ocorrem nos grandes vasos do cérebro, resultando em graves déficits neurológicos (ver discussão mais adiante) (Oxley, Mocco, Majidi et al., 2020).

Fisiopatologia

Em um AVE isquêmico, ocorre interrupção do fluxo sanguíneo cerebral, dada a obstrução de um vaso sanguíneo. Essa interrupção desencadeia uma complexa série de eventos metabólicos celulares, conhecidos como cascata isquêmica (Figura 62.1).

A cascata isquêmica começa quando o fluxo sanguíneo cerebral diminui para menos de 25 mℓ por 100 g de sangue por minuto. Nesse ponto, os neurônios não são mais capazes de manter a respiração aeróbica. As mitocôndrias precisam passar, então, para a respiração anaeróbica, que produz grandes quantidades de ácido láctico, causando alteração no pH. Essa mudança para a respiração anaeróbica menos eficiente também torna o neurônio incapaz de produzir quantidades suficientes de trifosfato de adenosina (ATP) para preservar os processos de despolarização. As bombas da membrana que mantêm o equilíbrio eletrolítico começam a falhar, e as células param de funcionar.

No início da cascata, há uma área de baixo fluxo sanguíneo cerebral, conhecida como **região de penumbra**, em torno da área do infarto, a qual consiste em tecido cerebral isquêmico, que pode ser recuperado com intervenção no momento apropriado. A cascata isquêmica ameaça as células na penumbra, visto que a despolarização da membrana da parede celular leva

TABELA 62.1	Comparação dos principais tipos de acidente vascular encefálico.		
Tipos de AVE	**Causas**	**Principais sintomas de apresentação**	**Recuperação funcional**
Isquêmico	• Trombose de grandes artérias • Trombose de pequenas artérias penetrantes • Embolia cardiogênica • Criptogênica (nenhuma causa conhecida) • Outro	• Dormência ou fraqueza da face, do braço ou da perna, particularmente em um dos lados do corpo, afasia, perda da visão (hemianopsia homônima)	Boa parte da recuperação ocorre nos primeiros 3 a 6 meses, torna-se mais lenta depois e se torna-se plena após 1 ano ou mais
Hemorrágico	• Hemorragia intracerebral • Hemorragia subaracnóidea • Aneurisma cerebral • Malformação arteriovenosa	• "Pior dor de cabeça da minha vida" • Nível de consciência diminuído • Convulsão	Recuperação mais lenta, normalmente deixa mais sequelas

Adaptada de Hickey, J. V. & Strayer, A. L. (2020). *The clinical practice of neurological & neurosurgical nursing* (8th ed.). Philadelphia, PA: Lippincott Williams & Wilkins.

Fisiologia/Fisiopatologia

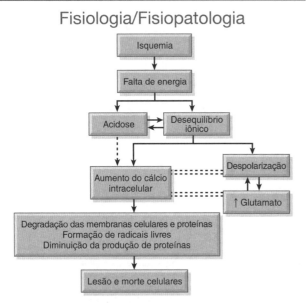

Figura 62.1 • Alguns dos processos que contribuem para a lesão isquêmica das células cerebrais.

ao aumento do cálcio intracelular e à liberação de glutamato. O influxo de cálcio e a liberação de glutamato, se forem continuados, ativam diversas vias causadoras de lesão, que resultam em destruição da membrana celular, liberação de mais cálcio e mais glutamato, vasoconstrição e produção de radicais livres. Esses processos aumentam a área do infarto na penumbra, ampliando o AVE. Uma pessoa geralmente perde 1,9 milhão de neurônios a cada minuto no AVE não tratado, e o encéfalo isquêmico envelhece 3,6 anos a cada hora sem tratamento (Saver, 2006).

Cada etapa da cascata isquêmica representa uma oportunidade de intervenção para limitar a extensão da lesão cerebral secundária causada pelo AVE. A área de penumbra pode ser revitalizada pela administração do ativador de plasminogênio tecidual (t-PA). Os medicamentos que protegem o encéfalo contra a lesão secundária são denominados *neuroprotetores*. Vários estudos se concentraram em medicamentos neuroprotetores e estratégias para aprimorar a recuperação dos AVEs e a sobrevida; até o momento, nenhum mostrou resultados positivos (Powers et al., 2019).

Manifestações clínicas

Um AVE isquêmico pode causar uma ampla variedade de déficits neurológicos, dependendo da localização da lesão (quais vasos sanguíneos estão obstruídos), do tamanho da área de perfusão inadequada e da quantidade fluxo sanguíneo colateral (secundário ou acessório). Ver discussão sobre a anatomia e a irrigação sanguínea cerebral no Capítulo 60. O paciente pode apresentar qualquer um dos seguintes sinais e sintomas:

- Dormência ou fraqueza da face, do braço ou da perna, particularmente em um dos lados do corpo
- Confusão ou alteração do estado mental
- Dificuldade de falar ou de compreender a fala
- Distúrbios visuais
- Dificuldade de caminhar, tontura ou perda do equilíbrio ou da coordenação
- Cefaleia intensa e súbita.

As funções motoras, sensoriais, dos nervos cranianos, cognitivas e outras funções podem estar comprometidas. A Tabela 62.2 fornece uma revisão dos déficits neurológicos frequentemente observados em pacientes com AVE. A Tabela 62.3 compara os sintomas e comportamentos observados nos AVEs do hemisfério direito com os que ocorrem no hemisfério esquerdo.

Perda motora

O AVE é uma lesão do neurônio motor superior que resulta em perda do controle voluntário sobre os movimentos motores. Como os neurônios motores superiores sofrem decussação (cruzamento), a ocorrência de um distúrbio do controle motor voluntário em um lado do corpo pode refletir a lesão aos neurônios motores superiores no lado oposto do encéfalo. A disfunção motora mais comum é a **hemiplegia** (paralisia de um lado do corpo ou de parte dele) causada por lesão no lado oposto do encéfalo. A **hemiparesia**, ou fraqueza de um lado do corpo ou de parte dele, constitui outro sinal. O conceito de lesão dos neurônios motores superiores e inferiores é descrito de modo mais detalhado na Tabela 60.4, no Capítulo 60.

No estágio inicial do AVE, as manifestações clínicas iniciais podem consistir em paralisia flácida e perda ou diminuição dos reflexos tendinosos profundos. Quando esses reflexos profundos reaparecem (em geral, em 48 horas), observa-se o aumento do tônus, bem como espasticidade (aumento anormal do tônus muscular) dos membros no lado afetado.

Perda da comunicação

Outras funções cerebrais afetadas pelo AVE são a linguagem e a comunicação. De fato, o AVE constitui a causa mais comum de **afasia** (incapacidade de se expressar ou de compreender a linguagem). As disfunções da linguagem e da comunicação são as seguintes:

- **Disartria** (dificuldade em falar) ou disfasia (comprometimento da fala), causada pela paralisia dos músculos responsáveis pela produção da fala
- Afasia, que pode consistir em **afasia expressiva** (incapacidade de se expressar), **afasia receptiva** (incapacidade de compreender a linguagem) ou afasia global (mista) (ver Tabela 60.5, no Capítulo 60)
- **Apraxia** (incapacidade de realizar uma ação aprendida anteriormente), como a que pode ser observada quando um paciente faz substituições verbais para sílabas ou palavras desejadas.

Distúrbios perceptivos

A percepção é a capacidade de interpretar a sensação. O AVE pode resultar em disfunções perceptivas visuais, distúrbios nas relações visuoespaciais e perda sensorial.

As disfunções perceptivas visuais são causadas por distúrbios nas vias sensoriais primárias entre o olho e o córtex visual. A **hemianopsia** (cegueira em metade do campo visual de um ou de ambos os olhos) homônima pode ocorrer em virtude de um AVE e pode ser temporária ou permanente. O lado da visão afetado corresponde ao lado paralisado do corpo.

Os distúrbios das relações visuoespaciais (percepção da relação entre dois ou mais objetos em áreas espaciais) são frequentemente observados em pacientes com lesão do hemisfério direito.

Perda sensorial

As perdas sensoriais em decorrência de AVE podem ser leves, como um comprometimento leve do toque, ou mais graves,

TABELA 62.2 Déficits neurológicos do acidente vascular encefálico: manifestações e implicações para a enfermagem.

Déficit neurológico	Manifestação	Implicações para a enfermagem/aplicações na orientação ao paciente
Déficits do campo visual		
Hemianopsia (perda de metade do campo visual) homônima	• Ausência de consciência das pessoas ou dos objetos do lado da perda visual • Negligência de um dos lados do corpo • Dificuldade na avaliação de distâncias	Colocar os objetos dentro do campo intacto da visão Abordar o paciente pelo lado do campo intacto da visão Instruir/lembrar o paciente para virar a cabeça na direção da perda visual para compensar a perda do campo visual Estimular o uso de óculos, quando disponível Quando for orientar o paciente, fazê-lo dentro de seu campo visual intacto
Perda da visão periférica	• Dificuldade em enxergar à noite • Ausência de consciência de objetos ou das bordas deles	Colocar os objetos no centro do campo visual intacto do paciente Incentivar o uso de uma bengala ou de outro dispositivo para identificar objetos na periferia do campo visual Assegurar que a capacidade de dirigir do paciente seja avaliada
Diplopia	• Visão dupla	Explicar ao paciente a localização de um objeto quando colocado próximo Colocar, com coerência, os objetos pessoais do paciente no mesmo lugar
Déficits motores		
Hemiparesia	• Fraqueza da face, do braço e da perna do mesmo lado (por causa de lesão do hemisfério oposto)	Colocar objetos ao alcance do paciente no lado não afetado Instruir o paciente sobre a necessidade de fazer exercícios e aumentar a força do lado não afetado
Hemiplegia	• Paralisia da face, do braço e da perna do mesmo lado (por causa de lesão do hemisfério oposto)	Estimular o paciente a realizar exercícios de amplitude de movimento no lado afetado Mudar o decúbito do paciente a cada 2 h Manter o alinhamento do corpo na posição funcional Exercitar o membro não afetado para aumentar a mobilidade, a força e o uso
Ataxia	• Marcha cambaleante e instável • Incapacidade de manter os pés juntos; necessidade de base ampla para permanecer em pé	Apoiar o paciente durante a fase de deambulação inicial Proporcionar um dispositivo de suporte para a deambulação (andador, bengala) Instruir o paciente a não caminhar sem assistência ou dispositivo de apoio
Disartria	• Dificuldade em formar palavras	Oferecer ao paciente métodos alternativos de comunicação Proporcionar ao paciente tempo suficiente para responder à comunicação verbal Apoiar o paciente e seus familiares para aliviar a frustração relacionada com a dificuldade de comunicação
Disfagia	• Dificuldade com a deglutição	Testar os reflexos faríngeos do paciente antes de oferecer alimentos ou líquidos Ajudar o paciente com as refeições Colocar o alimento no lado não afetado da boca Proporcionar ao paciente tempo suficiente para comer
Déficits sensoriais		
Parestesia (ocorre no lado oposto da lesão)	• Sensação de dormência, formigamento ou "agulhadas" • Dificuldade de propriocepção	Instruir o paciente sobre o fato de que a sensação pode ser alterada Proporcionar amplitude de movimento das áreas afetadas e aplicar dispositivos corretivos, quando necessário Em caso de dormência, proteger as áreas afetadas contra agravos e queimaduras
Déficits verbais		
Afasia expressiva	• Incapacidade de formar palavras compreensíveis; possibilidade de falar dando respostas monossilábicas	Incentivar o paciente a repetir os sons do alfabeto Explorar a capacidade do paciente de escrever como meio alternativo de comunicação
Afasia receptiva	• Incapacidade de compreender a palavra falada; possibilidade de falar, mas pode ser sem sentido	Falar claramente e sem pressa para ajudar o paciente a formar os sons Explorar a capacidade do paciente de ler como meio alternativo de comunicação
Afasia global (mista)	• Combinação de afasias receptiva e expressiva	Falar claramente e com frases simples; usar gestos ou figuras, quando possível Estabelecer meios alternativos de comunicação
Déficits cognitivos	• Perda de memória de curto e longo prazos • Diminuição do tempo de atenção • Comprometimento da capacidade de concentração • Raciocínio abstrato deficiente • Alteração do julgamento	Reorientar com frequência o paciente quanto ao tempo, ao espaço e à situação Usar pistas verbais e auditivas para orientar o paciente Oferecer objetos familiares (fotografias da família, objetos favoritos) Usar linguagem simples Fazer corresponder as tarefas visuais com uma pista verbal; segurar uma escova de dentes, simular a escovação dos dentes enquanto diz: "eu gostaria que você escovasse os dentes agora" Reduzir ao mínimo os ruídos e as visões que causam distração enquanto estiver orientando o paciente Repetir e reforçar frequentemente as instruções
Déficits emocionais	• Perda do autocontrole • Instabilidade emocional • Tolerância diminuída a situações estressantes • Depressão • Isolamento • Medo, hostilidade e raiva • Sentimentos de isolamento	Apoiar o paciente durante crises incontroláveis Explicar ao paciente e a seus familiares o fato de que as crises são causadas pelo processo patológico Estimular o paciente a participar de atividades em grupo Motivar o paciente Controlar situações estressantes, se possível Oferecer um ambiente seguro Incentivar o paciente a expressar sentimentos e frustrações relacionados com o processo patológico

Adaptada de Hickey, J. V. & Strayer, A. L. (2020). *The clinical practice of neurological & neurosurgical nursing* (8th ed.). Philadelphia, PA: Lippincott Williams & Wilkins.

TABELA 62.3	Comparação entre acidente vascular encefálico dos hemisférios esquerdo e direito.
AVE do hemisfério esquerdo	**AVE do hemisfério direito**
Paralisia ou fraqueza no lado direito do corpo	Paralisia ou fraqueza no lado esquerdo do corpo
Déficit do campo visual direito	Déficit do campo visual esquerdo
Afasia (expressiva, receptiva ou global)	Déficits perceptivos espaciais
Alteração da capacidade intelectual	Aumento da capacidade de distração
Comportamento lento e cauteloso	Comportamento impulsivo e julgamento deficiente Falta de percepção dos déficits

Adaptada de Hickey, J. V. & Strayer, A. L. (2020). *The clinical practice of neurological & neurosurgical nursing* (8th ed.). Philadelphia, PA: Lippincott Williams & Wilkins.

com perda da propriocepção (capacidade de perceber a posição e o movimento de partes do corpo), bem como dificuldade na interpretação dos estímulos visuais, táteis e auditivos. **Agnosia** é a perda da capacidade de reconhecer objetos por meio de determinado sistema sensorial; pode ser visual, auditiva ou tátil (ver Tabela 60.6, no Capítulo 60).

Comprometimento cognitivo e efeitos psicológicos

Caso tenha ocorrido lesão no lobo frontal, pode haver comprometimento da capacidade de aprendizagem, da memória ou de outras funções intelectuais corticais superiores. Essa disfunção pode se refletir em redução do tempo de atenção, dificuldades na compreensão, esquecimento e falta de motivação. Essas alterações podem fazer o paciente se tornar facilmente frustrado durante a reabilitação. A depressão é comum e pode ser exacerbada pela resposta natural do paciente a esse evento catastrófico. Podem ocorrer labilidade emocional, hostilidade, frustração, ressentimento, falta de cooperação, entre outros problemas psicológicos.

Avaliação e achados diagnósticos

Qualquer paciente com déficits neurológicos necessita de uma anamnese cuidadosa, que identifique a última vez em que se notou que o paciente estava bem, e um rápido exame físico e neurológico focalizado. A avaliação inicial concentra-se na permeabilidade das vias respiratórias, que pode estar comprometida pela perda dos reflexos do vômito ou da tosse ou pela alteração do padrão respiratório, no estado cardiovascular (incluindo pressão arterial, frequência e ritmos cardíacos, sopro carotídeo) e nos déficits neurológicos evidentes.

Os pacientes podem chegar à instituição de cuidados críticos com sintomas neurológicos temporários. Um ataque isquêmico transitório (AIT) é um déficit neurológico que desaparece completamente em 24 horas (em geral, com menos de 1 hora de duração). O AIT manifesta-se por perda súbita das funções motora, sensorial ou visual. Os sintomas resultam da isquemia temporária (comprometimento do fluxo sanguíneo) de uma região específica do encéfalo; entretanto, quando são realizados exames de imagem do encéfalo, não há sinais de isquemia. O AIT pode servir como alerta de AVE iminente. Aproximadamente 3 a 15% de todos os AVEs são precedidos de AITs e ocorrem nos primeiros 90 dias após o AIT (Hickey & Strayer, 2020; Johnston, Easton, Farrant et al., 2018). A falta de avaliação e tratamento de um paciente que sofreu AITs prévios pode resultar em AVE e déficits irreversíveis.

O exame complementar inicial para o AVE consiste em uma tomografia computadorizada (TC) sem contraste, a qual deve ser iniciada em 20 minutos após a chegada do paciente no serviço de emergência para determinar se o evento é isquêmico ou hemorrágico (a categoria de AVE determina o tratamento) (Powers et al., 2019). Nos EUA, algumas cidades atualmente têm unidades móveis de atendimento de vítimas de AVEs (ambulância com aparelho de TC) que possibilitam a diferenciação rápida dos quadros clínicos e a instituição do manejo clínico agudo. A investigação diagnóstica adicional de AVEs isquêmicos inclui a tentativa de identificar a fonte dos trombos ou êmbolos e determinar se o paciente se beneficiaria de intervenção mecânica (retirada do coágulo). Os estudos incluem angiotomografia computadorizada ou TC de perfusão, ressonância magnética (RM) e angiorressonância magnética dos vasos do cérebro e do pescoço, Doppler transcraniano e ecocardiografia transtorácica ou transesofágica (Hickey & Strayer, 2020; Powers et al., 2019). Os outros exames padrão consistem em eletrocardiograma (ECG) de 12 derivações e em ultrassonografia das carótidas.

Prevenção

A prevenção primária do AVE isquêmico continua sendo a melhor abordagem. Um estilo de vida saudável, que não inclua o tabagismo, com envolvimento em atividades físicas (no mínimo 40 minutos ao dia, 3 a 4 dias por semana), manutenção de um peso saudável e adoção de uma dieta saudável (incluindo consumo modesto de álcool), pode reduzir o risco de sofrer um AVE (Virani et al., 2020). Dietas específicas que diminuíram o risco de AVE incluem a dieta baseada nas *Dietary Approaches to Stop Hypertension* (DASH) (com alto teor de frutas e vegetais, teor moderado de laticínios desnatados e baixo teor de proteína animal), a dieta mediterrânea (suplementada com nozes) e as dietas gerais ricas em frutas e vegetais. Os achados de pesquisa sugerem que o ácido acetilsalicílico (AAS) em baixa dose pode reduzir o risco de um primeiro AVE em pessoas com fatores de risco (Meschia, Bushnell, Boden-Albala et al., 2014).

As triagens para risco de AVE proporcionam uma oportunidade ideal para reduzir o risco desse distúrbio, identificando pessoas ou grupos de pessoas que correm alto risco de AVE e orientando os pacientes e a comunidade sobre o reconhecimento e a prevenção do AVE. As triagens em relação ao risco de AVE normalmente são coordenadas e realizadas por enfermeiros. A idade, o gênero e a raça constituem fatores de risco não modificáveis bem conhecidos para o AVE. Os grupos de alto risco incluem pessoas com idade superior a 55 anos, e a incidência de AVE aumenta mais que o dobro a cada década sucessiva. Os homens apresentam taxa ajustada para idade mais elevada de AVEs do que as mulheres quando jovens e na meia-idade, mas essa diferença diminui nos grupos etários mais velhos, nos quais a taxa nas mulheres é quase igual ou, às vezes, superior à dos homens. A cada ano, mais mulheres (55 mil) sofrem AVEs do que homens. Em comparação aos norte-americanos caucasianos, os afrodescendentes e alguns hispânicos/latino-americanos apresentam maior incidência de AVE e mortalidade superior (Virani et al., 2020).

São muitos os fatores de risco para o AVE isquêmico (Boxe 62.1). Para pessoas que correm alto risco, intervenções que alterem os fatores modificáveis, como tratamento da hipertensão arterial e suspensão do tabagismo, reduzem o risco de AVE (Meschia et al., 2014).

> **Boxe 62.1 — FATORES DE RISCO MODIFICÁVEIS**
> **Acidente vascular encefálico isquêmico**
>
> - Apneia do sono
> - Consumo excessivo de bebidas alcoólicas
> - Diabetes melito (associado à aterogênese acelerada)
> - Dislipidemia
> - Enxaqueca
> - Estados hipercoaguláveis
> - Estenose assintomática da carótida
> - Fibrilação atrial
> - Hipertensão arterial (o controle da hipertensão arterial, o principal fator de risco, é essencial para a prevenção do AVE)
> - Obesidade
> - Sedentarismo
> - Tabagismo.

Adaptado de Meschia, J. F., Bushnell, C., Boden-Albala, B. et al. (2014). Guidelines for the primary prevention of stroke: A statement for healthcare professionals from the American Heart Association/American Stroke Association. *Stroke*, 45(12), 3754-3832.

Outras condições que aumentam o risco de AVE e são passíveis de tratamento incluem doença falciforme, miocardiopatia (isquêmica e não isquêmica) e valvopatias (p. ex., endocardite, próteses de valvas cardíacas). Os fatores de risco de AVE menos conhecidos e possivelmente modificáveis são a enxaqueca (sobretudo a enxaqueca com aura), a apneia do sono e os estados de hipercoagulação hereditários e adquiridos. O lúpus eritematoso sistêmico e a artrite reumatoide são outras condições inflamatórias crônicas que foram associadas a risco aumentado de AVE (Norris, 2019).

Foram identificados diversos métodos de prevenção de AVE recorrente para pacientes com AIT ou AVE isquêmico. Os pacientes com estenose moderada a grave da carótida são tratados com endarterectomia de carótida (EAC) ou angioplastia da carótida e colocação de *stent*. Nos pacientes com fibrilação atrial, que aumenta o risco de embolia, a administração de um anticoagulante que iniba a formação de coágulos pode impedir os AVEs tanto trombóticos quanto embólicos (Kernan, Ovbiagele, Black et al., 2014).

Manejo clínico

Os pacientes que sofrem AIT ou AVE devem receber manejo clínico para prevenção secundária. Aqueles com fibrilação atrial (ou AVEs cardioembólicos) são tratados com varfarina com doses ajustadas, tendo como alvo uma razão normalizada internacional (RNI) de 2 a 3. Outros anticoagulantes que podem ser prescritos como fármacos alternativos incluem dabigatrana, apixabana, edoxabana ou rivaroxabana, a não ser que estejam contraindicados. Esses fármacos também são conhecidos como anticoagulantes orais de ação direta (AOCDs). Se houver contraindicação para os anticoagulantes, o AAS isoladamente é a melhor opção, ainda que a adição de clopidogrel ao AAS também seja uma terapia razoável (Kernan et al., 2014).

Os medicamentos inibidores das plaquetas, incluindo AAS, dipiridamol de liberação prolongada mais AAS e clopidogrel, diminuem a incidência de infarto cerebral em pacientes que sofreram AIT e AVE em consequência de causas embólicas ou trombóticas suspeitas. O medicamento específico utilizado baseia-se na anamnese do paciente. Se o paciente sofreu um AVE isquêmico pequeno ou o que foi considerado um AIT com risco elevado de AVE e não recebeu terapia trombolítica, podem ser prescritos dois agentes (terapia antiagregante plaquetária dupla). Em geral, são prescritos clopidogrel e AAS, que podem ser mantidos por um período de 21 a 90 dias após o AVE ou o AIT (Powers et al., 2019).

As pesquisas sugerem que os medicamentos conhecidos como estatinas reduzem os eventos coronarianos e a ocorrência de AVE isquêmico. A diretriz de prevenção de AVE mais recente inclui a recomendação de uma estatina, mesmo se o colesterol de lipoproteína de baixa densidade (LDL) for inferior a 100 mg/dℓ e se não houver evidências de doença cardiovascular aterosclerótica (doença da artéria coronária/infarto agudo do miocárdio, cardiopatia hipertensiva e doença arterial periférica) (Kernan et al., 2014). A FDA incluiu indicações para as estatinas, como a atorvastatina e a sinvastatina, para incluir a prevenção secundária do AVE.

Após o período crítico do AVE, também são utilizados medicamentos anti-hipertensivos, quando indicados, para a prevenção secundária do AVE. Os medicamentos preferidos incluem inibidores da enzima de conversão da angiotensina (ECA) e diuréticos, ou uma combinação de ambos (Kernan et al., 2014).

O manejo clínico do AVE isquêmico agudo deve incluir considerações a respeito do tratamento endovascular (Powers et al., 2019). A FDA aprovou diversos dispositivos que dilatam a artéria bloqueada e restabelecem o fluxo sanguíneo para o encéfalo. Esses dispositivos são utilizados por especialistas no compartimento endovascular.

Terapia trombolítica

São utilizados agentes trombolíticos para tratar o AVE isquêmico por meio de dissolução do coágulo sanguíneo que está bloqueando o fluxo sanguíneo para o encéfalo. O t-PA recombinante é um tipo de t-PA (uma substância trombolítica produzida naturalmente pelo corpo) obtido por engenharia genética (Comerford & Durkin, 2020). Ele atua por meio de sua ligação à fibrina e conversão do plasminogênio em plasmina, que estimula a fibrinólise do coágulo. O rápido diagnóstico de AVE e a instituição da terapia trombolítica (em 3 horas) em pacientes com AVE isquêmico levam à diminuição do tamanho do AVE e à melhora global do resultado funcional após 3 meses (National Institute of Neurological Disorders and Stroke [NINDS], 1995). A meta consiste na administração de t-PA por via intravenosa (IV) no intervalo de 45 minutos após a chegada do paciente ao serviço de emergência (Powers et al., 2019).

A intervenção mecânica (p. ex., trombectomia mecânica, trombectomia endovascular, trombectomia mecânica intra-arterial) pode ser combinada com t-PA ou pode ser uma alternativa à administração IV (Amatangelo & Thomas, 2019). A trombectomia mecânica intra-arterial possibilita a administração direta de uma concentração maior do fármaco ao coágulo, e a janela de tempo para o tratamento pode ser ampliada para 24 horas em pacientes que atendam a critérios específicos (Powers et al., 2019). Os pacientes não elegíveis para administração IV podem ser elegíveis para a via intra-arterial, e esses métodos também podem ser combinados. O tratamento com a via intra-arterial precisa ser realizado em centros especializados com acesso à angiografia cerebral de urgência e centros cirúrgicos intervencionistas (Powers et al., 2019). Ensaios clínicos em andamento continuam investigando a eficácia de outros agentes trombolíticos.

Para obter todo o potencial da intervenção precoce, é necessária uma orientação comunitária direcionada para o reconhecimento precoce dos sinais do AVE e a obtenção de cuidados de urgência apropriados para assegurar o rápido transporte do paciente a um hospital, com o início da terapia no período recomendado de 3 horas (que pode se estender para 4,5 horas) (Del Zoppo et al., 2009; Powers et al., 2019). Os atrasos tornam o paciente não elegível para terapias, visto que a revascularização do tecido necrótico (que se desenvolve depois de 3 horas) aumenta o risco de edema e hemorragias cerebrais.

Terapia endovascular

Atualmente, recomenda-se que os pacientes com AVE isquêmico agudo recebam terapia endovascular e manejo clínico com um dispositivo *stent retriever* se atenderem critérios específicos (Powers et al., 2019). Todos os critérios a seguir devem ser atendidos:

- Condição anterior ao AVE sem déficits
- AVE isquêmico agudo, recebendo ativador de plasminogênio tecidual intravenoso (tPA IV) dentro de 4,5 horas do início, de acordo com as diretrizes de sociedades médicas especializadas
- Oclusão causal da artéria carótida interna ou de segmento da artéria cerebral média
- Idade ≥ 18 anos
- Escore ≥ 6 na National Institutes of Health Stroke Scale (NIHSS) (ver discussão mais adiante)
- Escore ≥ 6 no Alberta Stroke Program Evaluation of Computed Tomography (ASPECT) (avaliação feita com TC); o tratamento pode ser iniciado (punção inguinal) nas primeiras 6 horas após o aparecimento de sintomas.

Os pacientes elegíveis para receber t-PA devem receber t-PA IV mesmo se tratamentos endovasculares estiverem sendo considerados (Powers et al., 2019). A terapia trombolítica não deve ser adiada.

Melhora do diagnóstico imediato

Após ter sido notificado pela equipe do serviço médico de urgência, o serviço de emergência entra em contato com a equipe apropriada (neurologista, neurorradiologista, departamento de radiologia, equipe de enfermagem, técnicos de ECG e laboratório) e os informa da chegada iminente do paciente ao hospital. Muitas instituições contam com equipes de AVE agudo que respondem rapidamente, assegurando a instituição do tratamento dentro do período estabelecido. Este pode ser denominado código AVE.

O manejo inicial exige o diagnóstico definitivo de AVE isquêmico por meio de exame de imagem cerebral e anamnese cuidadosa, para determinar se o paciente preenche os critérios para a terapia com t-PA (Boxe 62.2). A meta é que os resultados diagnósticos dos exames de imagem sejam obtidos 25 minutos após a chegada do paciente ao serviço de emergência. Algumas das contraindicações da terapia trombolítica incluem o início dos sintomas com mais de 3 horas antes da admissão (que pode se estender para 4,5 horas), paciente em uso de anticoagulante (com RNI acima de 1,7) ou paciente que apresentou algum tipo de patologia intracraniana significativa (p. ex., AVE prévio, traumatismo cranioencefálico, traumatismo) nos últimos 3 meses.

Antes de receber o t-PA, o paciente é avaliado utilizando-se a NIHSS, uma ferramenta padronizada que ajuda a mensurar a gravidade do AVE (Tabela 62.4). Os escores totais da NIHSS variam de 0 (normal) a 42 (grave). A certificação na administração da escala é recomendada e está disponível para enfermeiros e outros profissionais da saúde.[2]

Dosagem e administração

O paciente é pesado para determinar a dosagem de t-PA. Em geral, são estabelecidos dois ou mais locais IV antes da administração do t-PA (um para o t-PA e o outro para a administração de soluções IV). A dose de t-PA é de 0,9 mg/kg, com dose máxima de 90 mg. São administrados 10% da dose calculada como *bolus* IV durante 1 minuto. A dose remanescente (90%) é administrada IV durante 1 hora por meio de uma bomba de infusão (Comerford & Durkin, 2020; Hickey & Strayer, 2020; Powers et al., 2019).

O paciente é admitido na unidade de terapia intensiva ou em uma unidade de AVE agudo, onde são realizados monitoramento cardíaco contínuo e avaliações neurológicas frequentes (Amatangelo & Thomas, 2019). Os sinais vitais são obtidos com frequência, com atenção particular para a pressão arterial (com a meta de reduzir o risco de hemorragia intracraniana)

Boxe 62.2 — Critérios de elegibilidade para a administração de ativador do plasminogênio tecidual

- Idade ≥ 18 anos
- Diagnóstico clínico de acidente vascular encefálico (AVE) isquêmico
- Pressão arterial sistólica ≤ 185 mmHg; diastólica ≤ 110 mmHg
- Sem AVE menor (não incapacitante)
- Tempo de protrombina ≤ 15 s ou razão normalizada internacional ≤ 1,7 (a mesma orientação é utilizada se estiver administrando um anticoagulante)
- Não recebeu heparina de baixo peso molecular nas 24 h anteriores
- Contagem de plaquetas ≥ 100.000/mm³
- Não apresenta sinais/sintomas compatíveis com endocardite infecciosa
- Sem hemorragia intracraniana prévia
- Ausência de hemorragia subaracnóidea
- Não apresentou AVE, traumatismo cranioencefálico grave ou cirurgia intracraniana nos últimos 3 meses
- Sem hemorragia digestiva nos 21 dias anteriores, sem processo maligno gastrintestinal.

Algumas destas são contraindicações relativas (o profissional que administra a medicação deve ponderar os riscos e os benefícios da terapia). Existem diretrizes mais estritas da administração de t-PA para pacientes com sinais/sintomas de AVE que começaram 3 a 4,5 h antes, bem como para pacientes cujos sinais/sintomas começaram há mais de 4,5 h ou cuja duração não seja conhecida, associada a achados específicos na RM. Também existe orientação específica para pacientes em uso de inibidores de trombina ou de fator Xa.

Adaptado de Powers, W. J., Rabinstein, A. A., Ackerson, T. et al. (2019). Guidelines for the early management of patients with acute ischemic stroke: 2019 update to the 2018 guidelines for the early management of acute ischemic stroke: A guideline for healthcare professionals from the American Heart association/American Stroke Association. *Stroke*, 50(12), e344-e418.

---

[2] N.R.T.: No Brasil, o Ministério da Saúde publicou a Portaria nº 665/2012, que dispõe sobre o Centro de Atendimento de Urgência aos Pacientes com Acidente Vascular Cerebral (AVC), no âmbito do Sistema Único de Saúde (SUS), institui o respectivo incentivo financeiro e aprova a Linha de Cuidados em AVC (http://bvsms.saude.gov.br/bvs/saudelegis/gm/2012/PRT0665_12_04_2012.html).

TABELA 62.4 — Resumo da escala de acidente vascular encefálico do National Institutes of Health (NIHSS).

Categoria	Descrição	Escore
1a. NDC	Alerta	0
	Passível de ser ativado por estímulo mínimo	1
	Obnubilado, necessidade de estimulação forte para responder	2
	Não responsivo, ou respostas reflexivas apenas	3
1b. Perguntas sobre o NDC (mês, idade)	Responde corretamente a ambas	0
	Responde corretamente a apenas uma	1
	Ambas incorretas	2
1c. Comandos do NDC (abrir, fechar os olhos; cerrar o punho, abrir a mão)	Obedece a ambos corretamente	0
	Obedece a apenas um corretamente	1
	Ambos incorretos	2
2. Melhor olhar (olhos abertos – o paciente acompanha o dedo ou a face do examinador)	Normal	0
	Paralisia parcial do olhar	1
	Desvio forçado	2
3. Visual (introduzir um estímulo visual/ameaça aos quadrantes dos campos visuais do paciente)	Não há perda visual	0
	Hemianopsia parcial	1
	Hemianopsia completa	2
	Hemianopsia bilateral	3
4. Paralisia facial (mostrar os dentes, elevar as sobrancelhas e fechar os olhos com força)	Normal	0
	Mínima	1
	Parcial	2
	Completa	3
5a. Motor; braço – esquerdo (elevar o membro a 90° e marcar desvio/movimento)	Ausência de desvio	0
	Desvia, porém mantém o braço no ar	1
	Incapaz de manter o braço no ar	2
	Nenhum esforço contra a gravidade	3
	Ausência de movimento	4
	Amputação, fusão articular (explicar)	N/A
5b. Motor; braço – direito (elevar o membro a 90° e marcar desvio/movimento)	Ausência de desvio	0
	Desvia, porém mantém a perna no ar	1
	Incapaz de manter a perna no ar	2
	Nenhum esforço contra a gravidade	3
	Ausência de movimento	4
	Amputação, fusão articular (explicar)	N/A
6a. Motor; perna – esquerda (elevar o membro a 30° e marcar desvio/movimento)	Ausência de desvio	0
	Desvia, porém mantém a perna no ar	1
	Incapaz de manter a perna no ar	2
	Nenhum esforço contra a gravidade	3
	Ausência de movimento	4
	Amputação, fusão articular (explicar)	N/A
6b. Motor; perna – direita (elevar o membro a 30° e marcar desvio/movimento)	Ausência de desvio	0
	Desvia, porém mantém a perna no ar	1
	Incapaz de manter a perna no ar	2
	Nenhum esforço contra a gravidade	3
	Ausência de movimento	4
	Amputação, fusão articular (explicar)	N/A
7. Ataxia dos membros (teste dedo-nariz e calcanhar-canela)	Ausente	0
	Presente em um membro	1
	Presente em ambos os membros	2
8. Sensorial (ponta aguda do abaixador de língua, agulha na face, no braço, no tronco e na perna – comparar um lado com o outro)	Normal	0
	Perda leve a moderada	1
	Perda grave a total	2
9. Melhor linguagem (citar itens, descrever uma figura e ler frases)	Sem afasia	0
	Afasia leve a moderada	1
	Afasia grave	2
	Mudo	3
10. Disartria (avaliar a clareza da fala fazendo o paciente repetir palavras)	Normal	0
	Disartria leve a moderada	1
	Disartria grave, principalmente ininteligível ou pior	2
	Entubado ou outra barreira física	N/A
11. Extinção e desatenção (usar a informação de exames prévios para a pontuação)	Sem anormalidades	0
	Extinção visual, tátil, auditiva ou de outro tipo para estimulação bilateral simultânea	1
	Hemiatenção profunda ou extinção a mais de uma modalidade	2
Escore total		

NDC: nível de consciência; N/A: não aplicável. Adaptada da versão disponível em National Institute of Neurological Disorders and Stroke (NINDS). (n.d.). *NIH stroke scale*. Bethesda, MD: National Institutes of Health. Retirado em 08/03/2020 de: www.ninds.nih.gov/sites/default/files/NIH_Stroke_Scale_Booklet.pdf. Recomenda-se que seja usada a escala completa com todas as instruções.

e a temperatura. Um exemplo de protocolo padrão seria obter os sinais vitais a cada 15 minutos nas primeiras 2 horas, a cada 30 minutos nas 6 horas seguintes e, em seguida, a cada hora até 24 horas após o tratamento. A pressão arterial deve ser mantida com uma pressão sistólica inferior a 185 mmHg e uma pressão diastólica inferior a 110 mmHg (Powers et al., 2019). A febre precisa ser tratada. O manejo das vias respiratórias é instituído com base na condição clínica do paciente e nos valores da gasometria arterial.

Efeitos colaterais

Uma vez estabelecido o paciente como candidato para a terapia com t-PA, nenhum medicamento anticoagulante ou medicamento inibidor das plaquetas (p. ex., AAS, clopidogrel) deve ser administrado nas próximas 24 horas. O sangramento constitui o efeito colateral mais comum da administração de t-PA, e o paciente é rigorosamente monitorado para qualquer sangramento (locais de inserção IV, local do cateter urinário, tubo endotraqueal, tubo nasogástrico, urina, fezes, vômitos, outras secreções). Recomenda-se adiar em 24 horas a colocação de tubo nasogástrico, de cateteres urinários e de pressão intra-arterial. O sangramento intracraniano constitui uma importante complicação, que ocorreu em aproximadamente 6,4% dos pacientes no estudo inicial do t-PA (NINDS, 1995). Diversos fatores estão associados à ocorrência de sangramento intracraniano sintomático: idade superior a 70 anos, escore basal de NIHSS superior a 20, concentração sérica de glicose de 300 mg/dℓ ou mais e edema ou efeito de massa observado na TC inicial do paciente (NINDS, 1995).

Terapia para pacientes com acidente vascular encefálico isquêmico que não recebem ativador do plasminogênio tecidual

Nem todos os pacientes são candidatos à terapia com t-PA. Em alguns centros, outros tratamentos podem incluir a administração de anticoagulantes (heparina IV ou heparina de baixo peso molecular). Em razão dos riscos associados à anticoagulação urgente, seu uso geral não é recomendado para pacientes com AVE isquêmico agudo (Powers et al., 2019).

A manutenção cuidadosa da hemodinâmica cerebral para manter a perfusão cerebral é de suma importância após a ocorrência de AVE. É possível que a pressão intracraniana (PIC) se eleve em consequência de edema e complicações associadas após um AVE isquêmico de grande proporção. As intervenções durante esse período incluem medidas para reduzir a PIC, como a administração de um diurético osmótico (p. ex., manitol) aos pacientes clinicamente instáveis. Outras medidas terapêuticas incluem as seguintes (Powers et al., 2019):

- Administração de oxigênio suplementar se a saturação de oxigênio for inferior a 95%
- Elevação da cabeceira do leito a 30° para ajudar o paciente a eliminar as secreções orais e diminuir a PIC
- Possível realização de hemicraniectomia para a PIC elevada em consequência de edema cerebral em um AVE muito de grande proporção
- Intubação com tubo endotraqueal para estabelecer uma via respiratória pérvia, quando necessário
- Monitoramento hemodinâmico contínuo (as metas para a pressão arterial nas primeiras 24 horas após um AVE permanecem controvertidas para o paciente que não recebeu terapia trombolítica; o tratamento anti-hipertensivo pode ser administrado para reduzir a pressão arterial em 15% se a pressão arterial sistólica ultrapassar 220 mmHg ou a pressão arterial diastólica exceder 120 mmHg)

- Avaliação neurológica frequente, para determinar se o AVE está evoluindo e se há desenvolvimento de outras complicações críticas (as complicações podem incluir convulsões, sangramento em consequência do uso de anticoagulantes ou bradicardia induzida por medicamentos, que pode resultar em hipotensão e diminuição subsequente do débito cardíaco e da pressão de perfusão cerebral)
- O monitoramento do desenvolvimento de febre (temperatura corporal elevada nas primeiras 24 horas após o AVE tem sido associado a aumento da taxa de mortalidade intra-hospitalar)
- Monitoramento da glicemia e manejo com escala progressiva de insulina, de modo a manter níveis sanguíneos de glicose entre 140 e 180 mg/dℓ.

Manejo de complicações potenciais

O fluxo sanguíneo cerebral adequado é essencial para a oxigenação do cérebro. Quando o fluxo sanguíneo cerebral é inadequado, a quantidade de oxigênio suprida para o encéfalo diminui, com consequente isquemia tecidual. A oxigenação adequada começa com cuidados pulmonares, manutenção de uma via respiratória pérvia e administração de oxigênio suplementar, quando necessário. Não se pode superestimar a importância da troca gasosa adequada nesses pacientes, visto que muitos deles correm risco de pneumonia por aspiração.

Outras possíveis complicações após um AVE incluem infecções urinárias, arritmias cardíacas (ectopia ventricular, taquicardia e bloqueio cardíaco) e complicações da imobilidade. A hiperglicemia tem sido associada a resultados neurológicos desfavoráveis no AVE agudo; portanto, os níveis sanguíneos de glicose são monitorados, e a hipoglicemia também deve ser evitada (Powers et al., 2019).

Prevenção cirúrgica do acidente vascular encefálico isquêmico

Um procedimento cirúrgico realizado em alguns pacientes com AIT e formas leves de AVE consiste em endarterectomia carotídea (EAC). A EAC consiste na remoção de uma placa aterosclerótica ou trombo da artéria carótida para impedir a ocorrência de AVE em pacientes com doença oclusiva das artérias cerebrais extracranianas (Figura 62.2). Essa cirurgia

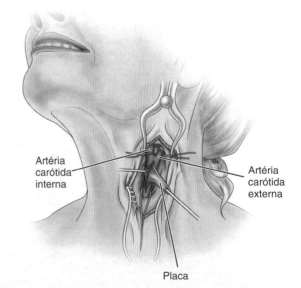

Figura 62.2 • A placa, que constitui uma fonte potencial de embolia no ataque isquêmico transitório e no AVE, é cirurgicamente removida da artéria carótida.

está indicada para pacientes com sintomas de AIT ou AVE leve (ou para aqueles sem sintomas) que apresentam estenose grave da artéria carótida (70 a 99%) ou estenose moderada (50 a 69%) com outros fatores de risco significativos.

A colocação de *stent* na artéria carótida, com ou sem angioplastia, é um procedimento menos invasivo utilizado para tratamento de estenose da carótida. Esse procedimento causa menos desconforto para o paciente e tem um período de recuperação mais breve do que a EAC. A idade pode ser considerada ao se decidir qual procedimento será melhor para o paciente. Para os pacientes com idade superior a 70 anos, a EAC demonstrou melhora dos resultados em estudos de pesquisas; para os mais jovens, os resultados entre a EAC e a colocação de *stent* na artéria carótida foram semelhantes ao se compararem as complicações dos procedimentos (Kernan et al., 2014).

Manejo de enfermagem

As principais complicações da EAC consistem em AVE, lesões de nervos cranianos, infecção ou hematoma na incisão e ruptura da artéria carótida. É importante manter níveis adequados de pressão arterial no período pós-operatório imediato. Instabilidade pressórica é comum e dura 12 a 24 horas após o procedimento (Hickey & Strayer, 2020). A hipotensão é evitada para impedir a ocorrência de isquemia e trombose cerebrais. A hipertensão não controlada pode precipitar hemorragia cerebral, edema, hemorragia na incisão cirúrgica ou ruptura da reconstrução arterial. São utilizados medicamentos para reduzir a pressão arterial para os níveis anteriores. É necessário realizar um monitoramento cardíaco rigoroso, visto que esses pacientes com frequência apresentam doença da artéria coronária concomitante.

Após a EAC, utiliza-se um registro das observações neurológicas (ver Figura 61.5, no Capítulo 61) para monitorar e documentar os parâmetros de avaliação de todos os sistemas orgânicos, com atenção especial para o estado neurológico. O médico é notificado imediatamente se houver desenvolvimento de déficit neurológico. Deve-se suspeitar de formação de um trombo no local da endarterectomia de carótida se houver um súbito início recente de déficits neurológicos, como fraqueza em um dos lados do corpo. O paciente deve estar preparado para repetir a EAC.

A dificuldade na deglutição, a ocorrência de rouquidão ou outros sinais de disfunção dos nervos cranianos devem ser considerados. Lesão de nervo craniano é a complicação mais frequente após a EAC. O enfermeiro concentra-se na avaliação dos seguintes nervos cranianos: facial (VII), glossofaríngeo (IX), vago (X), espinal acessório (XI) e hipoglosso (XII). Deve-se esperar a formação de algum edema no pescoço após a cirurgia; todavia, o edema extenso e a formação de hematoma podem causar obstrução das vias respiratórias. Deve-se dispor de suprimentos de via respiratória de urgência, incluindo aqueles necessários para uma traqueostomia (Rich, Treat-Jacobson, DeVeaux et al., 2017). A Tabela 62.5 fornece mais informações sobre as possíveis complicações da cirurgia de carótida.

O manejo após a colocação de *stent* na carótida também exige monitoramento do estado neurológico e avaliação quanto à formação de hematoma (no local de cateterismo). O cateterismo é necessário para a avaliação dos pulsos bilaterais distalmente ao local de cateterismo. Em geral, os pacientes recebem alta no dia seguinte à colocação do *stent*, se não houver nenhuma complicação (Rich et al., 2017).

TABELA 62.5 Complicações selecionadas da endarterectomia carotídea (EAC) e intervenções de enfermagem.

Complicações	Características	Intervenções de enfermagem
Hematoma na incisão	Os hematomas grandes e de rápida expansão exigem tratamento de urgência. Os riscos incluem desvio traqueal e comprometimento das vias respiratórias. Se houver obstrução das vias respiratórias pelo hematoma, a incisão pode ser realizada à beira do leito	Monitorar o desconforto cervical e a expansão da ferida. Relatar a ocorrência de edema, sensação subjetiva de pressão no pescoço, dificuldade de respirar
Hipertensão arterial	A hipertensão mal controlada aumenta o risco de complicações pós-operatórias, incluindo hematoma e síndrome de hiperperfusão. Observa-se uma incidência aumentada de comprometimento neurológico e morte em consequência de hemorragia intracerebral. Pode estar relacionada com anormalidades induzidas (manipulação) cirurgicamente à sensibilidade dos barorreceptores caróticos	Ter em mente que o risco é maior nas primeiras 48 h após a cirurgia. Verificar a pressão arterial com frequência e relatar quaisquer desvios em relação aos valores basais. Administrar medicamentos, conforme prescrito, para reduzir a hipertensão arterial. Observar e relatar déficits neurológicos de início recente
Hipotensão pós-operatória	Tratado com reposição volêmica (se houver suspeita de hipovolemia) e infusão de doses baixas de fenilefrina (se ocorrer na vigência de normovolemia). Regride normalmente em 24 a 48 h. Os pacientes com hipotensão devem realizar eletrocardiogramas seriados para excluir a possibilidade de infarto agudo do miocárdio	Monitorar a pressão arterial e observar à procura de sinais e sintomas de hipotensão
Síndrome de hiperperfusão	Ocorre quando a autorregulação dos vasos cerebrais falha. As artérias acostumadas ao fluxo sanguíneo diminuído podem ficar permanentemente dilatadas; o fluxo sanguíneo aumentado após a endarterectomia de carótida associado à vasoconstrição insuficiente resulta em lesão ao leito capilar, edema e hemorragia. Em geral, ocorre 2 semanas depois da cirurgia	Observar quanto à ocorrência de cefaleia unilateral intensa, que melhora com a posição sentada ou em pé. Monitorar quaisquer alterações do nível de consciência ou confusão mental
Hemorragia intracerebral	Ocorre raramente; todavia, é frequentemente fatal ou resulta em grave comprometimento neurológico. Pode ser consequência da síndrome de hiperperfusão. O risco é aumentado com idade avançada, hipertensão, presença de estenose de alto grau, fluxo colateral deficiente e fluxo lento na região da artéria cerebral média	Monitorar o estado neurológico e relatar imediatamente quaisquer alterações do estado mental ou da função neurológica

Adaptada de Rich, K., Treat-Jacobson, D., DeVeaux, T. et al. Society for Vascular Nursing Practice and Research Committee. (2017). Society for Vascular Nursing-carotid endarterectomy (CEA) updated nursing clinical practice guideline. *Journal of Vascular Nursing*, 35(2), 90-111.

PROCESSO DE ENFERMAGEM

Paciente que se recupera de um acidente vascular encefálico isquêmico

A fase crítica de um AVE isquêmico pode durar de 1 a 3 dias, porém o monitoramento contínuo de todos os sistemas corporais é essencial enquanto o paciente necessitar de cuidados. O paciente que sofreu um AVE corre risco de múltiplas complicações, incluindo descondicionamento e outros problemas musculoesqueléticos, dificuldades na deglutição, disfunções intestinal e vesical, incapacidade de realizar o autocuidado e ruptura da pele. O manejo de enfermagem concentra-se no início imediato da reabilitação para quaisquer déficits.

Avaliação

Durante a fase crítica, deve-se manter um fluxograma neurológico para fornecer dados sobre as seguintes medidas importantes do estado clínico do paciente:

- Redução no nível de consciência ou na responsividade, conforme evidenciado pelo movimento, resistência a mudanças de posição e resposta à estimulação; orientação quanto a tempo, lugar e pessoas
- Alterações dos sinais vitais, com atenção especial à pressão arterial e à temperatura corporal; manutenção de ambas dentro dos parâmetros desejados
- Presença ou ausência de movimentos voluntários ou involuntários dos membros, tônus e força muscular, postura corporal e posição da cabeça
- Abertura dos olhos, tamanho comparativo das pupilas, reações pupilares à luz e posição ocular
- Coloração da face e dos membros; temperatura e umidade da pele
- Qualidade e frequência do pulso e da respiração; valores da gasometria arterial, quando indicado; temperatura corporal e pressão arterial
- Capacidade de falar
- Volume de líquidos ingeridos ou administrados; volume de urina excretada a cada 24 horas
- Presença de sangramento
- Monitoramento contínuo da saturação de oxigênio
- Monitoramento da glicemia.

Após a fase crítica, o enfermeiro avalia o estado mental (memória, duração de atenção, percepção, orientação, afeto, fala/linguagem), sensação/percepção (o paciente pode apresentar percepção diminuída da dor e da temperatura), controle motor (movimento dos membros superiores e inferiores), capacidade de deglutição, estado nutricional e de hidratação, integridade da pele, tolerância à atividade e funções intestinal e vesical. A avaliação de enfermagem contínua deve manter o foco em qualquer comprometimento na função das atividades diárias do paciente, visto que a qualidade de vida após a ocorrência de AVE está estreitamente relacionada com o estado funcional do paciente.

Diagnóstico

DIAGNÓSTICOS DE ENFERMAGEM

Com base nos dados da avaliação, os principais diagnósticos de enfermagem podem incluir os seguintes:

- Mobilidade prejudicada, associada a hemiparesia, perda do equilíbrio e da coordenação, espasticidade e lesão cerebral
- Dor aguda (ombro doloroso), associada à hemiplegia e ao desuso
- Comprometimento da capacidade de realizar higiene, comprometimento da capacidade de se arrumar, comprometimento da capacidade de se vestir, comprometimento da capacidade de se alimentar associados a sequelas do AVE
- Desconforto associado à alteração da recepção, transmissão ou integração sensitiva
- Deglutição prejudicada
- Micção prejudicada, associada a bexiga flácida, instabilidade do detrusor, confusão mental ou dificuldade de comunicação
- Constipação intestinal, associada a alteração do estado mental ou dificuldade de comunicação
- Confusão aguda associada a infarto cerebral
- Comunicação verbal prejudicada, associada à lesão cerebral
- Risco de integridade da pele prejudicada, associado a hemiparesia, hemiplegia ou mobilidade diminuída
- Processos familiares prejudicados, associados a doença catastrófica e sobrecarga dos cuidadores familiares
- Comprometimento da função sexual, associado a déficits neurológicos ou medo do fracasso.

PROBLEMAS INTERDEPENDENTES/ COMPLICAÇÕES POTENCIAIS

As complicações potenciais podem incluir as seguintes:

- Diminuição do fluxo sanguíneo cerebral, em decorrência da PIC elevada
- Aporte inadequado de oxigênio ao encéfalo
- Pneumonia
- Convulsão.

Planejamento e metas

Embora a reabilitação comece no dia em que o paciente sofreu o AVE, o processo é intensificado durante a convalescença e exige esforços coordenados da equipe. É útil para a equipe saber como o paciente era antes do AVE: suas doenças, capacidades, estado mental e emocional, características comportamentais e atividades de vida diária. Além disso, é útil para os profissionais da saúde conhecer a importância relativa dos preditores dos resultados do AVE (idade, escore NIHSS e nível de consciência por ocasião da admissão), a fim de fornecer metas realistas aos sobreviventes de um AVE e suas famílias (Powers et al., 2019).

As principais metas para o paciente (e a sua família) podem consistir em melhorar a mobilidade, evitar a dor no ombro, realizar o autocuidado, aliviar o desconforto, evitar a aspiração, obter as continências intestinal e vesical, diminuir a confusão, conseguir um meio de comunicação, manter a integridade da pele, restaurar as funções familiares, melhorar o desempenho sexual e não apresentar complicações.

Intervenções de enfermagem

Os cuidados de enfermagem assumem um impacto significativo sobre a recuperação do paciente. Com frequência, muitos sistemas orgânicos estão comprometidos em decorrência do AVE, e o cuidado consciencioso e as intervenções oportunas podem evitar complicações debilitantes. Durante e após a fase crítica, as intervenções de enfermagem concentram-se na pessoa como um todo. Além de proporcionar cuidados físicos, o enfermeiro incentiva e promove a recuperação, escutando o paciente e fazendo perguntas para avaliar o significado da experiência do AVE.

MELHORA DA MOBILIDADE E PREVENÇÃO DAS DEFORMIDADES ARTICULARES

O paciente com hemiplegia apresenta paralisia unilateral (paralisia em um dos lados do corpo). Quando há perda do controle dos músculos voluntários, os músculos flexores fortes exercem o controle sobre os extensores. O braço tende a ficar em adução (os músculos adutores são mais fortes que os abdutores) e a sofrer rotação interna. O cotovelo e o punho tendem a permanecer em flexão, a perna afetada tende a apresentar rotação externa na articulação do quadril e flexão no joelho, e o pé na articulação do tornozelo está em supinação e tende à flexão plantar.

O posicionamento correto é importante para evitar as contraturas; são utilizadas medidas para aliviar a pressão, ajudar na manutenção do bom alinhamento do corpo e impedir neuropatias compressivas, particularmente dos nervos ulnar e fibular. Como os músculos flexores são mais fortes que os extensores, uma tala colocada à noite no membro afetado pode evitar a flexão e manter o posicionamento correto durante o sono.

Prevenção da adução do ombro. Para evitar a adução do ombro afetado enquanto o paciente está no leito, usa-se um travesseiro sob a axila quando existe rotação externa limitada; isso mantém o braço afastado do tórax. Um travesseiro é colocado sob o braço, que fica na posição neutra (em ligeira flexão), com as articulações distais posicionadas em um nível mais elevado que as articulações mais proximais (i. e., o cotovelo é posicionado mais alto que o ombro, e o punho, por sua vez, é posicionado mais alto que o cotovelo). Isso ajuda a evitar a incidência de edema e fibrose articular resultante, que limitarão a amplitude de movimento, se o paciente readquirir o controle do braço (Figura 62.3).

Posicionamento da mão e dos dedos. Os dedos são posicionados de modo a ficar pouco flexionados. A mão é posicionada em leve supinação (as palmas para cima), que é a posição mais funcional. Se o membro superior estiver flácido, pode-se utilizar uma tala para apoiar o punho e a mão em uma posição funcional. Se o membro superior estiver espástico, não se utiliza um rolo de mão, visto que este estimula o reflexo de preensão. Nessa situação, uma tala dorsal para o punho é útil para deixar a palma da mão livre de pressão. Todos os esforços são envidados para evitar o edema da mão.

A espasticidade, principalmente na mão, pode constituir uma complicação incapacitante após a ocorrência de AVE. Foi constatado que a toxina botulínica do tipo A, quando injetada por via intramuscular nos músculos do punho e dos dedos, é efetiva para reduzir essa espasticidade (embora o efeito seja temporário, normalmente com duração de 2 a 4 meses). Esse tratamento também é efetivo para a espasticidade de membros inferiores (Sun, Chen, Fu et al., 2019). Outros tratamentos para espasticidade incluem alongamento, imobilização (em alguns pacientes) e medicamentos orais, como baclofeno e tizanidina (Teasell, Salbach, Foley et al., 2020).

Mudança de posição. O paciente deve ser trocado de posição a cada 2 horas. Para posicionar o paciente em decúbito lateral (deitado de lado), coloca-se um travesseiro entre as pernas antes de o paciente ser virado. Para promover o retorno venoso e evitar o edema, a parte superior da coxa não deve ser flexionada em ângulo agudo. O paciente pode ser virado de um lado para outro; todavia, se a sensação estiver comprometida, o tempo permanecido sobre o lado afetado deve ser limitado.

Quando possível, o paciente é posicionado em decúbito ventral por 15 a 30 minutos, várias vezes ao dia. Um pequeno travesseiro ou apoio é colocado sob a pelve, estendendo-se do nível do umbigo até o terço superior da coxa (Figura 62.4). Essa posição ajuda a promover a hiperextensão das articulações do quadril, que é essencial para a marcha normal e ajuda a evitar as contraturas de flexão dos joelhos e dos quadris. O decúbito ventral também ajuda a drenar as secreções brônquicas e evita as deformidades contraturais dos ombros e dos joelhos. Durante o posicionamento, é importante reduzir a pressão e mudar a posição com frequência para evitar a formação de lesões por pressão.

Estabelecimento de um programa de exercícios. Os membros afetados são exercitados passivamente e movimentados em sua amplitude de movimento total 4 a 5 vezes/dia, a fim de manter a mobilidade articular, readquirir o controle motor, impedir as contraturas no membro paralisado, evitar maior deterioração do sistema neuromuscular e melhorar a circulação. Os exercícios são úteis para a prevenção da estase venosa, que pode predispor o paciente a tromboembolismo venoso (TEV). O TEV inclui a trombose venosa profunda (TVP) e a embolia pulmonar (EP).

A repetição de uma atividade leva a novas vias no SNC e, por conseguinte, estimula novos padrões de movimento. No início, os membros estão flácidos. Se houver retesamento em qualquer área, os exercícios de amplitude de movimento devem ser realizados com mais frequência.

O paciente é observado à procura de sinais e sintomas que possam indicar EP ou carga de trabalho cardíaca excessiva durante o exercício, os quais incluem dispneia, dor torácica, cianose e frequência do pulso crescente com o exercício. Períodos curtos e frequentes de exercícios são sempre preferíveis a períodos mais longos com intervalos infrequentes. A regularidade do exercício é o aspecto mais importante. A melhora da força muscular e a manutenção da amplitude de movimento só podem ser alcançadas com exercícios realizados diariamente.

O paciente é incentivado e lembrado de exercitar o lado não afetado a intervalos durante todo o dia. É útil elaborar um horário por escrito para lembrar o paciente das atividades físicas. O enfermeiro supervisiona e apoia o paciente durante essas atividades. O paciente pode ser instruído a colocar a perna não afetada sob a perna afetada para ajudá-la a se mover quando virar e se exercitar. Os exercícios de flexibilidade, fortalecimento, coordenação, resistência e equilíbrio preparam

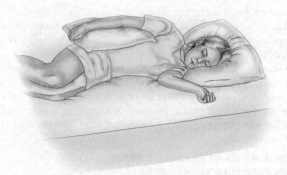

Figura 62.3 • Posicionamento correto para evitar a adução do ombro.

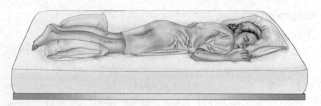

Figura 62.4 • A posição de decúbito ventral com travesseiro como apoio ajuda a impedir a flexão dos quadris.

o paciente para a deambulação. Os exercícios isométricos do músculo quadríceps e dos músculos glúteos (ver Boxe 37.4, no Capítulo 37) são iniciados precocemente para melhorar a força muscular necessária para a deambulação; são realizados pelo menos 5 vezes/dia, durante 10 minutos de cada vez.

Preparação para a deambulação. Tão logo seja possível, o paciente é auxiliado a sair do leito e a iniciar um programa de reabilitação ativo. O paciente é inicialmente instruído a manter o equilíbrio enquanto se senta e, em seguida, aprende a se equilibrar quando estiver em pé. Se o paciente tiver dificuldade de se equilibrar em pé, pode-se utilizar uma mesa inclinável, que traz o paciente lentamente a uma posição ereta. As mesas inclináveis são particularmente úteis para pacientes que estiveram em repouso no leito por um período prolongado e apresentam alterações ortostáticas da pressão arterial.

Se o paciente precisar de uma cadeira de rodas, o tipo dobrável com freios manuais é o mais prático, visto que possibilita ao paciente manipular a cadeira. A cadeira deve ser baixa o suficiente para possibilitar que o paciente a impulsione com o pé não afetado, e estreita o suficiente para viabilizar seu uso em casa. Quando o paciente é transferido da cadeira de rodas para outro lugar, os freios devem ser aplicados e travados de ambos os lados da cadeira.

O paciente geralmente está pronto para deambular tão logo alcance o equilíbrio em pé. As barras paralelas são úteis nesses primeiros esforços. Uma cadeira comum ou uma cadeira de rodas deve estar facilmente disponível, caso o paciente se sinta subitamente fatigado ou tenha tontura.

Os períodos de treinamento para deambulação devem ser curtos e frequentes. À medida que o paciente ganha força e confiança, uma bengala ajustável pode ser usada para apoio. Em geral, uma bengala de 3 ou 4 apoios fornece um suporte estável nas fases iniciais de reabilitação.

PREVENÇÃO DA DOR NO OMBRO

A incidência de dor no ombro após o AVE pode ser amplamente variável, mas estimou-se que possa ser tão alta quanto 84% (Zhou, Li, Lu et al., 2018). Essa dor pode impedir que os pacientes aprendam novas habilidades e afetar a sua qualidade de vida. A função do ombro é essencial para alcançar o equilíbrio e realizar transferência e atividades de autocuidado. Os problemas que podem surgir incluem distúrbios do manguito rotador, espasticidade dos músculos do ombro, ombro dolorido, subluxação do ombro e síndrome ombro-mão. O desenvolvimento de uma condição conhecida como síndrome de dor central também pode contribuir para a ocorrência da dor no ombro após um AVE.

Uma articulação do ombro flácido pode ser hiperestendida pelo uso de força excessiva ao virar o paciente ou em consequência de um movimento excessivamente vigoroso do braço e do ombro. Para evitar a dor do ombro, o enfermeiro nunca deve levantar o paciente pelo ombro flácido, tampouco tracionar o braço ou o ombro afetado. Deve-se evitar, também, o uso de polias acima da cabeça. Se o braço estiver paralisado, pode ocorrer subluxação (luxação incompleta) no ombro em consequência da hiperdistensão da cápsula articular e da musculatura pela força da gravidade quando o paciente se senta ou fica em pé nos estágios iniciais após a ocorrência do AVE. Isso provoca dor intensa. A síndrome ombro-mão (ombro doloroso e tumefação generalizada da mão) pode causar ombro congelado e, por fim, atrofia dos tecidos subcutâneos. Quando o ombro se torna rígido, costuma ficar dolorido.

Muitos problemas do ombro podem ser evitados pelo movimento e pelo posicionamento apropriados do paciente. O braço flácido é posicionado em uma mesa ou com travesseiros enquanto o paciente está sentado. Uma tipoia pode ser usada no braço flácido quando o paciente começa a deambular pela primeira vez, a fim de evitar que o ombro superior paralisado penda sem apoio. Os exercícios de amplitude de movimento são importantes na prevenção do ombro dolorido. Os movimentos excessivamente vigorosos do braço são evitados. O paciente é orientado a entrelaçar os dedos, colocar as palmas das mãos unidas e empurrar as mãos entrelaçadas lentamente para a frente, trazendo as escápulas também para a frente; em seguida, eleva ambas as mãos acima da cabeça. Isso deve ser repetido durante todo o dia. O paciente é instruído a flexionar o punho afetado a determinados intervalos e a mover todas as articulações dos dedos afetados. É incentivado a tocar, massagear, esfregar e observar ambas as mãos. É útil pressionar a parte posterior da mão firmemente contra uma superfície. A elevação do braço e da mão também é importante para evitar o edema pendente da mão. Os pacientes com dor contínua após tentativas de movimento e posicionamento podem necessitar de acréscimo de analgesia à terapia. Outros tratamentos podem incluir injeção na articulação do ombro com corticosteroides ou toxina botulínica tipo A, tipoia para ombro, acupuntura, estimulação elétrica, calor ou gelo e massagem dos tecidos moles (Teasell et al., 2020; Treister, Hatch, Cramer et al., 2017).

Os medicamentos são frequentemente úteis no manejo da dor que ocorre após o AVE. Entre os medicamentos utilizados, estão amitriptilina, gabapentina, lamotrigina e pregabalina (Teasell et al., 2020; Treister et al., 2017).

MELHORA DO AUTOCUIDADO

Tão logo possa se sentar, o paciente é incentivado a participar das atividades de higiene pessoal. Ele será auxiliado no estabelecimento de metas realistas; se possível, uma nova tarefa é acrescentada diariamente. A primeira etapa consiste em realizar todas as atividades de autocuidado no lado não afetado. Pentear o cabelo, escovar os dentes, barbear-se com um barbeador elétrico, tomar banho e comer são exemplos de atividades que podem ser realizadas com uma das mãos e devem ser estimuladas. Embora o paciente possa se sentir desajeitado inicialmente, essas habilidades motoras podem ser aprendidas pela repetição, e o lado não afetado se tornará mais forte com o uso. O enfermeiro precisa certificar-se de que o paciente não negligencie o lado afetado. Dispositivos de assistência ajudarão a compensar alguns dos déficits do paciente (Boxe 62.3). Uma pequena toalha é mais fácil de manusear para se secar depois do banho, e usar caixas de lenços de papel é mais prático que um rolo de papel higiênico.

O retorno da capacidade funcional é importante para a recuperação após a ocorrência de um AVE. Uma avaliação basal precoce da capacidade funcional, com um instrumento como a Medida de Independência Funcional (MIF™), é importante no planejamento da equipe e no estabelecimento de metas para o paciente. A MIF™ é um instrumento amplamente utilizado na reabilitação do AVE e fornece informações valiosas a respeito das funções motora, social e cognitiva. O moral do paciente pode melhorar se as atividades de deambulação forem realizadas com roupas de sair. A família é instruída a trazer roupas que sejam, de preferência, um número maior que o tamanho habitualmente utilizado. As roupas com fechos frontais ou laterais, ou com fechos de Velcro®, são as mais apropriadas. O paciente tem melhor equilíbrio se a maior parte das atividades de se vestir for realizada enquanto estiver sentado.

> **Boxe 62.3 Dispositivos auxiliares para melhorar o autocuidado após acidente vascular encefálico**
>
> **Dispositivos para tomar banho e se arrumar**
> - Assentos para chuveiro e banheira, estacionários ou com rodas
> - Barbeadores elétricos com cabeça a 90° para manuseio
> - Barras para apoio, tapetes antiderrapantes, chuveiros manuais
> - Esponja para banho com cabo longo.
>
> **Dispositivos para se vestir**
> - Calçadeiras de cabo longo
> - Fechos com Velcro®
> - Sapatos com cadarços elásticos.
>
> **Dispositivos para se alimentar**
> - Pratos com borda alta, para evitar que os alimentos saiam do prato
> - Toalha antiderrapante para estabilizar os pratos
> - Utensílios de cabo longo, para acomodar uma preensão fraca.
>
> **Dispositivos para mobilidade**
> - Bengalas, andadores, cadeiras de rodas
> - Dispositivos de transferência, como pranchas de transferência e cintos.
>
> **Dispositivo para o vaso sanitário**
> - Assento do vaso sanitário elevado
> - Barras laterais próximas ao vaso sanitário.

Problemas de percepção podem fazer o paciente ter dificuldade em se vestir sem ajuda, dada a incapacidade de adequar a roupa às partes do corpo. Para ajudar o paciente, o enfermeiro pode tomar providências, a fim de manter o ambiente organizado e sem desordem, visto que o paciente com problema perceptivo se distrai com facilidade. As roupas são colocadas do lado afetado, na ordem em que vão ser vestidas. Um espelho grande para se vestir promove o reconhecimento do que o paciente está vestindo no lado afetado. O paciente precisa fazer muitos movimentos compensatórios ao se vestir, os quais podem produzir fadiga e torções dolorosas dos músculos intercostais. Devem-se proporcionar apoio e estímulo para evitar que o paciente fique excessivamente fatigado e desanimado. Mesmo com um treinamento intensivo, nem todos os pacientes conseguem ser independentes para se vestir.

ADAPTAÇÃO DO PACIENTE ÀS ALTERAÇÕES FÍSICAS

Os pacientes com campo de visão reduzido devem ser abordados pelo lado em que a percepção visual está intacta. Todos os estímulos visuais (p. ex., relógio, calendário, televisão) devem ser colocados desse lado. O paciente pode ser orientado a virar a cabeça na direção do campo visual deficiente para compensar essa perda. O enfermeiro deve estabelecer contato ocular com o paciente e chamar a sua atenção para o lado afetado, estimulando-o a mover a cabeça. Ela também pode ficar de pé em uma posição que estimule o paciente a se mover ou a se virar para visualizar quem está no quarto. O aumento da iluminação natural ou artificial no quarto e o uso de óculos são importantes para auxiliar a melhorar a visão.

O paciente com hemianopsia homônima vira-se na direção oposta ao lado afetado do corpo e tende a negligenciar esse lado e o seu respectivo espaço; isso é conhecido como amorfossíntese. Nesses casos, o paciente não consegue ver o alimento em metade da bandeja, e somente metade do quarto é visível. É importante que o enfermeiro lembre constantemente o paciente sobre a existência do outro lado do corpo, mantenha o alinhamento dos membros e, se possível, posicione os membros de modo que o paciente possa vê-los.

AUXÍLIO NA NUTRIÇÃO

O AVE pode resultar em **disfagia** (dificuldade na deglutição), dado o comprometimento da função da boca, da língua, do palato, da laringe, da faringe ou da parte superior do esôfago. Os pacientes devem ser observados quanto à ocorrência de paroxismos de tosse, alimentos escorrendo ou acumulando-se de um lado da boca, alimentos retidos por um longo período na boca ou regurgitação nasal ao deglutir líquidos. Por causa das dificuldades de deglutição, o paciente corre risco de aspiração, pneumonia, desidratação e desnutrição.

Deve-se efetuar a avaliação da capacidade de deglutição o mais cedo possível após a chegada do paciente ao serviço de emergência (de preferência, nas primeiras 4 a 24 horas). Ela é realizada antes de ser permitida qualquer ingestão oral. Um fonoaudiólogo examinará a capacidade de deglutição do paciente, porém o enfermeiro também pode realizar uma avaliação utilizando um instrumento validado e confiável (Stroke Foundation, 2019).

Se estiver parcialmente comprometida, a função de deglutição pode retornar com o passar do tempo, ou o paciente pode ser orientado sobre técnicas alternativas de deglutição, aconselhado a ingerir porções menores de alimento e orientado quanto aos tipos de alimentos mais fáceis de deglutir. Pode ser iniciada uma dieta líquida espessa ou pastosa, visto que esses alimentos são mais fáceis de deglutir que os líquidos ralos. Deve-se colocar o paciente na posição sentada ereta, de preferência fora do leito, em uma cadeira, e instruí-lo a baixar o queixo em direção ao tórax ao deglutir, pois isso ajudará a evitar a aspiração. A dieta pode ser avançada à medida que o paciente se torna mais habilidoso na deglutição. Caso não se consiga retomar a ingestão, coloca-se um tubo de alimentação gastrintestinal para alimentações contínuas e administração de medicamentos.

Os tubos enterais podem ser nasogástricos (posicionados no estômago) ou nasoenterais (colocados no duodeno) para reduzir o risco de aspiração. As responsabilidades de enfermagem na alimentação incluem elevar a cabeceira do leito a pelo menos 30° para evitar a aspiração, verificar a posição do tubo antes da alimentação, garantir que o balão do tubo de traqueostomia (se estiver em posição) esteja inflado e administrar lentamente a alimentação pelo tubo. O tubo é aspirado periodicamente para assegurar que os alimentos estejam passando para o trato gastrintestinal. Os alimentos retidos ou residuais aumentam o risco de aspiração. Os pacientes com alimentos retidos podem beneficiar-se da colocação de um tubo de gastrostomia ou de um tubo de gastrostomia endoscópica percutânea. No paciente com tubo de alimentação, o tubo deve ser posicionado no duodeno, para reduzir o risco de aspiração. Para alimentações a longo prazo, prefere-se um tubo de gastrostomia (ver Capítulo 39).

OBTENÇÃO DOS CONTROLES INTESTINAL E VESICAL

Após sofrer um AVE, o paciente pode apresentar incontinência urinária transitória, em decorrência de confusão mental, impossibilidade de comunicar suas necessidades e incapacidade de usar o urinol ou a comadre, dado o comprometimento dos controles motor e postural. Em certas ocasiões, após um AVE, a bexiga torna-se atônica, com comprometimento da sensação em resposta ao enchimento da bexiga. Às vezes, há perda ou diminuição do controle do esfíncter urinário externo. Durante esse período, efetua-se o cateterismo intermitente com técnica estéril. Quando o tônus muscular aumenta e os reflexos tendinosos profundos retornam, o tônus vesical aumenta, e pode haver desenvolvimento de espasticidade da bexiga. Como a percepção do paciente está alterada, a incontinência ou a retenção urinária persistente podem constituir um sintoma de lesão cerebral bilateral. O padrão de micção é analisado, e o urinol ou comadre é oferecido de acordo com o padrão ou horário observado. A postura ereta e a posição de pé são úteis para os homens durante esse aspecto da reabilitação.

Os pacientes podem ter problemas com o controle intestinal, particularmente constipação intestinal. A não ser que haja alguma contraindicação, devem ser fornecidas dieta rica em fibras e ingestão adequada de líquidos (2 a 3 ℓ/dia), e deve-se estabelecer um horário regular (em geral, depois do desjejum) para o uso do banheiro.

MELHORA DOS PROCESSOS DE PENSAMENTO

Após sofrer um AVE, o paciente pode apresentar problemas com déficits cognitivos, comportamentais e emocionais relacionados com a lesão cerebral. Todavia, em muitos casos, é possível recuperar um grau considerável de função, visto que nem todas as áreas do encéfalo estão igualmente danificadas; algumas permanecem mais intactas e funcionais que outras.

Após a avaliação que delineia os déficits do paciente, o neuropsicólogo, em colaboração com o médico, o psiquiatra, o enfermeiro e outros profissionais, organiza um programa de treinamento utilizando retreinamento cognitivo-perceptivo, visualização orientada, orientação quanto à realidade e procedimentos de fornecimento de pistas para compensar as perdas. Técnicas específicas utilizadas podem ser convencionais, assistidas por computador ou baseadas em realidade virtual.

O papel do enfermeiro é promover apoio. O enfermeiro faz uma revisão dos resultados dos exames neuropsicológicos, observa o desempenho e o progresso do paciente, fornece um *feedback* positivo e, o que é mais importante, transmite uma atitude de confiança e esperança. As intervenções capitalizam as forças pessoais do paciente e suas habilidades remanescentes, tentando, ao mesmo tempo, melhorar o desempenho das funções afetadas. Outras intervenções assemelham-se àquelas para melhorar a função cognitiva após um traumatismo cranioencefálico (ver Capítulo 63).

MELHORA DA COMUNICAÇÃO

A afasia, que prejudica a capacidade de se expressar e de compreender o que está sendo dito, pode tornar-se evidente de diversas maneiras. A área cortical, responsável pela integração das numerosas vias necessárias para a compreensão e a formulação da linguagem, é denominada *área de Broca*. Localizada em uma convolução adjacente à artéria cerebral média, essa área é responsável pelo controle das combinações dos movimentos musculares necessários para articular cada palavra. Por sua proximidade à área motora esquerda, um distúrbio na área motora com frequência afeta a área da fala. Isso explica por que muitos pacientes que estão paralisados do lado direito (por causa de dano ou lesão ao lado esquerdo do encéfalo) não podem falar, ao passo que aqueles que são paralisados do lado esquerdo têm menor probabilidade de apresentar distúrbios da fala.

O fonoaudiólogo avalia as necessidades de comunicação do paciente acometido que sofreu AVE, descreve o déficit preciso e sugere o melhor método global de comunicação. A maioria das estratégias de intervenção de linguagem pode ser individualizada para cada paciente. Espera-se que o paciente tenha uma participação ativa no estabelecimento das metas.

A pessoa com afasia pode tornar-se deprimida. A incapacidade de conversar ao telefone, mandar mensagem, responder a uma pergunta ou participar da conversa frequentemente provoca raiva, frustração, medo do futuro e desamparo. As intervenções de enfermagem incluem estratégias para tornar a atmosfera propícia à comunicação. Isso inclui ser sensível às reações e às necessidades do paciente e responder a elas de maneira apropriada, tratando sempre o paciente como um adulto. O enfermeiro deve fornecer um forte apoio emocional e compreensão para aliviar a ansiedade e a frustração do paciente.

Um erro comum que pode ser cometido pelo enfermeiro ou outro profissional da saúde é completar os pensamentos ou as frases do paciente. Isso deve ser evitado, visto que faz o paciente ficar mais frustrado em não poder falar e pode prejudicar seus esforços em elaborar pensamentos e completar frases. Um horário consistente, rotinas e repetições ajudam o paciente a funcionar, apesar dos déficits significativos. Uma cópia por escrito dos horários de todos os dias, um folheto com informações pessoais (data de nascimento, endereço, nomes dos familiares), listas de verificação e listas gravadas ajudam a melhorar a memória e a concentração do paciente. O paciente também pode se beneficiar de um quadro para comunicação (eletrônico ou por escrito) que tenha figuras sobre necessidades comuns e frases e possa ser traduzido em qualquer língua.

Ao conversar com o paciente, é importante que o enfermeiro obtenha a sua atenção, fale devagar e mantenha a linguagem das instruções consistente. Uma instrução deve ser transmitida de cada vez, dando tempo para que o paciente possa processar o que foi dito. O uso de gestos pode melhorar a compreensão. Falar é pensar alto, e a ênfase é no pensamento. Ouvir e separar as mensagens recebidas exige esforço mental; o paciente precisa lutar contra a inércia mental e necessita de tempo para organizar uma resposta.

Ao trabalhar com pacientes com afasia, o enfermeiro precisa lembrar-se de conversar com eles durante as atividades de cuidado. Isso proporciona contato social ao paciente. O Boxe 62.4 descreve os aspectos a serem lembrados na comunicação com o paciente portador de afasia.

Boxe 62.4 — Comunicação com paciente portador de afasia

- Ficar de frente para o paciente e estabelecer contato ocular
- Falar de modo claro e não apressado, com tom de voz normal
- Usar frases curtas e fazer pausas entre as frases para possibilitar que o paciente tenha tempo de compreender o que está sendo dito
- Limitar a conversação a assuntos práticos e concretos
- Usar gestos, figuras, objetos e escrita
- Quando o paciente usar e manusear um objeto, nomear o objeto. Isso ajuda a associar as palavras com o objeto ou a ação
- Ser coerente no uso das mesmas palavras e gestos toda vez que fornecer instruções ou fizer uma pergunta
- Manter os ruídos e sons estranhos em nível mínimo. Um fundo muito ruidoso pode distrair o paciente ou dificultar o entendimento da mensagem que está sendo transmitida.

MANUTENÇÃO DA INTEGRIDADE DA PELE

O paciente que sofreu AVE pode correr risco de ruptura da pele e dos tecidos, devido à sensação alterada e à incapacidade de responder à pressão e ao desconforto mudando de posição ou movimentando-se. A prevenção da ruptura da pele e dos tecidos exige uma avaliação frequente da pele, com ênfase nas áreas ósseas e partes pendentes do corpo. Durante a fase crítica, pode-se utilizar um leito especial (p. ex., um leito com baixa perda de ar) até que o paciente possa se mover independentemente ou ajudar no movimento.

Deve-se estabelecer um horário de mudança de posição (p. ex., a cada 2 horas), mesmo quando são utilizados dispositivos de alívio de pressão para evitar a ruptura da pele e dos tecidos. Quando o paciente é posicionado ou virado, deve-se ter cuidado para reduzir ao mínimo as forças de cisalhamento e atrito, que causam lesão aos tecidos e predispõem a pele à ruptura.

A pele do paciente deve ser mantida limpa e seca; a massagem suave da pele saudável (não avermelhada) e a nutrição adequada são outros fatores que ajudam a manter a integridade da pele e dos tecidos.

MELHORA DO ENFRENTAMENTO FAMILIAR

Os membros da família desempenham um importante papel na recuperação do paciente e são incentivados a participar das sessões de ensino e a usar sistemas de apoio que ajudarão a controlar os estresses físico e emocional associados aos cuidados do paciente. Envolver outras pessoas nos cuidados ao paciente e fornecer instruções sobre técnicas de controle do estresse e métodos de manutenção da saúde pessoal também facilitam o enfrentamento da família.

A família pode ter dificuldade em aceitar a incapacidade do paciente e pode não ser realista em suas expectativas. Os familiares recebem informações sobre os resultados esperados e são aconselhados a evitar realizar atividades que o paciente é capaz de fazer sozinho. Eles são assegurados de que seu amor e interesse fazem parte da terapia do paciente.

A família precisa ser informada de que a reabilitação do paciente com hemiplegia exige muitos meses, e que o progresso pode ser lento. Os ganhos alcançados pelo paciente no hospital ou na unidade de reabilitação precisam ser mantidos. Todos os cuidadores devem abordar o paciente com uma atitude otimista e de apoio, concentrando-se nas capacidades remanescentes do paciente. A equipe de reabilitação, a equipe médica e de enfermagem, o paciente e sua família devem estar, todos, envolvidos no estabelecimento de metas passíveis de serem alcançadas pelo paciente em casa.

A maioria dos parentes de pacientes com AVE lida melhor com alterações físicas do que com os aspectos emocionais dos cuidados. A família deve estar preparada para esperar episódios ocasionais de labilidade emocional. O paciente pode rir ou chorar facilmente ou sem motivo (afeto pseudobulbar), bem como pode ficar irritado e exigente ou deprimido e confuso. O enfermeiro pode explicar aos familiares que o riso do paciente não significa necessariamente felicidade; nem o choro, tristeza; e que a labilidade emocional costuma melhorar com o passar do tempo.

O cuidado centrado na família envolve a consideração dos pacientes e dos cuidadores familiares como uma unidade. Os enfermeiros podem avaliar os pontos fortes dos cuidadores e a capacidade de proporcionar o cuidado. Essa avaliação deve ser um processo contínuo, pois as necessidades sofrem alterações durante todo o período de hospitalização e a estadia para a reabilitação. Fornecer informações a respeito de recursos comunitários, cuidados temporários e cuidados diários para adultos e das questões de saúde mental (para o paciente que sofreu um AVE e para os cuidadores) ajudará na transição para o domicílio.

AUXÍLIO AO PACIENTE PARA ENFRENTAR A DISFUNÇÃO SEXUAL

O desempenho sexual pode ser profundamente alterado pelo AVE. Embora as pesquisas nessa área de manejo do AVE sejam limitadas, parece que os pacientes que sofreram um AVE consideram importante a função sexual, e muitos deles apresentam disfunção sexual, a qual é atribuída a diversos fatores após a ocorrência de AVE. Podem existir razões clínicas para a disfunção (déficits neurológicos e cognitivos, doenças prévias, medicamentos), bem como vários fatores psicossociais, incluindo depressão. Um AVE é uma enfermidade tão catastrófica que o paciente vivencia a perda da autoestima e de seu valor como pessoa no que se refere à sua vida sexual. Esses fatores psicossociais desempenham um importante papel na determinação do estímulo, da atividade e da satisfação sexuais após um AVE.

Os enfermeiros no ambiente de reabilitação desempenham um papel fundamental ao iniciar um diálogo entre o paciente e seu parceiro ou parceira a respeito da sexualidade após um AVE. As avaliações em profundidade para determinar a história sexual antes e depois do AVE devem ser seguidas de intervenções apropriadas. As intervenções para o paciente e seu parceiro ou parceira enfocam o fornecimento de informações relevantes, orientação, tranquilização, ajuste dos medicamentos, aconselhamento sobre as habilidades de enfrentamento, sugestões para posições sexuais alternativas e meio de expressão e satisfação sexuais.

MONITORAMENTO E MANEJO DE COMPLICAÇÕES POTENCIAIS

Diminuição do fluxo sanguíneo cerebral devido à PIC elevada, com consequente aporte de oxigênio inadequado ao encéfalo, convulsões e pneumonia constituem possíveis complicações em qualquer paciente que tenha sofrido AVE isquêmico. Quanto mais grave for o AVE (i. e., mais alto for o valor da NIHSS), maior será o risco de complicações.

Durante a fase crítica dos cuidados, utiliza-se um fluxograma neurológico (ver Figura 61.5, no Capítulo 61) para monitorar e documentar os parâmetros de avaliação. As alterações na pressão arterial, no pulso e na respiração são clinicamente importantes, visto que sugerem elevação da PIC, e devem ser relatadas imediatamente. Se houver desenvolvimento de sinais e sintomas de pneumonia, são obtidas culturas para identificar os microrganismos, de modo a administrar os antibióticos apropriados.

PROMOÇÃO DE CUIDADOS DOMICILIAR, COMUNITÁRIO E DE TRANSIÇÃO

Orientação do paciente sobre autocuidados. A orientação ao paciente e à família representa um componente fundamental na recuperação de um AVE. O enfermeiro fornece instruções sobre o AVE, suas causas e prevenção, bem como sobre o processo de reabilitação. Tanto nas instituições de cuidados críticos quanto nas de reabilitação, o foco é orientar o paciente a retomar o autocuidado máximo possível. Isso pode incluir o uso de dispositivos auxiliares ou a modificação do ambiente domiciliar para ajudar o paciente a conviver com uma incapacidade.

O terapeuta ocupacional pode ser valioso para avaliar o ambiente domiciliar e recomendar modificações, a fim de ajudar o paciente a tornar-se mais independente. Por exemplo, um chuveiro é mais conveniente que uma banheira para o paciente com hemiplegia, visto que a maioria dos pacientes não tem força suficiente para se sentar e se levantar em uma banheira. Sentar-se em um banco de altura média com pés de borracha com ventosas possibilita que o paciente se banhe com mais facilidade. Uma escova de banho de cabo longo com recipiente de sabão é útil para o paciente em que apenas uma das mãos é funcional. Se não houver disponibilidade de chuveiro, pode ser posto um banco na banheira, e pode-se acoplar um chuveirinho manual à torneira. Barras para apoio das mãos podem ser colocadas ao longo da banheira e do vaso sanitário. Outros dispositivos auxiliares incluem utensílios especiais para comer, arrumar-se, vestir-se e escrever (ver Boxe 62.3).

Um programa de fisioterapia pode ser benéfico, podendo ser realizado no próprio domicílio ou em um ambulatório. A terapia de movimento induzido por contenção tem sido utilizada na reabilitação do AVE e envolve a contenção do membro superior menos afetado e o treinamento intenso do membro mais afetado. A terapia assistida por robótica utiliza o treinamento sensorimotor do membro superior. Esse método possibilita que os pacientes treinem sem a presença de um terapeuta. Outras técnicas incluem o uso de aplicativos de realidade virtual e *videogames*, estimulação elétrica funcional/neuromuscular/transcutânea de nervos, estimulação magnética transcraniana e deambulação com suporte do peso corporal e treinamento em esteira rolante para ajudar a recuperação (Veteran's Administration/Department of Defense, The Management of Stroke Rehabilitation Work Group, 2019).

CUIDADOS CONTÍNUOS E DE TRANSIÇÃO

Uma diversidade de modelos de cuidados de transição está sendo utilizada em pacientes com AVE. Algumas evidências apoiam resultados positivos com o uso de cuidados de transição, mas são necessárias mais pesquisas e padronização das intervenções para a confirmação. Um modelo que está sendo investigado atualmente é o modelo centrado no paciente. Esse modelo inclui uma chamada telefônica 2, 30 e 60 dias após a alta hospitalar. As chamadas são feitas por um enfermeiro ou outro profissional da saúde habilitado. Os pacientes são examinados no ambulatório 2 semanas após a alta hospitalar (Bushnell, Duncan, Lycan et al., 2018). Dependendo dos déficits neurológicos específicos decorrentes do AVE, o paciente em casa pode necessitar dos serviços de vários profissionais da saúde. Com frequência, o enfermeiro coordena os cuidados domiciliares para o paciente e considera as numerosas necessidades educacionais dos cuidadores familiares e dos pacientes. A família (com frequência, o cônjuge) também necessita de orientação, bem como de assistência no planejamento e fornecimento dos cuidados.

A família é avisada de que o paciente pode se cansar facilmente, pode ficar irritado e contrariado com pequenos eventos e pode ter menos interesse por eventos que o esperado. Os problemas emocionais associados ao AVE frequentemente estão relacionados com a disfunção da fala e a frustração de não ser capaz de se comunicar. O fonoaudiólogo viabiliza o envolvimento da família e oferece instruções práticas aos familiares para ajudar o paciente entre as sessões de terapia.

A depressão é um problema grave e comum (que aumenta a mortalidade) no paciente que sofreu AVE. Aproximadamente um terço dos pacientes que sofreu um AVE apresentará depressão. Os fatores de risco incluem gênero (mais prevalente em mulheres), história pregressa de depressão, comprometimento físico ou cognitivo, ansiedade, afasia e gravidade do AVE (Villa, Ferrari & Moretti, 2018). Como a duração das estadias hospitalares foi abreviada, a depressão pode não ser identificada na condição aguda. Os enfermeiros em todos os ambientes de cuidados devem identificar os pacientes que podem correr risco de depressão ou apresentar sintomas depressivos. Na residência ou no ambiente de reabilitação, os enfermeiros podem estar envolvidos nos cuidados de coordenação e de encaminhamento de pacientes e da família a recursos apropriados. A família pode ajudar continuando a oferecer apoio ao paciente e fornecendo reforço positivo em relação ao progresso realizado. Pode ser prescrita terapia antidepressiva, que pode ser de auxílio na recuperação do AVE (Elzib, Pawloski, Ding et al., 2019).

Os grupos de apoio comunitários para pacientes que sofreram AVE podem possibilitar que o paciente e a família aprendam com outros que passaram por problemas semelhantes e compartilhem suas experiências. Os grupos de apoio se dão por meio de encontros pessoais, bem como programas de apoio pela internet. O paciente é incentivado a continuar praticando seus *hobbies* e atividades recreativas e de lazer e a manter contato com os amigos para evitar o isolamento social. Todos os enfermeiros que lidam com o paciente devem incentivá-lo a manter-se ativo, aderir ao programa de exercícios e permanecer o mais autossuficiente possível.

O enfermeiro deve reconhecer os efeitos potenciais do papel do cuidador familiar sobre a família. Nem todas as famílias têm habilidades para o enfrentamento adaptativo e a estrutura psicológica adequada necessárias para os cuidados a longo prazo de outra pessoa. O cônjuge do paciente pode ser mais velho e ter suas próprias preocupações de saúde; em algumas situações, o paciente pode ter sido o prestador de cuidados ao cônjuge. O cônjuge pode ter de assumir novos papéis e responsabilidades na relação e nos cuidados da casa. Ele também pode experimentar uma sensação de perda (de liberdade e de tempo de lazer, bem como da relação conjugal) e pode apresentar isolamento social e ônus financeiros. É comum haver depressão nos cuidadores de pacientes que sobreviveram a um AVE, com taxas de aproximadamente 40% registradas mundialmente (Loh, Tan, Zhang et al., 2017). Os enfermeiros devem avaliar os cuidadores à procura de manifestações de depressão (Byun, Evans, Sommers et al., 2019). Ver Perfil de pesquisa de enfermagem no Boxe 62.5.

Os cuidadores familiares podem necessitar de lembretes para atender às suas próprias preocupações de saúde e bem-estar. Mesmo os saudáveis podem considerar difícil manter um horário que contemple a sua disponibilidade o dia inteiro. O enfermeiro incentivará a família a procurar serviços de cuidados temporários (cuidados planejados a curto prazo para aliviar a família dos cuidados contínuos durante 24 horas), que podem estar disponíveis em um centro de cuidados diários para adultos. Alguns hospitais também oferecem cuidados temporários nos fins de semana, que podem proporcionar aos cuidadores familiares um tempo necessário para cuidarem de si próprios. O enfermeiro envolvido nos cuidados domiciliares e contínuos também precisa lembrar ao paciente e à família da necessidade de cuidados temporários, bem como da promoção contínua da saúde e de práticas de triagem.

Reavaliação

Entre os resultados esperados, estão:
1. O paciente obtém melhor mobilidade.
    a. Evita deformidades (contraturas e queda do pé).
    b. Participa de programas de exercícios prescritos.
    c. Obtém o equilíbrio sentado.
    d. Utiliza o lado não afetado para compensar a perda de função do lado hemiplégico.

Boxe 62.5 — PERFIL DE PESQUISA DE ENFERMAGEM
Identificação precoce de depressão em cuidadores de sobreviventes a acidentes vasculares encefálicos (AVEs)

Byun, E., Evans, L., Sommers, M. et al. (2019). Depressive symptoms in caregivers immediately after stroke. *Topics in Stroke Rehabilitation, 26*(3), 187-194.

Finalidade

Nas primeiras semanas após um AVE, os cuidadores enfrentam muitos desafios e lidam com intenso estresse de atender o sobrevivente. O reconhecimento dos cuidadores que correm maior risco de desenvolver depressão precocemente após a alta hospitalar pode resultar em menos sintomas e melhora da saúde e da qualidade de vida desses cuidadores. A saúde a longo prazo dos cuidadores de sobreviventes a AVEs é importante; o comprometimento da saúde prejudica a capacidade deles de atuar como cuidadores. O propósito desse estudo foi identificar características dos cuidadores e dos sobreviventes a AVEs associadas a sintomas depressivos nos cuidadores nas primeiras semanas após um AVE de um familiar.

Metodologia

O estudo usou metodologia exploratória longitudinal e prospectiva. Os participantes constituíram uma amostra de conveniência de 63 cuidadores de sobreviventes (adultos mais velhos) a AVEs que foram diagnosticados com AVE isquêmico ou hemorrágico novo ou recorrente nas 2 semanas anteriores. Eles foram recrutados em unidades de cuidados agudos urbanas. Os cuidadores foram convocados para o estudo 2 semanas após o AVE (T1) e revisitados 4 semanas depois (T2). Os sintomas de depressão foram avaliados pelo Patient Health Questionnaire (PHQ-9). O PHQ-9 é uma escala com nove itens utilizada como ferramenta de rastreamento de depressão maior e menor. Incerteza, estresse, capacidade de enfrentamento, suporte social, doença crônica e informações sociodemográficas foram determinados. O estresse percebido foi aferido pela Perceived Stress Scale. O estresse fisiológico foi mensurado pelos níveis salivares de cortisol pela manhã e à noite. A capacidade funcional do sobrevivente ao AVE foi medida pelo Barthel Index, uma escala com 10 itens. Além disso, foram coletadas informações sociodemográficas e características clínicas dos sobreviventes ao AVE (gravidade do AVE, existência de incapacidade de comunicação e dias transcorridos desde o AVE).

Achados

O estudo começou com 63 cuidadores. No segundo momento de avaliação (T2), 13 sobreviventes ao AVE haviam falecido, 3 cuidadores abandonaram o estudo e outros 7 não compareceram ao acompanhamento. Um total de 40 cuidadores completaram a avaliação no segundo momento (T2). As idades dos cuidadores variaram de 30 a 89 anos (média = 56,92 anos). As idades dos sobreviventes ao AVE variaram de 65 a 95 anos (média = 75,92 anos). Mais da metade (57%) dos cuidadores apresentaram pelo menos sintomas depressivos leves nas primeiras semanas de prestação de cuidados. Seis semanas após o AVE, 40% continuavam apresentando sintomas depressivos. Aproximadamente 30% apresentaram sintomas pelo menos moderados de depressão nos dois momentos (T1 e T2). Sintomas depressivos mais graves foram correlacionados a níveis salivares elevados de cortisol à noite, mas não foram correlacionados aos níveis pela manhã. Características associadas a mais sintomas depressivos nas seis primeiras semanas após um AVE incluíram incertezas do cuidador, estresse percebido, enfrentamento, suporte social, raça, rendimentos, tempo gasto na prestação de cuidados, condições funcionais e etnia do sobrevivente ao AVE.

Implicações para a enfermagem

O estudo constatou que os sintomas depressivos nessa amostra de cuidadores eram comuns nas primeiras semanas de prestação de cuidados. É importante que os enfermeiros compreendam a experiência de ser um cuidador e o risco dos pacientes e de seus cuidadores de desenvolver depressão. A identificação pertinente das características associadas a cuidadores que desenvolvem depressão pode ajudar no reconhecimento precoce das pessoas que correm risco. Se esses cuidadores receberam intervenções apropriadas e suporte adicional logo após a alta para casa, eles podem apresentar menos sintomas depressivos e maior qualidade de vida. Os profissionais de enfermagem devem participar do processo de alta para casa e podem ajudar os cuidadores a se adaptar e se preparar para suas novas funções e desafios.

---

2. O paciente relata ausência de dor no ombro.
   a. Apresenta mobilidade do ombro; exercita o ombro.
   b. Eleva o braço e a mão a determinados intervalos.
3. O paciente realiza o autocuidado; realiza os cuidados de higiene; utiliza equipamento auxiliar.
4. O paciente demonstra as técnicas para compensar o desconforto dos déficits sensoriais, como virar a cabeça para ver as pessoas e os objetos.
5. O paciente mostra deglutição segura.
6. O paciente obtém um padrão habitual de eliminação intestinal e vesical.
7. O paciente participa do programa de melhora cognitiva.
8. O paciente demonstra melhor comunicação.
9. O paciente mantém a pele intacta, sem ruptura.
   a. Apresenta turgor cutâneo dentro dos limites normais.
   b. Participa das atividades de mudança de posição e de posicionamento.
10. Os familiares demonstram atitudes e mecanismos de enfrentamento positivos.
    a. Incentivam o paciente no programa de exercícios.
    b. Participam ativamente do processo de reabilitação.
    c. Contatam programas de serviços temporários ou se organizam entre si para assumir algumas responsabilidades dos cuidados.
11. O paciente desenvolve abordagens alternativas para a expressão sexual.
12. Ausência de complicações.
    a. Apresenta valores da PIC nos limites normais.
    b. Não apresenta sinais nem sintomas de pneumonia.

ACIDENTE VASCULAR ENCEFÁLICO HEMORRÁGICO

Os AVEs hemorrágicos são causados primariamente por hemorragia intracerebral (10%) e hemorragia subaracnóidea (3%); além disso, também são causados pelo sangramento para o tecido cerebral, os ventrículos ou o espaço subaracnóideo (Norris, 2019). A hemorragia intracerebral primária em consequência da ruptura espontânea de pequenos vasos é responsável por aproximadamente 80% dos casos de AVE hemorrágico e é motivada principalmente pela hipertensão não controlada. A hemorragia subaracnóidea resulta da ruptura de um aneurisma intracraniano (discutido mais adiante, neste capítulo) (Hickey & Strayer, 2020; Virani et al., 2020).

Uma causa comum de hemorragia intracerebral primária no indivíduo idoso é a angiopatia amiloide cerebral, que envolve uma lesão causada pelo depósito de proteína beta-amiloide nos vasos sanguíneos de pequeno e de médio calibres do encéfalo. A angiopatia amiloide cerebral torna esses vasos sanguíneos frágeis e propensos a sangramentos. A hemorragia intracerebral secundária está associada a malformações arteriovenosas (MAV), traumatismo, neoplasias intracranianas ou determinadas substâncias (p. ex., agentes anticoagulantes, cocaína ou anfetaminas). Foi relatada uma taxa de mortalidade elevada de até 50% após a ocorrência de hemorragia intracraniana (Hickey & Strayer, 2020; Norris, 2019). Pacientes que sobrevivem à fase crítica dos cuidados normalmente apresentam déficits mais graves e uma etapa de recuperação mais longa, em comparação com pacientes que sofreram AVE isquêmico.

Fisiopatologia

A fisiopatologia do AVE hemorrágico depende da causa e do tipo subjacente de distúrbio vascular encefálico. Ocorrem sintomas quando a hemorragia primária, o aneurisma ou a MAV exerce pressão sobre os nervos cranianos ou o tecido cerebral adjacentes, ou, de maneira mais dramática, quando o aneurisma ou a MAV sofre ruptura, causando hemorragia subaracnóidea (hemorragia dentro do espaço subaracnóideo craniano). O metabolismo encefálico normal é interrompido por: exposição do encéfalo ao sangue; elevação da PIC em consequência da súbita entrada de sangue dentro do espaço subaracnóideo, que comprime e lesiona o tecido encefálico; ou por isquemia secundária do encéfalo, em consequência de redução da pressão de perfusão e do vasospasmo, que frequentemente acompanham a hemorragia subaracnóidea.

Hemorragia intracerebral

A hemorragia intracerebral ou sangramento dentro do tecido cerebral é mais comum em pacientes que apresentam hipertensão arterial e aterosclerose cerebral, visto que as alterações degenerativas dessa doenças causam ruptura do vaso sanguíneo. Uma hemorragia intracerebral também pode ocorrer em consequência de certos tipos de patologia arterial, traumatismo, tumores cerebrais e uso de substâncias (p. ex., agentes anticoagulantes, anfetaminas e cocaína).

O sangramento relacionado com a hipertensão ocorre mais comumente nas estruturas encefálicas mais profundas (núcleos da base e tálamo); ocorre com menos frequência no tronco encefálico (principalmente na ponte) e no cerebelo (Hickey & Strayer, 2020). O sangramento na parte externa dos lobos cerebrais (hemorragias lobares) em pessoas com idade igual ou superior a 75 anos pode estar relacionado com angiopatia amiloide cerebral e, com frequência, ocorre nos lobos frontal e parietal. Em certas ocasiões, o sangramento rompe a parede do ventrículo lateral e provoca hemorragia intraventricular, que é associada a desfechos ruins e morte (Hickey & Strayer, 2020).

Aneurisma intracraniano (cerebral)

O **aneurisma** intracraniano (cerebral) consiste em dilatação das paredes de uma artéria cerebral, que se desenvolve em consequência da fraqueza da parede arterial. A causa dos aneurismas não é conhecida, embora haja pesquisas em andamento. O aneurisma pode ser decorrente de: aterosclerose, que resulta em um defeito da parede do vaso, com fraqueza subsequente da parede; defeito congênito da parede do vaso; doença vascular hipertensiva; traumatismo cranioencefálico; ou idade avançada.

Qualquer artéria no encéfalo pode constituir o local de aneurisma cerebral; todavia, essas lesões comumente ocorrem nas bifurcações das grandes artérias no círculo de Willis (Figura 62.5). As artérias cerebrais mais comumente afetadas por um aneurisma são a artéria carótida interna, a artéria cerebral anterior, a artéria comunicante anterior, a artéria comunicante posterior, a artéria cerebral posterior e a artéria cerebral média. Não é rara a ocorrência de múltiplos aneurismas cerebrais.

Malformações arteriovenosas

As MAVs são causadas, em sua maioria, por uma anormalidade no desenvolvimento embrionário, que leva ao emaranhamento de artérias e veias no encéfalo, que carece de leito capilar (ver Figura 62.5). A ausência de um leito capilar leva à dilatação das artérias e das veias e, por fim, à ruptura. A MAV constitui uma causa comum de AVE hemorrágico em pessoas jovens (Hickey & Strayer, 2020).

Hemorragia subaracnóidea

Pode ocorrer hemorragia subaracnóidea (hemorragia dentro do espaço subaracnóideo) em consequência de MAV, aneurisma intracraniano, traumatismo ou hipertensão. As causas mais comuns consistem em aneurisma extravasante na área do círculo de Willis e MAV congênita do encéfalo (Hickey & Strayer, 2020).

Manifestações clínicas

O paciente com AVE hemorrágico pode apresentar uma ampla variedade de déficits neurológicos, à semelhança do paciente com AVE isquêmico. O paciente consciente relata mais comumente a ocorrência de cefaleia intensa. A realização de uma avaliação abrangente revela a extensão dos déficits neurológicos. Muitas das mesmas funções motoras, sensoriais, cognitivas, dos nervos cranianos e outras que são interrompidas após a ocorrência de AVE isquêmico também são alteradas após um AVE hemorrágico. A Tabela 62.2 fornece uma revisão dos déficits neurológicos, frequentemente observados em pacientes que sofreram um AVE. A Tabela 62.3 compara os sintomas observados no AVE do

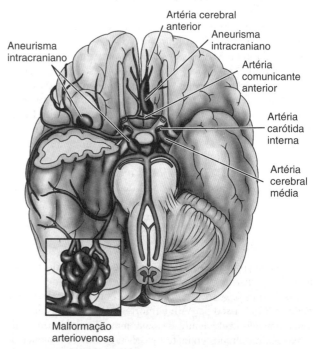

Figura 62.5 • Locais comuns de aneurismas intracranianos e malformação arteriovenosa.

hemisfério direito com os observados no AVE do hemisfério esquerdo. Outros sintomas que podem ser observados com mais frequência em pacientes com hemorragia intracerebral aguda (em comparação com o AVE isquêmico) consistem em náuseas ou vômitos, cefaleia, alteração precoce e súbita do nível de consciência (confusão ou coma) e, possivelmente, convulsões.

Além dos déficits neurológicos (semelhantes aos observados no AVE isquêmico), o paciente com aneurisma intracraniano ou MAV pode apresentar algumas manifestações clínicas singulares. A ruptura de aneurisma ou MAV normalmente produz cefaleia súbita e extremamente intensa e, com frequência, perda da consciência por um período variável. Podem estar presentes dor e rigidez da parte posterior do pescoço (rigidez de nuca) e da coluna vertebral, em decorrência de irritação meníngea. Ocorrem distúrbios visuais (perda visual, diplopia, ptose) se o aneurisma for adjacente ao nervo oculomotor. Tinido, tontura, fotofobia (intolerância à luz), náuseas ou vômitos e hemiparesia também podem ocorrer.

Às vezes, o aneurisma ou a MAV extravasam sangue, levando à formação de um coágulo que veda o local de ruptura. Nessa situação, o paciente pode exibir pouco déficit neurológico. Em outros casos, ocorre sangramento grave, resultando em lesão cerebral, seguida rapidamente de coma e morte.

O prognóstico depende da condição neurológica do paciente, da idade, da presença de doenças associadas, assim como da extensão e da localização da hemorragia ou do aneurisma intracraniano. A hemorragia subaracnóidea em consequência de aneurisma é um evento catastrófico, com morbidade e mortalidade significativas.

Avaliação e achados diagnósticos

Qualquer paciente com suspeita de AVE deve se submeter a uma TC ou RM para definir o tipo de AVE, o tamanho e a localização do hematoma e a presença ou a ausência de sangue no ventrículo e de hidrocefalia. Como o AVE hemorrágico é uma emergência, normalmente uma TC é obtida em primeiro lugar, pois pode ser realizada com rapidez. A angiografia cerebral utilizando o método convencional ou uma angiografia por TC confirmam o diagnóstico de aneurisma intracraniano ou MAV. Esses exames mostram a localização e o tamanho da lesão, além de fornecerem informações sobre as artérias, as veias, os vasos adjacentes e os ramos vasculares afetados. Pode-se efetuar uma punção lombar se não houver sinais de elevação da PIC, se os resultados da TC forem negativos e se houver necessidade de confirmação da hemorragia subaracnóidea. A punção lombar realizada na presença de PIC elevada pode resultar em herniação do tronco encefálico ou sangramento recorrente.

Quando se estabelece o diagnóstico de AVE hemorrágico em um paciente com idade inferior a 40 anos, alguns médicos solicitam triagem toxicológica para uso de drogas ilícitas.

Prevenção

A prevenção primária do AVE hemorrágico constitui o melhor método e consiste no manejo da hipertensão e na melhora de outros fatores de risco significativos. O controle da hipertensão pode reduzir o risco de AVE hemorrágico. Os fatores de risco adicionais são idade avançada, sexo masculino, determinadas etnias (latina, afrodescendente e japonesa) e consumo moderado ou excessivo de álcool (Hickey & Strayer, 2020). As triagens para risco de AVE proporcionam uma oportunidade ideal para reduzir o risco de AVE hemorrágico ao identificar pessoas ou grupos de alto risco e ao fornecer orientação aos pacientes e à comunidade sobre seu reconhecimento e prevenção.

Complicações

As possíveis complicações do AVE hemorrágico consistem em: sangramento recorrente ou expansão do hematoma; vasospasmo cerebral, resultando em isquemia cerebral; hidrocefalia aguda, que ocorre quando o sangue livre obstrui a reabsorção do líquido cerebrospinal (LCS) pelas vilosidades aracnóideas; e convulsões.

Hipoxia cerebral e fluxo sanguíneo diminuído

As complicações imediatas do AVE hemorrágico consistem em hipoxia cerebral, diminuição do fluxo sanguíneo cerebral e extensão da área de lesão. A hipoxia cerebral é minimizada pelo fornecimento de oxigenação adequada de sangue ao encéfalo. A função cerebral depende do aporte de oxigênio aos tecidos. A administração de oxigênio suplementar e a manutenção da hemoglobina e do hematócrito em níveis aceitáveis ajudam a manter a oxigenação tecidual.

O fluxo sanguíneo cerebral depende da pressão arterial, do débito cardíaco e da integridade dos vasos sanguíneos cerebrais. Deve-se assegurar uma hidratação adequada (soluções IV) para reduzir a viscosidade do sangue e melhorar o fluxo sanguíneo cerebral. É necessário evitar picos de hipertensão ou de hipotensão para impedir alterações no fluxo sanguíneo cerebral e o potencial de estender a área de lesão.

A ocorrência de convulsão também pode comprometer o fluxo sanguíneo cerebral, resultando em maior lesão ao encéfalo. A observação de atividade convulsiva e o início do tratamento apropriado constituem importantes componentes dos cuidados posteriores à ocorrência de AVE hemorrágico.

Vasospasmo

O desenvolvimento de vasospasmo cerebral (estreitamento do lúmen do vaso sanguíneo craniano acometido) representa uma grave complicação da hemorragia subaracnóidea, bem como uma importante causa de morbidade e mortalidade em pacientes que sobrevivem à hemorragia subaracnóidea inicial. O mecanismo responsável pelo vasospasmo não está bem esclarecido; todavia, está associado a quantidades crescentes de sangue nas cisternas subaracnóideas e nas fissuras cerebrais, como visualizado na TC. O monitoramento à procura de vasospasmo pode ser realizado pelo uso de ultrassonografia transcraniana com Doppler ou angiografia cerebral de acompanhamento à cabeceira do leito (Connolly, Rabinstein, Carhuapoma et al., 2012; Wilson, Ashcroft & Troiani, 2019).

O vasospasmo ocorre mais frequentemente entre 7 e 8 dias após a hemorragia inicial (American Association of Neuroscience Nurses [AANN], 2018), quando o coágulo sofre lise (dissolução), e a probabilidade de novo sangramento é aumentada. Provoca resistência vascular elevada, o que impede o fluxo sanguíneo cerebral e causa isquemia (isquemia cerebral tardia) e infarto cerebrais. O vasospasmo pode ocorrer 3 a 14 dias após um episódio de hemorragia subaracnóidea (Hickey & Strayer, 2020). O vasospasmo não é, provavelmente, o único fator no desenvolvimento de isquemia cerebral tardia. Os sinais e sintomas observados refletem as áreas do encéfalo envolvidas. Com frequência, o vasospasmo é anunciado por agravamento da cefaleia, diminuição do nível de consciência (confusão mental, letargia e desorientação) ou déficit neurológico focal recente (afasia, hemiparesia).

O manejo do vasospasmo continua sendo difícil e controvertido. Acredita-se que a cirurgia precoce para a aplicação de clipe no aneurisma possa evitar o sangramento recorrente e que a remoção do sangue das cisternas basais ao redor das artérias cerebrais principais possa evitar o vasospasmo.

Os medicamentos podem ser efetivos no tratamento e na prevenção do vasospasmo. Com base na teoria de que o vasospasmo é causado por um influxo aumentado de cálcio na célula, a terapia farmacológica pode ser usada para bloquear ou antagonizar essa ação e impedir ou reverter a ação do vasospasmo, se este já estiver presente. O nimodipino é o bloqueador de canais de cálcio mais estudado para a prevenção do vasospasmo na hemorragia subaracnóidea. As diretrizes atuais recomendam que o nimodipino seja prescrito para todos os pacientes com hemorragia subaracnóidea (Connolly et al., 2012). Atualmente, trata-se do único fármaco aprovado pela FDA para a prevenção e o tratamento do vasospasmo na hemorragia subaracnóidea.

Outra terapia para o vasospasmo e a isquemia cerebral tardia resultante, designada como terapia do triplo H, tem por objetivo reduzir ao mínimo os efeitos deletérios da isquemia cerebral associada e consiste em: (1) expansores do volume de líquidos (hipervolemia); (2) hipertensão arterial induzida; e (3) hemodiluição. Entretanto, as pesquisas e diretrizes atuais defendem a euvolemia para a prevenção da isquemia cerebral tardia e a hipertensão arterial induzida para o tratamento da isquemia cerebral tardia (Connolly et al., 2012).

Pressão intracraniana elevada

Uma elevação da PIC pode suceder um AVE isquêmico ou hemorrágico; todavia, quase sempre ocorre após uma hemorragia subaracnóidea, normalmente por causa do distúrbio da circulação do LCS causado pela presença de sangue nas cisternas basais. São realizadas avaliações neurológicas com frequência, e, se houver sinais de deterioração em consequência da PIC elevada (em decorrência de edema cerebral, herniação, hidrocefalia ou vasospasmo), pode-se efetuar drenagem do LCS por meio de drenagem com cateter ventricular (Hemphill, Greenberg, Anderson et al., 2015). Pode-se administrar manitol para reduzir a PIC. Quando ele é utilizado como medida a longo prazo para o controle da PIC, pode haver desidratação e distúrbios no equilíbrio eletrolítico (hiponatremia ou hipernatremia; hipopotassemia ou hiperpotassemia). O manitol retira água do tecido cerebral por osmose e diminui a água corporal total por meio de diurese. O equilíbrio hídrico do paciente é monitorado continuamente e avaliado quanto a sinais de desidratação e elevação de rebote da PIC. Outras intervenções podem incluir elevar a cabeceira do leito até 30 a 45°, evitar a hiperglicemia e a hipoglicemia, sedação e uso de solução fisiológica hipertônica em variadas concentrações (p. ex., 3, 7,5 ou 23%) (Hickey & Strayer, 2020).

Hipertensão arterial

A hipertensão arterial constitui a causa mais comum de hemorragia intracerebral, e seu tratamento é de importância crítica. Os objetivos específicos para o manejo da pressão arterial, que são individualizados para cada paciente, permanecem controversos. Os objetivos da pressão arterial podem depender da presença de aumento da PIC. As diretrizes em relação ao manejo da hemorragia intracerebral recomendam a redução precoce da pressão arterial (se a pressão arterial sistólica estiver entre 150 e 220 mmHg) até uma sistólica-alvo de 140 mmHg, e relatam que a redução da pressão arterial pode ser eficaz para a melhora dos resultados dos pacientes. Se a pressão arterial sistólica for superior a 220 mmHg, podem ser prescritas infusões contínuas IV de agentes anti-hipertensivos (Hemphill et al., 2015). O nicardipino é um agente que pode ser utilizado como uma infusão IV contínua. Labetalol e hidralazina são outros exemplos de medicações que podem ser administradas como um *bolus* IV. Durante a administração de anti-hipertensivos, o monitoramento hemodinâmico é importante para detectar e evitar a queda precipitada da pressão arterial, que pode provocar isquemia cerebral. São usados emolientes fecais para evitar o esforço à defecação, que pode elevar a pressão arterial.

Manejo clínico

As metas do tratamento clínico para o AVE hemorrágico consistem em possibilitar que o encéfalo se recupere da agressão inicial (sangramento), evitar ou reduzir ao mínimo o risco de sangramento recorrente e impedir ou tratar as complicações. O manejo pode consistir em repouso no leito com sedação, a fim de evitar a agitação ou o estresse, manejo do vasospasmo e tratamento clínico ou cirúrgico para impedir novo sangramento. Quando o sangramento é causado por anticoagulação com varfarina, a RNI pode ser corrigida com plasma fresco congelado e vitamina K ou concentrado de complexo de protrombina. A reversão do efeito dos anticoagulantes orais de ação direta exige o uso de um antídoto. Idaricizumabe foi aprovado pela FDA para a reversão dos efeitos de dabigatrana e alfa-andexanete; é um antídoto para pacientes tratados com rivaroxabana e apixabana; ambos são inibidores do fator Xa (Cordonnier, Demchuk, Ziai et al., 2018). Se ocorrerem crises epilépticas, estas são tratadas com fármacos como levetiracetam ou fenitoína. A hiperglicemia também deve ser tratada, e evita-se a hipoglicemia. Dispositivos de compressão pneumática intermitente devem ser utilizados com início no primeiro dia de hospitalização para prevenir a TVP. Se o paciente ainda estiver imóvel 1 a 4 dias após o início da hemorragia e a interrupção do sangramento for documentada, podem ser prescritos medicamentos para a prevenção da TVP (heparina de baixo peso molecular ou heparina não fracionada) (Hemphill et al., 2015). Podem ser prescritos analgésicos para a dor na cabeça e no pescoço. A febre deve ser medicada com paracetamol e medidas como colocação de mantas resfriadoras. Após a alta, a maioria dos pacientes necessita de anti-hipertensivos para diminuir o risco de outra hemorragia intracerebral.

Manejo cirúrgico

Em muitos casos, a hemorragia intracerebral primária não é tratada cirurgicamente. Entretanto, se o paciente apresentar sinais de agravamento no exame neurológico, PIC elevada ou sinais de compressão do tronco encefálico, recomenda-se, então, a evacuação cirúrgica para o paciente com hemorragia cerebelar (Hemphill et al., 2015). A evacuação cirúrgica é mais frequentemente realizada por meio de craniotomia (ver Capítulo 61). Técnicas cirúrgicas minimamente invasivas também estão sendo investigadas.

O paciente com aneurisma intracraniano é preparado para a intervenção cirúrgica tão logo a sua condição seja considerada estável. O tratamento cirúrgico do paciente com aneurisma não roto é uma opção. A meta da cirurgia consiste em evitar sangramento em um aneurisma não roto ou maior sangramento em um aneurisma que já sofreu ruptura. Esse objetivo é alcançado ao se isolar o aneurisma de sua circulação ou fortalecer a parede arterial. O aneurisma pode ser excluído da circulação cerebral por meio de ligadura ou clipe através de seu colo. Caso isso não seja anatomicamente possível, o aneurisma pode ser reforçado se for envolvido com alguma substância para proporcionar suporte e induzir a cicatrização.

Os avanços na tecnologia levaram à introdução da neurorradiologia intervencionista para o tratamento dos aneurismas. Atualmente, essas técnicas estão sendo usadas com mais frequência. As técnicas endovasculares podem ser utilizadas em pacientes selecionados para ocluir o fluxo sanguíneo da artéria que alimenta o aneurisma com molas, agentes líquidos embólicos ou outras técnicas para ocluir o próprio aneurisma. Se o aneurisma for muito grande ou muito amplo no colo, pode-se utilizar um dispositivo semelhante a um *stent* feito de uma rede muito fina, para desviar o fluxo sanguíneo do aneurisma. A escolha da técnica empregada baseia-se em muitos fatores (características do paciente e do aneurisma) e deve ser feita por especialistas endovasculares experientes (Connolly et al., 2012; Thompson, Brown, Amin-Hanjani et al., 2015).

As complicações pós-operatórias são raras, porém podem ocorrer. As possíveis complicações incluem sintomas psicológicos (desorientação, amnésia, síndrome de Korsakoff), embolização intraoperatória ou ruptura de artéria, oclusão pós-operatória da artéria, distúrbios hidreletrolíticos (em consequência da disfunção do sistema neuro-hipofisário) e sangramento gastrintestinal. As complicações pós-procedimento também incluem sangramento, hematoma, complicações vasculares, reações alérgicas e AVE.

PROCESSO DE ENFERMAGEM
Paciente com acidente vascular encefálico hemorrágico

Avaliação

Uma avaliação neurológica completa deve ser realizada inicialmente e incluir a verificação dos seguintes itens:

- Nível de consciência alterado
- Reação pupilar lenta
- Disfunções motora e sensorial
- Déficits de nervos cranianos (movimentos extraoculares do olho, queda facial, presença de ptose)
- Dificuldades da fala e distúrbio visual
- Cefaleia e rigidez de nuca ou outros déficits neurológicos.

Todos os pacientes devem ser monitorados na unidade de terapia intensiva após a ocorrência de hemorragia intracerebral ou subaracnóidea. Os achados da avaliação neurológica são documentados e relatados, quando indicado. A frequência dessas avaliações varia, dependendo da condição do paciente. Quaisquer alterações na condição do paciente exigem reavaliação e documentação completa; as alterações devem ser relatadas imediatamente.

Alerta de domínio de conceito

A alteração no nível de consciência frequentemente constitui o sinal mais precoce de deterioração no paciente com AVE hemorrágico. Como têm contato mais constante com o paciente, os enfermeiros estão em melhor posição para detectar alterações sutis. Sonolência e fala ligeiramente arrastada podem constituir sinais precoces de que o nível de consciência esteja se deteriorando.

Diagnóstico

DIAGNÓSTICOS DE ENFERMAGEM

Com base nos dados da avaliação, os principais diagnósticos de enfermagem podem incluir os seguintes:

- Risco de perfusão tissular ineficaz, associado a sangramento ou vasospasmo
- Ansiedade, associada à doença e/ou às restrições impostas pelo médico (precauções para aneurisma).

PROBLEMAS INTERDEPENDENTES/COMPLICAÇÕES POTENCIAIS

As complicações potenciais podem incluir as seguintes:

- Vasospasmo
- Convulsões
- Hidrocefalia
- Novo sangramento
- Hiponatremia.

Planejamento e metas

As metas para o paciente podem consistir em melhora da perfusão tissular do cérebro, alívio da ansiedade e ausência de complicações.

Intervenções de enfermagem

OTIMIZAÇÃO DA PERFUSÃO TISSULAR CEREBRAL

O paciente é rigorosamente monitorado à procura de deterioração neurológica em consequência de sangramento recorrente, elevação da PIC ou vasospasmo. Um fluxograma neurológico é mantido. A pressão arterial, o pulso, o nível de consciência (um indicador de perfusão cerebral), as respostas pupilares e a função motora são verificados de hora em hora. O estado respiratório é monitorado, visto que uma redução do oxigênio em áreas do encéfalo com comprometimento da autorregulação aumenta a probabilidade de infarto cerebral. Quaisquer alterações devem ser relatadas imediatamente.

Implementação das precauções para o aneurisma. As precauções para o aneurisma cerebral são implantadas em pacientes com diagnóstico de aneurisma (antes de qualquer intervenção) para proporcionar um ambiente não estimulante, evitar a elevação da PIC e impedir a ocorrência de maior sangramento. O paciente é colocado em repouso no leito em um ambiente tranquilo e não estressante, visto que a atividade, a dor e a ansiedade elevam a pressão arterial, o que pode aumentar o risco de sangramento. As visitas podem ser restritas (AANN, 2018).

A cabeceira do leito é elevada entre 30 e 45°, para promover a drenagem venosa e reduzir a PIC. Qualquer atividade capaz de elevar subitamente a pressão arterial ou causar a obstrução do retorno venoso é evitada. Isso inclui a manobra de Valsalva, o esforço para defecar, o espirro forçado, o esforço para movimentar-se no leito e a flexão ou a rotação aguda da cabeça e do pescoço (o que compromete as veias jugulares). São prescritos emolientes fecais e laxantes leves. Deve-se evitar a constipação intestinal, o que pode causar elevação da PIC. Uma iluminação fraca é útil, visto que a fotofobia é comum. A finalidade das precauções para o aneurisma deve ser explicada detalhadamente tanto ao paciente (se possível) quanto à família. São prescritos dispositivos de compressão pneumática intermitente e heparina não fracionada ou de baixo peso molecular para diminuir a incidência de TVP em consequência da imobilidade. As pernas são observadas quanto a sinais e sintomas de TVP (hipersensibilidade, rubor, tumefação, calor e edema), e os achados anormais são relatados.

ALÍVIO DA ANSIEDADE

A estimulação sensorial é mantida ao mínimo para pacientes com precauções para aneurisma. Para os pacientes que estejam despertos, alertas e orientados, uma explicação sobre as restrições ajuda a reduzir a sensação de isolamento do paciente. A orientação da realidade é fornecida para ajudar o paciente.

Manter o paciente bem-informado sobre o plano de cuidados proporciona tranquilização e auxilia na redução do nível de ansiedade. A tranquilização apropriada também ajuda a aliviar os medos e a ansiedade do paciente. A família também necessita de informações e apoio.

MONITORAMENTO E MANEJO DE COMPLICAÇÕES POTENCIAIS

Vasospasmo. O paciente é avaliado à procura de sinais de possível vasospasmo: cefaleias intensificadas, diminuição do nível de responsividade (confusão mental, desorientação, letargia) ou evidências de afasia ou paralisia facial. Esses sinais podem surgir vários dias após a cirurgia ou no início do tratamento e precisam ser relatados imediatamente. Deve-se administrar nimodipino, um bloqueador dos canais de cálcio, para a prevenção do vasospasmo; além disso, podem ser prescritos expansores do volume de líquidos na forma de terapia do triplo H (Connolly et al., 2012).

Convulsões. As precauções das convulsões são mantidas para todo paciente com risco de atividade convulsiva. Caso ocorra uma convulsão, as principais metas consistem em manter a via respiratória e impedir a lesão. A terapia farmacológica é iniciada nesse momento (ver Capítulo 61).

Hidrocefalia. A presença de sangue no espaço subaracnóideo ou nos ventrículos impede a circulação do LCS, resultando em hidrocefalia. Uma TC indicando dilatação dos ventrículos confirma o diagnóstico. Pode ocorrer hidrocefalia nas primeiras 24 horas (aguda) após a hemorragia subaracnóidea ou vários dias (subaguda) ou várias semanas (tardia) depois. Os sintomas variam de acordo com o momento do início e podem ser inespecíficos. A hidrocefalia aguda caracteriza-se pelo início súbito de estupor ou coma, e o manejo consiste em dreno de ventriculostomia para diminuir a PIC. Os sintomas da hidrocefalia subaguda e tardia incluem início gradual de sonolência, alterações comportamentais e marcha atáxica. Uma derivação ventriculoperitoneal é cirurgicamente colocada para tratar a hidrocefalia crônica. As alterações na responsividade do paciente são relatadas imediatamente.

Novo sangramento. A taxa anual de hemorragia recorrente é de aproximadamente 1 a 5% por paciente após uma hemorragia intracerebral (Hemphill et al., 2015). A hipertensão constitui o fator de risco mais grave e modificável, mostrando a importância do tratamento anti-hipertensivo apropriado.

O novo sangramento do aneurisma é maior durante as primeiras 2 a 12 horas após a hemorragia inicial (Connolly et al., 2012) e é considerado uma complicação importante. Os sintomas de sangramento recorrente incluem cefaleia intensa e súbita, náuseas, vômitos, nível diminuído de consciência e déficit neurológico. O novo sangramento é confirmado por TC. A pressão arterial é cuidadosamente mantida com medicamentos. O tratamento preventivo mais efetivo consiste em fixar o aneurisma, se o paciente for candidato à cirurgia, ou tratamento endovascular.

Hiponatremia. Após a hemorragia subaracnóidea, verifica-se o desenvolvimento de hiponatremia em até 30 a 50% dos pacientes (Wilson et al., 2019). Observou-se que a hiponatremia está associada ao início do vasospasmo (Connolly et al., 2012). Os dados laboratoriais precisam ser verificados com frequência, e a hiponatremia (definida como concentração sérica de sódio inferior a 135 mEq/ℓ) deve ser identificada o mais cedo possível. O médico do paciente precisa ser notificado sobre a persistência de um nível sérico baixo de sódio por 24 horas ou mais. Em seguida, o paciente é avaliado quanto à suspeita de síndrome de secreção inapropriada de hormônio antidiurético (SIHAD) ou de síndrome cerebral perdedora de sal. A SIHAD é descrita no Capítulo 10. A síndrome cerebral perdedora de sal ocorre quando os rins são incapazes de conservar o sódio, resultando em depleção de volume. O tratamento mais frequente consiste no uso de soro fisiológico hipertônico a 3% IV.

PROMOÇÃO DE CUIDADOS DOMICILIAR, COMUNITÁRIO E DE TRANSIÇÃO

Orientação do paciente sobre autocuidados. O paciente e sua família recebem orientações que os capacitarão a cooperar com os cuidados e as restrições necessárias durante a fase crítica do AVE hemorrágico, bem como os prepararão para o retorno à casa. A orientação do paciente e da família incluem informações sobre as causas do AVE hemorrágico e suas possíveis consequências. Além disso, eles são informados sobre os tratamentos clínicos que estão sendo implementados, incluindo intervenção cirúrgica, se necessário, bem como a razão de intervenções realizadas para evitar e detectar as complicações (i. e., precauções para o aneurisma, monitoramento rigoroso do paciente). Dependendo da presença e da gravidade do comprometimento neurológico e de outras complicações resultantes do AVE, o paciente pode ser transferido para uma unidade ou centro de reabilitação para orientação adicional ao paciente e à família sobre estratégias para readquirir a capacidade de autocuidado. A orientação aborda o uso de dispositivos auxiliares ou a realização de modificações no ambiente domiciliar para ajudar o paciente a viver com a incapacidade. Podem ser necessárias modificações na residência para proporcionar um ambiente seguro.

Cuidados contínuos e de transição. A fase crítica e de reabilitação dos cuidados concentra-se nas necessidades, nas questões e nos déficits evidentes para o paciente com AVE hemorrágico. O paciente e sua família são lembrados da razão de seguir as recomendações para evitar outro AVE hemorrágico e de manter as consultas de acompanhamento com profissionais da saúde para monitorar os fatores de risco. O encaminhamento para cuidado domiciliar, comunitário ou de transição pode ser necessário para avaliar o ambiente domiciliar e a capacidade do paciente, assim como para certificar-se de que tanto o paciente quanto a sua família sejam capazes de realizar o tratamento no domicílio. As visitas domiciliares oferecem oportunidades para monitorar o estado físico e psicológico do paciente e a capacidade da família de enfrentar quaisquer alterações no estado do paciente. Além disso, o enfermeiro de cuidado domiciliar reitera ao paciente e à sua família a razão de continuar a promoção da saúde e as práticas de triagem. O Boxe 62.6 fornece uma lista de orientações aos pacientes que se recuperam de um AVE.

Reavaliação

Entre os resultados esperados, estão:
1. O paciente apresenta estado neurológico estável e sinais vitais e padrões respiratórios nos limites normais.
    a. Está alerta e orientado em tempo, lugar e pessoa.
    b. Exibe padrões de fala compreensíveis e processos cognitivos estáveis.
    c. Mostra força, movimentos e sensação habituais e iguais em todos os quatro membros.

Boxe 62.6 — LISTA DE VERIFICAÇÃO DO CUIDADO DOMICILIAR
Paciente que se recupera de acidente vascular encefálico

Ao concluírem as orientações, o paciente e/ou o cuidador serão capazes de:

- Declarar o impacto do AVE no aspecto fisiológico, nas AVDs, nas AIVDs, nos papéis, nos relacionamentos e na espiritualidade
- Indicar os nomes, a dose, os efeitos colaterais, a frequência e o horário de uso de todos os medicamentos
- Informar como contatar todos os membros da equipe de tratamento (p. ex., profissionais da saúde, profissionais de cuidados domiciliares, equipe de reabilitação e equipamentos médicos duráveis e distribuidores de suprimentos)
- Orientar quanto às alterações no estilo de vida (p. ex., dieta, AVDs, AIVDs, atividade) necessárias para a recuperação e a manutenção da saúde, conforme aplicável
  - Demonstrar modificações ambientais e técnicas adaptativas para a realização das AVDs
  - Demonstrar em retorno exercícios realizados em casa, uso de talas e órteses, posicionamento correto e reposicionamento frequente
  - Identificar medidas de segurança para evitar quedas
  - Identificar as intervenções holísticas para o manejo da dor (p. ex., posicionamento, distração)
  - Descrever procedimentos para manter a integridade da pele
  - Demonstrar em retorno cuidados com cateter de demora, se aplicável. Descrever programa de eliminação intestinal e vesical, quando apropriado
  - Informar os ajustes alimentares (p. ex., líquidos espessados, dieta transformada em purês, pequenas refeições frequentes) durante a recuperação
- Demonstrar as técnicas de deglutição ou o cuidado com a sonda enteral
- Identificar as consequências psicossociais do AVE (p. ex., depressão, labilidade emocional, frustração, fadiga) e as intervenções apropriadas
- Relacionar medidas para a prevenção de AVEs subsequentes
- Identificar possíveis complicações e citar medidas para evitá-las (coágulos sanguíneos, aspiração, pneumonia, infecção urinária, impactação fecal, ruptura da pele, contratura)
- Relatar como contatar o médico em caso de perguntas ou complicações
- Determinar o horário e a data das consultas de acompanhamento médico, da terapia e dos exames
- Identificar recursos e outras fontes de apoio social (p. ex., amigos, parentes, comunidade de fé)
- Identificar informações de contato de serviços de apoio para pacientes e seus cuidadores/familiares
- Identificar a necessidade de promoção da saúde, prevenção de doenças e atividades de triagem
- Identificar atividades recreativas e de diversão apropriadas.

Recursos

Ver Capítulo 2, Boxe 2.6, informações adicionais relacionadas com equipamento médico durável, e Capítulo 7, Boxe 7.6, Lista de verificação do cuidado domiciliar: Manejo domiciliar de incapacidade e doença crônica.

AIVDs: atividades instrumentais da vida diária; AVDs: atividades da vida diária.

---

d. Apresenta reflexos tendinosos profundos e respostas pupilares dentro dos limites normais.

2. O paciente apresenta nível de ansiedade reduzido.
   a. Explica a justificativa para as precauções do aneurisma.
   b. Exibe processos de pensamento claros.
   c. Está menos inquieto.
   d. Não apresenta indicadores fisiológicos de ansiedade (p. ex., sinais vitais nos limites normais; frequência respiratória habitual; ausência de fala excessiva e rápida).
3. O paciente não apresenta nenhuma complicação.
   a. Não apresenta vasospasmo.
   b. Exibe sinais vitais dentro dos limites normais e não apresenta convulsões.
   c. Verbaliza entendimento sobre as precauções para as convulsões.
   d. Apresenta estados mental, motor e sensorial normais.
   e. Relata ausência de alterações visuais.

Considerações sobre os veteranos das forças armadas

Nos EUA, a cada ano, estima-se que 15 mil militares veteranos sejam hospitalizados por causa de diagnósticos relacionados com AVE; destes, 15 a 30% apresentam comprometimento grave e 40% apresentam algum tipo de limitação funcional (Veteran's Administration/Department of Defense, The Management of Stroke Rehabilitation Work Group, 2019). O militar veterano que sofreu um AVE pode ser cuidado em vários tipos de unidades de saúde. No Department of Veterans Affairs, existem 33 centros primários de atendimento a vítimas de AVE, 43 unidades de suporte e 45 unidades de reabilitação aguda. Os enfermeiros que cuidam de pacientes que sobreviveram a AVEs devem conhecer esses sistemas, pois pode ser necessário transferir ou encaminhar os pacientes, de modo a atender às demandas específicas deles.

EXERCÍCIOS DE PENSAMENTO CRÍTICO

1 **qp** Uma mulher de 61 anos chegou ao serviço de emergência e está sendo avaliada em relação a uma suspeita de AVE. Os familiares dela informam que ela estava normal 2 horas antes. Quais etapas você pode seguir para garantir a avaliação rápida e o tratamento dessa paciente? Quais são as suas prioridades para o cuidado dessa paciente? Se ela for considerada elegível para administração de t-PA e/ou trombólise intra-arterial, como suas prioridades seriam modificadas?

2 **cpa** Você está cuidando de um paciente que sofreu um AVE isquêmico e que agora apresenta perda visual (hemianopsia homônima). Quais intervenções de enfermagem podem ser implementadas à beira do leito para ajudar esse paciente com déficit visual? Qual orientação pode ser dada para o paciente quando ele estiver pronto para a alta hospitalar? Quais profissionais da saúde poderiam colaborar para garantir que o paciente seja liberado com segurança para casa? Quais são as atuações e responsabilidades desses outros profissionais da saúde?

3 **pbe** Um paciente de 74 anos sofreu um AVE isquêmico de grandes proporções (todo o hemisfério cerebral esquerdo foi afetado). Ele acabou de chegar à unidade de enfermagem transferido do pronto atendimento e você é o enfermeiro responsável. Sua avaliação inicial revela que ele apresenta febre, e a glicemia capilar está elevada. Avalie a força das evidências em relação à temperatura corporal elevada e à hiperglicemia em pacientes com AVE agudo. Existe alguma evidência que apoie o uso de hipotermia em pacientes com AVE agudo?

REFERÊNCIAS BIBLIOGRÁFICAS

*Pesquisa em enfermagem.
**Referência clássica.

Livros

American Association of Neuroscience Nurses (AANN). (2018). *Guide to the care of the patient with aneurysmal subarachnoid hemorrhage: AANN clinical practice guideline series.* Glenview, IL: Author.

Comerford, K. C., & Durkin, M. A. (2020). *Nursing 2020 drug handbook* (40th ed.). Philadelphia, PA: Wolters Kluwer.

Hickey, J. V., & Strayer, A. L. (2020). *The clinical practice of neurological & neurosurgical nursing* (8th ed.). Philadelphia, PA: Lippincott Williams & Wilkins.

Norris, T. L. (2019). *Porth's pathophysiology: Concepts of altered health state* (10th ed.). Philadelphia, PA: Wolters Kluwer.

Stroke Foundation. (2019). Clinical Guidelines for Stroke Management (Australian)—Chapter 3 of 8: Acute medical and surgical management. v7.0. Retrieved on 11/6/2019 at: informme.org.au/en/Guidelines/Clinical-Guidelines-for-Stroke-Management

Periódicos e documentos eletrônicos

Amatangelo, M. P., & Thomas, S. B. (2019). Priority nursing interventions caring for the stroke patient. *Critical Care Nursing Clinics of North America, 32*(1), 67–84.

Bushnell, C. D., Duncan, P. W., Lycan, S. L., et al. (2018). A person-centered approach to poststroke care: The COMprehensive post-acute stroke services model. *Journal of the American Geriatrics Society, 66*(5), 1025–1030.

*Byun, E., Evans, L., Sommers, M., et al. (2019). Depressive symptoms in caregivers immediately after stroke. *Topics in Stroke Rehabilitation, 26*(3), 187–194.

Connolly, E., Rabinstein, A., Carhuapoma, J., et al. (2012). Guidelines for the management of aneurysmal subarachnoid hemorrhage: A guideline for healthcare professionals from the American Heart Association/American Stroke Association. *Stroke, 43*(6), 1711–1737.

Cordonnier, C., Demchuk, A., Ziai, W., et al. (2018). Intracerebral haemorrhage: Current approaches to acute management. *Lancet, 392*(10154), 1257–1268.

**Del Zoppo, G. J., Saver, J. L., Jauch, E. C., et al; American Heart Association Stroke Council. (2009). Expansion of the time window for treatment of acute ischemic stroke with intravenous tissue plasminogen activator: A science advisory from the American Heart Association/American Stroke Association. *Stroke, 40*(8), 2945–2948.

Elzib, H., Pawloski, J., Ding, Y., et al. (2019). Antidepressant pharmacotherapy and poststroke motor rehabilitation: A review of neurophysiologic mechanisms and clinical relevance. *Brain Circulation, 5*(2), 62–67.

Hemphill, J. C., Greenberg, S. M., Anderson, C. S., et al. (2015). Guidelines for the management of spontaneous intracerebral hemorrhage: A guideline for healthcare professionals from the American Heart Association/American Stroke Association. *Stroke, 46*(7), 2032–2060.

Johnston, S. C., Easton, J. D., Farrant, M., et al; Clinical Research Collaboration, Neurological Emergencies Treatment Trials Network, and the POINT Investigators. (2018). Clopidogrel and aspirin in acute ischemic stroke and high-risk TIA. *The New England Journal of Medicine, 379*(3), 215–225.

Kernan, W. N., Ovbiagele, B., Black, H. R., et al. (2014). Guidelines for the prevention of stroke in patients with stroke and transient ischemic attack: A guideline for healthcare professionals from the American Heart Association/American Stroke Association. *Stroke, 45*(7), 2160–2236.

Loh, A. Z., Tan, J. S., Zhang, M. W., et al. (2017). The global prevalence of anxiety and depressive symptoms among caregivers of stroke survivors. *Journal of the American Medical Directors Association, 18*(2), 111–116.

Meschia, J. F., Bushnell, C., Boden-Albala, B., et al. (2014). Guidelines for the primary prevention of stroke: A statement for healthcare professionals from the American Heart Association/American Stroke Association. *Stroke, 45*(12), 3754–3832.

**National Institute of Neurologic Disorders and Stroke rt-PA Stroke Study Group. (1995). Tissue plasminogen activator for acute ischemic stroke. *The New England Journal of Medicine, 333*(24), 1581–1587.

National Institute of Neurological Disorders and Stroke (NINDS). (n.d.). NIH Stroke Scale. National Institutes of Health. National Institutes of Health Stroke Scale. Retrieved on 3/8/2020 at: www.ninds.nih.gov/sites/default/files/NIH_Stroke_Scale_Booklet.pdf

Oxley, T. J., Mocco, J., Majidi, S., et al. (2020). Large-vessel stroke as presenting feature of COVID-19 in the young. *The New England Journal of Medicine, 382*(20), e60. doi:10.1056/NEJMc2009987

Powers, W. J., Rabinstein, A. A., Ackerson, T., et al. (2019). Guidelines for the early management of patients with acute ischemic stroke: 2019 update to the 2018 guidelines for the early management of acute ischemic stroke: A guideline for healthcare professionals from the American Heart association/American Stroke Association. *Stroke, 50*(12), e344–e418.

Rich, K., Treat-Jacobson, D., DeVeaux, T., et al. (2017). Society for Vascular Nursing-carotid endarterectomy (CEA) updated nursing clinical practice guideline. *Journal of Vascular Nursing, 35*(2), 90–111.

**Saver, J. L. (2006). Time is brain quantified. *Stroke, 37*(1), 263–266.

Sun, L., Chen, R., Fu, C., et al. (2019). Efficacy and safety of botulinum toxin type A for limb spasticity after stroke: A meta-analysis of randomized controlled trials. *BioMed Research International*. doi:10.1155/2019/8329306

Teasell, R., Salbach, N. M., Foley, N., et al. (2020). Canadian stroke best practice recommendations: Rehabilitation, recovery, and community participation following stroke. Part one: Rehabilitation and recovery following stroke; 6th edition update 2019. *International Journal of Stroke, 15*(7), 763–788. doi:10.1177/1747493019897843 843

Thompson, B. G., Brown, R. J., Amin-Hanjani, S., et al. (2015). Guidelines for the management of patients with unruptured intracranial aneurysms: A guideline for healthcare professionals from the American Heart Association/American Stroke Association. *Stroke, 46*(8), 2368–2400.

Treister, A. K., Hatch, M. N., Cramer, S. C., et al. (2017). Demystifying poststroke pain: From etiology to treatment. *Physical Medicine and Rehabilitation, 9*(1), 63–75.

Veteran's Administration/Department of Defense, The Management of Stroke Rehabilitation Work Group. (2019). VA/DoD Clinical practice guideline for the management of stroke rehabilitation. Version 4.0. Retrieved on 3/9/2020 at: www.healthquality.va.gov/guidelines/Rehab/stroke/VADoDStrokeRehabCPGFinal8292019.pdf

Villa, R. F., Ferrari, F., & Moretti, A. (2018). Post-stroke depression: Mechanisms and pharmacological treatment. *Pharmacology & Therapeutics, 184*(2018), 131–144.

Virani, S. S., Alonso, A., Benjamin, E. J., et al. (2020). Heart disease and stroke statistics—2020 update: A report from the American Heart Association. *Circulation, 141*(9), e139–e596.

Wadman, M., Couzin-Frankel, J., Kaiser, J., et al. (2020). A rampage through the body. *Science, 386*(6489), 356–360.

Wilson, S. E., Ashcraft, S., & Troiani, L. (2019). Aneurysmal subarachnoid hemorrhage: Management by the advanced practice provider. *The Journal for Nurse Practitioners, 15*(8), 553–558.

Zhou, M., Li, F., Lu, W., et al. (2018). Efficiency of neuromuscular electrical stimulation and transcutaneous nerve stimulation on hemiplegic shoulder pain: A randomized controlled trial. *Archives of Physical Medicine and Rehabilitation, 99*(9), 1730–1739.

Recursos

American Stroke Association, a Division of the American Heart Association, www.stroke.org
Brain Attack Coalition, www.brainattackcoalition.org
National Aphasia Association, www.aphasia.org
National Institute of Neurological Disorders and Stroke, www.ninds.nih.gov

63 Manejo de Pacientes com Traumatismo Neurológico

DESFECHOS DO APRENDIZADO

Após ler este capítulo, você será capaz de:

1. Descrever os mecanismos de lesão, os sinais e sintomas clínicos, exames complementares e opções de tratamento para pacientes com lesões traumáticas do encéfalo e da medula espinal.
2. Usar o processo de enfermagem como referencial para o cuidado a pacientes com lesão traumática do encéfalo.
3. Identificar a população que corre risco de lesão raquimedular e explicar as características clínicas e o manejo do paciente em choque neurogênico.
4. Discutir a fisiopatologia da disreflexia autônoma e descrever as intervenções de enfermagem apropriadas.
5. Aplicar o processo de enfermagem como uma estrutura de cuidados para o paciente com lesão da medula espinal e o paciente com tetraplegia ou paraplegia.

CONCEITOS DE ENFERMAGEM

Capacidade funcional
Emergências clínicas
Família
Infecção
Líquidos e eletrólitos
Nutrição
Percepção sensorial
Regulação intracraniana

GLOSSÁRIO

bexiga neurogênica: disfunção vesical que resulta de um distúrbio ou disfunção do sistema nervoso; pode resultar em retenção urinária ou hiperatividade da bexiga

concussão: perda temporária da função neurológica, sem dano estrutural aparente ao encéfalo

contusão: ferimento da superfície do encéfalo

disreflexia autônoma: emergência que comporta risco à vida em pacientes com lesão da medula espinal, que causa uma emergência hipertensiva (*sinônimo*: hiper-reflexia autônoma)

lesão cerebral traumática: lesão do crânio ou do encéfalo, grave o suficiente para interferir no funcionamento normal (*sinônimo*: traumatismo cranioencefálico)

lesão cerebral traumática aberta (penetrante): ocorre quando um objeto penetra no crânio, entra no cérebro e provoca lesão ao tecido cerebral mole em seu trajeto (lesão penetrante), ou quando um traumatismo cranioencefálico fechado é grave a ponto de abrir o couro cabeludo, o crânio e a dura-máter, expondo o cérebro

lesão cerebral traumática fechada (não penetrante): ocorre quando a cabeça acelera e, em seguida, desacelera rapidamente ou colide com outro objeto, e o tecido cerebral é lesionado, mas não há nenhuma abertura através do crânio e da dura-máter

lesão da medula espinal (LME): lesão da medula espinal, da coluna vertebral, dos tecidos moles de sustentação ou dos discos intervertebrais causada por traumatismo

lesão primária: lesão inicial ao cérebro, que resulta de um evento traumático

lesão raquimedular completa: condição que envolve a perda total da sensibilidade e do controle muscular voluntário abaixo da lesão

lesão raquimedular incompleta: condição em que existe preservação das fibras sensoriais ou motoras ou de ambas abaixo da lesão

lesão secundária: lesão ao cérebro em consequência do evento traumático original

paraplegia: paralisia dos membros inferiores, com disfunção do intestino e da bexiga em decorrência de uma lesão nas regiões torácica, lombar ou sacral da medula espinal

tetraplegia: graus variáveis de paralisia de ambos os braços e as pernas, com disfunção do intestino e da bexiga em consequência de uma lesão dos segmentos cervicais da medula espinal; anteriormente denominada *quadriplegia*

transecção: secção da medula espinal; a transecção pode ser completa (atravessando toda a medula espinal) ou incompleta (atravessando-a parcialmente)

O traumatismo que acomete o sistema nervoso central pode ser potencialmente fatal. Mesmo se não for potencialmente fatal, a lesão cerebral e da medula espinal (LME) pode resultar em disfunção física e psicológica importante e alterar por completo a vida do paciente. O traumatismo neurológico afeta o paciente, a família, o sistema de saúde e a sociedade como um todo, em virtude de suas sequelas importantes e dos custos dos cuidados agudos e a longo prazo a pacientes que sofreram traumatismo do encéfalo e da medula espinal.

TRAUMATISMO CRANIOENCEFÁLICO

Traumatismo cranioencefálico (TCE) é uma classificação ampla que engloba todos os agravos cranianos causados por traumatismo. A lesão craniana não implica necessariamente lesão cerebral. **Lesão cerebral traumática** (LCT) ou TCE descreve um agravo resultante de força externa que tem magnitude suficiente para interferir na vida diária e exige busca por tratamento.

O Centers for Disease Control and Prevention (CDC) estima que ocorram 2,9 milhões de consultas no setor de emergência dos hospitais a cada ano nos EUA. A maioria por causa de formas leves de LCT (CDC, 2019). Como resultado da LCT, aproximadamente 56.800 pessoas morrem (contribuindo para aproximadamente 30% de todas as mortes relacionadas a agravos), 288 mil pessoas são hospitalizadas e 80 mil a 90 mil pessoas apresentarão incapacidade em longo prazo (CDC, 2019; Hickey & Strayer, 2020). Aproximadamente 78% dos pacientes são tratados no setor de emergência e liberados (Williamson & Rajajee, 2018). As causas mais comuns de LCT consistem em quedas (48%), acidentes com veículos motorizados (14%), colisão de objetos (15%) e assaltos (10%). As crianças de até 4 anos, os adolescentes de 15 a 19 anos e os adultos a partir dos 65 anos são os que apresentam mais probabilidade de sofrer LCT. Em todos os grupos etários, as taxas de LCT são maiores nos homens que nas mulheres (Hickey & Strayer, 2020). Estima-se que 5,3 milhões de pessoas estejam vivendo com uma incapacidade relacionada com LCT, resultando em impacto econômico anual de aproximadamente 76,5 bilhões de dólares devido a despesas médicas e custo da perda de produtividade (CDC, 2019). A melhor abordagem para o TCE é a prevenção (Boxe 63.1).

Fisiopatologia

O dano ao cérebro em consequência de lesão traumática ocorre de duas maneiras: lesão primária e lesão secundária. **Lesão primária** é definida como consequência de contato direto com a cabeça/cérebro durante o instante de agravo inicial que provoca lesões focais extracranianas (p. ex., contusões, lacerações, hematomas externos e fraturas de crânio), bem como possíveis lesões cerebrais focais consequentes ao movimento súbito do cérebro contra a abóbada craniana (p. ex., hematomas subdurais [HSDs], concussão, lesão axonal difusa [LAD]). A maior oportunidade de reduzir as lesões cranianas traumáticas é a implementação de estratégias de prevenção (ver Boxe 63.1).

A **lesão secundária** evolui ao longo das horas e dias seguintes após a ocorrência da lesão inicial e resulta do suprimento inadequado de glicose e oxigênio às células. Identificação, prevenção e tratamento de lesão secundária são os principais focos do manejo inicial de formas graves de LCT. Para esse processo contribuem, entre outros, processos patológicos intracranianos, como hemorragia intracraniana, edema cerebral, hipertensão intracraniana, hiperemia, crises convulsivas e vasospasmo (Hickey & Strayer, 2020; Kaur & Sharma, 2018). Efeitos sistêmicos de hipotensão, hipertermia, hipoxia, hipercarbia, infecção, desequilíbrios eletrolíticos e anemia também podem contribuir para as complexas alterações bioquímicas, metabólicas e inflamatórias que comprometem ainda mais o cérebro lesionado (Hickey & Strayer, 2020).

A hipótese de Monro-Kellie, também conhecida como doutrina de Monro-Kellie, explica o equilíbrio dinâmico dos conteúdos cranianos. A abóbada craniana (neurocrânio) contém três componentes principais: encéfalo, sangue e líquido cerebrospinal (LCS). De acordo com a hipótese de Monro-Kellie, a abóbada craniana é um sistema fechado e, se um dos três componentes aumentar de volume, pelo menos um dos outros dois irá diminuir de volume ou haverá elevação da pressão. Qualquer sangramento ou edema no crânio aumenta o volume de seu conteúdo e, portanto, causa elevação da pressão intracraniana (ver Capítulo 61). Se a pressão aumentar suficientemente, ela pode causar deslocamento do encéfalo através ou contra as estruturas rígidas do crânio. Isso provoca restrição do fluxo sanguíneo para o encéfalo, diminuindo o aporte de oxigênio e a remoção das escórias metabólicas. As células no cérebro sofrem anoxia e não podem manter o metabolismo adequadamente, produzindo isquemia, infarto, dano cerebral irreversível e, por fim, morte encefálica Figura 63.1).

Lesão do couro cabeludo

Em geral, o traumatismo isolado do couro cabeludo é classificado como lesão de menor gravidade. Pelo fato de seus numerosos vasos sanguíneos sofrerem pouca constrição, o couro cabeludo sangra profusamente quando lesionado. O traumatismo pode resultar em abrasão (lesão por esfoladura), contusão, laceração ou hematoma subgaleal (hematoma sob as camadas de tecido do couro cabeludo) (Hickey & Strayer, 2020). Uma grande avulsão do couro cabeludo é potencialmente fatal, constituindo uma verdadeira emergência. O diagnóstico de lesão do couro cabeludo baseia-se em exame físico, inspeção e palpação. As feridas do

---

Boxe 63.1 PROMOÇÃO DA SAÚDE
Prevenção de lesões cranioencefálicas e da medula espinal

- Aconselhar os motoristas a obedecer às leis do trânsito e a evitar velocidades excessivas ou dirigir sob o efeito de drogas ou bebidas alcoólicas
- Aconselhar todos os motoristas e passageiros a usar cinto de segurança e protetores para os ombros. As crianças com menos de 12 anos devem usar um sistema apropriado para sua idade e tamanho no banco traseiro
- Alertar os passageiros no sentido de não andar na parte traseira de caminhonetes abertas
- Alertar os motociclistas, usuários de triciclos, bicicletas e praticantes de *skate* e patins a usar capacetes
- Promover programas educacionais que sejam dirigidos para a prevenção da violência e do suicídio na comunidade
- Fornecer instruções para a segurança na água
- Orientar os pacientes sobre as providências que podem ser tomadas para evitar quedas, particularmente os indivíduos idosos
- Aconselhar os atletas a usar dispositivos protetores. Recomendar que os treinadores sejam instruídos nas técnicas de treinamento apropriadas
- Aconselhar os proprietários de armas de fogo a mantê-las trancadas em um local seguro, ao qual as crianças não possam ter acesso

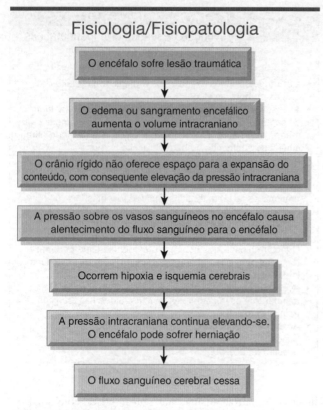

Figura 63.1 • Fisiopatologia da lesão cerebral traumática.

couro cabeludo constituem portas potenciais de entrada para microrganismos que provocam infecções intracranianas. Por conseguinte, a área deve ser irrigada antes de a laceração ser suturada, a fim de remover o material estranho e reduzir o risco de infecção (Hollander, 2019). De modo geral, os hematomas subgaleais são reabsorvidos e não exigem tratamento específico.

Fraturas de crânio

Uma fratura de crânio é uma solução de continuidade no crânio causada por traumatismo vigoroso; pode ocorrer com ou sem lesão ao encéfalo. As fraturas de crânio podem ser classificadas de acordo com o tipo e a sua localização. Incluem fraturas de crânio lineares, cominutivas e deprimidas; enquanto as fraturas quanto à sua localização incluem ossos frontais, temporais e da base do crânio. Uma fratura simples (linear) é uma solução de continuidade do osso. Uma fratura de crânio cominutiva refere-se a uma linha de fratura múltipla ou estilhaçada. As fraturas de crânio deprimidas ocorrem quando os ossos do crânio são deslocados vigorosamente para baixo, e podem variar desde uma leve depressão até ossos do crânio estilhaçados e incrustados no tecido cerebral. Uma fratura da base do crânio consiste em perda da continuidade do osso esfenoide e de partes do osso occipital e do osso temporal (Hickey & Strayer, 2020). Uma fratura pode ser aberta, indicando laceração do couro cabeludo ou da dura-máter (p. ex., devido a um projétil de arma de fogo ou a um furador de gelo), ou fechada, caso em que a dura-máter permanece intacta.

Manifestações clínicas

Os sintomas, além daqueles causados pela lesão local, dependem da gravidade e da localização anatômica da lesão cerebral subjacente. A dor localizada e persistente geralmente sugere a presença de fratura. As fraturas da abóbada craniana podem ou não produzir tumefação na região da fratura. As fraturas da base do crânio tendem a atravessar os seios paranasais do osso frontal ou a orelha média localizada no osso temporal. Por conseguinte, elas frequentemente produzem hemorragia a partir do nariz, da faringe ou das orelhas, e pode aparecer sangue sob a conjuntiva. Uma área de equimose pode ser observada sobre o processo mastoide (sinal de Battle). Suspeita-se de fraturas da base do crânio quando LCS escorre pelas orelhas (otorreia liquórica) e pelo nariz (rinorreia liquórica). A drenagem do LCS constitui um problema grave, visto que pode ocorrer infecção meníngea se microrganismos tiverem acesso ao conteúdo craniano pelo nariz, pela orelha ou pelo seio paranasal através de laceração na dura-máter.

Considerações sobre os veteranos das forças armadas

Membros das forças armadas que estão em situação de combate correm risco aumentado de LCT, com uma taxa de prevalência variando entre 15 e 23% (Turgoose & Murphy, 2018). Uma causa comum de LCT em militares veteranos é lesão por explosão (vários tipos de dispositivos explosivos improvisados) em situações de combate. Ao contrário da LCT na população civil, que provoca uma lesão primária e uma lesão secundária, a LCT na população militar provoca quatro níveis de agravo (Chapman & Diaz-Arrastia, 2014). A lesão primária é consequente à sobrepressão atmosférica seguida por queda da pressão ou vácuo. A lesão secundária ocorre quando objetos são lançados (estilhaços) pela explosão e atingem o militar. A lesão terciária ocorre quando a explosão atinge o militar e ele bate a cabeça contra o chão, uma parede ou outra superfície sólida. A lesão quaternária envolve outros agravos consequentes à explosão, tais como queimaduras e esmagamento. No presente momento não há evidências sugerindo a existência de diferenças significativas entre a lesão por explosão e a lesão cerebral contusa. Os estudos com ressonância magnética (RM) não indicam diferenças microestruturais. Aparentemente não há diferenças cognitivas entre essas lesões. As opções terapêuticas para um militar veterano que sofreu uma LCT são as mesmas para o civil que sofreu LCT; todavia, as demandas dos militares veteranos podem ser complexas, sobretudo aqueles com múltiplas lesões.

Avaliação e achados diagnósticos

Pode-se utilizar a tomografia computadorizada (TC) para estabelecer o diagnóstico de fratura de crânio. A facilidade com que um diagnóstico de fratura de crânio é estabelecido depende do local da fratura. Se uma fratura for identificada na TC, existe sempre a questão de lesão cerebral associada, e uma RM proporciona melhor resolução e imagens mais definidas da área lesionada (Hickey & Strayer, 2020).

Considerações gerontológicas

Os pacientes idosos com TCE diferem daqueles mais jovens quanto a etiologia da lesão, maiores taxas de mortalidade, maior permanência no hospital e resultados funcionais piores (Thompson, Rivara & Wang, 2020) (ver Perfil de pesquisa de enfermagem no Boxe 63.2). A avaliação neurológica pode ser muito difícil, porque o idoso que sofreu LCT pode apresentar déficits auditivos ou visuais ou demência ou distúrbios cognitivos preexistentes, dificultando muito a avaliação neurológica basal. As causas mais comuns de lesão em pacientes idosos consistem em quedas e acidentes de trânsito. Aproximadamente 81% de

Boxe 63.2 — PERFIL DE PESQUISA DE ENFERMAGEM
Traumatismo cranioencefálico em adultos mais velhos

Thompson, H. J., Rivara, F. P. & Wang, J. (2020). Symptoms, function, and outcomes in the first year after mild-moderate traumatic brain injury. *Journal of Neuroscience Nursing, 52*(2), 46–52.

Finalidade

Adultos mais velhos apresentam taxas mais elevadas de atendimento em pronto-socorro, hospitalização e morte por causa de lesão cerebral traumática em comparação com adultos mais jovens. O propósito desse estudo era descrever e comparar a evolução durante 1 ano de adultos mais jovens e mais velhos que sofreram lesão cerebral traumática.

Metodologia

Esse foi um estudo de coorte, longitudinal e prospectivo de 33 adultos que sofreram formas leves a moderadas de lesão cerebral traumática. Os participantes foram recrutados no pronto-socorro e acompanhados durante 1 ano. Foram coletados dados sobre sintomas, função (usando o Glasgow Outcome Scale-Extended Functional Status Examination) e qualidade de vida (HRQOL, Health-Related Quality Of Life) durante 1 semana, 1, 3, 6 e 12 meses após a lesão.

Achados

O número total de sintomas não diferiu quando foram comparados adultos mais jovens e mais velhos, mas os grupos de sintomas foram diferentes. Adultos mais velhos relataram mais sintomas físicos, tais como fadiga, desequilíbrio e falta de coordenação e desconforto com barulho. Os adultos mais jovens relataram mais sintomas psicológicos, como ansiedade. O escore funcional, medido pelo Glasgow Outcome Scale-Extended Functional Status Examination, foi mais baixo nos adultos mais velhos 1 ano após a lesão em comparação com adultos mais jovens. O escore físico da HRQOL foi menor, de modo consistente, nos adultos mais velhos durante o ano em comparação com os adultos mais jovens. Em contrapartida, o escore mental da HRQOL foi mais alto nos adultos mais velhos.

Implicações para a enfermagem

Os enfermeiros que trabalham com adultos mais velhos que sofreram lesão cerebral traumática devem saber que esses pacientes relatam grupos de sintomas diferentes dos adultos mais jovens. As intervenções de enfermagem em adultos mais velhos que sofreram lesão cerebral traumática devem se concentrar em medidas para conservar o equilíbrio, a coordenação e a energia de modo a minimizar a fadiga e providências para reduzir os ruídos ambientais.

---

todas as LCT entre adultos a partir dos 65 anos resultam de quedas (CDC, 2019). As alterações fisiológicas relacionadas com envelhecimento podem fazer com que o idoso corra risco aumentado de lesão; além disso, alteram o tipo e a gravidade da lesão que ocorre ou levam a complicações.

Diversos fatores importantes fazem com que os indivíduos idosos corram risco aumentado de hematomas. O peso do cérebro diminui, a dura-máter torna-se mais aderente ao crânio e os tempos de reação aumentam com o avanço da idade (Battaglini, Gentile, Luchetti et al., 2019). Além disso, muitos indivíduos idosos fazem uso de ácido acetilsalicílico e de agentes anticoagulantes como parte do manejo de rotina de condições crônicas.

Manejo clínico

Em geral, as fraturas de crânio sem afundamento não exigem tratamento cirúrgico; contudo, a observação rigorosa do paciente é essencial. O enfermeiro pode observar o paciente no hospital; no entanto, se não houver lesão cerebral subjacente, o paciente pode receber alta hospitalar. Se o paciente receber alta para casa, é necessário fornecer instruções específicas à família (ver discussão adiante sobre concussão).

Em geral, as fraturas de crânio com afundamento exigem cirurgia, com elevação do crânio e desbridamento, geralmente nas primeiras 24 horas após a lesão. As fraturas de crânio podem ser uma combinação de fraturas aberta, composta, fechada ou simples. As lesões associadas incluem laceração concomitante do couro cabeludo e da dura-máter e lesão cerebral diretamente abaixo da fratura, em consequência da compressão do tecido abaixo da lesão óssea e das lacerações produzidas pelos fragmentos ósseos (Hickey & Strayer, 2020).

LESÃO CEREBRAL

A consideração mais importante em qualquer TCE é identificar se houve lesão cerebral. Até mesmo uma lesão aparentemente de menor gravidade pode causar lesão significativa ao cérebro, em consequência do fluxo sanguíneo obstruído e da perfusão tissular diminuída. O encéfalo não tem a capacidade de armazenar oxigênio ou glicose em qualquer grau significativo. Como as células cerebrais necessitam de aporte sanguíneo ininterrupto para obter esses nutrientes, ocorrem lesão cerebral irreversível e morte celular se o aporte sanguíneo for interrompido, mesmo que por alguns minutos. A **lesão cerebral traumática fechada (não penetrante)** ocorre quando a cabeça acelera e, em seguida, desacelera rapidamente ou colide com outro objeto (p. ex., uma parede, o painel de um carro), e o tecido cerebral é lesionado, mas sem abertura através do crânio e da dura-máter. A **lesão cerebral traumática aberta (penetrante)** ocorre quando um objeto penetra no crânio, entra no encéfalo e provoca lesão do tecido cerebral mole em seu trajeto, ou quando o TCE fechado é grave a ponto de abrir o couro cabeludo, o crânio e a dura-máter para expor o cérebro.

Tipos de lesão encefálica

As lesões encefálicas podem ser focais ou difusas. As lesões focais incluem diversos tipos de contusões e hematomas. As concussões e as LAD constituem as principais lesões difusas (Hickey & Strayer, 2020).

Contusão

Na **contusão** cerebral, o cérebro é ferido e danificado em uma área específica, devido a uma intensa força de aceleração-desaceleração ou a um traumatismo não penetrante. O impacto do encéfalo contra o crânio leva a uma contusão. As manifestações clínicas de contusão dependem das dimensões, da localização e da extensão do edema cerebral circundante. Embora a contusão possa ocorrer em qualquer área do encéfalo, a maioria geralmente localiza-se nas porções anteriores dos lobos frontais e temporais, ao redor da fissura lateral (de Sylvius), nas áreas orbitais e, com menos frequência, nas áreas parietal e occipital.

As contusões caracterizam-se pela perda da consciência associada a estupor e confusão mental. Os efeitos da lesão (particularmente hemorragia e edema) alcançam o seu pico depois de aproximadamente 18 a 36 horas. Essas alterações, que podem provocar secundariamente elevação da pressão intracraniana e possíveis síndromes de herniação, são mais evidentes nas contusões do lobo temporal. O manejo desses pacientes é, mais frequentemente, clínico com intervenções direcionadas para a prevenção de agravos adicionais. As contusões profundas estão mais frequentemente associadas à hemorragia e à destruição das fibras do sistema ativador reticular, alterando o estado de reatividade (Hickey & Strayer, 2020).

Hemorragia intracraniana

Os hematomas são coleções de sangue no encéfalo, que podem ser epidurais (acima da dura-máter), subdurais (abaixo da dura-máter) ou intracerebrais (no cérebro) (Figura 63.2). Os principais sintomas são frequentemente retardados até que o hematoma seja grande o suficiente para causar distorção do encéfalo e elevação da PIC. Os sinais e sintomas de isquemia cerebral, que resulta da compressão por um hematoma, são variáveis e dependem da velocidade com que as áreas vitais são afetadas e da área lesionada. Um hematoma que se desenvolve rapidamente, até mesmo quando pequeno, pode ser fatal; enquanto o hematoma maior, mas de desenvolvimento lento, pode possibilitar uma compensação das elevações da PIC.

Hematoma epidural

Após a ocorrência de TCE, o sangue pode acumular-se no espaço epidural (extradural) entre o crânio e a dura-máter. Isso pode resultar de uma fratura de crânio, que causa ruptura ou laceração da artéria meníngea média, a artéria que segue o seu trajeto entre a dura-máter e o crânio inferiormente a uma porção fina do osso temporal. A hemorragia a partir dessa artéria provoca rápida pressão no encéfalo. Os hematomas epidurais representam aproximadamente 2,7 a 4% dos TCEs (Hickey & Strayer, 2020).

Os sintomas são causados pelo hematoma em expansão. Com frequência, os hematomas epidurais caracterizam-se por breve perda da consciência, seguida de um intervalo lúcido, durante o qual o paciente está desperto e conversando. Durante esse intervalo lúcido, ocorre compensação para o hematoma expansivo por meio de rápida absorção de LCS e diminuição do volume intravascular; ambas ajudam a manter a PIC dentro dos limites normais. Quando esses mecanismos não conseguem mais compensar, até mesmo um pequeno aumento no volume de sangue coagulado provoca acentuada elevação da PIC. O paciente torna-se então cada vez mais inquieto, agitado e confuso, à medida que a condição progride para o coma. Em seguida, e frequentemente de maneira súbita, aparecem sinais de herniação (em geral, deterioração da consciência e sinais de déficits neurológicos focais, como dilatação e fixação de uma pupila ou paralisia de um membro), e a condição do paciente deteriora rapidamente. O tipo mais comum de síndrome de herniação associada a um hematoma epidural é a herniação uncal que causa pressão no mesencéfalo (Hickey & Strayer, 2020).

Um hematoma epidural é considerado emergência extrema; dentro de poucos minutos, podem ocorrer déficit neurológico pronunciado ou até mesmo parada respiratória. O tratamento consiste em efetuar aberturas no crânio (trepanação; ver Capítulo 61, Figura 61.7) para diminuir a PIC de maneira emergencial, remover o coágulo e controlar o sangramento. Pode ser necessária a realização de craniotomia para remover o coágulo e controlar o sangramento. Em geral, um dreno é introduzido após a criação de orifícios de trepanação ou uma craniotomia para evitar o reacúmulo de sangue.

Hematoma subdural

O hematoma subdural é uma coleção de sangue entre a dura-máter e o encéfalo, um espaço normalmente ocupado por um fino coxim de líquido. A causa mais comum é o traumatismo; contudo, também pode ser consequente a coagulopatias ou ruptura de um aneurisma. O hematoma subdural é mais frequentemente de origem venosa e é causado pela ruptura de pequenos vasos que atravessam o espaço subdural (Vacca & Argento, 2018). O hematoma subdural pode ser agudo ou crônico, dependendo do calibre do vaso envolvido e do volume de sangramento na TC.

Hematoma subdural agudo

Um hematoma subdural agudo é, em geral, causado por algum tipo de agravo craniano, tipicamente uma queda. Os sinais e sintomas consistem em alterações do nível de consciência (NDC), dos sinais pupilares e hemiparesia. Podem ocorrer sintomas de menor gravidade ou até mesmo ausência de sintomas com pequenas coleções de sangue. O coma, a pressão arterial em elevação, a diminuição da frequência cardíaca e o alentecimento da frequência respiratória constituem sinais de massa em rápida expansão, exigindo intervenção imediata.

Quando o paciente puder ser transportado rapidamente para o hospital, uma craniotomia imediata será realizada para abrir a dura-máter, possibilitando a evacuação do coágulo subdural. O resultado bem-sucedido também depende do controle da PIC e do monitoramento cuidadoso da função respiratória

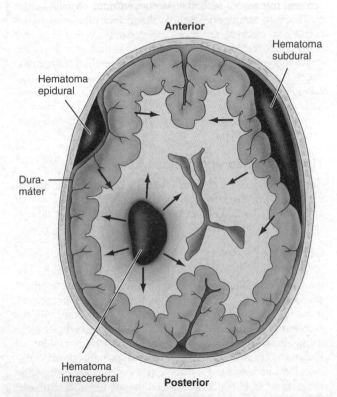

Figura 63.2 • Localização dos hematomas epidurais, subdurais e intracerebrais.

(ver Capítulo 61). A taxa de mortalidade para pacientes com hematoma subdural agudo é elevada, devido à lesão cerebral associada (Hickey & Strayer, 2020).

Hematomas subdurais crônicos

Os hematomas subdurais crônicos podem desenvolver-se a partir de TCE aparentemente de menor gravidade, e são observados com mais frequência em indivíduos idosos que estão sujeitos a esse tipo de lesão cranioencefálica, devido à atrofia cerebral, que é uma consequência do processo de envelhecimento (Vacca & Argento, 2018). Um TCE aparentemente de menor gravidade pode produzir impacto suficiente a ponto de deslocar anormalmente o conteúdo cerebral. O tempo entre a lesão e o aparecimento dos sintomas pode ser longo (p. ex., 3 semanas a meses), de modo que a lesão verdadeira pode ser esquecida.

Um hematoma subdural crônico pode se assemelhar a outras condições – por exemplo, pode ser confundido com um acidente vascular encefálico (AVE). O sangramento é menos profuso, mas ainda ocorre compressão do conteúdo intracraniano. O sangue no cérebro tem a sua natureza alterada em 2 a 4 dias, tornando-se mais espesso e mais escuro. Em algumas semanas, o coágulo se degrada e assume a coloração e a consistência de óleo de motor. Por fim, ocorre calcificação ou ossificação do coágulo. O cérebro adapta-se à invasão desse corpo estranho, e os sinais e sintomas clínicos flutuam. Os sintomas observados consistem em cefaleia intensa, que tende a ser intermitente, sinais neurológicos focais alternantes; alterações da personalidade; deterioração mental; e convulsões focais (Vacca & Argento, 2018).

O tratamento do hematoma subdural crônico consiste na evacuação cirúrgica do coágulo. É preciso considerar a reversão de coagulopatias e de anticoagulação iatrogênica (Vacca & Argento, 2018). O procedimento operatório pode ser trepanação (múltiplos orifícios são feitos na calota craniana) ou craniotomia, que pode ser efetuada para massa subdural de tamanho considerável, que não pode ser aspirada nem drenada através dos orifícios de trepanação.

Hemorragia e hematoma intracerebrais

A hemorragia intracerebral refere-se à ocorrência de sangramento dentro do parênquima do cérebro. É comumente observada nos TCEs, quando a força é exercida na cabeça sobre uma pequena área (p. ex., lesões por projéteis, ferimentos de bala, lesões por facada). Essas hemorragias no cérebro também podem resultar das seguintes causas:

- Hipertensão arterial sistêmica, que provoca degeneração e ruptura de um vaso
- Ruptura de um aneurisma
- Anomalias vasculares
- Tumores intracranianos
- Distúrbios hemorrágicos, tais como leucemia, hemofilia, anemia aplásica e trombocitopenia
- Complicações da terapia anticoagulante.

As causas não traumáticas de hemorragia intracerebral são discutidas no Capítulo 62.

O início pode ser insidioso, começando com o desenvolvimento de déficits neurológicos, seguidos de cefaleia. O manejo consiste em cuidados de suporte, controle da PIC e administração cuidadosa de líquidos, eletrólitos e medicamentos anti-hipertensivos. A intervenção cirúrgica por craniotomia ou craniectomia possibilita a remoção do coágulo sanguíneo e o controle da hemorragia, mas a sua realização pode não ser possível, devido à localização inacessível do sangramento ou à ausência de uma área nitidamente circunscrita de sangue que possa ser removida.

Concussão

Concussão é a perda temporária da função neurológica, sem dano estrutural aparente ao encéfalo. Dos 1,7 milhão de casos de LCT que ocorrem nos EUA a cada ano, estima-se que aproximadamente 80% deles sejam concussões, também denominadas "formas leves de LCT" (CDC, 2019). O mecanismo da lesão geralmente consiste em traumatismo não penetrante, em consequência de uma força de aceleração-desaceleração, pancada direta ou lesão explosiva. Se o tecido cerebral no lobo frontal for afetado, o paciente pode exibir um comportamento irracional bizarro, enquanto o comprometimento do lobo temporal pode produzir amnésia ou desorientação temporária.

A duração das anormalidades do estado mental fornece um indicador do grau da concussão. O paciente tem alta do hospital ou do setor de emergência quando volta a apresentar valores basais após uma concussão. O monitoramento inclui a observação do paciente quanto à diminuição do NDC, cefaleia cuja intensidade aumente, tontura, convulsões, resposta anormal das pupilas, vômitos, irritabilidade, fala arrastada e dormência ou fraqueza dos braços ou das pernas (Silverberg, Iaccarino, Panenka et al., 2020). A ocorrência desses sintomas fornece um sinal de alerta, indicando a necessidade de maior intervenção. A recuperação pode parecer completa, mas é possível a ocorrência de sequelas a longo prazo, e são comuns as lesões repetidas.

Incidentes repetidos de concussão podem resultar em uma síndrome conhecida como encefalopatia traumática crônica (ETC). Essa síndrome tem sido reconhecida em pessoas que participam de esportes de contato como futebol americano e pugilismo. O quadro clínico é semelhante ao da doença de Alzheimer, caracterizada por alterações da personalidade, comprometimento da memória e transtornos da marcha e da fala. Os exames de imagem revelam atrofia evidente do encéfalo, sobretudo do lobo temporal (Hickey & Strayer, 2020; Turk & Budson, 2019).

Lesão axonal difusa

A lesão axonal difusa (LAD) resulta das forças de cisalhamento e rotacionais disseminadas, que produzem lesão em todo o encéfalo – aos axônios nos hemisférios cerebrais, corpo caloso e tronco encefálico. A área lesionada pode ser difusa, sem nenhuma lesão focal identificável. A LAD está associada ao coma traumático prolongado; é mais grave e está associada a um prognóstico mais sombrio que uma lesão focal. O paciente com LAD no TCE grave não apresenta nenhum intervalo lúcido, sofre coma imediato, com postura de decorticação e descerebração (ver Capítulo 61, Figura 61.1) e edema cerebral global. O diagnóstico é estabelecido pelos sinais clínicos, juntamente com a obtenção de TC e RM (Schweitzer, Niogi, Whitlow et al., 2019). A recuperação depende da gravidade da lesão axonal.

Manejo clínico

A avaliação e o diagnóstico da extensão das lesões são obtidos pelo exame físico e exame neurológico iniciais. A TC e a RM constituem os principais métodos diagnósticos de neuroimagem e mostram-se úteis na avaliação da estrutura cerebral (Schweitzer et al., 2019). A tomografia por emissão de pósitrons (PET) está disponível em alguns centros de traumatologia para avaliar a função cerebral.

Em qualquer paciente com TCE, deve-se presumir a existência de uma lesão da região cervical até que se prove o contrário. O paciente é transportado do local do incidente sobre uma prancha, com a cabeça e o pescoço mantidos em alinhamento com o eixo do corpo. Um colar cervical deve ser aplicado e mantido até que tenham sido obtidas radiografias da região cervical e documentada a ausência de lesão da medula espinal (LME) cervical.

Toda terapia é dirigida para a preservação da homeostasia cerebral e prevenção de lesão cerebral secundária, que se refere à lesão cerebral que ocorre depois do evento traumático original. As causas comuns de lesão secundária consistem em edema cerebral, hipotensão e depressão respiratória, que pode levar a hipoxemia e desequilíbrio eletrolítico. Os tratamentos que têm por objetivo a prevenção de lesão secundária incluem a estabilização da função cardiovascular e respiratória para manter perfusão cerebral adequada, controle da hemorragia e hipovolemia, assim como manutenção de valores ótimos da gasometria.

As diretrizes de tratamento de LCT aguda foram elaboradas pela Brain Trauma Foundation. A adesão a essas diretrizes terapêuticas acaba melhorando os cuidados e os desfechos dos pacientes (Saherwala, Bader, Stutzman et al., 2018).

 Tratamento da pressão intracraniana elevada

À medida que o cérebro lesionado aumenta com o edema, ou à medida que o sangue acumula-se no cérebro, ocorre elevação da PIC. Isso exige tratamento agressivo (ver Capítulo 61 para uma discussão da relação entre a PIC e a pressão de perfusão cerebral [PPC]). Se a PIC permanecer elevada, ela pode diminuir a PPC. O tratamento inicial baseia-se em evitar a lesão secundária e manter oxigenação cerebral adequada (Sacco & Delibert, 2018).

A cirurgia é necessária para evacuação dos coágulos sanguíneos, desbridamento e elevação das fraturas deprimidas do crânio e sutura das lacerações graves do couro cabeludo. A PIC é monitorada rigorosamente; se estiver elevada, o manejo consiste em manter oxigenação adequada, elevar a cabeceira do leito e manter o volume sanguíneo normal (McCafferty, Neal, Marshall et al., 2018). Os dispositivos para o monitoramento da PIC ou drenagem do LCS podem ser inseridos durante a cirurgia ou à cabeceira do leito utilizando uma técnica asséptica. O paciente é cuidado em uma unidade de terapia intensiva (UTI), na qual os cuidados de enfermagem especializados e o tratamento clínico estão prontamente disponíveis.

Medidas de suporte

O tratamento também inclui suporte ventilatório, prevenção de convulsões, manutenção do equilíbrio hidreletrolítico, suporte nutricional e manejo da dor e da ansiedade. Os pacientes em estado comatoso são intubados e submetidos à ventilação mecânica para assegurar oxigenação adequada e proteger as vias respiratórias.

Como as convulsões podem ocorrer após TCE e causar lesão cerebral secundária em consequência de hipoxia, podem ser administrados agentes anticonvulsivantes. Se o paciente estiver muito agitado, os benzodiazepínicos constituem os agentes sedativos mais comumente usados que não afetam o fluxo sanguíneo cerebral nem a PIC. O lorazepam e o midazolam são frequentemente administrados; contudo, apresentam metabólitos ativos que podem causar sedação prolongada, tornando difícil a realização de uma avaliação neurológica. Por outro lado, o propofol, um agente sedativo-hipnótico que é apresentado em emulsão intralipídica para administração intravenosa (IV), constitui o agente sedativo de escolha. Trata-se de um fármaco de início rápido e ação ultracurta, com meia-vida de eliminação de menos de 1 hora. Tem a importante vantagem de ser titulável até obter o efeito clínico desejado, possibilitando, ao mesmo tempo, a oportunidade de realizar uma avaliação neurológica acurada (Hickey & Strayer, 2020). Um tubo nasogástrico pode ser inserido, visto que a motilidade gástrica reduzida e a peristalse reversa estão associadas ao TCE, tornando comum a ocorrência de regurgitação e aspiração nas primeiras horas.

Morte encefálica

Ao sofrer um TCE grave incompatível com a vida, o paciente torna-se um doador potencial de órgãos. O enfermeiro pode auxiliar o exame clínico para determinar a morte encefálica (ME) e o processo de procura de órgãos. Os três principais sinais de morte encefálica no exame clínico são o coma, a ausência de reflexos do tronco encefálico e a apneia.[1]

Os exames auxiliares, tais como estudos de fluxo sanguíneo cerebral, eletroencefalograma (EEG), Doppler transcraniano e potencial evocado auditivo do tronco encefálico, são frequentemente usados para confirmar a morte encefálica (Hickey & Strayer, 2020). A equipe de profissionais da saúde fornece informações à família e ajuda no processo de tomada de decisão sobre os cuidados na fase terminal (ver seção Apoio à capacidade de enfrentamento da família e Boxe 63.3).

PROCESSO DE ENFERMAGEM

Paciente com lesão cerebral traumática

Avaliação

Dependendo do estado neurológico do paciente, o enfermeiro pode obter informações do próprio paciente, da família ou de testemunhas ou, ainda, da equipe de resgate de emergência. Embora todos os dados basais habituais possam não ser coletados inicialmente, a anamnese imediata deve incluir as seguintes perguntas:

- Quando ocorreu a lesão?
- O que causou a lesão? Um projétil em alta velocidade? Um objeto que atingiu a cabeça? Uma queda?
- Quais foram a direção e a força da pancada?

Histórico de inconsciência ou amnésia depois de sofrer TCE indica grau significativo de lesão cerebral; e a ocorrência de alterações em alguns minutos a várias horas após a lesão inicial pode refletir recuperação ou indicar o desenvolvimento de lesão cerebral secundária. O enfermeiro deve determinar

---

[1] N.R.T.: A legislação brasileira sofreu atualizações recentes para que a morte encefálica seja identificada de maneira adequada. A Resolução nº 2.173/17 prevê uma série de critérios estipulados pelo Conselho Federal de Medicina (CFM), além de atender a lei nº 9.434/97, que regulamenta o transplante de órgão no Brasil. Ver Academia Brasileira de Neurologia em https://www.abneuro.org.br/2022/01/04/definicao-da-morte-encefalica-e-fruto-da-politica-de-transplantes/.

> **Boxe 63.3** **DILEMAS ÉTICOS**
> **Como defender um paciente incapacitado e sem documentos?**
>
> **Caso clínico**
>
> J.S. é um homem de 24 anos em situação de rua e sem documentos. Há 2 dias ele foi trazido ao hospital por uma ambulância após queda de andaime (6 m de altura) em uma obra. Você é o enfermeiro do J. C. na unidade de tratamento intensivo (UTI). Segundo a assistente social que o atendeu, um trabalhador da obra o acompanhou ao hospital após a queda. Ele informou que J. S. era um diarista e enviava dinheiro para os pais em Honduras. Ele relatou também que J. S. não falava inglês e tinha poucas noções de espanhol; seu idioma primário é um dialeto indígena (*moskitu*) de Honduras. Apesar de intervenções agressivas, inclusive craniotomia de emergência, colocação de ventriculostomia, intubação endotraqueal e ventilação mecânica, J.S. permaneceu sem resposta a todos os estímulos desde sua internação na UTI, com um escore de 3 na escala de coma de Glasgow. O neurologista emitiu um parecer que J.S. não vai se recuperar da lesão cerebral traumática e que ele morrerá por causa de suas lesões ou permanecerá em estado vegetativo persistente (ver Capítulo 61). Nos EUA, especificamente no local onde você trabalha, existe uma norma regulamentadora de que dois médicos podem retirar terapia sustentadora de vida de pacientes sem representantes legais e incapazes de tomar decisões como J.S. O intensivista responsável por esse paciente conversa com você durante a visita, informa que planeja consultar outro intensivista para extubar J.S. e pede que você se prepare para ajudá-los. Você pergunta se forem feitas tentativas de encontrar os pais de J.S. para obter a permissão deles para suspender o tratamento. O intensivista responde: "Como poderíamos encontrá-los? E, mesmo se eles fossem localizados, eles não falam inglês e talvez não compreendam espanhol. Como podemos explicar para eles o que aconteceu e trazê-los para os EUA? Pelo amor de Deus, nós não estamos ajudando esse paciente se o deixarmos como está!"
>
> **Discussão**
>
> Pessoas de grupos socioeconômicos desfavorecidos e de minorias raciais e étnicas correm maior risco de morbidade e mortalidade do que pessoas brancas e socioeconomicamente mais seguras. Nenhum grupo de pessoas corre maior risco de sofrer disparidades de atendimento à saúde do que as pessoas em situação de rua e sem documentos. Geralmente, nos EUA, pacientes sem documentos só procuram assistência médica em caso de emergência, porque não têm seguro de saúde, não são elegíveis para programas de assistência social e correm risco de deportação.
>
> **Análise**
>
> - Descrever os princípios éticos em conflito nesse caso (ver Capítulo 1, Boxe 1.7). Partir do pressuposto de que o intensivista acredite que esteja preconizando o que é melhor para J.S. ao retirar o suporte de vida. Quais perigos poderiam ser inerentes a esse tipo de atitude paternalista (ou seja, "eu sei o que é melhor para o paciente")?
> - Como seria possível determinar os desejos de J.S. se ele não estivesse incapacitado? É difícil determinar se o sofrimento dele está sendo prolongado?
> - Quais recursos você poderia mobilizar para ajudar você, J.S. e os pais dele em Honduras? Os pais de J.S. têm o direito de saber o que aconteceu com o filho? E se os genitores dele forem encontrados e optarem pelos tratamentos mantenedores da vida? Eles podem, do ponto de vista legal, tomar essa decisão pelo paciente?
>
> **Referências bibliográficas**
>
> Fins, J. J. & Real de Asúa, D. (2019). North of home: Obligations to families of undocumented patients. *Hastings Center Report*, 49(1), 12-14.
> Radtke, K. & Matzo, M. (2017). Liberty and justice for all: When an unauthorized immigrant suffers a brain injury, who decides when treatment is withdrawn? *American Journal of Nursing*, 117(11), 52-56.
>
> **Recursos**
>
> Ver no Capítulo 1, Boxe 1.10, as etapas de uma análise ética e recursos de ética.

se houve perda da consciência, a duração do período inconsciente e se o paciente pode ser despertado.

Além de formular as perguntas que estabelecem a natureza da lesão e a condição do paciente imediatamente após a lesão, o enfermeiro examina minuciosamente o paciente. Essa avaliação inclui a determinação do NDC do paciente com a escala de coma de Glasgow (ECGl) e a avaliação da resposta do paciente a estímulos táteis (se estiver inconsciente), resposta pupilar à luz, reflexos córneo e do vômito e função motora (Teasdale & Jennett, 1974). A ECGl (Boxe 63.4) baseia-se nos três critérios de abertura dos olhos, respostas verbais e respostas motoras a comandos verbais ou estímulos dolorosos. Mostra-se particularmente útil para monitorar alterações durante a fase aguda, nos primeiros dias após um TCE. Ela não substitui uma avaliação neurológica em profundidade.

Avaliações detalhadas são realizadas inicialmente e a intervalos frequentes durante toda a fase aguda dos cuidados (Hickey & Strayer, 2020). O monitoramento da PIC é crucial na tomada de decisão quando os pacientes apresentam lesões neurológicas; contudo, os achados de pesquisa indicam que treinamento apropriado e uma diretriz padrão são necessários para a documentação correta da PIC (Liu, Griffith, Jang et al., 2020) (ver Perfil de pesquisa de enfermagem no Capítulo 61, Boxe 61.2). As avaliações basais e contínuas são de importância crítica na avaliação de enfermagem do paciente com lesão cerebral, cuja condição pode agravar-se de modo acentuado e irreversivelmente se sinais sutis forem negligenciados (Sacco & Davis, 2019; Urden, Stacy & Lough, 2018). São fornecidas mais informações sobre avaliação nas seções seguintes, na Figura 63.3 e na Tabela 63.1.

Diagnóstico

DIAGNÓSTICOS DE ENFERMAGEM

Com base nos dados da avaliação, os principais diagnósticos de enfermagem podem incluir os seguintes:

- Comprometimento da eliminação traqueobrônquica e troca gasosa ineficaz, associados com a lesão cerebral
- Risco de perfusão tissular ineficaz associado com elevação da PIC, diminuição da PPC e possíveis convulsões
- Hipovolemia associada a diminuição do nível de consciência e disfunção hormonal
- Comprometimento do estado nutricional associado a aumento das demandas metabólicas, restrição hídrica e ingestão inadequada
- Risco de lesão (autoinfligida ou dirigida a outros), associado com a ocorrência de convulsões, desorientação, inquietação ou dano cerebral

Boxe 63.4 AVALIAÇÃO
Escala de coma de Glasgow

A escala de coma de Glasgow é um instrumento para avaliar a resposta do paciente a estímulos. Os escores variam de 3 (coma profundo) a 15 (normal).

Resposta de abertura dos olhos	Espontânea	4
	À voz	3
	À dor	2
	Nenhuma	1
Melhor resposta verbal	Orientado	5
	Confuso	4
	Palavras inadequadas	3
	Sons incompreensíveis	2
	Nenhuma	1
Melhor resposta motora	Obedece a comandos	6
	Localiza a dor	5
	Retrai-se	4
	Flexão	3
	Extensão	2
	Nenhuma	1
Total		3 a 15

Adaptado de Teasdale, G. & Jennett, B. (1974). Assessment of coma and impaired consciousness. A practical scale. *Lancet, 2*(7872), 81-84. Usado com autorização.

- Risco de comprometimento da termorregulação associado com comprometimento dos mecanismos termorreguladores no cérebro
- Risco de integridade da pele prejudicada associado com repouso no leito, hemiparesia, hemiplegia, imobilidade ou inquietação
- Dificuldade de enfrentamento associada a lesão cerebral
- Comprometimento do sono, associado com lesão cerebral e verificações neurológicas frequentes
- Risco de comprometimento da capacidade de enfrentamento da família, associado com a falta de responsividade do paciente, imprevisibilidade dos resultados, período prolongado de recuperação e incapacidade física residual e déficit emocional do paciente
- Falta de conhecimento sobre a lesão cerebral, a recuperação e o processo de reabilitação.

Os diagnósticos de enfermagem para o paciente que está inconsciente e para aquele com PIC aumentada também se aplicam (ver Capítulo 61).

PROBLEMAS INTERDEPENDENTES/ COMPLICAÇÕES POTENCIAIS

As complicações potenciais podem incluir as seguintes:

- Diminuição da perfusão cerebral
- Edema e herniação cerebrais
- Comprometimento da oxigenação e ventilação
- Comprometimento do equilíbrio hidreletrolítico e nutricional
- Risco de convulsões pós-traumáticas.

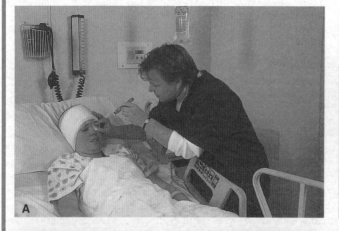
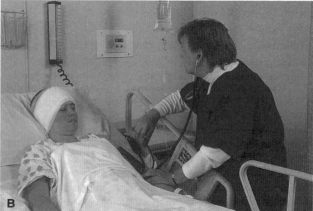
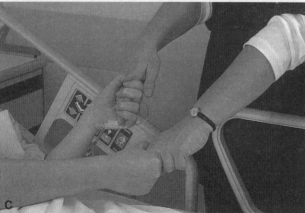
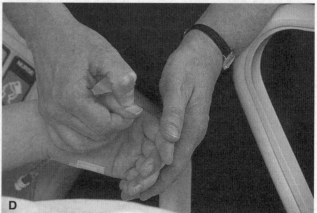

Figura 63.3 • Parâmetros de avaliação para o paciente com traumatismo cranioencefálico incluem a abertura e a responsividade dos olhos (**A**), os sinais vitais (**B**) e a resposta motora refletida na força da mão ou a resposta a estímulos dolorosos (**C, D**). (Fotos de B. Proud.)

TABELA 63.1 Medidas para avaliação multissistêmica do paciente com lesão cerebral traumática.

Considerações quanto a sistemas específicos	Dados de avaliação
Sistema neurológico • A LCT grave resulta em inconsciência e altera muitas funções neurológicas • Todas as funções corporais devem receber suporte • A elevação da PIC e as síndromes de herniação são potencialmente fatais • São instituídas medidas para controlar a PIC elevada.	• Avaliação do estado neurológico • Avaliação de sinais e sintomas de elevação da PIC • Cálculo da pressão de perfusão cerebral se houver um monitor de PIC em posição • Monitoramento dos níveis sanguíneos dos medicamentos anticonvulsivantes.

Sistema respiratório
• A obstrução completa ou parcial das vias respiratórias compromete o suprimento de oxigênio para o cérebro
• Um padrão respiratório alterado pode resultar em hipoxia cerebral
• Um curto período de apneia no momento do impacto pode resultar em atelectasia esporádica
• Os distúrbios sistêmicos em consequência do traumatismo cranioencefálico podem causar hipoxemia
• A lesão cerebral pode alterar a função respiratória do tronco encefálico
• A derivação de sangue para os pulmões em consequência de descarga simpática no momento da lesão pode causar edema pulmonar neurogênico
	• Avaliação da função respiratória:
	  • Ausculta do tórax em relação aos sons respiratórios
	  • Observação do padrão respiratório, se possível (não é possível com o uso de ventilador)
	  • Observação da frequência respiratória
	  • Observação da integridade do reflexo da tosse
	• Níveis de gasometria arterial
	• Hemograma completo
	• Radiografias de tórax
	• Culturas do escarro
	• Saturação de oxigênio com a oximetria de pulso.

Sistema cardiovascular
• O paciente pode desenvolver arritmias cardíacas, taquicardia ou bradicardia
• O paciente pode desenvolver hipotensão ou hipertensão
• Devido à imobilidade ou à inconsciência, o paciente corre alto risco de TVP e EP
• O desequilíbrio hidreletrolítico pode estar relacionado com vários problemas, incluindo alterações na secreção de hormônio antidiurético, resposta ao estresse ou restrição hídrica
• Podem ocorrer condições específicas:
  • Diabetes insípido
  • Síndrome de secreção inapropriada de hormônio antidiurético
  • Desequilíbrio eletrolítico
  • Síndrome hiperosmolar hiperglicêmica.
	• Avaliação dos sinais vitais
	• Monitoramento à procura de arritmias cardíacas
	• Avaliação quanto à ocorrência de tromboembolismo venoso, incluindo EP e TVP
	• Eletrocardiograma
	• Determinação dos eletrólitos
	• Coagulograma
	• Nível de glicemia
	• Nível sanguíneo de acetona
	• Osmolalidade do sangue
	• Densidade específica da urina.

Sistema digestório • A lesão do sistema digestório pode resultar em íleo paralítico • A constipação intestinal pode resultar do repouso no leito, estado de dieta zero, restrição de líquidos opioides administrados para controlar a dor • Incontinência intestinal está relacionada com o estado de inconsciência ou alteração do estado mental do paciente.	• Avaliação do abdome quanto aos sons intestinais e distensão abdominal • Monitoramento da hemoglobina diminuída.
Sistema metabólico (nutricional) • O paciente recebe todas as soluções intravenosas nos primeiros dias até que o sistema digestório esteja funcionante • Uma consulta nutricional é iniciada nas primeiras 24 a 48 h; pode-se iniciar a nutrição parenteral ou enteral.	• Avaliação do equilíbrio hidreletrolítico • Registro do peso, se possível • Hematócrito • Determinação dos eletrólitos.
Sistema geniturinário • A restrição de líquidos ou o uso de agentes diuréticos pode alterar o volume do débito urinário • A incontinência urinária está relacionada com o estado de inconsciência do paciente.	• Registro do equilíbrio hídrico.
Sistema musculoesquelético • A imobilidade contribui para as alterações musculoesqueléticas • A postura de descerebração ou decorticação torna difícil o posicionamento adequado do paciente (ver Capítulo 61, Figura 61.1).	• Avaliação da amplitude de movimento das articulações e desenvolvimento de deformidades ou espasticidade.
Sistema tegumentar (pele e mucosas) • A imobilidade secundária a LCT e inconsciência contribui para o desenvolvimento de áreas de pressão e ruptura da pele • A intubação causa irritação da mucosa e deterioração da saúde oral.	• Avaliação da integridade e das características da pele • Avaliação da mucosa oral e saúde da pele.
Resposta psicológica/emocional • O paciente com LCT está inconsciente • Coleta de informações sobre a família e a função da pessoa com traumatismo cranioencefálico na família.	• Quando o paciente estiver inconsciente, é indicada a utilização de outros métodos de avaliação da dor • A família necessita de apoio emocional para lidar com a crise • Avaliação da família para determinar o nível funcional antes da ocorrência da lesão.

EP: embolia pulmonar; GI: gastrintestinal; IV: intravenoso; LCT: lesão cerebral traumática; PIC: pressão intracraniana; TVP: trombose venosa profunda. Adaptada de Hickey, J. V. & Strayer, A. (2020). *The clinical practice of neurological & neurosurgical nursing* (8th ed.). Philadelphia, PA: Wolters Kluwer.

Planejamento e metas

As metas para o paciente podem incluir a manutenção de uma via respiratória pérvia, PPC adequada, equilíbrio hidreletrolítico, estado nutricional adequado, prevenção de lesão secundária, manutenção da temperatura corporal dentro dos limites normais, manutenção da integridade da pele, melhora da capacidade de enfrentamento, prevenção da privação do sono, enfrentamento efetivo da família, maior conhecimento sobre o processo de reabilitação e ausência de complicações.

Intervenções de enfermagem

As intervenções de enfermagem para o paciente com lesão cerebral traumática (LCT) são extensas e diversas. Elas incluem a realização de avaliações de enfermagem, estabelecimento de prioridades para as intervenções de enfermagem, antecipação das necessidades e complicações e início da reabilitação.

Manutenção da via respiratória

Uma das metas mais importantes de enfermagem no manejo do TCE consiste em estabelecer e manter uma via respiratória adequada. O cérebro é extremamente sensível à hipoxia, e pode ocorrer agravamento de déficit neurológico se o paciente estiver hipóxico. A terapia é direcionada para a manutenção da oxigenação ótima para preservar a função cerebral. Uma via respiratória obstruída causa retenção de dióxido de carbono e hipoventilação, podendo provocar dilatação dos vasos cerebrais e elevação da PIC (Urden et al., 2018).

As intervenções para assegurar a troca adequada de ar são discutidas no Capítulo 61 e incluem as seguintes (Hickey & Strayer, 2020):

- Manutenção do paciente inconsciente em uma posição que facilite a drenagem das secreções orais, com a cabeceira do leito elevada cerca de 30°, a fim de diminuir a pressão venosa intracraniana
- Estabelecimento de procedimentos de aspiração efetivos (as secreções pulmonares provocam tosse e esforço, o que eleva a PIC)
- Prevenção contra a aspiração e a insuficiência respiratória
- Monitoramento rigoroso dos valores da gasometria arterial para avaliar a adequação da ventilação. A meta é manter os valores da gasometria arterial dentro dos limites normais para assegurar um fluxo sanguíneo cerebral adequado
- Monitoramento do paciente que está recebendo ventilação mecânica para complicações pulmonares, tais como síndrome de angústia respiratória aguda e pneumonia.

O paciente que é intubado corre risco elevado de pneumonia associada à ventilação mecânica, e a realização de boa higiene oral pode ajudar na prevenção dessa complicação (Gallagher, 2017).

Monitoramento da função neurológica

Os pacientes com formas graves de lesão cerebral traumática são internados em UTI para avaliação e monitoramento cuidadosos (monitoramento cardíaco, oximetria de pulso, monitoramento invasivo da pressão arterial, pressão expiratória final de CO_2 e monitoramento da temperatura). Os seguintes parâmetros são avaliados inicialmente e tão frequentemente quanto as condições do paciente o exigirem. Tão logo a avaliação inicial seja concluída, o registro de observações do fluxograma neurológico é iniciado e mantido. A importância da avaliação e do monitoramento contínuos do paciente com lesão cerebral não pode ser exagerada.

Nível de consciência. A ECGl é usada para avaliar o NDC a intervalos regulares, visto que as alterações no NDC precedem todas as outras mudanças nos sinais vitais e neurológicos. As melhores respostas do paciente aos estímulos predeterminados são registradas (ver Boxe 63.4). Cada resposta recebe uma pontuação (quanto maior o número, melhor o funcionamento), e a soma dessas pontuações fornece uma indicação da gravidade do coma e uma previsão do possível resultado. O escore mais baixo é 3 (menos responsivo), e o mais alto é 15 (mais responsivo). Um escore da ECGl entre 3 e 8 é geralmente aceito como indicação de lesão cranioencefálica grave (Hickey & Strayer, 2020).

 Alerta de domínio de conceito

A ECGI é considerada o indicador mais sensível de lapso da função neurológica em pacientes com LCT e, com frequência, constitui o sinal mais precoce de alteração aguda da PIC.

Sinais vitais. Embora uma alteração no NDC constitua o indício neurológico mais sensível de deterioração da condição do paciente, os sinais vitais também são monitorados a intervalos frequentes para avaliar o estado intracraniano. A Tabela 63.1 apresenta os parâmetros de avaliação geral para pacientes com TCE.

Os sinais de PIC em elevação incluem bradicardia (alentecimento da frequência cardíaca), elevação da pressão arterial sistólica e alargamento da pressão do pulso (reflexo de Cushing). À medida que a compressão cerebral aumenta, a frequência respiratória aumenta, a pressão arterial pode diminuir e o pulso pode alentecer ainda mais. Trata-se de uma evolução sombria, assim como a rápida flutuação dos sinais vitais (Hickey & Strayer, 2020). A temperatura corporal é mantida abaixo de 38°C (Young & Prescott, 2019). A taquicardia e a hipotensão arterial podem indicar a ocorrência de sangramento em qualquer parte do corpo.

 Alerta de domínio de conceito

No paciente com TCE, um rápido aumento na temperatura corporal é considerado desfavorável, visto que a hipertermia aumenta as demandas metabólicas do cérebro e pode indicar lesão do tronco encefálico – um sinal prognóstico sombrio.

Função motora. A função motora é avaliada com frequência pela observação dos movimentos espontâneos, solicitando ao paciente que levante e abaixe os membros, e comparando a força e a igualdade dos membros superiores e inferiores a intervalos periódicos. Para avaliar a força dos membros superiores, o enfermeiro orienta o paciente a apertar firmemente os dedos do examinador. Ela avalia a força motora dos membros inferiores colocando as mãos nas plantas dos pés do paciente e solicitando que empurre o pé contra as mãos do examinador. O exame do sistema motor é discutido de modo mais detalhado no Capítulo 60. A presença ou ausência de movimento espontâneo de cada membro também é observada, e tanto a fala quanto os sinais oculares são avaliados.

Se o paciente não apresentar movimento espontâneo, as respostas a estímulos dolorosos são avaliadas (Hickey & Strayer, 2020). A resposta motora à dor é avaliada pela aplicação de um estímulo central, como beliscar o músculo peitoral maior, a fim de determinar a melhor resposta do paciente. A estimulação periférica pode proporcionar dados de avaliação imprecisos, visto que pode resultar em um movimento reflexo, em vez de uma resposta motora voluntária. As respostas anormais (ausência de resposta motora; respostas de extensão) estão associadas a um prognóstico mais sombrio.

Outros sinais neurológicos. As dimensões e a igualdade das pupilas e sua reação à luz precisam ser avaliadas continuamente. Uma pupila unilateral dilatada e com resposta deficiente pode indicar um hematoma em desenvolvimento, com subsequente pressão sobre o terceiro nervo craniano, devido ao deslocamento do cérebro. Quando ambas as pupilas se tornam fixas e dilatadas, isso indica lesão aguda e dano intrínseco na parte superior do tronco encefálico, constituindo um sinal de prognóstico sombrio (Hickey & Strayer, 2020).

O paciente com TCE pode desenvolver déficits, como anosmia (perda do olfato), anormalidades nos movimentos oculares, afasia, déficits de memória e convulsões ou epilepsia pós-traumáticas. Os pacientes podem permanecer com déficits psicológicos residuais (impulsividade, labilidade emocional ou comportamentos agressivos não inibidos) e, em consequência do comprometimento, podem não ter discernimento com relação às suas respostas emocionais.

MONITORAMENTO DO EQUILÍBRIO HIDRELETROLÍTICO

A lesão cerebral pode provocar disfunções metabólicas e hormonais. O monitoramento dos níveis séricos de eletrólitos é importante, particularmente em pacientes que recebem diuréticos osmóticos, naqueles com síndrome de secreção inapropriada de hormônio antidiurético (SIHAD) e nos pacientes com diabetes insípido pós-traumático.

São realizados exames seriados dos eletrólitos e da osmolalidade do sangue e da urina, visto que o TCE pode ser acompanhado de distúrbios da regulação do sódio. A hiponatremia é comum após lesão craniencefálica, devido a desvios do líquido extracelular, eletrólitos e volume. Por exemplo, a hiperglicemia pode causar aumento do líquido extracelular, com consequente redução do sódio. Além disso, pode ocorrer hipernatremia em consequência da retenção de sódio (que pode durar vários dias), seguida de diurese de sódio. A letargia crescente, a confusão mental e as convulsões podem resultar do desequilíbrio eletrolítico.

A função endócrina é avaliada pelo monitoramento dos níveis séricos de eletrólitos, nível de glicemia e equilíbrio hídrico. A urina é testada de modo regular para acetona. O registro do peso diário é mantido, em especial se o paciente tiver comprometimento do hipotálamo e correr risco de desenvolvimento de diabetes insípido.

PROMOÇÃO DA NUTRIÇÃO ADEQUADA

O TCE resulta em alterações metabólicas que provocam aumento no consumo calórico e na excreção de nitrogênio; a demanda por proteína aumenta. Constatou-se que a instituição precoce da terapia nutricional melhora os resultados em pacientes que sofreram TCE. Os pacientes com lesão cerebral são presumivelmente catabólicos, e deve-se considerar uma consulta para suporte nutricional tão logo o paciente seja admitido. É necessário considerar a nutrição parenteral por meio de acesso central ou alimentação enteral por tubo nasogástrico ou nasojejunal, embora a alimentação enteral seja a via preferida (Hickey & Strayer, 2020). Se ocorrer rinorreia liquórica ou se houver suspeita de comprometimento da base do crânio, deve ser inserida uma sonda orogástrica para alimentação oral em vez de uma sonda nasogástrica.

Os valores laboratoriais devem ser monitorados rigorosamente em pacientes que recebem nutrição parenteral. A elevação da cabeceira do leito pode ajudar a prevenir distensão abdominal, regurgitação e aspiração. Uma infusão por gotejamento contínuo ou bomba pode ser usada para regular a alimentação. As alimentações enterais ou parenterais costumam ser mantidas até que o reflexo da deglutição retorne e o paciente possa suprir as necessidades calóricas por via oral. Ver Capítulo 39 para os princípios e as técnicas das alimentações enterais.

PREVENÇÃO DA LESÃO

Com frequência, quando o paciente emerge do coma, um período de letargia e estupor é seguido de um período de agitação. Cada fase é variável e depende do indivíduo, da localização da lesão e da profundidade e duração do coma, bem como da idade do paciente. A inquietação pode ser causada por hipoxia, febre, dor ou bexiga cheia. Pode indicar lesão do encéfalo, mas também pode constituir um sinal de que o paciente está readquirindo a consciência (alguma inquietação pode ser benéfica, visto que os pulmões e os membros são exercitados). A agitação também pode resultar do desconforto dos cateteres, das linhas IV, das contenções e verificações neurológicas repetidas. Alternativas para as contenções devem ser usadas sempre que possível.

As estratégias para evitar a ocorrência de lesão incluem as seguintes:

- O paciente é avaliado para assegurar que a oxigenação esteja adequada e que a bexiga não esteja distendida. Os curativos e gessos são verificados quanto à constrição
- São utilizadas grades laterais acolchoadas, ou as mãos do paciente são envolvidas em ataduras em formato de luvas para protegê-lo contra a lesão a si próprio e contra o desalojamento dos tubos. As contenções são usadas judiciosamente, visto que o esforço contra elas pode elevar a PIC ou causar outra lesão. Podem ser indicados leitos especializados fechados ou no nível do solo
- Os opioides são evitados como meio de controlar a inquietação, visto que eles deprimem a respiração, causam constrição das pupilas e alteram a capacidade de resposta
- Os estímulos ambientais são reduzidos mantendo-se o quarto tranquilo, limitando as visitas, falando calmamente e fornecendo informações frequentes quanto à orientação (p. ex., explicando onde o paciente está e o que está sendo feito)
- A iluminação adequada é proporcionada para evitar alucinações visuais
- Minimizar a alteração dos ciclos de sono-vigília do paciente
- A pele é lubrificada com óleo ou loção emoliente para evitar a irritação devido ao atrito contra o lençol
- Se ocorrer incontinência, é necessário utilizar um cateter com preservativo para o paciente do sexo masculino. Como o uso prolongado de um cateter de demora provoca inevitavelmente infecção, o paciente pode ser colocado em um esquema de cateterismo intermitente.

MANUTENÇÃO DA TERMORREGULAÇÃO

A febre no paciente com LCT pode resultar de dano ao hipotálamo, irritação cerebral por hemorragia ou infecção. O enfermeiro monitora a temperatura do paciente a cada 2 a 4 horas. Se houver aumento da temperatura, são envidados esforços para identificar a causa e controlá-la, usando paracetamol e dispositivos de resfriamento para manter a normotermia. Tais dispositivos devem ser usados com cautela, de modo a não induzir tremores, o que eleva a PIC. Se houver suspeita de infecção, obtém-se cultura dos locais potenciais de infecção, e são prescritos e administrados antibióticos. A pesquisa sobre hipotermia terapêutica em pacientes com lesão cerebral traumática sugere que não há evidências claras para orientar o tratamento (Watson, Shepherd, Rhodes et al., 2018; Weng, Yang, Huang et al., 2018).

MANUTENÇÃO DA INTEGRIDADE DA PELE

Os pacientes com LCT frequentemente necessitam de assistência para virar-se e assumir uma posição, devido a imobilidade ou inconsciência. A pressão prolongada exercida sobre os tecidos diminui a circulação e leva à necrose tecidual. As áreas potenciais de ruptura precisam ser identificadas precocemente para evitar o desenvolvimento de lesões por pressão. As medidas de enfermagem específicas incluem as seguintes:

- Inspecionar todas as superfícies corporais e documentar a integridade da pele a cada 8 horas
- Mudar de posição e reposicionar o paciente a cada 2 horas
- Efetuar cuidados cutâneos a cada 4 horas
- Ajudar o paciente a se levantar do leito para sentar-se em uma cadeira 3 vezes/dia.

MELHORA DA CAPACIDADE DE ENFRENTAMENTO

Embora muitos pacientes com TCE sobrevivam devido à tecnologia de reanimação e suporte, eles frequentemente apresentam habilidades de enfrentamento inefetivas, devido a sequelas cognitivas. O comprometimento cognitivo inclui déficits de memória, capacidade diminuída de se concentrar e manter a atenção em determinada tarefa (distração), impulsividade, egocentrismo e lentidão no pensamento, na percepção, comunicação, leitura e escrita. Em muitos pacientes, observa-se o aparecimento de problemas psiquiátricos, emocionais e de relacionamento após a ocorrência de TCE. Os comprometimentos psicossociais, comportamentais, emocionais e cognitivos resultantes são devastadores para a família, bem como para o paciente (Oyesanya, Arulselvam, Thompson et al., 2019).

Tais problemas exigem abordagem colaborativa entre muitas especialidades. Um neuropsicólogo (especialista na avaliação e tratamento de problemas cognitivos) planeja um programa e inicia a terapia ou aconselhamento para ajudar o paciente a alcançar o seu potencial máximo. As atividades de reabilitação cognitiva ajudam o paciente a elaborar novas estratégias para a solução de problemas. O retreinamento é conduzido durante um período prolongado e pode incluir uso de estimulação sensorial e reforço, modificação do comportamento, orientação para a realidade, programas de treinamento computadorizados e *videogames*. Durante essa fase da recuperação, é necessária a assistência de muitas especialidades. Mesmo se não houver melhora da capacidade intelectual, as capacidades sociais e comportamentais podem melhorar.

O paciente que se recupera de uma LCT pode experimentar flutuações no nível de função cognitiva, com comprometimento frequente da orientação, atenção e memória. Foram tentados muitos tipos de programas de estimulação sensorial, e as pesquisas sobre esses programas estão em andamento (Hickey & Strayer, 2020). Quando o paciente é exigido a funcionar em um nível acima do permitido pelo comprometimento da função cortical, o paciente pode exibir sintomas de fadiga, raiva e estresse (cefaleia, tontura). A Escala de níveis cognitivos do Rancho Los Amigos é frequentemente utilizada para avaliar a função cognitiva e reavaliar a recuperação do TCE. O progresso ao longo dos níveis de função cognitiva pode variar amplamente entre cada paciente (Hagen, Malkmus & Durham, 1972). A Tabela 63.2 apresenta o manejo de enfermagem e a descrição de cada nível.

PREVENÇÃO DOS TRANSTORNOS DO PADRÃO DE SONO

Os pacientes que necessitam de monitoramento frequente do estado neurológico podem apresentar privação do sono, visto que são acordados a cada hora para avaliação do NDC. Para permitir que o paciente tenha mais tempo de sono e repouso ininterruptos, o enfermeiro deve reunir as atividades de cuidados de enfermagem, de modo que o paciente seja perturbado com menos frequência. O ruído ambiental é diminuído, e a iluminação do quarto é atenuada. As medidas que aumentam o conforto promovem sono e repouso (Giusti, Tuteri & Mirella, 2016).

APOIO À CAPACIDADE DE ENFRENTAMENTO DA FAMÍLIA

A família com um ente querido que sofreu LCT sustenta uma grande carga de estresse. Isso pode resultar dos déficits físicos e emocionais do paciente, do resultado imprevisível e das relações familiares alteradas. As famílias relatam dificuldades em enfrentar as alterações no temperamento, no comportamento e na personalidade do paciente (Oyesanya et al., 2019). Essas alterações estão associadas a ruptura na coesão familiar, perda dos objetivos de lazer e perda da capacidade de trabalho, bem como isolamento social do cuidador. A família pode experimentar ruptura conjugal, raiva, luto, culpa e negação em ciclos recorrentes.

Para promover um enfrentamento efetivo, o enfermeiro pode perguntar à família como o paciente está diferente agora, o que foi perdido e o que é mais difícil de enfrentar nessa situação. As intervenções úteis incluem fornecer aos familiares uma informação acurada e honesta, assim como incentivá-los a continuar a estabelecer metas a curto prazo bem definidas. O aconselhamento familiar ajuda a abordar sentimentos agudos dos familiares relacionados com perda e desamparo, e fornece orientação para o manejo dos comportamentos inapropriados. Os grupos de apoio ajudam os familiares a compartilhar problemas, desenvolver discernimentos, obter informações, rede de apoio e auxílio na manutenção de expectativas realistas, esperança e boa qualidade de vida (Oyesanya et al., 2019).

A Brain Injury Association of America (ver seção Recursos) atua como um centro coordenador para informações e recursos a pacientes com TCE e suas famílias, incluindo informações específicas sobre coma, reabilitação, consequências comportamentais do TCE e questões familiares.[2] Essa organização pode fornecer nomes de instituições e profissionais que trabalham com pacientes vítimas de TCE e pode ajudar as famílias na organização de grupos de apoio locais.

Muitos pacientes com TCE grave morrem em consequência de lesões, e muitos daqueles que sobrevivem sofrem de incapacidades a longo prazo, que os impedem de retomar suas funções e atividades anteriores. Durante a fase mais aguda da lesão, os familiares precisam de informações concretas e apoio da equipe de profissionais da saúde.

Muitos pacientes com TCE grave que resulta em morte encefálica são jovens e saudáveis sob os demais aspectos e, por esse motivo, são considerados candidatos para a doação de órgãos. Os membros da família de pacientes com essas lesões

---

[2]N.R.T.: No Brasil, um recurso pode ser a ABTCE – Associação Brasileira de Traumatismo Crânio Encefálico (http://abtce.org.br/).

TABELA 63.2 — Escala Rancho Los Amigos: níveis de função cognitiva.

Nível cognitivo	Descrição	Manejo de enfermagem
Para os níveis I a III, a abordagem-chave é *proporcionar estimulação*		
I: Ausência de resposta	Completamente não responsivo a todos os estímulos, incluindo estímulos dolorosos	Devem ser utilizadas múltiplas modalidades de estimulação sensorial. Os exemplos estão listados aqui, mas o manejo deve ser individualizado e expandido, com base nos materiais disponíveis e nas preferências do paciente (determinadas pela obtenção de informações com a família). *Olfatórios:* perfumes, flores, loção de barba. *Visuais:* fotos da família, cartão, itens pessoais. *Auditivos:* rádio, televisão; gravações de vozes de familiares ou músicas favoritas, conversas com o paciente (enfermeiro, familiares). O enfermeiro deve dizer ao paciente o que vai ser feito, descrever o ambiente e fornecer incentivo. *Táteis:* Tocar a pele, esfregar na pele objetos de várias texturas. *Movimento:* Exercícios de amplitude de movimento, virar, reposicionamento, uso de colchão d'água.
II: Resposta generalizada	Resposta não intencional; responde à dor, mas de maneira não intencional	
III: Resposta localizada	Respostas mais focadas – retrai-se à dor; vira-se em direção ao som; acompanha objetos em movimento que passam pelo campo visual; empurra fontes de desconforto (p. ex., tubos, contenções); pode obedecer a comandos simples, mas de maneira inconsistente e retardada	
Para os níveis IV a VI, a abordagem-chave é *proporcionar estrutura*		
IV: Resposta confusa, agitada	Estado alerta e hiperativo, em que o paciente responde à confusão interna/agitação; comportamento não proposital em relação ao ambiente; o comportamento agressivo e bizarro é comum	Para o nível IV, cuja duração é de 2 a 4 semanas, as intervenções são dirigidas no sentido de diminuir a agitação, aumentar a percepção do ambiente e promover a segurança. • Abordar o paciente de maneira tranquila e usar voz suave • Proteger o paciente de estímulos ambientais (p. ex., estímulos sonoros e visuais); proporcionar um ambiente tranquilo e controlado • Remover dispositivos que possam contribuir para a agitação (p. ex., tubos); quando possível • As metas funcionais não podem ser estabelecidas, visto que o paciente não é capaz de cooperar.
V: Resposta confusa, inapropriada	Quando ocorre agitação, ela resulta de estímulos externos, mais que internos; é difícil focar a atenção; há grave comprometimento da memória; as respostas são fragmentadas e inadequadas à situação; não há transferência de aprendizado de uma situação para outra	Para os níveis V e VI, as intervenções são direcionadas para diminuir a confusão mental, melhorar a função cognitiva e aumentar a independência na execução das AVDs. • Fornecer supervisão • Usar a repetição e pistas para ensinar as AVDs. Focar a atenção do paciente e ajudá-lo a aumentar sua concentração • Ajudar o paciente a organizar a atividade • Esclarecer informações incorretas e reorientar o paciente quando ele estiver confuso • Proporcionar um cronograma consistente e previsível (p. ex., fixar cronograma diário em um grande quadro).
VI: Resposta confusa, adequada	Obedece consistentemente a instruções simples, mas apresenta orientação inconsistente quanto ao tempo e espaço; a memória a curto prazo está mais prejudicada que a memória a longo prazo; consegue executar algumas AVDs	
Para os níveis VII a X, a abordagem-chave é a *integração na comunidade*		
VII: Resposta automática e apropriada	Responde de modo apropriado e mostra-se orientado no ambiente hospitalar; necessita de pouca supervisão nas AVDs; alguma transferência do aprendizado; o paciente tem discernimento superficial quanto às deficiências; apresenta diminuição do juízo e das habilidades de resolução de problemas; requer planejamento realista para o futuro	Para os níveis VII a X, as intervenções são dirigidas para aumentar a capacidade de desempenho do paciente com supervisão mínima ou nenhuma supervisão na comunidade. • Reduzir a estrutura do ambiente • Ajudar o paciente a planejar a adaptação das AVDs para ele próprio no ambiente domiciliar • Discutir e adaptar as habilidades de vida familiar (p. ex., limpar, cozinhar) de acordo com a capacidade do paciente • Apresentar disposição para ajudar, quando necessário, nas AVDs e habilidades da vida familiar.
VIII: Intencional e apropriada	Alerta, orientado, com memória intacta; tem metas realistas para o futuro. Capaz de completar tarefas familiares durante 1 h em ambiente com distrações; superestima ou subestima suas capacidades, argumenta, fica facilmente frustrado, centrado nele próprio; dependente/independente de modo singular	
IX: Intencional e apropriada	Alterna independentemente as tarefas e as completa de modo acurado durante pelo menos 2 h consecutivas; utiliza recursos auxiliares de memória para lembrar o horário e as atividades; tem consciência e reconhece as dificuldades e incapacidades quando elas interferem na execução das tarefas; a depressão pode continuar; pode mostrar-se facilmente irritado e ter baixa tolerância à frustração	• Fornecer assistência, quando solicitado, para adaptar as AVDs e habilidades da vida familiar.
X: Intencional e apropriada	Capaz de lidar simultaneamente com múltiplas tarefas em todos os ambientes, mas pode necessitar de interrupções periódicas; inicia e executa independentemente tarefas familiares e não familiares, mas pode precisar de tempo maior que o habitual ou de estratégias compensatórias para completá-las; avalia de modo acurado as suas capacidades e ajusta-se independentemente às exigências das tarefas; podem ocorrer episódios periódicos de depressão; irritabilidade e baixa tolerância à frustração quando doente, fatigado e/ou sob estresse	• Monitorar quanto a sinais e sintomas de depressão • Ajudar o paciente a planejar, prever preocupações e solucionar problemas.

AVDs: atividades da vida diária. Adaptada de Los Amigos Research and Education Institute, Inc. & Downey CA. (2002). Usada com permissão.

necessitam de apoio durante esse momento extremamente estressante, bem como de ajuda para tomar decisões quanto ao suporte terminal e permissão para doação de órgãos. Eles precisam saber que o paciente com morte encefálica – e cujos sistemas respiratório e cardiovascular são mantidos por meio de suporte vital – não sobreviverá. Além disso, é necessário que eles saibam que a causa da morte se deve ao TCE grave, e não à remoção dos órgãos do paciente ou à interrupção do suporte vital. Os conselheiros de luto e os membros da equipe de captação de órgãos frequentemente são muito úteis aos familiares na tomada de decisões sobre a doação de órgãos e em ajudá-los a lidar com o estresse.

MONITORAMENTO E MANEJO DE COMPLICAÇÕES POTENCIAIS

Pressão de perfusão cerebral diminuída. A manutenção de uma PPC adequada é importante para evitar complicações graves do TCE, devido à diminuição da perfusão cerebral. A PPC adequada é superior a 50 mmHg. Se a PPC cair abaixo do limiar do paciente, ocorre uma cascata de vasodilatação, de modo que o volume de sangue aumenta consequentemente no interior do encéfalo, provocando elevação da PIC. As medidas para manter uma PPC adequada são essenciais, visto que a redução da PPC pode prejudicar a perfusão cerebral e causar hipoxia e isquemia cerebrais, resultando em dano cerebral permanente. Uma vez alcançado o limiar da PPC, ocorre vasoconstrição dos vasos sanguíneos cerebrais, causando redução da PIC. O tratamento (p. ex., elevação da cabeceira do leito, aumento das soluções IV, drenagem do LCS) é direcionado para diminuir o edema cerebral e aumentar o efluxo venoso do cérebro. A hipotensão sistêmica, que provoca vasoconstrição e diminuição significativa da PPC, é tratada com aumento das soluções IV ou vasopressores (Livesay, McNett, Keller et al., 2017).

Edema e herniação encefálicos. O paciente vítima de TCE corre risco de apresentar complicações adicionais, como elevação da PIC e herniação do tronco encefálico. O edema cerebral constitui a causa mais comum de PIC aumentada no paciente com TCE, e o edema torna-se máximo em aproximadamente 48 a 72 horas após a lesão. O sangramento também pode aumentar o volume do conteúdo dentro do compartimento rígido e fechado do crânio, causando elevação da PIC e herniação do tronco encefálico e resultando em anoxia cerebral irreversível e morte encefálica (Hickey & Strayer, 2020; Vijay & Jaison, 2019). A PIC é verificada continuamente e intervenções de enfermagem como mudança de decúbito e aspiração foram associadas à variação da PIC (Olson, Parcon, Santos et al., 2017). As medidas para controlar a PIC estão listadas no Boxe 63.5 e discutidas no Capítulo 61.

Comprometimento da oxigenação e ventilação. O comprometimento da oxigenação e da ventilação pode exigir suporte com ventilação mecânica. O paciente precisa ser monitorado quanto a uma via respiratória pérvia, padrões respiratórios alterados, hipoxemia e pneumonia. As intervenções podem incluir intubação endotraqueal, ventilação mecânica e pressão expiratória final positiva. Ver Capítulos 19 e 61 para uma discussão detalhada desses tópicos.

Comprometimento do equilíbrio hidreletrolítico e nutricional. Os desequilíbrios hidreletrolítico e nutricional são comuns no paciente com TCE. Os desequilíbrios comuns incluem hiponatremia, que frequentemente está associada a SIHAD (ver Capítulos 10 e 45), hipopotassemia e

---

Boxe 63.5 — Controle da PIC em pacientes com lesão cerebral grave

- Elevar a cabeceira do leito, conforme prescrição
- Manter a cabeça e o pescoço do paciente em alinhamento neutro (sem torção ou flexão do pescoço)
- Iniciar as medidas para evitar a manobra de Valsalva (p. ex., administração de emolientes fecais)
- Manter a temperatura corporal dentro dos limites normais
- Administrar oxigênio (O_2) para manter a pressão parcial de oxigênio arterial (Pa_{O_2}) > 90 mmHg
- Manter o equilíbrio hídrico com soro fisiológico
- Evitar estímulos nocivos (p. ex., aspiração excessiva, procedimentos dolorosos)
- Administrar sedação para reduzir a agitação
- Manter a pressão de perfusão cerebral em 60 a 70 mmHg

Adaptado de Hickey, J. V. & Strayer, A. (2020). *The clinical practice of neurological & neurosurgical nursing* (8th ed.). Philadelphia, PA: Wolters Kluwer.

---

hiperglicemia. As modificações no aporte de líquidos com alimentações por sonda ou soluções IV, incluindo solução hipertônica, podem ser necessárias para o tratamento desses desequilíbrios (Hickey & Strayer, 2020). Insulina pode ser prescrita para corrigir a hiperglicemia; os níveis sanguíneos de glicose são mantidos entre 80 e 160 mg/dℓ (Vijay & Jaison, 2019).

A subnutrição também representa um problema comum em resposta às necessidades metabólicas aumentadas associadas ao TCE grave. As decisões sobre a alimentação precoce devem ser individualizadas; as opções incluem hiperalimentação IV ou colocação de sonda de alimentação (jejunal ou gástrica). O gasto calórico pode aumentar até 120 a 140% com LCT, exigindo um monitoramento rigoroso do estado nutricional, com maior concentração de proteína, se tolerado (Quintard & Ichai, 2018).

Convulsões pós-traumáticas. Os pacientes vítimas de TCE correm risco aumentado de sofrer convulsões pós-traumáticas. As convulsões pós-traumáticas são classificadas em imediatas (em 24 horas após a lesão), precoces (em 1 a 7 dias após a lesão) ou tardias (mais de 7 dias após a lesão) (Hickey & Strayer, 2020). A profilaxia das convulsões consiste na prática de administrar medicamentos anticonvulsivantes a pacientes com TCE para que não haja convulsões. É importante evitar a ocorrência de convulsões pós-traumáticas, particularmente nas fases imediata e precoce da recuperação, visto que as convulsões podem elevar a PIC e diminuir a oxigenação (Chartrain, Yaeger, Feng et al., 2017; Zaman, Dubiel, Driver et al., 2017). Contudo, muitos medicamentos anticonvulsivantes comprometem o desempenho cognitivo e podem prolongar a duração da reabilitação. Por conseguinte, os benefícios globais desses medicamentos precisam ser avaliados em relação aos seus efeitos colaterais. Evidências de pesquisas sustentam o uso de agentes anticonvulsivantes profiláticos para evitar as convulsões imediatas e precoces após TCE, mas não a prevenção das convulsões na fase tardia (Chartrain et al., 2017; Zaman et al., 2017). Ver Capítulo 61 para o manejo de enfermagem das convulsões.

PROMOÇÃO DE CUIDADOS DOMICILIAR, COMUNITÁRIO E DE TRANSIÇÃO

Orientação do paciente sobre autocuidados. As instruções precoces no curso do TCE frequentemente se concentram em reforçar as informações fornecidas à família sobre a condição e o prognóstico do paciente. À medida que o estado e os resultados esperados do paciente se modificam com o passar do tempo, a educação da família pode concentrar-se na interpretação e explicação das alterações nas respostas físicas e psicológicas do paciente.

Se o estado físico do paciente permitir a sua alta para casa, um centro de reabilitação ou uma instituição de cuidados subagudos, o paciente e a família são orientados a respeito das limitações que podem ser esperadas e as complicações que podem ocorrer. O enfermeiro explica ao paciente e à família, verbalmente e por escrito, como monitorar as complicações que devem ser relatadas ao médico. Dependendo do prognóstico e do estado físico e cognitivo do paciente, ele pode ser incluído nas instruções sobre estratégias de autocuidado.

Se o paciente correr risco de convulsões pós-traumáticas tardias, podem ser prescritos medicamentos anticonvulsivantes por ocasião da alta. O paciente e a família necessitam de instruções sobre os efeitos colaterais desses medicamentos e sobre a razão de continuar a tomá-los, conforme prescrição.

Cuidados contínuos e de transição. A fase de reabilitação dos cuidados ao paciente com LCT começa na admissão hospitalar. A admissão na unidade de reabilitação constitui um marco de referência na recuperação do paciente e, para completar o esquema diário de terapia, exige trabalho intenso por parte do paciente. As metas da reabilitação consistem em maximizar a capacidade do paciente de retornar a seu maior nível de funcionamento e a sua casa e comunidade; abordar as preocupações antes da alta para uma transição suave para a casa ou reabilitação; e promover independência, com adaptação aos déficits. O paciente é incentivado a continuar o programa de reabilitação após a alta, visto que a melhora no seu estado pode continuar por 3 anos ou mais após ter sofrido a lesão. As alterações no paciente com LCT e os efeitos da reabilitação a longo prazo sobre a família e suas capacidades de enfrentamento necessitam de avaliação contínua. A educação contínua e o apoio ao paciente e à família são essenciais, visto que suas necessidades, assim como o estado do paciente, se modificam. As instruções a serem fornecidas à família do paciente que está prestes a retornar para casa são descritas no Boxe 63.6.

Dependendo de seu estado, o paciente é incentivado a retornar às atividades habituais de modo gradual. O encaminhamento a grupos de apoio e à Brain Injury Association of America pode ser justificado (ver seção Recursos).

Durante as fases aguda e de reabilitação dos cuidados, o foco educativo deve se concentrar nas necessidades evidentes, problemas, déficits e complicações. As complicações após a ocorrência de LCT consistem em infecções (p. ex., pneumonia, infecção urinária, sepse, infecção de feridas, osteomielite, meningite, ventriculite, abscesso cerebral) e ossificação heterotópica (crescimento ósseo doloroso nas articulações de sustentação do peso).

O enfermeiro lembra ao paciente e aos familiares a necessidade de continuar as práticas de promoção e triagem da saúde após a fase inicial dos cuidados. Os pacientes que não estavam envolvidos nessas práticas no passado são orientados sobre a sua importância e encaminhados a profissionais da saúde apropriados.

Reavaliação

Entre os resultados esperados estão:
1. O paciente consegue ou mantém a desobstrução eficaz das vias respiratórias, ventilação e oxigenação cerebral.
   a. Alcança os valores de gasometria dentro dos limites normais e apresenta sons respiratórios normais à ausculta.
   b. Mobiliza e elimina as secreções.
2. Alcança equilíbrio hidreletrolítico satisfatório.
   a. Apresenta níveis séricos dos eletrólitos dentro dos limites normais.

Boxe 63.6 — LISTA DE VERIFICAÇÃO DO CUIDADO DOMICILIAR
Paciente com LCT

Ao concluírem as orientações, o paciente e/ou o cuidador serão capazes de:

- Declarar o impacto da LCT e do tratamento no aspecto fisiológico, nas AVDs, nas AIVDs, nos papéis, nos relacionamentos e na espiritualidade
- Explicar finalidade, dose, via de administração, horário, efeitos colaterais e precauções dos medicamentos prescritos
- Informar como contatar todos os membros da equipe de tratamento (p. ex., profissionais da saúde, profissionais de cuidados domiciliares, equipe de reabilitação e equipamentos médicos duráveis e distribuidores de suprimentos)
- Orientar quanto às alterações no estilo de vida (p. ex., AVDs, AIVDs, atividade) necessárias para a recuperação e a manutenção da saúde, conforme aplicável
  - Demonstrar técnicas seguras para ajudar o paciente no autocuidado, na higiene e na deambulação
  - Demonstrar técnicas seguras para comer, alimentar o paciente ou ajudá-lo a se alimentar
  - Identificar a necessidade de monitoramento rigoroso do comportamento, devido a alterações no funcionamento cognitivo
  - Descrever as estratégias para reforçar os comportamentos positivos
  - Descrever as modificações domiciliares necessárias para garantir um ambiente seguro ao paciente
- Explicar a necessidade de monitoramento à procura de alterações do estado neurológico e complicações
- Identificar alterações do estado neurológico e sinais e sintomas de complicações (p. ex., pneumonia, infecção urinária, meningite) que devem ser relatados ao neurocirurgião ou ao enfermeiro
- Relatar como contatar o médico em caso de perguntas ou complicações
- Citar a razão de continuar o acompanhamento pela equipe de cuidados de saúde
- Determinar o horário e a data das consultas de acompanhamento médico, da terapia e dos exames
- Identificar fontes de apoio social (p. ex., amigos, parentes, comunidade de fé)
- Identificar informações de contato de serviços de apoio para pacientes e seus cuidadores/familiares
- Identificar a necessidade de promoção da saúde, prevenção de doenças e atividades de triagem.

Recursos

Ver Capítulo 7, Boxe 7.6, Lista de verificação do cuidado domiciliar: Manejo domiciliar de incapacidade e doença crônica.

AIVDs: atividades instrumentais da vida diária; AVDs: atividades da vida diária; LCT: lesão cerebral traumática.

b. Não apresenta sinais clínicos de desidratação nem de hiperidratação.
3. Obtém um estado nutricional adequado.
   a. Não apresenta distensão gástrica nem vômito.
   b. Tem perda de peso mínima.
4. Evita lesões.
   a. Mostra redução da agitação e da inquietação.
   b. Mostra orientação quanto a pessoa, espaço e tempo
5. O paciente mantém a temperatura corporal nos limites normais.
   a. Ausência de febre.
   b. Ausência de hipotermia.
6. Apresenta integridade da pele.
   a. Não exibe rubor nem soluções de continuidade na integridade da pele.
   b. Não exibe lesões por pressão.
7. Demonstra melhora na habilidade de enfrentamento.
8. Mostra um ciclo de sono-vigília habitual.
9. A família demonstra processos familiares adaptativos.
   a. Junta-se ao grupo de apoio.
   b. Compartilha os sentimentos com a equipe de saúde apropriada.
   c. Toma decisões para os cuidados terminais, se necessário.
10. O paciente não apresenta complicações.
    a. Apresenta PIC dentro dos limites normais.
    b. Exibe sinais vitais e temperatura corporal dentro dos limites normais e maior orientação quanto ao tempo, lugar e pessoa.
11. Não sofre convulsões pós-traumáticas.
    a. Toma os medicamentos anticonvulsivantes, conforme prescrição.
    b. Identifica os efeitos colaterais/adversos dos medicamentos anticonvulsivantes.
12. Participa no processo de reabilitação quando indicado para o paciente e familiares.
    a. Desempenha um papel ativo na identificação das metas de reabilitação e participação nas atividades de cuidado recomendadas para o paciente.
    b. Prepara-se para a alta.

LESÃO DA MEDULA ESPINAL

A **lesão da medula espinal (LME)**, ou lesão raquimedular, que é o comprometimento da medula espinal, da coluna vertebral, dos tecidos moles de sustentação ou dos discos intervertebrais, causado por traumatismo, é um distúrbio de saúde importante. Nos EUA, aproximadamente 294 mil pessoas vivem com traumatismo raquimedular.[3] A cada ano, estima-se que ocorram 17.810 casos novos; causas comuns são acidentes automobilísticos, quedas, violência (predominantemente lesões por projétil de arma de fogo) e lesões relacionadas a práticas desportivas (National Spinal Cord Injury Statistical Center [NSCISC], 2020). Os homens representam 78% dos pacientes com LME. A idade média da lesão é de 43 anos (NSCISC, 2020). O custo indireto dos cuidados prestados a pacientes com lesão raquimedular era de, em média, cerca de US$ 77.701 por paciente por ano em 2019 (NSCISC, 2020).

---
[3]N.R.T.: No Brasil, a incidência de TRM é de 40 casos novos/ano/milhão de habitantes, ou seja, cerca de 6 a 8 mil casos novos por ano, sendo que destes, 80% das vítimas são homens e 60% se encontram entre os 10 e 30 anos. Http://bvsms.saude.gov.br/bvs/publicacoes/diretrizes_atencao_pessoa_lesao_medular.pdf

Os fatores de risco predominantes para a LME incluem idade mais jovem, sexo masculino e uso abusivo de bebidas alcoólicas e drogas ilícitas. A frequência com que esses fatores de risco estão associados à LME ressalta a importância da prevenção primária. As mesmas intervenções sugeridas anteriormente neste capítulo para a prevenção do TCE ajudam a diminuir a incidência de LME (ver Boxe 63.1). A expectativa de vida continua aumentando para indivíduos com LME, devido à melhora dos cuidados de saúde; no entanto, ela permanece ligeiramente menor do que para aqueles que não sofrem LME. As principais causas de morte consistem em pneumonia, embolia pulmonar (EP) e septicemia (Hickey & Strayer, 2020).

A **paraplegia** (paralisia da parte inferior do corpo) e a **tetraplegia** (paralisia dos quatro membros; anteriormente denominada *quadriplegia*) podem ocorrer, sendo a tetraplegia incompleta a lesão de ocorrência mais frequente, seguida de paraplegia completa, tetraplegia completa e paraplegia incompleta.

Fisiopatologia

O dano na LME varia desde concussão transitória (da qual o paciente se recupera por completo) até contusão, laceração e compressão do tecido da medula espinal (isoladamente ou em combinação) e **transecção** (ruptura) completa da medula espinal (tornando o paciente paralisado abaixo do nível da lesão). As vértebras envolvidas com mais frequência são a quinta, a sexta e a sétima vértebras cervicais (C5–C7), a 12ª vértebra torácica (T12) e a 1ª vértebra lombar (L1). Essas vértebras são mais suscetíveis, visto que existe maior amplitude de movimento nessas áreas da coluna vertebral (Hickey & Strayer, 2020).

A LME pode ser separada em duas categorias: lesões primárias e lesões secundárias. As lesões primárias resultam do insulto ou traumatismo inicial e, em geral, são permanentes. Condições secundárias à lesão raquimedular incluem edema e hemorragia (Venkatesh, Ghosh, Mullick et al., 2019). A lesão secundária constitui uma importante preocupação para os enfermeiros de cuidados críticos. O tratamento precoce é essencial para evitar que o dano parcial se torne total e permanente.

 Considerações sobre os veteranos das forças armadas

Militares veteranos representam uma grande proporção das pessoas vivendo com lesão raquimedular (Gary, Cao, Burns et al., 2020). Militares veteranos que sofreram lesão raquimedular são bem mais velhos e são predominantemente homens, em comparação com a população civil com lesão raquimedular (Furlan, Kurban & Craven, 2019). Todavia, o nível, a gravidade e os mecanismos de lesão, assim como a necessidade de ventilação mecânica após a lesão raquimedular, são semelhantes aos da população civil (Furlan et al., 2019). Militares veteranos com lesões raquimedulares relacionadas com a guerra são, predominantemente, brancos, jovens e do sexo masculino; com frequência eles sofrem lesão raquimedular causada por projétil de arma de fogo (PAF) ou explosão e, com frequência, apresentam pelo menos outra lesão corporal além da lesão raquimedular (Furlan, Gulasingam & Craven, 2017). As diferenças entre militares veteranos e a população civil com lesões raquimedulares influenciam a adaptação e os desfechos funcionais. Por exemplo, fatores como as elevadas taxas de síndrome de estresse pós-traumático, a necessidade de se acostumar com a vida civil e o ônus de não poder mais servir às forças armadas aumentam o risco de comprometimento da saúde e comportamentos insalubres, transtornos de saúde mental e transtorno por uso de substâncias psicoativas (Gary et al., 2020). Militares veteranos com lesão raquimedular apresentam níveis superiores de função cognitiva, integração social, independência autopercebida e suporte social, bem como menos dor e menos comprometimentos secundários do que a população civil com lesões raquimedulares. Além disso, a independência física e a mobilidade são melhores (Gary et al., 2020). Na população civil, existe uma probabilidade maior de conseguir emprego após lesão raquimedular no caso de brancos não hispânicos com nível universitário de escolaridade. Todavia, é menos provável que militares veteranos com lesões raquimedulares mais altas consigam emprego.

Manifestações clínicas

As manifestações da LME dependem do tipo e do nível da lesão (Boxe 63.7). O tipo de lesão refere-se à extensão da lesão na própria medula espinal. **Lesão raquimedular completa** implica perda da comunicação sensitiva e motora voluntária entre o encéfalo e a periferia do corpo, resultando em paraplegia ou tetraplegia. **Lesão raquimedular incompleta** implica que a medula espinal conserva alguma capacidade de transmitir mensagens do encéfalo para a periferia e vice-versa. As fibras sensitivas e/ou motoras são preservadas abaixo da lesão. As lesões são classificadas de acordo com a área da lesão da medula espinal: central, lateral, anterior ou periférica (ver Boxe 63.7).

A American Spinal Injury Association (ASIA) fornece uma classificação da LME de acordo com o grau de função sensorial e motora presente depois da lesão (ASIA, 2019 (Figura 63.4). O nível neurológico refere-se ao menor nível em que as funções sensoriais e motoras estão intactas. Abaixo do nível neurológico, pode haver paralisia sensorial e/ou motora total ou parcial (dependente dos setores afetados), perda do controle vesical e intestinal (em geral, com retenção urinária e distensão vesical), perda da sudorese do tônus vasomotor e acentuada redução da pressão arterial em consequência da perda da resistência vascular periférica.

Se estiver consciente, o paciente geralmente apresenta queixa de dor aguda nas costas ou no pescoço, que pode se irradiar ao longo do nervo acometido. Contudo, a ausência de dor não exclui a possibilidade de lesão espinal, e deve-se proceder a uma avaliação cuidadosa da coluna, se houve força significativa, bem como do mecanismo da lesão (i. e., TCE concomitante).

A disfunção respiratória está relacionada com o nível da lesão. Os músculos que contribuem para a respiração são o diafragma (C4), os músculos intercostais (T1–T6) e abdominais (T6–T12). As lesões de C4 ou acima desse nível (provocando paralisia do diafragma) exigem, com frequência, suporte ventilatório, porque insuficiência respiratória aguda é uma causa importante de morte (Hickey & Strayer, 2020). Lesões de T12 e acima desse nível terão impacto na função respiratória. As capacidades funcionais de acordo com o nível de lesão estão descritas na Tabela 63.3.

Avaliação e achados diagnósticos

Deve-se efetuar um exame neurológico detalhado. Em geral, são realizadas inicialmente radiografias diagnósticas (de coluna cervical lateral) e TC. Uma RM pode ser solicitada como investigação adicional se houver suspeita de lesão ligamentosa, visto que pode haver dano significativo da medula espinal até mesmo na ausência de lesão óssea (Hickey & Strayer, 2020). Se a RM estiver contraindicada, é possível usar um mielograma para visualizar o eixo espinal. Efetua-se uma avaliação para outras lesões, visto que o traumatismo espinal é frequentemente acompanhado de lesões concomitantes, geralmente da cabeça e do tórax. O monitoramento eletrocardiográfico contínuo pode estar indicado se houver suspeita de LME, considerando que a bradicardia (frequência cardíaca lenta) e a assistolia (parada cardíaca) são comuns em pacientes com lesões agudas da medula espinal.

Manejo de emergência

O manejo imediato na cena da lesão é de importância crítica, visto que o manuseio incorreto do paciente pode causar maior dano e perda da função neurológica. Qualquer paciente envolvido em um acidente de trânsito, acidente de mergulho ou de esportes de contato, queda ou qualquer traumatismo direto à cabeça e ao pescoço deve ser considerado como portador de LME até que esta possibilidade seja excluída. Os cuidados iniciais devem incluir rápida avaliação, imobilização, retirada e estabilização ou controle das lesões que comportem risco à vida, e transporte para uma instituição médica mais apropriada. É necessário o transporte imediato a um centro de traumatologia com capacidade de tratar o traumatismo neurológico importante (Hickey & Strayer, 2020).

Na cena da lesão, o paciente precisa ser imobilizado em uma prancha espinal (dorsal), com a cabeça e o pescoço mantidos em posição neutra, a fim de evitar que uma lesão incompleta se torne completa. Um membro da equipe deve assumir o controle da cabeça do paciente para evitar a sua flexão, rotação ou extensão; isso é feito colocando-se as mãos em ambos os lados da cabeça do paciente, na altura do nível da orelha, a fim de limitar o movimento e manter o alinhamento, enquanto aplica-se uma prancha espinal e dispositivo de imobilização cervical. Se possível, pelo menos quatro pessoas devem deslizar o paciente cuidadosamente para a prancha e transferi-lo ao hospital. Blocos para imobilizar a cabeça também devem ser considerados, porque limitam quaisquer movimentos do pescoço. Qualquer movimento de torção pode lesionar, de modo irreversível, a lesão espinal ao deslocar um fragmento ósseo ou o disco intervertebral ou agravar uma lesão ligamentar, exacerbando ainda mais a instabilidade.

O paciente é encaminhado a um centro de traumatologia ou lesão espinal regional, devido aos serviços de suporte e de pessoal multidisciplinares necessários para neutralizar as alterações destrutivas que ocorrem nas primeiras 24 horas após a lesão. Durante o tratamento nos serviços de emergência e de radiologia, o paciente é mantido na prancha de transferência. Ele sempre tem de ser mantido em uma posição estendida; nenhuma parte do corpo deve ser torcida ou virada, e o paciente não pode sentar. Uma vez definida a extensão da lesão, o paciente pode ser colocado em um leito especializado rotatório ou em um colar cervical. Posteriormente, se for excluída a ocorrência de LME e instabilidade óssea, o paciente pode ser movido para um leito convencional, ou o colar cervical pode ser removido sem prejuízo. Se houver necessidade de um leito especializado, mas este não estiver disponível, o paciente deve ser colocado em um colar cervical e sobre um colchão firme.

 ### Manejo clínico (fase aguda)

As metas do manejo consistem em evitar a lesão secundária, observar o aparecimento de sintomas de déficits neurológicos progressivos e evitar complicações. O paciente é reanimado,

Boxe 63.7 Efeitos das lesões da medula espinal

Síndrome medular central
- *Características*: déficits motores (nos membros superiores em comparação com os membros inferiores; a perda sensorial varia, mas é mais pronunciada nos membros superiores); a disfunção intestinal/vesical é variável ou pode haver preservação completa da função
- *Causa*: lesão ou edema da região central da medula espinal, geralmente na área cervical. Pode ser causada por lesões por hiperextensão.

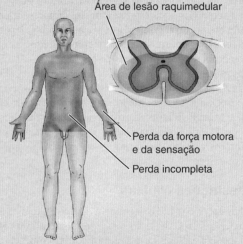

Síndrome medular central

Síndrome medular anterior
- *Características*: perda da sensação de dor e temperatura e da função motora abaixo do nível da lesão; as sensações de toque leve, posição e vibração permanecem intactas
- *Causa*: a síndrome pode ser causada por herniação de disco aguda ou por lesões em consequência de hiperextensão associadas à fratura/luxação de vértebras. Pode também ocorrer em consequência de lesão da artéria espinal anterior, que supre os dois terços anteriores da medula espinal.

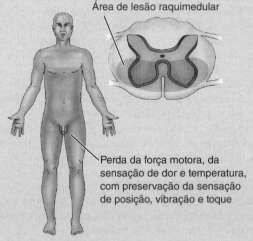

Síndrome medular anterior

Síndrome medular lateral (síndrome de Brown-Séquard)
- *Características*: observa-se a ocorrência de paralisia ou paresia ipsilateral, juntamente com perda ipsilateral do tato, pressão e vibração e perda contralateral da sensação de dor e temperatura
- *Causa*: a lesão é causada por hemissecção transversa da medula espinal (ocorre transecção de metade da medula espinal em sentido norte para sul), geralmente em consequência de lesão por arma branca ou por projétil, fratura/luxação de um processo articular unilateral ou, possivelmente, ruptura de disco aguda.

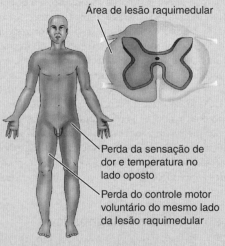

Síndrome de Brown-Séquard

Adaptado de Hickey, J. V. & Strayer, A. (2020). *The clinical practice of neurological & neurosurgical nursing* (8th ed.). Philadelphia, PA: Wolters Kluwer.

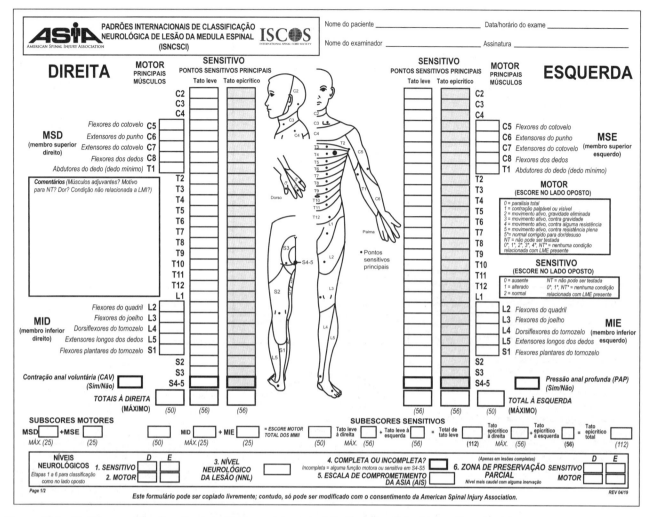

Figura 63.4 • Planilha para classificação de lesão da medula espinal. De American Spinal Injury Association International Standards Committee: International Standards for Neurological Classification of Spinal Cord Injury. Retirada em 03/03/2021 de: https://asia-spinalinjury.org/wp-content/uploads/.2019/10/ASIA-ISCOS-Worksheet_10.2019_PRINT-Page-1-2.pdf. © 2021 American Spinal Injury Association. Reproduzido com autorização. (*continua*)

quando necessário, e a oxigenação e a estabilidade cardiovascular são mantidas. A LME é um evento devastador; novos métodos de tratamento e medicamentos são continuamente investigados para as fases agudas e crônicas do cuidado (Venkatesh et al., 2019).

Terapia farmacológica

A administração de corticosteroides IV em altas doses (succinato sódico de metilprednisolona) nas primeiras 24 a 48 horas é controvertida. A validade dos estudos conduzidos tem sido questionada com base na análise crítica dos dados originais e achados adicionais. Em consequência, na atualidade, há um consenso de que os corticosteroides podem proporcionar apenas um leve benefício. Os corticosteroides não são mais considerados como padrão de cuidado para a LME aguda, embora alguns centros continuem utilizando protocolos com corticosteroides (Hickey & Strayer, 2020).

Terapia respiratória

Administra-se oxigênio para manter uma pressão parcial alta de oxigênio arterial (Pa_{CO_2}), visto que a hipoxemia pode provocar ou agravar o déficit neurológico da medula espinal. Se houver necessidade de intubação endotraqueal, é necessário cuidado extremo para evitar a flexão e a extensão do pescoço do paciente, tendo em vista que isso pode resultar em extensão de uma lesão cervical.

Nas lesões altas da região cervical, a inervação da medula espinal para o nervo frênico, que estimula o diafragma, é perdida. A estimulação elétrica do diafragma (estimulação elétrica do nervo frênico) procura estimular o diafragma para ajudar o paciente a respirar. A estimulação elétrica diafragmática intramuscular está atualmente na fase de ensaio clínico para pacientes com lesão cervical alta. O dispositivo é implantado por cirurgia laparoscópica, geralmente após a fase aguda.

Redução e tração de fraturas ósseas

O manejo da LME exige imobilização e redução das luxações (restauração da posição antes da lesão) e estabilização da coluna vertebral. Isso pode ser realizado por meio de intervenções cirúrgicas ou não cirúrgicas com a meta de prevenir dano neurológico "novo" ou agravar lesão neurológica instalada.

As fraturas cervicais podem ser reduzidas, e a região cervical alinhada com alguma forma de tração óssea, como tenazes ou calibradores ósseos, ou com o uso de órtese do tipo halo. A força de tração é aplicada ao dispositivo de tração óssea por meio de pesos (garantindo que os pesos não

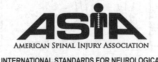

Figura 63.4 • (*continuação*). Planilha para classificação de lesão da medula espinal.

sejam onerados); cuja quantidade depende do tamanho do paciente e do grau de luxação da fratura. A força de tração é exercida ao longo do eixo longitudinal dos corpos vertebrais, com o pescoço do paciente em posição neutra. Em seguida, a tração é gradualmente aumentada pela adição de mais pesos. À medida que se aumenta a tração, os espaços entre os discos intervertebrais se alargam, e as vértebras têm a possibilidade de deslizar de volta para sua posição. Em geral, ocorre redução após o alinhamento correto ter sido restaurado. Uma vez obtida a redução, conforme verificado por radiografias da região cervical e pelo exame neurológico, os pesos são gradualmente removidos até que seja identificado o peso necessário para manter o alinhamento. Algumas vezes, a tração é suplementada pela manipulação manual do pescoço por um cirurgião para ajudar a obter realinhamento dos corpos vertebrais.

Um dispositivo em halo pode ser inicialmente associado à tração, ou pode ser colocado após a remoção das pinças. Consiste em um anel de aço inoxidável ou titânio que é fixado ao crânio por quatro pinos. O anel é conectado a uma órtese do tipo halo removível, um dispositivo que suspende o peso da unidade circunferencialmente ao redor do tórax. Uma armação une o anel ao tórax. Os dispositivos em halo proporcionam a imobilização da região cervical e, ao mesmo tempo, possibilitam a deambulação precoce (Figura 63.5) para pacientes com função preservada.

As lesões torácica e lombar costumam ser tratadas com intervenção cirúrgica, seguida de imobilização com um suporte fixo. A tração não é, com frequência, indicada antes ou depois da cirurgia, devido à estabilidade relativa da coluna vertebral nessas regiões.

> **Alerta de enfermagem: Qualidade e segurança**
>
> As funções dos órgãos vitais e as defesas do paciente devem receber suporte e ser mantidas até que o choque espinal e neurológico diminua de intensidade e o sistema neurológico se recupere da agressão traumática; isso pode levar até 4 meses.

Manejo cirúrgico

A cirurgia está indicada para qualquer uma das seguintes situações:

- A compressão da medula espinal é evidente
- A lesão resulta em um corpo vertebral fragmentado ou instável
- A lesão envolve uma ferida que penetra na medula espinal
- Existem fragmentos ósseos no canal vertebral
- O estado neurológico do paciente está deteriorando

A estabilização cirúrgica precoce pode melhorar o resultado clínico de pacientes, em comparação com a cirurgia realizada

TABELA 63.3 — Capacidades funcionais de acordo com o nível de lesão da medula espinal.

Nível de lesão	Função sensorimotora segmentar	Vestir-se, alimentar-se	Eliminação	Mobilidade[a]
C1	Pouca ou nenhuma sensação ou controle da cabeça e do pescoço; nenhum controle do diafragma; exige ventilação contínua	Dependente	Dependente	Limitada. Cadeira de rodas elétrica controlada pela voz ou por aspiração e sopro
C2–C3	Sensação da cabeça e do pescoço; algum controle do pescoço; independente da ventilação mecânica por curtos períodos	Dependente	Dependente	Mesma de C1
C4	Boa sensação da cabeça e do pescoço e controle motor; alguma elevação do ombro; movimento do diafragma	Dependente; pode ser capaz de se alimentar com tipoia adaptativa	Dependente	Limitada à cadeira de rodas elétrica controlada por voz, boca, cabeça, queixo ou ombro
C5	Controle total da cabeça e do pescoço; força no ombro; flexão do cotovelo	Independente com assistência	Assistência máxima	Cadeira de rodas elétrica ou manual modificada, necessita de assistência para transferência
C6	Ombro totalmente inervado; extensão e dorsiflexão do punho	Independente ou com assistência mínima	Independente ou com assistência mínima	Independente nas transferências e na cadeira de rodas
C7–C8	Extensão total do cotovelo; flexão plantar do punho; algum controle dos dedos	Independente	Independente	Independente; cadeira de rodas manual
T1–T5	Controle total das mãos e dos dedos; uso dos músculos intercostais e torácicos	Independente	Independente	Independente; cadeira de rodas manual
T6–T10	Controle dos músculos abdominais, equilíbrio parcial a bom com os músculos do tronco	Independente	Independente	Independente; cadeira de rodas manual
T11–L5	Flexores do quadril, abdutores do quadril (L1-L3); extensão do joelho (L2-L4); flexão do joelho e dorsiflexão do tornozelo (L4-L5)	Independente	Independente	Deambulação por distância curta a longa com assistência
S1–S5	Controle total da perna, pé e tornozelo; inervação dos músculos perineais para a função intestinal, vesical e sexual (S2-S4)	Independente	Função vesical ou intestinal normal a comprometida	Deambulação independente, com ou sem assistência

[a] A assistência refere-se a um equipamento adaptativo, aparelhos ou assistência física. Adaptada de Hickey, J. V. & Strayer, A. (2020). *The clinical practice of neurological & neurosurgical nursing* (8th ed.). Philadelphia, PA: Wolters Kluwer.

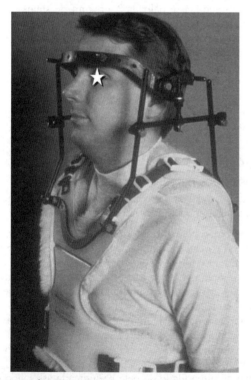

Figura 63.5 • Órtese do tipo halo para lesões cervicais e torácicas. Adaptada de Schwartz, E. D., Adam, E. & Flander, S. (2007). *Spinal trauma: Imaging, diagnosis, and management*. Philadelphia, PA: Lippincott Williams & Wilkins.

posteriormente durante a evolução clínica. As metas do tratamento cirúrgico consistem em preservar a função neurológica ao remover a pressão exercida sobre a medula espinal e proporcionar estabilidade.

Manejo das complicações agudas da lesão da medula espinal

Choque espinal e neurogênico

O choque espinal associado à LME reflete uma súbita depressão da atividade reflexa na medula espinal, denominada arreflexia, que ocorre abaixo do nível da lesão. Os músculos inervados pela parte do segmento da medula espinal abaixo do nível da lesão estão sem sensação, paralisados e flácidos, e os reflexos estão ausentes. Os níveis tensionais podem cair e o paciente apresentar bradicardia. A hipotensão e o choque podem lesionar ainda mais a medula espinal, de modo que a pressão arterial média (PAM) deve ser mantida em 85 mmHg (ou acima) durante a fase hiperaguda. Os reflexos que iniciam a função vesical e intestinal estão afetados. A distensão intestinal e o íleo paralítico podem ser causados pela depressão dos reflexos e são tratados com descompressão intestinal pela inserção de um tubo nasogástrico. Com mais frequência, ocorre íleo paralítico nos primeiros 2 a 3 dias após a ocorrência de LME, com resolução em 3 a 7 dias.

O choque neurogênico desenvolve-se em consequência da perda da função do sistema nervoso autônomo abaixo do nível da lesão. Os órgãos vitais são afetados, causando diminuição da pressão arterial, da frequência cardíaca e do débito cardíaco, bem como acúmulo venoso nas extremidades e vasodilatação periférica (Volski & Ackerman, 2020). Além disso, o paciente não transpira nas porções paralisadas do corpo, visto que a atividade simpática está bloqueada; por conseguinte, é necessária uma observação rigorosa para a detecção precoce de início abrupto de febre. Ver Capítulo 11 para uma discussão mais detalhada do choque neurogênico.

No caso das lesões da medula espinal cervical e torácica superior, a inervação dos principais músculos acessórios da respiração é perdida, e surgem problemas respiratórios. Tais problemas consistem em diminuição da capacidade vital, retenção das secreções, níveis aumentados de pressão parcial de dióxido de carbono arterial (Pa_{CO_2}) e diminuição dos níveis de oxigênio, insuficiência respiratória e edema pulmonar.

Tromboembolismo venoso

O risco de tromboembolismo venoso (TEV) constitui uma complicação potencial da imobilidade, que ocorre em pacientes com LME na mesma taxa observada em pacientes que sofreram outros tipos de lesões traumáticas (Wang, Strayer, Harris et al., 2017). Os pacientes que desenvolvem TEV correm risco elevado de trombose venosa profunda (TVP) e embolia pulmonar em decorrência de imobilidade, flacidez e redução do tônus vasomotor (Wang et al., 2017).

As manifestações da EP consistem em dor torácica pleurítica, ansiedade, dispneia e valores anormais da gasometria arterial (aumento da Pa_{CO_2} e diminuição da Pa_{O_2}). Embolia pulmonar é relatada em até 2% dos pacientes com lesão raquimedular nos primeiros 3 meses após a lesão (Hickey & Strayer, 2020).

Em geral, inicia-se a terapia com anticoagulantes em baixas doses para evitar a TVP e a EP, de modo associado ao uso de meias de compressão elásticas ou dispositivos de compressão pneumática sequencial. Em alguns casos, filtros permanentes podem ser colocados profilaticamente na veia cava, a fim de evitar a migração de êmbolos (coágulos desalojados) para os pulmões, causando EP. A prevenção é mantida durante as fases de reabilitação e de cuidados continuados para o paciente com lesão raquimedular (Abrams & Wakasa, 2019). Ver discussão mais detalhada sobre o TEV no Capítulo 26.

 Alerta de enfermagem: Qualidade e segurança

As panturrilhas ou as coxas de um paciente imobilizado nunca devem ser massageadas, devido ao risco de desprender um trombo não detectado.

Outras complicações

Além das complicações respiratórias (insuficiência respiratória, pneumonia) e da disreflexia autônoma, outras complicações que podem ocorrer incluem lesões por pressão e infecção (urinária, respiratória e nos locais dos pinos de tração óssea).

PROCESSO DE ENFERMAGEM
Paciente com lesão aguda da medula espinal

Avaliação

O padrão respiratório do paciente e a força da tosse são avaliados e os pulmões são auscultados, visto que a paralisia do diafragma, além dos músculos abdominais e respiratórios, diminui a tosse e dificulta a eliminação das secreções brônquicas e faríngeas. Além disso, ocorre excursão reduzida do tórax.

O paciente é monitorado rigorosamente à procura de quaisquer alterações da função motora ou sensorial e de sintomas de lesão neurológica progressiva. Nos estágios iniciais da LME, pode não ser possível determinar se a medula espinal foi seccionada, visto que os sinais e sintomas de edema da medula espinal são indistinguíveis daqueles da transecção medular. O edema da medula espinal pode ocorrer com qualquer lesão raquimedular grave e comprometer ainda mais a função da medula espinal.

As funções motoras e sensoriais são avaliadas por meio de exame neurológico cuidadoso. Esses achados são registrados em um fluxograma, de modo que seja possível monitorar de maneira rigorosa e acurada as alterações no estado neurológico basal. A classificação da ASIA é comumente utilizada para descrever o nível de função em pacientes com LME (ver Boxe 63.4). O Boxe 63.7 também fornece exemplos dos efeitos de alteração da função da medula espinal. No mínimo:

- A capacidade motora é testada solicitando ao paciente que abra os dedos da mão, aperte a mão do examinador e mova os dedos dos pés ou vire os pés
- A sensação é avaliada beliscando delicadamente a pele ou tocando-a de leve com um objeto, como o abaixador de língua, começando no ombro e descendo em ambos os lados dos membros. O paciente deve estar com ambos os olhos fechados, de modo que o exame possa revelar achados verdadeiros, e não o que o paciente espera sentir. Pergunta-se ao paciente onde a sensação é percebida
- Qualquer diminuição da função neurológica é relatada imediatamente.

O paciente também é avaliado quanto à ocorrência de choque espinal, que consiste em perda completa de toda a atividade reflexa, motora, sensorial e autônoma abaixo do nível da lesão, causando paralisia e distensão da bexiga. A porção inferior do abdome é palpada à procura de sinais de retenção urinária e hiperdistensão da bexiga. Efetua-se uma avaliação adicional à procura de dilatação gástrica e íleo paralítico causados por intestino atônico, uma consequência da ruptura autônoma.

A temperatura é monitorada, visto que o paciente pode apresentar períodos de hipertermia em consequência da alteração do controle da temperatura, devido à incapacidade de transpirar relacionada à ruptura autônoma. A temperatura corporal se torna dependente do ambiente (poiquilotermia).

Diagnóstico

DIAGNÓSTICOS DE ENFERMAGEM

Com base nos dados da avaliação, os principais diagnósticos de enfermagem podem incluir os seguintes:

- Comprometimento respiratório associado com paralisia total ou parcial do diafragma, dos músculos abdominais e dos músculos intercostais
- Comprometimento da desobstrução das vias respiratórias associado com fraqueza muscular e incapacidade de eliminar as secreções
- Comprometimento da mobilidade no leito e da mobilidade associado a déficits motores e sensitivos
- Risco de lesão associado com o comprometimento motor e sensorial
- Risco de integridade da pele prejudicada associado com a imobilidade e a perda sensorial
- Retenção urinária associada com a incapacidade de urinar espontaneamente

- Constipação intestinal associada com a presença de intestino atônico em consequência da ruptura autônoma
- Dor aguda associada com o tratamento e a imobilidade prolongada
- Disreflexia autônoma associada com a resposta simpática do sistema nervoso não inibida após a ocorrência de LME.

PROBLEMAS INTERDEPENDENTES/ COMPLICAÇÕES POTENCIAIS

As complicações potenciais podem incluir as seguintes:

- TEV
- Hipotensão ortostática.

Planejamento e metas

As metas para o paciente podem consistir em melhora do padrão respiratório e da desobstrução das vias respiratórias, melhora da mobilidade, prevenção de lesão devido ao comprometimento sensorial, manutenção da integridade da pele, alívio da retenção urinária, melhora da função intestinal, diminuição da dor, reconhecimento precoce da disreflexia autônoma e ausência de complicações.

Intervenções de enfermagem

PROMOÇÃO DA RESPIRAÇÃO ADEQUADA E DESOBSTRUÇÃO DAS VIAS RESPIRATÓRIAS

A possibilidade de insuficiência respiratória iminente é detectada pela observação do paciente, medição da capacidade vital, monitoramento da saturação de oxigênio por meio da oximetria de pulso e monitoramento da gasometria arterial. A atenção precoce e vigorosa para a eliminação das secreções brônquicas e faríngeas pode evitar a retenção de secreções e a ocorrência de atelectasia. A aspiração pode estar indicada, mas deve ser usada com cautela para evitar a estimulação do nervo vago e a produção de bradicardia e parada cardíaca.

Quando o paciente não consegue tossir de modo efetivo, devido ao volume inspiratório diminuído e à incapacidade de produzir pressão expiratória suficiente, a fisioterapia respiratória e a tosse assistida podem ser recomendadas. Os exercícios respiratórios específicos são supervisionados pelo enfermeiro para aumentar a resistência e a *endurance* dos músculos inspiratórios, particularmente o diafragma. A tosse assistida promove a eliminação das secreções a partir da via respiratória superior e assemelha-se ao uso dos impulsos abdominais para a desobstrução de uma via respiratória. A tosse manualmente assistida (TMA) pode ser mais efetiva que a aspiração tradicional, porque esta desobstrui o brônquio principal direito, enquanto os locais mais comuns de atelectasia e pneumonia estão no lobo inferior do pulmão esquerdo (Wang et al., 2017). A umidificação e a hidratação apropriadas são importantes para evitar que as secreções se tornem espessas e de remoção difícil, mesmo com a tosse. O paciente é avaliado à procura de sinais de infecção respiratória (p. ex., tosse, febre, dispneia). O edema ascendente da medula espinal na fase aguda pode causar dificuldade respiratória, exigindo intervenção imediata. Por conseguinte, o estado respiratório do paciente precisa ser monitorado rigorosamente.

MELHORA DA MOBILIDADE

O alinhamento corporal correto deve ser mantido durante todo o tempo. Se não estiver em um leito especial rotatório, o paciente não deve ser virado, a não ser que o médico tenha indicado que é seguro fazê-lo. Assim que a manobra for segura, o paciente é reposicionado com frequência e auxiliado a se levantar do leito tão logo a coluna vertebral esteja estabilizada.

Vários tipos de imobilizadores são utilizados na prevenção de pé caído, que ocorre com frequência. Quando utilizadas, as talas são removidas e reaplicadas a cada 2 horas. Rolos de trocanter, aplicados da crista ilíaca, do ilíaco até a parte média de ambas as coxas, ajudam a impedir a rotação lateral da articulação do quadril. Os pacientes com lesões acima do nível torácico médio apresentam perda do controle simpático da atividade vasoconstritora periférica, resultando em hipotensão. Esses pacientes podem ter pouca tolerância às mudanças de posição e necessitam de monitoramento da pressão arterial durante esse movimento.

Pode-se observar o rápido desenvolvimento de contraturas com a imobilidade e a paralisia muscular. Uma articulação que permanece imobilizada por muito tempo torna-se fixa em consequência das contraturas do tendão e da cápsula articular. A atrofia dos membros resulta de seu desuso. As contrações e outras complicações podem ser evitadas com exercícios de amplitude de movimento, que ajudam a preservar o movimento articular e a estimular a circulação. Os exercícios passivos de amplitude de movimento devem ser implementados o mais cedo possível após a ocorrência da lesão. Os dedos dos pés, os metatarsos, os tornozelos, os joelhos e os quadris devem ser movidos em sua amplitude de movimento total pelo menos 4 vezes/dia ou, de modo ideal, cinco vezes.

Na maioria dos pacientes que sofreram fratura cervical sem déficit neurológico, a redução na tração, seguida de imobilização rígida por 6 a 8 semanas, restaura a integridade óssea. Esses pacientes recebem a permissão de se mover gradualmente até uma posição ereta. Aplica-se um suporte para o pescoço ou um colar moldado quando o paciente é mobilizado após a remoção da tração.

PREVENÇÃO DE LESÃO DEVIDO A ALTERAÇÕES SENSORIAIS E PERCEPTIVAS

O enfermeiro ajuda o paciente a compensar as alterações sensoriais e perceptivas que ocorrem com a LME. Os sentidos intactos acima do nível da lesão são estimulados por meio de toque, aromas, alimentos e bebidas com sabor, conversas e música. Outras estratégias incluem as seguintes:

- Fornecer espelhos para que o paciente possa se ver na posição de decúbito dorsal
- Incentivar o uso de aparelhos de audição, quando indicado, para que o paciente possa ouvir as conversas e os sons ambientais
- Prestação de apoio emocional ao paciente e à família
- Orientar o paciente e a sua família sobre estratégias para compensar os déficits sensoriais ou lidar com eles.

MANUTENÇÃO DA INTEGRIDADE DA PELE

As lesões por pressão constituem uma complicação significativa da LME. Estas podem começar em poucas horas após uma LME aguda, quando a pressão é contínua, e a circulação periférica é inadequada em consequência do choque espinal e de uma posição de decúbito dorsal. Assim que possível, é importante mover o paciente da prancha de transferência e inspecionar a pele. Além disso, os pacientes que usam colares cervicais por períodos prolongados podem desenvolver ruptura da pele em consequência da pressão do colar sob o queixo, sobre os ombros e na região occipital. As lesões por pressão também podem contribuir substancialmente para os custos pessoais e econômicos de conviver com uma LME.

A abordagem mais efetiva para resolver essa complicação de alto custo da LME é a prevenção. A posição do paciente deve ser mudada pelo menos a cada 2 horas. Virar o paciente não apenas ajuda na prevenção das lesões por pressão, mas também evita o acúmulo de sangue e a formação de edema nas áreas pendentes. A inspeção cuidadosa da pele é realizada sempre que o paciente é mudado de posição. A pele sobre os pontos de pressão é examinada à procura de rubor ou rupturas; o períneo é verificado quanto à presença de sujeira, e o cateter é observado quanto à sua drenagem adequada. O alinhamento geral do corpo do paciente e o conforto são avaliados. Deve-se dispensar uma atenção especial para as áreas de pressão em contato com a prancha de transferência.

Além disso, a pele do paciente deve ser mantida limpa, sendo lavada com sabão neutro e, em seguida, enxaguada e secada bem. As áreas sensíveis à pressão devem ser mantidas bem lubrificadas e macias com óleo ou loção emoliente. O paciente é orientado sobre o perigo das lesões por pressão e é incentivado a assumir o controle e a tomar decisões sobre os cuidados apropriados com a pele. Ver Capítulo 56 para outros aspectos do cuidado e da prevenção das lesões por pressão.

MANUTENÇÃO DA ELIMINAÇÃO URINÁRIA

Imediatamente após a ocorrência de LME, a bexiga torna-se atônica e não consegue se contrair por atividade reflexa. A consequência imediata consiste em retenção urinária. Durante a fase aguda inicial, um cateter urinário é inserido; entretanto, a retirada assim que possível é recomendada por causa do risco elevado de infecção urinária associada ao cateter urinário. Uma vez interrompido, o paciente não tem nenhuma sensação de distensão vesical e pode ocorrer distensão excessiva da bexiga e do músculo detrusor, retardando o retorno da função vesical.

O cateterismo intermitente é realizado para evitar a distensão excessiva da bexiga e alto risco de infecção urinária devido à retenção de urina. No estágio inicial, os familiares são orientados sobre como realizar o cateterismo intermitente e são incentivados a participar nesse aspecto do cuidado, visto que estarão envolvidos no acompanhamento a longo prazo e precisam ser capazes de reconhecer as complicações, de modo que o tratamento possa ser instituído.

O paciente é orientado a registrar o aporte de líquidos, o padrão miccional, a quantidade de urina residual após micção, as características da urina e quaisquer sensações incomuns que possam ocorrer. O manejo da **bexiga neurogênica** (disfunção vesical que resulta de um distúrbio ou disfunção do sistema nervoso) é discutido durante a fase de reabilitação dos cuidados. Os tipos de bexiga neurogênica variam de acordo com a disrupção das vias motoras ou sensitivas (Hickey & Strayer, 2020).

Cateteres externos (cateteres com preservativo) e bolsas de perna para coletar micções espontâneas são úteis para pacientes do sexo masculino com incontinência urinária reflexa ou completa. Deve-se optar pelo modelo e tamanho apropriados para o máximo de sucesso. O paciente ou cuidador familiar deve ser ensinado a como colocar o cateter com preservativo e como realizar a higiene diária, incluindo a inspeção da pele. Além disso, devem ser fornecidas instruções sobre o esvaziamento da bolsa de perna, e podem ser feitas modificações para os pacientes com destreza manual limitada.

MELHORA DA FUNÇÃO INTESTINAL

Imediatamente após a ocorrência de LME, em geral, verifica-se o desenvolvimento de íleo paralítico, em consequência da paralisia neurogênica do intestino; por conseguinte, é frequentemente necessário um tubo nasogástrico para aliviar a distensão e impedir a ocorrência de vômitos e aspiração (Stoffel, Van der Aa, Wittmann et al., 2018).

A atividade intestinal geralmente retorna durante a primeira semana. Com a ingestão de nutrientes, é importante estabelecer um programa de reeducação intestinal. Esse programa pode ajudar a controlar o ritmo intestinal por meio do estabelecimento de um padrão planejado de defecação. O profissional de enfermagem administra combinações prescritas de emolientes fecais, laxantes formadores de bolo fecal e laxantes de aplicação retal (associados a estimulação retal) para contrabalançar os efeitos da imobilidade e agentes analgésicos (Stoffel et al., 2018).

INSTITUIÇÃO DE MEDIDAS PARA AUMENTAR O CONFORTO DO PACIENTE SUBMETIDO À TRAÇÃO COM ÓRTESE HALO CRANIANA

Um paciente no qual foram colocados pinos, tenazes ou calibradores para estabilização cervical pode apresentar cefaleia ou desconforto por vários dias após a inserção dos pinos. Em geral, os pacientes podem ficar incomodados pela aparência bastante assustadora desses dispositivos; no entanto, eles costumam se adaptar rapidamente, visto que o dispositivo proporciona conforto para o pescoço instável (ver Figura 63.5). O paciente pode queixar-se de estar engaiolado e do ruído produzido por qualquer objeto que entre em contato com a estrutura de um dispositivo em halo, mas pode-se tranquilizá-lo de que ocorrerá adaptação a esses incômodos.

As áreas em torno dos quatro pinos do dispositivo em halo devem ser limpas pelo menos diariamente e observadas quanto à ocorrência de rubor, drenagem e dor. Os pinos também são observados quanto à ocorrência de afrouxamento, que pode contribuir para a infecção. Se um dos pinos se desprender, a cabeça é estabilizada em uma posição neutra por uma pessoa, enquanto outra notifica o médico. Uma chave torquímetra deve estar prontamente disponível caso os parafusos da estrutura precisem ser apertados.

A pele sob o colete halo veste é inspecionada quanto a transpiração excessiva, rubor e formação de bolhas, particularmente sobre as proeminências ósseas. A veste é aberta dos lados para possibilitar que o tronco seja lavado. O forro da veste não deve ficar úmido, visto que a umidade provoca escoriação da pele. Não se utiliza talco no interior da veste, pois isso pode contribuir para a formação de lesões por pressão. O forro deve ser trocado periodicamente para promover a higiene e o bom cuidado da pele. Se o paciente tiver alta com o uso da veste, é necessário fornecer explicações e demonstrações detalhadas à família, dando-lhes tempo suficiente para demonstrar em retorno as habilidades necessárias para o cuidado do colete halo veste (Boxe 63.8).

RECONHECIMENTO DA DISREFLEXIA AUTÔNOMA

A **disreflexia autônoma**, também conhecida como hiper-reflexia autônoma, é uma emergência aguda que comporta risco à vida e que ocorre em consequência de respostas autônomas exageradas a estímulos inofensivos para pessoas que não sofrem LME. Ocorre somente após resolução do choque espinal. Essa síndrome caracteriza-se por cefaleia pulsátil intensa com hipertensão paroxística, sudorese profusa acima do nível espinal da lesão (mais frequentemente na fronte), náuseas, congestão nasal e bradicardia. Ocorre entre pacientes com lesões raquimedulares acima de T6 (o nível do fluxo de saída visceral simpático) após regressão do choque espinal. A elevação abrupta da pressão arterial sistêmica pode provocar hemorragia retiniana, acidente vascular encefálico, infarto do miocárdio ou crises convulsivas (Hickey & Strayer, 2020). Diversos estímulos podem desencadear esse reflexo: bexiga distendida (que constitui a causa mais comum); distensão ou contração dos órgãos viscerais,

> **Boxe 63.8 — LISTA DE VERIFICAÇÃO DO CUIDADO DOMICILIAR**
> **Paciente com colete halo veste**
>
> Ao concluírem as orientações, o paciente e/ou o cuidador serão capazes de:
>
> - Nomear o procedimento que foi realizado e identificar quaisquer mudanças permanentes na estrutura ou função anatômica, bem como as alterações nas AVDs, nas AIVDs, nos papéis, nos relacionamentos e na espiritualidade
> - Descrever a justificativa para o uso do colete halo veste
> - Informar como contatar todos os membros da equipe de tratamento (p. ex., profissionais da saúde, profissionais de cuidados domiciliares, equipe de reabilitação, e equipamentos médicos duráveis e distribuidores de suprimentos)
> - Orientar quanto às alterações no estilo de vida (p. ex., dieta, AVDs, AIVDs, atividade) necessárias para a recuperação e a manutenção da saúde, conforme aplicável
>   - Demonstrar as técnicas seguras para ajudar o paciente com o autocuidado, a higiene e a deambulação
>   - Demonstrar a inspeção da armação, tração, tenazes e pinos
>   - Demonstrar o cuidado com os pinos utilizando a técnica correta
>   - Demonstrar os cuidados com a pele, inclusive avaliação e registro (p. ex., áreas avermelhadas ou irritadas, soluções de continuidade)
> - Identificar os sinais e sintomas de infecção
> - Explicar os motivos e o método para a troca do forro da veste
> - Identificar medidas holísticas do manejo de dor
> - Identificar sinais e sintomas de complicações (p. ex., tromboembolismo venoso, comprometimento respiratório, infecção urinária)
> - Descrever as medidas de emergência se houver desenvolvimento de complicações respiratórias ou de outro tipo enquanto o paciente estiver usando o colete halo veste ou se houver deslocamento da armação
> - Relatar como contatar o médico em caso de perguntas ou complicações
> - Determinar o horário e a data das consultas de acompanhamento médico, da terapia e dos exames
> - Identificar fontes de apoio social (p. ex., amigos, parentes, comunidade de fé)
> - Identificar informações de contato de serviços de apoio para pacientes e seus cuidadores/familiares
> - Identificar a necessidade de promoção da saúde, prevenção de doenças e atividades de triagem.

AIVDs: atividades instrumentais da vida diária; AVDs: atividades da vida diária.

particularmente do intestino (em consequência de constipação intestinal, impactação); ou estimulação da pele (estímulos táteis, dolorosos, térmicos, lesão por pressão). Como se trata de uma situação de emergência, os objetivos consistem em remover o estímulo desencadeante e evitar a possibilidade de complicações graves (Eldahan & Rabchevsky, 2018).

As seguintes medidas devem ser executadas:

- O paciente é colocado imediatamente na posição sentada para reduzir a pressão arterial
- Efetua-se rápida avaliação para identificar e aliviar a causa
- A bexiga é esvaziada imediatamente por meio de cateter urinário. Se um cateter de demora não estiver pérvio, ele é irrigado ou substituído por outro cateter
- O reto é examinado quanto à presença de massa fecal. Se houver massa presente, um agente anestésico tópico é inserido 10 a 15 minutos antes da remoção da massa, visto que a distensão ou contração viscerais podem causar disreflexia autônoma
- A pele é examinada à procura de quaisquer áreas de pressão, irritação ou ruptura
- É necessário remover qualquer outro estímulo que possa constituir o evento desencadeante, como um objeto próximo da pele ou uma corrente de ar frio
- Se essas medidas não aliviarem a hipertensão e a cefaleia excruciante, medicamentos anti-hipertensivos podem ser prescritos e administrados lentamente IV
- O prontuário do paciente é rotulado com um indicador claramente visível sobre o risco de disreflexia autônoma
- O paciente é orientado sobre a prevenção e as medidas de manejo
- Todo paciente com uma lesão acima do segmento T6 é informado de que esse tipo de episódio é possível e pode ocorrer até mesmo muitos anos após a lesão inicial.

MONITORAMENTO E MANEJO DE COMPLICAÇÕES POTENCIAIS

Os pacientes correm alto risco de TEV após a ocorrência de LME. O paciente precisa ser avaliado quanto a sintomas de TEV, incluindo TVP e EP. A dor torácica, a dispneia e a ocorrência de alterações nos valores da gasometria arterial devem ser relatadas imediatamente ao médico. As circunferências das coxas e das panturrilhas são medidas e registradas diariamente; outros exames complementares são realizados se houver aumento significativo. Os pacientes permanecem com alto risco de tromboflebite por vários meses após a ocorrência da lesão inicial. Os pacientes com paraplegia ou tetraplegia correm risco aumentado pelo resto de suas vidas. A imobilização e a estase venosa associada, bem como graus variáveis de ruptura autônoma, contribuem para o alto risco e a suscetibilidade de TVP.

A anticoagulação deve ser iniciada nas primeiras 72 horas após a lesão e mantida durante pelo menos 3 meses (Abrams & Wakasa, 2019). O uso de heparina de baixo peso molecular ou de heparina não fracionada em dose baixa pode ser seguido de anticoagulação oral a longo prazo (i. e., varfarina). As medidas adicionais, tais como exercícios de amplitude de movimento, meias elásticas compressivas e hidratação adequada, constituem medidas preventivas importantes. Dispositivos de compressão pneumática sequencial também podem ser usados para reduzir o acúmulo venoso e promover o retorno venoso. É também importante evitar a pressão externa sobre os membros inferiores, que pode resultar da flexão dos joelhos enquanto o paciente está no leito.

Hipotensão ortostática. Durante as primeiras 2 semanas após a LME, a pressão arterial tende a ser instável e pode ser muito baixa. Ela retorna gradualmente aos níveis existentes antes da lesão; contudo, episódios periódicos de hipotensão ortostática grave frequentemente interferem nos esforços de mobilização do paciente. A interrupção dos arcos reflexos que normalmente produzem vasoconstrição na posição ortostática, associada à vasodilatação e ao acúmulo nos vasos abdominais e dos membros inferiores, pode resultar em hipotensão. A hipotensão ortostática é um problema particularmente comum em pacientes com lesões acima de T7. Em alguns pacientes com tetraplegia, até mesmo elevações ligeiras da cabeça podem resultar em desregulação da pressão arterial.

Diversas técnicas podem ser utilizadas para reduzir a frequência dos episódios hipotensivos. É essencial o monitoramento rigoroso dos sinais vitais antes e no decorrer das mudanças de posição. Otimização do equilíbrio hídrico e medicamentos vasopressores podem ser usados para tratar a vasodilatação significativa. Para melhorar o retorno venoso dos membros inferiores, é preciso utilizar meias elásticas compressivas. As cintas abdominais também poderão ser usadas para estimular o retorno venoso e fornecer apoio diafragmático quando o paciente estiver em pé (Abrams & Wakasa, 2019). A atividade deve ser planejada com antecedência, e é necessário oferecer tempo adequado para uma lenta progressão das mudanças de posição do decúbito dorsal para a posição sentada e em pé. As mesas inclinadas frequentemente são úteis para ajudar os pacientes a realizar essa transição.

Promoção de cuidados domiciliar, comunitário e de transição

Orientação do paciente sobre autocuidados. Na maioria dos casos, os pacientes com LME (i. e., pacientes com tetraplegia ou paraplegia) necessitam de reabilitação a longo prazo. O processo começa durante a hospitalização, à medida que os sintomas agudos começam a regredir ou ficam sob melhor controle, assim como os déficits globais e efeitos a longo prazo da lesão tornam-se claros. As metas começam a mudar, passando da sobrevivência à lesão exclusivamente para o aprendizado de estratégias necessárias para enfrentar as mudanças que a lesão impõe sobre as atividades da vida diária (AVDs). A ênfase desvia-se de assegurar que o paciente esteja estável e livre de complicações para uma avaliação e planejamento específico destinado a atender às necessidades de reabilitação do paciente. O ensino do paciente pode concentrar-se inicialmente na lesão e em seus efeitos sobre a mobilidade, o vestir-se e as funções intestinal, vesical e sexual. À medida que o paciente e a sua família reconhecem as consequências da lesão e a incapacidade resultante, o foco do ensino amplia-se para abordar as questões necessárias para a realização das atividades da vida diária e assumir o controle de sua vida. A orientação tem de ser iniciada na fase aguda e continuar durante todo o período de reabilitação e ao longo da vida do paciente, à medida que ocorrem alterações, o paciente envelhece e surgem problemas.

O cuidado domiciliar do paciente com LME pode, à primeira vista, parecer uma tarefa desanimadora para a família. Os familiares necessitarão de um suporte de enfermagem dedicado para assumir gradualmente os cuidados integrais do paciente. Embora a manutenção da função e a prevenção de complicações continuem sendo importantes, as metas em relação ao autocuidado e à preparação para a alta irão ajudar na transição suave para a reabilitação e, por fim, para a comunidade.

Cuidados contínuos e de transição. A meta do processo de reabilitação é a independência. O enfermeiro fornece apoio tanto ao paciente quanto à família, ajudando-os a assumir a responsabilidade pelos aspectos crescentes dos cuidados e manejo do paciente. Os cuidados ao paciente com LME envolvem os profissionais de todas as disciplinas dos cuidados de saúde, o que pode incluir enfermagem, medicina, reabilitação, terapia respiratória, fisioterapia, terapia ocupacional, gerenciamento de casos e serviço social. Com frequência, o enfermeiro atua como um coordenador da equipe de manejo e como agente de ligação com os centros de reabilitação e as organizações de cuidados domiciliares.

Existem muitos desafios na prestação de cuidados a pacientes com lesão raquimedular e atender às demandas psicológicas deles pode ser especialmente difícil (Bibi, Rasmussen & McLiesh, 2018). O paciente e a família frequentemente necessitam de ajuda para lidar com o impacto psicológico da lesão e suas consequências; é útil o encaminhamento a um enfermeiro especialista em psiquiatria ou outro profissional da saúde mental. Equoterapia pode ajudar a aumentar o equilíbrio, a força muscular e a autoestima (Stergiou, Tzoufi, Ntzani et al., 2017).

O enfermeiro deve tranquilizar as mulheres que sofreram LME de que a gravidez não está contraindicada, e que a fertilidade não está relativamente afetada; contudo, as gestantes com LME aguda ou crônica enfrentam desafios singulares quanto ao manejo. As alterações fisiológicas normais da gravidez podem predispor as mulheres com LME a numerosas complicações potencialmente fatais, incluindo disreflexia autônoma, pielonefrite, insuficiência respiratória, tromboflebite, EP e parto não assistido. Recomendam-se fortemente avaliação e aconselhamento antes da concepção, para certificar-se de que a mulher esteja com ótima saúde, bem como para aumentar a probabilidade de uma gravidez sem problemas e evolução saudável (Crane, Doody, Schiff et al., 2019).

Com o maior número de pacientes que sobrevivem à LME aguda, eles se defrontam com as alterações associadas ao envelhecimento com uma incapacidade. Três problemas de saúde secundários que ocorrem comumente em indivíduos que sofreram LME incluem dor crônica, espasticidade e depressão (Abrams & Wakasa, 2019). A orientação em domicílio, na comunidade, focaliza a promoção da saúde e aborda a necessidade de reduzir ao mínimo os fatores de risco (p. ex., tabagismo, uso abusivo de substâncias psicoativas, obesidade). A triagem de saúde de rotina e os serviços preventivos são necessários para o indivíduo idoso com LME para a detecção precoce de problemas de saúde secundários. Os enfermeiros de cuidado domiciliar e outros enfermeiros que têm contato com pacientes que sofreram LME estão em uma posição para orientá-los a respeito de estilos de vida saudáveis, lembrá-los da necessidade de triagens de saúde e fazer encaminhamentos, quando apropriado. Ajudar os pacientes a identificar profissionais da saúde, instituições clínicas e centros de exames de imagem acessíveis pode aumentar a probabilidade de que irão participar na triagem de saúde.

Reavaliação

Entre os resultados esperados estão:
1. Demonstra melhora nas trocas gasosas e eliminação das secreções, conforme evidenciado pelos sons respiratórios normais à ausculta.
    a. Respira facilmente sem falta de ar.
    b. Realiza exercícios de respiração profunda a cada hora, tosse efetivamente e elimina as secreções pulmonares.
    c. Não apresenta infecções respiratórias (i. e., a temperatura, a frequência respiratória e o pulso estão dentro dos limites normais; os sons respiratórios estão normais à ausculta; ausência de escarro purulento).
2. Move-se dentro dos limites da disfunção e demonstra completar os exercícios de acordo com as limitações funcionais.
3. Evita lesões devido a alterações sensoriais, motoras e perceptivas.
    a. Utiliza dispositivos auxiliares (p. ex., espelhos, aparelhos de audição, dispositivos eletrônicos), quando indicado.
    b. Descreve as alterações sensoriais, motoras e perceptivas como uma consequência da lesão.
4. Apresenta integridade da pele ótima.

a. Exibe turgor cutâneo normal; a pele não tem nenhuma área avermelhada, nem rupturas.
b. Participa nos procedimentos de cuidados da pele e monitoramento de acordo com as limitações funcionais.
5. Recupera a função vesical.
   a. Não mostra nenhum sinal de ITU (p. ex., apresenta temperatura dentro dos limites normais; elimina urina clara e diluída).
   b. Apresenta aporte líquido adequado.
   c. Participa do programa de treinamento vesical dentro das limitações funcionais.
6. Recupera a função intestinal.
   a. Relata um padrão regular de evacuação intestinal.
   b. Consome quantidade adequada de fibras na dieta e líquidos orais.
   c. Participa no programa de treinamento intestinal dentro das limitações funcionais.
7. Relata ausência de dor e desconforto.
8. Reconhece as manifestações da disreflexia autônoma caso ocorram (p. ex., cefaleia, sudorese, congestão nasal, bradicardia ou diaforese).
9. O paciente não apresenta nenhuma complicação.
   a. Não apresenta sinais de tromboflebite, TVP ou EP.
   b. Mantém a pressão arterial dentro dos limites normais.
   c. Relata a ausência de vertigem com as mudanças de posição.

Manejo das complicações a longo prazo da LME

O paciente defronta-se com toda uma vida de incapacidade, exigindo acompanhamento e cuidados contínuos. A competência de vários profissionais da saúde – incluindo médicos (especificamente um fisiatra), enfermeiros de reabilitação, terapeutas ocupacionais, fisioterapeutas, psicólogos, assistentes sociais, engenheiros de reabilitação e conselheiros vocacionais – é necessária em diferentes ocasiões, conforme vão surgindo as demandas.

O paciente com lesão raquimedular tem expectativa de vida menor que as pessoas sem esse tipo de lesão (Abrams & Wakasa, 2019). À medida que os pacientes com LME envelhecem, eles apresentam muitos dos mesmos problemas médicos que outros indivíduos idosos. Além disso, defrontam-se com a ameaça de complicações associadas à sua incapacidade (Hickey & Strayer, 2020). Em geral, os pacientes são incentivados a fazer acompanhamento em uma clínica ambulatorial especializada em medula espinal quando surgirem complicações e outros problemas. Os cuidados vitalícios incluem avaliação do sistema urinário em intervalos prescritos, visto que existe a probabilidade de alteração contínua na função do músculo detrusor e esfíncter, e o paciente é propenso à infecção urinária (Abrams & Wakasa, 2019).

Os problemas e as complicações da LME a longo prazo incluem síndrome de desuso, disreflexia autônoma (discutida anteriormente), infecções vesicais e renais, espasticidade e depressão (Abrams & Wakasa, 2019). As lesões por pressão com complicações potenciais de sepse, osteomielite e fístula ocorrem em cerca de 10% dos pacientes. A espasticidade pode ser particularmente incapacitante. Em muitos pacientes, após a ocorrência de LME, há ossificação heterotópica (crescimento excessivo de osso) nos quadris, joelhos, ombros e cotovelos. Espasticidade e ossificação heterotópica são dolorosas e podem provocar perda da amplitude de movimento (Abrams & Wakasa, 2019). O manejo consiste em observação e controle de qualquer alteração no estado fisiológico e estado psicológico, bem como a prevenção e o tratamento das complicações a longo prazo. O papel de enfermagem envolve ressaltar a necessidade de vigilância na autoavaliação e autocuidado.

PROCESSO DE ENFERMAGEM

Paciente com tetraplegia ou paraplegia

Avaliação

A avaliação concentra-se na condição geral do paciente, nas complicações e no modo pelo qual o paciente está sendo controlado em determinado momento. Uma avaliação completa e uma revisão dos sistemas devem fazer parte do banco de dados, com ênfase nas áreas que estão sujeitas a apresentar problemas nessa população de pacientes. É de importância crítica a realização de inspeção detalhada e completa de todas as áreas da pele, à procura de rubor ou ruptura. O enfermeiro revê o programa intestinal e vesical estabelecido com o paciente, visto que o programa deve continuar de modo ininterrupto. Os pacientes com tetraplegia ou paraplegia apresentam graus variáveis de perda da força motora, sensibilidade superficial e profunda, controle vasomotor, controle vesical e intestinal, bem como função sexual. Enfrentam complicações potenciais relacionadas com imobilidade, ruptura da pele e lesões por pressão, ITU recorrentes e contraturas. O conhecimento sobre esses problemas específicos pode orientar melhor a avaliação em qualquer ambiente. Os enfermeiros em todos os ambientes de cuidados, incluindo os cuidados domiciliares, precisam estar atentos para essas complicações potenciais no manejo vitalício desses pacientes.

Obtém-se compreensão das respostas emocionais e psicológicas à tetraplegia ou à paraplegia pela observação das respostas e dos comportamentos do paciente e da família e ao escutar as suas preocupações (Bailey, Gammage, van Ingen et al., 2017). A documentação dessas avaliações e a revisão do plano com toda a equipe de modo regular fornecem discernimento sobre como o paciente e a família estão enfrentando as alterações no estilo de vida e no funcionamento corporal. Com frequência, é possível obter informações adicionais com o assistente social ou o psiquiatra/profissional da saúde mental.

É necessário tempo para que o paciente e a família compreendam a magnitude da incapacidade. Eles podem passar por estágios de luto, incluindo choque, descrença, negação, raiva, depressão e aceitação. Durante a fase aguda da lesão, a negação pode constituir um mecanismo protetor para resguardar o paciente da realidade avassaladora do que aconteceu. À medida que o paciente passa a reconhecer a natureza permanente da paraplegia ou tetraplegia, o processo de luto pode ser prolongado e abrangente, devido à constatação de que os planos e as expectativas de longa data foram interrompidos ou permanentemente alterados. Com frequência, segue-se um período de depressão à medida que o paciente experimenta perda da autoestima nas áreas da autoidentidade, funcionamento sexual e papéis sociais e emocionais. A exploração e a avaliação dessas questões podem ajudar a desenvolver um plano de cuidado significativo.

Diagnóstico

DIAGNÓSTICOS DE ENFERMAGEM

Com base nos dados da avaliação, os principais diagnósticos de enfermagem podem incluir os seguintes:

- Comprometimento da mobilidade no leito e da mobilidade associado à perda da função motora

- Risco de desuso
- Risco de integridade da pele prejudicada, associado com a perda sensorial permanente e a imobilidade
- Retenção urinária associada ao nível da lesão
- Constipação intestinal, associada com os efeitos da ruptura da medula espinal
- Disfunção sexual associada à disfunção neurológica
- Dificuldade de enfrentamento, associada com o impacto da incapacidade sobre as atividades da vida diária
- Falta de conhecimento sobre as necessidades de tratamento a longo prazo.

Problemas interdependentes/ complicações potenciais

As complicações potenciais podem incluir as seguintes:

- Espasticidade
- Infecção e sepse.

Planejamento e metas

As metas para o paciente podem consistir em obtenção de algum tipo de mobilidade; manutenção da pele intacta e saudável; obtenção do controle vesical sem infecção, do controle intestinal e da expressão sexual; fortalecimento dos mecanismos de enfrentamento; conhecimento do manejo a longo prazo; e ausência de complicações.

Intervenções de enfermagem

O paciente necessita de reabilitação extensa, o que é menos difícil se o manejo de enfermagem apropriado for realizado durante a fase aguda da lesão ou da doença. Os cuidados de enfermagem constituem um dos fatores essenciais que determinam o sucesso do programa de reabilitação. O principal objetivo é que o paciente possa viver o mais independentemente possível em casa e na comunidade.

Aumento da mobilidade

Programas de exercício. As partes não afetadas do corpo são treinadas até alcançar a força ideal para promover o autocuidado ao máximo. Os músculos das mãos, dos braços, dos ombros, do tórax, da coluna vertebral, do abdome e do pescoço precisam ser fortalecidos no paciente com paraplegia, visto que ele deve sustentar todo o peso do corpo sobre esses músculos para deambular. O músculo tríceps e o latíssimo do dorso são músculos importantes usados para andar de muletas. Os músculos do abdome e das costas também são necessários para o equilíbrio e para a manutenção da posição ereta.

Para fortalecer esses músculos, o paciente pode fazer flexões quando estiver em posição de decúbito e flexões abdominais na posição sentada. A extensão dos membros superiores enquanto a pessoa segura pesos (pesos do dispositivo de tração podem ser utilizados) também promove a força muscular. Apertar bolas de borracha ou amassar folhas de jornal promove a força das mãos.

Com o incentivo de todos os membros da equipe de reabilitação, o paciente com paraplegia pode desenvolver aumento de tolerância ao exercício necessário para o treinamento da marcha e das atividades de deambulação. A importância de manter um bom condicionamento cardiovascular é ressaltada ao paciente. É necessário planejar exercícios alternativos para aumentar a frequência cardíaca até os níveis-alvo dentro das capacidades do paciente.

Mobilização. Quando a coluna vertebral estiver estável o suficiente para possibilitar ao paciente assumir uma postura ereta, as atividades de mobilização são iniciadas. Pode-se utilizar um suporte ou um colete, dependendo do nível da lesão. Quanto mais cedo os músculos forem usados, menor a probabilidade de atrofia por desuso. Quanto mais cedo o paciente for levado a uma posição ereta, menor a oportunidade de ocorrência de alterações osteoporóticas dos ossos longos. A sustentação do peso também diminui a possibilidade de cálculos renais e estimula muitos outros processos metabólicos.

O uso de órteses e muletas permitem que alguns pacientes com paraplegia possam deambular por curtas distâncias. A deambulação usando muletas requer elevado gasto de energia. As cadeiras de rodas motorizadas e carrinhos especialmente equipados podem proporcionar maior independência e mobilidade a pacientes com LME em nível alto ou outras lesões. Todos os esforços devem ser envidados para incentivar o paciente a se tornar o mais móvel e ativo possível.

Os riscos a longo prazo incluem alteração da composição corporal, diminuição da massa corporal magra, redução da densidade mineral óssea e aumento do índice de massa corporal (IMC). Os pacientes estão com alto risco de obesidade, devido a um elevado consumo de gordura associado à atividade física diminuída (Silveira, Winter, Clark et al., 2019). Isso aumenta o risco de os pacientes desenvolverem comorbidades como diabetes melito e doenças cardiovasculares. Os pacientes se beneficiam de orientação nutricional para prevenir essas complicações secundárias. Para pacientes com sobrepeso ou obesidade, programas de emagrecimento precisam ser elaborados para acomodar as barreiras nutricionais e de atividade física exclusivas dessa população de pacientes.

Prevenção da síndrome de desuso

Os pacientes correm alto risco de desenvolver contraturas em consequência da síndrome de desuso, em virtude das alterações do sistema musculoesquelético (atrofia), que são produzidas pela perda das funções motoras e sensoriais abaixo do nível da lesão. Exercícios de amplitude de movimento devem ser realizados pelo menos 4 vezes/dia, sendo necessário cuidado para alongar o tendão do calcâneo com os exercícios para evitar o pé caído. O paciente é reposicionado frequentemente e mantido em alinhamento corporal correto quando estiver no leito ou em uma cadeira de rodas.

As contraturas podem complicar os cuidados do dia a dia, aumentando a dificuldade de posicionamento e diminuindo a mobilidade. Diversos procedimentos cirúrgicos foram tentados, com graus variáveis de sucesso. Essas técnicas são empregadas se as abordagens mais conservadoras fracassarem; no entanto, o melhor tratamento é a prevenção.

Promoção da integridade da pele

Como esses pacientes passam grande parte de suas vidas em cadeiras de rodas, as lesões por pressão representam uma ameaça constante. Os fatores que contribuem incluem perda sensorial permanente sobre a área de pressão; imobilidade, que dificulta o alívio da pressão; traumatismo por batidas (contra a cadeira de rodas, a privada, os móveis e assim por diante), o que causa abrasões e feridas não percebidas; perda da função protetora da pele em consequência de escoriação e maceração, devido à transpiração excessiva e possível incontinência; e saúde geral deficiente (anemia, diabetes melito), levando a uma perfusão tissular inadequada. Ver Capítulo 56 para uma discussão detalhada sobre prevenção e manejo das lesões por pressão.

O indivíduo com tetraplegia ou com paraplegia precisa assumir a responsabilidade do monitoramento (ou de controlar o monitoramento) do estado de sua pele. Isso envolve aliviar a pressão e não permanecer em nenhuma posição por mais de 2 horas, além de garantir que a pele receba atenção e limpeza meticulosas. O paciente é orientado sobre o fato de que as lesões por pressão se desenvolvem sobre as proeminências ósseas que são expostas à pressão não aliviada nas posições sentada e deitada. São identificadas as áreas mais vulneráveis. O paciente com paraplegia é instruído a usar espelhos, se possível, para inspecionar essas áreas pela manhã e à noite, observando a presença de rubor, edema leve ou qualquer abrasão. Enquanto estiver no leito, o paciente deve mudar de decúbito em intervalos de 2 horas e, em seguida, inspecionar a pele à procura de rubor que não desaparece sob pressão. O lençol de baixo deve ser inspecionado quanto à presença de umidade e dobras. O paciente com tetraplegia ou paraplegia que não consegue realizar essas atividades é incentivado a orientar outras pessoas para verificar essas áreas e evitar o desenvolvimento de lesões por pressão.

O paciente é orientado a aliviar a pressão enquanto estiver na cadeira de rodas, realizando flexões, inclinando-se para um lado e outro para aliviar a pressão isquiática e inclinando-se para a frente enquanto se apoia em uma mesa. O cuidador do paciente tetraplégico precisa realizar essas atividades caso o paciente não consiga fazê-las independentemente. Uma almofada para cadeira de rodas é prescrita para atender às necessidades individuais, que podem mudar com o decorrer do tempo, devido a mudanças na postura, peso e tolerância da pele. Pode-se fazer um encaminhamento a um profissional de reabilitação, cuja função é medir os níveis de pressão enquanto o paciente está sentado e, em seguida, ajustar a almofada e outros dispositivos auxiliares necessários para atender às necessidades do paciente.

A dieta para o paciente com tetraplegia ou paraplegia deve ser rica em proteínas, vitaminas e calorias, a fim de assegurar perda mínima de músculo e manutenção da pele saudável; além disso, deve ser rica em líquidos para manter o bom funcionamento dos rins. O ganho excessivo de peso e a obesidade devem ser evitados, visto que eles limitam ainda mais a mobilidade.

Melhora do controle da bexiga

O efeito da lesão da medula espinal sobre a bexiga depende do nível da lesão, do grau de dano da medula espinal e do tempo decorrido depois da lesão. Um paciente com tetraplegia ou paraplegia geralmente apresenta bexiga reflexa ou arreflexa. Ambos os tipos de bexiga aumentam o risco de ITU.

O enfermeiro ressalta a razão de manter um fluxo adequado de urina, estimulando uma ingestão de líquido de aproximadamente 2,5 ℓ por dia. O paciente deve esvaziar a bexiga com frequência, de modo a manter urina residual mínima, sendo necessário prestar atenção para a higiene pessoal, visto que a infecção da bexiga e dos rins quase sempre ocorre pela via ascendente. O períneo deve ser mantido limpo e seco, e deve-se dar atenção para a pele perianal após a defecação. As roupas íntimas devem ser de algodão (que é mais absorvente) e ser trocadas pelo menos 1 vez/dia.

Se for usado um cateter externo (cateter com preservativo), a bainha é removida à noite; o pênis é limpo para remover a urina e seco cuidadosamente, visto que a urina morna sobre a pele periuretral promove o crescimento de bactérias. Além disso, é preciso dedicar atenção à bolsa de coleta. O enfermeiro enfatiza a razão do monitoramento dos sinais de ITU: urina turva e de odor fétido ou hematúria (presença de sangue na urina), febre ou calafrios.

A paciente que não consegue obter o controle da bexiga reflexa ou realizar o autocateterismo pode precisar usar absorventes higiênicos ou roupas íntimas impermeáveis. A intervenção cirúrgica pode estar indicada para alguns pacientes, a fim de criar um desvio para a urina.

Estabelecimento do controle intestinal

O objetivo de um programa de treinamento intestinal consiste em estabelecer a evacuação intestinal por meio de condicionamento reflexo. Quando a LME ocorre acima dos segmentos ou das raízes nervosas sacrais, e existe atividade reflexa, pode-se massagear o esfíncter anal (estimulação digital) para estimular a defecação. Quando a lesão da medula espinal envolve o segmento ou as raízes nervosas sacrais, a massagem anal não é realizada, visto que o ânus pode estar relaxado e desprovido de tônus. A massagem também está contraindicada quando existe espasticidade do esfíncter anal. Este é massageado inserindo-se um dedo enluvado (que foi adequadamente lubrificado) 2,5 a 3,7 cm dentro do reto, e movendo-o em um movimento circular ou de um lado para outro. Em pouco tempo, torna-se aparente qual a área que desencadeia a resposta de defecação. Esse procedimento deve ser realizado a intervalos de tempo regulares (em geral, a cada 48 horas), após uma refeição e em um momento que seja conveniente para o paciente em casa (Schmelzer, Daniels & Baird, 2018). O paciente é orientado sobre os sintomas de impactação (fezes moles frequentes; constipação intestinal), e é alertado a ficar atento para a ocorrência de hemorroidas. Uma dieta com líquidos e fibras suficientes é essencial para desenvolver um programa de treinamento intestinal bem-sucedido, evitar a constipação intestinal e diminuir o risco de disreflexia autônoma.

Aconselhamento sobre a expressão sexual

Muitos pacientes com tetraplegia ou paraplegia podem ter alguma forma de relação sexual significativa, embora sejam necessárias modificações. O paciente e a(o) parceira(o) beneficiam-se do aconselhamento sobre a variedade de expressão sexual possível, técnicas e posições especiais, exploração das sensações corporais que oferecem sensações sensuais e higiene urinária e intestinal relacionada com a atividade sexual. Para homens com incapacidade erétil, as próteses penianas possibilitam que eles tenham e mantenham uma ereção, e pode ser útil a administração de medicamentos para a disfunção erétil. Por exemplo, a sildenafila, a vardenafila e a tadalafila são relaxantes da musculatura lisa administrados por via oral, que induzem o fluxo de sangue para o pênis, resultando em ereção (ver Capítulo 53). As pacientes sexualmente ativas devem receber orientação em relação a métodos contraceptivos, porque alguns métodos (p. ex., anovulatórios orais) aumentam o risco de complicações como TEV (Hickey & Strayer, 2020).

A orientação e os serviços de aconselhamento sexuais são incluídos nos serviços de reabilitação nos centros especializados em medula espinal. As reuniões de grupos pequenos, em que os pacientes podem compartilhar seus sentimentos, receber informações e discutir suas preocupações sexuais e aspectos práticos são úteis para produzir atitudes e ajustes efetivos.

Aumento dos mecanismos de enfrentamento

O impacto da incapacidade e da perda torna-se acentuado quando o paciente retorna para casa. Cada vez que surge uma novidade na vida do paciente (p. ex., uma nova relação, a ida para o trabalho), ele é mais uma vez relembrado de suas limitações. As reações de tristeza e a depressão são comuns.

Para trabalhar a depressão, o paciente precisa ter alguma esperança de alívio no futuro. O enfermeiro pode incentivar o paciente a se sentir confiante sobre a sua capacidade de realizar o autocuidado e obter independência relativa. O papel do enfermeiro varia desde cuidador, durante a fase aguda, até educador, conselheiro e facilitador, à medida que o paciente ganha mobilidade e independência.

A incapacidade do paciente afeta não apenas a ele próprio, mas também toda a família. Em muitos casos, a terapia familiar torna-se útil para trabalhar essas questões, à medida que vão surgindo. O ajuste à incapacidade leva ao desenvolvimento de metas realistas para o futuro, tirando maior proveito das habilidades que estão intactas e reinvestindo em outras atividades e relações. A rejeição da incapacidade provoca negligência autodestrutiva e não adesão ao programa terapêutico, o que leva a maior frustração e depressão. As crises para as quais as intervenções podem ser úteis incluem problemas sociais, psicológicos, conjugais, sexuais e psiquiátricos. Em geral, a família necessita de aconselhamento, serviços sociais e outros sistemas de apoio para ajudá-la a enfrentar as mudanças no seu estilo de vida e estado socioeconômico.

Uma importante meta do manejo de enfermagem consiste em ajudar o paciente a superar a sua sensação de futilidade e incentivá-lo no ajuste emocional que precisa ser feito antes que ele tenha vontade de se aventurar no mundo exterior. Contudo, uma atitude excessivamente simpática por parte do enfermeiro pode fazer com que o paciente desenvolva uma superdependência, prejudicando o propósito de todo o programa de reabilitação. O paciente é instruído e auxiliado, quando necessário, mas o enfermeiro deve evitar realizar as atividades que o paciente pode fazer independentemente, com um pequeno esforço. Essa abordagem ao cuidado tem retorno maior que o esperado na satisfação de ver um paciente totalmente desmoralizado e desamparado tornar-se independente e encontrar sentido em um novo estilo de vida emergente.

MONITORAMENTO E MANEJO DE COMPLICAÇÕES POTENCIAIS

Espasticidade. A espasticidade muscular pode constituir uma complicação problemática da tetraplegia e paraplegia. Ocorrem espasmos flexores e extensores abaixo do nível da lesão da medula espinal, podendo interferir no processo de reabilitação, nas AVDs e na qualidade de vida do paciente (Abrams & Wakasa, 2019). A espasticidade resulta de um desequilíbrio entre os efeitos facilitadores e inibidores sobre os neurônios que existem normalmente. A área da medula espinal distalmente ao local da lesão torna-se desconectada dos centros inibidores superiores localizados no cérebro, de modo que predominam os impulsos facilitadores, que se originam dos músculos, da pele e dos ligamentos.

A espasticidade é definida como uma condição de aumento do tônus muscular em um músculo que está fraco. A resistência inicial ao alongamento é rapidamente seguida de relaxamento súbito. O estilo que precipita o espasmo pode ser evidente, como um movimento ou uma mudança de posição, ou pode ser sutil, como uma pequena vibração da cadeira de rodas. A maioria dos pacientes com tetraplegia ou paraplegia apresenta algum grau de espasticidade. Como aumenta o tônus, algum grau de espasticidade pode ser benéfico para os pacientes enfraquecidos (Abrams & Wakasa, 2019). Na LME, o início da espasticidade costuma ser observado em poucas semanas a 6 semanas após a lesão. Os mesmos músculos que estão flácidos durante o período do choque espinal desenvolvem espasticidade durante a recuperação. A intensidade da espasticidade tende a alcançar o seu máximo em aproximadamente 2 anos após a lesão, quando então os espasmos tendem a regredir.

O manejo da espasticidade depende da gravidade dos sintomas e do grau de incapacitação. Pode-se indicar o uso de injeções de toxina botulínica, bem como o medicamento antiespasmódico baclofeno, disponível em forma oral e intratecal (Comerford & Durkin, 2020). Os medicamentos orais, tais como diazepam, dantroleno e tizanidina, ajudam a controlar os espasmos ao diminuir o fluxo simpático do sistema nervoso central. Outros tipos mais recentes de terapia adjuvante incluem formas orais e transdérmicas de clonidina (Hickey & Strayer, 2020). Todos os medicamentos antiespasmódicos causam sonolência, fraqueza e vertigem em alguns pacientes. Os exercícios passivos de amplitude de movimento e a mudança frequente de posição e o reposicionamento são úteis, visto que a rigidez tende a aumentar a espasticidade. Essas atividades também são essenciais na prevenção de contraturas, lesões por pressão e disfunção intestinal e vesical.

Infecção e sepse. Os pacientes tetraplégicos ou paraplégicos correm risco aumentado de infecção e sepse a partir de uma variedade de fontes: sistema urinário, sistema respiratório e lesões por pressão. A sepse continua sendo uma importante causa de complicações e morte nesses pacientes. A prevenção da infecção e da sepse é essencial por meio da manutenção da integridade da pele, esvaziamento completo da bexiga a intervalos regulares e prevenção da incontinência urinária e fecal. O risco de infecção respiratória pode ser diminuído evitando-se o contato com pessoas que apresentam sintomas de infecção respiratória, realizando exercícios de tosse e respiração profunda para evitar o acúmulo de secreções respiratórias, administrando anualmente vacinas contra gripe e abandonando o tabagismo. Para manter um sistema imune adequado, é importante seguir uma dieta rica em proteína, bem como evitar fatores que possam reduzir a função do sistema imune, tais como estresse excessivo, uso abusivo de drogas e consumo excessivo de bebidas alcoólicas.

Se ocorrer infecção, o paciente necessita de uma avaliação completa e tratamento imediato. A antibioticoterapia e a hidratação adequada, além das medidas locais (dependendo do local da infecção), são iniciadas imediatamente.

As infecções urinárias são minimizadas ou evitadas pelo uso de técnica asséptica no cuidado com o cateter, hidratação adequada, programa de treinamento vesical e prevenção de distensão excessiva da bexiga e estase urinária.

A ruptura e a infecção da pele são evitadas pela manutenção de um esquema de mudança de posição, cuidados frequentes com a região dorsal, avaliação regular de todas as áreas da pele, limpeza e lubrificação regulares da pele, exercícios passivos de amplitude de movimento para evitar contraturas, alívio da pressão sobre áreas cutâneas com ruptura, proeminências ósseas e calcanhar, e roupas de cama sem dobras.

As infecções pulmonares são tratadas e evitadas por meio de exercícios de tosse frequentes, mudança de posição, exercícios de respiração profunda e fisioterapia respiratória; cuidados respiratórios agressivos e aspiração das vias respiratórias na presença de traqueostomia; tosse assistida, quando necessário; e hidratação adequada.

As infecções de qualquer tipo podem comportar risco à vida para o paciente. As intervenções de enfermagem agressivas são essenciais para a prevenção, a detecção e o manejo precoces.

PROMOÇÃO DE CUIDADOS DOMICILIAR, COMUNITÁRIO E DE TRANSIÇÃO

Orientação do paciente sobre autocuidados. Os pacientes tetraplégicos ou paraplégicos correm risco de complicações ao longo de toda a vida. Por conseguinte, um aspecto importante dos cuidados de enfermagem é fornecer instruções ao paciente e à família sobre essas complicações e sobre estratégias para minimizar os riscos. As infecções urinárias, as contraturas, as lesões por pressão infectadas e a sepse podem necessitar de hospitalização. Outras complicações tardias que podem ocorrer incluem edema dos membros inferiores, contraturas articulares, disfunção respiratória e dor. Para evitar essas complicações, bem como outras, o paciente e os familiares são orientados sobre os cuidados com a pele, o cuidado com o cateter, os exercícios de amplitude de movimento, os exercícios respiratórios e outras técnicas de cuidados. As instruções são iniciadas tão logo seja possível, e estendem-se até a instituição de reabilitação ou instituição de cuidados extensivos e em domicílio. Em todos os aspectos dos cuidados, é importante para o enfermeiro e o paciente o estabelecimento de metas mútuas e a discussão das tarefas que o paciente é capaz de realizar de maneira independente e aquelas para as quais ele necessita de ajuda. Ver no Boxe 63.9 um resumo das orientações a serem dadas para manejo do esquema terapêutico no domicílio do paciente.

Cuidados contínuos e de transição. O encaminhamento para cuidados domiciliares é frequentemente apropriado para a avaliação do ambiente doméstico, a educação do paciente e a avaliação de seu estado físico e emocional. Durante as visitas do enfermeiro, a orientação sobre as estratégias para evitar ou reduzir ao máximo as complicações potenciais é reforçada. O ambiente domiciliar é avaliado quanto à adequação dos

---

Boxe 63.9 — LISTA DE VERIFICAÇÃO DO CUIDADO DOMICILIAR
Prevenção de complicações da lesão raquimedular

Ao concluírem as orientações, o paciente e/ou o cuidador serão capazes de:

- Declarar o impacto da síndrome da LME e do tratamento no aspecto fisiológico, nas AVDs, nas AIVDs, nos papéis, nos relacionamentos e na espiritualidade
- Explicar finalidade, dose, via de administração, horário, efeitos colaterais e precauções dos medicamentos prescritos
- Relatar como entrar em contato com todos os membros da equipe de tratamento (p. ex., médicos, profissionais do atendimento domiciliar e fornecedores de equipamento médico durável e de outros equipamentos)
- Informar quais tipos de suporte ou modificações ambientais e de segurança são necessários para funcionamento ótimo no domicílio
- Demonstrar cuidados com a pele:
  - Inspecionar proeminências ósseas, todas as manhãs e à noite
  - Identificar lesões por pressão de estágio I e as ações a serem tomadas se elas estiverem presentes
  - Trocar os curativos de lesões por pressão de estágios II a IV
  - Declarar os requisitos nutricionais para promover a cicatrização das lesões por pressão
  - Realizar alívio da pressão nos intervalos prescritos
  - Declarar agendamento dos horários para ficar sentado e demonstrar como elevar seu peso da cadeira de rodas
  - Demonstrar adesão ao cronograma de mudança de decúbito, posicionamento no leito e uso de técnicas de ponte
  - Aderir e usar botas de proteção nos momentos prescritos
  - Demonstrar a postura sentada correta na cadeira de rodas
  - Demonstrar técnicas para evitar atrito e cisalhamento no leito
  - Demonstrar a higiene adequada para manter a integridade da pele
- Demonstrar cuidados com a bexiga:
  - Declarar agendamento dos horários para urinar, ir ao banheiro e realizar o cateterismo
  - Identificar a relação entre a ingestão de líquido e o cronograma de micção e cateterismo
  - Demonstrar o autocateterismo intermitente limpo e os cuidados com o equipamento de cateterismo
  - Demonstrar cuidados com o cateter de demora
  - Demonstrar a aplicação do cateter externo com preservativo
  - Demonstrar a aplicação, o esvaziamento e a limpeza da bolsa de drenagem urinária
  - Demonstrar a colocação de absorventes de incontinência e desempenhar a higiene perineal
  - Declarar os sinais e sintomas de infecção urinária
  - Declarar os sinais e sintomas de obstrução do cateter urinário
- Demonstrar cuidados com o intestino:
  - Declarar a ingestão dietética ideal para promover a defecação
  - Descrever o esquema medicamentoso de cuidados intestinais (nomes, esquema e posologia de fármacos)
  - Identificar o cronograma para a defecação ideal
  - Demonstrar técnicas para aumentar a pressão intra-abdominal; manobra de Valsalva; massagem abdominal; inclinação para a frente
  - Demonstrar técnicas para estimular defecação: ingestão de líquidos quentes; estimulação digital; colocação de supositórios
  - Demonstrar a posição ideal para a defecação: no banheiro, com os joelhos mais elevados que os quadris; decúbito lateral esquerdo no leito, com os joelhos flexionados e cabeceira do leito elevada entre 30 e 45°
  - Identificar complicações e estratégias corretivas para a reeducação intestinal: constipação intestinal, impactação, diarreia, hemorroidas, sangramento retal, laceração anal
- Identificar os recursos da comunidade para apoiar colegas e cuidador/familiares:
  - Identificar fontes de apoio social (p. ex., amigos, parentes, comunidade de fé)
  - Identificar informações de contato de serviços de apoio para pacientes com incapacidades e seus cuidadores/familiares
- Demonstrar como acessar o transporte:
  - Identificar locais em que cadeiras de rodas são acessíveis em ônibus ou trens
  - Identificar as informações de contato de *vans* privadas que transportem cadeiras de roda
  - Contatar o Departamento de Trânsito para obter autorização de estacionamento para deficientes
  - Contatar o Departamento de Trânsito para realizar testes de condução, quando apropriado
  - Identificar recursos para a adaptação de veículos particulares com comandos manuais ou elevador para cadeira de rodas
- Identificar os recursos de reabilitação profissional:
  - Informar detalhes dos contatos com serviços de reabilitação vocacional
  - Identificar oportunidades educacionais que possam levar a um emprego futuro
- Identificar os recursos da comunidade para o lazer:
  - Citar centros de recreação locais que ofereçam programas para pessoas com incapacidades
  - Identificar as atividades de lazer que possam ser desenvolvidas na comunidade
- Determinar como abordar o médico com perguntas ou no caso de complicações
- Determinar o agendamento de acompanhamento
- Identificar a necessidade de promoção da saúde, prevenção de doenças e atividades de triagem.

AIVDs: atividades instrumentais da vida diária; AVDs: atividades da vida diária; LME: lesão da medula espinal.

cuidados e segurança. São efetuadas modificações do ambiente, e o equipamento especializado necessário é obtido, idealmente antes de o paciente ir para casa.

O enfermeiro também avalia a adesão do paciente e da família às recomendações e ao uso das estratégias de enfrentamento. O uso de estratégias de enfrentamento inapropriadas (p. ex., consumo de drogas e de bebidas alcoólicas) é avaliado, e são feitos encaminhamentos para aconselhamento do paciente e da família. As estratégias de enfrentamento apropriadas e efetivas são reforçadas. O enfermeiro efetua uma revisão das instruções anteriores e determina a necessidade de assistência física ou psicológica adicional. Nessa ocasião, a autoestima e a imagem corporal do paciente podem estar extremamente baixas. Como as pessoas com alto nível de apoio social frequentemente relatam sentimentos de bem-estar, apesar da incapacidade física significativa, é benéfico que o enfermeiro avalie e promova maior desenvolvimento do sistema de apoio e de estratégias de enfrentamento efetivas para cada paciente. Os cuidadores desempenham uma função de importância fundamental, ajudando o paciente a se sentir menos dependente, a ter um sentimento de liberdade e a reintegrar-se na comunidade (Gassaway, Jones, Sweatman et al., 2017).

O paciente necessita de acompanhamento contínuo e por toda a vida pelo médico, fisioterapeuta e outros membros da equipe de reabilitação, visto que o déficit neurológico costuma ser permanente, e pode haver desenvolvimento de novos déficits, complicações e condições secundárias. Isso exige atenção imediata antes que passem a constituir uma carga sobre o comprometimento físico, o tempo, a moral e os custos financeiros. As pesquisas sugerem que a educação e a assistência de pares podem diminuir as complicações após a ocorrência de LME (Abrams & Wakasa, 2019; Gassaway et al., 2017). O conselheiro local do Office of Vocational Rehabilitation trabalha com o paciente sobre a procura de emprego ou treinamento educacional ou vocacional adicional.[4] O enfermeiro encontra-se em uma posição privilegiada para lembrar os pacientes e os familiares da necessidade de promoção contínua da saúde e práticas de triagem. O encaminhamento para profissionais da saúde e centros de exames de imagem acessíveis é importante na promoção e na triagem da saúde. Ver Capítulo 7 para mais informações sobre doença crônica e incapacidade.

Reavaliação

Entre os resultados esperados estão:
1. O paciente obtém forma máxima de mobilidade.
2. Não há desenvolvimento de contraturas.
3. Mantém a pele intacta e saudável.
4. Obtém controle da bexiga, com ausência de ITU.
5. Obtém controle intestinal.
6. Relata satisfação sexual.
7. Exibe melhora da adaptação ao ambiente e a outras pessoas.
8. Exibe redução da espasticidade.
   a. Relata entendimento dos fatores desencadeantes.
   b. Usa medidas para reduzir a espasticidade.
9. Descreve o manejo a longo prazo necessário.
10. O paciente mantém-se livre de complicações.

---

[4] N.R.T.: No Brasil, um recurso pode ser POLEM – Associação de Apoio às Pessoas com Lesão Medular (http://www.polem.org.br/).

EXERCÍCIOS DE PENSAMENTO CRÍTICO

1 pbe Você está cuidando de uma mulher de 27 anos envolvida em um acidente de veículo motorizado. A TC de crânio dela revelou hematoma subdural à esquerda. A pontuação na escala de coma de Glasgow foi 10, pupilas fotorreagentes bilateralmente e ela movia os quatro membros. Ela não apresentava dificuldade no controle das vias respiratórias ou da respiração. Quais intervenções de enfermagem baseadas em evidências você implementará quando cuidar dessa paciente? Identifique os critérios empregados para avaliar a força da evidência para essas práticas.

2 qp Um homem de 32 anos caiu de sua bicicleta de 10 marchas e bateu com a lateral da cabeça no chão, perdendo a consciência. Ele acordou no pronto-socorro confuso e se queixando de cefaleia. A TC de crânio revelou hematoma epidural à direita. Ele foi levado para o centro cirúrgico para craniotomia. Quais são as suas avaliações neurológicas prioritárias para este paciente no pós-operatório? Quais são as intervenções de enfermagem prioritárias para o controle da pressão intracraniana?

3 cpa Um homem de 22 anos, após ser desafiado por amigos, tenta fazer um mergulho de um penhasco de aproximadamente 6 m de altura em água rasa (menos de 1,8 m de profundidade). As costas dele se chocaram contra uma grande rocha protrusa antes de atingir a água e ele sofreu uma lesão por hiperextensão da quinta vértebra cervical. Ao chegar ao pronto-socorro, seus sinais vitais eram estáveis, mas ele apresentava flacidez nos quatro membros e não havia sensibilidade abaixo da linha mamilar. Quais membros da equipe interdisciplinar você prevê que serão chamados para cuidar desse paciente? Quais etapas a equipe interdisciplinar tomará para atender às demandas de cuidados de saúde do paciente?

REFERÊNCIAS BIBLIOGRÁFICAS

*Pesquisa em enfermagem.
**Referência clássica.

Livros

Comerford, K. C., & Durkin, D. T. (2020). *Nursing 2020 drug handbook*. Philadelphia, PA: Wolters Kluwer.

Hickey, J. V., & Strayer, A. L. (2020). *The clinical practice of neurological & neurosurgical nursing* (8th ed.). Philadelphia, PA: Wolters Kluwer.

Quintard, H., & Ichai, C. (2018). Brain injury and nutrition. In M. Berger (Ed.). *Critical care nutrition therapy for non-nutritionists*. Switzerland: Springer.

Urden, L. D., Stacy, K. M., & Lough, M. E. (2018). *Critical care nursing* (8th ed.). Maryland Heights, MO: Elsevier.

Volski, A., & Ackerman, D. (2020). *Neurogenic Shock*. In Clinical management of shock—The science and art of physiological restoration. London, UK: IntechOpen.

Wang, M., Strayer, A., Harris, O., et al. (2017). *Handbook of neurosurgery, neurology, and spinal medicine for nurses and advanced practice health professional*. New York: Routledge.

Periódicos e documentos eletrônicos

Abrams, G. M., & Wakasa, M. (2019). Chronic complications of spinal cord injury and disease. *UpToDate*. Retrieved on 4/27/2020 at: www.uptodate.com/contents/chronic-complications-of-spinal-cord-injury-and-disease

American Spinal Injury Association (ASIA). (2019). International standards for neurological classification of spinal cord injury. Retrieved on 4/27/2020 at: asia-spinalinjury.org/wp-content/uploads/2019/10/ASIA-ISCOS-Worksheet_10.2019_PRINT-Page-1-2.pdf

*Bailey, K. A., Gammage, K. L., van Ingen, C., et al. (2017). "My body was my temple": A narrative revealing body image experiences following treatment of a spinal cord injury. *Disability and Rehabilitation, 39*(18), 1886–1892.

Battaglini, M., Gentile, G., Luchetti, L., et al. (2019). Lifespan normative data on rates of brain volume changes. *Neurobiology of Aging, 81*(2019), 30–37.

*Bibi, S., Rasmussen, P., & McLiesh, P. (2018). The lived experience: Nurses' experience of caring for patients with a traumatic spinal cord injury. *International Journal of Orthopaedic and Trauma Nursing, 30*(8), 31–38.

Centers for Disease Control and Prevention (CDC). (2019). Injury prevention & control: Traumatic brain injury & concussion. Retrieved on 4/27/2020 at: www.cdc.gov/traumaticbraininjury/get_the_facts.html

Chapman, J. C., & Diaz-Arrastia, R. (2014). Military traumatic brain injury: A review. *Alzheimer's & Dementia, 10*(3 Suppl), S97–S104.

Chartrain, A. G., Yaeger, K., Feng, R., et al. (2017). Antiepileptics for post-traumatic seizure prophylaxis after traumatic brain injury. *Current Pharmaceutical Design, 23*(42), 6428–6444.

Crane, D. A., Doody, D. R., Schiff, M. A., et al. (2019). Pregnancy outcomes in women with spinal cord injuries: A population-based study. *American Academy of Physical Medicine and Rehabilitation, 11*(8), 795–806.

Eldahan, K. C., & Rabchevsky, A. G. (2018). Autonomic dysreflexia after spinal cord injury: Systemic pathophysiology and methods of management. *Autonomic Neuroscience: Basic and Clinical, 209*(1), 59–70.

Fins, J. J., & Real de Asúa, D. (2019). North of home: Obligations to families of undocumented patients. *Hastings Center Report, 49*(1), 12–14.

Furlan, J. C., Gulasingam, S., & Craven, B. C. (2017). The health economics of the spinal cord injury or disease among veterans of war: A systematic review. *The Journal of Spinal Cord Medicine, 40*(6), 649–664.

Furlan, J. C., Kurban, D., & Craven, B. C. (2019). Traumatic spinal cord injury in military personnel versus civilians: A propensity score-matched cohort study. *BMJ Military Health. 166*(E):e57–e62.

Gallagher, J. (2017). Prevention of ventilator-associated pneumonia in adults. *Critical Care Nurse, 37*(3), e22–e25.

Gary, K. W., Cao, Y., Burns, S. P., et al. (2020). Employment, health outcomes, and life satisfaction after spinal cord injury: Comparison of veterans and nonveterans. *Spinal Cord, 58*(1), 3–10.

*Gassaway, J., Jones, M. L., Sweatman, W. M., et al. (2017). Effects of peer mentoring on self-efficacy and hospital readmission after inpatient rehabilitation of individuals with spinal cord injury: A randomized controlled trial. *Archives of Physical Medicine and Rehabilitation, 98*(8), 1526–1534.e2.

*Giusti, G. D., Tuteri, D., & Mirella, G. (2016). Nursing interactions with intensive care unit patients affected by sleep deprivation: An observational study. *Dimensions of Critical Care Nursing, 35*(3), 154–159.

**Hagen, C., Malkmus, D., & Durham, P. (1972). *The Rancho levels of cognitive functioning scale.* Downey, CA: Communication Disorders Service, Rancho Los Amigos Hospital. Revised 11/15/74 by: Danese Malkmus and Kathryn Stenderup.

Hollander, J. E. (2019). Assessment and management of scalp lacerations. *UpToDate.* Retrieved on 3/7/2020 at: www.uptodate.com/contents/assessment-and-management-of-scalp-lacerations

Kaur, P., & Sharma, S. (2018). Recent advances in pathophysiology of traumatic brain injury. *Current Neuropharmacology, 16*(8), 1224–1238.

*Liu, X., Griffith, M., Jang, H. J., et al. (2020). Intracranial pressure monitoring via external ventricular drain: Are we waiting long enough before recording the real value? *Journal of Neuroscience Nursing, 52*(1), 37–42.

Livesay, S. L., McNett, M. M., Keller, M., et al. (2017). Challenges of cerebral perfusion pressure measurement. *Journal of Neuroscience Nursing, 49*(6), 372–376.

McCafferty, R. R., Neal, C. J., Marshall, S. A., et al. (2018). Neurosurgery and medical management of severe head injury. *Military Medicine, 183*(suppl_2), 67–72.

National Spinal Cord Injury Statistical Center (NSCISC). (2020). Spinal Cord Injury (SCI) facts and figures at a glance. Retrieved on 4/27/2020 at: nscisc.uab.edu/Public/Facts%20and%20Figures%202020.pdf

*Olson, D. M., Parcon, C., Santos, A., et al. (2017). A novel approach to explore how nursing care affects intracranial pressure. *American Journal of Critical Care, 26*(2), 136–139.

*Oyesanya, T. O., Arulselvam, K., Thompson, N., et al. (2019). Health, wellness, and safety concerns of persons with moderate-to-severe traumatic brain injury and their family caregivers: A qualitative content analysis. *Disability and Rehabilitation.* doi: 10.1080/09638288.2019.1638456

Radtke, K., & Matzo, M. (2017). Liberty and justice for all: When an unauthorized immigrant suffers a brain injury, who decides when treatment is withdrawn? *The American Journal of Nursing, 117*(11), 52–56.

Sacco, T. L., & Delibert, S. A. (2018). Management of intracranial pressure Part I: Pharmacologic interventions. *Dimensions of Critical Care Nursing, 37*(3), 120–129.

Sacco, T. L., & Davis, J. G. (2019). Management of intracranial pressure Part II: Nonpharmacologic interventions. *Dimensions of Critical Care Nursing, 38*(2), 61–69.

*Saherwala, A. A., Bader, M. K., Stutzman, S. E., et al. (2018). Increasing adherence to brain trauma foundation guidelines for hospital care of patients with traumatic brain injury. *Critical Care Nurse, 38*(1), e11–e20.

*Schmelzer, M., Daniels, G., & Baird, B. (2018). Bowel control strategies used by veterans with long-standing spinal cord injuries. *Rehabilitation Nursing, 43*(5), 245–254.

Schweitzer, A. D., Niogi, S. N., Whitlow, C. T., et al. (2019). Traumatic brain injury: Imaging patterns and complications. *Radiographics, 39*(6), 1571–1595.

Silveira, S. L., Winter, L. L., Clark, R., et al. (2019). Baseline dietary intake of individuals with spinal cord injury who are overweight or obese. *Journal of the Academy of Nutrition and Dietetics, 119*(2), 301–309.

Silverberg, N. D., Iaccarino, M. A., Panenka, W. J., et al. (2020). Management of concussion and mild traumatic brain injury: A synthesis of practice guidelines. *Archives of Physical Medicine and Rehabilitation, 101*(2), 382–393.

Stergiou, A., Tzoufi, M., Ntzani, E., et al. (2017). Therapeutic effects of horseback riding interventions: A systematic review and meta-analysis. *American Journal of Physical Medicine and Rehabilitation, 96*(10), 717–725.

Stoffel, J. T., Van der Aa, F., Wittmann, D., et al. (2018). Neurogenic bowel management for the adult spinal cord injury patient. *World Journal of Urology, 36*(10), 1587–1592.

**Teasdale, G., & Jennett, B. (1974). Assessment of coma and impaired consciousness. A practical scale. *Lancet, 2*(7872), 81–84.

*Thompson, H. J., Rivara, F. P., & Wang, J. (2020). Effect of age on longitudinal changes in symptoms, function, and outcome in the first year after mild-moderate traumatic brain injury. *Journal of Neuroscience Nursing, 52*(2), 46–52.

Turgoose, D., & Murphy, D. (2018). A review of traumatic brain injury in military veterans: Current issues and understanding. *Open Access Journal of Neurology & Neurosurgery, 7*(3), 1–3.

Turk, K. W., & Budson, A. E. (2019). Chronic traumatic encephalopathy. *Continuum (Minneapolis, Minn.), 25*(1), 187–207.

Vacca, V. M. Jr, & Argento, I. (2018). Chronic subdural hematoma: A common complexity. *Nursing, 48*(5), 24–31.

Venkatesh, K., Ghosh, S. K., Mullick, M., et al. (2019). Spinal cord injury: Pathophysiology, treatment strategies, associated challenges, and future implications. *Cell and Tissue Research, 377*(2), 125–151.

Vijay, V. R., & Jaison, J. (2019). Treatment approaches in intracranial hypertension: A review. *Journal of Nursing Science and Practice, 6*(3), 2249–4758.

Watson, H. I., Shepherd, A. A., Rhodes, J. K. J., et al. (2018). Revisited: A systematic review of therapeutic hypothermia for adult patients following traumatic brain injury. *Critical Care Medicine, 46*(6), 972–979.

Weng, W. J., Yang, C., Huang, X-J., et al. (2018). Effects of brain temperature on the outcome of patients with traumatic brain injury: A prospective observational study. *Journal of Neurotrauma, 36*(7), 1168–1174.

Williamson, C., & Rajajee, V. (2018). Traumatic brain injury: Epidemiology, classification and pathophysiology. *UpToDate.* Retrieved on 3/7/2020 at: www.uptodate.com/contents/traumatic-brain-injury-epidemiology-classification-and-pathophysiology

Young, P. J., & Prescott, H. C. (2019). When less is more in the active management of elevated body temperature of ICU patients. *Intensive Care Medicine, 45*(9), 1275–1278.

Zaman, A., Dubiel, R., Driver, S., et al. (2017). Seizure prophylaxis guidelines following traumatic brain injury: An evaluation of compliance. *Journal of Head Trauma Rehabilitation, 32*(2), E13–E17.

Recursos

American Academy of Spinal Cord Injury Professionals, Inc., www.academyscipro.org
American Association of Neuroscience Nurses (AANN), www.aann.org
Association of Rehabilitation Nurses (ARN), www.rehabnurse.org
Brain Injury Association of America, www.biausa.org
Brain Trauma Foundation, www.braintrauma.org
Neurocritical Care Society (NCS), www.neurocriticalcare.org
Paralyzed Veterans of America, www.pva.org
United Spinal Association, www.spinalcord.org
World Federation of Neuroscience Nursing (WFNN), wfnn.org

64 Manejo de Pacientes com Infecções Neurológicas, Distúrbios Autoimunes e Neuropatias

DESFECHOS DO APRENDIZADO

Após ler este capítulo, você será capaz de:

1. Diferenciar os distúrbios infecciosos do sistema nervoso de acordo com as causas, as manifestações, o tratamento clínico e o manejo de enfermagem.
2. Descrever a fisiopatologia, as manifestações clínicas e o manejo clínico e de enfermagem da esclerose múltipla, da miastenia *gravis* e da síndrome de Guillain-Barré.
3. Utilizar o processo de enfermagem como referencial para o cuidado ao paciente com esclerose múltipla ou síndrome de Guillain-Barré.
4. Explicar os distúrbios dos nervos cranianos, suas manifestações e intervenções de enfermagem indicadas.
5. Aplicar o processo de enfermagem como referencial para o cuidado ao paciente com distúrbio de nervos cranianos.

CONCEITOS DE ENFERMAGEM

- Capacidade funcional
- Família
- Imunidade
- Infecção
- Inflamação
- Mobilidade
- Nutrição
- Orientações ao paciente
- Percepção sensorial

GLOSSÁRIO

ataxia: comprometimento da coordenação dos movimentos durante o movimento voluntário
diplopia: percepção de duas imagens do mesmo objeto ocorrendo em um dos olhos ou em ambos (*sinônimo*: visão dupla)
disfagia: dificuldade de deglutição
disfonia: comprometimento da voz ou produção alterada da voz
espasticidade: hipertonicidade muscular com aumento da resistência ao alongamento, frequentemente associada a fraqueza, aumento dos reflexos tendinosos profundos e diminuição dos reflexos superficiais
hemiparesia: fraqueza de um lado do corpo ou de parte dele, em decorrência de lesão na área motora do encéfalo
hemiplegia: paralisia de um lado do corpo ou de parte dele, em decorrência de lesão na área motora do encéfalo
neuropatia: termo geral para indicar um distúrbio do sistema nervoso
parestesia: dormência, formigamento ou sensação de "agulhadas"
príon: um patógeno menor que um vírus, que se mostra resistente aos procedimentos-padrão de esterilização
ptose: queda das pálpebras

O grupo diversificado dos distúrbios neurológicos que compõem os distúrbios infecciosos e autoimunes e das neuropatias periféricas apresenta desafios singulares para o cuidado de enfermagem. O enfermeiro que fornece cuidados a pacientes com esses distúrbios precisa compreender plenamente os processos de fisiopatologia, exames complementares, cuidados clínicos e de enfermagem e reabilitação. Os enfermeiros precisam ajudar os pacientes e suas famílias a enfrentar alguns problemas, incluindo adaptação aos efeitos da doença, alterações potenciais na dinâmica familiar e questões de fim de vida.

DISTÚRBIOS NEUROLÓGICOS INFECCIOSOS

Os distúrbios infecciosos do sistema nervoso compreendem a meningite, os abscessos cerebrais, vários tipos de encefalite, a doença de Creutzfeldt-Jakob (DCJ) e a variante da doença de Creutzfeldt-Jakob (vDCJ). As manifestações clínicas, a avaliação e os achados diagnósticos, bem como o manejo clínico e de enfermagem, estão relacionados com o processo infeccioso específico.

MENINGITE

A meningite é uma inflamação das meninges, que recobrem e protegem o encéfalo e a medula espinal. Os dois tipos principais de meningite são bacteriana e viral (Norris, 2019). A meningite pode ser o principal motivo de hospitalização de um paciente ou pode desenvolver-se durante a hospitalização; é classificada em séptica ou asséptica. A meningite séptica é causada por bactérias. As bactérias *Streptococcus pneumoniae* e *Neisseria meningitidis* são responsáveis por 80 a 90% dos casos de meningite bacteriana em adultos (Hickey & Strayer, 2020). Na meningite asséptica, a causa é viral ou secundária a um câncer ou o paciente apresenta um sistema imune deficiente, como no caso do vírus da imunodeficiência humana (HIV). Os agentes etiológicos mais comuns são os enterovírus (Norris, 2019). A meningite asséptica ocorre mais frequentemente no verão e início do outono.

Universitários (primeiro ano) e militares que não foram vacinados correm maior risco de meningite meningocócica. Embora as infecções ocorram o ano todo, a incidência máxima é observada no inverno e no início da primavera. Os fatores que aumentam o risco de meningite bacteriana incluem o uso de tabaco e infecções virais das vias respiratórias superiores, visto que aumentam a produção de gotículas. A otite média e a mastoidite aumentam o risco de meningite bacteriana, visto que as bactérias podem atravessar a membrana epitelial e penetrar no espaço subaracnóideo. Os indivíduos com deficiências do sistema imune também correm maior risco de desenvolvimento de meningite bacteriana (Norris, 2019).

Fisiopatologia

Em geral, as infecções meníngeas originam-se de duas maneiras: pela corrente sanguínea, em consequência de outras infecções, ou por disseminação direta, como a que pode ocorrer depois de uma lesão traumática dos ossos faciais ou secundariamente a procedimentos invasivos.

Após entrar na corrente sanguínea, o microrganismo etiológico atravessa a barreira hematencefálica e prolifera no líquido cerebrospinal (LCS). A resposta imune do hospedeiro estimula a liberação de fragmentos da parede celular e de lipopolissacarídeos, facilitando a inflamação no espaço subaracnóideo e da pia-máter. Como a calvária tem pouco espaço para expansão, a inflamação pode causar elevação da pressão intracraniana (PIC). O LCS circula através do espaço subaracnóideo, no qual entram e acumulam-se materiais celulares inflamatórios do tecido meníngeo afetado.

O prognóstico da meningite bacteriana depende do microrganismo etiológico, da gravidade da infecção e doença, assim como do momento oportuno do tratamento. A bactéria *N. meningitidis* provoca um quadro agudo fulminante em aproximadamente 10% dos casos. Essa apresentação pode incluir lesão da suprarrenal, colapso circulatório e hemorragias disseminadas (síndrome de Waterhouse-Friderichsen) (Hickey & Strayer, 2020). Essa síndrome resulta de lesão endotelial e necrose vascular causadas pelas bactérias.

Manifestações clínicas

Com frequência, os sinais/sintomas consistem em cefaleia, febre e calafrios. A febre tende a permanecer alta durante toda a evolução da doença. A cefaleia costuma ser constante ou pulsátil e muito intensa, em consequência da irritação meníngea. Adultos mais velhos apresentam alterações do estado mental e déficits neurológicos focais (Mount & Boyle, 2017). A irritação meníngea resulta em vários outros sinais bem reconhecidos, que são comuns a todos os tipos de meningite (Norris, 2019; Weber & Kelley, 2018):

- *Imobilidade do pescoço*: rigidez da nuca (um pescoço rígido e doloroso) pode constituir um sinal precoce, e qualquer tentativa de flexão da cabeça é difícil, devido aos espasmos nos músculos do pescoço. Em geral, o pescoço é flexível, e o paciente pode facilmente inclinar a cabeça e o pescoço para a frente
- *Sinal de Kernig positivo*: quando o paciente está deitado com a coxa em flexão sobre o abdome, a perna não pode ser estendida por completo (Figura 64.1A). Quando o sinal de Kernig é bilateral, deve-se suspeitar de irritação meníngea
- *Sinal de Brudzinski positivo*: quando o pescoço do paciente está flexionado (após ter excluído a possibilidade de traumatismo ou lesão cervical), efetua-se a flexão dos joelhos e dos quadris; quando o membro inferior de um lado é flexionado passivamente, observa-se um movimento semelhante no membro oposto (Figura 64.1B). Em comparação com o sinal de Kernig, o sinal de Brudzinski constitui um indicador mais sensível de irritação meníngea
- *Fotofobia (extrema sensibilidade à luz)*: esse achado é comum em decorrência da irritação meníngea, especialmente em torno do diafragma da sela
- Um exantema cutâneo pode ser uma característica notável da infecção por *meningite meningocócica*, ocorrendo em cerca de 50% dos pacientes com esse tipo de meningite. Surgem lesões cutâneas, que incluem desde uma erupção petequial com lesões purpúricas até grandes áreas de equimose.

A desorientação e o comprometimento da memória são comuns no início da evolução da doença. As alterações dependem da gravidade da infecção, bem como da resposta individual aos processos fisiológicos. As manifestações comportamentais também são comuns. Com a evolução da doença, pode haver desenvolvimento de letargia, ausência de resposta e coma.

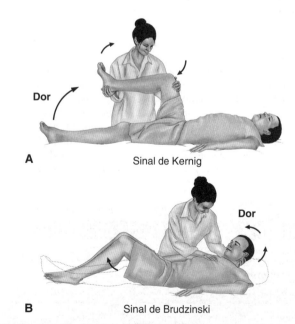

Figura 64.1 • Teste para irritação meníngea. **A.** Sinal de Kernig. Flexionar o membro inferior do paciente na altura do quadril e do joelho e, em seguida, retificar o joelho. **B.** Sinal de Brudzinski. Com a flexão do pescoço, observar se há reação no quadril e nos joelhos.

Podem ocorrer convulsões, que resultam de áreas de irritabilidade no cérebro. A PIC eleva-se em consequência do edema cerebral difuso ou da hidrocefalia (Hickey & Strayer, 2020). Os primeiros sinais de elevação da PIC incluem redução do nível de consciência (NDC) e déficits motores focais. Se a PIC não for controlada, o unco do lobo temporal pode herniar através do tentório, causando pressão sobre o tronco encefálico. A herniação do tronco encefálico representa um evento potencialmente fatal, que provoca disfunção dos nervos cranianos e que deprime os centros de funções vitais, como o bulbo. Ver Capítulo 61 para uma discussão sobre o paciente com alteração do NDC ou elevação da PIC.

Ocorre infecção fulminante aguda, produzindo sinais de sepse: início abrupto de febre alta, lesões purpúricas extensas (na face e nos membros), choque e sinais de coagulação intravascular disseminada (ver Capítulo 29). Pode ocorrer morte em poucas horas após o início da infecção.

Avaliação e achados diagnósticos

Se a apresentação clínica sugerir meningite, são realizados exames complementares para identificar o microrganismo etiológico. A tomografia computadorizada (TC) é usada para detectar um deslocamento do conteúdo cerebral (que pode levar à herniação) antes de uma punção lombar em pacientes com alteração do NDC, papiledema, déficits neurológicos, convulsões de início recente, estado imunocomprometido ou história de doença do sistema nervoso central (SNC). A cultura bacteriana e a coloração de Gram do LCS e do sangue são exames complementares primordiais (Hickey & Strayer, 2020). A Tabela 64.1 fornece uma visão geral dos valores do LCS e das alterações observadas na meningite bacteriana, viral e fúngica. A coloração pelo Gram possibilita a rápida identificação das bactérias causadoras e a instituição da antibioticoterapia apropriada.

Prevenção

O Advisory Committee on Immunization Practices of the Centers of Disease Control and Prevention (CDC) recomenda a administração da vacina conjugada meningocócica a adolescentes de 11 a 12 anos, com dose de reforço aos 16 anos (CDC, 2020).

Os indivíduos em contato íntimo com pacientes portadores de meningite meningocócica devem ser tratados com quimioprofilaxia antimicrobiana, usando rifampicina, ciprofloxacino ou ceftriaxona. A terapia deve ser iniciada em 24 horas após a exposição, visto que qualquer demora irá limitar a eficiência da profilaxia. A vacinação também deve ser considerada como adjuvante da quimioprofilaxia antibiótica para qualquer pessoa que esteja vivendo com alguém que desenvolveu infecção meningocócica. Deve-se incentivar a vacinação contra *Haemophilus influenzae* e *S. pneumoniae* de crianças e adultos em risco (CDC, 2020).

Manejo clínico

Os resultados bem-sucedidos dependem da administração precoce de um antibiótico capaz de atravessar a barreira hematencefálica e alcançar o espaço subaracnóideo em concentração suficiente para interromper a multiplicação das bactérias. A penicilina G, em combinação com uma das cefalosporinas (p. ex., ceftriaxona, cefotaxima), é administrada mais frequentemente por via intravenosa (IV), em caráter de emergência mediante suspeita de meningite bacteriana (Hickey & Strayer, 2020).

Foi constatado que a dexametasona é benéfica como terapia adjuvante no tratamento da meningite bacteriana aguda, bem como na meningite pneumocócica, quando administrada antes ou junto com a primeira dose do antibiótico e a cada 6 horas, nos próximos 4 dias. As pesquisas realizadas sugerem que a dexametasona melhora o resultado em adultos e não aumenta o risco de sangramento gastrintestinal (Hickey & Strayer, 2020).

A desidratação e o choque são tratados com expansores do volume de líquido. As convulsões, que podem ocorrer precocemente na evolução da doença, são tratadas com medicamentos anticonvulsivantes. A PIC elevada é tratada, quando necessário (ver Capítulo 61).

Manejo de enfermagem

O paciente com meningite encontra-se em estado crítico; por conseguinte, muitas das intervenções de enfermagem são interdependentes com o médico, o fisioterapeuta respiratório e outros membros da equipe de saúde. A segurança e o bem-estar do paciente dependem do julgamento criterioso de enfermagem. A maioria dos pacientes irá necessitar das seguintes intervenções de enfermagem:

- Instituir as precauções para controle da infecção em até 24 horas após o início da antibioticoterapia (as secreções oral e nasal são consideradas infecciosas)
- Ajudar no manejo da dor, devido às dores generalizadas no corpo e no pescoço
- Ajudar a repousar em um quarto silencioso e escuro
- Implementar as intervenções necessárias para tratar a temperatura elevada, como uso de agentes antipiréticos e cobertores de resfriamento
- Incentivar o paciente a se manter hidratado, seja por via oral ou periférica
- Assegurar um rigoroso monitoramento neurológico (ver Capítulo 61).

TABELA 64.1 Valores do líquido cerebrospinal diagnósticos para meningite.

Parâmetro	LCS normal	Meningite bacteriana	Meningite viral
Pressão de abertura (mmH$_2$O)	100 a 180	Elevada > 180	Variável
Contagem de leucócitos (leucócitos/mm^3)	0 a 5	Aumentada 100 a 5.000	Aumentada 50 a 1.000
Neutrófilos (%)	0	≥ 80	< 40
Proteína (mg/dℓ)	15 a 50	Elevada 100 a 500	Normal ou discretamente aumentado
Glicose (mg/dℓ)	40 a 80; 0,6 vez o nível de glicemia	< 40; < 0,4 vez o nível de glicemia	Normal

LCS: líquido cerebrospinal. Adaptada de Hickey, J. V. & Strayer, A. L. (2020). *The clinical practice of neurological & neurosurgical nursing* (8th ed.). Philadelphia, PA: Wolters Kluwer.

O estado neurológico e os sinais vitais são avaliados continuamente. A oximetria de pulso e a gasometria arterial são utilizadas para identificar rapidamente a necessidade de suporte respiratório, se a PIC elevada estiver comprometendo o tronco encefálico. A inserção de um tubo endotraqueal com bainha (ou traqueotomia) e a ventilação mecânica podem ser necessárias para manter a oxigenação adequada dos tecidos.

A pressão arterial (geralmente monitorada utilizando uma linha arterial) é avaliada quanto à ocorrência de manifestações precoces de choque, que precede a insuficiência cardíaca ou respiratória. Pode-se prescrever uma reposição rápida de soluções IV; no entanto, é preciso ter cuidado para evitar a sobrecarga hídrica. A febre também aumenta a carga de trabalho do coração e o metabolismo cerebral. A PIC passará a ser maior em resposta às demandas metabólicas aumentadas do cérebro. Por conseguinte, são tomadas providências para reduzir o mais rapidamente possível a temperatura corporal.

Outros componentes importantes do cuidado de enfermagem incluem as seguintes medidas:

- Proteger o paciente de lesão secundária à atividade convulsiva ou alteração do NDC
- Monitorar diariamente o peso corporal, os eletrólitos séricos e o volume, a densidade específica e a osmolalidade da urina, particularmente se houver suspeita da síndrome da secreção inapropriada de hormônio antidiurético (SIHAD)
- Evitar as complicações associadas à imobilidade, tais como lesões por pressão e pneumonia.

Qualquer doença crítica e súbita pode ser devastadora para a família. Como a condição do paciente é frequentemente crítica e o prognóstico é reservado, a família precisa ser informada a respeito da situação. As visitas periódicas dos familiares são essenciais para facilitar o enfrentamento do paciente e da família. Um aspecto importante da função do enfermeiro consiste em fornecer apoio à família e auxiliar a identificar outras pessoas que possam prestar ajuda durante a crise (Hickey & Strayer, 2020).

Promoção de cuidados domiciliar, comunitário e de transição

Quando o paciente já alcançou a homeostasia fisiológica e demonstrou cumprir as principais metas de cuidados da saúde, a reabilitação deve continuar em uma instituição de reabilitação, em uma instituição de cuidados especializados ou em casa. O apoio e a avaliação continuados pelo enfermeiro são essenciais.

Como o paciente pode estar em estado crítico, com foco nas necessidades e problemas mais evidentes, o enfermeiro deve lembrar ao paciente e à família sobre a razão da promoção de saúde contínua e práticas de triagem, tais como exames físicos regulares e exames de triagem complementares apropriados.

ABSCESSO CEREBRAL

Os abscessos cerebrais respondem por menos de 1% das lesões cerebrais expansivas nos EUA (Hickey & Strayer, 2020). São raros em indivíduos imunocompetentes e diagnosticados com mais frequência em indivíduos que estejam imunossuprimidos, em consequência de doença subjacente ou do uso de medicamentos imunossupressores.

Fisiopatologia

O abscesso cerebral é uma coleção de material infeccioso no tecido cerebral. As bactérias constituem os microrganismos etiológicos mais comuns. As condições predisponentes mais comuns para os abscessos em adultos imunocompetentes consistem em otite média e rinossinusite. Estima-se que 40% dos abscessos cerebrais sejam de origem otogênica (Hickey & Strayer, 2020). Pode ocorrer abscesso em consequência de cirurgia intracraniana, traumatismo cranioencefálico penetrante e *piercing* na língua. Os microrganismos que provocam abscesso cerebral podem alcançar o encéfalo por disseminação hematológica a partir dos pulmões, das gengivas, da língua ou do coração, ou de uma ferida ou infecção intra-abdominal.

Manifestações clínicas

As manifestações clínicas de um abscesso cerebral resultam de alterações na dinâmica intracraniana (edema, deslocamento do cérebro), de infecção ou da localização do abscesso. O sintoma mais prevalente é a cefaleia, que costuma ser mais intensa pela manhã. Podem ocorrer alterações do estado mental. Há ocorrência de febre em 53% dos casos (Sonneville, Ruimy, Benzonana et al., 2017). Ocorrem também vômitos e déficits neurológicos focais. Os déficits focais, como fraqueza e diminuição da visão, refletem a área do encéfalo que está acometida. Com a expansão do abscesso, são observados sintomas de elevação da PIC, como diminuição do NDC e convulsões (Hickey & Strayer, 2020).

Avaliação e achados diagnósticos

O exame neurológico basal pode revelar uma variedade de sinais e sintomas com base na localização do abscesso (Boxe 64.1). O exame de neuroimagem com TC de contraste é utilizado com mais frequência para identificar o tamanho e a localização do abscesso. Cerebrite é um processo infeccioso de pequenas dimensões que pode evoluir para abscesso se não for detectada ou tratada. A aspiração do abscesso, orientada por TC ou por ressonância magnética (RM), é frequentemente usada para a cultura e a identificação do microrganismo infeccioso. A RM é o exame preferido, porque tem maior resolução da lesão e ajuda na identificação de outras lesões, caso existam (Sonneville et al., 2017). São obtidas hemoculturas quando se acredita que o abscesso provenha de uma fonte distante.

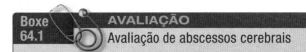

Boxe 64.1 AVALIAÇÃO — Avaliação de abscessos cerebrais

Estar alerta para os seguintes sinais e sintomas de abscesso cerebral:

Lobo frontal
- Afasia expressiva (incapacidade de se expressar)
- Cefaleia frontal
- Convulsões
- Hemiparesia (fraqueza em um lado do corpo).

Lobo temporal
- Afasia receptiva (incapacidade de compreender a linguagem)
- Alterações da visão
- Cefaleia localizada
- Fraqueza facial.

Abscesso cerebelar
- Ataxia
- Cefaleia occipital
- Nistagmo (movimentos rítmicos e involuntários dos olhos).

Manejo clínico

O tratamento tem por objetivo controlar a PIC elevada, drenar o abscesso e administrar uma terapia antimicrobiana direcionada para o abscesso e a principal fonte da infecção. São administradas grandes doses de antibióticos IV para penetrar na barreira hematencefálica e alcançar o abscesso. A escolha do antibiótico específico baseia-se na cultura e no antibiograma, e é direcionada para o microrganismo etiológico. Os antibióticos devem ser iniciados o mais cedo possível; o antibiótico inicial costuma ser a ceftriaxona combinada com metronidazol, que será ajustada com base nos resultados de cultura e antibiograma (Brouwer & van de Beek, 2017). É possível utilizar uma aspiração estereotáxica orientada para drenar o abscesso e identificar o agente etiológico. A excisão cirúrgica não é o método preferido, exceto quando abscesso é grande e multilobulado (Sonneville et al., 2017). Podem ser prescritos corticosteroides para ajudar a reduzir o edema inflamatório cerebral se o paciente apresentar sinais de déficit neurológico crescente. Para evitar ou tratar as convulsões, podem ser prescritos medicamentos anticonvulsivantes (ver Capítulo 61).

Manejo de enfermagem

O cuidado de enfermagem concentra-se em avaliar continuamente o estado neurológico, administrar os medicamentos, verificar a resposta ao tratamento e fornecer cuidados de apoio.

A avaliação neurológica contínua alerta o enfermeiro quanto a alterações da PIC, que podem indicar a necessidade de uma intervenção mais agressiva. O enfermeiro também avalia e documenta as respostas aos medicamentos. Os resultados dos exames laboratoriais de sangue, especificamente dos níveis de glicemia e níveis séricos de potássio, são controlados rigorosamente quando são prescritos corticosteroides (Comerford & Durkin, 2020). Pode ser necessária a administração de insulina ou de reposição eletrolítica para o retorno desses valores nos limites normais.

A segurança do paciente é outra responsabilidade primordial de enfermagem. Pode ocorrer lesão em consequência do NDC diminuído ou de quedas relacionadas com fraqueza motora ou convulsões.

O paciente com abscesso cerebral está muito doente, com déficits neurológicos que podem persistir depois do tratamento, tais como **hemiplegia** (paralisia de um lado do corpo ou de parte dele), **hemiparesia** (fraqueza de um lado do corpo ou parte dele), convulsões, déficits visuais e paralisias de nervos cranianos. O enfermeiro precisa avaliar a capacidade da família de expressar sofrimento diante da condição do paciente, lidar com a doença e os déficits do paciente e obter apoio. O tratamento foi aprimorado, e 70% dos pacientes apresentam déficits neurológicos mínimos ou sequer os apresentam; contudo, é necessário que haja mais pesquisa acerca da capacidade funcional a longo prazo (Brouwer & van de Beek, 2017).

ENCEFALITE POR HERPES-VÍRUS SIMPLES

A encefalite é um processo inflamatório agudo do tecido cerebral. O herpes-vírus simples (HSV) constitui a causa mais comum de encefalite aguda nos EUA, sendo responsável por 10 a 15% dos casos de encefalite (Hickey & Strayer, 2020).

Fisiopatologia

A patologia da encefalite envolve hemorragia necrosante local, que se torna mais generalizada, seguida de edema. Ocorre também deterioração progressiva dos corpos das células nervosas (Norris, 2019).

Manifestações clínicas

Os sintomas iniciais da encefalite por herpes simples consistem em febre, cefaleia, confusão mental e alucinações. Os sintomas neurológicos focais refletem as áreas de inflamação e necrose cerebrais e incluem febre, cefaleia, alterações do comportamento, convulsões focais, disfasia, hemiparesia e alteração do NDC (Norris, 2019).

Avaliação e achados diagnósticos

Os exames de neuroimagem, como eletroencefalografia (EEG), e o exame do LCS são utilizados para estabelecer o diagnóstico de encefalite. A RM é realizada para detectar inflamação que aparece como área hiperintensa (brilhantes) (Figura 64.2). A EEG revela alentecimento difuso ou alterações focais do lobo temporal na maioria dos pacientes. Com frequência, a punção lombar revela uma pressão de abertura elevada, nível de glicose dentro dos limites normais e níveis elevados de proteína nas amostras do LCS (ver Tabela 64.1). A reação em cadeia da polimerase (PCR) constitui o exame padrão para o diagnóstico precoce da encefalite por herpes simples. A PCR identifica as bandas do ácido desoxirribonucleico (DNA) do HSV-1 no LCS com taxas de sensibilidade de 85% e de especificidade de 99% (Hickey & Strayer, 2020).

Manejo clínico

O agente antiviral aciclovir é o medicamento de escolha para o tratamento de infecções pelo HSV (Hickey & Strayer, 2020).

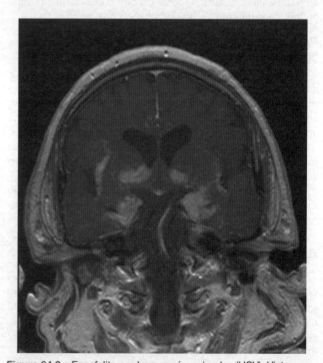

Figura 64.2 • Encefalite por herpes-vírus simples (HSV). Vista coronal, RM. Observar as áreas bilaterais de hiperintensidade que indicam inflamação. Reproduzida, com autorização, de Hickey, J. V. & Strayer, A. L. (2020). *The clinical practice of neurological & neurosurgical nursing* (8th ed., Fig. 28-4C). Philadelphia, PA: Wolters Kluwer.

A administração precoce de um agente antiviral (que geralmente é bem tolerado) melhora o prognóstico associado ao HSV. O modo de ação consiste na inibição da replicação do DNA viral. Para evitar a ocorrência de recidiva, o tratamento deve ser mantido por um período de até 3 semanas. A administração IV lenta durante 1 hora evita a cristalização do medicamento na urina. A dose habitual de aciclovir é reduzida se o paciente apresentar história de insuficiência renal.

Manejo de enfermagem

A avaliação da função neurológica é primordial para monitorar a evolução da doença. As medidas de conforto para reduzir a cefaleia incluem diminuir a intensidade da luz, limitar o ruído e as visitas, reunir as intervenções de enfermagem e administrar analgésicos. Os medicamentos analgésicos opioides podem mascarar os sintomas neurológicos; por esse motivo, são utilizados com cautela. As convulsões e a alteração do NDC exigem cuidado para a prevenção de lesões e segurança. O cuidado de enfermagem relacionado com a ansiedade do paciente e da família é contínuo durante toda a doença. O monitoramento dos resultados dos exames de bioquímica do sangue e do débito urinário alerta o enfermeiro quanto à presença de complicações renais relacionadas com a terapia antiviral.

ENCEFALITE POR VÍRUS TRANSMITIDOS POR ARTRÓPODES

Os vírus transmitidos por artrópodes ou arbovírus são mantidos na natureza pela sua transmissão biológica entre hospedeiros vertebrais suscetíveis por meio de artrópodes hematófagos (mosquitos, psicodídeos, ceratopogonídeos e carrapatos). Os artrópodes vetores transmitem vários tipos de vírus que causam encefalite. Na América do Norte, o principal vetor é o mosquito. A infecção por arbovírus (transmitida por artrópodes vetores) ocorre em regiões geográficas específicas durante o verão e o outono. Nos EUA, existem cinco tipos principais de encefalite por arbovírus: encefalite equina do leste, encefalite equina do oeste, encefalite de St. Louis, encefalite de La Crosse e encefalite pelo vírus do Oeste do Nilo (Hickey & Strayer, 2020).

Fisiopatologia

A replicação do vírus ocorre no local de picada do mosquito; a resposta imune do hospedeiro procura controlar a replicação viral. Se a resposta imune for inadequada, deverá ocorrer viremia. O vírus tem acesso ao SNC por meio do trato olfatório, resultando em encefalite. Dissemina-se de um neurônio para outro, acometendo predominantemente a substância cinzenta cortical, o tronco encefálico e o tálamo. Os exsudatos meníngeos complicam o quadro clínico inicial ao irritar as meninges e elevar a PIC.

Manifestações clínicas

As encefalites de St. Louis e pelo vírus do Oeste do Nilo afetam mais comumente os adultos. A encefalite por arbovírus ocorre ao longo de um *continuum*, em que alguns casos apresentam somente sintomas de tipo gripal (*i. e.*, cefaleia e febre), enquanto outros evoluem para manifestações neurológicas específicas, que variam dependendo do tipo de vírus (Hickey & Strayer, 2020). Uma característica clínica singular da encefalite por arbovírus é a SIHAD com hiponatremia. O início dos sintomas é abrupto, com febre, cefaleia, tontura, náuseas e mal-estar. Quando a doença se dissemina para o SNC, os sintomas incluem rigidez da nuca, confusão mental, tontura e tremores. Pode ocorrer coma nos casos graves, e a taxa de mortalidade aumenta com a idade. A encefalite equina do leste apresenta a maior taxa de mortalidade, de 50% (Hickey & Strayer, 2020).

Avaliação e achados diagnósticos

As arboviroses são sazonais. O diagnóstico preliminar baseia-se na apresentação clínica e localização e nas datas de viagens recentes, visto que determinados vírus são endêmicos em certas áreas geográficas. O exame de neuroimagem e a avaliação do LCS mostram-se úteis para o diagnóstico da encefalite. A RM revela a inflamação dos núcleos da base nos casos de encefalite de St. Louis, bem como inflamação da área periventricular nos casos de encefalite do Oeste do Nilo. O EEG pode identificar ondas cerebrais anormais, o que pode ajudar a identificar algumas infecções virais.

Manejo clínico

Não existe medicação específica para encefalite por arbovírus; portanto, as medidas terapêuticas são de suporte, e o manejo dos sintomas é crucial (Hickey & Strayer, 2020). O controle da elevação da PIC é um componente crítico dos cuidados nos casos com manifestações neurológicas.

Manejo de enfermagem

Muitos pacientes, particularmente aqueles que apresentam apenas febre e cefaleia, são tratados no ambulatório. A hospitalização pode ser necessária se o paciente estiver muito doente. O enfermeiro avalia cuidadosamente o estado neurológico e identifica melhora ou deterioração na condição do paciente. Ver Capítulo 61 para o manejo do paciente com PIC elevada. A prevenção de lesões é primordial, tendo em vista o potencial de quedas ou de convulsões. A encefalite que evolui pode levar à morte ou resultar em problemas residuais de saúde durante toda a vida, como déficits neurológicos e convulsões. A família irá necessitar de apoio e de orientações para enfrentar esses problemas residuais. Como a recuperação pode ser longa, talvez o enfermeiro precise mobilizar serviços de apoio comunitários para o paciente e a família.

A orientação do público visando à prevenção da encefalite por arbovírus constitui uma função de enfermagem primordial. É necessário utilizar roupas que proporcionem cobertura; e repelentes para insetos contendo dietiltoluamida (DEET) a 20 a 35% devem ser aplicados nas roupas e pele expostas em áreas de alto risco, a fim de diminuir as picadas de mosquitos e carrapatos (Hickey & Strayer, 2020). Recomenda-se fortemente a permanência em locais fechados pela manhã e ao entardecer, quando a atividade dos mosquitos é máxima. As telas devem estar em boas condições em casa, e é necessário remover qualquer água parada. Todos os casos de encefalite por arbovírus precisam ser notificados ao departamento de saúde local.

DOENÇA DE CREUTZFELDT-JAKOB E SUA VARIANTE

A doença de Creutzfeldt-Jakob (DCJ) e sua variante (vDCJ) pertencem a um grupo de distúrbios neurológicos infecciosos degenerativos, denominados *encefalopatias espongiformes transmissíveis* (EET). A DCJ é rara e não tem nenhuma causa identificável. A vDCJ é uma variação humana da encefalopatia espongiforme bovina (doença da vaca louca) e resulta da ingestão da carne de vaca infectada com príons. **Príons**, que provocam encefalopatias espongiformes transmissíveis, são patógenos com dimensões inferiores às dimensões dos vírus e são resistentes aos métodos padronizados de desinfecção e esterilização (Garcia, 2019). Embora a DCJ e a vDCJ tenham características clínicas distintas, há uma que elas compartilham, que consiste na ausência de inflamação do SNC. A DCJ pode permanecer em estado latente por várias décadas antes de provocar degeneração neurológica. O período de incubação da vDCJ parece ser mais curto (menos de 10 anos). Em ambas as doenças, os sintomas são progressivos, não existe nenhum tratamento definitivo, e o resultado é fatal, com frequência em 1 ano após o início dos sintomas (Hickey & Strayer, 2020).

Quase todos os casos de vDCJ foram relatados no Reino Unido, com identificação de menor número de casos em 10 outros países. Acredita-se que o risco de vDCJ nos EUA seja baixo, visto que o gado bovino é alimentado principalmente com rações à base de soja, em contraste com rações contendo partes animais.

Fisiopatologia

O príon é um patógeno singular, visto que carece de ácido nucleico, o que possibilita ao organismo suportar meios convencionais de desinfecção e esterilização (Garcia, 2019). Tanto na CDJ quanto na vDCJ, o príon atravessa a barreira hematencefálica e deposita-se no tecido cerebral, causando a sua degeneração (Hickey & Strayer, 2020). Ocorre morte celular, e são produzidas alterações espongiformes (vacúolos espongiformes) no cérebro. Os vacúolos espongiformes são circundados por placas amiloides.

Existem três tipos principais de DCJ (Manthorpe & Simcock, 2019). Aproximadamente 85% dos casos aparecem de modo esporádico; assim, essa forma é denominada DCJ esporádica. A incidência é de 1 caso por 1 milhão de indivíduos. DCJ esporádica ocorre espontaneamente sem fatores de risco. A segunda forma é a DCJ familiar ou hereditária que representa 5 a 10% dos casos. O terceiro tipo é a DCJ adquirida. Esta forma é transmitida por cérebro, tecido ou instrumentos neurocirúrgicos contaminados e responde por menos de 1% dos casos (World Health Organization [WHO]. n.d.).

O príon é encontrado no tecido linfoide e no sangue, tanto na vDCJ quanto na DCJ. Acredita-se que ambas as doenças causadas por príons sejam transmitidas por via hematogênica. Não se dispõe de nenhum método para a triagem do sangue quanto à infectividade. Por esse motivo, a Cruz Vermelha norte-americana não aceita doações de sangue de pessoas que permaneceram por mais de 3 meses no Reino Unido entre 1980 e 1996, ou que receberam transfusão de sangue na França ou no Reino Unido entre 1980 e o presente momento (Miller, Grima & Plonowski, 2020).

Manifestações clínicas

A DCJ e a vDCJ apresentam várias características clinicamente distintas. Os sintomas psiquiátricos ocorrem precocemente na vDCJ, enquanto constituem um sintoma tardio na DCJ. A idade média no início da vDCJ é de 27 anos, enquanto, para o início da DCJ, é de 65 anos. Os sintomas iniciais da vDCJ são afetivos (*i. e.*, alterações comportamentais), distúrbio sensorial e dor nos membros. Em seguida, ocorrem espasmos e rigidez musculares, disartria (dificuldade em falar), falta de coordenação, comprometimento cognitivo e transtorno do sono. Os pacientes com DCJ esporádica apresentam deterioração mental, **ataxia** (incapacidade de coordenar os movimentos) e distúrbio visual. Com a evolução da doença, ocorrem perda da memória, movimentos involuntários, paralisia e mutismo. Depois da apresentação clínica, os indivíduos com vDCJ sobrevivem, em média, 14 meses; aqueles com DCJ têm sobrevida de menos de 1 ano (Manthorpe & Simcock, 2019).

Avaliação e achados diagnósticos

A biopsia cerebral, a única maneira de confirmar o diagnóstico, não é preconizada (Hickey & Strayer, 2020). Os três exames complementares atualmente utilizados nas apresentações clínicas suspeitas para sustentar o diagnóstico de DCJ são a avaliação imunológica, o EEG e a RM. A avaliação imunológica do LCS detecta a presença de um inibidor da proteinoquinase, designado como 14-3-3 (Hickey & Strayer, 2020). A presença desse inibidor indica morte das células neuronais, que não é específica da DCJ, mas que confirma o diagnóstico. O EEG revela um padrão característico na duração da doença. Após um alentecimento inicial, o EEG revela uma atividade periódica. Posteriormente, durante a evolução da doença, o EEG exibe supressões de descargas, caracterizadas por pontas periódicas alternando com períodos lentos. A RM demonstra sinais hiperintensos simétricos ou unilaterais, que se originam dos núcleos da base.

Manejo clínico

Depois do início dos sintomas neurológicos específicos, a evolução da doença ocorre rapidamente. Não existe tratamento efetivo para a DCJ ou a vDCJ. O cuidado do paciente é de apoio e paliativo. As metas da equipe interprofissional de cuidados consistem na prevenção de lesões relacionadas com a imobilidade e a demência, promoção do conforto do paciente e fornecimento de apoio e orientação à família.

Manejo de enfermagem

O cuidado de enfermagem a pacientes é basicamente de suporte e paliativo. É necessário fornecer um apoio psicológico e emocional ao paciente e à família durante toda a evolução da doença. O cuidado também consiste em proporcionar ao paciente uma morte digna e apoiar a família durante todo o processo de pesar e luto. Os serviços paliativos são apropriados em casa ou em uma instituição com internação do paciente. Ver Capítulo 13 para uma discussão mais pormenorizada das questões de fim de vida.

A prevenção da transmissão da doença constitui uma importante parte do cuidado de enfermagem. Embora não haja necessidade de isolar o paciente, é fundamental o uso de precauções padrão. Protocolos institucionais são seguidos durante a manipulação de cérebro, medula espinal, glândula hipófise e tecido ocular; também há protocolos em relação a exposição e descontaminação do equipamento. Caso a cirurgia seja necessária, recomenda-se que sejam usados instrumentos descartáveis, que são posteriormente incinerados, visto que os métodos convencionais de esterilização não destroem os príons (Hickey & Strayer, 2020). Se não for possível a utilização de instrumentos descartáveis, devem ser empregados métodos rigorosos de esterilização prolongada dos instrumentos usados (Garcia, 2019).

PROCESSOS AUTOIMUNES

Os distúrbios autoimunes do sistema nervoso incluem esclerose múltipla (EM), miastenia *gravis* e síndrome de Guillain-Barré.

ESCLEROSE MÚLTIPLA

A EM é uma doença desmielinizante progressiva do SNC, que é imunologicamente mediada. A desmielinização refere-se à destruição da mielina – o material lipídico e proteico que circunda determinadas fibras nervosas no cérebro e na medula espinal – e resulta em comprometimento da transmissão dos impulsos nervosos (Figura 64.3). Nos EUA, a EM acomete quase 400 mil indivíduos (Hickey & Strayer, 2020; Norris, 2019).[1] A EM pode ocorrer em qualquer faixa etária, mas o pico de idade para o seu início é entre 20 e 50 anos; afeta três vezes mais as mulheres que os homens (Hickey & Strayer, 2020).

A causa da EM é desconhecida e constitui uma área de pesquisa contínua. A atividade autoimune resulta em desmielinização, mas o antígeno sensibilizado ainda não foi identificado. Múltiplos fatores desempenham uma função no desencadeamento do processo imune. A prevalência geográfica é maior na Europa, na Nova Zelândia, no sul da Austrália, no norte dos EUA e no sul do Canadá. A EM é menos prevalente em asiáticos. A frequência é mais elevada nas latitudes setentrionais mais frias (Hickey & Strayer, 2020).

Acredita-se que a EM esteja associada a muitos riscos, incluindo fatores genéticos. Ainda não foi descoberta transmissão genética; entretanto, existem 200 variações genéticas relacionadas com a EM (Hickey & Strayer, 2020). Não foi identificado nenhum vírus específico capaz de desencadear a resposta autoimune. Acredita-se que o DNA no vírus possa simular a sequência de aminoácidos da mielina, resultando em reação cruzada do sistema imune na presença de um sistema imune defeituoso. Os riscos ambientais incluem obesidade, deficiência de vitamina D e dieta hipersódica na adolescência (Hickey & Strayer, 2020).

Existem várias formas agudas e subagudas de EM. As formas menos graves incluem síndrome radiologicamente isolada (RIS, do inglês *radiologically isolated syndrome*) e síndrome clinicamente isolada (CIS, do inglês *clinically isolated syndrome*). A RIS consiste em lesões semelhantes às da EM, que são identificadas na RM, na ausência de sinais e sintomas clínicos. Aproximadamente um terço dos pacientes é diagnosticado com EM nos 5 anos após a identificação de uma lesão incidental na RM (Coyle, 2019). CIS consiste na existência de achados clínicos agudos ou subagudos durante pelo menos 24 horas (Coyle, 2019).

As quatro formas clínicas principais são esclerose múltipla remitente recorrente (EMRR), esclerose múltipla progressiva secundária (EMPS), esclerose múltipla progressiva primária (EMPP) e esclerose múltipla recidivante progressiva (Bradshaw & Houtchens, 2018).

Fisiopatologia

Os linfócitos T e B sensibilizados atravessam a barreira hematencefálica; sua função consiste em examinar o SNC quanto à presença de antígenos e, em seguida, sair. Na EM, os linfócitos T sensibilizados permanecem no SNC e promovem a infiltração de outros agentes que causam lesão do sistema imune. O ataque do sistema imune leva à inflamação, que destrói principalmente a substância branca da mielina no SNC (cuja função é isolar o axônio e acelerar a condução dos impulsos ao longo do axônio) e os oligodendrócitos que produzem mielina no SNC (Norris, 2019).

A desmielinização interrompe o fluxo de impulsos nervosos e resulta em uma variedade de manifestações, dependendo dos nervos acometidos. Aparecem placas nos axônios desmielinizados, interrompendo ainda mais a transmissão dos impulsos. Os axônios desmielinizados encontram-se espalhados irregularmente por todo o SNC. As áreas acometidas com mais frequência são os nervos, o quiasma e os tratos ópticos; o cérebro; o tronco encefálico e o cerebelo; e a medula espinal (Norris, 2019). Os próprios axônios começam a degenerar, resultando em lesão permanente e irreversível.

Manifestações clínicas

A evolução da EM segue muitos padrões diferentes. Em alguns pacientes, a doença segue uma evolução benigna, e os sintomas são tão discretos que o paciente não procura assistência médica nem tratamento. O paciente com RIS não apresentará sintomas, enquanto a apresentação típica de CIS inclui neurite óptica, sintomas focais ou mielopatia parcial (Coyle, 2019).

Aproximadamente 85% dos pacientes apresentam EMRR (Coyle, 2019). A cada recidiva, a recuperação costuma ser completa; no entanto, podem ocorrer déficits residuais, que se acumulam com o passar do tempo, contribuindo para o declínio funcional. Ao longo do tempo, a maioria dos pacientes com EMRR evolui para a forma progressiva secundária, na qual ocorre progressão da doença com ou sem recidiva. Aproximadamente 15% dos pacientes exibem EMPP cujos sintomas incapacitantes pioram de modo uniforme, com estabilização rara e melhora temporária mínima. A EMPP pode resultar em tetraparesia, disfunção cognitiva, perda visual e síndromes do tronco encefálico (Coyle, 2019). A apresentação menos

---

[1] N. R. T.: A esclerose múltipla (EM) tem prevalência estimada de 15 casos para cada 100 mil habitantes no Brasil. Levando em consideração o atual censo demográfico, há aproximadamente 30 a 35 mil brasileiros com EM (dados da Academia Brasileira de Neurologia de janeiro de 2022). Ver https://www.abneuro.org.br/2022/01/06/diagnostico-da-esclerose-multipla-revisoes/#:~:text=A%20esclerose%20m%C3%BAltipla%20(EM)%20possui,100%20mil%20habitantes%20no%20Brasil.

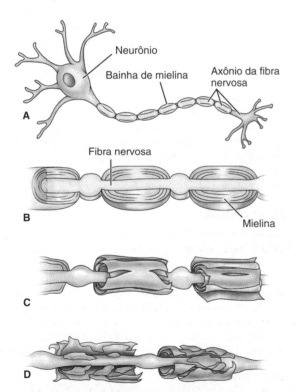

Figura 64.3 • Processo de desmielinização. **A** e **B**. Célula nervosa normal e um axônio com mielina. **C** e **D**. Desintegração lenta da mielina, resultando em ruptura da disfunção do axônio.

comum (cerca de 5% dos casos) é a recidivante progressiva, que se caracteriza por recidivas associadas à evolução contínua e incapacitante entre as exacerbações (Coyle, 2019; Norris, 2019). Os sinais e os sintomas da EM são variados e múltiplos, refletindo a localização da lesão (placas) ou combinação de lesões. Sinais/sintomas físicos, emocionais e cognitivos impactam a qualidade de vida dos pacientes (Debska, Milaniak & Skorupska-Krol, 2020; Kalb, Feinstein, Rohrig et al., 2019). Fadiga, depressão, fraqueza muscular, dormência, dificuldade de coordenação, perda do equilíbrio, espasticidade e dor são manifestações comuns (Norris, 2019). Os distúrbios visuais devido a lesões nos nervos ópticos ou suas conexões podem incluir visão turva, **diplopia** (visão dupla, ou a percepção de duas imagens do mesmo objeto ocorrendo em um dos olhos ou em ambos), escotoma (cegueira parcial) e cegueira total.

A fadiga acomete a maioria dos indivíduos com EM e constitui, com frequência, o sintoma mais incapacitante (Newland, Lorenz, Smith et al., 2019). O calor, a depressão, a anemia, a falta de condicionamento e os medicamentos podem contribuir para a fadiga. Evitar temperaturas quentes, instituir um tratamento efetivo da depressão e da anemia, alterar o medicamento, assim como fazer terapia ocupacional e fisioterapia podem ajudar a controlar a fadiga (Coyle, 2019).

Dor é outro sintoma comum de EM. As lesões nas vias sensoriais provocam dor. Outras manifestações sensoriais incluem parestesias, disestesias e perda da propriocepção. Muitos indivíduos com EM necessitam de analgésicos diariamente. Em alguns casos, a dor é tratada com opioides, medicamentos anticonvulsivantes ou antidepressivos. Raramente, pode haver necessidade de cirurgia para interromper as vias de dor.

Entre as mulheres na perimenopausa, as que apresentam EM tendem a apresentar dor relacionada com osteoporose. Além da perda do estrogênio, a imobilidade e a terapia com corticosteroides desempenham uma função no desenvolvimento da osteoporose entre mulheres com EM. Para esse grupo de alto risco, recomenda-se o exame da densidade mineral óssea. Ver Capítulo 36 para uma discussão do diagnóstico e do tratamento da osteoporose.

A **espasticidade** é caracterizada por hipertonicidade muscular com aumento da resistência ao alongamento, frequentemente associada a fraqueza, aumento dos reflexos tendinosos profundos e diminuição dos reflexos superficiais. Ocorre em 90% dos pacientes com EM, mais frequentemente nos membros inferiores, podendo incluir perda dos reflexos abdominais. A espasticidade resulta do comprometimento dos tratos piramidais, as vias motoras principais da medula espinal. Os problemas cognitivos e psicossociais podem refletir o comprometimento do lobo frontal ou do lobo parietal. Ocorre algum grau de alteração cognitiva (p. ex., perda da memória, concentração diminuída) em aproximadamente metade dos pacientes; contudo, as alterações cognitivas graves com demência (transtorno mental orgânico progressivo) são raras.

O comprometimento do cerebelo e dos núcleos da base pode produzir ataxia e tremores. Pode ocorrer perda das conexões de controle entre o córtex e os núcleos da base, causando labilidade emocional e euforia. É comum a ocorrência de disfunção vesical, intestinal e sexual. As complicações adicionais consistem em infecções urinárias, constipação intestinal, lesões por pressão, deformidades por contratura, edema dos pés pendentes, pneumonia e osteoporose. Além disso, podem ocorrer problemas emocionais, sociais, conjugais, econômicos e profissionais.

As exacerbações e as remissões são características da EM. Durante as exacerbações, aparecem novos sintomas, enquanto os sintomas já existentes sofrem agravamento; durante as remissões, os sintomas diminuem ou desaparecem. As recidivas podem estar associadas a estresse emocional e físico.

Considerações gerontológicas

A expectativa de vida dos pacientes com EM é 7 a 14 anos menor que a de pacientes sem EM (Coyle, 2019). Os pacientes com diagnóstico de doença progressiva secundária vivem, em média, 38 anos após o início da doença. Os pacientes idosos com EM enfrentam desafios físicos e psicossociais específicos. Podem apresentar problemas de saúde crônicos, para os quais podem estar tomando outros medicamentos capazes de interagir com aqueles prescritos para a EM. A absorção, a distribuição, o metabolismo e a excreção dos medicamentos estão alterados no indivíduo idoso, em consequência das alterações das funções renal e hepática relacionadas com a idade. Por conseguinte, os pacientes idosos precisam ser monitorados rigorosamente quanto à ocorrência de efeitos adversos e tóxicos dos medicamentos para a EM e quanto ao desenvolvimento de osteoporose (particularmente com o uso frequente de corticosteroides para o tratamento das exacerbações). O custo dos medicamentos pode levar a uma adesão deficiente ao esquema prescrito em pacientes idosos com renda fixa.

Os pacientes idosos com EM preocupam-se particularmente com a incapacidade crescente, a carga familiar, os problemas conjugais e a possível necessidade futura de cuidados em clínicas geriátricas. A imobilidade, que resulta em menos oportunidades sociais, contribui para a solidão e a depressão. Além da perda funcional, os desafios físicos enfrentados pelos idosos com EM incluem espasticidade, dor, disfunção vesical, transtorno do sono e demanda aumentada de assistência com o autocuidado.

Avaliação e achados diagnósticos

O diagnóstico de EM é baseado em achados clínicos, laboratoriais e de exames de imagem. Um componente importante é a existência na RM de placas no SNC disseminadas no tempo e no espaço sem uma explicação melhor para o quadro clínico (Thompson, Banwell, Barkhof et al., 2018). A eletroforese do LCS identifica bandas oligoclonais (várias bandas de imunoglobulina G ligadas entre si, indicando anormalidade do sistema imune) (Thompson et al., 2018). Os estudos de potenciais evocados podem ajudar a definir a extensão do processo patológico e a monitorar as alterações (Coyle, 2019). A disfunção vesical subjacente é diagnosticada com exames urodinâmicos. Testes neuropsicológicos podem estar indicados para avaliar o comprometimento cognitivo. A anamnese sexual ajuda a identificar alterações da função sexual.

Manejo clínico

Não existe cura para a EM. Indica-se um plano de tratamento individual para aliviar os sintomas e proporcionar apoio contínuo, particularmente para pacientes com alterações cognitivas, que possam necessitar de mais estrutura e apoio. As metas do tratamento consistem em retardar a evolução da doença, tratar os sintomas crônicos e as exacerbações agudas. Manifestações que comumente demandam intervenção incluem ataxia, disfunção vesical, depressão, fadiga e espasticidade. O manejo inclui estratégias farmacológicas e não farmacológicas.

Terapia farmacológica

Os medicamentos prescritos para a EM incluem aqueles para a modificação da doença e aqueles para o manejo dos sintomas. As terapias modificadoras da doença retardam a evolução de muitas formas de EM (Rae-Grant, Day, Marrie et al., 2018). São utilizados muitos tipos de medicamentos para o manejo dos sintomas na EM.

Terapias modificadoras da doença

Na década passada, o número de terapias modificadoras da doença aumentou de modo extraordinário (Bradshaw & Houtchens, 2018). O conceito crucial das terapias modificadoras da doença é que elas reduzem a frequência das recidivas, a duração das recidivas e o número e as dimensões das placas observadas na RM de pacientes com EMRR; essas terapias, no entanto, não são efetivas na EMPP (Hickey & Strayer, 2020). Existe debate sobre a utilização das terapias modificadoras da doença em pacientes com RIS para prevenir futura progressão da doença para EM (Coyle, 2019; Rae-Grant et al., 2018).

A betainterferona 1a e a betainterferona 1b são administradas por via subcutânea, em dias alternados. Outra preparação de betainterferona 1a pode ser administrada por via intramuscular 1 vez/semana, e betainterferona 1a peguilada pode ser administrada por via subcutânea em intervalos de 14 dias. Os efeitos colaterais de todas as formulações de betainterferona incluem sintomas gripais, elevação das provas de função hepática, leucopenia, cefaleia, depressão e necrose cutânea (Coyle, 2019). Para um controle ótimo da incapacidade, os medicamentos modificadores devem ser administrados no início da evolução da doença (Rae-Grant et al., 2018).

Acetato de glatirâmer também reduz a taxa de recidiva da EMRR e é administrado diariamente por via subcutânea. Apresenta alguns efeitos adversos, tais como reações no local da injeção e rubor, mas esses são autolimitados, durante apenas alguns minutos. Não existem parâmetros de monitoramento (Bradshaw & Houtchens, 2018).

Teriflunomida, fingolimode e fumarato de dimetila são terapias orais modificadoras da doença que são mais bem toleradas pelo paciente que não tolera injeções. Esses medicamentos promovem redução significativa das taxas de recidiva em vários tipos de EM (Bradshaw & Houtchens, 2018). Ocrelizumabe promove 6% de redução da taxa de recidiva anual nos pacientes com EMPP (Bradshaw & Houtchens, 2018).

A metilprednisolona IV, administrada para o tratamento das exacerbações agudas, diminui a duração das recidivas, mas não apresentou benefício a longo prazo (Bradshaw & Houtchens, 2018). Exerce efeitos anti-inflamatórios por meio de sua ação sobre os linfócitos T e as citocinas. O medicamento é administrado em uma dose de 1 g IV, diariamente, durante 3 a 5 dias, seguida de redução gradativa da prednisona oral. Os efeitos colaterais consistem em oscilações do humor, ganho de peso e desequilíbrio eletrolítico (Comerford & Durkin, 2020).

A mitoxantrona é administrada na forma de infusão IV, a cada 3 meses. Mitoxantrona consegue reduzir a frequência das recidivas clínicas nos pacientes com EMPS ou com agravamento de EMRR. Os pacientes precisam ser monitorados com muito rigor à procura de efeitos colaterais (i. e., toxicidade cardíaca), e há uma dose máxima que pode ser administrada durante a vida (Comerford & Durkin, 2020).

Manejo dos sintomas

São também prescritos medicamentos para o manejo dos sintomas específicos. O baclofeno, um agonista do ácido gama-aminobutírico, constitui o medicamento de escolha para o tratamento da espasticidade. Pode ser administrado por via oral ou por injeção intratecal para a espasticidade grave (Hickey & Strayer, 2020). Benzodiazepínicos (p. ex., diazepam), tizanidina e dantroleno também podem ser prescritos para tratar a espasticidade e melhorar a função motora (Hickey & Strayer, 2020). Os pacientes com espasmos e contraturas incapacitantes podem necessitar de bloqueios nervosos ou de intervenção cirúrgica. A fadiga que interfere nas atividades da vida diária (AVDs) pode ser tratada com amantadina, pemolina ou dalfampridina. A ataxia representa um problema crônico mais resistente ao tratamento. Os medicamentos utilizados para o tratamento da ataxia incluem bloqueadores beta-adrenérgicos (p. ex., propranolol), agente anticonvulsivante gabapentina e benzodiazepínicos (p. ex., clonazepam).

Os problemas vesicais e intestinais são frequentemente difíceis para os pacientes, e podem ser prescritos diversos medicamentos (agentes anticolinérgicos, bloqueadores alfa-adrenérgicos, agentes antiespasmódicos). As estratégias não farmacológicas também ajudam a estabelecer uma eliminação vesical e intestinal efetiva.

A infecção urinária pode sobrepor-se frequentemente à disfunção neurológica subjacente. O aumento da ingestão de líquido e os cuidados perineais adequados ajudam a reduzir o risco de infecção urinária. Quando apropriado, são prescritos antibióticos. Ver Capítulo 49 para uma discussão mais detalhada sobre o manejo da infecção urinária.

PROCESSO DE ENFERMAGEM

Paciente com esclerose múltipla

Avaliação

A avaliação de enfermagem aborda os déficits neurológicos e o impacto da doença sobre o paciente e a família. A mobilidade e o equilíbrio do paciente são observados para determinar se há algum risco de quedas. A avaliação da função é realizada quando o paciente está bem descansado e quando está fatigado. Ele é avaliado quanto a fraqueza, espasticidade, comprometimento visual, incontinência e distúrbios da deglutição e da fala. Outras áreas de avaliação incluem o modo como a EM afetou a qualidade de vida do paciente, como o paciente está enfrentando a situação, a adesão ao esquema de medicamentos prescritos e o que ele gostaria de melhorar (Debska et al., 2020; Newland et al., 2019).

Diagnóstico

DIAGNÓSTICOS DE ENFERMAGEM

Com base nos dados da avaliação, os principais diagnósticos de enfermagem podem incluir os seguintes:

- Mobilidade prejudicada, associada com fraqueza, paresia muscular, espasticidade e aumento de peso
- Risco de queda associado ao comprometimento sensitivo e visual, fraqueza muscular nos membros inferiores
- Fadiga associada com astenia
- Dificuldade de enfrentamento, associada com incerteza da evolução da EM.

PROBLEMAS INTERDEPENDENTES/ COMPLICAÇÕES POTENCIAIS

As complicações potenciais podem incluir as seguintes:

- Constipação intestinal ou incontinência fecal (ver Capítulo 41)
- Problemas de comunicação e potencial de aspiração relacionados a comprometimento de nervos cranianos (ver discussão sobre nervos cranianos mais adiante neste capítulo)
- Alterações cognitivas
- Manejo de terapias no domicílio, relacionadas com limites físicos, psicológicos e sociais impostos pela EM
- Alterações da sexualidade
- Incontinência urinária (ver Capítulo 49).

Planejamento e metas

As metas principais para o paciente poderiam incluir promoção de mobilidade física, prevenção de quedas, redução da fadiga, desenvolvimento de estratégias de enfrentamento e ausência de complicações.

Intervenções de enfermagem

Um programa individualizado de fisioterapia, terapia ocupacional e fonoaudiologia, reabilitação, assim como educação, é combinado com apoio emocional. Desenvolve-se um plano de orientação sobre os cuidados para possibilitar que o indivíduo com EM possa lidar com os problemas fisiológicos, sociais e psicológicos que acompanham a doença crônica. A atividade física diminui com a presença de depressão, dor, fadiga e dificuldade em deambular. Colaborar com os pacientes no tratamento desses sintomas ajuda a aumentar o nível de atividade física e senso geral de bem-estar.

PROMOÇÃO DA MOBILIDADE FÍSICA

O relaxamento e os exercícios de coordenação promovem a eficiência muscular. Os exercícios de resistência progressiva são utilizados para fortalecer os músculos fracos, visto que a diminuição da força muscular é frequentemente significativa na EM.

Atividade física. Caminhar melhora a marcha, particularmente a perda do sentido de posição das pernas e dos pés. Se houver comprometimento irreversível de determinados grupos musculares, outros músculos podem ser treinados para compensar esse problema. Podem ser necessárias instruções sobre o uso de dispositivos auxiliares para garantir o seu uso seguro e correto.

Redução da espasticidade e das contraturas. A espasticidade muscular é comum e, em seus estágios mais avançados, caracteriza-se por grave espasmo adutor dos quadris, com espasmo flexor dos quadris e dos joelhos. Se não houver alívio, ocorrem contraturas fibrosas dessas articulações. As compressas quentes podem ser benéficas, mas banhos quentes devem ser evitados, devido ao risco de lesão por queimadura secundária à perda sensorial e aos sintomas crescentes que podem ocorrer com a elevação da temperatura corporal. Evita-se a exposição ao frio extremo, uma vez que pode aumentar a espasticidade.

São prescritos exercícios diários de alongamento muscular para minimizar as contraturas articulares. É necessário ter atenção especial para os músculos posteriores da coxa, músculos gastrocnêmios, adutores do quadril, bíceps e flexores do punho e dos dedos das mãos. A espasticidade muscular é comum e interfere na função normal. A aplicação de dispositivos ortopédicos prescritos pode ajudar a manter uma posição funcional e a reduzir as contraturas. Uma rotina de alongamento-sustentação-relaxamento ajuda a relaxar e a tratar a espasticidade muscular. A natação e a bicicleta ergométrica são úteis, e a sustentação de peso progressiva pode aliviar a espasticidade nas pernas. Não se deve apressar o paciente em nenhuma dessas atividades, visto que isso frequentemente aumenta a espasticidade.

Atividade e repouso. O paciente é incentivado a trabalhar e a se exercitar até um ponto imediatamente abaixo da fadiga. O exercício físico muito rigoroso não é aconselhável, visto que ele eleva a temperatura corporal e pode agravar os sintomas. O paciente é aconselhado a ter períodos de repouso curtos e frequentes. A exposição ao calor aumenta a fadiga e a fraqueza muscular, razão pela qual se recomenda o uso de ar-condicionado pelo menos em um dos cômodos.

Nutrição. De modo semelhante à população em geral, muitos pacientes com EM apresentam sobrepeso ou obesidade. Os fatores contribuintes incluem o uso de corticosteroides para as exacerbações dos sintomas e o comprometimento da mobilidade em consequência da doença. É necessário que as intervenções para promover a alimentação saudável e a redução do peso levem em consideração que a fadiga e o comprometimento da mobilidade constituem barreiras no empenho de indivíduos com EM em comportamentos nutricionais. Os enfermeiros também precisam certificar-se de incluir os familiares nas intervenções e orientações nutricionais, visto que eles frequentemente são os responsáveis pelo preparo e seleção dos alimentos. Outras estratégias incluem evitar o consumo de bebidas alcoólicas e o tabagismo.

PREVENÇÃO DE QUEDAS

Se a disfunção motora causar problemas de falta de coordenação e perda da destreza, ou se a ataxia for aparente, o paciente corre risco de sofrer quedas. Para compensar esse risco, o paciente é orientado a caminhar com os pés afastados para ampliar a base de apoio e aumentar a estabilidade ao andar. Caso ocorra perda do sentido de posição, o paciente é instruído a observar os pés enquanto caminha. O treinamento da marcha pode exigir o uso de dispositivos auxiliares (andador, bengala, aparelhos, muletas, barras paralelas) e instruções sobre o seu uso por um fisioterapeuta. Se a marcha permanecer ineficiente, o uso de uma cadeira de rodas ou de um triciclo motorizado pode ser a solução. O terapeuta ocupacional é um profissional valioso para sugerir e obter auxílios para promover a independência. Se o paciente apresentar falta de coordenação e tremores dos membros superiores ao tentar realizar movimentos voluntários (tremor intencional), podem ser usadas pulseiras com peso ou dispositivos de neuromodulação. O paciente é treinado na transferência e nas AVDs.

Devido à possível ocorrência de perda sensorial além da perda motora, as lesões por pressão representam uma ameaça contínua à integridade da pele. A necessidade de usar continuamente uma cadeira de rodas aumenta o risco. Ver Capítulo 56 para uma discussão da prevenção e do tratamento das lesões por pressão.

MANEJO DA FADIGA

Fadiga é um sintoma comum, sendo relatado por 60 a 90% dos pacientes com EM, mas sua etiologia ainda não foi elucidada. É, com frequência, o sintoma mais incapacitante e o motivo mais comum de os pacientes perderem o emprego (Hickey & Strayer, 2020; Newland et al., 2019). Muitos fatores contribuem para a fadiga, e o enfermeiro ajuda o paciente a identificar os riscos e mitigar aqueles relacionados à fadiga. A pesquisa que identificou as relações entre os sintomas de EM, comportamentos de higiene do sono e qualidade do sono nos adultos com EM e queixa de fadiga sugere que a redução do uso de dispositivos eletrônicos antes do sono pode melhorar a qualidade do sono e reduzir a fadiga (Newland et al., 2019). Ver Perfil de pesquisa de enfermagem no Boxe 64.2.

FORTALECIMENTO DOS MECANISMOS DE ENFRENTAMENTO

O diagnóstico de EM é angustiante para o paciente e a família. É necessário saber que não existem dois pacientes portadores de EM que tenham sintomas idênticos ou uma evolução da doença idêntica. Embora alguns pacientes apresentem incapacidade significativa, outros apresentam tempo de sobrevida quase normal, com incapacidade mínima. Contudo, algumas famílias enfrentam frustrações e problemas avassaladores. A EM afeta indivíduos

Boxe 64.2 — PERFIL DE PESQUISA DE ENFERMAGEM
Correlações entre sintomas relacionados a EM e sono

Newland, P., Lorenz, R. A., Smith, J. M. et al. (2019). The relationship among multiple sclerosis-related symptoms, sleep quality, and sleep hygiene behaviors. *Journal of Neuroscience Nursing*, 51(1), 37-42.

Finalidade

Fadiga é uma queixa comum das pessoas com EM e tem impacto negativo em muitos aspectos de suas vidas. O propósito desse estudo foi analisar as correlações entre os sintomas relacionados a EM, os comportamentos de higiene do sono e a qualidade do sono em adultos com EM que relataram fadiga.

Metodologia

Esse foi um estudo correlacional descritivo com uma amostra de conveniência de 39 adultos com EM vivendo na comunidade. Foram coletados dados sobre as características demográficas. As medidas utilizadas para coletar dados incluíram a versão revisada da MS-Related Symptom Scale, a versão autorrelatada da Expanded Disability Status Scale, um item da escala de qualidade do sono, o Pittsburgh Sleep Quality Index (PSQI) e a escala de autoavaliação do comportamento do sono.

Achados

A idade média dos participantes foi de 45 anos; 80% relataram ter EMRR, e 20% EMPP. Níveis elevados de esquecimento, ansiedade e dificuldade de concentração mostraram correlação significativa com qualidade insatisfatória do sono. A fadiga foi mais intensa nos indivíduos que fizeram uso de dispositivos eletrônicos próximo à hora de dormir e cujo comportamento de higiene do sono não foi satisfatório. Dor, um sintoma frequente em pacientes com EM, não foi relacionada de modo significativo com a qualidade do sono.

Implicações para a enfermagem

Os enfermeiros que atendem pacientes com EM devem incorporar intervenções para sintomas, sobretudo esquecimento, ansiedade e dificuldade de concentração, porque eles impactam significativamente o sono. A orientação deve incluir a recomendação de retirar dispositivos eletrônicos do quarto de dormir e restringir o uso de tecnologia nas horas anteriores ao sono.

---

que frequentemente se encontram em uma fase produtiva da vida e preocupados com a sua carreira e responsabilidades familiares. Os conflitos familiares, a desintegração, a separação e o divórcio não são raros. Com frequência, membros jovens da família assumem a responsabilidade de cuidar de um parente com EM. As intervenções de enfermagem nessa área incluem ajudar pacientes e famílias no manejo ou na redução de estresse e fazer encaminhamentos apropriados para aconselhamento e apoio, a fim de minimizar os efeitos adversos de lidar com uma doença crônica.

Tendo em mente esses problemas complexos, o enfermeiro inicia o cuidado domiciliar e coordena uma rede de serviços, incluindo serviço social, fonoaudiologia, fisioterapia e serviços domésticos. Para fortalecer as habilidades de enfrentamento do paciente, é fornecido o máximo de informação possível. Os pacientes necessitam de uma lista dos dispositivos auxiliares, serviços e recursos disponíveis.

O enfrentamento mediante solução de problemas envolve ajudar o paciente a definir o problema e a elaborar alternativas para o seu manejo. O planejamento cuidadoso, a manutenção da flexibilidade e uma atitude de esperança são úteis para a adaptação física e psicológica.

MONITORAMENTO E MANEJO DE COMPLICAÇÕES POTENCIAIS

As complicações que podem ocorrer na EM são causadas por lesão da mielina no SNC. O enfermeiro monitora a ocorrência de alterações cognitivas, como o paciente lida com as tarefas domésticas ou alterações da sexualidade. As alterações cognitivas ou a incapacidade de manejo das terapias prescritas em casa podem ser consequentes aos efeitos psicológicos da EM. O paciente é monitorado quanto ao risco de suicídio, porque 50% dos pacientes com EM apresentam depressão maior, e a taxa de suicídio é o dobro da população geral (Kalb et al., 2019).

PROMOÇÃO DE CUIDADOS DOMICILIAR, COMUNITÁRIO E DE TRANSIÇÃO

Orientação do paciente sobre autocuidados. Com a evolução da doença, o paciente e a família precisam aprender novas estratégias para manter independência ótima. A explicação e a demonstração de técnicas de autocuidado podem ser iniciadas no ambiente hospitalar ou na clínica e reforçadas no domicílio. As instruções de autocuidado podem abordar o uso de dispositivos auxiliares, autocateterismo e administração de medicamentos que afetem a evolução da doença ou que tratem as complicações. Elabora-se um plano de ensino que aborde a administração intramuscular ou subcutânea de medicamentos (incluindo efeitos colaterais) para o paciente e a família ou seu cuidador. O paciente e a família são orientados sobre exercícios que possibilitem ao paciente manter algum tipo de atividade ou que mantenham ou melhorem a função (Boxe 64.3).

Cuidados contínuos e de transição. Depois da alta, o enfermeiro frequentemente fornece instruções e reforço de novas intervenções na casa do paciente. Os enfermeiros no ambiente domiciliar avaliam as alterações no estado físico e emocional do paciente; fornecem cuidados físicos, se necessário; coordenam serviços ambulatoriais e recursos; e incentivam a promoção da saúde, as triagens de saúde apropriadas e a adaptação. Devem ser implementadas modificações para possibilitar independência do paciente no domicílio (p. ex., dispositivos para ajudar na alimentação, assento sanitário elevado, auxílios para o banho, modificações no telefone, pentes com cabo longo, pinças, roupas modificadas).

Caso sejam observadas alterações na doença ou em sua evolução, o enfermeiro incentiva o paciente a entrar em contato com o médico, visto que o tratamento de uma exacerbação aguda ou de um novo problema pode estar indicado. São recomendados cuidados de saúde e acompanhamentos contínuos.

O paciente com EM é incentivado a entrar em contato com o escritório local da National MS Society para serviços, publicações e contato com outros portadores de EM (ver seção Recursos). Os escritórios locais também prestam serviços diretos aos pacientes. Por meio de sua interação em grupo, o paciente tem a oportunidade de encontrar outras pessoas com problemas semelhantes, compartilhar experiências e aprender métodos de autoajuda.

Reavaliação

Entre os resultados esperados estão:
1. O paciente melhora a mobilidade física.

Boxe 64.3 LISTA DE VERIFICAÇÃO DO CUIDADO DOMICILIAR
Paciente com esclerose múltipla

Ao concluírem as orientações, o paciente e/ou o cuidador serão capazes de:

- Declarar o impacto da EM e do tratamento no aspecto fisiológico, nas AVDs, nas AIVDs, nos papéis, nos relacionamentos e na espiritualidade
- Explicar finalidade, dose, via de administração, horário, efeitos colaterais e precauções dos medicamentos prescritos
  - Demonstrar as técnicas corretas de administração dos medicamentos injetáveis, quando prescritos
- Relatar como entrar em contato com todos os membros da equipe de tratamento (p. ex., médicos, profissionais do atendimento domiciliar e fornecedores de equipamento médico durável e de outros equipamentos)
- Declarar as mudanças no estilo de vida (p. ex. exercício, atividade física) necessárias para manter a saúde
  - Demonstrar modificações ambientais e técnicas adaptativas para a realização das atividades da vida diária
  - Identificar estratégias para o manejo dos sintomas (dor, respostas cognitivas, disfagia, tremores, distúrbios visuais)
  - Explicar como evitar complicações (p. ex., lesões por pressão, pneumonia, depressão)
  - Identificar estratégias de enfrentamento
  - Identificar maneiras de reduzir ao máximo a fadiga
  - Explicar como evitar lesões
- Identificar ingestão nutricional ótima; considerar redução de peso corporal se o paciente apresentar sobrepeso ou obesidade
- Descrever maneiras de promover a função sexual
- Explicar maneiras de controlar a função intestinal e vesical
- Citar os benefícios do exercício e da atividade física
- Identificar maneiras de minimizar a imobilidade e a espasticidade
- Relatar como contatar o médico em caso de perguntas ou complicações
- Determinar o horário e a data das consultas de acompanhamento médico, da terapia e dos exames
- Identificar fontes de apoio social (p. ex., amigos, parentes, comunidade de fé)
- Identificar informações de contato de serviços de apoio para pacientes e seus cuidadores/familiares
- Identificar a necessidade de promoção da saúde, prevenção de doenças e atividades de triagem.

Recursos

Ver Capítulo 7, Boxe 7.6, Lista de verificação do cuidado domiciliar: Manejo domiciliar de incapacidade e doença crônica, para obter mais informações.

AIVDs: atividades instrumentais da vida diária; AVDs: atividades da vida diária; EM: esclerose múltipla.

---

    a. Participa de um programa de treinamento da marcha e reabilitação.
    b. Estabelece um programa equilibrado de repouso e exercício.
    c. Utiliza os dispositivos auxiliares de maneira correta e com segurança.
2. Não apresenta quedas.
    a. Monitoramento de si mesmo e do ambiente à procura de fatores de risco de quedas.
    b. Pede ajuda, quando necessário.
3. Relata diminuição do nível de fadiga
    a. Identifica estratégias para reduzir a fadiga.
    b. Mantém comportamentos de higiene do sono apropriados.
4. Demonstra estratégias efetivas de enfrentamento.
    a. Mantém senso de controle.
    b. Modifica o estilo de vida, levando em consideração as metas e as limitações.
    c. Verbaliza o desejo de alcançar metas e tarefas de desenvolvimento da vida adulta.
    d. Demonstra interações sociais saudáveis.
    e. Participa em atividades significativas.
5. O paciente compreende os modos de evitar complicações e não apresenta complicações.
6. Explica os motivos para as medidas para evitar complicações.

MIASTENIA *GRAVIS*

A miastenia *gravis*, um distúrbio autoimune que afeta a junção mioneural, caracteriza-se por graus variáveis de fraqueza dos músculos voluntários. É incomum, com uma incidência entre 9 e 30 em 1 milhão de pessoas nos EUA (Hickey & Strayer, 2020). Ocorre mais frequentemente em mulheres durante a segunda e a terceira décadas de vida; contudo, após a sexta década de vida, é mais comum nos homens (Hickey & Strayer, 2020).

Fisiopatologia

Em condições normais, um impulso químico desencadeia a liberação de acetilcolina das vesículas na terminação nervosa da junção mioneural. A acetilcolina liga-se aos sítios receptores sobre a placa terminal motora e estimula a contração muscular. A ligação contínua da acetilcolina ao sítio receptor é necessária para a manutenção da contração muscular.

Na miastenia *gravis*, anticorpos dirigidos contra os sítios receptores de acetilcolina comprometem a transmissão dos impulsos através da junção mioneural. Por conseguinte, há menor número de receptores disponíveis para a estimulação, resultando em fraqueza do músculo voluntário, que aumenta com a atividade continuada (Figura 64.4). Esses anticorpos são encontrados em 85% dos indivíduos portadores de miastenia *gravis* (Hickey & Strayer, 2020). Entre indivíduos portadores de miastenia *gravis*, a maioria apresenta hiperplasia ou tumor do timo, e acredita-se que essa glândula seja o local de produção de anticorpos. Nos pacientes sem anticorpos contra o receptor de acetilcolina, outros anticorpos parecem atacar uma proteína na junção mioneural (Hickey & Strayer, 2020).

Manifestações clínicas

A manifestação clínica da miastenia *gravis* é bastante variável. Existem dois tipos clínicos: ocular e generalizado. Na forma ocular, apenas os músculos dos olhos são envolvidos. É comum a ocorrência de diplopia e **ptose** (queda das pálpebras) (Hickey & Strayer, 2020). Na forma generalizada, os pacientes apresentam fraqueza dos músculos da face e da garganta (sintomas bulbares), dos membros e fraqueza respiratória. A fraqueza dos músculos faciais resulta em expressão facial inexpressiva. O comprometimento da laringe produz **disfonia** (alteração da voz) e **disfagia** (dificuldade de deglutição), aumentando o risco de sufocação e broncoaspiração. A fraqueza generalizada afeta todos os membros e pode envolver os músculos intercostais,

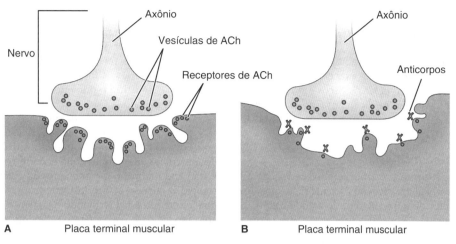

Figura 64.4 • Miastenia *gravis*. **A.** Sítio receptor habitual de acetilcolina (ACh). **B.** Sítio receptor de ACh na miastenia gravis.

resultando em diminuição da capacidade vital e insuficiência respiratória. Quando isso ocorre, o paciente se encontra em uma crise miastênica (National Institute of Neurological Disorders and Stroke [NINDS], 2020). A miastenia *gravis* é um distúrbio puramente motor, sem efeitos sobre a sensação ou a coordenação.

Avaliação e achados diagnósticos

Para estabelecer o diagnóstico de miastenia *gravis*, utiliza-se um teste comum com inibidor da acetilcolinesterase. É realizado pela administração de cloreto de edrofônio IV; 30 segundos depois da injeção, a fraqueza dos músculos faciais e a ptose devem desaparecer durante cerca de 5 minutos (Hickey & Strayer, 2020). A observação de melhora imediata da força muscular após a administração desse agente constitui um teste positivo e geralmente confirma o diagnóstico. A atropina deve estar disponível para controlar os potenciais efeitos colaterais desse medicamento, que consistem em bradicardia, assistolia, broncoconstrição, sudorese e cãibras.

O teste do gelo está indicado para pacientes que apresentam distúrbios cardíacos ou asma. Neste teste, coloca-se uma bolsa de gelo sobre os olhos do paciente durante 1 minuto; a ptose deve desaparecer temporariamente no paciente portador de miastenia *gravis* (Hickey & Strayer, 2020).

Vários exames de sangue de pesquisa de anticorpos contra acetilcolina também são solicitados para confirmar o diagnóstico (Hickey & Strayer, 2020). A estimulação nervosa repetitiva demonstra diminuição nos potenciais de ação sucessivos. A eletromiografia (EMG) de uma única fibra detecta atraso ou falta de transmissão neuromuscular, e apresenta sensibilidade de aproximadamente 99% para confirmar o diagnóstico de miastenia *gravis* (Hickey & Strayer, 2020). Este é um teste desconfortável para o paciente

O timo, que é um local de produção de anticorpos contra os receptores de acetilcolina, pode estar aumentado na miastenia *gravis* e pode ser identificado na RM.

Manejo clínico

O manejo da miastenia *gravis* é direcionado para melhorar a função e reduzir e remover os anticorpos circulantes. Modalidades terapêuticas incluem administração de medicamentos anticolinesterásicos e imunossupressores, imunoglobulina intravenosa (IGIV), plasmaférese e timectomia. Não existe cura para a miastenia *gravis*; os tratamentos não interrompem a produção de anticorpos dirigidos contra os receptores de acetilcolina.

Terapia farmacológica

O brometo de piridostigmina, um medicamento anticolinesterásico, constitui a terapia de primeira linha (Hickey & Strayer, 2020). Proporciona alívio sintomático ao inibir a degradação da acetilcolina e ao aumentar a concentração relativa de acetilcolina na junção neuromuscular. A dose, que é aumentada gradualmente até alcançar dose máxima diária, é administrada de forma fracionada (em geral, 4 vezes/dia). Os efeitos adversos dos medicamentos anticolinesterásicos consistem em diarreia, cólicas abdominais e/ou saliva excessiva (Comerford & Durkin, 2020). A piridostigmina tende a ter menos efeitos colaterais que outros medicamentos anticolinesterásicos.

Se o brometo de piridostigmina não melhorar a força muscular nem controlar a fadiga, os próximos agentes utilizados são os imunomoduladores. A meta da terapia imunossupressora consiste em reduzir a produção de anticorpos. Os corticosteroides suprimem a resposta imune do paciente, diminuindo a produção de anticorpos, e isso se correlaciona com melhora clínica. Uma dose inicial de prednisona é administrada diariamente e mantida por 1 a 2 meses; com a melhora dos sintomas, a medicação é reduzida de modo gradual (Hickey & Strayer, 2020). Quando os corticosteroides exercem o seu efeito, a dose do medicamento anticolinesterásico pode ser habitualmente reduzida. São utilizados citotóxicos para tratar a miastenia *gravis* caso haja resposta inadequada aos esteroides. A azatioprina inibe os linfócitos T e a proliferação de linfócitos B, e diminui os níveis de anticorpos dirigidos contra os receptores e acetilcolina. Os efeitos terapêuticos podem não ser evidentes por um período de 3 a 12 meses. A leucopenia e a hepatotoxicidade constituem efeitos adversos graves, tornando necessária uma avaliação mensal das enzimas hepáticas e da contagem de leucócitos.

Pode-se utilizar também a IGIV para tratar as exacerbações; no entanto, em pacientes selecionados, a IGIV é administrada em uma base adjuvante a longo prazo. O tratamento com IGIV envolve o uso de gamaglobulina humana misturada; obtém-se melhora em poucos dias a 1 semana (Hickey & Strayer, 2020). Os efeitos da IGIV costumam durar apenas em torno de 28 dias após a infusão, e as complicações observadas consistem em cefaleia, exacerbação da enxaqueca, meningite asséptica e sintomas de tipo gripal (Vitiello, Emmi, Silvestri et al., 2019).

Diversos medicamentos estão contraindicados para pacientes com miastenia *gravis*, visto que eles exacerbam os sintomas. O médico e o paciente devem pesar os riscos e os benefícios antes de prescrever qualquer medicamento novo. Deve-se evitar a procaína, e é necessário comunicar ao dentista do paciente o diagnóstico de miastenia *gravis*.

Plasmaférese terapêutica

A plasmaférese terapêutica é prescrita para exacerbações. O plasma e os componentes plasmáticos do paciente são removidos por meio de um cateter de duplo lúmen, de grande calibre, e introduzido centralmente. As células sanguíneas e o plasma contendo anticorpos são separados; em seguida, as células e um substituto do plasma são infundidos. A plasmaférese terapêutica promove redução temporária do nível de anticorpos circulantes. O esquema típico consiste em tratamentos diários ou em dias alternados, sendo o número de tratamentos determinado pela resposta do paciente (Hickey & Strayer, 2020).

Manejo cirúrgico

A timectomia (remoção cirúrgica do timo) pode produzir imunossupressão antígeno-específica, resultando em melhora clínica. Os desfechos ideais da cirurgia são em pacientes com menos de 60 anos, cuja miastenia *gravis* tenha sido diagnosticada nos últimos 3 anos. É o único tratamento que pode resultar em remissão completa, que ocorre em aproximadamente 35% dos pacientes (Hickey & Strayer, 2020). Um ciclo de IGIV pós-operatória ou plasmaférese terapêutica diminui o tempo necessário para a ventilação mecânica pós-operatória. Todo o timo tem de ser extirpado para a obtenção de desfechos clínicos ótimos.

Timectomia deve ser realizada em uma unidade de saúde com equipe cirúrgica e de anestesiologia experiente no manejo perioperatório de pacientes com miastenia *gravis* (Hickey & Strayer, 2020). Após a cirurgia, o paciente é monitorado em uma unidade de terapia intensiva, com atenção especial para a função respiratória. O paciente é desmamado da ventilação mecânica após avaliação respiratória completa. Depois da remoção do timo, podem ser necessários até 3 anos para que o paciente possa se beneficiar do procedimento, devido à vida longa dos linfócitos T circulantes. A timectomia é considerada uma cirurgia eletiva e mais bem realizada quando a evolução da doença está estável para a obtenção de desfechos ótimos (Hickey & Strayer, 2020).

Complicações

A crise miastênica é uma exacerbação do processo mórbido, que se caracteriza por fraqueza muscular generalizada grave e fraqueza respiratória e bulbar, que podem provocar insuficiência respiratória. A crise pode resultar da exacerbação da doença ou de um evento precipitante específico. O precipitante mais comum é a infecção respiratória; outros eventos constituem mudança do medicamento, cirurgia, gravidez e medicações que exacerbem a miastenia. É rara a ocorrência de crise colinérgica causada por dose excessiva com inibidores da colinesterase (Hickey & Strayer, 2020).

A angústia respiratória neuromuscular constitui a complicação crítica nas crises miastênica e colinérgica. A fraqueza dos músculos respiratórios e a fraqueza bulbar combinam-se para causar comprometimento respiratório. Os músculos respiratórios fracos não sustentam a inspiração. A tosse inadequada e o comprometimento do reflexo de ânsia, causado pela fraqueza bulbar, resultam em limpeza deficiente das vias respiratórias. Uma tendência ao declínio de duas provas de função respiratória – a força inspiratória negativa e a capacidade vital – constitui o primeiro sinal clínico de comprometimento respiratório.

Pode haver necessidade de intubação endotraqueal e ventilação mecânica (ver Capítulo 19). A ventilação com pressão positiva não invasiva utiliza um dispositivo externo, na forma de um colete, que proporciona suporte respiratório sem intubação endotraqueal. Os inibidores da colinesterase são interrompidos quando ocorre insuficiência respiratória, e são gradualmente reiniciados quando o paciente demonstra melhora com um ciclo de plasmaférese terapêutica ou IGIV. Pode ser necessário um suporte nutricional se o paciente for intubado por um longo período ou se a sua capacidade de deglutição estiver afetada (ver Capítulo 39).

Manejo de enfermagem

Como a miastenia *gravis* é uma doença crônica e os pacientes são atendidos, em sua maioria, no ambulatório, grande parte do cuidado de enfermagem concentra-se nas instruções ao paciente e à família. Os tópicos educacionais para autocuidado ambulatorial incluem o manejo dos medicamentos, a conservação de energia, as estratégias para ajudar nas manifestações oculares e a prevenção e o tratamento das complicações.

O manejo dos medicamentos constitui um componente crucial do cuidado contínuo. O entendimento das ações dos medicamentos e o seu uso em horários estabelecidos são ressaltados, bem como as consequências de atrasar a medicação e os sinais e sintomas das crises miastênica e colinérgica. O paciente pode determinar os melhores horários para administração diária, mantendo um diário para determinar as flutuações dos sintomas e aprender quando o efeito da medicação está diminuindo. Em seguida, o horário da medicação pode ser modificado para aumentar ao máximo a força muscular durante o dia.

> **Alerta de enfermagem: Qualidade e segurança**
>
> A manutenção de níveis sanguíneos estáveis dos medicamentos anticolinesterásicos é imperativa para estabilizar a força muscular. Por conseguinte, os medicamentos anticolinesterásicos devem ser administrados no horário correto. Qualquer atraso na administração dos medicamentos pode exacerbar a fraqueza muscular e impossibilitar o paciente de tomar os medicamentos por via oral.

Pode ser prescrita administração regular de IGIV ou de imunoglobulina subcutânea. O paciente e a família são instruídos sobre o manejo de terapia com imunoglobulina.

O paciente também é orientado sobre as estratégias necessárias para conservar a energia. Para fazer isso, o enfermeiro ajuda o paciente a identificar os melhores horários para o repouso durante o dia. Se o paciente estiver morando em uma casa de dois andares, o enfermeiro pode sugerir que os objetos de uso mais frequente (p. ex., produtos de higiene, produtos de limpeza, alimentos) sejam mantidos em determinado andar, para minimizar os deslocamentos entre os andares. O paciente é incentivado a solicitar uma placa de licença para pessoas com necessidades especiais, a fim de diminuir ao máximo a caminhada nos estacionamentos, e a agendar suas atividades de modo a coincidir com os níveis máximos de energia e força. Estratégias válidas para reduzir a fadiga são seguir rotinas consistentes, programar períodos de repouso, monitorar a ocorrência de depressão, manter bons padrões de sono e incorporar intervenções para conservar energia (Hickey & Strayer, 2020).

Para reduzir ao máximo o risco de broncoaspiração, os horários das refeições devem coincidir com os efeitos máximos do medicamento anticolinesterásico. Além disso, incentiva-se o repouso antes das refeições para diminuir a fadiga muscular. O paciente é aconselhado a sentar-se ereto durante as refeições, com o pescoço ligeiramente flexionado, a fim de facilitar a deglutição. Os alimentos de consistência pastosa em molhos podem ser deglutidos com mais facilidade. O consumo de refeições em maiores quantidades pela manhã e em menores quantidades à noite é uma estratégia válida. Alimentação suplementar ajuda a garantir nutrição adequada.

Caso ocorra sufocação com frequência, o paciente pode ser avaliado por um fonoaudiólogo para técnicas alimentares e mecânicas, a fim de evitar a broncoaspiração. Deve-se dispor de equipamento de aspiração em casa, e o paciente e a família devem ser orientados sobre o seu uso.

O comprometimento da visão resulta da ptose de uma ou de ambas as pálpebras, da diminuição dos movimentos oculares ou da diplopia. Para evitar a lesão da córnea quando as pálpebras não se fecham por completo, o paciente é orientado a cobrir os olhos com fita adesiva por curtos períodos de tempo e a instilar regularmente lágrimas artificiais. Os pacientes que usam óculos podem ter "sustentáculos" fixados para ajudar a elevar as pálpebras. O uso de um tapa-olho ou de prismas pode ajudar na visão dupla.

O paciente deve ser lembrado da razão de manter as práticas de promoção da saúde e de seguir as recomendações de triagem de cuidado da saúde. Os fatores que exacerbam os sintomas e que causam potencialmente uma crise devem ser anotados e evitados: estresse emocional, infecções (particularmente infecções respiratórias), atividade física vigorosa, alguns medicamentos e temperatura ambiente elevada. A Myasthenia Gravis Foundation of America nos EUA oferece serviços de apoio e materiais educativos para os pacientes, suas famílias e profissionais da saúde (ver seção Recursos).[2]

Crise miastênica

Os sintomas da crise miastênica consistem em angústia respiratória em graus variados de disfagia, disartria, ptose das pálpebras, diplopia e fraqueza muscular proeminente. O paciente é colocado em uma unidade de terapia intensiva para monitoramento constante, devido à ocorrência de flutuações intensas e súbitas associadas na condição clínica.

A assistência ventilatória assume prioridade no tratamento imediato do paciente com crise miastênica. É essencial uma avaliação contínua quanto à insuficiência respiratória. O enfermeiro avalia a frequência respiratória, a profundidade da respiração e os sons respiratórios e monitora os parâmetros da função pulmonar (capacidade vital e força inspiratória negativa), a fim de detectar o aparecimento de problemas pulmonares antes que haja progressão da disfunção respiratória. Obtém-se uma amostra de sangue para análise da gasometria arterial. Pode haver necessidade de intubação endotraqueal e ventilação mecânica (ver Capítulo 19).

Caso os músculos abdominais, intercostais e faríngeos estejam extremamente fracos, o paciente não consegue tossir, respirar profundamente nem eliminar as secreções. Pode ser necessário realizar frequentemente fisioterapia respiratória, incluindo drenagem postural para mobilizar as secreções e aspiração para removê-las (a drenagem postural não deve ser realizada nos primeiros 30 minutos após as refeições).

As estratégias de avaliação e as medidas de suporte incluem as seguintes:

- Efetua-se o monitoramento da gasometria arterial, dos eletrólitos séricos, do equilíbrio hídrico e pesagem diária
- Se o paciente não conseguir deglutir, pode-se prescrever nutrição enteral (ver Capítulo 39)
- Os agentes sedativos e tranquilizantes são evitados, visto que eles agravam a hipoxia e hipercapnia, bem como podem causar depressão respiratória e cardíaca

SÍNDROME DE GUILLAIN-BARRÉ

A síndrome de Guillain-Barré, também conhecida como polineurite idiopática aguda, é um ataque imune contra a mielina dos nervos periféricos. O resultado consiste em rápida desmielinização segmentar aguda dos nervos periféricos e de alguns nervos cranianos, produzindo fraqueza ascendente com discinesia (incapacidade de executar movimentos voluntários), hiporreflexia e **parestesia** (sensação de dormência ou formigamento). Em aproximadamente 60 a 70% dos casos, a apresentação clínica é precipitada por um evento antecedente (mais frequentemente, uma infecção viral) (CDC, 2019). Os agentes infecciosos mais comumente associados ao desenvolvimento da síndrome de Guillain-Barré consistem em *Campylobacter jejuni* (implicado em 40% dos casos nos EUA), citomegalovírus, vírus Epstein-Barr, *Mycoplasma pneumoniae*, *H. influenzae* e vírus Zica.

Existem vários subtipos de síndrome de Guillain-Barré (Malek & Salameh, 2019). No tipo mais conhecido, o paciente apresenta fraqueza em membros inferiores que ascende e pode provocar insuficiência respiratória. O segundo tipo é puramente motor, sem alteração da sensibilidade. Um terceiro tipo, denominado síndrome de Guillain-Barré descendente, é de diagnóstico muito mais difícil; acomete principalmente os músculos da cabeça e do pescoço. O tipo mais raro é a variante Miller-Fisher (ver discussão mais adiante neste capítulo) (NINDS, 2018b).

A incidência anual da síndrome de Guillain-Barré é 1 a 2 casos por 100.000 pessoas e acomete igualmente homens e mulheres. Ocorre morte em 5 a 10% dos casos, em consequência de insuficiência respiratória, disfunção autônoma, sepse ou embolia pulmonar (EP) (Hickey & Strayer, 2020). Setenta por cento dos pacientes com síndrome de Guillain-Barré obtêm recuperação plena. Os outros 30% podem ter incapacidade, que varia de mínima a significativa (NINDS, 2018b).

Fisiopatologia

A síndrome de Guillain-Barré é o resultado de um ataque imune celular e humoral contra as proteínas da mielina dos nervos periféricos, causando desmielinização inflamatória. A teoria mais aceita para a etiologia consiste em mimetismo molecular, em que um microrganismo infeccioso contém um aminoácido que imita a proteína da mielina dos nervos periféricos. O sistema imune é incapaz de distinguir as duas proteínas e ataca e destrói a mielina dos nervos periféricos. A localização exata do ataque

---

[2] N. R. T.: No Brasil, um recurso pode ser a Associação Brasileira de Miastenia – ABRAMI (http://www.abrami.org.br/).

imune no sistema nervoso periférico é o gangliosídio GM1b. Com o ataque autoimune, observa-se um influxo de macrófagos e outros agentes imunomediados, que atacam a mielina e causam inflamação e destruição, interrupção da condução nervosa e perda axônica (NINDS, 2018b).

A mielina é uma substância complexa que recobre os nervos, proporcionando isolamento e acelerando a condução dos impulsos do corpo celular para os dendritos. A célula que produz mielina no sistema nervoso periférico é a célula de Schwann. Na síndrome de Guillain-Barré, a célula de Schwann pode ser preservada, possibilitando a remielinização na fase de recuperação da doença. Se a lesão tiver ocorrido nos axônios, é necessário, então, novo crescimento, que leva meses ou anos e que, com frequência, é incompleto (NINDS, 2018b).

Manifestações clínicas

Em geral, a síndrome de Guillain-Barré começa com fraqueza muscular e diminuição dos reflexos dos membros inferiores. A hiper-reflexia e a fraqueza podem progredir para a tetraplegia. A desmielinização dos nervos que inervam o diafragma e os músculos intercostais resulta em insuficiência respiratória neuromuscular. Os sintomas sensoriais consistem em parestesias das mãos e dos pés e dor relacionada com a desmielinização das fibras sensoriais.

O evento antecedente costuma ocorrer 1 a 3 semanas antes do início dos sintomas. A fraqueza geralmente começa nas pernas e pode progredir em sentido ascendente. A fraqueza máxima (o platô) varia quanto à sua extensão, mas inclui habitualmente insuficiência respiratória neuromuscular e fraqueza bulbar. A síndrome de Guillain-Barré progride até alcançar uma gravidade máxima, geralmente observada no período de 2 semanas e antes de 4 semanas. Se a progressão for mais prolongada, o paciente é diagnosticado como portador de polineuropatia desmielinizante inflamatória crônica (Hickey & Strayer, 2020). Quaisquer sintomas residuais são permanentes e refletem a lesão axônica em decorrência da desmielinização.

A desmielinização de nervos cranianos pode resultar em uma variedade de manifestações clínicas. A desmielinização do nervo óptico pode levar à cegueira. A fraqueza muscular bulbar relacionada com a desmielinização dos nervos glossofaríngeo e vago resulta em incapacidade de deglutir ou de eliminar as secreções. A desmielinização do nervo vago provoca disfunção autônoma, que se manifesta por instabilidade do sistema cardiovascular. A apresentação é variável e pode incluir taquicardia, bradicardia, hipertensão ou hipotensão ortostática. Ocorrem sintomas de disfunção autônoma, que regridem rapidamente. A síndrome de Guillain-Barré não afeta a função cognitiva nem o NDC.

Embora as manifestações clínicas clássicas incluam arreflexia e fraqueza ascendente, observam-se variações na apresentação clínica. Pode haver um quadro clínico sensorial, com sintomas sensoriais progressivos, destruição axônica atípica ou variante de Miller-Fisher, que consiste em paralisia dos músculos oculares, ataxia e arreflexia (Malek & Salameh, 2019; NINDS, 2018b).

Avaliação e achados diagnósticos

O paciente apresenta, inicialmente, fraqueza simétrica, diminuição dos reflexos e progressão ascendente da fraqueza motora. O diagnóstico é sugerido por uma história de doença viral nas semanas anteriores. As alterações na capacidade vital e na força inspiratória negativa são avaliadas para identificar a insuficiência respiratória neuromuscular iminente. Os exames laboratoriais séricos não são úteis para o diagnóstico. No entanto, são detectados níveis elevados de proteína na avaliação do LCS, sem aumento em outras células. Os estudos eletrofisiológicos demonstram redução progressiva da velocidade de condução nervosa (Malek & Salameh, 2019).

Manejo clínico

Devido à possibilidade de rápida progressão e de insuficiência respiratória neuromuscular, a síndrome de Guillain-Barré é uma emergência médica, que pode exigir tratamento em uma unidade de terapia intensiva. Após a identificação dos valores basais, a avaliação das alterações na força muscular e na função respiratória alerta o médico quanto às necessidades físicas e respiratórias do paciente. Pode haver necessidade de terapia respiratória ou de ventilação mecânica para sustentar a função pulmonar e a oxigenação adequada. Alguns médicos recomendam a intubação eletiva antes do início de fadiga extrema dos músculos respiratórios. A intubação de emergência pode resultar em disfunção autônoma, e a ventilação mecânica pode ser necessária por um extenso período de tempo. O paciente é desmamado da ventilação mecânica quando os músculos respiratórios conseguirem novamente sustentar a respiração espontânea e manter oxigenação tissular adequada.

Outras intervenções têm por objetivo a prevenção das complicações da imobilidade. Podem incluir o uso de agentes anticoagulantes e botas de compressão sequencial para evitar tromboembolismo venoso (TEV), incluindo trombose venosa profunda (TVP) e EP.

A plasmaférese terapêutica e a IGIV são usadas para afetar diretamente os níveis de anticorpos dirigidos contra a mielina dos nervos periféricos. Ambas as terapias diminuem os níveis circulantes de anticorpos e reduzem o tempo durante o qual o paciente permanece imobilizado e dependente da ventilação mecânica. Os riscos cardiovasculares impostos pela disfunção autônoma exigem monitoramento eletrocardiográfico (ECG) contínuo. A taquicardia e a hipertensão são tratadas com medicamentos de ação curta, como agentes bloqueadores alfa-adrenérgicos. O uso de agentes de ação curta é importante, visto que a disfunção autônoma é muito lábil. A hipotensão é tratada aumentando-se o volume infundido de soluções IV.

PROCESSO DE ENFERMAGEM

Paciente com síndrome de Guillain-Barré

Avaliação

A avaliação contínua quanto à progressão da doença é de importância crítica. O paciente é monitorado à procura de complicações potencialmente fatais (insuficiência respiratória, arritmias cardíacas, TEV [incluindo TVP ou EP), de modo que possam ser iniciadas as intervenções apropriadas. Devido à ameaça ao paciente com essa doença súbita e potencialmente fatal, o enfermeiro precisa avaliar a capacidade do paciente e de sua família de lidar com estratégias de enfrentamento e utilizá-las.

Diagnóstico

DIAGNÓSTICOS DE ENFERMAGEM

Com base nos dados da avaliação, os principais diagnósticos de enfermagem podem incluir os seguintes:

- Comprometimento respiratório, associado a fraqueza muscular rapidamente progressiva e insuficiência respiratória iminente
- Comprometimento da mobilidade, associado à paralisia
- Comprometimento do aporte nutricional, associado à incapacidade de deglutição
- Comunicação verbal prejudicada, associada à disfunção de nervos cranianos
- Ansiedade, associada à perda de controle e paralisia
- Fadiga, associada a descondicionamento físico e estressores.

PROBLEMAS INTERDEPENDENTES/ COMPLICAÇÕES POTENCIAIS

As complicações potenciais podem incluir as seguintes:

- Insuficiência respiratória
- Disfunção autônoma.

Planejamento e metas

As principais metas para o paciente podem consistir em melhora da função respiratória, aumento da mobilidade, melhora do estado nutricional, comunicação efetiva, diminuição da ansiedade e da fadiga, assim como ausência de complicações.

Intervenções de enfermagem

MANUTENÇÃO DA FUNÇÃO RESPIRATÓRIA

A função respiratória pode ser melhorada ao máximo com espirometria de incentivo e fisioterapia respiratória. O monitoramento à procura de alterações na capacidade vital e na força inspiratória negativa é essencial para uma intervenção precoce, visando à insuficiência respiratória neuromuscular. Há necessidade de ventilação mecânica se a capacidade vital diminuir, tornando impossível a respiração espontânea e inadequada a oxigenação tecidual.

A necessidade potencial de ventilação mecânica deve ser discutida com o paciente e a família na admissão, proporcionando tempo para a preparação psicológica e a tomada de decisão. A intubação e a ventilação mecânica resultam em menos ansiedade se forem iniciadas em uma base não emergencial em um paciente bem informado. O paciente pode necessitar de ventilação mecânica por um longo período de tempo. Ver Capítulo 19 para o manejo de enfermagem do paciente que necessita de ventilação mecânica.

A fraqueza bulbar que compromete a capacidade de deglutição e de eliminação das secreções constitui outro fator no desenvolvimento da insuficiência respiratória no paciente com síndrome de Guillain-Barré. Pode haver necessidade de aspiração para manter a via respiratória desobstruída.

O enfermeiro avalia constantemente a pressão arterial e a frequência cardíaca para identificar a ocorrência de disfunção autônoma, de modo que as intervenções possam ser rapidamente iniciadas, se necessário. São administrados medicamentos, ou coloca-se um marca-passo temporário para a bradicardia clinicamente significativa.

MELHORA DA MOBILIDADE FÍSICA

As intervenções de enfermagem para aumentar a mobilidade física e evitar as complicações da imobilidade são essenciais para a função e a sobrevivência dos pacientes. Os membros paralisados são mantidos em posições funcionais, e são realizados exercícios passivos de amplitude de movimento pelo menos 2 vezes/dia. A TVP e a EP constituem ameaças para o paciente paralisado. As intervenções de enfermagem visam à prevenção da TEV. Os exercícios de amplitude de movimento, as mudanças de posição, a anticoagulação, o uso de meias de compressão elástica e de botas de compressão sequencial e a hidratação adequada diminuem o risco de TEV.

Para reduzir o risco de lesões por pressão, podem ser colocados acolchoados sobre as proeminências ósseas, como cotovelos e calcanhares. Nunca é demais enfatizar a necessidade de mudanças frequentes de posição. O enfermeiro avalia os resultados dos exames laboratoriais que podem indicar desnutrição ou desidratação, visto que ambas aumentam o risco de lesões por pressão e diminuem a mobilidade. O enfermeiro colabora com o médico e com o nutricionista na elaboração de um plano para atender às necessidades nutricionais e de hidratação do paciente.

FORNECIMENTO DE NUTRIÇÃO ADEQUADA

Pode ocorrer íleo paralítico em consequência da atividade parassimpática insuficiente. Nesse caso, o enfermeiro administra soluções IV e nutrição parenteral como suplemento e monitora o retorno dos sons intestinais. Se o paciente não conseguir deglutir devido à paralisia bulbar (imobilidade dos músculos), pode-se colocar um tubo de gastrostomia para administrar os nutrientes. O enfermeiro avalia cuidadosamente o retorno do reflexo de vômito e dos sons intestinais antes de retomar a nutrição oral.

MELHORA DA COMUNICAÇÃO

Devido à paralisia, o paciente não consegue falar, rir nem gritar; portanto, não dispõe de nenhum método para comunicar suas necessidades e expressar suas emoções. Embora o paciente possa ser incapaz de falar, o estado cognitivo está totalmente intacto. O estabelecimento de algum tipo de comunicação com cartões de figuras ou com um sistema de piscar o olho fornece um meio para que o paciente possa se comunicar. A colaboração com o fonoaudiólogo pode ser útil no desenvolvimento de um mecanismo de comunicação que seja mais efetivo para um paciente específico.

REDUÇÃO DA ANSIEDADE

O paciente e a família defrontam-se com uma doença súbita e potencialmente fatal; portanto, seus níveis de ansiedade podem ser altos. O impacto da doença sobre a família depende do papel do paciente na rotina familiar. O encaminhamento a um grupo de apoio pode fornecer informações e suporte ao paciente e aos parentes.

A família pode sentir-se desamparada no cuidado ao paciente. A ventilação mecânica e os dispositivos de monitoramento podem assustar e intimidar os familiares. Eles frequentemente querem participar do cuidado físico; com instruções e apoio do enfermeiro, devem receber permissão e ser incentivados a fazê-lo.

Além disso, o paciente pode apresentar isolamento, solidão, perda de controle e medo. As intervenções de enfermagem que aumentam o senso de controle do paciente incluem fornecer informações sobre a condição, ressaltando uma avaliação positiva dos recursos de enfrentamento, e orientar sobre exercícios de relaxamento e técnicas de distração. A atitude e a atmosfera positivas da equipe multiprofissional são importantes para promover um senso de bem-estar.

As atividades de diversão são incentivadas para diminuir a sensação de solidão e isolamento. Incentivar visitas (quando possível), envolver visitantes ou voluntários para ler para o paciente, escutar música ou audiolivros, auxiliar na comunicação audiovisual com amigos e familiares por meio de telefone ou dispositivo eletrônico e assistir à televisão ou a filmes são formas de aliviar o desconforto e a sensação de isolamento do paciente.

REDUÇÃO DA FADIGA

A doença exacerba a incapacidade e a dependência de outras pessoas para AVDs simples. À medida que os pacientes começam a se recuperar e readquirem a capacidade de realizar sozinhos as atividades, eles descobrirão que precisam de mais repouso para manter essa independência. Os pacientes podem precisar apenas de alguma ajuda no início do dia, mas, com o passar do dia, precisam de mais assistência. Esforço excessivo resultará em fadiga. Os pacientes precisarão de assistência para aprender como lidar com suas atividades diárias de modo a incorporar períodos de repouso, tanto físicos como mentais. O enfermeiro pode ajudar a identificar as atividades que sejam fisicamente exigentes, avaliar o número de horas de sono do paciente e de quantas ele precisa, garantir que o paciente e seus familiares tenham tempo para o autocuidado e fornecer orientação sobre alimentação saudável para conservar a força.

MONITORAMENTO E MANEJO DE COMPLICAÇÕES POTENCIAIS

É essencial proceder a uma avaliação completa da função respiratória a intervalos regulares e frequentes, devido ao possível desenvolvimento rápido de insuficiência respiratória e falência subsequente, em decorrência de fraqueza ou paralisia dos músculos intercostais e do diafragma. A insuficiência respiratória constitui a principal causa de mortalidade, embora seja rara. Além da frequência respiratória e da qualidade das incursões respiratórias, a capacidade vital é monitorada com frequência e a intervalos regulares, de modo que se possa antecipar a ocorrência de insuficiência respiratória. O declínio da capacidade vital com fraqueza muscular associada indica insuficiência respiratória iminente. Os sinais e os sintomas consistem em falta de ar enquanto fala, respiração superficial e irregular, uso dos músculos acessórios, taquicardia, tosse fraca e alterações no padrão respiratório.

Outras complicações incluem arritmias cardíacas (que exigem monitoramento ECG), hipertensão transitória, hipotensão ortostática, TVP, EP, retenção urinária e outras ameaças a qualquer paciente imobilizado e paralisado. Essas complicações exigem monitoramento e atenção para a sua prevenção e tratamento imediato, quando indicado.

PROMOÇÃO DE CUIDADOS DOMICILIAR, COMUNITÁRIO E DE TRANSIÇÃO

Orientação do paciente sobre autocuidados. Os pacientes com síndrome de Guillain-Barré e suas famílias costumam ficar assustados com o início súbito dos sintomas potencialmente fatais e sua gravidade. Por conseguinte, é importante fornecer orientações ao paciente e à família sobre o distúrbio e o seu prognóstico geralmente favorável (Boxe 64.4).

Durante a fase aguda da doença, o paciente e a família são orientados sobre as estratégias que eles podem implementar para reduzir ao máximo os efeitos da imobilidade e de outras complicações. Quando a função começa a retornar, os familiares e outros cuidadores na casa são instruídos sobre o cuidado ao paciente e seu papel no processo de reabilitação. A preparação para a alta é um esforço interdisciplinar, que exige orientação da família ou do cuidador por todos os membros da equipe, incluindo o enfermeiro, o médico, o terapeuta ocupacional e o fisioterapeuta, o fonoaudiólogo e o terapeuta respiratório.

Cuidados contínuos e de transição. Os pacientes com síndrome de Guillain-Barré apresentam, em sua maioria, recuperação completa. Os pacientes que sofreram paralisia total ou prolongada necessitam de reabilitação intensiva, cuja extensão depende das necessidades do paciente. As abordagens incluem um programa de internação abrangente se os déficits forem significativos; um programa ambulatorial, se o paciente puder se deslocar de carro; ou um programa domiciliar de fisioterapia e terapia ocupacional. A fase de recuperação pode ser longa e requer paciência, bem como a participação do paciente e da família.

Durante o cuidado agudo, a atenção é direcionada para os problemas e déficits imediatos. O enfermeiro precisa lembrar

---

Boxe 64.4 — LISTA DE VERIFICAÇÃO DO CUIDADO DOMICILIAR
Paciente com síndrome de Guillain-Barré

Ao concluírem as orientações, o paciente e/ou o cuidador serão capazes de:

- Declarar o impacto da síndrome de Guillain-Barré e do tratamento no aspecto fisiológico, nas AVDs, nas AIVDs, nos papéis, nos relacionamentos e na espiritualidade
- Explicar finalidade, dose, via de administração, horário, efeitos colaterais e precauções dos medicamentos prescritos
- Relatar como entrar em contato com todos os membros da equipe de tratamento (p. ex., médicos, profissionais do atendimento domiciliar e fornecedores de equipamento médico durável e de outros equipamentos)
- Informar quais tipos de suporte ou modificações ambientais e de segurança são necessários para funcionamento ótimo no domicílio
  - Informar as alterações do estilo de vida (p. ex., nutrição, cuidados com a pele, exercícios físicos, atividade física) necessárias durante o período de recuperação e manter a saúde conforme indicado
  - Demonstrar modificações ambientais e técnicas adaptativas para realizar AVDs (p. ex., banho, higiene, vestir-se) e autocuidado com segurança
  - Manejar as necessidades respiratórias – cuidado da traqueostomia, aspiração
  - Verbalizar ajustes dietéticos e nutrição ótima durante a recuperação
- Demonstrar a mecânica corporal correta no levantamento de peso e transferências
- Praticar o treinamento da marcha e a resistência da força
- Realizar exercícios de amplitude de movimento
- Discutir o controle intestinal e vesical
- Operar e explicar a função do equipamento médico e dos auxiliares de mobilidade – andadores, cadeira de rodas, cadeira higiênica ao lado do leito, bancos para transferência na banheira, dispositivos adaptativos
- Descrever mecanismos de enfrentamento e atividades de diversão de modo apropriado
- Relatar como contatar o médico em caso de perguntas ou complicações
- Determinar o horário e a data das consultas de acompanhamento médico, da terapia e dos exames
- Identificar fontes de apoio social (p. ex., amigos, parentes, comunidade de fé)
- Identificar informações de contato de serviços de apoio para pacientes e seus cuidadores/familiares
- Identificar a necessidade de promoção da saúde, prevenção de doenças e atividades de triagem

AIVDs: atividades instrumentais de vida diária; AVDs: atividades da vida diária.

ao paciente e à família a necessidade de práticas contínuas de promoção e triagem da saúde após essa fase inicial de cuidado ou orientá-los a respeito disso.

Reavaliação

Entre os resultados esperados estão:
1. O paciente mantém respirações efetivas e limpeza das vias respiratórias.
   a. Apresenta sons respiratórios normais à ausculta.
   b. Apesenta melhora gradual da função respiratória.
   c. Respira espontaneamente.
   d. A capacidade vital está dentro da faixa normal.
   e. Apresenta valores de gasometria arterial e oximetria de pulso dentro dos limites normais.
2. Demonstra mobilidade crescente.
   a. Recupera o uso dos membros.
   b. Participa no programa de reabilitação.
   c. Não apresenta contratura e exibe atrofia muscular mínima.
3. Recebe nutrição e hidratação adequadas.
   a. Consome dieta adequada para suprir as necessidades nutricionais.
   b. Deglute sem broncoaspiração.
4. Demonstra a recuperação da fala.
   a. Comunica suas necessidades por meio de estratégias alternativas.
   b. Pratica os exercícios recomendados pelo fonoaudiólogo.
5. Apresenta menos ansiedade.
6. Apresenta menos episódios de fadiga.
   a. Verbaliza um plano para reduzir a fadiga e aumentar a energia.
   b. Faz períodos de repouso durante o dia.
   c. Identifica atividades mais importantes durante os períodos de alta energia.
7. Ausência de complicações.
   a. Mantém a integridade da pele.
   b. Não desenvolve TEV.
   c. Urina sem dificuldade.

DISTÚRBIOS DE NERVOS CRANIANOS

Como o tronco encefálico e os nervos cranianos estão envolvidos em funções motoras, sensoriais e autônomas vitais do corpo, esses nervos podem ser afetados por condições que surgem primariamente dentro dessas estruturas ou em consequência de extensão secundária de processos mórbidos adjacentes. Os nervos cranianos são examinados separadamente e em sequência (ver Tabela 60.2, no Capítulo 60). Os déficits de alguns nervos cranianos podem ser detectados mediante observação da face, dos movimentos oculares, da fala e da deglutição do paciente. A EMG é utilizada para investigar a disfunção motora e sensorial. Realiza-se uma RM para obter imagens dos nervos cranianos e do tronco encefálico. A Tabela 64.2 fornece visão geral dos distúrbios passíveis de acometer cada um dos nervos cranianos, incluindo as manifestações clínicas e as intervenções de enfermagem. A discussão que se segue focaliza os distúrbios mais comuns dos nervos cranianos: a neuralgia do trigêmeo (uma condição que afeta o quinto nervo craniano) e a paralisia de Bell, que é causada pelo comprometimento do sétimo nervo craniano.

NEURALGIA DO TRIGÊMEO

A neuralgia do trigêmeo, previamente denominada *tic douloureux*, é uma condição que acomete o quinto nervo craniano e que se caracteriza por paroxismos de dor súbita na área inervada por qualquer um dos três ramos do nervo (Hickey & Strayer, 2020; Figura 64.5). A dor termina tão abruptamente quanto começou, e é descrita como fulgurante e como sensação em pontada ou queimação unilateral. A natureza unilateral da dor constitui uma característica importante. A contração involuntária associada dos músculos da face pode causar o fechamento súbito do olho ou a contração da boca, daí a denominação original de tique doloroso (*tic douloureux*). Embora a causa ainda não tenha sido esclarecida, acredita-se que seja desmielinização de axônios no gânglio trigeminal, na raiz nervosa e no nervo trigêmeo que pressiona vasos ou uma doença desmielinizante, como a EM (Hickey & Strayer, 2020).

A neuralgia do trigêmeo ocorre mais frequentemente à medida que o indivíduo envelhece, mais comumente entre a quinta e a sexta décadas de vida. É mais comum em mulheres e em indivíduos portadores de EM, em comparação com a população geral (Hickey & Strayer, 2020). Os pacientes que desenvolvem neuralgia do trigêmeo antes dos 50 anos devem ser avaliados quanto à coexistência de EM, visto que a neuralgia do trigêmeo acomete com mais frequência pacientes com EM (Hickey & Strayer, 2020). Os intervalos sem dor podem ser medidos em termos de minutos, horas, dias ou mais. Com o passar dos anos, os episódios dolorosos tendem a se tornar mais frequentes e agonizantes. O paciente vive em constante medo de um ataque.

Podem ocorrer paroxismos com qualquer estimulação das terminações dos ramos nervosos afetados, tais como lavar a face, fazer a barba, escovar os dentes, comer e beber. Uma corrente de ar frio ou uma pressão direta exercida contra o tronco nervoso também podem causar dor. Determinadas áreas são denominadas *pontos-gatilho*, visto que o mais leve contato desencadeia imediatamente um paroxismo ou episódio. Para evitar estimular essas áreas, os pacientes com neuralgia do trigêmeo evitam tocar ou lavar a face, fazer a barba, mastigar ou fazer qualquer outra ação que possa causar um ataque. Esses comportamentos constituem indicadores para o diagnóstico.

Manejo clínico

Terapia farmacológica

Os agentes anticonvulsivantes, como a carbamazepina, aliviam a dor na maioria dos pacientes com neuralgia do trigêmeo, visto que reduzem a transmissão de impulsos em determinadas terminações nervosas. A carbamazepina é tomada durante as refeições. Os níveis séricos precisam ser monitorados para evitar a ocorrência de toxicidade em pacientes que necessitam de doses altas para controlar a dor. Os efeitos colaterais consistem em náuseas, tontura, sonolência e anemia aplásica (Hickey & Strayer, 2020). O paciente é monitorado quanto à ocorrência de depressão da medula óssea durante o tratamento a longo prazo. A gabapentina e o baclofeno também são utilizados para controlar a dor. Se o controle da dor ainda não for obtido, pode-se recorrer à fenitoína como terapia adjuvante.

Manejo cirúrgico

Se o manejo farmacológico não conseguir aliviar a dor, há várias opções cirúrgicas disponíveis. Embora esses procedimentos possam aliviar a dor facial durante alguns anos, é possível

TABELA 64.2 — Distúrbios dos nervos cranianos.

Distúrbio	Manifestações clínicas	Intervenções de enfermagem
Nervo olfatório – NC I Traumatismo cranioencefálico Tumor intracraniano Cirurgia intracraniana	Anosmia unilateral ou bilateral (temporária ou persistente) Diminuição do paladar para alimentos	Avaliar o sentido do olfato Pesquisar rinorreia liquórica se o paciente tiver sofrido traumatismo cranioencefálico
Nervo óptico – NC II Neurite óptica Elevação da pressão intracraniana Tumor hipofisário	Lesões do trato óptico, provocando hemianopsia homônima	Avaliar a acuidade visual Reestruturar o ambiente para evitar lesões Orientar o paciente a acomodar-se à perda visual
Nervo oculomotor – NC III		Avaliar o movimento extraocular e a presença de pupila não reativa
Nervo troclear – NC IV		Avaliar o movimento extraocular e a presença de pupila não reativa
Nervo abducente – NC VI Vascular Isquemia do tronco encefálico Hemorragia e infarto Neoplasia Traumatismo Infecção	Dilatação da pupila com perda unilateral do reflexo à luz Comprometimento do movimento ocular Diplopia Paralisias do olhar Ptose da pálpebra	Avaliar o movimento extraocular e a presença de pupila não reativa
Nervo trigêmeo – NC V Neuralgia do trigêmeo Traumatismo cranioencefálico Lesão cerebelopontina Tumor do trato sinusal e doença metastática Compressão da raiz do trigêmeo por tumor ou vaso sanguíneo	Dor na face Diminuição ou perda do reflexo córneo Disfunção da mastigação	Avaliar a ocorrência de dor e os mecanismos deflagradores da dor Avaliar se há dificuldade na mastigação Discutir as zonas de gatilho e os fatores precipitantes da dor com o paciente Proteger a córnea de abrasões Assegurar boa higiene oral Orientar o paciente sobre o esquema medicamentoso
Nervo facial – NC VII Paralisia de Bell Tumor do nervo facial Lesão intracraniana Herpes-zóster	Disfunção facial; fraqueza e paralisia Espasmo hemifacial Diminuição ou ausência do paladar Dor	Reconhecer a paralisia facial como uma emergência; encaminhar o mais cedo possível para tratamento Discutir os cuidados protetores para os olhos Escolher alimentos de mastigação fácil; o paciente deve comer e beber pelo lado não acometido da boca Ressaltar a importância da higiene oral Fornecer apoio emocional, devido à aparência alterada da face
Nervo vestibulococlear – NC VIII Tumores e neuroma do acústico Compressão vascular do nervo Síndrome de Ménière	Tinido Vertigem Dificuldades auditivas	Avaliar o padrão de vertigem Providenciar medidas de segurança para evitar quedas Assegurar que o paciente consiga manter o equilíbrio antes da deambulação Alertar o paciente quanto à necessidade de mudar lentamente de posição Ajudar na deambulação Incentivar o uso de dispositivos auxiliares
Nervo glossofaríngeo – NC IX Neuralgia do glossofaríngeo, devido à compressão neurovascular dos nervos cranianos IX e X Traumatismos Condições inflamatórias Tumor Aneurisma da artéria vertebral	Dor na base da língua Dificuldade na deglutição Perda do reflexo do vômito Paralisia do palato, faringe e da laringe	Avaliar se há dor paroxística na garganta, diminuição ou ausência da deglutição e dos reflexos do vômito e da tosse Monitorar, à procura de disfagia, aspiração e fala anasalada e disártrica Posicionar o paciente ereto para comer ou para a nutrição enteral
Nervo vago – NC X Paralisia espástica da laringe; paralisia bulbar, paralisia vagal alta Síndrome de Guillain-Barré Tumores do corpo vagal Paralisia do nervo, devido a neoplasia maligna, traumatismo cirúrgico, como endarterectomia carotídea	Alterações da voz (rouquidão temporária ou permanente) Paralisia vocal Disfagia	Avaliar se existe obstrução das vias respiratórias/providenciar controle das vias respiratórias Evitar a aspiração Fornecer apoio ao paciente que esteja se submetendo a procedimentos de reconstrução da voz

(continua)

TABELA 64.2	Distúrbios dos nervos cranianos. (continuação)		
Distúrbio		**Manifestações clínicas**	**Intervenções de enfermagem**
Nervo acessório – NC XI Distúrbio da medula espinal Esclerose lateral amiotrófica Traumatismo Síndrome de Guillain-Barré		Queda do ombro afetado, com limitação do movimento do ombro Fraqueza ou paralisia da rotação, flexão e extensão da cabeça; elevação do ombro	Fornecer apoio ao paciente que esteja se submetendo a exames complementares
Nervo hipoglosso – NC XII Lesões do bulbo Esclerose lateral amiotrófica Poliomielite e doença do sistema motor, que podem destruir os núcleos do nervo hipoglosso Esclerose múltipla Traumatismo		Movimentos anormais da língua Fraqueza ou paralisia dos músculos da língua Dificuldade em falar, mastigar e deglutir	Observar a capacidade de deglutição Observar o padrão da fala Estar ciente das dificuldades vocais ou de deglutição Preparar para métodos alternativos de alimentação (nutrição enteral) para manter a nutrição

Adaptada de Hickey, J. V. & Strayer, A. L. (2020). *The clinical practice of neurological & neurosurgical nursing* (8th ed.). Philadelphia, PA: Wolters Kluwer.

que haja recorrência (Hickey & Strayer, 2020). A escolha do procedimento depende da preferência e do estado de saúde do paciente. Os procedimentos têm por objetivo descomprimir o nervo e preservar a função nervosa ou lesionar o nervo e destruir a sua função para evitar o seu funcionamento inadequado (Hickey & Strayer, 2020).

Descompressão microvascular do nervo trigêmeo

Utiliza-se uma abordagem intracraniana para aliviar o contato entre o vaso cerebral e a entrada da raiz do nervo trigêmeo. Com o auxílio de um microscópico cirúrgico, a alça arterial é elevada do nervo para aliviar a pressão, e um pequeno dispositivo protético é inserido para evitar a recidiva da compressão sobre o nervo. O manejo pós-operatório é idêntico ao de outras cirurgias intracranianas (ver Capítulo 61).

Coagulação térmica por radiofrequência

A radiofrequência percutânea produz uma lesão térmica no nervo trigêmeo. Embora o paciente tenha alívio imediato da dor, podem ocorrer disestesia da face e perda do reflexo córneo. A RM é realizada para fins de identificação do nervo trigêmeo após *gamma knife*. A *gamma knife* é um método não invasivo de irradiação focada do nervo trigêmeo (Obermann, 2019).

Microcompressão percutânea por balão

A microcompressão percutânea por balão rompe as grandes fibras mielinizadas em todos os três ramos do nervo trigêmeo. Após a sua colocação, o balão é preenchido com material de contraste para identificação fluoroscópica. O balão comprime a raiz nervosa durante 1 minuto e produz descompressão microvascular (Hickey & Strayer, 2020).

Manejo de enfermagem

Prevenção da dor

O manejo pré-operatório de um paciente com neuralgia do trigêmeo é realizado principalmente no ambulatório e consiste na identificação dos fatores passíveis de agravar a dor facial excruciante, tais como alimentos excessivamente quentes ou frios ou esbarrões no leito ou na cadeira do paciente. Até mesmo lavar o rosto, pentear o cabelo ou escovar os dentes podem produzir dor aguda. O enfermeiro pode ajudar o paciente a evitar ou a reduzir a dor, fornecendo-lhe orientações sobre as estratégias preventivas. Algumas estratégias efetivas são: oferecer chumaços de algodão e água em temperatura ambiente para lavar o rosto; instruir o paciente a bochechar um colutório após a ingestão de alimentos, caso a escovação dos dentes cause dor; e realizar a higiene pessoal durante os intervalos sem dor. O paciente é orientado a ingerir alimentos e líquidos em temperatura ambiente, a mastigar do lado não afetado e a ingerir alimentos de consistência mole. O enfermeiro reconhece que a ansiedade, a depressão e a insônia frequentemente acompanham condições dolorosas crônicas, e utiliza as intervenções e encaminhamentos apropriados. Ver Capítulo 9 para o manejo de pacientes com dor crônica.

Fornecimento do cuidado pós-operatório

São realizadas avaliações neurológicas operatórias para examinar o paciente à procura de déficits motores e sensoriais faciais em cada um dos três ramos do nervo trigêmeo. Se a cirurgia resultar em déficits sensoriais no lado afetado da face, o paciente é orientado a não esfregar o olho, visto que a dor de uma lesão resultante não será detectada. O olho é examinado quanto à ocorrência de irritação ou vermelhidão. Podem ser prescritas lágrimas artificiais para evitar ressecamento do olho afetado. O paciente é orientado a não mastigar do lado afetado até que a dormência tenha diminuído. O paciente é observado cuidadosamente quanto a qualquer dificuldade na ingestão ou deglutição de alimentos de consistência diferente.

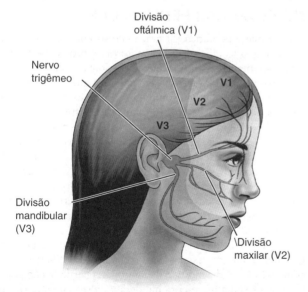

Figura 64.5 • Distribuição dos ramos do nervo trigêmeo – o quinto nervo craniano.

PARALISIA DE BELL

A paralisia de Bell (paralisia facial idiopática) é causada pela inflamação unilateral do sétimo nervo craniano, resultando em fraqueza ou paralisia dos músculos faciais do lado afetado (Figura 64.6). Embora a causa não seja conhecida, as teorias incluem reativação de infecção viral quiescente (herpes-vírus simples, herpes-zóster) ou síndromes autoimunes (NINDS, 2018a). Os indivíduos comumente acometidos pela paralisia de Bell têm entre 15 e 45 anos (Hickey & Strayer, 2020).

A paralisia de Bell pode ser um tipo de paralisia por pressão. O nervo inflamado e edemaciado torna-se comprimido até o ponto de lesão, ou ocorre oclusão de seu suprimento sanguíneo, produzindo necrose isquêmica do nervo. A face está distorcida por causa da paralisia dos músculos da mímica e a intensidade do acometimento é variável. Outras manifestações consistem em sialorreia, queda do canto da boca, lacrimejamento excessivo e sensações álgicas retroauriculares e oftálmicas (NINDS, 2018a). O paciente também pode apresentar dificuldades na fala e pode não ser capaz de comer do lado afetado, devido a fraqueza ou paralisia dos músculos faciais. A maioria dos pacientes se recupera plenamente e raramente ocorre recidiva da paralisia de Bell (Somasundara, Sullivan & Cheesbrough, 2017).

Manejo clínico

O tratamento tem por objetivo manter o tônus muscular da face e evitar ou minimizar a denervação. O paciente deve ser tranquilizado sobre o fato de que não ocorreu acidente vascular encefálico, e que a recuperação espontânea é observada em 3 a 5 semanas, na maioria dos pacientes.

Pode-se prescrever terapia com corticosteroides (prednisona) para reduzir a inflamação e o edema; isso diminui a compressão vascular e possibilita a restauração da circulação sanguínea para o nervo. A administração precoce de corticosteroides, iniciada nas primeiras 72 horas após o aparecimento dos sintomas, é extremamente efetiva na redução da gravidade do acometimento, no alívio da dor e na prevenção ou minimização da denervação (NINDS, 2018a).

A dor facial é controlada com analgésicos. Pode-se aplicar estimulação elétrica à face para evitar a atrofia muscular. Embora a maioria dos pacientes se recupere com tratamento conservador, a descompressão cirúrgica do nervo facial é motivo de controvérsia porque há poucas evidências de sua utilidade (NINDS, 2018a; Somasundara et al., 2017).

Manejo de enfermagem

Enquanto houver paralisia, o cuidado de enfermagem envolve a proteção do olho contra lesões. Com frequência, a pálpebra não se fecha por completo, e o reflexo de piscar está diminuído, de modo que o olho fica vulnerável a lesões por poeira e partículas estranhas. Podem ocorrer irritação e ulceração da córnea. A distorção da pálpebra inferior altera a drenagem adequada das lágrimas. Para evitar lesão, o olho deve ser protegido (p. ex., tapa-olho) à noite. Contudo, o tapa-olho pode causar abrasão da córnea, visto que existe alguma dificuldade em manter fechadas as pálpebras parcialmente paralisadas. A aplicação de colírios hidratantes durante o dia e de pomada ocular ao deitar ajuda a evitar lesões (Somasundara et al., 2017). O paciente pode ser orientado a fechar manualmente a pálpebra paralisada antes de adormecer. Podem ser utilizados óculos de sol ou óculos presos em torno da cabeça durante o dia para diminuir o ressecamento do olho.

Depois que a sensibilidade do nervo ao toque diminui, e o paciente consegue tolerar o toque da face, o enfermeiro pode sugerir massagens da face várias vezes ao dia, utilizando um movimento ascendente suave, para manter o tônus muscular. O paciente pode realizar exercícios faciais, como enrugar a testa, bochechar e assobiar, com o auxílio de um espelho, para evitar a atrofia muscular. Deve-se evitar a exposição da face ao frio e a correntes de ar.

DISTÚRBIOS DO SISTEMA NERVOSO PERIFÉRICO

NEUROPATIAS PERIFÉRICAS

A **neuropatia** periférica (disfunção do sistema nervoso) é um distúrbio que acomete os nervos motores e sensoriais periféricos. Os nervos periféricos ligam a medula espinal e o cérebro a todos os outros órgãos. Eles transmitem impulsos motores a partir do cérebro e retransmitem os impulsos sensoriais ao cérebro. As neuropatias periféricas caracterizam-se por distúrbio funcional bilateral e simétrico, que geralmente começa nos pés e nas mãos. A causa mais comum de neuropatia periférica é o diabetes melito com controle deficiente da glicemia (Hickey & Strayer, 2020). Muitos fármacos, como os agentes antineoplásicos, também podem provocar neuropatias (Hickey & Strayer, 2020). Os principais sintomas dos distúrbios de nervos periféricos consistem em perda da sensação, atrofia muscular, fraqueza, diminuição dos reflexos, dor e parestesias dos membros.

Os distúrbios de nervos periféricos são diagnosticados com base em anamnese, exame físico e exames eletrodiagnósticos, como a EEG. O diagnóstico de neuropatia periférica na população mais velha representa um desafio, visto que muitos sintomas (p. ex., diminuição dos reflexos) podem estar associados ao processo normal de envelhecimento (Eliopoulos, 2018).

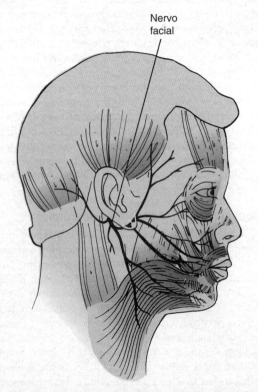

Figura 64.6 • Distribuição do nervo facial – o sétimo nervo craniano.

Não existe tratamento específico para a neuropatia periférica. É possível retardar a evolução por meio da eliminação ou controle da causa. Os pacientes com neuropatia periférica correm risco de sofrer quedas, lesões térmicas e ruptura da pele. O plano de cuidado inclui a inspeção dos membros inferiores à procura de qualquer ruptura da pele. Os dispositivos auxiliares, como andador ou bengala, podem diminuir o risco de quedas. A temperatura da água do banho é verificada para evitar a ocorrência de lesão térmica. Os calçados devem ser de tamanho apropriado. Pode-se limitar ou proibir dirigir veículos, anulando, assim, o sentimento de independência do paciente.

MONONEUROPATIA

A mononeuropatia limita-se a um único nervo periférico e seus ramos. Surge quando o tronco do nervo é comprimido ou encarcerado (como na síndrome do túnel do carpo), quando é traumatizado (como nos casos em que ocorre contusão por uma pancada), quando sofre distensão excessiva (como na luxação articular), quando é puncionado por uma agulha usada para injeção de um medicamento, ou lesionado pelos medicamentos assim injetados, ou quando se torna inflamado, devido a um processo infeccioso adjacente que se estende até o tronco do nervo. A mononeuropatia é frequentemente observada em pacientes com diabetes melito.

A dor raramente constitui um sintoma importante de mononeuropatia quando a condição é causada por traumatismo; contudo, em pacientes com condições inflamatórias que complicam o quadro, como artrite, a dor é proeminente. A dor é intensificada com todos os movimentos corporais que tendem a distender, forçar ou pressionar o nervo lesionado, assim como o movimento súbito do corpo (p. ex., ao tossir ou espirrar). A pele nas áreas supridas por nervos que estão lesionados ou doentes pode ficar avermelhada e brilhante, o tecido subcutâneo pode ficar edemaciado, e as unhas e os pelos na área sofrem alterações. As lesões químicas de um tronco nervoso, como aquelas causadas por medicamentos injetados em um nervo ou próximo a ele, são frequentemente permanentes.

O tratamento da mononeuropatia tem por objetivo remover a causa, se possível (p. ex., liberando o nervo comprimido). As injeções de corticosteroides locais podem reduzir a inflamação e a pressão sobre o nervo. Para aliviar a dor, é possível utilizar ácido acetilsalicílico ou codeína. A dor crônica pode ser tratada com medicações para a dor neuropática, como gabapentina (Comerford & Durkin, 2020).

O cuidado de enfermagem envolve a proteção da área ou do membro acometidos contra lesões, bem como orientações apropriadas do paciente sobre a mononeuropatia e seu tratamento. O enfermeiro analisa o impacto da dor e da fraqueza muscular na qualidade de vida do paciente e sugere intervenções para lidar com as preocupações expressadas pelo paciente (Girach, Julian, Varrassi et al., 2019). Devem ser garantidos encaminhamento para fisioterapia, para instituição de exercícios físicos que previnam a atrofia muscular, e encaminhamento para terapia ocupacional para avaliação da necessidade de imobilização para ajudar no posicionamento adequado.

EXERCÍCIOS DE PENSAMENTO CRÍTICO

1 **cpa** Você está participando nas rondas matinais na UTI onde você trabalha. A equipe está conversando sobre a paciente que lhe foi designada, uma mulher de 20 anos internada na noite anterior com meningite. Quais profissionais da equipe interprofissional de cuidados são essenciais para a assistência a essa paciente? Como você, o enfermeiro responsável por essa paciente, viabilizaria a discussão interprofissional sobre as medidas para promover a recuperação dela?

2 **qp** Você está cuidando de um homem de 60 anos com um diagnóstico recente de DCJ. A esposa dele o visita todos os dias. Eles estão casados há 30 anos. Quais são as prioridades para o cuidado desse paciente? Quais serão suas prioridades ao orientar esse paciente e sua esposa?

3 **pbe** No ambulatório onde você trabalha, uma mulher com diagnóstico recente de EM foi medicada e retorna para avaliação de sua função basal. A paciente afirma que "está curada". Qual orientação baseada em evidências você daria a essa paciente sobre eventos deflagradores ("gatilhos") potenciais que podem provocam o reaparecimento de sintomas?

REFERÊNCIAS BIBLIOGRÁFICAS

*Pesquisa em enfermagem.
**Referência clássica.

Livros

Comerford, K. C., & Durkin, M. T. (2020). *Nursing 2020 drug handbook*. Philadelphia, PA: Wolters Kluwer.

Eliopoulos, C. (2018). *Gerontological nursing* (9th ed.). Philadelphia, PA: Wolters Kluwer.

Hickey, J. V., & Strayer, A. L. (2020). *The clinical practice of neurological & neurosurgical nursing* (8th ed.). Philadelphia, PA: Wolters Kluwer.

Norris, T. L. (2019). *Porth's pathophysiology: Concepts of altered health status* (10th ed.). Philadelphia, PA: Wolters Kluwer.

Weber, J. R., & Kelley, J. H. (2018). *Health assessment in nursing* (6th ed.). Philadelphia, PA: Wolters Kluwer.

Periódicos e documentos eletrônicos

Bradshaw, M., & Houtchens, M. (2018). Neurology board review multiple sclerosis. *Neurology Reviews*. Retrieved on 10/3/2020 at: www.neurologyreviews-digital.com/neurologyreviews/ms_board_review_supp_0618/MobilePagedArticle.action?articleId=1397400#articleId1397400

Brouwer, M., & van de Beek, D. (2017). Epidemiology, diagnosis, and treatment of brain abscesses. *Current Opinion in Infectious Diseases*, 30(1), 129–134.

Centers for Disease Control and Prevention (CDC). (2019). *Guillain-Barré Syndrome*. Retrieved on 9/21/2020 at: www.cdc.gov/campylobacter/guillain-barre.html

Centers for Disease Control and Prevention (CDC). (2020). *Recommended adult immunization schedule—United States, 2020*. Retrieved on 6/27/2020 at: www.cdc.gov/vaccines/schedules/hcp/adult.html

Coyle, P. (2019). Diagnosing and managing multiple sclerosis: A personalized approach. *Neurology Reviews*. Retrieved on 10/3/2020 at: www.globalacademycme.com/cme/neurology/diagnosing-and-managing-multiple-sclerosis/diagnosing-and-managing-multiple-sclerosis/page/0/1

*Debska, G., Milaniak, I., & Skorupska-Krol, A. (2020). The quality of life as a predictor of social support for multiple sclerosis patients and caregivers. *Journal of Neuroscience Nursing*, 52(3), 106–111.

Garcia, S. (2019). High-level disinfection and sterilization. *American Nurse Today*, 14(7), 15–17.

Girach, A., Julian, T., Varrassi, G., et al. (2019). Quality of life in painful peripheral neuropathies: A systematic review. *Pain Research and Management*, 2019. doi:10.1155/2019/2091960

Kalb, R., Feinstein, A., Rohrig, A., et al. (2019). Depression and suicidality in multiple sclerosis: Red flags, management strategies, and ethical considerations. *Current Neurology and Neuroscience Reports*, 19 (77). doi:10.1007/s11910-019-0992-1

Malek, E., & Salameh, J. (2019). Guillain-Barré syndrome. *Seminars in Neurology*, 39(5), 489–595.

Manthorpe, J., & Simcock, P. (2019). The role of social work in supporting people affected by Creutzfeldt-Jakob Disease (CJD): A scoping review. *British Journal of Social Work, 49*, 1798–1816.

Miller, Y., Grima, K., & Plonowski, M. (2020). Eligibilty reference manual. American Red Cross. Retrieved on 9/28/2020 at: www.redcrossblood.org/donate-blood/how-to-donate/eligibility-requirements/eligibility-criteria-alphabetical/eligibility-reference-material.html

Mount, H., & Boyle, S. (2017). Aseptic and bacterial meningitis: Evaluation, treatment, and prevention. *American Family Physician, 96*(5), 314–322.

National Institute of Neurological Disorders and Stroke (NINDS). (2018a). Bell's palsy fact sheet. Retrieved on 9/21/2020 at: www.ninds.nih.gov/Disorders/Patient-Caregiver-Education/Fact-Sheets/Bells-Palsy-Fact-Sheet

National Institute of Neurological Disorders and Stroke (NINDS). (2018b). Guillain-Barré syndrome fact sheet. Retrieved on 10/3/2020 at: www.ninds.nih.gov/Disorders/Patient-Caregiver-Education/Fact-Sheets/Guillain-Barr%C3%A9-Syndrome-Fact-Sheet

National Institute of Neurological Disorders and Stroke (NINDS). (2020). Myasthenia gravis fact sheet. Retrieved on 10/3/2020 at: www.ninds.nih.gov/Disorders/Patient-Caregiver-Education/Fact-Sheets/Myasthenia-Gravis-Fact-Sheet

*Newland, P., Lorenz, R. A., Smith, J. M., et al. (2019). The relationship among multiple sclerosis-related symptoms, sleep quality, and sleep hygiene behaviors. *Journal of Neuroscience Nursing, 51*(1), 37–42.

Obermann, M. (2019). Recent advances in understanding/managing trigeminal neuralgia. *F1000 Research, 8*. doi:10.12688/f1000research.16092.1

Rae-Grant, A., Day, G. S., Marrie, R. A., et al. (2018). Practice guideline recommendations summary: Disease-modifying therapies for adults with multiple sclerosis. *Neurology, 90*(17), 777–788.

Somasundara, D., Sullivan, F., & Cheesbrough, G. (2017). Management of Bell's palsy. *Australian Prescriber, 40*(3), 94–97.

Sonneville, R., Ruimy, R., Benzonana, N., et al. (2017). An update on bacterial brain abscess in immunocompetent patients. *Clinical Microbiology and Infection, 23*(9), 614–620.

Thompson, A., Banwell, B., Barkhof, F., et al. (2018). Diagnosis of multiple sclerosis: 2017 revisions of the McDonald criteria. *The Lancet Neurology, 17*(2), 162–173.

Vitiello, G., Emmi, G., Silvestri, E., et al. (2019). Intravenous immunoglobulin therapy: A snapshot for the internist. *Internal and Emergency Medicine, 14*(7), 1041–1049.

World Health Organization (WHO). (n.d.). Creutzfeldt-Jakob disease (CJD) and variant CJD (VCJD). Retrieved on 10/3/2020 at: www.who.int/zoonoses/diseases/Creutzfeldt.pdf

Recursos

Creutzfeldt–Jakob Disease Foundation, www.cjdfoundation.org
Guillain–Barré Syndrome Foundation International, www.gbs-cidp.org
Myasthenia Gravis Foundation of America (MGFA), www.myasthenia.org
National Multiple Sclerosis Society, www.nationalmssociety.org
The Foundation for Neuropathy, www.foundationforpn.org

65 Manejo de Pacientes com Distúrbios Oncológicos ou Neurológicos Degenerativos

DESFECHOS DO APRENDIZADO

Após ler este capítulo, você será capaz de:

1. Descrever os tumores do encéfalo e da medula espinal, sua classificação, fisiopatologia, manifestações clínicas, diagnóstico e manejos clínico e de enfermagem.
2. Usar o processo de enfermagem como referencial para o cuidado do paciente com metástases do sistema nervoso ou tumor cerebral primário.
3. Explicar os processos fisiopatológicos responsáveis por vários distúrbios neurodegenerativos.
4. Aplicar o processo de enfermagem como uma estrutura de cuidados para o paciente com doença de Parkinson e o paciente que foi submetido a uma discectomia cervical.

CONCEITOS DE ENFERMAGEM

Estresse e enfrentamento
Família
Infecção
Líquidos e eletrólitos
Mobilidade
Nutrição
Orientações ao paciente
Percepção sensorial
Regulação intracraniana

GLOSSÁRIO

bradicinesia: movimentos voluntários e fala anormalmente lentos
ciatalgia: dor espontânea e à palpação que se irradia ao longo do nervo ciático passando pela coxa e pela perna
coreia: movimentos involuntários, espasmódicos, não intencionais e rápidos dos membros ou dos músculos faciais, incluindo caretas faciais
demência: termo amplo para uma síndrome caracterizada por declínio geral no funcionamento superior do encéfalo, como o raciocínio, com um padrão de declínio inexorável da capacidade de desempenhar até mesmo atividades de vida diária básicas, tais como higiene íntima e alimentação
discinesia: comprometimento da capacidade de executar movimentos voluntários
disfonia: comprometimento da voz ou alteração da sua produção
espondilose: alterações degenerativas que ocorrem em um disco e nos corpos vertebrais adjacentes; pode ocorrer nas vértebras cervicais ou lombares
neurodegenerativo: deterioração das células ou da função do sistema nervoso
papiledema: edema do nervo óptico, geralmente decorrente de aumento da pressão intracraniana (PIC)
parestesia: sensação de dormência, formigamento ou de "alfinetes e agulhas"

A ocorrência de processos oncológicos ou degenerativos no sistema neurológico provoca um conjunto singular de desafios de enfermagem. Assim, os enfermeiros que fornecem cuidados a pacientes com esses distúrbios precisam conhecer bem fisiopatologia, exames complementares, cuidados clínicos e de enfermagem e processos de reabilitação. Os enfermeiros cuidam de pacientes com doenças oncológicas ou degenerativas tanto em instituições hospitalares quanto ambulatoriais, bem como em domicílio. Os distúrbios oncológicos incluem tumores do encéfalo e da medula espinal. Os distúrbios neurológicos degenerativos consistem em doença de Parkinson, doença de Huntington, esclerose lateral amiotrófica (ELA), distrofias musculares e doença degenerativa dos discos intervertebrais. Acredita-se que a síndrome pós-poliomielite seja de natureza degenerativa, de modo que está incluída neste capítulo.

DISTÚRBIOS ONCOLÓGICOS DO ENCÉFALO E DA MEDULA ESPINAL

Existem muitos tipos de tumores cerebrais e da medula espinal, cada um deles com sua própria biologia, prognóstico e opções de tratamento. Devido à sua anatomia e fisiologia singulares, os tumores do sistema nervoso central (SNC) representam um desafio para o diagnóstico e o tratamento.

TUMORES CEREBRAIS

Um tumor cerebral ocupa espaço no crânio, crescendo como massa esférica ou como tecido que infiltra difusamente o encéfalo. Os efeitos dos tumores cerebrais são causados por inflamação, compressão e infiltração dos tecidos. Em consequência, ocorrem diversas alterações fisiológicas, causando qualquer um dos seguintes eventos fisiopatológicos ou todos eles (Hickey & Strayer, 2020):

- Elevação da pressão intracraniana (PIC) e edema cerebral
- Sinais neurológicos focais, como cefaleia
- Atividade convulsiva
- Hidrocefalia
- Alteração da função hipofisária.

As lesões neoplásicas no encéfalo acabam provocando morte por causa da elevação da PIC e do comprometimento das funções vitais, como a respiração.

Existem mais de 100 tipos de tumor cerebral, com uma estimativa de 78 mil novos casos a cada ano. Esses incluem 25 mil tumores cerebrais malignos e 53 mil tumores cerebrais não malignos (American Association of Neuroscience Nurses [AANN], 2016). Os tumores cerebrais são classificados em primários ou secundários. Os tumores cerebrais primários originam-se de células no interior do encéfalo. Nos adultos, os tumores cerebrais primários originam-se, em sua maioria, de células gliais (células que compõem a estrutura e o sistema de sustentação do encéfalo e da medula espinal) e são supratentoriais (localizados acima do revestimento do cerebelo). Tumores evoluem localmente, metastatizam em raras ocasiões para fora do SNC e têm uma taxa de sobrevida em 5 anos de 33,4% (Garcia, Slone, Dolecek et al., 2019).

Os países desenvolvidos apresentam uma incidência mais elevada de tumores cerebrais primários, com taxas de 5,1 por 100 mil em comparação com 3 por 100 mil em países menos desenvolvidos. Isso se deve, mais provavelmente, ao diagnóstico mais frequente por modalidades de imagem mais elaboradas. Embora muitos fatores de risco tenham sido investigados, a exposição à radiação ionizante constitui o único fator de risco modificável conhecido (AANN, 2016). Muitos fatores genéticos e síndromes genéticas (como a neurofibromatose) estão associados a risco de tumor cerebral nas famílias (AANN, 2016).

Os tumores cerebrais secundários ou metastáticos desenvolvem-se a partir de estruturas localizadas fora do encéfalo e são duas vezes mais comuns que os tumores cerebrais primários (AANN, 2016). Podem ocorrer lesões metastáticas para o encéfalo a partir de neoplasias de pulmão, mama, segmento inferior do sistema digestório, pâncreas, rim e pele (melanomas). Podem ocorrer metástases isoladas ou múltiplas, e metástases cerebrais podem ser encontradas a qualquer momento durante a evolução da doença, até mesmo por ocasião do diagnóstico inicial da doença primária. As taxas de sobrevida dos pacientes com cânceres cerebrais primários estão melhorando, porém a incidência de metástases cerebrais está aumentando (AANN, 2016).

A maior incidência de tumores cerebrais em adultos é observada entre a quinta e a sétima décadas de vida (Young, Chmura, Wainwright et al., 2017). Existe discreta predominância masculina na incidência de tumores cerebrais malignos.

Tipos de tumores cerebrais primários

Os tumores cerebrais podem ser classificados em vários grupos: os que se originam dos revestimentos do encéfalo (p. ex., meningioma dural); os que se desenvolvem nos nervos cranianos ou sobre eles (p. ex., neuroma do acústico); aqueles que se originam no tecido encefálico (p. ex., glioma); e as lesões metastáticas, que têm a sua origem em outras partes do corpo. Os tumores da hipófise, da glândula pineal e dos vasos sanguíneos cerebrais também são tipos de tumores encefálicos. As considerações clínicas relevantes incluem a localização e a natureza histológica do tumor. Aproximadamente 70% dos casos de tumor cerebral são benignos, porém mesmo tumores benignos, como os cistos coloides, podem ocorrer em regiões vitais e crescer o suficiente para provocar efeitos graves (Hickey & Strayer, 2020). Ver Boxe 65.1 para a classificação dos tumores cerebrais.

Gliomas

Nos adultos, os gliomas (principalmente o astrocitoma) representam aproximadamente 25% dos tumores cerebrais primários sintomáticos. Os tumores gliais, que constituem o tipo mais comum de neoplasia intracerebral, são divididos em muitas categorias (McFaline-Figueroa & Lee, 2018). Os astrocitomas, que se originam de células astrocíticas, constituem o tipo mais comum de glioma e são graduados de I a IV, indicando o grau de malignidade (McFaline-Figueroa & Lee, 2018). O grau baseia-se na densidade celular, na ocorrência de mitose e no grau de diferenciação a partir do tipo de célula original. Os tumores de graus III e IV são conhecidos como glioblastomas e exibem pouca semelhança com a célula de origem. Os astrocitomas infiltram-se no tecido conjuntivo neural circundante e, por conseguinte, não podem ser totalmente removidos sem causar dano considerável às estruturas vitais.

Tumores oligodendrogliais, que se originam nas células oligodendrogliais, representam cerca de 1,4% dos gliomas (Hickey & Strayer, 2020). A maioria dos oligodendrogliomas ocorre em adultos com idade entre 50 e 60 anos. São encontrados mais frequentemente em homens do que em mulheres e são classificados como de baixo ou alto grau (anaplásicos) (Young et al., 2017). A distinção histológica entre os astrocitomas e os oligodendrogliomas é difícil, mas importante, visto

---

Boxe 65.1 — Classificação dos tumores cerebrais em adultos

I. Tumores intracerebrais
  A. Gliomas – infiltram qualquer parte do encéfalo; tipo mais comum de tumor cerebral
   1. Astrocitomas (graus I e II)
   2. Glioblastomas (astrocitoma de graus III e IV)
   3. Oligodendroglioma (de baixo ou de alto grau)
   4. Ependimoma (graus I a IV)
   5. Meduloblastoma
II. Tumores que se originam de estruturas de sustentação
  A. Meningiomas
  B. Neuromas (neuroma acústico, schwannoma)
  C. Adenomas hipofisários
III. Tumores de desenvolvimento
  A. Angiomas
  B. Cisto dermoide, epidermoide, teratoma, craniofaringioma
IV. Lesões metastáticas

Adaptado de Hickey, J. V. & Strayer, A. L. (2020). (2009) *The clinical practice of neurological and neurosurgical nursing* (8th ed.). Philadelphia, PA: Wolters Kluwer.

que os oligodendrogliomas são mais sensíveis à quimioterapia que os astrocitomas. Os tumores que se originam de células ependimárias, outro tipo de célula glial, são conhecidos como ependimomas e são mais comuns em crianças do que em adultos. Os tumores gliais podem ser abordados com uma combinação de cirurgia, radioterapia e quimioterapia, dependendo da célula específica e das características do paciente, bem como da localização do tumor (Young et al., 2017).

Meningiomas

Os meningiomas, que representam 37% de todos os tumores cerebrais primários, são tumores encapsulados benignos e comuns das células aracnóideas nas meninges (McFaline-Figueroa & Lee, 2018). São de crescimento lento, ocorrem mais frequentemente em adultos de meia-idade e são mais comuns em mulheres. Com frequência, os meningiomas desenvolvem-se em áreas proximais aos seios venosos. As manifestações dependem da área acometida e resultam frequentemente de compressão, em vez de invasão do tecido encefálico. O tratamento preferido para as lesões sintomáticas é a cirurgia, com remoção completa ou dissecção parcial, embora a radioterapia possa ser útil em alguns pacientes. Metástases são raras no caso de meningiomas, porém sua retirada cirúrgica pode ser difícil sem provocar déficits neurológicos se estiverem localizados na base do crânio ou se circundarem o nervo óptico ou ainda no raro caso de o meningioma ser invasivo. Meningiomas múltiplos podem ocorrer em pacientes com neurofibromatose tipo 2 (Euskirchen & Peyre, 2018).

Neuromas do acústico

Os neuromas do acústico representam 16% dos tumores cerebrais, com homens e mulheres sendo igualmente acometidos, e ocorrem mais frequentemente na quinta década de vida (Hong & Moliterno, 2019).

O neuroma do acústico é um tumor do oitavo nervo craniano – o nervo craniano mais responsável pela audição e pelo equilíbrio. Em geral, surge exatamente no meato acústico interno, no qual frequentemente se expande antes de ocupar o recesso pontocerebelar. O neuroma do acústico cresce lentamente e alcança dimensões consideráveis antes de ser diagnosticado. O paciente geralmente apresenta perda da audição, zumbidos e episódios de vertigem e marcha cambaleante. À medida que o tumor aumenta de tamanho, podem ocorrer sensações dolorosas na face, do mesmo lado do tumor, em consequência da compressão do quinto nervo craniano pelo tumor (Hong & Moliterno, 2019). Muitos neuromas do acústico são benignos e podem ser tratados de modo conservador. Muitos neuromas do acústico que continuam crescendo podem ser removidos cirurgicamente e apresentam prognóstico satisfatório (ver Capítulo 59). Alguns neuromas do acústico respondem à radioterapia estereotáxica, em vez de à craniotomia aberta. A radioterapia estereotáxica é discutida mais adiante, neste capítulo.

Adenomas hipofisários

Os tumores hipofisários representam aproximadamente 16% de todos os tumores cerebrais primários (AANN, 2016). Podem ocorrer em qualquer idade, mas são mais comuns em adultos mais velhos. As mulheres são mais acometidas que os homens, sobretudo durante a idade fértil. Tais tumores raramente são malignos, mas causam sintomas em consequência da pressão exercida sobre as estruturas adjacentes ou de alterações hormonais (Jang, Oh, Lee et al., 2020).

Efeitos de pressão dos adenomas hipofisários

A pressão causada por um adenoma hipofisário pode ser exercida sobre os nervos ópticos, o quiasma óptico ou os tratos ópticos ou sobre o hipotálamo ou o terceiro ventrículo, se o tumor invadir os seios cavernosos ou se expandir no osso esfenoide. Esses efeitos compressivos provocam cefaleia, disfunção visual, distúrbios hipotalâmicos (transtornos do sono, do apetite, da temperatura e das emoções), elevação da PIC e aumento e erosão da sela turca (Donovan & Welch, 2018; Jang et al., 2020; Molitch, 2017).

Efeitos hormonais dos adenomas hipofisários

Os tumores hipofisários funcionantes conseguem produzir um ou mais hormônios normalmente sintetizados pela adeno-hipófise. Hipersecreção hormonal é causada apenas por adenomas hipofisários (Molitch, 2017). A maioria dos adenomas (50%) secreta hormônio de modo excessivo, incluindo prolactina (prolactinomas), hormônio de crescimento (GH, do inglês *growth hormone*), que provoca acromegalia em adultos, hormônio adrenocorticotrófico (ACTH, do inglês *adrenocorticotropic hormone*), que resulta em doença de Cushing, ou hormônio tireoestimulante (TSH, do inglês *thyroid-stimulating hormone*) (Molitch, 2017). Os adenomas que secretam TSH ou hormônio foliculoestimulante e hormônio luteinizante ocorrem com pouca frequência, ao passo que os adenomas que produzem tanto GH quanto prolactina são relativamente comuns.

As mulheres cuja hipófise esteja secretando quantidades excessivas de prolactina apresentam amenorreia ou galactorreia (fluxo excessivo ou espontâneo de leite). Os homens portadores de prolactinomas podem apresentar disfunção erétil e hipogonadismo. A acromegalia, que é causada pelo excesso de GH, provoca aumento de tamanho das mãos e dos pés, distorção dos traços faciais e pressão sobre os nervos periféricos (síndromes compressivas). As manifestações clínicas da doença de Cushing, uma condição associada à produção excessiva e prolongada de cortisol, são observadas com a produção excessiva de ACTH. As manifestações consistem em um tipo de obesidade com redistribuição do tecido adiposo para as áreas facial, supraclavicular e abdominal, hipertensão arterial, estrias arroxeadas e equimoses, osteoporose, níveis elevados de glicemia e transtornos emocionais. Ver Capítulo 45 para uma discussão dos distúrbios endócrinos que resultam desses tumores.

Considerações gerontológicas

A incidência de todos os tumores cerebrais aumenta com a idade (Young et al., 2017). Os tumores intracranianos podem produzir alterações da personalidade, confusão mental, disfunção da fala ou distúrbios da marcha. Em pacientes idosos, os sinais e sintomas iniciais dos tumores intracranianos podem facilmente passar despercebidos ou ser atribuídos incorretamente a alterações cognitivas e neurológicas associadas ao processo normal de envelhecimento (Eliopoulos, 2018). Os sinais e sintomas neurológicos no indivíduo idoso precisam ser cuidadosamente avaliados, visto que ocorrem metástases encefálicas em pacientes com história de câncer anterior. Seja qual for a idade do paciente ou a decisão de tratar ou não, os profissionais da saúde proporcionam cuidados de suporte. Pesquisadores já relataram que o grau de fragilidade influencia os desfechos clínicos de adultos mais velhos submetidos à ressecção cirúrgica de tumor cerebral (Harland, Wang, Gunaydin et al., 2020). Pacientes identificados como frágeis ou moderadamente frágeis corem risco aumentado de internação hospitalar mais prolongada e tendem a receber alta hospitalar para uma unidade de longa permanência, em vez de para seus domicílios (Harland et al., 2020).

Manifestações clínicas

Os tumores cerebrais podem provocar sinais e sintomas neurológicos tanto focais quanto generalizados. Os sintomas generalizados refletem a elevação da PIC, e os sinais e sintomas focais ou específicos mais comuns resultam de tumores que interferem nas funções de regiões específicas do encéfalo. A Figura 65.1 indica locais comuns de tumores cerebrais.

Elevação da pressão intracraniana

Conforme discutido no Capítulo 61, o crânio é um compartimento rígido que abriga conteúdos essenciais e não compressíveis: a substância encefálica, o sangue intravascular e o líquido cerebrospinal (LCS). A hipótese ou doutrina de Monro-Kellie explica o equilíbrio dinâmico dos conteúdos cranianos. De acordo com essa hipótese, se qualquer um dos componentes cranianos aumentar de volume, a PIC aumentará, a não ser que um dos outros componentes diminua de volume. Em consequência, qualquer alteração no volume ocupado pelo encéfalo (como a que ocorre em distúrbios como tumor ou edema cerebral) produz sinais e sintomas de PIC elevada (Witherspoon & Ashby, 2017).

O tumor em processo de expansão e seu edema associado comprometem o equilíbrio entre o encéfalo, o sangue e o LCS. Com o crescimento do tumor, ocorrem ajustes compensatórios por meio da compressão das veias intracranianas, redução do volume do LCS (pelo aumento de sua absorção ou produção diminuída), redução modesta do fluxo sanguíneo cerebral ou diminuição da massa tecidual encefálica intra ou extracelular. Quando esses mecanismos compensatórios falham, o paciente desenvolve sinais e sintomas de PIC elevada, que consistem mais frequentemente em cefaleia, náuseas com ou sem vômitos e **papiledema** (edema do nervo óptico) (Hickey & Strayer, 2020). É comum a ocorrência de alterações da personalidade e de uma variedade de déficits focais, incluindo disfunção de nervos cranianos, motores e sensitivos.

Cefaleia

Um terço dos pacientes com tumores cerebrais relata cefaleia como sintoma inicial (Hickey & Strayer, 2020). A cefaleia é relatada mais frequentemente nas primeiras horas da manhã e piora com tosse, esforço para defecar ou movimentos súbitos (Norris, 2019). Acredita-se que seja causada pela invasão, compressão ou distorção das estruturas sensíveis à dor pelo tumor ou pelo edema que acompanha o tumor. A cefaleia pode ser generalizada ou localizada na região do tumor. À medida que o edema aumenta, a cefaleia torna-se bifrontal ou bioccipital, seja qual for a localização do tumor (Hickey & Strayer, 2020).

Vômitos

Os vômitos, que raramente estão relacionados com a ingestão de alimento, em geral resultam da irritação dos centros vagais no bulbo (Hickey & Strayer, 2020). Os vômitos vigorosos são descritos como vômito em jato. A cefaleia pode ser aliviada pelos vômitos.

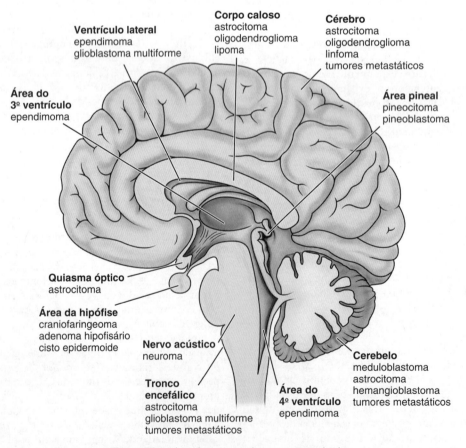

Figura 65.1 • Locais comuns de tumores cerebrais.

Distúrbios visuais

O tumor ou o edema que o circunda podem comprimir o terceiro nervo craniano, provocando edema do disco óptico ou papiledema. Isso limita a acuidade visual ao longo da via visual, discreta ou intensamente, na forma de diplopia (visão dupla), hemianopsia (déficits do campo visual) ou graus variáveis de cegueira (Jang et al., 2020).

Convulsões

Crises convulsivas são comuns em pacientes com tumores cerebrais, seja inicialmente ou durante a evolução da doença (McFaline-Figueroa & Lee, 2018). As convulsões podem ser focais ou generalizadas. Os tumores nos lobos frontal, parietal e temporal estão associados a maior risco de convulsões; a ocorrência de convulsões é incomum nos tumores do tronco encefálico ou cerebelares. Ver Capítulo 61 para uma discussão sobre as convulsões e o manejo relacionado.

Se não forem a manifestação inicial, as crises convulsivas podem ser decorrentes de fatores metabólicos (desequilíbrios eletrolíticos, insuficiência hepática, doença renal, efeitos colaterais de radioterapia ou quimioterapia), podem ter causas estruturais (metástases parenquimatosas, doença leptomeníngea, metástases durais) ou podem ser decorrentes de hemorragia, trombose ou meningite recente (Hickey & Strayer, 2020). Se o paciente apresentar crise convulsiva, agentes anticonvulsivantes são prescritos pelo médico. Os medicamentos com as melhores evidências de controle da atividade convulsiva são levetiracetam, carbamazepina, fenitoína e zonisamida (Comerford & Durkin, 2020).

Sinais/sintomas localizados

Quando regiões específicas do encéfalo são afetadas, ocorrem sinais e sintomas locais, tais como anormalidades sensitivas ou motoras, alterações visuais, alterações da cognição e distúrbios da linguagem (p. ex., afasia). A identificação dos sinais e sintomas é importante, visto que isso pode ajudar a identificar a localização do tumor. Alguns tumores não são facilmente localizados, pelo fato de se situarem nas denominadas áreas silenciosas do encéfalo (*i. e.*, áreas cujas funções não estão bem definidas). Muitos tumores podem ser localizados correlacionando-se os sinais e os sintomas com áreas específicas do encéfalo, da seguinte maneira (Hickey & Strayer, 2020):

- Um tumor no córtex motor do lobo frontal provoca hemiparesia e convulsões parciais no lado oposto do corpo ou convulsões generalizadas. Um tumor no lobo frontal também pode provocar transtornos do estado emocional e comportamento, bem como atitude mental apática. Com frequência, o paciente torna-se impulsivo, e sua fala, seus gestos e seu comportamento tornam-se inapropriados
- Um tumor localizado no lobo parietal pode causar diminuição da sensação no lado oposto do corpo ou convulsões generalizadas
- Um tumor no lobo temporal pode causar convulsões, bem como transtornos psicológicos
- Um tumor localizado no lobo occipital produz manifestações visuais: hemianopsia homônima contralateral (perda visual em metade do campo visual do lado oposto do tumor) e alucinações visuais
- Um tumor cerebelar provoca tontura, marcha atáxica ou cambaleante com tendência a quedas para o lado da lesão, incoordenação muscular acentuada e nistagmo (movimentos oculares rítmicos e involuntários), geralmente na direção horizontal
- Um tumor no ângulo pontocerebelar geralmente se origina na bainha do nervo acústico (agora denominado nervo vestibulococlear) e provoca uma sequência característica de sintomas. Em primeiro lugar, surgem tinido e vertigem, seguidos, em pouco tempo, de surdez nervosa progressiva (disfunção do oitavo nervo craniano). Ocorrem dormência e formigamento da face e da língua (devido ao comprometimento do quinto nervo craniano). Posteriormente, verifica-se o desenvolvimento de fraqueza ou paralisia facial (comprometimento do sétimo nervo craniano). Por fim, como o tumor em expansão comprime o cerebelo, podem ser observadas anormalidades na função motora
- Os tumores do tronco encefálico podem estar associados a déficits de nervos cranianos, além de comprometimentos das funções motora e sensorial complexas (ver Tabela 64.2, no Capítulo 64).

Avaliação e achados diagnósticos

A anamnese, a maneira e o período em que os sintomas evoluem constituem componentes essenciais para o diagnóstico dos tumores cerebrais. O exame neurológico indica as áreas do SNC que estão acometidas. Para ajudar na localização precisa da lesão, realiza-se uma bateria de testes. A tomografia computadorizada (TC) contrastada pode fornecer informações específicas sobre o número, as dimensões e a densidade das lesões, bem como sobre a extensão do edema cerebral secundário. A TC pode fornecer informações sobre o sistema ventricular. A ressonância magnética (RM) é o exame de imagem mais útil para detectar tumores cerebrais, particularmente lesões menores, bem como tumores no tronco encefálico e na região hipofisária, em que o osso é espesso. A RM também é útil no monitoramento da resposta ao tratamento.

A biopsia estereotáxica (tridimensional) assistida por computador é utilizada para diagnosticar tumores cerebrais de localização profunda, bem como para proporcionar uma base para o tratamento e o prognóstico. As abordagens estereotáxicas envolvem o uso de uma estrutura tridimensional, que possibilita a localização muito precisa do tumor; uma estrutura estereotáxica e vários exames de imagem (radiografias, TC ou RM) são utilizados para localizar o tumor e verificar a sua posição (Figura 65.2). A tecnologia de mapeamento do encéfalo ajuda determinar a proximidade das áreas acometidas do encéfalo em relação a estruturas essenciais ao desempenho normal da função cerebral.

A tomografia por emissão de pósitrons (PET, do inglês *positron emission tomography*) é usada para complementar a RM em muitos centros. Na PET, os tumores de baixo grau estão associados a hipometabolismo, ao passo que os tumores de alto grau exibem hipermetabolismo. Essas informações podem ser úteis para a tomada de decisões relativas ao tratamento (Achrol, Rennert, Anders et al., 2019). O eletroencefalograma pode detectar ondas cerebrais anormais em regiões ocupadas por um tumor ou adjacentes a ele; é utilizado para avaliar as convulsões do lobo temporal e para ajudar a excluir outros distúrbios. Podem ser realizados exames citológicos do LCS para a detecção de células malignas, visto que os tumores do SNC podem eliminar células no LCS, resultando em metástase.

Manejo clínico

Diversas modalidades de manejo clínico, incluindo cirurgia, quimioterapia e radioterapia com feixe externo, são utilizadas isoladamente ou em combinação (AANN, 2016; Hickey &

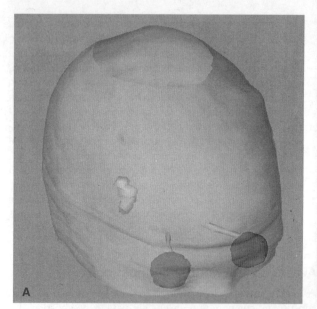
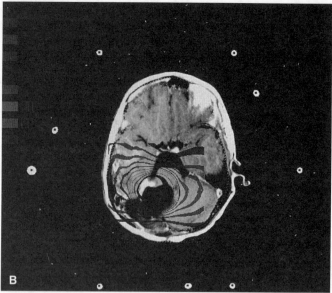

Figura 65.2 • A. Utilizando uma abordagem estereotáxica ou guiada por "mapeamento encefálico", uma imagem computadorizada tridimensional funde a imagem da tomografia computadorizada com a imagem da ressonância magnética para apontar a localização exata do tumor encefálico. Este astrocitoma de baixo grau está localizado adjacente ao tronco encefálico, é inoperável e deve ser tratado com radioterapia. Observe o quiasma óptico e os nervos ópticos. **B.** Imagem computadorizada da dose de radiação prescrita.

Strayer, 2020). Uma opção relativamente recente para os glioblastomas consiste em tratamento com campos elétricos alternados. Esse dispositivo utiliza campos elétricos alternados que interferem no processo mitótico e são colocados na cabeça do paciente (McFaline-Figueroa & Lee, 2018). O principal efeito colateral é a irritação cutânea.

Os tumores secretores podem ser tratados com medicamentos que suprimem os hormônios. Os tumores não funcionantes podem não ter nenhum efeito sobre a função hipofisária ou suprimir a produção e a liberação de hormônios. A reposição hormonal pode ser necessária para esses pacientes, a fim de restaurar a função endócrina normal. O manejo dos tumores cerebrais é complexo e exige uma abordagem interdisciplinar para otimizar os desfechos dos pacientes (Achrol et al., 2019).

Manejo cirúrgico

O objetivo do manejo cirúrgico consiste em remover a maior quantidade possível de tumor – sem aumentar o déficit neurológico (paralisia, cegueira) – ou em aliviar os sintomas por meio de sua remoção parcial (descompressão). A cirurgia também fornece a oportunidade de extrair uma amostra de tecido para estabelecer um diagnóstico definitivo. Podem ser utilizadas diversas abordagens cirúrgicas; a modalidade específica depende do tipo de tumor, da sua localização e da acessibilidade. As abordagens cirúrgicas convencionais exigem craniotomia (incisão do crânio). Ver Capítulo 61 para uma discussão do cuidado ao paciente que se submeteu à craniotomia. Essa abordagem é utilizada em pacientes com meningiomas, neuromas acústicos, astrocitomas císticos do cerebelo, cistos coloides do terceiro ventrículo, tumores congênitos, como cisto dermoide, e alguns granulomas. Com o avanço das técnicas de imagem e a disponibilidade do microscópio cirúrgico e da instrumentação microcirúrgica, até mesmo grandes tumores podem ser removidos por meio de uma craniotomia relativamente pequena. Para pacientes com glioma maligno, a remoção completa do tumor e a cura não são possíveis; contudo, a justificativa para a ressecção inclui alívio da PIC, remoção de qualquer tecido necrótico e redução da massa tumoral, deixando, teoricamente, menor número de células que se tornam resistentes à radioterapia ou à quimioterapia. Os adenomas hipofisários são tratados, em sua maioria, por meio de remoção microcirúrgica transesfenoidal (ver Capítulo 61), ao passo que o restante dos tumores que não podem ser removidos por completo são tratados com radioterapia (Hickey & Strayer, 2020).

Radioterapia

A radioterapia – a base do tratamento de muitos tumores cerebrais – diminui a incidência de recidiva dos tumores que não são ressecados por completo (AANN, 2016). A radiação gama é administrada através de um feixe externo ao tumor em múltiplas frações. A braquiterapia (o implante cirúrgico de fontes de radiação para a administração de altas doses a uma curta distância) é uma opção para o tratamento de alguns tipos de tumores, dependendo da sua localização. Ela costuma ser utilizada como adjuvante da radioterapia convencional ou como medida de resgate para a doença recorrente. São utilizados radioisótopos, como o iodo 131 (I^{131}), para minimizar os efeitos sobre o tecido cerebral circundante.

Os procedimentos estereotáxicos podem ser realizados utilizando-se um acelerador linear ou um bisturi gama para efetuar uma radiocirurgia (Hickey & Strayer, 2020). Esses procedimentos possibilitam o tratamento de tumores profundos e inacessíveis, frequentemente em uma única sessão. A localização precisa do tumor é obtida pela abordagem estereotáxica e por medições minuciosas e posicionamento preciso do paciente. Em seguida, múltiplos feixes externos aplicam uma dose muito alta de radiação. Uma vantagem desse método é que não é necessário fazer uma incisão cirúrgica. As desvantagens incluem o intervalo de tempo entre o tratamento e o resultado esperado, além do potencial de desenvolvimento de necrose por radiação (AANN, 2016).

Quimioterapia

A quimioterapia pode ser utilizada com a radioterapia ou como única modalidade de tratamento, com a meta de aumentar o tempo de sobrevida do paciente. O maior desafio na quimioterapia dos tumores cerebrais é que a presença da barreira hematencefálica impede o acesso dos fármacos ao tumor em doses efetivas sem causar toxicidade sistêmica (AANN, 2016).

O glioma maligno é geralmente tratado com temozolomida oral por 6 semanas durante a radioterapia, seguido de temozolomida por 6 a 12 meses. Os gliomas de baixo grau podem ser tratados com 6 meses de temozolomida oral apenas. A temozolomida é um agente quimioterápico oral que atravessa a barreira hematencefálica (McFaline-Figueroa & Lee, 2018). Outros agentes quimioterápicos são prescritos isoladamente ou em combinação, dependendo do tipo de tumor.

O transplante autólogo de medula óssea é usado em alguns pacientes que receberão quimioterapia ou radioterapia, visto que pode "resgatar" o paciente da toxicidade da medula óssea associada às altas doses de quimioterapia e radioterapia. Uma fração da medula óssea do paciente é aspirada, geralmente da crista ilíaca, e armazenada. O paciente recebe grandes doses de quimioterapia ou de radioterapia para destruir um grande número de células malignas. A medula óssea é reinfundida por via intravenosa (IV) após o término do tratamento. Ver discussão sobre transplante de medula óssea no Capítulo 12.

Terapia farmacológica

Os corticosteroides mostram-se úteis para aliviar a cefaleia e as alterações do nível de consciência. Acredita-se que os corticosteroides, como a dexametasona, reduzam a inflamação e o edema ao redor dos tumores (AANN, 2016). Outros medicamentos utilizados incluem diuréticos osmóticos (p. ex., manitol e solução salina hipertônica) para diminuir o conteúdo de líquido do encéfalo, levando à redução da PIC. Anticonvulsivantes são administrados para tratar e controlar as crises convulsivas (Comerford & Durkin, 2020).

Manejo de enfermagem

As características da cefaleia, quando existente, devem ser investigadas. A posição ereta e o uso de analgésicos podem ser úteis para o manejo da dor; os enfermeiros devem avaliar a efetividade das intervenções para o cuidado da dor (Ijzerman-Korevaar, Snijers, Saskia et al., 2018). Mesmo na ausência de história de convulsões, o paciente e a sua família devem ser orientados sobre a possibilidade de convulsões e a necessidade de aderir a medicamentos anticonvulsivantes profiláticos, quando prescritos. O paciente portador de tumor cerebral corre risco aumentado de aspiração, em consequência da disfunção de nervos cranianos. Deve-se considerar o uso de medicamentos para aliviar as náuseas e evitar os vômitos (Ijzerman-Korevaar et al., 2018). No período pré-operatório, são avaliados o reflexo do vômito e a capacidade de deglutição. Nos pacientes com reflexo do vômito diminuído, os cuidados incluem orientar o paciente sobre a necessidade de direcionar os alimentos e líquidos para o lado não afetado, sentar-se ereto para comer, oferecer dieta semissólida e dispor prontamente de equipamento de aspiração. Os efeitos da PIC elevada em decorrência da massa tumoral são revistos no Capítulo 61. O enfermeiro realiza avaliações neurológicas, monitora os sinais vitais, mantém um registro das observações neurológicas (ver Figura 61.5, no Capítulo 61), estabelece um intervalo entre as intervenções de enfermagem para evitar a rápida elevação da PIC e reorienta o paciente, quando necessário, para a pessoa, o tempo e o espaço. O uso de corticosteroides para controlar a cefaleia e os sintomas neurológicos exige avaliação e intervenção de enfermagem minuciosas, visto que podem ocorrer muitos efeitos adversos, incluindo hiperglicemia, anormalidades dos eletrólitos e fraqueza muscular (ver Tabela 45.3, no Capítulo 45). Os pacientes com alterações cognitivas causadas pela lesão necessitam de reorientação frequente e do uso de dispositivos de orientação (p. ex., pertences pessoais, fotografias, listas, relógio), supervisão e ajuda no autocuidado, bem como monitoramento contínuo e intervenção para a prevenção de lesões. Os pacientes com convulsões são monitorados cuidadosamente e protegidos de lesões. A função motora é verificada em intervalos, visto que podem ocorrer déficits motores específicos, dependendo da localização do tumor. Quando o paciente apresenta fraqueza muscular, uma abordagem interprofissional (incluindo enfermeiro, fisioterapeutas e terapeutas ocupacionais) pode ser usada para preservar a força muscular, promover a amplitude de movimento e facilitar a independência do autocuidado. Os distúrbios sensoriais são avaliados, e qualquer área de dormência deve ser protegida contra lesões. A fala é avaliada, e os pacientes com déficits da fala podem ser orientados a utilizar formas alternativas de comunicação. Os movimentos oculares e o tamanho e a reação das pupilas podem ser afetados pelo comprometimento de nervos cranianos. A fadiga é comum durante a terapia; esforços devem ser envidados para conservar a energia e promover o repouso.

Os efeitos psicossociais sobre os membros da família que cuidam de uma pessoa com metástases cerebrais podem ser significativos (Ketcher, Otto & Reblin, 2020). Os cuidadores devem ser incluídos no plano de cuidados.

O processo de enfermagem para pacientes que se submetem à neurocirurgia é discutido no Capítulo 61. As capacidades funcionais do paciente devem ser reavaliadas no pós-operatório, visto que podem ocorrer mudanças.

METÁSTASES CEREBRAIS

Um número significativo de pacientes com câncer apresenta déficits neurológicos causados por metástases para o sistema nervoso, podendo incluir o encéfalo, o LCS e as meninges. As lesões metastáticas para o cérebro são mais comuns do que os tumores cerebrais primários e têm taxa de sobrevida em 2 anos inferior a 10% (Achrol et al., 2019). O alto número de tumores cerebrais metastáticos é clinicamente importante, visto que maior número de pacientes com todas as formas de câncer sobrevive por mais tempo, em consequência dos avanços nas terapias. Os sinais e sintomas neurológicos consistem em cefaleia, distúrbios da marcha, comprometimento visual, alterações da personalidade, alteração do estado mental (perda da memória e confusão), fraqueza focal, paralisia, afasia e convulsões (McFaline-Figueroa & Lee, 2018). Esses sinais e sintomas podem ser devastadores tanto para o paciente quanto para a família. As metástases para o LCS e para as meninges, conhecidas como metástases leptomeníngeas, podem produzir sintomas de cefaleia e déficits isolados de nervos cranianos.

Manejo clínico

O tratamento do câncer metastático do sistema nervoso é paliativo e consiste em eliminar ou reduzir os sintomas graves. Mesmo quando a meta é um tratamento paliativo, os sinais e sintomas angustiantes podem ser aliviados, o que melhora a qualidade de vida do paciente e de sua família (McFaline-Figueroa & Lee, 2018). Pacientes com metástases cerebrais que não são tratados apresentam mau prognóstico e tempo de sobrevida limitado. As opções terapêuticas incluem radioterapia cerebral total (a base do tratamento) para múltiplas metástases e radiocirurgia estereotáxica para até três locais de metástases. A cirurgia pode ser considerada para uma única metástase sintomática. A quimioterapia sistêmica direcionada para o câncer primário pode ser inefetiva para atravessar a barreira hematencefálica; no entanto, pode-se acrescentar a quimioterapia que atravessa essa barreira. A quimioterapia intratecal, que consiste na injeção direta de agentes quimioterápicos no LCS do encéfalo ou do canal espinal, pode ser útil em indivíduos com metástases (Song, Li, Yin et al., 2018). O método ideal geralmente consiste em alguma combinação desses tratamentos.

A dor pode constituir um problema significativo, e o seu manejo consiste em aumento gradativo das doses e progressão do tipo de agentes analgésicos necessários para o seu alívio. Se o paciente tiver dor intensa, pode-se infundir morfina no espaço epidural ou subaracnóideo, utilizando uma agulha espinal e colocando o cateter o mais próximo possível do segmento espinal em que a dor se projeta. São administradas pequenas doses de morfina em intervalos prescritos (ver Capítulo 9).

PROCESSO DE ENFERMAGEM
Paciente com metástases do sistema nervoso ou com tumor cerebral primário

Avaliação

A avaliação de enfermagem inclui um exame neurológico basal e focaliza em: como o paciente está agindo, movendo-se e andando; como está se adaptando à fraqueza ou paralisia e à perda da visão e da fala; e como está lidando com as convulsões. A avaliação aborda os sintomas que causam angústia ao paciente e que afetam a sua qualidade de vida, incluindo dor, problemas respiratórios, distúrbios intestinais e vesicais e transtornos do sono, bem como comprometimento da integridade da pele, do equilíbrio hídrico e da regulação da temperatura (Hickey & Strayer, 2020). O estado nutricional é avaliado, visto que a caquexia e a síndrome de anorexia-caquexia relacionada com o câncer são comuns (ver Capítulo 12).

O enfermeiro obtém uma anamnese nutricional para avaliar o consumo de alimentos, a intolerância e as preferências alimentares do paciente. O cálculo do índice de massa corporal pode confirmar a perda de tecido adiposo subcutâneo e da massa corporal sem gordura (ver Capítulo 4). As medidas bioquímicas são revistas para avaliar o grau de desnutrição, comprometimento da imunidade celular e equilíbrio eletrolítico. Um nutricionista ajuda a determinar as necessidades calóricas do paciente.

O enfermeiro trabalha com outros membros da equipe de saúde para avaliar o impacto da doença sobre a família em termos de cuidado domiciliar, relações alteradas, problemas financeiros, pressões de tempo e problemas familiares. Essas informações são importantes para ajudar a família a enfrentar o diagnóstico e as alterações associadas a ele.

Diagnóstico

DIAGNÓSTICOS DE ENFERMAGEM
Com base nos dados da avaliação, os principais diagnósticos de enfermagem podem incluir os seguintes:

- Comprometimento da autoalimentação, da capacidade de realizar higiene pessoal, de se vestir e de se arrumar associado a perda ou déficit motor e sensitivo e à redução da capacidade cognitiva
- Comprometimento do estado nutricional, associado à caquexia devido aos efeitos do tratamento e do tumor, à diminuição do aporte nutricional e à má absorção
- Comprometimento do estado nutricional, associado a aumento do aporte nutricional e comprometimento do metabolismo
- Ansiedade, associada à incerteza e à alteração na aparência ou no estilo de vida
- Processos familiares interrompidos, associados à crise situacional imposta pelo cuidado a uma pessoa com doença terminal.

PROBLEMAS INTERDEPENDENTES/ COMPLICAÇÕES POTENCIAIS
As complicações potenciais podem incluir as seguintes:

- Convulsões (ver Capítulo 61)
- Cefaleias (ver Capítulo 61).

Planejamento e metas

As metas para o paciente consistem em compensar os déficits de autocuidado, melhorar a nutrição, reduzir a ansiedade, melhorar as habilidades de enfrentamento da família e manter a ausência de complicações.

Intervenções de enfermagem

COMPENSAÇÃO DOS DÉFICITS DE AUTOCUIDADO
O paciente pode ter dificuldade em participar no estabelecimento de metas dependendo da localização do tumor e caso a função cognitiva tenha sido afetada. O enfermeiro incentiva a família a auxiliar o paciente a ser o mais independente possível durante o maior tempo (Hickey & Strayer, 2020). É necessária uma assistência cada vez maior nas atividades de autocuidado. Como o paciente com metástases do sistema nervoso e a sua família vivem na incerteza, eles são incentivados a planejar cada dia e a tirar desse dia o máximo proveito. As tarefas e os desafios consistem em ajudar o paciente a encontrar mecanismos úteis de enfrentamento, adaptações e compensações para solucionar os problemas que surgem. O uso de uma equipe de saúde interprofissional é útil. Um programa de exercícios individualizado ajuda a manter a força, a resistência e a amplitude de movimento. Por fim, pode ser necessário o encaminhamento para cuidado domiciliar ou cuidados paliativos (ver Capítulo 13).

MELHORA DA NUTRIÇÃO
Os pacientes com náuseas, vômitos, diarreia, dispneia e dor raramente têm interesse em alimentar-se. Esses sintomas são tratados ou controlados por meio de avaliação, planejamento e cuidado. O enfermeiro explica e demonstra para a família a maneira de posicionar o paciente para proporcionar-lhe conforto e segurança durante as refeições. O nutricionista orienta opções alternativas de alimentos que sejam facilmente tolerados. As refeições são planejadas para momentos em que o paciente esteja descansado e sofrendo menos devido à dor ou aos efeitos do tratamento.

O paciente precisa estar limpo, sentir-se confortável e estar sem dor nos horários das refeições, em um ambiente que seja o mais agradável possível. A higiene oral antes das refeições ajuda a melhorar o apetite. São eliminados os itens que sejam ofensivos à visão, à audição e ao olfato. Podem ser necessárias estratégias criativas para tornar os alimentos mais saborosos, proporcionar líquidos em quantidades suficientes e aumentar as oportunidades de socialização durante as refeições. A família pode ser solicitada a manter um registro diário do peso e a registrar a quantidade de alimento consumido pelo paciente para determinar a contagem diária das calorias. Se forem aceitáveis para o paciente, podem ser fornecidos suplementos nutricionais para atender às necessidades aumentadas de calorias. Se o paciente não estiver interessado na maioria dos alimentos habituais, devem ser oferecidos os alimentos preferidos. Quando o paciente apresentar acentuada deterioração em consequência do crescimento e dos efeitos do tumor, pode-se indicar outro tipo de suporte nutricional (p. ex., nutrição enteral, nutrição parenteral), se isso for compatível com as preferências do paciente na fase terminal (AANN, 2016) (ver discussão sobre nutrição enteral no Capítulo 39 e discussão sobre nutrição parenteral no Capítulo 41). As intervenções de enfermagem incluem verificar a perviedade dos cateteres centrais e IV ou do tubo de alimentação, monitorar o local de inserção à procura de infecção, verificar a velocidade de infusão, monitorar o equilíbrio hídrico, assim como trocar os equipos IV e os curativos. Os familiares são orientados quanto a essas técnicas se forem realizar esses cuidados em casa. A nutrição parenteral pode ser fornecida em casa, se houver indicação. A qualidade de vida do paciente pode orientar a seleção, o início, a manutenção e a suspensão do suporte nutricional. O enfermeiro e a família do paciente não devem dar muita ênfase à alimentação ou a discussões sobre alimentos, visto que o paciente pode não desejar uma intervenção nutricional agressiva. As ações subsequentes devem ser congruentes com os desejos e as escolhas do paciente e de sua família.

Pode ocorrer aumento do apetite em pacientes em uso de esteroides, podendo resultar em ganho de peso e desenvolvimento de hiperglicemia. Os pacientes e familiares devem ser orientados a monitorar o peso e o nível de glicemia (quando apropriado), bem como a manter uma dieta saudável, com aporte calórico adequado às necessidades do paciente.

ALÍVIO DA ANSIEDADE

Os pacientes podem estar inquietos e com flutuações do humor, que podem incluir depressão intensa, euforia, paranoia e ansiedade grave. A resposta do paciente a uma doença terminal reflete o seu padrão de reação a outras situações de crise. Uma doença grave impõe tensões adicionais, que frequentemente trazem à tona outros problemas não resolvidos. As estratégias de enfrentamento do próprio paciente podem ajudar a lidar com os sentimentos de ansiedade e depressão. Os profissionais da saúde precisam ser sensíveis às preocupações e aos temores do paciente e dos cuidadores (Ketcher et al., 2020).

Os pacientes precisam ter a oportunidade de exercer algum controle sobre a sua situação. É possível adquirir um sentimento de domínio se eles aprenderem a conhecer a doença e a participar do seu tratamento, bem como a lidar com os seus sentimentos. Pesquisadores já relataram que a resiliência influencia positivamente as estratégias de enfrentamento de problemas (Liang, Liu, Lu et al., 2020). A presença da família, dos amigos, de um conselheiro espiritual e de profissionais da saúde pode proporcionar apoio. Os serviços de apoio para indivíduos com tumores cerebrais podem proporcionar um sentimento de apoio e força (ver seção Recursos).

Passar mais tempo com o paciente proporciona uma oportunidade de expressar os medos e as preocupações. Uma comunicação franca e o reconhecimento dos medos normalmente são terapêuticos. O contato físico também é um modo de comunicação. Esses pacientes necessitam ser tranquilizados de que irão receber cuidados contínuos e de que não serão abandonados. Se as reações emocionais do paciente forem muito intensas ou prolongadas, pode-se indicar a ajuda adicional de um conselheiro espiritual, assistente social ou profissional da saúde mental.

MELHORA DOS PROCESSOS FAMILIARES

A família precisa ser tranquilizada de que o seu ente querido está recebendo os melhores cuidados e que será dispensada a atenção necessária aos sintomas e às preocupações do paciente. Se o paciente já não conseguir mais realizar o autocuidado, pode haver a necessidade da família e de outros sistemas de apoio (assistente social, auxiliar de cuidado domiciliar, enfermeiro de cuidado domiciliar, enfermeiro de cuidado paliativo). Avaliação e orientação dos cuidadores familiares a respeito das manifestações neurológicas e cognitivas são necessárias, prementes e desafiadoras (Boele, Terhorst, Prince et al., 2019). A pesquisa dos recursos disponíveis pode reduzir a carga dos cuidadores. Esses esforços melhoram o bem-estar psicossocial do paciente e de seus cuidadores familiares (Boele et al., 2019; Ketcher et al., 2020).

PROMOÇÃO DE CUIDADOS DOMICILIAR, COMUNITÁRIO E DE TRANSIÇÃO

 Orientação do paciente sobre autocuidados. O paciente e a sua família com frequência têm grande responsabilidade pelo cuidado domiciliar. Os cuidadores enfrentam uma nova vida "normal", enquanto seus sistemas de suporte oscilam e sua relação com o paciente é fortalecida, mantida ou tensionada (Ketcher et al., 2020). Além do aspecto psicológico, as explicações e demonstrações incluem estratégias para manejo da dor, prevenção das complicações relacionadas com as estratégias de tratamento e métodos para assegurar um consumo adequado de alimentos e líquidos (Boxe 65.2). É provável que as demandas de orientação do paciente e de seus familiares a respeito das prioridades de cuidado se modifiquem à medida que a doença evolui; o enfermeiro deve avaliar as demandas mutáveis do paciente e de seus familiares e informá-los precocemente sobre os serviços e recursos disponíveis e auxiliá-los com frequência (ver seção Recursos).[1]

Cuidados contínuos e de transição. Os serviços de cuidados constituem recursos valiosos, que devem ser colocados à disposição do paciente e da família logo no início da evolução de uma doença. Antecipar as necessidades antes que elas ocorram pode ajudar na iniciação dos serviços sem dificuldade. Os cuidados domiciliares focalizam as áreas de sintomas e controle da dor, ajuda no autocuidado, controle das complicações do tratamento e administração de tipos específicos de tratamento (p. ex., nutrição parenteral). O enfermeiro avalia o manejo da dor, do estado respiratório, as complicações do distúrbio e seu tratamento e o estado cognitivo e emocional do paciente. Além disso, ele avalia a capacidade da família de realizar os cuidados necessários e notifica o médico sobre quaisquer mudanças nas necessidades ou complicações, quando indicado.

As etapas para iniciar o cuidado paliativo, incluindo a discussão do cuidado paliativo como opção, não devem ser adiadas até que a morte seja iminente para o paciente com metástase ou tumor de alto grau. A utilização do cuidado paliativo como opção deve ser iniciada em uma ocasião em que esses serviços ainda possam fornecer apoio e cuidado ao paciente e à sua família (de acordo com suas decisões quanto ao cuidado

---

[1] N.R.T.: No Brasil, o Instituto Oncoguia oferece em seu *site* uma listagem de ONGs e instituições de apoio à pessoa com câncer e à família (http://www.oncoguia.org.br/conteudo/sitesuteis/163/68/).

Boxe 65.2 LISTA DE VERIFICAÇÃO DO CUIDADO DOMICILIAR
Paciente com metástases do sistema nervoso ou com tumor cerebral primário

Ao concluírem as orientações, o paciente e/ou o cuidador serão capazes de:

- Citar os efeitos do tumor, de acordo com o tipo e a localização no encéfalo ou na medula espinal
- Declarar o impacto do tumor e do tratamento no aspecto fisiológico, nas AVDs, nas AIVDs, nos papéis, nos relacionamentos e na espiritualidade
  - Descrever as metas e os efeitos colaterais do tratamento e as abordagens de manejo sugeridas
- Indicar o nome, a dose, os efeitos colaterais, a frequência e o horário de uso de todos os medicamentos
  - Quando indicado, usar técnicas não farmacológicas de manejo da dor, além dos métodos farmacológicos prescritos
- Relatar como entrar em contato com todos os membros da equipe de tratamento (p. ex., médicos, profissionais do atendimento domiciliar e fornecedores de equipamento médico durável e de outros equipamentos)
- Declarar as mudanças no estilo de vida (p. ex., necessidades nutricionais, assistência às AVDs) necessárias para manter a saúde
- Identificar as estratégias de enfrentamento, tais como:
  - Assumir o controle, estabelecer metas diárias e permanecer em uma atitude positiva
  - Participar da reabilitação para melhorar o autocuidado
- Engajar-se em técnicas de relaxamento
- Utilizar o apoio familiar
- Entrar em contato com serviços de suporte (p. ex., American Brain Tumor Association)
- Participar de práticas religiosas/comunidades de fé
- Identificar as instituições de apoio da comunidade, incluindo cuidados paliativos, serviço de cuidado domiciliar ou instituições de cuidados paliativos, conforme apropriado
- Relacionar as complicações dos medicamentos/esquema terapêutico que exijam contato imediato com o enfermeiro ou o médico assistente
- Relacionar as complicações/esquema terapêutico dos medicamentos que exijam ir ao pronto-atendimento
- Relatar como contatar o médico em caso de perguntas ou complicações
- Determinar o horário e a data das consultas de acompanhamento médico, da terapia e dos exames.

Recursos

Ver Capítulo 12, Boxe 12.10, Lista de verificação do cuidado domiciliar: O paciente que recebe cuidados para um distúrbio oncológico.

AIVDs: atividades instrumentais da vida diária; AVDs: atividades da vida diária.

---

de fase terminal) e ajudar a proporcionar a morte com dignidade. Ver Capítulo 13 para uma discussão pormenorizada da assistência terminal ao paciente.

Reavaliação

Entre os resultados esperados, estão:
1. O paciente realiza as atividades de autocuidado durante o maior tempo possível.
   a. Utiliza dispositivos auxiliares ou aceita ajuda, quando necessário.
   b. Estabelece horários periódicos de repouso para possibilitar a participação máxima no autocuidado.
2. Mantém o melhor estado nutricional possível.
   a. Alimenta-se e aceita alimentos dentro dos limites de sua condição e preferências.
   b. Aceita métodos alternativos de nutrição, quando indicado.
3. Relata estar menos ansioso.
   a. Mostra-se menos inquieto e dorme melhor.
   b. Verbaliza as preocupações e os temores.
   c. Participa de atividades de importância pessoal.
4. Os familiares procuram ajuda, quando necessário.
   a. Demonstram capacidade de dar banho, alimentar e cuidar do paciente e participam do controle da dor e da prevenção das complicações.
   b. Expressam sentimentos e preocupações aos profissionais da saúde apropriados.
   c. Discutem e procuram o cuidado paliativo, conforme necessário.
5. O paciente compreende os modos de evitar complicações e não apresenta complicações.
   a. Explica os motivos para as medidas para evitar complicações.
   b. As crises epilépticas e a cefaleia são controladas na medida do possível.

TUMORES DA MEDULA ESPINAL

Os tumores na coluna vertebral são classificados de acordo com a sua relação anatômica com a medula espinal (Hickey & Strayer, 2020). Eles incluem lesões intramedulares (na medula espinal), lesões extramedulares-intradurais (dentro ou abaixo da dura-máter espinal) e lesões extramedulares-extradurais (fora da dura-máter). Os tumores primários são geralmente intramedulares e consistem em astrocitoma ou ependimoma; os meningiomas podem ocorrer como lesões extramedulares-intradurais (Epstein, 2018). Os tumores secundários são muito mais comuns e geralmente consistem em lesões extramedulares-extradurais. Os tumores que ocorrem no canal vertebral ou que exercem pressão sobre ele causam sintomas que incluem desde dores localizadas ou em pontada, fraqueza e perda dos reflexos abaixo do nível do tumor, até parada progressiva da função motora e paralisia. Em geral, ocorre dor aguda na área inervada pelas raízes nervosas que se originam da medula espinal na região do tumor. Além disso, surgem déficits sensoriais crescentes abaixo do nível da lesão. É comum ocorrer perda das funções intestinal e vesical.

Avaliação e achados diagnósticos

O diagnóstico é estabelecido com base no exame neurológico e em exames complementares. O exame neurológico inclui a avaliação da dor e a identificação da perda dos reflexos, da sensação ou da função motora. Os exames complementares úteis incluem TC, RM e biopsia. A RM constitui o instrumento diagnóstico mais comumente utilizado e mais sensível (Hickey & Strayer, 2020), e mostra-se particularmente útil para a detecção de compressão da medula espinal epidural e metástases (Kaplow & Iyere, 2016).

Manejo clínico

O tratamento de tumores intraespinais específicos depende do tipo e da localização do tumor, dos sintomas de apresentação e do estado físico do paciente. A intervenção cirúrgica constitui o tratamento primário para a maioria dos tumores de medula espinal, seguida de quimioterapia e radioterapia.

A compressão extramedular-extradural da medula espinal ocorre em 5 a 7% dos pacientes que morrem de câncer, e é considerada uma emergência neurológica (Kaplow & Iyere, 2016). Para o paciente com compressão da medula espinal em consequência de câncer metastático (mais comumente, de câncer de mama, próstata ou pulmão), a dexametasona em altas doses, combinada com radioterapia, mostra-se efetiva no alívio da dor (ver Capítulo 12 para uma discussão do cuidado ao paciente com compressão da medula espinal). O cuidado paliativo pode constituir uma opção para o manejo clínico de alguns pacientes. Pode-se considerar a quimioterapia específica para o tipo de tumor (AANN, 2016).

Manejo cirúrgico

A remoção do tumor é desejável, mas nem sempre é possível. A meta consiste em remover o maior volume possível do tumor, preservando, ao mesmo tempo, as partes não acometidas da medula espinal. A redução ou o desaparecimento abrupto das funções motora, sensorial, vesical e intestinal é uma indicação de cirurgia de emergência para restabelecer a função e proteger a medula espinal de lesão adicional (Hickey & Strayer, 2020). As técnicas microcirúrgicas melhoraram o prognóstico dos pacientes com tumores intramedulares. Os tumores extramedulares-intradurais podem ser ressecados por completo. O prognóstico está relacionado com o grau de comprometimento neurológico por ocasião da cirurgia, com a velocidade de ocorrência dos sintomas e a origem do tumor. Os pacientes que apresentam déficits neurológicos extensos antes da cirurgia são menos propensos a obter recuperação funcional completa após a remoção bem-sucedida do tumor.

Manejo de enfermagem

Fornecimento do cuidado pré-operatório

Os objetivos do cuidado pré-operatório consistem em reconhecimento das alterações neurológicas por meio de avaliações contínuas, controle da dor e manejo das alterações nas atividades da vida diária (AVDs), em consequência dos déficits sensoriais e motores e das disfunções intestinal e vesical. O enfermeiro avalia a presença de fraqueza, debilidade muscular, espasticidade, alterações sensoriais, disfunções intestinal e vesical e problemas respiratórios potenciais, particularmente na presença de um tumor cervical. O paciente também é avaliado quanto à presença de deficiências da coagulação. Uma história de ingestão de medicação anticoagulante é obtida e relatada, uma vez que o seu uso pode impedir a hemostasia no pós-operatório. O paciente é orientado sobre os exercícios respiratórios, que são demonstrados no período pré-operatório. As estratégias para o controle da dor no pós-operatório são discutidas com o paciente antes da cirurgia.

Avaliação do paciente após a cirurgia

O estado do paciente é monitorado em relação à deterioração com aferição frequente e direcionada dos sinais vitais e exame neurológico (Hickey & Strayer, 2020). O início súbito de déficit neurológico constitui um sinal sombrio, que pode ser devido à isquemia ou ao infarto da medula espinal. São efetuadas verificações neurológicas frequentes, com ênfase no movimento, na força e na sensação dos membros superiores e inferiores. A avaliação da função sensorial envolve beliscar a pele dos braços, das pernas e do tronco para determinar se existe alguma perda de sensação e, em caso positivo, estabelecer o seu nível. Os sinais vitais são monitorados a intervalos regulares para detectar e tratar precocemente complicações potenciais (Hemmer, 2018).

Manejo da dor

A medicação prescrita para a dor deve ser administrada em doses adequadas e em intervalos apropriados para aliviá-la e impedir a sua recidiva. A dor constitui a característica essencial das metástases espinais. Os pacientes com comprometimento de raízes sensitivas podem sofrer dor excruciante, exigindo um tratamento efetivo.

No início, o leito é geralmente mantido na horizontal. O enfermeiro muda o paciente de posição em bloco, mantendo os ombros e os quadris alinhados e as costas retas (também denominada rolagem em bloco) (ver discussão mais adiante, neste capítulo). A posição de decúbito lateral costuma ser a mais confortável, pois exerce menor pressão sobre o local da cirurgia. A colocação de um travesseiro entre os joelhos do paciente em posição de decúbito lateral ajuda a evitar a flexão extrema do joelho.

Monitoramento e manejo de complicações potenciais

Se o tumor estiver localizado na área cervical, pode ocorrer comprometimento respiratório devido ao edema pós-operatório (Kaplow & Iyere, 2016). O enfermeiro monitora o paciente quanto a movimentos torácicos assimétricos, respiração abdominal e sons respiratórios anormais. No caso de uma lesão cervical alta, o tubo endotraqueal permanece em posição até que seja assegurada uma função respiratória adequada. O paciente é incentivado a efetuar exercícios de respiração profunda e de tosse.

A área sobre a bexiga é palpada, ou efetua-se uma ultrassonografia vesical para pesquisar retenção urinária (ver Figura 47.8, no Capítulo 47). O enfermeiro também monitora a ocorrência de incontinência, visto que a disfunção urinária geralmente implica descompensação significativa da função da medula espinal. Mantém-se um registro do equilíbrio hídrico. Além disso, o abdome é auscultado à procura de sons intestinais.

Quando manchado, o curativo pode indicar extravasamento do LCS do local cirúrgico, podendo levar ao desenvolvimento de infecção grave ou reação inflamatória nos tecidos adjacentes, o que pode causar dor intensa no período pós-operatório. Uma incisão abaulada pode indicar vazamento contido do LCS. O local deve ser monitorado quanto ao aparecimento de protuberância crescente, conhecida como pseudomeningocele, que pode exigir reparo cirúrgico (Alattar, Hirshman, McCutcheon et al., 2018; Hickey & Strayer, 2020).

Promoção de cuidados domiciliar, comunitário e de transição

 Orientação do paciente sobre autocuidados

Na preparação para a alta, o paciente é avaliado quanto à sua capacidade de agir independentemente em casa e quanto à disponibilidade de recursos, incluindo membros da família para ajudar nos cuidados. Os pacientes com comprometimento sensorial residual são avisados quanto aos perigos dos extremos de temperatura. Eles devem ser orientados sobre os perigos do uso de dispositivos de aquecimento (p. ex., bolsas térmicas, placas térmicas, aquecedores de ambiente), pois a sua sensibilidade está comprometida, e o risco de lesão, aumentado.

O paciente é instruído a verificar diariamente a integridade da pele. Os pacientes com comprometimento da função motora relacionado com fraqueza motora ou paralisia podem necessitar de treinamento nas AVDs e no uso seguro de dispositivos auxiliares, tais como bengala, andador ou cadeira de rodas. O paciente e os familiares são orientados sobre as estratégias de manejo da dor, controle intestinal e vesical e avaliação de sinais e sintomas que devem ser relatados imediatamente (ver Boxe 65.2).

Cuidados contínuos e de transição

O encaminhamento para reabilitação hospitalar ou ambulatorial pode ser justificado para melhorar as capacidades de autocuidado. Uma consulta para cuidados domiciliar, comunitário ou de transição pode ser indicada, proporcionando ao enfermeiro a oportunidade de avaliar o estado físico e psicológico do paciente, bem como a capacidade do paciente e da família de participar nas estratégias de manejo recomendadas. Durante a visita domiciliar, o enfermeiro verifica se ocorreram alterações na função neurológica. Os estados respiratório e nutricional do paciente são avaliados. O enfermeiro avalia a adequação do controle da dor e efetua modificações para assegurar o alívio adequado da dor. A necessidade de serviços de cuidados paliativos ou de internação em uma instituição de cuidados extensivos é discutida com o paciente e a sua família, se necessário, e o paciente é indagado sobre as suas preferências de assistência na fase terminal. Além disso, assistentes sociais podem ser consultados para ajudar o paciente e os membros da família a identificar serviços de apoio que possam ajudá-los a lidar com o processo da doença (Hickey & Strayer, 2020).

DISTÚRBIOS DEGENERATIVOS

Os distúrbios dos sistemas nervosos central e periférico que são **neurodegenerativos** (levam à deterioração das células normais ou da função do sistema nervoso) caracterizam-se pelo início lento dos sinais e sintomas. Os pacientes são tratados no domicílio durante o maior tempo possível e são admitidos no ambiente de cuidados agudos para exacerbações, tratamentos e intervenções cirúrgicas, quando necessário.

DOENÇA DE PARKINSON

A doença de Parkinson é um distúrbio do movimento neurológico, lentamente progressivo, que acaba levando à incapacidade. Nos EUA, a doença de Parkinson acomete aproximadamente 1 milhão de pacientes internados a cada ano (Moore, Smith & Cho, 2017). A doença afeta mais frequentemente os homens do que as mulheres. Os sintomas costumam aparecer pela primeira vez na quinta década de vida; no entanto, foram diagnosticados casos em indivíduos com apenas 30 anos. A forma degenerativa ou idiopática da doença de Parkinson é a mais comum; há, também, uma forma secundária de causa conhecida ou suspeita. Embora a causa da maioria dos casos não seja conhecida, as pesquisas sugerem uma combinação multifatorial de idade, ambiente e hereditariedade (AANN, 2019).

Fisiopatologia

A doença de Parkinson está associada a níveis diminuídos de dopamina em consequência da degeneração das células de armazenamento da dopamina na substância negra na região dos núcleos da base do encéfalo (Figura 65.3). As fibras ou

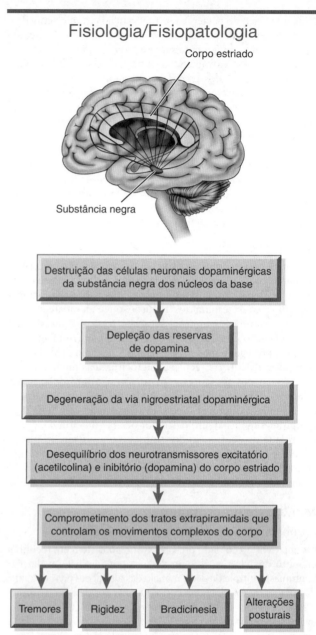

Figura 65.3 • Fisiopatologia da doença de Parkinson. Os núcleos na substância negra projetam fibras para o corpo estriado. As fibras nervosas transportam dopamina até o corpo estriado. Acredita-se que a perda de células nervosas dopaminérgicas da substância negra do encéfalo seja responsável pelos sintomas da doença de Parkinson.

vias neuronais projetam-se da substância negra para o corpo estriado, no qual os neurotransmissores são essenciais para o controle dos movimentos complexos do corpo. Através dos neurotransmissores acetilcolina (excitatória) e dopamina (inibitória), os neurônios do estriado retransmitem as mensagens aos centros motores superiores, que controlam e refinam os movimentos motores. A perda das reservas de dopamina nessa área do encéfalo resulta em mais neurotransmissores excitatórios que inibitórios, levando ao desequilíbrio, que afeta o movimento voluntário (Hickey & Strayer, 2020).

Os sintomas clínicos aparecem somente quando 60% dos neurônios pigmentados estão perdidos e o nível de dopamina do estriado está diminuído em 80%. A degeneração celular compromete os tratos extrapiramidais que controlam funções semiautomáticas e movimentos coordenados; as células motoras do córtex motor e dos tratos piramidais não são afetadas. Os pesquisadores estão investigando o mecanismo exato da neurodegeneração. As teorias atuais sugerem uma interação complicada de fatores ambientais e genéticos que influenciam numerosos processos celulares fundamentais. Dos casos de doença de Parkinson, 15% estão associados a múltiplas mutações genéticas (Poewe, Seppi, Tanner et al., 2017). As pesquisas atuais incluem reconhecimento de biomarcadores e desenvolvimento de opções terapêuticas individualizadas (Poewe et al., 2017).

Manifestações clínicas

A doença de Parkinson tem início gradual, e os sintomas evoluem lentamente, seguindo uma evolução prolongada e crônica. Os principais sinais são tremores, rigidez, bradicinesia/acinesia e instabilidade postural (Hickey & Strayer, 2020). Dois subtipos principais de doença de Parkinson ocorrem: com predominância de tremor (os pacientes não apresentam a maioria dos outros sinais/sintomas) e sem predominância de tremor (instabilidade postural e acinético-rígida).

Tremores

Embora os sintomas sejam variáveis, verifica-se a presença de tremor de repouso unilateral lento na maioria dos pacientes por ocasião do diagnóstico. O tremor de repouso geralmente desaparece com o movimento intencional e durante o sono, mas torna-se evidente quando os membros estão imóveis ou em repouso. O tremor pode manifestar-se como movimento rítmico e lento (pronação-supinação) do antebraço e da mão e movimento do polegar contra os dedos, como se estivesse rolando uma pílula entre os dedos.

Rigidez

A resistência ao movimento passivo dos membros caracteriza a rigidez muscular. O movimento passivo de um membro pode fazê-lo mover-se em incrementos espasmódicos, designados como movimentos em cano de chumbo ou roda dentada. A rigidez involuntária do membro passivo aumenta quando o outro membro executa um movimento ativo voluntário. É comum a rigidez dos braços, das pernas, da face e da postura. No início da doença, o paciente pode queixar-se de dor no ombro, devido à rigidez (Hickey & Strayer, 2020).

Bradicinesia

Uma característica comum da doença de Parkinson é a **bradicinesia**, que se refere à lentidão global dos movimentos ativos (Bronner & Korczyn, 2017). Os pacientes também podem levar mais tempo para completar as atividades e podem ter dificuldade em iniciar os movimentos, como levantar-se de uma posição sentada ou virar-se no leito.

Instabilidade postural

É comum que o paciente desenvolva problemas de postura e da marcha. Devido à perda dos reflexos posturais, o paciente fica de pé com a cabeça inclinada para a frente e caminha com uma marcha propulsiva. A postura é causada pela flexão anterior do pescoço, dos quadris, dos joelhos e dos cotovelos. O paciente pode caminhar cada vez mais rápido, tentando mover os pés para a frente sob o centro de gravidade do corpo (marcha arrastada). A dificuldade de girar em torno de um eixo provoca a perda do equilíbrio (para a frente [propulsão] ou para trás [retropulsão]). Devido ao comprometimento da marcha e à instabilidade postural, o paciente corre risco aumentado de quedas (Hickey & Strayer, 2020).

Outras manifestações

O efeito da doença de Parkinson sobre os núcleos da base frequentemente provoca sintomas autônomos, que incluem sudorese excessiva e não controlada, salivação excessiva, rubor paroxístico, hipotensão ortostática, retenções gástrica e urinária, constipação intestinal e disfunção sexual (Bronner & Korczyn, 2017). Disfagia é uma manifestação importante, com mais de 50% dos pacientes relatando episódios de engasgo, além de alterações da visão e do olfato (AANN, 2019). Hipotensão ortostática neurogênica ocorre em 30 a 50% dos pacientes com doença de Parkinson (Sin & Khemani, 2020).

Alterações psiquiátricas incluem depressão, ansiedade, demência, *delirium*, alucinações e psicose. A depressão e a ansiedade são comuns; não se sabe ao certo se elas são uma reação ao distúrbio ou se estão relacionadas com uma anormalidade bioquímica (AANN, 2019). Estresse, medicamentos e depressão contribuem para as alterações cognitivas de redução das funções executivas, redução da atenção, comprometimento do discernimento e dificuldade de encontrar palavras para expressar os pensamentos. Mais de 80% dos pacientes com doença de Parkinson há 20 anos apresentam **demência**, termo que descreve uma síndrome caracterizada por declínio geral das funções cerebrais mais nobres (p. ex., discernimento) com padrão de declínio inexorável da capacidade de realizar AVDs básicas (p. ex., vestir-se e alimentar-se) (Gale, Acar & Daffner, 2018). Além disso, foram relatadas alucinações auditivas e visuais em indivíduos com doença de Parkinson, as quais podem estar associadas a depressão, demência, falta de sono ou efeitos adversos dos medicamentos.

A hipocinesia (movimento anormalmente diminuído) também é comum e pode aparecer depois do tremor. O fenômeno de congelamento refere-se a uma incapacidade transitória de efetuar movimentos ativos, e acredita-se que seja uma forma extrema de bradicinesia. O paciente tende a andar arrastado e exibe diminuição do equilíbrio dos braços. Com a diminuição da destreza, surge a micrografia (escrita manual de pequeno tamanho). A face torna-se cada vez mais inexpressiva e semelhante a uma máscara, e a frequência do piscar diminui. Pode ocorrer **disfonia** (comprometimento da voz ou alteração da produção da voz) em consequência da fraqueza e da falta de coordenação dos músculos responsáveis pela fala. Em muitos casos, o paciente desenvolve disfagia, começa a salivar e corre risco de sufocação e aspiração (AANN, 2019).

As complicações associadas à doença de Parkinson são comuns e geralmente estão relacionadas com distúrbios do movimento. Com a evolução da doença, os pacientes correm risco de infecções do sistema respiratório e do sistema urinário, ruptura da pele e lesões por quedas. Os efeitos adversos dos medicamentos utilizados no tratamento dos sintomas estão associados a numerosas complicações, tais como **discinesia** (comprometimento da capacidade de executar movimentos voluntários) ou hipotensão ortostática.

Avaliação e achados diagnósticos

Embora os exames laboratoriais e os de imagem não sejam úteis para o médico no diagnóstico da doença de Parkinson, as pesquisas contínuas com PET e tomografia computadorizada por emissão de fóton único têm sido úteis para a compreensão da doença e os avanços no tratamento. Na atualidade, a doença é diagnosticada clinicamente com base na anamnese do paciente e na presença de duas das quatro manifestações clínicas principais: tremor, rigidez, bradicinesia e alterações posturais.

O diagnóstico precoce pode representar um desafio, visto que os pacientes raramente conseguem definir com precisão quando os sintomas começaram. Com frequência, um familiar percebe a ocorrência de alterações, tais como postura encurvada, braço rígido, ligeira claudicação, tremor ou escrita manual pequena e lenta. A anamnese, os sintomas iniciais, o exame neurológico e a resposta ao manejo farmacológico são cuidadosamente avaliados quando se estabelece o diagnóstico. Com frequência, o diagnóstico é confirmado por uma resposta positiva a um teste com levodopa (Hickey & Strayer, 2020).

A Revised Movement Disorder Society Unified Parkinson Disease Rating Scale (MDS-UPDRS) é uma ferramenta de avaliação valiosa, pois mede a progressão da doença, inclusive as manifestações motoras e não motoras, e engloba complicações terapêuticas (AANN, 2019).

Manejo clínico

O tratamento é direcionado para o controle dos sintomas e a manutenção da independência funcional, visto que nenhuma abordagem clínica ou cirúrgica de uso atual impede a evolução da doença (AANN, 2019). O cuidado é individualizado para cada paciente, com base nos sintomas de apresentação e nas necessidades sociais, ocupacionais e emocionais. O manejo farmacológico constitui a base do tratamento, embora os avanços na pesquisa tenham levado a mais opções cirúrgicas. Os pacientes são geralmente cuidados em domicílio e internados apenas devido ao aparecimento de complicações ou para iniciar novos tratamentos.

Terapia farmacológica

Os medicamentos antiparkinsonianos atuam aumentando a atividade dopaminérgica do estriado,; reduzindo a influência excessiva dos neurônios colinérgicos excitatórios sobre o trato extrapiramidal, restaurando, assim, o equilíbrio entre as atividades dopaminérgica e colinérgica, ou atuando sobre outras vias neurotransmissoras diferentes da via dopaminérgica.

A levodopa constitui o agente mais efetivo e a base do tratamento. A levodopa é convertida em dopamina nos núcleos da base, produzindo alívio sintomático. Com frequência, a carbidopa é acrescentada à levodopa para evitar o metabolismo da levodopa antes de alcançar o encéfalo. Os efeitos benéficos da terapia com levodopa são mais pronunciados no primeiro ano ou nos primeiros 2 anos do tratamento. Com o passar do tempo, os benefícios começam a diminuir, e os efeitos adversos tornam-se mais graves (Hickey & Strayer, 2020). Em 5 a 10 anos, a maioria dos pacientes desenvolve resposta à medicação, o que se caracteriza por discinesia, incluindo caretas, movimentos espasmódicos rítmicos das mãos, oscilações da cabeça, movimentos de mastigar e estalar os lábios, assim como movimentos involuntários do tronco e dos membros. O paciente pode apresentar uma síndrome *on-off*, em que períodos súbitos de quase imobilidade (efeito *off*) são seguidos de súbito retorno da efetividade do medicamento (efeito *on*). A mudança no esquema posológico ou a mudança para outros fármacos pode ser útil para reduzir ao mínimo a síndrome de *on-off*. Outros efeitos adversos potenciais incluem náuseas, vômitos, perda do apetite, queda da pressão arterial, distonia, discinesia e confusão (Comerford & Durkin, 2020). Para minimizar os efeitos adversos da levodopa com o passar do tempo, a prática atual inclui retardar o máximo possível o uso de medicamentos contendo levodopa, com a administração de outros fármacos para controle sintomático durante esse período. A Tabela 65.1 apresenta um resumo de alguns medicamentos prescritos para a doença de Parkinson.

Manejo cirúrgico

As limitações da terapia com levodopa, os progressos nas técnicas cirúrgicas e as novas abordagens no transplante renovaram o interesse pelo tratamento cirúrgico na doença de Parkinson. Pode-se considerar a cirurgia para pacientes com tremor incapacitante, rigidez ou discinesia grave induzida pela levodopa. Embora a cirurgia proporcione alívio sintomático em pacientes selecionados, ela não demonstrou alterar a evolução da doença nem produzir melhora permanente.

Procedimentos estereotáxicos

A talamotomia e a palidotomia são procedimentos ablativos que antigamente eram realizados para aliviar os sintomas da doença de Parkinson, como tremores. Todavia, esses procedimentos destroem permanentemente o tecido cerebral, de modo que hoje raramente são indicados. A estimulação encefálica profunda (EEP) substituiu, em grande parte, os procedimentos ablativos no tratamento cirúrgico da doença de Parkinson. A EEP envolve a implantação cirúrgica de um eletrodo no encéfalo, no globo pálido ou no núcleo subtalâmico. A estimulação dessas áreas pode aumentar a liberação de dopamina ou bloquear a liberação anticolinérgica, com consequente melhora do tremor e da rigidez. É possível reduzir a dose de levodopa, melhorando, assim, a discinesia.

Os pacientes elegíveis para a EEP são aqueles que tiveram uma resposta à levodopa, mas que apresentam discinesia, tiveram doença durante pelo menos 5 anos e estão incapacitados pelo tremor. Os pacientes com demência e com doença de Parkinson atípica geralmente não são considerados para procedimentos cirúrgicos. Escalas e testes neurológicos específicos para a doença de Parkinson são empregados para identificar os pacientes elegíveis. Em geral, o tratamento cirúrgico é instituído 10 a 13 anos após o diagnóstico (AANN, 2019).

A TC ou a RM é utilizada para definir o local cirúrgico apropriado no encéfalo. Em seguida, a cabeça do paciente é posicionada em uma estrutura estereotáxica (Figura 65.4). Após o cirurgião efetuar uma incisão na pele e um orifício com trépano, um eletrodo é introduzido até a área-alvo, nos núcleos subtalâmicos ou no globo pálido. A resposta desejada do paciente à estimulação elétrica (*i. e.*, diminuição da rigidez) é utilizada para confirmar a posição do eletrodo. A colocação do eletrodo é completada em um lado do cérebro por vez; em geral, são colocados eletrodos bilaterais (AANN, 2019). Em seguida, os eletrodos são conectados a um gerador de pulsos, que é implantado em uma bolsa subcutânea subclavicular ou abdominal (Figura 65.5). O gerador de pulsos alimentado por bateria envia impulsos elétricos de alta frequência através de um fio colocado sob a pele até uma derivação ancorada no crânio (ver Figura 65.5). Esses dispositivos não são desprovidos de complicações, que podem resultar tanto do procedimento cirúrgico necessário para a implantação (p. ex., fraqueza, parestesia, confusão, hemorragia) quanto do próprio dispositivo (p. ex., infecção, vazamento da derivação) (Hickey & Strayer, 2020).

TABELA 65.1 Medicamentos selecionados utilizados no tratamento da doença de Parkinson.		
Medicamentos	**Indicações e efeitos terapêuticos**	**Efeitos colaterais comuns**
Agentes anticolinérgicos Cloridrato de triexifenidil Mesilato de benzatropina	Controle do tremor em pacientes na doença de início precoce Contrapõe-se à ação da acetilcolina	Borramento visual, rubor facial, exantema, constipação intestinal, retenção urinária e estados confusionais agudos Contraindicado para pacientes com glaucoma de ângulo estreito
Agente antiviral Cloridrato de amantadina	Reduz a rigidez, o tremor, a bradicinesia e as alterações posturais na doença de Parkinson inicial	Transtornos psiquiátricos (alterações do humor, confusão, depressão, alucinações), edema dos membros inferiores, náuseas, desconforto epigástrico, retenção urinária, cefaleia e comprometimento visual
Agonistas de dopamina Mesilato de bromocriptina Pergolida	Doença de Parkinson inicial, bem como terapia farmacológica secundária quando a carbidopa ou a levodopa perdem a sua efetividade	Náuseas, vômitos, diarreia, tontura, hipotensão, impotência e efeitos psiquiátricos
Não ergolínicos Cloridrato de ropinirol Pramipexol	Estágios iniciais da doença de Parkinson	Pode causar sonolência e tontura
Inibidores da monoaminoxidase Selegilina Rasagilina	Inibem a degradação da dopamina	Agitação, tontura, náuseas, cefaleia, rinite, lombalgia, estomatite, hipotensão ortostática, insônia
Inibidores da catecol-O-metiltransferase Entacapona Tolcapona	Aumenta a duração de ação da carbidopa ou levodopa Reduz as flutuações motoras em pacientes com doença de Parkinson avançada	Dor abdominal, lombalgia, constipação intestinal, náuseas, diarreia, hematúria

Adaptada de Moore, D. J., Smith, B. M. & Cho, M. H. (2017). Managing meditations for hospital patients with Parkinson disease. *American Nurse Today, 12*(1), 9-12.

Transplante neural

As pesquisas em andamento estão explorando o transplante de células neuronais suínas, células fetais humanas e células-tronco para repor as células degeneradas do estriado (Kirkeby, Parmar & Barker, 2017). Preocupações legais, éticas e políticas a respeito do uso de células de encéfalo fetal e células-tronco limitaram a exploração desses procedimentos.

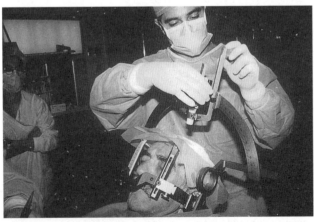

Figura 65.4 • Estrutura estereotáxica aplicada à cabeça de um paciente na preparação para a estimulação encefálica profunda. A estrutura fornece pontos externos de referência.

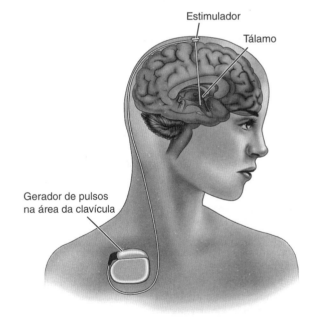

Figura 65.5 • A estimulação encefálica profunda é fornecida por um gerador de pulsos cirurgicamente implantado em uma bolsa sob a clavícula. O gerador envia impulsos elétricos de alta frequência para o tálamo, bloqueando, assim, as vias nervosas associadas aos tremores na doença de Parkinson.

PROCESSO DE ENFERMAGEM

Paciente com doença de Parkinson

Avaliação

O enfermeiro reúne informações, concentrando-se em como a doença afetou as AVDs do paciente e suas capacidades funcionais. O paciente é observado quanto ao grau de incapacidade e alterações funcionais que ocorrem durante o dia como respostas aos medicamentos. Quase todos os pacientes com distúrbios do movimento apresentam alguma alteração funcional e podem exibir algum tipo de disfunção do comportamento. As perguntas que se seguem podem ser úteis para avaliar as alterações:

- Você tem rigidez nas pernas ou nos braços?
- Você já teve algum espasmo irregular nos braços ou nas pernas?
- Você já ficou "congelado" ou cravado no chão e incapaz de se mover?
- A sua boca saliva excessivamente? Você (ou outras pessoas) já se percebeu fazendo caretas ou tendo cacoetes ou movimentos mastigatórios?
- Quais atividades específicas você tem dificuldade em realizar?
- Você sofreu alguma queda recentemente?

Durante essa avaliação, o enfermeiro observa o paciente quanto a qualidade da fala, perda da expressão facial, déficits da deglutição (salivação, controle deficiente da cabeça, tosse), tremores, lentidão dos movimentos, fraqueza, postura encurvada para a frente, rigidez, evidência de lentidão e confusão mentais. Os sintomas da doença de Parkinson, bem como os efeitos colaterais dos medicamentos, fazem esses pacientes correrem alto risco de quedas; por esse motivo, deve-se efetuar uma avaliação do risco de quedas (Hickey & Strayer, 2020).

Diagnóstico

Diagnósticos de enfermagem

Com base nos dados da avaliação, os principais diagnósticos de enfermagem podem incluir os seguintes:

- Mobilidade prejudicada, associada a rigidez muscular e comprometimento postural
- Comprometimento da autoalimentação, da capacidade de realizar higiene pessoal, de se vestir e de se arrumar associado a tremores e rigidez muscular
- Constipação intestinal, associada a medicamentos e redução da atividade
- Comprometimento do aporte nutricional, associado a tremor, lentidão na alimentação, dificuldade de mastigação e deglutição
- Comunicação verbal prejudicada, associada à diminuição do volume da fala, à lentidão da fala e à incapacidade de mover os músculos faciais
- Dificuldade de enfrentamento, associada à depressão e à disfunção, devido à evolução da doença.

Problemas interdependentes/complicações potenciais

As complicações potenciais podem incluir as seguintes:

- Transtornos do sono
- Transtornos psiquiátricos.

Planejamento e metas

As metas para o paciente podem consistir em melhorar a mobilidade funcional, manter a independência nas AVDs, obter evacuação intestinal adequada, alcançar e manter um estado nutricional aceitável, obter comunicação efetiva e desenvolver mecanismos de enfrentamento positivos.

Intervenções de enfermagem

Melhora da mobilidade

Um programa progressivo de exercícios diários irá aumentar a força muscular, melhorar a coordenação e a destreza, reduzir a rigidez muscular e evitar as contraturas que ocorrem quando os músculos não são usados (Hickey & Strayer, 2020). Andar, usar bicicleta ergométrica, nadar e fazer jardinagem são todos exercícios que ajudam a manter a mobilidade articular. Os exercícios de alongamento (alongamento-sustentação-relaxamento) e de amplitude de movimento promovem a flexibilidade articular. Os exercícios posturais são importantes para combater a tendência da cabeça e do pescoço a ficar inclinados para a frente e para baixo. Um fisioterapeuta pode ser necessário para elaborar um programa de exercícios individualizados e para fornecer instruções ao paciente e ao cuidador para a realização dos exercícios com segurança. A participação conscienciosa em um programa de exercícios e a realização de caminhadas ajudam a retardar a evolução da doença. Os banhos mornos e as massagens, além dos exercícios passivos e ativos, ajudam a relaxar os músculos e a aliviar os espasmos musculares dolorosos que acompanham a rigidez.

O equilíbrio pode ser afetado adversamente, devido à rigidez dos braços (o equilíbrio dos braços é necessário para a deambulação normal). É preciso aprender técnicas especiais de deambulação para contrabalançar a marcha arrastada e a tendência à inclinação do corpo para a frente. O paciente é instruído a se concentrar para caminhar ereto, olhar para o horizonte e realizar a marcha com base ampla (i. e., caminhar com os pés separados). É preciso fazer um esforço consciente para balançar os braços, levantar os pés enquanto caminha e usar o posicionamento dos pés, do calcanhar para os dedos, com passos longos. O paciente é orientado a praticar a marcha ao som de música marcial ou de um metrônomo em atividade, visto que isso fornece um reforço sensorial. A realização de exercícios respiratórios durante a marcha ajuda a mover a caixa torácica e a arejar as regiões maiores dos pulmões. Períodos frequentes de repouso ajudam a evitar a frustração e a fadiga.

Aumento das atividades de autocuidado

Incentivar, fornecer instruções e apoiar o paciente durante as AVDs promovem o autocuidado (Hickey & Strayer, 2020). São necessárias modificações do ambiente para compensar as incapacidades funcionais. Os pacientes podem apresentar graves problemas de mobilidade, o que torna impossível a realização de atividades normais. Pode ser útil usar dispositivos adaptativos ou auxiliares. Um leito hospitalar com grades laterais em casa, uma estrutura suspensa sobre o leito com um trapézio ou uma corda presa ao pé do leito podem proporcionar auxílio para que o indivíduo se levante sem ajuda. Um terapeuta ocupacional pode avaliar as necessidades do paciente em domicílio, fazer recomendações sobre dispositivos adaptativos e ensinar o paciente e o cuidador a improvisar.

Melhora da evacuação intestinal

O paciente pode apresentar graves problemas de constipação intestinal. Entre os fatores que provocam constipação intestinal, estão a fraqueza dos músculos usados na defecação, a falta de exercícios, o consumo inadequado de líquidos e a diminuição da atividade do sistema nervoso autônomo. Os medicamentos utilizados para o tratamento da doença também inibem as secreções intestinais normais. É possível estabelecer uma rotina de defecação regular ao incentivar o paciente a aderir a um padrão de horário regular, aumentar conscientemente o consumo de líquidos e consumir alimentos com conteúdo moderado de fibras. Deve-se evitar o uso de laxantes. Por exemplo, o *Psyllium* diminui a constipação intestinal, mas acarreta o risco de obstrução intestinal (Comerford & Durkin, 2020). Um assento de privada elevado é útil, uma vez que o paciente tem dificuldade em passar da posição em pé para a posição sentada. É necessário um tempo maior para ir ao banheiro quando o paciente apresenta transtornos da marcha.

MELHORA DA NUTRIÇÃO
Os pacientes podem ter dificuldade em manter o peso. A alimentação torna-se um processo muito lento, exigindo concentração, devido à boca seca em consequência dos medicamentos e à dificuldade na mastigação e na deglutição. Esses pacientes correm risco de broncoaspiração, devido ao comprometimento da deglutição e ao acúmulo de saliva. Eles podem não perceber que estão aspirando; posteriormente, pode ocorrer pneumonia (Aslam, Simpson, Baugh et al., 2019).

O monitoramento semanal do peso indica se o aporte calórico é adequado. As alimentações suplementares aumentam o aporte calórico. Com a evolução da doença, pode haver necessidade de uma sonda gástrica ou de gastrostomia endoscópica percutânea (GEP) para manter a nutrição adequada. A consulta com um nutricionista é indicada.

MELHORA DA DEGLUTIÇÃO
Dificuldades de deglutição e episódios de engasgo são comuns nos pacientes com doença de Parkinson, resultando em aspiração e pneumonia. Para compensar o risco de aspiração, o paciente deve sentar-se em posição ereta durante as refeições (Aslam et al., 2019). Uma dieta semissólida com líquidos espessos é mais fácil de deglutir em comparação com alimentos sólidos; deve-se evitar a ingestão de líquidos ralos. O paciente é orientado a acompanhar mentalmente a sequência de deglutição, colocar o alimento sobre a língua, fechar os lábios e os dentes, elevar a língua e, em seguida, movê-la para trás e deglutir. Ele é incentivado a mastigar inicialmente de um lado da boca e, em seguida, do outro lado. Para controlar o acúmulo de saliva, o paciente é lembrado de que é necessário manter a cabeça ereta e fazer um esforço consciente para deglutir. A massagem dos músculos faciais e do pescoço antes das refeições pode ser benéfica.

INCENTIVO DO USO DE DISPOSITIVOS AUXILIARES
Uma bandeja de aquecimento elétrico mantém os alimentos quentes e possibilita ao paciente descansar durante o período prolongado que ele pode levar para se alimentar. Utensílios especiais também ajudam nas refeições. Um prato estabilizado, um copo que não derrame e talheres com alças embutidas são dispositivos de autoajuda úteis. O terapeuta ocupacional pode ajudar a identificar os dispositivos adaptativos apropriados.

MELHORA DA COMUNICAÇÃO
São observados distúrbios da fala na maioria dos pacientes com doença de Parkinson. A voz baixa, monótona e suave dos pacientes exige que eles façam um esforço consciente para falar lentamente, com atenção deliberada para o que estão dizendo. O paciente é lembrado para ficar de frente para o ouvinte, exagerar a pronúncia das palavras, usar frases curtas e respirar profundamente algumas vezes antes de falar. O fonoaudiólogo pode ser útil no planejamento de exercícios para melhora da fala e para ajudar a família e os profissionais da saúde a desenvolver e utilizar um método de comunicação que atenda às necessidades do paciente. Um pequeno amplificador eletrônico é valioso se o paciente tiver dificuldade de ser ouvido.

APOIO ÀS CAPACIDADES DE ENFRENTAMENTO
Pode-se fornecer apoio ao incentivar o paciente e ao ressaltar que as atividades serão mantidas por meio de sua participação ativa. Pacientes com doença de Parkinson podem se tornar social e emocionalmente retraídos. É melhor quando o paciente é um participante ativo no programa terapêutico, incluindo eventos sociais e de lazer.

Com frequência, os pacientes sentem-se constrangidos, apáticos, inadequados, entediados e solitários; esses sentimentos podem resultar, em parte, da lentidão física e do grande esforço exigido para executar até mesmo pequenas tarefas. O paciente é auxiliado e incentivado a estabelecer metas que possam ser alcançadas (p. ex., melhora da mobilidade). Todos os esforços devem ser envidados para incentivar os pacientes a executarem as tarefas envolvidas na realização de suas próprias necessidades diárias e a permanecerem independentes. Realizar ações para que o paciente simplesmente economize tempo prejudica a meta básica de melhorar as capacidades de enfrentamento e promover um autoconceito positivo.

MONITORAMENTO E MANEJO DE COMPLICAÇÕES POTENCIAIS
Um programa planejado de atividade durante todo o dia evita que o paciente durma excessivamente e demonstre desinteresse e apatia. Quando transtornos do sono ocorrem, várias intervenções podem melhorar o sono, incluindo limitar o consumo de cafeína antes de deitar-se e avaliar a ocorrência de nictúria.

O paciente com doença de Parkinson é observado regularmente em relação a sinais e sintomas de depressão. Uma abordagem interprofissional com uma combinação de fisioterapia, psicoterapia, medicamentos e participação em grupos de suporte é utilizada para tratar a depressão, quando esta é diagnosticada (Hickey & Strayer, 2020).

O paciente nos estágios tardios da doença de Parkinson corre risco aumentado de transtornos psiquiátricos, tais como alucinações, psicose e ideias delirantes paranoides (Hickey & Strayer, 2020). Intervenções para o manejo de transtornos psiquiátricos incluem doses baixas de agentes antipsicóticos, a fim de minimizar medicamentos com efeitos colaterais psiquiátricos (ver Tabela 65.1) e evitar medicamentos depletores de dopamina (Hickey & Strayer, 2020). Os pacientes e seus cuidadores se beneficiam de uma abordagem interprofissional de cuidado quando ocorrem transtornos psiquiátricos.

PROMOÇÃO DE CUIDADOS DOMICILIAR, COMUNITÁRIO OU DE TRANSIÇÃO

Orientação do paciente sobre autocuidados. A orientação ao paciente e à família é importante no manejo da doença de Parkinson. As necessidades dependem da gravidade dos sintomas e do estágio da doença. É preciso tomar cuidado para não sobrecarregar o paciente e a família com excesso de informações no início do processo mórbido. A cada consulta, recomenda-se realizar a avaliação, a intervenção e a reavaliação das demandas de orientação e adaptação do paciente e de seus familiares. As estratégias para promover a saúde incluem explicação clara da doença e a meta de ajudar o paciente a permanecer funcionalmente independente o máximo de tempo possível (Boxe 65.3). O paciente e a família precisam ser orientados sobre os efeitos terapêuticos e os efeitos colaterais dos medicamentos, bem como sobre a razão de relatar os efeitos colaterais a um médico. Os profissionais de enfermagem, no atendimento domiciliar, ajudam os pacientes e seus familiares a aprimorar o automanejo e a qualidade de vida.

Cuidados contínuos e de transição. Os membros da família e parceiros frequentemente servem de cuidadores, com disponibilidade de serviços de cuidado domiciliar, comunitário ou de transição para ajudar a atender às necessidades de cuidados de saúde com a evolução da doença. O cuidador pode sofrer considerável estresse por estar vivendo com uma pessoa com incapacidade significativa e por estar cuidando dela. Fornecer informações sobre o tratamento e o cuidado ajuda a antecipar necessidades futuras. O cuidador é incluído no plano e pode ser aconselhado a aprender técnicas de redução do estresse, a incluir outras pessoas no processo de cuidados, a obter alívio periódico das responsabilidades e a se submeter a uma avaliação de saúde anualmente. Com frequência, é útil permitir à família e aos parceiros expressar seus sentimentos de frustração, raiva e culpa.

O paciente deve ser avaliado no domicílio quanto às necessidades de adaptação e segurança e participação no plano de cuidado. Nos estágios avançados, os pacientes são geralmente admitidos em instituições de cuidados extensivos. Periodicamente, pode ser necessária a admissão do paciente em uma instituição de cuidados agudos para modificações no manejo clínico ou no tratamento das complicações. Os enfermeiros fornecem apoio, educação e monitoramento aos pacientes durante a evolução da doença.

O enfermeiro envolvido no cuidado domiciliar e no cuidado continuado fornece orientações ao paciente e aos familiares sobre a importância de considerar as necessidades de promoção da saúde, tais como triagem para hipertensão e avaliações do risco de acidente vascular encefálico nessa população, constituída predominantemente de pacientes idosos. Os pacientes são encaminhados a profissionais da saúde apropriados. Podem ser obtidas informações na Parkinson's Foundation e na American Parkinson Disease Association (ver seção Recursos).[2]

Reavaliação

Entre os resultados esperados, estão:
1. O paciente empenha-se para melhorar a mobilidade.
    a. Participa diariamente de um programa de exercícios.
    b. Caminha com ampla base de apoio; exagera o equilíbrio dos braços ao caminhar.
    c. Toma os medicamentos, conforme prescrição.
2. Evolui para o autocuidado.
    a. Reserva um tempo para as atividades de autocuidado.
    b. Utiliza dispositivos de autoajuda.
3. Mantém a função intestinal.
    a. Consome líquidos em quantidades adequadas.
    b. Aumenta o consumo dietético de fibra.
    c. Relata um padrão regular de funcionamento intestinal.
4. Obtém melhora no estado nutricional.
    a. Consegue deglutir sem aspiração.
    b. Disponibiliza tempo para comer.
5. Obtém um método de comunicação.
    a. Comunica suas necessidades.
    b. Pratica exercícios da fala.
6. Enfrenta os efeitos da doença de Parkinson.
    a. Estabelece metas realistas.
    b. Mostra persistência em atividades importantes.
    c. Verbaliza seus sentimentos à pessoa apropriada.

DOENÇA DE HUNTINGTON

A doença de Huntington é uma doença hereditária progressiva e crônica do sistema nervoso, que resulta em movimentos coreiformes involuntários progressivos e demência. A doença acomete

---

Boxe 65.3 — PROMOÇÃO DA SAÚDE
Estratégias para paciente com doença de Parkinson

Com o propósito de promover uma saúde ótima, os profissionais de enfermagem trabalham com os pacientes e suas famílias para assegurar que eles compreendam:

- O impacto da doença de Parkinson e do seu tratamento no aspecto fisiológico, nas AVDs, nas AIVDs, nos papéis, nos relacionamentos e na espiritualidade
- A importância de aderir ao esquema medicamentoso prescrito; isso inclui o conhecimento do propósito, da dose, da via de administração, dos efeitos colaterais e das precauções a serem tomadas em relação a todos os medicamentos
- Quando e como entrar em contato com todos os membros da equipe de tratamento (p. ex., médicos, profissionais do atendimento domiciliar e fornecedores de equipamento médico durável e de outros equipamentos)
- Especificar os tipos de modificações ambientais e de segurança ou suporte que possibilitam uma função ótima no domicílio
- O risco de quedas/lesões e como implementar medidas adaptativas e de prevenção de queda no domicílio.

Além disso, os profissionais de enfermagem orientam os pacientes e seus familiares sobre as mudanças de estilo de vida necessárias para manter a saúde e promover autocuidado e independência, que incluem:

- Assegurar as demandas nutricionais, incluindo a adesão às restrições dietéticas, o manejo da disfagia e a prevenção de aspiração
- Promover as habilidades da fala e da comunicação: exercícios de fala, técnicas de comunicação, exercícios respiratórios
- Tratar a constipação intestinal: consumo de líquidos, rotina de evacuação
- Tratar os problemas urinários: incontinência funcional, retenção (cuidados com o cateter urinário de demora, cuidados com o cateter suprapúbico)
- Evitar os efeitos da imobilidade e promover as vantagens do cuidado preventivo: ruptura da pele (mudar frequentemente de posição, aliviar a compressão, cuidados com a pele), pneumonia (respiração profunda, movimento), contraturas (exercícios de amplitude de movimento)
- Promover os benefícios de um programa de exercícios diários
- Assegurar a deambulação segura e o equilíbrio
- Usar mecanismos de enfrentamento apropriados e atividades ocupacionais.

AIVDs: atividades instrumentais da vida diária; AVDs: atividades da vida diária.

---

[2] N.R.T.: No Brasil, um recurso é a Associação Brasil Parkinson (http://www.parkinson.org.br/), bem como a Portaria Conjunta nº 10, de 31 de outubro de 2017, do Ministério da Saúde, que aprova o Protocolo Clínico e Diretrizes Terapêuticas da Doença de Parkinson, disponível em https://www.gov.br/saude/pt-br/assuntos/protocolos-clinicos-e-diretrizes-terapeuticas-pcdt/arquivos/2022/portaria-conjunta-no-10-2017-pcdt-doenca-de-parkinson.pdf.

aproximadamente 1 em cada 10 mil homens ou mulheres de meia-idade, de todas as raças. Cada pessoa apresenta o gene responsável pela doença de Huntington; entretanto, apenas as pessoas que herdam a expansão do gene desenvolverão a doença e a transmitirão para os filhos. Por ser transmitida por um gene autossômico dominante, cada filho de um genitor com doença de Huntington tem risco de 50% de herdar o distúrbio (Smedley & Coulson, 2019).

Foi identificada uma mutação genética na doença de Huntington, a presença de uma repetição no gene Huntington (*HTT*) (Smedley & Coulson, 2019). O teste genético pode identificar as pessoas que desenvolverão essa doença, mas não é capaz de prever o momento de início da doença. Embora o gene tenha sido mapeado em 1983, os pacientes podem optar por não realizar o teste, devido a preocupações sobre emprego e discriminação nos cuidados de saúde. As pessoas em idade reprodutiva com história familiar de doença de Huntington com frequência procuram informações sobre o risco de transmissão da doença. O aconselhamento genético é fundamental, e os pacientes e suas famílias podem necessitar de aconselhamento psicológico e apoio emocional, financeiro e legal a longo prazo (ver Capítulo 6).

Fisiopatologia

A patologia básica envolve a morte prematura das células do estriado (caudado e putame) dos núcleos da base, a região situada profundamente no encéfalo, envolvida no controle dos movimentos. Além disso, ocorre a perda de células no córtex, a região do encéfalo associada ao pensamento, à memória, à percepção, ao julgamento e ao comportamento, bem como no cerebelo, a área que coordena a atividade muscular voluntária. Não se sabe por que a proteína destrói apenas determinadas células do encéfalo, mas foram propostas várias teorias para explicar o fenômeno. Uma teoria possível é a de que a glutamina, uma unidade constituinte da proteína, acumula-se anormalmente no núcleo das células, causando a sua morte (McColgan & Tabrizi, 2017).

Manifestações clínicas

Essa condição é caracterizada por uma tríade de sintomas, que incluem: (1) disfunção motora (a mais proeminente é a **coreia**, que consiste em movimentos rápidos, espasmódicos, involuntários e despropositados); (2) comprometimento cognitivo (comprometimento da atenção e do reconhecimento de emoções); e (3) manifestações comportamentais, tais como apatia e embotamento do afeto (McColgan & Tabrizi, 2017). Com a evolução da doença, um movimento incontrolável e constante de contorção e torção pode acometer todo o corpo. Esses movimentos são desprovidos de propósito ou de ritmo, embora os pacientes possam tentar transformá-los em movimentos intencionais. Toda a musculatura do corpo é afetada. Os movimentos faciais produzem tiques e caretas. A fala torna-se arrastada, hesitante, com frequência explosiva e, por fim, ininteligível. A mastigação e a deglutição são difíceis, e existe um perigo constante de sufocação e aspiração. Os movimentos coreiformes persistem durante o sono, mas a sua intensidade diminui (Mestre & Shannon, 2017).

A exemplo da fala, a marcha torna-se desorganizada, a ponto de a deambulação ficar impossível. Embora seja necessário incentivar a deambulação independente enquanto for possível, uma cadeira de rodas geralmente acaba sendo necessária. Por fim, o paciente fica confinado ao leito quando a coreia interfere na marcha, ao sentar-se e em todas as outras atividades. Ocorre perda dos controles vesical e intestinal.

Comprometimento cognitivo, como redução da atenção ou do reconhecimento de emoções, ocorre precocemente; nos estágios mais avançados, ocorre demência. No início, o paciente tem consciência de que a doença é responsável pelas inúmeras disfunções que estão ocorrendo.

As alterações comportamentais podem ser mais devastadoras para o paciente e a sua família do que os movimentos anormais. Alterações da personalidade podem resultar em comportamentos nervosos, irritáveis ou impacientes. Nos estágios iniciais, o paciente mostra-se particularmente sujeito a ataques incontroláveis de raiva, depressão profunda e frequentemente suicida, apatia, ansiedade, psicose ou euforia. O discernimento e a memória são comprometidos e, por fim, ocorre demência (Mestre & Shannon, 2017). As alucinações, os delírios e os pensamentos paranoides podem preceder o aparecimento dos movimentos descoordenados. Com frequência, os sintomas emocionais e cognitivos tornam-se menos agudos com a evolução da doença (Mestre & Shannon, 2017).

O início costuma ser observado entre 35 e 45 anos, embora cerca de 10% dos pacientes sejam crianças. A doença progride lentamente. Apesar de um apetite insaciável, os pacientes geralmente se tornam magros e esgotados. Os pacientes sucumbem em 10 a 20 anos a insuficiência cardíaca, pneumonia ou infecção, ou em consequência de queda ou sufocação (Mestre & Shannon, 2017).

Avaliação e achados diagnósticos

O diagnóstico é estabelecido com base na apresentação clínica de sinais/sintomas característicos, na história familiar positiva e na existência comprovada do marcador genético (repetições de CAG, citosina-adenina-guanina) no gene Huntington (*HTT*) (Smedley & Coulson, 2019). TC ou RM revelam atrofia estriatal simétrica antes do aparecimento dos sintomas motores (Urrutia, 2019).

Manejo clínico

Nenhum tratamento interrompe ou reverte o processo mórbido subjacente; portanto, o foco consiste em otimizar a qualidade de vida por meio de medicação e medidas de suporte. Os benefícios para o paciente com a doença de Huntington são maiores quando ele é atendido de modo integrado por uma equipe multiprofissional com experiência (Urrutia, 2019). Nos EUA, o único medicamento aprovado pela agência Food and Drug Administration (FDA) para tratar a coreia é a tetrabenazina (Comerford & Durkin, 2020).

Também foi relatado que os benzodiazepínicos e os agentes neurolépticos controlam a coreia. Os sinais motores precisam ser observados e avaliados de modo contínuo, para que possam ser alcançados níveis terapêuticos ótimos do medicamento. A acatisia (inquietação motora) no paciente excessivamente medicado é perigosa, visto que pode ser confundida com a agitação inquieta da doença e passar despercebida. Em certos tipos de doença, o comprometimento motor hipocinético assemelha-se à doença de Parkinson. Nos pacientes que apresentam rigidez, pode-se obter algum benefício temporário com o uso de medicamentos antiparkinsonianos, como a levodopa.

Os inibidores seletivos da recaptação de serotonina e os antidepressivos tricíclicos foram recomendados para o controle dos sintomas psiquiátricos. Existe a ameaça de suicídio, particularmente no início da evolução da doença. Os sintomas psicóticos geralmente respondem aos medicamentos antipsicóticos. A psicoterapia direcionada para o alívio da ansiedade e a redução do estresse pode ser benéfica. Os enfermeiros precisam olhar para além da doença para focalizar as necessidades e as capacidades do paciente (Boxe 65.4).

Promoção de cuidados domiciliar, comunitário e de transição

 Orientação do paciente sobre autocuidados

As necessidades de instrução ao paciente e à sua família dependem da natureza e da gravidade das alterações físicas, cognitivas e psicológicas que o paciente apresenta. Ele e a família são orientados acerca dos medicamentos prescritos e dos sinais que indicam a necessidade de mudança do medicamento ou da dose. O plano de orientação aborda estratégias para o manejo dos sintomas, como coreia, problemas de deglutição, limitações na deambulação, perda da memória, irritabilidade, depressão e perda das funções vesical e intestinal. Pode-se indicar uma consulta com um fonoaudiólogo para ajudar a identificar estratégias alternativas de comunicação se a fala estiver afetada. É possível considerar o uso de um tubo de GEP para suporte nutricional com o avanço da doença (Eliopoulos, 2018).

Cuidados contínuos e de transição

Para ajudar o paciente e a família a lidar com essa doença gravemente incapacitante, é necessário um programa que combine os serviços médicos, de enfermagem, do psicólogo,

---

Boxe 65.4 — Cuidado ao paciente com doença de Huntington

Diagnóstico de enfermagem: risco de lesão por quedas e possível ruptura da pele (lesões por pressão, abrasões), em consequência do movimento constante.

Intervenções de enfermagem

Acolchoar as laterais e a cabeceira do leito; certificar-se de que o paciente consiga enxergar sobre as laterais do leito.
Usar protetores acolchoados nos tornozelos e cotovelos.
Manter a pele cuidadosamente limpa.
Aplicar um agente de limpeza emoliente e loção para a pele, quando necessário.
Usar lençóis e roupas de cama macios.
Fazer o paciente utilizar um capacete de ciclista ou outro modo de proteção acolchoada.
Incentivar a deambulação com ajuda para manter o tônus muscular.
Proteger o paciente (somente quando necessário) no leito ou na cadeira com dispositivos protetores acolchoados, certificando-se de que sejam afrouxados com frequência.

Diagnóstico de enfermagem: comprometimento da ingestão nutricional devido a aporte inadequado e desidratação, em consequência dos distúrbios na deglutição ou mastigação e perigo de sufocação ou aspiração do alimento.

Intervenções de enfermagem

Administrar fenotiazinas, conforme prescrição, antes das refeições (esses fármacos acalmam alguns pacientes).
Conversar com o paciente antes das refeições para promover o relaxamento; usar o horário das refeições para uma interação social. Fornecer atenção plena e ajudar o paciente a apreciar a experiência do horário das refeições.
Usar uma bandeja aquecida para manter o alimento quente.
Observar a posição que é melhor para *este* paciente em particular. Manter o paciente o mais próximo possível da posição ereta enquanto ele se alimenta. Estabilizar delicadamente a cabeça do paciente com uma das mãos enquanto ele se alimenta.
Mostrar os alimentos, explicar cada um e indicar a sua temperatura (p. ex., se estão quentes ou frios).
Circundar o paciente com um dos braços e aproximar-se dele ao máximo para proporcionar estabilidade e apoio enquanto ele se alimenta. Usar travesseiros e cunhas de espuma para apoio adicional.
Não interpretar rigidez, movimento de virar-se ou rotação súbita da cabeça como expressões de rejeição; são movimentos coreiformes incontroláveis.
Para a alimentação, usar uma colher de cabo longo (colher para coquetel). Colocar a colher no meio da língua e exercer uma leve pressão.
Colocar porções do alimento entre os dentes do paciente. Servir ensopados, assados e líquidos espessos.
Não se incomodar com a sujeira e tratar a pessoa com dignidade.

Esperar o paciente mastigar e deglutir antes de introduzir outra colher. Certificar-se de que o alimento esteja sendo oferecido em pequenas porções.
Fornecer lanches entre as refeições. O movimento constante gasta mais calorias. Com frequência, os pacientes têm apetite voraz, particularmente para doces.
Usar refeições trituradas no liquidificador se o paciente não conseguir mastigar; não dar repetidamente os mesmos alimentos para lactentes. Introduzir gradualmente alimentos de maior textura e consistência.
Em caso de dificuldades de deglutição:
Aplicar pressão profunda e suave em torno da boca do paciente. Friccionar os dedos em círculos sobre as bochechas do paciente e, em seguida, de cada lado da garganta.
Desenvolver habilidades em impulsos abdominais (que devem ser usados em caso de sufocação).

Diagnóstico de enfermagem: comunicação verbal prejudicada devido ao excesso de caretas e fala ininteligível.

Intervenções de enfermagem

Ler para o paciente.
Empregar a técnica de *biofeedback* e a terapia de relaxamento para reduzir o estresse.
Consultar o fonoaudiólogo para ajudar a manter e a prolongar as habilidades de comunicação.
Elaborar um sistema de comunicação, utilizando, talvez, cartões com palavras ou figuras de objetos familiares, antes que a comunicação verbal se torne excessivamente difícil. Os pacientes podem indicar o cartão correto batendo nele com a mão, grunhindo ou piscando os olhos.
Observar como este paciente, em especial, expressa suas necessidades e desejos – particularmente mensagens não verbais (abrindo bem os olhos, respostas).
Os pacientes podem compreender mesmo quando são incapazes de falar. Não isolar os pacientes deixando de se comunicar com eles.

Diagnóstico de enfermagem: confusão mental aguda e comprometimento de socialização

Intervenções de enfermagem

Reorientar o paciente depois que ele acorda.
Manter à vista um relógio, calendário ou quadros de parede para ajudar na orientação do paciente.
Usar todas as oportunidades para o contato individual.
Usar música para relaxamento.
Fazer o paciente usar uma pulseira de identificação médica.
Manter o paciente no meio social.
Recrutar e treinar voluntários para interação social. Representar papéis apropriados e interações criativas.
Não abandonar um paciente porque a doença é terminal. Os pacientes estão *vivos* até o fim.

sociais e de reabilitação ocupacional, fonoaudiologia, bem como cuidados paliativos. A doença de Huntington acarreta uma enorme sobrecarga emocional, física, social e financeira para cada um dos membros da família do paciente. A família precisa de cuidados de apoio para ajustar-se ao impacto da doença. As visitas regulares de acompanhamento ajudam a aliviar o medo de abandono.

A assistência de cuidados domiciliares, os centros de cuidados diários, os serviços de descanso dos cuidadores e, por fim, os cuidados especializados a longo prazo podem ajudar o paciente e a família a enfrentar a constante tensão da doença. Embora a progressão inevitável da doença não possa ser detida, a família pode beneficiar-se dos cuidados de apoio. O planejamento para a assistência terminal deve ser feito no início da doença (ver Capítulo 13).

As organizações voluntárias podem ser de grande auxílio para as famílias e têm sido, em grande parte, as responsáveis pelo fato de a doença despertar a atenção nacional dos EUA. A Huntington Disease Society of America ajuda os pacientes e as famílias por meio de fornecimento de informações, encaminhamentos, orientações à família e ao público, bem como apoio para pesquisa (ver seção Recursos).

ESCLEROSE LATERAL AMIOTRÓFICA

A ELA é uma doença de etiologia desconhecida, caracterizada por perda de neurônios motores (células nervosas que controlam os músculos) nos cornos anteriores da medula espinal e núcleos motores da parte inferior do tronco encefálico. Com frequência, é designada como doença de Lou Gehrig, em homenagem ao famoso jogador de beisebol que padeceu dessa doença. À medida que as células neuronais motoras morrem, as fibras musculares que elas suprem sofrem alterações atróficas. Pode ocorrer degeneração neuronal nos sistemas de neurônios motores tanto superior quanto inferior (ver Capítulo 60). A principal teoria sustentada pelos pesquisadores é a de que a excitação excessiva das células nervosas pelo neurotransmissor glutamato resulta em lesão celular e degeneração neuronal. Os fatores de risco são apresentados no Boxe 65.5.

A ELA ocorre comumente em pessoas com idade entre 40 e 60 anos e acomete pessoas de todas as classes sociais, raças e etnias, com os homens sendo acometidos um pouco mais frequentemente do que as mulheres. A maioria dos casos de ELA surge esporadicamente, mas 5 a 10% dos casos são de ELA familiar resultantes de um traço autossômico dominante carreado por um dos genitores. A ELA familiar ocorre 10 anos antes da média da ELA, e as pessoas afetadas tendem à sobrevida menor (Hardiman, Al-Chalabi, Chio et al., 2017).

Manifestações clínicas

As manifestações clínicas dependem da localização dos neurônios motores afetados, visto que neurônios específicos ativam fibras musculares específicas. Os principais sintomas consistem em fadiga, fraqueza muscular progressiva, cãibras, fasciculações (contrações espasmódicas) e falta de coordenação. A perda de neurônios motores nos cornos anteriores da medula espinal resulta em fraqueza progressiva e atrofia dos músculos dos braços, do tronco ou das pernas. Em geral, verifica-se a presença de espasticidade, e os reflexos tendinosos profundos tornam-se rápidos e hiperativos. Em geral, a função dos esfíncteres anal e vesical permanece intacta, uma vez que os nervos espinais que controlam os músculos do reto e da bexiga não são afetados.

Em aproximadamente 25% dos pacientes, a fraqueza começa nos músculos supridos pelos nervos cranianos, e ocorre dificuldade em falar, deglutir e, por fim, respirar (Conde, Martin & Winck, 2019; Vacca, 2020). Quando o paciente ingere líquidos, a fraqueza do palato mole e da parte superior do esôfago causa a regurgitação do líquido pelo nariz. A fraqueza da parte posterior da língua e do palato compromete a capacidade de rir, tossir ou até mesmo de assoar o nariz. Se os músculos bulbares estiverem afetados, a fala e a deglutição tornam-se progressivamente difíceis, e a aspiração passa a constituir um risco. A voz assume um tom anasalado, e a articulação torna-se desorganizada a ponto de a fala ficar ininteligível. Pode-se verificar a presença de alguma labilidade emocional. Tradicionalmente, acreditava-se que a ELA poupasse a função cognitiva; contudo, atualmente, sabe-se que alguns pacientes apresentam comprometimento cognitivo.

Em geral, o prognóstico baseia-se na área de comprometimento do SNC e na velocidade de progressão da doença. Por fim, a função respiratória é comprometida (Conde et al., 2019). A morte geralmente sobrevém em consequência de infecção, insuficiência respiratória ou aspiração.

Avaliação e achados diagnósticos

A ELA é diagnosticada com base nos sinais e sintomas, visto que não há nenhum exame clínico ou laboratorial específico para essa doença. A eletromiografia e a biopsia dos músculos acometidos indicam redução do número de unidades motoras funcionantes. A RM pode revelar um sinal de alta intensidade nos tratos corticospinais, o que diferencia a ELA de uma neuropatia motora multifocal. O exame neuropsicológico pode ajudar na avaliação e no estabelecimento do diagnóstico (Hickey & Strayer, 2020).

Manejo

Não existe cura para a ELA (Vacca, 2020). O principal foco do manejo clínico e de enfermagem consiste em intervenções para manter ou melhorar a função, o bem-estar e a qualidade de vida do indivíduo. Como a ELA é uma doença progressiva, as necessidades terapêuticas são diferentes daquelas de pacientes com processos agudos. Nos EUA, os planos de saúde tendem a limitar o número de sessões de terapia, mas, se houver integração precoce com clínicas especializadas em ELA, podem ser elaborados vínculos para contato futuro com terapeutas especializados (Hogden, Foley, Henderson et al., 2017).

Dois fármacos são usados no tratamento da ELA – riluzol e edaravona (Vacca, 2020). A ação precisa desses fármacos não está clara, mas ambos são considerados tratamentos modificadores da doença para a ELA (Vacca, 2020).

O tratamento sintomático e as medidas de reabilitação são utilizados para sustentar o paciente e melhorar a sua qualidade de vida. O baclofeno, o dantroleno sódico ou o diazepam podem ser úteis para pacientes com espasticidade, que provoca dor e interfere no autocuidado. A modafinila pode ser usada para a fadiga, e outros medicamentos podem ser acrescentados para o manejo de dor, depressão, salivação excessiva

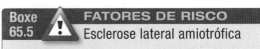

Boxe 65.5 — FATORES DE RISCO: Esclerose lateral amiotrófica
- Doença autoimune
- Exposição ambiental a toxinas
- História familiar
- Idade
- Infecções virais
- Tabagismo.

Adaptado de Vacca, V. M. (2020). Amyotrophic lateral sclerosis: Nursing care and considerations. *Nursing, 50*(6), 32-39.

e constipação intestinal, que frequentemente acompanham a doença. As pesquisas sugerem que o comprometimento funcional maior está associado a sintomas depressivos mais significativos; portanto, o manejo da depressão ajuda a manter melhor qualidade de vida (Soofi, Bello-Haas, Kho et al., 2018). Muitos estudos clínicos e um registro dos pacientes com ELA contribuem para o estudo continuado dessa doença devastadora (Vacca, 2020).

Os pacientes com ELA são tratados, em sua maioria, em casa e na comunidade, sendo hospitalizados para problemas agudos. Os motivos mais comuns de hospitalização consistem em desidratação e desnutrição, pneumonia e insuficiência respiratória; o reconhecimento desses problemas em um estágio inicial da doença possibilita a elaboração de estratégias preventivas. As questões de fase terminal incluem dor, dispneia e *delirium* (Hickey & Strayer, 2020).

A ventilação mecânica (utilizando pressão negativa) constitui uma opção se houver desenvolvimento de hipoventilação alveolar. A ventilação não invasiva (VNI) com pressão positiva também é uma opção. Tal uso é particularmente útil à noite e adia a decisão de realizar uma traqueotomia para ventilação mecânica a longo prazo (Conde et al., 2019). O paciente que apresenta aspiração e dificuldades de deglutição pode necessitar de alimentação enteral. Um tubo de GEP é inserido antes que a capacidade vital forçada caia abaixo de 50% do valor previsto. A sonda pode ser colocada com segurança em pacientes submetidos à ventilação com pressão positiva não invasiva para suporte ventilatório (Hickey & Strayer, 2020).

As decisões quanto às medidas de suporte de vida são tomadas pelo paciente e sua família e devem ter como base uma compreensão detalhada da doença, do prognóstico e das implicações de iniciar essa terapia. Os pacientes são incentivados a preencher uma diretiva prévia para preservar a sua autonomia na tomada de decisões. Ver Capítulo 13 para uma discussão mais detalhada dos cuidados na fase terminal.

A ALS Association dispõe de programas amplos de financiamento de pesquisa, serviços clínicos e para pacientes, orientação e apoio aos pacientes e informações para médicos e para o público (ver seção Recursos). A ALS *Association Newsletter* constitui uma fonte de informações práticas.[3]

DISTROFIAS MUSCULARES

As distrofias musculares constituem um grupo de distúrbios musculares incuráveis, que se caracterizam por enfraquecimento progressivo e debilidade dos músculos esqueléticos ou voluntários, com 30 tipos diferentes até o momento. Essas doenças são, em sua maioria, herdadas. A distrofia muscular de Duchenne, que constitui o tipo mais comum e grave, ocorre em 1 em cada 3.500 nascimentos de crianças do sexo masculino (Norris, 2019). As características patológicas incluem degeneração e perda das fibras musculares, variação no tamanho das fibras musculares, fagocitose e regeneração, assim como substituição do tecido muscular por tecido conjuntivo. As características comuns dessas doenças consistem em graus variáveis de debilidade e fraqueza musculares e elevação anormal dos níveis séricos das enzimas musculares. As diferenças entre essas doenças concentram-se no padrão genético de herança, nos músculos acometidos, na idade de início e na velocidade de progressão da doença. As manifestações clínicas são diversas e incluem rigidez ou fraqueza muscular, diminuição da reserva respiratória ou miocardiopatia. O prognóstico depende do tipo de distrofia muscular. A evolução dessa doença é variável, independentemente da idade de aparecimento (Birnkrant, Bushby, Bann et al., 2018b). As demandas singulares desses pacientes, que, no passado, não conseguiam chegar à vida adulta, precisam ser abordadas, pois eles estão vivendo mais tempo graças ao aprimoramento dos cuidados de suporte e à emergência de terapias modificadoras da doença (Birnkrant et al., 2018b; Trout, Case, Clemens et al., 2018).

Manejo clínico

O tratamento das distrofias musculares focaliza o cuidado de suporte e a prevenção das complicações na ausência de cura (Birnkrant et al., 2018b). A meta do manejo de suporte é manter o paciente ativo e vivendo o mais normalmente possível e minimizar a deterioração funcional. Prescreve-se um programa de exercícios terapêuticos individualizados para evitar a rigidez, as contraturas e a atrofia por desuso dos músculos. Talas noturnas e exercícios de alongamento são utilizados para retardar as contraturas das articulações, particularmente dos tornozelos, joelhos e quadris. Órteses podem compensar a fraqueza muscular.

A deformidade da coluna vertebral constitui um grave problema. Em pacientes portadores de doença neuromuscular grave, ocorrem fraqueza dos músculos do tronco e colapso vertebral quase rotineiramente. Para ajudar a evitar a deformidade da coluna vertebral, o paciente utiliza um colete ortótico para melhorar a estabilidade na posição sentada e reduzir a deformidade do tronco. Essa medida também mantém o estado cardiovascular. No momento apropriado, realiza-se a fusão da coluna para manter a sua estabilidade. Outros procedimentos podem ser realizados para corrigir deformidades.

O comprometimento da função pulmonar pode resultar da evolução da doença ou da deformidade do tórax em consequência da escoliose grave (Norris, 2019; Trout et al., 2018). As infecções respiratórias superiores e as fraturas em consequência de quedas devem ser tratadas vigorosamente, de modo a minimizar a imobilização, visto que as contraturas articulares agravam-se quando as atividades do paciente são mais restritas que o habitual.

Outras dificuldades podem surgir com relação à doença subjacente. A fraqueza dos músculos faciais dificulta a higiene dentária e a fala, além de comprometer a capacidade de deglutição segura (Birnkrant, Bushby, Bann et al., 2018a). Os problemas do trato gastrintestinal podem incluir dilatação gástrica, prolapso retal e impactação fecal. Por fim, a miocardiopatia parece constituir uma complicação comum em todas as formas de distrofia muscular (Birnkrant et al., 2018a).

O aconselhamento genético está indicado para pais e irmãos do paciente, devido à natureza genética dessa doença. A Muscular Dystrophy Association (MDA) atua no combate à doença neuromuscular por meio de pesquisas, programas de serviços e cuidados clínicos aos pacientes, assim como pela educação dos profissionais e do público (ver seção Recursos).

Manejo de enfermagem

As metas do paciente e do enfermeiro consistem em manter a função em níveis ótimos e melhorar a qualidade de vida. Por conseguinte, são avaliadas as necessidades físicas do paciente, que são consideráveis, sem perder de vista as necessidades emocionais e de desenvolvimento. O paciente e a família são ativamente envolvidos na tomada de decisões, incluindo decisões sobre a fase terminal (ver Capítulo 13).

---

[3] N.R.T.: No Brasil, um recurso é a Associação Brasileira de Esclerose Lateral Amiotrófica (Abrela; http://www.abrela.org.br/).

Durante a hospitalização para o tratamento das complicações, são avaliados o conhecimento e a habilidade do paciente e dos familiares responsáveis pelos cuidados domiciliares. Como o paciente e os cuidadores familiares com frequência desenvolveram estratégias de cuidados que funcionam efetivamente para eles, essas estratégias precisam ser reconhecidas e aceitas, sendo necessário tomar providências para assegurar que elas sejam mantidas durante a hospitalização (Birnkrant et al., 2018b).

As famílias de adolescentes e adultos jovens portadores de distrofias musculares necessitam de ajuda para mudar o foco do cuidado pediátrico para o cuidado do adolescente e do adulto e entender a evolução habitual da doença (Lindsay, Cagliostro & McAdam, 2019; Trout et al., 2018). As metas de enfermagem consistem em ajudar o adolescente a efetuar a sua transição para os valores e as expectativas do adulto, proporcionando, ao mesmo tempo, um cuidado continuado apropriado para a idade. Pode ser necessário que o enfermeiro ajude a desenvolver a confiança de um paciente adolescente de mais idade ou adulto, incentivando-o a procurar treinamento profissional para se tornar economicamente independente. Outras intervenções de enfermagem podem incluir orientação no acesso aos cuidados de saúde do adulto e encontrar programas apropriados de educação sexual.

Promoção de cuidados domiciliar, comunitário e de transição

 Orientação do paciente sobre autocuidados

As metas do manejo são consideradas em programas de reabilitação especiais ou na casa e na comunidade do paciente. Por conseguinte, o paciente e a família necessitam de informações e orientações sobre o distúrbio, sua evolução prevista e estratégias de cuidado e manejo que otimizarão o crescimento e o desenvolvimento do paciente, bem como o seu estado físico e psicológico. Os profissionais de uma variedade de disciplinas relacionadas com a saúde estão envolvidos na educação do paciente e de sua família; as recomendações são comunicadas a todos os membros da equipe de saúde, de modo que possam atuar visando a metas comuns.

Cuidados contínuos e de transição

Tanto a doença neuromuscular quanto as deformidades associadas podem evoluir na adolescência e na idade adulta. O uso de dispositivos de autoajuda e auxiliares pode ajudar a manter o máximo de independência. Tais dispositivos, que são recomendados por fisioterapeutas e terapeutas ocupacionais, tornam-se frequentemente necessários à medida que ocorre o comprometimento de maior número de grupos musculares.

A família é orientada a monitorar o paciente quanto a problemas respiratórios, visto que a infecção respiratória e a insuficiência cardíaca constituem as causas mais comuns de morte. Quando surgem dificuldades respiratórias, os pacientes e suas famílias necessitam de informações sobre o suporte respiratório. Atualmente, existem opções que podem proporcionar suporte ventilatório (p. ex., dispositivos de pressão negativa, respiradores com pressão positiva) que possibilitam a mobilidade do paciente (Birnkrant et al., 2018a). Os pacientes podem permanecer relativamente independentes em uma cadeira de rodas, por exemplo, enquanto são mantidos em um respirador em domicílio durante muitos anos.

O paciente é incentivado a continuar os exercícios de amplitude de movimento para evitar as contraturas, que são particularmente incapacitantes. Contudo, são necessárias adaptações práticas para lidar com os efeitos da incapacidade neuromuscular crônica. O paciente em vários estágios da doença pode precisar de uma cadeira de rodas manual ou elétrica, auxílios para deambular, órteses para os membros superiores e inferiores e para a coluna vertebral, sistemas de assento, equipamentos de banheiro, auxílios para levantar-se, rampas e dispositivos auxiliares adicionais, todos os quais exigem uma abordagem em equipe. O enfermeiro avalia como o paciente e a sua família estão administrando a situação, realiza encaminhamentos e coordena as atividades do fisioterapeuta, do terapeuta ocupacional e do serviço social.

Pacientes que expressam preocupação sobre incapacidade progressiva e dependência crescente de outras pessoas, bem como deterioração significativa da qualidade de vida relacionada com a saúde, são beneficiados por uma abordagem interprofissional de cuidado (Trout et al., 2018). O paciente defronta-se com a perda progressiva das funções, levando-o, por fim, à morte. São comuns os sentimentos de desamparo e impotência. Cada perda funcional é acompanhada de tristeza e lamentações. O paciente e a família são avaliados quanto a depressão, raiva ou negação. Eles são auxiliados e incentivados a tomar decisões sobre as opções de fase terminal antes que surjam as necessidades (ver Capítulo 13).

Um enfermeiro psiquiátrico ou outro profissional da saúde mental pode ajudar o paciente a lidar com a doença e a adaptar-se a ela. Os profissionais de enfermagem, ao compreenderem e abordarem as preocupações clínicas que são importantes para os pacientes e suas famílias, ao mesmo tempo que avaliam o ônus e os conhecimentos dos cuidadores em cada consulta de enfermagem, proporcionam um ambiente estimulante, de suporte e de esperança.

DOENÇA DEGENERATIVA DE DISCO INTERVERTEBRAL

A lombalgia é uma condição complexa que inclui uma variedade de sintomas; é o segundo transtorno mais frequente, com 25% de todos os adultos relatando lombalgia recente (nos 3 meses anteriores) (Hickey & Strayer, 2020). Com frequência, está associada a depressão, ansiedade, tabagismo, consumo abusivo de bebida alcoólica, obesidade e estresse; é o motivo mais comum de absenteísmo e redução da produtividade laboral (Ramanathan, Hibbert, Wiles et al., 2018). A lombalgia resulta em custos econômicos significativos para os pacientes, suas famílias e a sociedade. A dor aguda dura menos de 3 meses, ao passo que a dor crônica tem duração de 3 meses ou mais. Aproximadamente 90% dos pacientes com lombalgia se recuperam espontaneamente em 4 a 6 semanas (Hickey & Strayer, 2020). Ver Capítulo 36, Boxe 36.2, para uma discussão adicional de estratégias de prevenção de lombalgia aguda.

Fisiopatologia

O disco intervertebral é uma placa cartilaginosa que forma um coxim entre os corpos vertebrais (Figura 65.6A). Esse material fibroso e resistente é incorporado em uma cápsula. Um coxim em formato de bola no centro do disco é denominado *núcleo pulposo*. Na herniação do disco intervertebral (ruptura do disco), o núcleo pulposo do disco faz protrusão no anel (o anel fibroso ao redor do disco), com subsequente compressão nervosa (Norris, 2019). A protrusão ou ruptura do núcleo pulposo é geralmente precedida de alterações degenerativas que ocorrem com o processo do envelhecimento. A perda de polissacarídeos proteicos no

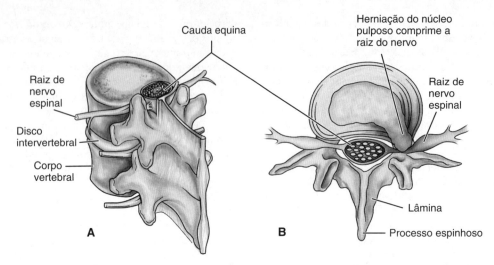

Figura 65.6 • **A.** Vértebras da região lombar, discos intervertebrais e raízes dos nervos espinais normais. **B.** Ruptura de disco vertebral.

disco diminui o conteúdo de água do núcleo pulposo. O desenvolvimento de rachaduras que se irradiam no anel enfraquece a resistência à herniação do núcleo. Após o traumatismo (quedas e estresses menores repetidos, como levantar pesos de modo incorreto), pode ocorrer lesão da cartilagem.

Na maioria dos pacientes, os sintomas imediatos de traumatismo são de curta duração, e aqueles que resultam de lesão do disco aparecem somente depois de meses ou anos. Com a degeneração do disco, a cápsula é empurrada para dentro do canal espinal. Também pode sofrer ruptura e deixar o núcleo pulposo ser empurrado para trás, contra o saco dural ou contra um nervo espinal no ponto em que ele emerge da coluna vertebral (ver Figura 65.6B). Essa doença da raiz espinal provoca dor e extrema sensibilidade ao toque, devido à radiculopatia (pressão na área de distribuição das terminações nervosas envolvidas). A compressão continuada pode provocar alterações degenerativas no nervo acometido, tais como alterações na sensação e reflexos tendinosos profundos.

 Considerações gerontológicas

A lombalgia ocorre mais frequentemente em adultos mais velhos (Eliopoulos, 2018). A doença degenerativa dos discos intervertebrais também é mais prevalente em adultos mais velhos, mas a idade apenas não deve excluir a possibilidade de fusão vertebral se houver indicação (Badhiwala, Karmur, Hachem et al., 2019). Os pesquisadores estudaram um grupo de 2.238 pacientes ($n = 1.119$, idade < 70 anos; $n = 1.119$, idade igual ou superior a 70 anos) que foram submetidos à fusão vertebral. Os grupos foram equilibrados para fatores como sexo, raça, diabetes melito, hipertensão arterial, insuficiência cardíaca congestiva, tabagismo, uso crônico de esteroides, tipo de fusão e número de níveis (ver discussão mais adiante). As taxas de todas as complicações foram semelhantes nos grupos de indivíduos mais jovens e mais velhos, exceto pela infecção urinária, que foi mais frequente no grupo com idade superior a 70 anos (*odds ratio* [OR] = 2,32, $p = 0,009$). Era mais provável que os indivíduos mais velhos recebessem alta hospitalar para uma unidade de reabilitação ou de cuidados especializados, em vez de diretamente para seus domicílios (Badhiwala et al., 2019).

Manifestações clínicas

Uma hérnia de disco com dor associada pode ocorrer em qualquer região da coluna vertebral: cervical, torácica (rara) ou lombar. As manifestações clínicas dependem da localização, da velocidade de desenvolvimento (aguda ou crônica) e do efeito sobre as estruturas adjacentes. Limitações funcionais são a principal manifestação relatada pelos pacientes. Pesquisadores também relataram que a intensidade da dor nos pacientes com lombalgia exerce efeito direto nas AVDs e na qualidade do sono (Kose, Tastan, Temiz et al., 2019).

Avaliação e achados diagnósticos

Uma anamnese minuciosa e um exame físico completo são importantes para excluir condições potencialmente graves, que podem se manifestar como lombalgia, incluindo fratura, tumor, infecção ou síndrome da cauda equina (Hickey & Strayer, 2020).

A RM tornou-se o instrumento diagnóstico de escolha para localizar até mesmo pequenas protrusões de disco, particularmente na doença da região lombar da coluna vertebral. Se os sintomas clínicos não forem compatíveis com a patologia observada na RM, são realizadas TC e mielografia. Efetua-se um exame neurológico para determinar se há ou não comprometimento reflexo, sensorial ou motor em consequência de compressão radicular, bem como para obter dados basais para avaliações futuras. A eletromiografia pode ser utilizada para localizar as raízes nervosas específicas acometidas. Ver no Capítulo 36, Boxe 36.1, um sumário dos exames complementares adicionais que podem ser realizados para investigar casos de lombalgia.

Manejo clínico

As herniações dos discos cervicais e lombares ocorrem mais comumente; em geral, são tratadas de modo conservador com medicação e fisioterapia ou exercício (Hickey & Strayer, 2020). Às vezes, há necessidade de cirurgia.

Manejo cirúrgico

A excisão cirúrgica de um disco herniado é realizada se houver sinais de déficit neurológico progressivo (fraqueza e atrofia musculares, perda das funções sensorial e motora, perda do controle dos esfíncteres) e dor radicular (dor que acompanha a distribuição do dermátomo [ver Figura 60.9, no Capítulo 60] do nervo comprimido), que não respondem ao manejo conservador. A meta do tratamento cirúrgico consiste em reduzir a pressão exercida sobre a raiz nervosa para aliviar a dor e reverter os déficits neurológicos. As técnicas microcirúrgicas possibilitam remover apenas a quantidade de tecido necessária, preservando melhor a integridade do tecido normal e impondo menos traumatismo ao corpo. Durante esses procedimentos, a função da medula espinal pode ser monitorada eletrofisiologicamente.

Algumas das técnicas cirúrgicas disponíveis incluem (Hickey & Strayer, 2020):

- *Microdiscectomia:* remoção de fragmentos herniados ou que sofreram extrusão do disco intervertebral
- *Laminectomia:* remoção do osso entre o processo espinal e a junção dos pedículos da faceta para expor os elementos neurais no canal espinal; isso possibilita ao cirurgião inspecionar o canal espinal, identificar e remover o tecido patológico e aliviar a compressão da medula espinal e das raízes
- *Hemilaminectomia:* remoção de parte da lâmina e parte do arco posterior da vértebra
- *Laminectomia parcial ou laminotomia:* criação de um orifício na lâmina de uma vértebra
- *Discectomia com fusão:* fusão do processo espinhoso vertebral com um enxerto ósseo (da crista ilíaca ou de um banco de ossos), em que o objetivo da fusão da coluna vertebral consiste em estabelecer uma ponte sobre o disco defeituoso para estabilizar a coluna e reduzir a taxa de recidiva
- *Foraminotomia:* aumento do forame intervertebral para aumentar o espaço para a saída de um nervo espinal, resultando em redução da dor, da compressão e do edema.

HERNIAÇÃO DE DISCO INTERVERTEBRAL CERVICAL

A região cervical está sujeita a estresses, que resultam de degeneração dos discos (devido ao envelhecimento e à mecânica corporal inadequada) e **espondilose** (alterações degenerativas que ocorrem em um disco e nos corpos vertebrais adjacentes). A degeneração dos discos cervicais pode levar a lesões passíveis de causar danos à medula espinal e suas raízes (Hickey & Strayer, 2020).

Manifestações clínicas

A herniação de disco cervical geralmente ocorre nos espaços entre a quinta e sexta vértebras cervicais e entre a sexta e sétima vértebras cervicais e comprime uma raiz nervosa unilateral (Hickey & Strayer, 2020). Podem ocorrer dor e rigidez no pescoço, na parte superior dos ombros e na região das escápulas. Às vezes, os pacientes interpretam esses sinais como sintomas de problemas cardíacos ou de bursite. A dor também pode ocorrer nos braços e nas mãos, acompanhada de **parestesia** (sensação de dormência, formigamento ou de "agulhadas") do membro superior. A RM cervical geralmente confirma o diagnóstico. Em certas ocasiões, o disco sofre herniação centralmente na medula espinal, causando a síndrome de Lhermitte, uma sensação de choque elétrico nos membros ou na coluna com a flexão do pescoço ou esforço, bem como mielopatia (fraqueza bilateral dos braços e das pernas). A mielopatia indica compressão da medula espinal. O paciente pode exibir habilidades motoras finas reduzidas, dificuldade de deambulação, dificuldade de controle vesical e intestinal e comprometimento respiratório se ocorreu compressão da medula espinal na altura da coluna vertebral cervical (Hemmer, 2018).

Manejo clínico

As metas do tratamento consistem em repouso e imobilização da região cervical para dar aos tecidos moles tempo para cicatrizar e reduzir a inflamação dos tecidos de sustentação e das raízes nervosas afetadas da região cervical (Hickey & Strayer, 2020). O repouso também diminui a inflamação e o edema nos tecidos moles ao redor do disco, aliviando a pressão exercida sobre as raízes nervosas. O posicionamento correto sobre um colchão firme pode produzir alívio considerável da dor.

A região cervical pode ficar em repouso e imobilizada por um colar cervical, por tração cervical ou por uma órtese. O colar possibilita a abertura máxima dos forames intervertebrais e a manutenção da cabeça em uma posição neutra, com ligeira flexão. Durante a fase aguda, pode ser necessário que o paciente use o colar 24 horas por dia. A pele sob o colar é inspecionada à procura de sinais de irritação. Após o paciente estar livre da dor, são iniciados exercícios isométricos cervicais para fortalecer os músculos do pescoço.

Terapia farmacológica

São prescritos agentes analgésicos (anti-inflamatórios não esteroides [AINEs], paracetamol/oxicodona ou paracetamol/hidrocodona) durante a fase aguda para aliviar a dor, e podem ser administrados sedativos para controlar a ansiedade, que frequentemente está associada à doença dos discos cervicais. Relaxantes musculares (ciclobenzaprina, metocarbamol, metaxalona) são prescritos por um período inferior a 1 semana para interromper os espasmos musculares e promover conforto (Hickey & Strayer, 2020). São prescritos AINEs (ácido acetilsalicílico, ibuprofeno, naproxeno) ou corticosteroides para tratar a inflamação e o edema, que geralmente ocorrem nas raízes nervosas afetadas e nos tecidos de sustentação. Em certas ocasiões, injeta-se um corticosteroide no espaço epidural para aliviar a dor radicular. Os AINEs são administrados com alimento para evitar a irritação gastrintestinal (Comerford & Durkin, 2020). São aplicadas compressas úmidas e quentes (durante 10 a 20 minutos) na parte posterior do pescoço, várias vezes por dia, para aumentar o fluxo sanguíneo aos músculos e ajudar a relaxar o paciente, bem como a reduzir o espasmo muscular.

Manejo cirúrgico

A excisão cirúrgica do disco herniado pode ser necessária se houver déficit neurológico significativo, progressão do déficit, sinal de compressão da medula espinal ou dor que se agrave ou que não melhore. Para aliviar os sintomas, pode-se realizar uma discectomia cervical, com ou sem fusão. É possível utilizar uma abordagem cirúrgica anterior através de uma incisão transversal para remover o material do disco que sofreu herniação no canal espinal e nos forames, ou pode-se empregar uma abordagem posterior, no nível apropriado da coluna cervical. As complicações potenciais da abordagem anterior consistem em lesão da artéria carótida ou vertebral, disfunção do nervo laríngeo recorrente, perfuração esofágica e obstrução das vias respiratórias (Hickey & Strayer, 2020). As complicações da abordagem posterior consistem em lesão da raiz nervosa ou da medula espinal, devido à retração ou à contusão de qualquer uma dessas estruturas, resultando em fraqueza dos músculos supridos pela raiz nervosa ou pela medula espinal.

É possível realizar uma microcirurgia, como microdiscectomia endoscópica, para pacientes selecionados através de uma pequena incisão, utilizando técnicas de ampliação. Isso costuma resultar em menos traumatismo tecidual e dor, e, em consequência, o paciente tem permanência hospitalar mais curta, em comparação com aqueles que se submetem à cirurgia convencional (Hickey & Strayer, 2020).

PROCESSO DE ENFERMAGEM

Paciente submetido à discectomia cervical

Avaliação

O paciente é indagado a respeito de lesões precedentes do pescoço, como lesões em chicote, visto que um traumatismo não resolvido pode causar desconforto, dor e hipersensibilidade persistentes, bem como sintomas de artrite na articulação da coluna cervical lesionada. A avaliação inclui o estabelecimento do início, da localização e da irradiação da dor e a avaliação quanto a parestesias, limitação dos movimentos e diminuição da função do pescoço, dos ombros e dos membros superiores. É importante determinar se os sintomas são bilaterais; no caso de grandes herniações, os sintomas bilaterais podem ser causados por compressão raquimedular. A área em torno da coluna cervical é palpada para verificar o tônus muscular e dor à palpação. Avalia-se a amplitude de movimento no pescoço e nos ombros.

Pede-se ao paciente que relate quaisquer problemas de saúde passíveis de influenciar a evolução pós-operatória e a qualidade de vida. Além disso, é importante avaliar o humor e os níveis de estresse do paciente. O enfermeiro determina a necessidade de informações do paciente sobre o procedimento cirúrgico e reforça o que o médico explicou. As estratégias para o controle da dor são discutidas com o paciente (Hickey & Strayer, 2020).

Diagnóstico

DIAGNÓSTICOS DE ENFERMAGEM

Com base nos dados da avaliação, os principais diagnósticos de enfermagem podem incluir os seguintes:

- Dor aguda, associada ao procedimento cirúrgico
- Mobilidade prejudicada, associada ao esquema cirúrgico pós-operatório
- Falta de conhecimento sobre a evolução pós-operatória e o manejo de cuidado domiciliar.

PROBLEMAS INTERDEPENDENTES/COMPLICAÇÕES POTENCIAIS

As complicações potenciais podem incluir as seguintes:

- Hematoma no local cirúrgico, resultando em compressão da medula espinal e déficit neurológico
- Dor recorrente ou persistente depois da cirurgia.

Planejamento e metas

As metas para o paciente podem incluir alívio da dor, melhora da mobilidade, maiores conhecimento e capacidade de autocuidado e prevenção das complicações.

Intervenções de enfermagem

ALÍVIO DA DOR

Espera-se a ocorrência de dor na incisão. A dor radicular melhora com o passar do tempo, à medida que o nervo se recupera. Se o paciente tiver sido submetido a uma fusão óssea, com remoção de osso da crista ilíaca, ele pode sentir dor considerável no local de doação. As intervenções consistem em monitorar o local doador quanto à formação de hematoma, administrar o agente analgésico pós-operatório, posicionar o paciente para proporcionar-lhe conforto e tranquilizá-lo de que a dor pode ser aliviada. Se o paciente apresentar aumento súbito da intensidade da dor, pode ter ocorrido extrusão do enxerto, o que exige a reoperação. O aumento súbito da intensidade da dor deve ser imediatamente relatado ao cirurgião (Lall, 2018).

O paciente pode apresentar faringite, rouquidão e disfagia, devido ao edema temporário. Esses sintomas são aliviados com pastilhas para garganta, repouso da voz e umidificação. Pode-se oferecer uma dieta com alimentos pastosos se o paciente tiver disfagia.

MELHORA DA MOBILIDADE

No período pós-operatório, o paciente pode usar um colar cervical (órtese cervical) que contribui para limitar o movimento do pescoço e a mobilidade alterada. O paciente é orientado a virar o corpo, e não o pescoço, quando olhar de um lado para outro. O pescoço deve ser mantido em posição neutra (na linha média). O paciente é auxiliado durante as mudanças de posição para certificar-se de que a cabeça, os ombros e o tórax sejam mantidos alinhados. Ao ajudar o paciente a assumir a posição sentada, o enfermeiro apoia o pescoço e os ombros do paciente. Para aumentar a estabilidade, o paciente deve usar calçados ao deambular. O paciente é orientado a não levantar pesos superiores a 4,5 kg.

MONITORAMENTO E MANEJO DE COMPLICAÇÕES POTENCIAIS

O paciente é avaliado quanto à ocorrência de sangramento e à formação de hematoma, procurando a existência de edema, pressão excessiva no pescoço ou dor intensa na área da incisão. O curativo é inspecionado quanto à presença de drenagem serossanguinolenta, que sugere extravasamento dural. Caso isso ocorra, a meningite representa uma ameaça. Uma queixa de cefaleia exige avaliação cuidadosa. São efetuadas verificações neurológicas quanto a déficits da deglutição e fraqueza dos membros superiores e inferiores, uma vez que a compressão da medula espinal pode provocar paralisia de início rápido ou tardio (Hickey & Strayer, 2020). O paciente que foi submetido à discectomia cervical anterior também é avaliado quanto a um retorno súbito da dor radicular (raiz nervosa espinal), que pode indicar instabilidade da coluna vertebral (Hemmer, 2018).

Durante toda a evolução pós-operatória, o paciente é monitorado com frequência para detectar quaisquer sinais de dificuldade respiratória, visto que os retratores empregados durante a cirurgia podem lesionar o nervo laríngeo, resultando em rouquidão e incapacidade de tossir efetivamente, assim como de eliminar as secreções pulmonares. Além disso, a pressão arterial e o pulso são monitorados para avaliar o estado cardiovascular e a circulação ideal para o local da cirurgia.

Pode ocorrer sangramento no local cirúrgico, com formação subsequente de hematoma. A dor localizada intensa, que não é aliviada com agentes analgésicos, deve ser relatada ao cirurgião. Deve-se relatar imediatamente qualquer alteração do estado neurológico (função motora ou sensorial), visto que isso sugere a formação de hematoma, que pode exigir cirurgia para evitar déficits motores e sensoriais irreversíveis (Hickey & Strayer, 2020).

PROMOÇÃO DE CUIDADOS DOMICILIAR, COMUNITÁRIO E DE TRANSIÇÃO

 Orientação do paciente sobre autocuidados. A permanência hospitalar do paciente tende a ser curta; por conseguinte, o paciente e a família devem entender o cuidado que é importante para uma recuperação sem problemas. Em geral, prescreve-se o uso de um colar cervical durante aproximadamente 6 semanas. O paciente é orientado sobre o uso do colar cervical e os cuidados necessários. O paciente precisará alternar as tarefas que envolvem movimentos corporais mínimos (p. ex., ler) com tarefas que exigem maior movimento do corpo.

O paciente é orientado sobre as estratégias para o manejo da incisão e da dor e o aparecimento de sinais e sintomas passíveis de indicar complicações, que devem ser relatados ao médico. O enfermeiro avalia a compreensão do paciente sobre as estratégias de manejo, as limitações e as recomendações. Além disso, o enfermeiro ajuda o paciente a identificar estratégias para lidar com as AVDs (p. ex., autocuidado, cuidado de crianças) e minimizar os riscos para o local cirúrgico (Boxe 65.6). Um plano de orientação para a alta é elaborado em colaboração com os profissionais da equipe de saúde, com o objetivo de diminuir o risco de hérnia de disco recorrente. Os temas incluem aqueles anteriormente discutidos, bem como a mecânica corporal correta, a manutenção do peso ideal, técnicas apropriadas de exercícios e modificações na atividade.

Cuidados contínuos e de transição. O paciente é orientado a procurar o médico em intervalos prescritos, de modo que possa documentar o desaparecimento dos sintomas antigos e avaliar a amplitude de movimento do pescoço. Pode haver dor recorrente ou persistente, apesar da remoção do disco ou dos fragmentos discais agressores. Os pacientes que se submetem à discectomia geralmente consentiram com a cirurgia após sofrer dor prolongada; com frequência, eles foram submetidos a ciclos repetidos de manejo conservador inefetivo e cirurgias prévias para o alívio da dor. Por conseguinte, a recidiva ou a persistência dos sintomas no pós-operatório, incluindo dor e déficits sensoriais, frequentemente desencorajam o paciente e a sua família. O paciente que sofre recidiva dos sintomas necessita de apoio emocional e compreensão. Além disso, ele é auxiliado a modificar as atividades e a considerar opções para o tratamento subsequente. O enfermeiro orienta o paciente e a família sobre a necessidade de participar de práticas de promoção e de triagem da saúde.

Reavaliação

Entre os resultados esperados, estão:
1. O paciente relata diminuição da frequência e da intensidade da dor.
2. Demonstra melhora da mobilidade.
   a. Demonstra participação progressiva nas atividades de autocuidado.
   b. Identifica as limitações e restrições prescritas nas atividades.
   c. Demonstra mecânica corporal correta.
3. Explica a evolução pós-operatória, os medicamentos e o manejo nos cuidados domiciliares.

Boxe 65.5 — LISTA DE VERIFICAÇÃO DO CUIDADO DOMICILIAR

Paciente com discectomia cervical e colar cervical

Ao concluírem as orientações, o paciente e/ou o cuidador serão capazes de:

- Nomear o procedimento que foi realizado e identificar quaisquer mudanças permanentes na estrutura ou na função anatômica, bem como as alterações nas AVDs, nas AIVDs, nos papéis, nos relacionamentos e na espiritualidade
- Identificar as intervenções e estratégias (p. ex., equipamento médico durável, equipamento adaptativo) usadas na adaptação às alterações permanentes na estrutura ou na função para promover a segurança e o funcionamento ideais
  - Usar um colchão adequado e apoio de cadeira
- Indicar o nome, a dose, os efeitos colaterais, a frequência e o horário de uso de todos os medicamentos
  - Descrever intervenções não farmacológicas para alívio de dor utilizadas em conjunto com analgésicos prescritos
- Orientar como obter medicamentos e material médico-hospitalar e realizar trocas de curativos, cuidados de feridas e outros regimes prescritos
- Relatar como entrar em contato com todos os membros da equipe de tratamento (p. ex., médicos, profissionais do atendimento domiciliar e fornecedores de equipamento médico durável e de outros equipamentos)
- Descrever o esquema terapêutico pós-operatório em curso, incluindo dieta e atividades a serem realizadas (p. ex., exercícios) e limitadas ou evitadas (p. ex., levantar peso, subir escadas, dirigir automóveis) durante a reabilitação
- Descrever o cuidado com o local de incisão cirúrgica
  - Manter os grampos ou as suturas limpos e secos e cobri-los com curativo seco
- Demonstrar a mecânica corporal correta e as técnicas de exercícios prescritas
  - Descrever como modificar a atividade para otimizar o funcionamento
  - Evitar permanecer em posição sentada ou de pé por mais de 30 min
  - Evitar os movimentos de torção, flexão, extensão ou rotação do pescoço
  - Evitar dormir em decúbito ventral ou usar travesseiros para minimizar a flexão do pescoço no leito; manter a cabeça em posição neutra
- Usar calçados de salto baixo
- Colocar um lenço de seda sem dobras sob o colar para aumentar o conforto
- **Para os homens:** fazer a barba sem torcer nem mover o pescoço. Isso pode ser feito com ajuda na posição horizontal ou sentada. Remover apenas a parte anterior do colar para barbear-se
- Praticar técnicas de relaxamento e redução do estresse
- Cuidar do colar cervical:
  - Usar o colar o tempo todo até receber orientação diferente pelo médico
  - Lavar o pescoço sob o colar 2 vezes/dia com sabão neutro
  - Manter o pescoço imóvel enquanto o colar estiver aberto
  - Com a ajuda de um auxiliar, lavar o pescoço por etapas
  - Ficar deitado na horizontal e em decúbito dorsal
  - Abrir os fechos de Velcro® de cada lado do colar e remover a sua parte anterior
  - Lavar e secar delicadamente o pescoço
  - Repor a parte anterior do colar e prender os fechos
  - Virar de lado com um travesseiro fino sob a cabeça
  - Abrir um fecho
  - Lavar e secar delicadamente a parte posterior do pescoço. Prender novamente o fecho
  - Virar para o outro lado e lavar e secar esse lado. Prender novamente o fecho
- Notificar o médico sobre quaisquer sinais ou sintomas de infecção, tais como febre, rubor ou irritação, drenagem, aumento da intensidade da dor
- Relatar como contatar o médico em caso de perguntas ou complicações
- Determinar o horário e a data das consultas de acompanhamento médico, da terapia e dos exames
- Identificar fontes de assistência para pacientes e cuidadores (p. ex., amigos, parentes, comunidade de fé)
- Identificar informações de contato de serviços de apoio para pacientes e seus cuidadores/familiares
- Identificar a necessidade de promoção da saúde, prevenção de doenças e atividades de triagem.

AIVDs: atividades instrumentais da vida diária; AVDs: atividades da vida diária.

a. Cita os sinais e os sintomas que precisam ser relatados no pós-operatório.
b. Identifica a dose, a ação e os efeitos colaterais potenciais dos medicamentos.
c. Identifica as atividades de cuidado domiciliar apropriadas e quaisquer restrições.
4. Ausência de complicações.
a. Não relata nenhum aumento da dor na incisão, tampouco sintomas sensoriais.
b. Apresenta achados normais na avaliação neurológica.

HERNIAÇÃO DE DISCO LOMBAR

A maioria das herniações de disco lombar ocorre na região da quinta vértebra lombar e da primeira vértebra sacral (Hickey & Strayer, 2020). Uma hérnia de disco lombar provoca lombalgia, acompanhada de graus variáveis de comprometimento sensorial e motor.

Manifestações clínicas

O paciente queixa-se de lombalgia associada a espasmos musculares e **ciatalgia** (dor espontânea e à palpação que se irradia ao longo do nervo isquiático pela coxa e pela perna). A dor é agravada por ações que aumentam a pressão do líquido intraespinal, tais como inclinar o corpo, levantar objetos ou fazer força (como espirrar ou tossir), sendo geralmente aliviada pelo repouso no leito. Com frequência, existe algum tipo de deformidade postural, visto que a dor provoca alteração na mecânica normal da coluna vertebral. Se o paciente ficar em decúbito dorsal e tentar elevar uma das pernas em posição reta, a dor irradia-se pela perna; essa manobra, denominada *teste de elevação da perna em extensão*, distende o nervo ciático. Outros sinais incluem fraqueza muscular, alterações dos reflexos tendinosos e perda sensorial.

Avaliação e achados diagnósticos

O diagnóstico de doença dos discos lombares baseia-se na anamnese, nos achados físicos, especificamente na localização, nas características e na intensidade da dor e no uso de técnicas de imagem, como RM, TC e mielografia.

Manejo clínico

Os objetivos do tratamento consistem em aliviar a dor, retardar a progressão da doença e aumentar a capacidade funcional do paciente. O repouso no leito é desencorajado, visto que ele pode enfraquecer os músculos; contudo, devem ser evitadas atividades que exacerbem a dor.

Como o espasmo muscular é proeminente durante a fase aguda, são utilizados relaxantes musculares. Podem ser administrados AINEs e corticosteroides sistêmicos para combater a inflamação e o edema que geralmente ocorrem nos tecidos de sustentação e nas raízes nervosas afetadas. A aplicação de calor úmido e a massagem ajudam a relaxar os músculos. As estratégias para aumentar a capacidade funcional do paciente incluem redução do peso, fisioterapia e *biofeedback*. Os exercícios que são prescritos por fisioterapeutas podem ajudar a fortalecer os músculos lombares e a diminuir a dor (Hickey & Strayer, 2020). Ver Capítulo 9 para descrições das intervenções de enfermagem no paciente com dor.

Manejo cirúrgico

Na região lombar, o tratamento cirúrgico inclui a excisão de discos lombares por meio de laminotomia posterolateral e técnicas de microdiscectomia e discectomia percutânea. Na microdiscectomia, utiliza-se um microscópio cirúrgico para visualizar o disco responsável e as raízes nervosas comprimidas; essa técnica possibilita uma incisão pequena (2,5 cm) e tem perda mínima de sangue, e a operação leva cerca de 30 minutos. Em geral, a permanência no hospital é curta, e o paciente apresenta recuperação rápida. Várias técnicas minimamente invasivas em cirurgia de coluna vertebral levaram à melhora dos resultados e a custos hospitalares mais baixos para o paciente (Hickey & Strayer, 2020).

O paciente que se submete a um procedimento discal em determinado nível da coluna vertebral pode ter um processo degenerativo em outros níveis. Pode ocorrer recidiva da herniação no mesmo nível ou em outro nível, de modo que o paciente pode se tornar candidato a outro procedimento discal. Pode ocorrer aracnoidite (inflamação da membrana aracnoide) depois da cirurgia (e depois de uma mielografia), a qual envolve o início insidioso de dor difusa e, em geral, em queimação na região lombar, que se irradia para as nádegas. A excisão do disco pode deixar aderências e cicatrizes ao redor dos nervos espinais e da dura-máter, produzindo, em seguida, alterações inflamatórias, que provocam neurite crônica e neurofibrose. A cirurgia de disco pode aliviar a pressão sobre os nervos espinais, mas não reverte os efeitos da lesão neural e a formação de cicatriz, tampouco a dor resultante. A síndrome de deficiência discal (recidiva da ciatalgia após a discectomia lombar) ainda é uma causa de incapacidade (Hickey & Strayer, 2020).

Manejo de enfermagem

Fornecimento do cuidado pré-operatório

A maioria dos pacientes teme a cirurgia em qualquer parte da coluna vertebral; por esse motivo, esses pacientes precisam receber explicações sobre o procedimento e ser tranquilizados quanto ao fato de que isso não enfraquecerá as costas. Quando são obtidos dados da anamnese, quaisquer relatos de dor, parestesias ou espasmos musculares são registrados para fornecer uma base para futuras comparações depois da cirurgia. É importante avaliar as questões de saúde passíveis de influenciar a evolução do pós-operatório e a qualidade de vida do paciente (p. ex., fadiga, humor, estresse, expectativas do paciente, tabagismo). A avaliação pré-operatória também inclui exame dos movimentos dos membros, bem como das funções vesical e intestinal (Hickey & Strayer, 2020). Para facilitar o procedimento de mudança de posição no pós-operatório, o paciente é orientado a virar em bloco (técnica denominada rolagem em bloco) como parte do preparo pré-operatório. Antes da cirurgia, o paciente também é incentivado a fazer respirações profundas, tossir e realizar exercícios musculares isométricos para manter o tônus muscular.

A pesquisa sugere que o uso da entrevista motivacional ajuda a promover a autoconfiança no manejo do autocuidado de sinais/sintomas no período pós-operatório (Scheffel, Amidei & Fitzgerald, 2019). Ver Perfil de pesquisa de enfermagem no Boxe 65.7.

Avaliação do paciente após a cirurgia

Após a excisão de um disco lombar, os sinais vitais são verificados com frequência, e a ferida é inspecionada quanto à ocorrência de hemorragia, visto que a lesão vascular constitui uma complicação da cirurgia de disco. Como podem ocorrer déficits neurológicos pós-operatórios em consequência de lesão das raízes nervosas, a sensibilidade e a força motora dos membros inferiores são

Boxe 65.7 PERFIL DE PESQUISA DE ENFERMAGEM
Como aumentar a confiança via manejo de autocuidado

Scheffel, K., Amidei, C. & Fitzgerald, K. A. (2019). Motivational interviewing: Improving confidence with self-care management in postoperative thoracolumbar spine patients. *Journal of Neuroscience Nursing, 51*(3), 113-117.

Finalidade
Pacientes que se submeteram à cirurgia da coluna vertebral não têm, com frequência, confiança no manejo de autocuidado de sinais/sintomas como dor, falta de sono, depressão e imobilidade. O propósito desse estudo foi examinar se uma entrevista motivacional direcionada melhoraria a confiança no manejo dos sinais/sintomas após a cirurgia da coluna vertebral.

Metodologia
O estudo-piloto empregou um *design* quase experimental, pré-teste e pós-teste em um grupo de 15 pessoas que se submeteram à cirurgia da coluna vertebral. As duas ferramentas principais utilizadas na coleta de dados foram o Oswestry Disability Index (ODI), com 10 itens, e o Health Confidence Index (HCI).

Achados
Testes *t* pareados dos escores pré-intervenção e pós-intervenção no ODI e no HCI mostraram diferenças estatisticamente significativas. O HCI mostrou um aumento estatisticamente significativo dos escores, com valores médios pré-intervenção de 6,73 (desvio padrão [DP] = 2,12) e valores médios pós-intervenção de 8,73 (DP = 1,43), o que indica aumento significativo da confiança no autocuidado de incapacidade relacionada com sintomas.

Implicações para a enfermagem
A entrevista motivacional é uma estratégia efetiva para implementar comportamentos de promoção da saúde. Esse estudo acrescenta evidências de que a entrevista motivacional é uma estratégia que os profissionais de enfermagem podem empregar para melhorar a confiança do paciente no manejo de autocuidado de sintomas após a cirurgia da coluna vertebral.

---

avaliadas em intervalos específicos, bem como a coloração e a temperatura das pernas e a sensibilidade dos dedos dos pés. É importante verificar a ocorrência de retenção urinária, que constitui outro sinal de deterioração neurológica (Hickey & Strayer, 2020). Na discectomia com fusão, realiza-se uma incisão cirúrgica adicional quando são obtidos fragmentos ósseos da crista ilíaca ou da fíbula para servir como cunhas na coluna. O período de recuperação é mais longo para pacientes que se submetem à discectomia com fusão vertebral, pois é crucial que ocorra união óssea.

Posicionamento do paciente

Para posicionar o paciente, coloca-se um travesseiro sob a cabeça dele, e o suporte sob os joelhos é discretamente elevado para relaxar os músculos do dorso. No entanto, quando o paciente está em decúbito lateral, deve-se evitar a flexão extrema dos joelhos. O paciente é incentivado a se virar de um lado para o outro para aliviar a pressão, e é tranquilizado de que esse movimento não provocará lesão. Quando o paciente estiver pronto para se virar, o leito é posicionado na horizontal, e coloca-se um travesseiro entre as pernas do paciente; ele é reposicionado em bloco (técnica de rolagem em bloco), sem torcer as costas.

Para levantar-se do leito, o paciente deita-se em decúbito lateral e, ao mesmo tempo, empurra o corpo até ficar em posição sentada. Ao mesmo tempo, o enfermeiro ou um membro da família ajuda a mover as pernas do paciente sobre a lateral do leito. A passagem para uma posição sentada ou de pé é feita em um movimento longo e uniforme. A maioria dos pacientes anda até o banheiro no mesmo dia da cirurgia. Não se deve incentivar a posição sentada, exceto para defecar.

Promoção de cuidados domiciliar, comunitário e de transição

 Orientação do paciente sobre autocuidados

O paciente é orientado a aumentar gradualmente a atividade, de acordo com a sua tolerância, visto que são necessárias até 6 semanas para a cicatrização dos ligamentos. Uma atividade excessiva pode resultar em espasmo dos músculos paravertebrais (Hickey & Strayer, 2020).

As atividades que provocam esforço de flexão sobre a coluna vertebral (p. ex., dirigir um carro) devem ser evitadas até que tenha ocorrido a cicatrização. Pode-se aplicar calor às costas para relaxar os espasmos musculares. Períodos de repouso com horários programados são importantes, e o paciente é aconselhado a evitar trabalhos pesados durante 2 a 3 meses depois da cirurgia. São prescritos exercícios para fortalecer os músculos abdominais e os músculos eretores da coluna vertebral. Se a lombalgia persistir, pode haver necessidade de uma órtese ou colete.

Cuidados contínuos e de transição

O encaminhamento para reabilitação hospitalar ou ambulatorial é justificado para melhorar as capacidades de autocuidado após o tratamento clínico ou cirúrgico de uma hérnia de disco lombar. O encaminhamento para cuidado domiciliar pode estar indicado e proporciona ao enfermeiro a oportunidade de avaliar o estado físico e psicológico do paciente, bem como a sua capacidade de aderir às estratégias de manejo recomendadas. Durante a visita domiciliar, o enfermeiro verifica se ocorreram alterações na função neurológica. Ele avalia a adequação do controle da dor e efetua modificações para assegurar o alívio adequado da dor (Hickey & Strayer, 2020).

Síndrome pós-poliomielite

A poliomielite foi erradicada de quase todo o planeta graças aos esforços conjuntos de vacinação. No entanto, os indivíduos que sobreviveram à epidemia de poliomielite nas décadas de 1940 e 1950, muitos dos quais hoje são idosos, estão desenvolvendo novos sintomas de fraqueza, fadiga e dor musculoesquelética, identificados como síndrome pós-poliomielite. Esse fenômeno, que ocorreu pelo menos 15 anos após a exposição ao vírus da poliomielite, afeta 15 a 20 milhões de pessoas em todo o mundo (Shing, Chipika, Finegan et al., 2019). Os homens e as mulheres parecem correr risco igual para essa condição.

Fisiopatologia

A causa exata da síndrome pós-poliomielite não é conhecida, mas os pesquisadores suspeitam de que, com o processo do envelhecimento e o desgaste dos músculos, os neurônios não destruídos pelo poliovírus continuam gerando brotos axônicos (Shing et al., 2019). Os novos brotos axônicos terminais reinervam os músculos afetados depois da lesão inicial, mas podem tornar-se mais vulneráveis com o envelhecimento do corpo.

Avaliação e achados diagnósticos

Não existe um exame complementar específico para a síndrome pós-poliomielite. O diagnóstico clínico é estabelecido com base na anamnese e no exame físico e na exclusão de outras condições clínicas passíveis de causar os novos sintomas. Os pacientes relatam história de poliomielite paralítica, seguida de recuperação parcial ou completa da função, com estabilização da função e, em seguida, recidiva dos sintomas. Os sinais e sintomas podem ocorrer várias décadas depois do início original da poliomielite (Shing et al., 2019).

Manejo

Não se dispõe de tratamento clínico ou cirúrgico específico para essa síndrome; por conseguinte, os enfermeiros desempenham função fundamental na abordagem de equipe para ajudar o paciente e sua família a lidarem com os sintomas de perda progressiva da força muscular e fadiga pronunciada (Shing et al., 2019; Pastuszak, Stepien, Tomczykiewicz et al., 2017). A dor e a fraqueza podem melhorar com a infusão de imunoglobulina IV (Shing et al., 2019).

As intervenções de enfermagem têm por objetivo manter a força do paciente, bem como o seu bem-estar físico, psicológico e social. Outros profissionais da saúde que podem ajudar no cuidado ao paciente incluem fisioterapeutas, terapeutas ocupacionais, fonoaudiólogos, fisioterapeutas respiratórios, assistentes sociais e capelães.

O paciente precisa planejar e coordenar as atividades para conservar a sua energia e reduzir a fadiga. Devem ser planejados períodos de repouso, e são utilizados dispositivos auxiliares para reduzir a fraqueza e a fadiga. As atividades importantes devem ser planejadas para o período da manhã, visto que a fadiga frequentemente aumenta à tarde e à noite.

A dor nos músculos e nas articulações pode constituir um problema. Técnicas não farmacológicas, como aplicação de calor e frio, conforme a necessidade, são apropriadas, pois adultos mais velhos podem não tolerar ou apresentar reações adversas a medicamentos, sobretudo quando fazem uso de múltiplos medicamentos (Eliopoulos, 2018).

É considerado um desafio manter um equilíbrio entre um aporte nutricional adequado e evitar as calorias em excesso, que podem levar à obesidade nesse grupo de pacientes sedentários. A higiene pulmonar e o consumo adequado de líquidos podem ajudar no manejo das vias respiratórias. Várias intervenções podem melhorar o sono, incluindo limitar o consumo de cafeína antes de deitar-se e avaliar a ocorrência de nictúria. O paciente precisa ser avaliado quanto à apneia obstrutiva do sono. A ventilação de suporte pode ser apropriada, com pressão positiva contínua nas vias respiratórias, caso a apneia do sono represente um problema (ver Capítulo 18).

A determinação da densidade óssea em pacientes com síndrome pós-poliomielite revelou massa óssea baixa e a presença de osteoporose. Por conseguinte, é preciso discutir com os pacientes e suas famílias a importância da identificação dos riscos, da prevenção de quedas e do tratamento da osteoporose. As famílias também precisam estar cientes da possibilidade de alterações nas relações individuais e familiares, devido aos numerosos sintomas da síndrome pós-poliomielite. Além disso, é necessário que o enfermeiro lembre aos pacientes e aos familiares da necessidade de atividades de promoção e de triagem da saúde (Shing et al., 2019).

EXERCÍCIOS DE PENSAMENTO CRÍTICO

1 pbe Um homem de 64 anos foi internado na unidade onde você trabalha após apresentar uma crise epiléptica e tem diagnóstico recente de tumor cerebral. Identifique as práticas baseadas em evidências para o tratamento de tumores cerebrais. Descreva a base de evidências para as práticas que você identificou e os critérios empregados para avaliar a força da evidência. Identifique as atividades de promoção da saúde que você recomendaria a esse paciente, bem como a justificativa para suas recomendações.

2 qp Você está cuidando de uma mulher de 55 anos recentemente diagnosticada com doença de Parkinson. Avalie e priorize as necessidades fisiológicas e psicossociais dessa paciente. Quais intervenções de enfermagem você sugere para auxiliar no manejo do tratamento e no enfrentamento da doença de Parkinson? Como isso seria diferente se a paciente viver sozinha?

3 cpa Você está participando da visita matinal na enfermaria de cirurgia onde trabalha. A equipe está discutindo sobre um dos pacientes dos quais você cuida nesse plantão, um homem de 75 anos que foi internado na véspera após uma excisão de disco intervertebral da região lombar. Quais membros da equipe interprofissional de cuidados devem participar da assistência a esse paciente? Como você, responsável pelo cuidado desse paciente, viabilizaria uma discussão interprofissional para auxiliá-lo por ocasião da alta hospitalar?

REFERÊNCIAS BIBLIOGRÁFICAS

*Pesquisa em enfermagem.

Livros

American Association of Neuroscience Nurses (AANN). (2016). *Care of the adult patient with a brain tumor: AANN clinical practice guideline series*. Chicago, IL: Author.

American Association of Neuroscience Nurses (AANN). (2019). *Evidence-based strategies for care of the patient with movement disorders and deep brain stimulation: AANN clinical practice guideline series*. Chicago, IL: Author.

Comerford, K. C., & Durkin, M. T. (2020). *Nursing 2020 drug handbook*. Philadelphia, PA: Wolters Kluwer.

Eliopoulos, C. (2018). *Gerontological nursing* (9th ed.). Philadelphia, PA: Wolters Kluwer.

Hickey, J. V., & Strayer, A. L. (2020). *The clinical practice of neurological and neurosurgical nursing* (8th ed.). Philadelphia, PA: Wolters Kluwer.

Norris, T. L. (2019). *Porth's pathophysiology: Concepts of altered health states* (10th ed.). Philadelphia, PA: Wolters Kluwer.

Periódicos e documentos eletrônicos

Achrol, A. S., Rennert, R. C., Anders, C., et al. (2019). Brain metastases. *Nature Reviews. Disease Primers, 5*(1), 1–26.

Alattar, A. A., Hirshman, B. R., McCutcheon, B. A., et al. (2018). Risk factors for readmission with cerebrospinal fluid leakage within 30 days of vestibular schwannoma surgery. *Neurosurgery, 82*(5), 630–637.

Aslam, S., Simpson, E., Baugh, M., et al. (2019). Interventions to minimize complications in hospitalized patients with Parkinson disease. *Neurology: Clinical Practice, 10*(1), 23–28.

Badhiwala, J. H., Karmur, B. S., Hachem, L. D., et al. (2019). The effect of older age on the perioperative outcomes of spinal fusion surgery in patients with lumbar degenerative disc disease with spondylolisthesis: A propensity score-matched analysis. *Neurosurgery, 87*(4), 672–878.

Battie, M. C., Joshi, A. B., & Gibbons, L. E. (2019). Degenerative disc disease: What is in a name? *Spine, 44*(21), 1523–1529.

Birnkrant, D. J., Bushby, K., Bann, C. M., et al. (2018a). Diagnosis and management of Duchenne muscular dystrophy, part 2: Respiratory, cardiac, bone health, and orthopaedic movement. *The Lancet. Neurology, 17*(4), 347–361.

Birnkrant, D. J., Bushby, K., Bann, C. M., et al. (2018b). Diagnosis and management of Duchenne muscular dystrophy, part 3: Primary care, emergency management, psychosocial care, and transitions of care across the lifespan. *The Lancet. Neurology, 17*(3), 445–455.

*Boele, F. W., Terhorst, L., Prince, J., et al. (2019). Psychometric evaluation of the caregiver needs screen in neuro-oncology family caregivers. *Journal of Nursing Measurement, 27*(2), 162–176.

Bronner, G., & Korczyn, A. D. (2017). The role of sex therapy in the management of patients with Parkinson's disease. *Movement Disorders Clinical Practice, 5*(1), 6–13.

Conde, B., Martins, N., & Winck, J. C. (2019). Ventilatory support outcomes in amyotrophic lateral sclerosis (ALS) patients. *Neuropsychiatry, 9*(2), 2228–2236.

Donovan, L. E., & Welch, M. R. (2018). Headaches in patients with pituitary tumors: A clinical conundrum. *Current Pain and Headache Reports, 22*(8), 57. doi.org/10.1007/s11916-018-0709-1

Epstein, N. E. (2018). Nursing review of spinal meningiomas. *Surgical Neurology International, 9*(41). doi:10.4103/sni.sni_408_17

Euskirchen, P., & Peyre, M. (2018). Management of meningiomas. *Neuro-Oncology Quarterly Medical Review, 47*(11-12), e247–254.

Gale, S., Acar, D., & Daffner, K. (2018). Dementia. *American Journal of Medicine, 131*(10), 1161–1169.

Garcia, C., Slone, S., Dolecek, T., et al. (2019). Primary brain and central nervous system tumor treatment and survival in the United States 2004–2014. *Neuroncology, 144*(1), 179–191.

Hardiman, O., Al-Chalabi, A., Chio, A., et al. (2017). Amyotrophic lateral sclerosis. *Nature Reviews. Disease Primers, 3*, 17071. doi.org/10.1038/nrdp.2017.71

Harland, T. A., Wang, M., Gunaydin, D., et al. (2020). Frailty as a predictor of neurosurgical outcomes in brain tumor patients. *World Neurosurgery, 133*, e813–e818. doi:10.1016/j.wneu. 2019.10.010

Hemmer, C. (2018). Surgical complications associated with cervical spine surgery. *Orthopedic Nursing, 37*(6), 348–354.

Hogden, A., Foley, G., Henderson, R. D., et al. (2017). Amyotrophic lateral sclerosis: Improving care with a multidisciplinary approach. *Journal of Multidisciplinary Healthcare, 10*, 205–215.

Hong, C. S., & Moliterno, J. (2019). The patient-centered approach: A review of the literature and its application for acoustic neuromas. *Journal of Neurological Surgery. Part B, 81*(3), 280–286.

Ijzerman-Korevaar, M., Snijers, T. J., Saskia, C. C. M. T., et al. (2018). Symptom monitoring in glioma patients: Development of the Edmonton Symptom Assessment System Glioma Module. *Journal of Neuroscience Nursing, 50*(6), 381–387.

*Jang, M. K., Oh, E. G., Lee, H., et al. (2020). Postoperative symptoms and quality of life in pituitary macroadenomas patients. *The Journal of Neuroscience Nursing, 52*(1), 30–36.

Kaplow, R., & Iyere, K. (2016). Understanding spinal cord compression. *Nursing, 46*(9), 44–51.

*Ketcher, D., Otto, A. K., & Reblin, M. (2020). Caregivers of patients with brain metastases: A description of caregiving responsibilities and psychosocial well-being. *Journal of Neuroscience Nursing, 52*(3), 112–116.

Kirkeby, A., Parmar, M., & Barker, R. A. (2017). Strategies for bringing stem cell-derived dopamine neurons to the clinic: A European approach (STEM-PD). *Progress in Brain Research, 230*, 191–212.

*Kose, G., Tastan, S., Temiz, N. C., et al. (2019). The effect of low back pain on daily activities and sleep quality in patients with lumbar disc herniation: A pilot study. *The journal of Neuroscience Nursing, 51*(4), 184–189.

Lall, M. P. (2018). Nursing care of the patient undergoing lumbar spinal fusion. *Journal of Nursing Education and Practice, 8*(5), 44–52.

*Liang, S. Y., Liu, H. C., Lu, Y. Y., et al. (2020). The influence of resilience on the coping strategies in patients with primary brain tumors. *Asian Nursing Research, 14*(1), 50–55.

Lindsay, S., Cagliostro, E., & McAdam, L. (2019). Meaningful occupations of young adults with muscular dystrophy and other neuromuscular disorders. *Canadian Journal of Occupational Therapy, 86*(4), 277–288.

McColgan, P., & Tabrizi, S. J. (2017). Huntington's disease: A clinical review. *European Journal of Neurology, 25*(1), 24–34.

McFaline-Figueroa, J. R., & Lee, E. Q. (2018). Brain tumors. *The American Journal of Medicine, 131*(8), 875–882.

Mestre, T. A., & Shannon, K. (2017). Huntington disease care: From the past to the present, to the future. *Parkinsonism and Related Disorders, 44*, 114–118.

Molitch, M. E. (2017). Diagnosis and treatment of pituitary adenomas: A review. *JAMA, 317*(5), 516–524.

Moore, D. J., Smith, B. M., & Cho, M. H. (2017). Managing meditations for hospital patients with Parkinson disease. *American Nurse Today, 12*(1), 9–12.

Pastuszak, Z., Stepien, A., Tomczykiewicz, K., et al. (2017). Post-polio syndrome: Cases report and review of literature. *Polish Journal of Neurology and Neurosurgery, 51*(2017), 140–145.

Poewe, W., Seppi, K., Tanner, C. M., et al. (2017). Parkinson disease. *Nature Reviews Disease Primers, 3*, 1713. doi:10.1038/nrdp.2017.13

Ramanathan, S., Hibbert, P., Wiles, L., et al. (2018). What is the association between the presence of comorbidities and the appropriateness of care for low back? A population-based medical record review study. *BMC Musculoskeletal Disorders, 19*(391), 1–9.

*Scheffel, K., Amidei, C. & Fitzgerald, K. A. (2019). Motivational interviewing: Improving confidence with self-care management in postoperative thoracolumbar spine patients. *Journal of Neuroscience Nursing, 51*(3), 113–117.

Shing, L. H. S., Chipika, R. H., Finegan, E., et al. (2019). Post-polio syndrome: More than just a lower motor neuron disease. *Frontiers in Neurology, 10*, 773. doi:10.3389/fneur.2019.00773

Sin, M., & Khemani, P. (2020). Neurogenic orthostatic hypotension: An underrecognized complication of Parkinson disease. *Journal of Neuroscience Nurses, 52*(5), 230–233.

Smedley, R. M., & Coulson, N. S. (2019). Genetic testing for Huntington's disease: A thematic analysis of online support community messages. *Journal of Health Psychology*, 1–15. doi:10.1177/1359105319826340

Song, L., Li, Q., Yin, X., et al. (2018). Choriocarcinoma with brain metastasis after term pregnancy. *Medicine, 97*(42), e12904.

Soofi, A. Y., Bello-Haas, D. V., Kho, M. E., et al. (2018). The impact of rehabilitative interventions on quality of life: A qualitative evidence synthesis of personal experiences of individuals with amyotrophic lateral sclerosis. *Quality of Life Research, 27*(4), 845–856.

Trout, C. J., Case, L. E., Clemens, P. R., et al. (2018). A transition toolkit for Duchenne Muscular Dystrophy. *Pediatrics, 142*(Suppl 2), S110–S117.

Urrutia, N. L. (2019). Adult-onset Huntington disease an update. *Nursing, 49*(7), 37–43.

Vacca, V. M. (2020). Amyotrophic lateral sclerosis: Nursing care and considerations. *Nursing, 50*(6), 32–39.

Witherspoon, B., & Ashby, N. E. (2017). The use of mannitol and hypertonic saline therapies in patients with elevated intracranial pressure. *Nursing Clinics of North America, 52*(2), 249–260.

Young, J. S., Chmura, C. J., Wainwright, D. A., et al. (2017). Management of glioblastoma in elderly patients. *Journal of Neurological Sciences, 380*, 250–255.

Recursos

ALS Association, www.alsa.org
American Association of Neuroscience Nurses, www.aann.org
American Brain Tumor Association, www.abta.org
American Parkinson Disease Association, www.apdaparkinson.org
Family Caregiver Alliance, www.caregiver.org
Huntington's Disease Society of American, www.hdsa.org
Muscular Dystrophy Association, www.mda.org
National Brain Tumor Society, www.braintumor.org
Parkinson's Foundation, www.parkinson.org
Spinal Cord Tumor Association, INC, www.spinalcordtumor.org
The Michael J. Fox Foundation, www.michaeljfox.org

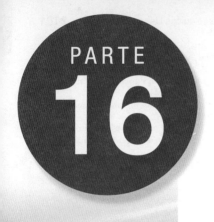

PARTE 16

Desafios Comunitários Agudos

Estudo de caso

Como usar a prática baseada em evidências para prestar cuidados efetivos durante um surto causado por um vírus inusitado

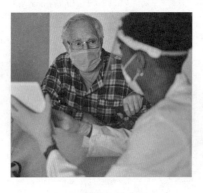

Você atua como enfermeiro do atendimento domiciliar em uma comunidade urbana. Nos EUA, o Centers for Disease Control and Prevention (CDC) informou à agência onde você trabalha que existe um surto de um vírus respiratório novo em sua comunidade e que esse vírus está implicado como agente etiológico de pneumonia e insuficiência respiratória aguda. Você sabe que, quando um vírus inusitado começa a circular em uma população universalmente sem imunidade, alguns grupos correm maior risco de contrair o vírus do que outros. Você se preocupa com os pacientes que atende rotineiramente, visto que eles têm múltiplas comorbidades e provavelmente correm maior risco. Como você encontrará e integrará as melhores evidências atuais com a experiência clínica, enquanto respeita as preferências e os valores dos pacientes e de seus familiares, para prestar cuidados de saúde ótimos durante um surto de vírus novo?

Foco de competência QSEN: Prática baseada em evidências

As complexidades inerentes ao sistema de saúde desafiam o enfermeiro a demonstrar a integração de competências centrais interdisciplinares específicas. Essas competências visam garantir a prestação de cuidados de qualidade e seguros ao paciente (Institute of Medicine, 2003). O projeto Orientação de Qualidade e Segurança para Enfermeiros (QSEN, do inglês *Quality and Safety Education for Nurses*) (Cronenwett, Sherwood, Barnsteiner et al., 2007; QSEN, 2020) são uma referência para o conhecimento, as habilidades e as atitudes (CHAs) necessárias ao enfermeiro para que demonstre competência nas suas áreas principais: **cuidado centrado no paciente**; **trabalho colaborativo em equipe interdisciplinar**; **prática baseada em evidências**; **melhora da qualidade**; **segurança**; e **informática**.

Definição de prática baseada em evidências: integra as melhores evidências atuais ao conhecimento clínico e às preferências e aos valores do paciente/da família para a administração dos cuidados de saúde ideais.

COMPETÊNCIAS SELECIONADAS PRÉ-LICENCIAMENTO	APLICAÇÃO E REFLEXÃO
Conhecimento	
Explicar o papel das evidências na determinação da melhor prática clínica. Descrever como a força e a relevância das evidências disponíveis influenciam a escolha das intervenções na prestação de cuidados centrados no paciente.	Quais fontes federais, estaduais e municipais você usará para identificar uma base de evidências em evolução sobre o surto de um novo vírus? Como você julgará a força e a relevância das evidências que você localiza? Descrever como a utilização da educação baseada em evidências ajudará a aumentar o conhecimento de que um determinado paciente receberá cuidados apropriados durante uma pandemia.
Habilidades	
Ler as pesquisas originais e os relatórios de evidências relacionados à área de prática. Consultar relatórios de evidência relacionados com os tópicos e as diretrizes de práticas clínicas.	Comentar quais evidências você usaria para orientar sua atuação durante o surto de um novo vírus. De acordo com a literatura baseada em evidências, quais são as técnicas efetivas de controle de infecção para pacientes de diferentes faixas etárias e com várias comorbidades durante o surto causado por um vírus novo?
Atitudes	
Reconhecer as próprias limitações no conhecimento e na especialidade clínica antes de determinar quando se desviar das melhores práticas baseadas em evidências.	Ponderar sobre os sentimentos relacionados com a imposição de restrições na sua vida pelo surto causado por um novo vírus. Como um surto causado por um novo vírus tem o potencial de impactar as vidas de pacientes com comorbidades?

Cronenwett, L., Sherwood, G., Barnsteiner, J. et al. (2007). Quality and safety education for nurses. *Nursing Outlook*, 55(3), 122-131; Institute of Medicine. (2003). *Health professions education: A bridge to quality.* Washington, DC: National Academies Press; QSEN Institute. (2020). *QSEN Competencies: Definitions and pre-licensure KSAs; Evidence-based practice.* Retirado em 15/08/2020 de: qsen.org/competencies/pre-licensure-ksas/#evidence-based_practice.

66 Manejo de Pacientes com Doenças Infecciosas

DESFECHOS DO APRENDIZADO

Após ler este capítulo, você será capaz de:

1. Diferenciar os conceitos de colonização, infecção e doença.
2. Identificar os recursos federais, estaduais e municipais disponíveis para a busca de informações sobre doenças infecciosas e discutir os benefícios das vacinas recomendadas para os profissionais da saúde e para os pacientes.
3. Comparar e contrastar as precauções-padrão e baseadas na transmissão e discutir os elementos de cada um desses métodos de prevenção.
4. Descrever o conceito e o manejo de enfermagem de pacientes com doenças infecciosas emergentes.
5. Aplicar o processo de enfermagem como uma estrutura de cuidados para o paciente com uma infecção sexualmente transmissível ou uma doença infecciosa.

CONCEITOS DE ENFERMAGEM

Família
Infecção
Líquidos e eletrólitos

Orientações ao paciente
Regulação celular
Segurança

Sexualidade
Termorregulação

GLOSSÁRIO

bacteriemia: existência de bactérias na corrente sanguínea confirmada por exames laboratoriais

colonização: a presença de microrganismos no interior de um hospedeiro ou na sua superfície corporal, sem interferência ou interação com o hospedeiro e sem provocar sintomas nele

covid-19: uma doença causada pelo vírus SARS-CoV-2

doença infecciosa: qualquer processo mórbido causado pelo crescimento de micróbios patogênicos no corpo que pode ou não ser transmissível

doenças infecciosas emergentes: doenças infecciosas humanas com incidência aumentada nas últimas duas décadas ou com aumento potencial no futuro próximo

Enterococcus **vancomicina-resistente (VRE):** a bactéria do gênero *Enterococos* que é resistente ao antibiótico vancomicina

epidemia: um surto disseminado de uma moléstia infecciosa específica de fonte única em uma comunidade ou população que ultrapassa os níveis antecipados de impacto

flora normal: microrganismos não patogênicos persistentes que colonizam um hospedeiro

flora transitória: microrganismos que foram recentemente adquiridos e que tendem a ser eliminados em um período relativamente curto

hospedeiro: organismo que fornece condições de vida para sustentar um microrganismo

imune: pessoa com proteção em decorrência de infecção prévia ou vacinação, que resiste a uma reinfecção quando novamente exposta ao mesmo agente

infecção: condição em que o hospedeiro interage fisiológica e imunologicamente com um microrganismo

infecção relacionada à assistência à saúde (IRAS): infecção que não existe nem se encontra em fase de incubação por ocasião da admissão em uma unidade de saúde; esse termo substituiu o termo *infecção hospitalar*

latência: intervalo de tempo depois da infecção primária durante o qual um microrganismo sobrevive no hospedeiro sem provocar manifestações clínicas da doença

pandemia: uma epidemia que se propaga em múltiplos países ou continentes

período de incubação: intervalo de tempo entre o contato e o aparecimento dos sinais e sintomas

portador: indivíduo que abriga um patógeno sem sinais e sintomas aparentes; aquele que é capaz de transmitir uma infecção a outras pessoas

precauções baseadas na transmissão: precauções utilizadas além das precauções-padrão quando são reconhecidos microrganismos contagiosos ou epidemiologicamente significativos: os três tipos de precauções baseadas na transmissão são as precauções transmitidas pelo ar, por perdigotos e por contato

precauções-padrão: estratégia de pressupor que todos os pacientes podem ser portadores de agentes infecciosos e de utilizar precauções de barreira apropriadas para todas as interações de profissionais da saúde com pacientes

reservatório: quaisquer indivíduos, vegetal, animal, substância ou localização que forneça condições de vida para microrganismos e que possibilite a sua maior dispersão

síndrome respiratória aguda grave causada pela infecção pelo coronavírus 2 (SARS-CoV-2): o vírus que causa covid-19

***Staphylococcus aureus* resistente à meticilina (MRSA):** a bactéria *Staphylococcus aureus* que não é suscetível às penicilinas de espectro ampliado, como meticilina, oxacilina ou nafcilina; MRSA pode ocorrer em uma unidade de saúde ou na comunidade

surto: a ocorrência de uma doença em uma população que ultrapassa as expectativas normais

suscetível: que não apresenta imunidade contra determinado patógeno

virulência: grau de patogenicidade de um microrganismo

Doença infecciosa é qualquer processo mórbido causado pelo crescimento de micróbios patogênicos no corpo. Pode ou não ser transmissível (*i. e.*, contagiosa). Embora a ciência moderna tenha controlado, erradicado ou diminuído a incidência de muitas moléstias infecciosas, novos patógenos emergentes continuam a assolar o planeta, exaurindo recursos econômicos e sociais e comprometendo a saúde e o bem-estar dos pacientes, de seus familiares, das comunidades e dos sistemas culturais. Exemplos dessas doenças infecciosas ameaçadoras são apresentados neste capítulo. Outras doenças infecciosas são discutidas nos capítulos apropriados (p. ex., ver o Capítulo 19 para informações sobre a tuberculose [TB]). É importante compreender as causas infecciosas e o tratamento das infecções contagiosas, graves e comuns, bem como das infecções emergentes não comuns. A Tabela 66.1 apresenta doenças infecciosas, seus agentes etiológicos, modo de transmissão e **período de incubação** habitual (*i. e.*, o intervalo de tempo entre o contato e o aparecimento dos primeiros sinais e sintomas).

O enfermeiro desempenha um importante papel no controle e na prevenção das infecções. A educação dos pacientes pode diminuir o risco de serem infectados ou pode reduzir as sequelas das infecções. Usar precauções de barreira apropriadas, manter higienização criteriosa das mãos e garantir o cuidado asséptico dos cateteres intravenosos (IV) e de outros equipamentos invasivos também ajudam a reduzir as infecções.

PROCESSO INFECCIOSO

Cadeia da infecção

É necessária uma cadeia completa de eventos para que ocorra infecção. São necessários seis elementos, incluindo um agente etiológico, um reservatório de agentes disponíveis, uma via de saída do reservatório, um modo de transmissão do reservatório para o **hospedeiro** (um organismo que fornece condições de vida para sustentar um microrganismo) e um modo de entrada em um hospedeiro suscetível.

Os enfermeiros precisam compreender claramente os elementos da cadeia de infecção para identificar pontos onde podem intervir para interromper a cadeia, protegendo, assim, os pacientes, eles mesmos e outras pessoas de doenças infecciosas. A Figura 66.1 ilustra esses conceitos.

Agente etiológico

Os tipos de microrganismos que causam infecções são bactérias, riquétsias, vírus, protozoários, fungos e helmintos.

Reservatório

O **reservatório** é o termo empregado para descrever qualquer pessoa, vegetal, animal, substância ou localização que proporcione nutrição aos microrganismos e possibilite a sua maior dispersão. As infecções podem ser evitadas pela eliminação dos agentes etiológicos do reservatório.

Via de saída

O microrganismo precisa ter uma via de saída do reservatório. Um hospedeiro infectado precisa disseminar os microrganismos para outras pessoas ou para o ambiente para que ocorra transmissão. Os microrganismos saem pelos sistemas respiratório, digestório, genital e urinário ou pelo sangue.

Via de transmissão

É necessária uma via de transmissão para conectar a fonte infecciosa com o seu novo hospedeiro. Os microrganismos podem ser transmitidos por meio de consumo de alimentos, contato sexual, contato da pele de uma pessoa para outra, injeção percutânea ou partículas infecciosas transportadas pelo ar. Uma pessoa que transporte ou transmita um patógeno, mas que não apresente sinais e sintomas aparentes de infecção, é denominada **portador**.

Microrganismos específicos precisam de vias de transmissão específicas para que ocorra infecção. Por exemplo, *Mycobacterium tuberculosis* é quase sempre transmitido pelo ar. Os profissionais da saúde não "transportam" *M. tuberculosis* em suas mãos ou roupas. Por outro lado, determinadas bactérias, como *Staphylococcus aureus*, são facilmente transmitidas de um paciente para outro pelas mãos dos profissionais da saúde. Alguns microrganismos causam infecção por várias vias. Por exemplo, o **SARS-CoV-2**, o vírus que provoca a **covid-19**, é extremamente contagioso (ver discussão mais adiante neste capítulo). Quando for apropriado, o enfermeiro explica as vias de transmissão da doença para os pacientes.

Hospedeiro suscetível

Para que ocorra infecção, o hospedeiro precisa ser **suscetível** (ou seja, não apresentar imunidade contra um patógeno). A infecção prévia ou a administração de vacina podem tornar o hospedeiro **imune** (não suscetível) à infecção posterior por um agente. Embora a exposição a microrganismos potencialmente infecciosos ocorra essencialmente de maneira constante, os indivíduos apresentam sistemas imunes complexos, que geralmente impedem a ocorrência de infecção. Uma pessoa imunossuprimida exibe suscetibilidade muito maior à infecção do que uma pessoa saudável.

Porta de entrada

É necessário que o microrganismo tenha acesso ao hospedeiro. Neste caso também, os microrganismos específicos podem necessitar de portas de entrada específicas para que ocorra infecção. Por exemplo, *M. tuberculosis* transportado pelo ar não provoca doença quando pousa sobre a pele de um hospedeiro exposto; a única via de entrada para o *M. tuberculosis* é pelo sistema respiratório. A porta de entrada do SARS-CoV-2 é o sistema respiratório; contudo, o vírus pode permanecer no ar por horas em ambientes fechados, pode acumular-se com o passar do tempo e pode ser transportado em correntes de ar por distâncias superiores a 1,80 m (Prather, Wang & Schooley, 2020).

TABELA 66.1	Doenças infecciosas, agentes etiológicos, modos de transmissão e períodos de incubação habituais selecionados.		
Doença ou condição	Microrganismos/helmintos/insetos	Modo habitual de transmissão	Período de incubação aproximado (da infecção até o primeiro sinal/sintoma)
Ancilostomíase	Necator americanus; Ancylostoma duodenale	Contato com solo contaminado com fezes humanas	Algumas semanas a muitos meses
Antraz	Bacillus anthracis	Transmitido pelo ar, por contato ou por ingestão	1 a 43 dias (inalação) 5 a 7 dias (cutâneo) 1 a 6 dias (gastrintestinal)
Cancroide	Haemophilus ducreyi	Sexual	3 a 5 dias
Coqueluche	Bordetella pertussis	Contato com gotículas respiratórias	7 a 10 dias
Doença da mão, pé e boca	Vírus Coxsackie	Contato direto com secreções do nariz e da faringe e com fezes de pessoas infectadas	3 a 5 dias
Doença de Lyme	Borrelia burgdorferi	Picada de carrapato	3 a 32 dias
Doença diarreica (causas comuns)	Clostridioides difficile	Orofecal	Variável; em 2 dias
	Espécies de Campylobacter	Ingestão de alimento contaminado	2 a 5 dias
	Espécies de Salmonella	Ingestão de alimento ou bebida contaminados	12 a 36 h
	Espécies de Shigella	Ingestão de alimento ou bebida contaminados; contato direto com um portador	1 a 3 dias
	Espécies de Yersinia	Ingestão de alimento ou bebida contaminados; contato direto com um portador	3 a 7 dias
Doença dos legionários	Legionella pneumophila	Transmitida pelo ar a partir de uma fonte de água	2 a 10 dias
Doença pelo novo coronavírus (covid-19)	Síndrome respiratória aguda grave causada por infecção pelo coronavírus 2 (SARS-CoV-2)	Gotículas e contato são os modos principais. Em algumas situações pode ser aerossolizado	2 a 14 dias
Doenças por micobactérias atípicas	Mycobacterium avium; Mycobacterium kansasii; Mycobacterium fortuitum; Mycobacterium gordonae; outras espécies de Mycobacterium	Variável; provavelmente contato com solo, água ou outra fonte ambiental; nenhuma é transmissível de pessoa para pessoa	Variável
Doença sincicial respiratória	Vírus sincicial respiratório	Autoinoculação pela boca ou pelo nariz após contato com secreções respiratórias infecciosas	1 a 10 dias
Ebola	Vírus Ebola	Contato com sangue ou líquidos orgânicos	2 a 21 dias
Escabiose	Sarcoptes scabiei	Contato direto com a pele	2 a 6 semanas
Febre hemorrágica de Marburg	Vírus Marburg	Via de transmissão desconhecida de animais para seres humanos; interpessoal por meio de gotículas e contato direto	5 a 15 dias
Febre maculosa das Montanhas Rochosas	Rickettsia rickettsii	Picada por carrapato infectado	2 a 21 dias
Gastrenterite por rotavírus	Rotavírus	Via orofecal	24 a 72 h
Gonorreia	Neisseria gonorrhoeae	Sexual; perinatal	1 a 14 dias
Hepatite transmitida pelo sangue	Vírus da hepatite B	Sexual; perinatal; percutânea	45 a 180 dias
	Vírus da hepatite C	Sexual; perinatal; percutânea	15 dias a 6 meses
Hepatite transmitida por alimento	Vírus da hepatite A	Ingestão de alimento ou bebida contaminados; contato direto com um portador	14 a 42 dias
	Vírus da hepatite E	Ingestão de alimento ou bebida contaminados; contato direto com um portador	15 a 65 dias
Herpes simples	Herpes-vírus humanos (HSV) 1 e 2	Contato com secreções da mucosa	2 a 12 dias
Histoplasmose	Histoplasma capsulatum	Inalação de esporos transmitidos pelo ar	3 a 17 dias
Impetigo	Staphylococcus aureus, Streptococcus pyogenes	Contato com portador ou com toalhas ou pentes de paciente	4 a 10 dias

(continua)

TABELA 66.1 Doenças infecciosas, agentes etiológicos, modos de transmissão e períodos de incubação habituais selecionados. (*continuação*)

Doença ou condição	Microrganismos/helmintos/insetos	Modo habitual de transmissão	Período de incubação aproximado (da infecção até o primeiro sinal/sintoma)
Infecção por citomegalovírus	Citomegalovírus	Transfusão e transplante; sexual; perinatal	Altamente variável: 3 a 8 semanas depois de uma transfusão, 3 a 12 semanas após o parto
Influenza	Vírus influenza (A, B ou C)	Disseminação por gotículas	24 a 72 h
Linfogranuloma venéreo	*Chlamydia trachomatis*	Sexual	Semanas a anos
Malária	*Plasmodium vivax; Plasmodium malariae; Plasmodium falciparum; Plasmodium ovale*	Picada por mosquito de espécies de *Anopheles*	9 a 40 dias
Meningite meningocócica ou bacteriemia	*Neisseria meningitidis*	Contato com secreções da faringe; talvez transmitida pelo ar	2 a 10 dias
Mononucleose	Vírus Epstein-Barr	Contato com secreções da faringe	4 a 6 semanas
Norovírus	Norovírus	Fecal-oral por meio de alimento ou água ou por disseminação interpessoal	10 a 48 h
Oxiuríase	*Enterobius vermicularis*	Contato direto com artigos contaminados com ovos	Ciclo de vida de 1 a 2 meses; com frequência, são necessários meses de infecção antes de seu reconhecimento
Pediculose	*Pediculus humanus capitis* (piolho-da-cabeça); *Pthiriasis pubis* (piolho-do-púbis)	Contato direto ou indireto com a pele	1 a 2 semanas
Pneumonia pneumocócica	*Streptococcus pneumoniae*	Disseminação por gotículas	Provavelmente 1 a 3 dias
Pneumonia por *Pneumocystis jirovecii*	*Pneumocystis jirovecii*	Desconhecido; não há transmissão interpessoal	Lactentes: 1 a 2 meses; adultos: incerto
Raiva	Vírus da raiva	Mordedura de animal raivoso	3 a 8 semanas
Roséola infantil (exantema súbito)	Herpes-vírus humano (HSV) 6	Saliva	10 a 15 dias
Rubéola	Vírus da rubéola	Disseminação por gotículas; contato direto	14 a 21 dias
Sífilis	*Treponema pallidum*	Sexual; perinatal	10 dias a 12 semanas
Síndrome da imunodeficiência adquirida (AIDS)	Vírus da imunodeficiência humana (HIV)	Sexual; percutânea; perinatal	Variável. Mediana de 10 anos sem terapia efetiva
Síndrome pulmonar por hantavírus	Vírus Sin Nombre	Contato (direto ou indireto) com roedores	2 dias a 6 semanas
Tétano	*Clostridium tetani*	Ferida por punção	3 a 21 dias
Tinha (dermatofitoses)	Espécies de *Microsporum*; espécies de *Trichophyton*	Contato direto e indireto com lesões	4 a 10 dias
Triquinose	*Trichinella spiralis*	Ingestão de alimentos insuficientemente cozidos, sobretudo carne de porco e de vaca	8 a 15 dias
Tuberculose	*Mycobacterium tuberculosis*	Transmitida pelo ar	2 a 10 semanas até a formação da lesão primária
Varicela	Vírus varicela-zóster	Transmitido pelo ar ou por contato	10 a 21 dias
Varíola (erradicada desde 1980)	Varíola maior e menor	Gotículas transmitidas pelo ar e por contato	7 a 17 dias
Vírus do Nilo Ocidental	Vírus do Nilo Ocidental	Picada por mosquitos infectados; a partir de transfusões e transplantes; perinatal	2 a 14 dias
Vírus Zika	Vírus Zika	Picada de mosquitos *Aedes* infectados	3 a 14 dias

Adaptada de Centers for Disease Control and Prevention. (2015). In Hamborsky, J., Kroger, A. & Wolfe, S. (Eds.). *Epidemiology and prevention of vaccine-preventable diseases* (13th ed.). Washington, DC: Public Health Foundation; Krow-Lucal, E. R., Biggerstaff, B. J. & Staples, J. E. (2017). Estimated incubation period for Zika virus disease. *Emerging Infectious Diseases, 23*(5), 841-845.

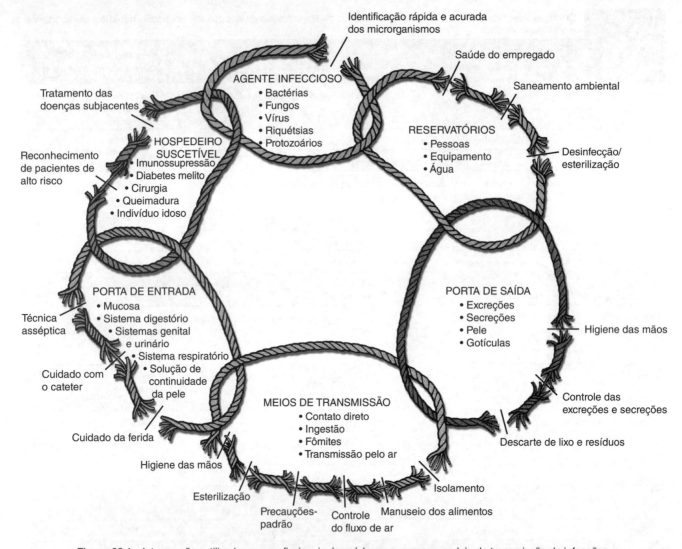

Figura 66.1 • Intervenções utilizadas por profissionais da saúde para romper a cadeia da transmissão de infecções.

Colonização, infecção e doença infecciosa

Relativamente poucos locais anatômicos são estéreis (p. ex., encéfalo, sangue, osso, coração, sistema vascular). As bactérias encontradas por todo o corpo constituem habitualmente a **flora normal** benéfica (microrganismos não patogênicos que colonizam um hospedeiro) que compete com patógenos potenciais, facilita a digestão ou trabalha simbioticamente de outras maneiras com o hospedeiro.

Colonização

O termo **colonização** é utilizado para descrever a existência de microrganismos sem interferência nem interação do hospedeiro. Os microrganismos descritos nos resultados dos exames microbiológicos frequentemente refletem colonização e não infecção. A equipe de saúde precisa interpretar os resultados dos exames microbiológicos de modo acurado, a fim de assegurar tratamento apropriado.

Infecção

A **infecção** indica a interação de um hospedeiro com um microrganismo. Um paciente colonizado por S. aureus pode apresentar estafilococos na pele, sem solução de continuidade ou irritação da pele. Entretanto, se o paciente sofrer uma incisão, S. aureus consegue penetrar na ferida e pode induzir uma reação do sistema imune, com inflamação local e migração dos leucócitos para o local. As evidências clínicas de rubor, calor e dor e as evidências laboratoriais de leucócitos no esfregaço da amostra de ferida sugerem infecção. Nessa situação, o hospedeiro identifica os estafilococos como *estranhos*. A infecção é reconhecida pela reação do hospedeiro (manifestada por sinais e sintomas) e pelas evidências laboratoriais de reação dos leucócitos e identificação do microrganismo microbiológico.

Doença infecciosa

A doença infecciosa é o estado em que o hospedeiro infectado apresenta declínio do bem-estar devido à infecção. Quando o hospedeiro interage imunologicamente com um microrganismo, mas permanece assintomático, o critério de definição de doença infecciosa não é preenchido. Por exemplo, muitas pessoas infectadas por M. tuberculosis são assintomáticas. Isso é considerado **latência** ou o intervalo de tempo depois da infecção primária durante o qual um microrganismo sobrevive no hospedeiro sem provocar manifestações clínicas A gravidade de uma doença infecciosa varia de leve a potencialmente fatal (Norris, 2019). A Figura 66.2 descreve o intervalo de resposta à infecção bacteriana no nível celular e do hospedeiro.

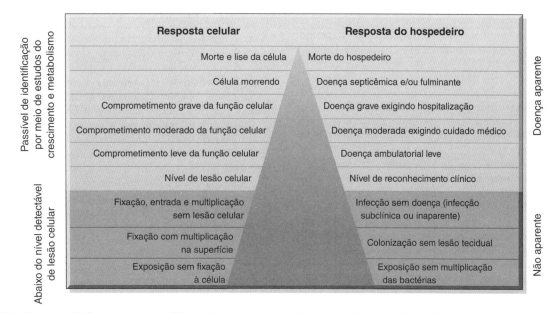

Figura 66.2 • Espectro biológico da resposta à infecção bacteriana em nível celular (*à esquerda*) e no sistêmico (*à direita*). Redesenhada de Evans, A. S. & Brachman, P. S. (1998). Bacterial infections in humans: Epidemiology and control (3rd ed., p. 40). New York: Plenum, 1998.)

A principal fonte de informações sobre a maioria das infecções bacterianas é o laudo do laboratório de microbiologia, que deve ser considerado uma ferramenta a ser utilizada juntamente com indicadores clínicos, para determinar se o paciente está colonizado ou infectado. Os laudos de microbiologia de amostras clínicas habitualmente apresentam três componentes: o esfregaço e a sua coloração, a cultura e a identificação do microrganismo, e a sensibilidade a agentes antimicrobianos (*i. e.*, antibiograma). Como marcador de probabilidade de infecção, o esfregaço e a coloração geralmente fornecem as informações mais úteis, visto que descrevem a mistura de células presentes no local anatômico por ocasião da coleta da amostra. Os resultados da cultura e do antibiograma especificam os microrganismos reconhecidos e os antibióticos que afetam ativamente as bactérias.

CONTROLE E PREVENÇÃO DA INFECÇÃO

A Organização Mundial da Saúde (OMS) e os Centers for Disease Control and Prevention (CDC) constituem os principais órgãos envolvidos no estabelecimento de diretrizes para prevenção das infecções. O impacto das doenças infecciosas modifica-se com o passar do tempo, à medida que os microrganismos sofrem mutações, que os padrões de comportamento humano se modificam, ou que as opções terapêuticas mudam. O CDC fornece recomendações oportunas sobre muitas das situações que um enfermeiro pode enfrentar quando cuida de um paciente com doença infecciosa e publica rotineiramente recomendações, diretrizes e resumos. Em seu *site* na internet e sua revista semanal, *Morbidity and Mortality Weekly Report (MMWR)*, o CDC publica casos significativos, relatos de **surtos** (a ocorrência de uma doença dentro de uma população que exceda as expectativas normais), perigos ambientais ou outros problemas de saúde pública. Exemplos de importantes diretrizes e sumários do CDC incluem *Immunization Schedules* (CDC, 2020b) e *Interim Infection Prevention and Control Recommendations for Healthcare Personnel During the covid-19 Pandemic* (CDC, 2020c).

Os enfermeiros desempenham ações importantes na prevenção da transferência de microrganismos, por conta do frequente contato com pacientes e suas famílias. É crucial que os enfermeiros sejam modelos das práticas apropriadas e efetivas de higienização das mãos em todos os aspectos dos cuidados prestados aos pacientes. Os enfermeiros também podem ajudar a reduzir a disseminação dos microrganismos pelas mãos ao atuar como defensores do paciente. O enfermeiro deve observar as atividades de higienização das mãos de outros profissionais e alertá-los sobre quaisquer lapsos observados na técnica. Os enfermeiros precisam orientar os pacientes e seus familiares a se sentirem confortáveis sobre a necessidade de lembrar aos profissionais da saúde para higienizar suas mãos antes de qualquer contato com eles.

Este capítulo fornece um resumo de vários aspectos das doenças infecciosas. Todavia, o campo do controle e da prevenção das infecções modifica-se rapidamente. A **pandemia** de covid-19 é um exemplo notável de como um novo agente infeccioso pode impor novas expectativas e responsabilidades aos profissionais da saúde, inclusive enfermeiros. Uma pandemia é uma **epidemia** (surto de moléstia infecciosa em uma população que excede os níveis antecipados de impacto) que se dissemina por muitos países ou continentes. A crise da covid-19 criou desafios inusitados para os sistemas de saúde que precisaram modificar suas práticas diárias e fazer amplas mudanças no sistema administrativo. Os profissionais de enfermagem prestaram cuidados complexos enquanto se adaptavam a mudanças frequentes dos protocolos, das terapias e de outras rotinas cotidianas, além de orientarem e apoiarem pacientes e seus familiares estressados. Ver Discussão do sofrimento moral durante a pandemia de covid-19 no Capítulo 68.

Prevenção de infecção em unidades de saúde

A prevenção de infecção em unidades de saúde se concentra na adesão às precauções-padrão e baseadas na transmissão, bem como na redução do risco de **infecções relacionadas à assistência à saúde (IRASs)**. As IRASs, antes denominadas *infecções hospitalares* ou *infecções nosocomiais*, consistem em processos que não existiam nem se encontravam em período de incubação por ocasião da internação do paciente na unidade de saúde.

Existem muitos tipos de IRASs. Nos EUA, o sistema usado mais amplamente para rastreamento de IRASs é a CDC National Healthcare Safety Network (NHSN) (CDC, 2020d). O sistema pode ser utilizado pelas unidades de saúde para analisar desfechos ajustados ao risco. O Centers for Medicare and Medicaid Services (CMS) utiliza essa fonte padronizada para postar desfechos no *site* Hospitals Compare, de modo que o público possa ter acesso aos dados (ver seção Recursos). O CMS também utiliza esses dados para impor sanções financeiras a unidades de saúde que apresentem taxas de IRASs menos favoráveis.

A NHSN tem sistemas de notificação para vários tipos de unidades de saúde. Essas incluem unidade de atendimento agudo, ambulatórios, unidade de longa permanência, centros ambulatoriais de diálise, unidades hospitalares de reabilitação, unidades hospitalares de psiquiatria e unidades de diálise domiciliar (CDC, 2020d).

Precauções de isolamento

As precauções de isolamento são diretrizes criadas para evitar a transmissão de microrganismos nas unidades de saúde. O Healthcare Infection Control Practices Advisory Committee (HICPAC) do CDC recomenda dois níveis de precauções de isolamento. O primeiro, denominado **precauções-padrão**, trata do cuidado prestado a *todos* os pacientes e constitui a principal estratégia para evitar as IRASs. O segundo nível, denominado **precauções baseadas na transmissão**, destina-se ao cuidado de pacientes com doenças infecciosas suspeitas ou comprovadas, transmitidas pelo ar, por gotículas ou por contato. Além disso, nos EUA, as normas da Occupational Safety and Health Administration (OSHA) são seguidas para evitar exposição a patógenos transmitidos pelo sangue e a substâncias tóxicas e perigosas (OSHA, 2012).[1]

Precauções-padrão

A premissa das precauções-padrão é que todos os pacientes estão colonizados ou infectados por microrganismos, haja ou não sinais ou sintomas, e que deve ser adotado um nível uniforme de cautela no cuidado a todos os pacientes. O profissional da saúde deve usar barreiras adicionais, na forma de equipamento de proteção individual (EPI), incluindo luvas, máscaras, proteção ocular e capote, dependendo do grau de exposição esperada às excreções ou secreções do paciente. Os elementos das precauções-padrão incluem higienização apropriada das mãos, uso de EPI, manuseio apropriado do material usado no cuidado e roupas de cama do paciente, controle ambiental, prevenção de lesões por dispositivos perfurocortantes e designações de quarto do paciente em instituições de saúde. A higienização das mãos, o uso de luvas, a prevenção de picadas de agulha e evitar respingos ou aerossóis de líquidos orgânicos são discutidos nas seções a seguir. Ver no Capítulo 32, Boxe 32.5, uma descrição das precauções-padrão.

Higienização das mãos

A causa mais frequente de transmissão bacteriana nas instituições de cuidados de saúde é a disseminação de microrganismos pelas mãos dos profissionais da saúde. Os profissionais da saúde devem higienizar as mãos frequentemente durante o atendimento aos pacientes. O Boxe 66.1 descreve as indicações de diferentes métodos de higienização das mãos (CDC, 2002).

Quando as mãos estão visivelmente sujas ou contaminadas com material biológico proveniente do cuidado ao paciente, devem ser lavadas com sabão e água. Nas unidades de terapia intensiva (UTI) e em outros locais onde exista a probabilidade de microrganismos virulentos ou resistentes, podem-se utilizar agentes antimicrobianos (p. ex., gliconato de clorexidina, iodóforo, cloroxilenol). A lavagem efetiva das mãos exige pelo menos *20 segundos de escovação vigorosa*, com atenção especial para a área ao redor dos leitos ungueais e entre os dedos, onde existe uma alta carga de bactérias. As mãos devem ser enxaguadas por completo após a sua lavagem (CDC, 2002).

Se as mãos não estiverem visivelmente sujas, os profissionais da saúde são incentivados a usar agentes antissépticos sem água à base de álcool para a descontaminação rotineira das mãos. Essas soluções são superiores ao sabão ou aos agentes antimicrobianos para lavagem das mãos em termos de sua velocidade de ação e efetividade contra maioria dos microrganismos. Como são formulados com emolientes, eles habitualmente são mais bem tolerados do que outros agentes, e, como podem ser utilizados sem pias nem toalhas, foi constatado que os profissionais da saúde podem aderir mais a seu uso. Os enfermeiros que trabalham no cuidado domiciliar ou em outros ambientes onde estão relativamente em movimento devem carregar frascos de soluções à base de álcool que possam caber no bolso. A forma de esporo da bactéria *Clostridioides difficile* é resistente ao álcool e a outros desinfetantes

---

Boxe 66.1 — Métodos de higienização das mãos

Descontaminação das mãos com produtos à base de álcool

- Após entrar em contato com líquidos orgânicos, excreções, mucosas, pele não intacta ou curativos de feridas, contanto que as mãos não estejam visivelmente sujas
- Após ter contato com a pele intacta de um paciente (p. ex., após verificar o pulso ou a pressão arterial ou levantar um paciente)
- No cuidado com o paciente, quando passar de uma área contaminada do corpo para uma região limpa
- Após ter contato com objetos inanimados nas proximidades imediatas do paciente
- Antes de cuidar de pacientes com neutropenia grave ou outras formas de imunossupressão grave
- Antes de colocar luvas estéreis quando for inserir cateteres centrais
- Antes de inserir cateteres urinários ou outros dispositivos que não exijam procedimento cirúrgico
- Depois de remover as luvas.

Lavagem das mãos

- Quando as mãos estiverem visivelmente sujas ou contaminadas com material biológico proveniente do cuidado aos pacientes
- Quando os profissionais da saúde não tolerarem produtos sem água à base de álcool.

Adaptado de Centers for Disease Control and Prevention (CDC). (2002). Guideline for hand hygiene in health care settings. *MMWR. Morbidity and Mortality Weekly Report, 51*(RR 16), 1-56.

---

[1] N.R.T.: No Brasil, a norma regulamentadora (NR) 32 do Ministério do Trabalho estabelece as diretrizes básicas para a implementação de medidas de proteção à segurança e à saúde dos trabalhadores em serviços de saúde, bem como daqueles que exercem atividades de promoção e assistência à saúde em geral.

para as mãos; por conseguinte, o uso de luvas e a lavagem das mãos (com sabão e água para remoção física) são necessários quando se identifica C. *difficile* (CDC, 2019c).

A flora normal da pele habitualmente inclui estafilococos coagulase-negativos ou difteroides relativamente benignos. Os profissionais da saúde podem ser carreadores temporários de bactérias potencialmente mais patogênicas, como S. *aureus* ou *Pseudomonas aeruginosa*. Esse estado de carreador temporário é considerado **flora transitória** e, provavelmente, essas bactérias serão eliminadas com o passar do tempo graças à higienização das mãos e à degeneração natural da pele.

A higiene das mãos diminui a transmissão de bactérias a pacientes ao reduzir a carga de bactérias nas mãos dos profissionais da saúde. A Joint Commission incluiu a higienização das mãos como uma das metas de segurança do paciente de âmbito nacional e focaliza esse comportamento em investigações de instituições de cuidado em saúde (The Joint Commission, 2021). Todos os ambientes de cuidados de saúde devem dispor de mecanismos para medir e aprimorar a adesão à higiene das mãos por todos aqueles que cuidam de pacientes (Schierhorn, 2019).

Unhas artificiais ou extensores de unha (de fibra de vidro, de fibra de seda, de gel, de acrigel, de acrílico) foram epidemiologicamente correlacionados a importantes surtos de infecção e, portanto, não devem ser usados quando o enfermeiro cuida de um paciente. As unhas naturais devem ser mantidas com um comprimento de menos de 0,6 cm, devendo-se remover o esmalte quando lascado, visto que ele pode sustentar crescimento aumentado de bactérias (CDC, 2002).

Uso de luvas

As luvas fornecem uma barreira efetiva para as mãos contra a flora associada ao cuidado do paciente. As luvas devem ser usadas quando um profissional da saúde entrar em contato com as secreções ou excreções de qualquer paciente e precisam ser descartadas depois do contato no cuidado de cada paciente. Como os microrganismos microbianos que colonizam as mãos dos profissionais da saúde conseguem proliferar no ambiente quente e úmido proporcionado pelas luvas, as mãos precisam ser lavadas ou desinfetadas após a remoção das luvas. Como defensores dos pacientes, enfermeiros desempenham um importante papel na promoção da higienização das mãos e uso de luvas por outros profissionais da saúde do hospital, como funcionários de laboratório, técnicos, médicos e outras pessoas que entram em contato com os pacientes.

Quando comparadas com as luvas de vinil, as luvas de látex ou nitrila são preferidas, visto que resistem melhor à perfuração e proporcionam mais conforto e ajuste. As melhorias nas luvas de látex reduziram a incidência de hipersensibilidade ao látex; todavia, alguns profissionais continuam apresentando irritação cutânea local ou reações mais graves, incluindo dermatite generalizada, conjuntivite, asma, angioedema e anafilaxia (ver Capítulo 33). O enfermeiro que apresenta irritação ou reação alérgica associada à exposição ao látex deve relatar os sintomas a um especialista em saúde ocupacional ou a um médico do atendimento primário e evitar produtos à base de látex.

Prevenção de picadas de agulha

O aspecto mais importante na redução do risco de infecção transmitida por sangue é a prevenção de lesão percutânea. É essencial ter extrema cautela em todas as situações em que se manuseiam agulhas, bisturis e outros objetos cortantes. As agulhas usadas não devem ser reencapadas. Em vez disso, são colocadas diretamente em recipientes específicos resistentes à punção, próximo ao local onde foram usadas. Se determinada situação indicar a necessidade de reencapar uma agulha, o enfermeiro precisa utilizar um dispositivo mecânico para fixar o protetor ou usar apenas uma das mãos para diminuir a probabilidade de punção cutânea. A OSHA exige o uso de dispositivos sem agulha e outros instrumentos planejados para evitar lesões por objetos perfurocortantes, quando apropriado (OSHA, 2012).

Prevenção de respingos e aerossóis

Quando o profissional da saúde está envolvido em uma atividade em que possam ocorrer aerossóis ou esguichos de líquidos orgânicos, é necessário utilizar barreiras apropriadas. Quando puderem ocorrer respingos na face, é necessário usar óculos e uma máscara facial. Se o profissional da saúde estiver envolvido em um procedimento em que possa ocorrer contaminação das roupas com material biológico, é necessário o uso de um capote (CDC, 2007).

Precauções baseadas na transmissão

A redução do risco de IRASs exige atividades específicas de prevenção, além da implementação das precauções-padrão. Alguns micróbios são tão contagiosos ou epidemiologicamente significativos que, além das precauções-padrão, deve-se utilizar um segundo nível de precauções – as precauções baseadas na transmissão – quando esses microrganismos são identificados. As categorias baseadas na transmissão incluem precauções contra a transmissão pelo ar, gotículas e por contato (CDC, 2007). Como o termo implica, as precauções são baseadas nas vias de transmissão. As doenças que se propagam por diminutas partículas respiratórias suspensas no ar na forma de aerossóis exigem a implementação de precauções específicas (precauções por aerossóis), enquanto as doenças disseminadas por gotículas respiratórias maiores exigem a instituição de precauções por gotículas, e aquelas transmitidas por contato exigem precauções por contato.

As *precauções contra a transmissão pelo ar* são necessárias para pacientes com TB pulmonar suspeita ou comprovada, varicela ou outros patógenos transportados pelo ar, como a covid-19. Quando hospitalizados, os pacientes devem ficar em quartos de isolamento contra infecções transmitidas pelo ar, planejados para fornecer uma pressão de ar negativa, rápida renovação do ar e ar altamente filtrado ou com exaustão direta para fora. Se a unidade de saúde não tiver quartos com sistema de pressão negativa, podem ser usados filtros de ar de alta eficiência (HEPA) portáteis. Os profissionais da saúde devem usar uma máscara N95 em todos os momentos enquanto estiverem no quarto do paciente. O enfermeiro deve ser capaz de validar a pressão negativa do ambiente pela leitura de um manômetro de pressão colocado fora do quarto ou ao verificar que um lenço de papel mantido no espaço entre a porta e o assoalho será carregado para dentro do quarto.

As *precauções contra a transmissão por gotículas* são utilizadas para microrganismos, como vírus influenza ou meningococo, que possam ser transmitidos por contato próximo com secreções respiratórias ou faríngeas. Quando cuida de um paciente que necessite de precauções contra a transmissão por gotículas, o enfermeiro deve usar máscara facial quando estiver a uma distância de 0,90 a 1,80 m do paciente; entretanto, como o risco de transmissão limita-se ao contato próximo, a porta pode permanecer aberta.

As *precauções contra a transmissão por contato* são utilizadas para microrganismos que se disseminam por contato cutâneo, como microrganismos resistentes a antibióticos ou *C. difficile*. As precauções de contato enfatizam cautela e o uso de barreiras. Quando possível, o paciente que necessita de isolamento de contato é colocado em um quarto particular para facilitar a higienização das mãos e reduzir a contaminação ambiental. Não há necessidade de máscaras, e as portas não precisam ser fechadas (Boxe 66.2).

Considerações sobre a covid-19

As diretrizes de prevenção de transmissão da covid-19 em unidades de saúde incluem o uso de uma combinação de todas as precauções de transmissão e o acréscimo de outros elementos de prevenção, como uso aumentado de EPI, aprimoramento da limpeza e adaptação dos horários de visitas (CDC, 2020c). O SARS-CoC-2 é transmitido primariamente por contato próximo com gotículas respiratórias e aerossóis e por contato com superfícies contaminadas, com subsequente autoinfecção quando a pessoa toca a face. Na maioria das interações sociais, o vírus parece ser propagado por meio de gotículas respiratórias exaladas por uma pessoa infectada. Nas unidades de saúde, pode ocorrer transmissão aérea no caso de procedimentos geradores de aerossóis. Procedimentos como intubação, extubação, aspiração e administração de medicamento via nebulizador podem criar mecanicamente aerossóis de gotículas com subsequente inalação de partículas infecciosas. Transmissão semelhante pode ocorrer por outro contato próximo, como na prestação de cuidados a um paciente com covid-19. Por causa da **virulência** do vírus (grau de patogenicidade), da elevada contagiosidade e da falta de tratamento da covid-19, as diretrizes recomendam que as unidades de saúde utilizem uma combinação de precauções por gotículas, precauções de transmissão aérea e precauções de contato (CDC, 2020c). Ver discussão mais adiante neste capítulo.

Para proteção contra potencial transmissão aérea, os profissionais da saúde que mantêm contato próximo com pacientes infectados com covid-19 foram aconselhados a usar máscaras N95 ou máscara de proteção respiratória (respirador particulado) (CDC, 2020c). Quando não houver suprimento

---

Boxe 66.2 — Resumo dos tipos de precauções e pacientes que necessitam de precauções

Precauções-padrão

Usar precauções-padrão no cuidado a todos os pacientes.

Precauções contra a transmissão pelo ar

Além das precauções-padrão, utilizar precauções contra a transmissão pelo ar para pacientes com doenças graves suspeitas ou comprovadas, que sejam transmitidas por gotículas transportadas pelo ar. Exemplos dessas doenças incluem:

- Sarampo
- Varicela (incluindo zóster disseminado)[a]
- Tuberculose.

As precauções de transmissão aérea também são usadas quando são realizados procedimentos geradores de aerossóis em pacientes com covid-19 (além das precauções por gotículas e contato).

Precauções contra a transmissão por gotículas

Além das precauções-padrão, utilizar precauções contra a transmissão por gotículas para pacientes que apresentem doenças graves suspeitas ou comprovadas, que sejam transmitidas por gotículas com grandes partículas. Exemplos dessas doenças incluem:

- Doença invasiva por *Haemophilus influenzae* tipo b, incluindo meningite, pneumonia, epiglotite e sepse
- Doença invasiva por *Neisseria meningitidis*, incluindo meningite, pneumonia e sepse
- Outras infecções respiratórias bacterianas graves, que sejam disseminadas por transmissão por gotículas, incluindo:
  - Difteria (faríngea)
  - Pneumonia atípica primária (*Mycoplasma pneumoniae*)
  - Coqueluche
  - Peste pneumônica
  - Faringite estreptocócica (grupo A), pneumonia ou escarlatina em lactentes e crianças pequenas
- Infecções virais graves disseminadas por transmissão por gotículas, incluindo:
  - Covid-19 (juntamente com precauções de contato e precauções de transmissão aérea durante procedimentos geradores de aerossóis)
- Adenovírus[a]
- Influenza
- Caxumba
- Parvovírus B19
- Rubéola.

Precauções contra a transmissão por contato

Além das precauções-padrão, utilizar precauções contra a transmissão por contato para pacientes que apresentem doenças graves suspeitas ou comprovadas, que facilmente sejam transmitidas pelo contato direto com o paciente ou por contato com artigos no ambiente do paciente. Exemplos dessas doenças incluem:

- Infecções gastrintestinais, respiratórias, cutâneas ou de feridas ou colonização por bactérias MDR (multidrogarresistentes), consideradas pelo programa de controle de infecção, com base nas recomendações estaduais, regionais ou nacionais atuais, como sendo de importância clínica e epidemiológica especial
- Infecções entéricas com baixa dose infecciosa ou sobrevida ambiental prolongada, incluindo:
  - *Clostridioides difficile*
  - Para pacientes que usam fraldas ou que apresentam incontinência: *Escherichia coli* O157:H7 êntero-hemorrágica, espécies de *Shigella*, vírus da hepatite A ou rotavírus
- Infecções por vírus sincicial respiratório, vírus parainfluenza ou enterovírus em lactentes e crianças pequenas
- Infecções cutâneas que sejam altamente contagiosas ou que possam ocorrer na pele seca, incluindo:
  - Difteria (cutânea)
  - Herpes-vírus simples (neonatal ou mucocutâneo)
  - Impetigo
  - Abscessos grandes (não contidos), celulite ou lesões por pressão
  - Pediculose
  - Escabiose
  - Furunculose estafilocócica em lactentes e crianças pequenas
- Zóster (disseminado ou no hospedeiro imunocomprometido)[a]
- Conjuntivite viral e hemorrágica
- Infecções hemorrágicas virais (Ebola, Lassa ou Marburg).

[a]Determinadas infecções exigem mais de um tipo de precaução. Adaptado de Centers for Disease Control and Prevention (CDC). (2007). 2007 Guideline for isolation precautions: Preventing transmission of infectious agents in healthcare settings. Retirado em 13/03/2020 de: www.cdc.gov/hicpac/2007ip/2007ip_part1.html; Centers for Disease Control and Prevention (CDC). (2020c). Interim infection prevention and control recommendations for healthcare personnel during the coronavirus disease 2019 (covid-19) pandemic. Retirado em 17/07/2020 de: www.cdc.gov/coronavirus/2019-ncov/hcp/infection-control-recommendations.html.

adequado desses dispositivos para todos os pacientes com covid-19 confirmada ou suspeita, um sistema deve ser elaborado para priorizar seu uso nos procedimentos geradores de aerossóis. Algumas unidades de assistência à saúde foram obrigadas a reciclar suas máscaras N95 para expandir sua disponibilidade (CDC, 2020e). Ver no Capítulo 56 as recomendações para prevenção e tratamento de condições dermatológicas induzidas no ambiente laboral durante a pandemia de covid-19 (American Academy of Dermatology [AAD], 2020).

Capotes e luvas são usados para prevenir a transmissão por contato. Os profissionais da saúde precisam colocar, usar e retirar com segurança os equipamentos de proteção individual (EPIs). A sequência correta de colocação e retirada dos EPIs é muito importante no caso do SARS-CoV-2, mas também é crucial no caso de outros patógenos virulentos ou extremamente contagiosos. A sequência recomendada de colocação e retirada de modo seguro dos EPIs é mostrada no Boxe 66.3.

Microrganismos específicos com potencial de IRAS

Antes da crise da covid-19, a Organização Mundial da Saúde (OMS) e o CDC concentravam a atenção nas IRASs, que também recebeu atenção especial de The Joint Commission, do Institute for Healthcare Improvement (IHI) e do Medicare. Nos EUA, as taxas de IRASs de todos os hospitais são enviadas para o *site* Hospital Compare Web (ver seção Recursos).[2] O *site* Hospital Compare também relata algumas infecções cuja etiologia seja de difícil determinação. Por exemplo, o *site* Hospital Compare mostra taxas de *C. difficile*, considerando qualquer caso diagnosticado após o terceiro dia de hospitalização como IRAS.

Microrganismos resistentes a antibióticos

O uso significativo de antibióticos na agricultura e nas unidades de saúde resultou em prevalência crescente de microrganismos com menos antibióticos efetivos. Nos EUA, aproximadamente 3 milhões de pessoas desenvolvem infecções por microrganismos resistentes a antibióticos a cada ano e cerca de 35 mil morrem por causa dessas infecções (CDC, 2019a). As bactérias que mais desenvolvem resistência incluem *P. aeruginosa* (resistente às fluoroquinolonas, aos carbapenêmicos), espécies de *Acinetobacter* (multidrogarresistentes [MDR], incluindo carbapenêmicos) e *Klebsiella pneumoniae* e *Escherichia coli* (resistentes a antibióticos betalactâmicos de espectro ampliado).

Há preocupação crescente em relação aos microrganismos resistentes a antibióticos e à perda da efetividade dos antibióticos no tratamento de infecções graves. As Joint Commission National Patient Safety Goals incluem demandas de um programa para analisar e reduzir as infecções por microrganismos resistentes a antibióticos (The Joint Commission, 2021). O CDC fornece explicações sobre as causas dos microrganismos MDR, sobre os esforços atuais para o controle deles e sobre as estimativas de incidência e as taxas de mortalidade dos patógenos significativos (CDC, 2019a).

Clostridioides difficile

A *C. difficile* é uma bactéria formadora de esporos que apresenta um potencial significativo de IRAS. Uma estirpe especialmente virulenta atingiu as unidades de assistência à saúde na América do Norte nos últimos anos. Após aumentos importantes da taxa de infecção por *C. difficile* de ocorrência hospitalar na primeira década após 2000, foi registrada uma queda entre 2015 e 2018 (CDC, 2019b). Embora não seja conhecido o motivo exato dessa queda, alguns especialistas acreditam que seja consequente ao foco aumentado no programa de *stewardship* de antibióticos, que é definido como um conjunto de intervenções para assegurar o uso do antibiótico correto para o paciente correto no momento correto (CDC, 2019c). Apesar dessa queda das taxas de infecção, *C. difficile* é considerado a causa mais comum de IRAS em hospitais norte-americanos (CDC, 2019b). A infecção é habitualmente precedida pelo uso de antibióticos que desorganizam a flora intestinal normal e possibilitam a proliferação de esporos de *C. difficile* resistentes a antibióticos dentro do intestino. O microrganismo provoca patologia por meio da liberação de toxinas no lúmen do intestino. Na colite pseudomembranosa (a forma mais extrema de infecção por *C. difficile*), os resíduos celulares do lúmen intestinal lesionado e dos leucócitos acumulam-se na forma de pseudomembranas no cólon. A destruição de uma grande área anatômica desse tipo pode provocar sepse.

Como os antibióticos são muito utilizados nas unidades de saúde, muitos pacientes correm risco de infecção por *C. difficile*. O potencial de aquisição associada a cuidados de saúde aumenta, porque o esporo é relativamente resistente aos desinfetantes e pode ser disseminado pelas mãos dos profissionais da saúde após entrarem em contato com equipamento previamente contaminado pelo *C. difficile*. O controle é mais bem obtido se forem seguidas as precauções contra a transmissão por contato em pacientes infectados, com uso de capotes e luvas para contato com todos os pacientes. Como os esporos são resistentes ao álcool, os produtos sem água para mãos não são tão efetivos quanto a lavagem das mãos com água e sabão para a higienização das mãos. Os produtos de limpeza à base de alvejante são ideais, visto que o alvejante tem a capacidade de destruir os esporos, o que frequentemente não ocorre com outros agentes de limpeza. Os equipamentos frequentemente manuseados, como as mesas auxiliares de refeição e as grades laterais, devem ser limpos diariamente e sempre que estiverem visivelmente sujos. Os suportes de soro e outros artigos periféricos devem ser limpos quando o paciente tiver alta (CDC, 2019c).

Staphylococcus aureus resistente à meticilina

***Staphylococcus aureus* resistente à meticilina (MRSA)**, um patógeno humano comum, refere-se ao *S. aureus* resistente à meticilina ou a agentes comparáveis, como a oxacilina e a nafcilina. Pouco depois da descoberta da penicilina, na década de 1940, *S. aureus* tornou-se quase universalmente resistente à penicilina. Foram introduzidas terapias alternativas, na forma de cefalosporinas e soluções de penicilina sintética, como a meticilina. No final da década de 1970, MRSA tornou-se cada vez mais prevalente, e a transmissão nos hospitais e clínicas geriátricas era bem documentada.

MRSA relacionado com cuidados de saúde. Os profissionais da saúde transmitem facilmente MRSA aos pacientes, visto que *S. aureus* apresenta afinidade para a colonização da pele. O paciente colonizado com MRSA tem maior probabilidade de desenvolver uma infecção com MRSA, particularmente quando são realizados procedimentos invasivos (p. ex., terapia IV, terapia respiratória ou cirurgia). Trata-se de IRASs causadas por *Staphylococcus aureus* resistente à meticilina (IRAS-MRSA). MRSA relacionado com cuidados de saúde pode persistir como flora normal no paciente por um extenso período. O paciente colonizado também serve de reservatório

---

[2] N.R.T.: No Brasil, o Programa Nacional de Prevenção e Controle de Infecções Relacionadas à Assistência à Saúde, 2021 a 2025, tem como objetivo reduzir, em âmbito nacional, a incidência de Infecções Relacionadas à Assistência à Saúde (IRAS) em serviços de saúde.

Boxe 66.3 Uso de equipamento de proteção individual (EPI) ao cuidar de paciente com covid-19 suspeita ou confirmada

Colocação do EPI

Mais de um método de colocação do EPI pode ser aceitável. Treinamento e prática do procedimento adotado por sua instituição de saúde são cruciais. A seguir é descrito um exemplo de colocação de EPI.

1. **Identificar e juntar o EPI a ser colocado.** Assegurar que o tamanho do capote seja correto (baseado no treinamento).
2. **Realizar higienização das mãos com produto adequado.**
3. **Colocar capote.** Atar todos os laços do capote. Pode ser necessária ajuda de outro profissional da saúde.
4. **Colocar máscara de proteção respiratória (respirador particulado) N95 aprovada pela NIOSH (usar máscara facial se não houver máscara de proteção respiratória [respirador particulado] disponível).** Se a máscara de proteção respiratória (respirador particulado) tiver apoio nasal, este deve ser ajustado ao nariz com as duas mãos, não devendo ser dobrado nem forçado. Não pinçar o apoio nasal com a mão. Máscara de proteção respiratória (respirador particulado)/máscara de proteção facial deve ser estendida sob o queixo. Tanto a boca quanto o nariz devem ser protegidos. Não usar máscara de proteção respiratória (respirador particulado)/máscara facial abaixo do queixo nem guardar no bolso do guarda-pó no intervalo entre o atendimento de pacientes.[a]
    a. **Máscara de proteção respiratória (respirador particulado):** as alças da máscara de proteção respiratória (respirador particulado) devem ser fixadas no alto da cabeça (alça superior) e na base do pescoço (alça inferior). Verifique a vedação sempre que colocar uma máscara de proteção respiratória (respirador particulado).
    b. **Máscara facial:** as alças da máscara devem ser fixadas no alto da cabeça (alça superior) e na base do pescoço (alça inferior). Se a máscara facial tiver alças, colocar corretamente nas orelhas.
5. **Colocar protetor facial ou óculos.** Quando a pessoa estiver usando uma máscara de proteção respiratória (respirador particulado) N95 ou respirador elastomérico semifacial, deve escolher a proteção apropriada para os olhos de modo que o respirador não interfira no posicionamento correto da proteção ocular e esta não comprometa o ajuste ou a vedação do respirador. Os protetores faciais devem cobrir toda a face. Óculos também propiciam excelente proteção para os olhos, mas comumente ficam embaçados.
6. **Calçar luvas.** As luvas devem cobrir os punhos do capote.
7. **Agora os profissionais da saúde podem entrar no quarto do paciente.**

Retirada do EPI

Mais de um método de retirada do EPI pode ser aceitável. Treinamento e prática do procedimento adotado por sua instituição de saúde são cruciais. Abaixo é descrito um exemplo de retirada de EPI:

1. **Descalçar as luvas.** Garantir que a retirada das luvas não provoque contaminação adicional das mãos. Podem ser usadas mais de uma técnica para retirada das luvas.
2. **Retirar o capote.** Desatar os nós (ou tirar os botões das casas). Alguns capotes podem ser rasgados em vez de desatados. Fazê-lo delicadamente, evitando movimentos bruscos. Colocar as mãos nos ombros e cuidadosamente puxar para baixo e para longe do corpo. Enrolar o capote para baixo é uma abordagem aceitável. Descartar em recipiente de lixo adequado.[a]
3. **Agora os profissionais da saúde podem sair do quarto do paciente.**
4. **Realizar a higiene das mãos.**
5. **Retirar o protetor facial ou os óculos.** Retirar com cuidado o protetor facial ou os óculos segurando pela alça e puxando para cima e para longe da cabeça. Não tocar a parte da frente do protetor facial ou dos óculos.
6. **Retirar e descartar a máscara de proteção respiratória (respirador particulado) (ou a máscara facial se esta foi usada).**[a] Não tocar a parte anterior da máscara de proteção respiratória (respirador particulado) nem da máscara facial.
    a. **Máscara de proteção respiratória (respirador particulado):** remover a alça inferior com todo cuidado e puxá-la com cuidado sobre a cabeça. Segurar a alça superior e puxá-la cuidadosamente por sobre a cabeça e depois afastar a máscara de proteção respiratória (respirador particulado) da face sem tocar a parte da frente dele.
    b. **Máscara facial:** desatar cuidadosamente (ou tirar as alças das orelhas) e afastar do rosto sem tocar a frente da máscara.
7. **Realizar higienização das mãos após retirar a máscara facial/máscara de proteção respiratória (respirador particulado)** e antes de recolocá-la se reutilização das máscaras for a política de sua instituição.

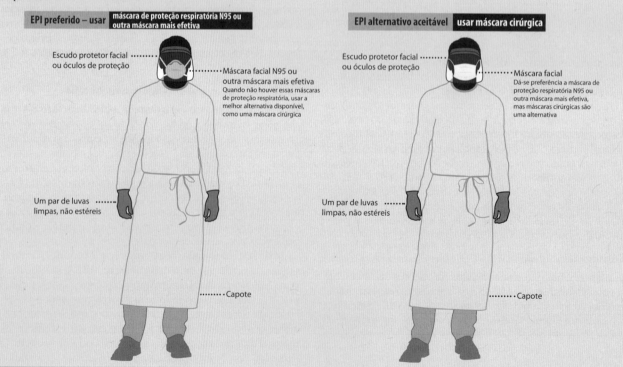

[a]As unidades de assistência à saúde que implementam a reutilização ou o uso prolongado de EPIs precisarão ajustar seus procedimentos de colocação e retirada dos EPIs. Reproduzido de Centers for Disease Control and Prevention (CDC). Covid-19 Factsheets. Retirado em 16/02/2021 de: www.cdc.gov/coronavirus/2019-ncov/downloads/A_FS_HCP_COVID19_PPE.pdf

para a transmissão de MRSA para outras pessoas. Nos últimos anos, a incidência de IRAS causada por MRSA diminuiu (Kourtis, Hatfield, Baggs et al., 2019). Embora as razões exatas desse declínio não sejam conhecidas, é provável que os esforços de controle de infecção (particularmente aqueles focalizados na redução das infecções transmitidas pelo sangue) e a redução do tempo de permanência no hospital (diminuindo, assim, o tempo de exposição nas instituições de cuidados de saúde) sejam fatores importantes.

MRSA associado à comunidade. Novas cepas de MRSA causaram infecções e surtos em crianças, membros de equipes de esportes e reclusos, bem como em outras pessoas que não tiveram nenhuma exposição aparente a cuidados de saúde. Geralmente, essas infecções por *Staphylococcus aureus* resistente à meticilina associado à comunidade (MRSA-AC) são causadas por cepas de *S. aureus* distintas, do ponto de vista molecular, do MRSA relacionado com cuidados de saúde. Em geral, as cepas de MRSA associadas à comunidade produzem mais toxinas do que aquelas associadas à assistência à saúde, bem como mais infecções localizadas da pele e dos tecidos moles, podendo evoluir para fascite necrosante ou **bacteriemia** (existência confirmada laboratorialmente de bactérias na corrente sanguínea). Com frequência, os sintomas cutâneos são inicialmente confundidos com picadas de inseto ou aranha (Kourtis et al., 2019). As infecções causadas por MRSA-AC têm resultado em graves infecções da pele e dos tecidos moles, pneumonia e, em raros casos, morte.

Controle do MRSA em instituições de cuidados de saúde. Os enfermeiros devem estar preparados para instruir os pacientes e as famílias sobre as definições de colonização e infecção. O CDC recomenda precauções contra a transmissão por contato para pacientes com colonização ou infecção pelo MRSA (CDC, 2007). Essa orientação se tornou cada vez mais controversa porque algumas pesquisas relataram que as precauções de contato não diminuem a aquisição de novas infecções (Renaudin, Llorens, Goetz et al., 2017). Nas unidades de assistência à saúde que usam precauções de contato para MRSA, os enfermeiros precisam explicar o motivo do isolamento para os pacientes e seus familiares.

Tipicamente, a vancomicina e a linezolida são as opções preferidas de tratamento para infecções graves por MRSA. Todavia, existe a preocupação de que o MRSA possa finalmente se tornar resistente até mesmo a esses medicamentos, em virtude de seu uso tão frequente.

Enterobacteriaceae multidrogarresistentes

Uma família de microrganismos gram-negativos, denominada Enterobacteriaceae, associada à colonização gastrintestinal está se tornando resistente a múltiplas classes de antibióticos. Enterobacteriaceae clinicamente importantes incluem *E. coli* e espécies de *Klebsiella*, entre outras. Algumas bactérias produzem enzimas conhecidas como betalactamases de espectro estendido que comprometem a eficácia de alguns antibióticos comumente utilizados, inclusive penicilinas e cefalosporinas (Comerford & Durkin, 2020). As infecções por bactérias que produzem enzimas conhecidas como betalactamases de espectro estendido aumentaram em aproximadamente 50% entre 2012 e 2017 e foram identificadas na comunidade e em unidades de assistência à saúde (CDC, 2019a).

Antibióticos carbapenêmicos podem ser prescritos para infecções por bactérias que produzem enzimas conhecidas como betalactamases de espectro estendido. Todavia, algumas dessas bactérias também desenvolvem resistência aos antibióticos carbapenêmicos. As infecções por essas bactérias da família Enterobacteriaceae resistentes aos antibióticos carbapenêmicos (CRE) são muito difíceis de debelar. A taxa de mortalidade é de aproximadamente 50% nos pacientes hospitalizados e infectados por CRE (CDC, 2020f).

Precauções de contato devem ser adotadas nos casos de pacientes com infecções causadas por bactérias produtoras de betalactamases de espectro estendido ou causadas por microrganismos resistentes a antibióticos carbapenêmicos. Se forem identificados múltiplos pacientes com infecção por CRE em uma unidade de assistência à saúde ou se houver outras evidências de transmissão, outras medidas de prevenção devem ser implementadas. Essas etapas incluem profissionais que só atendem esses grupos de pacientes, realizando culturas de outros pacientes na unidade ou no serviço e investigação aprimorada dos novos casos (CDC, 2020f).

Candida auris

Candida auris é uma levedura MDR de difícil identificação laboratorial e de difícil eliminação por desinfetantes hospitalares. Já provocou surtos de doença em setores de emergência e em unidades de longa permanência. Os casos notificados aumentaram em mais de 300% entre 2017 e 2018 (CDC, 2019c). Embora um paciente possa apresentar colonização assintomática, também podem ocorrer bacteriemia e outras infecções graves, com taxas de mortalidade de quase 30% (CDC, 2019c).

Pacientes com colonização ou infecção por *C. auris* devem ser colocados sob precauções de contato e as autoridades de saúde locais devem ser notificadas. Quando múltiplos pacientes recebem diagnóstico de infecção por *C. auris*, a investigação deve incluir cultura para detectar outros pacientes na unidade ou na área próxima ao paciente com infecção confirmada por *C. auris* que também possam estar colonizados (CDC, 2019c).

Enterococcus vancomicina-resistente

Nos EUA, ***Enterococcus* vancomicina-resistente (VRE)** é o segundo microrganismo mais frequentemente isolado em IRASs. Essa bactéria gram-positiva pode provocar doença significativa quando infecta sangue, feridas ou o sistema urinário (CDC, 2019a).

Enterococcus apresenta vários traços que fazem dele um microrganismo causador de IRAS facilmente transmissível. Constitui parte da flora normal do trato gastrintestinal do hospedeiro; é resistente à bile e tem capacidade de resistir a locais anatômicos inóspitos, como o intestino, e persiste nas mãos dos profissionais da saúde e em objetos do ambiente.

Como se trata de um microrganismo relativamente resistente a antimicrobianos em condições basais, a terapia para o *Enterococcus* limita-se a formulações de penicilina (p. ex., ampicilina), vancomicina em associação com um aminoglicosídio (p. ex., gentamicina) ou linezolida. A colonização e a infecção pelo VRE podem servir como reservatório de genes codificados resistentes à vancomicina, que podem ser transferidos para o *S. aureus* mais virulento. As duas espécies de *Enterococcus* mais frequentemente cultivadas são *Enterococcus faecalis* (aproximadamente 7% resistentes) e *Enterococcus faecium* (CDC, 2019a).

Infecções da corrente sanguínea relacionadas à assistência à saúde

Qualquer cateter vascular pode atuar como fonte de infecção da corrente sanguínea. Acessos centrais (cateteres vasculares cujas extremidades estejam localizadas no coração ou nas suas proximidades) estão, mais provavelmente, associados à infecção na corrente sanguínea. As infecções da corrente sanguínea relacionadas com cateter venoso central (ICSRC) adicionam um custo estimado de US$ 50 mil à estadia hospitalar e triplicam o risco de morte (Agency for Healthcare Research and Quality [AHRQ], 2017). Cada vez mais cateteres centrais de demora são usados para terapia IV de pacientes hospitalizados, bem como de pacientes em unidades de longa permanência, pacientes em ambulatórios e pacientes que recebem assistência à saúde em seus domicílios. Em todos os casos, o enfermeiro precisa usar cuidado apropriado para reduzir o risco de bacteriemia e deve estar atento para quaisquer sinais da sua presença.

A abordagem agregada recomendada para a prevenção de ICSRC inclui higiene das mãos; precauções de barreira máximas; antissepsia da pele com clorexidina; seleção do local ótimo para cateter, evitando a veia femoral para acesso venoso central em adultos; e revisão diária da necessidade do acesso, com remoção imediata dos acessos desnecessários (ver Capítulo 11, Boxe 11.2).

Prevenção da infecção na comunidade

Nos EUA, o CDC e os serviços de saúde pública estaduais e locais compartilham a responsabilidade da prevenção e do controle da infecção na comunidade. Os métodos de prevenção da infecção incluem técnicas de saneamento (p. ex., purificação da água, descarte dos esgotos e outros materiais potencialmente infecciosos), práticas de saúde reguladas (p. ex., manuseio, armazenamento, embalagem e preparo do alimento por instituições) e programas de vacinação.

A maioria das infecções ocorre na comunidade, fora das unidades de assistência à saúde. Os profissionais de enfermagem que atuam em escolas e unidades de assistência à saúde orientam os pacientes e o público para reduzir a incidência de gripe (*influenza*), infecções transmitidas por alimentos e outras infecções. Epidemias locais e pandemias são o tipo mais significativo de infecções adquiridas na comunidade.

De modo geral, pandemias são causadas por vírus novos que começam a circular em uma população que universalmente não tem imunidade a eles. A definição epidemiológica de pandemia, baseada na magnitude da disseminação, por outro lado, tem sido usada com frequência para comunicar desastre social. Nos últimos séculos pandemias significativas incluíram a pandemia de gripe (*influenza*) de 1918, a pandemia das décadas de 1980 e 1990 causada pelo então inusitado vírus da imunodeficiência adquirida (HIV), a pandemia de *influenza* H1N1 de 2009 e, mais recentemente, a pandemia de covid-19 no período de 2019 a 2021 (ver discussão sobre covid-19 mais adiante neste capítulo).

As pandemias de novos vírus podem ser mais catastróficas do que outros problemas de saúde pública previstos, visto que duram mais tempo do que outros eventos de emergência, ocorrem frequentemente em "ondas", têm potencial para exaurir a força de trabalho disponível dos profissionais da saúde e reduzem o suprimento de equipamento médico em virtude de sua natureza disseminada. A frequência e a gravidade da pandemia não podem ser previstas de modo acurado, porém os modelos sugerem que mesmo uma pandemia de intensidade média possa sobrecarregar rapidamente a infraestrutura existente de cuidados de saúde, causando um colapso (CDC, 2016).

A pandemia de covid-19 modificou muitas condutas de prevenção de infecção, bem como a maneira de prestar cuidados de saúde. Alguns médicos propuseram que, da mesma forma que a crise provocada pela pandemia de HIV promoveu alterações radicais na prestação de cuidados de saúde, que incluíram o uso das precauções-padrão, a crise da covid-19 resultou no uso de precauções universais de pandemia (Weber, Babcock, Hayden et al., 2020). Essas novas precauções teriam implicações individuais, visto que todos os profissionais passariam a usar máscaras faciais e protetores oculares durante o atendimento dos pacientes (Weber et al., 2020). As unidades de assistência à saúde aumentariam o rastreamento e o isolamento de pacientes com sintomas de possível doença viral (Weber et al., 2020). Essa abordagem provavelmente protegeria os profissionais da saúde da exposição ao SARS-CoV-2 em ondas futuras previstas e protegeria contra outros patógenos propagados via contato e gotículas respiratórias.

Os profissionais de enfermagem têm participação fundamental durante uma pandemia, visto que prestam cuidados enquanto correm o risco de exposição. Nesses momentos, os enfermeiros demonstram a importância da adesão às precauções-padrão e às precauções baseadas em transmissão. Durante a covid-19 e outras pandemias, EPIs de importância crucial, bem como medicamentos e equipamentos vitais, podem se tornar escassos. À medida que o ônus extremo dos profissionais de enfermagem que cuidavam dos pacientes com covid-19 tornou-se rapidamente evidente, foram elaboradas recomendações formalizadas para aprimorar a orientação da enfermagem, para acrescentar medidas de prevenção ocupacional e para incluir a perspectiva da enfermagem no planejamento nacional (Veenema, Meyer, Bell et al., 2020).

Programas de vacinação

A meta dos programas de vacinação consiste em utilizar esforços em larga escala para evitar a ocorrência de doenças infecciosas específicas em uma população. As decisões de saúde pública sobre os esforços de vacinação são complexas. Os riscos e os benefícios para a pessoa e para a comunidade precisam ser avaliados em termos de morbidade, mortalidade, custo financeiro e benefício. Os programas de vacinação bem-sucedidos reduziram a incidência de muitas doenças infecciosas nos EUA. (Ver mais adiante na seção sobre vacinas para covid-19 outros detalhes desse programa.)

As vacinas consistem em suspensões de preparações de antígenos, destinadas a produzir uma resposta imune humana para proteger o hospedeiro contra futuras exposições ao microrganismo. Como nenhuma vacina é totalmente segura para todos os receptores, é preciso observar as contraindicações nas bulas de uma vacina e as "Vaccine Information Statements" fornecidas pelo CDC. Esses documentos fornecem detalhes sobre as experiências estudadas com alergia e outras complicações e apresentam informações essenciais sobre a refrigeração, o armazenamento, a dose e a administração.

Os esquemas de vacinação recomendados são revisados pelo CDC, conforme exigido pelas evidências epidemiológicas. Os dois principais esquemas são para crianças e adultos (CDC, 2020b). As variações para o esquema de vacinação recomendado devem ser individualizadas, dependendo dos fatores de risco do paciente, bem como das prováveis exposições. Recomenda-se uma vacina antigripal uma vez ao ano para todas as pessoas a partir de 6 meses de idade, a não ser que haja alguma contraindicação. Os profissionais da saúde devem ser vacinados contra sarampo, caxumba, rubéola, coqueluche, tétano, hepatite B e varicela.

O CDC fornece informações sobre vacinas individuais e doenças preveníveis com vacinas (ver seção Recursos). O aconselhamento sobre as vacinações recomendadas para pessoas que viajam está disponível nos *sites* do CDC e da OMS.

A incidência de doenças evitáveis com vacinação, como sarampo, caxumba, rubéola e difteria, é influenciada pela imigração de países em desenvolvimento. As campanhas de vacinação nos países em desenvolvimento são, com frequência, restritas por motivos financeiros e logísticos, e os imigrantes dessas regiões podem ter mais tendência a não estarem protegidos, em comparação com os residentes norte-americanos. Os riscos individuais e epidêmicos são reduzidos quando as campanhas de vacinação atingem todas as comunidades.

Notificação de problemas relacionados com vacinas

Os enfermeiros devem pedir aos adultos vacinados que forneçam informações sobre quaisquer problemas encontrados depois da vacinação. Nos EUA, se um paciente relatar problemas após receber uma vacina, um formulário de Vaccine Adverse Event Reporting System (VAERS) deve ser preenchido com as seguintes informações: tipo de vacina recebida, momento da vacinação, início do evento adverso, doenças e medicamentos atuais, história de eventos adversos após vacinação e informações demográficas sobre o receptor. Os formulários podem ser preenchidos *online* (ver seção Recursos).

Contraindicações para vacinas

Como regra geral, diversas vacinas podem ser administradas na mesma consulta, e não é indicado separar as doses. Quando for necessário que sejam administradas em consultas separadas, é aconselhável estabelecer um prazo de pelo menos 4 semanas para que não haja reação imunológica interferindo na resposta à segunda vacina (CDC, 2020b). Pacientes que desenvolveram anafilaxia ou outras sequelas moderadas a graves após uma dose prévia não devem receber outras doses. Algumas vacinas com microrganismos vivos (p. ex., varicela, tríplice viral [contra sarampo, caxumba e rubéola], febre amarela) são contraindicadas para indivíduos com imunossupressão grave ou para gestantes. Todas as decisões sobre vacinação devem ser tomadas pelo médico do paciente após uma cuidadosa revisão das contraindicações da vacina específica.

Vacinas comuns

Vacina contra sarampo, caxumba e rubéola

Desde a aprovação da vacina MMR ou tríplice viral, o sarampo foi eliminado nos EUA, e os casos de caxumba e rubéola diminuíram substancialmente. Para manter essa estratégia efetiva de saúde pública, essa vacina deve ser administrada rotineiramente a crianças com 12 a 15 meses, com dose de reforço aos 4 a 6 anos. Os adultos que não receberam a vacina tríplice viral devem receber uma a duas doses (CDC, 2020b).

Os pacientes devem ser orientados sobre a possível ocorrência de febre, linfadenopatia transitória ou reação de hipersensibilidade após a administração da vacinação tríplice viral. O risco de efeitos colaterais é maior nos receptores de vacina que anteriormente não receberam a vacina, em comparação com aqueles que receberam doses repetidas. Podem-se utilizar agentes antipiréticos para diminuir o risco de febre.

Vacina contra varicela (catapora) e vacina contra zóster

O vírus varicela-zóster provoca varicela e herpes-zóster. Em seu estado natural, o vírus da varicela frequentemente ataca crianças, causando doença disseminada. A gravidade da varicela é maior em adolescentes, adultos, gestantes e imunocomprometidos (CDC, 2020c). A transmissão ocorre pelo ar e por contato. Com raras exceções, a varicela infecta uma pessoa uma única vez. O período de incubação é de cerca de 2 semanas (com faixa de 10 a 21 dias). Durante um pródromo de mal-estar generalizado (frequentemente percebido cerca de 2 dias antes do aparecimento da erupção cutânea), o hospedeiro recentemente infectado é capaz de transmitir o vírus a outros contatos suscetíveis. Tipicamente, a erupção vesiculopustulosa dissemina-se rapidamente de poucas lesões para numerosas lesões em questão de horas. Novas lesões continuam se formando durante 2 a 3 dias e aparecem em diferentes estágios durante todo esse período. Em torno do quarto dia de sinais/sintomas, as lesões começam a secar, e, em geral, não há desenvolvimento de novas lesões. A febre é comum durante os 4 a 6 dias de progressão do exantema. Quando as lesões já estiverem com crostas, o paciente não é mais contagioso.

A vacina contra varicela é efetiva na prevenção da varicela em aproximadamente 70 a 90% dos indivíduos que recebem duas doses da vacina. A vacina também é encontrada na formulação MMRV, uma vacina combinada para sarampo, caxumba, rubéola e varicela.[3] A vacina não deve ser administrada a indivíduos com depressão grave da função imune, gestantes, indivíduos com doenças moderadas ou graves concomitantes ou pessoas que demonstraram alergia à vacina contra varicela (CDC, 2019a).

O herpes-zóster, também conhecido como cobreiro, é um exantema localizado e doloroso, causado pelo vírus varicela-zóster recorrente. As vesículas surgem ao longo de grupos de nervos (dermátomos). O vírus varicela-zóster pode ser transmitido das lesões cutâneas de indivíduos com herpes-zóster para pessoas suscetíveis à varicela; as novas infecções manifestam-se na forma de catapora, não de herpes-zóster. Estima-se que mais de 30% das pessoas com mais de 60 anos desenvolverão herpes-zóster. Uma nova vacina foi aprovada em 2017 e é recomendada para indivíduos com mais de 50 anos, visto que reduz o risco de herpes-zóster em aproximadamente 90% (CDC, 2020b).

Vacina antigripal

A *influenza* (gripe) é uma doença respiratória viral aguda, que causa, previsível e periodicamente, epidemias e pandemias. As epidemias ocorrem a cada 2 a 3 anos, com gravidade altamente variável. De acordo com as estimativas, desde 2010, 12 mil a 61 mil mortes por ano foram associadas à *influenza* ou suas sequelas (i. e., pneumonia, colapso cardiovascular). Os idosos são mais suscetíveis à gripe, e, nos EUA, a incidência da doença está aumentando, à medida que aumenta a quantidade de idosos (CDC, 2020i).

A cada ano são liberadas diferentes formulações de vacina antigripal com base nas previsões de quais estirpes de vírus influenza circularão no planeta. O CDC recomenda que todas as pessoas com mais de 6 meses recebam vacina antigripal anualmente. Atualmente, existem muitas opções de vacinas antigripais. As vacinas trivalentes são constituídas por três cepas (duas de vírus influenza do tipo A e uma do tipo B), enquanto a vacina tetravalente é constituída por quatro cepas (duas de vírus influenza do tipo A e duas do tipo B). As formulações podem ser administradas por injeção ou *spray* nasal. Existem concentrações diferentes para os diversos grupos etários e formulações diferenciadas para pessoas com alergia a ovo (CDC, 2020i).

---

[3] N.R.T.: No Brasil, a vacina contra sarampo, caxumba, rubéola e varicela, também conhecida como tetraviral ou tetravalente viral, é indicada para a vacinação de crianças com 15 meses que já tenham recebido a primeira dose da vacina tríplice viral. É fornecida gratuitamente pelo Ministério da Saúde. Ver https://sbim.org.br/calendarios-de-vacinacao.

Embora a efetividade da vacina varie de um ano para outro, em geral a vacina reduz o risco de contrair gripe em 50 a 60%, quando as cepas circulantes são incluídas na vacina naquele ano. A vacina é menos efetiva na prevenção de doença em adultos mais velhos, mas reduz a hospitalização e a taxa de mortalidade nesse grupo etário (CDC, 2020i).

Vacina contra papilomavírus humano

O papilomavírus humano (HPV) é o mais prevalente de todos os vírus sexualmente transmitidos e constitui a principal causa do câncer do colo uterino (ver Capítulo 51) (CDC, 2020q). Também pode causar câncer orofaríngeo e câncer nos órgãos do sistema genital. A vacinação contra o HPV aos 11 ou 12 anos é preconizada para meninos e meninas. Nos EUA, as vacinas são administradas em série segundo as diretrizes do CDC. A vacinação não é recomendada para pessoas com história pregressa de alergia a um dos componentes da vacina, pessoas com história pregressa de reação anafilática a látex ou gestantes (Meites, Szilagyi, Chesson et al., 2019).

Planejamento para uma pandemia

O U.S. Department of Health and Human Services publicou planos para pandemias que são atualizados e revisados à medida que novas ameaças são identificadas e novas estratégias de contenção são elaboradas. Os planos se concentram em responsabilidades federais, estaduais e municipais e na necessidade de coordenação com a OMS e outros parceiros e agências internacionais (Homeland Security Council, 2006). Esses planos incentivam todas as instituições de cuidados de saúde a terem planos próprios para pandemias e a testar regularmente os componentes desses planos.

CUIDADO DOMICILIAR DO PACIENTE COM DOENÇA INFECCIOSA

O enfermeiro que cuida do paciente com uma doença infecciosa em casa deve fornecer ao paciente, à família e ao cuidador informações sobre a prevenção do risco de infecção (Boxe 66.4). Reconhecendo o fato de que a anamnese pode não identificar todas as infecções ativas ou latentes, o cuidador deve seguir cuidadosamente as precauções-padrão em casa. O enfermeiro deve estabelecer um ambiente de trabalho que facilite a higienização das mãos e a técnica asséptica.

Os cuidadores familiares devem receber uma vacina antigripal anual. Isso é particularmente verdadeiro quando o cuidador ou o paciente têm mais de 50 anos, apresentam doença cardíaca ou pulmonar subjacente ou imunossupressão subjacente.

Os pacientes que necessitam de cuidados domiciliares são, com frequência, pessoas com imunossupressão em consequência de condições subjacentes, como infecção pelo HIV ou câncer, ou indivíduos que apresentam imunossupressão induzida por tratamento, conforme observado com o uso de muitos agentes antineoplásicos. É importante efetuar uma cuidadosa avaliação dos sinais de infecção.

Boxe 66.4 — LISTA DE VERIFICAÇÃO DO CUIDADO DOMICILIAR

Prevenção da infecção no ambiente de cuidados domiciliares

Ao concluírem as orientações, o paciente e/ou o cuidador serão capazes de:

- Declarar o impacto da doença infecciosa e do tratamento no aspecto fisiológico, nas AVDs, nas AIVDs, nos papéis, nos relacionamentos e na espiritualidade
- Expressar a necessidade de prevenção do risco de infecção para o paciente (prevenção de recidiva ou de novas infecções), para os cuidadores e para os familiares que morem no mesmo domicílio
  - Verbalizar a via de transmissão do agente infeccioso
- Explicar finalidade, dose, via de administração, horário, efeitos colaterais e precauções dos medicamentos prescritos
  - Aderir ao esquema antibiótico (paciente) ou completar a série de vacinação (paciente e cuidador)
- Relatar como entrar em contato com todos os membros da equipe de tratamento (p. ex., médicos, profissionais do atendimento domiciliar e fornecedores de equipamento médico durável e de outros equipamentos)
- Informar as mudanças no estilo de vida (p. ex., dieta, atividade física) ou no ambiente domiciliar necessárias para diminuir o risco de infecção
  - Demonstrar técnica satisfatória de higienização das mãos, de higiene oral, de higiene total do corpo e de manutenção da integridade da pele do paciente
  - Garantir a higienização meticulosa das mãos (lavagem com água e sabão ou uso de desinfetante de base alcoólica) após os cuidados (familiares/cuidadores)
  - Evitar o contato com alguém que tenha uma doença infecciosa conhecida
  - Cozinhar bem todos os alimentos e armazenar carnes, frangos e peixes separados de outros alimentos
  - Usar talheres e toalhas separados
- Demonstrar a técnica asséptica no cuidado do equipamento técnico, como cateter IV e cateter urinário de demora
- Identificar sinais e sintomas de infecção a serem relatados ao médico, tais como febre; calafrios; tosse produtiva ou seca; problemas respiratórios; placas brancas na boca; linfadenopatia; náuseas; vômito; dor abdominal persistente; diarreia persistente; problemas com a micção ou alterações na característica da urina; ferimentos com rubor, edemaciados, ou com drenagem; ferimentos ou lesões no corpo; secreção vaginal persistente, com ou sem prurido; e fadiga grave
- Demonstrar como monitorar os sinais de infecção
- Descrever a quem, como e quando relatar os sinais de infecção
- Descrever as medidas apropriadas a serem implementadas caso ocorra infecção
- Relatar como contatar o médico em caso de perguntas ou complicações
- Determinar o horário e a data das consultas de acompanhamento médico, da terapia e dos exames
- Identificar fontes de apoio social (p. ex., amigos, parentes, comunidade de fé)
- Identificar informações de contato de serviços de apoio para pacientes e seus cuidadores/familiares
- Identificar a necessidade de promoção da saúde, prevenção de doenças e atividades de triagem.

Recursos

Ver Capítulo 29, Boxe 29.7, Lista de verificação do cuidado domiciliar: Paciente em risco de infecções, para obter mais informações.

AIVDs: atividades instrumentais da vida diária; AVDs: atividades da vida diária; IV: intravenoso.

Redução do risco para o paciente
Cuidado com o equipamento
Todos os cuidadores precisam dispensar uma atenção cuidadosa para a desinfecção e a técnica asséptica enquanto estão fornecendo cuidados e utilizando o equipamento médico. Deve-se suspeitar de sepse relacionada com o uso de cateter se o paciente tiver febre inexplicada, rubor, edema e drenagem ao redor do local de inserção de um cateter vascular. Os cateteres urinários de demora devem ser retirados sempre que possível, visto que cada dia de uso aumenta o risco de infecção. O enfermeiro deve relatar imediatamente os sinais de infecção urinária ou de sepse generalizada ao médico do paciente.

 Orientações ao paciente

Ao avaliar o risco de infecção no ambiente domiciliar do paciente imunossuprimido, é importante compreender que as bactérias colonizadoras intrínsecas e as infecções virais latentes representam maior risco do que os contaminantes ambientais extrínsecos. O enfermeiro deve tranquilizar o paciente e a sua família de que a casa precisa estar limpa, mas não estéril. Raramente os familiares precisam usar máscaras, capotes ou outros componentes de equipamento de proteção individual. As abordagens sensatas para a limpeza e a redução do risco são úteis.

Para pacientes com neutropenia ou com disfunção de linfócitos T (p. ex., pacientes com síndrome de imunodeficiência adquirida [AIDS]), é prudente restringir as visitas de pessoas com doenças potencialmente contagiosas. O paciente imunossuprimido é vulnerável à aquisição de infecção bacteriana por patógenos entéricos a partir de alimentos; por conseguinte, os familiares devem ser lembrados da necessidade de seguir as recomendações quanto à higiene, ao armazenamento e aos tempos e às temperaturas de cozimento seguros.

Redução do risco para os familiares
O estabelecimento de barreiras razoáveis à transmissão da infecção na residência constitui parte importante do cuidado domiciliar. É preciso determinar em primeiro lugar a via de transmissão do microrganismo em questão. O enfermeiro pode, em seguida, instruir os membros que residem na casa sobre estratégias para reduzir o risco de contrair infecção. Se o paciente tiver TB pulmonar ativa, o serviço de saúde deve ser notificado para rastrear e tratar os familiares. Se o paciente tiver herpes-zóster, os familiares que receberam a vacina contra a varicela ou que já tiveram varicela são considerados imunes e não necessitam de precauções. Por outro lado, se um familiar estiver imunossuprimido ou for de outro modo suscetível à varicela, a manutenção de uma separação física constitui uma importante estratégia durante o período em que o paciente estiver apresentando lesões com drenagem. Quando o paciente estiver infectado por microrganismos entéricos, a família deve ser tranquilizada de que os desinfetantes domiciliares comuns são efetivos no controle da contaminação ambiental.

Os familiares que ajudam no cuidado de um paciente com infecção hematogênica, como HIV ou hepatite C, podem evitar a transmissão por meio de manuseio cuidadoso de qualquer objeto cortante que esteja contaminado com o sangue. A instrução à família pode incluir uma discussão sobre a necessidade de ter cautela ao barbear o paciente, realizar as trocas de curativos ou administrar qualquer medicamento IV ou injetável. Para coletar e descartar agulhas, seringas e equipamento de acesso vascular usados, a família deve utilizar recipientes destinados ao descarte de objetos perfurocortantes. Com a exceção da TB, as infecções oportunistas associadas à AIDS habitualmente não representam um risco para o familiar saudável. Os familiares devem ser tranquilizados de que os pratos são seguros para uso depois de serem lavados com água quente, e que as roupas de cama e roupas de uso pessoal também são seguras para uso depois de serem lavadas em um ciclo com água quente.

Manejo de enfermagem
Avaliação
As manifestações das doenças infecciosas são diferentes entre si e a mesma doença pode provocar sinais/sintomas distintos em pessoas diferentes. No caso de algumas infecções, os sintomas visíveis, como exantema, rubor ou edema, fornecem avisos iniciais da existência de infecção. Em outras infecções, como a TB e a infecção pelo HIV, a latência assintomática é prolongada, e a infecção precisa ser identificada por meio de procedimentos diagnósticos.

Uma anamnese meticulosa e uma revisão do prontuário do paciente determinarão os sinais/sintomas atuais e as condições subjacentes. O Boxe 66.5 fornece perguntas que o enfermeiro deve fazer na obtenção da anamnese.

Sinais de infecção podem ser encontrados no exame físico. Os sinais generalizados de infecção crônica podem incluir perda de peso significativa ou palidez associada à anemia de doenças crônicas. A infecção aguda pode manifestar-se com febre, calafrios, linfadenopatia ou exantema. Os sinais localizados variam de acordo com a origem da infecção. Drenagem purulenta, dor, edema e rubor estão fortemente associados à infecção localizada. A tosse e a dispneia podem ser causadas por *influenza*, pneumonia ou TB, bem como por numerosas causas não infecciosas.

Intervenções de enfermagem
Prevenção da transmissão da infecção

A prevenção da disseminação da infecção exige uma compreensão das vias habituais de transmissão dos microrganismos. O paciente em uma unidade de saúde pode representar um risco contagioso para outros se a doença se disseminar facilmente (como *C. difficile*) ou se for transmitida pelo ar (como a TB). Nessas situações, a adesão estrita às medidas de isolamento é importante para reduzir a oportunidade de disseminação. A prevenção da transmissão de microrganismos de um paciente para outro requer a participação de toda a equipe de cuidados de saúde. A pesquisa recente também reforça a importância do ambiente hospitalar como reservatório potencial de microrganismos responsáveis por IRAS (Cohen, Spirito, Liu et al., 2019). Ver Perfil de pesquisa de enfermagem no Boxe 66.6.

> **Alerta de enfermagem: Qualidade e segurança**
> É obrigatório que os enfermeiros desinfetem as mãos antes e depois de qualquer contato com pacientes em qualquer ambiente e após realizar uma atividade com potencial de contaminação das mãos. As mãos precisam ser desinfetadas toda vez que as luvas forem removidas.

 Orientações sobre o processo infeccioso

A primeira etapa na prevenção da propagação de infecções é o diagnóstico. O enfermeiro pode orientar o paciente de modo

Boxe 66.5 — AVALIAÇÃO
Avaliação de doença infecciosa

O enfermeiro deve fazer ao paciente as seguintes perguntas:

- Você tem alguma história de infecções prévias ou recorrentes?
- Você teve febre? Até que ponto chegou a sua temperatura? A sua temperatura é constante, ou ela aumenta e cai? A febre foi associada a calafrios? Você tomou algum medicamento para aliviar a febre?
- Você está com tosse? A tosse é crônica ou aguda? Está associada a dispneia? A tosse é produtiva? O escarro é sanguinolento? Você fez um teste tuberculínico intradérmico recentemente ou exame de sangue para detectar tuberculose (TB)? Caso a resposta seja afirmativa, quais foram os resultados? Você já recebeu profilaxia com isoniazida para TB? Já foi tratado anteriormente para TB?
- Você sente dor? Onde ela se localiza? Qual a sua natureza? Você apresenta faringite, cefaleia, mialgias ou artralgias? Ocorre dor à micção ou outra atividade?
- Você apresenta algum edema? Existe alguma exsudação associada ao edema? A área edemaciada está quente ao toque?
- Existe alguma lesão exsudativa? A lesão exsudativa está associada a traumatismo ou à realização de algum procedimento prévio? O exsudato é purulento ou claro? O exsudato apresenta odor?
- Você apresenta diarreia, vômitos ou dor abdominal?
- Você apresenta alguma erupção cutânea? Qual é a natureza dessa erupção – é plana, elevada, avermelhada, com crostas, exsudativa ou com aparência reticulada? Você fez uso de algum medicamento que poderia ter provocado a erupção cutânea? Houve exposição a outra pessoa que tenha uma doença infecciosa ou exantema identificados?
- Quais vacinas você já tomou? Suas vacinas estão atualizadas?
- Houve alguma picada de inseto ou mordida de animal? Houve arranhadura de animal ou outra exposição a animais de estimação, animais de fazenda ou animais de laboratório?
- De quais medicamentos você faz uso? Foram administrados antibióticos recentemente ou a longo prazo? Você está sendo tratado com corticosteroides, agentes imunossupressores ou quimioterapia?
- Você já foi tratado no passado para outras doenças infecciosas? Você já foi hospitalizado devido a doenças infecciosas?
- Se a história sexual for pertinente: houve exposição sexual a alguém com infecção sexualmente transmissível (IST)? Você já foi tratado no passado para IST? Você está grávida, ou esteve grávida recentemente? Você já fez exame de sangue para HIV?
- Você viajou para o exterior, incluindo para países em desenvolvimento? Quais foram as vacinas ou a profilaxia antimicrobiana usadas para proteção durante a viagem?
- Qual é a sua ocupação? Quais são as suas atividades recreativas? Passatempos?

Boxe 66.6 — PERFIL DE PESQUISA DE ENFERMAGEM
Preocupações ambientais em relação à possível transmissão hospitalar de patógenos bacterianos

Cohen, B., Spirito, C. M., Liu, J. et al. (2019). Concurrent detection of bacterial pathogens in hospital roommates. *Nursing Research*, 68(1), 80-83.

Finalidade
O ambiente hospitalar é um reservatório potencial para microrganismos. O propósito desse estudo era determinar a incidência de detecção simultânea de patógenos bacterianos em companheiros de quarto no hospital.

Metodologia
O estudo foi uma análise retrospectiva que utilizou dados administrativos e clínicos coletados de hospitais na cidade de Nova York entre 2006 e 2012. Um algoritmo computadorizado identificou a existência simultânea de microrganismos em pares de pacientes que compartilhavam um quarto durante pelo menos 1 dia e que apresentavam uma primeira cultura positiva para esse microrganismo nos 3 dias seguintes à coabitação.

Achados
Na análise, foi incluído um total de 741.271 internações de pacientes. O algoritmo identificou 373 eventos válidos de detecção concomitante nos pacientes. Entre esses eventos, 158 (42%) eram pares de pacientes nos quais as primeiras culturas positivas foram coletadas quando eles não mais compartilhavam um quarto, mas nos 3 dias seguintes à coabitação. Em 144 pares (39%), as primeiras culturas positivas foram coletadas enquanto os pacientes ainda compartilhavam um quarto, mas em dias diferentes. Nos outros 71 pares (19%), as culturas positivas dos pacientes foram coletadas enquanto eles compartilhavam um quarto no mesmo dia.

Implicações para a enfermagem
Esse estudo demonstra o importante papel dos enfermeiros no planejamento e na implementação de intervenções que reduzam a biocarga no ambiente hospitalar, sobretudo nos quartos dos pacientes. Os profissionais de enfermagem precisam atentar para os métodos usados na descontaminação ambiental como parte de uma abordagem abrangente à prevenção de infecção nos hospitais. Os enfermeiros podem melhorar a descontaminação ambiental por meio de identificação de superfícies frequentemente negligenciadas ou de equipamento que precise ser avaliado pelas equipes de serviços ambientais.

---

que ele compreenda o diagnóstico e siga o esquema terapêutico prescrito. Com frequência, as doenças infecciosas parecem misteriosas e, em muitos casos, são socialmente estigmatizantes. As instruções aos pacientes exigem empatia e sensibilidade. Algumas infecções são de notificação compulsória para rastreamento de contactantes e acompanhamento cuidadoso. Os profissionais de enfermagem têm atuação fundamental na orientação dos pacientes sobre as diretrizes para prevenção da transmissão de doenças infecciosas como a covid-19 na comunidade (ver discussão mais adiante neste capítulo).

O enfermeiro precisa ressaltar a importância da vacinação aos pais de crianças pequenas e a outras pessoas para as quais as vacinas sejam recomendadas, como pacientes idosos, imunossuprimidos ou portadores de doenças crônicas ou incapacidades. Os enfermeiros devem reconhecer a sua responsabilidade pessoal de receber a vacina contra a hepatite B e a vacina antigripal anual, a fim de reduzir a transmissão potencial para eles próprios e para grupos vulneráveis de pacientes. Mais recentemente, os enfermeiros passaram a ter a responsabilidade profissional de serem vacinados contra covid-19 e defendem que todos os contactantes pessoais e profissionais sejam vacinados na primeira oportunidade possível.

Controle da febre e desconfortos associados

A febre sempre precisa ser investigada para determinar a sua origem. A febre pode potencializar funções benéficas na síndrome de reações conhecida como *reação de fase aguda*. Essas reações incluem alterações na síntese hepática de proteínas; alterações nos níveis séricos de metais, como o ferro; e produção aumentada de determinadas classes de leucócitos e outras células do sistema imune (Norris, 2019). Na maioria dos casos, a febre é controlada fisiologicamente, de modo que a temperatura permaneça abaixo de 41°C. Todavia, febre muito alta pode causar complicações. Mesmo a febre baixa acompanhada de fadiga, calafrios e sudorese é, com frequência, desconfortável para o paciente. Seja a febre tratada ou não, é importante assegurar aporte adequado de líquido durante os episódios febris. Ver Capítulo 19 para o manejo da febre em pacientes com covid-19.

> **Alerta de enfermagem: Qualidade e segurança**
>
> Como a febre é manifestação importante, pacientes ambulatoriais com febre devem ser orientados a fazer aferições acuradas da temperatura. Com frequência, os familiares cuidadores sabem que um paciente apresenta pele quente, mas não obtém a sua temperatura. A informação da temperatura corporal pode ser muito valiosa para ajustar a terapia ou reavaliar um diagnóstico preliminar.

Monitoramento e manejo de complicações potenciais

O paciente com doença infecciosa rapidamente progressiva deve ter os sinais vitais e o nível de consciência rigorosamente monitorados. Os achados dos diagnósticos radiológicos e laboratoriais (microbiológicos, parasitológicos, imunológicos, hematológicos, citológicos etc.) precisam ser interpretados no contexto de outros achados clínicos para avaliar a evolução da doença infecciosa.

A antibioticoterapia é frequentemente complexa, e são necessárias modificações, devido aos resultados do teste de suscetibilidade aos fármacos e à progressão da doença. Para assegurar a rápida obtenção de níveis sanguíneos terapêuticos, a antibioticoterapia deve ser iniciada tão logo seja prescrita, em vez de aguardar os horários rotineiros de administração dos medicamentos. O Boxe 66.7 descreve as intervenções de enfermagem para infecção.

DOENÇAS DIARREICAS

As doenças diarreicas são, em todo o planeta, uma causa importante de morte, sobretudo de crianças (CDC, 2020j). Nos EUA, a epidemiologia das doenças diarreicas muda constantemente. A desinfecção da água, a pasteurização e a embalagem apropriada dos alimentos diminuíram a incidência de doenças, como febre tifoide e cólera. Entretanto, a importação de alimentos, as alterações ambientais e ecológicas e as mudanças nas modalidades de exames complementares levaram ao reconhecimento de novas tendências e surtos.

Transmissão

A porta de entrada de patógenos diarreicos é a ingestão. Embora os alimentos não sejam estéreis, a elevada acidez do estômago e as células do intestino delgado produtoras de anticorpos geralmente reduzem o potencial de patógenos. Pode ocorrer infecção quando a dose infecciosa é alta o suficiente, ou quando o ambiente ácido é neutralizado. A diminuição da acidez gástrica com ruptura da flora intestinal normal (como a que ocorre depois de uma cirurgia), o uso de agentes antimicrobianos e outras causas de imunossupressão diminuem as defesas intestinais.

Causas

Existem numerosas causas bacterianas, virais e parasitárias para as doenças diarreicas. A causa viral mais significativa de diarreia é o *Calicivirus* (frequentemente denominado *Norovirus*, um vírus associado a surtos em instituições de cuidados prolongados e cruzeiros marítimos) (CDC, 2020k). As causas comuns de infecção bacteriana incluem *Campylobacter*, *Salmonella*, *Shigella* e *E. coli*. Uma infecção parasitária importante e comum é causada por *Giardia*. Doença diarreica também pode ser causada por *Vibrio cholerae*.

Calicivirus (Norovirus)

Calicivirus, que é frequentemente designado como *Norovirus*, é a causa mais comum de doença transmitida por alimento e de gastrenterite nos EUA. O início da doença é habitualmente agudo, com vômitos e diarreia aquosa que, em geral, têm uma duração aproximada de 2 dias. Nos EUA a maioria dos surtos ocorre entre novembro e abril. A desidratação é a complicação mais comum. O *Calicivirus* foi associado a grandes surtos de diarreia em escolas, creches, cruzeiros marítimos, unidades de longa permanência e hospitais (CDC, 2020k).

Calicivirus é facilmente transmitido por contato interpessoal direto ou pela ingestão de alimento contaminado. Surtos transmitidos pela água têm sido associados a poços contaminados por esgoto e piscinas contaminadas. Embora os indivíduos com infecção pelo *Calicivirus* geralmente se recuperem em 2 a 3 dias, podem continuar a transmitir o vírus para outras pessoas durante mais de 2 semanas (CDC, 2020k).

Os calicivírus conseguem resistir a extremos ambientais de calor ou de frio e mostram-se resistentes à desinfecção química, o que constitui motivo significativo para seu potencial epidêmico. O controle do *Calicivirus* em unidades de saúde exige um programa coordenado para tomar decisões sobre isolamento, desinfecção ambiental, método de diagnóstico e coordenação com agentes de saúde pública. Devem-se utilizar precauções contra a transmissão por contato quando se cuida de pacientes com incontinência, bem como durante surtos do vírus. Os profissionais devem usar máscaras quando estiverem limpando áreas muito sujas ou cuidando de um paciente que apresente vômito ativo. O CDC recomenda a desinfecção das superfícies com uma solução recém-preparada de 5 a 25 colheres de sopa de hipoclorito de sódio em 3,8 ℓ de água ou outro produto aprovado pela Environmental Protection Agency (EPA) para desinfecção de *norovirus* (CDC, 2020k).

Infecções por Campylobacter

As infecções por *Campylobacter* são as causas mais frequentes de doença diarreica nos EUA (CDC, 2020l). A bactéria, que é abundante em alimentos de origem animal, é particularmente comum em aves, mas também pode ser encontrada na carne de vaca e de porco. A transmissão interpessoal direta parece ser menos comum do que nas infecções por outros patógenos entéricos, como *Shigella*.

O cozimento e o armazenamento do alimento em temperaturas apropriadas protegem contra a infecção por

PLANO DE CUIDADO DE ENFERMAGEM
Boxe 66.7 — Cuidado ao paciente com doença infecciosa

DIAGNÓSTICO DE ENFERMAGEM: risco de infecção
OBJETIVO: prevenção de infecções

Intervenções de enfermagem	Justificativa	Resultados esperados
1. Evitar a disseminação da infecção de um paciente para outro. a. Providenciar isolamento de acordo com as diretrizes do CDC e as precauções-padrão. b. Assegurar que os pacientes com infecções transmitidas pelo ar permaneçam em quartos particulares durante a sua internação. Se precisarem sair desses quartos, devem-se tomar providências para diminuir a probabilidade de contato com outros. Os quartos devem ser ventilados de acordo com os critérios do CDC. O equipamento de proteção individual, que inclui máscaras N95, deve ser usado, quando indicado. c. Assegurar que os pacientes com microrganismos altamente transmissíveis, não transmitidos pelo ar, como *C. difficile* e espécies de *Shigella*, estejam fisicamente separados de outros pacientes, se isso for estabelecido pelas normas de higiene ou da instituição. d. Identificar áreas que necessitem de descontaminação ambiental. 2. Evitar a transferência de microrganismos de um paciente para outro pelos profissionais da saúde. a. Realizar a higienização das mãos (lavagem das mãos com água e sabão ou com uma solução à base de álcool) de maneira consistente e completa, desinfetando as mãos antes e depois do contato com cada paciente, bem como depois de procedimentos que ofereçam risco de contaminação durante o cuidado dos pacientes. b. Usar luvas ao manusear qualquer líquido orgânico de qualquer paciente. Trocar as luvas entre as atividades de cuidado e desinfetar as mãos após a retirada das luvas. c. Evitar o uso de unhas artificiais ou extensores de unhas quando estiver realizando o cuidado ao paciente. Manter as unhas naturais com menos de 0,5 cm de comprimento e sem esmalte ou com esmalte claro. d. Monitorar a higienização das mãos e os comportamentos de uso de luvas dos profissionais da saúde que cuidam do paciente.	1. Os microrganismos que se disseminam através do ar ou que são muito contagiosos por meio de contato direito podem ser transmitidos em unidades de saúde. a. As estratégias de isolamento do CDC são desenvolvidas para reduzir a probabilidade de transmissão de um paciente infectado para outro. b. Os controles planejados são importantes na prevenção das doenças transmitidas pelo ar. A máscara N95 constitui o nível mínimo de proteção pessoal para o controle da tuberculose (TB). A letra "N" refere-se à resistência do filtro a aerossóis oleosos, enquanto o "95" indica que a máscara tem efetividade de 95% no teste de filtragem de partículas. c. São necessárias estratégias de prevenção ampliadas quando o microrganismo apresenta alto potencial epidêmico. d. Evitar a disseminação de um paciente para outro. 2. Transferência de microrganismos pelas mãos dos profissionais da saúde constitui uma via comum de transmissão. Os microrganismos hospitalares que colonizam as mãos dos profissionais da saúde podem ser virulentos. a. A higienização das mãos é importante para reduzir a flora transitória sobre a camada epidérmica externa da pele. Os desinfetantes à base de álcool para as mãos constituem métodos efetivos para reduzir a flora transitória. b. As luvas fornecem uma proteção de barreira efetiva. As luvas tornam-se rapidamente contaminadas e, em seguida, transformam-se em um veículo potencial para a transferência de microrganismos entre os pacientes. A flora sobre as mãos tende a proliferar enquanto as luvas estão sendo usadas. c. As unhas artificiais e os extensores de unhas abrigam microrganismos. d. A adesão precária à higienização das mãos pelos profissionais da saúde tem sido bem documentada e deve ser antecipada. É importante que o enfermeiro (como defensor do paciente) comunique o comportamento de proteção.	• Não há evidências de transmissão da infecção de um paciente para outro • Não há evidências de transmissão por profissionais da saúde • Não há infecção ocupacional em enfermeiros e outros profissionais da saúde • Não há evidências de transmissão devido ao equipamento contaminado • Ausência de bacteriemia e sepse • Ausência de infecções urinárias • Ausência de pneumonia.

(continua)

Boxe 66.7 — PLANO DE CUIDADO DE ENFERMAGEM (continuação)
Cuidado ao paciente com doença infecciosa

Intervenções de enfermagem	Justificativa	Resultados esperados

3. Evitar a transmissão da infecção do paciente para o profissional da saúde.
 	
a. Evitar o risco de infecção por TB.
 	
    1. Participar na identificação precoce de pacientes com doença ativa. São feitas perguntas aos pacientes sobre os fatores de risco, os sinais/sintomas, a exposição prévia e o estado atual da intradermorreação de Mantoux ou outros testes rápidos.
    2. Investigação diagnóstica com radiografia de tórax, pesquisa de BAAR no escarro e realização de teste para TB, quando apropriado.
    3. Manter os controles planejados. Manter o paciente em quarto particular com a porta fechada.
    4. Usar proteção no quarto de isolamento ou quando participar de procedimentos que tendam a gerar tosse, como aspiração, intubação ou administração de medicamentos nebulizados.
b. Evitar o risco de propagação de doenças transmitidas pelo sangue, como hepatite B, hepatite C e HIV.
 	
    1. Realizar vacinação contra a hepatite B.
    2. Usar as precauções-padrão, conforme definido pelo CDC (ver Capítulo 32, Boxe 32.5).
 	
    3. Usar seringas "sem agulha" e outros dispositivos de prevenção de lesão.
c. Evitar o risco de doenças transmitidas pelo ar.
    1. Receber anualmente a vacina antigripal.
    2. Realizar a vacinação ou verificar a imunidade contra o sarampo, a caxumba, a rubéola e a varicela.
	3. Os profissionais da saúde podem contrair infecções no ambiente ocupacional, devido ao contato próximo com os pacientes.
	a. O elemento mais importante na redução da TB é a sua identificação precoce. Muitos dos sinais/sintomas de TB são sutis e podem ser observados pela primeira vez pelo enfermeiro que tem contato prolongado com o paciente.
	    1. A identificação de pacientes com risco pode ajudar a evitar a exposição.
	
	    2. A confirmação do diagnóstico facilita a elaboração de um plano de tratamento apropriado, incluindo prevenção da disseminação da infecção.
	    3. O confinamento do fluxo de ar na vizinhança imediata do paciente e a exaustão do ar para o exterior reduzem a probabilidade de transmissão para os profissionais da saúde em áreas fora do quarto do paciente.
	    4. As máscaras N95 são planejadas para reduzir o risco para os profissionais da saúde.
	b. Os profissionais da saúde podem contrair doenças transmitidas pelo sangue via lesão percutânea, como picada de agulha, ou pelo contato das mucosas, como olhos e boca, com sangue ou líquidos orgânicos.
	    1. A vacina contra a hepatite B deve ser administrada para reduzir o risco desse vírus hematogênico contagioso.
	    2. As precauções-padrão baseiam-se no reconhecimento de que os pacientes, em sua maioria, não são identificados como infectados pelo exame físico ou pela anamnese. Os profissionais da saúde devem considerar que todos os pacientes podem estar infectados por microrganismos transportados pelo sangue ou outras infecções e devem utilizar precauções de barreira apropriadamente para *todos* os pacientes.
	    3. O uso de dispositivos de prevenção de lesão diminui o risco de transmissão de doenças hematogênicas.
	c. A vacina antigripal é recomendada para os profissionais da saúde com o propósito de reduzir a probabilidade de transmissão nas unidades de saúde, onde os pacientes imunocomprometidos podem ser expostos.	

(continua)

Boxe 66.7 PLANO DE CUIDADO DE ENFERMAGEM (continuação)
Cuidado ao paciente com doença infecciosa

Intervenções de enfermagem	Justificativa	Resultados esperados
4. Evitar a exposição do paciente ao equipamento médico contaminado. a. Assegurar que o equipamento que é inserido através da pele intacta esteja esterilizado entre os usos pelo paciente. b. Assegurar que o equipamento que entrou em contato com as mucosas seja esterilizado ou receba "desinfecção de alto nível" entre os usos pelo paciente. c. Assegurar que o equipamento utilizado contra a pele intacta seja totalmente limpo e receba uma "desinfecção de baixo nível" entre os usos pelo ciente. 5. Seguir as diretrizes estabelecidas para a remoção rotineira e a reposição dos dispositivos IV. 6. Remover os cateteres urinários dentro do menor tempo possível. 7. Remover os tubos endotraqueal e nasogástrico o mais cedo possível.	4. Os avanços tecnológicos oferecem maior oportunidade para procedimentos invasivos. O equipamento pode ser complexo e difícil de limpar. a. A esterilização deixa o equipamento livre de todos os microrganismos. b. A desinfecção de alto nível deixa um objeto livre de todos os microrganismos, com a possível exceção dos microrganismos produtores de esporos. c. A meta da desinfecção para desinfecção de baixo nível consiste em reduzir a carga de microrganismos para um nível que não constitua uma ameaça para o hospedeiro com pele intacta. 5. Os dispositivos IV de demora podem atuar como conduto para a migração dos microrganismos na corrente sanguínea. 6. O risco de infecções urinárias é diretamente proporcional ao tempo de permanência de um cateter urinário em posição. 7. O risco de pneumonia aumenta à medida que aumenta o uso do equipamento de demora.	

DIAGNÓSTICO DE ENFERMAGEM: falta de conhecimento sobre a doença, a causa da infecção e as medidas de prevenção
OBJETIVO: aquisição de conhecimento sobre o processo infeccioso

Intervenções de enfermagem	Justificativa	Resultados esperados
1. Escutar cuidadosamente o que o paciente diz a respeito da doença e do tratamento prévio. 2. Fornecer explicações pertinentes sobre: a. Os microrganismos e a via de transmissão. b. As metas do tratamento. c. O esquema de acompanhamento. d. A prevenção da transmissão para outras pessoas. 3. Oferecer oportunidades para perguntas e discussões. 4. Instruir o paciente e a família sobre: a. A profilaxia ou vacinação, quando recomendada. b. Recursos comunitários, quando necessário. c. Meios de prevenção da transmissão em casa.	1. A escuta facilita a identificação de compreensão e informação errôneas e fornece uma oportunidade para a orientação do paciente. 2. O conhecimento sobre diagnósticos específicos e tratamentos pode aumentar a adesão do paciente. 3. As perguntas do paciente indicam questões que precisam de esclarecimento. 4. A compreensão dos riscos e das precauções associadas a uma doença infecciosa pode reduzir a oportunidade de maior disseminação.	• O paciente participa ativamente no tratamento • O paciente adere às medidas de controle da infecção.

DIAGNÓSTICO DE ENFERMAGEM: febre
OBJETIVO: retorno à temperatura corporal normal

Intervenções de enfermagem	Justificativa	Resultados esperados
1. Monitorar a temperatura, o pulso e a frequência respiratória a intervalos regulares. 2. Administrar agentes antipiréticos, conforme prescrição.	1. Fazer um gráfico da curva térmica para ajudar a avaliar quando a febre ocorre, a sua duração e se ela responde à terapia. 2. O tratamento imediato melhora os resultados.	• Temperatura corporal dentro dos limites da normalidade • Manutenção do equilíbrio hidreletrolítico.

(continua)

Boxe 66.7 — PLANO DE CUIDADO DE ENFERMAGEM (continuação)
Cuidado ao paciente com doença infecciosa

PROBLEMAS COLABORATIVOS: as complicações potenciais incluem bacteriemia ou sepse, choque séptico, desidratação e formação de abscessos
OBJETIVO: ausência de complicações

Intervenções de enfermagem	Justificativa	Resultados esperados
Bacteriemia, sepse 1. Avaliar o paciente à procura de infecção em algum local do corpo e monitorar indicadores de infecção em exames laboratoriais. 2. Avaliar a efetividade do tratamento de todas as infecções identificadas. 3. Administrar antibióticos, conforme prescrição, sendo a primeira dose administrada o mais cedo possível.	1. A vigilância da infecção bacteriana ou fúngica em qualquer local promove reconhecimento e tratamento precoces e diminui a probabilidade de infecções secundárias. 2. A evolução natural de algumas infecções pode ser rápida, a não ser que antibióticos sejam administrados imediatamente. 3. O tratamento imediato melhora os resultados.	• Não há episódio de infecção • Tratamento efetivo das infecções bacterianas e fúngicas identificadas, sem progressão para infecção da corrente sanguínea • Melhora precoce na evolução séptica.

Choque séptico
1. Monitorar rotineiramente e quando necessário os sinais vitais de pacientes com infecções reconhecidas e dos pacientes gravemente imunossuprimidos com risco de choque. Em particular, estar alerta para sinais de:
  a. Febre.
  b. Taquicardia (> 90 bpm).
  c. Taquipneia (> 20 incursões respiratórias/min).
  d. Evidências de perfusão diminuída ou disfunção dos órgãos vitais, na forma de:
    1. Alteração do estado mental.
    2. Hipoxemia, conforme medida pela gasometria arterial.
    3. Níveis elevados de lactato.
    4. Débito urinário (< 0,5 mℓ/kg/h em 6 h).
2. Administrar antibióticos, reposição hídrica, vasopressores e oxigênio, conforme prescrição.
	1. O reconhecimento precoce dos sinais e o tratamento imediato do choque iminente podem reduzir a gravidade associada ou a taxa de mortalidade.
	
	2. A manutenção terapêutica dos estados hemodinâmico e respiratório é necessária até que a infecção seja efetivamente tratada com um esquema antimicrobiano.
		• Ausência de sintomas de choque séptico
		• Estados hemodinâmico e respiratório dentro da faixa de normalidade.

Desidratação 1. Avaliar se existe desidratação (sede, ressecamento das mucosas, perda do turgor cutâneo, redução dos pulsos arteriais periféricos, débito urinário < 400 mℓ em um período de 24 h ou < 0,5 mℓ/kg/h em um período de 6 h. 2. Monitorar o peso. 3. Monitorar o equilíbrio hídrico e os níveis séricos de eletrólitos. 4. Repor os líquidos, quando necessário. Se o paciente conseguir tolerar líquidos orais, oferecer líquidos a cada 2 a 4 h. Administrar soluções IV, conforme prescrição.	1. Os sinais de desidratação fornecem uma base para a reposição de líquido e sugerem possíveis complicações adicionais de colapso circulatório. 2. As alterações rápidas no peso indicam alterações no volume de líquidos. 3. A desidratação provoca déficit de alguns eletrólitos. O débito urinário diminuído pode indicar hipovolemia e diminuição da perfusão renal. 4. Quando possível, a hidratação oral é preferível, visto que o paciente pode escolher a bebida, controlar a velocidade e o intervalo de reposição e realizar o autocuidado em casa. Além disso, os riscos associados aos dispositivos vasculares são evitados. Se houver necessidade de solução IV, são escolhidas soluções para facilitar a reabsorção intestinal de líquido e eletrólitos.	• Alcança o equilíbrio hídrico (o débito aproxima-se do aporte: peso corporal inalterado) • As mucosas parecem úmidas; turgor cutâneo normal • Os níveis séricos de eletrólitos estão dentro dos limites normais.

(continua)

Boxe 66.7 — PLANO DE CUIDADO DE ENFERMAGEM (continuação)
Cuidado ao paciente com doença infecciosa

Intervenções de enfermagem	Justificativa	Resultados esperados

Formação de abscesso
1. Avaliar os locais de acesso vascular, os locais de ferida, as lesões por pressão e outros locais apropriados à procura de acúmulos aparentes de material purulento.
2. Avaliar o paciente que se submeteu a cirurgia abdominal ou que sofreu traumatismo da região abdominal à procura de sinais localizados de abscesso intra-abdominal. Esses sinais incluem:
  a. Febre baixa.
  b. Leucocitose.
  c. Dor localizada.
  d. Dor à palpação do abdome.
  e. Massa visível ou palpável.
  f. Diarreia pós-operatória.
  g. Sangramento GI.
3. Avaliar o paciente que foi submetido à drenagem percutânea de abscesso para determinar se a drenagem foi bem-sucedida. Ficar alerta para todos os sinais e sintomas já mencionados.
4. Administrar antibióticos, conforme prescrição.
	1. O acúmulo de material purulento frequentemente exige drenagem antes que a terapia antimicrobiana possa ser efetiva.
	2. A formação de abscesso intra-abdominal é mais comum após ruptura traumática ou cirúrgica do sistema digestório. Com frequência, os sinais são inicialmente sutis.
	
	3. Após a drenagem percutânea, os sinais recorrentes ou persistentes de abscesso podem indicar a necessidade de tratamento cirúrgico.
	4. Os antibióticos, junto da drenagem, constituem os elementos mais importantes do manejo do abscesso intra-abdominal.
		• Ausência de abscesso
		• Toma os antibióticos, conforme prescrição.

CDC: Centers for Disease Control and Prevention; GI: gastrintestinal; IV: intravenoso(a); TB: tuberculose.

Campylobacter. Os utensílios utilizados na preparação de carnes têm de ser mantidos afastados de outros alimentos para evitar transmissão de *Campylobacter* e outros microrganismos transmitidos em alimentos (CDC, 2020l).

Após infectar uma pessoa, a bactéria ataca diretamente o lúmen do intestino e pode causar doença por meio da liberação de enterotoxinas. Os sintomas podem incluir desde cólicas abdominais discretas e diarreia mínima até uma doença grave com diarreia sanguinolenta e aquosa profusa e cólica abdominal debilitante. A terapia antimicrobiana só está recomendada para pacientes gravemente doentes (CDC, 2020l).

Infecção por Salmonella

Salmonella é um bacilo gram-negativo com muitas espécies, incluindo *Salmonella typhi* (causa da febre tifoide) muito patogênica. A maioria das outras espécies de *Salmonella* é encontrada de modo prevalente em alimentos de origem animal, particularmente ovos e galinhas. Todavia, as bactérias também podem contaminar outras carnes, frutos oleaginosos, vegetais e alimentos processados (CDC, 2020m).

As infecções por *Salmonella* provocam sinais/sintomas variáveis, inclusive estado de portador assintomático, gastrenterite e infecção sistêmica. A diarreia com gastrenterite é comum. Com menos frequência, ocorrem doença disseminada e bacteriemia, algumas vezes acompanhadas de diarreia.

A pessoa com diarreia causada por *Salmonella* raramente transmite a infecção para outras pessoas. A higienização das mãos é fundamental depois de qualquer contato com uma pessoa que apresente diarreia causada por *Salmonella*. Embora os pacientes com salmonelose sistêmica necessitem de terapia antimicrobiana, aqueles com gastrenterite isolada não são habitualmente tratados, visto que o uso de antibióticos pode aumentar o intervalo durante o qual o paciente carrega as bactérias e não melhora o resultado clínico.

Infecção por Shigella

As espécies de *Shigella* são microrganismos gram-negativos que invadem o lúmen do intestino e podem provocar diarreia aquosa intensa (possivelmente sanguinolenta) e doença disseminada. As espécies de *Shigella* disseminam-se por via fecal-oral, com fácil transmissão interpessoal. *Shigella* exibe nível elevado de virulência, de modo que a infecção com um número bem pequeno de bactérias pode causar doença. Como a transmissão ocorre facilmente com higiene inadequada, não é surpreendente que as espécies de *Shigella* acometam desproporcionalmente as populações pediátricas. Raramente, a doença na criança muito pequena é complicada por sinais/sintomas pulmonares ou neurológicos.

A terapia antimicrobiana deve ser instituída precocemente. Com frequência, as escolhas iniciais da terapia precisam ser modificadas quando os exames microbiológicos finais revelam a sensibilidade do microrganismo (Williams & Berkley, 2018).

Escherichia coli

E. coli é o microrganismo aeróbico que mais comumente coloniza o intestino grosso. Quando *E. coli* são cultivadas a partir de amostras de fezes, os resultados refletem habitualmente a flora normal. Entretanto, determinadas cepas de *E. coli* com virulência aumentada têm sido responsáveis por surtos significativos de doença diarreica nos últimos anos. Essas cepas mais patológicas são classificadas no subgrupo de *Escherichia coli* produtora de toxina Shiga (STEC), em virtude de sua produção de enterotoxinas. Com frequência, as cepas de STEC causam doença semelhante ao cólera, com rápida desidratação grave e risco aumentado de morte.

Vários surtos de STEC foram ligados à ingestão de carne de vaca malcozida e vegetais contaminados com água de dejeto animal (Shane, Mody, Crump et al., 2017). Essa bactéria vive no intestino do gato e pode ser introduzida na carne por ocasião do abate. A prevenção de doença por estirpes de *Escherichia coli* produtoras de toxina de Shiga (STEC) foca na orientação do público para lavar bem frutas e vegetais, separar os alimentos durante a preparação e usar um termômetro de alimentos para garantir que a carne vermelha tenha sido cozinhada adequadamente (CDC, 2020n).

Giardia lamblia

A transmissão do protozoário *Giardia lamblia* ocorre quando o alimento ou a bebida são contaminados com cistos viáveis desse microrganismo. Com frequência, as pessoas são infectadas enquanto viajam para regiões endêmicas ou consomem água contaminada procedente de rios montanhosos nos EUA. O microrganismo pode ser transmitido por contato próximo, como ocorre em creches. A transmissão por contato sexual também foi documentada.

Com frequência, a infecção passa despercebida. A infecção é frequentemente reconhecida com mais facilidade nas crianças do que nos adultos. Nos casos extremos, o paciente pode apresentar dor abdominal e diarreia crônica, habitualmente descrita como diarreia contendo muco e gordura, mas não sangue. O exame microscópico de amostras de fezes revela os estágios de trofozoíto ou de cisto do ciclo de vida do parasito.

O CDC recomenda metronidazol para tratamento de infecção por *Giardia* (CDC, 2020o). Os pacientes com *giardíase* devem ser instruídos sobre o fato de que o microrganismo pode ser facilmente transmitido aos familiares ou em ambientes de grupo. As medidas de higiene pessoal devem ser reforçadas, e aqueles que viajam ou que acampam em lugares onde a água não é tratada nem filtrada devem ser aconselhados a evitar os abastecimentos de águas locais, a não ser que a água seja purificada antes de sua ingestão ou uso no cozimento de alimentos.

Vibrio cholerae

Cólera é rara nos EUA, mas ainda é uma causa infecciosa importante de morte em todo o planeta. O agente etiológico é transmitido por alimentos ou água contaminados. Nos EUA, os casos foram causados por frutos do mar contaminados encontrados no Golfo do México ou por frutos do mar contaminados trazidos para os EUA por visitantes. O cólera provoca início muito rápido de diarreia copiosa, podendo ocorrer perda de até 1 ℓ de líquido por hora. A desidratação, com colapso cardiopulmonar subsequente, pode causar rápida progressão desde o início dos sinais e sintomas até a morte. Os esforços de reidratação devem ser vigorosos e contínuos. Se não for possível efetuar a reidratação oral, o paciente necessita de reposição de líquido IV (CDC, 2018).

Deve-se suspeitar de cólera em pacientes que apresentam diarreia aquosa após o consumo de frutos do mar coletados no Golfo do México. A confirmação do agente etiológico pode ser feita por coprocultura. É obrigatório que todos os casos sejam notificados às autoridades de saúde pública municipais e estaduais.

PROCESSO DE ENFERMAGEM

Paciente com diarreia infecciosa

Avaliação

O elemento mais importante na avaliação do paciente com diarreia é determinar o estado de hidratação. A meta da reidratação é corrigir a desidratação. A avaliação inclui avaliação da sede, ressecamento das mucosas orais, olhos encovados, pulso diminuído e perda do turgor cutâneo. A observação cuidadosa à procura desses sinais é particularmente importante nos casos de doença com rápida desidratação (mais notavelmente o cólera) e em crianças pequenas.

As medidas de aporte e excreção são cruciais para determinar o equilíbrio hídrico. As fezes líquidas devem ser pesadas e registradas, juntamente com a frequência das evacuações. É importante anotar a consistência e o aspecto das fezes como indicadores básicos do tipo e da gravidade da doença diarreica. A existência de muco ou de sangue também deve ser documentada.

Durante a anamnese, o enfermeiro pergunta ao paciente o que ele comeu recentemente e sobre viagens recentes, tratamento com antibióticos e exposição potencial a pessoas com doença diarreica. Com frequência, os pacientes atribuem os sinais/sintomas à refeição mais recente. Entretanto, devido ao período de incubação para a maioria das doenças diarreicas ser mais longo do que o intervalo de tempo entre as refeições, o enfermeiro deve obter informações detalhadas sobre a refeição que precedeu a doença, bem como sobre todo alimento ingerido nos últimos 3 a 4 dias. Quando se obtém esse tipo de anamnese, é valioso pedir ao paciente que faça uma lista de todos os alimentos ingeridos. O enfermeiro também pergunta se o paciente trabalha em algum serviço de preparação de alimentos, visto que os serviços de saúde pública locais devem ser notificados sobre qualquer pessoa com diarreia infecciosa que trabalhe na indústria alimentícia.

Diagnóstico

DIAGNÓSTICOS DE ENFERMAGEM

Com base nos dados da avaliação, os diagnósticos de enfermagem podem incluir os seguintes:

- Hipovolemia associada à perda de líquido por diarreia
- Falta de conhecimento sobre a infecção e o risco de transmissão para outras pessoas.

PROBLEMAS INTERDEPENDENTES/ COMPLICAÇÕES POTENCIAIS

As complicações potenciais podem incluir as seguintes:

- Bacteriemia
- Choque hipovolêmico.

Planejamento e metas

As metas mais importantes consistem na manutenção do equilíbrio hidreletrolítico, no aumento do conhecimento sobre a doença e no risco de transmissão e na ausência de complicações.

Intervenções de enfermagem

CORREÇÃO DA DESIDRATAÇÃO ASSOCIADA À DIARREIA

O paciente é avaliado para determinar o grau de desidratação e estabelecer a quantidade de reidratação necessária e a sua via de administração. A reidratação oral constitui uma estratégia terapêutica empregada para reduzir as complicações graves da doença diarreica, independentemente do agente etiológico. É barata e efetiva para a maioria dos pacientes; todavia, é frequentemente subutilizada, devido a crenças culturais pelo mundo que desencorajam a ingestão durante episódios de diarreia. A OMS e o Fundo das Nações Unidas para a Infância (Unicef) recomendam a reposição de zinco e solução de reidratação oral (SRO) para o tratamento de crianças e adultos com desidratação e desequilíbrio eletrolítico associados ao cólera e a outras formas de doença diarreica. Existem formulações comerciais de SRO e devem ser preparadas com água filtrada. Quando não houver SROs disponíveis, sopa de legumes ou canja de galinha com sal pode ser usada para reposição de líquido. A fórmula da SRO contém (em gramas por litro) (CDC, 2018):

- Cloreto de sódio: 2,6
- Glicose (anidra): 13,5
- Cloreto de potássio: 1,5
- Citrato trissódico (diidratado): 2,9.

A consideração mais importante é fornecer mais líquido que o normal. Bebidas esportivas (isotônicos, energéticos e funcionais) não repõem corretamente as perdas de líquido e não devem ser usadas, a menos que sejam o único líquido disponível ou tolerado (CDC, 2018).

Desidratação leve. O paciente apresenta mucosas orais secas e sede aumentada. A meta da reidratação nesse nível de desidratação consiste em fornecer cerca de 50 mℓ de SRO por 1 kg de peso corporal durante um intervalo de 4 horas (CDC, 2018).

Desidratação moderada. Os achados comuns consistem em olhos encovados, perda do turgor cutâneo, sede aumentada e mucosas orais secas. A meta da reidratação nesse nível de desidratação consiste em fornecer cerca de 100 mℓ/kg de SRO durante 4 horas.

Desidratação grave. O paciente com desidratação grave apresenta sinais de choque (ou seja, pulso filiforme rápido, cianose, membros frios, taquipneia, letargia ou coma; ver Capítulo 11) e deve receber reposição IV até a normalização dos estados hemodinâmico e mental. Quando a melhora for evidente, o paciente pode ser tratado com SRO.

ADMINISTRAÇÃO DA TERAPIA PARA REIDRATAÇÃO

Como os episódios de diarreia são frequentemente acompanhados de vômitos, a reidratação e a realimentação podem ser difíceis. A terapia com reidratação oral deve ser fornecida com frequência, em pequenas quantidades. Quando apresentam vômitos persistentes, os pacientes em geral necessitam da administração frequente de líquido com colheres. A terapia IV torna-se necessária para o paciente com desidratação grave ou em choque.

É importante que as crianças e os adultos com sintomas diarreicos agudos mantenham um aporte calórico. Tão logo a desidratação seja corrigida, deve-se permitir uma dieta não restrita e apropriada para a idade. Os alimentos recomendados incluem amidos, cereais, iogurte, frutas e vegetais. Deve-se evitar o consumo de alimentos ricos em açúcares simples, como suco de maçã não diluído ou gelatina (CDC, 2018).

AMPLIAÇÃO DO CONHECIMENTO E PREVENÇÃO DA DISSEMINAÇÃO DA INFECÇÃO

Os enfermeiros de saúde pública, os enfermeiros escolares e outros profissionais envolvidos na orientação do paciente devem ressaltar os princípios de preparo seguro dos alimentos, com atenção especial para o preparo e o cozimento de carne, frango e peixe, conforme a seguir (CDC, 2020p):

- Peixes e pedaços de carne vermelha têm de ser cozinhados a 63°C
- Carne moída tem de ser cozinhada a 71°C
- Sobras e aves (tanto moída quanto pedaços) têm de ser cozinhadas a 74°C
- Antes e depois da preparação dos alimentos, todos os alimentos devem ser mantidos a temperaturas abaixo de 5°C ou acima de 60°C.

No planejamento de eventos que envolvem o preparo de alimentos para grupos de pessoas, é importante garantir o suprimento adequado para armazenamento e reaquecimento até os limiares de temperatura. Também é importante usar superfícies, facas e utensílios diferentes para cortar carne vermelha, aves e peixes crus e mantê-los separados de outros alimentos.

As doenças diarreicas discutidas nesta seção devem ser notificadas aos serviços de saúde municipais ou estaduais. A meta do relato consiste em fornecer informações para determinar as tendências de incidência e identificar prontamente qualquer restaurante ou outro estabelecimento de preparação de alimento que possa ter servido alimento contaminado.

Tanto em casa quanto em unidades de saúde, a boa higiene e os princípios padronizados de precaução devem ser enfatizados.

MONITORAMENTO E MANEJO DE COMPLICAÇÕES POTENCIAIS

Bacteriemia. *E. coli*, *Salmonella* e *Shigella* são microrganismos que conseguem penetrar na corrente sanguínea e disseminar-se para outros órgãos. São necessárias hemoculturas no paciente agudamente febril com diarreia. Se os resultados iniciais dos esfregaços revelarem microrganismos gram-negativos, deve-se instituir a antibioticoterapia.

Choque hipovolêmico. O choque associado às doenças diarreicas exige avaliação acurada do equilíbrio hídrico e reposição vigorosa de líquido. Em raros casos, os pacientes com grave desequilíbrio hídrico necessitam de suporte de enfermagem em UTI com monitoramento hemodinâmico agressivo (ver Capítulo 11).

Reavaliação

Entre os resultados esperados estão:
1. Apresenta equilíbrio hídrico.
   a. O débito aproxima-se do aporte.
   b. As mucosas apresentam-se úmidas.
   c. O turgor cutâneo está normal.
   d. São ingeridas quantidades adequadas de líquidos e calorias.
   e. Ausência de vômitos.
   f. As fezes têm coloração e consistência normais.
2. Adquire conhecimento e maior compreensão sobre a diarreia infecciosa e o potencial de transmissão
   a. Precauções apropriadas para evitar a disseminação da infecção para outras pessoas.
   b. Descreve os princípios e as técnicas de armazenamento, preparação e cozimento seguros dos alimentos.
3. Ausência de complicações.
   a. A temperatura está dentro da faixa normal.
   b. Os resultados de hemoculturas são negativos.
   c. Obtém o equilíbrio hídrico.

INFECÇÕES SEXUALMENTE TRANSMISSÍVEIS

As infecções sexualmente transmissíveis (ISTs) são contraídas por contato sexual com uma pessoa infectada. Algumas ISTs e suas vias de transmissão são mostradas na Tabela 66.1. As infecções causadas por microrganismos que geralmente não são considerados como IST também podem ser transmitidas durante o contato sexual – por exemplo, *G. lamblia*, que habitualmente está associada à água contaminada, pode ser transmitida por exposição sexual. As ISTs são, às vezes, denominadas doenças sexualmente transmissíveis (DSTs).

As ISTs constituem as doenças infecciosas mais comuns nos EUA e são epidêmicas em muitas partes do mundo. As portas de entrada dos microrganismos causadores de IST e os locais de infecção incluem a pele e as mucosas da uretra, do colo do útero, da vagina, do reto e da orofaringe.

Mais de dois milhões de casos de ISTs são notificados anualmente em norte-americanos. Todavia, muitas infecções não são diagnosticadas ou notificadas; portanto, os dados da vigilância sanitária subestimam a incidência verdadeira. A confiabilidade dos serviços de vigilância sanitária diminui quando os departamentos de saúde pública são subfinanciados e quando algumas populações têm menor acesso aos cuidados de saúde (CDC, 2020q).

As orientações sobre a prevenção das ISTs incluem informações sobre os fatores de risco e os comportamentos que podem levar à infecção. Como estratégias de orientação, recomenda-se o uso de uma linguagem direta e testemunhos pessoais para públicos-alvo (p. ex., pessoas que desejam obter informações sobre como se proteger) e apresentações em estabelecimentos confiáveis (p. ex., igrejas, instituições de cuidados de saúde). Incluída nessa educação está a informação sobre o valor relativo dos preservativos na redução do risco de infecção. O uso de preservativos para proporcionar uma barreira protetora contra a transmissão de microrganismos relacionados com as ISTs tem sido amplamente divulgado, particularmente desde o reconhecimento do HIV/AIDS. A princípio descrito como método para garantir *sexo seguro*, foi constatado que o uso de preservativos reduz, mas não elimina o risco de transmissão do HIV e de outras ISTs. Por conseguinte, o termo *sexo mais seguro* conota com melhor propriedade a mensagem de saúde pública a ser utilizada quando se promove o uso de preservativos. Para mais informações sobre a AIDS e o HIV, ver Capítulo 32.

As ISTs representam um conjunto singular de desafios para os enfermeiros, os médicos e os agentes de saúde pública. Devido ao estigma percebido e à possível ameaça aos relacionamentos emocionais, as pessoas com sinais/sintomas de IST frequentemente relutam em procurar os cuidados de saúde no momento oportuno. As ISTs podem evoluir sem sintomas, e qualquer demora no diagnóstico e no tratamento é potencialmente prejudicial, visto que o risco de complicações para o indivíduo infectado e o risco de transmissão para outras pessoas aumentam com o passar do tempo.

Uma IST sugere a possibilidade de outras infecções. Uma vez identificada uma IST, deve-se conduzir uma investigação diagnóstica de outras ISTs. Deve-se investigar a possibilidade de infecção pelo HIV quando for diagnosticada qualquer IST.

Sífilis

A sífilis é uma doença infecciosa aguda e crônica, causada pelo espiroqueta *Treponema pallidum*. É contraída por contato sexual ou pode ser de origem congênita. As taxas de sífilis primária e secundária estão aumentando, com um aumento de 15%, entre 2017 e 2018 (CDC, 2020q).

Estágios da sífilis

A evolução da sífilis não tratada pode ser dividida em três estágios: primário, secundário e terciário. Esses estágios refletem o intervalo de tempo entre a infecção e as manifestações clínicas observadas nesse período e constituem a base para as decisões de tratamento.

A *sífilis primária* ocorre em 2 a 3 semanas após inoculação inicial do microrganismo. De modo geral, as lesões indolores no local da infecção, denominadas cancros, desaparecem espontaneamente em 3 a 12 semanas, com ou sem tratamento (Norris, 2019).

A *sífilis secundária* ocorre por disseminação hematogênica que resulta em infecção generalizada. A erupção cutânea da sífilis secundária surge 1 semana a 6 meses após o cancro (Norris, 2019). A transmissão pode ocorrer por meio de contato com essas lesões. Os sinais generalizados de infecção podem incluir linfadenopatia, artrite, meningite, queda dos cabelos, febre, mal-estar e perda de peso.

Depois do estágio secundário, observa-se um período de latência, quando o indivíduo infectado não apresenta sinais nem sintomas de sífilis. A latência pode ser interrompida pela recidiva dos sintomas de sífilis secundária (Norris, 2019).

A *sífilis terciária* é o estágio final na história natural da doença. Estima-se que entre 20 e 40% dos indivíduos infectados não apresentem sinais e sintomas nesse estágio final. A sífilis terciária pode manifestar-se na forma de doença inflamatória lentamente progressiva, com o potencial de afetar múltiplos órgãos. As manifestações mais comuns nesse nível consistem em aortite e neurossífilis, conforme evidenciado por demência, psicose, paresia, acidente vascular encefálico ou meningite (Norris, 2019).

Avaliação e achados diagnósticos

Como a sífilis compartilha sinais/sintomas com muitas doenças, a anamnese e a avaliação laboratorial são importantes. O diagnóstico conclusivo de sífilis pode ser estabelecido pela identificação direta do espiroqueta obtido de lesões do cancro na sífilis primária. Os testes sorológicos usados no diagnóstico da sífilis secundária e da sífilis terciária exigem correlação clínica na sua interpretação. Os testes sorológicos são resumidos da seguinte maneira (O'Bryne, 2019):

- *Testes não treponêmicos* ou de *reagina*, como VDRL (Venereal Disease Research Laboratory) ou reagina plasmática rápida (RPR-CT), são geralmente utilizados para fins de rastreamento e diagnóstico. Após terapia adequada, espera-se que o resultado do teste diminua quantitativamente até que a leitura seja negativa, o que ocorre habitualmente cerca de 2 anos após o término da terapia
- Os *testes treponêmicos*, como o teste de absorção de anticorpo antitreponêmico fluorescente (FTA-ABS) e o teste de micro-hemaglutinação para *Treponema pallidum* (MHA-TP), são utilizados para verificar se o resultado do teste de rastreamento não era falso-positivo. Em geral, os resultados positivos permanecem positivos durante toda a vida e, portanto, não são apropriados para determinar a efetividade do tratamento.

Manejo clínico

O tratamento de todos os estágios da sífilis consiste na administração de antibióticos. A penicilina G benzatina constitui o medicamento de escolha para a sífilis inicial ou para a sífilis latente inicial com menos de 1 ano de duração. É administrada por injeção intramuscular, em uma única sessão. Os pacientes com sífilis latente tardia ou com sífilis latente de duração desconhecida devem receber três injeções, com intervalos de 1 semana. Os pacientes alérgicos à penicilina são habitualmente tratados com doxiciclina. O paciente tratado com penicilina é monitorado durante 30 minutos depois da injeção para observar qualquer reação alérgica possível (CDC, 2020s).

As diretrizes de tratamento estabelecidas pelo CDC são atualizadas em uma base regular. As recomendações fornecem diretrizes especiais para o tratamento em situações de gravidez, alergia, infecção pelo HIV, infecção pediátrica, infecção congênita e neurossífilis. O *site* do CDC, "Sexually Transmitted Diseases," apresenta as diretrizes mais recentes, bem como informações adicionais sobre escassez de medicamentos e outras considerações terapêuticas. Esse *site* também atualiza regularmente as orientações de rastreamento e tratamento de IST/DST durante a pandemia de covid-19 (CDC, 2020s).

Manejo de enfermagem

A sífilis é uma doença transmissível que deve ser notificada. Em qualquer instituição de cuidados de saúde, é preciso haver um mecanismo para assegurar a notificação de todos os pacientes diagnosticados ao serviço de saúde pública estadual ou municipal para garantir o acompanhamento da comunidade. O serviço de saúde pública é responsável pela identificação dos contatos sexuais, notificação de contato e triagem dos contatos.

As lesões da sífilis primária e da sífilis secundária podem ser muito infecciosas. São utilizadas luvas quando houver possibilidade de contato direto com as lesões, e realiza-se a higienização das mãos após a retirada das luvas. Não há necessidade de isolamento em quarto particular (Boxe 66.8).

Infecções por *Chlamydia trachomatis* e por *Neisseria gonorrhoeae*

Chlamydia trachomatis e *Neisseria gonorrhoeae* constituem as doenças infecciosas mais comumente notificadas nos EUA. A coinfecção por *C. trachomatis* ocorre frequentemente em pacientes infectados por *N. gonorrhoeae*. O maior risco de infecção por *C. trachomatis* é observado em mulheres jovens entre 15 e 24 anos (CDC, 2020q, 2020r).

Manifestações clínicas

As infecções tanto por *C. trachomatis* quanto por *N. gonorrhoeae* frequentemente não provocam sinais/sintomas em mulheres. Quando existem sinais/sintomas, o achado mais frequente consiste em cervicite mucopurulenta, com exsudatos no canal endocervical. As mulheres com gonorreia também podem apresentar sinais/sintomas de infecção urinária ou vaginite. Para uma cobertura mais detalhada das ISTs em mulheres, ver Capítulo 51.

Embora seja mais provável que os homens infectados apresentem sinais/sintomas, a infecção por *N. gonorrhoeae* ou por *C. trachomatis* pode ser assintomática. Quando existentes, os sinais/sintomas podem consistir em sensação de queimação durante a micção e secreção peniana. Os pacientes com infecção por *N. gonorrhoeae* também podem relatar testículos dolorosos e edemaciados (CDC, 2020q, 2020r).

Complicações

Nas mulheres, as possíveis complicações da infecção por *N. gonorrhoeae* ou por *C. trachomatis* consistem em doença inflamatória pélvica (DIP), gravidez ectópica, endometrite e infertilidade. Nos homens, a epididimite, uma doença dolorosa que pode levar à infertilidade, pode resultar da infecção por qualquer uma dessas bactérias. Em homens e mulheres, *N. gonorrhoeae* pode causar artrite ou infecção da corrente sanguínea (CDC, 2020q, 2020r).

Avaliação e achados diagnósticos

O paciente é examinado à procura de febre, secreção (uretral, vaginal ou retal) e sinais de artrite. Os métodos diagnósticos empregados na infecção por *N. gonorrhoeae* incluem coloração pelo método de Gram (apropriada apenas para amostras de uretra masculina), cultura e testes de amplificação de ácido nucleico (NAAT). A coloração de Gram e o teste do anticorpo fluorescente direto podem ser utilizados na infecção por *Chlamydia*. Também existem NAATs para *C. trachomatis*. Na mulher, as amostras são obtidas da endocérvice, do canal anal e da faringe. No parceiro, são obtidas amostras da uretra, do canal anal e da faringe. Como *N. gonorrhoeae* é sensível a alterações ambientais, as amostras para cultura devem ser enviadas imediatamente ao laboratório após a sua obtenção.

Visto que até 70% das infecções por Chlamydia são assintomáticas, o CDC recomenda pesquisa de *Chlamydia* para todas as gestantes. Testagem anual também é recomendada para mulheres sexualmente ativas com menos de 25 anos e para mulheres com mais de 25 anos com um novo parceiro sexual ou com múltiplos parceiros (CDC, 2020q, 2020r).

Manejo clínico

Como os pacientes frequentemente estão coinfectados pela gonorreia e por clamídia, recomenda-se a terapia dupla, mesmo se apenas a gonorreia tiver sido comprovada pelos exames laboratoriais (CDC, 2020r). As diretrizes do CDC devem ser usadas para determinar uma terapia alternativa para a gestante ou o paciente alérgico ou que apresenta infecção complicada por *Chlamydia*. O CDC atualiza regularmente as recomendações para a terapia das ISTs, devido a desafios crescentes com padrões de resistência das bactérias aos antibióticos e escassez de medicamentos (CDC, 2020r).

Boxe 66.8 — ORIENTAÇÕES AO PACIENTE
Prevenção da disseminação da sífilis

O enfermeiro instrui o paciente a:

- Completar o ciclo de tratamento prescrito em caso de múltiplas injeções de penicilina
- Abster-se de contato sexual com parceiros anteriores ou atuais até que esses parceiros tenham sido tratados
- Lembrar que as lesões cutâneas da sífilis (primária ou secundária) e outras sequelas melhoram com o tratamento apropriado e os exames de sangue evidenciarão a cura após algum tempo
- Saber que os preservativos reduzem significativamente o risco de transmissão da sífilis e de outras ISTs
- Estar ciente de que ter múltiplos parceiros sexuais aumenta o risco de contrair sífilis e outras ISTs

ISTs: infecções sexualmente transmissíveis.

Embora o número de cepas resistentes de gonorreia tenha aumentado, este não é o motivo para o uso da antibioticoterapia de combinação. Essa terapia é prescrita para tratar tanto a gonorreia quanto a infecção por *Chlamydia*, visto que muitos pacientes com gonorreia apresentam infecção coexistente por *Chlamydia*.

Os pacientes com gonorreia não complicada que recebem a terapia recomendada pelo CDC não necessitam rotineiramente retornar para comprovação da cura. Caso o paciente relate um novo episódio de sinais/sintomas ou apresente testes novamente positivos para gonorreia, a explicação mais provável consiste em reinfecção, e não em fracasso do tratamento. Os testes sorológicos para sífilis e HIV devem ser oferecidos a pacientes com gonorreia ou infecção por *Chlamydia*, visto que qualquer IST aumenta o risco de outras ISTs (CDC, 2020r).

Manejo de enfermagem

A gonorreia e a infecção por *Chlamydia* são doenças transmissíveis de notificação compulsória. Em qualquer unidade de saúde, é preciso dispor de um mecanismo para assegurar que todos os pacientes diagnosticados sejam notificados ao serviço de saúde pública local para garantir o seu acompanhamento. O serviço de saúde pública também é responsável por entrevistar o paciente a fim de identificar os contatos sexuais, de modo que a notificação e a triagem dos contatos possam ser iniciadas.

O grupo-alvo para educação preventiva de pacientes sobre gonorreia e infecção por clamídia é a população de adolescentes e adultos jovens. Junto do reforço da importância da abstinência sexual, quando apropriado, as instruções devem abordar o adiamento da idade de exposição sexual inicial, a limitação do número de parceiros sexuais e o uso de preservativos para proteção de barreira. As mulheres jovens e as gestantes também devem ser instruídas sobre a importância de rastreamento rotineiro de *Chlamydia*.

PROCESSO DE ENFERMAGEM
Paciente com infecção sexualmente transmissível

Avaliação

O paciente deve ser solicitado a descrever o início e a progressão dos sintomas e a caracterizar quaisquer lesões pela sua localização e descrição da drenagem, quando presentes. As explicações sucintas sobre a necessidade dessas informações são frequentemente valiosas. Pode haver necessidade de esclarecer os termos, se o paciente ou o enfermeiro utilizarem palavras que não sejam familiares.

A confidencialidade como forma de proteção é importante quando se discutem questões sexuais. Se houver necessidade de uma anamnese sexual detalhada, é importante respeitar o direito de privacidade do paciente. Ao obter uma anamnese sexual, o CDC recomenda a seguinte entrevista sistemática de pontos-chave, constituindo os "cinco Ps": parceiros, prevenção da gravidez, proteção contra IST, práticas e história pregressa de IST.

Em geral, devem-se obter informações específicas sobre os contatos sexuais somente quando o enfermeiro fizer parte de uma equipe que conduzirá a notificação do(s) parceiro(s). O enfermeiro deve descrever para o paciente o processo de notificação de saúde pública e os recursos disponíveis para ajudar os parceiros sexuais ou os lactentes e crianças.

Durante o exame físico, o examinador procura exantemas, lesões, drenagem, secreção ou edema. Os linfonodos inguinais são palpados para verificar a existência de hipersensibilidade e edema. As mulheres são examinadas à procura de dor à palpação do abdome ou do útero. A boca e a faringe são examinadas à procura de sinais de inflamação ou exsudato. O enfermeiro utiliza luvas para examinar as mucosas, sendo as luvas trocadas e substituídas após exame vaginal ou retal.

Diagnóstico

DIAGNÓSTICOS DE ENFERMAGEM

Com base nos dados de avaliação, os principais diagnósticos de enfermagem podem incluir os seguintes:

- Falta de conhecimento sobre a doença e o risco de disseminação da infecção e reinfecção
- Ansiedade associada com a estigmatização antecipada e com o prognóstico e as complicações
- Incapacidade de manejo do esquema associada à integração de um esquema terapêutico.

PROBLEMAS INTERDEPENDENTES/ COMPLICAÇÕES POTENCIAIS

As complicações potenciais podem incluir as seguintes:

- Gravidez ectópica
- Infertilidade
- Transmissão de infecção ao feto, resultando em anormalidades congênitas e outros desfechos
- Neurossífilis
- Meningite gonocócica
- Artrite gonocócica
- Aortite sifilítica
- Complicações relacionadas com o HIV.

Planejamento e metas

As principais metas consistem em aumentar a compreensão do paciente sobre a história natural e o tratamento da infecção, redução da ansiedade, maior adesão às metas terapêuticas e preventivas e ausência de complicações.

Intervenções de enfermagem

AUMENTO DO CONHECIMENTO E PREVENÇÃO DA DISSEMINAÇÃO DA DOENÇA

A orientação sobre as ISTs e a prevenção da disseminação para outras pessoas são frequentemente realizadas de modo simultâneo. O paciente infectado deve ser informado sobre o que é o microrganismo etiológico e deve receber uma explicação da evolução habitual da infecção (incluindo o intervalo da transmissibilidade potencial para outras pessoas) e as possíveis complicações. O enfermeiro deve ressaltar a importância de seguir a terapia, conforme prescrição, bem como a necessidade de relatar quaisquer efeitos colaterais ou progressão dos sintomas. A discussão deve enfatizar que os mesmos comportamentos que levaram a uma IST também aumentam o risco de contrair infecção por outra IST, incluindo HIV. Os métodos empregados para entrar em contato com os parceiros sexuais devem ser discutidos. O paciente deve compreender que, até que o parceiro tenha sido tratado, a exposição sexual contínua à mesma pessoa pode levar à reinfecção.

Os grupos-alvo para educação preventiva de pacientes sobre ISTs incluem as populações de adolescentes e adultos jovens. Junto do reforço da importância da abstinência sexual, quando apropriado, as instruções devem abordar o adiamento da idade de exposição sexual inicial, a limitação do número de parceiros sexuais e o uso de preservativos para proteção de barreira. O uso de preservativos reduz, mas não elimina o risco de transmissão de HIV e outras ISTs.

REDUÇÃO DA ANSIEDADE

Quando apropriado, o paciente é incentivado a discutir a ansiedade e os medos associados ao diagnóstico, tratamento ou prognóstico. Ao individualizar as instruções, as informações concretas aplicadas às necessidades específicas podem tranquilizar o paciente. Os pacientes podem necessitar de ajuda no planejamento da discussão com os parceiros. Se o paciente estiver particularmente apreensivo sobre esse aspecto, pode ser apropriado o seu encaminhamento a um assistente social ou a outro especialista. Por exemplo, esse apoio é particularmente importante quando o paciente apresenta um diagnóstico recente de infecção pelo HIV. Os pacientes com HIV podem beneficiar-se de programas que combinam apoio, orientações, aconselhamento e metas terapêuticas. Esses programas destinam-se a oferecer um cuidado coordenado durante toda a progressão da doença.

AUMENTO DA ADESÃO AO TRATAMENTO

Nos ambientes de grupo (p. ex., ambulatório obstétrico) ou individuais, uma discussão aberta sobre informações a respeito das ISTs facilita a orientação ao paciente. O desconforto pode ser reduzido pela explicação concreta das causas, consequências, tratamentos, prevenção e responsabilidades. Como a maioria das comunidades expandiu os recursos de prevenção das ISTs, o encaminhamento a instituições apropriadas pode complementar os esforços de educação individuais e garantir que as dúvidas ou incertezas posteriores possam ser abordadas por especialistas.

MONITORAMENTO E MANEJO DE COMPLICAÇÕES POTENCIAIS

Infertilidade e risco aumentado de gravidez ectópica. As ISTs podem resultar em DIP e risco aumentado de gravidez ectópica e infertilidade. Para informações adicionais, ver os Capítulos 50 e 51.

Infecções congênitas. Todas as ISTs podem ser transmitidas *in utero* ou por ocasião do parto. As complicações da infecção congênita variam desde infecção localizada (p. ex., faringite por *N. gonorrhoeae*) até anormalidades congênitas (p. ex., atraso do crescimento ou surdez em consequência de sífilis congênita) e doença potencialmente fatal (p. ex., herpes-vírus simples congênito).

Neurossífilis, meningite gonocócica, artrite gonocócica e aortite sifilítica. As ISTs podem ser disseminadas. O sistema nervoso central pode ser infectado, conforme observado nos casos de neurossífilis ou de meningite gonocócica. *Neisseria gonorrhoeae* que infecta o sistema esquelético pode resultar em artrite gonocócica. A sífilis pode infectar o sistema cardiovascular por meio da formação de lesões vegetativas nas valvas mitral ou aórtica (CDC, 2020s).

Complicações relacionadas com o vírus da imunodeficiência humana. A infecção pelo HIV, se não tratada, leva à imunossupressão profunda que caracteriza a AIDS. As complicações da infecção pelo HIV incluem muitas infecções oportunistas, como aquelas causadas por *Pneumocystis jirovecii*, *Cryptococcus neoformans*, citomegalovírus (CMV) e *Mycobacterium avium* (ver Capítulo 32).

Reavaliação

Entre os resultados esperados estão:
1. Demonstra conhecimento sobre as ISTs e sua transmissão.
2. Demonstra um comportamento menos ansioso.
    a. Discute a ansiedade e as metas do tratamento.
    b. Examina-se à procura de lesões, erupção cutânea e secreção.
    c. Aceita apoio, orientação e aconselhamento, quando indicado.
    d. Ajuda a compartilhar as informações sobre a infecção com os parceiros sexuais.
    e. Discute os comportamentos de redução de risco e práticas de sexo mais seguras.
3. Adere ao tratamento.
4. Segue tratamento efetivo.
5. Comparece aos exames de acompanhamento, se necessário.
6. Ausência de complicações.

DOENÇAS INFECCIOSAS EMERGENTES

De acordo com a definição do CDC, as **doenças infecciosas emergentes** são moléstias humanas de origem infecciosa, que aumentaram no decorrer das últimas duas décadas ou que provavelmente aumentarão no futuro próximo. Os exemplos de doenças infecciosas emergentes apresentadas aqui incluem covid-19, vírus Zika, vírus do Nilo Ocidental, vírus Ebola, doença dos legionários e coqueluche. Agentes de bioterrorismo, como *Bacillus anthracis* (antraz) e *Yersinia pestis* (peste), também são considerados doenças infecciosas emergentes, visto que um ato de bioterrorismo introduziria um novo modo de transmissão desses agentes. Outros exemplos já abordados neste capítulo incluem vírus influenza, bactérias da ordem Enterobacterales resistentes a carbapenêmicos (CRE) e *Candida auris*.

Moléstias infecciosas podem surgir em qualquer local do planeta; portanto, epidemiologistas de todas as nacionalidades colaboram e compartilham dados sobre a detecção de novas patologias, suas manifestações clínicas, os métodos de identificação laboratorial e os possíveis tratamentos. Nos EUA, o CDC é a agência central dessa coordenação. O CDC colabora com numerosas agências, inclusive outras agências governamentais norte-americanas (como o National Institutes of Health [NIH] e a Food and Drug Administration [FDA]), a OMS e outras agências internacionais, comunidades religiosas, organizações não governamentais (ONGs) e empresas de vários países. Métodos de notificação e vigilância sanitária sofisticados são estabelecidos com a meta de detecção precoce e controle de epidemias e pandemias atuais e potenciais (CDC, 2017).

Muitos fatores contribuem para as doenças infecciosas recentemente emergentes ou reemergentes. Esses fatores incluem viagens, globalização dos suprimentos alimentares e processamento centralizado de alimentos, crescimento da população, maior aglomeração urbana, movimentos populacionais (p. ex., os que resultam de guerra, fome ou desastres naturais ou provocados pelo ser humano), alterações ecológicas, comportamento humano (p. ex., comportamento sexual de risco, uso de drogas IV/injetáveis), resistência aos agentes antimicrobianos e ruptura nas medidas de saúde pública.

Doenças infecciosas emergentes são importantes do ponto de vista epidemiológico, visto que a sua incidência não é estável. Quando o padrão da doença em uma comunidade não está bem elucidado na comunidade médico-científica, os pacientes, as famílias e outras pessoas na comunidade frequentemente ficam alarmados sobre essas doenças. Durante momentos de maior preocupação com o bioterrorismo, seja ele deflagrado por eventos reais ou por boatos, os enfermeiros têm a responsabilidade de separar racionalmente os fatos dos medos. Nas discussões com os pacientes e outros cuidadores, é importante manter o foco sobre o que se sabe e esclarecer o plano de diagnóstico, tratamento e contenção.

Covid-19

A pandemia da covid-19 começou em Wuhan, China, no final do ano de 2019. À medida que avança a pesquisa do novo patógeno responsável pela pandemia global de 2019-2021, surgem novos dados sobre a patogênese, os riscos, as manifestações clínicas e o manejo de pacientes infectados pelo SARS-CoV-2. Nos EUA, a taxa de letalidade dos indivíduos com diagnóstico de covid-19 é estimada em 5,6% (Johns Hopkins University & Medicine Coronavirus Resource Center, 2020).

Fisiopatologia

A transmissão da covid-19 ocorre por meio de gotículas respiratórias e aerossóis exalados por um hospedeiro infectado enquanto ele respira, fala, tosse e espirra (Prather, Wang & Schooley, 2020). O SARS-CoV-2 penetra nas células do hospedeiro graças a receptores da enzima conversora de angiotensina 2 (ECA2) na superfície das células (Vaduganathan, Vardeny, Michel et al., 2020). Além disso, os aerossóis de SARS-CoV-2 podem se acumular, permanecendo infecciosos por horas em ambientes fechados e podendo ser inalados para os pulmões (Prather et al., 2020). O vírus se multiplica rapidamente no hospedeiro infectado e, a menos que o sistema imune consiga controlá-lo, os sinais/sintomas surgem com 1 semana de transmissão (Prather et al., 2020).

Fatores de risco

Indivíduos de qualquer grupo etário, gênero e etnia correm risco de contrair a infecção; entretanto, adultos com 65 anos ou mais e indivíduos que residem em unidades de longa permanência ou casas de repouso correm maior risco de morte em virtude da covid-19 (NIH covid-19 Treatment Guidelines Panel, 2020). Alguns estudos sugerem que os homens com covid-19 têm taxa de letalidade mais elevada do que as mulheres (Chen, Zhou, Dong et al., 2020; Deng, Yin, Chen et al., 2020). Enquanto os dados sobre risco continuam a chegar, o Boxe 66.9 arrola os fatores de risco possíveis e demonstrados para covid-19 em adultos. História pessoal de várias doenças crônicas, sobretudo se o manejo delas não for apropriado, parece estar associada a risco mais elevado de formas graves da doença e morte (CDC, 2020g; CDC, 2020h). Pacientes imunossuprimidos por vários motivos (p. ex., neoplasia ativa, pessoas que receberam transplantes de órgãos) também são considerados de maior risco de morte em decorrência da covid-19 (CDC, 2020g; CDC, 2020h; NIH covid-19 Treatment Guidelines Panel, 2020).

Manifestações clínicas

Existe um amplo espectro de manifestações clínicas da covid-19, desde sintomas leves que podem ser controlados em casa até manifestações graves com complicações multissistêmicas que exigem internação em UTI. Embora principalmente de natureza respiratória, as manifestações clínicas consistentes com formas leves de covid-19 podem incluir febre, tosse improdutiva (seca), dor de garganta, fadiga, mialgia (dor muscular), congestão nasal, náuseas, vômitos, diarreia, anosmia (perda do olfato) e ageusia (perda do paladar) (Cascella, Rajnik, Cuomo et al., 2020; Kim & Gandhi, 2020). Ver no Capítulo 19 discussão adicional das manifestações clínicas da covid-19.

Manejo clínico

O manejo dos pacientes com sintomas leves, aproximadamente 80% dos pacientes, pode ser domiciliar (Cascella et al., 2020; Kim & Gandhi, 2020). As pessoas com formas mais graves da doença são hospitalizadas (Kim & Gandhi, 2020). Ver no Capítulo 19 discussão adicional do manejo clínico dos pacientes com formas leves, moderadas e graves de covid-19.

A coleta de amostras nasofaríngeas é o método recomendado de diagnóstico do SARS-CoV-2 (NIH covid-19 Treatment Guidelines Panel, 2020). As pessoas que fazem a testagem para possível infecção pelo SARS-CoV-2 trabalham em departamentos de saúde federais, estaduais ou municipais ou em laboratórios de análises clínicas; são usados testes moleculares e de antígeno. O tipo de amostra coletada é baseado no teste utilizado e nas instruções específicas do fabricante (CDC, 2020a).

Boxe 66.9 — FATORES DE RISCO
Desenvolvimento de doença grave em adultos em decorrência de covid-19

Aumento de risco demonstrado
- Câncer
- Diabetes do tipo 2
- Doença falciforme
- Doença renal crônica
- DPOC
- Gravidez
- Imunocomprometimento em decorrência de transplante de órgãos sólidos
- Insuficiência cardíaca, doença da artéria coronária ou miocardiopatia
- Obesidade (índice de massa corporal [IMC] igual ou superior a 30 kg/m^2, mas inferior a 40 kg/m^2)
- Obesidade grave (IMC $\geq$ 40 kg/m^2)
- Síndrome de Down
- Tabagismo

Possível risco aumentado
- Asma (moderada a grave)
- Demência
- Diabetes do tipo 1
- Doença cerebrovascular
- Fibrose cística
- Fibrose pulmonar
- Hepatopatia
- Hipertensão arterial
- Imunocomprometimento em decorrência de transplante de medula óssea ou de células hematopoéticas, imunodeficiências, infecção pelo HIV, uso de corticosteroides ou uso de outros medicamentos que comprometam o sistema imune
- Sobrepeso (IMC $\geq$ 25 kg/m^2, mas inferior a 30 kg/m^2)
- Talassemia

DPOC: doença pulmonar obstrutiva crônica. Adaptado de Centers for Disease Control and Prevention (CDC). (2020g). Interim clinical guidance for management of patients with confirmed coronavirus disease (covid-19). Retirado em 24/07/2020 de: www.cdc.gov/coronavirus/2019-ncov/hcp/clinical-guidance-management-patients.html; Centers for Disease Control and Prevention (CDC). (2020h). covid-19: People with certain medical conditions. Retirado em 24/07/2020 de: www.cdc.gov/coronavirus/2019-ncov/need-extra-precautions/people-with-medical-conditions.html.

Idealmente, o diagnóstico de covid-19 é confirmado por *swab* nasal bilateral, coletado pelo próprio paciente, para pesquisa de antígeno ou ácido nucleico viral. A coleta do *swab* nasal pelo próprio paciente minimiza o risco de transmissão interpessoal de gotículas respiratórias. A coleta do *swab* nasal pelo próprio paciente deve ser observada por um profissional da saúde sempre que possível para garantir a realização apropriada (CDC, 2020a).

Vacinas para covid-19

A Operation Warp Speed foi uma resposta sem precedentes ao estudo de segurança e eficácia das novas plataformas de vacina não utilizadas anteriormente em seres humanos (Castells & Phillips, 2020). Nos EUA, em dezembro de 2020, duas vacinas com mRNA de SARS-CoV-2 foram autorizadas para uso emergencial, menos de 1 ano após o SARS-CoV-2 ser sequenciado (Castells & Phillips, 2020). As duas vacinas precisam de duas doses para serem eficazes, a segunda dose da Pfizer-BioNTech sendo administrada 21 dias após a primeira dose e a segunda dose da Moderna mRNA sendo administrada 28 dias após a primeira dose. Os relatos iniciais indicaram que a vacina Pfizer-BioNTech tinha uma taxa de anafilaxia de 1 em 100.000 em comparação com uma taxa de 1 em 1 milhão para outras vacinas (Castells & Phillips, 2020). São necessários esforços continuados por parte dos enfermeiros e dos outros profissionais da saúde para manter uma resposta proativa para dar suporte à confiança do público e reduzir a hesitação no tocante à vacinação. Anafilaxia é uma condição tratável que demanda reconhecimento precoce e resposta apropriada e oportuna (ver Capítulo 33). Nos EUA, um formulário do VAERS (Vaccine Adverse Event Reporting System) tem de ser preenchido sempre que for notificada uma reação adversa e isso pode ser feito *online* (ver seção Recursos). Os profissionais de enfermagem devem ser vacinados para covid-19 e devem preconizar que todos os seus contactantes, pessoais e profissionais, sejam vacinados na primeira oportunidade possível.

Manejo de enfermagem

O manejo de enfermagem do paciente com covid-19 assemelha-se ao manejo clínico. O manejo da maioria dos pacientes com formas leves de covid-19 (suspeitas ou confirmadas) pode ser ambulatorial e os pacientes podem permanecer em seus domicílios, conservando assim os recursos hospitalares e reduzindo a probabilidade de exposição a outras pessoas, inclusive profissionais da saúde (Kim & Gandhi, 2020). Poucos medicamentos são usados no tratamento da covid-19 ou no alívio de seus efeitos em pacientes com formas leves da doença e o manejo pode ser feito no domicílio dos pacientes. Em outras palavras, os cuidados são, em grande parte, de suporte. O manejo de enfermagem dos pacientes com formas leves da doença é semelhante ao instituído para outras doenças respiratórias virais.

O manejo dos pacientes com formas moderadas ou graves de covid-19 é, mais frequentemente, realizado em ambiente hospitalar. Os profissionais da saúde correm risco aumentado de contrair covid-19 e devem usar EPI completo, conforme discussão anterior neste capítulo (CDC, 2020c). Ver no Capítulo 19 discussão adicional do manejo de enfermagem dos pacientes com formas leves, moderadas e graves de covid-19. Os cuidados de suporte, sejam eles prestados no domicílio do paciente ou no hospital, exigem uso extremamente cuidadoso das medidas de controle de infecção e suporte psicológico para o paciente e para seus familiares.

Nos primórdios da epidemia de covid-19, medidas importantes foram preconizadas pelo CDC para ajudar a reduzir a disseminação do SARS-CoV-2. Os enfermeiros devem fornecer informações para ajudar os pacientes e seus familiares a implementar essas medidas para ajudar a alentecer a transmissão viral. Uma das medidas consiste em usar máscara facial ou duas ou mais camadas de tecido poroso que se ajuste bem e cubra o nariz e a boca; esse tipo de máscara deve ser usado em locais públicos para ajudar os pacientes e seus familiares a protegerem as outras pessoas e a si mesmos (Prather et al., 2020). Um estudo do uso de máscaras relatou que em 139 clientes expostos a dois cabeleireiros sintomáticos com covid-19, tanto os cabeleireiros quanto os clientes usaram máscaras faciais, nenhum caso secundário sintomático foi identificado (Hendrix, Walde, Findley et al., 2020). Outra conduta importante é o "distanciamento social", ou seja, manter uma distância de pelo menos 1,8 m de outras pessoas e evitar aglomerações. O enfermeiro também deve encorajar a lavagem frequente das mãos com pelo menos 20 segundos de limpeza, enxágue e secagem após a lavagem (CDC, 2020). Se a lavagem das mãos não for possível, então deve ser usado um higienizador com pelo menos 60% de álcool.

Vírus Zika

O vírus Zika foi descoberto como patógeno pela primeira vez na floresta Zika de Uganda, na década de 1940; constatou-se que provoca doença em seres humanos na década de 1950. O padrão epidemiológico não mudou até a ocorrência do primeiro grande surto em seres humanos, em 2017, na Micronésia. A doença não foi observada no hemisfério ocidental até julho de 2015 quando um grande surto começou no Brasil. No ano seguinte, foram observadas infecções por esse vírus nas Américas e nas ilhas do Pacífico (WHO, 2016).

O período de incubação estimado do vírus Zika é de 3 a 14 dias (Krow-Lucal, Biggerstaff & Staples, 2017). A maioria dos pacientes sintomáticos apresenta doença autolimitada com 2 a 7 dias de duração. As manifestações clínicas consistem em febre discreta, erupção cutânea, cefaleia, conjuntivite ou mialgia e artralgia. O vírus Zika foi associado com microcefalia e outras anormalidades congênitas em filhos de algumas mulheres infectadas durante a gravidez. O vírus Zika também pode provocar síndrome de Guillain-Barré, uma condição de fraqueza muscular e neurológica que, com frequência, evolui rapidamente para paralisia (WHO, 2016).

O vírus Zika é transmitido primariamente pela picada de mosquitos infectados do gênero *Aedes*. Surtos substanciais ocorreram mais comumente em regiões tropicais onde esses mosquitos são abundantes. O mosquito do gênero *Aedes* também é transmissor de outros arbovírus, como dengue, chikungunya e febre amarela. Ao contrário de outras moléstias transmitidas por mosquito, a doença causada pelo vírus Zika também pode ser transmitida por via sexual. Essa combinação de vias de transmissão torna especialmente difíceis os esforços de prevenção. As pessoas podem viajar para regiões epidêmicas e, posteriormente, como portadores infectados assintomáticos, transmitir o vírus para seus parceiros sexuais. Por causa da preocupação com a infecção congênita, as gestantes são aconselhadas a evitar viagens para regiões endêmicas e abster-se de relações sexuais ou usar métodos de sexo seguro se seus parceiros viajarem para essas regiões. Da mesma forma, casais nessas regiões com transmissão contínua são aconselhados a usar métodos anticoncepcionais (CDC, 2020s).